PHYSICAL REHABILITATION Assessment and Treatment

オサリバン　シュミッツ

リハビリテーション
―評価と治療計画―

- 総監訳 ■ 相川英三
- 監　訳 ■ 乗松尋道　盆子原秀三

西村書店

Physical Rehabilitation :
Assessment and Treatment
Fourth Edition

Susan B. O'Sullivan, EdD, PT
Professor
Department of Physical Therapy
University of Massachusetts Lowell
Lowell, Massachusetts, USA

Thomas J. Schmitz, PhD, PT
Associate Professor
Division of Physical Therapy
Long Island University
Brooklyn Campus
New York, New York, USA

The original English language work
has been published by :
The F. A. Davis Company,
Philadelphia, Pennsylvania
Copyright © 2001. All rights reserved.
Japanese edition copyright © 2014 by Nishimura Co., Ltd.
Printed and bound in Japan

■監訳者序文■

　本書は，長年にわたって版を重ね，読み継がれてきたS. B. オサリバン，T. J. シュミッツによる「Physical Rehabilitation：Assessment and Treatment」第4版の翻訳である。マサチューセッツ大学教授であるオサリバン氏は，米国におけるリハビリテーション分野の第一人者であり，本書は学生の必読書となっている。

　わが国では，依然として脳血管障害が要介護状態をもたらす原因疾患の第1位である。最近の知見では，脳機能の回復は，発症直後からの医学的管理に基づいたリハビリテーションの実施量・質に大きく影響されると考えられている。すなわち，脳機能の回復には，急性期より維持期までの一貫したリハビリテーションが必要である。

　一般に，リハビリテーションは評価と治療の繰り返しであると言っても過言ではない。本書ではまず，この評価と治療に関わる意思決定の重要性について最初に論じている。続いて，患者評価の手順，運動や歩行の改善のための戦略，リハビリテーションの現場でよくみられるさまざまな疾患・障害について詳述する。次に各器官の評価過程について，あるいはさまざまな疾患の評価と治療について記述している。

　本書には，疾患以外に言語障害，義足の評価・管理，装具や車椅子についても記載されているので，理学療法士はもとより作業療法士，装具士，言語聴覚士，看護師の方々にも大いに参考になると考えられる。

　最後に，各章の翻訳をご担当いただいた先生方に心より感謝申し上げる。

　本書が臨床現場で活躍されている理学療法士はじめ医療従事者，学生諸君に活用いただければ幸いである。

　　　　　　　　　　　　　　　　　　　　　　　　　　　　　　　相川　英三

■訳者一覧■

■総監訳者

相川　英三　　了徳寺学園 総長／東京女子医科大学名誉教授

■監訳者

乗松　尋道　　四国医療専門学校 学校長／前香川大学医学部整形外科学 教授
盆子原秀三　　了徳寺大学健康科学部理学療法学科 教授

■訳　者

相川　英三　（1章）

杉岡　幸三　姫路獨協大学医療保健学部こども保健学科 教授（2章）

荒川　高光　神戸大学大学院保健学研究科 助教（2章）

新田　收　首都大学東京健康福祉学部理学療法学科 教授（3章）

伊橋　光二　山形県立保健医療大学理学療法学科 教授（4章）

長尾　徹　神戸大学大学院保健学研究科 准教授（5章）

尾﨑　勇　青森県立保健大学健康科学部理学療法科 教授（6, 23章）

村上千恵子　青森県立中央病院神経内科 副部長（6章）

米田　稔彦　神戸大学大学院保健学研究科 准教授（7章）

田口　孝行　埼玉県立大学保健医療福祉学部理学療法学科 准教授（8章）

吉田　正樹　大阪電気通信大学医療福祉工学部理学療法学科 教授（9章）

小野　玲　神戸大学大学院保健学研究科 准教授（10章）

土井　剛彦　国立長寿医療研究センター 研究員（10章）

乗松　尋道　（11, 14, 27章）

久保田章仁　埼玉県立大学保健医療福祉学部理学療法学科 講師（12章）

谷　浩明　国際医療福祉大学小田原保健医療学部理学療法学科 教授（13章）

千住　秀明　長崎大学大学院医歯薬学総合研究科 教授（15章）

牧田　茂　埼玉医科大学国際医療センター 心臓リハビリテーション科 教授（16章）

吉尾　雅春　千里リハビリテーション病院 副院長（17章）

野本　彰　東京医科歯科大学医学部附属病院 リハビリテーション部 技師長（18章）

磯崎　弘司　常葉大学健康科学部静岡理学療法学科 教授（19章）

細田　昌孝　医療法人名圭会 理事（19章）

杉元　雅晴　神戸学院大学総合リハビリテーション学部 医療リハビリテーション学科 教授（20章）

豊島　良太　鳥取大学 学長（21章）

吉元　洋一　鹿児島大学医学部保健学科 教授（22章）

横山絵里子　秋田県立リハビリテーション・精神医療 センターリハビリテーション科（23章）

西嶌美知春　青森県立中央病院 副院長／脳神経センター長（24章）

肥塚　泉　聖マリアンナ医科大学耳鼻咽喉科 教授（25章）

仲沢　弘明　日本大学医学部形成外科 主任教授（26章）

盆子原秀三　（28章）

関　啓子　神戸大学 客員教授（29章）

伊藤　元信　宇都宮大学 監事（30章）

尾原　恵美　川崎市立川崎病院リハビリテーション科（30章）

早川　康之　北海道工業大学医療工学部義肢装具学科 教授（31章）

中村　浩　了徳寺大学健康科学部理学療法学科 教授（32章）

嶋田　智明　神戸大学名誉教授（33章）

■序　文■

　本書が理学療法の教員から学生まで広く受け入れられていることは喜ばしい限りである。本書は成人患者のリハビリテーション管理に関する包括的なテキストとして企画されたが，現場で活躍している理学療法士はもちろんのこと，リハビリテーションの専門家に有益な参考書として役立つものである。本書では，各領域の持続的な発展を認識し，理学療法の評価および治療法に基礎および臨床における現在の研究を統合するよう努力した。また，米国理学療法士協会出版の Guide to Physical Therapist も組み入れている。

　本書の概念的な基盤は，はじめの3章，「臨床における意思決定」，「能力低下およびリハビリテーションに付随する心理社会的問題」，および「患者ケアにおける価値感の影響」で述べられている。すなわち，読者は患者の全体を理解し，効果的な問題解決のスキルを開発できるよう導かれる。第4章から第12章までは身体的障害のある患者の評価に用いる手順に重点が置かれている。第13章と第14章は運動制御や運動学習および歩行の改善のための一般的な治療戦略の概略が示されている。第15章から第30章では，臨床現場で頻繁に遭遇する状況が検討されている。

　第4版で新たに加えられたのは，前庭器官リハビリテーションに関する章(第25章)である。

　リハビリテーションの特別なトピックとしては，義足(第20章)，装具(第31章)，車椅子(第32章)，バイオフィードバック(第33章)である。

　今回の刊行にあたっては，これまで学術的にあるいは臨床的に利用された多くの読者から寄せられた情報が大変有益であった。彼らの建設的な意見に応えるべく，われわれは，内容を拡張して更新し，誤りを修正し，省略を正し，曖昧な資料は削除することを試みた。

　第4版でも，主要な考え方を学習しやすいよう，以前からの形式を継続して活用することにした。すなわち，各章には，冒頭に学習目標，概要が，章末には復習問題，用語解説，詳細な文献が必ず付されている。この版から新たにケーススタディを加え，その指導問題の解答は，付録に載せた。また，本文中で解説された概念や技術を補うために多くの図や写真が配され，さらに，標準的な評価方法，治療計画表も掲載されている。

　本書の第1の強みは，有能な専門家によって執筆されていることである。彼らはユニークな展望と知識および技術を備え，それぞれの専門分野におけるオーソリティである。彼らの最新の研究および臨床経験が統合されることで，本書はさらにパワーアップした。

　理学療法は急速に成長していく分野であるので，本書は「成長期の作品」と考える必要がある。このことを心して，われわれの同胞や学生諸君から改善のための忌憚のないご意見を期待している。

Susan B. O'Sullivan
Thomas J. Schmitz

■謝　辞■

　今回の出版は，これまで携わってこられた多くの執筆者各位の貴重な貢献なくしては不可能であった。執筆者の皆様に心より感謝申し上げる。本書は理学療法教育についての専門的知識や責任についても言及している。完成までの各段階で原稿を確認してくださった執筆者の方々に感謝する。彼らの建設的なコメントが本書を形づくっている。本書のイラストの作成に多くの時間と精力を費やしてくださった方々にも謝意を表したい。最後に，われわれを励まし続けてくれた学生諸君にも感謝する。

　F. A. Davis Company の Jean-Francois Vilain には，理学療法学の発展に多大な支援をいただいたことを感謝する。また，Developmental Editor の Sharon Lee，イラストの専門家である Jack Brandt，編集，デザイン，製作担当の Sam Rondinelli にも感謝の意を表したい。

執筆者一覧

Adrienne Falk Bergen, PT
Seating Specialist
Dynamic Medical Equipment, Ltd.
Westbury, New York

Carol M. Davis, EdD, PT
Associate Professor
Division of Physical Therapy
Department of Orthopaedics and Rehabilitation
University of Miami
Coral Gables, Florida

Joan E. Edelstein, MA, PT
Associate Professor of Clinical Physical Therapy
Director, Program in Physical Therapy
Columbia University
New York, New York

Timothy L. Fagerson, MCSP, PT, MS
Orthopaedic Physical Therapy Services, Inc.
Wellesley Hills, Massachusetts

George D. Fulk, MS, PT
ACCE and Assistant Professor
Notre Dame College
Manchester, New Hampshire

Aaron S. Geller, MD
Associate Medical Director
Health South Rehabilitation Hospital
Concord, New Hampshire

Kate Grimes, MS, PT, CCS
Massachusetts General Hospital
Institute of Health Professions
Boston, Massachusetts

Andrew A. Guccione, PhD, PT, FAPTA
Senior Vice President
Division of Practice and Research
American Physical Therapy Association
Alexandria, Virginia

Barbara J. Headley, MS, PT
President
Innovative Systems for Rehabilitation
Boulder, Colorado

Susan J. Herdman, PhD, PT
Professor and Director of Vestibular Rehabilitation
Department of Otolaryngology
University of Miami
School of Medicine
Coral Gables, Florida

C. Alan Knight, PT, CWS
Section Chief, Physical Therapy
Department of Rehabilitation Services
Louisiana State University Medical Center
Shreveport, Louisiana

David Krebs, PhD, PT
Professor and Director
MGH Biomotion Laboratory
Graduate Program in Physical Therapy
Massachusetts General Hospital
Institute of Health Professions
Boston, Massachusetts

Aaron Lieberman, DSW
Associate Professor
Wurzweler School of Social Work
Yeshiva University
Diplomate
American Academy of Social Work
American Academy of Pain Management
Administrative Director
Psychological Consulting Associates
New York, New York

Bilha Reichberg Lieberman, RN, MS, MSW
Fellow
American Orthopsychiatric Association
American Academy of Pain Management
Clinical Member
American Association of Marriage and Family Therapists
Clinical Director
Psychological and Consulting Associates
New York, New York

Morris B. Lieberman, PhD
Professor
Long Island University
Diplomate in Behavioral Medicine
International Academy of Behavioral Medicine
Diplomate
American Academy of Pain Management
Director, Psychological Service
Psychological and Consulting Associates
New York, New York

Bella J. May, EdD, PT, FAPTA
Professor Emerita
Department of Physical Therapy
Medical College of Georgia
President
BMJ Enterprises, PC
Augusta, Georgia

Marion A. Minor, PhD, PT
Associate Professor
Department of Physical Therapy
School of Health Related Professions
University of Missouri–Columbia
Columbia, Missouri

Cynthia Clair Norkin, EdD, PT
Cataumet, Massachusetts

Susan B. O'Sullivan, EdD, PT
Professor
Department of Physical Therapy
College of Health Professions
University of Massachusetts Lowell
Lowell, Massachusetts

Leslie Gross Portney, PhD, PT
Assistant Professor and Director
Professional Program in Physical Therapy
MGH Institute of Health Professions
Boston, Massachusetts

Reginald L. Richard, MS, PT
Burn Clinical Specialist
Miami Valley Hospital Regional Adult Burn Center
Physical Therapy Department
Dayton, Ohio

Serge H. Roy, ScD, PT
Research Associate Professor
Neuromuscular Research Center and
Sargent College of Health and Rehabilitation Sciences
Boston University
Boston, Massachusetts

Martha Taylor Sarno, MA, MD (Hon)
Professor
Clinical Rehabilitation Medicine
New York University School of Medicine
Director
Speech-Language Pathology Department
Rusk Institute of Rehabilitation Medicine
New York University Medical Center
New York, New York

Michael C. Schubert, MSPT
Department of Physical Therapy
Department of Orthopaedics and Rehabilitation
University of Miami
Coral Gables, Florida

Thomas J. Schmitz, PhD, PT
Associate Professor
Division of Physical Therapy
Long Island University
Brooklyn Campus
New York, New York

Marlys J. Staley, MS, PT
Burn and Wound Care Consultant
Pleasant Plain, Ohio

Julie Ann Starr, MS, PT, CCS
Clinical Associate Professor
Department of Physical Therapy
Sargent College of Health and Rehabilitation Services
Boston University
Boston, Massachusetts

Carolyn Unsworth, PhD, OTR
School of Occupational Therapy
La Trobe University
Bundoora, Victoria
Australia

D. Joyce White, DSc, PT
Associate Professor
Department of Physical Therapy
College of Health Professions
University of Massachusetts Lowell
Lowell, Massachusetts

■目　　次■

監訳者序文　iii
訳者一覧　iv
序　文　v
謝　辞　vi
執筆者一覧　vii

第1章　臨床における意思決定
有効な治療計画の作成　1

臨床における意思決定プロセス……………………1
臨床における意思決定：熟練者と初心者の相違…11
記録作成………………………………………………13
まとめ…………………………………………………14
　付録：ケーススタディの指導問題解答例 …………17

第2章　能力低下およびリハビリテーションに付随する心理社会的問題　19

能力低下と適応………………………………………20
順応：生存方法………………………………………22
氏と育ち………………………………………………22
適応過程としての障害に対する反応………………23
能力低下に対する主観性……………………………24
障害に対する適応……………………………………25
外傷反応と一般的順応症候群………………………26
外傷後適応……………………………………………27
安定期…………………………………………………27
認知の役割……………………………………………28
身体的能力低下に対する主観性……………………28
能力低下における原因とその影響との相互作用…29
身体的能力低下における心理学的要因……………29
ストレスと疾病………………………………………30
役割理論………………………………………………32
役割，社会的価値観および自己イメージとの
　相互関係による適応………………………………33
社会的サポート………………………………………33
適応の段階……………………………………………34
外傷後ストレスとそれに併発する情動的問題……35
身体的リハビリテーションと情動的機能…………37
安定化と再統合………………………………………38

相互にかかわる臨床チームアプローチ……………39
評価と心理テスト……………………………………39
能力低下とメンタルヘルス実践……………………40
リハビリテーション介入に関する示唆……………43
まとめ…………………………………………………46
　付録A：Holmes-Raheの社会的再適応評価スケール
　……………………………………………………52
　付録B：ハッスルスケール …………………………53
　付録C：ケーススタディの指導問題解答例 ………56

第3章　患者ケアにおける価値観の影響
意思決定のための基本　65

はじめに………………………………………………65
意思決定の過程………………………………………66
価値観と評価…………………………………………67
倫理規定………………………………………………67
患者ケアにかかわる因子としての患者の価値観…68
患者ケアの第一目標における価値観の影響………70
リハビリテーションにおける価値観がかかわる
　状況…………………………………………………71
実際の活動で道徳的あるいは倫理上のジレンマを
　解決すること………………………………………72
反応的決定と順行的決定……………………………73
価値観の決定とマネジドケア………………………73
支援のために派遣された人に固有の価値観………75
優先順位づけの状況における価値観の決定………75
まとめ…………………………………………………75
　付録：ケーススタディの指導問題解答例 …………78

第4章　バイタルサイン　81

はじめに………………………………………………81
バイタルサインの変化………………………………82

患者の観察 ……………………………………83
  バイタルサインの測定 ………………………83
  まとめ …………………………………………105
    付録：ケーススタディの指導問題解答例 ……107

第5章　筋骨格系の評価　111
  目的 ……………………………………………112
  検査手順 ………………………………………112
  所見の統合 ……………………………………133
  まとめ …………………………………………135
    付録：ケーススタディの指導問題解答例 ……138

第6章　感覚の評価　143
  感覚統合 ………………………………………143
  臨床的重要性 …………………………………144
  得られた結果による分類とその利用 ………145
  意識，注意，見当識，認知 …………………145
  記憶，聴覚，視覚 ……………………………147
  感覚系の分類 …………………………………147
  感覚検査の方法 ………………………………150
  体性感覚系 ……………………………………159
  脳神経の検査 …………………………………161
  治療を進めるうえでの感覚統合 ……………161
  まとめ …………………………………………162
    付録：ケーススタディの指導問題解答例 ……164

第7章　協調性の評価　169
  運動野 …………………………………………170
  協調性障害と中枢神経系病変 ………………170
  加齢にともなう協調運動の変化 ……………174
  手指巧緻性と協調性の評価のための標準化された
    検査器具 ……………………………………180
  まとめ …………………………………………181
    付録A：協調性評価フォーム …………………184
    付録B：ケーススタディの指導問題解答例 …185

第8章　運動機能評価　189
  運動機能の概略（運動制御と運動学習） …189
  運動機能検査 …………………………………190
  評価 ……………………………………………215
  診断 ……………………………………………216

  まとめ …………………………………………216
    付録A：Berg バランススケール ………………221
    付録B：Performance-Oriented Assessment of
      Mobility Ⅰ（POMA Ⅰ）（Tinetti） ……………223
    付録C：ケーススタディの指導問題解答例 ……224

第9章　筋電図と神経伝導速度検査　229
  筋電図の概念 …………………………………230
  臨床筋電図 ……………………………………238
  神経伝導検査 …………………………………243
  臨床筋電図検査結果報告 ……………………248
  筋電図検査の臨床面のかかわり ……………248
  運動学的筋電図 ………………………………254
  まとめ …………………………………………263
    付録：ケーススタディの指導問題解答例 ……269

第10章　歩行分析　273
  はじめに ………………………………………273
  歩行分析の内容 ………………………………273
  歩行分析の選択 ………………………………274
  歩行についての用語 …………………………275
  分析の種類 ……………………………………278
  運動学に基づいた定性的歩行分析 …………278
  運動学に基づいた定量的歩行分析 …………290
  力学的歩行分析 ………………………………300
  歩行時のエネルギー消費 ……………………304
  まとめ …………………………………………305
    付録A：観察による歩行分析の見本記録用紙 ……309
    付録B：観察による歩行分析の記入例 ………310
    付録C：ケーススタディの指導問題解答例 ……311

第11章　機能評価　315
  はじめに ………………………………………315
  概念的な枠組み ………………………………316
  機能評価 ………………………………………318
  反応形式 ………………………………………322
  検査結果の解釈 ………………………………323
  身体的機能検査の概要 ………………………326
  多面的機能評価法の概要 ……………………334
  まとめ …………………………………………334
    付録：ケーススタディの指導問題解答例 ……337

第 12 章　環境評価　341

- 評価方法 342
- 環境改善のための介入方法の概観 343
- 環境改善のための資金 360
- 環境アクセスに関連する法的措置 360
- まとめ 361
  - 付録 A：家屋評価フォーム 364
  - 付録 B：建物調査フォーム 368
  - 付録 C：ケーススタディの指導問題解答例 369

第 13 章　運動制御・学習改善のための方法　371

- 運動制御の概観 372
- 運動学習の概観 374
- 発達的な考え方 377
- 機能回復 378
- 介入の枠組み 379
- 運動制御改善のための介入方法 381
- 運動学習改善のための介入方法 400
- まとめ 404
  - 付録 A：治療運動テクニック 410
  - 付録 B：神経-筋ファシリテーションテクニック 412
  - 付録 C：ケーススタディの指導問題解答例 416

第 14 章　離床前訓練と歩行訓練　421

- 離床前マットプログラム：立つための準備 422
- 平行棒訓練 432
- 補助用具と歩行パターン 434
- 補助訓練用具 448
- 装具 448
- まとめ 449
  - 付録：ケーススタディの指導問題解答例 451

第 15 章　慢性肺疾患　455

- 呼吸生理 456
- 慢性肺疾患 457
- 肺疾患の医学的管理 461
- 肺疾患患者のリハビリテーション 463
- 肺の評価 463
- 運動処方 466
- 呼吸リハビリテーション 468
- まとめ 472
  - 付録：ケーススタディの指導問題解答例 475

第 16 章　心疾患　479

- 心臓の解剖と生理 480
- 臨床検査と測定法 486
- 心血管系評価 494
- 病態生理 499
- 冠動脈疾患 499
- 再灌流 511
- 心不全 512
- 特別な心疾患患者のための運動 515
- 心疾患患者の教育 516
- 冠動脈疾患の一次予防 518
- まとめ 519
  - 付録 A：ミネソタ心不全 QOL 質問票 523
  - 付録 B：ケーススタディの指導問題解答例 524

第 17 章　脳卒中　529

- 疫学 530
- 病因別分類 531
- 危険因子 531
- 病態生理 532
- 管理的分類 532
- 解剖学的分類 533
- 病歴と検査 536
- 診断学的検査 538
- 直接的機能障害 539
- 間接的機能障害と合併症 547
- 能力低下 549
- 脳卒中からの回復 549
- 医学的管理 549
- リハビリテーション管理 550
- 急性期リハビリテーション：目標と帰結 555
- 急性期リハビリテーション：介入 555
- 退院計画 574
- 急性期後のリハビリテーション 575
- リハビリテーションの帰結 575
- まとめ 575
  - 付録 A：Fugl-Meyer 身体活動評価尺度 580
  - 付録 B：ケーススタディの指導問題解答例 588

第 18 章　末梢血管疾患と創傷管理　595

- はじめに ……………………………………… 595
- 末梢血管系の解剖と生理 …………………… 596
- 末梢血管疾患 ………………………………… 598
- 末梢血管疾患の検査と治療 ………………… 601
- 創傷管理 ……………………………………… 610
- まとめ ………………………………………… 616
  - 付録 A：足部ケアの指導 ………………… 618
  - 付録 B：患者教育：皮膚のケアと履き物の指導 … 619
  - 付録 C：データ収集の形式 ……………… 619
  - 付録 D：創傷に用いる製品と製造元 …… 621
  - 付録 E：被覆材決定図 …………………… 622
  - 付録 F：ケーススタディの指導問題解答例 … 622

第 19 章　下肢切断者の評価と治療　625

- 切断レベル …………………………………… 626
- リハビリテーションの帰結 ………………… 628
- 医療チーム …………………………………… 629
- 術後の治療 …………………………………… 629
- 検査 …………………………………………… 631
- 感情的順応 …………………………………… 634
- 介入 …………………………………………… 635
- 患者教育 ……………………………………… 642
- 両側切断 ……………………………………… 643
- 義足非装着時の管理 ………………………… 644
- まとめ ………………………………………… 645
  - 付録：ケーススタディの指導問題解答例 … 647

第 20 章　義足の評価と管理　651

- 足部切断用義足 ……………………………… 652
- 下腿 (膝下) 義足 …………………………… 652
- 足部・足関節部品 …………………………… 652
- 大腿 (膝上) 義足 …………………………… 658
- 関節離断での義足 …………………………… 663
- 膝離断義足 …………………………………… 663
- 股義足 ………………………………………… 664
- 義足のメンテナンス ………………………… 665
- 理学療法管理 ………………………………… 667
- まとめ ………………………………………… 677
  - 付録 A：下腿 (膝下) 義足の評価 ………… 680
  - 付録 B：大腿 (膝上) 義足の評価 ………… 681
  - 付録 C：ケーススタディの指導問題解答例 … 681

第 21 章　関節炎　685

- 関節リウマチ ………………………………… 686
- 変形性関節症 ………………………………… 695
- 医学的管理 …………………………………… 697
- 外科治療 ……………………………………… 700
- リハビリテーション管理 …………………… 700
- まとめ ………………………………………… 707
  - 付録 A：機能評価指標 …………………… 711
  - 付録 B：関節保護，安静，エネルギー節約 … 711
  - 付録 C：ケーススタディの指導問題解答例 … 715

第 22 章　多発性硬化症　719

- はじめに ……………………………………… 719
- 病因 …………………………………………… 720
- 病態生理 ……………………………………… 720
- 臨床症状：直接的機能障害 ………………… 721
- 病気の進行 …………………………………… 724
- 悪化要因 ……………………………………… 724
- 診断 …………………………………………… 724
- 予後 …………………………………………… 725
- 医学的管理 …………………………………… 725
- リハビリテーション管理 …………………… 728
- まとめ ………………………………………… 740
  - 付録 A：MS 患者評価のための EDSS …… 743
  - 付録 B：修正版 MFIS ……………………… 745
  - 付録 C：ケーススタディの指導問題解答例 … 747

第 23 章　パーキンソン病　751

- 疫学 …………………………………………… 752
- 病因 …………………………………………… 752
- 病態生理 ……………………………………… 753
- 臨床徴候 ……………………………………… 756
- 間接的機能障害と合併症 …………………… 758
- 診断 …………………………………………… 760
- 病気の経過 …………………………………… 760
- 医学的管理 …………………………………… 761
- リハビリテーション管理 …………………… 764
- まとめ ………………………………………… 777
  - 付録 A：Unified Parkinson's Disease Rating Scale (UPDRS) Version 3.0 ……………… 780
  - 付録 B：ケーススタディの指導問題解答例 … 784

第 24 章　外傷性脳損傷　789

- 分類と病態生理 ………………………………790
- 帰結に影響を及ぼす要素 ……………………791
- よくみられる関連外傷 ………………………792
- 臨床的重症度評価 ……………………………793
- 診断方法 ………………………………………794
- 外傷性脳損傷患者の管理 ……………………795
- 急性期の医学的管理 …………………………796
- 薬物治療 ………………………………………796
- リハビリテーション管理 ……………………798
- まとめ …………………………………………816
  - 付録 A：一般的に処方される薬剤と副作用 …821
  - 付録 B：ケーススタディの指導問題解答例 …824

第 25 章　前庭器官リハビリテーション　829

- 解剖 ……………………………………………830
- 生理および運動制御 …………………………831
- 評価 ……………………………………………833
- 理学所見 ………………………………………835
- 前庭機能検査 …………………………………838
- 前庭機能障害 …………………………………838
- 介入 ……………………………………………841
- 患者教育 ………………………………………846
- 一般的な前庭系疾患の診断 …………………846
- 一般的な非前庭系疾患の診断 ………………847
- 禁忌事項 ………………………………………847
- まとめ …………………………………………848
  - 付録：ケーススタディの指導問題解答例 …850

第 26 章　熱　傷　853

- 疫学 ……………………………………………854
- 皮膚の解剖と熱傷創の病理 …………………854
- 熱傷の深度分類 ………………………………855
- 間接的機能障害と合併症 ……………………860
- 熱傷創の治癒 …………………………………862
- 治療 ……………………………………………864
- リハビリテーション管理 ……………………867
- まとめ …………………………………………873
  - 付録：ケーススタディの指導問題解答例 …875

第 27 章　外傷性脊髄損傷　879

- 人口統計 ………………………………………879
- 脊髄損傷の分類法 ……………………………880
- 損傷の機序 ……………………………………883
- 臨床症状 ………………………………………883
- 予後 ……………………………………………894
- 管理 ……………………………………………894
- 長期の計画 ……………………………………920
- まとめ …………………………………………921
  - 付録：ケーススタディの指導問題解答例 …924

第 28 章　慢性疼痛　931

- 歴史的背景 ……………………………………931
- 疼痛理論 ………………………………………932
- 臨床徴候 ………………………………………937
- 医学的管理 ……………………………………941
- リハビリテーション管理 ……………………943
- まとめ …………………………………………959
  - 付録 A：機能不全プロフィールを示す Multi-Dimensional Pain Inventory（MPI）の例 …………963
  - 付録 B：McGill 疼痛質問票 ………………963
  - 付録 C：筆者が作成したビジュアルアナログスケールの例 …………………………………964
  - 付録 D：ケーススタディの指導問題解答例 …965

第 29 章　認知・知覚的障害に対する評価と介入　969

- 認知と知覚 ……………………………………970
- 理学療法士と作業療法士の責任 ……………971
- 臨床的指針 ……………………………………971
- 脳損傷後の入院 ………………………………972
- 理論的枠組み …………………………………972
- 認知・知覚的問題の評価 ……………………975
- 介入 ……………………………………………982
- 退院計画 ………………………………………984
- 認知・知覚的障害の概説 ……………………984
- まとめ …………………………………………998
  - 付録：ケーススタディの指導問題解答例 …1002

第 30 章　神経疾患による言語障害　1007

- 言語体系 ………………………………………1009

発話 ··· 1009
失語症 ·· 1012
dysarthria ·· 1019
発語失行 ·· 1020
嚥下障害 ·· 1021
拡大・代替コミュニケーションのシステムと
　手段 ·· 1021
理学療法士とコミュニケーション障害患者 ······ 1022
まとめ ·· 1023
　付録：ケーススタディの指導問題解答例 ········ 1027

第31章　装具の評価と管理　　1031

専門用語 ·· 1032
装具の種類 ······································· 1032
下肢装具 ·· 1032
体幹装具 ·· 1047
装具の保守管理 ································· 1050
理学療法管理 ···································· 1051
まとめ ·· 1059
　付録A：下肢装具の評価 ······················· 1062
　付録B：体幹装具の評価 ······················· 1063
　付録C：ケーススタディの指導問題解答例 ···· 1064

第32章　標準的な車椅子補装具について　　1067

システムの計画 ································· 1069

検査のプロセス ································· 1069
目標および帰結の決定 ························ 1072
介入 ·· 1072
姿勢サポートシステム ························· 1073
車輪つき可動ベース ··························· 1082
特殊な車椅子 ···································· 1093
車椅子トレーニングの方法 ··················· 1096
認定されたリハビリテーション機器提供者の
　役割 ·· 1097
まとめ ·· 1098
　付録：ケーススタディの指導問題解答例 ········ 1100

第33章　バイオフィードック　　1103

総論 ·· 1104
バイオフィードバックに関する文献 ··············· 1108
神経筋再教育に対するEMGフィードバックの
　応用 ·· 1109
運動学的(関節運動)フィードバック ············ 1115
立位バランスフィードバック ···················· 1116
力学的(動的力)フィードバック ················· 1119
将来の研究に向けての新しい概念と領域 ········ 1121
まとめ ·· 1121
　付録：ケーススタディの指導問題解答例 ········ 1124

和文索引 ·· 1129
欧文索引 ·· 1141

臨床における意思決定
有効な治療計画の作成

Susan B. O'Sullivan

概　要

- 臨床における意思決定プロセス
  - ステップ1．患者の検査
  - ステップ2．データの評価および問題点の特定
  - ステップ3．診断の決定
  - ステップ4．予後および治療プランの決定
  - ステップ5．治療プランの実行
  - ステップ6．患者の再検査および治療帰結の評価
- 臨床における意思決定：熟練者と初心者の相違
  - 知識基盤および経験
  - 認知処理形態
  - セルフモニタリング方法
  - コミュニケーションおよび教育のスキル
- 記録作成
  - 理学療法記録作成のガイドライン
  - 問題指向型医療記録

学習目標

1. 臨床での意思決定プロセスにおける主要ステップを説明する。
2. 有効な治療計画の作成における理学療法士の主要責任を明確にする。
3. 理学療法士の臨床的推論に悪影響を与えうる問題点を特定する。
4. ケーススタディの患者データを分析，解釈し，現実的な目標と帰結を想定し，治療計画を立てる。

臨床における意思決定プロセス

　臨床における意思決定には相互に関係し合った一連のステップがかかわっており，それらのステップによって，理学療法士は患者またはクライアント，および医療チームのメンバーのニーズや目標に合った有効な治療を計画することができる。それらのステップには，①患者の検査，②データの評価および問題点の特定，③診断の決定，④予後および治療プラン plan of care（POC）の決定，⑤POCの実行，⑥患者の再検査および治療帰結の評価がある（図1-1）[1]。高度な意思決定の重要な要素としては，十分な知識基盤および経験，認知プロセス方法，セルフモニタリング方法，ならびにコミュニケーションおよび教育のスキルがある。また，リハビリテーションチームのメンバー間におけるコミュニケーションを図り，そして，治療費を早期に収納するには，効果的な記録作成が求められる。

ステップ1．患者の検査

　本ステップは，適切な介入法を決定するために，患者の問題点や有用な医療資源を特定および明確にすることが求められる。それは，患者の病歴聴取，関連する身体器官のチェック，そして検査および測定，という3つの要素によって構成されている[1]。評価は患者の

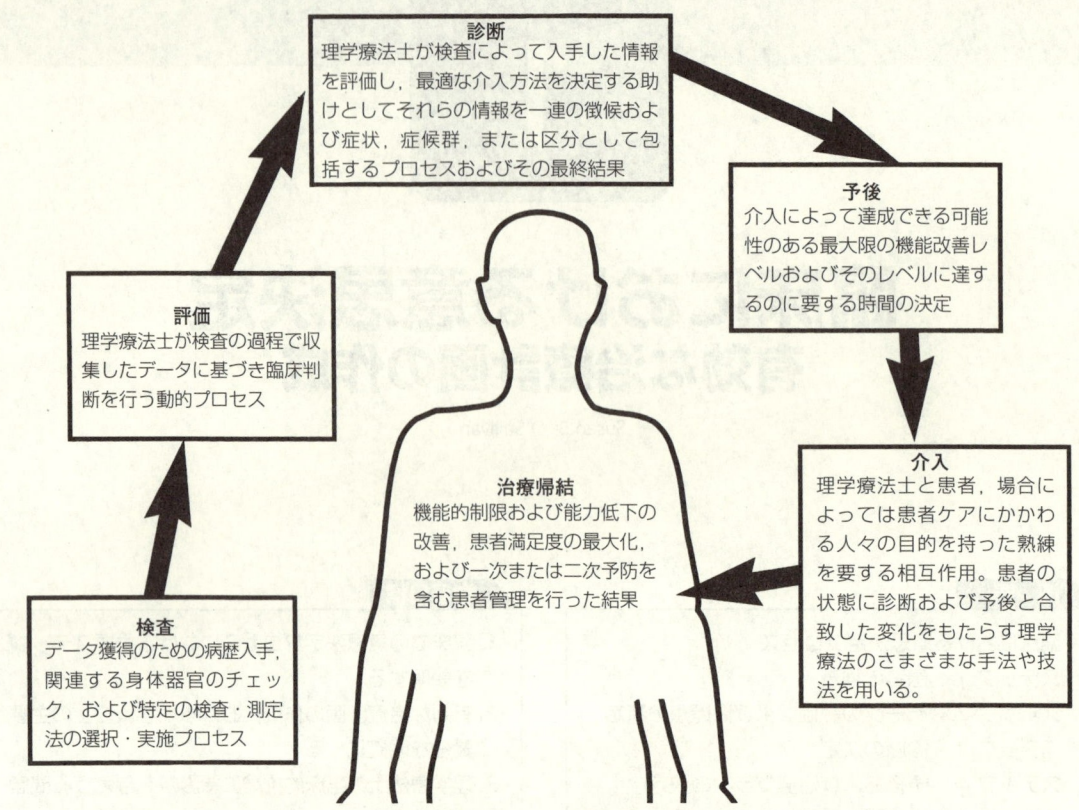

図 1-1 治療帰結の最大化につながるための患者管理の要素（APTA: Guide for Physical Therapist Practice[1], p1〜4. より）

紹介時または初診時に開始し，その後リハビリテーションの全過程を通して継続的プロセスとして行う。再検査を行うことによって，セラピストは進行状況を評価し，必要に応じて**介入法に修正を加える**ことができる。

▼ 既往歴

患者の既往歴および現在の健康状態に関する情報は，診療記録のレビューおよび面接によって入手する。診療記録により，医療チームのメンバーからの詳細な報告が得られる。こうした報告を処理するためには，疾患の進行過程，医学用語，臨床検査やその他の診断検査を用いた鑑別診断，および医療管理の知識が必要である。情報源の活用や専門家への相談は，経験の浅い臨床家にとっての助けとなりうる。患者の既往歴から引き出せる可能性のある情報の例を**図 1-2** に示す。

面接は，患者やその家族，友人，介護者，その他の関係者から直接情報を得るために用いられる重要な手段である。入手する必要のある情報には，患者の主訴，現在の疾患または外傷の経緯，健康状態に関する知識，個人的な目標や期待，および意欲が含まれる。また，健康に関係のある習慣，運動の好き嫌い，日常活動の頻度および強度を含む，発病・負傷以前の生活様式に関する情報も入手する必要がある。さらに患者の家族や介護者の状況，家庭および職場環境についても，適切な情報を収集する必要がある。セラピストは，面接や検査のプロセスにおける患者の反応に影響する可能性のある文化や民族的背景の相違に細心の注意をはらうべきである。例えば，医療に対する考えや態度の違いは，患者がどの程度協力的かを左右する可能性がある。面接の間，セラピストは患者のいうことに注意深く耳を傾ける必要がある。患者の感情面の状況を表すあらゆる身体的徴候（例：ぐったりした姿勢，険しい表情，アイコンタクトが乏しいなど）に注意して患者を観察する必要がある。最後に，面談を親密で効果的なコミュニケーションおよび相互信頼を確立するために用いるべきである。患者の協力は，セラピストの観察をより効果的なものとして，あらゆるリハビリテーションプログラムを成功させるために欠かせないものである。

▼ 全身状態のチェック

スクリーニングや簡単な検査によって，セラピストは心肺系，皮膚系，筋骨格系，および神経筋系の身体器官を迅速に調べる。収集される情報は特定の解剖学的・生理的機能不全に結びつくものであり，スクリーニング検査によって，より詳しい評価および介入が必

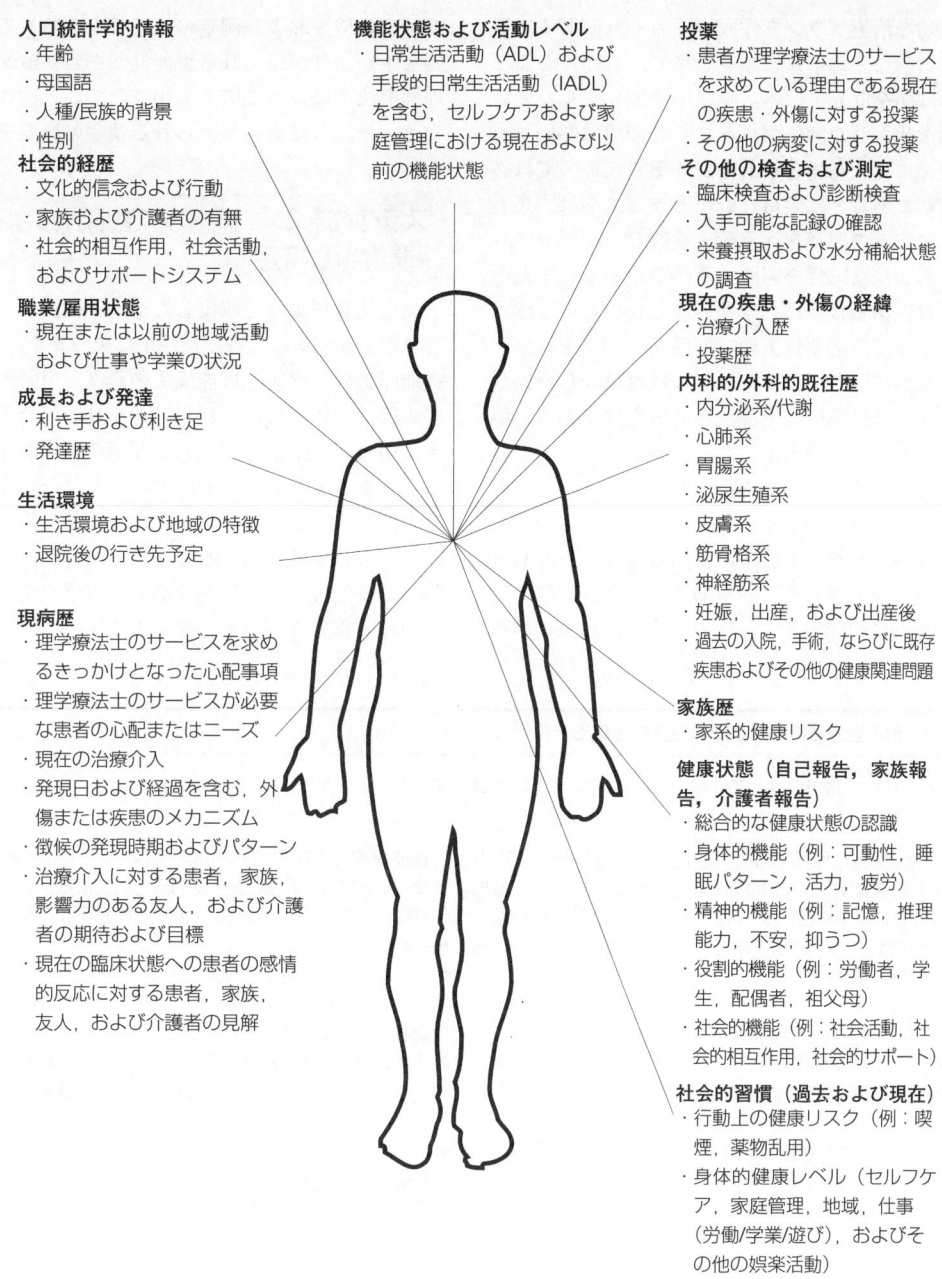

図 1-2 患者の既往歴から引き出せる可能性のある情報の例（APTA: Guide for Physical Therapist Practice[1], p1～6. より）

要となる障害領域が明らかになる。またこうした検査により，セラピストはその患者の問題が理学療法の対象外かどうか判断することができる。医学的に顕著な変調の徴候や症状を示す患者については，診察のため専門医に紹介すべきだろう。また身体器官のチェックにおいては，情動，認知，コミュニケーション能力，および学習形態に関する予備的情報を得ることも可能である。

▼ 検査および測定

特定の機能や機能不全の程度を正確に判断するためには，客観的データの入手を目的に，徒手筋力テスト，可動域 range of motion（ROM）検査，酸素消費量などのより厳密な評価法を用いる。検査の妥当性および信頼性を確実にするためには，特殊な検査や測定の実施における十分な訓練とスキルが不可欠である。正確な手順で実施できなければ，誤ったデータを収集した

り，不適切な治療プランを作成するおそれがある．後の章で具体的な評価手順に焦点を当て，有効性および信頼性の問題を取り上げる．脳卒中評価ツールなどのような標準化された評価プロトコルの使用は評価プロセスの促進に役立つ場合があるが，患者によっては必ずしも適切であるとは限らない．セラピストは，患者それぞれに特有の問題を注意深く検討し，評価ツールの妥当性および反応性を判断する必要がある．またセラピストは，情報は多ければ多いほど良いという誤った信念によって，必要以上の無関係なデータを収集するという傾向に陥らないようにしなければならない．不必要なデータは臨床像を混乱させるだけであり，臨床における意思決定を困難にし，医療費をむだに上昇させることになる．既往歴や身体器官のチェックにおいて当初特定されていなかった問題が明らかになった場合や，取得データに矛盾がある場合には，さらなる検査や測定が適応されることもある．また，経験豊富なセラピストに相談することによって，矛盾点の解明や特定の検査および測定の適切性を判断するための重要な手がかりが得られる可能性がある．Box 1-1 に，理学療法士によって広く実施されている検査および測定と，それらによって得られる情報の概要を示す．

ステップ2． データの評価および問題点の特定

初期検査によって収集したデータは，次に分析・整理する必要がある．理学療法士はデータを評価する際，機能障害のレベル，機能喪失の程度，患者の総合的な健康的・身体的機能，利用可能な社会的サポートシステムの有無，生活環境，および退院後の潜在目標を含む，さまざまな要素を考慮しなければならない．多器官の関与，重度の機能障害または機能喪失，障害の長期化（慢性状態），併発する症状，および患者の総合的な不安定性は，難易度を高め，意思決定プロセスを形づくる重要なパラメータである[1]．

Box 1-1　州の医療法における理学療法の定義モデル[a]

理学療法は理学療法士によって，または理学療法士による指導・監督のもとに提供される治療およびサービスであり，以下のようなものである．

1. **検査**：機能障害，機能的制限，能力低下，またはその他の健康関連の問題を有する人における，診断，予後，および介入法を決定するために実施される（既往歴，身体器官のチェック，検査および測定）．以下に示す検査や測定がある．
   - 酸素消費量および持久力
   - 体格的特徴
   - 興奮，精神作用，および認知
   - 補助具および適応器具
   - 地域および仕事（労働/学業/遊び）への適応または再適応
   - 脳神経の健全性
   - 環境，自宅，および仕事（労働/学業/遊び）における障壁
   - エルゴノミクスおよび身体機構
   - 歩行，移動，およびバランス
   - 皮膚の健全性
   - 関節の健全性および可動性
   - 運動機能
   - 筋機能
   - 神経筋系および知覚の発達
   - 矯正，防護，および補助具
   - 疼痛
   - 姿勢
   - 人工装具の必要性
   - 可動域
   - 反射の健全性
   - セルフケアおよび家庭管理
   - 知覚の健全性
   - 換気，呼吸，および循環

2. **機能障害および機能的制限の軽減**：以下に示す治療介入のデザイン，実施，および修正を行うことによる．
   - 協調，コミュニケーション，および記録作成
   - 患者に即した指導
   - 運動療法（酸素消費量調節を含む）
   - セルフケアおよび家庭管理における機能的訓練（日常生活活動および手段的日常生活活動を含む）
   - 地域および仕事（労働/学業/遊び）への適応および再適応のための機能的訓練（手段的日常生活活動，職業訓練，職業調整）
   - 徒手治療技法（可動化および手技を含む）
     介助，適応，矯正，防護，補助，および人工装具・器具の処方，採用および（必要に応じて）製作
   - 気道清浄技法
   - 創傷管理
   - 電気療法モダリティ
   - 理学療法および力学的モダリティ

3. **負傷，機能障害，機能的制限，および能力低下の予防**：全年齢層におけるフィットネス，健康および生活の質の向上・維持を含む．

4. **相談，教育，および研究への従事**

[a]「運動療法」で始まる直接的介入法は，使用頻度順に高い方から記載されている
APTA: Guide to Physical Therapy Practice[1], p1～2. より

▼ 障害に関する専門用語

臨床観察を体系的に分類する際には，世界保健機関の国際障害分類 International Classification of Impairments, Disabilities and Handicaps（ICIDH）[2]の専門用語を使用することができる。機能障害（直接的）は，病変（疾患または外傷）の結果によるものであり，解剖学的，生理的，または精神的構造もしくは機能における特定の変化によって構成される。脳卒中患者の場合，病変の直接的結果である機能障害の例には，知覚喪失，不全麻痺，統合運動障害，および半盲などがある。SchenkmanとButler[3,4]は，この分類体系を発展させ，間接的および複合的機能障害という分類を追加した。間接的機能障害は，一次障害の結果として起こる後遺症または二次的障害であり，長期にわたる無活動，効果のない症状管理，またはリハビリテーション介入を行わなかったことによる多器官機能不全の拡大化による臨床症状である。一般的な間接的機能障害には，廃用性萎縮，拘縮，褥瘡，尿路感染症，肺炎，およびうつ病が含まれる。複合的機能障害とは，潜在的原因が複数あり，直接的・間接的原因の双方によって起こる障害を指す。体位制御およびバランスの欠陥は，直接的および間接的双方の原因がある可能性が考えられる障害例である。機能障害を直接的，間接的，および複合的いずれかの区分へ特定・分類することによって，臨床における意思決定が促進される可能性がある。

ICIDHによると，能力低下とは，その人にとって正常とみなす方法または範囲である行動を行うことができない状態であり，機能障害に起因するものである。その主要な機能区分として，①身体的，②精神的，③社会的，④情動的，の4つが定義されている。社会的不利（ハンディキャップ）とは，機能障害や能力低下によってその人が自分の通常の役割を果たすことが妨げられるために生じる社会的不利益を表すものとして使用されるICIDHの用語である。アクセス困難な環境のために職場へ復帰できない，または地域活動に参加できない，などが脳卒中患者に影響しうる社会的不利（社会的制限）の例である。Nagi[5,6]は，この障害分類体系の改訂版を提案している。彼は，機能障害と能力低下の間にあるギャップを埋めるものとして，機能的制限という用語の使用を提案している。機能的制限は，人としての総合的なレベルでの実行制限，と定義されている。脳卒中患者に起こる可能性のある一般的な機能的制限には，移動作業（歩行）およびその他の基本的な動的作業（移乗），基本的日常生活活動 basic activities of daily living（BADL：更衣，食事，入浴），または手段的日常生活活動 instrumental activities of daily living（IADL：掃除，食事の支度，買い物，電話応対，家計管理など）の実行における制限がある。すなわち，身体的な動作，活動，または作業の実行が十分にできないということである。さらにNagiは，能力低下を個人的機能性ではなく社会的機能性を指す用語として使用した。彼は，能力低下をある特定の状況下および物理的環境において，年齢，性別，およびジェンダー特異的な特定の社会的役割を果たす能力の欠如，と定義している。すなわち，労働，育児，通学，教会などの集団活動への参加，または娯楽活動（スポーツ，レクリエーション，旅行など）への参加といった社会的役割を果たすことができないということである。

その他の専門組織（医学的リハビリテーション研究に関する全米諮問委員会[7]，米国医学研究所[8]）と同様に，米国理学療法士協会 American Physical Therapy Association（APTA）もGuide to Physical Therapist Practice[1]のなかで，ICIDHとNagiの提案の双方を利用した専門用語体系を採用している（Box 1-2）。機能障害（ICIDHモデルより），ならびに機能的制限および能力低下（Nagiモデルより）という用語が，患者へのサービス提供の基準として使用されている。身体的および神経的機能不全患者の意思決定における，これらの専門用語の臨床例および適用法については，理学

Box 1-2 身体障害を表す用語

能力低下 disability：特定の社会的状況および健康状態において，年齢特異的，ジェンダー関連または性別特異的役割を果たすことができないこと。

身体障害 disablement：特定の身体機能，人間としての実行能力，および社会において必要とされ，通常の，かつ望まれる役割を果たすための機能に対する，疾患または外傷の影響。

危険因子 risk factor：ある人に活動性病変が起こった場合，機能障害，機能的制限，または能力低下を発現する可能性を高める行動，特性，または環境的影響。

緩和因子 buffer：機能障害，機能的制限，または能力低下の発現を抑制するためにとる行動または介入。

社会的不利 handicap：機能障害，機能的制限，または能力低下に起因する社会的不利益。

機能障害 impairment（直接的）：生理的，精神的，または解剖学的構造や機能の喪失または異常。病変または疾患による自然な結果である。

間接的機能障害 indirect impairment：原疾患または原外傷の影響を受けた身体器官以外に起こる続発性または二次性の合併症。多器官機能不全の拡大化による臨床症状。

複合的機能障害 composite impairment：原疾患または原外傷の直接的・間接的影響の双方が潜在原因である障害。

機能的制限 functional limitation：身体動作，活動，または作業を総合的なレベルで能率的に，一般的期待どおりにまたは的確に実行する能力における制限。

APTA: Guide to Physical Therapist Practice[1], p ix. より

療法に関する文献に掲載されている[4,10~12]。

　機能評価で得たデータによって，セラピストは機能的制限および能力低下について判断することができる。自立レベルは，一般的に完全自立から部分介助，全介助までの間で評価される。図1-3に機能的自立度評価法 Functional Independence Measure（FIM）の機能レベルおよびそのスコアを示す[9]。本評価ツールは全米の約50％のリハビリテーション施設において使用されており，第11章「機能評価」でさらに詳しく取り上げる。Jette[13]は，障害危険因子および緩和因子を評価すべきであると提案している。彼は障害危険因子について，その人に活動性病変が発現した場合，機能障害，機能的制限，または能力低下を発現する可能性を高める行動，特性，または環境的影響，と定義している。例えば，人によっては素因となる特徴（否定的情動，心理社会的不安定性），人口統計学的要素（金銭/健康上の限られた資源，限られた教育），社会的因子および生活様式因子（家族の不十分なサポート，無秩序な生活様式），または制限的な環境（建築上の多くの障壁）を有する可能性がある。反対に緩和因子は，機能障害，機能的制限，または能力低下の発現を抑制するためにとる行動または介入，と定義されている。例えば，人によっては行動（積極的な姿勢，祈祷，瞑想）や自助方法（適当な補助器具の使用，同病者サポートグループへの参加）を採用することが考えられる。しかし，ときとして採用した方法が有効ではなく，障害の悪化につながることもある（例えば，アルコール摂取量の増加）。

　機能障害および能力低下は，分析を行って因果関係を特定しなければならない。例えば，半身不随の患者における肩の痛みにはいくつかの要因が考えられ，筋緊張低下および不動（直接的機能障害）または軟組織損傷（間接的機能障害）などがある。これらの要素のいずれが問題の主因であるかを判断することは困難であるが，適切な治療介入法を決定し，患者の疼痛を取り除くために不可欠なステップである。機能障害は患者の機能的制限に関係していない場合もあり，また必ずしも能力低下につながるとは限らない。したがって，そうした機能障害に焦点を当てた治療プランは，良好な臨床結果につながる可能性が低い。それよりも，患者の機能に有意義な変化をもたらすことを治療の主眼点とすべきである。歩行・移動や日常活動における自立，職場復帰，または娯楽活動への参加といった機能的帰結の方が，患者にとってはるかに重要である[14]。治療においては，患者の生活における身体的・心理社会的側面の双方を包括した**生活の質**および総合的な幸福感の向上を最も重要視すべきである。最後に，すべての機能障害が理学療法によって改善できるわけでは

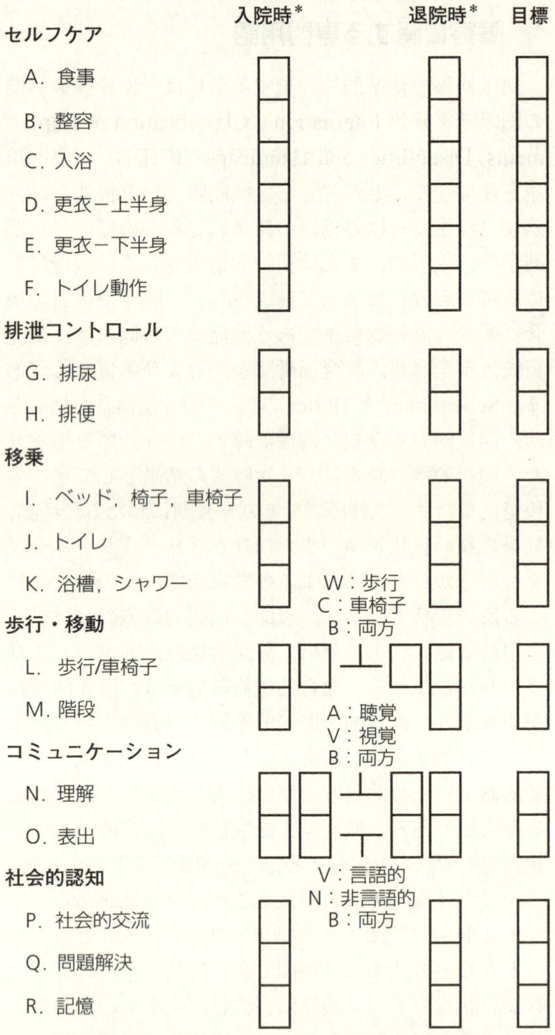

	入院時*	退院時*	目標
セルフケア			
A. 食事	☐	☐	☐
B. 整容	☐	☐	☐
C. 入浴	☐	☐	☐
D. 更衣―上半身	☐	☐	☐
E. 更衣―下半身	☐	☐	☐
F. トイレ動作	☐	☐	☐
排泄コントロール			
G. 排尿	☐	☐	☐
H. 排便	☐	☐	☐
移乗			
I. ベッド，椅子，車椅子	☐	☐	☐
J. トイレ	☐	☐	☐
K. 浴槽，シャワー	☐	☐	☐
歩行・移動		W：歩行 / C：車椅子 / B：両方	
L. 歩行/車椅子	☐	☐	☐
M. 階段	☐	☐	☐
コミュニケーション		A：聴覚 / V：視覚 / B：両方	
N. 理解	☐	☐	☐
O. 表出	☐	☐	☐
社会的認知		V：言語的 / N：非言語的 / B：両方	
P. 社会的交流	☐	☐	☐
Q. 問題解決	☐	☐	☐
R. 記憶	☐	☐	☐

*すべて記入すること。リスクがあり検査不可能な場合は1と記入。

FIMレベル
介助者なし
　7　完全自立（適時性，安全性）
　6　修正自立介助（補助具使用）
介助者―部分介助
　5　監視（患者＝100％）
　4　最小介助（患者＝75％以上）
　3　中程度介助（患者＝50％以上）
介助者―完全介助
　2　最大介助（患者＝25％以上）
　1　全介助または検査不可能（患者＝25％未満）

図1-3　UDS_MR^SM FIM^SMツール（Guide for the Uniform Data Set for Medical Rehabilitation [including the FIM^SM instrument], Version 5.0.: State University of New York at Buffalo, Buffalo, 1996. より）

ない。一部の機能障害は，アルツハイマー病における進行性認知症などの止まることのない病変の直接的な結果であり，永久的なものである。したがって，セラピストは理学療法による介入の範囲を認識する必要がある。アルツハイマー病の例においては，間接的機能障害および機能的制限の数および重症度を低減することに重点をおく方がはるかに適切である。

プラス面のリストの作成も，臨床意思決定プロセスの重要な部分である。セラピストは評価データを分析し，患者のプラス面（非障害）および能力をみきわめる。これらは治療期間中に強化，強調することのできる部分であり，患者に正の強化および成功の機会を提供することになる。例えば，同じ脳卒中患者でも，コミュニケーションスキルや認知スキルが損なわれておらず，疾患の影響を受けていない十分な四肢機能を有している場合がある。またプラス面には，協力的で見識ある家族や介護者，適切な生活環境なども含まれる。意欲およびコンプライアンスの向上は，患者のプラス面の強化による自然な結果である。

ステップ 3. 診断の決定

理学療法に特有な診断区分の分類体系の発達は，データの整理，解釈，そして評価の自然な結果である。**診断**は「一連の徴候および症状，症候群，または区分を包括する標識」[1]と定義されている。診断区分を使用することによって，理学療法における一連の知識，および医療システムにおける理学療法士の役割が明確化される。こうした区分は，セラピストが効果的なPOCを決定し適切な介入法を選択する助けとなる[12,15〜19]。米国では理学療法士に直接受診するということの有用性が拡大し続けているなかで，機能的回復に成果がみられた場合は特に，診断区分の使用によってサービス費用の適切な償還が促進される可能性がある［訳注］。

APTAは，同協会の出版物である Guide to Physical Therapist Practice[1] のなかで，理学療法診断の使用を強く主張している。同書に記されている具体的な診断は，経験豊かな理学療法士が自らの知識，経験，専門技術の範囲内でよく目にする問題の広範な区分を詳述した，彼らの共同的努力の賜物である。本ガイドラインの作成には専門家の統一見解が用いられ，診断区分の主眼

は，機能障害および機能的制限レベルという，理学療法による介入の指針として医学的診断よりも適したレベルにおかれている。一部のセラピストは，このレベルにおける診断標識を指すものとして，病理運動学的診断という用語を用いている[15]。Guide to Physical Therapist Practice を参照しても特定可能な診断法を決定することができなければ，セラピストは特定されている具体的な障害に基づいて介入計画を立てる必要がある。また，セラピストは必要に応じてその他の専門家へ患者を紹介する義務がある。例えば，脳卒中患者に半側空間無視がみられる場合には，患者を作業療法士に紹介する必要がある。

ステップ 4. 予後および治療プランの決定

予後とは「予測される最大限の機能改善レベルおよびそのレベルに達するのに必要な期間」[1]を指す。一部の患者においては，治療開始時に正確な予後を決定することができる。しかし，重度の外傷性脳損傷患者のように，診断がより複雑な患者については，予後あるいは改善レベルの予測は，リハビリテーションの過程におけるさまざまな変化に応じてのみ決定することができる。回復パターン（障害の段階）を知っておくと，意思決定の指針として役立つ場合がある。最大限の回復を達成するまでに必要な期間は重要な決定事項であり，メディケアやその他の保険機関から義務づけられているものである。最大限の回復レベルおよび時間枠を予測することは，経験の浅いセラピストにとって非常に困難な場合がある。経験豊富な先輩スタッフを資源として，また良き指導者として活用することは，意思決定プロセスにおけるこの予後決定のステップに役立つだろう。また，Guide to Physical Therapist Practice も参照すべきである。

治療プラン（POC）は，予測される患者管理の概要を示すものである。セラピストは患者の既往歴および検査から得たデータを統合し，診断，予後，および適切な介入法を決定しなければならない。これは困難な作業であり，データの解釈および統合，臨床的推論においてスキルを要する。POC の必須要素としては，①目標および帰結，②使用する具体的な介入法，③介入の継続期間および頻度，④退院基準，がある[1]。

POC 作成における重要な第1ステップは，予想目標および帰結を決定することである。目標とは，可能なかぎりの機能障害の改善を指す。帰結とは，機能的制限および能力低下の改善，および健康状態や患者の満足度の最大化を指す[1]。

患者を目標および帰結の設定に参加させることは，

訳注：日本では，理学療法士は独立開業権が認められておらず，診療機関において医師の指示のもとでリハビリテーション治療に従事しているが，米国では理学療法士に独立開業権が認められており，医師を介さず直接受診することが可能である。また，保険会社からの支払いは APTA で発行している Guide to Physical Therapist Practide で定められている診断基準によって行われる。

患者のコンプライアンスを確実にするためにきわめて重要である。患者が専門家の提示した目標や帰結に妥当性をみいだせなかったという単純な理由により，多くのリハビリテーション計画がみじめに失敗に終わっているのである。患者は専門家とはまったく異なった個人的な目標や期待を有していることがあるのだ。Payton ら[20]は，Patient Participation in Program Planning: A Manual for Therapists と題された優れた著書のなかで本問題を取り扱っており，相互的な計画作成プロセス促進のための提案を行っている。著者らは，患者に以下のような質問をすることを提案している。

- どのようなことが心配ですか？
- いちばん心配していることは何ですか？
- どのような変化が起こってほしいと考えていますか？
- どのようなときに自分が良くなっていると感じますか？
- どのような目標がありますか？
- いちばんの目標は何ですか？

その後セラピストはこの情報によって，患者のニーズや期待を真に反映した目標および帰結を設定することができる。

帰結とは，理学療法終了時に期待される患者の機能的実行レベルを定義するものである。想定された帰結はリハビリテーションチーム会議において審議し，全チームメンバーがそれらの帰結に同意し支持することを確認する。想定された帰結の達成は，その後の退院時概要記録の焦点となる。帰結の記述には，以下の事項が具体的に示されている必要がある。

1. その行動（またはケア）を誰が行うか？　例えば，患者，家族，または介護者か？
2. その人が行う機能的作業または行動は，具体的に何か？
3. その行動をどのような状況で行うか？　例えば，その行動を遂行するためにはどのような助けが必要か，それにかかわる自立性，介助，または監視のレベル，補助具やその他の必要な器具の種類，必要な環境の種類（管理型，閉鎖型，開放型）。
4. 帰結をどのように測定するか？　例えば，退院時に期待される機能的実行レベルは何か，または長期ケアの場合，特定の時間枠（通常 2～3 ヵ月）において達成が期待される機能的実行レベルは何か？　以下は帰結の記述例である。

① 患者は短下肢装具および四脚杖を用いて，安全に平面を距離無制限に自力歩行し，すべての日常活動を行う。
② 患者は，車椅子による限られた距離（最高 23 m）の移動に徹底した監視が必要で，あらゆる移乗動作に介助者 1 名による最低限の介助を要する。
③ 患者は，最低限の装置および器具（リーチャーの使用）により，BADL における機能的自立を達成する。
④ 患者およびその家族は，患者の健康や医療資源の利用に関する意思決定スキルの向上を達成する。

目標は，機能障害の予測される改善，治療帰結を明確にする。セラピストは，機能障害リストを検討し，それらの優先順位を決定，そして想定された帰結の達成に向けてデザインされた目標を作成する。目標の記述には，帰結の記述と同じ 4 つの要素が含まれるが，一般的には帰結の記述のように機能を強調したものではない。**短期的目標 short-term goal（STG）**は，短期間（通常 2～3 週間）または具体的な治療回数を規定する。**長期的目標 long-term goal（LTG）**は，それよりも長期の時間枠（例えば 3 週間以上）に及ぶものである。以下に，目標の記述例を示す。

1. 患者は 2 週間以内に，両上肢の肩下制筋および肘伸筋の強度を良好レベルから通常レベルまで高める。
2. 患者は 2 週間以内に，両膝の伸展における ROM を 10 度増加させ，正常範囲まで高める。
3. 患者は 1 週間以内に，両下肢装具の装着を独力でできるようにする。
4. 患者は 2 週間以内に，松葉杖と介助者 1 名による中程度の介助により，車椅子から立つという座位から立位への動作をできるようにする。
5. 患者は 4 週間以内に，上肢による補助なしに荷重を中心におき，左右対称の安定した座位の静止姿勢を最高 5 分間維持できるようにする。
6. 患者は 3 週間以内に，監視のもと両脚に長下肢装具を装着した状態で平行棒において大振り歩行で 8 m 歩行できるようにする。
7. 患者およびその家族は，歩行の際の転倒に結びつく個人的・環境的因子を 3 週間以内に認識する。

いずれの治療計画も複数の目標を有する。それらの目標は，複数の帰結達成に結びつく可能性がある。例えば，背屈における ROM 目標の達成は，移乗および歩行における自立という機能的帰結に不可欠である。帰結を得るためには，多数の異なる目標の達成が必要となる場合もある。例えば，自立歩行（帰結）は，筋力増強，ROM，およびバランススキルの向上にかかっている。POC の作成において，セラピストは目標と成果の関係を正確にみきわめ，それらを適切な順序で組み合わせる必要がある。

次のステップは，目標および帰結の達成に利用できる介入法を決定することである。介入には，①理学療法士と患者，家族，介護者，またはその他の適切な関係者との間における高度かつ目的を持った相互作用，および②理学療法に組み込まれているさまざまな処置および技法が含まれる（Box 1-1 参照）。介入が成功

する条件としては，協調，コミュニケーションや記録作成のスキル，患者に即した指導スキル，および直接的な介入法の提供などがあげられる[1]。

ケースマネジメントでは，セラピストがリハビリテーションチームの全メンバーと効果的に直接的・間接的なコミュニケーションをとれることが必要である。例えば，セラピストは症例検討会，チーム会議，または回診においてコミュニケーションをとることがある。またセラピストには，さまざまなレベルにおけるケアの調整を行う責任もある。例えば，初期の移乗訓練が効果を発揮するためには一貫性が重要である。したがってセラピストは，導入アプローチの詳細について，作業療法士，看護師，患者の家族，その他の関係者と効果的にコミュニケーションをとる必要がある。退院計画作成における患者およびその家族との調整もその一例である。米国ではセラピストは，治療のうち妥当な部分は理学療法の助手やヘルパーに委ねる。決定には効果的な時間管理も考えて行わなければならない。

患者やその関係者への指導は，リハビリテーションの成功にきわめて重要な要素である。セラピストは，患者，クライアント，家族，介護者，その他の関係者に対し，1対1の直接的な指導を提供する。グループディスカッションや講座などの介入，または印刷物や視聴覚資料を通した指導を提供することが可能である。教育的介入は，患者の状態，POC，およびリハビリテーションの経過予測についての理解を確実にすることを目的としている。さらに，帰宅，復職，または地域での社会活動の再開といった移行が確実に成功するようにすることも，こうした介入の目的である[1]。現在のような管理医療の時代あるいは時間単位のサービスがなされる時代において，最大限のケアおよびリハビリテーションの成功の実現を図るために，患者やその関係者への指導はますます重要になってきている。例えば，在宅運動プログラム home exercise program（HEP）の指導は，患者がリハビリテーション環境で開始した介入の多くを引き続き行うことを可能にする。

直接介入には，運動療法，機能訓練，徒手療法，物理療法などを含む，理学療法士によって行われるきわめて幅広い処置および技法がかかわっている。これらの介入法の多くは本書の後の章で重点的に取り上げる。介入法の選択は，入手データ，診断，予後，および予想目標と帰結に基づいて行う。すべての使用可能な介入法を早期に特定し，それらの選択肢を慎重に比較評価したうえで，成功率が最も高い介入法を決定することが重要である。1つの治療アプローチを厳密に遂行することは選択肢を狭め，成功が限定されたり妨げられたりする可能性がある。プロトコル（例えば，股関節骨折患者用の既定エクササイズ）を使用するとケアを標準化することができるが，個々の患者のニーズを満たすことができない可能性がある。Henry[21]は，プロトコルが評価結果と治療選択との分離を助長している，と指摘している。さらに，プロトコル使用への過度な依存は，そのセラピストが患者の問題解決に難点があることを反映している可能性がある。

Watts[22]は，臨床的判断は「明らかに芸術と科学の見事な融合である」と述べている。熟練した臨床家からの専門的アドバイスを受けることは，経験の浅いセラピストが意思決定を含む複雑な問題を整理する手助けとして効果的な方法であり，問題を複雑化する要素が現れた場合は特に有用である。例えば，複数の併発症または合併症，認知障害，不十分な社会的サポート，または機能的制限や能力低下を有する慢性疾患の患者についての意思決定には，熟練した臨床家に相談することが役立つであろう。

治療計画については，一般的な枠組みが作成されている。シェーマは治療者が知識を整理する際に役立つ。そうしたシェーマの例の1つに，運動を処方する際に用いる，頻度−強度−時間−種類 frequency-intensity-time-type（FITT）方程式がある。それは以下の事項により推定される。

- 頻度：1日または1週間あたりの治療提供時間数
- 強度：反復回数または運動の数
- 時間：治療セッションの時間数
- 運動の種類：具体的な理学療法介入法

その後，具体的な治療手順を示す。また別のシェーマは，運動療法の具体的な内容を特定する[23]。例えば，運動手順は以下によって説明することができる。

- 運動の説明：具体的な姿勢や動作
- 使用技法：セラピストの介入形式（誘導，介助，または忍耐を要する動作），または具体的な技法
- その他の必須要素：言語的指示，器具など

座位の力学的バランスが不良な脳卒中患者におけるこのシェーマの例としては，座位，体重移動（位置/運動），積極介助による到達作業（介入形式），言葉による合図および被障害両上肢の補助下における安定化（必須要素）である。

セラピストは，理想的には複数の目標を達成する方法を選択すべきであり，また初めに主要な問題に取り組む，効果的な進行順序を考えるべきである。また，比較的困難あるいは不快な介入法の間にやさしいものを挟み，意欲を最大限に引き出すような順序にするべきである。さらにセラピストは，治療セッション中に成功確実な課題を組み入れるべきであり，可能なかぎり各セッションを肯定的な雰囲気で終了すべきである。そうすることで，患者が成功という肯定的な感覚を失わずに次のセッションへ期待を持って臨むことを促す。

またPOCには，退院後に必要な器具，および自宅訪問や改装など，考えうる退院計画関連の記述を含めるべきである。

ステップ5. 治療プランの実行

効果的な治療セッションを構成するためには，多数の要素を考慮する必要がある。治療空間は，患者のプライバシーを尊重するよう，仕切りカーテンの使用や患者の配置について十分考え，適切に準備しなければならない。治療環境は，集中の妨げとなる要素を減らし，取り組むべき課題に集中できるように設定すべきである。運動の実施において，セラピストは身体構造，重力と位置の有効利用，および技法やモダリティの的確な使用を考慮する必要がある。必要なすべての器具は治療前に集め，正常に機能することを確認しておくべきである。また，あらゆる安全対策を怠らないようにしなければならない。

治療前の患者の機能レベルまたは初期状態は，慎重に評価すべきである。中枢神経系による全身状態の統制および体性神経系と自律神経系による恒常性のバランスは，患者が治療にどう反応するかを決定する重要な要素である。Stockmeyer[24]は，情動的要素から認知的要素，器質的要素まで幅広い作用が，特定の治療へ患者がどう反応するかに影響を与えると指摘している。恒常性維持機構に変調（興奮の増加または減少）を呈する患者は，治療に対して予想外の反応を示すことが考えられる。治療に対する反応はリハビリテーション過程全体を通して注意深く監視し，治療修正が必要となれば直ちに修正して，治療の成功を確実にすべきである。セラピストは，患者の動作に応じて自分の行動（言葉による指示，身体的接触など）を修正することを学ぶことによって，「臨床実践術」を発展させていく[22]。こうして，治療は患者とセラピストとの間で行われる動的な相互作用プロセスとなる。課題の目的とそれらの課題が患者のニーズをどのように満たすのかを慎重に方向づけすることで，行動をさらに具体的なものとすることができ，患者の協力と意欲を最大限引き出せるようになる。

ステップ6. 患者の再検査および治療帰結の評価

この最終ステップは継続的なものであり，患者の再検査および治療の有効性の継続的な評価がかかわっている。患者の能力は，治療計画に記された特定の目標および帰結に関して評価する。そして，その患者の診断および進捗状況を考慮して，目標および帰結が妥当であるかについて判断する。設定された帰結に対して患者が望ましい能力レベルを獲得していれば退院を検討する。一方，設定目標または帰結を患者が達成できていない場合，セラピストはその理由をみきわめなければならない。データベースに照らしてそれらの目標や帰結は現実的であったか？　選択した介入は患者にとって適度な挑戦的レベルであったか，あるいは簡単または難しすぎたか？　患者は十分な意欲を示していたか？　干渉的および抑制的要素（障害危険因子）は特定されていたか？　介入法が適切でなかった場合は，さらなる情報を収集し，目標を修正して，代替治療法を選択する。患者の進歩が予想より速いまたは遅い場合も，POCの見直しが必要となる。各修正は，POCに対する総合的な影響という点において評価する必要がある。このようにしてPOCは，患者がどのように進歩してきたか，および今後どのような方向に向かうのかを示す，流動的な記録となる。総合的な成功は，進行過程におけるセラピストの臨床意思決定スキル，および患者の継続的な協力と意欲を引き出すことにかかっている。患者およびその家族の満足度も重要な帰結であり，評価が必要となる。患者や家族の不満は，患者や家族を臨床意思決定プロセスへ十分に参加させなかった，または十分な情報提供を継続して行わなかったことに起因している場合が多いのである。

Wolf[25]は臨床意思決定に関する自著の中で，経験主義，すなわち過去にうまくいったからというだけで1つの療法を選択し続けることに対して警告を発している。セラピストはむしろ，情報収集を通して，治療の妥当性を実証する明確なデータベースの作成に尽力すべきだというのである。知識量の拡大と堅実な実施理論の継続的な発展は，専門家としての継続的な成長を助長するものであり，セラピスト1人1人の義務でもある。

退院計画の作成は，リハビリテーション過程の早期であるデータ収集期間に開始し，目標および機能的帰結の達成が近づくにつれて強化していく。また退院計画は，患者が治療継続を拒否した場合，または医学的・精神的に不安定になった場合にも作成を開始する。達成前に患者が退院する場合は，治療サービスの中止理由を詳細に記録しなければならない。効果的な退院計画の内容には，①帰宅患者における自宅環境の評価および改修，②患者，家族，または介護者の教育，③適切な追跡ケアまたは紹介プラン，④HEPの説明，が含まれる。

臨床における意思決定：熟練者と初心者の相違

セラピストの臨床意思決定における成功は，適切な知識基盤および経験，認知プロセス方法，セルフモニタリング方法，コミュニケーションおよび教育のスキル，そして適切な記録の作成によってもたらされる。理学療法における専門家による意思決定の要素を明らかにする研究が増加しており[26~30]，そうした要素を考察する際の有用な枠組みを提供している。この情報は，経験の浅いセラピストや臨床意思決定の教育にかかわる教育者にとって，重要な意味を有するものである。

知識基盤および経験

意思決定は知識と経験に左右される。熟練者は所有する知識を使用可能なかたちに具体化することができるのである[31]。具体的な臨床的パターンや状態を過去の経験に基づいて整理・保存し，現症例が明らかな場合は比較を目的に，その情報を引き出す。こうしたパターンの認識および手続的知識を用いることによって，効果的な意思決定が可能となる。反対に経験の浅いセラピストは，同様にデータを収集しても，情報を整理・分類することができない。初心者は，単純にデータを記憶し本から学んだ宣言的知識を使用するだけでは，現実的な時間枠の中で有意な関係性を認識し仮説を立てることができない。知識の整理は特異的なものであり，特定の対象領域における熟練度に大きく左右されるものである[26~29]。理学療法における対象領域は，専門領域（整形外科，神経科，小児科など）の形式をとっている。専門性の向上につれ，熟練臨床家の情報分類能力は向上し，文脈の奥深さおよび複雑さをより詳細に知るようになる。Jensenら[27]は，熟練臨床家は患者を評価すること，またデータの解釈および帰結の想定に対して十分に発達させたシェーマを使用することに大きな自信を有していることを発見した。経験の浅いセラピストは，データ収集を行っても，必ずしも重要なデータを認識できていなかった。また，評価や治療の枠組みを厳守する傾向にあったが，熟練者グループは方向転換の必要が生じると柔軟にその焦点を変更することができた。

認知処理形態

受容型データ収集形態を用いる人は，一般的に入手可能な関連性のあるデータをすべて入手するまで判断を留保する傾向にある。データを個別に，また総合的に分析してから，それらのデータをどのように整理し使用するかを最終的に決定するのである。またこうした人は，**体系的処理形態**を採用し，1つのステップを完了してから次のステップへと進む，秩序だった段階的アプローチを用いることが多い。これとは対照的なのが知覚型・**直感的**な形態である。**知覚型データ収集形態**を用いる人は，継続的に手がかりおよびパターンを探して反応し，早期に問題の定義・整理を行う。その情報処理方法は主として直感的である。したがってこうした臨床家は，多数の刺激にすばやく反応し，早期治療オプションの開始を検討することができる[26,30]。ある研究は，認知処理形態が専門家グループによって異なる可能性を示唆している。MayとDennis[26]およびJensenら[27]は，整形外科専門の臨床家は受容型/体系的形態を用い，すべてのデータが集まってから初めて仮説を立てる傾向があることを発見した。これらの臨床家は，秩序立った規則的なデータ収集方法を用いていた。一方Embreyら[28]は，小児科の熟練臨床家は知覚型データ収集形態を用い，直感的に情報処理を行う傾向があることを認めた。そのため，これらの臨床家は手がかりやパターン（行動の筋書き），また治療セッション中の変化にすばやく反応することができたのである。経験豊富な小児科の臨床家における理学療法セッションの方向決定には，心理社会的感受性が重要な要素となっていた。経験の浅いセラピストは小児の心理社会的なニーズにそれほど敏感でなく，終始手続的な点を重視していた。MayとDennis[26]は，理学療法の経験豊富な心肺系および神経系の臨床家も，知覚型/直感的形態を支持する傾向にあると報告している。このように，報告された認知方法型の相違は，特異的な問題構造および領域によって生じたものと考えられる。

●形式的意思決定

RothsteinとEchternach[32,33]は，理学療法士による使用を目的とした**臨床家のための仮説指向型アルゴリズム hypothesis-oriented algorithm for clinicians（HOAC）**を提案している。本モデルには体系的，段階的アプローチが用いられており，初期データ収集，問題リストの作成，目標の設定，検査，作業仮説の形成，目標の再評価，治療計画の設定，実施，および再評価が含まれている。読者は，これまでに説明したステップとの類似に気づくことであろう。仮説の決定によって，セラピストは適切な臨床家への紹介または治療継続のいずれかの検討に注意を集中することになる。アルゴリズムは意思決定プロセスを概説するために使用され，そのなかには意思決定を導く一連の「はい/いいえ」の回答が含まれている（図1-4）。

決断分析[25,34,35]は，医学教育において広く採用されて

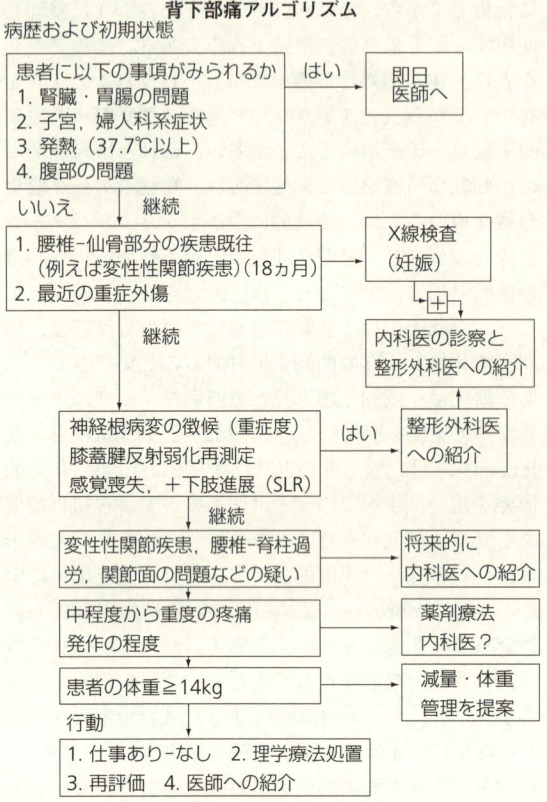

図 1-4 背下部痛アルゴリズム（上）と身体器官のチェック（下）(Echtermach, J, and Rothstein, J,[33] p564. より)

いる。これは判断に迷う状況下において選択肢を検討するものであり，意思決定者が変数を統合し実際的な確率および帰結を算出する手助けとなる。決断分析の主要ステップは以下のとおりである。すなわち，①決定を行うべき問題を明確にし，組織立てる，②成功および失敗した場合の帰結をそれぞれ明確にする，③代替的アプローチおよびその帰結を決定する，④確率を概算・分析する，⑤有形・無形の資源についての費用を算出する，⑥比較の良いと考えられる方法を選択する，である。決断分析は一連の選択肢，各方法のタイミング，主な不確定事項またはリスク，および潜在的有益性を認識する。したがって最終決定は，必要な資源と予想成果との現実的なバランスを最もよく反映したものとなる。決定プロセスの内容は，**決断分岐図**またはフローチャートの作成によって，時間的・論理的構造を統合した一連の図にすることができる（図 1-5）。さまざまな潜在的帰結の統計的確率がわかっている場合は，それらを該当するポイントに記入する。決断分岐図は，Weinstein ら[35]が指摘したように，問題の全体像を見失わずにさまざまな方法に光を当てる役割を果たすものである。

理学療法において形式的な決断分析を用いることには欠点もある。人間の記憶および情報処理能力には限界があり，この問題はコンピュータを使用した決定支援ツールが利用できるようになるに従って改善されてきた。こうしたツールは医学教育の現場でも利用できるようになってきている[36,37]。理学療法においては，現在のところ決断の基礎となる，限定的で信頼性が高く標準化された帰結データベースが存在している。Watts[22]は，この方法は時間がかかりすぎ，特定の場合に限って選択的に用いるべきである，と述べている。また形式的な決断分析は，例えば小児科における治療で必要とされるような，治療セッション内での迅速な決断にも非現実的である[28]。

セルフモニタリング方法

セルフモニタリングの領域には，熟練した臨床家と未熟な臨床家との間に重大な差が存在する。熟練臨床家は，自己評価を頻繁かつ有効に活用し，臨床決定の修正および再定義を行っていることが判明したのである[27,28]。治療実践におけるこの反射的側面は，臨床家が実際に患者を治療する際にみられる臨機応変な行為を増進させる。また熟練臨床家は，治療状況（絶え間ない妨害，予定が立て込んだ患者の要求，複数の課題など）および時間配分を比較的良好に管理することができる。反対に，未熟な臨床家は，セルフモニタリングを実施していたものの，その情報を環境統制に有効活用する点において熟練者より劣っていた。また，熟練者よりも外部刺激や相対する要求に反応する一方，代替的介入方法を提供できていなかった。熟練者がセルフモニタリングを肯定的な体験と感じる割合は未熟な臨床家の 2 倍であり，未熟な臨床家が自分自身の限界を敏感に感じていることを示唆している。Embrey ら[28]は，臨床実践の開始後早期に一定期間熟練臨床家による積極的指導を受けることが，未熟者にとって役立つ可能性があると提案している。

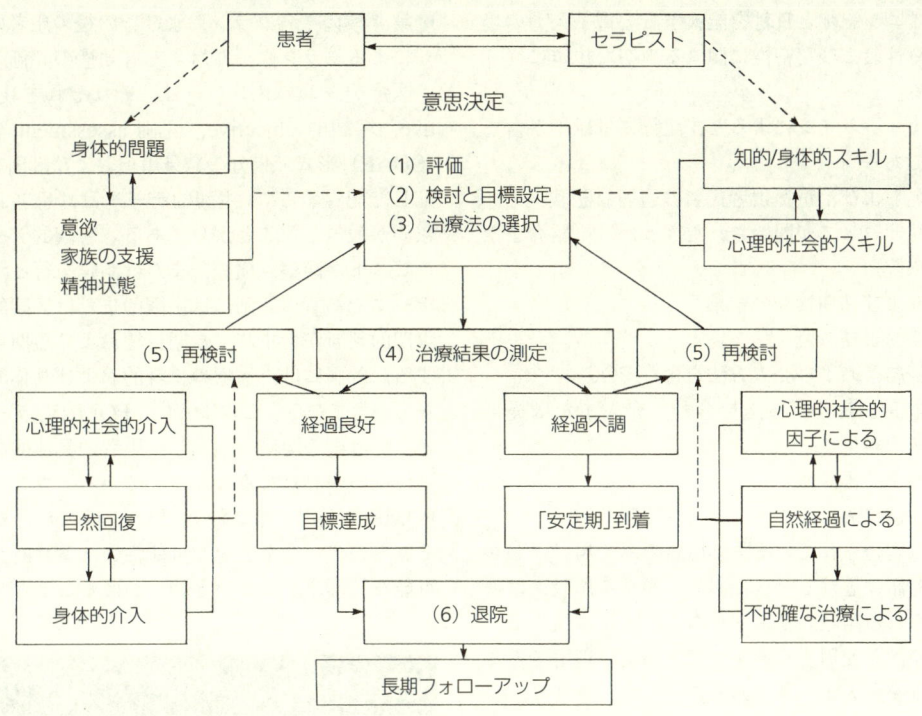

図1-5 意思決定モデルを図式化したフローチャート（Wolf,[25] p172. より）

コミュニケーションおよび教育のスキル

　熟練臨床家は患者への集中を維持できていることが，その言語的・非言語的コミュニケーションから明らかとなった。熟練臨床家は患者と社会的に相互作用する一方で，実践的な評価および治療を提供することができるのである。このスムーズな相互作用は各患者のニーズに応じたものであった。反対に未熟な臨床家は，評価や介入の完了要求にとらわれており，患者の心理社会的ニーズよりも治療の手順に重点をおいていた[27,28]。また小児科の熟練臨床家は，多くの場合小児自身が選んだ常に肯定的な活動で各治療セッションを終わらせており，強い感情的結びつきが顕著であった。小児科における未熟な臨床家は，患者の心理社会的ニーズへの配慮にムラがあった[28]。効果的なコミュニケーションは，オープンな対話を提供し，協力と理解を促進させる。またコミュニケーションは，年齢，文化的背景，使用言語，および教育レベルの異なる患者，またコミュニケーションや認知に機能障害を有する患者1人ひとりに応じて，修正する必要がある。

　熟練臨床家は，教育の重要性を認識しており，教育を必須の臨床スキルとして活用している。熟練臨床家は患者が自分自身のヘルスケアの管理責任を負うようにする手助けとして教育が重要であることを認めている。現在のように費用が削減され，限定的なサービスしか提供できない時代においては，そうした助力は重要な価値を有しており，長期的な成果の達成を確実にするために不可欠なものである。一方未熟な臨床家は，実践的スキルの習得および治療の成功を確実にすることに対して，より高い関心を示した[27]。

記録作成

理学療法記録作成のガイドライン

　記録作成は，サービス費用の早期の収納およびリハビリテーションチームのメンバー間のコミュニケーションに不可欠な事項である。文書による正式な記録作成は，入院時および退院時，またリハビリテーションの全過程を通して定期的に行われる。記録記入の形式やタイミングは，施設および第三者の出資者によって規定された規制要件によりさまざまである。医療記録に記載するデータは，有意（単にあった方がよいというだけでなく，確実に重要），完全かつ正確（高い妥当性，信頼性），適時（即時の記入），および体系的（定期的な記録）であるべきである[39]。手書きの場合はすべてインクを用い読みやすい字で記入し，署名をする必要がある。誤記入箇所は一本線で消し，その直上

に自分のイニシャルと日付を記入する。電子入力の場合は，安全性および秘密性に関する適切な規定に従う必要がある。

APTAガイドラインによると，記録には以下が含まれるべきである[1]。
1. 患者氏名および治療提供者氏名の適切な記載
2. 理学療法サービスが開始されたきっかけ（紹介または直接来院）
3. 既往歴および初期検査の結果
4. 評価結果および診断
5. 目標，帰結，および介入方法を含むPOC
6. 患者の状態，進歩，後退を含む，介入または提供サービスの結果
7. 再検査および再評価
8. 治療終了時におけるまとめ（退院記録）

記録には認められている医学用語のみを用い，わかりにくい略語は避けるべきである。通常，施設には使用が認められる略語のリストがある。理学療法士は，医療記録を読み使用する人すべてが確実に理解できるように記録を記入すべきである。

問題指向型医療記録

もともとWeed[38]によって開発された**問題指向型医療記録 problem-oriented medical record**（**POMR**）は，多くの病院・施設で採用されている。その患者-治療プロセスは以下の4段階に分かれている。
- 第1段階：既往歴，身体的検査，分析検査などの評価結果を含む，データベースの作成。
- 第2段階：データベースの解釈に基づく具体的な問題リストの特定。疾患の進行や二次性機能障害による具体的な機能障害（肉体的，精神的，社会的，および職業的）を含む。
- 第3段階：明らかになった各問題に対する具体的な治療計画の特定。各問題について評価および進行状況の記録を記入する。
- 第4段階：各プランおよびその後の患者の進行状況によるプラン修正に対する有効性の評価。

医療チームのメンバーは，それぞれ主観的subjective，客観的objective，評価assessment，計画plan（**SOAP**）形式で自分の発見事項および計画を各段階に応じて記録する[39]。主観的データは，患者およびその家族が報告したことがらである。客観的データは，セラピストが観察，検査，または測定を行った結果得たデータである。評価には主観的または客観的データの専門的判断が含まれ，長期目標および短期目標を作成する。計画には，治療の総合的および具体的な側面の双方が含まれる。このように，POMRはデータベースと治療計画の関係を強調し，患者の具体的な問題が計画作成の中心になるようにしている。コンピュータ版POMRも利用可能であり，膨大な量のデータを保存し，それらのデータを広範な可能性のある診断および使用可能な管理オプションと結びつけることができる[36,37]。

まとめ

体系化された臨床意思決定プロセスによって，セラピストは有効な治療を系統的に計画することができる。本プロセスにおいて特定されているステップには，①患者の検査，既往歴，身体器官のチェック，および検査・測定によるデータ収集，②データの評価および問題の特定，③診断の決定，④予後および治療プランの決定，⑤治療プランの実行，⑥患者の再検査および治療帰結の評価，が含まれる。本プロセスにおいてセラピストが成功するかどうかは，適切な知識基盤および経験，認知プロセス方法，セルフモニタリング方法，ならびにコミュニケーションおよび教育スキルによって決まる。また，リハビリテーションチームのメンバー間における有効なコミュニケーションおよびサービス費用の早期の収納には，有効な記録作成が求められる。

復習問題

1. 臨床意思決定プロセスにおける主要ステップおよび必須要素を特定せよ。
2. 機能障害，機能的制限，および能力低下の違いを説明せよ。
3. 直接的，間接的，および複合的機能障害を定義し，例を1つずつあげよ。
4. 治療帰結の評価において，患者が設定された帰結を達成できない理由として考えられるものは何か？また障害の危険因子は何か？
5. 形式的決断分析システムの長所および短所は何か？
6. 書面記録作成におけるSOAP形式の4要素は何か？

CS ケーススタディ

現病歴：78歳女性。自宅において玄関外の階段上昇の際につまずいて転倒し，右大腿骨頸部内側骨折により入院。骨折を整復・ピン固定するため，観血的整復内固定術 open reduction internal fixation (ORIF) を受けた。

既往歴：患者はきわめて痩身（44 kg）で，長年にわたり骨粗鬆症の問題を有している（8年間服薬）。転倒の前歴を有し，昨年だけで3回転倒を経験している。約3年前心筋梗塞を呈し，第3度の心ブロックがみられたためペースメーカーの恒久的植え込みが必要となった。2年前に移植による白内障手術を受けており，左目についても同様の手術が予定されている。

診断内容：冠動脈疾患，高血圧，僧帽弁逸脱症，恒久的ペースメーカー手術歴，移植による右眼白内障手術歴，骨粗鬆症（脊柱，股関節部，および骨盤において中程度から重度），軽度疼痛をともなう右膝変形性関節症，左肘骨折既往（1年前），左足関節骨折既往（2年前），腹圧性尿失禁。

薬剤：
　カルシトニン 50 U　毎日・水曜日
　エストロゲン貼付剤 0.05 mg　毎日・水曜日経皮投与
　アテノロール 24 mg　連日経口投与
　総合ビタミン＋クエン酸鉄　毎日1錠
　メタムシル　必要に応じて1日1さじ，コーラック 100 mg 1日2回
　タイレノール#3　軽度疼痛時に1錠

社会的サポート/環境
　患者は最近，48年来の夫と死別した。息子2人と娘1人，および孫が4人おり，皆患者宅から1時間以内に居住している。毎週末には子どもの1人が患者を訪問する。また患者は，夫死亡時に「友として」贈られた生後8ヵ月の活発な黒のラブラドール犬を飼っている。今回の事故のとき，患者は犬の散歩をしているところであった。患者は退職した学校教師である。現在はガーデンクラブに入っており，その1ヵ月に2度の集まりと地域のシニアセンターで開かれる週1度のイベントに積極的に参加している。これまで患者はすべての地域活動に自ら車を運転して行っていた。

　患者はニューイングランドスタイルの大きな古い農家風の家に1人で住んでいる。家の入口には手すりのない4段の階段がある。家は2階建てで14部屋あり，1階の居住部には居間に入る部分に1段の段差があり，手すりはない。2階への階段は14段で，両側に手すりがついている。2階の寝室は大きく重量のある家具があちこちに置かれている。2階のバスルームは小さく，縁があり脚つきの古い深めの浴槽がある。補助設備などは取りつけられていない。

理学療法評価
1. **精神状態**：しっかりとしており適切な判断能力あり
　快活，協力的，言語明瞭
　明らかな記憶障害はなし
　問題解決および安全性認識は良好
　股関節部に関して慎重さあり
2. **心肺系状態**：心拍数 74, 血圧 110/75
　持久力：良好，20分間の活動でわずかな息切れ
3. **知覚**：眼鏡着用
　聴覚は機能範囲内
　深部知覚に機能障害あり
　両脚の感覚には問題なし
4. **皮膚**：切開部は回復し，よく癒合している
　TEDストッキングを毎日午前中，両脚に6週間着用
5. **可動範囲**：左下肢，両上肢：機能範囲内
　骨折した右下肢：
　　屈曲　0～85度
　　伸展　未検査
　　外転　0～20度
　　内転　未検査
　　内回転・外回転　未検査
　　右膝および足首　機能範囲内
6. **筋力**：左下肢，両上肢：機能範囲内
　骨折した右下肢：
　　股関節屈曲　未検査
　　股関節伸展　未検査
　　股関節外転　未検査
　　膝伸展　4/5
　　足首背屈　4/5, 足底屈　4/5
7. **姿勢**：前屈姿勢：中程度の脊柱後弯，股関節屈曲および膝屈曲
　1.3 cmの脚長差，座る際はウェッジ使用
　軽度の頭部静止時振戦
8. **バランス**：座位バランス：機能範囲内
　立位バランス：
　　開眼状態　若干左に傾斜
　　閉眼状態　不安定，転倒しそうになる

胸部への軽い突き　不安定，転倒しそうになる
介助なしで椅子から起立でき，起立直後は若干不安定
　　着席　安全，スムーズな動作
台所および居間の座面を高くするため5cmのフォームクッションを使用
9. **機能的可動性**：転倒前の患者の可動性はすべてⅠ
機能評価の結果：
　　ベッド上の可動性Ⅰ
　　移乗Ⅰ，現在は浴槽移乗不可能
　　標準型歩行器を用いた60mの平面歩行Ⅰ
　　　右股関節部への部分荷重
　　　膝および脊柱の屈曲増大
　　手すりおよび四脚杖を使用した1階分の階段昇降Ⅰ
10. **ADL**：更衣Ⅰ：入浴にホームヘルパーによる若干の介助を要す
家事にホームヘルパーによる中程度の補助を要す
11. **患者は非常に意欲的である**：「自分の生活を取り戻したいのです。犬を自宅に連れ帰って，世話をしてやりたいと考えています。」

主要保険
メディケア

指導問題

1. 本患者の機能障害を特定し，直接的，間接的，複合的のいずれかに分類せよ。
2. 本患者の機能的制限，能力低下，および長所を特定せよ。
3. 潜在的な障害危険因子に関し，どのような懸念があるか？
4. 本患者の予後は？
5. 本患者の治療プランにおける帰結および目標を各2つ書き出せ。
6. 本患者の治療プランへ組み込む治療介入案を2つ特定せよ。また，どのような予防措置をとる必要があるか？
7. 帰結が達成できたかどうかを判断するために，どのような評価方法を使用するか？

用語解説

プラス面 asset：治療において強化・強調できる，その人の持つ強み（非障害）および能力。支援的な社会構造や環境も含まれる。

クライアント client：疾患や外傷がない場合もあるが，理学療法士による相談，専門的助言，または予防サービスにより便益を受ける可能性のある人[1]。

臨床における意思決定 clinical decision making：患者の治療という状況において実行される複雑な分析的思考プロセス。

認知処理形態 cognitive processing styles
　体系的処理形態 systematic processing style：臨床意思決定への段階的アプローチ。各問題の解決は前段階において得た情報に従属する。
　直感的処理形態 intuitive processing style：評価の際，常に問題全体を視野に入れ，治療法候補を同時に検討するアプローチ。

データ収集形態 data-gathering styles
　受容型データ収集形態 receptive data-gathering style：入手可能な関連性のあるデータをすべて入手してから判断を下す。
　知覚型データ収集形態 perceptive data-gathering style：データを収集している間に，手がかりおよびパターンに基づいて判断を下す。

決断分析 decision analysis：判断に迷う状況下における意思決定への系統的アプローチ。決断分析は，問題の経時的な構造化および図式化，管理方法の選択肢およびその結果，ならびに意思決定者の嗜好に焦点を当てる。

決断分岐図 decision tree：決断プロセスの要素を時間的・論理的構造が組み込まれた一連の図に示すことを可能にするフローチャート。

診断 diagnosis：一連の徴候および症状，症候群，または区分を包括する標識。

FITT方程式 FITT equation：治療計画の概要を示すための一般的な公式。治療的介入の頻度，強度，時間，および種類を含む。

目標 goals：機能障害の改善。目標は，①その行動を誰が行うか，②その行動とは具体的に何か，③その行動をどのような状況で行うか，④帰結をどのように測定するか，を規定する。
　短期目標 short-term goals（STG）：通常2〜3週間の限定的な期間を考慮。
　長期目標 long-term goals（LTG）：3週間以上の期間を考慮。

帰結 outcomes：機能的制限の改善，能力低下の予防，および健康状態と患者の満足度の最大化。

第1章　臨床における意思決定—有効な治療計画の作成

臨床家のための仮説指向型アルゴリズム hypothesis-oriented algorithm for clinicians（HOAC）：初期データ収集，問題リストの作成，目標の設定，検査，作業仮説の形成，目標の再評価，治療計画の設定，実施，および再評価のための体系的な段階的アプローチ。

介入 interventions：理学療法士と患者，家族，介護者，またはその他の適切な関係者との間における高度かつ目的を掲げた相互作用，および理学療法に組み込まれているさまざまな処置および技法。

患者 patient：理学療法によるケアおよび直接的介入の受容者[1]。

治療プラン plan of care（POC）：理学療法診断，予後，治療目標・帰結，介入法，および退院計画の記述。

問題指向型医療記録 ploblem-oriented medical record（POMR）：以下の4段階を特徴とする，患者-治療プロセスへの体系的アプローチ。すなわち，①データベースの作成，②具体的な問題リストの特定，③具体的な治療計画の特定，④治療計画の有効性評価。

予後 prognosis：予測される最大限の機能改善レベルおよびそのレベルに達するのに必要な時間。

生活の質 quality of life：個人の生活における身体的および心理社会的側面を包括した総合的な幸福感。

SOAP形式（主観的，客観的，評価，計画） subjective, objective, assessment, plan format：POMRにおいて使用される進捗記録形式。主観的データ，客観的データ，評価結果，治療プランについての記述がなされる。

付　録

ケーススタディの指導問題解答例

1. 本患者の機能障害を特定し，直接的，間接的，複合的のいずれかに分類せよ。

［解答］
直接的
　右下肢 ROM の低下
　右下肢筋力の低下
　1.3 cm の脚長差
間接的
　静的・動的な立位バランスの低下
複合的
　脊柱後弯
　持久力の低下

2. 本患者の機能的制限，能力低下，および長所を特定せよ。

［解答］
機能的制限
　歩行における部分介助（歩行器）
　上昇動作（階段）における部分介助（四脚杖）
　BADL（入浴）における部分介助（若干の介助）
　IADL（家事）における部分介助（中程度の補助）
　安全性問題：頻繁な転倒の危険
能力低下
　転倒前の社会活動（ガーデンクラブ，シニアセンター）レベルに参加不能
プラス面
　転倒前の自立レベル

　協力的かつ意欲的
　良好な問題解決および安全性認識

3. 潜在的な障害危険因子に関し，どのような懸念があるか？

［解答］患者は重度の骨粗鬆症，姿勢変化，バランス障害，および奥行知覚喪失の原因となる視力障害を有する。中程度の転倒の危険性がある。患者は1人暮らしをしており，現在ホームヘルパー（週1回）および家族（週末）の補助に頼っている。
　持久力が低下している。また，現在の骨粗鬆症の状態により，内固定器具の機能不全および骨折の危険性が高くなっている。

4. 本患者の予後は？

［解答］患者は，転倒以前の自宅および地域における機能的自立レベルまで回復する。

5. 本患者の治療プランにおける帰結および目標を各2つ書き出せ。

帰結：
　患者は6週間以内に杖を用いてあらゆる地面および階段を安全に自力移動する。
　患者は6週間以内にすべての ADL を独力で安全に行う。
目標：
　患者は3週間以内に右下肢の伸展力を正常レベルまで高める。
　患者は6週間以内にすべての機能的活動におい

て，安全かつ適切なバランス反応を示す．

6. 本患者の治療プランへ組み込む治療介入案を 2 つ特定せよ．またどのような予防措置をとる必要があるか？

解答

歩行訓練：部分荷重から全荷重へ，歩行器から四脚杖，一本杖へ

自立指導

在宅運動プログラム（HEP）：

以下の両脚運動：

股関節伸筋，外転筋，股関節屈筋（骨折した側：軽度抵抗性に対する積極介助による能動的エクササイズ）

姿勢再訓練：

コーナーストレッチ，座位運動，体幹伸展，頭頸部後退

7. 帰結が達成できたかどうかを判断するために，どのような評価方法を使用するか？

解答

機能的評価

Tinetti の Tinetti's Performance Oriented Mobility Assessment

予防措置：股関節内転，内旋，および 90 度以上の屈曲は行わない

文献

1. American Physical Therapy Association: Guide to Physical Therapist Practice. APTA, Alexandria, VA, 1999.
2. World Health Organization: International Classification of Impairments, Disabilities, and Handicaps. WHO, Geneva, Switzerland, 1980.
3. Schenkman, M, and Butler, R: A model for multisystem evaluation, interpretation, and treatment of individuals with neurologic dysfunction. Phys Ther 69:538, 1989.
4. Schenkman, M, and Butler, R: A model for multisystem evaluation and treatment of individuals with Parkinson's disease. Phys Ther 69:932, 1989.
5. Nagi, S: Disability and Rehabilitation. Ohio State Univ. Pr., Columbus, 1969.
6. Nagi, S: Disability concepts revisited: Implications for prevention. In Pope, A, and Tarlov, A (eds): Disability in America: Toward a National Agenda for Prevention. Washington, DC, National Academy Press, 1991, p 309.
7. National Advisory Board on Medical Rehabilitation Research: Draft V: Report and Plan for Medicare Rehabilitation Research. National Institutes of Health, Bethesda, MD, 1992.
8. Defining Primary Care: An Interim Report. Institute of Medicine, National Academy Press, Washington, DC, 1995.
9. Guide for the Uniform Data Set for Medical Rehabilitation (including the FIM instrument), Version 5.0. State University of New York, Buffalo, 1996.
10. Harris, B, and Dyrek, D: A model of orthopaedic dysfunction for clinical decision making in physical therapy practice. Phys Ther 69:548, 1989.
11. Wagstaff, S: The use of the International Classification of Impairments, Disabilities and Handicaps in Rehabilitation. Physiotherapy 68:233, 1982.
12. Guccione, A: Physical therapy diagnosis and the relationship between impairments and function. Phys Ther 71:499, 1991.
13. Jette, AM: Physical disablement concepts for physical therapy research and practice. Phys Ther 74:380, 1994.
14. Rothstein, J: Disability and our identity. Phys Ther 74:375, 1994.
15. Sahrmann, S: Diagnosis by the physical therapists prerequisite for treatment. Phys Ther 68:1703, 1988.
16. Rose, S: Diagnosis: Defining the term. Phys Ther 69:162, 1989.
17. Jette, A: Diagnosis and classification by physical therapists: A special communication. Phys Ther 69:967, 1989.
18. Behr, D, et al: Diagnosis enhances, not impedes boundaries of physical therapy practice. J Orthop Sports Phys Ther 13:218, 1991.
19. Dekker, J, et al: Diagnosis and treatment in physical therapy: An investigation of their relationship. Phys Ther 73:568, 1993.
20. Payton, O, et al: Patient Participation in Program Planning: A Manual for Therapists. FA Davis, Philadelphia, 1990.
21. Henry, J: Identifying problems in clinical problem solving. Phys Ther 65:1071, 1985.
22. Watts, N: Decision analysis: A tool for improving physical therapy education. In Wolf, S (ed): Clinical Decision Making in Physical Therapy. FA Davis, Philadelphia, 1985, p 8.
23. Sullivan, P, and Markos, P: Clinical Decision Making in Therapeutic Exercise. Appleton & Lange, East Norwalk, CN, 1995.
24. Stockmeyer, S: Clinical decision making based on homeostatic concepts. In Wolf, S (ed): Clinical Decision Making in Physical Therapy. FA Davis, Philadelphia, 1985, p 79.
25. Wolf, S: Clinical Decision Making in Physical Therapy. FA Davis, Philadelphia, 1985.
26. May, BJ, and Dennis, JK: Expert decision making in physical therapy: A survey of practitioners. Phys Ther 71:190, 1991.
27. Jensen, GM, et al: Attribute dimensions that distinguish master and novice physical therapy clinicians in orthopedic settings. Phys Ther 72:711, 1992.
28. Embrey, DG, et al: Clinical decision making by experienced and inexperienced pediatric physical therapists for children with diplegic cerebral palsy. Phys Ther 76:20, 1996.
29. Riolo, L: Skill differences in novice and expert clinicians in neurologic physical therapy. Neurology Report 20:60, 1996.
30. Payton, O: Clinical reasoning process in physical therapy. Phys Ther 65:924, 1985.
31. Glaser, R: Education and thinking: The role of knowledge. Am Psychol 39:93, 1984.
32. Rothstein, JM, and Echternach, JL: Hypothesis-oriented algorithm for clinicians: A method for evaluation and treatment planning. Phys Ther 66:1388, 1986.
33. Rothstein, JM, and Echternach, JL: Hypothesis-oriented algorithms. Phys Ther 69:559, 1989.
34. Raiffa, H: Decision Analysis: Introductory Lectures on Choices under Uncertainty. Addison-Wesley, Reading, MS, 1968.
35. Weinstein, M, et al: Clinical Decision Analysis. Saunders, Philadelphia, 1980.
36. Weed, LL, and Zimny, NJ: The problem-oriented system, problem-knowledge coupling, and clinical decision making. Phys Ther 69:656, 1989.
37. Weed, LL: Knowledge Coupling: New Premises and New Tools for Medical Care and Education. Springer-Verlag, New York, 1991.
38. Weed, LL: Medical Records, Medical Education and Patient Care. The Press of Case Western Reserve Univ., Cleveland, 1969.
39. Kettenbach, G: Writing S.O.A.P. Notes. FA Davis, Philadelphia, 1990.

2 能力低下およびリハビリテーションに付随する心理社会的問題

Aaron Lieberman, Morris B. Lieberman, Bilha Reichberg Lieberman

概要

- 能力低下と適応　自己概念
- 順応：生存方法
- 氏と育ち
- 適応過程としての障害に対する反応
- 能力低下に対する主観性
- 障害に対する適応
- 外傷反応と一般的順応症候群
- 外傷後適応
- 安定期
- 認知の役割
- 身体的能力低下に対する主観性
- 能力低下における原因とその影響との相互作用
- 身体的能力低下における心理学的要因
- ストレスと疾病
- 役割理論
- 役割，社会的価値観および自己イメージとの相互関係による適応
- 社会的サポート
- 適応の段階
- 外傷後ストレスとそれに併発する情動的問題　ローカス・オブ・コントロール
- 身体的リハビリテーションと情動的機能
- 安定化と再統合
- 相互にかかわる臨床チームアプローチ
- 評価と心理テスト
- 能力低下とメンタルヘルス実践　リハビリテーション過程における危機点／メンタルヘルス診察の決定：適応上の緒問題を示唆する行動
- リハビリテーション介入に関する示唆　患者参加の最適化／楽観的なままでなく現実的な見通し／専門用語や定型化による制約／自立性および自己信頼の強化／リハビリテーションチームメンバーの自覚

学習目標

1. 健康，疾病，事故傾性，あるいは病気や身体的外傷への適応に対する心理学的機能および社会的相互作用の影響を認識する。
2. 身体的原因は能力低下の要因であるが，他のさまざまな付加的要因の1つにすぎない，ということを認識する。
3. 障害が患者に及ぼす心理学的影響を認識する。
4. 自己概念，動機づけ，情動，動因，価値観およびそれらが能力低下に及ぼす影響とその結果の重要性を明確に認識する。
5. 認知，知覚あるいは病前のパーソナリティ構造が，能力低下において担う役割とその帰結について認識する。
6. 喪失や能力低下により生じる帰結への心理学的適応の段階を明確に認識する。
7. 将来起こりうるかもしれない外傷後ストレス障害の警告サインを明確に認識する。
8. 一般的順応症候群，およびその目標，行使そして潜在する危険な副次的作用について，その特徴を正確に説明する。
9. 心理社会的適応を促進するために，メンタルヘルスの専門家やリハビリテーション担当者がいかに貢献しているかを認識する。
10. リハビリテーション過程において成否の分かれ目となるポイントがあることを認識する。
11. メンタルヘルス診察において，その奥に潜む警告行動や不適応のサインが存在することを認識する。
12. 喪失および能力低下に対する適応の促進のために手助けとなる一般的アプローチおよびその実践を正確に記述する。
13. 心理社会的な適応がなくてはリハビリテーションは決して成功しないことを認識する。

近年，重視されている心理社会的問題の理解をさらに広げる重要な経験的，教訓的また実験的結果が出されている。これらの進歩は，われわれの知識基盤に寄与するとともに，リハビリテーションに付随する心理社会的問題の重要性をさらに浮かび上がらせるものでもある。「心と身体」がリンクしているということの理解は，理学療法にかかわるすべての領域や学問分野においてさらなる認識や配慮を生じさせてきている，ということに注目することは特に有意義である。理学療法技術の包括的な提供は，身体と情動との共存関係を理解することなしには，不可能である。間違いなくいえるのは，患者の心理的状態（気分や知覚，期待，またその結果としての反応パターン）が，患者の身体的状態に対する反応，理学療法士との訓練に対する動機づけ，家庭でのケアの継続能力，さらには訓練セッション中のセラピストとの相互関係性さえしっかりと形づくるということである。本章では，これらの構成概念，およびわれわれの考え方を支持する経験的にみいだされた結果を紹介する。また，ヘルスケア従事者のための簡単な実際的指針も提示する。それは，リハビリテーションの妨げとなる可能性のある，心理学的基盤に基づいた患者の反応についての広範囲にわたる概説として役立つであろう。本章はまた，患者との相互作用に対するいくつかの一般的方法を示すとともに，良い帰結を得るために，メンタルヘルス診察が必要とされるだろうさまざまな状況を示す。ここに示す資料は，リハビリテーションにかかわるすべてのヘルスケアの専門家にとって価値あるものとなるだろう。

　リハビリテーションの心理社会的な面を示すことは，同様に，小児科学や老年学また他のいくつかの領域にかかわる考慮すべき問題に，専門家たちが腐心しなくてもよいようにする。また本章は，身体的な能力低下およびリハビリテーションに特に重点をおいて記したものでもある。

能力低下と適応

　能力低下は，いわゆる氷山の一角になぞらえることができよう。すなわち，傍からみている人にはその一部しかみえていないが，氷山自体は表面上に現れている部分よりも隠された部分の方が大きいようなものである。身体的な痛みの表出や感覚入出力の欠如，四肢その他の構造物の欠落や機能不全，あるいはその他の同様の喪失の影響は，身体的能力低下のまさしく表面上の構造にすぎないのである。しかし従来より，身体的能力低下を扱う際にはそれらが主要な問題であった。

　日々発展している多くの研究ばかりではなく，経験からも以下のことが明らかになっている。すなわち，障害の程度や患者の障害経験の指標として表面上の部分のみから判断することは間違った方向に導かれる可能性がある，ということである。さらに，研究や適切な実践によって，心理社会的要因が，能力低下の程度の軽減や訓練過程そのもの，あるいは訓練期間や訓練の十分な成果に大きな役割を果たしている，ということが明らかにされている。例えばKennedyら[1]は，器質的要因（傷害のレベルや傷害時の年齢など）それ自体は，長期にわたる適応過程を予測するものではないことを示し，他の研究成果を裏づけている。また他の研究者[2]は，障害の程度と適応のレベルの間には相関関係はないことをみいだしているが，一方で他の重要な報告[3]においては，病前の機能が，障害がどれほど長期にわたって破滅的になるかの有効な予測因子となることが示されている。そして，良くなるにしても悪くなるにしても，健康の変化に関する患者の知覚というものが回復過程に影響するということも明らかになっている[4]。このことは，中程度から重度の精神的障害がリハビリテーション中に一般的に観察される[5]ということを考え合わせると，リハビリテーションサービスの提供において心理社会的要因を理解し考察することの重要性を強調するものだろう。この大きな枠組みやそこに含まれる心理社会的要因に気づかずにいると，治療の目標や帰結は容易に損なわれてしまう。それはまた，予測不可能な気分の変動，動機づけの変動，敵意，妨害行為や医学的に根拠のない体性愁訴，または大げさな痛み愁訴などに関して理学療法士を困惑させることになる。Watts[6]など多くの研究者たちは，すべての外傷患者およびリハビリテーション患者に対し，一般的によく応用されているメンタルヘルスの介入をすべきだと主張している。その主張は，このような理解なしにはリハビリテーションへの取り組みの成果が乏しく，また訓練期間も長引いてしまう結果になってしまうという事実に基づいている。

　これらの要因が及ぼす影響（インパクト）の1つの例証は，痛みの知覚でさえも非常に主観的な経験であるということを示す多くの経験的知見である。たとえ，痛みの耐性についての個人的な相違を考慮したとしても（痛みや不快の表現のし方やレベルの形成にかかわる痛みの閾値，文化的相違または文化的な性差などの個人的レベル），われわれは個人的な心理社会的要因が痛みの感覚や表出に影響することをみいだしうるのである。ポジティブな見通しや能動的なコーピング（対処）方法を持った場合と比較すると，病気に焦点を絞った方法やネガティブな思考パターンではより痛みを訴える傾向が高い，という報告がある[7]。そしてわれわれは，見通しや方法は変化する可能性があること，

またある種の治療様式が痛みのコーピング方法を改善し，さらに治療介入やリハビリテーションに及ぼす痛みの表出や痛みの耐性の影響を改善するということを先行研究者[8]が実験的に示していることを知っている。痛みに関する特別な問題は他章に委ね，以下のことを述べる。それは，かかりつけ医を訪れる人の半数以上が呈する体性愁訴は心理社会的な問題と関連があり，一般の人たちにおいても複雑な心-身体の結びつきがあるということである[9]。精神的な面での無力感や依存性の役割である「病気の役割」という概念に焦点を絞った多くの研究がある。それはときに，患者の過度の依存的行動および機能や自立性の改善の妨げを説明するものである。「病気」であるということは能力低下の状態の維持を促進させる**二次的利得**を含んでいる可能性がある。

能力低下に陥った人が，自分の現在の状態についてどのように感じているかは，その人独自の**知覚**あるいは感覚に対して，おおよその理解しかできない。それは，その人が固有の人生経験のなかで集積し，独自に結合させた思考および感覚の総体であり，**障害の結果**としてその人が知覚する状態となり，影響を及ぼすのである。個人の反応を形成する要因として，その個人が有する一連の価値観，方向性，抑制などがある。それらはさらに，独自の知覚様式や認知基盤を持った個人を形成するうえで，**生得性の**，条件づけられた，あるいは獲得された動因や欲求，経験や喜びまた苦痛と結びつくのである。個人はこうしたことを通して，自己や自らを取り巻く世界をみることを学んできたのである。その結果としての**自己イメージ**は，意識的にしても無意識的にしても，一連の価値観と期待を創造し，それによって人は自分自身また自分の価値観を推し量るのである。それはその人の人生の舵取りや関係性の指針となり，個人の世界のなかでの目標や基盤を形づくるのである。

この過程を通してその人独自の**コーピング法**が生まれ，それが個人の自己認知を通して**コーピングのスタイル**となるのである。そして，突然にあるいは徐々に，障害の程度や性質に従い，その「自己」の生得的な基盤と構造は能力低下の影響によってダメージを受けたり，弱められたりして，全体的な虚脱状態に達してしまうのである。障害の状態は，その知覚と同様に，長年にわたり形成され条件づけられてきたその人の自己の本質となる「ペルソナ」構造を破壊してしまう。自己の感覚，すなわちそれは独自のアイデンティティであるが，それはまったく様変わりしてしまうのである。将来の計画や目標，期待と同様に現在の人生の状況も影響を受け，患者はこれらの苦痛に満ちた変化のなかで，それに立ち向かい克服しなければならなくなるのである。そのために，患者はどのような道具でも（適応可能なものでもそうでないものでも）頼る以外なくなり，障害時に自らをみいだしたアイデンティティ形成の段階や人生の段階と同様，その人固有の一連のコーピング方法，病前レベルの安定したパーソナリティや機能を持つようになる。そしてこれらの要因はすべて，社会的環境状況の影響によってネガティブな面が強調されてしまったり，逆に良い方向に向かうことにもなるのである。

自己概念

自己概念および上述の構成概念との相互関係性は，適応における複雑で，しかも重要な要因である。ポジティブな自己概念は，リハビリテーションのプロセスや能力低下の影響に対する緩衝材として機能するということを示唆する多くの証拠がある[10]。いくつかの報告は，自己概念のある特定の側面が，その一般的に形成された自己概念よりも明らかに重要である，ということを示している[11]。自己概念が低いことが行動上の問題と直接的に相関していること[12]，また適応に関してネガティブな影響を有していること[13]も明らかにされている。一方，効率的に問題解決ができる人のようなポジティブな知覚は，ポジティブな適応を予測させるものであった[14]。自己概念もまた，コーピングやその帰結に対して影響を及ぼすということはほとんど疑いようのないことである。コーピングは1つのダイナミックな，そして変化するプロセスではあるが，ポジティブであってそして何が問題かということに焦点を絞ったコーピング方法は，ポジティブで長期にわたるリハビリテーションの帰結や，また適応において有効であるということがみいだされている[7,15～20]。実際にコーピングが非常に有効であるという証拠を示す研究結果はないが[21,22]，この見解を支持する非常に多くの研究結果が存在する。Kennedyら[23]は，リハビリテーション過程において重要な要因であると考えられている認知的・行動的スタイルよりもコーピング方法の方がより重要である，と考えている。能力低下は規律を狂わせ，個々の役割を変容させる。人生におけるさまざまな課題をうまく乗り越えていく能力や自立心は，それらの課題がもしよくなったとしても，また，なくなったと感じたとしても，危うくなることさえある。愛情や気配り，情愛あるいは援助を受けたり与えたりする能力は，次第に減じていくか，もしくは失われてしまう。これらの感情を受けたり与えたりという欲求さえしだいに減じていくか，もしくは失なわれてしまう。また，他人に心を開いたり，他人を信じるという能力もしだいに減じていくか，もしくは失われてしまうことも

経験的に示されてきている。それにともなう経済的安定や保証も空中に蒸発するがごとくに失われてしまうかもしれない。

　頭の中では、「ヒーラー（癒す人）」であるわれわれは、外傷というものを理解できる。それをわずかなりとも感じることができるのは感情移入する能力によってである。われわれは、個人的に経験した過去の痛みや喪失を思い起こすことによって、患者の苦しみを共有できるかもしれない。1人の患者をリハビリテーションするという目標に向かって従事しているセラピストは、現実の機能的能力低下に対する**適応**が患者にとって最も困難なものではないかもしれない、という可能性を認識する必要がある。それぞれの患者にとって自分自身に対する新奇な知覚、あるいは自分たちの能力低下に向けられる世間の態度に適応していくことの方がより困難な課題なのであろう。こうした要因やまた新しい状況に対する個々の患者の対応が、おそらく、総体的な適応やリハビリテーションのプロセス、あるいはその帰結に影響するのだろう。この可能性を無視することは、治療の帰結を非常に複雑にしてしまったり、あるいは妨害してしまうことになるだろう。こうした諸問題を認識することは、その妨害を避けたり、また最小にすることを可能とするとともに、臨床家がリハビリテーション業務に従事する際に、これらのまさしく同様な要因に力を注ぐことを可能にするのである。次節では、セラピーの影響を増強させるいくつかの実際的指針について記述する。

順応：生存方法

　生きるということは、恒常的に進行することに対しての適応と**順応**の過程であり、個人とその生活空間のさまざまなレベルを網羅するものである。この過程は生理学的、身体的、心理学的また社会的な個々の機能レベルで能動的なものである。これらの機能的面には大きな差異が確かに存在するが、忘れてならないことは、それらは全体として統合された機能における本質の一部でしかないということである。個人のシステムで生じるレベルや部分間でのどのような分離も人為的な利便性によるのである。なぜなら、個人のうちにあるどの部分もその個人の残りの部分に依存していないものはないからである。**心理学的適応**も同様に、独立した実体があるのではなく、一般的適応の一部にすぎない。個人の生活空間全体を構成している内的な生理学的過程および外的な現実の環境に対する、ダイナミックかつ相互作用的で持続性のある個人の順応過程の多くの側面を包含するそれぞれの要素についても、同じことがいえる。この生活空間には、特に以下のものがある。

1. さまざまな遺伝学的、電気化学的、内分泌学的、神経学的な構成を持った身体全体。
2. 学習性の精神的メカニズムおよびその生得的な本能的動因。
3. 個人がそれぞれにかかわり合う時間と場所を持った社会経済学的現実内における社会文化的、精神的、民族的信念および価値体系。
4. 個人が感じ、影響を受ける、歴史上の/神話上の、哲学的な/観念的な、または想像性の/妄想性のイメージ。

氏と育ち

　われわれが成長し年を重ねるにつれて、一連のさまざまな期待は変化し進展する。それらの変化の本質あるいは方向性は、種に固有なものであり、また個人的かつ遺伝的に受け継がれた発達能力や**生まれ持った役割**、あるいは個人の民族的および社会的地位による。他の側面、例えば一般に普及している政治的/観念的な風潮、宗教的な信念、歴史的時期（経済的、技術的システムにかかわる）、家族の特異性や構成などは、個々の適応や順応の様式に対する付加的要因であり、個々の独自性が現れる鋳型の一部である。それらは特異的な様式の順応的（または**誤順応的**）機能や**パーソナリティ構造**を形成し、それを通して、個人は周りの環境とかかわりを持つのである。そのようにして、次第に個人は生得的な動因や欲求と、学習され強化された行動や価値観とを結びつけて発展させていくのである。コーピングは一貫した学習過程であり、またそれはさまざまな社会的および環境的影響を受けるものであるがゆえに、個々の**コーピングスタイル**の独自性は予期されうるものであり、コーピングの効率性も変動的なのである。

　個人の内的現実と外的現実との相互関係は、選択的、主観的かつ特異的なように思われる。それは、その個人の**氏と育ち**（遺伝と環境）との相互関係としてみることができるのである。この相互関係は、種に固有な遺伝的進化およびその個人が生まれた世界を形成する文化的、環境的強制力からなる。そしてこれは、世界および自己に対するその人独自の主観的知覚を形成する。それはまた、複雑な**精神的防御**と順応システムを形成し、結果として多様な反応に対して独自性をもたらすのである。したがってこの適応過程は、恒常的に反応様式に再適応していくという再学習経験なのである。個人の適応は、発達した「エゴ」（あるいは自己）

とその防御構造に依存するだろう。それはまたエゴの相対的な強さや脆弱性，用いられる適応スタイル，現在受けている侵害刺激にも依存しているだろう。これらのしばしば矛盾する欲求に応じるには，内的および外的資質のバランスが必要である。同じ概念を表すために多くの用語が用いられているが，われわれはこのバランス活動を「コーピング」と呼ぶことにする。コーピングは生得的なものと学習性の行動との結合であり，それは内的および外的状況からの要求を処理する際に利用される。生物学的および心理学的平衡状態をとることをめざした能動的な過程である。適応とはこのような内的および外的重圧間のバランスを引き出そうとする試みなのである。この過程は進行性の過程であり，それなしには人生は困難なものとなるだろう。このようなことがうまくできなければ，それはいかなる個人にとっても有害であり誤順応的なものになってしまう。

　コーピングは，ときには受け入れられている価値観や内的な欲求とは異なり，結果として個人の最も興味のあるものに貢献しないことがある。このような場合に，まず最初にそれを表す言葉として最も似つかわしいのは「逸脱」であり，次いで「誤順応」であろう。誤順応的適応は，誤った知覚，学習性の自己拒絶，誤った価値観もしくは現実の曲解の結果として現れてくる。そして逸脱したコーピング方法は，個々の環境において受け入れられている価値観との正当なあるいは不当な不適合や拒否によるものかもしれない。順応的であっても誤順応的であっても，個人のコーピング反応は，たとえそのコーピング反応が逆方向を向いているとしても，生存するという目標のための順応過程の一部なのである。

　要約すると，心理学的適応は複雑な相互作用の過程であるといえる。それは無意識的な動機づけや情動，動因，価値観そして知覚機能だけでなく，意識的に知覚している自己を表している。心理学的適応は，その人がしようとしている「すべてのこと」を考えるうえで最も重要である。それは，その人が属する生物学的および社会学的構造のなかで**自己アイデンティティ**を維持し発達させるための欲求を含んでいるのである。それぞれの心理学的適応において重要なことは，その個人にとって人生のなかで何が意味のあることなのかということなのである。そしてこうした適応は，機能的能力低下からのリハビリテーションに対してその人の資質をより有効に利用することを可能とするものである。

適応過程としての障害に対する反応

　客観的な機能喪失とそれによる主観的状態とを区別するために，われわれは，客観的および実際的な喪失を障害と呼ぶことにした。その意味では，片方の足の喪失は障害ということになる。また，このような喪失に対するその後の個々の患者の対処方法は能力低下として表現される。したがってわれわれは，傷害や疾病また機能喪失に対する個々の反応を，その後に起こる身体的能力低下の原因となる適応プロセスと考える。能力低下はそれゆえ，その個人の機能の「正常なモード」を妨害したり侵害するような破壊的事象に対する適応プロセスである，と考えることができる。このことは，個人が障害に直面したとき，新たに生じた状況に対処するためのさまざまな適応が試みられることを意味するものである。障害に対して惹き起こされる反応は，すべてではないにしても個人の機能を含むものかもしれない。これには，個人内および個人間の反応だけでなく，他者間での，植物性プロセスや自律神経系，また大脳皮質性，ホルモン性および自律免疫性の反応がある。とりわけ，障害やリハビリテーションに対する反応は，どのような能力低下状態がその患者に重要な意味を持つのかにかかっている。それゆえ，引き続き起こる能力低下は，実際の障害と個々の適応プロセス（これは先に列挙した因子によって定まる）との相互作用として観察される。したがって，能力低下の程度は，患者の適応方法に依存している障害次第で重篤になったり，軽度になることがある。

　このように，個人の機能やコーピング様式におけるさまざまな側面によって惹き起こされる反応が，リハビリテーションへの取り組みを最大限にしたり逆に小さくするのである。結果として生じる客観的な限界を受け入れること，次第に発達してくる代償機能やさまざまな生活様式，社会的役割へ適応していくことが（それらは新しく形成される状態によって呼び起こされるのではあるが），通常，順応的であるといえるだろう。一方，より低い機能レベルへの不当な後退，孤立，自己の否定，自尊心の喪失，またニヒリズムや死への逃避は，明らかに誤順応とみなされる。障害を負う以前にコーピングの困難性を経験した人たちにとっては，能力低下は責任からの逃避やごまかしの手段として利用されるかもしれない。他方では，それは一層の悪化やよどんだ生活に引き戻す機会となることもある。Engel[24]は，情緒障害を持つ人たちの症例によっては，能力低下が彼らのみかけ上の適応に対してポジティブに働くこともある，と報告している。Moos[25]は，こ

のような結果のなかに興味深い点を指摘している。彼は，ほとんどの研究者たちは，患者のうちの何人かは能力低下の状態に直面したときでも，ポジティブな代償となるものを利用することができるとしながら，能力低下に対するネガティブな反応性のみを強調している傾向がある，と主張している。Ehrentheil[26]も，能力低下に対するポジティブな反応性が存在する可能性を重要視するとともに，能力低下がエゴ統合的な役割を有していることがある，と示唆している。一例をあげるならば，われわれの研究室の博士課程のある学生は，自分の神経学的病状をともなう身体障害を契機に，秘書としての病前の生活から，専門職として生きる生活に変化させようとしている。車椅子での不自由さや失職，障害者年金に頼るようになったことが，彼女に心理学の博士課程レベルの研究を追及していこうとさせたのであって，その夢は彼女が健康で自己管理できる状態においては決して実現することができなかったものである。彼女は，自分自身の能力低下を新しい生活と専門家としてのキャリアに置き換えることで，ポジティブな道を喜びをもってみいだしたのである。

ほかにやや極端な例として，交通事故により中程度の障害を経験することになった学生で，彼女は自分自身の中に引きこもり，一連のひどい恐怖症に陥り，社会的に隔離され，福祉基金に助けられ，ときには，処方箋をコカイン常用のために悪用しようとすることもあった。これとはまったく逆のケースでは，ある知人は片方の腕を失った著名な歯周病専門歯科医であった。彼の知人たちはその状況を嘆き，彼がいないときにはこっそりと，一体どのようにして彼は自分の3人の子どもたちを育てていくつもりなのだろうか，などと囁き合っていた。能力低下が安定した後，この歯周病専門歯科医は自分の専門知識や経験を他の人たちに教えるようになり，そして今や，歯周病専門歯科医たちのための講義やセミナーをするために国中を旅行している。彼は，この生活スタイルの変化は，第一線の歯周病専門歯科医としてのアイデンティティを維持させてくれただけでなく，以前では想像もできなかったほどの高いレベルの経済的安定，家族とともに過ごす時間の増大，また広範囲にわたる旅行の機会などをもたらしてくれた，と伝えている。

能力低下に対する主観性

個人の能力低下やハンディキャップは，その人が社会的な不利をともなう状態をどの程度知覚しているかどうかに，非常に直接的な関係を有している。もし有用な資質よりも欠陥の方に焦点を絞ってしまうと能力低下の程度は増加するだろう。同様に訓練が長すぎたり，訓練計画に対して患者が協力してくれなかったり従ってくれない場合もネガティブな影響を与えるだろう。それは1つの問題に焦点を絞った方向づけや，最初にその人が感じたことを変えることができないこと，変化する現実に順応することができないことなどによる。これらのほとんどは，個人の病前の状態，個人のコーピングレパートリーまた能力低下の状態をどう感じるかという知的な要因に依存している。その結果は，障害に対する適応に影響を及ぼすことになる。患者の状態にとって望ましくない順応を防ぐこと，また障害に対する望ましい適応の構築のために患者を手助けすることが，臨床家としてのわれわれの課題なのである。

ヘルスケアの従事者として，われわれは患者の適切な順応に及ぼす影響の重要性を認識しなければならない。それはわれわれが与える直接的な理学療法介入をはるかに越えるものなのである。ポジティブな情動的インプットや否定的な誤順応的インプットへ徐々に導くことは，リハビリテーションへの取り組みを患者にとってポジティブな順応に向かわせるようになる。このことはより一層ポジティブな知覚をもたらすことを促進し，また障害がどのようなものであれ，患者が自身の人生に意味をみいだす手助けとなるだろう。

適応というのは，いくつかの変数の間で互いをうまくかみ合わせようとする試みなのである。生活体としての人の適応は，通常は生存目的のために順応することを意味するが，ある状況下では種の生存のために個が犠牲になることもある。同じことは人間においても真実なのである。

われわれの種の複雑な生存欲求に効果的に資するために，人はさまざまな精神メカニズムを発達させている。それは**エゴ防御**や**防御メカニズム**と呼ばれるものであり，われわれが今論じている問題においても有用なものである。これらのメカニズムは，人生という航海において遭遇する重圧や矛盾した要求を緩和するのに役立つ。このようなメカニズムは多数存在する。とはいえ，これらのメカニズムに関しては本章の範囲を越えているので，読者は文献を参照されたい。たとえ生存を目的としていても，重圧や葛藤はしばしば，生存のために真に必要とされることを犠牲にしてまでも，個人が重圧を軽減するためにこれらの防御システムを用いるようなものなのである。これを達成するために，個人は突然遭遇した現実に対して目を閉じてしまうこともある。これらの防御メカニズムは必ず間違った知覚をつくり出し，感じられる重圧を緩和したり，またときには生存において最も興味あることも犠牲にしてしまうような行動を引き起こす。個人は重圧を緩和するためにこれらの誤った知覚をつくり出してそれに頼

り，その間ずっとそれらの不適切さを拒否したり，認知しないままの状態にあるのである。

臨床家としてのわれわれの目的は，不適切な適応を避けることである。われわれは通常，自分で移動することができる能力を持っている人が，車椅子での人生を受け入れることは不適切な適応であると考えてしまう。しかしそれは現実的な観点からでないとしても，その人の知覚の観点からみていちばん適切な選択であり，その選択も1つの適応である，ということを理解しなければならない。これまで述べてきたように，適応，コーピング，順応という用語は，その解釈に価値を与えられているが，それ自身にポジティブな意味を含むものではない。便宜上，われわれは誤った適応を「誤順応的」，その反対を「順応的」という用語で表しているだけである。

誤順応的反応が，誤った現実評価や価値判断，間違った情報，また不完全な脳神経系の活性などの結果である場合，その人の反応をより適切で順応的なものにするためには「責任を果たしうる他者」が役割を担うことになる。両親，配偶者，教師，臨床家，またときには社会が「責任を果たしうる他者」に適うであろう。しかし，誰が本当に最善なことを知っているといえるのだろうか？　われわれは，その人の判断能力が減衰しているという客観事実がない場合，人生の決断をするための個人的な権利を尊重しなければならない。しかし，われわれはいつも正しい情報を有し，自らの判断に曇りがないと思い込んでいる。われわれは，妥当性についての判断をする前に，個人の機能に関してその人の心の裏にある隠された理由を理解するために，あらゆる努力をするという専門家としての義務を有している。これには特殊な熟練した技術や客観性，またわれわれ自身の価値観や興味を表に出さないという能力を要する。もしわれわれがそうしないならば，矯正が必要なのはわれわれ自身の判断なのである。

リハビリテーション過程におけるその重要性に鑑み，われわれは適応過程について考察してきた。人生における適応の大部分は決まり切った，ほとんど自動的なものである。決まり切ったようなものではないとしてもある程度予期される事象でさえかなりの影響を及ぼしうるが，予期していない破壊的な事象では壊滅的な影響があり，ときには，実際に受けたダメージの程度を超えることさえある。能力低下に対する適応は包括的なものであり，個人の機能のすべてのレベルにおける，進行的で流動的な適応と再適応の過程を示している。それは，それぞれの適応が変化を引き起こし，それがまた他の反応を引き起こしていくものであり，1つの連鎖反応とみなすことができる。それはさらに，個人や環境のすべてのレベルと相互に作用し合う。外傷を負った直後の恒常性バランスの壊滅状態における適応欲求は，後に現れてくる適応欲求と比較して，その緊急性と強度は異なるのである。

障害に対する適応

能力低下への適応に関係するいくつかの要因のなかには，傷害や疾病に付随するものもある。すなわち，傷害が起こったときの様子，能力低下にともなう身体的側面の予後，傷害を受けたときの脳の機能的状態，社会的・医学的・心理学的・経済的サポートシステム，またその患者の**病前**のコーピング能力だけでなくその状況の客観的知覚，である。そして重要なことは，能力低下の実際の程度であり，それがその特定の個人の職業上の，あるいは個人的な生活様式にかかわってくることがある。指を1本失っても，プロの歌手にとっては客観的にはほとんど影響はないが，コンサートピアニストにとっては致命的なものになることは十分考えられる。的確な心理学的適応はその人を成功に導くだろうし，逆に，不的確な適応はその人の人生を台なしにしてしまうだろう。

適応は典型的には，主要な能力低下状態においてより激烈なものであり，それゆえ，それが本章での重要な論点となる。ある状態を深刻なものにするか大したことのないものにするかは主観的なものであるということを思い出していただきたい。すなわち，たとえちょっとした身体的な状態でさえも，場合によってはその人にとって非常に重大なものとなってしまうのである。したがってここで議論する内容は，理学療法を必要としているほとんどの患者にとって応用できるものである。

傷害に対する痛みや反応は主観的で，まったく個人的なものであり，実際の傷害の程度と直接的に比例するものではない。適応欲求における差異は，むしろ，個人的な知覚によるものである。私たちは，もし傷害にあったとしても，その傷害が長引かないように，あるいはそれに煩わされないように，傷跡がほとんど残らないように，などと期待するのは当然のことである。障害に対する主観的反応が実際のダメージのレベルに比例しないのであれば，その反応は，突然襲いかかってきた傷害や疾病よりもむしろ，なんらかの情動的要因やパーソナリティ要因によって引き出されたものであると考えて間違いないだろう。

適応がうまくいくということはすなわち，病前の状態近くまで機能が回復すること，あるいは他の資質能力を用いることによって自分が失ったものを代償できるようになることを意味する。われわれは先に，身体

的機能の能力低下は通常，心理学的また社会的機能の崩壊をともなうものであることを示唆した．1つの身体的喪失を代償するということは，患者が経験する他の身体的喪失を治すということには必ずしもならない．これらの主観的，知覚的喪失を無視することは，理学療法に対して妨害的に働いたり，機能的能力低下のレベルを増大させてしまったり，あるいはさらなる疾病を新たにもたらすことさえある．

傷害もしくは障害に対する心理学的適応は，3つの段階に分けることができる．第1の段階は，傷害もしくは障害直後の期間であり，その後すぐに第2の段階に入り，これは比較的安定した適応がなされるようになるまでしばらく続く．第3の段階では，病前の機能にまである程度回復したり，また障害の本質に対処し比較的安定した機能レベルに到達することによって，平静状態がもたらされる．われわれは，これらの3段階をそれぞれ**外傷反応期（あるいは段階）**，**外傷後適応期**，**安定期**と呼ぶ．以下にそれぞれについて考察する．

傷害や疾病に苦しむ人たちを救助する最初のステップが急性期段階に開始されたとしても，リハビリテーション介入は，通常，外傷反応期の後に開始されることになる．われわれが重要視しているのは上記の第2の段階であり，その間，リハビリテーション介入は通常，ピークにある．第3段階すなわち安定期中は，患者は比較的安定した適応状態のなかで落ち着いているので，臨床チームのガイダンスを要求し，それにより恩恵を受けようとする．

外傷反応と一般的順応症候群

事故や急性の重病など大きな災難にみまわれたときには，個人の反応は必然的にまずは生理学的レベルのものとなり，おそらくそれにともなう情動的反応は覆い隠されてしまうだろう．身体が危険を察知したときは，まず自らの生理学的反応を惹き起こす．同様に，医療救急チームもまずは身体の生存を目的とした即時の救命措置に専念することになる．心理学的適応はたいていの場合，いちばん最後ということになる．

外傷がそれほど大きくない場合や，また次第に悪化する病気に罹患した場合のように身体的障害が徐々に起こってくるようなときに，心理学的反応は最も影響を受け，より顕著になることがある．いずれの場合も，それによって生じる**ストレス反応**の結果として，生理学的機能と情動的機能の間の相互作用的フィードバックループが確立されることになる．

感知され，あるいは実際の大きな異変状態に際しての反応においては，生活体はしばしば，Selye[27]が，**一般の順応症候群** general adaptation syndrome（**GAS**）と名づけたものによって反応する．Selye は GAS を防御的順応企図ととらえ，そのような危急状況を処理するために，生理学的および情動的相互作用として表出されるとした．GAS により生理化学的連鎖反応が生じ，それによってコルチコトロピン放出因子 corticotropin-releasing factor（CRF）と呼ばれるペプチドが副腎皮質刺激ホルモン adrenocorticotropic hormone（ACTH）の分泌を刺激するために分泌される．ACTH が作用して，身体の防御能力を最大限にするための特異的な生理学的活性を増大させ，一方では急性期には必要ない生理学的活性を最小化するのである．このような副腎皮質ステロイドの増加は防御機構には役立つが，長期的にみればインスリンやカルシウム産生などのような他の身体要求に及ぼす効果は抑制的である．多くの研究は，CRF 拮抗薬の投与はストレスによる不安感を減少させると報告している[28]．このような抑制が長引くと，高血圧，消化器系の疾病や免疫系に対する悪影響などの望ましくない効果が生じることがある．Selye は，長期にわたる GAS 反応が人の精神的あるいは肉体的機能に致命的な影響を及ぼすと述べている．Theorell ら[29]は，結果として生じる疾病の発症は，ストレスを生じさせた事象がなくなってしまった後も長期にわたって起こりうると述べている．

心配事の繰り返しやトラウマまた慢性的ストレスによって交感神経系が活性化させられる状況は，正常な身体的機能におけるシナプス伝達を変化させ，不安や抑うつを生じさせることがある．ストレスに対する生理学的および心理学的相互作用は，壊滅的な状況だけによるものではないということは重要である．普通の人ではほとんど影響しないような条件下でもストレス反応が現れることがある，と多くの研究が報告している．日常生活におけるフラストレーションや，内在または外在する葛藤状況，あるいは生活条件の変化などがストレス反応の主たる原因であり，それは個人の機能や健康に致命的な影響を及ぼすことがある．たとえ患者の客観的危急状況がなくなったとしても，ストレス反応は依然として漠然とではあるが残っており，容易に頭をもたげることがあるということを理学療法士は知っておくべきである．

上述したことは，ストレスについての個人の知覚を過小化したり，除外することを意図したものではない．「ストレス」という用語は，一般に，個人にかかわる影響に関してネガティブな意味を有している．しかしながらストレスは，例えば，特定のストレッサーのネガティブな影響を意味する**ディストレス**や特定のストレッサーを奮い立たせ，やる気を出させるものに変え

る能力に関係する**ユーストレス**などのように，より正確に記載されるべきものであり，これらはすべてストレッサーに個人がどう向き合うか，どう感じるかにかかっているものである．簡単な例は，1つの教室を見回してみるだけでもみつかるだろう．差し迫った最終試験により，ある学生は習慣的に勉学に集中するようになり，逆に別の学生は明らかな不安やパニックの徴候を示し，ときには「精神的凍結状態」にまで機能低下が起こり，その結果，たとえ正しい解答がわかっていたとしても試験にうまく対応できなくなってしまうこともあるのである．

したがって，ストレス反応は外傷反応期や，傷害や疾病の初期に限られるものではないのである．トラウマに対する意識が強くなるにつれて，フラストレーションも大きくなる．以前にはほとんど自動的にあるいは努力なしにできていたすべての活動が困難になり，まったくできなくなってしまうようになることもよくある．これは，日々の生活活動の再適応に必要とされるものと，新しく，そして今では普通になった低い自己イメージとが混ざり合って生じるのである．罪悪感や自己批判は，障害状態をもたらした実際の，あるいは自らつくり上げた原因に向けられた怒りと混ざり合う．この思ってもみなかったストレスの重荷が慢性的ストレスとなり，リハビリテーションへの取り組みの妨げになるのである．

外傷後適応

外傷後の期間は，通常，多くのリハビリテーションの介入が行われるときである．また，外傷経験の心理学的影響が患者に最も強く感じられる期間でもある．MannとGold[30]は，受傷後の心理学的問題は身体的問題と同じように能力低下をもたらすものであり，身体的障害がそれほどはっきりしたものではない場合でも，心理学的問題がより顕著になることさえある．それは身体的な傷害が次第に消失するにつれて最初の外傷期が始まり，ほとんどの心理学的防御や反応がそれに取って代わって現れてくる．これらの抑制性の反応は，リハビリテーションチームが直面し，注意して取り組まなければならないものであり，そのことは知覚や恐怖や不安また行動を生み出す障害の影響を次第に認知していくことと相互に影響し合うように思われる．この段階でリハビリテーションチームが特に注意しなければならないことは，**外傷後ストレス障害 posttraumatic stress disorder（PTSD）**の出現である．この二次的障害が，一般的であることをセラピストが十分に認識していることは，リハビリテーション段階の患者の反応や気分を理解するうえで役立つだろう．Epstein[31]は，この認識の重要性を強調し，そこでは，PTSDの回避的徴候がPTSDの診断の妨げとなること，またその影響がまったく見落とされてしまうことがあると示唆している．PTSDは広範囲な外傷経験に対する一般的な心理学的反応として，最近，しだいに注意が向けられるようになってきた．これについては，本章で改めて考察する．

安定期

安定期は能力低下の第3番目，最後の段階である．この段階において患者は比較的適応しており，バランスがとれた生活状態になっているので，一般的には臨床チームの役割はしだいになくなるか極小化される．しかし，以下のことには注意すべきである．それは，適応や安定というのは相対的な用語であって，病前のもしくは最適な状態に戻るということを意味しないということである．安定や順応というのは，その「世界」においてその人の機能が相対的にバランスがとれ，釣り合った状態を保っていることを表すものであり，順応的である場合もあるし，また誤順応的な場合もある．例えば，ニューヨーク・タイムズ紙（1987年10月7日付）で広く報道された，体重が1,000ポンド（453.6kg）を超えた人について書かれた記事がある．この人の生活のほとんどは，その体重のために，10年以上にわたってうつぶせで寝たきりの状態を余儀なくされ，ほとんど動くことはできなかった．この障害は過剰摂食によるものである．この人は食べることへの嗜好に対して適応し，その後の体重に合わせて自分の人生を変えていたのだ．異常な体重とその体型により，自ら移動したり，ドアを通り抜けて外出する能力さえも制限されてしまった．ドアのサイズは彼にとっては狭すぎたのである．彼は，自分の食習慣によってつくり出された，この制限された状態に満足していたと書かれている．寝たきりで動くことさえままならないことは，安定した，そして適応した人生を生きていたといえるだろう．すなわち，ひっきりなしに食事をしたり，テレビをみたり，あるいは彼の世話をする親戚の注意を引くこと以外のいかなる活動もないような監禁状態に適応していたのである．これは極端な誤順応の例であるが，それでもやはり適応し安定した例といえるのである．

上述の例は，安定期が想定する質の重要性を示すものである．障害がもたらす人生の特定の質や価値をその人が受け入れられるのはこの安定期の後半であり，それに向けた最適化こそわれわれの臨床的介入にふさ

わしい目標となるべきである。そのうえ，ある個人にとって人生が再び意味のあるものになりうるか否かは，安定期においてなのである。それゆえに，外傷後適応期の誤順応の徴候と同様に，患者の欲求のすべてに対して機敏に反応することはきわめて重要なのである。これは，統合された心身一体的アプローチの必要性を強調するものであり，能力低下の身体的側面だけでなく心理社会的な側面をも必然的に含むべきものである。

このことは本章の主要な目的であり，理学療法士に対して，疾病や傷害がつくり出す情動的な苦痛というものの存在を気づかせることになる。それはまた，統合された一人の人間として，患者の欲求に対応する際に，他のリハビリテーションチームのメンバーと相互にかかわり合うことの重要性を示すものである。

認知の役割

個人のリハビリテーション機能に影響を及ぼすいくつかの心理学的要因のうちの1つが認知形成である。現在，心理学における**認知**とは，個人がそれぞれどのようにしたら自分の周囲の人たちとうまくやっていけるか，ということを決定する最も重要な要因の1つであるとみなされている。DollardとMiller[32]は，認知と動機づけが個人の機能の主要決定因子である，と強調している。その後の，個人の認知機能の結果としての情動およびストレスを考慮に入れた心理学研究もこの見解を確認している。この考え方は非常に多くの研究によって支持され，さらに個人が直面するさまざまな状況を処理する際に重要な役割を担っていることが示唆されている[33～36]。Selye[37]は，大事なことはあなたに何が起こったかということではなく，あなたがそれをどのようにとらえるか，ということであると強調している。

したがって，有害な刺激によるトラウマの大きさは，個人が1つの事象をどう知覚するか，あるいはその事象に影響を及ぼすいくつかの要因についての主観的価値観によって，かなりの程度決まるのである。そして，その知覚された状況に対処する能力は，自らのコーピング能力の認識や実際に利用できる資質にまさしくかかっているのである。このことは，ある状況の知覚やそれに対してうまく対処できる能力の自覚がそれぞれの人の心理学的認知形成によって決められる，ということを示唆する。このように，機能の喪失や疾病に対するどのような適応の選択も，それぞれの人の信念や価値観という本人自身の世界においてなされるのであり，誤った現実評価や間違った方向に導かれたコーピング方法は，結果として誤順応を生み出してしまうだ

ろう。逆に，自分の資質に対する信頼またポジティブな評価は，まだ用いられずに眠っている有用な資質を現実化することを通して能力低下に打ち勝つ助けとなるのである。まったく同じ身体的もしくは生理学的ダメージであっても，人それぞれに対する影響の仕方は異なるし，また能力低下のレベルもさまざまである，ということは経験からもうなずけることである[38]。

身体的能力低下に対する主観性

患者の心理学的適応に対して，リハビリテーションチームの協力が重要であるということは明らかである。切断された手足は不要で捨てられた解剖学的な部分ではなく，たとえ失った後でも，むしろ患者にとって切り離せない部分であるということを，経験豊かなセラピストは知っている。人によっては失われた上肢や下肢の幻肢感覚を感じるだけでなく，実際の客観的な喪失の重大性やその身体的影響にかかわらず，上肢や下肢のない状態では人生を価値のないものとして感じることがある。義肢は効率よく歩行を可能にさせるかもしれないが，その人の情動面に対しては役に立たない。たとえ身体的な機能が回復したとしても，上肢や下肢の喪失によって患者は，自分を無能で，無価値で，疎外された，罰せられるべき，罪深い，愛されることもない，おびえた，そして身体の機能が回復しているにもかかわらず自ら身体の不自由な者と感じることがあるのである。

いくつかの主要な機能や解剖学的な身体の一部を失った人は心理学的な意味での自己は失ってはいない，ということは確かでない。このような喪失に対する目にみえる壊滅的な反応が現れないということは，それがポジティブで健康的な適応ではなくほとんど防御的スタンスであることを示しているといえる。したがって，そのような患者に対して，解剖学的な部分の喪失の意味を無視したり，身体的な機能障害に対しての治療ばかり行ってしまうと，リハビリテーションチームは失敗することになるだろう。

主要な予後決定因子としての患者の心理学的認知形成を考慮することは必須である。人はその人全体から身体的な部分だけを分離することはできないし，それがうまくいくだろうと期待することもできない。その人の心理学的機能が能力低下の状態そのものと関係がありうるということがやはり重要なのである。心理学的機能と身体的能力低下の間の相互関係性をよりよく理解するために，われわれは能力低下をもたらす付加的な原因（要因）と能力低下そのものを分けて考えることにしよう。

能力低下における原因とその影響との相互作用

従来より身体障害の原因は，身体的あるいは生理学的機能を妨害する外的もしくは内的因子であると考えられてきている（直接的障害）。例えばそれは，異物の身体への侵入，器官へダメージを与える毒物や微生物の体内への取り込み，身体機能を破壊したり阻害したりする変性疾患や遺伝性疾患，あるいはその他の生理化学的侵襲である。したがって，傷害の結果として起こる心理学的な反応状態は，間接的あるいは二次的な機能障害であって，能力低下を悪化させる複雑で付随的な要因であるといってよいであろう。

したがって，能力低下は一次的および二次的障害の結果であり，それがおのおのの反応を形成するのである。能力低下は身体的なダメージと必ずしも直接的に比例するのではなく，むしろ身体的な喪失と，その個人の喪失に対する精神的な態度や知覚の相乗効果との最終結果として現れるものである。能力低下というのは，まさしく痛みのように，それを経験している個人の主観的な結果そのものなのである。これは，身体的喪失そのものが個人の精神状態に従属しているということを意味するのではなく，むしろ精神状態によって能力低下の程度が決まることを意味している。さらに，ポジティブな精神的思考は，障害を否定するのではなくむしろ，治療の機会をより改善するだろう。手や足は，ポジティブな精神的状態によって再生することは決してないが，ポジティブな精神状態がなければ，義肢をつけるチャンスや，機能改善をするチャンスは間違いなく減じることになるだろう。

身体的能力低下における心理学的要因

事故やしだいに衰弱していく疾病にともなう能力低下の主要な原因として，情動的要因および混乱の存在を示唆する心理学的および医学的文献は十分すぎるほどある[39~41]。さらにFreudは，疾病の進行には明らかに心理学的要因が大きな役割を演じているということを述べている[42]。

病気の原因としての情動を考慮した初期の理論の1つとして，Alexander[39]によって提出された精神身体モデルがある。しかしHughlinsら[43]の研究成果が公表されるまで，この精神身体モデルは古典的な医学の分野で受け入れられることはなかった。この知見は，生活体の一元性あるいは心と身体との関係性というものを気づかせるものであった。

心身医学的理論では，身体の病気は情動状態の二次的なものであって，適切な時期に治療されなければならないものであると考える。心理学的原因を無視することは，その悪影響をさらに継続させてしまったり，またリハビリテーションの介入を妨害することになる。この理論は，障害が事故によるものであろうと疾病によるものであろうと，ときには精神病理学的な起源を有しているかもしれないということを示唆するものである。

SelyeのGASに関する先の考察のなかで，われわれは生理学的反応と知覚および認知機能との相互作用について述べた。ストレスを生じさせる誤った知覚や認知は，当然の帰結として傷害や疾病の危険を増大させることになる[44,45]。理学療法士にとって非常に重要なことは，精神機能が身体的疾病や傷害の増強，また場合によってはそれらの発生にさえ重要な役割を演じていると認識することである。このような考え方は，ほとんどの心理学理論に共有されているものであり，また医科学分野においてもしだいに受け入れられてきている。精神力動の理論家や臨床家は，身体的病気や事故による偶発的傷害のほとんどは，抑圧された，または置換された，あるいは身体化された精神エネルギーの結果であるとみなしている[46]。Freud[46]は，タナトス（死の欲動）という概念をおき，それは生存のために必要とされる破壊的な，生得性の動因であるとした。ある精神病理学的状況下では，この動因は自分自身に向けられ，意識的な自殺の企図やまた無意識的自己破滅行動となって現れることがあると，Freudは信じていた。

米国精神医学会による『DSM-Ⅳ-TR精神疾患の診断・統計マニュアル』[47]は，身体的状態に影響する心理学的要因に関する特別な診断カテゴリーを規定している。心理社会的ストレッサーによって引き起こされる身体的状態もしくは身体的異常として「身体的状態に影響する心理学的要因」（DSM-Ⅳ code 316.00）の主な症候学が，DSM-Ⅳマニュアルのなかに記されている。

このマニュアルはさらに，身体的侵襲はそのストレッサーが消失すると結局は緩和され，異なるタイプの順応に置き換えられることがあると述べている。精神病理学の身体的疾患や事故への関与の仕方は，明らかに，現に今存在している情動的混乱のタイプに依存している。以下に，精神病理学的要因がどのように能力低下に影響するかについて概観する。

現実感の喪失や錯乱状態が優勢であるような精神病理学的状態においては，事故の危険性や病的状態は増大する。これと同様に，情動的に問題を抱えている人

は，自分の問題に心がとらわれてしまって何もかもが上の空になっていたり，また生活に対処する能力や，自己の安全や健康を適切に管理する能力が枯渇してしまっていることがある。

いくつかの情動的異常やパーソナリティタイプでは，他者や自己に向かう怒りのような危険な行動や，あるいは重篤なけがをもたらしてしまうような衝動的行動として現れる。このような異常は，放火魔や精神病者あるいはうつ病患者だけでなく，社会病理的，反社会的，衝動的および不適切なパーソナリティタイプを含むものである。リハビリテーションへの取り組みの従順さもそれらの情動状態によって妨げられることになる。このような状況下では，情動状態の間接的結果として身体的機能障害が現れてくるということになる。

ストレスと疾病

ストレスは，人それぞれの認知的な解釈に基づいて現れ，ある1つの刺激によって引き起こされた1つの状態，と定義されてきた[36,48]。刺激それ自体が1つのストレッサーとみなされる。したがって，1つのストレッサーとは，ストレスをもたらすなんらかの刺激であり，ストレス反応というのはそのストレッサーの内容に対する結果である。さまざまなタイプの神経症やある種のパーソナリティ上の問題は，身体的もしくはストレスによる身体的疾病を罹患する危険性を有している。それは，ストレスが常にこれらの多くの条件をともなっているためである。持続的なストレスとは，情動的機能障害からもたらされる苦しみに限定されるものではない。われわれのほとんどすべては，ときおりストレスフルな事態に直面する。長引くストレスが，いかに結果として疾病をもたらすことになる情動的機能不全や身体的機能障害を生み出してしまうのかということについて，われわれは考察してきた。多くの研究は，ストレスをさまざまな医学的，社会的また心理学的機能障害と関係づけ[49,50]，それを緩和するための予防法を提示している[51]。

適応という観点からストレスを論じると，ストレス反応も他の適応のメカニズムと同様に生存のためのものである。この反応は，自分自身の恒常性のバランスに対する脅威として感知され，実際のあるいは想像上の侵害刺激に対してどう対処したらよいか企てることである。ストレス反応は，感知された危険を防ぐために身体の機能をフルに活用することによって生じる。似通った例としては，それが実際に存在するか存在しないかは別にして，1つの知覚される「敵の脅威」に対する一国の軍隊，および民間人による資力の動員ということである。平時のマンパワーと生産性を「戦争運動」に転ずることで，国家はしだいに減じつつある平和な日常の維持を犠牲にしても，防御また攻撃力を強化しようとする。もし長引くようなことになれば，まさしく国家崩壊の危機がもたらされてしまうほど国状は弱体化してしまうかもしれない。典型的な例はソビエト連邦の崩壊であり，経済的衰退に至るほどの軍事力の増強にその資力を集中させたのである。この状況は，結局は「防御的」スタンスの維持を目的とした政治的システムの実際の崩壊をもたらした。たとえ重い負担であるにせよ，現実的危険に直面したときには，防御のための動員は適切な反応といえる。しかしストレスが，長期にわたり繰り返される誤った知覚の結果であるとき，結果として起こりうる資源の枯渇はまさに，ストレス反応が保全しようとしている生存そのものを危うくさせることになるかもしれない。

実在はしないが知覚されうる危険性は，あたかも実際の危険と同様に，現実のストレス状況をつくり出すことがある。誤って知覚された危険性は現実に基づいたものではないため，現実の変化によって消え去ってしまうということはなく，より長引く傾向さえある。長引くストレスは，個人の「平和な」生活を求める能力を奪い去ることによって生存を危うくすることになる。WoolfolkとLehrer[49]は，これについて次のように記している。「人は，その個人と環境との間のストレスフルなせめぎ合いにおいて受動的なレシピエントではないが……『能動的な関係者でもあり』……誤順応的な信念や態度，行動パターンを通してストレスを生み出すのである」。

また他の研究者も，そのような誤った知覚による事象に対する価値観は，現実の状況よりもむしろ一層ストレスの原因をつくり出してしまうことがあるとして，個人の認知的な価値観が，その後のコーピングパターンを決定してしまうと結論づけている[52～54]。認知心理学におけるこのような動向は，標準化した研究から個人差を重視する方向への漸進的で有益なものであった。

Lazarus[55]やSerban[56]は，ストレスを人の機能障害や認知的また行動的混乱に対する適応の病理学的状態を引き起こす原因であると考えている。リハビリテーションの介入には，患者が直面している外的な状況と個人の資質との相互作用があるということを認識することが重要である。ストレスのレベルは個人と環境間の相互作用の結果として現れるとみなすことができる。このような相互作用は，個人が自分の周りの環境やまた自分自身をうまく処理するために用いるいかなる方法においても重要な役割を演じている。誤ったコーピングは，ますます多くのストレッサーをもたらすことになり，そのことがまた個人のコーピング能力を減じる

ことになるのである。ストレッサーの構成要因のうちのほとんどは個人の知覚機能に依存しているので、心理学的および情動的指導やサポートは、誤って知覚され、生み出されているストレッサーを減らすことができるだろう。このような療法的環境からのサポートは、障害者となった人たちが直面する周囲のさまざまな**ライフイベント**に対する適応の改善をもたらすことになるように思われる。

一般的に、ストレスやコーピングに関する文献の多くは、ライフイベントのほとんどがストレッサーになりうることを確認している。ライフイベントは、ライフスタイル、社会的地位、社会的**役割**、あるいは社会的状況におけるほとんどすべての変化に関係する。この見解は、ストレスというものはある程度環境にその基盤があり、また環境的および社会的条件によって悪化されるという考え方と一致している。さまざまなライフイベントに関する測度が考案され、潜在的環境ストレスの評価に用いられている。このなかで、比較的よく知られ、またよく用いられている評価測定は、**Holmes-Rahe の社会的再適応評価スケール Holmes-Rahe Social Re-adjustment Rating Scale**（付録 A）であり、これはストレスおよび健康に及ぼす生活の変化の効果を定量化するものである[57]。このライフイベントに関する測定は比較的総体的な影響を想定しており、それ以外のものは評価されていない。このようなアプローチの妥当性はある程度認められているが、より鋭敏でより有効な測定があるうると考えられ、その 1 つとして「ハッスルスケール Hassles Scale」がある。

Kanner ら[58]によって考案された**ハッスルスケール**（付録 B）は、最近の文献でその妥当性が認められるようになってきた。このスケールは、日常環境とのかかわりのなかで生じる、いらいらさせられたりフラストレーションを起こさせられるさまざまな問題事を検証する項目からなっている。このアプローチは、脅威をもたらすように感じられる事象に対する個人の感覚や認知を考慮に入れたものである。それは、慢性的に存在する困難に対処しようとする努力がコーピング能力に負担をかけすぎてしまったり、日常生活のなかで遭遇するさまざまな事象を処理することをより困難にさせてしまうという理論的仮説と一致するものである。実証的証拠は、個人の日常のハッスル（刺激対象）を測定することによって、健康と情動的結果との間により直接的な関連や、より高い相関性が存在することを示唆している。社会的状況の大きな変化が精神的および身体的安定に有害な影響をもたらすということは、以前から一般に認められてきたことである[59]。

能力低下に陥った際に、個人の機能が多くの側面に与える多大な変化を考えると、患者は日々のハッスルの増大や、あるいは自分が直面するストレッサーが相対的に増加することを予期しているように思われる。障害の状況が個人のコーピングスタイルの妨げとなるような場合は、日常生活をうまく処理していくことが難しくなり、結果として環境と自己とのギャップはより大きいものとなって、さらにストレス過剰な状況に陥ってしまうことになる。このことは、適応欲求が向かうものが自己または自己イメージの核心であるときにより重大なものになる。

本章の初めで、進化する「自己」というのは統合された唯一の人生の一部であることを示した。そのような自己イメージの一部分には、自分が自分の世界のなかで演じている役割だけでなく、自らの身体もかかわっているのである。こうした役割は障害により大きな影響を受けることがある。自己イメージに対するこのような不可避的な変化に含まれる言外の意味を少しでも考えることは、理学療法士にとって障害を持った患者をよりよく理解する手助けとなるだろう。

役割や社会的地位は、成長にともなって変化するものである。人生の初期に始まる成熟過程に続いて、われわれはしだいに独立するようになり、そして徐々に人生経験がもたらすさまざまな役割をこなすようになる。こうした変化は、人生の初期段階では急速なものであるが、年月を経るにつれゆっくりとしたものになってくる。そして、これらの変化のほとんどは生物社会学的に導かれるものであり、また予想されるものであるにもかかわらず、Holmes-Rahe の研究によって明らかにされているように、ストレッサーとなりうる。それゆえ、予期されていない事象が、それは生来の生物学的また社会的な側面から生み出されるのではなく破滅的な突発的できごとによってもたらされる場合が多いのだが、非常に高いストレスレベルをもたらすだろうということは驚くに当たらない。Berger[60]は、持続的な情動的荒廃は危険な状況をもたらすかもしれないと述べている。このような状況は、情動的自殺のような人格崩壊やある種の自己破滅的衝動、また実際的に自殺を助長することになるだろう。

Durkheim[59]は「社会学の父」であり、また自殺に関する科学的研究を行った最初の研究者の 1 人であるが、彼は自殺の主たる要因の 1 つは期待したものと達成したものとの間の落差であると述べている。われわれはまさに、そのような失望感に陥るべくして陥った状況下にある人たちがいることを知っている。また、個人が自分の人生から期待するものが大きいほど、それらの期待が傷害をもたらすできごとによって突然中断されてしまうと、その失望の程度はより大きなものになる。自立心を構築することができなかった子どもは、自立を達成した、もしくはほとんど達成しつつある人

に比べて，能力低下に対する適応がより容易であるように感じられる。**先天的**な能力低下，また能力低下が徐々に悪化した場合は，病前の状態では現実的であったものが障害に遭遇したことで，その成就が妨げられた場合ほどには情動的に破滅的なものにはならないかもしれない。いつ，どのように障害を受けたか，およびそれが起こったときの人生の段階が，能力低下を有する人にとって重要な意味を有するということは明らかである。

役割理論

役割理論は人の相互作用を明確にし，有意義な予期的価値を有しているように思われる。Berger[61]は，「役割理論は，その論理的な結論に従うかぎり，さまざまな社会活動を表す手段として非常に都合のよい考え方である。それはわれわれに，……社会における個々の存在ということに基づいた人間の見方……をもたらしてくれる」と記している。Berger は，役割というものを「典型的な期待に対する典型的な反応」と定義している。すなわち，**役割**とは，劇中の 1 人の俳優の役と同じように，他者との相互作用のなかで 1 人の個人によって演じられる「ある部分」なのである。

これらのある部分には 1 冊の**脚本**というものがあり，それはそれぞれの「ある部分」の一般的行動，感情，行為を定めている。Lobovitz[62]は，役割というものは，権利と義務の集積と社会的地位にともなう行動の両者であるという概念であると記載している。それは，「個人がその特定の地位において演じるべき行動様式」なのである。簡単に述べるなら，1 つの役割とは，他者との間で個々に確立した関係性にともなう 1 つの特異的な行動や期待の集積なのである。役割の例としては，男性，女性，アスリート，患者，兄弟，妻，教授，警官などをあげることができる。それぞれの役割は，衣服や態度などと同様，ある種の行動上の期待を生じさせ，またその個人のみかけやアイデンティティの一部となる。個人はそれぞれの人生の段階において多くのさまざまな役割を受け入れ，もしくはあてがわれ，それらの役割の設定どおりにその役を演じることになる。役割は，それぞれ個人に，社会的の交流のなかでのアイデンティティや予測可能性また行動的期待のパラメータを，自分自身および他者の双方にもたらす。役割はさらに社会と個人に秩序をもたらす手助けとなり，他者からの期待を予期することによって他者との相互関係のなかで自分がどのように振舞うべきかを教えてくれる。

役割はまた，社会的相互作用における行動的制限や責任のための 1 つの脚本であり，社会的な人工産物なのである。しかしそれは，相対する自己と他者の間の社会的アイデンティティ，社会行動的および相互作用的様式あるいは社会的身分を規定するとともに，日々の生活に予測可能性を付与するという点において，強力で重要な人工産物なのである。役割は文化や社会によって形成および規定され，またそれらを規定する文化のなかで内在的なあるいは互いに密接な関係性のある意味を有する。役割理論は，これらの役割が生得的なものではなく，むしろ条件づけられた学習性のものであるという立場をとっている。それらの役割は社会的表現であり，社会的に定義されるのである。McCandless[63]が記しているように，「暗黙または明確な規範によって，それらの役割のほとんどは道徳的あるいは正か悪かという含意を有しており，社会はそれを通して成員の行動の規範を組み立てているのである」。個人という観点に立つと，役割を学習し，遂行するということは，割り当てられたものであろうが，獲得されたものであろうが，ほとんど無意識的な過程である。個人にかかわるこの過程の強力な影響はその無意識的な本質にある。「役割が行為と行為者をともに形成し，形づくり，パターン化するのである」[61]。「女性」という役割を受け入れることは，1 つの**割り当てられた**役割であるがゆえに拒否することは難しいことではないが，それは 1 人の女性としてのアイデンティティや 1 人の女性としての行動，服装，活動，嗜好また感情を受け入れることを意味する。役割は，Berger[61]が記しているように，「ある一定の行動およびその行動に付随する情動や態度の両者をともなう」のである[61]。役割理論の創始者の 1 人である Mead[64]は，自己の生成というのは社会において自分自身を発見することと同じ事象であると主張している。自己を発見しまた位置づけることで，個人は自己のなかのそれぞれの社会を表現しているのである。そしてそれは，どのように社会が個人を形づくり，規定しているかということの反映でもある。この概念は，Cooley の「鏡映的自己」と相似したものであり，そこでは，子どもは他者が自分をどのように処遇して接しているかということを通してしだいに自己を定義づけ，自分のアイデンティティを育てていくのだ，と述べている[65]。

Goffman[66]や Blumer[67]など多くの役割理論の擁護者は，自己アイデンティティは人々とのかかわりにおいて生じる交渉を持ちながら，しだいに社会的役割を確立していくと考えている。**自己および自己アイデンティティ**は，社会的また相互作用的な世界における他者への評価や，比較の過程を通して身につく社会的役割から引き出されてくるものである。個人の自己は，まず最初にそれぞれの役割に関して定義されるのである。

こうしたことのすべては，役割の重要性，およびどのような役割の変化が個人に対して意味をなすのかを示すものである。われわれはまた，1人の個人が機能や相対的な自立性の喪失をこうむった後に経験すること，すなわちライフスタイルや自己イメージの変化，社会的相互作用，経済的また職業上の大きな変化また身体的安寧について言及した。そのとき人は，このような気が動転させられるほどの変化に対してどのように適応するのだろうか？

明らかに，このような適応はまったく個人的なものであり，以下の要因のいくつかあるいはすべての影響を受ける。すなわち，既存のコーピングスタイルや状況，疾病や傷害についてその人が感じる責任感や罪悪感，喪失の意味や自己に関してその人が持っている価値観，そのことによって変化した自分の状況の現実感，内外から受け取るメッセージ，その境遇に対する支援と否定のバランス，そして心身の機能能力である。

役割，社会的価値観および自己イメージとの相互関係による適応

役割，自己アイデンティティ，自己認識，そしてそれらが適応を推進したりあるいは妨げる過程の相互関係に関する考察のなかで，Labovitz[68]は以下のように述べている。「その人の自己アイデンティティ（あるいはパーソナリティ）が形成されるのは，大部分『役割取得』の過程を通してであり，……自己アイデンティティ，自己イメージ，あるいはパーソナリティは社会化という営為から現れてくるとみなされる……」。

能力や身体的属性における変化と同様に，社会的地位の変化は，相互作用的な交渉過程において影響をもたらすとみなすことができる。この過程を通してわれわれは，コンスタントに自分自身の考え方を適応させ，相互作用から受け取るポジティブな，あるいはネガティブな価値観のメッセージを吸収するのである。

この過程はそれほど決定的なものではなく，これらのメッセージがわれわれ自身の知覚を通してどのようにフィルタがかけられているかにかかっている。しかし，他者の反応におけるこうした変化は，社会的相互作用の交渉の過程において，われわれ自身の変化と相互に作用し合う。常に変化しているこの相互作用の過程は，それとわれわれ自身との間の適合だけでなく，われわれの周囲の世界との相互作用の様式やわれわれの観点を常に適応させ形成するのである。

保証やサポートのメッセージは，安定した力強い適応に進む前向きでポジティブな行動を可能にする。いくつかの研究によれば，非常に重篤な全身的な障害でさえも，ポジティブかつ適応的で，安定した自己イメージの一部として組み込まれることが可能であることが示されている。Weinberg[69]は，乳幼児期に障害を負った人の50％は，障害前の状態に戻らないという方を選択することをみいだしている。身体的外観や身体的能力の変化をともなった自己アイデンティティの再構築に対する欲求は，内在する社会的価値観と同様に，その後の人生のパターンやイメージに抑制的に働くのである。西洋社会では，障害のイメージはほとんどの場合ネガティブな価値観をともなっている。Livneh[70]はネガティブな価値観の原因となるものを以下のように分類した。すなわち，社会文化的条件，幼児期の影響，心理力学的メカニズム，罪に対する罰としての障害，不安が引き起こしている破滅的状態，美醜上の嫌悪，身体イメージ保全に対する恐れ，少数派意識，死を想起させるほどの能力低下，行動を誘発する偏見である。確かに，障害を持った人は，身体的な次元だけでなく心理学的な次元においても，自分を他者とは違う存在としてみる傾向がある。障害を持った人による社会に対するネガティブな見方に関する研究において，WeinbergとAsher[71]は，障害者に対する見方を健常者と障害者の間で比較したときに差異はみられなかったとしている。同様な結果は，Gokhale[72]や他の研究者によっても報告されている。Wright[73]は，能力低下における障害という側面にのみ焦点が絞られるときには，ポジティブな人生態度ははぐくまれないと述べている。

コーピングの枠組み内における積極的な考え方は，ポジティブな態度をもたらすすばらしい場となりうる。障害は要因の1つにすぎないという態度で，全体としてのその人をみる能力は，より現実的で建設的なアプローチである。このようなメッセージは理学療法士にとって当然のことのように思われるかもしれないが，このような観点を患者や家族に対して言葉で強調したり繰り返し述べることは，患者との共同作業やポジティブな適応をより促進することになるのである。

社会的サポート

心理社会学的な観点からすれば，能力低下の程度は，大部分，これらの障害に対して使用可能な物理的および社会的資源の質や量にかかっているだろう。広範な身体的および医学的条件において，社会的サポートは予防的あるいは緩和的役割を強く担っているということを，多くの文献が示唆している[74〜82]。理学療法士は，能力低下をともなった患者が円滑な生活を送れるように，適応のための物理的資源や環境に順応するための器具の利用が生活に強く影響することを知っている。

また理学療法士は，患者が利用可能な社会的サポートについて熟知し，それを推奨すべきである。社会的サポートは以下のように定義される。すなわち，資金的あるいは物質的な援助や，話を聞いたりアドバイスをしたりあるいは激励といった，器具や情動的なサポートなどを提供してくれる周囲の人たちの有効利用である。MackelprangとHepworth[83]は以下のように述べている。社会的サポートの有効利用は，適応の速さや適切さ，また全体的な幸福感や人生の質に直接的影響を与える。同様な結果は，Flaherty[84]，Deanら[85]，Gallo[86]，Maddox[87]，MacMahonとPugh[88]，SchultzとMoore[89]，Maguire[90]，Wardら[91]，Quam[92]，Clark[93]によって報告されている。これらの研究は，社会的サポートネットワークが患者の管理に関して影響を与えうるだけでなく，回復過程や適応過程にも効果をもたらすという緩和的利点を持つことを示すものである。

Crisp[94]は，さまざまな要因のなかで，社会的サポートに対する認識の程度が高いほど障害に対する心理的適応が良好であると報告している。Rintalaら[95]は，脊髄損傷の患者では，社会的サポートの量が患者の人生における満足感や幸福感と直接的に関連するということをみいだしている。Hardyら[96]およびKaplan[97]はともに，高度な社会的サポートがリハビリテーション後の職業的機能の回復の予測因子であることをみいだしている。

社会的サポートは上述したように，能力低下の影響をやわらげ，ポジティブな適応を速めるだけでなく，外傷あるいは能力低下に起因するいくつかの他の心理学的反応をもやわらげる。人生あるいは生活の期待を打ちくだいてしまうような事象は，その傷害の程度や能力低下の程度にかかわらず，抑うつと強い関連性を有することを示す研究がある[98〜102]。実際，Kishiら[103]のような研究者は，能力低下に起因する抑うつからうまく回復できないのは適切な社会的サポートの欠如によることがあると主張している。他の心理学的要因と同じように，抑うつレベルの重要な決定因子になると考えられるのは，できごとあるいはそれによる影響に対してのとらえ方である。例えばLanger[104]は，能力低下についての患者の自己認識が，抑うつの予測因子となっていると報告している。また，他の報告は，抑うつの重症度は疾病や傷害の重症度とは相関がなかったことを示している[105]。いずれにせよ，社会的サポートは抑うつをやわらげる効果を有することが示されている[106]。退行[107]や抑うつは，普通に観察される，あるいは一般的に誰もが予期できる患者の自分自身の状態に対する初期の反応であって，社会的接触は能力低下の程度を減少させているということを考慮すると，社会的サポートの有益な効果が治療計画の重要な部分となるべきであることは明らかである。この領域は理学療法士にとって重要な意味を持っている。なぜなら，社会的サポートは治療介入を増強させるためにも，また患者の受容を促進するためにも用いることができるからである。

適応の段階

上述した要因のすべての相互作用的な強さによって，適応は相対的に速くなったり長期化したり，順応的であったり誤順応的になる。概説的な文献は，身体的外傷に対する情動的な適応段階の型が存在することを示している。それらの文献に記載されている段階は，ショックや不安反応を示す初期段階の後，ほとんどの人は**否定段階**に入り，それが数日から数週間ほど続くということを示している。この段階の間，患者は，その喪失が修復される，あるいはその喪失は存在さえしないのだと信じているのかもしれない。また，抑圧，白日夢，あるいは空想のようなものがこの段階で現れることもある。

否定はときには抑うつや不安を覆い隠すものであり，それはその患者が現在いる状態において予期された結果であると考えられる。否定がやがて消失すると，第3の反応段階である悲嘆（**悲嘆反応段階**）が抑うつや悲しみといったかたちをとって現れ，それは誇張された自己非難によって複雑なものになることもある（それが現実的であるかどうかは別にして）。この悲嘆的な反応の徴候は，愛する人の喪失後に現れる哀悼の悲しみに似ているだろう。悲嘆的な反応は，哀悼的な反応の場合でも同様だが，人生を前進させるためには患者自身によって解決される必要がある。第4段階である**怒り**（**怒り反応段階**）と敵意は通常，非難や怒り，反感の投影もしくは外在化とみなされている。拒否，反抗，敵意，不服従などは，この怒りの別のかたちでの表出である。この段階の解決は，新たに形成される現実との最終的な**順応的調和**（**受容**）となって終わることが望ましい。逆の場合には，患者は誤順応的な後退や退行というかたちをとって完結してしまうことがある。

これらの適応段階は，自分が置かれている状態の厳しさに対処するための助けとなるような，予期される反応の範囲内にある。Siller[108]は，このような反応を外傷期間中の生存やまたパーソナリティの再構成の作業過程にとって必須なものとみなしている。したがって，避けがたい感情は「置き換え，停滞あるいは偽り」である。これは明らかな般化現象であるが，それぞれの個人のケースに特有な状況においても，一般

的指針としてとらえることが可能である。それぞれの段階は非常に類似していることもあるが，個人の反応の内容は人によって非常に異なる。障害を持たない他の人たちの場合と同様に，能力低下を有する人もそれぞれの個人的嗜好についてはさまざまである。ある患者は自分の絶望感や従属性を，非難されるべきものであるとか恥ずべきものであると感じるかもしれないが，他の患者は安心感を持ったり，提供されるケアを満喫さえするだろう。弾力性を示す人もいるが，そうではない人もいるのである。

外傷後ストレスとそれに併発する情動的問題

重度の精神病的状態に陥ることはまれであるが，より一般的にみられるのは**急性ストレス障害 acute stress disorder（ASD）**，もしくは外傷後ストレス障害（PTSD）のいずれかである。両者とも「不安障害」の特異的現象で，あるいはそれを構成する一部である。The Diagnostic Statistical Manual of Mental Disorders は，メンタルヘルス診断のための権威ある文献であり診断基準の指針であるが，そこではこれら両者の障害をその持続時間という点において区別している。ASD は 2 日〜4 週という期間に限定される症候群であり，一方，PTSD はその症候群の持続が 3 ヵ月以内であれば「急性 PTSD」，3 ヵ月以上持続すれば「慢性 PTSD」と分類される。しかし，ASD と PTSD は両者とも外傷的事象との遭遇に起因するものであることは間違いなく，また PTSD はその症候が外傷的事象の経験から半年後以降に出現する，すなわち「遅延して発症する」という用語によって的確に表現することが可能である。PTSD は，軽度であっても，外傷を経験した患者にある一定の割合で起こると報告されている[109〜112]。例えば Schreiber と Galai[113] など他の研究では，PTSD 出現の予見にかかわるのは二次的ストレッサーであると報告されており，さらに別の研究では PTSD の複雑性および主観性を最重要点においている[114,115]。

現れる症状は，以下にあげるうちの 1 つ，もしくはそれ以上である。すなわち，外傷的事象の再体験，外的世界に対する反応性の消失あるいは外的世界とのかかわりの減少，またさまざまな自律神経系の**不快**，そして認知症の症状である。外傷的事象の再体験は，何度も繰り返される苦痛をともなった**侵襲的回想**であり，またまれではあるが解離性の状態に陥り，その間あたかも実際に外傷的事象を再体験しているかのように振る舞うこともある。これはほんの数分間の場合もあれば，数時間，数日も続くこともある。

この点に関して，ストレスが身体的システムに関係する概念である，とリハビリテーションチームは考える傾向にあるということを，再度認識することは意義のあることである。すべての人に間違いなく影響を及ぼすストレッサーは存在する（例えば，極度に冷たい水に浸かってしまうこと）。その影響の重篤性は，水温や浸水時間などの客観的要因にかかわっており，一方で冷水に浸かってしまった人の身体の健康状態や身体能力によって緩和されるだろう。ただ，不安や絶望また恐怖のような情動が内在する状況を考えると，介在要因の潜在的影響は急激に広がる。これらの徴候は知覚・感覚，経験，気質またその他の多くの要因が関係しており，まったく同じ事態に遭遇したとしても，ある人にはそれらは心理的また社会的機能障害を惹き起こすほどのダメージを与えるし，また逆に他の人にとってはうまく適応して何の苦もなく切り抜けることも可能である。これに関する 1 つの例をあげよう。ある人たちは元旦にコニーアイランドビーチの氷海に自ら飛び込み，他の人たちは同じビーチの氷を過って割って水に落ちてしまう，という例である。いずれのケースも身体への物理的・身体的ストレスは同じであるが，前者では情動的ストレスがないのに対し，後者ではおそらくひどいストレスがそこに存在する。

責任感の消失は，**精神性鈍麻もしくは情動性無感覚**とも呼ばれ，他者との乖離もしくは隔離感の訴え，以前は楽しんでいた活動への興味や能力の喪失，またさまざまな感情・情動の欠如といったかたちで表出される。他の症状としては，自律神経系の過剰な覚醒，過剰警戒，過大な驚愕反応，そして入眠困難があげられる。また，睡眠障害，反復する悪夢，記憶や集中あるいは課題達成能力の障害などの他の症状も DSM-Ⅳ に記載されており，生存に対する罪悪感も破滅的なできごとを経験している間影響を受ける。Horowitz[116] は，後者 2 つの徴候を，それぞれ侵襲的および否定的状態と記述している。前者は不安を予期するなかで現れてくる超警戒タイプ，過剰警戒，そしてそこに存在しないものまでも知覚する（すなわち幻覚）ようになる。一方，否定的反応は前者と直接的に対比されるものであり，その事態に対する反応性の減退として表出されるものである。

PTSD が起こったときに理学療法士がさらに注意しなければならない症状は，興奮性の増加，敵対的な行動，持続性の緊張および身体的ストレス症候である。能力低下状態に突然陥った際に特異的に起こる他の情動的反応としては，その外傷直後の短時間の反応性精神異常がある。情動的混乱やそれにともなう当惑は数時間後には消え去ることも，あるいは数週間にわたって続くこともある。Modlin[117] は，外傷をこうむった患

者のおよそ1/3には，慢性タイプの**漠然とした不安感**，集中力および記銘力低下，悪夢や筋緊張，あるいは性的および社会的困難性が現れるということをみいだしている。これらは，その能力低下が壊滅的で，突然の外傷に遭遇することによってもたらされた患者にみられる典型的な外傷後の精神病理である。一方，多くの能力低下は，病気の予後がどうなるかといった，もっとゆっくりとしたもので，ある程度予期されるものである。とはいえ，このような状態にある患者も同様の情動的混乱や機能障害に陥ることもある。なぜならば，それらの状態はよりゆっくりとしたペースで進み，また適応の必要性もそれほど強くはないからである。しかし，重荷を背負ったラクダの背骨を折るのは最後に載せた1本の麦ワラだということわざにもあるように，ある限度を超えるとそのバランスが突然くずれてしまうこともあるだろう。このようなバランスの崩壊は，間接的に，もしくは能力低下以外の問題，例えば惹き起こされた困難に配偶者がもはや耐えることができなくなったとか，上司が労働生産性の損失を受け入れようとしない，というようなことによってもたらされるかもしれない。そうした結果は，突然の事故の場合よりは破壊的ではないだろうが，情動的混乱の急激な出現によってもたらされるだろう。そして，突然であろうとまた徐々にであろうと，機能の喪失はその人の心に傷跡を残すことになる。われわれは皆，個人の資質の限界点というものを有している。その人のコーピングの選択肢がストレスに対してもはや対処できないほどになってしまうと，適応能力の流動性に過度な負荷がかかってしまい，通常なら適切に対処できる能力を持っている人でさえさまざまな誤順応的反応をしてしまうのである。これは，障害においてもまさしく事実である。患者が経験する前述の反応段階が，外傷，苦痛，劇的な生活変化，あるいは経験される機能喪失などの強烈な攻撃からいつも守ってくれるということはないのである。パーソナリティの再構築をめざそうとするポジティブな企図に反して，誤ったコーピング，ひどい抑うつ，退行，さらには精神病や自殺さえ結果として起こることがあるのだ。

タイプの異なる重度の精神病理が外傷後に徐々に現れることがあり，ときには外傷初期に現れることもある。これらの病理的反応は主に抑うつおよび不安障害のカテゴリーに入るものである。このような反応は，生活のあらゆる側面に影響するもので，恐怖回避，**不安定性**，罪悪感，耽溺，また自殺の企図のような自己破壊的行動などがあげられる。このような反応の徴候や反応の不適切な欠如は，メンタルヘルスの専門家に診察を受ける必要性を示す指針となるものである。

同様に，長期にわたって悲嘆，怒り，抑うつ，不安，退行などの行動が観察される場合も見過ごしてはならない。長期にわたる抑うつは，通常，抑うつの経過を示すものであり，それは情動的混乱状態においてみられる反応性抑うつと呼ばれるものよりもより重症である。よりよくなるようにと努力してもリハビリテーションの進歩が患者にみられないことは，決して見逃してはならない1つの指標である。注意しなければならない他の徴候としては，飲酒や喫煙の増加，奇禍傾向，自殺観念構成，精神安定剤や鎮静剤あるいは他の薬物の過剰摂取，さらには睡眠や食事パターンの変化などである。認知機能の崩壊，混同，見当識障害，筋道の通らないような不合理な思考，現実感の欠如，幼児様の依存状態，あるいは過剰な恐怖感もすべて注意すべき危険信号である。

上述した反応のほとんどは，通常見逃されたり，大した問題ではないと誤解され，あるいは顧みられることがない。目にみえる情動的問題がないということはそれらが存在しないということを意味するものではなく，大した問題ではないと考えるべきではないのである。

PTSDは診断上の特異的な疾患であり，診断を決定したり症候群を治療することはリハビリテーションチームの責任外である。当然，心理学的また情動的問題に関してもこのことは当てはまる。しかし，いかなるケースにおいても，リハビリテーションチームのメンバーは，メンタルヘルスの診察の必要性を有する明らかな臨床的徴候に気づくことが必要である。この意味で，ある程度の情動的反応が，理学療法の専門的技術やサービスを必要とするほとんどの人に観察されることは明らかである。自然なそしてある程度予想される反応と，迅速な対応を必要とする病理学的反応との違いは，反応の度合い，反応パターンの持続性あるいは反応タイプの特殊性である。明らかに早急な専門家の診察が必要であると理学療法士が判断できるようないくつかの反応パターンがある場合もあれば，逆に，一層の詳しい検査をしなければその重症度や意味を評価するのが困難な反応パターンもありうるのである。正確な知識を駆使することによって，理学療法士は情動反応を理解し，そして緩和することもできるだろう。こうした反応を処理するための実践に関する概説は，後の章に記す。**Box 2-1**は，PTSDの特徴として観察される顕著な行動的指標を要約したものであり，PTSDへの関心やまたメンタルヘルス診察の必要性を喚起する行動群に関するリハビリテーションチームにとっての1つの指針として用いられるべきものである。

第2章　能力低下およびリハビリテーションに付随する心理社会的問題

Box 2-1　外傷後ストレス障害（PTSD）の警告サイン

以下の行動のうちのいずれか1つが認められること。
Ⅰ．定期的に繰り返される，侵襲的な外傷的事象の回想
Ⅱ．事象に関する侵襲的な苦痛をともなう夢
Ⅲ．解離状態（あたかも事象を再体験しているかのような行動をとる）
　A．それが数秒～数分続く
Ⅳ．事象の記憶の喪失

以下の項目のうち1つ以上認められること。
Ⅰ．精神性鈍麻
　A．社会的または身体的な環境もしくは活動における興味の消失
　B．社会的または身体的な環境もしくは活動への参加意欲の有意な低下
Ⅱ．情動性の欠如（親近感，愛情，性欲，怒りなど）
Ⅲ．睡眠パターン障害
Ⅳ．過覚醒
Ⅴ．過剰な驚愕反応
Ⅵ．刺激に対する過敏症
Ⅶ．高度の集中困難

ローカス・オブ・コントロール

表2-1（p.43）に示されている行動を鎮静するために，リハビリテーションチームが気づく重要な構成概念がそのほかにもある。それは，治療レジメンに患者がより積極的に参加・追従していくことを促進するもので，ローカス・オブ・コントロールという広い概念である。この構成概念は非常に多くの研究や理論を生み出してきたが，ここではわれわれはリハビリテーションの過程においてその関連性に焦点を当てる。**ローカス・オブ・コントロール**とは，ライフイベント（一般的なものも特殊なものも含めて）が持っている個人への影響の程度について，その個人がどのように認識しているかについて言及するものである。それは，自分の人生やライフイベントをどうすればどの程度うまくコントロール（対処）できるかという問題に，重要な影響力を持つものである。これは，楽観的認識や万能感あるいは自分の生活や状況，健康もしくはリハビリテーションに対して責任を有しうる能力と，それらに拮抗する絶望や無気力また退行のような感覚の形成における重要な分岐点となることは明らかである。Weiss[118～120]による古典的ともいえる研究は，コントロールすることもできず，またあらかじめ予期することによってやわらげることもできないような電気ショックにさらされたサルは，過剰な不安反応や奇妙な行動また無気力性を示すだけでなく，胃潰瘍やその他の身体的ストレス症候を示したと報告している。電気ショックの到来を予期したり，またやわらげることが可能であったもう一方のサルは，そのような症候をまったく示さなかった。ヒトの機能に関しても非常に類似した結果が他の研究によって示されている[121～123]。Seligman[124]やSelye[37,125,126]など他の研究者たちは，これらの問題についてより深い洞察を加えた論文を報告している。ヒトを用いた研究は，経験やプロセスまたその結果に対して，自分は影響力を有しているという意識が自分のなかに存在しているときには，コーピング能力の高まり，有害な影響の低減，より速い回復，動機づけや希望またエネルギーの増加，さらにより前向きなスタンスがもたらされることを示している。

ローカス・オブ・コントロールに関する患者の知覚は，能力低下の発症に対する反応に影響を及ぼす介在要因として働くが，理学療法士にとってこの構成概念の有用性が最も大きいのはその治療中である。治療過程における自分自身の役割や影響力に関する患者の知覚は，多くの場合，理学療法士の影響を受けやすい。したがって，理学療法士は患者に対して治療の帰結の過程に，患者自身がどのような役割を果たすべきかということを理解させながら，その症状の本質について教え，明らかにすることを通して患者を勇気づけることができるのである。目標設定や治療計画のあらゆる段階に患者を参入させることは，一見，ほとんど明白な利点を有しない浪費的なものであるように思えるかもしれない。しかし，それはやがては大きな恩恵をもたらすことになる。治療計画に患者を参入させることは，患者が自分の人生を形づくる際に持つかもしれない適切なコントロールの知覚を形成し，強化するうえで役立つのである。それはまた，理学療法や治療方針に関する互いの取り決めごとのレベルアップをもたらし，最適な治療の帰結の可能性を増強させるとともに，熟練した治療介入に必要とされる時間の短縮に結びつくであろう。

身体的リハビリテーションと情動的機能

リハビリテーションチームは情動的障害や適応過程に注意をはらわなければならない。また，疾病や傷害の結果として予想される情動的反応と，重度の病態学的過程の出現との識別ができなければならない。そのような自覚を有することは，患者のリハビリテーション過程や将来の生活にとって重要な意味を持つだろう。

障害をもたらすような外傷や疾病の治療において，理学療法士はリハビリテーションへの取り組みの最前線に立っている臨床家なのであり，患者は，健康に関する多くの専門家よりも，特定の理学療法士とより多くの時間を過ごし，またより緊密な関係を持つのである。

したがって理学療法士は，特定の患者の情動的問題における変化により早く気づくことが可能である。適応や誤適応，またそれらが互いにリハビリテーションへの取り組みのなかでどのように相互作用をしているかという心理学的ダイナミクスに注意を向けている理学療法士は，行った身体的理学療法介入を超える癒し効果を与えることができるのである。患者の情動状態に注意を向けることは，多くの症例において，活動していない潜在能力を最大にし，患者の満足のいく人生適応を強める効果がある。したがって，リハビリテーションというのは，身体的回復や置換，あるいは身体的喪失の受容をはるかに超えるものとしてとらえられるべきである。Trieshman[127]は，リハビリテーションを「自分自身の環境において自分の障害とともに生活するための学習」の過程であると考えている。このような学習は，その人の病前の，十分に活用していない，あるいは実現していない潜在能力の活用と転換を含むべきであるということを，われわれはつけ加えよう。Trieshmanによって適切に述べられたように，学習過程ダイナミクスは「傷害の瞬間に始まり，その人のその後の人生において続くもの」なのである。

「リハビリテーションがなされた」あるいは「適応した」と呼べる明確な最終到達点というものはない。なぜならば，人生のさまざまな境遇にあるいかなる人々とも同じように，障害を持った人たちも自分の環境に対して順応していくための学習をし続けているからである。誰もがそうであるように，障害を持った人も，「身体的能力低下を背負った人生がもたらす疲弊やフラストレーションを耐えしのび続ける」ためになんらかの報酬や充足感を得られなければならないのである[127]。

安定化と再統合

身体的および医学的治療の目標と帰結に，身体的能力低下というトラウマによってつくり出される二次的な情動的障害からの回復が含まれることは当然である。身体的機能の回復，日常生活活動 activities of daily living（ADL）訓練また就職のための再訓練は，それだけのもので，それ以上のものではないのである。たとえ病院内での心理療法が十分にうまくいったとしても，それによって病前の環境へと戻るための再統合がうまくいくことが保障されるわけではない。入院患者の退院後の生活への再統合が保障されるまで，退院は逆効果をまねくかもしれない。家族だけでなく患者自身も，それぞれの家庭や地域社会で直面しなければならない社会的，情動的，性的，経済的適応のための保障がなされなければならない。そうでないかぎり，リハビリテーションが終わったとみなすべきではない。**患者役割**からその役割の放棄へと変化するということは，患者役割への最初の変化と同じくらい壊滅的になりうるのであり，それによって，BerkとFeibel[128]やUdinとKeith[129]によって報告されたような，重度の抑うつや不安，あるいは社会的統合の欠如がもたらされることもある。これまで記載したほとんどは，主要なリハビリテーションが行われる外傷後適応期に焦点を合わせたものであった。安定期は第3の，そして最終的な段階であり，そこでは患者は比較的適応的で安定した生活状態に入っていくと期待される。とはいえ前述したように，適応および安定化は有益な順応であるということを意味するものではない。したがって安定化は，それが順応的か誤順応的かにかかわらず，その人の世界において自分の機能をうまくバランスをとって適合させることを意味している。

こうしたことはすべて，安定期に得られる質の重要性を示すものである。安定期においては，われわれの臨床的な取り組みがめざした方向の人生における質や価値観をも患者は経験するのである。リハビリテーションチームが治療に努力をしている期間は，いくつかの点においてヒトの妊娠期間に相当する，あるいは類似しているという事実を見落としがちである。人生がその真の意味を持つようになるのは，生まれた後の人生の準備期間なのである。同様に，人生が再び意味のあるものになる（もしくは意味のないものになる）のは外傷後適応期に続く安定期なのであり，その間，リハビリテーションチームのメンバーはあたかも生後の人生を左右する力を持つ「助産師」として働いているのである。

したがって，外傷後適応期における患者の誤順応の徴候やサインだけでなく，患者の欲求のすべてに注意を向けることは，良い「出産」にとって絶対に必要なのである。ここで，統合された心身一元論的アプローチの必要性を改めて指摘したい。そこに焦点を合わせることは，能力低下の心理社会的側面と身体的リハビリテーションとが互いに影響し合っているということを意味する。本章では，臨床家は外傷や疾病，傷害がもたらすすべてのものに注意を向ける必要があると指摘することをめざした。臨床チームと他の専門的チームのメンバーとの相互作用は，その人の専門性にかかわらず臨床家にとって最も重要である。リハビリテーションチームのメンバー全員の間での密接なコミュニ

第2章 能力低下およびリハビリテーションに付随する心理社会的問題

ケーションや協同作業は，患者が最善の帰結を得られるようにするために最も重要なのである。

相互にかかわる臨床チームアプローチ

それぞれのケースの独自性や問題の程度を考慮することによって，病前のライフスタイルや患者が望む帰結についての明確な理解がリハビリテーションでは求められる。患者のバックグラウンドや社会的地位，また精神的および文化的価値観，障害状態に関する自覚，さらには患者の人生哲学を推し量ることは，ヒーラー（癒す人）としての理学療法士の能力を高めるだろう。とりわけ，言葉や表情また冗談や嘆きなどいかなるものであろうと，患者がいわんとしていることを注意深く見聞きするスキルはこの過程において重要である。患者と他者との相互作用，またそうした相互作用によって他の患者やスタッフあるいは友人や家族との間に起こるトラブルは，セラピストが注意を向けるべき手がかりなのである。

こうしたデータをすべて収集したり，人の心理社会的機能についての科学的所見に精通することは，理学療法への取り組みを強力なものにするために必要とされるツールを進化させる助けとなる。それらのツールをリハビリテーション過程に用いることによって，情動的混乱を止めることを可能にするだろう。

このためには，リハビリテーションへの取り組みのためのさまざまな臨床訓練を協調して行うことが最も重要である。それぞれの専門的分野の境界や限界に関する認識を共有しながら，理学療法介入と他の医療専門家の介入とを統合することは，さらなるチームワークを生み出すとともに，患者には社会における自身の居場所のなかでの代償的機能を最大限にするよい機会を与える。これは能力低下によって新たに遭遇した環境という現実に適応する場所となるだろう。

このことはさまざまな分野の臨床家によるチームアプローチの重要性を強調するものである。リハビリテーションは多くの分野や技術のすべてを網羅する用語であり，それぞれはリハビリテーションへのさまざまな取り組みの分野を専門化させるが，リハビリテーション過程における多くの観点を共有化するものではない。したがって，あるセラピストは，他のセラピストに「これこれのことをしなさい」と主張したくなり，それぞれのセラピストは自分自身のやり方を通したがるかもしれない。患者の機能に対する情動的側面が配慮されなかったり，また心理学的なフォローが治療に組み込まれることがなければ，身体的機能の回復はほとんどうまくいかないだろう。

このことは，セラピストは患者を治療する際に自分の専門領域の境界を越えるべきであるといっているわけではない。心理学者は理学療法をすべきではないし，理学療法士も情動的疾患を治療したり診断すべきではない。しかし，いくつかの心理学的なテクニックを利用したり，あるいは情動的問題へ注意を向けることは，理学療法介入をより完璧なものにするということも考慮しなければならない。

相互作用的チームアプローチは，協同的な取り組みにおいて互いの専門知識を分かち合うことによってリハビリテーション治療を強固なものにすることができる。メンタルヘルスの専門家は，リハビリテーションチームからの情報や患者の観察から得られる将来の見通しがなければほとんど効果がないのである。反対に，患者の知的能力や動機づけ，または情動的機能の評価を通して，メンタルヘルスの従事者はリハビリテーションへの取り組みを手助けすることができるのである。

メンタルヘルスの専門家は，問題のある患者や患者間の問題に対して，直接的あるいは間接的介入のための心理学的テクニックの利用や，患者の管理に関してのアドバイスをすることができるだろう。また，ストレスや痛みに対しての特殊なテクニックについて，その技術を提供したりまた助言することができる。メンタルヘルスチームのメンバーが専門としている領域には，退院計画を立てることや家族療法またソーシャルサポートネットワークの利用およびその強化がある。

評価と心理テスト

リハビリテーションへの取り組みに際して，患者の心理学的および社会的機能の十分な評価は，欲求や恐れ，不安，あるいは受容力について理解するうえで有用である。それはより早く適切な回復の方向にリハビリテーションへの取り組みを導くことであり，またあまり現実的ではない目標に向いた不必要で，かつ無益な企図を避けるものとなることもある。認知機能に問題がある患者に歩行訓練が試みられるような場合が，心理学的および認知的評価の重要性を示すよい例であろう。そのような患者は，脳血管障害 cerebro-vascular accident（CVA）後にひとたび歩行することが可能となったなら，麻痺があるにもかかわらずあたかも普通の平坦な床であるかのように階段を上り下りすることだろう。もし認知機能の評価が歩行訓練の前になされていれば，不用意な股関節骨折は避けられるに違いない。患者の能力を把握したうえでのリハビリテーションの取り組みにおいて，心理面での正確な評価は，患

者や家族またスタッフが共有している動機づけの喪失やフラストレーションを最小にするだろう。

このような評価が，障害，性格形成また知覚・運動および認知機能に対する患者の情動的適応についての重要情報をもたらしてくれることは明らかである。これらはコーピングへの障害や行動の困難さをよりよく理解したり，また表面上のもしくは目にみえない隠れた個人間，および個人内の困難さを処理するための方法についての開発にも役立てることが可能である。BealsとHickman[130]は，脊髄損傷患者が仕事に復帰する際の心の準備に関して，心理学的評価の方が理学療法士の報告よりもより予測性が高い，ということを示している。Halstead-Reitanの神経心理学テストバッテリーのような心理神経学的テストの方が，脳波，X線検査また脳スキャンや神経学的検査よりも脳の障害の検出力がより高いということが示されているのである[131]。TsushimaとWedding[132]は，Halstead-Reitanの神経心理学テストバッテリーはCATスキャンと同じぐらい正確なものであるということをみいだしている。これらの研究者たちは，臨床医学的評価よりも**神経心理学的評価**の方が小さな脳損傷を検出するのにより鋭敏であるということもみいだしている。

脳の小さな損傷は大きな医学的意味を持つものではないかもしれないが，リハビリテーションにとっては重要であることは間違いない。なぜならば，それは患者の学習能力の大きな妨げとなるかもしれないからである。心理学的評価は，主観的症候学や憂うつ症また仮病の評価に特に役立つとともに，痛みや頭痛またまいの訴えを扱う際にも有効である。このような評価は，心理学者や神経心理学者の特別な専門的知識やテクニックが必要となる。心理学者，精神分析学者，臨床的ソーシャルワーカー，作業療法士そしてカウンセラーはまた，パーソナリティや社会的問題領域，教育的可能性，さらに職業および学習能力を判断するその他の評価法についても専門的な研究をしている。これらの評価は，個別の患者の欲求に向けて適応させたものである。すべてを包含しているものではないが，Box 2-2はメンタルヘルス評価において考慮されるべき主要な領域に焦点を当てたものである。これらのメンタルヘルス評価は，リハビリテーション過程にとって筆者らが特に重要であると考えた項目に絞って記したものである。これらの評価からもたらされる知見が，治療介入による便益を最も受ける領域に向けてリハビリテーションへの取り組みを方向づけることを可能にするのである。

能力低下とメンタルヘルス実践

本項においては，心理的崩壊の克服や誤順応的防御メカニズム，および回復のための動機づけの強化にかかわるいくつかの介入方法に重点をおいて記述する。直接的介入は別として，メンタルヘルス診察医は，患者の管理およびリハビリテーションへの取り組みに有用な心理学的および行動変容原理の応用に関して，リハビリテーションチームを補助し支援することができる。心理社会的評価の結果は，利用すべき能力としての利点と矯正し補償すべき欠点との違いを際立たせることができる。メンタルヘルスチームからもたらされる便益を最大にするためには，さまざまな専門分野が必要であるという認識が重要である。メンタルヘルスの学問分野についての簡単な説明をBox 2-3に示す。これらの項目には多くの下位専門項目が存在する。そこには，神経心理学，神経精神医学，精神分析学，**行動医学**，行動変容，法医精神医学および法医心理学，老人病学，グループセラピー，家族および夫婦セラピー，セックスセラピー，ストレスおよび疼痛緩和医療，**バイオフィードバック**および催眠術療法などがある。

メンタルヘルスの医師は特定の諸問題（例えば，退院計画や周囲の支援グループの利用など）について重要な助言を与えることができる。社会復帰のための最も有効な手段としての自助グループの重要性についてはLiebermanとBorman[133]に記されている。

大きな関心が寄せられる他の領域としては，能力低

Box 2-2　メンタルヘルス評価において考慮すべき主要な領域

1. 現在および病前の知的，情動的，およびコーピング機能
2. 現在および病前の精神病理，パーソナリティ構成，および抑うつ，不安およびその他の精神的能力障害のレベル診断
3. 自殺，呼吸困難およびその他のリスクの評価
4. 器質的および認知的能力低下の程度，およびそれと患者のリハビリテーション能力との関係性
5. 能力低下および喪失の象徴的意味づけ，および引き出すことのできる代償的機能
6. フラストレーション耐性，動機づけ，および二次的な利得の妨害
7. 痛み，ストレスおよび耐性評価
8. 職業上の興味およびバックグラウンド，および現在の機能的能力
9. 性に対する姿勢および性的機能障害
10. 現在および病前の家族構成，およびその相互の影響，社会的および経済的地位および現存するサポートネットワーク（環境的サポートシステム）

第2章 能力低下およびリハビリテーションに付随する心理社会的問題

> **Box 2-3　メンタルヘルスチーム**
>
> 1. 精神病医が精神障害およびその治療に精通し，医学的訓練を受けていること．
> 2. 心理学者が心理学の専門分野のどれか1つにおいて博士号を有していること．リハビリテーション過程に加わる人の多くは，パーソナリティや情動的機能障害の診断的評価および治療において専門的な訓練を受けた臨床心理学者である．付加的な専門としては，健康およびカウンセリング心理学などのほか神経心理学および**行動医学**がある．患者によっては，学校，教育もしくは産業心理学だけでなく小児心理学の役割が非常に重要になることがある．
> 3. 臨床的，精神的，社会的ケースワーカー（ソーシャルワーカー）は，環境的，社会的および家族的機能障害，および個人の適応や機能とそれらとの相互作用の評価および介入に関して訓練を受けていること．
> 4. 作業療法士は，心理社会的および認知機能の評価について訓練を受けていること．特に重要なのは，これらの領域における障害と，それと関連した機能的障害との関係性に関してである．
> 5. カウンセラーまたはカウンセリング心理学者は，言語セラピーあるいは行動様式のいずれかを通して患者の社会情動的状態を取り扱う訓練を受けた実践家であること．カウンセラーは，病的反応性のレベルが軽度もしくは中程度の際に，情動的適応および個人間の問題に焦点を合わせることができる．
> 6. 言語聴覚士，アートセラピスト，運動セラピスト，職業カウンセラー，リハビリテーションカウンセラー，精神科の看護師またはパストラルカウンセラーなど他の領域のセラピストが，それぞれ独自のサポート領域において専門化されていること．

下にともなう性的機能の低下もしくはその欠如がある．これは本章の範囲を越える問題の1つである．やむを得ないことではあるが，われわれは障害を負った人の家族にかかわる問題，例えば能力低下に対する家族それぞれの反応性をこの章から省かざるを得なかった．Hartmanら[134]によると，これらの反応性は人の広範囲にわたる感情を包含する．われわれは，家族や夫婦間のセラピーなどの，メンタルヘルスの従事者が扱う他の重要な領域と同様に，これについてはほんの少ししか触れることができない．これらはリハビリテーションへの取り組みにおいて主要な役割を演じるとともに，それらの技法は患者や家族の構成員によって直接的に，あるいはカウンセリングなどを通して間接的に利用されるのである．

リハビリテーション過程における危機点

最初にわれわれは，能力低下に対する適応過程およびその段階，あるいは期間について記した．適応過程が内的および外的要因によって影響され，また形づくられていくということは明らかである．サービスの提供も，重要な関連性を有する．国内のどこでヘルスケアサービスを受けるかということとは無関係に，治療の過程は緊急入院加療から，入院後のリハビリテーション，退院，外来もしくは医院でのケアまで，また最終的には普通の生活への復帰に至るまでさまざまな段階を含んでいる．これらの治療の段階はそれぞれ，外的に強要されたアイデンティティ（例えば入院患者であるということ），強要された一般的外的現実性（病室生活，看護師への依存，外世界からの隔離など）を患者に提示する．われわれが付加する治療の過程および構成は，心理社会的適応に一般的に悪影響を及ぼす個人のストレス段階や現実を提示する．これらは非常に一般的なものなので，適応過程に及ぼすそれらの影響を考慮することが必要である．

それぞれの新しい段階の治療もしくは理学療法は，患者ごとに個別の目的を有し，障害に対処し，向き合い，打ち勝つための独自の課題を示し，さらにその段階に特有の身体的および社会的環境を提示する．これらの現実は環境に対する順応や適応を形づくるだけでなく環境に対する順応そのものをも要求するのである．緊急ケア施設への入院もしくは入院加療の初期は，一般に環境への順応の初期段階に当たる．この環境に対する現実感は，しばしば，喪失感，憂うつまた絶望感という患者の持つ個人的な危機感に最初の意味づけを与える誘因となる．逆に，この経験は，侵害について日々心配することなく自分自身に目を向けることに有用であるとともに，嘆いたりまた適応するための時間を確実に与えてもくれる．このような環境は，能力低下や疾病の状況，あるいはその永続性に気づくにつれて，初期の否定的傾向をやわらげるうえで役に立つこともしばしばある．

入院中，あるいは場合によっては外来治療中の場合でも，他の患者の状態や人間関係の変化は自分に往々にして危機感や適応をもたらす．新しい患者の入院や病室にいた他の患者の死亡あるいは退院は，容易に個人的危機感や適応を促進してしまうことがある．このことは，他の患者との個人的関係が良好であろうとなかろうと関係なく起こることである．見知らぬ患者が新しく入院してくることは，それだけでそれぞれ固有の否定的また回避的問題をともなった，個人的な記憶や関心を呼び起こす誘因となる．退院や死亡は，患者自身の死すべき運命や危険性を再認識させ，自分の障害の程度やリハビリテーションの可能性についての疑

間をわき上がらせるのであり，それらは適応における危機感を強制的にもたらすことになるのである。また，それほど明確なものではないが，スタッフの緊張状態，家族の人たちの口論や反応，また処遇の仕方や目標についての家族の意見さえも，1つの誘因になりうるのである。

　患者自身の退院やサービスの終了もまた1つの危機点である。このできごとは，予想されたことではあるが，一般に，治療施設という保護環境外における機能的受容能力について患者に疑念を起こさせる。このことは，その程度がどうであれ，その障害の現実感を強める方向に働くとともに，障害の初期に経験した感覚や思考，あるいは恐怖や不安を再び呼び起こす方向にも働く。退院は一般的に，病院の環境やそこにいるスタッフのサポートおよびケアにともなう安心感や安全性の喪失感をもたらす。当たり前のことではあるが，変化というものは，それが大きいものであっても小さいものであっても，ほとんどの人にとって受け入れがたいものであるということは真実である。保護し，またサポートしてくれる環境から離れることは，どんな状況であっても受け入れがたいことなのである。例えば，大学の新入生が初めて実家を離れたり，あるいは学位を得た後に一般社会に再び戻るようなときによく経験する問題などが例示できるだろう。入院している間は，一般の人たちとかかわっているときよりも，自らの能力低下の程度や，あるいは異質性にさえも無関心になりやすい。退院することによって，患者は一般の人たちのなかにある身体的また社会的違和感やその状態によって惹き起こされる恥辱感に無条件に，無理やり直面させられることになるのである。この危機点は，往々にして再度の傷害や衰退，あるいは退行や新たな合併症など，退院のための障害を生じさせることになってしまう。これらのことは意識的である場合もあるし，また突然起こる説明不可能な痛みや機能低下の訴えの増加のように無意識的な場合もある。

　リハビリテーション担当者は，上述した危機点の存在に気づくべきであるが，心理社会的適応に及ぼす環境的影響には，患者に課されている治療処置やその現実性をも包含しているということを広く認識する必要がある。いくつか既存の治療の影響について記してきたが，将来の傾向としては，適応過程に独自の特徴を課すことになるだろう。患者の適応に十分な影響を及ぼすいくつかの新しい傾向がある。それには，入院期間の短縮の推進，治療手続きの早期化の強調，簡便なもしくは短期間の治療，入院治療から外来治療への移行の推進などがあり，それらは保険会社や他の基金からの保証や指示によってなされることが望ましい。効率性および有効性の増大が賞賛に値する目標であるが，新しく介入する治療段階のそれぞれに対してだけでなく，退院に対する患者の心の準備の判定においては細心の注意をはらわなければならない。これは，適応に及ぼすそうした影響を考慮する際に特に重要になってくる。心理社会的適応は身体的適応と同列に考慮されるべきものである。早計すぎる退院や簡略化された治療プロトコルは，治療チーム全体によって対応しなければならないような付加的，情動的な適応上の問題をもたらすことになるかもしれないのである。身体的能力低下に対して初期にみられる否定や抑うつ，悲嘆さらには一般的な情動的適応のような自然な反応が現れない，あるいはあらかじめ妨ぐことができるということはあり得ないので，時間をかけた個別の過程が必要なのである。

メンタルヘルス診察の決定：適応上の諸問題を示唆する行動

　理学療法士は患者と相互関係性を有しているので，適応に関する患者の反応や，その潜在的意味に関する懸念が，心のなかにわき上がってくるときがあるのは疑いないことである。いくつかの反応は明瞭でわかりやすく，その場合には患者がメンタルヘルスチームによる診察を受ける必要があることを理学療法士はすぐに気づくが，一方で，ほとんどの反応はその意味や重要性があいまいで不明瞭であるように思われる。不十分な適応状態での潜在的な警告サインのすべてを記すことは不可能であるが，いくつかの一般的指針を提示することはできる。表2-1は，理学療法士が注意しなければならない患者の反応を示したものである。

　表に記された行動的混乱は，臨床的に重要な心身的苦痛や個人的あるいは個人間の重要な機能障害を生み出すという一般的な法則は重要である。たとえ不確かなものであっても，心配や関心を持ちすぎることは決して悪いことではない。これらの行動やその基盤にある言葉による表現が，前にも一度あったのか，状況に基づいて発現したものなのか，一過性のものなのか，それとも持続性のものなのか，ということは必ず記載すべきである。

　先に記したように，いくつかの情動反応は正常で予期されうるものであるが，一方，専門的なメンタルヘルス介入を必要とするような情動反応もある。われわれも，例えば，抑うつや悲嘆的なサインを記すことはできる。ある患者は，現在の自分の状態と病前の心理的状態との間の相互作用に対して，有効な対処反応を最初から持っているだろう。また他の患者では，対処方法がうまくいかず，徐々に悪化していくかもしれない。また別の患者は，現在の自分の新しい状態に積極

表 2-1 メンタルヘルス診察の必要性が認められる患者の行動

退行
　退行は幼児期の，より未成熟な機能パターンの状態に戻ることを意味する。これは小児においてより一般的に観察されるものであるが，成人においても同様に観察される。例えば，小児が自分の親指をしゃぶるようになったり，しつけられたトイレでの排泄能力を失ってしまうことなどがある。成人の退行は一般にスキルや能力の欠損として観察されるが，胎児のような姿勢をとるようになるといった極端な退行行動がみられることもある。

見当識障害
　見当識障害は，時間，場所，活動，自己アイデンティティあるいは他者のアイデンティティに関する混同のことである。偶発的または一時的な見当識障害は普通の人でもときおりみられることがあるが，見当識障害発症の頻度もしくはその長さの持続性は評価および介入の理由となる。より極端な混乱的行動や思考過程は注意深く精査する必要がある。

妄想
　妄想は，誤った，思い違いをした信念，また不正確な環境解釈であり，この信念システムは持続するという特徴を有する。これは誇大妄想や被害妄想に始まり，能力低下の質や範囲に至るまでのすべての領域にわたって進行する。これらの妄想は，まったく矛盾した情報に直面しているにもかかわらず持続するのである。

不正確な環境解釈
　これはこのリストのなかで最も広いカテゴリーであるが，幸いにも最も容易に理解できるカテゴリーでもある。明らかに患者が対象とするものの状況や現実感を誤って解釈したり，誤解する際に，その多面的な表出に関してメンタルヘルスを専門としない医師によっても，それはおそらく容易に記されるものである。これは，精神病的崩壊のような極端な型をとる場合だけでなく，ちょっとした反復性の誤った解釈のエピソードのような，それほど重要でないと思われるような型をとる場合であっても，注意や介入を必要とすべきものである。

不適切な感情
　感情は患者によって示される気分の状態であると解釈され，喜びや悲しみや恐れなどの情緒は身体言語や顔の表情また言葉に反映される。不適切な感情は，例えば不快なニュースを聞いても喜びを表すといったように，その事態と相いれないような感情的表出においてみることができる。それはまた，表現される感情と口にされる言葉との間の分離状態もその対象となり，例えば，悲嘆や哀悼の言葉を投げかけながら微笑を浮かべ歓喜に跳び上がっている，というようなことがある。

過小もしくは過剰警戒（ビジランス）
　過小警戒は，社会的だけでなく身体的にも，自己の周囲の状況や事象に対して無頓着な患者において観察することができる。過剰警戒は，社会的および身体的な周囲の状況に対する強い集中と警戒であると解釈される。いずれも極端な場合には診察が必要とされる，ということにとどめておく。

気分変動
　われわれは皆，気分の変化というものを経験するが，そのほとんどの場合，これらの気分の変化は，情報やニュースのような外的決定因や，われわれの環境内でのできごとや状況の変化に対する反応性に関しては比較的適切なものである。また気分は変動するものだとしても，一般的にはそれはある程度の時間継続し，そして安定したものである。気分が極端にまたかなり頻繁にシフトするような場合は，それは気分変動，もしくは気分が外的要因よりもむしろ内的要因によって主に引き出されたものであるということを示唆する。

自己破滅的行動
　いかなる自己破滅的行動も，特にそれが持続的である場合，重大な関心を寄せるべき問題である。自己破滅的行動は，そのサインをみつけるのが困難でとらえどころがないような場合から，非常に明確で人を脅かすほど明白なサインが観察される場合まで非常に広範囲にわたっている。とらえどころがないようなかすかなサインは，治療法に対する不服従，拒食や過食またパーソナルケアの減少や摂生法などの自己管理活動の乏しさ，また環境とのかかわりのなかでみられるぞんざいさなどがあげられる。より明確なサインは，自傷行為や自殺観念およびその表出などをあげることができる。この重要な問題については，後により深く考察する。

極端なかたちをとる正常行動
　正常な人の行動は，それが予期されうる領域の範囲外にあるとして注意を引くよりはむしろ，広範囲の反応のレパートリーを持っているといえるものである。より極端な外傷的もしくはストレスフルな経験をした人を扱う際には，この範囲は通常，よりいっそう広げられなければならない。能力低下に直面した人が，その問題の周辺に自分の注意や関心また不安を向けるということは自然なことであるように思われる。脚を切断された人が示すその脚に対する注意の集中のレベルは，健康で歩行している人にとっては強迫的なものとみなされるだろうが，それはまだ正常範囲である。行動表出を決定する際には，臨床家はその判定について注意が必要である。強迫観念や極度の心の取り乱しや不動状態，あるいは突然の利己主義的もしくは名誉毀損的行動は診察を必要とする。過度に従順な患者や極端に冷静な患者は，過度に論争的で極端に熱心なまたは病的なほど興奮している患者と同様に，関心を向ける必要がある。刺激に対して不適当であるとみなされるような（言語的または行動的）反応には注意すべきである。極端であると思われるような行動や過度の反応は，合理的な判定を用いて，注意してみる必要がある。

的に適応し，生活のあらゆる側面において適切で豊かな，そして客観的に現実的な関与の方向に自分のアイデンティティを統合していくかもしれない。障害後の適切な感情の欠如（例えば，あたかも何も起こらなかったように振る舞う）には，警告を発すべきである。能力低下に対する適応というのは，これらの心理的要因に対する適応も同様に含むものなのである。

リハビリテーション介入に関する示唆

　われわれはいくつかの重要な問題についてこれまで述べてきたが，ここで専門的な診察の必要性が認められる不適切で病的な反応パターンを示す徴候を示す。表2-2に示した一覧は，十分に包括的で決定的なものであるとはいえないが，さらなる考察のための顕著な特徴を示したものである。判断力と注意力が求められるが，病的反応パターンを示す行動は，それらがどれほど軽度な病的行動の表出であったとしても，時間の経過とともに慢性的あるいは病的になるということを心にとめておくことは重要である（表2-2）。

　これまでみてきたように，人間の反応や反応パターン，あるいは適応過程というのは非常に変動的で個人差があるものである。それぞれの患者は，理想的には個々に異なる存在として位置づけられなくてはならず，理学療法の処方も個々の特徴や反応，欲求に適合した配慮がなされなければならない。したがって，利用可能で包括的な実践原理のリストを用いて，起こりうる可能性のある反応や状態をすべてカバーするということは実際的ではない。しかし，われわれが提案したいと考えているいくつかの一般的な実践原理あるいはアプローチがある。これらは文献に由来するものであるが，多くの患者に対して適用可能で十分に役立つものであり，ポジティブな帰結という共通の目標に向かうための互いのコミュニケーションや協同作業のための環境を整えるものである。これらのうちのいくつかは間違いなく，シンプルで良好な実践方法として理学療法士にはよく知られたものである。それでもあえて，これらの実践の潜在的な影響に関して心理社会的な見地からその理論的根拠を提示したい。メンタルヘルスの臨床家は，専門家として，その指導に関して相談を受けなければならないし，また援助しなければならない。さらに，患者とセラピストの関係の深さや，その規範，雰囲気，あるいは相互作用の微妙な色合いを形づくり，またそれらに影響を及ぼす手助けとなるようにその専門的知識を提供するのである。患者も同様に，その関係性の本質の形成に一役かっている。患者が従順になればなるほど，理学療法士は関係性の本質の形成により影響を与える。ポジティブな最終点のためのこの機会を意識的に利用することが，リハビリテーションチームのすべてのメンバーにとっての責務である。われわれがこの相互作用の明暗を決定するうえで強力な影響力を持っているということを，われわれはときには忘れてしまう。実践者によって与えられるサービス提供の内容や周囲の環境，またパーソナリティやコミュニケーションのタイプはすべて，理学療法への取り組みに対する患者の参加や反応に強い影響力を持つのである。

患者参加の最適化

　患者は可能なかぎり，十分に自分自身の治療に参加すべきである。これは現在継続している治療の進捗状況の評価だけでなく，目標設定や治療計画への参加も含むものである。当然のことながら，これは，患者の現在の状態や実際に行われている理学療法処置，あるいは起こりうる帰結などに関する患者への明確な説明やコミュニケーションにかかっている。そうすることが患者を力づけることに役立つとともに，動機づけの増強や訓練の処方計画への参加意欲の増強を可能にするだろう。このことはセラピストとの協同作業への参加を促進するとともにセラピストとの信頼関係をもたらす。コントロールと能力（ローカス・オブ・コントロール）が増強されたという患者の感覚もより大きくなり，うまくいけば，絶望感や帰結に対する責任感を緩和することになるであろう。

楽観的なままでなく現実的な見通し

　理学療法士は患者とのどのようなコミュニケーションにおいても誠実で現実的でなければならない。予測されるリハビリテーションの帰結は，たとえそれが目覚しいものではないものであるとしても，ポジティブな目標として表現されることが肝要である。どんなに小さいものであっても，またたとえわかりきったものであっても，希望を徐々に植えつけ，また動機づけを増強させ，そして能力低下に対する不断の努力を奨励するために，患者にすべての成功と進歩を想起させたり，あるいは励ましたりすることが重要なのである。

専門用語や定型化による制約

　患者の行動やアプローチを定型化してしまうことはしばしば自己挫折につながる。それは患者の一側面にしか焦点を当てていない一般化であり，どの人もそれ

表 2-2 病的反応パターンを示唆する行動

悲嘆
実際のもしくは知覚される機能障害，または実際の喪失に対する悲嘆は正常であり予期されうるものであるが，以下の項目はより重度の反応が現れる糸口となる可能性がある。
- 問題もしくはその重篤性の否定
- 喪失の過大視もしくは理想化
- 過去もしくは喪失前の状態への強迫的観念
- 喪失にかかわる罪悪感への強迫的観念
- 退行
- 集中困難
- 活動および事象に対する興味の喪失
- 気分不安定
- 喪失について話し合うことができない
- 孤独になることの恐怖
- 身振り行動（かんしゃく，自殺のジェスチャー，無分別な性的関係の乱れ）
- 怒りのスタンス

抑うつ
- 平坦な感情（ほとんど情動を表さない）
- 非常に低い精力レベル
- 躁（病）的精力および行動
- 精神運動遅滞（動きや活動が緩慢）
- 消極的思考の反芻
- 摂食および睡眠パターンの変化（不眠症もしくは過眠症）
- 退行
- 社会的引きこもり
- 自己破滅的行動
- 環境や人々また事象に対する興味の喪失
- 自己非難および自己批判

傷ついた自尊心
- 社会からの孤立
- 自己破滅的行動
- 持続して目を合わせることができない
- 賞賛を受け入れることができない
- 批判的態度
- 自己卑下および自己批判
- 不当な厭世感
- 外見に関する無頓着さ
- 個人的安全に関する無頓着さ

高い自殺の可能性
- 抑うつ
- 財産の放棄
- 薬物もしくは武器のため込みや隠匿
- 自殺ノートの記載
- 遺言の書き直し
- 孤独感や絶望感を口に出していう
- 苦痛や心の空虚などの解放から得られる恩恵を述べる
- 突然の侵入思考

高い暴力の可能性
- 怒りの閾値が低い
- 抑うつ
- 高い不安状態
- 運動性の興奮
- 自傷
- 過敏
- 論争的
- 感情の表現がうまくできない
- 見捨てられることへの恐怖
- 高い従属性
- 解離状態

ぞれ特有の個性があるという現実を見逃してしまうような，知覚の強直性を助長するものである。むしろ，セラピストが心を開いてなんでも受け入れるというスタンスが，患者の話を聞いたり，あるいは患者とのコミュニケーションをより促進させるのである。患者の話を誠実に聞くことが，患者の関心や問題を明らかにする。明瞭ではっきりと意味の聞き取れるような言葉によるコミュニケーションは，いつでも容易であるというわけではなく，感情（例えば不安），話題や状況に親近感が覚えられないこと，また患者とセラピストとの間の力関係の不均衡は，セラピストと患者の対話に悪影響を及ぼすとともに，正確で信頼すべきコミュニケーションをより困難にさせる。患者のいうことに耳を傾けることが，患者の心を穏やかにし，リハビリテーションへの取り組みに対するインプットやコントロールという感覚を患者に提供するのである。おそらく重要なこととして，そこにはしばしば理学療法士が受ける第一印象が介在していると思われる。

自立性および自己信頼の強化

患者にとっては，自分が自分自身のために何かをすることの方が，誰かに自分のために何かをしてもらうことよりも，ときにはより容易であると思われる。患者が自ら何かをしようとしている場合は特にそうであると思われる。可能な場合はいつでも，自立性と自己信頼を強化することは，患者の担う役割に関する義務と責任感をはぐくむのである。そうしないこと（自立性と自己信頼を強化しないこと）は絶望感や依存性を生み出し，長期にわたってリハビリテーションの向上を遅らせてしまうことになる。

リハビリテーションチームメンバーの自覚

最後に，そしておそらく最も重要なことであるが，自分自身の感情や動機づけあるいは反応性を自覚し，そしてそれに共感することは，患者の反応や適応困難性を理解するために重要である。それはまた，適応を妨げる患者の行動，あるいはセラピストの行動がどういうものであるかを気づかせるのである。他者に対してときには思わず応答し反応してしまうことは自然なことである。なぜなら他者は，意識的であれ無意識的であれ，兄弟や両親あるいは過去の大事な人のような，誰か他の人を思い出させるからである。その結果セラピストの行動は，それがポジティブなものであろうとネガティブなものであろうと，それが向けられている患者自身の特徴や欲求を排除してしまう。なぜならそれはたいていの場合，患者とはほとんどまったく関係がないものであるからである。そのためわれわれは，自らの役割にかかわるこの行動が患者にとって不公平であるか，あるいは有益か否かなど顧慮することなく，患者に対して過保護になってしまったり，あるいは反対に患者を軽んじてしまう。われわれ自身の応答や反応を自覚することは，われわれの前にいる患者との適切なそして現実的なセラピーを可能にするとともに，それらの行動がもたらす感情や反応というものを自覚させる。この客観的自覚こそ，リハビリテーションへの取り組みに対する適切な反応と理解の第一ステップなのである。

まとめ

疾病や身体的外傷に対する心理的および社会的適応は，個人を侵害する多くの環境要因だけでなく，生得的および獲得された特徴による個人的経験である。身体的ダメージと情動的な資質との相互作用は，疾病や傷害の結果に影響する決定因のほんの一部分にすぎない。社会的プレッシャーおよび社会的サポートシステムは考慮されるべき重要な決定因である。これらの社会的プレッシャーは，治療効果や最終的なリハビリテーションの帰結を促進することもあれば，逆に妨げることもある。生活のなかでのさまざまな生得的あるいは外的条件づけにおいて培われてきたパーソナリティ要因，価値観や役割の入力（介入）そして個人のコーピング能力，それらこそ治療に有用な技術以上に理学療法の専門家が考慮しなければならないことなのである。さらに，患者を取り巻く社会的環境，すなわち病院，家族，資産，偏見，性的欲求およびプレッシャー，利用可能なサポートシステムなどはすべて，回復に導くための具体的な要因なのである。

リハビリテーションチームが常に直面する1つの重要な要因は，患者のパーソナリティである。それゆえ，個人それぞれの個性を理解することは，ほとんど義務的なことである。パーソナリティは生涯にわたる経験の総体から構成され，また，気質，知覚の選択性，自己防御の態度そして自己と世界の知覚構成の集合体である，と理解することが，個人の特異性を明瞭なものにするのである。

これらはまた，1人の個人の適応的もしくは誤適応的過程を形成する。コーピング能力は生得性および学習性の適応的行動の両者を結合させる。また，相いれることのない生物学的，心理学的あるいは社会的欲求において内的および外的資質のバランスを保つことを可能にする。結局のところコーピング反応は，その個

第2章　能力低下およびリハビリテーションに付随する心理社会的問題

人にとって最良と思えることとはまったく逆の結果であるかもしれない。しかし，それは個人を生かす反応なのである。このように，心理的適応は，外的世界，自己の意識的あるいは無意識的知覚，動機づけ，情動，動因，価値観と身体メカニズムとを統合する複雑な相互作用の過程なのである。

　能力低下に対する反応は，傷害や疾病の程度，障害が起こったときの様子，予後，影響される脳のメカニズム，サポートシステムあるいは主観的知覚によって影響される。最後の主観的知覚は，機能の回復や適応の強力な決定因であるだけでなく，能力低下がもたらす形態を形づくる主要な因子の1つである。

　病気や激変的事象に対する最初の反応は，主として，一般的適応症候群のような生理学的なものである。外傷後の期間においては，主に，機能の心理学的側面が重要性を帯びてくる。このような反応は，自己または恒常性のバランスに対する脅威として感知される実際のもしくは想像上の刺激，ストレッサーに対する対処の試みと定義されるものである。能力低下を有する人は，日常のストレッサー量の増大を経験する傾向がより高くなる。役割や社会的地位の変化も，能力低下経験の重要な部分を占める。

　適応は速いこともあれば長引くこともあり，また順応することもあれば順応がうまくいかないこともある。喪失や能力低下に対する適応過程には段階というものが存在する。初期のショックや不安は，否定，抑うつそして怒り，という段階的経過をたどる。この過程の最終結果として，新しく構築された現実を完全に受け入れることもあるだろうし，逆に，誤順応的な引きこもりや退行であることもある。適応は外傷後ストレス症候群や他の病的徴候によって特徴づけられることもある。セラピストはそれらの特有な危険信号を認識する必要があるのである。

　これらの要因を考慮し，またそれらを治療法や技法のなかに組み入れようとしている理学療法士こそが，回復の機会を大きくすることができるのである。リハビリテーションチームのメンバーが，患者に対して重要なすべての領域の専門家になるというのはかなわないことである。今までに培ってきた広範な知識基盤は，明らかに，保健分野や専門化の範囲を広げることに影響を及ぼしてきた。それでも，そうした専門家の誰もが，その効力に影響を及ぼすこれらの領域の基本的原理を認識する必要性がある。このような知識は，リハビリテーションに対する患者の協力度や従順度またそれに対して向き合う態度のレベルの理解を深めることになる。適応の心理学的ダイナミクスは，リハビリテーションチームのすべてのメンバーの貢献が最大になるような，チームメンバー間の相互関係的アプローチによって促進されるのである。患者が家庭やコミュニティに復帰したときに直面しなければならない社会的，情動的また性的な適応に対して，患者や家族があらかじめ備えそして覚悟していなければ，リハビリテーションが終了しそして完結したと考えるべきではないのである。

復習問題

1. 壊滅的なできごとに遭遇しているとき，一般的順応症候群は，身体にどのような有用性をもたらすか？　またどのような負担をもたらすか？
2. 個人の生存欲求にとって最も有効な個々の試みが，結果としてどのようにして誤順応というかたちになってしまうのかについて記述せよ。
3. 患者が障害状態にとどまることを選択するという個人の欲求が認められる際，どのような意識的もしくは無意識的な心の動きが働いているのか？
4. 外傷反応段階と外傷後適応期間とを比較しながら，リハビリテーション介入に対する欲求における差異について記述せよ。
5. 精神性鈍麻の意味，およびそれがしだいに現れてくる理由について説明せよ。
6. 能力低下という点に関して，人が生活のなかで演じている役割の重要性とは何か？
7. 喪失もしくは障害に対する5つの適応段階をあげよ。
8. 外傷後ストレス障害の存在に関して，理学療法士が気づかなければならない特徴とはどのようなものか？
9. 能力低下の形成における知覚の役割について記述せよ。
10. 情動的要因は能力低下の形成にどのように関与するか？
11. 理学療法に対するさまざまなメンタルヘルス従事者の貢献をあげよ。
12. メンタルヘルス評価をする際に考慮すべき主要な関連学問領域は何か？
13. リハビリテーション過程における成否の分かれ目となるポイントを検証するとともに，それを惹き起こすポイントについて記述せよ。
14. メンタルヘルス診察の必要性がある患者の行動を3つ記述せよ。

15. 正常とみなされる悲嘆や抑うつの反応が病的なものになっていった場合，われわれはどのような認識を持つべきか記述せよ．
16. どのようにしたらリハビリテーション過程への患者の参加をうまく促すことができるか，また自己信頼を促進することができるか記述せよ．
17. どのような時点をもって，リハビリテーション過程が完遂したと認めることができるか？

CS ケーススタディ

　一人の若い女性（プライバシーの保護のために仮にメアリーと呼ぶ）が交通事故に巻き込まれ，重度の脊髄損傷を負った．その後，事故の結果として片麻痺になり，車椅子での生活を余儀なくされた．メアリーは，事故当時24歳の独身の女性であった．彼女は工具として雇用されていたため，最低限の生活レベルを十分に上回るということはなかったが，完全に自立していた．メアリーは高卒で，賃貸のワンルームマンションに住んでいた．社会的にかかわるのは主に少数の知人であり，家族とのかかわりは希薄であった．

　メアリーは事故直後は身体的に安定していた．集中的な医療介入やすべての必要な医療的処置を受けていたが，その間，彼女は本質的に従順で受動的なレシピエントとして反応していた．彼女のリハビリテーションが期待されたほどには向上していないということに気づかれるまで，医療チームからもリハビリテーションチームからも特に注意をはらわれるということはなかった．目標設定は控えめであったが，現実的なものであり，車椅子での機能訓練や自分の現在の状況を受け入れることを教示することを除いては，ほとんど何もされなかった．彼女は精神的に破綻した状態ではなかったために心理学的介入の対象とはならなかった．リハビリテーションチームの目標は基本的なもので，日常生活スキルにおける持続的な自立を可能にするために，彼女の状況にとって適切な自助およびセルフケアのスキルを教えることであった．さらなる目標は，車椅子への乗り降りの仕方を教えることや，上記の課題を完遂するための体力や運動性を強化し改善することであった．リハビリテーションチームの報告によると，メアリーは悲しみに打ちひしがれているようにみえたが，なんの不満も示さずにどんな指示にも従っていた．協力的であるようにはみえたが，十分な努力や動機づけもないまま，成果も得られず，彼女がこれらの運動を漫然と行っていることが時間の経過とともに明らかになってきた．彼女のADLニーズに対する多くの扶助や，残りの人生のための公的サポートの扶助の可能性がまだ残されているにもかかわらず，メアリーは寝たきりのままで人生を終える，あるいは，せいぜい車椅子を使いこなす程度の能力しか持ち得ないでその人生を終える運命にあるという結論にリハビリテーションチームは近づきつつあった．

指導問題

1. 本章を読んで，さらなる考察が必要とされる心理社会的問題を列挙せよ．どのような要因（身体的要因およびもしくは心理社会的要因）がメアリーの回復を妨げているのか？
2. 患者は心が内向きであるか，それとも外向きであるか？　理学療法サービスにおいて，理学療法士はこの知識や情報をどのように活用できると思われるか？
3. メアリーの療法処置や動機づけのために，理学療法士が導き出す必要のある利用可能な社会的資源を列挙せよ．

用語解説

急性ストレス障害 acute stress disorder（ASD）：「ストレス障害」の下位に置かれる診断名であり，一般的に，持続時間の短い突然発症を示す．DSM-IVの基準によれば，症状の持続時間は2日から4週間の範囲内にあり，長期間にわたって症状が持続する慢性的ストレス障害と対比される．

順応（順応的） adaptation（adaptive）：個人が自分の生活環境の変化に適応している状態であり，持続的で活動的な過程．

順応的調和（受容） adaptive reconciliation（acceptance）：身体的障害あるいは喪失に対する適応における5番目の最終的反応段階．この段階においては，喪失はもは

や克服されるべき障害であるとみなされることはなく，個人的特性の1つとしてみなされるようになる。生活状況の現実性に関する個人の欲求に応じた問題の処理方法は調和されるようになる。いくつかの例においては，受容することができず，その代わりに患者は誤順応となり引きこもりや退行となってしまう場合がある。

適応 adjustment：個人の内的欲求とその個人の持っている現実的な能力や環境とを同列に扱い協調させること。それは順応的であることも，誤順応的であることもある。

怒り反応段階（および敵意） anger reaction stage（and hostility）：身体的障害あるいは喪失に対する適応の4番目の情動的反応段階であり，敵意や拒絶，反抗，反対，対立，不服従などが認められる。

割り当てられた役割 ascribed role：性別のように個人が生まれつき持っているものや，さまざまな個人の行動，服装，活動，嗜好，感覚などの受け入れを必要とするアイデンティティ，およびそのアイデンティティを社会が受け入れ，定めているすべてのことがらを意味する。

行動医学 behavioral medicine：心理学的要因と医学的介入や疾病過程との相互作用を取り扱うメンタルヘルスの下位専門分野。

バイオフィードバック biofeedback：患者の自覚や統制力を増大させるために，道具的条件づけ手法を用いて，その生理学的反応測度を利用する治療および診断法の1つである。

認知 cognition：生活体が理解力をしだいに得ていく過程である。それは個人のパーソナリティ特性や情動的要因また主観性に影響される。その人の周囲の世界との個人的なかかわり方を決定する際の最も重要な要因の1つである。

先天的な congenital：個人が持って生まれた1つの状態である。必ずしも遺伝的なものではない。

コーピング coping：個人が人生において遭遇するさまざまな社会的および環境的要因を処理し，また対処していく過程。

コーピングスタイル coping style：個人が自ら発展させた比較的堅固で予測可能な反応のレパートリー。

防御メカニズム defense mechanisms：エゴ防御 ego defense を参照。

否定 denial：受け入れがたい現実を否定するために利用されるエゴ防御メカニズム。

否定段階 denial stage：身体的障害あるいは喪失に対する心理学的適応の2番目の反応段階。無意識的防御メカニズムであり，不快な現実の存在が意識から封印される。

逸脱 deviant：環境的基準と対立する個人のコーピングを記すために用いられる用語。

能力低下 disability：本章では，この用語は，現実上のもしくは想像上の機能不全に直接的もしくは間接的に従属する機能低下もしくは機能喪失を記すために用いられている。

障害 disablement：本章では，この用語は，疾病や事故の結果としての実際的また客観的な機能喪失を記すために用いられている。

ディストレス distress：ストレッサーに対するネガティブな知覚もしくは反応を意味する用語であり，それによって，ストレッサーは固定化し抵抗不能なものになり，それが個人の交感神経系の生理学的ストレス反応を惹き起こすことになる。ストレス反応 stress reaction, ユーストレス eustress を参照。

DSM-Ⅳ：米国精神医学会の Diagnostic and Statistical Manual（改訂第4版）で，情動的異常およびそれらの診断的指針のために一般的に用いられているマニュアルである。

不快 dysphoria：誇張された抑うつ感覚。不安感をともなうことがある。

エゴ防御 ego defence：防御メカニズム defense mechanism とも呼ばれる。実際上のあるいは想像上の危険やプレッシャーまた葛藤する要求から自己を守るために，エゴ（自我）は無意識的防御メカニズムを利用し，その過程を通して不快な現実が意識から封印されることになる。これらの防御メカニズムには，合理化，投影，過度の代償，反応形成，表象化，知覚歪曲がある。

ユーストレス eustress：ストレッサーに対するポジティブな知覚あるいは反応を意味する用語であり，それによって，ストレッサーは克服不可能なもしくはネガティブなものであるというよりもむしろ，活力を与えたり意欲をもたらすものに感じられるようになる。ストレッサー stressor, ストレス反応 stress reaction, ディストレス distress を参照。

漠然とした不安感 free-floating anxiety：抽象的な不安感を意味する1つの心理力動的構成概念であり，個人はそのような感覚の起源や原因あるいは理由を定位することができない。その不安は1つの起源や事象（エレベーターや高所などのような特異的恐怖を惹き起こす事物あるいは就職の面接や試験などのような特異的事象）に付随するものではない。

一般的順応症候群 general adaptation syndrome（GAS）：強烈な激変事態に対する生活体の直接的反応の1つで

ある。実際のあるいは感知される危急的状況への対処をめざした1つの防御的順応反応。

悲嘆反応段階 grief reaction stage：身体的障害あるいは喪失に対する適応の3番目の情動的反応段階である。それは精神的苦痛や悲しみ，あるいは哀悼とは区別されるとともに，現実的であるかどうかは定かではない誇張された自己非難によってより複雑なものになる。悲嘆反応は，哀悼反応の場合と同様に，人生を前向きに取り組むために患者自身によって解決される必要がある。

ハッスルスケール Hassles scale：個人が直面する日常的な些事処理の際の不愉快で葛藤的な要求や強要の程度を測定する1つの有用な手段。

Holmes-Raheの社会再適応評価スケール Holmes-Rahe Social Re-adjustment Rating Scale：ストレスや健康に及ぼす生活や人生における変化の影響を定量化する，比較的よく知られ，またよく用いられている評価手段の1つ。

生得的な innate：形質遺伝によって決定された特性。

侵襲的回想 intrusive recollections：過去に経験した心をかき乱すような事象に関する夢や悪夢を経験すること。PTSDにおいてしばしば経験される。

不安定性 lability：情動状態における変動や動揺によって現れてくる情動的不安定。

ライフイベント life events：個人の生活や人生における主要な変化を記すために用いられる用語であり，ストレスの原因であるとみなされるものである。

ローカス・オブ・コントロール locus of control：Seligman（引用文献を参照）によって記された1つの構成概念であり，個人がライフイベントやそれぞれの状況にどの程度影響を及ぼすことができるか，コントロールできる能力を自分がどの程度持っているか，ということの自覚だけでなく，その人の状況やライフイベントに対する付帯的責任能力の程度やその所在がどこにあるか，ということを示すものである。例えば，ある人が非常にしっかりとした「内在する」ローカス・オブ・コントロールを有しているとしたら，それはその人が間違いなく自分の生活状況を変容したり影響を与えることができるという知覚もしくは信念を有しているということを示唆する。「外在する」ローカス・オブ・コントロールは，ある程度，自分の外部のできごと（社会的あるいは物理的環境）が決定因であるという感覚をその人が有しているということを意味する。ローカス・オブ・コントロールは個人が感じる絶望感や活力感の程度に影響を及ぼす。

姿見鏡に映る自己 looking glass self：Cooleyによって示された用語であり，これによって，子どもは他者と自分との相互的かかわりを通して自分自身の定義づけを始めたり，また自分自身のアイデンティティを形成していくことになる。

誤順応的 maladaptive：その個人にとって最良であると思われる利害関係や生存方法にまったく逆行するコーピングの仕方を表すために用いられる用語である。それは，通常，誤った知覚や学習性の自己拒絶また誤った価値観や現実についての誤った解釈の結果として生じる。

精神的防御 mental defense：エゴ防御メカニズムまたは防御メカニズムと同じ。

氏と育ち nature and nurture：前者の用語は遺伝的な特性を記すものである。一方，後者の用語は環境からの入力の結果として形成される属性を記すためのものである。

神経心理学的評価 neuropsychological assessment：他の神経学的方法によっては表すことができないような微細な脳障害を明らかにすると思われる行動学的および心理学的表出の測定を利用する1つの評価システム。

鈍麻あるいは精神性鈍麻（情動性無感覚） numbing or psychic numbing（emotional anesthesia）：他者とは分離している，あるいは隔てられているという感覚。また以前は喜んでやっていた活動における能力や興味の喪失，もしくはさまざまな情動や感情の喪失。

患者役割 patient role：役割理論によれば，1人の患者という立場になってしまうと，個人はしだいにこの役割を形成していく傾向を示す。通常，1つの困難な過渡期ということができるが，いったんそれに適応してしまうと，病前の役割へ戻ることは困難になってしまう。

知覚 perceptions：反応のレパートリーの1つであり，それを通して個人は情報入力とそれぞれのパーソナリティ構造とを結合させる。

パーソナリティ構造 personality structure：特定の個人の特質，各自それぞれの心の内面に存在するイデオロギーや価値観またその人が蓄積してきた行動傾向。

外傷後適応期 posttraumatic adjustment period：身体的障害あるいは喪失に対する適応の2番目の反応段階。通常，この段階においては，患者は外傷経験の心理学的影響を最も感じる。

外傷後ストレス障害 posttraumatic stress disorder（PTSD）：外傷的事象に対する心理病理学的反応。表出される徴候としては，外傷的事象の再経験，外的世界に対する反応性の鈍麻もしくは外的世界とのかかわりの減少，またさまざまな自律神経系の症状や身体的違

和感あるいは認知的徴候がある。

病前の premorbid：現在観察される病的状態以前の患者の機能および状態。喪失および悪化の程度の参照となる基準点。

生まれもった役割 proscribed role：その人が生まれつき持っている人種的および社会的な身分の役割。

心理学的適応 psychological adjustment：意識的および無意識的動機づけ，情動，動因，価値観および知覚機能によって決定される複雑な相互作用過程。

退行 regression：以前の状態に戻ってしまうこと，あるいは以前の状態への引きこもり。これは疾病や人生におけるフラストレーションに対する防御メカニズムの1つである。人生の初期のころはうまくできていた行動が未成熟な行動として表出されるということで特徴づけられる。

役割 role：それぞれ独立して定義づけられている他者との関係性に付随した，1つの特異的な行動および期待が集合したもの。ある典型的な期待に対する典型的な反応，あるいは他者との相互作用において1人の個人によって演じられる1つの役割。

脚本 script：役割理論のなかの1つの用語で，個人が人生において演じるさまざまな役割における各役割に付属する一般的行動や感情，また活動を定義するものである。

二次的利得 secondary gain：疾病や障害が，その程度とは無関係に，傷害を負った人に対していくつかの二次的利益をもたらす可能性を示唆する1つの概念である。二次的利得は常に考慮されるべき概念であり，正常あるいは適正な期間を超えて障害や疾病が持続している場合や，治療に対する抵抗や妨害の存在が疑われるような場合には特に考慮されるべきである。この概念は，ある種の患者がなぜ，執拗に自分の障害状態にすがりつくように持続しているのかということに対して有用な示唆を与えるものである。いくつかの二次的利得の例として，同情や注目の獲得，障害や疾病の結果としての責任転嫁があげられる。

自己および自己アイデンティティ self and self-identity：これは，社会的および相互作用的なこの世界において，他者と向かい合うことで自己と他者の評価や比較の過程を通して身についた社会的役割に由来するものである。

自己イメージ self-image：1つの統合された生活空間の一部としての個人の自己知覚を記すために用いられる1つの用語である。自己イメージは，個人が自分の世界空間において演じている役割だけでなく，身体そのものも含むものである。

安定期 stabilization period：傷害や障害に対する心理学的適応の最終段階であり，障害状態に対する安定した人生適応への復帰もしくは病前の機能状態への復帰によって特徴づけられるものである。外傷反応期 traumatic reaction period や外傷後適応期 posttraumatic adjustment period を参照。

ストレス反応 stress reaction：ストレッサーに対する観察可能な結果のことである。動悸や冷や汗，瞳孔散大，顔面蒼白，恐怖感，幾多の不定愁訴のような交感神経系のサインや徴候が付随して起こる。

ストレッサー stressor：ストレスを惹き起こすあらゆる刺激。

コーピングのスタイル style of coping：個人のパーソナリティの特徴を示す独自のコーピングおよび機能スタイルであり，それはその人の生涯において培われてきたものである。

外傷反応期（あるいは段階） traumatic reaction period (or stage)：身体的障害あるいは喪失に対する適応の最初の情動的反応段階。外傷の事象が実際起こったことを認知できないことや不信感あるいは精神的緊張によって特徴づけられる。

付録 A

Holmes-Rahe の社会的再適応評価スケール

順位（ランク）	ライフイベント	平均値
1	配偶者の死去	100
2	離婚	73
3	夫婦間の別居	65
4	投獄による服役	63
5	近親者の死去	63

順位(ランク)	ライフイベント	平均値
6	自分自身の傷害や疾病	53
7	結婚	50
8	解雇	47
9	夫婦間の離婚調停	45
10	定年退職	45
11	家族の一員の健康における変化	44
12	妊娠	40
13	性的不能	39
14	新しく家族の一員を迎えること	39
15	仕事の変化	39
16	資産状況の変化	38
17	親しい友人の死去	37
18	異なる業務ラインへの配置転換	36
19	配偶者との口論の回数の変化	35
20	1万ドルを超える抵当	31
21	抵当もしくはローンの抵当権受け戻し権喪失	30
22	仕事上の責任の変化	29
23	息子もしくは娘が家庭を去る	29
24	親戚とのトラブル	29
25	顕著な個人的業績の変化	29
26	妻の就労または離職	26
27	就学または卒業	26
28	生活条件の変化	25
29	個人的習慣の矯正	24
30	上司とのトラブル	23
31	就業時間もしくは就業条件の変化	20
32	住居の変化	20
33	転校	20
34	レクリエーションの変化	19
35	教会活動における変化	19
36	社会的活動の変化	18
37	1万ドル以下の抵当もしくはローン	17
38	睡眠習慣の変化	16
39	家族との触れ合い回数の変化	15
40	食習慣の変化	15
41	休暇	13
42	クリスマス	12
43	些細な法律違反	11

Holmes and Rahe[57]より

付録 B

ハッスルスケール

指示:ハッスルというのは,ちょっとした悩みから,かなり大きなプレッシャーや問題また困難に至るまでの広い範囲を持つ刺激対象のことを指します。これらは,ほとんど起こらないこともあれば,非常に頻繁に起こることもあります。

以下に記されている項目は,人が「ハッスルされている(日常生活において,腹立たしい,葛藤を惹き起こすストレスを経験している)」と感じ

第2章 能力低下およびリハビリテーションに付随する心理社会的問題

る多くのさまざまなことがらを記したものです。まず最初に、過去1ヵ月の間に、自分の身の上に起こったハッスルを丸で囲んでください。その後、あなたが丸で囲んだ項目の右に書かれた数字をみてください。丸で囲まれたハッスルのそれぞれについて、過去1ヵ月間、それがあなたにとってどの程度のひどさであったかについて、1、2または3を丸で囲んで示してください。もし先月中、何もハッスルが起こらなかった場合には、丸で囲まないでください。

ハッスル	ハッスルの程度		
	1. やや	2. 中程度	3. かなり
(1) 物を置き忘れたり失くしてしまう	1	2	3
(2) 近所の人とのもめごと	1	2	3
(3) 社会や職場での責任が重すぎる	1	2	3
(4) 無分別に喫煙する人	1	2	3
(5) 自分の将来について思い悩む	1	2	3
(6) 死について考える	1	2	3
(7) 家族の健康	1	2	3
(8) 衣服を買うための十分なお金がないこと	1	2	3
(9) 住宅購入に十分な資金がないこと	1	2	3
(10) 借金の返済に関する懸念	1	2	3
(11) クレジットの支払いに関する懸念	1	2	3
(12) 緊急時のための貯金に関する懸念	1	2	3
(13) 誰かがあなたに借金をしている	1	2	3
(14) あなたと同居していない人（両親または子ども）に対する債務責任	1	2	3
(15) 電気や水道などが止められてしまう	1	2	3
(16) タバコの吸いすぎ	1	2	3
(17) 習慣的な飲酒	1	2	3
(18) 習慣的な薬物使用	1	2	3
(19) 責任を持たなければいけないことが多すぎる	1	2	3
(20) 子どもを持つ決心	1	2	3
(21) 自分の家に住んでいる家族以外の人	1	2	3
(22) ペットの世話	1	2	3
(23) 食事の献立を考える	1	2	3
(24) 人生の意味についての関心	1	2	3
(25) リラックスすることができない	1	2	3
(26) 優柔不断	1	2	3
(27) 同僚とそりが合わない	1	2	3
(28) 顧客や得意先が自分につらく当たる	1	2	3
(29) 家のメンテナンス（屋内）	1	2	3
(30) 就業の保障に関する懸念	1	2	3
(31) 定年退職することに関する懸念	1	2	3
(32) 一時解雇または失業	1	2	3
(33) 現在の仕事の職務が好きではない	1	2	3
(34) 職場の同僚が気にいらない	1	2	3
(35) 必需品を買うための十分なお金がない	1	2	3
(36) 食べ物にかけるお金が十分にない	1	2	3
(37) じゃまが多すぎる	1	2	3
(38) 突然の来客	1	2	3
(39) 手持ち無沙汰な時間が長すぎる	1	2	3
(40) 遅延していることがある	1	2	3

ハッスル	ハッスルの程度		
	1. やや	2. 中程度	3. かなり
(41) 事故に関する懸念	1	2	3
(42) 孤独	1	2	3
(43) 健康管理にかけるお金が十分にない	1	2	3
(44) 敵対することの恐れ	1	2	3
(45) 財政的保障	1	2	3
(46) つまらないミス	1	2	3
(47) 自己表現がうまくできない	1	2	3
(48) 身体の病気	1	2	3
(49) 薬物治療の副作用	1	2	3
(50) 病気の治療に関する懸念	1	2	3
(51) 身体的外見	1	2	3
(52) 拒絶されることの恐れ	1	2	3
(53) 不妊	1	2	3
(54) 身体的問題を原因とする性的問題	1	2	3
(55) 身体的問題を原因としない別の性的問題	1	2	3
(56) 一般的な健康に関する懸念	1	2	3
(57) 新しい人と知り合う機会がない	1	2	3
(58) 家族，親戚，友だちと遠く離れて生活している	1	2	3
(59) 食事の準備	1	2	3
(60) 時間の浪費	1	2	3
(61) 自動車の整備	1	2	3
(62) 外見上の肥満	1	2	3
(63) 近隣環境の質の低下	1	2	3
(64) 子どもの教育費	1	2	3
(65) 従業員との問題	1	2	3
(66) 女性もしくは男性であることを理由とする仕事上の問題	1	2	3
(67) 身体能力の衰え	1	2	3
(68) 利用されて搾取されること	1	2	3
(69) 身体機能に関する懸念	1	2	3
(70) 物価の上昇	1	2	3
(71) 十分な休息がとれない	1	2	3
(72) 十分な睡眠がとれない	1	2	3
(73) 老齢の両親との問題	1	2	3
(74) 自分の子どもたちとの問題	1	2	3
(75) 自分より年下の人たちとの問題	1	2	3
(76) 恋人との問題	1	2	3
(77) 視力や聴力の問題	1	2	3
(78) 家庭における責任の過負担	1	2	3
(79) 多忙	1	2	3
(80) 責任を問われない仕事	1	2	3
(81) 生活水準の高い人々と会うことに関する懸念	1	2	3
(82) 友人や知人との金銭的問題	1	2	3
(83) 仕事に対する不満足	1	2	3
(84) 転職を決心することに関する心配	1	2	3
(85) 読み書き能力の低下	1	2	3
(86) 多すぎる会議	1	2	3

第2章 能力低下およびリハビリテーションに付随する心理社会的問題

ハッスル	ハッスルの程度		
	1. やや	2. 中程度	3. かなり
(87) 離婚あるいは別離に関する問題	1	2	3
(88) 計算能力の低下	1	2	3
(89) ゴシップ	1	2	3
(90) 軽い法律違反（駐車違反など）をした	1	2	3
(91) 体重に関する懸念	1	2	3
(92) しなければならないことをするための時間が十分ない	1	2	3
(93) テレビ	1	2	3
(94) 気力が十分ではない	1	2	3
(95) 内的葛藤に関する懸念	1	2	3
(96) すべきことに矛盾を感じる	1	2	3
(97) 過去の決心に関する後悔	1	2	3
(98) 月経（周期）の問題	1	2	3
(99) 天候	1	2	3
(100) 悪夢	1	2	3
(101) 出世に関する懸念	1	2	3
(102) 上司や指導者からのハッスル	1	2	3
(103) 友人たちとの面倒ごと	1	2	3
(104) 家族との時間が十分持てない	1	2	3
(105) 通勤費の問題	1	2	3
(106) 旅費が十分にない	1	2	3
(107) 娯楽やレクリエーションのためのお金が十分にない	1	2	3
(108) 買い物	1	2	3
(109) 他者からの偏見や差別待遇	1	2	3
(110) 資産，投資または税金	1	2	3
(111) 娯楽やレクリエーションのための時間が十分持てない	1	2	3
(112) 庭や家の外回りの維持管理	1	2	3
(113) 報道された事件に関する懸念	1	2	3
(114) 騒音	1	2	3
(115) 犯罪	1	2	3
(116) 交通量の増加	1	2	3
(117) 不潔	1	2	3

あなたのハッスルでわれわれが見落としたものはありませんか？
もしあれば，それらを下に記載してください。
(118)
もう1問（最後の質問）：回答するにあたって，そのことに影響を及ぼした人生における変化が過去にあなたにありましたか？ もしそうなら，それがどのようなことであったか教えてください。

Kanner, et al[58]より

付録 C

ケーススタディの指導問題解答例

1. 本章を読んで，さらなる考察が必要とされる心理社会的問題を列挙せよ．どのような要因（身体的要因およびもしくは心理社会的要因）がメアリーの回復を妨げているのか？

解答 メアリーの症例における理学療法上の将来の見通しは，かなり率直なものであると思われる．しかしながら，この症例を慎重に検討すると，メアリーの機能を最大限に引き出すための妨げと

なっているのは，動機づけ，自己イメージ，孤立および抑うつという問題にあるということが明らかになってくる。メアリーは自分の持つ可能性に見合わない生活をし，また自分の資質を最大限に発揮することができなかった，という病前の経歴を示している。彼女は高校を卒業後，つまらない低賃金の職について働いていたが，それは知的に，経済的に，また社会的に自分の人生の改善を追求していこうという彼女の気力や決断また意思を，もう一度もとどおりに回復する力をもたらすものではなかった。このことは，彼女が今ある生活状況からだけではなく，今現在の医学的危機に対する受身的な反応からも明らかである。ケーススタディのなかで述べられている情報から，われわれはメアリーにみられる受動性が以下の項目のどれか1つ，もしくはその組み合わせから生じたかもしれない，という仮説をまず最初に立てることが可能である。

1. 事故の結果としての彼女の人生状況におけるネガティブな方向への変化，または病前から持っていた抑うつ的状況の継続のいずれかによる抑うつ。その抑うつが急性か慢性かの区別は，メンタルヘルスの従事者にとっては重要であるが，理学療法士にとっては実際的重要性はほとんどない。いずれの場合であっても，メンタルヘルスチームへの付託とは別に，理学療法士はメアリーの状態に関する現実的な，しかもサポート可能な取り決めおよび機能改善に関する可能性を継続的に提案する必要がある。そうすることによって，非常に極端なネガティブな可能性しか評価されないという状況である抑うつ状態において，しばしば観察される典型的な知覚状態に比べて，理学療法士は偽りの希望を患者に与えることなく，より現実に基づいた，そしてあまり負担にはならない期待を患者に抱かせることができるのである。信頼に基づいた関係性やサポートまたケアは，抑うつ的エピソードの緩和に，しばしば大いに効果がある。抑うつはこのような症例のほとんどすべてにみられる要因であり，その警告サインには，気力や動機づけの著しい減少だけでなく，ネガティブな態度や絶望感や無力感また摂食や睡眠パターンの変化があげられる。

2. 自己イメージは上記のケーススタディから示唆される非常に重要な要因であり，そこにおいては，自己や自己価値の知覚は，自分たちの身に振りかかってくる不幸に身をゆだねるという知覚や動機づけの問題としばしば結びつけられる。自己非難的な陳述は，低い自己イメージの存在（もしくは過剰な慢心もときどきみられることがある）をしばしば示唆するとともに，サポートや患者との協同作業，また患者による非現実的自己評価を現実的自己評価へ矯正することなどの実践を通して，活動や言葉の両者を駆使することにより理学療法士によって緩和されることもときにはある。

3. 孤立もまた，メアリーの症例において扱われなければならない1つの要因である。病前のメアリーが明らかに社会的に孤立した生活を送っていたことをケーススタディは示している。社会的サポート，特に情動面のサポートは，事故や障害に対する緩和要因であり，また予防要因でもある。理学療法士がメアリーにサポートの手を差し出し，そしてメアリーが他者との関係性を強化するように勇気づけることは，非常に有効な手立てとなるはずである。理学療法士は，メアリーが他の患者と相互のかかわりを持つように勇気づけるとともに，メアリーが他の患者とともに治療セッションを受けるようにスケジュールに組み込んだり，別の方法としては，メアリーをどこかのリハビリテーショングループやリハビリテーションパートナーに加わるように仕向けたり，また家族と再び交流するように勧めることなどもできるだろう。

これらのことは，理学療法士によって考慮されるべき心理社会的要因としてはやや範囲を越えたものかもしれない。これらの要因に関する治療提供の依頼が理学療法士にくることはおそらくないだろうが，これらの問題に十分注意することは，ときを得た適切な付託をメンタルヘルスチームに促すことになるだろう。これらの問題に注意することはまた，患者と理学療法士との相互作用やアプローチの変容をもたらし，臨機応変に用いることによって，それがリハビリテーションへの取り組みの手助けとなり，そして同時にそれを促進することになるかもしれないのである。

さらに，ケーススタディで示された情報からわかることは，メアリーが初期において，たとえなんの不満もいわないおとなしい患者であっても心理療法的介入からの恩恵を十分受けるのだという筆者たち側の信念に基づいて治療を受けていたということである。彼女は会話をできるだけ多くするよう治療を受けていた。彼女の反応は硬く，うわべだけのものであり，またよそよそしくはあったが表面上は協力的であった。彼女の心を少しでも開かせる試みや，彼女の人生における平穏無事

な「安全な」部分について語らせる試みが多くなされた。そのような試みの後，彼女は，自分は高校時代に夢や熱望するものを持っていたが，それらは結局どうやってもかなうものではないと感じられたということを述べた。彼女は自分は生まれながら貧しく，「なんらかの価値を有する人間になる」ことは不可能であるとして，自分の人生に多くを望むことをやめた。彼女は工場での労働を説明することで，今回の障害に対して，自分の反応の基盤にある思考過程をほのめかし，自分は結婚をして子どもを持つこともできず，「だから私はここにいることで一体何を失ったというの？」と叫んだ。彼女は何事も諦め，そしてある部分，自分の人生は無価値であったという病前の感覚によって，事故によって強化された恐怖のみを喚起したことは明らかであった。彼女の病前の知覚は，彼女の挫折感が夢と野心との不具合によることを示すように思われた。それらの夢や希望を達成することは自分の能力をはるかに越えたものと彼女には感じられたのである。貧困家庭に生まれ，そして働かなければならないことは，それでもなお人生を意味あるものとしてみいだそうとしている大多数の人たちにとっては，自分の人生を受け入れる1つの策なのである。実現することがかなわない努力のために自分の人生の条件の限界というものを個人が受け入れようとしない場合のみ，それは通常，破滅的なものとなるのである。

　筆者らはリハビリテーション患者との経験に基づいた1つの統一した見解を持っている。それは，このような患者によって示される行動というのは，通常，彼ら自身の状態についてのそれぞれ独自の解釈の表出であり，それは彼らの病前の世界について感じている破滅的状態に関係している，ということである。この行動をより理解するためには，それぞれの患者独自の病前の世界やそれが人生のさまざまな側面に及ぼす影響，また内在するすべての要因に関する個々の患者の知覚や特異的解釈を評価し，調査することが不可避である。このように，患者の病前の世界というのは子どもが宿る子宮のようなものであり，そこからその後の新しく創造された自己イメージが現れ，それが個々の知覚の形成を推し進めるのである。これがその後，患者自身の内的および外的世界にどのように対処していくかということの主要な要因となる。理学療法士がいったんこれらの要因を理解したならば，患者にみられる奇妙な行動もより理解できるし，より効果的に処理することも可能となるのである。

　知覚というのは，1つの主要なツールであり，それを通して人は人生に取り組むのであるが，知覚それ自体も理学療法士が患者の機能的変化を引き出すためのツールとなりうる。さまざまな障害を理解し，また経験することによって，能力低下を有しない患者のさまざまなライフイベントと比べて，障害の結果として起こる心的外傷がどれほどひどく個人のその後の世界に影響を及ぼしているかということが明らかになってくる。

　これらはわれわれがさまざまな症例からみいだした一般的問題点である。メアリーに対する治療におけるこれらの問題点について，さらなる詳細に興味を抱いた人たちのために，われわれはメアリーに関するこれらの問題点について簡単な概観を述べる。

　持続的なサポートによる励ましは，メアリーが高校時代優秀な生徒であったということを証明するものであった。彼女は，彼女の学業能力をすれば優秀な専門家になれると学校の先生からいわれ，いつもほめられていた。彼女の将来への希望はしだいに大きくなり，キャリアウーマンとしての未来を心に描くようになった。彼女の知覚のなかでは，必要とされる能力とは無関係な貧困と自分自身を扶養する必要性が彼女の夢へと向かうドアを閉めてしまったのである。彼女は，自分の希望がかなうとともに裕福にもなれる職業を求めようとがんばる代わりに，低レベルの工具を受け入れざるを得ないという現実に対してまったく自信を失ってしまったと主張していた。交通事故が彼女の絶望をさらに強固にし，実際，自分自身の問題から外的要因である交通事故に彼女の絶望感の原因をすりかえてしまったように思われた。彼女のような症例においては，ときどきみられることではあるが，障害者になったことが，今や自分の世話を他人がすることになるという事実に基づいた罪悪感や無力感さえもどこかへ運び去ってしまったのである。

2. 患者は心が内向きであるか，それとも外向きであるか？　理学療法サービスにおいて，理学療法士はこの知識や情報をどのように活用できるか？

解答　メアリーの病前の挫折感は，先の質問のなかで記されているように，自分の期待したものと自分の達成したものとの不具合がその原因であるということは明らかである。その起源はどうであれ，リハビリテーションに対する受け身的な態度や人生において自分の身に振りかかったものはなんであってもそれで満足してしまうという彼女

の経歴からして，彼女がまさしく心を外に向けていることは明らかである。社会的状況や家族とのかかわり方，また学歴や職歴において，彼女が何事も自ら進んで計画性を持った前向きの姿勢で物事をやろうとしないことはすべて，彼女のスタンスを証明するものである。このスタンスは，メアリーに対するさまざまなレベルでの理学療法士のアプローチによって，ある程度，軽減することができる。1つのレベルに関していうと，リハビリテーションへの取り組みの帰結の大部分は，目標設定や治療協力，また彼女の努力における彼女自身の積極的な参加にかかっているというメッセージを口に出して強化することがあげられる。さまざまな目標や努力が失敗して小さな一歩に終わったとしても，このようなメッセージはメアリーにとって受け入れやすくなるだろうし，またこの努力が好結果に終わった場合には，それはより積極的で確立した目を自分自身に向けるスタンスがより広く般化していく道を切り開くかもしれないのである。

　メアリーに対する理学療法ワークは，彼女が病前に持っていた自己非難を彼女の障害が打ち消す手助けになっていたとしても，彼女の期待したものと彼女が達成したものとの大きな不具合は，ある程度，依然として認められるという理解のもとで進められた。後者は，彼女自身が自分の生活状況を変えたり影響を及ぼすことができる能力を有しているのだということを自覚できるように，彼女の知覚を変容させるための何かを探し求めることの必要性を示した。特に，以下のメッセージが提示された。

- 彼女の知的能力が障害によって影響されていることはない。
- 彼女の状況は不運な方向に転換したが，交通事故とその結果としての障害は，彼女の人生において，1つの良い方向やポジティブな変化への道に続くものかもしれない。
- 大学への進学を妨げた経済状態は，障害という新しい事態によって変化し，手に入れるのは難しいと以前は感じていた目標を追い求めるための道が切り開かれるかもしれない。

3. メアリーへの療法処置や動機づけとして，理学療法士が導き出す必要性のある利用可能な社会的資源を列挙せよ。

　解答　社会的サポートシステムが障害を緩和する力を有するということを示す非常に強力な経験的証拠がある。このことはここで記すべき重要な領域であるということを指摘するとともに，このような社会的資源を高める努力は間違いなくポジティブなものであると思われる。メアリーのように社会的に孤立している人のためにさえ，通常，築き上げられているいくつかの社会的資源は存在する。家族関係は希薄であるように思われるが，しかしながら，このような絆はしばしば医学的介入をすることで強められることがある。もし協力が得られるのなら，また患者が同意するならば，家族をリハビリテーションに参加させることも可能であろう。最低限，患者の状態や目標，さらにはリハビリテーション活動についての話し合いの場に家族の人たちを参加させることが必要である。当該の患者と他の患者との連携やグループセッションは，形式的なものであろうとそうでなかろうと，いずれも互いの絆を促進するものであり，それはサポートの意味を持つものである。さまざまなグループや組織また他のサポートの存在を患者に気づかせることは，理学療法士ができる非常に簡便な直接的活動の1つである。もし可能ならば，そしてもし是認されるのなら，理学療法がより成功している患者が，新しく参加した患者に対してガイダンスや教示，サポートを提供するような状況をつくり出すことが，両方の患者群に対して有益なものとなるだろう。

ケーススタディに対する結論

　これは実際の症例であるので，メアリーに対して行われた理学療法ワークおよびメアリーが受けたリハビリテーションおよびメンタルヘルスへの取り組みの結果に関して，最後に総合的に論述することで本章の結論としたい。

　理学療法が進むにつれて，メアリーの知覚および願望を明瞭にするための試みがなされた。まず手始めに，われわれは以下のようなゲームをさせることにした。すなわち，「もし，あなたがもう一度改めて人生をスタートし，そしてあなたが手に入れたいものをあなたが選択することができるとしたら」というゲームと，「もしあなたが3つの願いを持ったとしたら」というゲームである。高校での人の行動に関する勉強を通して，彼女は人間の心および心理学の研究に魅力を感じるようになり，大学に進んで心理学者になることを希望していたことが明らかになった。これは経済的にまったく不可能なことであり，自分はつまらない仕事につかなければならないと彼女は感じていた。

　彼女との理学療法ワークに費やした多くの時間の内容については詳しく述べないが，障害を負っ

て無為な時間を過ごしていることが次第に重荷に感じられるようになってくるにつれ，彼女は，不可能だと思われた自分の夢が障害者となった今こそ実現できるかもしれないということに気づき始めた。彼女は働くこともできないし，自立することもできない，しかし自由な時間は十分ある，そして自分の学問的熱望は自分の身体的状態によって影響されるような領域のものではない。このような理由から，彼女は自分の夢を実現しようと努力した。以前描いていた到達不可能であると思われた夢を手の届く距離まで近づけることができたことはいうまでもないが，メアリーは奨学金や大学入学許可の申請に積極的に活動するようになった。彼女は結局，心理学を専攻し，後に認定臨床ソーシャルワーカーとなり，ハンディキャップを持った人たちのカウンセラーとして車椅子に乗りながら自分の人生を捧げたのである。

文献

1. Kennedy, P, et al: Childhood onset of spinal cord injury: Self-esteem and self-perception. British Journal of Clinical Psychology 34:581, 1995.
2. Sheerin, D, et al: Psychological adjustment in children with port-wine stains and prominent ears. J Am Acad Child Adolesc Psychiatry 34:1637, 1995.
3. Wade, S, et al: Assessing the effects of traumatic brain injury on family functioning: Conceptual and methodological issues. J Pediatr Psychol 20:737, 1995.
4. Wilcox, VL, et al: Self-rated health and physical disability in elderly survivors of a major medical event. J Gerontol B Psychol Sci Soc Sci 51B:S96, 1996.
5. Gleckman, AD, and Brill, S: The impact of brain injury on family functioning: Implications for subacute rehabilitation programs. Brain Inj 9:385, 1995.
6. Watts, R: Trauma counseling and rehabilitation. J Appl Rehab Counseling 28:8, 1997.
7. Gil, KM, et al: Coping strategies and laboratory pain in children with sickle cell disease. Ann Behav Med 19:22, 1997.
8. Phillips, M-E, et al: Work-related posttraumatic stress disorder: Use of exposure therapy in work simulation activities. Am J Occup Ther 51:696, 1997.
9. Wickramasekera, I, et al: Applied psychophysiology: A bridge between the biomedical model and the biopsychosocial model in family medicine. Professional Psychology Research and Practice 27:221, 1996.
10. Tam, SF: Pre-training self concept and computer skills learning outcomes of Hong Kong Chinese with physical disability. Journal of Psychology in the Orient 37:185, 1996.
11. King, GA, et al: Self-evaluation and self-concept of adolescents with physical disabilities. Am J Occup Ther 47:132, 1993.
12. Winkelman, M, and Shapiro, J: Psychosocial adaptation of orthopedically disabled Mexican children and their siblings. Journal of Development and Physical Disabilities 6:55, 1994.
13. Vargo, JW: Some psychological effects of physical disability. Am J Occup Ther 32:31, 1978.
14. Elliot, TR, et al: Problem solving appraisal and psychological adjustment following spinal cord injury. Cognitive Therapy and Research 15:387, 1991.
15. Weastbrook, M, and McIlwain, D: Living with the late effects of disability: A five-year follow-up survey of coping among post-polio survivors. Australian Occupational Therapy Journal 43:60, 1996.
16. Miller, D, et al: Psychological distress and well-being in advanced cancer: The effects of optimism and coping. Journal of Clinical Psychology in Medical Settings 3:115, 1996.
17. Hanson, SJ, et al: The relationship of personality characteristics, life stress, and coping resources to athletic injury. Journal of Sport and Exercise Psychology 14:262, 1992.
18. Dorland, S, and Hattie, J: Coping and repetitive strain injury. Australian Journal of Psychology 44:45, 1992.
19. Bermond, B, et al: Spinal cord lesions: Coping and mood states. Clin Rehabil 1:111, 1987.
20. Phillips, ME, et al: Work related traumatic stress disorder: Use of exposure therapy in simulation activities. Am J Occup Ther 8:696, 1997.
21. Hanson, S, et al: The relationship between coping and adjustment after spinal cord injury: A five-year follow-up study. Rehabilitation Psychology 38:41, 1993.
22. Mitchley, N, et al: Burden and coping among the relatives and caregivers of brain injured survivors. Clin Rehabil 10:3, 1996.
23. Kennedy, P, et al: Traumatic spinal cord injury and psychological impact: A cross-sectional analysis of coping strategies. Br J Clin Psychol 34:627, 1995.
24. Engel, GL: Guilt, pain and success. Psychosom Med 24:37, 1962.
25. Moos, RH: Coping with Physical Illness. Plenum, New York, 1977.
26. Ehrentheil, Otto F: Common medical disorders rarely found in psychotic patients. Archives of Neurology and Psychiatry - Chicago, 1957; 77:178–186.
27. Selye, H: The general adaptation syndrome and the disease of adaptation. J Clin Endocrinol Metab 6:117, 1946.
28. Heinrichs, SC, et al: Anti-stress action of a corticotropin-releasing factor antagonist on behavioral reactivity to stressors of varying type and intensity. Neuropsychopharmacology 11:179, 1994.
29. Theorell, T, et al: "Person Under Train" incidents: Medical consequences for subway drivers. Psychosom Med 54:480, 1992.
30. Mann, AM, and Gold, EM: Psychological sequelae of accident injury: A medico-legal quagmire. Canadian Medical Association Journal 95:1359, 1966.
31. Epstein, RS: Avoidant symptoms cloaking the diagnosis of PTSD in patients with severe accidental injury. J Trauma Stress 6:451, 1993.
32. Dollard, J, and Miller, NE: Personality and Psychotherapy: An Analysis in Terms of Learning, Thinking and Culture. McGraw-Hill, New York, 1950.
33. Ellis, A: Humanistic Psychology: The Rational-Emotive Approach. New York, Julian, 1973.
34. Lazarus, R: Psychological Stress and the Coping Process. McGraw-Hill, New York, 1966.
35. Malmo, RB: Overview. In Greenfield, N, and Sternbach, R (eds): Handbook of Psychophysiology. Holt, Rinehart & Winston, New York, 1972.
36. Kirtz, S, and Moos, RH: Physiological effects of social environments. Psychosom Med 36:96, 1974.
37. Selye, H: Stress. In: Health and Disease. Butterworth, Reading, MA, 1976.
38. Bourestom, N, and Howard, M: Personality characteristics of three personality groups. Arch Phys Med Rehabil 46:626, 1965.
39. Alexander, F: Studies in Psychosomatic Medicine. Ronald Press, New York, 1948.
40. Alexander F: Psychosomatic Medicine: Its Principles and Applications. Norton, New York, 1950.
41. Engel, GL, and Schmale, S: Psychoanalytic theory of somatic disorder: Conversion, specificity, and the disease onset situation. J Am Psychoanal Assoc 15:344, 1967.
42. Wittkower, ED, et al: A global survey of psychosomatic medicine. International Journal of Psychiatry 7:576–591, 1969.
43. Dunbar, F: Emotions and Bodily Changes, ed 3. Columbia Univ. Pr., New York, 1947.
44. Henry, JP, and Stephens, P: Stress, Health and the Social Environment. Springer, New York, 1977.
45. Eisler, R, and Polak, P: Social stress and psychiatric disorder. Journal of Mental and Nervous Disease 153:227, 1971.
46. Freud, S: Civilization and its discontent. In: The Standard Edition of the Complete Psychological Works of Sigmund Freud, Vol 21. 1930, p 64. NY: J. Cape and H. Smith Publishers.
47. American Psychiatric Association: Diagnostic and Statisti-

cal Manual of Mental disorders, ed 4. American Psychiatric Association, Washington, DC, 1994.
48. Ellis, A: Humanistic Psychology: The Rational-Emotive Approach. Julian, New York, 1973.
49. Woolfolk, RL, and Lehrer, PM: Principles and Practice of Stress Management. The Guilford Press, New York, 1984.
50. Kirtz, S, and Moos, RH: Physiological effects of social environments. Psychosom Med 36:96, 1974.
51. Ross, MJ, and Berger RS: Effects of stress inoculation training on athletes' postsurgical pain and rehabilitation after orthopedic injury. J Consult Clin Psychol 64:406, 1996.
52. Lazarus, RS: Patterns for Adjustment. McGraw-Hill, New York, 1976.
53. Malmo, RB: Overview. In Greenfield, N, and Sternbach, R (eds): Handbook of Psychophysiology. Holt, Rinehart and Winston, New York, 1972.
54. Lazarus, RS: Psychological Stress and the Coping Process. McGraw-Hill, New York, 1966.
55. Lazarus, RS: The concept of stress and disease. In Levi, L (ed): Society, Stress and Disease, Vol 1. Oxford Univ. Pr., London, 1971.
56. Serban, G: Stress in schizophrenics and normals. Br J Psychiatry 126:397, 1975.
57. Holmes, T, and Rahe, R: The Social Readjustment Scale. J Psychosom Res 11:213, 1967.
58. Kanner, AD, et al: Comparison of two modes of stress management: Daily hassles and uplifts versus major life events. J Behav Med 4:1, 1981.
59. Durkheim, E: Suicide. Free Press, Glenkove, IL, 1951.
60. Berger, PL: Invitation To Sociology: A Humanistic Perspective. Anchor Books, New York, 1963.
61. Berger, PL: Invitation To Sociology: A Humanistic Perspective. Anchor Books, New York, 1963.
62. Labovitz, S: An Introduction to Sociological Concepts. Wiley, New York, 1977, p 95.
63. MacCandless, BR: The socialization process. In Seidman, JM (ed): The Child: A Book of Readings. Holt, Rinehart and Winston, New York, 1969, p 42.
64. Mead, GH: Mind, Self, & Society. University of Chicago Press, Chicago, 1934.
65. Cooley, CH: Human Nature and the Social Order, rev ed. Scribner's, New York, 1922.
66. Goffman, E: The Presentation of Self in Everyday Life. Double-Day Anchor, New York, 1959.
67. Blumer, H: Symbolic Interactionism: Perspective and Method. Prentice-Hall, Englewood Cliffs, NJ, 1969.
68. Labovitz, S: An Introduction to Sociological Concepts, New York, John Wiley and Sons, 1977, p 98.
69. Weinberg, N: Physically disabled people assess the quality of their lives. Rehabilitation Literature 42:12, 1984.
70. Livneh, H: On the origins of negative attitudes toward people with disabilities. Rehabilitation Literature 43:338, 1982.
71. Weinberg, N, and Asher, N: The effect of physical disability on self perception. Rehabilitation Counseling Bulletin 20:15, 1976.
72. Gokhale, SD: Dynamics of attitude change. International Social Work 28:31, 1985.
73. Wright, BA: Developing constructive views of life with a disability. Rehabilitation Literature 41:274, 1980.
74. Kotchick, BA, et al: The role of parental and extra familial social support in the psychosocial adjustment of children with a chronically ill father. Behav Modif 21:409, 1997.
75. Ormel, J, et al: Chronic medical conditions and mental health in older people: Disability and psychosocial resources mediate specific mental health effects. Psychol Med 27:1065, 1997.
76. McColl, MA, and Skinner, H: Assessing inter- and intrapersonal resources: Social support and coping among adults with a disability. Disabil Rehabil 17:24, 1995.
77. McColl, MA, et al: Structural relationship between social support and coping. Soc Sci Med 41:395, 1995.
78. Elliot, TR, et al: Social relationships and psychosocial impairment of persons with spinal cord injury. Psychology and Health 7:1, 1992.
79. Elliot, TR, et al: Assertiveness, social support and psychological adjustment following spinal cord injury. Behav Res Ther 29:485, 1991.
80. Kaplan, SP: Social support, emotional distress, and vocational outcomes among persons with brain injuries. Rehabilitation Counseling Bulletin 34:16, 1990.
81. Wong, DFK, and Kwok, SL: Difficulties and patterns of social support of mature college students in Hong Kong: Implications for student guidance and counseling services. British Journal of Guidance and Counseling 25:377, 1997.
82. Varni, JW, and Setoguchi, Y: Effects of parental adjustment on the adaptation of children with congenital or acquired limb deficiencies. J Dev Behav Pediatr 14:13, 1993.
83. Mackelprang, RW, and Hepworth, DH: Ecological factors in rehabilitation of patients with severe spinal cord injuries. Soc Work Health Care 13:23, 1987.
84. Flaherty, J: The role of social support in the functioning of patients with unipolar depression. Am J Psychiatry 140:473, 1983.
85. Dean, A, et al: The epidemiological significance of social support systems on depression. Research in Community and Mental Health 2:77, 1981.
86. Gallo, F: Social support networks and the health of elderly persons. Social Work Research and Abstracts 20:13, 1984.
87. Maddox, G: Persistence of life-style among the elderly: A longitudinal study of patterns of social activity in relation to life satisfaction. In Neugarten, B (ed): Middle Age and Aging. University of Chicago Press, Chicago, 1968, p 181.
88. MacMahon, B, and Pugh, TF: Epidemiology: Principles and Method. Little, Brown, Boston, 1970.
89. Schultz, NR, and Moore, D: Lankiness: Correlates, attributes, and coping among older adults. Personality and Social Psychology Bulletin 10:75, 1984.
90. Maguire, G: An exploratory study of the relationship of valued activities to the life satisfaction of elderly persons. Occupational Therapy Journal of Research 3:164, 1983.
91. Ward, RA, et al: Informal networks and knowledge of services for older persons. J Gerontol 39:216, 1984.
92. Quam, J: Older women and informal supports: Impact on prevention. Prevention and Human Services 3:119, 1983.
93. Clark, A: Personal and social resources as correlates of coping behavior among the aged. Psychol Rep 51:577, 1982.
94. Crisp, R: The long term adjustment of persons with spinal cord injury. Australian Psychologist 27:43, 1992.
95. Rintala, DH, et al: Social support and the well-being of persons with spinal cord injury living in the community. Rehabilitation Psychology 37:155, 1992.
96. Hardy, C, et al: The role of social support in the life stress/injury relationship. Sport Psychologist 5:128, 1991.
97. Kaplan, SP: Psychosocial adjustment three years after traumatic brain injury. Clinical Neuropsychologist 5:360, 1991.
98. Zeiss, AN, et al: Relationship of physical disease and functional impairment to depression in older people. Psychol Aging 11:572, 1996.
99. Lachmann, FM, and Beebe, B: Trauma, interpretation and self-state transformations. Psychoanalysis and Contemporary Thought 20:269, 1997.
100. Brewer, BW: Self-identity and specific vulnerability to depressed mood. J Pers 61:343, 1993.
101. Jorge, RE, et al: Comparison between acute and delayed onset depression following traumatic brain injury. J Neuropsychiatry Clin Neurosci 5:43, 1993.
102. Boekamp, JR, et al: Depression following a spinal cord injury. Int J Psychiatry Med 26:329, 1996.
103. Kishi, Y, et al: Prospective longitudinal study of depression following spinal cord injury. J Neuropsychiatry Clin Neurosci 6:237, 1994.
104. Langer, K: Depression and physical disability: Relationship of self-rated and observer-rated disability to depression. Neuropsychiatry Neuropsychol Behav Neurol 8:271, 1995.
105. Silverstone, PH, et al: The prevalence of major depressive disorder and low self-esteem in medical inpatients. Can J Psychiatry 41:67, 1996.
106. Zea, MC, et al: The influence of social support and active coping on depression among African Americans and Latinos with disabilities. Rehabilitation Psychology 41:225, 1996.
107. Leach, LR, et al: Family functioning, social support and depression after traumatic brain injury. Brain Inj 8:599, 1994.
108. Siller, J: Psychological situation of the disabled with spinal cord injuries. Rehabilitation Literature 30:290, 1969.
109. Wright, JC, and Telford, R: Psychological problems following minor head injury: A prospective study. Br J Clin Psychol 35:399, 1996.
110. Mayou, RA, and Smith, KA: Posttraumatic symptoms following medical illness and treatment. J Psychosom Res 43:121, 1997.
111. Epstein, RS: Avoidant symptoms cloaking the diagnosis of Posttraumatic Stress Disorder in patients with severe accidental injury. J Trauma Stress 6:451, 1993.

第 2 章　能力低下およびリハビリテーションに付随する心理社会的問題

112. Bryant, RA, and Harvey, AG: Avoidant coping style and PTS following motor vehicle accidents. Behav Res Ther 33:631, 1995.
113. Schreiber, S, and Galai, GT: Uncontrolled pain following physical injury as the core trauma in the PTSD. Pain 54:107, 1993.
114. Perry, SW, et al: Predictors of PTSD after burn injury. Am J Psychiatry 149:931, 1992.
115. Sbordone, RJ, and Liter, JC: Mild Traumatic Brain Injury does not produce PTSD. Brain Inj 9:405, 1995.
116. Horowitz, MJ: Stress-response syndromes: Posttraumatic and adjustment disorders. In Cooper, AM, et al (eds): The Personality Disorders and Neuroses. Lippincott, Philadelphia, 1986, p 409.
117. Modlin, HC: The post-accident and anxiety syndrome: The psychosocial aspects. Am J Psychiatry 123:1008, 1967.
118. Weiss, JM: Effects of coping response on stress. Journal of Comparative and Physiological Psychology 65:251, 1968.
119. Weiss, JM: Effects of coping behavior in different warning signal conditions on stress pathology in rats. Journal of Comparative and Physiological Psychology 77:1, 1971.
120. Weiss, JM: Effects of coping behavior with and without feedback signal on stress pathology in rats. Journal of Comparative and Physiological Psychology 77:20, 1971.
121. Rodin, J: Managing the stress of aging: The role of control and coping. In Levine, S, and Ursin, H (eds): Coping and Health. Plenum, New York, 1980, p 171.
122. Halmhuber, NL, and Paris, SG: Perceptions of competence and control and the use of coping strategies by children with disabilities. Learning Disability Quarterly 16:93, 1993.
123. Craig, AR, et al: The influence of spinal cord injury on coping styles and self perceptions two years after the injury. Aust N Z J Psychiatry 28:307, 1994.
124. Seligman, MEP: Helplessness. Freeman, San Francisco, 1975.
125. Selye, H: The Stress of Life. McGraw-Hill, New York, 1956.
126. Selye, H: Stress Without Distress. Lippincott, Philadelphia, 1974.
127. Trieshman, RB: Spinal Cord Injuries: Psychological, Social and Vocational Adjustment. Pergamon, Elmsford, NY, 1980.
128. Berk, S, and Feibel, J: The unmet psychological and family needs of stroke survivors. Paper presented at The American Congress of Rehabilitation Medicine, New Orleans, November 1978. In Trieshman, RB: Spinal Injuries: Psychological, Social and Vocational Adjustment. Pergamon, Elmsford, NY, 1980.
129. Udin, H, and Keith, R: Patients' daily activities after discharge from a rehabilitation hospital. Paper Presented at American Congress of Rehabilitation Medicine, New Orleans, November 1978. In Trieshman, RB: Spinal Injuries: Psychological, Social and Vocational Adjustment. Pergamon, Elmsford, NY, 1980.
130. Beals, RK, and Hickman, NW: Industrial injuries of the back and extremities. J Bone Joint Surg 54A:1593, 1972.
131. Filskov, SB, and Goldstein, SG: Diagnostic validity of The Halstead-Reitan Neuropsychological Battery. Journal of Consulting and Clinical Psychology 42:382, 1974.
132. Tsushima, WT, and Wedding, D: A comparison of The Halstead-Reitan Neuropsychological Battery and computerized tomography in the identification of brain disorder. American Journal of Nervous and Mental Disease 167:704, 1979.
133. Lieberman, M, and Borman L: Self Help Groups For Coping With Crises. Jossey-Bass, San Francisco, 1979.
134. Hartman, C, et al: The neglected and forgotten sexual partner of the physically disabled. Soc Work 28:370, 1983.

参考文献

Adamson, JD, and Schmale, AH Jr: Object loss, giving up, and the object of psychiatric disease. Psychonomic Medicine 27:557, 1965.
Ader, R (ed): Psychoneuroimmunology. Academic, New York, 1981.
Alexander, F: Studies in Psychosomatic Medicine. Ronald Press, New York, 1948.
Alexander F: Psychosomatic Medicine: Its Principles and Applications. Norton, New York, 1950.
American Psychiatric Association: Diagnostic and Statistical Manual of Mental Disorders. American Psychiatric Association, Washington, DC, 1987.
Anderson, TR, and Cale, TM: Sexual counseling of the physically disabled. Postgrad Med 58:117, 1975.
Beals, RK, and Hickman, NW: Industrial injuries of the back and extremities. J Bone Joint Surg 54A:1593, 1972.
Berger, PL: Invitation to Sociology: A Humanistic Perspective. Anchor Books, New York, 1963.
Berk, S, and Feibel, J: The unmet psychological and family needs of stroke survivors. Paper presented at The American Congress of Rehabilitation Medicine, New Orleans, 1980.
Blumer, H: Symbolic Interactionism: Perspective and Method. Prentice-Hall, Englewood Cliffs, NJ, 1969.
Bourestom, N, and Howard, M: Personality characteristics of three personality groups. Arch Phys Med Rehabil 46:626, 1965.
Brown, MR, et al (eds): Stress: Neurobiology and Neuroendocronology. Marcel Dekker, New York, 1990.
Burstein, A: Posttraumatic stress disorder in victims of motor vehicle accidents. Hospital and Community Psychiatry 40:295, 1989.
Cannon, WB: Bodily Changes in Pain, Hunger, Fear and Rage. Charles T. Branford Co., Boston, MA, 1950.
Chigier, E: Sexual Adjustment of the handicapped. Proceeding Preview of the 12th World Congress of Rehabilitation International, Sydney, Australia, 1972.
Chigier, E (ed): Sex and the Disabled. The Israel Rehabilitation Annual, 1977.
Clark, A: Personal and social resources as correlates of coping behavior among the aged. Psychol Rep 51:577, 1982.
Cook, R: Sex education program service model for the multi-handicapped adult. Rehabilitation Literature 35:264, 1974.
Cooley, CH: Human Nature and the Social Order, rev ed. Scribner's, New York, 1922.
Costella, CG: The adaptive function of depression. Canada's Mental Health 25:20, 1977.
Davidson, LM, and Baum, A: Chronic stress and posttraumatic stress disorders. Journal of Consulting and Clinical Psychology 54:303, 1986.
Dean, A, et al: The epidemiological significance of social support systems on depression. Research in Community and Mental Health 2:77, 1981.
Dollard, J, and Miller, NE: Personality and Psychotherapy: An Analysis in Terms of Learning, Thinking and Culture. McGraw-Hill, New York, 1950.
Dunbar, F: Emotions and Bodily Changes ed 3. Columbia Univ. Pr., New York, 1947.
Durkheim, E: Suicide. Free Press, Glenkove, IL, 1951.
Ehrentheil, Otto F.: Common medical disorders rarely found in psychotic patients. Archives of Neurology and Psychiatry. Chicago, 1957; 77:178-186.
Eisenberg, MG, and Falconer, J: Current trends in sex education programming for the physically disabled: Some guidelines for implementation and evaluation. Sexual Disabilities 1:6, 1978.
Eisler, R, and Polak, P: Social stress and psychiatric disorder. Journal of Mental and Nervous Disease 153:227, 1971.
Elliot, TR, et al: Social relationships and psychosocial impairment of persons with spinal cord injury. Psychology and Health 7:55, 1992.
Elliot, TR, et al: Assertiveness, social support and psychological adjustment following spinal cord injury. Behav Res Ther 29:485, 1991.
Ellis, A: Humanistic Psychology: The Rational-Emotive Approach. Julian, New York, 1973.
Engel, GL, and Schmale, S: Psychoanalytic theory of somatic disorder: Conversion, specificity, and the disease onset situation. J Am Psychoanal Assoc 15:344, 1967.
Engel, GL: Guilt, pain and success. Psychosom Med 24:37, 1962.
Filskov, SB, and Goldstein, SG: Diagnostic validity of The Halstead-Reitan Neuropsychological Battery. Journal of Consulting and Clinical Psychology 42:382, 1974.
Flaherty, J: The role of social support in the functioning of patients with unipolar depression. Am J Psychiatry 140:473, 1983.
Ford, AB, and Orfirer, AP: Sexual behavior and the chronically ill patient. Medical Aspects of Human Sexuality 1:51, 1967.
Freud, S: Civilization and its discontent. In: The standard edition of The Complete Psychological Works of Sigmund Freud, Vol 21. 1930, p 64. Boston: J. Cape and H. Smith Publishers.
Gallo, F: Social support networks and the health of elderly persons. Social Work Research and Abstracts, 20:13, 1984.
Goffman, E: The Presentation of Self in Everyday Life. Double-Day Anchor, New York, 1959.
Gokhale, SD: Dynamics of attitude change. International Social Work 28:31, 1985.
Goodwin, DW, and Guze, SB: Psychiatric Diagnosis, ed 5. Oxford

Univ. Pr., New York, 1996.
Hardy, C, et al: The role of social support in the life stress/injury relationship. Sport Psychologist 5:128, 1991.
Hartman, C, et al: The neglected and forgotten sexual partner of the physically disabled. Soc Work 28:370, 1983.
Heinrichs, SC, et al: Anti-stress action of a corticotropin-releasing factor antagonist on behavioral reactivity to stressors of varying type and intensity, Neuropsychopharmacology 11:179, 1994.
Henry, JP, and Stephens P: Stress, Health and the Social Environment. Springer, New York, 1977.
Holmes, T, and Rahe, R: The social readjustment scale. J Psychosom Res 11:213, 1967.
Horowitz, MJ: Stress-response syndromes: posttraumatic and adjustment disorders. In Cooper, AM, et al (eds): The Personality Disorders and Neuroses. Lippincott, Philadelphia, 1986, p 409.
Kaplan, SP: Psychosocial adjustment three years after traumatic brain injury. Clinical Neuropsychologist 4:360, 1991.
Kaplan, SP: Social support, emotional distress, and vocational outcomes among persons with brain injuries. Rehabilitation Counseling Bulletin 34:16, 1990.
Kanner, AD, et al: Comparison of two modes of stress management; daily hassles and uplifts versus major life events. J Behav Med 4:1, 1981.
Kirtz, S, and Moos, RH: Physiological effects of social environments. Psychosom Med 36:96, 1974.
Kotchick, BA, et al: The role of parental and extrafamilial social support in the psychosocial adjustment of children with a chronically ill father. Behav Modif 21:409, 1997.
Krantz, DS, and Glass, D.C.: Personality, behavior patterns, and physical illness: Conceptual and methodological issues. In Gentry, DW (ed): Behavioral Medicine. Guilford Press, New York, 1984.
Labovitz, S: An Introduction to Sociological Concepts. Wiley, New York, 1977.
Lazarus, RS: Patterns for Adjustment. McGraw-Hill, New York, 1976.
Lazarus, RS: Psychological Stress and the Coping Process. McGraw-Hill, New York, 1966.
Lazarus, RS: The concept of stress and disease. In Levi, L (ed): Society, Stress and Disease, Vol 1. Oxford Univ. Pr., London, 1971.
Lazarus, RS, and Folkman, S: Coping and adaptation. In Gentry, DW (ed): Behavioral Medicine. Guilford Press, New York, 1984.
Lieberman, MA: Adaptive process in late life. In Datan, N, and Ginsberg, LH (eds): Life-span Developmental Psychology. Academic Press, New York, 1975.
Lieberman, M, and Borman L: Self Help Groups For Coping With Crises. Jossey-Bass, San Francisco, 1979.
Livneh, H: On the origins of negative attitudes toward people with disabilities. Rehabilitation Literature 43:338, 1982.
McColl, MA, and Skinner, H: Assessing inter- and intrapersonal resources: Social support and coping among adults with a disability. Disabil Rehabil 17:24, 1995.
McColl, M, et al: Structural relationship between social support and coping. Soc Sci Med 41:395, 1995.
Mackelprang, RW, and Hepworth, DH: Ecological factors in rehabilitation of patients with severe spinal cord injuries. Social Work in Health Care 13:23, 1987.
MacCandless, BR: The socialization process. In Seidman, JM (ed): The Child: A Book of Readings. Holt, Rinehart & Winston, New York, 1969, p 42.
MacMahon, B, and Pugh, TF: Epidemiology: Principles and Method. Little, Brown, Boston, 1970.
Mcfarlane, AC: The phenomenology of posttraumatic stress disorders following a natural disaster. The Journal of Nervous and Mental Disease 176:22, 1988.
Madakasira, S, and O'Brien, KF: Acute posttraumatic stress disorder in victims of natural disaster. The Journal of Nervous and Mental Disease 175:286, 1987.
Maddox, G: Persistence of life-style among the elderly: A longitudinal study of patterns of social activity in relation to life satisfaction. In Neugarten, B (ed): Middle Age and Aging. University of Chicago Press, Chicago, 1968, p 181.
Maguire, G: An exploratory study of the relationship of valued activities to the life satisfaction of elderly persons. Occupational Therapy Journal of Research 3:164, 1983.
Malmo, RB: Overview. In Greenfield, N, and Sternbach, R (eds): Handbook of Psychophysiology. Holt, Rinehart & Winston, New York, 1972.
Mann, AM, and Gold, EM: Psychological sequelae of accident injury: A medico-legal quagmire. Canadian Medical Association Journal 95:1359, 1966.
Mead GH: Mind, Self, and Society. University of Chicago Press, Chicago, 1934.
Menninger, K: The Vital Balance: The Life Process in Mental Health and Illness. Vikings, New York, 1963.
Modlin, HC: The post-accident and anxiety syndrome: The psychosocial aspects. Am J Psychiatry 123:1008, 1967.
Moos, RH: Coping with Physical Illness. Plenum, New York, 1977.
Ormel, J, Kempen, et al: Chronic medical conditions and mental health in older people: Disability and psychosocial resources mediate specific mental health effects. Psychol Med 27:1065, 1997.
Patrick, GD: Comparison of novice and veteran wheelchair athletes' self-concept and acceptance of disability. Rehabilitation Counseling Bulletin 27:186, 1984.
Platt, J, and Husband, SD: Posttraumatic stress disorder and the motor vehicle accident victim. American Journal of Forensic Psychology 5:35, 1987.
Plutchik, R, and Kellerman, H, (eds): Theories of Emotion. Academic Press, New York, 1980.
Quam, J: Older women and informal supports: Impact on prevention. Prevention and Human Services 3:119, 1983.
Rintala, DH, et al: Social support and the well-being of persons with spinal cord injury living in the community. Rehabilitation Psychology 37:155, 1992.
Rodin, J: Managing the stress of aging: The role of control and coping. In Levine, S, and Seligman, H: Helplessness. Freeman, San Francisco, 1975.
Russell, RA: Concepts of adjustment to disability: An overview. Rehabilitation Literature 42:330, 1981.
Shuchter, S, and Zisook, S: Psychological reactions to the PSA crash. International Journal of Psychiatry in Medicine 14:293, 1984.
Schulz, R, and Decker, S: Long-term adjustment to physical disability. J Pers Soc Psychol 48:1162, 1985.
Schultz, NR, and Moore, D: Loneliness; correlates, attributes, and coping among older adults. Personality and Social Psychology Bulletin 10:75, 1987.
Schweitzer, NJ: Coping with stigma: An integrated approach to counseling physically disabled persons. Rehabilitation Counseling Bulletin 25:204, 1982.
Selye, H: The Stress of Life. McGraw-Hill, New York, 1956.
Selye, H: The general adaptation syndrome and the disease of adaptation. J Clin Endocrinol Metab 6:117, 1946.
Selye, H: Stress in Health and Disease. Butterworth, Reading, MA, 1976.
Serban, G: Stress in schizophrenics and normals. Br J Psychiatry 126:397, 1975.
Sigelman, CK, et al: Disability and the concept of life functions. Rehabilitation Counseling Bulletin 23:103, 1979.
Siller, J: Psychological situation of the disabled with spinal cord injuries. Rehabilitation Literature 30:290, 1969.
Sloan P: Posttraumatic stress in survivors of an airplane crash-landing: A clinical and exploratory research intervention. J Trauma Stress 1:211, 1988.
Syme, LS: Sociocultural factors in disease etiology. In Gentry, DW (ed): Behavioral Medicine, Guilford Press, New York, 1984.
Theorell, T, et al: "Person under train" incidents: Medical Consequences for Subway Drivers. Psychosom Med 54:480, 1992.
Thorn-Gray, BE, and Kern, LH: Sexual dysfunction associated with physical disability: A treatment guide for the rehabilitation practitioner. Rehabilitation Literature 44:138, 1983.
Trieshman, RB: Spinal Injuries: Psychological, Social and Vocational Adjustment. Pergamon, Elmsford, NY, 1980.
Tsushima, WT, and Wedding, D: A comparison of The Halstead-Reitan neuropsychological battery and computerized tomography in the identification of brain disorder. American Journal of Nervous and Mental Disease 167:704, 1979.
Udin, H, and Keith, R: Patients' daily activities after discharge from a rehabilitation hospital. Paper Presented at American Congress of Rehabilitation Medicine, New Orleans, November 1978. In Trieshman, RB (ed): Spinal Injuries: Psychological, Social and Vocational Adjustment. Pergamon, Elmsford, NY, 1980.
Ursin (ed): Coping and Health. Plenum, New York, 1980, p 171.
Versluys, HP: Physical rehabilitation and family dynamics. Rehabilitation Literature 41:58, 1980.
Ward, RA, et al: Informal networks and knowledge of services for older persons. J Gerontol 39:216, 1984.
Watts, R: Trauma counseling and rehabilitation. Journal of Applied Rehabilitation Counseling 28:8, 1997.

Weiss, JM: Effects of Coping response on stress. Journal of Comparative and Physiological Psychology 65:251, 1968.

Weiss, JM: Effects of coping behavior in different warning signal conditions on stress pathology in rats. Journal of Comparative and Physiological Psychology 77:1, 1971.

Weiss, JM: Effects of coping behavior with and without feedback signal on stress pathology in rats. Journal of Comparative and Physiological Psychology 77:20, 1971.

Weinberg, N: Physically disabled people assess the quality of their lives. Rehabilitation Literature 42:12, 1984.

Weinberg-Asher, N: The effect of physical disability on self-perception. Rehabilitation Counseling Bulletin 20:15, 1976.

Wittkower, ED, et al: A global survey of psychosomatic medicine. International Journal of Psychiatry 7:576, 1969.

Wollf, HG, and Itace, CC (eds): Life Stress and Bodily Disease. Williams & Wilkins, Baltimore, 1950.

Woolfolk, RL, and Lehrer, PM: Principles and Practice of Stress Management. Guilford Press, New York, 1984.

Wright, BA: Value laden beliefs and principles for rehabilitation. Rehabilitation Literature 42:266, 1981.

Wright, BA: Developing constructive views of life with a disability. Rehabilitation Literature 41: 274, 1980.

Yudofsky, SC, and Hales, RE: The American Psychiatric Press Textbook of Neuropsychiatry. American Psychiatric Press, Washington DC, 1997.

Zeitlin, S, and Williamson, GG: Coping characteristics of disabled and non-disabled young children. Am J Orthopsychiatry 60:404, 1990.

3

患者ケアにおける価値観の影響
意思決定のための基本

Carol M. Davis

概　要
- 意思決定の過程
- 価値観と評価
- 倫理規定
- 患者ケアにかかわる因子としての患者の価値観
- 患者ケアの第一目標における価値観の影響
- リハビリテーションにおける価値観がかかわる状況
- 実際の活動で道徳的あるいは倫理上のジレンマを解決すること
- 反応的決定と順行的決定
- 価値の決定とマネジドケア
- 支援のために派遣された人に固有の価値観
- 優先順位づけの状況における価値観の決定

学習目標
1. 価値観とはどのようなもので，それが人の行動をどのように仕向けるのか確認する。
2. 人はどのように価値観を獲得するのか確認する。
3. 価値観が，患者および健康の専門家の選択にどう影響を及ぼすのか確認する。
4. 回復を高めると評価される行動と回復を妨げると評価される行動を見分ける。
5. マネジドケア機構によって提供された健康管理にともなう倫理的な苦悩の例を明らかにする。
6. 倫理上のジレンマを解決する際に役立つ推論過程を学ぶ。

はじめに

　まず，成人のリハビリテーション患者の管理に関する本書に価値観についての章が含まれることについて，読者によっては疑問を持つかもしれない。実際に，本書は，リハビリテーションの過程で行われる適切な決定について読者に解説することを目的としている。そして，価値観はほとんどの意思決定において重要な役割を果たしており，この側面を省略するのは賢明でない。

　価値観をどう取り扱うかを定義することは，やりがいのある重要なことである。これまで多くの解釈がなされ，何人かの研究者がさまざまな定義を示している[1〜5]。本章の目的に合わせて，**価値観**とは，どのようなパターンを選択するかの規準を与える内的な力と定義しよう。例えば，数ある行為のなかで，人々が自らの生命の安全性に価値をおくと，彼らは自動車を運転したり同乗している間シートベルトを着けるようになるだろう。その選択は，彼ら自身が安全であることの重要性，あるいは彼らの安全性についての価値観によって導かれる。

　価値観は内面的なものであり測定は容易ではないので，人間行動のその他の側面と同様には精力的に研究されていない。価値観ははっきりと認識することはできず，ただそれが作用していると感じることができるだけである。価値観は，われわれが選択する際に特に重要な役割を果たしている。正しい行動を認識することと，またそれを行うことは2つの別々の現象であると考えると，価値観の重要性は強調されるだろう。前者は知識あるいは認識と関連して行われ，後者は価値観あるいは態度と関連して行われる。本書は「知るこ

と」を目的としているが，本章は選択という局面における価値観の解明に費やされている。

　多くの場合選択は価値観に基づいており，ときにはその決断がほかと比べて容易ではないことがある。2つの外観上等しい目標や選択肢が互いに他と拮抗するとき，セラピストが価値観のジレンマを解決しなければならないという困難が生じうる。セラピストの価値観が患者や患者の家族，同僚，あるいはより大きい健康管理システム，そして社会の価値観と対立するときにも困難が生じうる。本章では価値観についてさらに定義し，われわれがどのように価値観を獲得するかを記し，そして意思決定における影響について解説する。さらに，患者の価値観がセラピストの意思決定に及ぼす影響について検討し，リハビリテーションにおいて共通する決定の困難な例を示す。また，収益事業あるいはマネジドケア機構においてケアが提供されるときに生じる**倫理的な苦悩**について，そして理学療法士の役割が診断医と同様により洗練されるように，サポートスタッフにケアを委託する過程における固有の問題についても検討する。最終的には，難しい選択をするうえでコミュニケーションが果たす役割について議論する。

意思決定の過程

　選択がどのようになされるかは，何を選択するかとは異なる。後者は答えあるいは解決策としてみることができ，前者は過程の記述である。リハビリテーションにおける意思決定あるいは選択は，反応，本能的な刺激応答あるいは行き当たりばったりの試行錯誤による推測でなされることがある。しかしより多くは，問題解決のための専門的な教育を受けることによって正しい意思決定，最良の選択がなされる。健康管理における問題解決の様式の1つは，**臨床的推理**と呼ばれる。臨床的推理の過程は，セラピストが最初に患者に対面する前から開始される。まず患者についての情報を調べ，仮説を立て，そして患者の問題を十分に評価するためのさまざまな質問がなされ，これにより必然的に，通常，損傷のレベルにおける理学療法を導く診断が下される。さらなる推論は，この時点における特定の患者に対して最も適切な治療法を決定することになり，それは理想的には文献のエビデンスにより確認される。

　保健医療分野における専門家教育では，優れた臨床的推理を行える人材育成に多くの時間がさかれる。最高の教師は，正しい答えを与えることをあえてせず，学生に発見の過程を学ぶことを促す。このようにして，学生はトレーニングの技術的なレベルを上げていく。

注意深く文献を読むこと，質問すること，触れること，検査すること，そして第3の耳で言葉にならない声を聞くことで，患者の複雑な状況に適応できるような専門家になるように学生は励まされる。

　問題の解決は，人間としてのわれわれの日常生活にはなくてはならないものである。その過程があまりに習慣的で無意識に行われているために，われわれは問題を解決していることに気がつかないでいることが多い。単に朝食に何を食べるか決めるというだけのことであっても，以下のように思考過程を分解してとらえることができる。

「朝食に何を食べようか？」
「台所に何があるだろう？」
「シリアル，ベーコン，パンケーキ，ジュース，トーストがある」
「今どのくらい空腹だろうか？」
「非常におなかがすいている」
「どのくらいの時間があるだろうか？」
「30分」
「体重計はどうなっているか」
「2 kg 体重オーバーを示している」
「それではジュースとトーストにしよう！」

　この問題解決過程は，1つの価値観が他の価値観に対して持つ重要性を確認することに基づいている。体重計で2 kg 体重オーバーであったという事実が最終的な決定の要因となった。ほかの人は，まったく異なった理由で同じ朝食を選択したかもしれない。

「私にはどのくらいの時間があるだろうか？」
「5分」
「食べる時間がない！ トーストとジュースを歩きながら食べよう！」

　多くの場合，選択は優先される価値観に基づいて行われる。価値観を知れば知るほど，また科学を学びそして理解を深めれば深めるほど，そしてその場の状況を知れば知るほど，最適な決断が容易になる[1]。

　朝食の献立を決定する過程と大腿義足の種類を決定する過程は，同一ではない。この違いは重要である。前者の何を食べるかは個人的な選択であり，後者の義足の選択は専門家の決定である。何を食べるのかについては，最終的な決定がほぼ最高の選択に近いものであれば本人は納得することができるだろう。しかし義足に関しては，決定した選択が最高のものでなければ対象者にとって深刻な問題となってしまう。第一の例，朝食に何を食べるはあくまで個人的な好みによるものであり，**非道徳的価値観**の選択である。しかし義足の決定は，主としてさまざまな道徳観と価値観を帯びて行われる。正義，誠実，同情，高潔といった道徳観を持った価値観はすべて本質的な人としての存在を反映

している．このため道徳観を持った価値観は人の衣食住に対する好き嫌いといったものより重要な意味を持っているのである[2,6]．

われわれが専門家になるための勉強をするとき，専門家に成長していく過程は個人的な価値観と重なる部分もある．しかし同時に，個人的な価値観との葛藤もある．われわれは専門家の責任として，自身よりも患者のニーズを優先し，そのことによりわれわれが患者の信頼に値するということを示すことができるのだと学ぶ[7,8]．われわれは価値観とはどういうものかをよく知り，そして個人としての価値観と専門家としての価値観を理解するようにしなくてはならない．

価値観と評価

価値観を直接みることはできず，またそれを計測することもできない．価値観は信念，感情，そして何が最良で何が良くないかということによって形づくられる，道徳観の体系としての構成概念である[3]．われわれは対象者が何を評価するか質問すること，さらに重要なこととして彼らの行動を観察することによってのみ間接的にその価値観を知ることができる．価値観はわれわれの行動，特にその一定期間における行動パターンに対応し変化する．したがって，「私は正直であることを尊んでいる」という人がいたとしても，われわれは彼らが故意に所得税の申告をごまかすときがどのくらいあるのか疑ってしまうこともある．この人には，正直さよりも明らかに優先する別の価値観が存在するのである．

さまざまな価値観はそのときどきで，協調したり対立したりするものである．われわれはどちらの価値観が優先するかという困難な選択に迫られたとき，ジレンマに陥る．例えば，生命を尊重するということから，妊娠中絶を選択する権利を支持するか反対するかの評価はまさに伯仲している．この2つのグループの意見や信念の相違は生命の価値にあるわけではなく，胎児の生命にとって母の命がとりわけ重要であるという点にある．つまり，中絶の権利の支持者たちは，母親の生活の質のための選択が第一であるとし，第三者の干渉に影響されるべきでないと主張するのである[6]．ジレンマの解決は臨床的推理における特別な様式とかかわっており，この様式については後述する．

人は生来一定の価値観を持って生まれたわけではないが，本能とニーズを持っている．その人の価値観は社会における適応状況，両親および家族の影響，そして多くの人が信仰によって形成される．価値観について学ぶことの第一歩は，両親が個人的な痛みや対立をできるだけ抑え，喜びや人生の意味を大きくし，家庭に調和と安らぎをもたらすと信じている決まりごとに従うという様式から始まる．

ティーンエイジャーは，自然な成長過程の一環として，規則を破り禁じられた行動をすることにより家庭の価値観を試す．この過程は変化をもたらし，このなかで，罰を受けるのを回避することから価値観に基づいた規則が内面化し，規則を離れ，真に個人のものとなる．多くの人は両親とよく似た価値観に従うことになる．しかし，人によっては自身の価値観を最優先することによる違和感が家族との距離をつくることになる．両親と異なる自身の価値観を子どもが優先する1つの例は，法律を学ばない4世代における最初の世代である．

医療従事者における価値観は，人を直接救うのではなく，生命のない物や考えのなかで働くことで基本的な満足感をみいだす専門外の人が優先する価値観とは異なる．同様に，理学療法士も専門家グループとして一貫した価値観を示すように思われるが，理学療法士のなかでも，例えばスポーツ障害の専門家であるか，重症の脳障害を専門とするのかといった違いにより，何を優先するか異なり，このことが専門性を区別する主要な特徴と思われる．スポーツ障害を専門とする理学療法士は，脳障害を専門とする人と異なる関心を持ち，ニーズにそって非常に専門的な目標を掲げる．患者による選択は，それぞれの異なるニーズおよび関心と同様，異なる価値観によってなされる[6]．

われわれの最も重要な選択は，われわれの心を引くものは何か，われわれを成長させるものは何か，そして自身を満足させるものは何かということ，つまり人生の喜びと意味に基づいて行われる[3]．自身の価値観を知ることは，われわれにとって，個人として，また専門家としての達成感を得るために情報を得，一貫した選択をするための助けとなる．これは，理学療法士が臨床家としての最初の数年間に特に興味がある領域をみいだすために行う処理過程の一部である．

倫理規定

専門職の責任として一貫した方法で価値観を反映した選択がなされるように，専門職のグループによって採択された一群の道徳規定は**倫理規定**と呼ばれる（Box 3-1）．多くの職業の倫理規定は，4つの価値基準，すなわち**自律**，**善行**，**無害性**，**正義**，およびこの4原則に続く3つの規定，すなわち真実性，**秘密保持**とプライバシー，および**信義**によって構成されている[9]（Box 3-2）．小さな子どもが家の約束事に従うように，人は

> **Box 3-1　米国理学療法士協会倫理規定**
>
> **序文**
> この倫理規定は，専門職としての理学療法のための倫理原則について詳しく説明している。この職業のメンバーは倫理的な習慣を維持し，促進する責任がある。米国理学療法士協会によって採用されたこの倫理規定により協会会員は制約されている。
>
> **第一原則**
> 理学療法士はすべての個人の権利と尊厳を重んずる。
> **第二原則**
> 理学療法士は職業に関する法律と規則に従う。
> **第三原則**
> 理学療法士は妥当な判断に基づく訓練に対する責任を負う。
> **第四原則**
> 理学療法士はサービスの提供において高い規格を維持し，促進する。
> **第五原則**
> 理学療法士はサービスに対する相応の妥当な報酬を求める。
> **第六原則**
> 理学療法士は提供するサービスに関して正確な情報を提供する。
> **第七原則**
> 理学療法士は非倫理的，不適格なあるいは不法な行為から公衆および自らの専門性を守る責任を負う。
> **第八原則**
> 理学療法士は健康の必要性を広めるよう努力する。
>
> 代議員会にて採択
> 1981 年 6 月
> 1987 年 6 月修正
>
> The American Physical Therapy Association，より

> **Box 3-2　健康管理における倫理の基礎を形成する道徳原理と規則[9]**
>
> **原則**
> **1. 自律**
>   患者自身の人生のために選択する権利，そして可能なかぎりの選択を主張する権利。
> **2. 善行**
>   担当患者のために最善を尽くすこと。パターナリズムあるいは恩着せがましい行為と差異化される。善行は健康管理にかかわるすべての者にとっての道徳的な義務である。われわれは，その事実に気づき，患者が損傷あるいは損失の重大な危機に瀕している場合，患者の損傷あるいは損失を防ぐために行動するよう求められている。患者にとっての利益が健康管理にかかわる者に対する潜在的な損害よりまさるのであれば，われわれは善行をなさなくてはならない。
> **3. 無害性**
>   危害を加えない。傷つけない，能力を奪わない，殺さない，あるいは個人の評判・性質・プライバシーを密かに害するようなことをしない。
> **4. 正義**
> 公正
> 分配的：グループ全員への等しい分配
> 補償：過去の不公平に対する補償（肯定的な行為）
> 手続き：先着順，アルファベット順，など
>
> **これらの原則に従う倫理的な規則**
> **1. 真実性**：真実を語り，嘘をつかない。
>   自律と善行の原理に基づく。重要な倫理的問題は，善行の観点から真実についてどこまでいうかである。
> **2. 秘密保持とプライバシー**
>   善行の原理に基づく。健康管理にかかわるものは，特に依頼されなくても，そうすることが患者に不利益をもたらす場合を除いて，患者に関する情報を保持することに道徳的な義務がある。患者は自身のケアに関する情報以外のプライバシーを保持する権利を持っている。
> **3. 信義**
>   善行の原理に基づく。たとえ同僚と意見を異にした場合であっても，健康管理にかかわるものが行う処置は，患者と同僚たちに対して詳細に記録として残される。

普通それを内面化することなく規定に従う。専門職の一群の価値観として倫理規定が機能するには，それについて熟考し，専門家としての選択を進んでするような価値観の複合体を形成しなくてはならない。前述したように，このようにして熟考することで価値観を内面化し，それが真に自分のものとなる必要がある[3〜5]。この内面化された価値観に基づく選択は，ほとんど個人の基本的な信念と一致しており，一貫性があり，正当あるいは本物であり，意思決定において適切であると思われる。専門家としての実践にスムーズに移行できる人は，個人的な価値観および何を優先するかが専門的な実践における価値観と重なり合う傾向がある。人が自らの選択を，そしてよりよい有意義な人生をもたらす選択を反映すればするほど，その機会に一貫してより多くの恩恵が得られることを経験するようになり，その人の基本的生存における欲求は満たされる[3]。

患者ケアにかかわる因子としての患者の価値観

患者は専門家の援助と指導を得るために理学療法士を訪れる。すべての人は，包括すると 4 つの欲求を有しているものとしてとらえることができる。すなわち身体的，知的，感情的，精神的な欲求である（図 3-1）[6]。これら 4 つの欲求が等しく満たされるとき，より有意義で，平和な人生が生まれるといえる。カール・ユングの行った仕事の中心となったのは，思考と

第3章　患者ケアにおける価値観の影響—意思決定のための基本

身体的領域 （運動，訓練）	知的領域 （心を広げる）
・朝食をとる ・禁煙 ・毎日適度な運動を続ける ・毎晩8時間睡眠をとる ・自分の標準体重を維持する ・酒を飲みすぎない ・交互に休息をとりながら仕事をする	・あなたの人生にエネルギーを与えるような本を読むための時間をとる ・よい音楽を聞く ・クロスワードパズルをする ・例えば，庭などをデザインし，つくり上げる ・継続的な教育に参加する ・語学を学ぶ ・楽器演奏を学ぶ
精神的領域 （超越についての研究）	感情的領域 （気持ちを確認し，表現する）
・教会 ・ユダヤ教の礼拝堂 ・モスク ・自然 ・霊的な文学 ・宗教的で，霊的な音楽 ・思索 ・祈り ・太極拳 ・ヨガ	・判断しない，また忠告を与えない聞き上手の友人 ・社会的なネットワーク ・グループに加わる ・親友をみつける ・ペット ・短期間でもカウンセリングを受ける ・ジャーナル

図3-1 必要性と機能の4つの領域。どのようにして，それぞれの必要性を満たし，バランスを保つか

感性，および直観と感覚の間のバランスを保つことにより健全なる個性はもたらされるという信念である[10]。

患者はさまざまな状態で理学療法士のもとへやって来るが，その状態は患者個人のこれまでの生活における何千もの選択により築き上げられてきたものといえる。ときとともにセラピストは，ある患者は有意義で，一貫し，周到な選択に基づく人生のパターンを示すことがわかるようになる。一方，患者によっては気まぐれで，信念が不明確で，まとまりのない振る舞いをすることもわかるようになる。しばしば，患者の危険な選択で直接あるいは間接的に彼らは治療を受けることになる。それは例えば，泥酔して森のなかで車を運転した若い四肢麻痺患者であったりする。リハビリテーションの現場で遭遇する多くの患者における運動や機能の問題は，その障害が運命的にもたらされたのではなく，むしろ身体的な健康あるいは疾病および傷害を回避するよりも他の欲求を優先した結果である。理学療法士が実際に人を健康な状態に保つためにどれほど抑制が必要かに気づくようになると，理学療法士によっては彼らの患者をけがのないように維持することがいかに困難であるか気づくようになる。例えば，慢性喫煙者が肺気腫にかからないようにするとか，重度肥満でありながら股関節や膝関節の疾患にかからないようにすることは，臨床家にとって非常に困難である[11]。

しかしながら，われわれ理学療法士は，道徳上，また倫理的にすべての患者に対して偏見にとらわれず高品質のケアの提供を忘れないことが重要である。図3-1は，4つの領域のバランスがわれわれの助けとなることを示す。われわれの欲求が4つの領域（身体的，知的，感情的，精神的）において満たされるならば，われわれは失望や個人的ストレスによるいらだちを感じることなく，集中し，安易な判断をせず，共感を持ってより適切な境界を設定することができる。われわれから分離することで自らの虚弱さを知ることのできた患者は，自分自身のために最善を尽くすことができる[6]。

患者との会話において判断に影響を受けそうなときは，深呼吸をして，自分自身を4つの領域の中心に置いて考え，そしてさまざまな価値観に対して中立的態度で興味を示すとよいだろう。文字どおり，誰も患者の立場に立てないことを忘れず，われわれがよく理解できたと考えて患者を戒めようとするようなときは，すぐに立ち止まって深呼吸をし，そして「自分はせんさく好きである。その非難のもととなったのはなんだろうか」と口に出していってみるとよい。そして，その非難に左右されないようにして，静かに耳を傾けて理解しようとすべきである。

4つの領域の中心にすえるということはエネルギーのバランスがとれた状態であり，一部の力がまさることはない（図3-1参照）。自分がその中心にいると感じるとき，すばらしいバランスで立っていると感じる。それはまさに空手の有段者のようであり，どんな方向からの打撃に対してもバランスを損なうことなく，押しのけることができるように自己の体重を配分する。例えば，もし感情的なニーズが満たされなければ，われわれはバランスを失っている，あるいは中心からずれていると感じることが多い。孤独によるストレス，配慮に欠けたあるいはいらいらした状態にあるときは，われわれはその感情を抑えるあるいは表出するためにエネルギーを費やす。一方，4つの領域に対して均等に注意がはらわれるとき，われわれは中心にいると感じることができ，またそれぞれの部分に全体を感じることができる。エネルギーと意識の中心は，われわれを自身の欲求あるいは患者に対する欲求から解放し，われわれは治療者としての立場に立つことができるのである。

われわれが担当の患者を癒すということ以外何も望まないとき，彼らがすることはすべて，より客観的に観察できる。われわれ自身が，担当の患者がよくなり，われわれに感謝し，われわれを賞賛し，われわれの技術と知識を認めてほしいと望んでも，そのような一般的な人としての感情的な欲求は，臨床の場以外では満たされないので，患者がわれわれの欲求を満たさないとき，われわれは患者を非難しがちである[6]。

表 3-1 治癒のプロセスを損なう，セラピストの行動およびありうる潜在的な価値観

治癒のプロセスの妨げとなり，あるいは損なうことになるセラピストの行動	それぞれの行動の背景にある否定的価値観
1. 冷淡でよそよそしく，明らかにほかの患者により多くの注意を向ける	1. a. 偏見：先入観によって判断してしまう，あるいはその人を大多数群に分類してしまう。その結果，大多数群について信じられていることをその人に関することとして信じてしまう b. 無関心：興味あるいは関心の欠如。よそよそしさ，分離
2. 患者の行動すべてが正しくないと患者が感じるように，患者をひどく批評する	2. a. 偏見 b. 完全主義：道徳的性格の完全性は人にとって最高のものであり，不完全性から解き放されることは可能であるという主義 c. 柔軟性の不足
3. 痛み，心配，あるいは不安な気持ちを持つ人ではなく，むしろ物として患者を扱う	3. 非人格化：個人の特異性を尊重しない，つまり人の個性に尊厳を感じない
4. 何も理解できない子どもであるかのように患者を扱う	4. 恩着せ顔の：恩着せがましくする
5. 訓練中，患者を助けることができず，あるいはそうしようとすることもなく，ほとんどの時間患者を1人にしておく	5. a. 無関心 b. 偏見
6. 患者の現在あるいはこれまでの状態をからかう	6. 非人格化
7. 患者が信用して打ち明けたことを他人に話す	7. 秘密をもらす。他人の個人的な情報あるいは秘密をもらす
8. 患者自身に動く努力をさせない	8. 依存性を増長させる
9. 患者にとって何が最もよいことか考えさせない。彼らが理解できないまま，してはいけないことだけを認めさせる	9. 人の知識の限界を見積もり，そしてそのことに基づいて行動する
10. セラピストとしての生活のすべてが患者よりも重要であるがごとく自分をイメージさせる	10. 個人的な興味を患者のニーズよりも優先させる

患者ケアの第一目標における価値観の影響

医療専門家であるわれわれに患者に対する批判や否定的判断の感情が起こる場合，われわれはまずそのことを自覚して，それを意識的に自分たちの行動に影響させないよう仕事をしなければいけない。われわれの第一目標は，すべての人が日々最高の，最も独立しかつ最も自律的なレベルで機能できるように健康を回復もしくは維持するのを助けることである。もしもその第一目標が最上の健康と治癒を得ることであるならば，ある特定の価値観がその目標の達成を他より促進すると思われる。健康と治癒を促進する価値観を確かめる1つの方法は，まったく対極に位置し，健康や治癒に支障をきたしているセラピストと患者の行動を記述することである。患者の立場に立って考えてみて，セラピストのどのような行動が，患者の状態がよくなり，治癒に向かっていくその進行の妨げとなるのだろうか？表 3-1 に，治療の現場で患者が最適に機能する能力を損なうと思われる明らかな行動の例をあげる。これらの行動それぞれの背景にあると考えられる否定的価値観の一覧も示す[11]。

行動や，治癒を促す背景にある価値観は，治癒を損なう価値観とまったく反対のものとして記述されるだろう[11]（表 3-2）。こうしたセラピストの行動は，患者が希望を取り戻すこと，回復に進むのを促すこと，可能なかぎり最高の自立機能レベルを達成することを支援する明らかな助けとなるだろう。

治癒のプロセスを損なう否定的行動の一覧表（表 3-1 参照）を読んだ者の多くが，「私は自分の患者さんにそのように振る舞ったことはない！」と反論するであろう。しかし実際は，行うべき正しいことを知っているということ，したいと欲すること，実際にするということ，の間には非常に大きなギャップがあるのである。

「自身の治療方法」に必要不可欠なことは，病む人に対して**切実な同情心**を感じる能力である。切実な同情心とは，人が自分より幸せでない人々に対して気の毒に思う**哀れみ**とはまったく異なる。分別のある健康管理の専門家が積極的に相手を助けようとする切実な同情心は，想像力あるいは他の人の考え方や見方から何が可能かを心に描く能力により刺激を受ける[6,12]。想像力に富む理解には少なくとも**自己の置き換え**（認識を持って自分自身を別の人と置き換えようという試み），あるいは少なくとも**感情移入**（別人の経験との**同一化**

第3章 患者ケアにおける価値観の影響—意思決定のための基本

表 3-2 治癒プロセスを容易にするセラピストの行動とありうる潜在的な価値観

治癒プロセスを促し，促進するセラピストの行動	それぞれの行動の背景にある前向きな価値観
1. 他の患者に対するのと同じ程度の注意を，日々バランスを保って患者に提供する	1. 正義：公平あるいは公正な資質
2. 患者の強い部分とともに弱い部分も受け止め，口頭で必要な行動を補強する	2. 無条件に肯定的な関係。承認
3. 日々いつでも患者がそうした気持ちに敏感な存在であることを認識して患者に接する	3. a. 敬意：ある人に特別な注目を与える行為。崇高な関係にあたる b. 切実な同情：他人の状況に対する同情的な意識と苦痛をともなう状況から救ってあげたいという欲求
4. ものごとをあまり単純化しすぎず，あるいは複雑にすることもなく患者のレベルに基づいて説明する	4. a. 敬意 b. 正確で繊細なコミュニケーション
5. いつでも手をさしのべられる状態にありながら，依存関係にはならない。自立し活動するよう励ます	5. a. 自律：自己を自らが管理する状態あるいは資質。独立した状態 b. 尊厳：価値があり，名誉であり，尊重される資質。人としての卓越性を有する
6. 不適切なユーモアを用いず，患者のことを決して笑ったりしない。しかし笑うこと，ときとして自分自身についても笑えるように奨励する	6. ふさわしく防衛的でないユーモア
7. 常に信用を保つ	7. 秘密保持：他人の個人的な信頼と秘密を守る
8. 停滞を感じさせることなく患者の独立した活動を育む。	8. 自律
9. 誰かが他人の助言を求めていたり，そのときに応じた助けを頼んだりしたときには気づく	9. 知識の限界を認識し，いつ助けあるいは紹介が必要かを知っている。正直
10. 患者は特別で，心にとめられており，個性的であると感じさせる。つまり患者自身と患者の変化に関して個別の関心を示す	10. a. 同情 b. あなたの唯一性に敏感である

の複合型）が関係する[6]。治療者として，セラピストは感情移入を遮断してはいけない。むしろ感情移入により，患者との関係づけの枠への一時的な「乗り換え」が起こるようにしなければならない。このように，切実な同情心は「信頼，誠実，耳を傾ける時間をとり進んで聞こうとすること」のうえに成り立つ非常に個人的な経験である[12]。

われわれの専門的，個人的評価にある程度優先権を与えることがある，専門的選択を必要とする患者ケア状況のいくつかをみてみよう。

リハビリテーションにおける価値観がかかわる状況

次のような状況があなたに起こったら，あなたはどうするか，またそうする理由は？ 22歳の大学生ジョイスは，骨肉腫のために左足を手術で切断した後理学療法に紹介された。化学療法・手術・臥床状態からくる全身の衰弱，切除による苦痛および痛みを除けば，リハビリテーションセンターにやってきたときの彼女は「良好な健康状態」にあった。

彼女がリハビリテーションセンターに入院したときから治療が始まり，すでに数週間治療を行っている。術前指導はとりあえずという状態で行われた。あなたは，彼女の義足装着前の訓練，筋力強化，義足の装着指導，およびその受容と歩行指導を援助してきた。彼女はよくなってきていた。

ジョイスは聡明でなんでも知りたがったが，どこか頑固なところもある。退院の2週間前，あなたは彼女が義足を装着するよりもむしろ片足で跳び回るという軽率な，無用の危険を冒す一面を示す傾向が強くなっていることに気づく。さらに彼女が，毎日の筋力強化がばかばかしいことであり，退院したら義足はやめてしまって車椅子に頼るかもしれないと思っていることを知る。松葉杖さえ煩わしいと考えているようである。

あなたは当惑し，挫折感を覚える。あなたは彼女のリハビリテーションが成功するように多大なエネルギーを注いできており，彼女のこのときの行動が不作法なものでわざとやっているように思える。彼女はあなたの提言に協力することを拒否して，あなたを怒らせる。あなたは，車椅子での生活を要求する彼女の根底にある怠け心が，決して最善ではなく，わがままでしかない生活の質（QOL）を自分に当てはめているのだと感じる。あなたはまるであなた自身が，彼女の大人としてのすべての可能性を実現させる手助けに失敗したかのような気持ちになる。あなたは自分の仕事が求める要求に過剰のストレスを感じる。

患者のケアがいったん始まってしまえば、セラピストはより大きな問題、つまり仕事の意識の周辺に漂う問題についてよく考える時間をみつけたりすることはまずない。その代わり、セラピストは自分の目の前の当面の状況に焦点を当てる傾向があり、すみやかにデータを集め、作業を進めながら問題を解決していく。ジョイスの場合、気が進まないという問題が大きくなっていっても最初は末梢的な問題としてみられ、セラピストが願うことは、直視されることなく通り過ぎていくであろう。しかし彼女の退院の日が日増しに近づくにつれて、セラピストは逆行的な行動にみえることに反応せざるを得なくなる。

セラピストの反応から、考えや感情のいくつかが明らかになることがある。特にストレス状態にあるときは、がまんできなくなって怒り、ジョイスに「大人らしく振る舞いなさい」と説教してしまうことがある。セラピストは自分の失敗と挫折を感じることがあり、恩着せがましい態度で彼女に、リハビリテーションを成功させるために注がれた努力に対する絶大な感謝を自分が期待していることをわからせようとすることがある。このようなことはしばしば、表現が他人に対し持つと考えられる影響力に関係なく、自然に起こる誠実さや感情を表す権利の価値観もしくは必要性に基づいた反射的、無意識的な、感情ベースの反応である。セラピストは悲しく思い、この状況を変えたいと欲するが、どのように変えたらよいかがわからず、それで衝動をうまく抑えられない状態を表に出してしまって、攻撃的に「うっ憤を晴らす」のである。

この選択は「人間らしい」と思われるかもしれないが、医療の専門家にはより大人らしい行動が要求される。自然に湧き起こる感情をもはや期待しないだろう。というのはセラピストに自然に起こる感情の影響が価値観に基づく問題を解決することはまれで、それより大きな問題をつくり出してしまうことがしばしばだからである。このようなことが治癒の助けになっていないことは明らかである。

よく考えてみると、ジョイスの逆行的な行動は内に潜む葛藤、恐れ、ないしうつの現れであろうということがわかる。ジョイスの視点からすると、このような環境下にある者が臆病になっていて車椅子の生活により安全をみいだすということを理解するのは難しいことではない。問題から目をそらすのをやめて、感情移入や自己の置き換えに基づいた切実な同情心に従って行動することで、問題解決のプロセスが反応してしまうことから、まず腰を落ち着けてこの問題について総括的にジョイスと話し合うという専門的な選択へと高め、そして必要ならば、精神的支援とカウンセリングを受けてもらうためにソーシャルワーカーに彼女を紹介するということになる。

個人的基準に基づく判断を避けた関心や理解を示すことが治癒のためには必要である。さらに、成人をケアする医療の専門家は、ときに自分たちの与える提言に協力したがらない患者や治療上のケアやアドバイスをしようという自分たちの試みに抵抗する患者に出遭うことがあるということを受け入れなければならない。自律した患者の価値観を念頭におくと、専門家の役割というのは、「私には、あなたにとってよりよいことが何であるかをあなたよりもわかっているのですよ」という父親のような態度をとることではなく、その患者が選択しようとしていることの予測可能な結果の概略をできるだけ明確に、創造的に、正確に示してあげることである。患者というのは自分の生活を最大限可能なところまで制御しなければならない[6,7]。しかし結局、われわれは患者がまったく拒否している場合は彼らに強制的に治療を受けさせることはできないし、すべきではない。ケアを拒否することは彼らの自主的な権利であり、われわれはそれを尊重しなければならない。

これらの指針は、混乱状態に陥っていない、あるいは精神的、知的障害のない、または有意なうつに陥っていない成人の患者をセラピストが治療するときに本来の意味を持つ。上にあげた状態にある小児や成人では、セラピストは自主的な選択を可能なかぎり最大限にすることをめざし、ケアをするその両親や家族に対し適切な注意をはらわなければならない。

実際の活動で道徳的あるいは倫理上のジレンマを解決すること

本当の道徳的または**倫理上のジレンマ**に直面する場合、一種特別な臨床的推理が必要になる。倫理上のジレンマがある場合、最善の行動がわからないときは、系統的な方法で熟考する、それから同僚の専門家やジレンマの解決に習熟した人に相談してみるとよいだろう（Box 3-3）[6]。健康管理における道徳的または倫理上のジレンマの解決においては、その状況の事実あるいは前後関係についてできるかぎりはっきりとそして正確に輪郭が描かれる場合にのみ最善の決定が結果として生じるものである。あなたがそのジレンマを目的論的に解決しようと決めようと（最良の帰結となるものに決める〈例えば最高の数字を出すなど〉）、義務論的に解決しようと決めようと（互いに拮抗しているようにみえる2つ以上の価値観の重みを計り、特別な事情のあるこの例においてはどちらがより「高度の」あるいは「より道徳的な」行動かを決める）、最善の決

第 3 章　患者ケアにおける価値観の影響―意思決定のための基本

> **Box 3-3　倫理上のジレンマを解決すること[6]**
>
> 　2 つ以上の倫理的原則が一定の状況で互いに相いれない場合に倫理上のジレンマが起こり，何が最善あるいは最高の道徳的行動かあいまいになる。この問題を解く過程は最善の選択肢を探すときに応用可能である。
> 1. その状況についてわかる**事実をすべて集める**。
> 2. 善行，自律，悪意のないこと，正義，秘密保持，正確さ，信義などの**倫理的原則または規則のうち，どれが関係するかを決める**。自己利益というのは医療の専門家側の要因か？
> 3. その状況においてあなたの**専門職務を明確にする**。例えば，傷つけない，規則に従う，真実をいう，たとえ同意できない場合でも，仲間を擁護する。Code of Ethics and Guide to Professional Conduct（専門職の実施に対する倫理・指針規定）ではこの特別な問題に言及しているか？
> 4. **最も望ましいと思われる帰結についての一般的本質**あるいは大した活動ではない行動の結果について記述する。その状況におけるすべてのなかで何が最も大事と思われるか？
> 5. **その状況の実際面での特徴について記述する**。論議されている事実は何か？　法律はそこで指示しているのか？　その状況に関係ある人々の願いは何か？　入手可能な援助は？　そこでの主なリスクは？　われわれはいかに確実に，知られている事実について完璧かつ誠実でいられるか？　この状況に関係ある人々に優勢な価値観とは？
>
> 　その特別な決定をする適切な見地すべてがあなたに示されたとき，**どの行動が最高レベルの道徳的選択肢であるかを決定するためには，あなたの洞察力を働かせなければならない**。最も簡単で頻繁にできる問いかけ「自分の患者にとって何がベストか？」は，その最も基本的な方法である。しかし，善行が最善の選択肢でないときや，自分の患者にとって最善とは何かに従って行動することで他の人が苦しむだろうということがわかるときがある。自己利益，すなわち，自分の患者のニーズを考える前に自分に利となることに従って行動することは，正当と認められる道徳的選択ではまずないであろう。例えば，緊急状態で自分の子どもや両親，妻や夫のために行動しなければならない専門家のために，例外についても論議されなければならないであろう。

定はよく考えてしかなされない。Box 3-3 に，実際の活動において倫理上のジレンマを解決する際，あなたの指針となりうる推理の過程を示す。あなたは自分の倫理的推理の過程と，この状況下であなたが意識的に別の価値観より 1 つの価値観に重きをおいていること，の両方を説明すればあなたの最終決定を正当化できるはずである。よく考えたうえでの道徳的決定は，常に専門的価値観またはヘルスケアの価値観によって方向づけられる個人的価値観の体系（洞察力）の組み合わせとなるだろう。

　ここで，理学療法ではよくみられるであろう，むしろ単純ともいえる例をあげてみよう。90 歳になる男性が，最近，脛骨切断術を受けた下肢にさらに大腿切断術を施された。外科医は理学療法士に，その患者に対し家での運動を指導するよう要請したが，膝から上の新しい義足を用意しないように告げた。というのは，この患者の年齢では膝から上の義足を使うと帰結がよくないとの指摘が文献にあったからである。この理学療法士はその患者をよく知っていたし，医師の決定には反対であった。その患者はずっと運動をやってきている人で心肺が非常に丈夫であった。あなたはこのジレンマにおける互いに相いれない価値観を見分けられるだろうか？　このジレンマは善行・自律性（この患者ははっきりと新しい下肢が欲しいと希望した）と，医師への信義との間のジレンマであった。上司とこれについて討議した後，上司の支援により，この理学療法士は目標を急いで立てた。これにより患者はうまく歩行を始めることができた。理学療法士は外科医に，この患者が平行棒につかまっている状態をみてくれるように求めた。この新しい情報に基づいて，外科医は患者が新しい下肢を手に入れられるようにうまく手助けした。

反応的決定と順行的決定

　現場で問題を解決し決定を下すことを特徴とする反応的ケアは，リハビリテーションに必要不可欠なものである。しかし，できごとを予測した行動やよく考えたうえでの選択よりもむしろ反応に基づく決定の数が多ければ多いほど，われわれの行動はますます奇異で矛盾した一貫性のないものにみえるであろう。立ち止まって一息入れ，それから集中するということが反応的判断を回避するのに有用な方法であろう。一息入れるために立ち止まってみることは，反応的決定よりむしろより順行的決定をするのに役立つのである。専門的な責任の一端は，起こりうる問題を予想し，他にとりうる選択肢を事前に考えることによって果たされる。同様に，セラピストが自分の決定の基礎を科学的なエビデンスにおけばおくほど，また自分が別の選択肢の背後にある価値観についてよく考えれば考えるほど，彼らは首尾一貫した，科学に基づく最高の専門的ケアを反映する決定を行うようになる。これらの決定は必ずや治癒により有用なものとなるだろう。

価値観の決定とマネジドケア

　多くの例において，集合的ヘルスケア，管理競争，頭

73

割計算，前納制保健機構 prepaid health organization（PPO）が理学療法士や作業療法士への患者のアクセスを制限し，セラピストの保険適応の治療の選択やその期間を制限してきた。マネジドケアのもとでは，理学療法士には患者を治療する職業上の義務とマネジドケア機構 managed care organization（MCO）に対する契約上の義務の両方がある。医療の専門家が自分たちの患者のニーズを注意深く分析し，入手可能な専門的ケアが不足のとき，あるいは必要なケアに対する保険適応が不十分なときに，適切なケアを決めるために健全かつ道徳的な推理と倫理上のジレンマを解決する技術を使えることは重要である。

つい最近まで，マネジドケア機構にはその顧客である患者に対して道徳的義務はなかったということを覚えておいていただきたい。マネジドケアはビジネス中心なのである。法律上は，MCOはヘルスケアを行わない。一方，医療専門家における第一の職務は常に患者に向っており，第二はビジネス契約に向いている。何をするのが最善なのかをあなたがわかると，このことは倫理上の苦悩をもたらすことがあるが，そうすることはあなたが活動している機構によって禁止されている[13]。例えば，人頭上許される場合は，MCO は 6 回までの訪問に対して保険を適用するのみで，初回検査時に患者に設定された目標はそのような短時間で達成することは不可能であり，医療専門家がそれに従って同意した目標を達成する前に「あなたのMCOがケアをやめるよう私にいったので」とその患者を放り出してしまうというのであれば，その放棄に対して責を負わなければならないだろう。治療中断の時期について，企業は医療専門家に指示はできない[13]。MCO は専門家に対していつケアをやめるようにとはいわず，ただ，いつの時点でケアにはもう支払いはしないというだけである。専門家には必要とされるケアを与える義務がある。同様に，専門家には活動するうえで財政上十分な基盤を維持する権利があるので患者自身からの支払いなどを求めるべきであり，保険関係の団体などに陳情したり，効率的なケアに求められる概算時間の研究を示して不十分な支払い決定を覆すために努めるべきである。

現在の判例法では，裁判所が期待するのは専門家が患者に対し無料あるいは無報酬で奉仕をし続けるという義務を実行してくれること，である[13]。したがって，活動の1つ1つに，公共のケアの責任やその限界をどのように決めるのかの方針や規準，さらには支払いはできないが治療が必要な患者のケアをそのときに公共のものとして行える仲間に移すための方針や規準をつくることが必要である[13]。

公共のものとしてのヘルスケアがあたかも事業のように経営され，その存在の主な理由が利益にある場合，必ず葛藤がつきまとう。事業の基礎となる倫理は「買い手よ用心せよ」である。事業は利益を生むために存在し，事業として売っているものを必要としているということを消費者に納得させるためにはどんなことでもしかねないであろう。他方，この専門家はそれを必要とする者に対してサービスを施すことができた。このように，この専門家の基礎となる倫理は「傷つけることなかれ」である[8]。これらの基礎となる倫理的原則が，基本的には互いにいかに対立しているかすぐわかるであろう。

われわれは，患者全体の治癒を促進するという考えが，米国ではほとんど医療から失われていることを知っている。医療の専門家が誰を治療できるのか，どのくらいの期間が必要か，合理的な代価はどれくらいかなどについての最低限の規定をする際に事業の経営者は，その倫理上の基礎となる医療専門家を外してしまう。専門職の自主性をきちんと定義づけようとする場合，その専門家がこれらの判断をできる唯一の者である必要があり，彼らは道義上，利益や自己利益によってではなく必要としている人たちのためのサービスを考えて自分たちを干渉から解き放つ義務がある[8]。

医療の専門家が医療活動や保険適応についての地方，州，国家の基準が変化するのを抑制し，その不安定な時代によりもたらされる倫理上のジレンマをみきわめ，解決する方法を学ぶことが大事である。事業が医療に及ぼす負の影響により，回復する前に良質のケアを施すということがより制限されてしまうことさえあるのでは，と予測する人もいる。しかし，このマネジドケアへの移行の結果，利益となることも起こっている。この現在の傾向により，「コスト抑制」がより大々的にもたらされ，患者とその家族にのしかかるケアの重荷が転嫁されているのである。このことから，患者が自らの健康やそのケアの予防と維持に対して持つ責任がより大きくなっている[6]。

さらに，患者と専門家の利害が一致しない場合，動向に合わない保険支払いのすべてのメカニズムにおいて，善行と自律が倫理上，自己利益を上回っていなければならないということを常に思い出させる[8]（Box 3-2 参照）。仮に，専門家が事業だけを一生懸命やっているのであれば，ジレンマなどはないであろう。しかし医療の専門家は，利益ではなく患者を助けるための教育と，助けるという約束の両方があるために，自分たちのところにやってくる患者のために行うサービスの倫理規定にしばられる。文字どおりのサービス以上に自分の利益のために患者を利用することは，その職業を破壊してしまうことになる[8]。

支援のために派遣された人に固有の価値観

　今や多くの州で、理学療法士のサービスを直接受けることができる。理学療法という職業が疾病の予防、診断、処置（管理）に対して、変化している組織のなかでより自主的な責任をとるように発展していくにつれて、この職業の役割は適切な治療の診断と計画、そして健康・社会教育にますます集中してきている。日々の患者ケアにおいて、より低コストで患者をケアする資格のある他の者に治療を委任することが重要となってきている。どのような価値観や原則が、われわれが安全かつ分別を持って委任できるのはいつなのかを知るための指針になりうるのだろうか？　Watts[14]は、患者ケアに携わるさまざまな支援マンパワーの資格を分析し、認識した結果に基づいてこれを決定するという方法を示唆している。行動の結果の予測が確かな患者ケアにおいては、その状態の安定性から、変化はそれほど急激には起こりそうにない、治療の基本的な示標はすぐにわかりはっきりしている、用いられる方法の重要度が高くない、ケアは安全に介助者もしくは家族に委任可能であるようだ、などといったことが示される。ケアの適切かつ費用効果のある委任の陰にある価値観とは、善行、悪意がないこと、正義である。何人もの理学療法士が、1人の理学療法士介助者で実行可能な患者治療を何回も続ける一方で、他の多くの患者は検査を受けるのを待ち、ケア開始の判断を待っている。これは配分に関する正当性の道徳的原則を破っている例である。善行または患者のためによいことをするということは、他の人があなたの行動で傷ついていないときのみ正当化できる。米国では理学療法士は患者を検査でき、診断でき、またその診断に基づく治療を計画できる唯一の専門家である。検査を受けようという患者を待たせながら、他の理学療法士に任せられるケア、あるいは在宅プログラムで患者が実行できるケアをやり続けることは、配分に関する正義の道徳的原則にそむくことである[15]。

優先順位づけの状況における価値観の決定

　優先順位づけを行う状況においては、常に価値観（重要度）によって優先すべきものを考える。3名の新しい入院患者が紹介されてきて、そのなかから一番先にみるべき患者は誰かという単純な決定には価値観に基づいた選択が必要になる。これら3名の新しい患者に決定を下すのに重要と思われる要因は何か？
1. 股関節骨折修復のための手術後入院した骨粗鬆症の、80歳の体が弱っている高齢女性。部屋番号300。
2. 椎間板ヘルニアが疑われ、それが原因の重度の腰痛がある30歳男性。部屋番号201。
3. 3週間前に軽度の心臓発作を起こし、心臓リハビリテーションのために入院した53歳女性。部屋番号302。

　午前8時の時点で、この3名の患者のうちどの患者を最初にみるか、あなたはどうやって決めるだろうか？　相違が生じると思われる事実は？　患者の年齢？　病院内での彼らの位置（あなたが今いるところから一番近いのか離れているのか）？　今あなたが担当している患者への負担とスケジュール？　腰痛患者とか、仕事する者の埋め合わせ的患者とか、高齢患者といったある種の患者に対するあなたの意識下あるいは意識にある嫌悪の情？　仮にリハビリテーションにおけるわれわれの第一目標が、患者が最高かつ最も自立可能なレベルまで機能できるよう彼らが健康を取り戻すのを助けることであるなら、われわれはどのようにしてこの目標をわれわれの直接の選択を助けるのに使うことができるか？

　自律と善行のために患者のニーズを第一におくことが、この決定には重要と思われる。セラピストの選択は個人の都合や自己利益だけに基づくべきではない。他に追加するとしたらどのような事実が必要だろうか[1,6]？　患者の立場に立ってみると、ある要因の存在に対し、われわれの注意がすぐにそちらに向くことがわかるようになる。われわれのすみやかな配慮を必要とすることを即座に思わせる要因の1つは、痛みのある患者に応じることである。痛みは完全に人の注意を奪うもので、われわれの選択では即座に優先される。ひどく不快な状況にある患者にまず最初に応じることが、治療の順序を決めるうえで非常に重要と思われる。セラピストは、これら3人のうちどの人がつらい夜を過ごしていたのか、苦痛から救うための配慮を最も必要としているのはどの人なのかをみつけ出す必要がある。

まとめ

　専門的なリハビリテーションケアには科学的データまたはエビデンスに基づいた順行性の問題解決が必要で、それにより治癒の助けとなる行動の選択に一致した意識的価値のあることが実証される。臨床家は、事実を系統的に集め、可能性のある選択と価値観のジレンマを理解し、どの選択が治癒の過程に最も役立つか

を測る時間を適確にとる「詳しい情報を身につけた推理者」[2]にならなければならない。

このプロセスの中心は，セラピストがかかわりたくないと願いたくなるようなうわべは末梢的にみえる要因に立ち向かう勇気である。同様に，このプロセスにおいて重要なことは，進んで患者の立場に立つということである。Pellegrino[16]はわれわれに自分たち自身が治療されたいと思うように他の人を治療するためには，自己中心的にならないようにすることが必要であると警告する。それよりも彼は，医療の黄金律はそれぞれの患者について，次のようにあなたにいう機会を与えるはずだと示唆する。すなわち，汝の欲するものを他に施すべし，である。

最後に，敏感で，正確なコミュニケーションが必要である。健康なときは，人は世界とつながっていることで生きていると感じる。病気のときは，人は世界から遮断されたように，またばらばらになったように感じ，世界に対して興味を感じなくなる。そこで，治療者であるセラピストの役割として，患者が意義を認める文脈に入っていくことになる。セラピストは，自分が世界のなかで患者の代弁者であってほしいという患者の願いや強い信念を助長するために，以下のようにする。すなわち，言葉や感じていることに正確に耳を傾けるという人対人の技術を使う。信頼，真実，**敬意**，関心，思いやりを伝える。患者に関係があってわかりやすい方法で説明する。そして，患者の価値観に敏感である，などである。言い換えると，セラピストは，患者が世界のなかでもう一度生きていると感じ，つながっていると感じ，意味ある生活に戻るために必要なことをするのを手助けするのである。衰弱をもたらす慢性の疾患や，末期状態の病気，あるいは非可逆性の麻痺に直面していてさえも，それらの患者が意味ある生活の可能性にもう一度つながることができると感じさせることができるよう，セラピストこそが手助けする意義がある。

治療能率を高める行動というのは，その人およびその人の間違った意味づけを，介助しようという試みの中心にすえることによって現れてくるものである。患者の人間性に価値観をみいだすことから現れ出る行動，例えば敏感に正確に耳を傾けること，敬意，信頼，切実な同情心，問題を解決することは，セラピストが同時に自らの科学的知識と技術を応用するのにともなって自律性と**尊厳**を強化し，患者の希望や自立した生活を取り戻すために作用する[11]。これこそが日々の患者ケアで医療の専門家に要求されることである。介助を抑えるということは同情的，専門的介助にならないということである。よく考えてみると，行うべき最善のことまたは正しいことがより自信を持ってわかるようになり，それを矛盾なく行うということは，専門家として成長し意味のあるものになるということである。これらの行動が1つ1つ，医療の専門家が自らの卒業時に身にまとう，責任という専門家としての「外套」を維持する誠実の「マント」を織り上げるのである。このようにしてわれわれは，個人として成長するだけではなくわれわれの職業が発展し，自分の受け持つ患者と自分たちの社会の意味ある成長や発展により貢献できるのである。

復習問題

1. 1人の人の価値観をみきわめるのは難しい。人が何を価値あることとしているのかはどのようにしてわかるか？
2. 価値観は行動とどのように関連するか？
3. 信念というのは価値観ではないが，信仰はわれわれの価値観を示す。もしある人が公正はよいことと信じるならば，その人の価値観はどのようなものかあなたは予測できるか？
4. 道徳的価値観と非道徳的価値観との違いは？
5. 専門職において倫理上のたいていの規定をつくり上げている4つの価値観とは？
6. 非道徳的価値観の選択と道徳的価値観の選択の例をあげよ。
7. 倫理規定に一致する行動と価値観に基礎を置く行動との違いは？
8. 性格的に穏やかな患者が治療のためのわれわれの提言や推奨に従うことを拒否する場合，医療の専門家としてのわれわれの義務は？
9. リハビリテーションにおいて価値観に基礎をおく決定をするうえでコミュニケーションが果たす役割は？
10. 患者の保険がもはやわれわれの行うケアを対象に入れず，目標が食い違った場合，患者に対するわれわれの義務は？

第3章　患者ケアにおける価値観の影響―意思決定のための基本

CS ケーススタディ

あなたは用手療法を専門とする理学療法士で，仕事をするようになって5年になる。あなたは自分自身の仕事を確立するのによい時期であると考えており，地方の整形外科医からの委託をこなすのにかなりの時間を費やしてきていた。あいにく，あなたの仕事はいまだ赤字で，自分自身にもまだ給料を出せないでいる。マネジドケアはあなたへの委託を基本とするものから，専門ケアへの紹介をしたがらないプライマリケアを施す医師へと移行されている。

ここに1人の患者がいる。その患者のためにあなたは手首と手にスプリントをつくったが，その患者は期待した以上に早く機能を取り戻し始めた。あなたは紹介してきた医師とあなたの患者のほとんどを紹介している整形外科医に電話をかけ，そのスプリントを取り外す必要があることを知らせる。それは実際，治癒過程を妨げていたからである。その医師は休暇中で，彼の代わりを務める同僚にも伝えられない。そこで，精査の後，あなたはそのスプリントを外し，患者に，在宅運動プログラムのための正確な指導を行い，1週間に3回，3週間，理学療法を受けにくるよう指示する。あなたはその休暇中の医師にあなたが記録したもののコピーを送る。

その医師は休暇から戻ってくるとあなたの書いたものを読み，すぐにあなたに電話していう，「誰が君にこの患者の手からスプリントを外す権限を与えたんだ？　患者に電話して，君が間違っていたといってくれ。あのスプリントをもとどおりに着けさせてすぐ私のところに連れてきてくれ，それは外すべきだと私が思ったら，私が外す」。それからあなたは，彼がそのようにいった後受話器を乱暴に置く音を聞く。

指導問題

あなたがすることは？（Box 3-3があなたの問題解決への指針となりうる）
1. この状況に影響する事実をあげよ。
2. 何と何の間のジレンマか，互いに相いれない価値観（倫理上の原則も含めて）とは何かをみきわめよ。
   一方は：　　　　　　　他方は：
3. あなたの職業上の義務をあげよ。
4. この状況に影響する仕事上の特徴をあげよ。
5. あなたはこの状況でより高い価値観に従って行動しているのだから，正当化できるという最終決定を下せ。

Davis, CM: When the interests of PT and patient collide: Habits of thought. PT Magazine January: 71, 1995. による例。

用語解説

連合・連携 association：他の人との強い一体感。

自律 autonomy：自己管理性または自立性。患者が自分の生活を選択し，その選択をできるだけ長く表明する権利。

善行 beneficence：その患者にとって最善のことをすること。

臨床的推理 clinical reasoning：1つの価値観の重要性と他のものとのみきわめに基づいた問題解決の過程。ある状況への反応を明確に述べるうえで価値観を優先させる過程。

倫理規定 code of ethics：専門的な責任と一致した方法で価値観を有した選択を方向づけるために専門家の集団によって採用される道徳的規定。

切実な同情心 compassion：他の状況に対する同情心あふれる意識と，苦痛や苦しみを軽くしてやりたいとの望み。

秘密保持 confidentiality：他の人の信任について，要求の有無にかかわらず秘密を守ること。

非人格化 depersonalization：個人の尊厳または真価を損なうこと。個人の独自性を尊重できないこと。

尊厳 dignity：価値性，尊重性。1人の人として特異性のあること。

感情移入 empathy：以下のことがらを含む3段階の過程。①他の経験または他の状況とのみきわめ，②他の人と分かち合う経験，③共有の時間から離れて自分の個性を取り戻すこと。

倫理上のジレンマ ethical dilemma：価値観を示す行動のそれぞれが等しくよくみえたり悪くみえたり，一方の価値観に従っているようにみえたりする価値観の葛藤。1つの価値観は他方の価値観を帳消しにしてしまい，「両方ともに」は持てない。

倫理的な苦悩 ethical distress：行うべき最善のこと，正

77

しいことはわかるが，そうすることが何かの組織や過程で，例えば機構の方針などで，禁じられるときに生じる義務の葛藤。
信義 fidelity：同意していないときでも，自分の患者，同僚，そして自らの職業に忠実であること。
同一化 identification：一体感をもたらす，他の人との親しい個人的なつながり。
無関心 indifference：興味や関心の欠如。よそよそしい態度。超然としていること。
正義 justice：不偏性または公明正大性。
道徳的価値観 moral values：人はどのように他の人と互いに影響し合うのかを規定し，人の基本的唯一性，尊厳，真価，を反映する価値観。
非道徳的価値観 nonmoral values：人が他の人をどのように扱うのかを反映するのではなく，審美的，政治的，知的，個人的，あるいは社会的選択を反映する価値観。
恩着せ顔の patronizing：恩着せがましくすること。
完全主義 perfectionism：道徳性が完璧であるということは人の最高の徳であり，不完全から解き放たれるという主義。
哀れみ pity：同情心にあふれた心からの悲しみ。気の毒に思われている人が気の毒に思っている人と比べて「よりお気の毒」と思われるという共感。
偏見 prejudice：人のことをより大きいグループに属していると頭から決めつけること，または区別すること。そうすることでその人についてのことはそのグループについて信じているように信じること。
敬意 respect：人に対して特別な注意をはらう行為。尊敬に値する。
自己の置き換え self-transposal：認識をもって自分自身を他の人の立場と置き換えようとする試み。「他人の立場に立つこと」。
同情 sympathy：別の人の感情と一致した感情。
価値観 value：いろいろな選択をもたらす標準を生み出す内なる力。

付　録

ケーススタディの指導問題解答例

倫理学では，われわれはそのときの状況の事実についてのわれわれの認識によって，確立されている規準となる生物医学的倫理的推理に従って（「正しい」に対して）「最善の」答えを求めて努力するということを銘記すること。

1. この状況に影響する事実をあげよ。
（解答）（1）あなた（理学療法士）はスプリントをつくった。（2）そのスプリントは治癒を妨げている（とにかく，傷つけないこと）。（3）患者はあなたを信頼している。信頼の上に成り立った患者と臨床家との関係が現に進行中である。（4）この患者のリハビリテーションを担当しているのはあなたである。（5）あなたは紹介している医師と仲たがいしたくないし，患者の信頼も失いたくない。（6）患者にも，自分をみてくれている医師との大事な信頼関係が現にあり，それは価値のある名誉なことであり，その医師−患者関係は邪魔したくない。

2. 何と何の間のジレンマか，互いに相いれない価値観（倫理上の原則も含めて）とは何かをみきわめよ。
（解答）一方は，善行，悪意のないこと，誠実，臨床家（理学療法士）の自主性。
他方は，紹介の医師に対する忠実性，自己利益（あなたの活動を実行可能にしておくこと）。

3. あなたの職業上の義務をあげよ。
（解答）
- 真実をいうこと。
- あなたが決めたことの理由となる科学的根拠，臨床上の推理について紹介の医師に伝えること。
- あなたと患者の関係，担当医師と患者の関係を壊すことは何もしないこと。

4. この状況に影響する仕事上の特徴をあげよ。
（解答）
- この医師からの委託を失うということは，あなたの新しい仕事に経済的打撃をもたらすことがある。
- あなたは，この医師との関係が今よりもっとよくなってほしいと思う。
- その医師は，なぜあなたが患者に対して最善の行為と決めたことに頑固に反対するのかをあなたはもっとはっきり知る必要があると考える。

第3章 患者ケアにおける価値観の影響―意思決定のための基本

あなたの知らないこの事例に関係のある情報があるのかもしれない。

5. **あなたはこの状況でより高い価値観に従って行動しているのだから，正当化できるという最終決定を下せ。**

　解答　あなたはなんとしても，自分の患者を傷つけることはできないし，このとき患者にとって臨床上ベストと考えられることをしなければならない。あなたは，その患者が紹介医師のところに戻るのにかかる時間を考えて，スプリントを外せば患者を本当に「傷つける」ものではないと主張するかもしれないが，もしもその医師が要求することを実行すると，あなたと患者との関係が傷つく可能性はあるということも覚えておかなければならない。ここでみられるあなたの最高の価値観とは善行，すなわち患者にとって臨床上ベストとあなたが考えることをすることである。しかし，もしあなたが注意して行動すれば，患者とその医師との関係（信義）の維持に役立てるし，その医師に対して敬意をもって異議を唱える（理学療法士の自主性）のにも役立つであろう。あなたがしたくないことは，医師の怒りからくる「医者の私がそうするようにいった」という命令に諸々と従うことである。あなたの倫理規定では，そうすることが他の人を傷つけてしまうかもしれないという場合を除いて，本当に患者のためにというものではない方法に従うことを禁じている。したがって，この計画が「最善の」計画ではあろうが，あなたがその状況をどう読むかによってこの答えをよりよいものにする他の考えをあなたにみつけていただきたい。

1. まず，紹会の医師ともっと話し合う必要がある。彼に，関連の科学的知識とあなたの決定を支持する資料をみせる。医師が決定したことの理論的根拠を丁重に要求すること。その医師は職業上の仲間として，なぜ自分が，あなたの最善の臨床的決定に反対して，自分が患者を評価するまでスプリントをそのままにしておきたかったかという理由をあなたに説明するに違いない。この関係はいくらか修復を要し，あなたがこの食い違いの原因は自分にあると感じようと感じまいと，その修復活動が始まるのはあなたしだいと思われる。

2. 自分の患者に嘘をつかない。この医師が要求したように「私が間違えました」というのは倫理的ではない。なぜならそれはあなたにとって本当のことではないから。その代わりに，患者にはあなたと医師がスプリントの取り外しのことで異なる視点を持っていて，自分たちはさらに話し合いをしているということを話すとよい。それまでは医師はスプリントを着けた状態の患者をみたいと願う。あなたは患者にできるだけ早く医師に会ってもらいたいと思う。

3. この医師の委託がなかったらあなたの仕事は困窮し，社会に対する専門的立場からの貢献はかなり少なくなってしまうであろうというのは事実かもしれない。しかし紹介してくる医師の要求にそのまま応えることはこの点では倫理上正当化はされない。あなたの事業をそのまま進行させることが重要な目標ではあるが，患者のニーズが，あなたの事業を進行させるというあなたのニーズと相反する場合，そのときはあなたがこれは自己利益と善行との葛藤であることを認識しなければならない。あなたの専門家としての倫理では，患者のニーズよりも自分のニーズを優先させることは禁じられている。

文 献

1. Purtilo, RB, and Cassel, CK: Ethical Dimensions in the Health Professions. Saunders, Philadelphia, 1981.
2. Wehlage, G, and Lockword, AL: Moral relativism and values education. In Purpel, D, and Ryan, K (eds): Moral Education: It Comes with the Territory. McCutchen, Berkeley, CA, 1976.
3. Morrill, RL: Teaching Values in College. Jossey-Bass, San Francisco, 1980.
4. Beck, C: A philosophical view of values and value education. In Hennessy, T (ed): Values and Moral Development. Paulist Press, New York, 1976.
5. Raths, LE, et al: Values and Teaching. Charles E. Merrill, Columbus, Ohio, 1966.
6. Davis, CM: Patient Practitioner Interaction: An Experiential Manual for Developing the Art of Health Care, ed 3. SLACK, Inc., Thorofare, NJ, 1998.
7. Pellegrino, ED: What is a profession? J Allied Health 12:161, 1983.
8. Pellegrino, ER: Altruism, self interest and medical ethics. In Mapes, TA, and Zembang, JS (eds): Biomedical Ethics, ed 3. McGraw-Hill, New York, 1991.
9. Beauchamp, TL, and Childress, JF: Principles of Biomedical Ethics, ed 3. Oxford Univ. Pr., New York, 1989.
10. Jung, CG: The Structure and Dynamics of the Psyche. Pantheon, New York, 1960.
11. Davis, CM: The influence of values on patient care. In Payton, OD (ed): Psychosocial Aspects of Clinical Practice. Churchill Livingston, New York, 1986, p 119.
12. Pence, GE: Can compassion be taught? J Med Ethics 9:189, 1983.
13. Scott, R: Challenges in professional ethics. Symposium of Annual Scientific Meeting, American Physical Therapy Association, June, 1997, San Diego, CA.
14. Watts N: Task analysis and division of responsibility in physical therapy. Phys Ther 51:23, 1971.
15. Pellegrino, ED: Personal communication, March, 1995.
16. Pellegrino, ED, and Tomasma, D.C.: A Philosophical Basis of Medical Practice. Oxford Univ. Pr., New York, 1981.

参考文献

Caplan, A: Moral Matters/Ethical Issues in Medicine and the Life Sciences. Wiley, New York, 1995.

Clancy, CM, and Brody, H: Managed care. Jekyll or Hyde? JAMA 273:338, 1995.

Curtin, LL: Why good people do bad things. Nursing Management 27:63, 1996.

Palermo, BJ: Capitation on trial. California Medicine 7:25, 1996.

Rodwin, MA: Medicine, Money and Morals. Oxford Univ. Pr., New York, 1993.

Scott, R: Professional Ethics: A Guide for Rehabilitation Professionals. Mosby, St. Louis, MO, 1998.

Zwerner, AR: Capitation empowers doctors. California Medicine 7:29, 1996.

4

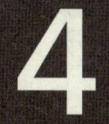

バイタルサイン

Thomas J. Schmitz

概 要

- バイタルサインの変化
  影響する要因の概観
  文化と民族性
- 患者の観察
- バイタルサインの測定
  体温
  体温調節システム
  脈拍
  呼吸
  血圧

学習目標

1. バイタルサイン測定を含む患者の検査所見の理論的根拠を確認する。
2. 患者情報のデータベースを構築するうえでのバイタルサインモニタリングの重要性を説明する。
3. 選択した治療への反応を評価する1つの方法としてのバイタルサインモニタリングの重要性を認識する。
4. 体温，呼吸，血圧，脈拍（触診）の一般的測定技術を説明する。
5. 各バイタルサインの正常値や異常値，あるいは値の範囲を同定する。
6. バイタルサインの正常な変動幅と変化に影響する因子を説明する。
7. バイタルサイン測定で得られたデータの記録方法を説明する。

はじめに

The Guide to Physical Therapist Practice（米国理学療法士協会発行の臨床実践ガイド）には標準的な**バイタルサイン**および脈拍触診の評価が，多くの疾患群に対して推奨される検査手順として記載されている[1]。バイタルサインは，心臓血管系および呼吸器系の機能を定量的に表す主要な徴候とされている。これらの徴候は，身体の生理的状態と内臓の機能を反映する重要な指標である。バイタルサインの変動は，患者の身体の生理的状態に変化が生じている明確な指標の1つである。また，安静および運動前後でのバイタルサインの測定は，有酸素運動能力と持久力を表す重要なデータとなる[1]。バイタルサイン測定は，他の検査データとともに，理学療法士の臨床判断の形成を助けるものである。

1. 診断と予後の検討
2. ケアプランの計画（目標と帰結の決定および治療手段の選択）
3. 目標達成（機能障害の改善）に対する選択した治療手段の効果の評価
4. 得られた帰結（機能的動作の制限や能力低下を最小にすること，健康状態の最適化，能力低下の予防，および患者の満足を最大にすること）に対する選択した治療手段の効果の評価

バイタルサイン評価に際して，正常値は個人によって特有なものがある，ということに注意することが大切である。平均値あるいは正常範囲は確立されてはいても（**表4-1**），個人によっては典型的あるいは日常的

表 4-1　年齢によるバイタルサインの標準値

年齢	体温(℃)	脈拍数(拍/分)	呼吸数(回/分)	血圧(mmHg)
新生児	37.0〜37.6	100〜190	30〜50	収縮期：50〜52 拡張期：25〜30 平均：35〜40
3歳	36.9〜37.5	80〜125	20〜30	収縮期：78〜114 拡張期：46〜78
10歳	36.4〜37.0	70〜110	16〜22	収縮期：90〜120 拡張期：56〜84
16歳	36.4〜37.1	55〜100	15〜20	収縮期：104〜120 拡張期：60〜84
成人	36.0〜37.5	60〜90	12〜20	収縮期：95〜140 拡張期：60〜90
老人	35.9〜36.3	60〜90	15〜22	収縮期：140〜160 拡張期：70〜90

Fitzgerald[5], p39. より

に，標準値よりも高値あるいは低値を示すことがある。このことはバイタルサインモニタリングを連続的に行うことが重要であることを示している。バイタルサイン測定が，1回のみでなく，長期間，定期的に行われ記録されれば有用な情報が得られる。連続測定は，ある特定の時点での急激な生理的状態の変化を示すことができるだけでなく，患者状態の変化あるいは治療への反応をモニタリングできる。

バイタルサインの変化

影響する要因の概観

いくつかの生活習慣パターン（修正可能）と患者特性（修正不能）がバイタルサインの変化に影響する。生活習慣パターンには，これらに限定できないが，カフェイン摂取，喫煙，食事，アルコール摂取，ストレスへの反応，肥満，身体活動水準，投薬，および不法薬物の使用が含まれる[2]。患者特性には，ホルモンの状態，年齢，性，および家族歴が含まれる。このほかにバイタルサインに影響する因子には，測定時刻，月周期の時期（生理周期），全体的健康状態，痛みが含まれる。バイタルサインは病歴聴取の間に測定すべきであるが，可能であれば，患者教育期間を通して計測すべきである。個々のバイタルサインに影響する特有な因子については本章の後半で詳細に述べる。

文化と民族性

どの理学療法検査でも同様であるが，文化と民族性がバイタルサイン測定に与える影響の程度は微細なものから大きなものまでさまざまである。例えば，バイタルサイン測定中に不安や敵意を示す患者は，疑い深い目で患者をみる医療従事者から与えられたストレスへの反応を示しているのかもしれない。このような状況は明らかに，バイタルサイン測定の正確性に悪影響を与える。

文化とは，社会によって特徴づけられ学習された行動（生物学的に遺伝したものでなく）が統合されたものであるとみなされている。民族性とは，共通の文化的起源や背景，あるいは共通の人種的，国家的，宗教的，言語的，文化的特徴を共有する人々の集団と定義される[3]。近年の米国における人口統計的変化は社会的多様性を生み出し，医療従事者が評価や治療を行う際にこれらの課題に取り組む必要性を強めてきた。文化と民族性は，価値，信条や医療に対する態度などに直接影響を与える[4]。Metzgar[3]とFitzgerald[5]は，文化的に多様な患者群の相互影響に関して以下のような提言を示している。

- 固定観念は避けるべきである。患者は同じ文化を持つ人々と特性を共有するが，それぞれの患者は独特で個々に違いがある。
- 文化および信条や医療に対する態度の個々の違いを尊重すること。
- 患者の信頼を得，関係を発展させることに焦点を当てること。
- 患者自身の個人的価値観や信条が患者評価結果をゆがめることがあることに注意をはらう必要がある。
- 異常行動あるいは心理的障害による服装，マナー，そして身体的外観を文化的あるいは民族的好みであると解釈しないように注意すべきである。

文化的多様性が医療（ヘルスケア）に与える影響に関する補足的情報はSpector[4]，PurnellとPaulanka[6]，

第4章　バイタルサイン

LynchとHanson[7]，およびGalanati[8]の研究を参照されたい。

患者の観察

　バイタルサインを測定する前に，体系的で注意深い患者の観察により，重要な予備的データを得ることができる。観察そのものは確定的な診断的情報はもたらさないが，バイタルサイン測定によるデータと併せることにより，その後の検査手順を示す重要な手がかりをが得られる。Lewis[2]は，セラピストによる観察の手引きとなる以下のような一般的方法を示している。

- 表情，呼吸補助筋を使った呼吸，不規則な呼吸パターン，そして頻繁な姿勢の変化は，患者の苦痛や不快感を示す特徴的で明らかな徴候である。
- 肥満や**悪液質**によって栄養状態についての情報が示されることがある（多くの慢性疾患に関連した全身状態の不良，栄養不良の現れ，羸痩（るいそう）など）。
- 皮膚の色の変化は**チアノーゼ**の存在を示すことがある。また，口唇粘膜の色の変化は**中枢性チアノーゼ**に関連していることがある。口唇粘膜は通常，皮膚の色に関係なく，ピンクで輝いている。中枢性チアノーゼは重度の動脈血の酸素脱飽和の指標である。そして**末梢性チアノーゼ**は，耳垂，鼻，口唇，足指の皮膚の色の変化として観察される。これは通常一過性であり，血管収縮の結果として生じ，そして典型的にはその部分を温めると緩和される。
- 皮膚ではきめの状態や体毛発育の変化も観察される。糖尿病や動脈硬化症の患者では下肢の体毛発育に欠け，また手指および足指の爪の肥厚を呈する。皮膚の状態は年齢や栄養状態によってさまざまである。
- **発汗**（発汗過多）は通常，心拍出量低下を代償するための身体の働きである。これは，心筋梗塞，**低血圧**，ショックを含む多くの診断分類と関係している。
- 異常な座位姿勢は痛み，あるいは呼吸パターンを阻害する胸部あるいは脊椎の構造的異常を示している。
- 呼吸補助筋による呼吸は，心臓あるいは肺の障害を示している。
- 四肢末梢の観察には浮腫や**ばち指**（徐々に増大する手指と足指末梢の球根状の腫脹と，これにともなう爪床と皮膚の正常な角度の消失）の有無を含むべきである。末梢の浮腫は右心不全あるいは静脈機能不全に関係している。ばち指は，長期にわたるうっ血性心不全や肺疾患にともなう低酸素血症やチアノーゼに関係する。

　初期観察に際して，適切な内容で構成され，障害の特徴に応じた質問を行うことは，初期の患者情報の収集に寄与する。個々の患者のニーズに応じて，データは患者，家族あるいは介護者から収集される。Box 4-1は，バイタルサインの監視の根拠となる臨床指標の例を示している。それぞれの臨床指標の下には，初期観察における問診の表現あるいは病歴聴取を進めるために考えられた質問内容が示してある。臨床指標に関連した検査や最も直接関与するバイタルサインの測定も含まれている。

バイタルサインの測定

体温

　体温は熱産生（産熱）あるいは熱獲得と，熱損失（放熱）の間のバランスを表している。人間は温血動物あるいは**恒温動物**であり，体温は外的環境が変化しても比較的保たれる。これは，冷血動物あるいは**変温動物**，つまり外界の温度によって体温が変化する動物（爬虫類のような）と対照的である。

体温調節システム

　体温調節システムの目的は，身体内部の温度を比較的一定に維持することである。このシステムは，細胞や臓器の機能にとっての最適な体温を監視し維持するように作用している。体温調節システムは，温度受容器，調節中枢，効果器の3つの基本的な要素で構成される（図4-1）[9～11]。

▼ 温度受容器

　温度受容器は，視床下部にある体温調節中枢に入力信号を伝える。この中枢は体温を保つために温度受容器からの情報に依存している。いったん情報が調節中枢に伝えられると，標準的あるいは最適な「設定温度」と比較され，入力された情報と「設定」値との対比によって，調節機構が熱を保存するか発散するように活動するのである[10]。

　求心性温度入力信号は，末梢と中枢の両方の温度受容器から調節中枢に伝えられる。末梢受容器は，主として自由神経終末であり，皮膚に密に分布している（皮膚温度受容器）。これらは腹部臓器や神経系にも存在する[9,10]。温度受容器は，現在のところは確認されていないが，他の深部の構造にも存在すると考えられている[10]。皮膚温度受容器は寒冷受容器から温熱受容器まで多くが分布していて，温度の急激な変化に対する感受性が高い[11]。これらの受容器からの信号は求心性線維によって脊髄に入り，外側脊髄視床路を経て視床下

> **Box 4-1　バイタルサイン測定を決定する根拠となる臨床指標の例**
>
> それぞれの臨床指標の下に示すのは，バイタルサイン収集の前，あるいはその間に患者を観察するにあたって，病歴を聴取しやすくする表現あるいは質問の例である．臨床指標によって根拠づけられるのであれば，観察を必要とする特定の部位や，標準を超えるバイタルサインの測定に注意する．
>
> **臨床指標**
> 　呼吸困難（息切れ，不快な息切れ感の自覚）．
> **表現あるいは質問の例**
> - 呼吸困難状況の説明を得る．
> - 何がそれを引き起こしますか？
> - 何がそれをやわらげますか？
> - 呼吸困難が起こるのは突然ですか，徐々にですか？
> - 体位は影響しますか？
> - 1日のうちの時間が影響しますか？
> - 投薬状況を確認する．
>
> **臨床指標**
> 　疲労（虚弱）と失神．
> **表現あるいは質問の例**
> - 疲労（虚弱）と失神の状況の説明を得る．
> - 何がそれを引き起こしますか？
> - 何が疲労と失神をやわらげますか？
> - 投薬状況を確認する．
>
> **臨床指標**
> 　胸痛（不快感）．
> **表現あるいは質問の例**
> - 胸部不快感の状況の説明を得る．
> - どこに不快感を感じますか？
> - 1～10 のスケールで不快感の強さを確認する．
> - 何が不快感を引き起こしますか？
> - 何がそれをやわらげますか？
> - 安静にすると不快感は消えますか？
> - 不快感はどこかの方向に放散（移動）しますか？
> - 不快感が起こるのは突然ですか，徐々にですか？
> - 投薬状況を確認する．
>
> **臨床指標**
> 　心拍動の不規則性（動悸）．
> **表現あるいは質問の例と，関連したバイタルサイン測定**
> - 動悸の状況の説明を得る．
> - 心拍動リズムを確認する．
> - 脈が飛ぶ，あるいは心臓が競争しているような感覚を経験しますか？
> - 何が心拍動の不規則性を引き起こし，またやわらげますか？
> - 投薬状況を確認する．
>
> **臨床指標**
> 　チアノーゼ．
> **観察を必要とする部位**
> - 中枢性チアノーゼ：口唇粘膜の視診で観察される．脱酸素血が動脈循環に短絡していることを示す．
> - 末梢性チアノーゼ：四肢の評価で観察される．寒冷への反応としての血管収縮に関連し，通常は重篤な臨床的徴候ではない．
>
> **臨床指標**
> 　間欠跛行（活動あるいは安静時に出現する下肢の痛み）．
> **表現あるいは質問の例と，関連したバイタルサイン測定**
> - 下肢の痛みの状況の説明を得る．
> - 痛みの場所を特定する．
> - 大腿，膝窩，足部での脈拍を評価する．
> - 下肢（下腿）の皮膚色と温度を評価する．
> - 何が痛みを引き起こしますか？
> - 何が痛みをやわらげますか？
> - 1～10 のスケールで痛みの強さを確認する．
> - 痛みの質を評価する．
> - 投薬状況を確認する．
>
> **臨床指標**
> 　足部の浮腫（足部と下腿の腫脹）．
> **観察を必要とする部位と，関連したバイタルサイン測定**
> - 大腿，膝窩，足部での脈拍を評価する．
> - 皮膚の状態と色を評価する．
> - 浮腫を観察する．組織中の浮腫の拡がりを観察し記録する（例：足指から足関節まで）．浮腫にくぼみができるか観察するために愛護的に浮腫に触れる．15 秒間圧迫し，皮膚がもとの状態に戻るまでの時間を計測する．15 秒以内を 1+，16～30 秒を 2+，31～45 秒を 3+，46 秒以上を 4+ の浮腫とする．浮腫のくぼみの深さを小さなものさしで測り，2 mm を 1+，4 mm を 2+，6 mm を 3+，8 mm を 4+ のように表すこともできる．

Lewis[2]. より改変

部へ到達する．
　中枢受容器は視床下部に位置し，視床下部を灌流する血液の温度を感受する．これらの細胞は，熱を保存する，あるいは発散する反応を起こすことができ，特に中心温の変化に感受性が高く，体温を温かく保つために監視している[11]．

▼ 調節中枢

　体温調節中枢は視床下部に位置している．視床下部の熱産生と熱損失を調整する機能は，サーモスタットのようであり，体温を一定に，また安定的に確保する．視床下部は，効果器に影響を及ぼすことで，比較的正確に熱産生と熱損失の間のバランスをとっている．健常者では，視床下部のサーモスタットは 37 ± 1℃ に設定され，注意深い監視がなされている[11]．温度受容器からの入力信号が「設定値」より下がったことを示す状況では，調節機構は熱を生産するように活性化される．一方，温度が上昇した場合には，熱を発散させる

第4章　バイタルサイン

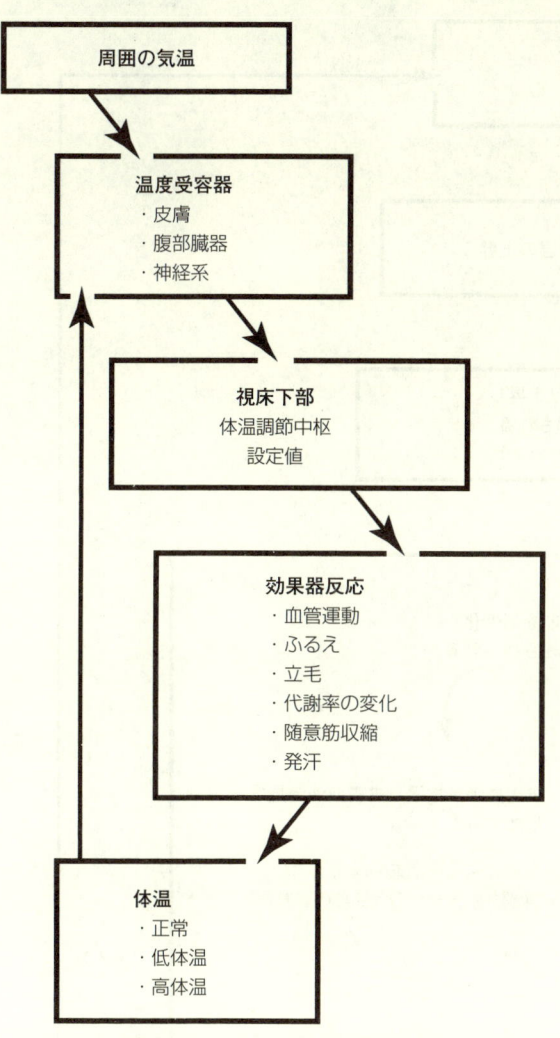

```
         ┌──────────────┐
         │  周囲の気温   │
         └──────┬───────┘
                ↓
         ┌──────────────┐
         │  温度受容器   │
         │  ・皮膚       │
         │  ・腹部臓器   │
         │  ・神経系     │
         └──────┬───────┘
                ↓
         ┌──────────────┐
         │   視床下部    │
         │  体温調節中枢 │
         │    設定値     │
         └──────┬───────┘
                ↓
         ┌──────────────┐
         │   効果器反応  │
         │  ・血管運動   │
         │  ・ふるえ     │
         │  ・立毛       │
         │  ・代謝率の変化│
         │  ・随意筋収縮 │
         │  ・発汗       │
         └──────┬───────┘
                ↓
         ┌──────────────┐
         │     体温      │
         │  ・正常       │
         │  ・低体温     │
         │  ・高体温     │
         └──────────────┘
```

図4-1 体温調節反応。温度受容器が体温変化に関する入力信号を視床下部の視索前野へ伝える。この生理的サーモスタットが，設定値と，入力されてくる現在の体温の信号とを比較する。体温が設定値より低ければ，熱獲得機構が実行される。体温が設定値よりも高ければ，熱損失機構が実施される[9~11]。

ように体温調節機構が活性化される。熱を発散させる機構は，特に激しい運動で重要である。図4-2 に，環境温度の上昇や運動に対する熱順応中の基本的な生理的調節を要約した（熱に対する耐久性を改善する生理的適応）。これらの反応は，効果器への視床下部の制御を通して活性化される。効果器への入力信号は，体性神経と自律神経系の両方の神経経路を経て伝達される[9~11]。

▼ 効果器

効果器は温度の上昇と低下の両方に反応する。効果器には，脈管，代謝，骨格筋反応（ふるえ），そして発汗が含まれる。これらの効果器系は身体の熱を産生することにも発散することにも機能する。

▼ 熱の保存と産生

体温が低下すると，熱を保存し，また熱の産生を増加させる機構が活性化される。以下に熱の保存と産生のメカニズムを説明する。

●血管収縮●

視床下部が交感神経を活性化し，その結果，身体全体の皮膚の血管を収縮させる。これによって，通常，血液を冷却している体表近くの皮膚の血管を収縮させ，血流を大幅に減少させる。そして，環境への熱損失量を減少させる。

●汗腺活動の減少あるいは停止●

蒸発による熱損失を減少，あるいは予防するために汗腺活動が減少される。発汗は視床下部のサーモスタットが37℃を下回ると完全に停止する[10,11]。

●鳥肌あるいは立毛●

視床下部の冷却への反応として，一般的に「鳥肌立ち」と表現される熱保存機構がある。「立毛」という用語は，「体毛の先までが立ち上がる」ことを意味している。ヒトではあまり重要ではないが，体毛に覆われている動物では，この機能が皮膚の近くに断熱層をつくって熱損失を減少させるように機能している。

身体は体温の低下に対して，熱を産生するようにデザインされたいくつかのメカニズムを用いた反応をする。これらのメカニズムは，体温が約37℃以下に落ちると活性化される[10]。以下に熱産生のメカニズムを説明する。

●ふるえ●

ふるえの一次運動中枢は視床下部の後部に位置する。この部位は，皮膚および脊髄からの寒冷信号によって活性化される。寒冷への反応として，視床下部からの信号が遠心性体性神経を活性化し，骨格筋の緊張を高める。筋緊張が徐々に高まってある閾値レベルを超えるとふるえ（不随意的筋収縮）が始まり，熱が産生される。この反射的ふるえは，少なくとも部分的には，意識的な皮質制御で抑制される[10]。

●ホルモン調節●

ホルモン機能の温度調節への影響は，細胞の代謝を増加し，これによって身体熱を上げることである。代謝の増加は，副腎髄質から分泌されるノルアドレナリンとアドレナリンの2つのホルモンの循環によって生じる。しかし，これらのホルモンの循環レベルは，成人よりも乳児において体温維持に重要な役割を果たし

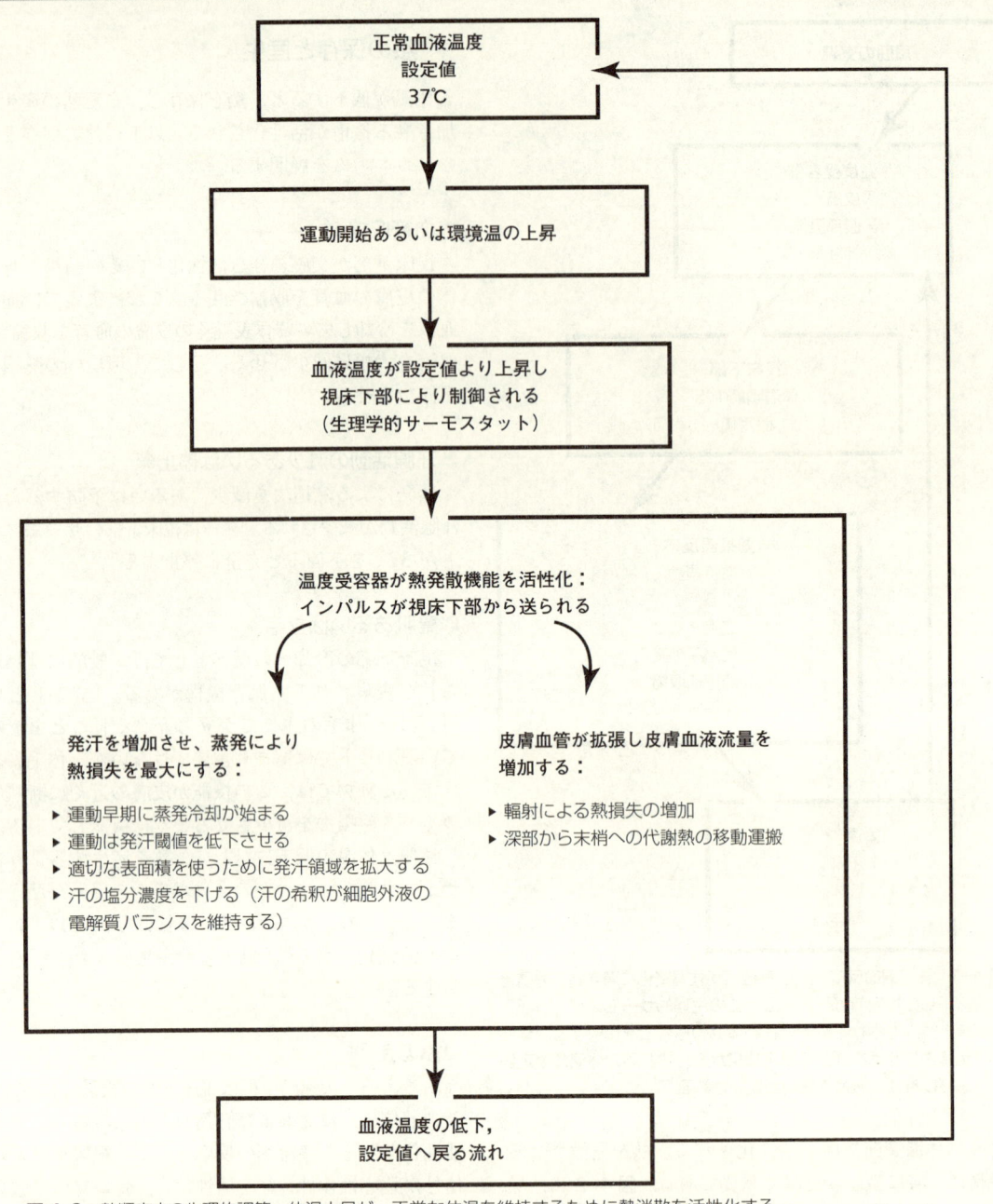

```
┌─────────────────┐
│  正常血液温度    │◄──────────┐
│   設定値        │           │
│   37℃          │           │
└────────┬────────┘           │
         ▼                    │
┌─────────────────────┐       │
│ 運動開始あるいは環境温の上昇 │    │
└────────┬────────────┘       │
         ▼                    │
┌──────────────────────┐      │
│ 血液温度が設定値より上昇し │   │
│ 視床下部により制御される   │   │
│ （生理学的サーモスタット） │   │
└────────┬─────────────┘      │
         ▼                    │
┌────────────────────────────────────────┐
│  温度受容器が熱発散機能を活性化：        │
│  インパルスが視床下部から送られる        │
│         ↙         ↘                    │
│  発汗を増加させ、蒸発により  皮膚血管が拡張し皮膚血液流量を│
│  熱損失を最大にする：        増加する：                │
│  ▶ 運動早期に蒸発冷却が始まる ▶ 輻射による熱損失の増加   │
│  ▶ 運動は発汗閾値を低下させる ▶ 深部から末梢への代謝熱の移動運搬│
│  ▶ 適切な表面積を使うために発汗領域を拡大する           │
│  ▶ 汗の塩分濃度を下げる（汗の希釈が細胞外液の            │
│    電解質バランスを維持する）                         │
└────────────────────┬───────────────────┘
                     ▼                    │
            ┌──────────────────┐          │
            │ 血液温度の低下，  │──────────┘
            │ 設定値へ戻る流れ  │
            └──────────────────┘
```

図 4-2 熱順応中の生理的調節。体温上昇が，正常な体温を維持するために熱消散を活性化する

ている。これらのホルモンによる熱産生は，乳児においては100%程度増加させられるが，成人では10～15%にすぎないのである[10]。

　もう1つのホルモンによる調節は，甲状腺によるサイロキシンの分泌の増加である。サイロキシンは身体全体の細胞の代謝率を増加させる。しかしながら，この反応は長時間の冷却によってのみ生じ，即時的な熱産生は生じない。サイロキシンが熱産生するようにとの要求が増大する前に甲状腺が肥大するには数週間を必要とする。

▼ 身体熱の損失

　過剰な熱を身体から放散するには，輻射，伝導，対流，そして蒸発の4つの基本的な方法がある。

　輻射とは，電磁波によって熱が移動することである。この熱移動は対象間の直接の接触ではなく，空気を通して起こる。熱は，周囲の体温よりも低い温度の対象物（例：壁や部屋周囲の対象物）へ向かって失われる。図4-3に示すように，部屋の中で衣服を着用していない場合，総熱損失の60%は輻射によって行われる[10]。

第4章　バイタルサイン

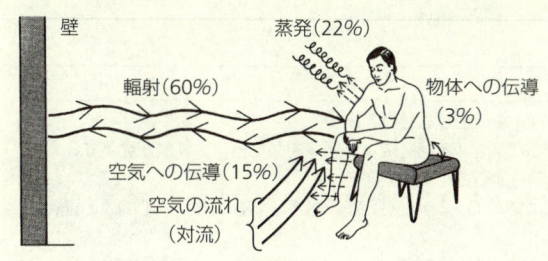

図 4-3 身体からの熱消散のメカニズム (Guyton, et al[10], p576. より)

伝導とは，液体，固体，気体を通して他へ熱が移動することである。このタイプの熱移動には，冷たい椅子に座る，あるいは冷たいプールに入るなど，対象物間の分子の直接の接触が必要である。熱は空気へも伝導する。

対流は，空気や液体（水）による熱移動である。このタイプの熱損失は伝導の結果として生じる。熱が空気に伝導すると，気流によって熱が運び去られる。扇風機などの使用が対流のための気流を提供する。対流による熱損失は，身体周囲の空気や液体が継続的に動かされる場合，最も効果的である。

蒸発は，液体が気体に変換されることである。このタイプの熱損失は，気道および皮膚からの発汗として常に起こっている。蒸発は，激しい運動時の熱損失の主要なメカニズムとなる。多量の発汗は，その蒸発によって重要な冷却効果を提供する。つけ加えると，この皮膚の冷却は，血液を内部臓器から皮膚にシャント（短絡）させることで，さらなる冷却機能を果たす。

▼ 体温異常

●体温上昇●

体温上昇は，通常，身体が疾患や炎症と戦うことを助けていると考えられている。**発熱 pyrexia** は正常体温の上昇のことであり，より一般的には**発熱 fever** と呼ばれる。**過高体温 hyperpyrexia** と**高体温 hyperthermia** は，一般的に 41.1℃を超える非常に高い体温

を指す用語である。器官ごとの主要な臨床症状の発現を**表 4-2** に示した。

発熱は視床下部のサーモスタットの設定値が上昇して生じる。この上昇は**発熱物質**（発熱を生じる物質）の影響に起因する。発熱物質は毒性バクテリアあるいは変性した組織から分泌される[10]。疾患罹患中の発熱はこれらの発熱物質の影響により生じるのである。サーモスタットの設定値が新しく，高くなった結果として，身体は熱保存や産生のメカニズムを活性化して反応する。これらのメカニズムは新しい，高い設定値に向かって，一定時間の間，体温を上昇させ，結果として発熱あるいは**熱性**状態となる。

発熱による臨床徴候や症候は，体温調節中枢の障害の程度や発熱の時期（発症時，経過中，終末期）によってさまざまである。これらの徴候や症候には，倦怠感，頭痛，脈と呼吸数の増加，悪寒，立毛，ふるえ，食欲減退（**食欲不振**），蒼白とそれに続く紅潮，熱感，嘔気，被刺激性，落ち着きなさ，便秘，発汗，口渇，苔舌，尿量減少，衰弱，そして不眠がある[9,13]。非常に高い発熱では，見当識障害，錯乱，痙攣，あるいは昏睡が起こることがある。後者の症候は 5 歳以下の小児ではより発生しやすく，神経系の未熟性に関連していると考えられている。

発熱期は経過を記述するために 3 つの時期に分けられる。

1. 侵襲期あるいは発症期は，緩徐にあるいは急激な上昇から最大値に達するまでの時期である。
2. 極期あるいは病期とは熱が最大に上昇した時期である。いったん，最大温度に達すると，しばらく維持される。
3. 解熱期（終末期）は熱がひいて正常に向かう時期である。この熱の下降は，急激に（分利 crisis）あるいは徐々に（渙散 lysis）に起こる。

●体温低下●

はなはだしい寒冷に曝露されると**低体温症**と呼ばれ

表 4-2 高体温による器官別主要臨床症状

器官	影響
循環器系	発熱中，体温（1℃）上昇ごとに心拍が 8.5 拍/分増加し，他の高体温症では最大 25 拍/分上昇する 灌流の減少と代謝率の上昇が代謝性アシドーシスを引き起こす
神経系	小児では高熱により 2～4％に熱性痙攣が起こる 低酸素症と灌流の低下が，軽度の発熱では眠気や錯乱を，重度な発熱でせん妄，昏迷や昏睡を引き起こす
呼吸器系	上昇した代謝率と熱損失メカニズムの活性化が低酸素症と呼吸性アルカローシスを引き起こす
腎	上昇した代謝率と脱水が，電解質バランス異常と老廃物の蓄積（高窒素血症）を生じる。筋の熱損傷が横紋筋融解症（ミオグロビンの遊離現象）の原因となり，尿細管を狭窄する
血液	脱水が血液濃縮を生じる。汎発性血管内凝固症候群が二次的に組織損傷を起こす

Hansen[9], p223. より

表 4-3　低体温症による器官別主要臨床症状

器官	影響
循環器系	灌流の減少が，血液の粘性増加と血漿タンパク質の変性を生じさせる
	血管収縮が末梢の灌流をさらに減少させ，末梢組織の凍結（凍傷）による損傷をもたらす．乳酸が発生する
	最初，頻脈となり，ついで除脈に移行するのが典型的な心拍リズムである
	心灌流の減少は心電図変化を引き起こし，QRS 群に続く Osborne（J）波，および PR, QRS, QT 間隔の延長などが含まれる．血圧が低下する
	心房と心室性の不整脈が心筋低酸素によって引き起こされる．28℃以下の体温になると不全収縮を起こす
神経系	早期には視床下部の熱産生メカニズムが活性化され，血管収縮，ふるえ，代謝率の増加が起こる
	中等度の低体温症では，筋の硬化によりふるえが止まる．脳灌流が減少し，昏迷と昏睡が起こる
	瞳孔が無反応となり，反射が消失する．痛みへの反応が低下する
	重度の低体温症では脳波が平坦となる
呼吸器系	最初は呼吸数が増加するが，すぐに酸素消費の低下とともに減少する．低体温症患者の動脈血ガス分析結果は信頼性に欠ける
	体温が 8℃ 低下すると，二酸化炭素産生は 50%減少する
	気管支漏と咳嗽の抑制が最初に現れ，肺浮腫が続いて生じる
	低体温症は，ヘモグロビンの酸素解離曲線を左方偏移させ，組織への酸素供給を減少させる
腎	寒冷誘発利尿が生じる．腎の酸排出が障害される．糖尿と電解質バランス異常が発生する
血液	体温が 1℃低下するごとに，ヘマトクリットが 2%増加し，凝固能亢進の一因となる．脱水が血液濃縮を生じさせる
	寒冷は直接的に凝固因子カスケード反応を抑制する
	血小板減少によりトロンボキサン B_2 が産生され，骨髄抑制と腐骨形成に起因する血小板減少症を生じる

Hansen[9], p227. より

る体温低下状態となる．長時間寒冷に曝露されると，代謝率が低下し，体温が徐々に低下する．脳の温度低下が起こると体温調節中枢が機能低下する．体温が約 34.4℃以下に落ちると，体温調節中枢の機能は重度に障害され，29.4℃以下になると完全に機能停止する[10]．したがって，体温調整と防御メカニズムは失われる．低体温症の症状は，脈と呼吸数の減少，皮膚の蒼白と冷感，チアノーゼ，皮膚感覚の低下，精神および骨格筋反応の低下，そして最終的には昏睡につながる嗜眠状態である．治療されない場合には，これらの症状は死をまねくことになる．低体温症の器官ごとの主要な臨床症状の発現を表 4-3 に示した．

●体温に影響する因子●

成人においては，口腔温で 37℃という値が，統計学的平均値あるいは正常値として確立している．しかし，体温は範囲として示される方がより正確である．日常の状況（例：時間帯）や活動（例：運動）が体温に影響するので，範囲を持った値の方が正常な体温をよく表すのである．さらに，人によっては統計的平均値よりもわずかに高いか低い体温を示す．したがって，同一対象者を異なった状況で測定するのと同様に，個々においても平均値からの偏移がみられるのである．

時間帯

日周期リズムとは 24 時間周期でみられる体温の正常な変動リズムを表す用語である．ある予測可能な，規則的変化が毎日繰り返し起こっている．体温は早朝の午前 4〜6 時ごろに最も低くなる傾向にあり，午後 4〜8 時ごろの午後遅くから夜の早い時間に最も高くなる．これらの体温の規則的変化は消化過程と筋活動レベルに大きく影響されている．夜間労働する人では通常このリズムが逆転する[9〜11]．

年齢

乳児は成人と比べて，体温調節系が未成熟なため，高い正常体温を示す（表 4-1 参照）．乳児は環境温度の変化の影響を受けやすく，それにともなって体温が変動する．小児も，増加している代謝率と高い身体活動レベルにより，正常体温の高い平均値を示す．老年層では低い平均体温を示す．老年層の低い体温は，低い代謝率，皮下組織量（通常，熱損失に対する保温機能がある）の減少，身体活動レベルの低下，不適切な食事など種々の因子と関連している．

感情

激しい感情は，腺分泌を増加させ，代謝率を増加させて体温を上昇させる．

運動

体温に与える運動の影響は，理学療法士にとって重要な考慮点である．激しい運動は，代謝率を増加させ体温を著しく上昇させる．筋収縮は重要なそして強力な熱産生源である．運動中，体温は運動強度に比例して上昇する．激しい運動は，基礎代謝の 20〜25 倍まで代謝率を上昇させる[11]．

第4章　バイタルサイン

月経周期
　排卵期の黄体ホルモンレベルの上昇は，体温を0.3〜0.5℃上昇させる。このわずかな体温上昇は月経が始まる直前まで続き，その後正常に戻る。

妊娠
　代謝活動の増加によって，体温が約0.5℃の上昇を続ける。体温は分娩後正常に戻る。

外的環境
　一般的に，温暖気候は体温を上昇させ，寒冷気候は低下させる。環境状況は体温を一定に維持する身体能力に影響する。例えば，暑い，湿度の高い環境では，蒸発による冷却効果は，空気がすでに湿気で充満しているため，大きく減少する。他の放熱の形式もまた，気流（対流）などの環境因子に依存する。保温と放熱の両方に機能するため，衣服も重要な外的環境となりうる。これには衣服のタイプと量が大きくかかわり，放熱には吸湿性のある，ゆるいサイズの，明るい色の衣服が最も効果的で，保温には空気を閉じ込め断熱するための層化した軽量の衣服が推奨される。

体温測定部位
　直腸温は口腔温よりも0.3〜0.5℃高く，腋窩温は口腔温よりも約0.6℃低い。

温かいあるいは冷たい食物の摂取
　口腔温は，喫煙を含む口腔からの取り込みに影響される。患者は口腔温測定の少なくとも15分前（できれば30分前）は喫煙や食事を控えるべきである。

▼ 体温測定

●体温計の種類●
電気体温計

　このタイプの体温計は，短時間（数秒間）で，正確性の高い体温測定が可能である[5]。標準的な電気口腔体温計の構成は，電池駆動のポータブル装置，プローブ，使い捨てのプローブカバーである（図4-4）。装置本体にはデジタル式あるいは指針式の体温表示がある。この種の体温計の利点は，プローブカバーを必ず1回の使用で交換するかぎり，交差感染の危険性が低いことである。

　携帯型電気口腔体温計は多くの種類がある。これらは，典型的には，15cm余の長さで先が細くなった形をしている（図4-5）。細くなった端にプローブが内蔵されている。他方は太く，電池が内蔵されている。また，体温を表示するデジタル表示部がある。機種によっては使い捨てのカバーが使えるものもある。

　外耳から体温を測定する電気体温計もある（図4-6）。この種の電池駆動携帯型体温計は，耳プローブ（使い捨てカバーつき）があり，測定値を迅速にデジタル表示することができる。このほかの電気体温計に

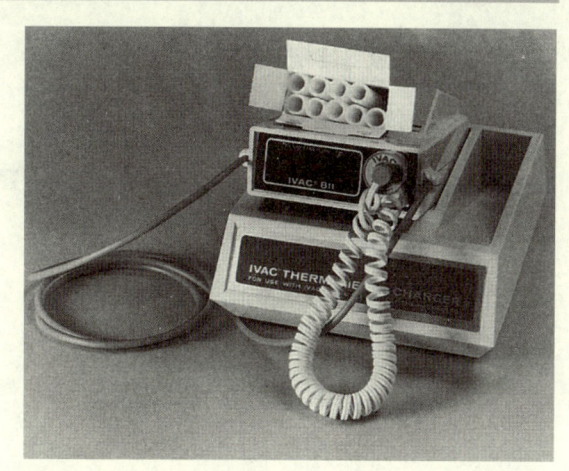

図4-4　標準的な電気口腔体温計。デジタルディスプレイのある電池駆動の装置，プローブ，使い捨て式プローブカバーで構成されている（IVAC Corporation, San Diego, CA. による）

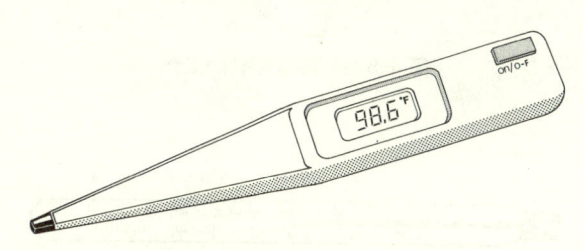

図4-5　携帯型電気口腔体温計

は耳垂や指にプローブを装着するものがある。乳首の形をしたおしゃぶり型デザインのものも乳児用として利用できる。

臨床用ガラス体温計

　臨床では，伝統的に，水銀が入った球状の先端があるガラス体温計が使用されてきた。球状の先端が体温に接すると，水銀が膨張し，ガラス管内を上昇して温度を示す。水銀の逆流による低下は，基底部が狭くなっていることで防いでいる。次の使用のために，水銀を戻すには，強く振らなければならない。

　ガラス体温計は，摂氏および華氏のいずれか，あるいは両方で目盛りがされている。目盛りの範囲は，だいたい34〜42.2℃（93〜108°F）であり，メーカーによって多少の違いがある。ガラス体温計の末端の形は，使用目的によって3つの種類がある（図4-7）。

化学的体温計

　この器具は，ガラス体温計と同様に，舌の下に挿入する。これには，温度感受性のある化学物質を染み込ませた測定点がある。舌下から取り出して，測定点の色の変化によって体温を知ることができるのである。これは使い捨てである。

89

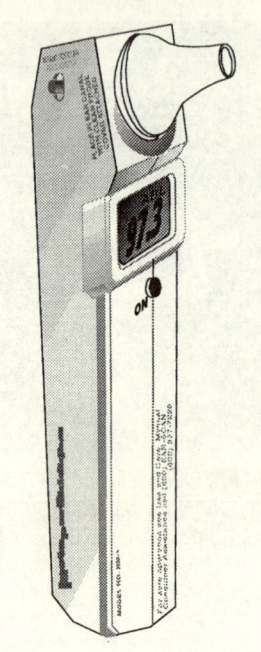

図4-6　携帯型電気外耳体温計

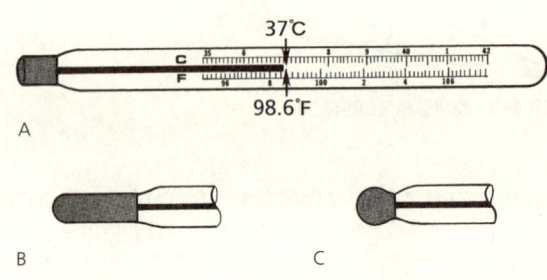

図4-7　ガラス体温計の末端の形には3種類がある。Aの丸型は口腔温と直腸温の両方に用いられる。Bの先端が伸びた形は口腔温用であり，Cの球形のものは直腸温用である（Saperstein, AB, and Frazier, MA: The Assessment of Vital Signs. In Saperstein, AB, and Frazier, MA [eds]: Introduction to Nursing Practice. FA Davis, Philadelphia, 1980, p456. より）

温度感受性テープ

　熱感受性のテープあるいはディスクが体温に反応して変色するもので，小児患者によく用いられる。前額部や腹部に貼りつけられることが多い。体温の読み取りは非特異的であり，偏移が大きければより正確な測定方法により確定する。

● **体温測定の手順**

　基準値を確立し，治療への反応を評価する目的で，理学療法士は一般的に口腔温を測定する。しかしながら，口腔温測定が禁忌であったり，電気体温計のセンサの交換ができない場合，腋窩温が代わりに用いられる。両者の計測手順を説明する。

電気体温計による口腔温の測定

A．手洗いする。
B．必要な器具を準備する。
　1．電気体温計
　2．使い捨てプローブカバー
　3．記録用紙と筆記具
C．手順
　1．体温計測の目的と手順を患者にわかりやすく説明する。
　2．患者が楽な状態であるか確認する。
　3．電源を入れる（装置によってはウォームアップが必要）。
　4．使い捨てプローブカバーを装着する。
　5．患者に口を開けさせ，カバーをしたプローブを舌後方底部の右あるいは左に患者に口唇を閉じたまま（歯ではなく）にして置くように指示する。
　6．製造元の取り扱い指示に従ってプローブを保持させる（多くの場合10～45秒）。
　7．プローブを取り出しカバーを捨てる。
　8．デジタル表示あるいは目盛りから体温を読み取る。
　9．結果を記録する。

ガラス体温計による口腔温の測定

A．手洗いする。
B．必要な器具を準備する。
　1．口腔用体温計
　2．ふき取り用ティッシュペーパー
　3．記録用紙と筆記具
C．手順
　1．体温計測の目的と手順を患者にわかりやすく説明する。
　2．患者が楽な状態であるか確認する。
　3．体温計をしっかり把持する。
　4．体温計を消毒液に浸けてある場合は，冷水で洗い流す。
　5．ティッシュペーパーでしっかりふき取る。
　6．体温計の温度を確認する。
　7．必要があれば，体温計を振って35℃以下に戻す。
　8．患者に口を開けさせ，カバーをしたプローブを舌後方底部の右あるいは左に患者に口唇を閉じたまま（歯ではなく）にして置くように指示する。
　9．体温計を7～8分間保持させる。この時間については，文献によって5分から10分までの幅がある。
　10．体温計を取り出す。
　11．ティッシュペーパーでしっかりふき取る。
　12．体温計の温度を読み取る。
　13．記録する。

14. 消毒のための場所へ戻す。

腋窩温の測定

　正確性に劣るが，口腔温測定が禁忌であるような場合，腋窩温測定が行われる。口腔温測定が禁忌となるのは，**呼吸困難**，口腔や喉頭部の術後，小さな子ども，そしてせん妄や興奮状態の患者である。このような状況では，安全のために腋窩温測定が行われる。腋窩温は口腔温よりも約0.6℃低い。以下に手順を示す。

A. 手洗いする。
B. 必要な器具を準備する。
　1. 通常，口腔用体温計が用いられる。
　2. ふき取り用ティッシュペーパー
　3. 腋窩部位をふくためのタオル（湿気は熱を伝導する）
　4. 記録用紙と筆記具
C. 手順
　1. ガラス体温計による口腔温測定の手順1から7に従う。
　2. 腋窩部を露出し，湿り気がある場合はタオルで軽く叩くようにして乾かす（強くこすって拭くと皮膚温が上昇する）。
　3. 体温計を腋窩に入れ，患者に腋をしっかり閉じておくよう指示する（手を対側の肩に置くように指示することが多い）（図4-8）。患者が混乱していたり，小児の場合は体温計を保持する必要がある。
　4. 10分間測定する。
　5. 体温計を取り出す。
　6. ティッシュペーパーで体温計をふく。
　7. 体温計の温度を読み取る
　8. 記録する。通常，体温は口腔温を測定するので，腋窩温の場合はⒶ（axillary：腋窩）（例：35℃Ⓐ）を，直腸温の場合はⓇ（rectal：直腸）を（例：35℃Ⓡ）付して記録する。
　9. 消毒のための場所へ戻す。

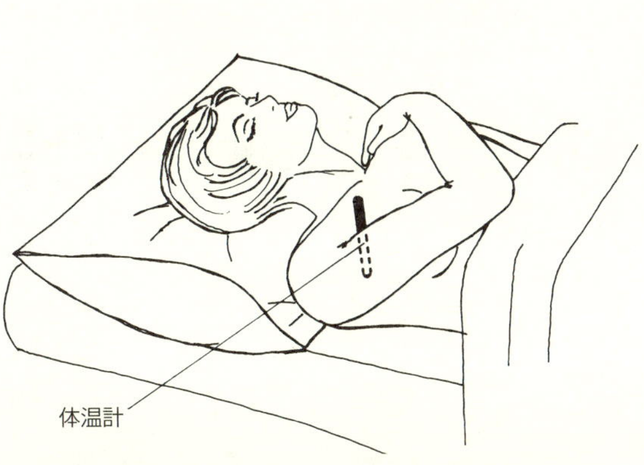

図4-8 腋窩温測定の肢位

脈拍

　脈拍は，心臓収縮サイクルにおける左心室収縮による血管内の血流の波である（1サイクルは心筋の収縮と弛緩）。心筋収縮により，血液はすでに血液で満たされている動脈内に押し出される。この動脈壁に備わっている弾力性が拡張を可能とし血液供給を受け入れている。血液は駆出され，体循環系を波動して流れる。この血液の波あるいは波動が脈として触知されるのである。

　心収縮サイクルにおける大動脈での圧変化は，正常な血管波動を反映している（図4-9上段）。圧の最低点は**拡張期**に生じ，最高点は**収縮期**に生じる。圧降下中のノッチは大動脈弁閉鎖であり，触診は不可能である[14]。健常成人の脈拍は約70拍/分であり，この脈拍数では5〜6Lの血液を全身に供給する。動脈は，骨の上で固定される表層の動脈であればどこでも触診可能である。脈拍の触診では，特に3つのパラメータ，脈拍数，リズム，大きさ（強さ）に注意が向けられる。

▼ 脈拍数

　脈拍数は1分間の数で表し，60〜90拍が健常成人の正常範囲と考えられている。しかし，年齢，性別，感情状態，そして身体活動状況などの多くの因子が脈拍数に影響する。一般的に，背が高く痩せ型の人は，肥満型やがっしりした骨格体型よりも低い脈拍数を示す。

▼ リズム

　リズムは心拍の間隔に関する表現である。健常者では，リズムは規則的で一定であり，基本的に心拍間隔は均一である。

▼ 大きさ

　大きさ（強さ）は心室収縮によって押し出される血液量（拍出量）を示し，血管内の血液量が脈の強さをつくっている。正常では脈の強さは一定である。拍出量が多くなれば脈の強さは大きくなり，減少すれば弱くなる。脈の大きさは，圧迫によって脈が消失するそのしやすさで評価される。拍出量が少なければ，脈は小さく，容易に消失し，**小脈**あるいは**糸様脈**と呼ばれる。拍出量が多ければ，脈は大きくなり，消失させることは困難であり，**大脈**と呼ばれる。また，緊張度（弾力性）を観察する。

　脈拍の変化を示すためにほかにもいくつかの重要な用語が用いられる[2,12,14]。**二段脈**は，2つの収縮期ピークを持つ脈である。**交互脈**は，脈ごとに大きさが動揺する（弱く，あるいは強く）がリズムの変化は少ない

正常	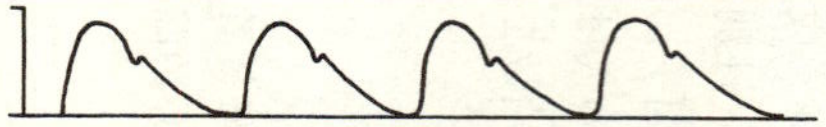 ![波形] mmHg	脈圧は30〜40mmHgである。圧曲線は滑らかで半円形である（下降期のくぼみは触診できない）
小さく、弱い脈（小脈）	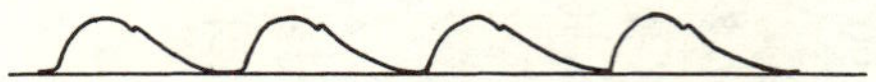 ![波形]	脈圧は減弱し、小さく弱く触れる。圧上昇は遅く、ピークが延長して感じられる。以下の原因が考えられる。①心不全のような拍出量減少、循環血液量減少、重度の動脈硬化。②寒冷曝露や重度のうっ血性心不全のような末梢抵抗の増加
大きく、弾む脈（大脈）	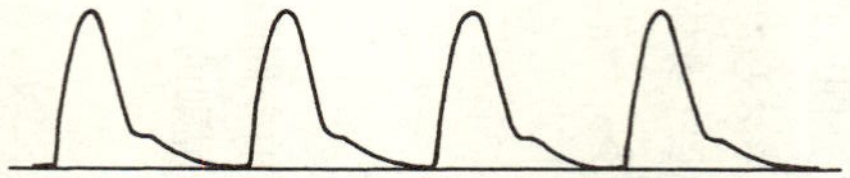 ![波形]	脈が増加し、脈は強く弾んで感じられる。圧上昇と降下は速く、ピークは短く鋭く感じられる。以下の原因が考えられる。①心拍出量増加。末梢抵抗減少、あるいはその両者で、以下のような病態による。発熱、貧血、甲状腺機能亢進、大動脈逆流、動脈管開存症。②徐脈や完全ブロックのような脈拍数低下による心拍出量増加。③加齢や動脈硬化による動脈壁コンプライアンスの低下（硬さの増加）
二峰性脈	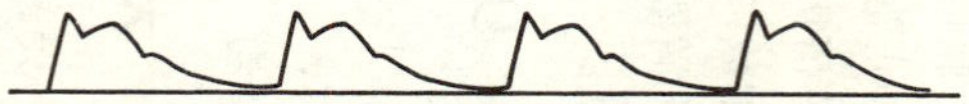 ![波形]	二峰性脈は二重収縮ピークによる動脈拍動の増加である。原因には、動脈逆流、閉塞と逆流の組み合わせ、および、通常は触知されることは少ないが、肥大性心筋症がある
交互脈	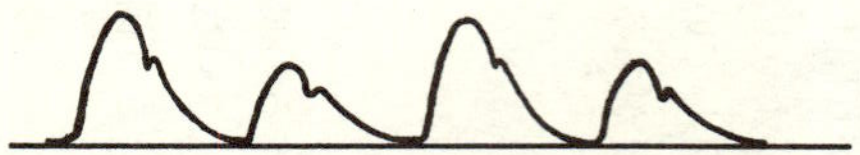 ![波形]	交互脈は、リズムは基本的に規則的であっても、一拍ごとの振幅（強さ）が異なる脈である（これは、交互脈を判断する要素である）。脈の強弱の差がわずかな場合は、血圧計でないと判別できないこともある。交互脈は左心不全の存在を示し、通常、左S$_3$（第三心音）をともなっている
二段脈	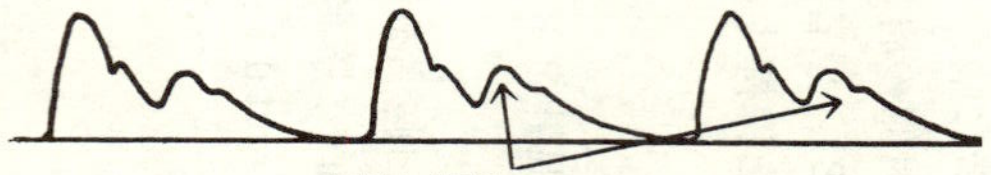 ![波形] 未熟な収縮	これはリズムの障害であり、交互脈と紛らわしい脈である。二段脈は正常な脈拍に未熟な脈が加わることによって生じる。未熟な脈の拍出量は、正常脈よりも減少しており、振幅はさまざまである
奇脈	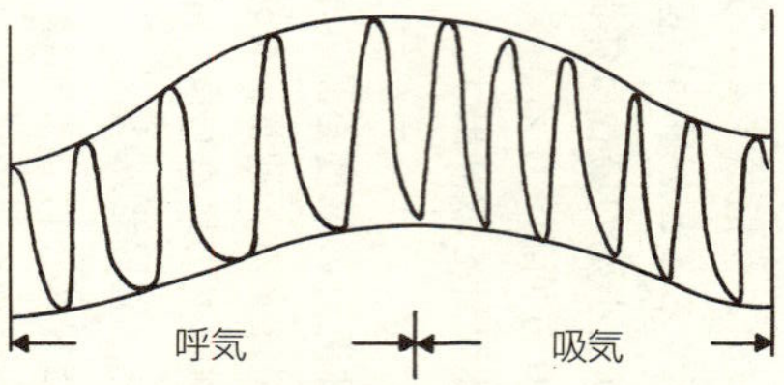 ![波形] 呼気 吸気	奇脈は、安静吸気時に生じる触診可能な脈圧の減少として判別できる。徴候がわずかであれば血圧計による確認が必要である。収縮期血圧が吸気中に10mmHg以上減少する。奇脈は心膜炎タンポナーデ、便塞性心膜炎（一般的ではない）や閉塞性肺疾患でみられる

図4-9 動脈の波形により示される正常（上段）および異常な脈拍

脈である。二段脈はリズムの異常を示す用語であり，正常の心拍に不完全な減弱した収縮が続いている。**奇脈**は，安静吸気時に脈の大きさが減弱し，呼気時に大きさがもとに戻る状態であり，しばしば閉塞性肺疾患に合併する。図4-9に正常（上段）およびよくみられる異常を示した。

脈拍数，リズム，大きさに加えて，動脈壁の性質あるいは感触が評価される。典型的には，血管は滑らかで，弾力があり，軟らかく，柔軟で，比較的まっすぐに触れる。高齢者では硬化を示し，ねじれて硬く，弾力性と円滑性を欠いて索状に触れる。

▼ 脈拍に影響を与える要因

本質的に，代謝率を変化させる要因はどのようなものでも脈拍数に影響する。脈拍数を考える場合，いくつかの要因が特に重要である。

● 年齢 ●

胎児の脈拍数は平均120～160拍/分である。新生児は100～190拍/分の範囲であり，平均120拍/分である。脈拍数は成人の安定した値まで徐々に減少する（表4-1参照）。成人の平均脈拍数は，一般的に60～90拍/分の間と考えられている。しかし，成人の脈拍数の範囲は，50～100拍/分のより広い範囲とされている。

● 性差 ●

男性が女性よりもわずかに低い。

● 情緒 ●

さまざまな感情（悲しみ，恐怖，不安，痛み）が交感神経を活性化させ，脈拍数を増加させる。

● 運動 ●

身体活動中，骨格筋の酸素需要は大幅に増加する。安静時は筋毛細血管の20～25%のみが開いている[10,11]。活発な運動中，広範な血管拡張が全毛細血管を開かせる。筋に血流を供給し，増加した酸素要求に応えるために心拍数が増加する。理学療法士にとって，患者の脈拍数のモニタリングは運動に対する反応を評価する重要な方法である。典型的に，脈拍数は活動強度の関数（相関的要素）として増加する。負荷強度と脈拍数の間には直線関係がある。脈拍数を効果的に用いるために患者の安静時および予測最大心拍数が決定される。最大心拍数は，可能であれば段階的最大運動負荷試験で，あるいは年齢推定心拍数の計算式によって決定される。最大心拍数（HR_{max}）は220－年齢に等しい（第16章 冠動脈疾患を参照）。一般的に，健常者に対する15～30分の運動療法プログラム中の脈拍数は予測HR_{max}の60～90%を超えないようにする。心肺フィットネスが低い対象者の場合は，より低い運動強度が適応される[11]。

運動に対する脈拍反応の評価では，有酸素フィットネスレベルが考慮されなければならない。安静時と最大下運動の両方において，トレーニングを積んだ対象者の脈拍数は低い。トレーニングを積んだ人と比較して，不活発な生活習慣の人は，同一運動強度での脈拍数は加速度的に増加する。身体活動による酸素要求は同じであっても，トレーニングを積んだ人は，より効率のよい（増加した）心拍出量の結果として，低い脈拍数を示す。トレーニングを積んだ人と積んでいない人ともに負荷強度と脈拍数の間には直線関係があるが，上昇率は異なるのである。不活発な生活習慣の人に比べ，トレーニングを積んだ人は，特定の最大下心拍数に達しても，高い仕事量と高い酸素消費量を有する。βブロック剤は安静時心拍数と運動時の心拍数反応の両方を低下させる[11]。

● 全身および局所の熱 ●

発熱の期間中，脈拍数は増加する。身体は末梢血管を拡張させて熱を放散させるよう試みる。冷却のため血流を皮膚領域にシャント（短絡）させるよう心拍数が増加する。温熱療法（ホットパックなど）の局所適応も皮膚への血流を増加させ，二次的な動脈や毛細血管の拡張によって心拍数を上昇させる。

▼ 脈拍数の評価

末梢の脈拍は身体のさまざまな部位でモニタすることができる。骨の上に位置する表在動脈は触診が容易であり，拍動点と呼ばれる。これらの拍動部位の位置やその一般的な適応について述べる。拍動部位の位置（脈拍触知部位）を図4-10に示した。

- 側頭動脈：目じり（眼角）の上方・外側。橈骨動脈が触れない場合に利用。
- 頸動脈：首の両側で耳垂の下，胸鎖乳突筋と気管の間にあり，心停止，乳児，脳血流のモニタに利用。
- 上腕動脈：肘窩の内側。血圧測定に利用。
- 橈骨動脈：母指の基部で手関節の橈側。触診しやすい。通常の脈拍測定に利用。
- 大腿動脈：鼠径部。心停止の際に下肢の循環をモニタする。
- 膝窩動脈：膝後面（通常，やや屈曲位にすると触診しやすい）。下肢循環と血圧の測定に利用。
- 足背動脈：足部の背側で内側。下肢循環のモニタに利用。

末梢部位に加え，心尖拍動が聴診器を用いた聴診によってモニタされる。心尖拍動は，他の部位が利用できない場合（例：内科的あるいは外科的禁忌），新生

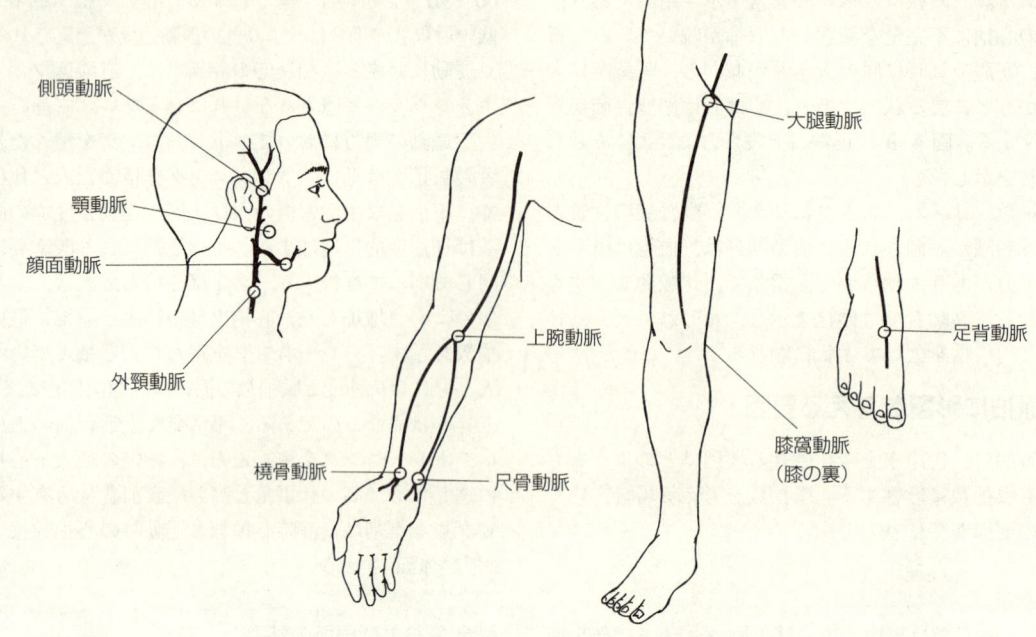

図 4-10 末梢（四肢）の拍動部位（脈拍触知部位）。部位の選択は，患者の状況と測定の目的によって変わる

児や心疾患患者など他の部位の触診が難しい場合に利用される。

● 脈拍評価の手順 ●

不快でなく，また脈拍に影響を与えない触診部位を選択する。さらに，触診部位は，特定の診断名や脈拍をモニタする理由によって変更される。末梢の拍動部位は触診により測定する。心尖拍動は聴診器を用いる必要がある。

末梢での脈拍測定：

A. 手洗いする。
B. 器具を準備する。
 1. 秒表示の時計
 2. 記録用紙と筆記具
C. 手順
 1. 目的と手順を，患者にわかりやすく説明する。
 2. 患者が楽な状態であるか確認する。
 3. 触診部位を選択する。
 4. 動脈に直交するようにしっかりと指を置く。脈に正確に触れるために必要な圧で触れる（強く圧しすぎると動脈を閉鎖する）。
 5. 30秒間の脈拍数を数え，2倍する。もし不整があれば60秒間の脈拍を計測する。リズム，大きさ，動脈壁の性質あるいは感触に注意する。
 6. 結果を記録する。

心尖拍動の測定：

A. 手洗いする。
B. 器具を準備する。
 1. 聴診器
 2. 聴診の前後で，聴診器の耳当てとダイアフラムを清拭するための殺菌作用のあるふきもの
 3. 秒表示の時計
 4. 記録用紙と筆記具
C. 手順
 1. 目的と手順を，患者に理解できる用語を用いて説明する。
 2. 患者が楽な状態であるか確認する。
 3. 殺菌作用のあるふきもので聴診器の耳当てとダイアフラムを清拭する。
 4. 聴診する部位を確認する。心尖拍動は，おおよそ，第5肋間で，胸骨体から8.9 cm左方であり，鎖骨中央線の2.5 cm以内である。これらの指標が心尖拍動部位を特定するガイドである。対象者によっては，強い心尖拍動が，第4あるいは第6肋間で聴取されることがある。
 5. 手掌で聴診器のダイアフラムを温める。
 6. 聴診器を耳に当てる。
 7. 聴診器の膜を心尖拍動部位に置く。60秒間の脈を数える。
 8. 結果を記録する。

同一検者が再度同じ聴診器を使用する場合は耳当ての清拭は必要ないが，ダイアフラムは常に清拭すべきである。

心尖-橈骨拍動の評価：通常，心尖と橈骨の拍動の

第4章 バイタルサイン

大きさは同じである。しかし，ある状況（心疾患や動脈閉塞など）では左心室から送り出された血液は末梢部位に到達しないか，弱く触診不能な拍動となる。このような場合，心尖拍動が橈骨動脈の拍動よりも強くなる。

心尖-橈骨拍動の評価には，60秒間の脈拍を同時に測定する場合は2人の検者が必要である。この2つの評価結果が比較される。脈拍数が異なる場合は**脈拍欠損**と呼ばれる。このタイプの評価は心血管系の状態に関する付加的な情報を提供する。

電気的脈拍モニタリング：電気的脈拍計（図4-11）は脈拍をセンサを用いて検知する。脈拍計は脈拍の実用的で正確な連続測定が可能であり，処方された運動やトレーニングの際に広く使われている。計器は小型で電池駆動の装置で，患者の手首や腰，あるいは運動機器に取りつけられるようになっている。多くの装置はセンサがリードでつながっている。センサは指スリーブや耳クリップ，あるいは胸部ストラップなどに組み込まれている。センサは脈拍情報を伝達する。多くの装置は目標心拍数域をプログラムすることができ，また運動時の脈拍情報を記録することができる。最新の装置では情報をコンピュータに直接送信して蓄積し，解析することが可能である。これによって，記録を保存し，運動パフォーマンスの連続データが得られる。

いくつかの脈拍計では複数のセンサを備えており，身体活動に適した（指スリーブでは上肢の動きを制限してしまう場合は，耳クリップ型や胸部ストラップが適している）センサを選択できる。脈拍値はデジタル表示か指針式メータ表示で提示される。

ある脈拍計では，胸部センサストラップから腕時計型の表示装置への無線伝送が可能である。母指を金属製のセンサにしっかりと押しつけることで計測する装置もある。この種の装置はさまざまなオプションが用意されているが，型式や製造元により異なる。これらの装置の共通的な特徴は，身体活動に応じた脈拍数の上限と下限を設定して，その帯域から外れると聴覚信号で知らせることができることである。

LegerとThivierge[15]は市販されている13種の脈拍モニタの妥当性を心電図記録との比較で検証している。最も高い相関（$r=0.93$）は胸部電極による脈拍計で得られた。最も低い相関は他のタイプ（指スリーブや手首モニタを用いた装置）だった。この研究から，結果

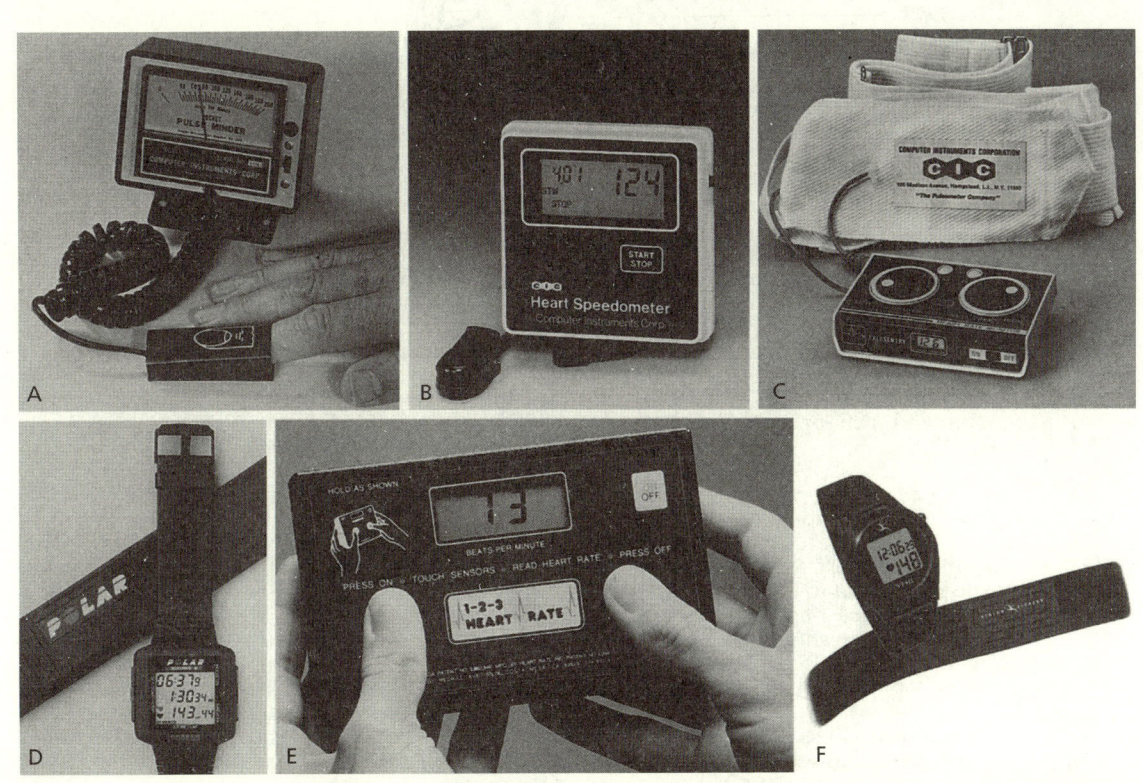

図4-11　電気的脈拍計の例。A：指スリーブセンサと固定目盛りと指針表示。B：耳垂クリップセンサとデジタル表示。C：胸部センサストラップとデジタル表示。D：無線式胸部ストラップと腕時計式表示装置（Computer Instruments Corporation, Port Washington, NY. による）。E：タッチセンサ（母指でセンサを触れる）とデジタル表示（Heart rate Incorporated, Costa Mesa, CA. による）。F：無線式胸ストラップと腕時計式表示装置の他の例。目立たないデザイン（Vision Fitness, Lake Mills, WI. による）

の信頼性が低く，臨床での使用に適さない装置（例：フォトセル）も明らかとなった。

呼吸

　呼吸の主要な機能は代謝活動に酸素を供給し，二酸化炭素を排出することである。呼吸器系は連続的に分岐する気道で構成され，大気中の酸素を肺胞のガス交換機能のある膜へ運ぶことである。その後，酸素は心血管系を介して身体各部へ運搬される。

▼ 呼吸器系

　空気の全経路は，口腔あるいは鼻腔から肺胞までである。図 4-12 に呼吸器系の概観を示した。上気道は鼻腔，口腔，咽頭，そして喉頭である。空気は鼻腔，口腔から入り，咽頭へ移動し，加温，加湿され，ろ過

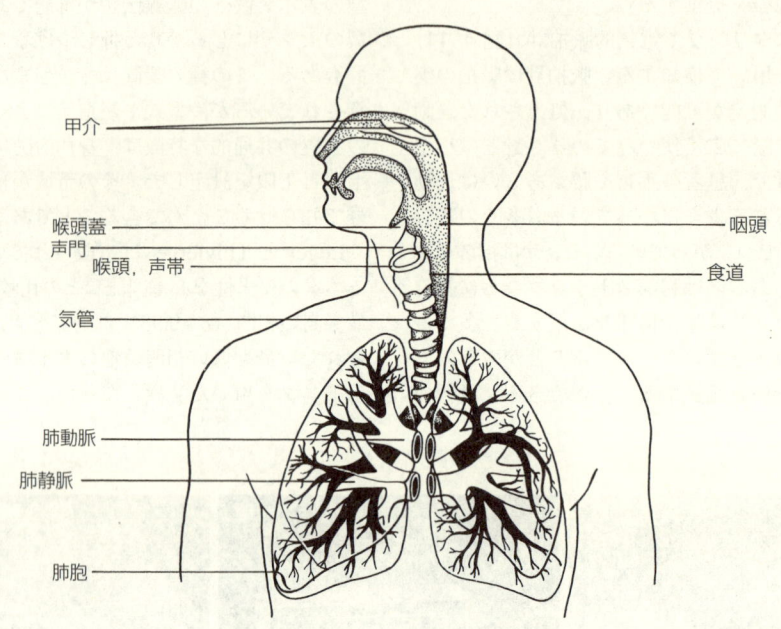

図 4-12　呼吸経路（Guyton と Hall[10], p316. より）

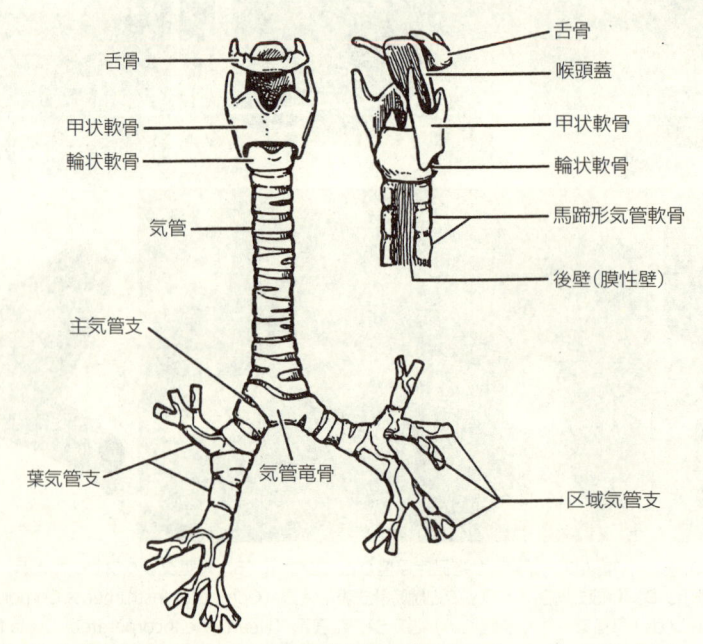

図 4-13　気管と主要な気管支を含む軟骨性気道の構造（Henderson[17], p388. より）

される。咽頭は空気と食物の共同の経路である。吸気はその後喉頭に移動する。喉頭は，喉頭蓋，声帯，軟骨からなる。喉頭と喉頭筋の配置により，発声（声帯音の発生）と咳嗽とともに，微細な異物の侵入を防ぐ重要な機能を果たしており，気道清浄の主要な生理的メカニズムである。**咽頭喉頭部**は，固形および液体状の食物と吸気が分離される場所である。また，喉頭と食道が分岐する部位でもある。喉頭筋は嚥下の際に，肺を（異物の）吸入から守るために声帯を閉鎖する。甲状軟骨（のどぼとけ）の直下が緊急時に気管切開する部位である[10,16,17]。

気管は約 11～13 cm の長さがあり，頸部の甲状軟骨から胸部まで続いている。気管竜骨部位（図 4-13）で気管は主気管支に分岐する（気管竜骨は胸骨体と柄の間で第二肋間の高さにあり，主要な咳嗽反射受容器が存在する）。左右の主気管支は大きさと形状が非対称であり（図 4-13），下気道に続き，さらに呼吸細気管支へと分岐する。しかしながら，ガス交換は基本的に肺胞管および大きな表面積を提供する肺胞で生じる。呼吸細気管支，肺胞管，肺胞（肺胞嚢）がガス交換のための機能的気道ゾーンに含まれる（図 4-14）。エアウェイはガス交換には関与せず，解剖学的死腔と呼ばれる[10,16~19]。

●吸気●

吸気は横隔膜と肋間筋の収縮によって起こる。この筋が収縮している間，横隔膜は下降し，肋間筋が肋骨と胸骨を上および外側に挙上する。胸腔は大きさを増し，肺を拡張させる。

●呼気●

安静呼吸においては，呼気は本質的に受動的な過程である。吸気筋が弛緩すれば胸郭は安静肢位に戻り，肺はもとへ戻る。このもとへ戻る性質は肺の固有の弾力特性による。

●呼吸調整メカニズム●

呼吸機能の調整は複雑な過程である。これには神経系と化学調整の両者の多数の要素が含まれ，心血管系によって綿密に統合されている。呼吸は，橋と中脳の両側に位置する呼吸中枢で制御されている。呼吸筋は，この部位にある運動神経細胞によって制御されている。この呼吸中枢は，身体の代謝要求に反応して，呼吸数と深さを調整する[20,21]。

中枢と末梢の化学受容器が呼吸に影響を及ぼす。中枢の化学受容器は呼吸中枢に位置し，動脈血の二酸化炭素あるいは水素イオン濃度の変化に対して感受性がある。二酸化炭素あるいは水素イオン濃度の増加は呼

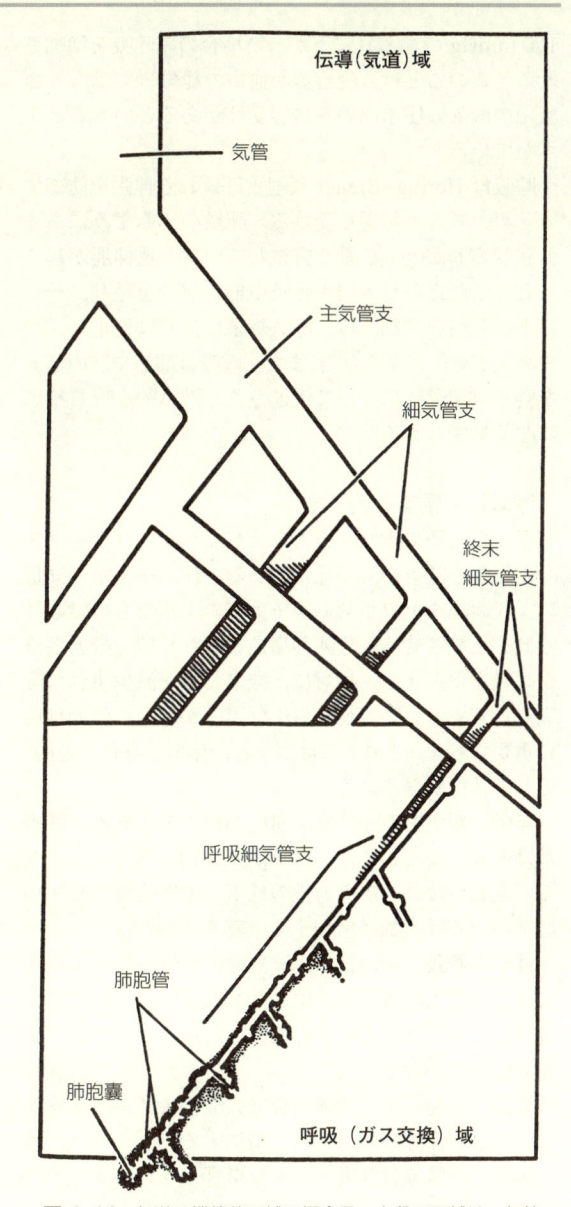

図 4-14 気道の機能的区域の概念図。上段の区域は，気管から終末気管支までであり，呼吸（ガス交換）域へ空気を運ぶ領域で，「伝導域」と呼ばれる。下段はガス交換が行われる領域である。呼吸細気管支，肺胞管，肺胞嚢となるに従ってガス交換が漸増的に増加する。この領域が集合的に「呼吸（ガス交換）域」を構成する（Henderson[17], p389. より）

吸を促進する。末梢の化学受容器は，頸動脈分岐部（頸動脈小体）と大動脈弓（大動脈小体）に存在する。これらの受容器は動脈血の酸素分圧に感受性がある。動脈血の酸素分圧が低下すると，この情報を求心性線維が呼吸中枢に伝達する。呼吸筋の運動神経が刺激され，**一回換気量**を増加させるか，酸素レベルが非常に低い場合は呼吸数も増加させる。これらの末梢の化学受容器は，酸素分圧が約 60 mmHg 以下（正常では 90～

100 mmHg である）に下がった場合のみ呼吸を増加させる。このことは，受容器が血中の総酸素ではなく血漿中の酸素分圧水準のみに感受性があるということを示している[20,21]。

呼吸は Hering-Breuer 反射と呼ばれる伸張を防御するメカニズムの影響を受ける。肺壁のすみずみにある伸張受容器が吸気の量を監視している。過伸展が起こると，これらの受容器が呼吸中枢に信号を送り，それ以上の膨張を抑制する。呼気終末に信号は停止し，次の吸気が可能となる[10,18]。また，呼吸は関節や筋の活発な動き（運動）によって促進され，随意的な皮質制御に強く影響される。

●呼吸に影響する因子●

多くの因子により，努力をともなわないリラックスした正常な呼吸から変化が起こる。体温や脈拍と同様に，代謝率を上昇させる因子はどのようなものでも呼吸数を上昇させる。代謝の増進とそれに続く酸素要求が呼吸を促進する。反対に，酸素要求が減少すれば呼吸も低下する。いくつかの影響因子が呼吸評価では特に重要である。これらには，年齢，体型，身長，運動，そして体位が含まれる。

年齢：新生児の呼吸数は 30〜50 回/分である。呼吸数は成人になるまで徐々に下がり，14〜20 回/分となる。老人では，肺の弾力性の低下とガス交換の効率の低下のため呼吸数は増加する（表 4-1 参照）[5]。

体型と身長：肺活量は，一般的に男性が女性よりも大きく，成人は青年や小児よりも大きい。一般的に，背が高く痩せ型の方がずんぐりしたあるいは肥満型よりも肺活量が大きい。

運動：運動により酸素消費と二酸化炭素が増加することにより，呼吸数と深さが増加する。

体位：背臥位は呼吸に重大な影響を与え，液体の停滞を起こしやすくする。2 つの影響因子があり，胸郭が支持面で圧迫されることと，胸腔内血液量が増加することである。これら 2 つの因子が正常な肺拡張を制限する。上述の因子に加え，薬物摂取，ある種の病態，そして患者の情緒の状態などが呼吸に影響することもある。

●呼吸評価のパラメータ●

呼吸評価では，呼吸数，深さ，リズム，性質の 4 つのパラメータが考慮される。呼吸数は毎分の呼吸の数である。吸気か呼気のどちらかを数え，両者を同時に数えない。正常な成人の呼吸数（RR）は 12〜20 回/分である。呼吸数は 30 秒間数え，2 倍する。もし異常があれば，60 秒間数える。

呼吸の深さとは呼吸による空気交換の量を表している。正常では，呼吸の深さは同じであり，均等で一定な胸郭の動きで行われる。健常成人の一回換気量は約 500 mL である。呼吸の深さの評価は胸郭運動の観察により行われる。これは通常，空気の出入りの量が多いか少ないかで，深いあるいは浅いと記述される[19]。深い呼吸では大量の空気が出入りし，浅い呼吸では少なく，肺拡張や胸壁の動きもわずかである。

リズムは吸気と呼気の規則性を表している。正常ではこの間に一定の間隔がある。呼吸のリズムは規則的あるいは**不規則**と記述される。

呼吸の性質は，正常な静かで努力のない呼吸からの偏移を表している。呼吸の性質を変える 2 つの重要な偏移は，呼吸努力の量と，呼吸にともなって発生する音である。

困難なあるいは荒い呼吸は**呼吸困難**と呼ばれる。呼吸困難状態の患者は呼吸に多大な努力を必要とする。これは，しばしば，肋間筋や腹筋などの呼吸補助筋の活動の増加によって明白となる。これらの筋の使用により呼吸効率の増加を助ける。肋間筋は肋骨を挙上して胸腔を拡張し，腹筋群は横隔膜の機能を補助する。このほかの呼吸に対して補助的な機能を提供する筋には，胸鎖乳突筋，大胸筋と小胸筋，斜角筋群，鎖骨下筋がある。

呼吸音は，呼吸の性質を評価するうえで重要で，以下のような用語で表される。

- **喘鳴 wheezing**：気管支や細気管支などの狭窄した気道を空気が通過することで発生する笛様の音。この音は，しばしば，風船の首の部分を引っ張り，狭くなった通路を通って空気が流出するときの音にたとえられる。吸気と呼気の両方で聞こえるが，呼気でより顕著である。肺気腫や喘息患者で明らかである。
- **喘鳴 stridor**（ストライダー）：荒く高い泣き声のような音であり，声帯や気管の狭窄により上気道が閉塞して生じる。気管狭窄あるいは異物吸引で明らかとなる。
- **水泡音**（従来よりラ音と呼ばれている）：ゴロゴロとした，あるいは泡のような音であり，気道内に分泌物があるために生じる。この音は，しばしば，セロハンの袋から出る音にたとえられる。水泡音は直接耳に聞こえることもあるが，正確には聴診器を用いて評価する。うっ血性心不全（CHF）の患者で顕著である。
- **ため息**：深吸気とそれに続く，長く音のする呼気。ときどきのため息は正常であり，肺胞を拡張する機能がある。頻回のため息は異常であり，感情的なストレスを示していることもある。
- **いびき**：気管や大きな気管支にある分泌物による。

呼吸パターン：セラピストは，呼吸数，リズム，深さのデータから呼吸パターンを検査することができる。

第4章　バイタルサイン

正常	速く浅い呼吸・浅促呼吸 （頻呼吸）	速く深い呼吸 （過呼吸，過剰換気）	遅い呼吸 （徐呼吸）
呼吸数は健常成人では約14〜20回/分であり，新生児では50回/分までである	速く浅い呼吸には多くの原因があり，拘束性肺疾患，胸膜性胸痛，横隔膜挙上などが含まれる	速く深い呼吸にも多くの原因があり，運動，不安，代謝性アシドーシスが含まれる。昏睡，梗塞，低酸素，低血糖が中脳や橋に影響することを考慮すべきである。Kussmaul呼吸は代謝性アシドーシスに関連した深い呼吸である。呼吸は速いか正常，あるいは遅い場合もある	遅い呼吸は，糖尿病性昏睡，薬物による呼吸抑制，脳圧亢進などの原因で二次的に生じる
チェーン・ストーク呼吸	失調性呼吸 （ビオー呼吸）	ため息呼吸	閉塞性呼吸
呼吸の増大と減衰，つまり深い呼吸の時期と無呼吸の時期を繰り返す。小児と高齢者では正常でも睡眠中にこのパターンを示すことがある。他の原因には，心不全，尿毒症，薬物による呼吸抑制，脳損傷（典型的には左右の脳半球あるいは間脳の障害）が含まれる	失調性呼吸は予測不能な不規則性で特徴づけられる。呼吸は浅いことも深いこともあり，短時間停止する。原因には，呼吸抑制，脳損傷，典型的には延髄の損傷が含まれる	頻繁なため息が差し挟まれ，過剰換気症候群となる可能性がある。一般的な原因は呼吸困難とめまいである。ときどきのため息は正常である	閉塞性肺疾患では，気道抵抗の増加で呼気が延長する。呼吸数が増加すると，完全に呼息する時間が足りなくなる。胸郭は過膨張し（air trapping）呼吸はさらに浅くなる

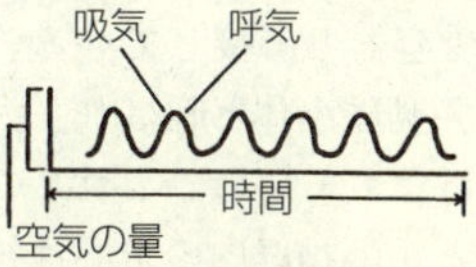

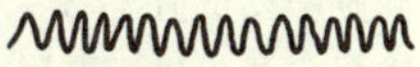

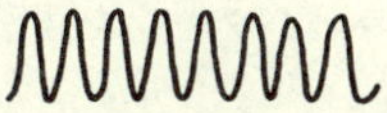

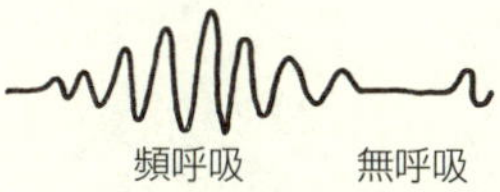

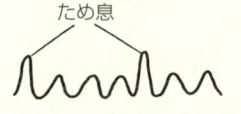

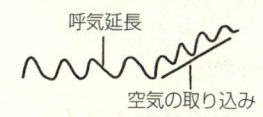

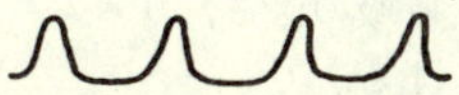

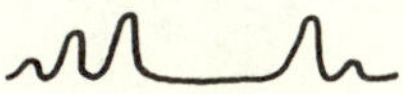

図 4-15　正常（上段左）と異常の呼吸パターン。呼吸パターンの評価では，患者の呼吸数，リズム，深さを考慮する。これらのうちのどれがみられるか記載する。異常呼吸パターンの記述後の下のカッコ内は頻呼吸，過呼吸，過剰換気などのより伝統的な用語であることに注意。これらの伝統的用語の意味を理解することも重要である。しかし，記録・文書化の目的ではより簡潔な記述語（速く浅い呼吸など）が推奨される（Bates[14], p256. より改変）

すべての患者の評価データが明瞭な呼吸パターンを示すわけではないが，いくつかのパターンはある程度の頻度で起こるため，それらの同定のために統一的な用語が開発された。一般的な呼吸パターンを図 4-15 に示す。

● 呼吸評価 ●

呼吸には随意的制御（皮質）と不随意的制御の両方があるため，患者に呼吸が評価されていると気づかせないことが重要である。いったん評価に気づくと，通常の呼吸特性が変化してしまうことがある。そのため，呼吸の観察は脈をとった直後に行うことが一般に推奨される。脈拍を検査した後，指は脈拍部位に置いたまま呼吸を評価することができる。このテクニックを使うと，患者の意識的な注意を呼吸パターンに向けないようにできる。理想的には呼吸評価は胸を露出して行うべきである。しかし，これが不可能であり，また衣服を通しては呼吸を容易に観察できない場合，橈骨動脈部位に手を置いたまま，患者の腕を胸郭に押しつけるようにする。これによって，制限はあるが，患者に意識させることなく胸郭を触診することができる。

呼吸評価の手順：
A．手洗いする。
B．器具を準備する。
　1. 秒表示の時計
　2. 記録用紙と筆記具
C．手順
　1. 患者が楽な状態であるか確認する。
　2. 可能であれば胸部を露出する。胸部を露出できず，呼吸の観察が難しければ，患者の腕を胸につけ，

検者の指は橈骨動脈部位に置いたままにする。
3. 呼吸数（吸気あるいは呼気を）を30秒間数え，2倍する。もし不規則であれば60秒間数える。
4. 呼吸の深さ，リズム，性質や呼吸パターンを観察する。
5. 胸を露出させた場合には衣服を戻す。
6. 結果を記録する。

血圧

血圧は，血管壁に抗して血液を押し出す力のことである。液体は高圧から低圧へと流れるので，血圧は動脈が最高圧であり，毛細血管で低く，静脈で最低となる。心臓は拍動性のポンプであり，血圧は脈の最高点と最低点で計測される。これらの点は収縮期（心室収縮）と拡張期（心室弛緩）と表される。**収縮期血圧**は血液が動脈壁に抗して押し出される最高圧，**拡張期血圧**（絶えず存在する圧）は最低圧である。2つの圧の差を**脈圧**という。

▼ 調整メカニズム

血管運動中枢は橋下部と延髄上部に両側性に位置する。血管運動中枢から全身の血管に交感神経を介して信号が送られる。血管運動中枢は緊張性に活動し，すべての血管収縮神経をゆっくり持続的に発火させている。血管の不完全な収縮を持続させ，正常な血管運動の緊張を維持しているのが，このゆっくりとした持続的な発火である。血管運動中枢は，組織や臓器への血流を維持するために必要な安定した血圧を生み出す補助を行っている。延髄の心臓制御中枢との密接な連結によって行われている（心臓の拍出の変化が血圧に影響するため）。つけ加えると，血管運動と心臓制御中枢は求心性受容器からの入力を必要としている。

▼ 求心性受容器

血圧に関する入力は，基本的に圧受容器と化学受容器から供給される。圧受容器は，圧変化による血管壁の伸張によって刺激される。頸動脈分岐部上方の内頸動脈壁内と，大動脈弓壁内に集中している。頸動脈内の圧受容器が位置する部位は頸動脈洞と呼ばれ，脳への血圧をモニタしている。大動脈弓の部位は大動脈洞と呼ばれ，全身の血圧の監視に関与している。

血圧上昇への反応としての圧受容器から血管運動中枢への入力が，延髄の血管収縮中枢の抑制をもたらし，迷走神経中枢を興奮させる[10]。これにより，心拍数の減少，心収縮力の減少，そして血管拡張が生じ，血圧が低下する。血圧低下中の圧受容器からの入力は逆の効果を生じる。

化学受容器は，動脈血の酸素濃度低下，二酸化炭素濃度上昇，そして水素イオン濃度上昇によって刺激される[22]。これらの受容器は圧受容器と隣接している。内頸動脈に位置する受容器は頸動脈小体と呼ばれ，大動脈弓のものは大動脈小体と呼ばれている。これらの受容器からの信号は迷走神経と舌咽神経内の求心性神経を介して脳（心臓調節と血管運動中枢）に運ばれる。これらの中枢からの，血圧変化への反応としての遠心性信号は，心拍数，心臓収縮力，そして血管の大きさを変化させる[22]。

▼ 血圧に影響する因子

多くの因子が血圧に影響する。すべてのバイタルサインとともに，血圧もある範囲の正常域で表され，一定期間継続してモニタされる場合に最も有用なデータがもたらされる。血圧を評価する際，血液量，動脈径と弾力性，心拍出量，年齢，運動，そして測定時の腕の位置などを考慮すべきである。

●血液量●

循環血液量が直接的に血圧に影響する。失血（出血などによる）は血圧低下の原因となり，循環血液量減少性ショックを引き起こす可能性がある。反対に血液量増加（輸血などによる）は血圧上昇の原因となる。

●動脈径と弾力性●

血管内腔の大きさ（直径）は，心拍出量に対して末梢抵抗の上昇（血管収縮）にも低下（血管拡張）にも影響する。血管壁の弾力性も抵抗に影響する。正常では，動脈壁の拡張と反発の特性により，心拍動の間に毛細血管と静脈への持続的で円滑な血流が供給される。年齢にともない，これらの特性が減少する。それゆえ，血流への抵抗が増加し，結果として収縮期血圧が上昇する。柔軟性と反発の特性が減少すると，拡張期血圧が低下する。

●心拍出量●

増加した血液が血管内に拍出されると，血管壁は伸張し，結果として高血圧となる。心拍出量が少ないと，少量の血液が血管内に押し出されるのみであり，血圧は低くなる。

●年齢●

血圧は年齢によってさまざまである（表4-1参照）。正常では出生後徐々に上昇し，思春期にピークとなる。青年期（18〜19歳）で成人の血圧値に達する。成人の正常の平均的血圧は通常120/80 mmHg（前が収縮期血圧，後が拡張期血圧）と考えられている。高齢者の

血圧上昇は主に動脈硬化による退行性効果である。小動脈や細動脈はその弾力性を失い，血管壁は肥厚して硬化し，内腔は狭窄し最後には閉鎖する。このことが収縮期血圧に影響し，高齢者では収縮期血圧が分離して上昇がしばしばみられる[23]。

●運動●

身体運動は心拍出量を増加させ，結果として血圧が直線的に上昇する。血管拡張中の末梢血管の圧勾配の比例的変化によって，収縮期血圧のより大きな上昇がみられる。血圧の上昇は運動負荷強度に比例する。

●Valsalva 法（手技）●

Valsalva 法とは，声帯，鼻，口を閉じて，力いっぱい呼気努力を行うことである。これにより，胸壁の静脈の虚脱をともなう胸腔内圧の上昇が引き起こされる。これに続いて，心臓への血流低下，静脈還流の低下，動脈血圧の低下が起こる。この現象により，重量挙げのような速い最大努力に際して腹壁と胸壁の内的固定力を提供する。呼吸を開放すると，胸腔内圧が低下し，静脈還流が急速に再開される。これによって心拍数と動脈血圧の大幅な上昇が起こるのである。この急激な動脈血圧上昇が迷走神経性の心拍低下（徐脈）を引き起こす。Valsalva 法は，内的固定によって筋機能を一時的に高めるが，血圧上昇による直接的な望ましくない影響があり，心機能障害がある患者では避けなければならない[11]。

●体位性（起立性）低血圧●

長期間の不動やベッド安静に合併する**体位性（起立性）低血圧**は，患者が座位や立位（どの体位でも起こりうる）をとった際に起こる急激な血圧低下である。体位変化が下肢静脈への重力によるうっ滞を引き起こす。静脈還流と心拍出量が減少し，脳灌流低下をもたらす。これが，軽度の頭痛や意識消失を誘発する。正常な状況下での体位変化への反応では，心拍増加をともなう反射的な血管収縮（圧受容器）によって血圧は維持される。一定期間の活動制限後においては体位性低血圧は予測することができる。正常な反射制御が回復するまでは，背臥位から直立位まで徐々に順応させる必要がある。体位性低血圧を起こしやすくする他の因子は，運動，抗高血圧剤や血管拡張剤，加齢による圧受容器の反応低下，Valsalva 法，**血液量減少症**（異常に少ない循環血液量）である[23,24]。

●腕の位置（測定肢位）●

血圧は腕の位置が変化することで 20 mmHg ほど変化することがある。信頼性のある測定値を得るために，患者は座位とし，心臓の高さで腕を水平にして支えた肢位とすべきである。患者の状態，あるいは身体活動中の測定でこの肢位をとれない場合，変更した点を詳細に記録すべきである。他のバイタルサインと同様に，恐怖，不安，情緒的ストレスが血圧を上昇させる。

●他のリスク因子●

正確な病因はわからないが，高血圧は，高ナトリウム摂取[10]，肥満[10]，そして人種[25]（アフリカ系アメリカ人は 2～3 倍多い）に関連している。

▼ 血圧の評価

●器具●

血圧測定に必要な器具は，カフ［訳注：マンシェット］，血圧計（脈圧計），聴診器である（図 4-16）。カフは布で覆われたゴム製の気密性の空気袋であり，空気で膨らませることができる。カフからは 2 本のチューブが出ている。1 本はカフに空気を送りこむゴム球（送気球）につながっている。このゴム球にはカフの空気を維持したり排気するための排気弁がついている。もう 1 本は圧力計（脈圧計の一部であり圧を表示する）に接続されている。

カフは患者の腕にベルクロでしっかり固定される。古い型の血圧計では留め金式などのものもある。カフはさまざまなサイズのものが販売されている。適切なサイズのカフを用いることが重要である。カフは患者の腕あるいは脚の周囲の 1 周と 1/2～2/3 十分巻ける長さであるべきである。幅の狭すぎるカフは血圧を高く計測し，広すぎるものは低く計測する傾向がある。一般的に，カフの幅は，腕の直径よりも 20％長い幅であるべきと考えられている。典型的な成人用のカフは，幅が 12～14 cm，空気袋の長さは 23 cm である。

血圧計は血圧を表示する。これには，アネロイド式と水銀式の 2 種類がある（図 4-16 参照）。アネロイド式は円形目盛り板と指針で血圧を表示する。水銀式は，水銀が満たされた目盛りのある円柱で血圧を表示する。柱状になった水銀の最上部は凸状になっており，メニスクス［訳注：表面張力で液体表面が凸または凹状になっていること］と呼ばれる。血圧表示はメニスクスを目の高さで読み取る。目の高さで読めない場合，不正確な表示を読み取ってしまうことがある。

聴診器は，カフの圧迫が開放されていく間に動脈上の音を聞くために用いる。聴診器は，音増幅機構（振動板・膜・ダイアフラム）およびゴムチューブでつながった耳当てでできている。ダイアフラムには，鐘状（ベル）型と平板（膜）型の 2 種類がある。聴診器には，どちらか一方のみのタイプと 2 つが組み合わさったタイプのものとがある（図 4-16 参照）。一般的に，鐘状

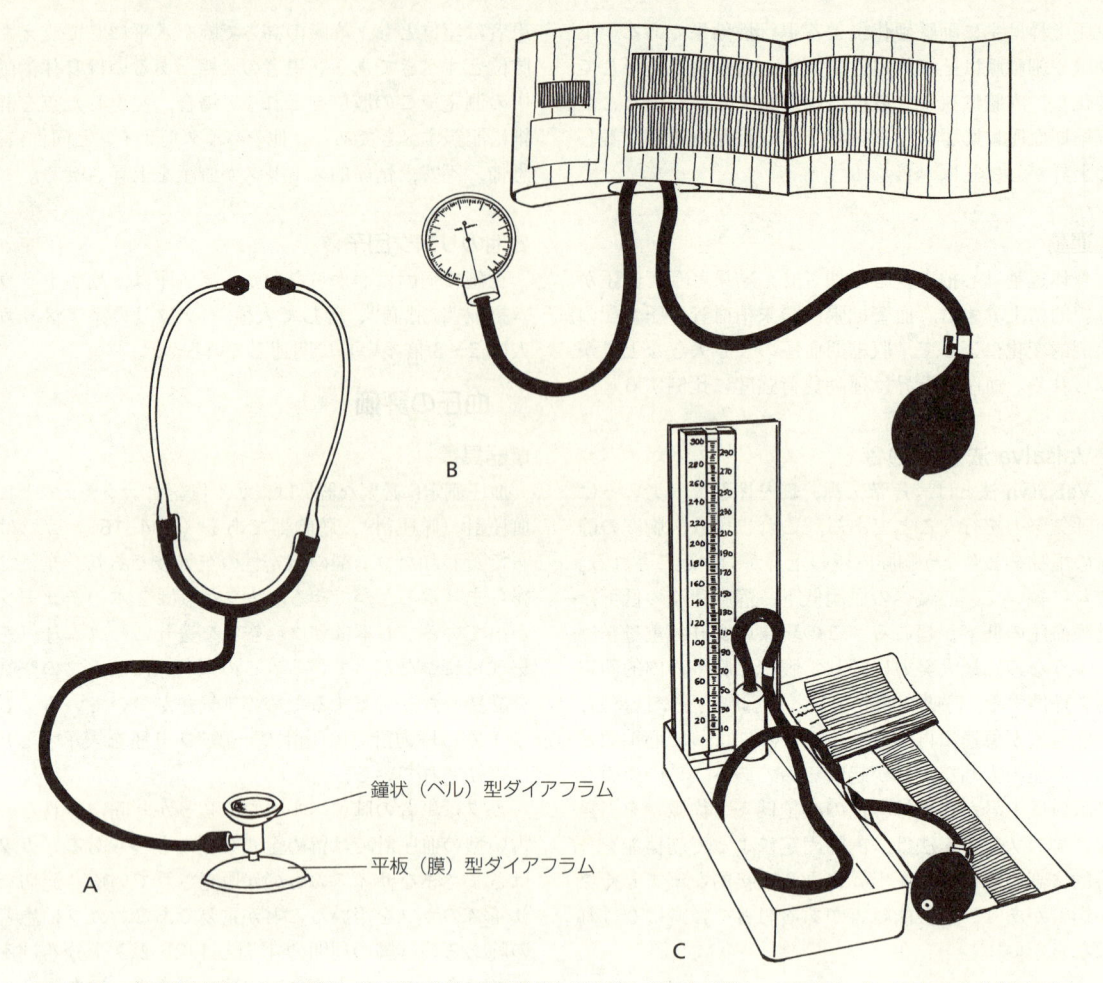

図 4-16 血圧測定用具。A：聴診器（この聴診器には鐘状型と平板型との両方が備わっている）。B：アネロイド式血圧計とカフ。C：水銀式血圧計とカフ

鐘状（ベル）型ダイアフラム
平板（膜）型ダイアフラム

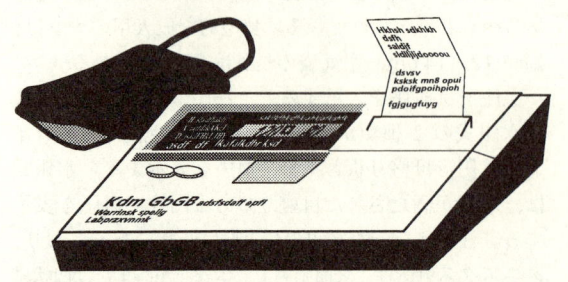

図 4-17 内蔵型プリンタとデジタルディスプレイを備えた電気血圧計

型ダイアフラムの方が血圧測定に推奨されている。聴診器による聴診と脈圧計の読み取りで血圧が測定される。

電気式血圧計も市販されている。カフ内にマイクロフォンと変換器を組み込んであり，したがって聴診器を必要としない。点滅式ライトあるいはビープ音で収縮期および拡張期血圧を示す。装置によってはデータを記録するプリンタを内蔵している（**図 4-17**）。

●コロトコフ音●

血圧測定では，**コロトコフ音**という一連の音が聴取される。最初にカフで圧を加えると血流が遮断され音は聴取されない。圧を徐々に開放するに従って一連の5つの音あるいは相が確認できる。

- **1 相**：最初は澄んだリズミカルな軽く叩くような音で，徐々に音の強さが増加する。血流が最初に流れる音である。収縮期血圧。
- **2 相**：ぶつぶつとした，あるいは強く叩くような音が聞こえる。
- **3 相**：鋭い大きな音となる。
- **4 相**：急にくぐもった音になる。やわらかい蒸気が噴くような音質。第一拡張期血圧。
- **5 相**：音の消失。第二拡張期血圧。

真の拡張期血圧については論争（4 相対 5 相）がある。米国心臓病学会は，成人の拡張期血圧の正確な指

標として5相を用いることを推奨している。多くの臨床現場では1つの拡張期血圧（5相）のみを記録している。例えば、収縮期血圧が120で第二拡張期血圧が76の場合、120/76と記録される。両方の拡張期血圧をルーチンに記録している施設では、3つの数字が記録される。例えば、収縮期血圧が120、第一拡張期血圧が80、第二拡張期血圧が76の場合、120/80/76と記載される。

▼ 血圧測定の手順

血圧測定の第一の考慮点は、最小限の時間で行うべきであるということである。カフは止血帯として作用する。カフが長い時間巻かれすぎると、静脈のうっ滞やかなりの不快感が生じる。

上腕動脈は最も一般的な血圧測定部位であり、この部位での血圧評価について詳細に述べる。下肢での血圧測定についても紹介する。

●上腕動脈での血圧の測定●

A. 手洗いする。
B. 用具を準備する。
　1. 聴診器
　2. 血圧計（適切なサイズのカフのもの）
　3. 使用の前後で聴診器の耳当てとダイアフラムを清拭するための殺菌作用のあるふきもの
　4. 筆記用具と記録用紙
C. 手順
　1. 目的と手順を、患者にわかりやすく説明する。
　2. 患者が望ましい肢位をとるよう介助する（座位が推奨される）。
　3. 腕を露出し、肘を伸ばして心臓の高さに置く。
　4. カフを肘窩の2.5～5 cm上方に巻く。カフの中心を上腕動脈に一致させる（図4-18）。
　5. 血圧計の表示がゼロであることを確認する。
　6. 聴診器の耳当てとダイアフラムを殺菌作用のあるふきもので清拭する。
　7. 聴診器を耳に当てる。
　8. 肘窩で上腕動脈を触診して位置を確認する。聴診器のダイアフラムを上腕動脈の上に置く（図4-18参照）。
　9. 送気球の排気弁を閉める（時計回り方向に回す）。
　10. 圧力計の表示が予想される収縮期血圧よりも20 mmHg高くなるまで空気を送り込む。
　11. 排気弁を慎重に開放し、空気がゆっくり抜けるようにする。排気は心拍ごとに2～3 mmHgの率で行う。
　12. 圧力計をしっかりみて、第一音が聴取されるポイントを記録する（水銀計の場合、目の高さで読む）。これが動脈を血液が流れ始める点であり、収縮期血圧を表す。
　13. 空気の排出を慎重に続ける。音が弱まる点を記録する。これが第一拡張期血圧である。
　14. さらに徐々に空気を排出する。
　15. 音が消失し動揺がやむ点を注意深く観察する。これが第二拡張期血圧として記録される。
　16. 残っている空気をすばやく排出する。
　17. 同一検者が再度同じ聴診器を使用する場合は耳当ての清拭は必要ないが、ダイアフラムは常に清拭すべきである。
　18. 結果を記録する。

●膝窩動脈血圧の測定●

下肢血圧測定は、末梢血管疾患など上肢と下肢の血圧の比較が必要なときに適応となる。また、外傷や術後などで上肢での血圧測定が禁忌の場合も用いられる。以下の変更点以外は、本質的に手順は上腕動脈での測定と同じである。

　1. 患者は腹臥位で軽度膝屈曲位をとる。
　2. 膝窩動脈が血圧測定に用いられる。上腕動脈測定と比較し、膝窩動脈測定では通常、高い収縮期血圧と低い拡張期血圧が測定される。

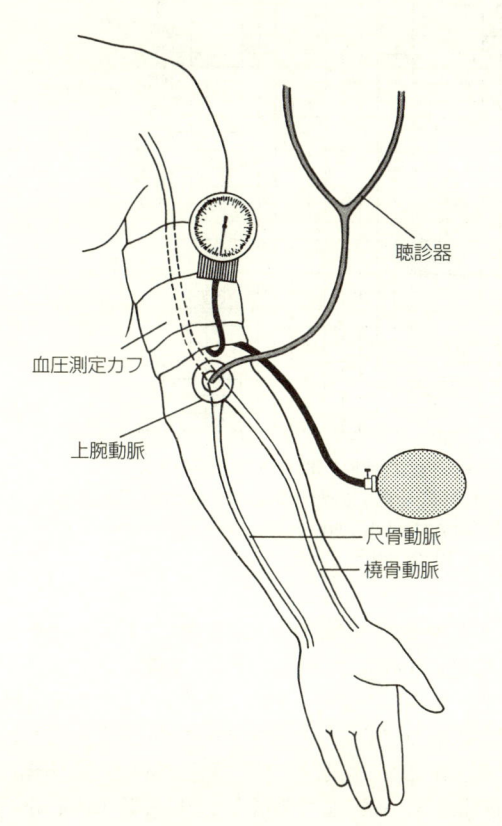

図4-18　上腕動脈血圧測定でのカフと聴診器の位置

Box 4-2　理学療法におけるバイタルサイン記録の記述例。記録形式の考案で最も重要な要素は，連続記録の記載を容易に比較できることである

患者氏名：
日付：（検査日）　　　　　　　　　　　　　　　　日付：
時間：（検査した時刻）　　　　　　　　　　　　　時間：
肢位：座位，血圧は座位と立位　　　　　　　　　　肢位：
PT：（理学療法士名）　　　　　　　　　　　　　　PT：
装置：PT 部門。電気体温計（ID＃06），　　　　　装置：
　　　聴診器（ID＃21），水銀血圧計（ID＃22）
体温：37.2℃　　　　　　　　　　　　　　　　　　体温：
心拍数：84 拍/分，交互脈様　　　　　　　　　　　心拍数：
呼吸数：16 回/分，規則的，深く，努力性なし　　　呼吸数：
血圧：122/84 mmHg 座位，120/86 mmHg 立位　　血圧：

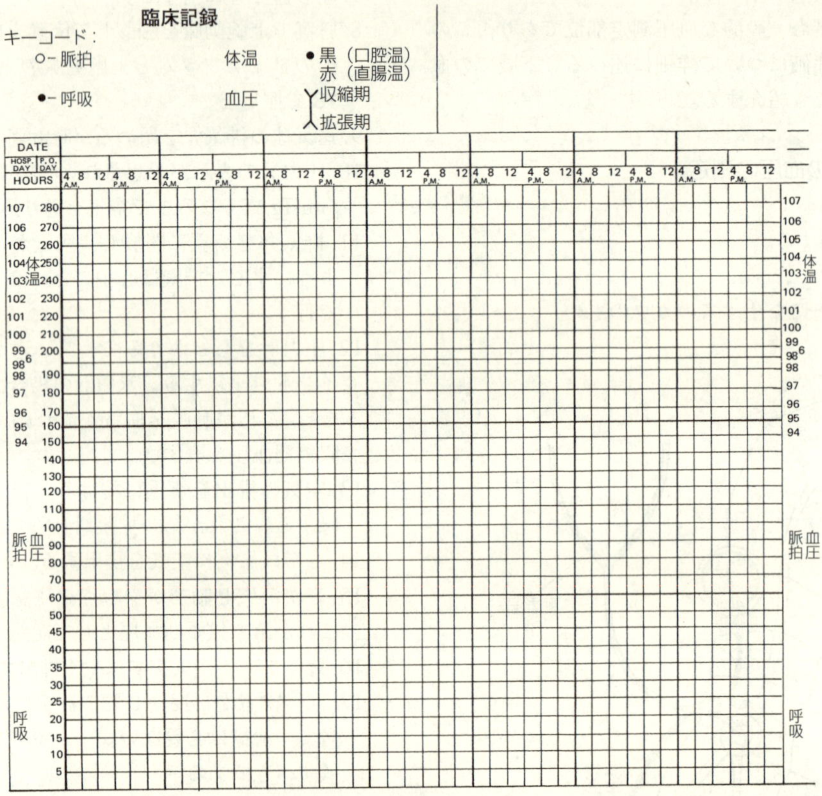

図 4-19　バイタルサイン臨床記録用紙の例。記号に注意。白丸は脈拍，黒丸は呼吸，色記号は体温（黒は口腔温，赤は直腸温），線記載（Y 字の正立および倒立記載）は血圧である（Saperstein, AB, and Frazier, MA: The assessment of vital signs. In Saperstein AB, and Frazier, MA [eds]: Introduction to nursing practice. FA Davis, Philadelphia, 1980, p483. より）

3. 幅広のカフ（約 43 cm）が用いられる。カフは大腿の下 3 分の 1 の部位に巻かれる。カフの中心を膝窩動脈と一致させる。

●結果の記録●
　理学療法の実施記録において，多くの理学療法士がバイタルサインデータを直接記述式で記録している。

バイタルサイン記録の最も重要なことはデータを容易に比較できることである。日付，時間，患者体位，検者名，使用した器具を明確に記載すべきである。例えば，以下のバイタルサインデータが収集されたと仮定する。体温：口腔温 37.2℃。脈拍：84 拍/分（bpm）で弱い脈と強い脈の間で動揺する。呼吸数 16 回/分，規則的リズム，努力性なし。血圧：座位で 122/84 mmHg，

立位で 120/86 mmHg。このデータの記述式記録形式での記録例を **Box4-2** に示す。

伝統的に，看護師はバイタルサイン情報の記録にグラフシートを用いている。この形式で記録をしている施設で勤務する理学療法士は，最近のバイタルサインデータを取り出すのに便利である。特殊な記録システムに精通することが重要で，いくつかの方法が用いられている。これらには，黒丸や白丸，連結線，カラーコードなどがある。バイタルサインの記録用紙の例を図 4-19 に示す。理学療法治療への反応を記録するのには，この形式の修正版が有用であろう。

まとめ

バイタルサインモニタリングで得られた数値は，患者の生理的状態に関する重要な情報を理学療法士へ提供する。これらの測定結果が，個々の患者のデータベースの構築を補助する。バイタルサインはまた，診断と予後の予測，ケアプランの作成，選択した治療の効果判定などに関する臨床判断の補助となる。

個々のバイタルサイン測定の手順を説明したが，多くの因子がバイタルサインに影響するので，1 回のみの測定でなく，定期的な測定で得られたデータが最も有用である。これによって，ある一定の時期の急性の変化を表すだけでなく，長期間にわたる患者の状態の変化や治療への反応を把握できる。

理学療法記録の目的のなかで，バイタルサインデータは記述式の形式で記録されていることが多い。バイタルサイン情報の記録にグラフを用いることで，バイタルサイン情報が理学療法記録に有用であることを示すことができるであろう。臨床的に重要な点は選択された記録形式にかかわらず，長期間の連続的記載を容易に比較できることである。

復習問題

1. バイタルサインをモニタリングする理由を確認せよ。
2. バイタルサイン測定に先立ち，注意深い系統的観察でどのような予備的データを収集することができるか？
3. バイタルサインの値は，1 回の測定よりも連続的な測定がより重要なのはなぜか？
4. 体温の産生と保存の主要なメカニズム，および，輻射，伝導，対流，そして蒸発の 4 つの主要な体温損失のメカニズムを説明せよ。
5. 臨床用ガラス体温計を用いた腋窩温測定の手順を説明せよ。
6. 脈拍の数，リズム，大きさを定義せよ。
7. 脈拍に影響する因子は何か？
8. 橈骨動脈と心尖拍動での脈拍測定手順を説明せよ。
9. 呼吸評価ではどのパラメーターが測定されるか？また，それぞれを定義せよ。
10. 呼吸に影響する因子は何か？
11. Valsalva 手技を説明せよ。また，この手技中および直後の心拍数と血圧に与える影響を確認せよ。
12. 呼吸評価の手順を説明せよ。
13. 血圧に影響する因子は何か？
14. コロトコフ音の 5 相とは何か？
15. 血圧測定で不適切なサイズのカフを用いた場合にどのような変化が起こるか？
16. 水銀血圧計と聴診器による血圧測定の手順を説明せよ。

CS ケーススタディ

救命救急室へ入院：24 歳男性が予期せぬ激しい吹雪のためにスキーグループとはぐれてしまった。電気的通信機器は持っておらず，不慣れな地域であったことが事態を悪化させた。2 日間のヘリコプターによる捜索で，−12.2〜−6.7℃の気温に 48 時間曝露された後，発見された。救急チームは病院への搬送中に静脈からの輸液（補液と電解質バランス改善の補助のため）を開始した。

病歴：両親からの報告では，通常の小児疾患以外に特記事項なし。男性は最近，競技スキーヤーをめざして（子どものころからスキーを楽しんでいた）この地域へ転居した。会計士として地域の投資会社に勤務している。

入院時診断名：低体温症と，両側足指の母趾・示

趾・中趾の凍傷。
血圧：収縮期血圧 45 mmHg，拡張期血圧測定不能。
脈拍：脈拍数は低下し，小さく弱い頸動脈拍動（12 bpm）。末梢の脈拍は触れない。
呼吸数：6 回/分。呼吸はかろうじてわかる程度。
体温：27.8℃
意識（認知）：低下し反応しない。
深部腱反射：消失。
皮膚感覚：痛覚を含めてすべての感覚に反応なし。
皮膚観察：皮膚色の重篤な変化。青みがかった灰色が耳垂，口唇，手指，足趾に観察される。
理学療法：症例は現在，集中治療室に収容されており，「評価と治療」のため理学療法に紹介された。

指導問題

1. 提示されたような臨床的特徴を呈する低体温症の身体反応について説明せよ。
2. この症例が反応なくチアノーゼを呈していることを考慮すると，最も適切な脈拍モニタは何か。根拠も加えて簡潔に答えよ。
3. 体温調節中枢は体温が_____℃以下になると重篤に障害され，_____℃以下で完全に機能を失う。
4. 極限の気温は体温維持機能に大きな打撃を与える。低い気温から身体を防御するのに適した衣服はどのようなものか。

用語解説

食欲不振 anorexia：食欲の喪失。
無呼吸 apnea：呼吸していないこと。通常一時的。
血圧 blood pressure：血液が血管壁に及ぼす圧力。
徐脈 bradycardia：異常にゆっくりした（少ない）脈拍数。約 50 拍/分以下。
徐呼吸 bradypnea：呼吸数の減少。10 回/分未満。
悪液質 cachexia：病的状態。低栄養と羸痩。多くの慢性疾患に合併する。
日周期リズム（サーカディアンリズム） circadian rhythm：バイタルサインの値が規則的，予測的に 24 時間の周期で変動すること。
ばち指 clubbing：長期間かけてゆっくり大きくなる手指と足指の末梢の球状腫脹。爪床と皮膚の間の正常な角度が消失する。うっ血性心不全や肺疾患など長期間の低酸素やチアノーゼを呈する診断に合併する。
水泡音（従来よりラ音と呼ばれる）crackle：ゴロゴロとした，あるいは泡のような音であり，気道内に分泌物があるために生じる。この音は，しばしば，セロハンの袋から出る音にたとえられる。水泡音は直接耳に聞こえることもあるが，正確には聴診器を用いて評価する。
チアノーゼ cyanosis
　中枢性チアノーゼ central cyanosis：口唇粘膜（通常，ピンクでつやのある）にみられる，浅黒い，青みがかった，灰色の，あるいは暗い紫への色の変化。動脈血の重篤な脱酸素化を示す。
　末梢性チアノーゼ peripheral cyanosis：耳垂，鼻，口唇，足指の皮膚の青みがかった，灰色のあるいは暗い紫色への変化。通常は一過性で，血管収縮による二次的なものであり，温めることで消失する。
発汗 diaphoresis：皮膚からの液体（水）の蒸発。
拡張期 diastole：心室の弛緩期。筋線維の延長と心臓の拡張。
拡張期血圧 diastolic pressure：心室弛緩期（拡張期）の血圧。
呼吸困難 dyspnea：困難なあるいは努力性の呼吸。時に痛みをともなう。正常でも激しい身体活動で生じる。
発熱 fever：体温の上昇。
熱性の febrile：発熱に関連した用語。体温が上昇した状態。
恒温動物 homoiotherm (homoiothermic 恒温の)：環境温に関係なく比較的一定の体温を保つ動物。温血動物。
過高体温 hyperpyrexia：異常に高い発熱。41.1℃以上の体温。
高血圧 hypertension：正常よりも高い血圧。
高体温 hyperthermia：異常に高い発熱。41.1℃以上の体温。
過呼吸・過剰換気 hyperventilation：呼吸数と深さが増加した呼吸。
呼吸低下 hypopnea：呼吸数と深さが異常に減少した呼吸。
低血圧 hypotension：正常よりも低い血圧。
低体温症 hypothermia：平均的正常体温よりも低下した体温。
低呼吸・換気過少 hypoventilation：呼吸数と深さが減少した呼吸。
循環血液量減少 hypovolemia：全身の血液量の異常な減少。

第4章　バイタルサイン

コロトコフ音 Korotkoff's sound：血圧計測において聴診器で聴取される一連の音。最初，カフで圧迫すると血流が遮断され音は聴取されない。徐々に圧迫を開放すると5相あるいは音が確認できる。
- 1相：最初は澄んだリズミカルな軽く叩くような音で，徐々に音の強さが増加する。血流が最初に流れる音。収縮期血圧。
- 2相：ぶつぶつとした，あるいは強く叩くような音が聞こえる。
- 3相：鋭い大きな音となる。
- 4相：急にくぐもった音になる。やわらかい蒸気が噴くような音質。第一拡張期血圧。
- 5相：音の消失。第二拡張期血圧。

咽頭喉頭部 laryngopharynx：咽頭から食道に至る解剖学的部位。固形および液体の食物を吸気から分ける部位。

起坐呼吸 orthopnea：直立座位や立位以外の肢位での呼吸困難。

変温動物 poikilotherm（poikilothermic 変温の）：環境温によって体温を変える動物。冷血動物。

体位性（起立性）低血圧 postural（orthostatic）hypotension：急激な血圧低下。典型的には，長期間の不活動やベッド安静後に直立位になると発生する。重力による下肢のうっ滞が結果として脳灌流低下をもたらす。軽度の頭痛や意識消失を誘発する。

脈拍の記述に使われる用語
- **交互脈** alternating（pulsus alterans）：脈の強さが一拍ごとに異なる。
- **二段脈** bigeminal：1つの区切りに2つの規則的脈拍。
- **大脈** bounding：圧迫によって消失しない脈。通常，血管内血流量の増加による。触診によって緊張して触れる（同義語：full, high tension）。
- **間欠脈** intermittent：ときどき飛ぶ脈。
- **不整脈** irregular：脈拍の速さと強さが不規則な脈。
- **奇脈** paradoxical（pulsus paradoxus）：吸気で振幅が減少し，呼気でもとに戻る脈。
- **糸様脈** thready：細くかろうじて触れる脈。圧迫で容易に消失する（同義語：小脈）。
- **小脈** weak：細くかろうじて触れる脈。圧迫で容易に消失する（同義語：糸様脈）。

脈拍欠損 pulse deficit：心尖拍動と橈骨動脈拍動の差。
脈圧 pulse pressure：拡張期血圧と収縮期血圧の差。
発熱 pyrexia：体温の上昇。
発熱物質 pyrogens：発熱を起こす物質。
ため息 sigh：深吸気とそれに続く，長く音のする呼気。ときどきのため息は正常であり，肺胞を拡張する機能がある。頻回のため息は異常であり，感情的なストレスを示しているかもしれない。
いびき stertorous：気管や大きな気管支にある分泌物による音。
ストライダー・喘鳴 strider：荒い，高い泣き声のような音で，声帯や気管の狭窄で上気道が閉塞して生じる（例：気管狭窄あるいは異物吸引）。
収縮期 systole：心室の収縮期。
収縮期血圧 systolic pressure：心室収縮中の血圧。
頻脈 tachycardia：異常に速い（高い）脈拍数。約100拍/分以上。
頻呼吸 tachypnea：呼吸数が増加した呼吸。24回/分以上。
一回換気量 tidal volume：1回の呼吸で交換される空気の量。
バイタルサイン vital signs：生命を示す徴候。脈拍，体温，呼吸，血圧（同義語：cardinal signs）。
Valsalva法（手技） Valsalva maneuver：声帯，鼻，口を閉じて，力いっぱい呼気努力を行うこと。胸腔内圧の上昇を引き起こす。脈拍低下，心臓への血流低下，静脈圧上昇の原因となる。
喘鳴 wheezing：気管支や細気管支などの狭窄した気道を空気が通過することで発生する笛様の音。吸気と呼気の両方で聞こえるが，呼気でより顕著である。肺気腫や喘息患者で出現する。

付　録

ケーススタディの指導問題解答例

1. 提示されたような臨床的特徴を呈する低体温症の身体反応について説明せよ。

解答　このような極限の環境に48時間も曝露された患者は，体温調節中枢が機能停止する。患者は，ほぼすべての体熱産生と保護メカニズムを失う。この結果，この患者のように体温が低下し代謝率が減少する。脳温度の低下が起これば，脳灌流が減少し，認知機能の抑制を引き起こす。

末梢組織での血流量の低下により酸素消費が低下し，呼吸数が減少する。血液粘性と血管収縮の

増加が，四肢末梢の循環をさらに障害する。これらの因子が皮膚感覚の欠如と末梢のチアノーゼの一因となり，凍結による組織損傷（凍傷）を引き起こす。いったんふるえのメカニズムが失われると，骨格筋は深部腱反射が消失し硬化する。心筋の酸素消費が減少し，心拍出量を低下させる。心拍出量の低下，血液粘性の増加，末梢血管収縮の組み合わせのすべてが，脈圧と血圧を低下させる。

2. この症例が反応なくチアノーゼを呈していることを考慮すると，最も適切な脈拍モニタは何か。根拠も加えて簡潔に答えよ。

解答 頸動脈。末梢抵抗（血液粘性増加と血管収縮）が末梢拍動部位での正確な脈拍数計測を妨げる。さらに，頸動脈拍動が脳循環についての重要な情報を提供する。

3. 体温調節中枢は体温が 34.4℃ 以下になると重篤に障害され，29.4℃ 以下で完全に機能を失う。

4. 極限の気温は体温維持機能に大きな打撃を与える。低い気温から身体を防御するのに適した衣服はどのようなものか。

解答 衣服は体熱を保護するのに重要である。熱保護に最適な方法は，空気を閉じ込め身体を外界から断熱するために，層化した軽量衣服を着ることである。

文献

1. American Physical Therapy Association: Guide to physical therapist practice. Phys Ther 77:11, 1997.
2. Lewis, PS: Cardiovascular Assessment. In Ruppert, SD, et al (eds): Dolan's Critical Care Nursing: Clinical Nursing Through the Nursing Process, ed 2. FA Davis, Philadelphia, 1991, p 151.
3. Metzgar, ED: The Health History. In Morton, PG (ed): Health Assessment, ed 2. FA Davis, Philadelphia, 1995, p 3.
4. Spector, RE: Cultural Diversity in Health and Illness, ed 4. Appleton & Lange, Stamford, CT, 1996.
5. Fitzgerald, MA: Nursing Health Assessment: Concepts and Activities. FA Davis, Philadelphia, 1995.
6. Purnell, LD, and Paulanka, BJ (eds): Transcultural Health Care. FA Davis, Philadelphia, 1998.
7. Lynch, EW, and Hanson, MJ (eds): Developing Cross-Cultural Competence: A Guide for Working with Young Children and Their Families. Brookes Publishing, Baltimore, 1992.
8. Galanti, G: Caring for Patients from Different Cultures. Univ. of Pennsylvania Pr., Philadelphia, 1991.
9. Hansen, M: Pathophysiology: Foundations of Disease and Clinical Intervention. Saunders, Philadelphia, 1998.
10. Guyton, AC, and Hall, JE: Human Physiology and Mechanisms of Disease, ed 6. Saunders, Philadelphia, 1997.
11. McArdle, WD, et al: Exercise Physiology: Energy, Nutrition, and Human Performance. Lea & Febiger, Philadelphia, 1991.
12. Thomas, CL (ed): Taber's Cyclopedic Medical Dictionary, ed 18. FA Davis, Philadelphia, 1997.
13. Goodman, CC: Infectious Disease. In Goodman, CC, and Boissonnault, WG (eds): Pathology: Implications for the Physical Therapist. Saunders, Philadelphia, 1998, p 124.
14. Bates, B: A Guide to Physical Examination and History Taking, ed 5. Lippincott, Philadelphia, 1991.
15. Leger, L, and Thivierge, M: Heart rate monitors: Validity, stability, and functionality. Physician Sports Med 16:143, 1988.
16. Schuman, L: Respiratory Function. In Copstead, LC (ed): Perspectives on Pathophysiology. Saunders, Philadelphia, 1995, p 428.
17. Henderson, BS: Anatomy and Physiology of the Respiratory System. In Ruppert, SD, et al (eds): Dolan's Critical Care Nursing: Clinical Management Through the Nursing Process, ed 2. FA Davis, Philadelphia, 1996, p 387.
18. Brannon, JF, et al: Cardiopulmonary Rehabilitation: Basic Theory and Application, ed 3. FA Davis, Philadelphia, 1998.
19. Jones, TL: Respiratory Assessment: Clinical History and Physical Examination. In Ruppert, SD, et al (eds): Dolan's Critical Care Nursing: Clinical Management Through the Nursing Process, ed 2. FA Davis, Philadelphia, 1996, p 421.
20. Goodman, CC: The Respiratory System. In Goodman, CC, and Boissonnault, WG (eds): Pathology: Implications for the Physical Therapist. WB Saunders, Philadelphia, 1998, p 399.
21. Dean, E, and Hobson, L: Cardiopulmonary Anatomy. In Frownfelter, D, and Dean, E (eds): Principles and Practice of Cardiopulmonary Physical Therapy, ed 3. Mosby, New York, 1996.
22. Ford, PJ: Anatomy of the Cardiovascular System. In Price, SA, and Wilson, LM (eds): Pathophysiology: Clinical Concepts of Disease Processes, ed 4. McGraw-Hill, New York, 1992, p 371.
23. Gould, BE: Pathophysiology for the Health Related Professions. Saunders, Philadelphia, 1997.
24. Goodman, CC: The Cardiovascular System. In Goodman, CC, and Boissonnault, WG (eds): Pathology: Implications for the Physical Therapist. Saunders, Philadelphia, 1998, p 263.
25. American Heart Association: 1993 Heart and Stroke Facts. Dallas, American Heart Association, 1993.
26. Frolich, ED, et al: Recommendations for Human Blood Pressure Determination by sphygmomanometers. Dallas, American Heart Association, 1987.

参考文献

Arrants, J: Hypertension and cardiovascular risk. Heart Lung 23:118, 1994.
Blumenthal, JA, et al: Do exercise and weight loss reduce blood pressure in patients with mild hypertension? N C Med J 56:92, 1995.
Brody, GM: Hyperthermia and hypothermia in the elderly. Clin Geriatr Med 10:213, 1994.
Chen, HI, and Kuo, CS: Relationship between respiratory muscle function and age, sex, and other factors. J Appl Physiol 66:943, 1989.
Cunha, BA: The clinical significance of fever patterns. Infect Dis Clin North Am 10:33, 1996.
Danzl, DF, and Pozos, RS: Accidental hypothermia. N Engl J Med 331:1756, 1994.
Fletcher, EC: The relationship between systemic hypertension and obstructive sleep apnea: Facts and theory. Am J Med 98:118, 1995.
Gentillelo, LM: Advances in the management of hypothermia. Surg Clin North Am 75:243, 1995.
Gift, AG, and Cahill, CA: Psychophysiologic aspects of dyspnea in chronic obstructive pulmonary disease: A pilot study. Heart Lung 19:252, 1990.
Gorney, DA: Arterial blood pressure measurement technique. AACN Clinical Issues in Critical Care 4:66, 1993.
Harchelroad, F: Acute thermoregulatory disorders. Clin Geriatr Med 9:621, 1993.
Kaplan, NM: The treatment of hypertension in women. Arch Intern Med 155:563, 1995.
Lee-Chiong, TL, and Stitt, JT: Accidental hypothermia: When thermoregulation is overwhelmed. Postgrad Med 99:77, 1996.
Lee-Chiong, TL, and Stitt, JT: Heatstroke and other heat-related illness: The maladies of summer. Postgrad Med 98:26, 1995.
Manolio, TA, et al: Trends in pharmacologic management of hypertension in the United States. Arch Intern Med 155:829, 1995.
McCord, M, and Cronin-Stubbs, D: Operationalizing dyspnea: Focus on measurement. Heart Lung 21:167, 1992.
Mortin, L, and Khahil, H: How much reduced hemoglobin is

necessary to generate central cyanosis? Chest 97:182, 1990.

Norman, DC, and Yoshikawa, TT: Fever in the elderly. Infect Dis Clin North Am 10:93, 1996.

Prisant, LM, et al: Hypertensive heart disease: How does blood pressure affect left ventricular mass? Postgrad Med 95:59, 1994.

Ross, J, and Dean, E: Integrating physiologic principles into the comprehensive management of cardiopulmonary dysfunction. Phys Ther 69:255, 1989.

Simon, HB: Hyperthermia. N Engl J Med 329:305, 1994.

Sulzbach, LM: Measurement of pulsus paradoxus. Focus on Critical Care 16:142, 1989.

5

筋骨格系の評価

D. Joyce White

概要
- 目的
- 検査手順
  - 患者の病歴と面接
  - バイタルサイン
  - 精神状態
  - 観察，検査
  - 触診
  - 人体計測上の特徴
  - 関節可動域
  - 副運動
  - 筋パフォーマンス
  - 特別な検査
  - 追加検査
- 所見の統合

学習目標
1. 筋骨格系の評価を実施する目的を確認する。
2. 筋骨格系の評価の構成要素を説明する。
3. 患者との面接時になすべき質問を確認する。
4. 筋骨格系の評価において，組織を検査する際に選択される検査の手順を説明する。
5. しばしば筋骨格系の評価を十分なものとする追加の評価手順を確認する。
6. ケーススタディの例を用いて，筋骨格系の評価データの考察に，臨床的意思決定のスキルを応用する。

筋骨格系には，骨，筋と筋に関連する腱，滑膜性腱鞘，滑液包，そして軟骨，半月板，関節包，靭帯などの関節構造物が含まれる。筋骨格組織の解剖学的または生理学的破壊をきたす急性損傷または慢性症状は，痛み，炎症，構造の変形，関節可動域制限，関節の不安定化，筋力低下などのような機能障害によって，患者の機能に大きな影響を与える。診断名が筋骨格系の機能障害に直接関連する例としては，骨折，関節リウマチ，変形性関節症，関節脱臼，腱炎，滑液包炎，肉離れ・筋断裂，捻挫・靭帯断裂がある。

神経系，心血管系または呼吸器系のような他の身体系に最初に影響を与える多くの病的症状は，二次的な障害または筋骨格系に間接的な機能障害を引き起こすことがある。これらは，患者の症状によって活動性が制限されたときにしばしば発生する—おそらくベッドまたは車椅子に一定期間の安静を強いられているか，上下肢が運動不能，または非常に緊張をともなった運動をしている状況が推測される。筋骨格系における二次的機能障害の原因となる診断名を数例あげると，頭部外傷，脳血管障害，脳性麻痺，脊髄損傷，末梢神経損傷，火傷，心筋梗塞などがある。一次的および二次的に筋骨格系機能障害の原因となるこれらの診断名だけで，理学療法士や他の保健専門職はどの程度筋骨格系の評価が必要であるかわかることがある。筋骨格系の評価は，患者の初回検査において常に主要な構成要素である。

本章では，筋骨格系の評価を行う目的について論じ，評価を行う場合の全体的な枠組みを提供する。また，特定の身体部位における詳細な筋骨格系の検査の手順を提供することに役立つだろう[1～3]。さらに，筋骨格系の評価の原則と構成要素を力説し，他の身体システムの評価をどのようにして計画し統合するかを説明する。

目的

筋骨格系の検査から得られた結果の評価は，診断や予後の確定，目標設定，帰結の判定，ケア計画の展開や実施に役立つ．また，筋骨格系の評価は治療中の定期的な効果判定や，治療の終了時における帰結判定のどちらにおいても重要な構成要素である．

筋骨格系の評価を行う目的は次のとおりである．
1. 機能障害をともなった筋の有無を確定する．また，その基準を確定する．
2. 機能障害の原因となっている特別な組織を確定する．
3. 適切な治療目標，治療帰結，治療介入を明確にする．
4. 日常生活活動，職業活動，余暇活動において機能的能力に必要な矯正器具や補装具を決定する．
5. リハビリテーション，内科的治療，外科的治療の効果を評価する．
6. 患者に動機づけをする．

検査手順

患者の病歴と面接

理学的検査を始める前に，患者の現在の状態や過去の病歴についての情報をできるだけ多く得ることが重要である．この情報は身体の各部位や身体の機能への検査を方向づけたり，焦点を絞るうえで役立つ．症状や機能的能力の情報は，治療効果を判定することではなく，基準を確立することに役立ち，また，それらの情報により，患者の検査や治療を安全に実施できるようになる．

概して，ほとんどの情報は患者の面接によって入手できる．しかしながら，他の情報源をも利用すれば非常に能率的であり，客観性を持たせ，面接の補足を詳細に記述できる．患者が急性期病棟またはリハビリテーション病棟に入院中である場合は，入院報告書を含めた医学的記録，経過記録，投薬記録，手術記録，画像

この質問票の目的は，われわれが質の良いケアを提供するために，全体的な健康状態をよく理解することにある．この質問票は部外秘のカルテの一部である．

氏名：＿＿＿＿＿＿＿＿＿＿＿＿＿＿＿＿＿＿＿＿＿＿＿＿＿＿＿＿＿＿＿＿＿＿＿＿＿＿　日付：＿＿＿＿＿＿＿＿
最も重要な問題：＿＿＿
処方医師名：＿＿＿＿＿＿＿＿＿＿＿＿＿＿＿＿＿＿＿＿＿＿＿＿＿＿＿　医師の次回の診察日：＿＿＿＿＿＿＿＿

投薬：現在服用している薬をすべてリストアップしてください．1回の分量，頻度もわかれば記入してください．

1. ＿＿＿＿＿＿＿＿＿＿＿＿＿＿＿＿＿＿＿＿＿　4. ＿＿＿＿＿＿＿＿＿＿＿＿＿＿＿＿＿＿＿＿＿
2. ＿＿＿＿＿＿＿＿＿＿＿＿＿＿＿＿＿＿＿＿＿　5. ＿＿＿＿＿＿＿＿＿＿＿＿＿＿＿＿＿＿＿＿＿
3. ＿＿＿＿＿＿＿＿＿＿＿＿＿＿＿＿＿＿＿＿＿　6. ＿＿＿＿＿＿＿＿＿＿＿＿＿＿＿＿＿＿＿＿＿

手術：すべての手術をリストアップし，おおよその日付を記載してください．

1. ＿＿＿＿＿＿＿＿＿＿＿＿＿＿＿＿＿＿＿＿＿＿＿＿＿＿＿＿＿＿＿＿＿＿＿＿＿＿　日付：＿＿＿＿＿＿＿＿
2. ＿＿＿＿＿＿＿＿＿＿＿＿＿＿＿＿＿＿＿＿＿＿＿＿＿＿＿＿＿＿＿＿＿＿＿＿＿＿　日付：＿＿＿＿＿＿＿＿
3. ＿＿＿＿＿＿＿＿＿＿＿＿＿＿＿＿＿＿＿＿＿＿＿＿＿＿＿＿＿＿＿＿＿＿＿＿＿＿　日付：＿＿＿＿＿＿＿＿
4. ＿＿＿＿＿＿＿＿＿＿＿＿＿＿＿＿＿＿＿＿＿＿＿＿＿＿＿＿＿＿＿＿＿＿＿＿＿＿　日付：＿＿＿＿＿＿＿＿

診断上の検査：現在の問題点のみに対して受けた検査をチェックしてください．
X線撮影：＿＿＿＿＿＿＿　CT：＿＿＿＿＿＿＿　MRI：＿＿＿＿＿＿＿　骨スキャン：＿＿＿＿＿＿＿
EMG：＿＿＿＿＿＿＿　血液検査：＿＿＿＿＿＿＿　脊髄X線造影：＿＿＿＿＿＿＿　その他：＿＿＿＿＿＿＿

職業：＿＿＿

生活習慣：非喫煙者：＿＿＿＿＿＿　喫煙1日に＿＿＿＿＿本
　　　　　非飲酒：＿＿＿＿＿＿　飲酒1日に＿＿＿＿＿杯・合，または1週間に＿＿＿＿＿杯・合
　　　　　運動しない：＿＿＿＿＿　運動1日に＿＿＿＿＿時間，または1週間に＿＿＿＿＿時間

家族歴：母親，父親，兄弟姉妹：生存と健康状態：＿＿＿＿＿＿＿＿＿＿＿＿＿＿＿＿＿
　　　　もし死亡しているならその原因：＿＿＿＿＿＿＿＿＿＿＿＿＿＿＿＿＿＿＿

図5-1　病歴記録票の例（North Andover Physical Therapy Associates, North Andover, MAによる）　つづく

診断記録，臨床検査の結果などが入手可能であり，調べるべきである．以前の治療アプローチの概要と，機能的状態についての検討が記された前医の紹介状も，その1つである．ヘルスケアチームの他のメンバーも，情報を入手するためにそうした書類を閲覧すべきである．

　外来患者は一般に，担当医師による主要な診断のみを示して訪れる．あるいは，患者自らが診断を伝えることもある．このような場合，発症当初から外来に来るまでの検査過程における病歴を完全なものとするために，患者へ質問することは有用である．病歴の書式には，患者に関する以下の項目を記すための欄をつくるべきである．すなわち，最も重要な問題点，発症日，現在の問題点に至る診断上の検査結果，すべての手術名と日付，現在服用しているすべての薬，患者が経験した一般的な医学的症状のチェックリスト，家族の簡潔な病歴，年齢，職業，生活習慣に関する質問としての喫煙，飲酒，運動である．病歴記録票の例は図5-1に示した．患者の背景を完全に理解することは，安全な検査や治療にとって重要なことである．例えば心筋梗塞の既往があれば，検者は筋能力検査の際に制限を加えたり，注意深くモニタするであろう．糖尿病の既

現在または今までに以下のどれかに当てはまりますか？　　当てはまるものすべてにチェックしてください．

___ 高血圧　　　　　　　　　　　　　　　　　　　　___ 熱過敏または冷過敏
___ 心疾患　　　　　　　　　　　　　　　　　　　　___ 糖尿
___ 心悸亢進　　　　　　　　　　　　　　　　　　　___ 低血糖
___ 胸痛　　　　　　　　　　　　　　　　　　　　　___ 甲状腺の問題

___ 息切れ　　　　　　　　　　　　　　　　　　　　___ 腫瘍，癌
___ 咳　　　　　　　　　　　　　　　　　　　　　　___ 出血，挫傷
　　　　　　　　　　　　　　　　　　　　　　　　　___ 透析
___ 臥位での睡眠障害　　　　　　　　　　　　　　　___ 輸血
___ 肺疾患
___ 喘息　　　　　　　　　　　　　　　　　　　　　___ 皮疹
___ アレルギー　　　　　　　　　　　　　　　　　　___ 瘢痕
　　　　　　　　　　　　　　　　　　　　　　　　　___ 頭髪または爪の変化
___ 潰瘍
___ 最近の体重増，減　　　　　　　　　　　　　　　___ 眼鏡，コンタクトレンズの使用
___ 悪心，嘔気　　　　　　　　　　　　　　　　　　___ 視力の変化
___ 腸または膀胱の変化　　　　　　　　　　　　　　___ かすみ目または複視
___ 食欲不振

　　　　　　　　　　　　　　　　　　　　　　　　　___ 嚥下困難
___ 性機能障害　　　　　　　　　　　　　　　　　　___ 耳痛
___ 月経異常または生理痛　　　　　　　　　　　　　___ 声の変化
___ 骨盤炎症性疾患　　　　　　　　　　　　　　　　___ 耳鳴り
___ 最近の妊娠
___ 乳房X線撮影の最終日付：___　　　　　　　　　___ 義歯
　　　　　　　　　　　　　　　　　　　　　　　　　___ 重大な歯の治療
___ 血尿　　　　　　　　　　　　　　　　　　　　　___ 食事困難
___ 失禁
　　　　　　　　　　　　　　　　　　　　　　　　　___ 静脈瘤
___ てんかん発作　　　　　　　　　　　　　　　　　___ 筋の痙攣
___ 頭部外傷　　　　　　　　　　　　　　　　　　　___ 関節または筋痛
___ 麻痺
___ 意識消失　　　　　　　　　　　　　　　　　　　___ 精神医学または心理学的ケア
___ 頭痛
　　　　　　　　　　　　　　　　　　　　　　　　　___ 骨折（骨折した骨）
___ しびれやヒリヒリする痛み　　　　　　　　　　　　　どこで？_____
___ めまい　　　　　　　　　　　　　　　　　　　　___ 整形靴を必要とする問題
___ バランスの障害　　　　　　　　　　　　　　　　___ 股関節または足関節の問題
　　　　　　　　　　　　　　　　　　　　　　　　　___ 子ども時代の特別な病気
___ 関節炎

もし今までに交通事故にあったことがあればチェックしてください ___

図5-1　つづき

往ならば，末梢血管損傷や末梢神経損傷を疑ったり，検査したり，治療中は温熱療法の使用を避けることになるであろう。患者が病歴を完全に記入したとしても，患者とともに情報を再調査したり，明確にすることは理学療法士にとって重要なことである。患者は現在の問題点に意識を集中して，しばしば重要な医学的背景をうっかり忘れてしまうのである。口頭で患者と情報を再調査することで，患者は記憶を呼び起こすのである。

医学的記録，他の健康専門職，病歴が完全に記載された書式などから得られた情報を再検討したうえで，患者の面接を始める準備をする。理想をいえば，患者の面接は，ある程度のプライバシーを守った明るい部屋で静かに行われるべきである。よいコミュニケーションを促進するためには，検者と患者は適度な距離を保って，互いに向き合い，同じ目の高さになるようにするとよい。米国では互いの距離を慣例的に約90 cmとしている。検者は患者に専念すべきであり，電話や他の妨害を避けるべきである。検者は，詳細な日付など忘れやすい情報を記録するために紙とペンを使いたいと思うだろうが，面接は口述を筆記するのではなく，活発な対談のように円滑に流れるべきである。繰り返し実践することで，聞く能力，面接を方向づける能力，患者との関係に肯定的な働きをもたらす能力を大いに向上させうる。

検者は面接のすべての過程を通して，発症日を含む患者の現在の訴え，部位，症状のタイプと性質，現在の服薬内容，以前の治療，第二の医学的問題，病歴について，情報を得る必要がある。患者の年齢と性別には注目すべきである。症状によっては特定の年齢群や性においてより多く出現するからである。患者の職業，余暇活動，社会的生活状況に関する詳細な情報は，しばしば機能障害の原因や機能の制限の原因を理解すること，および患者の目標に焦点を当てた適切なケア計画の展開に不可欠なものとなる。偏見の混じった回答に導かれないように，自由回答形式の客観的質問をすべきである。しかしながら検者は，患者の情報に集中し，かつ時間どおりに面接を終える必要がある。すべての質問は，医学用語よりもむしろ患者にとって理解しやすいような用語によってなされるべきである。検者は1回に1つの質問を行い，別の質問に進む前に応答を得るように気をつけるべきである。継続した質問は，最初の回答を明確にするためになされる。面接の間中，検者は偏見を持たないよう努めることが重要であり，患者の症状や診断について結論を急いではならない。

次の手順は，面接の方法についての提案である。わずかな違いはあるが，一般的な患者面接における類似した情報を，TalleyとO'Connor[4]，HertlingとKessler[1]，Paris[5]の文献にみることができる。

1. 最初の質問

「今日はどうして理学療法へ来たのですか」「あなたが問題だと思うのはどのようなことですか」のような一般的な質問から面接を始めるべきである。入院患者の場合は，他の専門職に対して患者が病歴を再度語ることにならないよう，質問を別の表現に言い換える必要がある。「あなたが股関節部を骨折し，昨日外科手術を受けたことをカルテから知りました。いったい何があったのですか？」。患者は自らの状況について語る機会を与えられるべきである。数分間にわたる患者の話が終わったら，次のようにいうとよいだろう。「わかりました。その問題について考えてみましょう。さて，あなたの問題をより理解するために，いくつかの別の質問をさせてください」。患者から得られた情報によっては，さらにいくつかの追加質問を行う必要があるからである。

2. 症状の発症

「どのようにしてこの痛み（腫脹，制限，その他）が始まったのですか？」検者は，転倒，強打，スキーまたは自動車事故などのような外傷によって引き起こされる突然の発症であったかどうかを知る必要がある。事故時の肢位や受傷のメカニズムについての特別な情報は，損傷を受けた組織を判別するのに役立つ。発症がもっと緩徐であったり潜行性であった場合は，全身症状または慢性の生体力学的な問題の方が，より該当しそうである。先天的な発症であった可能性も同様にある。

3. 症状の部位

「痛いのはどこですか？ 部位を示すことができますか？」。身体図（図5-2）は症状のある部位を記録するのに役立つ。症状のある部位は損傷を受けた部位とよく一致する。

もっと可能性があるのは，損傷が表層で遠位の組織にあるかもしれないということである。例えば，足関節部浅層の腱損傷は，通常腱の上部に知覚される痛みを引き起こすだろう。一方，深部かつより近位部での組織の損傷は，しばしば，脊髄節支配域に従った遠位に痛みを引き起こす（図5-3）。この関連痛は損傷部位と同じ髄節レベルの神経に支配されているいくつかまたはすべての組織が，同じように損傷していると知覚することによる。例えば，股関節炎による痛みは，しばしば鼠径前部やL2・L3髄節レベルに沿った大腿に感じられる。

「痛みの部位は変化しますか？ 他の部位に散らばりますか？ 痛みはより集中しますか？」散らばる痛みは通常悪い状態を暗示する。一方，より集中する痛み

第5章　筋骨格系の評価

は改善を示唆する。患者の肢位や動き，および治療の変化に関連して症状が変化する場合は留意すべきである。

4. 症状の質

「痛みはどのくらい激しいですか？　痛みは鋭いですか？　それとも鈍いですか？　ズキズキしますか？」現在，簡便かつ効果的であるとされている取り組みは，図 5-4 に示すように，患者の痛みを 0（痛みなし）〜10（想定可能な最も激しい痛み）で評点をつけるよう患者に依頼するものである。好みにより，ビジュアルアナログスケール（図 5-5）または温度計型痛み評価尺度（図 5-6）も使用することができる。McGill-Melzack 疼痛質問票[6]にみられるような，形容詞のチェックリストは，症状をさらにはっきりさせることができる（図 5-7）。痛みを表現するために用いられる形容詞は，診断に密接な関係があるだろう。じわっとした鈍い痛みは，筋または関節が損傷している可能性を示唆する。しびれたような痛み，ヒリヒリする痛み，ピーンと走るような痛み，灼けるような感覚は神経系が損傷している可能性を示唆する。深部痛，ズキズキする痛み，または身体部位の冷感は血管系に問題がある可能性を示唆する。筋力低下，緩慢な動作または協調運動障害は，筋と末梢神経系または中枢神経系の機能障害の可能性を示唆する。

5. 症状の様態

「何があなたの症状を増加させますか？　あるいは減少させますか？」腱炎のような過用症候群による痛みは安静により減少するが，変形性関節症によって引き起こされる関節硬直は安静によって増加する可能性がある。患者が椅子座位をとることで背痛が減少するならば，理学療法士は背部伸展運動よりも背部屈曲運動を用いることで痛みを軽減させることができる。筋骨格における問題は，症状が変化するという典型的なパターンを示す。肢位や活動の内容によって変化することのない症状は，筋骨格系の障害が原因であることはまれである。そして，例えば占拠性腫瘍や内部器官に

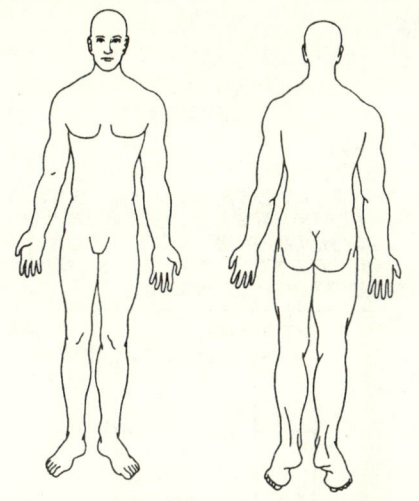

図 5-2　この身体図で，患者が言語で説明した痛みの部位を補足することが可能である（Dyrek[8], p74. より）

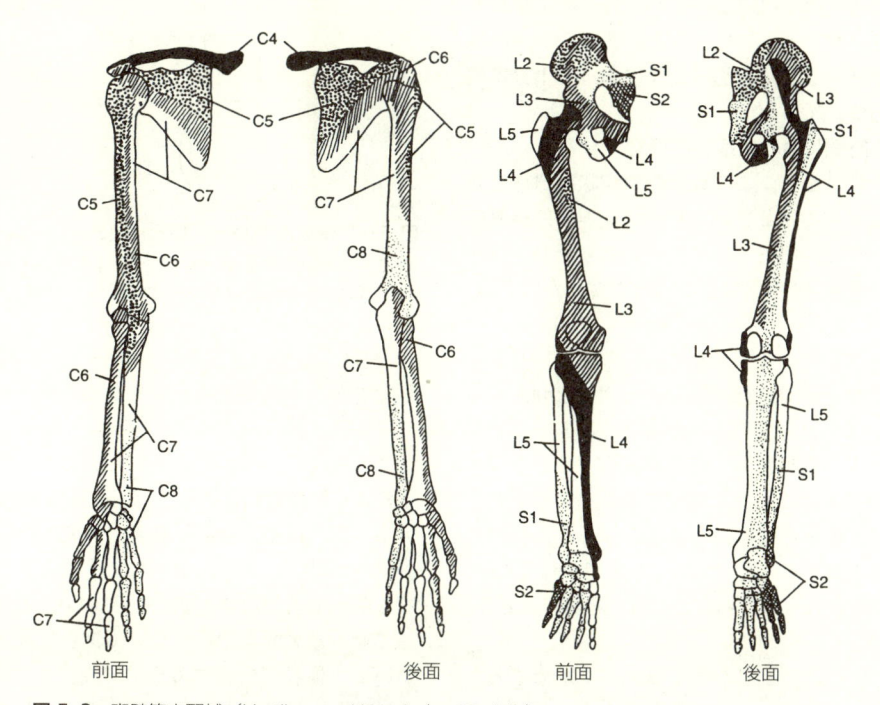

図 5-3　脊髄節支配域（Hertling, and Kessler[1], p52. より）

本日のあなたの痛みの激しさを最もよく表す数字に丸をつけなさい。

0　1　2　3　4　5　6　7　8　9　10
　　最少　　　　　　　　普通　　　　　　　　耐えがたい

本日のあなたの痛みの激しさを最もよく表す数字に丸をつけなさい。

0　1　2　3　4　5　6　7　8　9　10
痛み　　　　　　　　　　　　　　　　　　想像可能な
なし　　　　　　　　　　　　　　　　　　最悪の痛み

図 5-4 2種の数字による痛み評価尺度

あなたの今日の痛みの激しさを線の上に印をつけて示してください。

痛みなし　　　　　　　　　　　　想像可能な
　　　　　　　　　　　　　　　　最も激しい痛み

図 5-5 ビジュアルアナログ痛み評価スケール。通常，線分は10 cm の長さである。患者がつけた印は，左端（痛みなし）から計り，センチメートルで記録する

関する病理学的な変化という，実際はより重篤な状況の「警告信号」である。しばしば患者は「痛みに対して何も役立つものがない」と訴える。この訴えには「あなたの痛みは朝起きたときに改善していますか，それとも強くなっていますか？」「あおむけに寝たときとうつ伏せに寝たときを比べると，あなたの痛みは変化しますか？」など，追加の質問によって十分に検討すべきである。

6. 直近の 48 時間における症状の様態

現在の症状ではなく，ここ数日間の症状の様態を知ることは重要である。ときおり，症状は理学的検査中に突然悪化したり，消失したりする。より正しく実態を示すのは，直近 48 時間に起こったかどうかである。「症状は改善していますか，悪くなっていますか，それとも変わらずそのままですか？」この質問に対する答えは，検者がその後に行う治療の有効性を判断するのに役立つ。もし，患者の痛みが直近の 48 時間で確実に悪化したが，治療により痛みが安定するときは，おそらく治療は有効であると判断できよう。しかし，直近 48 時間で痛みが確実に改善傾向にあり，治療にかかわらずその痛みが一定して続くと患者が訴えたら，それは治療が有害なものであると判断できるであろう。

7. 以前のケア

「症状に対して以前はどのようなケアを求めましたか？　誰がその症状に対して処置しましたか？　内科

痛み評価尺度

指示
　下記は「まったく痛みがない」から「ほとんどがまんできない痛み」までさまざまな程度を示した温度計です。あなたの痛みを最もよく表現する言葉に✓をつけてください。あなたの今現在の痛みの程度が対象です。

ほとんど
がまんできない痛み

たいへん強い痛み

かなり強い痛み

中程度の痛み

少しの痛み

まったく痛みがない

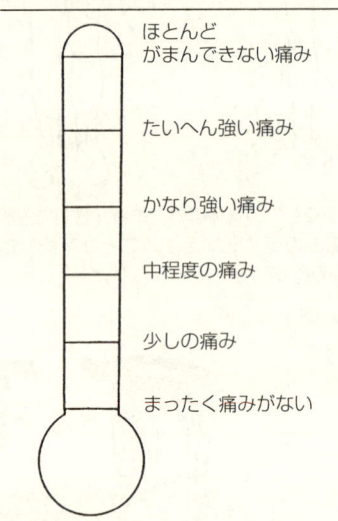

図 5-6 温度計型痛み評価尺度（Brodie, DJ, et al: Evaluation of low back pain by patient questionnaires and therapist assessment. J Orthop Sport Phys Ther 11: 528, 1990. より）

医ですか？　理学療法士ですか？　カイロプラクターですか？　彼らはどのような検査や治療を行いましたか？　症状を軽減するためにどうしましたか？」これらのよく似た質問により，以前の運動療法，物理療法，徒手治療，投薬，注射，装具，外科的な手法のすべてが示される。これらの質問に対する回答は，今後さらなる医学的情報収集が必要かどうか，患者の状態に対して最も効果的な治療について焦点を絞るかどうかについて，検者が判断するうえで役立つ。例えば，3 日前にひどい足関節の痛みと腫脹をきたした患者がいた

第5章　筋骨格系の評価

20の単語のグループを注意深くみてください。もし，あなたの痛みがどれかのグループのどれかの単語に該当すれば，その単語に丸をつけてください。1つのグループでは1つの単語しか丸をつけてはいけません。1つのグループのなかで最も適した単語を選んでください。

グループのなかにあなたの痛みに該当するものがなかったら，丸をつける必要はありません。そのままにして次に進んでください。

第1グループ	第2グループ	第3グループ	第4グループ	第5グループ
ちらちらするような	びくっとする	ちくりとする	鋭い	つねられたような
ぶるぶる震えるような	ぴかっとする	千枚通しで押し込まれるような	切り裂かれるような	圧迫されたような
ズキズキする	ビーンと走るような	ドリルでもみ込まれるような	引き裂かれるような	かじり続けられるような
ずきんずきんする		刃物で突き刺されるような		ひきつるような
どきんどきんする		槍で突き抜かれるような		押しつぶされるような
がんがんする				

第6グループ	第7グループ	第8グループ	第9グループ	第10グループ
ぐいっと引っ張られるような	熱い	ヒリヒリする	じわっとした	触られると痛い
引っ張られるような	灼けるような	むずがゆい	はれたような	つっぱった
ねじ切られるような	やけどしたような	ずきっとする	傷のついたような	いらいらする
	こげるような	蜂に刺されたような	うずくような	割れるような
			重苦しい	

第11グループ	第12グループ	第13グループ	第14グループ	第15グループ
うんざりした	吐き気のする	怖いような	痛めつけられるような	ひどく惨めな
げんなりした	息苦しい	すさまじい	苛酷な	わけのわからない
		ぞっとするような	残酷な	
			残忍な	
			死ぬほどつらい	

第16グループ	第17グループ	第18グループ	第19グループ	第20グループ
いらいらさせる	広がっていく（幅）	きゅうくつな	ひんやりした	しつこい
やっかいな	広がっていく（線）	しびれたような	冷たい	むかつくような
情けない	貫くような	引き寄せられるような	凍るような	苦しみもだえるような
激しい	突き通すような	搾られるような		ひどく恐ろしい
耐えられないような		引きちぎられるような		拷問にかけられているような

図5-7 McGill-Melzack疼痛質問票。患者は，自分の痛みを最もよく表現している単語を，20のグループすべてもしくは一部のグループからそれぞれ1語のみ丸をつけるように指示される。最も簡単な採点方法は，①丸をつけた単語の総数，②強度，どのグループにおいても最初の単語に1点を与える測定方法で，第2単語には1点を加えるなどである。最初の10グループの単語は身体的なもの（痛みがどのような感じなのか表現するもの），グループ11〜15は感情的なもの，グループ16は評価，グループ17〜20はその他の項目である（Wells, PE, et al: Pain Management in Physical Therapy. Appleton & Lange, Norwalk, p14. より）

とする。その患者は友人の松葉杖を借り，自らアイシングし，挙上することで足関節を治療した。理学療法士は，医師による検査と骨折がないことを知るためのX線画像を必要とした。これらの情報が存在しない状況であれば，理学療法を開始する前に入手する必要がある。別の状況設定として，すでに患者は超音波を使って2名の理学療法士による治療を受けており，症状の改善がみられなかったとすれば，他の治療が考慮されるべきである。

8. 特異的な病歴

「この問題は以前にありましたか？　どのように治療しましたか？　どのようにして解決しましたか？」生体力学上の異常（筋力低下，関節の弛緩症，または関節の緊張残存）が根底にある状態での日常生活活動，職業活動，余暇活動が継続される場合，筋骨格系における多くの問題は繰り返される傾向がある。以前成功した，あるいは失敗した治療の情報は，現在の問題に対する治療計画を立てる際に役立つ。

9. 過去の病歴

医学的問題と，他の身体部位に対して施された以前の手術などの簡単な病歴を入手すべきである。また，心臓，呼吸，神経，血管，代謝，内分泌，胃腸，泌尿器，視覚，皮膚系の状態に注意すべきである。面接や検査の前に患者の病歴の書類を準備しておくことは，過去の病歴を入手するうえで効果的な方法である。しかし，その情報もまた，面接の際に確認しなければならない。検者もまた，よく似た徴候や，しばしば筋骨格系に起因する患者の別の症状に気づくことが求められる。例えば，胆嚢炎は右肩の痛みを引き起こすことがあるが，典型的な胆嚢炎から引き起こされる肩の痛

みは，筋骨格系の問題によって引き起こされる痛みのように，肩の運動または肩の筋の等尺性収縮に抵抗をかけるテストによって増加することはない。胆嚢炎の患者は，上腹部の不快感，膨満感，おくび，悪心，揚げ物が食べられないといった随伴症状をよく示す。人体の全身的な病理の知識により，さらなる医師の評価や介入を要求する状態であるという認識を持つことが必要である。Boissennault[7]は，理学療法士が医学的状態をスクリーニングするのに役立つ参考書を著している。

10. 投薬

剤型，頻度，一回量，薬効を記すべきである。検者は鎮痛薬か抗炎症剤が，検査中の症状を減少させることを認識する必要がある[8]。これらの投薬内容の変更は，理学療法の治療の効果を評価するときに困難をきたすからである。ステロイド剤の使用を延長すれば，骨減少症や靱帯の張力減少に結びつく。理学療法士は骨折や靱帯断裂をきたさないよう，長幹骨をテコにして力を加える場合に徒手の力を制限する必要がある。抗凝血剤の使用により，患者が挫傷や関節血症になりやすくなる。これらの患者は，打撲によるあざや関節腫脹がないか念入りに調べなければならない。訓練や徒手療法に用いられる力は，小さくする必要がある。

11. 機能的な状態を含めた職業，余暇，生活歴

この領域における質問は以下のようなものである。「どのような仕事を，屋内あるいは屋外で行っていますか？ あなたが仕事，育児，ゴルフ，更衣，入浴などを行うのに，その問題はどのように影響を及ぼしていますか？」特定の職業活動や余暇活動は，問題の解決に寄与したり妨げとなったりする。図5-8は，機能的な問題に対する効果を数量化するのによく用いられる質問を示している。必要な課題を完遂させるための方法や，補装具について検討する必要がある。患者の医学的問題に関係するような機能的状態に基づいて，医療保険会社はしばしば，治療費返還の決定を行う。

「あなたの家に入るには階段を上りますか？ 寝室へ行くには階段がありますか？ 浴室への階段はありますか？」移動するのに歩行器を使うのか，松葉杖なのか，家に帰る前に階段昇降に関する指導が必要な1本杖なのかなどによって，家の構造が左右されるだろう。車椅子を使用する患者ならば，床の状態，出入口と玄関ホールの広さ，家具の配置，浴室設備を評価する必要があるだろう。家屋環境，職場，地域社会の評価による情報は，第12章に記した。

「1人暮らしですか？」この質問は，運動プログラム，歩行，移乗を介助できる他者がいるかどうかを確認し，患者の生活状況を理解するために役立つ。患者によっては，育児，老人介護，障害を持った配偶者や兄弟への責任を負っている。こうした責任は安静や回復の時間を確保するために，再構築する必要がある。

「たばこを吸いますか？ アルコールを飲みますか？ 気晴らしのための麻薬を使っていますか？」喫煙は骨密度の減少[9,10]，椎間板変性[11]，腰痛の増大[12,13]，上下肢の筋骨格障害[14〜16]などに関連している。飲酒および気晴らしのための麻薬の摂取は，結果的に危険をいとわない行動に結びつき，けがの増加をもたらすことになる。患者にこれらの物質の使用を減らし，社会的サービスまたはカウンセリングとしての自助組織を利用するように勧める必要がある。

12. 患者の治療目標と回復への時間的予測

「この治療の帰結はどのようなものであると期待しますか？ いつ家に帰れると思いますか？ いつ仕事に戻れると思いますか？ いつフットボールができるようになると思いますか？」など。これらの質問は，検者と患者にとって相互に好ましい治療目標を検討し，決断することを可能とする。検者は何の問題が患者にとって重要であるか推測してはならない。質問に対する回答は，患者が現実的な予測を持っているか，または患者の状態や典型的な回復に関してさらなる教育を必要としているかという評価に有用である。例えば，前日の大腿骨頸部骨折で，入院している高齢患者は，2週間かけて1人で移動でき，自立できるまで急性期病院に残りたいと望むだろう。しかし，現在の健康保険制度によって示されている現実的な目標は，次のような検討が求められるだろう。すなわち，リハビリテーション施設または延長治療施設において，残りの看護ケア・理学療法・作業療法を受けるために3〜4日で病院を退院するか，退院して在宅介護，訪問看護，訪問

正常な職業活動の何%が実施できますか？										
0%	10%	20%	30%	40%	50%	60%	70%	80%	90%	100%

正常な家事活動の何%が実施できますか？										
0%	10%	20%	30%	40%	50%	60%	70%	80%	90%	100%

正常な余暇活動の何%が実施できますか？										
0%	10%	20%	30%	40%	50%	60%	70%	80%	90%	100%

図5-8 患者機能に評点をつけるために用いられる質問

理学療法，訪問作業療法を利用して自宅で過ごすかという検討である。

13. 結びの質問

検者が前述の情報を得たとき，最後に1つの質問をする必要がある。「ほかに何か，私に伝えたいことはありますか？」5たいてい，患者はそれ以上提供する情報はなく，検者が明白に問題を理解したと思うと答えるだろう。しかし患者はときに，自らの生活にストレスをもたらす心配事を共有し，前に述べたポイントを明確にするために，この機会を利用することがある。結論として，この制約のない質問をしないと，治療および回復上重要な情報が得られないこともあるのである。

以上のようにリストアップされた質問によって導き出された情報は，診察されている身体の特異的な部分や疑わしい病因に基づいた追加質問によって補足されなければならない。検者は，患者に適切に面接するため，筋骨格系の状態や身体的な説明には，解剖学，運動学，運動病理学，生理学，病態生理学の領域における広範な知識が求められるのである。

バイタルサイン

患者のカルテや面接により心血管系，心拍数，血圧，呼吸数の異常が示唆された場合には，他の理学的検査手順を開始する前に，それについて評価すべきである（「第4章　バイタルサイン」参照）。患者が長期の臥床か，最近の手術後初めてベッドから離れるときは，基準となる値を確立するために，動き始める前にバイタルサインを測定すべきである。

精神状態

人や場所，時間に対する患者の見当識については，全体的な意識状態，認知，コミュニケーション能力と同様に記録すべきである。もし，これらの領域における欠損があれば，正確な情報を得るために検査を変更する必要があるかもしれない。単純な単語，簡潔な指示，課題のデモンストレーションが有用なこともある。注意散漫となるような環境の影響は最小限にすべきである。コミュニケーション障害は外国語の通訳の利用，ジェスチャーを用いる，図を用いる，文字盤を用いるなどで好転することがある。投薬内容を変更したり，窓や天窓からの自然光を浴びることによって，患者の覚醒状態や時間に対する見当識が改善することもある。状況によっては，神経内科医，神経心理学者，言語病理学者，あるいは作業療法士などによる評価が有益となる可能性がある。

観察，検査

観察は，入院中の患者ではベッドサイドであるか否かを，外来患者では待合室であるか否かを問わず，検者が患者と最初に出会ったときから始まる。患者の通常の姿勢や機能的課題をこなすときの能力（ベッド上での体位変換，座位から立位への移動，検査室への移動）は，症状の重症度，運動意欲，関節可動域，筋力の情報を提供する。大ざっぱではあるが，この情報は理学的検査を絞り込み，個別化するために役立つ。例えば，移乗の際に椅子から立ち上がるのに上肢を用い，立位での両肩の高さの度合いが同じで，歩行中は交互に上肢を振る，という肩の障害を持った患者は，より詳細な検査に耐えることができ，軽い症状であると予測できる。そして，肩甲骨が挙上位で立位をとり移乗と歩行時に上肢を保護するように支えている患者よりは，大きな関節可動域と筋活動を示すと考えられる。機能的な障害や異常歩行が観察される場合は，検査の最後に詳細な機能評価や歩行評価を実施すべきだろう。

理学的検査を続けたり身体の特定部位を調べるために，患者は適切な服装をしていなければならない。肩，肘，または脊柱の観察では，男性はシャツを脱いでもらい，女性はブラジャーのみ，または上肢と背中を露出できるように羽織ったゆるい衣服のみの着用とする必要があるだろう。下肢を観察するためには，患者は下着のみの着用とし，ウエストより下の衣服は脱ぐべきである。

患者が検査室の奥で脱衣したら，検者は面接と関連する点だけではなく，生体力学的に関係する身体部位も注意深く視診を行う。体重移動をともなう活動に複雑に関連する下肢と腰部は，機能的単位として視診すべきである。同様に，肩に関しての問題には，頸部と胸部の検査を必要とし，その逆もまた同様である。視覚的な検査では，骨や軟部組織構造，皮膚，爪に焦点を当てるべきである。検者は前方から，後方から，側方から身体をみるべきである。次節で話題にする触診は，一般に観察と組み合わされる。

骨幹と関節は正常モデルとの対比だけではなく，左右の対称性や一方の側とその反対側との比較をもとに判断する。外観上の輪郭と配置上の構造（アライメント）はよく考慮すべきだろう。急性発症した骨折を含む骨輪郭構造の変化に共通の原因は，骨折治癒後に形成される仮骨，先天性の変異，腱付着部における骨の肥厚化，関節炎である。アライメントの違いは前述のような症状が原因となるだけではなく，筋緊張，筋力低下，靱帯の弛緩，関節脱臼もその原因となる。

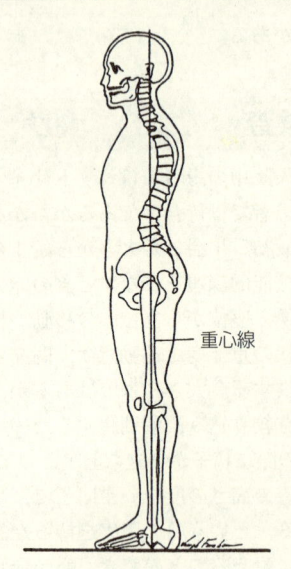

図 5-9 側面からみた重心線の位置（Norkin, and Levangie[17], p426. より）

アライメントの評価を補助するために，しばしば全体的な姿勢のスクリーニングが行われる。前方からみて，両目，両肩（肩峰），両腸骨稜，両上前腸骨棘，両大腿骨の大転子，両膝蓋骨，両足関節の果は水平，腰のくびれの角度は対称的であるべきである。膝蓋骨と両足は前方を向いていなければならない。側面からみて，重心線は外耳道，肩峰，大転子，膝蓋骨後面，外果の約 5 cm 前方で 2 分される（図 5-9）[17]。頸椎と腰椎は中程度の前弯で，胸椎は後弯である。両耳垂の後方，両肩，両肩甲骨下角，両腸骨稜，両上後腸骨棘，両大転子，両殿部や膝の皺，両果は水平で，脊柱は両側の肩甲骨内側縁と等距離な位置にあり，直線的でなければならない。膝と踵骨の内外反変形があれば記録すべきである。

軟部組織の構造の大きさと輪郭を観察し，両側を比較すべきである。大きさの増大は，軟部組織の浮腫，関節滲出液，筋肥大を表していることがある。軟部組織の連続性の消失は，筋断裂の可能性を示唆する。膿腫，リウマトイド結節，ガングリオン（神経節），痛風結節はすべて軟部組織の輪郭を変化させる。遠位手指・足趾の軟部組織の輪郭の増大を示すばち状様の変形は，慢性的な低酸素血症と考えられ，通常は心血管性の疾病，呼吸器系の疾病，神経血管異常に付随して起こる[4]。皮膚の色と感触は，病理学的な問題を示唆する重要な手がかりとなる。チアノーゼ，皮膚や爪床の青色変化は表層の血管における酸素の欠乏や二酸化炭素の過剰を示し，さらにチアノーゼを調べるため舌を視診することで，灌流量の乏しさが中枢性であるか，末梢性の原因によるものであるかを決定するのに役立つ。皮膚などの蒼白は，血液量または血中ヘモグロビンの減少を示す。それは例えば，末梢性血管狭窄，ショック，内出血，貧血の場合である。紅斑，局所性の発赤は通常，血流量の上昇および炎症を示す。全身性の発赤は熱発，日焼け，一酸化炭素中毒を示す。皮膚の黄色化はカロチン摂取量の増大か，肝臓疾患が原因の可能性がある。褐色，色素の過度の現れ，有毛部位は，ときに二分脊椎のような骨の欠損症を覆うように発生している。開放性外傷はその大きさを計測し，患者のカルテに図示すべきである。新鮮な瘢痕は赤く，陳旧性の瘢痕は白いだろう。たこのような皮膚組織の肥厚は，慢性的な負荷やストレスがかかっていたことを示していることがある。薄く，つやつやして弾性の低下した皮膚や，頭髪の減少は，しばしば末梢神経損傷や神経血管性障害にみられる。

触診

触診は観察の直後に行うか，あるいは観察に組み込んだり，他の検査に先立って行うよう推奨されている。他の検査が患者の状態を悪化させたり，触診が後に行われた場合には圧痛点の局在化が困難になることがよくあるからである。触診により得られる情報は，検者が追加検査や適正な検査を選ぶうえで役立つだろう。

触診には，解剖学の詳細な知識と全体的なアプローチが求められる。1 つの身体表面におけるすべての構造を，別の面に進む前に触診すべきである。例えば，患者の前面のすべての構造は，身体後面の前に触診すべきである。まず，触診していることを患者がわかるように障害のない側から調査するが，障害のない側は正常なモデルとして障害側と比較するときに役立つだろう。検者は上方から下方へ，内側から外側へ，関節線の上から下へという触診の手順を身につけるべきである。手順の選択は重要であり，常に一貫していることは，さらに重要なことである。骨，軟部組織の構造，皮膚は検者が触覚圧を変えて触診する必要がある。軽い力では皮膚のような表層の触診ができ，骨のような深層の触診にはより強い圧力が必要である。通常は，指尖が触診に用いられるが，大腿骨の大転子や肩甲骨の境界など大きい部分や深部構造は手掌全体を用いることで検査が容易になる。母指と他指の指尖で皮膚と軟部組織を転がすようにつまめば，検者が筋膜可動性を調べるのに役立つ。皮膚温の変化は，検者の手背面を用いることで検出が容易になることがある。ある領域から他の領域へ移動するときはいつでも，検者はくすぐり感を与えないように手掌をしっかりと皮膚に接触すべきである。皮膚の上で指を這わせたり歩かせたりすべきではない。

触診の間も，検者は痛みのある組織を限定するために患者の反応をみる。深部または近位構造の損傷によっては，他の身体領域に症状を引き起こすこともあるが，圧痛が局在性であれば，一般に特定の構造が損傷しているとみなしうる。局在性の皮膚温として，冷たい場合は循環の減少を，一方，温かい場合は循環の増加と，ときには炎症を示していることがわかる。さらに，皮膚と軟部組織の密度および伸展性も調べるべきである。しばしば，筋スパズムや皮膚の癒着，結合組織も触診によって発見できるだろう。末梢の脈拍の質（振幅）から動脈による血液供給の情報を得ることができる。圧迫によってくぼみができるような足関節部と脚の両側性の浮腫（圧痕水腫という）は，心不全，肝臓，腎臓の問題を表している可能性がある。一側性の圧痕水腫であれば循環の還流閉塞をみいだすことができるだろう。

人体計測上の特徴

観察と触診によって認められた異常は，人体計測によってより明らかにされる。肢の長さは，1つの骨の指標から別の指標までを測り両側を比較することでわかる。例えば，脚長は上前腸骨棘から内果または外果までを測る。周径の計測は，関節浸出液，浮腫，筋肥大，筋萎縮を明らかにするのに役立つ。概してこれらの計測は，骨の指標の上下における一定の距離で測定されるため，患者の状態を再評価するときにも再現できる。もし，手や足の体積の測定が必要であれば，対象の肢を水槽に沈め，排水された水の容量で測定することができる。

関節可動域

関節とそれらが関係する構造体は，さまざまな自動あるいは他動の関節運動を実施することで評価できる。関節運動は大部分の機能的課題において必要な構成要素である。これまでの研究は，平地歩行，階段を下りる，椅子から立ち上がる，シャツを着る，スプーンで食べる，その他多くの活動に必要な関節可動域 range of motion（ROM）を確認してきた[18〜21]。関節可動域，最終域感，症状への影響，制限のタイプの注意深い検査は，機能的能力低下を引き起こす機能障害を特定し，数量化することに役立つ。また，治療上注目する必要がある構造体を決定することにも役立つ。

▼ 自動関節可動域

関節運動の評価は**自動関節可動域** active range of motion（AROM）の検査から始める。自動運動は介助をともなわない関節の随意的な運動である。患者は，関節を含む骨運動学的な運動と，関節に関連した生体力学的な運動を介して，身体部分の運動を要求される。**骨運動学**は骨幹の角運動全体に関係する。これらの動きは身体における主要な3つの面で表現される。すなわち，矢状面における屈曲・伸展，前額面における外転・内転，水平面における内旋・外旋である。例えば，股関節の評価において患者は，股関節を屈曲，伸展，外転，内転，内旋，外旋するよう要求される。膝や脊柱の運動は股関節の機能に影響を与えるので，しばしば，腰椎の屈曲，伸展，回旋，側屈に加えて，膝の屈曲・伸展も検査されるだろう。検者によっては，患者が直線的な面で運動するよりも，混合された機能的な動きをすることを好む。例えば患者は，肩の外転と内旋が分離した個々の運動よりも，それらを同時に検査できるように手を後頭部につけることを要求されるだろう。

自動運動は，理学的検査へさらに焦点を合わせるためには非常によいスクリーニングの手段である。運動の量，質，パターンだけではなく，痛みや捻髪音の発生にも注意すべきである。しばしば，自動関節可動域は視覚的に測定されるが，より客観的で正確な測定が必要であり，それには角度計が用いられる。正常な関節可動域は個人によってさまざまであり，それは年齢[22〜26]，性別[26〜28]，検査方法[29,30]などの要因によって影響を受ける。関節可動域が障害されているかどうかを決定する理想的な方法は，同じ年齢，同じ性別の人から同じ測定方法を用いて得られた関節可動域の値と比較することである。NorkinとWhite[31]は年齢別，性別の正常値をまとめて報告している。しかし，詳しい値が利用できない場合，検者は患者の対側の同じ部位の関節可動域の値，あるいは米国整形外科学会[32]，米国医師会[33]，その他の出典[22,34,35]から利用できる成人の平均値と比較しなければならない。患者が痛みや他の症状をともなわないで容易に自動関節可動域を完全に遂行できた場合には，通常は同じような運動のさらなる他動的検査を必要としない。

しかし，自動運動の量が正常値より小さい場合，検者はさらに別の検査を用いなければ，その原因を分離することができないだろう。関節包，靱帯，筋と軟部組織の緊張，関節面の異常，筋力低下はすべて自動関節可動域の制限因子となりうる。自動関節可動域内の痛みは，筋，腱，それらの骨への付着部など伸縮性の組織の短縮，無理な伸張，挟み込みが原因であることがある。また，靱帯，関節包，滑液包のような非伸縮性組織の引き延ばしや挟み込みが原因となっていることもある[36]。自動運動の質やパターンのばらつきは，中枢性・末梢性神経系の障害や代謝の状態，加えて筋

骨格系の構造に関する障害に起因することもある。したがって，自動運動は1つの効果的なスクリーニングの手法であるにもかかわらず，陽性の結果が出た場合は，病因を確定するために多様な追加検査を必要とする。それによって効果的な治療が可能となるのである。

▼ 他動関節可動域

他動運動は患者の努力をともなわず，検者によって行われる運動である。**他動関節可動域** passive range of motion（PROM）という用語は，身体の基本的な面において生ずる骨幹が回転する典型的な骨運動学的運動の量に言及するものである。正常では，他動関節可動域は自動関節可動域よりわずかに大きい。なぜなら，関節は最終角度においてあと少し随意的な運動ではない運動ができるからである。この付加的な角度は，関節が外力を吸収することで関節構造を保護するために役立つ。他動関節可動域では，運動の量のみならず症状への影響や最終域感，制限のパターンへの影響も調べる。

骨運動学的運動における他動運動の角度は，関節面の完全さや，関節包，靱帯，筋，腱，軟部組織の伸張性によって決まる。他動関節可動域の制限は，骨または関節の異常，またはそれら構造体の緊張によって決定される。検者は他動関節可動域を調べるために必要な，患者が出すよりも大きい力を筋に与えるが，他動関節可動域は（自動関節可動域とは異なり）患者の筋力や協調性を必要としない。

他動関節可動域内の痛みは，しばしば運動，伸張，または非収縮性構造体の挟み込みによって発生する。他動関節可動域の終端において発生する痛みは，収縮性の構造組織の伸張と同様に非収縮性構造組織の伸張によって引き起こされた可能性がある。他動関節可動域の検査時の痛みは，筋の随意的短縮（収縮）や，腱や骨の付着部を引っぱったことが原因ではない。痛みをきたす運動の比較（自動と他動の比較）や，痛みの場所に注意することによって，検者は損傷した組織のどれがかかわっているのか判定することができる。

例えば，患者の検査によって，膝の自動屈曲に痛みと制限のあることが認められた場合，この痛みと制限は，ハムストリングス（腱と骨付着部を含む），大腿四頭筋（膝蓋腱と骨付着部を含む），関節の脛骨大腿骨面と膝蓋大腿骨面，半月板，関節包，側副靱帯・十字靱帯，または多様な前・後滑液包の障害が原因である可能性がある。他動関節可動域の検査中に患者が同じような痛みや制限を有している場合には，大腿四頭筋，脛骨大腿骨関節面と膝蓋大腿骨関節面，半月板，関節包，側副靱帯・十字靱帯，または多様な前滑液包が関係しているであろう。ハムストリングスは他動的

膝屈曲において張力が減少し，ゆるんだ状態となるので関係ない。患者の病歴，観察や触診による所見，さらには最終域感の評価や関節包パターンと**関節包外パターン**との制限の比較，副運動の検査，靱帯張力検査のような追加検査の結果などを慎重に考慮すれば，障害された構造を同定することができるであろう。これらの追加検査は本章に後述する。しかしながら，もし他動的膝屈曲の関節可動域が正常であり，自動的膝屈曲に痛みがあるようであれば，ハムストリングスに障害がある可能性がある。ハムストリングスの場合，障害を確かめるために等尺性筋収縮に抵抗をかけることがよく行われる。

臨床においては，他動関節可動域は通常は角度計（ゴニオメーター）（図5-10）を用いて測定する。またはより小さい角度の測定には，傾斜計（インクリノメーター）や巻き尺，柔軟な定規が用いられる。視覚による推定は行うべきでない。なぜなら角度計を用いて測定するよりも正確さが劣るからである[37,38]。運動の開始時と終了時のどちらも，可動域を明確に示すために測定し記録する。0～180度で表す最も一般的な記録方法は，回旋を除くすべての運動が解剖学的肢位を0度として開始され，最大180度となる。例えば，0度から始まって135度で終了する運動は，0～135度と記録される。0度から始まらない，または早めに終了を迎える自動関節可動域は関節の**低可動性**を示唆する。関節可動域の開始における関節の**過可動性**は，開始時と終了時の測定値の間にゼロ（正常な開始肢位）が含まれることでわかる。最終関節可動域における過可動性は，正常値と比較して過剰な最終可動域の測定値によって示される。測定結果は記述的報告または特別な書式（図5-11）へ記録として書き込まれる。Norkin と White による Measurement of Joint Motion[31]や，ClarksonとGilewich の Musculoskeletal Assessment[39]といった文献には，詳細な角度計での測定手順が記述されている。

角度計で上肢や下肢の関節可動域を測定することは，通常優れた信頼性を得るうえで有効である。信頼性は測定する関節と運動によって変化する。上肢の関節可動域測定は，下肢での測定[29,40,41]や脊柱の測定[42~44]に比べてより信頼性が高いことがわかっている。しばしば引用されるBooneら[40]の研究によると，同じ被験者を別の検者が測定した場合の標準偏差の平均が，上肢運動では4.2度，下肢運動では5.2度であったと報告されている。これらの信頼性の違いは，蝶番関節と比較すると下肢の関節が複雑な形状であること，骨の指標触診の困難さ，重たい体節を動かすという困難さなどに起因している[40,45]。標準化された肢位で行うこと，検査する関節より近位部の身体部位を固定すること，角

第 5 章 筋骨格系の評価

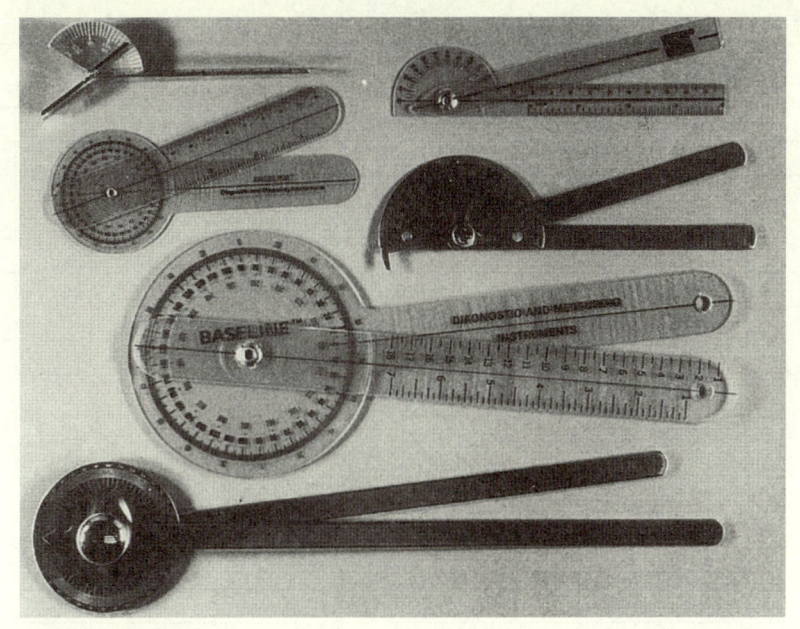

図 5-10 大きさや形の違う金属製またはプラスチック製の角度計（Norkin, and White[31], p17. より）

度計を合わせるために骨の指標があること，再検査のために多くの検者が測定するよりは同一の検者が測定すること，これらのすべてが角度計で測定するときに，信頼性や妥当性の向上に役立つ[29,30,38]。

● 最終域感 ●

　各関節でのそれぞれの運動が終了するときは，固有の解剖学的構造により，それ以上の運動が制限される。関節運動を制限する構造は特徴のある感覚を示す。それは検者が他動関節可動域の検査を行っているときに認めることがある感覚である。検者にとって抵抗のように感じられたり，さらなる運動に対する障壁と感じられるこの感覚は，**最終域感**と呼ばれる。Cyriax[36]，Kaltenborn[46]，および Paris[47] が，正常な（生理学的な）あるいは異常な（病的な）最終域感の種類を記述した。最終域感のタイプの概要は，彼らの研究によって修正された[31]。正常な最終域感は一般的に筋性，組織伸張性，または骨性と記述される（表 5-1）。筋性の最終域感とは，筋，皮膚，皮下組織が身体部分の間で圧迫されて，だんだん抵抗感が増すような状態を指す[48]。組織伸張性の最終域感は，筋性の最終域感に比べて，その抵抗感はより急激な増加を示す。組織伸張性の最終域感はクリープの量の変化も含む。運動の最終においての障壁は筋の伸張，関節包の伸張，靱帯組織の伸張かどうかによる。ほとんどのクリープで組織伸張性を呈する最終域感は，筋組織の伸張によって発生するゴムのような弾性のある抵抗感であろう。そして，クリープの度合いが最も少ない最終域感は，靱帯組織を伸張するときに発生する。関節包を伸張するときに得られる組織伸張性の最終域感は，通常，クリープの量が中程度である。骨性の最終域感は急激で，骨と骨が接触したときのように運動を即時に停止するものである。

　それら最終域感が可動域において早期にあるいは遅れて発生したときは，特徴的であるというよりはむしろ異常であるとみなすべきである。つまり，もし最終域感がその運動や関節にとって通常みられる最終域感のタイプではなかった場合は，異常であるとみなされる。多くの病的最終域感が報告されている。しかし，そのほとんどが筋性，組織伸張性，骨性の抵抗感の質としてカテゴリー化できる（表 5-2）。筋性，組織伸張性，骨性にカテゴリー化することが困難な異常最終域感は，無抵抗な最終域感である。この用語は関節可動域終末での解剖学的障壁を検者が検出できないことを意味する。より正確にいえば，患者の言語的な，あるいは非言語的な手がかりがなくてもそれ以上の運動をしてはならないことを示し，それは通常，痛みをきたす。

　検者には，制限をもたらしている構造を確認し，絞り込んだ効果的な治療を選択するために，最終域感のタイプを決定する能力が求められる。この能力を身につけるには，実践と感受性が必要である。特に運動の終末へ向かう他動関節可動域では，ゆっくりと慎重に行わなければならない。最終域感を評価するときに，検査される関節の近位骨を確実に固定することは，複数の関節や構造体が動いたり，妨げとなることを予防

123

関節可動域記録—上肢

氏名									
		左						右	
				検者名					
				日付					
				肩関節					
				屈曲					
				伸展					
				外転					
				内旋					
				外旋					
				コメント：					
				肘関節と前腕					
				屈曲					
				回外					
				回内					
				コメント：					
				手関節					
				屈曲					
				伸展					
				尺屈					
				橈屈					
				コメント：					

図 5-11　上肢の ROM 記録票（Norkin, and White[31], p229. より）

表 5-1　正常な最終域感

最終域感	構造	例
筋性	軟部組織に近接	膝屈曲（大腿と下腿の後面の軟部組織の接触）
組織伸張性	筋の伸張	膝伸展位での股関節の屈曲（ハムストリングスの他動的な弾性のある張力）
	関節包の伸張	指の中手指節間関節の伸展（掌側の関節包の張力）
	靭帯の伸張	前腕の回外（下橈尺関節における掌側橈尺靱帯，骨間膜，斜索の張力）
骨性	骨と骨の接触	肘伸展（上腕骨の肘頭窩と尺骨の肘頭との接触）

Norkin, and White[31], p9. より

するためにきわめて重要である。

● **運動制限の関節包パターン** ●

Cyriax[36]は最初，関節包全体に影響するびまん性関節内炎症による特徴的な関節可動域制限のパターンを報告した。関節において複数の運動に関係するこの運動制限のパターンは，通常，**関節包**パターンと呼ばれている。制限は一定の角度の損失ではなく，むしろ，

表 5-2　異常な最終域感

最終域感		例
筋性	遅かれ早かれROMのなかで通常以上に発生する。または，組織伸張性あるいは骨性の正常な最終域感を示す関節に発生する。いくぶん弾力性がある	軟部組織の浮腫 滑膜炎
組織伸張性	遅かれ早かれROMのなかで通常以上に発生する。または，筋性あるいは骨性の正常な最終域感を示す関節に発生する	筋緊張の増加 関節包，筋，靭帯の短縮
骨性	遅かれ早かれROMのなかで通常以上に発生する。または，筋性あるいは組織伸張性の正常な最終域感を示す関節に発生する。骨のきしみあるいは骨による制動を感じる	軟骨軟化症 骨関節炎 関節内遊離体 骨化性筋炎 骨折
無抵抗感	痛みのためにROMの最終位まで至ることがないので，真の最終域感ではない。防御性筋収縮または筋スパズム以外の抵抗を感じない	急性関節炎 滑液包炎 膿瘍 骨折 心因性障害

Norkin, and White[31], p9. より

表 5-3　上下肢の関節包パターン

肩（肩甲上腕関節）	外旋の最大制限 外転の中程度の制限 内旋のわずかな制限
肘関節	伸展の制限より屈曲の制限が大きい
前腕	無痛性，すべて 肘関節での制限を主とした回外と回内の同程度の制限
手関節	屈曲と伸展の同程度の制限
手指	
手根中手関節1	外転と伸展の制限
手根中手関節2〜5	すべての方向で同程度の制限
中手指節関節，指節間関節	伸展の制限より屈曲の制限が大きい
股関節	内旋，屈曲，外転の制限が最大 わずかな伸展の制限
膝関節（脛骨大腿骨関節）	屈曲の制限が伸展の制限より大きい
足関節（距腿関節）	底屈の制限が背屈の制限より大きい
距骨下関節	内反の運動制限
足根中足関節	背屈，底屈，外転，内旋の制限
足趾	
中足趾節関節1	伸展の制限が屈曲の制限より大きい
中足趾節関節2〜5	可変性，屈曲制限の傾向を示す
趾節間関節	伸展制限の傾向を示す

Dyrek[8], p72. より
関節包パターンは Cyriax[36], and Kaltenborn[46]. より

ある運動における他の運動に対しての相対的な比率の減少によって表される。関節包パターンは関節によって異なる。表5-3は，Cyriax[36]とKaltenborn[46]により記述された通常の関節包パターンを示している。検者たちは臨床的判断において多年にわたって関節包パターンを利用してきたが，研究では関節包パターンの原因についての仮説を検査すること，そしてそれぞれの関節における関節包パターンを決定することが求められている[49]。

Cyriaxの研究を発展させたHertlingとKessler[1]は，関節包パターンは一般的な2つの症状のうちの1つが原因となると述べている。すなわち，①関節滲出液または滑液の炎症，②関連する関節包の線維症である。関節滲出液または滑液の炎症は，関節内の最大容積によって決められる位置に関節を保持し，関節包全体が膨張して制限のある関節包パターンを引き起こす。関節包を伸張することがきっかけとなる痛みと，さらなる伸張から関節包を保護する筋スパズムが，関節運動

を阻止し，運動制限という1つの関節包パターンを引き起こすのである。関節包パターンを引き起こすもう1つの一般的な症状は，関節包の線維症と関係し，急性関節包炎の沈静時，軽度慢性関節包炎，関節固定の際にみられる。これらの症状は，ムコ多糖類の量に関係して関節包のコラーゲン量の増加，またはコラーゲン組織の内部変化によって，関節包全体の伸展性低下を引き起こす。

効果的な治療計画のために，検者は関節包パターンが関節滲出液や滑液の炎症を原因とするのか，あるい関節包の線維症を原因とするのかを判定しなければならない。関節滲出液または滑液の炎症が明らかなら，治療方法は，安静，寒冷療法，圧迫，挙上，関節モビライゼーション手技グレード1での保持やグレード1，2での振幅，ゆるやかな関節可動域訓練，抗炎症剤の投与などによる急性炎症の特徴的な問題の解決に焦点をおく必要がある。より慢性的な状態にある関節包線維症では，温熱療法や関節内運動でグレード3では持続的伸張，グレード3，4での振幅，他動的伸張法と，より積極的な関節可動域訓練が通常は有効である。患者の病歴，観察，触診，最終域感の注意深い評価は，関節包パターンを確定するのに有用であろう。

● 運動制限の関節包外パターン ●

関節包パターンと同様に調和のとれない他動関節可動域の制限は，運動制限における**関節包外パターン**と呼ばれる[1,36]。すべてのあるいはほとんどの関節運動に生じる関節包パターンと比較して，通常，関節包外パターンは1つか2つの運動方向だけに生じる。関節包外パターンは関節包全体以外の構造が原因となる。関節内障害，関節包の部分的癒着や，靱帯の短縮・筋緊張・筋の短縮といった関節包外の病変は，関節包外パターンからなりうる症状の例である。実際，腸腰筋の短縮は股関節の他動的伸展制限という関節包外パターンにより，他の伸展以外の股関節運動の他動的角度は影響を受けない。このことは，股関節の他動的内旋・屈曲・外転角度の減少をともなうびまん性の関節滲出液，または関節包の線維症によって引き起こされる関節包パターンとは大いに異なっている。

関節包外パターンのただ1つだけの評価では，適した治療へ方向づけるのに不十分である。患者の病歴，観察，触診，自動関節可動域，他動関節可動域，最終域感，等尺性筋収縮の抵抗テスト，関節可動性，特別な検査などから得た情報を，関節包外パターンの原因として最も可能性のあるものを決定するために，統合すべきである。例えば，慢性的な短縮と急性的な腸腰筋の緊張のどちらもが，股関節の他動的伸展制限という関節包外パターンを引き起こす可能性がある。しか

し，それらは患者の病歴，自動関節可動域や他動関節可動域時の痛み，最終域感，等尺性筋収縮の抵抗テストの点からみれば相違点を示し，異なった治療方法を必要とするであろう。

副運動

他動関節可動域に制限もしくは痛みがあれば，関節運動学的評価も含めた筋骨格系の検査が必要だろう。**関節運動学**は関節面での運動に関与する。通常，**副運動**または**関節の遊び**と呼ばれているこれらの運動は，関節の可動性と安定性の評価が必要である。MacConaillとBasmajian[50]は副運動をすべり（または滑走），軸回旋，転がりと表現した。**すべり（滑走）**は，ある面が他の面の上をすべる直線運動である。**転がり**は，床の上のロッキングチェアの足が転がるのに似た，回転運動である。**軸回旋**は，固定された点または軸の周りに起こる回転運動である。

副運動は通常，これらが組み合わさって生じ，骨幹または骨運動学上の角運動に起こる。Kaltenborn[46]は直線上の滑走と転がりの回転運動の組み合わせを**転がりすべり**と呼んだ。回転と滑走を組み合わせると，純粋な転がり運動中に関節の両側に生じるであろう関節の圧迫と分離を減らし，関節可動域の増加をもたらす。回転すべりの構成要素である回転とすべりの方向は，運動している関節面が凸であるか凹であるかによって問題が違ってくる。凹の関節面が運動している場合には，すべりの成分は骨幹の角運動または骨幹の回転方向と同じ方向に発生する（**図5-12**）。例えば，膝の屈曲において，脛骨骨幹部は背部へ動きながら，脛骨関節面も背部へ動く。その代わり，凸の関節面が動いた場合には，回転または骨幹の角運動方向とは反対の方向へすべりの成分が発生する。一例として，肩甲上腕関節の外転の際，上腕骨骨幹は頭部へ動くが，上腕骨の関節面は尾部へ動く。人体において，回転すべりは関節運動学的に，圧倒的に頻繁に発生するにもかかわらず，純粋な軸回旋運動の実例は少ない。関節の軸回旋運動の例は，腕橈関節における橈骨の回外と回内であろう。

正常な関節運動学上の運動（副運動）は，骨運動学における完全で症状のない運動が必要である。副運動を注意深く検査することは，より特異的に障害された骨運動学上の運動の原因を探し出して治療することに役立つ。副運動は患者が自ら実行することができない。なぜなら，これらの運動は随意的な制御が利かないからである。むしろ，患者は検者によって他動的に検査される。通常検査される副運動は，関節面の平行なすべりや，関節面に対する直角な**離開**や**圧迫**などの直線

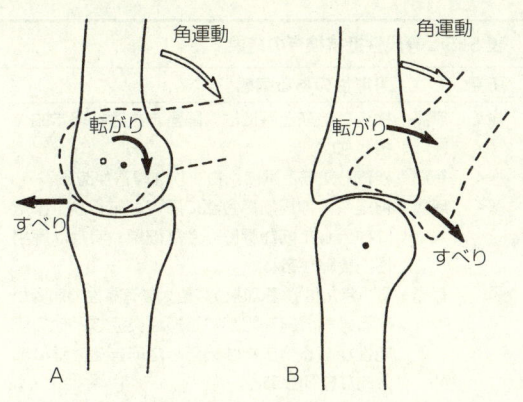

図5-12 凹凸の法則の図示。A：運動している骨の関節面が凸ならば、骨の角運動と反対の方向にすべる。B：運動している骨の関節面が凹ならば、骨の角運動と同じ方向にすべる（Kisner, and Colby[51], p187. より）

表5-4 副運動のグレード

グレード	関節の状態
0	強直
1	かなりの低可動性
2	わずかな低可動性
3	正常
4	わずかな過可動性
5	かなりの過可動性
6	不安定

Wadsworth, CT: Manual Examination and Treatment of the Spine and Extremities. Williams & Wilkins, Baltimore, 1988, p13. より改変

上の運動である。Kaltenborn[46], KisnerとColby[51], HertlingとKessler[1]の報告には副運動に焦点を当てた特別な検査と治療が記されている。それは通常、**関節モビライゼーション**の項目に含まれている。一般的な患者の姿勢、特定の関節の肢位、周囲筋のリラクゼーション、1つの関節面の固定化、もう一方の関節面のモビライゼーションには、念入りな配慮をしなければならない。

副運動では、運動の量、症状の影響、そして最終域感を検査する。副運動の範囲はたいへん小さく、ゴニオメーターまたは一般的な定規で測定することができない。副運動の範囲はむしろ、主として患者の反対側の同じ運動と比較するか、同年代の同性の患者を検査した検者の過去の経験と比較する。副運動は関節の遊びの量としてグレード0～6が割り当てられる（**表5-4**）[46]。これらの可動性のグレードは治療に密接な関係を持つ[1,52]。

・グレード0と6：関節モビライゼーションは必要ない。外科的手術を考慮すべきである。
・グレード1と2：関節構造の伸展性を増加させるための関節モビライゼーションが必要である。モビライゼーションの前に温熱療法を優先して行い、モビライゼーションの後で関節可動域訓練を行うよう考慮すべきである。
・グレード4と5：関節の伸展性を増加させるための関節モビライゼーションは必要ない。テーピング、装具着用、強化訓練、姿勢に関する教育、回避肢位を考慮すべきである。

副運動の検査は特定の解剖学的構造に重点をおく。副運動における症状の変化は、関係する構造をみきわめるのに役立つ。離開は、関節包全体、関節周囲で支持している多数の靱帯にストレスを加える。すべりは関節包の一部や、特定の靱帯に、より特異的なストレスを与える。それは、関節やすべりの方向によって異なる。圧迫は関節腔にある半月板、骨、軟骨、関節包の滑膜の内側面のような、関節包内部の構造物に力を加える。副運動は可動性が非常に小さいので、周囲の筋にはストレスを与えない。骨運動学上の関節可動域運動の際、通常発生する関節角度の変化は、筋組織の長さをより効率的に変化させる。

他動的な副運動時に認められる正常および異常な最終域感には、筋性、組織伸張性、骨性がある。骨運動学的な他動運動の際に認められた最終域感と同様に、それらは制限する構造と適切な治療を決定することに役立つ。

筋パフォーマンス

筋パフォーマンスとは、筋が仕事をする能力をいう[53]。**仕事**は力×距離と定義されるが、**回転の仕事**はトルク（力×回転の中心軸から直角の距離）×運動の円弧で決まる。通常、筋骨格系の評価においては筋パフォーマンスの構成成分（筋力）を検査する。*Guide to Physical Therapy Practice*[53]に記されているような**筋力**は、筋または筋群が発揮する最大努力で抵抗に打ち勝つための力である。筋力の臨床的評価方法には徒手筋力検査、ハンドヘルドダイナモメーター、等速性筋力測定がある。患者によっては、筋の能力に関連した他の特性も検査されることがある。**筋仕事率**は単位時間あたりに生み出される仕事、あるいは力と速度の積である。**筋持久力**は、長時間にわたって繰り返し筋を収縮する能力である。これらの量的な尺度に加えて、等尺性抵抗検査の間に痛みの変化を表現する患者の質的な反応は、筋・腱の障害を確認するのに重要である。

▼ 等尺性抵抗検査

自動・他動関節可動域検査を実施しているときに、患者は痛みを訴えることがある。患者の病歴、痛みの

部位，有痛性の運動のパターンは，筋や腱および，それらの骨への停止部のような収縮性の組織における障害を示唆したり，あるいは関節面や，関節包，靱帯などの非収縮性組織の障害を示唆することがある。等尺性抵抗検査は，どのようなタイプの組織（収縮性組織または非収縮性組織）が関与しているかを，さらに明確にするために用いることができる。等尺性収縮で耐えている間に筋の短縮と腱の牽引によって引き起こされる痛みが増加することは，収縮性組織の障害であることを確かめるのに役立つ。収縮から解き放たれ，伸長し始めるときに，しばしばより強い痛みを感じるが，これは収縮性組織に障害があることのさらなる陽性所見として認められるであろう。等尺性抵抗検査中に痛みがなくなる，制限された副運動時に認められる痛み，運動制限のある関節包パターン，あるいは他動関節可動域時や副運動時の特殊な最終域感は非収縮性組織の障害を確認するのに役立つ。例えば上腕二頭筋腱炎では，肘屈曲と肩屈曲の等尺性抵抗検査の際に，痛みを発生する。肩甲上腕関節における癒着性関節包炎なら，これらの検査の際には無痛である。

等尺性抵抗検査は，周囲の非収縮性組織にはストレスを加えないようにしながら特定の収縮性組織にストレスを加えるように，慎重に実行すべきである。検者は，関節可動域を通して非収縮性の構造へ最小の張力がかかるように，患者の関節の位置を中間位に置くべきである。検査されている関節の近位の身体部位は，患者がリラックスできるように，また無関係な筋による代償を避けるために，検者が十分安定化すべきである。そして，検者が漸増的に抵抗をかける間，患者はこの肢位を維持するようにし，関節運動はまったく起こらないようにする。等尺性収縮において，いくつかの関節面に圧迫が発生するだろうが，結果の解釈において通常は問題ない。しかし，筋・腱組織より深くにある滑液包も圧迫される。滑液包は結合組織とは考えられていないが，滑液包が炎症を呈する場合には，等尺性収縮時に痛みが感じられるだろう。幸いにも，滑液包炎に対する治療は筋・腱の緊張や炎症の治療と同様である。

等尺性抵抗検査により有痛または無痛を判定することに加えて，検者は筋収縮の張力にも注意すべきである。脱力が認められた場合には，さらに広範にわたる筋力検査として，徒手筋力検査か筋力計を使用した検査を実施すべきである。筋力低下は，上位運動ニューロン，末梢神経，神経筋接合部，筋，腱における病変など，多くの原因によって生じる。痛み，疲労，廃用性萎縮もまた，脱力が原因の可能性がある。筋力低下のパターンは病変部位と治療方針を特定するのに役立つ。病歴，感覚検査の結果，協調性，運動制御，心肺

表5-5　等尺性抵抗検査の結果

所見	可能性のある病態
強く，無痛	検査した筋と腱には，障害または神経学的欠損がない。
強く，有痛	検査した筋と腱に，わずかな障害がある。
弱く，無痛	神経系，神経筋接合部に障害があるか，または検査した筋か腱に完全な破壊，または廃用性筋萎縮がある。
弱く，有痛	骨折または腫瘍のような重大な有痛性の病変がある。筋収縮を阻害する急性炎症など他の可能性がある，または検査した筋または腱に部分的な断裂がある。

の検査，筋電図検査もまた，所見を明らかにするだろう。

Cyriax[36]やその他の研究者[1,2]は，病変のタイプを決定するために等尺性抵抗検査の結果を用いることを提案した。痛みがもたらす筋力への影響および筋収縮の力は，所見を分類するために用いられる（表5-5）。Franklinら[54]の研究では，「有痛性と脱力」の所見を示す状態は，重大な病変を疑う必要があるのみならず，遠心性等速性運動によって誘発されるような比較的小さな筋損傷も指摘した。

▼ 徒手筋力テスト

徒手筋力テスト manual muscle testing（MMT）は，重力と徒手抵抗に基づいた筋力の検査および段階づけを行う方法として，WrightとLovettによって1912年[55,56]に開発された。他の研究者もさまざまなMMTの方法[57〜59]を記している。しかし，米国において最もよく使われる2つの方法は，DanielsとWorthingham[60]によって紹介された方法と，Kendallら[61]によって紹介された方法である。WrightとLovettの成果に基づいたこの2つの方法は，検査し，筋の段階を決定するために関節の回転運動，重力と検者の徒手抵抗を用いて表している。一般に，患者は検査される筋や筋群が重力に抗して保持するか，または運動するような肢位をとる。これに十分耐えた場合には，検者は身体部位の遠位に当たる筋の付着部に，検査している筋（群）が発生させるトルクとは反対方向への徒手抵抗を徐々に加える。最新版では，2つの方法は次のような徒手抵抗をブレイクテストとして勧めている。それは，検者が患者に徐々に過度の力を加えていき，遠心性収縮が発生し始めるまで患者が肢位を維持するものである。1つの関節筋をテストするとき，ブレイクテストは関節可動域の終末で行い，2つの関節筋をテストするとき，ブレイクテストは関節可動域の中間で行うことを，2つの方法は提案している。肢位を維持できないか，

または重力に抗して十分に運動できないような筋力低下が存在する場合，患者は姿勢を変更し，重力を最小限にした面（水平面）での運動で身体部位を動かすよう試みる．すべての検査において，筋の起始部の安定化と，他の筋群による代償を回避するために身体部位を安定化することが強調されている．結果は記述的報告か，標準化された方式によって記録される（図 5-13）．

これら 2 つのよく知られている MMT の方法には，多くの類似点があるが，いくつかの相違点もある．Kendall ら[61]は実施において個々の筋を検査するよう提唱している．それに反して，Daniels と Worthingham[60]は特定の関節運動を行う筋群として検査するよう提唱している．2 つの方法において，いくつかの検査肢位は類似しているが，異なっているものもある．Daniels と Worthingham は筋力低下群に対して重力を最小化する肢位と，より多くの指示を条件としている．Daniels と Worthingham は重力に抗した場合と重力を最小限にした場合のどちらにおいても，検査するときは，患者の関節の回転運動で表すことを勧めている．Kendall らは，重力を最小にして検査するときのみ患者が回転運動をするとしている．それ以外では，患者は重力に抗した肢位に置かれ，その肢位を保持するように指示される．2 つの方法は Lovett が研究し報告した分類である，MMT 5，4，3，2，1，0 という評点方式を用いている．しかしながら Kendall らは，0～100％または 0～10 点の評定を提案し，Daniels と Worthingham は 0～5 点の評点を提案している（表 5-6）．数値による採点を用いる場合，スコアを記録するときに用いられる尺度は，/の後に示されるその尺度の最大値を明らかにすることが重要である．例えば，MMT 3 の筋力グレードは，0～10 の尺度を用いた場合に 5/10 と，また 0～5 の尺度を用いた場合は 3/5 と記録すべきである．臨床家は，これらの数字による尺度が，数値と数値の間隔が同じ測定単位ではないという順序データであることも，認識すべきである．Sharrard[62]はポリオの遺体解剖で個々の脊髄にある α 運動ニューロンを数えて，生前に MMT 4 と判定されていた筋は，運動神経の支配が 50％であり，一方，MMT 3 と評価された筋は，それら運動ニューロンの支配がわずか 15％であったことを発見した．Beasley[63]は，ポリオの患者は彼らの膝関節伸展力の平均値が健常者の 43％，9％，3％しかないので，それぞれ膝の伸展を MMT 4，3，2 であると記録した．

MMT の検者間における信頼性についての研究結果は大きく異なる．しかし，いくつかの一般化は示されている．研究報告[64～67]によると，グレードの低い同じ患者を評価した検者の間では 28～75％の範囲で完全に一致している．グレードのプラス・マイナスの半段階が検者の間で一致するのは，50～97％の範囲という好結果を示す．グレードのプラス・マイナス 1 段階が検者の間で一致率は高く，89～100％の範囲である．検査肢位，固定，判定基準の等級づけの標準化によって，検者の間に高い一致を実現した．多くの検査手技と同様，検者内の信頼性は検者間における信頼性よりわずかに高いことがわかった．

信頼性を改善するために，Daniels と Worthingham[60]，Kendall ら[61]，Hines[68]らが提供している等級づけの定義の改訂を，具体的な判定基準として表 5-6 に示した．MMT 0～2 は客観的な判定基準であるにもかかわらず，MMT 2+～5 は検者の最小の抵抗，中程度の抵抗，最大の抵抗という主観的な意見によっている．MMT 5 は，患者と同年齢，同性，同じ体格の人から得られる筋の平均筋力と通常同じである．筋が受ける正常な抵抗の強さには，ばらつきがあることに留意すべきである．それは，一般的に下肢の大きな筋は，手の小さな筋に比べてかなり強い抵抗を受けるということである．回転運動のただ 1 つの点に抵抗を付加する（ブレイクテスト）のに加えて，回転運動の過程を通して抵抗を与える（**メイクテスト**または**自動抵抗検査**）ことは筋力を判定するのに役立つかもしれない．MMT より高価で時間がかかるが，ハンドヘルドダイナモメーターあるいは等速性筋力測定装置は，必要なときにその客観性と感度を向上するために用いることができる．

▼ ハンドヘルドダイナモメーター

ハンドヘルドダイナモメーターは携帯型の装置で，患者の体と検者の手の間に設置して，力学的な力を測定する．患者は通常，最大等尺性収縮で検者の抵抗に対して押すように指示される（メイクテスト）か，または，検者が過度の付加を加え筋が遠心性収縮を生み出すまで肢位を保持するように指示される（ブレイクテスト）．筋力計によって測定された力は，抵抗の与え方，重力と関連した患者の肢位，関節角度，患者に当てたダイナモメーターの位置（レバーアーム），安定化，検者の力などによって異なる[69,70]．患者の年齢，性別における特定の筋群の正常値は確立されている．しかし，臨床家は適正な比較を確実に行うために，報告されている方法を再現するように注意深く実施しなければならない[71～74]．多くの研究者による報告では，座位で検査した膝屈筋群と膝伸筋群を除いて，ほとんどの筋群は仰臥位で検査している．どちらの姿勢においても，ダイナモメーターを検査する肢節に対して直角に保持し，運動の中間域における重力を排除した肢位が普通用いられる．一側性の障害を持った患者にとっては，非障害側の肢の結果と比較することが役立つ．Andrews ら[71]はハンドヘルドダイナモメーターを用い

	左		筋力テスト			右	
3	2	1	検査日	検者名	1	2	3
			頸				
			頭部伸展				
			頸部伸展				
			複合伸展（頭部と頸部）				
			頭部屈曲				
			頸部屈曲				
			複合屈曲（頭部と頸部）				
			屈曲と回旋の複合（胸鎖乳突筋）				
			頸部回旋				
			体幹				
			腰部伸展				
			胸部伸展				
			骨盤の挙上				
			屈曲				
			回旋				
			横隔膜の強さ				
			全呼気に対する最大吸気量の割合（間接的肋間筋検査）				
			咳（間接的呼気力）（F, WF, NF, O）*				
			上肢				
			肩甲骨の外転と上方回旋				
			肩甲骨の挙上				
			肩甲骨の内転				
			肩甲骨の内転と下方回旋				
			肩屈曲				
			肩伸展				
			肩の肩甲骨面挙上（90度まで）				
			肩外転				
			肩水平外転				
			肩水平内転				
			肩外旋				
			肩内旋				
			肘屈曲				
			肘伸展				
			前腕回外				
			前腕回内				
			手屈曲				
			手伸展				
			指中手指節関節屈曲				
			指近位指節間屈曲				
			指遠位指節間屈曲				
			指中手指節関節伸展				
			指外転				
			指内転				
			母指中手指節関節屈曲				
			母指指節間屈曲				

図 5-13　MMT 記録票の例。*F：機能的な functional，WF：弱い機能を持つ weak functional，NF：機能不全 nonfunctional，O：機能欠如 no function（Hislop, and Montgomery[60], p7. より）

て，利き足と非利き足の間に統計学的有意差がないことを認めた。しかし，上肢の利き手と非利き手には差が認められた。一般に，発生した力の平均値の違いは 0～2 kg の間，または 0～11.2％であった。

調査によると，ハンドヘルドダイナモメーターは非常に良好な検者内信頼性を示したが，検者間信頼性は非常に乏しかった[71,75～80]。下肢と体幹を検査するときより上肢を検査するときの方が信頼性が高いと考えられる[75,80]。Agree ら[75]は再検査における標準偏差を測定力の平均値の割合（累積変動係数）として表し，上肢

表5-6 MMTのグレード

グレード				判定基準
Normal	N	5	10	全可動域を利用できる，重力に抗する，強い徒手抵抗
Good Plus	G+	5−	9	全可動域を利用できる，重力に抗する，ほぼ強い徒手抵抗
Good	G	4	8	全可動域を利用できる，重力に抗する，中程度の徒手抵抗
Good Minus	G−	4−	7	全可動域を利用できる，重力に抗する，ほぼ中程度の徒手抵抗
Fair Plus	F+	3+	6	全可動域を利用できる，重力に抗する，わずかな徒手抵抗
Fair	F	3	5	全可動域を利用できる，重力に抗する，徒手抵抗なし
Fair Minus	F−	3−	4	少なくとも50％の可動域，重力に抗する，徒手抵抗なし
Poor Plus	P+	2+	3	全可動域を利用できる，重力は最少化，わずかな徒手抵抗
Poor	P	2	2	全可動域を利用できる，重力は最少化，徒手抵抗なし
Poor Minus	P−	2−	1	少なくとも50％の可動域，重力は最少化，徒手抵抗なし
Trace Plus	T+	1+	T	観察可能な運動はわずか（50％以下の可動域），重力は最少化，徒手抵抗なし
Trace	T	1		運動は観察不可能，筋収縮は明白，徒手抵抗なし
Zero	0	0	0	運動は観察不可能，または明白な筋収縮がない

の筋群において 5.1〜8.3％，下肢の筋群において 11.3〜17.8％であることを認めた。研究者たちはハンドヘルドダイナモメーターの使用において，多少の誤差が生じると考えている。誤差は，筋力計を用いるときに加える過剰な負荷，位置決めと固定の困難さ，検者の力の限界と検者の経験の差によるものである[70,75]。

▼ 等速性筋力測定

等速性筋力測定装置は設置型の機械装置で，体節が設定された角速度を超えて加速できないように患者の発揮する力へ抵抗を加えることで，身体部位の運動速度を制御する。例えば，Cybex Ⅱという等速性筋力計の速度は，毎秒0〜300度までセットでき，抵抗はトルクとして，0〜448ニュートン・メーターをモニタすることができる[81]。毎秒60，120，180度のスピードは，比較的座位の患者でよく検査され，より速い速度は運動選手が用いる。等速性筋力測定装置は等尺性収縮（速度が毎秒0度にセットされた場合），求心性収縮，遠心性収縮のいくつかの型の最中に産出されるトルクを測定することに用いられる。高価で煩雑であるが，等速性筋力測定装置は大きな比較的強い筋群の能力を検査するのにとりわけ有用である。測定値の妥当性において，MMTとハンドヘルドダイナモメーターは一般に筋表出の異常には感度が低い[63,70]。膝，背柱，頻度は少ないものの，肘，肩などの部位に作用する筋群は等速性の装置で最も頻繁に検査される。

等速性筋力測定装置は角速度でのトルクと関節可動域を測定する。最も有用な筋表出能力の特性はピークトルク（最大値），また体重あたりのピークトルク（N・m/kg），トルク平均値である。仕事量の測定は角度によるトルクの変化量から計算することができる。単位時間あたりの仕事も，定めることができる。持久力（筋疲労）もまた，測定することができる。持久力の一般的な測定方法の1つは，ピークトルクがある割合（例えば50％）まで低下するのにかかる時間で記録される。ハムストリングスと大腿四頭筋，肩の外旋筋と内旋筋のような相反する筋群（主動筋・拮抗筋）のピークトルク比はすでに調査されている。肢の重さ（重力の影響）に対する慎重な補正が，正確な測定のためには必要である[82〜84]。重力補正が行われないと，重力によって補助された筋は，間違って高いトルク値を示し，重力に抗する筋は間違って低いトルク値を示すことになる。

頻回の測定におけるピークトルクのばらつきの増加，トルク平均値，等尺性収縮と求心性収縮のピークトルク波形の傾斜などによって，最大下の患者の活動を検出することができると示唆されている[85〜87]。しかし，この領域の研究は相反する知見もあり，最大下と最大努力性での筋表出能力には大きな誤差を示している[83,88〜90]。患者の痛み，不安，疲労，多湿，先行する負荷，筋力測定装置の機械的な原因による不自然な結果，加速および減速の波形の傾きなどの多くの要因が，トルク測定におけるばらつきに影響を与える。結果を臨床的解釈によって類型化するために等速性筋力測定装置を用いることは，さらに研究成果が得られる必要性がある。

等速性筋力測定の妥当性を保証するためには，機材の校正が必要であり，それは検査の日ごとに毎回行うべきで，検査は同じ速度，同じ制動で行われる必要がある[83]。関節の軸と機械の軸の適切なアライメント，近位の身体部位の安定化，重力の補正も求められる。検査手順と機材について患者に知ってもらうために数回の運動試行の実施が有益であり，少なくとも3回は最大検査を反復することが，正確な計測を確立するた

めに実施されるべきである[91]。速度の設定，筋収縮のタイプ（等尺性，求心性，遠心性），関節角度，患者の体位，レバーアームの長さ，試験的検査，安静間隔，患者へのフィードバック，あらかじめ負荷を与えること，制動，機械の傾斜設定によってトルク値は変化するものであることを検者は理解すべきである。これらの因子は患者の進歩状況を判定するための再検査では同一にすべきである。Keatingと Matyas[92]，Rothstein[83]，Davies[93] は，等速性検査の妥当性と信頼性を改善させるための因子について優れた報告を提示した。すなわち，ピークトルクと仕事の測定は，求心性収縮での信頼性は非常に高く，遠心性収縮の信頼性は低い[97,94~98]。また，動筋-拮抗筋比はピークトルクより信頼性が低い[99]。

正常値が入手可能であれば，患者のデータを評価し解釈するときに基準として用いることができる[100~108]。しかし公表値との比較では，同一の手順が用いられ，検査された人種が似ているときにのみ適正なものとなる。患者の年齢，体重，性別，運動歴は測定値に影響を与える[92]。必要に応じて，障害肢はしばしば反対側の肢と比較される。多くの研究が，膝関節周囲筋におけるトルク測定で利き足と非利き足の間に統計学的有意差がないことを認めている[109~111]。しかし，肩関節周囲筋には有意差が認められている[112,113]。トルク値が反対側と比べて少なくとも10％異なるのは機能障害を示唆している[114,115]。また，他の研究では健常者において10％以上のアンバランス[104,109]と再測定において10％の差[96]が存在するという多くの知見が示されている。今後の研究では，機能障害を持った肢と反対側との間の相対的な差を明確にする必要があるだろう[92]。

特別な検査

患者の面接，観察，触診，関節可動域評価，筋表出能力評価が完了した後，検者は本質的な症状を疑うことになる。特定の身体領域における特異的な症状に焦点を当てるために計画された特別な検査は，診断を確定するのに役立つ可能性がある。検者は通常，以前の所見で指摘された検査や，それに関連した身体領域の検査のみを選択する。その結果，偽陽性と偽陰性も起こりうる。しかし，検査の他の側面において現れた陽性所見は，高い確率で病的状態を示唆するものとなる。Hoppenfeld[34]，Caillet[116]，Magee[2]によって論じられた，多くの特別な検査がある。

特別な検査の1つに，関節を支持する靱帯の安定性を評価するものがある。靱帯ストレス検査ともいわれる靱帯不安定検査は，患者が弛緩した状態で他動的に検者によって実施される。この手技はしばしば副運動

表 5-7 靱帯不安定検査のグレード

グレード	運動量
I	0～5 mm
II	6～10 mm
III	11～15 mm
IV	>15 mm

の検査と似ている。結果は，反対側の障害されていない関節の結果と比較される。弛緩の程度は通常 I～IV の段階で表される（表 5-7）[117]。この検査は靱帯の安定性に焦点を当てているにもかかわらず，関節包の安定性だけではなく動的な筋の支持が結果に影響を与える可能性がある。靱帯不安定検査の例としては，膝関節におけるラックマンテスト，後方引き出し検査，内外反ストレス検査がある。また，靱帯不安定検査に加えて，関節の亜脱臼や脱臼を評価するためのより一般的な検査がある。それは患者の不安感を観察しながら，損傷を受けやすい関節肢位におくので，しばしば**アプリヘンションテスト（不安感テスト）**と呼ばれる。

1つの関節を越えて作用する筋の長さは，通常は他動関節可動域検査の過程で評価される。しかし，いくつかの筋は2つの関節かまたはそれ以上の関節を越えて作用する。これらの筋の長さを調べるいくつかの特別な検査がある。例えば，股関節屈筋群のなかで1つの関節と2つの関節筋の長さを調べるトーマステスト[61]，大腿筋膜張筋の長さに焦点を当てたオーバーテスト[61]，虫様筋の役割，骨間筋の役割，指伸筋の役割，手の近位指節間関節において屈曲制限をきたした関節包を調べるバネル・リトラーテスト[34]，などである。

筋や腱の安定性に影響を与える一般的な条件を評価する多くの特別な検査がある。これらの検査は一般に炎症のある筋または損傷した筋を伸張するか収縮させ，陽性であれば痛みが生じる。例えば，フィンケルシュタインテスト[34]は長母指外転筋と短母指伸筋を伸張することによって，それらの炎症を評価する。テニス肘テスト[34]は患者が徒手抵抗に抗して橈側手根伸筋の等尺性収縮を行う。検者はしばしば，特別な検査を行う前に，痛み，制限，場合によっては関節可動域や筋能力検査時の脱力感に気づいていることがあるだろう。特別な検査はこうした当初の所見を明確にするために使用される。

その他の特別な検査には，末梢神経の圧迫または血流の減少によって引き起こされる症状を再現させるものがある。例えば，手根管症候群の検査では，正中神経が手根横靱帯からの圧迫によって引き起こされるしびれ感と刺痛を再現させるために手関節を60～90秒の間，最大屈曲の位置に置く[116]。ホーマン徴候は深部静

第5章　筋骨格系の評価

脈の血栓性静脈炎によって引き起こされる腓腹筋痛を誘発するために、足関節の背屈と膝伸展、深部の触診を活用するものである[34]。

追加検査

評価所見によっては、他の検査が必要となる。これら追加評価手技の多くは、本書の他の章で詳細に論じられている。例えば、患者の異常感覚の訴え、またはしばしば神経障害を示唆する筋能力低下の訴えには、表在感覚検査と固有感覚検査（第6章　感覚の評価）、反射と筋緊張の検査（第8章　運動機能評価）、協調性の検査（第7章　協調性の評価）、神経伝導速度の検査（第9章　筋電図と神経伝導速度検査）が必要となる。筋の働きの結果を統合するこれらの検査は、末梢神経、脊髄神経根、中枢神経系が及ぼす影響を確認するのに役立つ。検者は末梢神経性の感覚・運動神経パターンか神経根性の感覚・運動神経パターンかを区別しなければばならない。Kendall[61]、およびHislopとMontgomery[60]によるMMTの文献には神経支配のパターンの広範な情報が規定されている。図5-14は、障害された神経支配のパターンをみわけるのに有用な筋力検査の記録形式を提示している。筋骨格評価の一部としてしばしば用いられる筋節と深部腱反射は、表5-8と表5-9に表示している。上位運動ニューロンの障害は通常、反射亢進をきたすのに反して、脊髄神経根か末梢神経を含む下位運動ニューロンの障害は通常、深部腱反射を検査したときには反射低下をきたす。

関節可動域、副運動、運動実施における機能障害は、日常生活、職業活動、余暇活動に影響を与える可能性がある。そのような場合には、歩行評価（第10章　歩行分析）、機能的能力（第11章　機能評価）、周辺環境（第12章　環境評価）などの評価が適切である。ときには、評価所見は内科専門医や心理学者、言語聴覚士、作業療法士のような他の健康に関する専門家による追加検査の必要性を示唆する。

所見の統合

筋骨格評価の結論として、診断を確定するために、関連するすべての病歴や、自覚症状および理学所見が統合され、それに基づいて治療がなされる。診断名は、徴候や症状、症候群の集まり、あるいは分類を包括するラベルとして説明されてきた[53]。可能ならば、治療を絞り込み、効果的に実施できるように、機能障害を引き起こしている特異的な組織を識別すべきである。検者は体節を考慮しながら、一般に病態が及ぼす影

響を徹底的に理解しておかなければならない[8]。これらの病態における症状と臨床徴候は、現状の評価所見との比較によりわかるはずである。ときとして、評価を行っても特定の診断に至らないことがある。すなわち、すべて完全に教科書どおりの症状を示すとは限らない。このような場合、仮につけた診断名、症状および機能障害の軽減が治療の根拠となる。他の例では、評価が2つかそれ以上の症状を示すことがある。そのようなとき検者は、優先順位をつけて、最初は最も重大な機能障害、機能制限、能力低下によって引き起こされた症状に焦点を合わせる。

評価では、患者の症状、機能障害、機能制限、能力低下の基準を明白に決定すべきである。この情報は臨床的問題点のリストの根拠になるし、目標（機能障害の治療）と帰結（機能制限、能力低下の治療）の進展の手引きとなるだろう。また、治療の有効性を評価するために、今後の評価結果をこの基準と比較することができる。

診断と基準を確立することに加えて、所見を統合することで病因を解明すべきである。症状の根底にある原因が認識されて治療されないかぎり、慢性的な症状が生じる[1]。検者は特異的に障害された組織に注意を向けるだけではなく、機能的および生体力学的、生理学的な観点でより広く熟考しなければならない。例えば、膝関節の内側側副靱帯を捻挫した患者は、適切な装具などによる圧迫、冷却、挙上、活動の削減、保護的な無荷重での杖歩行などの治療が初期に効果的である。しかし、部分的に足関節の回内が起こっている場合、足関節に装具を用いての下肢のアライメント改善をしないで正常なときと同じように体重負荷をした活動を続行すると、再び損傷する可能性がある。同様に、棘上筋腱炎の患者は、安静、腱に対する治療、ゆるやかな肩甲上腕関節可動域訓練が効果的である。しかし、しばしば最終的には正常な肩甲上腕リズムを再構築し、棘上筋腱の肩峰下での衝突（インピンジメント）の再発を防ぐため、回旋腱板、僧帽筋・前鋸筋の強化と同様に、肩甲上腕関節包の後方と下方の伸張が必要である。

予後や治療方法に影響を与える他の情報は評価の過程においてみいだされるであろう。まず、発症の形態とメカニズムを明らかにしなければならない。発症は急激であったか、徐々に起こったか、あるいは先天的なものか？　一般に、明確なできごとによって引き起こされた症状の予後は、先天的な症状、潜行性の症状、または徐々に発症したものよりも良好である。発症の形態とメカニズムもまた、外傷や症状の再発を予防する手がかりとなる。

最終的に、統合による所見の分析においては、患者

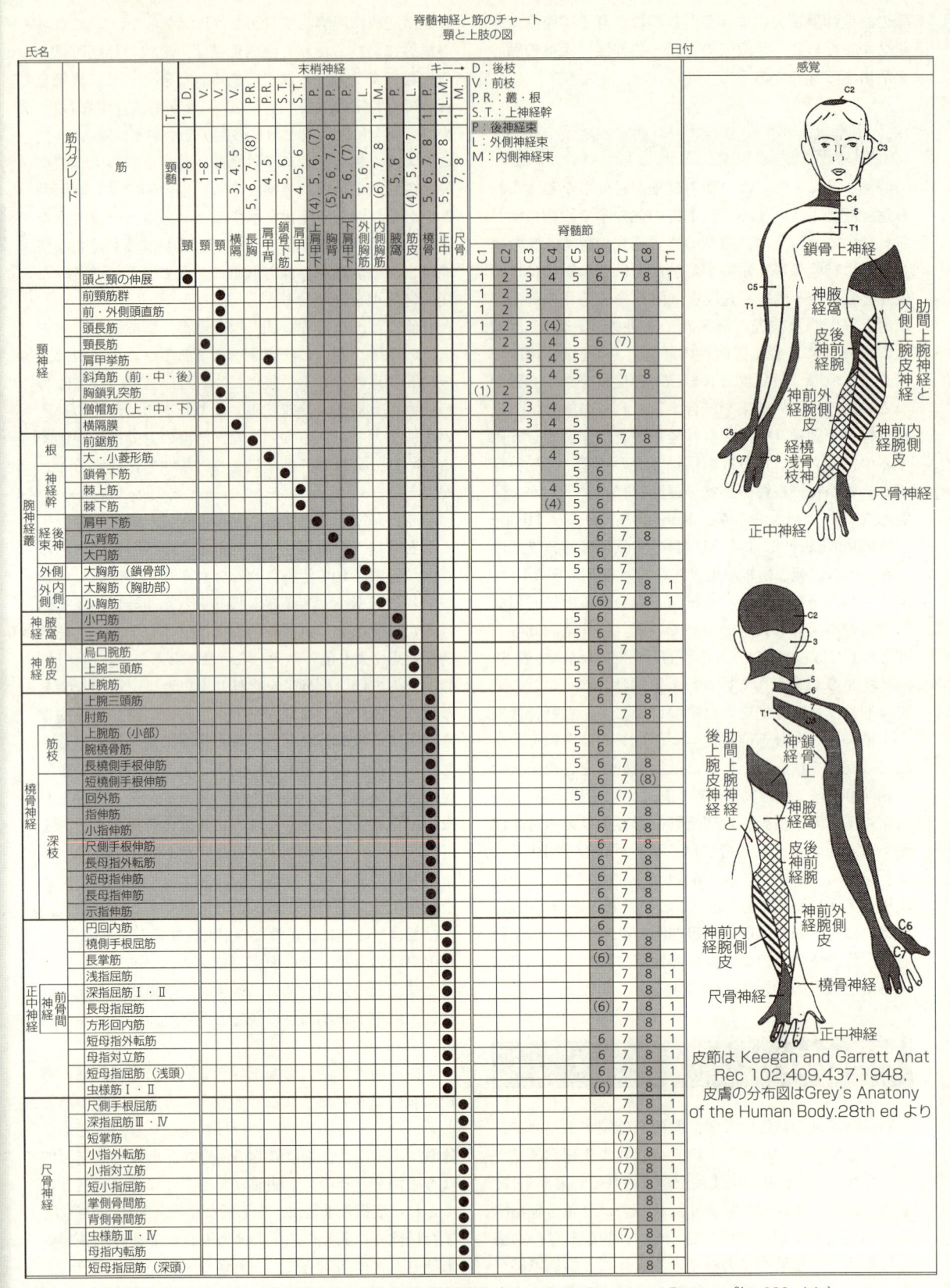

脊髄神経と筋のチャート
頸と上肢の図

図 5-14 神経損傷部位あるいはレベルを判定するための MMT 記録票（Kendall, McCreary, and Provance[61], p393. より）

第5章 筋骨格系の評価

表5-8 筋節

	上肢の筋節	
レベル	検査される作用	筋
C5	肩外転	三角筋
C5, C6	肘屈曲	上腕二頭筋
C7	肘伸展	上腕三頭筋
C8	尺屈	尺側手根屈筋
		尺側手根伸筋
T1	指の内外転	骨間筋

	下肢の筋節	
レベル	検査される作用	筋
L2, L3	股関節屈曲	腸腰筋
L3, L4	膝伸展	大腿四頭筋
L5	足関節背屈	前脛骨筋
	母趾伸展	長母趾伸筋
S1	底屈	腓腹筋

Dyrek[8], p76. より

表5-9 深部腱反射

脊髄レベル	筋	末梢神経
上肢 C5-6	上腕二頭筋	筋皮神経
C5-6	腕橈骨筋	橈骨神経
C7	上腕三頭筋	橈骨神経
下肢 L3-4	大腿四頭筋	大腿神経
S1	腓腹筋	坐骨神経（脛骨神経）

反射の程度は0～4の階級に等級分けする。グレードは予測される反応と反対側の反応との比較によって決定する。

0＝反射反応なし
1＝最少の反応
2＝中程度の反応 ⎫ 正常範囲
3＝活発，強い反応 ⎭
4＝クローヌス

Dyrek[8], p76. より

の症状の病期を明らかにすべきである。急性期，亜急性期，あるいは慢性期のいずれであるにせよ，病期によって，日常生活において課せられる，または治療中にセラピストから課せられる機械的な負荷にどれだけ患者が耐えうるかを知ることができる[8]。**急性期**は通常，発症してから最初の48時間から72時間までと定義されている。**亜急性期**は発症してから2週間目から数ヵ月まで継続するだろう。通常は，3～6ヵ月が**慢性期**と考えられている。治療計画により関係する病期を決定する方法としては，組織の炎症とその回復過程との関係について表した方法がある[1]。急性炎症期は，充血をともなった炎症，タンパク質および血漿漏出をともなった毛細管透過性の増加，顆粒球や他の防御細胞の流入の徴候と症状を示す。これらの徴候と症状には，腫脹，障害部位での皮膚温の上昇，関節可動域制限，ならびに障害された組織に加わったわずかな力の等尺性収縮によって悪化する安静時の痛みの増強が含まれる。慢性炎症期は線維芽細胞の増加と肉芽組織が出現する徴候や症状のような，組織修復の過程を併せ持った徴候と症状を示す。患者はこのとき，腫脹が最小かまったくなく，損傷部位での体温上昇が最小かまったくない状態を示すであろう。痛みは最終域感が得られた後の可動域のとき，または中等度から最大の等尺性抵抗がかけられたときにだけ発生する傾向がある。急性期の組織はしばしば日常生活活動，余暇活動，職業活動，治療活動から受ける力学的な負荷に耐えないだろう。炎症を増加させたり，状態を悪化させないように，治療手順における力の持続時間と頻度をしっかりと記録しなければならない。その一方，**慢性期**にある組織は通常，組織に良好な効果を与えるための，さらなる力学的な負荷，頻度，時間といった治療手順に耐えうるし，かつそれらを必要とするだろう。病期は予後の情報も与える。概して，急性期は慢性期より時間的には短い期間で大きな自然回復を示す。慢性期は通常，効果としてわずかな回復を得るのに，長い治療期間を必要とする。

まとめ

筋骨格系の評価は，骨，関節軟骨，関節包，靱帯，筋に関する重要な情報を提供する。評価の過程は患者の医学的記録の見直しと詳細な面接から始まる。注意深い観察，触診，関節可動域，副運動，筋能力検査が，主として行われる。所見次第では，検査している特定の体節に特別な検査を行うことが必要となる。末梢性・中枢性神経，歩行，機能的能力，環境の評価が，しばしば必要である。本章の結論として，診断，基準となる症状，病因，発症の機序，症状の段階（急性期，亜急性期，慢性期）を決定するために，すべての評価から得られた所見を調べなければならない。このことにより，予後，治療の帰結，リハビリテーションの帰結，ケア計画が展開されるのである。

復習問題

1. 筋骨格系の障害に対する評価の構成要素を確認せよ。それらの手順を実行するのに最もよい順序を記述せよ。その選択に至った理論的根拠を規定せよ。
2. 患者の面接によってどのような情報が入手できるか？ また，その情報が重要なのはなぜか？
3. 正常な3つの最終域感は何か？ どのようなタイプの組織が3つの最終域感の原因となっているか？
4. あなたが選んだある関節において，関節包パターンと関節包外パターンの制限の例を述べよ。2つのパターンの違いは何が原因となるのか？
5. 骨運動学上の運動と関節運動学上の運動を比較および対照せよ。それぞれのタイプの運動として3つの例をあげよ。運動する関節面が凸である典型的な滑膜関節と，凹である典型的な滑膜関節はどのように結合しているか？
6. 筋の仕事率と，筋の能力，筋力，筋持久性，筋の仕事は何が違うか？
7. 疼痛の所見に対して無痛の所見が意味するものと，等尺性抵抗検査において，筋力の所見に対して脱力感の所見が意味するものを述べよ。
8. MMTの段階づけである，0，2，3，4，5の判断基準を記せ。
9. 筋力を評価するために利用するMMT，ハンドヘルドダイナモメーター，等速性筋力測定装置の長所と短所は何か？
10. 臨床的問題点のリスト，目標，帰結，予後，ケア計画を展開させるため，筋骨格検査所見を評価することで決定されるべき情報の要約は何か？

CS ケーススタディ

ケース1

45歳の男性が，1週間にわたって右肩の痛みをきたし，理学療法部門の外来へ来た。週末に家の塗装を剥がし，塗り替えた後，月曜日の朝から痛みが始まった。患者はズキズキした痛みで厄介であると述べた。痛みは10段階の6である。既婚者で，芝刈りのような家の維持活動に困難をきたしているという。彼は正常な家事や余暇活動の30％しかこなせない。検者は筋骨格評価を実施することにした。

肩の領域を触診している間，検者は圧痛の増加と，右肩前面の上腕二頭筋溝付近の皮膚温を記録した。右肩の自動関節可動域は痛みの増大をきたし，肩の屈曲，外転，伸展にいくぶんかの関節可動域制限がある。その他すべての自動運動は，正常な関節可動域の範囲内で痛みがない。他動的肩関節運動では正常な関節可動域で痛みもない。ただし肩の伸展は別であり，関節可動域制限を有し，運動の終末につれて痛みの増大を引き起こしている。

指導問題

1. 筋骨格系の評価の目的は何か？
2. 検者が面接で集める必要のある追加情報は何か？
3. 制限となる関節包パターンは何か？ 患者の肩甲上腕関節には制限となる関節包パターンが存在するか？
4. 検者は上腕二頭筋腱炎の存在を疑う。自動関節可動域と他動関節可動域の検査による所見はこの診断を支持するか？ 説明せよ。
5. 収縮性組織を選択的に検査できるであろう理学的検査は，上腕二頭筋腱炎の診断を支持する，もしくは否定する理学的検査として，どのような追加検査が必要か？ あなたの選択における理論的根拠を述べよ。

ケース2

自転車事故により，左脛骨骨幹部と左腓骨骨幹部を骨折し，そのまま12週間経過した14歳の女性患者が理学療法に外来で訪れた。彼女の長下肢ギプスは昨日除去されていた。骨折部は骨癒合が十分であるとの報告がすでになされている。患者は左膝と左足関節にこわばりと屈曲時の痛みを訴えた。さらに左足が疲れやすい。このとき，彼女は2本松葉杖で外来に来ており，可能なかぎり早く松葉杖を取り除くことにより改善することを期待して，体重負荷は許されている。

指導問題

1. 検者は観察事項として，患者の左大腿および下腿が右より痩せてみえることに気づく。検者はどの

ようにしてこのことを客観的に評価し，文書化するか？　なぜ，患者の左足は右より痩せているのか？
2. 検者は左膝関節の屈曲の他動関節可動域を評価し，10～70度であるとわかった。左膝関節の屈曲最終域感は組織伸張性であった。この最終域感は何か？　3つの正常最終域感のタイプは一般的に何か？　この患者の膝屈曲において，どの組織が組織伸張性の最終域感の原因となりうるか？
3. 膝屈曲他動関節可動域制限という情報により何の副運動を評価すべきか？　関節面の形状を参考にしてすべりの方向を決定するために凹凸の法則を適用せよ。検者は副運動の可動性が非常に少ないことをみいだした。この副運動にはどのグレードが該当するか？
4. 検者は左下肢のMMTを行った。MMTのグレードを決定するのに重要な3つの因子は何か？　MMT 3の判定基準は何か？
5. 観察，触診，自動関節可動域検査，他動関節可動域検査，副運動，筋の能力検査に加えて，この患者を検査するのに必要な検査手技はほかに何が重要か？

用語解説

副運動（関節の遊び） accessory motions（joint play）：隣接する関節面の間で起こる運動である。可動域の範囲内で骨が動くときに発生する。これらの運動は随意的に制御できるものではない。すべり（滑走），離開，圧迫，転がり，軸回旋などがある。

自動関節可動域 active range of motion（AROM）：介助なしで随意的な関節運動によって得られる関節運動の量。

急性期 acute stage：障害の発生後，最初の48時間から72時間まで。通常は充血をともなった組織の炎症が特徴である。

アプリヘンションテスト（不安感テスト） apprehension test：患者の関節に行う検査で，脱臼または亜脱臼になるような損傷を受けやすい位置にすること。患者が恐れるようなら検査は陽性である。

関節運動学 arthrokinematics：隣接する関節面において，可動域内で骨が運動する際に生じる運動を取り扱う。

ブレイクテスト（制止テスト） break test：徒手筋力テストか，ハンドヘルドダイナモメーターを使用するときに抵抗をかける方法の1つ。検者が徐々に過度の力を加えるまで患者は関節の位置を保持する。そして遠心性収縮が発生し始める。

関節包パターン capsular pattern：骨運動学的他動運動における特徴的な制限されたパターン。通常はある関節における1つの動きだけではなく多くの運動に関係する。関節内炎症または関節包の線維症を暗示する。

慢性期 chronic stage：症状が発生して3～6ヵ月に及ぶ期間。組織修復という身体の作用が起こることに特徴がある。

圧迫 compression：関節面の接近。

最終域感（エンドフィール） end-feel：関節可動域の最終，または副運動の最終で発生し，手応えとして検者が感じる組織の抵抗。

離開 distraction：関節面における直線的な分離。

ハンドヘルドダイナモメーター（携帯型筋力計） hand-held dynamometer：患者の身体部分と検者の手の間に設置する携帯型検査器具。力学的な力を測定する。

過可動性 hypermobility：過剰な関節運動。

低可動性 hypomobility：関節運動の制限。

等速性筋力測定装置（アイソキネティック・ダイナモメーター） isokinetic dynamometer：上下肢の運動速度を制御することができる検査・訓練装置。関節運動の間中，可変抵抗を与えながら速度を一定の割合で維持する。

関節モビライゼーション joint mobilization：関節運動学的運動を利用した，関節構造に特異的に用いられる他動的な治療技術。関節の遊び（joint play）と可動性を維持または増加させ，痛みを治療するために用いられる。

仕事（量）（リニアワーク） linear work：力×距離。

メイクテスト（自動抵抗検査） make test（active resistance test）：徒手筋力テストにおいて抵抗を加えるときの方法の1つ。患者は検者の抵抗に抗しながら弧運動を行う。ハンドヘルドダイナモメーターを使用するとき，この用語は検者の抵抗に対する最大等尺性収縮の能力にも使われている。

筋持久力 muscle endurance：長時間にわたり筋が何度も収縮する能力。

筋パフォーマンス muscle performance：筋が仕事をする能力（力×距離）。

筋仕事率 muscle power：単位時間あたりの筋の仕事量。

筋力 muscle strength：最大努力によって抵抗に打ち勝つときに筋が発揮する力。

関節包外パターン noncapsular pattern：骨運動学的他動運動における制限であり，関節包パターンと同じよう

な割合の制限を示さない。関節内の炎症または関節包の線維症以外の原因を示唆する。
骨運動学 osteokinematics：屈曲，伸展，外転，内転，回旋のように，関節軸を中心にした骨の角運動とその総量を取り扱う。
他動関節可動域 passive range of motion（PROM）：患者の助力なしに検者が関節を動かしたときの，有効な関節運動の量。
転がり roll：2つの面の間に起こる角運動，床の上で揺れるロッキングチェアの足に似ている。1つの面の新たな点が，別の面の新たな点に接するようになる。
転がりすべり roll-gliding：転がりと滑走の組み合わせ。2つの面の間では回転しながら，滑走する。
回転の仕事 rotational work：トルク×運動の円弧。
すべり（滑走） slide（glide）：ある面が別の面の上で滑走する直進（直線の）運動。1つの面の一定の点が，別の面の新しい点に接するようになる。
軸回旋 spin：静止した軸の周りでの面の回転。動いている面の一定の点は，面が動くにつれて円運動の弧を形づくる。
亜急性期 subacute stage：急性期と慢性期の間の期間。受傷から72時間後から始まり，数ヵ月にわたって続くと考えられている。
トルク torque：力×回転の軸から直角の距離。

付録

ケーススタディの指導問題解答例

ケース1

1. 筋骨格系の評価の目的は何か？

解答
- 機能障害の有無を決定すること。機能の基準を確立すること。
- 機能障害を引き起こしている特定の組織を確認し，診断を確定すること。
- 治療目標，治療帰結，治療介入を設定する補助とすること。
- 矯正用装具や補装具が機能的課題に対して必要かどうか決定すること。
- 治療効果を評価するために，情報を収集し，将来の所見と比較できる可能性があること。
- 患者の動機づけ。

2. 検者が面接で集める必要のある追加情報は何か？

解答 痛みの部位，痛みの性質―何が痛みを増減させるか，最近48時間中の痛みの性質，以前受けていたケア，特別な病歴，現病歴，投薬，作業上および余暇活動でのより詳細な情報。患者の治療目標，回復までの時間予測。

3. 制限となる関節包パターンは何か？ 患者の肩甲上腕関節には制限となる関節包パターンが存在するか？

解答 関節包パターンは骨運動学上の他動的な動きを制限する特徴的なパターンである。通常，ある関節における1つ以上の動きに関係する。肩甲上腕関節における関節包パターンは，最大のものが外旋の制限であり，外転は中程度の制限を示し，内旋はわずかな制限である。この患者は制限となる関節包パターンを有していない。

4. 検者は上腕二頭筋腱炎の存在を疑う。自動関節可動域と他動関節可動域の検査による所見はこの診断を支持するか？ 説明せよ。

解答 支持する。
肩関節の屈曲と外転の自動関節可動域は上腕二頭筋の随意収縮を必要とし，ひいては上腕二頭筋腱に張力を発生させ，痛みの原因となるだろう。肩関節伸展の自動関節可動域と他動関節可動域は上腕二頭筋腱の伸張をきたすので有痛性となり，制限される。

5. 収縮性組織を選択的に検査できるであろう理学的検査は，上腕二頭筋腱炎の診断を支持するか，もしくは否定する理学的検査として，どのような追加検査が必要か？ あなたの選択における理論的根拠を述べよ。

解答 等尺性抵抗検査を収縮性組織（筋，腱，腱の停止部）が関与するのか，非収縮性組織（関節面，包，靱帯）が関与するのかを区別するために用いるべきである。検者は肩屈曲と肘屈曲に対して，これらの関節を動かさないで抵抗を加えるべきである。

第5章 筋骨格系の評価

ケース2

1. 検者は観察事項として，患者の左大腿および下腿が右より痩せてみえることに気づく．検者はどのようにしてこのことを客観的に評価し，文書化するか？ なぜ，患者の左足は右より痩せているのか？

解答 患者の左右下腿の周径を測定すべきである．例えば，両膝上部30，20，10，0 cmや下部30，20，10，0 cmの部分で測定する．ギプスを巻いたまま12週間も固定されていたために，筋が萎縮を起こし，左下肢はおそらく右下肢より細い．

2. 検者は左膝関節の屈曲の他動関節可動域を評価し，10～70度であるとわかった．左膝関節の屈曲最終域感は組織伸張性であった．この最終域感は何か？ 3つの正常最終域感のタイプは一般的に何か？ この患者の膝屈曲において，どの組織が組織伸張性の最終域感の原因となりうるか？

解答 関節可動域または副運動の最終部分でさらに圧力をかけたとき，最終域感は検者が感じる組織抵抗である．正常な最終域感は3通りあり，それは筋性，組織伸張性，骨性である．組織伸張性の最終域感は，大腿四頭筋，膝蓋靱帯，膝前方の関節包，十字靱帯の緊張（短縮）によってもたらされる．

3. 膝屈曲他動関節可動域制限という情報により何の副運動を評価すべきか？ 関節面の形状を参考にしてすべりの方向を決定するために凹凸の法則を適用せよ．検者は副運動の可動性が非常に少ないことをみいだした．この副運動にはどのグレードが該当するか？

解答 脛骨の上部関節面は凹であり，膝関節の屈曲にともない後方にすべる（脛骨骨幹部と同じ方向である）．したがって，脛骨の後方へのすべりを評価すべきである．可動性が非常に少ない関節はグレード1となる．

4. 検者は左下肢のMMTを行った．MMTのグレードを決定するのに重要な3つの因子は何か？ MMT 3の判定基準は何か？

解答 3つの因子は，関節の回転運動，重力から受ける抵抗の量，検者の徒手によって与えられた抵抗の量である．MMT 3は，すべての角運動を可能な運動として行うことが必要である．また，重力に抗した肢位で行い，検者による徒手抵抗は負荷しない．

5. 観察，触診，自動関節可動域検査，他動関節可動域検査，副運動，筋の能力検査に加えて，この患者を検査するのに必要な検査手技はほかに何が重要か？

解答 歩行，機能的能力，感覚の評価が行われるべきである．

文献

1. Hertling, D, and Kessler, RM: Management of Common Musculoskeletal Disorders: Physical Therapy Principles and Methods, ed 3. Lippincott, Philadelphia, 1996.
2. Magee, DJ: Orthopedic Physical Assessment, ed 2. Saunders, Philadelphia, 1992.
3. Tomberlin, JP, and Saunders, HD: Evaluation, Treatment, and Prevention of Musculoskeletal Disorders, Vol 2, ed 3. Saunders Group, Minnesota, 1994.
4. Talley, N, and O'Connor, S: Clinical Examination: A Guide to Physical Diagnosis. Williams & Wilkins, Baltimore, 1988.
5. Paris, SV: The Spine. Course notes, Boston, MA, 1976.
6. Melzack, R: The McGill pain questionnaire: Major properties and scoring methods. Pain 1:277, 1975.
7. Boissonnault, WG: Examination in Physical Therapy Practice: Screening for Medical Disease. Churchill Livingstone, New York, 1991.
8. Dyrek, DA: Assessment and Treatment Planning Strategies for Musculoskeletal Deficits. In O'Sullivan, SB, and Schmitz, TJ (eds): Physical Rehabilitation: Assessment and Treatment, ed 3. FA Davis, Philadelphia, 1994.
9. Slemenda, CW, et al: Long-term bone loss in men: Effects of genetic and environmental factors. Ann Intern Med 117:286, 1992.
10. Hopper, JL, and Seeman, E: The bone density of female twins discordant for tobacco use. N Engl J Med 330:387, 1994.
11. Battie, MC, et al: Smoking and lumbar intervertebral disc degeneration: An MRI study of identical twins. Spine 16:1016, 1991.
12. Deyo, RA, and Bass, JE: Lifestyle and low-back pain: The influence of smoking and obesity. Spine 14:501, 1989.
13. Heliovaara, M, et al: Determinants of sciatica and low-back pain. Spine 16:608, 1991.
14. Boshuizen, JC, et al: Do smokers get more back pain? Spine 18:35, 1993.
15. Ekberg, K, et al: Case-control study of risk factors for disease in the neck and shoulder area. Occup Environ Med 51:262, 1994.
16. Brage, S, and Bjerkedal, T: Musculoskeletal pain and smoking in Norway. J Epidemiol Community Health 50:166, 1996.
17. Norkin, CC, and Levangie, PK: Joint Structure and Function: A Comprehensive Analysis, ed 2. FA Davis, Philadelphia, 1992.
18. Morrey, BF, et al: A biomechanical study of normal functional elbow motion. J Bone Joint Surg Am 63:872, 1981.
19. Safee-Rad, R, et al: Normal functional range of motion of upper limb joints during performance of three feeding activities. Arch Phys Med Rehabil 71:505, 1990.
20. Professional Staff Association, Rancho Los Amigos Medical Center: Observational Gait Analysis Handbook. Ranchos Los Amigos Medical Center, Downey, CA, 1989.
21. Livingston, LA, et al: Stairclimbing kinematics on stairs of differing dimensions. Arch Phys Med Rehabil 72:398, 1991.
22. Boone, DC, and Azen, SP: Normal range of motion of joints in male subjects. J Bone Joint Surg Am 61:756, 1979.

23. Wanatabe, H, et al: The range of joint motions of the extremities in healthy Japanese people: The difference according to age. Cited in Walker, JM: Musculoskeletal development: A review. Phys Ther 71:878, 1991.
24. Walker, JM, et al: Active mobility of the extremities in older subjects. Phys Ther 64:919, 1984.
25. Roach, KE, and Miles, TP: Normal hip and knee active range of motion: The relationship to age. Phys Ther 71:656, 1991.
26. Allander, E, et al: Normal range of joint movement in shoulder, hip, wrist and thumb with special reference to side: A comparison between two populations. Int J Epidemiol 3:253, 1974.
27. Beighton, P, et al: Articular mobility in an African population. Ann Rheum Dis 32:23, 1973.
28. Fairbank, JCT, et al: Quantitative measurements of joint mobility in adolescents. Ann Rheum Dis 43:288, 1984.
29. Rothstein, JM, et al: Goniometric reliability in a clinical setting: Elbow and knee measurements. Phys Ther 63:1611, 1983.
30. Ekstrand, J, et al: Lower extremity goniometric measurements: A study to determine their reliability. Arch Phys Med Rehabil 63:171, 1982.
31. Norkin, CC, and White, DJ: Measurement of Joint Motion: A Guide to Goniometry, ed 2. FA Davis, Philadelphia, 1995.
32. American Academy of Orthopaedic Surgeons: Joint Motion: A Method of Measuring and Recording. AAOS, Chicago, 1965.
33. American Medical Association: Guide to the Evaluation of Permanent Impairment, ed 3. AMA, Milwaukee, 1990.
34. Hoppenfeld, S: Physical Examination of the Spine and Extremities. Appleton-Century-Crofts, New York, 1976.
35. Kapandji, IA: Physiology of the Joints, vols 1 and 2, ed 2. Churchill Livingstone, London, 1970.
36. Cyriax, JH, and Cyriax, PJ: Illustrated Manual of Orthopaedic Medicine. Butterworths, London, 1983.
37. Low, JL: The reliability of joint measurement. Physiotherapy 62:227, 1976.
38. Watkins, MA, et al: Reliability of goniometric measurements and visual estimates of knee range of motion obtained in a clinical setting. Phys Ther 71:90, 1991.
39. Clarkson, HM, and Gilewich, GB: Musculoskeletal Assessment: Joint Range of Motion and Manual Muscle Strength. Williams & Wilkins, Baltimore, 1989.
40. Boone, DC, et al: Reliability of goniometric measurements. Phys Ther 58:1355, 1978.
41. Pandya, S, et al: Reliability of goniometric measurements in patients with Duchenne muscular dystrophy. Phys Ther 65:1339, 1985.
42. Tucci, SM, et al: Cervical motion assessment: A new, simple and accurate method. Arch Phys Med Rehabil 67:225, 1986.
43. Youdas, JW, et al: Reliability of measurements of cervical spine range of motion: Comparison of three methods. Phys Ther 71:2, 1991.
44. Fitzgerald, GK, et al: Objective assessment with establishment of normal values for lumbar spine range of motion. Phys Ther 63:1776, 1983.
45. Gajdosik, RL, and Bohannon, RW: Clinical measurement of range of motion: Review of goniometry emphasizing reliability and validity. Phys Ther 67:1867, 1987.
46. Kaltenborn, FM: Mobilization of the Extremity Joints: Examination and Basic Treatment Techniques, ed 3. Olaf Norlis Bokhandel, Oslo, 1980.
47. Paris, S: Extremity Dysfunction and Mobilization. Institute Press, Atlanta, 1980.
48. Riddle, DL: Measurement of accessory motion: critical issues and related concepts. Phys Ther 72:865, 1992.
49. Hayes, KW, et al: An examination of Cyriax's passive motion tests with patients having osteoarthritis of the knee. Phys Ther 74:697, 1994.
50. MacConaill, MA, and Basmajian, JV: Muscles and Movement: A Basis for Human Kinesiology, ed 2. Robert E Krieger, New York, 1977.
51. Kisner, C, and Colby, LA: Therapeutic Exercise: Foundations and Techniques, ed 3. FA Davis, Philadelphia, 1996.
52. Edmond SL: Manipulations and Mobilization: Extremity and Spinal Techniques. CV Mosby, St. Louis, 1993.
53. Guide to physical therapy practice. Phys Ther 77:1177, 1997.
54. Franklin, ME, et al: Assessment of exercise-induced minor muscle lesions: The accuracy of Cyriax's diagnosis by selective tension paradigm. J Orthop Sports Phys Ther 24:122, 1996.
55. Wright W: Muscle training in the treatment of infantile paralysis. Boston Med Surg J 167:567, 1912.
56. Lovett, R: Treatment of Infantile Paralysis. Blakiston's Son & Co., Philadelphia, 1917.
57. Lowman, CL: Muscle strength testing. The Physical Therapy Review 20:69–71, 1940.
58. Stewart, HS: Physiotherapy: Therapy and Clinical Application. Paul B. Hoeber, New York, 1925.
59. Legg, AT, and Merrill, J: Physical Therapy in Infantile Paralysis. In Mock (ed): Principles and Practice of Physical Therapy, Vol 2. WF Prior, Hagerstown, MD, 1932.
60. Hislop, HJ, and Montgomery, J: Daniels and Worthingham's Muscle Testing: Techniques of Manual Examination, ed 6. Saunders, Philadelphia, 1995.
61. Kendall, FP, et al: Muscles Testing and Function, ed 4. Williams and Wilkins, Baltimore, MD, 1993.
62. Sharrard, WJW: Muscle recovery in poliomyelitis. J Bone Joint Surg Br 37:63, 1955.
63. Beasley, WC: Quantitative muscle testing: Principles and application to research and clinical services. Arch Phys Med Rehabil 42:398, 1961.
64. Frese, E, et al: Clinical reliability of manual muscle testing: Middle trapezius and gluteus medius muscles. Phys Ther 67:1072, 1987.
65. Silver, M, et al: Further standardization of manual muscle test for clinical study: Applied in chronic renal disease. Phys Ther 50:1456, 1970.
66. Iddings, DM, et al: Muscle testing: Part 2. Reliability in clinical use. The Physical Therapy Review 41:249, 1961.
67. Lilienfeld, AM, et al: A study of the reproducibility of muscle testing and certain other aspects of muscle scoring. Physical Therapy Reviews 34:279, 1954.
68. Hines, TF: Manual Muscle Examination. In Licht, S, and Johnson, EW (eds): Therapeutic Exercise, ed 2. Waverly Press, Baltimore, MD, 1965.
69. Smidt, GL, and Rodger, MW: Factors contributing to the regulation and clinical assessment of muscular strength. Phys Ther 62:1283, 1982.
70. Mulroy, SJ, et al: The ability of male and female clinicians to effectively test knee extension strength using manual muscle testing. J Orthop Sport Phys Ther 26:192, 1997.
71. Andrews, AW: Normative values for isometric muscle force measurements obtained with hand-held dynamometers. Phys Ther 76:248, 1996.
72. Bohannon, RW: Upper extremity strength and strength relationships among young women. J Orthop Sport Phys Ther 8:128, 1986.
73. Backman, E, et al: Isometric muscle force and anthropometric values in normal children aged between 3.5 and 15 years. Scand J Rehabil Med 21:105, 1985.
74. Van der Ploeg, RJO, et al: Hand-held myometry: Reference values. J Neurol Neurosurg Psychiatry 54:244, 1991.
75. Agre, JC, et al: Strength testing with a portable dynamometer: Reliability for upper and lower extremities. Arch Phys Med Rehabil 68:454, 1987.
76. Reinking, MF, et al: Assessment of quadriceps muscle performance by hand-held, isometric, and isokinetic dynamometry in patients with knee dysfunction. J Orthop Sport Phys Ther 24:154, 1996.
77. Bohannon, RW: Test-retest reliability of hand-held dynamometry during a single session of strength assessment. Phys Ther 6:206, 1986.
78. Bohannon, RW, and Andrews, AW: Interrater reliability of hand-held dynamometry. Phys Ther 67:931, 1987.
79. Riddle, DL, et al: Intrasession and intersession reliability of hand-held dynamometer measurements taken on brain-damaged patients. Phys Ther 69:182, 1989.
80. Moreland, J, et al: Interrater reliability of six tests of trunk muscle function and endurance. J Orthop Sport Phys Ther 26:200, 1997.
81. Isolated Joint Testing and Exercise: A Handbook for Using the Cybex II and U.B.X.T. Cybex, Ronkonkoma, NY, 1981.
82. Keating, JL, and Matyas, TA: Method-related variations in estimates of gravity correction values using electromechanical dynamometry: A knee extension study. J Orthop Sports Phys Ther 24:142, 1996.
83. Rothstein, JM, et al: Clinical uses of isokinetic measurements: Critical issues. Phys Ther 67:1840, 1987.
84. Winter, DA, et al: Errors in the use of isokinetic dynamometers. Eur J Appl Physiol 46:397, 1981.
85. Lin, PC, et al: Detection of submaximal effort in isometric and isokinetic knee extension tests. J Orthop Sports Phys Ther 24:19, 1996.

86. Bohannon, RW: Differentiation of maximal from submaximal static elbow flexor efforts by measurement variability. Am J Phys Med Rehabil 66:213, 1987.
87. Kishino, ND, et al: Quantification of lumbar function. Spine 10:921, 1985.
88. Robinson, ME, et al: Variability of isometric and isotonic leg exercise: Utility for detection of submaximal efforts. Journal of Occupational Rehabilitation 4:163, 1994.
89. Murray, MP, et al: Maximum isometric knee flexor and extensor contractions: Normal patterns of torque versus time. Phys Ther 57:637, 1977.
90. Hazard, RG, et al: Lifting capacity: Indices of subject effort. Spine 17:1065, 1992.
91. Johnson, J, and Siegel, D: Reliability of an isokinetic movement of the knee extensors. Research Quarterly 49:88, 1978.
92. Keating, JL, and Matyas, TA: The influence of subject and test design on dynamometric measurements of extremity muscles. Phys Ther 76:866, 1996.
93. Davies, GJ, et al: Assessment of strength. In Malone, TR, et al (eds): Orthopedic and Sports Physical Therapy, ed 3. Mosby, St. Louis, 1997.
94. Mawdsley, RH, and Knapik, JJ: Comparison of isokinetic measurements with test repetitions. Phys Ther 62:169, 1982.
95. Farrel, M, and Richards, J: Analysis of the reliability and validity of the isokinetic communicator exercise device. Med Sci Sports Exerc 18:44, 1986.
96. Thorstensson, A, et al: Force-velocity relations and fiber composition in human knee extensor muscles. J Appl Physiol 40:12, 1976.
97. Tredinnick, TJ, and Duncan, PW: Reliability of measurements of concentric and eccentric isokinetic loading. Phys Ther 68:656, 1988.
98. Molnar, GE, et al: Reliability of quantitative strength measurements in children. Arch Phys Med Rehabil 60:218, 1979.
99. Kramer, JF, and Ng, LR: Static and dynamic strength of the shoulder rotators in healthy, 45 to 75 year-old men and women. J Orthop Sports Phys Ther 24:11, 1996.
100. Cahalan, TD, et al: Quantitative measurements of hip strength in different age groups. Clin Orthop 246:136, 1989.
101. Falkel, J: Plantar-flexor strength testing using the Cybex isokinetic dynamometer. Phys Ther 58:847, 1978.
102. Highenboten, CL, et al: Concentric and eccentric torque comparisons for knee extension and flexion in young adult males and females using the kinetic communicator. Am J Sports Med 16:234, 1988.
103. Smith, SS, et al: Quantification of lumbar function, part I: Isometric and multispeed isokinetic trunk strength measures in sagittal and axial planes in normal subjects. Spine 10:757, 1985.
104. Goslin, B, and Charteris, J: Isokinetic dynamometry: Normative data for clinical use in lower extremity (knee) cases. Scand J Rehabil Med 11:105, 1979.
105. Watkins, M, and Harris, B: Evaluation of isokinetic muscle performance. Clin Sports Med 2:37, 1983.
106. Weltman, A, et al: Measurement of isokinetic strength in prepubertal males. J Orthop Sports Phys Ther 9:345, 1988.
107. Murray, MP, et al: Strength of isometric and isokinetic contractions: Knee muscles of men aged 20 to 86. Phys Ther 60:412, 1980.
108. Holmes, JR, and Alkerink, GJ: Isokinetic strength characteristics of the quadriceps femoris and hamstring muscles in high school students. Phys Ther 64:914, 1984.
109. Grace, TG, et al: Isokinetic muscle imbalance and knee-joint injuries. J Bone Joint Surg Am 66:734, 1984.
110. Hageman, PR, et al: Effects of speed and limb dominance on eccentric and concentric isokinetic testing of the knee. J Orthop Sports Phys Ther 10:59, 1988.
111. Lucca, JA, and Kline, KK: Effects of upper and lower limb preference on torque production in the knee flexors and extensors. J Orthop Sports Phys Ther 11:202, 1989.
112. Hinton, RY: Isokinetic evaluation of shoulder rotational strength in high-school baseball pitchers. Am J Sports Med 16:274, 1988.
113. Perrin, DH, et al: Bilateral isokinetic peak torque, torque acceleration energy, power, and work relationships in athletes and nonathletes. J Orthop Sports Phy Ther 9:184, 1987.
114. Mira, AJ, et al: A critical analysis of quadriceps function after femoral shaft fracture in adults. J Bone Joint Surg Am 62:61, 1980.
115. LoPresti, C, et al: Quadriceps insufficiency following repair of the anterior cruciate ligament. J Orthop Sports Phys Ther 9:245, 1988.
116. Caillet, R: Soft Tissue Pain and Disability. FA Davis, Philadelphia, 1977.
117. Paulos, LE: Knee and leg: Soft-tissue trauma. In American Academy of Orthopedic Surgeons: Orthopedic Knowledge Update 2, 1987.

参考文献

Casanov, JS (ed): Clinical Assessment Recommendations, ed 2. American Society of Hand Therapists, Chicago, 1992.
Clark, RC, and Bonfiglio, M (eds): Orthopaedics: Essentials of Diagnosis and Treatment. Churchill Livingstone, New York, 1994.
Cookson, JC, and Kent, BE: Orthopedic manual therapy: An overview. Part I. Phys Ther 59:136, 1979.
Corrigan, B, and Maitland, GD: Practical Orthopaedic Medicine. Butterworths, Boston, 1983.
Cyriax J: Textbook of Orthopaedic Medicine: Diagnosis of Soft Tissue Lesions, ed 8. Bailliere Tindall, London, 1982.
Goodman, CC, and Snyder, TEK: Differential Diagnosis in Physical Therapy. Saunders, Philadelphia, 1995.
Hartley, A: Practical Joint Assessment: Upper Quadrant, ed 2. Mosby, St. Louis, 1995.
Hartley, A: Practical Joint Assessment: Lower Quadrant, ed 2. Mosby, St. Louis, 1995.
Kelley, MJ, and Clark, WA: Orthopedic Therapy of the Shoulder. Lippincott, Philadelphia, 1995.
Lehmkuhl, LD, and Smith, LK: Brunstrom's Clinical Kinesiology, ed 4. FA Davis, Philadelphia, 1983.
Malone, TR, et al (eds): Orthopedic and Sports Physical Therapy, ed 3. Mosby, St. Louis, 1997.
Minor, MAD, and Minor, SD: Patient Evaluation Methods for the Health Professional. Reston Publishing Co., Reston, VA, 1985.
Moffroid, M: Principles of isokinetic instrumentation. In O'Sullivan, S (ed): Topics in Physical Therapy. American Physical Therapy Association, Alexandria, VA, 1990.
Palmer, ML, and Epler, M: Clinical Assessment Procedures in Physical Therapy. Lippincott, Philadelphia, 1990.
Richardson, JK, and Iglarsh, ZA: Clinical Orthopaedic Physical Therapy. Saunders, Philadelphia, 1994.
Rothstein, JM (ed): Measurement in Physical Therapy. Churchill Livingstone, New York, 1985.
Salter, RB: Textbook of Disorders and Injuries of the Musculoskeletal System, ed 3. Williams & Wilkins, Baltimore, 1999.
Soderberg, GL: Kinesiology: Application to Pathological Motion. Williams & Wilkins, Baltimore, 1986.
Starkey, C, and Ryan, J: Evaluation of Orthopedic and Athletic Injuries. FA Davis, Philadelphia, 1996.
Tan, JC: Practical Manual of Physical Medicine and Rehabilitation. Mosby, St. Louis, 1998.
Tubiana, R, et al: Examination of the Hand and Wrist. Mosby, St. Louis, 1996.
Wadsworth, CT: Manual Examination and Treatment of the Spine and Extremities. Williams & Wilkins, Baltimore, 1988.
Wells, PE, et al (eds): Pain Management in Physical Therapy. Appleton & Lange, Norwalk, CT, 1988.

6 感覚の評価

Thomas J. Schmitz

概　要

- 感覚統合
- 臨床的重要性
  診断の分類
  年齢による感覚の変化
- 得られた結果による分類とその利用
- 意識，注意，見当識，認知
- 記憶，聴覚，視覚
- 感覚系の分類
  感覚受容器
  脊髄路
  受容器の構造と機能
- 感覚検査の方法
  検査環境の準備
  検査の方法と所見の記載
  感覚検査の信頼性
- 体性感覚系
- 脳神経の検査
- 治療を進めるうえでの感覚統合

学習目標

1. 感覚検査を行う目的を理解する。
2. 予備的な精神状態のスクリーニング検査と感覚統合の検査との関係を理解する。
3. 感覚の受容に関係する，受容器の種類とその機能について説明する。
4. 感覚を伝える脊髄路について理解する。
5. 感覚検査の一般的なガイドラインについて理解する。
6. それぞれの感覚を検査する方法について，説明する。
7. ケーススタディの例を用いて，感覚評価データの利用に臨床的意思決定のスキルを応用する。

感覚統合

　感覚統合は，感覚情報を一体化し，利用する能力である。感覚検査は，患者の感覚統合を調べることであり，言い換えると，患者が，受け取った感覚刺激情報を解釈し，識別することができるか否かを確認することである。感覚検査は，「正常な人であれば，体内や環境からの感覚情報を得て，中枢神経系がそれらの情報を解析し，統合して，行動するための計画や実行に役立てるはずである」という前提に基づいている。この前提は，**理論的概念**（実際には観察することができない事象を示す概念）と呼ぶのがより適切である。われわれは，感覚情報の統合や運動計画の過程が中枢神経系でどのように処理されているかを，直接に観察することはできない。しかし，中枢神経の機能や運動行動についての最近の知見は，こういった観察できない事象が実際に起こっている，という証拠を提示している。われわれは，運動機能の障害を観察することができる。しかし，その障害が，真に感覚統合システムの障害の結果生じたのかということは，推測するのみである[1]。

　The guide to physical therapist practice[2]のなかで述べられている感覚統合の領域は，次の4つを含む。す

なわち，末梢性感覚情報処理（触覚に対する感受性など），皮質性感覚情報処理（二点識別覚，鋭/鈍識別など），安静時における関節の感覚や関節位置覚を含む**固有感覚**，**運動感覚**（筋や関節の運動状態を認識する）である（注意：知覚は感覚統合[2]の定義のなかに含まれている。これについては第 29 章で詳しく述べる）。

臨床的重要性

診断の分類

　患者は，感覚障害によって身体機能の制限をかなり受ける。感覚障害は，神経系に影響を与えるあらゆる病気や外傷に合併する可能性がある。このような障害は，感覚系のあらゆるレベル，受容器や末梢神経，脊髄の神経核，感覚伝導路，脳幹，視床，感覚皮質での機能異常によって起こりうる[3]。感覚障害の病変レベルが一般的に明らかな診断分類の例としては，次のようなものがあげられる。すなわち，末梢神経，神経根や脊髄の外傷や病気，やけど，脳血管障害，頭部外傷，血管炎，多発性硬化症，骨折，関節炎である。これはすべての疾患を含んでいるわけではないが，感覚障害をきたす診断名が広範囲に及ぶことを表している。それぞれの診断名ではいくつか特徴的な感覚障害をともなうことから，感覚検査を行うにあたり，全体的な技術的知識も重要と考えられる。感覚統合の検査を行う臨床的適応については The guide to physical therapist practice[2] にも引用されている。次にあげる障害または機能異常の項目のうち 1 つ以上存在する場合，感覚統合の検査，計測を行うのが適切である。

- 浮腫，リンパ水腫，または滲出液
- 歩行障害，運動障害，バランス障害
- 関節の形状や可動性の障害
- 運動機能の障害（運動調節機能，運動学習能力）
- 筋力低下（強さ，最大パワー，持久力）
- 運動発達の障害と感覚統合の障害
- 反射の異常
- 姿勢の異常
- 換気，呼吸（ガス交換）の異常と循環異常
- 疼痛

▼ 感覚異常のパターン

　実際の感覚異常のパターンにはさまざまな種類がある。末梢神経の損傷は，その神経の分布に並行した，また，その支配神経の皮膚分節に一致した感覚障害を引き起こす。感覚と運動の両方が障害される症状は，神経根障害のときに起こる。末梢神経炎では，感覚消失がしばしば早期に現れる症状で，「手袋靴下型」の分布を示す。中枢神経系病変も重大な感覚障害を生じるが，その特徴は，頭，体幹，上下肢などにびまん性の分布を示すことである。完全に知覚を失った四肢では，傷害を受ける危険性が非常に高くなるのと同様に，感覚障害が原因のために重大な運動機能障害をきたす場合（感覚性失調症）や，巧緻運動の協調性が障害される場合，また運動学習が損なわれる場合がある。

年齢による感覚の変化

　感覚機能は，健常者でも年齢とともに変化する。感覚の多くが，年齢が進むにつれて鋭敏でなくなることは，加齢の特徴的な所見である[4]。感覚が加齢により低下することを説明できる形態的変化については，まだはっきりとはわかっていない。しかし，いくつかの神経学的変化は同定されていて，感覚の加齢変化をある程度説明することができる。

　生涯を通じて，ニューロンは加齢とともにその数が減少し，その結果として脳の平均重量も低下する。脳に生じるほかの変化として，ニューロンの変性とグリオーシスによる置換，ニューロン内の脂肪沈着，髄鞘の消失，神経原線維の増加（網目状の神経細糸のかたまり），細胞内のプラークが知られている[5,6]。また，加齢の進んだ脳では，神経樹状突起が減少する[6,8]のと同様に，ドパミンやノルアドレナリンの合成酵素[7]も減少する。

　いくつかの報告では，加齢によって感覚神経の伝導速度が漸減するといわれており，その原因は，感覚神経の軸索数が減少するためであると結論されている[9,10]。一方，加齢によって神経伝導速度は低下しないという報告もある[11]。マイスナー小体の数の減少も報告されている[12]。マイスナー小体は触覚認知に関係しており，体表面の無毛部に限局して存在している。これが，加齢によって減少し，かつ分布が不均一になり，大きさや形にもばらつきが生じてくると報告されている[13]。さらに，振動覚など組織の速い動きに反応するパチニ小体についても，加齢による形態変化と密度の減少が報告されている[14]。しかし，同じく触覚に関与するメルケル触覚盤については，加齢による大きな変化はないようである[14]。

　加齢が進むと，脊髄の有髄線維の変性[15]や，末梢神経におけるランビエ絞輪間距離の短縮が起こってくることも知られている[16,17]。ランビエ絞輪間距離の短縮は，一部の研究者が明らかにした跳躍伝導の遅延に関係している可能性がある[5,9]。ほかの末梢神経系の変化として，脳神経と脊髄神経根での神経の線維の減少があげられる。これについては，大径の線維が選択的に減少

するようであり，坐骨神経，前脛骨神経，腓腹神経で報告されている。しかし，より浅層にある表在神経では，線維の減少は報告されていない[18,19]。

感覚統合の加齢変化について明らかにされていることは，触覚[20]と振動覚[21]に対する反応の変化，二点識別能の低下[22]，運動感覚の低下[23]，痛覚認知のわずかな変化[24]である。これらの変化に，加齢にともなう視力低下や聴力低下がしばしば一緒に現れるために，感覚の統合を代償することができなくなる。さらに，ある種の投薬は感覚入力に障害を与える可能性がある[4]。これらの感覚障害が組み合わされることにより，高齢者ではさまざまな機能障害，すなわち姿勢の不安定さや，過剰な体の揺れ，開脚歩行，巧緻運動の協調性低下，手に持った物を落としやすい，空間における体の位置を認識する能力の低下などが起こってくる[25]。

得られた結果による分類とその利用

感覚情報入力と運動出力の間の密接な関係を知ることで，感覚統合についての知識が得られる。その知識により，診断と予後を確定でき，また治療計画を立てるうえでの臨床的判断につながる。運動学習機能は感覚情報とそのフィードバックに大きく依存しているので，感覚障害があると新たな運動スキルの獲得が障害される。例えば，どこに自分の腕があるのかわからない人では，ある課題を遂行するために適切な運動を行うことができない。感覚検査で得られた結果から，セラピストは運動遂行ができない原因を特定することができる（例えば，感覚性失調症）。感覚の検査結果は，機能が限定されている理由の一部を明らかにするほかに，適切な治療方法を選択すること，患者に起こりうる危険に対して注意を促すことにも役立つであろう（感覚が脱失した上下肢では外傷の危険率が高い）。

感覚検査は，理学療法の評価過程のなかで典型的な構成要素である[2]。感覚障害は運動機能に影響を与えるので，まず感覚検査を終えてから，能動的な運動機能の要素を含む検査（徒手筋力テスト，能動的関節可動域，機能的評価など）に進むべきである。また感覚の検査は，治療計画の有効性を確認するために，間隔をおいて再検査することも大切である。感覚系の検査の目的は，感覚処理過程に異常がないことを確認することである。異常があった場合には，病変があることを示している。感覚検査から得られるデータには次の項目が含まれる[2]。

- 皮質レベルの認知の正確さ（物体を触って認識する能力，皮膚に描いた形を認識する能力，触った場所を認識する能力など）
- 関節位置覚
- 四肢の動きを認識する能力
- 表在感覚

他の検査・測定で得られた所見と総合して，感覚検査の結果は，下記の項目の臨床的判断を下すために用いられる。

(1) 診断と予後を決定する。
(2) 予想される目標と望ましい帰結を決定する。
(3) 直接的な介入方法を選択し，実際に適用し，あるいは修正する。

意識，注意，見当識，認知

感覚検査の結果がどれだけ正確であるかは，皮膚への多くの刺激に対して，患者がどれだけ反応できるかにかかっている。いくつかの簡単な予備的な検査を用いることにより，一連の感覚検査の内容に患者が集中できるか，また反応できるか，その能力を十分に知ることができる。このような予備検査には，意識レベル，注意の持続性，見当識，認知機能がある[26,30]。

まず必要な第1のステップは，検査プロトコルに参加する患者の意識レベルを確認することである。**意識**は，人が活動するための生理学的基盤である[2]。その評価は，患者の意識レベルを記述するために，伝統的に受け入れられてきたキーワードや定義を用いて行われる。このような用語としては，清明，傾眠，強い傾眠，昏迷，昏睡がある。これらの単語は，人の活動における連続した生理学的状態を示すものであり，次のように定義される[26]。

1. 清明：患者は，目覚めていて，刺激の正常のレベルに対して集中できる。検者との関係は正常かつ適切である。
2. 傾眠：患者は眠りがちであり，なんらかの刺激がないとすぐに眠りに落ちてしまう。検者との関係は脱線しがちであり，患者は質問や課題に対して，意識を集中したり，注意を持続させたりすることができない。
3. 強い傾眠：患者はうとうとした状態であり，覚醒しているのが難しい。覚醒しているときでも，しばしば混乱している。覚醒状態を維持するには，繰り返しの刺激が必要である。検者と対話することはきわめて困難である。
4. 昏迷：患者は，強い，不快な（痛み）刺激にしか反応しない。刺激がなくなると，すぐ意識のない状態に戻る。覚醒しているときでも，検者とはまったくコミュニケーションをとることはできない。
5. 昏睡：いかなる刺激を与えても覚醒しない。反射的

な運動反応が，みられることも，みられないこともある。

患者の意識が清明なときに，感覚系についての信頼できる情報を得ることができる。その信頼性は，傾眠状態の患者で比例的に低下し，強い傾眠，昏迷，または昏睡状態の患者では信頼性はなくなる。

注意は，自分を取り巻く環境を認識している状態，あるいは1つの刺激や課題に対して，他の刺激によって攪乱されることなく的確に反応できる状態をいう[2,26,28]。注意は，だんだん難しくなる質問を，繰り返し行うことによって評価することができる。これらの繰り返し課題は，2つか3つの項目から開始し，徐々に項目数を増やしていく。例えば，患者に一連の数字や文字，言葉（単語）を繰り返させる。注意を評価するもう1つの方法としては，単語のつづりを逆からいわせる（例：book, fork, bottle, garden）方法もある。この場合，しだいに長い単語にしていくと，課題の難しさは増していく。高い注意力が持続する人では，これらの課題もこなすことができる。一方，注意力の障害があると，文字の順序を間違えてしまう[26]。

見当識は，患者の時間，人，場所に対する認識である。カルテには，この見当識検査の結果はしばしば，「oriented×3」と省略形で記載される。これは，3つの指標，つまり時間，人，場所を示している。もし患者が1つ，または2つの指標について間違えた場合には，「oriented×2（時間）」，「oriented×1（時間，場所）」のように記載する。つまり，部分的な見当識障害があった場合，（　）のなかに障害のあった領域を入れて記載する。Box 6-1に見当識を調べるときの質問事項の例について記載した[26,27,28]。

認知は，知識を得る過程と定義され，理解することと判断することを含む[2]。Nolanは，認知機能検査には3つの分野の検査を独立して行う必要があると述べている[26]。すなわち，①知識の蓄積量，②計算能力，③ことわざの解釈，である。**知識の蓄積量**は，個人の生活における学習事項，体験の総和と定義される。これには個々の患者において，非常に大きなばらつきがある。病前の個人の知識量について，詳細な情報を得るのはしばしば難しい。しかし，一般的なカテゴリーの情報を数多く利用することによって，知識の蓄積に関する認知機能を評価することは可能である。いくつかの例をあげる[26]。

- ケネディ大統領が撃たれた後，誰が大統領になりましたか？
- 米国の現在の副大統領は誰ですか？
- 1ガロンと1リットルでは，どちらが多いですか？
- ピラミッドはどこの国にありますか？
- 食べ物をもっと甘くするためには，何を加えればよいですか？
- ボストン市はどこの州にありますか？
- スペースシャトルはどこから離陸しますか？
- 水と塩は，どんな元素からできていますか？
- ゼネラルモーターズ社の車の名前をあげてください。
- チャールズ・ディケンズはどんな人ですか？

計算能力は，基本的な数学能力を評価するものである[26,28]。これには，2つの関連用語，**失計算**（計算することができない）と**計算障害**（計算を完結させることが困難である）とがある[26]。この検査は，口頭で，あるいは筆記で行われる。数学の問題を患者に出して，一連の計算を暗算で行うように命じる。問題は，簡単なものから始めて，だんだん難しいものにしていく。足し算，引き算は，一般に掛け算や割り算より容易である。もう1つの方法は，数学の問題用紙を患者に与えて，空欄の答えを埋めてもらうことである（例：$4+4=$___, $10+2=$___, $46-8=$___, $13-7=$___, $4\times3=$___, $6\times6=$___, など）。

Box 6-1　見当識を評価するための設問例

患者には一連の簡単な質問をする。患者が誰・何者であるのか，患者が今いる施設（病院・クリニックの名前）を含む場所に関すること，現在のこと，および時間経過などに関する患者の認識を評価するために，以下の質問は設定されている。

人に関する項目
- あなたの名前は？
- 何人兄弟ですか？
- 何歳ですか？
- いつ生まれましたか？

場所に関する項目
- あなたが今いるところはどこかわかりますか？
- ここは，どんな場所ですか？
- 私たちが今いるところは，何という県（都道府県）で，何という市か，わかりますか？
- あなたは，何という市または町に住んでいますか？
- あなたの住所は？

時間に関する項目
- 今日は何日ですか？
- 今日は何曜日ですか？
- 今は何時ですか？
- 今は午前中ですか？　午後ですか？
- 今の季節はいつですか？
- 今年は何年ですか？
- あなたは，どのくらいの間ここにいますか？

Nolan[26], p26.より

ことわざの**解釈**検査は，文章の直接的な意味を越えてその表現を解釈することができるか，すなわちことわざが暗示する意味を理解できるか，患者の能力を調べるものである．ことわざの理解は，非常に高度な認知機能である．検査では，ことわざの意味を患者自身の言葉で表現してもらうようにする．いくつか例をあげる[26,28]．

- となりの芝生は青くみえる．
- 転がる石には苔が生えない．
- 今日の一針は明日の十針．
- 早起きは三文の徳．
- 犬も歩けば棒に当たる．
- 鳴く猫は鼠を捕らぬ．
- 苦は楽の種．

記憶，聴覚，視覚

患者の記憶と聴覚機能，視覚の状態によって，感覚検査に患者がどれだけ反応できるかが決まる．

記憶：長期記憶と短期記憶を，両方調べる必要がある．短期間の記憶が障害されると，患者がすぐ前の質問を忘れてしまったり，傾向がつかめなかったりするため，感覚に関する情報を集めるのがきわめて困難になる．長期記憶（遠隔記憶）は，生年月日，生まれた場所，兄弟の数，結婚した日付，卒業した学校，歴史的事実などを聞くことによって，調べることができる．短期記憶は，いくつかの言葉，数を患者に口頭で与え，思い出してもらうことによって調べることができる．例えば，「車，本，コップ」といった組み合わせの言葉，7けたの数字や短い文章を使って，短期記憶を評価する．課題を理解しているかを確認するため，直ちに患者に復唱してもらう．記憶に問題がない人であれば，5分後でも，すべて復唱することができ，30分後でも，少なくとも2つの項目は思い出すことができる[26]．

聴覚：会話に対する患者の反応を観察することで，聴力はおおまかに評価できる．患者が答えるときの声量や声のトーンが，どれくらい変化するかを記載しておくことが重要である．

視覚：壁かけのスネレン視力表や，ベッドサイドでは，視力カードを使用することによって，おおまかな視力を評価できる．もし，患者が，めがねあるいはコンタクトレンズを使用している場合には，それを着用したままで検査すべきである．一般的には，スネレン視力表（標準視力表）から約6 m（20 フィート）離れて，視力検査をする．そして，正常視力の人が20フィート離れて読めるサイズの文字（E）を楽に読めたら20/20，健常者が200フィート離れて読める文字がやっと読めたら20/200と表す．こうして，例えば20/20の視力良好から，20/200の弱い視力まで，連続的に評価できる[28]．

視野を調べるには，患者を座らせて，検者は患者の正面に座り，腕を伸ばす．次に人差し指を伸ばし，その指を患者の顔の中心にゆっくりと近づけていく．患者には，近づいてくる検者の指が最初に見えたら，教えるように指示しておく．右側と左側の視野の違いに注意して検査を行う．奥行覚を簡単に知るためには，2本の指あるいは2本の鉛筆の奥行きを変えて患者の正面に示すことによって検査する．患者には，どちらが手前に見えるかを答えさせる．

感覚系の検査では，刺激に対して口頭で答えることが必須なので，意識，注意，見当識，認知機能，短期記憶に障害のある患者では，正確に検査することができない．一方，視覚，聴覚，発語に障害がある場合には検査内容を説明して，刺激に対する反応の方法を工夫することで感覚系の検査を正確に行うことができる（例えば，二点識別検査のときには，1点に感じたか2点に感じたかを，刺激の接触があった場所に指1本または2本で指し示してもらう，関節位置覚や運動感覚を調べる検査では，患者に対側の上下肢をまねるように動かして合図してもらう，立体認知の検査では，同じグループに属するものを取り出してもらう，など）．

感覚系の分類

感覚系の分類には，いくつかの異なる方法が提唱されている．最も一般的なものは，感覚受容器の種類（または存在する場所）と，情報を中継して高次中枢に伝える脊髄路とによる分類である．

感覚受容器

感覚受容器は，①表在感覚，②深部感覚，③複合（皮質性）感覚を仲介する3つに分けられる[28]．

1. **表在感覚：外受容器**は，表在感覚に反応する[29]．これは，外界からの刺激を，皮膚や皮下組織を介して受け取る．外受容器は，痛み，温度，軽い接触，圧に反応する[28~30]．
2. **深部感覚：固有受容器**は，深部感覚に関与している．これは，筋肉，腱，関節，靭帯，筋膜[27]からの刺激を受容する．そして，関節位置覚や，静止時の関節感覚[2]，**運動感覚**や振動覚に関与している[31]．
3. **皮質性複合感覚**：表在感覚と深部感覚の2つが統合されて，第3のカテゴリーである，皮質性複合感覚が生じる．この感覚には，外受容器と固有受容器か

ら情報が得られるとともに，感覚連合野が正常に機能する必要がある．皮質性複合感覚は，立体認知覚，二点識別覚，重量認知，皮膚書字覚，触覚定位感覚，手触り認知，同時刺激の認知に関与する[3,31,32]．

脊髄路

感覚は，それをより高次の中枢に伝えるシステムによっても分類されている．感覚は，前・外側脊髄視床路，あるいは後索-内側毛帯路によって中継される[27~32]．

▼ 前・外側脊髄視床路

この経路は，自己防衛反応や，自然界の有害な刺激に対しての反応を伝える．これは，直径が小さく，伝導速度の遅い線維（一部は無髄線維）で構成されている[27]．このシステムは，温度や侵害受容器の情報伝達に関与していて[3]，痛覚，温度，粗大な触覚定位覚[3,32]，むずむずした感じ，かゆみ，性的感覚に関係している[33]．

▼ 後索-内側毛帯路

後索系は，識別に関する感覚により関与している．後索は，伝導速度の速い，大径の有髄線維（髄鞘も厚い）で構成されている[27,31,32]．このシステムが中継するのは，識別できるような触覚と圧覚，振動覚，運動覚，関節位置覚である[3,31,32]．2つのシステムは相互に関係し合って，互いの機能を統合している．

受容器の構造と機能

感覚受容器は，その構造・形態と，どのような刺激に優先的に反応するかによって，次のように分類される[3,29~31,33]．

(1) 機械的受容器：受容器やその周囲が機械的に変形すると反応する．
(2) 温度受容器：温度の変化に反応する．
(3) 侵害受容器：有害な刺激に反応して，痛みを知覚する．
(4) 化学受容器：化学物質に反応する．味覚，嗅覚，動脈血液中の酸素濃度，二酸化炭酸濃度，体液の浸透圧（濃度勾配）に関与する．
(5) 視覚受容器（電磁的受容器）：可視光線スペクトルの光に反応する．

痛みの感覚には，侵害受容器だけでなく，他のタイプの受容器や神経線維も関与している．どのようなタイプの刺激でも，強度を上げれば痛覚として感じる（例えば，極度の高温，低温，かなり強い機械的圧迫など）．

▼ 感覚受容器の分類

感覚受容器の一般的な分類を，Box 6-2 に示した[27,32~34]．これには，視覚や化学的刺激に反応する受容器も含まれている．

●皮膚受容器●

皮膚の感覚受容器は，求心線維の最も末端に存在している．このような受容器として，自由神経終末，毛包受容器，メルケル触覚盤，ルフィーニ小体，クラウゼ小体，マイスナー小体，パチニ小体がある．これらの感覚受容器の密度は，体の部分によって異なる．例えば，触覚受容器は，背中よりも指先に圧倒的に多く分布している．このような受容器の密度が高い領域は，一次体性感覚野（1野）において広い再現地図を示す[33]．受容器密度は，体表面の感覚評価の結果を解釈するときに特に重要になってくる．図6-1は，皮膚の各層に存在する感覚受容器とその位置を示した模式図である．

1. 自由神経終末：この受容器は，全身に認められる．自由神経終末を刺激すると，痛み，温度，触覚，圧，むずむずした感じ，かゆみの感覚が生じる[27,33]．
2. 毛包受容器：毛包の毛根部には，神経終末が絡みついている．毛包とそれを取り巻く神経終末が，一体になって感覚受容器として機能する．この受容器は機械的な動きや触覚に敏感である[3]．
3. メルケル小体：この受容器は，発毛部と無毛部の表皮下に存在する．これは，軽い触覚や，触る速さに敏感である．メルケル小体によって，皮膚に対する物体の持続的な接触を感知することができる．また，二点識別覚，触覚定位感覚において重要な役割を果たすとみなされている[33,34]．
4. ルフィーニ小体：皮膚深層に存在する被覆神経終末であり，触圧覚の感知に関与している．特に皮膚の持続的な変形状態を知らせるのに重要である[28]．
5. クラウゼ小体：この受容器は，真皮内に存在する．触圧覚の認知に関与すると考えられている[33]．
6. マイスナー小体：真皮内に存在する被覆神経終末であり，その小体の中には多くの神経線維が含まれている．この受容器の密度は，手の指先，唇，足の指など，高いレベルで感覚識別が必要な領域で高い．識別できるような触覚と手触り認知に貢献している[31~34]．
7. パチニ小体：皮膚の皮下組織と，体の深部（関節周囲の軟部組織と腱を含む）に存在する．これは，組織の速い動きにより刺激され，かつすばやく順応する．この受容器は，深部触覚と振動覚の知覚に重要である[29,31,33]．

第6章 感覚の評価

Box 6-2 感覚受容器の分類

Ⅰ．機械的受容器
　Ａ．皮膚感覚受容器
　　1．自由神経終末
　　2．毛包受容器
　　3．メルケル小体（メルケル触覚盤）
　　4．ルフィーニ小体
　　5．クラウゼ小体
　　6．マイスナー小体
　　7．パチニ小体
Ⅱ．深部感覚受容器
　Ａ．筋受容器
　　1．筋紡錘
　　2．ゴルジ腱器官
　　3．自由神経終末
　　4．パチニ小体
　Ｂ．関節受容器
　　1．ゴルジ型神経終末
　　2．自由神経終末
　　3．ルフィーニ小体
　　4．パチニ型神経終末（パチニ小体）
Ⅲ．温度受容器
　Ａ．冷感
　　1．冷受容器
　Ｂ．温感
　　1．温受容器
Ⅳ．侵害受容器
　Ａ．痛覚
　　1．自由神経終末
　　2．過大刺激[a]
Ⅴ．電磁的受容器（視覚受容器）
　Ａ．視覚
　　1．杆体
　　2．錐体
Ⅵ．化学受容器
　Ａ．味覚
　　1．味蕾の受容器
　Ｂ．嗅覚
　　1．嗅上皮内の嗅神経の受容器
　Ｃ．血管受容器
　　1．大動脈弓，頸動脈洞の受容器
　Ｄ．浸透圧
　　1．おそらく視索上核のニューロン
　Ｅ．血液二酸化炭素（CO_2）濃度
　　1．延髄表面または延髄内，大動脈弓，頸動脈洞の受容器
　Ｆ．血液のブドウ糖，アミノ酸，脂肪酸
　　1．視床下部の受容器

Waxman, and deGroot[27], p204, Fitzgerald[32], p86, Guyton and Hall[33], p376, Fredericks[35], p78. より改変
[a] 他の受容器に対する，強すぎる刺激は，痛みとして，感知される

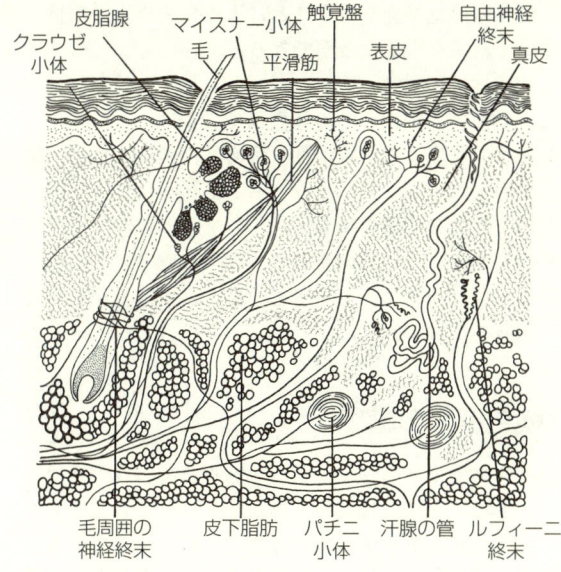

図6-1　皮膚感覚受容器と皮膚内（上皮，真皮，皮下組織）での位置
(Gardner, E: Fundamentals of Neurology: A Psychophysiologic Approach, ed 6. WB Saunders, Philadelphia, 1975, p222. より)

（ラベル：皮脂腺，クラウゼ小体，マイスナー小体，毛，触覚盤，平滑筋，表皮，自由神経終末，真皮，毛周囲の神経終末，皮下脂肪，パチニ小体，汗腺の管，ルフィーニ終末）

深部感覚受容器

深部感覚受容器は，筋肉，腱，関節内に存在している[27,31,32]。筋受容器と関節受容器も含まれる。これらの受容器は，姿勢，関節位置覚，固有感覚，筋緊張，運動の速度と方向に主として関与している。深部感覚受容器には，筋紡錘，ゴルジ腱器官，自由神経終末，パチニ小体，関節受容器がある。

筋受容器

1. 筋紡錘：筋紡錘の筋線維（錘内筋）は，筋線維（錘外筋）と平行に走っている。筋紡錘は，筋長の変化とその変化の速さを感知する。これは，位置と運動感覚，および運動学習に不可欠な役割を果たしている。
2. ゴルジ腱器官：これは，筋の近位部と遠位部での腱付着部に，連続して存在する。ゴルジ腱器官の役割は，筋内の張力を感知するように働くことである。またゴルジ腱器官は，収縮筋を抑制し拮抗筋を促通させることにより，筋に過度の張力が発生し筋の構造が損なわれるのを未然に防ぐことに役立っている。
3. 自由神経終末：この受容器は筋膜内に存在し，痛覚と圧覚に関与すると考えられている。
4. パチニ小体：この受容器も筋膜内にあり，振動覚と深部の圧覚に関与している。

関節受容器

1. ゴルジ型神経終末：これは靱帯内にあり，関節運動

149

2. 自由神経終末：関節包と靱帯内にある受容器で，痛み，関節運動のおおざっぱな自覚に関与すると考えられている。
3. ルフィーニ小体：関節包と靱帯にある。関節運動の方向と速さを認識する。
4. パチニ小体：関節包内にあって，速い関節運動を感知する。

▼ 感覚情報の伝達

体性感覚情報は，後根を経由して脊髄に入る。感覚情報は，前・外側脊髄視床路または後索-内側毛帯路のどちらかの経路を上行して，より高次の中枢へと伝達される。

●前・外側脊髄視床路●

脊髄視床路は，識別できないような感覚，例えば痛覚，温度，くすぐったい感じ，かゆみ，性的感覚などに関与するびまん性の経路である。この経路は，主に機械的受容器，温度受容器，侵害受容器によって活性化され，直径の細い，伝導速度の遅い上行性線維で構成されている。この経路によって伝達される感覚情報には，刺激の局在や，感覚強度の正確な段階は反映されない。

脊髄視床路の線維は，背髄後根に始まり，交叉して反対側の前外側部の白質へ向かう（図6-2）。その後，前索と側索を上行する。これら脊髄視床路の線維は，視床とすべての下位脳幹レベルにびまん性に投射している[3,28,32]。

後索-内側毛帯路に比べると，前・外側脊髄視床路は，発生学的に古い，より原始的な経路である。脊髄視床路は，さまざまな種類の感覚を伝達する。しかし，脊髄視床路は，下位脳幹から視床までびまん性に投射しているために，刺激発生源が体表のどの部位にあるかという，局在の能力は劣っており，また刺激の種類・強度を識別することも難しい[27]。

脊髄視床路には3つの主な経路がある[27]。
(1) 前（腹側）脊髄視床路は，触圧覚の大まかな局在を伝達する。
(2) 外側脊髄視床路は，痛覚と温度覚の伝達に関与している。
(3) 脊髄網様体路は，びまん性，広範囲の痛覚に関与している。

●後索-内側毛帯路●

この経路は，特殊な機械的受容器から信号を受けて識別できるような感覚の伝達を担っている。感覚の種類のうち，刺激強度の微妙な違いや体表面での正確な局在を必要とする感覚は，この経路によって伝達される。後索-内側毛帯路によって伝達される感覚は，識別覚，**立体認知**，触圧覚，**重量認知**，**皮膚書字覚**，手触り認知，運動感覚，**二点識別覚**，固有感覚，振動覚である[3,27,32]。

この経路は，直径が大きく，伝導速度の速い線維で構成されている。神経線維は，後索に入った後，延髄まで上行し，後索核（楔状束核と薄束核）でシナプスを形成する。その後，線維は交叉して反対側を上行し（内側毛帯を経由し），視床に到達する。左右の内側毛帯は，それぞれ左右の視床の後外側腹側核に終結する。視床から始まる三次ニューロンは，体性感覚皮質へ投射している。その後，大脳皮質では，感覚連合野へ投射があるので，皮質性複合感覚の認知と解釈が可能になる（図6-2）[27,33,34]。表6-1にそれぞれの上行経路の特徴を示した。

感覚検査の方法

検査には，精神状態（意識，注意，見当識，認知，記憶），視力，聴力についてのスクリーニング検査（本章の初めに説明した），検査環境の整備，患者の心構えと患者への説明，使用する道具，記載方法が含まれる。

個々の感覚検査を行うことによって，以下の項目について結果を得ることができる。
1. 感覚検査の種類
2. 感覚障害の種類とその体表面での範囲
3. 障害の程度または重症度（例えば，消失，低下，反応の遅れ）
4. 感覚障害の正確な境界
5. 感覚変化についての患者の主観的な感じ
6. 感覚脱失の結果生じる障害（例えば，感覚脱失した四肢へのけが）

検査環境の準備

感覚検査は，静かで，明るい診察室で行うべきである。診察する部位によっては，座位や臥位になってもらう必要がある。すべての体表面を検査するのであれば，腹臥位，仰臥位も必要になる。体の左右どちらも検査できるように，診察台を使用することが望ましい。

▼ 器具

感覚検査を行うには，次にあげる器具・道具が必要である。
1. 大きな頭のついたピン，あるいは，安全ピン，ある

第6章 感覚の評価

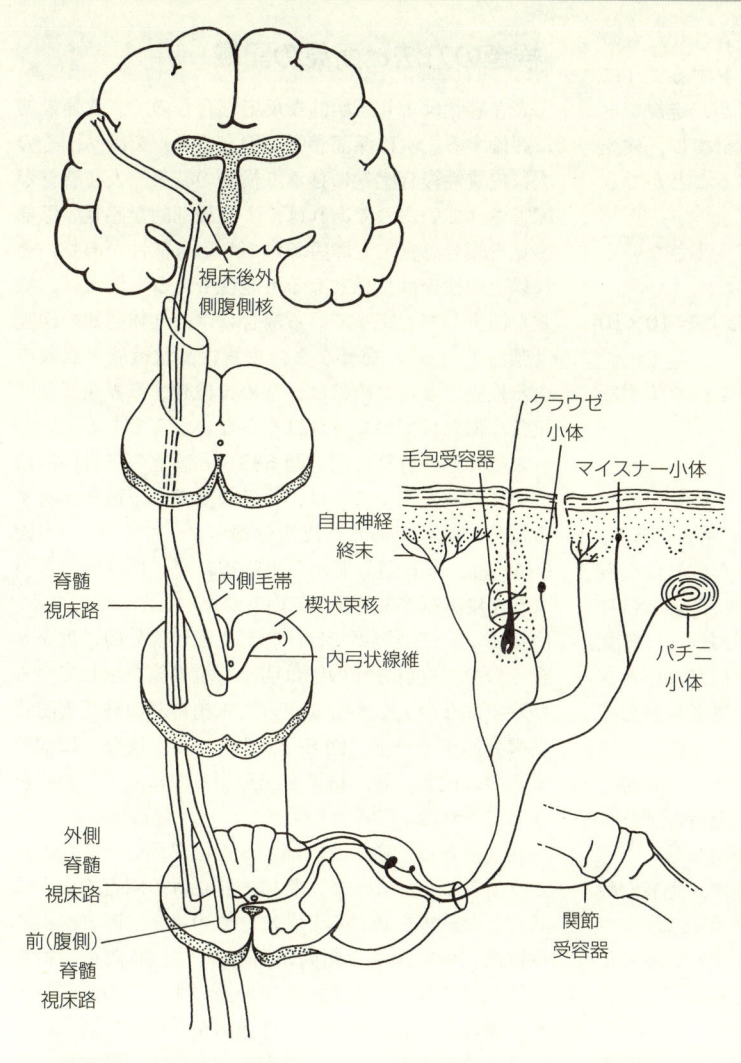

図6-2 皮膚受容器と感覚を伝達する主な脊髄路。表在感覚を伝える求心性線維は，小径で，伝導速度が遅く，脊髄視床路を上行する。識別できる感覚を伝える求心性線維は，大径で，伝導速度が速く，後索-内側毛帯路を経由する。反射経路，痛みと温度についての図は省いてある（Brown, DR: Neurosciences for Allied Health Therapies. CV Mosby, St. Louis, 1980, p222. より）

表6-1 体性感覚：上行性線維経路

系	感覚の種類	上行線維	系の起源	系の終止
脊髄視床路	識別できないような感覚（例えば，痛覚，温度覚）大まかな刺激部位の認知	小径 伝導速度は遅い	皮膚	後根（脊髄後角）から背髄内で交叉。二次ニューロンは下部脳幹，視床に投射している
毛帯系	識別できる感覚（例えば，立体認知，二点識別覚）正確な刺激部位の認知	大径 伝導速度は速い	皮膚，関節，腱	後索核から。二次ニューロンは，延髄で交叉し，対側の視床に投射。三次ニューロンは感覚皮質へ投射

いは一方の端を曲げて，広げた，大きなペーパークリップ（一方はとがっていて，他方はとがっていないようにしたもの）。器具の先端は，鋭く，とがっている必要があるが，皮膚に突き刺さることがあってはならない。もし大きな頭のピンや安全ピンを使用する場合は，先端をやすりで磨いて，少し鈍くしておくとよい。

2. 栓のついた2本の試験管。

3. らくだ毛のヘアブラシ，綿，またはティッシュペーパー。

4. 日常的によく使用する，小さな道具。例えば，くし，フォーク，ペーパークリップ，鍵，小銭，鉛筆など。

5. 触覚計，あるいは，先端をやすりで少し丸くした[37]心電図キャリパー[36]と小さい定規。触覚計は，二点識別覚を検査するためにつくられた，手に収まるくらいの小さな道具である。これは，金属性の針が2

151

つビニールで覆われて小さな定規に装着されたもので，2つの針は可動性があり，スライドするようになっている（広がった2つの針の距離が，定規から読み取れる）。3つ目の針がついた触覚計では，検査中に簡単に二点刺激から一点刺激に移ることができる。

6. 体積は同じで，重さが何段階か異なる，小さないくつかのおもり．
7. 綿，毛，絹などの異なる素材の布（およそ10×10 cmのもの）．
8. 音叉あるいはイヤホン（音の手がかりを少なくするため）．

▼ 患者の心構えと患者への説明

　感覚検査の前に，患者に説明することが重要である．感覚検査の目的について，十分に説明しなければならない．また，正確な検査結果を得るために，患者自身の協力が必要であることも伝えるべきである．「感覚検査に対する答えが，正しいかどうか自信がないときに，あてずっぽうをいわないように」と患者に話しておくことは，かなり重要なポイントである．

　検査の間，患者は，快適で，リラックスした姿勢でいられるようにすべきである．さらに，患者が十分に休息をとったうえで，検査を行うことが望ましい．感覚検査には高い集中力が必要とされるので，患者が疲労していると検査の結果に影響することがある[36]．本番の検査に先立って，それぞれの検査を試しにやってみる，または実際にやってみせるべきである．これによって，検査する感覚のそれぞれについて，どのような感じが起こると予想されるか，またどのような答え方が要求されているのかを，患者は理解することができるようになる．

　いくつかの検査は，患者の視界をさえぎって行う必要がある（ただし，説明をするとき，実例を示すときには，視界をさえぎってはならない）．視覚情報が感覚の障害を代償している場合には，感覚検査の結果が正確に出ないので，視界をさえぎる必要がある．視界をさえぎる従来の方法は，目隠し（小さく折りたたんだタオルが効果的）を使うか，または患者に目を閉じてもらうことである．このような方法は，多くの例で実際に用いられている．しかし，中枢神経系の障害がある場合には，長時間視界をさえぎることにより患者が不安に感じたり[38]，場所がわからなくなったりする[39]可能性がある．このような場合には，小さなついたてや[38,39]フォルダ（ファイル）[38]を，視界の遮蔽物として利用し，視覚情報を制限するのがよい．いずれの場合でも，説明をしてから実例を示すまでの間は，視界をさえぎるものを外すべきである．

検査の方法と所見の記載

　表在感覚はより原始的な反応を含むので，普通最初に評価する．次に深部感覚（固有感覚）を調べ，その次に皮質性複合感覚に移る．検査の結果，表在感覚が障害されているのであれば，より識別的な感覚（深部感覚や複合感覚）も障害されている可能性があり，それ以上の検査は禁忌となる可能性もある（例えば，触覚が消失してしまっている場合には，立体認知の検査は禁忌である）．なぜなら，皮質性感覚機能が意義のある検査となるためには，初めに検査する表在感覚が正常に保たれていなければならないからである．

　末梢神経の神経支配（図6-3）と感覚の皮膚分節について知っておくことは，正確な診断と予後を判断するために必須である．皮膚分節（ダーマトーム）（図6-4）は，各脊髄分節から出る神経が，体表面のどのような皮膚領域を支配しているかを示したものである．隣接する分節の境界では，神経支配が部分的に重なり合うので，皮膚分節の図は明瞭な境界線を示しているわけではない．しかしながら，末梢神経の神経支配と皮膚分節チャート（図6-3, 6-4）は，検査中に参照するのに役立つし，結果を記録するのにも手がかりを与えてくれる．

　感覚検査は，通常遠位部から近位部への順で行う．こうすることによって，特に一肢だけの障害のように局在した障害を調べるときに（この場合，障害がより遠位部に強く現れる傾向があるので），時間を節約することができる．通常，皮膚分節のすべての髄節レベルを検査する必要はない．体表面を全体的に調べるだけで十分である．しかしながら，1つでも障害された領域が明らかとなった場合には，別個の検査が必要になるし，その障害領域の正確な境界を調べなければならない．皮膚鉛筆を用いて，感覚変化のある境界線を皮膚に直接描き込むのもよい方法である．ここで得られた情報は，後で感覚検査の記載用紙，脊髄皮膚分節チャートや末梢の神経支配図に転記する（図6-5）．この用紙は，カルテに挟んでおく．

　皮膚分節チャートは，通常色分けをして記載する（色によって，それぞれ異なる感覚を示すようにする）．どの色がなんの感覚を示すのかを，検者は直接記載用紙に記載する（図6-5）．多くの場合，いろいろな間隔の斜線を用いて，感覚障害の程度・段階を表すようにする（斜線の間隔がつまっていれば，より重度の障害というように）．この方法では，完全に色塗りされた場所は，感覚刺激にまったく反応しない領域を示すことになる．多様な，あるいはまだらな感覚障害を示す場合には，すべての検査結果を記録するのに複数枚の記載用紙が必要になることも多い．その場合には，ど

第 6 章 感覚の評価

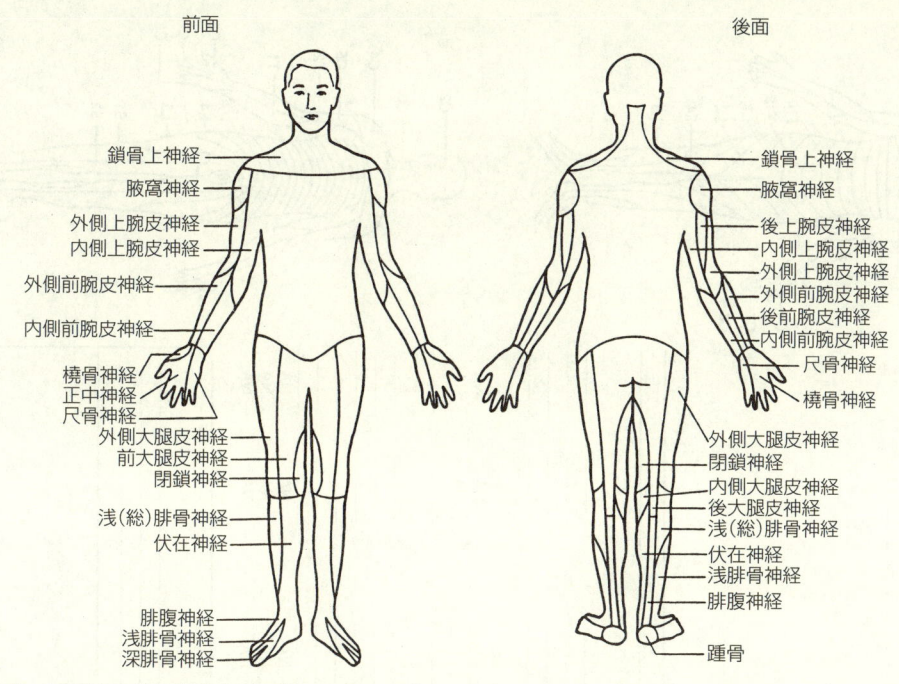

図 6-3 末梢神経の神経支配（Nolan[26]，p168．より）

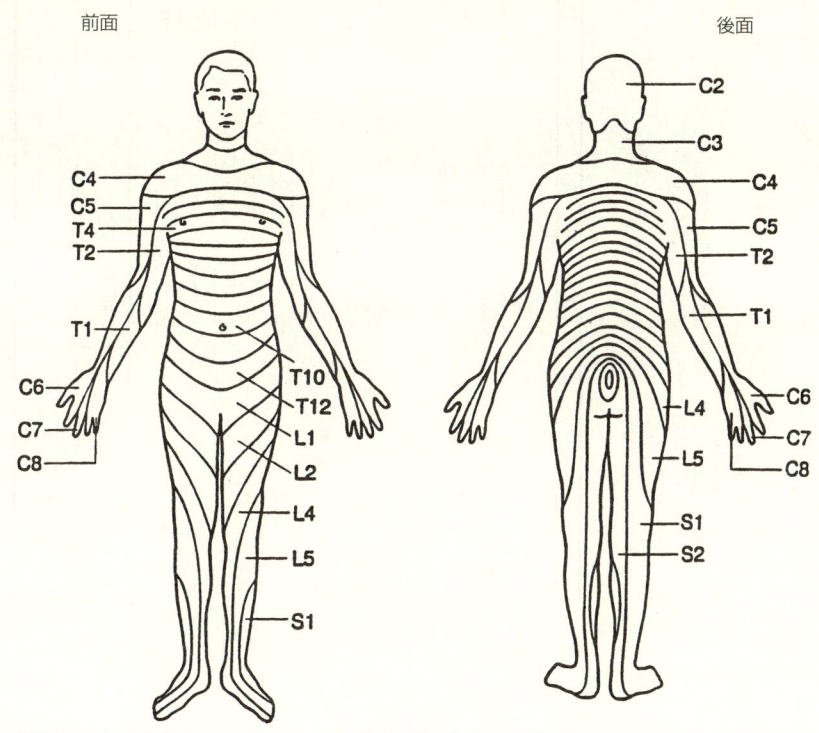

図 6-4 皮膚分節チャートは，1 つの神経根（後根）とその神経節で支配されている皮膚分節の領域を示す（Nolan[26]，p167．より）

の感覚の検査結果であるかをページの上に太字で記載しておく必要がある。

検査中，刺激はその間隔を変えながら，不規則に，予想できないように，与えるべきである。一定のパターンで刺激を与えると，患者に正しい反応のヒントを与えてしまう可能性がある。こういったことを避けるこ

153

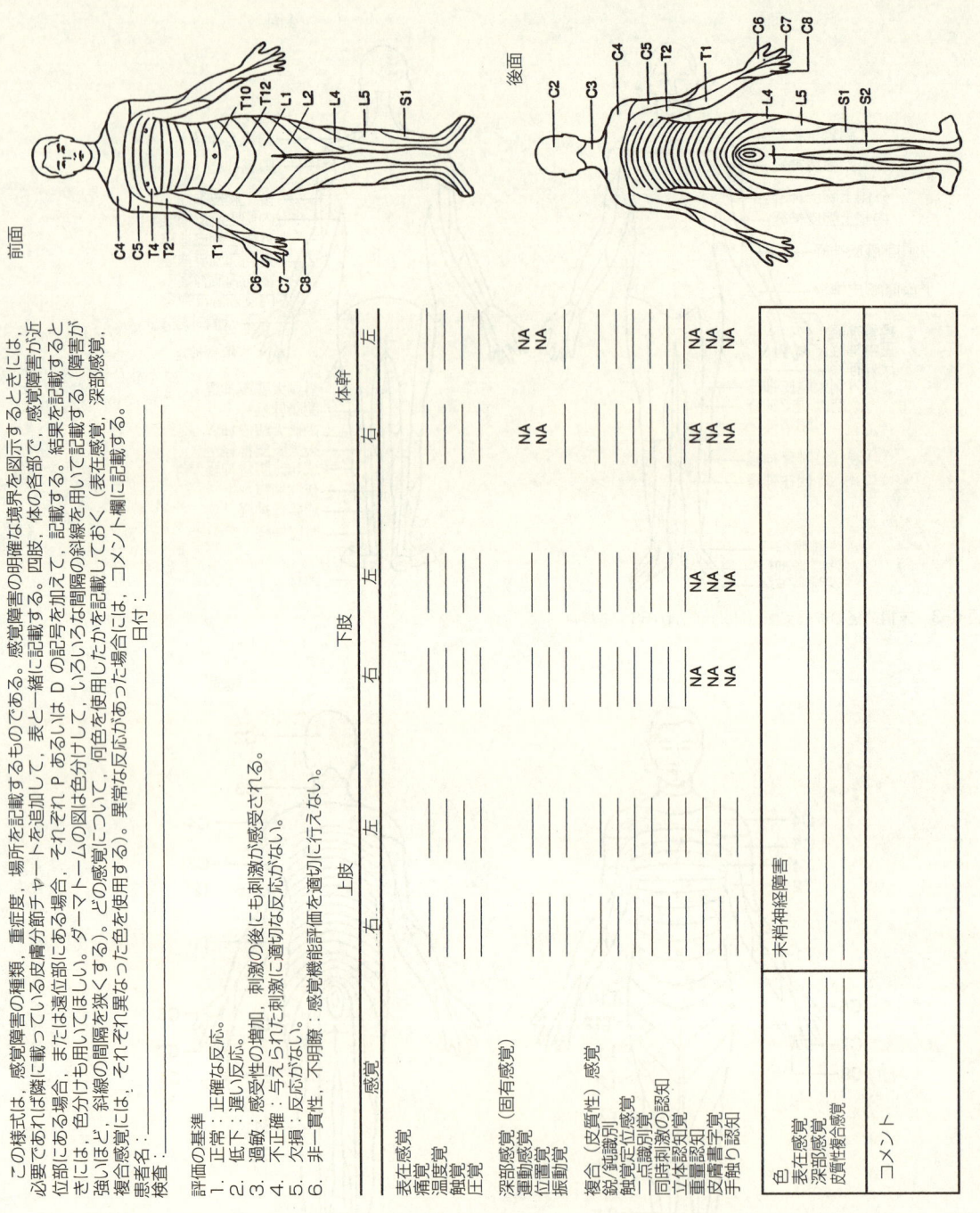

この様式は、感覚障害の種類、重症度、場所を記載するものである。感覚障害の明瞭な境界を図示するときには、必要であれば隣に記載している皮膚分節チャートを追加して、表と一緒に記載する。四肢、体の各部で、感覚障害が近位部にある場合、または遠位部にある場合、それぞれ P あるいは D の記号を加えて、結果を記載する。記載するときには、色分けも用いてほしい。ダーマトームの図は色分けして、いろいろな間隔の斜線を用いて記載する（障害が強い部位ほど、斜線の間隔を狭くする）。どの感覚について、何色を使用したかを記載しておく（表在感覚、深部感覚、複合感覚には、それぞれ異なった色を使用する）。異常な反応があった場合には、コメント欄に記載する。

患者名：_____

検査：_____ 日付：_____

評価の基準
1. 正常：正確な反応。
2. 低下：遅い反応。
3. 過敏：感受性の増加、刺激の後にも刺激が感受される。
4. 不正確：与えられた刺激に適切な反応がない。
5. 欠損：反応がない。
6. 非一貫性、不明瞭：感覚機能評価を適切に行えない。

感覚	上肢 右 左	下肢 右 左	体幹 右 左
表在感覚			
痛覚			
温度覚			
触覚			
圧覚			
深部感覚（固有感覚）			
運動感覚			
位置覚			
振動覚			
複合（皮質性）感覚			
鋭／鈍識別			
二点識別覚	NA NA	NA NA	NA NA
同時刺激の認知			
立体認知覚	NA NA	NA NA	NA NA
重量認知	NA NA	NA NA	NA NA
皮膚書字覚	NA NA	NA NA	NA NA
手触りの認知	NA NA	NA NA	NA NA

末梢神経障害

色
表在感覚 _____
深部感覚 _____
皮質性複合感覚 _____

コメント

図 6-5 感覚検査の記載様式

表 6-2 通常みられる感覚障害を記載するのに使われる用語

用語	説明
重量感覚喪失	重量を認識できないこと
感覚対側逆転	刺激された場所とは反対の側で，刺激されたように感じること
異痛症	痛みを通常生じない刺激（例えば，触覚など）によって，痛みを感じること
痛覚脱失	痛みをまったく感じないこと
立体感覚失認	手で触ることによって，物体の形を認識することができないこと（同義語：立体認知不能）
局在失認	刺激を受けた部位がどこかわからないこと
カウザルギー	激しい灼熱痛。通常神経支配に一致する
異常感覚	触った感じを痛みとして感じること
痛覚鈍麻	痛みに関する感受性が低下していること
痛覚過敏	痛みに関する感受性が過敏になること
知覚過敏	感覚刺激に対する感受性が過敏になること
知覚減退	感覚刺激に対する感受性が低下すること
振動覚脱失	振動に関する感受性が消失していること
感覚異常	明らかな原因がなくて，しびれた，チクチクする，またはピリピリするなどの異常感覚が生じること
視床症候群	視床の血管病変によって，一側（病変と反対側）の感覚障害と，部分的または完全片麻痺が生じた状態。強い，うんざりするような痛みをともなう。感覚刺激が障害肢に加わると，強調された，持続する，痛みの反応が起こりうる
温覚消失	熱さをまったく感じないこと
温度覚消失	熱さと冷たさを感じる能力がなくなること
温度覚過敏	温度に対する感受性が亢進していること
温度覚低下	温度に対する感受性が低下していること
触覚消失	軽く触った刺激を感じないこと

とによって，検査結果はより正確なものになると考えられる。刺激を与えるときには，皮膚の状況にも注意をはらうべきである。瘢痕や胼胝のある場所は，一般的には感受性が鈍くなっているので，感覚刺激に対する反応も減弱している。

次項では，個々の感覚検査について述べる。検査は，表在感覚，深部感覚，皮質性複合感覚に細分化される。表 6-2 は，よくみられる感覚障害を記載するのに使われる用語を示す。

▼ 表在感覚

●痛覚●
検査方法

大きな頭のついた針あるいは安全ピンのとがった先端，あるいは変形させたペーパークリップの先端を用いて検査する（ペーパークリップの本体から，1つの端を離すように引っ張って，そのとがった先端を検査に使う）。用いる道具は，検査前には十分に清潔にしておき，使用後は直ちに廃棄する。とがった先（針またはペーパークリップの先端部）を患者の皮膚に押し当てる。刺激による神経線維の活動電位が，空間的・時間的に加算されることを避けるためには，あまり近すぎる場所を刺激しないように，また，あまり速く繰り返して刺激しないようにすべきである。刺激を与えるたびに一定の圧力が皮膚へかかるように，針，あるいはクリップをしっかりと指で持ち，一度皮膚に接触したら，滑らかに押しつける。こうすることによって，刺激を与えている間に刺激がだんだん強くなるのを避けることができる。痛覚検査に使用する道具は，皮膚がへこむくらいには先端がとがっていなくてはならないが，皮膚を突き刺すほど鋭くてはならない。

反応
刺激を感じたときに口頭で合図をするよう，患者に説明する。体全体を検査する必要がある。

●温度覚●
検査方法

温度の検査には，ふたのついた試験管を2本用意する。1つには温かいお湯を入れて，もう1つには砕いた氷を入れる。理想的な温度は，冷覚では5～10℃，温覚では40～45℃である。検査のときに，温度がこの範囲内であるように注意をはらう必要がある。なぜなら，この範囲を超える温度は痛み反応を惹起するので，温度覚としては不正確な検査結果になってしまうからである。検査しようとする皮膚の領域に，2本の試験管を順不同に接触させて検査する。すべての皮膚表面で調べなくてはならない。

反応
刺激を感じたときにまず合図をするよう，患者に説明する。そして，「温かい」，「冷たい」，「どちらともいえない」のうちどれかを答えてもらう。

温度覚検査の臨床的な有用性にはやや問題がある，とする意見に留意すべきである。Nolan[36]は，検査用の試験管が室内の空気にひとたび触れると，温度が急速

に変化するため，日を変えて温度覚検査を行っても再現性がほとんどない，と指摘している。また，この方法は簡便な検査方法であるが，試験管の温度をモニタしながら検査するのでなければ，経時的な変化を評価するのは実際的ではないという[36]。

●軽い触覚●
検査方法

この検査には，らくだ毛のブラシ，綿，またはやわらかい紙（ティッシュペーパー）を用いる。検査する皮膚領域に，軽く触れるか，なでる。

反応

与えた刺激を認識したときに，「はい」または「今」と返事をして合図するように，患者に話しておく。

●圧覚●
検査方法

検者は，母指あるいは示指の指先で，皮膚表面にしっかりと圧をかける。皮膚がくぼんで[38,39]，深部受容器が十分刺激されるように[39]，その圧はしっかりしたものでなくてはならない。この検査は，アキレス腱を親指と他の指で強くつかむようにして行うこともある。

反応

与えた刺激を認識したときに，「はい」または「今」と返事をして合図するように，患者に話しておく。

▼ 深部感覚

深部感覚は，**運動感覚，固有感覚，振動覚**からなる。運動感覚は動きの認知である。固有感覚は，関節位置覚と静止時の関節の認識である[2]。振動覚は，速いサイクルの振動を認知する能力である。これらの感覚は密接に関連しているが，それぞれ独立して評価すべきである。

●運動感覚●
検査方法

この検査は，動作の認識を調べる。評価対象の手や足，あるいは関節を，関節可動域の比較的小さな範囲で他動的に動かして検査する。関節可動域の特定の部位で関節受容器が発火するので，可動域の範囲内で動きを少しずつ増やす方法が用いられる。検者は，評価する動きの範囲（関節可動域〈ROM〉）を確認しておく必要がある（例えば，関節可動域小，中，大）。前述したように，検査の本番前に試行または手技の実例を患者にみせておかなければならない。このことによって，患者と検者が運動の方向を記載する用語について，共通の認識を持つことができる。

反応

四肢（手または足）が動いている最中に，動きの方向を口頭で合図するように，患者に話しておく。検者と事前に話し合った用語を使って，患者は四肢の動きの方向と範囲を答える（「上」，「下」，「内側」，「外側」など）。患者は，口頭で答える代わりに，対側の四肢で同じように動きをまねてもよい。しかし，この2つ目の方法は，下肢近位部の関節の場合，下背部へかかる潜在的圧力のために，通常実際的ではない。検査では，大関節の動きの方が，小関節の動きより一般的にはより速くわかる傾向にある。触覚による刺激を少なくするように，検者が握るのは（指先で，骨の突起部を握るなど）常に最小限にしなければいけない。

●固有感覚●
検査方法

この検査は，関節位置覚と静止時の関節の知覚を調べるものである。評価対象の手や足，あるいは関節を，関節可動域の範囲で他動的に動かし，静止させた位置に保つ。そして再び，可動域の範囲内で動きを少しずつ増やす。こうして動かしたROMの範囲を同定する表現を決めて，事前に練習する（例えば，小，中，大）。運動感覚のときと同じように，触覚の刺激を最小限にするために，検者の手が触れる位置には注意が必要である。

反応

評価対象の四肢（手や足）または関節が，検者によって静止した位置に保持されている間，患者は口頭で関節位置を答える。あるいは，対側の手（足）の関節を同じ位置にするように，患者に話しておく。

●振動覚●
検査方法

この検査には，128 Hzの音叉が必要である[26]。振動刺激を認知する能力を，体表面の骨の突起部（例えば，胸骨，肘，踵）に振動している音叉の基部を当てて検査する。正常であれば，患者は振動を感じるはずである。障害がある場合には，患者は音叉が振動しているか，振動していないかを区別することはできない。したがって，この検査をする場合には，振動している音叉と振動していない音叉を順不同に当てて調べるべきである。振動している音叉から発する音が振動を認知するヒントになるのを防ぐために，イヤホンを用いることもある。音叉の振動周波数を検査中一定に保つことはできないので，この検査手技では振動刺激を認知できるかどうか，おおまかな評価しかできないことを認識しておくべきである。

反応

音叉の基部を骨の突起部に当てるたびに，振動している，または振動していないを判断して，口頭で答えるように患者に話しておく。

▼ 皮質性複合感覚

●立体認知覚●

検査方法

触って物体を認識する能力（立体認知覚）を検査するには，大きさや形の異なった物がいくつか必要である。小さくて簡単に持つことができ，日常生活でなじみのある，さまざまな物を用いる。よく使われるのは，鍵，小銭，くし，安全ピン，鉛筆などである。患者にこうした物の1つを与え，患者はそれを手にとって触り，それが何かを口頭で答えるようにする。検査の説明と手技の実例をする間，患者は使用する物品を手にとって触ることができるようにすべきである。

反応

患者は，その物体が何かを口頭で答える。言語障害がある患者では，準備した物品のなかから選んでもらうようにして，個々の検査を進める。

●触覚局在感覚●

検査方法

この検査は，皮膚のどの場所を触られたかを認識する能力を調べる。検者は，指先を用いていろいろな場所の皮膚表面を触る。個々の触覚刺激を与えた後，患者はどこに触られたか答える。

反応

刺激が与えられた場所を同定して，その場所を指で指し示すか，または口頭で答えるように患者に指示する。患者は，答える段階では目を開いてよい。触覚局在感覚は，個別に行われるか，あるいは他の検査と一緒に行われることもある[39]。刺激を実際に受けた場所と，患者が指し示した場所の距離を測定し，記録する。体の各部位をどのくらい正確に同定できるかは，それぞれの場所における相対的な感受性の違いを判断することによって，比較することができる。

●二点識別覚●

検査方法

この検査は，皮膚の2点に同時に刺激を与えたことを認識する能力を調べる。皮膚表面の2つの点を，同時に同じ強さで刺激して，2点と区別できた最小の距離を測定する[36]。これは，皮膚感覚の検査では最も実用的で，簡単に再現性が得られる検査である。二点識別覚は，Nolanが一連の研究を行ってきた課題である[41~43]。彼の研究の目的は，若年成人の二点識別覚の正常値を確立することであった。その研究対象は，20~24歳の43人の大学生であった。Nolanの研究で得られた上肢の正常値は表6-3，下肢については表6-4，顔，体幹については表6-5に示している。これらの結果は，上肢における二点識別覚については彼より以前に行われたそれほど大規模ではない研究結果[40,44]とほぼ一致している。こうした正常値は，ほかの項目の評価と同様，感覚評価の検査結果を解釈する際に非常に役に立つ。しかし，Nolanの一連の研究では対象が若年者に限られているので[41~43]，彼の研究成果を利用する際には十分注意が必要である。なぜなら，高齢の患者やより若い患者の検査結果を解釈する際に，彼の若年者での結果を一般化して当てはめることはできないからである。

二点識別覚を調べる際に使用する，いくつかの道具が知られている。それには，変形させたペーパークリップ[45]，ボレーゲージ[37]，触覚計[36,39]，心電図キャリパーがある。心電図キャリパー（コンパスタイプ）は，二点識別覚を検査する道具としては，特に実用的で，安価で，容易に入手可能なものと考えられる[36]。二点識別覚の検査用にするには，キャリパーの先を軽くやすりで磨いて，先端を鈍くしておかなければならない[37]。こうしておくと，触覚刺激が痛みとして認識されることはなくなる。

検査をするときには，器具の2つの先端を同時に皮膚に接触させる。2つの先端の距離は，1回の刺激のたびにだんだんと狭くしていき，2つの刺激が1つの点と感じるところで終了する。このとき，2点と識別できた最も短い距離を，定規で計測して記録する。検査の精度を上げるためには，刺激を与えるときにときどき1点だけの刺激を不規則に与えるとよい。また，二点識別覚にはかなり個体差があること，体の部位によってもかなり違いがあること（上肢の遠位部で最も識別能がよい）を認識しておくことも重要である。すなわち，二点識別覚を検査するにあたっては，刺激の認知に際して個人の体部位におけるばらつき[41]と，個体間におけるばらつき[41~43]の両方が存在することを考慮しなければならない。

反応

患者は，受けた刺激が1点であったか，2点であったかを答えるようにする。

●同時二重刺激感覚●

検査方法

この検査では，体の右と左，同一肢の近位部と遠位部，体の一側における近位と遠位に，同時に与えられた触覚刺激を認識する能力を調べる。検者は，同時に同じ強さで，次のような部位を触る。すなわち，①体

表6-3 上肢における二点識別覚の正常値（若年健常者，20～24歳）（n=43）

皮膚領域	$\bar{X}$ (mm)	s
上腕—上部，外側	42.4	14.0
上腕—下部，外側	37.8	13.1
上腕—中部，内側	45.4	15.5
上腕—中部，後部	39.8	12.3
前腕—中部，外側	35.9	11.6
前腕—中部，内側	31.5	8.9
前腕—中部，後部	30.7	8.2
第1背側骨間筋の上	21.0	5.6
手掌表面—末節骨部，第1指	2.6	0.6
手掌表面—末節骨部，第3指	2.6	0.7
手掌表面—末節骨部，第5指	2.5	0.7

Nolan[43]より

表6-4 下肢における二点識別覚の正常値（若年健常者，20～24歳）（n=43）

皮膚領域	$\bar{X}$ (mm)	s
大腿—前面，近位部	40.1	14.7
大腿—前面，遠位部	23.2	9.3
大腿—外側，中部	42.5	15.9
大腿—内側，中部	38.5	12.4
大腿—後面，中部	42.2	15.9
下腿—外側，近位部	37.7	13.0
下腿—外側，遠位部[a]	41.6	13.0
下腿—内側	43.6	13.5
母趾先端	6.6	1.8
第1趾と第2趾の中足骨の間	23.9	6.3
第5趾中足骨の上	22.2	8.6

Nolan[41]より
[a]n=41

表6-5 顔，体幹における二点識別覚の正常値（若年健常者，20～24歳）（n=43）

皮膚領域	$\bar{X}$(mm)	s
眼瞼	14.9	4.2
頬	11.9	3.2
下顎外側	10.4	2.2
頸部外側	35.2	9.8
肩峰点内側	51.1	14.0
乳首外側	45.7	12.7[a]
臍外側	36.4	7.3[b]
腸骨稜部	44.9	10.1[c]
C7骨棘外側	55.4	20.0[b]
肩甲骨下角部	52.2	12.6[b]
L3骨棘外側	49.9	12.7[b]

Nolan[42]より
[a]n=26，[b]n=42，[c]n=33

の両側の同じ部位，②体の一側では近位部，対側では遠位部，③体の同じ側の遠位部と近位部である．近位部の刺激だけ感じて，遠位部の刺激を感じない（消失）場合，消失現象という表現を用いる．

反応
患者は，触覚刺激を感じたときに合図し，感じた刺激の数を，口頭で述べる．

皮質性複合感覚には，このほか，重量認知や皮膚書字覚，手触り認知検査がある．しかしこれらの検査は，立体認知と二点識別覚が正常とわかった場合，通常試行しない．

● 重量認知 ●
検査方法
重量の認識を評価するためには，大きさが同じで，重さが少しずつ異なる小さな物（おもり）を用いる．患者の片手に，異なる重量のおもりを順番に載せる方法と，患者の両手に，異なる重量のおもりをそれぞれ同時に載せる方法のどちらかを，検者は選ぶことができる．

反応
載せられたおもりの重さを比較して，どちらが重いか判断するように患者に指示する．順番に片方の手におもりを載せる方法では，先に載せた方の物と比べて，今の物の重さを比較する．同時に両手におもりを載せる方法では，右手と左手の重さを比較する．「こっちのおもりがより重い」または「より軽い」と知らせるように，患者には指示する．

● 皮膚書字覚 ●
検査方法
鉛筆の柄についた消しゴムを使って，皮膚に書いた文字，数字，形を認識する能力を調べる．一連の，または組み合わせた文字，数字，形を，患者の手のひらに書く．練習のときに，書く方向がどちらになるかを患者と申し合わせておく（例えば，図の下側〈底部〉が，常に患者の手首側であるなど）．1つ描いた後には，手のひらをやわらかい布でそっとふくべきである．こうすることによって，次の描画が始まることを患者に明確に知らせることができる．

反応
患者は，皮膚に描かれた図を同定して，口頭で答える．言語障害がある患者では，いくつかの線画のなかから解答を選んでもらう（指差してもらう）．

● 手触り認知 ●
検査方法
これは，手触りの違いを感じ取る能力の検査である．理想的な素材は，綿，毛，絹である．これを，1つず

つ患者の手に置いて調べる。患者には，検査前に素材を手で触れさせておく。
反応
　患者には，手のなかに置かれた個々の素材を同定するように指示する。素材の名前（絹，綿など）で答えてもいいし，手触り（粗い，滑らかなど）で答えてもよい。

感覚検査の信頼性

　すべての検査手技と同様に，感覚検査の信頼性は理学療法士が考慮すべき重要な問題である。現在のところ，感覚検査の信頼性について，データ収集した系統的研究は非常に少ない。Kent の研究[40]では，片麻痺の患者 50 人の上肢の感覚障害と運動障害が検討された。3 種類の感覚検査が行われ，1～7 日以内に同一の検者によって繰り返された。立体認知（相関係数 $r=0.97$）と関節位置覚（$r=0.97$）の両方に関して，高い信頼性があることが明らかになった。しかし，二点識別覚の相関係数は部位によってばらつきがあり，0.59～0.82 で信頼性は低かった。

　信頼性の調査に関して，参照できる論文は限られているが，感覚検査の信頼度を改善するためにいくつかのアプローチが有用である。これには，次のような項目が含まれる。すなわち，①検査を遂行するうえで一致したガイドラインを用いること，②検査のトレーニングを受けた熟練した検者が検査を行うこと，③同じ検者が繰り返し検査をすること，である。また，検査の手技・手順を患者がどれだけ理解しているか，あるいは，個々の検査に対する反応を患者がどれだけ伝えることができるかによって，感覚検査の信頼性が大きく影響されることを忘れてはならない。

　検査方法の標準化，情報を集める際の定量的アプローチの開発，およびさまざまな年齢層における正常値の確立に関してさらなる研究が行われることにより，検査結果の信頼性と妥当性が改善され，その結果は臨床応用にさらに役立つようになるだろう。

体性感覚系

　感覚情報の解釈と解析は，大脳皮質の感覚連合野で行われる（図 6-6A）。ここでの情報処理は，外界や末梢神経からの感覚情報に意味を与える。大脳感覚皮質は，一次体性感覚野（SⅠ），二次体性感覚野（SⅡ），後部頭頂葉の 3 つの主な部位に分類される。これらの高次レベルの体性感覚野は，運動反応の準備として，認知と知覚に関する情報を統合している[46,47]。

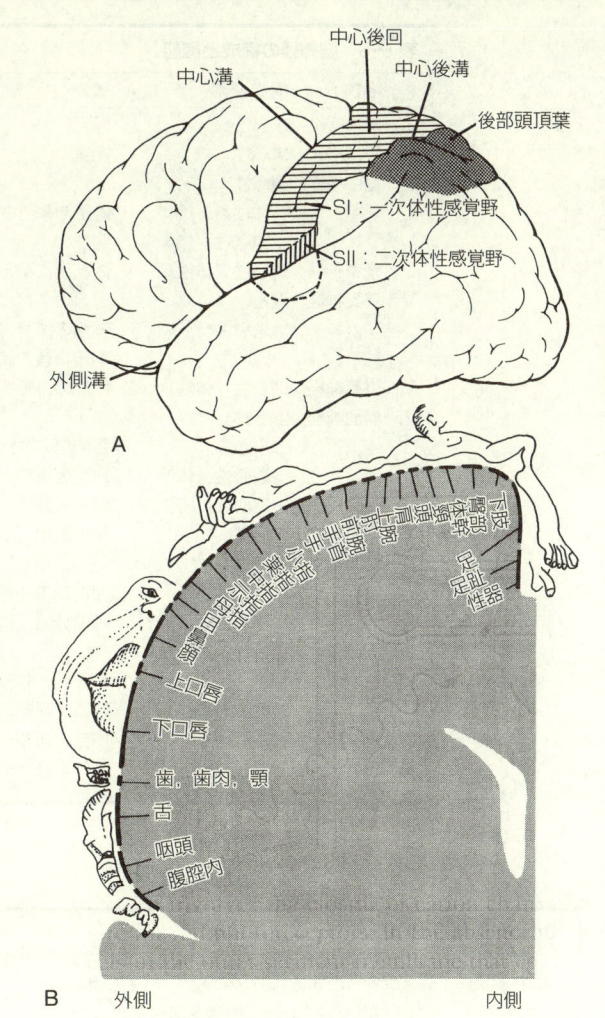

図 6-6　A：体性感覚皮質は主に 3 つに分類される。一次体性感覚野，二次体性感覚野，後部頭頂葉。B：感覚ホムンクルス。触覚の識別が行われている，唇，舌，指などの部位は，皮質で大きな場所を占めている。一方，体幹など，皮質での面積が小さい領域は，感覚認知の役割が少ない，体の部位を再現している（Kandel, ER, Schwartz, JH, and Jessel, TM: Principles of Neural Science, ed 3. Appleton and Lange, Norwalk, 1991, p368, 372. より）

　動物モデルでは，大脳連合野の機能に関してかなりの知見が集積されている。体性感覚系のSⅠを完全に除去してしまうと，関節位置覚が消失するとともに，対象物の大きさ，質感，形態を認識する能力が障害される。温痛覚は減弱するが，消失はしない。SⅡは，SⅠからの入力に依存しているので，SⅡを除去すると，対象物の形と質感，両方の認識が大きく障害される。また，物体の形に基づいた新しい識別課題を学習する能力が障害されることが，動物実験では明らかになっている。後部頭頂葉が障害されると，体の対側からの感覚情報に対する重大な注意障害が起こる[46]。

　感覚ホムンクルス（脳の表面に重ねた人体図）は，

表 6-6 脳神経の構成と機能

	名前	構成要素	機能
I	嗅神経	求心性	嗅覚
II	視神経	求心性	視覚
III	動眼神経	遠心性	
		体性	眼瞼を挙上させる
		内臓性	眼球の上転，下転，内転。縮瞳。水晶体の調節
IV	滑車神経	遠心性（体性）	内転位にある眼球を下に向ける，眼球の回旋を行う
V	三叉神経	混合	
		求心性	顔面の感覚，角膜の感覚，舌前部の感覚
		遠心性	咀嚼，音を減弱させる（鼓膜張筋）
VI	外転神経	遠心性（体性）	眼球の外転
VII	顔面神経	混合性	
		求心性	舌前部の味覚
		遠心性（体性）	顔面表情筋，音を減弱させる（アブミ骨筋）
		遠心性（内臓性）	流涙（涙腺），唾液分泌（顎下腺，舌下腺）
VIII	内耳神経	求心性	平衡感覚（半規管，卵形嚢，球形嚢），聴覚（コルチ器管）
IX	舌咽神経	混合性	
		求心性	舌後部の味覚，舌後部の感覚，口腔咽頭部の感覚
		遠心性	唾液分泌（耳下腺）
X	迷走神経	混合性	
		求心性	胸腔内，腹腔内臓器
		遠心性	喉頭，咽頭の筋，心拍数を下げる，消化管の運動を増す
XI	副神経	遠心性	頭部の運動（胸鎖乳突筋，僧帽筋）
XII	舌下神経	遠心性	舌の運動と形をとること

Nolan[26], p44. より

Box 6-3 脳神経のスクリーニング検査[26,28]

第 I 脳神経：無害な香りのするもの（例えば，レモンオイル，コーヒー，クローブ，タバコ）で，嗅覚を調べる。
第 II 脳神経：スネルチャートを用いて，視力を調べる。中心視野，末梢視野の両方を調べる。
第 III, IV, VI 脳神経：瞳孔不同の有無と瞳孔の大きさ，対光反射，斜視の有無（左右の視軸がずれていること），頭を動かさずに動く標的を追視できるか，眼瞼下垂の有無について調べる。
第 V 脳神経：顔面の感覚検査（鋭/鈍識別，軽い触覚），抵抗にさからって口を開けたり，閉じたりすることができるか，下顎反射の有無について検査する。
第 VII 脳神経：安静時と随意的収縮時の顔面の非対称性の有無を調べる。
第 VIII 脳神経：聴力の検査。
ウェーバー検査：振動している音叉を頭頂部あるいは前頭部に置き，左右どちらで大きく聞こえるかを答えさせる。
指をこすり合わせながら，遠くから患者に近づけて，最初に聞こえた位置から患者までの距離を測る。患者の会話する声の大きさをみる。
リンネ試験：空気伝導聴力と骨伝導聴力の比較。振動している音叉を乳様突起に当てる。患者が振動を感じなくなったら外耳道近くに音叉を移動させて，聴力を調べる。
第 IX 脳神経：舌の後部 1/3 の部分の味覚を調べる。咽頭反射をみる。
第 X 脳神経：嚥下を調べる。口蓋垂，軟口蓋の非対称性の有無について調べる（舌圧子を使う）。
第 XI 脳神経：胸鎖乳突筋，僧帽筋の筋力を調べる。
第 XII 脳神経：挺舌させ，舌を左右にすばやく動かすことができるかを調べる。

感覚皮質内における障害のおおまかな局在を理解するのに有用である。ホムンクルスは，体性感覚系を過度に単純化していると批判されてきたが，これは体の各部位を支配する感覚神経の相対的な密度についての知見を与えてくれる（図 6-6B）。体幹，背部の皮質領域が狭いことは，これらの部位では，感覚認知が重要ではないこと，また受容器の密度も低いことを意味しているいる点に注意してほしい。対照的に，唇，顔，指を再現する皮質領域は広い。このように図上で体部位の大きさにひずみがあることは，感覚神経密度に差異があることを表している。つまり，再現地図が大きい皮質領域ほど，感覚刺激のより緻密な変化を認識できることになる。前述したように，感覚検査の正常値は不十分であるが，ホムンクルスは，体には感覚刺激を細か

く判別できる部位と，正常者でも大まかにしか局在を判定できない部位があることを示しており，感覚検査の解釈の手びきとなりうる[46]。

脳神経の検査

脳神経のスクリーニング検査を行うことによって，理学療法士は脳幹内の障害がある場所についての情報を得ることができるし，また，どの脳神経についてより詳細な検査が必要かということも知ることができる[2]。脳神経の検査によって得られる情報には，脳神経により支配される筋肉の機能，視覚・聴覚・体性感覚と咽頭反射，味覚，嚥下，眼球運動，瞳孔の収縮・散大パターンがある[2]。

スクリーニング検査は，脳神経系に特異的な機能（味覚，嗅覚，視覚など）にそって行われる。**表 6-6** に，脳神経の主な機能をまとめた。**Box 6-3** には，各脳神経のスクリーニング検査を示す。スクリーニング検査で異常がみつかれば，さらに詳細な機能評価が必要となる。

治療を進めるうえでの感覚統合

運動行動の学習成立は，体内や外界からの感覚情報を得ること（感覚入力），得た感覚情報を処理すること（感覚統合），およびその情報を用いて行動を立案し組織化すること（出力）を患者ができるかどうかにかかっている。感覚情報入力の処理が障害されている患者では，行動の立案と組織化に支障をきたす。この結果，運動学習と運動機能が障害されることになる。

感覚障害を持つ患者の治療計画には，一般に，感覚統合アプローチと代償アプローチのうちのどちらかが推奨されている。理学療法士がどちらの治療モデルを選択するかは，確実な診断と予後と，すべての検査結果から得られた完全な情報をもとに決定される。図 6-7 に示した治療アプローチは，主に Ayer によって提唱された感覚統合モデルに基づいたものである[48〜53]。このアプローチの基本的な前提となるのは，専門的な治療手技によって感覚統合（中枢神経系での情報処理）が改善され，結果として運動機能も変化するという考えである。

感覚統合アプローチを用いることにより，感覚検査から得られたデータは有意義な感覚入力を促すための治療計画を立てるのに役立つ（第 13 章参照）。治療の間，患者は，内在的フィードバック（動作そのもの）と増幅フィードバック（治療者による刺激）の両者を

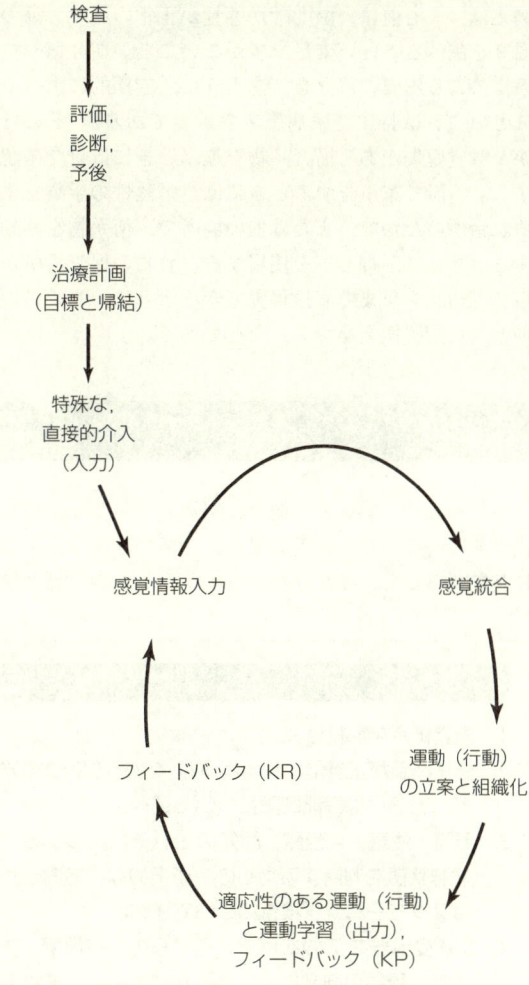

図 6-7 感覚障害を持つ患者の治療の骨子。KP はパフォーマンスの知識（knowledge of performance）の略（生み出される運動の量についてのフィードバックを意味している），KR は，結果の知識（knowledge of results）の略（運動の最終結果または帰結についてのフィードバックを意味している）である（Fisher, and Murray[1], p5. より改変）

用いて計画された課題に取り組む。このアプローチは，情報を解析・統合する，また運動学習を増進する中枢神経系の能力を改善するために考案されている[1]。感覚統合モデルの理論と実際の詳細については，Ayer[48〜53] および Fisher ら[1]の文献を参照されたい。

代償アプローチは，より伝統的な介入方法である。それは，感覚障害によって生じた機能制限に適応するように，患者教育を行うことに重点をおいたものである。患者の機能的能力を最大限引き出し，機能制限を最小限にして，感覚脱失した手足をけがから守り，安全と機能を高めるように，適切な環境への順応を生み出す——そうなるように，患者を手助けすることが，理学療法士の役割となる。この方法によると，理学療法士は患者に実際的な方法を，次のように指導する。

例えば，入浴前に，温度計か感覚が正常の側で，湯の温度を調べること。素足で歩かないこと。切り傷や打撲傷のある皮膚の部分を，念入りに，定期的に調べること（これは特に糖尿病患者で重要である）。そのほか，触覚脱失がある場合，物を運ぶときには目で確認する。台所で家事をするときには，耐熱性の手袋をする。台所のなかで，または他の場所で，何か物を移動するときには手押し車を使用する。食物の保管場所から料理用レンジまで直接移動できるように，動線の短い台所に配置換えをする，などである。

まとめ

感覚検査は，感覚系の統合に関連した重要な情報を提供する。これらの検査結果は，診断や予後を臨床的に判断すること，またリハビリテーションの目標と帰結を確立することに役立つ。さらに，治療計画の作成にも役立つ。感覚検査を定期的に行うことは，想定される目標まで治療がどの程度進んでいるかを判断するのにも有用である。

それぞれの感覚について，個別の検査方法を紹介した。これについては，ガイドラインに忠実にそって行うこと，習熟した検者が検査を行うこと，同じ検者が次の再検査を行うことによって検査手技の信頼性が増大するだろう。検査結果を記載するにあたっては，障害された感覚の種類，障害の量と程度，および感覚障害の範囲と部位を記録しておかなければならない。最後に，感覚検査に関してさらに研究が必要不可欠であることを強調しておきたい。標準化されたプロトコル，信頼性の高い測定法，多くの正常値に関してより研究が発展すれば，感覚検査で得られるデータをより有意義に臨床応用できるようになるだろう。

復習問題

1. 感覚統合を定義せよ。
2. 感覚評価が正当化されるような，感覚の6つの障害，あるいは機能制限について述べよ。
3. 意識，注意，見当識，認知のそれぞれについて，精神状態を判断するための，予備的な，おおまかなスクリーニング検査について述べよ。
4. 皮膚受容器を7つあげて，それらの存在場所，またどの種類の刺激に反応するかについて，それぞれ述べよ。
5. 筋受容器を4つあげて，それらの存在場所，またどの種類の刺激に反応するかについて，それぞれ述べよ。
6. 関節受容器を4つあげて，それらの存在場所，またどの種類の刺激に反応するかについて，それぞれ述べよ。
7. A：前・外側脊髄視床路，B：後索-内側毛帯路が，それぞれ伝達する感覚の種類について述べよ。
8. 感覚検査で得られる情報の種類について述べよ。また，理学療法士はどのようにそれを用いるかについて述べよ。
9. 感覚検査を遂行するのに必要な道具について述べよ。
10. 感覚検査を行う前に，あなたが患者に説明しなくてはいけないことを述べよ。
11. 3つの種類の感覚（表在感覚，深部感覚，皮質性複合感覚）のそれぞれについて，感覚検査の方法（検査手技と患者の答え方についての指示を含む）を述べよ。
12. 感覚検査結果の記載のしかたについて述べよ。

CS ケーススタディ

61歳の女性が，理学療法の外来を受診した。患者は，息子に付き添われて，車椅子に乗って来院した。初診時，患者は口頭で「こんにちは」といい，握手して，あなたに挨拶した。息子は母の代わりに話し始め，母はこのところ両足に灼熱感があり，移動するのが困難になったことを訴えていると説明した。

息子がいうには，患者（母）は小学校の教師をしていたが，4年前，早期に退職をした。患者は，仕事について以来25年間ずっと勤務し，その仕事を楽しんでいた。しかし，患者本人が教職の責務を担っていくのは難しいとたびたびこぼすようになっていて，仕事が重荷になっているようだったので，子どもたちは患者に早期の退職を勧めた。

患者には，付き添ってきた息子のほかに，成人した子どもが4人いた。彼らは皆，郊外の同じ地域に住んでいた。患者は，エレベーターと玄関からロビー

まで段差のない建物の，寝室が2つあるアパートで一人暮らしをしている。患者は，6年前に寡婦になった。平らな歩道を歩いているときに，つまずいて2回転んだので，子どもたちは，買い物などで患者が外出するときには車椅子を使うことを決めた。

あなたは，息子に，患者の情報を与えてくれたことに感謝し，患者を診察室に移動させ，検査を始める。

指導問題

1. これから検査を行う理由を患者に説明した後，あなたは，簡単な精神状態の検査を始める。注意，知識の蓄積量，記憶について，あなたはどのように検査するか，それぞれ述べよ。
2. あなたが行った予備的なスクリーニング検査では，認知機能はおおむね正常であり，脳神経の異常もないことがわかった。あなたは，次にあげる診察・検査を引き続き行おうと考える。徒手筋力テスト，協調運動の評価，感覚検査，歩行の分析，機能の評価。このなかで，あなたは，どの検査を最初に行うか？ また，その検査を選択した理由を示せ。
3. あなたが行う感覚検査の最初の種類は，痛覚と温度覚の検査である。それぞれを調べる検査手技と，痛覚と温度覚を伝達する上行性経路について述べよ。
4. あなたが調べた痛覚と温度覚の検査結果は，両方とも異常なかった。次にあなたは，固有感覚と振動覚の検査に移る。それぞれの検査手技について述べよ。
5. この検査では，両下肢（特に，近位部よりも遠位部でひどい）で，固有感覚と振動覚が高度に消失していることがわかった。これらの感覚には，何という受容器が関与しているか。また，それらの受容器はどこに局在しているか。固有感覚と振動覚を伝達する上行性経路について述べよ。この所見からはどのような機能障害が起こるか。

用語解説

重量感覚喪失 abarognosis：物体の重さを認識できないこと。

失計算 acalculia：簡単な計算ができないこと。

感覚体側逆転 allesthesia：刺激を受けた場所とは反対の場所で，刺激を受けたように感じること。

痛覚脱失 analgesia：痛覚が完全に脱失していること。

感覚脱失 anesthesia：知覚が脱失していること。

覚醒 arousal：活動のための人のシステムの生理学的な準備状態。いつでも反応できる状態。活動するための準備状態。

立体感覚失認 astereognosis（tactile agnosiaと同義）：物体を触っても，どんな形かわからないこと。

局在失認 atopognosia：感覚部位を適切に位置づけられないこと。

注意 attention：自分を取り巻く環境を認識している状態。1つの刺激や課題に対して，他の刺激によって攪乱されることなく，正確に反応できる状態。

重量認知 barognosis：重さを認識する能力。

計算能力 calculation ability：足し算，引き算，掛け算，割り算を含む基本的な数学的能力。

カウザルギー causalgia：痛みをともなう灼熱痛。通常，神経支配の分布に一致している。

認知 cognition：知識を獲得する過程。認識と判断を含む。

皮膚分節（ダーマトーム） dermatome：各脊髄分節から出る神経の支配に一致する，体表面の皮膚領域。

異常感覚 dysesthesia：触覚刺激を痛みとして感じること。

計算障害 dyscalculia：簡単な計算をする能力の障害。計算を遂行するのに困難を感じること。

外受容器 exteroceptors：外界からの情報を受け取る受容器。

知識の蓄積量 fund of knowledge：患者の教育歴や生活歴に関連した質問を用いた，精神状態の検査法。

皮膚書字覚 graphesthesia（traced figure identification）：皮膚に描かれた，数字，文字，形を認識する能力。

痛覚鈍麻 hypalgesia：痛覚に対する感受性が低下すること。

痛覚過敏 hyperalgesia：痛覚に対する感受性が過敏になること。

知覚過敏 hyperesthesia：感覚刺激に対する感受性が過敏になること。

知覚減退 hypesthesia：感覚刺激に対する感受性が低下すること。

内受容器 interoceptor：体の内部環境（酸素濃度，血圧など）からの情報を受け取る感覚受容器。

運動感覚 kinesthesia（awareness of movement）：能動的または受動的運動の感覚と認識。

見当識 orientation：時間，人，場所に関して，馴染みのない環境で，自分自身を認識し，またその環境に適応する能力。
振動覚 pallesthesia：振動刺激を感じて，認識する能力。
感覚異常 paresthesia：明らかな原因がなくて，しびれる，チクチクする，またはピリピリするなどの異常感覚。
固有感覚 proprioception：関節位置覚。静止時の関節位置を認識する能力。
固有受容器 proprioceptors：深部感覚に反応する受容器。筋，腱，靭帯，関節，筋膜内にある。
ことわざの解釈 proverb interpretation：文章の直接的な意味を越えて，ことわざの解釈ができるかを検査する，精神状態に関するスクリーニング検査。
信頼性 reliability：計測器具または検査方法の整合性（一致する割合）。
感覚 sensation：体の特殊感覚器官（眼，耳，鼻など），末梢皮膚感覚系（温度，味覚，触覚など），内部受容体（筋肉，関節受容器）を通して，刺激を認知する能力。
感覚統合 sensory integrity：体内や外界から入ってくる，感覚情報を処理し，統合した後，その情報を用いて行動を立案し組織化する，中枢神経系の能力。
鋭／鈍識別 sharp/dull discrimination：とがったものと，鈍いものによる，皮膚への刺激を区別する能力。
立体認知 stereognosis：触覚によって，物体の形を認識する能力。
視床症候群 thalamic syndrome：視床の血管病変によって，一側（病変と反対側）の感覚障害と，部分的または完全片麻痺が生じた状態。強い，うんざりするような痛みをともなう。感覚刺激が障害肢に加わると，強調された，持続する，痛みの反応が起こりうる。
理論的概念 theoretical construct：実際に観察できないことを，記載したり，説明したり，予測したりするのを助ける概念。
温覚消失 thermanalgesia：熱を認知することができないこと。
温度覚消失 thermanesthesia：熱さと冷たさを感じる能力がなくなること。
温度覚 thermesthesia：熱さと冷たさを感じる能力。温度感受性。
温度覚過敏 thermhyperesthesia：温度に対して過敏になること。
温度覚低下 thermhypesthesia：温度に対する感受性が低下すること。
触覚消失 thigmanesthesia：軽い触覚が消失すること。
皮膚書字覚 traced figure identification（graphesthesia）：皮膚に描かれた，文字，数字，形を認識する能力。
二点識別覚 two-point discrimination：皮膚の2つの場所に，同時に与えられた刺激を認識する能力。
確実性 validity：器具または道具を使って，計測すべきものをどの程度まで測ることができるか，という精度。

付録

ケーススタディの指導問題解答例

1. これから検査を行う理由を患者に説明した後，あなたは，簡単な精神状態の検査を始める。注意，知識の蓄積量，記憶について，あなたはどのように検査するか，それぞれ述べよ。

解答
注意：だんだん難しくなる単語のリストを提示し，患者にそれを繰り返してもらう。これらの繰り返し課題は，2つか3つの項目から開始し，だんだん項目数を増やしていく。例えば，一連の数字（22, 57, 99, 38）や，一連のアルファベット（L, R, U, A, Z），あるいは一連の言葉・単語（机，絵，本，時計）を，患者に繰り返してもらう。もう1つの方法としては，単語のつづりを，逆からいわせてみてもよい（例として，card, light, food, ground など）。

知識の蓄積量：患者の一般的な知識基盤に関連した，一連の質問を患者に投げかける。例として，あなたが生まれたときのアメリカ合衆国の大統領は誰ですか？ 何カップで1リットルになりますか？ ホワイトハウスはどこにありますか？ デトロイトは何州にありますか？

記憶：長期記憶に関しては，患者の個人史についての情報を尋ねる。例えば，患者の子どもの生年月日，結婚記念日，患者の母親の旧姓，どこの学校に行っていたか。短期記憶に関しては，一連の単語（ラジオ，ペン，ボール，木，ドア），一連の数字（234, 67, 49, 34, 71）を患者に示し，すぐに復唱してもらう。その後5分後と30分後にも再び復唱してもらう。

2. あなたが行った予備的なスクリーニング検査では，認知機能はおおむね正常であり，脳神経の異常もないことがわかった。あなたは，次にあげる診察・検査を引き続き行おうと考える。徒手筋力テスト，協調運動の評価，感覚検査，歩行の分析，機能の評価。このなかで，あなたは，どの検査を最初に行うか？　また，その検査を選択した理由を示せ。

解答

最初に行う検査：感覚検査。

理由：感覚入力と運動出力との間には密な関係があるので，感覚障害は運動遂行に影響を与えるだろう。したがって，徒手筋力テストや協調運動，歩行分析，機能評価に先立って，感覚検査を行うべきである。

3. あなたが行う感覚検査の最初の種類は，痛覚と温度覚の検査である。それぞれを調べる検査手技と，痛覚と温度覚を伝達する上行性経路について述べよ。

解答

痛覚：検査方法―大きな頭のついた針あるいは安全ピンのとがった先端，あるいは変形させたペーパークリップの先端を用いて検査する。用いる道具は，検査前には十分に清潔にしておく。とがった先端を，患者の皮膚に押し当てて検査する。検査は体のすべての部位について行う。

患者の反応―患者は，刺激を感じたときに口頭で合図する。

温度覚：検査方法―ふたのついた試験管を2本用意する。一方は温水で満たし，もう一方には砕いた氷を入れる。この2本の試験管を，交互に，順不同で検査する皮膚に当てる。すべての皮膚表面について行う。

患者の反応―刺激を感じたときに，患者に合図をしてもらう。そして，「温かい」，「冷たい」，「どちらともいえない」のうちどれかを答えてもらう。

上行性経路：外側脊髄視床路。

4. あなたが調べた痛覚と温度覚の検査結果は，両方とも異常なかった。次にあなたは，固有感覚と振動覚の検査に移る。それぞれの検査手技について述べよ。

解答

固有感覚：検査方法―評価対象の手や足，あるいは関節を，関節可動域（ROM）の範囲で他動的に動かし，静止させた位置に保つ。そして再び，可動域の範囲内で動きを少しずつ増やす。こうして動かした可動域の範囲を同定する表現を，事前の試行により患者に示しておく（例えば，小，中，大）。触覚の刺激を最小限にするために，検者の手が触れる位置には注意が必要である。

患者の反応―評価対象の四肢（手や足）または関節が，検者によって静止した位置に保持されている間，患者は，口頭で関節位置を答える。あるいは，対側の手（足）の関節を同じ位置にまねてもらう。

振動覚：検査方法―体表面の骨の突起部（例えば，胸骨，肘，踵）に振動している音叉の基部を当てる。正常であれば，患者は振動を感じるはずである。障害がある場合には，患者は音叉が振動しているか，振動していないかを区別することはできない。したがって，この検査をする場合には，振動している音叉と振動していない音叉を順不同に当てて調べるべきである。振動している音叉から発する音が振動を認知するヒントになるのを防ぐために，イヤホンを用いることもある。

患者の反応―音叉の基部を骨の突起部に当てるたびごとに，振動している，または振動していないを判断して，口頭で答えるように患者に話しておく。

5. この検査では，両下肢（特に，近位部よりも遠位部でひどい）で，固有感覚と振動覚が高度に消失していることがわかった。これらの感覚には，何という受容器が関与しているか。また，それらの受容器はどこに局在しているか。固有感覚と振動覚を伝達する，上行性経路について述べよ。この所見からはどのような機能障害が起こるか。

解答

受容器：固有受容器。

局在：筋肉，腱，靭帯，関節，筋膜。

上行性経路：後索−内側毛帯路。

機能障害：立位と歩行の際の，体のバランスと姿勢の保持が障害される。自立した生活が制限される。転倒の危険が高くなる。

文献

1. Fisher, AG, and Murray, EA: Introduction to Sensory Integration Theory. In Fisher, et al (eds): Sensory Integration: Theory and Practice. FA Davis, Philadelphia, 1991, p 3.
2. American Physical Therapy Association: Guide to Physical Therapist Practice. Phys Ther 77, 1997.
3. Aminoff, MJ, et al: Clinical Neurology, ed 3. Appelton & Lange, Stamford, CT, 1996.
4. Jackson-Wyatt, O: Brain Function, Aging, and Dementia. In Umphred, D (ed): Neurological Rehabilitation, ed 3. Mosby, St. Louis, 1995, p 722.
5. Adams, RD, and Victor, M: Principles of Neurology, ed 5. McGraw-Hill, New York, 1993.
6. Gould, BE: Pathophysiology for the Health-Related Professions. Saunders, Philadelphia, 1997.
7. Goldman, J, and Cote, L: Aging of the Brain: Dementia of the Alzheimer's Type. In Kandel, ER, et al: Principles of Neural Science, ed 3. App   nge, Norwalk, CT, 1991, p 974.
8. Scheibel, M, et al: Progressive dendritic changes in aging human cortex. Exp Neurol 47:392, 1975.
9. Dorfman, LJ, and Bosley, TM: Age related changes in peripheral central nerve conduction in man. Neurology 29:38, 1979.
10. Downie, AW, and Newell, DJ: Sensory nerve conduction in patients with diabetes mellitus and controls. Neurology 11:876, 1961.
11. Merchut, MP, and Toleikis, SC: Aging and quantitative sensory thresholds. Electromyogr Clin Neurophysiol 30:293, 1990.
12. Bolton, CF, et al: A quantitative study of Meissner's corpuscles in man. Neurology 16:1, 1966.
13. Craik, RL: Sensorimotor changes and adaptation in the older adult. In Guccione, AA (ed): Geriatric Physical Therapy. Mosby, Philadelphia, 1993, p 71.
14. Schmidt, RF, et al: Multiunit neural responses to strong finger pulp vibration, I. Relationship to age. Acta Physiol Scand 140:1990.
15. Mufson, EJ, and Stein, DG: Degeneration in the spinal cord of old rats. Exp Neurol 70:179, 1980.
16. Lascelles, RG, and Thomas, PK: Changes due to age in internodal length in the sural nerve of man. J Neurol Neurosurg Psychiatry 29:40, 1966.
17. Lewis, CB, and Bottomley, JM: Geriatric Physical Therapy: A Clinical Approach. Appleton & Lange, Norwalk, CT, 1994.
18. Takahsshi, J: A clinicopathologic study of the peripheral nervous system of the aged: Sciatic nerve and autonomic nervous system. J Am Geriatr Soc 21:123, 1966.
19. O'Sullivan, DJ, and Swallow, M: The fibre size and content of the radial and surae nerve. J Neurol Neurosurg Psychiatry 31:464, 1968.
20. Thornbury, JM, and Mistretta, CM: Tactile sensitivity as a function of age. J Gerontol 36:34, 1981.
21. Verrillo, RT: Age related changes in the sensitivity to vibration. J Gerontol 35:185, 1980.
22. Gellis, M, and Pool, R: Two-point discrimination distances in the normal hand and forearm. Plast Reconstr Surg 59:57, 1977.
23. Colavita, FB: Sensory Changes in Elderly. Charles C. Thomas, Springfield, MA, 1978.
24. Harkins, SW, et al: Effects of age on pain perception: Thermonociception. J Gerontol 41:58, 1986.
25. Maguire, GH: The Changing Realm of the Senses. In Lewis, CB (ed): Aging: The Health Care Challenge, ed 3. FA Davis, Philadelphia, 1996, p 126.
26. Nolan, MF: Introduction to the Neurologic Examination. FA Davis, Philadelphia, 1996.
27. Waxman, SG, and deGroot, J: Correlative Neuroanatomy, ed 22. Appleton & Lange, Norwalk, CT, 1995.
28. Gilman, S, and Newman, SW: Manter and Gatz's Essentials of Clinical Neuroanatomy and Neurophysiology, ed 9. FA Davis, Philadelphia, 1996.
29. Kiernan, JA: The Human Nervous System, ed 7. Lippincott-Raven, Philadelphia, 1998.
30. Dobkin, B: Neurologic Rehabilitation. FA Davis, Philadelphia, 1996.
31. Young, PA, and Young, PH: Basic Clinical Neuroanatomy. Williams & Wilkins, Philadelphia, 1997.
32. Fitzgerald, MJT: Neuroanatomy: Basic and Clinical, ed 2. Bailliere Tindall, Philadelphia, 1992.
33. Guyton, AC, and Hall, JE: Human Physiology and Mechanisms of Disease, ed 6. Saunders, Philadelphia, 1997.
34. Fredericks, CM: Basic Sensory Mechanism and the Somatosensory System. In Fredericks, CM, and Saladin, LK (eds): Pathophysiology of the Motor Systems: Principles and Clinical Presentations. FA Davis, Philadelphia, 1996, p 78.
35. Kandel, E, and Kupfermann, I: From Nerve Cells to Cognition. In Kandel, ER, et al (eds): Essentials of Neural Science and Behavior. Appleton & Lange, Norwalk, CT, 1995, p 321.
36. Nolan, MF: Clinical assessment of cutaneous sensory function. Clin Manage Phys Ther 4:26, 1984.
37. Werner, JL, and Omer, GE: Evaluating cutaneous pressure sensation of the hand. Am J Occup Ther 24:347, 1970.
38. Pedretti, LW: Evaluation of sensation and treatment of sensory dysfunction. In Pedretti, LW, and Zoltan, B (eds): Occupational Therapy: Practice Skills for Physical Dysfunction, ed 3. CV Mosby, St. Louis, 1990, p 177.
39. Trombly, CA, and Scott, AD: Evaluation and treatment of somatosensory sensation. In Trombly, CA (ed): Occupational Therapy for Physical Dysfunction, ed 3. Williams & Wilkins, Baltimore, 1989, p 41.
40. Kent, BE: Sensory-motor testing: The upper limb of adult patients with hemiplegia. J Am Phys Ther Assoc 45:550, 1965.
41. Nolan, MF: Limits of two-point discrimination ability in the lower limb in young adult men and women. Phys Ther 63:1424, 1983.
42. Nolan, MF: Quantitative measure of cutaneous sensation: Two-point discrimination values for the face and trunk. Phys Ther 65:181, 1985.
43. Nolan, MF: Two-point discrimination assessment in the upper limb in young adult men and women. Phys Ther 62:965, 1982.
44. Moberg, E: Evaluation of sensibility in the hand. Surg Clin North Am 40:357, 1960.
45. Moberg, E: Emergency Surgery of the Hand. E & S Livingstone, London, 1967.
46. Kandel, ER, and Jessell, TM: Touch. In Kandell, ER, et al (eds): Principles of Neural Science, ed 3. Appleton & Lange, Norwalk, CT, 1991, p 367.
47. Shumway-Cook, A, and Woollacott, M: Motor Control: Theory and Practical Applications. Williams & Wilkins, Philadelphia, 1995.
48. Ayers, JA: Tactile functions: Their relation to hyperactive and perceptual motor behavior. Am J Occup Ther 18:83, 1964.
49. Ayers, JA: Interrelations among perceptual-motor abilities in a group of normal children. Am J Occup Ther 20:288, 1966.
50. Ayers, JA: Improving academic scores through sensory integration. J Learn Disabil 5:338, 1972.
51. Ayers, JA: Sensory Integration and Learning Disabilities. Western Psychological Services, Los Angeles, 1972.
52. Ayers, JA: Cluster analysis of measures of sensory integration. Am J Occup Ther 31:362, 1977.
53. Ayers, JA: Sensory Integration and the Child. Western Psychological Services, Los Angeles, 1979.

参考文献

Bennett, SE, and Karnes, JL: Neurologic Disabilities: Assessment and Treatment. Lippincott, New York, 1998.
DeMyer, WE: Technique of the Neurologic Examination: A Programmed Text, ed 4. McGraw-Hill, New York, 1994.
Hendelman, WJ: Student's Atlas of Neuroanatomy. Saunders, Philadelphia, 1994.
Jessell, TM, and Kelly, DD: Pain and analgesia. In Kandell, ER, et al (eds): Principles of Neural Science, ed 3. Appleton & Lange, Norwalk, CT, 1991, p 385.
Johansson, K, et al: Can sensory stimulation improve the functional outcome in stroke patients? Neurology 43:2189, 1993.
Kass, JH: Somatosensory system. In Paxinos, G (ed): The Human Nervous System. Academic Press, San Diego, 1990, p 813.
Magnusson, M, et al: Sensory stimulation promotes normalization of postural control after stroke. Stroke 25:1176, 1994.
Maguire, GH: The changing realm of the senses. In Bernstein Lewis, CB (ed): Aging: The Health Care Challenge, ed 3. FA Davis, Philadelphia, 1996.
Martin, JH: Coding and Processing of Sensory Information. In Kandell, ER, et al (eds): Principles of Neural Science, ed 3. Appleton & Lange, Norwalk, CT, 1991, p 329.
Martin, JH: Neuroanatomy: Text and Atlas, ed 2. Appleton & Lange, Stamford, CT, 1996.
Martin, JH, and Jessell, TM: Modality coding in the somatic sensory system. In Kandell, ER, et al (eds): Essentials of Neural Science and Behavior. Appleton & Lange, Norwalk, CT, 1995, p 341.
Martin, J, and Jessell, T: The sensory systems. In Kandell, ER, et al (eds): Essentials of Neural Science and Behavior.

Appleton & Lange, Norwalk, CT, 1995, p 369.
McMahon, SB, et al: Central hyperexcitability triggered by noxious inputs. Curr Opin Neurobiol 3:602, 1993.
Nolte, J: The Human Brain: An Introduction to its Functional Anatomy, ed 3. Mosby Year Book, Philadelphia, 1993.
Schaumburg, HH, et al: Disorders of Peripheral Nerves: Contemporary Neurology Series, ed 2. FA Davis, Philadelphia, 1992.
Strub, RL, and Black, FW: The Mental Status Examination in Neurology, ed 3. FA Davis, 1993.
Vallar, G, et al: Exploring somatosensory hemineglect by vestibular stimulation. Brain 116:71, 1993.
Willard, FH, and Perl, DP: Medical Neuroanatomy: A Problem-Oriented Manual with Annotated Atlas. Lippincott, Philadelphia, 1993.
Willis, WD, and Coggeshall, RE: Sensory Mechanisms of the Spinal Cord, ed 2. Plenum, New York, 1991.

7

協調性の評価

Thomas J. Schmitz

概　要

- 運動野
- 協調性障害と中枢神経系病変
  小脳
  大脳基底核
  脊髄後索
- 加齢にともなう協調運動の変化
  検査手順
  検査プロトコル
  検査結果の記録
- 手指巧緻性と協調性の評価のための標準化された検査器具

学習目標

1. 協調性評価を行う一般的な目的を確認する。
2. 協調性評価で得られるデータの種別を確認する。
3. 小脳，大脳基底核および脊髄後索の損傷にともなう一般的な協調性障害について説明する。
4. 協調性評価において検査される運動機能の主な分野を定義する。
5. 平衡運動協調性および非平衡運動協調性の両方を検査するのに用いられる，特殊な検査法について説明する。
6. 協調性評価を行うための検査プロトコルについて説明する。
7. ケーススタディの例を用いて，協調性評価のデータ解釈に臨床的意思決定のスキルを応用する。

　協調性または協調運動とは，円滑で正確に制御された運動反応を行う能力である。このような運動反応を引き起こす能力は，完全な神経筋システムに依存した複雑な過程による。協調運動は適切な速度，距離，方向，タイミングおよび筋緊張により特徴づけられる。協調運動にはさらに，適切な協力筋の作用，拮抗筋間における運動転換の容易さ，および遠位部の運動を起こすための近位部の固定または姿勢保持が関係する[1]。協調運動障害は，ぎこちない，目的にそわない，不規則な，あるいは不正確な運動によって特徴づけられる。

　理学療法士は，協調性障害の検査，診断，治療にしばしば関与する。協調性障害は一般に，感覚系，運動系および神経系の統合のなんらかの病態を表している[2]。協調性評価は，理学療法士が障害の潜在的な原因を探る際の補助となる。これらの障害はしばしば，中枢神経系 central nervous system（CNS）の病変の部位，範囲および類型に関連し，それらを示唆する機能的制限をともなう。CNSの損傷部位によっては典型的かつ定型的な機能障害を呈するが，それ以外では予測が難しい。CNS損傷に関連する協調性障害を典型的に示す診断名のいくつかの例をあげると，外傷性頭部損傷，パーキンソニズム，多発性硬化症，ハンチントン病，シデナム舞踏病，小脳腫瘍，前庭迷路疾患，およびなんらかの学習障害がある。

　運動機能の協調性評価を行う目的は，次のようにまとめられる[2]。

1. 随意運動における筋活動の特徴を判定する。
2. なんらかの課題または機能的活動を遂行するために協働する複数の筋または筋群の能力を評価する。
3. 運動の効率と巧緻性の程度を判定する。
4. 運動を開始し，制御し，終了させる能力を確認する。
5. 運動パターンのタイミング，時間的順序，正確さを判定する。
6. 潜在している運動障害，機能的制限および動作能力障害の診断の補助とする。
7. 運動障害を治療するための目標を設定し，機能的制

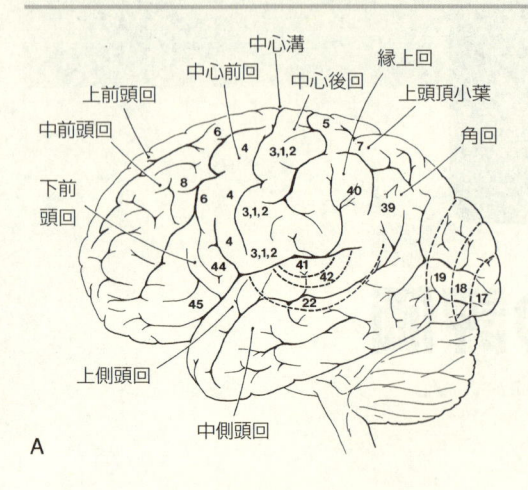

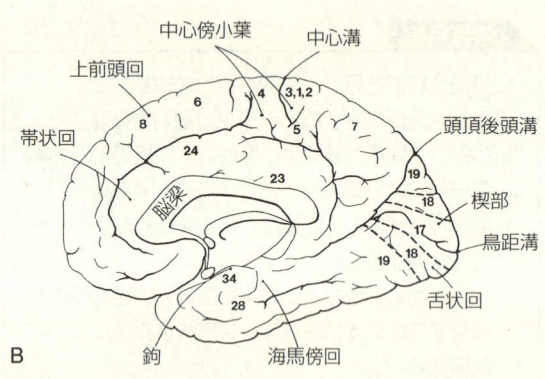

図 7-1 脳の外側面（A）と内側面（B）。番号はブロードマンの領域を示す（Gilman and Winans Newman[3], p221, 222. より）

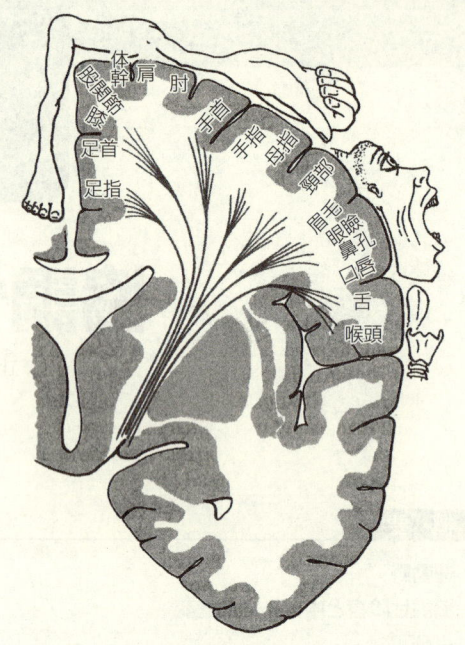

図 7-2 運動野の体性機能局在機構を示す「運動支配のホムンクルス」。身体部位の相対的大きさが，同部位を支配する運動皮質の割合を表している（Gilman and Winans Newman[3], p223. より．原因は，Penfield, W, and Rasmussen, H: The Cerebral Cortex in Man. Macmillan, New York, 1950. より改変）

限と能力低下を治療するための帰結を予測し，そして個別の具体的な治療プログラムを決定するための補助とする．
8. 運動機能に対するリハビリテーション治療および薬物治療の経時的効果を判定する．
9. 予後判定の補助とする．

運動野

一次運動野（図 7-1）は中心前回（ブロードマンの4野）に位置し，3つの源から情報を受ける．すなわち，末梢（感覚器と筋），小脳および大脳基底核からである．末梢性の入力は，直接に一次体性感覚野に入り，さらに視床で中継されて一次運動野に入る．末梢性の入力は，感覚連合野から間接的に前運動野に伝達される．小脳も運動野に情報を中継して伝える．この情報は主に視床を経由して一次運動野と前運動野に伝達される．大脳基底核から視床を経由する入力も伝達される．身体の異なった部位の皮質における局在は不均等であることに注意する必要がある（図 7-2）．巧緻性の高い運動に必要な身体部位の皮質での局在は，粗大運動機能に関与する皮質での局在よりも大きくなっている[3,4]．

協調性障害と中枢神経系病変

図 7-3 は，運動を起こすために末梢からのフィードバックを用いる脳の各部位および脊髄の各構造の間の関係を模式的に示したものである．末梢の受容器は外部環境に関する情報を提供し，それは記号化されて中枢神経系のさまざまな部位に伝えられる．その情報は末梢のフィードバックと記憶に基づいて処理され，課題の要求と環境条件に対して適切な運動遂行の選択へと導く．この運動遂行には，貯蔵された運動プログラム（中枢性運動パターン発生器）がかかわることがある．運動遂行が開始されれば，運動プログラムは協調運動を行うためのあらかじめプログラムされた一群の運動指令を起動させる．運動プログラムはそのままの状態で呼び起こされるか，または新しい秩序で修正され，類似のプログラムになることがある．それらは，運動反応のすべての側面に関与することから，高次の運動遂行レベルを解放する重要な機能を供給してい

る[3-6]。

中枢神経系のいくつかの領域は，協調運動反応の発現において皮質に入力信号を送り，皮質とともに活動する。それらの領域は，小脳，大脳基底核および脊髄後索である。すべての協調運動障害をこれらの領域の1つに帰するのは正しいとはいえないが，これらの領域の損傷は，成人にみられる多くの特徴的な運動障害の原因病巣となる。以下，小脳，大脳基底核および脊髄後索の正常機能を概観し，加えてこれらの各領域の損傷にともなって生じる一般的な臨床症状を述べる。

小脳

小脳の主要な機能は，運動の調節，姿勢の制御および筋緊張の調整である。小脳の機能のすべてのメカニズムが明らかにされているわけではないが，小脳の損傷は，運動機能障害の典型的パターンや平衡障害および筋緊張低下を起こすとされている。

運動における小脳の機能に関するいくつかの理論が提唱されている。そのうち広く支持されているのは，小脳が制御および誤差修正メカニズムとして機能するという説である（図7-4）[1,7]。小脳は，運動野から伝達された運動指令と，身体部位の実際の運動遂行とを比較する。これは，皮質からの情報と末梢のフィードバックメカニズムからの情報とを比較することにより行われる。運動野および脳幹の運動機構は，意図された運動応答のための指令を供給する[7]。運動応答における末梢のフィードバックは，筋紡錘，ゴルジ腱器官，関節受容器，皮膚受容器，前庭迷路系[8]および眼と耳によって与えられる。このフィードバックは，姿勢とバランスだけでなく，末梢の身体部位の緩徐な運動の位置，速度，リズムおよび力に関する断続的な入力信号を供給する[8]。フィードバック系からの入力が適切でなければ（すなわち，運動が意図された指令から外れていれば），小脳は修正を行う。この修正は，大脳皮質へ送られる修正信号により行われ，それは運動経路を経由して進行中の運動を修正または変更する（例えば，特定の筋群の活動レベルを増大させたり減少させたりする）[8]。小脳はまた，後に続く運動のための皮質からの運動指令を変更する[7,9,10]。

運動情報，運動精度の決定，および誤差修正のための準備に関する中枢神経系の分析は，**閉ループ系**といわれる[6]。しかし，すべての運動がこの系によって制御されているわけではないことに注意する必要がある。

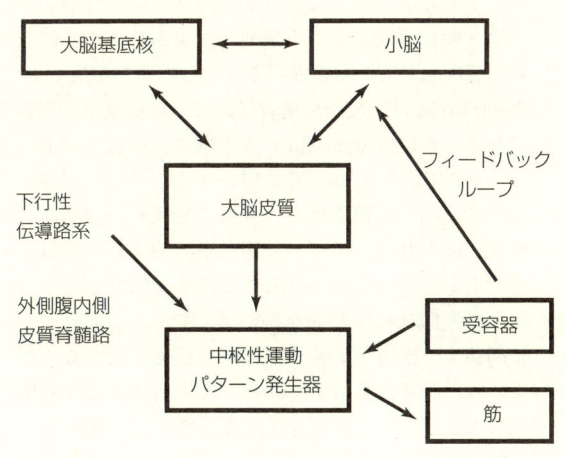

図7-3 協調性運動の生成に関与する脳，脊髄および末梢神経機構の各要素間の関連を示す概略図（Newton[4], p83.より）

図7-4 随意運動の企画と遂行における小脳の「制御」としての役割を表すフローチャート。協調した速い相動性の運動において，小脳（すなわち脊髄小脳）は，大脳皮質で組み立てられ錐体路と錐体外路を通して伝達される運動企画と，実際の運動発現とを比較する。さらに小脳は，意図された運動と実際の運動との間の相違（すなわち誤差）をも修正するように働く。この誤差の修正は，体性感覚フィードバックにより導出される。大脳基底核，小脳および体性感覚入力の視床への中継路については，簡略化のため省かれていることに注意（Fredericks[10], p194.より）

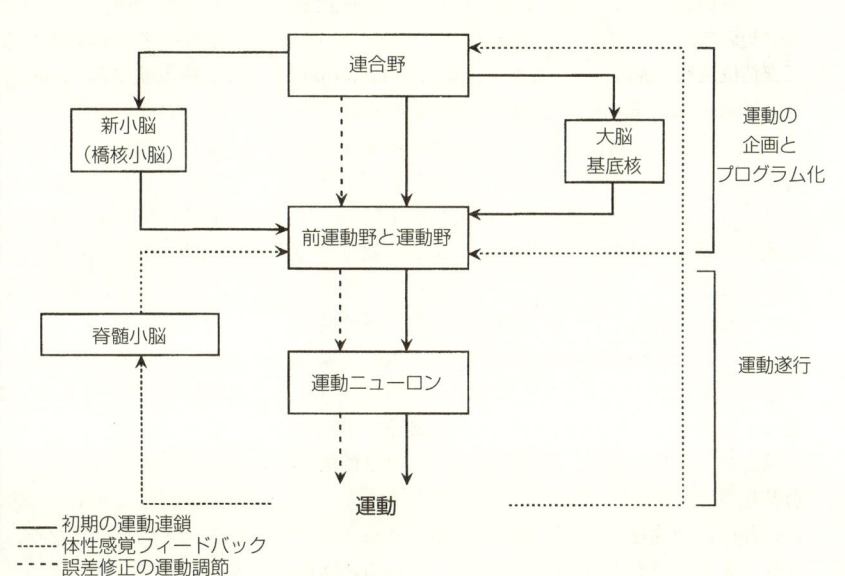

定型的な運動（例えば，歩行動作）や，フィードバックが生じるための十分な時間を有しないすばやい短時間の運動は，**開ループ系**で制御されていると考えられている。この系では，運動制御は**運動プログラム**から中枢性に始まる。運動プログラムとは，協調運動のための情報をあらかじめプログラムした型式，またはその記憶をいう[6]。その際，運動系は，フィードバックまたは誤差検知メカニズムから大きく独立した，確立された運動遂行型式に従う。

▼ 小脳障害の臨床症状

小脳病変にともなう特異的な臨床所見がある。これらの所見の多くは，正確で円滑に統御された運動の遂行能力に，直接的または間接的な影響を与える。確認された臨床症状は，平衡機能，姿勢，筋緊張，運動開始と運動時の筋出力についての小脳の重大な影響を際立たせるものである。歩行，姿勢および運動の型式に対する，小脳障害と感覚障害の組み合わさった影響（特に，測定異常と運動分解）[3]を記述する一般的で包括的な用語として，**失調**が用いられる。次に述べる臨床徴候は，小脳の病変を表すものである。

1. **筋緊張低下**とは，筋の緊張が減弱した状態である。これは，伸張受容器からの求心性入力の中断または筋紡錘運動系に対する小脳の遠心性促通効果の欠如，あるいはその両方に関係すると考えられている。他動運動に対する抵抗性の減弱がみられ，筋は異常にやわらかく，弛緩性の感触を呈することがある。腱反射の減弱もみられることがある[7]。
2. **測定異常**は，運動の範囲または距離を判定する機能の障害である。これは，目標または対象に到達するのに必要とされる運動範囲を過大に判定する**測定過大**，あるいは過小に判定する**測定過小**という症状として現れる。
3. **反復拮抗運動不能**は，急速な交互運動 rapid alternating movement（RAM）を遂行する機能の障害である。この障害は，前腕の回内と回外の急速な交互運動で観察される。運動は速くなるにつれて不規則になり，リズムと運動範囲が急速に失われる[8]。
4. **振戦**は，拮抗する筋群の交互収縮による不随意性の振動運動である。小脳病変にともなって2つのタイプの振戦が生じる。1つは**企図振戦**または**運動時振戦**といわれるもので，四肢の随意運動で生じ，目標に近づくにつれて，または運動が速くなるにつれて振戦が大きくなる傾向がある[7]。企図振戦は安静時では減弱または消失する。**姿勢時振戦**あるいは**静的姿勢時振戦**は，患者が立位姿勢を保持している際の身体の前後振動性運動により明瞭に観察される。この徴候はまた，肢を重力に抗して保持しているときの

肢の上下振動運動として観察されることがある[11,12]。

5. **運動分解（協働収縮異常）**は，運動が単一の円滑な活動というよりむしろ要素的な部分の一連の流れとして示されるものである。例えば，示指で鼻に触れるよう指示された場合，患者はまず肘を屈曲し，次に手関節と指の位置を調節し，さらに肘を屈曲し，最後に肩関節を屈曲するだろう。**協働収縮不能**は，複雑な運動を行うために複数の筋を協働させる機能の消失をいう。
6. **歩行障害**では，典型的に支持基底面が広くなった状態を呈する歩行パターンがみられる。バランスをよくするために，上肢は体幹から離して保持されることがある（ハイガード肢位）。下肢の前方への振り出しの開始は，ゆっくりと始まり，次いで下肢が予期しないかたちで急速に強く投げ出されたようになり，そして音を立てて床に接地する[11]。歩行パターンは一般に不安定かつ不規則で，よろめくようになり，意図した前方への進行方向からの偏移が生じる。
7. **dysarthria** は，発語の構音における運動要素の障害である。小脳性 dysarthria の特徴は，**断綴性言語**と表現されている。この発語パターンは，典型的にゆっくりで不明瞭，躊躇性で，音節の延長や不適切な句切りがみられる。単語の使用や選択および文法は正常であるが[7,8]，発語の韻律の状態は変化する[8]。
8. **眼振**は，眼球の律動的な振動運動である。眼球運動に関係する障害のいくつかは小脳病変にともなって生じる。眼振は最もよくみられる障害で，正確な眼球の固定と視覚に困難を生じる。これは，眼球を正中位での静止状態から動かして周辺の物体を注視するときに明らかになるのが典型的である。その際，不随意性の正中位への眼球の揺れ動きが観察される[11,13]。眼振は，外眼筋の筋緊張と協働収縮に対する小脳の影響に関連があると考えられている。
9. **反跳現象**は Holmes による記載が嚆矢である。これは，力強い自動運動を制止するのに働く，制動反射または制動因子の喪失である[11]。正常では，等尺性収縮に対する抵抗負荷が突然除去された場合，拮抗筋の作用により肢節はほぼ同じ位置にとどまる。小脳性障害がある場合，患者は運動を「制動する」ことができず，抵抗が除去されれば肢節は急に動く。抵抗が除去されたとき，自分自身または別の物体を手で叩いてしまう。
10. **無力症**は，小脳損傷にともなう全身性の筋力低下である。

これらの小脳障害に特徴的な臨床症状に加えて，随意運動開始に要する時間の延長がみられる。運動の力，速さ，方向を変えたり，制止することが困難になる[14]。

大脳基底核

　大脳基底核は，大脳皮質の基底にある一群の神経核である。主要な大脳基底核として，尾状核，被殻，淡蒼球の3つがある。これらの基底核は，しばしば大脳基底核の一部と考えられれている他の2つの皮質下核，すなわち視床下核および黒質と緊密な解剖学的および機能的連結を持っている[3,15]。

　運動に及ぼす大脳基底核の影響は，小脳の影響ほど明らかにされてはいないが，運動と姿勢の制御のいくつかの複雑な側面において重要な役割を果たしている証拠がある[16]。それらは，粗大な意図的運動の開始と調節，複雑な運動反応の企画と実行，望ましい運動反応の促通とその際に他の運動を選択的に抑制すること，および自動的な運動と姿勢調節を遂行する能力である[17,18]。さらに，大脳基底核は，正常な背景的筋緊張を維持するのに重要な役割を果たす[9]。これは，運動野と下位の脳幹に対する大脳基底核の抑制的効果によりなされる。大脳基底核は，知覚と認知機能のいくつかの側面にも影響を及ぼすと考えられている[17]。

　大脳基底核の運動野は，体性機能局在の組織化を担っている。大脳基底核の解剖学的位置は，その運動遂行への貢献度を提供している。運動に関連する脳の部位（補足運動野，前運動野，運動野，体性感覚野，上部頭頂葉）は，被殻の運動部分への緻密な投射路を形成している。この経路の出力は，大脳基底核の運動回路を形成し，それは補足運動野と前運動野に向けて送り返される。これら2つの部位と運動野はすべて相互に連結しており，各々の部位は脳幹の運動中枢と脊髄への下降投射路を有している。このような解剖学的構成は，運動機能への大脳基底核の影響が間接的であり，大脳皮質の運動領域からの下降投射路により仲介されることを示唆している（図7-5）[17〜19]。

　臨床的観察によれば，大脳基底核に損傷のある患者は一般に，特徴的ないくつかの運動障害を呈することが示唆される。それは，①運動の遅さと乏しさ，②不随意性の無関係な運動，および③姿勢と筋緊張の変化である[17〜19]。大脳基底核障害を示す一般的な診断名は，パーキンソニズム，ウィルソン病およびハンチントン病である。

▼ 大脳基底核障害の臨床症状

　大脳基底核の障害は，特徴的な不随意運動，筋緊張と姿勢の障害，そして姿勢反応の減弱をともなった障害の独特なパターンを発現する。次に述べる臨床徴候は，大脳基底核の病変を表すものである。

1. **運動緩慢**は，動きが遅くなること，または運動の減少である。これはさまざまなかたちで出現する。例えば，腕の振りの減少，ゆっくりしたすり足歩行，運動開始の困難または運動の方向を変えることの困難，顔の表情の乏しさ，一度開始した運動を止めることの困難などであり，これらはパーキンソン病の特徴である。

2. **固縮**は，筋緊張の増大であり，他動運動に対する抵抗が増加する。鉛管様固縮または歯車様固縮という2つのタイプの固縮がみられることがある。**鉛管様固縮**は，可動域全体を通して四肢を動かすときに検者が感じる，一様で変化しない抵抗である。**歯車様固縮**は，鉛管様固縮と振戦の組み合わせと考えられる。これは，四肢の他動運動の際の，一連の短い弛緩または「引っかかり」が特徴である。

3. **振戦**は，安静時にみられる不随意性の律動的な振動運動（**静止時振戦**）である。静止時振戦は，合目的的な運動で消失または減弱するのが典型的であるが，精神的なストレスで増大することがある。大脳基底核損傷（例えば，パーキンソニズム）にともなう振戦は，上肢遠位部で「丸薬製造様」運動としてしばしば観察されるが，それはあたかも示指・中指と母指の間で丸薬を丸めているようにみえる手関節の運動で，前腕の回内回外運動も明瞭に観察されることがある。振戦は他の身体部位，例えば顎関節にも現

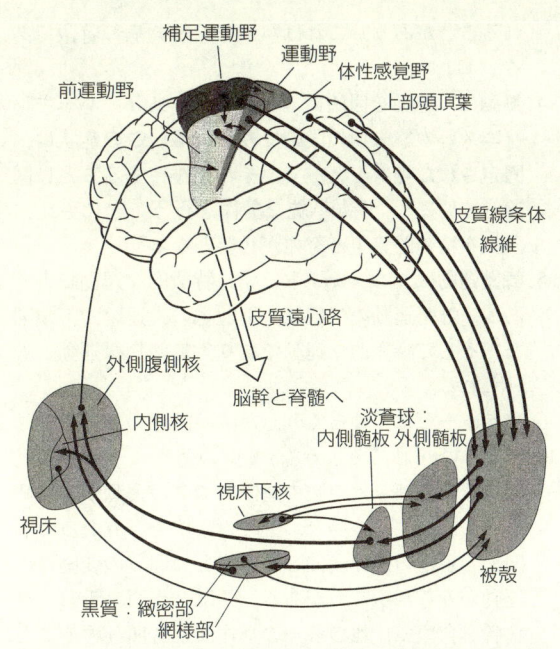

図7-5　大脳基底核の運動回路は，大脳皮質の運動野と体性感覚野から，大脳基底核と視床の部分を通して皮質運動領域（前運動野，補足運動野および運動野）に帰還する，皮質下のフィードバックループを形成している（Ghez, C, and Gordon, J: Voluntary Movement. In Kandel, ER, Schwartz, JH, and Jessell, TM [eds] : Essentials of Neural Science and Behavior. Appleton & Lange, E. Norwalk, 1995, p548. より）

れることがあり，これはパーキンソン病の特徴である。
4. **無動**は，運動を開始できないことであり，パーキンソニズムの終末期の段階でみられる。この症状は，固定された姿勢をとって，それを維持することに関連している[17]。最も単純な動作を行うことにさえ，多大な精神的集中と努力が必要となる[9]。
5. **舞踏運動**は，ハンチントン病に特徴的な運動障害である。舞踏運動の病像は，不随意の，速い，不規則な，そして瞬発的な運動であり，舞踏病様運動ともいわれる。
6. **アテトーゼ**は，ゆっくりした，不随意の，身をよじるような，ねじるような，「虫の這うような」運動である。しばしば上肢の遠位部でこの運動がよく観察されるが，その場合，上肢の回旋をともなった手関節と手指の過伸展位と屈曲位との間での変動性の運動がみられることがある。頸部，顔面，舌および体幹を含めて，他の多くの身体部位も関与することがある[9]。この症状は，アテトーゼ様運動ともいわれる。純粋なアテトーゼは比較的まれであり，多くの場合，痙縮や緊張性痙攣または舞踏運動を頻繁にともなう。アテトーゼは，脳性麻痺のいくつかの病型の臨床症状としてみられる。
7. **舞踏アテトーゼ**は，舞踏運動とアテトーゼの両方の特徴を持った運動障害を記述する用語である。
8. **片側バリズム**の特徴は，片側上下肢の，突然生じる，瞬発性の，力強く激しい，動揺性の運動である。主な障害部位は，一肢の近位部および体軸部（体幹結合部分）の筋群である。片側バリズムは，反対側の視床下核の損傷により生じる[3,14]。関連した用語として，筋活動または運動が異常に増大する**運動過多症**，および運動反応とりわけ特定の刺激に対するそれが低下する**運動減少症**がある。
9. **ジストニア**は，四肢の近位部および体軸部の筋群の不随意収縮により生じる，捻転性の，ときに奇怪にみえる運動である[11]。捻転痙攣は，ジストニアの一型と考えられ，攣縮性斜頸はその最も一般的なものである[11]［訳注：従来は痙性斜頸といわれていた。原文では spasmotic となっているが，spasmodic が多く用いられる］。筋収縮が運動の終わりで持続する場合は，ジストニア姿勢と呼ばれる[17]。

脊髄後索

脊髄後索（薄束，楔状束）は，協調性の運動と姿勢において重要な役割を果たす。後索は，筋と関節受容器からの固有感覚入力を伝達する役割を担っている。固有感覚入力には，位置覚（静止時の関節の位置がわかること）と運動覚（動きがわかること）がある。

▼ 脊髄後索障害の臨床症状

脊髄後索の損傷にともなう協調性障害は，他の中枢神経系損傷にともなう協調性障害より，多少特徴に乏しい。しかし，患者の固有感覚フィードバックの欠如に関連した平衡と運動制御の障害が結果として生じるのが典型的である。視覚は，運動の誘導とバランスの維持を補助するので，視覚フィードバックは固有感覚の喪失を部分的に代償する効果的なメカニズムとなりうる。このため，協調性とバランスの一方または両方の問題は，照明の暗い場所または患者が目を閉じたときに増大する（**Romberg 徴候陽性**）。さらに，いくつかの随意運動の著明な緩慢化がみられる。これは，視覚的に誘導された運動は，一般的に運動速度が減少した場合に正確さが増すために生じる。

歩行障害は，脊髄後索損傷の一般的な所見である。歩行パターンは通常，支持基底面が広く，身体動揺を呈し，歩長が不均一で，過度の側方への偏倚がみられる。振り出した下肢を異常に高く持ち上げ，急激に音を立てて接地する。歩行中に足をみつめるのが特徴的で[11]，これは固有感覚の喪失を示唆している。脊髄後索障害でよくみられるもう1つの症状は測定異常である。前述したように，これは必要とされる運動の範囲または距離を判定する機能の障害で，上肢と下肢の両方にみられることがある。これは，四肢を正確に所定の位置に置けない，または目的物に手を到達できない症状が出現する。例えば，車椅子のブレーキをかけようとする際に，患者はブレーキハンドルに到達するのに必要な運動の範囲を不正確に判定（測定過大または測定過小）することがある。脊髄後索損傷にともなう他の協調性障害と同様に，視覚的誘導により測定異常の症状は軽減する。

加齢にともなう協調運動の変化

高齢者を評価する際，運動能力のいくつかの側面に及ぼす加齢の影響を考慮する必要がある[20〜29]。次に述べるのは，加齢にともなう典型的な変化であるが，協調性低下の一次性または二次性の要素として出現することがある。

- **筋力低下**：いくつかの末梢性の因子が筋容量の減少（断面積の減少）と機能低下に寄与すると考えられている。それは，α運動ニューロンの喪失，タイプⅠおよびタイプⅡの筋線維の萎縮（特にタイプⅡ筋線維の萎縮），筋線維の大きさの減少[30]，運動する筋の酸化能力，およびそれに続いて生じるトルクを生

み出す機能の低下である[26]。

- **反応時間の遅延**：刺激を与えてから運動が起こるまでの時間が延長する[31]。これはまた運動単位の退行性変化にも関連している。さらに，前運動時間（刺激の発生から反応の開始までの時間）と運動時間（運動の開始から運動の完遂までの時間）が，正常な加齢にともなって延長する[32]。反応時間は，活動的な高齢者と比べて座りがちな生活の高齢者でより遅延し，さらに反応時間の遅延は粗大運動に比べて巧緻運動でより頻繁にみられる[34]という，エビデンスに基づいた報告がある。
- **柔軟性低下**：関節の硬さは，可動域の終末域で特に顕著であり，協調運動の全般的な巧緻性に影響を与えるであろう。柔軟性低下は，膠原線維の退行性変化，栄養不良，全般的な運動不足および関節炎様変化に関連している[25]。
- **姿勢の異常**：筋力と柔軟性の低下は，姿勢アライメントの不良化の前徴である。姿勢の異常は，不活動と長時間の座位によってさらに影響を受ける。特に重大なことは，運動遂行に先行して準備的姿勢調節を行う機能が消失する危険があることである。
- **バランス障害（姿勢制御障害）**：加齢にともなって，バランスの低下と姿勢時身体動揺（力を抜いた立位時の足底上での身体の小さな振動）の増大が生じる[20~22,24,35]。その結果，高齢者にとって安定性の限界内での協調運動が変化する。すなわち，安定性を乱しうる動揺の閾値が低下する。

これらの変化は，感覚や認知機能および視覚，聴覚の鋭敏さの低下によりさらに顕著になることがある。最近のいくつかの教科書[25,36,37]は，加齢にともなう生理学的変化，神経学的変化および筋骨格系の変化に関する詳細な内容と重要な文献を紹介している。また，協調性検査を適用する場合，患者にどのように指示を行うべきかということに重要な示唆を与えるものである。これらの予想される加齢に関連した変化を知っていることが，協調性検査で患者の課題遂行を最大限に引き出すための効果的なコミュニケーションを確立する理学療法士の能力だけでなく検査結果を解釈する能力をも改善することになるであろう。慎重で気配りのある，かつ正確なコミュニケーションは，理学療法士の役割で中核をなすものである。高齢患者は感覚機能に変化をこうむっているので，治療的介入を増強するコミュニケーションスキルを修得すべきである。これは，患者にとって意味があり，かつわかりやすい言葉または文脈で情報を伝達すること，および信頼感，尊敬の気持ち，そして共感を伝えることである。DeMontとPeatman[38]は，高齢患者とのコミュニケーションを改善するためのいくつかの重要な方法を提言している（Box 7-1）。

検査手順

▼ 準備的考察

正確で注意深い観察が，協調性の評価を行うにあたって重要である。治療行為は機能的活動レベルを改善することをめざしているのであるから，初期の観察はこれに焦点を合わせるべきである。特定の検査手順を始める前に，まず患者の次のようなさまざまな機能的活動を観察すべきである。それは，ベッド上動作，通常

Box 7-1　高齢者とのコミュニケーションを改善するための方法

1. 紋切り型になってはならない。知的機能レベルの低下または錯乱状態を想定してはならない。姿勢，身振りや顔の表情は誤解をまねきやすいので注意する。
2. 高齢者が呈する年齢に関連した身体的機能制限に注意し，それに合わせるようにする。コミュニケーションの阻害因子となりうる，視覚，聴覚，言語および反応時間における感覚障害に配慮する。
3. 視線を合わせることややさしく手を触れることにより，高齢者の注意を引きつける。
4. 挨拶時に，身分を明らかにして自己紹介する。
5. 最もよいコミュニケーションを行うためにどのようにしたらよいかについて情報を互いに求める。例えば，「もう少し大きな声でしゃべった方がいいですか」とか「眼鏡の具合はいかがですか」と尋ねる。
6. それぞれの個人にどのようなかたちの呼びかけがよいかを聞く。「おじいちゃん」とか「おかあさん」というような総称名や小児語は使わないようにする。それぞれの個人は，個性的な自己同一性を持っているのである。
7. テレビやラジオの音量を調節したり，照明の角度や明るさを変えるのに許可を求める。
8. 常に視線を合わせておくこと。
9. 高齢者の反応に対して理解したようなみせかけの態度をとってはならない。わからなかった文言については，意味を明らかにし，確認を求める。
10. 子どもに対するように高齢者に話しかけることは避ける。歌うような声や赤ちゃん言葉，命令口調を用いてはならない。
11. 個人としての高齢者を無視してはならない。また，他人の前で，あたかも彼らが不在のようにみなして，彼らの噂話をしてはならない。
12. 高齢者の日課と生活の予定を尊重すること。互いの都合が一致した日時に面会の予定を立て，それを守ること。

DeMont and Peatman[38], p24. より

の身辺動作（例えば，着衣，整髪，歯磨き動作など），移乗動作，食事，書字，臥位から座位そして立位への移行，立位保持および歩行などである。初期の観察において，障害の特定領域を局在化するのに役立つ一般的情報を得ることができる。この情報には以下のようなものがある。

1. おのおのの活動における巧緻性のレベル（介助の量および必要な補装具を含めて）
2. 不必要な運動，振動運動，動揺または不安定性の出現
3. 障害されている四肢の部位
4. 協調性障害の分布：近位または遠位の筋群あるいはその両方
5. 協調性障害を変化（増大または減少）させる状況またはできごと
6. 1つの動作を遂行するのに必要な時間
7. 安全性のレベル
8. 転倒の既往歴（頻度，転倒を誘発するできごと，こうむった外傷）

この初期観察から，セラピストは注目している障害領域のための最も適切な検査を選択する指針を得るであろう。筋力低下，感覚障害および関節可動域制限は協調運動に影響を与えるものであるので，協調性評価の前に行われる筋力，感覚および関節可動域の初期スクリーニング検査は評価の妥当性を高める。また，協調性障害は正常な筋力と正常な感覚のもとでも起こりうることに注目するのも重要である。

一般に協調性検査は，2つの主要なカテゴリーに分けられる。すなわち，粗大運動と巧緻運動である。粗大運動検査は，姿勢，バランスおよび大きな筋群が関与する四肢の運動評価にかかわる。粗大運動の例としては，四つ這い移動，膝立て姿勢，立位，歩行，走行がある。巧緻運動検査は，小さな筋群の活動に関与する四肢の運動評価にかかわる。巧緻運動の例としては，手を使っての物品の操作（例えば，シャツのボタンかけ）や巧みに制御された物品操作（例えば，書字に必要な物品操作）にかかわる手指の器用さがある。

協調性検査は，平衡検査と非平衡検査に細分される。非平衡協調性検査は，身体が直立位（立位または座位）でない場合に，運動の静止および移動性要素を評価する。この検査は，粗大運動活動と巧緻運動活動の両方に対して行われる。平衡検査は，身体が直立位（立位または座位）である場合に，姿勢とバランスの静的および動的要素を評価する。この検査は主として粗大運動活動に対して行われ，静的姿勢（静止姿勢）と動的姿勢（運動中の身体姿勢）の両方で身体を観察する必要がある。

協調性検査は，4つの基本的な運動課題での必要条件，すなわち運動性，安定性（静的姿勢制御），制御された運動性（動的姿勢制御）そして巧緻性の評価を総合する。運動性とは，機能的パターンのなかで起こる初期の運動をいう。運動性の障害の例としては，運動を開始するのに不十分な運動単位の活動，運動の維持が困難であること，重力に抗した運動が困難なことなどである。安定性（静的姿勢制御）とは，抗重力姿勢で体重負荷した状態において一定の肢位を維持できる能力である。それが障害されると，不安定性すなわち立位または座位での身体動揺の増大（姿勢維持不可能）およびバランス喪失や転倒の危険性が生じる。制御された運動性（動的姿勢制御）とは，安定性を維持しながら肢位を修正または変化させる能力をいう。その障害は，例えば座位のような一定の姿勢での体重移動または身体の揺さぶり運動の際にバランスを維持するのが困難なこと，およびなんらかの姿勢をとること（例えば，背臥位から起き上がって座位をとる）が不可能なことなどである。後者の動作は，大きな可動域で重力に抗した運動が必要である。静的動的制御は，制御された運動性の変化したものであり，一側の上下肢に体重を移動させて，反対側の上下肢を体重負荷なしの動的な活動に使うことができる能力をいう。静的動的制御障害の例としては，四つ這い位で支持基底面から上肢または下肢を挙上できないことがある。巧緻性とは，環境との相互作用を可能にする高度に協調した運動である。その障害には，①遠位部が運動する際に近位部を安定させることが不可能，および②一貫性のない運動，過剰な努力を要する運動，そして適切な方向とタイミングを欠いた運動などがある。巧緻性障害はさらに，運動の正確な制御や延長された時間での運動の持続，およびいくつかの運動系列を組み合わせる能力に制限を加える。

協調性検査は，5つの主要な領域での運動能力の評価に焦点を当てている。①交替性または往復性運動：拮抗する筋群間での運動を反転する能力の検査，②運動の合成あるいは協働収縮運動：協同して働く筋群により成し遂げられる運動制御に関与，③運動の正確さ：随意運動の距離や速度を測定または判断する能力の検査，④固定あるいは肢位保持：個々の肢節や一肢内の部位の位置を保持する能力の検査，⑤平衡機能（姿勢安定性）：身体重心か支持基底面の変化またはその両方に反応してバランスを維持する能力の検査，である。協調性検査の難易度の変化（患者への課題を徐々に難しくする）は一般的に次の順序で行う。すなわち，①片側の課題，②両側の対称性課題，③両側の非対称性課題，④複数肢の課題（これは最も難しいレベルである）の順である。

平衡機能（姿勢安定性）の協調性評価は，安定性，

バランスおよび動作機能における運動障害を確認するものである。姿勢制御系は複合的な要素から成り立っているので，協調性評価で確認された障害は，評価するための十分なデータを得るのに必要な他の検査や測定を決めるのに役立つであろう。姿勢制御系は，①身体運動を検知するのに必要な感覚系，②中枢神経系の統合機能，そして③身体の位置を制御する運動応答遂行の役割を担っている運動系を包括している。姿勢安定性の協調性障害の分析は，姿勢制御系の1つ以上の要素から追加的情報を引き出すための適切な検査と測定を選択する指針となるであろう。姿勢制御とバランスに関するさらに詳しい論述については，「第8章 運動機能評価」を参照されたい。

Box 7-2 は，非平衡協調性検査の例である。Box 7-3 には，平衡協調性検査を示す。いくつかの異なった損傷部位を評価するのに単一の検査がしばしば適切であり，そして複数の部位が同時に検査され，時間の節約になることに注目すべきである。ここであげた検査はサンプルであり，すべてを含むものではない。特別な障害を評価するのに同様に有効であり，個々の患者

Box 7-2　非平衡協調性検査[a]		
1. 指先を鼻に持っていく	肩関節90度外転，肘伸展の肢位をとらせる。患者に示指の先を鼻の先端に持っていくよう命じる。異なる運動面での動作遂行を評価するために，最初の開始肢位を変えてもよい。	で膝を叩打するよう命じる。
2. 指先を検者の指に持っていく	検者は患者と向かい合って座る。検者の示指を患者の前に保持する。患者に示指の指先で検者の示指に触れるよう命じる。運動の距離，方向および力を変化させる能力を評価するために，検査中に検者の指の位置を変えるとよい。	10. 足の叩打運動　患者に，膝を持ち上げないようにして，片足の母指球部で床を叩打するよう命じる。踵を床につけたままで行わせる。
3. 指先を対側の指に持っていく	両側の肩関節90度外転，肘伸展の肢位をとらせる。両手を正中線に向かって動かし，両方の示指をくっつけるよう命じる。	11. 指示および再指示運動　患者と検者は向かい合って座るか，立位をとる。患者と検者はともに肩を90度屈曲し，肘を伸展して上肢を水平位に置く。両者の示指が触れ合うように，または患者の示指を検者の示指に軽く載せるようにする。患者に肩を完全屈曲（指を天井に向ける）させ，次いで両者の示指が再び近づくように上肢を水平位に戻すよう命じる。両方の上肢を別々に，または同時に検査する。正常反応では，開始肢位に正確に上肢を戻すことができる。異常な反応では，一般に，指示点の行きすぎ，すなわち目標を越えた運動がみられる。この検査の変法としては，肩90度外転位への運動，または肩0度屈曲位（指が床を指す）への運動を行わせる。それぞれの運動の後，患者に最初の水平位の開始肢位に上肢を戻すよう命じる。
4. 指先を鼻と検者の指の間で往復させる	患者に示指の指先で鼻の先端と検者の指先に交互に触れ，往復させる。運動の距離，方向および力を変化させる能力を評価するために，検査中に検者の指の位置を変えるとよい。	
5. 手指の対立運動	患者に母指の先と他の指先を順番にくっつけるよう命じる。運動を徐々に速くする。	
6. 全指把握	手を握る，開く（手指の屈曲と完全伸展）を交互に行わせる。運動を徐々に速くする。	
7. 回内／回外	患者に肘を90度に屈曲し，体幹にしっかり固定させておいて，手掌を上向きおよび下向きに交互に回転させる。この検査は，肩関節90度屈曲位，肘伸展位でも行うことができる。運動を徐々に速くする。拮抗筋群間で運動を反転する能力を多くの関節で評価することができる。例をあげると，膝関節，足関節，肘関節および手指の自動的屈曲・伸展運動の繰り返し，などである。	
8. 反跳運動テスト	患者に肘関節屈曲の肢位をとらせる。検者は，上腕二頭筋の等尺性収縮が生じるように，十分な徒手抵抗を加える。抵抗を突然除くと，正常では，拮抗筋（上腕三頭筋）が収縮して，肢節の「制動反射」運動が生じる。肩外転筋，肩屈曲筋，あるいは肘伸展筋など，他の多くの筋群についても，この現象を検査することができる。	12. 踵を膝と足趾の間で往復させる　患者に背臥位をとらせ，一側下肢の踵で対側下肢の膝と母趾を交互に触るよう命じる。
		13. 足趾を検者の指に持っていく　患者に背臥位をとらせ，足の母趾で検者の指に触るよう命じる。運動の距離，方向および力を変化させる能力を評価するために，検査中に検者の指の位置を変えるとよい。
		14. 踵をすねの上へ　患者に背臥位をとらせ，一側下肢の踵を，対側のすねをこすりながら上下に動かすよう命じる。
		15. 手／足で円を描く　一側の上肢または下肢で宙に仮想の円を描かせる（テーブルまたは床上で行わせてもよい）。8の字の形を描かせてもよい。下肢の評価のため，この検査は背臥位で行ってもよい。
9. 手の叩打運動	患者に肘屈曲・前腕回内の肢位をとらせ，手	16. 身体肢節の肢位保持　上肢：前へ水平に保持させる（座位または立位で）。下肢：膝を伸展位に保持させる（座位で）。

[a] 検査は最初開眼で，次に閉眼で行う。異常な反応には，保持肢位から徐々に偏位すること，あるいは閉眼で反応の質が低下することが含まれる。特に指定しないかぎり，検査は患者を座位にして行う

> **Box 7-3　平衡協調性検査**
>
> 1. 正常なくつろいだ姿勢での立位。
> 2. 足をくっつけて立つ（狭い支持基底面）。
> 3. 一足を他足のすぐ前に置いて，継足肢位で立つ（一足の趾が他足の踵に触れる立ち方）。
> 4. 片足で立つ。
> 5. 上記のおのおのの姿勢で上肢の肢位を変える（例えば，上肢を側方に，上肢を頭上に，手を腰に置く，など）。
> 6. 不意に姿勢をずらす（その際，注意深く患者を保護する）。
> 7. 立位で体幹を前屈してもとに戻す。
> 8. 立位で体幹を左右に側屈する。
> 9. 開眼での立位から閉眼する：視覚入力なしで直立姿勢を維持する機能は，Romberg 徴候といわれる。
> 10. 継足立位で開眼から閉眼状態に移る：鋭敏化 Romberg 検査。
> 11. 一足の踵を他足の趾のすぐ前に置いて歩く（継足歩行）。
> 12. 床に描かれた，またはテープで示された直線に沿って歩く，あるいは床上の標識に足を置きながら歩く。
> 13. 側方歩行，後方歩行，またはクロスステッピングでの歩行。
> 14. 足踏み動作。
> 15. 歩行速度を変える：正常速度，できるだけ速い速度，できるだけ遅い速度での患者の歩行を観察する。
> 16. 歩行で立ち止まり，そして急に歩き始める。
> 17. 歩行で方向転換（90度，180度，360度回る）。
> 18. 円を描いて歩く（右回りおよび左回りで）。
> 19. 踵歩行または爪先歩行。
> 20. 歩行時に頭部を水平または垂直に回旋する。
> 21. 障害物を越える，または回避する。
> 22. 手すりにつかまって，または手すりなしで階段昇降：2足1段型と1足1段型を比較する。
> 23. 機敏なバランス運動（直立バランスの協調性運動）：直立位での身体の上下運動（ジャンピングジャック），治療用ボールに座って膝の屈伸を繰り返す。

に対してより適切なその他の課題動作が開発される可能性がある。機能的動作（例えば，身辺動作，車椅子操作，移行動作など）を遂行中の注意深い観察は，しばしば多くの協調障害を評価するための有効な手段を提供することも強調されるべきである。

ここで示した協調性検査の2つの細分項目（非平衡と平衡）は，検査の施行にあたり構造化と組織化のために伝統的に用いられてきた。しかし，「非平衡」の細分項目は，姿勢とバランスの要素がこれらの検査において要求されるので，いくぶん不正確な名称であることに注意すべきである。各細分項目は，運動のある種の要素を特に協調するが，2つの細分項目からの評価所見に重複があるのは明白であろう。表 7-1 は，選ばれた協調性障害と，与えられた問題を評価するのに適切と思われる推奨される検査を列挙したものである。

Box 7-2，7-3 に示した特殊検査に加えて，歩行分析の測定値も協調性評価に重要なデータを追加する。体系的な歩行分析は，①筋緊張の異常，②異常な協働収縮（病的共同運動）パターン，非統合的反射の影響，③筋活動の連続性タイミングの制御，④全身の運動制御および他の部位と関連した身体部位の制御，⑤正常な姿勢と運動からの偏倚（例えば，身体の傾きまたはふらつき，あるいは特定の関節における運動減少または運動過剰）を確認するのに役立つ。種々の標準化された歩行評価または機能測定（これは歩行の構成要素を含む）が用いられる。例えば，Timed Up and Go Test[39,40]，機能的自立度評価法 Functional Independence Measure（FIM）[41〜43]，疾患影響要因測定法 Sickness Impact Profile（SIP）[44,45]，Physical Performance and Mobility Examination（PPME）[46]などである。運動機能検査に関する追加情報については第8章を，歩行計測と評価機器の詳細な議論については第10章を，機能評価の実例については第11章をそれぞれ参照されたい。

検査プロトコル

協調性評価の実施では次のような進め方が望ましい。

A．データ収集用器具を整える。
  1. 協調性評価用紙
  2. データ用ペンまたは鉛筆
  3. ストップウォッチ（動作時間測定のため）
  4. 椅子2つ
  5. マットまたは治療用テーブル
  6. 目隠し道具（必要な場合のみ）

B．場所の設定：最も適切な設定は，静かな明るい部屋で，注意を集中できる環境である。

C．検査の選択：個々の患者に対して適切な，運動の特定の要素を評価するための検査を選択しなければならない（Box 7-2，7-3 参照）。これは，正式の協調性検査の前に行われる機能的動作の初期観察に基づいて行う。

D．患者の準備：可能であれば，検査は患者が十分休息をとっているときに行い，患者に検査手順を十分に説明すべきである。実際の検査の前に，おのおのの協調性検査を説明し，セラピストが行ってみせるべきである。検査手順は，精神的集中といくらかの身体活動を要求するので，疲労や不安，恐怖は検査結果に悪影響を与える。

E．検査の実施：一般的に，非平衡検査を最初に行い，続いて平衡検査を行う。検査中，注意深く患者を保護することに気をつけるべきである。安全ベ

表7-1 特定の協調性障害に対する検査の例

障害	検査の例
1. 反復拮抗運動不能	指先を鼻へ
	指先を鼻と検者の指の間で往復させる
	前腕の回内・回外
	膝の屈曲・伸展
	歩行で速度や方向を変える
2. 測定異常	指示および再指示運動
	円または8の字を描く
	踵をすねの上へ
	床上の標識に足を置きながら歩く
3. 運動分解（協働収縮異常）	指先を鼻へ
	指先を検者の指へ
	踵を膝と足趾の間で往復させる
	足趾を検者の指に持っていく
4. 筋緊張低下	他動運動
	深部腱反射
5. 企図振戦	機能的動作の観察（一般に，目標物の近くにおいて，または運動速度が増したときに振戦が増大する）
	指先を鼻と検者の指の間で往復させる
	指先を対側の指に持っていく
	指先を検者の指へ
	足趾を検者の指に持っていく
6. 静止時振戦	安静時の患者を観察する
	機能的動作の観察（振戦は運動時に顕著に減少するか消失する）
7. 姿勢時振戦	通常の立位姿勢の安定性を観察する
8. 無力症	上肢および下肢の肢位保持
	筋力評価のための徒手抵抗運動
9. 筋固縮	他動運動
	機能的動作の観察
	安静姿勢の観察
10. 運動緩慢	歩行での腕の振りや体幹の動きを観察する
	歩行で速度や方向を変える
	歩行または他の動作を急にやめさせる
	機能的動作の観察：時間計測検査
11. 姿勢障害	上肢および下肢の肢位保持
	座位または立位で，予期しないかたちでバランスをくずす
	支持基底面を変化させた立位（例えば，継足肢位の立位，片脚立位など）
12. 歩行障害	直線に沿って歩行
	側方歩行，後方歩行
	足踏み
	歩行で速度や方向を変える
	円を描きながら歩く

トの使用が患者の保護を保証する．検査実施中，次のような疑問の確認がセラピストの観察を方向づけるのに役立つ．所見は評価用紙のコメント欄に記載する．

1. 運動は直接的，正確で，しかも順序を逆に行うことが容易にできるか．
2. 正当または正常な時間内に運動が生じるか．
3. 運動遂行スピードの増加が運動の質に影響を与えるか．
4. スピードや方向が変化した場合，連続的に適切に運動の調整がなされるか．
5. 体幹または四肢の姿勢や肢位を，動揺や振動または余分な運動なしに保持することができるか．
6. 上肢および下肢を一定の位置に置く運動を正確にできるか．
7. 視覚の遮断は運動の質を変化させるか．
8. 近位部と遠位部のどちらがより障害されているか．身体の左右ではどちらがより障害されているか．
9. 患者はすぐに疲労するか．時間経過しても運動応答の一貫性はあるか．

F．記録文書：おのおのの検査結果を記録しておく。

検査結果の記録

　評価および協調性検査結果を記録するためのプロトコルは，施設によってまた個々のセラピストによってかなり異なる。評価の本質のために，また障害のタイプと重症度のために，観察による協調性評価は十分に標準化されてはいない。しかし，上肢の評価には多くの標準化された検査が利用できる。これらの検査は，機能的すなわち仕事に関連した課題を用いて，手指の巧緻性の特殊な要素を評価する。元来，これらの検査の多くは，さまざまな職業活動への求職者を評価するために開発されたものである。これらの検査のいくつかのサンプルについては，本章で後述する。

　協調性評価の結果の記録には，いくつかの選択肢がある。協調性評価の記録様式は，注目している損傷部位の複合的な病態像を得るのにしばしば役立つ。こうした記録様式は臨床現場でよく開発されており，それらは一般的なもの（一例は付録A）もあれば，例えば頭部外傷患者のようなある一定の患者群に限定したものもある[47]。一般に，これらの様式は検査の信頼性を欠く傾向があるが，データ収集と文書による記録の秩序立った方法を供給する。これらの様式はしばしば，任意の尺度を用いて動作遂行のレベルを決める，なんらかのタイプの判定尺度を含んでいる。以下は，そのような尺度の一例である。
- 4：正常な動作遂行。
- 3：軽度の困難さをともなうが運動を遂行できる。
- 2：動作遂行で中等度の困難さがみられる。運動はリズムが不整で，運動のスピードが増加すると運動遂行が悪化する。
- 1：重度の困難さがみられる。運動のリズムは著しく不整で，重大な不安定性や振動，または余計な運動，あるいはそれらすべてがみられる。
- 0：動作の遂行が不可能。

　このようにして判定尺度による点数は，協調性評価のおのおのの要素に割り当てられる。判定尺度を用いる利点は，患者の運動遂行を定量的に記述するための仕組みが与えられることである。しかし，そのような判定尺度の使用には，固有の制限が存在する。しばしばそのような記述は，患者の運動遂行を正確に反映しない。あるいは，判定尺度が適切に定義されないか，その詳細が十分に規定されていないことがあり，その場合，繰り返し検査の信頼性または検者間信頼性が低下する。しばしば協調性評価の様式には注釈欄があり，患者の運動遂行を記述して補うことができる。判定尺度と文章記述または要約を組み合わせることにより，

すべての損傷部位を適切に記録することができる。

　一連の時間計測検査の使用は，協調性評価の重要なパラメータまたは測定値となる。妥当な時間内に動作を完遂することは動作遂行の構成因子であるので，一定の動作を完遂するのに要する時間をストップウォッチを用いて記録する。いくつかの標準化された測定手法が動作の時間計測に基づいて開発されている（例えば，Timed Up and Go Test）[39]。しかし，特殊な動作遂行の時間測定は，より一般的な評価様式にも組み込まれることがある。

　コンピュータ操作の床反力計も平衡協調性の1つの要素を測定するのに用いられている。このアプローチは，身体動揺の定量的評価を可能にする（姿勢安定性の測定）[27,48]。床反力計は，足部の及ぼす垂直圧力の変動をモニタすることができる。床反力計には，姿勢安定性の客観的な測定を供給するという重要な利点がある。

　最後に，ビデオ記録は協調性障害の周期的な評価に効果的に用いられている。ビデオは，患者の運動遂行の半永久的な視覚記録となる。それは，介入前と介入後の記録を通して，治療または薬物管理あるいはその両方を評価するのに特に有用である。

　評価結果の記録のためのいくつかの選択肢が利用可能であるが，なんらかのタイプの記録様式を用いた文書記録が最も一般的である。検査結果を記録するプロトコルを確立する際に考慮すべき重要なことは，おのおののセラピストが記録様式または判定尺度あるいはその両方を同じ仕方で解釈することである。そのためには，よく定義され，明確な判定尺度のカテゴリーを持った検査器具を開発することが求められる。新人のトレーニング期間と全スタッフのための定期的な復習が，検者間信頼性を高めることになる。

手指巧緻性と協調性の評価のための標準化された検査器具

　機能的動作を用いて，上肢の協調性と手指の巧緻性を評価するために，いくつかの標準化された検査が開発されている。これらの検査の多くは，検査結果の解釈を補助するための基準値データを有している。標準化された検査を用いる際，記されている実施方法に厳密に従うことが必須条件である。確立されたプロトコルからのどのような逸脱も，測定の信頼性と妥当性に影響を与え，その結果，公表されている基準との比較が意味のないものになる。考えるべきもう1つの重要なことは，検者の技術である。検査は，実施方法と結果の解釈について特別に訓練された者によって施行す

べきである。後に行われる再検査は、同一検者によって施行すべきである。これらの標準化された検査は、患者の経過を客観的に測定するのに特に有用である。次に、これらの検査のいくつかについて述べる。

Jebsen-Taylor Hand Function Test[49〜53]は、手の機能を機能的動作の7つの下位検査（書字、カード返し、小さな物のつまみ上げ、食事の模擬動作、物の積み重ね動作、大きくて軽い物のつまみあげ、大きく重い物のつまみ上げ）を用いて測定する。この検査は、容易に構成、実施そして採点できる。年齢、性別、最大時間、利き手に関連した基準値データが用意されている。この検査により、7つの一般的な日常生活活動における手の機能評価が可能である。

Minnesota Rate of Manipulation Test[53〜55]は、元来、上肢と手の巧緻性を要求される仕事に従事する職員を選ぶために考案されたものである。この検査は5つの操作動作（物を置く動作、ひっくり返す動作、移動させる動作、片手でひっくり返して置く動作、両手でひっくり返して置く動作）の能力を評価する。この検査は、円盤とくぼみのある定型の板を用いて行う。

Purdue Pegboard Test[53,56]は、ペグボード上でのピンの挿し込み動作およびピンや座金、軸管の組み立て動作で巧緻性を評価する（図7-6）。いくつかの下位検査があり、それらは右手での把握、左手での把握、両手での把握および組み立て動作の検査である。この検査も、手の操作の巧緻性を要する作業にあたる職員を選ぶのに用いられてきた。基準値が利用可能で、片手での巧緻性と両手での巧緻性の両方を評価することができる。この検査は、検査板、ピン、軸管および座金を用いて行われる。

Crawford Small Parts Dexterity Test[53,55]は、小さな物の操作動作を用いて行う。この検査は、ピン、軸管、ねじ、そしてこれらの小さな物を挿し込む板を使用する。ピンを穴に入れたり、ピンに軸管をかぶせたりするのに、ピンセットの使用が要求される。ねじは指で扱い、ねじ回しで固定されなければならない。この検査は職業前検査において役立ってきた。この検査は時間によって点数づけられ、基準値データが利用可能である。

その他さまざまな標準化され商品化された検査が利用可能である。その選択は、ある特定の施設のそれぞれのニーズ、および最もよくみられる疾患群に基づい

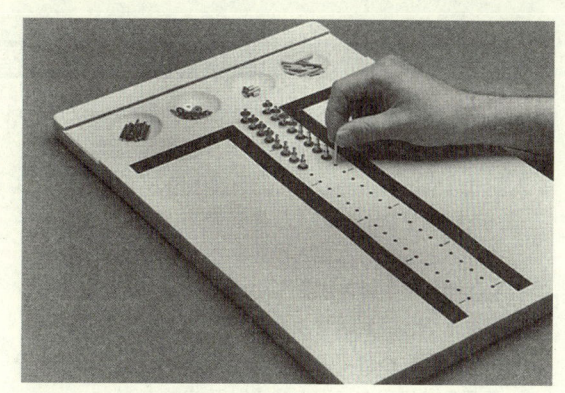

図7-6 Purdue Pegboard Test（North Coast Medical, San Jose, CA. による）

てなされるべきである。さらに、検査器具の標準化に用いられた基準に従って慎重な評価が行われるべきである。

まとめ

協調性評価は、運動遂行に関する重要な情報を理学療法士に与える。それは、運動障害の原因を確認するのに役立つ（中枢神経系の単一の損傷部位に起因しない臨床所見もあるが）。それはまた、目標と帰結を設定し、治療計画を決定し、そして治療的介入の有効性を判定するための定期的な再評価を確定するのに役立つ。観察による協調性検査は十分に標準化されていないため、結果の誤解や間違った解釈が生じる可能性がある。よく定義された判定尺度を用いることや熟練した検者による検査の実施、さらに同一検者が後に再検査を行うことにより、生じうる誤りの原因を減少することができる。

さまざまな観察による協調性検査が提案されている。これらの検査の多くは、1種類以上の多くの運動障害を評価するのに用いることができる。検査記録は、障害のタイプや重症度および損傷部位だけでなく、運動遂行の質を変化させる因子についての記載を含むべきである。多様な要因が運動能力に影響を与えることは明らかである。それゆえ、協調性検査の結果は、感覚検査や筋力検査そして可動域検査などの他の検査データと関連させて注意深く考察されなければならない。

復習問題

1. 小脳，大脳基底核および脊髄後索の損傷にともなう協調性障害の臨床的特徴について説明せよ。
2. 正式な協調性評価の前に行う，患者の初期観察の目的を説明せよ。どのようなタイプの動作を観察すべきか。どのような情報を収集すべきか？
3. 協調性評価で検査する5つの一般的な運動能力の分野を確認し，説明せよ。
4. 平衡協調性検査での動作のタイプと非平衡協調性検査での動作のタイプとの違いを述べよ。
5. 協調性評価において，検者の観察を方向づけるために患者の運動遂行に関するどのような問題を検討すべきか？
6. 次の用語を定義せよ。おのおのの障害を評価するのに適切な協調性検査を少なくとも2つあげよ。各障害に対して用いる検査プロトコルを説明せよ。
   A．反復拮抗運動不能
   B．測定異常
   C．運動分解
   D．振戦（企図振戦，静止時振戦，姿勢時振戦）
   E．固縮
   F．運動緩慢

ケーススタディ

患者は，パーキンソン病が発症して5年になる62歳の男性である。診断されてから機能的な動作レベルの低下が進行している，と訴えている。妻と子どもたちの勧めで，3年前に民営航空会社のパイロットを早期退職した。彼は郊外の平屋建ての家に妻と38年間暮らしており，4人の成人した子どもたちはすべて近隣地域に住んでいる。

初期の検査所見は次のとおりである。

- 運動は減少し，遅くなっている。
- 四肢を他動的に動かすと，一様で一定の抵抗が感知される。患者は全体にわたって「こわばっている」感じを訴える。
- 安静時に，上肢遠位部の不随意性の律動的な振動運動がみられる。
- 週2，3回の頻度で定期的に転倒するとの訴えがある。立位バランスが崩れやすく，こわばった状態で転倒する傾向がある。運動の方向を変えたり，制動するのが困難である。
- シャツのボタンを留めることや，食器を使うこと，および字を書くことに必要な上肢遠位部の運動の切り替えが困難である。
- 椅子からの立ち上がり，腹臥位から背臥位への寝返りなどの移行運動が困難である。

服薬はL-ドパ単独からL-ドパとカルビドパ（Sinemet）の併用へ変更される予定である。薬物療法変更前の運動機能評価目的で，理学療法が依頼された。薬物変更後，再評価が行われ，理学療法が開始される予定である。

指導問題

1. 大脳基底核障害の次のような特徴を記述する用語を確認せよ。
   (1) 運動の減少と遅さ
   (2) 他動運動に対する一様で一定の抵抗
   (3) 安静時に生じる上肢遠位部の不随意性の律動的な振動運動
2. どのような一般的な運動障害が運動緩慢の証拠となるか。
3. この患者の，上肢遠位部の運動の切り替え困難を評価するのに適切な非平衡協調性検査の例をあげよ。
4. この患者の姿勢反応とバランスの変化を評価するのに適切な平衡協調性検査の例をあげよ。
5. 検査所見をまとめるための評価プランを述べよ。

用語解説

無動 akinesia：運動開始が困難。パーキンソン病でみられる。

無力症 asthenia：小脳損傷にともなう全身性筋力低下。

協働収縮不能 asynergia：複雑な運動のために筋肉を協調させて一緒に働かせられないこと。

失調 ataxia：非協調性運動を記述するのに用いる一般的な用語。歩行，姿勢および運動のパターンに影響を与える。

アテトーゼ athetosis：ゆっくりした，不随意性の，身をよじるような，ねじるような，虫のうごめくような運動。脳性麻痺のアテトーゼ型の臨床的特徴であり，アテトーゼ様運動ともいわれる。

運動緩慢 bradykinesia：異常にゆっくりとした運動。

舞踏運動 chorea：不随意性の，すばやい，不規則で突発的な運動。ハンチントン病の臨床的特徴で，舞踏様運動ともいわれる。

舞踏アテトーゼ choreoathetosis：舞踏病とアテトーゼの両方の特徴を示す運動障害。脳性麻痺のある病型でみられる。

閉ループ系，サーボメカニズム closed-loop system, servomechanism, servo：運動制御の過程の1つ。運動の誤差を計算するための修正基準に対してフィードバックを働かせ，それに続いて運動修正を行う運動制御のシステム。

dysarthria dysarthria：発語の構音における運動要素の障害。

反復拮抗運動不能 dysdiadochokinesia：急速な交互運動の遂行機能の障害。

測定異常 dysmetria：運動範囲または運動距離を判定する機能の障害。

協働収縮異常 dyssynergia：複雑な運動をするときに，筋協調を行うことの障害。運動分解ともいわれる。

ジストニア dystonia：筋緊張性の障害。筋緊張が，低緊張から高緊張へ予測不可能な様式で変動する。

片側バリズム hemiballismus：急に生じる，突発的な，力強く激しい，揺れ動くような，身体半側の運動。

運動過多症 hyperkinesia：異常に増加した筋活動または運動を記述するのに用いる一般的な用語。不穏状態を指す。

測定過大 hypermetria：運動範囲または運動距離が過剰になること。目標物に到達するのに必要な運動の過大評価。

運動減少症 hypokinesia：運動反応（特に特定の刺激に対する運動反応）の減少を記述するのに用いる一般的な用語。運動不活発あるいは運動の倦怠状態を指す。

測定過小 hypometria：運動範囲または運動距離が減少すること。目標物に到達するのに必要な運動の過小評価。

筋緊張低下 hypotonia, hypotonus：正常な安静状態よりも筋緊張が低下。

運動プログラム motor program：運動を開始するとき，協調性のある運動の連続を結果として生み出す，あらかじめ構築された一連の運動命令。

運動分解 movement decomposition：運動が単一の円滑な活動とならずに，一連の運動成分に分かれて遂行されること。

眼振 nystagmus：眼球の律動的な振動運動。

開ループ系 open-loop system：フィードバックおよび誤差検出過程に依存せずに運動を制御するための，あらかじめプログラム化された運動命令を用いる運動制御メカニズム。

反跳現象 rebound phenomenon：制動反射の欠如。等尺性収縮に対する抵抗が突然除去されたとき，身体部位が力を入れている方向に力強く動く。

固縮 rigidity：筋緊張の増大があり，その結果，他動運動に対する抵抗が増えること。抵抗は一定一様に触知される（鉛管様固縮），または突発的な「引っかかり」として触知される（歯車様固縮）。

Romberg 徴候 Romberg sign：視覚が遮断されたとき，立位バランスの維持ができないこと。

振戦 tremor：拮抗筋群の交代性の収縮により生じる，不随意性の振動運動。次の3つタイプがある。

　企図振戦 intention tremor, kinetic tremor：随意運動の際に生じる振戦。

　姿勢時振戦 postural tremor, static tremor：立位姿勢を保っている際の身体の前後方向の振動運動。

　静止時振戦 resting tremor：障害された身体部位が安静状態のときに出現する振戦。目的を持った運動では通常減弱または消失する。

断綴性言語 scanning speech：ゆっくりした，不明瞭で区切りのない，躊躇するような発語パターンで，音節が延長し不適切な休止をともなう。発語の韻律の質が変化する。

付録 A

協調性評価フォーム

氏名：＿＿＿＿＿＿＿＿＿＿

検者：＿＿＿＿＿＿＿＿＿＿　日付：＿＿＿＿＿＿＿＿＿＿

第 1 部　非平衡検査

段階づけ

　　5．正常な運動可能
　　4．軽度の障害：正常な速度，スキルより幾分低下
　　3．中等度の障害：動きが緩慢でぎこちなく，不安定
　　2．重度の障害：動作ができても完了しない
　　1．動作不可能

段階：左	協調性検査	段階：右	コメント
	指先を鼻へ		
	指先を検者の指へ		
	指先を対側の指に持っていく		
	指先を鼻と検者の指の間で往復させる		
	手指の対立運動		
	全指把握		
	回内/回外（すばやい運動）		
	Holmes の反跳運動検査		
	手の叩打運動		
	足の叩打運動		
	指示および再指示運動		
	踵を膝と足趾の間で往復させる		
	足趾を検者の指に持っていく		
	踵をすねの上へ		
	手で円を描く		
	足で円を描く		
	固定/肢位保持（上肢）		
	固定/肢位保持（下肢）		

追加コメント

第 2 部　平衡検査

段階づけ

　　4．動作を完全に完遂できる
　　3．動作を遂行できる：バランス維持に最小限の身体的接触保護が必要
　　2．動作を遂行できる：バランス維持に強力な（中等度から最大限）の身体的接触保護が必要
　　1．動作不可能

段階	協調性検査	コメント
	正常なくつろいだ姿勢で立つ	
	足をくっつけて立つ（狭い支持基底面）	
	片足で立つ	
	一足を他足のすぐ前に置いて，継足肢位で立つ（一足の趾が他足の踵に触れる立ち方）	
	立位で体幹を前屈してもとに戻す	
	立位で体幹を左右に側屈する	
	開眼での立位で閉眼する	
	Romberg 検査	
	継足立位で開眼から閉眼状態に移る	

段階	協調性検査	コメント
	鋭敏化 Romberg 検査	
	正常速度で歩く	
	できるだけ速く歩く	
	できるだけ遅く歩く	
	歩行で立ち止まり,そして急に歩き始める	
	歩行で方向転換(90 度,180 度,360 度回る)	
	一足の踵を他足の趾のすぐ前に置いて歩く(継足歩行)	
	床に描かれた,またはテープで示された直線に沿って歩く	
	床上の標識に足を置きながら歩く	
	側方歩行	
	後方歩行	
	クロスステッピングでの歩行	
	円を描いて歩く(時計回りおよび反時計回りで)	
	踵で歩く(踵歩行)	
	爪先で歩く(爪先歩行)	
	足踏み動作	
	歩行時に頭部を水平または垂直に回旋する	
	障害物を越える,または回避する	
	手すりを使って階段昇降	
	手すりなしで階段昇降	
	階段昇降:2 足 1 段	
	階段昇降:1 足 1 段	

追加コメント

注:次のような現象がみられる場合,コメント欄に注釈を記しておく。
1. 視覚入力をさえぎると,動作が不可能になる,または動作遂行の性質が変化する。
2. 動作を完遂するために,言語的手がかり(言葉によるヒント)が必要。
3. 動作の速度の変化が動作遂行の性質に影響を与える。
4. 動作の完遂に過剰な時間を要する。
5. 上肢の肢位の変化が平衡検査に影響を与える。
6. なんらかの余分な運動,不安定性もしくは振動運動が,頭部,頸部または体幹にみられる。
7. 疲労が反応の一貫性を変化させる。

付録 B

ケーススタディの指導問題解答例

1. 大脳基底核障害の次のような特徴を記述する用語を確認せよ。

(1) 運動の減少と遅さ

解答 運動緩慢

(2) 他動運動に対する一様で一定の抵抗

解答 鉛管様固縮

(3) 安静時に生じる上肢遠位部の不随意性の律動的な振動運動

解答 静止時振戦

2. どのような一般的な運動障害が運動緩慢の証拠となるか。

解答 運動緩慢はさまざまなかたちで出現しうる。例えば,腕の振りの減少,遅い引きずり歩行,運動開始が困難または運動方向を変えることが困難,顔の表情の消失,あるいは運動が開始されるとその制止が困難なこと,などである。

3. この患者の,上肢遠位部の運動の切り替え困難を評価するのに適切な非平衡協調性検査の例をあげよ。

解答 指先を鼻に持っていく,指先を検者の指に持っていく,指先を対側の指に持っていく,指先を鼻と検者の指の間で往復させる,手指の対立運動,全指把握,前腕の回内・回外,踵を膝と足趾に往復させる,足趾を検者の指に持っていく,踵をすねに持っていく,など。

4. この患者の姿勢反応とバランスの変化を評価するのに適切な平衡協調性検査の例をあげよ。

解答 機能的歩行評価：足をくっつけて立つ（狭い支持基底面），一足を他足のすぐ前に置いて継足肢位で立つ（一足の趾が他足の踵に触れる立ち方），片足立ち，さまざまな立位姿勢で上肢の肢位を変える，予測できない仕方でバランスの外乱を与える，立位で体幹を前屈してもとに戻すのを繰り返す，立位で体幹を左右に側屈する，一足の踵を他足の趾のすぐ前に置いて歩く（継足歩行），直線に沿って歩く，側方歩行・後方歩行，足踏み動作，歩行速度を変えて歩く，歩行で立ち止まり急に歩き始める，など．

5. 検査所見をまとめるための評価プランを述べよ。

解答 協調性検査の結果を記録するのにいくつかの選択肢が用いられる。協調性評価用紙により，注目している障害領域の合成された病像が得られる。これらの評価用紙は一般に，任意の尺度を用いて動作遂行のレベルを表す，なんらかのタイプの判定尺度を含むものである（例えば，4＝正常な動作遂行，3＝動作遂行可能であるが，わずかに困難を呈する，2＝動作遂行に中等度の困難をともなう，など）。この患者の機能的動作制限は運動の減少と遅さを含むので，検査結果を記録するためのもう1つの有用な選択肢は，一連の時間測定検査である。妥当な時間内に動作を完遂することは動作遂行の要素であるから，ある一定の動作を遂行するのに要した時間を，ストップウォッチを用いて記録しておく。ビデオ記録は周期的な協調性障害の評価に特に有効であり，この患者において必要なものであろう。ビデオ記録は，薬物療法の変更の前後での，患者の動作遂行を永続的に視覚的に記録するであろう。

文献

1. Ghez, C, and Gordon, J: Voluntary Movement. In Kandel, ER, et al (eds): Essentials of Neural Science and Behavior. Appleton & Lange, Norwalk, CT, 1995, p 529.
2. American Physical Therapy Association. Guide to physical therapist practice. Phys Ther 77, 1997.
3. Gilman, S, and Winans Newman, S: Manter and Gatz's Essential of Clinical Neuroanatomy and Neurophysiology, ed 9. FA Davis, Philadelphia, 1996.
4. Newton, RA: Contemporary Issues and Theories of Motor Control: Assessment of Movement and Balance, In Umphred, DA: Neurological Rehabilitation, ed 4. Mosby-Year Book, St. Louis, 1995, p 81.
5. Klapp, ST: Reaction Time Analysis of Central Motor Control. In Zelaznik, HN (ed): Advances in Motor Learning and Control. Human Kinetics, Champaign, IL, 1996, p 13.
6. Schmidt, RA, and Lee, TD: Motor Control and Learning: A Behavioral Emphasis. Human Kinetics, Champaign, IL 1999.
7. Ghez, C: The Cerebellum. In Kandel, ER, et al (eds): Principles of Neuroscience, ed 3. Appleton & Lange, Norwalk, CT, 1991, p 626.
8. Urbscheit, NL, and Oremland, BS: Cerebellar Dysfunction. In Umphred, DA: Neurological Rehabilitation, ed. 4. Mosby-Year Book, St. Louis, 1995, p 23.
9. Guyton, AC, and Hall, JE: Human Physiology and Mechanisms of Disease, ed 6. Saunders, Philadelphia, 1997.
10. Fredericks, CM: Cerebellar Mechanisms. In Fredericks, CM, and Saladin, LK: Pathohysiology of the Motor Systems: Principles and Clinical Presentations. FA Davis, Philadelphia, 1996, p 181.
11. Waxman, SG, and deGrot, J: Correlative Neuroanatomy, ed 22. Appleton & Lange, Norwalk, CT, 1995.
12. Aminoff, MJ, et al: Clinical Neurology, ed 3. Appleton & Lange, Stamford, CT, 1996.
13. Young, PA, and Young PH: Basic Clinical Neuroanantomy. Williams & Wilkins, Baltimore, 1997.
14. Nolte, J: The Human Brain: An Introduction to its Functional Anatomy, ed 3. Mosby-Year Book, St. Louis, 1993.
15. Martin, JH: Neuroanatomy Text and Atlas, ed 2. Appleton & Lange, Stamford, CT, 1996.
16. Shumway-Cook, A, and Woollacott, MH: Motor Control: Theory and Practical Applications. Williams & Wilkins, Baltimore, 1995.
17. Melnick, ME: Basal ganglia disorders: Metabolic, hereditary, and genetic disorders in adults. In Umphred, DA (ed): Neurological Rehabilitation, ed. 4. Mosby-Year Book, St. Louis, 1995, p 606.
18. Cote, L, and Crutcher, MD: The Basal Ganglia. In Kandel, ER, et al (eds): Principles of Neural Science and Behavior, ed 3. Appleton & Lange, Norwalk, CT, 1991, p 647.
19. Lundy-Ekman, L: Neuroscience: Fundamentals for Rehabilitation. Saunders, Philadelphia, 1998.
20. DiFabio, RP, and Emasithi, A: Aging and the mechanisms underlying head and postural control during voluntary motion. Phys Ther 77:458, 1997.
21. Woollacott, MH, and Tang, PF: Balance control during walking in the older adult: Research and its implications. Phys Ther 77:646, 1997.
22. Woollacott, MH: Changes in posture and voluntary control in the elderly: Research findings and rehabilitation. Top Geriatr Rehabil 5:1, 1990.
23. Salthouse, TA, et al: Interrelations of age, visual acuity, and cognitive functioning. J Gerontol B Psychol Sci Soc Sci 51B:317, 1996.
24. Pyykko, I, et al: Postural control in elderly subjects. Age Ageing 19:215, 1990.
25. Lewis, CB, and Bottomley, JM: Geriatric Physical Therapy: A Clinical Approach. Appleton & Lange, East Norwalk, CT, 1994.
26. Craik, RL: Sensorimotor Changes and Adaptation in the Older Adult. In Guccione, AA (ed): Geriatric Physical Therapy. Mosby-Year Book, St. Louis, 1993, p 71.
27. Hughes, MA, et al: The relationship of postural sway to sensorimotor function, functional performance, and disability in the elderly. Arch Phys Med Rehabil 77:567, 1996.
28. Braun, BL: Knowledge and perception of fall-related risk factors and fall-reduction techniques among community-dwelling elderly individuals. Phys Ther 78:1262, 1998.
29. Chaput, S, and Proteau, L: Aging and motor control. J Gerontol B Psychol Sci Soc Sci 51B:P346, 1996.
30. Bortz, WM: Disuse and aging. JAMA 248:1203, 1982.
31. Stelmach, GE, and Worthingham, CJ: Sensory motor deficits related to postural stability. Clin Geriatr Med 1:679, 1985.
32. Welford, AT: Between bodily changes and performance: Some possible reasons for slowing with age. Exp Aging Res 10:73, 1984.
33. Spirduso, WW: Physical fitness, aging, and psychomotor speed: A review. J Gerontol 35:850, 1980.
34. Weiss, AT: Between bodily changes and performance: Some possible reasons for slowing with age. Exp Aging Res 10:73, 1984.
35. Bohannon, RW: Clinical implications of neurologic changes during the aging process. In Lewis, CB (ed): Aging: The Health Care Challenge, ed 3. FA Davis, Philadelphia, 1996, p 177.
36. Guccione, AA (ed): Geriatric Physical Therapy. Mosby-Year Book, St. Louis, 1993.
37. Lewis, CB (ed): Aging: The Health Care Challenge, ed 3. FA Davis, Philadelphia, 1996.
38. DeMont, ME, and Peatman, NL: Communication, values, and the quality of life. In Guccione, AA (ed): Geriatric Physical Therapy. Mosby-Year Book, St. Louis, 1993, p 21.
39. Podsiadlo, D, and Richardson, S: The timed "up and go": A test of basic functional mobility for frail elderly persons. J Am Geriatr Soc 39:142, 1991.
40. Mathias, S, et al: Balance in elderly patients: The "get-up and

go" test. Arch Med Rehabil 67:387, 1986.
41. Granger, CV, et al: Functional assessment scales: A study of persons with multiple sclerosis. Arch Phys Med Rehabil 71:870, 1990.
42. Granger, CV, et al: Advance in functional assessment for medical rehabilitation. Top Ger Rehabil 1:59, 1986.
43. Keith, RA, et al: The functional independence measure. Advances in Clinical Rehabilitation 1:6, 1987.
44. Bergner, M, et al: The sickness impact profile: Development and final revision of a health status measure. Med Care 19:787, 1981.
45. Follick, MJ, et al: The sickness impact profile: A global measure of disability in chronic low back pain. Pain 21:67, 1985.
46. Winograd, CH, et al: Development of a physical performance and mobility examination. J Am Geriatr Soc 42:743, 1994.
47. Cruz, VW: Evaluation of coordination: A clinical model. Clinical Management in Physical Therapy 6:6, 1986.
48. Shumway-Cook, A, et al: The effects of two types of cognitive tasks on postural stabilty in older adults with and without a history of falls. J Gerontol A Biol Sci Med Sci 52(A):M232, 1997.
49. Jebson, RH, et al: An objective and standardized test of hand function. Arch Phys Med Rehabil 50:311, 1969.
50. Hackel, ME, et al: Changes in hand function in the aging adult as determined by the Jebsen test of hand function. Phys Ther 72:373, 1992.
51. Mathiowetz, V: Role of physical performance component evaluations in occupational therapy functional assessment. Am J Occup Ther 47:228, 1993.
52. Taylor, N, et al: Evaluation of hand function in children. Arch Phys Med Rehabil 54:129, 1973.
53. Asher, IE: Occupational Therapy Assessment Tools: An Annotated Index, ed 2. The American Occupational Therapy Association, Bethesda, MD, 1996.
54. Fess, EE: Documentation: Essential elements of an upper extremity assessment battery. In Hunter, JM, et al (eds): Rehabilitation of the Hand, ed 2. CV Mosby, St. Louis, 1984, p 49.
55. Smith, HD: Assessment and evaluation: An overview. In Hopkins, HL, and Smith, HD (eds): Willard and Spackman's Occupational Therapy, ed 8. Lippincott, Philadelphia, 1993, p 169.
56. Mathiowetz, V, et al, C: The purdue pegboard: Norms for 14- to 19-year-olds. Am J Occup Ther 40:174, 1986.

参考文献

Adams, JH, et al (eds): Greenfield's Neuropathology, ed 5. Oxford University Press, New York, 1992.
Adams, RD, and Victor, M: Principles of Neurology, ed 5. McGraw-Hill, New York, 1993.
Bastian, AJ: Mechanisms of ataxia. Phys Ther 77:672, 1997.
Bohannon, RW, et al: Decrease in timed balance test scores with aging. Phys Ther 64:1067, 1984.
Bohannon, RW: Stopwatch for measuring thumb-movement time. Percept Mot Skills 81:211, 1995.
Chafetz, MD, et al: The cerebellum and cognitive function: Implications for rehabilitation. Arch Phys Med Rehabil 77:1303, 1996.
Chandler, JM, et al, SA: Balance performance on the postural stress test: Comparison of young adults, healthy elderly, and fallers. Phys Ther 70:410, 1990.
DeMeyer, WE: Techniques of the Neurologic Examination: A Programmed Text, ed 4. McGraw-Hill, Inc., New York, 1994.
Glick, TH: Neurologic Skills. Blackwell Scientific, Boston, 1993.
Harada, N, et al: Screening for balance and mobility impairment in elderly individuals living in residential care facilities. Phys Ther 75:462, 1995.
Kauffman, T: Impact of aging-related musculoskeletal and postural changes on falls. Top Ger Rehabil 5:34, 1990.
Kinzey, SJ, and Armstrong, CW: The reliability of the star-excursion test in assessing dynamic balance. J Orthop Sports Phys Ther 27:356, 1998.
Kurlan, R (ed): Movement Disorders. Lippincott, Philadelphia, 1995.
Lovgreen, B, et al: Muscle vibration alters the trajectories of voluntary movements in cerebellar disorders: A method of counteracting impaired movement accuracy? Clin Rehabil 7:327, 1993.
Luchies, CW, et al: Stepping responses of young and old adults to postural disturbances: Kinematics. J Am Geriatr Soc 42:506, 1994.
Mayo Clinic and Mayo Foundation: Clinical Examinations in Neurology, ed 6. Mosby Year Book, St. Louis, 1991.
Morris, ME, et al: Temporal stability of gait in Parkinson's disease. Phys Ther 76:763, 1996.
Neistadt, ME: The effects of different treatment activities on functional fine motor coordination in adults with brain injury. Am J Occup Ther 48:877, 1994.
Nolte, J: The Human Brain: An Introduction to its Functional Anatomy, ed 3. Mosby Year Book, St. Louis, 1993.
Schmahmann, JD: An emerging concept: The relationship of the cerebellum to behavior and mental processes. Arch Neurol 48:1178, 1991.
Schols, L, et al: Motor evoked potentials in the spinocerebellar ataxias type 1 and type 3. Muscle Nerve 20:226, 1997.
Shumway-Cook, A, and Woollacott, M: Motor Control: Theory and Practical Application. Williams & Wilkins, Philadelphia, 1995.
Swaine, BR, and Sullivan, J: Relation between clinical and instrumented measures of motor coordination in traumatically brain injured persons. Arch Phys Med Rehabil 73:55, 1992.
Swaine, BR, and Sullivan, SJ: Reliability of the scores for the finger-to-nose test in adults with traumatic brain injury. Phys Ther 73:71, 1993.
Willoughby, C, and Polatajko, HJ: Motor problems in children with developmental coordination disorder: Review of the literature. Am J Occup Ther 49:787, 1994.
Zupan, A: Assessment of the functional abilities of the upper limbs in patients with neuromuscular diseases. Disabil Rehabil 18:69, 1996.

8

運動機能評価

Susan B. O'Sullivan

概　要

- 運動機能の概略（運動制御と運動学習）
- 運動機能検査
  - 意識と覚醒
  - 注意
  - 感覚機能と感覚統合
  - 関節機能と関節運動
  - 筋緊張
  - 反射機能
  - 脳神経機能
  - 筋パフォーマンス
  - 随意運動パターン
  - 姿勢制御とバランス
  - 機能的運動スキル
  - 運動学習
  - 学習様式
- 評価
- 診断

学習目標

1. 運動機能（運動制御と運動学習）検査の目的と構成要素を分類する。
2. 運動機能についての測定手順と特殊な測定方法について述べる。
3. 運動機能障害に関連する共通した障害について述べる。
4. 検査と評価過程の複雑性に影響を与える要因について述べる。
5. 理学療法診断の決定に影響を与える要因について述べる。
6. ケーススタディの例に臨床的意思決定のスキルを適用して，運動機能の測定データを評価する。

運動機能の概略（運動制御と運動学習）

　運動制御は，姿勢と運動を支配する神経学的および機械的な過程の複雑な組み合わせから展開される。ある運動は系統発生学的にあらかじめ決定され，またある運動は正常な成長と発達の過程を通して出現する。その例としては，幼少期に優位となる反射パターンがあげられる。その他の運動，つまり**運動スキル**は環境との相互作用やその探究を通して学習される。訓練とフィードバックは，運動学習と運動スキルの発展を決定づけるうえで重要な変数である。運動における感覚情報は，運動プログラムの方向づけと構造化に使用される。**運動プログラム**は，「運動を開始する際に調整される運動連続性産物を結果とする抽象的な表出」である[1, p416]。**運動プラン**は，運動プログラムのいくつかの要素を補う目的をもった運動における発想または計画である。運動の記憶には，運動プログラムまたは運動下位（補助）プログラムと運動感覚情報（遂行の感覚），運動要素，運動の帰結が含まれる。運動の記憶は，現在の運動パターンを繰り返し遂行したり，修正したりするための情報に継続的にアクセスすることを可能にする。

　反射パターンと運動スキルは，莫大な量の感覚情報を構造化し統合する中枢神経系 central nervous system (CNS) による制御を受けている。**フィードバック**は，修正活動に対する出力をモニタすることに使用される

運動中または運動終了後に受けた反応性情報である。**フィードフォワード**は、感覚運動系を準備するために、運動開始の前に情報を伝達することであり、姿勢活動において予測的な適応を可能にする。CNSによる情報の過程（流れ）は連続的で同時並行的であり、**協調運動**を導いている。**協調性**は、身体の定位と肢の運動が環境としての物や事象のパターンに関係づけられるよう仕向けるものである[2, p416]。**協応構造**は、「神経系によって制約された筋や関節の機能的に明確な単位であり、活動を起こすために協同的に活動すること」である[2, p416]。

CNSのさまざまな統合システムは、特定の課題と環境に対して適応する運動を起こすための協同的な活動により統合される。階層理論では指令階層の柔軟なシステムが提唱されている。高位レベルには、連合皮質と大脳基底核（尾状体ループ）が含まれ、これらは感覚情報を編成し、総合的な運動プランを詳細に構築する。中位レベルには、感覚運動皮質と小脳、大脳基底核（被殻ループ）、そして大脳システムが含まれる。これらの領域は、特定の運動プログラムと運動発現指令を形成し決定づける。下位レベルへ、指令を実行し、最終的な筋活動に移行させるのは脊髄である[3]。これらのCNSレベルは、ひとたび発動しても、固定的なトップダウン階層様式において機能するのではなく、むしろ柔軟に出現する。制御指令は多くのフィードバックループを通して操作され、促通と抑制の両方に作用する。システム理論は運動制御の分散モデルを唱える。この理論の基本概念は、CNSの単位は特定の課題要求の周囲で体系化されているということである（課題システムといわれている）。CNSの小さな一部分は単純な課題にのみ必要とされるのに対して、全体としてのCNSは複雑な課題に必要とされる。指令レベルは実行された特定の課題によって変化する。したがって、最も高いレベルの指令は、いくつかの単純な運動を実行するためには必要とされない[4]。

CNSが損傷すると、運動制御機構が妨げられる。CNSの特定の病変領域は、患者間に共通した認識可能な症状（例えば、上位運動ニューロン症候群患者）を生じさせることがある。CNSの適応と回復、機能的帰結における特定の差異（区別）は、予測することができる。CNSが広範囲に損傷された場合（例えば、頭部外傷）、その結果生じる運動機能における問題を説明することは、CNSが多数かつ複雑なため困難である。障害領域の正確な画像は、初期段階での検査において明らかにならないこともある。一般に、時間が経過した後の再検査の過程で、患者の課題遂行能力と障害が認識されるようになる。包括的な検査は、機能的制限と能力低下、そして機能に直接的に影響を与えるこれらの機能障害に焦点を当てるべきである。目標と帰結、そして治療は、患者が達成できる、できないに直接影響を与えている障害について、展開すべきである。

運動機能検査

運動機能検査は、すべての介入に先立って行う。運動機能検査は3つの要素、すなわち①病歴、②関連システムの見直し、③特定の検査と測定で構成される[5]。

病歴には過去と現在の健康状態が含まれる。情報は通常、患者自身と患者と関係のある人々（家族や親類、または介護者）から収集する。その患者が正確で有益な情報を伝達することができない場合（脳に損傷を有するケースであることが多い）は、情報を他から収集しなければならない。診療記録の見直しにより、個人的な会話から得られたデータを確認し、多角的に考察することができる。運動機能に明確な障害を有する患者の診療記録（例えば、外傷性頭部損傷患者）は、時間経過を区分することが困難なデータが多い。理学療法士は、問題を特定して分類するために、基準を適用することにより有益な情報を得ることができる。機能障害と機能的制限および能力低下を含む身体障害モデルは有用な基準を提供してくれるものであり、Guide to Physical Therapist Practice[5]（第1章参照）は重要な項目である。

システマティクはスクリーニング検査を目的として行われる。すなわち、身体機能の簡潔または限定的な検査である。理学療法士はより多方面にわたる検査を要する潜在的な問題を特定するために、この情報を使用することができる。例えば、姿勢と筋緊張に関するスクリーニング検査は、重要な機能障害や機能的制限を明らかにすることがある。認められた問題の性質を明確にするために、より詳細な検査と測定が必要とされる。ときにスクリーニング検査は、コミュニケーションや認知機能において、検査の妨げとなる問題を明らかにするだろう。例えば、脳卒中患者や重度のコミュニケーション障害患者、認知機能障害患者は、身体機能の多くの個別的な検査において、指示に従って協力できないことがある。理学療法士は、このことを「重度のコミュニケーション障害または認知障害のため、現段階での検査は不可能」として、診療記録に記録する。

適切な検査測定によって、機能不全の特定のパラメータ（変数）を厳密に検査すべきである。検査されるべき課題遂行のパラメータを正確に測定することができる検査であれば、それは妥当性を有するといえる。検査方法の信頼性は、1人の検者による反復測定（検者内信頼性）、あるいは複数の検者による反復測定（検

者間信頼性）によって得られる結果の一貫性に反映される。理学療法士は，可能なかぎり有効性と信頼性が確立され，標準化された検査方法を選択すべきである[5]。

運動機能検査は，種々の特異的な検査測定を必要とする多角的なプロセスである。質的な検査は，課題遂行の複雑な局面における観察を利用して行われる。運動パターンまたは姿勢パターンの洞察と理解は，帰納的推理によって展開される（特異的な観察を一般定式化する）。経験豊富な理学療法士や専門臨床医は，初心者の理学療法士に比してより効率的に質的な課題遂行の解釈に到達できるだろう[6]。量的な検査は，課題遂行を理解し，評価するための１つの方法として測定を行う。課題遂行の特性は，測定値によって決定される。健康保険制度と第三者支払機関は，サービスの必要性とサービスの有効性の根拠として客観的で量的な検査をするよう，文書によって強く要望している。しかし，運動機能の多くの局面を測定することは容易ではない。例えば，運動学習を直接測定することはできないが，課題遂行，記憶保持，般化，および順応性の測定から推論することができる。したがって，これらの構成要素は，学習することによって起こったCNSにおける変化を推論することに使用される。理学療法士は，評価される変数の性質に敏感にならなければならず，患者の機能について意味のある分析を提供する適切な測定を特定しなければならない。どのような測定であっても，１つの測定のみでは運動機能検査に必要なデータのすべてを提供することはできないのである。

再検査は，目標と帰結が満たされていて，患者が介入計画によって利益を得ているかどうかを見定めるために実施される。そして，適宜，介入方法の変更，または介入方針の変更をすることができる。予期した目標と帰結の達成は，フォローアップサービスまたは追加サービスの必要性を考えるための指標となる。また，再検査は質を保証するための重要な測定である。

介入の成功と失敗は，再検査を通して慎重に記録すべきである。以下の項では，個々の運動機能検査の要点を提示する。

意識と覚醒

意識と覚醒の評価は，反応できる程度を特定するうえで重要である。脳幹部の上行性網様賦活系 ascending reticular activating system（ARAS）は，意識状態を維持するためにいろいろな覚醒の程度を制御して皮質部に作用する。活動の低いレベルは，睡眠か嗜眠状態に関連し，一方，活動の高いレベルは極端な興奮（高い覚醒）に関連している。下行性網様賦活系 descending reticular activating system（DRAS）は，自律神経系と体性運動系を維持するために機能する。いろいろな身体機能と恒常性の基準値を確立することによって，交感神経と副交感神経の作用は調節される。交感神経系は，さまざまな状況下で個を保護する作用を生じさせる。運動系は，**闘争か逃走か反応（緊急反応）**を起こして，防衛的な命令を実行する。自律神経系と体性運動系におけるバランスのとれた相互作用は，個々のさらなる安定した反応にかかわる[7]。

意識は認識している状態であり，人，場所，および時間に適応することを示す。意識のある患者は，はっきりと目覚めており，いろいろな刺激に対して即座にそして適切に反応する。自己と環境についての完全な認識がある。意識のいろいろな段階は区別されている。**嗜眠**は言語と運動を含む運動過程の一般的な遅さを指す。患者は眠そうにみえ，完全には環境を認識していない。絶えず刺激を受けなければ，患者は容易に眠ってしまう。集中と注意を維持することが欠如しているため，患者とコミュニケーションを図ることは困難である。**睡気**は，鈍さの感度を指す。患者は，眠りから起きることが難しく，起こされても混乱しているようにみえる。一般に，患者と対話することは非生産的である。**昏迷**は半意識状態を指す。患者に反応がなく，強い刺激（例えば，骨の突出部位への鋭い圧力などの痛み刺激）によってのみ起きることができる。患者は自発的運動応答を示すことはほとんどない。痛み刺激や騒音に対しては，全身的な運動反応を観察することができる。意識のない患者は，**昏睡**状態といわれ，環境や強い刺激に対して，知覚したり反応したりすることはない。目は閉じられたままであり，睡眠と覚醒の周期がまったくない。患者は換気装置に依存している。CNSの障害部位によっては，反射的な反応がみられる場合もある[8]。

臨床的に，患者は１つの意識レベルから別の意識レベルに変化することがある。例えば，頭蓋内出血や内圧亢進，全体的影響を有する患者では，脳が圧迫され，意識レベルが低下する。患者は嗜眠から昏迷，そして最終的には昏睡に進行する。もしも医学的な介入が成功すれば，逆に回復が証明される。一般に，本来の昏睡は時限的なものである。患者は，不規則な睡眠と覚醒の周期的な繰り返し，およびいわゆる植物的機能（呼吸，消化，および血圧コントロール）の正常化によって特徴づけられる**植物状態**となる。植物状態の患者は目覚めることもあるが，その人がおかれている環境には気づかないままである。いかなる意識的な注意も認識的な反応性も何もない。永続的な植物状態にある者は，脳損傷後１年またはそれ以上，**持続的植物状態**となることもある。これは重度な脳損傷や酸素欠乏性脳症によって引き起こされる。

グラスゴー・コーマ・スケール Glasgow Coma Scale（GCS）は，意識レベルを記録するために使用される最も標準的な評価表である。機能の3つの領域，つまり，開眼，運動による最良の反応，言葉による最良の反応を調べることができる（表24-1参照）。総GCS得点は，最低点3点から最高点15点の範囲となっている。8点以下の得点は重度の脳障害と昏睡を示しており，9〜12点の得点は中等度の脳障害，13〜15点の得点は軽度の脳障害を示している[9]。

情動活動の高いレベルを有する自律神経系 autonomic nervous system（ANS）における不均衡は，高い覚醒（興奮性）を有する患者と緊急反応の高いレベル（闘争か逃走か反応）を有する患者に起こる。特定の反応には過意識清明があり，心拍数の増加，血圧の上昇，呼吸数の増加，瞳孔径の拡大，発汗などが含まれる。適度な覚醒レベルは運動課題を最適に遂行するうえで必要であるが，それ以上の高い覚醒レベルは，課題遂行の低下を引き起こす。これは**逆U字理論（Yerkes-Dodsonの法則）**と呼ばれる[10]。また，過度な覚醒レベルでは，予期しない反応を起こすこともある。この理論はもともと Initial Value 法 Law of Initial Value（LIV）として Wilder によって提案された[11]。覚醒（非常に高いまたは非常に低い）のどちらか最終段階にある患者は，まったく反応しないか，または予測できない方法で反応する場合もある。この現象は，恒常性コントロールの不安定な患者や欠如している患者の反応として説明できることを，Stockmeyer[12]が提示している。したがって中枢における基準値の検査は，自律神経不安定症（例えば，脳損傷）を疑われた患者において多角的な検査を優先すべきである。

基準検査のための重要な要素は，①心拍数，血圧，呼吸数，瞳孔径，発汗を含む ANS 反応の代表的標本の抽出，②感覚刺激に対する反応の程度と速度を含む患者反応の判定，そして，③生理学的なストレスに対する反応への代償的なメカニズムの判定である。運動課題遂行中の注意深い観察もまた，恒常性の安定性を判定するうえでの補助とすることができる。生命機能検査については，第4章に，より詳細なガイドラインを示した。

注意

注意は，脳が環境または長期記憶から情報を処理する能力である。正常な**選択的注意**を有する者は，無関係の情報を選別しながら，課題と環境の両方に関連する知覚情報を処理することができる。課題の複雑さと親しみやすさは，必要とされる注意の程度を決定する。新しい情報が示されると集中とそのための労力は増大するが，注意力が低い患者は集中することが困難であろう。新しい課題や複雑な課題において，注意の欠如はより明らかになる。

特定の課題に注意を向けるよう患者に指示することによって，選択的注意を評価することができる。例えば，検者は短い項目のリストを繰り返し読むよう患者に指示する。検者も項目のリストを読み，患者は確認したり，合図を求められた場合はその都度，特定の項目を示すことができる[8]。持続的注意（または覚醒）は，患者がどれくらい長く特定の課題に注意を向けていることができるかを測定することによって，評価することができる。また，2つの異なった課題を交互に行うよう患者に要求することによって，転動性（注意柔軟性）を評価することができる。例えば，最初の数の2組は加算して，次の数の2組は減算するような課題である。さらに，患者に同時に2つの課題を実行するよう要求することによって，分割的注意を評価することができる。例えば，患者が歩きながら話をしたり（walkie-talkie test），または周囲に置かれた物を観察しながら歩いたりする（食料品の買い物の類似課題），などである。記録には，課題遂行時間の遅延と躊躇，注意能力の持続時間および頻度，注意能力に寄与するまたは妨げとなる環境条件，課題に注意を向け直すための必要条件など，注意評価における特定の要素を含めるべきである[13]。

▼ 認知とコミュニケーション

CNS の病変を有する患者では，精神状態とコミュニケーションに影響を受ける場合がある。認知の欠如は，見当識や記憶の欠損から，情報処理過程や抽象的な推理，学習，少数の名前をいう場合における判断の乏しさ，転動性，困難性までの幅がある。これらの障害の完全で正確な描写を得るためには，神経心理学者や作業療法士，言語聴覚士による詳細な評価が必要となる場合がある。理学療法士が認知的な問題についての知識が乏しい場合は，脳損傷を有する患者における運動機能評価が信頼性のないものとなることがある。

行うべき最初の評価の1つは，見当識の評価である。質問は，患者自身のこと（あなたの名前は何ですか？ どこで生まれましたか？ 何歳ですか？）と，場所（あなたはどこにいますか？ 私たちは何という都市にいますか？ 私たちはどんな状態でいますか？ ここの場所の名前は何ですか？），そして時間（いつですか？ 何曜日ですか？ 何月ですか？ 季節はいつですか？ 今日は何日ですか？）を確かめるために行う[8]。調査結果は，正確に分類された領域によって，正解する回数3回（×3），2回（×2）または1回（×1）として記録する。付加的な領域は，細目評価（あなたに何が起

こりましたか？　ここはどんな場所ですか？　人々はなぜここに来ますか？　あなたはどれくらいの期間ここにいますか？）を含めて検査すべきである。これらの連続した質問に正確に答えるために，患者は新しい情報を理解し，蓄積し，そして思い出すことができなければならない。これは，外傷性の脳傷害を有している外傷性記憶喪失 post-traumatic amnesia（PTA）を示す患者において重度に障害されている場合がある。

患者に指示を伝達し，追従できるかどうかの能力を確かめる必要がある。理学療法士は初期の検査の間に自発言語を評価すべきである。患者は，会話の誤りやタイミングの困難さ，声の質，会話のピッチ，抑揚，そして息継ぎで示されるろれつに関する問題（dysarthria）を示す場合がある。区切りも息継ぎもない単語の流れ，つまり流暢性の問題は注意すべきである。スムーズな発話であっても，誤りや新語（無意味語），錯語（単語の誤り），迂回操作（言い誤り）を含む発話は，流暢性失語（例えば，ウェルニッケ失語）を示している。患者は言い誤りをともなう明瞭な発語によって典型的に示される言語理解の欠如を示す。一方，限られた語彙と障害された構文における遅延し，口ごもった発語は，非流暢性失語（例えば，ブローカ失語）を示している。ろれつが不自然になり，単語をみつけることが難しくなる。場合によっては，特に急性期病院では，理学療法士がコミュニケーション障害について最初に気づく可能性がある。評価のために言語聴覚病理学者への紹介を指示すべきだろう。このテーマの詳細は第30章で説明している。

理学療法検査の妥当性を明確にするためには，患者との対話の意味を適切に特定することが必要で，言語聴覚病理学者との相談は不可欠である。これには，書かれた指示を使用したり，ジェスチャーやパントマイム，コミュニケーションボードのような相互性のあるコミュニケーション方法を用いるなどの簡単な手段が含まれる。よくある誤りは，何が期待されているか患者がわかっていないにもかかわらず，患者は手もとの課題を理解していると思い込んでしまうことである。テストの精度を確実にするために，検査中，理解しているか否かのチェックを頻繁に行うことが必要である。例えば，患者の理解度を検査するために，指示の差異（1つのことを話して，もう1つのことをジェスチャーすること）が利用されることがある。

記憶の評価は，過去の経験の精神的記録，保持，回想，知識，考えで示される。**陳述記憶**は事実とできごと（明白な記憶）の意識的な回想にかかわり，一方，**非陳述記憶**はスキルと手順（無意識または刷り込み的な記憶）の回想にかかわる。最初に記憶してからそれを思い出すまでの時間によって，短期記憶 short-term memory（STM）と長期記憶 long-term memory（LTM）に分類される。STMは即座の記憶のことであり（秒単位から分単位），一方，LTMは，より長い時間・期間（日単位，月単位，年単位）の記憶である。STMの容量は限られている（7項目前後）が，LTMの容量は無制限である。通常，**記憶喪失**患者はSTMは正常であるのに対して，LTMの著しい記憶障害を示す。患者は**先行前向性健忘**を示す場合がある。これは，記憶喪失の発症や突然の外傷後に獲得されるものを新しく学習できないことによって特徴づけられる。**逆向性健忘**における障害（記憶喪失の発症前に得られた学習内容の欠如）は，それほど一般的ではないが，起こる可能性もある。STMの単純な検査は，関係ない物（例えば，馬，お金，鉛筆）の短い単語リストを患者に与え，そのリストを提示した直後，またはそれから少し経過した後（例えば，提示の5分後）に，提示したそれらの単語を繰り返すよう患者に指示することで明らかになる。LTMは，患者にその人の過去からのできごとやかかわりのあった人々を想起させる（あなたはどこで生まれましたか？　あなたはどこの学校へ行きましたか？　あなたはどこで働いていましたか？）ことによって評価することができる。また，患者の一般的知識の蓄積も評価することができる（現在の大統領は誰ですか？　第二次世界大戦中の大統領は誰でしたか？）。質問を選択する場合，患者の文化的，教育的な背景を考慮して感度を高めるべきである。記憶は，注意，動機，訓練，疲労，および他の要因によって影響される可能性があることを考慮することも重要である。記憶力を改善することができる薬物もある（例えば，CNS刺激薬，コリン作動性薬）一方，記憶力を減弱させる薬物もある（例えば，ベンゾジアゼピン，抗コリン薬）。あることがらを思い出すのに困難を示す患者は，しばしばそのことがらが「舌の先端」にある（思い出しそうだけど，なかなか口から言葉が出てこない）と説明する場合がある。あることがらを想起させるのを容易にするためにさまざまな方法を用いることができる（例えば，促しや訓練，繰り返しなど）。検査中に記憶を高めるために用いたすべての方法は，注意深く記録すべきである。Mini-Mental Status Examination（MMSE）は，認知機能面において妥当性と信頼性のある迅速な検査結果を示す[14]。

注意と記憶が障害されている場合には，検査中の指示は簡単で単純なものにすべきである（1レベルの指示に対して，2または3レベルの指示）。理学療法士は，検査中に最大限の課題遂行を引き出すために，気を散らすものを排除するよう環境を整え（閉鎖的な環境），あるいは選択すべきである。デモンストレーションと積極的なフィードバックによって，患者に期待し

ていることがらを理解させるようにし，患者の課題遂行の動機づけと好転に役立たせることができる．修正と認知方法が必要なときは常に，患者カルテに記録すべきである．

感覚機能と感覚統合

　感覚情報は，課題をチェックし，具体化するために使用される必要なフィードバックを提供することから，運動制御の重要な要素である．これは，**閉ループ系**と呼ばれ，「要求された状態を維持するため，フィードバックや正確性の調整，誤りの計算，そしてそれにともなう修正を行う制御機構」として定義される．さまざまなフィードバックソースが，視覚や前庭迷路，固有感覚，そして触覚入力に関連する運動を把握するために用いられる．**体性感覚**（または，体性感覚入力）は，ときに皮膚と筋骨格系から受容した感覚情報を表す用語として使用される．CNS はすべての利用可能な運動情報を分析して，誤りを決定し，場合によっては適切な修正措置を開始する．したがって，これらの機構それぞれの感覚検査を通して行うことは，運動制御検査において重要な予備的段階である（より詳細なガイドラインについては第 6 章を参照）．

　運動制御における閉ループ系の第一の役割は，姿勢とバランスなど一定の状態におけるモニタリングと，遅い運動，または高い精度を必要とする運動の制御と考えられる．また，新しい運動課題の学習には，フィードバック情報も不可欠である．運動検出感覚系のどこかが障害されている患者は，他の感覚系で代償することができる場合がある．例えば，主要な固有感覚の障害を有する患者は，安定した姿勢を維持するよう誤りを修正するために視覚を利用することができる．しかし，視覚をさえぎった場合，姿勢の不安定性は容易に明らかとなる（例えば，Romberg 試験陽性）．重度な感覚障害や他の感覚機構への不十分な代償は，重度に障害された運動反応を生じさせる可能性がある．固有感覚の障害と複視のような重度の視覚障害を有する患者（一般に，多発性硬化症の患者にみられる）は，安定した姿勢を維持することがまったくできないことがある．したがって，正確な検査において，理学療法士はそれぞれの個々の感覚機構を観察するだけでなく，これらの機構の総合的な相互作用と統合，そして代償的調整の適切性も観察する必要がある．姿勢課題やバランス，ゆっくりとした（傾斜）運動，追跡課題，または新しい運動課題は，フィードバック制御と閉ループ過程を検査するうえで理想的な課題を提供する．

関節機能と関節運動

　関節可動域 range of motion（ROM）と軟部組織の柔軟性は，機能的運動において重要な要素である．ROMの制限は，身体分節や姿勢の生体力学的なアライメントを変更するのと同様，筋肉の正常な活動を制限する．長期間の固定によって拘縮が生じ（関節周囲組織の線維化から生じる固定された抵抗感），その結果，代償的な動作パターンはしばしば機能的ではなく，筋骨格系における付加的なストレスや過労を生じさせる．それらはまた，より高いエネルギーを消費し，機能的な運動性を制限する可能性がある．

　関節運動学的評価は，関節面の動き（すべり〈滑走〉，回旋，および回転）を評価するのに用いられる．骨運動（骨の長軸の運動）は，角度計によって測定することができる．自動的関節可動域 active range of motion（AROM）と他動的関節可動域 passive range of motion（PROM）の両方を測定する．基本肢位，代償肢位，測定手順，および ROM 標準値は，十分な解説がなされている（例えば，American Academy of Orthopedic Surgeons[5] および Norkin, White の Measurement of Joint Motion[16]）．角度計による計測値の信頼性は，測定手順，触診点の難しさ，関節測定の複雑さ，使用した測定器具，AROM と PROM，患者の特異性など，いろいろな要因に影響される可能性がある[16,17]．角度計による測定に加えて，理学療法士は制限と最終域感（エンドフィール）の原因（例えば，痛み，痙攣〈スパズム〉，癒着など）を調べるべきである．最終域感は，それぞれ特定の関節の最終可動域にある独特な感覚として説明される．それは関節可動域の最終域において，わずかに力を加えることで評価する．正常な最終域感（柔らかさ，堅さ）と病的な最終域感（柔らかさ，硬さ，無抵抗感）のみきわめは，基準化された成書の使用と訓練，および感度によって高められる[16]．関節包によって，いくつかの動きが制限される（ROM 制限の関節包内運動と呼ばれる）．例えば，肘の屈曲または肩の側方回旋・外旋の障害は，関節包に関連した一般的な検査方法である．靱帯，筋硬結，靱帯の短縮，筋緊張などによって，他の動きが制限される可能性がある（ROM 制限の関節包外運動と呼ばれる）．関節包外運動の例は，上腕二頭筋の緊張時の肘伸展制限と痛みである[16]．AROM（介助のない随意的関節運動）には，運動意欲や有効な筋力，姿勢の安定性，および調整が影響する．理学療法士は①運動にともなった痛みの出現（痛みはいつ現れるか，痛みの程度，そして痛みに対する患者の反応），②運動パターンと質，③関節に関連した運動，または代償運動，④姿勢の安定性，そして⑤制限の原因を評価すべきであ

る。一般的に自動運動は他動運動の前に評価される。患者が痛みも不快感もなく完全な AROM を実行することができるならば，PROM テストは必要ではない[19]。痛みをともなった運動は，痛みの徴候のオーバーフローから生じる運動制限を避けるため，最後に評価すべきである[18]。

　記録には，ROM が正常であるか，または正常範囲内にある制限 within normal limits（WNL）か，制限されているかを示すべきである。ROM の制限は，運動開始時から運動終了時までの運動の程度を数字で表示する（例えば，0～90 度）。関節の ROM は機能的であるが，可動域が正常より小さい（低可動性）こともある。例えば，肩屈曲 120 度の範囲は，ほとんどの活動において機能的であると考えられる。その場合の記録は，ROM は機能的な制限 within functional limits（WFL）内にあるとする。正常な ROM より大きな ROM は，「過可動性」と呼ばれる。正常から逸脱したことについては正確に記録する必要がある。

　関連のある関節を評価するために，特別な検査が利用できる。一般に，これらの検査は関節靱帯の機能性と筋柔軟性の判断を補助する。そして，これらの検査の結果を他のすべての検査とともに考慮することで，障害の特定，疾患または症状を検出するのに役立てることができる。Magee の Orthopedic Physical Assessment[18]と Hoppenfeld の Physical Examination of the Spine and Extremities[19]は，これらの多くの検査について説明している優れた参考書である。筋骨格系検査の詳細な説明は第 5 章に示した。

筋緊張

　筋緊張は，他動的な伸び，あるいは伸張に対する筋の抵抗として定義される。それは，刺激された収縮，安静状態の筋，定常状態の収縮における収縮の差の程度を示す。抵抗は，①物理的な慣性，②筋と結合組織に内在する機械的で弾力性のある硬さ，そして③反射性筋収縮（緊張性伸張反射）など多くの要素によるものである[20]。筋が分離して活動することはまれであるため，臨床医によっては，身体を通して存在し，筋群に影響する筋緊張のパターンについて記述するのに，姿勢筋緊張という用語を好む[21]。筋緊張異常は，**筋緊張亢進（過緊張）**（安静レベルよりも増大），**筋緊張低下（低緊張）**（安静レベルよりも低下），そして**ジストニア（不規則な筋緊張）**に分類される。

▼ 筋緊張異常

　痙縮は，皮質遠心性経路（錐体路）の傷害で出現し，上位運動ニューロン upper motor neuron（UMN）症候群の一部として起こる。下位運動ニューロン lower motor neuron（LMN）における抑制制御の欠如は，脊髄髄節反射が障害された結果として起こる。それには，α運動ニューロンの興奮性の増大，紡錘線維（Ⅰa）と求心性屈曲反射の増大，シナプス活動の変更，前シナプスⅠa 抑制の減弱などが含まれる。**UMN 症候群**のサインと徴候には，腱反射亢進，不随意的な屈筋および伸筋痙攣，クローヌス（間代），Babinski 徴候，過剰な皮膚反射，そして正確な自動制御の欠如が含まれる。また，協調運動パターン障害は，主動筋群と拮抗筋群の共同収縮，異常なタイミング，不全麻痺，不器用さ，疲労感として起こる。慢性の痙縮は拘縮，異常姿勢，変形，そして機能的制限に関連している[20,22,23]。

　痙縮では，伸張の振幅と速度を増加させながら抵抗が増大する。したがって，より大きな，よりすばやい伸張であるほど，痙性筋の抵抗はより強くなる。伸張は最初に高い抵抗を生じ，続いて抵抗の突然の抑制または抵抗からの解放が起こる。これは，**折りたたみナイフ反応**と呼ばれている。**クローヌス（間代）**は周期性（つまり痙性筋の持続的な伸張に反応し，筋の間欠的で交互性の収縮と弛緩）によって特徴づけられる。クローヌスは，通常，足関節の底屈筋に起こるが，顎や手関節など，身体の他の部分にも起こることがある。**Babinski 徴候**は，足底の母趾以外の足指の側方への刺激を与えることによって母趾の伸展が生じることである。

　また，皮質脊髄病変では，除皮質硬直，または除脳硬直を引き起こすこともある。**除皮質硬直**は，下肢を伸展，そして上肢を屈曲した姿勢で，体幹における持続的な収縮を示す。**除脳硬直**は，四肢の完全伸展位の姿勢で，体幹における持続的な収縮を示す。除皮質硬直は間脳レベル（上丘の上方）における皮質脊髄路病変を示し，除脳硬直は下丘と前庭神経核の間にある脳幹病変を示す。**反弓緊張（弓なり姿勢）**は，頸部と体幹の伸筋群の強く持続的な収縮である。患者は硬直した過伸展姿勢を呈する。これらの状態すべてが不自然な過緊張性の重篤な様態である。

　大脳基底核病変から発する**固縮**は，他動運動に対する主動筋と拮抗筋の抵抗によって特徴づけられる。大脳基底核の黒質線条体ドパミンシステムの病変は，パーキンソン病で一般的にみられる固縮を引き起こす。病因はよくわかっていないが，固縮は正常な脊髄反射メカニズムにおける過剰な上位脊髄神経の活動の結果として出現していると考えられている[24]。患者は硬さと柔軟性の低下，そして機能的制限を示す。**歯車様固縮**は，運動の開放と抵抗増加を交互に繰り返すことによって特徴づけられる他動運動に対するラチェット様の反応であり，一般的にパーキンソン病患者に共通してい

る。運動緩徐，振戦，そして姿勢安定性障害（姿勢保持障害）は，パーキンソン病患者における運動障害に関係している。**鉛管様固縮**は，一定した抵抗を示す固縮について使用される用語である。固縮は他動運動の速度には依存しない。

筋緊張低下と**弛緩**は，減少または消失した筋緊張を示すために使用される用語である。他動運動への抵抗は減少，伸張反射は低下または消失し，そして四肢を動かすことは容易となる（締まりがない状態）。関節の過伸展性は一般的である。前角細胞または末梢神経に影響する**下位運動ニューロン（LMN）障害**は，筋緊張の低下または欠如を生じさせ，そのほか関連した麻痺症状，神経切断にともなった線維束性収縮と線維性収縮，そして神経原性萎縮を生じさせる。また，筋緊張低下あるいは消失も小脳か錐体路に影響するUMN障害に関連している。これらは，**脊髄性ショック**または**脳ショック**と呼ばれる病変部位に依存した一次的な状態である場合がある。ショックによって起こるCNS性のうつ状態の期間は可変的であり，数日または数週間継続する。それは概して，痙縮と他のUNM徴候の発症によって続くのである。

ジストニアは，筋緊張の障害によって特徴づけられ，反復性の不随意運動にともなって起こる過剰運動障害である。通常，運動はねじり運動または身もだえ的な運動である。筋緊張は低下と亢進の間を予測できない様式変動する。**ジストニア姿勢**は，主動筋群と拮抗筋群の共同収縮（それは数分間または永続的に続くことがある）によって引き起こされた持続的な異常姿勢を呈する。ジストニアはCNSの病変（通常は大脳基底核）により生じ，遺伝する可能性があり（原発性突発性ジストニア），他の神経変性疾患（ウィルソン病，パーキンソン病），あるいはメタボリック症状（アミノ酸障害または脂質障害）に関連していることがある。また，ジストニアは変形性筋ジストニアあるいは痙性斜頸でみられる[25]。

▼ 筋緊張評価

筋緊張は，①随意的労力と動作，②ストレスと不安，③肢位と緊張性反射の相互作用，④薬物，⑤全身状態，⑥環境温度，そして⑦CNSの覚醒状態と意識状態など，多くの要因によって影響を受ける。またそれに加えて，膀胱の状態（充満または空），発熱，感染，新陳代謝，そして電解質不均衡も筋緊張に影響を及ぼす場合がある。筋緊張の出現は一般に変わりやすい。例えば，痙縮を有する患者は，これらの要因によって，朝から夕方まで，または次の日まで，あるいは時間によっても筋緊張の出現が変化する。したがって，理学療法士は筋緊張の決定において，これらの要因それぞれの影響を考慮すべきである。筋緊張評価には，反復検査と検査-再検査の再現性を良好にするための検査方法を構築することが必要とされる。

患者の最初の観察では，四肢または身体の異常姿勢を明らかにすることができる。詳細な評価では，四肢，体幹，頭部の位置に注意すべきである。通常，抗重力姿勢で固まる。例えば，上肢は身体に対して屈曲・内転，肘関節は回外，手関節および指関節は屈曲位で固定保持となる。背臥位では下肢は伸展・内転・足底屈内反位で保持となる。また，逆にすると痙縮を助長する可能性がある。締まりがなく，生気がないようにみえる四肢（例えば，下肢が外旋して外側に転がった状態）は，低緊張性を示している。筋腹の触診によって，筋の休息状態に関する補足的な情報を得ることができる。筋の硬度，堅さ，および膨圧のすべてについて検査すべきである。低緊張の筋はやわらかく，締まりがないように感じ，一方，過緊張の筋は正常よりも張りがあり，硬く感じられる。

他動運動検査は，伸張に対する筋の反応に関して主観的な情報をもたらす。理学療法士は四肢を支えて運動させるときに，患者に対してリラックスするように指示する。それは，随意収縮がないときにこれらの反応を検査すべきだからである。他動運動検査の間，理学療法士はすべての四肢の運動に対して安定した一定の抵抗を続けるべきである。筋緊張が正常であれば，肢は容易に動き，理学療法士は異常な抵抗を感じることなく方向と速度を変更することができる。肢が反応して，軽く感じられる。一般に，過緊張な肢では運動に対して硬さと抵抗を感じるが，弛緩している肢では重さと反応のなさを感じる。高齢者はリラックスすることが難しいことがある。それらの硬さを痙縮と間違えないようにしなければならない。運動速度を変えることは，痙縮検査において重要である。より速い運動は他動運動に対する抵抗を増大させる可能性がある。クローヌス（多段階的な伸張反応）は，急激な伸張刺激と刺激後のその保持によって評価される。例えば，足クローヌスは，足の急激な背屈と，背屈位を保持することによって検査される。また，折りたたみナイフ反応の出現には注意をはらうべきである。初期の観察において問題が多いと判断された点に特に注意しながら，すべての四肢と身体分節を評価する。比較する場合には，上肢と下肢，四肢の左右で比較すべきである。そして記録には，筋緊張の異常が対称的であるか否かに関する判断が含まれなければならない。非対称的な筋緊張異常は常に神経学的な機能不全を示しており[8]，片麻痺患者では健側と比較することが一般的である。しかし，これらの比較は効果的でないこともある。なぜなら，この検査所見は，推定上の正常な四肢と比較し

たものだからである[26]。また、1つの肢位における筋緊張の測定は、他の肢位における測定、あるいは機能的な活動中の測定でも同様となるとはかぎらないということを覚えておくことも重要である。座るまたは立ち上がるような肢位の変化は、姿勢支持のための必要条件を実質的に変更するものである（姿勢筋緊張）。

筋緊張の程度は質的に決定されなければならない。理学療法士は、筋緊張を評価する適切な基準を開発するために、正常と異常な筋緊張反応の広い範囲に精通（熟知）している必要がある。筋緊張を評価するために使用される一般的な臨床評価尺度は以下のとおりである。

- 0　反応なし（弛緩）
- 1+　減少した反応（低緊張）
- 2+　正常な反応
- 3+　過剰な反応（中程度の過緊張）
- 4+　持続的な反応（重度の過緊張）

痙性過緊張は、アシュワーススケール（5点順序尺度[27]または修正アシュワーススケール[28]）を使用して評価することができる。後者のスケールは、アシュワーススケール原法の中間の段階周辺における分類効果を減少させるために開発された。それは、追加中間的段階を提供することによって、高い検者間信頼性を持つことが示されている（表8-1）。

また、振り子検査も痙縮の評価に使用することができる。患者を座らせるか、または台の端に膝を曲げて座らせ（端座位）、患者の膝を完全伸展させてから、下肢を落下させて振り子のようにスイングさせる。下肢が正常かつ低緊張であれば、数回の振動として自由にスイングするはずである。下肢が過緊張であれば、スイング運動に抵抗があり、すばやく初期に置かれていた開始肢位に戻るはずである。電気角度計（ROM振幅）と筋電計 electromyograph（EMG）（運動単位活動）を使用することによって、運動を定量化することができる[29]。また、振り子検査は、検査-再検査再現性に優れた等速性ダイナモメーターを使用して実施されることもある。

反射機能

▼ 深部腱反射

深部腱反射 deep tendon reflex（DTR）と呼ばれる筋伸張反射は、標準反射ハンマーまたは理学療法士の指先で筋腱上を叩くことによって検査する。適切な反応が得られるように、筋が中間的な長さとなる肢位をとらせ、患者にはリラックスするよう指示する。刺激することによって、関節運動（活発な反応、または強い反応）が引き起こされる。弱い反応は、触診でのみ明らかとなる場合もある（ほとんど関節運動がないわずかな反応、または遅い反応）。反応の質と大きさを慎重に記録しなければならない[8]。筋伸張反射のための6点グレードスケールを表8-2に示した。通常、検査される深部腱反射は、顎、上腕二頭筋、上腕三頭筋、ハムストリングス、膝蓋腱、そして足関節（アキレス

表8-1　痙縮評価における修正アシュワーススケール

グレード	基準
0	筋緊張に増加なし
1	わずかな筋緊張亢進。障害された部分を屈曲または伸展方向に動かした際、つかんで離す、またはROMの最終域における小さな抵抗として現れる
1+	わずかな筋緊張亢進。ROMの後半部分（1/2以下）を通して小さな抵抗として現れる
2	障害された部分の運動は容易であるが、ROMの全可動域を通してより著しい筋緊張亢進
3	かなりの筋緊張亢進。他動運動は困難
4	屈曲または伸展において、障害された部分が拘縮

Bohannon, and Smith[28], p207. より

表8-2　筋伸張反射のグレードスケール

グレード	評価	反応の特徴
0	消失	強化の働きかけをしても、筋収縮がみられないか、または触診での確認もできない
1+	反射低下	関節運動をほとんどともなわないわずかな筋収縮。伸張反射を誘発するために強化の働きかけが必要
2+	正常	わずかな関節運動をともなったわずかな筋収縮
3+	反射亢進	中等度の関節運動をともなった明らかに目にみえる活発な筋収縮
4+	異常	1〜3回のクローヌスをともなった強度の筋収縮。反対側に波及する反射が認められる場合もある
5+	異常	持続的なクローヌスをともなった強度の筋収縮。反対側に波及する反射が認められる場合もある

表 8-3 反射検査―伸張反射

伸張反射（伸張）	刺激	反応
下顎（三叉神経）	患者には軽く開口させ，顎をリラックスさせて座らせる。下顎の先端に指を置き，下顎を開かせる方向に指の先で下方に打つ	下顎が反発する
上腕二頭筋（C5, C6）	患者には腕を屈曲させて支え，座らせる。肘窩にある上腕二頭筋腱上に親指を置き，軽く伸張させる。親指または腱を直接打つ	正常であれば，わずかな筋収縮（肘屈曲）が起こる
上腕三頭筋（C7, C8）	患者には腕を外転させて支え，肘を屈曲させて座らせる。肘頭のすぐ上の上腕三頭筋腱を触知し，腱を直接打つ	正常であれば，わずかな筋収縮（肘伸展）が起こる
ハムストリングス（L5, S1, S2）	患者には膝を軽度屈曲させて支え，腹臥位をとらせる。膝の腱を触知し，触れた指または腱を直接打つ	正常であれば，わずかな筋収縮（膝屈曲）が起こる
膝蓋腱（L2～L4）	患者には膝を屈曲させて，足を支えないで座らせる。膝蓋腱と脛骨粗面の間の大腿四頭筋腱を打つ	正常であれば，筋収縮（膝伸展）が起こる
足関節反射（S1, S2）	患者には台座の端から足を外して腹臥位をとらせるか，または膝を屈曲させ足を軽度背屈位で保持して座位をとらせる。下腿三頭筋のわずかな張力を維持し，反応を促進させる	正常であれば，わずかな筋収縮（足底屈）が起こる

腱）反射であり，表 8-3 に示した。標準化された検査を用いることによって，理学療法士は筋の神経根機能を正確に分離して検査することができる。

DTR を引き出すことが難しい場合は，特定の補強操作によって反応を強調させることができる。イェンドラシック手法では，患者に手の指を組んで，それを引っ張るようにさせる。この引っ張りが維持されている間，下肢反射を検査することができる。上肢における反応を補強するために使用することができる操作は，膝を組むか，歯を食いしばるか，または反対側の上肢の検査を最初に行うかである。反応の弱い反射の患者に対して，反応を引き出すためにどんな補強操作を使用したかについて，慎重に記録すべきである。

▼ 表在反射

表在反射は，侵害刺激（通常は皮膚を軽くひっかく）で引き起こされる。予想される反応としては，皮膚受容器から求心性入力を受けたときと同一の脊髄節によって介在された筋肉の収縮である。強すぎる刺激は，防御的な逃避反射活動に皮膚信号を投射する場合がある。一般的に検査される反射は，足底反射，爪先徴候（Chaddock 反射），そして腹壁反射である。足底反射は，足の側部の境界に沿って母趾球側に向かって侵害性のなでるような刺激を与えることによって検査される。通常の反応では，母趾の屈曲が起こる。ときおり，他の足指が downgoing 反応を示すか，または，どんな反応もまったく示さないこともある。異常な反応（**Babinski 徴候陽性**）では，母趾の伸展（挙上）と他の4指の開扇が起こる。成人では，その反応は常に皮質脊髄性機能不全を示している。**Chaddock 徴候**は，足側部と側方背側面上をこすることによって引き起こされる。また，それは足の母趾の伸展を引き起こし，明確な Chaddock 徴候であると考えられる。腹筋の皮膚上をすばやく軽くなでることによって，腹壁反射が引き起こされる。刺激下における限局した収縮（刺激された部位に向かって臍が偏移する）が引き起こされる。4つの部位別に対角方向に検査すべきである。上側方への臍の偏移は，脊髄節 T6～T9 の機能を示す。下側方への臍の偏移は，脊髄節 T11～L1 の機能を示す。反応の消失は異常であり，皮質脊髄性の病理を示す。端から端までの非対称性は，高い確率で神経学的な疾患を予測できる[8]。表在反射検査の例を表 8-4 にまとめた。

▼ 発達にともなった反射・反応

発達にともなった反射・反応の機能と統合に関する情報は，系統的な検査を通して得ることができる。評価は原始反射と緊張性反射から始まる。これらの反射は，通常，懐胎期または幼少期に出現し，幼年期には CNS によって統合されるようになる。一度統合されると，これらの反射は正常な動作様式においては一般的に認識できない。しかし，それらは行動の順応の一部，正常な運動制御の強調，随意運動の支援として持続する[31]。成人では，疲労状態，緊張状態[32,33]，または CNS 損傷後の状態において，それらが出現する可能性がある[34,35]。画一的な反射行動を示す頭部損傷の成人患者では，随意運動の制御における制限と異常姿勢を示す。このカテゴリーにおける反射は，①脊髄レベルや原始反射（屈曲〈引っこめ〉反射，突伸反応，交叉伸展反射），②脳幹レベルや調律反射（緊張性頸反射，緊張性迷路反射，連合反応）などである。一般的に，脊髄レベルの反射応答は観察することが最も簡単であり，明白な反応の出現によって，典型的に判断される。一方，脳幹反射は，筋組織のバイアスを受け，明白な反応として目に見えない場合がある。実際，反応はまれ

第8章 運動機能評価

表8-4 反射検査―表在反射

表在反射（皮膚）	刺激	反応
足底反射（S1, S2）	大きな針または指先で，足の側方の踵から小趾の基部，そして母趾球までをこすり上げる	正常な反応では，母趾のゆっくりとした屈曲（底屈）が起こる。異常な反応（Babinski 徴候陽性といわれる）は，母趾の伸展（背屈）が起こり，母趾以外の4指は開扇する（一般的に上位運動ニューロン〈錐体路〉障害）
Chaddock 反射	外果周囲，つまり足の側面から小趾基部に向かってこする	足底反射と同様
腹壁反射（T7～T12）	患者にはリラックスした背臥位をとらせる。大きな針または指先で，腹壁の皮膚を末梢から臍に向かって軽くすばやくこする（検査は腹壁の各4部位で行う）	刺激下における限局した収縮（刺激された4部位に向かって臍が偏移する）

にしか起こらないが，むしろ姿勢は，筋緊張の調整を通してより典型的に影響される。したがって，「調律反射」という用語は，それらの機能の適切な表現である。

正確な評価を得るため，理学療法士はいくつかの要素を考慮しなければならない。予想される反応を導くため，患者には適切な肢位をとらせなければならない。適切な検査刺激（適切な刺激の大きさと持続時間の両方）は不可欠である。微妙な反応と異常な反応を検出するために，鋭敏な観察技術が必要とされる。運動行動を支配する義務的かつ持続的な反応は，成人患者においては常に病理学的であると考えられている。触診技術は，容易には目に見えない筋緊張の変化を特定するための補助とすることができる。

反応の客観的な得点化は不可欠である。Caputeら[36,37]によって提示された反射得点基準を以下に示す。

- 0+ 欠如
- 1+ 筋緊張変化：四肢の運動は起こらず，わずかで一時的な筋緊張変化
- 2+ 視覚的に確認できる四肢の運動
- 3+ 四肢全体の過剰な運動
- 4+ 30秒以上継続する無意識的かつ持続的運動

高いレベルの反応（立ち直り反応，平衡反応，保護反応）は，中脳および大脳皮質の中枢によって制御されており，正常な姿勢制御と運動の重要な要素である。**反応**という用語は，一般的に幼年期または幼児期に出現する反射や，一生を通して残存する3つの反応について言及するのに使用される。立ち直り反応 righting reaction（RR）は，正常でまっすぐな姿勢で頭部を保持し（顔面は垂直，口は水平），また正常な頭部と体幹のアライメントを保持するように作用している。評価手順は，身体のポジショニングまたは身体への操作に注目し，正常なアライメントと頭部位置を修正するのに必要な自動調整を観察する。平衡反応 equilibrium reaction（ER）は，身体重心 center of gravity（COG）と支持基底面 base of support（BOS）が変化に対応してバランスを保持するように作用する。それは，患者のCOGに対してBOSを変化させる可動式の支持面を使用することによって検査できる（傾斜反応と呼ばれている）。平衡板は，通常，傾斜反応の評価に使用される。また，平衡反応については，随意的な運動または外乱（徒手的な支持面変更）を通して患者の肢位を変化させることによって検査することもできる。保護反応 protective reaction（PR，保護伸展反応）は，COGがBOSを超えた場合に，支持面の変更刺激に対応して身体を安定させて，支持するように作用する。したがって，BOSを超えた場合，体重を支持するための努力として，腕や脚を伸展する。実際，反射テストの手順は，多くの著者によって説明されている[36,38～40]。表8-5に，発達にともなった反射検査の概要を示した。

脳神経機能

脳神経は12対あり，胸部と腹部に分布する脳神経Ⅹ（迷走神経）以外のすべては頭部と頸部に分布している。脳神経Ⅰ，Ⅱ，Ⅷは純粋な知覚神経であり，嗅覚，視覚，聴覚，そして平衡感覚をつかさどる。脳神経Ⅲ，Ⅳ，Ⅵは，純粋な運動神経（縮瞳制御と眼球運動）である。脳神経ⅩⅠとⅩⅡもまた胸鎖乳突筋と僧帽筋，そして舌筋をつかさどる運動神経である。脳神経Ⅴ，Ⅶ，Ⅸ，Ⅹは，感覚神経と運動神経の両方が混合された神経である。運動機能には，咀嚼（Ⅴ），顔面の表情（Ⅸ），嚥下（Ⅸ，Ⅹ），そして発声（Ⅹ）が含まれる。知覚は顔面と頭部（Ⅴ，Ⅶ，Ⅸ），消化管と心臓，血管，肺（Ⅸ，Ⅹ），そして舌と口および口蓋（Ⅶ，Ⅸ，Ⅹ）に伝達される。副交感神経線維 parasympathetic secretomotor fibers は，眼球のスムーズな運動制御のために脳神経Ⅲに伝達され，唾液腺と涙腺の制御には脳神経Ⅶ，耳下唾液腺の制御には脳神経Ⅸ，心臓と肺，そして消化器系の大部分の制御には脳神経Ⅹに伝達さ

表 8-5 反射検査―発達にともなった反射

原始反射/脊髄反射	刺激	反応
屈曲反射（引っこめ）	背臥位にて検査を行い，足底に有害刺激（ピンで突く）を与える	足趾伸展，足背屈，無制御的な一連の下肢屈曲が起こる 出現：懐胎 28 週 統合：1～2 ヵ月
交叉伸展反射	背臥位にて検査を行い，伸展位で固定した下肢の足底球に有害刺激を与える	反対側下肢が屈曲し，続いて内転と伸展が起こる 出現：懐胎 28 週 統合：1～2 ヵ月
牽引反射	背臥位から前腕を握って引いて座位にする	把握と上肢の全体的な屈曲が起こる 出現：懐胎 28 週 統合：2～5 ヵ月
モロー反射	体幹との関係における頭部の位置を突然変化させる。座位にて患者を後方に押す	上肢の伸展・外転，手指開排し，続いて胸の前で交差する上肢が屈曲・内転して泣き出す 出現：懐胎 28 週 統合：5～6 ヵ月
逃避反射	突然の大声または荒々しい音を立てる	すばやい上肢の伸展・外転が起こり，泣き出す 出現：生後 統合：持続
把握反射	手掌（手掌把握）または足趾下の足底球（足底把握）に対する持続的な圧迫を加える	手指または足趾の持続的屈曲が起こる 出現：手掌把握（新生），足底把握（懐胎 28 週） 統合：手掌把握（4～6 ヵ月），足底把握（9 ヵ月）
緊張性反射/脳幹反射	**刺激**	**反応**
非対称性緊張性頸反射（ATNR）	頭部を一側へ回旋させる	後頭側肢の屈曲，下顎側肢の伸展（弓道姿勢またはフェンシング姿勢）が起こる 出現：生後 統合：4～6 ヵ月
対称性緊張性頸反射（STNR）	頭部を屈曲または伸展させる	頭部屈曲：上肢屈曲，下肢伸展 頭部伸展：上肢伸展，下肢屈曲 出現：4～6 ヵ月 統合：8～12 ヵ月
対称性緊張性迷路反射（TLR または STLR）	腹臥位または背臥位にする	腹臥位：屈筋の筋緊張増大・四肢すべての屈曲が起こる 背臥位：伸筋の筋緊張増大・四肢すべての伸展が起こる 出現：生後 統合：6 ヵ月
陽性支持反射	直立肢位で足底球に接触する	下肢の固定伸展（共同収縮）が起こる 出現：生後 統合：6 ヵ月
連合反応	身体のすべての部位への随意運動に抵抗させる	肢の不随意運動が起こる 出現：生後～3 ヵ月 統合：8～9 歳
中脳反射/大脳皮質反射	**刺激**	**反応**
頸部から起こり体幹に働く立ち直り反射（NOB）	背臥位で，他動的に一側方向へ頭部を向かせる	頭部で体幹を調整するために身体全体が回転する（丸太様の転がり） 出現：4～6 ヵ月 統合：5 歳
体幹から起こり体幹に働く立ち直り反射（BOB）	背臥位で，他動的に上部体幹または下部体幹を回旋させる	体節を調整するために体節自体が刺激にともなって回転する 出現：4～6 ヵ月 統合：5 歳
迷路から起こり頭部に働く立ち直り反射（LR）	閉眼させ，すべての方向に身体を傾けることによる身体位置の修正	口が水平位で頭部を垂直位に保つ 出現：新生～2 ヵ月 統合：持続
眼から起こる立ち直り反射（OR）	すべての方向に体幹を傾けることによる身体位置の修正	口が水平位で頭部を垂直位に保つ 出現：新生～2 ヵ月 統合：持続

表 8-5 つづき

体幹から起こり頭部に働く立ち直り反射（BOH）	腹臥位または背臥位をとらせる	口が水平位で頭部を垂直位に保つ 出現：生後～2ヵ月 統合：5歳
保護伸展反応（PE）	支持基底面の外に重心を移動させる	転倒に対して身体を支持し防御するために，上肢または下肢を伸ばして外転する 出現：上肢（4～6ヵ月），下肢（6～9ヵ月） 統合：持続
平衡反応―傾斜反応（ER）	支持面を傾斜または動かすことによって重心を移動させる（例えば，平衡板またはボールのような動かせる物を使用する）	上方向への四肢の伸展と外転をともなった体幹の弯曲が起こる．反対側（下方向）では保護伸展が起こる 出現：腹臥位（6ヵ月），背臥位（7～8ヵ月），座位（7～8ヵ月），四つ這い位（9～12ヵ月），立位（12～21ヵ月） 統合：持続
平衡反応―姿勢保持反射	支持面と体幹の関係において重心を変更するよう体幹に対して力を与える．その際の随意活動を観察する	外力方向への四肢の伸展と外転をともなった体幹の弯曲が起こる 出現：腹臥位（6ヵ月），背臥位（7～8ヵ月），座位（7～8ヵ月），四つ這い位（9～12ヵ月），立位（12～21ヵ月） 統合：持続

れる。

脳神経機能の検査は，大脳，脳幹，および頸髄において病変が疑われる部分ごとに実施すべきである。嗅覚機能における障害は，鼻腔と大脳の前下方の病変を疑うべきである。視小道（視神経，視神経交差，視索，外側膝状体，上丘）と視覚野の病変は，視覚障害を引き起こす場合がある。中脳病変は，脳神経IIIとIVの障害を引き起こす可能性がある。橋病変は，V（眼枝，顎枝，および下顎枝）とVIを含むいくつかの脳神経にかかわる可能性がある。脳神経VIIとVIII（前庭枝と内耳枝，蝸牛枝）の神経核は，橋と延髄の合流点に位置している。延髄に影響する病変には，IX，X，XI，XIIが含まれる。XIの脊髄路は，上位5頸髄節にみることができる。脳神経の臨床検査を表8-6に示した。

筋パフォーマンス

▼ 筋力とパワー

筋パフォーマンスは，「筋の仕事量（力×距離）」である[5, p2~14]。筋力は，「単一筋または筋群によって，1回の最大活動で抵抗に打ち勝つために働かせた測定可能な力」である[5, p2~14]。運動を起こすには合力を使用することができる。等張性収縮では筋が短縮しながら活動し，遠心性収縮では筋が伸張しながら活動する。等尺性収縮は動くことなしに高いレベルの張力を生産する。筋パワーは，「単位時間あたりの仕事量，または強さと速度の積」である[5, p2~14]。筋持久力は，「一定時間内に筋を繰り返し収縮させる能力」である[5, p2~14]。筋パフォーマンスは，CNSの統合機能と同様に，長さ張力特性，速度，適切な新陳代謝（エネルギー貯蔵と

配送）を含む多くの相互関係のある要素に依存している。動員された運動単位の数，発火頻度，タイミング，順序，そして姿勢安定性は，筋パフォーマンスを決定するうえですべてが重要な要素である。

筋力，筋パワー，筋持久力の分析には，徒手筋力テスト manual muscle test（MMT）が使用される。有効性と信頼性の問題を処理するために，標準化された方法とプロトコルが作成された[41,42]。MMTグレードを表5-6に示した。また，携帯用ダイナモメーターおよび等張性ダイナモメーターは，ともに筋パフォーマンスの客観的で，信頼性の高い，感度のよい測定値を提供することが示されている。振幅，持続時間，波形，および周波数を含む筋のタイミングについての分析にはEMGを使用することができる。また，機能的パフォーマンスの分析によっても，筋力，筋パワー，そして筋持久力に関する重要なデータを得ることができる。パフォーマンスの時間計測（例えば，身の周り動作の時間計測，一定距離の歩行時間計測，5分間歩行試験）によって，筋持久力の客観的で信頼できる測定値を得ることができる。これらのテーマについては，第5章，第9章および第11章で説明されている。

神経学的な障害を有する患者は，筋パフォーマンス検査において特別な問題を示す。低下は，痙縮や反射亢進にともなうUMN症候群の所見である。筋緊張低下は，下位運動損傷または末梢神経損傷の証明となる。元来，MMTはLMN（例えば，ポリオ）にかかわる疾患の検査として開発された。UMN損傷を有する患者に対する評価の有用性については疑問視されている[43,44]。Bobath[21]は，脳卒中患者の筋力低下はいわゆる筋力低下でなく，むしろ，痙性拮抗筋，運動の総合パターン（共同運動パターン），感覚障害，共同収縮固

表 8-6 臨床神経検査

神経	機能	検査	障害のサインと徴候
Ⅰ嗅神経	嗅覚	共通の臭い物質の嗅覚検査	嗅覚消失—臭いを感知することができない
Ⅱ視神経	視力，視野 瞳孔反射	視力検査： 中心視力：スネレン視力表 周辺視力，視野 角膜対光反射検査 瞳孔の大きさと反応性を評価	盲，弱視 視野欠損 眼球に当てた光に対する対光反射の欠如
Ⅲ動眼神経	眼瞼挙上 上下左右への眼球運動 瞳孔収縮 レンズ調節	眼瞼の位置を評価 追跡眼球運動検査 瞳孔対光反射検査 輻輳反射（遠近調節反射）検査	眼瞼下垂（眼瞼が下がっている） 眼球の下外側への逸脱 反対側への側方注視の複視 対光反射と輻輳反射（遠近調節反射）の消失（同側眼球）
Ⅳ滑車神経	下方で眼球の内転運動 眼球の内転運動	追跡眼球運動検査	下内方注視の複視 内転麻痺（同側眼球）
Ⅴ三叉神経	体性感覚 　顔面 　角膜 舌の前部 咀嚼	感覚検査：額，頬，顎 角膜反射検査 患者には歯を食いしばらせ，抵抗に対して保持させる	顔面感覚の消失，しびれ 同側角膜反射の消失（角膜への接触に対する反応においてまばたきをする） 咀嚼筋の筋力低下 開いた下顎の同側への偏移
Ⅵ外転神経	外側への眼球運動	追跡眼球運動検査	同側への側方注視の複視 内斜視 同側外転麻痺
Ⅶ顔面神経	顔の表情 涙：涙腺 唾液分泌：顎下腺と舌下腺 舌の前部の味覚 体性感覚	運動機能評価： 　眉の挙上 　歯をむき出す，笑う 　強く眼を閉じる 　頬で吹く 味覚試験：甘い，辛い，酸っぱい，苦い	同側顔面筋麻痺 眼を閉じることができない 口角が下がる 言語発音困難 流涙欠如。まばたきで痛みがある 唾液減少—ドライマウス 舌の前2/3の味覚の消失（味覚脱失）
Ⅷ聴神経	平衡感覚 聴覚	バランス検査 眼球—頭部協調（VOR） 眼振検査 聴覚検査 ウェーバー試験：伝音性 リンネ試験：感音性	めまい，平衡障害，眼振 頭部回旋での注視不安定性 難聴，聴覚障害，耳鳴り
Ⅸ咽頭神経	咽頭の挙上 唾液分泌：耳下腺 味覚：舌の後方1/3 体性感覚：舌の後部と中咽頭 反射	 味覚試験：甘い，辛い，酸っぱい，苦い 催吐反射検査	嚥下困難（嚥下障害） ドライマウス 舌の前1/3の味覚の消失 咽頭と喉頭の麻痺（麻酔） 嚥下困難（嚥下障害）
Ⅹ迷走神経	嚥下，発声 心臓制御 気管支収縮 GI消化管蠕動，消化液分泌	発声検査，発音検査 軟口蓋の運動観察 嚥下	言語障害 嚥下困難（嚥下障害），しわがれ声（嗄声） 口蓋麻痺 不整脈 呼吸不全（両側性血管機能不全）

表8-6 つづき

神経	機能	検査	障害のサインと徴候
	味覚 反射 体性感覚	嘔吐反射（咽頭反射）検査 咽頭感覚検査	嘔吐反射（咽頭反射）の消失
XI 副神経 　頭蓋部 　脊髄部	嚥下と発声 頭部運動： 　胸鎖乳突筋 　僧帽筋	筋力・筋サイズ・筋緊張検査	筋力低下：反対側へ頭部を回転し，同側の肩をすくめることができない
XII 舌下神経	舌運動	舌運動の筋力検査，舌突出検査	舌の筋力低下 突出した舌の同側への偏移 舌音（"ら，ら"）困難 言語障害

定の障害による反対の結果であろうと示唆した。論文では，主動筋の活動がさらに力の生産の障害に関連していることを示している[43〜47]。動員数の変化と運動単位発火頻度の減少は区別されている[48,49]。脳卒中患者は，発症後2ヵ月以内に患側肢の運動単位が50％減少することが認められる[50]。また，筋力低下において，筋粘弾性の変化と脱神経筋線維も明らかである[51]。神経原性萎縮（原発性筋萎縮）は，脱神経の直接的な結果であり，LMN損傷で起こる。UMN損傷患者は，機能的運動性欠如の結果として，廃用性筋萎縮に発展する可能性がある。

CNS損傷患者における臨床的筋力測定は，必要な検査の1つである。CNS損傷患者は，いろいろなレベルの損傷と機能的な制限を有する種々さまざまなグループである。標準化されたプロトコルを使用して筋力検査を行うことは，ある患者には適するが，別の患者には適さないことがある。したがって，妥当性と信頼性の基準が満たされるか否かを決定するうえで，適切な評価基準は重要である。まず第一に，理学療法士は，患者の運動能力を考慮しなければならない。画一的動作パターン，異常な共同筋活動，痙縮，そして異常姿勢の出現によって，標準化されたMMT手順と等張性プロトコルによる規定された個々の関節運動ができないこともある。また，規定された検査肢位も，異常な反射活動（例えば，緊張性迷路反射の出現は背臥位での検査に影響を及ぼす）の出現によって妨げられる場合がある。筋肉と軟部組織の粘弾性変化は他動的制限を生じ，標準化された検査の施行を妨げることもある。これらの例では，機能的な課題を実施している最中の自動運動を観察することで，筋力評価をすることができる。以下の順序尺度を使用することで，運動を段階づけすることができる[52]。

0＝動きなし
1＝触知可能な収縮，または微弱な収縮
2＝重力を除去しての運動
3＝重力に抗した運動
4＝ある程度の抵抗に抗した運動
5＝標準的な強さ

標準化されたMMTを使用する場合には，理学療法士は正確な肢位を保持させなければならない。肢位の変更が必要である場合には（例えば，関節可動域が十分ではない患者，または適切な安定性に欠ける患者），それについて注意して記録すべきである。代償（特定の筋力低下を補う筋活動）は，分離させるべきであり，可能であるならば除外し，そして注意して記録すべきである。臨床におけるMMTの信頼性は低くなっている。ある研究において，同一の筋力段階が観察された理学療法士の割合は，50〜60％程度であったことが報告されている。結果の再現性に影響を及ぼす要因には，抵抗力の大きさを決定することが困難であること（MMT4段階と5段階の主観性），検査方法における違い，加える力の違い（力を加える部位，力を加える方向，速度），筋の収縮時間，患者要因（協調性，疲労），理学療法士の要因（経験，指示，口頭指示の大きさ，患者との相互関係），そして環境（注意をそらすもの）などがある[53]。1つの肢位で得られた筋力測定値を他の肢位における機能的課題の実行に一般化するのは問題があることに注意すべきである[44]。

徒手筋力ダイナモメーターは，機械的な力を測定する小さな携帯機器である。それはMMT法に臨床的に組み込まれている。理学療法士は，MMT4段階と5段階のテストでは，抵抗の量を推し量らなくても筋に適合した正確な力が得られる。検者内信頼性および検者間信頼性は高いことが報告されている[54〜56]。それらの使用における限界としては，肢と器機を両方とも固定することが困難なこと，筋張力の発揮割合を制御す

ることが困難であること，抑止検査における十分な力を適用することが困難なことがある。これらの限界は，携帯用ダイナモメーターが下肢筋群の検査における信頼性の低さを示す報告の要因となっている[57,58]。

理学療法士は，等張性ダイナモメーターの使用によって，速度の違いにおける最大トルクや機能的な速度におけるROMまたは運動軌跡（弧）など運動制御の多くの重要なパラメータをチェックできる。また，発揮張力の時間（最大トルクまでの時間）とトルク曲線の形も測定でき，相反収縮（主動筋/拮抗筋の関係）を分析することができる。肢の重さについての補正（重力効果）が，正確な関係性を導くために必要である。しかし，これら2つの活動モデル（主動筋/拮抗筋）が非常に異なっているため，運動のより機能的なパターンにおける筋の相反活動の比較は有効でない場合がある[59]。収縮様式を変化させる筋パフォーマンス評価は，機能的パフォーマンスを理解するうえで重要である。等張性の機器は，等尺性求心性トルクと同様に遠心性検査を実施できる。測定値の有効性を補償するために，機器の校正が必要であり，検査当日に校正を実施すべきである。関節軸と機器の軸を適切に一致させることが必要である。等張性検査は，最大トルク発揮の検査において高い信頼性を持つことが示されている[60～65]。患者に機器と検査実施手順を理解させるうえで，少なくとも1回の試行が推奨される。反復検査のセッションでは，同一のプロトコルを使用すべきである。

等張性ダイナモメーターでの検査を実施するうえでいろいろな問題（トルク発揮の減少，肢の運動軌跡の減少，最大トルクが発揮できるまでの回数増大と最大トルク時間の延長とを含む）を示す神経学的な障害を有する患者は，動けなかったり，相反収縮の間の時間的間隔が増大したり，速い速度でのトルク発揮における問題があったりする[26,66]。例えば，多くの片麻痺患者では，70～80deg/s以上発揮することができない。その測定値を正常な歩行に必要な速度（100deg/s）と比較すると，歩行困難の理由は容易に明らかとなる。利用可能な標準データは，患者データを評価し，解釈するうえで適切な参考値を提供することができる[67～70]。Watkinsら[26]は，片麻痺患者群を調査し，上記の多くの違いに加えて，健常側におけるトルク値が減少していることを発見した。これらの調査結果は，片麻痺患者における健側を正常な対照として使用することの有効性に疑問を投げかけた。

▼ 持久力

筋持久力は，機能的な能力を評価するうえで重要である。**疲労**は，「持続的な収縮や反復収縮中に必要とされる力または予想された力を，発揮することができないこと」と定義されている[71, p463]。疲労は，防御的であり，過剰な仕事（オーバーワーク）と傷害を予防するうえで役に立つ機能を果たすが，それはある人々にとっては深刻な問題となっている。例えば，ポリオ後遺症症候群患者または慢性疲労症候群患者は，疲労によって機能的な活動が大きく制約を受けることから，疲労を少なくするようにしている。また，他に疲労による制約を経験している者として，多発性硬化症，筋萎縮性側索硬化症，デュシェンヌ型筋ジストロフィー，そしてギラン・バレー症候群の患者がある[72～76]。

疲労の評価は，通常実施される初期面接と機能的検査で行わなければならない。患者に対して，疲労に関するできごとの頻度と重症度，そして疲労の開始と休止に関連する状況について尋ねなければならない。遂行可能な活動は，習慣的な日常活動の状況において確認すべきである。「それ以上維持できない運動レベル」と定義される**疲労閾値**を記録することは重要である[77, p691]。多くの場合，疲労の開始は突然ではなく，徐々に起こり，試行した活動の強度と持続時間に依存している。疲労に影響を与えうる追加的要因としては，健康状態，環境（例えば，ストレスが多い環境），そして温度（例えば，多発性硬化症患者の熱応力）がある。理学療法士は完全自立，修正自立，そして介助が必要なレベル（最小介助，中等度介助，全介助）といった患者のパフォーマンスレベルを注意深く記録すべきである。自覚的疲労レベルは，ビジュアルアナログスケールやBorgの主観的運動強度スケールを使用して記録することができる[78]。

疲労困憊は，持久力の限界と定義される（それ以上課題遂行ができない状態）。ほとんどの患者は，疲労困憊に達した点をかなり正確にいうことができる。**過用性筋力低下**が問題となる患者もいる。これは，「部分的な除神経筋の過度な筋活動による絶対筋力と持久力の継続的な低下」[79, p22]と定義される。例えば，ポリオ後遺症症候群患者は，激しい活動を継続することによって通常の休息では回復しない持久力低下を経験することがある。激しい運動セッション後，次の1日間または2日間はベッドで過ごさなければいけないことが報告されている。したがって，休息様式，休息の時間的長さ，そして休息の有効性を記録することが重要である。過用性筋力低下患者において，遅発性筋痛は一般的であり，活動後1～5日間中に遅発性筋痛がピークとなる[75,76]。Fatigue Impact Scale（FIS）は，疲労に関連する生活の質 quality of life（QOL）問題を評価することに役に立つ方法である。それには，身体的なパフォーマンスのほかに認識的領域および社会的領域の問題が含まれている[80]。

また，等張性ダイナモメーターを使用することによっ

て，筋疲労の臨床的評価には自覚的疲労検査と電気的に誘発した疲労検査の両方を含めることができる。この方法はトルク出力の定量化を可能にする。患者には，最大等張性収縮を反復して行うよう指示する。最大トルクの50％の減少が疲労の指標となる。また，電気的に誘発した疲労の検査は，筋パフォーマンスの評価に使用することもでき，モチベーションが低い者，または中枢性障害（例えば，脳卒中）がある者には，より信頼性の高い測定を行うことができる。筋を電気パルスで刺激し，力の発揮における電気パルスの減少割合を測定するものである[81～83]。

随意運動パターン

協応構造は，運動を起こすために協同的に活動するようCNSによって制御された機能的に特定の運動単位と関節（**共同運動**）として定義される[84]。CNSは，活動の協同単位を結合することによって**自由度**（制御されなければならない分離独立した運動の数として定義される[1]）を減少させることができる。これらの単位は，厳密な空間的かつ時間的体系によって定義される。協調には，速度，距離，方向，リズム，そして筋張力レベルの制御が含まれる。分離スキル（明確な終始点を有するスキル）と連続スキル（認識できる終始点を有さないスキル）は，ともに容易に実行することができる。上肢と下肢の協調パターン，つまり両側性（両肢）課題と対称性パターン，非対称性パターン，交互性パターンを含む肢間協調は，制御の要素として重要である。また，近位安定性と姿勢支持に必要とされる肢運動と，環境に関連したできごと（同時のタイミングによる根拠）の協調性も必要である。協調性評価については，第7章で詳しく説明されている。

▼ 異常共同運動パターン

共同運動の体系は，UMN症候群の場合に障害されることがある。**異常共同運動**は，強制的に画一化された総体的運動パターンと定義される。選択的運動制御（分離した関節運動）は，著しく障害されるか，または完全に出現しなくなる。例えば，片麻痺患者は典型的に，強制的な屈曲共同運動（屈曲，外転，外旋）と伸展共同運動（伸展，内転，内旋）を示す。異常な共同運動は，脳卒中の回復中期段階に多く予想される特徴である[21,34]。

共同運動評価は，質的かつ量的である。理学療法士は，運動を開始することができるか否か，運動を完全に遂行できるか否か，そしてその運動がどのように遂行されているのかを観察する。つまり，運動が画一的であるときには，どの筋群が連鎖されているか？　筋群間の連鎖の強さはどれくらいなのか？　運動がUMNの他の要素（原始反射，痙縮，麻痺，肢位）によって影響されているか？　について観察する。例えば，肩の屈曲を行わせたとき，肘関節，手関節，そして指関節の屈曲は常に出現するか？　上肢を屈曲させる際の最初，または上肢屈曲を補強する際に頭部回旋が使用されるか？　また，理学療法士は，これらのパターンがいつ起こるか，どのような状況で起こるか，そして，どのようなバリエーションが可能であるかを特定する必要がある。CNSの回復の過程では，共同運動はより不定となり，ストレスまたは疲労のような一定の条件下でのみ再び出現するようになる。共同運動支配の減少と選択的運動制御の出現は，脳卒中患者における規則的な回復段階の記録に使用される。Fugl-MeyerのPost-Stroke Assessment of Physical Performance[85]により，脳卒中後の運動機能における客観的，定量的評価ができる（第17章および付録A参照）。

姿勢制御とバランス

姿勢定位には，骨格筋による重力と身体各部の相対的な位置関係の制御が含まれる。**姿勢安定性**（平衡）とは，安定限界（支持基底面〈BOS〉の境界）のなかに質量中心 center of mass（COM）が存在するように，身体に作用するすべての力のバランスがとれている状態として定義づけされる[84]。バランス制御システムの総体的な目的は，統合されたCNSシステムを通して達成される安定性と機能性である。**反応制御**は，COMを移動させ，BOS（可動式プラットホーム）を動かす外力（脅威となる刺激・外乱，動揺）に対する反応において起こる。**予測的制御**は，内部的に発生した力，つまり身体自体の運動により生じた動揺を予測するときに起こる[86]。個人における経験は，それ以降に起こる運動に前もって調和し，身構えるために，姿勢制御システムのさまざまな構成要素を働かせる。姿勢の要件は，課題と環境の特性によって異なる。**順応性姿勢制御**は，個人が適切に「課題と環境の要求の変化に対応して感覚と運動システムを変更する」ように仕向ける[84, p121]。姿勢制御システムの構成要素には，①身体の動きを検出するために反応する感覚システム，②CNS統合過程，そして③身体位置を制御するために運動応答を実行するよう反応する運動システムがある。バランス検査は，これらの構成要素それぞれに焦点を合わせるべきである。

▼ 姿勢アライメントと体重分配

立位における正常な姿勢は，錘線またはおもりをつるした線を使用した矢状面での観察によって評価する

ことができる．X線写真や普通の写真，そして筋電図を使用することによって，より精巧な分析が可能である．垂直重心線 vertical line of gravity（LOG）は，多くの関節軸に接して下降する．つまり，耳垂を通り，肩関節の前方，体幹の中心を通り，股関節のわずか後方，膝，足関節のわずか前方にある[87]．自然な脊柱曲線は，腰部と頸部の前弯，胸部または背部の後弯として現れるが，姿勢トーンのレベルによって，直立姿勢においては平らな状態になっている．骨盤は前傾または後傾することなく中間位である．体重は足の間で，左右対称に等しく配分されている．正常なアライメントは，直立位中の筋収縮活動の必要性を最小限にする．安静立位で活動する筋には，前脛骨筋と下腿三頭筋（腓腹筋，ヒラメ筋），中殿筋，大腿筋膜張筋，腸腰筋，腹筋群，脊柱起立筋がある[88]．座位においては，頭部および体幹は中心線の方向と下肢（殿部，大腿，および足）において左右対称に荷重された状態で垂直である．自然な脊柱弯曲は，骨盤が中間位に維持されている状態で現れる．

安定性限界 limit of stability（LOS）は，「バランスを崩すことなく許容できる垂直からの最大角度」と定義される[89p5]．したがって，人はバランスを失ったり，あるいは足を踏み出すことなく，前後左右に重心を移動させることができる．健常者では，立位における前後 anteroposterior（AP）のLOSは，前端から後端までおおよそ12度であり，側方 mediallateral（ML）のLOSは右端から左端までおおよそ16度である（正常足幅約10 cm）．LOSは，個人の特徴によって影響される．つまり，AP LOSは身長や足長に影響され，ML LOSは両足の間の距離と身長に影響される[89]．健常者の立位姿勢において，姿勢シフト（姿勢動揺）は，その範囲が小さく，側方と踵から爪先（前後方向）への断続的な周期性を示す．歩行中については，COMは上下左右に最小限運動し，滑らかな正弦波様の曲線を示す[87]．座位においては，BOSがより大きく，COMがより小さく（ちょうど支持面上にある），その結果としてLOSはより大きくなる[89]．LOSの中心点は，**COMアライメント**と呼ばれる．安定性とは，最小限の運動（動揺）をともなった姿勢を維持できることをいう[90]．

姿勢動揺は，姿勢グリッド（格子）の前で患者に立位を保持させる目視検査によって簡単に測定することができる[91]．より精巧な機器である静的姿勢計は，フォースプレートを使用して床反力（力中心 center of forth〈COF〉または，足圧中心 center of pressure〈COP〉）を測定する．COFは垂直分力のみを用いて計算され，COPは垂直分力と水平剪断力を用いて計算される．それぞれの足の重さが決定され，力が算出されることに

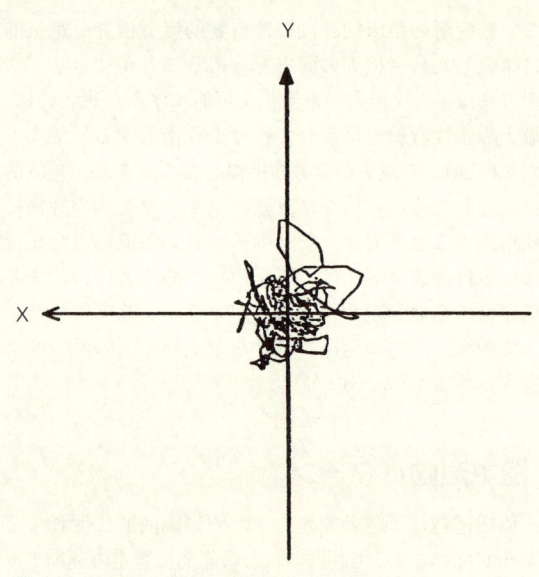

図8-1 姿勢動揺（重心動揺計）．被験者にバランスプラットホーム上で立位を保持させた際の60秒間の足圧中心の移動記録．値：動揺軌跡の平均振幅（cm）=0.33×0.38Y，軌跡長=81.8，速度=1.14 cm/s（Smith, L, et al: Brunnstrom's Clinical Kinesiology, ed 5. FA Davis, Philadelphia, 1996, p406. より）

よって，視覚的なイメージに変換される（図8-1参照）．装置によっては音声信号の利用が可能である．ソフトウェアはデータ分析が可能で，通常，トレーニングに用いることができるプロトコルを含んでいる．安定性の初期の姿勢肢位（アライメント中心）の測定では，動揺軌跡，LOSからの逸脱，および安定域を得ることができ，姿勢制御の測定には妥当性と信頼性がある[92,93]．この情報を用いることによって，理学療法士は患者の姿勢の対称性を客観的に決定することができる（どちらの足に体重が多くかかっているのか）．非対称性を有する患者は，中心線から離れた位置にCOPがある．例えば，脳卒中患者は健側下肢に体重の大部分を載せて立つことが一般的である．安定性は，重心動揺計を使用することによって決定することができる．動揺軌跡が大きければ大きいほど，姿勢不安定性はより大きい[90]．例えば，運動失調患者は典型的に大きい動揺軌跡を有し，姿勢安定性はきわめて小さい測定過大な反応を示す．パーキンソン病患者では，反対の症状として，きわめて小さい動揺軌跡と過度の安定性を有する測定過小な反応を示す[86]．動的安定性は，LOSの情報を用いることによって決定することができる．運動機能に障害を有する患者（例えば，脳卒中患者）は，典型的にLOSが減少する[90,94,95]．また，LOSとCOMのアライメントは，他の病理学的な状態（例えば，筋力低下，骨変形，そして筋緊張異常）において典型的に変化する．フォースプラットホームのバイオフィードバックを用いたトレーニングを行った後の再検査に

よって，その装置を用いたトレーニングの有効性が示されている[94,96,97]。

▼ 感覚統合機能

感覚系からの情報は CNS によって受容され統合される。姿勢定位と姿勢安定性の決定には，バランスを初期状態に維持または修正するための姿勢ストラテジーが必要である。末梢入力は視覚と体性感覚，そして前庭から受容される。

視覚系は，身体各部の位置関係と環境との関係における身体の位置を検出する（**視覚性固有感覚**と呼ばれる）。それはまた外部環境についての情報をもたらす。運動機能には，頭部と体幹，四肢の立ち直り反応（視覚性立ち直り反応）と視覚的に誘導された運動が含まれる。視力（中心視力）は，スネレン視力表を使用することによって評価することができる。距離視力が 0.4 未満は，姿勢安定性に有意な影響を与える[99]。周辺視力，または感覚運動視力は，環境と運動制御における局所的な特徴に大きな役割を演じる。中心視力は網膜の中心によってのみ検出されるのに対して，周辺視力は全体的な視野（中心および周辺）によって検出される[1]。周辺視野が障害された患者（例えば，緑内障患者や頭部損傷患者，視覚性運動失調患者）は，視覚性固有感覚に欠損を示すはずである。視野欠損患者（例えば，脳卒中患者や半盲患者）もまた，典型的な視覚性固有感覚や視覚性無視，機能的な運動遂行に障害を示す。周辺視野は対面法を用いて評価できる。患者を理学療法士の前に座らせ，理学療法士の鼻をじっと凝視するよう指示する。そして，理学療法士は患者の視野の右から左へ目標点（指またはペン）をゆっくりと近づける。患者には，その目標点が見えたときに目標点がある場所を答える（指し示してはっきりいう）よう指示する。

体性感覚入力には，支持面の接触点における身体各部（例えば，立位での足底や座位での殿部，大腿部，足底）からの皮膚感覚や圧感覚，そして筋や関節固有感覚が含まれる。それらの感覚は身体各部の定位や運動，そして支持面の定位との関係から検出される。運動機能には，伸張反射（伸展反射や逆伸展反射）や屈曲逃避反射，交差性伸展反射，自動姿勢反応が含まれる。評価は四肢と体幹の感覚検査に含めることができる。足底と足関節の皮膚機能（触覚と圧覚）と固有受容性感覚は，立位姿勢と運動に関する情報を探知するうえで特に重要である。感覚の評価方法については第 6 章において詳しく論じられている。

前庭系は頭部に加わる角加速力および減速力を検出する（半規管 semicircular canal〈SCC〉）。耳石器官は重力に関して頭部の直線的加速と定位を検出する。SCC は頭部の速い運動（速運動）に感受性があり，耳石は頭部のゆるやかな運動や位置に反応する。前庭系の主要な運動機能には，頭部運動中における凝視（前庭）（前庭-眼球反射 vestiblo-ocular reflex〈VOR〉）や頭部，体幹，四肢の立ち直り反応（迷路性立ち直り反応），そして筋緊張と姿勢筋活動の調節が含まれる。前庭機能の検査には，回転椅子を使用した姿勢検査と運動検査および温度性眼振検査が含まれる。これらの検査は運動を通して，または温度変化を通して SCC を刺激する。患者からは前庭障害の症候を観察できる（例えば，ふらつきやめまい，眼振）[100]。このトピックについての詳細な論述は第 25 章を参照されたい。

▼ CNS 統合

CNS による感覚統合機能は柔軟性を有する。すべての入力が重要であるが，CNS は必要に応じてさまざまな入力に重きをおいている。安静立位は，安定した支持面と周囲の環境によって規定され，すべての入力系が姿勢を保持することに寄与している。正常な状態の健常成人では，CNS は体性感覚入力により重点をおいている[84]。体性感覚入力は，プラットホームの動揺が引き起こされたときに大きな役割を担う。感覚の不一致が引き起こされた場合（例えば，高密度のスポンジラバー上の立位），または体性感覚入力が障害された場合（例えば，末梢神経障害患者），視覚が大きな役割を担う。視覚の役割は，患者に開眼立位から閉眼立位にさせることで評価することができる（**Romberg 試験**）。もし，体性感覚入力と視覚入力の両方ともが障害されたならば，重力に関係する前庭入力が優位になり感覚の不一致を識別する[89]。したがって，バランス反応は課題と状況に依存し，有効かつ正確な特定の感覚入力がトリガーとなる。これらの入力は冗長なので，視覚なしでも，または不安定な支持面でも，さらには感覚不一致の状況でも安定したバランスが保持される。しかし，もし 1 つの感覚系が障害されたならば，バランス制御の欠如は明白となる[101]。

Clinical Test for Sensory Interaction and Balance（CTSIB）は，感覚統合機能を評価するために使用できる簡単で安価な検査である[102,103]。この検査は，form and dome test として知られており，6 つの異なった感覚条件のもとで立位バランスを評価する（図 8-2）。立位における支持面を標準から定位情報をゆがめる高密度スポンジラバー様のプラットホームに変化させる。視覚入力は開眼から閉眼（Romberg 試験に類似）に変え，さらに患者の頭部運動に同調して動き，視覚的に不正確な情報を提供するドームをかぶせる。条件 1 は，参考となるベースラインを提供する。そして，他の 5 つの条件それぞれにおいて，感覚不一致のレベルを増

大させて，系統的に感覚入力を変化させる。条件2（閉眼）と3（身体動揺による視覚を取り囲むもの〈前景〉を動かす）は，視覚情報の有用性と精度を変化させる。条件4〜6は，支持面（高密度スポンジラバー様のプラットホーム上での立位）を変化させて1〜3における視覚条件を繰り返す。条件5と6（視覚と体性感覚入力を変化させる）は，前庭入力の有効性と精度に依存した姿勢保持という最も大きい問題を与える。したがって，前庭機能障害を有する患者は，条件5と6において最大の不安定性を示すことが多い。各条件は30秒間，保持される。CTSIBは，姿勢動揺の総量と方向における変化を観察することによって点数化される。数字表示した得点（1＝最小量の動揺，2＝軽度の動揺，3＝中等度の動揺，4＝転倒）を使用することができる。代用として，ストップウォッチを使用してバランスにおける時間を点数化することができるし，また，鉛直線と姿勢グリッド（格子）を使用することで動揺の総量を見積もることができる。患者の主観的な訴え（例えば，吐き気やめまい）と運動方法における変化を各検査条件のなかで記録すべきである。

動的な姿勢計は，運動の感覚状態を変えるという条件のもとで動的な立位バランスを測定する。可動式プラットホームは機械的な動揺を与える（滑走，または傾斜の動き）。ドームの動揺によって，視覚が混乱させられる。ドームとフォースプレートはどちらも，水圧機構によって患者と連動している。感覚統合機能検査 Sensory Organization Test（SOT）は，CTSIBと同様の6つの感覚条件を使用する（図8-2）。印刷された棒グラフは，患者がそれぞれの6つの条件において，姿勢動揺の見地からどれくらい上手に遂行できたかを示す。1つの条件と別の条件との比率の比較により，他の感覚系を除いた1つの感覚系への依存に関連する情報が得られる。また，利用可能な運動調整についての追加的な分析も実行可能である[103〜105]。

▼ 運動戦略

姿勢を不安定にした場合，姿勢反応は単純な単シナプス性伸張反射から運動戦略の活動に変化する。姿勢は，フィードバックモード（特定の刺激への反応として）か，あるいはフィードフォワードモード（随意運動に対する準備）どちらかにおける機能を方法化する。COMの動揺がLOSに達した場合，姿勢反応の大きさは増大する。特定の運動戦略についてはNashnerらによって説明されている[103,106〜108]。特定のパターンは，筋群の共同筋活動を通して達成される。足関節ストラテジーには，足関節で相対的に固定された振り子のように，身体の回転によってCOMを前方と後方にシフトさせることが含まれる。筋群の活動は遠位から近位へ連続的に起こる。前方動揺では，腓腹筋が最初に活動し，続いてハムストリングス，次に傍脊柱筋群が活動する。後方動揺では，前脛骨筋が最初に活動し，続いて大腿四頭筋，次に腹筋群が活動する。動揺が小さく，LOSの中にある場合，足関節ストラテジーは最も一般的に使用される方法である。股関節ストラテジーには，股関節を屈曲したり伸展したりすることによって，COMにシフトすることが含まれる。それには近位筋活動パターンがある。前方動揺では，腹筋群が最初に活動し，続いて大腿四頭筋が活動する。後方動揺では，傍脊柱筋群が最初に活動し，続いてハムストリングスが活動する。側方への動揺では，股関節外転が初期の制御を行う。股関節ストラテジーは，COMのより大きくかつより速い動揺によって補充される。これらの両方法ともに，COMが固定されたBOS上で制御されることから，固定支持戦略と呼ばれる。

BOS変化の戦略は，支持面との新しい接触をつくる下肢または上肢の運動として定義づけられる[109]。踏み出し戦略は，力を移動させる方向へのすばやい踏み出し，または踏み直りを使用して，COMの下にBOSを再編成する。例えば，前方または後方への踏み出し

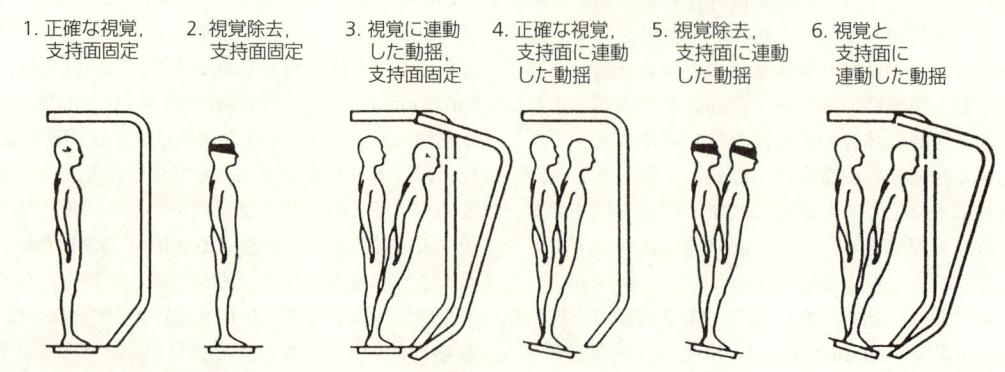

1. 正確な視覚，支持面固定
2. 視覚除去，支持面固定
3. 視覚に連動した動揺，支持面固定
4. 正確な視覚，支持面に連動した動揺
5. 視覚除去，支持面に連動した動揺
6. 視覚と支持面に連動した動揺

図8-2 感覚統合機能検査（Sensory Organization Test）

である。側方不安定性の例については，BOS を COM の後下方に持ってくるために側方踏み出しまたは交差踏み出しを行う。踏み出し戦略は，速くて大きな姿勢動揺に対する反応によって補充される（図 8-3）。上肢の支持運動における変化は，BOS 上の COM を安定化させることを補助し，転倒した場合に頭部の衝撃を吸収して保護する防御的な機能を担うことができる。把持運動は，BOS と姿勢の安定性を拡大することを補助する。Maki と McIlroy は，これらの反応は不安定な状況において非常に一般的であり，85％以上の試行で起こっていることを発見した。頻繁に行われる踏み出し戦略は，BOS 変化に対する最後の戦略とみなすべきでないと示唆する研究者もいる。伝統的な視点とは対照的に，それらは COM が LOS に接近するか，または越してしまう前にしばしば開始される[109]。

　座る際において，バランスを回復するための姿勢戦略は，股関節に関連した体幹の運動を含んでいる。後方動揺は，股関節屈筋群と大腿四頭筋，腹筋群，そして頸部屈筋群の反応を引き出す。前方動揺では，両足が支持面に接触している場合，頸部と体幹そして股関節伸展筋群は足関節底屈とともに活動する。骨盤の後方回旋からの体性感覚入力は，座る際に姿勢戦略のトリガーとなるうえで重要な役割を持っている可能性がある[110]。

　運動戦略の検査は，最初に筋骨格系の要素（ROM，姿勢筋緊張，および筋力）の評価から始めるべきである。股関節における筋力低下と ROM 制限は股関節ストラテジーに影響を及ぼす可能性があるのに対して，足関節における筋力低下と ROM 制限は足関節ストラテジーの効果的な使用に影響する可能性がある。主に平衡障害を有する患者には，頸部の ROM 制限を予期することができる。不安定性（前後方と側方）に反応するうえで利用可能な運動戦略が決定されるべきである。

　動的な姿勢検査は運動戦略を研究するための理想的な方法を提供する。Nashner と共同研究者[108]によって開発された運動調整機能検査 Movement Coordination Test（MCT）は，プラットホームが動く際に，COM を制御するための姿勢応答に関する情報を提供する。それらの情報には，体重荷重の対称性や発生した力の対称性，姿勢応答の潜時，刺激の大きさに関連した反応の振幅，そして利用されたストラテジー（足関節か股関節）を含んでいる。任意の筋電図（EMG）モニタは，特定の筋活動パターンと潜時を明らかにすることができる。主な欠点は，設備が非常に高価であり，持ち運びできないことである。また，機能的な課題遂行能力との相関関係にも欠けている。

　理学療法士は，戦略が次のどれに当たるかを決定す

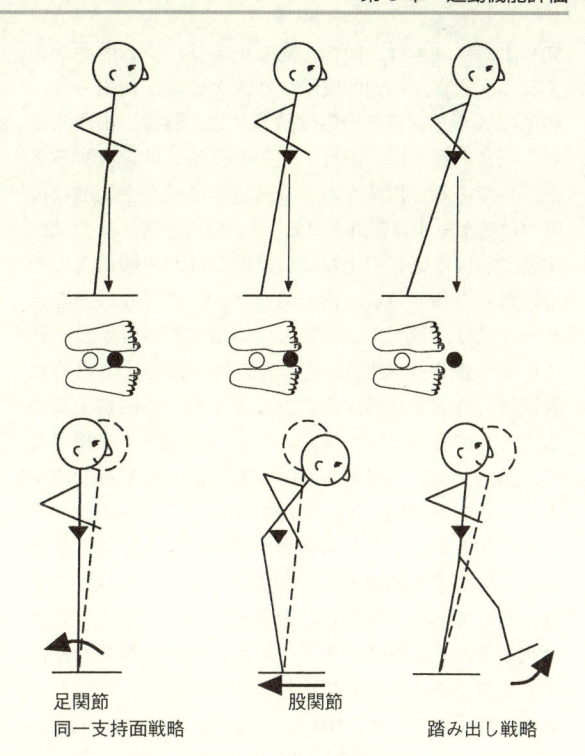

足関節　　　　　　　　股関節
同一支持面戦略　　　　　　　　　　　　踏み出し戦略

図 8-3　バランス動揺を修正するための戦略

る必要がある。すなわち，①正常に出現する，②出現するが制限や遅延がある，③出現するが，特定の状況または状態に対する不適応がある，④異常，⑤欠如，である[91]。応答の違いは，系統的に異なった感覚入力および動揺の大きさや種類によってみることができる。また，予測的姿勢制御も検査されるべきである。例えば，患者が腕を頭の上にあげるか，または重さのあるボールを持ち上げるよう支持することができる[91]かどうか，である。姿勢を保持するために用いられた随意運動と方法の効果を不安定にすることについては記録すべきである。最終的に姿勢戦略に相当する能力を検査すべきである。例えば，患者に通常の足幅で立つことを指示し，次に狭い BOS で立つことを支持することができるかどうか，である。繰り返しの試行によって課題遂行を向上させる能力を記録すべきである。

▼ 機能的バランス検査

　伝統的なバランス検査は，姿勢保持（静的バランス）と体重移動または運動中のバランス（動的バランス），そして徒手的な動揺に対する応答に焦点が当てられている。典型的な静的制御に関する項目には，両足立位，片足立位，タンデム肢位（踵と爪先姿勢），Romberg 試験（閉眼に対する開眼〈開眼＞閉眼〉），片方の爪先ともう片方の踵をつけた Romberg 試験（タンデム肢位〈開眼＞閉眼〉）が含まれる。動的検査項目には，

立ち上がり，歩行，回転，立ち止まり，歩行開始が含まれる。通常，主観的段階づけスケールが使用され，簡単な3ポイントの順序段階（欠如，障害，出現）から，正常・良・可・不可・欠如の段階づけを有するスケールである。信頼性のある測定では最も主観的な段階づけスケールは除外される[91,92]。他の患者，または健常者における応答の比較は，段階づけが主観的なために困難となっている。機能的バランスのより厳密なスケールには，遂行する課題について定義づけがなされている（表8-7 参照）。姿勢安定性を記録するために課題遂行時間を計測することによって，客観性を高めることができる。例えば，ストップウォッチを使用して，静的バランス課題の30秒間試行の時間を計測することがある（例えば，片足立位保持）[112]。

標準化されたバランス検査や計測は，機能的な課題遂行を強調する検査として利用できる。信頼性と有効性，そして感度が確立された測定について考えることは重要である。感度は患者の状態における変化を検出する性質がある[113]。特に注目に値するテストは，ファンクショナルリーチ，Bergバランススケール，Tinetti Performance-Oriented Mobility Assessment，そしてGet Up and Go Testである。

Duncanら[114]によって開発されたファンクショナルリーチテスト Functional Reach (FR) Testは，動的立位バランス検査である。FRは，立位姿勢で固定したBOSを保持しながら腕の長さを超えて前方に伸ばすことができる最大限の距離として定義される。それは，患者の肩（肩峰）の高さに壁に取りつけた水平なメジャーを使用する。患者には，肩90度屈曲位，肘伸展位にして壁の横に（触れないで）立たせる。手は握りこぶしをつくらせる。最初は，物差しに沿って第3中手の位置を測定する。次に，患者にはバランスを失うことなく，また足を踏み出すことなく，できるかぎり前方の遠くに身体をのりだす（傾ける）ように指示する。その際の前方に到達した位置を計測する。そして，この測定値は最初の測定値から減算する。FRを3回試行させ，3試行すべての平均値を記録する。FRテストの反復測定再現性は0.92，検者間信頼性は0.98と報告されている[113]。FRの年齢別標準値は以下のように決定されている。

   20～40歳：約35～43 cm
   41～69歳：約33～40 cm
   70～87歳：約25～33 cm

FRは，当初，高齢者に対して使用するために開発された。17.8 cm未満のスコアでは，運動性とADL技能が制限され，高い転倒の危険性を示唆する虚弱者であることを示している[115～117]。

Bergら[118,119]によって開発されたバランススケール

表8-7 機能的バランス評価

正常（normal）	患者は支持されることなく，安定した立位を保持できる（静的）
	大きな運動を許容し，すべての方向に体重を移動できる（動的）
良（good）	患者は支持されることなく，バランスを維持できる（静的）
	中等度の運動を許容し，床から物を拾うときにバランスを維持できる
可（fair）	患者は上肢の支持ありで，バランスを維持できる（静的）
	最小限の運動を許容し，頭部や体幹の回旋に際してバランスを維持できる（動的）
不可（poor）	患者には上肢の支持と介助を必要とする（静的）
	動作を許容することができないか，またはバランスを崩さずに運動することができない（動的）

は，静的かつ動的バランス能力の客観的な測定である。スケールは，日常生活で一般的に遂行されている14の機能的課題で構成される。項目の範囲は，支持なしでの座位または立位から，運動過程（座り動作，立ち上がり動作），台上に足を置いた立位における変化（閉眼立位，足をそろえた立位，前方へのリーチ，床から物を拾う，方向転換，片足立位）までを含んでいる。得点は0点から4点までの範囲で5段階順序尺度を使用する。各レベルにおける得点づけの評価基準は，患者が適切な時間内で，評価基準から外れずに，自立して遂行できれば4点，遂行できなければ0点である（付録A 参照）。最高得点は56点である。検者内信頼性と検者間信頼性はともに高いことが報告されており（0.95），一方，個々の項目における得点の信頼性の範囲は0.71と0.99の間である。元来，バランススケールは，高齢脳卒中患者に使用するために開発され，回復について感度のよい測定となるようにできている。また，バランススケール得点は，高齢者における転倒予測に使用でき[120]，理学療法を受ける患者の変化を評価することができるようになっている[122]。

Tinettiによって開発されたPerformance-Oriented Mobility Assessment (POMA)[123,124]は，シンプルで簡潔であり，信頼性のある変化の評価，動揺に対する反応の評価，日常生活における歩行能力評価を提供する（付録B 参照）。それは，バランスと歩行の2つのサブテストに系統化された静的バランスと動的バランスの両項目を含んでいる。バランス検査には，座位バランス，椅子からの立ち上がり，立位バランス（開眼と閉眼，動揺に対する立位保持，片足立位，タンデム立位，

リーチ，拾い動作），そして360度回転が含まれる。歩行テストには，歩行開始の評価，歩行路の逸脱，踏み出し，方向転換，そして歩行時間が含まれる。いくつかの項目では0～2点の得点，またいくつかの項目では時間を計測する。初期のPOMA Iスケールは総合得点が28点で，虚弱な高齢者，特に転倒の危険性があるナーシングホーム入所者に対して使用するために開発された[125]。理学療法士と看護師によって得点化される検者間信頼性は，一致率が85％と報告され，高い信頼性を有している。改定された形式（POMA I A）では，地域に在住している高齢者における転倒予測として使用するための項目を拡大した（総合可能得点40点）。POMA IIは，虚弱者における帰結評価や傷害予防検査（エール大学FICSIT試験）として開発された[126,127]。この拡大版の総合得点は54点である。

Mathiasら[128]によって開発されたGet Up and Go（GUG）Testは，基本的な運動性とバランスについての迅速な測定方法である。患者には，肘かけと背もたれのある硬めの椅子に安楽な座位をとらせる。次に，立ち上がって一瞬立位を保持して，そして通常の歩行速度で3m前の壁に向かって歩き，その壁に触れてから方向転換して椅子に戻り，回転して椅子に座るよう指示する。テープを歩行路と方向転換ポイントに目印として貼りつける。初期のGUG Testは，1点：正常（転倒の危険性なし），2点：非常に軽微な異常，3点：軽度の異常，4点：中等度の異常，5点：重度の異常（転倒の危険性が高い）という5点の順序尺度を使用して得点化された。もし，補助具が必要であるなら，その種類を記録する。信頼性は，理学療法士群において高い（0.85）ことが報告されている。一方，理学療法士に課題遂行のビデオをみせて測定した結果は中等度の信頼性であった（0.69）。PodsiadloとRichardson[129]らの努力によって，客観性と信頼性を改善したTimed Up and Go Testが開発された。患者に「始め」を指示したときから，患者が椅子に座った開始姿勢に戻ったときを終了として，ストップウォッチで時間を計る。Timed Up and Go Testの反復信頼性と検者間信頼性は非常に高い（0.98）と報告されている。研究によって，多くの成人は10秒以内に検査を終了することが示されている。11～20秒のスコアは虚弱な高齢者または1つの障害を有している者で正常限界内と考えられ，20秒以上のスコアは機能的な運動障害を有していることを示している。Timed Up and Go Testは，信頼性のある迅速なスクリーニング検査を提供する。異常なスコアは，追加包括的な検査を行う根拠となる[113]。

歩行中における姿勢制御の研究は，平地歩行の検査を含むべきである。歩行速度は，機能的な課題遂行能力における感度のよい測定とみなされている。健常な若い成人の正常な歩行速度の範囲は，1.2～1.5 m/sの範囲であることが報告されている。歩行速度は高齢者では遅くなり（0.9～1.3 m/s），障害を有する者や補助具を必要とする者でも遅くなる[87,130]。歩行速度は，高齢者における家庭内移動（屋内移動レベル）と地域内移動（屋外移動レベル）を見分けるのに使用された[130]。8フィート歩行時間テストは，70歳以上の高齢者における障害の予後予測として使用された[131]。3分間歩行試験は，機能的な課題遂行能力の計測に使用することができる。自由歩行で3分間に到達した距離と，バランスを崩した回数loss of balance（LOB），脈拍，そして耐えがたい徴候（胸痛，息切れ）を記録する[84]。

また，姿勢制御検査には観察的歩行分析が含まれる。第10章に正常な歩行変数と歩行分析の詳細な記述がある。理学療法士は，BOS，歩幅，重複歩距離，歩行率，四肢の位置と運動をみきわめるべきである。歩行の異常は注意深く調べなければならない。踏み出しと上肢の運動における不調和と不正確性，慎重性，左右への揺れ，よたよた歩き，よろめき，歩隔の広い踏み出し，そして外側に広げた腕（ガード肢位）はすべて減少したバランス制御を示している[132]。Wolfsonら[133]によって開発されたGait Assessment Rating Scale（GARS）は，高齢者における歩行の異常性を調べるため，そして転倒の危険性を有する者を特定するために使用されている。

歩行を修正する能力（順応制御）は，要求する課題を変更することによって評価できる。Shumway-Cook[134]によって開発されたDynamic Gait Indexには，速度の変化（遅い，速い），頸部回旋（上下左右をみる），方向転換（ピボット・ターン，360度の回転），障害物跨ぎ，障害物の周りを回る，階段昇降，床から物を拾う，そして交互踏み台昇降が含まれる。その評価指標には，高齢者における転倒可能性の予測が感度よく現れる。また，注意を必要とする要求についても評価すべきである。Walky-Talky Testでは，理学療法士が患者と並んで屋内を歩き，会話を始める。患者が話しながらの歩行が困難であるか，または話すために歩みを止めなければならないなら，その検査は陽性である。2回目の課題介入の導入によって，最初の課題の応答プログラムで必要とされた意識レベルについての重要な情報が明らかにされる[135]。

機能的運動スキル

機能分析は，機能的能力の測定と分類，機能的制限と障害の識別に焦点を当てる。検査は機能の4つの側面（身体的，精神的，感情的，社会的）のどれかに焦点を合わせる。課題遂行に基づいた身体的な機能の検

査は，運動制御に関する重要な情報をもたらす。客観的な得点システムでは多くの機器を利用できる。適切なツールの選択は，個々の患者の特性や治療焦点に依存し，実施環境が変更される場合がある。このテーマについては，第11章に詳細に記している。

通常，機能的運動スキルの順序連続性には次のことが含まれる。
- 側臥位からの寝返り動作
- 仰臥位から座位および座位から仰臥位への運動
- 座位姿勢の保持
- 移乗
- 座位から立位および立位から座位への運動
- 立位姿勢の保持
- 歩行

両肘支持腹臥位，四つ這い位（両手両膝），両膝立て位，片膝立て位，そして床からの立ち上がりなどの他の姿勢によっても，制御を評価できる。一生を通しての機能的な課題の運動遂行における可変性を考慮することは重要である[136〜140]。可変性に影響を与える因子として，体格・体型，年齢，健康状態，身体活動レベルなどがある。したがって，体格や年齢，健康状態の異なる2人の成人の間では，寝返り動作や座り動作の活動にはかなり異なるところがあるだろう。

機能的パターンの質的な評価を実施すべきである。パターンは，正常であったり，可能ではある（課題は達成される）が異常であったり，または可能でなく異常であったり，または欠如していたりする。機能障害を有することによって，運動遂行の方法が変更される場合があり，注意深く記録すべきである。例えば，片麻痺患者は健側を使用することによって仰臥位から座位となることがある。四肢が障害された場合は，運動パターンの遅延があり，運動パターンがうまく統合されていないことがある。また，異なった環境では課題遂行の方法を変更することもある。

評価と記録は，4つの基本的課題要件，すなわち①運動性，②安定性，③運動制御，そして④スキルを考慮すべきである。**運動性**は機能的パターンにおける初期の運動について説明するのに使用される用語である。運動性を評価する際，運動を起こすために適切な関節可動域と十分な筋肉活動が利用されるはずである。障害を有する患者の運動初期においては，保持できないか，または適切に調整されていない運動を示す。一般的に抗重力制御が欠如している。したがって，患者は寝返りは可能であるが，仰臥位から重力に抗した座位となる運動はできない。

安定性は，体重を負荷した状態において安定した肢位を保持する能力を説明するのに使用される用語であり，抗重力姿勢（静的姿勢制御）とも呼ばれている。例えば，患者が最小限の動揺か不安定性で姿勢を保持できるならば，座位姿勢または立位姿勢において安定性を示しているといえる。LOBや転倒リスクに関する事項は，各姿勢において記録すべきである。

運動制御 controlled mobility（CM）は，安定性を維持しながら姿勢を保持する，または新しい肢位をとるために運動する能力として説明される（または，動的姿勢制御と呼ばれる）。これによって，人は体重を移動したり，姿勢（例えば，座位）を保持することが可能となる。完全な関節可動域とすべての方向へのバランス制御が求められる。また，姿勢の自立度についての仮説も運動制御の例である。これは，より大きな運動範囲と重力の影響に抗して運動を行う必要があるため，より難しい活動である。介助なしに背臥位から座位となることができない患者は，運動制御機能に問題があることを示している。介助が必要である場合は，介助方法と介助量を記録する。**静-動的姿勢制御**（運動制御の変化）は，一側に体重を移動する能力，または非荷重下において一肢を自由に移動させる能力として定義される（動的活動）。一方向への荷重では，遊脚肢は制御に作用するが，支持肢は全荷重を引き受けるため，動的安定性への要求が増大する。例えば，四つ這い位において上肢または下肢いずれかを挙上できない患者，または対側の上下肢を同時に挙上できない患者は，静-動的姿勢制御に問題があることを示している。

スキルは，物理的環境と社会的環境の状況把握や相互作用を行う高い協調運動である。遠位の分節が機能的に自由であれば，近位の分節は安定する（例えば，操作や移送）。運動は，活動の効率と一致しており，正確なタイミングと方向で調整されている（協調）。習熟した運動は，不連続的，連続的，あるいは系列的な場合がある。ボールを蹴ることは，始まりと終わりを認識できる不連続スキルの例である。歩行は連続スキル（始まりと終わりを認識できない）であり，ピアノを弾くことは系列スキル（ひとまとめにした一連の不連続な動作）の例である。運動はそれが起こる特定の環境にまとめられる。つまり，安定し，変化しない環境での運動はクローズドスキルと呼ばれ，一方不定で，変化する環境での運動はオープンスキルと呼ばれる。習熟した者は，1つのこと，または類似した運動課題を実行することができる。したがって，習熟した者は正確な制御（例えば，食事または更衣）で運動することができ，さまざまな環境条件（例えば，病院または家庭）においても等しく実行し，そして異なった動きに連続性を持たせることができる（例えば，物に手を伸ばしながら歩く）[141]。

ビデオ機器を使用することによって，機能的スキル

の質的分析を高めることができる。ビデオテープに記録された患者の応答は，運動遂行の永久的な記録となり，理学療法士に時間が経過した後の応答と比較する機会を提供する。回復に向かう3週または6週の記録は，理学療法士の記憶またはノートの記載をよりどころとすることなく，容易に比較することができ，観察の精度が高められるのである。課題遂行中，補助や保護を中心としてかかわる理学療法士は，すべての運動パラメータを十分に注意深く観察できない場合がある（例えば，重度の運動失調をともなった頭部外傷患者への補助の場合）。充実した設備によって，いろいろな課題中，またはいろいろな身体分節における制御を計測するため，いろいろな速度でビデオを繰り返してみることができる。例えば，背臥位から座位となるような課題における患者のパフォーマンスについて，最初は標準的な速度で観察し，次にスローモーションで観察することができる。一連の運動において問題の多いポイントを調べるためには，「停止」や「一時停止」を使用することもできる。これは，特に未熟な理学療法士において観察の質と信頼性を高めるうえで有用である。機能的課題遂行テストの反復試行は，課題遂行能力を低下させ，患者を必要以上に疲労させることがある。リハビリテーション過程での連続したビデオ記録は，患者の進歩についての視覚的記録を提供し，治療に対する重要な動機づけと学習ツールとなるはずである。また，この方法は，家族とスタッフを教育するためにも貴重なツールとなるだろう[142,143]。

セッション間の比較をする録画記録の信頼性は，次のように測定することによって高めることができる。機器の設置場所は，最良の位置となるようあらかじめ計画すべきであり，その後のセッションを通して一貫して設置しておくべきである。三脚を使用することによって，記録の安定性を高めることができる。セッション中における同じ課題の反復試行（例えば，少なくとも3回試行）は，課題遂行の一貫性に関する情報を提供するはずである。各試行中における口頭指示は，テープ上に直接録音するか，またはサマリーに記すべきである[144]。

運動学習

運動学習は，「習熟した行動の能力を比較的永続的な変化に導く経験や練習と結びついた一連の内的過程」と定義づけられている[1, p416]。学習はCNSにおける空間的，時間的，そして階層的な体系を必要とする複雑な過程である。CNSにおける変化は，直接的な観察ができず，むしろ実践または経験の結果としての課題遂行の向上から推測される。

学習における個人差は予測されるもので，可能な学習の割合と程度の両方に影響を及ぼす。個人の運動能力は，能力の3つの主要な基本的カテゴリーによって変化する。すなわち，認知能力，知覚速度能力，そして精神運動能力である[145]。遺伝と経験の両方により差異が生じる。理学療法士は，意識，不安，記憶，情報処理速度，運動の速さと正確性，設定の特殊性などのような要素に敏感であるべきである[2]。それに加えて，患者は病理学的な症状や機能障害の数やタイプ，そして一般的健康状態と合併症によって，学習の可能性が変わることがある。実践または経験を通して，ほとんどのスキルを学習することができるが，その患者にとってあるスキルを支持する能力の基礎となっていることを理学療法士は敏感にとらえるべきである。例えば，脊髄損傷患者では，課題の違いや残存能力，そして一般的な健康状態の違いによって，縁石を乗り越えるための「キャスター上げ」を学習することができない人もいる。

▼ 実践観察

通常，運動学習は，実践または経験から得られた課題遂行における改善点を記録することで評価がなされる。学習成果を評価する際，課題遂行基準が確立され，課題遂行基準が比較として使用される。その際，理学療法士は適切な運動スキルパフォーマンス測定を選択しなければならない（測定方法の一例を表8-8に示す）。例えば，一連の訓練セッション後，移乗動作の機能的自立を示すことがある。機能的得点（例えば，FIM得点）における改善度は，必要な介助レベルの変化を記録する。また，スキル習得に必要とされた実践試行回数と実践時間も記録する。パフォーマンスにおける質的な変化は，運動の空間的・時間的体系における変化を基準となるスキル（例えば，移乗動作がどのようにして遂行されるべきか）と比較することによって決定する。運動の正確性を記録することによって，誤りの測定ができる。したがって，理学療法士は課せられた実践セッション中や実践セッションのいたるところで起こる誤りの回数とタイプ（誤りの数や誤りの種類）を記録しなければならない。誤りの頻度の減少は，学習の改善と一致している。スキル学習において，測定上の共通した問題の1つは，速さと正確さのトレード・オフである。一般的に初期の実践セッションは，運動の正確性を改善するために課題をゆっくりと遂行させる特徴がある。学習が進歩するに従って，いったん正確性の要求が満たされると，パフォーマンス速度を上げることができる。したがって，誤りの回数はパフォーマンス速度を含めて考えるべきである。Magill[2]は，速度を必要とする課題に関して，誤りの回数とその課題

表 8-8 運動スキルパフォーマンス測定の 2 つのカテゴリー

カテゴリー	測定の例	パフォーマンス例
1. 反応の帰結指標	反応が終了するまでの時間（秒・分・時間）	約 1.6 km の走行時間，1 語を打つ（タイプする）時間
	反応時間	開始合図から運動開始までの時間
	規定の運動を遂行した際の誤りの数（AE・CE・VE）	規定された肢位を模倣する際の目標からの逸脱距離（cm）
	誤りの数または割合	フリースローで失敗した数
	成功した課題の数	的にお手玉を当てた回数
	的当て時間	追従回転する的に針を接触する時間
	バランス時間	片足での立位保持時間
	距離	垂直跳びの高さ
	課題達成回数	すべての反応を修正するまでに要した回数
2. 反応を起こす指標	移動	反応を起こすために移動した肢の距離
	速度	反応を遂行する際に運動した肢の速度
	加速度	運動の加速・減速パターン
	関節角度	ボールを打つ際のインパクト時の上肢の各関節角度
	筋電図（EMG）	すばやい屈曲中に最初に発火した上腕二頭筋の時間
	脳波（EEG）	選択的反応時間（RT）応答に対する P300 の特徴

信号予告 →　「開始または課題開始」信号 →　反応開始 →　反応終了

予告期間　　反応時間(RT)　　運動時間(MT)

時間 →

反応時間（RT）と運動時間（MT）の典型的な測定に関連する課題と所要時間
AE: 絶対誤差，CE: 恒常誤差，VE: 変動誤差
Magill, R: Motor Leaning Concepts and Applications, ed 4. WCP Brown & Benchmark, Madison, 1993, p17. より

が遂行できるまでの時間を加算し，それを 2 で除算することによって，速さ–正確性得点を得ることができると示した[2]。努力量と集中力の減少は学習の現れであり，それについて記録すべきである。初期の学習においては高いレベルの認知運動が必要とされるが（認知段階），学習の連合段階と自動化段階におけるパフォーマンスの特徴は，認知的モニタリングの減少とさらなる自動化の増大である[146]。学習が進歩する際のパフォーマンスの特徴は，持続性と一貫性である。したがって，スキルが習得されれば，数回のパフォーマンスについて，試行間における違いの減少が観察できる。

実践観察では，誤りをする可能性がある。パフォーマンスは常に学習の正確性を反映するわけではない。パフォーマンスを一時的に向上させるために実践することは可能であるが，その学習は維持できない。逆に，疲労や不安，意欲の低下，退屈さ（倦怠），そして薬物のような要素は，学習の最中にパフォーマンスの低下を引き起こす可能性がある。したがって，疲れている患者，またはストレスを抱えた患者は，予定された治療中の課題遂行が非常に不十分であるが，週末に休息して落ち着いた後には回復し，容易に課題を遂行することができるようになる。適切な改善期間後，パフォーマンスの不変化として定義され，特徴づけられる正常実践であるパフォーマンスプラトーが起こることが予測される[2]。プラトーの間，学習はまだ進んでいる可能性がある。通常，これは一時的な不変状態であり，パフォーマンスは再び改善を示し始めることがある。また，プラトーは天井効果（パフォーマンス測定によって検出することができない，さらなる改善における高いパフォーマンスレベル），または床効果（低い得点が改善されたパフォーマンスを示した場合）の結果である場合もある。保持テストと転移テストを使用することによって，学習に関するより信頼性のある推論をすることができる。

▼ 保持テスト

保持テストは，「学習を評価する目的で，保持期間後に実施されるパフォーマンステスト」と定義され，学習における重要な測定を提供する[1, p418]。その運動を行わなかった期間（**保持期間**）の後に，スキルを示すよう患者に指示する。保持期間の長さは変えることができる。例えば，1 週間に 1 度だけの外来診療患者に，前の週に実践したスキルを示すように指示する。保持期間後のパフォーマンスは，初期の実践セッションに

おけるパフォーマンスと比較される。パフォーマンスはわずかな初期減少（ウォーミングアップ減少と呼ばれる）を示すこともあるが，学習がなされた場合，比較的わずかな実践試行中に初期のパフォーマンスレベルに戻るはずである。保持試行の間，結果に関するいかなる言語的な手がかりや知識も提供しないことが重要である。これと同一の患者は，要求されたスキルを日常的に実践するようにした在宅運動プログラム home exercise program（HEP）を与えられている場合もある。数週間後の外来再診療時に，要求されたスキルのパフォーマンスが維持されていないか，または低下していたならば，理学療法士は患者が HEP に真剣に取り組まず，学習が保持されていないと簡単に結論できるだろう。

▼ 転移テスト

取得したスキルを般化できたか否かをみきわめることによって，学習を評価することができる。般化は，「1 つの課題における実践が，他のスキルに関連したパフォーマンスに貢献する程度」と定義される[1, p280]。したがって，他の同様の課題を学習するうえで，すでに学習したスキルを適用することができる。車椅子からプラットホームマットまで移乗することを学ぶ者は，その学習を他の移乗動作（例えば，車椅子から自動車へ，車椅子から浴槽へ）の学習に適用することができる。これらの新しい移乗様式の遂行に必要とされる実践試行の回数と時間，そして努力量は，初期時のスキルの遂行で要した実践試行の回数，時間，努力量よりも減少すべきである。

状況的変化への抵抗をみきわめることによって，学習を評価することができる。これは変化する環境状況において運動課題を遂行するために必要な順応性である。したがって，スキルを学習した者（例えば，杖をついて歩く）は，その学習を新しいさまざまな状況（例えば，屋内を歩く，屋外を歩く，街のにぎやかな通りを歩く）に適用することができるはずである。理学療法士は，新しい状況でスキルをどのようにして遂行しているかを記録する。1 つの環境様式においてしか遂行することができない者（例えば，閉鎖的な環境でしっかり制御されているなかでの機能しかできない頭部外傷者）は，制約的な学習や非常に非機能的な学習を示す。この患者は，家庭に帰って共同体環境において自立することは困難であり，補助的な（構築された）生活環境に置かれることを必要とする傾向がある。

積極的な内省ができる患者や，パフォーマンスの自己評価ができる患者，どのようにパフォーマンスを改善したらよいかについて自立的な決定に到達することができる患者は，学習における重要な要素を実行している。しばしば，理学療法士は誘導された運動と誤りのない実践を促す。これは安全上の理由で重要であるかもしれないが，パフォーマンスの誤りをさらけ出すことがなくなると，自己評価のための能力発展から患者を遠ざけてしまう場合がある。財政的に，また理学療法セッションの総量が制限される時代において，多くの患者は積極的なリハビリテーションの期間中に非常に基本的なスキルしか学習することができない。機能的なスキルに必要な学習の多くは，退院後と外来通院中のケアの実践としてなされる。理学療法士は，患者が直面するかもしれない機能的な難局面のすべてに合わせた練習を構成することはできない。独立した問題解決スキルや決断（意思決定）スキルを獲得することによって，リハビリテーションの最終的な目標（機能的自立）達成を確実にするのである。

学習様式

情報を獲得して処理し，保有する特定の様式として定義される学習様式は，個人によって異なる。学習様式は，性格特性や推理様式（演繹法と帰納法），イニシアチブ（能動と受動）などの多くの要素によって異なる。分析的/客観的学習様式を利用する者もいる。彼らは段階的な手順で情報を処理し，事実に基づく情報と構成によって最良策を学ぶ。また他の者は，より直感的/総合的な学習者であり，情報を一気に処理する傾向がある。彼らは情報が実際的な現実生活例の状況において個別化されて表出されたときに最良策を学習する傾向がある。彼らは各段階を整理することと詳細を理解することに苦労するかもしれない。1 つの課題を学習するために，視覚的な処理と実演に大いに頼る者もいる。1 つの課題を行う間それについて話しながらというように，より聴覚的な処理に依存する者もいる。この特徴は，患者や家族と一緒に話すこと，そして注意深く聴取すること，および観察技術を用いることによって最もよく示される。また，診療記録も病前歴（職業，関心事）に関する情報を提供してくれる可能性がある。それぞれこれらの要因を徹底的に理解することによって，理学療法士は学習環境を適切に構築し，理学療法士–患者間の相互作用を構築できるのである。

評価

理学療法士が臨床判断のよりどころとする評価は，検査から収集されたデータに基づいてなされる[5]。神経系の複雑さと理解，臨床的な発見，機能的な障害の程度，社会的問題，そして総合的な身体機能と健康状態

などを内包した神経学的な機能不全患者にかかわるとき，多くの因子が理学療法士の評価に影響を与える。理学療法士は，重症度，慢性の程度，そして多重システム損傷と障害の可能性に関してデータを評価する。退院後の行き先や利用可能な介護資源もまた，データの評価とケアプランの作成に影響を与える可能性がある。理学療法士にとって，機能に直接的に影響を与え，再介入できるそれらの問題に焦点を当てなければならないことは明らかである。また，患者がさらなる機能障害や機能制限，そして能力低下の危機に陥ったときに，理学療法士が適切に介入するために，介入が失敗した場合の結果も考慮しなければならない。

診断

　理学療法診断は，調査結果の評価によって決定され，それは症状や徴候，またはカテゴリーの分類に基づいている。専門の理学療法士によって開発されたコンセンサス資料である Guide to Physical Therapist Practice[5]は，適切な介入を示す診断カテゴリーとよりよい実践パターンを明示している。例えば，中枢神経系の非進行性運動機能障害と感覚機能障害には，頭部外傷患者，脳血管障害患者，脳腫瘍患者などが含まれる[5, pB-1]。読者は自分自身の実践と比較し，改善するために，同書を参照するとよいだろう。経験の浅い理学療法士は，運動機能障害を有する患者とともに働く理学療法士に接することで，複雑な実践結果を理解し，洞察を深めることができるだろう。

まとめ

　運動機能の評価は難しく，多面的な検査が必要とされ，正確に検査し，行動を分類する理学療法士の能力にきわめて依存している。この過程には，通常の運動制御と運動学習メカニズムの理解が不可欠である。異常な運動パターンに関連する要因は，予期される反応，または正常な反応（標準とされる行動）を患者の異常な反応と比較することによって決定しなければならない。これは，評価のために有効性・信頼性があり，感度のよい評価ツールを使用し，系統的かつ一貫性のあるアプローチによって最もよく達成することができる。意識と覚醒の範囲，注意，認知とコミュニケーション，感覚機能，関節機能，筋緊張と反射機能，脳神経機能，筋パフォーマンス，随意運動パターン，姿勢制御とバランス，機能的運動スキルなど，多くの異なる要因が分析されている。個別的に系統化された伝統的な臨床検査によって，個々の要因の機能に関する貴重な情報を得ることができる。しかし，正常な運動制御と運動学習は，CNSシステムの統合された活動によって達成される。したがって，評価は統合された機能に焦点を合わせなければならない。CNSと運動制御，そして運動学習プロセスについて，われわれの理論的理解は不完全である。したがって理学療法士は常に，評価と治療の実施に新しいアイデアを取り入れるために，神経科学と神経学的なリハビリテーション領域において変化し続ける基礎知識に注目していなければならない。

復習問題

1. 運動機能検査の構成要素は何か？　結果の有効性と信頼性を向上するために，どのように要素を構築（構成）すべきか？
2. 意識，覚醒，認知，そしてコミュニケーションの検査について説明せよ。これらのそれぞれの領域における欠如は，運動機能検査にどのような影響を与えているか？
3. 脳神経の運動機能（感覚機能）のスクリーニングにはどのような検査を使用することができるか？
4. 異常な筋緊張，異常な反射，または異常な共同運動の出現は，正常な運動を障害している可能性がある。どのようにすればそれぞれを評価することができるか？　それらに影響するどんな相互作用が検査に影響を及ぼす可能性があるか？
5. 神経学的機能障害を有する患者において，徒手筋力テスト（MMT）を使用するための理由（賛否両様に）について説明せよ。
6. 後索-毛様帯システムの病変によって，触覚と固有感覚の低下または消失が別々に起こる。下肢では，これらの欠如がバランス，調整，歩行における障害にどのように影響しているか？　予想される障害は何か？　そして，どのようにしてそれぞれを調べることができるか？
7. 静的なバランス制御（動的なバランス制御，反応と予測制御）を評価するために使用することができるバランステストについて説明せよ。
8. 神経学的な傷害によって，通常，機能的な運動性スキルが障害される。座位の安定性，座位運動制

御，そして座位におけるスキルを評価するためにどのような課題が必要とされるか？ スキルの適応性に関する情報を得るために，どのように検査を構成することができるか？
9. 運動学習の評価において，観察，保持テスト，そして転移テストの違いを述べよ．学習していることを決定するうえで，それぞれに関連して重要なことは何か？
10. 運動機能が欠如している患者に対するデータの評価，および理学療法診断の決定に影響を与える要因について議論せよ．

CS ケーススタディ

患者は10ヵ月前に自動車事故にあった17歳の女性である．事故後すぐに入院し，昏睡状態と除脳状態であった．CTスキャンにて右後頭骨角に頭蓋内の出血を認めた．彼女は気管切開術と胃瘻造設術を受けた．事故から2ヵ月後，頭部外傷を専門に扱う長期ケア施設に転院した．

入院当初，彼女は口頭刺激と触覚刺激に対して目を開けることはできたが，追視することができなかった．刺激に対して上下肢を引っ込める反応を示したが，指示に従って上下肢を動かすことはできなかった．覚醒していたが，混乱しており，会話することができなかった．ROMについては，右肘屈曲（20～100度）と右膝屈曲（10～110度）以外は正常な制限内（WNL）であった．彼女は修正アシュワーススケールにおいて，筋緊張の増大を示した．左上肢は3，右上肢は4，両下肢は4であった．両足クローヌス（間代）4+を示して，支えなしに座位をとることができなかった．車椅子における頭部と体幹のコントロールが弱く，常に左側に傾いた姿勢をとっていた．彼女は，他動的ROM・直立位保持・感覚・認知刺激で構成された理学療法と作業療法を毎日受けた．現在，積極的なリハビリテーションに移行するため，評価中である．

理学療法検査結果

・意識・覚醒
意識清明：いろいろな刺激に対して適切に反応する．
見当識：場所と時間についていくぶん混乱がある．
特に疲れているときに，小さな刺激で興奮することがある．

・認知・行動
集中と注意が困難である．
単純な指示（1または2レベルの指示）に対して従うことができるが，ときおり，指示されたことがらを忘れてしまう．
反応時間について，選択肢の数が増えると遅くなる．
自分がしていることを簡単に忘れてしまう．

・感覚機能
すべての四肢において，感覚入力（ピン，振動，接触）ができている．
立体識別覚において，片手に置いた共通物体を識別することができない．

・関節機能と可動性
他動的ROM制限：
右下肢：足関節底屈拘縮（40度底屈位），股関節拘縮と膝関節拘縮（膝・股関節完全伸展まで－10度）
右上肢：右肘に屈曲拘縮あり（完全伸展まで－10度）．
左上肢と左下肢については，他動的ROMは正常範囲である．

・筋緊張
両側とも増大している（右＜左）．
修正アシュワーススケール：右上下肢は3，左上下肢は2．

・反射機能
亢進．右上下肢深部腱反射3+．
両側足クローヌス3+．

・脳神経機能
嚥下困難と発声困難が存在．

・筋パフォーマンス
右上下肢，および体幹の筋力は低下している（MMTでは検査することができない）．彼女は立位において右膝伸展を維持することができない．

・随意運動パターン
右上肢の運動は，部分的な範囲を動く不随意な屈筋共同パターン運動のみである．
右下肢の運動は，屈筋共同パターン運動と伸筋共同パターン運動のみである．
左上下肢は，分離した関節運動にて完全に随意的なコントロールを示している．調整は減少している．

座位または立位において，彼女の脇に置かれた目標物の方向にリーチすることができず，そして，左下肢の足位置の問題を修正することができない。

四肢と体幹運動の調整に問題があることを示している。

・姿勢制御とバランス

すべての姿勢で良好な頭部コントロールを示す。

座位：5分間は自立して座っていることができる。両方の殿部に等しく体重をかけて保持することに困難を示す。体重の大部分を左殿部に置いているとき，右側に寄る傾向がある。左側と前方にはリーチすることができるが，右側への最小のリーチでバランスを失う（LOB）。

立位：平行棒内において，最小介助で2分以上立っていることができる。体重をRLEに置くように気づかせる必要がある。すばやく動いた場合，容易にバランスを失う傾向がある。ふらつきとめまいの単純なことがらに関連している。

・機能的運動スキル

寝返り動作：右へ寝返る場合は，監視またはときに最小限の補助を必要とする。左に寝返るときには最大限の補助を必要とする。

起き上がり（背臥位から座位）：左側に寝返って，左上肢で押して座位をとることができる。最小限の介助が必要である。

移乗：立位ピボット移乗を最小限の補助で行うことができる。

歩行：1人で歩き始めることはできない。最大限の補助で平行棒内（約180 cm）を歩くことができる。右膝を安定させるための後方スプリントを必要とする。

左上肢と両足を使用して車椅子を進めることができる。安全のための監視が必要である。

・運動学習

短期記憶において，大きな欠損を示す。治療中に示された新しい情報を思い出すことができない。自動車事故より前のことがらと学習における記憶は良好である。

指導問題

ケーススタディにおいて示されたデータと理学療法検査の評価に基づいて，次の質問に答えよ。

1. 入院から長期ケア施設までの意識レベルについて，グラスゴー・コーマ・スケールを使用して分類せよ。
2. 臨床問題リストを作成せよ。直接的な機能障害，二次的な機能障害，複合的な機能障害，そして機能的制限の見地から，問題点を分類せよ（これらの項の決定に関しては第1章を参照）。
3. 可能な機能的目標と帰結に向けた問題点の優先順位をつけよ。
4. Guide to Physical Therapist Practice[5]によって確認された実践パターンを用いることによって，理学療法方針を決定せよ。

用語解説

記憶喪失 amnesia：記憶の喪失。

先行前向性健忘 anterograde amnesia：突然の外傷後に起こったことがらについての記憶喪失。

逆向性健忘 retrograde amnesia：突然の外傷前に起こったことがらについての記憶喪失。

覚醒 arousal：意識がある，または興奮している内的状態。

注意 attention：環境または長期記憶から情報を処理する脳の能力。

選択的注意 selective attention：無関係の情報を選別しながら，課題と環境両方についての感覚情報に関する選別と処理を行う能力。

Babinski 徴候 Babinski sign：足底の母趾以外の足趾の側方への刺激を与えることによって，母趾の伸展が起こること。

温度性眼振検査 caloric testing：前庭系機能を評価するために使用される方法である。患者を背臥位にして，各外耳に温水（44℃）を30秒間で注入し，続いて冷水（30℃）を注入する。温水を注入することによって，注入側に向かって眼振が誘発される。冷水を注入すると，反対側に眼振が起こる。

脳ショック cerebral shock：脳の外傷に引き続いて起こる一時的な低緊張。

Chaddock 徴候 Chaddock sign：足関節側方と足の側面上の周囲をこすることによって，母趾の伸展が誘発されること。

折りたたみナイフ反応 clasp-knife response：伸張刺激に対して起こる痙性筋の急激なリラックス，または開放の反応。

クローヌス（間代） clonus：痙性筋の持続的な伸張に

対して，筋の収縮と弛緩を周期的かつ間欠的に繰り返す反応。

閉ループ系 closed-loop system：要求された状態を維持するため，フィードバックや正確性の調整，誤りの計算，そしてそれにともなう修正を行う制御機構。

昏睡 coma：疾病または傷害の結果として起こる，意識がないか，または異常な深い昏迷状態。外部刺激によって患者を覚醒させることはできない。

意識 consciousness：覚醒している状態。人・場所・時間に対する見当識があることを意味する。

運動制御（動的姿勢制御） controlled mobility（dynamic postural control）：体重移動や運動中の姿勢制御を維持するための能力。

協調性 coordination：物理的な環境やできごととしての環境のパターンにともなって身体と四肢運動をパターン化すること。

協応構造 coordinative structure：活動をつくり出すために神経系によって協同的に活動することを強制制御された筋と関節の機能的に特殊な単位。

除脳硬直 decerebrate rigidity：四肢完全伸展位の姿勢での体幹の持続的な収縮。下丘と前庭神経核の間にある脳幹病変から生じる。

除皮質硬直 decorticate rigidity：下肢伸展位，そして上肢屈曲位の姿勢での体幹における持続的な収縮。間脳レベル（上丘の上方）における病変から生じる。

自由度 degree of freedom：制御されなければならない分離独立した運動の数。

ジストニア dystonia：筋緊張の障害によって特徴づけられ，反復性の不随意運動にともなって起こる過剰運動障害である。通常，ひねり運動または身もだえ的な運動。

失調姿勢 dystonic posturing：主動筋群と拮抗筋群の共同収縮によって引き起こされた持続的な異常姿勢。数分間，または永続的に続くことがある。

疲労困憊 exhaustion：耐久力の限界。それ以上さらなる課題遂行ができない状態。

疲労 fatigue：持続的な収縮または反復収縮中に必要とされた力，または予想された力を発揮することができない状態。

疲労閾値 threshold for fatigue：それ以上維持できない運動レベル。

フィードバック feedback：修正活動に対する出力をモニタすることに使用される運動中または運動終了後に受けた反応性情報。

フィードフォワード feed forward：感覚運動系を準備するために，運動開始前に前もって信号を送信することで，姿勢活動において予測的な適応を行う。

闘争か逃走か反応（緊急反応） fight or flight response（alarm or stress response）：変化している環境下で個を保護するために，交感神経系の大部分まで放電（多量放電）することによって開始される防御反応。

弛緩 flaccidity：筋緊張の欠如。

般化 generalizability：1つの課題における実践が，他のスキルに関連したパフォーマンスに貢献する程度。

筋緊張亢進（過緊張） hypertonia：正常な安静レベルよりも増大した筋緊張の状態。

筋緊張低下（低緊張） hypotonia：正常な安静レベルよりも低下した筋緊張の状態。

逆U字理論（Yerkes-Dodsonの法則） inverted-U theory（Yerkes-Dodson law）：課題遂行に対する最適な覚醒レベルが存在し，過度に多いまたは過度に少ない覚醒は課題遂行の低下を引き起こす。

嗜眠 lethargy：言語や動作を含む運動応答が一般的に遅延している状態。

安定性限界 limit of stability（LOS）：バランスを崩すことなく実行できる垂直からの最大角度。

　質量中心アライメント COM alignment：安定性限界（LOS）の中心点。

下位運動ニューロン（LMN）障害 lower motor neuron（LMN）lesion：前角細胞または末梢神経に影響する病変は，筋緊張の低下または欠如を生じさせ，そのほか，関連した麻痺症状，神経切断にともなった線維束性収縮と線維性収縮，そして神経原性萎縮を生じさせる。

記憶 memory：過去の経験の精神的記録，保持，回想，知識，考え。

　陳述記憶 declarative memory：事実とできごと（明白な記憶）の意識的な回想。

　非陳述記憶（運動記憶） nondeclarative memory：スキルと手順（無意識または刷り込み的な記憶）の回想。

運動性 mobility：機能的パターンにおける初期運動。起こった運動に利用できる関節可動域と，筋収縮を開始するための十分な運動単位の活動。

運動学習 motor learning：習熟した行動の能力を比較的永続的な変化に導く経験や練習と結びついた一連の内的過程。

運動プログラム motor program：運動を開始する際に調整された運動連続性産物を結果とする命令のセット。

運動プラン motor plan：運動プログラムのいくつかの要素を補っている目的のある運動における発想または計画。

筋パフォーマンス muscle performance：筋の仕事量（力×距離）。

筋パワー muscle power：単位時間あたりの仕事量，または強さと速度の積。

筋持久力 muscle endurance：一定時間内に筋を繰り返し収縮させる能力。

睡気 obtunded：不活発さ，または鈍さの感覚。

反弓緊張（弓なり姿勢） opisthotonus：頸部と体幹の伸筋群の強く持続的な収縮。

過用性筋力低下 overwork weakness（injury）：部分的な除神経筋の過度な筋活動による絶対筋力と耐久力の継続的な低下。

姿勢定位 postural orientation：骨格筋による重力と身体各部の相対的な位置関係の制御。

姿勢安定性 postural stability：安定性限界（BOSの境界）の中に質量中心（COM）が存在するように，身体に作用するすべての力のバランスがとれている状態。

   順応制御 adaptive control：課題と環境の変化に対応して，感覚運動システムを適切に修正する個別的な制御。

   予測的制御 proactive (anticipatory) control：内部的に発生した力，つまり身体自体の運動において課された動揺の力を予測したときに起こる制御。

   反応制御 reactive control：COMの移動，またはBOSの移動による外力に対する反応内で起こる制御。

反応 reaction：刺激に対する不随意的な運動応答。

状況的変化への抵抗 resistance to contextual change：変えられた環境状況において運動課題を遂行するために必要な順応性。

保持テスト retention test：学習を評価する目的で，実践しない期間（保持期間）後に実施されるパフォーマンステスト。

固縮 rigidity：硬さ。曲げる，あるいは曲げられることができない。

   歯車様固縮 cogwheel rigidity：運動の開放と抵抗増加を交互に繰り返すことによって特徴づけられる他動運動に対するラチェット様の反応。大脳基底核の障害においてみられる。

   鉛管様固縮 leadpipe rigidity：運動に対する一定の抵抗。大脳基底核の障害においてみられる。

Romberg試験 Romberg test：バランス制御における視覚の役割の評価。立位バランスは最初に開眼で評価され，次に閉眼で評価される。

スキル skill：物理的環境と社会的環境の状況把握や相互作用を行う高い協調運動。

   クローズドスキル closed skill：環境が変化しない，安定した状態において課題を遂行する運動スキル。

   オープンスキル open skill：環境が変化する，不安定な状態における運動スキル。

体性感覚 somatosensation：皮膚と筋骨格系から受容した感覚情報。

痙縮 spasticity：上位運動ニューロン障害の結果，硬く扱いにくい運動として起こる筋緊張の増大または筋の抵抗。

脊髄性ショック spinal shock：脊髄の損傷にともなって起こる一時的な筋緊張低下。

安定性（静的姿勢制御） stability：体重が負荷された状態（抗重力姿勢）で安定した肢位を保持する能力。

静的・動的制御 static-dynamic control：支持関節上で体重を移動する能力。動的な活動のために一側肢を自由に移動させる能力。

昏迷 stupor：半意識状態。

共同運動 synergy：協調した運動を行うために機能的に結びつけられた筋群の正常な体系。

   異常共同運動 abnormal synergy：強制的に画一化された総体的な運動パターン。

筋緊張 tone (muscle)：他動的な伸びか，または伸張に対する筋の抵抗。

上位運動ニューロン（UMN）症候群 upper motor neuron (UMN) syndrome：大脳または脊髄における皮質脊髄路または錐体路の障害を有する患者に観察される運動機能障害。痙縮，異常反射行動，明確な自動制御の消失，筋活動機能障害，麻痺，巧緻性低下，疲労性によって特徴づけられる。

植物状態 vegetative state：視床下部と脳幹自律機能が保存され睡眠−覚醒周期をともなうが，自分自身や環境に対して継続的に絶え間なくまったく覚醒していない状態。

   持続的植物状態 persistent vegetative state：重度な脳損傷または低酸素性脳虚血の結果として，1年またはそれ以上の期間における植物状態。

視覚性固有感覚 visual proprioception：視覚システムによる身体各部の位置関係と環境との関係における身体の位置の検出。運動制御の基礎を提供する。

付録　A

Berg バランススケール

1. 立ち上がり
指示：手を使わないで立ち上がってください。
( ) 4　手を使わないで立ち上がり，立位を保持できる。
( ) 3　手を使って，自立して立ち上がることができる。
( ) 2　数試行後，手を使って立ち上がることができる。
( ) 1　立ち上がりまたは立位保持に最小限の介助を必要とする。
( ) 0　立ち上がりに中等度または最大限の介助を必要とする。

2. 支えなしでの立位
指示：支えなしで2分間立っていてください。
( ) 4　安全に2分間立位を保持できる。
( ) 3　監視下にて2分間立位を保持できる。
( ) 2　支えなしで30秒間立位を保持できる。
( ) 1　30秒間立位を保持するために数試行を必要とする。
( ) 0　支えなしで30秒間立位を保持することができない。

3. 背もたれにもたれない座位（足は床や足台につける）
指示：腕を組んで2分間座っていてください。
( ) 4　安全に2分間座っていることができる。
( ) 3　監視下にて2分間座っていることができる。
( ) 2　30秒間座っていることができる。
( ) 1　10秒間座っていることができる。
( ) 0　支えなしで10秒間座っていることができない。

4. 着座
指示：座ってください。
( ) 4　手の使用を最小限にして安全に座ることができる。
( ) 3　手を使って，落下することを制御する。
( ) 2　落下することを制御するために，椅子の端に脚の後ろ側をつける。
( ) 1　座ることは自力で可能だが，落下することを制御できない。
( ) 0　座るために介助を必要とする。

5. 移乗
指示：ピボット移乗のために改良した椅子を使用する。患者には，肘かけのない椅子と肘かけのある椅子に移乗してもらう。2台の椅子を使用するか，またはベッド・マットと椅子1台を使用することもできる。
( ) 4　少ない手の使用で，安全に移乗できる。
( ) 3　手の使用を限定して，安全に移乗できる。
( ) 2　口頭指示または監視下にて安全に移乗できる。
( ) 1　1人の介助を必要とする。
( ) 0　2人の介助または安全に移乗するための監視を必要とする。

6. 閉眼での立位保持
指示：目を閉じて，10秒間立位を保持してください。
( ) 4　安全に10秒間立位を保持できる。
( ) 3　監視下にて10秒間立位を保持できる。
( ) 2　3秒間立位を保持できる。
( ) 1　立位は保持できるが，閉眼を3秒間保持できない。
( ) 0　転倒を予防するために介助を必要とする。

7. 足をそろえての立位保持
指示：足をそろえて，支えなしで立っていてください。
( ) 4　足をそろえて，自力で安全に1分間立位を保持できる。
( ) 3　足をそろえて，監視下で安全に1分間立位を保持できる。
( ) 2　足をそろえることは自力でできるが，30秒間保持できない。
( ) 1　足をそろえて15秒間立位を保持できるが，肢位をとるために介助を必要とする。
( ) 0　肢位をとるために介助を必要とし，15秒間立位を保持することができない。

8. 立位での前方へのリーチ
指示：上肢を90度に上げて，指を伸ばし，できるだけ前方遠くに手を伸ばしてください（検者は伸ばした指の先に物差を置く。被験者はリーチの際に物差に触れてはいけない）。最も前方位置で被験者の指先からの距離を記録する。できるかぎり体幹の回旋を制限するために，両手を同時に伸ばすとよい。
( ) 4　確実に20〜30 cm前方にリーチできる。
( ) 3　安全に12 cm前方にリーチできる。
( ) 2　安全に5 cm前方にリーチできる。
( ) 1　監視を必要とするが，前方にリーチできる。
( ) 0　実施する際，バランスを崩す。外部の支

え が必要。

9. 立位で床から物の拾い上げ
指示：足元に置いてあるスリッパを拾ってください。
( ) 4 スリッパを安全かつ容易に拾い上げることができる。
( ) 3 監視を必要とするが，スリッパを拾い上げることができる。
( ) 2 スリッパから 2～5 cm までリーチし，バランスを保持できるが，スリッパを拾い上げることができない。
( ) 1 拾い上げることができず，実施する際に監視を必要とする。
( ) 0 実施できず，バランスを崩さない（転倒しない）ように介助を必要とする。

10. 立った状態で後ろへの肩越し（左右）の振り向き
指示：左の肩超しに後ろを振り向いてください。右へも同様にしてください。十分なひねりを引き出すため，被験者の後ろ側に物を置いてみるようにしてもよい。
( ) 4 体重をうまく移動させ，両側から振り向くことができる。
( ) 3 一側に振り向くことはできる。他側への体重移動が少なくみえる。
( ) 2 バランスを保持できるが，横向きまでしかできない。
( ) 1 接近した監視または口頭指示を必要とする。
( ) 0 振り向く際に介助を必要とする。

11. 360 度回転
指示：完全な円を描くように 1 回転してください。次に，反対側から回ってください。
( ) 4 4 秒以下で安全に 360 度回転できる。
( ) 3 4 秒以下で，一方からのみ，安全に 360 度回転できる。
( ) 2 ゆっくりであるが，安全に 360 度回転できる。
( ) 1 接近した監視または口頭指示を必要とする。
( ) 0 回転中に介助を必要とする。

12. 立位で踏み台への足乗せ
指示：踏み台に足を交互に乗せてください。交互にそれぞれの足を 4 回乗せてください。

( ) 4 自立して立位を保持し，安全かつ完全に 20 秒間で 8 回行える。
( ) 3 自立して立位を保持し，安全かつ完全に 8 回行うために 20 秒以上かかる。
( ) 2 介助なしの監視下で 4 回は完全に行える。
( ) 1 2 回以上完全に行うために最小限の介助を必要とする。
( ) 0 転倒を避けるために介助を必要とする。実施できない。

13. 足を縦列しての立位
指示：（被験者に見本をみせる）一方の足の爪先にもう一方の足の踵をつけてください。一方の足の爪先にもう一方の足の踵をつけることができないと思うならば，前足の踵が他方の足の爪先の前により近づくように踏み出すよう試してください（踏み出しの長さは他方の足の長さを超えるべきであり，歩隔はほぼ被験者の正常な歩隔に等しくすべきである）。
( ) 4 自力でタンデム肢位をとることができ，30 秒間保持できる。
( ) 3 片側のみの爪先に踵をつけることができ，30 秒間保持できる。
( ) 2 自力で小さく踏み出すことができ，30 秒間保持できる。
( ) 1 踏み出すことに介助を必要とするが，15 秒間保持できる。
( ) 0 踏み出しまたは立位保持中にバランスを崩す。

14. 片足での立位保持
指示：支えなしで，できるかぎり長く片足で立っていてください。
( ) 4 自力で片足を上げることができ，10 秒を超えて保持できる。
( ) 3 自力で片足を上げることができ，5～10 秒間保持できる。
( ) 2 自力で片足を上げることができ，2 秒以上保持できる。
( ) 1 足を上げて 3 秒間保持することができないが，立位保持はできる。
( ) 0 実施できない，または転倒を避けるために介助を必要とする。

_____ 総得点（最大 56 点）

付録 B

Performance-Oriented Assessment of Mobility I（POMA I）(Tinetti)

バランス
指示：被験者を肘かけのない硬めの椅子に座らせ，以下のテストを行う。

1. 座位バランス
0＝椅子にもたれかかるか，またはすべり落ちる。
1＝椅子に軽くもたれかかるか，または殿部から椅子の背もたれまでの距離が少し長い。
2＝安定。安全。直立座位。

2. 立ち上がり
0＝介助なしには不可能，またはバランスを崩す。
1＝可能であるが，手の補助を使用する，または2回以上の実施を必要とする，または過度の前屈を必要とする。
2＝手の補助を使用することなく1回で可能。

3. 直接的な立位バランス（最初の5秒間）
0＝物につかまっても不安定。足が動く。体幹の揺れがある。つかまる物の支えが必要。
1＝安定しているが，歩行器や杖を使用する。中等度のよろめきはあるが，つかまらないでふんばれる。
2＝歩行器や杖，その他の補助具を使用することなく安定している。

4. 横方向の立位バランス
0＝不安定。
1＝不安定であるが，歩隔が広い（踵内側が約10 cm以上離れている），または杖・歩行器・介助を必要とする。
2＝支えなしで，歩隔も狭い。

5. 引っ張りテスト（被験者にはできるかぎり保持させる。検者は後ろに立ち，手で後ろに軽く引っ張る）
0＝最初で転倒する。
1＝よろめく。つかまる。ふんばれる。
2＝安定。

6. 360度回転
0＝不安定（つかまる。よろめく）。
1＝安定しているが，ステップを継続できない。
2＝安定しており，ステップを継続可能。

7. 5秒間の片足立位（片足を選択）
0＝不可能。何かにつかまる。
1＝いくぶんよろめく。いくぶん動揺する。少し足が動く。
2＝可能。

8. タンデム立位
0＝一方の足先に他方の踵を着けた立位が不可能。最初で転倒する。
1＝いくぶんよろめく。いくぶん動揺する。上肢が動く。少し足が動く。
2＝タンデム立位を5秒間可能。

9. リーチ：検者は被験者の最大に伸びたリーチの高さで約2 kgのおもりを持つ。
0＝不可能。何かにつかまる。
1＝いくぶんよろめく。いくぶん動揺する。少し足が動く。
2＝可能。

10. かがみ込み（床に約2 kgのおもりを置き，被験者にそれを拾い上げるよう指示する）
0＝不可能。不安定。
1＝可能。安定。

10a. 所要時間＿＿＿＿秒

11. 着座
0＝危険（距離判断の失敗：椅子に落ちる）。
1＝手を使用する。滑らかな動作でない。
2＝安全。滑らかな動作。

11a. 立ち上がり時間
椅子からの立ち上がり3回の所要時間＿＿＿＿秒

歩行
指示：被験者と検者が一緒に立つ。あらかじめ測定した約4.5 mの歩行路を歩かせる。被験者には，歩行路を歩き，Uターンして歩いて戻ってくるよう指示する。被験者には通常使用している歩行補助具を使用させるべきである。

1. 歩行開始（「進め」といった後，速やかに歩行開始）
0＝ためらったり，何回か歩き始めを試みる。
1＝ためらいなく歩く。

2. 前進（床やじゅうたんのラインから概算しておく）。歩行路の約3 m以上のコースの約30 cm以内の幅を観察する。
0＝逸脱あり。
1＝中程度の逸脱。歩行補助具を使用。
2＝歩行補助具なしで，直進可能。

3. 踏み出しの失敗（つまずき。バランスを崩す）
0＝あり。バランスを回復するための試みがみられない。
1＝あり。バランスを回復するための試みがみられる。
2＝なし。

4.（歩行中の）方向転換
0＝よろめく。不安定。
1＝不連続性はあるが，よろめきはない。歩行器または杖を使用している。
2＝安定。歩行補助具なしで連続的である。

5. 1～7歩後に遂行した歩行時間（約4.5 mの歩行路を計測しておく）
　a）被験者に通常のペースで歩くよう指示する。＿＿＿＿秒
　b）被験者に「安全に速く」歩くよう支持する。＿＿＿＿秒

6. 障害物越え（コース上に置いた1つのブロックで分割された歩行を評価する）
0＝最初で転倒する。不可能。
1＝可能であるが，歩行補助具を使用する。いくぶんよろめくが，ふんばれる。
2＝可能。安定。

付録 C

ケーススタディの指導問題解答例

ケーススタディにおいて示されたデータと理学療法検査の評価に基づいて，次の質問に答えよ。

1. 入院から長期ケア施設までの意識レベルについて，グラスゴー・コーマ・スケールを使用して分類せよ。

解答 開眼反応があれば3点，運動による反応があれば4点，言語による反応は4点でGCSの合計は11点であり，この患者は昏睡状態ではなく，軽い脳損傷状態である。

2. 臨床問題リストを作成せよ。直接的な機能障害，二次的な機能障害，複合的な機能障害，そして機能的制限の見地から，問題点を分類せよ。

直接的な機能障害

解答 認知的な障害としては
　顕著な注意，集中力の欠如
　短期的な順行性記憶の欠如
　混乱
　顕著な学習障害
　自律神経性の不安定さ（特に疲労時）
　感覚障害（空間認知）
　筋緊張の亢進
　　右上下肢（修正アシュワーススケール　グレード3）
　　左上下肢（修正アシュワーススケール　グレード2）
　深部腱反射亢進，両側の足クローヌス
　右上下肢の共同運動
　座位，立位での異常な姿勢

二次的な機能障害

解答 右上下肢の他動的関節可動域の制限

複合的な機能障害

解答 筋力の低下
　座位での動的バランスの低下
　立位での静的，動的バランスの低下

機能的制限

解答 機能的な動作の障害としては，
　監視下での寝返りにおいて，右方向へは介助量が少ないが左方向は多い
　背臥位から座位へは軽度介助
　立位での方向転換による移乗は軽度介助
　歩行は2人での最大介助
　車椅子駆動は監視下

3. 可能な機能的目標と帰結に向けた問題点の優先順位をつけよ。

解答 優先順位の高い問題は，ベッドでの動き（寝返り，起き上がり），移乗，車椅子駆動などの機能的な動作の制限がある。機能形態的障害としては関節可動域，筋力，姿勢アライメントおよびバランスの障害があり，これらは機能的な動作障害に直接的につながっている。そのときの状況（4ヵ月前の損傷）では，おそらく歩行が自立しそうもない。しかし補助をともなった歩行は生理学的に，また意欲的な面においても推奨される。認知の障害は，すべてのリハビリテーションの帰結や学習可能な容量に直接的に影響を与える。認知面と身体面における頻回な再評価は，回復ならび治療の有効性において不可欠であり，多面的に波及する二次的障害を明らかにできる。また，予後や退院時期の判断にも必要となる。このケースで明らかになったことは作業療法，言語聴覚療法の必要性を指摘している。

4. Guide to Physical Therapist Practice[5]によって確認された実践パターンを用いることによって，理学療法方針を決定せよ。

解答 外傷性脳損傷の患者は中枢神経系の疾患で後天的かつ非進行性であり，運動機能と感覚との統合が損なわれる疾患に分類される。臨床症状，期待される目標や特異的な直接的治療介入が概説されている[5]。

文 献

1. Schmidt, R, and Lee, T: Motor Control and Learning, ed 3. Human Kinetics, Champaign, IL, 1999.
2. Magill, R: Motor Learning Concepts and Applications, ed 4. WCB Brown & Benchmark, Madison, WI, 1993.
3. Brooks, V: The Neural Basis of Motor Control. Oxford University Press, New York, 1986.
4. Bernstein, N: The Coordination and Regulation of Movements. Pergamon Press, New York, 1967.
5. American Physical Therapy Association. Guide to Physical Therapist Practice. APTA, Alexandria, VA, 1998.
6. Riolo, L: Skill differences in novice and expert clinicians in neurologic physical therapy. Neurology Report 20:60, 1996.
7. Dell, P: Reticular homeostasis and critical reactivity. In Moruzzi, B, et al (eds): Progress in Brain Research, vol 1, Brain Mechanisms. Elsevier, New York, 1963, p 82.
8. Nolan, M: Introduction to the Neurological Examination. FA Davis, Philadelphia, 1996.
9. Jennett, B, and Bond, M: Assessment of outcome after severe head injury: A practical scale. Lancet 1:480, 1975.
10. Yerkes, R, and Dodson J: The relation of strength of stimulus to rapidity of habit-formation. J Comp Neurol Psychol 18:459, 1908.
11. Wilder, J: Basimetric approach (law of initial value) to biological rhythms. Ann N Y Acad Sci 98:1211, 1961.
12. Stockmeyer, S: Clinical decision making based on homeostatic concepts. In Wolf, S (ed): Clinical Decision Making in Physical Therapy. FA Davis, Philadelphia, 1985, p 79.
13. Zoltan, B: Vision, Perception, and Cognition. A Manual for the Evaluation and Treatment of the Neurologically Impaired Adult, ed 3. Slack, Thorofare, NJ, 1986.
14. Folstein, M: Mini-mental state: A practical method for grading the cognitive state of patients for the clinician. J Psychiatr Res 12:189, 1975.
15. American Academy of Orthopaedic Surgeons: Joint Motion: Method of Measuring and Recording. American Academy of Orthopaedic Surgeons, Chicago, 1965.
16. Norkin, C, and White, D: Measurement of Joint Motion: A Guide to Goniometry, ed 2. FA Davis, Philadelphia, 1995.
17. Gajdosik, R, and Bohannon R: Clinical measurement of range of motion: Review of goniometry emphasizing reliability and validity. Phys Ther 67:1867, 1987.
18. Magee, D: Orthopedic Physical Assessment, ed 3. Saunders, Philadelphia, 1997.
19. Hoppenfeld, S: Physical Examination of the Spine and Extremities. Appleton-Century-Crofts, Norwalk, CT, 1976.
20. Katz, R, and Rymer, Z: Spastic hypertonia: Mechanisms and measurement. Arch Phys Med Rehabil 70:144, 1989.
21. Bobath, B: Adult Hemiplegia: Evaluation and Treatment, ed 2. Heinemann, London, 1978.
22. Burke, D: Spasticity as an adaptation to pyramidal tract injury. In Waxman, S (ed): Advances in Neurology, 47: Functional Recovery in Neurological Disease. Raven, New York, 1988.
23. Dobkin, B: Neurologic Rehabilitation. FA Davis, Philadelphia, 1996.
24. Jankovic, J: Pathophysiology and clinical assessment of motor symptoms in Parkinson's disease. In Koller, W (ed): Handbook of Parkinson's Disease. Marcel Dekker, New York, 1987, p 99.
25. Jankovic, J, and Fahn, S: Dystonic syndromes. In Jankovic, J, and Tolosa, E (eds): Parkinson's Disease and Movement Disorders. Urban & Schwarzenburg, Baltimore, 1988, p 283.
26. Watkins, M, et al: Isokinetic testing in patients with hemiparesis. Phys Ther 64:184, 1984.
27. Ashworth, B: Preliminary trial of carisoprodol in multiple sclerosis. Practitioner 192:540, 1964.
28. Bohannon, R, and Smith, M: Interrater reliability of a modified Ashworth scale of muscle spasticity. Phys Ther 67:206, 1987.
29. Bajd, T, and Vodovnik, L: Pendulum testing of spasticity. J Biomech Eng 6:9, 1984.
30. Bohannon, R: Variability and reliability of the pendulum test for spasticity using a Cybex II Isokinetic Dynamometer. Phys Ther 67:659, 1987.
31. Easton, T: On the normal use of reflexes. Am Sci 60:591, 1972.
32. Hellebrandt, F, et al: Methods of evoking the tonic neck reflexes in normal human subjects. Am J Phys Med 35:144, 1956.
33. Hellebrandt, F, and Waterland, J: Expansion of motor patterning under exercise stress. Am J Phys Med 41:56, 1962.
34. Brunnstrom, S: Movement Therapy in Hemiplegia. Harper & Row, New York, 1970.
35. Bobath, B: Abnormal Postural Reflex Activity Caused by Brain Lesions. Heinemann, London, 1965.
36. Capute, A, et al: Primitive Reflex Profile. University Park Press, Baltimore, 1978.
37. Capute, A, et al: Primitive Reflex Profile: A Pilot Study. Phys Ther 58:1061, 1978.
38. McGraw, M: From reflex to muscular control in the assumption of an erect posture and ambulation in the human infant. Child Dev 3:291, 1932.
39. Barnes, M, et al: The Neurophysiological Basis of Patient Treatment, vol II, Reflexes in Motor Development. Stokesville Publishing, Atlanta, 1978.
40. Fiorentino, M: Reflex Testing Methods for Evaluating C.N.S. Development, ed 2. Charles C Thomas, Springfield, IL, 1973.
41. Kendall, F, and McCreary E: Muscle Testing and Function, ed 4. Williams & Wilkins, Baltimore, 1993.
42. Hislop, H, and Montgomery, J: Muscle Testing: Techniques of Manual Examination, ed 6. Saunders, Philadelphia, 1995.
43. Rothstein, J, et al: Commentary. Is the measurement of muscle strength appropriate in patients with brain lesions? Phys Ther 69:230, 1989.
44. Bohannon, R: Is the measurement of muscle strength appropriate in patients with brain lesions? Phys Ther 69:225, 1989.
45. Sahrmann, S, and Norton, B: The relationship of voluntary movement to spasticity in the upper motor neuron syndrome. Ann Neurol 2:460, 1977.
46. Knuttsson, E, and Martensson, A: Dynamic motor capacity in spastic paresis and its relation to prime mover dysfunction, spastic reflexes and antagonist co-activation. Scand J Rehabil Med 12:93, 1980.
47. Rosenfalck, A, and Andreassen, S: Impaired regulation of force and firing pattern of single motor units in patients with spasticity. J Neurol Neurosurg Psychiatry 43:907, 1980.
48. Gowland, C, et al: Agonist and antagonist activity during voluntary upper-limb movement in patients with stroke. Phys Ther 72:624, 1992.
49. Bourbonnais, D, et al: Abnormal spatial patterns of elbow muscle activation in hemiparetic human subjects. Brain 112:85, 1989.
50. Bourbonnais, D, and Vanden Noven, S: Weakness in patients with hemiparesis. Am J Occup Ther 43:313, 1989.
51. Craik, R: Abnormalities of motor behavior. In Contemporary Management of Motor Control Problems. Proceedings of the II Step Conference. Foundation for Physical Therapy, Alexandria, VA, 1991.
52. Post-Stroke Rehabilitation Guideline Panel: Post-Stroke Rehabilitation Clinical Practice Guideline. Aspen, Gaithersburg, MD, 1996. (Formerly published as AHCPR Publication No. 95-0662, May 1995.)
53. Frese, E, et al: Clinical reliability of manual muscle testing: Middle trapezius and gluteus medius muscles. Phys Ther 67:1072, 1987.
54. Riddle, D, et al: Intrasession and intersession reliability of hand-held dynamometer measurements taken on brain-damaged patients. Phys Ther 69:182, 1989.
55. Bohannon, R: Test-retest reliability of hand-held dynamometry during a single session of strength assessment. Phys Ther 66:206, 1986.
56. Bohannon, R, and Andrews, A: Interrater reliability of handheld dynamometry. Phys Ther 67:931, 1987.
57. Kloos, A: Measurement of muscle tone and strength. Neurology Report 16:9, 1992.
58. Agre, J, et al: Strength testing with a portable dynamometer: reliability for upper and lower extremities. Arch Phys Med Rehabil 68:454, 1987.
59. Rothstein, J, et al: Clinical uses of isokinetic measurements. Phys Ther 67:1840, 1987.
60. Mawdsley, R, and Knapik, J: Comparison of isokinetic measurements with test repetitions. Phys Ther 62:169, 1982.
61. Moffroid, M, et al: A study of isokinetic exercise. Phys Ther 49:735, 1969.
62. Farrell, M, and Richards, J: Analysis of the reliability and validity of the isokinetic communicator exercise device. Med Sci Sports Exer 18:44, 1986.
63. Johnson, J, and Siegal, D: Reliability of an isokinetic movement of the knee extensors. Research Quarterly 49:88, 1978.
64. Tredinnick, T, and Duncan, P: Reliability of measurements of concentric and eccentric isokinetic loading. Phys Ther 68:656, 1988.
65. McCrory, M, et al: Reliability of concentric and eccentric measurements on the Lido Active Isokinetic Rehabilitation

System. Med Sci Sports Exer 21(suppl):52, 1989.
66. Armstrong, L, et al: Using isokinetic dynamometry to test ambulatory patients with multiple sclerosis. Phys Ther 63:1274, 1983.
67. Goslin, B, and Charteris, J: Isokinetic dynamometry: Normative data for clinical use in lower extremity (knee) cases. Scand J Rehabil Med 11:105, 1979.
68. Murray, M, et al: Strength of isometric and isokinetic contractions: Knee muscles of men aged 20 to 86. Phys Ther 60:412, 1980.
69. Griffin, J, et al: Sequential isokinetic and manual muscle testing in patients with neuromuscular disease: A pilot study. Phys Ther 66:32, 1986.
70. Kozlowski, B: Reliability of isokinetic torque generation in chronic hemiplegic subjects. Phys Ther 64:714, 1984.
71. Edwards, R: Physiological analysis of skeletal muscle weakness and fatigue. Clin Sci Mol Med. 54:463, 1978.
72. Curtis, C, and Weir, J: Overview of exercise responses in healthy and impaired states. Neurology Report 20:13, 1996.
73. Wade, C, and Forstch, J: Exercise and Duchenne muscular dystrophy. Neurology Report 20:20, 1996.
74. Costello, E, et al: Exercise prescription for individuals with multiple sclerosis. Neurology Report 24:13, 1996.
75. Bassile, D: Guillain-Barre syndrome and exercise guidelines. Neuro Report 24:31, 1996.
76. McDonald, M: Exercise and postpolio syndrome. Neurology Report 24:37, 1996.
77. Bigland-Richie, B, and Woods, J: Changes in muscle contractile properties and neural control during human muscular fatigue. Muscle Nerve 7:691, 1984.
78. Borg, G: Psychophysical bases of perceived exertion. Med Sci Sports Exer 14:377, 1982.
79. Bennett, R, and Knowlton, G: Overwork weakness in partially denervated skeletal muscle. Clin Orthop 12:22, 1958.
80. Fisk, J, et al: The impact of fatigue on patients with multiple sclerosis. Le Journal Canadien Des Sciences Neurologiques 21:9, 1994.
81. Barnes, S: Isokinetic fatigue curves at different contractile velocities. Arch Phys Med Rehabil 62:66, 1981.
82. Binder-Macleod, S, and Synder-Mackler, L: Muscle fatigue: Clinical implications for fatigue assessment and neuromuscular electrical stimulation. Phys Ther 73:902, 1993.
83. McDonnell, M, et al: Electrically elicited fatigue test of the quadriceps femoris muscle. Phys Ther 67:941, 1987.
84. Shumway-Cook, A, and Woollacott, M: Motor Control Theory and Practical Application. Williams & Wilkins, Baltimore, 1995.
85. Fugl-Meyer, A: The post-stroke hemiplegic patient, I. A method for evaluation of physical performance. Scand J Rehabil Med 7:13, 1975.
86. Horak, F, et al: Postural perturbations: New insights for Treatment of Balance Disorders. Phys Ther 77:517, 1997.
87. Norkin, C, and Levangie, P: Joint Structure & Function, ed 2. FA Davis, Philadelphia, 1992.
88. Smith, L, et al: Brunnstrom's Clinical Kinesiology, ed 5. FA Davis, Philadelphia, 1996.
89. Nashner, L: Sensory, neuromuscular, and biomechanical contributions to human balance. In Duncan, P (ed): Balance. American Physical Therapy Association, Alexandria, VA, 1990, p 5.
90. Nichols, D: Balance retraining after stroke using force platform biofeedback. Phys Ther 77:553, 1997.
91. Horak, F: Clinical measurement of postural control in adults. Phys Ther 67:1881, 1987.
92. Goldie, P, et al: Force platform measures for evaluating postural control: Reliability and validity. Arch Phys Med Rehabil 70:510, 1989.
93. Liston, R, and Brouwer, B: Reliability and validity of measures obtained from stroke patients using the Balance Master. Arch Phys Med Rehabil 77:425, 1996.
94. Dettman, M, et al: Relationships among walking performance, postural stability, and functional assessments of the hemiplegic patient. Am J Phys Med 66:77, 1987.
95. Dickstein, R, et al: Foot-ground pressure pattern of standing hemiplegic patients: Major characteristics and patterns of movement. Phys Ther 64:19, 1984.
96. Shumway-Cook, A, et al: Postural sway biofeedback: Its effect on reestablishing stance stability in hemiplegic patients. Arch Phys Med Rehabil 69:395, 1988.
97. Moore, S, and Woollacott, M: The use of biofeedback devices to improve postural stability. Physical Therapy Practice 2:1, 1993.
98. Winstein, C, et al: Standing balance training effect on balance and locomotion in hemiparetic adults. Arch Phys Med Rehabil 70:755, 1989.
99. Brandt, T, et al: Visual acuity, visual field and visual scene characteristics affect postural balance. In Igarash, M, and Black, F (eds): Vestibular and Visual Control on Posture and Locomotor Equilibrium. Karger, Basel, 1985.
100. Herdman, S: Vestibular Rehabilitation. FA Davis, Philadelphia, 1994.
101. Horak, F, et al: Postural strategies associated with somatosensory and vestibular loss. Exp Brain Res 82:167, 1990.
102. Shumway-Cook, A, and Horak, F: Assessing the influence of sensory interaction on balance: Suggestion from the field. Phys Ther 66:1548, 1986.
103. Cohen, H, et al: A study of CTSIB. Phys Ther 73:346, 1993.
104. Nashner, L: Adaptive reflexes controlling human posture. Exp Brain Res 26:59, 1976.
105. Nashner, L: A Systems Approach to Understanding and Assessing Orientation and Balance. NeuroCom International, Clackamas, OR, 1987.
106. Nashner, L, and McCollum, G: The organization of human postural movements: A formal basis and experimental synthesis. Behavioral and Brain Sciences 8:135, 1985.
107. Horak, F, and Nashner, L: Central programming of postural movements: Adaptation to altered support-surface configuration. J Neurophysiol 55:1369, 1986.
108. Nashner, L: Fixed patterns of rapid postural responses among leg muscles during stance. Exp Brain Res 30:13, 1977.
109. Maki, B, and McIlron, W: The role of limb movements in maintaining upright stance: The "change-in-support" strategy. Phys Ther 77:488, 1977.
110. Forssberg, H, and Hirschfeld, H: Postural adjustments in sitting humans following external perturbations: Muscle activity and kinematics. Exp Brain Res 97:515, 1994.
111. Lee, W, et al: Quantitative and clinical measures of static standing balance in hemiparetic and normal subjects. Phys Ther 68:970, 1988.
112. Bohannon, R, et al: Decrease in timed balance test scores with aging. Phys Ther 64:1967, 1984.
113. Berg, K, and Norman, K: Functional assessment of balance and gait. Clinics Geriatr Med 12:705, 1996.
114. Duncan, P, et al: Functional reach: A new clinical measure of balance. J Gerontol 85:529, 1990.
115. Weiner, D, et al: Functional reach: A marker of physical frailty. J Am Geriatr Soc 40:203, 1992.
116. Weiner, D, et al: Does functional reach improve with rehabilitation? Arch Phys Med Rehabil 74:796, 1991.
117. Duncan, P, et al: Functional reach: Predictive validity in a sample of elderly male veterans. J Gerontol 47:M93, 1992.
118. Berg, K, et al: Measuring balance in the elderly: Preliminary development of an instrument. Physiotherapy Canada 41:304, 1989.
119. Berg, K, et al: A comparison of clinical and laboratory measures of postural balance in an elderly population. Arch Phys Med Rehabil 73:1073, 1992.
120. Berg, K, et al: Measuring balance in the elderly: Validation of an instrument. Can J Public Health 83(suppl 2):S7, 1992.
121. Berg, K, et al: The Balance Scale: Reliability assessment for elderly residents and patients with an acute stroke. Scand J Rehabil Med 27:27, 1995.
122. Harada, N, et al: Physical therapy to improve functioning of older people in residential care facilities. Phys Ther 75:830, 1995.
123. Tinetti, M: Performance-oriented assessment of mobility problems in elderly patients. J Am Geriatr Soc 34:119, 1986.
124. Tinetti, M, et al: A fall risk index for elderly patients based on number of chronic disabilities. Am J Med 80:429, 1986.
125. Tinetti, M: Factors associated with serious injury during falls by ambulatory nursing home residents. J Am Geriatr Soc 35:644, 1987.
126. Tinetti, M, et al: Risk factors for falls among elderly persons living in the community. N Engl J Med 319:1701, 1988.
127. Tinetti, M, et al: Yale FISCIT: Risk factor abatement strategy for fall prevention. J Am Geriatr Soc 41:315, 1993.
128. Mathias, S, et al: Balance in elderly patients: The "Get-up and go" test. Arch Phys Med Rehabil 67:387, 1986.
129. Podsiadlo, D, and Richardson, S: The timed "Up and Go": A test of basic mobility for frail elderly persons. J Am Geriatr Soc 39:142, 1991.
130. Murray, M, et al: Comparison of free and fast speed walking patterns of normal men. Am J Phys Med 45:8, 1966.
131. Imms, F, and Edholm, O: Studies of gait and mobility in the elderly. Age Ageing 10:147, 1981.
132. Guralnick, J, et al: Lower-extremity function over the age of 70 years as a predictor of subsequent disability. N Engl J

Med 332:556, 1995.
133. Wolfson, L, et al: Gait assessment in the elderly: A gait abnormality rating scale and its relation to falls. J Gerontol 45:M12, 1990.
134. Shumway-Cook, A: Reducing the risk for falls in the elderly. Boston, APTA Combined Sections Meeting, 1998.
135. Abernethy, B: Dual-task methodology and motor skills research: Some applications and methodological constraints. J of Human Movement Studies 14:101, 1988.
136. VanSant, A: Life span development in functional tasks. Phys Ther 70:788, 1990.
137. Shenkman, M, et al: Whole-body movements during rising to standing from sitting. Phys Ther 70:638, 1990.
138. VanSant, A: Rising from a supine position to erect stance: Description of adult movement and a developmental hypothesis. Phys Ther 68:185, 1988.
139. Green, L, and Williams, K: Differences in developmental movement patterns used by active vs sedentary middle-aged adults coming from a supine position to erect stance. Phys Ther 72:560, 1992.
140. Richter, R, et al: Description of adult rolling movements and hypothesis of developmental sequences. Phys Ther 69:63, 1989.
141. Gentile, A: Skill acquisition: Action, movement and neuromotor processes. In Carr, J, et al (eds): Movement Science: Foundations for Physical Therapy in Rehabilitation. Aspen, Rockville, MD, 1987, p. 93.
142. Pink, M: High speed video applications in physical therapy. Clinical Management 5:14, 1985.
143. Turnbull, G, and Wall, J: The development of a system for the clinical assessment of gait following stroke. Physiotherapy 71:294, 1985.
144. Lewis, A: Documentation of movement patterns used in the performance of functional tasks. Neurology Report 16:13, 1992.
145. Ackerman, P: Individual differences in skill learning: An integration of psychometric and information processing perspectives. Psychological Bulletin 102:3, 1988.
146. Fitts, P, and Posner, M: Human Performance. Brooks/Cole, Belmont, CA, 1969.

参考文献

American Physical Therapy Association. Guide to Physical Therapist Practice. APTA, Alexandria, VA, 1997.
Gilman, S (ed): Clinical Examination of the Nervous System. McGraw-Hill, New York, 2000.
Magill, R: Motor Learning Concepts and Applications, ed 4. WCB Brown & Benchmark, Madison, 1993.
Nolan, M: Introduction to the Neurological Examination. FA Davis, Philadelphia, 1996.
Schmidt, R, and Lee, T: Motor Control and Learning, ed 3. Human Kinetics, Champaign, IL, 1999.
Shumway-Cook, A, and Woollacott, M: Motor Control Theory and Practical Application. Williams & Wilkins, Baltimore, 1995.
Strub, R, and Black, F: The Mental Status Examination in Neurology, ed 3. FA Davis, Philadelphia, 1993.

9

筋電図と神経伝導速度検査

Leslie G. Portney
Serge H. Roy

概 要

- 筋電図の概念
  測定装置
  筋電位信号の増幅
  筋電位信号の表示
- 臨床筋電図
  筋電図検査
  単一線維筋電図
- 神経伝導検査
  測定装置
  運動神経伝導速度
  感覚神経伝導速度
  H 反射
  F 波
  年齢と温度の影響
- 臨床筋電図検査結果報告
- 筋電図検査の臨床面のかかわり
  末梢神経の疾患
  運動ニューロン疾患
  筋疾患
  筋緊張症
  重症筋無力症
  神経根疾患
- 運動学的筋電図
  表面電極および細いワイヤ電極の記録
  電極の位置決め
  信号処理
  筋活動のタイミング
  正規化
  筋電図検査と筋張力の関係
  筋電図と運動
  神経筋機能不全
  疼痛関連の筋障害

学習目標

1. 臨床および運動学において用いる筋電位信号データを記録する計測システムについて述べる。
2. 筋電図と神経伝導速度（NCV）検査を行うために使われる一般的な方法論について述べる。
3. 筋電位の正常と異常の特徴を述べる。
4. 神経筋障害で代表的にみられる筋電位信号とNCV 所見について述べる。
5. リハビリテーションの目標設定と治療計画にとって臨床筋電位信号所見の関与を検討する。
6. 異なる収縮のタイプにおいて，筋電位信号と力の関係を検討する。
7. 臨床および運動学的な筋電図データを解釈するため，手順，技術，生理学的な側面について考察する。
8. 運動，評価のための運動学筋電図の使用について述べる。
9. ケーススタディの例を用いて，臨床的意思決定に，筋電図評価データを適用する。

Luigi Galvani[1]は，1791年に筋と神経の電気的性質についての最初の報告を発表した。彼は，カエルを使って，ニューロンの刺激によって起こる筋活動を実際に示し，随意収縮状態における筋線維の電位を記録した。相反する学説が認められていたので，この情報は，100年近くの間無視され，信頼でき有効にそのような活動を記録できるような測定機器が開発された今世紀の初めまで，医療技術として扱われなかった。今日，筋電位信号すなわち筋電図 electromyogram（EMG）は，神経筋疾患または傷害の領域を評価するためや，筋の機能を研究するための運動学のツールとして使われている。

評価手技としての臨床**筋電図**は，骨格筋線維からの電気ポテンシャルの検出と記録である。**神経伝導速度** nerve conduction velocity（NCV）検査は，末梢の運動神経または感覚神経がインパルスを伝導する速度を測定する。他の臨床の評価とともに，これらの2つの電気診断手技は，神経損傷または筋疾患の程度および外科手術介入とリハビリテーションの予後についての情報を提供する。これらのデータは，筋骨格と神経筋障害患者のリハビリテーション目標の診断と決定のために有用である。

運動学としての筋電図は，筋活動の研究と種々の活動におけるいろいろな筋の役割を確定するために使われる。概念が同じものであるが，運動学の筋電図の重点は計測機器とデータ分析技術に関して，臨床筋電図のそれとはまったく異なる。Basmajian と De Luca[2]は，この領域における完全なレビューを提供している。表面筋電図の使用における作業設定について，厳選されたトピックが同様に文献[3]から入手できる。

筋電図の概念

本質的に，筋電図は運動単位活動の研究である。運動単位とは，1つの前角細胞，1つの軸索，その神経筋接合部とその軸索によって刺激されるすべての筋線維からなる（図9-1）。1つの軸索は，それが支配するすべての筋線維にインパルスを伝導し，ほぼ同時にそれらの脱分極を引き起こす。この脱分極は，**運動単位活動電位** motor unit action potential（MUAP）である電気的活動を生じ，筋電図としてグラフに表される。筋電図の記録には，3つの相がある。すなわち，収縮筋からの電位を誘導する電極を含む入力相，小さな電気信号を増幅する処理相，そして，データを表示して解析できるように電気信号を視覚的または音信号に変換する出力相，である（図9-2）。

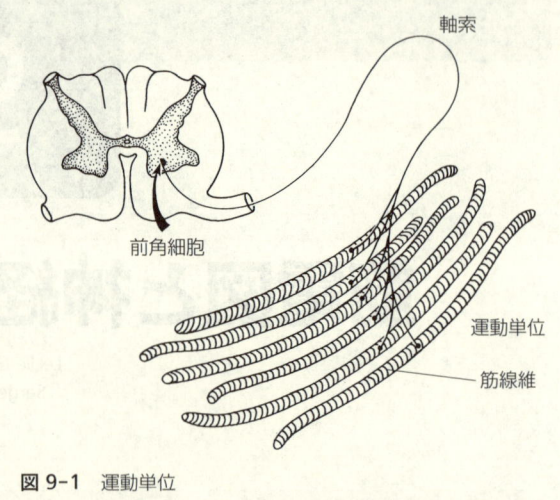

図9-1 運動単位

測定装置

▼ 筋電位信号の検出：電極

電極は，変換器，すなわちあるエネルギーを他の形式のエネルギーに変換する装置である。数種類のタイプの電極が，筋電信号をモニタするために使われる。**表面電極**は，神経伝導速度検査や運動学的検査において使われる。それらは，一般に大きい表在性の筋または筋群をモニタすることに適していると考えられ，多電極配置と空間的フィルタリング技術を使っている特殊な記録手法[4,5]が活用されないかぎり，個々の**運動単位**，あるいは小さいまたは深い筋の活動を正確に記録するのに十分な選択性があるといえない。**筋内に刺入して使うワイヤ電極**は，小さく深い筋の運動学的研究のために使われる。針電極は，臨床筋電図において，1つの運動単位の電位を記録する際に必要である。

表面電極または針電極などの**導出電極**に加えて，蛍光灯，放送装置，エレベーターや他の電気装置によって発生する外部の電気雑音の影響をなくすために，**接地電極**を使用しなければならない。通常，接地電極は導出電極の近くで筋上でない皮膚に貼付された表面電極である。

表面電極は，対象となる筋上の皮膚に貼りつけられる（図9-3）。筋電図導出センサは，小さい金属円板（一般に銀−塩化銀でできている）で，双極**能動電極**の場合は，間隔が固定された電極と検出部位にある前置増幅器（プリアンプ）で構成される（図9-4）。銀−塩化銀電極は，有効表面積の直径は3〜5 mm程度で，粘着カラーまたはテープで皮膚表面に固定されるケースに入れられている。双極配置では，2つの電極を筋腹部上に筋線維の走行方向と平行に配置する。電極ゲ

第9章 筋電図と神経伝導速度検査

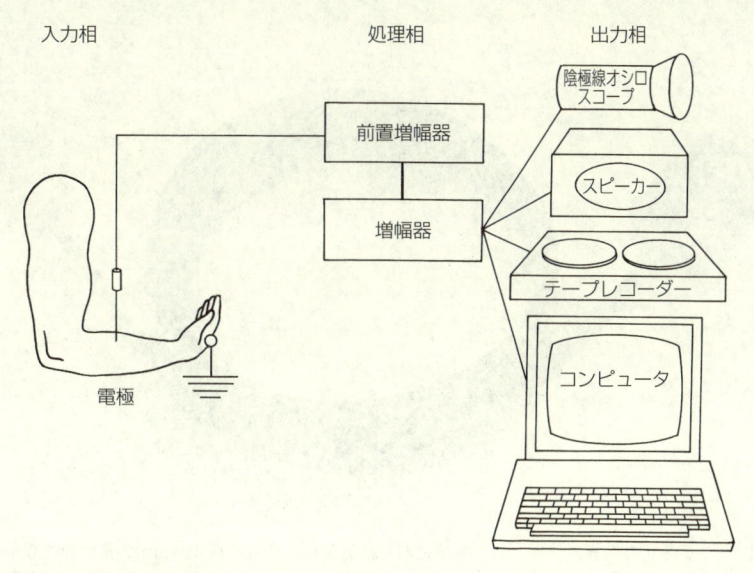

図9-2 筋電図記録装置

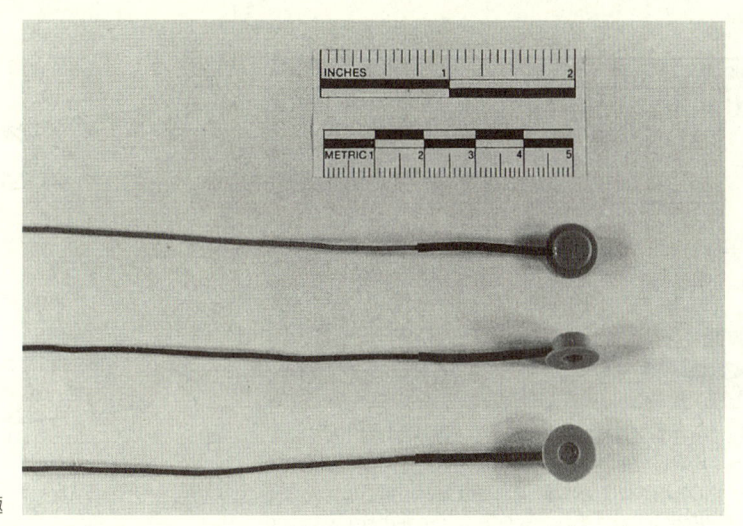

図9-3 銀-塩化銀表面電極

ルは，電位の伝導をよくするため表面電極の皮膚との接触面に使用される。記録の質の低下をまねく**皮膚抵抗**を減らすために，皮膚の前処理が必要である。この処理は，表在の表皮層をこすりとるため，洗ってアルコール綿でふき，死滅し乾いた表皮細胞を取り除く。これらの煩わしさを解消するために開発された能動電極は，皮膚の前処理を必要としない[6]。

筋内に刺入するワイヤ電極は，小さく深い位置にある筋の運動学的研究のために，1960年代初期に発表された[7]。電極は，小さい直径のワイヤ（約 $100\mu m$）を2本撚り合わせたものである。これらは，ポリウレタンまたはナイロン絶縁で覆われていて，皮下注射針で筋内に刺入する。ワイヤの先端は1～2mm被覆をはがし，針の軸に対して曲げる（図9-5）。針は筋腹部に刺入し，ワイヤを筋内に残してすぐに引き抜く。これらのワイヤは髪の毛ほどの細い直径のため，被験者は筋内にワイヤの存在を感じることはない。二極性の電極からなるワイヤは，限局された部位から記録できる。また，単一運動単位電位を検知することができる。ワイヤ電極は深層筋，例えばヒラメ筋や手指屈筋のような小さく細かい筋を記録するために必要である。筋の小さな部位からの運動単位活動を検出するので，大きい筋群においては有用ではないかもしれない。

針電極は単一の運動単位電位を筋の異なる部位から記録することができるので，臨床筋電図のために必要である。運動単位活動の最初の研究は，**同心針電極**を

231

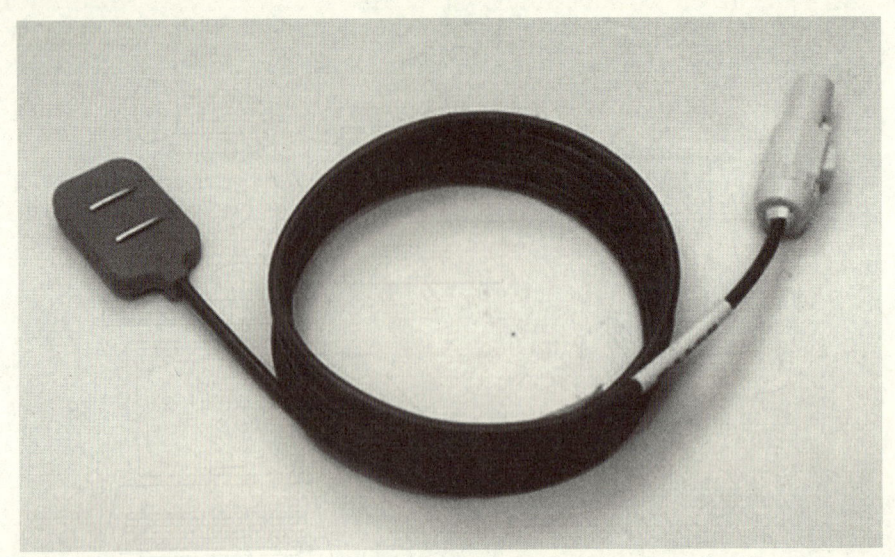

図 9-4　2 つの平行な金属バーによって構成された能動電極。それぞれ 10 mm の長さで 1.0 mm 幅のものが，10 mm の間隔で並んでいる。検出部には前置増幅器が内蔵され，これによりノイズが軽減し，皮膚前処理が不要となる（Delsys, inc. による）

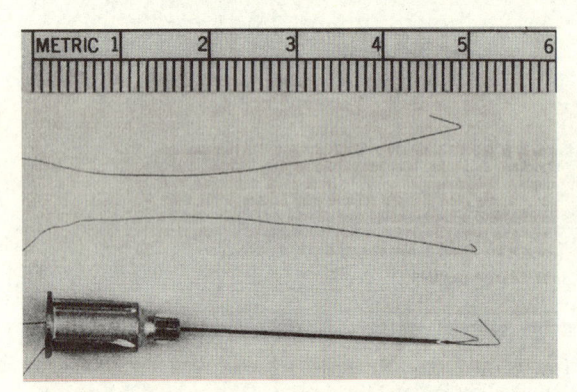

図 9-5　ワイヤ留置電極：2 本のワイヤを撚り合わせポリウレタンによって絶縁したものを 27 号の皮下注射針に通して糸状にする。ワイヤの先端は被覆をはがし筋に固定されるように，先を曲がった状態にする。針は筋から取り除く（Soderberg, GL, and Cook, TM: Electromyography in biomechanics. Phys Ther 64: 1814, 1984. より）

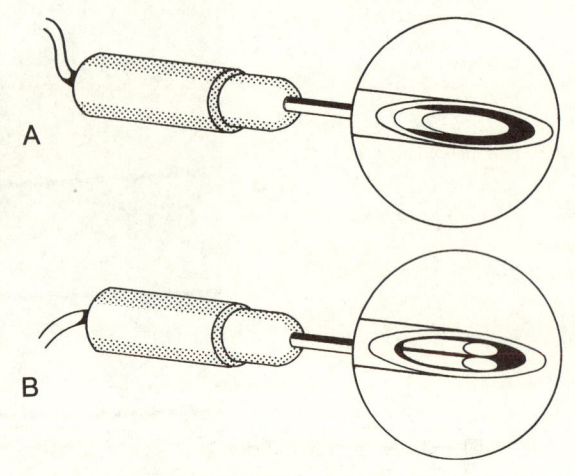

図 9-6　同心針電極。A は単極針ワイヤを示し，B は双極のワイヤで構成されている

使って Adrian と Bronk[8] により 1929 年に行われた。この種類の電極は，皮下注射針に類似したステンレス鋼でできたカニューレに，1 本のプラチナまたは銀の針金を通したものでできている（図 9-6 A）。カニューレと針金は絶縁され，それらの先端だけが露出される。針金とカニューレは電極として働き，それらの間の電位差が記録される。双極性同心針電極は，カニューレの中に 2 本の針金が通っている（図 9-6B）。両方の針金の被覆されていない断面は，2 つの電極として働き，針は接地電極の役割をする。

臨床筋電図のための一般に使われるもう 1 つのアプローチは，先端の断面以外が絶縁される 1 本の細い針からなる**単極針電極**を用いる方法である。刺入の部位の近くの皮膚上に置かれる表面電極が，**基準電極**として用いられる。単極針電極は同心針電極より直径が小さいので，痛みが少ない。単極電極では双極電極より，非常に大きい電位を記録することができるので，単極電極は電位の大きさと誘導領域という観点から，データの誤解を避けることができるのが特徴である。臨床筋電図は，単一筋線維からの記録に使われる。単一筋線維用針電極は同心電極であるが，その電極ワイヤは直径 25 μm と標準の同心針電極ワイヤ 0.1 mm と比較

して細い。

収縮時には，筋にとどまっている針によって生じる苦痛のため，針電極は運動学的研究においては実用的でない。検者が電極を上手に刺入できなかったり，いったん刺入しても筋内で電極を動かすことができない場合，ワイヤ電極の使用は，臨床筋電図には不適当である。超音波画像は，深部筋（例えば，腸腰筋）のワイヤ電極刺入の誘導を助ける際に大いに役立つので最近使われ始めている[9]。電極の刺入のためのガイドラインが発表されている[10,11]ので，針電極の使用に際しては，正確で安全な刺入を確実にするために，常に解剖学的な基準を参照しなければならない。すべての針電極とワイヤ電極は表皮を突き通すので，殺菌する必要がある。

▼ 筋電位信号

筋電図の電極は，筋または神経脱分極から生じている生体電気信号を，**増幅器**（アンプリファイヤー）によって処理できる電位に変換する。それは，2つの誘導電極間の電位差である。

電位差の単位は，**ボルト**（V）である。電位の**振幅**または高さは，通常マイクロボルト（$1\mu V = 10^{-6}V$）単位で測られる。電極での電位差が大きければ大きいほど，電位の振幅（電圧）は大きくなる。MUAPの振幅は，通常ピークからピークまで（すなわち，最も高い点から最も低い点まで）で測定する。電位の**持続時間**は，電位の始まりから終了までの時間である。MUAPの代表的なピークからピークまでの振幅は $5\mu V$，持続時間は $2\sim14$ ms 程度である[2]。

●運動単位活動電位●

運動単位活動電位（MUAP）がどの程度の電位であるかを説明するために，増幅器まで伝達される過程を分析することは重要である。単一運動単位の筋線維が分布しているため，いくつかの運動単位に属する筋線維の分布は互いに重なり合っている（図9-7）。したがって，1つの運動単位が収縮する際，筋線維の脱分極が一緒に起こる必然性はない。結果的に，針電極または表面電極を，ある1つの運動単位の範囲内またはその上に正確に配置することができない。

1つの運動単位の線維がほとんど同期して収縮すると，そこで発生する電位は，線維を囲む電解質の優れた導電性のために体液中を伝わる。この過程は，**容積電導**と呼ばれている。電気的活動は，刺入した針電極または皮膚上の表面電極の方向だけではなく，導電性の媒質（容積電導体）の中をすべての方向に流れる。線維組織，脂肪，血管は，流れに対して絶縁の働きをする。したがって，容積電導体の中の電気的活動の流れの実際のパターンは予測できない。電極に伝わった

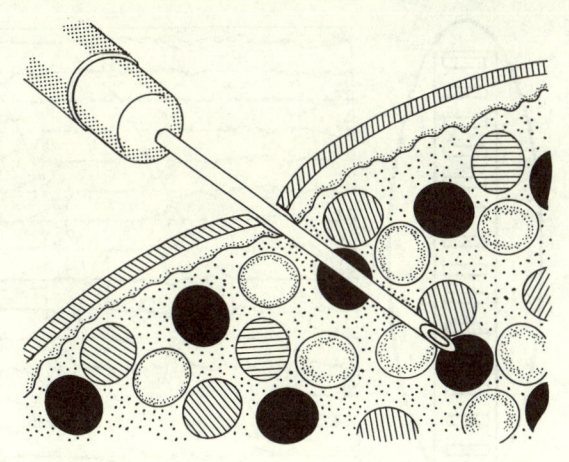

図 9-7 針電極を刺入したときの筋腹の横断面。異なった筋線維により異なった運動単位を検知する

信号は増幅器に送られる。それ以外の信号はたとえ存在しても記録されない。あらゆる線維に発生する電位は，ほとんど同時に電極に伝わるので，それらの電位は加算される。電極は電位の信号源を区別することなく，電位を記録するだけである。したがって，同一のまたは近傍の筋にある2つの運動単位が同時に収縮すると，両方の運動単位に属する線維からの活動は加算され，1つの大きい電位として記録される。

図9-8に，多電極アレイで記録された筋電位信号の実例を時間の関数で示す。これは筋電位信号が筋の神経支配帯で生成されて，それぞれ反対方向に，腱部で消滅するまで伝導していることを示す。まだ開発の早期の段階であるが，図9-8はこの技術が筋線維伝導速度の推定，神経支配帯と腱部位置推定，個々のMUAPの非侵襲的同定手法として臨床的にどのように使われるかを示している[4,5,12,13]。

●MUAPに影響を及ぼす変数●

電極によって記録された電気的活動すなわち電位の振幅と形に，どのような変数が，どの程度影響するだろう。1番目に考えることは，発射している線維と電極との距離は，記録された電位の振幅と持続期間に影響を及ぼすことである。ある程度離れている線維は，記録された電位への関与は少ない。2番目は，運動単位に属する線維の数と大きさは，電位の大きさに影響することである。より大きい運動単位は，より大きな電気活動を生ずる。3番目は，もし，線維が非常に分散しているなら，それらの電気活動が電極に到達しにくいので，線維の間の距離が結果に影響を及ぼすことである。また，電極の大きさは考慮すべき問題であろう。電極面が広いならば，電極はより広い領域から電位を集め，測定された信号の振幅を大きくする。し

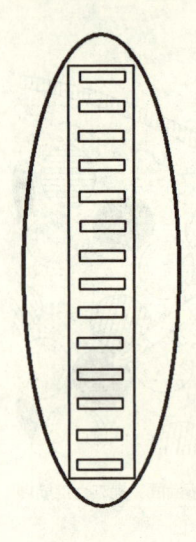

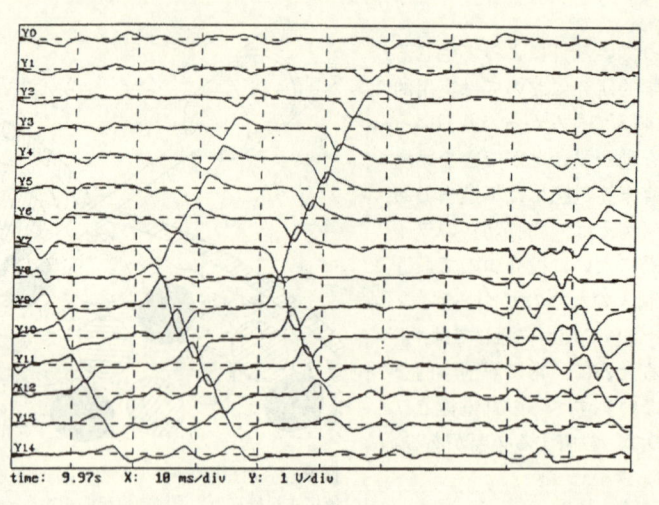

図 9-8 一定の力で維持された上腕二頭筋の随意的な等尺性収縮において，運動単位での活動電位の伝播を多電極アレイによって記録した．筋上の皮層におけるアレイの位置によってどう変化するかを示した．それぞれの筋電図チャネル（Y0～Y14）は，2つの連続した平行の金属バー，また電極からの差異の記録である．筋電図はチャネルY8で，刺激区域と腱部を表し，Y1は中央側，Y13はより遠位であることを示す．連続した筋電図波形における時間の遅延は，筋電位信号の伝導速度を表している

たがって，小さい筋からの記録では，小さい電極を使わなければならない．

電極間の距離は，記録された電位の大きさに影響を及ぼす1つの主要な因子である．より大きな電極間隔は，記録領域の面積，幅，深さを増す．測定される電圧は電極間の電位の差であるから，電極間距離が大きくなれば，電圧すなわち信号の振幅は大きくなる．もちろん，電極で有効な信号を記録できなくなるような距離が存在する．Lynnら[14]は，電極間隔の約半分の深さにある活動中の筋線維からの信号が，表面筋電図の大半を占めることを理論的に示した．さらに，電極間隔の1.5倍以上の深さにある筋線維からの記録は，不適当な信号である雑音によって消されることも示した．電極間隔が一定となるように，2つの電極が1つの枠に固定されている表面電極が開発されている．針電極では，ワイヤと針軸の間の距離は一定である．たとえ電極が動いてもこの距離は決して変わらない．細いワイヤ電極では，筋内においてワイヤ間距離はほとんど制御できないので，上記の観点からは信頼性が低い．ワイヤ電極は，繰り返された収縮の後には筋内での位置が変わりやすいので，信号の有効性を低下させる．

形，サイズ，記録された運動単位の電位の持続時間は，相対的な運動単位と電極の配置によって誘導された電気活動としてグラフに表示される（図9-9）．したがって，与えられた電極配置で，おのおのの運動単位活動電位は，明確に異なるようにみえる．繰り返し行う筋電図検査では，この関連性をはっきりしておかなければならない．電極が再度差し込まれるか動いたならば，電極と筋線維の距離がまったく再現されることは保障されないので，運動単位活動電位を同じものと認めることは不可能である．これは同様に表面電極の場合でもいえるが，表面電極の再適用はワイヤ電極の

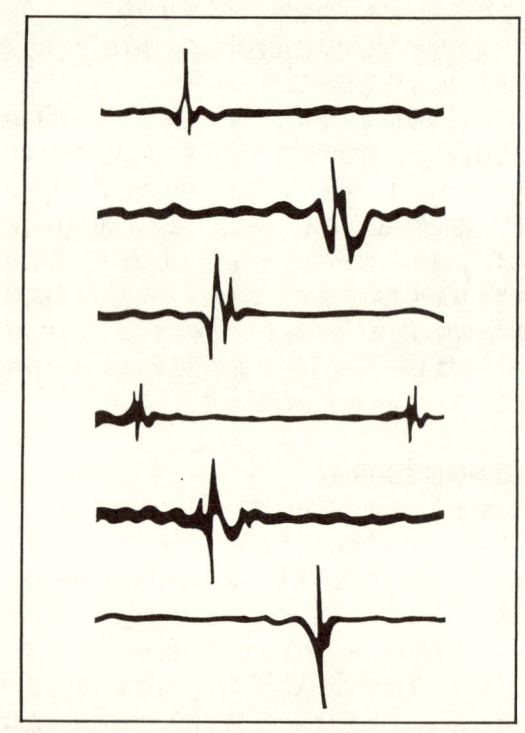

図 9-9 オシロスコープによって表された単一運動単位電位

再刺入より信頼できることが示されている[15]．

● クロストーク ●

もう1つ重要な点は，単一の筋から選択的に活動を記録する電極の能力である．容積電導のため，注目している筋以外でも，近くで収縮している筋からの電気的活動が電極に届き，同時に処理される．出力信号をみて，この活動を識別する方法はない．注意深い電極

の位置，間隔，サイズと種類の選択は，そのような**クロストーク**すなわち電気信号の漏れを抑制するのを助ける[2]．文献によると，下腿筋の間におけるクロストークは，経験的に20％程度である[16]．

3つのバー電極を使う最近の新しい技術では，ダブル差動 double-differentiation（DD）と呼ばれる処理によって，クロストークの影響を排除することができる[17]．図9-10Aに示すように，筋電図は2つのやり方で記録される．1つめは，バー電極1と3から得られるシングル差動 single differentiation（SD）信号，そして2つめは，バー電極2と3から得られるSD信号から，バー電極1と2によって得られるSD信号を引き算することによって得られる信号（ダブル差動〈DD〉信号）である．図9-10Bは，手関節背屈運動時に，手関節屈筋からの記録がSD信号とDD信号に差があることを示している．DD信号が基線に近いということ，SD信号が手関節伸筋からのクロストークであることを示している．図9-10Cに示すように，手関節屈曲時，SD信号とDD信号が振幅で類似していてクロストークはない．

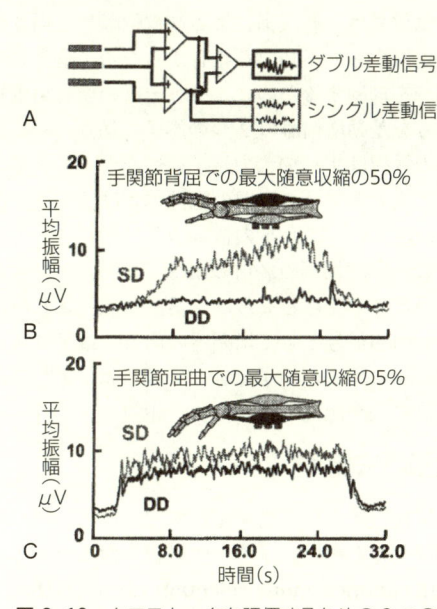

図 9-10 クロストークを評価するための2つの異なった技法．Aの表面筋電図は，尺側手根屈筋からのシングル差動信号（バー1と3との間）とダブル差動信号（バー1-2と2-3との間）の両方を使って記録されたものである．この活動は手関節背屈したとき記録され（B），シングル差動信号によりクロストークが表れていることを示している．また，手関節屈曲したときは（C），シングル差動信号とダブル差動信号はより類似した状態となる（DeLuca, CJ: The use of surface electromyography in biomechanics. J Appl Biomech 13: 135, 1997. より改変）

▼ 遠隔測定法（テレメトリー）

被験者を拘束しない状態で計測する筋電図計測を考えると，無線送受信器を使った筋電位信号の**遠隔測定法**は選択の1つである．一般的に，小さい電池で動く送信器は，筋電位信号を無線信号にFM変調する．この結合された信号は，それから受信器にFM搬送周波数で送信される．次に，受信器は筋電位情報を再生するためにFM信号を復調する．送信器の電力出力と受信器の**感度**は，遠隔測定法の動作範囲を決定する．送信器伝達範囲は，大部分の屋内の利用（30 m以上）にはまず間違いなく十分であるが，より大きな制限因子はアンテナの有向性である．並列アンテナまたは全方向性アンテナが，この問題を緩和するために用いられる．

遠隔測定法による筋電図計測システムの使用決定には，被験者の運動の自由度が高くなるという利点に対して，かなりの追加出費を考慮しなければならない．まだ開発中ではあるが，最近の選択肢は携帯型データロガーである．これは，マルチチャネル筋電位データを保存できる装置を被験者につけられる小さい電池式の装置である．保存されたデータは，収集の後で解析のためにメインフレームシステムにダウンロードされる．

▼ アーチファクト

筋電位信号は，着目している筋で起こっている運動単位活動を表す信号でなければならない．しかし残念なことに，多くの他の信号または**アーチファクト**が記録され，筋電図と同時に処理されることがある．これらのアーチファクトは電圧が大きく，出力信号に著しいゆがみを生じる．筋電図の検者は，アーチファクトを監視するためにオシロスコープの上で通常出力信号を観察しなければならない．最新の市販装置によっては，内蔵アーチファクト抑制回路があり，ほぼ実時間で商用交流雑音（60 Hz）の干渉のようなアーチファクトの存在を，音響信号やLED表示で示す．

●モーションアーチファクト●

すべての電極は，電解質と接触している金属製の感知面で構成されている．この電解質は表面電極と皮膚の間にある伝導性の電極ゲル，あるいは，刺し込んだ針または細いワイヤ電極を取り囲む組織液である．イオン交換は電極と電解質の間の界面で発生し，これによって2つの電極間に電位差が発生すると，この電位差が生体電気現象として記録される．筋活動がなく，各々の電極-電解質界面で存在するイオン化が安定であるならば，電位差が発生せず，**電気信号は何も発生**

しない。

　しかし，ある外力が一方または両方の電極-電解質界面で発生すると，電位差が発生し，筋電活動ではない低周波信号が記録される。この信号が，**モーションアーチファクト**と呼ばれている。それは，表面電極の下にある皮膚の動き，電極が動いたり押さえつけられたり，筋の収縮にともなって針電極や細いワイヤ電極が動くことによって発生する。例えば，ハムストリングスの活動を座位で計測する場合，大腿の後面の電極にかかる圧力は，モーションアーチファクトの原因となる。大腿の下の電極の近位と遠位に置いたパッドは，この圧力を緩和するのを助ける。大部分のモーションアーチファクトは，10～20 Hz 以下の**周波数**成分であり，信号の振幅には小さな影響しか与えないが，波形の基線の変動に影響する。これらのアーチファクトは，電極をしっかり固定し，例えば 20 Hz 程度（後述の周波数応答の議論を参照）のハイパスフィルタを通すことで通常除去される。

　電極ケーブルの動きは，電極ケーブルが通っている電磁界を乱すことによって発生する高い電圧で，高周波のアーチファクトの原因となる。これらのアーチファクトは，広範囲で大きな振幅のスパイクを生じ，簡単には除去できない。能動電極は，誘導面にできるだけ近いところに前置増幅器（プリアンプ）を置くことによってこの問題を排除する。この信号は，能動電極の回路の低い出力インピーダンスで，筋電計増幅器（アンプ）につながる。大きな動きをする際に非能動電極を使用するときには，ケーブルの動きによるアーチファクトの発生を避けるため，ケーブルは可能なかぎりテープや椅子または手足にテープで固定すべきである。

●電源の干渉●

　人体はアンテナの働きをし，周囲の環境から電磁エネルギーを引き寄せる。このエネルギーは，60 Hz の交流で動いている電源と電気装置から最も一般的に得られる。それが適切な増幅技術によって除去されない場合，この干渉電流に起こされるアーチファクトは正弦波に似ていて，記録された信号で一定の雑音を引き起こす可能性がある。電極付着が不安定，あるいは，電極が壊れているかすり減っていると，60 Hz の信号が生じやすい。電極ワイヤは，その電極自体をつなぐ導線の被覆の中でしばしば切断される。生データがモニタされていない場合，この状態は気がつかないことがある。その場所の他の装置も，電気干渉の原因となる可能性がある。ジアテルミー装置，電気刺激装置，バイブレータは，電気的な雑音を発生する装置の例である。ときには，単独の電源を使うことも，この状況には役立つことがある。ノッチ・フィルタは，60 Hz の信号を取り除くために用いてもよいが，これはその周波数範囲のなかで筋電信号の一部をも除去してしまう。

●心電図●

　電極が体幹，上腕または大腿に配置されるとき，3番目のアーチファクトの種類として，心電図があげられる。アース電極の正しい使用と適正な特性の増幅器を使用すれば，これらの電位を減らすことが可能であるが，除去することはできない。それらの振幅は，電極の設置によって異なる。しかし，心電図によるアーチファクトは一般に規則的であるので，それらの影響はうまく相殺される可能性はある。筋電図の周波数解析を行うならば，この信号はかなりの干渉を与える。

筋電位信号の増幅

▼ 差動増幅器

　運動単位電位を測定するには，微小な筋電位信号を増幅する必要がある。増幅器は，電極で誘導された電気信号を表示するのに十分大きい電圧信号に変換する。この電気信号は，筋収縮による筋電位信号と周りの静電気と電源からの不必要な**雑音**からなる。信号の不必要な部分を抑制するために，それぞれの誘導用電極は電気信号を**差動増幅器**の 2 つの端子に送り，そしておのおのの電極は 1 つの入力端子につながっている。おのおのの入力とアースの間の電位の差は，電位を反転して処理される。これらの信号の差は増幅されて記録され，これが増幅器の名前の由縁である。2 つの電極が等しい信号を受けるならば，活動は記録されない。雑音は，同相信号として増幅器の両方の端子に送られる。増幅器の両方の端子で等しい雑音は，2 つの入力間の電位の差が記録されるので，相殺される。

▼ 同相除去比

　実際には，雑音は差動増幅器で完全には排除できない。記録された電圧には若干の雑音を含んでいる。**同相除去比 common mode rejection ratio（CMRR）**は，必要な信号が不必要な信号に対してどれくらい増幅されているかの尺度である。1,000：1 の CMRR は，必要な信号が雑音より 1,000 倍増幅されることを示す。CMRR は，デシベル（dB）（1,000：1＝60 dB）で示される。この値が高ければ高いほどよい。よい差動増幅器は，CMRR が 100,000：1 以上でなければならない。

▼ SN比

雑音は，抵抗，トランジスタ，および集積回路を含む増幅器の電子部品により，内部でも発生する。この雑音は，オシロスコープ上でシューという音で現れる。増幅器が増幅された信号に比例してこの雑音を制限する能力を反映する係数を，**SN比**（信号対雑音比）という。すなわち，必要な信号対不必要な信号の比率である。

▼ 利得

これは，信号を増幅する増幅器の能力を示すもので，入力信号のレベルと出力信号のレベルの比率である。より高い利得は，表示の際小さい信号をより大きくする。個々の運動単位は明確に確認され，それらの振幅を計測する臨床筋電図では，利得はより大きな値となる。

▼ 入力インピーダンス

インピーダンスは，交流回路（例えば，増幅器）で生じる電流に抵抗する性質である。それは，直流回路の抵抗に類似している。電極は1つのインピーダンスと考えられ，その値は，電極材料，電極サイズ，リードの長さ，電解質などよって影響を受ける。電極インピーダンスが大きすぎる場合，信号は小さくなる。電極インピーダンスは，伝導率のよい大きい電極と，より短いリードを使用することにより減らすことができる。細いワイヤと針電極は，一般に表面電極より非常に表面積が小さいため，非常に大きいインピーダンスを持つ。

脂肪組織，血液，皮膚を含む体組織も，電気的には抵抗となる。抵抗とインピーダンスは，オーム（Ω）と呼ばれる単位で測られる。皮膚インピーダンスは抵抗計で測ることができ，その値は適切な前処理によって減らすことができる。多くの研究者は，許容できる皮膚インピーダンスを20,000Ω以下であると報告しているが，適切な前処理と性能の高い電極によって，抵抗を1,000～5,000Ω程度に低くすることができる。黒い色素がある皮膚，または露出している皮膚のインピーダンスは高い。皮膚インピーダンスは，明らかに表面電極との関係だけである。

また，インピーダンスは増幅器の入力にも影響する。筋の活動電位は，電極と増幅器入力インピーダンスで分圧される。増幅器のインピーダンスが電極のインピーダンスより大きいならば，オームの法則に基づいて電圧とインピーダンスは線形関係にあるので，記録された電位である増幅器での電圧降下はより大きくて，本当の信号の電圧をより正確に表すことができる。電極インピーダンスが大きすぎる場合，信号源での電圧は低下し，増幅器に送られる電気エネルギーはより小さくなる。したがって，増幅器入力インピーダンスは，電極のインピーダンスよりかなり大きくなければならない（少なくとも1,000倍）。表面電極に対しては入力インピーダンスが1MΩ（$1M=10^6$）は許容できるが，細いワイヤ電極と針電極では，より大きくなければならない。不必要な雑音と，皮膚の高い抵抗によって生じる信号減衰を補償するために，能動電極は高い**入力インピーダンス**（100MΩ以上）を持つ増幅器を使う。皮膚抵抗が電極で測られるインピーダンスの一因となるので，より大きい入力インピーダンスは，表面電極を使う際の皮膚の前処理の必要性を低下させる。

▼ 周波数帯域幅

増幅器によって増幅される筋電図波形は，実際には種々の異なる周波数（単位はHz〈ヘルツ〉，1Hz＝1回/秒）の信号の和である。MUAPはピアノの和音にたとえることができる。それは多くの音色（それぞれ異なる周波数〈音〉）からなる。われわれが音色を変えれば，和音も異なって聞こえる。同じように，活動電位の形と振幅は，一面においては波形を構成する周波数の関数である。増幅器には通常，増幅する周波数の範囲を制限するために調節可能な可変フィルタがある。フィルタを使用する主な理由は，雑音を減らすためである。

周波数帯域幅は，増幅される周波数成分の最高と最低，つまり上と下の遮断周波数として示される。波形の大部分を構成する周波数の範囲が増幅されないならば，波形はゆがんでしまう。臨床筋電図では神経と筋の電位を正確に記録するために，増幅器は10～10,000Hzの信号を増幅しなければならない[18]。

しかし，運動学的な目的のためであって波形の特性に関心がない場合は，狭い帯域幅が使われる。筋電位信号の周波数成分は，電極間距離に反比例する。したがって，大部分の表面電極では周波数スペクトルは10～500Hzまで，細いワイヤ電極では10～1,000Hzまでである。フィルタによって信号をこれらの周波数範囲に制限することは，低周波と高周波のアーチファクトの影響を減らすのに有効である。

筋電位信号の表示

増幅された信号は，役に立つ様式で表示されなければならない。使われる出力の形式は，要求される情報の種類と利用できる機器に依存している。

コンピュータは，表示と分析のためにサンプリングして，筋電位データを記憶する。データは，アナログ

形式（連続的に変化している信号）またはデジタル形式（連続的信号が，ある時刻の振幅を示す一連の数値に変換されたもの）として記憶される。変換過程はアナログ-デジタル（AD）変換と呼ばれ，この作業を行う装置はAD変換器と呼ばれている。処理は，少なくとも1 kHzの周波数で信号をサンプリングして，10または12ビット以上のADコンバータでそれを数値形式に変換することが必要である。AD変換器を使う際には，筋電位データ収集のためのサンプリング周波数を指定する必要がある。ナイキストのサンプリング周波数と呼ばれる重要な定理は，最高周波数成分の2倍のサンプリング周波数を選ぶことを示している。表面筋電位信号の最高周波数成分は300～500 Hz程度であるので，少なくとも1,000 Hzのサンプリング周波数を選ばなくてはならない。サンプリング周波数がナイキスト周波数より低く指定されると，信号はゆがんでしまう。

電気信号は，分析のために陰極線オシロスコープまたはコンピュータのモニタに表示される。無線信号が処理されると同様に，運動単位電位も音に変換される。あらゆる運動単位電位が異なってみえるのと同じ理由で，その音も異なって聞こえる。通常の電位と異常な電位とは，識別するのに有効な特徴的な音がある。これについては，次項に記す。

運動学的研究では，数種類の記録計が使われる。グラフィック記録計（例えば，ペンまたはチャート記録計）は，出力の永久的な記録ができる。これらの記録計では，最大振幅の周波数帯域が60 Hzを超えることはまれであるが，積分また平均波形の記録には有効である。オシロスコープは，生信号のアーチファクト発生を視覚的に検査するために，しばしばペン記録計と同時に使われる。コンピュータ・ワークステーションとデジタル・プロセッサーの出現で，ペン記録計とチャート記録計は，今日，一般には使われない。

グラフィック記録計と違って，FM磁気テープ記録計またはデジタル記録計のような機器が変換する記録計は，その機器なしでは読んだり分析することができない形式で情報を記憶する。FMテープレコーダの長所は，本来のアナログ形式で筋電位信号を記憶することができるということである。FM記録計を使うとき，テープレコーダの帯域幅がテープ速度に正比例していると知っておくことは重要である。したがって，記録される信号に適切な帯域幅があるように，記録速度を選ばなければならない。2番目に，FM記録計には，超えることができない入力ダイナミックレンジ（一般的に1 V）がある。入力ダイナミックレンジを超える波形部分は，カットされる。これは，研究者が増幅器の利得を適切に調節しなければならないことを意味す

る。あまりに大きい利得は，カットの影響により信号にゆがみがみられる。利得が不十分であると，SN比が低くなる[6]。

デジタル記録計は，信号のAD変換の後でデジタル磁気テープまたはディスクにデータを記憶する。それらの主な利点は，FM記録計の雑音とゆがみの問題を回避できること，分析と表示のためにコンピュータに直接入力できるデジタル・フォーマットでデータを保存できることである。デジタル的に記録されたデータの忠実度は，主にAD変換器の性能に依存している。

臨床筋電図

筋電図検査

筋電図検査は，上・下位運動ニューロン，神経筋接合部と筋線維を含む運動支配システムの完全性を評価する。検査では，通常，筋収縮の異なる段階におけるいくつかの筋の筋活動電位を観察する。しかし，筋電図検査は，筋張力と萎縮，痛み，反射，感覚の欠損の評価や，四肢や体幹の筋の機能的能力評価などを含む徹底的な検査の一部である。これらのスクリーニング検査は，筋またはニューロンのどちらを検査すべきかを示唆する。

▼ 刺入時活動

まず患者に，針電極の刺入の間，調べる筋をリラックスさせるよう求める。収縮している筋への刺入は，不快ではあるが，耐えられるだろう。筋電図の検者はこのとき，針の筋線維膜通過に起因する無意識的なバースト状電位を観察する。これは，**刺入時活動**と呼ばれ，持続時間は300 ms以下である[19]。この活動は，検査の間，針が筋の別の場所に移動する際にみられる。それは通常，針が動かなくなると止まる。刺入時活動は，筋の中の針の動きの大きさと速度に依存し，正常，減少あるいは増加と表される。それは，筋興奮性の尺度と考えられ，線維形成筋においては著しく減少し，除神経または炎症が存在する場合は増大する（図9-11）。

▼ 静止筋

刺入時活動の停止の後で，通常のリラックスした筋は電気的な停止状態になる。それは電位の発生しない状態である。リラックスした状態での活動停止の観察は，筋電図検査の重要な一部である。この休止の間に自発的に起こっている電位は，重要な異常所見である。患者が十分にリラックスして，完全な電気的な活動停止を観察することは，しばしば難しいことである。し

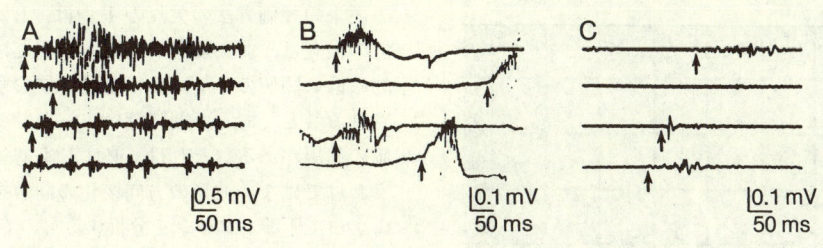

図 9-11 針電極の動きによる刺入時活動の増加（A），正常（B），減少（C）を表す（矢印）。これらの波形は，遅発性尺骨神経麻痺の患者の第 1 背側骨間筋から得られたもの（A），健常な人の前脛骨筋（B），そして重度の皮膚筋炎の患者の線維化した三角筋（C）からのものである（Kimura, J: Electrodiagnosis of Diseases of Nerve and Muscle: Principles and Practice, ed 2. FA Davis, Philadelphia, 1989, p231. より）

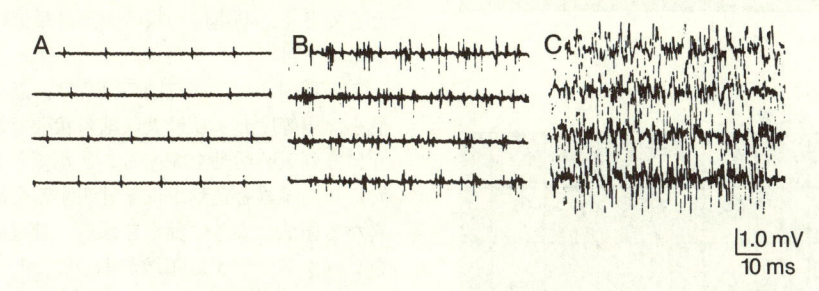

図 9-12 44 歳，健常男性の上腕三頭筋における正常な漸増パターン。単一運動単位活動における軽度な随意筋収縮（A），中等度（B），そして最大筋収縮時の干渉パターン（C）が認められる（Kimura, J: Electrodiagnosis of Diseases of Nerve and Muscle: Principles and Practice, ed 2. FA Davis, Philadelphia, 1989, p241. より）

かし，観察される電位は明白な運動単位電位であり，**自発性電位**は低振幅，形，音によって見分けることができる。

通常の静止筋において活動がないことに対する唯一の例外は，針が終板領域にあるときである。そのような活動は，一定の低振幅の雑音または高い振幅の断続的なスパイクとして現れる。それは，わずかに針を別の場所に移すことによって通常は消える。終板電位は，神経から切り離された筋では亢進している[19]。

▼ 正常な運動単位活動電位

静止筋を観察した後，患者に最小限に筋を収縮させるよう求める（図 9-12）。この弱い随意的な活動は，個々の運動単位を発火させる。これらの運動単位電位は，振幅，持続時間，形，音，周波数について評価する（図 9-13）。これらの 5 つのパラメータは，通常，異常な電位を識別する重要な特徴である。最後に患者に，動員パターンの評価が可能になるように，収縮のレベルを次第に強めるように求める。

運動単位電位は，実際に記録される電極に近い単位のすべての線維からの電位の総和である。電位の振幅は関係している線維の数に影響を受け，持続時間と形は電極からの線維の距離の関数である。そして，より遠い線維は電位の終末の相に影響する。

通常の筋では，同心針電極で記録した 1 つの運動単位活動電位のピーク・ツー・ピーク振幅は，$300\mu V$～$5 mV$ の範囲である。振幅は，主に電極の先端の近くに位置する限られた数の線維によって決定される。したがって，正確にそれらの振幅を決定するために，運動単位は異なる場所から採取しなければならない。

総持続時間（最初に基線から離れ基線に戻るまで）は，通常，3～16 ms まで変動する。持続時間は，個々の筋線維が運動単位の範囲内で発火する同期の程度の関数である。これは，軸索端末と筋線維の長さと伝導速度の影響を受ける。持続時間は，電極に遠い線維で起こっている電気的活動に非常に影響を受ける可能性がある。電位の上昇時間（最初の正のピークから次の負のピークまでの時間）は，電極と収縮している運動単位の間の距離を示すことになる。電極の近くの通常の運動単位の上昇時間は，100～200μs である。遠くの放電は上昇時間がより長く，運動単位特性を評価することに役立たない。

運動単位活動電位の典型的な形は，基線の上下に電位の区分を描いている**相**がある二相性，または三相性

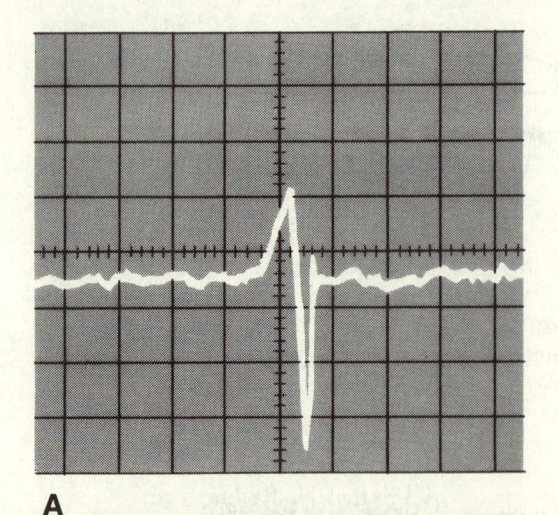

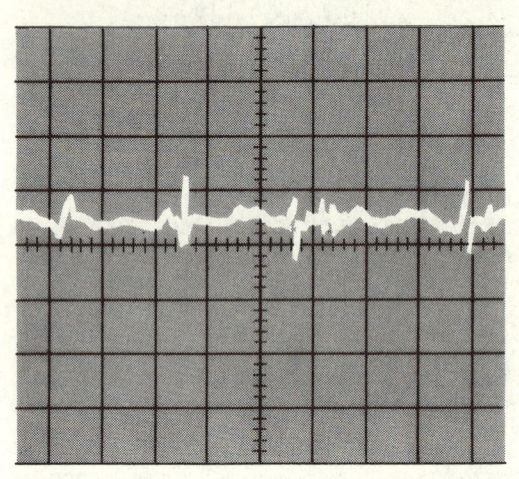

図 9-13　単一運動単位活動電位。筋電図から振幅，持続時間，波形の特徴を評価する。A は正常な二相性電位，B は三相性電位を示す（Yanof, HM: Biomedical Electronics, ed 2. FA Davis, Philadelphia, 1972, p438. より）

従来の評価方法の欠点の 1 つは，1 つの運動単位電位の検査は，弱い随意的な張力の間だけ行われ，本質的に低い閾値のタイプ I の運動単位の解析だけに制限されることである。興味深い方法として，自動定量評価の利用がある。それは，必ずしも基線を横切るというわけではない波形の方向変化の回数を評価することによって干渉パターンを分析するものである[20,21]。これらのデータは，与えられた時間の範囲内で反転の回数と反転と反転の間隔がコンピュータによって処理されて表示される。そのような比率は，通常と病理学的状況の間で変化し，よりよい精度で主要な筋疾病と神経性障害の鑑別診断を可能にしている[22,23]。この方法は，最大活動であって，個々の電位は詳細に描写できないときでさえ，筋電図の検者が運動単位の挙動を観察することを可能にしている。

この理由から，筋電図の検者は，静止筋，そして，最小，中等度および最大収縮の状態での活動と同じように，刺入時活動を調べることができる。針電極は，異なる筋線維と運動単位を計測するために各々の筋の異なる領域と深さに動かされる。針電極の電気的活動をピックアップする領域が小さく，1 つの筋の中で病理学の影響が変化するため，これは必要である。1 つの筋の中で最高 25 の異なる点について，針電極を動かして差し込むことによって調べられる。

▼ 異常電位

●自発性活動●

通常の静止筋は電気的に活動停止しているので，リラックスした状態の間，検出されるどのような活動でも異常であるとみなされる。そのような活動は随意的な筋収縮では発生しないので，自発性であるといわれる。自発性電位は，4 つの種類に分類できる。すなわち，**線維自発電位**，**陽性鋭波**，**線維束性収縮電位**，**反復性放電**，である。

線維自発電位

線維自発電位は，1 つの筋線維の自発性脱分極に起因すると考えられる。この理論は，電位の小振幅と持続時間で裏づけられる。それらは皮膚によって目に見えない。線維自発電位は，末梢神経障害，前角細胞病，神経根疾患，軸索衰退による多発神経障害などのように，典型的に下位運動ニューロン異常を示している。また，それらは筋ジストロフィー，皮膚筋炎，多発筋炎，重症筋無力症などの筋疾患である程度みられる。

線維自発電位は最高で 3 相を有する。それらのスパイクは，振幅は 20〜300 μV 程度であり，平均の持続時間は 2 ms である（**図 9-14**）。それらの音は，調子の高いカチッという音であり，屋根に雨が落ちる音に似ている。線維自発電位は，多くとも 1 秒につき 30

である。通常の筋においては，4 つ以上の相を有する**多相性電位**を観察することは少ない。しかし，多相性電位が筋出力の 10％以上であるときは異常所見である。

正常な運動単位は，強い収縮では 1 秒に 15 回程度まで発火する。識別できる音は，明瞭ではっきりしたドシンという音である。徐々に収縮力を増やすと，筋電図の検者は筋の動員パターンを観察することができる。より大きい力を出すと，高頻度で発火する運動単位の数が増加し，個々の電位が加算されてもはや波形を認識できなくなり，**干渉パターン**が観察されるようになる（**図 9-12** 参照）。これは，強い収縮による通常の所見である。干渉パターンの最も高い振幅は，一般的に 2〜5 mV 程度である。

回程度の頻度で記録される。

陽性鋭波

陽性鋭波は静止している脱神経した筋で観察され，通常は，線維自発電位と同時に起こる。主要な筋疾患，特に筋ジストロフィーと多発筋炎で報告されている。波形は，一般的に，鋭い最初の正の偏向（基線の下から）とそれに続く遅い負の相からなる二相性である（図 9-14 参照）。負の相は，正の相より非常に低い振幅でより長い持続時間（100 ms 程度まで）である。ピーク・ツー・ピーク振幅は 1 mV 程度になる。放電頻度は，2～100 Hz 程度である。音は，鈍いドサッという音である。誘導電極の先端が脱分極した筋膜と接触すると，陽性鋭波が現れる[24]。

線維自発電位と陽性鋭波は，主に下位運動ニューロンの障害で生じるが，上位運動ニューロン障害にともなって存在することを示す証拠がある[25]。研究者たちは，脊髄損傷患者において両方のタイプの電位を観察して，その発生を，高位中枢から前角細胞までのなんらかの栄養不足の結果と考えた。中枢が関与する脱神経活動の発生は，α運動ニューロンの横断シナプス退化の仮定を裏づけている。Berman は，脊髄損傷が損傷部位から尾部方向の領域に運動軸索欠損を引き起こす場合があることを示唆した[26]。この解釈は，リハビリテーション方法の計画において意味があるかもしれない。Speilholz[27]は，これらの事実はまた，筋疾患における線維自発電位と陽性鋭波の所見を説明し，これらの電位の存在は筋疾患もニューロンに影響を及ぼすことを示すと仮定した。同様の仮説は，脳血管の損傷を負った患者における自発的な電位の所見を説明するために定式化された[28,29]。

研究者たちは，健康な被験者の通常の筋（主に足[30]の筋）に自発性電位を認めた。彼らは，軸索損傷，節性脱髄，および側枝発芽などの病理学的変化は，加齢や足の物理的損傷にともなうことを示唆した。彼らの発見は，筋電図と他の評価パターンの解釈が，病理学の正確な評価のために必要であるという臨床的に重要な意味を有する。

線維束性収縮電位

線維束性収縮電位は，前角細胞の刺激か衰退，神経根の圧縮，筋スパズムや痙攣にみられる自発電位である。それらは，多くの筋線維またはすべての運動単位の非自発的な非同期収縮であると思われる。その原因は明らかではないが，筋線維の収縮を引き起こして自発電位が脊椎か末梢神経の経路に沿ってどこでも生ずるという証拠がある[31]。

線維束性収縮は，小さい痙攣として皮膚を通してしばしば目視できる。しかし，それは健常者でもみられ[32]，特に下腿三頭筋，目，手，および足[33]でみられるので，決定的な異常所見ではない。他の異常因子（例えば，線維自発電位と陽性鋭波）とともに確認できる場合は，線維束性収縮は病状を示す情報である。これらの電位の振幅と持続時間は，運動単位電位と同様である（図 9-15）。それは，二相性，三相性，または多相性である。発火頻度は，通常不規則であるが，高くとも 50 Hz 程度である。またそれらの音は，低音域のドシン

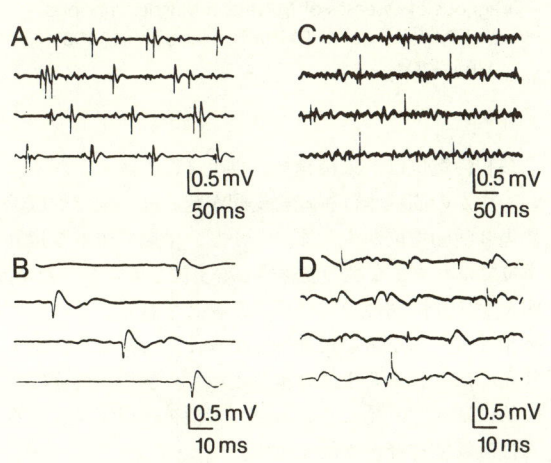

図 9-14 筋萎縮性側索硬化症の 68 歳女性の前脛骨筋から記録した自発性活動。陽性鋭波（A, B）は鋭い陽性の相で一貫した波形を持ち，次に長持続性で低振幅の陰性が続く。線維自発電位（C, D）は低振幅の二相棘電位である（Kimura, J: Electrodiagnosis of Diseases of Nerve and Muscle: Principles and Practice, ed 2. FA Davis, Philadelphia, 1989, p256. より）

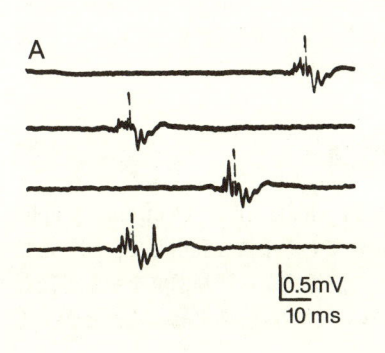

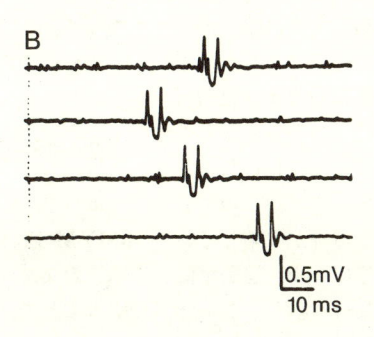

図 9-15 2 人の多発神経障害患者の前脛骨筋から記録した線維束性収縮電位。A は長持続性で多相性電位であり，B は 2 峰性複合放電で二重放電を示している。線維束性収縮電位は，ここに示したように常に異常な波形とは限らない。しかも，随意賦活による運動単位電位の波形と区別ができない（Kimura, J: Electrodiagnosis of Diseases of Nerve and Muscle: Principles and Practice, ed 2. FA Davis, Philadelphia, 1989, p260. より）

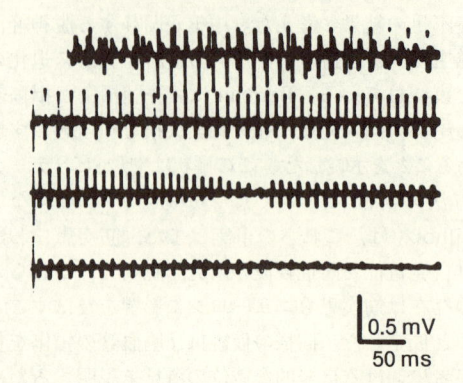

図9-16 筋緊張性ジストロフィーの39歳男性の右前脛骨筋から記録した反復性放電。放電の漸増・漸減現象が確認される（Kimura, J: Electrodiagnosis of Diseases of Nerve and Muscle: Principles and Practice, ed 2. FA Davis, Philadelphia, 1989, p254. より）

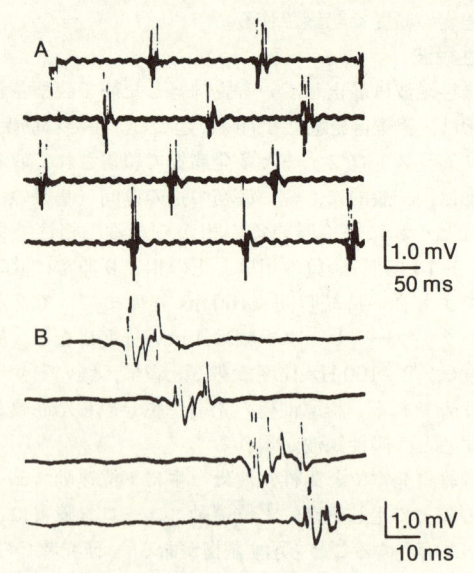

図9-17 筋萎縮性側索硬化症の52歳男性の前脛骨筋から記録した多相性運動単位電位。Aは速く、Bはゆっくりと流したときの記録である（Kimura, J: Electrodiagnosis of Diseases of Nerve and Muscle: Principles and Practice, ed 2. FA Davis, Philadelphia, 1989, p265. より）

という音である。

反復性放電

反復性放電（異常高頻度放電とも呼ばれる）は、筋障害の前角細胞と末梢神経の損傷において確認できる。放電は、いろいろな形式（図9-16）の集中した電位列で特徴づけられる。この放電と他の自発性電位を区別する特徴は、その頻度である。そして範囲は、通常5〜100 Hzである。振幅は50 μV〜1 mVであり、持続時間は長くとも100 msである。振幅が増加し減少する漸増-漸減様の反復性放電は筋緊張症によくみられ、その音は急降下する爆撃機のようである。高頻度放電は、おそらく、不安定な筋線維の中での針電極の動きや意識的な活動によって引き起こされるのであろう。

●異常随意電位

多相性の電位は一般に異常であると思われるが、それらは安静時ではなく、随意収縮により誘発される。それは、筋疾患と末梢神経関与の典型である。一次性の筋疾患において、この電位は、一般に正常運動単位より小さい振幅で、より短い持続時間である。病状によって個々の運動単位の中の活動中の筋線維の数が減少するため、これらの多相変化が起こる。運動単位全体が随意収縮時に発火するが、活動電位の振幅と持続時間に影響するのは、ほんの一部の線維である。多相性の形状は、運動単位の中の筋線維のわずかな収縮運動のずれの結果である。この現象は、おそらく個々の線維に達している軸索終端の分岐の長さの相違によるだろう。時間差が非常にわずかであるので、この影響は通常みられない。しかし、一部の線維が収縮していないとき、これらの相違はより明瞭になり、運動単位活動電位の分断として表れる（図9-17）。

多相性電位は、末梢神経の再生後にも認められる。いくつかの筋線維は神経再支配が起こり、随意的収縮により活動電位が生じる。しかし、早期の未熟な運動単位ではわずかな数の筋線維しか支配していないので、明らかに非同期性の脱分極の影響とされる。これらの多相性電位は正常な運動単位より振幅と持続時間がより短く、これを新生運動単位という。多相性電位は一般的には異常所見とされるが、末梢神経損傷における陽性徴候で神経再支配を示す。

神経障害を併発（例えば、前角細胞疾患）する場合では、脱神経された運動単位の線維に軸索の側枝発芽が起こることによって、無損傷の運動単位が肥大化し、**巨大運動単位**を形成する。これらの新芽の直径は小さく伝導速度は遅いので、記録された電位にばらつきが生じ、それは振幅と持続時間を増やして、多相性の波形ができる。これらの電位は、ポリオ後症候群においてしばしばみられる[34〜36]。この状況が多発する場合には、干渉波形の振幅は増大する。

単一線維筋電図

単一線維筋電図 single fiber electromyography（SFEMG）と呼ばれている手法を利用して、同じ運動単位のなかの個々の筋線維から活動電位を細胞外記録することで、筋のいくつかの特性を調べることができ

る。この手法は，重症筋無力症患者の終板領域における神経筋伝達の研究のために開発されたが，筋障害，筋無力症候群，運動ニューロン疾患の患者に対して筋電図はルーチン化した検査手技になった[37]。

単一線維筋電図には，鋼のカニューレを通して刺入する小さい電極（直径 25μm）を使用する。わずかな随意収縮時に，単一の部位から記録する。単一の線維からの連続的な放電が計測可能であるので，時間を正確に測定した電位を記録することができる。神経筋伝達を評価するために，運動単位の 2 本の線維から記録できるように電極を配置する。2 つの放電の間で遅れを測定できるように，トリガーはこれらの電位のトレースを制御するために利用する。この遅れはジッターと呼ばれて，神経筋接合部を伝達する時間の変化を示す。正常な筋収縮では，ジッターの平均値は 5〜60μs である。重症筋無力症患者では，ジッターは平常であったり増加したりする。同様に，若干の軸索の断続的なインパルス遮断が起こることがある[37]。

単一線維筋電図はまた，単一の筋線維電位のスパイクの数を数えることによって，線維密度に関係がある筋の形態学的な変化を評価することができる。筋障害または再神経支配のように，運動単位の組織変化が発生している場合，線維密度は正常より高くなる。

▼ マクロ筋電図

マクロ筋電図と呼ばれているもう 1 つの手法は，運動単位の全体的な状態を評価するために利用できる。改良した単一線維筋電図電極を利用して，1 つの運動単位からできるだけ多くの線維の記録を行う。1 チャネルは針カニューレから，もう 1 チャネルは針先とカニューレの間の電位の差分として，2 チャネルの筋電図を記録する。期間内の記録と加算平均法を利用して得られるピーク間振幅とマクロ筋電信号の領域は，1 つの運動単位の中の筋線維の数と大きさを反映する。

正常な筋では，マクロ筋電図での運動単位電位は，運動単位ごとに形が異なる[38]。筋障害では，マクロ筋電位は減少する。ポリオ後症候群患者の研究では，運動単位のサイズが正常の 20 倍以上という劇的な増加を示している[35,39]。

神経伝導検査

Hodes ら[40]は，1948 年に尺骨神経の伝導速度を計算する手法を初めて開発した。Dawson と Scott[41]は翌年，手首の皮膚を通して尺側正中神経から，神経電位を記録するという手法に改良した。この筋電図手法は，それ以来，併発部位を局所化するだけでなく，末梢神経の異常と障害を評価するための価値ある手段となった。

神経伝導速度検査は，運動または感覚神経でインパルスを発生させるための直接刺激から始まる。**伝導時間**は，運動神経によって刺激される筋，または感覚神経自体から**誘発電位**を記録することによって測られる。神経伝導速度検査は，2 つの異なる点で皮膚から表在性の末梢神経を刺激することが可能であれば実施することができる。尺骨神経，正中神経，腓骨神経，そして後脛骨神経では一般的に行われ，橈骨神経，大腿神経，坐骨神経ではあまり行われない。神経伝導速度検査を実行するための完全なガイドラインは，総説文献[42,43]で参照できる。

測定装置

筋電図が運動単位の自発的または随意的な電位を記録するのに対して，神経伝導測定は，末梢神経の直接の電気刺激によって生じる誘発電位を必要とする。したがって，測定装置はすでに記述された筋電計のすべての構成要素（図 9-18）に加えて，刺激装置が必要である。

刺激電極は，一般的にプラスチックで覆われているケーブルを陰極（−）と陽極（＋）の二股に分岐した複極式電極である（図 9-19）。単一の陰性刺激電極は，不感電極とともに利用する。神経を刺激するためには，針電極を利用する。刺激は，パルス波発生装置によってつくられ，一般的なパルス波は，持続時間 0.1 ms，周波数 1〜20PPS（pulse per second，毎秒のパルス数）である。必要な刺激強度は，神経や個々の患者によって変化し，通常電圧では 100〜300 V，電流では 5〜40 mA である[19]。興奮性が低下する病気にかかった神経では，500 V または 75 mA が必要となることもある。これらの強度は，大部分の患者にとって安全であると思われる。しかし心臓ペースメーカーを装着している場合は，接地には十分注意し，刺激はペースメーカーから十分な距離をおかなければならない[44]。心臓カテーテルまたは中心静脈圧線が体内にある場合，電流が直接心臓組織に達するかもしれないので，神経伝導検査は禁忌である。

トリガー機構は記録システムに取り込まれているので，オシロスコープの掃引は刺激装置によって開始する。このことは刺激が与えられるときに掃引が開始することを意味するので，連続した刺激によってスクリーンの上に刺激によるアーチファクトが生じる。これにより，刺激開始から反応まで時間を測定することができる。掃引は，刺激装置が出力する各パルスに対し，スクリーンを横切る 1 本の基線をつくる。

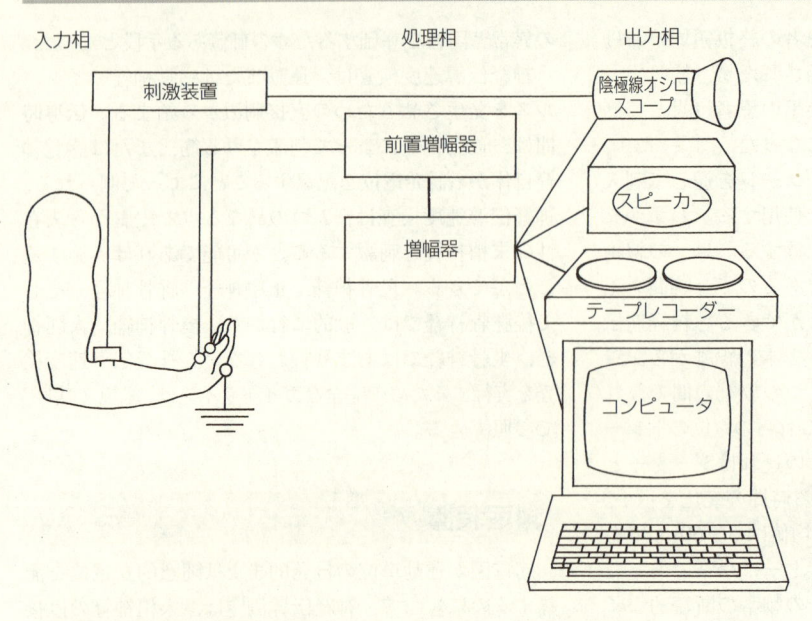

図9-18 刺激を加えることによる神経伝導速度を記録するシステム。刺激装置と陰極線オシロスコープとの連結に留意する。これはトリガー機構である

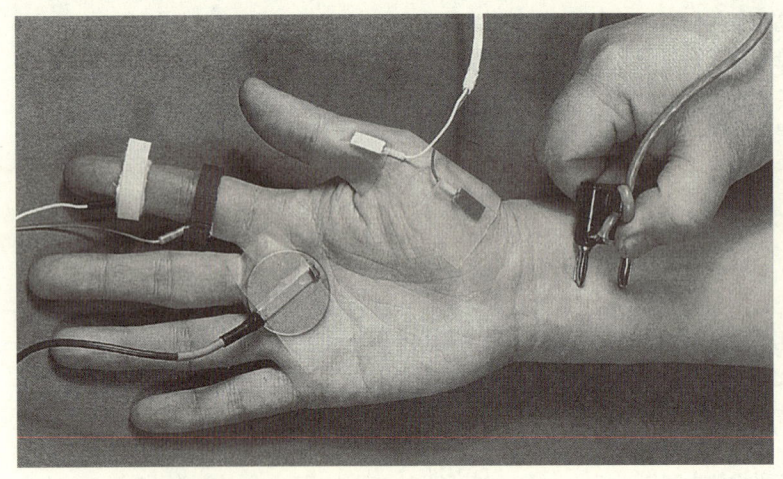

図9-19 正中神経における運動と感覚の伝導速度の検査。運動神経速度においては，記録電極を短母指外転筋の筋腹に置く。そして感覚神経においては，環状電極を第2指の近位と遠位指節間関節に置く。アース電極は刺激と記録電極との間に置く。神経速度は手関節部と肘部とを刺激し，運動神経の潜時を得る。感覚神経は手関節部の刺激だけで潜時を得ることができる (Kimura, J: Electrodiagnosis of Diseases of Nerve and Muscle: Principles and Practice, ed 2. FA Davis, Philadelphia, 1989, p106. より)

運動神経伝導速度

▼ 刺激と記録

　末梢神経から直接電位を記録することは，単に感覚神経または運動神経線維からの測定では不可能である。したがって，混合神経の運動神経の軸索によって伝導される電位を分離するために，神経によって刺激される遠位の筋からの誘発電位を記録する。神経への刺激は感覚神経と運動神経にインパルスを発生させるが，運動神経の線維だけが筋の収縮に影響する。検査筋は，尺骨神経では小指外転筋，正中神経では短母指外転筋，腓骨神経では短指伸筋，後脛骨神経では母指外転筋または小指外転筋である。

　検査筋から誘発電位を記録するために小さい表面電極を利用するが，反応が非常に弱いときは針電極を利用する場合もある。導出電極（ときにピックアップ電極と呼ばれる）は，検査筋の筋腹に置く。この電極の正確な場所は，検査の正確さにとって重要であり，軽い負荷時に筋腹を触診しなければならない。第二の電極（基準電極）は，関電極より遠位で腱にテープで貼りつける。電極を使用する前に，皮膚抵抗を減らすために皮膚をアルコールできれいにしなければならない。接地電極は電極と刺激部位の間の電気的に中立の部位に置くが，通常，手または足の背部，あるいは手首または足首である。

　例として，正中神経の運動神経伝導速度検査手法について述べる。手法は，基本的には，刺激の部位と電極の配置を除くすべての神経で同じである。導出電極は検査筋である短母指外転筋の筋腹にテープで貼りつ

第9章 筋電図と神経伝導速度検査

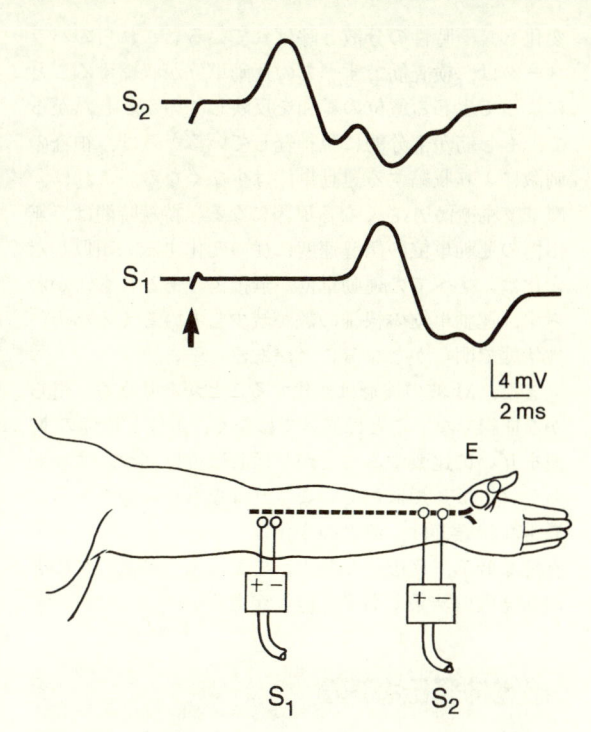

図9-20 記録電極（E）を母指球上に置く正中神経伝導速度の検査。M波は手首（S₂）と肘部（S₁）での刺激後に記録される。肘部から手首への神経伝導速度は末梢（S₂）と中枢（S₁）側からの潜時差として決定される。潜時は刺激点（矢印）からM波の発生点までを測定される。運動神経伝導速度は伝導時間に対する2点間の距離によって計算される

ける。そして，基準電極は中手指節関節の遠位の腱の上にテープで貼りつける。刺激電極は，手首の手掌表面の遠位の皺のちょうど近位正中神経上に設置する。**陰極**は記録電極に向かって直線的である（**図9-19参照**）。陰極は刺激電極（通常黒）で，**陽極**は不関電極（通常赤）である。筋が脱分極するように刺激する（順行性伝導）ため，陰極を導出電極方向に向かわせることが重要である。

刺激が発生したとき，**刺激アーチファクト**はスクリーン上の左に現れる。確実な測定を行えるように，トリガー機構が制御するので，刺激アーチファクトは常にスクリーン上の同じ点に現れる。このスパイクは，単に機械的で，少しの筋活動も示さない（**図9-20**）。

刺激強度は低く始めて，誘発電位が明らかに観察されるまで徐々に強める。刺激電極が神経の上に適切に置かれると，刺激点より遠位のすべての筋が収縮し，患者は自分の手が「飛び上がっている」のをみて感じることができる。誘発反応がもはや大きくならなくなるまで，刺激強度を強める。そして，強度は刺激が最大上であることを確認するために，さらに約25%増大する。すべての運動神経線維の閾値に達するのに十分

な強度でなければならないので，最大上刺激は必要である。また，刺激がすべての運動神経の軸索に到達するように，陰極が神経幹の上に適切に置かれることは必須である。

筋電図のように，**オシロスコープ**上でみられる電位は，導出電極によって得られる電気的活動を示す。信号は，導出電極と基準電極の間の電位差を示す。最大上刺激が手首で正中神経に加えられると，すべての神経軸索が脱分極しインパルスを伝導する。そして，運動終板を通って信号を送り，筋線維の脱分極が始まる。この期間中，活動が電極の下で起こっていないので，2つの導出電極は電位差分を記録しない。筋線維が脱分極し始めると，電位は体積伝導体を通して電極に送られ，その変化はオシロスコープ上でみられる。これが，**M波**と呼ばれている誘発電位である（**図9-20**）。M波は，神経幹の刺激に応答する筋のすべての運動単位の活動の総和を示す。したがって，この電位の振幅は，収縮している運動単位によって生じる電圧の総和の関数である。M波の初期の振れは，基線より上の負の方向である。

運動神経伝導速度検査は，Erbの点や腋窩など（**図9-20参照**）多くの近位点で刺激することによって神経幹の多くの近位分節の上で実行することができるが，これらの領域ではあまり検査されない。

▼ 神経伝導速度の計算

M波が基線から離れる点は，最初の神経インパルスが伝わってから電極の下の筋線維が脱分極するまでの経過時間を示す。これは，反応**潜時**と呼ばれている。潜時は，刺激のアーチファクトからM波の始まりまでをmsの単位で測定する。この時間は，神経筋接合部の伝播と筋活動電位の発生など純粋な神経伝導以外の現象を含むので，この時間だけでは神経伝導の有効な測定とはならない。神経の遠位の分節と末端の分岐は，主な軸索より非常に遅い速度で伝導する証拠がある[45]。したがって，測定が神経幹内で伝導の速度だけを反映するように，これらの外来の因子は運動神経伝導速度の計算から除外しなければならない。

これらの末梢の変数の影響を取り除くためには，より近位の第2の点で神経を刺激する。これは，遠位の刺激と類似した反応が生じる（**図9-20参照**）。刺激アーチファクトはスクリーン上の同じ点に現れるが，筋にインパルスが到達するまでにかかる時間は明らかにより長くなるので，M波は異なる場所から始まる。**近位潜時**から**遠位潜時**を引くことにより，刺激の2つの点の間での神経幹分節伝導時間が求まる。**伝導速度 conduction velocity（CV）**は，陰極刺激を行った2つの点を表面に沿って正確に測った距離を，2つの潜時の

差で割る（速度＝距離/時間）ことにより求められる。

$$伝導速度 = \frac{伝導距離}{近位潜時 - 遠位潜時}$$

通常，距離は cm，潜時は ms 単位で正確に測っているが，伝導速度は m/s の単位で表現する。したがって，これらの単位は計算のときに変換しなければならない。

図 9-20 に示す検査の運動神経伝導速度を計算するためには，刺激アーチファクトから初めの M 波の振れまでの時間を換算表または掃引速度によって求め，近位と遠位の潜時を測る。伝導時間は，これらの潜時の引き算をすることで求める。**伝導距離**は，刺激した 2 点間で神経の長さを測ることによって決める。以下はその例である。

- 近位潜時：7 ms
- 遠位潜時：2 ms
- 伝導距離：30 cm

$$CV = \frac{30 \text{ cm}}{(7 \text{ ms} - 2 \text{ ms})} = \frac{30 \text{ cm}}{5 \text{ ms}} = 60 \text{ m/s}$$

運動神経伝導速度の解釈は正常値に関して行われる。それは通常，平均値，標準偏差および範囲として示される。基準は，異なる研究施設で多くの研究者によって決められた。それにもかかわらず，平均値はかなり一致している。上肢の運動神経伝導速度は 45～70 m/s とかなり広範囲の結果が報告されているが，正常値の平均はおよそ 60 m/s である。下肢の場合，平均値は約 50 m/s である。また，M 波の遠位潜時と通常の平均振幅は一覧表に記載があるが，手法，電極の準備，機器，患者の体型がこれらの値に影響を及ぼすことがあるので，注意して見なければならない。読者は，正常値のより完全な一覧表については総合的文献を参照されたい[42,43]。

計算した伝導速度は，実際には神経で最も速い軸索の速度を反映したものであることに注意することが重要である。おそらく，すべての軸索は同時に刺激され同時に発火しているが，それらの伝導速度は大きさによって異なる。すべての運動単位が同時に収縮するのではなく，いくつかの運動単位は他よりも後から神経インパルスを受ける。したがって初めの M 波の振れは，最も速い伝導速度の運動単位の収縮を示す。M 波の曲がった形は，インパルスが遅れて到着している遅い軸索の運動単位を反映している。

M 波は，神経または筋の健全性についても有益な情報を提供する。したがって，以下の 3 つのパラメータを調べなければならない。すなわち，振幅，波形，持続時間である。これらにおいて起こっているいかなる変化も，一時性の分散と呼ばれている。これらのパラメータは，検査筋ですべての運動単位が収縮することによって生じる電位の総和を反映している。したがって，もし筋が部分的に脱神経しているならば，神経の刺激により収縮する運動単位は少なくなる。これは，M 波の振幅が小さくなる原因になる。持続時間は，無損傷の運動単位の伝導速度に従い変化する。類似した変化は，すべての運動単位が無損傷であるにもかかわらず，運動単位の線維の数が減少しているミオパチー性状態で明らかとなることがある。

また，M 波の波形は変化することがありうる。滑らかな曲線でないことは異常ではなく，近位と遠位の M 波を互いに比較することがしばしば役に立つ。すなわちそれらは，類似していなければならないのである。異常な状態では，波形の変化は，一部の軸索の伝導の有意な低下，反復的な発火，または単一刺激の後の非同期発火の結果である可能性がある。

感覚神経伝導速度

感覚ニューロンは運動ニューロンと同じ生理学的な特性を示すので，神経伝導速度は類似した手段で正確に測ることができる。しかし，感覚軸索と運動軸索との間に差異があるので，少し異なった手法が求められる。感覚線維の**順行伝導**（生理学的な方向）または**逆方向性伝導**（正常伝導の反対側に）を利用して検査するが，順行測定が一般的である。運動軸索が筋収縮の記録によって調べられるのと同じ理由から，感覚軸索では，指の感覚神経を刺激し記録する。この際，記録された電位から運動軸索の活動を除去しなければならない。

▼ 刺激と記録

運動神経伝導速度検査のために利用する刺激電極は感覚神経伝導速度検査にも利用することができ，それは，神経によって刺激される近位・遠位指節間関節の周りに置かれる環状電極によって，刺激される（図 9-19 参照）。導出電極は，表面または針電極である。表面電極は神経幹の上の皮膚表面に置く。関電極は遠位に置き，接地電極は，通常，刺激電極と記録電極の間に置く。

逆方向性伝導を測るには，電極の位置を逆にする。電極の位置が同じであれば，潜時は本質的に両方向とも同じでなければならない。指先の順行刺激は，神経幹の刺激より不快に感じる。

正中神経と尺骨神経の感覚電位は，手首と肘で記録することができる。正中神経と尺骨神経とを区別することは，不確かで難しいが，尺骨神経は腋窩でも測

第9章 筋電図と神経伝導速度検査

図9-21 正中神経における感覚神経伝導速度。刺激部位は，腋窩（A），肘部（B），手首（C），手のひら（D）である。手指の電位は第2指の環状電極を使用し逆行性に記録される。矢印は刺激点を示す（Kimura, J: Electrodiagnosis of Diseases of Nerve and Muscle: Principles and Practice, ed 2. FA Davis, Philadelphia, 1989, p105. より）

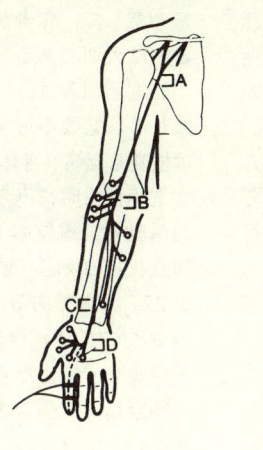

ことができる。下肢では，足指を刺激して，脛骨神経と坐骨神経に沿っていろいろな部位で感覚電位を記録することができる。主な神経幹の経路は，電気刺激と運動反応の観察によって決めることができる。

▼ 感覚神経伝導速度の計算

感覚検査でみられる基線は不規則であるため，潜時は通常，刺激アーチファクトから初めの振れまでではなく誘発電位のピークまでを測る（図9-21）。感覚検査は，運動検査より非常に大きい増幅器感度を必要とするので，基線はより不規則になり，より多くの雑音が記録に干渉することになる。感覚神経伝導速度は運動神経伝導速度と同じ方法（距離を潜時の差で割る）で求められるにもかかわらず，末端の分岐が制限とならないので，潜時は満足できる測定結果を得ることができるのである。したがって，潜時は基本的に感覚神経伝導活動だけを示す。

通常の感覚神経伝導速度は，45〜75 m/s 程度である。表面電極で正確に測った振幅は 10〜60 μV 程度であり，持続時間は 2 ms 未満である。感覚神経の誘発電位は普通鋭く，M波のように丸くなっていない。感覚神経の直径がより大きいため，感覚神経伝導速度が運動神経伝導速度よりわずかに速い[46]。

H反射

H反射（Hoffmann[47]にちなんで命名）は，神経根障害や末梢神経疾患の診断に役立つ検査である。最も一般的な適用は，S1神経根の感覚と運動単シナプス経路の完全性を検査する場合や，C6およびC7のより小さい範囲に対してである[48]。最大下刺激が膝窩で脛骨神経に加えられ，運動反応はヒラメ筋の内側部から記録される。活動電位は，前角のα運動ニューロンへシナプスを形成するIa求心性ニューロンに沿って脊髄の方

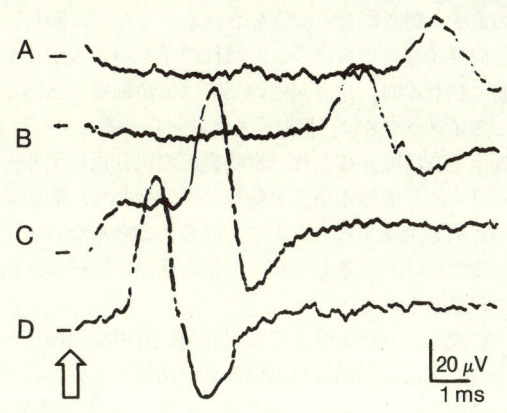

向に伝わる。それにともなう運動ニューロンの活性化は，末梢方向にインパルスが伝わり，対応する筋に至って，筋収縮が起こる。刺激により運動ニューロンと感覚ニューロンが混合した中を遠位および近位方向にインパルスが伝わることから，この反応の潜時は，感覚および運動線維の完全性の尺度である。

H反射の初めの段階は，Ia線維に沿った求心性の電弧であるので，反応は筋紡錘の存在に関係がある。遅い単収縮線維を持つ筋は，豊富に筋紡錘を含んでいるので，最もよくH反射を示す。したがって，主に遅い単収縮線維からなるヒラメ筋は，最も頻繁に利用される。SabbahiとKhalil[49]は，正中神経を検査するために橈側手根屈筋でH反射を示した。

H反射応答潜時は，年齢と脚長の関数で，以下の関係になる。

H反射潜時＝
0.46（脚長〈cm〉）＋9.14＋0.1（年齢〈歳〉）

通常の応答は，この計算された潜時の±5.5 ms 以内に入る。平均応答は 29.8 ms（±2.74 ms）である[50]。遅い潜時は，しばしば椎間板ヘルニアまたは衝撃症候群などによる，異常な後根機能を示す。これは中枢に波及するため，末梢の運動および感覚神経伝導速度は影響を受けない。この潜時はまた，筋電図除神経電位が明確にするよりも早く，神経根圧迫を識別する。H反射の潜時は固定した刺激パラメータを利用して誘発されるので，刺激ごとに安定した反応が得られる。潜時は，運動ニューロンプールの興奮性を反映して，促通と抑制の手法の影響を受けることがあり，反応は大きく変化する[51]。

F波

F波は，1950年にMagladaryとMcDougalによっ

て最初に記述された[52]。それは遠位の部位で末梢神経の最大上刺激によって誘発される。そして，順行と逆方向性インパルスに至る。順行のインパルスが遠位の筋に伝わる間，逆方向性の反応は前角細胞に伝わる。このインパルスは，反射すると考えられる。すなわち，軸索小丘は脱分極され，樹状突起の脱分極に至り，それはもう一度軸索小丘を順番に脱分極して，筋に順行の斉射を生成する。シナプスは必要とされないので，F波は反射とは考えられず，単に運動ニューロン伝導の尺度とされる。

F波は，神経伝導と筋電図計測に有用な補助技術であり，大部分の軸索の近位部分が関係している状態の診断で最も役に立つ。例えば，ギラン-バレー症候群，胸郭出口症候群，腕神経叢外傷や複数の神経根での神経根障害などに対してである[42]。α運動ニューロン興奮性の計測として，F反応は，痙縮の薬理学的研究で利用できる[53,54]。

F波の潜時は，通常，上肢では約30秒，下肢では60秒未満である。この時間は，運動神経伝導速度の一部として誘発されるM波を含んでいる。F反応では，運動ニューロンのごく一部だけが実際に反応している[55]。それは矛盾している反応であるので，少なくとも10回の連続した検査に基づいて計算しなければならない。

年齢と温度の影響

年齢と温度は，伝導速度に変化を起こしうる最も影響力の大きい因子である。神経伝導は，乳児，幼児および高齢者においてかなり遅くなる。生まれたときの運動神経伝導速度は健常成人のおよそ1/2であり，そして，5歳で成人の速度に到達するまで徐々に増加する[56]。運動と感覚の伝導速度は，35歳以降わずかに低下し，70歳以上になると著しい差が観測されている[57,58]。

温度が低くなると，運動と感覚の伝導速度は低下する。筋内温度が1℃低下すると，伝導速度は2～2.4 ms変化する。手足温度を安定させるために，冷たい手足を検査の前に暖めることが望ましい。

臨床筋電図検査結果報告

確実に効果的な筋電図検査を行うためには，神経筋の解剖や病理はもちろん，生体医工学機器に関する広範囲な経験や専門知識も求められる。ここに示す資料は簡単なものではあるが，筋電図報告の情報を利用することと，そのデータを，予後，目標設定，治療計画などに関連のある患者管理に利用することについての十分な予備知識を読者に与えるものである。このこと

を考慮して，報告がどのように提出されるかを検討するのは大切である。

筋電図報告は，一般的に患者カルテまたは病歴に含まれる。必要不可欠なデータは，①指定された筋または検査した筋（身体側とこれらの筋の神経支配を含む），②電極挿入時にみられた反応，③静止時の反応（自発的活動性，電位のタイプまたは電気的休止状態），④随意収縮の反応（運動単位電位と運動単位の参加）（図9-22）などである。提供されるデータは，前述の電位の5つのパラメータ，振幅，持続時間，形，音，頻度を含まなくてはならない。

神経伝導計測の報告は以下の項目を含まなければならない。すなわち，①記録電極と刺激電極の場所，②計算した速度（単位はm/s），③遠位潜時および記録電極と刺激電極の距離，④M波または感覚誘発電位の振幅と持続時間（図9-23）である。データとともに，印象または所見などのコメントをつけなければならない。

ここで，診断は単に筋電図データだけに基づいて行われないと強調することは，たいへん重要である。患者に行われる他の適切な検査手法もすべて，患者の疾患の状態を徹底的に示すために用いられる。それには，徒手筋力テスト，感覚検査，関節可動域検査，疼痛検査，その他の理学療法検査ばかりではなく，病歴と生化学検査も含まれる。電気診断所見は，しばしば臨床所見を支持する客観的な証拠を提供する。

筋電図検査の臨床面のかかわり

ここでは，神経原性または筋原性の疾患による典型的所見を述べる。以下の議論は，筋電図と神経伝導速度検査の結果，およびそれによる評価や治療計画が有意な典型的な疾患に重点をおく。

末梢神経の疾患

電気生理学的所見は，通常，神経障害併発患者の臨床徴候と関連がある。感覚と運動徴候，神経伝導変化の相対的始まりに関して，神経障害のタイプによって若干の差が存在する。通常，軸索損傷が原因である場合だけ筋電図所見は有意である。運動神経より先に影響を受けている感覚神経では，電気生理学的変化が臨床症状の前によくみられる。この場合，筋電図は注目されず，感覚神経伝導速度検査が最も役に立つ情報を提供するようになる。臨床医は，そのような情報が現在の状態に続く進行または緩和に有用であることをみいだすだろう。

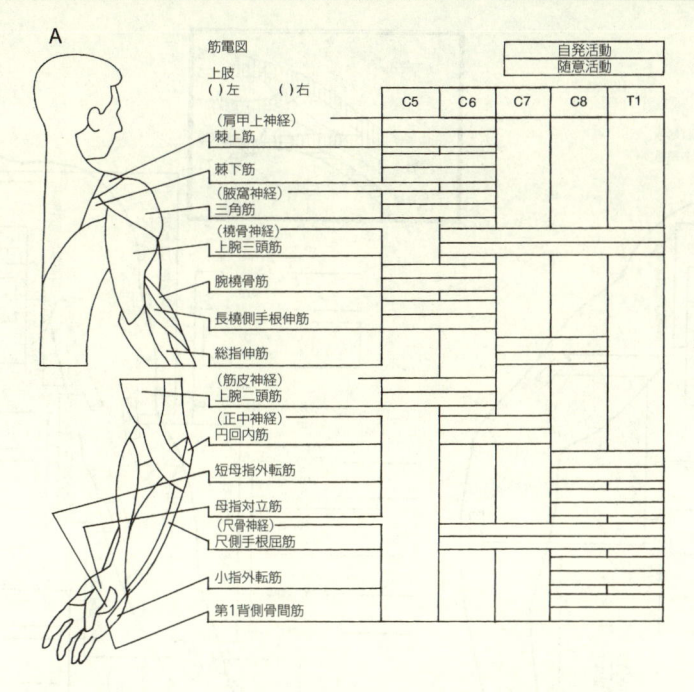

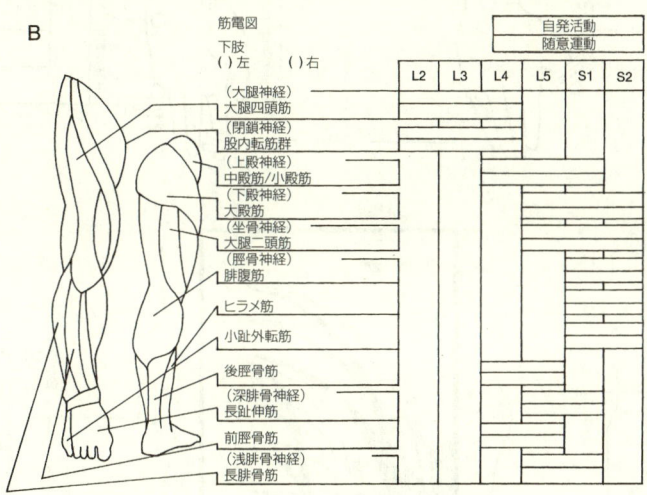

図 9-22　筋電図の報告例。図は関係する部位と末梢神経について，一般的な上下肢の筋で検査される神経支配を示す。それぞれの筋において，自発的あるいは随意的活動を記録することが可能である（Brumback, RA, et al: Pictorial report form for needle electromyography. Phys Ther 63: 224, 1983. より）

▼ 末梢神経障害

　末梢神経の障害は，ニューラプラキシー，軸索断裂および神経断裂の3つのカテゴリーに分類される。それらは，外傷的傷害あるいは絞扼によるものである。そのような障害は，すべての筋の遠位が障害を受け虚弱や萎縮を引き起こす。感覚所見はしばしば最初に起こるが，障害の部位を局所化する運動欠損ほど明瞭ではない。筋電図データはそのような症例の鑑別と予後を推定する一助となる。

●ニューラプラキシー●

　ニューラプラキシーは，神経を局所で遮断するか伝導を遅くする，局所的な遮断にかかわる。通常，遮断部の上下の伝導は正常である。圧迫障害（ベル麻痺〈顔面神経〉，土曜の夜麻痺〈らせん状の橈骨神経溝での圧迫〉，腓骨頭の腓骨神経への圧迫，手根管症候群〈正中神経の絞扼〉など）は，ニューラプラキシー障

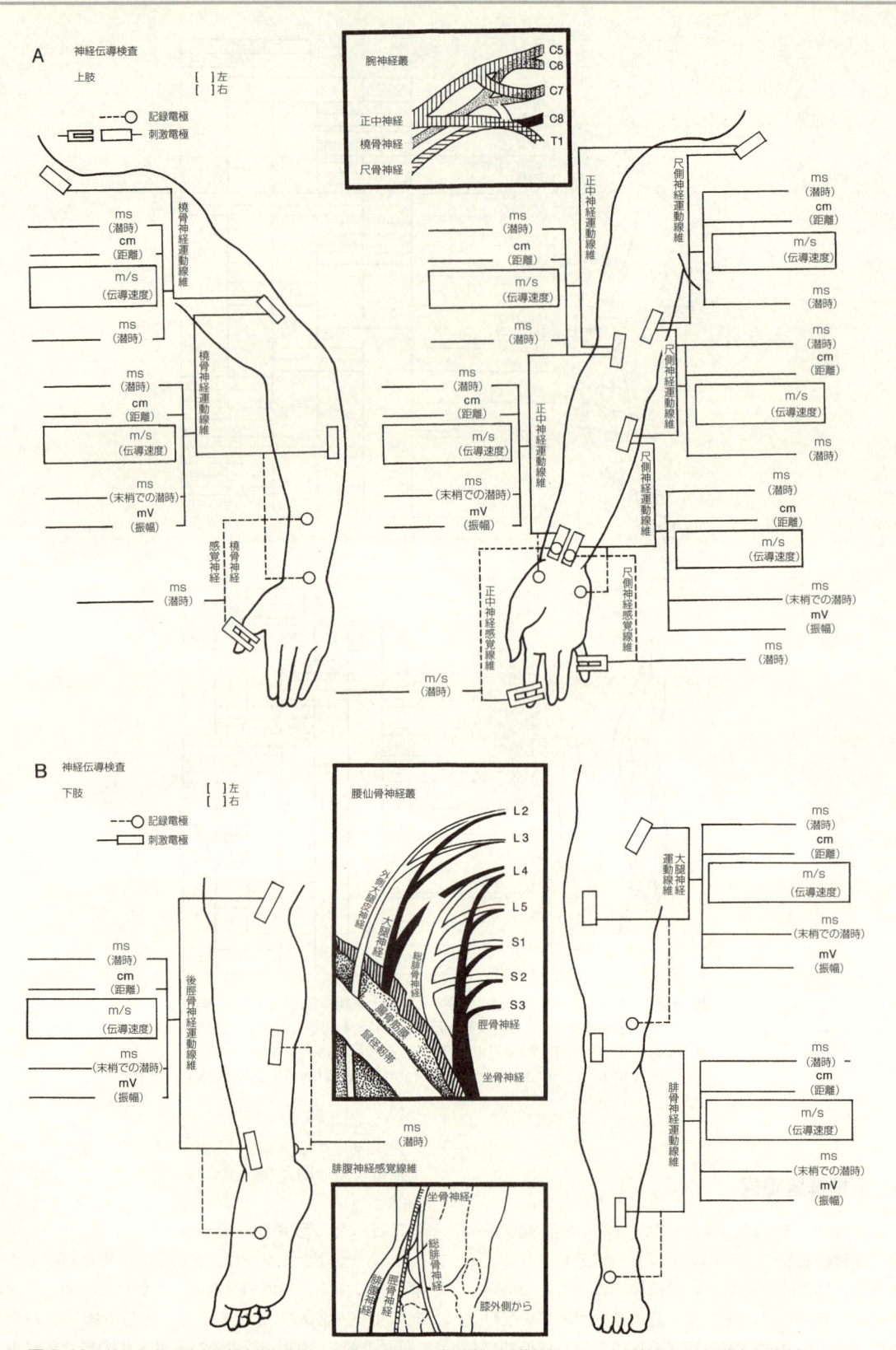

図 9-23　神経伝導に関する報告例。判読に従い，潜時，電極距離，電位振幅，そして計算された伝導速度が記録される。上・下肢の図は，神経伝導速度データと解剖の関係を示す (Brumback, RA, et al: Pictorial report form for nerve conduction studies electromyography. Phys Ther 61: 1457, 1981. より)

害の最も一般的な原因である．神経伝導速度検査は，長年の圧迫で起こる軸索の衰退による前の髄鞘脱落の証拠を検出できる．通常，神経伝導計測では，圧迫された領域の上と下では標準の伝導速度であるが，圧迫された領域を通過する際には潜時が増大することが明らかになる．除神経のない急性状態では，安静時には筋電図は正常である．これは明らかな予後の徴候と考えるべきである．重度の遮断がある場合には，干渉波形が少なくなるか消失してしまう．

●軸索断裂●

軸索断裂では，神経管は無損傷であるが，病変の遠位のワーラー変性により，軸索の損傷が発生する．これは長年のニューラプラキシーの結果としての進行期の状態であるか，あるいは，外傷性の病変から起こることもある．神経伝導速度の低下は，部分的に影響を受ける軸索の数に依存する．より大きい直径の線維が無損傷のままであれば，伝導速度は正常のこともあるだろう．しかし，収縮する運動単位の数が減少している場合は，M波の振幅は減少する．線維自発電位と陽性鋭波は，除神経の2～3週間後までで，筋電図上で一般的に確かめられる．その期間は細胞体から軸索の距離に依存する．

●神経断裂●

神経断裂では，神経管の破壊で軸索機能がまったくなくなる．伝導は，病変の下で低下する．誘発反応が生じないので，伝導速度検査は実施できない．それが再生するとき，回復は軸索の固有の配置に依存する．自発的な電位が静止筋で現れ，随意収縮の活動は生じない．

末梢神経の再生は，随意収縮における小さい多相性の電位（発生期の単位）の存在によって示される．臨床的回復は，臨床検査（例えば徒手筋力テスト）の結果を通して明らかになる前にみられる．臨床的回復が確立された後，しばしば，側枝発芽のために巨大電位となり，多相性電位が持続する．末梢神経損傷患者のリハビリテーションの目標は，経時的筋電図所見の結果によって変更すべきである．再生徴候は運動機能がよくなっていることを示唆し，治療方針は，弱く易疲労性の筋のための最小の運動に対処しなければならない．また，再生の明確な徴候は，機能上の回復のための現実的な予後を設定する際の手助けとなる．

▼ 多発神経障害

一般的に，多発神経障害は，感覚の変化，遠位の筋力低下，反射低下となる．神経障害は，一般の内科的状態（例えば，糖尿病，アルコール中毒症，腎臓病または悪性腫瘍）に関連があり，感染症（例えば，ハンセン病またはギラン-バレー症候群）から生じる可能性がある．そして，それらは代謝の異常（例えば，栄養不良，中毒作用，薬剤，化学物質）と関係している可能性もある．

神経障害は，軸索損傷または軸索の脱髄である．軸索病変では，運動単位の動員は大きな影響を受ける．最大活動でも不完全な干渉波形が観察されるか，あるいは，単一の運動単位電位がまだ観察されることもある（図9-24）．運動単位持続時間と振幅は，低下する．線維自発電位，陽性鋭波および線維束性収縮電位が典型的にみられる（図9-14参照）．

髄鞘脱落では，神経伝導計測がしばしば最も役に立つデータを提供する．感覚線維は運動神経線維より前に影響を受け，感覚線維の伝導速度の有意な低速化が観察される．一般的に誘発電位の振幅は低下する．

運動ニューロン疾患

運動ニューロン疾患の多くは，一般的に前角細胞の変性疾患をともなう．これらの疾患には，灰白髄炎，脊髄空洞症といくつかの疾患が含まれる．このいくつかの疾患の特徴として，筋萎縮性側索硬化症，進行性の筋萎縮および進行性延髄麻痺のような上・下肢の運動ニューロンの変性があげられる．脊柱の筋萎縮は，もう1つ別の運動ニューロン疾患に分類される．これら疾患の臨床的特徴を概観したい読者は，包括的なテキストを参照されたい．

図9-24 多発神経障害の患者から記録した高振幅，長持続性運動単位電位．第1背側骨間筋から記録している（A）．これに対し，眼輪筋からの運動単位電位は比較的正常である（B）．最大随意筋収縮時，単一運動単位の干渉パターンである．(Kimura[19], p267. より)

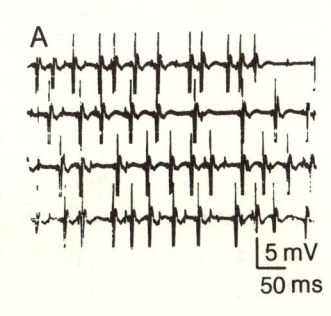

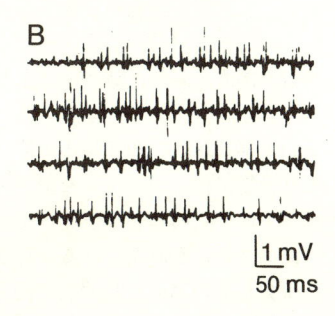

前角細胞の疾患は，運動ニューロン喪失により，安静時の線維自発電位と陽性鋭波（図9-14参照），また，自発的な筋収縮時の参画運動単位減少として典型的に示される．筋電図の研究者にとって，ある筋内の運動単位数を評価するより新しい技術は，多くの運動ニューロン疾患の進行性を調べることを可能にした[60～62]．最大の活動においてみることができる単一の運動単位の運動単位活動電位は，**単一運動単位パターン**と呼ばれている．各運動線維間での変性の散らばり具合によって，運動神経伝導速度は遅くなることもあるが，感覚性の誘発電位は影響を受けない．

運動ニューロン疾患の経過中，再神経支配と副次的萌芽によって，振幅と持続時間の増加した多発的な運動単位電位が後の方でよくみられる（図9-15参照）．これはポリオ後症候群と筋萎縮性側索硬化症で典型的にみられるものであり，そこでは拡大した運動単位が一部の除神経筋においてみられる[63,64]．マクロ筋電図はこれらの集団での再神経支配の徴候を示している[35,39]．しかし，しばしば除神経が進み実際影響を受けている四肢，さらにはおそらく影響を受けていない四肢においても除神経が観察されている[65]．ポリオ後症候群の患者は，一過性の症状の発現後，しばしば長年にわたって機能低下を示す．これらの患者は，新たな四肢，脊柱および呼吸筋での筋力低下と萎縮，また過度の疲労をも感じることになる．残りの神経ではすべての筋線維をサポートできないという重要な閾値を再神経支配の過程において超えたとき，この症候群の症状が顕著に現れる[65]．

筋疾患

例えばジストロフィーあるいは多発性筋炎のような主要な筋疾患では，運動単位は無傷のままであるが，筋線維の変性は明らかである．したがって，1本の軸索によって神経支配されている筋線維の数は減少している．運動神経の伝導は概して正常であるが，刺激に対してより少ない筋線維しか応答していないので，M波の振幅は減少する．感覚神経の電位と神経筋伝達については正常である．筋疾患における初期の筋電図検査では，長い刺入活動を示す．これは，おそらく筋線維あるいは筋膜自身の不安定性のためである．また，線維自発電位と陽性鋭波が，ときおり反復性放電としてみられる．自発的な縮小は，概して，短い持続時間，低い振幅，および多相性の電位を誘発する．そして，これは筋線維のランダムな損失を反映する．最大活動以下では早めの運動単位動員を必要とし，その結果，干渉パターンが誘発される（図9-25）．これは，必要な張力をその筋肉の範囲内で引き起こすのにより多く

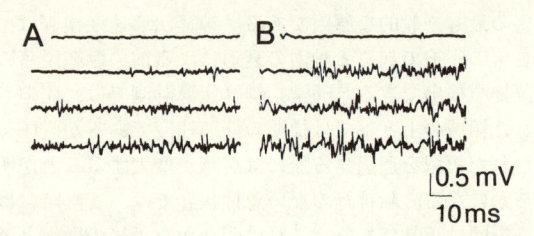

図9-25 デュシェンヌ型ジストロフィーの7歳の少年の上腕二頭筋（A）と前脛骨筋（B）が記録した低振幅，短持続性運動単位電位．微小随意筋収縮での多くの運動単位の放出が早期の動員パターンに影響している（Kimura, J: Electrodiagnosis of Diseases of Nerve and Muscle: Principles and Practice, ed 2. FA Davis, Philadelphia, 1989, p268. より）

の運動単位の動員が必要であるためである．しかし，干渉パターンの総振幅は減少する．単一筋線維の筋電図，マクロ筋電図および運動単位評価は，しばしば筋疾患の経過を評価するのに用いられる[21]．

多発性筋炎および筋ジストロフィーが進んだ段階では，収縮組織が線維質や他の組織に置き換えられると，電気的な電位はまったくみられないこともある．針電極刺入に関しては，針が線維質組織に入ると，その針はいくらかの抵抗にあうことになる．また，そのような状況下，すなわち誘発電位が生じないので，運動神経伝導の測定は不可能である．

ほとんどの筋疾患は進行性であるため，筋電図および運動神経伝導速度所見は時間の経過にともなう悪化の程度を記録するうえで，臨床医にとって有用であろう．機能的活動のために治療と適合を計画の重点においているセラピストにとって，筋電図記録法は状態を詳細に描写する一助となるだろう．

筋緊張症

筋緊張症は，直前に収縮した筋の弛緩の遅れによって特徴づけられる障害である．それは病理学的な筋硬直をもたらす．また，ジストロフィー性筋緊張症は，筋疾患の典型的な筋電図変化を示す．筋緊張性疾患には，既知の病因論がない一方で，研究においては，筋線維膜の欠陥が筋膜の活動電位による後脱分極を引き起こすことを示唆している[66]．

一般化された膜異常の一部として，筋緊張症は徐々に遅くなる運動神経伝導速度および運動単位活性と力の著しい減少をもたらす[67,68]．しかし，筋緊張症における典型的な筋電図反応は，交互に振幅が増減する高周波の反復的な放電の持続である（図9-16参照）．この「漸増・漸減」は示差的特徴であり，そして，これは古典的な「急降下する爆撃機」様の音を出す．これら電位の連続性は，1秒につき最大150の頻度でパルス

を放電する。**筋緊張性放電**は、随意収縮に続くか、あるいは針刺入または動きによって起こる可能性がある。筋緊張性徴候は、薬理的に消滅させるか、緩和することができる。

重症筋無力症

重症筋無力症と筋無力症候群は、神経筋伝達の障害である。これは、反復性収縮後に引き続いて起こる脱力と、安静あるいは抗コリンエステラーゼ投与後の回復期によって特徴づけることができる。重症筋無力症は自己免疫障害であると考えられており、しばしば他の免疫学的病気にかかわる[19]。それは脱力と過度の疲れやすさが特徴で、しばしば目の筋肉または口蓋および咽頭の筋に限定される。

筋無力症候群は、しばしば気管支の小さい細胞癌をともない、男性でより一般的である。脱力と疲れやすさは、主に下肢、特に骨盤帯と腿の筋肉に影響を及ぼす[19]。

筋無力性の疾患は正常な安静時筋電図を示す一方で、著しく影響を受けて神経支配の損失を示すような筋では線維自発電位と陽性鋭波を示す。運動単位電位は、初めは正常にみえて、次に継続的な活動で振幅は次第に減少する。運動神経伝導検査中の反復的な刺激は、M波振幅の進行的な減少を引き起こす（図9-26）。薬理学の介入によって、反応はしばしば正常化する。

神経根疾患

神経根併発、または神経根疾患は、すべての脊髄レベルにおいて珍しい病気というわけではない。この状態を特定するのに、筋電図記録はしばしば、放散痛、持続的な脱力、反射低下、および線維束性収縮に関係する病因を決定することによって、一助となりうる。感覚症状は、運動神経根症状にともなって、軽い感覚異常から感覚の完全な損失までの範囲で変動することがある。

運動神経根合併の識別における基本的な特徴は、同じ神経筋単位からの末梢神経支配を受ける筋内における異常所見の分布の略図として示される。例えば、手の伸筋でみられた異常な電位は橈骨神経の合併を示しているのかもしれない。しかし、上腕二頭筋（筋皮神経）が母指対立筋（正中神経）と同様に調べられ、その結果、これらの筋がいくつかの異常な筋電位を示すなら、共通点はC6神経根であると考えることができる。これらの結果は、筋脱力症か疲労感の原因について述べる観点から治療計画にとって重要な含みを持つ。

筋電図異常は、神経障害併発の典型である。神経根の圧迫は、結果として、神経線維の炎症または変性をもたらす。障害が十分に重度で持続的であれば安静時筋電図は、振幅の低い多相性電位と同様に、増加された刺入活動、線維自発電位と陽性鋭波を示す。後の段階では、高い振幅の多相性電位が現れることもある。これは再神経支配を反映する。多相性の電位は、根性の徴候として1〜3週間以内に記録されており[69]、これはおそらく炎症から生じて、単一の電位として現れる2, 3の運動単位の活動を引き起こしている。頸部あるいは腰仙の神経根疾患患者において、上記と同様に傍脊柱筋にしばしば異常を持つことを電気診断試験は示している[70]。

筋電図は、末梢神経幹の障害とより近位の合併との差異を明確にする際に特に有用である。またそれは、拡散的な変性が起こっていない末梢神経の遠位部分の著しい変化を示さないような場合は、神経伝導速度研

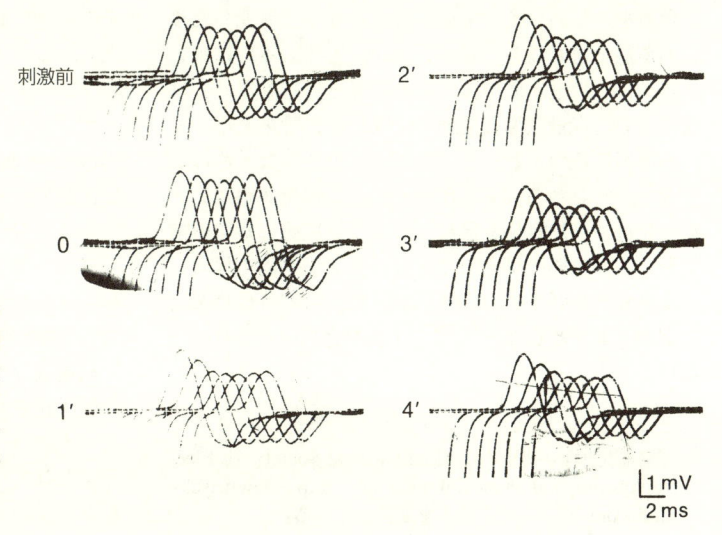

図9-26 重症筋無力症における随意運動前後の漸減反応。正中神経を3Hzの刺激頻度で7回刺激している。母指球筋からM波を記録している。最初と最後の反応の振幅を比較すると、安静時では25%の低下率である（Kimura, J: Electrodiagnosis of Diseases of Nerve and Muscle: Principles and Practice, ed 2. FA Davis, Philadelphia, 1989, p191. より）

究よりも役に立つかもしれない。F波とH反射は，臨床筋電図から独立して，臨床的に神経根疾患の評価に役立つことが示されている[71]。例えば，H反射が減少していて，F波が正常であるなら，それは遠位の筋電図が正常であっても，後根合併に関する証拠となろう。

運動学的筋電図

表面筋電図は，神経筋評価のための標準的手法であることに加え，特別で意図的な作業または治療のような養生中に筋機能を調べるための運動学的なツールとしても用いられる。この目的のために，セラピストは，筋活動の開始および停止の筋反応パターン，筋疲労および力の発揮や筋収縮のタイプや位置に関連した筋反応レベルをみる。エビデンスに基づく実施 evidence-based practice（EBP）の必要が増すなか，運動学的筋電図は，筋障害への処置の効果を記録する際の客観的な手段である。セラピストは，すでに発行された研究の方法やデータ分析手順に対して批判的に評価できるだけの運動学的筋電図の基本事項を理解しておかなければならない。運動学的な研究のための筋電図の利用に共通の関心が集中する臨床医と研究者のために，多くの専門誌や研究会が存在している*。

記録と機器装備の原則については，臨床的および運動学的な筋電図ともに同じである一方で，運動学的筋電図データの解釈のためには，さらなるいくつかの要因について考慮しなければならない。

表面電極および細いワイヤ電極の記録

これまで述べてきたように，運動学的な研究では，表面電極の方がより多く用いられるが，表面電極に加え留置型の細いワイヤ電極も用いられる。研究のためにある筋を選ぶ場合，電極を選び，適用あるいは刺入に際し，その選ぶ筋のサイズと位置を考慮しなければならない。容量電導と運動単位電位に影響を及ぼしている要因に基づくと，以下の決定がなされなければならない。すなわち，①電極サイズ，②電極間距離，③電極位置（接地電極を含む）および④皮膚に対する前処理（表面電極の場合）である。表面筋電図電極のよりよい寸法や好ましい配置について，研究者は標準化を促進しようとしたが[17,72,73]，いまだ合意はなされていない。

---

*国際電気生理学運動学会（International Society for Electrophysiological Kinesiology）は，http://www.isek-online.org/でウェブサイトを運営している。

より小さい筋は，明らかに，より小さい電極間距離が可能な小さい電極の使用を必要とする。大きい筋であっても，電極が離れすぎると，他の近い筋からの活動が記録されることもある。このクロストークは，実際の活動より大きくみせることによって，実際の出力の解釈を混乱させる。接地電極は導出電極の近くで，望ましくは，体の同じ側面で適正に位置しなければならない。最近の増幅器は，皮膚に対する前処理を不必要とするような十分な入力インピーダンスを持つかもしれないが，皮膚のインピーダンスを減らす前処理はしておくべきである。

電極の位置決め

電極位置の決定基準は一般に確立されていない。細いワイヤ電極は，臨床筋電図に使用されるものと同様のガイドラインによると，筋腹に刺入されなければならない。表面電極に関しては，BasmajianとDeLuca[2]，およびDeLuca[17]は，神経支配ゾーンの中心から最も離れた腱との間の途中の領域に電極を配置することを勧めている。筋腹上での表面電極の位置決めの過程を容易にするために被験者が自発的に筋肉を収縮させうるならば，その位置決めには多くの研究者や臨床医にとって触診が効率的であるということがわかった。しかし，表面電極の再適用を必要とする繰り返し測定が試みられる場合，この方法は信頼性が低いかもしれない。繰り返しの検査において電極が一定して筋に適合しないとき，その出力において再現性が疑われる。

研究者のなかには，最適な電極位置をみつけるために運動点の電気刺激を用いた者もいた。ある研究者は，電極を再配置することができるように，消すことのできない溶液で皮膚に印をつけた。また，他の研究者は，適用部位を標準化するために体の目印を使用して，特定の距離を測定した（図 9-27）。運動学的な研究に役立ちうるバイオフィードバック，一方で自身では体のパラメータと筋肉量の変動に対して位置調節しないバイオフィードバックの活用のために，BasmajianとBlumenstein[74]は表面電極配置に関するガイドラインを提供している。表面電極配置の確認は，適切な抵抗に対して筋電図が応じるかどうかをみるのに，通常，徒手筋力テストの手順を用いて試みられる。しかしながら，この技法は，筋を事実上別々にできないので，完全に確認ができるわけではない。

筋電図分析が有効であるためには，電極の間の距離は標準化されなければならない。これを達成する最もよい方法は，双極性の検出表面が単一ユニットとして固定されている電極を使用することである。電極間分離がセッションからセッションにおいて変えられるな

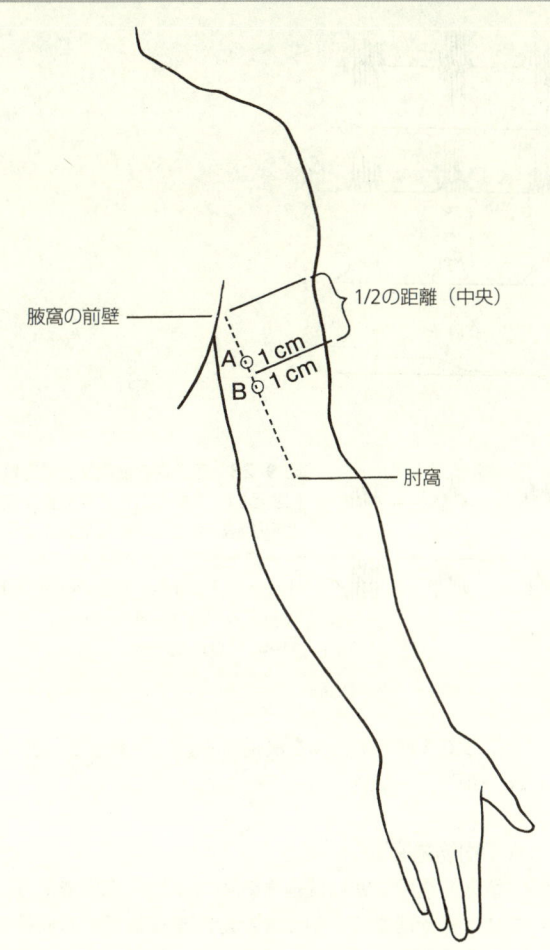

図 9-27 上腕二頭筋での電極配置の標準例。腋窩前壁から肘窩中央までを線で結び，その中央に印をつける。電極はその印の上下 1 cm の部位である

ら，同じレベルでの収縮は，読み取り振幅がより高いかより低い，あるいは異なった周波数要素をつくり出すかもしれない。DeLuca[17]は，表面筋電図電極を以下のように標準化することを勧めた。電極の中心間が 10 mm 離され，そして，長さ 10 mm，幅 1～2 mm の 2 本の平行な「バー」に沿うように検出表面が整列されている，というものである（図 9-4 参照）。

表面電極を使うとき，セラピストは動作の間，筋と筋上の皮膚との位置関係に関連した問題を考慮しなければならない。筋がその可動範囲を通して収縮することで，電極と筋との空間的位置関係は大いに変わりうる。これはもちろん，筋電図信号に影響を及ぼす。これを考慮して，電極位置を決定しなければならないのである。例えば，上腕二頭筋，胸鎖乳突筋または肩甲骨周囲筋をモニタするとき，そのような問題はしばしば認められる。手足または体部に電極を配置するために，それを皮膚に装着し，そしてそれが検査の間その位置に装着されていなければならない。

配置基準が指定されて，研究者は表面電極に関するかなりよい試験-再試験信頼性を示すようになった[15,75]。その一方で，最大収縮よりも最大下収縮の方がよい再現性であることも示された[76]。留置電極の再利用は，再刺入に際して筋組織の範囲内で針を一貫して置くことが困難なため，表面電極よりも信頼性が低い[15,77]。異なる日または異なるテストセッションにおける表面筋電図電極の再利用もまた，電極を取り外すことなく評価されるときよりも信頼性が低い[78]。

信号処理

現在，科学技術は，データの統合と条件つきの信号処理にコンピュータを容易に適用できるほど十分に進歩を遂げた。パソコンは，すべてのタイプの筋電位信号に対し，インターフェースを介して簡単に接続させることができる。詳細で完全な分析を可能にするため，さまざまな方法で筋電位信号を格納し，平均し，抽出できる。デジタル技術はアナログ技術よりも一般的になっているが，それは A（アナログ）から D（デジタル）への変換を必要とする。すべてのアナログの処理計画は，デジタル換算値に置き換えることができる。

▼ 定量化

臨床筋電図において，個々の筋と神経電位の大きさや形状を視覚的に検査できるようにするため，生の信号が表示される。しかしながら，運動学的筋電図においては，一般的に，セラピストは特定の活動中の全体的な筋活動をみることに関心がある。そのため，筋反応の大きさやパターンの変化を記述し，比較するために，信号の定量化がしばしば要求される。

●整流と線形包絡線●

定量化を容易にし，さらに生データの処理過程での問題を解決するいくつかの方法によって，電子的に筋電位信号を操作することができる（図 9-28）。整流と呼ばれる処理によって，生の信号の負と正の両方の部分がベースラインより上に現れる。その結果，信号は全波整流される。整流された信号は，線形包絡線を得るためにローパスフィルタを通して「平滑化」され，そして，それは全波整流された信号のピークを結んだ輪郭を描くカーブを示す[18]。正しいフィルタのタイプと遮断周波数を用いると，線形包絡線の変化は密接に筋緊張を追従する[79]。多くの研究者たちと電子機器企業は，これを「積分された」信号と呼ぶ。しかし，線形包絡線は筋電図出力の時間に関する移動平均であるため，それは誤った名称である。

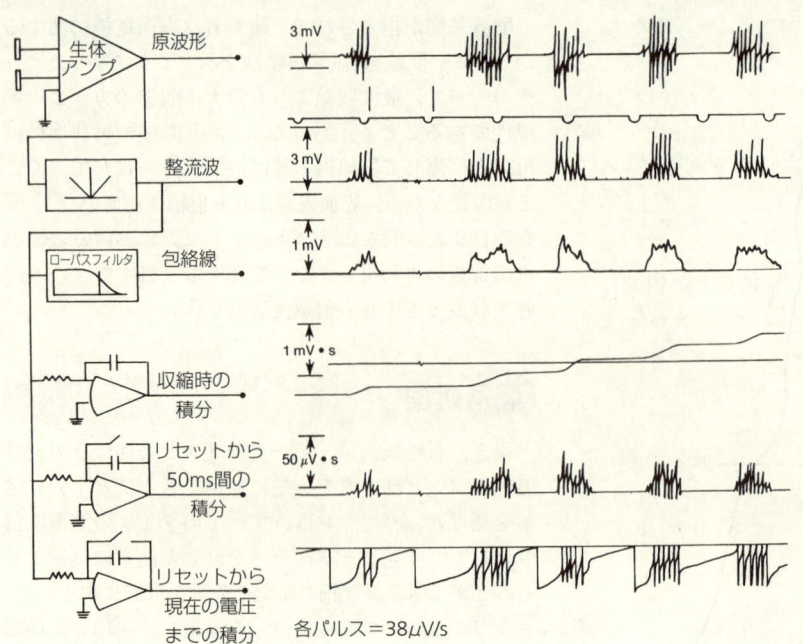

図 9-28 原波形の筋電図と信号処理によるいくつかの方法。全波整流波形と線形包絡線として表したものと積分データを表す（Winter, DA: Biomechanics of Human Movement. John Wiley & Sons, New York, 1979, p140. より）

● 積分 ●

　筋収縮時に筋電位信号の数学的な**積分**を行うことで，信号処理において別のタイプがつくり出される。その単位（mV*s）は，全波整流された信号のもとで面積を表す[18]。積分筋電位（IEMG）信号は，デジタル信号処理を通して，あるいはキャパシタやコンデンサにおける電気的エネルギー蓄積を通してもつくり出される。積分筋電位は，いくつかの方法で処理される（図 9-28 参照）。最も単純な方法は，筋活動の持続期間全体を通した積分である。活動の総蓄積は，一連の収縮あるいは単一収縮の測定が可能である。カーブの傾斜またはランプは，処理されている電気的エネルギーの量に対する直接関数である。

　あるいはまた，コンデンサは，事前に決められた時間あるいは電位振幅に基づく間隔で放電をゼロセットするようにできる。キャパシタが，200 ms と同じくらい短い期間，または 10 s と同じくらい長い期間でも定期的にゼロにリセットするように，時間間隔を設定できる。おのおのピークまたはランプの高さは，その時間間隔にわたって蓄積された活動を表す。積分は，あらかじめセットされた電圧レベルに基づく。コンデンサがこの電圧に達すると，時間に関係なくゼロにリセットする。筋電図信号が非常に弱い場合，この不明確な期間中コンデンサは，その放電閾値に最終的に達するまで電気的エネルギーを集め続けることもある。筋電図活動レベルの指標は，コンデンサがリセットする頻度である。おのおののランプはまた，パルスとして描くことができ，そしてパルスの頻度をカウントすることで活動のレベルを決定することができる（図 9-28 参照）。

● 平均筋電図 ●

　積分筋電図に密に関連するのは平均筋電図であり，これは積分期間で分割された全波整流信号の時間積分のことである。このパラメータは，例えば動作期間のようにあらかじめ決められた時間にわたって，ある筋活動の全体的なレベルを報告する場合，単一の数を提供する。例えば，Kellis[80]は，90 度からのダイナミックな膝伸展運動時の主動筋と拮抗筋の筋電図パターンにおいて疲労の影響を研究した。彼は，筋が収縮した状態，中程度，そして伸展した状態での筋電図の相違を特徴づけるために，膝の角度が 10〜35 度，36〜55 度，および 56〜80 度に分け，各範囲内での筋電図を平均した。

　ウォーキング，走行，またはサイクリングのような筋電図プロフィールの周期的な平均は，アンサンブル平均することで得ることができる。全波整流と線形包絡線の筋電図は各サイクルでの平均値であり，そこでは各サイクル 100％で正規化されている。これを証明するために，MacIntyre と Robinson[81]は，膝蓋大腿筋痛症候群と診断された女性ランナーにおいて，大腿四頭筋の活動パターンを研究した。おのおのの被験者が 80％のペースでトレッドミル上を走行した際の，内側広筋，外側広筋と大腿直筋からの線形包絡線筋電図が記録された。各ストライド間隔は 100％で正常化され，そして，10 回の試行の間に得られた線形包絡線は，お

のおのの被験者のおのおのの筋に関してアンサンブル平均が求められた。

● 二乗平均平方根 ●

二乗平均平方根 root-mean-square（RMS，電気的な平均）は，全体のサイクルにわたって流れる電流または電圧の二乗平均の平方根を表す。RMSは，筋電位信号のパワーの瞬間的な出力に近い値を示す[18]。この筋電図パラメータは，一部の研究者によって，筋緊張の好ましい推定になると考えられている[2]。

● 周波数パラメータ ●

神経筋システムにおいて疲労または異常から生じている筋電位信号の変化を解釈するのに一般に用いられる信号処理の方法は，フーリエ解析による信号の周波数スペクトル分析である。どのような連続的信号でも，異なる周波数のサイン波とコサイン波の加重として表すことができるので，干渉パターンはその異なる周波数構成要素に分解することができる。局所的疲労によって（すなわち，中枢性の疲労というよりもむしろ筋自体の疲労），スペクトルの高周波構成要素の減少と低周波構成要素の増加が起こる（図9-29）。この周波数シフトは，例えば周波数の中央値のような統計パラメータを追跡することによってモニタすることができる。周波数の中央値は，図9-29に図示するように，周波数スペクトルを2つの等しい面積に分割する周波数として定義される。筋疲労の指標は，筋収縮の持続中，周波数の中央値の減衰によって表される。

筋活動のタイミング

意図的活動中の筋電図の潜時と振幅を定量化することによって，多くの異なるコンピュータベースの分析手順が記されている。筋反応のタイミングにおいて，異なる筋の間，あるいは他のパラメータ（例えば，動作指令）との比較，または特定のタスク構成要素との比較で，反応の潜時について調べることはしばしば重要である。筋活動時間を評価するために筋電活動開始を測定するには，存在する雑音量についての知識を必要とする。雑音レベルを推定するためには，筋電位信号が起こる前に，雑音期を記録しなければならない。図9-30は，ゆっくり収縮力を増加していく等尺性収縮中の筋電位信号の例を示す[17]。同図最上部の軌跡は生の筋電位信号を表し，底部の軌跡はRMS値を表している。雑音の振幅は低いRMS部分で陰影をつけられた領域によって表されている。この領域は平均±2標準偏差として計算された。そして，このようにして雑音信号の振幅のおよそ95%をとらえた。生の信号は，雑音と筋電位信号の間ではっきりした区別をマークするのには十分でない。しかし，RMS値を使えば，筋電位信号が最小限の期間中（例えば，少なくとも20 ms）に定義ずみの雑音レベルを上回る特定の時間を決定することができる。図9-30にt_0として示されているように，これを筋の"on"時間であると考えることができる[17]。この区別は，筋電活動の正確な評価にとって必須である。

正規化

多くの研究において，定量化された筋電位信号は，セッション，筋，または被験者の間で活動を比較するのに用いられる。しかし，固有の筋電位信号の変動性および解剖的な個人差と動作の個人差のために，ある筋と別の筋，またはある人と別の人での筋電活動を比較するのは妥当ではない。したがって，なんらかの**正規化**が，これらの比較を正当化するのに必要である。これは，通常，最初に最大努力での等尺性収縮 maximal

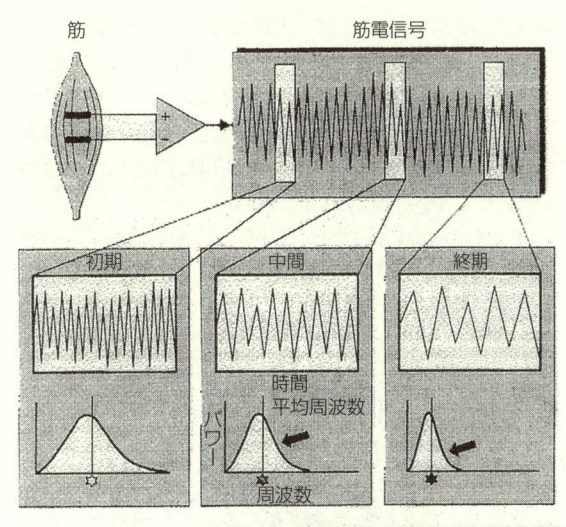

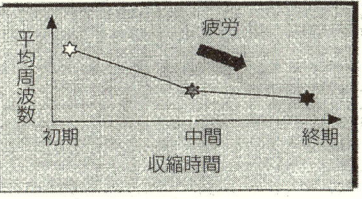

図9-29 筋電位信号による変化と限局的疲労による周波数スペクトル。上図は筋収縮時の初期，中期，終期の筋電信号を示す。各期のデータは，次の図で周波数スペクトルが分析され，中央のパネルによりパワーと周波数について示されている。3つの波形において，平均周波数またはスペクトル中央点が縦線と星印で表されている。下のパネルは3つの平均周波数の収縮による変化が作図されている。筋疲労指数は筋平均周波数の漸減として表される（DeLuca, CJ: The use of surface electromyography in biomechanics. J Appl Biomech 13: 135, 1997. より）

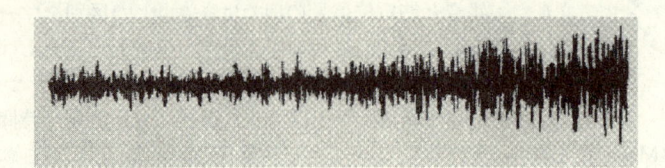

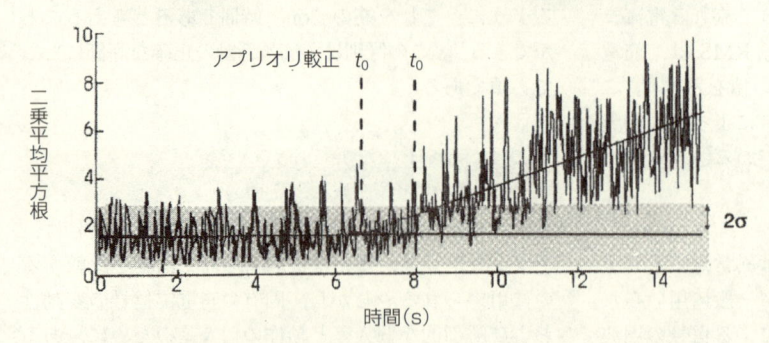

図9-30 体幹伸展筋のゆっくりした等尺性収縮時の脊柱起立筋からの筋電活動における開始前のノイズの例。筋電の原波形を上図に表す。下図の陰の部分は t_0 開始前の平均RMSでの±2標準偏差を示す。筋活動開始はRMS信号が±2標準偏差の閾値を超えたときとして判定される（DeLuca, CJ: The use of surface electromyography in biomechanics. J Appl Biomech 13: 135, 1997. より改変）

voluntary isometric contraction（MVIC），または既知の最大下収縮レベルでの筋電図を記録して，この基準収縮のパーセンテージとして筋電図の値を表す。このコントロール値は，たとえ試験値がコントロール値を超えても，すべての比較が可能な規格として機能する。このように，被験者や筋の比較ができ，さらに，異なる日の活動も各検査セッションでコントロールとしての収縮を繰り返すことによって関連させることができる。これは，同様に，電極の再利用に関連した問題のいくつかを解決するのを助ける。

　正規化の他の方法では，一連の最大下収縮[82]，定義ずみのリファレンス作業中の収縮[83]，または検査する作業のうちの1つの作業[84]を正規化の基準に用いる。この正規化のための標準化された方法はまだ開発されていないが，大部分の研究者は，手動かなんらかの抵抗に対して等尺性収縮で抵抗するMMT位置を使う。いろいろな正規化の方法の比較において，Knutsonら[85]は，MVICが最も大きい再現性を示すことをみいだした。

　ダイナミックな動きを使うとき，この問題はより不透明になる。動きを通して変わる筋長が長さ−張力関係を変え，その結果，筋電活動を変えるので，動きを評価するときには，静的収縮を「コントロール」状態とするのは合理的でないかもしれない。ある研究者は，ダイナミックな筋電図計測が異なる正規化の手順によてばらつくことを示した。そしてこのことは，規定の弧を描く動作上で筋電活動を正規化するのがより適切であることを示唆する[86]。例えば，関節可動域を通して最大の活動を研究者がみて，10あるいは30度の円弧内で筋電図を定量化する。おのおのの円弧内でのこの最大筋電図はコントロール値として使われ，そして，検査活動中に測られる筋電図は同じ角度での値のパーセンテージとして正規化される。

筋電図検査と筋張力の関係

　筋電図検査と筋張力との関係は，1952年以来，研究されている[87,88]。筋電図と筋運動の間で直接の因果関係が存在することが一般に受け入れられているが，この関係は，筋長や収縮タイプの点から議論されなければならない。

▼ 等尺性収縮

　いくつかの初期の研究は，筋が一定の長さを維持しながら収縮すると，筋電位信号振幅は筋張力に応じて直接変化することを明らかにした。多くの研究者によって，筋張力と積分筋電図の間の直線関係が記録されている[88〜90]。また研究者によっては，曲線関係を報告した[90〜92]。直線の傾きや非線形性の程度は，検査される筋，関節位置または筋長，電極配置および力の計測の方法によって異なるようである[90,91,93]。電極の検出容量が活動筋（例えば，大きい筋）の断面積よりはるかに小さいとき，その筋の近くでの新たな運動単位の動因は，筋力というよりも筋電位信号により大きく影響すると，DeLuca[17]はつけ加えている。したがって，この効果は筋電図振幅と力の間で曲線の相関をもたらす。逆にいえば，電極の検出領域が筋の活発な断面積により近いとき，筋電図振幅と力の間におよそ1対1の関係が結果として生じる。そして，それによって直線関係を生じるのである。

　研究によって方法が異なるが，筋長が変わらないかぎり（すなわち，等尺性収縮の間），筋張力を増やすことで筋電図出力の増加が観察されるという一般的な結論をすべての研究者が支持する。しかしながら，筋の長さが変わると，筋電図振幅と張力の間でのこの関係は成立しない。通常，筋が伸ばされた状態で張力が

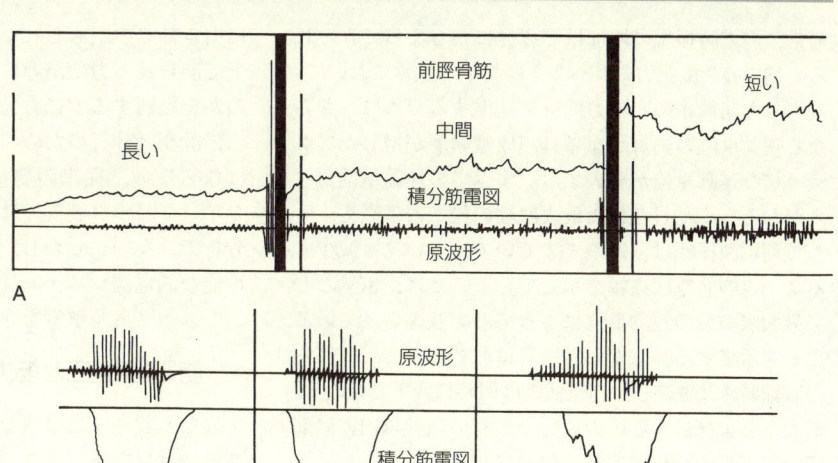

図9-31 A：健常者における前脛骨筋の異なった筋長での最大随意等尺性収縮。筋長が短くなるほど筋電活動が上昇する。積分筋電図は，線形の包絡線である。B：同様の結果を示す，運動保持を目的とした断端成形体肢切断術の上腕三頭筋の筋電活動（Inman, VT, et al: Relation of human electromyogram to muscular tension. Electroencephalogr Clin Neurophysiol 4: 193, 1952. より）

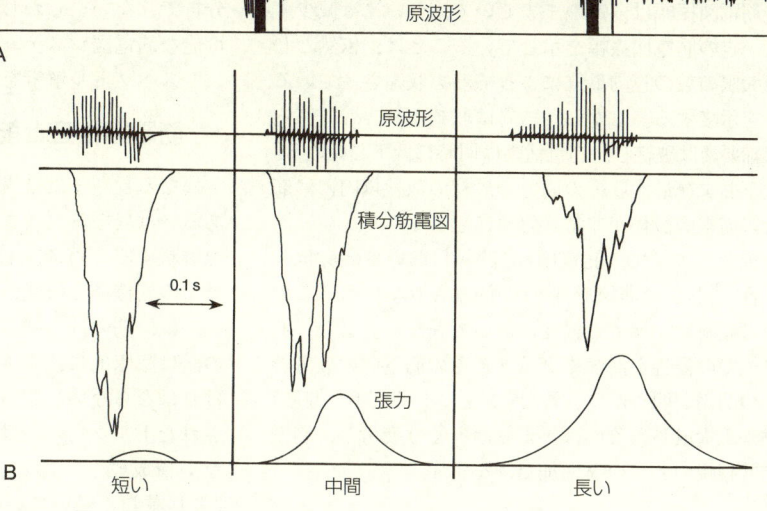

より大きいとき，より小さい筋電図振幅がみられ，逆に筋が短くなった状態で張力が小さいとき，より大きい筋電図振幅がみられる（図9-31）[88]。したがって理論的には，筋が伸ばされた状態では，同じレベルの張力を発生させるのにより少ない運動単位が必要であると想定することができる。

等尺性の検査収縮を強いることができない場合，筋力評価のための筋電位信号処理は，ほぼ等尺性で活動している部分に限られなければならない。さらに，例えば歩行またはサイクリングのように非等尺性の活動が周期的であるならば，収縮の段階のある一定の区間が分析用に選ばれるべきで，そして，すべての比較はこのある一定の区間でなされなければならない[17]。

▼ 等張性収縮

平均的な一定の力またはトルクを発生する収縮として定義されている等張性収縮の場合，筋電図と力の関係はさらに複雑である[18]。動作中，筋長が絶えず変わるので，いくつかの要素を考慮しなければならない。筋の力-長さ関係は収縮期間中を通して変化する。それゆえ，張力に比例して絶えず運動単位活動が変わる。手足はその関節可動範囲を動くのに応じて関節の回転軸が変化するので，結果としてモーメントアームおよび力の成分が変化する。また，収縮にともなって，筋上の皮膚の動きや筋の形の変化は電極と筋線維の間での空間的な位置関係に影響を与えるため，異なった筋の長さにおいて実際に記録された電気的活動量を変えるであろう。したがって，動きが起こっているときの筋活動の正確な定量化は困難である。

また，筋電図-力関係は遠心性および求心性収縮で調べられている。遠心性または伸張性収縮は，求心性収縮よりも，効率的に弾性要素と代謝過程を利用する。したがって，同じ筋張力であれば，遠心性収縮は求心性収縮より必要とする運動単位は少ない（すなわち，それほど総合的でない筋電活動）。

筋長の短縮率は，もう1つの重要な点である。遠心性収縮の間，筋電活動のレベルは，与えられた負荷（収縮の速さから独立の負荷）に対して一定のままである[94]。他方，求心性収縮時の筋電図活動は，与えられた負荷に対して，収縮速度が増すにつれてより大きくなる。これは，おそらくより速い収縮に対応するためにより多くの動員が必要であることを反映しているのだろう。しかし，速さが一定に保たれる場合のみ，筋電図は張力に比例する[94]。したがって，非制御下の速度での等張性運動では，筋電位信号は筋張力を直接反映しない。われわれが筋電位信号の臨床利用を考慮するとき，これは重要なポイントである。

▼ 筋疲労

筋が持続性収縮の後に局部的な疲労を示すとき，全体的な筋電図出力の低下をみると予想することがあるかもしれない。しかし，一般に，その逆が観察される。

通常，筋電図振幅の増加は筋疲労にともなってみられる。筋での活動張力のレベルを維持する試みにおいて，疲労した筋線維の収縮力低下を補償するために，さらなる運動単位の動員がなされ，放電頻度が増したアクティブな運動単位が発火する。すべての運動単位プールがおそらく動員された最大収縮の後，力は衰え，そして筋電図振幅は一定のままでいて，ついには減少する。一定の筋電図振幅を示していることは，依然として最大限の数の運動単位によって筋を収縮させていることを示唆する。しかし，結局は収縮が続くと，筋内の収縮要素は破綻し，筋電活動は同時に低下し始める。最大下および最大収縮の両方で最初の数秒以内に，筋疲労の筋電図徴候が非常に急速に起こる。

研究者によって，筋電図-力関係において疲労は，線形性[89,91]および非線形性[90,95]が観察されている。この関係の傾斜は，疲労の程度によって異なる。また，ある筋内での優性な筋線維タイプとその筋電図の疲労特徴との関係が明らかにされた[90]。主にタイプⅠ（遅筋）線維から構成される筋は，よりゆっくり疲労し，筋電位信号振幅のわずかな増加だけを示す。

▼ 周波数分析

局部筋疲労に関する筋電図的証拠は，一定の力での等尺性収縮中の筋電位信号の周波数分析で定量化されるかもしれない。疲労のスペクトル指標は，振幅より，局所的な疲労の直接的な現れであるとされている[2,96]。信号へのスペクトルの修正は，パワースペクトル密度の歪曲によって起こるより低周波への圧縮として現れる。本質的に，信号のスペクトル高周波構成成分は減らされ，低周波構成成分が段階的に増加する[96]。

筋が局所的疲労を示しているかどうか決定するために筋電図の中心周波数のシフトを使うことは，疲労の機械的指標より少なくとも2つの利点を持つ。すなわち，①筋特有の疲労測定を非侵襲的に提供できる，②疲労の筋電図スペクトル指標は，持続的収縮の開始から連続的に変化するので，被験者に長い時間の活動を要求しない，ことである。

研究者は，この手法を用いることで特定の作業中の筋疲労を記録することができた[97〜101]。治療中，障害のある筋の電気ポテンシャルの周波数シフトを測ることによって，筋が十分に運動させられているかどうかをセラピストは判断することができる[2,96,102]。周波数スペクトルが時間の経過につれて変化しない場合，力を発生するのに，かかわった筋だけではなくむしろ他の協同筋がかかわったのかもしれない。周波数の減少が最初にみられて，その後，周波数が力の出力の減少なしに急に平均化するような場合，力の発揮に最初にかかわった筋は参加を中断し，他の筋が力を生成するために引き継ぐのかもしれない。そのような技術は，関節上で測られる力の出力に真に貢献している筋がどれなのかを識別するのに有効であるかもしれない。もちろん，計測と分析のための適切な装置が利用できなければならない。従来の筋電図構成単位あるいはバイオフィードバック装置では，これらのタイプのデータを分析できない。しかし，ますます多くの商業的に利用可能な筋電図システムは，分析ソフトウェアの一部としてスペクトル解析を含んでいる。

▼ 筋電図検査と筋力

異なる長さまたは異なる速度で筋を動かしたとき，あるいは異なるタイプの収縮をしたときの筋電図振幅を解釈するために，上記の要因は特に重要である。活動中の筋機能を研究するために筋電位信号を使用する人々は，筋の「力強さ」という語を使用したがる。この語は臨床的に使用されるが，その使用には慎重でなければならない。強さとは，ある特定の条件下で発生されたトルクあるいは力として，定義しなければならない構成概念である。したがって，臨床医は，筋が「より激しく働いている」であるとか，筋電活動がより大きいという理由で，筋が「より強い」と結論することに対して非常に注意をはらわなければならない。1つのセッション内で，電極位置が一定のままである場合，手足の位置や収縮のタイプ，動きの速度などは，記録される筋電活動のレベルに影響を及ぼす。

等尺性運動を異なる関節角度で行い，比較した場合，これらの要因の重要性は明瞭になる。単一の筋の決まった範囲において，異なったポイントから記録された筋電活動は振幅が異なるかもしれないが，事実上，同様の張力レベルを表している。したがって，運動単位活動を記録する筋電図と，収縮過程の関数である筋張力とは区別しなければならない。セラピストは，筋にとって生体力学的に有利な位置を形容するのに「最適」という語をしばしば用いる。ただ，この最適位置では，あるレベルの力を発生するために要求される運動単位がより少なくてすむので，筋電図は小さくなることがある。より大きい筋電活動は，実際，筋の効率が低下していることを示しているかもしれない。

筋電図は個々の筋の活動を記録することができる一方で，関節をまたがって測定される力やトルクは主動筋，拮抗筋および協同筋の相互作用の結果として生じているという事実を，セラピストは認識しなければならない。隣接した筋は，収縮の強さ，安定性に対して異なった寄与をする。主動筋からの筋電位信号は，必ずしも関節の周りの活動を妥当に表現しているというわけではないかもしれない。したがって，筋電図データが，個々の筋の「強さ」に関する直接的な情報を示

しているとは期待できない。

▼ 筋張力

　セラピストは，筋電図活動に基づいて筋張力を推測したくなる誘惑に抵抗しなければならない。通常の筋「トーヌス」として，筋線維に弾性要素および粘弾性要素があるため，ある筋内での安静時の緊張度を参考にする。またこのトーヌスは，筋紡錘へのγ入力のレベルを，あるいは筋の収縮への準備状態を反映する。たとえ弛緩筋が筋電図上に何の電気活動をも示さないとしても，張力の受動的な状態を維持しているという事実は，張力の定義にとって必須の事項である。したがって，張力は運動単位活動の関数ではなく，筋電図では測定できない。このことは，痙縮という用語が緊張過度の状態を示すのに用いられる場合，実際に，その用語は刺激に対する過活動筋の反応としての電位を示し，またそれ自体は運動単位活動ではないことを意味する。ちょうど安静時の通常の筋と同じように，「リラックスした」痙縮の筋は電気的に沈黙を示す。これは，同様に，パーキンソン症候群患者の硬い筋肉にもあてはまる[103]。

▼ 動作パターン

　運動学的な筋電図検査は，いろいろな動き，特に振幅，タイミングおよびパワーペクトルの変化に関係したところで，筋の役割を解釈するのに役立つ。バイオメカニカルな計測（例えば，力やトルクの計測総値，三次元動作解析システム，フットスイッチ，電気角度計，ビデオ）と組み合わせて使われるとき，これらの研究は筋機能の豊富な情報をもたらす。計測記録の概念と前に議論した解釈の限界の概念に対する感謝とともに，理学療法士は，筋電図が介入の正当性を証明するための重要な臨床ツールであることを理解するであろう。

　これらのアプリケーションの包括的なレビューを提供するのは不可能である。しかし，筋電図方法論の有用性と限界を例証するためにいくつかの例を考えることは役に立つ。

筋電図と運動

▼ 運動学習

　筋電図は，技術習得と協調による運動単位動因パターンの変化を評価するために用いられている。運動学習における研究では，スキルが向上すると筋活動がどのように変化するかを測定するために，時間経過による筋電活動をみてきた。動作前の電気活動，いろいろな筋での連続した発火および他の一時的な筋のバリエーションが，運動学習によって変化することを研究者は示している[104,105]。被験者が肘屈曲での力の発揮レベルをコントロールすることを学んだところで，Bernardiら[106]は上腕二頭筋と三頭筋から記録したパワースペクトルの中心周波数を調べた。彼らは，筋の機能を繰り返し使用することが主動筋における運動単位の動員をより遅くし，長引かせていることをみいだした。これは，力の増分に対して，より精密で正確なコントロールを可能にしている。これらの結果には，筋に課された機能的要求に従うことで運動単位制御の可塑性のコンセプトを補強していくリハビリテーションにとって，重要な意味があることを著者らは示唆した[107]。

▼ 運動の原則

　多くの運動の原則は解剖学的でバイオメカニカルな考えに基づいており，それは，われわれの介入の選択を導く仮定の土台を提供している。筋電図データは，これらの仮定が支持されるかどうか，われわれが判定することを可能にする。例えば，同時収縮と関節の安定性の概念は，しばしば特定の運動に適用される。SantelloとMcDonaghは異なる高さからのジャンプ時の，足関節部筋組織の同時収縮を記録したが，その結果は，落下高に対して足関節の硬さを増すことで対応するということを示唆するものであった[108]。Hefzyら[109]は，最大の突き（ランジ）動作中に，ハムストリングスと大腿四頭筋で同時収縮を観察した。

　しかし，同時収縮のような治療的な概念は，操作上定義されなければならない。例えば，Isearら[110]は健常者において無負荷スクワット中，30度円弧の範囲で筋電図を測ることで，大腿四頭筋とハムストリングスをみた。彼らは，大腿四頭筋の活動（22〜68% MVIC）と比較して，ハムストリングスの活動は少ない（4〜12% MVIC）ことを観察した。低いハムストリングス活動は，近位脛骨に作用している前の剪断応力を打ち消すためのハムストリングスへの要求が低いことを反映していると彼らは示唆した。そこで，これは同時収縮なのか？　「同時収縮」が生じたというには，関節周りの一群の筋においてどれくらいの活動がなければならないのか？　すべての筋において等しく活動しなければならないのか？　この質問に関係した他の重要な問題は，拮抗筋の力が測定できないとき，動きの速度が変わるとき，位置が変わるとき，そして，クロストークが明らかなときの筋電図の解釈が困難であるということを含んでいる[111]。

　筋機能の概念についての検討事項には，主動筋と拮抗筋の役割についての議論が含まれなければならない。関節の反対側についている筋は拮抗筋であるのか？

あるいは，それはその動きによって定義されるのか？拮抗筋と通常考えられる筋は，協同筋になりうるのか？これらの質問は，いまだ明らかに理解されない運動制御の面をさらに探究するようわれわれを導くものである。例えば，肘屈曲と伸展時の上腕三頭筋活動の研究において，Garland ら[112]は，筋が主動筋または拮抗筋のどちらとして機能していたのかに関係なく，同じ運動単位が活動し，動作の加速と減速を制御していたことを示した。

閉鎖性運動連鎖は，増加する体重負荷の適用と関節周りの共同収縮の促進化を強化するのに使用された別の概念である。閉鎖性運動連鎖は，類似した角度での開放性運動連鎖（最大剪断力と最小の共同収縮を起こす運動）と比較して，筋の共同収縮にともない膝でかなり大きい圧縮力を発生するということを，1993 年に Lutz ら[113]が明らかにした。このことは，他の研究においても支持された。例えば，スクワット，レッグプレスと開いた膝伸展の比較において，Escamilla ら[114]は，スクワットがレッグプレスと膝伸展のほぼ 2 倍のハムストリングス活動を引き起こすことをみいだした。大腿四頭筋活動は，閉鎖性運動連鎖の場合，膝が完全屈曲近くで最も大きく，開放性運動連鎖の場合，膝が完全伸展近くで最も大きかった。開放性運動連鎖はより多くの大腿直筋活動を生じたのに対して，閉鎖性運動連鎖はより多くの内側広筋活動を生じた。著者らは，リハビリテーションとトレーニングのために適切な運動を選ぶ際に，これらの結果の理解が助けとなることを示唆する。

膝蓋大腿部機能不全患者の研究で，開放性あるいは閉鎖性運動連鎖のどちらかを行った患者において，ピークのトルクの改善は観察されたが，閉鎖性運動連鎖だけを行ったグループでは機能状態の有意な改善を示した[115]。これらの調査結果と対照的で重要なものは，筋電図の違いが開放性と閉鎖性運動連鎖の間でみられない上肢作業の研究で明らかにされ，このことは筋活動を判定する際にその負荷が作業限界より一層問題だったことを示唆している[116]。この種の対立は，一般化の前に特別な測定値方法とそれに関連した作業を考慮する必要を示す。

また，近位の安定性についての論争はすぐに筋電図検査の役に立つ。例えば，最大ハンドグリップ運動の間に共同的な肩の活動が誘発されるのを研究者はみてきた。Sporrong ら[117]は，健康な被験者の腕における内転屈曲位での筋電図とともに 4 つの肩の筋（棘上筋，棘下筋，三角形の中間部，および僧帽筋の下行部）を調べた。彼らは，ハンドグリップ運動時に腕を挙上することによって，肩活動が最も大きくなることを証明した。そしてこのことは，肩の安定性機能が手の作業中に重要な問題であることを示唆した。別の例では，左大腿骨人工骨頭の 85 歳男性における，杖あり，杖なしで歩行中の筋電活動が Krebs ら[118]により調べられた。彼らは，寛骨臼後上方部での寛骨臼の接触圧が，立脚相後半でちょうど筋電図ピークの前で，最も高いことをみいだした。彼らのデータは，歩行の間の寛骨臼と大腿骨頭の高いストレスが小さい範囲で起こることを確認し，さらに単に体重だけというよりもむしろ殿部への荷重に関与していることを示唆した。したがって，殿部への荷重を制限するための治療目的は，立脚相後半での殿部筋の収縮と体重の荷重の両方の軽減を含まなければならない。

神経筋機能不全

筋電図は，神経筋機能不全の患者において，運動制御の要素を調べるのに役に立つ補助ツールである。例えば，多くの研究者が片麻痺患者と対照被験者における運動活性を比較し，異なった結果を得た。Levin と Hui-Chan[119]は，足底筋と背屈筋の間の共同収縮比率を研究し，麻痺性の背屈筋の力と負の相関関係にあることをみいだした。彼らもまた，筋電図出力が時間に関して再現性がよいことを確証した。そして，この種の評価が処置による変化を追跡するのに役立つことがありうることを示唆した。

Gowland ら[120]は，片麻痺患者での上肢作業をみて，これらの作業を実行できないのは主動筋の不十分な動因が原因であり，拮抗筋の活動が増したからではないことをみいだした。類似した結果は，等尺性および等速性の運動中の膝の筋電図研究で得られた。そこでは，共同収縮が低いあるいは欠如していることで，さらに，患者と対照被験者で類似していた[121]。これらの結果は，拮抗筋の抑制に集中することよりも，むしろ主動筋動員の改善をめざす治療を支持する。矛盾する結果が手関節の等尺性伸展と屈曲の研究で得られた。そこでは，麻痺性腕において減少した主動筋活動に付随して増加した拮抗筋活動がみいだされた。このことは，介入は拮抗筋の活動を減少させることに注意を向けるべきだと結論している。もう一度，われわれはどのような一般化に対しても注意しなければならない。おそらく，これらの調査結果が提供する最も重要なメッセージは，内在している方法論および生理学的な違いに注意することが必要であるということである。この違いは矛盾する結果を説明するかもしれない。他の研究方法と同様に，直接比較が保証されるかどうかを判断するために，まず，利用者は研究された標本，使用された装置，選択された筋，および活動の操作上の定義を考慮しなければならない。

疼痛関連の筋障害

臨床研究は，筋骨格痛疾患の分類体系へ筋電図パラメータ（例えば，活動時間，振幅と中心周波数のようなもの）を組み込むことの効用を明らかにした。疼痛と運動パフォーマンスとの間の相互作用を理解することによって，臨床医は，機能に影響を与えるような運動障害に直接取り組むことができる。例えば，Madeliene ら[122]は，上肢活動中，首と肩に慢性的な痛みを引き起こすメカニズムを調べた。彼らは，筋の共同パターンへの移行と筋電図のより高い周波数構成要素をみいだした。そしてこのことは，痛い状況によって運動単位動員が変化させられることを示唆する。Wadsworth と Bullock-Saxton[123]は競技水泳選手について研究した。この研究では，肩筋電図パターンの違いを病理学的に判定するために，片側の肩だけが損傷している選手と比較した。彼らは障害によって有意なばらつきと筋活動の遅れを示した。そして一時的な動員パターンは，動きの整合性を妨げるような肩甲骨の回転子の障害と関連があることが示された。彼らはまた，障害を負っていない側での筋機能のマイナス面を確認した。これらの結果は，機能的なタスクに焦点を合わせる介入方法を提案し，さらにこれらのタスクの一部として，他の関節への障害の影響を調べる必要性を示唆する。

膝蓋大腿部疼痛はまた，筋電図の検者にとって主要な関心トピックであった。最も効果的な運動，あるいはさまざまな膝の筋の機能的活動中における役割に関する疑問は，それ自体が筋電図研究に適している。この問題に対する多くの臨床的アプローチは，内側広筋斜線維筋と外側広筋との間での活動比率に焦点を合わせてきた。興味深いことに，（殿部内転をともなう）等尺性運動[124]，座位および立位[125]，荷重および非荷重での活動[126]，および走行時[81]での研究において，障害の徴候を示す被験者と示さない被験者の間で違いがないことがみいだされた。臨床医はまた，膝の強さを改善するための特定の介入の効果を記録しようとした。例えば，Werner ら[127]は膝蓋骨の過度可動性患者に対するテーピングの効果を研究し，テーピング後に膝伸筋トルクの有意な増加をみいだした。一般的な運動肢位に関して，健常者および膝に障害を負った被験者において，内側広筋は，まっすぐ脚を上げる運動よりも大腿四頭筋の運動時により働くことが以前からの研究によって示されている[128,129]。これらのデータは，介入の選択をするのに有用な指針を提供する。

筋電図の研究は，腰痛患者における傍脊椎筋障害を研究するのに広く用いられている[99,102]。すぐに疲労してしまうような慢性的な腰痛にともなって，平均周波数および中心周波数が低下することは確認されている[130~132]。また，これらのパラメータは，運動プログラム[133]の成功を確立するのに用いられた。また，歩行などの機能評価は腰痛によりそれらパラメータの違いを示した。この違いは，脚がスイングしている間，通常，腰部の筋は比較的活動していないのに比べ，腰痛を持っている場合はより大きく活動していることを示している[134]。研究者によって，歩行中の筋電図変化を筋肉の痛みへの機能的適応と解釈できるかもしれないと示唆されている。一方で，これら変化した筋パターンの重要性についてはわかっていない。

まとめ

筋電図は，身体活動における筋の役割を明記するための，また神経筋系の保全性を評価するための，強力なツールとなる。しかし，動きの研究において一般的に使用されるにもかかわらず，セラピストは，筋電図の測定ツールとしての限界をみきわめて，賢明に使わなければならない。速さと加速の影響，筋収縮のタイプ，装置および出力信号に影響しうる解剖学的，生理的および神経性の多くの要因を筋電図の解釈によって説明しなければならない[6]。筋電図は筋が活動していることを示すが，それが働いている理由は示さない。またそれは，単に運動単位の活動を計測したと解釈されるだけである。予測される機能的改善を成し遂げるという意味において，ある治療が「効果的である」と，筋電図により判定することはできない。筋がより強いのかより弱いのかに関して，あるいは，筋が高緊張なのか低緊張なのかに関して，筋電図は単独で情報を提供することができない。たいていの状況下では，短時間での繰り返し検査による，小さい変化を評価するのは困難である。これらは，臨床的評価を通じて判断されなければならない。しかし，筋電図は，治療または評価の間で有効性が増したかもしれないという情報を提供することができる。それは，明らかな動作あるいは筋収縮が観察できない状況下では，セラピストにとって非常に貴重なフィードバックの材料となる。

運動学的な文献には，異なる状況下での筋機能を調べるための筋電図使用に関するものが数多くある[2]。セラピストは，筋電図データを解釈して，利用するために文献の内容に精通していなければならない。これらの研究は，また，治療計画の一部としての筋電図の準備に関する指針として利用できる。しかし，研究結果を無効にしうるような方法論的な誤りが多くあることを示しているので，人によっては筋電図研究に批判的となるだろう。それに加えて，筋電図研究の結果は，特定の患者に必ずしも一般化されず，すべてのケース

において「正しい」反応と考えられるというわけではない。個々の患者の反応を観察するときは，明らかに，セラピストの臨床的判断が優位でなければならない。

臨床医には，表在筋の反応が重要である状況において，筋電図の用途をさらに探ることを望みたい。筋電図解釈の限界を理解しているかぎり，このツールは治療的な介入と評価のメジャーな補助ツールとなりうるのである。

復習問題

1. 筋電図と運動神経伝導速度検査のための計測システムの基本的構成要素は何か？
2. 臨床筋電図検査とはどのような段階か？
3. 運動神経と感覚神経の伝導速度がどのように計算されるかについて述べよ。
4. 末梢神経障害，筋疾患と運動ニューロン疾患にともなう典型的な筋電図と運動神経伝導速度の結果は，どのようなものか？
5. モーションアーチファクトの考えられる原因は何か？ どのようにしたら，これらの影響を減らす，あるいは除去することができるか？
6. 筋電図に関する4つのタイプの信号処理を述べよ。
7. 筋電図と力の関係に関して，筋長を変える影響はどのようなものか？
8. 筋が疲労したとき，どのタイプの変化が筋電位信号において現れるか？
9. あなたが治療プログラムの構成要素の1つとして，筋反応をモニタするために筋電図を含めていると仮定する。あなたの手順を準備するにあたり重要なことは？
   A 電極の選択と配置について？
   B テストに用いる収縮のタイプは？
   C 患者の姿勢は？
   D 活動のタイミングは？
   E 筋電図をどのように解釈するのか？

CS ケーススタディ

直接的な神経筋損傷，疼痛または廃用から筋の機能不全が生じることがありうると広く認められている。若干の筋はこのマイナスを補償するかもしれない。その結果，局所的な疲労を引き起こす保持作業中の筋電図活動において相対的な変化が生じる。腰痛 low back pain（LBP）をともなう患者において傍脊椎筋障害を評価するのに，表面筋電位信号の計測がどのように用いられたか，症例を紹介する。

患者記述：亜急性，非特異性の LBP を持つ36歳の男性患者は，最初にかかりつけの一般開業医によって検査された。そして，数日間の安静，家庭でのストレッチ運動プログラム，必要であれば冷却パック，および非ステロイド系抗炎症薬 nonsteroidal anti-inflammatory drug（NSAID）で治療された。患者は，神経病学的障害または重度の筋骨格の傷害の既往歴はなく，きわめて健康であった。彼の背中の痛みは，筋電図評価の6週間前に始まった。患者は，腰痛の原因となる特定のできごととは関連づけようとはせず，8年以上もときおり腰痛が起こることを説明した。先の X 線撮影での検査ではとりわけ顕著な所見は得られなかった。筋電図評価（それは，臨床研究の一部として行われた）の時点で，腰の下部と殿部の上方領域で両側性に疼痛徴候が出る，特に最も痛みが強いのは朝起きるとき，あるいは立っている間，と患者から報告があった。その筋電図評価の時点で，患者は疼痛強度（ビジュアルアナログスケールにおいて 6/10）と疼痛関連の機能（Oswestry の障害スケールにおいて 38%）について自己申告を行った[135]。

測定手順：Back Analysis System（BAS）と呼ばれる表面筋電図ベースの筋力計が，表面筋電位信号を得て処理するのに用いられた。テクニックについては，先のレポート[136]で詳細に説明されている。そしてこれは，躯幹の等尺性伸展の持続中に，腰部の電極配列から同時に得られる筋電位信号から，疲労指標の変化をモニタするようになっている。積極的なリハビリテーションを受けている亜急性および慢性 LBP 患者において[100]，また，鎮静中の慢性 LBP 患者において[132]，あるいは，亜急性および慢性 LBP の競技漕艇選手において[137]，治療進行をモニタするのに BAS が用いられたことが最近の総説[99,102]や特定の研究出版物に記載され，このテクニックの有効性が記述されている。

BAS装置（図9-32）は，次のような構成要素からなる。すなわち，①静的姿勢を維持し，傍脊椎筋を独立にさせるための調節可能なテストフレーム，

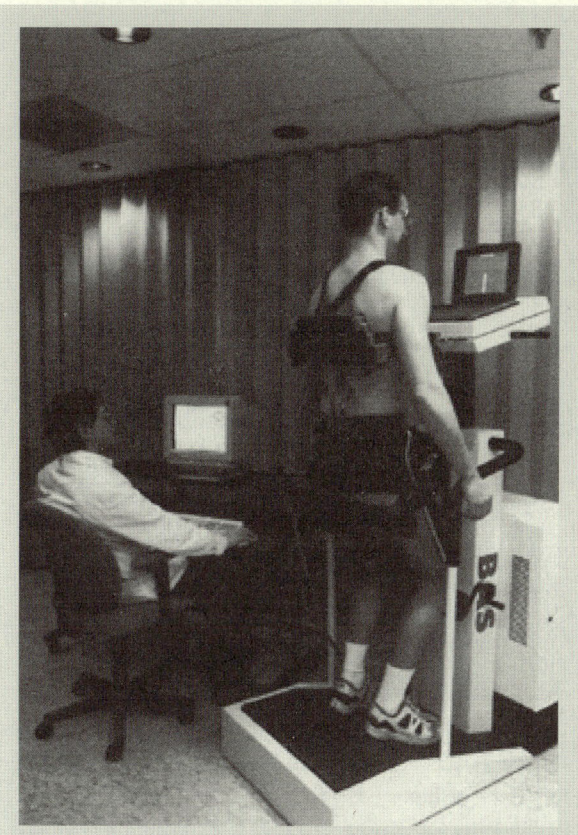

図9-32 BSAは，背筋の等尺性収縮による筋力と筋電位信号によって分析される。対象者は腰背部の両側に6つの表面筋電極が貼られ，姿勢制御装置に保持されている。対象者は目の前の画面で視覚的フィードバックにより，目標とする力を肩甲骨パッドに対して躯幹伸展で表出する。その筋電位信号は自動的に抽出されコンピュータによって分析される。測定結果は背筋障害のデータとして分類される（Neuromuscular Research Center, Boston University, Boston, MA. による）

②一定の筋力を維持するためのトルクフィードバックシステムは，③筋電図中心周波数とRMSのリアルタイム表示設計された筋電位取得・処理システムである。図に示すように，患者は装置の中に位置し，対側性の胸最長筋（L1脊髄レベル），腰腸肋筋（L2脊髄レベル）および多裂筋（L5脊髄レベル）に6個の表面筋電図電極（図9-4参照）が置かれる。検査収縮の間，抵抗して押し込むために，パッドつきのストラップ（非コンプライアンスの力変換器の各々の端につながれている）は，被験者の肩甲骨部を横切って配置された。力を被験者にフィードバックし，テストプロトコルに従って決められた目標レベルの力を発揮させるために，モニタは被験者の目の前に置かれた。

テストプロトコルは1組のウォームアップとBAS装置内での練習から始めた。患者は，躯幹の等尺性伸展で目標レベルの力を出すタスクを，フィードバック用ディスプレイで確認しながら行った。これらの予備的試行が首尾よく完了した後，患者は躯幹伸展での最大自発的収縮を起こす試み何回か行うよう指示された。短い休息後「階段」プロトコルに従うよう，被験者は指示された。そのプロトコルでは，装置内で持続的な躯幹の等尺性伸展を自分の理想体重の20，50，70および90％に設定されたレベルで力を出さなければならない。フレームサイズに従って，男性用と女性用の確立された体重表から，理想的な体重が計算された[138]。プロトコル作業を標準化するための理想体重の使用は，前のテスト収縮が最大自発的収縮に基づいている場合，被験者の動機づけの交絡効果を除去するために適用された。各収縮は30秒間維持され，各収縮と収縮の間に15秒の休息期を設ける。

結果：説明した「階段」プロトコルを使うことによって，結果は，年齢，性，理想体重と筋力でマッチングした対照被験者（図9-33B）と比較して，患者（図9-33A）の傍脊椎筋では，変えられた神経筋制御を示した。結果は，力（下段），筋電図中心周波数 median frequency（MF）と筋電図の根二乗平均 root mean square（RMS）を示している。6つの電極位置からの筋電図データは，別にプロットしてある。

例は，2人の被験者が同様の力を発生させうるにもかかわらず，神経筋制御や筋の疲れやすさに明白な違いがあることを示している。増加する力にともなってRMSを増加させる一貫したパターンが対照被験者でみられたが，LBP患者においては，力によるRMSの変化が非常に可変で非対称であった。中心周波数の曲線に関しても，類似した結果で明らかであった。対照被験者に関して，中心周波数は，力の増加にともない，より速く低下した。そして，そのパターンは非常に対称的で，対側筋群においてよく統制されていた。対照的に，LBP患者では，中心周波数は，ほとんどの筋で多少一定のままであるようにみえた。また，より高いレベルでの収縮の終わりごろに若干減少していた。

重要性：この事例では，段階的で秩序立った疲労反応があまりみられなかったLBP患者は，外負荷またはトルクが増やされるとき，必要に応じてより大きい力を発生させうる傍脊柱筋の特徴が失われていることを示すかもしれない。大規模な臨床試験に基づいて，筋電図測定のこれらの違いが，疼痛に関連した障害，すなわち筋抑制と回避行動のような特徴的なサインを反映すると提案された。障害のこの

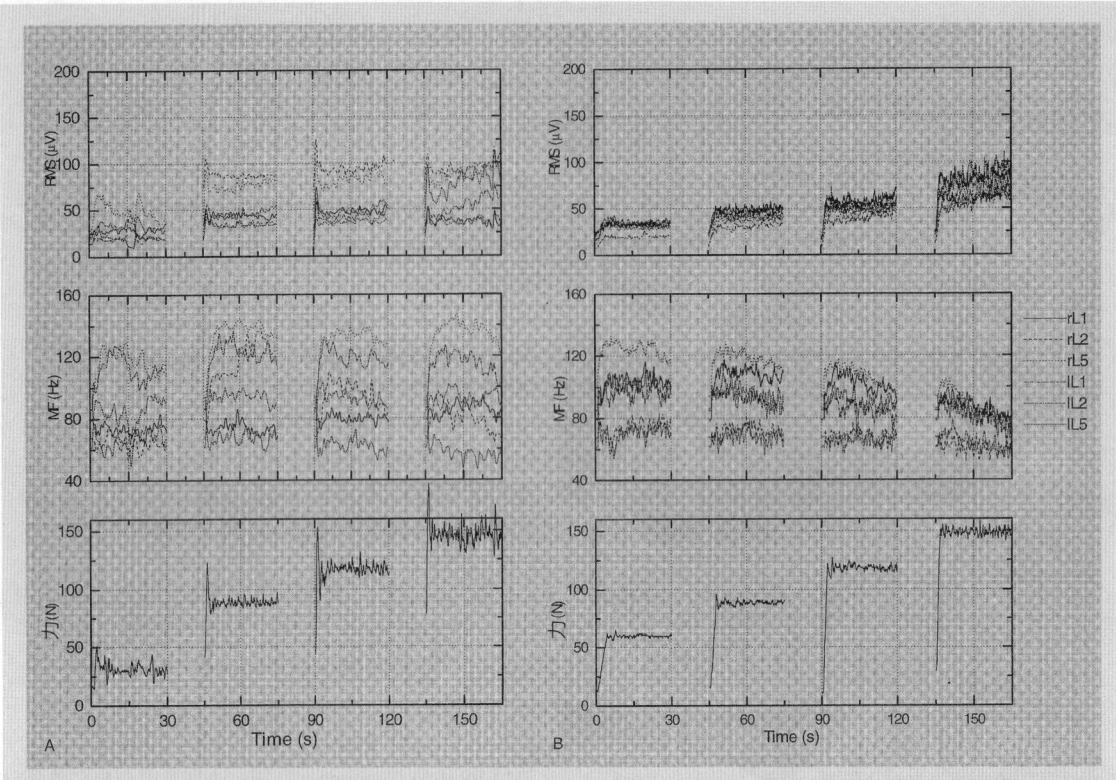

図9-33 RMSの一例。BSAでの「階段」プロトコル時における平均周波数（MF）と力を表した。Aは亜急性腰痛患者，Bは腰痛の既往のない健常者である。「階段」プロトコルは漸増的な目標設定に対して，一定の等尺性収縮を維持することが要求される。この例では，対象者は理想体重の20，50，70そして90%の力で検査される。それぞれの収縮は30秒間保持される（Roy, SH, and Oddsson, LI: Classification of paraspinal muscle impairments by surface electromyography. Phys Ther 78: 838, 1998. より）

モデルに関する仮説は，疼痛がある場合，筋活動のレベルを下げることによって適応し，関節を横切って加わる機械的負荷をより少なく分担させているというものである。その結果，おのおのの協力筋間での筋活動の通常パターンは，見分けがつくほどに変化し，いわば筋の使い方を支持している。

LBPに関連した障害の評価と治療は，理学療法士において常に一般的な役割であった。LBPへの治療アプローチはほとんど，筋骨格におけるLBP要素の再発を逆行させて，予防することに基づいている。そのようなLBP要素の変化には，機能の改善と労働力の低減を防ぐという期待が持てる。背痛研究の専門家は，脊椎複合体の筋骨格系の保全を特徴づけて関連障害を特定するのに，伝統的にさまざまな質的，量的な方法を行ってきた。標準的な臨床評価手順を補う，より優れた客観性を提供する試みにおいては，筋力計を用いて，傍脊柱筋障害が定量的に評価される。測定は，完全に機械的な出力（例えば，本体のトルク，速さまたは変位）に基づいており，彼らは共通の欠点について議論することができる。すなわち，運動学的変数および力変数は，被験者が自覚でき，正当性について受け入れることで，意図的に修正することができる。したがって，最大限の身体的なパフォーマンス能力は，動機づけと二次的利得に関連した要素とを切り離して考えることはできない。

収縮の持続時間があらかじめ決められている状態で，最大下の一定の力で，そして等尺性収縮での検査に制限があることを明示することで，筋パフォーマンスの客観性があると，BASの開発者は述べている[132]。さらに，筋電信号からの情報は，1つの筋群あるいは1つのパラメータに由来するのではなく，むしろ並列な活動の結果，または多くの協力筋の連続した配列の結果である。被験者は測定でのパラメータに気づかず，そして，意図的に制御することができないように思われる。

指導問題

1. 意味がある評価手順のために必要な最小の条件は何か？

2. このケースにおいて，筋電図の手順は，これらの必要条件をどの程度満たすか？
3. 筋電図評価の結果からの情報は，治療的介入のために，具体的にどのように用いられるか？
4. この筋電図評価テクニックは，LBPに関連した筋障害以外でどの程度用いられるか？

用語解説

増幅器 amplifier：電気信号を増幅するための機器で，表示可能な電圧出力に変換する。

差動増幅器 differential amplifier：2つの同じ特性を持つ増幅器を対称的に接続し，それぞれの増幅器の入力端子に入力された2つの入力信号の差を増幅して出力する増幅器のこと。

振幅 amplitude：活動電位において，2つの間の最大電位差は，ピークでの基線かあるいはピークからピークまでを測定し活動レベルを表す。

陽極 anode：電流が流れ込む電極のこと。

逆方向性伝導 antidromic conduction：活動電位は線維の正常な方向の反対方向にも伝導する（例えば，脊髄への運動線維に沿って，脊髄から遠ざかる感覚神経に沿って伝導する）。

アーチファクト artifacts：重要なもの以外のソースによって生成された電圧信号。

モーションアーチファクト movement artifact：電極と増幅器間の距離が大きいとそれだけ発生しやすい。

刺激アーチファクト stimulus artifact：刺激と同時に活動電位が生じる。

陰極 cathode：正電荷が流れ込む方の電極。

同相除去比 common mode rejection ratio（CMRR）：2つの入力端子に同相信号を加えたときの利得と差動信号を加えたときの利得の比。

伝導距離 conduction distance：神経伝導速度検査における2つの刺激間の距離（cm）。

伝導時間 conduction time：神経伝導速度検査における遠位と中枢との潜時差（ms）（2つの刺激により神経に反応が現れるまでの時間）。

伝導速度 conduction velocity（CV）：神経，あるいは筋線維による活動電位の伝播速度。伝導距離を伝導速度で除することで計算できる。この速度は神経において最速の軸索による伝導速度を表す。

クロストーク cross-talk：1つの電極からの活動電位をモニタしているときに他の電極からの筋電を拾うこと。

持続時間 duration：活動電位の持続時間は，基線からの最初の波から再び基線に戻るまでの時間を計測する。

電気的休止 electrical silence：筋電図での休止とは，正常筋では安静時のときである。

電極 electrode：活動電位や刺激に対する電気的伝導をとらえることができるもの。

能動電極 active electrode：双極の電極で，検出部位で電極構成を用いた差動増幅器で計測された信号を持つ。

同心針電極 concentric（coaxial）needle electrode：鋼線製のカニューレからなる記録用の電極は，単一のプラチナ製ワイヤを撚り合わせたもので，柄先は覆われていない。単一筋線維から発生する活動電位を分離することが可能となる。電極は2つのワイヤから形成されることもあり，複数のワイヤ間の活動電位を記録できる。

細いワイヤ留置電極 fine-wire indwelling electrodes：小径の絶縁されたワイヤが注射針の手法で筋腹に刺入される。

接地電極 ground electrode：電極は共通な部位に接続され，記録システムにおいて電気雑音の影響を軽減するために使用される。任意にゼロ電位の部位に貼る。

単極針電極 monopolar needle electrode：硬いワイヤでステンレス鋼線が使われ，先端以外は絶縁材で覆われている。電圧は針の先と他の電極（一般的には表在の不関電極）間で測定される。

導出電極 recording electrode：針あるいは表面電極は，神経や筋からの活動電位を記録するために使用される。

基準電極 reference electrode：神経伝導速度検査において，電極は該当筋の腱に貼りつける。単極の筋電図であるなら，不関電極は神経領域に置く。

刺激電極 stimulating electrode：神経のインパルスや筋収縮の伝達を刺激するための電流を活用するために使用される。陽極と陰極が必要となる。

表面電極 surface electrodes：該当する筋の皮膚上に小さな金属円盤を貼りつけ，表在筋からの筋電位信号を受信する。

筋電図 electromyography（EMG）：筋の活動電位を記録する。一般的には神経伝導に関与する。筋電計は筋電図の記録や表示に使用される。

誘発電位 evoked potential：刺激によって誘発された波形。

線維束性収縮電位 fasciculation potentials：活動電位は，

ランダムな，皮膚からの1つの筋線維群の自動的な単収縮として特徴づけられる．振幅や構成，期間，周波数は多様である．

線維自発電位 fibrillation potentials：細動の筋に関与する活動電位で，除神経や筋障害に関係し，単一筋線維の活動に影響する．分類的に電位は二相性で短期（5 ms），ピーク間の振幅は1 V以内，1～50 Hzの範囲であり，規則的で高調であり屋根に当たる雨音のようである．

周波数 frequency：1秒間に繰り返される波のサイクル数．単位はHz（ヘルツ）．

周波数帯域幅 frequency bandwidth：信号周波数の範囲の限定を左右する増幅器の周波数反応．例えば10～1,000 Hz．

巨大運動単位 giant motor units：ピーク間の運動単位電位の振幅と期間が正常範囲よりも大きい．しばしば末梢神経の再生が起こった後に認められる．

ヘルツ hertz (Hz)：1秒間に1回の周波数（振動数）．

入力インピーダンス input impedance：交流回路において電流に抵抗するもの．皮膚，電極，増幅器の入力端子は筋の電位へのインピーダンスの発生源となる．

刺入時活動 insertion activity：筋に針電極を刺入することで生じる活動電位．正常，減少，増加，持続時間によって表される．

積分 integration：定量化に従い整流化した筋電位信号を計算処理すること．積分は設定された間隔で，あるいは現在の電位閾値内で行える．

干渉パターン interference pattern：随意的な最大筋収縮によって記録される活動電位．多くの運動単位電位が重なって出現する．

潜時 latency：神経伝導速度検査の場合，刺激から反応までの時間，刺激によるアーチファクトからM波の初めまでを測定する．

　遠位潜時 distal latency：1つの神経において遠位部での刺激から記録電極に活動電位が現れるまでの時間（ms）．神経伝導速度で算定される．

　近位潜時 proximal latency：1つの神経において近位部での刺激から記録電極に活動電位が現れるまでの時間（ms）．神経伝導速度で算定される．

運動単位 motor unit：前角細胞からの1つの運動ニューロンとその運動ニューロンが神経支配するすべての筋線維のこと．

運動単位活動電位 motor unit action potential（MUAP）：1つの運動ニューロンの電気的刺激から電極で記録される活動電位で，振幅，持続時間，形，音，周波数について評価する．

M波 M wave：運動神経に単発の電気刺激を与えることによって生じる筋の活動電位．

筋緊張性放電 myotonic discharge：高頻度放電や刺入，随意的収縮後の二相性あるいは単相の連続的な電位（2,080 Hz）を特徴とする．漸減・漸増現象を示す電位で急降下する爆撃機の音として聞こえるのも特徴である．

神経伝導速度 nerve conduction velocity（NCV）：末梢運動，神経の刺激から収縮までの速度．

雑音（ノイズ） noise：予期した信号とともに検出される雑多な電気信号．

正規化 normalization：運動学的な筋電図に関して，1つの基準値を使って他の計測値を除する．

順行伝導 orthodromic conduction：活動電位の伝搬で同じ方向への伝達（例えば，脊髄神経から末梢運動神経，また感覚神経から脊髄神経）．

オシロスコープ oscilloscope：画面に電気信号を表示する機器．陰極線管からの水平，垂直方向の電子ビームを蛍光面に衝突させることで信号を可視化する．水平，垂直方向の電圧を制御することで信号の振幅と期間の定量化を行う．

相 phase：始まりから基線に戻るまでの1つの波形の部分．

多相性電位 polyphasic potentials：4つ，あるいはそれ以上の相を持つ活動電位．

陽性鋭波 positive sharp waves：筋線維性の自発電位で二相性として記録される．刺激によって陽性，陰性の電位が典型的パターンで繰り返す．第1の陽性相は短く（5 ms以下）振幅が高い（1 mV以上）．第2の陰性相は長く（10,100 ms）振幅が低い．

整流 rectification：筋電図波形の負の部分を逆転し，正の部分に重ね合わせ，基線上にのみ信号を表示させる過程．これは積分の処理に関与する．

反復性放電 repetitive discharges：一群の電位．一般的に1秒あたり5～100のインパルスで，末梢神経と前角細胞においてよくみられ，筋障害にも認められる．奇異性高頻度放電とも呼ばれる

感度 sensitivity：システムの特徴を表し，例えば，20 μV～30 mVの範囲で表される信号を調整することで記録したり表示したりする性能．

SN比 signal-to-noise ratio：信号とノイズの関係（比）．

単一運動単位パターン single motor unit pattern：単一の運動単位電位において最大努力時に認められるもの．

皮膚抵抗 skin resistance：皮膚細胞や他の物質から生じる電気伝導の抵抗．表在部で電気伝導する前に皮膚において準備が必要である．

自発性電位 spontaneous potentials：安静時，つまり電

極を付着したことによる活動が収まった後，また外的な刺激あるいは随意的な収縮がないときに，筋，神経において活動電位を記録すること。
遠隔測定法（テレメトリー） telemetry：無線周波数を利用して送信器と受信器をつなぐ筋電信号を伝搬する方法。

時間的分散 temporal dispersion：運動神経伝導速度検査における M 波の形状，振幅，持続時間のひずみ。
電圧 volt：2 点間の電位差。筋電図の振幅での測定による。
容積伝導 volume conduction：電位発生源からの電流が，身体の組織などを媒介にして伝播すること。

付 録

ケーススタディの指導問題解答例

1. 意味がある評価手順のために必要な最小の条件は何か？

解答 筋の障害分類は，治療の方向性を決めるうえで異常筋の機能不全の存在を明らかにする方法を提供することである。分類のシステムは，典型的なモデルや単一の測定かグループ化した測定かにより特別な障害のタイプを集めることによる手順に従っている。そのシステムは少なくとも正常からの逸脱を見分けるための有用な方法を提供する。これは測定の基本である。このシステムによって分類を証明する値を提示することで，異常のタイプを特徴づけることが望ましい。

障害分類において臨床家に意義を持たせるには，治療の基礎となる症状の型や分類区分をはっきりさせるべきである[139]。単に計測結果から A，B，C，D……と分類することは，たとえそれに誤りがなくても臨床的な価値は低い。患者の背筋検査から得た筋電図の不可解なパラメータのみでは，正常と診断することはできない。筋活動の抑制が痛みと行動との関係に一致するように，特殊な障害の分類がなされるならば，より補助的となりうる。障害の分類の指標は治療の特別な方法を示唆する。

2. このケースにおいて，筋電図の手順は，これらの必要条件をどの程度満たすか？

解答 このケースの結果を示すことによって，筋電位信号が筋の特別な障害を明らかにする方法を検討することができる。より重要なことに，障害のタイプは，患者が背筋を使うことを避けたり，抑制することを克服するように考えさせる治療方針を示唆する。治療のエクササイズでは，躯幹を伸展するときに働く筋群の適切な協調性を再教育すべきである。慢性腰痛に関しての包括的，機能的な治療プログラムは，痛みや障害についての考えを変えることを提案する。結果には，誤った分類の可能性があり，障害の程度を明らかにしたわけではない。統計的処理は判別分析の手順に従い，なんらかの可能性を表すことを引き出す。

3. 筋電図評価の結果からの情報は，治療的介入のために，具体的にどのように用いられるか？

解答 腰痛をもたらすこの障害の治療，予防との可能性のある関連は，以下の 2 つである。a：腰痛を呈する患者の多くにとって，痛みは不合理な不安に特徴づけられる行動に関連し，活動を避けることが障害の重要な要因になっていると考えられる。b：脊柱にかなりの負荷となる課題にともなう代替の筋の活動は，能力の範囲内で正常に機能する筋群に支えられる脊柱の不適切な安定性によって，過用傷害を生じかねない。

4. この筋電図評価テクニックは，LBP に関連した筋障害以外でどの程度用いられるか？

解答 障害の分類には，表面筋電図による分析が基本とされている。例えば中間域の周波数は疲労度を表す。廃用による障害からの筋萎縮や易疲労性の患者は，健常者より中間域の周波数が低下していることが特徴的である。このケースの説明と同様に，患者群と健常群においてプロトコル化による BAS を施行した。

文 献

1. Green, RM: Commentary on the Effect of Electricity on Muscular Motion. Elizabeth Licht, Cambridge, 1953.
2. Basmajian, JV, and De Luca, CJ: Muscles Alive, ed 2. Williams & Wilkins, Baltimore, 1985.
3. Soderberg, GL: Selected Topics in Surface Electromyography for Use in the Occupational Setting. U.S. Department of Health and Human Services, Public Health Service, Centers for Disease Control, Washington, DC, NIOSH, Publication No. 91-100, 1992.
4. Reucher, H, et al: Spatial filtering of noninvasive multi-electrode EMG: Part I—Introduction to measuring technique and applications. IEEE Trans Biomed Eng 34:98, 1987.
5. Reucher, H, et al: Spatial filtering of noninvasive multielectrode EMG: Part II—Filter performance in theory and modeling. IEEE Trans Biomed Eng 34:106, 1987.
6. Gerleman, DG, and Cook, TM: Instrumentation. In Soderberg, GL (ed): Selected Topics in Surface Electromyography for Use in the Occupational Setting: Expert Perspectives. U.S. Department of Health and Human Services, Public Health Service, Centers for Disease Control, Washington, DC, NIOSH, Publication No. 91-100, 1992, p 44.
7. Basmajian, JV, and Stecko, G: A new bipolar electrode for electromyography. J Appl Physiol 17:849, 1962.
8. Adrian, ED, and Bronk, DW: The discharge of impulses in motor nerve fibers. J Physiol (Lond) 67:119, 1929.
9. Andersson, E, et al: EMG activities of the quadratus lumborum and erector spinae muscles during flexion-relaxation and other motor tasks. Clin Biomech 11:392, 1996.
10. Goodgold, J: Anatomical Correlates of Clinical Electromyography. Williams & Wilkins, Baltimore, 1974.
11. Geiringer, SR: Anatomic Localization for Needle Electromyography. Mosby-Year Book, St. Louis, 1999.
12. Merletti, RM, and Roy, SH: Myoelectric and mechanical manifestations of muscle fatigue in voluntary contractions. J Ortho Sports Phys Ther 24:342, 1996.
13. Merletti, R, et al: Modeling of surface myoelectric signals. Part II: Model based interpretation of EMG signals. IEEE Trans Biomed Engineer 46:7:821, 1999.
14. Lynn, PA, et al: Influences of electrode geometry on bipolar recordings of the surface electromyogram. Med Biol Eng Comput 16:651, 1978.
15. Komi, PV, and Buskirk, ER: Reproducibility of electromyographic measurements with inserted wire electrodes and surface electrodes. Electromyography 10:357, 1970.
16. DeLuca, CJ, and Merletti, R: Surface myoelectric signal cross-talk among muscles of the leg. Electroencephalogr Clin Neurophysiol 69:568, 1988.
17. DeLuca, CJ: The use of surface electromyography in biomechanics. J Appl Biomech 13:135, 1997.
18. Ad Hoc Committee of the International Society of Electrophysiological Kinesiology: Units, Terms and Standards in the Reporting of EMG Research. Department of Medical Research, Rehabilitation Institute of Montreal, Montreal, 1980.
19. Kimura, J: Electrodiagnosis of Diseases of Nerve and Muscle: Principles and Practice, ed 2. FA Davis, Philadelphia, 1989.
20. McGill, KC, and Dorfman, LJ: Automatic decomposition electromyography (ADEMG): Validation and normative data in brachial biceps. Electroencephalogr Clin Neurophysiol 61:453, 1985.
21. Liguori, R, et al: Electromyography in myopathy. Neurophysiol Clin 27:200, 1997.
22. Fuglsang-Frederiksen, A, et al: Electrical muscle activity during a gradual increase in force in patients with neuromuscular diseases. Electroencephalogr Clin Neurophysiol 57:320, 1984.
23. Hausmanowa-Petrusewicz, I, and Kopec, J: EMG parameters changes in the effort pattern at various load in dystrophic muscle. Electromyogr Clin Neurophysiol 24:121, 1984.
24. Terebuh, BM, and Johnson, EW: Electrodiagnosis (EDX) consultation including EMG examination. In Johnson, EW, and Pease, WS (eds): Practical Electromyography. Williams & Wilkins, Baltimore, 1997, p 1.
25. Cruz Martinez, A: Electrophysiological study in hemiparetic patients. Electromyography, motor conduction velocity, and response to repetitive nerve stimulation. Electromyogr Clin Neurophysiol 23:139, 1983.
26. Berman, SA, et al: Injury zone denervation in traumatic quadriplegia in humans. Muscle Nerve 19:701, 1996.
27. Spielholz, NI, et al: Electrophysiological studies in patients with spinal cord lesions. Arch Phys Med Rehabil 53:558, 1972.
28. Brown, WF, and Snow, R: Denervation in hemiplegic muscles. Stroke 21:1700, 1990.
29. Johnson, EW, et al: Sequence of electromyographic abnormalities in stroke syndrome. Arch Phys Med Rehabil 56:468, 1975.
30. Falck, B, and Alaranta, H: Fibrillation potentials, positive sharp waves and fasciculation in the intrinsic muscles of the foot in healthy subjects. J Neurol Neurosurg Psychiatry 46:681, 1983.
31. Wettstein, A: The origin of fasciculations in motoneuron disease. Ann Neurol 5:295, 1979.
32. Wenzel, S, et al: Surface EMG and myosonography in the detection of fasciculations: A comparative study. J Neuroimaging 8:148, 1998.
33. Van der Heijden, A, et al: Fasciculation potentials in foot and leg muscles of healthy young adults. Electroencephalogr Clin Neurophysiol 93:163, 1994.
34. Rodriquez, AA, et al: Electromyographic and neuromuscular variables in post-polio subjects. Arch Phys Med Rehabil 76:989, 1995.
35. Stalberg, E, and Grimby, G: Dynamic electromyography and muscle biopsy changes in a 4-year follow-up: Study of patients with a history of polio. Muscle Nerve 18:699, 1995.
36. Roeleveld, K, et al: Motor unit size estimation of enlarged motor units with surface electromyography. Muscle Nerve 21:878, 1998.
37. Stalberg, E: Needle electromyography. In Johnson, EW, and Pease, WS (eds): Practical Electromyography. Williams & Wilkins, Baltimore, 1997, p 89.
38. Stalberg, E, and Fawcett, PRW: Macro EMG changes in healthy subjects of different ages. J Neurol Neurosurg Psychiatry 45:870, 1982.
39. Luciano, CA, et al: Electrophysiologic and histologic studies in clinically unaffected muscles of patients with prior paralytic poliomyelitis. Muscle Nerve 19:1413, 1996.
40. Hodes, R, et al: The human electromyogram in response to nerve stimulation and the conduction velocity of motor axons. Arch Neurol Psychiatry 60:340, 1948.
41. Dawson, GD, and Scott, JW: The recording of nerve action potentials through the skin in man. J Neurosurg Psychiatry 12:259, 1949.
42. Echternach, JL: Introduction to Electromyography and Nerve Conduction Testing: A Laboratory Manual. SLACK, Thorofare, N.J., 1994.
43. Johnson, EW, and Pease, WS: Practical Electromyography, ed 3. Williams & Wilkins, Baltimore, 1997.
44. AEEE: Guidelines in Electrodiagnostic Medicine. Professional Standard Committee, American Association of Electromyography and Electrodiagnosis, Rochester, MN, 1984.
45. Trojaborg, W: Motor nerve conduction velocities in normal subjects with particular reference to the conduction in proximal and distal segments of median and ulnar nerves. Electroencephalogr Clin Neurophysiol 17:314, 1964.
46. Dawson, GD: The relative excitability and conduction velocity of sensory and motor nerve fibers in man. J Physiol (Lond) 131:436, 1956.
47. Hoffman, P: Uber die beziehungen der sehnen reflexe zur wilkurlichen bewegung und zum tonus. Z Biol 68:351, 1918.
48. Sabbahi, MA, and Khalil, M: Segmental H-reflex studies in upper and lower limbs of patients with radiculopathy. Arch Phys Med Rehabil 71:223, 1990.
49. Sabbahi, MA, and Khalil, M: Segmental H-reflex studies in upper and lower limbs of healthy subjects. Arch Phys Med Rehabil 71:216, 1990.
50. Braddom, RL, and Johnson, EW: Standardization of H-reflex and diagnostic use in S1 radiculopathy. Arch Phys Med Rehabil 55:161, 1974.
51. Abbruzese, M, et al: Changes in central delay of soleus H-reflex after facilitory or inhibitory conditioning in humans. J Neurophysiol 65:1598, 1991.
52. Magladery, JW, and McDougal, JB: Electrophysiological studies of nerve and reflex activity in normal man. I. Identification of certain reflexes in the electromyogram and the conduction velocity of peripheral nerve fibers. Bull Johns Hopkins Hosp 86:265, 1950.
53. Milanov, I, and Georgiev, D: Mechanisms of trizanidine action on spasticity. Acta Neurol Scand 89:274, 1994.
54. Nance, PW: A comparison of clonidine, cyproheptadine and baclofen in spastic spinal cord injured patients. J Am Paraplegic Soc 17:150, 1994.
55. Dumitru, D: Electrodiagnostic Medicine. Hanly Belfus, Philadelphia, 1995, p 191.
56. Gamstorp, I: Normal conduction velocity of ulnar, median

and peroneal nerves in infancy, childhood and adolescence. Acta Paediatrica 146(suppl):68, 1963.
57. Buchthal, F, and Rosenfalck, A: Evoked action potentials and conduction velocity in human sensory nerves. Brain Res 3:1, 1966.
58. Norris, AH, et al: Age changes in the maximum conduction velocity of motor fibers of human ulnar nerves. J Appl Physiol 5:589, 1953.
59. Halar, EM, et al: Nerve conduction studies in upper extremities: Skin temperature corrections. Arch Phys Med Rehabil 64:412, 1983.
60. McComas, AJ: Motor-unit estimation: The beginning. J Clin Neurophysiol 12:560, 1995.
61. Daube, JR: Estimating the number of motor units in a muscle. J Clin Neurophysiol 12:585, 1995.
62. Doherty, T, et al: Methods for estimating the numbers of motor units in human muscles. J Clin Neurophysiol 12:565, 1995.
63. McComas, AJ, et al: Early and late losses of motor units after poliomyelitis. Brain 120:1415, 1997.
64. Bromberg, MB, et al: Motor unit number estimation, isometric strength, and electromyographic measures in amyotrophic lateral sclerosis. Muscle Nerve 16:1213, 1993.
65. Dulakas, MC: Pathogenetic mechanisms of post-polio syndrome: morphological, electrophysiological, virological and immunological correlations. Ann NY Acad Sci 753:167, 1995.
66. Rowland, LP: Pathogenesis of muscular dystrophies. Arch Neurol 33:315, 1976.
67. Chisari, C, et al: Sarcolemmal excitability in myotonic dystrophy: Assessment through surface EMG. Muscle Nerve 21:543, 1998.
68. Orizio, C, et al: Muscle surface mechanical and electrical activities in myotonic dystrophy. Electromyogr Clin Neurophysiol 37:231, 1997.
69. Colachis, SC, et al: Polyphasic motor unit action potentials in early radiculopathy: Their presence and ephaptic transmission as an hypothesis. Electromyogr Clin Neurophysiol 32:27, 1992.
70. Czyrny, JJ, and Lawrence, J: The importance of paraspinal muscle EMG in cervical and lumbosacral radiculopathy: Review of 100 cases. Electromyogr Clin Neurophysiol 36:503, 1996.
71. Toyokura, M, et al: Follow-up study on F-wave in patients with lumbosacral radiculopathy. Comparison between before and after surgery. Electromyogr Clin Neurophysiol 36:207, 1996.
72. Hermens, HJ, et al: Applications of Surface ElectroMyography. In Second General SENIAM Workshop, Stockholm, 1997.
73. Hermens, HJ, et al: European Activities on Surface ElectroMyography. In First General SENIAM Workshop, Torino, Italy, 1996.
74. Basmajian, JV, and Blumenstein, R: Electrode Placement for EMG Biofeedback. Williams & Wilkins, Baltimore, 1980.
75. Graham, GP: Reliability of electromyographic measurements after surface electrode removal and replacement. Percept Mot Skills 49:215, 1979.
76. Yang, JF, and Winter, DA: Electromyography reliability in maximal and submaximal isometric contractions. Arch Phys Med Rehabil 64:417, 1983.
77. Kadaba, MP, et al: Repeatability of phasic muscle activity: Performance of surface and intramuscular wire electrodes in gait analysis. J Orthop Res 3:350, 1985.
78. Viitasalo, JH, and Komi, PV: Signal characteristics of EMG with special reference to reproducibility of measurements. Acta Physiol Scand 93:531, 1975.
79. Winter, DA: The Biomechanics and Motor Control of Walking, ed 2. University of Waterloo Press, Waterloo, Canada, 1991.
80. Kellis, E: The effects of fatigue on the resultant joint moment, agonist and antagonist electromyographic activity at different angles during dynamic knee extension efforts. J Electromyogr Kinesiol 9:191, 1999.
81. MacIntyre, DL, and Robertson, DG: Quadriceps muscle activity in women runners with and without patellofemoral pain syndrome. Arch Phys Med Rehabil 73:10, 1992.
82. Perry, J, and Bekey, GA: EMG-force relationships in skeletal muscle. Crit Rev Biomed Eng 7:22, 1981.
83. Winkel, J, and Bendix, T: Muscular performance during seated work evaluated by two different EMG methods. Eur J Appl Physiol 55:167, 1986.
84. Janda, DH: Objective evaluation of grip strength. J Occup Med 29:569, 1987.
85. Knutson, LM, et al: A study of various normalization procedures for within day electromyographic data. J Electromyography Kinesiol 4:47, 1994.
86. Kellis, E, and Baltzopoulos, V: The effects of normalization method on antagonistic activity patterns during eccentric and concentric isokinetic knee extension and flexion. J Electromyogr Kinesiol 6:235, 1996.
87. Lippold, OCJ: The relation between integrated action potentials in a human muscle and its isometric tension. J Physiol (Lond) 117:492, 1952.
88. Inman, VT, et al: Relation of human electromyogram to muscular tension. Electroencephalogr Clin Neurophysiol 4:187, 1952.
89. Edwards, RG, and Lippold, OCJ: The relation between force and integrated electrical activity in fatigued muscle. J Physiol (Lond) 132:677, 1956.
90. Woods, JJ, and Bigland-Ritchie, B: Linear and non-linear surface EMG/force relationships in human muscles. Am J Phys Med Rehabil 62:287, 1983.
91. Vredenbregt, J, and Rau, G: Surface electromyography in relation to force, muscle length and endurance. In Desmedt, JE (ed): New Developments in Electromyography and Clinical Neurophysiology, Vol 1. Karger, BaSEL, 1973, p 606.
92. Zuniga, EN, and Simons, DG: Nonlinear relationship between averaged electromyogram potential and muscle tension in normal subjects. Arch Phys Med Rehabil 50:613, 1983.
93. Lawrence, JH, and DeLuca, CJ: Myoelectric signal vs. force relationship in different human muscles. J Appl Physiol 54:1653, 1983.
94. Bigland, B, and Lippold, OCJ: The relation between force, velocity and integrated electrical activity in human muscles. J Physiol (Lond) 123:214, 1954.
95. Petrofsky, JS, et al: Evaluation of the amplitude and frequency components of the surface EMG as an index of muscle fatigue. Ergonomics 25:213, 1982.
96. DeLuca, CJ: Myoelectrical manifestations of localized muscular fatigue in humans. Crit Rev Biomed Eng 11:251, 1985.
97. Kuorinka, I: Restitution of EMG spectrum after muscular fatigue. Eur J Appl Physiol 57:311, 1988.
98. Huijing, PA, et al: Triceps source EMG spectrum changes during sustained submaximal isometric contractions at different muscle lengths. Electromyogr Clin Neurophysiol 26:181, 1986.
99. Roy, SH, et al: Classification of back muscle impairment based on the surface electromyographic signal. J Rehabil Res Dev 34:405, 1997.
100. Roy, SH, et al: Spectral electromyographic assessment of back muscles in patients with low back pain undergoing rehabilitation. Spine 20:38, 1995.
101. Oddsson, LI, et al: Development of new protocols and analysis procedures for the assessment of LBP by surface EMG techniques. J Rehabil Res Dev 34:415, 1997.
102. Roy, SH, and Oddsson, LI: Classification of paraspinal muscle impairments by surface electromyography. Phys Ther 78:838, 1998.
103. Shimazu, H, et al: Rigidity and spasticity in man: Electromyographic analysis with reference to the role of the globus pallidus. Arch Neurol 6:10, 1962.
104. Vorro, J, and Hobart, D: Kinematic and myoelectric analysis of skill acquisition: I. 90cm subject group. Arch Phys Med Rehabil 62:575, 1981.
105. Hobart, DJ, et al: Modifications occurring during acquisition of a novel throwing task. Am J Phys Med 54:1, 1975.
106. Bernardi, M, et al: Force generation performance and motor unit recruitment strategy in muscles of contralateral limbs. J Electromyogr Kinesiol 9:121, 1999.
107. Bernardi, M, et al: Motor unit recruitment strategy changes with skill acquisition. Eur J Appl Physiol 74:52, 1996.
108. Santello, M, and McDonagh, MJ: The control of timing and amplitude of EMG activity in landing movements in humans. Exp Physiol 83:857, 1998.
109. Hefzy, MS, et al: Co-activation of the hamstrings and quadriceps during the lunge exercise. Biomed Sci Instrum 33:360, 1997.
110. Isear, JA, Jr, et al: EMG analysis of lower extremity muscle recruitment patterns during an unloaded squat. Med Sci Sports Exerc 29:532, 1997.
111. Kellis, E: Quantification of quadriceps and hamstring antagonist activity. Sports Med 25:37, 1998.
112. Garland, SJ, et al: Motor unit activity during human single joint movements. J Neurophysiol 76:1982, 1996.
113. Lutz, GE, et al: Comparison of tibiofemoral joint forces during open-kinetic-chain and closed-kinetic-chain exercises. J Bone Joint Surg Am 75:732, 1993.
114. Escamilla, RF, et al: Biomechanics of the knee during closed kinetic chain and open kinetic chain exercises. Med Sci Sports Exerc 30:556, 1998.

115. Stiene, HA, et al: A comparison of closed kinetic chain and isokinetic joint isolation exercise in patients with patellofemoral dysfunction. J Orthop Sports Phys Ther 24:136, 1996.
116. Blackard, DO, et al: Use of EMG analysis in challenging kinetic chain terminology. Med Sci Sports Exerc 31:443, 1999.
117. Sporrong, H, et al: Hand grip increases shoulder muscle activity: An EMG analysis with static hand contractions in 9 subjects. Acta Orthop Scand 67:485, 1996.
118. Krebs, DE, et al: Hip biomechanics during gait. J Orthop Sports Phys Ther 28:51, 1998.
119. Levin, MF, and Hui-Chan, C: Ankle spasticity is inversely correlated with antagonist voluntary contraction in hemiparetic subjects. Electromyogr Clin Neurophysiol 34:415, 1994.
120. Gowland, C, et al: Agonist and antagonist activity during voluntary upper-limb movement in patients with stroke. Phys Ther 72:624, 1992.
121. Davies, JM, et al: Electrical and mechanical output of the knee muscles during isometric and isokinetic activity in stroke and healthy adults. Disabil Rehabil 18:83, 1996.
122. Madeleine, P, et al: Shoulder muscle co-ordination during chronic and acute experimental neck-shoulder pain. An occupational pain study. Eur J Appl Physiol 79:127, 1999.
123. Wadsworth, DJ, and Bullock-Saxton, JE: Recruitment patterns of the scapular rotator muscles in freestyle swimmers with subacromial impingement. Int J Sports Med 18:618, 1997.
124. Laprade, J, et al: Comparison of five isometric exercises in the recruitment of the vastus medialis oblique in persons with and without patellofemoral pain syndrome. J Orthop Sports Phys Ther 27:197, 1998.
125. Thomee, R, et al: Quadriceps muscle performance in sitting and standing in young women with patellofemoral pain syndrome and young healthy women. Scand J Med Sci Sports 6:233, 1996.
126. Karst, GM, and Willett, GM: Onset timing of electromyographic activity in the vastus medialis oblique and vastus lateralis muscles in subjects with and without patellofemoral pain syndrome. Phys Ther 75:813, 1995.
127. Werner, S, et al: Effect of taping the patella on concentric and eccentric torque and EMG of knee extensor and flexor muscles in patients with patellofemoral pain syndrome. Knee Surg Sports Traumatol Arthrosc 1:169, 1993.
128. Soderberg, GL, and Cook, TM: An electromyographic analysis of quadriceps femoris muscle setting and straight leg raising. Phys Ther 63:1434, 1983.
129. Soderberg, GL, et al: Electromyographic analysis of knee exercises in healthy subjects and in patients with knee pathologies. Phys Ther 67:1691, 1987.
130. Kankaanpaa, M, et al: Back and hip extensor fatigability in chronic low back pain patients and controls. Arch Phys Med Rehabil 79:412, 1998.
131. Mannion, AF, et al: The use of surface EMG power spectral analysis in the evaluation of back muscle function. J Rehabil Res Dev 34:427, 1997.
132. Roy, SH, et al: Lumbar muscle fatigue and chronic lower back pain. Spine 14:992, 1989.
133. Mooney, V, et al: Relationships between myoelectric activity, strength, and MRI of lumbar extensor muscles in back pain patients and normal subjects. J Spinal Disord 10:348, 1997.
134. Arendt-Nielsen, L, et al: The influence of low back pain on muscle activity and coordination during gait: A clinical and experimental study. Pain 64:231, 1996.
135. Fairbank, JC, et al: The Oswestry low back pain disability questionnaire. Physiotherapy 66:271, 1980.
136. DeLuca, CJ: Use of the surface EMG signal for performance evaluation of back muscles. Muscle Nerve 16:210, 1993.
137. Roy, SH, et al: Fatigue, recovery, and low back pain in varsity rowers. Med Sci Sports Exerc 22:463, 1990.
138. Society of Actuaries and Association of Life Insurance Medical Directors of America: Build Study, 1979. New York: Metropolitan Life Insurance Company, 1983.
139. Rothstein, JM, and Echternach, JL: Primer on Measurement: An Introductory Guide to Measurement Issues. American Physical Therapy Association, Washington, DC, 1993, p. 66.
140. Rainville, J, et al: Altering beliefs about pain and impairment in a functionally oriented treatment program for chronic low back pain. Clin J Pain 9:196, 1993.
141. Soderberg, GL, and Cook, TM: Electromyography in biomechanics. Phys Ther 64:1813, 1984.

10

歩行分析

Cynthia C. Norkin

概要

- 歩行分析の内容
- 歩行分析の選択
  信頼性
  感度と特異度
  妥当性
- 歩行についての用語
- 分析の種類
- 運動学に基づいた定性的歩行分析
  観察による歩行分析
  運動学的歩行分析と変数の評価
  観察による歩行分析の手順
  神経筋疾患における観察による歩行分析
  歩行プロフィールと尺度
- 運動学に基づいた定量的歩行分析
  距離と時間の変数
  変数測定に使われる方法
  測定機器
- 力学的歩行分析
- 歩行時のエネルギー消費

学習目標

1. 正常歩行について使う用語を定義する。
2. 歩行分析に関して信頼性，妥当性，感度，特異度を定義する。
3. 以下の歩行分析で使用される変数について述べる。
   運動学に基づいた定性的歩行分析
   運動学に基づいた定量的歩行分析
4. 使用頻度の高い歩行評価の例について述べる。
5. 運動学に基づいた定性的歩行分析と定量的歩行分析の利点と欠点を比較する。
6. ケーススタディの例を用いて歩行評価による臨床的意思決定を行う。

はじめに

　リハビリテーションプロセスにおける主要な目的の1つは，特定の機能障害による制限のなかで可能なかぎり高い機能的な自立レベルへの到達の援助をすることである。人の移動や歩行は，疾病のプロセスや傷害によって影響を受けやすい自立機能の基本的な構成要素の1つである。結果として，理学療法戦略の理想となる帰結の1つは患者の歩行状態を回復させること，あるいは改善することである。

歩行分析の内容

　現実的な帰結の測定を確立し，患者の歩行の改善あるいは回復に向けた治療計画を作成，実行するために，理学療法士は移動の状態を評価できなければならない。総合的な分析には以下の項目を含める。
1. 歩行パターンと歩行変数の正確な記述。
2. 歩行逸脱の識別と記述。
3. 逸脱の分析と異常歩行が起こるメカニズムの識別。
4. バランス，持久力，エネルギー消費，安全性の評価。
5. 家，地域，職場など患者の移動領域における，機能

的な移動能力の決定。

分析は，患者の現状説明，経時変化の評価，ときに予測などにも使用できるように，客観的で妥当性のあるデータでなければならない。

歩行分析の選択

歩行は複雑な活動であり，理学療法の文献では歩行分析に関する多くの方法が取り扱われている[1〜35]。臨床家が実践する歩行分析には，解析の目的，利用できる機器の種類，評価者の経験・知識・技術によって多種の方法がある。歩行分析を行ううえでの詳細な臨床指標については Guide to Physical Therapist Practice[36]を参照されたい。

歩行分析の目的はこれだけではないが，以下の内容を含んでいることが望ましい。
1. 患者のパフォーマンスと正常歩行のパラメータ間における差異の記述。
2. 機能障害を起こしているメカニズムの識別。
3. 能力低下の重症度の分類。
4. 将来の状態の予測。
5. 適合しうる，補助的，矯正的，補完的，保護的で支えとなる器具と機器に対する必要性の決定。
6. 選んだ器具と機器の有効性と適合評価（関節保護と支持を提供し，逸脱と機能障害を補正し，エネルギー消費を減少し，安全な歩行機能を促進する）。
7. 有酸素運動，発達上の活動，筋力増強，ストレッチ，電気刺激，バランストレーニング，外科的処置，薬物などの介入効果の評価。
8. パフォーマンスの強化。

文献には，これらを目的とした多くの例が記載されている。すなわち，患者のパフォーマンスと正常歩行のパラメータ間における差異の記述[37〜40]，機能障害を起こしているメカニズムの識別[40〜44]，下肢義足の適合評価[1]，異なる補助具の効果の比較[2]，装具の必要性あるいは有効性の決定[45〜48]，介入治療の効果の評価[56〜63]，将来の状態の予測[23,64]，などである。義足や装具の必要性を決定するために，セラピストは歩行時に活動している力を評価しなければならない。歩行持久力を増加できるかどうかを決めるためには，セラピストはエネルギー消費などの生物学的パラメータと同様に，時間と距離を評価する必要がある。

歩行分析を行うために必要な装置の種類は，分析の目的，装置の有効性，治療者にとって簡便かどうかに依存している。歩行分析で使われる装置は，ペン，紙[3]，ストップウオッチ[65]といった簡単なものや，床に埋め込まれたフォースプレートによる電子イメージシステムなどの複雑なものもある[4,5,37,66]。そのため，セラピストは利用できる分析の種類を知り，適切な方法を選ぶために信頼性があり妥当性のある方法を決定しなければならない。

信頼性

歩行分析で適応される**信頼性**は測定機器（フットスイッチ，フォースプレート，動作分析システム，電気角度計）または分析方法（観察歩行分析チェックリスト，移動プロフィール，足長を求める式）の整合性のレベルによる。測定機器の信頼性について決定するために，機器の連続的で反復した使用から得られる測定値は矛盾がないものでなければならない。例えば，60度であるとわかっている角度の電気角度計による測定値が，2ヵ月の間，毎週月曜の朝の測定ごとに一貫して60度であれば，その機器は信頼性があるといえる。しかし，最初の月曜日が60度，次が30度，その次が40度であるとしたら，その機器は非常に信頼性が低い。

機器の信頼性を決定するためには，測定値に影響を与える機器以外の要因を排除して確かめなければならない（例えば，対象者が測定期間中に膝をけがしない，あるいは機器の配置が変わらないなど）。

評価方法に信頼性があるかどうかを決定するために，検者内および検者間の信頼性の異なる2つの方法で検証する必要がある。検者内信頼性は1人の検者が繰り返して検査をしたときに得られる結果の一致の程度による。例えば，理学療法士の Sue Jones が学生の歩行評価を行い，2週間後にも同じ評価を行って同じ結果を得た。これにより，この測定方法は高い検者内信頼性を持っていると考えられる。なぜなら同じ検者によって得られた結果が後で測っても一致していたからである（この例は，疲労，時間，その他の変数であるセラピストの技術以外のパフォーマンスに影響を与える要因が，分析時に制御されていることが前提になっている）。

検者間信頼性は，異なる検者によって繰り返し行われた分析から得られたデータの一致の程度によって決定される。多数の検者によって得られた結果が一致し，検者間の結果に統計学的有意差がなければ，この測定方法は高い検者間信頼性を持っている。

感度と特異度

分析方法を選択するときには，感度と特異度について考えることが重要である。歩行分析における感度は，ある分析方法が歩行の異常あるいはよい状態を正しく認識する確率である。特異度は異常歩行がないときに

異常でないと正しく認識する確率である。

妥当性

歩行分析において考えなければならない他の側面は妥当性である。一般的に**妥当性**とは，測定値が測ろうとしたものを反映しているかどうかの程度である。妥当性には，構成概念妥当性，内容妥当性，基準関連妥当性（同時的，予測的，規範的）など，いくつかの種類がある。構成概念妥当性は，理論的調査の根拠に基づいた論理的論証を通じて決定される（抽象概念あるいは構成概念を測定する機器の能力）。内容妥当性は，測定機器がすべての関連ある構成概念の要素を含み無関係な要素を含まないことによって決定される。例えば，検査の開発者は検査のなかのすべての項目が相互に関係していることを明らかにすることによってその検査を正当化できる。基準関連妥当性は，ある測定機器と他の方法で獲得されたデータを比較することによって確立される妥当性の種類である。同時的妥当性は，ほぼ同時に行われた特定の検査結果（歩行分析）とその他の検査（機能検査）の比較によってなされる基準関連妥当性の1つの形式である。予測的妥当性は，転倒など将来のできごとを予測する機器の能力によってなされる基準関連妥当性の1つの形式である[68]。

セラピストは，文献を検索したり使用している他の研究者に連絡をとることによって，その機器や分析方法の信頼性と妥当性が確立されていることを確認しなければならない。もし確立されていなければ，セラピストは信頼性と妥当性についての検証を自分自身で実施することが望ましい。

歩行についての用語

歩行を評価するためには，セラピストは歩行についての記述に使用される用語を知らなければならない。歩行を表すいちばん大きな単位は歩行周期と呼ばれており，距離（空間の）と時間のパラメータで表す。正常歩行において，1歩行周期は観察肢の踵が地面に着いたときに始まり，同側肢の踵が再び地面に着いたときに終わる。異常歩行においては，踵が地面に最初に接地しないこともある。したがって，歩行周期は観察肢のいずれかが接地したときに始まり，同側肢の同じ部分が再び地面に接地したときに終わる。歩行周期は立脚相と遊脚相の2相，2回の両脚支持期に分けられる。正常歩行において，**立脚相**は観察肢が地面に接地している期間と定義され，歩行周期の60％を占める。例えば，右下肢を観察肢とした場合，左下肢は

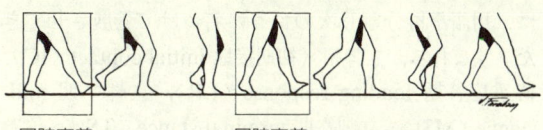

図10-1 両脚支持期は，両下肢のどこかの部位が同時に地面を支えながら接触している期間として定義される。1歩行周期には2回の同時定着がある。最初は観察肢立脚相の早期に起こり，2回目は観察肢立脚相の後半に起こる（Norkin, and Levangie[75], p452. より）

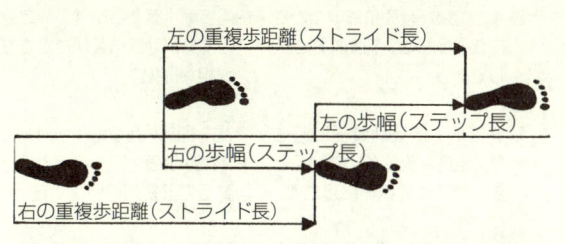

図10-2 右の1歩（ステップ）と左の1歩。右の重複歩距離（ストライド長）は右の踵接地点（図の左下方）と次の右の踵接地点の間の距離である。左の重複歩距離は左の踵接地点（図の左上方）と次の左の踵接地点の間の距離である。左の重複歩距離の2歩のみが標識づけられているが，それぞれの重複歩（ストライド）は2歩を含んでいる。左の重複歩距離は左右の1歩を含んでいる。右の足幅（図の中央）は左の踵接地から右の踵接地間の距離である。左の足幅は右の踵接地と次の左の踵接地間の距離である。1歩時間と重複歩時間は1歩や重複歩の要した時間である

右下肢が立脚相のとき遊脚相である。ゆえに，1歩行周期は左右の立脚相で構成されている。**遊脚相**は観察肢が地面と接地していない期間で，歩行周期の40％である。例えば，右下肢を観察肢とした場合，左下肢は右下肢が遊脚相のとき立脚相である。ゆえに1歩行周期は左右の遊脚相で構成されている。**両脚支持期**は，体重が一側から対側へ移動し両脚が同時に地面に接地しているときであり，歩行周期のなかで2回存在している（図10-1）。それぞれの変数は時間でとらえることができる。例えば，立脚時間（左右），**遊脚時間**（左右），同時定着時間，歩行時間である。

重複歩（ストライド）は左右の**1歩（ステップ）**で構成されており，重複歩は歩行周期と同じである。1歩と重複歩は距離と時間の2つの次元で定義づけられる。**歩幅**は一側の踵接地から対側の踵接地までの距離で，**重複歩距離（ストライド長）**は一側の踵接地から同側の踵接地までである。**重複歩（ストライド）時間**と**1歩時間**は1歩と重複歩のそれぞれの実施時間である（図10-2）。

古来より，それぞれの歩行期間は，立脚相（踵接地，足底接地，立脚中期，足趾離床）と遊脚相（加速期，中間期，減速期）に分けられてきた。Rancho Los Amigos Medical Center の Los Amigos 研究所と教育施設

は，用語を再分割し次のように名づけて発展させてきた。すなわち，立脚相（初期接地 initial contact〈IC〉，荷重応答期 loading response〈LR〉，立脚中期 midstance〈MSt〉，立脚終期 terminal stance〈TSt〉，前遊脚期 preswing〈PSw〉）と遊脚相（遊脚初期 initial swing〈ISw〉，遊脚中期 midswing〈MSw〉，遊脚終期 terminal swing〈TSw〉）である[20,24]。2つの用語間の類似と相違を表10-1に示す。

筋活動や筋機能と同じように立脚相と遊脚相における関節角度を表10-2～10-6に示す。臨床家は，異常

表10-1 歩行用語

従来	Rancho Los Amigos	従来	Rancho Los Amigos
立脚相		**遊脚相**	
踵接地：踵が地面に着いたときに立脚相開始。初期接地と同じである	初期接地：踵あるいは下肢の他の部分が地面に着いたとき立脚相が開始	加速期：観察肢の爪先が地面に残っている動作から観察肢が身体の直下を通過するまでの振り出しの最初の部分	遊脚初期：観察肢が地面に接地しているところから同側肢の膝最大屈曲までの振り出し部分
足底接地：踵接地直後に起こり，足底が床に着いているとき。これは荷重期に起こる	荷重応答期：踵接地から対側の下肢が地面を離れるまでの立脚相の最初の同時定着部分	遊脚中期：観察肢が身体の直下を通過したとき。中期は加速期の終わりから減速期の始まりまでのところである	遊脚中期：観察肢の膝最大屈曲から垂直の脛骨位置までの遊脚相の部分
立脚中期：身体が観察肢の直上を通過する部分	立脚中期：対側肢が地面に残っているときに開始し，身体が支持脚の直上のときに終了する	減速期：観察肢が踵接地の準備に減速する遊脚相の部分	遊脚終期：観察肢の脛骨の垂直位置から踵接地の前までの遊脚相の部分
踵離地：立脚中期以降で観察肢の踵が残っている部分。踵離地は立脚相の終盤である	立脚終期：踵離地が始まり対側下肢が地面に接地するまで続く一側肢で支えている立脚相の最後の部分		
足趾離地：踵離地の次の部分で観察肢の足指のみが地面と接地しているとき	前遊脚期：対側肢の最初の接地から観察肢の離地までで，2回目の同時定着を始める立脚相の部分		

表10-2 足関節と足部：立脚相における矢状面分析

相	正常可動域[24]	正常モーメント	正常筋活動	筋力低下による異常動作	代償動作
踵接地から足底接地	0～15度底屈	底屈	前脛骨筋が底屈モーメントと対立し，底屈を制御することによってフットスラップを防ぐために遠心性に作用する	足を床にバタンと置く原因となる底屈動作に対する能力の欠如	フットスラップによる底屈動作を避けるために，足を床に平らに置いたり，最初の接地で踵を着いたりする
立脚中期までの足底接地	15度底屈～10度背屈	底屈から背屈	腓腹筋とヒラメ筋が背屈動作に対し脛骨の前方移動を制御するために遠心性に作用する	過度の背屈と制御できない脛骨の前方移動	過度の背屈を避けるために，足関節を底屈位に保持する
立脚中期から踵離地	10～15度背屈	背屈	腓腹筋とヒラメ筋が背屈動作に対し脛骨の前方移動を制御するために遠心性に作用する	過度な背屈と脛骨の制御できない前方動作	足関節を底屈位に保持する。足部が床に平らである場合，背屈動作は省略されステップツーゲイト（大腿を持ち上げて踏み出す）が起こる
踵離地から足趾離地	15度背屈～20度底屈	背屈	腓腹筋，ヒラメ筋，長腓骨筋，長母指屈筋が収縮し足部を底屈する	前方へ回転しない。対側の1歩の減少	足全体が地面を離れる

表 10-3 足関節と足部：遊脚相における矢状面分析

相	正常可動域[24]	正常モーメント	正常筋活動	筋力低下による異常動作	代償動作
加速期から遊脚中期	背屈～中間位	なし	足関節を中間位に保持し，足趾が床に引っかからないよう背屈方向に収縮する	足部が下垂または足趾を引きずる	足部の引っかかりを防ぐために股・膝関節屈曲を増加させたり，股関節を振り上げる。ときに対側下肢に偏移することもある
立脚中期から減速期	中間位	なし	背屈	足部が下垂または足趾を引きずる	足部の引っかかりを防ぐために股・膝関節屈曲を増加させる。遊脚肢を回転し反対側に偏移することもある

表 10-4 膝関節：立脚相における矢状面分析

相	正常可動域[24]	正常モーメント	正常筋活動	筋力低下による異常動作	代償動作
踵接地から足底接地	0～15度屈曲	屈曲	大腿四頭筋が膝伸展位を保つために最初に収縮し，屈曲モーメントに対抗し屈曲を制御するために遠心性に収縮する	大腿四頭筋が屈曲モーメントに対抗できないために過度な膝屈曲が起こる	踵接地の代わりに足底接地が起こるための足部を底屈位に保つ。足部の底屈位は膝の屈曲動作を妨げる 体幹の前方傾斜により膝の屈曲モーメントを減少させ，大腿四頭筋低下を代償する
足底接地から立脚中期	15～5度伸展	屈曲から伸展	大腿四頭筋が最初に収縮するが，その後筋活動はない	最初の過度な膝屈曲	立脚中期の前半の部分は上と同じである。後半は代償動作がない
立脚中期から踵離地	5度屈曲～0度（中間位）	屈曲から伸展	活動なし		なし
踵離地から足趾離地	0～40度屈曲	伸展から屈曲	大腿四頭筋が膝屈曲の制御のために収縮する		

表 10-5 膝関節：遊脚相における矢状面分析

相	正常可動域[24]	正常モーメント	正常筋活動	筋力低下による異常動作	代償動作
加速期から遊脚中期	40～60度まで屈曲	なし	大腿四頭筋の筋活動はほとんどない。大腿二頭筋（短頭），薄筋，縫工筋は求心性収縮を行う	不十分な膝屈曲	股関節屈曲，分廻し，振り上げが増加する
遊脚中期	60～30度まで伸展	なし			
減速期	30～0度へ伸展	なし	踵接地の準備に膝伸展位で安定させるために求心性収縮を行う	不十分な膝屈曲	

表 10-6　股関節：立脚相における矢状面分析

相	正常可動域[24]	正常モーメント	正常筋活動	筋力低下による異常動作	代償動作
踵接地から足底接地	30度屈曲	屈曲	脊柱起立筋，大殿筋，ハムストリングス	屈曲モーメントを制御できないために過度な股関節屈曲と腰椎前弯が起こる	過度な股関節屈曲を防ぎ，股関節屈曲モーメントをなくすために，体幹を後方に傾ける
足底接地から立脚中期まで	30度屈曲位〜5度屈曲位（中間位）	屈曲から伸展	屈曲モーメントに対して最初に大殿筋が活動するが，屈曲から伸展モーメントへの変化により活動しなくなる	最初に，屈曲モーメントを制御できないために過度な股関節屈曲と腰椎前弯が起こる	最初に，股関節の過度な屈曲を防ぐために体幹を後方に傾ける。しかし屈曲モーメントから伸展モーメントに変わると体幹を後方に傾ける必要がなくなる
立脚中期から踵離地		伸展	活動はない	なし	なし
踵離地から足趾離地	10度伸展〜中間位	伸展	腸腰筋，大内転筋，長内転筋	限定できない	限定できない

歩行を識別するために正常歩行に関する角度と動作パターンに精通していなければならない。また異常の原因解析のために，正常歩行に関する筋活動と筋機能にも精通していなければならない。

分析の種類

今日使用されている歩行分析の種類は，**運動学と力学**の2つの広義のカテゴリーに分類できる。運動学的歩行分析は動作を生み出す力に関係しない動作パターンを説明するもので[3]，歩行時の互いに関係する全体的また部分的な身体動作の記述で構成されており，定性的，定量的に記述できる。力学的歩行分析は歩行時に作用する力に焦点を当てている[69]。多くの場合，運動学的歩行変数と力学的歩行変数は1つの分析に統合される。これらの変数に加え心拍数や酸素摂取といった生理学的変数を包括的に考えるべきである。

運動学に基づいた定性的歩行分析

臨床で最も汎用されている方法は**定性的歩行分析**である。この方法は，一般的にわずかな設備と少しの時間でできる。定性的な運学的分析で評価される重要な変数は，動作パターンの記述，正常姿勢からの逸脱，歩行周期における特定の点での関節角度を含めた**変位**である。

観察による歩行分析

運動学に基づいた定性的歩行分析において最も汎用されている臨床的方法は観察を通じてのものである。過去に使われ，最もよく知られている観察による歩行分析 observational gait analysis（OGA）は，Brunnstrom[25]や New York University's Post-Graduate Medical School Prosthetics and Orthotics[26]，Temple University[27]，Rancho Los Amigos Medical Center[20,24]によるものである。最近の OGA 体系は足専門医が発展させてきた[28]。Brunnstrom や Rancho Los Amigos の OGA 体系は現代においても使用され続けており，Rancho Los Amigos の OGA 体系は理学療法士によって最も汎用されている OGA 法であろう。

Rancho Los Amigos の OGA 法は歩行周期の各点における，足関節，足部，膝関節，股関節，骨盤，体幹などの身体部分の動作パターンについて体系的な評価を含んでいる。Rancho Los Amigos 様式は足趾の引きずり，過度な底背屈，膝または下肢の内外反，股関節の振り上げ，体幹屈曲といった一般的な異常歩行の記述で構成される。観察者は異常の有無を判定し，様式に異常の発生とタイミングを記入しなければならない[24]。

かなりのトレーニングと絶え間ない実践により OGA を実践するために必要な観察技術は向上する。Rancho 法を学びたいセラピストはワークショップに参加するか，Rancho Los Amigos Observational Gait Analysis Handbook[24]を独学で学ぶかである。評価を記録する様式はハンドブックに示されており，本章にも掲載した（図 10-3）。様式にどのように記述するかを学ぶための実践歩行映写スライドについては，Rancho Los Amigos[24]に問い合わせられたい。

第10章 歩行分析

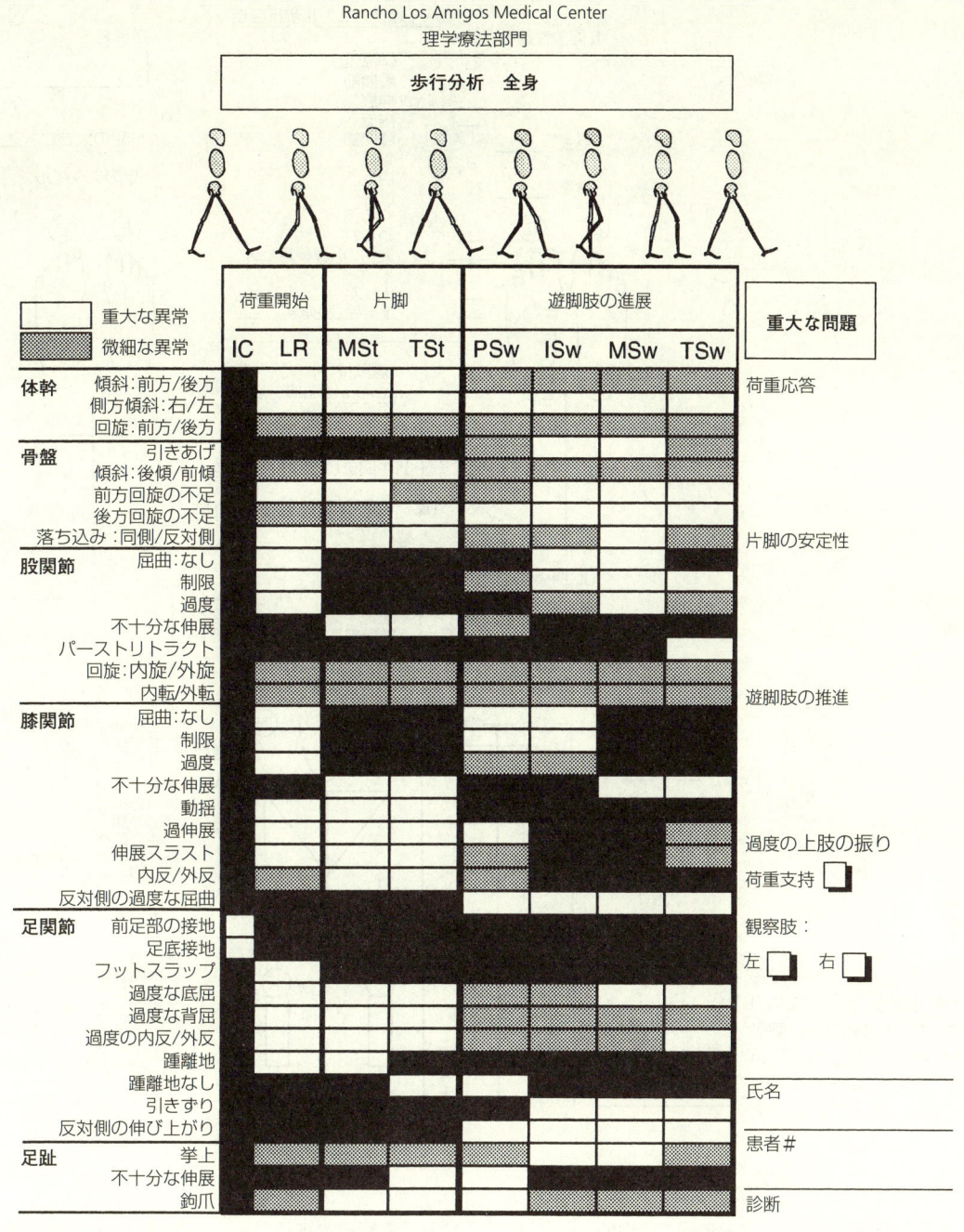

図10-3 全身の観察歩行分析様式（Los Amigos Research and Education Institute of Rancho Los Amigos Medical Center[24], p55. より）

　Southerlandによって書かれたバイオメカニカル歩行評価様式を図10-4に示す。この様式は下肢長だけでなく，股関節から足趾まですべての関節の関節可動域 range of motion（ROM）を含む静的で定量的な分析に関して使用される。詳細な情報については，胼胝の形成や足底肉刺などのように足部の背屈・底屈表面に集約されている。検者は外反母趾や槌趾などの異常を記述することになっている。評価の動的で定性的な部分は，詳細なOGAを記録するために速記法を使用している。GHORT（gait＝歩行，homunculus＝人体描写，observed＝観察的，relational＝関係性，tabular＝図表化）と覚えておくと，評価者が観察分析から集めた情報を記録するときに役立つだろう（図10-5）。記録方法の例を図10-6に示す。動的な部分の完了を受

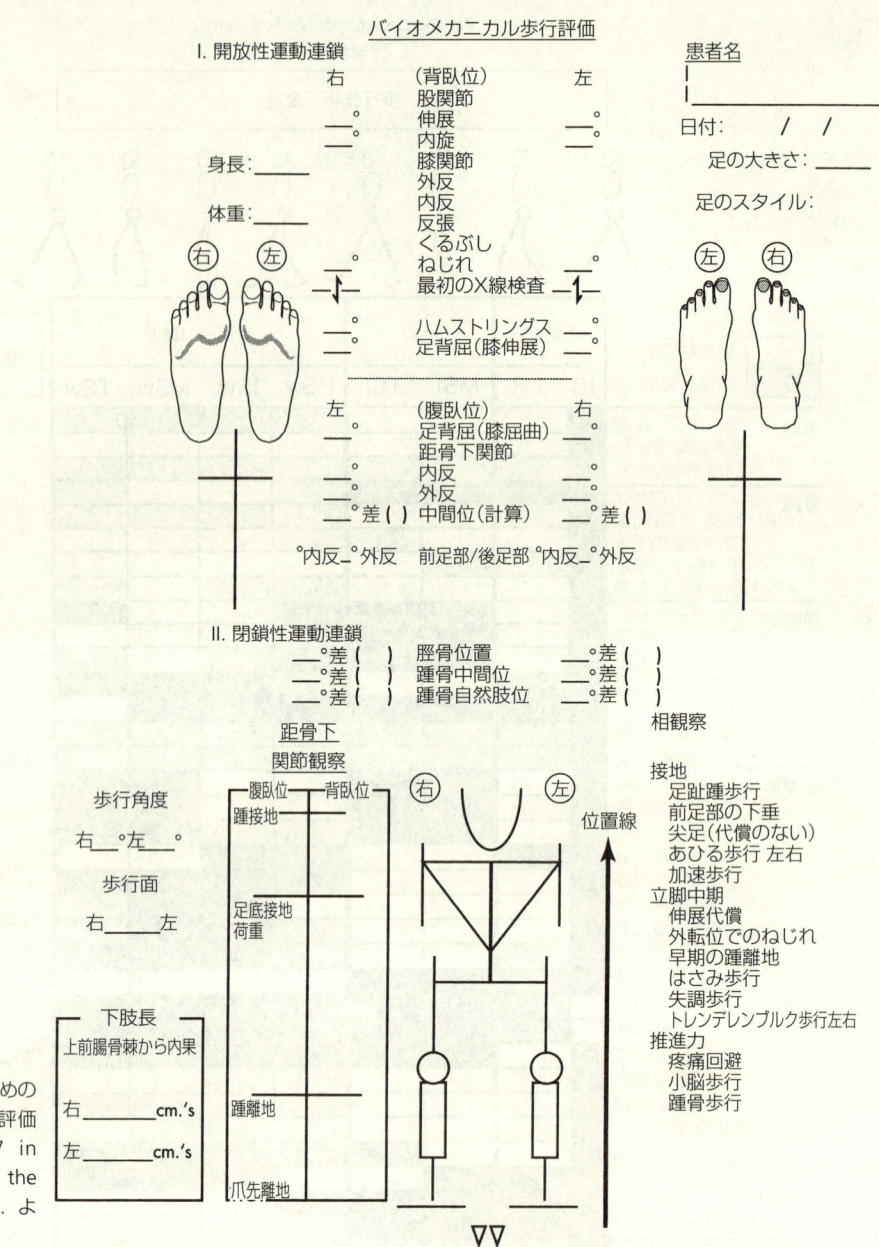

図10-4 観察歩行分析のためのバイオメカニカル的な歩行評価(Sutherland: Chapter 7 in Clinical Biomechanics of the Lower Extremities[28]. p155. より)

けてなされる評価者による患者歩行の定性的な印象は，正確性を確認し，異常機能の原因を分析するために静的な評価の結果と比較すべきである。著者は，最初の5項目の分析の後で，1人の評価者の結果が他の評価者と同じもしくは類似していることを明記している。しかし，信頼性や妥当性の研究に言及しているわけではない[28]。

これらの手技は一般に，歩行周期における特定の関節や身体部分に注目した，理学療法士の体系的な観察的歩行分析アプローチを示している。こうした方法では，検者が特定の異常の有無を記載したり，歩行周期における特定のポイントでの意味のある事象を記載したりする，チェックリストやプロフィールを使用することが多い。

▼ 長所と短所

OGAの長所は機器に頼ることがほとんどなく，安価であり，一般的な歩行変数によって記述できることである。短所はセラピストの訓練と観察力に依存し，技術としては主観的で，信頼性が低から中等度であり，妥当性が明らかにされているわけではないということである[70]。OGAにおいては，多数の身体部位の同時に

第10章 歩行分析

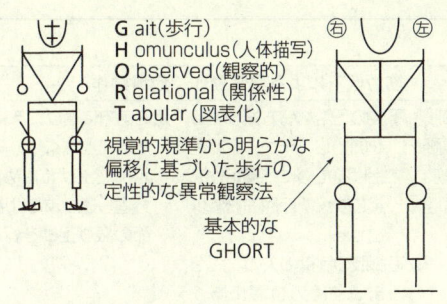

図10-5 GHORT (Sutherland: Chapter 7 in Clinical Biomechanics of the Lower Extremities[28]. p159. より)

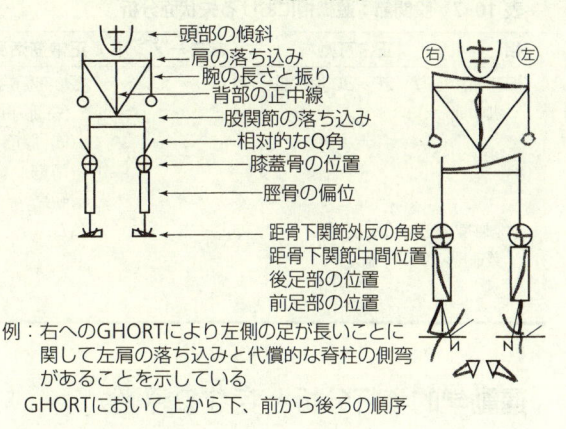

図10-6 GHORTによる評価の記録ポイント (Sutherland: Chapter 7 in Clinical Biomechanics of the Lower Extremities[28]. p164. より)

起こる動作について観察するが，正確な判断が難しく，標準様式の欠如，不十分な訓練などにより，信頼性が低くなると考えられている。また，セラピストにより観察技術が異なる。修正版 New York University (NYU) orthotic gait analysis 法では，10名の脳卒中患者の歩行評価において，セラピスト間に中等度の信頼性（検者間信頼性）がみられた。著者らは信頼性を改善するためにセラピストの訓練が必要であると提案している[71]。他の研究では，臨床経験5年以上の3名の理学療法士が膝-足部に装具をつけている障害を有した15名の子どもの歩行評価を，NYU, Temple, Rancho 様式の観察による歩行分析を行い，中等度の検者間信頼性と検者内信頼性を報告した[72]。Rancho Los Amigos の OGA の信頼性は明らかになっていない。Gronley と Perry[4]は，観察者間の差違は議論によって解決されるべきであると報告した。

セラピストが OGA を使用する場合，ビデオによる観察をすべきである。カムコーダー［訳注：日本ではデジタルビデオカメラに相当］は動きを遅くしたり止めたりすることができる。視覚による記録は Rancho 様式を使うときに特に重要である。なぜなら，6つの異なった身体部位における数多くの変数を評価するためには時間を要するからである。ほとんどの患者は，詳細な全身の観察分析を完成できるほど長い時間歩き続けることはできない。さらに，観察者は被験者が歩いているとき，多くの変数を評価したり，得点をつけることはできない。動作をスロー再生できるビデオテープレコーダーにより，セラピストが歩行について判断する時間ができるのである。

ビデオを使うことにより，観察者のスコアリングの信頼性を高めるようになったとしても，セラピストが正常歩行のパラメータと変数についての知識がなく，測定について十分訓練されていなければ，信頼性はおそらく低から中等度の範囲であろう。Russell ら[73]は，観察者が粗大動作機能測定 gross motor function measure (GMFM) のスコアリングについて訓練を受けた場合，ビデオの訓練を受ける前のスコアリングと比較して，訓練を行った後では得点が有意に改善することを報告した。一方，Eastlack ら[18]は患者3名のビデオによる歩行観察で，10の歩行変数を評価した54名の理学療法士の間で低から中等度の信頼性を報告した。これらの理学療法士は観察による歩行分析をあいまいな判定で行っていたという。しかし，理学療法士の半分以上は，①New York University's Child Posthetic-Orthotic Studies Observational Analysis Form，②Temple University's The Visual Examination of Pathologic Gait，③Rancho Los Amigos' Observational Gait Analysis Handbook の3種類の一般的に使用されている観察による歩行分析の様式に不慣れであった。3つの観察的歩行分析法の1つだけ知っているという理学療法士は22名で，そのうちの13名が知っていたのは Rancho Los Amigos 様式であった[18]。観察者の正常歩行パラメータおよび用語の知識不足と同様に，この研究は観察者間の共通認識の欠如が，観察による歩行分析の結果に基づいた患者治療において重大な問題であることがわかった。Krebs[74]は，臨床で実践されている OGA は信頼性が低いと主張している。

OGA を使用する場合，定量的測定とともに使用すべきである。ビデオやフィルムは患者歩行の永久的な記録となる。また，ビデオ映像はスクリーン上に直接角度計を当てることよって，股関節，膝関節，足関節の関節可動域を評価できるかもしれない。Stuberg ら[15]は，脳性麻痺児10名と健常児9名について，ビデオに収められた歩行の角度計測とフィルムに収められていた歩行の角度測定の間に差がなかったと報告している。OGA のプロセスについては次節に示す。

表 10-7　股関節：遊脚相における矢状面分析

相	正常可動域	正常モーメント	正常筋活動	筋力低下による異常動作	代償動作
加速期から遊脚中期	20～30度屈曲	なし	振りを開始するための股関節屈曲筋活動，腸腰筋，腹筋，大腿四頭筋，薄筋，縫工筋，腸脛靱帯	下肢の正常な前方振り出しを開始し，床から足部を上げるために不安定性を起こす股関節屈曲を減少させる	足を前方に運び，床に当たることなく十分高く足部を上げるために，分廻し運動または股関節の振り上げを行う
遊脚中期から減速期	30度屈曲～中間位	なし	ハムストリングス	遊脚肢の制御の欠如。踵をまっすぐの位置に置く不安定性	

運動学的歩行分析と変数の評価

ここでは OGA に含まれているプロセスを紹介する。プロセスにおける最初の段階は，患者の歩行パターンと逸脱を認識し正確な記述をすることである。第二段階では原因を決定する。患者の歩行を同定し記述するために，セラピストは歩行における 2 相と分析の面（矢状面，前額面，水平面）において，歩行用語の知識を有し，正常な歩行像の正確な位置づけおよび身体部位の正常な変位を知っていなければならない。患者の歩行パターンと特定の逸脱性の原因を決定するためには，正常な役割，歩行時の筋機能，力学を理解していることが求められる[20,21,75]。正常からの逸脱は正常な歩行を行えないために起こるのである。例えば，背屈麻痺（下垂足を起こす）の患者は遊脚相に足部の離床を実行するために，足部を正常な中間位置にすることができない。そのため，患者は離床を他の方法で行わなければならない。患者は正常以上に股関節と膝関節屈曲を増加させたり，全下肢を**分廻し運動**させ，股関節を押し上げるといった方法で代償する。個人が選択する代償のタイプはそれぞれの能力低下に依存している。患者が足関節単独の問題を有し，下肢に十分な筋力と関節可動域を有している場合は，股関節と膝関節屈曲増加で代償するであろう。患者が膝の拘縮や伸展スラストを有している場合には，分廻し運動や股関節の押し上げで代償するであろう[42]。理学療法士は，関節や筋肉の欠損の代償にはさまざまな方法があることに気づくべきである。

表 10-2～10-7 は，単独の筋力低下の影響や可能な代償および，正常な矢状面での関節位置，モーメント，筋活動と機能について記述している。**表 10-8～10-14** は，矢状面分析において観察される共通した異常と，それに対する考えうる原因について記述している。**表 10-15, 10-16** は，歩行分析記録様式の見本である。読者は，本書に載っている歩行分析記録様式を使用する場合，信頼性の検証を行うべきである。なぜなら，これらの様式は一例として載せてあるだけであり，評価はなされていないからである。

表 10-2～10-7 において，相，正常可動域，正常モーメント，正常筋活動を最初の 4 列に記載し，筋力低下による異常動作と可能な代償動作を残りの 2 列に記載している（読者は，単独の筋力低下と関連する代償の影響についてのみ記載されていることに気づくべきである）。表の目的は，歩行を観察しているとき考えなければならない正常歩行の要因を同定し，典型的な歩行パターンと特有な異常の原因分析をどのように行うかについての一例を示すことである。

表 10-8～10-14 は，考えられる原因と分析に加え，いくつかの共通した歩行異常を示している。**表 10-16** に示す見本の記録様式は，**表 10-8～10-14** と同じ形式で整えている。そのため，臨床家は指標として表に示された見本の分析を使用できる。

観察による歩行分析の手順

矢状面と前額面における OGA 実施の方向性を以下に示す。

1. 患者が歩行する場所の選択と患者の能力に合った距離の測定。
2. 対象者の観察ができる位置の確保。撮影する場合には，カメラを矢状面および前額面から頭部や体幹だけでなく，下肢や足部も観察できる位置に置かなければならない。
3. 最初に評価する関節や部位（足首と足部）を選び，正常移動パターンと筋機能を想定する。
4. 矢状面（側方から）か前額面（前方または後方から）の選択。
5. 立脚相の初期における体節の観察と，体節の位置を決定する。正常パターンからの逸脱を記述する。
6. 立脚相の次の相における同じ体節か，立脚相の初期における別の体節を観察する。5 番目のプロセスを通じて進行する。
7. 矢状面と前額面においてすべての部分を完全に評価するまで，6 番目に記述されたプロセスを繰り返す。

表 10-8 共通した異常，足関節と足部：立脚相における矢状面分析

相	異常	現象	考えられる原因	分析
初期接地	フットスラップ	踵接地時，前足部を地面にパタンと置く	背屈筋の弛緩・背屈筋筋力低下あるいは相反抑制，背屈筋の筋萎縮	足関節
	トゥファースト	踵の代わりに足趾が地面に着く。トリップ・トゥ姿勢が相を通じて維持されるか踵が地面に接地する	脚長の違い，アキレス腱短縮，底屈拘縮，底屈筋の腱縮，背屈筋の弛緩，踵の痛み	下肢長の比較，股関節または膝関節屈曲拘縮の確認。筋トーンと背屈筋の収縮時間の分析。踵の痛みのチェック
	フットフラット	踵接地で足部全体を地面につける	過度な背屈位での固定，背屈筋の弛緩あるいは筋力低下，新生児様/固有受容性歩行	足関節の関節可動域のチェック。膝の過伸展と未熟な歩行パターンの残存のチェック
立脚中期	過度な底屈位	10度底屈から中間位へ動かない	底屈の遠心性収縮不可，背屈筋の弛緩と筋力低下，アキレス腱の外科的な過度な解放，断裂，拘縮	大腿四頭筋の弛緩と筋力低下のチェック，膝の過伸展，股関節過伸展，体幹の後方または前方傾斜。底屈筋の低下とアキレス腱の断裂をチェック
	立脚中期における踵の持ち上げ	踵は立脚中期に地面につかない	底屈筋の痙縮	背屈筋，大腿四頭筋，股関節屈曲筋と内転筋の痙縮のチェック
	過度な背屈位	正常以上に背屈が早く起こり，足部の上をすばやく動く	脛骨の前進を制御するための底屈筋の不安定性。膝関節屈曲や股関節屈曲の拘縮	足関節周囲筋，膝と股関節屈筋，関節可動域，体幹の位置の観察
	鉤爪	足趾屈曲と床をつかむ	部分的に残存している背屈把持反射，陽性支持反射，足趾屈曲筋の痙縮	背屈把持反射，陽性支持反射，足趾の関節可動域のチェック
プッシュオフ（踵離地から足趾離地）	ねじれ不足	外側の踵から内側の前足部への体重移動が不十分	足関節と足部の力学的な固定。背屈筋，底屈筋，足趾屈筋の痙縮と抑制。底背屈筋の同時収縮と固縮。前足部の痛み	足関節と足部の関節可動域チェック。足関節の筋機能とトーンのチェック。後足部と前足部の間の不完全な動きの観察

表 10-9 共通した異常，足関節と足部：遊脚相における矢状面分析

相	異常	現象	考えられる原因	分析
遊脚相	足趾の引きずり	前足部と足趾が床から離れない不十分な背屈（と足趾の伸展）	背屈筋と足趾伸展筋の弛緩か筋力低下。底屈筋の痙縮。不十分な膝と股関節の屈曲	足・股・膝関節の関節可動域のチェック。股・膝・足関節の筋力と筋トーン
	内反	足部が過度に内反する	内反筋の痙縮。背屈筋と外反筋の弛緩と筋力低下。伸展パターン	足部内転と底屈筋の筋トーンのチェック。背屈筋と外転筋の筋力チェック。下肢の伸展パターンのチェック

歩行周期のある部分において，一度に1つの体節に集中するようにする。1つの体節からほかの部位，1つの相から他の相へ飛ばない。

8. 常に両側（右と左）からの観察を行う。一側のみ含まれていても，対側が障害されていることもある。

神経筋疾患における観察による歩行分析

神経筋機能低下を有する患者の歩行パターンは筋トーンと共同運動による異常，統合されていない原始反射の影響，傾斜とバランス反応の低下，身体部位間の分離低下，協調性の低下によって主に影響を受ける。

表 10-10　共通した異常，膝関節：立脚相における矢状面分析

相	異常	現象	考えられる原因	分析
初期接地（踵接地）	過度な膝屈曲	足部が地面に接地して伸展するよりも膝が屈曲あるいは膝折れしている	有痛膝。膝屈曲筋の痙縮か大腿四頭筋の筋力低下か弛緩。対側下肢の短縮	膝の痛み，膝屈曲筋のトーン，膝伸展筋の筋力，下肢長，前方の骨盤傾斜のチェック
足底接地	膝の過伸展	膝の正常以上の伸展	大腿四頭筋，ヒラメ筋の弛緩。筋力低下による大殿筋の代償。大腿四頭筋の痙縮。足関節底屈拘縮による代償	膝・足関節の筋力と筋トーン，足関節の関節可動域のチェック
立脚中期	過伸展（後方に曲がった膝）	片脚支持のとき，体重が足部上を移動するにつれて，脛骨が足関節垂直位より後方のままである。足関節は底屈	上と同様	上と同様
離地（踵離地から足趾離地）	過度な膝屈曲	離地の期間に膝が40度以上屈曲する	重心が腰椎のさらに前方へ。硬い体幹，膝・股関節の屈曲拘縮，屈曲逃避反射，CVAからの回復過程で屈曲共同パターン優位	体幹の姿勢，膝・股関節の関節可動域，屈曲共同パターン
	膝屈曲制限	膝が正常範囲内（40度）で動かない	大腿四頭筋または底屈の痙縮／過活動	股・膝関節と足関節周囲筋の筋トーンの観察

CVA：脳血管障害

表 10-11　共通した異常，膝関節：遊脚相における矢状面分析

相	異常	現象	考えられる原因	分析
加速期から遊脚中期	過度な膝屈曲	65度以上の膝屈曲	減少した振り出し前の膝屈曲，屈曲逃避反射，測定障害	股・膝・足関節の筋トーンの観察。反射や測定障害に対する検査
	屈曲制限	膝が65度まで屈曲しない	膝の痛み，関節可動域の減少，伸展の痙縮。股関節の分廻し運動	膝の痛みと膝の関節可動域に対する評価。膝と股関節の筋トーンの検査

表 10-12　共通した異常，股関節：立脚相における矢状面分析

相	異常	現象	考えられる原因	分析
踵接地から足底接地	過度な屈曲	30度以上の屈曲	股・膝関節拘縮。ヒラメ筋と大腿四頭筋力低下による膝屈曲。股関節屈曲の筋緊張亢進	股・膝関節の関節可動域とヒラメ筋と大腿四頭筋の筋力のチェック。股関節屈曲筋の筋トーンのチェック
踵接地から足底接地	股関節屈曲制限	股関節屈曲が30度まで達しない	股関節屈曲筋筋力低下。股関節屈曲可動域制限。大殿筋筋力低下	股関節屈曲筋と伸展筋のチェックと股関節可動域の分析
足底接地から立脚中期	股関節屈曲制限	股関節が中間位に至らない	股関節屈曲拘縮，屈曲痙縮	股関節の関節可動域と筋トーンのチェック
	内旋	下肢内旋位	内旋筋痙縮。外旋筋筋力低下。対側骨盤の過度な前方への回旋	内旋筋のトーンと外旋筋筋力のチェック。両股関節可動域の計測
	外旋	下肢外旋位	対側骨盤の過度な後方への回旋	両側股関節の関節可動域評価
	外転	下肢外転位	中殿筋の痙縮。体幹が同側股関節を越えて外側への傾斜	外転パターンのチェック
	内転	下肢内転位	両側痙性麻痺にみられるような股関節屈曲筋と内転筋の痙縮。骨盤が反対側へ下がる	股関節屈曲筋と内転筋の評価。股関節外転筋筋力の検査

表10-13 共通した異常，股関節：遊脚相における矢状面分析

相	異常	現象	考えられる原因	分析
遊脚相	分廻し運動	外転，外旋，内転，内旋で構成された下肢全体の外側への円形運動	股関節屈曲筋筋力低下の代償や床を越えることができるように足を縮める動作の代償	股・膝関節屈曲筋筋力，足関節底屈筋筋力のチェック
	股関節の引き上げ	腰方形筋を収縮させて遊脚肢を短くする	膝屈曲と足関節を底屈できないことに対する代償。または遊脚肢の伸展筋の痙縮に対する代償	股・膝・足関節の筋力と関節可動域のチェック。膝・足関節の筋トーンのチェック
	過度な股関節屈曲	20～30度以上に屈曲	下垂足が起こるときに下肢を短縮する。屈曲パターン	足部と足関節の筋力と関節可動域のチェック。屈曲パターンのチェック

表10-14 共通した異常，体幹：立脚相における矢状面分析

相	異常	現象	考えられる原因	分析
立脚相	外側への体幹傾斜	立脚下肢上の体幹傾斜（中殿筋歩行/トレンデレンブルグ歩行）	立脚肢の中殿筋筋力低下か麻痺により遊脚側の骨盤の傾斜を防ぐことができず，立脚肢上への体幹の傾斜が筋力低下の代償となる。もし患者が有痛股であったら，痛みのある股関節上の外側に体幹を傾斜させことにより筋力を減少させる	大殿筋筋力のチェックと股関節の痛みの評価
	体幹後傾	体幹の後方傾斜，股関節の過伸展になる（大殿筋歩行）	立脚肢の大殿筋筋力低下と麻痺。前方への骨盤回旋	股関節伸展筋筋力のチェック。骨盤位置のチェック
	体幹の前傾	骨盤の前傾，股関節屈曲位になる	大腿四頭筋筋力低下の代償。前傾は膝屈曲モーメントを除外する。股・膝関節の屈曲拘縮	大腿四頭筋筋力のチェック
		上部体幹の前方屈曲	後方への骨盤回旋	骨盤位置のチェック

近位の安定性（体幹抗重力筋の共同収縮）が不規則に高かったり低かったりする筋トーンや変動する筋トーンによって脅かされている場合には，可動性の制御はできなくなる。歩行における筋活動の協調性の欠如は，非対称なステップと重複歩距離を示す。加えて，正常な姿勢と動作からの逸脱は前後への体幹屈曲，立脚相における股・膝関節の過度な屈曲と伸展，背屈の減少と過度な底屈といったことが起こる。

バランス，協調，筋トーンに影響を与える多くの筋の関与や神経筋の欠損が存する場合，観察される逸脱やその分析は表に示した以上に複雑である。痙縮や過緊張に関連してみられる歩行パターンの例を以下に示す。

筋緊張亢進を有する患者（例えば，両側性の脳性麻痺の人）は，後方への骨盤傾斜，上部体幹の前方屈曲，肩甲骨の前方突出，多少の頸部伸展を示す。股関節内転と内旋をともなった過度の屈曲が立脚相に観察でき，過度の屈曲か過伸展をともなう。立脚相において過度の膝屈曲が起こる場合，脛骨が足関節の前にきて，地面を踏んだ後に爪先と前足部をそこから離すために（踵離地から足趾離地），立脚相の後半/前遊脚期に足関節の背屈が大きくみられることがある。

緊張亢進の患者では，立脚相において膝に過伸展が起こり足関節/足部で底屈をともなう。筋電記録は大腿四頭筋とヒラメ筋における持続活動を示すことがある。ハムストリングスと殿筋，背屈筋群は相反抑制されている。

体幹の筋トーンが低い人（低緊張）では，近位の安定性（強直性の伸展と軸の筋の協調性）が減少する。上部体幹がわずかに伸展するので，骨盤は前方に傾斜する。肩甲骨は引っ込められ，頭部は前方に押し出される。立脚期間において股関節は固定され，膝は足関

表10-15 歩行分析記録様式

歩行時に観察される静止位				
患者名		年齢	性別	
頭部	傾き	右	左	
		前	後	
体幹	屈曲	右	左	
		前	後	
骨盤	傾き	右	左	
		前方	後方	
股関節	屈曲	右	左	
		両側		
	伸展	右	左	
		両側		
	外転	右	左	
		両側		
	内転	右	左	
		両側		
	外旋	右	左	
		両側		
	内旋	右	左	
		両側		
膝関節	屈曲	右	左	
		両側		
	伸展	右	左	
		両側		
	過伸展	右	左	
		両側		
	外反	右	左	
		両側		
	内反	右	左	
		両側		
足関節/足部	背屈	右	左	
		両側		
	底屈	右	左	
		両側		
	内反	右	左	
		両側		
	外反	右	左	
		両側		
	扁平	右	左	
		両側		
	凹足	右	左	
		両側		

節の底屈をともなって過伸展される。足部は内側に荷重がかかるために回内位となる。こうした症例はしばしば，長軸体幹回旋の減少と体幹における緩慢なバランス反応を呈する。患者は，バランスを維持するために下肢の保護伸展反応に依存する傾向にあり，下肢のよろめきあるいはステッピング反応といわれる。歩幅と重複歩距離は不規則で，歩行は支持基底面が広く不安定である。

神経学的歩行における歩行パターンは複雑で原因の分析は難しいにもかかわらず，詳細なOGAは価値あるデータを提供することがある。一般的に，神経損傷を受けている人々における歩行パターンを解析するために，以下の予備的な質問をする必要がある。

1. 頭部の位置が体幹および四肢の筋トーンや位置にどのような影響を与えているか？
2. 体重移動が上下肢および骨盤と体幹の筋トーンや位置にどのような影響を与えているか？
3. 位置と動作における異常な（必須の）相互活動の影

表 10-16 歩行分析記録様式

患者名_____ 年齢_____ 性別_____ 身長_____ 体重_____
診断名_____
履物_____ 自助具_____
日付_____ 治療者_____
指示：異常があればその項目の空欄にチェックをする

身体部位	異常	立脚相 IC 右/左	LR 右/左	MSt 右/左	TSt 右/左	遊脚相 PSw 右/左	ISw 右/左	MSw 右/左	TSw 右/左	考えられる原因	分析
足関節と足部 矢状面での観察	なし										
	扁平足										
	フットスラップ										
	踵離地										
	踵離地がない										
	過度な底屈										
	過度な背屈										
	足趾の引きずり										
	鉤爪										
	対側の跳躍										
前額面での観察	内反										
	外反										
膝関節 矢状面での観察	なし										
	過度な屈曲										
	屈曲制限										
	屈曲なし										
	過伸展										
	反張膝										
	伸展の減少										
前額面での観察	内反										
	外反										
股関節 矢状面での観察	なし										
	過度な屈曲										
	屈曲制限										
	屈曲なし										
	伸展の減少										
前額面での観察	外転										
	内転										
	外旋										
	内旋										
	分廻し運動										
	引き上げ										
骨盤 矢状面での観察	なし										
	前傾										
	後傾										
	後方回旋の増加										
	前方回旋の増加										
	後方回旋の制限										
	前方回旋の制限										
	対側の落ち込み										
体幹 前額面での観察	なし										
	後方回旋										
	側屈										
	前方回旋										
	後屈										
	前屈										

IC：初期接地，LR：荷重応答期，MSt：立脚中期，TSt：立脚終期，PSw：前遊脚期，ISw：遊脚初期，MSw：遊脚中期，TSw：遊脚終期

4. 位置と動作における筋力低下（不全麻痺）の影響は何か？
5. 位置と動作における損傷を受けたバランス反応の影響は何か？

歩行プロフィールと尺度

プロフィールと得点化した尺度は質的（観察的）かつ量的（時間と距離）な測定法を含んだ歩行分析を構成する。プロフィールと尺度はさまざまな場面に使用されている。例えば，歩行スキルの評価[30]，介助の決定，状態変化の同定，理学療法の必要性を見分けるスクリーニング[76]，転倒リスクのある高齢者の同定[64]，などである。ある種類の歩行分析はプロフィールそのものに焦点を当てたり，他の機能評価と同じようにバランス技術を含めた幅広い評価としてプロフィールの一部分であることもある。これらのプロフィールの特徴的な利点は，介助なしで歩行することができない人々において立位バランスなどの下位の歩行スキルが評価できることである。これらのプロフィールの多くは特殊な集団について開発されているので，データによる比較はセラピストにとって有用かもしれない。

Functional Ambulation Profile（FAP）[30]，**Iowa Level of Assistance Scale**[77]，機能的自立度評価法 **Functional Independence Measure（FIM）**[78]，子どものための機能的自立度評価法 **Functional Independence Measure for Children（WEEFIM）**[79]，**Gate Abnormality Rating Scale（GARS）**[80]，**Modified GARS（GARS-M）**[23]，**Dynamic Gait Index**，**Berg Balance Scale**[64]，**Fast Evaluation of Mobility, Balance and Fear（FEMBAF）**[81]などのプロフィールは一般的に使用され，信頼性と妥当性について評価されてきているので，本章において取り上げ，概説した。

Functional Ambulation Profile（FAP）は，Nelsonによって，平行棒内での立位バランスから自立した移動への連続した歩行スキルを評価するために開発された。姿勢保持や課題実施に必要とした時間を測定するために，ストップウオッチを使用する。検査は3相で構成されている。第1相は，平行棒内で両側立位，単純な立位，複雑な立位の3つの課題を行うことである。第2相は，一側下肢から対側へできるかぎり速く体重移動させることである。第3相は，平行棒のなか，あるいは杖を使用して，可能なら独歩で6m歩くことである。FAPの検者間と検者内の信頼性は31名の神経疾患の検査において，高いことが証明されている[30]。

Iowa Level of Assistance Scaleは，ベッドでの起き上がり，ベッドからの立ち上がり，4.6m歩行，3段の階段昇降の4つの課題を測定するツールである。課題による患者のパフォーマンスは，不可能，不完全だが何とかできる，最大の介助（セラピストが3ヵ所以上支える），中等度の介助（セラピストが2ヵ所支える），最小の介助（セラピストが1ヵ所支える），監視（支えていないが，安心できない），自立（安心である）の7段階に分けられる。この尺度は人工股・膝関節置換術施行患者によって，高い信頼性，妥当性，反応性が証明されている[77]。

機能的自立度評価法（FIM）はリハビリテーション医学において一定のデータシステムを開発するために国立障害者研究所 National Institute of Handicapped Research が資金を用意したプロジェクトの成果である（第11章参照）。FIM 移動：歩行/車椅子ガイドは歩行に関するFIMの一部分である（スコアリングについてはBox 10-1 参照）。

子どものための機能的自立度評価法（WEEFIM）は小児において機能の自立性を測定するために開発された。セルフケア，括約筋制御，移乗，移動，会話，社会認知の6つの下位項目の計18項目で構成されている。**WEEFIM** の一致と安定性についてはトレーニングを受けた人により脳性麻痺，発達障害，精神遅滞，ダウン症候群，その他の認知障害と診断された205名の小児（11〜87ヵ月）で検査し，良い結果が得られた。妥当性と感度については検査されていない[79]。

Gate Abnormality Rating Scale（GARS）は，時間，場所，資源が非常に限られたナーシングホームにおいて転倒リスクを見分けるために開発された。経費はビデオカメラおよびテープの購入と，撮影，まとめ，ビデオを評価するセラピストの時間である。検査の開発者は転倒のリスクに関係するものとして次の16の特徴を選択した。

1. ステップと腕動作の変異性
2. 用心深さ（推進力とステップへのコミットメントの欠如）
3. 繰り返し左右に動く
4. よちよち歩き
5. よろめき
6. 立脚相中の時間の割合
7. 足底接地
8. 股関節可動域
9. 膝関節可動域
10. 肘伸展
11. 肩伸展
12. 肩外転
13. 腕-踵接地の同時性
14. 頭部の前方保持
15. 肩の挙上保持

> **Box 10-1　リハビリテーション医学における一様なデータセットのガイドライン Ver5.0**
>
> **移動：歩行/車椅子**
> 立位の状態であれば歩行，車椅子であれば座位の状態で平地で評価する．安全に実施する．移動（歩行または車椅子）の最も頻度の多い使用形態で評価する．両方同じように使用している場合は，両方評価する．
>
> **自立**
> 　7　完全自立―患者は補助具なしで 50 m 以上歩く．車椅子の使用はない．安全に行える．
> 　6　修正自立―患者は 50 m 以上歩くが，下肢に装具や義足，靴，一本杖，松葉杖，ウォーカーを使用する．時間がかかるか安全性に問題がある．
> 　　　　歩けない場合，患者は 50 m 以上 1 人で車椅子を操作できる．回転，テーブル，ベッド，トイレへの操作ができる．3％以上の傾斜を越える．絨毯の上やドアの敷居を操作できる．
> 　5　例外（家庭内の歩き回り）―患者は自助具ありなし関係なく，1 人で短い距離を歩く（15 m）．時間がかかる，安全に問題がある．短い距離だけ 1 人で車椅子を操作できる（15 m）．
>
> **介助**
> 　5　監視
> 　　　　歩ける場合，患者はそばでの監視，合図，50 m 以上歩くように励まされることを要求する．
> 　　　　歩けない場合，患者は車椅子のそばでの監視，合図，50 m 以上行くように励まされることを要求する．
> 　4　最小介助―患者は 50 m 以上行くために 75％以上の力で行っている．
> 　3　中等度介助―50 m 以上行くために 50〜74％の力で行っている．
> 　2　最大介助―15 m 以上行くために 25〜49％の力で行っている．
> 　　介助は 1 人
> 　1　全介助―患者は自分の 25％以下の力で行っている．2 人の介助が必要，15 m 以上歩くことや車椅子を操作することができない．
>
> コメント：患者が移動のときに車椅子，義足，歩行器，一本杖，AFO，靴，などの自助具が必要な場合，歩行/車椅子の得点は 6 点より高くはならない．移動形態（歩行と車椅子）は入退院時で同じでなければならない．入院時と退院時で患者が移動形態を変えていた場合（一般的には車椅子から歩行），入院時の形態と退院時により頻繁に使用している移動形態に基づいた得点を記録する．

Guide for the Uniform Data Set for Medical Rehabilitation (including the FIM™ instrument), version 5.0. Buffalo, NY 14214: State University of New York at Buffalo; 1997. より

16. 上部体幹の前方屈曲

　これらの特徴は 0＝正常，1＝軽度障害，2＝中等度障害，3＝重度障害の 0〜3 点にスコアリングされている．3 変数（頭部の前方保持，肩の挙上保持，上部体幹の前方屈曲）を除いたすべては，高い検者間信頼性を示した．さらに，GARS 得点は歩行速度と重複歩距離，転倒歴と関連性が高く，ナーシングホーム入居者の転倒歴を予測することにおいて妥当性がある．腕を振る幅，上下肢の同時性，用心深さは高齢転倒者とその他の人を最もよく区別できる．しかし，Woolacott らが観察したように，GARS はこの集団における転倒の種類（つまづき，すべり，バランスを崩す）についてはなんら情報をもたらさない．それゆえ，転倒の原因を決定するのには役立たない，としている．

　修正版 GARS Modified GARS（GARS-M）は，GARS を 7 つの項目に修正し，変異性，用心深さ，よろめき，足底接地，股関節可動域，肩伸展，腕-踵接地の同時性の変数で構成されている．これらの変数は，オリジナルの GARS において最も信頼性が高いという理由で選択された．スコアリングは，転倒リスクに対して順位をつけて総合得点としたオリジナルのプロフィールと同じである．高い得点はより異常歩行と関連している．Van Swearingen ら[23]は，その信頼性，同時的妥当性および構成概念妥当性を調べるために 52 名の地域在住の高齢者に GARS-M を使用した．検者内と検者間の信頼性は 3 名の理学療法士による GARS-M 得点によって決定した．同時的妥当性は速度と重複歩距離の量的測定によって決定し，構成概念妥当性は転倒歴のある人とない人を見分けるために GARS-M 得点の可能性によって得た．著者らは GARS-M が信頼性と妥当性を有し，転倒者のリスクのある人を予測することができると結論した[23]．

　Shumway-Cook ら[64]は地域在住高齢者（65 歳以上）の転倒の見込み（尤度）を予測するモデルを開発するため，①**Balance Self Perceptions Test**，②Berg Balance Scale，③敏捷性（15 m を最適速度と速い速度で歩く時間），④Dynamic Gait Index の 4 つの評価尺度を使用した．Balance Self Perceptions Test は，バランスと転倒への直感的なリスクが日常活動をどの程度じゃましているのかの自己評価である．**Berg Balance Scale** はバランスと敏捷性のパフォーマンスに基づいた評価であり，対象者は座る，立つ，手を伸ばす，向きを変える，肩をみる，回るなど 14 の異なる課題（歩行は含まれていない）に 0〜4 の得点（できないを 0

点，問題なくできるを4点）をつけられる。Berg Balance Scaleは56点が最高である。敏捷性における15 m歩行検査は時間を計り，最適速度と速い速度の両方で平均速度を計算した。**Dynamic Gait Index**は，課題要求のなかで変化に対して歩行を適応させる能力を評価するために開発された。パフォーマンスは0＝悪いから3＝優秀の0～3点で得点化されている。被験者は平地歩行，速度を変えた歩行，歩行と頭部が垂直あるいは水平方向に変わる，障害物を越える，軸回転歩行と階段昇降などの8つの異なる課題で評価される。Dynamic Gait Indexは転倒リスクを予測する要因の1つとして含まれていたが，最終的なモデルではBerg Balance Scaleと転倒歴のみが含まれた。Berg Balance Scaleは転倒状態を最もよく示す予測因子である。Berg Balance Scaleと転倒歴は91％の感度（22名の転倒者のうち20名を正しく分類）と82％の特異度（非転倒者のうち18名を正しく分類）を有していた。Berg Balance Scaleで高い得点の人は相対的に低い転倒リスクである。40点以下の人は転倒リスクが高まり，理学療法の適応となるだろう[64]。

Fast Evaluation of Mobility, Balance and Fear（FEMBAF）はリスク要因，機能的パフォーマンス，敏捷性を低下させる要因を見分けるもう1つの方法である。22項目のリスク要因の質問紙と，階段昇降，障害物の乗り越え，片足立ちを含む18項目のパフォーマンス部分により構成されている。DiFabioとSeay[81]によって，FEMBAFはリスク要因，機能的なパフォーマンス，敏捷性を低下させる要因の妥当性と信頼性を示すようになった。しかし，予測能力を高めるためには，さらなる検査の妥当性が求められるであろう。

運動学に基づいた定量的歩行分析

運動学に基づいた**定量的歩行分析**は，動作パターンと同じように時間と距離の変数を使用する。これらの分析から得たデータは数量化が可能であり，治療プログラムの計画や目標，目標達成に向けてプログラムを評価するときに使用可能な基準となる。データを数量化できるという事実は重要である。なぜなら，第三者は理学療法士が機能評価，治療方法の確立，治療プログラムの結果を文書に記すとき，測定可能な変数の使用を求めるからである。しかし，量的観察から得られたデータは，運動障害の程度を分類し，測定された量的変数の妥当性を確認する必要がある。したがって，個々の歩行のより総合的な状況を提供するためには，定性的および定量的な運動歩行分析を併用しなければならない。

距離と時間の変数

定量的歩行分析で測定される変数を表10-17に示す。距離や時間といった変数は年齢[82～89]，性[90,91]，身長，体重[29,92,93]，身体活動レベル[94,95]，発達段階[96]などの要因によって影響を受けるので，そうした要因のいくつかはできるかぎり考慮すべきである。重複歩距離を機能的下肢長で割った比などは対象者による下肢長の差を標準化するために用いられる。対象者の身長で割った歩幅は身長の差による違いを標準化するために用いられる。身長と体重の両者をコントロールする試みとして体重を身長の二乗で割り**ボディ・マス・インデックス body mass index（BMI）**を算出する。右遊脚時間と左遊脚時間の比，遊脚相と立脚相の比など，その他の比は左右対称性を評価している。Sutherlandら[96]は小児における成熟した歩行を決定する要因の1つとして，基底面に対する骨盤の幅の比をあげている。

変数測定に使われる方法

理学療法の文献には，異なる測定方法の使用と信頼性の調査[34,65,101,102]と同様に，距離（空間）や時間の歩行変数を測定するための技術を解説する多くの研究がある[8～13,22,38,44,48,50,54,66,76,87,97～100]。2種類の変数（距離と時間）は運動学的な定量的歩行分析で頻繁に使用され，運動学と筋電図データの解釈に必要である。これらの変数の測定に必要な技術と装備は単純なものから複雑なものまである。測定に要する時間もまたさまざまであり，理学療法士はそれぞれの状況で最も適切な方法を選ぶために，これらの変数を評価するさまざまな方法に精通していなければならない。測定法を選択する前に，問題の変数とその変数が患者の歩行とどのように関係しているのかを理解すべきである。

▼ 距離変数

決められた時間内での歩行距離の測定は，距離変数を評価するための最も簡単な方法の1つである。Schenkmanらはパーキンソン病患者の身体的なパフォーマンスを評価するために，適度な速度で6分間に歩くことのできる距離（6分間歩行試験）を計測した[65]。彼らは再検査の信頼性がよいことを認め，この検査が他のパフォーマンスや機能障害（ROMと筋力）の測定と合わせて使用することにより，機能低下の把握と治療介入による改善の評価に有用であるとしている。持久力制限のある人に対しては，3分間歩行試験が使用される[103]。

足角，支持基底面の幅，歩幅，重複歩距離などの変数の測定は，歩行時の足跡を記録することによって，

表 10-17　歩行変数：定量的歩行分析

変数	記述
速度（speed）	方向のない大きさを持ったスカラー量
自由速度	人の正常歩行速度
遅い速度	正常歩行速度より遅い
速い速度	正常歩行速度より速い
歩行率（ケイデンス）	単位時間あたりの歩数。歩行率を1秒あたりの歩数としてcmで測られることもある $$歩行率 = \frac{歩数}{時間}$$ 歩行率を測定する簡単な方法は，かかった時間のなかで，歩数を数えることである。必要な設備はストップウオッチ，紙，ペンである
速度（velocity）	与えられた方向での身体動作の測定
直線速度	直線において身体が動く変化率
角速度	軸周囲に身体部分の回転する変化率
歩行速度	身体の直線的な前方移動率。1秒あたりcmや1分あたりmで測定される。それぞれの歩行速度を得るために，距離をそれに要した時間で割る $$歩行速度 = \frac{距離}{時間}$$ 歩行速度は年齢，発達レベル，身長，性，靴の種類，体重によって影響を受ける。また，速度はその他の歩行変数と同様に歩行率，歩数，重複歩距離，足角に影響を与えることがある
加速度	単位時間あたりの速度の変化率。身体加速度はSmidtとMommens[2]によって，仙骨後方の速度変化率として定義されている。加速度は一般的に単位秒の2乗あたりのm（m/s^2）として測定される
角加速度	単位時間あたりの身体の角速度の変化率。角加速度は一般的に単位秒の2乗あたりのラジアン（radian/s^2）として測定される
重複歩時間	一跨ぎにかかった時間，つまり，一側の接地（できれば踵接地）から同側が再び接地（踵接地）するまで。両側の重複歩時間を測定すべきである。一般的に秒で示される
歩幅時間	連続した左右下肢の接地（踵接地）にかかった時間。左右の1歩時間を測定すべきである。一般的に秒で示される
重複歩距離	同側下肢接地の2点直線距離。cmかmで測定される。正常成人男性の平均重複歩距離は1.46mで，成人女性は1.28mである
遊脚時間	歩行周期において一側下肢が地面を離れている時間。遊脚時間は両下肢で測定されるべきである。一般的に秒で示される
両脚支持期	一歩行周期において両下肢が地面と接触している時間。一般的に秒で示される
歩行周期（重複歩時間）	一歩行周期にかかった時間。秒で示される
歩幅	左右下肢の連続した2つの接地点の直線距離。一般的には一側下肢の踵接地から反対側下肢の踵接地までである。患者が一側か両側の踵接地ができない場合，先頭の中足骨頭から測る。cmかmで示される
歩行基底面の幅（歩隔）	歩行基底面の幅は一側足部と他側足部の距離である。cmかmで示される[7]
足角（toe-outまたはtoe-inの角度）	進行方向に対する足部位置の角度。度で示される[7]
両側立脚時間（FAPから）	平行棒内で両下肢に体重をかけてまっすぐに立つことのできる時間の長さ（30秒まで）
健側立脚時間（FAPから）	平行棒内で健側に体重をかけることのできる時間の長さ（30秒まで）（反対側は支持面から持ち上げておく）
障害側の立脚時間（FAPから）	平行棒内で障害側に体重をかけることのできる時間の長さ（30秒まで）（対側は支持面から持ち上げておく）
動的な体重移動時間（FAPから）	平行棒内で一側下肢から他側へ体重を移動する時間。開始から終わりまでの時間を秒で示す
平行棒内歩行（FAPから）	できるだけ速く平行棒内を歩くのに要した時間。2回測定の平均で，秒で示す

FAP: Functional Ambulation Profile

臨床で簡単かつ安価に評価できる。足跡を記録するための方法は，吸収性のある紙を歩いて歩行路に印をつける方法[7]，市販のカーボン紙[3]，足にペイント[6]・インク[34,99]・チョークを塗る，靴に取り付けたフェルトペン[12,23]，など数多く文献に記されている。

足跡を記録する歩行路は，カーペットを敷いていない床や廊下にさまざまな物質を用いてつくられる。歩行路に使用される物質は，吸収性のある紙[7]，市販のカー

ボン紙，アルミニウム箔[13]などがある。吸収性のある紙を用いる方法では，歩行路を形成したカーペットの床の上に3層の紙が置かれる。第1層は茶色の紙，第2層は湿った紙かテリー織，第3層はテーブルクロスのような吸収性のある紙である。対象者が歩行路を1人で歩くと，体重の重みにより第2層から水が染み出して，乾いた表層に吸収される。セラピストは，すぐ後ろからフェルトペンで歩いた足跡の輪郭を書く。結果としてその記録により，歩幅，重複歩距離，足隔，足角がわかる。市販のカーボン紙とアルミニウム箔は同様の足跡が記録できる。

足跡を記録する他の簡単な方法は，患者の足や靴の後ろ，インクパッドのアタッチメントへペイント，インク，チョークやその他のマーカーを塗ることである。例えば，紙の歩行路を歩く前に患者の足裏に絵の具をつけたり[6]，フェルトペンで靴の後ろを叩いたりする[12,23]。どちらの方法でも，歩幅，重複歩距離，足隔，足角を得ることができる。

歩幅と重複歩距離を得る別の方法は，床の上に碁盤の目を引くことである[9]。幅30 cm，長さ10 mの碁盤の目で覆った歩行路をまっすぐ敷く。その碁盤の目は3 cmで区切られ，患者の踵接地を見定めるために連続した数が記入してある。セラピストは碁盤の目の数から踵接地の位置を大声で読み上げ，それをレコーダーに記録する。

▼ 時間変数

重複歩距離と歩幅の評価には，歩行率，速度，重複歩時間などの時間変数において，測定する距離あたりの歩行に要した時間（d）をストップウオッチによって計れば，計算できる。**歩行率**（c）は，最初の踵接地と最後の踵接地の間の歩数（n）をそれにかかった時間（tn）で割る，すなわち式 $c=n/tn$ を使って得ることができる。速度（v）は，最初と最後の踵接地の間の距離（d）をそれに要した時間（td）で割ることによって計算できる（$v=d/td$）。正常な歩行速度を獲得するために，測定は数歩手前から歩いていることが望ましい。

Toddら[89]は，13ヵ月〜12歳の正常な子ども84名（女児41名，男児43名）を検査し，また11ヵ月〜16歳の200名以上のほかの子どもたちのデータを分析して，小児の歩行パフォーマンスの視覚的な記録を提供するために二次元の歩行グラフを開発した。歩行のグラフは身長と体重で使用されるグラフと似ているが，身長で補正した歩行率と重複歩距離の歩行面の基準を示している（図10-7）。

測定機器

空間や時間の変数を測定する機器には，2種類の歩行路と3種類のフットスイッチ方式がある。歩行路の1つは電気的に処理された表面を有し，足部につけた伝導性のストリップと合わせて使用される。足部の接地と離地は電流の開始と終わりを通じて測定される。得られた情報はケーブルを経由してデータを記録分析するストリップ図記録機へ転送される。測定される変数は，遊脚時間，立脚時間，歩行時間，片側支持期，両脚支持期である。この種の方式の利点は安価で使いやすいということである。欠点は時間変数のみの測定であり，患者はケーブルに注意をはらわなくてはならないことである。ケーブルによる引っ張りは患者の歩行を制限することがある。

歩行路の2つ目は，患者の足の接地でon, offが切り換わる圧力感知スイッチが埋め込まれたものである。スイッチのon, offのタイミングはコンピュータに記録される。つまり，歩幅，歩行時間，平均歩行速度について知ることができるのである。**GAITMAT**（ペンシルベニア州 Plymouth Meeting, EQ社製）は埋め込み式スイッチを持った歩行路の一例である。GAITMATの新たなバージョン，GAITMAT IIは縦に40のスイッチがあり，横に256列配列した15 mm四方の圧力感知スイッチを有している。GAITMAT IIの表示は，足跡を表示し，個々の足跡を見分け，左右を区別し，歩幅，重複歩距離，基底面，1歩時間，遊脚時間，立脚時間，片側支持期，両脚支持期についての情報を得ることができる。このシステムの利点は，空間と時間の歩行変数をともに測定し，足や身体につけた部品によって患者の動きが妨げられないということである。主な欠点は高価なことである。

フットスイッチは，靴や足部の内外側に取り付けられた圧力感知スイッチである。このスイッチは歩行路を選ばないが，患者はデータ集積装置を持ち運ばなければならない。フットスイッチは変換機と半導体で構成されており，踵接地時に信号を送る。時間と荷重の変数を評価するために用いられてきたフットスイッチ装置の1つとしてKrusen Limb Load Monitorがある。元来，この装置は障害を受けた下肢の荷重を監視するために設計された。荷重が前もって決められた大きさを超えると，装置は警告音を発する。後に装置は修正され，時間と荷重量を獲得するために使用されるようになった。この装置は，患者の靴の中に取りつけた圧力感知フォースプレートにより構成される。時間と距離の歩行変数の持続的な記録をもたらすために，ストリップチャート記録を接続させている[8]。

もう1つの利用可能なフットスイッチ装置として

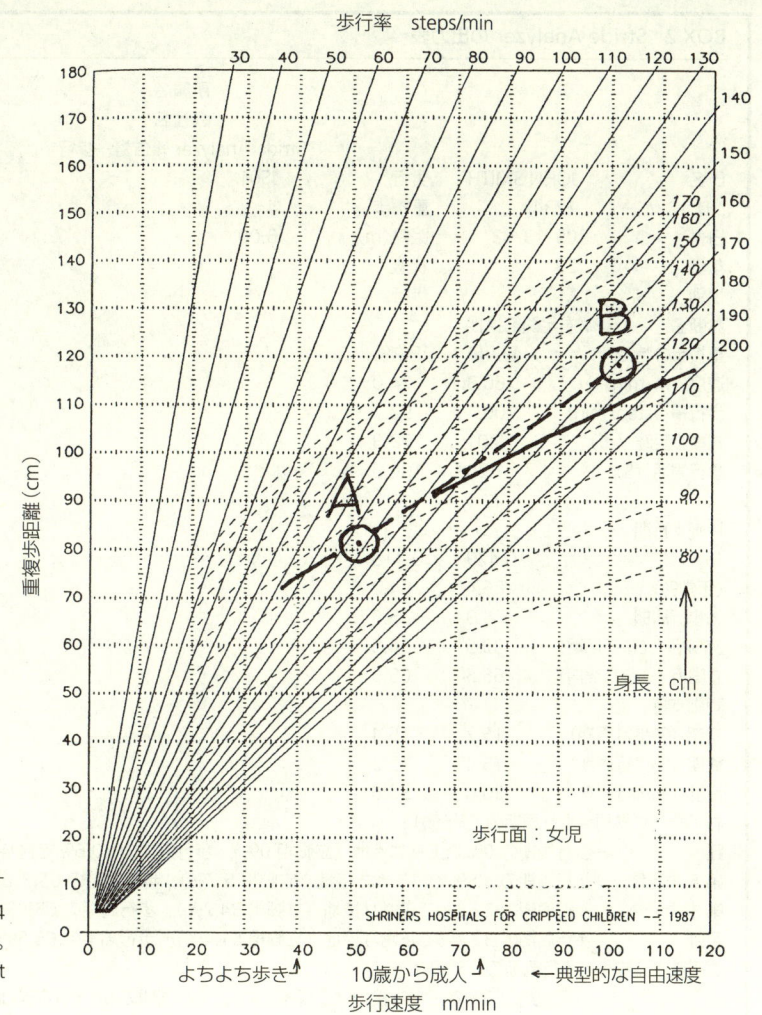

図 10-7　歩行グラフの連続線は身長に対する正常な変数を示している。破線は身長 114 cm で 6 歳の正常な女児をプロットしている。同様の図は男児にも利用できる（Todd, et al,[80] p20. より）

Timer-Logger Communicator (TLC) Gait Monitor がある。それは TLC（バッテリー内蔵型携帯コンピュータ）と接続した Biokinetics（メリーランド州 Bethesda, MIE Electronics 社）のデジタルのフットスイッチにより構成される。TLC は 1 kg 以下で，腰回りに固定したベルトにより装着される。この装置は，Roth ら[44]によって速度と初発脳卒中により片麻痺になった 25 名における 18 の時間変数間の関係の調査に使用された。彼らは，速度は片麻痺の歩行評価の重要な構成要素であり，測定した 18 変数のうち 12 変数（歩行率，平均歩行期間，平均歩行周期長，麻痺側下肢立脚相，非麻痺側下肢立脚相，両脚支持時間と割合，麻痺側下肢遊脚相と立脚相の比，非麻痺側下肢遊脚相と立脚相の比，遊脚相の左右比）と有意に関連していたにもかかわらず，患者の歩行状態の単独指標として速度を用いるべきではないと結論づけた。非対称の程度の特徴，つまり速度に加えてそれぞれの相の期間，対象者の麻痺側立脚相の比率，遊脚相の割合を片麻痺の患者の歩行分析に含めるべきであるとした。

Stride Analyzer は，B and L Engineering 社（カリフォルニア州 Santa Fe Spring）のフットスイッチ装置である。この装置は，踵の下，第 1 および第 5 中足骨頭，母趾に置いた 4 つの圧力感知スイッチのある特別な足挿板を使用している。この装置で測れる変数は，歩幅，速度，歩行率，歩行周期時間，一側下肢立脚相，遊脚時間，両脚支持期，立脚時間である。これらの測定は自動で記録され，情報はデータを分析するコンピュータへ転送される。時間は，秒，歩行周期の率として表される。コンピュータ分析は内蔵のデータベースを使用した正常率を表す（Box 10-2）。

Stride Analyzer の利点は，両下肢からの測定を利用でき，携帯性に優れ，多くの理学療法士によってさまざまな集団に使用されているので，データの比較が可能であるということである[38,48,50,54,76,97,98]。Stride Analyzer を使用した最近の研究を表 10-18 に示す。いくつかの研究は，Stride Analyzer が神経や整形的な問題

BOX 2　Stride Analyzer の出力表

```
                    所属名
                    会社名
              Stride Analyzer 報告書—歩行
```

氏名	JOHN SMITH	実行	JS01
I.D ナンバー	1234	重複歩	4
日付	05/13/93	距離(m)	6.00
年齢	29	状態	
性別	M	歩行	
診断名	右足関節捻挫		

重複歩の特徴	個人値	正常%
速度 (m/min)	60.3	74.0
歩行率 (step/min)	100.4	92.7
重複歩距離 (m)	1.201	79.8
歩行周期 (S)	1.20	106.8

	右	左
片脚支持期		
(S)	0.429	0.418
(正常%)	86.4	84.2
%歩行周期	35.9	35.0
遊脚相 (%歩行周期)	33.5	34.5
立脚相 (%歩行周期)	66.5	65.5
両脚支持		
初期 (%歩行周期)	15.2	15.4
終期 (%歩行周期)	15.4	15.2
合計 (%歩行周期)	30.6	30.6

右下肢（立脚相＝歩行周期の 65.5%）
踵　　　　　—歩行周期の 0%で正常な接地（立脚相 0%），歩行周期の 50.6%で遅れて停止（立脚相 77.2%）
第 5 中足骨　—歩行周期の 3.8%で早まった接地（立脚相 5.7%），歩行周期の 63.3%で遅れて停止（立脚相 96.6%）
第 1 中足骨　—歩行周期の 22.4%で正常な接地（立脚相 34.2%），歩行周期の 63.9%で遅れて停止（立脚相 97.5%）
足趾　　　　—歩行周期の 33.7%で正常な接地（立脚相 51.4%），歩行周期の 65.5%で遅れて停止（立脚相 100%）

右下肢（立脚相＝歩行周期の 66.5%）
踵　　　　　—歩行周期の 0%で正常な接地（立脚相 0%），歩行周期の 50.8%で遅れて停止（立脚相 76.4%）
第 5 中足骨　—歩行周期の 4.0%で早まった接地（立脚相 6.0%），歩行周期の 64.8%で遅れて停止（立脚相 97.5%）
第 1 中足骨　—歩行周期の 19.6%で正常な接地（立脚相 29.4%），歩行周期の 63.8%で遅れて停止（立脚相 96%）
足趾　　　　—歩行周期の 38.1%で正常な接地（立脚相 57.3%），歩行周期の 65.2%で遅れて停止（立脚相 98.1%）

Craik, and Oatis[21], p133. より

を抱えた患者同様にさまざまな年齢群に対しても適応できそうであることを示している。

関節の変位は電気角度計を使用して比較的簡単に測定可能である。電気角度計は，動作の程度に比例した電気信号を動作に変える電位差計によってつながった 2 つの堅い環で構成されている。堅い環や電気角度計のアームを近位と遠位の下肢部分に装着する。電気角度計から得られたデータは角度/角度図またはストリップチャート記録として表示される。**角度/角度図**は隣接した関節の角度の矢状面の変位をプロットすることによってつくられる。ストリップチャート記録は歩行の変位パターンの記録である。Perry ら[20]によって，電気角度計は，約 3,000 ドルするが，歩行時の膝関節と足関節を測定する「最も便利で安価な」方法となった。

この装置による画像処理は，関節の変位と動作パターンの評価において最も洗練された方法である。このコンピュータによる動作分析装置により，膝・足・股関節などの身体部位の指標は自動のマルチカメラシステムによって追跡される。**光電子工学系**と**録画ベース**の 2 種類の動作分析装置が利用できる。光電子工学系装置は能動的なマーカーを使用するのに対し，録画ベースは受動的なマーカーを使用する。能動的なマーカーは，一般的に指定された頻度で光る**光発光ダイオード** light-emitting diode（LED）である。受動的な指標は外部の光源を必要とする。

アイオワ大学では，矢状面を評価するために LED を使用した画像処理装置が使用されてきた[10]。次の 2 つの光電子工学系装置が商品化されている。すなわち，

表 10-18 Stride Analyzer を使用した文献

著者	目的	方法	変数	対象者	結果
Evans, Goldie, and Hill[102]	歩行の時間と距離変数に対する誤差を評価する期間を獲得すること	Stride Analyzer	速度、歩行率、重複歩距離、歩行周期時間、片側支持期、両脚支持期	発症後4ヵ月以上経過し、入院中のリハビリテーションを実施している脳卒中患者31名	誤差制限内での純粋な変化が起こる95%の信頼性を仮定する前に、患者は6.8 m/min以上まで歩行速度を増加させるか、6.8 m/min以上に減少させる必要がある。連続の測定において2値が速度の変化を測定するために要求される
Harada, et al[70]	理学療法評価に紹介する人を見分ける	Stride Analyzer, Berg Balance Scale, Tinetti パフォーマンス関連可動評価とTinetti転倒効力スケール	速度	2ヵ所の介護施設で生活している脳卒中患者53名	Berg Balance Scaleの結果と速度の組み合わせは91%という最も高い感度を有し、スクリーニングに対して最もよい組み合わせである。速度の感度は80%で、特異度は89%である
Morris, et al[54]	患者の薬物治療期間がどのように歩行に影響を与えているかを同定すること	Stride Analyzer	速度、歩行率、重複歩距離、歩行周期時間、両脚支持期、片側支持期	特発性パーキンソン病患者16名	薬物投与のピーク時において、歩行速度、歩行率、重複歩距離、両脚支持期での高い再現性を認めたが、薬物の作用が低下するとすべての測定値は低下し、再現性も低下した
Powers, et al[50]	膝下の切断患者における等尺性筋力と時間・空間歩行変数の関係を確立すること	Stride Analyzer	速度、歩行率、重複歩距離	膝下の切断をした男性15名、女性7名	平均歩行速度は正常の59%に限定されていた。術側股関節伸展トルクは自由歩行速度の唯一の予測因子であった。歩行率は正常の83%。健側下肢の股関節外転トルクは、自由歩行速度と速い歩行速度の唯一の予測因子であった。重複歩距離は正常の69%
Powers, et al[98]	膝骨のタッピングの有無で膝蓋大腿部の痛みのある患者の歩行特性と可動域を比較すること	Stride Analyzer Vicon Motion Analysis System	速度、重複歩距離、歩行率、骨盤、股関節、膝関節、足関節の矢状面の関節角度	膝蓋大腿部痛の診断を受けた女性15名	タッピングをした群としない群で、歩行速度やや歩行率に有意差を認めなかった。タッピングをした群はわずかであるが、有意な荷重時の膝関節屈曲角度の増加を示した。膝関節屈曲の増加は踵接地で衝撃吸収の助けとなる
Powers, et al[100]	膝蓋大腿部痛を有している患者と歩行変数において痛みと筋力低下の影響を決定すること	Vicon Motion Analysis System Lidoダイナモメータ 痛みのビジュアルアナログスケール 機能評価質問紙	速度、重複歩距離、歩行率、股・膝・足関節の矢状面の関節動作、等尺性膝伸展トルク、膝の痛み、膝蓋大腿関節徴候	膝蓋大腿部痛と診断された女性19名と膝蓋大腿部痛のない女性19名	膝蓋大腿部に痛みのある群の主な代償は、減少した重複歩距離と歩行率による歩行速度の低下であった。膝伸展トルクは歩行機能の唯一の予測因子であった
Radtka, et al[48]	足関節底屈制限をしたダイナミックAFO、固定AFO、AFOなしの効果を比較すること	Stride Analyzer 三次元動作分析 表面筋電図	速度、歩行率、重複歩距離、足・膝・股関節と骨盤の関節動作、足関節の筋動作のタイミング	立脚時に過度な足関節底屈をともなった10名の脳性小児麻痺（男性4名、女性6名）	両装具はAFOを使用していない状態と比較して、重複歩距離の増加、歩行率の増加、足関節底屈の減少が起こった
Von Schroeder, et al[38]	脳卒中と対照群における歩行パラメータとパターンを比較すること	Stride Analyzer	速度、歩行率、重複歩距離、歩行周期時間、両脚支持期、片側支持期、遊脚時間	29名の歩行可能な脳卒中患者と年齢をマッチさせた24名の対照群	患者は対照群より歩行能力が有意に低下していた。歩行周期時間の増加、同時定着時間の増加を示した。非麻痺側下肢は立脚相と片脚支持時間において、有意に多くの時間を使っていた

295

Waterloo Spatial Motion Analysis and Recording Technique（**WATSMART**）装置が Northern Digital 社（カナダ・オンタリオ州 Waterloo）から，Vicon Motion Analysis System が Oxford Metrics 社（イギリス・オックスフォードの Botleg）から発売されている。

　Peak Performance Technologies 社によって開発された，三次元歩行分析モジュールを使用した Peak Motus は録画ベースの画像処理装置の例で，股・膝・足関節，骨盤の関節角度と同じく，左右の股・膝・足関節の関節中心の変位について情報を提供する。加えて，この装置は時間，空間変数と運動学的変数を測定することができる。図 10-8 は，肩・股・膝関節に取り付けられた受動的マーカーの直線速度，および角速度のグラフの例である。図 10-9 では，膝・足関節の動作の程度が時間単位でプロットされている。図 10-10 では，人物の線画が膝関節の変位とともに示されている。Expert Vision System（カルフォルニア州 Santa Rosa, Motion Analysis 社）と Ariel Performance Analysis System も，商品化された録画ベース装置である。

　歩行分析にさまざまな動作分析装置を使用した最近の研究例を表 10-19 に示す。表にはそれぞれの変数を測定するために使用された方法と測定された変数を示している。ほとんどの研究において，動作分析は筋力を測るダイナモメータ，時間や空間のパラメータを測定するフットスイッチ，痛みを測るスケールなど，その他の測定を同時に行っている。

　筋電図は，歩行時の筋活動のタイミングと最大活動を分析するために使用される[32,35,104]。一般的に筋電図は，Stride Analyzer や筋活動が起こる歩行周期の固有の部分を同定するために画像処理装置などのその他の装置と組み合わせて使用される。筋電図が動作分析装置（Vicon）とどのように組み合わされて使用されるのかの一例を図 10-11 に示す。図は，コンピュータが視覚イメージを提供しながら筋電図出力と ROM を示している。3 種類の歩行パターンにおける筋活動の相違は，グラフで簡単に観察できる。膝の観察における正常 ROM からの逸脱も見分けやすい。伸展スラストパターンの図を注意深く観察すると，初期の接地直後に膝関節の伸展スラストを示し，歩行周期を通して両側踵接地で足関節の過度な底屈を示している。筋電図についての詳細は第 9 章を参照されたい。

▼ 信頼性と妥当性

　吸収性のある紙とフェルトペンを使った方法の信頼性は報告されていない。神経障害を有した患者 61 名

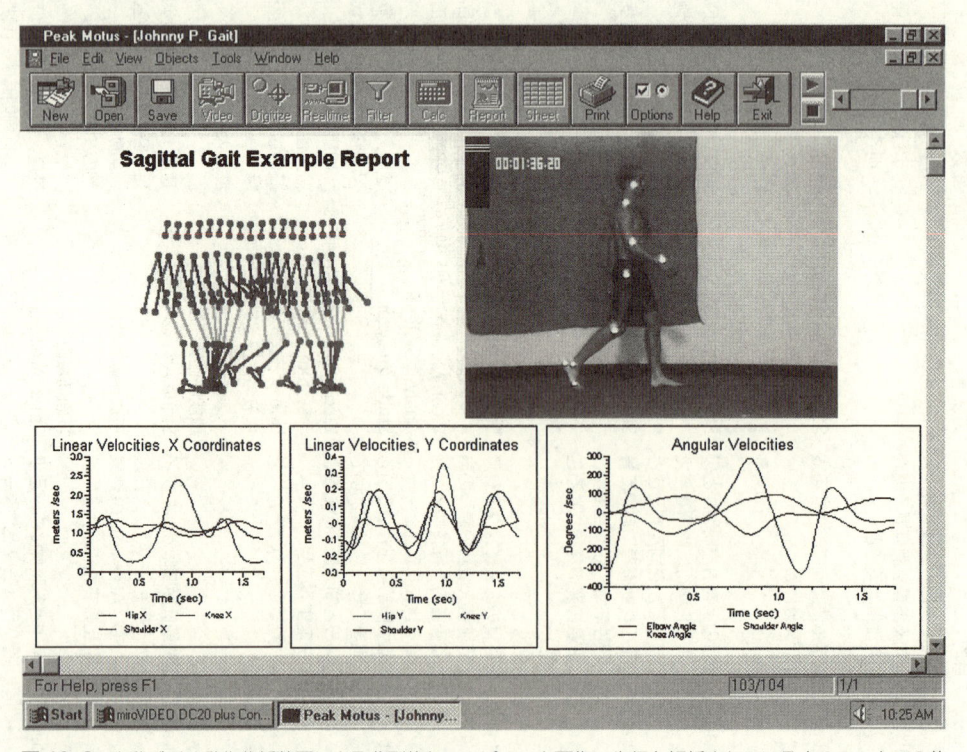

図 10-8　自動ビデオ動作分析装置による典型的なコンピュータ画像。歩行を解析されている人のマーカーの位置は画像の右上方にあるビデオイメージである。コンピュータによってつくられた歩行の線画を画像の左上方に示している。画像の下半分は直線速度と角速度を示している（Peak Performance Technologies, Englewood, CO. による）

第 10 章 歩行分析

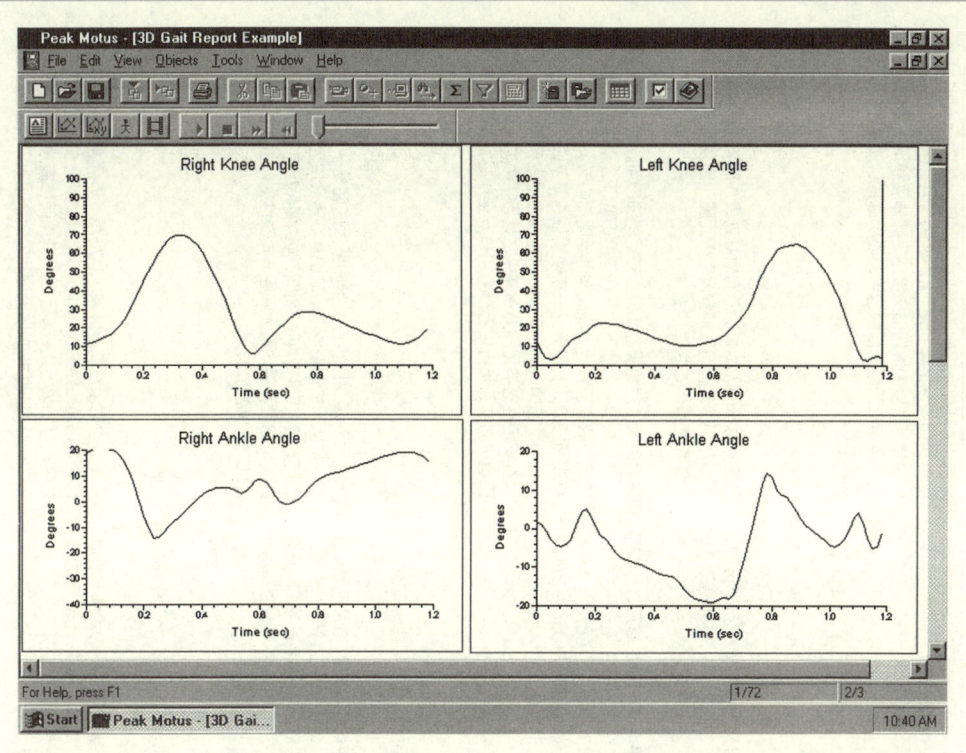

図 10-9 自動ビデオ動作分析装置による典型的なコンピュータ画像である。グラフは膝・足関節の関節角度パターンを示し，両下肢について時間単位でプロットしている（Peak Performance Technologies, Englewood, CO. による）

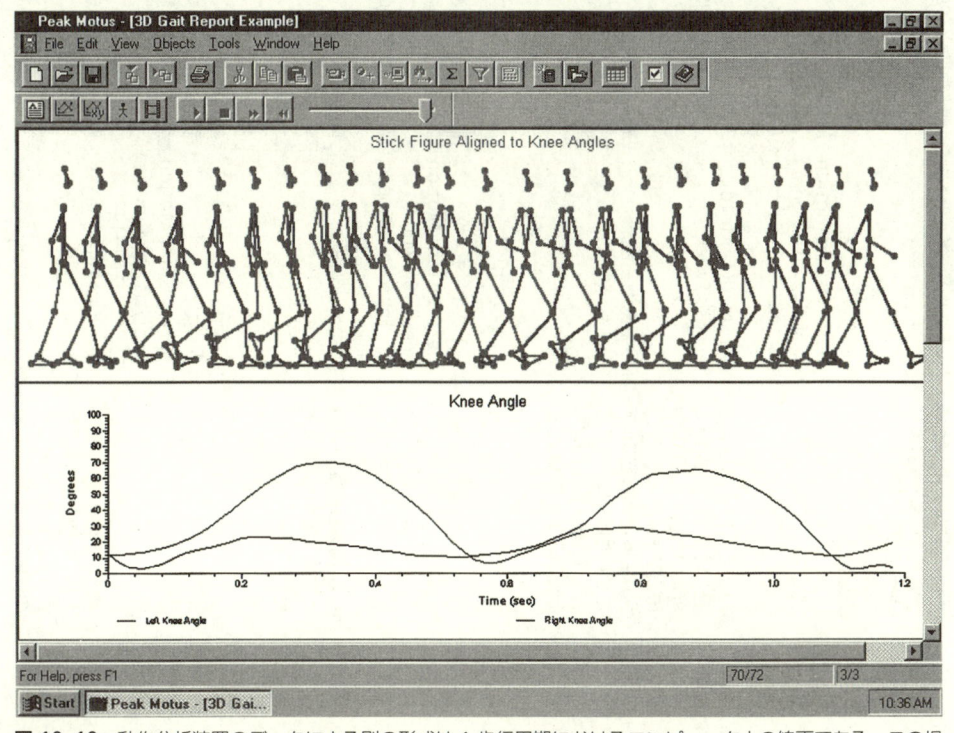

図 10-10 動作分析装置のデータによる別の形式は 1 歩行周期におけるコンピュータ上の線画である。この場合，膝動作のパターンが線画の下にグラフ化されている（Peak Performance Technologies, Englewood, CO. による）

297

表 10-19 動作分析装置を使用した研究．

著者	目的	方法	変数	対象者	結果
Damiano, et al[52]	歩行時に膝屈曲の程度を減少させることによって、歩行能力改善を促す大腿四頭筋強化プログラム効果の検証	ハンドヘルドダイナモメータ Expert Vision Motion Analysis System	大腿四頭筋とハムストリングスの等尺性筋力 前額面、水平面、矢状面による骨盤、股・膝・足関節の関節動作	6～14歳までの14名の痙性麻痺児	初期値より50％の獲得が大腿四頭筋とハムストリングスの増加なしに生じた。14名のうち10名において自由歩行速度の最初の床接地で膝伸展力が増加した。また、重複歩距離は自由速度あるいは速い速度において増加した
Eng, and Pierrynowski[47]	歩行と走行時における距腿・距骨下、膝関節のROMにおける下肢装具の効果を検証	WATSMART Motor Analysis System	歩行率、速度、重複歩距離 矢状面、前額面、水平面での膝・距腿、距骨下関節のROM	膝蓋大腿筋痛で装具を処方されて平均14.4歳の10名の女児	下肢装具はROMについて有意な効果があるとはいえなかったが、走行時に前額面での距離・距骨下関節の関節動作を減少させた
Mueller, et al[37]	糖尿病患者と年齢をマッチさせた対照群において歩行時、最大底屈トルク、足関節ROMを比較した	Lido活動等張性表 フットスイッチ Expert Vision Motion Analysis System 二次元link segment modelを使用した計算	最大底屈トルク 最初の床接地と踵離地 体幹と下肢の運動学と床反力 足・膝・股関節のモーメントとパワー 背屈ROM	平均57.7歳、糖尿病と末梢のニューロパチーを有している10名と平均56.8歳の糖尿病の既往のない10名	糖尿病患者は対照群と比較して足関節の可動性とモーメント、パワーの低下、歩行速度の低下、重複歩距離の短縮が認められた。糖尿病は足関節のストラテジーより股関節のストラテジーを使用してアプローチしていた。関節のストラテジーは足部の足底面においてより安定性を与え圧力を減少させるために、これらの患者に対する歩行にとってより安全かもしれない
Mueller, et al[41]	歩行後半の最大底屈トルクと背屈ROMの関係を検証	Lido等運動性表 フットスイッチ Expert Vision Motion Analysis Systemとフォースプレート	最大底屈トルク 初期地の足関節動作と底屈動作	平均57.9歳、糖尿病と末梢のニューロパチーを有している6名と平均56.8歳の糖尿病の既往のない10名	最大底屈トルクは歩行後半の最大底屈トルクと背屈可動域と足関節筋力の間に強い関係が存在した。最大底屈トルクによって影響を受けていた。患者における平均最大底屈トルクは対照群よりさらに3SD低い値であった
Powers, et al[98]	膝蓋大腿部痛障害における1歩の特性と関節動作における膝蓋骨テーピングの効果を検証する	Vicon Motion Analysis System Stride Analyzer ビジュアルアナログスケール	骨盤、股・膝・足関節の矢状面動作 速度、歩行率、重複歩距離、膝の痛み	膝蓋大腿部痛の診断を受けた14～41歳までの女性15名	テーピングにより痛みは減少したが、歩行速度やその他の変数増加に効果的でなかった。しかし、タッピングをしていない人と比較すると、荷重時に有意に膝屈曲が助けした。膝屈曲の増加は荷重時の衝撃吸収の助けとなる

第10章 歩行分析

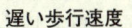

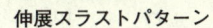

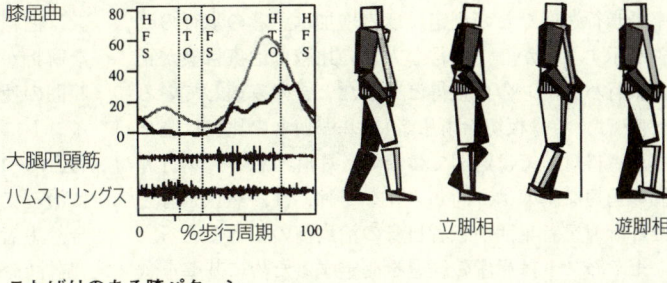

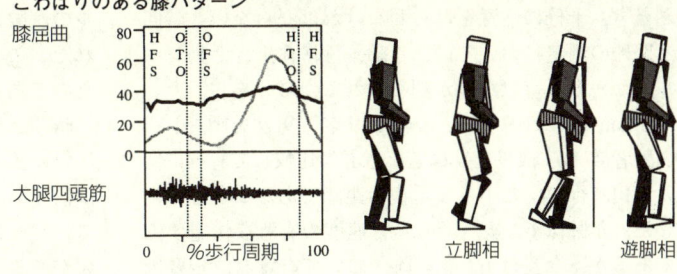

図10-11 3名の1歩行周期の矢状面における膝関節角度と筋電図。それぞれ，遅い歩行速度における3つの動作パターン（伸展スラスト，こわばり，反張膝）を示している。黒い線は動作パターンを示し，灰色の線は正常パターンを示す。HFS：麻痺側の足底接地，OTO：非麻痺側の踵離地，OFS：非麻痺側の足底接地，HTO：麻痺側の踵離地（De Quervain, et al[42]，より）

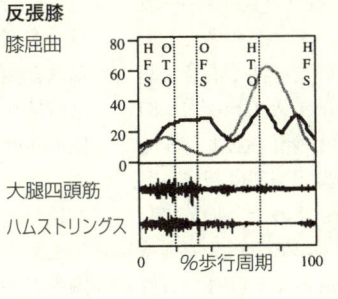

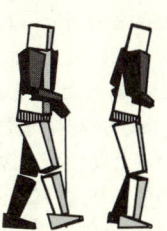

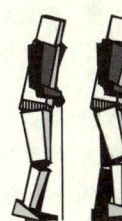

において，Holdenら[34]は紙で覆った歩行路にインクのついた足跡を記す方法を用いた。そして，速度，歩行率，歩幅，重複歩距離変数を決定するためにこの方法を使用して，高い検者間信頼性と再検査信頼性を報告した。彼らはまた，検査した変数とMassachusetts General Hospitalで開発された機能的歩行分類検査法の間に強い直線関係をみいだした。床上での碁盤の目の方法は時間と距離測定の定量的な方法としてよい方法であり，実行可能な臨床研究として報告されている[9]。SoderbergとGabel[10]は，LED装置が時間と距離の測定において高い検者間および検者内信頼性を有していると報告した。Stubergら[15]は，映像撮影技術を使用した重複歩距離と歩行速度の測定と，紙の歩行路とストップウオッチによるモレスキン素材での足跡を使用した測定において有意差を認められなかったとしている。その研究の対象者は，両側麻痺児10名および健常児9名であった。

Wilsonら[105]はAriel Performance Analysis Systemの再現した角度の推定値の正確性を調査し，再現角度の平均誤差は角速度にかかわらず，±1度以内と一貫していることをみいだした。彼らは装置の画像処理において測定誤差の受け入れ角度内であるとしたが，装置の質を保つために装置の使用者は厳格なガイドラインを守る必要があると警告している。潜在的な誤差は，身体部分，皮膚/軟部組織の動きによるマーカーの妨害，マーカーの振動，動作の関節中心に関してマーカーの不適切な位置によって導かれる。受動的なマーカーの使用により，ビデオ録画装置はマーカーが互いに近づいたとき，マーカーの妨害による誤差を起こしやすい。

▼ 利点と欠点

時間と距離を評価する主な利点は，これらの測定が病院のなかで簡単にかつ費用をかけずに実施でき，目標と帰結を明確にし，帰結（目標）への手順や手順の欠如を評価するために客観的で信頼性のある基点をもたらすことである。例えば，関節症を有している患者の歩行パターンは，正常な人の歩行パターンと比較して，膝関節の動きの速度と角度の減少によって特徴づけられる。BrinkmannとPerry[106]は，関節置換患者の追跡調査において，膝関節の動きの速度と角度，およ

び歩行速度が手術前の状態を超えたものの，正常レベルには達していなかったとしている．一般的に，歩行率や歩行速度などの測定尺度の増加は患者の歩行の改善を示す．しかし，正常な人との比較は治療目標が正常歩行パターンの再獲得といったときのみ適している（例えば，半月板切除術患者）．基準値との比較は脳卒中患者に対しては適切ではない．片麻痺患者の歩行評価の適切な基準は，同じような年齢，性，熱意を有した片麻痺患者集団か患者自身の治療前の歩行である．

セラピストは患者の経過を測定するために基準を選ぶとき，十分に注意をはらわなければならない．時間と距離の測定においては，年齢，性，体重，活動レベルにかかわる有意な差が認められるからである[82～85]．Hinmanら[83]は19～102歳の289名の男女を調査し，高齢者群（63歳以上）は若年者群と比較して有意に低い自由歩行速度と小さな重複歩距離であることを報告した．年齢は62歳以降の歩行速度の有意な決定要因であるが，身長は62歳以前において有意な決定要因である．彼らは，62～78歳の15名（男性10名，女性5名）の健常高齢者の研究において，若年者と比較して重複歩距離が有意に短く，両脚支持期が有意に増加していることを報告した[85]．LeiperとCraik[94]は81名の女性（64～94歳）の歩行変数と身体活動レベルを比較し，対象となった女性の正常歩行速度は報告されている若い女性の値より遅いことを認めた．加えて，活動レベルが最も高い女性は低いレベルの女性よりゆっくり歩くことができるという．Bohannonら[87]は，性，体重および利き脚でない股関節の屈曲筋力は，年齢50～79歳の健康な男性77名，女性79名における最適歩行と最大歩行速度の最もよい予測因子であると報告した．しかし，これらの変数は歩行速度のほんの一部，すなわち最適歩行の13％，最大歩行の21％を説明しただけである．さらに，筋力は最適歩行より最大歩行速度と高い関係があった．年齢は，この研究の対象群において歩行速度と関係がなかった[87]．65～85歳の152名の地域在住住民の研究において，Buchnerら[93]は，歩行速度の変化がうつ症状と身体的健康状態に関係しているものの，筋力と有酸素能力の変化とは関係していないと報告している．

それゆえ，正常基準が個々の患者への適応に対して適切であることを決定する1つの方法は，患者特性と似た集団特性と比較することである．例えば，患者の年齢は対照群と同じ範囲であろうか？ 患者の性は対照群と同じか？ Holdenら[34]は，神経疾患患者に対する歩行の目標と帰結は同じ診断を受けた患者の平均に基づくだけでなく，病因，歩行補助具の種類，機能的な分類を考えるべきであると主張している．

動作分析装置を通じて得られる動作パターンの解釈は，1 SDを用いた健常者の平均曲線と個人のデータとの比較を行っている．Sutherlandら[107]は，動作パターンは曲線に沿ったすべてのポイントを考えずには十分な解析ができないとしている．それゆえ，彼らは予測範囲の使用を提案している（歩行周期のそれぞれのポイントにおいてデータの平均曲線の上下にSDを加算）（図10-12）．予測の範囲内において，関節動作の曲線に沿って多くのポイントが定義された範囲外にある場合，患者の歩行は異常と考えられる．38名の子ども（脳性麻痺31名，その他7名）における予測範囲モデルの試験によって，この感度は十分であることが示された．この範囲は異常な動作曲線の高い割合を予測したのである（真陽性）．

時間と距離の測定は，移動における患者の自立性の決定に重要な要因となるかもしれない．例えば，患者は信号を渡るために一定の速度を獲得する必要がある．スーパーに買い物に行くためには一定の距離を歩く必要がある．速度の変化は，重複歩距離，歩行率，その他の歩行変数に影響を与えうるのである．セラピストは，患者の機能的な移動能力の状態について判断する前に，店や公共施設へのアクセスについて必要な距離と時間を決めるために地域を調査する必要がある[108]．RobinettとVon Dran[107]は，歩行評価用紙の例において，めざす目標が地域の調査でみつかった距離と速度と比較して低いことを報告した．例えば，用紙で報告した最も速い歩行速度は18.2 m/minであるが，一方調査者が地方と都市部の調査において報告した最小限度の安全に道を横断できる速度は30 m/min（範囲30～82.5 m/min）であった[108]．Walshら[110]は人工膝関節置換術後1年の29名において，性と年齢をマッチングさせた人の通常歩行速度の80％以上に達していることを報告した．しかし，女性の62％と男性の25％が，獲得した通常歩行速度は横断歩道を安全に渡るために十分でない．

運動学に基づいた定性的歩行分析に関しては，機器が高価であること，重複歩距離，身長，年齢，性別，体重，成熟度，能力低下をどのように基準に合わせるかということに，ある程度の不確かさが存在するが，そのことを除いてはほとんど欠点はない．時間と距離の測定は，歩行の完全性を提供するためのもので運動学的な評価に必要不可欠であり，連携して使用すべきである．時間と距離変数の見本の記録用紙を**表10-20**に示す．

力学的歩行分析

力学的歩行分析は，歩行に含まれる力すなわち床反

図 10-12 予測範囲（Sutherland, et al[107]，より）

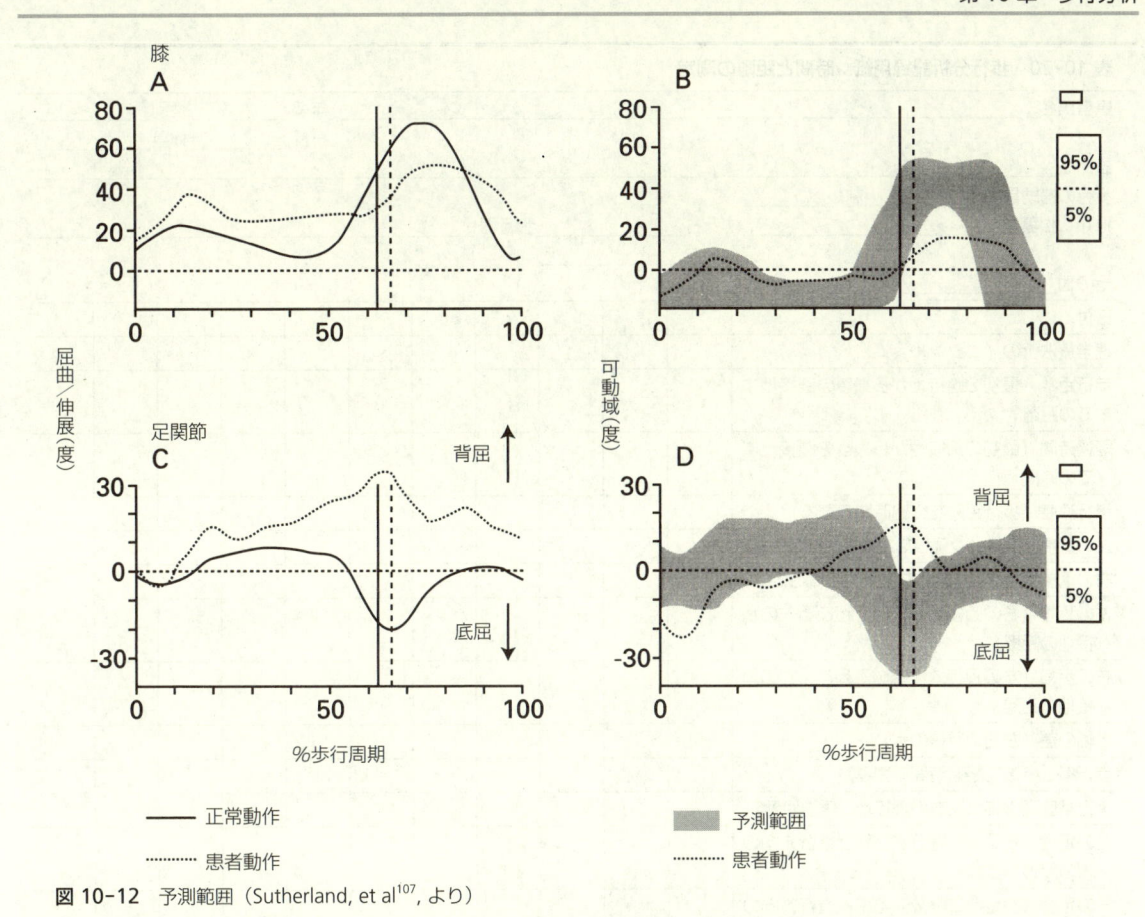

　力，関節トルク，足圧中心，質量中心，機械的エネルギー，力のモーメント，仕事率，支持モーメント，仕事，**関節反力**，内在する足圧の評価と分析に焦点を当てている（**表 10-21**）。過去においては，力学的歩行分析は主に研究目的に用いられたが，現在では臨床的によく使用される。

　力学的変数を評価する機器は複雑で高価である。フォースプレートは歩行分析において力を測定するために最も汎用されている。このプレートは，床反力，歩行中の**足圧中心 center of pressure（COP）**，**質量中心 center of mass（COM）**を測定する荷重変換機を内蔵している。フォースプレートは，一般的にひずみ計あるいはピエゾ電気の技術に基づいている。**床反力 ground（floor）reaction force（GRF）**は，足部と支持面の間に起こる垂直分力と剪断力あるいは水平分力として定義される。力は三次元であり，垂直，前後，内外の3つの成分で構成されている。それぞれの成分は歩行周期を通して変化し，速度，歩行率，体重により影響を受ける。体重の割合として示される垂直成分と前後成分の平均波形は，荷重率，最大の力，平均の力，比荷重率について正常な人において一貫したパターンを示す。前後成分の力は，正の相に続いて特徴的な負の相を有する。負の相は減速を示し，正の相は体重の減速を示している。垂直の力の波形は特徴的な2回の隆起を示す（**図 10-13**）。内外の力の波形は正常な人でも変化に富んでいる。Kistler社（ニューヨーク州 Amherst）によって製造された**フォースプレート**の技術は質量中心，加速，速度，変位，仕事率，仕事を計算するのと同時に床反力を測定することができ，グラフィック・ディスプレイはまた床反力の波形を表示することを可能にした。Kistler社はまた，装置の中につくられたピエゾ電圧のフォースプレートと変化増幅器を有するGaitwayと呼ばれるトレッドミルを発売した。トレッドミルは歩行と走行時の床反力と足圧中心の測定を可能にした。トレッドミル装置は，グラフィック表示と解析機能に加えて時間と空間の変数を計算できる。フォースプレートを生産しているその他の企業に Genisco Technology 社（カリフォルニア州 Northridge）がある。

　Cookら[55]は，床反力における膝屈曲制限（装具を使用）の角度と歩行速度の影響を調べるためにフォースプレートを使用し，荷重率，最大の力，比荷重率，床反力の平均値が有意に歩行速度の影響を受けることをみいだした。歩くのが速ければ速いほど，両下肢の荷

表10-20 歩行分析記録用紙：時間と距離の測定

| 患者氏名_____ 年齢_____ 性別_____ |
| 身長_____ 体重_____ |
| 診断名_____ |
| 歩行の補助具　あり_____　なし_____ |
| 種類：松葉杖_____　杖　右_____　歩行器_____ |
| 　　　　　　　　　　　　　　　　　　左_____ |
| その他_____ |

日付												
理学療法士のイニシャル												
歩行距離（最初の踵接地から最後の踵接地までの距離）												
経過時間（最初の踵接地から最後の踵接地までの時間）												
歩行速度（歩行距離を経過時間で割る）												
左の重複歩距離（連続した左踵接地間の距離）												
右の重複歩距離（連続した右踵接地間の距離）												
左の歩幅（右の踵接地と続いて起こる左の踵接地の距離）												
右の歩幅（左の踵接地と続いて起こる右の踵接地の距離）												
歩幅の差（左右の足幅の差）												
歩行率（歩数を経過時間で割る）												
歩行基底面の幅（左右の踵接地の垂直距離）												
左の足角（左足を二等分する線と進行方向の線の間のなす角）												
右の足角（右足を二等分する線と進行方向の線の間のなす角）												
右下肢に対する右の重複歩距離（右の重複歩距離を右下肢の長さで割る）												
左下肢に対する左の重複歩距離（左の重複歩距離を左下肢の長さで割る）												

理学療法士は重複歩距離，歩幅，歩行起点面の幅，足角の平均値を入手できる

重率と床反力は増加する。彼らは，損傷後の保護目的や術後侵襲のある時期に，膝の屈曲制限に対して装具を適応することが，実際に装具をしている下肢と対側の下肢にストレスを増加させている可能性があると結論づけた。

Hesseら[40]は，10名の健常者と14名の脳卒中患者において足圧中心と質量中心の移動を比較した研究で，健常者は両下肢において歩行を開始するとき足圧中心，質量中心，時間変数，歩幅の反応に違いがないことをみいだした。対照的に，脳卒中の人は下肢が開始側（麻痺側vs非麻痺側）に依存するという，明らかに非対称の反応を示した。麻痺側から歩き始めたときは，内外面における質量中心の移動は健常者と類似している。しかし，非麻痺側から歩き始めたときは足圧中心の動きは一定しておらず，質量中心の動く方向を予測することはできない。質量中心の前後移動は遅れた。

彼らは，脳卒中の人において非麻痺側下肢で歩き始めることは，麻痺側支持の弱さのために不安定さが増すことによって特徴づけられると結論した。したがって，理学療法士は歩行開始が麻痺側か非麻痺側かに注意すべきである。Rossiら[43]は脛骨下を切断した人の歩行開始時の研究において，質量中心，足圧中心，床反力を調べ，患者がどちらの下肢から歩行を開始するかにかかわらず，一貫して義足肢以上に健側に荷重していることをみいだした[43]。

フォースプレートは一般的に動作分析装置の一部，またはそれと組み合わせて使用され，運動学的および力学的歩行変数の包括的な分析のためには，筋電図や電気角度計と同様に時間-距離分析装置とともに使用されている。

圧力測定装置もフォースプレートとともに使用されることがある。圧力は力を面積で割った値と等しく，

圧力センサによって測定される。したがって，圧力はセンサ上の力をセンサの面積で割った値と等しい。歩行時の圧力測定の最も一般的な利用は足底（足部と地面，足部と靴，靴と地面）の圧力の分布である。圧力測定は装具の効果や潰瘍形成のリスクを調べたり，術後の荷重を制限するために使用されている。多くの種類の測定技術が接地圧力の測定に開発されてきた。Tekscan 社（マサチューセッツ州 South Boston）は，紙でできた薄い使い捨てのセンサを靴の中に置いて二足動物の足底圧を測定する **F-Scan In-Shoe Pressure Measurement System** と呼ばれる装置を販売している。そのセンサは，非常に薄く，柔軟で，足底全体に分布する 960 個の感知ポイントに配列されている。F-Scan 装置から得れる情報の例を図 10-14 に示す。Tekscan 社によって製造されたもう 1 つの装置は **Mat-Scan** と呼ばれ，臨床家が裸足の圧力を識別できる圧力センサが内蔵された床マットである。Mueller ら[111]は神経障害性潰瘍と中足痛症に罹患している患者の管理に In-Shoe Pressure Measurement System を使用した。Armstrong ら[112]が，全接触ギブスで治療されている糖尿病性潰瘍の治療時間と最大の圧力の影響を調査したところ，高い足圧と 8 cm 以上の傷を有する患者は他の患者より治療期間が長かった。Wertsch ら[113]は携帯用の足挿板式足圧測定装置について解説しており，それを用いて杖の歩行率と膝下の義足の圧力を調べた。

表 10-21　歩行変数：力学的歩行分析

床反力
　垂直，前後，内外方向の力は支持面と足部の接触の結果としてつくられる。これらの力は大きさに等しく，地面から足部にかかる力である。床反力はニュートン（N）または，ポンドの単位でフォースプレートによって測定される

圧力
　圧力＝単位面積あたりの力。歩行分析において，一般的に測定されている圧力変数は足底の圧力分布である

足圧中心
　合成した力の作用点。時間関数として足圧中心の動きはフォースプレートの上を立ったり歩いたりする患者の安定性の指標として使用される

トルク（力のモーメント）
　力の作用によって生み出されることによって回転すること，あるいは回転効果。回転軸と力の作用点への垂直距離が長ければ長いほど，生み出される回転効果またはトルクが大きくなる。トルクは力と回転軸と力の作用点への垂直距離をかけることによって計算される

　　　トルク＝力×垂直距離（モーメントアーム）

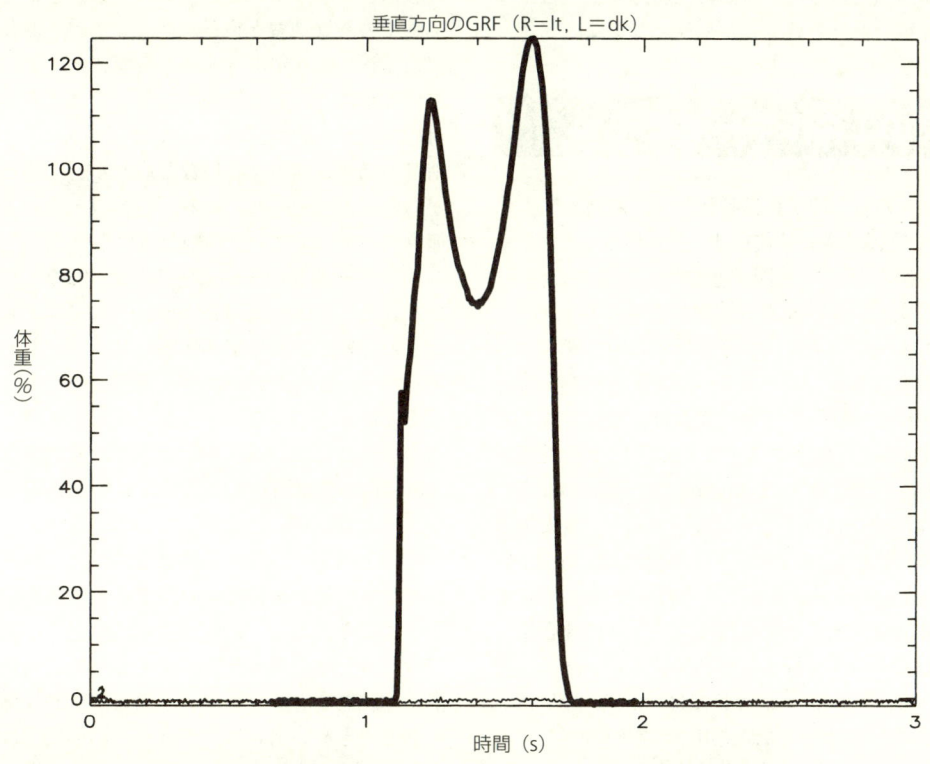

図 10-13　床反力の垂直成分のコンピュータグラフがフォースプレートを使用して獲得された（Dr. David Krebs, Motion Analysis Laboratory, MGH Institute of Health Professions, Boston, MA. による）

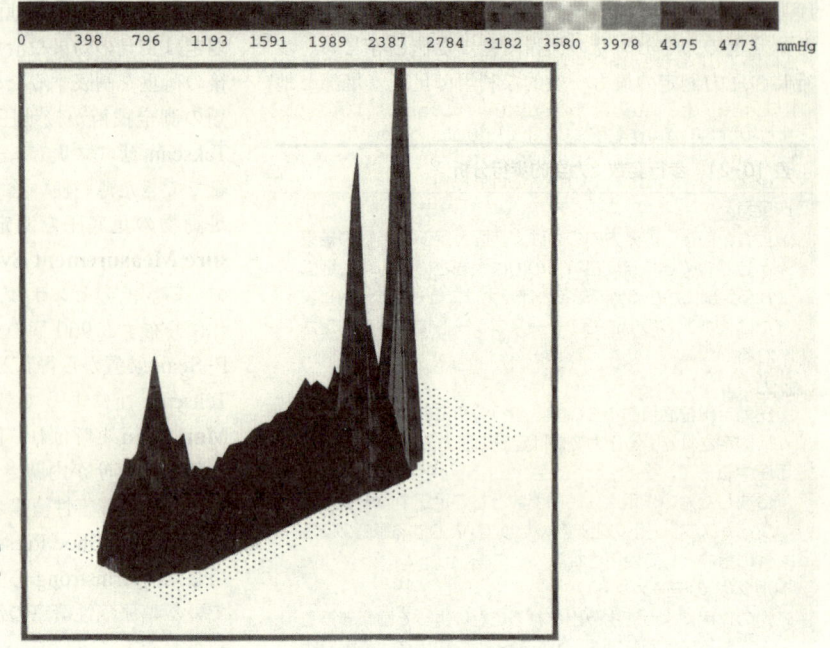

図10-14 左の足底接地面にかかる最大の圧力の大きさと位置を示している。最も高い圧力は踵，第一中足骨頭，親指で生じている（Tekscan, Inc., South Boston, MA．による）

ハンドヘルドダイナモメータと力学的装置は時間と距離の測定の歩行分析に先立って，静的で動的な最大トルクを獲得することができる。Connelly ら[95]は，ナーシングホーム居住の平均年齢 82.8 歳の女性 10 名において，大腿四頭筋の等尺性と動的な筋力低下と自由歩行速度の有意な低下を導くことをみいだした。

歩行時のエネルギー消費

一般的に，歩行や姿勢の運動制御や，関節や筋力の構造と機能に影響を及ぼす疾患は，歩行時のエネルギー消費を増加させる[56〜63]。履物の種類[114]，補助具の使用，歩行速度もまた，エネルギー消費に影響を与える[64]。つまり，エネルギー消費は歩行分析において考慮すべき重要な事項である。エネルギー消費量を決定するために測定される一般的な 2 つの変数は，酸素コストと酸素摂取である[22]。**酸素コスト**または単位歩行距離あたりのエネルギー消費（mL/kg/m）は，課題のなかに含まれる身体的な仕事として定義される[59]。**酸素摂取**または単位時間あたりのエネルギー消費（mL/kg/min）は所要動力として定義される[59,60]。酸素摂取量を測定する方法は肺活量測定法と呼ばれる。歩行時に吐き出した息を集めてその後解析されるダグラスバッグは，古典的な解析方法である[22,62]。今日では，metabolic carts を含んだこの方法の改良版が使用されている[22,64]。

Davies と Dalsky[62]は，歩行速度が統制されているとき，活動的でない男女の最大酸素摂取量に性差を認めなかった。しかし，彼らは若年者と比較して高齢者は 1.6 km 歩くのにより多くのエネルギー消費を必要とすることをみいだした。

歩行の相対的なエネルギー消費は，歩行している間の心拍をモニタすることによって推定される。心拍は運動中の酸素消費と直線関係にあり[59]，患者の心臓血管系のシステムが歩行という負荷にどのように適応しているかについての情報を提供することができる。相対的な酸素消費は心拍数と高い関係があり，エネルギー消費の絶対レベルは心拍数と最大歩行速度と高い関係があることが知られている。心拍数と最大歩行速度の簡単な測定により，脊髄髄膜瘤の小児 35 名において，エネルギー消費の正確な予測（$R=0.89$）を行うことができた[60]。しかし，Herbert ら[61]は，両下肢のある子どもと比較して脛骨下を切断している子どもの方がエネルギー消費が 15% 高いが，脛骨下を切断している子どもと切断していない子どもの間に心拍数の差は認めなかったとしている。Waters ら[57]は股関節固定をした患者では，酸素消費量は健常者より 32% 高く，心拍数もまた有意に多いと報告している[57]。

心拍を測定する最も正確な方法は，心電図と同じく 1 回 1 回の拍動を知ることのできる遠隔測定装置を使用することである。病院の集中治療室や心臓治療部門では，歩行時の患者をモニタするために利用できる遠隔操作装置を有している。理学療法士が遠隔操作装置を評価できない場合は，歩行時の心拍反応は橈骨動脈か脛骨動脈の触診によって評価される。心拍の測定は，休息時，歩行開始前，移動直後，移動後のさまざまな

間隔（例えば，回復後1,3,5分）においてなされるべきである。触診法は，理学療法士が，心拍が与えられた歩行活動を行うためにどれだけの困難をともなうか，安静時まで回復するのにどれぐらい時間がかかるのかを調べるのに役立つ。

まとめ

本章では，運動学的歩行分析と力学的歩行分析のいくつかの方法の概略を紹介した。また，歩行分析で評価される共通した変数について説明し，歩行分析を行っている研究例を紹介した。観察による歩行分析と時間と距離は臨床場面で使用される分析の最も一般的なものであるので，これらを強調した。いくつかの動作分析装置の簡単な概略を示したが，詳細についてはPerry[20]やCraikとOatis[21]らの著書を参照されたい。患者の歩行を正確に記述する歩行分析を実践する能力は，適切な治療計画に求められる定量化可能な重要な情報を提供するだろう。

復習問題

1. 3種類の歩行分析の方法について記述せよ（運動学に基づいた定性的歩行分析，運動学に基づいた定量的歩行分析，力学的）。
    a. 3種類の歩行分析それぞれにおいて評価された変数を表にせよ。
    b. それぞれの分析から1つの変数を選び，その変数について評価方法を記述せよ。
2. 検者内と検者間の信頼性の違いを説明し，検査が信頼性のそれぞれのかたちに対してどのようなことを供給するかの例を示せ。
3. 運動学に基づく定性的歩行分析と定量的歩行分析の利点と欠点を比較せよ。
4. 表10-1〜10-11に示したモデルを使って，観察された異常の同定とその原因を決定する分析を含めたOGAを実践せよ。
5. どの種類の歩行分析が評価に適切か。速度と歩行率，重複歩距離，最大足圧，あるいは床反力か？選択した歩行分析について記述し，典型的な装置または解析方法を選んだ理由の正当性を示せ。
6. 地域在住の人は店，銀行，郵便局に行くのにどれくらいの距離を歩かなければならないか？
7. 信号が変わる前に横断するのにどれくらいすばやく歩く必要があるか？
8. 妥当性とは何か，またそれが歩行分析にどのように関係しているか説明せよ。異なる種類の妥当性の例を示せ。
9. 時間変数の歩行分析を患者の進歩とその欠如を明らかにするためにどのように使うか？

CS ケーススタディ

既往歴

65歳の女性。右人工股関節置換術後5日目である。手術は，家の前の氷の上で転倒したことに起因する大腿骨頸部骨折に対して実施された。彼女は3日間ベッドサイドの理学療法を行い，現在移乗は自立している。しかし，自宅に戻る前に歩行を自立する必要がある。

糖尿病の既往があり（発症は50歳），毎日のインスリン注射でコントロールされている。「心疾患」についての既往はないようである。定期的な運動プログラムには参加しておらず，裁縫の仕事をしている間ほとんどの時間座っている。機敏で，周囲に気配りができ愛想がよい。身長160 cm，体重72.6 kgである。

検査結果

他動関節可動域検査

角度計による評価（ROM）：下肢関節可動域（度）		左	右
股関節	屈曲	WFL	0〜40
	伸展	WFL	0〜10
	外転	WFL	0〜20
	内転	WFL	0〜10
	内旋	WFL	検査せず
	外旋	WFL	0〜20
膝関節	屈曲	WFL	0〜120
足関節	背屈	WFL	0〜15
	底屈	WFL	0〜45
	内反	WFL	0〜5
	外反	WFL	0〜20

WFL：機能的な制限内。上肢：すべてのROMはWFL

筋力検査

徒手筋力テスト（MMT）：下肢		左	右
股関節	屈曲	G	F
	伸展	G	P
	外転	G	P
	内転	G	F+
	外旋	G	G−
	内旋	G	G−
膝関節	屈曲	G	G−
	伸展	G	G−
足関節	背屈	G	P
	底屈	G	G−
	内反	G	F
	外反	G	F+
足趾	屈曲	G	G−
	伸展	G	P

MMT 上肢：すべての筋力段階は G から G−範囲内である

感覚

右下肢：欠損は右下肢の内側面と2つの内側趾について主に注目した。数字の価値は以下の感覚スケールを参照。

感覚検査

	右下肢の内側面	2つの内側趾
鋭敏/鈍感	5	5
軽擦	5	5
温度	5	5
固有位置覚	4	4

感覚スケール：

1. 完全：正常，正確
2. 低下：反応の遅延
3. 過敏：感度の増加
4. 鈍麻：刺激の不十分な知覚
5. 消失：反応なし
6. 矛盾または不確か

全身所見

患者は，右足底表面の内側に面積 0.7×6.0 cm で深さ 1.5 mm の潰瘍がある。

機能評価

移乗
　FIM 段階＝7

日常生活活動
　食事：FIM＝7
　入浴：FIM＝7
　更衣：FIM＝7

指導問題

1. 理学療法の問題点リストを明らかにせよ。
2. 記載された情報に基づいて見本の OGA を作成せよ（付録 A 参照）。
3. 理学療法介入についてあなたの方針を述べよ。

用語解説

加速度 acceleration：時間に関する速度の変化率。身体加速度は，仙骨の後方点の速度の変化率として Smidt と Mommens[2] によって定義されている。加速度は一般的に秒2乗あたりのメートルとして測定される（m/s^2）。

加速度計 accelerometer：身体の垂直方向，前後方向，内外方向の加速度を測定する装置。

角度/角度図 angle/angle diagrams：矢状面において，角度の移動が互いに向かい合う座標として示された図。

角加速度 angular acceleration：時間に関して，身体面の角速度の変化率。角加速度は一般的に秒2乗あたりの弧度で表される。

角速度 angular velocity：軸の周りの身体面の回転運動率。

Ariel Performance Analysis System：歩行時の関節の移動と動作パターンを評価するために使用される録画を基本とした装置。

Balance Self-Perceptions Test：転倒に関するバランスと直感的なリスクが日常活動の妨げになる程度を評価する自己ランキング。

Berg Balance Scale：バランスと可動性評価に基づいたパフォーマンス。

両側立脚時間 bilateral stance time：対象者が両下肢に体重を乗せて平行棒内でまっすぐ立つことのできる時間の長さ（30秒まで）。

ボディ・マス・インデックス body mass index（BMI）：身長と体重でコントロールされ，体重（kg）を身長（m）の2乗で割ることによって求められる。

歩行率 cadence：時間あたりの歩数。1秒あたりの歩数として cm で表される（歩行率＝歩数/時間）。歩行率

を測定する簡単な方法は，必要時間内に患者が行った歩数を数えることである．必要な機器は，ストップウオッチ，紙，鉛筆である．

質量中心 center of mass（COM）：体重が集中するといわれている場所が質量中心または重心である．直立位において，体重の質量中心は第二仙骨のレベルにあるといわれている．

足圧中心 center of pressure（COP）：両側立位で足の間に位置している床反力ベクトルの適応点．

分廻し運動 circumduction：股関節外転，外旋，内転，内旋動作を含む揺れた下肢の円動作．この歩行異常は不十分な股関節または膝関節の屈曲と不十分な背屈の代償による．

歩行周期時間 cycle time（stride time）：1歩行周期を達成するのに必要な時間．秒で示す．

変位 displacement：全体または部分としての身体位置の変化（直線移動または平行移動）．直線移動または平行移動はmで示されるが，回転移動は度で示される．

両脚支持期 double support time：両下肢が支持基底面と接触している（同時定着）歩行周期内の期間．秒で示される．

動的体重移動時間 dynamic weight transfer rate：平行棒内での立位において，一側下肢から対側へ体重を移動させることのできる時間．最初の足上げから8回目までの足上げを秒で示す．

Dynamic Gait Index：課題領域における歩行の変化を適応させる能力を調べるために開発された装置．

Expert Vision System：Motion Analysis社（カリフォルニア州Santa Rosa）によって開発されたビデオに基づく動作分析装置．

Fast Evaluation of Mobility, Balance and Fear（FEMBAF）：リスク要因，機能的なパフォーマンス，敏捷性を低下させる要因を同定するために開発された装置．

足角 foot angle：toe outとtoe inの角度，進行方向に対する足部位置の角度．度で示される．

フォースプレート force plates：床反力と足圧中心を測定できる荷重変換機．フォースプレートはKistler社（ニューヨーク州Amherst）およびGenisco社（カリフォルニア州Northridge）によって製造されている．

自由速度 free speed：それぞれの普段の歩行速度．

F-Scan In-Shoe Pressure Measurement System：歩行時に足底圧を測定するために個人の靴の中に圧力センサを置く，Tekscan社（マサチューセッツ州South Boston）によってつくられた装置．

Functional Ambulation Profile（FAP）：平行棒内の立位バランスから自立した移動へ，移動能力を評価するために開発されたプロフィール．

Gait Abnormality Rating Scale（GARS）：転倒リスクを有するナーシングホーム居住者を見分けるために開発されたプロフィール．

GAITMAT：空間的で時間的な歩行変数を測定するために埋め込まれた圧力スイッチを有する歩行路．

床反力 ground（floor）reaction force（GRF）：地面に足部が接触した結果生じる垂直方向，前後方向，内外方向の力．これらの力は，地面に対して足部によって作用した力と同じ大きさで，向きが逆である．床反力はニュートン（N）またはポンドとしてフォースプレートにより測定される．

障害側立位時間 involved stance time：平行棒内に障害側下肢で立つことのできる（対側は地面から離れている）時間の長さ（30秒まで）．

関節反力 joint reaction force：筋力，重力，慣性力によってつくられた関節表面間の力．ニュートンで表される．

運動学 kinematics：動作の種類，大きさ，方向についての記述．動作によって産出される力は含まれない．

力学 Kinetics：動作の原因となる力の研究．

光発光ダイオード light emitting diode（LED）：矢状面と時間と距離を評価する装置．この装置はLED，フットスイッチ，35 mmの一眼フレームカラースライドの撮影技術で構成されている．

直線速度 linear velocity：身体が直線に動く速度．

Mat-Scan：Tekscan社（マサチューセッツ州South Boston）によって製造された圧力センサつきの床マット．

修正版 GARS Modified GARS（GARS-M）：地域在住者に適応されるGARSの修正版．

光電子工学の動作分析装置 Optoelectric（optoelectronic）Motion Analysis System：身体の分節に活動的なマーカーを使用する動作分析装置の一種．

酸素コスト oxygen cost：歩行距離単位あたりのエネルギー消費（mL/kg/m）．

酸素摂取 oxygen rate：時間単位あたりのエネルギー消費（mL/kg/min）．

平行棒移動 parallel bar ambulation：平行棒をできるかぎり速く歩くのに要する時間．2回試行の平均，秒で示される．

定性的歩行分析 qualitative gait analysis：歩行パターンの同定と記述．

定量的歩行分析 quantitative gait analysis：歩行変数のう

ち距離と時間を測定。

信頼性 reliability：同じ個人，同じ条件下で，同じ変数（例えば，踵接地における膝の位置）を連続的に測定した場合の一貫性の程度。

速度 speed：スカラー量，すなわち大きさは持っているが方向は持っていない。遅い速度は個人の普段の速度より遅い。速い速度は普段より速い。

立脚相 stance phase：一側下肢が地面についている歩行の相。相は，踵接地，足底設置，立脚中期，踵離地，足趾離地に分けられる。Rancho Los Amigos では初期接地，荷重応答期，立脚中期，立脚終期，前遊脚期に分類されている。

1歩（ステップ） step：距離（歩幅）と時間（1歩時間）の二次元で構成されている。2歩は重複歩を構成する。

歩幅 step length：左右下肢の連続的な接触点間の直線距離。一般的に測定は一側下肢の踵接地の踵の接地点から，対側の踵接地の踵接地点までを測る。患者が一側下肢または両側下肢に踵接地がない場合，測定は第1中足骨頭から測定する。cm または m で測定する。左右の歩幅を計測すべきである。右下肢が前にあるとき，それは右歩幅である。左下肢が前にあるとき，それは左歩幅である。

1歩時間（ステップ時間） step time：連続した左右の踵接地間の秒数。左右の1歩時間を測定すべきである。

重複歩（ストライド） stride：距離（重複歩距離）と時間（重複歩時間）の二次元で構成されている。

Stride Analyzer：B and L Engineering 社（カリフォルニア州 Santa Fe Springs）によって製造されている時間の歩行変数を解析するためのフットスイッチ装置。

重複歩距離 stride length：同側下肢の2回の連続した足部の接地間の直線距離。一般的に，測定は踵接地の踵の接地点から同側下肢の踵の接地点までである。しかし，重複歩距離は2つの連続した足趾離地といった他のイベントを使って測定することも可能で，cm と m で測定する。左右の重複歩距離を測定すべきである。

重複歩時間 stride time：一側の重複歩の間に経過する秒数（一側の接地から同側の次の接地まで）。重複歩時間は歩行周期時間と同意である。左右の重複歩時間を測定すべきである。

遊脚相 swing phase：観察肢が支持面と接触していない歩行の相。

遊脚時間 swing time：一側下肢が地面から離れている歩行サイクルの秒数。左右に分けて測定すべきである。

Timer-longer Communication Gait Monitor：バッテリー内蔵型携帯性コンピュータと接続しているフットスイッチで構成されている装置。装置は Biokinetics 社（メリーランド州 Bethesda）によって製造され，時間の歩行変数を監視できる。

トルク torque（moment of force）：力の作用によって産出される回転力または回転影響。回転軸から力の作用点の垂直距離が長ければ長いほど，産出される回転影響またはトルクは大きくなる。トルクは力と力の作用点と回転軸の間の垂直距離をかけることによって計算される。トルク＝f×垂直距離またはモーメントアーム，測定はニュートンメータで表される。

健側立脚時間 uninvolved stance time：健側下肢に荷重をかけて（障害側は地面から離しておく），平行棒内で立位できる時間の長さ（30秒まで）。

妥当性 validity：測定値が測ろうとしたものを反映している程度。

Vicon Motion Analysis System：矢状面の動作を評価するための光電子工学の画像装置。

録画ベース動作分析装置 Video-based Motion Analysis System：身体部位に取り付けた他動的なマーカーを使用する動作分析装置の一種。

歩行速度 walking velocity：身体の直線的な前方動作率。1秒あたりの cm または1分あたりの m で測定される。歩行速度＝距離/時間。歩行速度は年齢，発達レベル，身長，性，履物，体重によって影響を受ける。また，速度は他の歩行変数と同じく，歩行率，歩幅，重複歩距離，足角に影響する。

WATSMART：Northern Digital 社（カナダ・オンタリオ州 Waterloo）によって製造されている動作分析のための光電子工学の画像装置。

WEEFIM：小児において機能的な自立度を測定するために開発されたプロフィール。

歩行面の幅（1歩幅，支持基底面） width of walking base（steps width, base of support）：一側足部と他足部の間の直線距離，cm または m で測定される。

仕事 work：距離を通した力の作用。力が対象者に距離を通じて作用しているときはいつも存在する。

　　　仕事＝力×距離

付　録　A

観察による歩行分析の見本記録用紙

患者名＿＿＿＿＿＿＿＿＿＿＿＿＿＿＿＿＿＿＿＿＿＿　年齢＿＿＿＿　性別＿＿＿＿　身長＿＿＿＿　体重＿＿＿＿
診断名＿＿
履物＿＿＿＿＿＿＿＿＿＿＿＿＿＿＿＿＿＿　補助具＿＿＿＿＿＿＿＿＿＿＿＿＿＿＿＿＿＿＿＿＿＿＿＿＿＿
日付＿＿＿＿＿＿＿＿＿＿＿＿＿＿＿＿　理学療法士＿＿＿＿＿＿＿＿＿＿＿＿＿＿＿＿＿＿＿＿＿＿＿＿＿
使用法：異常が観察されたら，異常と反対の欄にチェックをつける

身体面	異常	立脚相 IC 右左	LR 右左	MSt 右左	TSt 右左	PSw 右左	遊脚相 ISw 右左	MSw 右左	TSw 右左	考えられる原因	分析
足関節と足部	なし										
矢状面での観察	踵接地										
	フットスラップ										
	踵離地										
	踵離地なし										
	過度な底屈										
	過度な背屈										
	足趾の引きずり										
	鉤爪										
	対側の跳躍										
前額面での観察	内反										
	外反										
膝関節	なし										
矢状面での観察	過屈曲										
	屈曲制限										
	屈曲なし										
	過伸展										
	反張膝										
	伸展の減少										
前額面での観察	内反膝										
	外反膝										
股関節	なし										
矢状面での観察	過屈曲										
	屈曲制限										
	屈曲なし										
	伸展の減少										
前額面での観察	外転										
	内転										
	外旋										
	内旋										
	分廻し運動										
	引き上げ										
骨盤	なし										
矢状面での観察	前傾										
	後傾										
	後方回旋の増加										
	前方回旋の増加										
	後方回旋の制限										
	前方回旋の制限										
	対側の落ち込み										
体幹	なし										
前額面での観察	後方回旋										
	外側傾斜										
	前方回旋										
	後方傾斜										
	前方傾斜										

IC：初期接地，LR：荷重応答期，MSt：立脚中期，TSt：立脚終期，PSw：前遊脚期，ISw：遊脚初期，MSw：遊脚中期，TSw：遊脚終期

付　録　B

観察による歩行分析の記入例

患者名　Edna Smith　　　　　　　　　　　　　　　　　　　　年齢　65　性別　F　身長　5'3"　体重　160 lbs.
診断名　Post total Hip Arthroplasty - Peripheral Neuropathy - Diabetes
履物　shoes　　　　　　　　　　　　　　　　　　補助具　NONE
日付　5/6/98　　　　　　　理学療法士　Norkin
使用法：異常が観察されたら，異常と反対の欄にチェックをつける

身体面	異常	立脚相												遊脚相						考えられる原因	分析
		IC		LR		MSt		TSt		PSw		ISw		MSw		TSw			
		右	左	右	左	右	左	右	左	右	左	右	左	右	左	右	左		
足関節と足部	なし																	weakness dorsiflexors	
矢状面での観察	踵接地	✓																	
	フットスラップ																		
	踵離地																		
	踵離地なし																		
	過度な底屈			✓		✓						✓		✓		✓		weakness dorsiflexors	
	過度な背屈																		
	足趾の引きずり											✓		✓				weakness dorsiflexors	
	鉤爪																		
	対側の跳躍																		
前額面での観察	内反																		
	外反																		
膝関節	なし																		
矢状面での観察	過屈曲	右	左	右	左	右	左	右	左	右	左	右	左	右	左	右	左		
	屈曲制限																		
	屈曲なし																		
	過伸展																		
	反張膝																		
	伸展の減少																		
前額面での観察	内反膝																		
	外反膝																		
股関節	なし																		
矢状面での観察	過屈曲																		
	屈曲制限																		
	屈曲なし																		
	伸展の減少																		
前額面での観察	外転																		
	内転					✓												Drop of pelvis	
	外旋																		
	内旋																		
	分廻し運動																		
	引き上げ																		
骨盤	なし																		
矢状面での観察	前傾																		
	後傾																		
	後方回旋の増加																		
	前方回旋の増加																		
	後方回旋の制限																		
	前方回旋の制限																		
	対側の落ち込み	TO THE LEFT	✓	✓		✓												Weakness Right hip abductors	
体幹	なし																		
前額面での観察	後方回旋																		
	外側傾斜																		
	前方回旋																		weakness	compensation to counteract
	後方傾斜	✓		✓		✓												hip extensors	flexon moment
	前方傾斜																		

IC：初期接地，LR：荷重応答期，MSt：立脚中期，TSt：立脚終期，PSw：前遊脚期，ISw：遊脚初期，MSw：遊脚中期，TSw：遊脚終期

付録 C

ケーススタディの指導問題解答例

1. 理学療法の問題点リストを明らかにせよ。

解答 右足関節と股関節の ROM 制限。右股関節外転，屈曲，伸展，足関節背屈，内反，足趾伸展の筋力低下。

右下肢と足趾の感覚低下。

右足部の潰瘍。

肥満。

右に回内。

2. 記載された情報に基づいて見本の OGA を作成せよ。

解答 OGA の結果は理学所見（付録 B）によってみつかっている筋力低下と一貫している。立脚相の大半で観察された過度の底屈（右側），加速期から立脚中期における足趾の引きずりは患者の右背屈筋筋力の低下を反映している。踵接地において，過度な底屈は足趾を最初に接地させるためである。右踵接地におけるわずかな後方傾斜は，右股関節伸展筋の低下を代償している。右立脚期を通した骨盤の対側への落ち込みは右外転筋の低下を意味している。

時間と距離の分析は左立脚相の延長と，右立脚相の短縮，左右非対称に加えて速度の減少を示した。

3. 理学療法介入についてあなたの方針を述べよ。

解答 患者は足底圧を減少させたり，分散するための介入を求め，潰瘍の治療を主張するであろう。カスタムメイドの靴と足底接地を減らす装具を求めているかもしれない。股関節，足関節，足趾の筋力を強くするための運動プログラムを実行すべきである。しかし，背屈筋と足趾伸展筋の損傷は不可逆である。患者には，毎日の運動プログラムの実施と，体重コントロールに関して内科医に相談することを勧めるべきである。補助具をつけたら，足底圧が分散されているか，下腿装具と筋力増強が歩行（過度な底屈，体幹の後方傾斜，骨盤の落ちこみ，回内と同じく時間と距離の歩行変数）を改善するかを決定するために，歩行分析を繰り返すべきである。最善策としては，力学的，足底圧歩行分析，EMG，エネルギー消費評価を通して，OGA での発見を確かめるために動作分析を使用した包括的な歩行分析をすべきである。

文献

1. Ogg, LH: Gait analysis for lower-extremity child amputees. Phys Ther 45:940, 1965.
2. Smidt, GL, and Mommens, MA: System of reporting and comparing influence of ambulatory aids on gait. Phys Ther 60:551, 1980.
3. Craik, RL, and Otis, CA: Gait assessment in the clinic: Issues and approaches. In Rothstein, JM (ed): Measurement in Physical Therapy. Churchill Livingstone, London, 1985, p 169.
4. Gronley, JK, and Perry, J: Gait analysis techniques. Rancho Los Amigos Hospital Gait Laboratory. Phys Ther 64:1831, 1984.
5. Laughman, RK, et al: Objective clinical evaluation of function. Phys Ther 64:35, 1984.
6. Shores, M: Footprint analysis in gait documentation: An instructional sheet format. Phys Ther 60:1163, 1980.
7. Clarkson, BH: Absorbent paper method for recording foot placement during gait. Phys Ther 63:345, 1983.
8. Wolf, SL, and Binder-Macleod, SA: Use of the krusen limb load monitor to quantify temporal and loading measurements of gait. Phys Ther 62:976, 1982.
9. Robinson, JL, and Smidt, GL: Quantitative gait evaluation in the clinic. Phys Ther 61:351, 1981.
10. Soderberg, GL, and Gabel, RH: A light emitting diode system for the analysis of gait: A method and selected clinical examples. Phys Ther 58:426, 1978.
11. Little, H: Gait analyses for physiotherapy departments: A review of current methods. Physiotherapy 67:334, 1981.
12. Cerny, K: A clinical method of quantitative gait analysis. Phys Ther 63:1125, 1983.
13. Chodera, JD: Analysis of gait from footprints. Physiotherapy 60:179, 1974.
14. Harris, GF, and Wertsch, JJ: Procedures for gait analysis. Arch Phys Med Rehabil 75:216, 1994.
15. Stuberg, WA, et al: Comparison of a clinical gait analysis method using videography and temporal-distance measures with 16-mm cinematography. Phys Ther 68:1221, 1988.
16. Gunderson, LA, et al: Bilateral analysis of the knee and ankle during gait: An examination of the relationship between lateral dominance and symmetry. Phys Ther 69:640, 1989.
17. Stanerson, B, et al: Reliability of a system to measure gait variables in children with cerebral palsy. Abstract Phys Ther 17(suppl): 1990.
18. Eastlack, ME, et al: Interrator reliability of videotaped observational gait-analysis assessments. Phys Ther 71:465, 1991.
19. Rose, SSA, et al: Strategies for the assessment of pediatric gait in the clinical setting. Phys Ther 71:961, 1991.
20. Perry, J: Gait Analysis: Normal and Pathological Function. Slack Inc., Thorofare, NJ, 1992.
21. Craik, RL, and Oatis, CA: Gait Analysis: Theory and Application. Mosby, St. Louis, 1995.
22. Wall, JC, and Scarbrough, J: Use of a multimemory stopwatch to measure temporal gait parameters. J Orthop Sports Phys Ther 25:277, 1997.
23. Van Swearingen, JM, et al: The Modified Gait Abnormality Rating Scale for recognizing the risk of recurrent falls in community-dwelling elderly adults. Phys Ther 76:994, 1996.
24. Pathokinesiology Service and Physical Therapy Department: Observational Gait Analysis Handbook. Professional Staff Association of Rancho Los Amigos Medical Center, Downey, CA, 1981.
25. Brunnstrom, S: Movement Therapy in Adult Hemiplegia. Harper & Row, New York, 1970.
26. Lower Limb Prosthetics. New York University Medical strengthening on crouch gait in children with spastic diplegia. Phys Ther 75:658, 1995.
27. Bampton, S: A Guide to the Visual Examination of Pathological Gait. Temple University Rehabilitation Research and Training Center #8, Moss Rehabilitation Hospital, Philadelphia, 1979.
28. Sutherland, CC: Gait Evaluation. In Valmassy, RL (ed): Clinical Biomechanics of the Lower Extremities. Mosby-

Yearbook, St. Louis, 1996.
29. Spyropoulos, P, et al: Biomechanical gait analysis in obese men. Arch Phys Med Rehabil 72:1065, 1991.
30. Nelson, AJ: Functional ambulation profile. Phys Ther 54:1059, 1974.
31. Grieve, DW, et al: The analysis of normal stepping movements as a possible basis for locomotor assessment of the lower limbs. J Anat 127:515, 1978.
32. Peat, M, et al: Electromyographic temporal analysis of gait: Hemiplegic locomotion. Arch Phys Med Rehabil 57:421, 1976.
33. Yack, HJ: Techniques for clinical assessment of human movement. Phys Ther 64:17, 1984.
34. Holden, MK, et al: Clinical gait assessment in the neurologically impaired, reliability and meaningfulness. Phys Ther 64:35, 1984.
35. Waters, RL, et al: Electromyographic gait analysis before and after operative treatment for hemiplegic equinus and equinovarus deformity. J Bone Joint Surg 64A:284, 1982.
36. Guide to Physical Therapist Practice. Phys Ther 77:1163, 1997.
37. Mueller, MJ, et al: Differences in gait characteristics of patients with diabetes and peripheral neuropathy compared with age-matched controls. Phys Ther 74:299, 1994.
38. Von Schroeder, HP: Gait parameters following stroke: A practical assessment. J Rehabil Res Dev 32:25, 1995.
39. Walker, SC, et al: Gait Pattern alteration by junctional sensory substitution in healthy and in diabetic subjects with peripheral neuropathy. Arch Phys Med Rehabil 78:853, 1997.
40. Hesse, S, et al: Asymmetry of gait initiation in hemiparetic stroke subjects. Arch Phys Med Rehabil 78:719, 1997.
41. Mueller, MJ, et al: Relationship of plantar flexor peak torque and dorsiflexion range of motion to kinetic variables during walking. Phys Ther 75:684, 1995.
42. De Quervain, IAK, et al: Gait pattern in the early recovery period after stroke. J Bone Joint Surg 78A:10:1506, 1996.
43. Rossi, SA, et al: Gait initiation of persons with below-knee amputations: The characterization and comparison of force profiles. J Rehabil Res 32:120, 1995.
44. Roth, EJ: Hemiplegic gait: Relationships between walking speed and other temporal parameters. Am J Phys Med Rehabil 76:128, 1997.
45. Zachazewski, JE, et al: Effects of tone inhibiting casts and orthoses on gait. Phys Ther 62:453, 1982.
46. McCulloch, M, et al: The effect of foot orthotics and gait velocity on lower limb kinematics and temporal events. J Orthop Sports Phys Ther 17:2, 1993.
47. Eng, JJ, and Pierrynowski, MR: The effect of soft foot orthotics on three-dimensional lower limb kinematics and kinetics during walking and running. Phys Ther 74:836, 1994.
48. Radka, SA, et al: A comparison of gait with solid, dynamic and no ankle-foot orthoses in children with spastic cerebral palsy. Phys Ther 77:395, 1997.
49. Bogataj, U, et al: Restoration of gait during two to three weeks of therapy with multichannel electrical stimulation. Phys Ther 69:319, 1989.
50. Powers, CM, et al: The influence of lower-extremity muscle force on gait characteristics in individuals with below-knee amputations secondary to vascular disease. Phys Ther 76:369, 1996.
51. Selby-Silverstein, L, et al: Gait analysis and bivalved serial casting of an athlete with shortened gastrocnemius muscles: A single case design. J Orthop Sports Phys Ther 25:282, 1997.
52. Damiano, DL, et al: Effects of quadriceps muscle strengthening on crouch gait in children with spastic diplegia. Phys Ther 75:658, 1995.
53. Malezic, M, et al: Application of a programmable dual-channel adaptive electrical stimulation system for the control and analysis of gait. J Rehabil Res Devel 29:4, 1992.
54. Morris, ME, et al: Temporal stability of gait in Parkinson's disease. Phys Ther 76:7, 1996.
55. Cook, TM, et al: Effects on restricted knee flexion and walking speed on the vertical ground reaction force during gait. Phys Ther 25:236, 1997.
56. Findley, TW, and Agre, JC: Ambulation in the adolescent with spina bifida II: Oxygen cost of mobility. Arch Phys Med Rehabil 69:855, 1988.
57. Waters, RL, et al: Comparable energy expenditure after arthrodesis of the hip and ankle. J Bone Joint Surg 70A:1032, 1988.
58. Gussoni, M, et al: Energy cost of walking with hip joint impairment. Phys Ther 70:295, 1990.
59. Olgiati, R, et al: Increased energy cost of walking in multiple sclerosis: Effect of spasticity, ataxia, and weakness. Arch Phys Med Rehabil 69:846, 1988.
60. Marsolais, MD, and Edwards, BG: Energy costs of walking and standing with functional neuromuscular stimulation and long leg braces. Arch Phys Med Rehabil 69:243, 1988.
61. Herbert, LM, et al: A comparison of oxygen consumption during walking between children with and without below-knee amputations. Phys Ther 74:943, 1994.
62. Davies, MJ, and Dalsky, GP: Economy of mobility in older adults. J Ortho Sports Phys Ther 26:69, 1997.
63. Torburn, L, et al: Energy expenditure during ambulation in dysvascular and traumatic below-knee amputees: A comparison of five prosthetic feet. J Rehabil Res Develop 32:111, 1995.
64. Shumway-Cook, A, et al: Predicting the probability for falls in community-dwelling older adults. Phys Ther 77:812, 1997.
65. Schenkman, M, et al: Reliability of impairment and physical performance measures for persons with parkinson's disease. Phys Ther 77:19, 1997.
66. Olney, SJ, et al: Temporal kinematic and kinetic variables related to gait speed in subjects with hemiplegia. Phys Ther 74:872, 1994.
67. Strube, MJ, and DeLitto, A: Reliability and Measurement Theory. In Craik, R, and Oatis, C (eds): Gait Analysis: Theory and Application. Mosby Yearbook, St. Louis, 1995, p 88.
68. Rothstein, JM, Roy, SH, and Wolf, SL: The Rehabilitation Specialist's Handbook (ed 2). FA Davis, Philadelphia, 1998.
69. Rodgers, MM, and Cavanough, PR: Glossary of biomechanical terms: Concepts and units. Phys Ther 64:182, 1984.
70. Bernhardt, J, et al: Accuracy of observational kinematic assessment of upper-limb movements. Phys Ther 78:3, 1998.
71. Goodkin, R, and Diller, L: Reliability among physical therapists in diagnosis and treatment of gait deviations in hemiplegics. Percept Mot Skills 37:727, 1973.
72. Krebs, D, et al: Observational gait analysis reliability in disabled children. Phys Ther (Abstract) 64:741, 1984.
73. Russell, DJ, et al: Training users in the gross motor function measure: Methodological and practical issues. Phys Ther 74:630, 1994.
74. Krebs, DE: Interpretation standards in locomotor studies. In Craik, R, and Oatis, C (eds): Gait Analysis: Theory and Application. Mosby Yearbook, St. Louis, 1995, p 334.
75. Norkin, C, and Levangie, P: Joint Structure and Function: A Comprehensive Analysis, ed 2. FA Davis, Philadelphia, 1992.
76. Harada, N, et al: Screening for balance and mobility impairment in elderly individuals living in residential care facilities. Phys Ther 75:462, 1995.
77. Shields, RK, et al: Reliability, validity and responsiveness of functional tests in patients with total joint replacement. Phys Ther 75:169, 1995.
78. Morton, T: Uniform data system for rehab begins: First tool measures dependence level. Progress Report, American Physical Therapy Association, Alexandria, VA, 1986.
79. Ottenbacher, KJ, et al: Interrater agreement and stability of the functional independence measure for children (WeeFIM): Use in children with developmental disabilities. Arch Phys Med Rehabil 78:1309, 1997.
80. Woolacott, MA, and Tang, PF: Balance control during walking in the older adult: Research and its implications. Phys Ther 77:646, 1997.
81. Di Fabio, RP, and Seay, R: Use of the **"Fast Evaluation of Mobility, Balance and Fear"** in elderly community dwellers: Validity and reliability. Phys Ther 77:904, 1997.
82. Finley, FR, et al: Locomotive patterns in elderly women. Arch Phys Med Rehabil 50:140, 1969.
83. Hinmann, JE, et al: Age-related changes in speed of walking. Med Sci Sports Exercise 20:161, 1988.
84. Hageman, PA, and Blanke, DJ: Comparison of gait of young women and elderly women. Phys Ther 66:1382, 1986.
85. Winter, DA, et al: Biomechanical walking pattern changes in the fit and healthy elderly. Phys Ther 70:340, 1990.
86. Blanke, DJ, and Hageman, PA: Comparison of gait of young men and elderly men. Phys Ther 69:144, 1989.
87. Bohannon, RW, et al: Walking speed: Reference values and correlates for older adults. J Orthop Sports Phys Ther 77:86, 1996.
88. Ostrosky, JM, et al: A comparison of gait characteristics in young and old subjects. Phys Ther 74:637, 1994.
89. Todd, FN, et al: Variations in the gait of normal children: A graph applicable to the documentation of abnormalities. J Bone Joint Surgery 71A:196, 1989.
90. Murray, M, et al: Walking patterns in normal men. J Bone Joint Surg 46A:335, 1964.

91. Murray, M, et al: Walking patterns of normal women. Arch Phys Med Rehabil 51:637, 1970.
92. Hills, AP, and Parker, AW: Gait characteristics of obese children. Arch Phys Med Rehabil 72:403, 1991.
93. Buchner, DM, et al: Factors associated with changes in gait speed in older adults. J Geron Med Sci 51A:M297, 1966.
94. Leiper, CI, and Craik, RL: Relationship between physical activity and temporal-distance characteristics of walking in elderly women. Phys Ther 71:791, 1991.
95. Connelly, DM, and Vandervoort, AA: Effects of detraining on knee extensor strength and functional mobility in a group of elderly women. J Orthop Sports Phys Ther 26:340, 1997.
96. Sutherland, DH, et al: The development of mature gait. J Bone Joint Surg 61A:336, 1980.
97. Titianova, AEB, and Tarka, IM: Asymmetry in walking performance and postural sway in patients with chronic unilateral cerebral infarction. J Rehabil Res 32:236, 1995.
98. Powers, CM, et al: The effect of patellar taping on stride characteristics and joint motion in subjects with patellofemoral pain. J Orthop Sports Phys Ther 26:286, 1997.
99. Sekiya, N, et al: Optimal walking in terms of variability of step length. J Orthop Sports Phys Ther 26:266, 1997.
100. Powers, CM, et al: Are patellofemoral pain and quadriceps femoris muscle torque associated with locomotor function? Phys Ther 77:1063, 1997.
101. Fransen, M, et al: Reliability of gait measurements in people with osteoarthritis of the knee. Phys Ther 77:944, 1997.
102. Evans, MD, et al: Systematic and random error in repeated measurements of temporal and distance parameters of gait after stroke. Arch Phys Med Rehabil 78:725, 1997.
103. Shumway-Cook, A, and Woollacott, WJ: Motor Control Theory and Practical Applications. William & Wilkins, Baltimore, 1995.
104. Lyons, K, et al: Timing and relative intensity of hip extensor and abductor muscle action during level and stair ambulation. Phys Ther 64:1597, 1983.
105. Wilson, DJ, et al: Accuracy of reconstructed angular estimates obtained with the Ariel Performance Analysis System. Phys Ther 77:1741, 1997.
106. Brinkmann, JR, and Perry, J: Rate and range of knee motion during ambulation in healthy and arthritic subjects. Phys Ther 65:7, 1985.
107. Sutherland, DH, et al: Clinical use of prediction regions for motion analysis. Develop Med Child Neurol 38:773, 1996.
108. Lerner-Frankiel, MB, et al: Functional community ambulation: What are your criteria? Clinical Management 6:12, 1986.
109. Robinett, CS, and VonDran, MA: Functional ambulation velocity and distance requirements in rural and urban communities: A clinical report. Phys Ther 63:1371, 1988.
110. Walsh, M, et al: Physical impairments and functional limitations: A comparison of individuals 1 year after total knee arthroplasty with control subjects. Phys Ther 78:248, 1998.
111. Mueller, MJ: Use of an in-shoe pressure measurement system in the management of patients with neuropathic ulcers or metatarsalgia. J Orthop Sports Phys Ther 21:328, 1995.
112. Armstrong, DG, et al: Peak foot pressures influence the healing time of diabetic foot ulcers treated with total contact casts. J Rehab Res Develop 35:1, 1998.
113. Wertsch, JJ, et al: A portable insole plantar measurement system. J Rehab Res Dev 29:13, 1992.
114. Ebbling, CJ, et al: Lower extremity mechanics and energy cost of walking in high-heeled shoes. J Orthop Sports Phys Ther 19:190, 1994.

11

機能評価

Andrew A. Guccione

概要

- 概念的な枠組み
- 機能評価
  - 機能評価の目的
  - 概論
  - 評価の見解
  - 評価法の種類
  - 評価法のパラメータと形式
- 反応形式
  - 名義測定
  - 順序測定
- 検査結果の解釈
  - 検査法の質的評価
  - 測定法選択の際に考慮すべきことがら
  - 主要な身体機能評価法
- 身体的機能検査の概要
  - 多面的な機能評価法
- 多面的な機能評価法の概要

学習目標

1. 健康状態，機能障害，機能制限，能力低下の概念について述べる。
2. 機能的な活動を明確にし，機能評価の目的と構成成分について述べる。
3. 患者の特徴と状態に合った活動と役割を選択し，機能評価を導く。
4. 身体的機能検査と多面的機能評価法を含む機能のさまざまな正規の検査法の特徴を比較して，相違を明らかにする。
5. 機能を評価する検査法を選択するための因子を確認する。
6. 機能評価に利用されるさまざまな評価法を比較し，相違を明らかにする。
7. 機能評価に関係する信頼性と妥当性の問題について述べる。
8. ケーススタディの例を用いて，機能評価データの検討に臨床意思決定のスキルを応用する。

はじめに

　いかなるリハビリテーションプログラムでもその究極の目的は，可能なかぎり患者の機能を発病前のレベルの生活様式に近い状態に戻すか，代わりに現在の機能を最大限にし，それを維持することである。骨折した腕以外は健康な患者では，これは相当に簡単なプロセスである。すなわち，関節可動域と筋力を高めることで着脱衣と食事の能力を回復できる。しかし，例えば脳卒中患者を考えると問題がさらに広範囲かつ複雑で，入り組んでいる。とはいえ，2つの症例は大まかには類似している。いずれも，セラピストは患者の既往歴から得られる機能的問題点を記述することから始め，えり抜きの検査法を用いて身体諸システムのチェックと詳細な検査を実施し，データを検討して，診断と予後を確立し，確認された問題点を軽減したり，除去するために介入を実行し，望ましい機能的な帰結に患者を発展させるよう努めるのである[1]。

　あらゆる患者は自立して生活する能力が評価される。機能的な活動には，自立成人として，または自立成人に成長する小児として確認されるすべての仕事，活動，役割が含まれる。これらの活動には，運動スキルと認識および感情能力との統合が必要である。機能的な活動は，患者自身に照合される概念であり，個人として意味を持った生活の感覚を確立させるのと同様に，身

体的,精神的に幸福な状態を保持するのに必要な自己認識に依存している.しかし,機能はまったく個性的ではなく,誰にでも共通な特定の活動カテゴリーがある.食事,睡眠,排泄と衛生は,すべての動物に共通の生存と予防の主要な構成成分である.個人環境で自立できるようにする2足歩行と複雑な手動作の進化は,ヒトに特有のものである.労働とレクリエーションは,社会的状況での機能的活動である.

本章では機能状態を評価するために概念的な枠組みを示して,この領域で用いられる用語を読者に解説する.それにともなって,機能評価の目的と,現在臨床医や研究者が利用できる正規の検査法の種類や正確性についての概要も示す.また,検査法選択に際して考慮すべきことがらと実施原則も記述する.

概念的な枠組み

慢性的な疾患,障害を持つ人は米国の人口の大きな割合を占める.約3,500万人が,日常の機能活動が制限される身体的あるいは精神的障害で苦しんでいる[2].伝統的にこれらの患者は,その医学的疾患あるいは状態によって分類される.理学的検査と臨床検査のような医学的評価手技は,疾患によって生じる問題を正確に描出するための主要なツールである.**疾患**の特徴(原因,病態と臨床徴候)を強調した生物医学的モデルによる精緻な絞り込みは,患者の医学的分類の数を減らすことに寄与している.例えば,それぞれの状態を示す患者としてではなく,むしろ切断患者,対麻痺患者,関節炎患者または脳血管障害患者とされるのである.この方法は事実上,病気を併発している疾患の重要な,精神的,社会的および行動的側面を一様に無視している.**疾病**は,病気であるという現実を自分のものとし,体験するときに現れる個人の行動に関与する[3].理学療法に患者を紹介するように促す医学的状況以上に,疾患に関連した因子はリハビリテーション活動が成功するか失敗するかを決定するうえでしばしば重要な役割を果たす.患者を介助する際に,理学療法士は患者の疾患をよく理解するようになるだろう.

健康の概念と機能障害との関連性を十分に理解するためには,幅広い概念的な枠組みが必要である.幸福,健康に関する生活の質,および機能状態などの用語はいずれも,健康状態について述べるためにしばしば用いられる.**健康**の最も世界的な定義は,世界保健機関(WHO)によって提示されている.健康とは「病気ではない,あるいは病弱ではないということだけでなく,身体的,精神的および社会的に完全に幸福である状態」と定義されているのである[4].このような世界的な定義は哲学的声明としては有効であるが,臨床医または研究者に必要な正確性は有していない.健康を明確に表すためにしばしば利用されるより評価のしやすい用語としては,①身体的徴候,②症状,および③機能障害がある[5].しかし,これらの用語の意味については完全な合意には達していない.WHOは,疾病,機能障害,能力低下,ハンディキャップの4つの重要な用語を標準化することによって,一貫性のある用語の使用と医療専門職の間の議論に枠組みを与えることを目的として,国際障害分類 International Classification of Impairments, Disabilities, and Handicaps (ICIDH)を採用した[6].この分類は,世界の他の地域の研究や臨床文献における枠組みとして頻繁に用いられたにもかかわらず,米国のリハビリテーション専門家には一般に採用されなかった[7].Nagiは,健康状態を表現するために用いられるさまざまな用語同士の関係や健康状態を解説する米国の文献を通して用いられるモデルを発展させるうえで特に影響力があった(図11-1)[8～10].

健康状態の概念をとらえるために本章で利用されるNagiの概念的なモデルは,体の防衛力と反応メカニズムを動員する病態または疾病過程から開始されている.身体的徴候と症状は,異常なものとして個人の特異的な臨床症状を示し,正常機能に対するその攻撃に対処する体の反応を表している.**身体的徴候**は,個体の臓器またはシステムにおける変化により直接観察,あるいは測定可能である.**症状**は患者に体験される,変化に対するより主観的な反応である.例えば,患者は高血圧(身体的徴候)を示し,めまい(症状)があると訴える.実際に多くの医学的な症状は病的な疾患単位の現れでなく,症候群を示す徴候と症状の集まりであ

疾患 (病理) → 機能障害 (臓器機能障害) → 機能制限 (作業や活動性の能力変化) → 能力低下 (役割を遂行できない,役割の期待にそぐわない)

身体的徴候と症状

身体的 精神的 社会的

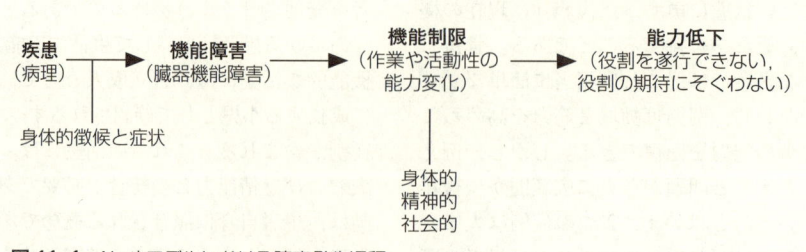

図11-1 Nagiモデルにおける障害発生過程

る。症候群である 2 つの「疾患」の一般的な例として，うっ血性心不全 congestive heart failure（CHF）と後天性免疫不全症候群 acquired immunodeficiency syndrome（AIDS）がある。前述した疾患の定義が活動的な状態を暗示するにもかかわらず，身体的な治療評価と治療にとって重要である多くの身体的徴候や症状は活動的で進行中の医学的な状態に関連性がない。例えば，治療された心筋梗塞は理学療法士にとって非常に重要な固定された病変であるが，本来活動的な疾病過程ではない。

機能障害は，Nagi モデルにおいて述べられるように，病態または疾患の自然な結果として発展し，解剖学的，生理的，精神的な体系または機能において正常から変化しまたは変位している状態と定義される[8〜10]。肢または臓器の部分的あるいは完全な喪失，または身体の部分的，臓器やシステムの機能的な障害は，機能障害の例である。理学療法士は，主に筋骨格，神経筋，心肺および皮膚システムの機能障害に関心を持つ。例えば，可動域，筋力，耐久性の喪失，あるいは瘢痕形成などである。機能障害は一時的か永続的であり，疾病または病理学的状態の明白な現れとなっている。一部の機能障害は，それ自身ほかの機能障害の続発症である。例えば，腫脹した拘縮のある関節は，関節周囲筋の筋力低下を最終的に発展させる可能性がある。したがって，障害のある筋力は，特異的疾患または病理学的プロセスよりもむしろ関節運動の機能障害の結果である[11,12]。

機能制限は，機能障害の結果として，患者が多くの人たちがやっている方法で運動を行おうとする動作を妨げられることである[8〜10]。機能障害と機能制限との関連性についての正確な判断は，すべての理学療法士による検査，評価および介入の中心となる[1,7]。機能の 3 つの主要なカテゴリー，すなわち身体的機能，精神的機能，そして社会的機能については詳細な説明がなされてきた。**身体的機能**は，通常の日常活動能力のために必要な感覚−運動スキルに関連している。ベッドから出て，歩いて，階段を上ることは，身体機能的な活動の例である。理学療法士は伝統的に，機能評価と介入の過程であるこのカテゴリーに最も深くかかわっている。これらの感覚−運動スキルは，日常のセルフケア，例えば食事，着脱衣，衛生など**基本的日常生活活動** basic activities of daily living（BADL）として知られている身体的な運動機能動作の基礎をなす。社会における自立生活に焦点をあてた高度な技能は，**手段的日常生活活動** instrumental activities of daily living（IADL）といわれている。これは，広範囲で高レベルの課題と活動（例えば，身の回りの管理，料理や買い物，家事や運転）を含んでいる。

精神的機能には，知的機能および感情的機能の 2 つの構成成分がある。**知的機能**は，個人の知的あるいは認識能力を指す。指導性，注意力，集中力，記憶，問題解決力または判断力などの因子は，正常な精神的機能の重要な構成成分である。**感情機能**は，一生を通して各人が経験する外傷性およびストレスの多いできごとはもちろん，日常的な「困難」に対処するために必要な感情スキルとその方法をいう。自尊心，身体像に対する心構え，懸念，抑うつなどの変化に対処する能力のような因子は感情機能の例である。最後に，**社会的機能**は社会的役割や義務に対する個人の実行状況を指す。個人の社会的機能を評価することに関連する役割および活動のカテゴリーには，レクリエーション活動やクラブへの参加などの社会的な活動が含まれる。親類または友人に電話をかけたり，訪ねるなどのような社会的相互関係，そして，社会的役割は私生活と職業に特異的な対人関係を通して構築され持続される。

多くの機能活動が制限されて，患者が重要な社会的役割（例えば，労働者，学生，配偶者）を果たすことができないとき，Nagi モデルにおいて概念化されるように障害があると考えられる[8〜10]。**能力低下**は，個人の実際の能力と成人として「正常」であることに対する社会の期待との間における不一致によって特徴づけられる。このように，能力低下はその個人が生きる社会的グループにおける意味づけ，およびその社会での「正常」の基準により定められた用語である。多くの因子が，疾病，機能障害および機能（いずれもそれぞれの個人的反応ではない）の間の関係に影響する。同じ疾病でまた同じ機能障害のある患者に，必ずしも同じ機能的な制限があるわけではない。さらに，個人が「正常」とは異なった機能的な活動を行っているにもかかわらず，期待される社会的役割をうまく達成し，障害者というレッテルを免れる可能性もある。理学療法士の多くは，身辺動作能力，意思決定や生産性において有能で自主性がある場合に「正常」な成人と考えている。一部の文化的なサブグループにおいて，特に個人に特定の機能障害または機能制限がある場合，社会的期待が非常に異なる場合がある。特にセラピストと患者が同じ社会的，文化的なバックグラウンドを共有しないとき，理学療法士は患者の「正常」な機能を決定する際に文化的，社会的期待の影響に対して責任を持たなければならない。Nagi モデルには，障害の社会的不利，そして障害者としてレッテルを貼られた異なる能力を持つ人々のニーズに対する社会的応答作用を示す[13]**ハンディキャップ**の概念を包含する用語がない。ある場合には，自立して機能している人であっても，車椅子などを利用しているという事実によってさらにハンディキャップを負う可能性がある。理学療法士は，

個人に「障害者」という汚名を着せる社会的態度や建築構造上の障壁のような環境制限を変化させる助けとならなければならない。

ICIDH は，現状に即した最も大きな修正を行っている。1998 年に国際的な再検討のために回覧された ICIDH の修正案では，「機能障害」という用語の使用は継続されたが，「能力低下」および「ハンディキャップ」という用語を廃して，「活動制限」および「参加制約」を選択している[14]。採用される場合，提案された ICIDH の用語は，それぞれ，Nagi モデルで利用される「機能制限」および「能力低下」の概念により近く，2 つの概念の間の総体的な差が非常に少なくなるだろう。

行動あるいは運動能力の欠損または機能制限は一般的に特定の疾患カテゴリーのなかに存在する可能性があるが，個々の機能障害と具体的な能力低下との正確な経験的関連性はまだわかっていない。機能障害と機能制限との「因果」関係は，臨床においてはこれまでの経験的知見からしばしば推論されている。例えば，理学療法士は，患者が自立して移動できないことの原因として，直立姿勢で完全にバランスをとる股関節の十分な下肢可動域が失われている（例えば，股関節屈曲拘縮）という事実が関係していると推測する。したがって，関節運動障害の改善による機能回復は，機能障害と機能制限との因果関係の臨床的なエビデンスである。臨床的に役立つデータであるためには，機能評価は，理学療法士が患者に用いるその他の検査や計測法と関連していなければならない。

機能評価

機能評価の目的

機能の分析は，適切な**機能的活動**の確認およびそれらをうまくこなす能力の測定を中心に行う。本質的には，機能評価は前述したように人が生きるさまざまな側面でいかに特定の仕事を遂行し，あるいは役割を果たすかを測定するものである。機能評価は，選び抜かれた検査法や測定法を適応してデータを得る。そのデータは，①機能優先の目標や介入の帰結に対しての基本的情報，②患者の初期能力と，より複雑な機能的レベルをめざす向上の指標，③入院患者のリハビリテーション，拡大した治療，または社会的サービスなどの選択決定の基準，④個々の仕事を実施するうえの安全性レベルと継続した運動にともなう損傷リスクの明示，そして⑤機能に対する内科的，外科的，リハビリテーションなどの具体的介入の効果に対するエビデンスとして利用することができる。

概論

理学療法士は，運動機能不全の同定，改善および予防に関連する一体となった固有の知識を持っており，伝統的に，身体的機能評価に関係してきたのだ。一方，作業療法士，看護師，リハビリテーションカウンセラー，レクリエーション療法士などリハビリテーションチームの他のメンバーは，一般的に機能評価の実施や解釈に関係している。機能評価のいくつかの方法はチームによって集合的に実施されるようになっている。他の検査は，具体的な医療専門職によって別々のセクションでなされ，患者のカルテに一緒に記載される。チームが存在する所では，理学療法士は一般的に**機能的運動スキル**，すなわち，ベッド上移動，移乗動作，移動（車椅子移動，歩行，階段昇降）の評価に責任を持っている。しかし，チームメンバー間の分担が重複していることがある。例えば，便器移乗の評価は，失禁患者のケア構成成分として，理学療法士，作業療法士または看護師によって行われる。このようなときには，検査は重複による不必要な患者ストレスを減らすために調整しなければならない。医療施設でない，チームが組まれていない所では，理学療法士がしばしばすべての身体機能の評価について責任を持っている。

評価の見解

機能評価は，理学療法士が測定し，検査したことについて 2 つの大きく相違した見解を示すことがある。セラピストは，患者が特定の仕事や活動を日常的に行っている能力レベルを記述するためにデータが必要なのか，あるいはそれを実行する能力が患者にあるのかを確認するためなのか，また患者がいつもそのレベルまで行うのか否か，あるいはそもそもそれを実行できるのか否かを調べるためなのか，前もって決定することが非常に重要である。

これらの異なる視点が，どのような種類の検査や計測を選択しなければならないか，測定のどのパラメータが臨床的判断をするのに有用なデータをもたらすかについて直接影響を及ぼす。最も重要なこととして，理学療法士はリハビリテーションによる予後を決定し，介入の成功の可能性を推定する際に機能に対する能力と習慣的機能の間にある差を考えなければならない。最も高度なレベルの能力で習慣的に機能する必要性と動機づけがある場合，患者は治療の目標に関してセラピストの推奨を受け入れるのみである。人が実際に実行すること，あるいは実行しようとすること，および

実行できる可能性があることの間の差を理解することは，現実的な計画と達成可能な機能的目標の最も重要な要素である．例えば，階段を上る能力があるかもしれない場合であっても，そうしたいという意欲が少しもない可能性がある．最終的に理学療法士は，ルーチンに取り入れられている日常の仕事と活動，それが意味あるレベルであることを考えての患者自身の決定に，セラピストとしてのその専門的な意見にかかわらず従わなければならない．

利用する個々の評価法にかかわりなく，いくつかの基本的な考慮すべき事項を覚えておかなければならない．選択される環境は，検査の種類に適したもので，注意をそらすものがないことが必要である．指示は正確で明白でなければならない．評価は疲労によって偏る可能性がある．患者は朝に最もよく機能的能力を発揮するが，午後には疲れて低下する場合，その正確な評価においては患者の能力における変化を考えなければならない．患者のエネルギーには日中変動があるので，セラピストはそれに応じてデータの解釈をしなければならない．通常，機能評価は初期検査中（例えば，関節の健全性および運動能，運動機能，筋力および感覚の健全性の検査や計測）に発生する他のデータとの関係で解釈される．再検査は，推移を記録するために規則的な間隔で治療中に，そして，治療後の退院時に行われる．

評価法の種類

▼ 実行ベースの評価

実行ベースの評価は，セラピストが活動を実行中の患者を観察して実施する．一般的に，実行ベースの評価を選ぶセラピストは患者が具体的場面でできることの徴候を調べているが，それは患者が生活する日常の環境に類似している場合も，類似していない場合もある．患者が自宅でどのように実行しているか推論する目的で実行ベースの評価を選択する場合，その環境は患者が作業や活動をいつも実施している実際の環境にできるだけ類似していなければならない．実行ベースのアプローチは，患者の現在の機能レベルを示すためか，機能できる最大レベルを確認するために利用される．

検査の実施中，各課題が示され，患者はそれを実行するように求められる．例えば，車椅子操作機能の現在のレベルを評価するために，患者は「車椅子を操作し，その赤い椅子を越えたところで止めなさい」と指示される．この活動における患者の最大レベルの機能を決定するためには，「できるだけ速く車椅子を操作し，その赤い椅子を越えたところで止めなさい」など，指示は個々の実行方法を指定する．両方とも車椅子操作機能の観察ベースによる評価であるが，これら2つの指示間の差を理解することは確実な根拠のある臨床的意思決定に最も重要である．第1の例のデータからは，患者が具体的な状況の下で実行できることだけを確認できるが，患者が短い時間内に典型的な歩行者用歩道の混雑した交差点を横断できるかについての推論を証拠立てることはない．指示の仕方によって，介入と治療計画の目標策定において患者の最大レベルの機能が推論されているかどうかが決まる．

いずれにせよ，患者が実施できるかあるいは実施できないか明らかでない場合は，患者に追加的な指示または介助を行わない．それから，必要な指導と介助だけが与えられる．場合によって患者が危険な課題を試みないように，検査中に適切な安全予防措置をとらなければならない．

ときに運動実行検査としても参照される多くの機能障害検査があるが，そのなかには6分間歩行試験[15]，身体機能と移動検査[16]，機能的リーチ検査[17,18]，立ち上がり歩行検査[19]，時間立ち上がり歩行検査[20]，身体機能検査[21]がある．このような種類の運動実行検査では，患者の姿勢維持，他の姿勢への変換，安全で効果的な運動の持続を支持するシステムの複雑な統合の定量化を行う．制御された状態の下で集められるそのような検査データは，機能障害にともなう患者の実行制限の特徴を表し，そして，運動機能不全に関してシステム全体を併合した機能障害の影響を要約するスコアを用いて，普段の状態で目標指向性活動を実施する患者の成功または失敗を予測する意味がある．これらの検査のおのおのは患者の機能の理解に役立つが，特別な**BADL**または**IADL**での機能制限を評価しない．これらの検査は，能力について直接観察する方法を用いているにもかかわらず，患者の「現実の」世界でなされ，動機づけと習慣によって影響される課題または活動については測定していないのである．

▼ 自己評価

機能についての実行ベースの測定法で利用される直接観察法と対照的に，人がどのように機能するかについての役立つデータは自己評価によって蓄積されるが，患者はセラピストや訓練されたインタビュアー（**インタビュアー評価**）によって，または**自己管理評価法**を用いることにより直接質問される．正しく，そして，完全に機能をとらえる自己能力評価においての重要な問題は，言語バイアスなしの明白な質問，問題を完了するための簡潔な指導とすべての質問に正確に答えるように促すフォーマットにある．自己評価は機能を評

価する妥当な方法で，状況によっては実行ベースの評価より好ましい場合がある[22]。自己評価は標準フォーマットで質問されるように設計されなければならないし，あらかじめ定められた選択肢から選んだ答えが記録されるべきである。長い筆記試験は，上肢障害の患者にとって難しい場合があるからである。

　同じ事例について専門査定者と評価が一致するようになるまで，インタビュアーになる臨床従事者はアンケートを実施する訓練をしなければならない。インタビュアーが測定器具を用いる実践を頻繁に行っていない場合，周期的な再訓練が必要である。面接は前もって患者と予定を決め，集中できる環境で検査を実施しなければならない。面接は電話で，あるいは直接本人自身に対して行われるが，データの比較がなされる場合，検査の実施方法は一致するようにしなければならない。インタビュアーあるいは介護者による，答えに対するアドリブでの励ましは，患者の自己評価への押しつけでバイアスをかける傾向があるので賛成できない。患者が用紙に記入したり，質問に答える際に介助を受けた場合，注意深く観察しなければならない。データが配偶者，家族または介護者によって与えられた場合もまた，これについて同様に記載されなければならない。

　機能の実行ベース測定法に関して述べられた機能の見解についての相違点は，自己評価にも当てはまる。人の習慣的実行を示唆する質問（例えば，「あなたは，自分の食事をつくりますか？」）と，作業を実施するためと受け取られる能力を確認する質問（例えば，「あなたがそうしなければならない場合，自分の食事をつくりますか？」）を区別することは，非常に重要である。

　自己評価の時間枠への言及は，関連性のある考慮すべきことがらでもある。セラピストは，患者の機能レベルに関連した「時間」が24時間前か，先週か，先月か昨年であるのかを前もって決めなければならない。同じ人物が同じ機能的な活動に関しても視点によって異なる返答をするかもしれないことは容易に想像される。短期目標だけを評価する評価法は，リハビリテーションプログラムの長期目標の評価にはなじまない。

評価法のパラメータと形式

　実行ベースの評価法と自己評価法は，さまざま形式の多くの異なる基準によってパフォーマンスを等級分けしている。すべてのタイプの臨床経験または研究の要求に完全に応じるパラメータまたはフォーマットはない。患者の機能発達の記録が記述者による「最低下限」または「最高限界」効果によって鈍化されないこ

とが特に重要である。例えば，セラピストが一般的に健康な高齢者の機能的変化の計測や，測定手段により「平面上の自立歩行」についての最も高度な機能的活動を測定したいと望むならば，平面での歩行に関する以外は進行か低下を説明する余地がない。同様に，高度に衰弱した患者は，2人による最大介助の必要性から最大1人の介助にまで進歩するかもしれない。もし測定法が「最大の介助」から「中等度介助」への変化のみを測定するのであれば，この患者の本当の改善は記録されない。

▼ 記述指標

　セラピストは，はっきり定義された，かつ明白な記述用語を用いなければならない。記述用語の意味は，その医学記録を利用するすべての人が明らかに理解していなければならない。**表11-1**に，許容できる用語と定義の実例セットを示す。機能を述べるために利用される追加的な用語としては，**依存**および**困難**がある。通例，自立しているという用語は，作業を遂行するのに人や力学的な介助が完全に不必要であることを示している。しかしいくつかの評価法では，人の介助なしで利用される道具や補助具に対しては自立の変型であるとみなしている。機能的な課題の作業中の補助具（例えば，腋窩松葉杖による自立歩行，改造した衣類，長い柄の靴べら）の使用は，明確に記録しなければならない。

　「困難」は，依存レベルを考慮することなく，活動が患者に余分の負担を引き起こすことを示唆する複合的な用語である。この方法が全面的に知覚−運動スキル，協調性，耐久性，あるいは効率性を測定しているのか，あるいは組み合わさった測定なのかは不確かである。困難は，2つの方法で測定することができる。1つのアプローチは，困難が存在しそうであると仮定し，活動を行っている間，患者が体験する困難の程度を定量化する（例えば，「家庭の雑用をしているとき，あなたはどれくらいの困難がありますか？　ない/少しある/大いにある」）。他のアプローチでは，問題点を経験する頻度を定量化する（例えば「あなたはどれくらいの頻度で靴を履くのに困難がありますか？　まったくない/ときどきある/しばしばある/常にある」）。

　一般に，機能的な作業を完全にするのに要求されるエネルギー摂取や，患者自身が活動に従事するのに求められる努力の程度など，機能障害の非特異的な指標に関連づけた観察によって人の行動を描出することは有用である。活動に対する患者の生理的反応の簡単な測定は，一般的に心拍数，呼吸数，血圧測定が用いられ，安静（基線測定値）または最もストレスの多い機能的な作業で行われる。例えば，「心拍数は，自立階

表 11-1 機能評価と機能障害に関する用語

定義
1. **自立**：患者は，誰の助けもなく一貫して運動を安全に実施できる
2. **監視**：患者は，予防措置として腕を伸ばした範囲内に誰かを必要とするが，患者が介助を必要としている確率は低い
3. **接近的保護**：あたかも介助するかのように手を近づけるが，患者には触れない。助けようとする人がそばにいて，患者には常に注意を向けている。患者が介助を必要とする確率は中くらいである
4. **接触的保護**：セラピストは接触した保護をするが，手は患者に置いていても助けは行わない。患者が介助を必要とする確率は高い
5. **最小限の介助**：患者は，介助なしでほとんどの活動を完全にすることができる
6. **中等度の介助**：患者は，介助なしで活動の一部を完全にできる
7. **最大の介助**：患者は，活動のどんな部分も介助が必要である

記述用語
A．ベッド上移動
　1．自立—手がかり[a]は与えられない
　2．監視 ┐
　3．最小限の介助 │
　4．中等度の介助 ├ 手がかりを必要とする
　5．最大の介助 ┘
B．移乗動作，歩行
　1．自立—手がかりは与えられない
　2．監視 ┐
　3．接近的保護 │
　4．接触的保護 ├ 手がかりを必要とする
　5．最小限の介助 │
　6．中等度の介助 │
　7．最大の介助 ┘
C．機能的バランスの基準
　1．正常
　　患者は，支持なしで安定したバランスを維持できる（静的）
　　最大の課題を受容し，全方向に体重を移すことができる（動的）
　2．優
　　患者は，サポートなしでバランスを維持できる（静的）
　　中等度の課題を受容できる。物を床から拾い上げている間，バランスを維持できる（動的）
　3．良
　　患者は，物につかまってバランスを維持できる（静的）
　　最小の課題に応じることができる。頭部/躯幹を回している間，バランスを維持できる（動的）
　4．可
　　患者はつかまったり，介助を必要とする（静的）
　　課題に応じることができないか，あるいはバランスを失わずに移動できない（動的）
　5．不可：バランスがとれない

[a]手がかりの種類：口頭的，視覚的，または触覚的。一部の例（例えば，記憶欠損，集中力欠如，学習障害，視覚の喪失がある人）において，依存のレベルが変わらずに同じであっても，手がかりの数の減少は治療の進歩を表す。臨時の経過記録には，頻度（例えば，3 回に 2 回）または任意に定義のランクスケール（例えば，常に/たびたび/まれ）を列挙することによって，これらの変化を表示できる

段昇降で 100 回/分まで増加した。呼吸数の増加はなかった」などのようにである。加えて，患者の疲労，運動の認知と生理的ストレス，例えば息切れの明白な徴候も，注意深く観察しなければならない。これらの記録は，機能を制限する一部の明らかな障害をセラピストが迅速に識別する助けになり，続いて機能障害に対するより特異的な検査と測定を行う。

機能的能力を調べるために多用される追加的な記述にはさらに，①疼痛，②時刻による変動，③薬物レベル，および④環境の影響がある。患者の機能に影響するどのような因子も，検査データを調べる理学療法士によって慎重に注意深く観察され，検討されなければならない。

▼ 量的パラメータ

一連の機能活動を完全に行うのに要する時間は，実行に一定の速度が必要とされたり，実行速度の改善が期待されるときに，セラピストによる機能の定量化を高めるためにしばしば利用される。時限評価の一般的な例は，L-ドパ療法を受けるパーキンソン病患者の薬

物投与前後の評価にみられる。時間を計側する活動の例としては，①一定距離の歩行，②名前の署名，③衣類を身につける動作，④交差点で歩行灯点灯中に渡る動作などがある。時間計測検査の点数は活動の評価に絶対ではないが，1つの側面と受け取られている。指定された時間内に個々の活動を完全に行う能力は患者の総合的な能力に関する1つの重要なデータを与えるが，「より速い」と測定された場合の解釈が「より優れた」と結論されることが必ずしも正しくない場合がある。例えば，患者は数秒ですばやく服を着ることがあるが，十分に調整されていない運動で偶然の結果である可能性もある。作業がゆっくり行われるときには，作業をするために要した時間が増加しても，運動はより調整され，より良好な機能的な帰結が得られる可能性がある。同様に，エネルギー消費に影響を及ぼす特定の医学的な状態では，患者が正常にそれを完全に行うためには適切な速度で動作を行う必要がある。このように，時間スコアのみでは完全な機能的状態を必ずしも明らかにしない。患者の臨床症状のほかの状況を考慮して解釈するときには，セラピストは機能評価におけるデータの分析にほかの次元の検査を追加することになる。

反応形式

名義測定

機能評価で最も簡単な形式の1つは，さまざまな種類の機能的作業の**チェックリスト**を示し，簡単に患者ができるか/できないか，自立しているか/依存しているか，完全か/不完全かなどを**名義的**に測定する。結果は特に患者の行動制限の正確な性質を記述しているわけではなく，解釈するにはさらなる検査が常に必要となる。

順序測定

2，3の検査は記入尺度法を用いて，能力の範囲と作業を行える程度を記載する。最も一般的には，**順序**，または**順番尺度**である（例えば，「問題ない」「一部に問題がある」「することができない」，あるいは「常に」「ときおり」「めったにない」「決してない」などに区分する）。尺度は，上行性順序か下降性順序で等級分けされる。機能をスコア化するそのようなシステムを用いることの主な欠点は，これらの等級が等しい間隔で分離されるカテゴリーを明確にしていないことである。例えば，最大介助から中等度介助への変化と中等度介助から最小介助への変化が同じ程度の変化かは判断することができない。

▼ 概略的測定あるいは付加的測定

概略的測定あるいは**付加的測定**は具体的な一連のスキルを等級分けし，部分的または完全な実行に対して点を与え，例えば60/100または6/24などのように，合計可能なポイントの割合であるサブスコアを計算する。理学療法士には有名な1つの例として，Barthel指数（表11-2）がある[23]。機能を評価するための正規の，標準化された計測法によっては，機能の複雑な領域に関する詳細な情報を要約して総体的な指標スコアにしているものもある。これらの計測法の使用により複雑なデータの解釈を促進し，臨床医は機能を疾患やプログラムあるいは集団と対照させて比較することができる。しかし，場合によっては機能的能力の重要な個人差がマスキングされるかもしれないので，総合したスコアだけを考えるときには注意する必要がある[24]。機能評価に適用される多くの作業のなかのいくつかにだけ制限がある患者は，個別の機能的活動に重要な制限があるにもかかわらず，おそらく十分に得点し，理学療法士が想定する治療の目標に適合していると考えられる。また，同じ数のスコアを得点した2症例は，異なる活動でそれらの点に達し（または失い），彼らの機能的障害が非常に異なることもあるだろう。これらの測定で統計学的に測定値が中間の「確実な数」と考えられても，獲得された「点」が等しい間隔水準で離れている場合には慎重に精査しなければならない。

▼ ビジュアルアナログスケール

ビジュアルアナログスケール visual analog scale **（VAS），またはリニアアナログスケール**は，紙上に水平または垂直に引いた直線を用いて測定数量を表す（図11-2）。直線の終点には，スケールの極値を付し，それらの間に連続的に基準点を与えるために，数値を記している。一部のスケールは，対象の等級分けを助けるために，間にキーワードを置いたり，数字の間隔を利用したりする。一般に，ビジュアルアナログスケールの全長は10 cmであるが，15または20 cmの長さ

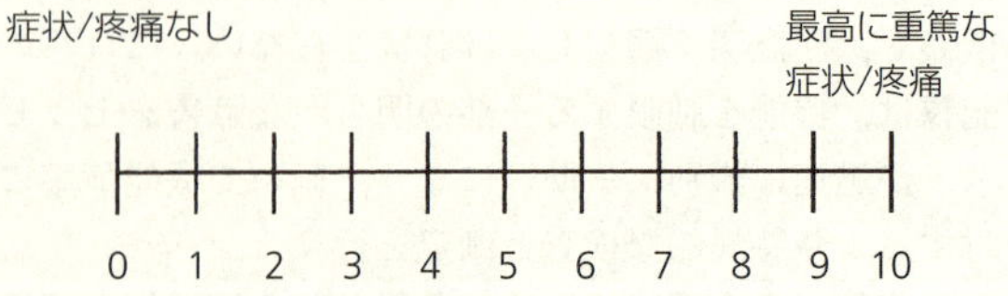

図11-2 疼痛または他の症状を測定するためのビジュアルアナログスケール。患者は，疼痛の程度に対応する点または体験される症状の重症度で線をつけるように指示される

表11-2 Barthel 指数[a]

日付	_____
イニシャル	_____
食事	
10＝自立．自助具などの装着可，標準的時間内に食べ終える	
5＝介助が必要（例，おかずを細かく切ってもらう）	_____
入浴	
5＝自立	_____
整容	
5＝自立．洗面，整髪，歯磨き，髭剃り（電気カミソリであればプラグを使える）	_____
着替え	
10＝自立．靴ひもを結ぶ，ファスナーを固定する，装具を着脱できる	
5＝介助が必要だが，妥当な時間内で半分以上は自分で行える	_____
排便	
10＝失禁なし，必要に応じて，浣腸または坐薬を利用できる	
5＝ときに失禁あり，浣腸または坐薬を手伝う	_____
排尿	
10＝失禁なし，尿器取り扱い可能	
5＝ときに失禁あり，尿器の取り扱いに介助が必要	_____
トイレ動作	
10＝自立．衣服の着脱，後始末も含む，ベッド上トイレの操作も，掃除もできる	
5＝部分介助，身体を支える，衣服，後始末に介助が必要	_____
椅子からベッドへの移乗	
15＝自立．ブレーキ，フットレストの操作も含む	
10＝軽度の介助，監視を要す	
5＝座ることは可能だが，移乗に介助が必要	_____
歩行	
15＝45 m 以上の歩行が自立．補装具（車椅子，歩行器は除く）は使用してよい	
10＝45 m 以上の介助歩行	
5＝歩行ができない場合，45 m 以上の車椅子操作可能	_____
階段上り	
10＝自立．手すりなどの使用の有無は問わない	
5＝介助または監視が必要	_____
合計	_____

[a]ゼロ（0）はすべてのカテゴリーで患者が定められた基準を達成できないときに与える．Mahoney, and Barthel[23], p62-65. より

も利用される．患者は，スケール上で自己評価した所に印をつけるように指示される．患者のスコアは，0から印をつけた点までの距離を測定することによって得られる．

▼ ビデオ録画

臨床データ収集技術の応用は絶えず進歩しており，臨床医や研究者は機能における変化を記録するために，新しいツールを利用できる．従来の方法よりはコストが高いが，録画や映像撮影は機能評価を有益に補助し，視覚的な記録は，新しい介入または治療アプローチの効果を評価し，確認する適切な方法である．この方法は運動パターンの質を示し，また障害の正確な程度を表すので，患者にとっても有用である．録画は，観察された行動能力に応じて確実にその課題を得点するので，訓練スタッフにとって有益な道具である．

検査結果の解釈

機能評価において考慮すべき唯一の重要なことがらは，試験結果を正しく使用し，介入の目標と帰結，それから治療計画を確立し修正することであることは明らかである．セラピストは，機能的障害に結びつく寄与因子を慎重に示さなければならない．能力の減弱が明白なときは，セラピストは問題の原因を確認することが求められる．尋ねるべき重要な質問は以下のとおりである．

1. 課題を実施するのに必要な正常な運動は何か？
2. どの障害が課題の実行あるいは完遂を妨げているのか？ 例えば不十分な運動計画と実施，筋力の減少，可動域の減少，関節安定性の変化などの因子が機能を妨げているか？ 疲労は機能的な能力

を妨げているか？
3. 患者の機能的障害は，情報交換，認知，視力，聴力，あるいは認識の障害による結果なのか？

セラピストが機能を評価して，知見を総合的な治療プログラムに組み込むために提起しなければならない質問のいくつかの例を，以下の症例描写に示す。

症例 A	症例 B
36歳，男性，工事労働者 診断：外傷性横断性脛骨切断，左大腿骨骨折後	72歳，女性，主婦 診断：CVAで右片麻痺，全失語をともなっている
部分的な検査所見	
運動制御と筋力	
長期間の不動による四肢筋力と運動コントロールの低下	右上下肢の弛緩性麻痺
機能的制限	
ベッドから車椅子に移乗ができない	ベッドから車椅子に移乗ができない

実際には各症例の機能障害が同一であるにもかかわらず，寄与因子，目標，帰結，介入は著しく異なる。症例Aは，筋力低下が移乗できないことに相当に影響している。改善されれば，患者は装具による自立歩行へと進展すると考えられる。症例Bには，理学療法だけでは対処できない因子がある。加えて，麻痺や失語症があるために機能評価や機能向上の活動が妨げられていると考えるのは難しいかもしれない。車椅子を用いた自立と移乗について類似の目標が提案されても，運動機能の改善にかかわらず，治療経過中の再検査で機能的欠損の残存が示される可能性がある。その場合，理解および言語機能の障害は，機能制限の原因として重要な因子となることもある。このように，リハビリテーションプログラムの計画は，おそらく機能的欠損の基礎をなす機能障害に基づく。機能障害の改善が機能的問題を解決しない場合，セラピストは他の潜在的な原因因子の探索によって初期臨床状態を再検査することが必要である。

一部の機能的作業についてのより正確な分析が必要なこともある。活動性は**下位部分**またはサブルーチンに分割することができる。下位部分は，それがなければ問題なく，または効率的に課題を進行できない運動要素として定義される。例えば，ベッド運動能は，①ベッド上で動く（姿勢を適切に変換し，皮膚の状態に気を配り，ベッドの端に行く），②横への寝返り動作，③脚を下垂し，④体を起こして座り，⑤ベッドの端でバランスをとる，などの下位部分を含む。ベッド上移動自立の機能的喪失は，これらのサブルーチンの一部または全部を実施することができないことに結びつい

ている。これらの項目は患者を検査するためのチェックポイントであるだけでなく，さまざまな介入の予想される目標を表す。患者がより多くのものに関係し，よりゆっくりと学習し，または課題がより複雑であれば，機能的な課題はより多くの下位部分に分類される必要がある。

検査法の質的評価

リハビリテーション環境のなかで，多くのツールは室内使用のために発展し，スタッフの移動にともなって，施設から施設へと広まっている。検査法は，ほとんどの場合多くの変更がなされ，最初の原型は失われている。他の検査はよりしっかりと設計されて，臨床試験で検証され，そして，検査法の心理測定的な特性が評価され，文献でその信頼性と妥当性が報告されている。検査法の**信頼性**と**妥当性**が確立されない場合，結果から信頼性は得られないし，結論を導くことはできない[25]。十分な検証がなされていない検査器具は，無益ではないとしても，疑問が残るデータしか得られない。機能回復の補助をする理学療法の実行可能性は機能的帰結の実証に基づくという事実を考慮すれば，機能評価におけるこれらのコンセプトの重要性は明白であろう。比較的最近発展した検査法のいくつかは，その測定特性についての詳細な試験を受けている。米国理学療法協会の測定法の基準に従って，理学療法士は信頼性と妥当性が確かめられている測定法だけを利用しなければならない[26]。測定法が完全な信頼性または妥当性を持たないとしても，セラピストはそれらのデータの確実性を判断し，データから引き出される推論の適切な領域を評価することが可能である。

▼ 信頼性

信頼性が高い測定法は何度でも，正確に，予測どおりに，そして変動することなく現象を確実に測定する。機能評価あるいはいかなる検査でも信頼性が低い場合は，患者の初期治療開始時の状態や本来の効果が隠されてしまうことがある。何も効果がなければ，検査-再検査信頼性が認められる測定法は安定していて変化を示さない。同じ機能について同じセラピストによって実施される評価は，高度に相関していなければならない（検者内信頼性）。計測法は，高い検者間信頼性および複数の観察者間における結果の一致もなければならない。個々の患者が治療中に数人のセラピストによって検査されるか，長期の変化を調べるために時間をかけて再検査を受ける場合，機能評価ツールの信頼性が確認されていなければならない。

ほとんどのタイプの標準検査や測定法の臨床使用に

おける欠点は，検者間信頼性を無視する傾向があることである．最大精度で機能的評価を行うためには，①得点の基準が明示されなければならず，互いに独立的でなければならない，②基準は，各臨床状態に厳しく適用されなければならない，そして③施設のすべてのセラピストは，類似性を確実にするために，測定法の使用を定期的に再訓練されなければならない．

▼ 妥当性

妥当性は多面的な概念で，多くの異なる方法によって確立される．測定法の妥当性を決定するための質問は，①機能を計測する目的でデザインされた測定法は確かに目的どおりにできているか，②測定法の適切な適用は何であるか，そして③どのようにデータを解釈しなければならないか，である．最初に，妥当な測定法は，表面上は測定しようとしている物を測定するようにみえていなければならない（表面的妥当性）[25]．もう1つの重要な特質は，評価法が機能のすべての重要なあるいは具体的な特質を測定するかどうかである（内容妥当性）．さまざまな統計手技を用いることにより，身体的な運動能力または社会的相互関係に分類される概念を一緒に測定する項目の程度を示すこともまた可能である（構成概念妥当性）．**ゴールドスタンダード**（現象に対する十分な測定法，例えば規範的な値による検査室検査）があれば，新しい測定法はこの標準の結果との比較によって検証することができるのであるが，そのようなゴールドスタンダードは機能評価法には存在しない．しかし，新しい機能評価ツールは同じ機能的活動に対して認められた既存の測定方法と比較することができる．2つの測定法が一致する程度は，同時妥当性を確立するうえで有用である．同時妥当性は，その測定法が他の現象を適切に測定することを示すことによっても説明することができる．この方法は，特に自己評価法に関連している．一部の自己評価法の同時妥当性は，臨床医評価や他の臨床知見と比べて決定されてきた．例えば，測定法が示す機能レベルは臨床医の評価する改善の度合いに直接比例し，反対に患者の疼痛についての報告と逆比例する．最後に，検査や計測の予測的妥当性があり，それは事前の現象（例えば，機能の基本測定法）を基礎としてその後の現象またはできごと（例えば，職場復帰）の可能性を示唆する．

▼ 他の因子

信頼性と妥当性に加えて，機能状態の測定は，①患者の状態における意味がある変化を示すために感受性が十分に高くなければならないし，②臨床的に役立つために十分簡潔でなければならない．

測定法選択の際に考慮すべきことがら

多くの測定法が，機能的能力を評価し，分類するために発展してきた．現在使用可能な多くの測定法について，比較あるいは検討することは非常に合理的である．すべての患者またはすべての状態に適した測定法はないということを覚えておく必要がある．特定の個人に関連するすべての項目を評価することができる測定法はないし，完全な複合画像を提供することもできない．例えば，ある測定法は**日常生活活動** activities of daiily living（ADL）に対して詳細な評価を与えることはできるが，精神的，社会的機能に対処することは難しい．別の測定法は一部のADLは省略するが，社会的機能を調査することが可能である．多くの項目は，いくつかの測定法で重複している．例えば，歩行能力についての質問は，ほとんどの身体機能評価法にみられる共通した項目である．とはいえ，測定法が同じ種類の活動に適用されるにもかかわらず，同じ活動の実行に対する質問は非常に異なる場合がある．例えば，ある測定法は困難の程度を調査するので，「ファスナー，ボタン，ジッパー，ホックのついた服を着なさい」という課題を実行するために必要とされる介助の程度を調べる．別の測定法は「あなたは，服を着る際に，どれくらいの介助を必要とするか？」と質問する．すでに述べたように，さまざまな測定法でサンプリングされる時間枠に差が存在する．

したがって，測定法を選択する際に尋ねる重要な質問には以下のようなものがある．

1. 評価法が重点をおく領域やカテゴリーは何か？
2. 測定法はどれくらい適切に領域を測定し，それをサンプリングするのか？
3. 身体的な機能にはどんな領域が含まれるか？　測定法はADLを測定するか？　それはIADLか？　機能的運動スキルか？
4. 機能のどのような状況が測定されるのか？　依存-自立レベルは考えられているか？　機能的課題の完了を要求するまでの時間はどれくらいか？　困難の程度は？　疼痛の影響は？
5. 評価でサンプリングされる時間枠はどれくらいか？
6. 施行の様式はどのようにするのか？
7. どんなタイプの評価法が利用されるか？
8. より完全な評価を与えるのに複数の測定法が必要か？

種々の測定法で推定される未知の項目から，望むデータが得られることもあるが，このプロセスは評価の信頼性または妥当性を変化させるので細心の注意をはらって考えなければならない．例えば使用者の理論的な方針，測定法を利用する目的，特定の患者集団と特別な

機能的項目との関連性などの因子は意思決定プロセスに関与する。最終的な分析において，測定法の選択は実際的な理由によって規定されることがある。例えば，患者からの情報に依存する自動報告測定法は，精神的に能力のある患者だけに使用される。施行に要する時間や予算もまた検査法の選択に影響する。いずれにせよ，機能的な状態を適切に評価できる多くの測定法があり，そのいくつかは研究者と同様に臨床医によっても一般的によく用いられている。

主要な身体機能評価法

▼ Barthel 指数

Barthel 指数は 30 年以上前に理学療法士によって開発された[23]。今日ではほかの測定法のように一般的には用いられていないが，この評価ツールは機能状態を記述するために最も初期に貢献した測定法の 1 つであり，機能的運動能力および ADL 測定を長期にわたって理学療法士の実践範囲のなかに含めてきたものである。Barthel 指数は，特に運動能力とセルフケア ADL の 10 項目について必要とされる介助の程度を測定する（表 11-2 参照）。測定のレベルは，完全自立かあるいは介助が必要かに限られている。各能力の項目は，各レベルあるいは順位に割り当てられる指定された点数で，順序尺度により評価される。各項目の可変的な重みづけは，臨床判断または他の潜在的な基準に基づいて Barthel 指数の開発者によって決められた。例えば，食事で介助が必要な人には 5 点を与え，自立していれば 10 点を与える。スコアの合計はすべての重みつきの個々の項目スコアの合計から算出され 0〜100 となるが，0 は活動に関する全 10 項目が完全介助，100 は全 10 項目が自立していることを示す。Barthel 指数は入院しているリハビリテーション対象患者に広く使用されるが，特に脳卒中に関連した機能的な帰結を予測する際に用いられる[27,28]。この検査法はその心理測定的な特性がこれまで完全には評価されてこなかったが，強い検者間信頼性（0.95）と検査-再検査信頼性（0.89）があり，身体的障害についての他の検査法と高い相関関係（0.74〜0.80）がある[29]。

▼ ADL の Katz 指数

ADL の Katz 指数は，患者の実行能力と基本的な ADL についての 6 つのカテゴリーで必要とされる介助の程度に焦点を置いている。そのカテゴリーは，入浴，更衣動作，トイレ，移乗，排泄および食事である（表 11-3）[30,31]。2 週間にわたる直接観察と患者自身の自己報告により，検者は介助なしで実施する活動に 1 ポイントを与える。活動が介助で実施されるか，実施されない場合は，0 ポイントである。活動スコアは，依存度が増加する順に文字等級（A〜G）の累積的なスケールを形成するために合計される。個人の全体的な文字スコアは，項目リストに対する応答パターンを示唆し，例えば Katz 指数の B スコアは，6 つの基本 ADL カテゴリーの 1 つ以外は自立して実施できることを意味する。一方 D スコアは，その個人が入浴，更衣およびそのほかもう 1 つの機能以外は自立していることを意味する。Katz 指数における欠損した分類の組み合わせは，個別の理論的な適応を反映している。Katz 指数の開発者は，この測定法を開発する際に，機能の発達上，および階層的な構成を仮定した。この機構モデルは，小児に認められる神経学的および運動応答の明らかに実証できる統合に基づく。スケールの 1 つの版では，異なる専門的な検者間に 0.68 と 0.98 の一致比率を示している。自己報告の検査-再検査信頼性はクラス内相関係数が 0.61〜0.78 であった[32]。

Katz 指数は施設に収容されている患者に用いることで発達し，地域に密着した集団に適応されてきた[33]。リハビリテーション環境で Katz 指数を利用するに際し特に不利な点は，歩行の項目が含まれていないことである。長期生存のための予測的妥当性も報告されている[31]。

身体的機能検査の概要

前述した身体的機能評価法のいずれもが，身体的機能のすべての領域に適用されるというわけではない（表 11-4）。同じ機能を評価すると思われる項目でも，項目が表現する方法によって実行の仕方が異なる可能性がある[34]。したがって，簡単な一面的な機能評価のために臨床医の具体的な必要性によってこれらの測定法の 1 つが選ばれることがあるが，それは臨床群の検査された機能制限が測定法の項目によって描写される場合だけである。

多面的な機能評価法

健康状態の一面だけを示す機能評価法に関する前述の記載は，包括的な患者の健康状態のなかの 1 つを理解しようとする臨床医の必要性を強調している。最近 20 年のさらなる測定法の発展により，健康状態の範囲をより包括的に測定するための多面的な健康状態が測定できるようになった。多くの測定法は患者の機能の 2 つまたは 3 つの側面に集中し，疾患または機能障害についてはほとんど何も記録しない。したがって，こ

表11-3 ADLのKatz指数

氏名＿＿＿＿＿＿＿＿　評価日＿＿＿＿＿＿＿＿
下記の機能リストの各領域について適応する記載をチェックしなさい（介助とは監視，指導，個人的な指示を意味する）

入浴—スポンジで洗う，浴槽に入る，シャワーを使う

□	□	□
介助を受けない（通常の方法で入浴する浴槽の場合，浴槽の出入りが自立している）	身体の1部分（例えば，背部または脚）だけを浸す介助を受ける	身体の複数の部分を浸す際に，介助を受ける（または浸されない）

更衣—クローゼットや引き出しから衣類を出す．下着，上着，およびファスナーを用いた衣類（装具を含む）

□	□	□
介助なしに衣類を出し，装着できる	靴ひもを結ぶ以外は介助なしに衣類を出し，装着できる	介助を受けて衣服を出し，装着するが，部分的にあるいは完全に裸のままでいる

トイレ—便と尿の排泄にトイレに行き，自分で排泄後の後始末をし，衣類を整える

□	□	□
介助なしにトイレに行き，自分で後始末をし，衣類を整える（支持用の杖，歩行器，車椅子を使用する．夜間に差し込み便器，室内便器を使用し，朝にはそれを片づけることができる）	トイレに行き，排泄後の後始末をし，衣類を整え，差し込み便器，室内便器を使用するのに介助が必要である	排泄をするのにトイレに行けない

移乗

□	□	□
介助なしにベッドと車椅子への移乗，ベッドと車椅子からの移乗ができる（支持に杖，歩行器を使用しながら）	ベッドと車椅子からの移乗，ベッドと車椅子への移乗に介助が必要	ベッドから離れられない

排泄

□	□	□
排尿と排便の調節が自分でできる	ときどき尿や便の失禁がある	排尿と排便に監視が必要である．カテーテルが使用される，あるいは失禁がある

食事

□	□	□
介助なしに食事できる	肉を切る，パンにバターを塗る以外は自分で食事できる	食事に介助が必要で，チューブ，静脈注入で部分的にあるいは完全に栄養を受けている

日常生活活動の自立指数は入浴，更衣，トイレ，移乗，排泄，食事の機能的自立か依存の評価に基づいている．機能的な自立と依存の具体的な定義は以下の指標に基づいている．
A—食事，排尿・排便，移乗，トイレに行く，更衣，入浴で自立している．
B—上記の1つを除いてすべて自立している．
C—入浴および他の1つを除いて自立している．
D—入浴，更衣および他の1つを除いて自立している．
E—入浴，更衣，トイレに行くおよび他の1つを除いて自立している．
F—入浴，更衣，トイレに行く，移乗および他の1つを除いて自立している．
G—6つの機能すべてに介助が必要である．
その他—少なくとも2つの機能が介助，しかしC，D，E，Fに分類できない．
自立は次ページに示す特別な場合を除いて，監視，指導，介助を受けていないことを意味している．これは，能力に基づいてはおらず，実際の状況に基づいている．患者が機能の実施を拒否している場合には，患者ができると思われても，機能を実施しないと考える

（つづく）

表11-3 ADLのKatz指数（つづき）

| 入浴（スポンジで洗う，シャワーを使う，浴槽に入る）
自立：背中や障害肢の1ヵ所を洗うのに介助がいるか，あるいは完全に1人で入浴可能である
介助：1ヵ所以外にも洗えないところがある。浴槽の出入りが1人でできない
更衣
自立：クロゼットと引き出しから衣類を出し，服や外套，装具を身につける。ファスナーを締める。靴ひも結びは除外
介助：全部または一部の更衣動作ができない
トイレ
自立：トイレに行く。便器に座り，離れる。衣類を整える。後始末をする（夜間だけは差し込み便器を使ってもよいし，自助具の使用は構わない）
介助：差し込み便器や室内便器の使用，あるいはトイレに行くのに，またトイレの使用に介助が必要である | 移乗
自立：自分でベッド，椅子へ，またベッド，椅子から移乗することができる（道具の使用は構わない）
介助：ベッド，椅子へ，また，ベッド，椅子から移乗する動作のうち，1つ以上の動作に介助が必要である
排尿・排便の随意調節
自立：排尿，排便を完全に自分でコントロールできる
介助：排尿と排便を部分的に，あるいは完全に失禁する。浣腸，カテーテルで部分的に，あるいは完全にコントロールされているか，定期的に便器・尿器を使用している
食事
自立：食物を皿からとり，口に入れる（あらかじめ食物を切ったり，ほぐしたり，パンにバターを塗ったりは評価に入らない）
介助：上記に介助が必要。一部または非経口栄養 |

Katz, S, et al[31], p20. より

表11-4 選択された身体機能測定法に含まれる項目

	Barthel	Katz
運動機能		
移乗	＋	＋
歩行	＋	－
坂道/階段	＋	－
ADL		
入浴	＋	＋
整容	＋	－
更衣	＋	＋
食事	＋	＋
トイレ	＋	＋

れらの測定法を描写するためにしばしば利用される健康状態という用語は，いくぶん誤った名称である。なぜなら，これらの測定法は，実際には健康そのものではなく健康に貢献している多面的な機能を計測しているのである。同様に，これらの測定法は，ときに健康関連の生活の質を測定しているものとみなされる。患者個人にとって有意義な展望を持ち出すことなく，ゴールドスタンダードの生活の質というような用語を用いることは，これらの測定法の価値を誇張している可能性がある。しかし，多面的な機能測定法は徴候と症状を評価する従来の臨床方法とともに利用することで，患者の機能についての有用な包括的所見を総合的な健康評価プロセスに加えることができる。この点で，これらの測定法は患者の健康を評価するのに重要な，以前は欠けていた要素をもたらす。現在用いられている最先端の代表的な測定法について以下に記す。

▼ 機能的自立度評価法

　機能的自立度評価法 Functional Independence Measure（FIM）[35,36]は医学的リハビリテーション均一データ・システム Uniform Data System for Medical Rehabilitation（UDS$_{MR}$）の一部で，身体的，精神的，および社会的機能の18項目を測定する方法である[37]。UDS$_{MR}$は参加するリハビリテーション施設からデータを収集し，UDS$_{MR}$データベースに入れられた記録の概略の報告を発行している。FIMは，対象者の機能的な状態を全自立から全介助まで等級分けするために，必要とされる介助のレベルを用いる（図11-3）。補装具を利用している場合は自立しているとみなされるが，これは「完全な」自立とは別に記録される。測定法は，食事，整容，入浴，上半身更衣，下半身更衣およびトイレ動作の6つの身辺動作を一覧にして示している。直腸と膀胱コントロールは，機能よりも障害と考えられるので別に分類される。機能的運動能力は移乗に関する3つの項目で検査される。移動のカテゴリーでは，歩行と車椅子移動が同等に記載されるが，階段は別に検討される。FIMにも，コミュニケーションに関しての2つの項目と社会的認知に関する3つの項目が含まれる。

　FIMは，対象者が特定の状況下で行うことができるものではなく，行っているものを測定する。FIMの検者間信頼性は心理測定的性能の許容できるレベルにおいて確立されてきた（クラス内相関係数は0.86〜0.88の範囲である）。FIMの外観と内容が妥当であり，患者の機能レベルにおける変化をとらえることができるように測定される。いかなる医療従事者も，各項目の応答様式についての適切な訓練を受ければFIMを実施

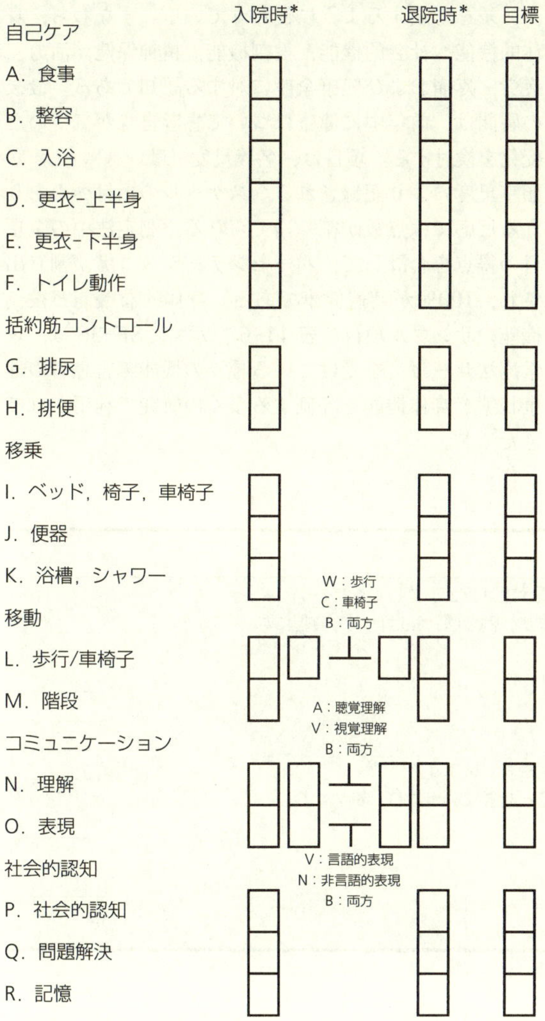

第 11 章 機能評価

	入院時*	退院時*	目標
自己ケア			
A. 食事	☐	☐	☐
B. 整容	☐	☐	☐
C. 入浴	☐	☐	☐
D. 更衣-上半身	☐	☐	☐
E. 更衣-下半身	☐	☐	☐
F. トイレ動作	☐	☐	☐
括約筋コントロール			
G. 排尿	☐	☐	☐
H. 排便	☐	☐	☐
移乗			
I. ベッド, 椅子, 車椅子	☐	☐	☐
J. 便器	☐	☐	☐
K. 浴槽, シャワー	☐	☐	☐
移動	W:歩行 / C:車椅子 / B:両方		
L. 歩行/車椅子	☐	☐	☐
M. 階段	☐	☐	☐
コミュニケーション	A:聴覚理解 / V:視覚理解 / B:両方		
N. 理解	☐	☐	☐
O. 表現	☐	☐	☐
社会的認知	V:言語的表現 / N:非言語的表現 / B:両方		
P. 社会的認知	☐	☐	☐
Q. 問題解決	☐	☐	☐
R. 記憶	☐	☐	☐

*必ず埋める。もし危険があって検査できなければ，1 を入れる。

FIM 評価尺度
介助者なし
  7．完全な自立（時間，安全性の両面で）
  6．修正自立（補装具などを使用）
介助者あり―修正介助
  5．監視（患者自身で 100％）
  4．最小の介助（75％以上）
  3．中等度介助（50％以上）
介助者あり―完全介助
  2．最大の介助（患者自身で 25％以上）
  1．完全介助あるいは検査できない（患者自身で 25％未満）

図 11-3 機能的自立度評価法（FIM）。患者の活動的な参加のパーセンテージに基づく 7 点尺度を用いて機能を記録する（The Uniform Data System for Medical Rehabilitation, a division of UB Foundation Activities, Inc. [UDS$_{MR}^{5M}$]. Guide for the Uniform Data Set for Medical Rehabilitation [including the FIM™ instrument], Version 5.1. Buffalo, NY 14214: State University of New York at Buffalo; 1997. より）

できる。

▼ 疾患影響要因測定法

疾患影響要因測定法 Sickness Impact Profile（SIP）は，認識される機能の重要な変化を十分に測定する必要性に対処するために発展した[36〜43]。疾患型および重症度全体の計測を目的にして，SIP は疾患の小さな影響も判定できるように設計されている。SIP は，活動における 12 のカテゴリー，136 の項目を含む。これには，睡眠，安静，食事，仕事，在宅管理，レクリエーション，歩行運動，身体ケアと運動，社会的相互関係，敏捷性，情緒習性，コミュニケーションが含まれる。情緒習性に特異的な感情機能の SIP 検査のサンプルを表 11-5 に示した。すべての検査で自己評価，あるいは 20〜30 分の面接が行われる。SIP スコアは，すべての SIP 項目の合計された値に対して計測値をパーセンテージで評価したものである。より高いスコアは，より大きな機能障害を示唆している。

SIP 検査-再検査信頼性係数は，全体のスコアに対して 0.75〜0.92 で，調査された項目に対しては 0.45〜0.60 まで変動する[40]。妥当性は，主観的な自己評価，臨床医評価および他の測定法による主観的スコアを使用して決定された。妥当性の多数の形態の確率に関連した相関は最低の 0.35 から最高 0.84 にまで及ぶ[39]。SIP は，外来患者における疾患の持続期間に関して[44]，また腰痛患者に経皮的電気神経刺激 transcutaneous electrical nerve stimulation（TENS）を利用する有効性について[45]，個人の身体的および心理社会的機能を評価するために利用されてきたが，ある特定の検査では，その使用と適合性に関していくつかの懸念がある。障害を評価する際に，例えば「私は町に入っていない」というように，SIP は活動を実施するための能力の有無だけに焦点を当てているからである。正確さがいくらか低下したその能力の中間の範囲を軽視している。SIP はまた多くの機能的活動を 1 つの項目に併合し，「私は，手仕事をするのが困難である」などと，例えば蛇口を回す，台所道具を使う，裁縫をする，大工仕事をするといった特殊な識別能力を低く判定してしまう。わずかな研究者だけが，SIP が改善よりも状況の悪化を検出するのに敏感である点を注意深く観察し，それは患者の経過をモニタするための測定法としての適合性を損なう可能性があるとしている[46]。

▼ SF-36

SF-36 には，RAND 健康保険研究に用いられる質問に基づいた 36 の項目が含まれる。この 36 の項目は，医師の診療スタイルと患者帰結の間の関連性を調査する Medical Outcomes Study（MOS）において RAND

に用いられる113の質問から選別された[47]。このように，MOS測定法のうち36の質問のみによる簡単な形式であることからSF-36と呼ばれた。MOSは，特定の慢性疾患を患っている成人の機能状況[48]および慢性疾患の患者とうつ病患者を比較した幸福に関する貴重なデータを提供した[49]。SF-36は，高度な信頼性と妥当性（相関係数は0.81～0.88の範囲）を示した[50～53]。これらの自己評価項目のための標準的データが集められている[54]。SF-36の開発は，そうした開発の本質的な部分である心理測定的な特性の検査法として完成され，発表されたものの嚆矢であり，科学的ツールとしてSF-36の質問を検証する考案者の責任が明示されている。

36の質問中1つを除くすべてが，8つの異なったスケールを形成するように使われている。すなわち，身体的機能，社会的機能，役割機能，精神保健，活力，疲労，疼痛および健康全般に対する認知である。最後の質問は，前年中に健康について患者自身が気づいた変化を検討する。項目は，名義尺度（はい/いいえ）か順序尺度により記録される。スケールの項目へのありうる反応には点数が割り当てられる。測定法中の全項目の得点を合計して，パーセンテージスコアが割り出され，100％が最適健康である。身体的な機能と役割機能のサンプル項目を**表11-6**に示す。SF-36は，理学療法サービスを受けている種々の機能障害患者の健康状態と身体機能を評価する多くの研究で利用されてきた[55～60]。

表11-5　疾患影響要因測定法（SIP）：感情機能

あなたの今日の状態を描写し，健康状態に関連があると確信する項目だけチェックしてください	
1．私がどれくらい悪いか，あるいは役立たないかについて述べます．例えば，私は他人の負担になっています	＿＿＿
2．私は急に笑ったり，泣いたりします	＿＿＿
3．私は，疼痛または不快感でしばしば嘆き，うめき声を上げます	＿＿＿
4．私は，自殺未遂をしたことがあります	＿＿＿
5．私は，神経質で落ち着きがありません	＿＿＿
6．私は身体の中の痛みがあったり不快な箇所をいつもさすり，押さえています	＿＿＿
7．私は，自分自身に対して過敏で，短気です．例えば，自分のことを悪くいったり，責めたり起こったことを自分のせいだと考えます	＿＿＿
8．私は，将来について見込みのないように話をします	＿＿＿
9．私は，突然恐怖に陥ることがあります	＿＿＿
このページの記載をすべて読んだらチェックをしてください	□

Marilyn Bergner, PhD.[42]より

表11-6　SF-36：身体的および役割機能

次の問いは，あなたが普段とるかもしれない活動についてです 次の活動であなたの健康は制限されますか？　もしそうなら，どれくらいの制限ですか？（各行のボックスに1つ印をつけてください）	制限が多い	制限は少ない	まったく制限ない
a．激しいスポーツであるランニング，重量物のリフティングといった活発な活動	1□	2□	3□
b．机を移動する，掃除機をかける，ボーリングをする，ゴルフといった中等度の活動	1□	2□	3□
c．食品雑貨を持ち上げ運搬する	1□	2□	3□
d．階段を上がる	1□	2□	3□
e．1段の段差を上がる	1□	2□	3□
f．膝を曲げる，ひざまずく，かがむ	1□	2□	3□
g．1マイル（1.6km）以上歩く	1□	2□	3□
h．数ブロック歩く	1□	2□	3□
i．1ブロック歩く	1□	2□	3□
j．入浴したり，更衣をする	1□	2□	3□

過去4週間に，労働あるいは他の規則的な日常活動であなたの身体的健康の転帰として次の問題のいずれかがありましたか？（各行のボックスに1つ印をつけてください）	はい	いいえ
a．仕事または他の活動を行う時間を減らした	1□	2□
b．しようとしたことがあまりできなかった	1□	2□
c．仕事または他の活動が制限された	1□	2□
d．仕事または他の活動を実施するのが困難だった（例えば，さらなる努力が必要だった）	1□	2□

▼ 帰結と評価情報セット

　帰結と評価情報セット Outcome and Assessment Information Set（OASIS）は，計画された治療の帰結を判断することによって医療の質を評価するために，在宅療養環境における成人患者のデータ収集を在宅看護機関が行うことを可能にしている[61,62]。その開発の初期には，在宅看護機関による OASIS の使用が任意に行われていた。しかし，1999 年 1 月 1 日から，在宅看護機関は保健医療財政局によるメディケアプログラムへの参加の条件として OASIS を利用するよう命じられた。OASIS は 10 年間に発展し，現在では改訂版 OASIS-B として，社会人口統計学的特徴，環境要因，社会的介助，健康状態および機能的状況に及ぶ 79 の重要項目が含まれている。将来，OASIS は，OASIS-C，OASIS-D，などと改訂されていくだろう。OASIS は，患者の総合評価または「付加」的評価としては考案されていない。OASIS の項目は，在宅医療への移行時，60 日ごとの経過観察，また退院に際しての特別なケアの必要性を確認する患者の状況を強調するためにカルテに統合されるはずである。OASIS は，特定の専門分野に偏らない記録を目的とし，理学療法士を含むどのような医療専門職によってでも実施される。OASIS は在宅医療に適用可能な成果測定法を開発する研究計画の一部としてつくられ，デモンストレーションプロジェクトを通して実地試験され，専門家委員会によって改良された。信頼性試験は進行中である。

　その施行は，測定法が熟知されることで容易になった。他の多くの測定法と異なり，各項目にともなって起こる反応様式は特異的に項目と一致している。いくつかの反応様式は 2 つの行動パターンしかあり得ないが，あるものは 9 つもの行動パターンがありうる。したがって，使用者は各項目にありうる反応様式に精通していなければならず，この測定法の使用中に快適さのレベルが習熟にともなって増加することを予想しておかなければならない。ADL/IADL 部門は，整容，上半身更衣，下半身更衣，入浴，トイレ，移乗，歩行/移動，食事，軽食の献立と準備，交通機関，洗濯，家事，買い物，電話の利用という 14 の異なる項目（表 11-7）からなっている。この測定法により各項目の以前と現在の機能状態が記録される。

多面的機能評価法の概要

　説明のために，4 つの多面的な測定方法を示した。多面的な評価方法の選択に際しては，身体的機能を評価する測定法について言及されるのと同じ注意が喚起

表 11-7　帰結と評価情報セット（Outcome and Assessment Information Set, OASIS）：ADL/IADL

（M0640）整容動作：個人衛生ニーズ（すなわち，顔や手を洗う，整髪，髭剃りと整容，歯または義歯のケア，手の爪のケアなど）を管理する能力

以前　今回
- □　□　0＝介助なしで，あるいは補助具の使用の有無にかかわらず，あるいは適応させた方法で，整容が可能
- □　□　1＝整容動作を完了させるには，身繕いの用具を手の届く所に置かなければならない
- □　□　2＝介助が必要である
- □　□　3＝完全に介助が必要である
- □　□　UK＝不明

（M0650）上半身の更衣動作：（自助具使用の有無にかかわらず）下着，セーター，前の開いたシャツ，ファスナーの操作，ボタンやスナップをかけられるなどを含む

以前　今回
- □　□　0＝介助なしに衣服をクローゼットや引き出しから取り出し，着脱できる
- □　□　1＝衣類が置かれるか，手渡されれば，介助なしに着脱できる
- □　□　2＝介助が必要である
- □　□　3＝完全に介助が必要である
- □　□　UK＝不明

（M0660）下半身の更衣動作：（自助具使用の有無にかかわらず）下着，スラックス，ソックスまたはナイロンの靴下，靴を含む

以前　今回
- □　□　0＝介助なしに衣類と靴を取り出し，着脱できる
- □　□　1＝衣類と靴が置かれるか，手渡されれば，介助なしに着脱できる
- □　□　2＝介助が必要である
- □　□　3＝完全に介助が必要である
- □　□　UK＝不明

(M0670) 入浴：身体を洗う能力。整容（顔と手を洗うのみ）は除外

以前	今回	
☐	☐	0＝自立してシャワーを使用し，浴槽につかることができる
☐	☐	1＝補助具を使って，自立してシャワーを使用し，浴槽につかることができる
☐	☐	2＝人の助けを借りてシャワーを使用し，浴槽につかることができる
		(a) 断続的な監視，励ましまたは助言
		(b) シャワーをかける，また浴槽への出入りの介助
		(c) 手の届かない所を洗う介助
☐	☐	3＝1人でシャワーを浴び浴槽で入浴するが，入浴中に他の人が介助あるいは監視をしている必要がある
☐	☐	4＝シャワーまたは浴槽で入浴できず，ベッドあるいはベッドの脇の椅子で沐浴する
☐	☐	5＝効果的に入浴できないために，完全に入浴介助が必要である
☐		UK＝不明

(M0680) トイレ動作：トイレあるいはベッドの脇の室内便器使用

以前	今回	
☐	☐	0＝補助具の有無にかかわらず，トイレが使用できる
☐	☐	1＝促されたり，助けられたり，監視されていればトイレが使用できる
☐	☐	2＝トイレは使用できないが，室内便器は介助の有無にかかわらず使用できる
☐	☐	3＝トイレと室内便器は使用できないが，差し込み便器，しびんは使用できる
☐	☐	4＝完全に介助が必要である
☐		UK＝不明

(M0690) 移乗動作：ベッドから椅子への移乗，トイレと室内便器への移乗，シャワーと浴槽の移乗，ベッドから離れられない人であればベッド上での姿勢が変換できる

以前	今回	
☐	☐	0＝移乗動作が自立している
☐	☐	1＝移乗が最小の介助，補助具を用いて可能である
☐	☐	2＝自分では移乗できないが，移乗動作の過程で体重負荷と旋回動作ができる
☐	☐	3＝自分で移乗動作ができ，介助されて移乗の際に体重負荷，回旋動作ができない
☐	☐	4＝ベッドから離れられず，移乗動作はできないがベッド上で姿勢変換ができる
☐	☐	5＝ベッドから離れられず，移乗動作とベッド上の姿勢変換もできない
☐		UK＝不明

(M0700) 移動：いったん起立位をとってから車椅子を使用し，いったん座位をとってからさまざまな路上で安全な歩行が可能

以前	今回	
☐	☐	0＝平らなおよび不整な道路を自立して歩行でき，手すり使用の有無にかかわらず階段を上れる（介助，補助具は使用せずに）
☐	☐	1＝自立した歩行には補助具（例えば杖，歩行器）が必要である。介助者の監視，介助があれば階段，踏み段，不整道路を通れる
☐	☐	2＝常に監視，介助が必要である
☐	☐	3＝椅子に座ったきりで歩行できないが，車椅子は自立して動かせる
☐	☐	4＝椅子に座ったきりで，歩行もできず，車椅子も動かせない
☐	☐	5＝ベッドから離れられず，歩行や椅子に座ることもできない
☐		UK＝不明

(M0710) 食事：食事と軽食を食べる能力。注：食事は食物を口に入れ，咀嚼し，飲み込むことのみを表し，食卓を整えることはない

以前	今回	
☐	☐	0＝自立して食事ができる
☐	☐	1＝自立して食事ができるが，以下のいくつかが必要である
		(a) 食卓を整える
		(b) 断続的な介助または監視
		(c) 流動性で，ピューレにした，挽いた肉の食事
☐	☐	2＝自立して食事ができない，食事／軽食の全体を通じて介助，監視が必要である
☐	☐	3＝経口的に栄養をとる，そして経鼻胃管または胃瘻を通しての補足的な栄養の投与を受ける
☐	☐	4＝経口的な栄養の摂取はできないが，経鼻胃管，胃瘻を通しての補足的な栄養の投与が受けられる
☐	☐	5＝経口的な栄養の摂取，あるいはチューブによる摂取もできない
☐		UK＝不明

第 11 章　機能評価

(M0720) 軽食の献立と準備：(軽食はシリアル，サンドイッチ)，あるいは出された食事を温める

以前　今回
- ☐　☐　0＝(a) 自分で献立を立て軽食を準備できる，あるいは出された食事を温められる
- 　　　　　(b) 身体的，認知的，知的に軽食を規則的に準備できるが，以前（家庭ケア部門に入所する前）は軽食の準備ができなかった
- ☐　☐　1＝身体的，認知的，知的制限があるために軽食を規則的に用意できない
- ☐　☐　2＝どのような軽食も準備できない，あるいは出された食事を温められない
- ☐　　　　UK＝不明

(M0730) 交通機関：身体的，知的な能力で安全に自動車，タクシー，公共の乗り物（バス，電車，地下鉄）が使用できる

以前　今回
- ☐　☐　0＝普通車あるいは改造車を自分で運転できる。また，普通車あるいは公共の障害者用バスを利用できる
- ☐　☐　1＝他の人が運転する車に乗れる。また，介助あるいは同伴でバスあるいは障害者用バンを利用できる
- ☐　☐　2＝自動車，タクシー，バンに乗車できず，救急車での搬送しかない
- ☐　　　　UK＝不明

(M0740) 洗濯：自分の物を洗濯する—洗濯機へ洗濯物を運び，持って帰る，洗濯機と乾燥機を使う，小物を手で洗う

以前　今回
- ☐　☐　0＝(a) すべての洗濯物の洗濯が自立している
- 　　　　　(b) 身体的，認知的，知的に洗濯ができ，設備に近づけるが，家庭ケア部門に入所する前は，常には洗濯をやったことがなかった
- ☐　☐　1＝手で洗ったり軽い洗濯仕事で小物の洗濯はできる。しかし，身体的，認知的，知的制限により，重い洗濯物を運んだり，きつい洗濯仕事には介助がいる
- ☐　☐　2＝身体的な制限のためにどのような洗濯もできないか，あるいは認知的，知的制限があるために継続した監視や介助が必要である
- ☐　　　　UK＝不明

(M0750) 家事：安全に効果的に軽い家事労働や重労働である掃除ができる

以前　今回
- ☐　☐　0＝(a) すべての家事労働が自立して可能である
- 　　　　　(b) 身体的に，認知的に，知的にすべての家事労働ができるが，家庭ケア部門に入所する前には常には家事をしていなかった
- ☐　☐　1＝ゴミ集め，台所のテーブルふきなどの軽い家事労働は自立している
- ☐　☐　2＝家事労働はするが，ときどき監視や介助が必要である
- ☐　☐　3＝どのような家事労働も，いつも作業を通して介助が必要である
- ☐　☐　4＝どのような家事労働も効果的に行えない
- ☐　　　　UK＝不明

(M0760) 買い物：買い物の計画をし，商店で選択し購入して家まで運ぶか配達の手配をする

- ☐　☐　0＝(a) 必要な物の買い物を計画し，自分で商店で購入し，それを家まで運べる
- 　　　　　(b) 身体的，認知的，知的に買い物ができるが，家庭ケア部門に入所する前には買い物をしたことがなかった
- ☐　☐　1＝買い物に行けるが，いくらかの介助が必要である
- 　　　　　(a) 1人で簡単な買い物をし，小さな買い物袋を運べるが，大きな買い物をするときには介助が必要である
- 　　　　　(b) 1人では買い物に行けないが，介助をする人とは一緒に買い物ができる
- ☐　☐　2＝買い物には行けないが，必要な物を確認し，場所を指定し，配達の手配ができる
- ☐　☐　3＝すべての買い物，用足しには介助が必要である
- ☐　　　　UK＝不明

(M0770) 電話の利用：電話で応答ができる，番号をダイアルできる，コミュニケーションの目的で電話を有効に使用できる

以前　今回
- ☐　☐　0＝番号を押し，電話に適切な返答ができる
- ☐　☐　1＝特別改造した電話機（大きな数字のダイアル，難聴者用のテレタイプ電話など）を使え，重要な番号を回せる
- ☐　☐　2＝電話に返答ができ，正常の会話ができるが，電話をかけることは難しい
- ☐　☐　3＝何回かは電話に返答ができるが，わずかな会話しかできない
- ☐　☐　4＝電話に返答ができないが，補助具の助けがあれば聞くことができる
- ☐　☐　5＝電話の使用が完全にできない
- ☐　☐　NA＝電話を持っていない
- ☐　　　　UK＝不明

OASIS-B, Center for Health Services and Policy, Denver, CO, 1997. より

される[63]。すなわち，すべての項目を評価できる測定方法はない，ということである。表 11-8 に，適用される項目の比較を示した。身体的な機能領域における移動能力についての質問は，これらの測定法に共通して含まれる唯一の項目である。これらの測定法のいずれにも適用されない身体的機能状況としては，臥床動作能力と機敏性がある。FIM と OASIS は SIP あるいは SF-36 より多くの BADL 項目を含んでいる。SIP と SF-36 は作業能力を調査するが，FIM と OASIS はそれを調査しない。FIM が最初は入院患者のリハビリテーション環境の測定法として発展し，OASIS は在宅看護機関のために設計され，また両方とも通常高齢患者に用いられているので，これは驚くことではない。対照的に，SIP と SF-36 の発達は若年成人の集団に集中して行われた。不安および抑うつは，FIM でなく，SIP，SF-36 と OASIS の精神的機能の領域として扱われている。OASIS は社会的機能を検索しないが，その他の 3 つの測定法は扱っている。最後に，SF-36 だけが健康全般に対する認知を扱っている。

表 11-8 代表的な多面的機能評価法の対象項目

	FIM	SIP	SF-36	OASIS
症状	−	+	+	+
身体機能				
移乗動作	+	−	−	+
歩行	+	+	+	+
ADL				
入浴	+	+	+	+
整容	+	−	−	+
更衣	+	−	+	+
食事	+	−	−	+
トイレ	+	−	−	+
IADL				
家屋内の家事	−	+	+	+
屋外の家事/買い物	−	+	+	+
地域旅行/自動車運転	−	+	+	+
仕事/学校	−	+	+	−
情緒的影響				
コミュニケーション	+	+	−	+
認識	+	+	−	+
心配	−	+	+	+
抑うつ	−	+	+	+
社会的機能				
相互関係	+	+	+	−
活動性/レジャー	−	+	+	−
健康認識	−	−	+	−

まとめ

本章では，健康状態と機能評価を理解するための概念的な枠組みを紹介した。疾患とその症状の狭い領域に主眼をおく従来の医学的なモデルは，疾患のより広い社会的，精神的，行動的側面を考えるのに適さない。そうした因子のすべてが個人機能に影響を及ぼしているのである。したがって，機能的評価は，幅広い，多面的なプロセスとして調査しなければならない。機能の身体的，精神的，社会的という 3 つの主要なカテゴリーについて，簡潔にまとめた。測定法の使用については，理学療法士が伝統的に最も関係する検査の領域である身体的機能と他の領域の調査を紹介してきた。最後に，機能評価の特異的側面を考察した。それには目的，測定法の選択，検査施行の状況，試験結果の解釈，測定法の質の評価が含まれている。

復習問題

1. 機能的状態と機能評価は，どのように健康状態に関係するのか？
2. あなたのリハビリテーション施設は FIM を利用している。治療計画および研究に結果を信頼を持って利用できるように，どのように信頼性を確実にすることができるか？
3. 機能的測定法の選択に，どのような基準を利用することができるか？
4. 能力ベースの評価，インタビュアー評価および自己管理評価について，使用方法，それぞれの長所，短所を述べよ。
5. 環境，疲労およびその他の関連する問題がどのように機能評価に影響を及ぼすかについて説明せよ。クリニックにおいてこれらの要因を制御する方法を示唆せよ。
6. 機能評価に利用される評価法の主要な種類を示せ。検査の結果を解釈する際によくみられる間違いは何か？
7. 表 11-2〜11-8 を検討し，個々の設定での取り扱い件数を仮定して，あなたが取り扱う集団でこれらの測定法をどのように，いつ使用するか示せ。また，それぞれの長所と短所を述べよ。同じ患者の推移を経過観察するためにあなたがもう 1 つの設定に期待しているとして，あなたはどの測定法を選ぶか？
8. 測定方法の 1 つを用いて，一連の結果を発展させ，治療目標と帰結を確認し，介入計画を策定せよ。

9. 以下のそれぞれについて，その個人の機能状態に関連する特別な身体的課題を示せ。
 a. 22歳女性，文書整理係
 b. 31歳男性，理学療法士助手
 c. 39歳女性，子どものいる主婦
 d. 45歳男性，建築労働者
 e. 56歳女性，学校教師
 f. 65歳男性，ジャーナリスト
10. 疾患，機能障害，機能制限，能力低下の関連性について説明せよ。

CS ケーススタディ

　変形性股関節症と診断された78歳の女性が，右人工股関節全置換術のために入院した。患者は，長期の不快感を訴えていた。疼痛が腰部や殿部後方に放射状に広がり，体重負荷や階段昇降で悪化すると述べていた。過去12ヵ月間で疼痛と股関節拘縮が著しく増加した。X線撮影では，変形性股関節症に一致した寛骨臼と大腿骨頭の変性所見が認められた。外科的処置として右大腿骨頭頸部を金属製の人工関節に置換し，寛骨臼はプラスチック・カップで表面置換を行った。特記する既往歴はない。

社会歴：患者は，夫とともに創設した小さな会計会社の経営者であったが引退した。夫は死亡している。3人の子どもたちは成長し，近くに住んでいる。股関節疼痛による機能制限が起こる前には，患者はすべてのADLとIADLで自立していた。彼女は家に閉じこもっている人たちに食事を提供する地域慈善団体に週1日分の資金援助をしていた。規則的な家族との遠出，観劇やコンサートを楽しみ，博物館のイベントを享受し，地域の歴史保存会の活発なメンバーであった。最近は股関節の不快感が増加したためにこうした活動ができなくなってきた。入院前3ヵ月間は基本的に外出せず，体重負荷を最小限にし疼痛を低下させるために歩行器を利用した。週に2回，1回4時間，主に買い物や用足しおよび多少の家庭管理作業のために在宅療養介護を申し出た。入浴ができないこと，基本的ケアのために介助が必要なことにたいへんな苦痛を感じていた。鎮痛および抗炎症効果を目的としてアスピリンを使用していた。しかし，ここ数ヵ月に体験された疼痛は，アスピリンと他の保存的治療によっては軽減されなかった。温熱，周期的安静と穏やかな関節可動域訓練の局所適用を勧められた。患者は医療保険サービスの適応範囲が広く，財政的な懸念はなかった。

術後の右股関節保護措置
　90度以上の股関節屈曲をしないようにする。
　片方の脚の上に他の脚または足関節を交差させないようにする。
　右脚が内転しないようにする。

全身システムの再検討
　コミュニケーション，情動，認識，学習スタイル：コミュニケーションは完全で，順応している。協力的，意欲的である。聴力正常。矯正レンズをかけている。「夜盲症」の経験があり，薄暗い光ではよくみえず，明るいところから薄暗いところに移った場合に正常よりも数秒長く眼の調整が必要であると述べている。
　心肺機能：心拍数＝84，血圧＝130/78，呼吸数＝16，活動による測定値の増加はない。
　皮膚：手術創傷治癒は良好で抜糸が行われた。
　筋骨格系：上肢関節可動域は正常範囲である。手以外は粗大筋力が正常から優である。左示指のDIP，PIP関節にヘバーデン結節が認められる。左股関節，膝と足関節の屈曲テストは良好で，右下肢の部分的体重負荷ができる。

機能状態
　臥床運動（改良した自立装具で）と，座位からの起立動作，最小介助の移乗動作が障害されている。

検査と測定
関節安定性と運動能力：患者は朝に目がさめた後や安静の後に，散発性に手関節と指に少しこわばりがあり，右膝に捻髪音があるという。
関節可動域：右膝と足関節は機能的制限の範囲内である。右股関節は検査できない。
筋運動：両手の握力は低下している（G-）
疼痛：患者は，手関節，指，右股関節の疼痛を否定している。
歩行，移動とバランス：患者は，両側とも標準アルミニウム腋窩支持松葉杖を使用して，監視下に右下肢の部分的な体重負荷を行って平面上で歩行ができる。また，階段上りは最小の介助で行える。退院時には，平面上の歩行が自立すると予想される。
患者の目標：患者は，もう一度個人の生活においても家庭管理においても自立した経営者になろうとたいへん意欲的である。術前に経験した股関節痛は人工関節置換術でほとんど改善し，最近は不快感も少なく，わずかに手術瘢痕に関連したものだけである。

彼女は，家族の所に，ボランティア，社会的な，および余暇活動に再び戻りたいと思っている。できるだけ早く在宅療養介助を中止にしたいとたいへん強く考えている。

居住環境：患者は，エレベータのある建物の5階に1人で住んでいる。居住スペースは，寝室が1つある住居である。

指導問題

1. 初期検査の知見に基づいて，障害のプロセスに関して Nagi モデルに示された，患者の機能障害，機能制限および能力低下の関連について述べよ。
2. 機能的に最も高度なレベルにまでこの患者を回復させ，リハビリテーションの目標を達成するために評価が必要とされる具体的な ADL と IADL スキルを示せ。本章に示された，患者の機能を評価し，患者管理の帰結を記述する測定方法の適切性について述べよ。

用語解説

日常生活活動 activities of daily living（ADL）：例えば食事，更衣，衛生動作や身体運動能力のような日常生活，自己管理，社会生活自立のために必要な活動。ときに基本的日常生活活動 basic activities of daily living（BADL）も参照される。

感情機能 afective function：各人が一生のなかで経験する日常的な作業と深く傷ついたできごとのようなストレスを処理するのに必要な知的なおよび情緒スキルと処理戦略。自尊心，身体像，懸念，抑うつ，および変化を切り抜ける能力などの因子を含む。

チェックリスト checklist：さまざまな課題の記載が単に名義測定で記録される評価ツールフォーマット（例えば，ある/ない，完全/不完全）。

依存（介助） dependence：あるレベルの介助を必要とすること。

困難 difficulty：介助レベルの考慮なしに，余分な負担がかかることを示唆する複合的な用語。

能力低下 disability：年齢，性，社会および文化的因子と関連して成人が自立して社会的役割を実施できないこと。

疾患 disease：一群の特徴的な徴候や異常である状態を引き起こす症状を示す身体の病理学的状態。

機能的活動 functional activities：意義ある生活の意識を生じさせるのと同様に，身体的および精神的健康をサポートするために最も重要と考えられる活動。

機能制限 functional limitation：機能障害のために個人が活動を実施するうえでの正常からの逸脱。

機能的運動スキル functional mobility skills（FMS）：臥床運動（寝返り，背臥位から腹臥位・腹臥位から背臥位への変換，背臥位から座位・座位から背臥位への変換），座位，起立，移乗動作，移動，歩行のような日常的な機能に必要な技能。

ゴールドスタンダード gold standard：他の評価法の規範的な基準として利用できる特定の現象についての容認された正確な測定。

ハンディキャップ handicap：機能制限または能力低下がある個人の社会的不利。

健康 health：単に疾患や病弱さがないだけでなく，身体的，精神的および社会的に完全な健康状態。

疾病 illness：病気を持っているという現実が自分のものとされ，体験されるにつれて現れる個人の反応形式。

機能障害 impairments：解剖学的，生理的，精神的な構造または機能の欠陥あるいは異常。病態または疾患による自然な結果。

手段的日常生活活動 instrumental activities of daily living（IADL）：個人の自己管理，料理，買い物，家庭の雑用を含む社会での自立生活に重点をおいた高度なスキル。

インタビュアー評価 interviewer assessment：検者が話題について面談するか質問し，答えを記録するプロセス。

知的機能 mental function：指導性，注意，集中力，記憶，問題解決および判断を含む個人の知的あるいは認識能力。

名義測定 nominal measures：順序または順位のないカテゴリーに基づいた分類体系。例えば，最も簡単なものは二分反応セットの「存在する/存在しない」，「イエス/ノー」であるが，2つ以上のカテゴリー，例えば，婚姻の状態（未婚，既婚，別居，死別，離別）などもある。

順序（または順番）測定 ordinal（or rank order）measures：項目間の関連性に関して等級分けするに値する分類体系（例えば，より少ない，等しい，より多い）。

実行ベースの評価 performance-based assessment：スキルレベルに関する自己報告の受け入れと比較して，実

際の試みの観察に基礎をおいたスキル評価。
身体的機能 physical function：通常の日常活動の能力のために必要な感覚-運動スキル。
身体的徴候 physical sign：病態または疾患の結果として生じる器官あるいはシステムの直接観察あるいは測定可能な変化。
精神的機能 psychological function：特別な状態の要求と効果的に関連した精神的および感情手段を利用する能力。
信頼性 reliability：計測法が特異的状態の下で同じパラメータを一貫して測定できる程度。
自己管理評価法 self-administered assessment：追加的な入力または指示なしに回答者によって直接答えられるようにつくられた調査，あるいは一連の質問。
社会的機能 social function：社会的役割と義務でうまく他人と交流する能力。社会的相互関係，役割とネットワークを含む。

下位部分（サブルーチン） subordinate part(subroutine)：これがないと課題が問題なく，効率的に進行しない運動の要素。
概略的（または付加的）測定 summary (or additive) measure：各作業または活動に対して点をつけることによって具体的な一連の技能を等級分けする方法。合計100のパーセンテージとしての，または，割合としてのスコアになる。
症状 symptoms：病態または疾患の結果として個人によって体験される変化に対する主観的な反応。
妥当性 validity：研究のデータまたは結果が正しい，あるいは真である程度。
ビジュアル（またはリニア）アナログスケール visual (or linear) analog scale：リニア評価は，連続線上で自分の位置を決め，印をつけるように設計された測定法。関心のあるパラメータの両極を評価用紙に書き込んだ水平線あるいは垂直線を用いている。

付録

ケーススタディの指導問題解答例

1. 初期検査の知見に基づいて，障害のプロセスに関してNagiモデルに示された，患者の機能障害，機能制限および能力低下の関連について述べよ。

解答 患者の特別な病的状態から生じる問題点は筋骨格および神経筋システムに予測可能な影響を及ぼしていて，関節安定性と運動能力（可動域）と筋能力（筋力）の特徴的な障害に結びついている。歩行，移動，バランス障害として現れる体重負荷活動の困難さは，関節安定性と運動能と筋力障害の複合的影響と同様に関節自体の退行性変化のある患者においても典型的に生じている。この特別な患者には心肺システムの二次性障害の症状が認められていないが，機能低下が長期にわたった場合には有酸素能力と耐性性の障害の原因となる可能性があることが当然考えられる。

この患者は社会生活の自立に必要なほとんどのセルフケアADLとIADLの能力自立に必須である臥床運動能力，移乗動作，歩行を含むすべての基本的な機能運動スキルの制限を示している。身体的機能障害に加えて，この患者はいくらかの社会機能の制限が認められ，そのために社会活動と社会的相互関係の機会低下を起こしてきたと考えられる。彼女は，社会ボランティアと同様に家族のなかで母としての重要な役割障害を体験していると思われる。

2. 機能的に最も高度なレベルにまでこの患者を回復させ，リハビリテーションの目標を達成するために評価が必要とされる具体的なADLとIADLスキルを示せ。本章に示された，患者の機能を評価し，患者管理の帰結を記述する測定方法の適切性について述べよ。

解答 この患者は社会で自立した生活をするためにADLとIADLのすべてにおいて完全な自立を回復する必要がある。具体的には，ベッドから出て，住居の外まで歩き，すべての衛生，整容，更衣の動作において自立する必要がある。自立成人としての状態を維持するためには，地域社会に出かけて使命を果たしたり，買い物をしたりする際に，階段，縁石や斜道を乗り越えられることも必要である。ある意味では，車を運転し，または公共交通機関を使用して地域社会に出かけていけるかどうかの能力を調べることも適切である。

本章で概説したそれぞれの評価法が治療の帰結と関連性を持ってはいるが，地域社会でこの患者が自立して行っている機能の詳細をとらえる活動，作業，役割についての測定項目を完全に備えた評

価法はない．したがって，もしセラピストが標準化された測定法を用いてすべての患者に関して同じデータを得ることを望む場合，初期検査に関するデータ収集にはこの患者の特別な問題を確認するために補足情報を集めたり，治療の個別化された計画を設計し，予想される目標と介入で期待される帰結も確認しなければならないだろう．

文献

1. The Guide to Physical Therapist Practice. Phys Ther 77:1163, 1997.
2. Pope, AM, and Tarlov, AR (eds): Disability in America: Toward a National Agenda for Prevention. National Academy Press, Washington DC, 1991.
3. Duckworth, D: The need for a standard terminology and classification of disablement. In Granger, C, and Gresham, G (eds): Functional Assessment in Rehabilitation Medicine. Williams & Wilkins, Baltimore, 1984, p 1.
4. World Health Organization (WHO): The First Ten Years of the World Health Organization. World Health Organization, Geneva, 1958.
5. Jette, A: Concepts of health and methodological issues in functional assessment. In Granger, C, and Gresham G (eds): Functional Assessment in Rehabilitation Medicine. Williams & Wilkins, Baltimore, 1984, p 46.
6. World Health Organization (WHO): International Classification of Impairments, Disabilities, and Handicaps. World Health Organization, Geneva, 1980.
7. Guccione, AA: Physical therapy diagnosis and the relationship between impairments and function. Phys Ther 71:499, 1991.
8. Nagi, S: Disability concepts revisited. In Pope, AM, and Tarlov, AR (eds): Disability in America: Toward a National Agenda for Prevention. National Academy Press, Washington DC, 1991, p 309.
9. Nagi, S: Disability and Rehabilitation. Ohio State Univ. Pr., Columbus, 1969.
10. Nagi, S: Some conceptual issues in disability and rehabilitation. In Sussman, M: Sociology and Rehabilitation, Ohio State Univ. Pr., Columbus, 1965, p 100.
11. Schenkman, M, and Butler, RB: A model for multisystem evaluation, interpretation, and treatment of individuals with neurologic dysfunction. Phys Ther 69:538, 1989.
12. Schenkman, M, and Butler, RB: A model for multisystem evaluation and treatment of individual's with Parkinson's disease. Phys Ther 69:932, 1989.
13. Granger, C: A conceptual model for functional assessment. In Granger, C, and Gresham, G (eds): Functional Assessment in Rehabilitation Medicine. Williams & Wilkins, Baltimore, 1984, p 14.
14. ICIDH-2: International Classification of Impairments, Activities and Participation. A Manual of Dimensions of Disablement and Functioning. Beta-1 draft for field trials. World Health Organization, Geneva, 1997.
15. Cahalin, LP, et al: The six-minute walk test predicts peak oxygen uptake and survival in patients with advanced heart failure. Chest 110:325, 1996.
16. Winograd, CH, et al: Development of a physical performance and mobility examination. J Am Geriatr Soc 42:743, 1994.
17. Duncan, PW, et al: Functional reach: A new clinical measure of balance. J Gerontol 45:192, 1990.
18. Duncan, PW, et al: Functional reach: Predictive validity in a sample of elderly male veterans. J Gerontol 47:93, 1992.
19. Mathias, S, et al: Balance in elderly patients: The "Get Up and Go" test. Arch Phys Med Rehabil 67:387, 1986.
20. Podsiadlo, D, and Richardson, S: The timed "Up and Go": A test of basic functional mobility for frail elderly persons. J Am Geriatr Soc 39:142, 1991.
21. Guralnik, JM, et al: A short physical performance battery assessing lower extremity function: Association with self-reported disability and prediction of mortality and nursing home admission. J Gerontol 49:85, 1994.
22. Tager, IB, et al: Reliability of physical performance and self-reported functional measures in an older population. J Gerontol 53:295, 1998.
23. Mahoney, F, and Barthel, D: Functional evaluation: The Barthel Index. Md Med J 14:61, 1965.
24. Guccione, AA, et al: Defining arthritis and measuring functional status in elders: Methodological issues in the study of disease and disability. Am J Public Health 80:949, 1990.
25. Rothstein, JM: Measurement and clinical practice: Theory and application. In Rothstein, JM (ed): Measurement in Physical Therapy. New York, Churchill Livingstone, 1985, p 1.
26. Standards for Tests and Measurements in Physical Therapy Practice. Phys Ther 71:589, 1991.
27. Granger, CV, et al: The Stroke Rehabilitation Outcome Study—Part I: General Description. Arch Phys Med Rehabil 69:506, 1988.
28. Granger, CV, et al: The Stroke Rehabilitation Outcome Study: Part II. Relative merits of the total Barthel Index score and a four-item subscore in predicting patient outcomes. Arch Phys Med Rehabil 70:100, 1989.
29. Granger, C, et al: Outcome of Comprehensive Medical Rehabilitation: Measurement by Pulses Profile and the Barthel Index. Arch Phys Med Rehabil 60:145, 1979.
30. Katz, S, et al: Studies of illness in the aged. The Index of ADL: A standardized measure of biological and psychosocial function. JAMA 185:914, 1963.
31. Katz, S, et al: Progress in the development of the Index of ADL. Gerontologist 10:20, 1970.
32. Liang, M, and Jette, A: Measuring functional ability in chronic arthritis. Arthritis Rheum 24:80, 1981.
33. Branch, L, et al: A prospective study of functional status among community elders. Am J Public Health 74:266, 1984.
34. Guccione, AA, and Jette, AM: Assessing limitations in physical function in patients with arthritis. Arthritis Care Research 1:170, 1988.
35. Granger, CV: Advances in functional assessment for medical rehabilitation. Topics in Geriatric Rehabilitation 1:59, 1986.
36. Granger, CV, et al: Functional assessment scales: A study of persons with multiple sclerosis. Arch Phys Med Rehabil 71:870, 1990.
37. Guide for the Uniform Data Set for Medical Rehabilitation (Adult FIM), Version 4.0. Buffalo, Uniform Data System for Medical Rehabilitation, UB Foundation Activities, Inc., 1993.
38. Gilson, B, et al: The Sickness Impact Profile: Development of an outcome measure of health care. Am J Public Health 65:1304, 1975.
39. Bergner, M, et al: The Sickness Impact Profile: Validation of a health status measure. Med Care 14:57, 1976.
40. Pollard, W, et al: The Sickness Profile: Reliability of a health status measure. Med Care 14:146, 1976.
41. Carter, W, et al: Validation of an interval scaling: The Sickness Impact Profile. Health Serv Res 11:516, 1976.
42. Bergner, M, et al: The Sickness Impact Profile: Development and final revision of a health status measure. Med Care 19:787, 1981.
43. Deyo, R, et al: Measuring functional outcomes in a chronic disease: A comparison of traditional scales and a self-administered health status questionnaire in patients with rheumatoid arthritis. Med Care 21:180, 1983.
44. Deyo, R, et al: Physical and psychosocial function in rheumatoid arthritis. Clinical use of a self-administered health status instrument. Arch Intern Med 142:870, 1982.
45. Deyo, R, et al: A controlled trial of transcutaneous electrical stimulation (TENS) and exercise for chronic low back pain. New Engl J Med 322:1627, 1990.
46. MacKenzie, C, et al: Can the Sickness Impact Profile measure change: An example of scale assessment. Journal of Chronic Diseases 39:429, 1986.
47. Tarlov, AR, et al: The Medical Outcomes Study: An application of methods for monitoring the results of medical care. JAMA 262:925, 1989.
48. Stewart, AL, et al: Functional status and well-being of patients with chronic conditions: Results from the Medical Outcomes Study. JAMA 262:907, 1989.
49. Wells, KB, et al: The functioning and well-being of depressed patients: Results from the Medical Outcomes Study. JAMA 262:914, 1989.
50. Stewart, AL, et al: The MOS short general health survey: Reliability and validity in a patient population. Med Care 26:724, 1988.
51. Ware, JE, and Sherbourne, CD: The MOS 36-item short form health survey (SF-36): I. Conceptual framework and item

selection. Med Care 30:473, 1992.
52. McHorney, CA, et al: The MOS 36-item short form health survey (SF-36): II. Psychometric and clinical tests of validity in measuring physical and mental health constructs. Med Care 31:247, 1993.
53. McHorney, CA, et al: The MOS 36-item short form health survey (SF-36): III. Tests of data quality, scaling assumptions, and reliability across diverse patient groups. Med Care 32:40, 1994.
54. Ware, JE, et al: SF-36 Health Survey: Manual and Intepretation Guide. Boston, The Health Institute, New England Medical Center, 1993.
55. Mossberg, KA, and McFarland, C: Initial health status of patients at outpatient physical therapy clinics. Phys Ther 75:1043, 1995.
56. Jette, DU, and Downing, J: Health status of individuals entering a cardiac rehabilitation program as measured by the Medical Outcomes Study 36-item short form survey (SF-36). Phys Ther 74:521, 1994.
57. Jette, DU, and Downing, J: The relationship of cardiovascular and psychological impairments to the health status of patients enrolled in cardiac rehabilitation programs. Phys Ther 76: 130–139, 1996.
58. Jette, DU, and Jette, AM: Physical therapy and health outcomes in patients with spinal impairments. Phys Ther 76:930, 1996.
59. Jette, DU, and Jette, AM: Physical therapy and health outcomes in patients with knee impairments. Phys Ther 76:1178, 1996.
60. Jette, DU, et al: The disablement process in patients with pulmonary disease. Phys Ther 77:385, 1997.
61. Krisler, KS, et al: OASIS Basics: Beginning to Use the Outcome and Assessment Information Set. Center for Health Services and Policy Research, Denver, 1997.
62. Shaughnessy, PW, and Crisler, KS: Outcome-based Quality Improvement. A Manual for Home Care Agencies on How to Use Outcomes. National Association for Home Care, Washington, DC, 1995.
63. Guccione, AA, and Jette, AM: Multidimensional assessment of functional limitations in patients with arthritis. Arthritis Care Research 3:44, 1990.

参考文献

Dittmar, S, and Bresham, G: Functional Assessment and Outcome Measures for the Rehabilitation Health Professional. Aspen Publishers, Inc., Gaithersburg, MD, 1997.

12

環境評価

Thomas J. Schmitz

概 要
- **評価方法**
  - インタビュー
  - 自己評価および行為に基づく検査
  - 物理的空間の寸法と視覚描写
  - 現場訪問
- **環境改善のための介入方法の概観**
  - 現場での評価
  - 生活環境機器
  - 職場評価
  - 地域社会評価
- **環境改善のための資金**
- **環境アクセスに関連する法的措置**

学習目標
1. 患者の機能を最適化するうえで，環境アクセシビリティの重要性を理解する。
2. 患者の機能に影響を与える一般的な環境障壁を特定する。
3. 環境障壁を特定するのに用いる検査と測定について説明する。
4. 患者の機能を向上させるための，環境改善の方法を定める。
5. 総合的なリハビリテーション計画における，環境への評価の重要性を認識する。

物理的環境は自然なもの，意図的に組み立てたもの，双方が複雑に入り交ざり個々の機能を果たす。意図的に組み立てたものとは，人間によってつくられた建造物および構築物を指す。自然なものとは，植物，山，川，平坦ではない地勢などの地理的なものに加え，他の人間をも示す[1]。環境は，人間の機能に影響を与える構成体，すなわち個人の家，近隣，共同体，移動手段などかなりの範囲を含む。さらに，個人の教育，職場，娯楽，商業，自然も含まれる[2]。

環境障壁は，個人が環境において最適に機能することを妨げる物理的な障害と定義され，これには安全上の問題，アクセスの問題，家あるいは職場の設計に関する問題が含まれている[3]。**アクセシビリティ**とは，環境が個人の機能のレベルに合わせて資源の使用を提供する程度をいう。**アクセスしやすいデザイン**とは，通常，アクセシビリティのために定められた規格を満たす構造を示す。米国では，これらの規格は，American National Standards Institute（Accessible and Usable Buildings and Facilities, ICC/ANSI A117.1-1998），1988 年の Fair Housing Amendments 条例，および Uniform Federal Accessibility Standards（UFAS）により示され，入手可能である。公共の建物や商業用建築は，米国身体障害者法（ADA）のアクセシビリティガイドラインにより規制される。**ユニバーサルデザイン**（ライフスパンデザイン，包括的デザインとも呼ばれる）とは，とりわけ障害がある人を含むすべての人の必要条件を満たす構造物や住居製品などのデザインを指す。ユニバーサルデザインの特徴は，年齢，身長，体型，および能力などが異なった広範な個人に環境アクセスを可能にし，一生涯にわたる人間のニーズの変化をも考慮に入れている。

国際的に認められたシンボルを建物に掲げることで，障害を持った人でもアクセスしやすい建物であることを示す。これが**環境アクセシビリティ**の重要さの反映である（**図 12-1A**）。国際的に認められたシンボルとしては，ほかにも補聴器の能力（**図 12-1B**）を有するもの，例えば相互に文字機能を有する電話（TTY）のようにキーボードと視覚的表示を使用することで交信

341

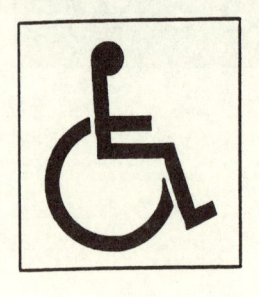

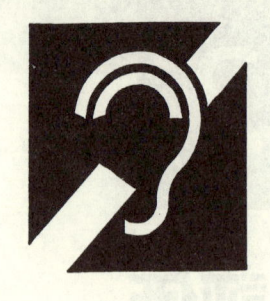

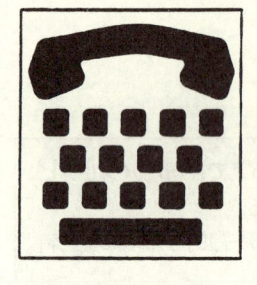

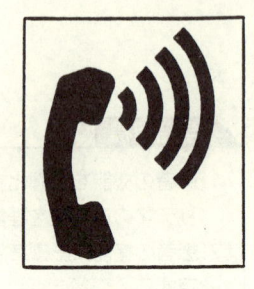

図 12-1　A：アクセシビリティの国際シンボル，B：難聴者アクセス可の国際シンボル，C：国際 TTY シンボル，D：ボリュームを調整できる電話

評価方法

理学療法士はいくつかの特異的な検査や測定によって環境を評価し，可能な変更を提案する．これらの用いられる検査や測定，および一般化されたデータをBox12-1 に示す．

環境評価全般にわたり，患者の身体障害の性質によって，データ収集は以下の方法のうち 1 つ以上の方法で行う．すなわち，①インタビュー，②自己評価，個人の能力に基づく検査，③物理的空間の寸法と視覚描写，および④現場訪問である．患者の必要性にもよるが，これらの方法のうち 2 つ以上の組み合わせにより，必要なすべてのデータを網羅することが可能となるだろう．現在のコスト削減の時代には，現場訪問においても時間や交通費の制限といった課題がある．そのような状況で，環境評価の目標を達成するために，データ収集にとって代わるいくつかの手段（例えば，インタビュー，自己評価，個人の能力に基づく検査，および視覚描写と物理的寸法）を用いることができる．

インタビュー

環境評価は，通常，患者とサポートネットワークメンバーへのインタビューから開始される．患者の機能的な制限が課題遂行能力や活動に影響を及ぼす場合，あるいは限られた環境障壁がアクセシビリティの課題である場合，解決のための具体案とガイドラインを提供するために，インタビューはより正確に行い，アクセス問題を解決するために物理的障壁を評価することが必要十分条件であるだろう．より軽視してはならな

を可能にする電話（図 12-1C），ボリュームを調整できる電話（図 12-1D）がある．

リハビリテーション介入の第一の目的は，患者のライフスタイルに合わせ，より完全に機能的に環境を形づくることである．この目的を達成するためには，アクセシビリティは個人の環境の部分部分に常に連続的に存在しなければならない．アクセシビリティを完全に満たす目標を定めるため，環境評価は，患者ごとに個々のニーズを記述する必要がある．環境評価の目的はさまざまであり，以下の働きをする．

1. 物理的環境における，患者の機能のレベルと安全の度合いを評価する．
2. サポートネットワーク（家族，友人，介護者，重要な他者，協力者，職場の同僚，隣人），雇用者や政府機関，第三者保険機関を環境アクセシビリティとみなし，現実的に勧める．
3. 患者に対して，**生活環境機器**の追加が必要か否かを評価する．
4. 患者のもとの環境への復帰，さらなるサービスの必要性（すなわち，外来患者治療，在宅公共医療など）の判定を支援するために，患者とサポートネットワークの準備を補助する．

Box 12-1　環境評価全般にわたり，用いられる検査・測定および一般化されたデータ

検査・測定
写真，ビデオを用いた物理的空間の分析
現時点の本質的な障壁の評価
物理的空間の測定
環境の実地調査
患者，その他の人に適切な状態で実施されたインタビューとアンケート

一般化されたデータ
安全性を高めるための適合，追加，または修正
連邦や州の法律と規則により詳細に説明されている規格との合致
環境障壁排除の推進
在宅，仕事，学校，趣味，およびレジャー活動における特定の課題動作遂行を妨げる空間制限などの障壁

American Physical Therapy Association[3], p2-8. より

い機能的な制限がある場合，インタビューは，患者を取り巻く環境に関するデータを集めるために用いられるいくつかの方法のうちで最も重要なものとなる。インタビューにより，段差の有無，階段，手すりなど，評価される環境の一般的な特色を明らかにし，患者により明らかにされたすべての特別な環境問題を特定し，セラピストの注意を内在的な安全上の問題に向け，治療方法および追加評価の必要性を特定できる。セラピストは，インタビューの過程で，サポートネットワークの特性に関する以下のような知識を獲得する機会が得られる。①患者に対する態度，②患者自身が環境に復帰したいという願望の程度，③介護者の目標と能力，④リハビリテーションチームメンバーに対する態度などで，それは推奨されている環境の変更に対する受容性に影響を及ぼすこともある。

自己評価および行為に基づく検査

　自己評価とは，さまざまな環境において課題や活動を遂行する患者自身の能力に関する情報を患者自身に申告させることであり，これにはセラピストによって実施される筆記形式あるいはインタビュー形式がある。自己評価法特有の短所は，個人が行動能力を過大評価するか，または環境障壁の影響を過小評価する可能性があるということである。報告の精度は，①患者にあまり間の空いていない最近の，例えば前週中の行為に基づく評価に焦点を合わせるようにさせ，②一貫して活動の実行がないことにおいて，活動における実際の行為（例えば，日常的に入浴においてシャワーを使用すること）か，認識された能力かを見分けることにより，改善することが可能になる。

　患者の活動における行為を注視するセラピストが，行為に基づく評価（例えば，Functional Reach Test[4]，Get Up and Go Test[5]，Physical Performance Battery[6]など）を実践する。評価において患者の機能障害の影響を扱うことにより，ごく当たり前に暮らしている環境のなかでの患者の行為を予測するのに役立つ。第11章「機能評価」の自己評価と実行ベースの評価を参照されたい。

物理的空間の寸法と視覚描写

　セラピストは，患者の機能を予測するために，サポートネットワークメンバーに対して環境の視覚描写（例えば，写真，ビデオ，図表）と物理的な寸法（巻尺による計測）を提供するよう要求することがある。患者の環境の視覚描写と寸法計測により，変更するか否かの提案ができる。そのような環境情報により，セラピストは，安全性と機能性を最大限引き出すことに注意しながら，課題をこなす患者環境の局面をシミュレーションすることができる。また，セラピストは補装具の必要性も同時に評価できる。

現場訪問

　現場訪問は，活動を実行しなければならない実際の環境における行為を観察できるので，多くの患者にとって望ましい評価の方法である。また，環境における患者の能力に関して，患者，サポートネットワークメンバー，および雇用者の不安を抑えるという面でしばしば役に立つ。さらに，現場訪問は，特定の環境障壁の変更，それへの対処または適合などに関して，セラピストが安全上の問題を特定し，推し進めるうえでよい機会となるだろう。

　1つの評価方法，あるいはいくつかを組み合わせた評価方法のいずれが適用されるにしても，評価の範囲と幅は，患者のサポートネットワークのメンバーがかかわることによって高められるであろう。セラピストは，通常患者のすべての環境面を評価することはできないので，他の人がかかわることが，アクセシビリティの目標を最大限達成するための手段になる場合がある。他の人がかかわることは，一般的なコミュニティアクセスの評価には特に重要である。セラピストは，公共輸送の有用性と同様，コミュニティレクリエーション施設，教育施設，および商業施設へのアクセスについて調査を指示し，促すことができる。またセラピストは，環境改善のための資金調達に必要な役割について指示を与えることができる（可能な財源については本章で後述する）。

環境改善のための介入方法の概観

　特別な介入の必要性を評価するために，環境評価のデータが使用される。CorcoranとGitlin[1]は，環境改善のための介入方法について主要な5領域を特定している。すなわち，①手すり，補助棒，適合食器（例えば，ロッカーナイフ），杖，または歩行器などの補助具，②照明，煙探知器，または検出装置などの安全装置，③ドアの拡大，手すり・傾斜板の設置，玄関口敷居の除去を含む構造上の改良，④ストーブの廃止，ドアノブでの拡大レバーの使用，ラグの除去，移動式家具などの環境設備の改良あるいは設置位置の変更，⑤視覚・聴覚・その他の知覚の手がかりの使用，および省エネルギー技術などによる課題の変更，である。

現場での評価

　以下の2項目は，在宅と職場の評価のための提案である。提示された情報は，個々の患者すべてのニーズを十分含んでいるわけではない。現場訪問の間，最も一般的に心配されるものに注意を向けることで，環境の判断がなされる。

▼ 在宅評価

　現場訪問の前に，理学療法士および作業療法士は，サポートグループのメンバーが参加するよう予定を立てるべきである。この訪問にはいくつかの役目がある。理学療法士や作業療法士は，患者の能力や限界に精通する機会をサポートグループのメンバーに提供し，歩行・移乗・運動・機能的な活動などを援助する確実な方法を学ぶ時間をサポートネットワークのメンバーに与える。訪問の間，セラピストは補助具や生活環境機器の使い方を教えることができるだろう。サポートネットワークの教育に時間を費やすことで，患者の入院施設から在宅・地域社会への移行を容易にする。現実的には，患者の週末の一時帰宅時に現場評価を計画すべきである。このときに，セラピストあるいはサポートネットワークのメンバーが予期しなかった問題が発見されることもある。実際の環境への復帰の前にその問題を解決することが大事である。

　現場評価に先立ち，いくつかの重要な領域ごとに，訪問中なされる提案のタイプとその準備に影響を与える情報を集めるべきである。そのような情報としては，以下のものがある。
1. 患者の行動のニーズおよび目標に関する知識[1]。
2. 患者とすべての専門職（理学療法士，作業療法士，言語聴覚士など）で判断される患者の現機能レベルに関する詳細な情報。
3. 補助具または生活環境機器の特性と寸法。
4. 患者の能力低下に関する予後についての知識（例えば，能力低下は普遍的か進行性か，長期的には，どのような機能的能力が予想されるか）。
5. 患者の保険補償範囲と資金（環境改善費用）に関する情報。
6. 患者の将来計画（家庭管理・家事，労働，学校，職業訓練など）。

　これらの情報は，患者へのインタビュー，患者のサポートネットワークのメンバーとの会議，カルテ，ボランティアによる患者との対話，および特定の評価手順（例えば，機能評価）により集めることができる。こうした情報が収集されれば，現場訪問の際に必要な補助具や生活環境機器を決めることができ，ふさわしいチームメンバーが患者につき添うことができるだろう。

　在宅訪問の際，理学療法士および作業療法士が患者につき添うことが理想的である。彼らは，患者の家屋内での機能的なレベルや物理的構造を評価することに共同責任を負う。患者あるいはサポートネットワークのメンバーが特に必要とした場合，言語聴覚士，ソーシャルワーカー，および看護師も在宅訪問のメンバーに含めることがある。訪問は2つの要素に分けるべきである。1つは住居の外部へのアクセシビリティに対処すること，2つ目は，家屋内部の評価に従事することである。訪問中は，巻尺と家屋の評価用紙は重要なツールである。リハビリテーション部門の多くは，個々の患者に応じた独自の家屋評価用紙を開発している。用紙は，訪問を体系化する一助となり，さらに必要な詳細のすべてに注意を向けることに役立つ。さまざまな家屋評価用紙とチェックリストが利用可能である。付録Aに見本を示す。この用紙は，個々の患者，または患者全体の特別な必要性によって，拡張でき変更もできる。家屋評価用紙のデータを解釈して利用する際には，一般的に信頼性と標準化を欠くので，多少の注意が必要である。

　現場訪問において，家に到着した際は，評価を開始する前に少しの間，患者を休息させる必要があるだろう。長期間の留守の後に家に帰ったときなどは，多くの患者が非常に興奮したり感情的になっているので，短時間の休息は考慮すべき重要なことである。一時帰宅が週末の在宅訪問のために計画されたとしても，これは本当に重要なことである。

　内部の評価を実施する1つの方法は，朝，患者がベッドに寝ていたと仮定して始めるということである。更衣，整容，入浴動作，食事準備といった日常生活すべてのシミュレーションはここから始まる。患者は，評価を容易にするためにできるだけ1人ですべての移動，運動，歩行，セルフケア，および家事活動を行ってみるべきである。その結果，いつどのように患者を補助するかをサポートネットワークのメンバーに教える機会もできるであろう。

▼ 屋外のアクセシビリティ：一般的な問題

1. 住居が自己所有か賃貸かに注意することは重要である。住居のタイプと所有権によっては，患者が必要とする変更が不可能になるかもしれないからである。
2. 関連して，居住の永続性も考慮すべきである。近い将来，患者の屋外への移動を考える場合，どのように改造を実施するかに影響を及ぼすからである（例えば，砂利私道を舗装し，スロープを設置して移動可能なものにする，など）。

第12章　環境評価

▼ 屋外のアクセシビリティ：特別な考慮

●入口の経路●

1. 住居への入口が2つ以上ある場合，最もアクセスしやすいものを選択すべきである（私有車道，路面，わずかな階段，利用可能な手すりなど）。
2. 理想的には，私有車道は，表面が平らで滑らかで，家へのアクセスが簡単なものがよい。入口への歩道は慎重に評価すべきである。ひび割れていて平坦でない表面は，修理するか，代替経路を選択すべきである。
3. 入口は，悪天候にも対応できるように，適切な屋根や照明をつけるべきである。
4. 階段の高さ，段数，およびその状態に注意する。ステップは，奥行きが最低 280 mm，高さ 180 mm 以下が理想的である[7]。**段鼻**は，ステップ先端の尖った張り出しを指し，13 mm 以下に抑えた傾斜をつけるとよい。張り出しは，患者が次のステップへ足部を振り出す際に爪先が当たるので，しばしば問題になる。できれば，段鼻は取り除くか短くすべきである。段鼻は，ちょうど逆三角形の形をした小さな木を下側のステップに向かって滑らかな輪郭になるよう先細りに取り付けることで，影響をより小さくすることができる（図 12-2A）。ステップには，昇降しやすいように滑り止めをつけるべきである。より昇降しやすいよう，その素材に研磨ストリップを貼る（図 12-2B）。
5. 手すりは，必要に応じて取り付けた方がよい。一般に手すりは，最低 865 mm，最大 965 mm の高さである。この手すりの高さの幅を，個人差とりわけ身長の違いによる変更に対応できるようにしている。少なくとも左右どちらか一方の手すりを，階段の上がり始めと最上部に最低 305 mm 水平に延長して取り付けるべきである。円形手すりの横断面の直径は 32〜51 mm なければならない。壁に隣接して取り付ける場合，手すりと壁の間のすき間は最低 38 mm 必要である[7]。
6. 傾斜板を設置する場合，適切なスペースが必要である。通常，大きな傾斜板は木製かコンクリート製，より小さい傾斜板ならアルミニウム製かグラスファイバー製である。車椅子用傾斜板の最小の**勾配**は，傾斜板の長さが 305 mm すなわち 1：12 という走行スロープ比に一致させるよう，スロープすべてに高さ制限を設けている。野外の傾斜板で，雪または氷のような悪天候にさらされる場合は，およそ 1：20 とよりゆるやかである必要がある。傾斜板は，すべらない表面で，最低 915 mm の幅を要する。また，どのような傾斜板でも，全体で 760 mm 以下の高さでなければならない。手すりの高さは，傾斜板上 865〜965 mm の高さにし，傾斜板の前後 305 mm 延長する（図 12-3）[7]。市販されている小さな傾斜板を利用することにより，縁石とわずかなステップの高さを通ることが可能になる。

7. 不十分なスペースを傾斜板に利用する場合，垂直なプラットホームリフトと階段昇降リフトを利用することもできる。垂直なプラットホームリフトは上下に約 2.5 m 可動する開閉式モデルを利用する。プラットホームリフトはしばしば，傾斜板上部の着地部分でステップに隣接して設置される。患者は，家に入るためにリフト（762×1,016 mm）で門から玄関口付近まで運ばれる（また，屋内でリフトを使用することもできる）。階段昇降リフトは，既存の階段に直接設置し，通常屋内で使用する。これは利用者がわずかな階段を昇降する際に取り付けられる。多くのモデルが，家族が自由に階段を利用できるよう，隣接している壁にプラットホームを折りたたんで寄せるタイプである。住宅のエレベーターは別のオプションで，より高価であり，囲まれたシャフト構造を必要とする。

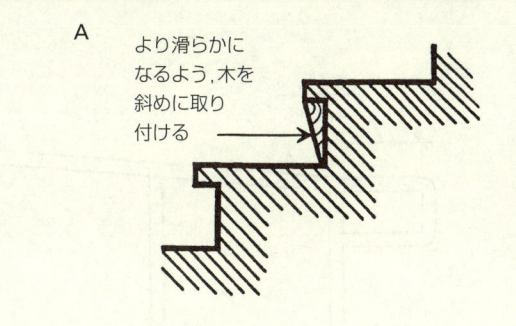

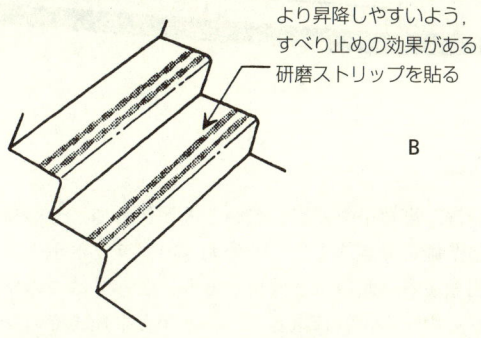

図 12-2 A：次のステップに昇る際，爪先が当たらないよう，木製の傾斜を取り付ける。B：研磨ストリップにより昇降しやすくする（U. S. Department of Housing and Urban Development [HUD], Office of Policy Development and Research [PD & R]: Residential Remodeling and Universal Design: Making Homes More Comfortable and Accessible. 1996, p 79. より）

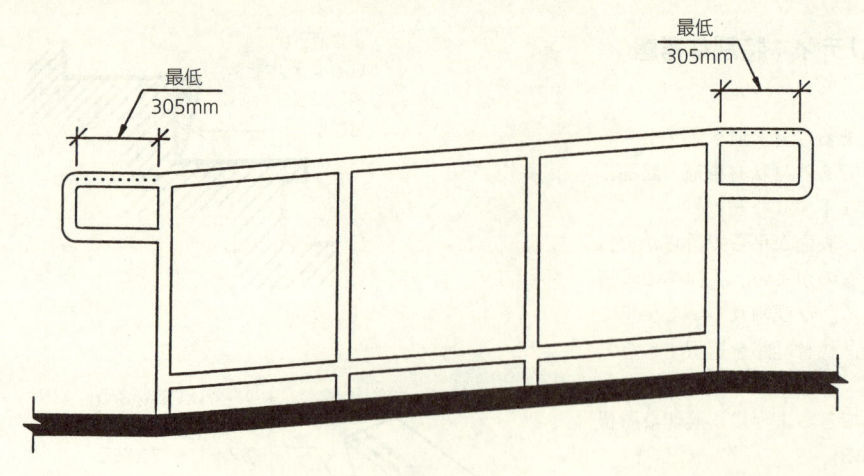

図12-3 手すりは傾斜板の底面と上面でそれぞれ最低305mm延長する(American National Standards Institute, Inc.[7], p37. より)

▼ 入口

1. 入口は，車椅子を使用している人が休めて，かつ移動の準備をできるよう，十分大きいプラットホームを用意する。傾斜板を使用する人にとってこのプラットホームは特に重要で，斜地から平地までの安全な通行に寄与するものである。車椅子を使用している人が，自在にドア（前後に開閉する）を開けるためには，少なくとも1,530×1,530 mmの空間が必要である。ドアを患者から離して開閉する場合，少なくとも奥行き915 mm，幅1,530 mmが必要となる。
2. ドア錠は，患者にとって操作しやすいものでなければならない。鍵を回すのに必要な力と同様に，錠の位置（高さ）も評価する必要がある。患者によっては，代替の錠システム（音声による作動，カードによる作動，リモートコントロールによるロック，キーパッドによる電子セキュリティシステム，押しボタン式の南京錠）を考慮することが重要である。
3. ドアの取っ手は，患者が容易に回すことができるものでなければならない。握力が限られている患者は，ネジで固定して簡単に取り付け，取り外しができるレバータイプの取っ手も利用できるが，ゴム製のドアノブカバー（伸縮自在で，手触りを感じる握りを提供する）あるいはレバータイプの取っ手（図12-4）も使いやすいものである。
4. ドアは，患者が操作しやすい方向に開閉できなければならない。車椅子を使用している人が外出する際にドアを容易に閉めることができるように，杖はドアの外側に掛けることができる方がよい。
5. 戸口に高い**敷居**がある場合は，取り外すべきである。取り外せないときは，敷居の角に**傾斜づけ**をし，高さを13 mm以下までに抑えなければならない[7]。すき間風を予防したい場合は，ドアに風雨や外気の進入を防ぐ詰め物をする。

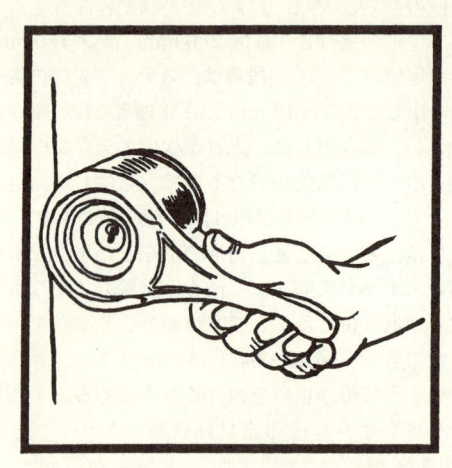

図12-4 ドアノブ・レバー。ネジで固定して簡単に取り付け，取り外しができるレバータイプの取っ手も利用できる (Krantz, GC, et al: Assistive Products: An Illustrated Guide to Terminology. The American Occupational Therapy Association, Inc., Bethesda, MD, 1998, p25. より)

6. 戸口幅を計測する。通常，戸口幅が815～865 mmならば，ほとんどの車椅子に適した幅で満足できるものである。
7. ドアが閉まるのを補助するための負荷がかかる場合，その圧は患者への作用の面から約3.6 kgを上回ってはならない。
8. **キック・プレート**は，車椅子または歩行器を使用している人がよく利用するドアにつけられることがある。キック・プレートは，ドアの底部から305 mmの高さがよい。

▼ 屋内のアクセシビリティ：一般的な考慮

●家具の配置●

1. 車椅子や歩行器を操作するためには，十分な広さの部屋が必要である。

2. 1つの部屋から次の部屋まで見通しの利く通路でなければならない。
3. 電話，壁スイッチ，コンセントへの制限のないアクセスが求められる。テーブルタップは，アクセスしやすくするだけでなく，コンセントの数を増やすことができる。コンセントの位置は高くし，壁スイッチは低くする必要がある。延長コードは，車椅子を使用している人が，高い所にある電気スイッチを扱うのに役立つ。

●床●
1. 床の敷物の全面を床に接着するか，びょうで留めることで，車椅子の使用によって敷物に皺が寄ったり，波打ったりするのを防ぐことができる。密で平らな層が重なったカーペットなら，一般に車椅子や歩行器による移動が容易である。
2. 小さな敷物は用いるべきではない。
3. すべり止めワックスの使用が奨励される。

●ドア●
1. 平らで水平な面にするために，段差のある敷居は取り除くべきである。
2. 車椅子や歩行器使用にあたってゆとりを確保するために，戸口が幅 815 mm 未満の場合は広げる必要がある。これが不可能な例では，車椅子利用者が，椅子に直接コンパクトな補助具を取り付けるとよい。このクランクハンドルを回転させることによって，椅子の回転幅は一時的に小さくなる。
3. ドアは，取り外したり，反転できるものでなければならず（例えば，特に非常時に，より簡単に出られるよう出口が外側に開く），あるいはアコーディオンドアや軽いドアに変えなければならないこともある。ドアの遊びを増すためにほかにもいくつかのオプションがある。例えば，①使用しない場合に隣接した壁にドアを収納するドアポケットの設置，②ドアが前後に自在に開くように，およそ 51 mm の遊びを生むオフセット蝶番の使用，そして③カーテン（安価なスプリング入りのカーテンロッド，織地かプラスチック製のシャワーカーテンを使用）を設置してドアを取り外す，などがある。
4. ドアの外側に関して言及したが，家の内側の取っ手についても同様に評価しなければならない。内側の取っ手については，ゴム製のドアノブカバー，レバータイプの取っ手が考慮すべき重要なポイントである。視覚障害者が利用する建物と住居では，**ぎざぎざ面**の取っ手が室内で使用される。表面の粗いぎざぎざ面は，ドアが危険な場所に通じることを警告する役割がある。

●階段●
1. すべての屋内階段の吹き抜け部は，手すりを備え，照明すべきである。補助的な電気光源として，電池式壁ランプが実用的である。通路の照明には，安価でしかも単独の電源によって多様に調節可能なランプが推奨される。照明は，まぶしさや反射を最小に抑えた，明るいものがよい。自動的に灯る運動感知型のライトは，患者が階段（や家の他の場所）にアプローチする際の安全性を配慮している点で，有用性が期待されるだろう。
2. 視力低下，加齢による視力の弱化をともなう患者が階段を利用する際，階段の最上段と最下段の面で異なる感触を感じ取ることができれば，そこが階段の吹き抜け部の端に近いということを，患者自身に警告できる（また各ステップに用いれば，その端を識別できる）。同じ目的で，円い形をしたテープを手すりの上下に貼ることがある。また，床に配置された細長い板は，触覚によって，歩行路の高さの変化，異なる区画や別の部屋への入口であることを知らせる。
3. 視覚障害の患者の多くはまた，それぞれの階段の境を明るくし，対照をなすカラーテープを貼ることで，利便性がもたらされる。一般に，暖色（赤，オレンジ，および黄色）は冷色（青，緑，および紫色）よりみやすい。

●暖房器具●
1. 特に知覚障害のある患者が火傷をしないよう，すべての暖房器具，通気孔，および温水管はパイプカバーで適切に仕切り，絶縁すべきである。
2. 患者が，温度調節をしやすいものであることが求められる（例えば，ヒート・コントロール・バルブに，大きくかつ長くした，つかみやすい適切なハンドルを使用する）。

▼ 屋内のアクセシビリティ：特別な配慮

●寝室●
1. ベッドは，周囲に人が移乗するのに十分なスペースを保ちつつ，固定して置くべきである。ベッドを壁際か部屋の隅（患者が自分でベッドを整えるつもりでいる場合を除く）に設置することで安定性が向上する。各脚にゴム製の吸着カップをはめることでさらに安定性が増すであろう。
2. ベッドの高さは，移乗が容易になるよう考慮しなければならない。また，重みによる沈下に対しては，各脚に木製ブロックをあてがうことで高さを調節する。さらに別のマットレスやスプリングを使用することで，高さを増すことができる。同様に，ブロッ

クは椅子の高さを上げるのに使えるであろう。

3. マットレスは慎重に評価すべきである。その表面は堅くて快適なものがよい。マットレスが比較的よい状態であるなら，マットレスとスプリングの間に挿入するベッドボードは，さほど気にしなくてもよいかもしれない。ただし，マットレスがかなり使い古されている場合は，新品のベッドボードを用意すべきである。
4. ナイトテーブルかキャビネットを利用できるようにするとよいだろう。これは，ランプ，電話（頻繁に使用する電話番号や非常時の電話番号はメモリダイヤルにし，可能ならコードレスにする），必要な薬剤，および介護者の援助が必要なときに使う呼鈴を置くのに利用する。
5. クローゼットの衣服バーは，車椅子乗車時にも利用できるように，昇降式がよいであろう。バーは床から1,320 mmの高さまで下りるものがよい。壁取り付けフックは，クローゼットにも役立つので，取り付けるときには，床上1,016〜1,422 mmにすべきである。棚もまた，クローゼット（図12-5）のいろいろな位置に取り付けるとよいだろう。棚は，高くても1,155 mmを超えるべきではない。患者が頻繁に使用する衣服や身づくろい用品は，最も簡単にアクセスしやすい整理ダンスの引き出しに収納すべきである。自由に組み立てができる収納ボックスもまた，いろいろな寸法に調整できて補助的に利用可能である。衣服バー，棚，および引き出しのようなこれらのユニットは，通常使用者の需要を満たすよう調整できるものを用意する。
6. ポータブルトイレ，しびん，または差し込み便器も適宜考慮する必要性があるかもしれない。

図12-6に，車椅子利用者でもアクセスしやすい，寝室の基本的なコンポーネントと寸法を例示する。

●浴室●

1. 車椅子がドアフレームを通り抜けできない場合，**キャスター**つき椅子で患者をドアまで移動するとよいだろう。ドアの改修に関して一般的に述べられていることであるが，狭いドアフレームという問題を解決する方法として，椅子の幅が狭くなるように車椅子アダプターを取り付けること，ポケットドアにすること，オフセット蝶番を利用すること，およびドアを取り外すこと（ドアの枠組にカーテンを取り付ける）などがある。
2. 便座を高くすると，移乗しやすくなる。
3. 補強した壁にしっかり固定した手すりにすることにより，トイレや浴槽の移乗動作が楽になるだろう。手すり把持面の直径は最小32 mm，最大51 mmとし，凹凸をつけるべきである。手すりをトイレ移乗に用いる場合は，床から840〜915 mmの高さに水平に取り付けるべきである。側壁には，背側（奥）の壁から305 mm空け，1,065 mmの長さの手すりを取り付ける（背側の壁から計1,370 mm）。また，背側の壁には，移乗スペース分の305 mmを空け，610 mmの長さの手すりを取り付ける（移乗スペース分を含め計915 mm）（図12-7）。浴槽の移乗のための2本の手すりは，理想的には水平に背後の壁に固定するのがよい。1本は，浴槽の床面から840〜915 mmの高さに設置し，もう1本は，浴槽の縁から230 mm上に設置する。また，浴槽の下端の手すりは，浴槽の先端から610 mmの長さで水平に取り付け，浴槽の上端の手すりは，浴槽の先端から305 mmの長さで水平に取り付けることが好ましい。
4. 入浴に際しては，移乗用浴槽補助椅子の使用を勧める。市販されているほとんどのタイプの補助椅子が利用できる。移乗用浴槽補助椅子を選択する際は，機能面と安全面が最も優先される。補助椅子は，広い支持面（脚に吸着式ゴムがあるもの，高さの調整ができるもの）と背もたれがあるものでなければならないし，座面を容易に浴槽の内外に出し入れできるものがよい（図12-8A，B）。比較的長い座面を有する移乗用浴槽補助椅子は，通常2本の脚が浴槽の中にあり，もう2本の脚が床にある状態で，浴槽に接して置く。4本の脚がすべてを浴槽の中に置いた状態で用いる，より小さい補助椅子も利用できる。
5. 浴槽の床には，バスマットかすべらない粘着性のシートを敷くとよい（これはほとんどの金物店で容易に購入できる）。

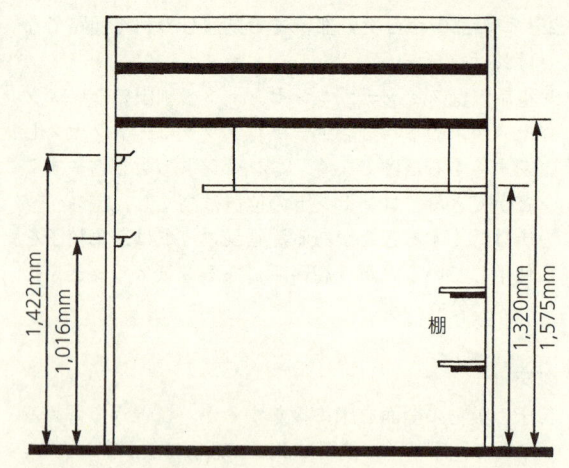

図12-5 車椅子利用者がアクセスできるクローゼット（Cotler, SR, and DeGraff, AH: Architectural Accessibility for the Disabled of College Campuses. New York State University Construction Fund, Albany, 1976, p57. より）

第 12 章　環境評価

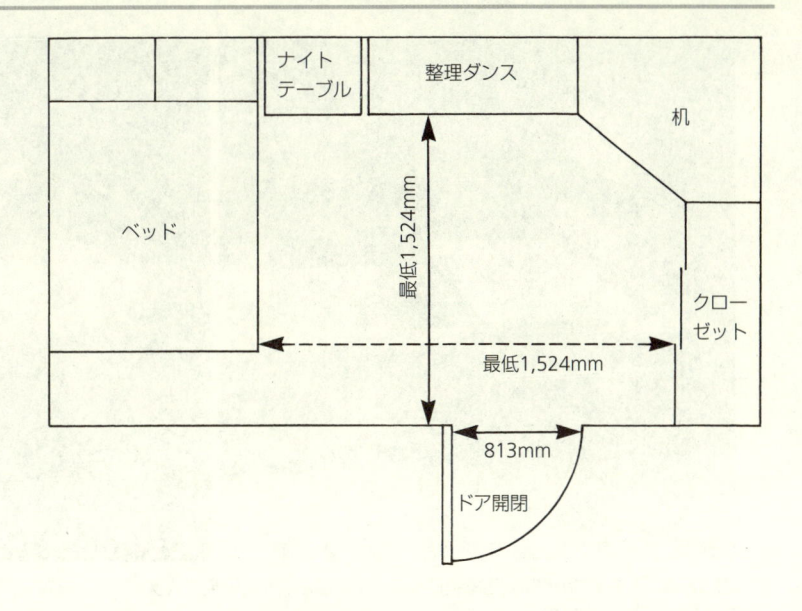

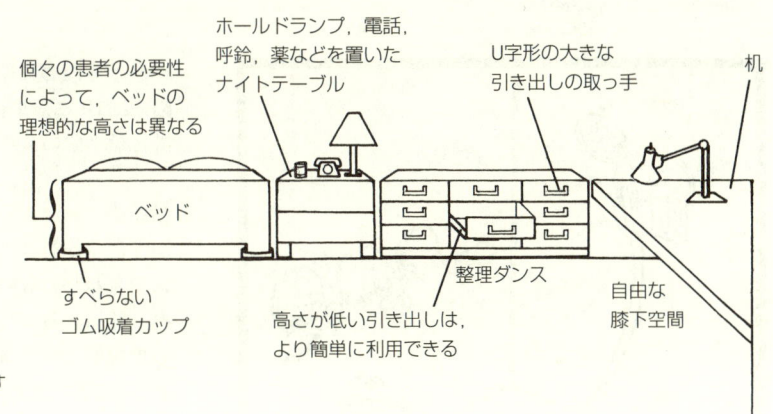

図 12-6　車椅子利用者がアクセスしやすい寝室の寸法と配置

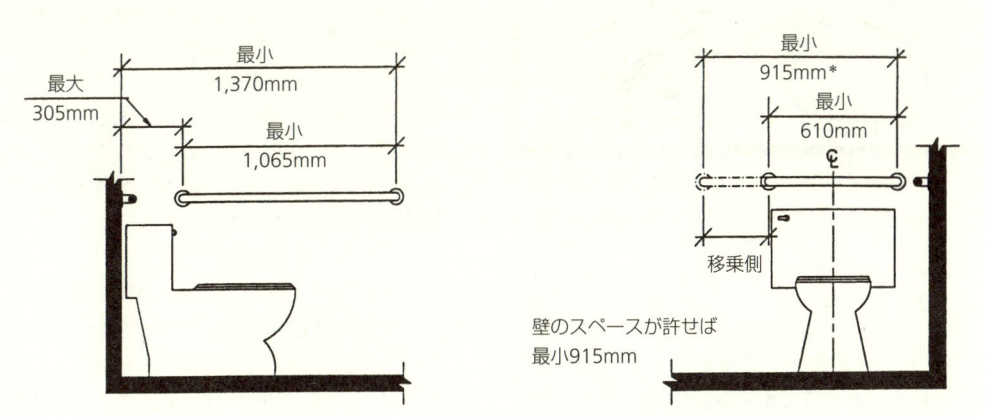

図 12-7　トイレ内の手すりの位置と寸法．A：側方の壁に取り付けている．B：後方の壁に取り付けている．手すりは，床から 840〜915 mm の範囲内で水平に取り付けるべきである（American National Standards Institute, Inc.[7], p41．より）

6. 浴室でほかに考慮すべきことは，浴槽の蛇口に取り付けるハンドスプレーアタッチメント（図 12-9），前もってセットしておいた水温以上に上昇するのを防ぐ火傷防止バルブ（高温停止機能とも呼ばれる），浴槽またはシンクに取り付ける拡大型蛇口ハンドル（利便性から考慮してシングルレバーシステム蛇口は

349

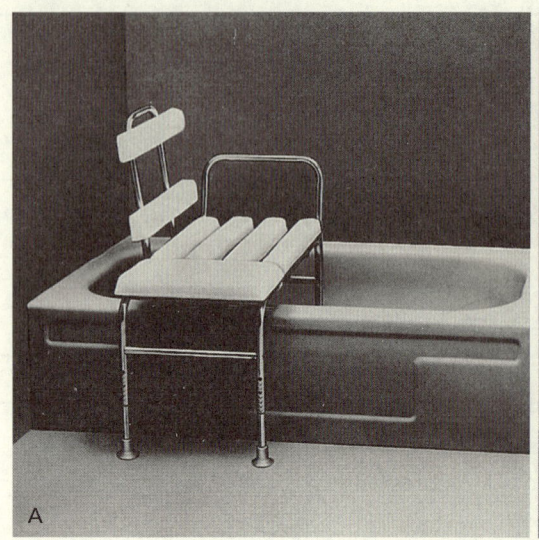

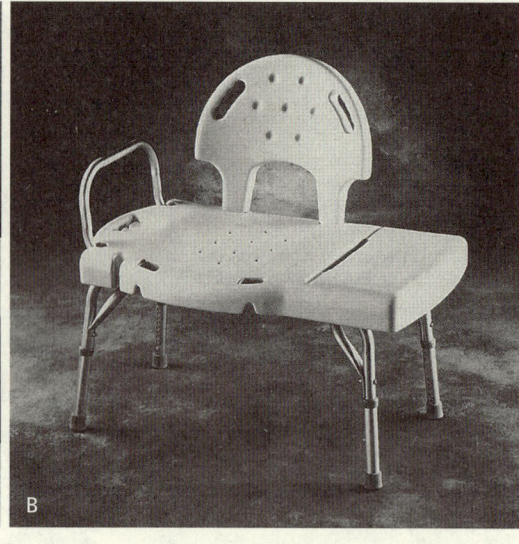

図 12-8 2タイプの移乗用浴槽補助椅子。支持面が広く，安全なバックレストを有し，移乗を容易にする長い座面（Lumex, Bay Shore, NY. による）

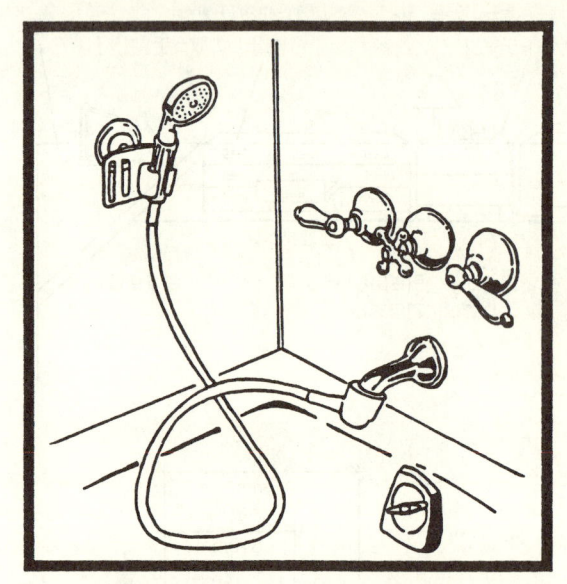

図 12-9 シャワー用ホースとヘッドのついた浴槽蛇口用ハンドスプレーアタッチメント（Krantz, GC, et al: Assistive Products: An Illustrated Guide to Terminology. The American Occupational Therapy Association, Inc., Bethesda, 1998, p72. より）

を避けるために絶縁すべきである。

図 12-10 に，車椅子でアクセスしやすい浴室の基本設計と最小限のスペースを例示する。

● 台所 ●

1. 調理台（作業スペース）の高さは，車椅子での使用にふさわしいものとすべきで，アームレストが作業台下部に入るようにすべきである。カウンター表面の理想的な高さは 705～769 mm で，膝が自由に動かせる範囲で床から 794 mm 以下にすべきである。カウンターのスペースは，少なくとも奥行き 615 mm を有するようにする。表面全体は，重い物をすべらせて動かしやすくするために滑らかにすべきである。作業台に収納できる引き出しタイプのカウンタースペース（サイドカウンター）が役に立つ。踏み台（望ましくは，後部段と足台がある）は，立位をとれる患者が作業をするのに有用であるため，主な作業領域に置いておくとよいだろう。

2. キャスターがついた小さなカートは，例えば冷蔵庫からカウンターなどへの物の移動に便利である。

3. テーブルの高さもチェックすべきであり，可能なら昇降式がよい。

4. 設備および食品貯蔵庫は，省エネルギーを考慮して選択すべきである。頻繁に使用するものは簡単に取り出せる所に収納し，不要なものは片づけるべきである。他の収納スペースとしては，開放型の棚や平鍋や深鍋のためのペグボードの使用などがある。棚を設置する場合は可動式がよく，カウンターの上 410 mm に置くことが望ましい[8]。また，カウンター上面へ機械で下ろすことができる電動格納キャビネット

最適である），タオルラックや小さい棚（患者が化粧品を楽に手にとることができる位置）をあらかじめ設置しておくことである。

7. 流し台上部の拡大鏡も役に立つだろう。鏡の上端を壁から離して下方に傾けることができる蝶番を有した壁鏡は，座った状態で使用しやすくなる。また，狭い空間での活動なので，開き戸，根元が自由に動く鏡やアコーディオン鏡（半面拡大鏡）も役立つ。

8. 流し台下部の露出しているすべての温水管は，火傷

第12章 環境評価

が触れる接触面は絶縁されなければならない。また，電磁調理器も炎やニクロム線なしで食物を温めるのに利用できる[9]。

6. 拡大印刷可能なラベル作成器具や上貼りシールは，視覚障害の患者に対して文字盤や目盛盤をコントロールする拡大器具として用いられる（例えば，温度自動調節器，電子レンジ，コンロやオーブンの入/切表示盤あるいは温度表示盤）。数字が拡大表示されたタイマー，柱時計，および電話も利用できる[9]。

7. 一般に，オーブンとコンロが別になっている料理ユニットは，それらがどちらか一方しかなかったり，低水準のオーブン・コンロ一体型であったりするより簡単に利用しやすい。オーブンは自己洗浄型がよい。

8. 患者によっては，カウンター設置型電子レンジの利用も考慮すべきであろう。

9. 大型の平型ハンドルを備える流し台，固定型スプレーホース，火傷防止バルブ，断続的・自動的に水を巡回させるセンサーにより，機能性と安全性を改良することができる。深さ128～153 mmの浅い流し台は，その下で膝にゆとりを持たせることができる[8]。車椅子で流し台を利用するためには，流し台下のキャビネットを取り外す必要がある。浴室内と同様，台所の流し台下にある温水管は，火傷を防ぐために絶縁すべきである。電動で調整可能な流し台も一般的に利用できる。これらの調整可能な流し台を，その下の空間を確保しながら，2台の固定型キャビネット間に取り付けるように設計する。車椅子座位や立位にかかわらず，ユーザー個人が制御スイッチを動かすことにより，流し台の高さを調整することができる。

10. 食器洗い器は，引き出し棚や前面コントローラーを有した前開き式がよい。

11. 洗濯機や乾燥機もコントローラーが前面にある，前開き式のものがよい。

12. 冷蔵庫と冷凍庫が並列しているタイプの冷蔵庫を使用することで，動作の機能性が向上するであろう。

13. 煙探知器や，簡単に使える複数の携帯用消火器が利用できる。聴覚障害の患者には，視覚的に危険を知らせるストロボ応答と可聴の両方が働く信号システムを有する煙探知器を取り付けるとよい（信号システムについては，インターフォンが鳴る，ドアを叩く，電話が鳴る，盗難警報機が作動するといったときにも，それぞれに対応してフラッシュライトが点灯するようにできる）。

図12-11に，車椅子利用者のために設計された台所のサンプルの特徴を示す。

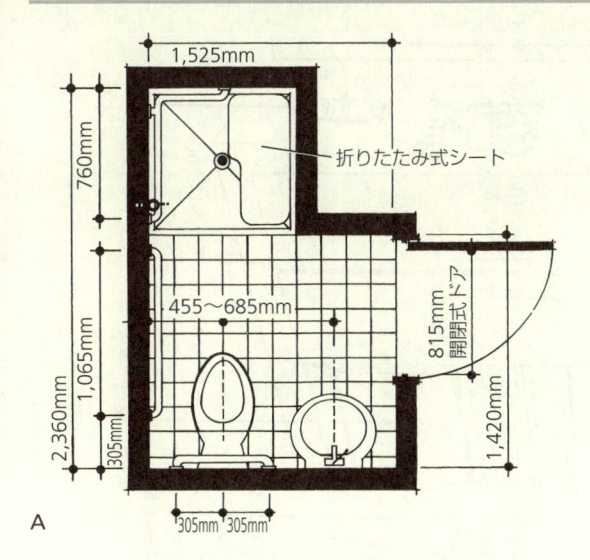

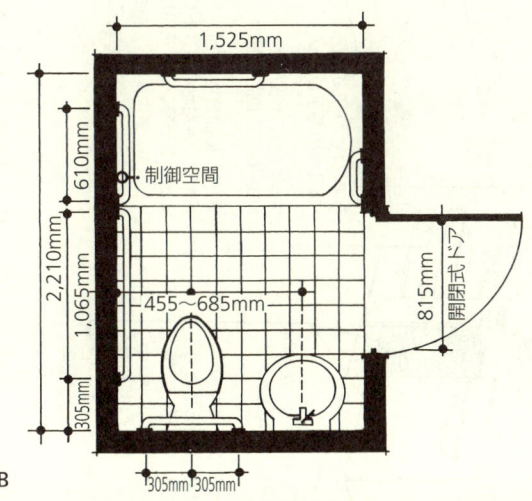

図12-10 浴室の特徴と最小空間の要件の例。A：シャワー個室，B：浴槽。点線は手すりや支持物を設置するために補強を必要とする壁の長さを示す（Nixon, V: Spinal Cord Injury: A Guide to Functional Outcomes in Physical Therapy Management. Aspen Systems Corporation, Rockville, p 186. より）

も利用できるだろう。

5. 一般に，電気コンロはオープンフレームのガスコンロより望ましい。コンロについてはバーナーの奥まで手を伸ばす必要がないよう，コントローラーをコンロの前部か横につけるなどの調整が必要であろう。またコンロは，並列に設置した方が縦列に設置するより安全である。コンロに接する耐熱性のカウンター表面により，調理を終えた温かい物を簡単に動かすことができるであろう。セラミック製キャビネット型レンジの滑らかな表面は，料理中に持ち上げる頻度を減らすことができる。キャビネット型レンジがその下での膝の動きにゆとりを与えるためには，膝

351

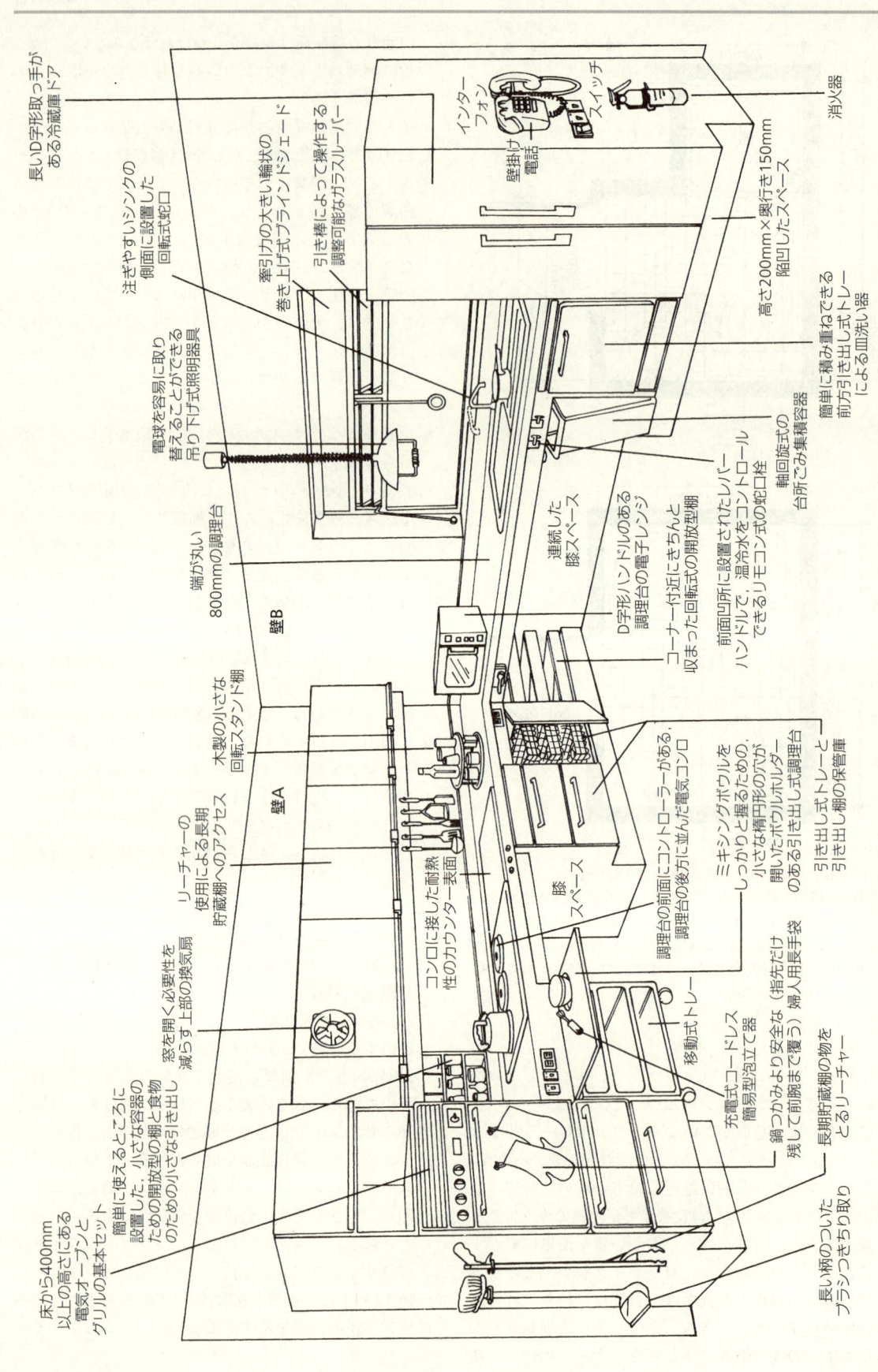

図12-11 車椅子利用者が使いやすい台所の特徴例（Conran, T: The Kitchen Book. Mitchell Beazley, London, 1977, p118, 119. より改変）

生活環境機器

ADLを実践しながら自立，速度，スキル，効率の向上を図るために，市販の**生活環境機器** adaptive equipmentも利用可能である。生活環境機器は，入浴，パーソナルケア，更衣，食事準備，および家事全般における行為を補助するために利用される。通常，生活環境機器は，残っている能力を使用することによって，機能をできるかぎり最高の水準にもっていくことに焦点を当てた代償トレーニングアプローチにより構成されている。つまりこれらのアプローチは，課題遂行，失った部分の完全な代償，省エネルギーのテクニック，および患者の行為を最良化するための環境への適合など，すべて代替の方法を考慮している[10]。

表12-1に，ADLのいくつかの領域における機能改善のための生活環境機器を示す。表は，①一側上肢あるいは体幹がかかわる，②上肢の関節可動域制限と筋力低下，③上肢の協調性障害，そして④上肢でない可動制限，などの機能障害に対する代償的かつ好ましい方法としての生活環境機器をまとめたものである。また，代償的方法のために，合理的におのおのの機能障害を共通の診断とみなす[11]。

▼ リモートコントロールと環境制御装置

家のすべての部屋の灯りや小さな電気器具を制御するために，安価なリモートコントロール装置が利用できる。ユーザーは，電器店で容易に入手して，手持ち式のキーパッドやボタンにより操作できる。リモートコントロールユニットの最も簡単な設計は，既存のワイヤを通して信号を送るか，無線あるいは無線信号を利用するものである。既存のワイヤとは，受信器のプラグを既存のコンセントに差し込み，本体を受信器とつなぐことにより手持ち式リモコンで操作するものである。他のものは配線を追加する必要がある（受信器は，住居の電気系統を直に利用する）[12]。

環境制御装置（ECU）とは，ユーザーがさまざまな器具と装置を制御する電子インターフェイスをいう（例えば，電話，ベッド制御装置，エンターテインメント装置のさまざまな要素，室温や照明，カーテンの開閉，開口扉，完全なコンピュータアクセス）。これらの装置はすべて，重度の能力低下を有する個人であっても1人で行えるよう，コントロールパネルで一括して操作できる工夫が凝らされている[13]。

ECUは主たる3つのコンポーネント，すなわち①入力装置，②制御装置，③本体器具よりなる（図12-12）。入力装置は，個人が有するどのような自発的動きをも利用してECUをコントロールできる（例えば，ジョイスティック，コントロールパネル，キーパッド，キーボード〈ECUコンピュータ・ソフトウェアプログラムが利用可能〉，一連のスイッチ，タッチパッドとスクリーン，光学ポインタ，言葉による操作，口や目の動きでの操作）。制御装置は，対象の本体器具を制御するために，入力信号を出力信号に変換する中央プロセッサの役割を果たす。本体器具は，事実上，電子的に制御することができるあらゆる装置と定義づけできる。

職場評価

職場調査は環境影響評価の重要な要素で，個人が前の職場に戻ることができるかどうかを決定するのに用いる。患者の職場環境を評価する最も効果的な手段は現場訪問である。しかし，職場評価実施前にその予備データを集めるために利用できる，さまざまな標準化された仕事能力を測定する方法がある。これらのツールは，仕事に関連した限られた作業要素の性能を測定するのに使用される。個人の仕事の特異性は，作業を行うのに必要な機能的な活動のタイプを規定するであろう。仕事能力の測定は，これらの要件に基づいて選択される。作業に求められるスキルの集合（例えば，組立作業には手を伸ばす，握る，操作するといった目と手の協調性が必要である）を評価し，他の評価，例えば，徒手筋力テスト，関節可動域測定，機能評価，心肺機能評価からの情報を統合することで，これらテストバッテリーのデータは，個人の機能を最適化する身体的条件のパラメータと仕事容量を予測しやすくする。身体的作業能力評価に関する例は Valpar Component Work Sample Series and Dexterity Modules（アリゾナ州 Tucson, Valpar社），BTE Work Simulator（メリーランド州 Hanover, Baltimore Therapeutic Equipment社）および Physical Work Performance Evaluation（アラバマ州 Birmingham, Ergo Science社）を参照。

在宅評価と同様，職場評価もインタビューから開始すべきである。インタビューの目的は，仕事上必要な機能や個人が働くのに必要な物理的空間に関する予備データを集めることである。インタビューの質問は，雇用形態と作業要件に基づいて開発される。事務職員にふさわしいインタビューの質問の例をBox12-2に示す。

職場環境での機能レベルを評価する際，省エネルギー，人間工学，および人体計測学の原則は，傷害の予防に重要であり，労働者の効率と快適さを最大にする。セラピストは，適応型設備に関する知識を駆使，あるいは生物力学を適用して，個々の能力が職場環境の物理的な要求に見合っているか否かの判断を重視し，状況に適した改善を勧めるべきであろう。

表 12-1 特定の ADL 領域のための生活環境機器と代償的方法

機能障害
　一側上肢あるいは体幹がかかわる
機能障害をともなう一般的な診断
　片麻痺（脳血管障害あるいは頭部外傷），一側性腫瘍あるいは切断，熱傷や末梢神経障害などの一過性障害
代償的方法をとる理論的根拠
　片麻痺患者で，バランスと移動能力欠如を補うための，安全で片手機能を考慮した課題遂行

ADL	生活環境機器	適応させるテクニック
食事準備と後片づけ	物を安定させるために，以下の使用を考慮 ● まな板上で容易に切ったり，皮をむいたりするためのステンレス製あるいはアルミニウム製の固定用釘。まな板の角の高くなった部分は，材料を広げたり，サンドイッチをつくるためにパンを安定して置くことができる ● 食事を準備する間，ボールや皿を安定させるためのスポンジ製の皿，Dycem™，または吸着自助具 ● 鍋を安定して置くための補助具 安全な片手動作を遂行するために ● 容器に適したオープナー ● フードプロセッサやハンドミキサーなどの電器調理器具は時間とエネルギーを節約する 　注意：電気調理器具を使用する際，患者の安全性と判断力が必要になる ● ロッカーナイフ ● 食物を混ぜるための泡立て器 立位の耐久性や移動性の衰えを補うために，以下の使用を考慮 ● 物を運ぶためのユーティリティカート ● 車椅子もしくは座位で料理をする人のために，調理用レンジに置いた食物をみるための，レンジ上の傾斜鏡の使用 掃除に関しては，以下の使用を考慮 ● 食後の食器を洗うための手持ち式スプレー ● シンク下の破損を抑えるゴムマット ● ガラス製品を洗うための吸着式ブラシ	バランスが（動作遂行上）影響するなら，座位で課題を遂行することを勧める ● 膝を使って物を安定させる ● 鍋や釜をカウンターの向こう側に持ち上げるよりもむしろすべらせる ● 背もたれにもたれながら，容器を開ける動作や容器を引き出しに置く動作をすることで，容器を安定させることができる ● ポリ袋を開けるために，はさみを使用する ● 牛乳の紙パックを開けるのに，フォークを使う ● ボールの縁に卵を打って，手の平か人差し指で卵殻を分離して卵を割ることができる 後片づけのために ● 食器をより簡単に片づけるために，洗った後，空気乾燥させる
衣服管理（洗濯，アイロンがけ，手入れ）	● 洗濯物を洗濯機から乾燥機まで運ぶカートの利用	
掃除	● 遠くまで届くはたきの使用 ● 取っ手が伸びるちり取りとホウキの使用 ● 自動で絞れるモップの使用	● 部屋の角にベッドを設置することで，移動の際，省エネルギーとなる ● ワックスをかけていない床はより掃除しやすい ● バランスおよび歩行に問題を有している場合は，座位で床上の掃除をすることができる

職場での介入自体が，理学療法士にとって関心の深い領域である[14〜21]。職場の評価は，原則的に①環境の特色や労作の要素の到達目標を定める**職業分析**，②その場で労働者個々人の筋骨格系傷害の危険性を予測できる**人間工学的評価**，を網羅している。理学療法士は，現場評価で得たデータにより，適応型設備や職場環境での能力向上の提案など機能を最適化し，傷害の可能性を取り除いてリスクを軽減するための提案が盛り込まれた計画を立てることができる[14,15]。

在宅で用いる評価と適応型の方法の多くは，職場環境でも使用される。仕事の環境を設定するうえで，いくつか考慮すべき事項があるので，以下に説明する。

▼ 屋外のアクセシビリティ

1. 患者が職場まで車で行き来するなら，駐車場は建物から近い距離にあった方がよい。駐車場の幅は，最低 2,440 mm，隣接している通路の幅は 1,525 mm を確保するとよい（図 12-13）。駐車する位置は，契約済と明示しておくとよい。
2. 建物の外部のアクセシビリティは，家のすぐ外のアクセシビリティと同様のガイドラインによって記述すべきである。

表 12-1 特定の ADL 領域のための生活環境機器と代償的方法（つづき）

機能障害
　上肢の関節可動域制限と筋力の低下
機能障害をともなう一般的な診断
　四肢麻痺，熱傷，関節炎，上肢切断，多発性硬化症，筋萎縮性側索硬化症，整形外科および外傷性損傷
代償的方法をとる理論的根拠
　把持・リーチを補う，長期活動による強度および持久性の欠如を補う，重力に耐えられるよう補助する，バランス低下を補う

ADL	生活環境機器	適応させるテクニック
食事準備と後片づけ	以下の使用を考慮 ● 容器に適したオープナー ● 発泡プラスチック製の組み立て式台所用品の握り ● 低下した把持機能を補い，台所用品を握るためのユニバーサルカフ道具 ● 頭上もしくは低いところにある軽量の物をとるための柄の長いリーチャー ● 物を運ぶためのカート ● 使いやすいまな板 ● 低下した把持機能を代償する台所用品としてのループハンドル ● ウォーカーバスケットは物を運ぶのに便利である 買い物のために ● 店で多くの商品が手に届く場所にないかもしれないので，電話，メールまたはコンピュータによる買い物を勧める	● リウマチ様関節炎の関節を保護する評価 ● 電気器具は，エネルギーを使わなくてよいようすぐ手の届く所に置く ● エネルギーを使わなくてよいよう，座位で作業する ● 歯を使って，容器を開ける ● インスタント食品を購入して，調理する手間を省く ● 軽量の物を拾うのに，テノデーシス作用（手関節伸展・手指屈曲，手関節屈曲・手指伸展）で代償できる ● 牛乳の紙パックを開けるのに，フォークを使う ● 軽量の鍋，および台所用品を使用する
掃除	● 柄の長いリーチャーで床にある物を拾い上げる ● 長い柄つきのスポンジで浴槽を掃除する ● 自動で絞れるモップを使用する ● 床掃除には，スポンジつきモップやホウキなどの軽量のツールを使用する	● エアゾールクリーナーを使用して，表面を掃除する前に汚れを溶かす ● シーツを中に押し込むようなベッドメイクはしない
洗濯	● 歩行可能な患者の場合には，かがまなくてもいいように頂部から洗濯物を出し入れできる洗濯機を使用する ● 洗濯機や乾燥機では，押しボタン式の制御装置がダイヤル式のものより使用しやすい ● ダイヤル式の場合，使用しやすいように改良する余地があるだろう ● アイロンをかける場合は，低温に設定しておく。アイロンをかけている最中，アイロンを立てておかなくてもよいよう，下に向けて置くことのできる台を用意する	● 大きい容器を扱うのを避けるために，事前に使えることを確認した石鹸か漂白剤を使用する より大きい容器を買って，他の人たちと漂白剤や石鹸を分け合って使うと，より経済的である 省エネルギーの利用： ● ハンガーを乾燥機の近くに置き，パーマネントプレス加工がされた衣類を乾燥機から出してハンガーにかける。アイロンがけをするために座ったままでいる

▼ 屋内のアクセシビリティ

1. 初めに，仕事に必要な構成要素を特定しなければならない。若干の作業の複雑さや，あるいは職場環境で必要なインターフェイスにより，現場訪問の前のインターフェイス分析が不適当になる場合がある。これには，筋力（体幹，上下肢），姿勢，持久性，巧緻性，目と手の協調性，視覚，聴覚，コミュニケーション能力のそれぞれの領域で必要となるスキルや要求の評価と同様，移動性要件（主たる作業範囲内外での移動）の評価を含んでいる。

2. 現在の作業領域を慎重に調べるべきである。それには，照度，温度，座面（車椅子を除く），作業カウンターの高さとサイズ（高さや傾きを可変調節できる作業面が患者のためになる），雑音，振動，煙が含まれる。物資，材料，または設備へのアクセスは，患者の垂直面での到達能力，水平面での到達能力を考慮すべきである。さえぎる物がない場合，姿勢のよい車椅子座位から高前方リーチ動作範囲は床から最大 1,220 mm で，低前方リーチ動作範囲は床から

表 12-1 特定の ADL 領域のための生活環境機器と代償的方法（つづき）

機能障害
　上肢の協調性障害
機能障害をともなう一般的な診断
　頭部外傷, 脳性麻痺, 脳卒中, 多発性硬化症, 腫瘍, 他の神経障害
代償的方法をとる理論的根拠
　四肢の基部を安定させる, おもりを使用し末端の動きを制御する, 課題達成のために対象物を安定させる, 患者が安全で上達するための環境を提供する, 鋭い道具や熱い食物または設備による破損や事故を避ける

ADL	生活環境機器	適応させるテクニック
食事準備と後片づけ	●末梢の安定化に役立つ重い調理器具, 例えば硬質陶器皿の使用 ●より大きな安定を得るために, 両手つきの容器や鍋を使用 ●リストカフの荷重により, 振戦を減少させることができる ●すべらない素材を使用して, 安定性を得る ●食物を切る際には, 食物が安定するまな板を使用 ●のこぎり状ナイフは鋭利でまっすぐなナイフよりすべらない ●野菜などを調理する際にフライバスケット（金属性のカゴ状のもので, 中に調理具材を入れて鍋に沈め, ゆでたり揚げたりする際に使用する）を使用することにより, 火傷しにくく, 安全性も高めることができる ●支えのない電気器具, 電気フライパンおよび調理台ミキサーの使用は, オーブンから物を移したり, あるいは手持ち式のミキサーを使用するより安全である ●取っ手のある紙パック牛乳ホルダーを使用して, ミルクを注ぐ ●熱い鍋の上からコンロの後部に手を伸ばす必要のない, 前部にコントローラーがあるコンロが望まれる ●重いカートは, 食物を移動させるための1つの代替手段である ●流し台の下にゴムマットかスポンジクロスを置いて, 皿を落としたときの衝撃をやわらげる	●切る, 皮をむくなどの調理の間, 前腕基部を安定させて, 振戦を減少させる ●食物をコンロに置いた後に点火する ●カウンターの上を食物や皿をすべらせるのは, 持ち上げるより望ましい ●破損を避けるために, 皿を浸し, 手持ち式スプレーにより洗い, 乾燥させる。皿の使用をやめる
掃除	●より重い作業ツールは役立つ。手袋型のモップは, はたきを握るより扱いやすい ●ベッド用のボックス型シーツを勧める	●家庭の余分な装飾を取り除くか, または収納して, 掃除部分を減らす

最低 380 mm である（図 12-14）。510 mm 未満の作業面を超える場合, 高前方リーチ動作の範囲は, 最大で床から 1,220 mm である（図 12-15A）。より奥行きのある連続した作業面に従って, 前方リーチ動作の範囲を変更する。例えば, 510〜635 mm の作業面の奥行きがある場合は, 床から最大 1,120 mm 未満なら前方リーチ動作が可能である（図 12-15B）[7]。体幹の制御が良好な人は, リーチ能力が増すであろう。

3. 公衆電話, 水飲み場, およびトイレへのアクセスに言及すべきである。

Alpert[14] は, 職場環境での最適な機能を容易にするための, 以下の4項目の本質的なアプローチを勧める。すなわち, ①作業空間デザインあるいは道具や設備の変更, ②配置換え, 時間をずらした休憩, より低く設定した生産率, および残業時間の限定など管理の変更, ③効果的な作業習慣（例えば, 姿勢の矯正, 用いる道具のサイズの変更, 頻繁な設備保全）の教育, ④保護的あるいは適応型の設備の使用, である。

職場の環境評価を容易にするために, さまざまな建物の調査記入用紙が作成されてきた。これらの記入用紙により, 訪問時の必要不可欠な詳細に気を配ることができる。サンプルを付録 B に示す。

地域社会評価

患者にとって完全なアクセシビリティの目標に達するように, 地域の社会資源, サービス, および施設が利用できるかどうかを調査する必要がある。言及されるように, セラピストが直接関与できない場合は, サポートネットワークメンバーに地域の施設へのアクセスを調査するためのガイドラインを提供することで, 目標を達成することが最もよい手段といえる。

もう1つの考慮すべき重要な事柄は, 患者やサポートネットワークメンバーを Arthritis Foundation, National Easter Seal Society, Multiple Sclerosis Society, Chamber of Commerce, あるいは Veterans Administration などの地域社会組織に加入させること

第 12 章 環境評価

表 12-1 特定の ADL 領域のための生活環境機器と代償的方法（つづき）

機能障害
　上肢でない可動制限
機能障害をともなう一般的な診断
　対麻痺，骨関節炎，下肢切断，熱傷，脚・膝の骨折および置換術
代償的方法をとる理論的根拠
　車椅子によって移動性を獲得できることがある。車椅子のアクセシビリティは作業する高さ，操作性や，収納・設備・供給へのアクセスについても考慮する。他のタイプの移動器具（歩行器，松葉杖）が持久性を増すために必要となることもある

ADL	生活環境機器	適応させるテクニック
食事準備と後片づけ	●車椅子上のラップトレイを使用して，品物を運ぶ。熱い鍋に対する膝の保護や作業面としてラップトレイを使用できる ●コンロ制御装置は，コンロの前部にあるべきである ●鍋の中身をみるために，傾斜鏡を使用する	●キャビネットドアの周りで操作する必要がないように，キャビネットドアを取り外す ●調理台の上下の簡単に届く高さの棚に頻繁に使用する品物を収納する ●車椅子の高さを上げて，標準高の調理台を使用できるようにする
洗濯	●前面に扉のある洗濯機と乾燥機を使用する	
掃除	●自走式軽量掃除機を使用する	

Culler[11], p371. より改変

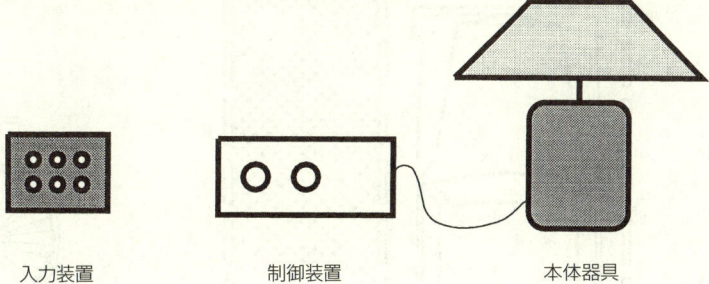

図 12-12 環境制御装置の主要な 3 コンポーネント（Angelo, and Lane, p178. より）

入力装置　　制御装置　　本体器具

である。地域社会に住む障害を有した個人は，これらの組織から利用可能なサービスに関する情報を入手できる。学校に通う学生には，障害を有した学生の問題を扱う学内の学生相談所を訪れるよう勧めるべきである。住宅，特殊サービス，および一般的なキャンパス資源といった情報を入手できるであろう。

▼ 輸送

アクセスしやすい公共輸送の有用性は，現在，地域によってかなり異なる。したがって，どのような資源が特定の地域で入手可能であるかを確認するためには，患者やサポートネットワークによる慎重な調査が必要だろう。常時ではないが，アクセスしやすいバスサービスを部分的あるいは全体で提供する地域もある。なかには，油圧式でより簡単に乗車できるレベルまで入口を低くする装備を有した，いわゆるニーリング機能のあるノンステップバスもある。数こそ少ないが，油圧式で，入口で直接車椅子ごと昇降できるバスもある。これらのバスが利用可能である地域社会においても，

そのバス自体はある時間に限られ，しかも交通量の多いルートに限って運行されることが一般的である。こうしたサービスの利益を得るためには，綿密な計画が必要である。

残念ながら，歩けない人や歩行能力の限られた人は，米国の公共輸送システムの大部分を利用することができない。実際には，移動に必要な機能障害を有する人は，たいていの都市で輸送システムへのアクセスが困難である。代替手段として，大部分の地域では，能力低下を有する居住者をバンを使ってドア・ツー・ドアで輸送する。一方，地域によってはそのようなサービスが不十分なことがある。

患者のなかには，適応型自動車かバンの運転を習得したいと願っている人もいるだろう。もちろん，これにより地域での移動の機会がかなり改善されることになるだろう。自動車の適正は，個人の身体的能力に基づいて選択される。共通の生活環境機器は，ブレーキとアクセルを操作するために手の制御が含まれている（握力が限られている人のためのノブあるいはユニバー

> **Box 12-2** 事務職員への適切なインタビューの質問。インタビューの質問は，仕事に求められる機能と個人が働く物理的なスペースに関する一般データを集めるのに使用される。
>
> 1. はい いいえ 約 16 kg 以上の物を頻繁に持ち上げますか？
> 2. はい いいえ ときどきあるいは頻繁に，膝下あるいは肩上から物を持ち上げる必要がありますか？
> 3. はい いいえ 他の物を越えて，あるいは腕の長さいっぱいの高さに持ち上げることがありますか？
> 4. はい いいえ 1日で，肩の高さより上にある物に頻繁に触りますか？
> 5. はい いいえ 1日あたり4時間以上座りますか？
> 6. はい いいえ 仕事上，30～60分間ある位置や姿勢を維持することがありますか？
>   はいと答えた方，どんな姿勢ですか？ _____
> 7. はい いいえ 定期的に反復する仕事をしますか（例えば，タイプ，テンキー）？
> 8. はい いいえ 仕事上，指，手首，肘，または肩の頻繁な動きを必要としますか？
>   （はいと答えた方，適用するものすべてを回答してください。）
> 9. はい いいえ 机の高さが快適なレベルにあると感じますか？
> 10. はい いいえ a）椅子は使いやすいですか？
>   はい いいえ b）適切に合っていると感じますか？
>   はい いいえ c）椅子を調整する方法を知っていますか？
> 11. はい いいえ 仕事するうえで，十分なスペースはありますか？
> 12. はい いいえ 仕事上，頻繁にひねる動作や急に動かす動作をすることがありますか？
>
> Hunter[16], p68. より

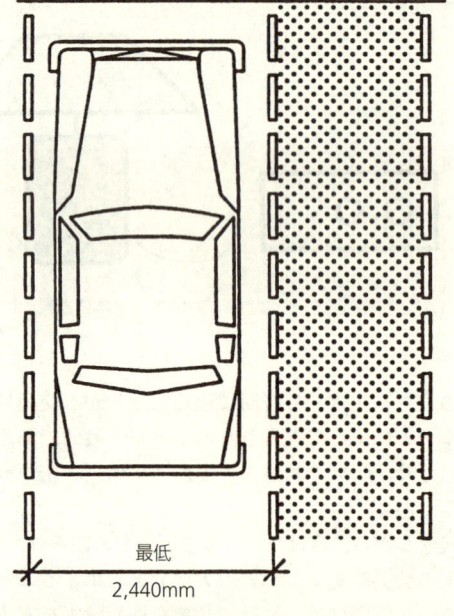

図 12-13 駐車場の幅は最低 2,440 mm が必要である。アクセスするためには，幅 1,525 mm の通路が隣接している必要がある（American National Standards Institute, Inc.[7], p33. より）

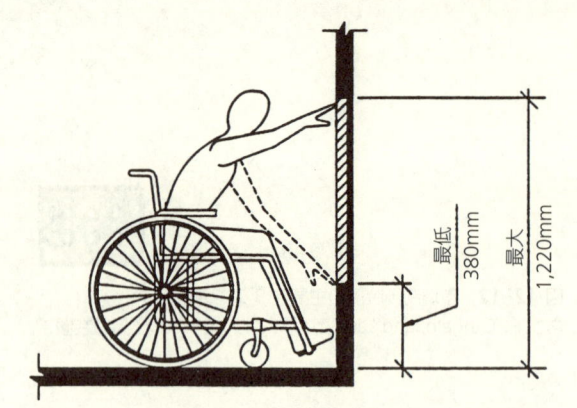

図 12-14 さえぎる物がなくて届く前方の高さは，床から最低 380 mm から最大 1,220 mm の高さまでである（American National Standards Institute, Inc.[7], p11. より）

サルカフのようなステアリングホイールアタッチメント，乗り物の中の車椅子の設置場所まで車椅子を持ち上げるのを助けるリフティングユニット，そして，四肢麻痺や高位対麻痺患者用には，自操式で，バンの入口で車椅子に座ったままプラットホームを昇ってバンに乗ることができる）。

長距離歩行能力が限られ，持久性が低い患者にとって，一般的に都市部で使える電動スクーターは，近隣へ出かけるには実用的な代替手段であるかもしれない（図 12-16）。

▼ 公共施設へのアクセス

職場評価のために考えられるいくつかの要素は，一般的な地域社会へのアクセスのための配慮ともなる。簡単にいえば，適切な駐車場，傾斜角のついた縁石，ビル内外の構造的なアクセシビリティや，公衆電話，水飲み場，浴場，レストランなどの施設がアクセスしやすいか，それらの有用性を評価すべきである。劇場，ホール，および講堂については，客席がアクセスしやすいか否か考えられなければならない。そのような多くの公共プレゼンテーション空間は，現在では，客席に座席のない車椅子用フロアスペースが点在し，車椅子でも楽に入れるよう設計されている。車椅子を利用

第12章　環境評価

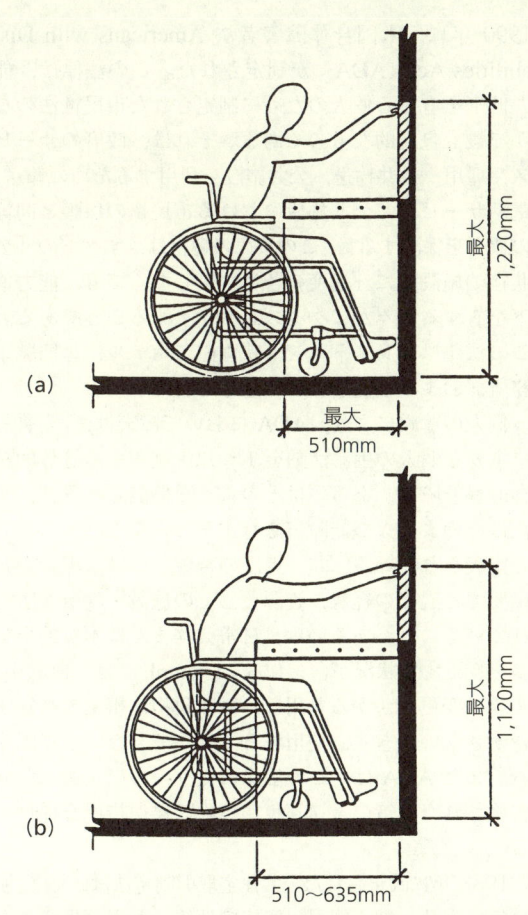

図12-15 A：前方奥行き510 mmに届くには，最大にして床から1,220 mmまでの高さに限られる。B：前方奥行き510〜635 mmに届くには，最大にして床から1,120 mmまでの高さに限られる（American National Standards Institute, Inc.[7], p11. より）

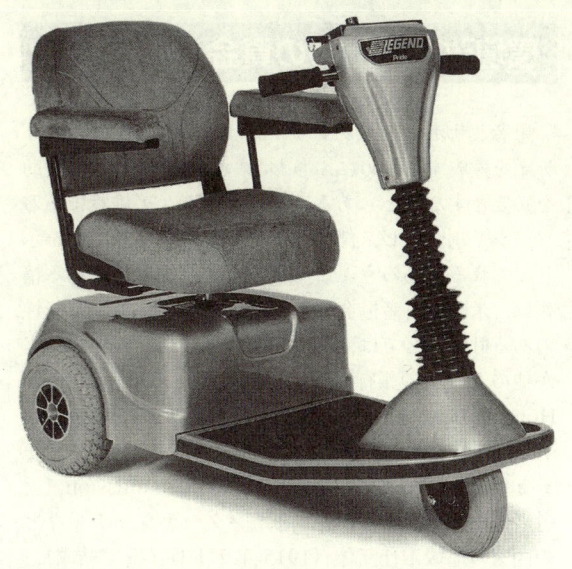

図12-16 屋外移動に適した電動スクーター（Pride Health Care, Exeter, PA. による）

する人が健常者の隣に座ることができる。また，非常口の位置はすべての施設で明確にすべきである。これらの一般的な問題に加えて，店やショッピングセンターでは，特に車椅子を使用している人のために，商品へのアクセスのしやすさ，適切な通路幅，および適切なレジのスペースが確保されているかどうかを点検すべきである。

地域社会のアクセスにおけるもう1つの有用な情報源は，多くの大都市によって提供されるガイドブックである（ボランティア活動として，地元企業により資金供給される）。ガイドブックには，地方の文化的な団体，市民団体，宗教団体，官庁，劇場，ホテル，レストラン，ショッピングエリア，交通，社会的施設，およびレクリエーション施設のアクセシビリティに関する情報が網羅されている。一般に，街の商工会議所や市役所など，または旅行案内所で得ることができる。ガイドブックと事前の電話確認によるアクセシビリティの詳細の把握が，地域社会内外の旅行を容易にするであろう。

▼ 記録文書

環境影響評価は，現場訪問に参加したそれぞれのチームのメンバーからのデータを統合し，かつ整理された最終的なレポートにより，完成される。このレポートは，在宅や，場合によっては職場評価から入手された情報からなる。情報には，一般的な地域社会のアクセシビリティを調査するための方法についても含まれるべきである。

現場評価の記録文書には，完璧な在宅評価か建物調査フォームを取り入れるべきである。追加の情報として含まれる事項は，①歩行か機能的な活動で患者を介助するのに使用される方法の記述，②（資源と費用を含む）必要とされる生活環境機器の量と型の記述，③正確な仕様による環境変更の提示，の3つである。

地域社会のアクセスに関連する記録文書は，患者が利用可能な地域社会の資源を承知していることの確認を必要とする。セラピストが直接あるいは間接的に評価にかかわったかどうかも記録すべきである。

そして，完成したレポートは患者のカルテの一部とすべきである。レポートのコピーは，患者のサポートネットワーク，医師，第三者の保険支払者，ケアを提供する地域密着型のヘルスケアやソーシャルサービスの機関にも提出されるべきである。

環境改善のための資金

患者とサポートネットワークは，環境アクセシビリティを達成するためにふさわしい財源をみつける援助を必要とすることもある。通常，患者ケア施設にあるソーシャルサービス部門は，これについて方向性を示してくれるであろう。こういった資源組織に関する情報は，米国障害者協会から得ることができる。可能性のある財源としては，私設の医療保険会社，住宅抵当か他のタイプの銀行ローン，Veterans Administration Housing Grants（復員軍人庁譲渡財産），Division of Vocational Rehabilitation（DVR：職業リハビリテーション課），Worker's Compensation Commission（就労者賠償委員会），キワニスインターナショナルなどの国家の地域奉仕団体（1915年デトロイトで結成），海外戦争復員兵協会（1899年設立），Masons/Shriners Lodges（シュライン会会員：フリーメーソンの外郭団体である友愛結社支部），およびライオンズクラブ国際協会（1917年シカゴで発足した国際的社会奉仕団体）がある。

考慮すべき重要なことは，すべての患者が改築してまでも，現在の家に住み続けるというわけではないということである（例えば，以前からエレベーターのないアパートの3階に住んでいたが，現在は車椅子を使用する個人）。そのような場合には，地方の計画住宅や都市開発公社は重要な資源になるだろう。このオフィスは，地域社会のなかでアクセスしやすい住宅のリストを提供してくれる。多くの場合そのような人が居住するための待機者名簿があるので，初期の対応は保証される。

最終的に，特定の項目（他の資源でカバーしきれなかった特殊な生活環境機器）のためのいくつかの「創造的な基金」が，私的組織か財団を通じて利用できることもある。受け入れてくれる組織をみつけるには，かなりの時間と手間と忍耐が必要であるかもしれない。特に患者とサポートネットワークが援助を求める際に考慮すべきことは，地元企業，法人付与事務所，シビッククラブやサービスクラブ，教会やユダヤ教の礼拝堂，労働組合，青年商工会議所，コロンブス騎士会に連絡するということである。

環境アクセスに関連する法的措置

環境アクセシビリティの重要性について，相当な注意が向けられ，法律およびさまざまな民間組織の活動を通して，この領域は重要な進歩・発展を遂げてきた。

1990年に，米国身体障害者法 Americans with Disabilities Act（ADA）が制定された。この法律は，能力低下を有する個人のために制定された市民権法のなかで最も包括的なものである。それは，政府のサービス，雇用，公共輸送，公共施設を利用するための輸送，電話サービス，公共施設における市民権の保護と同等の機会を保証する[22]。この法律の趣旨は，すべての「公共宿泊施設」に「過度の苦労」をしなくても，能力低下を有する人々がアクセスしやすくすることである。この法律は，レストラン，映画館，ホテル，専門職事務所，および小売店による遵守を含んでいる。

個人の尊厳により，ADAにおいて障害は，「実質的に主要な個人の生命活動を1つ以上制限する身体的精神的機能障害，あるいはそのような機能障害既往，またはそのような機能障害を有するとみなされること」と定義されている[22,p4]。「過度の苦労」には，環境適合に要する過度の経費，資源としての施設・場所が限られていること，あるいは，日常業務または本質的な業務を変更する状況が含まれる。Connolly[23]は，訴訟中，業務の変更にかかる費用は，財政負担が事業の存続を脅かさないかぎり，使用することができないと提唱する。またADAは，この法律に従うために企業により実施された対策に，連邦税額控除の優遇措置を提供する。

1988年に改正された公共住宅取引制定法は，人種，肌の色，宗教，性，能力，家族の地位，および生まれた国に基づいて住居を区別することを禁止している。家主には，障害を持っている個人が建物の共通領域と同様，生活空間へのアクセスに関連した妥当性のある改善を許可することが求められる。とはいえ，家主は，これらの改善の代価をはらう義務はない。また公共住宅取引制定法は，1991年3月以降入居用に立てられた多家族集合住宅には，アクセスしやすい工事規格の適用を求めている。

1973年のリハビリテーション条例は，1968年以降に建設された連邦政府の財源によるすべての建物や交通施設へのアクセスを確保すべきであるとしている。この法律は，連邦ビルへのアクセシビリティで差別をしないことを趣旨とし，建設輸送障害問題解決評議委員会 Architectural Transportation Barriers and Compliance Board を立ち上げた。連邦政府によって資金を供給された多くの団体が，1973年のリハビリテーション条例ですみやかに承諾したので，修正案は1978年に通った。1978年の包括的な社会復帰援助修正は，独創的な1973年のリハビリテーション条例の実施を強化した。建設輸送障害問題解決評議委員会は，法制定の責任がある理事会である。

1968年の建築上障壁条例（Architectural Barrier

Act，身障者の利用を妨げる構造についての条例）は，連邦政府の財源から融資された一定の建物について「身体に障害を有する人が，すぐにでもその建物にアクセスし利用できることを保証する」ように設計し建築することを求めている[24,p719]。環境アクセシビリティに関連するもう1つの重要な法律は1983年の公共建物条例 Public Buildings Act で，連邦政府が公共建築に対する方針を確立するための役割を果たしている。アクセシビリティの重要性をさらに強化し詳述するために，1968年の建築上障壁条例をいくつか修正したものが，この法律である。この法律で「十分アクセスしやすい」という用語は，「身体的あるいはコミュニケーションの障害によって建物への入退や建物内部での移動が制限されていないか，その制限が取り除かれていること，あるいは，文化的・歴史的・建築学的に重要な建物への入退や建物内部での移動など，その建物を利用する際の障壁を除去するための機器などが設置されていること」と定義されている[25,p373]。

建築アクセシビリティについて，最近では利便性が向上したが，今なお多くの障壁が存在し続ける。多くの公共輸送システムが1968年以前に建設されたものであるので，そのアクセシビリティが法律上問題とされていないのである[14]。しかしADAは，固定ルートの公共輸送を提供する側が，車椅子でのアクセスを含む能力低下を有する個人に対しアクセスしやすいバスを提供する必要性を示している。いまだ多くの問題が残っている場所は，回転ドアや，高い棚に陳列された商品やレジで障壁がある多くのスーパーマーケットや商店街，利用可能な駐車場の不足，いくつかのビルの入口にあるさまざまなレベルの階段，特に車椅子利用の人を考慮していない多くの劇場とホールである。

アクセシビリティに関する最近の法律に応じて，新たな設置計画を補助し，既存施設の変更に関するガイドラインを提示し，アクセシビリティ要件に関する質問の数々に応じるために，いくつかの重要な刊行物が発行されている。また，米国司法省は，アクセシビリティ規格に準拠した技術支援と，24時間ADAに関する情報サービスを自動的に受けられるADA情報ライン（800.514.0301）を確立した。

アクセシビリティを提供するように設計されている建物が増加しているにもかかわらず，セラピストのさらなるかかわりが必要とされている。理学療法士と作業療法士は，新法や既存の法に準拠して指導できるよう知識・スキルを身につけている。彼らは，価値あるバリアフリーデザインの初期計画またはその変更を提供できる重要な知識とスキルを持っている。

まとめ

環境評価から得られる情報は，リハビリテーションの設定から家や地域社会に至るまでの患者の移動を容易にする重要な要素である。そのような評価は，特定の環境の構成要素のなかで，患者のアクセス，安全性，および機能レベルを判断する参考となる。また，治療の介入，環境の変更，通院患者サービス，および生活環境機器の必要性を定める参考にもなる。さらに，患者，サポートネットワークメンバー，そして同僚が，与えられた環境へ戻るための準備を補助する。

本章では，環境評価へのサンプルアプローチを提示し，典型的な配慮を尊重する共通した環境の特徴を際立たせた。以前の環境への復帰がリハビリテーションの第一目標であるかぎり，いち早くこれらの項目について考慮すべきである。チームメンバー，患者，およびサポートネットワークメンバーの協同が，地域社会の再統合のために，最適な個別のアプローチを確実にするだろう。

復習問題

1. 次のそれぞれの用語を定義せよ。
   環境障壁，アクセシビリティ，環境アクセシビリティ，アクセスしやすいデザイン，ユニバーサルデザイン
2. 環境評価の目的を確認せよ。
3. 環境評価で生じるデータのタイプ，使用した計測法と検査を確認せよ。
4. 環境に関するデータを集めるために，現場訪問に加えて，ほかにどのような評価方法を用いることができるか？
5. 環境を改善するのに用いられる介入方法の5大主要領域について，例をあげて定義づけせよ。
6. 現場訪問の前に，どのような情報を得るべきか？
7. 誰が現場訪問にかかわるべきか？
8. 現場訪問の間に，患者について屋外におけるどのような特定の局面を評価すべきか？ 実際の家の玄関と玄関までのルートを記載せよ。
9. 現場訪問の間に，患者について屋内におけるどのような特定の局面を評価すべきか？ 家具の配置・床材・ドア・階段や寝室・浴室・台所に固有なことがらを記載せよ。

10. 総合的なリハビリテーション計画における，環境評価の重要性について説明せよ。
11. 現場における環境評価の裏づけ資料となる情報について述べよ。
12. 1990年の米国身体障害者法で，障害を有する個人のどのような市民権が守られるか？

CS ケーススタディ

変形性関節症と診断された78歳の女性は，右人工股関節全置換術を受けるために入院した。患者は，長時間立位をとると不快感があると現病歴を話した。さらに彼女は，股関節痛は背部から殿部にかけての後方の放散痛であり，体重負荷と階段昇段動作で増強すると説明した。特に1年ほど前から，激しい痛みと硬直が顕著に増加してきたと語った。X線所見では，変形性関節症と同一である寛骨臼と大腿骨頭の退行性変化を示していた。整形外科的な処置（手術）は，右の大腿骨頸部と頭部を金属性の人工骨頭に置換し，寛骨臼はその表面をプラスチック製カップでつけ替えた。既往歴に目立った所見はみられない。

社会歴：患者は，夫とともに設立した小さな会計事務所のマネジャーであったが，現在は退職している。夫は死亡している。彼女には3人の成長した子どもがおり，すべて近所に住んでいる。股関節痛による機能的な制限が生じるまでは，自立したADL，IADLを有していた。また，週に1日，家でふさぎがちな人に食事を提供する地域の慈善ボランティアサービスを自ら進んで行っていた。彼女は，常時，家族との外出や散歩，とりわけ演劇，コンサート，および特別な博物館イベントに行くのを楽しみ，地域社会の歴史保存会の活発なメンバーであった。最近になって，股関節の不快感が増加したため，これらの活動を控えざるを得なくなった。入院前3ヵ月間には，屋外のあらゆる活動を自粛し，体重負荷や痛みを最小限に抑えるため，歩行器を使用していた。また，彼女には，1週間に2日，1日あたり4時間の在宅介護補助（主として買い物，用事，および多少の家事）の援助が必要であった。彼女は，1人で風呂に入ることができないことや，基本的ないくつかの活動のケアに他人の援助を必要とすることに苦痛を感じていた。消炎鎮痛剤であるアスピリンを使用し続けていた。しかし，アスピリンと他の保存療法（例えば，温熱，一定間隔の休息，軽い関節可動域運動）を併用しても，この数ヵ月間，痛みをやわらげることができなかった。患者は医療保険適用範囲内で，経済的には心配がない。

全身状態のチェック
認知機能：正常
視覚機能：眼鏡を使用している。「鳥目」（薄暗がりでは十分みえない。明るい所から薄暗い所に移動した際，調整するのに標準より数秒間長くかかると説明）。
聴覚機能：正常
筋力：1.上肢：一般的な機能制限。朝，目を覚した後，ときどき手首と指が硬くなり動かないと訴える。握力は両側とも低下している（MMT 手指屈曲 G−）。左示指DIP・PIP関節ハバーデンスサイン。手首と指の痛みはないという。
　　　2.下肢：1.左＝機能制限あり。
　　　　　　　2.右＝機能制限あり（股関節の機能は，整形外科的介入のため未実施）。右膝クリック音。
関節可動域：機能制限あり（測定しなかった右股関節を除く）。
手術後の右股関節：股関節屈曲90度以下。
　　　　　　　　　脚を組むことを避ける。
　　　　　　　　　右股関節内旋を避ける。
協調性：正常範囲内
感覚：正常
体重負荷：右下肢：部分荷重
歩行：右下肢部分荷重のため，両側標準アルミニウム製松葉杖を使用しながら，監視下で水平路面を移動する。階段昇降は最小限の介助を必要とする。自立して水平路面を移動できることが，病院を退院する目安となる。
目標：もう一度身の回りのケアや家事を自立して行うことにモチベーションが高い。置換術により，以前あった股関節の痛みもかなりやわらいでいる（現在不快感は，ほとんどなく，あっても外科的な切開によるもの）。また，自宅へ戻りボランティア活動やさまざまなレジャーを再開したいと希望している。彼女はできるだけ早期に在宅介護に関係する援助を中止してほしいと切に望んでいる。
住宅評価：患者はエレベーターがある建物の5階

に1人で住んでいる．居住空間は1室のベッドルームのみの1人暮らし専用のアパートである．希望により，子どもの1人が，各室の数枚の写真とともに，ドアの寸法やベッドや座面の高さを教えてくれる．

寸法と写真により以下のことがわかる．
1. 寝室：2枚の小さな敷物，目覚まし時計つきのスタンド，整理たんす，床から高さ45 cmの木製のベッド，天井灯は，ドア付近に設置したスイッチによって制御される．
2. 浴室：敷物，標準的なトイレと流し台，シャワーのない浴槽，戸口の幅が76 cm．
3. 台所：光沢のあるリノリウム床，適切なカウンタースペース，部屋の中心にある食卓．
4. 居間：分厚い低座面の安楽椅子，大きなカーペットは所々波打っている，中心にあるコーヒーテーブル，長い延長コードで引かれコーヒーテーブルに置かれた電話，リモコンのないテレビ，側卓2台，書棚．
5. （部屋間の）廊下：照明は不十分，細長い敷物．

指導問題
患者の生活空間に関する一般知識をもとに，以下に示す各領域で最適な機能性と安全性を提供するために，どのような環境の変更，生活環境機器，追加指示を提案できるだろうか？
1. 寝室
2. 浴室
3. 台所
4. 居間
5. 廊下

用語解説

アクセシビリティ accessibility：個々の機能レベルを尊重して，どの程度利用しやすい環境であるかの度合いを示すもの．

アクセスしやすいデザイン accessible design：米国規格協会，1988年のFair Housing Amendments Act，統一連邦アクセシビリティ基準（UFAS）によって推奨された規定の標準アクセシビリティに準拠した住居あるいは建物の構造計画．

生活環境機器 adaptive equipment：日常生活活動の動作を改善するために設計され，つくられた装具，または設備．

傾斜づけ beveled：2表面間の滑らかな傾斜角，例えば，車椅子でより簡単に通れるようにする平坦でない2面間の傾斜あるいは勾配．

キャスター casters：椅子の脚につく小さな回転ホイール．そのような椅子を使うと，車椅子を収容することができない場所に移動可能である．この用語は，車椅子の小さい前輪を意味することもある．

環境アクセシビリティ environmental accessibility：能力低下を有する個人が使用する入口，あるいは建物や居住域の，物的障壁が存在しないか取り除かれていること．

環境障壁 environmental barrier：個人を取り巻く環境下で，その個人が最適に機能するのを妨げる物理的障害をいい，安全上の問題，アクセスで生じる問題，住居あるいは職場デザインの難点（例えば，回転ドア，階段，狭い戸口）が含まれる．

環境制御ユニット environmental control unit（ECU）：ユーザーがさまざまな電気器具や電気装置を制御できる電気インターフェイス．集中管理パネル上で操作する．

人間工学的評価 ergonomic assessment：解剖生理学特性の観点から，人間の効率と行動を高める方法を仕事にあてはめるためのデータ収集．個々の労働者が傷害を受ける潜在的危険性を特定する．

手すり grab bars：壁に垂直・水平・斜めに取り付け，トイレと浴槽の両方の移乗の負担を軽減するために用いる．

勾配 grade, gradient：傾斜板スロープあるいは傾斜度．長さ30 cmごとに2.5 cm高くなる斜面（1：12）．

職業分析 job analysis：労作の要素の到達目標や環境の特徴を調査する評価．

キック・プレート kick plate：ドアの底部につけた金属板．

ぎざぎざ面 knurled surface：ドアノブや手すりによく用いられる十字形の粗い表面のもの．ドアノブでは，視覚障害のある人が，触覚の手がかりを通じて，移動の際の危険性を認識するために用いられる．手すりでは，把持部分のすべり止めのために改良したものが用いられる．

段鼻 nosing：階段の踏面から突出した端または縁の部分．

物理的環境 physical environment：構造物（例えば，人間によってつくられた建物および建築物）と自然（植

物，山，川，不整地）の両方からなり，個人が機能する環境。
敷居 threshold：床や階段の上がった面，沓摺。
ユニバーサルデザイン（ライフスパンデザイン，包括的デザイン） universal design（life-span design, inclusive design）：機能制限を有する人を含むすべての人々の必要条件を満たす建物や居住のための構造プラン。ライフスパンを通じて人間らしさを獲得していく必要性と同様に，個人の大幅な必要性を考慮に入れたもの。

付　録　A

家屋評価フォーム

住宅の型
　　　　＿＿＿＿＿＿＿アパート
　　　　　　　　エレベーターが利用できるか？　＿＿＿＿＿＿＿
　　　　　　　　患者は何階に住んでいるか？　＿＿＿＿＿＿＿
　　　　＿＿＿＿＿＿＿平屋建て
　　　　＿＿＿＿＿＿＿2階以上。
　　　　＿＿＿＿＿＿＿患者は，1階，2階，すべての階，いずれをメインに住んでいるか？
　　　　＿＿＿＿＿＿＿地下。患者は，地下を所有しているか？　使用するか？

建物あるいは家への入り口
　位置：前方　後方　側方（該当するものを1つ○で囲む）
　　　どの入口を，最も頻繁に容易に使用するか？　＿＿＿＿＿＿＿
　　　患者は，入口にたどり着くことができるか？　＿＿＿＿＿＿＿
　階段
　　　患者は，なんとか屋外の階段を使うことができるか？　＿＿＿＿＿＿＿
　　　段幅＿＿＿＿＿＿＿
　　　段数＿＿＿＿＿＿＿段の高さ＿＿＿＿＿＿＿
　　　昇段するとき，手すりはどちら側にあるか？　右＿＿＿＿＿＿＿左＿＿＿＿＿＿＿両方＿＿＿＿＿＿＿
　　　車椅子で，斜面を利用できるか？　＿＿＿＿＿＿＿
　ドア
　　　患者はドアを：開錠する，開く，閉める，施錠する　ことができるか？（該当するものを1つ○で囲む）
　　　ドアの敷居がある場合，その高さ＿＿＿＿＿＿＿と素材＿＿＿＿＿＿＿
　　　ドア幅＿＿＿＿＿＿＿
　　　患者はドアから　入る＿＿＿＿＿＿＿出る＿＿＿＿＿＿＿ことができるか？
　廊下
　　　廊下の幅＿＿＿＿＿＿＿
　　　物が通路を妨げているか？　＿＿＿＿＿＿＿

アパートあるいは居室へのアプローチ（適切なものがなければ省略）
　廊下
　　　幅＿＿＿＿＿＿＿
　　　障害物？　＿＿＿＿＿＿＿
　階段
　　　階段の幅＿＿＿＿＿＿＿
　　　段数＿＿＿＿＿＿＿段の高さ＿＿＿＿＿＿＿
　　　昇段するとき，手すりはどちら側にあるか？　右＿＿＿＿＿＿＿左＿＿＿＿＿＿＿両方＿＿＿＿＿＿＿

斜面を利用できるか？＿＿＿＿＿＿＿
ドア
　患者はドアを：開錠する，開く，閉める，施錠する　ことができるか？（該当するものを1つ○で囲む）
　ドアの敷居がある場合，その高さ＿＿＿＿＿＿＿と素材＿＿＿＿＿＿＿
　ドア幅＿＿＿＿＿＿＿
　患者はドアから　入る＿＿＿＿＿＿＿出る＿＿＿＿＿＿＿ことができるか？
エレベーター
　エレベーターがあるか？＿＿＿＿＿＿＿
　ドアと同じ高さで接地するか？＿＿＿＿＿＿＿
　開くドアの幅＿＿＿＿＿＿＿
　制御ボタンの高さ＿＿＿＿＿＿＿
　患者は，1人でエレベーターを利用できるか？＿＿＿＿＿＿＿
屋内
　ドアのある入口と廊下の幅に注意する。
　ドアの敷居の存在とその高さに注意する。
　患者が部屋にたどり着くために階段を登らなければならないかどうか注意する。
　患者は家の中のある場所（下記）から別の場所まで移動できるか？
　　廊下＿＿＿＿＿＿＿
　　寝室＿＿＿＿＿＿＿
　　浴室＿＿＿＿＿＿＿
　　台所＿＿＿＿＿＿＿
　　居間＿＿＿＿＿＿＿
　　その他＿＿＿＿＿＿＿
　患者は安全に移動できるか？
　　たるんだ敷物＿＿＿＿＿＿＿
　　電気コード＿＿＿＿＿＿＿
　　欠点のある床＿＿＿＿＿＿＿
　　厚くワックスがけされた床＿＿＿＿＿＿＿
　　端が鋭い家具＿＿＿＿＿＿＿
　患者によっては，危険が潜む特定の場所に注意する。
　　温水管＿＿＿＿＿＿＿
　　暖房器具＿＿＿＿＿＿＿
寝室
　灯りのスイッチは，使用しやすいか？＿＿＿＿＿＿＿
　患者は，窓の開閉ができるか？＿＿＿＿＿＿＿
ベッド
　高さ＿＿＿＿＿＿＿幅＿＿＿＿＿＿＿
　ベッドの両側にアクセスしやすいか？＿＿＿＿＿＿＿　頭板＿＿＿＿＿＿＿脚板＿＿＿＿＿＿＿があるか？＿＿＿＿＿＿＿
　ベッドまで車椅子を使うか？＿＿＿＿＿＿＿　安定しているか？＿＿＿＿＿＿＿
　患者は車椅子からベッドに移乗できるか？＿＿＿＿＿＿＿　ベッドから車椅子に移乗できるか？＿＿＿＿＿＿＿
　ベッドから届く範囲にナイトテーブルがあるか？＿＿＿＿＿＿＿　電話はそこにあるか？＿＿＿＿＿＿＿
衣服
　患者の衣服は寝室にあるか？＿＿＿＿＿＿＿
　患者はドレッサーから衣服をとれるか？＿＿＿＿＿＿＿
　クローゼット＿＿＿＿＿＿＿その他の場所＿＿＿＿＿＿＿
浴室
　患者は，浴室で車椅子＿＿＿＿＿＿＿歩行器＿＿＿＿＿＿＿を使用するか？

車椅子_____歩行器_____は浴室に収まるか？
灯りのスイッチは利用しやすいところにあるか？ _____ 患者は，窓の開閉ができるか？_____
浴室の壁は，どのような材料でつくられているか？_____
　　タイルなら，それはトイレの横の床から何 cm あるか？_____
浴槽の再上端まで何 cm か？_____
患者はトイレを使用するか？_____
　　患者は自立してトイレへ行くことができるか，あるいはトイレから移乗できるか？_____
　　移乗のために直接トイレに車椅子を着けることができるか？_____
　　便座の高さは床からどのくらいか？_____
　　トイレの近くに手すりなどの丈夫な支持具があるか？_____
　　手すりのための余地があるか？_____
患者は，シンクを使用できるか？_____ シンクの高さはどのくらいか？_____
　　患者は，蛇口に手を伸ばして，水を出したり止めたりできるか？_____
　　シンクの下に膝が入るスペースがあるか？_____
　　患者は必要な物をとることができるか？_____
　　　　鏡？_____電気のコンセント？_____

入浴
患者は，浴槽_____シャワー_____清拭_____か？
浴槽を使うなら，患者は介助なしで安全に移乗できるか？_____
浴槽の横に手すりなどの丈夫な支持具があるか？_____
設備が必要であるか？（浴槽椅子・ハンドスプレーアタッチメント・上がり台・その他_____）
患者はなんとか蛇口と排水栓を使うことができるか？_____
床から浴槽の上縁までの高さ_____
浴槽は，はめ込み式か？_____ または脚つきか？_____
浴槽内部の幅_____
用途上，シャワー室を切り離すなら，患者は自立して移乗できるか，またはなんとか蛇口を使うことができるか？
患者がスポンジ入浴をするなら，その方法を説明せよ。_____

居間
灯りのスイッチは利用しやすいところにあるか？_____
患者は，窓の開閉ができるか？_____
車椅子操作を楽にするために，家具の配置を変更できるか？_____
患者は車椅子から丈夫な椅子へ，丈夫な椅子から車椅子へ移乗できるか？_____
　　椅子の高さ_____
患者は車椅子からソファへ，ソファから車椅子へ移乗できるか？_____
　　ソファの高さ_____
歩行可能な患者は，椅子から，あるいは椅子へ移乗できるか？_____
　　　　　　ソファから，あるいはソファへ移乗できるか？_____
患者はなんとかテレビとラジオを使用できるか？_____

ダイニングルーム
灯りのスイッチは利用しやすいところにあるか？_____
患者はテーブルを使用できるか？_____ テーブルの高さ_____

台所
テーブルの高さはどのくらいか？_____ テーブルは車椅子に合った高さか？_____
患者は，冷蔵庫のドアを開けて食物をとることができるか？_____
患者は，冷凍庫のドアを開けて食物をとることができるか？_____
シンク
　　患者はシンクの下に足を入れ，座ることができるか？_____

蛇口に届くか？　_____　蛇口をひねって水を出したり止めたりできるか？　_____
　　患者は，流しの下部まで届くか？　_____
　棚とキャビネット
　　患者は，開閉できるか？　_____
　　患者は皿，ポット，食器類，および食物に手を伸ばすことができるか？　_____
コメント：
運搬
　患者は台所のある場所から別の場所まで道具を運ぶことができるか？　_____
コンロ
　患者は，コントロール部分に手が届き，操作できるか？　_____
　オーブンの灯りが，目印となるようともるか？　_____
　なんとかオーブンのドアを開閉できるか？　_____
　食物をオーブンに入れたり，出したりできるか？　_____
　なんとかグリルのドアを開閉できるか？　_____
　食物をグリルに置いたり，出したりできるか？　_____
他の電気器具
　患者は，電気器具に手を伸ばしてつけることができるか？　_____
　患者は，コンセントを使用できるか？
　カウンタースペース：収納や作業の場所は十分か？　_____
　ダイヤグラム（適切なら，ストーブ，冷蔵庫，シンク，テーブル，カウンター，他のものを含む）
ランドリー（洗濯室）
　設備がない場合，どのように洗濯するか？
　家あるいはアパートの洗濯室の位置とそれに関する記述
　患者は洗濯室にたどり着くことができるか？　_____
　患者は洗濯機と乾燥機を使用することができるか？　_____
　　出し入れは可能か？　_____
　　なんとかドアを開閉し使いこなすことができるか？　_____
　患者はシンクを使用できるか？　_____
　　シンクの高さは？　_____
　　水を止めるために，蛇口をひねることができるか？　_____
　　シンクの下に膝が入るか？　_____
　　必要な物をとることができるか？　_____
　ランドリーカートを使用できるか？　_____
　患者は，衣服を干すことができるか？　_____
　アイロン台
　　位置：_____
　　開いたまま維持できるか？　_____
　　開いたまま維持できない場合，アイロン台の出し入れができるか？　_____
　　患者は，コンセントに手を伸ばすことができるか？　_____
掃除
　患者は収納ボックスからモップ，ホウキ，掃除機，バケツを取り出せるか？　_____
　清掃器具が使用できるか？（モップ，ホウキ，掃除機など）_____
非常時
　電話の位置：
　1人で，火災避難装置を使用できるか？　あるいは裏口を使用できるか？　_____
　隣人，警察官，消防署員，および医師がいるか？　_____
その他
　子どもの養育義務があるか？　_____

　　　　　その場合，子どもの数は？ ＿＿＿＿年齢は？ ＿＿＿＿
　　　　自分で買い物ができるか？ ＿＿＿＿
　　　　　親族や友人の手を借りることができるか？ ＿＿＿＿
　　　　　デリバリーサービスを利用できるか？ ＿＿＿＿
　　　　家族は自動車を所有しているか？ ＿＿＿＿
　　　　芝生をケアしてくれたり，高い場所の電球を交換してくれたりする親族や友人がいるか？

付　録　B

建物調査フォーム

建物の名称＿＿＿＿＿＿調査日＿＿＿＿＿＿
所在地＿＿＿＿＿＿測量士＿＿＿＿＿＿

　　　　　　　　　　　　　　　　　　　　　　　　　　　　　はい　　いいえ

駐車場
1. 通路に隣接している駐車場は，車椅子を利用できるよう，
　アクセスしやすいものになっているか？　　　　　　　　　　＿＿＿＿＿　＿＿＿＿＿
2. 縁石の境界が示されているか？　　　　　　　　　　　　　　＿＿＿＿＿　＿＿＿＿＿
3. 車を停めた後，車の後ろを通らずに歩道に行くスペースがあるか？＿＿＿＿＿　＿＿＿＿＿
4. 利用できるアクセスしやすい駐車場の数は？

建物への入口
1. 車椅子を利用している人が利用できる主要な入口が，少なくとも1つあるか？＿＿＿＿＿　＿＿＿＿＿
2. 入口からエレベーターホールまでアクセスしやすいか？　　　　＿＿＿＿＿　＿＿＿＿＿

エレベーター
1. 乗客用エレベーターを利用できるか？　　　　　　　　　　　　＿＿＿＿＿　＿＿＿＿＿
2. エレベーターは建物のすべての階に止まるか？　　　　　　　　＿＿＿＿＿　＿＿＿＿＿
3. （エレベーターの内外にある）制御ボタンは，床から122 cm 未満であるか？＿＿＿＿＿　＿＿＿＿＿
4. 制御ボタンは，出っ張りがあり押しやすいか？　　　　　　　　＿＿＿＿＿　＿＿＿＿＿
5. 非常用電話は利用しやすいか？　　　　　　　　　　　　　　　＿＿＿＿＿　＿＿＿＿＿

公衆電話
1. 適切な数の電話があって，車椅子を使用している人が利用できるか？＿＿＿＿＿　＿＿＿＿＿
2. 電話はダイヤル回線か，それともプッシュ回線か？　　　　　　＿＿＿＿＿　＿＿＿＿＿
3. ダイヤル部分は，床から112 cm 未満の高さにあるか？　　　　　＿＿＿＿＿　＿＿＿＿＿
4. 受信機のボリュームコントロールを利用できるか？　　　　　　＿＿＿＿＿　＿＿＿＿＿

床面
1. すべらないか？　　　　　　　　　　　　　　　　　　　　　　＿＿＿＿＿　＿＿＿＿＿
2. 床が絨毯であれば，（車椅子で波打たないように）密に織られて
　かつ床に固定されているか？　　　　　　　　　　　　　　　　＿＿＿＿＿　＿＿＿＿＿

トイレ
1. 利用できるトイレが，適切な数あるか？　　　　　　　　　　　＿＿＿＿＿　＿＿＿＿＿
2. 内面の壁とトイレを囲むパーテーションの間隔が，少なくとも122 cm あるか？＿＿＿＿＿　＿＿＿＿＿
3. 個室への入口の幅が少なくとも122 cm あるか？　　　　　　　　＿＿＿＿＿　＿＿＿＿＿
4. 手すりがあるか？　しっかり固定されているか？　　　　　　　＿＿＿＿＿　＿＿＿＿＿
5. 座面の高さは，44.5 cm 未満か？　　　　　　　　　　　　　　　＿＿＿＿＿　＿＿＿＿＿
6. トイレットペーパーホルダは簡単に届くところにあるか？　　　＿＿＿＿＿　＿＿＿＿＿
7. トイレには，利用できるターンスペース（183 cm×183 cm）があるか？＿＿＿＿＿　＿＿＿＿＿
8. シンク下部に，膝の高さよりも高い適切なスペースがあるか？　＿＿＿＿＿　＿＿＿＿＿
9. 排水パイプや給湯用パイプは，火傷を防止するするために　覆われて保護され

ているか？
10. 蛇口のハンドルは，大きくて利用しやすいか？

冷水器
1. 車椅子を使用しているすべての人が利用できる適切な高さか？
2. コントロール部分は，プッシュボタンタイプか？ それともレバータイプか？
3. 足で操作できるコントロール部分があるか？
4. 周囲には，車椅子で移動できるように，適切なスペース（少なくとも 92 cm）を有しているか？

Cotler, SR, and DeGraff, AH: Architectural Accessibility for the Disabled of College Campuses. New York State Univ. Construction Fund, Albany, 1976. より

付録 C

ケーススタディの指導問題解答例

患者の生活空間に関する一般知識をもとに，以下に示す各領域で最適な機能性と安全性を提供するために，どのような環境の変更，生活環境機器，追加指示を提案できるだろうか？

1. 寝室

【解答】
- 2 枚の小さな敷物を取り外す（すべらないワックスをかける）ことを勧める。
- ナイトスタンドにコードレス電話を設置することを勧める。
- 電気スタンドは，（患者がオン・オフスイッチを簡単に使える）ナイトスタンド上に設置すべきである。
- 寝台面の高さは，ベッドサイドに腰かけたときに股関節屈曲角度が 90 度以下で維持できるくらいの高さがよい。

2. 浴室

【解答】
- 敷物を取り外す。
- 便座とその横に手すりを設置することを勧める。
- 浴槽の蛇口にハンドスプレーアタッチメントを取り付け，浴槽への移乗用ベンチを設置することを勧める。
- 松葉杖歩行で，狭い戸口敷居を通るテクニックを患者に教える。

3. 台所

【解答】
- すべらないワックスをかけることを勧める。
- 床面積を広げるために，部屋の中心に置いている食卓を移動して，壁につける。
- ある場所から次の場所に移動する際，小さなローラーカートを使用する。
- 患者に課題変更の指示を与える際，省エネルギーのテクニックを使う。
- （床や高い棚から物を取る）リーチャーなどの適切な生活環境機器，電気缶切，瓶オープナーなどの使用を勧める。

4. 居間

【解答】
- 患者の気に入っている椅子の座面を高くする。すべての座面は堅くすべきである（高密度発泡スチロールの使用により）。
- より床面積を広げるために，部屋の中心に置いている低いテーブルを移動し，壁につける。
- 患者の椅子のすぐ近くに電話を置き，余分な長い延長コードはなくす。
- 大きなカーペットを取り外すか，または画びょうで留めてしっかりと床に固定し，波打たせない。
- テレビ操作には，リモコンを勧める。

5. 廊下

【解答】
- 細長い敷物を取り外す。
- 通路灯，バッテリーで操作できるライトユニット，薄暗い部分を完全に照らす他のメカニズムを設置するなど配慮して，薄暗い照明に気をつける。

文献

1. Corcoran, M, and Gitlin, L: The role of the physical environment in occupational performance. In Christiansen, CH, and Baum, CM (eds): Occupational Therapy Enabling Function and Well-Being, ed 2. Slack, Thorofare, NJ, 1997, p 336.
2. Lawton, MP, et al: Assessing environments for older people with chronic illness. Journal of Mental Health and Aging 3:83, 1997.
3. American Physical Therapy Association: Guide to Physical Therapist Practice. APTA, Alexandria, VA, 1999.
4. Duncan, PW, et al: Functional reach: Predictive validity in a sample of elderly male veterans. J Gerontol 47:M93, 1992.
5. Mathias, S, et al: Balance in elderly patients: The "Get Up and Go" test. Arch Phys Med Rehabil 67:387, 1986.
6. Guralnik, JM, et al: A short physical performance battery assessing lower extremity function: Association with self-reported disability and prediction of mortality and nursing home admission. J Gerontol 49(2):M85-94, 1994.
7. American National Standards Institute, Inc: American National Standard: Accessible and Usable Buildings and Facilities (ICC/ANSI A117.1-1998). International Code Council, Inc., Falls Church, VA, 1998.
8. Building Design. Requirements for the Physically Handicapped, rev ed. Eastern Paralyzed Veterans Association, New York, undated.
9. Beaver, KA, and Mann, WC: Overview of technology for low vision. Am J Occup Ther 49:913, 1995.
10. O'Sullivan, SB, and Schmitz, TJ: Physical Rehabilitation Laboratory Manual: Focus on Functional Training. FA Davis, Philadelphia, 1999.
11. Culler, KH: Treatment for Work and Productive Activities: Home and Family Management. In Neistadt, ME, and Crepeau, EB (eds): Willard & Spackman's Occupational Therapy, ed 9. Lippincott-Raven, Philadelphia, 1998, p 369.
12. NAHB Research Center, Inc. (Upper Marlboro, MD) and Barrier Free Designs (Raleigh, NC): Residential Remodeling and Universal Design: Making Homes More Comfortable and Accessible. US Department of Housing and Urban Development, Office of Policy Development and Research, 451 Seventh Street, S.W., Washington, DC, 1996.
13. Angelo, J, and Lane, S (eds): Assistive Technology for Rehabilitation Therapists. FA Davis, Philadelphia, 1997.
14. Alpert, J: The physical therapist's role in job analysis and on-site education. Orthop Phys Ther Pract 5:8, 1993.
15. Owens, TR, et al: An ergonomic perspective on accomodation in accessibility for people with disability. Disabil Rehabil 18:402, 1996.
16. Hunter, S: Using CQI to improve worker's health. PT Magazine 3:64, 1995.
17. Helm-Williams, P: Industrial rehabilitation: Developing guidelines. PT Magazine 1:65, 1993.
18. Wynn, KE: A continuum of care to treat the injured worker. PT Magazine 2:52, 1994.
19. Hebert, LA: OSHA ergonomics guidelines and the PT consultant. PT Magazine 3:54, 1995.
20. Wynn, KE: Setting corporate trends with on-site PT. PT Magazine 4:66, 1996.
21. Lawrence, LP: Practicing where industry lives. PT Magazine 6:28, 1998.
22. The Americans with Disabilities Act of 1990 (As Amended): Public Law 101-336.
23. Connolly, JB: Understanding the ADA. Clinical Management 12:40, 1992.
24. Architectural Barriers Act, Public Law 90-480, 1968.
25. Public Buildings Act, 98th Congress, 1st session, 1983.
26. The Americans with Disabilities Act: Title II Technical Assistance Manual Covering State and Local Government Programs and Services. US Department of Justice, Civil Rights Division (PO Box 66738, Washington, DC, 20035-68738), 1993.
27. The Americans with Disabilities Act: Title III Technical Assistance Manual 1994 Supplement. US Department of Justice, Civil Rights Division (PO Box 66738, Washington, DC, 20035-68738), 1994.
28. Common ADA Errors and Omissions in New Construction and Alterations. US Department of Justice, Civil Rights Division (PO Box 66738, Washington, DC, 20035-68738), 1997.
29. Americans with Disabilities Act: ADA Guide for Small Businesses. US Department of Justice, Civil Rights Division (PO Box 66738, Washington, DC, 20035-68738), 1997.
30. Americans with Disabilities Act: Questions and Answers. US Equal Employment Opportunity Commission (1801 L Street, NW, Washington, DC, 20507) and US Department of Justice, Civil Rights Division (PO Box 66738, Washington, DC 20035-68738), 1997.
31. Enforcing the ADA: A Status Report from the Department of Justice. US Department of Justice, Civil Rights Division (PO Box 66738, Washington, DC, 20035-68738), 1998.

参考文献

Clemson, L, et al: Types of hazards in the homes of elderly people. Occupational Journal of Research 17:200, 1997.
Durham, DP: Occupational and physical therapist's perspective of the perceived benefits of a therapeutic home visit program. Physical & Occupational Therapy in Geriatrics 10:15, 1992.
El-Faizy, M, and Reinsch, S: Home safety intervention for the prevention of falls. Physical & Occupational Therapy in Geriatrics 12:33, 1994.
Hendricks, S, et al: Implementation of the Americans with Disabilities Act into physical therapy programs. Journal of Physical Therapy Education 12:9, 1998.
Iwarsson, S, and Isacsson, A: Housing standards, environmental barriers in the home and subjective general apprehension of housing situation among the rural elderly. Scandinavian Journal of Occupational Therapy 3:52, 1996.
Johnson, KL, et al: Assistive technology in rehabilitation. Phys Med Rehabil Clin N Am 8:389, 1997.
Keleher, KC: Primary care for women: Environmental assessment of the home, community, and workplace. J Nursemidwifery 40:88, 1995.
Lach, HW: Alzheimer's disease: Assessing safety problems in the home. Geriatric Nursing 16:160, 1995.
Lawton, MP, et al: Assessing environments for older people with chronic illness. Journal of Mental Health and Aging 3:83, 1997.
Lubinski, P, and Higginbotham, DJ: Communications Technologies for the Elderly: Vision, Hearing and Speech. Singular Publishing Group, San Diego, CA, 1997.
Mann, WC, et al: The relationship of functional independence to assistive device use of elderly persons living at home. Journal of Applied Gerontology 14:225, 1995.
Mann, WC, et al: The use of phones by elders with disabilities: Problems, interventions, costs. Assist Technol 8:23, 1996.
Mann, WC, et al: Assistive devices used by home-based elderly persons with arthritis. Am J Occup Ther 49:810, 1995.
Mann, WC, et al: Environmental problems in homes of elders with disabilities. The Occupational Therapy Journal of Research 14:191, 1994.
Mital, A, and Shrey, DE: Cardiac rehabilitation: Potential for ergonomic interventions with special reference to return to work and the Americans with Disabilities Act. Disabil Rehabil 18:149, 1996.
Monga, TN, et al: Driving: A clinical perspective on rehabilitation technology. Physical Medicine and Rehabilitation 11:69, 1997.
Narayan, MC, and Tennant, J: Environment assessment. Home Health Nurse 15:799, 1997.
Ottenbacher, KJ, and Christiansen, C: Occupational Performance Assessment. In Christiansen, CH, and Baum, CM (eds): Occupational Therapy Enabling Function and Well-Being, ed 2. Slack, Thorofare, NJ, 1997, p 104.
Painter, J: Home environment considerations for people with Alzheimer's disease. Occupational Therapy in Health Care 10:45, 1996.
Rogers, JC, and Holm, MB: Evaluation of Occupational Performance Areas. In Neistadt, ME, and Crepeau, EB (eds): Willard & Spackman's Occupational Therapy, ed 9. Lippincott-Raven, Philadelphia, 1998, p 185.
Shrey, DE: Disability management in industry: The new paradigm in injured worker rehabilitation. Disabil Rehabil 18:408, 1996.
Trefler, E, and Hobson, D: Assistive Technology. In Christiansen, CH, and Baum, CM (eds): Occupational Therapy Enabling Function and Well-Being, ed 2. Slack, Thorofare, NJ, 1997, p 482.
Turner-Stokes, L, et al: Secondary safety of car adaptations for disabled motorists. Disabil Rehabil 18:317, 1996.
Ward RS, et al: Accommodations for students with disabilities in physical therapy and physical therapist assistant programs: A pilot study. Journal of Physical Therapy Education 12:16, 1998.
Wieland, K, et al: The integration of employees with disabilities in Germany and the importance of workplace design. Disabil Rehabil 18:429, 1996.

13

運動制御・学習改善のための方法

Susan B. O'Sullivan

概　要

- 運動制御の概観
  運動制御の理論
  運動プログラミング
- 運動学習の概観
  運動学習の理論
  運動学習の段階
- 発達的な考え方
- 機能回復
  機能回復に寄与する因子
- 介入の枠組み
  代償トレーニングアプローチ
  ファシリテーションアプローチ
  課題指向的トレーニングアプローチ
  統合アプローチ
- 運動制御改善のための介入方法
  覚醒と注意
  認知
  感覚の完全性と統合
  関節の完全性と可動性
  筋緊張と反射の完全性
  筋パフォーマンス：力，パワー，持久力
  運動制御を改善する機能的トレーニング
  姿勢制御とバランス
  歩行と移動
- 運動学習改善のための介入方法
  方法の発達
  フィードバック
  練習
  動機づけ

学習目標

1. 正常な運動制御，運動学習の構成要素と結びついた臨床意思決定のためのモデルについて説明する。
2. 運動制御にとって重要な因子を確かめ，運動制御獲得に最適な介入方法について説明する。
3. 運動学習にとって重要な因子を確かめ，学習に最適な介入方法について説明する。
4. 次にあげる介入アプローチを識別する。
   代償トレーニング，ファシリテーショントレーニング，課題試行的トレーニング
5. ケーススタディの患者のデータを分析，解釈し，現実的な目標と帰結を想定し，治療計画を立てる。

運動制御，運動学習改善は，それを生み出す神経学的なプロセスと中枢神経系 central nervous system (CNS) に影響を及ぼす病理学的な知識をもとに戦略を練ることが求められている。さらに，それには CNS 損傷後の回復過程についての知識も必要とされる。運動制御，運動学習に基づく治療モデルは，一貫した臨床意思決定の思考方法とアプローチを可能にするものである。患者は，しばしば幅広い機能障害，機能制限，能力低下を示すが，彼らの運動・学習行動とそれが起こる環境的文脈を注意深く評価することは，適切な治療計画の根拠となる。これらの評価の多くはこれまでの章でも検討してきた。理学療法士は，運動機能障害に取り組むためにさまざまな治療アプローチや技術を発展させてきたが，こうした治療計画は，患者個々のニーズに対応し，機能制限と身体的能力低下に集中した相対的 QOL を高めるものでなければならない。

運動制御の概観

運動制御は「運動の神経的，身体的，行動的側面での理解を扱う研究領域」と定義されている[1,p416]。人間の運動行動の情報処理はいくつかの段階を通して行われている（図 13-1）。第 1 段階は刺激同定と呼ばれる。この段階では，現在の身体の状態と環境の文脈に関係する刺激が選択，確認される。その刺激の意味は，過去の運動感覚の経験に基づいて解釈される。そうした記憶とのつながりや，注意，動機づけ，情動の制御といったものを含む知覚と認知のプロセスは，情報処理を正確に，かつ容易にする統合的な役割を果たしている。感覚入力の選択は，受け取る刺激の強さや明確さに依存する。そのため，より強くてはっきりとした刺激は，注意のメカニズムと情報処理を高めることにつながる。また，処理過程は，刺激パターンの複雑さにも影響される。複雑で新しい刺激パターンは刺激の確認に遅れが生じる。運動に固有の知識（例えば，四肢の位置，四肢の長さ，到達点までの距離）は，運動行動の重要な特性である。反応選択の段階においては，運動のためのプランが組み立てられる。

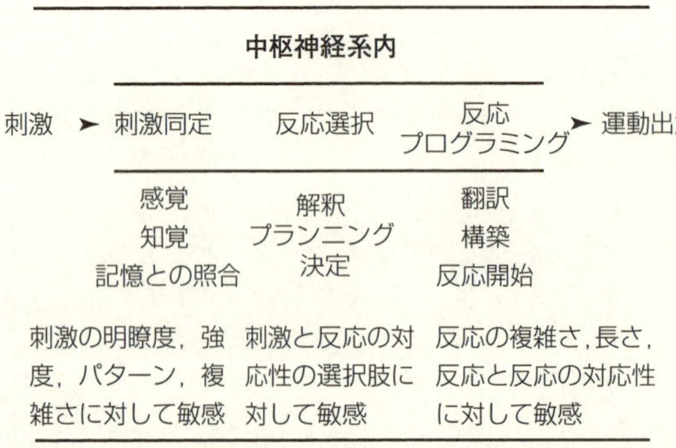

運動プランは目的とする運動の計画と定義され，運動プログラムによって構成されている。これは，細かい反応よりもっと大きな運動の原型，もしくは表象としての枠組みを示している。反応選択段階での（プランの）意思決定は，それ以外にとりうる運動の数や，刺激と反応の結びつきの度合いなどに依存する。刺激と反応がより自然に結びついていれば，意思決定は容易である。例えば，信号で道を渡るといったよく学習された運動では，青信号に反応して「前方へ進む」ことは難しくないが，赤信号でも前へ進むようにさせると，反応を躊躇する。

情報処理の最終段階は，反応プログラミングと呼ばれる。中枢は，運動の表象を筋活動に翻訳する。運動プログラムの組み立てには，共同運動，力，方向，タイミング，持続時間，運動の範囲のような特化されたパラメータに注意することも含まれている。パラメータの特化は個体，課題，環境の制限条件に基づいている。この段階での情報処理は，行おうとしている運動の複雑さと長さに依存する。したがって，運動が複雑で長ければ，この段階での処理時間が増加することになる。また，プログラミングは反応-反応対応性に影響される。これは反応を同時に行うことができる（例えば，ボールをドリブルしながら歩く）のか，選択が要求されるのか（例えば，2 つの運動のうちの 1 つを必ずもう 1 つより先に起こさなければならない）といった二重課題の両立性のことである。反応の実行（運動の出力）時，選択される筋は，適切な姿勢制御を損なうことになる。**フィードフォワード**は，システムの準備のため，運動に先立って送られる信号で，姿勢の予測的調節を可能にする。**フィードバック**は，運動中，あるいは運動後に受け取る反応産出情報で，正しい運動のための出力モニタに用いられている。この簡略化されたモデルでは，情報の流れが直線的にみえるが，実際の CNS による処理は直列と並列が混在している。単一の経路，複数の経路のいずれも情報を処理することに携わっている[1]。図 13-2 は随意運動中の CNS 内における情報の流れを模式的に示したものである。

運動制御の理論

理論とは，観察される現象をうまく説明するものである。さまざまな運動制御理論が時代を越えて展開されてきているが，それらは神経系機能の現在の解釈や理解を反映している。それらの理論が臨床にとって重要な枠組みを提供しているという理由から，ここでの

図 13-1 運動制御における情報処理段階のモデル

簡単な概説の正しさは保証されるだろう。読者は，Schmidt[1]，Shumway-CookとWoollacott[2]のすばらしい総説や研究も参照されたい。

運動制御の初期の理論は，Sherrington[3]が提唱する反射理論であった。彼は，その感覚受容器の研究を通して，運動というのは，**反射**をベースとした一連の刺激に対する反応だとする見解に達していた。複雑な運動も，最終出力を生み出すためにいくつかの反射が連結したものである。したがって，運動を始めるうえで感覚が重要な役割を演ずると考えられた。この反射理論の限界は数多くある。まず，随意運動を感覚刺激なしで起こせることや，フィードバックを利用できない非常に速い運動について考慮されていない。最終的には同じ刺激に対してもさまざまな運動で反応する無限の多様性についても，説明することができない[2]。

階層理論は，その起源がHughling Jackson[4]まで遡る。この理論は，CNSが3つの階層（高・中・低）の制御を組織するという仮定に基づいている。ここでは，制御はより高い中枢から低い中枢へ，いわゆる「トップ・ダウン」の方向で進むものと考えられている。反射理論はこの階層理論と融合することで，反射をより低い中枢の構成要素であるとし，正常な発達，成熟を通して，より高い中枢から制御されるにつれて統合されるものと考えた。逆により高い中枢で障害を受けた場合には，運動の制御に再び反射が出現してくると考えた。このモデルの最近の解釈としては，flexible hierarchies theory[5]があり，指令の階層性が詳しく記述されている。連合野が最も高い階層で働き（感覚を組み立て，戦略を立てる），感覚運動野は基底核，脳幹，小脳と連携し，中位の階層として機能（戦略を運動プログラムと指令に変換する），脊髄は最も低い階層として機能し，上の階層からの指令を運動を実行するための筋活動に変換している（図13-2参照）。現代の階層理論では，3つの階層はトップ・ダウンの順序に固定されておらず，むしろ各階層が他の階層を制御するような柔軟なシステムとして提案されている。制御中枢の移行は，課題の要求と複雑さに依存しており，課題が必要とすればより高い中枢での制御が起こる。

Bernstein[6]によって提唱されたシステム理論は，運動制御は特定の課題要求に対して働く多くの相互システムの協調した活動であるという考え方に基づいている。内的要因（関節の硬さ，慣性，運動に依存する力）と外的要因（重力）の両方が，運動のプランニングに関して考慮されなければならない。これは，神経による制御という考え方からの移行であり，制御の分散モデルと呼ばれる。これに従えば，CNSは，より分離した個々の運動ではなく，複雑な運動課題というものにかかわっているのかもしれない。この種の多階層制御は，**自由度**と呼ばれる運動の次元数の制御を可能にする。これにより，運動を実行する階層は，単純な運動の制御や，一度に多くの自由度を制御しなければならないという要求から解放される。**協応構造**は制御を単純化し，運動を生み出すための共同運動や協調パターンを起こすために使われる。共同運動は，移動（中枢パターン発生器）や姿勢（姿勢共同運動）の制御に用いられていることもよく知られている[7]。

運動プログラミング

運動プログラムは「開始時に一連の協調された運動を引き起こすような抽象的な表象[1,p225]」と定義され，感覚脱失の状態（求心路遮断）や，フィードバックの処理速度が制御に追いつけない状態（速い運動）で運動が行われることを可能にしている。また，運動プログラムは運動の意識的な決定から神経系を介し，多数の自由度の問題を解決してくれる。運動プログラムは事実上，末梢フィードバックやエラー検出処理の影響なしに実行することができる。これは**開回路制御システム**と呼ばれる（図13-3）。この開回路制御システムは，エラーを計算し，それに続いて起こる修正を開始

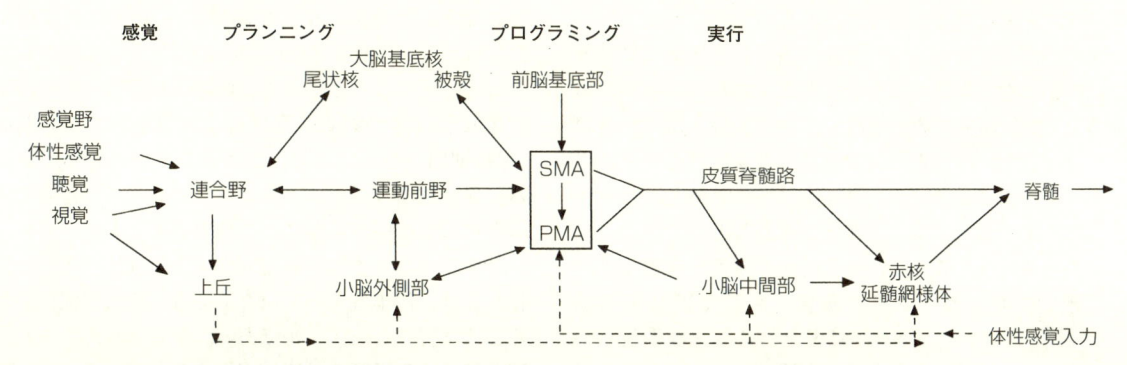

図13-2 随意運動中の情報の流れと補足運動野 supplementary motor area（SMA），一次運動野 primary motor area（PMA），上丘におけるつながり（Brooks[5], p199. より）

図 13-3 開回路制御システム

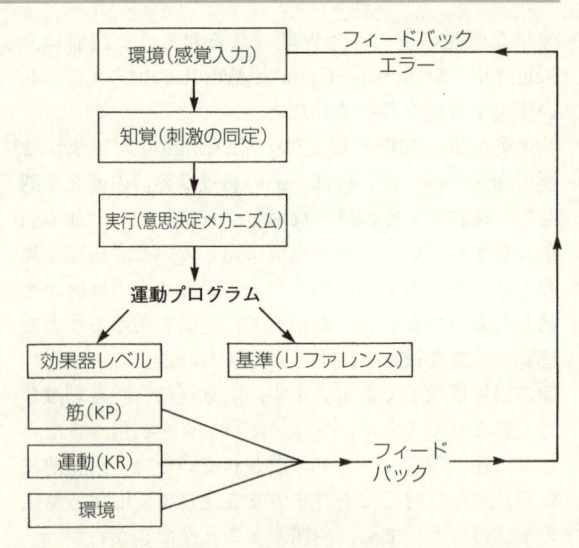

図 13-4 閉回路制御システム。KP：パフォーマンスの知識, KR：結果の知識

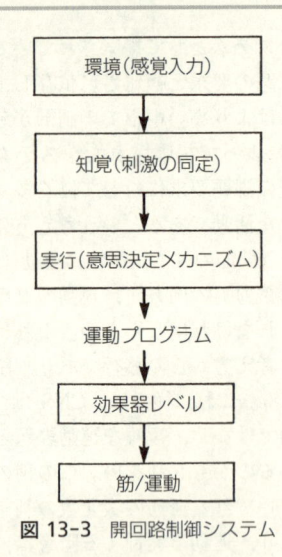

するために正確さの基準とフィードバックを用いる**閉回路制御システム**と対照をなしている（図 13-4）。フィードバックと閉回路処理は新しい運動スキルの学習（反応選択）と遂行中の運動の決定と修正（反応実行）に重要な役割を果たしている。また，フィードバックは身体の姿勢とバランスの維持遂行においても重要である[1]。

人間の運動の複雑さは過度に単純化した運動制御のモデルではない。Schmidt[1]による**間欠的制御仮説**は開回路と閉回路の処理を融合したもので，その両方が大きなシステムの一部として協調して働くとするものである。運動プログラムは運動事象のために一般化された符号（**スキーマ**）を供給し，フィードバックは運動を調整し，完成させるために用いられている。いずれかが主役となるが，それは課題による。また，双方とも，行われる運動の範囲内で働くとはいえ，異なる時間，異なる機能で働くであろう。一般化運動プログラムは不変項とパラメータの両方の要素を含んでいる。**不変項**とは，相対的な力，タイミング，事象の順序など，不変の特徴を持つ記憶された符号の特性を指す。**パラメータ**は可変の特性で，あるパフォーマンスから次のパフォーマンスへの運動の多様性と運動プログラムの柔軟性を保証するものである。これらは運動全体の力と持続時間の要素を持っている。例えば，歩行のパフォーマンスは歩行周期の基本的な順序と各要素のタイミングは維持され（不変項），速度を上げたり下げたりすることによって変化させることができる（全体の持続時間の変化）[8]。随意運動の障害（運動プランや運動プログラミングの障害）もしくは修正活動（フィードバック調整）の障害をみせる運動機能障害の患者は，早期に学習と運動を協調させることが必要となる。

運動学習の概観

運動学習は「習熟した行動の能力を比較的永続的な変化に導く経験や練習と結びついた一連の内的過程[1,p375]」と定義されている。運動スキルを学習することは複雑な過程で，CNS の空間的，時間的，階層的組織化が要求される。CNS の変化は直接観察できないので，運動行動の変化から推測する。練習，経験によって得られる**パフォーマンス**の改善は，しばしば学習の尺度として用いられる。例えば，練習によって，努力や集中を減らしながら，良好なタイミングでの一連の運動要素の発達が可能である。しかし，パフォーマンスはいつも学習を正確に反映しているとはいえない。一時的にパフォーマンスは改善しても，これが学習として保持されないこともある。逆に，疲労，不安，低い動機づけ，薬物治療などの要因が，学習が起こっている間のパフォーマンスを悪化させることもある。パフォーマンスは多くの要因によって影響されるので，「練習中にみられる一時的な運動行動の変化[2,p24]」と定義されるのはもっともなことである。**保持**は学習についてのより優れた尺度である。学習者は練習を行わない期間（**保持期間**）をおいた後，スキルを実際に行ってみせる。保持期間後のパフォーマンスはいくぶん落ちているかもしれないが，わずかな練習でもとのパフォーマンスのレベルにまで戻るだろう。例えば，バイクの運転などは，何年も乗っていなくても，概して保持されるよく学習されたスキルである。学習されたスキルを別の似ている課題の学習に適用する能力のことを**一般化可能性**と呼ぶが，これも学習の重要な尺度の 1 つで

ある。車椅子からプラットフォームへの移乗を学習した患者は，それを別の種類の移乗（例えば，車椅子から自動車，車椅子から浴槽）の学習に応用することができる。こうした新しい種類の移乗を組織化することで，学習するために要求される時間と労力は少なくてすむ。最終的には，学習は**文脈変化に対する耐性**によって測定することができる。これは変化した環境条件での運動課題の遂行に求められる適応性である。スキル（例えば，杖での歩行）を学習した人は，新しく変化しやすい環境での学習（例えば，戸外での歩行，人通りの多い歩道での歩行）が可能となるだろう。運動学習は練習の直接の結果であり，感覚情報とフィードバック過程に強く依存している。感覚情報の重要性は，課題や学習の相（時期）によって相対的に変化する。個人差は確かにあり，それが学習可能性の程度と速度の両方に影響を与えることもある。学習の障害はCNS機能障害の患者にはよくみられる。

運動学習の理論

Adams[9]は，閉回路制御に基づく運動学習理論を生み出した（閉回路理論）。彼は，遂行中の運動からのフィードバックが，意図した運動のこれまでの記憶（知覚痕跡）と比較されてCNSに正確さの基準とエラー情報を供給すると仮定した。記憶痕跡はその後，適切な行動を生み出し，結果を評価するのに用いられる。練習を通して知覚痕跡が強化されることで，閉回路の過程を用いて，運動を獲得する能力が向上する。Adamsはしばしば速度の遅い直線的な位置決め課題でこれを試した。しかし，この理論は速い運動条件下（開回路制御過程）での学習を十分に説明できない。また，感覚フィードバックなし（求心路遮断研究）で起こる学習についても説明することができない。

スキーマ理論は，遅い運動はフィードバック，速い運動はプログラムに基づくとする考え方に支えられている。Schmidt[10]は記憶に蓄えられるものは，詳細な運動プログラムではなく，スキーマであると提唱した。彼は，スキーマを「経験に基づいて形づくられた規則，概念，関係」と定義した[1,p418]。スキーマには，初期条件（身体位置，物体の重さなど），運動のパラメータ間の関係，環境結果，感覚経過といったものが含まれる。再生（運動）スキーマは初期条件を選択，定義するのに用いられ，同時に認識スキーマは期待される感覚経過に基づいて運動反応を評価するのに用いられる。臨床的には，この理論は運動結果の多様な練習が，拡張された規則，スキーマの発展を通しての学習を改善するという概念を支持している[1]。また，変化する環境での新しいスキル学習に対するもっともらしい説明も提示している。

運動学習の段階

FittsとPosner[11]は，運動学習の過程を認知段階，連合段階，自動化段階という比較的はっきりとした段階で生じるものとして記述している。これらの段階は学習過程を記述し，方法を組織化するための便利な枠組みを提供してくれる。表13-1はこの情報モデルを要約したものである。

▼ 認知段階

学習の最初の**認知段階**において，主要な課題はスキルの全体理解を進めることであり，これは認知地図，もしくは認知プランと呼ばれる。この「何をするか」を決定する時期は，学習者がうまくいかなかった方法を捨てながら継続的に課題に近づいていくような高次の認知過程を要求される。試行錯誤の練習は，最初，ばらばらなパフォーマンスを生み出す。感覚の手がかりと知覚-運動組織化の過程は，やがてほどよくうまくいくとわかった運動プログラムの選択を導くことになる。学習者は最初の組織化されていない不器用なパターンから進歩するので，パフォーマンスの改善はこの獲得時期に容易に観察することができる。学習者は主に視覚に頼って運動と学習を行っている。この初期段階では，学習者を混乱させる要因のない静的な環境が学習を効率的にする。

▼ 連合段階

学習の中間段階である**連合段階**では，練習を通して運動プログラムの細かい修正が行われる。時間的，空間的な側面は運動が協調されたパターンで発展するよう組織化される。パフォーマンスは，より強い一貫性と誤りや関係ない運動が少なくなることで改善する。学習者は，「何をするか」より「どのように行うか」に専念する。視覚への依存が減ると同時に固有感覚の手がかりが徐々に重要となってくる。学習過程は要因の数によって，その時間の長さにばらつきが出る。課題の特性，学習者の経験，動機づけ，利用可能なフィードバック，練習の組織化といったことが学習の獲得に影響を与える。

▼ 自動化段階

学習の最終段階である**自動化段階**は，かなり練習した後のパフォーマンスがほぼ自動化されることが特徴である。運動プログラムが，ほとんどそれ自身で動くことができるほど洗練されてくることで，運動の認知的な監視は最小レベルでしか行われない。運動の時間

表 13-1 運動学習の段階とトレーニング方法

認知段階の特徴	トレーニング方法
学習者は課題の理解を発達させる。**認知地図**は，能力，課題要求を評価する。刺激を識別し記憶と照合する。反応を選択する。課題の最初の見積もり。運動プログラムの構築。最初の反応の修正 「何をするか？」の決定	機能的に関係する言葉で課題の目的をはっきりさせる **正しさの基準**を確立するよう課題の理想的なパフォーマンスを提示する 課題の構成と要求を患者に言語化させる 重要な課題の要素に注意を向けさせる 適切なフィードバックの選択 ・感覚系，内在的フィードバックシステムを強調する ・付加的（外在的）フィードバックと内在的フィードバック［402 ページ参照］を慎重に組み合わせる ・視覚への高い依存：患者に運動をよくみるようにさせる ・**パフォーマンスの知識**（KP）：一定となるエラーに焦点を当て，多くのランダムエラーは手がかりにしない ・**結果の知識**（KR）：運動出力の成否に焦点を当てる 学習者にパフォーマンス，帰結を評価させる。これにより，問題と解決を明らかにする 動機づけを持続しながら正しいパフォーマンスの強化をする フィードバックスケジュールの組み立て ・学習の初期には毎試行後のフィードバックがパフォーマンスを改善する ・さまざまなフィードバック（要約，フェーディング，帯域幅）が認知処理を深め，想起を向上させる。ただし，初期のパフォーマンスは低下することがある 最初の練習の組み立て ・エラーを最小にするよう制御された運動を強調する ・課題が複雑で，長く，エネルギーコストが高い場合，もしくは学習者が疲れやすかったり，注意が持続できなかったり，集中力が低かったりした場合，適切な休憩時間を入れる（分散練習） ・必要に応じて徒手的なガイダンスで介助する ・複雑な課題を構成要素に分け，部分と全体の両方を教える ・必要に応じて両側性転移を利用する ・パフォーマンスを改善するために同じ課題のブロック（反復）練習を行う ・認知処理と想起の深さを向上させるために多様練習（系列，あるいはランダムな練習順序）を使う。ただし，この場合，初期のパフォーマンスは低下することがある ・パフォーマンス，学習を改善し，不安を除くためにメンタルプラクティスを使う 必要に応じて覚醒レベルを評価して修正 ・高すぎる，あるいは低すぎる覚醒はパフォーマンスと学習を損なう ・ストレス源や精神的疲労を避ける 環境の構築 ・注意や集中をそらすもの，関係のない環境刺激を減らす ・最初，クローズドスキルを強調し，徐々にオープンスキルへと進める

的，空間的構成は高度に組織化され，学習者は協調された運動パターンを生み出すことができる。学習者は，スポーツ競技での「どんなふうにうまくやるか」といったような他の側面に注意を向けることができる。運動はほとんど誤りなく，環境因子からの干渉も受けない。

このように学習者は，変化しない予測可能な環境（**クローズドスキル**）でも，変化して予測不可能な環境（**オープンスキル**）であっても同様にうまく運動を遂行することができる。

表 13-1 運動学習の段階とトレーニング方法（つづき）

連合段階の特徴	トレーニング方法
学習者は運動を練習し，運動プログラムを調整する。その中身は，時間的，空間的構成であり，エラーや無関係な運動を減少させる 視覚フィードバックへの依存を減らし，固有感覚フィードバックを使うことを増やす。認知的なモニタリングを減らす 「どのように行うか？」の決定	適切なフィードバックの選択 ・KP を与え続ける。エラーが一定になるときに介入する ・固有感覚フィードバック，正確さの内的基準を確立するのを助ける「運動の感じ」を強調する ・KR を与え続ける。機能的帰結に関することを強調する ・学習者が自己評価，意思決定スキルを修正するのを助ける ・ファシリテーションテクニックや運動の誘導はこの段階の学習にとっては逆効果である フィードバックスケジュールの組み立て ・動機づけを持続させるためにフィードバックを与え続け，患者に自己評価を促す ・過剰な付加的フィードバックは避ける ・想起を改善するために，さまざまなフィードバック（要約，フェーディング，帯域幅）デザインを考える 練習の組み立て ・パフォーマンスの一貫性を促す ・想起を改善するために，関係するスキルについて，多様な練習順序（系列，あるいはランダム）を考える 環境の構築 ・徐々にオープンで変化する環境に移行する ・家庭，地域社会，職場環境のための準備をする
自動化段階の特徴	トレーニング方法
学習者は運動を練習し，時間的にも空間的にも高度に構築されて，運動のエラーはきわめて小さく，認知的な監視が最小レベルになるよう運動反応を調整し続ける 「どんなふうにうまくやるか」の決定	意識的な注意の必要性，運動の自動性を評価する 適切なフィードバックの選択 ・学習者は適切な自己評価，意思決定スキルを示す ・エラーが明らかなとき，フィードバック（KP，KR）をときおり与える 練習の組み立て ・さまざまな環境，課題のバリエーション（オープンスキル）でパフォーマンスの一貫性を強調する ・高レベルの練習（集中練習）が適切である 環境の構築 ・環境を変化させて患者に挑戦させる ・家庭，地域社会，職場環境のための準備ができる 必要に応じて，スキルの競争的な面に焦点を当てる（例：車椅子スポーツ）

発達的な考え方

姿勢と運動の制御は，一生を通じて連続的に進行する過程である。運動スキルの基本は，発達の具体的な指標が現れる子どものときに学習される[12〜15]。成人では年齢に関係する因子が，運動行動の修正と適応を引き起こす[16〜19]。スキルは身体の大きさが変化するとき（例えば，体重や身長の変化），修正される。情報処理のすべての段階は加齢によって影響を受ける[20]。感覚低下（受容器の感受性，感覚の再認，符号化の低下）は刺激同定に影響する。反応選択，反応プログラミングもまた，CNS の変化によって影響を受ける。加齢によって運動が遅くなるのは，反応時間，運動時間両方が増加することによる[21]。協調性の変化は，特に細かい運動制御に必要なものが損なわれるような運動単位の大きさの変化によって起こる。また，高齢者は運動の複雑さに対して過敏になっている[22]。座業中心の生活を続けたことにより心血管系の健康状態と強さが低下することも，運動スキルのパフォーマンスに影響を与える[22〜25]。高齢者は，しばしば運動や学習の能力に影響を与えることがある多くの病気や障害を経験する[26]。例えば，体重の増加，全身の力の衰え，疾病の出現によって立ち上がりや寝返りの方法というのは二次的な変化を示す。

運動発達理論は整然とした運動スキルの獲得に焦点

を当てている。子どもは発達するにつれ，数多くのスキルの練習と経験が必要となる。こうした姿勢や活動はしばしば**発達活動もしくは発達スキル**と呼ばれるが，これらは生涯，機能的なスキルであり続ける。寝返り，背臥位から座位への起き上がり，肘立て腹臥位，四つ這い位，座位，膝立ち位，片膝立ち位，座位から立位への立ち上がり，立位，歩行はこうした活動の例である。一連の運動発達は，運動制御を獲得するうえでの自由度を制限している。例えば，肘立て腹臥位の場合は下部体幹や下肢の運動制御の必要をすべて除いたうえでの頭部制御，上部体幹，肩の発達に焦点を当てている。早期の発達活動のほとんどは重心が低く，支持基底面が広いので，もともと安全であり，制御を失ったときもけがをする可能性は低い。子どもの発達に相当なばらつきがあり，発達の順序が固定されたものでないことは明らかである。また，こうした活動は高齢者の機能的トレーニングの基礎をなすものだが，特定の活動の順序が適用できないことも真実である。成人の患者は，運動プログラム，そのサブルーチンと姿勢のセットはすでに獲得したものなので，脳損傷後の運動スキルの再学習における重要な点は，この情報へのアクセス，再組織化，利用ということになる。これは，まだ運動スキルを発達させていない子どもの場合とは大きく異なる。

機能回復

機能回復は「損傷によって失われた運動スキルの再獲得[2,p23]」である。この最も厳格な定義では，再獲得されたパフォーマンスが受傷前とまったく同じということになる。よりゆるやかな解釈では，パフォーマンスは受傷前の運動パターンのバリエーションとして達成されることとなる。代償は「行動の置き換え，つまり課題を完遂するために採用された代わりの行動方法[2,p38]」と定義される。脳卒中から回復した患者が非麻痺側上肢を使って1人で服を着ることを学習するなどはこれに当たる。

脳損傷に関しては，長い間，脳の回復は半永久的にないと考えられてきた。現在，これは間違いであるとされており，損傷を受けた人にこの考え方を適用することは，危険な自己達成的予言といえる。**神経可塑性**は「脳自体が変化し，回復する能力[27,p134]」と定義されている。この可塑性を説明する解釈はいくつかある。脳の損傷部位以外のあまり利用されていない領域が損傷された組織の機能を引き継ぐプロセスは，**異所的対応**と呼ばれる。これとは別に，中枢神経系は最初のシステムが故障したときに操作可能なバックアップシステム，もしくはフェイルセーフシステムを持っているとする考え方は，**冗長性**と呼ばれる。新しい神経経路の出現は機能の維持を可能にする。脳の領域が再プログラミング状態になる能力を持っているこのプロセスは**機能代行**と呼ばれる。機能代行の例としては，視力を失った人の感覚情報システムとしての「手」の感受性の上昇などがある。代償的方法の適用は，脳内の再組織化と機能の向上をもたらす。**機能解離**という言葉は，一時的な阻害要因（ショック，浮腫，血流低下，グルコース利用の減少）解消後の脳活動の回復によく用いられる。PET による研究の成果は，回復は複雑なプロセスで，より高次のすべてのプロセスを含んでいることを示唆している。損傷に続いて起こる脳の変化は広範囲にわたる。神経活動を示す血流変化は，脳の両側，損傷部位から離れた皮質や皮質下でもみられることがわかっている。神経の成長と脳組織の回復が脳損傷に続いて起こることも示されてきている。これらの反応は，適応（機能的）かもしれないし，もしかしたら不適応（非機能的）かもしれない。神経成長因子の存在は，成長と修復のプロセスの鍵となることが示されており，この分野の研究のトピックとなっている。脳の修復プロセスに関する優れた総説としては，Stein ら[27]のものがある。

機能回復に寄与する因子

機能回復は複数の因子に影響される。年齢は回復における重要な決定因子である。一般には，年齢が若いほど神経系の可塑性も高いと信じられている。しかし，脳の成長における部位ごとのばらつきは，損傷からの回復結果に影響するだろう。ひとたび成熟し，脳組織の専門特化した機能が存在するようになると可塑性は低下する。

ゆっくりとした損傷は速いものに比べて高い回復結果を生みやすい。例えば，腫瘍のようにゆっくりと進む損傷は，発作のような速い損傷に比べ，機能維持も良好でよりよい回復結果を示す。この例で，脳は時間をかけて機能的な適応をしていくことがわかる。小さな損傷とそれによって誘発される損傷（2つの間には時間間隔があるとする）の場合，単一で大きな損傷に比較して高い回復結果を得ている。

外部刺激のある環境の有効性は，動物実験によって確かめられている。刺激の豊富な環境にさらされることによる感覚の経験は，脳の発達，機能の維持および損傷後の脳の修復を助けるように脳刺激を供給する。同じ外部刺激のある環境でも，拘束され，他動的に運動させられた動物は，自発的に環境とかかわることができたものより回復が芳しくなかった。通常の環境曝

露に対して、ある特定のトレーニング活動を適用することも回復を支える。トレーニング課題（回し車のような一般的な活動）にさらされた動物は、感覚刺激の豊富なところにさらされたものほどではないものの、良い回復を示している。このように、環境と運動は大脳皮質の機能的な再組織化を助けているといえる。このことは「行動の変化は生理機能をも変える[27,p131]」と表現されている。これをリハビリテーション分野で応用するための優れた考察としては、Held[28]の研究を参照されたい。

介入の枠組み

さまざまな治療アプローチが、運動機能に障害を持つ患者のリハビリテーションのために開発されてきた（図13-5）。歴史的に、多くの実用的な治療のアイデアが、経験に基づく臨床の知識から生み出されている。これらの介入方法を説明し、固有の治療哲学を組み立てるための理論が適用されているが、それぞれの違いは、中枢神経系に関する仮説および理論の解釈から生じている。

代償トレーニングアプローチ

代償トレーニングアプローチの主眼は、その機能にまったく、あるいはほとんど関係しない部分を用いて早期の機能的自立を促すところにある。例えば、左片麻痺の患者は右上肢を使って着替えることを教えられる。対麻痺患者は上肢を使って機能的な移動と車椅子による自立を獲得する。このアプローチの中心にあるのは代用の概念である。患者はまず運動の欠損があることを気づかせられる（「認知的気づき」をさせる）。その後、機能的な課題への患者の総合的なアプローチにおいて、さまざまなことが行われる。課題を行う代わりの方法が示され、簡略化され、適用される。患者はこの新しいパターンを使って課題を練習、再学習する。そして、その機能が必要とされる場面で練習を行う。さらに患者が毎日、この課題をできるようにエネルギーを節約する工夫が組み込まれる。

このアプローチの2つ目の眼目は、スキルの再学習、運動の容易さ、最適なパフォーマンスを促す環境の調節（**適応**）にある。例えば、半側視空間無視の患者に対し、靴を色分けしたり（赤いテープを左に、黄色いテープを右に貼る）、車椅子のブレーキトグルも識別しやすいように延長して色をつける、などがこれに当たる。

このアプローチに対する批判の1つに、使わない部

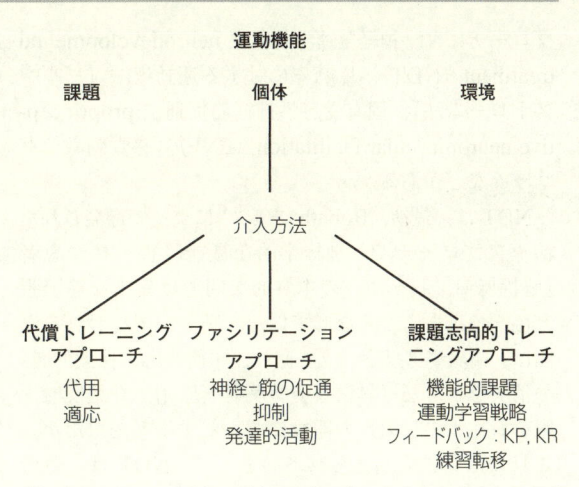

図13-5 課題と個体と環境間の交互作用から生み出される運動機能。代償トレーニング・ファシリテーション・課題志向的トレーニングアプローチによる戦略からなる運動機能を改善する介入方法。KP：パフォーマンスの知識，KR：結果の知識

分の回復を抑制し、障害部位の**学習された不使用**に寄与しているとする見解がある。例えば、脳卒中の患者の場合、患側を使うことを学習し損なうことになる。また、ある課題に特化した学習に集中することは個別のスキル、**細片スキル**を向上させるが、このばらばらのスキルは別の環境、もしくは同じ課題のバリエーションへと一般化させることが難しいという点もある。

代償トレーニングアプローチは、患者がまったくといっていいほど回復が期待できないような重い機能障害を呈するときの現実的なアプローチといえる。重篤な運動感覚障害や合併症（重い心疾患、呼吸器疾患、アルツハイマーによる記憶障害など）を持つ患者では、リハビリテーションに積極的に参加し、運動スキルを再学習する能力には限界があるかもしれない。

ファシリテーションアプローチ

伝統的なファシリテーション（促通）アプローチは「神経治療的アプローチ」あるいは「神経生理学的アプローチ」と呼ばれ、当初は、機能回復を促し、感覚-運動障害を改善するための治療エクササイズと神経-筋ファシリテーションテクニックを用いることがその中心であった。障害のある身体部位に、学習された不使用[29]や過剰な代償を起こさないことが目標であった。したがって、これらのアプローチによるトレーニングは、障害部位の随意運動制御を求めるものでもあった。徒手的な技術は機能的な発達スキル（例：寝返り、座位、立位）の制御を向上させるのに用いられる。トレーニングは特定の障害の治療と運動の「正常」パターンのファシリテーションに重きをおいている。こうしたア

プローチには，神経発達学的治療 neurodevelopmental treatment（NDT），片麻痺に対する運動療法（ブルンストローム法），固有受容性神経筋促通法 proprioceptive neuromuscular facilitation（PNF），感覚刺激テクニックなどがある。

NDT は，最初，Bobath 夫妻[30,31]によって開発された治療アプローチで，神経学的な機能障害を持つ患者（脳性麻痺，脳卒中）の本質的な問題は異常な筋緊張と協調性にあるとみなしていた。制御が損なわれる原因は，高次姿勢反応（立ち直り，平衡反応，保護伸展）の消失をともなう異常な姿勢反射（原始，脊髄反射，脳幹レベルの反射）の開放にあるとする考え方だが，これには異議も唱えられている[32〜34]。NDT は，患者に正常な運動発達の順序を適用しながら促進することで，運動の制御を学習させる。より高次で自動的な姿勢反応は，姿勢のハンドリングとキーポイント・オブ・コントロール（例えば，肩，骨盤，手，足）を使って促進する。過度な筋緊張は動的な反射抑制パターン（反射の影響が考えられるのとは逆のパターン）を使って抑制する。感覚刺激，特に運動感覚，固有感覚，表在感覚，前庭からのフィードバックは，正常な運動経験をさせるために用いられている。運動はその難易度と環境の背景によって変化する。代償トレーニング方法は障害部位の使用，回復を抑えてしまうだろうというおそれから避けられている。治療の持ち越し効果（持続効果）は，患者，家族，介護職教育を重視することで促進される[35,36]。

Brunnstrom[37]による片麻痺の運動療法は，脳卒中患者の回復を促すようにつくられたものである。患者は，正常な機能を促進するように構成された運動を通してその制御を再学習する。Brunnstrom は，片麻痺の典型的な病的共同運動パターンと回復段階について記述した最初の人物で，現在，ほとんどのセラピストが知識として共有している。実際に用いられるトレーニングには，この病的な共同運動から脱するような刺激を与えるものが多い。Brunnstrom は，機能の低い患者には，まず基本的な共同運動を抑制するよう促し，その後，正常回復を模した共同運動からの分離の組み合わせに進むべきと考えていた。ただ，共同運動を繰り返し行わせることは，分離した関節運動の遂行を難しくするため，この考え方は現在ではそぐわないと考えられている。感覚を刺激するテクニック（ストレッチ，タッピング，ストローク，圧迫）は，望ましい運動を目標とし，強調するために使われる[38]。

協調運動は，PNF によっても促進できる。PNF は，最初，Kabat と Knott によって開発され，後に Voss によって展開された手技である[39]。この PNF は，正常運動に基づき，らせん状，対角線の機能的運動パターンを組み入れている。一連の，主として固有感覚に対する手技は，運動を促通するために開発されたものである（例えば，ストレッチ，最大抵抗）。正確な用手接触は，その触れた部分の下にある筋の機能と望ましい運動パターンの遂行を強調するために用いられる。発達的視点の重要性は，寝返り，肘這い，四つ這いなどさまざまなパターンでの練習を含めるために，後から加えられたものである。必要とされる制御を強化し，発達させるために，動作の個々のパターンと組み合わせを練習する。この PNF もまたいくつかの運動学習方法を組み入れている（例えば，練習，反復，運動の視覚誘導など）[40]。

感覚刺激テクニックのファシリテーションアプローチへの組み込みは，Rood[41,42]の業績が大きい。相動性と緊張性に分類される刺激は，患者の制御の段階に応じた治療のなかで適用される。Rood は，運動制御発達の段階を分けるために，可動性，姿勢の安定性，姿勢の安定性を土台とする可動性，巧緻運動（スキル）などの言葉を利用した。こうした用語は，今日の理学療法で広く応用されている。圧縮や steady resistance などの緊張性刺激は，座位を保持するような静止性活動での制御の向上を助ける。急冷，クイックストレッチのような相動性の刺激は，寝返りのような筋活動の動員を促通する。促通，抑制のいずれかが，目的とする運動反応を引き起こすのに用いられる。

Gordon[32]は，これらのアプローチが開発された時代の最も有力な治療方針は筋再教育（例えば，Kenny method）であり，この考え方が CNS に障害のある患者には容易に適合されなかったことを指摘している。セラピストがこの種の患者にとってより適切なアプローチを発達させようとして，ファシリテーションアプローチが生み出された。このときの共通の認識は，脳に障害を負った患者の運動行動が，反射や自動運動という観点であまり確かめられていなかったということにある。回復は，より高次の中枢が制御を取り戻せるような CNS の再統合（漸進的大脳化）のプロセスとして考えられている。脳損傷で起こるすべての現象に対する神経生理学的解釈において，こうした現象は，他のシステムや，生体力学的要因，力などの運動の重要なパラメータへの注意が欠けていることから起こるとした。介入は，しばしば機能よりも，**姿勢**や筋緊張といった機能障害に焦点をあてた。こうした批判に対応して，最近では NDT も PNF も，その臨床応用の主眼点は機能に基づいたものになっている。患者と介護者に対する教育的方法においても，実際の生活環境内へ機能を持ち越すように強調されている。

これら治療テクニックの多くは，機能が低い患者に適している。こうした患者は早期に運動できるように

なることを支援するアプローチの実践が必要である。これには，徒手による介助（運動の誘導），あるいは促通運動のテクニックが含まれている。より詳細なテクニックについては付録 A，B を参照されたい。自立運動可能な高い機能を持つ患者は，こうしたアプローチから効果を得ることはないだろう。むしろ逆にこれらの患者では，介助運動や促通運動の不適切な使用によって機能回復を妨げる可能性がある。また，機能が低い患者へのファシリテーションアプローチの治療時間が長くなってしまうことも，コストを意識しなければならない今日の臨床においては，しばしば批判の的になっている。

課題指向的トレーニングアプローチ

より現代的なアプローチとして，機能的・課題指向的アプローチがあるが，これは**運動制御・運動学習アプローチ**と呼ばれる。このアプローチはシステム理論と運動学習理論を統合したものである。その中心には，CNS 内の相互作用システムは，機能的な課題とそれが行われる環境をもとに組み上げられるという考え方がある。したがって，課題，各課題の要素，環境を理解することが，運動制御を理解し，促すポイントとなる[43]。また，このアプローチは，機能を制御するために CNS 内にアクションシステムが形成されるという理論にも基づいている[44]。このアプローチの支持者は，システム（骨格-筋，神経-筋）を働かせるような機能的課題に焦点を合わせたトレーニングプログラムを利用する。患者は，困難な課題をさまざまな環境下で練習するよう指示される。このとき，個人によって異なる方法が用いられるが，要求された機能的な結果が得られれば，それはよしとする[45]。例えば，脳損傷の患者が背臥位から座位への起き上がり，座位から立位への立ち上がりを練習するとしよう。機能を強化するためにはさまざまな認知，知覚，運動学習，生体力学の方法が用いられる。このアプローチは，焦点が機能障害から課題遂行という問題点に移行することを意味している。課題に結びついた機能的スキルを学習する患者の知覚を活性化し，運動を促すために，実践的なアプローチを行う。患者は，運動への最善のアプローチを決める知覚-運動情報処理を用いて，積極的に関与するよう促される。ただし，重い神経学的障害と認知障害を持つ患者はこのアプローチの対象とはならない。

Carr と Shephard[46]による脳卒中に対する運動再学習プログラム motor relearning programme（MRP）はこのアプローチのよい例である。彼らは，座位への起き上がり，座位バランス，立ち上がり，立位バランス，歩行といったいくつかの基本的で機能的な課題を選んでいる。読者はこれまでの記述からこうした活動が発達的課題であることに気がつくに違いない。さらに，上肢の活動（リーチ，把握など）や口部の活動（顎，唇を閉じる，嚥下など）もこれらに含まれる。課題パフォーマンスが分析され，練習のための活動が選択される。環境は，目標の行動と学習を促すのに適した設定となるよう修正する。複雑な運動の場合，これを個別のパートに分け，その後，全体としての練習を行う。運動学習トレーニング方法の適用は，このアプローチの重要な要素である。ここで強調されるのは，運動の視覚による誘導と口頭によるフィードバック（修正）である。徒手による誘導は，運動の支持が完全に必要な場合だけに限られる。練習，適切なフィードバック，実際的な強化，精神的な刺激の間に矛盾のないことが自立した機能を促す鍵となる。

統合アプローチ

さまざまなアプローチや介入方法からの選択を迫られる臨床意思決定の場において，脳が運動をどのように調整しているかを理解することは重要である。セラピストは 1 つのアプローチに固執する信奉者にならないよう注意すべきである。特定のアプローチで認定され，その支持者であるセラピストは特に，単一の治療方法への過剰な依存に注意しなければならない。運動機能障害を有する患者の多様な問題においては，1 つのアプローチがすべての患者に等しく好結果をもたらすだろうという考え方は否定される。

過去の理論家の貢献を認めるのは大切だが，現在は運動制御と情報処理の正しい理解に基づかなければならない。感覚，知覚，認知，運動のシステムの統合機能を強調した CNS モデルが重要となる。Mulder[47]が指摘するように，セラピストは運動機能回復について，統合された理論ベースのモデルをみいだすことが必要である。介入は機能ベースで，かつ環境の点からも実際的でなければならない。また，介入の選択は良好な運動機能を最大限に引き出すよう考慮しなければならない。さらに，この選択は，別の要素（ケアの容易さ，訪問理学療法の回数や時間の点からみた対費用効果，患者の年齢，合併症の数，退院計画）にも配慮しなければならない。本章の以下の部分では，統合されたモデルの具体的な介入方法に焦点を当てる。

運動制御改善のための介入方法

覚醒と注意

身体意識のシステムは，覚醒，睡眠，注意を司っている。脳幹網様体とその上行性網様体賦活系 reticular activating system（RAS）は感覚と皮質の入力を統合し，意識システムを維持している。**覚醒**は大脳皮質の興奮や注意の全体レベルに関係する。低い覚醒は睡眠や眠気と，高い覚醒は過剰な興奮やストレスと関係する。**注意**は，環境もしくは長期記憶からの情報を処理する脳の許容量のことである。健常な**選択的注意**を有する人であれば，関係のない情報を遮断しながら，課題と環境の両方について適切な感覚情報を選択し，処理することができる。新しい情報が提示されると，集中と努力は増加する。自律神経系 autonomic nervous system（ANS）は，いくつかの身体機能のためのベースラインを決める。これは，恒常性を維持し，さまざまな条件下での自分を守り，適応させる活動（**闘争か逃走か反応**）を始めるために行われる。高い覚醒レベルを示す闘争か逃避か反応の生理学的現象としては，心拍数増加，発汗，瞳孔拡大などが例としてあげられる。

感情，薬物，時刻，疲労などのいくつかの要因が覚醒に影響を与える。刺激に特化した覚醒反応は，皮質活動（思考）と予測不可能な刺激，新奇の刺激，あるいは自分を脅かすような刺激によって活性化する。ある程度の覚醒レベルは最適な運動パフォーマンスのためには必要である。低い覚醒状態は効果的なパフォーマンスに必要な反応を生み出せないが，高い覚醒状態もパフォーマンス低下の原因となる。これは**逆U字仮説**（Yerkes-Dodson の法則）として知られている[48]。運動課題が異なれば要求される覚醒レベルも異なる。例えば，高い覚醒レベルは，速さや力を必要とするパフォーマンスを改善するが，同じレベルの覚醒は，正確さや精密さを要求されるパフォーマンスを低下させることがある。高度な安定や，決定のための処理を要する課題もまた，高い覚醒レベルではうまくいかない。この例としては，姿勢保持反応や複雑な運動スキルがあげられる。オープンスキルは，高い覚醒レベルでクローズドスキルより損なわれる。また，最適な覚醒レベルというのは学習の段階によってばらつく。例えば，最初の認知学習の段階での高い覚醒レベルは混乱を引き起こすことになる[1]。

脳損傷の患者では注意・覚醒のレベルの低下がみられることがある（植物状態，もしくは低い機能レベルの状態）。この状態は，注意，選択，刺激同定が不十分になるのが特徴である。これらの患者には，全身反応レベル改善のためにデザインされた刺激プログラムが効果的であろう。これらは，ときに**昏睡刺激プログラム，早期回復プログラム**と呼ばれる。このプログラムでは2つの異なるタイプの刺激，すなわち環境刺激と構築された感覚刺激が用いられる。環境刺激とは，音楽，やわらかい明かり，最愛の人の写真などのように心地よい刺激を継続して与えられるよう患者の環境を構築することを意味する。**構築された感覚刺激**とは，組織化された方法での患者への刺激提示を意味しており，表在感覚，視覚，前庭感覚，聴覚，嗅覚，味覚などが用いられる[49]（表13-2および付録B参照）。セラピストは特定の刺激に反応する患者の能力を評価し，生み出される行動からその反応を注意深く段階づけしなければならない。最終的には，患者が最良の反応を示す刺激のタイプ，治療に最適な時間帯，治療セッションの長さまで決定しなければならない。病前の興味は，刺激が患者にとって意味のあるものかどうかを決定する重要な情報源である。刺激は一度に1つ注意深く提示し，関係のない環境刺激は最小限にすべきである。口頭説明は，患者の注意を特定の刺激に当て，短く要領よく行うべきである。一度，その反応（認知的気づき）が増加すれば，セラピストは患者に特定の刺激の識別を行わせ，その刺激に特化された運動反応で応じるようにさせる。例えば，2つの異なる手触りのものに触れさせて区別させ，その後，一方を選んで握らせる。これは患者に，選択して運動反応するよう要求することになる。刺激提示後の反応時間はしばしば遅れるので，反応するための余裕の時間を与えるとよい[49]。予想外，もしくは異常な反応を引き起こすこともあるので，刺激の与えすぎは避けるべきである。例えば，脳損傷の患者は刺激に反応しないが，刺激を繰り返すと，結果として反応性の低下やシステムの停止をまねくことがある。中枢神経系の状態は，外部刺激に対する身体システムの反応に影響を及ぼす[50,51]。脳損傷からの回復に影響する刺激プログラムの有効性は明らかではなく，研究の結果もさまざまである。これらの研究はいずれも方法論的問題を有しているため[52]，より信頼のおける研究が必要とされている。

過剰な覚醒レベルによる注意障害を呈し，興奮状態にある脳損傷患者も，介入による効果が得られる。環境からの刺激は，しばしば興奮や混乱の発作を突然に引き起こす。患者は通常，うまく刺激を処理できず，奇妙で闘争的な自分の反応を制御できない。環境に対する慎重な評価により，害をなす刺激とやわらげる刺激の区別が可能である。いらいらする刺激は取り除くように環境を変更しなければならない。例えば，脳損傷の患者には，忙しくて騒がしい理学療法室より静かな部屋で治療を行うことがよくある。予期しないでき

表 13-2 覚醒レベルを変えるのに用いられる感覚刺激

低い覚醒状態 感覚刺激は高強度，高頻度，断続的，相動性	反応は一般化された覚醒，短時間で相動性
聴覚 　口頭指令 　活発な音楽 　さまざまな音	音への定位
視覚 　静止した目標 　目標のトラッキング（水平と垂直） 　明るい色	物への定位
表在感覚 　軽い moving touch 　さまざまな手触りと形の材料	全体に消えているパターンの活性化
運動感覚 　直立姿勢（車椅子，傾斜台） 　ROM，ADL 課題	環境と身体への定位
前庭感覚 　速い運動，回転，あるいは瞬間的な直線方向での加速 　可動支持面（大きなボール，長枕，バランスボード）	筋緊張の増加 姿勢反応の増加
嗅覚/味覚 　さまざまな香りや味 　有害な悪臭	刺激への定位
高い覚醒状態 感覚刺激は低強度，低頻度，持続的，緊張性	反応は一般化された安静，持続的で緊張性
聴覚 　やわらかい声 　静かな音楽 　静かな環境	筋緊張を低下させ，活動を減らす
視覚 　穏やかでやや暗めの明かり	
表在感覚 　maintained touch 　neutral warmth 　背部の slow stroking	
運動感覚 　高度に組み上げられた活動	反応の組織化

ADL：日常生活活動，ROM：関節可動域

ごとは感情の爆発を引き起こすことがよくあるので，治療体制の一貫性は非常に大切である。毎日決まって行うことを増やし，全体を構築していくことが重要となる。新しい活動を導入する際には，それを試みる前に丁寧に説明をすべきである。また，治療中も声かけをし，患者の努力に実際的な強化で報いることも必要である。患者が興奮して爆発してしまったときには，セラピストは落ち着いて，患者の注意を「いらいら」の原因から遠ざけるようにする。患者自身が制御する課題を選択するというのも，患者が落ち着くのをしばしば助ける。セラピストはいつでも穏やかで制御された行動を形成する必要がある[53]。治療刺激は，全身的なリラクゼーションを促すことによって，恒常性バランスを回復するようなものを選択するのがよい。これらには，maintained touch, slow stroking, neutral warmth, slow maintained vestibular stimulation が含まれる（表 13-2，付録 B）。通常，これらの刺激はゆっくり持続的に与えられ，脳幹活動，副交感神経活動による鎮静効果を生み出すと考えられている。

脳損傷による注意障害の患者は，重要な刺激に注意を向けたり，情報を処理したりすることができない。彼らはしばしば突飛な考えと行動を示し，手もとの課題に集中することができない。認知機能の障害と一般的な精神活動の遅滞が起こることはよくある。障害は，さまざまな種類の刺激に反応する「**集中的注意**」，長時間注意を持続する「**持続的注意**」もしくは「ビジラ

ンス」，感覚情報を区別する「選択的注意」，いくつかの課題を同時に行う「分割的注意」でみられる[54]。注意障害の効果的治療には注意深い評価が要求される。作業療法士による評価と介入方法のプランニングにおいては特に重要である。一般的な方法は，入念に外界から閉じられた環境を構築し，患者に提示する情報を制限する。簡潔で適切な音量と抑揚の口頭指示を用いる。教示も短く簡単にする。デモンストレーションと教示の組み合わせは，教示のみの場合よりも患者の注意を集中させる効果的な方法となる。セラピストの興味と注意を患者に伝えるために，患者とのアイコンタクトを維持するとよい。スキルの重要な部分に注意を確実に向けさせるために，感覚の手がかりを与える。集中を助けるために，患者にスキルを少しずつ着実に言語化させる。治療セッションは患者の注意が保てる限界の時間内で計画する。短い治療時間と簡単な活動の方が，長く複雑な課題より有効であるし，患者にとって興味が持てて，親しみやすい活動の方が，新奇の課題より有効である。さらに，日課を確立して，即座に望まれた行動の報酬を与えるのは重要である。例えば，あらかじめ決められた時間，課題を行えそうなとき，報酬を与えるとよい[54]。

保続の症状を示す患者は，思考や活動が行き詰まった様子で何度もそれを繰り返す。発作から回復中の患者が何度も車椅子のブレーキをかけることなどがその例である。こうした患者は徐々に新しい活動へと導くとよい。注意の再集中を助けるような興味の持てる活動と，保続を制限するよう決められた一連の活動を用いるようにする。課題や一連の運動をうまくやり遂げたなら，それに対して積極的に報いるべきである。

認知

刺激認識に続く反応選択は，CNSの決定処理の結果である。この認知相では運動の目的（運動プラン）を決定しなければならない。運動プランの構成要素である運動プログラムは，新しい運動パターンのために，組み立てられ，修正され，あるいは異なる順序で組み直されたりする。学習の認知相を改善する一般的な方法については，本章の運動学習，認知段階に関する項で述べる。

経験の記憶に障害を持つ患者は，学習において重大な問題を示す。彼らは運動の知覚，環境との相互作用を蓄積した記憶を呼び出すことができないし，リハーサルしたり，新しい情報を符号化したりすることもできない。例えば，脳損傷の患者は，それ以前の毎日のセッションを忘れ，まるで初めてのように，次の日にセラピストのもとに来る場合がある。記憶機能は，注意の欠損，情動の状態，動機づけのレベルによって影響を受けるだろう。注意トレーニングの方法が，一般に，多くの患者にとって記憶機能の改善にもつながっていることは1つの例である。課題と環境を組み立てあげることは，記憶障害のある患者にとっては自分でそれが組み上げられないだけに重要となる。セラピストは新奇で複雑なものを避け，簡単でなじみのある課題（例えば，ADL技能）を選択するとよい。同様に，情動を落ち着いた状態に維持させ，記憶トレーニングを助ける動機づけの高い方法を用いるとよい。大切なのは，患者に符号化のための自発的なリハーサルスキルを取り戻させることである。そのためには，患者に連想（連合）を形成させる方法を用いる（例えば，押韻記憶法）。外的な記憶補助手段を用いる適応方法も介入プログラムの重要な部分を占める。これには，情報を蓄積しておくもの（ノート，日記，カセットテープ，コンピュータなど），手がかりとなる道具（目覚まし時計，タイマー，腕時計のアラームなど），構築された環境（患者の部屋のキャビネットやタンスの上のラベル，掲示された治療スケジュール）などが用いられる。記憶機能改善の方法については第29章でさらに詳しく述べる。

感覚の完全性と統合

運動における感覚の役割を理解するには，いくつかの一般的な概念が重要となる。感覚は，環境と相互に作用することを通して，運動の選択を助け，傷害を防ぐ。感覚入力は，運動を修正し，その修正活動を通して運動プログラムの形成に一役かっている。環境の変化に対応する運動の多様性と適応性は，感覚入力の情報処理によって可能となる。感覚システムと運動システムの相互作用はCNSの至るところで起こっている。体性感覚は皮膚と骨格筋から得られた感覚情報を示す。受け取った体性感覚情報のほとんどは，意識にのぼることがない。脊髄レベルの相互作用は主として反射的だが，それより上位の中枢では，より複雑な感覚-運動行動の調整が行われている。意識的な知覚と感覚情報の解釈は高次の皮質レベルで起こる。

運動の感覚刺激は早期ファシリテーションアプローチの重要な要素である[30,37,39,41]。運動は特定の刺激（ストレッチ，タッピングなど）を通して引き起こされ，変化させられる。こうした運動は付加的な入力によるものなので，その使用は，随意運動がない，もしくは極度に障害された患者にとって一時の橋渡し的なものである。一度，望む反応が得られれば，固有感覚情報を自然に利用する自動運動が反応を強化する助けになるだろう。また，自動運動は，感覚をフィードバック

調節だけでなく，フィードフォワード調節として使うことを可能にする。このように感覚刺激は，運動の最初の試みを助けるうえでは効果的だが，なるべく早い時期に与えない方向へ導くのが望ましい。長期にわたり感覚刺激を繰り返して使うことは，結果として刺激に依存する運動を生み，随意運動を回復する患者の能力を妨げてしまうことになる。

さまざまなタイプの感覚器はそれぞれ特異的な感受性を示す。各受容器は特定の刺激に対して高い感受性を示す。適切な強度の感覚刺激を用いれば，ねらった受容器を確実に刺激してくれる。過剰な刺激は，ねらっていない受容器も活性化して望んでいない反応を引き起こすことになる。この反応には全身的な覚醒や交感神経性の闘争か逃避か反応が含まれる。感覚受容器のもう1つの特徴は，時間が経つにつれ刺激に順応することである。通常，それら受容器は，遅い順応と速い順応の2つのカテゴリーに分けられる。治療において，触覚受容器のように速い順応を示す相動性受容器は，一連の運動の開始に有効である。これに対し，ゴルジ腱器官 golgi tendon organ（GTO）や筋紡錘のように遅い順応を示す緊張性受容器は運動反応を監視したり，調整したりするのに用いられる（例えば，姿勢の修正など）。また，運動の速度というのも考慮すべきことである。遅い速度の運動なら求心性刺激は運動反応に寄与できるが，速い速度の運動だと，時間が短いため求心性情報は運動制御に関与できない（オープンスキル）。顔，掌，足の裏のような部位は触覚受容器が高密度に集中しており，皮質における表象も大きい。これらの領域は刺激によく反応し，防御機能と探索機能の両方に関連している。

CNSの損傷は感覚機能の障害を生じる。触覚，固有感覚，視覚，前庭システムの部分的変化は，患者が動いたり，新しい活動を学習したりする能力に影響を及ぼす。動物や人間の求心路遮断は，強制下での粗大運動は可能でも，四肢を使わないことにつながるため，修正を通じての新しい運動の学習は障害されてしまう。患者は四肢を動かすことにまったく興味がないかもしれないが，セラピストは感覚障害のある四肢の強制的なトレーニングに集中しなければならない。しかし，求心路が遮断された四肢の細かい運動制御には障害があるので，得られる運動が正常なものであることは期待できないであろう。

▼ ファシリテーションテクニック

理学療法士は筋収縮を促したり，活性化したり，抑制したりするいくつかの治療テクニックを持っている。これらは抑制に使われるテクニックも含むため，用語としては誤りであるが，一般にはファシリテーションテクニックと呼ばれる。**ファシリテーション**という言葉は，シナプス電位変化，神経活動の増加を通して運動反応開始を高める力を示す。加えられた刺激はα運動ニューロンのシナプス閾値を下げるかもしれないが，観察可能な運動反応を引き出すには不十分なこともある。一方，**活性化**は実際の運動反応産出に関係しており，神経発火の閾値に達することが含まれている。**抑制**はシナプス電位の変化を通して運動反応開始を抑える力を示す。シナプス閾値が上がるとニューロンの発火，運動の産出は難しくなる。脊髄とそれ以上のレベルの入力の組み合わせは，α運動ニューロン（最終共通路）に作用して，筋の反応を促通するか，活性化するか，抑制するかを決めるだろう。

いくつかの一般的なガイドラインが重要である。まず，ファシリテーションテクニックは付加的な場合があるということ，すなわち，PNFパターンとよく併用されるクイックストレッチ，抵抗，言葉による指示などは，単独の刺激では無理でも，入力として同時に加えられることで，望む運動を引き出すだろう。これは，CNS内での空間的加重の特性を示している。同じ刺激を繰り返し適用すること（クイックストレッチの反復など）もまた，CNS内での時間的加重の特性によって運動反応を生み出しているのであろう。したがって，ストレッチは，患者が筋の伸張域から短縮域への運動を可能にするため繰り返し用いられる。ファシリテーションテクニックの適用が，いつも予測された反応を生み出すわけではない。刺激や抑制に対する反応は各患者に固有であり，さまざまな要因（問題となるCNSの障害レベル，覚醒レベル，運動ニューロン活動のレベル）の数に依存する。例えば抑うつ傾向で活動性の低い患者は，過剰な活動性の患者がほとんど刺激を必要としないのに対し，多くの刺激を必要とする。刺激の強さ，時間，周波数は患者個々のニーズに合わせて調節する。予想外の反応というのは不適切なテクニックの結果と考えられる。例えば，痙縮筋に加えられるストレッチは痙縮を増し，随意運動の増加を妨げることがある。

ファシリテーションテクニックの適用の手引きとして利用できる統制された研究はほとんどない。それゆえ，臨床場面では鋭い観察スキルと優れた評価が重要となる。刺激開始の選択は患者と環境のきめ細かい評価に基づくべきである。刺激中の注意深い観察内容は，期待される反応についてのセラピストの知識と照合される。もし，反応が期待どおりでない場合，反応を改善するために刺激の強さ，長さ，周波数の調整が必要になるだろう。無反応，もしくは不適切な反応が起こったならば，刺激し続けることは禁忌となる。また，感覚刺激は十分に随意的な制御をみせる患者にとっても

禁忌となる。

　ファシリテーションテクニックは刺激中に優先的に活性化される感覚システムと感覚器によって分類される。したがって，テクニックは，外受容，固有感覚受容，前庭に分類される（これらのテクニックについては付録 A，B を参照）。視覚，聴覚，嗅覚といった特殊感覚も刺激の対象となる（**表 13-2 参照**）。

関節の完全性と可動性

　筋の機能的な可動範囲と正常な生体力学的なアライメントを生かすには，**関節可動域 range of motion（ROM）**と筋の柔軟性が十分でなければならない。これが欠けると，筋と姿勢アライメントの変化が引き起こされる（例えば，筋の硬直，萎縮，筋線維症，拘縮，変形）。静的，動的いずれの柔軟性も正常な運動機能には必要である。早期の治療介入は，全可動域にわたって痛みがなく動く状態，関節の完全性，筋の柔軟性と機能を維持するうえで重要である。さらに，この介入は，痛みや痙縮を一時的にやわらげたり，循環を改善したりする効果もある。

　関節の可動域と柔軟性を改善するテクニックには，関節可動域運動，他動的伸張，末梢の関節モビライゼーションがある[55,56]。準備として行われる温熱療法（例えば，ホットパック，超音波）は，筋の温度，弾性，コラーゲンの伸張性を増加する[57,58]。また，運動前のウォームアップも用いられる。例えば，体操や低負荷の自転車運動は徐々に組織の温度と弾性を上昇させ，筋伸張の安全性を高めることができる。寒冷療法は筋を冷却し，筋スパズムと physiologic splinting を減少させる[59]。痙縮のある患者には準備として持続的なアイシングとリラクゼーションテクニックが有効となる。また，必要に応じて筋の伸張後に組織の炎症を抑えるためにアイシングを用いることもある。

　関節可動域運動は外傷を防ぐように行われなければならない。運動はゆっくり，スムーズにできる範囲で行う。セラピストは他動，自動介助，自動のいずれかを選択できる。自動関節可動域運動は，在宅運動プログラム home exercise program（HEP）の一部として重要である。関節可動域運動は解剖学的な運動面，もしくは動作のパターン（PNF パターン）を用いて教える。後者は，関節が 2 つ以上組み合わされた四肢の運動が行われるという点から，機能回復においてはより効果的と考えられる。

　他動的ストレッチングは可動域の最終位置で機械的に力を加え，組織の静止長を伸ばすものである。静的ストレッチングという言葉は，低負荷で少なくとも 15～30 秒，患者が耐えられるならばそれ以上の時間で維持するものを示す[55]。セラピストはこれを徒手で数回繰り返す。30 分以上，数時間に及ぶ長い時間の機械的ストレッチングは滑車，重錘，傾斜台を用いて行われる。変形矯正を目的とする装具療法も，可動域を広げ，筋緊張を軽減する静的ストレッチングの別のかたちといえる。低負荷を用いた静的ストレッチングの利点は，組織損傷の危険や筋痛がほとんどなく，要求されるエネルギーも少ないことにある[60～64]。短時間で高負荷を加える**バリスティックストレッチ**は，可動域を増加させることはできるが，損傷や小外傷につながるという理由から一般的には避けられている。特に不動の期間が長い慢性疾患の人や高齢者には危険である。

　促通ストレッチングは他動的ストレッチングとともに積極的な抑制を用いる方法である。このテクニックは最初，PNF アプローチで発展したもので[39]，現在では広く臨床家の間で応用されている。限られた範囲での主動筋の最大収縮は，その筋の弛緩を起こす。この筋の抑制はゴルジ腱器官からの抑制と意識的なリラクゼーションによって引き起こされるものである。その後，四肢は他動的に拮抗パターンで動かされる。ホールドリラックスは主動筋の等尺性収縮を利用するが，コントラクトリラックスは主動作筋パターンでの他の筋の等尺性収縮と同時に起こる回旋筋の等張性収縮を利用している。このバリエーションとしては HRAC（ホールドリラックス・アクティブ・コントラクション hold-relax active contraction）や CRAC（コントラクトリラックス・アクティブ・コントラクション contract-relax active contraction）がある。このテクニックでは，拮抗筋パターンの自動運動に続いてリラクゼーションが起こる。これは付加的な相反抑制効果を生み出している（拮抗筋の収縮が主動作筋の筋緊張を抑制する）。これらのテクニックはもともと PNF パターンで患者を運動させるときに用いたものだが，臨床的には解剖学的な運動面に沿っての関節可動域運動でも用いられている。テクニックの開発者たちは，促通ストレッチングが静的ストレッチングやバリスティックストレッチよりも優れており効果的であると主張している[65～67]。また，促通ストレッチングは他のストレッチングに比べて，患者の不快感がほとんどないことも利点とされている。ただ，このテクニックにおける抑制のメカニズムは筋に作用し，随意的な収縮によるものなので，非常に筋力が弱い場合，麻痺肢や痙縮が強い場合，可動性の低さが主に結合組織の変化によるものだったりする場合などは，あまり効果が期待できない。

　柔軟性の運動は，毎日，最大の効果を上げるよう行われるべきで，常に，新しく獲得された可動範囲での動きを最大にするような運動をともなうべきである。これは相反抑制効果を通して可動域を維持するのに役

立つ。患者とその家族は，病院の外でも柔軟性が維持されるよう，運動を在宅運動プログラムの一部として教わることになる。

筋緊張と反射の完全性

　筋緊張は，他動的に筋が伸張されたときの抵抗である。**筋緊張**という言葉は筋の張力のレベルとして用いられ，**姿勢緊張**は重力に抗して姿勢を維持するのに必要な身体の筋全体の張力レベルとして用いられている。緊張の変化は一般に神経学的状態を指し，正常より緊張が高い状態（筋緊張亢進，痙縮，反射亢進，固縮）から低い状態（筋緊張低下，弛緩，反射減弱）までさまざまな状態をとりうる。また，錐体外路障害の患者では，緊張が変動する筋緊張異常（ジストニア）の状態も起こりうる。緊張の変化は運動の制御や機能に影響を及ぼす。例えば，強い痙縮のある患者は，抗重力姿勢においてその上・下肢は固定され，上肢は典型的に屈筋優位の，下肢は伸筋優位の姿勢をとることがある。また，この痙縮にともなって，筋痙攣，クローヌス，陽性徴候を示すBabinski反射，伸張反射の亢進，皮膚反射，自律神経反射の亢進などが，さまざまな組み合わせで起こる。概して拮抗筋群は弱く，患者は随意的な制御を行うことができず（失調様の動き，過度な主動作筋，拮抗筋の同時収縮），四肢の動きは機能的に限られたものになってしまう。もし，治療せずに放置すれば，異常な緊張は拘縮，姿勢の非対称，変形といった二次的な障害を生むことになる。筋緊張が異常に低下している患者はその筋の麻痺により，関節の不安定性と変形をまねく。緊張は発作に続く回復過程にそって変化する。例えば，脊髄損傷の患者は，脊髄性ショックの段階では弛緩性であるが，急性期を越えると痙縮を示すようになる。また，患者によっては上肢や下肢，身体の左右，四肢と体幹の間で筋緊張の不均衡を示すことがある。こうした不均衡は同じ上肢，あるいは下肢の筋の間でも起こる。例えば，中枢側の筋は高い緊張，末梢側の筋は低い緊張といった状態がこれに当たる。こうしたことから筋緊張をきめ細かく評価することが大切である。

　多くのテクニックが，緊張の問題に取り組むファシリテーションアプローチのなかで，神経学的なものや経験的なものをベースに発展してきた。痙縮を有する患者の緊張を低減させる伝統的テクニックには，持続的アイシング，持続的ストレッチ，腱への圧迫，温熱，ゆっくりとした前庭への刺激などがある（これらのテクニックについては付録A，B参照）。リズミックローテーションも，高い緊張を低下させる効果的なテクニックである。これらのテクニックはROMや自動運動に先立って行われるが，正確なハンドリングが必要になる。セラピストは可能なかぎり痙縮筋を刺激することを避け，痙縮のない場所に徒手で一定の接触を行う。運動は，痙縮によるパターンを避けるように誘導する。Johnstone[68]はトレーニング中に痙縮のある肢を緊張が低下する位置に維持するためにエアスプリントを使うことを勧めている。抑制テクニックで一時的に緊張を低下させた結果，良くてもその効果が持続するのは20～30分，もしくは数時間である。それらは中枢神経系内での永続的な変化は生み出さない。したがって，これらのテクニックはROMや運動による再教育の準備としての位置づけはあっても，治療の中心とはならない。例えば，多発性硬化症によって重い下肢の痙縮を有する患者の関節可動域運動は，緊張を減少させるテクニックなしには効果を発揮できないだろう。両脇を支え，ボール上に置いた両下肢のリズミックローテーションを通してリラクゼーションを得る。こうしてひとたびリラクゼーションが起これば，セラピストは適切な筋の長さと関節位置を確保するよう下肢を効果的に動かすことができる。固定用スプリントは，足部を中間位に保持し，筋を伸張された状態に保つために用いられる。

　拮抗筋の強化は，緊張抑制を持続し，運動再教育を促すために必要である。これには次のようなガイドラインが用いられる。

- まず，不要な筋の活動を抑える。主たるポイントは痙縮を有する筋の拮抗筋の収縮にある。
- 運動はゆっくりと確実に制御されるようにする。また，新しい運動範囲と方向についての制御を増やすようにする。
- 自動介助，誘導運動時の介助は必要だが，患者が自分で動けるようになれば，すぐにやめるべきである。
- 拮抗筋パターンによる自動運動が可能になれば，交互の運動を試みる。主動作筋（痙縮筋）の収縮でわずかな範囲を動かし，その後，逆方向である拮抗筋パターンの運動に戻ることが重要である。リラクゼーションが維持されている間，スムーズな交互運動を練習する。
- 高度にストレスのかかる活動や極端に努力を要するものは禁忌とする。これらのことは，異常な筋緊張を導いてしまうからである。
- 特定の機能的なスキル達成を促すために，筋の共同運動を高める。例えば，患者に，手を口に持っていく動作をゆっくりした速度で繰り返させる練習などがそれに当たる。

　患者とその家族，あるいは介護する人に対して，痙縮筋の長さを維持する必要性について教育することは大切である。毎日，ゆっくりと行われる関節可動域運

動は，ポジショニングや装具の効用と同じくらい強調されるべきである．トリガー（筋痙攣と緊張増加を誘発する有害な刺激）を同定し，できるかぎり除去する．これらには外的要因（拘束衣，カテーテルなど）もしくは内的要因（膀胱感染，腸の嵌入，圧迫による潰瘍，痛み）が含まれる．

　痙縮に対する他の介入方法としては，スプリントやシリアルキャスト（連続ギプス）を用いた静的ストレッチング，電気刺激，バイオフィードバックなどがある．スプリントは一般に手，手関節，足部の機能的肢位を維持するのに用いられる．これらは ROM や抑制のテクニックを用いた後に適用される．キャスティングは，伝統的なテクニックが失敗し，患者が拘縮や変形の増大にさらされている場合，もしくは，好ましくない運動パターンや皮膚治療など衛生上の制限がある場合に用いられる．まず，抑制テクニックでその肢を最大に伸ばすように動かす．次にキャスティングで肢を可動可能な最終位置で保つようにする．こうして引き延ばされた状態は，伸張受容器の適応と GTO の抑制の結果，痙縮筋のリラクゼーションを生み出すと考えられる[69〜71]．温熱や持続的な圧迫も，これに寄与することができるだろう．抑制キャスティングは筋，腱の長さ，筋線維分節の分布変化を促すものとされている[72,73]．キャストは一般に徐々に可動範囲を増やすよう 7〜10 日ごとに変更する[74,75]．シリアルキャストは上肢，下肢いずれでも利用可能で，外傷性脳損傷，四肢麻痺，脳卒中の ROM 改善と緊張軽減に効果的であることが示されている[69,71,72,76,77]．ただ，キャストの適合が悪く，不良肢位をとらされるような不適合なキャスティングは，治療効果がないだけでなく，緊張の増加，骨の突出部の皮膚の損傷，神経の圧迫を引き起こすことがある．過度に制限を加えたキャストも循環を悪くし，末梢の浮腫を生むことになる．興奮しやすい精神障害を持つ患者の場合，自傷する可能性があり，皮膚損傷やキャストの破損を起こすかもしれない．また，認知やコミュニケーションに問題のある患者は，痛みや変形，皮膚の異常などを訴えることができないので，注意深く観察する必要がある．キャスティングは著明な異所性骨化，骨格筋の固縮，開放創，疱疹，剥離を示す皮膚状態，循環障害や浮腫，制御されていない高血圧，不安定な頭蓋内圧，関節炎や痛風のような病的な炎症，神経のインピンジメントやコンパートメント症候群のある場合は禁忌となる[78]．長期にわたる拘縮（6〜12 ヵ月以上）のある患者に対しても禁忌である．

　神経-筋に対する電気刺激 neuromuscular electrical stimulation（NMES）も痙縮軽減に用いられている[79]．前脛骨筋あるいは腓骨神経への適用は，底屈筋の痙縮と足クローヌスを減少させる[80,81]．前腕筋への電気刺激は屈筋群の緊張を減少させる．脊髄への刺激は，屈筋と伸筋の重い筋痙攣を減少させると同時にさまざまな結果を生む[79]．Dobkin[82]は，くも膜下へのバクロフェン投与がこの問題の効果的な治療であることを示している．痙縮への薬理学的アプローチは医学的には要である（例えば，ダントローレン，バクロフェン，ベンゾジアゼピン）．神経，運動点，筋への化学ブロック（例えば，フェノール，ボツリヌス毒素）も痙縮，クローヌス，ジストニアを軽減する．ブロックの効果は一般的にフェノールで 6〜12 ヵ月，ボツリヌス毒素で 3 ヵ月以上とされている．バイオフィードバックは痙縮筋の随意的な抑制を練習するものである[83,84]．これは，運動制御を取り戻す神経-筋再教育との組み合わせで最大の効果を発揮する．これについてのさらなる考察は第 33 章を参照されたい．

　低緊張の患者の緊張を上昇させる介入テクニックにはクイックストレッチ，タッピング，抵抗，圧縮，ポジショニング（付録 B 参照）がある．患者は通常，力のない状態を示しており，力の入っている状態との鑑別が難しい．このように弱化し，緊張が低い筋に対しては，過負荷にならない増強運動が望ましい．介入は，機能的肢位で姿勢の安定性改善を図るようにデザインすべきである．体重を支持する姿勢では，姿勢アライメントをくずさないような介助が必要となる．さらに，けがや姿勢の非対称を防ぐ意味から，支持や保護のための道具も必要となるだろう（例えば，膝の過伸展を防ぐスウェーデン式膝装具）．また，緊張の低い患者は，重度な感覚障害や麻痺している四肢や体節への注意欠如を示すことがある．感覚刺激のテクニックと早期から行われる運動の経験は，利用可能な感覚入力をできるだけ活用し，運動を促進する．神経-筋への電気刺激は，廃用性萎縮に抗すると同時に，筋緊張の低い筋を活性化し，力を増強させ，麻痺肢での運動を生み出すためにも使われる[85〜87]．このとき，患者に，これから行う運動に注意を向けさせたり，随意収縮時に与える口頭での手がかりに集中させたりすることは重要である．こうした手がかりなしには，行われたことの機能的な持ち越し効果は期待できないからだ．電気刺激は，結果を最大限に生かすためにも，機能的なトレーニング活動と一緒に行うのが理想である．座位で上腕三頭筋を電気刺激し，伸展した上肢で体重を支持させるなどというのはこうした例の 1 つである．

筋パフォーマンス：力，パワー，持久力

　筋パフォーマンスは，筋が仕事（力×距離）をする能力として定義される[88]．力は筋の最大努力で抵抗に

打ち勝つのに必要な強さを生み出す能力のことである[88]。**筋パワー**は単位時間あたりに生み出される仕事（力×速度）であり，**筋持久力**は繰り返し筋を収縮させる能力を指す[88]。筋パフォーマンスは運動単位の参加，発火パターン，筋の長さ，張力，筋線維組成，エネルギー源の蓄積と供給，収縮の速度とタイプ，てこの長さなど，多くの因子によって調節されている[89]。これらの因子をうまく活用するテクニックは最大の機能的な効果を上げることができるだろう。

筋が弱化した患者への筋力増強トレーニングの方法については，これまでよく述べられてきている[55]。これには等尺性，等張性，等速性のトレーニングが含まれる。トレーニングは多くの神経-筋の変化を生み出す。最大張力の増加は神経ドライブの変化（運動単位の参加数，発火頻度の増加）と筋自体の変化（個々の筋線維の肥大，代謝，酵素系の適応改善）による。筋力増強プログラムの効果はトレーニング刺激の適切さに依存している。トレーニングで筋に加えられる負荷は通常かかっているよりも大きいものでなければならない（**過負荷の原理**）。フリーウェイト，滑車，エラスティックバンド，マシンによる機械的抵抗，等速度ダイナモメータ，徒手抵抗など，これらはすべて筋に対する外部からの負荷として使われる。トレーニングに対する生理学的な反応は，用いられた運動の種類とそれに必要な筋に特異的に現れる（**特異性の原理**）。したがって，有酸素性プロトコルを使ったトレーニングプログラムは無酸素性のパフォーマンスを改善することはない。また，上肢のトレーニングを行って下肢のパフォーマンスが改善されることもない。筋力，筋パワーのトレーニングにおいては，運動の処方に，運動の種類，最大随意収縮に対する比率で示される力の大きさ，頻度（繰り返し回数，セット数）といった要素が含まれているべきである。

特定のトレーニングの選択は患者の具体的なニーズと，その方法が持つ利点に基づいて行われなければならない。例えば，等尺性トレーニングでは関節運動はなく，静的な力を増強させる。これは痛みがあったり，傷害された部分の保護が必要な早期のリハビリテーションでは重要となるだろう。筋力が低下して収縮の開始や，収縮持続の能力がない患者の早期トレーニングには，筋の張力が求心性収縮よりもよく維持されるという理由から等尺性収縮か遠心性収縮が利用される。等尺性収縮や遠心性収縮で張力が維持されるのは，主に収縮に際して末梢の反射を利用できることによる。これに対して求心性収縮では，収縮で筋長が短くなるにつれ，筋紡錘がゆるんでしまう。患者には最大張力を生じる関節の中間位で肢の保持をするよう指示する。セラピストは中枢側を固定し，また場合によっては筋を刺激し，収縮の開始を介助する。次の段階は，さまざまな関節角度での等尺性収縮による保持を行わせる。これは，等尺性収縮による力の増強は，それを行った角度に特化されたものだからという理由による。その後，患者にはゆっくりと肢を伸ばして遠心性収縮を行わせ，等尺性収縮で保持をさせる。この2つの収縮タイプの制御ができるようになれば，求心性収縮を行うことができるようになる。伸張された位置から収縮を開始させることによって，粘弾性の力（張力-長さ曲線より）と末梢での反射のサポートを受けることができ，最大限に張力を得ることができる。そういう理由から求心性収縮による運動は，中間位より引き延ばされた位置から行い，その後，徐々に筋が最大に短縮する位置へと進めていく。運動は，最初は介助し，そのうち，軽い抵抗（軌道抵抗）に進み，最終的には自分で制御できるところまで持っていく。速度の制御もまた，最初の運動の効率を確かなものにするために重要である。求心性収縮では全張力が速度の増加につれて減少する。したがって，患者は遅い速度での収縮は可能でも，速い速度では収縮できないことがある。患者には，制御可能な遅い運動から始めるよう指示すべきであろう。そして，運動がより効率的になってきたならば，速度を徐々に上げていく。

力の増強はフリーウェイトやマシンによる機械的抵抗を使った漸増抵抗運動 progressive resistive exercise（PRE）によって得られる。この種のトレーニングの主な欠点は，可動域内の最も力が発揮できない位置で持ち上げられる総量でその負荷量が決定されていることである。等速性収縮によるトレーニング機器は，可動域全域を通じて位置に応じて調整された抵抗を加えられるという利点を持っている。それゆえ，筋パフォーマンスは可動域内の最も弱い部分による制限を受けない。生み出される力の総量は記録され，パフォーマンスの客観的指標となる。等尺性，求心性，遠心性収縮を使ったさまざまなプロトコルが開発されてきている。運動の速度はあらかじめ決められた速度でセットすることができる。これはタイミングと速度の制御に障害を持つ患者のトレーニングにおいては十分に考慮すべき点となる。例えば，脳卒中からの回復段階にある患者は，歩行のさまざまな相で必要とされる加速や減速の力を生み出すことができない。これが，各筋の構成要素が働く順序を遅らせ，**歩行**を遅くしている。等速度運動によるトレーニングが，こうしたさまざまな構成要素のタイミングに注目していることは重要である。これら抵抗トレーニングで改善された機能的なパフォーマンスの効果持続については確かめられていない。力とタイミングのパラメータの，パフォーマンスへの効果的な転移を確実にするには，さらなる機能的

トレーニングが必要になる。

　運動のパターン（PNFパターン）を使った抵抗運動は，機能的な運動に基づいているという利点がある。運動のパターンは直線的ではなく，らせん状で対角線上の動きである。セラピストは，可動域全域を通してさまざまな徒手抵抗を与えたり，パフォーマンスの維持や改善が必要なときは付加的なファシリテーションを加えたりすることで，患者の障害レベルに応じた調節を行うことができる。効果的な口頭指示は筋収縮の強さを改善することが確かめられている[90]。ストレッチは，収縮の開始を助けるために伸張された位置で加えられたり，収縮の維持を助けるために加えられたりする。圧縮は伸展パターンを引き出すため，牽引は屈曲パターンを引き出すために与えられる。PNFの特殊テクニック（例えば，スローリバーサル，反復収縮）については付録Aに述べた。エラスティックバンドも運動の機能的なパターンに抵抗を加えるために用いられる。

　力の増強は，課題指向的活動と姿勢を使う機能的トレーニングプログラムを通じて達成することができる[91]。抵抗は，重力，体重，セラピストの徒手，エラスティックバンドなどで与えられる。トレーニングで用いる活動は，まず特定の身体分節に的を絞り，徐々に，より大きな身体分節を含むようにする。また，支持基底面 base of support（BOS）が狭くなり，身体重心 center of mass（COM）が上がるに従って，姿勢の制御とバランスが要求されることになる。機能的トレーニングは，患者が，多数の軸と運動面のなかで筋群の制御を向上させるものである。さまざまな筋収縮の種類（遠心性，求心性，等尺性）との組み合わせは，正常な運動をシミュレーションするのに用いられる。この種のプログラムにはいくつかの利点がある。選択される運動は共同筋の協調を目的とするような複雑な運動で，単一の筋や関節の制御といった類のものではない。これは漸増抵抗運動や等速性トレーニングのマシンで通常用いられている平面上の分離された運動とは大きく異なる。このプログラムでは，運動の制御を助けるために身体からの感覚入力（体性感覚，前庭，視覚）が増加する。こうした機能的パターンの練習は実生活でのスキルに最大の効果を上げる。機能的自立を促すことが治療の中心的課題となる。運動制御を改善するための機能的トレーニング方法については後述する。

　筋の持久性は，小さな抵抗で最大下収縮を長時間繰り返すことによって改善される。これまで述べてきた抵抗トレーニングはいずれも，持久力改善のために使うことが可能である。トレッドミル，エルゴメータ，踏み台，プールを使った有酸素性持久力運動もトレーニング効果がある。持久性トレーニングにおいては，運動処方は，次にあげる互いに関係する要素を含む。すなわち，頻度，強度，時間，運動の様式（FITT均衡）である。

　運動の能力に乏しく，疲労しやすい患者は持久性トレーニングが適応となる。疲労は，反復して筋を収縮させる能力のないことと定義される。これによって運動を続けることができない。疲労の出現は患者によって個人差がある。さまざまな要素がその役割を演じるが，最も重要なのは運動の種類と強度である。疲労の始まりで，まず患者の生み出す力が減少し，これが全体の疲労へと発展していく（天井効果）。疲労は，主に次の3つの部位に影響する神経-筋疾患から起こる。①中枢神経系（中枢疲労），②末梢神経と神経-筋接合部，③筋自体，である[92]。こうした疲労を生み出す例としては，ギラン-バレー症候群，慢性疲労症候群，ポリオ後症候群などがあげられる。患者は通常，筋の弱化を初めほかのいくつかの徴候もみせるため，評価が難しい。これらの患者に対する運動のリスクとしては，**過用性筋力低下**がある。これは過度に運動をさせてしまった結果，絶対筋力や持久力が落ちてしまう現象のことである[93]。ポリオ後症候群の患者が，運動後に休憩をとっても疲労が回復せず，筋力低下を示す場合はこれに当たる。運動で消耗しすぎると，患者は次の日ベッドから起きられなくなり，正常なADLを行えなくなる。一般に，慢性疲労の患者には低〜中程度の強度は安全だが，高強度の運動は禁忌である[94〜96]。また，休憩と運動のバランスを注意深くとるようにして，活動のペース配分に対する周到な注意が必要となる。エネルギーの保存，ストレス管理，生活様式の調整も，リハビリテーションプログラムの本質的な要素である。簡単な身体調整用のプログラムでさえ注意深く監視し，過度の努力やけがを避けるよう徐々に進める必要がある。

運動制御を改善する機能的トレーニング

　運動機能に障害のある患者は，特徴的で，機能制限と能力低下のパターンに変化をみせることがある。それゆえ，正確な機能評価が，治療の計画にあたっては重要である（第11章参照）。潜在的な機能障害というのは，機能的パフォーマンスと結びついているに違いない。機能制限は，課題，環境，個々の患者によってばらつきがみられることがある。したがって，パフォーマンスは障害の程度，回復段階，環境の種類などに影響される。介入の概念的枠組みは，機能に従って分類されるさまざまな姿勢，運動，テクニックといったも

第 13 章　運動制御・学習改善のための方法

表 13-3　発達的順序—姿勢と治療上の利点

姿勢	治療上の利点
1. 肘立て腹臥位	・上部体幹，UE，頸部/頭部の制御を改善 ・屈筋の筋緊張を促通 ・股関節伸展での ROM 増加 ・肩のスタビライザの強化 ・広い BOS，低い COG
2. 四つ這い位	・上部体幹，下部体幹，LE，UE，頸部/頭部の制御を改善 ・股関節での体重支持 ・股関節のスタビライザの強化 ・肩，肘，手関節での体重支持 ・手関節と手指の伸展 ROM の増加 ・広い BOS，低い COG
3. ブリッジ	・下部体幹と LE の制御を改善 ・股関節スタビライザの強化 ・足部，足関節での体重支持 ・ベッドでの可動性を促通 ・広い BOS，低い COG
4. 座位	・上部体幹，下部体幹，LE，頸部/頭部の制御を改善 ・上肢での体重支持 ・機能的な姿勢 ・バランス反応の改善 ・中程度の BOS，中程度の COG
5. 膝立ちと片膝立ち	・頸部/頭部，上部体幹，下部体幹，LE の制御を改善 ・股関節での体重支持 ・膝伸筋の筋緊張を抑制 ・股関節のスタビライザの強化 ・バランス反応の改善 ・片膝立ちにおいて足関節での体重支持 ・狭い BOS，高い COG（膝立ち） ・広い BOS，高い COG（片膝立ち）
6. 足底全面接地で上肢の支持がある姿勢（高這い位，つかまり立ち）^{訳注}	・頸部/頭部，上部体幹，下部体幹，UE，LE の制御を改善 ・UE，LE での体重支持 ・バランス反応の改善 ・機能的な姿勢 ・手関節と手指の伸展 ROM の増加 ・広い BOS，高い COG
7. 立位	・頸部/頭部，上部体幹，下部体幹，LE の制御を改善 ・LE での体重支持 ・バランス反応の改善 ・機能的な姿勢 ・狭い BOS，高い COG

BOS：支持基底面，COG：重心，LE：下肢，ROM：関節可動域，UE：上肢
訳注：modified plantigrade：通常，plantigrade は足底全面接地の歩行を指すが，本文と表の説明から，自立した立位へ移行する前の段階を指し，上肢の支持がある高這い位，もしくはつかまり立ちを意味していると思われる

のを受け入れている．可動性，安定性，制御された可動性，スキルといった言葉が，課題指向的な運動と介入をまとめるのに用いられる．介入は，徐々に難しい姿勢や運動を課すことで進展していく（表 13-3）．運動を促通し，介助するテクニックは，患者が自分で運動を制御できるようになるにつれて，減らしていくべきである．

▼ 動作を改善するテクニックと方法

最初の**動作**は，安定した姿勢へと動く能力にその特徴がある．この最初の動作に問題のある患者は，抗重力制御や多数の身体分節の共同制御が必要なときに，運動制御がうまくいかなくなる．したがって，患者は重力の影響が少ないベッド上での運動は行えるが，座

391

位へ起き上がったり，立ち上がったりはできない。姿勢制御に対する要求が最小となるような姿勢（広いBOSと低いCOM）と運動が最初に試される。例えば，患者は側臥位までの部分的な寝返りか背臥位から腹臥位までの完全な寝返りを練習する。ベッド上で少し移動し，背臥位から座位，もしくは背臥位から肘をついた側臥位へ動くことも，早期の重要な可動性の運動である。立てない患者に対する下部体幹，下肢の制御は，最初，膝を立てた背臥位とブリッジ運動を用いて向上させることができる。この最初の運動が制御できるようになれば，より高いレベルの姿勢や運動へと進んでいく。例えば，座位からの立ち上がりと移乗動作は大切な機能的運動だが，これらは患者にとっても挑戦になるだろうし，セラピストの多くの介助を必要とするだろう。膝立ち，片膝立ち，立位などは，自由度を制限して，立位と座位の間をつなぐものとして用いられている（この例における自由度とは，制御しなければならない身体分節の数を指す）。

可動性制御の問題を示す患者には，高い筋緊張によって動きを出せない場合がある（痙縮，固縮）。また，柔軟性の障害（拘縮）や痛み（痛みをともなう痙攣）によって可動性の運動が妨げられている場合もあるだろう。これらの患者には，緊張や痛みを抑えたり，自動運動やROMを増加させるテクニックが有効となる。可動性の低下には低い筋緊張，筋力低下，運動プログラミングの障害（失行症），感覚刺激に対する反応低下（脳損傷や発作後の感覚鈍麻を有する患者の低い認知機能）に起因するものもあるだろう。これらの患者は，感覚への反応，筋緊張，筋力の増加，運動の開始を促通することで可動性制御を改善するようにデザインされたテクニックが有効となる。

セラピストは，運動単位の参加や末梢の反射を介して筋収縮を促すようなファシリテーションテクニックを選択するかもしれない。これには，クイックストレッチ，タッピング，抵抗，圧縮，用手接触，ライトタッチ，口頭指示などがある（付録B参照）。電気刺激やバイオフィードバックも，筋の収縮を促す。これらのテクニックは随意的な制御への一時的な架け橋で，随意的な制御が出現すれば減らしていく方向で考えるべきである。課題指向の運動と適切なフィードバックは神経と筋の連携を高め，運動学習を向上させる。

患者の最初の運動は，自動介助運動 active assistive movement（AAM）を用いて行われる。セラピストはまず，課題の目標を説明し，次に徒手的に患者が正しい運動が行えるように導く。患者には失敗のおそれがない状態で運動の感覚（表在，筋運動感覚など）をとらえさせるようにする。その後，患者は学習の本質である自分で運動することを求められる。成功の鍵は介助をいつ，どのくらい与えるかにある。一般に，最大の介助は，身体に対する重力の影響が最も現れるところで与えなければならない。同様に，いつ，介助をなくして患者自身の動きで行わせるのかも重要である。例えば，背臥位から座位へ起こすとき，セラピストは運動の前半，体幹上部に最大の介助を加え，患者が起き上がっていくにつれ，介助を減らすようにする。制御ができないと感じている患者にとって，運動の開始がストレスであることは覚えておくべきである。セラピストは，運動が安全に制御できることを患者に保証する必要がある。適切な用手接触で運動感覚への気づきを高めることは，セラピストが必要なときに運動を調節することを可能にする。パフォーマンスを録画したビデオは，患者に説明したり，パフォーマンスを修正したりするために効果的な道具である。

セラピストによる誘導は，AAMを拡大したもので，Affolterによって述べられ，発展してきた[97,98]。このテクニックは脳損傷患者の治療で，環境と最初の動作の間の相互作用を促進するために適用されている。ポイントは，患者の手を積極的に周囲の探索に使わせることである。セラピストは患者の手を支持面に接触させ，課題（食事動作や着衣動作）中に十分に用いるよう誘導する。これは，表在感覚や運動感覚の入力を高め，課題や環境への気づきを促すことになる。セラピストは運動を試みる際の身体の支持と安定性を確保できるように手で介助する。患者は，実生活での機能的な課題を練習し，積極的な問題解決を行う。Daviesは脳損傷からの回復時に，治療誘導がどのように行われるかの例を示しているが，そのなかには集中治療室にいる患者の誘導例も含まれている[99]。

リズミックイニシエーション，反復収縮，ホールドリラックス・アクティブ・モーション[39]といったPNFテクニックもまた，最初の運動を助けるのに用いられる（付録A参照）。リズミックイニシエーション rhythmic initiation（RI）は，随意的リラクゼーションに続いて，動筋パターンによる他動運動，自動介助運動と進め，最終的には軽い抵抗運動を行うようにするPNFテクニックである。このテクニックで，次の段階へ進めるかどうかは患者の能力による。その能力とは，①自動介助運動を試みる前には完全に弛緩することができて，他動的に動かすことができること，②軽い抵抗運動を試みる前には自動運動が可能であること，の2つである。RIは，例えばパーキンソン病で固縮のある患者のように筋緊張の高い症例に用いられる。また，正しい運動パターンを刺激して誘導する運動学習の最初の段階で有効なテクニックである。したがって，RIは失行症，受容性失語の患者に対しても効果的である。反復収縮 repeated contraction（RC）は動筋パターン

による等張性収縮を繰り返す PNF テクニックである。運動には抵抗がかけられ，可動域内の弱い部分では随意的収縮を促すように，ストレッチが反復して加えられる。ホールドリラックス・アクティブ・モーション hold-relax active motion（HRAM）は，最初，筋が短縮した位置で等尺性収縮を行わせ，次いで随意的な弛緩と筋伸張域での他動運動を行う。患者には抵抗に逆らって等張性収縮を行うように指示する。必要に応じて反復ストレッチを加える。HRAM のテクニックは，低緊張あるいは力の弱い動筋の収縮と伸張に対する感受性を高めるのに有効だろう。

▼ 安定性を改善する方法とテクニック

　安定性（静的姿勢制御）は静的姿勢を保持する能力として特徴づけられる。筋は，抗重力での立位維持において関節を固定するように同時収縮する。安定性の制御は体重を支持する姿勢を通して発達してくる。肘立て腹臥位は頭部，上部体幹，肩などの近位関節の制御を促す。座位には上部体幹の制御，膝立ちには下部体幹，股関節の制御が関係する。歩行の姿勢（伸展上肢と足底全面接地の下肢による支持）や完全立位では，これに膝，足部-足関節の制御の要素が加わる。膝を立てた背臥位とブリッジ姿勢は，他の身体分節の動きを制限して股関節と足部-足関節の制御を発達させるのに用いられる。

　安定性の制御に問題を示す患者は，筋緊張のバランス不良（低緊張，痙縮），筋力低下，随意的制御の障害，多動性（失調，アテトーゼ），感覚過敏（触覚逃避反応），過剰な覚醒（交感神経亢進状態）などの理由によって安定性を維持できないと考えられる。

　このような場合，セラピストは筋の同時収縮と安定性を強化するようなファシリテーションテクニックを使うことがある。こうしたテクニックには，クイックストレッチ，タッピング，抵抗，関節圧縮，用手接触，口頭指示などが含まれる（付録 B 参照）。伸筋群の制御がうまくいかない患者に対し，セラピストはまず中間位での伸筋の等尺性収縮から開始し，徐々に筋の短縮した位置での収縮へと変えていく（筋短縮位置での抵抗に抗しての収縮維持）。ピボット姿勢を修正した側臥位は，直立位で体重支持ができない患者（例えば，外傷性脳損傷にともなう重度の不安定性を呈する患者）に用いられる。セラピストはその後，徐々に抗重力位での姿勢制御や同時収縮を要求される姿勢でトレーニングを進めていく。

　安定性の制御強化に用いられるテクニックとしては，①交互の等尺性収縮とリズミックスタビリゼーション（PNF），②可動域を限定した範囲でのスローリバーサル・ホールド（PNF），③プレーシングとホールディング，もしくは位置決めをした後のホールディング（NDT），などがあげられる（付録 A 参照）。AI（alternating isometrics）は主動筋と拮抗筋による交互の等尺性収縮からなる。患者は決められた位置で肢を保持するよう指示され，セラピストはある方向から抵抗を加えた後，別の方向から抵抗を加える。ホールディングは前後方向，内・外側，対角線方向など，すべての方向からの抵抗に対して行われる。リズミックスタビリゼーション rhythmic stabilization（RS）も同じく拮抗パターンによる等尺性収縮を行うが，AI と異なり，その抵抗は反対方向の筋群にも同時に加えられる。例えば，立位での抵抗は上部体幹の屈筋，回旋筋と下部体幹の伸筋と回旋筋に同時に加える。セラピストはその後，手の位置をこれまでとは反対側に切り変えて，抵抗を加える。この抵抗は，拮抗する筋の収縮の間にリラクゼーションがないように生じさせる。スローリバーサル・ホールド slow reversal hold（SRH）は主動筋，拮抗筋両方による交互の等張性，等尺性収縮を行うテクニックである。患者は拮抗筋収縮による反対方向へのストレッチと抵抗運動に続いて主動筋収縮による保持を指示される。SRH が安定性のためのテクニックとして用いられる場合は，等尺性収縮を強調し，徐々に運動の範囲を狭めていく。運動範囲を限定して行われる SRH は過剰な運動による障害（失調，アテトーゼ）を持つ患者を静的に保持されている状態（安定状態）に向かわせるのに効果的である。プレーシングやホールディングでは，患者に重力に抗してある位置を保持するよう要求する。タッピングはその位置を維持するのを助けるために用いられる。

　安定性を改善する付加的な方法としては，エラスティックバンドや重錘を使って固有感覚の負荷を与え，安定のための筋収縮を強化する方法もある。例えば，肘立て腹臥位で前腕にバンドを装着し，患者にはバンドに逆らって前腕を離して維持するように指示する。これにより，肩のスタビライザ（外転筋とローター・カフ）に選択的に負荷を与えて，その収縮が促される。ブリッジや膝立ち，立位では大腿にバンドを装着し，抵抗に打ち勝つよう保持させる。これは股関節のスタビライザ（外転筋，伸展筋）の強化を目的としている。安定性の制御はバランスボール上に患者を座らせ，静かにバウンドさせることで強化することもできる。これは椎間関節に圧縮を加えることで伸筋を促通し，直立姿勢をとらせようというものである。プールでの治療も抗重力姿勢での支持を強化するために用いられる。水は体重負荷を軽減すると同時に，運動の抵抗にもなる。これは固有感覚に対する負荷のかたちとなり，過剰な運動を抑え，姿勢安定性を高めるのに効果的である。例えば，座位や立位をとれないほど重

い失調を呈する外傷性脳損傷の患者も，プールの中でなら最小限の介助でこれらの姿勢をとることができるかもしれない。

▼ 制御された動作改善のための方法とテクニック

静的な直立姿勢を保持しながら運動する能力のことを**制御された動作（動的安定性）**と呼ぶ。これは筋の固定，運動の両方が組み合わされた機能で，その特徴は，適切な共同筋による安定性とスムーズな協調運動にある。さらに，逆方向の運動も容易に行うことができ，拮抗筋間の良好な相互作用も示す。この制御された動作が用いられている例としては，揺り動かす，体重移動，ある姿勢から別の姿勢への変換運動などが考えられる。例えば，座位で患者は横方向，前後方向へゆっくりと体重を移動させている。対角線上の移動は，屈曲-伸展，内転-外転という両方の要素の組み合わせからなるため，より進んだものととらえられる。四つ這い位では，一方の肩関節を前方対角線方向へ，反対側の下肢を後方対角線方向へ揺することができる。変換運動の例としては，横座りから四つ這い位，座位から立位などが考えられる。制御された動作のバリエーションは**静的-動的制御**と呼ばれる。これは，静的姿勢を保持しながら四肢を自由に動かすような運動（例えば，リーチ動作や足踏み）などを指す。そしてこれらの運動は高い動的安定性が求められる。なぜなら，全体のBOSが変化し，支持脚をそのままの位置におくため，COGを移動させなければならないからである。難易度を高めるために動的な四肢にPNFパターンのような付加的な運動を加えることもできる（二重課題トレーニング）。例えば，座位で静的姿勢を維持しながら，肘の伸展とその逆のパターンの運動を行うことは，これに該当する。バランスボールによる運動も制御された運動機能とバランス機能を向上させるのに用いられる。これには，患者をバランスボールに座らせ，前後，左右へ静かに動いてもらったり，ボールに座ったまま，頭の上で上肢を交互に動かしてもらいながらボールをバウンドさせるなどといった方法がある。

制御された動作に問題を持つ患者は，体幹や上・下肢を動かしながらその姿勢を保つことができない。この制御された動作の障害にはいくつかの要因が考えられる。例えば，筋緊張の異常（痙縮，固縮，低緊張），関節可動域制限，随意的な制御の障害と過剰な動作（失調，アテトーゼ），拮抗筋による交互運動の障害（小脳障害），近位（関節）の安定性障害などである。

制御された動作のトレーニングで，セラピストは拮抗筋によるスムーズな方向転換の運動を強化する。この運動では徐々にその可動範囲を広げていく。また，運動そのものは軽い抵抗，ストレッチ，重力による抵抗などを用いて促通する。自動運動が目標だが，運動パターンを最初に説明するときには介助をしてもよい。変換運動のトレーニングの場合は，最初，患者の姿勢を介助する。大事なことは，その姿勢に戻ってくる求心性の制御より前に，その姿勢から脱していく遠心性の制御を達成することにある。課題に特化されたトレーニング（例えば，立って頭上の棚に手を伸ばす）は動機づけを高めるだろう。特にその課題が患者の望むことならなおさらである。

患者が制御された動作を獲得するために使えるPNFテクニックがいくつかある。それは抵抗と固有感覚への負荷を通して行われるもので，スローリバーサル，スローリバーサル・ホールド，反復収縮，主動筋の逆運動などが含まれる（付録A参照）。スローリバーサルは主動筋と拮抗筋による交互の等張性収縮に軽い抵抗を加えるテクニックで，筋が弛緩する時間を与えず，逆運動を行わせる。患者は全関節可動域を獲得するよう導かれる。これに保持を加えたスローリバーサル・ホールドは，可動域の最終位置での安定性を高めるのに用いられる。反復収縮は，筋のバランスが悪く，一方向にのみ運動が強くなってしまっている場合に有効なテクニックである。主動筋の逆運動 agonist reversal (AR) は，主動筋の求心性，遠心性いずれの収縮に対しても抵抗を加えるテクニックである。例えば，ブリッジ動作は，股関節伸筋の求心性収縮によって行われるが，ブリッジ姿勢から開始肢位に戻るときは遠心性収縮による制御を行っている。ARはこの両方のタイプの収縮に抵抗を加える。こうした遠心性収縮の制御を必要とする機能的な活動には，ブリッジ動作のほかに，立位から座位，階段を降りる動作，膝立ちから正座などがある。

▼ スキル改善のための方法とテクニック

スキルレベルの機能とは，高度に協調された運動を可能にするもので，正確なタイミングと方向によって特徴づけられる。このときの運動は，最少の努力で目標に到達できるよう効率的で一貫性を持っている。スキルと考えられる活動には，環境内の探索行動のようなものも含まれる。例えば，人は目と頭の動き，物を握っての操作，口の運動による探索などを通して環境について学習する。スキル行動は身体の定位，位置，運動を通して環境との相互作用や適応を可能にするものである。例えば移動（手足を交互に動かす這い這いや，交互に上肢を振り，下肢は踵接地から始まり爪先で蹴る通常パターンでの歩行），発話と摂食にかかわる口の運動といったものも，こうしたスキル運動の1つと考えられる。ある活動がスキルレベルへと進むの

は，正常な安定性制御と制御された動作の獲得後である．

スキル運動はさまざまなパラメータによって定義することができる．運動の開始と終了が明確に定義できるものを分離運動スキルと呼ぶ．車椅子のブレーキをかけるなどはこれに当たる．分離スキルが連結したものを系列運動スキルという．移乗などは，ブレーキをかける，立ち上がる，回転する，座るといったいくつかのスキルの構成要素からなっているが，これらは系列運動スキルということになる．開始と終了が運動する人，もしくはそれ以外の人によって決められるタイプの運動スキルは，連続運動スキルと呼ばれる．例えば，任意の距離を歩く場合がその例となる．また，スキルの機能としては単一の課題のこともあれば，二重課題制御のように同時に行われる複数の課題の場合もある．ボールをバウンドさせながら歩くというのは，二重課題制御の1つの例である．運動スキルは自分のペースで行う場合もメトロノームやエスカレーターのように外部からペースを決められる場合もある．クローズドスキルは環境が変化しない状態で行われる運動を指し，オープンスキルは多様もしくは変化する環境で行われる運動を指す．

患者が運動スキルを発達させられない理由はたくさんある．重篤な認知障害を有し，パフォーマンスのための潜在能力が不可逆的にかなり制限されていることもあるだろう．例えば，外傷性脳損傷の患者は重篤な学習困難を示すことがある．認知機能以外の理由としてはすでに述べてきたいくつかの問題があるが，これに加え，バランス障害（姿勢共同筋とその反応の障害），運動プランのレベルでの障害（失行症，統合運動障害），協調性の障害などがあるかもしれない．

一般にファシリテーションテクニックで用いられるアプローチは，スキルトレーニングにおいては限られた役割しか演じない．特化された課題のバリエーションや多様な環境での練習は，学習を成功させ，問題解決のスキルを向上させるために必要である（「運動学習改善のための介入方法」の項での考察を参照）．介入のプランにおいてセラピストは，次の項目を場合に応じて組み入れることができる．

1. 協調性課題：運動の順序や時間的な構成をともなった共同筋の制御を強調する（上肢の交互運動による課題，手先の器用さが要求される運動など）．
2. 複数の上下肢を使う課題：同時に多くの身体分節を制御することを強調（二重課題トレーニング，頭を左右に動かしながらの歩行，しゃべりながらの歩行など）．
3. 姿勢制御メカニズム，バランス，歩行に焦点を当てた課題（バランスボールを使った課題，コンピュータに接続されたプラットフォームでのバランス活動，バランスボードなど）．
4. 協調性とバランスを組み合わせた機敏さを要求される課題（垂直跳びなど）：バランスボール活動の多くは，新奇性や多様性を与えながら，こうした機敏さへの対応を試みている[100,101]．
5. 全体のタイミングに焦点を当てた課題：運動の速度に変化をつけることで速度の制御を向上させるのに使える．
6. PNFパターンは全体のタイミング，運動の協調性，スキルレベルの機能を改善するのに用いることができる．慎重に段階づけされた抵抗は，らせん，対角運動パターンでの主動筋と拮抗筋のバランスのとれた活動を促す．多くの運動機器で行われる運動と比較して，PNFパターンは機能的で，実生活のスキルに容易に転移することができる．例えば上肢のD1伸展パターン（伸展，外転，内旋）は，杖を使って体重を支持するときの上肢の運動を誘導するのに適している．特定部分の弱化などに対しては，強調のタイミングをともなったSR, SRH, RCやレジステッドプログレッションを用いることができる．強調のタイミング timing for emphasis（TE）は，運動の強い要素に抵抗をかけて運動の弱い部分を増大させ，パターンの正常なタイミングを促す．対角線パターンを完全に行うことは，すべての要素で正常な遠位から近位へのタイミングを強化する．アンバランスな状態があるときは，より強い要素に最大に抵抗をかけて，オーバーフローを起こさせ，弱い部分の収縮を強化する．また，より強い要素を，可動範囲中，それが最も筋力の強い角度で固定し，等尺性に反復収縮で同時により弱い部分の強化を行うこともできる．レジステッドプログレッション resisted progression（RP）は歩行を強化するためのストレッチと抵抗からなる．歩行パターンに対しては，前後方向，左右方向，対角線方向いずれの方向でも抵抗をかけることができる交差歩行とブレイディング（これは前後交互に交差ステップをさせながら横歩きをするPNFのテクニック）は，それに適したスキルレベルトレーニング活動である．

▼ 異常運動パターンの制御

型どおりの共同運動は，原始的で，強制的にそうなってしまう共同運動パターンで連結した筋群に特徴がある．そこでは，選択的な運動や個々の関節の制御は失われている．これは神経学的機能障害のある患者（脳卒中，頭部外傷など）でよくみられる．共同運動制御の変化は，中枢プログラミングの欠損や，末梢入力の変化，もしくはその両方によって引き起こされる．発

火の減少，筋萎縮（タイプⅡに優位），異常な発火のパターンもこの問題に寄与することがある。これに加え，生体力学的な特性の変化（例えば，筋と関節のスティフネスの上昇）による影響も考えられる。

介入の最初の目標は，運動の構成要素を変え，再組織化することで，ステレオタイプの共同運動を壊すことにある。まず強い連結をみきわめ，修正する。例えば，肘の屈曲は通常，肩の屈曲，外転と結びついている（屈筋共同運動パターン）。初期の治療は，肩の屈曲，あるいは外転位で肘の伸展を練習することだろう（例えば，座位での伸展した上肢による体重支持など）。トレーニングは，小さな範囲での制御から始めて全可動範囲に広げていき，より難しい運動の組み合わせへと進める。いったん強い要素が壊されたなら，焦点はより弱い要素へと移る。そして，段階的に運動のさらなるバリエーションを経験させる[31,35,36,38,68]。リハビリテーションの主たる目的は運動の機能的なパターンを再構築することにある。したがって，練習は機能的スキルのために必要な運動の組み合わせに特化されたものでなければならない。例えば，股関節伸展位での膝屈曲は，歩行中の足尖離地に必要だが，脳卒中患者のステレオタイプの共同運動ではみられない動きである。そこで，ブリッジ運動は股関節伸展での膝屈曲と機能的足尖離地を促すことができる重要な準備スキルとなる。

姿勢制御とバランス

バランス改善の介入プログラムは，失われたものの正確な評価に基づいて行われなければならない（第8章参照）。バランストレーニング活動には次のようなものがある。
1. 体幹安定性，生体力学的アライメント，対称的な体重分布を改善する。
2. 気づき，COMの制御，安定性限界 limit of stability（LOS）の改善。
3. 機能的なROM，筋力，共同運動パターンを含むバランスに必要な筋・骨格系の反応の改善。
4. さまざまな環境下で行われる静的，動的活動時の機能的バランス戦略活用の促進。
5. バランスのための感覚系（表在，視覚，前庭入力）の利用と中枢神経系の統合メカニズムの改善。
6. 効果的な転倒防止のための安全への意識（気づき）と代償方法の改善。

▼ 姿勢アライメントと体重分布

筋骨格系の機能障害は姿勢制御とバランスに影響する。理学療法介入は，まずROM，筋力，持久性，安定化制御の改善に焦点を当てるべきである。例えば，立位バランス改善のトレーニングには，立位でのアキレス腱伸張，踵上げ，爪先上げ，スクワット，椅子からの立ち上がり，側方・後方へのキック，その場での足踏み行進などがある[91]。頭部の前方偏移，亀背，脊椎前弯増強，側弯症，骨盤非対称のような姿勢不良は，結果として痛みや姿勢感覚の気づきに変化を引き起こす。わずかな姿勢不良はバランス制御に影響を与えないかもしれないが[102]，COMの位置を著しく変えてしまうような状態だとバランスを損なう[2]。患者はたいてい，誤った姿勢を自分で修正することができない。姿勢の再教育には練習と反復が必要である。患者の姿勢への気づきと正常なアライメントは適切なフィードバック（口頭指示と視覚的な手がかり）を使うことで促すことができる。鏡は，視空間感覚の異常がない患者が正しい位置をとるための効果的な道具となる。触覚と固有感覚入力も，適切に筋活動を強化するのに用いられる。教育方法は重要な姿勢要素に的を絞るべきであろう。それは，すなわち，身体の軸の伸展，肩と骨盤の位置，正常な姿勢アライメントである。実生活の機能的な状況に合わせた正しい姿勢の適用が，その変化を持続させるためには重要である[55]。

セラピストは両側への等しい体重負荷と静的なバランス制御に注意を向けるべきである。患者は一側に体重が偏るといった特定方向への不安定性を示すことがある。脳卒中の発作後，患者は健側に体重をシフトさせたままでいることが多い。そこで練習は，患側へ体重を移動させ，患者を中心位置へと持ってくることになる。また，**安定性限界**（LOS）を探る必要がある。例えば立位や座位で患者はゆっくりと前後左右に身体を傾けるよう指示される。BOS内でCOMが維持される外側の点がLOSと呼ばれる。LOSを越える（COMがBOSを越えたときなど）とバランスを崩す。随意的に身体を傾ける練習は，LOSの正確な認知と姿勢制御のCNS内モデルの重要な要素が発達するのを助ける意味から重要である。いろいろな課題や機能的活動でのLOS変化を多様な環境で練習するとよい。

床反力計は足圧中心 center of pressure（COP）のバイオフィードバックに使うことができる[103〜107]。この方法では，それぞれの足にかかる体重を計算し，患者のCOPの位置と動きに関する視覚的フィードバックに変換する。音声フィードバックを供給するものもある。コンピュータはデータを解析し，モニタにはバイオフィードバックデータ（COPの位置と軌跡）が提示される。LOSを拡大し，対称的で安定したものに強化するために姿勢動揺運動を修正することができる。患者は動揺運動を増加させたり，減少させたり，モニタ上のCOPカーソルをある範囲内で動かしたり，目標に

合わせたりするよう指示される。床反力計によるバイオフィードバックは，出力に問題のある患者にとって効果的である。例えば，パーキンソン病でよくみられる測定過小の患者には床反力計でのトレーニングで，大きくて速い動揺運動を起こさせる。逆に小脳障害でよくみられる測定過大の患者には床反力計の上で動揺を小さくして，徐々に安定させて中心の位置をとらせるようにする[105～107]。ただ，床反力計を使ったバランス回復トレーニングは，歩行のような機能的なスキルに自動的に変換されるものではないことは覚えておかなければならない。Winstein[108,109]は，立位での非対称性の修正が片麻痺の歩行にともなう上下肢運動パターンの非対称の解消にはつながらないことを報告している。トレーニングの特異性の原理を考えればこのことは驚くに値しない。安価なやり方としては，2つの体重計を使って左右均等に体重をかけさせるよう情報を与える方法がある[110,111]。

▼ 機能的バランス戦略

機能的なバランス回復トレーニングの方法は治療の重要な目標である。バランス維持のための筋の共同運動パターンは，課題の要求に特化されている。Nashner[112,113]は最初，前後方向の動揺に反応する立位バランスの共同運動パターンを記述した。COMアライメントの小さな移動やわずかな身体動揺は，通常，足関節ストラテジーで行われている。これは先行する足背屈筋，底屈筋の活動に続いて，下から上への順序でより近位の下肢，体幹の筋活動が起こるという特徴を持っている。左右方向からの動揺に対しては，足部の筋より早く股関節外転筋の活動が起こる。LOSに近づくようなCOMの大きな移動や速い身体動揺は，近位の股関節と体幹の筋活動が先行する股関節ストラテジーを引き起こす[112～114]。踏み出しストラテジーはCOMがLOSを越えたときに起こる最後の手段として記述されている。踏み出し運動では，片足立ちになったとき，左右方向の安定性のために，早期の股関節外転筋の活動と足関節周囲の同時収縮が起こる[115]。MakiとMcIlroy[116]は，立位保持における上下肢運動の役割，特に彼らがBOSを変化させるストラテジー（これは股関節ストラテジーや足関節ストラテジーのようにBOSを固定したストラテジーに対抗するものとして）と呼ぶ代償的な踏み出しや上肢の把握運動を研究した。これらの研究者は，踏み出し，上肢の運動いずれもバランスを崩したときのごく普通の反応であることを発見した。さらにそれらが，COMがLOSに達する前に始まるという，こうした運動が最終手段であるという伝統的な見解とは異なる結果を示した。彼らはまた，踏み出しが実際には股関節ストラテジーより好んで用

いられる方法であることをみいだしている。BOSを変化させるストラテジーの方向と大きさは動揺の大きさと方向によって変化することもわかった。例えば，前後方向の動揺に対して踏み出しも前後に起こる。左右方向の動揺は，横への直線的な踏み出しではなく，交差踏み出しのパターンを引き起こす（全体の87％）。左右方向の体重移動が必要となるときの不安定性は，転倒を経験する高齢者の大部分にとっては特に問題となる。身体不安定性に対する上肢の反応も，安定を崩す試みの85％で起こる肩関節の筋活動で一般的であることがわかった。姿勢ストラテジーの範囲と多様性の理解が深まるにつれ，バランスについては，反射制御の発達的側面に基づく単純な見解は否定されている（例えば，立ち直り，平衡反応）。全体的にみれば，バランス戦略の構成は多くの身体分節を含み，柔軟で固定されないものとみなされる。この文脈で観察可能なパターンは，初期条件，動揺の特性，学習，意図といったものを含むさまざまな要因によって変化する[117]。例えば，最初，足関節ストラテジーで反応するが，急に股関節ストラテジーや踏み出しストラテジーになるといった連続する戦略がみられることもある。

患者はさまざまな障害をみせる。姿勢反応の遅れは，末梢神経障害，多発性硬化症，脳損傷，加齢などにともなうことがある。また，患者は時空間の協調性に障害をきたすこともある。例えば，脳卒中，脳損傷，小脳障害の患者は病的な共同運動パターンを示すだろう。パーキンソン病の患者は，二次的に固縮となる測定過小を，小脳障害の患者は測定過大を示すだろう。神経障害をともなう患者の姿勢ストラテジーは，過剰な代償に特徴がある。バランス不良の患者は，反応の大きさを増加させるため，大きな，あるいは突然の運動をみせてしまうことになる。また，患者は戦略を調整するために予測制御に頼って代償する。したがって，予期しない事象はバランス反応に重大な障害を引き起こしやすいのである[117～119]。

セラピストは歴史的にバランス反応を促すのに2つのトレーニング方法を主に用いてきた。すなわち，①COMを動かす力，徒手による動揺，②可動面でBOSを動かす（バランスボール，各種バランスボード），である。患者の制御の範囲と速度に適した方法を選択することは重要である。例えば，患者をバランスボールに座らせ，横方向への移動をさせたり，円を徐々に大きく描くようにさせたりといった具合にである。これらの運動ではボールの上で安定した位置を保つために姿勢の自動再調整が必要となる。練習を繰り返すと，より構築的で効果的な反応を起こすことができるようになる。フィードバックは正しい共同運動を起こす助けとなるように与えられるのが望ましい。立位で足関

節ストラテジーを起こすためには，小さな範囲で遅い速度のシフトを練習する。このとき，注意は，固定された足（BOS）を越えて身体（COM）が動いていくときの足関節の筋活動に向ける。また，通常，股関節ストラテジーを起こすようなバランス課題（例えば，座位での前後方向の動揺）で，股関節の運動（屈曲-伸展）を練習することも必要である。

バランスはほとんどの日常生活活動で要求されるので，さまざまな機能的なトレーニング活動が利用可能なはずである。トレーニングの選択においては，①患者の安全と制御のレベル，②実生活での機能的課題と環境の多様性，を考慮すべきである。ただ，ある種の活動は，患者にとって初めのうち悩む原因になるかもしれないことを覚えておくことが大事である。患者は自分がバランスを失うかもしれない危険にさらされたときは，脅威を感じるだろう。そこで，セラピストは，何をしようとしていて，何を患者に期待しているのかをわかりやすい言葉ではっきりと説明して，患者を安心させなければならない。新しい姿勢をとるのであれば，恐れを取り除くために介助は必要だが，できるかぎり自動で行えるように介助を減らしていく（両手の軽い支持から片手へ移行し，最終的には支えなしにする）。フィードバックは，適切な機能的反応を起こし，効果的でない戦略を除くように仕向ける。活動は，開始レベル，中間レベル，より進んだレベルで構成される[91]。セラピストは，患者が挑戦と同じくらい達成も経験できるような活動を選択することで，活動のレベルを変えることができる。姿勢は患者の制御のレベルと自由度制限の必要度に応じて選択される。例えば，通常，座位バランスのトレーニングは，立位バランスのトレーニングに先立って行われる。課題の複雑さは困難さを増すことで変えられる（例えば，座位で，床のものを拾うために体重移動する）。患者の注意はバランス課題中，他のものに向ける（例えば，立位でボールを投げる，キャッチする）。予測的姿勢調節についても練習する必要がある。これは，機能的バランスにおいては，予測制御が使えなければならないという理由による。患者にはあらかじめ要求される運動についての情報を与える。例えば「座位を維持したまま，この約 2 kg のボールをキャッチしてほしい」などである。先行知識は，正しい姿勢パターンを開始する重要な情報源となる。練習は多様な環境で行うべきである。トレーニングは，閉じられた環境から，広い理学療法室のような自由度のある環境へ徐々に進めていくのがよい。効果の持続を考えれば，最終的にバランストレーニングは家庭や地域社会での実生活に特化されていなければならない。

▼ 感覚システムの組織化

バランストレーニング・プログラムの重要な点は，適切な感覚システムの利用と統合である。正常では 3 つの入力源がバランス維持のために利用される。すなわち，体性感覚入力（足部，足関節からの固有感覚と表在感覚の入力），視覚入力，前庭入力の 3 つである[120]。例えば，CTSIB（Clinical Test for Sensory Interaction and Balance）[121]のような評価を用いると，バランス維持に患者が使っている入力を確認することができる。治療は，感覚条件をばらつかせて患者に与える方向で進める。例えば，視覚にかなり依存している患者の場合，開眼と閉眼，光の少ない状態，視界のはっきりしない状態（油でコーティングした眼鏡やプリズム眼鏡）といった条件でのバランス課題を練習させる。視覚入力を変化させることは，他の感覚入力（体性感覚と前庭からの入力）への集中を高め，利用することにつながる。また，床を平らな面から，毛足の長いカーペットや発泡素材のような面に変えて，立位，歩行を行わせれば，体性感覚を変化させての練習が可能となる。素足や薄い底の靴を履いた患者は，厚底の靴を履くより足からの感覚に注意を向けることができる。前庭系への取り組みは，視覚，体性感覚を取り除くことによって可能となる。床面に敷く発泡素材の高さを変えて立位や歩行の練習をすることができる。素材をより厚くすれば体性感覚に頼ることはできなくなり，前庭系への依存が高くなる。さらに，その上を目を閉じて歩かせることで前庭入力を最大限に使わせることもできる。また，屋外歩行においては，滑らかな歩道から舗装されていない道へと練習を進めるのがよい。床面が移動するエスカレーターやエレベーターも練習の対象となる。こうした練習と反復は CNS の適応を支える重要な因子である。

重い感覚障害のある患者は，バランスをモニタして調節する完全なシステムへの移行を促す必要がある（代償トレーニング方法）。例えば，固有感覚障害の患者はバランスのモニタを視覚系へ移行させなければならないだろう。両側切断の患者は立位バランス維持のために視覚系に頼ることを学習する。患者はその後，歩行中の適切な立ち直りを維持するよう注意しなければならない。主要な感覚システムの 2 つに障害があると，代償システムへの移行はうまく機能せず，バランス不良が顕著となる[2]。したがって，糖尿病性ニューロパチーや網膜症を患っている患者はバランスの欠如と転倒の高いリスクを背負っている。この場合，なんらかの自助具を使った代償トレーニングが行われる。別の患者では，例えば発作による固有感覚障害で起こるゆがんだ情報を無視し，より正確な感覚情報（例えば，

視覚）を選択するよう導かなければならないこともある。バランスのための付加的な感覚情報を与えるために，付加的フィードバックを使うこともできる（例えば，口頭指示，指での軽い接触，音信号を利用したバイオフィードバック杖，視覚的なモニタなど）。

▼ 安全と転倒予防

　バランスに問題のある患者の転倒防止は，重要な治療目標の1つである。生活様式に関する指導は潜在的な危険を理解し，転倒を避ける意味からも大切である。例えば，転倒を引き起こす危険度の高い動作には，方向転換，立ち上がり，身体を曲げてのリーチ動作，階段昇降などがある。患者には椅子や階段を昇ったり，すべりやすい場所や凍った場所で歩行したりなど明らかに危ない行動をさせないようにする。ただ，教育プランとしては座ったままの生活様式がよくないことを強調すべきで，定期的な運動，歩行のプログラムを含む活動的な生活様式を奨励する。また，薬物治療に転倒の危険につながるようなものがないか（姿勢筋の緊張を低下させるようなものがないか）といったことを検討し，医者に意見を求めることも大切である。

　代償トレーニング方法を利用すべきである。患者には常に適切なBOSを保つことを教える。具体的には，方向転換や座るときにBOSを広くとらせたり，力を必要とされるときにはその方向にBOSを広くとるようにさせる（例えば，風に向かって身体を傾ける）。また，より安定性が要求される場合には，COMを低くすればよく（例えば，転倒を避けるためにしゃがむ），支持面と身体の間の摩擦が増加すれば，さらに安定した状態をつくり出すことができる。こうした理由から，患者には運動靴のように踵が低いゴム底の靴を履くよう勧める。必要であれば，バランス維持を助ける自助具も用いる。ただし，安全の確保と同時に，その自助具による制約が最小となるような使い方に注意をはらわなければならない。ちょうど視覚障害者が使うのと同じように，着地時の支持を軽くするような杖の使い方はバランスを改善するという報告もある[122]。

　転倒予防のプログラムは，転倒にかかわる環境要因へもアプローチしなければならない。次に掲げることは，家庭環境での転倒予防において重要なことである。

1. 十分な明かりが必要である。暗かったりまぶしかったりすることは，特に高齢者においては危険である。まぶしさに対しては，半透明のブラインドかカーテンで対処する。
2. アクセスしにくい場所にある明かりのスイッチの位置を，部屋の入口近くに変える。タイマーを使って夕暮れどきに明かりがつくようにする。クラッパーグ装置（音センサによるスイッチ）を使えば，部屋を横切るときに明かりがつくようにすることもできる。通常，廊下やトイレに用いられる終夜灯は，適切なバランスのためには暗すぎる。
3. カーペットの端は鋲で留める。小型のカーペットは置かない。
4. 通り道を妨げる家具は，なくすか場所を変える。
5. 椅子は立ち上がり動作の助けとなるような適切な高さと硬さを持ったものにする。肘かけがあって，座面の高さのあるものが望ましいかもしれない。立ち上がり補助椅子の類は，立位の初めにうまく動的バランス反応を起こせない患者にとっては危険な場合がある。
6. 階段は，転倒が多発する場所であり，十分な明かりが必要不可欠である。段を強調するために，明るい暖色系（赤，オレンジ，黄）のテープを貼るとよい。また，手すりは安全のためには重要なので，ない場合は取り付けることが必要だろう。
7. 手すりは浴室での転倒発生を減少させる。また，浴槽に沿って敷く，すべらないマットやシャワーチェアも安全性を高める。トイレの座面は1人で用を足すのが楽なように高くした方がよいこともある。

歩行と移動

　リハビリテーションの本質的な努力は，患者の可動性と自立を回復する歩行の改善に向けられる。歩行は，他のどんなことよりも「歩きたい」患者の最大の目標である。歩行の自立は，退院先（自宅，他のケア施設）決定の重要な因子になることが多い。現実的な介入プランと帰結の指標を確立するために，理学療法士は正確に歩行の評価をしなければならない。歩行変数や通常歩行からのズレなどを含む包括的な歩行分析については，第10章で述べた。患者が，家庭，地域，職場において要求される機能というものは，予後を予測したり，よい介入を組み上げたりするうえで配慮しなければならない。

　複雑なスキルである歩行は，多くの相互作用システムが機能することが求められる。たくさんの筋群が，交互に起こる共同運動で働いている。安定筋は，歩行の片脚支持期での支持脚や体幹の安定性にかかわっている。他の筋は遊脚の振り出しに寄与している。このパターンは歩行周期の進行にともなって逆になる。歩行速度が上がれば，このタイミングと制御への要求も増す。介入は，まず個々の要素の改善に向けられる。例えば，最初は，股関節の外転筋，膝の伸展筋のような筋の強化，あるいは足関節の可動域の改善といったことに注意がはらわれる。その後，機能的トレーニング活動を通して，歩行の共同制御の改善といったもの

に移行していく[91]。

歩行に必要な力，可動域，制御を改善するための重要な機能的活動には，ブリッジ動作，座位からの立ち上がり，膝立ち，片膝立ち，立位での安定と体重移動などがある（第14章参照）。一般に歩行は最初，平行棒や装具（歩行器，松葉杖，杖など）を用いて始める。目標は，二次的な障害（筋力低下，持久力低下，可動性の低下など）を予防するための患者の早期離床（あるいは座位中心からの脱却）にある。この時期の歩行は通常，速度も遅く，かなり努力して慎重に行われる。セラピストは，体重移動，立脚の安定，遊脚の振り出しなど，歩行に必要な要素を介助する。これらの代償的な方法は早期の歩行を促進するうえでは有効だが，自立歩行に必要なバランスや遊脚の制御獲得にはあまり役立っていない。患者は平行棒から徐々に介助が限られる装具へと移行し，最終的には装具なしになる。

歩行練習は前方，後方の両方向に対して行われるべきである。横歩きや交差歩行も，最初は平行棒の外側でつかまって，徐々に支持なしでやるように練習していくとよい。PNF[39]には，横歩きと交差歩行を組み合わせたブレイディング歩行と呼ばれるものがある。これは，一側下肢を，横に踏み出した他側下肢の前方（D1屈曲パターン）と後方（D2伸展パターン）に交互に交差させて運ぶ歩行であり，この交互のパターンで骨盤と下部体幹の回旋を改善することができる。また，**移動**に対してもPNFのテクニックを使って抵抗をかけることができる。まず，骨盤への用手接触で軽く伸張した後，動作に抵抗を加えるが，これは骨盤回旋のタイミングと制御を改善することを目標としている。実際は，骨盤周りを覆う弾性ベルト，もしくは患者の手を持つことで抵抗を加える。抵抗は前方，後方，側方など，どの方向にも与えることができる。

歩行の練習は，その表面が滑らかな場所から，でこぼこした場所までばらつかせて行うとよい。歩行中のバランスに対する刺激は，厚い敷物やフロアマット上を歩かせることで加える。また，歩行中のBOSについては，広い状態から狭い状態，さらには足継ぎ歩行に至るまでさまざまな条件で行うことができる。視覚入力に関しても，開眼から徐々に閉眼にさせて歩かせることでその条件を変えることができる。歩行中に頭を上下左右の方向に動かしてやれば，前庭入力の変化も可能となる。方向転換に関しては，大きく回ることから始めて，より小さく回る方向へ，また，90度の方向転換から180度の転換へといった具合に進めていくとよい。注意については，歩行だけに集中する状態から，別の課題を同時に行う二重課題トレーニングへと練習を進めていく。二重課題の例としては，物を持って歩いたり，ボールをドリブルしながら歩いたりなど

が考えられるが，歩行中の患者に話しかけることで注意をそらすというやり方もある。障害物をすり抜けたり，またいだりするのは制御の練習として有効である。そばで監視することは必要だが，積極的に手を出さない課題指向トレーニングというのが，この時点では望ましい。最初，患者はバランスを保つために指先でどこかを軽く触る必要があるかもしれない。例えば，廊下を歩く際に壁に軽く触れて歩くといったことがこれに当たる。次の段階は壁から離れての歩行ということになる。セラピストは歩行の対称性とペースを維持するよう口頭で指示する。患者はまず自分にとって快適な速度から歩行を始めるが，徐々にその速度を上げ，より機能的な速度での歩行へと進めていく。

階段昇降は，重要な機能的スキルである。それは，多くの患者にとって，家に帰るか施設に入所するかによって違いがある。階段昇降へ導くための動作としては，立ち上がり動作，立位での体重移動，足踏みなどがあげられる。上肢で手すりをつかんで支えるのは，不安定性を補う最初の方法である。しかし，上るときに手すりを引っ張ったり，下りるときに押したりすることは，体幹と下肢の筋の随意的な制御を妨げてしまう。可能なかぎり早い時期に上肢の支持なしでの階段昇降を練習すべきであろう。最初の練習としては，低い運動負荷用の階段かプラットフォームを用いての通常の上りや横歩きでの上りから始めるとよい。段の高さは徐々に上げていく。練習は平行棒内で始め，治療台や壁に軽く触れながらの支持へと移行していく。その後，上肢支持をなくし，限られた段数での階段昇降，最終的には患者の家庭環境で必要となる段数での練習を行う。患者には階段昇降時に広いBOSを保つよう強調することが重要である。患者によっては坂道の練習も必要となる。膝に不安を抱えた患者にとって，上り坂は膝を安定させるのに対し，下り坂はその不安定性を増加させることになる。

運動学習改善のための介入方法

運動学習には，有効な量の練習とフィードバック，制御・エラーの検出・修正に関する高次の情報処理が含まれている[123]。運動学習は，効果的なトレーニング方法を通して促すことができる（表13-2）。

方法の発達

学習の早期の認知段階における目標は，課題の理解を助け，初期練習を準備することである。そこでは，スキルについての患者の知識といくつかの問題点が確

認されなければならない。セラピストは機能という観点で活動の目的を明らかにすることが必要である。課題は，重要で望ましいもの，かつ現実的と思えるものがよい。セラピストはその課題を理想的なかたちで患者に提示する（円滑に，完璧に，そして理想とする速度で）。このことは患者の認知地図あるいは正確さの基準の発達を助ける。注意は，望む帰結や課題の重要な要素に向けられる。セラピストは他のすでに学習された課題との類似点を指摘してやるとよいだろう。それによって，他の運動プログラムの一部であるサブルーチンを記憶から引き出すことができる。また，環境の特徴もパフォーマンスにとっては重要なので強調すべきである。

初期練習中に，セラピストは明確でわかりやすい口頭指示を心がけ，過剰な指示で患者に負荷をかけないようにする。正確なパフォーマンスを強化し，エラーが一定して起こったり，安全性が問題となったりしたときに介入することが重要となる。セラピストはこの段階で起こる多くのエラーをすべて修正しようと試みるべきである。フィードバック（特に視覚フィードバック）は学習の早期には重要で，患者に運動を注意深くみるよう促す。患者に視空間の障害がないならば，鏡やビデオを用いた付加的な視覚フィードバックを用いることができる。患者の最初のパフォーマンスは後で参照するために記録しておくとよい。あるいは，他の患者のフィルムやビデオテープといった視聴覚素材もデモンストレーションのために用いることができる。例えば，デモンストレーションのために呼ばれるスキルに長けた者は，患者にリハビリテーション開始の有意義な動機づけを与えることができる。デモンストレーションは，それを習熟していない患者モデルであっても学習を引き起こすうえで効果的であることがわかっている。学習者は，完成されていないモデルがエラーを修正し，目標とする運動に到達しようとするのをみながら，モデルの用いる問題解決や認知過程から学ぶところがある[124]。

初期のパフォーマンスは，患者の運動を徒手的に誘導することで改善されるだろう。誘導は，その運動パターンに固有の刺激を知ること，すなわちBobathが主張する「運動の感覚」[31]を学習することを可能にする。手による効果的な介助は患者の恐れを取り除き，安心を生む。セラピストの手は効果的に失敗の要素を補い，患者を正しいパフォーマンスへと導く。徒手による運動の誘導を成功させる鍵は，必要な介助だけとし，可能なかぎり介助を減らすことにある。自動運動が学習を促すのに対し，他動運動では学習が確実とならず，セラピストへの依存を高める結果となる。患者によっては，過剰な**誘導運動**によって自立した運動の発達が妨げられることがある。臨床的には，患者が「私のセラピスト」の助けがないと動けず，介助なしではパフォーマンスがきわめて低下してしまう場合がこれに当たる。誘導運動はゆっくりとした姿勢反応（位置決め課題）で最も効果的で，速い課題やバリスティックな課題ではあまり有効ではない。

初期練習が進むにつれ，患者は自らのパフォーマンスを評価し，問題―特に，何が困難なのか，困難さを何で解決できるのか，いかに修正すれば運動を望むようなかたちにすることができるのか―を明らかにすることが求められる。複雑な課題を練習する際は，正しい要素をなし得ているか，個々の要素は互いにうまく適合しているか，そして，それらが適切な順序で流れているかなどの確認が必要になる。セラピストは，患者が問題とそれを修正するのに必要な方法を正しく理解できているかどうかを確認すべきである。患者が問題を正確に評価できていないときは，セラピストは手がかりとなるような質問を利用して，意思決定をさせる。ファシリテーションテクニック（タッピング，ストレッチングなど）は，まだ獲得できていない運動要素への注意を集中するのに用いられる。例えば，患者が立位時に一貫して右に倒れるとすれば，「どの方向に倒れましたか？」「直すにはどうしたらいいですか？」などと質問する。介助が必要ならば，セラピストは患者の姿勢反応の修正手がかりを与えるために軽い抵抗を用いることができる。患者は運動の自己監視と自己修正に積極的にかかわっている。これらの意思決定スキルの発達は，運動の適応性と別の環境における学習の一般化可能性を確実にするうえで重要である。

学習の連合段階，自動化段階では，患者は高いレベルの練習を続ける。ランダムなエラーは減少する。一貫したエラーが認められるとき，解決法が生み出される。ここでの焦点は，多様な環境内でのスキルの微調整と運動の一貫性にある。これは生活環境内の変化に対応するすべての範囲の運動パターンを確かなものにするだろう。患者の注意を固有感覚フィードバック，すなわち「運動の感覚」に向けさせることが重要である。患者はこのように運動それ自体の固有感覚に注意を向けることで，その感覚と運動を関連させる。ファシリテーションテクニックは，この段階においては逆効果となる。これは，このテクニックが運動開始と制御のセラピストへの依存を促し，自動運動の固有感覚学習を妨げるからである。運動の誘導もまた，自動運動の正常な感覚を変えてしまうという理由から逆効果となってしまう。学習の最終段階で，会話をしながらの活動や二重課題トレーニング（例えば，立位，座位でのボール・スキル）のように注意をそらす練習をすることは，制御の自動化レベルでの重要な証拠を生み

出している。最終的にリハビリテーション下の多くの患者が学習の最終段階に到達しないことを覚えておく必要がある。例えば，外傷性脳挫傷の患者のパフォーマンスは，計画された環境内では一貫したレベルに到達するが，よりオープンな環境ではそれを望めない。

フィードバック

運動学習や治療に関する論文の多くは，運動学習を進めるうえでのフィードバックの重要性を強調している。フィードバックは運動の自然な結果として起こる**内在的**なかたちか，通常，課題そのものからは受けとらない外在的な感覚の手がかりによる**付加的**（外在的）なかたちをとる。固有感覚，視覚，前庭感覚，表在感覚の信号は内在的フィードバックの例であり，言葉や触覚による手がかり，ビデオ再生，バイオフィードバックなどは付加的フィードバックに当たる。内在的・付加的フィードバックのどちらも運動学習の向上のために治療中に操作することができる。同時的フィードバックは課題遂行中に与えられるもので，最終的フィードバックは課題終了後に与えられるものである。生み出された運動パターンの特徴や質についての付加的フィードバックを**パフォーマンスの知識** knowledge of performance（KP）と呼ぶ。また，運動全体の結果や最終結果についての付加的フィードバックは**結果の知識** knowledge of results（KR）と呼ぶ[1,p415]。KPとKRの重要性は，学習されるスキルと内在フィードバックの有効性によって変化する[125〜128]。最終的な運動結果についての手がかり（KR）を分類し，理解することは学習者の助けとなる。パフォーマンスの手がかり（KP）は最終結果をうまく導くための鍵となる。フィードバックに関する臨床意思決定は，以下の3点に重きをおく。それは，①利用されるフィードバックの種類，②使うフィードバックの量（強度），③フィードバックを与える時期（スケジュールの決定）である。

▼ 選択

ここでの選択とは，最も重要な感覚システムはどれか，どういうタイプの付加的フィードバックを用いるか，内在的フィードバックにどのように付加的フィードバックを組み合わせるかといったことを示す。感覚システムの選択は具体的に行った試みの結果や学習の段階に依存する。選択された感覚システムは正確な情報を伝えなければならない。もし，その感覚に特化されたシステムが障害され，不完全な情報やゆがんだ情報しか供給できないときは，代わりの感覚システムと付加的フィードバックが利用される。感覚システム選択の決定は，学習の段階に応じて行われる。学習の初期段階では容易に意識的な注意を操作できるという理由から，視覚フィードバックが重要とされる。逆に固有感覚のようにほとんど意識的にかかわることができない感覚情報は，学習の中期および最終段階で有用とされている。

▼ 頻度とスケジュールの決定

フィードバックの頻度と「いつ，どのくらいの量を」というスケジュールの決定についても考えなければならない。頻回なフィードバック（例えば，毎試行後に与える）は，学習者をすばやく正しいパフォーマンスへと導く。少なすぎるフィードバックは学習に遅れを生じさせるが，多すぎるフィードバックも，フィードバック依存を助長させるという観点から有害となる。これは最終的に，患者は運動課題を実行できるかもしれないが，それはセラピストの口頭，もしくは徒手による手がかりといった付加的フィードバックが与えられたときだけという，自立が明らかに損なわれた状態を導く。ゆっくりとした姿勢課題（閉回路）は，同時的フィードバックから好ましい効果を受けるが，速い衝撃的運動（開回路）は最終的フィードバックを必要としている。また，同時的フィードバックでの練習はパフォーマンス改善を示し（例えば，部分体重負荷スキルの学習），反応後の（最終的）フィードバックはそれに劣るが，2日後の保持テストにおいては最終的フィードバックの方が学習効果においてまさることも研究によって示されている[129]。

変化をつけたフィードバックのスケジュールを検討すべきである。これには，①要約フィードバック：決まった数の試行後にまとめて与える，②減衰フィードバックのフェード：最初，毎試行後に与えているフィードバックの回数を徐々に減らしていく（例えば，毎試行提示から5試行ごとに徐々に変えていくなど），③帯域幅フィードバック：あらかじめ定められた許容範囲を外れたときだけフィードバックを与える，などがある。こうしたフィードバックスケジュールは，スキルの獲得は遅れても，保持テストでよい学習効果をみせることがいくつかの研究で示されている[1,130〜134]。この現象は，フィードバック提示の変化と同時に生じる認知処理の深さによるものだろう。試行後短時間の後（例えば，3秒遅れ）に与えられる遅延フィードバックは，内観と自己評価のための時間を学習者に与えるという点で有効である[135]。逆に，課題を行った直後に運動の正確さを強調する口頭フィードバックで患者を厳しく指導するセラピストは，学習者の情報処理を妨げているということになる。セラピストのスキルが優位であると，患者自身の意思決定スキルを最小限にしてしまう。Winstein[136]は，このことは，治療アプローチの効

果についての多くの研究が，新しく獲得した運動スキルの限られた保持と最小の持ち越し効果しか述べることができないことをよく説明していると指摘する。さらに，試行後の遅延の時間を他の運動の練習で埋めてはいけない。なぜなら，この干渉が学習の低下をまねくことになるからである。

練習

　一般に，**練習**を増やすことは学習の向上につながるとされている。セラピストは，目的とする運動を確実に患者に練習させなければならない。間違った運動パターンの練習は負の学習状態をまねくことがある。この「間違った習慣と姿勢」は正しい運動を習得する前に消去されなければならない。練習の組み方は，患者の動機づけ，注意の時間，集中力，持久力，課題の種類といったいくつかの要素に左右される。また，付加的な要素としては治療セッションを受けられる回数などもある。これは，病院のスケジュール，サービスと支払い能力によって決まってくる。外来患者にとって，家庭での練習は，動機づけ，家族のサポート，適切な環境といったものに強く影響される。練習についての臨床的決定においては，①練習のタイプ，②練習量，③課題の練習順序，④環境的事情，が大切になる。

▼ 身体練習とメンタルプラクティス

　身体練習は患者に直接経験させる方法で，運動プログラムの要素を形づくるうえで重要である。**メンタルプラクティス**は，実際の運動を行わない認知リハーサルである。患者は運動を視覚化し，それがどのように起こるか思い描くよう指示される。運動感覚イメージの形成は，いったん身体練習が行われると固められる大事な要素である。メンタルプラクティスは，一貫して新しい運動スキルの獲得を促すものとして報告されている[137〜141]。疲れやすく身体練習を繰り返せない患者の学習において，メンタルプラクティスは効果的である。また，メンタルプラクティスにはこれから行う運動をなぞることによって，練習初期の不安を軽減する効果もある。身体練習と結びついたメンタルプラクティスは，身体練習のみに比べて運動効率と正確性の向上が速い[141]。メンタルプラクティスを行うときは，患者が積極的に正しい運動の手順でリハーサルをしているかどうかが重要である。これは患者にリハーサルしている手順を声に出して言語化させることで確かめられる。

▼ 一定練習と多様練習

　一定練習は1つの課題を繰り返し練習するもので，**多様練習**は同じ課題あるいは同じカテゴリーに属する運動のバリエーションを練習するものである。どちらも運動スキル獲得を可能にするが，多様練習の方がスキルの一般化可能性や保持の長期効果においてまさっている。例えば，さまざまな移乗のバリエーション（ベッドから車椅子，車椅子からトイレ，車椅子から浴槽の移乗用シート）を，すべて同じ治療セッション内で練習することができる。このとき，最初，パフォーマンスの上達は遅れるが，獲得したスキルの保持は期待できる。課題要求の変化に絶えず挑戦させることは，蓄えられた記憶から変化に富んだ運動プログラムを呼び出して，認知処理の深さを増加させる[142〜144]。獲得されたスキルは，その後，まだ試みてない環境や新しいバリエーションに使うことができ，一般化可能性の向上へとつながる。一定練習は最初のパフォーマンスを改善するだろうが，保持，一般化可能性の点では同じ結果に達しない[1]。

▼ 集中練習と分散練習

　集中練習とは，練習と休憩の繰り返しのなかで，休憩時間が練習時間に対してほとんどないものを示す[1,p416]。集中練習を行うときに考慮しなければならないのは，疲労，パフォーマンス低下，けがの危険といった要因である。**分散練習**は休憩時間が練習時間と同じか，もしくはそれを超えるような間隔の練習方法である[1,p413]。いずれも学習は可能だが，限られたパフォーマンス能力と持久力を示し，積極的なリハビリテーションを施行中の多くの患者にとっては分散練習の方が好ましい。適切な休息時間をとることで，疲労による影響なしにパフォーマンスを改善することができる。また，分散練習は動機づけが低かったり，注意が持続できなかったりする場合，また運動企図の障害（失行症）がある場合にも有効である。さらに課題そのものが複雑，時間がかかる，エネルギー消費が大きいといった場合も分散練習を検討すべきである。動機づけやスキルのレベルが高いとき，患者が十分な注意と集中力を持っているときには集中練習を適用するとよい。例えば，リハビリテーションの最終段階にある脊髄損傷の患者は，地域社会で利用する車椅子のスキル獲得のために長時間の練習セッションを行う。

▼ 練習順序

　治療方法決定の3つめの要素は，課題の練習順序である。ブロック練習は，例えば1，2，3の3つの課題があるとき，「111222333」というように同じ課題の練習を繰り返すものを示す。シリアル練習は，出現順序は予測可能だが同じ課題が繰り返されない方法で，先の例でいえば「123123123」のように示される。ラン

ダム練習は「123321312」のように予測不能で同じ課題が繰り返されない順序で行われる。スキルの獲得はこの3種のどれを用いても行えるが，違いがあることが知られている。ブロック練習は，早くスキルを獲得できるが，他の2種類に比べると保持，一般化可能性において劣る。これは状況干渉と認知処理の深さによる。ここでは，学習者がどのくらい問題解決を必要としているかというその度合いが鍵となる。例えば，同じ骨盤の回旋というスキルのさまざまなバリエーションを，異なる姿勢（ブリッジ動作，膝立ち，立位）で行うように治療セッションを組むことができる。課題のランダム練習は，最初，望む運動（パフォーマンス）の獲得に遅れを生じるかもしれないが，時間を経ると，より優れた保持，一般化可能性を示すことになるだろう[8,145,146]。

▼ 転移トレーニング

学習の転移 transfer of learning は，課題パフォーマンスの向上（あるいは低下）を，別の課題の練習や経験を通して行うものを示す[1,p389]。これは学習を向上させるうえでは有効な方法になる。この原理を最も適用しているのは，対象となる課題全体を学習するために，それを構成する運動を個別に練習する方法で，これは**部分から全体への転移**として知られている。この方法がうまくいくかどうかは，課題と学習者の特性による。課題が難しく，自然にいくつかの部分に分けることができるようなもの（例えば，移乗）であったり，学習者の記憶や注意が限定されたりする場合は，この練習方法は有効である。逆に課題が部分に分けにくかったり（例えば，歩行），比較的簡単だったりする場合は，全体を練習した方がうまくいく。部分から全体への練習をする場合，転移をうまく行うためには，部分と全体の練習を交互に行うことが重要となる。よって，同じ治療セッション内で患者は課題を構成する部分について練習した後，全体を練習するのが望ましい。全体の練習を数日，数週遅れで行うことは，転移効果や学習を阻害することになる[1]。

運動プログラムの統合は，適切なタイミングの練習によって，より容易になる。速度と正確性を要求される課題においては，そのどちらも強調する。まず正確性を強調し，速度を上げたパフォーマンスの練習を遅らせるやり方は，学習の転移においては適切とはいえない。なぜなら，正確な課題がフィードバック処理を含むのに対し，速い課題にはフィードフォワード処理が含まれているからである[1]。例えば，歩行を正確性に重点をおき，非常に遅い速度で練習すると，正常，もしくは速い歩行で必要なタイミングを達成するのは難しいだろう。

学習は**両側性転移**を通して達成することができる。患者はまず非麻痺側の身体部位を使って練習し，麻痺側の練習に進む。例えば，脳卒中の患者はまず正常な非麻痺側の四肢を使って，目標とする運動パターンを練習する。この最初の練習は，必要な運動プログラムの形成を促し，これがその後反対側の麻痺側に適用される。しかし，この方法は麻痺側の運動能力の欠落そのもの（例えば，麻痺側の弛緩性麻痺など）を補うことはできない。転移は，反対側での十分な練習回数と実際に行う環境に近い練習環境の選択によってより高い効果を上げることができる[8]。

▼ 環境の状況

環境の状況を変化させることは，練習セッションを考えるうえで重要である。学習は特定の環境内での課題に特化されているので，課題はそれらが自然に起こる環境で練習しなければならない。理学療法室内でのみ歩行を練習することは，その設定でのパフォーマンスを向上させるかもしれないが，自宅や地域内での歩行のための準備にはなっていない。セラピストは，患者のパフォーマンスがばらつかなくなれば，すぐに環境を徐々に変化させていくのがよいだろう。

動機づけ

動機づけは，システムを目標に向け，励ますための内的状態を指す[1,p416]。患者は課題の目的を十分に理解し，スキルを獲得したいと思わなければならない。患者と家族に共通の目標を盛り込んだ治療プランは，目標を達成したいという欲求を高めることができる。また，動機づけの維持は治療中のフィードバックの有効な使い方によって高めることもできる。治療の達成感というのは重要で，これは，きめ細かい積極的な強化で高めることができる。また，難しい課題と簡単な課題のバランスをとることは，欲求不満を解消し，患者に達成感を覚えさせることを可能にする。また，セラピストは治療セッションを前向きで達成感のあるかたちで終わらせるよう組むべきである。これはそれぞれの欲求不満に関係なく，よい時間を過ごしたという感覚を引き起こすだろう。さらに，一般的にこのアプローチは，患者に達成感や今後の目標を達成できそうだという感覚をもたらす。

まとめ

本章では，運動制御と運動学習の正常な処理に基づく概念的枠組みを概説した。運動制御，運動学習に関

題のある患者に対する臨床的決定は，機能の正常と異常の比較に基づいたものでなければならない。セラピストは機能障害，機能的制限，能力低下の見地から患者を正確に評価できなければならない。扱わなければならない運動制御の基本的な要素には，CNSの準備状態（覚醒と注意），認知，感覚の完全性，関節の完全性と可動性，筋緊張と反射の完全性，筋のパフォーマンス，運動パターンが含まれる。各患者に固有の問題は，セラピストが，個々のニーズ，動機づけ，目標，関心，機能に関する潜在能力を相互に関連する因子として認識することを求めている。理学療法士は生活の質全体を改善すると同時に，機能的制限や能力低下を減ずるための知識と臨床的なスキルを身につけている。運動制御の障害を持った患者は大きなばらつきを示すので，どの患者でもうまくいくような介入方法を期待するのは非現実的である。介入は，全体の機能と能力低下に直接影響を与える機能障害を扱うものを注意深く選択しなければならない。また，介入は合併症を防ぎ，傷害，将来的な機能障害，機能欠損，能力低下を最小限にするものでなければならない。運動学習方法の効果的な適用は，劇的な治療結果の改善を期待できる。こうした運動学習アプローチを用いるセラピストは，主に学習を促通するための役割を果たす。きめ細かく計画され，組み上げられた教育プログラムは，患者にある種の権限を与えることになる。その，自分で評価し意思決定するスキルというのは，患者が自分1人で行えるときはいつでも向上させることができる。しかし，運動制御が難しく，運動学習が不足していて患者1人では不可能な場合は，家族，友人，介護者の教育が最も重要になるだろう。

復習問題

1. 運動制御と運動学習の用語を区別せよ。運動制御の欠損は，運動学習のそれとどのように区別されるか？
2. 運動の適切なプランに到達するために，情報がCNS内でどのように処理されるのか述べよ。
3. 運動制御の階層化理論とシステム理論を比較せよ。
4. スキーマ理論とは何か？ それはどのように運動学習を説明しているか？
5. 運動学習の3つの段階を区別せよ。各段階でのトレーニング方法はどのように違うか？
6. 機能の回復とは何か？ 回復の説明のための理論にはどのようなものがあるのか？ 機能の回復を促すうえで重要な因子は何か？
7. 代償トレーニングを定義せよ。代償トレーニングで考えられる3つの介入を確認せよ。
8. ファシリテーションアプローチを定義せよ。ファシリテーションアプローチで利用される3つの介入について確認せよ。
9. 課題指向的トレーニングについて定義せよ。このアプローチに基づく介入例を3つあげよ。
10. 覚醒や注意に障害のある患者に対するとき，考えなければならない要因とは何か？ どのような介入方法が注意を改善できるのか？ 覚醒レベルを変えられるのか？
11. 臨床的に，患者に感覚刺激を与えるかどうかをどのように決めているか？ どのようなパラメータが，あなたにテクニックの適用や継続を決めさせているのか？
12. (a) 動作，(b) 安定性，(c) 制御された動作，(d) 運動制御のスキルの段階において問題を示す患者に用いられる3つの治療テクニック（介入方法）について確認せよ。
13. 保持，一般化可能性を改善するためのいくつかの運動学習トレーニング方法について議論せよ。それらはパフォーマンスを最適化する方法とどのように異なっているか？
14. トレーニングの転移は何を意味するか？ 適切な転移トレーニング方法の例を2つあげよ。

CS ケーススタディ

現病歴：交通事故による外傷性脳損傷の36歳の男性患者。地元の病院に入院，頭蓋骨骨折にともなう左前頭部の損傷を認めた。CTにより，浮腫，右基底核挫傷，左前頭部の挫傷が確認された。入院時昏睡状態であった。頭蓋内圧上昇と装具を必要とする重度な痙縮が，救急病院での治療を困難なものにしていた。胃ゾンデ（胃管）が挿入されていた。

患者の神経学的症状は，救急病院では本質的には改善しなかった。受傷4週後にリハビリテーション病院に転院。受傷後6週目に急性低体温と甲状腺機能低下の治療のために救急病院に再入院，その後，リハビリテーション治療継続のために，再びリハビ

リテーション病院に転院した。薬物は，テグレトールを1日4回，経口投与で200mgのほか，マルチビタミン剤，コレースを使用している。

認知：患者は現在，半昏睡で，通常の刺激での反応はない。たまに「私をみてください」という呼びかけに目を開けたり，「足を上げてみてください」の指示に右足の運動がみられることがあったりという程度である。それ以外には視覚や聴覚への刺激に対する反応はない。

言語によるコミュニケーション：不可。

社会的情報：結婚しているが，子どもはいない。妻は看護師で夫に非常に協力的である。

理学療法評価（初期評価）

バイタル：心拍数60bpm，血圧122/70mmHg，呼吸数14回/分

感覚：反応がないため評価不能。

筋緊張（数値は，修正アシュワーススケールによる）
- 重篤な屈筋の筋緊張と体幹の筋痙攣があり，ベッド上で患者を背臥位から側臥位にするとき，胎児のように屈曲した姿勢をとってしまう：4
- 右上肢伸筋緊張：3
- 右下肢伸筋緊張：3
- 左上肢屈筋緊張：3
- 左下肢伸筋緊張：2

関節可動域
- 両上肢は正常可動範囲内。
- 両下肢は足関節背屈が0〜10度であることを除けば，正常可動範囲内。

自動運動のコントロール
- 患者は休むことなく運動を起こしており，しばしば発汗している。
- 頭部，体幹の制御ができず，座位バランスがとれない。
- 右上肢の運動は，ときには自発的で，意図を持ったものであり，共同運動の範囲外である。
- 右下肢の運動は自発的で，意図はなく，共同運動の範囲外である。
- 左上肢に自発的な運動はない。
- 左下肢の運動は自発的で，意図はなく，共同運動の範囲内である。

協調性：反応がないため評価不能。

姿勢：ときに，患者は除皮質姿勢を示す。特に上肢の屈筋緊張が増加したとき，下肢ははさみ足を呈する。

反射：頭部を右に回旋したときの非対称性緊張性頸反射（ATNR），痛みに対する屈曲反射（両側にみられるが，左の反応が小さい），左側の陽性支持反射がみられる。深部腱反射はすべて亢進している。

皮膚：膝と下腿に治療された裂傷が多くみられ，両側の踵と外果には装具による褥瘡がある。

膀胱直腸障害：失禁状態でカテーテルを挿入している。

パート1（指導問題1〜3）

1. 直接的，間接的，あるいはそれらが組み合わされた機能障害と機能的制限という観点から，この症例で示される臨床的な問題を確認せよ。
2. 初期評価時点でのこの症例の理学療法介入による目標と帰結を考えよ。
3. この初期評価時点での適切な治療介入方法について考えよ。

再評価：受傷6ヵ月後

認知：3回の方向づけで注意をはらう。Rancho尺度ではⅥレベルを示している。ある限定された目標志向の行動をみせるが，外部からの監督に依存している。一貫して簡単な指示には従い，新しい学習をみせることもあるが，失われる度合いも大きい。記憶障害があり，過去の記憶の方が短期記憶よりも深くて詳細である。注意の持続時間も低下しており，ある活動を完遂するためには組み立てや繰り返しが必要となる。また，能力低下や安全に対する配慮はほとんどみせない。聴覚での理解は良好である。

言語によるコミュニケーション：患者はdysarthriaがあり，言語は常に明瞭だが，理解しにくく発語が遅れる。聴覚性理解は良好である。

理学療法評価

バイタルサイン，視覚，聴覚は正常範囲内である。

皮膚の傷は治癒している。

感覚
左上肢での感覚の脱失と左下肢での固有感覚の鈍麻がみられる。右上下肢の感覚は正常である。

筋緊張（修正アシュワーススケールによる）
- ときおり起こる屈筋の痙攣を除けば，体幹筋の筋緊張は正常範囲内である。
- 右上下肢の伸筋緊張：1+
- 左上肢の屈筋緊張：2
- 左下肢の伸筋緊張：1+

関節可動域：両側の足関節背屈0〜15度を除けば，

正常範囲内である。
自動運動の制御
- 右上下肢は，抗重力での運動範囲で目的を持った分離運動ができる。強さは大体，右上肢でF+，右下肢でF−程度である。
- 左上肢についてはまったく運動が認められない。
- 左下肢の運動は目的を持ったものだが，共同運動の範囲内である。
- 頭部と体幹の運動は機能的で，その強さは大体MMTのFレベルである。

協調性
- 体幹と四肢に中程度以上の失調がみられる。
- 指-鼻試験，足でのタッピング試験で中程度の障害を示す。

反射
- 負荷の高い活動を行わせると，左上肢に強い連合反応が出現し，屈筋優位の姿勢となる。

バランス
- 座位では，安全のために身体に接触しての監視が必要となる。
- 立位では平行棒内で中程度の介助が1回必要である。
- 座位と立位において，右上肢の不十分な保護伸展，左下肢の保護伸展欠如をともなう姿勢調節の障害がみられる。

機能的活動
- ベッド上動作：監視下で左右への寝返り。
- 座位への起きあがり：監視下。
- 移乗：中程度介助で立位になって移ることが可能。
- 歩行：平行棒内を1〜2往復，中程度の介助を2回くらい必要とするバランスで可能。
- 車椅子：安全のためにそばで監視すれば車椅子を操作できる。

パート2（指導問題4〜6）

4. 受傷6ヵ月後の時点での直接的，間接的，あるいはそれらが組み合わされた機能障害と機能的制限という観点から，この症例で示される臨床的な問題を確認せよ。
5. 受傷6ヵ月後の時点での，この症例の理学療法介入による目標と帰結を考えよ。
6. 受傷6ヵ月後の時点での適切な治療介入方法について考えよ。

用語解説

活性化 activation：行動のための潜在能力によって決まる内的状態。運動のための神経発火閾値に達していること。

適応 adaptation：スキル再学習を促すための環境の改良。代償トレーニングアプローチの構成要素。

覚醒 arousal：注意，興奮している内的状態。

連合学習段階（運動学習） associative stage (motor learning)：スキル学習の2番目（中間）の段階でスキル戦略が選択され，練習の継続を通してスキルの細かい調整が行われる。

注意 attention：環境あるいは長期記憶からの情報を処理する脳の能力。

　分割的注意 divided attention：一度に複数の課題を行う能力。

　集中的注意 focused attention：さまざまな種類の刺激に反応する能力。

　選択的注意 selective attention：関係のない情報を遮断しながら，課題と環境の関連する感覚刺激を処理する能力。

　持続的注意（ビジランス） sustained attention (vigilance)：注意を持続した状態に保つ能力。

自動姿勢共同運動 automatic postural synergies：一貫した筋の組み合わせ，タイミング，強さによる下肢と体幹の筋収縮のパターン。

自動化段階（運動学習） autonomous stage (motor learning)：運動の時間的，空間的側面が，練習を通して高度に組織化される運動学習の3番目の段階。パフォーマンスに必要な注意の度合いが少なくてすむスキルの自動化の段階。

バランス（姿勢安定性） balance (postural stability)：身体重心（COM）が安定性の限界である支持基底面（BOS）内に収まるように，身体に働くすべての力が釣り合っている状態のこと。

閉回路制御システム closed-loop control system：正確さの指標，エラー計算にフィードバックを用い，あらかじめ目標とした状態を保つよう修正を行う制御システム。ときにサーボ機構とかサーボと呼ばれる[1 p412]。

クローズドスキル closed skills：変化がなく予測可能な環境（閉じられた環境）で行われる運動スキル。

認知 cognition：認識過程あるいは行為のことで，「気

「づき」と「判断」が含まれている。

認知段階（運動学習） cognitive stage (motor learning)：スキルのための認知を発展させる学習の初期段階。学習者は課題を理解し，方法を展開し，課題をどのように評価すべきか決定する。

昏睡刺激（早期回復）プログラム coma stimulation (early recovery management) program：昏睡，植物状態にある脳損傷患者の全体的な注意，覚醒レベルを改善するための系統的な感覚・環境刺激プログラム。

代償トレーニングアプローチ compensatory training approach：運動障害を持つ患者を，代わりとなる行動を使って再トレーニングする治療アプローチ。代わりとなる行動方法は，課題が完遂できるものを選択する。そのとき，障害されていない部分の使用が前提で，障害された部分はほとんど使わない。

制御された可動性（動的安定性） controlled mobility (dynamic stability)：安定した直立姿勢を保ちながら動く能力（例：体重移動や身体を揺らす運動）。

協調構造（シナジー） coordinative structure (synergy)：機能的に一貫した単位構造内で働く筋群の相乗的な協調。CNSによる筋の共同的な組織化。

自由度 degrees of freedom：制御しなければならない別々に独立した方向の運動の数。

発達活動もしくは発達スキル developmental activities or skills：早期の運動発達で獲得する機能的なスキルで，発達変化の指標として用いられている。

機能解離 diaschisis：一時的な阻害要因（例えば，ショック，浮腫，血流減少，グルコースの利用減少）解決後の脳活動の回復。

ファシリテーション（促通） facilitation：神経活動の増加やシナプス電位の変化を通して運動を開始するための能力を上げること。

フィードバック feedback：反応から生起された情報を運動中あるいは運動後に受け取り，運動の修正のために出力をモニタするのに用いられる。

付加的フィードバック（外在的フィードバック） augmented feedback (extrinsic feedback)：内在的フィードバックを補足するフィードバックで，通常，運動課題中に受け取る。

内在的フィードバック intrinsic feedback：運動実行中にさまざまな感覚系（例えば，視覚，体性感覚）から受け取るフィードバック。

フィードフォワード feedforward：運動に先立ってシステムを準備するために信号が送られること（例えば，予測的姿勢調節）。

闘争か逃走か反応 fight-or-flight response：環境変化下におかれた自分を守るために，交感神経系の広範囲の発火（大量の発火）で引き起こされる防御反応。

機能代行 functional substitution：脳領域の再プログラミングを通しての機能の回復。

機能的あるいは課題指向アプローチ functional/task-oriented approach：運動制御の理論（システム理論）と運動学習の理論に基づいて，運動障害を持つ患者を再トレーニングする治療アプローチ[2,p461]。

歩行 gait：リズム，歩行率，歩調，歩幅，速度によって特徴づけられる人の歩き方。

一般化可能性 generalizability：学習されたスキルを他の似ている課題に応用する能力。

誘導運動（誘導；自動介助運動） guided movement (guidance; active assisted movement)：エラーを防ぐためにさまざまな手段で学習者の行動を制御したり，制限したりする一連のテクニック[1,p414]。

抑制 inhibition：神経活動の減少やシナプス電位の変化を通して運動を開始するための能力を下げること。

間欠的制御仮説 intermittent control hypothesis：運動制御を閉回路と開回路の過程の相互作用で説明する理論。

逆U字仮説（Yerkes-Dodsonの法則） inverted U hypothesis (Yerkes-Dodson law)：覚醒レベルの向上は，パフォーマンスをある程度向上させる。しかし，一定以上の覚醒レベルの向上はかえってパフォーマンスの低下をまねく。

パフォーマンスの知識 knowledge of performance (KP)：行った運動の特性に関する付加的フィードバック[1,p415]。

結果の知識 knowledge of results (KR)：環境目標に対して生み出された結果についての付加的フィードバック[1,p415]。

学習された不使用 learned nonuse：身体の片側の運動もしくは感覚麻痺にともなう不使用の学習されたパターン。これは非麻痺側の過剰な代償をともなっている。

安定性限界 limits of stability (LOS)：（身体を傾けたとき）バランスを失ったり，支持基底面を変化させたりすることなく耐えられる垂直線からの最大角度。

移動 locomotion：ある場所から別の場所へ動く能力。

メンタルプラクティス mental practice：課題のパフォーマンスを明らかな身体練習なしで想像したり視覚化したりする練習方法[1,p416]。

可動性 mobility：機能的パターンでの運動において，運動が可能な関節可動域と筋収縮を開始するに十分な運動単位の活動があること（例えば，寝返り，座位へ

の起き上がり）。

運動機能（運動制御と学習） motor function (motor control and motor learning)：姿勢と運動パターンについて，熟練した効率のよい仮定，維持，修正，制御を学習あるいは実際にやってみる能力。

運動制御 motor control：運動の神経的，身体的，行動的側面の理解を扱う研究分野[1,p416]。

運動学習 motor learning：練習や経験と結びつき，熟達した行動の能力を比較的永続的な変化に導く一連の内的過程[1,p416]。

運動プラン（運動プログラムの複合体） motor plan (complex motor programs)：運動プログラムを構成要素とする意図的な運動のためのプラン。

運動プログラム motor program：あらかじめ組み立てられた指令のセット，もしくは理論的なコードで，開始されると協調的な運動が連続して引き起こされる。

　不変項 invariant characteristics：変わらない特性を持った記憶されているコード。これには相対的な力の比率，相対的な時間比率，事象の順序といったものが含まれている。

　パラメータ parameters：記憶されているコードの可変特性。運動全体の力や運動時間の全体の長さなどがこれに当たる。

動機づけ（モチベーション） motivation：システムを目標に向かって方向づけしたり，激励したりする内的状態のこと。

筋持久力 muscle endurance：ある時間，繰り返し筋を収縮させる能力。

筋パフォーマンス muscle performance：筋が仕事する能力（力×距離）。

筋パワー muscle power：時間あたりの仕事量，もしくは力と速度の積。

筋力 muscle strength：筋，もしくは筋群が，最大努力で抵抗に打ち勝って出力する測定可能な力。

筋緊張 muscle tone：他動的伸張に対する筋の抵抗で示されるもの。

神経可塑性 neural plasticity：脳がそれ自身で変化したり修復したりする能力[27,p134]。

神経-運動発達 neuromotor development：生きている全期間を通じての運動スキルの獲得と進化。

開回路制御システム open-loop control system：あらかじめプログラムされた指令を使い，フィードバック情報とエラー検知過程を使わない制御システム[1,p416]。

オープンスキル open skills：変化して予測不能な環境（開かれた環境）でなされる運動スキル。

過負荷の原理 overload principle：筋力強化のためには，負荷は，通常受けているより大きな負荷でなければならないという原理。

過用性筋力低下 overwork weakness：過剰な活動の結果，長期の絶対筋力や持久力の低下をまねいてしまう現象。

パフォーマンス performance：練習や経験の結果として起こる運動行動の変化。これは必ずしも学習を反映しているとはいえない（疲労，心配，低い動機づけ，薬物などの影響がある）。

保続 perseverate：教示や指示とは無関係な行為や言葉を繰り返すこと。

姿勢 posture：重力，身体重心，支持基底面に関係する身体のアライメントと姿勢。

姿勢緊張 postural tone：重力に抗して垂直位に身体を保つのを助ける抗重力筋の活動が増加した状態。

練習 practice：パフォーマンス試行を繰り返すこと。

　一定練習 constant practice：1つの課題を繰り返し行う練習方法。

　分散練習 distributed practice：練習と休憩を交互に繰り返し，練習時間の方が休憩時間よりかなり短い練習方法[1,p422]。

　集中練習 massed practice：休憩時間がそれほど多くない状態で，練習を長く行う方法[1,p416]。

　多様練習 variable practice：同じ課題のいくつかのバリエーション，もしくは同じカテゴリーや種類に属する運動を練習する方法[1,p420]。

関節可動域（筋長を含む） range of motion (ROM：including muscle length)：1つ，あるいは関節群で運動が起こるときの角度，距離，間隔のこと。可動域範囲内の関節角度で筋長を測定する。筋長は関節の整合性，組織の伸張性と関連して柔軟性を決定する。

機能回復 recovery of function：傷害で失われた運動スキルの再獲得[2,p23]。

重複性 redundancy：CNS内で利用可能なバックアップ，もしくはフェイルセーフシステム（経路）を用いての機能回復。

反射 reflex：さまざまな感覚刺激に対する一定で不随意の反応。

ファシリテーションアプローチ remediation/facilitation approaches：運動感覚障害を変化させ，運動回復や機能改善を促す神経-筋ファシリテーションテクニックと治療的エクササイズを用いる神経治療的アプローチ（例えば，神経発達学的治療〈NDT〉，神経筋促通法〈PNF〉）。

文脈変化に対する耐性 resistance to contextual change：

変化した環境でも課題を同じようにうまく行うことができるパフォーマンスの適応性の程度。

保持 retention：時間をおき，練習しない期間の後にスキルを表現する能力。

　保持期間 retention interval：練習をしない期間。

スキーマ schema：経験の基礎として形づくられるルール，概念，関係[1,p418]。

感覚統合 sensory integration：運動を生み出すための環境からの情報を統合する能力。

感覚の完全性 sensory integrity：末梢での感覚処理（例えば，触覚の感受性）と皮質での感覚処理（例えば，二点識別，鋭いか鈍いかといった識別）を含んだもの。

感覚戦略 sensory strategies：視覚，体性感覚，前庭系からの感覚情報を姿勢と運動の制御に組織的に適用すること[2,p460]。

構築された感覚刺激 structured sensory stimulation：組織立ったやり方での患者への刺激提示。昏睡刺激プログラムの一部。

スキル skill：高度に協調された運動を生み出す能力で，正確なタイミングと方向によって特徴づけられる。運動には一貫性があり，効率もよい（例えば，食事，書字，歩行）。

特異性の原理 specificity principle：トレーニングに対する生理学的な反応は，用いられた運動の種類（例えば，等尺性，等張性，等運動性），使われた身体部位，トレーニングを行った環境に特異的であるという原理。

分裂した技能 splinter skill：他の環境や同じ課題のバリエーションに簡単に汎化できない種類のスキル。

安定性（静的姿勢制御） stability(static postural control)：静的姿勢を保持する能力。

静的－動的制御 static-dynamic control：静的姿勢を保持しながら，1肢以上の四肢を動かす能力（例えば，リーチ動作，足踏み）。

ストレッチング（伸張） stretching：病的に短縮した軟部組織を伸ばすための治療的操作で，これにより可動域を増やす。

バリスティックストレッチ ballistic stretching：筋と組織へのクイックストレッチの適用（非常に短い時間で強い力を与える）。弾むような揺れる動きは弱くなった組織を損傷し，引き延ばされた筋の反射による収縮を引き起こすことがある。

促通ストレッチング facilitated stretching：ストレッチの操作中，もしくはその前に伸張される筋の反射性リラクゼーションを促すテクニックの適用（例えば，コントラクトリラックス，ホールドリラックス）。

他動的ストレッチング passive stretching：軟部組織を伸張するために可動域を越えて外力（徒手，機器，低負荷）を適用する方法。

選択的ストレッチング selective stretching：全体の機能を改善するために選択的にストレッチテクニックを適用する方法。ある筋や関節になんらかの運動制限が起こるとき，それとは別の筋と関節のストレッチが起こる（例えば，テノデーシスアクションによる握り）。

型どおりの共同運動（強制的な共同運動） stereotypical movement synergies（obligatory synergies）：異常な共同運動で互いに堅固に結びついて働く筋群。運動のバリエーションや個々の関節の運動は不可能で，よく片麻痺の患者でみられる。

学習の転移 transfer of learning：ある課題パフォーマンスの獲得（もしくは喪失）が，別の課題の経験や練習の結果として起こること[1,p389]。

　両側性転移 bilateral-transfer：スキルの練習後に反対側の手，足がスキルを学習する能力[8,p148]。

　部分から全体への転移 parts-to-whole transfer：全体の練習をする前に分離した構成部分から行う練習。

異所的対応 vicariance：脳のあまり使われていない部分を利用することによる機能回復。

付録 A

治療運動テクニック

1. **関節圧縮**：関節に圧迫を加えること。通常は体重にともなう重力を通して加えられる。さらに，徒手あるいはベルトを用いて加えることもできる。

   適応：体重支持や姿勢保持時の伸筋の不安定性，静的姿勢制御の不足，筋力低下。

2. **主動筋の逆運動（AR）**：ゆっくりとした等張性の求心性収縮に続いて，同じ筋群を使っての遠心性収縮を行う運動。可動範囲を増加させながら行う。通常，ブリッジ動作，立位への立ち上がり，階段昇降時に用いられている。

   適用：姿勢筋の筋力低下，運動時，体重を遠心性に制御する能力に欠ける場合，不十分な動的姿勢制御。

3. **交互の等尺性収縮（AI）**：まず，関節の1方向に対して等尺性収縮で保持した後，拮抗筋群による保持をするもの。前後方向，内-外側方向，対角線方向など，さまざまな方向で行う。
   適応：体重支持や姿勢保持の不安定性，静的姿勢制御の不足，筋力低下。

4. **コントラクトリラックス（CR）**：主動筋パターン上の可動域制限のある部位で行われるリラクゼーションテクニック。まず，回旋をともなう等張性収縮の運動を行わせ，次に，加えた抵抗に打ち勝つように拮抗筋パターンでの収縮を行わせ，随意的な弛緩状態に導く。そのうえで，得られた新しい可動域での主動筋パターンによる他動的運動を行う。
   コントラクトリラックス・アクティブ・コントラクション（CRAC）：新しく得られた可動域での主動筋パターンの運動が他動ではなく，自動で行うということ以外は，CRと同様。随意的な収縮は，相反抑制を通じて抑制効果を維持することを助ける。
   適応：筋の痙縮など高い筋緊張によって可動域が制限されている場合。

5. **ファシリテーションテクニック**：一連のテクニックは，筋収縮を促通あるいは抑制するのに用いられる（付録B参照）。

6. **自動介助運動（AAM）**：自動運動を導く，もしくはなんらかの方法で助けるもの。例えば，セラピストは運動を通して患者を徒手的に介助する。誘導はエラーを減らし，運動スキル学習の獲得相で初期の学習を促し，欲求不満や運動に対する不安を減少させる。徒手による介助は最大，中程度，最小に分かれる。セラピストは患者が運動を行えるときは介助をやめ，必要なときは再び誘導する。自動運動の制御は総合的な目標である。効果的な問題解決が，自律機能の鍵として促される。
   適応：運動能力の障害。正常では運動を正しく導く触覚，運動感覚入力の障害，知覚機能障害。

7. **ハンドリング**
   ハンドリングのテクニックは異常な運動，筋緊張，反射を抑制し，正常な筋緊張と運動パターンを促通する。
   キーポイント・オブ・コントロール
   セラピストが，筋緊張や運動を制御するのに適しているとして選んだ身体の部分。近位のキーポイント（頭部，肩，骨盤）は，四肢の運動を促通する前に，それより近位の部分や体幹の制御をするのに用いられる。また，近位のキーポイントは四肢全体の筋緊張に影響を与えるのに効果的である。また，遠位のキーポイント（手，足）も用いられる。
   筋緊張は随意運動が行われる前に正常化される。筋緊張をやわらげるキーポイント・オブ・コントロールの例は以下のとおりである。
   a. 頭部と体幹の屈曲は，肩の後退，体幹と四肢の伸展を抑える（キーポイント・オブ・コントロール：頭部と体幹）。
   b. 肩の90度屈曲と外旋は，上肢の屈曲筋緊張を抑える（キーポイント・オブ・コントロール：上腕）。
   c. 前腕の回外をともなう母指の外転と伸展は手関節と手指の屈曲筋緊張を抑える（キーポイント・オブ・コントロール：母指）。
   d. 股関節の外転と外旋は，下肢の伸展，内転筋緊張を抑える（キーポイント・オブ・コントロール：股関節）。
   適応：痙縮や異常な反射活動で運動ができない場合。

8. **ホールドリラックス・アクティブ・モーション（HRAM）**：まず，短縮域での等尺性収縮の後，随意的な弛緩を起こし，伸張域での他動運動を行う。患者には延長域から短縮域へ向けて等張性収縮による運動を起こさせ，抵抗を加える。
   適応：運動を開始できない場合，低緊張状態（筋紡錘の伸張に対する反応が低い場合），筋力低下，拮抗筋群との間の著しい不均衡。

9. **ホールドリラックス（HR）**：動筋パターン上の可動域が制限されている部位でのリラクゼーションテクニック。拮抗筋パターンでの等尺性収縮を徐々に増加する抵抗に打ち勝つように行わせ，随意的に弛緩させた後，主動筋パターンでの新しく得られた可動域内の他動運動を行う。
   ホールドリラックス・アクティブ・コントラクション（HRAC）：新しく得られた可動域での主動筋パターンの自動運動を行うもので，相反抑制による抑制効果の維持を助ける。
   適応：筋の硬直，筋スパズムや痛み。

10. **反復収縮（RC）**：反復収縮は，クイックストレッチによって引き起こされ，筋力低下のみられる範囲での抵抗によって強化される。反復収縮は一方向性のテクニックである。等尺性収縮による保持を筋力低下している部分で加えることができる。
    適応：筋力低下，失調，筋の不均衡，筋持久力の低下。

11. **レジステッドプログレッション（RP）**：スト

レッチと運動中の抵抗は，歩行，這い這い，膝歩き，移乗動作などの向上を促通するために加える。

適応：下部体幹と骨盤（骨盤回旋）の制御，タイミングに障害がある場合，持久力がない場合。

12. **リズミックイニシエーション（RI）**：随意的な弛緩と新しい可動範囲内での他動運動を行うが，それに続いて徐々に自動介助運動から抵抗運動へと進めていく方法。RIは1方向性にも両方向性にも行うことができる。

適応：弛緩ができない場合，痙縮，固縮のような高い筋緊張状態，運動開始の障害（失行症），運動学習障害，コミュニケーションの障害（失語症）。

13. **リズミックローテーション（RRo）**：長軸周りの身体部位の交互の回旋をともなう随意的な弛緩と，それに続く痙縮のパターンと逆方向への他動運動を行う。随意的収縮をともなう回旋は，弛緩と新しい可動域の獲得を促すことがある。

適応：高い筋緊張により機能や可動域に制限をきたしている場合。

14. **リズミックスタビリゼーション（RS）**：主動筋パターンでの等尺性収縮とそれに続く拮抗筋パターンでの等尺性収縮。注意深く徐々に抵抗を加えることで，主動筋と拮抗筋の同時収縮を引き起こす。RSは安定性の制御を強調する。

適応：体重支持や姿勢保持の不安定性，静的姿勢制御の不足，筋力低下，筋の硬直や痛みによるROM制限。

15. **短縮域での保持（SHRC）**：短縮域での等尺性収縮による保持に対して抵抗を加える。通常，側臥位などの肢位で伸展筋に適用する。

適応：体重支持や姿勢保持の不安定性，静的姿勢制御の不足，筋力低下。

16. **スローリバーサル（SR）**：まず主動筋パターンでゆっくりと等張性収縮を行い，その後，注意深く抵抗とファシリテーションを加える拮抗筋パターンを行う。拮抗筋による逆運動。可動域の増大を通して進める。

スローリバーサル・ホールド（SRH）：可動域の最終域，もしくは弱い部分で等尺性収縮による保持を加えるもの（保持は，両方向でも1方向のみでもよい）。

適応：逆方向（拮抗筋パターンの方向）の能力低下，筋不均衡，筋力低下，協調運動障害，持久力不足。

17. **タッピング**：クイックストレッチを介して筋紡錘に与える刺激。刺激は筋腹に直接加える。

スイープタッピング：タッピングされている筋をさらに活動させるために筋腹を掃くように刺激する方法。

適応：筋力低下，低筋緊張。

18. **強調のタイミング（TE）**：パターンで用いる主要な筋の収縮を引き起こすために最大抵抗をかける。これが，強い筋から弱い筋へのオーバーフローを起こす。このオーバーフローは，ある筋群から他の筋群へ，あるいは肢から肢，体幹から肢といったかたちで起こすことができる。通常，弱い筋を強化するために，反復収縮（RC）と組み合わせて用いる。

適応：筋力低下，協調運動障害。

19. **関節牽引**：関節面を引き離す方向へ力を加えるもの。通常，用手接触を通して行われる。

適応：副運動パターンでの屈曲筋の働きに問題がある場合，筋力低下。

付録 B

神経筋促通法

これらのテクニックは，筋の収縮や反応を促通したり抑制したりするのに用いられる。

固有受容性促通法

1. クイックストレッチ

刺激
　すばやい伸張を筋に加える。

活動
　筋紡錘（Ia終末を促通）：筋の長さと速度の変化に敏感。
　筋紡錘はより高次の中枢への入力を供給する。

反応
　段階的に筋収縮が促通，増進されるが，これは拮抗筋の促通，主動筋の抑制，共同運動の促通，相反性神経支配などの反射効果によることが多い。

テクニック
　すばやい伸張（筋の伸張域ならばさらに効果的）。
　筋腹もしくは腱をタッピングする。

解説
　一時的に低い閾値の反応を生じさせる。さらに収縮を保持するよう抵抗を加えることもで

第 13 章　運動制御・学習改善のための方法

きる。収縮開始を促すには筋の伸張域で抵抗を加える。

短所
痙縮を増強させることがある。

2. 持続伸張
刺激
筋伸張域でゆっくりと伸張する。

活動
筋紡錘（Ⅰaおよび Ⅱ 終末），ゴルジ腱器官（Ⅰb 終末），筋の長さの変化に敏感。
筋紡錘はより高次の中枢への入力を供給する。

反応
末梢の反射効果により，筋緊張や筋収縮を抑制する。

テクニック
用手接触。
抑制のためのギブスや装具。
反射抑制パターン。
機械的に加えられる低い負荷。

解説
より高い閾値の反応である。Ⅱ群による抑制効果によって屈筋より伸筋において効果的かもしれない。抑制効果を維持するためには拮抗筋を活動させる。

3. 抵抗
刺激
筋に加えられる外力。

活動
筋紡錘（Ⅰaおよび Ⅱ 終末），ゴルジ腱器官（Ⅰb 終末），筋の長さの変化に敏感。
筋紡錘はより高次の中枢への入力を供給する。

反応
末梢の反射効果（主動筋の促通，拮抗筋の抑制，共同筋の促通，相反性神経支配効果）による筋収縮の促通，増強。
超分節効果：α運動ニューロンとγ運動ニューロンの両方の活動，付加的な運動単位の参加。
錘外筋線維の肥大。
運動感覚の覚醒を促進。

テクニック
徒手抵抗。
体重と重力の利用。
機械的な負荷。

解説
非常に弱い筋には運動にそって軽い抵抗をかける。
低緊張の筋には，求心性より前に遠心性，等尺性の収縮をさせる（遠心性，等尺性の方が筋紡錘による筋収縮のサポートを行いやすい）。
最大抵抗は他の筋への影響を生み出す。

短所
強すぎる抵抗は，弱い低緊張の筋に打ち勝ってしまい，随意運動を妨げたり代償を助長することになる。

4. 関節圧縮
刺激
関節面の圧縮。

活動
関節受容器（静止性，Ⅰ型受容器）。

反応
姿勢保持に関する伸筋と安定筋を促通。
関節認識（気づき）の向上。

テクニック
徒手，あるいは重錘やベルトによって関節を圧縮する。
バランスボール上で座位をとって，バウンドする。

解説
圧縮は，伸展パターン，体重支持の姿勢で，伸筋の中間位から短縮域において加えられる。

短所
炎症を起こしている関節は禁忌。

5. 関節牽引
刺激
関節面を離す。

活動
関節受容器（相動性の可能性，Ⅱ型受容器）。

反応
主動筋を促通，収縮を増強。
関節認識（気づき）の向上。

テクニック
徒手的な引き離し。

解説
屈曲パターンでの促通刺激として引っ張る動作を使う。
ゆっくりと持続的な牽引は，関節モビライゼーションのテクニックと一緒に用いられ，可動性を改善，筋痙縮を緩和，痛みを減少させる。

6. inhibitory pressure
刺激
腱に対する持続性の圧迫。

活動
筋の受容器（筋紡錘，ゴルジ腱器官）と触覚受容器。

反応
　筋緊張の抑制。
テクニック
　最終域の位置で，しっかりとした圧迫を徒手的，あるいは体重を利用して与える。
　手に持った円錐状の硬い物体を使う。
　ギプスや装具を使う。
解説
　体重支持の姿勢は，この刺激を与えるために用いられる。例えば，
　・四つ這い位や膝立ちは，大腿四頭筋と長指屈筋の抑制を促す。
　・座位で肘を伸展して手を開き，上肢で体重を支えると長指屈筋抑制を促す。
短所
　同じ肢位をとり続けることは，筋収縮を抑制し，機能的なパフォーマンスに影響を与えることがある。

外受容性の刺激テクニック

7. ライトタッチ
刺激
　短い時間の皮膚への軽い接触。
活動
　触覚受容器，自律神経系，交感神経系。
反応
　相動性の逃避反射（引っ込め反射）。刺激から遠ざかる四肢の屈曲や外転の動き。覚醒の向上。
テクニック
　指先ですばやく軽く叩く。
　角氷ですばやく叩く。
　軽くつまむ，もしくは押す。
　触覚受容器の密度が高く刺激に対して敏感な場所（手，足，唇）に与える。
解説
　低い閾値の反応で，速く順応する。
　反応レベルの低い患者を最初に動かすときに効果的である。例えば，頭部外傷患者の回復早期などがそれに当たる。
　収縮を維持するための抵抗を適用することもある。
短所
　交感神経性の覚醒を高めることは闘争か逃走か反応を引き起こすことがある。
　全般的な覚醒が上がっている患者や自律神経不安定を抱えている患者は禁忌となる。例えば，攻撃的で動揺している頭部外傷の患者などへの適用は禁忌となる。

8. maintained touch
刺激
　接触や圧迫の持続。
活動
　触覚受容器，自律神経系，副交感神経系。
反応
　鎮静効果，全般的な抑制，皮膚の過敏性を減じる。
テクニック
　手をしっかりと接触させる。
　腹部，背部，唇，掌，足の裏にしっかりと圧迫を加える。
　マッサージをする。
解説
　覚醒レベルが高く，感覚刺激に過敏になっている患者に有効である。
　反応を正常にしたい過敏な場所に刺激を加える。例えば，末梢神経損傷で感覚が変化した患者などが対象。
　すばやい触刺激は避けるべきである。
　他の持続している刺激と組み合わせて使うこともできる。

9. slow stroking
刺激
　脊柱のそばで脊髄神経後枝上をゆっくりと叩く。
活動
　触覚受容器，自律神経系，副交感神経系。
反応
　鎮静効果，全般的な抑制。
テクニック
　患者を腹臥位，もしくはテーブル上に上肢と頭部を支えて，座位をとらせる。平手で，約3～5分間，傍脊柱領域を交互に叩く。
解説
　覚醒レベルが高く，闘争か逃走か反応が増加している症例に対して有効である。

10. 用手接触
刺激
　身体に手を当てて，しっかりと深い圧迫を加える。
活動
　触覚受容器，筋の固有感覚受容器。
反応
　当てている手の下にある筋の収縮を促通する。
　感覚の覚醒，運動の方向の手がかりを与える。
　不安定な身体部位の支持と安全を供給する。

解説
　抵抗あり，もしくは抵抗なしでも適用できる。過剰な痙縮のある筋や開放創がある場合は禁忌。

11. 持続的なアイシング
刺激
　冷却適用。
活動
　温度覚受容器。
反応
　神経，筋紡錘の発火の減少。
　筋緊張と有痛性筋スパズムの抑制。
　組織の代謝低下
テクニック
　冷水，砕いた氷の中に身体部位を浸す。
　アイスタオルを巻く。
　アイスパック。
　アイスマッサージ。
解説
　効果を注意深く監視すること。
短所
　交感神経性の覚醒，引っ込め反射，闘争か逃走か反応。
　感覚障害，全般的な覚醒上昇，自律神経不安定，循環系の問題がある患者は禁忌となる。

12. neutral warmth
刺激
　体温の保持。
活動
　温度覚受容器。
　自律神経系，主に副交感神経系。
反応
　筋緊張の全体的な抑制。これによって鎮静効果，リラクゼーション，痛みの軽減が起こる。
テクニック
　身体，もしくは身体の一部を弾性包帯などで包む。
　身体にぴったりフィットするもの（手袋，靴下，タイツ）やエアスプリントの使用。
　ぬるい風呂。
　約10～20分間の適用。
解説
　覚醒レベルが高く交感神経活動が亢進している場合，痙縮に対して有効である。
短所
　過剰な温熱は，かえって覚醒や筋緊張を上げることになるので避けるべきである。

前庭系刺激テクニック
13. slow maintained vestibular stimulation
刺激
　低強度の前庭系への刺激。ゆっくりとした振動。
活動
　主に前庭の平衡砂を含む器官（緊張性受容器）に作用し，半規管（相動性受容器）にはほとんど影響しない。
反応
　全体的な筋緊張の低下。
　覚醒の低下，鎮静効果。
テクニック
　ゆっくりと振動を反復する。体重を支持する姿勢で振動を介助する。ロッキングチェア，バランスボール，平衡板，ハンモックなどが例としてあげられる。
　ゆっくりとした寝返り運動。
解説
　過緊張，多動，高いレベルの覚醒，触覚防衛反応を示す患者に有効である。
　リラクゼーションテクニックと組み合わせて使う。

14. fast vestibular stimulation
刺激
　高強度の前庭系への刺激。急速な回転，加速，減速をともなう不規則な運動など。
活動
　半規管（相動性受容器）に作用するが，平衡砂（緊張性受容器）にはほとんど影響しない。
反応
　全体的な筋緊張の上昇。
　運動の協調性の改善。
　網膜イメージの安定性を改善し，回転後の眼振を減少させる。
テクニック
　急速な回転：椅子に座らせて，あるいは網やハンモックのなかに入った状態にして回転を加える。
　速い加速/減速の運動：スクーターボードに腹臥位になって乗るなど。
　速い寝返り運動。
解説
　適応は以下のとおり。
　　低筋緊張の患者（例えば，ダウン症）。
　　感覚統合障害の患者。
　　協調性に問題を抱えている患者（例えば，脳梗塞，脳性麻痺）。

パーキンソン病の患者で，無動，動作緩慢の症状を軽減させたい場合。

短所
　行動変容，発作，睡眠障害を引き起こす可能性がある。
　再発性発作を呈する患者や感覚刺激に耐えられない患者は禁忌。

付録 C

ケーススタディの指導問題解答例

パート1（指導問題1〜3）

1. 直接的，間接的，あるいはそれらが組み合わされた機能障害と機能的制限という観点から，この症例で示される臨床的な問題を確認せよ。

解答
1. 全体を通して高い筋緊張（直接）。
2. 両足関節の ROM 制限（間接）。
3. 目的を持った運動の制限（直接）。
4. 頭部の制御低下（直接）。
5. 体幹の制御低下（直接）。
6. ベッド上での運動（能力）減少（機能的制限）。
7. 異常姿勢（直接）。
8. 感覚や環境からの刺激に対する反応の低下（直接）。

2. 初期評価時点でのこの症例の理学療法介入による目標と帰結を考えよ。

解答
1. 患者は回復期の初めに介助される。
2. 患者のリスクに対する基礎データを明確にする。
3. コミュニケーションを確立する。
4. 介護者による介助は，回復過程の理解と調整をしながら介助するように行われる。
5. 患者の拘縮，褥瘡，異所性骨化を防ぎ，筋緊張を低下させる必要から良肢位を保持する。
6. 患者の肺野をきれいに保つ。
7. 患者の両足関節背屈の他動的関節可動域（PROM）を5度まで改善する。
8. 連続ギプスや装具の必要性を決定する。
9. 患者に合わせた介助装置を装備した車椅子を処方する。
10. 2時間以上車椅子で座位をとらせる。
11. 傾斜台で30分以上の立位練習プログラムを行う。
12. 最小の介助で端座位を15分以上保持する。
13. 感覚刺激に対する反応の少なくとも25％は目的のある反応をすることができる。
14. 介護者の文字や口頭による指示が，早期リハビリテーションプログラムのさまざまな場面で与えられる。

3. この初期評価時点での適切な治療介入方法について考えよ。

解答 毎日1時間半から2時間，次のようなことが行われる。
1. 異常筋緊張の制御をして，ROMと皮膚の状態を維持するためのベッドでの姿勢調整。
2. 他動的 ROM 運動，耐えられる程度の自動 ROM 運動。
3. 車椅子上で頭部と体幹が安定するように，座面の傾斜機能のある車椅子を使って直立姿勢をとる。
4. 傾斜台上で体幹と下肢が安定するように直立姿勢をとる。
5. 他動的 ROM 運動中にリズミックローテーションを使って筋緊張を落とす。バランスボードを試してみることもできる。
6. 座位の介助で，頭部と体幹の制御が増すような活動をする。セラピストが座位で体幹を支持しながら，患者は自動介助で頭部を保持する。
7. 自動介助でのベッド上動作：寝返り，背臥位から座位。
8. 自動介助での移乗。
9. 傷が完全治癒して，必要なときは抑制ギプスを使う。
10. 関節可動域エクササイズ，姿勢調整，皮膚のケアについての介護者の教育。

解説
　患者は頭部外傷後7週である。自然回復もあり，初期のリハビリテーションプログラムの効果も上がると考えられる。患者の状態に合わせて毎週，目標やケアプランの修正のための再評価が必要となる。リハビリテーションの機能的帰結は，患者の進行度合いに応じて組み立て続けられる。治療は①筋緊張を緩め，運動制御を促すことと，②座位での静的制御を開始することが選択された。患者は，学習における認知相以前の段階にあり，重

篤な認知障害を呈している。しかし，彼は高度に計画された，閉環境からの恩恵をこうむることになる。感覚刺激テクニック（通常，早期の回復プログラムの一部）は運動と覚醒を促すために用いられ，運動を制御し，動作の自由による問題を減じるような誘導運動は，姿勢調整の際に役立つだろう。一貫して丁寧に組み立てられた感覚指示（付加的フィードバック）は重要である。ただし，真の意味での学習や1つの治療セッションから次のセッションへの持ち越し効果といったものは，この回復段階では期待できない。

パート2（指導問題4～6）

4. 受傷6ヵ月後の時点での直接的，間接的，あるいはそれらが組み合わされた**機能障害**と**機能的制限**という観点から，この症例で示される臨床的な問題を確認せよ。

   【解答】
   1. 筋緊張の増加：体幹，左上下肢（直接）。
   2. 失調：体幹と上下肢（直接）。
   3. 随意的な制御の障害：右に比べて左が重い（直接）。
   4. 姿勢反応の障害（混合）。
   5. 左上肢の異常な肢位（直接）。
   6. 両足関節背屈 PROM の制限（間接）。
   7. 機能的な能力低下：座位，移乗，歩行，車椅子操作中の安全。

5. 受傷6ヵ月後の時点での，この症例の理学療法介入による目標と帰結を考えよ。

   【解答】
   1. 次に示す動作に対して介護者による介助があるという環境であれば，患者は生活することができる。
      a. 最小の介助と監視で，自助具を用いたベッド上 ADL のすべて。
      b. 監視のみでの移乗。
   2. 患者は車椅子での移動が自立している（電動車椅子）。
   3. 60分以上，座位での理学療法に耐えられる。
   4. 監視のみで座位からの立ち上がりが可能である。
   5. 監視のみで移乗を行うことができる。
   6. 間近の監視で，後方からの支えなしの座位バランスを10分以上維持できる。
   7. 間近の監視で，上肢で支持した平行棒内立位バランスを5分以上維持できる。
   8. 監視下で，最低30 m，右上肢を使って電動車椅子を操作することができる。
   9. 最低10分間は，左上下肢をいつもとは異なる姿勢パターンで保持することができる。
   10. 最小限の介助で，最低2分間，四つ這い位と膝立ち位のバランスをとることができる。
   11. 両下肢足関節背屈の PROM が5度増加。
   12. 行動プラン全体の5割には応じることができる。
   13. 病院以外のすべての治療に参加することができる。
   14. 30分の治療時間以外に5分間の課題に集中することができる。
   15. 25％以上の正確さで，セラピストの名前と毎日の課題を保持できる。
   16. 最小限の監視下での運動を，安全に行うことができる。
   17. 介護者が患者のスケジュールとリハビリテーションサービス，治療によって期待される帰結を理解することができる。

6. 受傷6ヵ月後の時点での適切な治療介入方法について考えよ。

   【解答】
   1. 筋緊張を低下させるハンドリングテクニック：リズミックローテーション（RRo）。
   2. 座位バランスの練習：保持，物へのリーチ動作。失調を減少，制御して安定性を改善するテクニックとしては，交互の等尺性収縮（AI），リズミックスタビリゼーション（RS）を用いる。
   3. 姿勢エクササイズ：座位での骨盤後傾と頭部の前方突出の修正。
   4. 平行棒内での立位バランス練習：両上肢支持での立位保持，体重移動。静的制御を改善するためのテクニックの使用。
   5. 体幹の活動：四つ這い位，膝立ち位保持の自立。
   6. 車椅子操作のトレーニング。
   7. コントラクトリラックスを用いて足関節背屈 PROM を改善する。
   8. 一貫性，計画性，反復：スケジュールの決定，治療テクニックの選択，閉環境によって実現。
   9. 記憶トレーニングに物を使う：印刷された1日のスケジュール，メモの利用。

   【解説】
   患者は現在，受傷後6ヵ月を経過している。リハビリテーションチームの他のメンバーと相談する内容は，ケアの調整と最適な治療帰結が主となっ

ている。治療活動は次の4つが柱となる。すなわち，①筋緊張の緩和と機能的な運動の維持，②座位，立位，四つ這い位，膝立ち位での安定性の改善，③体重移動をともなった同じ姿勢での運動制御の促通，④座位，立位でのバランス，スキルレベルでの機能の促進，である。患者の認知機能は向上しており，付加的な運動学習方法が可能となる認知-連合段階にあると考えられる。したがって，患者は運動戦略を発達させ，自分自身の感覚の手がかりを利用し，エラーをみつけ，運動の問題を解決することができるようになる。トレーニングの主要な焦点は，機能的な課題と安全性にある。患者は閉環境のなかではうまく課題を行うことができるが，より開かれた環境では難易度が増加する。治療の目標は，認知機能の回復と学習が，環境の変化に対応できるようになるまで，練習中の環境構造を維持することにある。集中的なリハビリテーションプログラムの効果が期待されている。

文献

1. Schmidt, R: Motor Control and Learning, 3rd ed. Human Kinetics Pub., 1999.
2. Shumway-Cook, A, and Woollacott, M: Motor Control Theory and Practical Applications. Williams & Wilkins, Baltimore, 1995.
3. Sherrington, C. The Integrative Action of the Nervous System, ed 2. Yale Univ. Pr., New Haven, CT, 1947.
4. Taylor, J (ed): Selected Writings of John Hughlings Jackson. Basic Books, New York, 1958.
5. Brooks, V: The Neural Basis of Motor Control. Oxford Univ. Pr., New York, 1986.
6. Bernstein, N: The Coordination and Regulation of Movements. Pergamon Press, Oxford, 1967.
7. Kelso, JA: Dynamic Patterns: The Self-Organization of Brain and Behavior. MIT Press, Cambridge, MA, 1995.
8. Mcgill, R: Motor Learning Concepts and Applications, ed 4. Brown & Benchmark, Madison, WI, 1993.
9. Adams, J: A closed-loop theory of motor learning. J Motor Behav 3:111, 1971.
10. Schmidt, R: A schema theory of discrete motor skill learning. Psychol Rev 82:225, 1975.
11. Fitts, P, and Posner, M: Human Performance. Brooks/Cole, Belmont, CA, 1967.
12. Bayley, N: The development of motor abilities during the first three years. Monographs of the Society for Research in Child Development 1 (1, serial no 1), 1935.
13. Gesell, A, and Amatruda, C: Developmental Diagnosis. Harper, New York, 1941.
14. McGraw, M: The Neuromuscular Maturation of the Human Infant. Hafner, New York, 1945.
15. Keogh, J, and Sugden, D: Movement Skill Development. Macmillan, New York, 1985.
16. VanSant, A: Life span development in functional tasks. Phys Ther 70:788, 1990.
17. VanSant, A: Rising from a supine position to erect stance: Description of adult movement and a developmental hypothesis. Phys Ther 69:185, 1988.
18. Woollacott, M, and Shumway-Cook, A: Changes in posture control across the life span: A systems approach. Phys Ther 70:799, 1990.
19. Woollacott, M, and Shumway-Cook, A (eds): Development of Posture and Gait Across the Life span. Univ. of South Carolina Pr., Columbia, 1989.
20. Light, K: Information processing for motor performance in aging adults. Phys Ther 70:821, 1990.
21. Salthouse, T, and Somberg, B: Isolating the age deficit in speeded performance. J Gerontol 37:59, 1982.
22. Light, K, and Spirduso W: Effects of adult aging on the movement complexity factor of response programming. J Gerontol 45:107, 1990.
23. Spirduso, W: Physical fitness, aging, and psychomotor speed: A review. J Gerontol 35:850, 1980.
24. Schlendorf, K: Effects of aging and exercise on the adult central nervous system: A literature review. Neurology Report 15:24, 1991.
25. Shephard, R: Physical Activity and Aging, ed 2. Aspen, Rockville, MD, 1987.
26. Morris, J, and McManus, D. The neurology of aging: Normal versus pathologic change. Geriatrics 46:47, 1991.
27. Stein, D, et al: Brain Repair. Oxford Univ. Pr., New York, 1995.
28. Held, J: Recovery of function after brain damage: Theoretical implications for therapeutic intervention. In Carr, J, et al (eds): Movement Sciences: Foundations for Physical Therapy in rehabilitation. Aspen, Rockville, MD, 1987, p 155.
29. Taub, E: Movement in nonhuman primates deprived of somatosensory feedback. Exercise and Sports Science Reviews 4:335, 1976.
30. Bobath, B: The treatment of neuromuscular disorders by improving patterns of coordination. Physiotherapy 55:1, 1969.
31. Bobath, B: Adult Hemiplegia: Evaluation and Treatment, ed 2. Heinemann, London, 1978.
32. Gordon, J: Assumptions underlying physical therapy intervention: Theoretical and historical perspectives. In Carr, J, et al (eds): Movement Science Foundations for Physical Therapy Rehabilitation. Aspen, Rockville, MD, 1987, p 1.
33. Kesner, E: Controlling stability of a complex movement system. Phys Ther 70:844, 1990.
34. Sahrmann, S, and Norton, B: The relationship of voluntary movement to spasticity in the upper motoneuron syndrome. Ann Neurol 2:460, 1977.
35. Davies, P: Steps to Follow: A Guide to the Treatment of Adult Hemiplegia. Springer-Verlag, New York, 1985.
36. Davies, P: Right in the Middle: Selective Trunk Activity in the Treatment of Adult Hemiplegia. Springer-Verlag, New York, 1990.
37. Brunnstom, S: Movement Therapy in Hemiplegia. Harper & Row, New York, 1970.
38. Sawner, K, and LaVigne, J: Brunnstrom's Movement Therapy in Hemiplegia, ed 2. Lippincott, New York, 1992.
39. Voss, D, et al: Proprioceptive Neuromuscular Facilitation, ed 3. Harper & Row, Philadelphia, 1985.
40. Adler, S, et al: PNF in Practice. Springer-Verlag, New York, 1993.
41. Rood, M: The use of sensory receptors to activate, facilitate, and inhibit motor response, autonomic and somatic, in developmental sequence. In Satterly, C (ed): Approaches to the Treatment of Patients with Neuromuscular Dysfunction. Wm C Brown, Dubuque, IA, 1962.
42. Stockmeyer, S: An interpretation of the approach of Rood to the treatment of neuromuscular dysfunction. Am J Phys Med 46:950, 1967.
43. Green, P: Problems of organization of motor systems. In Rosen, R, and Snell, F (eds): Progress in Theoretical Biology. Academic Press, San Diego, 1972, p 304.
44. Reed E: An outline of a theory of action systems. J Motor Behavior 14:98, 1982.
45. Horak, F: Assumptions underlying motor control for neurologic rehabilitation. In: Contemporary Management of Motor Control Problems. Proceedings of the II Step Conference. APTA, Alexandria, VA, 1992.
46. Carr, J, and Shepherd, R: A Motor Relearning Programme for Stroke, ed 2. Aspen, Rockville, MD, 1987.
47. Mulder, T: A process-oriented model of human motor behavior: Toward a theory-based rehabilitation approach. Phys Ther 71:157, 1991.
48. Yerkes, R, and Dodson, J: The relationship of strength of stimulus to rapidity of habit-formation. J Comp Neurol Psychol 18:459, 1908.
49. Malkmus, D: Integrating cognitive strategies into the physical therapy setting. Phys Ther 63:1952, 1983.
50. Wilder, J: Stimulus and Response: The Law of Initial Value. John Wright & Sons, Bristol, UK, 1967.
51. Stockmeyer, S: Clinical decision making based on homeostatic concepts. In Wolf, S (ed): Clinical Decision Making in Physical Therapy. FA Davis, Philadelphia, 1985, p 79.

52. Zasler, N, et al: Coma stimulation and coma recovery. Neurorehabilitation 1:33, 1991.
53. Howard, M, and Bleiberg, J: A Manual of Behavior Management Strategies for Traumatically Brain-Injured Adults. Rehabilitation Institute of Chicago, Chicago, 1983.
54. Zoltan, B: Vision, Perception, and Cognition, ed 3. Slack Inc., Thorofare, NJ, 1996.
55. Kisner, C, and Colby, L: Therapeutic Exercise Foundations and Techniques, ed 3. FA Davis, Philadelphia, 1996.
56. Kaltenborn, F: Mobilization of the Extremity Joints: Basic Examination and Treatment Techniques, ed 4. Olaf Norlis Bokhandel, Universitetsgaten, Oslo, 1989.
57. Wessling, K, et al: Effects of static stretch versus static stretch and ultrasound combined on triceps surae muscle extensibility in healthy women. Phys Ther 67:674, 1987.
58. Lentell, G, et al: The use of thermal agents to influence the effectiveness of a low-load prolonged stretch. J Orthop Sports Phys Ther 16:200, 1992.
59. Cornelius, W, and Jackson, A: The effects of cryotherapy and PNF techniques on hip extensor flexibility. Athletic Training 19:183, 1984.
60. Kottke, F, et al: The rationale for prolonged stretching of shortened connective tissue. Arch Phys Med Rehabil 47:345, 1982.
61. Bandy, W, and Irion, J: The effects of time on static stretch on the flexibility of the hamstring muscles. Phys Ther 74:845, 1994.
62. Bohannon, R, and Larkin, P: Passive ankle dorsiflexion increases in patients after a regimen of tilt table: Wedge board standing. Phys Ther 65:1676, 1985.
63. Gajdosik, R: Effects of static stretching on the maximal length and resistance to passive stretch of short hamstring muscles. J Orthop Sports Phys Ther 13:126, 1991.
64. Light, K, et al: Low-load prolonged stretch vs. high-load brief stretch in treating knee contractures. Phys Ther 64:330, 1984.
65. Sady, S, et al: Flexibility training: Ballistic, static or proprioceptive neuromuscular facilitation. Arch Phys Med Rehabil 63:261, 1982.
66. Markos, P: Ipsilateral and contralateral effects of proprioceptive neuromuscular facilitation techniques on hip motion and electromyographic activity. Phys Ther 59:1366, 1979.
67. Etnyre, B, and Abraham, L: Gains in range of ankle dorsiflexion using three popular stretching techniques. Am J Phys Med 65:189, 1986.
68. Johnstone, M: Restoration of Normal Movement after Stroke. Churchill Livingstone, New York, 1995.
69. Barnard, P, et al: Reduction of hypertonicity by early casting in a comatose head-injured individual: A case report. Phys Ther 64:1540, 1984.
70. Booth, BJ, et al: Serial casting for the management of spasticity in the head-injured adult. Phys Ther 63:1960, 1983.
71. Lehmkuhl, L, et al: Multimodality treatment of joint contractures in patients with severe brain injury: Cost, effectiveness, and integration of therapies in the application of serial/inhibitive cases. J Head Trauma Rehabil 5:23, 1990.
72. Hill, J: The effects of casting on upper extremity motor disorders after brain injury. Am J Occup Ther 48:219, 1994.
73. Tabary, J, et al: Physiological and structural changes in the cat's soleus muscle due to immobilization at different lengths by plaster casts. J Physiol 224:231, 1972.
74. Feldman P: Upper extremity casting and splinting. In Glenn, M, and Whyte, J (eds): The Practical Management of Spasticity in Children and Adults. Lea & Febiger, Philadelphia, 1990.
75. Giorgetti, M: Serial and inhibitory casting: Implications for acute care physical therapy management. Neurology Report 17:18, 1993.
76. Bronski, B: Serial casting for the neurological patient. Physical Disabilities Special Interest Section Newsletter 18:4, 1995.
77. Zablotny, C, et al: Serial casting: Clinical applications for the adult head-injured patient. J Head Trauma Rehabil 2:46, 1987.
78. Kent, H, et al: Case control study of lower extremity serial casting in adult patients with head injury. Physiotherapy Canada 42:189, 1990.
79. Stefanovska, A, et al: Effects of electrical stimulation on spasticity. Crit Rev Phys Rehabil Med 3:59, 1991.
80. Sieb, T, et al: The quantitative measurement of spasticity: Effect of cutaneous electrical stimulation. Arch Phys Med Rehabil 75:746, 1994.
81. Levin, M, and Hui-Chan, C: Relief of hemiparetic spasticity by TENS is associated with improvement in reflex and voluntary motor functions. Electroencephalogr Clin Neurophysiol 85:131–142, 1992.
82. Dobkin, B: Neurologic Rehabilitation. FA Davis, Philadelphia, 1996.
83. Tries, J: EMG feedback for the treatment of upper extremity dysfunction: Can it be effective? Biofeedback Self-Regulation 14:21, 1989.
84. Middaugh, S: On clinical efficacy: Why biofeedback does—and does not—work. Biofeedback Self-Regulation 15:204, 1990.
85. Delitto, A, and Robinson, A: Neuromuscular electrical stimulation for muscle strengthening. In Snyder-Mackler, L, and Robinson, A (eds): Clinical Electrophysiology: Electrotherapy and Electrophysiologic Testing. Williams & Wilkins, Baltimore, 1989, p 95.
86. Delitto, A, and Synder-Mackler, L: Two theories of muscle strength augmentation using percutaneous electrical stimulation. Phys Ther 70:158, 1990.
87. Gordon, T, and Mao, J. Muscle atrophy and procedures for training after spinal cord injury. Phys Ther 74:50, 1994.
88. American Physical Therapy Association: Guide to Physical Therapist Practice. Phys Ther 77:1163, 1997.
89. Smidt, G, and Rogers, M: Factors contributing to the regulation and clinical assessment of muscular strength. Phys Ther 62:1283, 1982.
90. Johansson, C, et al: Relationship between verbal command volume and magnitude of muscle contraction. Phys Ther 63:1260, 1983.
91. O'Sullivan, S, and Schmitz, T: Physical Rehabilitation Laboratory Manual: Focus on Functional Training. FA Davis, Philadelphia, 1999.
92. Curtis, C, and Weir, J: Overview of exercise responses in healthy and impaired states. Neurology Report 20:13, 1996.
93. Bennett, R, and Knowlton, G: Overwork weakness in partially denervated skeletal muscle. Clin Orthop 12:22, 1958.
94. Dean, E: Effect of modified aerobic training on movement energetics in polio survivors. Orthopedics 14:1253, 1991.
95. Fillyaw, M, et al: The effects of long-term non-fatiguing resistance exercise in subjects with post-polio syndrome. Orthopedics 14:1252, 1991.
96. Aitkens, S, et al: Moderate resistance exercise program: Its effects in slowly progressive neuromuscular disease. Arch Phys Med Rehabil 74:711, 1993.
97. Affolter, F: Perceptual processes as prerequisites for complex human behavior. Int Rehabil Med 3:3, 1981.
98. Affolter, F: Perception, Interaction and Language. Springer-Verlag, New York, 1991.
99. Davies, P: Starting Again. Springer-Verlag, New York, 1994.
100. Creager, C: Therapeutic Exercises using the Swiss Ball. Executive Physical Therapy, Boulder, CO, 1994.
101. Posner-Mayer, J: Swiss Ball Applications for Orthopedic and Sports Medicine. Ball Dynamics Int., Denver, CO, 1995.
102. Damis, C, et al: Relationship between standing posture and stability. Phys Ther 78:502, 1998.
103. Hocherman, S, et al: Platform training and postural stability in hemiplegia. Arch Phys Med Rehabil 65:588, 1984.
104. Shumway-Cook, A, et al: Postural sway biofeedback: Its effect on reestablishing stance stability in hemiplegic patients. Arch Phys Med Rehabil 69:395, 1988.
105. Wannstedt, F, and Herman, R: Use of augmented sensory feedback to achieve symmetrical standing. Phys Ther 58:553, 1978.
106. Moore, S, and Woollacott, M: The use of biofeedback devices to improve postural stability. Phys Ther Practice 2:1, 1993.
107. Nichols, D: Balance retraining after stroke using force platform biofeedback. Phys Ther 77:553, 1997.
108. Winstein, C, et al: Standing balance training: Effect on balance and locomotion in hemiparetic adults. Arch Phys Med Rehabil 70:755, 1989.
109. Winstein, C: Balance retraining: Does it transfer? In Duncan, P (ed): Balance. American Physical Therapy Association, Alexandria, VA, 1990, p 95.
110. Gapsis, J, et al: Limb load monitor: Evaluation of a sensory feedback device for controlling weight-bearing. Arch Phys Med Rehabil 63:38, 1982.
111. Gauthier-Gagnon, C, et al: Augmented sensory feedback in the early training of standing balance of below-knee amputees. Physiotherapy Canada 38:137, 1986.
112. Nashner, L: Fixed patterns of rapid postural responses

among leg muscles during stance. Exp Brain Res 30:13, 1977.
113. Nashner, L: Adapting reflexes controlling the human posture. Exp Brain Res 26:59, 1976.
114. Horak, F, and Nashner, L: Central programming of postural movements: Adaptation to altered support surface configurations. J Neurophysiol 55:1369, 1986.
115. McIlroy, W, and Maki, B: Adaptive changes to compensatory stepping responses. Gait and Posture 3:43, 1995.
116. Maki, B, and McIlroy, W: The role of limb movements in maintaining upright stance: The "change-in-support" strategy. Phys Ther 77:488, 1997.
117. Horak, F, et al: Postural perturbations: New insight for treatment of balance disorders. Phys Ther 77:517, 1997.
118. Badke, M, and DeFabio, R: Balance deficits in patients with hemiplegia: Considerations for assessment and treatment. In Duncan, P (ed): Balance. Proceedings of the APTA Forum. American Physical Therapy Association, Alexandria, VA, 1990, p 73.
119. Herdman, S: Assessment and treatment of balance disorders in the vestibular-deficient patient. In Duncan, P (ed): Balance. American Physical Therapy Association, Alexandria, VA, 1990, p 87.
120. Nashner, L: Sensory, neuromuscular, and biomechanical contributions to human balance. In Duncan, P (ed): Balance. American Physical Therapy Association, Alexandria, VA, 1990, p 5.
121. Shumway-Cook, A, and Horak, F: Assessing the influence of sensory interaction on balance. Phys Ther 66:1548, 1986.
122. Jeka, J: Light touch contact as a balance aid. Phys Ther 77:476, 1997.
123. Winstein, C, and Sullivan, K: Some distinctions on the motor learning/motor control distinction. Neurology Report 21:42, 1997.
124. Lee, T, and Swanson, L: What is repeated in a repetition? Effects of practice conditions on motor skill acquisition. Phys Ther 71:150, 1991.
125. Salmoni, A, et al: Knowledge of results and motor learning: A review and critical appraisal. Psychol Bull 95:355, 1984.
126. Lee, T, et al: On the role of knowledge of results in motor learning: Exploring the guidance hypothesis. J Mot Behav 22:191, 1990.
127. Bilodeau, EA, et al. Some effects of introducing and withdrawing knowledge of results early and late in practice. J Exper Psych 58:142, 1959.
128. Winstein, C: Knowledge of results and motor learning: Implications for physical therapy. Phys Ther 71:140, 1991.
129. Winstein, C, et al: Learning a partial-weight-bearing skill: Effectiveness of two forms of feedback. Phys Ther 76:985, 1996.
130. Bilodeau, E, and Bilodeau, I: Variable frequency knowledge of results and the learning of a simple skill. J Exp Psychol 55:379, 1958.
131. Ho, L, and Shea, J: Effects of relative frequency of knowledge of results on retention of a motor skill. Percept Mot Skills 46:859, 1978.
132. Sherwood, D: Effect of bandwidth knowledge of results on movement consistency. Percept Mot Skills 66:535, 1988.
133. Winstein, C, and Schmidt, R: Reduced frequency of knowledge of results enhances motor skill learning. J Exp Psychol (Learn Mem Cogn) 16:677, 1990.
134. Lavery, J: Retention of simple motor skills as a function of type of knowledge of results. Can J Psych 16:300, 1962.
135. Swinnen, S, et al: Information feedback for skill acquisition: Instantaneous knowledge of results degrades learning. J Exp Psychol 16:706, 1990.
136. Winstein, C: Knowledge of results and motor learning: Implications for physical therapy. Phys Ther 71:140, 1991.
137. Feltz, D, and Landers, D: The effects of mental practice on motor skill learning and performance: A meta-analysis. J Sports Psychol 5:25, 1983.
138. Richardson, A: Mental practice: A review and discussion (Part 1). Research Quarterly 38:95, 1967.
139. Richardson, A: Mental practice: A review and discussion (Part 2). Research Quarterly 38:263, 1967.
140. Warner, L, and McNeill, M: Mental imagery and its potential for physical therapy. Phys Ther 68:516, 1988.
141. Maring, J: Effects of mental practice on rate of skill acquisition. Phys Ther 70:165, 1990.
142. Shea, J, and Morgan, R: Contextual interference effects on the acquisition, retention, and transfer of a motor skill. J Exp Psychol [Hum Learn] 5:179, 1979.
143. Wulf, G, and Schmidt, R: Variability in practice facilitation in retention and transfer through schema formation or context effects? J Mot Behav 20:133, 1988.
144. Wulf, G, and Schmidt, R: Variability of practice and implicit motor learning. J Exp Psychol: Learning, Memory, and Cognition 23:987, 1997.
145. Battig, W: The flexibility of human memory. In Cermak, L, and Craik, F (eds): Levels of Processing in Human Memory. Lawrence Erlbaum Associates, Hillsdale, NJ, 1979, p 23.
146. Lee, T, and Magill, R: The locus of contextual interference in motor skill acquisition. J Exp Psychol: Learning, Memory, and Cognition 9:730, 1983.

参考文献

Carr, J, and Shephard, R: Neurological Rehabilitation Optimizing Motor Performance. Butterworth-Heinemann, Woburn, MA, 1998.
Fredericks, CM, and Saladin, LK: Pathophysiology of the Motor Systems. FA Davis, Philadelphia, 1996.
Lundy-Ekman, L: Neuroscience Fundamentals for Rehabilitation. Philadelphia, Saunders, 1998.
Magill, R: Motor Learning Concepts and Applications, ed 4. WCB Brown & Benchmark, Madison, WI, 1993.
Schmidt, R: Motor Control and Learning, ed 3. Human Kinetics Pub., Champaign, IL, 1998.
Shumway-Cook, A, and Woollacott, M: Motor Control Theory and Practical Application. Williams & Wilkins, Baltimore, 1995.

14

離床前訓練と歩行訓練

Thomas J. Schmitz

概要

- 離床前マットプログラム：立つための準備
  寝返り動作
  両肘支持腹臥位
  両手支持腹臥位
  膝立て仰臥位
  ブリッジ，骨盤挙上臥位
  四つ這い姿勢
  座位
  膝立て姿勢
  片膝立て姿勢
  修正された足底起立
  起立
  歩行
- 平行棒訓練
- 補助用具と歩行パターン
  移動用の補助用具使用に際しての選択，測定，歩行パターン
  平坦面と階段での補助用具の使用
- 補助訓練用具
  肢荷重モニタ
- 装具

学習目標

1. 歩行障害のある患者への理学療法介入の主要要素を確認する。
2. 離床前運動プログラムの目標を確認する。
3. 離床前運動プログラムに含まれる体位のそれぞれの特徴を述べる。
4. 平行棒訓練で行われる運動の順序を説明する。
5. 杖，松葉杖および歩行器選択のための指針と基準を述べる。
6. 各々の補助用具で使われる一般的な歩行パターンと保護技術を述べる。
7. ケーススタディの例を用いて，歩行運動活動に臨床意思決定のスキルを応用する。

歩行は，多くの患者にとって主要な機能上の目標である。第10章に示した理学療法歩行分析には，歩行を制限し，あるいは妨げる問題の確認，加えてその原因の解明が含まれている。歩行分析データの評価によって，セラピストは治療介入の適当な計画を作成することができる。この介入は，一般的に離床前運動と歩行訓練を含む。離床前運動と歩行訓練活動の目的は，患者に相応なエネルギーコストで最大の機能的自立と安全性を可能にする歩行の方法を示すことである。

歩行を制限し，あるいは妨げる問題に対処する介入は，広い領域の診断群の理学療法管理に適用できる。Guide to Physical Therapist Practice[1]に含まれる好ましい診療パターンは，多くの診断群のために提案される介入としての歩行訓練の例に満ちている。歩行訓練には，運動器，神経筋，心肺や外皮系の障害と欠陥に対する患者管理の要素が含まれる。

本章では，個々の患者の必要に応じて変更される補助用具を用いた離床前運動と歩行訓練の概論を紹介す

る。要求された帰結を達成するのに必要な歩行訓練活動の程度と種類を決定するには，いくつかの因子が大きな影響を及ぼしている。その因子としては，歩行分析および，そのデータから導かれた評価，診断，予後，荷重状況，歩行から得られる情報とともに，患者の歩行に対する目標などがある。例えば，健常者の脛骨骨折に対する非荷重の歩行訓練活動は，対麻痺患者に行われるそれとは非常に異なる。

歩行障害のための理学療法介入の主要な要素については，Box 14-1 に概説した。介入の順序すべてがおのおのの患者に適応されない点に留意する必要がある。個々の患者の必要に従い，多様な部分が並行して達成される可能性があるし（すなわち，よりすみやかな進行が求められる可能性がある），部分的に完全に省略される可能性もある。

離床前マットプログラム：立つための準備

離床前運動は，患者に立位をとるための準備をさせるが，その多くは一般にマット上の訓練として行われる。これらのマット運動の多くは，最初は大きな底辺を持った支持基底面 base of support（BOS）と低い重心 center of gravity（COG）から行われ，しだいにより BOS が小さく COG が高い運動へと進められる発達的フレームワークに基礎をおいている。マットプログラムにおいてそれぞれの体位で利用される技術は，運動制御と運動発展の 4 つの段階に従って進められる。最初の段階は運動技術の開始に取り入れる機動性で，それには患者が与えられた姿勢を達成できるようにセラピストが手で支える体位への介助が含まれる。次は，重力に抗して体位を維持する能力に特徴づけられる安定性である。3 番目は，体重の移動とその動きの際に，姿勢安定性を維持する能力としての制御された機動性で，最終的な 4 つ目は，近位の安定性に重ね合わされた個々の運動制御に特徴づけられる最高レベルの技術である。一般にそれぞれの体位で使用される技術は，介助された，あるいは導かれた運動から抵抗に抗する自動運動へと進歩する。

これらのマット上のまたは段階的 lead-up 活動（lead-up とは，活動が歩行への準備段階にあることを意味する用語）は，他の日常活動にも重きをおいて機能的に引き継がれる。そして，例えば負荷，着脱衣やベッド上の移動などを軽減する。マットプログラムの成功を発展させるには，セラピストは異なるいくつかの運動アプローチを活用しなければならない。Voss ら[2]，Sullivan と Markos[3]，そして O'sullivan と Schmitz[4]の

Box 14-1　歩行障害に対する理学療法介入の要点

A．離床前マットプログラム
以下の活動，技術
筋力，共調運動と可動域を改善する。
感覚統合を促進する。
柔軟性と持久力を向上させる。
姿勢の安定性を向上させる。
移動動作における制御された運動を向上させる。
静止-動的制御を発展させる。
動的バランスの制御と技術を習得させる。

B．平行棒移動
次の項目の指導と訓練
座位から立位への変換，その逆動作。
起立バランスと体重移動の動作。
前方移動と方向転換に適切な歩行パターンを用いる。
補助用具の助けを借りて，座位から立位，その逆の動きをする[a]。
補助用具を用いての立位バランスと体重移動動作[a]。
補助用具の使用による（適切な歩行パターンで）前方移動と方向転換[a]。

C．高度な平行棒運動
前に，そして，後ろ向きに歩くこと。
側方への踏み出しと交差した踏み出し。
毛糸を編むような歩き。
抵抗を加えた移動。

D．室内での進展
次の項目の指導と訓練
平坦面での移動で補助用具の使用。
例えば，階段昇降，また可能ならば，室内で傾斜路や縁石を越えるなどの挙上動作。
ドアを開けて，戸口（エレベータを含むこと）を通り，そして，敷居をまたぐこと。
転倒技術（一般には活発な歩行可能である人のために用いられるが，特に補助用具の長期使用を必要とする人のために重要である）。

E．屋外の移動
次の項目の指導と訓練
ドアを開け，敷居を越えてドアから外に出る。
屋外の地形と平坦でない地面での補助用具の使用。
階段昇降や縁石を越えるなどの挙上動作。
交通信号によって限られた時間内で通りを横断すること。
自動車や公共輸送機関に乗ること。

[a]限られたスペースのため，平行棒は使用できないが，幅の調節が可能な手すりが利用可能な場合，それは補助用具の使用に備えるうえで安全性を与える。代わりのアプローチには，標準的な平行棒または楕円形の平行棒のほか，続いて装具使用を開始することもある

業績は，この点に関しての理解に役立つ．さらに，多くの他の訓練法は，離床前運動の全体的なプログラムの重要な構成要素を提供する（例えば，段階的抵抗運動，持久力と循環器訓練，そして移動性，柔軟性，共調性や呼吸の訓練など）．患者の必要性の程度に従い，離床前訓練プログラムの目標は次のようになるであろう．

1. 筋力，体力および持久力の改善．
2. 可動域を増大させ，維持する．
3. 運動機能（運動制御と運動学習）の改善．
4. 感覚統合の刺激．
5. 障害を受けた四肢を慣らし，動かすことを患者に教える．
6. 座位，立位の姿勢を安定化させる．
7. それぞれの姿勢における運動能力によって明らかになるように，制御された運動機能を発展させる．
8. 寝返り動作，背臥位から座位への運動のような運動変換で，制御された運動機能を発展させる．
9. 躯幹と骨盤制御を改善する．
10. 静的，また動的平衡制御を発達させる．

推奨される離床前マット運動の概略は次のとおりである．運動は最も容易なものから最も困難なものへと指示し，運動制御の発達におけるらせん状に進行する性格を反映しなければならない．すなわち，次の高次レベルに移る前に1つの行為を完全に把握する必要はないのである．このように連続的な訓練が計画され，多くの姿勢を重複して訓練し，同時にマットプログラムで使われる可能性がある．ここで記載される運動は一般的に最も容易なものからより困難なものへという順序であるが，しかし順序が変更されることは常にありうるし，同時にいくつかの運動が行われることもある．成人患者に対しては，並行して異なったレベルの運動を行うことが一般的である．どのような運動と技術を選択するか，あるいはその順序については個々の患者に確立された目標によって決められる．個々の技術や治療についての追加的な提言の記述は第13章を参照されたい．運動と姿勢についてのマット運動の順序は寝返り動作，両肘支持腹臥位（そして，両手支持腹臥位），膝立て臥位，ブリッジ，四つ這い姿勢，膝立て，片膝立て，修正された足底起立，そして最後に起立である．

寝返り動作

寝返り動作は，明らかに障害のある患者のための離床前マットプログラムの最初の出発点である．この訓練は，関節を通して体重を支持することなく，大きいBOSと低いCOGを提供する．マット運動は最初，特に寝返り動作の開始が難しい場合に，側臥位で開始する．狭い範囲で抵抗をかけた等尺性収縮（短縮保持抵抗筋収縮といわれる）は，側臥位での有用な初期の技法である．この技法は，体位性伸筋の等尺性収縮を持続させるのに用いられる．手の接触面は，肩と骨盤の後部である．患者には，セラピストが運動範囲を増大する抵抗に対して最大限に姿勢保持するよう求める．さらに，保持－リラックス－能動的運動と周期的安定化としての固有受容性神経筋促進 proprioceptive neuromuscular facilitation 法（PNF）も，筋収縮と近位部の安定性を促進するために側臥位で用いられることがある．

寝返り動作訓練は，**全体寝返り動作 log rolling** から**分節寝返り動作**までの過程を含んでいる．全体寝返り動作は，身体の縦軸周辺を単位としてすべての躯幹の運動を生み出す．分節寝返り動作は，他の部分が安定している間，躯幹の上方か下方部分が独立して動く交互の寝返り動作である．前進を続けるに従って，**逆回旋**が発達する．逆回旋は，躯幹の上方と下方部分の反対方向への同時運動を含む．以下に示すいくつかの訓練法が寝返り動作を促進するために用いられ，あるいは，ともに行われることがある．

1. 回旋にともなう頭と頸の屈曲は，仰臥位からうつ伏せへの運動を補助するのに用いられることがある．
2. 回旋にともなう頭と頸の伸展は，うつ伏せから仰臥位への運動の補助に有効である．
3. 正中線を横切るような両上肢運動は，振子運動を生じ，背臥位から腹臥位へ身体を揺り動かすのに用いることができる．このはずみをつくるために，両肘は伸ばし，手を握り締めた状態で，肩はほぼ110度まで屈曲する．そして上肢を片側から他方に揺り動かす．
4. 足関節を交錯することも，寝返り動作を容易にする．大腿部が寝返る方向に行くようにくるぶしを交錯する（例えば，左の方へ転がるときは，右くるぶしを左くるぶしに交差させる）．
5. いくつかのPNFパターンは，初期の寝返り動作訓練に役立つ．D1屈曲，D2伸展，逆のチョップと挙上上肢PNFパターンは，寝返り動作を容易にする．D1屈曲の下肢パターンもまた，寝返り動作を容易にする．

両肘支持腹臥位

両肘支持腹臥位は，大きいBOSと低いCOGで維持できる．この姿勢は，肘と前腕で体重を支持しており，非常に安定している．また，この姿勢は上腕部と肩甲帯筋を促通するのに役立つ．これは，体重支持に上肢を使用するのに重要な必要条件である．頭と頸の

制御は両肘支持腹臥位をとるために要求されるが、それはこの姿勢でさらに改良することができる。両肘支持腹臥位は患者によってはこの姿勢の保持が難しいので（例えば、脳卒中後の痙性麻痺が存在する場合など）、慎重に行われなければならない。姿勢変換するには、①荷重を減らす楔状クッションを用いたり、②1つの肘に寄りかかるなどする。この姿勢は肩または肘の異常や心臓または呼吸器の障害、屈筋緊張または腰部不快感のある患者で問題を含む可能性がある（両肘支持腹臥位で増大する**脊柱前弯**により悪化する可能性がある）。

　両肘支持腹臥位の最初の想定を補助するために、患者にはうつ伏せで、両下肢は伸展、肩は外転、肘は屈曲、前腕は回内位で、手掌は支持面に平らに、頭部は中間位（または快適さのために一方に向けて）といった開始姿勢が必要である。セラピストは患者の側に位置し、または、支える部位が許すならば、患者の体の両側に足をおいて患者の躯幹にまたがる。セラピストの股関節部と膝を屈曲させ、手は大胸筋を触れながら手指が胸骨を向くようにして肩を支える。セラピストは、患者が上体を持ち上げる姿勢をとり、肩を内転し肘で体重を支持できるように、患者を補助する（図14-1）。この姿勢を発展させるのにいくつかの運動が行われる。

1. 最初の運動には、補助運動と姿勢の維持を含めるとよい。
2. 徒手による介助は、近位筋の保持を促進するのに用いられることがある。リズミカルな安定化または交互の等尺運動は、頭部、頸部および肩甲骨の安定性を増加させるのに用いられる。
3. 頭部の位置を変えて、肩甲骨を下に押している間、姿勢を自立して維持できるように少しずつ進める。
4. この姿勢で体重移動することで、関節への集中を増加させて、動的安定を改善する（図14-2）。体重移動は通常外側方向が最も容易であるが、前後方向になされることもある。固有受容器負荷を補助するために、体重移動の間、ゆっくりとした逆転を用いた軽い追跡抵抗を上体に与える訓練が適用できる。
5. ボールまたは円錐体を押しつぶすようなこの姿勢で、抵抗を生じさせる握力を必要とする訓練は、肩での同時収縮を補強する。
6. Theraband® 管は、患者の前腕周辺に取り付ける。患者に、管に抵抗して、左右の前腕を離すように指示する。これは、肩安定筋の固有受容器への負荷を増加させる。
7. 肩甲骨の制御された運動訓練は、近位の動的安定を進展させるために用いられる（例えば、両肘支持腹臥位での腕立て伏せ）。

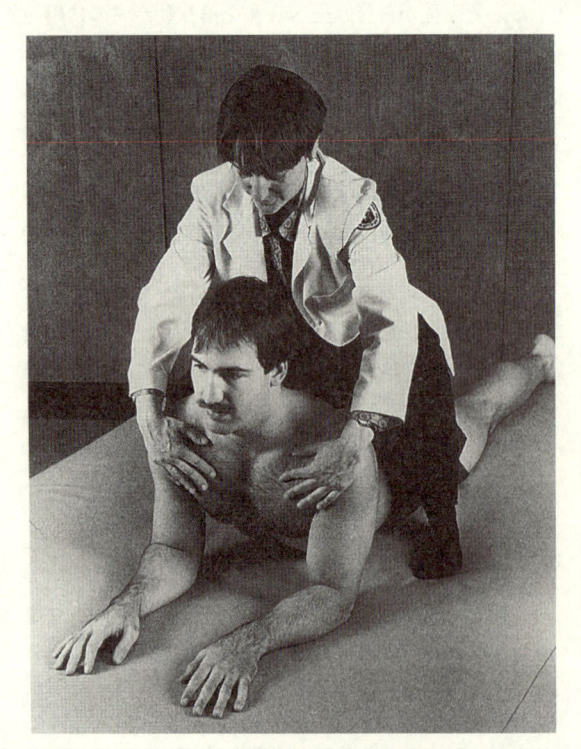

図 14-1　患者に両肘支持腹臥位をとらせる方法

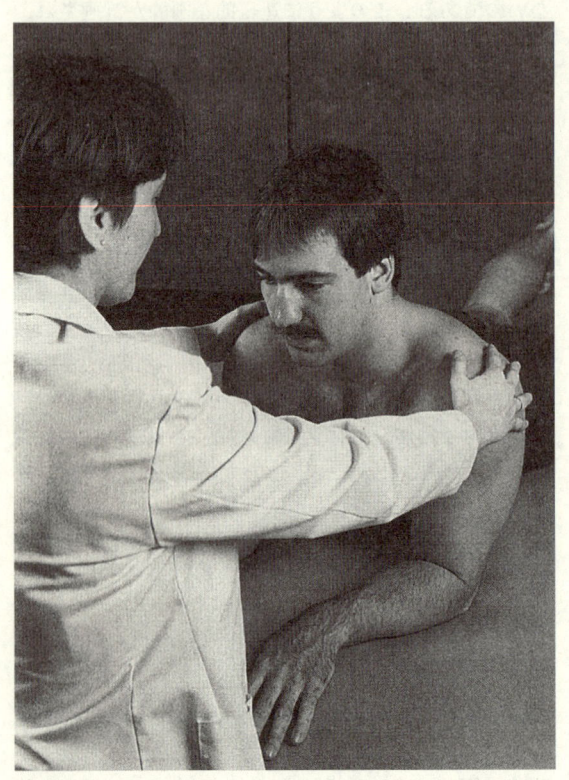

図 14-2　両肘支持腹臥位。片側への体重移動は、関節への集中を増大させ、次いで動的安定を改善する

8. 両肘支持腹臥位には，静止-動的訓練が含まれなければならない。これには運動肢が自由に動いている間の静止肢への片側体重負荷を含む。これは，体重負荷している肢に，さらなる同時収縮を容易にする。
9. この姿勢の範囲内での移動運動（匍匐運動）は，交互の両肘支持腹臥位練習によって達成される。このような外側半円運動は，いくつかの重要な機能上の意味を持っている。例えば，脊髄損傷患者は，このような動作でベッド上運動，更衣動作や運動移行が促進される。この姿勢で前進，後退が練習できる。
10. 姿勢をとり，姿勢をくずす運動は，両肘支持腹臥位の最終的な構成要素でなければならない。

両手支持腹臥位

　この姿勢は，両肘支持腹臥位と四つ這い姿勢との間の中間のステップと考えられる。両手支持腹臥位姿勢では，より小さいBOSと，より高いCOGが達成される。今や体重は，肘から手および手首で支えられる。両肘支持腹臥位と同様に，この姿勢をとり，維持するために過度の脊柱前弯のある患者には適さない。しかし，この姿勢には，機能的ないくつかの重要な意味がある。両手支持腹臥位は機能的に，松葉杖や両長下肢装具 knee-ankle-foot orthose（KAFO）で車椅子から，あるいは床からの立ち上がり動作（例えば，対麻痺患者）を行う際に股関節部と腰部を最初に過伸展する動きを上達させるのに役立つ。

　両手支持腹臥位を介助するためには，患者は最初に両肘支持腹臥位ができなければならない。セラピストの手接触面は，両肘支持腹臥位に対する介助のときと同じである。この姿勢の訓練においては，まず最初に，患者が姿勢に慣れるまで，しばしば患者の手の位置を身体からできるだけ離して（すなわち，肩を90度以上に屈曲して）支持することから始めるようにしなければならない。これらの一連の動作の最初の位置決めには，位置の維持を可能にするために，セラピストの緊密な監視が要求される。患者が両手支持腹臥位を達成するために，次のようないくつかの提言がある。
1. 最初の訓練は，介助により姿勢を整え，それを維持することから行う。
2. 次に集中して行うことは，用手的に接触し近位の筋緊張をさらに促通することである。
3. 介助なしに姿勢を維持する練習をする。頭部の位置を変化させ，また肩甲骨を低下させる際に姿勢を維持する訓練へと進める。
4. 両手の間で体重を移動し，側方への体重負荷で，関節の接近が図られる。
5. 肩甲骨下降への抵抗，および両手支持腹臥位での腕立て伏せが，この姿勢での筋力増強運動として用いられる。
6. この姿勢で，前方と外側方向への移動へ進展する。この訓練は，対麻痺患者に有効な機能的影響を与える。この訓練の重要な目標は，床からの立ち上がり変換である。両手支持腹臥位の患者に，姿勢変換して松葉杖で起立の準備をするスキルを習得させる。

膝立て仰臥位

　この姿勢は，患者がマット上で股関節と膝関節を屈曲し，足底を床にぴったりつけた背臥位である。この姿勢は，躯幹下部，股関節と膝関節を制御し，大きいBOS，低いCOGをもたらす。躯幹下部の回旋は，下肢を正中線を越えて運動させることで容易に促通される。それは，下部の腹筋，腰伸筋群と股関節外転筋／内転筋を活発にし，腰部と股関節の可動域を増加させることに役立つ。この姿勢での訓練は，介助，あるいは誘導される運動から始める。正中線から離れるさまざまな方向への抵抗が与えられることで訓練が進められる。運動の方向が変わるにつれて，膝への手の接触位置は内側面から外側面まで移さなければならない。膝立て仰臥位とともに用いることができる訓練としては，次のようなものが勧められる。
1. 短縮した範囲での筋緊張保持訓練は，安定性を改善する（短縮維持抵抗筋収縮）。
2. 共同収縮と安定性を促進するために，膝に手を接触させてのリズミカルな安定性が使われることがある。
3. 正中線から離れるさまざまな方向への，積極的に介助され誘導された，または抵抗をかけた運動は，可動域を増加させるのに用いられることがある（図14-3）。
4. 股関節外転と内転は，膝での手接触による交互の等尺性筋運動で促進させることができる。
5. 股関節と膝の屈曲量を少なくしたり，足関節に抵抗を加えるために手の接触面を移動させると，この訓練の難しさが増大する。

ブリッジ，骨盤挙上臥位

　この訓練は，膝立て仰臥位からの発展形である。この姿勢は，足を介して体重負荷をかけ，膝立て姿勢をとること，および座位から立位への制御を発展させる重要な先がけとなる運動である。この訓練のために，患者は膝立て仰臥位をとり，マットから骨盤を上げる（図14-4）。BOSはこのように減少させ，そしてCOGを上昇させる。この訓練は，特に骨盤運動を促進し，歩行の立脚相に備えて腰部と股関節伸筋群を強化する

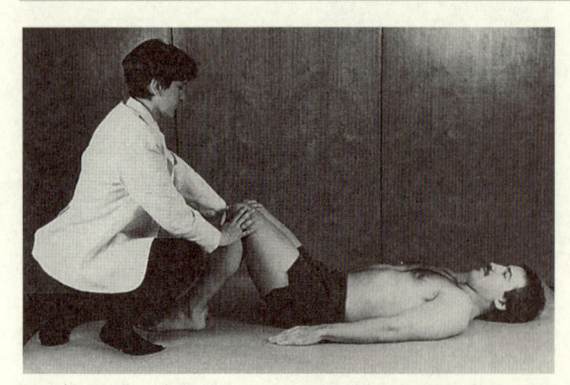

図14-3 膝立て仰臥位。この姿勢では，正中線からのさまざまな方向への下肢の運動によって，躯幹回旋と可動域が促進される

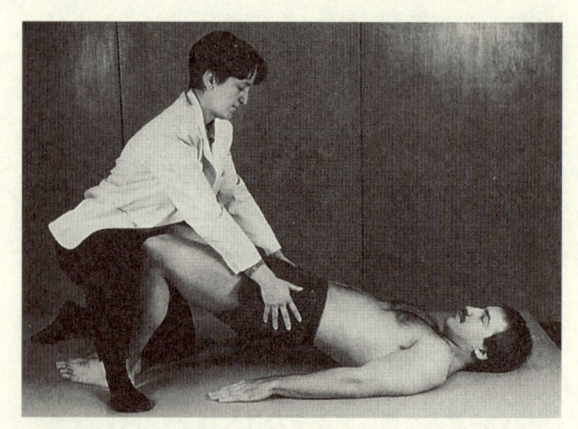

図14-4 ブリッジ。骨盤挙上。骨盤の手接触面は，骨盤挙上を補助し，また抵抗を加えるために用いられる

ことに役立つ。加えて，ブリッジは，ベッドでの便器使用，圧力軽減，下肢着脱衣動作，座位から立った姿勢までの運動を含むいくつかの重要な機能的な意味がある。歩行の間に必要な特殊な骨盤運動（例えば，骨盤の前方への動き，回旋と外側へのシフト）も，この姿勢で始めることができ，促進させることができる。この姿勢を発展させるには，次のような提言がある。

1. 最初の訓練は，介助のもとでこの姿勢をとらせ，維持することである。手接触面は，骨盤におく。早期のブリッジ訓練の介助は，患者により大きいBOSを提供するために，マット上で腕を外転させることによって行われる。
2. 姿勢を維持するためには，等尺性収縮を用いることで促進できる。等尺性筋運動と周期的安定化を交互に駆使することで，安定性を改善できる。
3. 姿勢を自立して維持するには，上肢によってBOSを徐々に減少させて（すなわち，上肢を身体の方へ動かすことで）行わなければならない。
4. ゆっくりした反転，およびゆっくりした反転を保持する技術によって，骨盤回旋と外側への体重移動が促進される。
5. 上前腸骨棘へ手接触による抵抗を与えてブリッジを行うことで，筋力を強化できる。骨盤回旋を促進させる，あるいは一方で選択的に可動域を増加させるために，抵抗を斜めに（片側の抵抗をより大きく強調）適用することができる。
6. ブリッジも，股関節外転と内転を促進するために用いられる。この姿勢は，膝に手を接触させて，交互の等尺性筋運動を行うことで，対称的に（各々の四肢で同じ運動に対して適用される抵抗で），または非対称的（対立した運動に対抗することで）に遂行することができる。Theraband®管は，股関節外転筋（中殿筋）の収縮を増加させ，固有受容器性荷重を増加させるために患者の大腿部遠位周辺に取り付けることができる。
7. 介助なしに，あるいは抵抗を与えて（例えば，主動筋反転を使用して）この姿勢をとったり，やめたりする運動を訓練すべきである。
8. ブリッジのさまざまなやり方でBOSを変えると，運動をさらに難しくできる。こうした方法には，①歩行の立脚相の体重支持に備えて1下肢だけでこの姿勢支持を実行する，②股関節と膝関節の屈曲角度を減少させる（すなわち，遠位に足を動かす），などがある。

四つ這い姿勢

この四肢支持（両手と両膝支持）姿勢は，多くの関節に体重負荷を行うことでさらにBOSを減少させ，COGを上昇させる。**四つ這い姿勢**は，股関節を通して体重支持を可能にするマット上での訓練上達の最初の姿勢である。この体位は，特に躯幹遠位と股関節周辺の筋における初期制御の促進に役立つ。

四つ這い姿勢の達成は，2つの姿勢から成し遂げることができる。患者が座ることが可能な場合，体幹を回旋させ，肘伸展位で手に体重支持をさせ，横座りを患者に誘導する。そして，セラピストは膝の上に骨盤を動かすように骨盤の手接触面で介助して躯幹遠位を四つ這い姿勢に導く。

四つ這い姿勢は，肘立て支持姿勢からでもとることができる。セラピストは足を患者のそれぞれの大腿に平行にして患者の下肢にまたがり，自分の股関節と膝関節を曲げて患者の骨盤を持ち上げ，膝の上に位置させる。その際に患者は両肘支持のまま後ろに移動する。骨盤がいったん膝の上に位置されると，患者は肘を完全に伸展し両手で体重支持しているのがわかり，姿勢

が保持される。四つ這い姿勢に組み込まれるいくつかの技術と訓練には，次のようなものがある。

1. 最初の訓練には，介助による姿勢達成と介助による姿勢維持がある。これらの訓練が難しい場合，最初に体操ボールで患者の体幹を支えて側方座位から四つ這い位に姿勢を変換させ，その姿勢を維持させることもできる。ボールは，最も弱い領域，すなわち躯幹の中央下，あるいは上肢または下肢の方へ動かすとよい。
2. リズミカルな安定化，または交互の等尺性筋運動は，肩，股関節，躯幹筋系の共同収縮を促進させる。
3. 体重を前方，後方，側方に移動して，動的安定性を同時に改善するために両肢への体重負荷を増加させることができる。
4. 用手的に筋力を集中させて，両上肢，両下肢の共同収縮を促進できる。
5. 痙性のある患者には，この姿勢をとらせて大腿四頭筋と長指屈筋への圧を抑制し（手を広げることで），筋緊張を軽減できる。
6. 揺らす範囲を広げることで（後方，側方から側方，および斜めに），バランス，固有受容器性応答，近位部の荷重関節における可動域の増大を促進させる。
7. 静的または動的な訓練が，例えば体重支持姿勢から1つ以上の肢を開放して，四つ這い姿勢で行われる可能性がある。1つの上肢を，その後下肢を非荷重に，次に同様に反対の上肢から下肢を非荷重にする訓練を進める。この訓練によって，体重を支持する四肢にある関節を接近させ，筋力が集中し，姿勢筋の動的な力が増加する（図14-5）。
8. 介助なしに四つ這い姿勢をとったり，ゆるめたりの実践が行われる。
9. 四つ這い姿勢での運動（這行）は，歩行のために重要な意味がある。それは，躯幹の逆回旋を必要とする典型的な最初の訓練で，歩行に重要な必要条件である。這行はまた，筋力（前進に抵抗する）を改善し，動的な平衡反応を促進して，協調運動とタイミングを改善するのに用いられることがある。四つ這い姿勢での運動は，床から立った姿勢までの動作を確実にするための重要な初期訓練である（例えば，転倒の後に患者が椅子またはソファに這って行き，直立した姿勢を再びとる）。

座位

マット訓練のプログラムには，一般的に座位での動作が含まれる。座位動作は，効果的にバランス，躯幹制御と上肢による体重支持などの発達に用いられる。加えて，頭と頸の安定性の改善は，この姿勢において

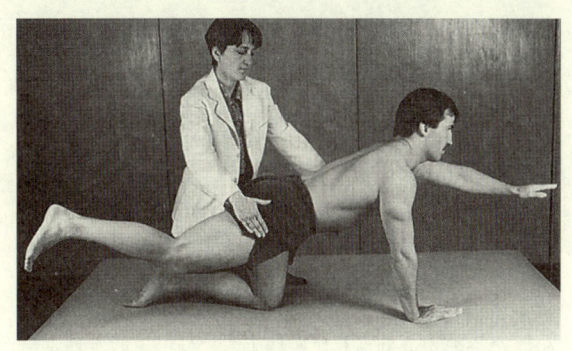

図14-5 四つ這い姿勢。静止している肢に荷重を増加させることで，静止-動的運動が姿勢筋の動的保持を促進させる

成し遂げられる。離床前訓練におけるマットプログラムには，一般に2つの座る型が組み込まれる。

1. 短座位：この姿勢では，患者の股関節と膝は屈曲し，足は床にぴったりつく。
2. 長座位：この姿勢では，股関節は屈曲し，そして，膝関節は床面に伸展される。座位は，小さいBOSと高いCOGを与える。しかし，2つの座る型によってBOSは異なって，個々の患者にとって選択に影響する可能性がある点に留意する必要がある。例えば，長座位は，短座位と比較して比較的大きいBOSを与える。支える床面と接触している下肢の位置によって，長座位での，このより大きいBOSは生じる。

どの体位をとるかを決定するうえでのもう1つの因子は，この姿勢を獲得するのに必要な関節可動域である。長座位は，腰あるいは膝屈筋の可動域に制限のある一部の患者にとっては難しい。長座位姿勢でハムストリングスの緊張があると，骨盤位置を変更させてしまう。そして，患者を坐骨に深く座らせる（これは，仙椎座位といわれる）。

座位のBOSは，上肢支持の位置を変えることによって変化する可能性がある。上肢での支えは，骨盤後方（大きいBOS），骨盤側方（小さいBOS），または骨盤前方（中間のBOS）に手をついて行う。座位で行われる訓練の進展に組み込むことができる次のような提言がある。

1. 最初の訓練は，この姿勢を介助して完成させ，それを維持することである。固有受容器障害があるが視覚が失われていない患者には，座位訓練に鏡を使用することで，重要な視覚フィードバックをもたらすことがある。
2. 両肩に用手的に力を集中することで，筋収縮を促進できる。
3. さまざまなPNF技術が使用可能である。特に交互

の等尺性筋運動とリズミカルな安定化は，この姿勢における初期の安定性を進める際に重要である。

4. 痙性麻痺患者には，腕を伸展し，手を開いて平坦に床を支持させることで，長指伸筋の緊張を低下させる抑制性入力が与えられる。

5. 上肢支持による姿勢が体重移動（例えば，後方，前方，そして側方へ）によって変化する可能性があるこの訓練も，BOS を変えるのと同様に，筋の共同収縮を促進する。

6. この姿勢を介助なしに維持するには，上肢支持を段階的に減らし，そしてやめることである。

7. バランス訓練は，上肢支持なしに座位で行うことができる。躯幹の平衡を維持する間，肩を屈曲，外転，その他の方向に移動させて，患者の上肢位置を変化させることができる。上肢の支持なしに，躯幹を前方，後方，側方に動かすことができるようになる。これらの訓練には，躯幹や下肢に対する用手的な他動運動による患者のバランス運動が含まれる。また，患者にボールをさまざまな方向へ投げさせたり，またさまざまな方向から投げられたボールを捕る練習をさせることで平衡を獲得できる。または，靴下を履いたり，靴ひもを結んだりするなどの機能的行為を行わせることによってバランスの完成が図れる。

8. 支持なしに座位をとったり，座位を解除したりする練習をしなければならない。

9. 必要な場合，座位姿勢は自己可動域運動の指導によく用いられる。長座位，そして胡座が，この目的のために使われることがある。長座位で膝を伸展し，躯幹を前方に屈曲することで，腰筋とハムストリングスの長さが維持される。仕立て屋座位は，股関節外旋，外転と膝屈曲での可動域を促進して，足関節と足へのより簡単な接近を可能にする。

10. 座位での腕立て伏せは，姿勢変換ばかりでなく，介助用具を使った移動と歩行のための重要な事前訓練である。この動作は，腕を側方において，肘を伸展し，肩を下に押して殿部をマットから持ち上げて行う。訓練は，最初直接マットに手をついて体重を乗せ，砂嚢の上に体重をかける，あるいは段階的に高さを増加させたブロック上でプッシュアップすることで行う。長い躯幹あるいは短い上肢の不均衡な患者には，直接マットに手をついてのプッシュアップが困難であり，砂嚢またはプッシュアップ用ブロックが必要である。修正した座位腕立て伏せは，長座位で両手を体の片側においで行う。患者は，続いて殿部を持ち上げるために両方の上肢でマットを押し下げる。これは，歩行に備えての腰部回旋を促進する。この訓練によって座位から四つ這い姿勢への変換運動に機能的影響を与える。加えて，それは対麻痺（最初の躯幹回旋は，立つ前にしばしば必要である）患者にとって座位から起立への運動に重要な訓練である。

11. この姿勢での動作によって，移動，歩行，姿勢変化に直接機能的な影響を与える。しかし，これらの訓練には，両上肢の適切な筋力（例えば，対麻痺患者）を必要とする。これらの訓練の多くは，脊髄損傷患者のためのマットプログラムに含まれており，マット松葉杖の使用を組み込むことがある。脊髄損傷患者にとって，座位運動は，頭部と上体の運動と結びついたプッシュアップ運動を用いることで成し遂げられる。惰性は，要求される運動の方向と反対側に強制的に頭部と肩を急速に動かすことによって生み出される。例えば，長座位姿勢で腕立て伏せを実行する間，頭部と肩の急速な同時伸展で下肢の前方移動が，頭部と肩の急速な同時屈曲で下肢の後方移動が行われる。これと同様な運動は，**小振り歩行**と**大振り歩行**パターンで使われる。座位での運動はまた，一方の股関節を引き上げて，前方または後方に体重を移して，それを反対の股関節で繰り返すことによって達成することができる。

12. 多くの追加的な運動を，座位で行うことができる。手接触面を肩において，躯幹の自動的伸展，屈曲，回旋を行うことができる。座位で頭部，躯幹，四肢に PNF パターンを用いて（例えば，チョップ動作，持ち上げる動作），患者の制御された運動機能を改善し，この姿勢に関係がある機能的目標の達成のために患者を支援できる。

膝立て姿勢

膝立て姿勢は，さらに BOS を減少させ，COG を上昇させる。この姿勢で，股関節と膝関節により体重を支持し，正常の直立した立位のアライメントの必要性をシミュレーションする。この姿勢は，特に躯幹下部と骨盤制御を確立し，さらに直立したバランス制御を促進することに役立つ。この姿勢も，歩行訓練のために必要な膝を屈曲し，股関節伸展する下肢の運動パターン（ブリッジをしている間に開始される）を促進する。

患者を介助して四つ這い姿勢から膝立て姿勢にするのは，最も容易である。患者は，四つ這い姿勢から，膝がさらに曲がり，骨盤が踵の方に低下するまで，手で「歩く」ように後方に移動する。患者は，踵の上に「座る」ようになる。この姿勢からセラピストが骨盤を手で導き，上肢で柵（壁についたはしご）を上るようにして膝立てさせることができる。セラピストは，患者が踵の上に座る姿勢をとっているか直接患者の前

で確認できる．セラピストが手で骨盤を導いている間，患者の上肢はセラピストの肩で支えられる．膝立ての際に利用できる手技，訓練としては次のようなものが提案される．

1. 最初の訓練は，介助によって姿勢を試み，維持することに集中する．
2. 筋力集中効果を股関節に用いて，筋の共同収縮を促進する．
3. 遅い反転または遅い反転-保持のPNF技術によって，骨盤の前方移動，側方シフト，回旋を効果的に促進する．
4. 遠心性の股関節制御は，拮抗筋反転によって促進させることができる．この技術では，求心性と遠心性筋収縮の間で滑らかな反転を使用する．骨盤に手を接触させ，股関節の屈曲が増加するように動かし，再び伸展させる．運動の可動域は，段階的に増加する．この技術も，踵座りから膝立て姿勢まで移動する能力を改善する．
5. 片膝から片膝への体重の移動は，体重支持に働いている肢の同時収縮を促進する．
6. バランス訓練は，1点で支持していた状態から，上肢の支持なしでバランスをとるようにすることで実践できる．この姿勢で患者のバランスを促すことができる．ボールを投げ，さまざまな方向からのボールを受ける動作は，このバランス訓練の構成要素として使用することができる．
7. 逆チョップ動作や躯幹の持ち上げを行うことで，介助なしで姿勢をとれるように促進できる．
8. セラピストの肩で患者の腕を支えて，股関節を持ち上げ，前方に動かしたり，あるいは，「膝歩き」させることは，この姿勢の1つである．抵抗を加えての前進は，前方への運動を促進するために用いられる．上肢を自由にし，抵抗を加えて前進させる．
9. 膝立てしている姿勢（一般的に，脊髄損傷患者に使われる）で，種々のマット松葉杖訓練を行うことができる．例えば，松葉杖を前方，後方，そして側方に突いて体重をそれぞれの方向に移動させ，腰部と骨盤を制御すること，交互に片側の松葉杖をマットから上げてすぐにマットに戻す，股関節の挙上，選択された歩行パターンの指導，そして松葉杖を用いた前方移動などがある．
10. 膝立て姿勢は，このように四頭筋の抑制に，そして痙性患者の筋緊張の抑制に用いることができる．伸筋緊張の減少は，患者によっては起立や歩行への重要な準備訓練となりうる．

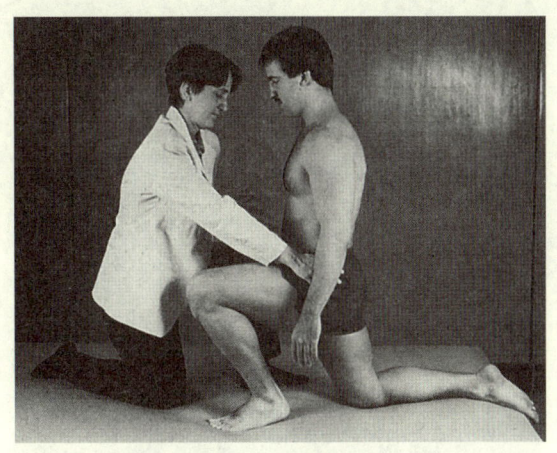

図14-6　片膝立て．前肢上への体重移動

片膝立て姿勢

片膝立てでは，COGは膝立ての場合と同様であるが，BOSは広がる（図14-6）．歩行の立脚相においては，体重を受容する準備として，後方の体重支持肢により大きな負担がかかる．続く前肢への荷重は，足関節を介して支持される．この姿勢は，股関節の伸展，側方への骨盤バランスと足関節運動の促進を可能にする．そして，それは足を介して固有受容器への入力を増加させる．以下の技術と訓練は，片膝立て姿勢で行うのに適している．

1. 最初の訓練は，介助によって姿勢を確保し，姿勢を維持することである．
2. リズミカルな安定化または交互の等尺性筋運動が，この姿勢で安定性を改善するために用いられる．いくつかの手接触の組み合わせが使われる．すなわち，肩と骨盤，肩と膝前面，骨盤と膝前面などである．
3. この姿勢で前から後ろへの斜めの体重移動は，股関節，膝関節，および特に足関節の可動域を促進する（図14-6参照）．
4. 体重移動の間（例えば，遅い反転，または遅い反転-保持の間），骨盤へ手を接触させて抵抗を加える．
5. 姿勢を確かめる訓練は（膝立てから片膝立てへ姿勢を変える），床からの起立動作（例えば，転倒の後）を完成させるのに重要な必要不可欠な条件である．

修正された足底起立

修正された足底起立（図14-7）は，垂直起立や歩くための準備に用いることができる早期の体重負荷姿勢である．この姿勢では，BOSが比較的小さく，COGが高くなる．この姿勢は本質的に安定性が促進される．なぜなら，体重負荷はすべての四肢にかけられるから

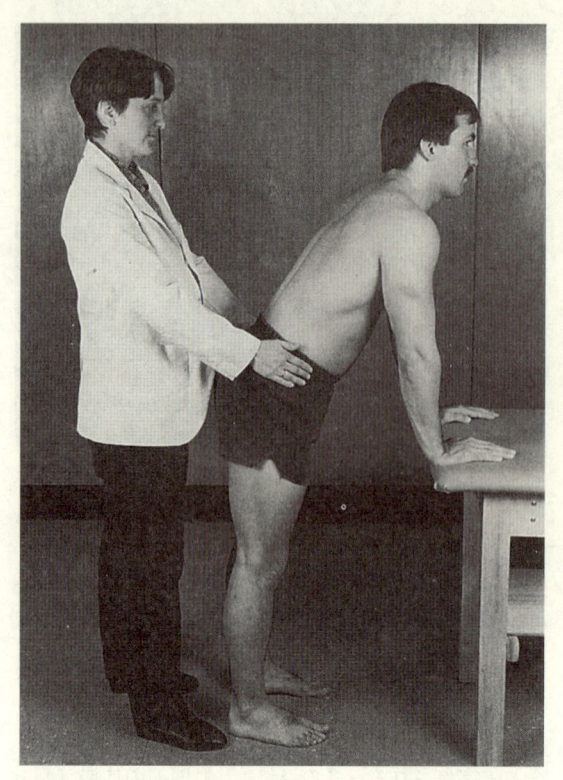

図 14-7　修正された足底起立

である。進歩した下肢パターンの状態で，ほとんど完全に体重負荷するかぎり，修正された足底起立姿勢は歩く前の重要な訓練となりうる。歩行に必要なこのパターンは，股関節屈曲とともに，膝関節伸展および足関節背屈を組み合わせる。

　導入時の介助によるこの姿勢への移動訓練は，通常，腕を椅子に置いた座位姿勢から最も容易に行える。椅子は，治療台または適切な高さの安定した台のまっすぐ前に置く。座る姿勢から足底起立姿勢への姿勢変換の早期には，保護ベルトを使用する。患者には，椅子に座ったまま前進するように指示し，あるいは介助する。足底は床にぴったりつけ，手は椅子の肘掛けに置かなければならない。患者は，それから肘掛けを押し下げて，足底起立姿勢に移動する（支持台上に一方の手を置きながら）。セラピストは，ベルトあるいは手接触を用いて介助の必要程度を調節する。この姿勢でなされる訓練や手技は以下のとおりである。

1. 最初の訓練は，介助によりこの姿勢をとり，それを維持することである。
2. 両肩と骨盤に手で力を集中して安定性を強化する。リズミカルな安定化と交互の等尺性筋運動も，この姿勢で安定性を向上するために用いられる。手の接触は，肩か骨盤，あるいは肩と骨盤の両方である。
3. 可動域を越えて揺り動かすなどの制御された可動性訓練によって運動の範囲は増加し，さらに強化される。揺り動かしは，多様な方向（例えば，前方，後方，斜め）に使用できて，1つ以上の肢への体重負荷を増加させることで効果的である。後ろに立っているセラピストは，骨盤への手接触によって体重移動を導く。
4. 静止から動的訓練へと前進させる。片方の下肢を浮かして（例えば，外側にステップして），体重をかけている他の3肢への負荷を増加させる。外側へのステップに加えて，前方や後方へと片方の下肢を動かすことで下肢の姿勢は変えられる。次に，静止している肢を動かないままにして，体重を動的肢の上に移す。これで，骨盤の動きと外側シフトが促進する。躯幹下部の回旋もまた，静止-動的下肢訓練を介して，強調される。

起立

　垂直立位では，BOSは小さく，COGは高い。そして，最大のバランス制御が必要である。起立訓練は，一般には平行棒（後述）から始められる。しかし，多くの患者に対しては，これらの訓練は治療台または他の支持台の次に始められる。患者によっては，介助なしに起立姿勢をとることが可能になる前に，起立姿勢を維持するのに十分な安定性を示すことがある。

　実践順に個々の姿勢において運動制御の特定のレベルに達していても，起立できるようになるとはかぎらないことに留意する必要がある。例えば，四つ這いでの股関節部安定性など下位の構成要素では，具体的な状況での実践なしに歩行機能を獲得することはできない。運動学習は，具体的な機能を形成するための実践と経験によって得られた感覚情報とフィードバックに依存している。起立姿勢をとる際に下準備となる運動の要素を取り込み，全体機能に従属要素を確実に移動させる。必要な練習量と学習の割合は，患者によって変化する。以下の訓練と技術が，起立姿勢において使われる。

1. 最初の訓練には，介助の前提（平行棒訓練の項で述べる）と姿勢維持の介助が含まれる。
2. 姿勢を維持する能力は安定化技術によって促進される。それには，骨盤，肩甲骨，あるいは肩甲骨と骨盤の両方に手を接触してのリズミカルな安定化と交互の等尺運動が含まれる。下肢を左右対称な開排位にし，Theraband®管を大腿部の周りに当てて，股関節外転筋により固有受容器性負荷と骨盤の安定性を増加させる。
3. 骨盤に手を当てて，交互に下肢へ荷重をかけることで，安定性が改善する。患者の手をセラピストの肩

第14章　離床前訓練と歩行訓練

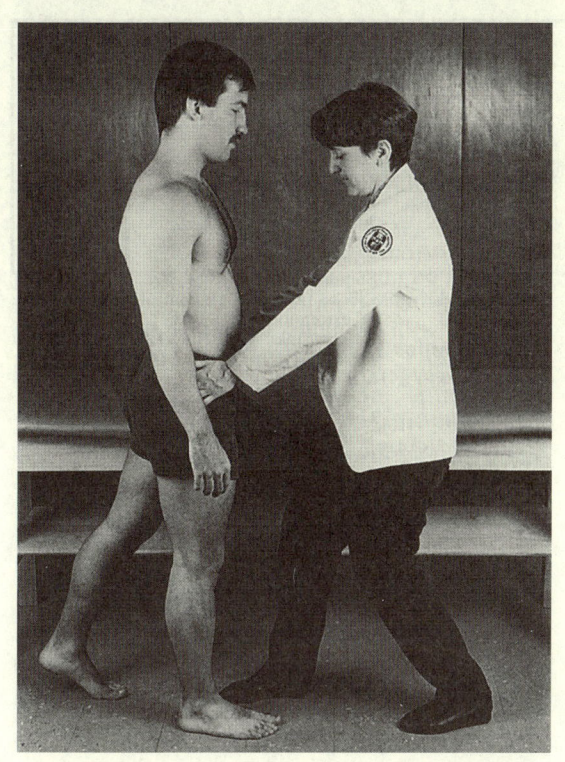

図14-8　起立。静止から動的への訓練（例えば、歩を進める訓練）が、前方へ進めた下肢による荷重の受容を促し、骨盤の前方への回旋と外側移動を促進させる

表14-1　離床前マット訓練での各姿勢における制御中心部位

体位	制御中心部位
寝返り動作	躯幹
	分節回旋
	反回旋
両肘支持腹臥位	頭部
	頸部
	躯体上部
	肩甲骨
	肩関節
両手支持腹臥位	肘（上肢の中間部制御）
膝立て臥位	躯幹下部
	近位の下肢
骨盤挙上臥位	体幹下部
	股関節/骨盤
	下肢
四つ這い姿勢	躯幹
	上肢近位部と中間部
	下肢近位部
座位	躯幹
	上肢近位部と中間部
膝立て	躯幹
	骨盤
	下肢近位部
片膝立て	躯幹
	骨盤
	下肢近位部と遠位部（膝と足関節）
	下肢の交互運動制御
足底起立	躯幹
	下肢の近位部と中間部の制御
起立	躯幹
	下肢

に置くことで支持が追加される。安定性が改善するに従って、上肢の支持を減らし、あるいはやめる。
4. 躯幹の制御された運動訓練は、足をそろえたり、または歩を進めるように立っている姿勢で行われる。躯幹の前後方向、外側方向、回転運動が重要視される。
5. 静止から動的への訓練（例えば、歩を進める訓練）が、前方へ進めた下肢に荷重を促し、前進させた下肢に体重を移動させる。この訓練は、骨盤の前方への回旋と外側移動を促進させる（図14-8）。上肢運動も、これらの訓練に加えられる（例えば、上肢の交互の振り）。

歩行

　歩行は、最終的で最高レベルの運動制御（スキル）である。手を骨盤に置いて、骨盤運動の制御を導き、介助することができる。上肢支持は、段階的に減少させ、その後やめなければならない。一連の起立訓練には、抵抗を加えての前進、後ろ向きに歩くこと、サイドステップ、交叉ステップ、そして毛糸を編むような歩き braiding step がある。これらの訓練については、以下の項で述べる。

　本項は、制御を改良するためのマット訓練のサンプルを示した。近位から遠位への躯幹に対する制御の重要性の増加については、表14-1にまとめた。この一連の基本的訓練は、個々の患者それぞれの必要性に従って改良や修正が必要であることに注意する必要がある。概説した離床前マット訓練に加えて、強化プログラムと協調運動訓練は、歩行のための準備中に同時に行うべき重要な訓練である。患者が座位の範囲内でいったん作業を開始したなら、移乗訓練と車椅子の取り扱いもマット訓練と同時に始めることができる。Box 14-2は、離床前運動プログラムの概要を示している。歩行障害への治療体操介入についてのより詳細な理解のためには、Physical Rehabilitation Laboratory Manual: Focus on Functional Training[4]を参考にされたい。

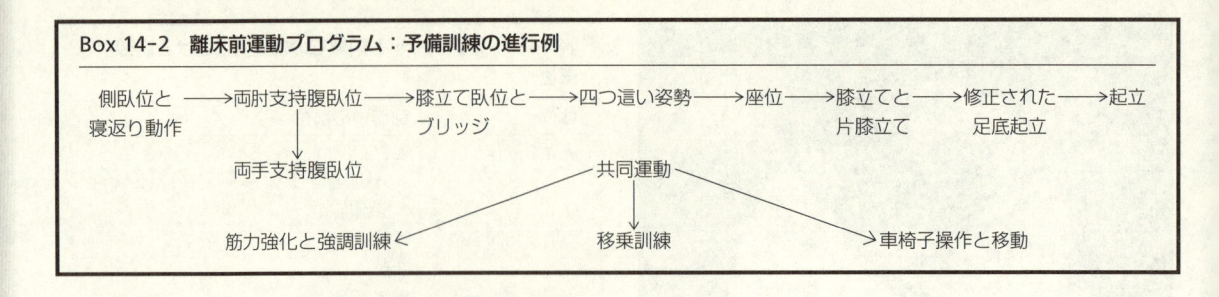

> **Box 14-2　離床前運動プログラム：予備訓練の進行例**
>
> 側臥位と　→　両肘支持腹臥位　→　膝立て臥位と　→　四つ這い姿勢　→　座位　→　膝立てと　→　修正された　→　起立
> 寝返り動作　　　　　　　　　　　ブリッジ　　　　　　　　　　　　　　　　　　片膝立て　　　足底起立
> 　　　　　　　両手支持腹臥位　　　　　　　　　　共同運動
>
> 　　　　　　　筋力強化と強調訓練　←　　　　　　移乗訓練　　　　　　　　→　車椅子操作と移動

平行棒訓練

　十分な運動性制御が達成されたらすぐに，平行棒での直立した訓練を始めることができる。すべてのマット訓練が，起立訓練を始める前に正当化されうるわけでもないし，実行可能であるというわけでもない。起立訓練をする前の2つの重要な準備作業は，患者に防御ベルトを取り付けることと，平行棒を調整することである。平行棒の最初の調整は，患者の身長に基づいて評価される。理想的には，平行棒は，肘を20〜30度屈曲した状態で，大転子の高さに調整されなければならない。身体比率と腕長の個人差を考慮すると，肘の角度による調整が通常最も正確である。患者が立ったときに，バーの高さを確認する。調整が必要な場合は，患者を座位に戻さなければならない。平行棒で訓練を開始する前に，2つの重要な準備，すなわち車椅子の位置決めと防御ベルトの設置を行う。

　患者の車椅子は，平行棒の端に置かなければならない。両ブレーキを引いて，足載せ台を垂直にし，そして，患者の両足を床にぴったりつける。防御ベルトは，患者のウエスト周囲に安全に締めなければならない。防御ベルトには，いくつかの重大な機能がある。すなわち，起こりうるバランスの喪失をセラピストが制御したり，予防しやすくし，患者の安全を向上する。また，厄介な状況でのセラピストによる適当なボディメカニクス使用を容易にする。最後に，それは責任問題に関する重要な配慮である。防御ベルトの安全に対する意味については，患者に慎重に説明しなければならない。平行棒訓練の順序は，次のとおりである。

1. **最初の指示/実演説明**：平行棒訓練の指導を始める際に，訓練の部分的な説明の前に全体像を示さなければならない。これには，平行棒で立った姿勢の確認の仕方，セラピストによる防御技術，最初の起立バランス訓練，使用する歩行パターン，平行棒内での方向転換，座位に戻る方法などの指導と実演説明が含まれる。言葉での説明の間，患者役のスタッフによってこれらの訓練を行ってみせることで学習を容易にする。平行棒訓練の各構成要素は，このようにして患者の実際のパフォーマンスの前に再検討しなければならない。

2. **起立姿勢の確認**：起立に備えて，患者に車椅子の前に座るように指示する。セラピストは，患者のまっすぐ前に位置する。起立しようとしている間，患者の上肢使用を邪魔するような防御法は行ってはならない。1つの有効なアプローチは，防御ベルトを前方からつかむことである（アンダーハンド把持は，最も安全な方法である）。片側性障害では，セラピストの手首を，患者の強い，健側である躯幹の外側で腋窩部の近くに置き，そしてもう一方の手を肩甲骨の外側面に置く。腋窩に上方への圧力をかけないように注意する必要がある。防御のための正しい位置は概して患者のより弱い側にあるが，セラピストは患者の健康な下肢を固定し，守るために，また強力な支持脚を確保するために健側のより近くに立つ。このアプローチは，例えば一方の下肢が非荷重持続状態を必要とするときに適応される。両側に障害がある場合，セラピストは患者の両膝を支えるために，より中央に位置しなければならない。必要ならば，患者の足がすべるのを防ぐためにセラピストの足によって支える。特に両側障害に役立つのは，交互に片手を股関節部後方に当て，もう一方の手を防御ベルトの外側あるいは躯幹外側面の腋窩の下に当てる方法である。片足または両足をぴったりと床に支持して椅子で前方に移動させた後，患者に，前方へ身体を傾け，車椅子の肘掛けを押し下げて立った姿勢をとるように指導する。患者に平行棒を引いて起立させてはならない。患者が垂直の姿勢に近づくにつれて，手を1方ずつ肘掛けから離し，平行棒をつかむようにさせる。患者のCOGは，安定した起立姿勢を促進させるのにBOSの上に導かれなければならない。

3. **最初の平行棒訓練**：平行棒訓練の間，セラピストは通常，平行棒のなかに立って患者と向き合うか，または患者のより弱い側でバーの外側に立つ。患者を平行棒の内部から守る際には，手は防御ベルトを前から把持しなければならない。そして，もう一方の手は患者の肩の前に接触させないで置く。バーの外

側からは，一方の手はベルトを後方からつかみ，もう一方の手は患者の肩の前に，接触させないで置く。この患者に対する防御法は患者自身がバランスを失いかけたときに即応するという効果的な手の位置であり，肩に直接手を当てていた場合に起こりうる，引き止められたり前に押されるという感覚をなくす。以下に述べる平行棒での初期訓練は，患者の体重負荷状況や，治療（例えば，義足や装具の使用）の特別な状況によって修正する。これらの訓練の間，防御技術を，セラピストは持続する。

a. 起立のバランス：まず最初に，患者は起立姿勢に慣れなければならない。最初の起立訓練の間，セラピストは患者の悪心または軽い頭痛の訴えに気をつけなければならない。こうした症状は，血圧の低下に起因する**起立性（体位性）低血圧**の徴候であることがある。こうした症候は，一般に直立姿勢に対する耐久力が向上するに従って消失する。しかし，患者が長期にわたってベッドや車椅子に限定された生活をしていた場合には，これらの症候が重症となることがある。このような状況では，傾斜台訓練を段階的に行い，起立前にバイタルサインの慎重なモニタが求められる。圧迫ストッキングや身体をくるんで圧迫するもの，あるいは腹部の支持帯を使用するとこれらの影響をより少なくできる。

b. 安定性限界 limit of stability（LOS）：LOS の検査は，バランスが維持されている間，患者の COG はどの程度ずれることが可能かの測定を含む。早期の検査は，前後方向や外側へ体重を移動したり，平行棒の手の位置を変更することによって行うことができる。

①外側への体重移動：患者は，BOS を変えずに一側から反対側へ体重移動を行う。その際，平行棒での位置は変わらない。

②前後への体重移動：患者は，BOS を変えることなく前に，そして後方に体重を移す。平行棒の手の位置は変わらない。

③前後への手の位置と体重移動：患者は，平行棒上で前方に手を移動させ，体重を前方に移動する。後方に手を移動させることで，体重は後方に移される。

④片手支持：患者は，平行棒の上で一方の手だけの支持でバランスをとる。支持手を交互に変えて行う。この訓練の計画には，自由になった手と上肢の位置を段階的に変化させることも含まれる。例えば，バーより上に手を 7〜8 cm 離したり，段階的に手の位置を変えたりする訓練を開始し，肩を屈曲させる，外転させる，正中線に交差させる，などを行う。訓練を発展させて，バーから両手を離してバランスをとらせることも行う。

c. 股関節挙上：患者の BOS が変化しないように，一方の股関節を交互にあげさせ，平行棒の手の位置は維持させる。骨盤に手を当てて抵抗を加える。

d. 起立姿勢での腕立て伏せ：患者の手は，平行棒の上で大腿部のすぐ前に置く。肘を伸展し，同時に肩を押し下げて体重を持ち上げる。頭部を前方へ屈曲することで，さらに高く上げる。最初の肢位へ戻るには，身体を制御して低下させる。この訓練には十分な上肢筋力を必要とし，離床前訓練で発達した制御能力なしには行えない。これは通常，より若い患者，例えば対麻痺患者や下肢切断患者の一部に用いられる。

e. 前方と後方への踏み出し：患者は，片脚を踏み出し，前に体重を移して，最初の姿勢（正常な BOS）に戻る。次に，片脚で後退して，後方に体重を移し，また最初の姿勢に戻ることを繰り返す。骨盤に手を当てて抵抗を加えることができる。

f. 前方移動：患者は，選択した歩行のパターンと障害下肢への適切な荷重で，平行棒内での移動を開始する。歩いている間，患者には平行棒を引っ張るよりは，むしろ押し下げるように指導する。それは結局，介助用具の使用において必要な運動である。患者は，バーを固く握るよりは，むしろゆるく握るか，握りを開くよう指示する方が簡単である。ゆるい握りあるいは握りを開くことは，平行棒，つまりは介助用具の正しい使用を容易にする。

g. 回旋：いったん平行棒において望まれる歩行距離に達したなら，患者により強い側の方を向くように指示する。例えば，非荷重が左下肢の場合，回旋は右の方へしなければならない。患者には，自動歩行によって小さな円を描くように回転し，1つの下肢を軸にして回転しないように指導する。この技術は，平行棒外の移動運動でも続けられ，回転は小さい BOS 上では運動のバランスが失われるので常に落胆させられるだろう。平行棒内での回転では，防御は 2 つの方法で行われる。1 つは，セラピストが患者の前に立ち，手の位置を同じように保持して，患者と一緒に回旋する。この場合，セラピストは患者の前の位置を保たなければならない。第 2 の方法は，患者と一緒の回旋でなく，むしろ，往復への後ろからの防御である。この方法では，回旋によって手の位置が変化する。患者が回旋を始めるにつれて，防御ベルトに置いた両手の位置が段階的に変化する。片手をベルトの後

側面に置いたままで，もう一方の手を患者の弱い側の肩に触れないように前方に位置させて椅子まで戻る．両方法ともに行いうるであろうが，平行棒で利用できる限られたスペースを考えると，おそらく後者の方がより実際的であろう．

　前述のように，防御も平行棒の外側で行われることがある．セラピストのこの位置決めは，特に歩行訓練の後半段階で役立つ．しかし，早期訓練では固有のいくつかの問題がある．片側障害が存在する場合，患者のより弱い側（特に平行棒の全長を移動できない場合には）の近くに立つのは一般に難しい．加えて，バーが間に介在することによるセラピストと患者間の距離は，患者が不安定で，またはバランスを失ったときに，患者を防御する適切で安全な身体機構を効果的に働かせることができない．

h. 椅子座位に戻る：椅子に達したら，前に述べたように，患者は再び回旋しなければならない．完全に回旋したら，患者に，脚の後方で椅子の座部を感知するまで後退し続けるように指示する（これは，感覚障害のある患者には，視覚あるいは聴覚などの手がかりによる代用が必要である）．このときに，患者は，平行棒から強い方の手を放して車椅子の肘掛けに伸ばす．いったんこの手が安全に肘掛けを把持したならば，患者に前方にわずかに身体を曲げ，平行棒からもう一方の手を放してそれを他方の肘掛けに置くように指示する．頭部と躯幹を前方へ保って，患者はゆっくり着席位置に戻る．

4. **高度な平行棒訓練**：すべての患者に適当でないにもかかわらず，平行棒を使ったより高度な歩行訓練を組み込むことができる．それには，以下のようなものがある．

a. 抵抗を加えた前方移動：患者が前に歩くにつれて，手を接触させて骨盤や肩部に抵抗を加える．

b. 後方への歩行：後ろ向きの歩行は，積極的に始めることができ，骨盤に抵抗を加える応用へと発展させることができる．この訓練も，股関節を伸展し膝を屈曲させ，特に下肢での共同運動により半身不随患者に役立つ．

c. 側方自動歩行：まず最初に，この訓練は，積極的に実行する．次いで，骨盤と大腿に手で抵抗を加える応用が可能である．側方歩行（横向きの）は可動肢の活発な外転を容易にする．そして，反対の支持下肢の動きと体重支持を制御する．

d. 毛糸を編むような歩き braiding step：一肢を側方に動かしている間，他の下肢を前方，あるいは後方に交叉させて進行する．それに，正中に交差

せることと同様に下部体幹の回転を組み入れる．この毛糸を編むような歩きの訓練をするには標準的な平行棒か卵円棒のなか，あるいは外で，患者は平行棒の両方のバーに片手ずつ置くか，1つのバーに両手を置くかして行う．

5. stepping up：エアロビクスステップ台を，平行棒内で患者のすぐ前に配置する．患者の体重は，横方向に移って支持肢に載せ，一方の下肢を段に載せる．肢は，それからもとの立脚位置に戻る．段へ載せる動きは，階段の上りのための重要な訓練である．ステップの高さは，訓練の困難を増減するために変化させることができる．例えば，10 cm ステップを最初に使って標準の 17.5 cm のステップまで段階的に進展させる．

補助用具と歩行パターン

　平行棒外の歩行訓練計画を続ける前に，①補助用具の選択と測定，②移動用の補助用具で用いられる歩行パターンの選択と説明を考慮しなければならない．

移動用の補助用具使用に際しての選択，測定，歩行パターン

　移動用の補助用具には，杖，松葉杖，歩行器の3つの主要なカテゴリーがある．それぞれの補助用具は，患者個々の問題，あるいは疾患群の必要性に対応するために，基本的な設計に対していくつかの修正が加えられるようになっている．さまざまな根拠，すなわちバランス，疼痛，疲労，筋力低下，関節不安定性，過剰な骨への負荷と美容上の問題などに合わせて処方されている．補助用具のもう1つの主要な機能は，完全にまたは部分的に四肢から体重免荷をすることである．この負荷軽減は，力を上肢から床へと補助用具を通して下方に伝達することによって行われる．

▼ 杖

　現在の臨床診療で使用される大部分の杖は，軽量アルミニウムでつくられている．杖の機能は，BOSを広げて，バランスを向上させることである[5]．杖は，制限された歩行（例えば，非荷重あるいは**部分荷重**）の用途には適していない．一般的に患者は，障害肢とは反対側の手で保持するように指導される．この杖の位置決めは，一緒に動かしている反対側の腕と脚の正常な交互歩行パターンに最も密接に対応している．それはまた，杖を障害と同側に保持するときよりも COG の外側へのシフトが少なく，かつ BOS を広げるのである．

杖を対側に持つのは，殿部で作用している外転筋力を減少させるために特に重要である[6]．正常歩行の間，立脚下肢の股関節外転筋は，対側の遊脚相において骨盤の重力モーメントに抗して収縮する．これは，対側の骨盤の傾斜を予防するが，立脚股関節に対して圧縮力になる．障害側と反対の上肢に杖を使用すれば，これらの力を減らすことができる．杖にかかった体重の下方への圧力によってつくられた床（地面）への応力は，障害下肢の股関節への重力活動と釣り合う[7]．このように股関節外転筋の張力の必要量が減らされ，その結果関節への圧縮力が減少する．

股関節で圧縮力をつくる床反力のいくつかの構成要素は，杖の使用によって縮小させることができる．ElyとSmidtによる研究において[8]，杖の対側使用で，障害下肢によって発生した床反力の垂直と後側の構成成分が減少することが示された．彼らは，垂直床反力ピークの減少は体重を杖の前方に移動することによるためで，このことが障害下肢の股関節にかかる力を減少させるのに寄与していると述べている．Neumann[6]は，杖の対側使用によって発生する股関節外転筋の平均EMG活性は，杖を使用しないときにかかる力の31％に下がったと述べている．

研究によれば，杖の使用は殿部にかかる力を減少させる効果的な手段であることが示唆される[6,8]．この概念は特に，階段の上りのような殿部で発生する力がかなり増加する活動にとって重要である[7]．杖の使用は，例えば股関節置換または変形性関節症のような股関節障害に，明らかに有用である．

杖は，障害下肢にかかる力を変えることに加えて，動的安定性を増加させ，バランスを向上させることによって歩行を向上させる機能に基づいて選択される．これは，床接触点の追加によるBOSの増加によって達成される．杖で提供される安定性のレベルは，連続性がある．最大の安定性は，広い基盤を持った杖でもたらされ，標準的な杖では安定性は小さい．以下に，臨床に用いられる杖の一般的なタイプのいくつかを示して，それらの長所および短所を記す．

● 標準的な杖 ●

この補助用具は，普通型杖，従来型杖（図14-9A）と称され，アルミニウム，木またはプラスチックでできていて，半円（弯曲）形の柄がついている．遠位のラバーチップの直径は，少なくとも1インチ（2.5 cm）以上ある．

長所

この杖は，安価で，階段や，スペースが制限される床面に容易に適合できる．

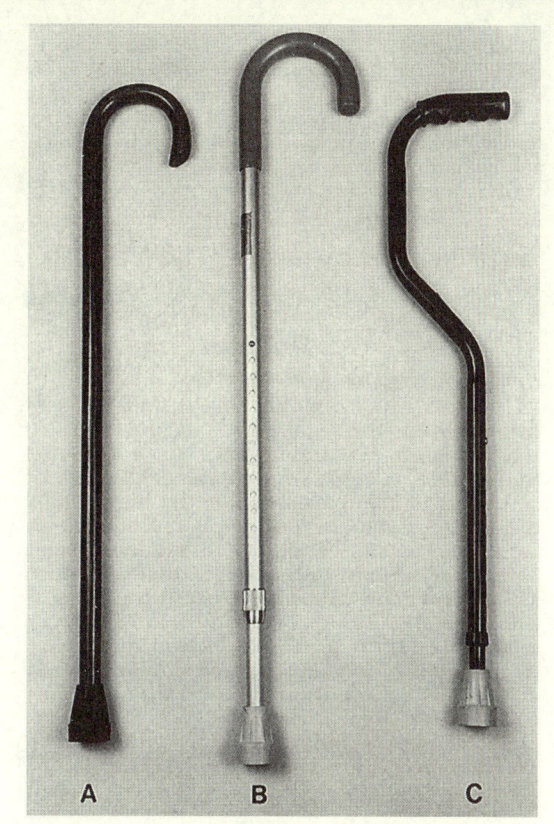

図14-9　A：標準的な木製杖，B：標準的な調節可能アルミニウム杖，C：調節可能段つき杖

短所

標準的な杖は，調節不可能で，患者に合わせるには切らなければならない．支持点が手よりも前にあり，手のすぐ下にはない．

● 標準的で調節可能なアルミニウム杖 ●

この補助用具（図14-9B）は，アルミニウム管でできていて，普通型，標準型杖と同じ基本的な設計を持ち，鋳造されたプラスチックカバーの半円形の柄がついている．この杖の伸張設計は，ロッキング-ピン機構を適当な切込みに入れることによって高さ調整が可能である．利用できる高さ範囲は，製造業者によってわずかに異なるが，通常68～98 cmの範囲で調節可能である．遠位ラバーチップの直径は，少なくとも2.5 cm以上である［訳注：調節可能なアルミニウム補助用具は高さを調節するプッシュ-ボタンピン，または切込み機構を用いている．いくつかはつまみネジまたは回転袖によって締められる補強用カフを含む］．

長所

この杖はすばやく調節することが可能なので，適切な高さを決定することが容易である．特に，標準的な杖の長さを調節する前の測定に役立つ．また，軽くて，

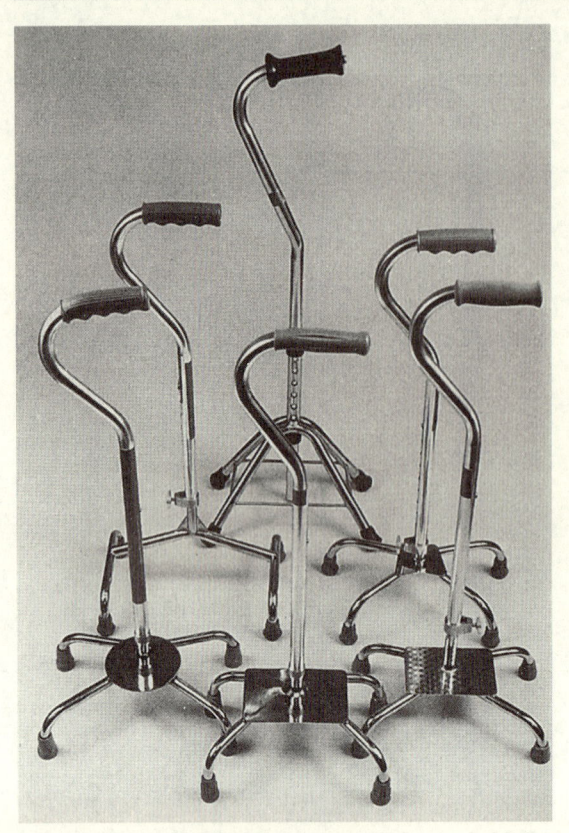

図 14-10 さまざまな基部の広い四脚杖

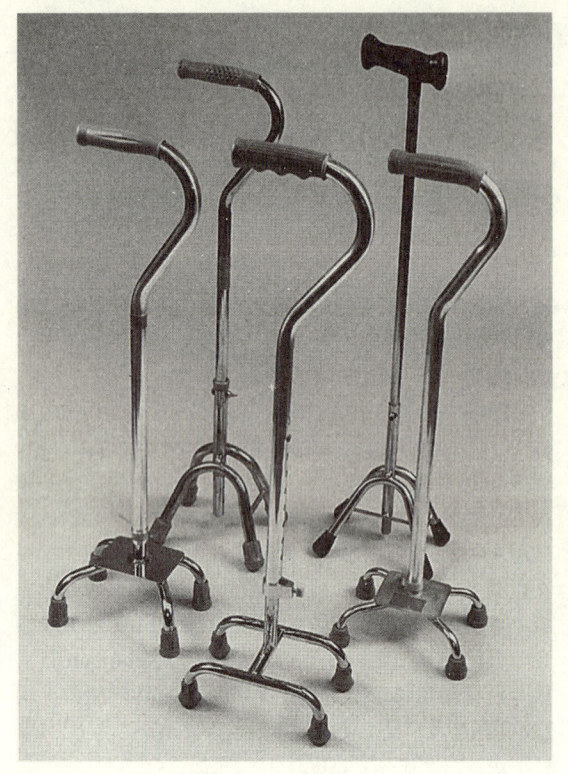

図 14-11 種々の基部の小さい四脚杖

階段昇降によく合っている。
短所
支持点は手の前方にあり，そのすぐ下に連続していない。この杖は，標準杖より高価である。

● 調節可能なアルミニウム段つき杖 ●

この杖の本体（軸）の近位の構成要素は，まっすぐ（または段つき）の柄がついていて，前側に段がある。アルミニウムの管でできていて，プラスチックまたはゴムがかぶさったグリップ形の柄がついている（図14-9C）。はめ込み式の設計で，高さをピンまたは切込み機構で約 68〜98 cm まで調整できる。杖の遠位端の直径は，少なくとも 2.5 cm ある。
長所
この杖は，より大きな安定性のために圧力が杖の中心上に生じるように設計されている。また，長さをすばやく調整でき，軽量で容易に階段昇降に使用できる。
短所
この杖は，標準型あるいは調節可能なアルミニウム杖より高価である。

● 四脚杖 ●

この補助用具は，アルミニウム製で，製造業者によって種々のデザインのものがある。基部が大きく広い杖 large-based quad cone（LBQC）と基部の狭い杖 small-based quad cone（SBQC）が商業的に入手可能である（図 14-10，14-11）。これらの杖は，床接触が広い4点支持の基部が特徴である。各々の脚は，ゴムでできた先端で覆われている。患者の体に最も近い脚は，通常，より短くしてあり，足のじゃまにならないよう曲げられている。杖の近位部分のデザインは，多くが前方に段をつけている。手の握り部分は，通常種々の輪郭のプラスチックでできている。はめ込み式の設計で，高さ調整ができる。四脚杖は，通常，約71〜91 cm まで調節可能である。
長所
この杖は，基部が広く支持性が高い。基部は，異なるいくつかのサイズがある。また，調節が容易である。
短所
杖の特異的な設計により，患者の手による圧力が，杖の中央にくることはなく，患者が不安定だと不満を訴えることがある。広い BOS の結果として，いくつかの四脚杖は，階段での使用が実際的でない。広い基部を持った杖のもう1つの短所は，それがより緩徐な歩行パターンの使用に向いていることである。より速い歩行に使われる場合，杖はしばしば後部脚から前脚へと「揺れ動く」。それは，杖の効果を減少させるこ

第 14 章　離床前訓練と歩行訓練

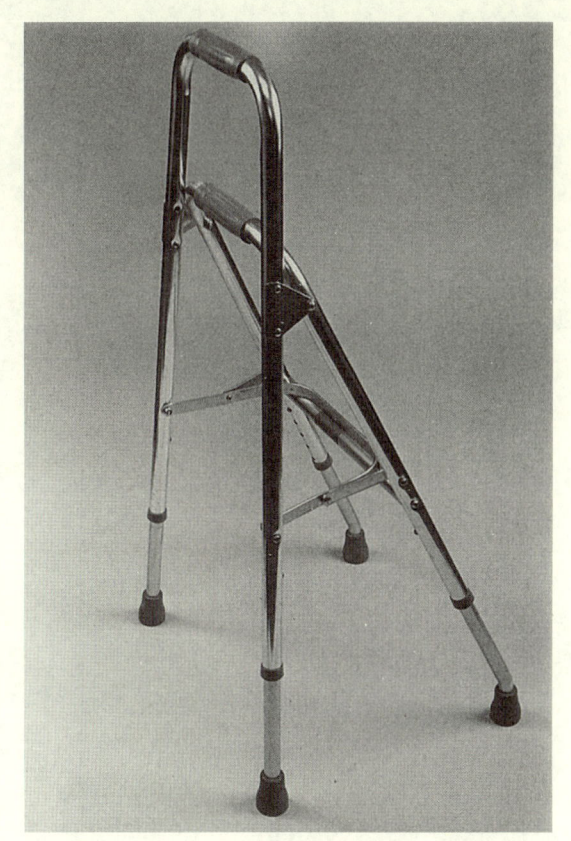

図 14-12　歩行杖

とになる。最大の安定性を得るためには，床の上に杖のすべての脚部を同時に接地するように患者を指導する必要がある。

● 歩行杖 ●

　歩行杖（ときに半歩行器と称される）もまた，アルミニウム製である（図 14-12）。これは 4 脚の非常に広い基部で床に接触する。各々の脚は，ゴムで覆われている。患者から遠い方の脚は，床に直角に接触して安定性を向上させている。アルミニウム管上部の握り部は，多くの部分がプラスチックで覆われている。歩行杖は，平らに折りたためて，約 73〜94 cm まで，高さが調節可能である。

長所

　歩行杖は，非常に広い基部で支持されるので四脚杖よりも安定性が高い。また，旅行時や保管のために平らに折りたためる。

短所

　四脚杖と同様に，歩行杖の特殊な設計と握り部の配置から，圧力が杖の中央に位置するようにはなっていない。歩行杖は，多くの階段で使えない。それは，ゆっくりした前方への進行に使用され，通常，四脚杖

より高価である。

● 手の握り部 ●

　すべての杖に関連する一般的に重要な点は，握り部の性質である。種々のスタイルとサイズが利用できる。握り部のタイプは，主に患者の快適さを基礎とし，握り部が上肢から床に効果的に体重を移動させるのに十分な表面積を持っているものを選ばれなければならない。握り部のより一般的なタイプは，①屈曲ハンドル，②まっすぐな（または段がついた）ハンドル，③シャベル・ハンドル，および④ピストル・ハンドルで，患者の手に合うようにされている。個々の患者がいくつかの握り部スタイルを試用できるようにしておくと便利である。

● 杖の調節 ●

　杖の高さを測定する際に，杖（または広い基部の杖の中心）は足指の外側面から約 15 cm 離しておく。測定の目標として，大転子と肘角度の 2 つが用いられる。杖の頂点は，ほぼ大転子のレベルにあり，そして，肘は約 20〜30 度まで屈曲しなければならない。患者の体のプロポーションと上肢長の個人差によって，肘の屈曲角度が正しい杖の高さの重要な指標になる。この肘屈曲は，2 つの重要な機能に役立っている。肘を屈曲していると歩行の種々の相で腕を短くしたり，長くしたりでき，また上肢にかかる負荷を緩衝するのに役立つ。最終的に，すべての介助用具と同様に，杖の高さは，患者の快適さと，意図した目的を達成するのに杖が効果的であるかどうかによって決定しなければならない。

● 杖使用の歩行パターン ●

　すでに述べたように，杖は障害肢の対側上肢で保持しなければならない。平坦な床面上の移動では，杖と障害肢は，同時に前進する（図 14-13）。杖は，体に比較的近く突き，受傷肢の足趾より前に位置させてはならない。あまりに遠く前方，または外側に杖を位置させると動的安定性が減少して，横あるいは前方の屈曲が生じるので，これらは考慮すべき重要なことがらである。

　両側性障害のときは，杖を体のどちら側に保持させるかを決定しなければならない。この問題は，患者とセラピストの両者による問題解決アプローチによって，最も効果的に解決される。考慮される質問は次のとおりである。

1. どちら側に杖を持つと最も心地よいか？
2. バランスや移動の耐久性を向上させる観点から優れている位置はどちらか？

437

(4) サイクルを繰り返す。

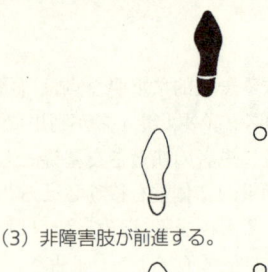

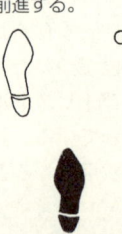

(3) 非障害肢が前進する。

(2) 杖と障害肢は，同時に前方に移動する。

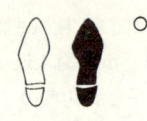

(1) 移動開始位置。この例では，左下肢が障害肢である。

図14-13　杖使用の歩行パターン

3. 歩行偏位がある場合，全体の歩行パターンを向上させるのにより効果的なのはどちらか？
4. 杖の位置によって安全性（例えば，車椅子への移動，階段上り，屋外歩行などで）が影響されるか？
5. 左右の手に握力の違いがあるか？
6. 2本の杖が，安定性のために必要か？

両側障害があるときには通常，これらの質問からの情報によって，最も効果的な杖位置と使用法を決定できる。

▼ 松葉杖

松葉杖はバランスを向上させ，そして完全にまたは部分的に下肢の負荷を除くために，最もよく用いられる。松葉杖は，典型的に両側性に使われ，BOSを増加させて横の安定性を向上させ，上肢を通して体重を床に移動させる機能がある。この上肢を通しての体重の移動は，体重負荷を制限しながら機能的な歩行ができるようにする。松葉杖の2つの基本的なデザイン，すなわち腋窩支持松葉杖と前腕支持松葉杖がよく臨床で使用されている。

●腋窩支持松葉杖●

この介助用具もまた，普通型および標準型松葉杖と呼ばれ，軽量で，木またはアルミニウムでできている（図14-14A）。設計には腋窩バー，ハンドピースを含み，

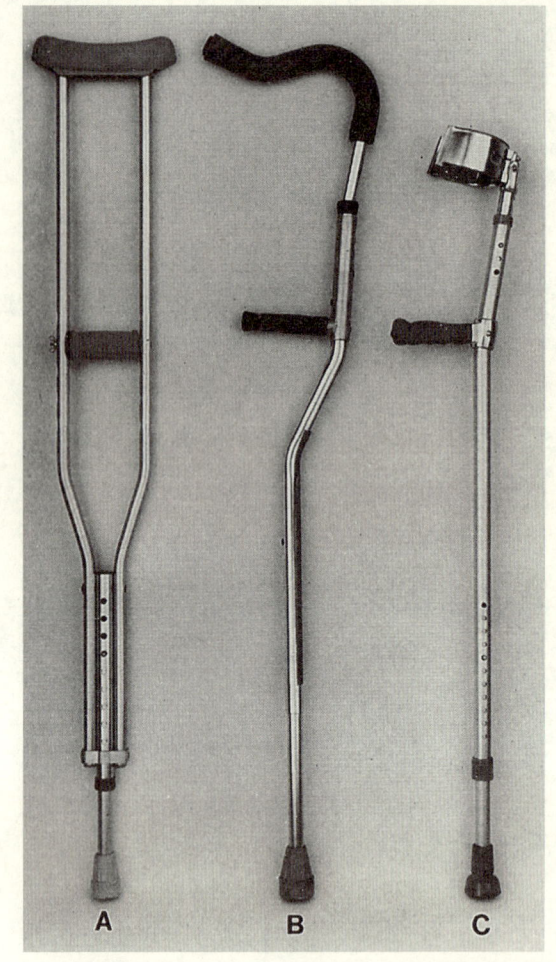

図14-14　A：腋窩支持松葉杖，B：オルト松葉杖，C：前腕支持松葉杖

2本の垂直支柱が遠位で合わさり，直径約5〜7.5cmのゴム吸着断端で覆われる。脚が1つなので，高さを変化させることができる。木製やアルミニウム製の松葉杖の高さ調整は，ネジと蝶ボルトを既設の穴に固定することで行う。大部分のアルミニウム製松葉杖の高さ調整のための設計は，アルミニウム杖でみられるものと類似していて，プッシュボタンピンまたは切込み機構が組み込まれている。ある種のアルミニウム製松葉杖は，調整を簡単にするために切込みに隣接して患者の高さ標識を備えている。木製，またはある種のアルミニウム製松葉杖の握り部の高さは，既設穴にネジと蝶ボルトを取り付けて調整される。ある種のアルミニウム製松葉杖の握り部の高さは，強化性のクリップロック（図14-15）で，プッシュボタン機構を使用して調整される。握り部の高さと同様に松葉杖の全体の高さは，概して2.5cmずつ調整できる。腋窩支持松葉杖は通常，成人サイズで約122〜153cmまでであるが，小児用，あるいは標準を超えたサイズにも調節可

第 14 章 離床前訓練と歩行訓練

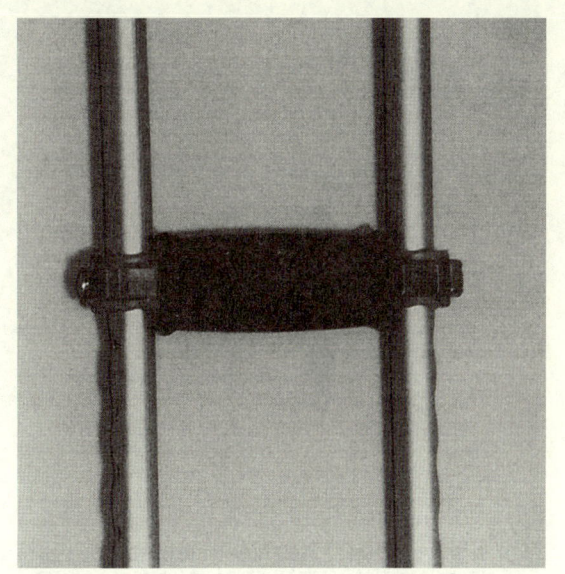

図 14-15 強化性のクリップロックでのプッシュボタン式握り部調整

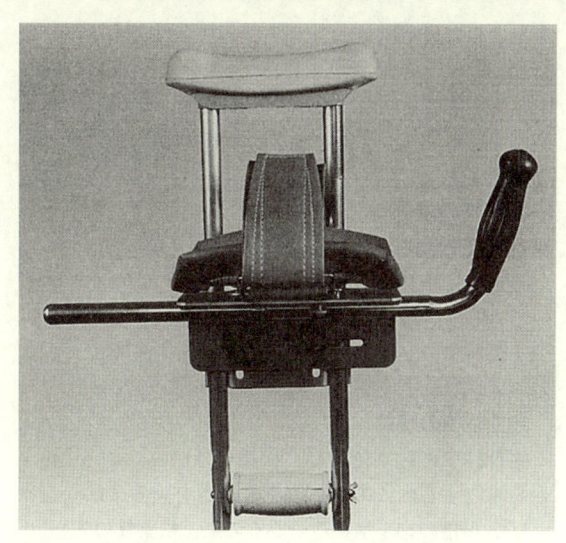

図 14-16 腋窩支持松葉杖のプラットフォーム装置

能である。

　この基本的な設計を改変したものとしては，オルト松葉杖（図 14-14B）がある。このタイプの腋窩支持松葉杖は，アルミニウムでできている。その設計は 1 本の直立支柱（スポンジゴム芯で覆われている腋窩棒）でできていて，握り部は成形されたプラスチックで覆われている。近位（肘角度を変えるため）と遠位（松葉杖の高さを変えるため）両方ともに調整ができる。長さ調整は，プッシュボタンピンまたは切込み機構を使用して行われる。松葉杖の先端部は，ゴムで覆われている。

長所

　腋窩支持松葉杖は，バランスと側方安定性を向上させ，体重負荷を制限して機能的な移動を可能にする。それは容易に調整でき，さらに，木でつくられたものは安価である。そして階段上りに使える。

短所

　松葉杖は三脚スタンスの安全のために使用が要求され，その結果生じる大きい BOS のために狭いところでは扱いにくく，したがって混雑したところで歩き回るときにもユーザーの安全がおびやかされることがある。もう 1 つの短所は，一部の患者が腋窩バーにもたれる傾向がある点である。これは上腕骨の橈骨神経溝（らせん溝）に圧力を生じ，橈骨神経ばかりでなく腋窩において近隣の脈管構造に重大な損傷を与える可能性がある。

● **プラットフォーム装置** ●

　これらのプラットホーム（図 14-16）は，前腕台，あるいは前腕槽と称される。それはまた，歩行器にも使われる。その機能は，前腕を通して介助用具に体重の移行を可能にすることである。手首や手を通しての体重負荷が禁忌（例えば，関節炎のある一部の患者）であるときに，プラットフォーム付属品が使われる。前腕部分には，通常パッドが入っていて，連結部または握り部があり，前腕の位置を保持するために，ベルクロ・ストラップがついている。くぼみ松葉杖も，市販されている。

● **前腕支持松葉杖** ●

　これらの介助用具は，ロフストランド杖やカナダ式松葉杖（図 14-14C）としても知られ，アルミニウム製である。その設計は，1 つの直立部分からなり，前腕カフと握り部がついている。この松葉杖は，前腕カフの位置を近位で変更，松葉杖の高さを遠位で調整できる。調整は，ピンまたは切込み機構を使用して行われる。前腕支持松葉杖の利用できる高さは，握り部から床までの長さで示され，通常，成人用で 74～89 cm まで調節可能で，小児用と特別長いサイズも提供されている。松葉杖の末端部は，ゴムで覆われている。前腕カフは，内方開口，前方開口どちらも提供されている。カフは，金属でできていて，プラスチックコーティングも可能である。

長所

　前腕カフによって，松葉杖を手離すことなく手を自由に使える。この杖では，容易に調整ができ，機能的な階段上りができる。多くの患者は，この杖がより見た目がよく，そして杖の高さが全体に低くなっているので自動車に乗るのも容易であると感じている。また，両側長下肢装具（KAFO）を着用している患者が階段

439

を上るのに最も機能的なタイプの松葉杖である．

短所
前腕支持松葉杖は，腋窩バーが欠如しているために，胸壁保持がより少ない．カフは，取り除くのが難しい．

● 松葉杖の調節 ●

腋窩支持松葉杖
腋窩支持松葉杖の長さ調節にはいくつかの方法が利用できる．一般的な方法としては，起立位または背臥位を使用する．起立位での測定は，最も正確で，好ましいアプローチである．

起立位での調節
平行棒での起立位では，松葉杖は腋窩の約5cm下から測定する．このおおよその長さを図るには，しばしば2横指の幅を用いる．測定の際，松葉杖の先端は，足の5cm側方で，15cm前方になければならない．起立で計測する際の一般的な推定値は，患者の身長から40cmを減じて得られる．肩を弛緩させ，肘屈曲が20～30度になるようにハンドピースを調整する．

仰臥位での調節
この姿勢では，測定値は前腋窩ヒダから，踵外側面の5～7.5cm上方の表面点（マットまたは診療用台）までで求める．

前腕支持松葉杖
前腕支持松葉杖の調節には起立位が推奨される．平行棒での起立位からの計測は，松葉杖の先端は，足の5cm前で，15cm外側に位置しなければならない．肩を弛緩させ，肘屈曲が20～30度になるように杖の高さを調整する．前腕カフは，別に調整する．カフの位置は，ほぼ前腕の近位1/3で，肘から約2.5～3.7cm下方になければならない．

● 松葉杖使用時の歩行パターン ●

歩行パターンは，患者のバランス，協調，筋機能および体重などの状態を基礎として選択される．歩行パターンは，遂行される歩行のエネルギー必要量，BOSと速度によって有意に異なる．歩行パターンの指導を始める前に，いくつかの重要な点を，患者に強調しなければならない．

1. 腋窩支持松葉杖使用中，体重は常に手に載せ，腋窩バーにはかけてはいけない．これは，腋窩部に位置する脈管と神経への圧迫を予防する．
2. バランスは，広い（三脚）BOSを常に持続することで至適となる．静止立脚のときは，松葉杖を各足の10cm前方で，側方に置くよう患者に指導する．足は，松葉杖と並列に位置しないようにしなければならない．並列にするとBOSを減少させ，前後の安定性を危うくする．

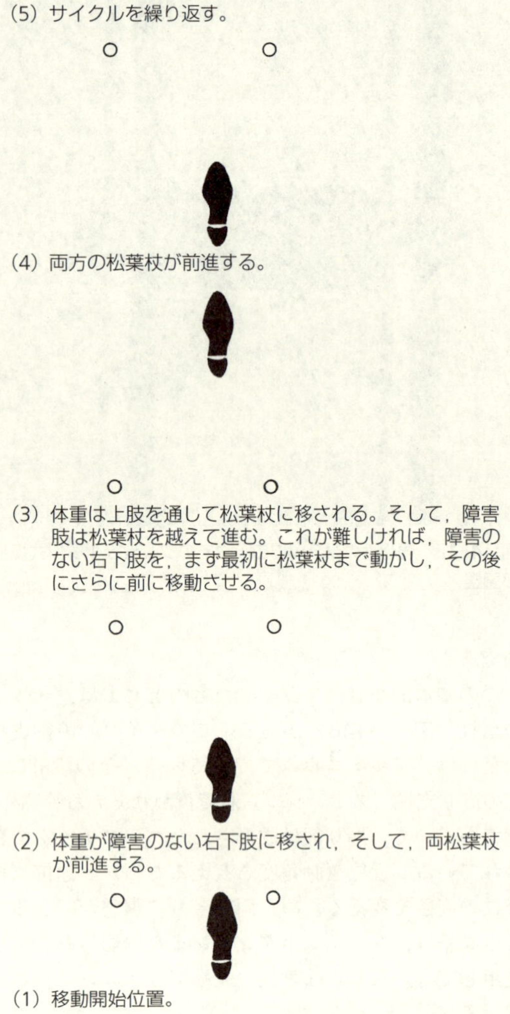

(5) サイクルを繰り返す．

(4) 両方の松葉杖が前進する．

(3) 体重は上肢を通して松葉杖に移される．そして，障害肢は松葉杖を越えて進む．これが難しければ，障害のない右下肢を，まず最初に松葉杖まで動かし，その後にさらに前に移動させる．

(2) 体重が障害のない右下肢に移され，そして，両松葉杖が前進する．

(1) 移動開始位置．

図14-17　三点歩行パターン．この例では，左下肢が非荷重である

3. 標準的な松葉杖を使用しているときは，腋窩バーは，胸郭に近づけて側方の安定性を改善させる．
4. 患者は，歩行の間も頭部を上げ，良い姿勢アラインメントを持続するように注意することが重要である．
5. 方向転換は，回転することより，むしろ小円でのステップによって行う．

三点歩行
この歩行パターンでは，3つの支持点を床に接触させる．1つの脚に非荷重が必要なとき，この歩行パターンが使われる．体重は，障害を受けた脚の代わりに松葉杖に載せる．この歩行パターンの順序は，図14-17に示す．

部分荷重歩行
この歩行は，三点歩行パターンを改変したものであ

(4) サイクルを繰り返す。

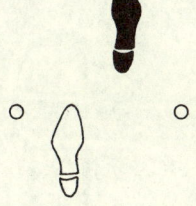

(3) 体重は松葉杖に，そして，部分的に障害肢に移される。そして，障害のない右下肢が進む。

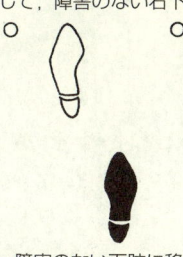

(2) 体重は，障害のない下肢に移される。松葉杖と障害肢を，同時に前に進め，あるいは2つの構成要素に分けることもできる。
a：松葉杖の前進，b：障害肢の前進。

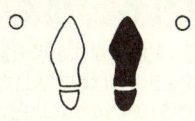

(1) 歩行開始位置。この例では左下肢が部分荷重である。

図 14-18 部分荷重歩行。三点歩行パターンの改変

(6) サイクルを繰り返す。

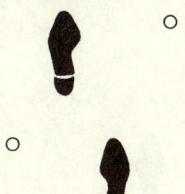

(5) 左下肢が前進する

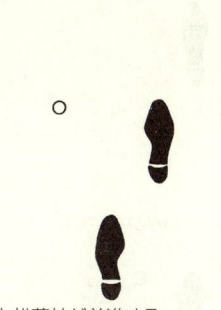

(4) 右松葉杖が前進する。

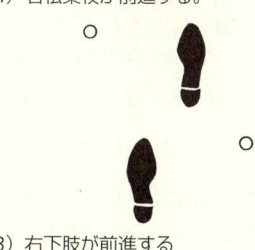

(3) 右下肢が前進する

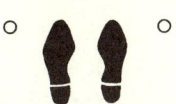

(2) 左松葉杖が前進する。

(1) 出発肢位。体重は，両脚と両方の松葉杖にかかっている。

図 14-19 四点歩行パターン

る。障害肢を前方に進める間，体重は部分的に両松葉杖と，そして，障害肢（**図 14-18**）に載せる。部分荷重歩行の間，障害肢に対して正常な踵から足指への体重移動を強調する。部分的な体重負荷は，足指だけ，または足のふくらみだけが床と接触しなければならないことを意味しているのだと，患者は一般に理解する。このような姿勢を数日または数週間にもわたってとっていると，アキレス腱の緊張が起こる。肢荷重モニタは，しばしば部分荷重歩行訓練に役立つ補助的手段で，本章で後述する。この装置は，肢にどれだけの重さが載っているかについて，患者に聴覚によるフィードバックを提供する。

四点歩行

　三点歩行で維持されたと同様にゆっくりした，安定した歩行が提供される。体重が，両下肢に載せられ，概してバランス，協調運動障害または筋力低下のために両下肢障害がある場合に使われる。この歩行パターンでは，1本の松葉杖が前進すると，次いで反対下肢が前進する。例えば，左の松葉杖が前に動かされ，そして右下肢が，その後に右の松葉杖とそれから左下肢が続いて前進する（**図 14-19**）。

二点歩行

　この歩行パターンは，四点歩行と類似している。しかしながら，二点のみの床接触が維持されるだけなので，安定性は四点歩行より低い。したがって，この歩行の活用には，よりよいバランスを必要とする。反対側の下肢と上肢が一緒に移動するので，二点歩行パターンは正常歩行をより密接にシミュレーションする（**図 14-20**）。

(4) サイクルを繰り返す。

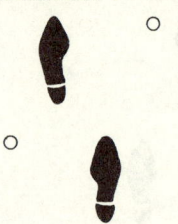

(3) 右松葉杖と左下肢が一緒に前進する。

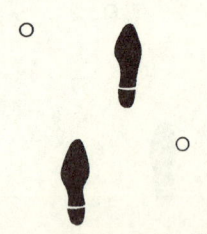

(2) 左松葉杖と右下肢が一緒に前進する。

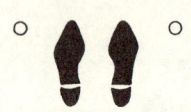

(1) 出発肢位。体重は，両下肢と両松葉杖にある。

図 14-20 二点歩行パターン

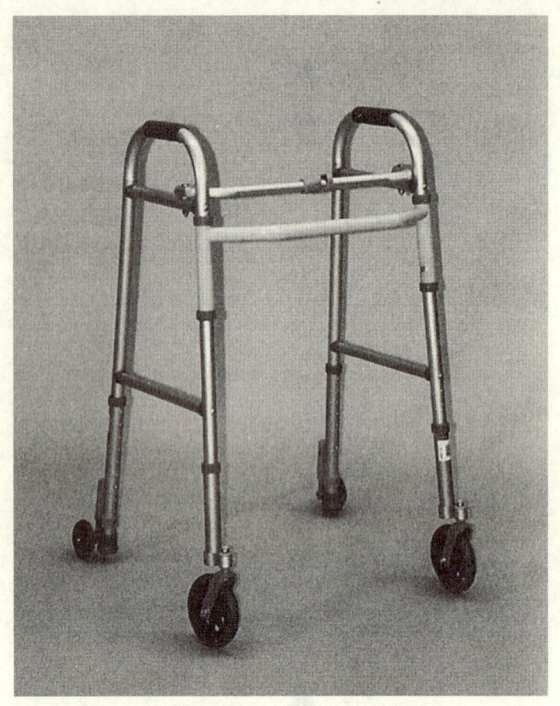

図 14-21 車輪つき歩行器。前脚は回り継手車輪がついていて，360度自由に回転できる。後ろの脚は固定された車輪を備えていて，1方向のみに向けられる。後ろの脚には圧力制動装置が備えられている点に注目されたい

　それほど使用されない松葉杖歩行は，小振り歩行と大振り歩行パターンの2つである。例えば，脊髄損傷で両下肢に障害があるときに，このような歩行パターンがしばしば使われる。小振り歩行は両方の松葉杖を同時に前方移動し，そして，両下肢を松葉杖まで振って動かす。大振り歩行では，松葉杖を一緒に前方に動かすが，両下肢は松葉杖を越えて揺り動かす。これらの松葉杖歩行パターンについては，第27章でより詳細に述べる。

▼ 歩行器

　歩行器は，バランスを向上させ，完全にあるいは部分的に下肢荷重を軽減するために用いられる。3つの移動用補助用具のカテゴリーのなかで，歩行器は最大の安定性をもたらす。それは，広いBOSを提供して，前方と側方の安定性を向上させて，上肢でもって体重を床へ移動させる。

　歩行器は，典型的にはアルミニウム管で形づくられ，ビニール製の握り部とラバーチップがついている。それは成人サイズでは約81〜92 cmまで調節可能で，小児用，思春期用，身長の高いサイズが提供されている。標準的な設計にいくつか改変が可能で，それを次に述べる。

1. 折りたたみ式の機構：折りたたみ式の歩行器は，特に患者が旅行するときに役立つ。これらの歩行器は，自動車その他の収納場所に適合させるために，容易に折りたたむことができる。
2. 握り部：拡大して形づくられた握り部が利用できて，関節炎の患者に役立つ可能性がある。
3. プラットフォーム装置：手首と手を通しての荷重が禁忌のときに用いられる（松葉杖の項で記した）。
4. 交互歩行器：この歩行器は，歩行器の一方ずつ片側性前進ができるように設計されている。この設計の短所は，歩行器本来の安定性が失われることである。しかし，両手で歩行器を持ち上げて，前方に移動できない患者には有用である。
5. 車輪付属品：歩行器の安定性が低下するので，この歩行器（ときに，回転歩行器と呼ばれる）は慎重に用いなければならない。しかし，前脚2つだけ，あるいは4脚すべてを車輪にすると，従来の歩行器を持ち上げて移動することができない患者（例えば，虚弱な老人）が，機能的な移動運動ができる可能性がある。回り継ぎ手車輪では，360度自由に回転できる。固定された車輪は，中心軸の周りを回転して，1つの方向のみに曲げられる（図14-21）。車輪は通常，7.5〜12.5 cmの直径で利用できる。圧力制動装置は，2本の歩行器脚につけられる車輪で，あるいは4本すべての歩行器脚につけられる車輪で常に

使われるよう，考慮されなければならない。
6. 階段用歩行器：階段で使用するために設計された歩行器も，市販されている。設計に関係なく，歩行器は階段では非常に危険をともなうので，それを回避しなければならない。
7. バスケット：バスケットは，しばしば個人の持ちものを保管するために，歩行器の前部分に取り付けることができる。この改変は，屋外に出かける人たちに対して考えられた重要なものである。ベルクロ・ストラップで歩行器に取り付けられるビニールまたはナイロン製のバッグや小袋も利用できる（図 14-22）。
8. 座席：歩行器に付属する座席は種々のデザインが利用できる。使用しないとき，この座席は歩行器の側方または正面に一般的に折り重ねておく（図 14-23）。椅子は，持久力がない（すなわちポリオ後症候群）患者のためには考えるべき重要な点である。歩行器座席は，個々の患者のニーズに合わせて安定性と安全性を慎重に評価しなければならない。
9. グライド：グライドは，歩行器脚の一番下につけられる小さい，プラスチック製の付属品である。歩行器を上げて，前に動かすことができない患者のために，それは，歩行器を摩擦がない床面の向こうへより容易に「滑動させる」。グライドは高密度プラスチックでできていて，より摩擦が少ない床面接触をさせるために，歩行器脚のラバーチップと交換する。最も頻度の高い2つのデザインがあり，1つは管状脚にすべり込み，ネジ回しできちんと締められる中心軸がついた 2.5 cm の直径「円板」である。そして，もう1つはフィットした帽子状で，歩行器脚に，直接取り付けられる（同様な方法で，ラバーチップは取り付けられる）。

長所
歩行器は，4点で床に接触し，広い BOS を持つ。それは，高レベルの安定性を提供している。また，移動運動を恐れている患者に安心感を与える。そして，比較的軽く，容易に調整される。

短所
歩行器は，扱いにくい傾向があって，限局された空間では不便で，ドアを通ったり，車に載せたりする操作が難しい。これは正常な腕のスイングを無視し，階段では安全に使えない。

● 歩行器の調節 ●
歩行器の高さは，杖と同様に調節される。歩行器の高さは，ほぼ大転子で，肘が 20〜30 度屈曲しなけれ

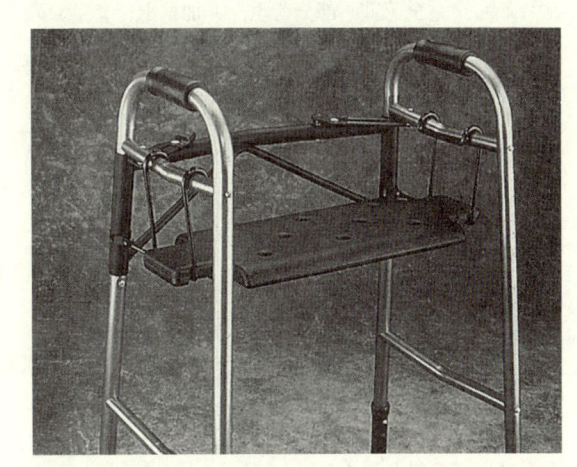

図 14-23 歩行器座席。使用しないとき，座席は脇に折り畳める（Sunrise Medical, Longmont, CO. による）

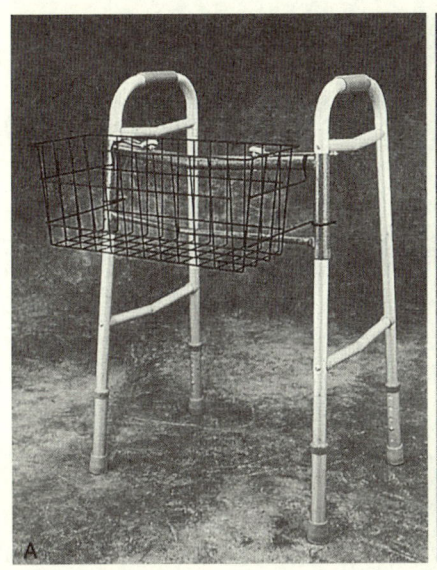

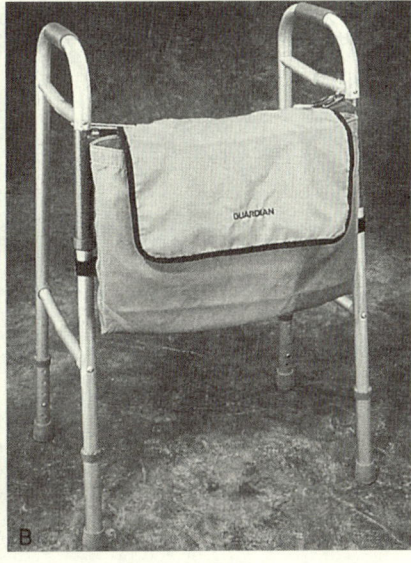

図 14-22 歩行器バスケット（A），と歩行器袋（B）（Sunrise Medical, Longmont, CO. による）

ばならない。

●歩行器使用による歩行パターン●

歩行パターンの指導を始める前に，歩行器の使用に関連したいくつかのポイントを，患者に強調しなければならない。

1. 最大安定性のために歩行器は4脚を同時に床から離して持ち上げ，4脚を同時に床につけなければならない。介助用具の効果と安全性を減少させるので，後部脚から前部脚までを揺り動かしてはならない。
2. 患者は，頭部を上げて，よい姿勢アラインメントを維持するようにしなければならない。
3. 患者は，前部横棒にあまり接近しないように歩を進めなければならない。そうでないと，全体のBOSを減少させて，転倒する可能性がある。

歩行器で使用される3種類の歩行パターンがある。すなわち，完全荷重，部分荷重，非加重歩行で，おのおののパターンの順序は，以下のとおりである。

完全荷重歩行

1. 歩行器を持ち上げ，腕の長さだけ前進させる。
2. 第1の下肢を前進させる。
3. 第2の下肢を，第1の下肢の前に前進させる。
4. サイクルを繰り返す。

部分荷重歩行

1. 歩行器を持ち上げ，ほぼ腕の長さだけ前進させる。
2. 障害下肢を前に移動させ，そして，体重を部分的にその肢上に，そして部分的には上肢を通して歩行器に移す。
3. 正常下肢を，障害下肢を越えて前方に動かす。
4. サイクルを繰り返す。

非荷重歩行

1. 歩行器を持ち上げ，ほぼ腕の長さだけ前進させる。
2. 体重は，それから上肢を通して歩行器に移される。障害下肢は，患者の体の前に支えられるが，床と接触しない。
3. 正常肢を，前に動かす。
4. サイクルを繰り返す。

平坦面と階段での補助用具の使用

▼ 平坦面

平行棒訓練（起立と座位，そして体変換と歩行パターンの使用へと移動することを含む）において患者が適切なスキルを習得しバランスをとれるようになったならば，屋内の床面上の歩行訓練を開始する。平行棒の使用は一般に，屋内床面での最初の歩行訓練と同時に続ける。訓練に際して，平行棒の断続した使用では，

概して進歩した訓練，あるいは特殊な偏りを持った作業を目標とする。

平坦面での補助用具を用いた移動運動の前に，いくつかの重要な予備訓練を行う。その訓練は，安全のために平行棒で完了する。しかし，平行棒の幅が調節できない場合，補助用具のBOSは平行棒内での運動を難しく危険にすることがあるので，平行棒（または卵円棒）の外あるいは近く，または診療台や壁の近くに患者を移動するようにする。これらの予備訓練には以下が含まれる。

1. 補助用具を使用して，起立と着席位置を確認させることの指導。この技術については，補助用具のおのおののカテゴリー別にBox 14-3に概説する。
2. 補助用具を用いた起立バランス訓練（前述した平行棒使用と類似）。
3. 補助用具を用いた選択された歩行パターンでの，前方移動と回旋する指導。

前述のように，言葉による説明をしながら，患者が行う訓練を実践してみせることは，効果的教育アプローチである。実演の後で，言葉による合図と説明は，再び訓練のパフォーマンスを導くのに用いられる。**精神的実行**（作業の精神的予行）は，運動作業の学習とパフォーマンスを援助するもう1つの重要な方法である[9~15]。精神的実行の生理的根拠は，疑問のままである。しかし，精神的予行は機能的に準備運動に類似しているといわれている[9]。そして，KohlとRoenker[10]は想像された運動と実際のパフォーマンスが密接に関連して，一般の生理的基質を部分的に共有する可能性があることを示唆している。理学的訓練と結合するとき，精神的実行は通常，最も効果的であるとみなされる。

これらの予備的指示に従って，補助用具を使用しての歩行訓練は，平坦面で開始される。以下の防御テクニック（図14-24）を用いる。

1. セラピストは，患者のより弱い側の後側方に位置する。
2. 広いBOSは，補助用具に沿って，セラピストの誘導下肢で維持しなければならない。セラピストのもう一方の下肢は，外旋させて，患者のより弱い下肢にそえなければならない。
3. セラピストの一方の手は防御ベルトの後方を持ち，もう一方の手は患者の弱い側の肩の前に，接触しないようにそえる。

歩行訓練中に患者のバランスが失われたならば，肩の防御をしている手で支えなければならない。肩の前方と，そして防御ベルト上でのセラピストの手によって行われるサポートは，一般的に患者のバランスを回復させるのに十分である。バランス損失が著しい場合，体と防御の手で安定性を提供するために，セラピスト

> **Box 14-3　補助用具を使用しての起立，座位についての基本的技術**
>
> Ⅰ．杖
> 　A．起立する
> 　　1.患者は，椅子に座って，前に身体をずらす。
> 　　2.杖は，健側に持ち（広い基部を持った杖），あるいは肘掛けにもたれる（標準的な杖）。
> 　　3.患者は，前方へ乗り出して，両手で肘掛けを押し下げて，起立の姿勢をとり，それから，杖を握る。標準的な杖の使用では，起立前には指でゆるく杖を握り，そして手のつけ根で肘掛けを押し下げる。
> 　B．着席する
> 　　1.患者は椅子に接近するにつれて，健側の方へ小円を描いて回旋する。
> 　　2.椅子が患者の脚に感知されるまで，患者は後退する。
> 　　3.患者は，それから自由に肘掛けの方に手を伸ばして，杖（広い基部の）を離し，もう片側の肘掛けの方に手を伸ばす。患者が肘掛けを握り，標準的な杖は椅子に立てかける。
> Ⅱ．松葉杖
> 　A．起立する
> 　　1.患者は，椅子に座ったまま前に動く。
> 　　2.松葉杖は，患側に一緒に垂直位に持つ。
> 　　3.片手は，松葉杖のハンドピースにすえる。反対の手は椅子の肘掛けに置く。
> 　　4.患者は，前方へ乗り出して，松葉杖と肘掛けを押して起立する。
> 　　5.いったんバランスを獲得したら，1つの松葉杖を健側の腋窩の下に慎重にすえる。
> 　　6.もう1つの松葉杖は，それから患側の腋窩の下に慎重にすえる。
> 　　7.三脚スタンスを確認する。
> 　B．座位に戻る
> 　　1.患者は椅子に接近するにつれて，健側の方へ小円を描いて回旋する。
> 　　2.椅子が患者の脚に感知されるまで，患者は後退する。
> 　　3.両方の松葉杖は，患側で垂直位（腋窩の下から外して）にすえる。
> 　　4.一方の手は，松葉杖のハンドピースにすえる。もう一方の手は椅子の肘掛けに置く。
> 　　5.患者は，制御された方法で椅子に座る。
> 　　　注：両長下肢装具を使用している場合の方法については第27章参照。
> Ⅲ．歩行器
> 　A．起立する
> 　　1.患者は，椅子上で前に身体をずらす。
> 　　2.歩行器は，椅子の前に直接置く。
> 　　3.患者は，前方へ乗り出して，起立するのに肘掛けを押し下げる。
> 　　4.立位がとれたら，患者は歩行器（一度に片手ずつ）の方に手を伸ばす。
> 　B．座位に戻る
> 　　1.患者は椅子に接近するにつれて，より強い側の方へ小円を描いて回旋する。
> 　　2.椅子が患者の脚に感知されるまで，患者は後退する。
> 　　3.患者は，それから同時に1つの肘掛けの方に手を伸ばす。
> 　　4.患者は，制御された方法で椅子に座る。

は患者に近づかなければならない。セラピストに「もたれている」間，患者はバランスを回復しなければならない。バランスが回復されない，あるいは患者が転倒しそうなときには，患者あるいはセラピストへ危害が及ぶこともあるので，患者を起立させようとするさらなる試みはしてはならない。この状況では，セラピストは患者が転倒しないように患者の身体を支え続け，頭部を保護して，座位になるように患者とともに床に移動する。患者がバランスを回復しようとし続けないように，患者に「私は，あなたを座らせます」と伝えることも重要である。

平坦面上の歩行訓練には，戸口の通過，エレベータに乗る，そして敷居をまたぐなどの練習を含まなければならない。両松葉杖を使用しているとき，ドアでは対角線から最も容易に近寄れる。片手はドアを開けるために自由にし，そして1つの松葉杖でドアを開けたままに保つ位置にしなければならない。患者は，それから，必要に応じてより広くドアを開けるために松葉杖を使用して，ドアを通って段階的に前進する。

歩行器または杖を使用している多くの患者にはバランスの問題があるので，慎重な評価によってドア通過に最も安全な方法を決定する。十分なバランスで歩行器を使用している患者は，上記に記載されたのと類似した技術を利用することが可能である。

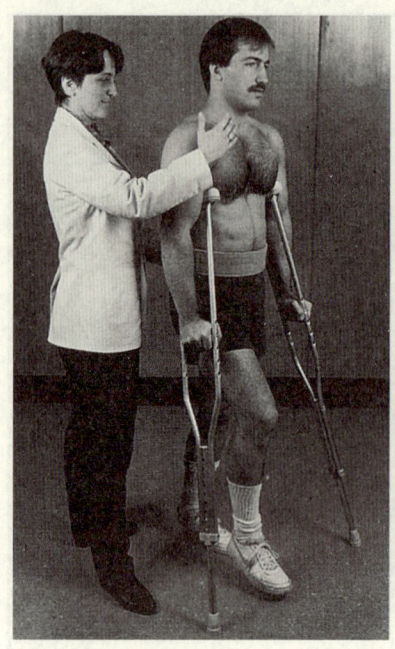

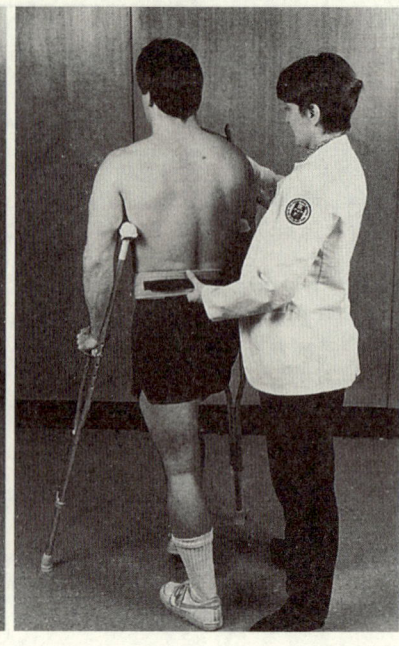

図 14-24　杖使用時の平坦面での防御テクニック。右：後方，左：前方。同じ位置決めが，杖と歩行器でも使われる

▼ 階段上り

　歩行訓練発展の次に行う練習は，階段上りである（前述したように，平行棒の内側のステップアップは，一部の患者には階段上りに対する有益な誘導活動となることがある）。理想的には，家庭訪問から，患者が利用しなければならない階段のタイプと段数に関する情報を得る。しかし，患者や家族への注意深い質問によって，一般的にどのように計画すべきか，十分な情報が得られるだろう。得られる情報には，階段の高さと段数，手すりの有無とその安定性，階段までの，そして，階段上の床の状態または舗装のタイプについてなどが含まれなければならない。

　階段上りについての指導の際，一般的ないくつかのガイドラインを患者に伝えなければならない。最初に，手すりが利用できる場合，それを常に使わなければならない。たとえ普通は使わない手で補助用具をつかまなければならないとしても，手すりを使う。手すりを使用して腋窩支持松葉杖とともに階段上りをするには，両松葉杖を，1本の腕の下に一緒に持つ。第二に，患者は常により強い下肢で階段上りを導き，そして，弱い方のあるいは障害肢で階段下りを常に導くように注意する（「良い方で上り，悪い方で下りる」）。

　階段上りの技術の経過を，Box 14-4 に示す。以下の防御テクニックが，階段上りの間，セラピストによって使われなければならない。

●階段上り（図 14-25）●
1. セラピストは，患者の後ろで患側の後側方に位置する。
2. 異なる段の上に，おのおのの足を置いているときも広い BOS を維持しなければならない。
3. 患者が動いていない場合にだけ，セラピストは歩を進める。
4. 一方の手は後側の防御ベルトにすえ，もう一方の手は接触しないで，より弱い側の肩の前にそえる。

●階段下り（図 14-26）●
1. セラピストは，患者の前で患側の前側方に位置する。
2. 異なる段の上に，おのおのの足を置いているときも広い BOS を維持しなければならない。
3. 患者が動いていない場合にだけ，セラピストは歩を進める。
4. 一方の手は前側で防御ベルトにすえ，もう一方の手は接触しないで，より弱い側の肩の前にそえる。

　患者のバランスが階段上り中に失われないように，次のような方法を行う。最初に，肩で防御している手で支える。次に，セラピストは患者を支えるために患者の方へ前進するか（階段では，患者をセラピストの方へ決して引っ張ってはいけない），階段吹き抜け（もし利用できるならば）の壁の方にもたれる。最後に，必要に応じて，セラピストは患者を階段に座らせるために，患者と一緒に動作することができる。そのときには「私は，あなたを座らせます」と伝えて患者にあなたの意図を知らせるのを忘れてはいけない。

▼ 縁石と傾斜路

　縁石を上がる技術は，基本的に1つの階段（Box 14-

Box 14-4　階段上りのテクニック[a]

Ⅰ．杖
　A．階段上り
　　1.健側下肢がリードする。
　　2.杖と患側下肢が追従する。
　B．階段下り
　　1.患側下肢と杖が，リードする。
　　2.健側下肢が追従する。
Ⅱ．松葉杖：三点歩行（非体重支持歩行）
　A．階段上り
　　1.患者は，階段の最下部の近くに位置する。患肢は，階段の縁に「ひっかかる」のを妨ぐために，引っ込めておく。
　　2.患者は，確実に松葉杖の両方のハンドピースを押し下げて，健側下肢でリードする。
　　3.松葉杖を，健側下肢が載っている階段に送り込む。
　B．階段下り
　　1.足指が最上部の上でわずかに突出するように，患者は階段の端の近くに立つ。患側下肢を前に出し，下の段の上に載せる。
　　2.両方の松葉杖を，次の段の前半分に，一緒に動かす。
　　3.患者は，確実に両方のハンドピースを押し下げて，松葉杖がある段に健側下肢を下ろす。
Ⅲ．松葉杖：部分荷重歩行
　A．階段上り
　　1.患者は，階段の最下部の近くに位置する。
　　2.健側下肢がリードする間，患者は松葉杖の両方のハンドピースを押し下げて，松葉杖の上に，そして，患側下肢の上に部分的に体重を載せる。
　　3.患側下肢と松葉杖を，一緒に上げる。
　B．階段下り
　　1.足指が階段の表面上でわずかに突出するように，患者は階段の端の近くに立つ。
　　2.両方の松葉杖を，次の段の前半分に，一緒に動かす。患側下肢は，その後に下ろす（患者のスキルに従って，この動きは組み合わされる可能性がある）。
　　注：松葉杖が床に接触していないときには，体重の多くを，部分荷重を維持するために，健側下肢へ移動させなければならない。
　　3.健側下肢は，松葉杖を突いている段まで下ろす。
Ⅳ．松葉杖：二点歩行と四点歩行
　A．階段上り
　　1.患者は，階段の最下部の近くに立つ。
　　2.右下肢を上にあげ，そして左下肢を上げる。
　　3.右松葉杖を上に動かし，それから，左松葉杖を上に動かす（適切にバランスのとれる患者は，松葉杖を一緒に上に動かすのがより容易であるとわかるであろう）。
　B．階段下り
　　1.患者は，階段の端の近くに立つ。
　　2.右それから左と松葉杖を下に動かす（組み合わせることもできる）。
　　3.右それから左と下肢を動かす。
　　[a]ここで示された順序は，手すりを用いない階段上りの技術を記載してある。安全な手すりが利用できるときは，患者には常にそれを利用するように指導しなければならない。

4参照）を上ることと同様である。縁石の上りの有効な練習は，すべらないようなカバーをしたひと続きの小さい，独立した，木のプラットフォーム（30×30 cm）で行われる。これは，組み立てることで容易に高さを増せる。さらなる安全のためには平行棒に続いて，あるいはその中に置いて，7.5〜10 cm の傾斜から 17.5 cm の高さの縁石に進める。

傾斜は，いくつかの方法で乗り越えられる。傾斜が非常にゆるやかな場合，それは患者により小さいステップの利用を指示するのと同様，非常に単純である。しかし，より急な傾斜を上がったり下がったりするために，患者にはより小さいステップを用いたり，斜めの，ジグザクのパターンを利用して傾斜を横切るように指示しなければならない。

▼ 屋外の路面

屋外の路面での練習は，歩行訓練発展の最終的な構成要素の1つである。個々の患者についてそれらが妥当なものかを決定するために，特に評価しなければならない。基本的な屋外訓練には，以下が含まれる。

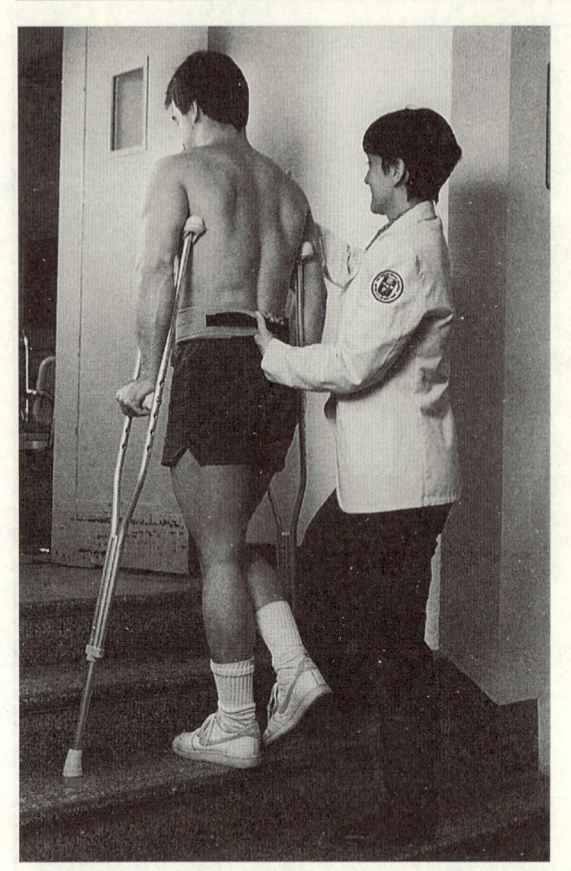

図 14-25　階段上りでの防御テクニック

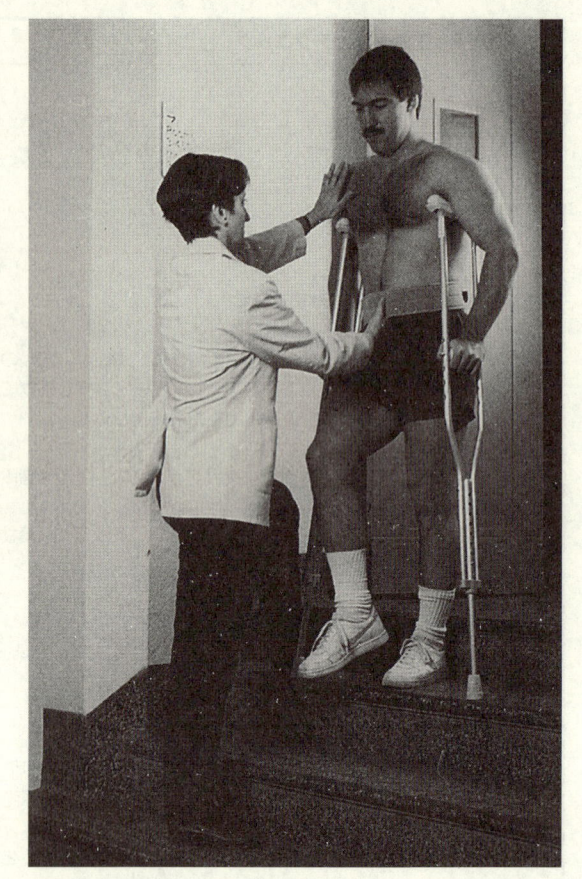

図 14-26　階段下りでの防御テクニック

1. 外側のドアと敷居を通しての出入り。
2. 屋外の，平坦でない路面上（例えば，歩道，草の多い路面，駐車場，その他）の歩行訓練。
3. 縁石，傾斜路と階段の上り。
4. 交通信号によって制限された時間内に横断歩道を横断する。
5. 公共あるいは個人的な乗り物に入ったり，出たりする。

補助訓練用具

肢荷重モニタ

　肢荷重モニタは，歩行訓練の間，補助的手段の介入として臨床的に利用される生体フィードバックの１つである。肢荷重モニタは，靴の足底または踵に取り付けられるストレインゲージを組み込まれている。力または圧力が加わると，ストレインゲージは変形し，そして聴覚器官信号が着用者にフィードバックされる。圧力が増加するにつれて，信号はより大きいか，より急速になる。このフィードバックは，肢にかかる体重負荷量の情報を提供する。肢荷重モニタはまた，運動の正当性またはタイミングを強化するために利用できる。例えば，踵が床と接触したときに聞き取れるノイズまたはブザーは，足底の着地を即時にフィードバックする。類似の装置を，杖に取り付けることもできる（一般に，生体フィードバック杖と称される）。操作原則は，同じことであって，ストレインゲージを組み込む。聴覚器官信号は，杖に加えられる圧力と同様に杖の接地に関する情報を患者に伝える。生体フィードバックについては，第 33 章で詳述する。

装具

　多種多様な装具が，効率と安全性を向上させるために歩行訓練計画に組み込まれて，歩行の偏りをなくしたり，減弱したり，エネルギー消費を減少させる。これらの装置は，反張を制御するようになっている比較的単純なスウェーデン式膝装具から，より専門的な反復運動歩行装具まで広い範囲の機能にわたっている。

この後者の装置は，両下肢障害のある患者に対して，初期の歩行訓練の間，重要な進展をもたらす。患者が片脚に体重を移すにつれて，ケーブル付属品によって反対の脚は前進する。この早期訓練の間，一般的に平行棒または歩行器が利用される。矯正装具応用の詳細な解説については第31章を参照されたい。

まとめ

本章は，離床前訓練と歩行訓練の一般的な原則を示した。おのおのの構成部分については，治療計画の際，考慮されなければならない。慎重な評価進展によって，マット訓練，特異的な治療技術，直立訓練部分の適切な部分が，個々の患者に選択される。治療計画に影響するさらなる要因には，患者の診断，予後，体重負荷状態，移動の目標に関する情報を含む。

復習問題

1. どのような因子が，個々の患者に望ましい帰結を達成するのに必要な歩行訓練のタイプと程度に影響するか？
2. 歩行機能障害患者のための理学療法介入の主要要素は何か？
3. 離床前訓練の運動プログラムの目標は何か？
4. 部分的荷重松葉杖歩行を利用する準備をしている患者に，適切な一般的な平行棒訓練について概説せよ。
5. 移動用補助用具（杖，松葉杖，歩行器）のおのおののカテゴリーの長所と短所を対比して比較せよ。
6. 杖，松葉杖，歩行器を調節するために利用されるガイドラインを説明せよ。
7. 患者に杖，松葉杖および歩行器で座位から起立し，座位に戻るように指示する順序を記載せよ。
8. 平坦面と階段で患者を守るためのセラピストの位置決めと，手の位置について記載せよ。
9. 以下の松葉杖歩行の順序を記載せよ。
   四点歩行，二点歩行，三点歩行，部分荷重歩行。

CS ケーススタディ

患者は3日前，オートバイ事故で受傷した26歳の男性である。彼は事故時に下肢に作用した屈曲力によって左の脛骨と腓骨の単純横骨折を起こした。骨膜と周囲の軟部組織の損傷は，明白だった。骨幹部骨折は整復され，そして，長下肢ギプス包帯を膝30度屈曲（骨折部位での回旋を制御するために）で巻かれた。ギプス包帯は4週間で，その後は，PTBギプス包帯に変更された。

患者が前腕を回内し，手を開いて自分の転倒を抑えようとしたので，右手首のコーレス骨折を起こしていた。主要な横骨折線は橈骨遠位骨端部にあり，尺骨の茎状突起の剥離をともなっていた。骨折は整復され，手関節と前腕にギプス包帯が巻かれた。親指と手指は，自由に動くようにされた。2週間隔の一連のX線撮影が，満足なアライメントが維持されることを確実にするために計画された。4週以内に右手関節に機能的骨折装具を装着する計画であった。

既往歴：特記することなし。

社会歴：患者は，母，継父と2人の弟と生活している。彼は，工学学士を取得しており，大きな自動車製造業者にパートタイムで雇用されて，修士をめざして努力している。彼は，6ヵ月内に結婚する予定である。患者は，セーリング，アーチェリー，スキーに特に興味を持つ熱心なスポーツマンである。

主要な身体機能：

視力：完全である	呼吸：14回/分
聴力：完全である	協調：完全である
血圧：124/80	感覚：完全である
脈拍：60/分	認識：完全である

体重負荷状態：左下肢は非荷重。右手関節も体重をかけられない。

可動域評価：骨折のために左下肢と右手関節と右手指は検査できない。他のすべての関節の可動域は，正常範囲（WML）である。

徒手筋力テスト：骨折のために左下肢と右手関節と右手指は検査できない。他のすべての筋力は，正常範囲内である。

計画：患者は，診察と物理療法介入のためにさらに48〜72時間入院しなければならない。彼は，その後は整形クリニックに外来患者として通って経過観察

される。患者に対する，歩行訓練の依頼があった。あなたがこの患者のために腋窩支持松葉杖を補助用具として選んだと推測せよ。

指導問題

1. 腋窩支持松葉杖の選択は，この患者にどのような有利性があるか？
2. 特別な付属品を腋窩支持松葉杖に推薦するか？もし「はい」ならば，あなたの選択の理論的根拠を述べよ。
3. この患者のためにどのような歩行パターンを選択するか？ あなたの選択の理論的根拠を述べよ。
4. この患者のために平行棒訓練を計画するとき，あなたが松葉杖の適正な使用を実演してみせる際に行う歩行パターンを言葉で説明せよ。あなたが選択する歩行パターンに対して，松葉杖と足部の配置の順序について言葉でどのように解説するか確認せよ。
5. 腋窩支持松葉杖の使用の指導を始める前に，あなたが患者に強調する，その使用の一般的な指針は何か？
6. この患者のために平行棒訓練を行うに際して必要な特別な配慮，あるいは改変はあるか？ 平行棒訓練の適切な順序と進行経過を記載せよ。
7. 平坦面で歩行訓練の間，患者を防御するためにセラピストの適切な位置決め，手の位置について記載せよ。
8. 両松葉杖を利用しての階段の上りと下りでの，松葉杖と足部位置の順序を記載せよ（手すりが利用できないとき）。
9. 階段の上りと下りで患者を防御するための，セラピストの適切な位置決めと手の位置について記載せよ。
10. あなたは，歩行訓練中に，どのような基本的な屋外活動をこの患者に勧めるか？

用語解説

逆回旋（寝返り動作の際に）counterrotation（in rolling）：躯幹の上下部分の反対方向への同時動作。
発達上の順序 developmental sequence：小児が機能運動のために必要とされるコントロールを身につける発達上の活動の確立したパターン。
挙上運動 elevation activities：1つの平坦面からもう一方（例えば，縁石，階段または傾斜路を上って）まで移動するのに必要な移動運動を記載するための，歩行訓練で使用される一般用語。
四点歩行 four-point gait：一方の松葉杖は前に動かされる，逆の下肢は前進する，他方の松葉杖を前に動かす，そして，逆の下肢を進める，ゆっくりした，安定した歩行パターン。
全体寝返り動作 log rolling：すべての躯幹の動きが体の縦軸周辺を単位として回転する寝返り動作。
長座位 long sitting：支持面に膝を伸展して座る。
前弯（前弯性の）lordosis（lordotic）：腰椎の異常に増加した脊柱前弯症。
精神的実行 mental practice：身体的な課題の認識リハーサル。運動技能を学ぶ補助的な方法。
起立性（体位性）低血圧 orthostatic（postural）hypotension：立位運動の結果として，血圧が通常の低下より多く低下する。長期にわたる臥床安静または座位を拘束された後に著明に起こる。
部分荷重歩行 partial weight-bearing（PWB）gait：三点歩行パターンの改変。患側の立脚期に，体重を部分的に患肢上と，部分的に松葉杖に載せる。松葉杖と患側下肢は一緒に前進する。そして，健側下肢を松葉杖より越えて進める。部分荷重歩行は，また，歩行器で行われる。
四つ這い姿勢 quadruped：両手と両膝での体重支持。
分節寝返り動作 segmental rolling：逆の部分が安定している間に，躯幹の上部，あるいは下部部分のそれぞれ独立した寝返り動作。
短座位 short sitting：支持表面（例えば，マットまたはベッド）の上に膝を屈曲して座ること。
大振り歩行 swing-through gait：両方の松葉杖を一緒に前方に動かす。両下肢はそれから松葉杖を越えて振り動かす。両下肢の損傷または麻痺で典型的に利用される。
小振り歩行 swing-to gait：両方の松葉杖を一緒に前方に動かし，両下肢はそれから松葉杖の方に遊脚する。両下肢の著明な障害または麻痺で典型的に使用される。
三点歩行 three-point gait：非荷重（NWB）歩行。体重は，患肢の代わりに両松葉杖の上に載せる。両方の松葉杖を前進させる，そして，健肢は松葉杖を通り越したところまで進める。
二点歩行 two-point gait：1つの下肢と反対の松葉杖を，一緒に前進させる。これは，他の松葉杖と下肢で繰り返される。

付　録

ケーススタディの指導問題解答例

1. 腋窩支持松葉杖の選択は，この患者にどのような有利性があるか？

【解答】 腋窩支持松葉杖は，バランスと横の安定性を改善して，制限された体重支持で機能的な移動運動がなされる。それは容易に調整されて，階段上りに使うことができる。

2. 特別な付属品を腋窩支持松葉杖に推薦するか？ もし「はい」ならば，あなたの選択の理論的根拠を述べよ。

【解答】 右腋窩支持松葉杖に配置されるプラットフォーム装置（前腕台または前腕槽）。正当性：プラットフォーム装置は，補助用具に前腕を通して体重を載せ，右手関節での直接の体重支持を除く。

3. この患者のためにどのような歩行パターンを選択するか？ あなたの選択の理論的根拠を述べよ。

【解答】 三点歩行パターン。
正当性：この種の歩行では，3点で床に接触させる。三点歩行パターンは，左下肢に必要な非荷重状態を維持させる。体重は，影響を受けた左下肢の代わりに松葉杖の上に載せる。

4. この患者のために平行棒訓練を計画するとき，あなたが松葉杖の適正な使用を実演してみせる際に行う歩行パターンを言葉で説明せよ。あなたが選択する歩行パターンに対して，松葉杖と足部の配置の順序について言葉でどのように解説するか確認せよ。

【解答】
- 出発位置は，左下肢非荷重の三脚スタンスである。
- 体重を健側の右下肢上に移し，そして，両松葉杖を前進させる。
- 体重はそれから松葉杖上に両上肢を通して移される。そして，健側右下肢を松葉杖を越えて前進させる。
- 両松葉杖を前進させる。
- サイクルを繰り返す。

5. 腋窩支持松葉杖の使用の指導を始める前に，あなたが患者に強調する，その使用の一般的な指針は何か？

【解答】
- 体重は，常に左のハンドピースと正常なプラットフォーム装置の上に載せる。そして，腋窩棒上には体重を載せてはならない。このやり方で，腋窩部に位置する脈管と神経への圧迫を予防する。
- バランスを最適化するのに，広い（三脚）BOSを常に維持する。立脚時に，松葉杖はそれぞれの足の10 cm正面で，そして外側に保つ。両足は，松葉杖と同列であってはならない。これは，BOSを減少させることによって前後方向の安定性を危うくする。
- 腋窩棒は，横の安定性のために胸壁の近くに保持する。
- 方向転換は，回転するよりむしろ小円（右の健肢の方へ）による踏み出しで達成する。

6. この患者のために平行棒訓練を行うに際して必要な特別な配慮，あるいは改変はあるか？ 平行棒訓練の適切な順序と進行経過を記載せよ。

【解答】
特別な考慮または修正例：
　右コーレス骨折のために，平行棒を把握することに限界がある。この状況での，論理的アプローチは，右松葉杖にプラットフォーム装置を取り付けて，患者は通常の様式で左手で平行棒を握り，そして，右上肢は右腋窩支持松葉杖へのプラットフォーム装置で支えられ，平行棒進行をすることになる。

平行棒訓練の順序と進行：
- 最初に立位姿勢とセラピストによって用いられる防御技術，最初の立っているバランス訓練の構成要素，使われる歩行パターン，平行棒内での方向転換方法と座位に戻る方法の指導とデモンストレーション。
- 立位姿勢の確認の実際（最初は，介助が必要である）。
- 起立バランス訓練，横の体重シフトを含む安定性（LOS）の限界探究，前後方向の体重シフト，前後方向の手（そして右松葉杖）位置と体重シフト，一方の手での支持（左手で平行棒を握り，右で腋窩支持松葉杖を持つ）。
- 右下肢の前方へ，そして，後方への踏み出し。
- 左下肢の非荷重状態維持した選択された歩行パターンを使用した進行。

- より強い右側への方向転換。

7. 平坦面で歩行訓練の間，患者を防御するためにセラピストの適切な位置決め，手の位置について記載せよ。

▶解答
- セラピストは患者の左側（非荷重側）の後側方に起立する。
- 広い BOS は，左松葉杖にそえたセラピストの下肢で維持する。セラピストの反対の下肢は，外旋させ，患者の左下肢（非荷重）にそえる。
- セラピストの片手は防御ベルトの後方に置き，もう一方の手はより弱い側の肩の前に触れないでそえる。

8. 両松葉杖を利用しての階段の上りと下りでの，松葉杖と足部位置の順序を記載せよ（手すりが利用できないとき）。

▶解答

階段上り：
- 患者が階段の最下段に立つ。そのときに，左の非加重肢の足部先端が，階段の縁に「ひっかかる」のを妨ぐために，わずかに後ろにさがる。
- 患者は右プラットフォーム装置と左松葉杖ハンドピースを押し下げ，そして，健側の右下肢を段に上げる。
- 健側の右下肢が載っている段に松葉杖を上げる。

階段下り：
- 患者は，階段の端の近くに立ち，非荷重の左下肢を前方に出して 1 つ下の段の上に保持させる。
- 両松葉杖を 1 つ下のステップの前方半分に一緒に下げる。
- 患者の右プラットフォーム装置と左松葉杖ハンドピースを押し下げ，松葉杖があるステップに健常の右下肢を下ろす。

9. 階段の上りと下りで患者を防御するための，セラピストの適切な位置決めと手の位置について記載せよ。

▶解答

階段上り：
- セラピストは患者の後で，非荷重の左側の後側方に起立する。
- セラピストがそれぞれの足を異なった段に置くことで広い BOS を維持する。
- 患者が動いていないときにだけセラピストは歩を進める。
- セラピストの一方の手を防御ベルトの後側に当て，そして，非荷重の左側の肩の前に，触れないでもう一方の手をそえる。

階段下り：
- セラピストは患者の前で非荷重である左側の前側方に立つ
- セラピストがそれぞれの足を異なる段の上に置くことで広い BOS を維持する。
- 患者が動いていないときにだけセラピストは歩を進める。
- セラピストの一方の手で前方から防御ベルトをつかみ，そして，非荷重の左肩の前に触れないでそえる。

10. あなたは，歩行訓練中に，どのような基本的な屋外活動をこの患者に勧めるか？

▶解答
- 外側のドアと敷居を通って出入りする。
- 屋外での，平坦でない地面（例えば，歩道，草の多い地面，駐車場，その他）での歩行訓練。
- 縁石，傾斜路と階段の上り。
- 交通信号によって制限された時間内での道路横断。

文献

1. American Physical Therapy Association: Guide to physical therapist practice. APTA, Alexandria, VA 1999.
2. Voss, DE, et al: Proprioceptive Neuromuscular Facilitation: Patterns and Techniques, ed 3. Harper & Row, Philadelphia, 1985.
3. Sullivan, PE, and Markos, PD: Clinical Decision Making in Therapeutic Exercise. Appleton & Lange, Norwalk, CN, 1995.
4. O'Sullivan, SB, and Schmitz, TJ: Physical Rehabilitation Laboratory Manual: Focus on Functional Training. FA Davis, Philadelphia, 1999.
5. Milczarek, JJ, et al: Standard and four-point canes: Their effect on the standing balance of patients with hemiparesis. Arch Phys Med Rehabil 74:281, 1993.
6. Neumann, DA: Hip abductor muscle activity as subjects with hip prostheses walk with different methods of using a cane. Phys Ther 78:490, 1998.
7. Norkin, CC, and Levangie, PK: Joint Structure and Function: A Comprehensive Analysis, ed 2. FA Davis, Philadelphia, 1992.
8. Ely, DD, and Smidt, GL: Effect of cane on variables of gait for patients with hip disorders. Phys Ther 57:507, 1977.
9. Stephan, KM, et al: Functional anatomy of the mental representation of upper extremity movements in healthy subjects. J Neurophysiol 73:373, 1995.
10. Kohl, RM, and Roenker, DL: Behavioral evidence for shared mechanisms between actual and imaged motor responses. J Hum Mov Stud 17:173, 1989.
11. Decety, J, et al: Central activation of autonomic effectors during mental simulation of motor actions in man. J Physiol 461:549, 1993.
12. Yaguez, L, et al: A mental route to motor learning: Improving trajectorial kinematics through imagery training. Behav Brain Res 90:95, 1998.
13. Maring, J: Effects of mental practice on rate of skill acquisition. Phys Ther 70:165, 1990.
14. Decety, J, et al: The cerebellum participates in mental activity: Tomographic measurements of regional cerebral

blood flow. Brain Res 535:313, 1990.
15. Wulf, G, et al: Does mental practice work like physical practice without information feedback? Res Q Exerc Sport 66:262, 1995.

参考文献

Basmajian, JV: Crutch and care exercise and use. In Basmajian, JV, and Wolf, SL (eds): Therapeutic Exercise, ed 5. Williams & Wilkins, Baltimore, 1990, p 125.
Chung, CY, et al: Comparisons of cane handle designs for use by elders with arthritic hands. Technology and Disability 7:183, 1997.
Dean, E, and Ross, J: Relationships among cane fitting, function, and falls. Phys Ther 73:494, 1993.
Foley, MD, et al: Effects of assistive devices on cardiorespiratory demands in older adults. Phys Ther 76:1313, 1996.
Gussoni, M, et al: Energy cost of walking with hip impairment. Phys Ther 70:295, 1990.
Minor, MAD, and Minor, SD: Patient Care Skills, ed 3. Appleton & Lange, Norwalk, CN, 1995.
Finch, L, et al: Influence of body weight support on normal human gait: Development of a gait retraining strategy. Phys Ther 71, 1991.
Forbes, WF, et al: Factors associated with self-reported use and non-use of assistive devices among impaired elderly residing in the community. Canadian Journal of Public Health 84:53, 1993.
Jeka, JJ: Light touch contact as a balance aid. Phys Ther 77:476, 1997.
Kisner, C, and Colby, LA: Therapeutic Exercise Foundations and Techniques, ed 3. FA Davis, Philadelphia, 1996.
Kumar, R, et al: Methods for estimating the proper length of a cane. Arch Phys Med Rehabil 76:1173, 1995.
Mann, WC, et al: An analysis of problems with walkers encountered by elderly persons. Physical & Occupational Therapy in Geriatrics 13:1, 1995.
Palmer, ML and Toms, JE: Manual for Functional Training, ed 3. FA Davis, Philadelphia, 1992.
Soderberg, GL: Gait and gait retraining. In Basmajian, JV, and Wolf, SL (eds): Therapeutic Exercise, ed 5. Williams & Wilkins, Baltimore, 1990, p 139.
Sullivan, PE, and Markos, PD: Clinical Procedures in Therapeutic Exercise, ed 2. Appleton & Lange, Norwalk, CN, 1996.
Vargo, MM, et al: Contralateral vs ipsilateral cane use: Effects on muscle crossing the knee joint. Am J Phys Med Rehabil 71:170, 1992.
Winter, DA, et al: Biomechanical walking pattern changes in the fit and healthy elderly. Phys Ther 70:340, 1990.
Winter, DA, et al: A technique to analyze the kinetics and energetics of cane-assisted gait. Clin Biomech 8:37, 1993.
Woollacott, MH, and Tang, PF: Balance control during walking in the older adult: Research and its implications. Phys Ther 77(6), 1997.

15

慢性肺疾患

Julie Ann Starr

概要

- 呼吸生理
  - 換気
- 慢性肺疾患
  - 慢性閉塞性肺疾患
  - 喘息
  - 嚢胞性肺線維症
  - 拘束性肺疾患
- 肺疾患の医学的管理
  - 薬物療法
  - 外科（手術）療法
- 肺疾患者のリハビリテーション
  - 目標と帰結
- 肺の評価
  - 患者面接
  - 診察
  - 肺疾患患者の運動能力検査
- 運動処方
  - 方法
  - 強度
  - 継続期間
  - 頻度
- 呼吸リハビリテーション
  - 有酸素運動
  - 筋力トレーニング
  - 運動の進行方法
  - プログラム期間
  - 在宅運動プログラム
  - 多職種チーム
  - 患者教育
  - 排痰テクニック
  - 呼吸筋トレーニングと呼吸再教育
  - 禁煙

学習目標

1. 慢性閉塞性肺疾患，喘息，嚢胞性肺線維症，拘束性肺疾患の経過，定義，病因，病態生理，臨床症状，臨床経過を明確にする。
2. 肺疾患患者の評価（診察，バイタルサイン，観察，視診，触診，聴診，臨床検査を含む）の手順を述べる。
3. 可能な目標と呼吸リハビリテーションの帰結を認識する。
4. 慢性肺疾患患者のための機能回復訓練について述べる。
5. 慢性肺疾患患者ケアにおけるセラピストの役割の重要性について考える。
6. ケーススタディの患者データを分析，解釈し，現実的な目標と帰結を想定し，治療計画を立てる。

呼吸リハビリテーションは，肺疾患患者とその家族への多様なサービスであり，患者自身の自立，社会参加，目標達成をめざして，通常専門家チームによって行われる[1]。

以前は，慢性肺疾患患者の標準的な処方は安静と運動の回避であった[2]。1960年代まで，運動は慢性肺疾患患者に有害であると考えられていたのである[3]。患者は，無意味な治療をされ，ときには「呼吸器不具者」[4]として扱われていたのだ。1964年のPierceらの研究[3]は，呼吸リハビリテーションを方向転換させた。彼らは，慢性肺疾患患者に対する運動療法は運動負荷時の心拍数，呼吸数，分時換気量，酸素消費量，二酸化炭素の減少と運動耐用能の増大効果があり[3]，慢性肺疾患患者の運動能力回復が可能であること実証した[3,5~11]。現在，慢性肺疾患患者のリハビリテーションは確立されており，広く活用されている[12~14]。

慢性閉塞性肺疾患（COPD）と喘息は，一般的な慢性肺疾患である。拘束性肺疾患患者についても，呼吸リハビリテーションで運動機能の改善が実証されている[15]。新しい嚢胞性肺線維症の治療法は，呼吸機能障害の進行を予防することはできないが，延命率の改善は得られている。一部の嚢胞性肺線維症患者は呼吸リハビリテーションを希望している[16]。最近では，呼吸リハビリテーションは肺移植や肺容量減少術の術前・術後治療に加えられている[17]。

本章ではCOPD，喘息，嚢胞性肺線維症，拘束性肺疾患の理学検査や治療について述べる。換気と呼吸の主要なレビューは，疾患の病態の理解や理学療法評価の理論的解釈をよく理解するための根拠である。本章末の参考文献には，呼吸生理学を復習し，より深めるための文献が含まれている。

呼吸生理

換気

空気は，鼻または口を通して吸入され，鼻腔，咽頭，気管，気管支などすべての器官を通り末梢の部位（呼吸細気管支，肺胞管，肺胞嚢，肺胞）に到達する（図15-1）。

▼ 肺活量と肺容量

最大吸気位では，肺は最大容量の気体で満たされる。この容量を全肺気量 total lung capacity（TLC）といい，これは①一回換気量，②予備吸気量，③予備呼気量，④残気量の4つに分類することができる。2つまたはそれ以上のこの分類の組み合わせを肺容量という。

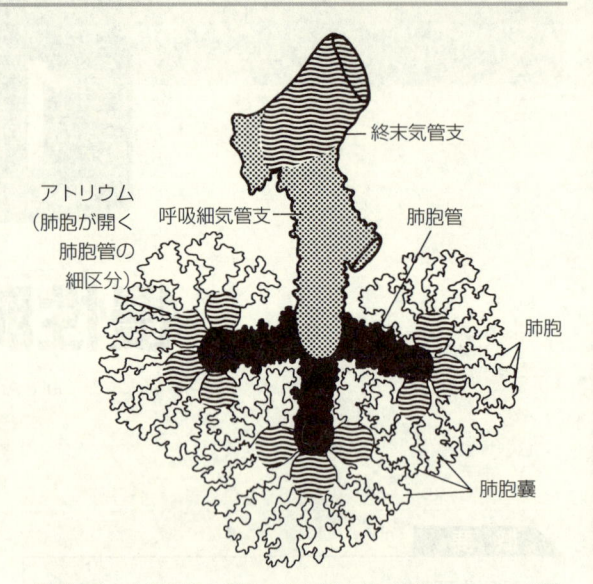

図 15-1 末梢気道の解剖，終末気管支と呼吸ユニット，呼吸細気管支，肺胞管，肺胞嚢，肺胞（Brannon, FJ, et al: Cardiopulmonary Rehabilitation: Basic Theory and Application, ed 2. FA Davis, Philadelphia, 1993, p43. より）

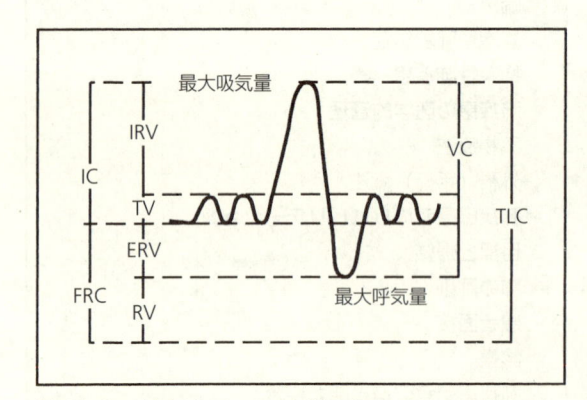

図 15-2 肺気量分画。IRV：予備吸気量，TV：一回換気量，ERV：予備呼気量，RV：残気量，IC：最大吸気量，FRC：機能的残気量，VC：肺活量，TLC：全肺気量

図15-2は肺活量と肺容量の関係を表している。

●一回換気量●

安静吸気と呼気を合わせたものを**一回換気量 tidal volume（TV）**という。一回換気量は，末梢の呼吸器官（呼吸細気管支，肺胞管，肺胞嚢，肺胞）に到達する。一回換気量は健常白人成人で約500 mL，そのうちの350 mLがガス交換に使われる。残りの150 mLは気道上に残り，ガス交換に関与しない。

●予備吸気量●

一回換気量が肺に入った状態でも，肺内にはさらに吸気のための余分なスペースが存在する。その余分な

容量を**予備吸気量** inspiratory reserve volume（IRV）という。それは，必要に応じてさらに吸気するための吸気量で，通常では使われない。

●予備呼気量●

安静呼気の最終域を超えて呼気を行うことのできる呼気容量がある。それは必要に応じて使われるもので，通常は使われない。その容量を**予備呼気量** expiratory reserve volume（ERV）という。

●残気量●

肺は，予備呼気量を最大呼出しても完全に吐き出すことのできない容量がある。肺の容量のなかで最大呼出した後残された容量を**残気量** residual volume（RV）という。

●最大吸気量●

一回換気量と予備吸気量を合わせて**最大吸気量** inspiratory capacity（IC）という。これは，一回換気の呼気から開始する吸気量を指している。

●機能的残気量●

残気量と予備呼気量を合わせたものをいう。**機能的残気量** functional residual capacity（FRC）は，一回換気の最終呼気時に肺内に残っている容量である。

●肺活量●

予備吸気量，一回換気量，予備呼気量を合わせて**肺活量** vital capacity（VC）という。これは肺内で随意的に換気できる最大容量である。VCの一般的な測定方法は，最大吸気位から強制的にできるだけ強く速く最大呼気位まで呼出して測定する。これが強制呼気努力で，努力性肺活量 forced vital capacity（FVC）と呼ばれている理由である。

▼ 流量とその力学

流量は，時間内でのガスの移動量を測定したものである。呼気流量は，呼気量を呼気にかかる時間で割って測定する。流量は，換気と肺実質の弾力性を反映している[18]。気流測定では，最初の1秒間に呼出される強制呼気容量が重要である。これを**1秒量** forced expiratory volume in 1 second（FEV$_1$）という。この流量は大きな気道の状態を反映すると考えられている。健常者では，FEV$_1$は全FVCの80％である（FEV$_1$/FVC＝80％）[18]。

FVCの**最大呼気中間流量**（FEV$_{25-75\%}$）はフローボリューム曲線の中央にある。この流量は，小さな，より脆弱な気道（末梢気道）の状態を反映すると考えられている。

吸気流量は，吸気量と吸気にかかる時間から測定する。**最大吸気圧** maximum inspiratory pressure（PI$_{max}$）は，残気量位から生じさせることができる最大吸気努力を表している。これは，mmHgもしくはcmH$_2$O圧として測定する。

肺気量，容量，流量，力学は，その胸郭の形状や大きさに影響を受ける。したがって，身長，性別，人種は，静的・動的な肺機能測定に影響を与える。加齢や疾患の進行は，肺気量，容量，流量，力学などの肺や胸壁の特性を変える。

▼ 呼吸

呼吸は体内でのガス交換を，換気は空気の動きを表すために用いられ，両者を混同してはいけない。外呼吸とは，大気と毛細血管の間（肺胞毛細血管細胞膜）で生じるガス交換をいう。内呼吸とは，軟部組織とその周りの毛細血管間の軟部組織毛細血管レベルで行われるガス交換をいう。以下に，外呼吸，内呼吸の，特に酸素や二酸化炭素のガス交換の経過を明らかにする。

外呼吸では，まず気道を通じ肺胞への外気の吸入がなければならない。酸素は，肺胞壁，細胞組織間，肺毛細血管壁を通して拡散する。ほとんどの酸素（98.5％）はヘモグロビンのガス運搬機能を利用し，一部の酸素（1.5％）は血漿によって運ばれる。酸素化された血液は肺静脈を介して心臓の左側に戻り，大動脈，動脈，細動脈，毛細血管を通り，組織に到達する。内呼吸は，動脈血が組織に到着したときに始まる。酸素は，毛細血管の赤血球の中のヘモグロビンから離れて，細胞膜を通してミトコンドリアに取り込まれる。この過程は拡散によって生じる。

組織で新陳代謝の副産物として生産される二酸化炭素（CO$_2$）は，組織細胞から離れ，拡散によって毛細血管に入り，静脈を通して運ばれ右心房に入る。いったん二酸化炭素が肺毛細血管に入ると，毛細血管細胞膜，細胞間隙を通して肺胞に拡散していき，最終的には大気に呼出される。

外呼吸，内呼吸によって，酸素は組織に供給され，二酸化炭素は取り去られる。このシステムは肺から血液を体内組織に供給し，その後肺に戻るという心臓循環システムに依存している。

慢性肺疾患

慢性閉塞性肺疾患

慢性閉塞性肺疾患 chronic obstructive pulmonary

disease（COPD）は最もよく知られた慢性肺疾患で，55歳以上の10〜15％の成人が罹患しており，その罹患率は増加している[12]。COPDは徐々に進行し，気道の過剰性や部分的な可逆性をともなう気道の閉塞が特徴である[20]。COPDを構成している肺疾患は，慢性気管支炎と肺気腫である。

米国胸部疾患学会 American Thoracic Society によると**慢性気管支炎**は，「他の明確な咳の原因が除外でき，少なくとも連続2年以上，最低3ヵ月間続く慢性の咳と痰」と定義されている[21]。**肺気腫**は，「明らかな線維症はなく，肺胞壁の破壊をともなう，肺の末梢の部位（呼吸細気管支，肺胞管，肺胞嚢，肺胞）の異常な増大」と定義されている。肺胞壁の破壊がない肺過膨張は健常な加齢の過程でみられ，この定義には含まれていない。慢性気管支炎と肺気腫は共存し，その徴候は重複しており，COPDという用語は，これらの疾患の組み合わさった状態を説明するのに有用である。

▼ 病因

喫煙の刺激による慢性の炎症がCOPDの主な原因である[22]。個人差はあるが，肺疾患の重症度は，喫煙期間，喫煙量と直接関連している[20]。喫煙歴がなく，職業上の媒介物の吸入などの曝露による他の原因については，相対的に考えてきわめて少ない[20,22]。

▼ 病態生理

COPDの病態生理は，疾患の過程に寄与している機能障害の数によって影響を受ける。汚染物質の吸入による慢性炎症が，気管支腺の腺細胞と杯細胞の異常発達の原因となり，過剰な分泌物が生産され，それが一部もしくは完全に気道を閉塞する。吸気では気道は開き，気道内腔の直径が増大するが，呼気では内腔の直径は減少する。多量の分泌物が気道上にあっても，空気は分泌物の周りから流入するが，呼気では，気道が閉塞するため一部の空気は呼出することができるものの，一部は遠位部に閉じ込められる。分泌物による気道閉塞は呼気にだけ起こり，これが**肺過膨張**（肺内に異常な量の空気が存在すること）の原因となる。完全な気道の閉塞は**無気肺**を生じる。

繊毛の機能低下とその変化も気道クリアランス能力を減じ，気道閉塞の原因となる[23]。貯留した気道分泌物により，気道炎症の再発が起こりやすくなる。炎症や傷害の誘因である分泌物は，気道過剰反応の原因となる気道壁内の刺激レセプターの**過敏反応**が高まっていることを示している。肺組織の破壊は，正常な肺が持つ弾性力を低下させる。呼気の間，気道周囲の弾性力による支持性欠如から気道が虚脱する[23]。呼気早期の気道虚脱は肺過膨張，空気の閉じ込め（エアトラッピング），呼気流速の減弱の原因になる。

この疾患の進行した状態では，肺胞毛細血管膜が破壊され，肺胞換気と毛細血管膜の灌流が不均等となる。この結果，血液による酸素運搬能力が低下し，**低酸素血症**になる。この疾患がさらに悪化すると，低酸素血症はより進行し，**高炭酸ガス血症**（動脈血内の二酸化炭素ガスが増大した状態）もともなうようになる。低酸素血症と高炭酸ガス血症は血管収縮反射と毛細血管破壊のため，二次的な肺血管抵抗の増大により，右心肥大もしくは**肺性心**をまねく。赤血球増加症（循環する赤血球の数が増加すること）は，進行したCOPDの別の合併症である[24]。

▼ 臨床症状

COPDの患者は，慢性の咳，喀痰，呼吸困難の症状がみられる。それぞれの症状の強さは，COPD患者個人の病状によりさまざまである（例えば，慢性気管支炎や肺気腫のように）。

咳と喀痰の症状はゆっくり潜行して現れる。息切れは最初，労作時に現れる。病気の進行とともに症状は重症化する。呼吸器感染症がよくみられる。息切れは次第に低い運動レベルでも生じるようになり，重度の患者では休息時にも息切れが現れる。

身体所見では，胸郭が肺弾性力低下のため胸郭前後径が拡張し，脊椎が後弯する。これらの解剖学的変化で患者は「バレルチェスト（樽状胸）」となる。肺過膨張の結果，呼吸音や心音は通常は遠くに聞こえ，多少聞きづらい。部分的に気道を塞ぐ痰の増加は，呼気の**連続性ラ音**をまねく。**断続性ラ音**も聴取される。呼吸補助筋肥大，口すぼめ呼吸，**チアノーゼ**，**ばち指**はCOPDが進行すると観察される（用語の解説は「肺の評価」の項参照）。

著しい気道閉塞の増大とその進行は，呼気流速率，特にFEV_1の低下で現れる。肺機能検査では，これらの変化が薬物反応の不可逆性を明らかにしている。また，気道上の分泌物増大も吸気流速率を低下する。エアトラッピングのため残気量は増加し[25]，その結果，機能的残気量も増加する。図15-3は閉塞性肺疾患に起こる肺気量と容量の変化を表している。

動脈血ガス分析は，COPDの初期症状である低酸素血症を表す。高炭酸ガス血症は，疾患進行にともなって現れる。疾患進行とともに，胸部X線は次のような特徴を示す。すなわち，横隔膜の平底下，肺血管影減少，胸郭過膨張，胸郭前後径の拡大，胸骨後含気量増大，**透過性亢進**，滴状心，右心肥大である。

▼ 経過と予後

COPDの臨床経過は30年以上に及ぶ[23,24]。研究者ら

第 15 章　慢性肺疾患

図 15-3　健常者と閉塞性肺疾患患者の肺気量分画（Rothstein, J, et al: The Rehabilitation Specialist's Handbook. FA Davis, Philadelphia, 1991, p604. より）

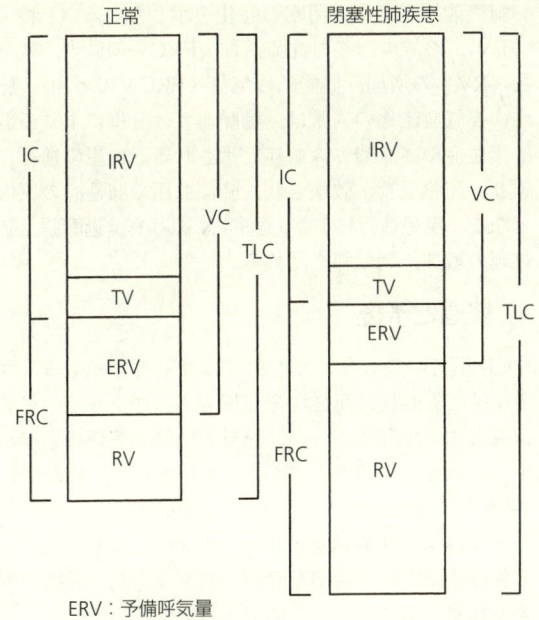

ERV：予備呼気量
FRC：機能的残気量
IC：最大吸気量
IRV：予備吸気量
RV：残気量
TLC：全肺気量
TV：一回換気量

は，末梢細気管支流速率の変化，すなわち $FEF_{25-75\%}$ が COPD 進行の前徴であると考えている[21,26,27]。末梢気道の異常の早期発見は，患者自身の生活様式や環境に適切な修正を与える機会となる。このような介入は，COPD の進行を予防する[28]。

すべての症例ではないが，末梢気道の異常を呈する患者は，介入がないと肺疾患の進行を示す。すなわち，慢性の咳，痰，慢性気管支炎症状が進行する。患者によっては，肺気腫の症状や徴候が進行する前に，何年も経過してこれらの症状が現れる。肺気腫の進展は，気道閉塞の重症度の増大，肺機能検査の数値の悪化，頻発する気道感染症により明らかとなる[29]。

安定期に測定した呼気流速率は，COPD 進行の指標となる。FEV_1 で決定される気道閉塞の重症度と死亡率の間にも相関関係がある。FEV_1 は，横断調査から 1 年間におよそ 54 mL 低下することがわかっている[30]。禁煙はこの機能低下を遅らせることを示している[31,32]。FEV_1 が 750 mL/sec 以下になった患者のほとんどは，生存期間が 5 年以下であった。

喘息

喘息は，さまざまな刺激に対する気管支の反応の増大が特徴的な，臨床症候群である[21]。最も顕著な喘息の特徴は，不定期に起こる喘鳴と呼吸困難の発作である。これらの発作は，自然治癒するか，もしくは医学介入で軽快し，症状のない期間もある。

▼ 病因

喘息は一般的な呼吸器疾患で，米国では 1,400～1,500 万人が罹患している[33]。症状はどの年齢にも起こる。気道の過敏反応の正確な機序は不明であるが，遺伝体質[34]，環境（ハウスダスト，動物タンパク，カビ，喫煙，花粉，化学薬品，微粒子空気汚染）[33]，自律神経系の不均衡，上皮粘膜の損傷[23]が喘息の進行に関与している。喘息患者の気道は，さまざまな要因（アレルギー起因物質，気道炎症，気道刺激，寒冷，感情ストレス，運動，化学物質）に過敏である。これらのすべて，またはいくつかの因子が喘息症状を突然引き起こしたり，悪化させたりする。

▼ 病態生理

喘息の病態生理で明らかなことは，気道狭窄である。気道狭窄は，**気管支痙攣**，気道粘膜の炎症，気道分泌物の増加によって生じる。気道狭窄は，気流抵抗を増大させ，エアトラッピングの原因となり，肺の過膨張を引き起こす。これらの気道狭窄は，肺胞への異常な換気分布を生じる。

▼ 臨床症状

喘息の臨床症状は，気道狭窄によるさまざまな程度の息切れや喘鳴である。急性増悪の間，肺の過膨張が生じ，一般的に胸郭拡張状態を保持する。呼吸補助筋は呼吸に使われ，呼気時の連続性ラ音は胸部全体で聞くことができる。ときに断続性ラ音も聴取できる。重度の気道閉塞にともない，呼吸音は換気量の低下から著しく減弱する。連続性ラ音は呼気時と同様に吸気時に聴取できることがある。そして，吸気時に肋間，鎖骨上，胸骨周囲の**退縮**が観察される。

喘息悪化時の胸部 X 線写真は，一般的に肺過膨張所見である胸部前後径の増加，肺野の透過性亢進を示す。まれではあるが，胸部 X 線写真で気管支閉塞あるいは浸潤から無気肺を示すことがある。喘息発作のない間は，胸部 X 線写真は正常である。

喘息の悪化時，多くは呼気流速率（FEV_1）が減少し，機能的残気量と残気量が増加する。その原因は，肺活量と予備吸気量の減少によるエアトラッピングである。喘息の特徴は肺機能検査の異常値が可逆性であ

ることで，安定状態のとき，患者は正常かそれに近い状態となる。

　喘息悪化時，動脈血ガス値は軽度から中程度の低酸素血症を示す。通常，**低炭酸ガス血症**は二次的な過換気を示している。重度の発作で，低酸素血症は顕著になり，症状の悪化にともなって高炭酸ガス血症が生じ，患者は疲労し，呼吸不全に陥る[23,35,36]。

▼ 臨床経過と予後

　成人までに，小児喘息の33％は症状が消失する[23]。高齢での発症は，病状進行が一般的に速く，寛解期でさえ肺機能検査に変化がみられる。喘息の罹患率や死亡率は増加しているが，喘息が死亡原因になることは，ほとんどない[39]。

嚢胞性肺線維症

　嚢胞性肺線維症 cystic fibrosis（CF）は，外分泌腺の機能障害によって異常な粘性の分泌物を出すことが疾患の特徴である。CFは多くの器官に影響を与える。粘性の高い分泌物は，気道と膵管を閉塞する。気道の閉塞は慢性肺疾患の原因であり，膵管の閉塞は食物の吸収不良と栄養摂取障害を引き起こす。

▼ 病因

　CFは常染色体劣性遺伝（メンデル）である。白人小児では，出生約2,000人に1人の割合で発症し，キャリアは20人に1人の割合である。CFはアフリカ系アメリカ人では少なく（出生17,000人に1人の割合），アジア人ではまれである[38]。CF遺伝子は，胎児期の検査において7番染色体の長腕で確認することができる。また，可能性のある遺伝子のキャリアを決定する検査でも確認することができる。

▼ 病態生理

　CFの慢性肺障害は，気管-気管支から分泌される異常に粘性の高い粘液が関与している。粘液繊毛輸送機能は，分泌物によって障害され，気道閉塞，感染再発，過膨張を引き起こす。気道の一部，あるいは完全な閉塞は肺胞換気を減少させる。肺内の換気血流比は異常となり，肺実質に線維性変化もみられる。

▼ 臨床症状

　CFの診断は，明確な家族歴が存在する患者，黄色ブドウ球菌や緑膿菌からの呼吸器感染を再発する患者，栄養不良や発育障害の診断を受けた患者に対して行う。60 mEq/Lを超える塩化物イオン濃度が小児の汗に発見されると，CF診断陽性である。

　肺機能検査では，閉塞の悪化を示している（1秒量〈FEV_1〉の減少，努力性肺活量〈FVC〉の減少，残気量〈RV〉の増加，機能的残気量〈FRC〉の増加）。肺内の換気血流比の異常は，動脈血ガス分析により，低酸素血症や高炭酸ガス血症で示される。疾患の進行により，肺胞毛管が破壊され，肺高血圧や肺性心の原因となる。疾患進行により，胸部X線写真は過膨張，肺紋理の増加，無気肺を認める。

▼ 経過と予後

　CF患者の最も多い死亡原因は呼吸不全である。幼少や子ども時代に死亡する症例もあるが，多くの患者は成人まで生存する。早期発見と医学的管理の進歩が生存期間延長に寄与している。CF患者の平均余命は1995年で30.1歳であった[39]。治療は気道分泌物の除去と肺感染の早期治療によって行われる。CFによる胃腸機能障害は，適切な食餌，ビタミン剤，膵臓の酵素を補充することにより治療する。

拘束性肺疾患

　拘束性肺疾患は，病因が異なる疾患の総称である。この障害の共通点は，肺の拡張困難と肺容量の減少である。この拡張制限は，肺胞，間質，胸膜の線維化の結果，肺実質や胸膜の両者またはいずれかの疾患から生じる。また拡張制限は，胸壁や神経筋機構が原因となって生じる[18]。本項の目的は，リハビリテーションで最もよく直面する肺実質と胸膜の拘束性疾患について述べることである。

▼ 病因

　この障害にはさまざまな原因がある。放射線治療，無機粉末，有害ガス，酸素毒性，アスベスト（石綿）粉末および結核菌の吸入など多くの因子が，肺実質と胸膜を損傷し，拘束性肺疾患を引き起こす。最も一般的な拘束性肺疾患は，特発性疾患の肺線維症である。肺線維症の病因は，明らかにされていないが，免疫反応が示唆されている[18]。

▼ 病態生理

　肺内で起こる異常変化は，拘束性疾患の病因により異なる。実質の変化は慢性炎症および肺胞と間質の肥厚から始まる。疾患が進行すると，末梢部の肺胞は線維化し，それが拡張するのを妨げる。その結果，肺容量は減少する。肺血管床の減少は，低酸素血症と肺性心を引き起こす。

　胸膜の疾病においては，線維化を起こし膠原線維で厚くなったプラークが，さまざまな部位にみられる。

例えば，アスベスト粉末のプラークは，壁側胸膜にみられる。プラーク現像を引き起こすメカニズムは，完全に明らかにされていない。それは，胸膜の実質変化も考えられる。これらの変化は，線維症に起因する損傷または炎症性反応によるとも考えられている。

▼ 臨床症状

呼吸困難は拘束性肺疾患の典型的な症状である。乾性の咳，脱力感，易疲労も一般的な所見である。その他の拘束性肺疾患の特徴は，浅く速い呼吸，胸の拡張制限，聴診による細かい断続性ラ音（特に下肺野），ばち指，チアノーゼである[40]。

拘束性疾患の早期には，胸部 X 線写真において，すりガラスのようにみえる間質の斑点が認められる。長期にわたる線維症では，びまん性浸潤影，蜂巣状，肺容量減少および胸膜の肥厚の所見がみられる。特に胸膜の肥厚の X 線所見は，斜位像で明らかとなる。

肺機能検査では，肺活量，機能的残気量，および全肺気量の減少が明らかである。RV は正常，もしくはほぼ正常であり，呼気流量は正常のままである。**図 15-4** は，拘束性肺疾患にみられる肺気量分画を示す。

動脈血ガス検査では，低酸素血症と高炭酸ガス血症がさまざまな程度でみられる。低酸素血症は，通常運動により悪化する。安静時正常な酸素飽和を保っていたとしても，運動により酸素飽和がきわめて低くなることがある。

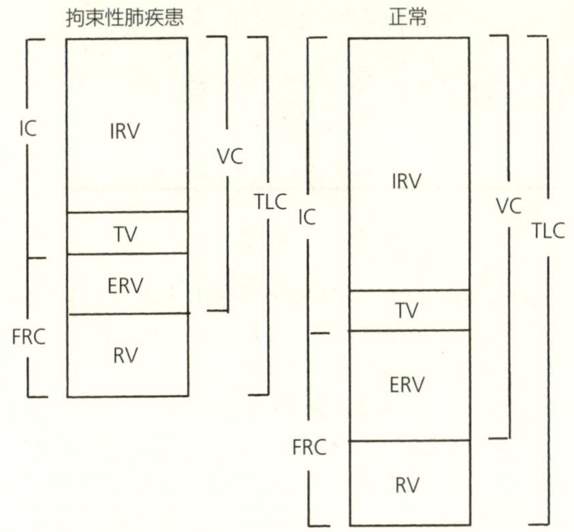

拘束性肺疾患
正常
IC
IRV
VC
TLC
TV
ERV
FRC
RV
IC
IRV
VC
TLC
TV
ERV
FRC
RV
ERV：予備呼気量
FRC：機能的残気量
IC：最大吸気量
IRV：予備吸気量
RV：残気量
TLC：全肺気量
TV：一回換気量

図 15-4　健常者と拘束性肺疾患の肺気量分画（Rothstein, J, et al: The Rehabilitation Specialist's Handbook. FA Davis, Philadelphia, 1991, p604. より）

▼ 経過と予後

拘束性肺疾患はゆるやかに発症するが，本質は慢性・進行性である。拘束性疾患の生存率は，拘束性疾患の種類，病因，および治療法によって異なる。診断後 5 年生存率は，約 50％である[40]。胸部 X 線写真は，この疾患の重症度を示す尺度とならない。高炭酸ガス血症は，肺線維症の末期徴候である。

肺疾患の医学的管理

薬物療法

薬物療法は，肺疾患の医学的管理の基本である。薬物療法は，運動時・安静時の運動能力，心拍数，血圧に影響を及ぼす。薬物療法が，肺機能に及ぼす影響を理解することは重要である。

肺疾患患者に対して頻回に用いられる薬物療法を**表 15-1** に示す。患者には，これらの数種類の薬物療法を組み合わせて行う。

抗コリン剤に分類される気管支拡張剤，β_2刺激剤，テオフィリンは，肺疾患患者に一般的に処方される。気管支拡張剤は，気道内腔を拡大し，気道狭窄・抵抗を軽減させるために用いられる。

抗コリン剤の吸入は，一般的に慢性閉塞性肺疾患患者の第一選択薬として処方される[41]。それは気道括約筋を弛緩させ，粘液の分泌を軽減することによって気管支を拡張させる。抗コリン剤は，緩徐にその効果を示し，β_2刺激剤より効果を長時間維持できる。そのため，気管支拡張の程度に応じて 1 日 3～4 回，2～4 パフの一定のスケジュールで処方される。

短時間作用性β_2刺激剤の吸入は，気管支の痙攣や，浮腫などの症状をより即時的に軽減するために用いられる[42]。それはときに「救命」薬として使用される。サルメテロールはβ_2刺激剤効果を持続させる吸入薬で，他のβ_2刺激剤の使用頻度を減少させるために用い，基礎的な処方として投与される。メタプロテレノール（アルーペント）や，モンテルカストナトリウム（シングレア）といった経口β_2刺激剤も気管支拡張効果が長時間持続するが，全身に影響を及ぼすことがある。患者は運動能力を高めるため，運動前に即効性のβ_2刺激剤が処方される[43]。

テオフィリンは弱い気管支拡張薬で，さらに副側換気の促進や粘液の除去，抗炎症作用もある[42]。一般的

表 15-1 肺疾患薬[a]

効用	副作用	薬剤名	投与方法
I. β₂ 刺激剤	頻脈	イソプロテレノール	吸入
平滑筋弛緩	心悸亢進	エフェドリン	経口
気管支拡張	胃腸出血	イソプロテレノール（Bronkosol）	筋肉内
	緊張感	メタプロテレノール（アルーペント）	静脈内（点滴）
	振戦	テレブテロール（Brethine）	
	頭痛	アルブテロール（プロベンティル，ベントリン）	
	めまい	サルメテロール（セレベント）	
		モンテルカストナトリウム（シングレア）	
II. テオフィリン	頻脈	アミノフィリン（Aminodur）	吸入
平滑筋弛緩	不整脈	テオフィリン（エリキソフィリン）	経口
気管支拡張	胃腸出血	(Slo-phyllin, テオドール)	静脈内（点滴）
	緊張感	(Fleet Theophyllin)	非経口
	頭痛	Oxtriphyllin (Choladril)	
	めまい		
III. 抗コリン剤	頻脈	イプラトロピウム臭化物（アトロベント）	吸入
平滑筋収縮阻止	心悸亢進	アトロピン硫酸塩	筋肉内
気管支拡張	気道分泌物の乾燥		静脈内（点滴）
	咽頭過敏		皮下
	輝所恐怖症		
	尿閉		
	便秘		
IV. 抗炎症物質	血圧上昇	プレドニソン	吸入
コルチコステロイド	ナトリウム滞留（浮腫）	ヒドロコルチゾン（コルチゾール）	経口
粘膜浮腫の軽減	筋萎縮	Triamcinolone acetonide（Azomacort）	筋肉内
炎症の軽減	骨粗鬆症	ベクロメタゾン（Vanceril, Beclovent）	静脈内
免疫反応の軽減	胃腸出血		
	粥状動脈硬化		
	高コレステロール血症		
	感染感受性亢進		
クロモリンナトリウム	咽頭過敏	インタール	吸入
炎症の軽減	咳	Fivent	
	気管支痙攣		

[a]ジェネリック薬品は上述した一般名に加えて，他の商標名で知られている

に，テオフィリンは治療効果が得られ，かつ副作用の少ない範囲で，吸入薬として処方される。テオフィリンを使用している患者は，副作用を避けるために定期的に血液検査をする必要がある[18]。

それぞれの気管支拡張薬の構造は異なるが，それらの使用によって安静時心拍数が増加することがある。運動強度に Karvonen の公式を用いると，増加した安静時心拍数が認められ，より適切な目標心拍数が算出される。自覚症状としての息切れもまた，運動強度の信頼できる指標である。

クロモリンナトリウムやコルチコステロイドといった抗炎症薬は，喘息の治療に用いられる。クロモリンナトリウム（インタール）は予防薬であり，気道の炎症を抑える効果がある[18]。したがって，緊急時には適さない。予防薬の用量によっては，それは維持療法に有効である。慢性肺疾患では，コルチコステロイドは急性増悪時に約 5～7 日間の短期間に多用量で処方される[42]。症状を長期に管理するために，低用量コルチコステロイドを投与される患者も少なくない。骨粗鬆症やミオパチー，筋萎縮を含むステロイドの副作用に対し，筋力強化訓練や低強度の運動といった運動プログラムの変更が必要となる[43]。

呼吸器感染症は患者を重症化させ，呼吸リハビリテーション効果を後退させる主な原因である。感染症の初期の徴候は，患者のベースラインである運動能力，呼吸困難感，痰の色や量などの変化によりとらえることができる。発熱や胸部 X 線検査および痰の培養は抗生物質の治療を開始するために必要な事項ではない。抗生物質は，ペニシリン，セファロスポリン，アミノグリコシド，テトラサイクリン，そしてエリスロマイシンの 5 つの基本的なカテゴリーに分類される。これらの薬剤には，静菌もしくは殺菌作用がある。抗生物質

には，微生物に対して感度のよいものもあれば，耐性を示すものもある。

酸素吸入は，組織の低酸素予防のために用いられる。長期酸素療法の適応は，動脈血酸素分圧（Pao$_2$）55 mmHg 以下である。これは Sao$_2$（動脈血酸素飽和度）88% 以下と相関する[42]。Sao$_2$ の正常値は 95～100 mmHg で，Sao$_2$ 98～100% と相関している。患者のSao$_2$ が 90%，もしくは安静時はそれ以上であっても運動によって低下する場合には，呼吸困難感の軽減や運動耐容能の改善のために，運動中は酸素投与が必要である。酸素流量は，Sao$_2$ が最低 90% になるよう個別に処方される[20]。酸素投与には一般的に連続フロー，間欠的フロー，酸素節約装置が利用されている。

外科（手術）療法

肺疾患患者に対する外科療法の選択は少ない。巨大気腫性囊胞の切除術は，機能している肺組織を減圧するために，異常に拡大し機能していない隣接した肺組織を取り除くための外科手術である[46]。この外科療法の適応基準は，気腫性囊胞が一側の肺の少なくとも 1/2～1/3 を占める場合である[47]。この外科的処置は劇的な効果を得ることができるが，適応は限られている。

肺切除術とも呼ばれる肺容量減少手術 lung volume reduction surgery（LVRS）は，1950 年代に導入された手術手技であるが，広く施行されるようになったのは最近である。肺気腫患者は，より多くの正常な胸壁および肺構造を再建するために，各肺野の比較的機能していない部位のおおよそ 20～30% が切除される[46]。手術後の結果は，1 秒量が改善し，全肺気量と残気量が減少，呼吸困難感の減少，運動耐容能の増加を示している[17,20]。手術前 6 週間の呼吸リハビリテーションプログラムは，手術後の合併症を減少させるといわれている[17,46]。

終末期の肺疾患に対する肺移植は，最終的な治療法である[20,48]。肺移植の目的は肺機能を正常まで回復し，正常な運動能力を獲得し，生命を延長することである[49]。肺移植を待っている患者の大多数は肺気腫患者であるが，厳しい判定基準や移植に利用できる臓器の数が少ないために，適応される患者は少ない[49]。

肺疾患患者のリハビリテーション

慢性肺疾患およびそれに関連した機能障害は，発病が緩除で，進行性である。肺機能障害患者は，呼吸困難感のために運動を回避する。患者の活動性の減少は徐々に，着実に疾患を進行させる。肺疾患患者は，医学管理される前に多くの機能に障害を起こすことがよくある。呼吸リハビリテーションの効果は，身体能力の衰えを含む悪循環を阻止することである[50]。

目標と帰結

Guide for Physical Therapist Practice（理学療法手技のための指標）は，換気，呼吸，肺容量，運動耐容能に障害のある患者のため，理学療法介入の予測される目標と帰結を示している[51]。下記は肺疾患患者のための理学療法介入の目標と帰結である。

1. 患者や家族の疾病，予測，目標，帰結に対する理解を深める。
2. 心臓血管の耐久性が増加する。
3. 末梢筋の筋力，パワー，持久性が増加する。
4. 基本的日常生活活動（BADL）や手段的日常生活活動（IADL）を改善する。
5. 呼吸筋の筋力，パワー，持久性が増加する。
6. 気道クリアランスの自己管理能力を上達させる。
7. 呼吸仕事量が減少する。
8. 健康ケアリソースに関しての決断力を改善する。
9. 肺疾患や症状のための自己管理能力を高める。

肺の評価

肺の状態評価には，次の目的がある。すなわち，①呼吸リハビリテーションにおける患者選択の評価，②各患者にあった治療法の決定，③患者の運動時の生理学的反応のモニタ，④患者の治療プログラムの適切な遂行，である。

患者面接

患者面接は，「主訴」（なぜ呼吸リハビリテーションを要求したのか，患者自身の自覚）から始めるべきである。一般に主訴のほとんどは，息切れもしくは機能低下である。リハビリテーション開始時と終了時，増悪期間中の息切れの程度はビジュアルアナログスケール[52]（図 15-5）もしくは Baseline Dyspnea Index[53]（表 15-2）を用いて評価する。病歴は患者の明確な肺疾患の徴候を含んでいる。すなわち，咳，痰，喘鳴，息切れである。職業，社会生活，薬剤，家族歴も記録する。

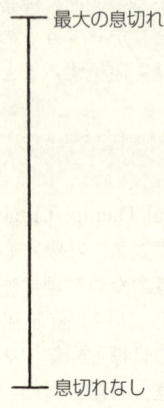

図15-5 ビジュアルアナログスケールは，最大の息切れと息切れなしが表示された垂直の線である．息切れのレベルを反映するために，患者に息切れの程度を尋ねる（Mahler, D, et al: The impact of dyspnea and physiologic function in general health status in patients with chronic obstructive pulmonary disease. Chest 102：215, 1992. より）

診察

▼ バイタルサイン

体温，安静時血圧，心拍数，呼吸数を測定し，記録する（第4章参照）．身長と肺容量には直接的な関係があるため，身長を測定する．体重は標準的な方法で測定する．

▼ 観察，視診，触診

肺疾患患者の頸部，肩を観察することで，呼吸補助筋の使用状況がわかる．健常者の胸郭は，前後径：横径＝1：2であるが，肺気腫患者では，肺実質破壊のために前後径が増大し，前後径：横径＝1：1まで変化することがある．吸気時および呼気時において，胸郭は左右対称な動きを呈する．

チアノーゼは，皮膚が青色に変色することで，唇や眼窩周囲，爪において観察される．これは，低酸素を示唆する徴候である．ばち指は，長期間にわたり低酸素血症が続いていることを示し，指の先端が膨らんだようになる．

▼ 聴診

聴診とは，胸壁に聴診器を当て，肺へのガスの流入，流出を聴く方法である．肺の聴診を行うためには，肺組織を囲む胸壁に聴診器をしっかりと固定する．患者に対して，口を十分に開け，息を吸い静かに息を吐き出すように指示する．正常である場合，吸気と呼気の初めはやわらかい清音を呈し，呼気終末は静かになる．この特徴を示す正常呼吸音は，**肺胞呼吸音**である．ほとんどの換気サイクルにおいて，より清明で大きく響く音を呈する場合，この呼吸音は，**気管支呼吸音**である．呼吸音がとても小さく，ほとんど聴取されない場合，**呼吸音の減弱**とされる．この3つの呼吸音（肺胞呼吸音，気管支呼吸音，呼吸音の減弱）は，呼吸音の大きさにより区別される[54]．

正常，あるいは異常な呼吸音の大きさに加え，正常呼吸音では聞くことができない他の音や振動が聴取されることがある．これが**副雑音**である．副雑音は，前述した呼吸音に重複して聴取される．ACCP（American College of Chest Physicians），ATS（American Thoracic Society）によると，副雑音は2種類のタイプ（断続性ラ音と連続性ラ音）に分類される[55]．**断続性ラ音**は，セロハンがさらさらと鳴るような音である．小さな気管支が開口するとき，あるいは肺胞が急速に膨らむときに聴取されると考えられている[56]．**連続性ラ音**は，音楽的な音色を呈する．気管支の内腔が小さくなると，ゼーゼー，ヒューヒューという音を発する．膨らませた風船の口を狭め，空気を出すときに発する笛のような音である．

▼ 筋力測定

肺疾患患者は，活動量の低下，あるいはステロイドの長期使用によって四肢筋力や呼吸筋力が低下していることがある．四肢筋力，呼吸筋力の低下は，運動量を制限し，ADL能力を低下させる[57〜59]．それゆえ，徒手筋力テスト manual muscle testing（MMT）や最大吸気圧の測定が，筋力トレーニングを行っていくうえで必要である．

▼ 他の測定項目

肺疾患患者の検査項目としては，さまざまなものがある．例えば，胸部X線，肺機能検査（PFT），段階的運動負荷試験（GXT），動脈血液ガス分析（ABG），酸素飽和度測定（Sao_2），心電図（ECG）などである．

肺疾患患者の運動能力検査

運動能力の測定は，肺疾患患者の評価の一部である．**段階的運動負荷試験**（運動負荷試験）は，以下の4つの客観的情報を提供する．すなわち，①患者の症状と身体的機能障害を記録する，②安全な運動処方ができる，③運動中の酸素化の変化を記録し，酸素療法の必要性の有無を決定することができる，④運動中の肺機能のさまざまな変化を明確にすることができる，である．

表 15-2　Baseline Dyspnea Index

機能障害
- グレード 4：日常の活動と仕事を，息切れを感じることなく行うことができる。
- グレード 3：軽度。明らかに息切れを感じる日常活動が少なくとも 1 つはある。しかし，まったくできないようなことはない。
- グレード 2：中等度。息切れのため仕事を変えたか，日常の活動のうち少なくとも 1 つはできないとあきらめたことがある。
- グレード 1：重度。息切れのため働くことができないか，または日常の活動のなかでできないとあきらめたことがいくつかある。
- グレード 0：最重度。息切れのため働くこともできず，日常の活動のほとんど，もしくは全部をあきらめている。
- W：疑わしい。息切れはあるが明確ではない。
- X：不明。障害とみなす情報がない。
- Y：息切れ以外の理由がある。例えば，筋骨格系の問題や胸痛。

作業時の息切れ
- グレード 4：正常。平地で非常に重いものを運んだり，坂道で重いものを運んだり，走ったりするような強い運動や仕事をして，初めて息切れを感じる。通常の仕事や活動では息切れを感じない。
- グレード 3：軽度。急な坂道を登ったり，階段を 3 階分以上登ったり，平地でかなりの重さの物を運んだりするような仕事や運動で息切れを感じる。
- グレード 2：中等度。ゆるやかな坂道を登ったり，2 階分までの階段を登ったり，軽い荷物を持って平地を歩いたりする程度の仕事や運動で息切れを感じる。
- グレード 1：重度。平地を歩いたり，顔を洗ったり，立っていたりするような軽い仕事や運動で息切れを感じる。
- グレード 0：作業困難。座ったり，横になって安静にしているときにも息切れを感じる。
- W：疑わしい。息切れのために能力に限界があるが明確ではない。重要な項目がはっきりしない。
- X：不明。作業困難とみなす情報がない。
- Y：息切れ以外の理由がある。例えば，筋骨格系の問題や胸痛。

運動時の息切れ
- グレード 4：正常。想像できる範囲で，最大限の努力を必要とする行動で，初めて息切れを感じる。普通にする程度の努力では息切れを感じない。
- グレード 3：軽度。最大限の努力ではないが，かなりの程度努力をして初めて息切れを感じる。最大限の努力を要する行動は，休憩しながらであればできると思う。それほどの努力を要する行動でない場合，休憩することなく仕事を達成することができる。
- グレード 2：中等度。中等度の努力を要する行動で息切れを感じる。ときどき休憩しながら行動を行う。普通の人よりは終えるのに時間がかかる。
- グレード 1：重度。少しの努力を要する行動でも，息切れを感じる。ほとんど努力を要さない行動であれば，達成可能である。もう少し手間のかかる行動であれば，頻回に休みながら平均的な人よりも 1.5〜2 倍の時間をかけて終えることができる。
- グレード 0：作業困難。座ったり，横になって安静にしているときにも息切れを感じる。
- W：疑わしい。息切れのために能力に限界があるが明確ではない。重要な項目がはっきりしない。
- X：不明。運動困難とみなす情報がない。
- Y：息切れ以外の理由がある。例えば，筋骨格系の問題や胸痛。

Mahler, D, et al[52], p399. より

▼ 運動能力検査プロトコル

肺疾患患者の運動機能や最大酸素摂取量を検査する方法は少なくない。12 分間歩行検査，6 分間歩行検査は，患者の運動機能を測定するよい指標とされてきた[60,61]。患者は，12 分，あるいは 6 分という決められた時間のなかでできるだけ長い距離を歩くように指示される。測定が容易であり，高価で特別な測定機器を必要としないため，プログラム前後の効果判定として広く用いられてきた。

段階的運動負荷試験は，患者の症候限界まで運動強度を段階的に増大させる方法である。試験中は，リスク管理としてバイタルサインをモニタする。動脈血の酸素化能や肺胞でのガス交換能を決定するためには，運動中に動脈血ガスの測定を行うことが最善の方法である。運動中の心拍数や心臓の電気的収縮システムを記録するために，心電図を継続的にモニタする。患者の血液動態に関する情報を得るために，血圧測定を実施する。血圧測定は，運動中および回復時間に，1〜3 分のインターバルにて測定する。これらのプロトコルは，**表 15-3** に概略を示した[62〜68]。

運動機能の測定方法は，簡易な 6 分，12 分間歩行検査から，より高性能なトレッドミル，エルゴメーターによる試験までさまざまである（より詳細なプロトコ

表 15-3 肺疾患患者の運動負荷試験に使用されるプロトコル

方法	著者	プロトコル
歩行テスト	Cooper[62]	12分間，可能なかぎり遠くへ歩く
	Guyatt, et al[63]	6分間，可能なかぎり遠くへ歩く
エルゴメーターテスト	Jones[64]	100 kpm（17 W）から開始，100 kpm 増加
	Jones and Campbell	25 W から開始，15 W/分増加
	Berman and Sutton[66]	100 kpm で開始，毎分 100 kpm 増加または FEV_1 が 1 L/秒以下では 50 kpm 増加
	Massachusetts Respiratory Hospital	25 W から開始，20秒ごとに 10 W/分増加，または FEV_1 が 1 L/秒以下で 20秒ごとに 5 W/分増加
トレッドミルテスト	Naughton[67]	2 mph の一定負荷，0 グレード
		3分ごとに 3.5%グレード
	Balke[68]	3.3 mph の一定負荷，0 グレード
		2分ごとに 3.5%グレード
	Massachusetts Respiratory Hospital	1.5 mph の一定負荷，0 グレード
		2分ごとに 4%グレード
		FEV_1 が 1 L/秒以下では 2分ごとに 2%グレード

Brannon, F, et al: Cardiac Rehabilitation: Basic Theory and Application. FA Davis, Philadelphia, 1998, p299. より

Box 15-1 段階的運動負荷試験の中止基準

1. 最大限の呼吸困難
2. 開始時 PaO_2 の 20mmHg 以上の低下，または PaO_2 が 55 mmHg 以下
3. 開始時 $PaCO_2$ の 10mmHg 以上の上昇，または PaO_2 が 65 mmHg 以上
4. 虚血性心疾患または不整脈
5. 疲労の症状
6. 開始前より拡張期血圧の 20mmHg 以上の上昇，または収縮期血圧が 250mmHg 以上，負荷の増加によって血圧が低下するとき
7. 下肢の痛み
8. 全身疲労
9. 心拍出量低下の徴候
10. 最大換気量への到達

Brannon, F, et al: Cardiopulmonary Rehabilitation: Basic Theory and Application. FA Davis, Philadelphia, 1998, p300. より

ルについては第 16 章「運動負荷試験」の項参照）。

▼ 検査終了

段階的運動負荷試験では，患者が症状限界のために運動プロトコルを継続できなくなった時点で終了とする。肺疾患における運動テストの中止基準は，Box 15-1 に示した[69,70]。

▼ 段階づけした運動能力検査結果の解釈

運動能力検査により評価された機能的な能力は，妥当な職業を助言するための評価に使用される。そして，個人に対して能力低下について知らせるための必要な情報を提供する[71]。運動能力検査中に患者が低酸素血症を呈する場合には，酸素投与を必要とする。PaO_2 55 mmHg 未満（SaO_2 88%以下に値する）は，運動テスト中における酸素投与の必要性の目安である[20]。

肺機能検査は運動負荷試験より前に行われ，次に運動負荷が肺機能に及ぼす影響について検討する。FEV_1 の 10%減少は気管支拡張症の治療の必要性を示す[72]。最終的には，心肺のフィットネスを安全に行うための運動処方の基礎データを段階的運動負荷試験で得られる。これについては次章で述べる。

運動処方

運動処方は，機能的な能力を改善させるために個々人に合わせて計画された運動プログラムを提供する。そのプログラムには，方法，強度，期間そして頻度の 4 つの変数が含まれている。

方法

いろいろなタイプの**有酸素運動**が呼吸リハビリテーションに推奨される。下肢（LE）の運動には歩行，ジョギング，ボートこぎ，サイクリング，水泳があり，運動耐容能を改善させるために推奨される[20]。上肢（UE）の運動にも有酸素運動，上肢エルゴメーター，フリーウェイトがあり，上肢の動作能力改善のために行われる[20]。リハビリテーションプログラムにおいて上肢と下肢の組み合わせトレーニングは，どちらか一方の単独トレーニングと比較して機能的改善はよいとの報告がある。異なった筋グループを強化し，そして患者の

興味を維持させるために多くのプログラムを取れ入れたサーキットトレーニングが用いられる。

強度

運動強度をモニタする3つの方法は，目標心拍数範囲，％最大酸素摂取量，主観的運動強度である[70,75～84]。

▼ 心拍数

目標心拍数範囲 target heart rate range（THRR）は治療中の安全な運動強度の目標範囲を規定し，具体的な患者の**目標心拍数** target heart rate（THR）は，持久力訓練を実施するための最も適切な目標心拍数範囲を決定する。

目標心拍数範囲と目標心拍数を決定するために**予備心拍数法**（Karvonen formula）が最も一般的に使用される[76]。予備心拍数は階段的運動負荷試験において，達した最大心拍数と座位姿勢における安静時心拍数との相違から計算する。目標心拍数範囲の算出は，予備心拍数のパーセンテージに安静時心拍数を加える。目標心拍数範囲を決定するための方程式は[70]，

$$\text{THRR} = [(\text{HR}_{max} - \text{HR}_{rest}) \times 0.40 \text{ and } 0.85] + \text{HR}_{rest}$$

例えば，階段的運動負荷試験において患者の最大分時心拍数が165で，安静時分時心拍数は85のとき，

$$[(165-85) \times 0.40] + 85 = 117$$
$$[(165-85) \times 0.85] + 85 = 153$$

と計算され，したがってこの患者の目標心拍数の範囲は117～153となる。

適切な目標心拍数（117～153と広範囲である）を決定するには個々の能力と能力低下の慎重な考慮が必要である。軽度～中等度の肺疾患患者では，目標心拍数は最小で予備心拍数の50％，最大で60～70％の範囲で計算されるべきである。その理由は，軽度～中等度の患者では，運動による肺機能の制限を受けないため最大心肺運動テストを施行できる可能性が高いからである。運動強度は，心臓血管系のトレーニングを安全に行うために目標心拍数の範囲の中間値（例では120～136拍/分）で行う。肺機能障害が重度の患者は，心臓血管系が最高点に近づく前に，最大換気に達する。なぜならば，最大の運動心拍数は心拍数の最高点よりも低いからである。このような患者の運動強度は，最大換気の限界または，目標心拍数の範囲（THRRの上限），予備心拍数の70～85％が使われる[11,82]。例えば，136～148の目標心拍数である。患者は単一の運動セッション中，心拍数10％上昇の変動を示すことができるので，運動強度は単一の強度ではなく，心拍数の上・下限によって規定すべきである。

▼ ％V̇O₂max（％最大酸素摂取量）としての運動

段階的運動負荷試験により，運動中の最大**代謝当量** metabolic equivalent（METs）または$\dot{V}O_2$の機能的能力を知ることができる。運動強度は，段階的運動負荷試験において達した最大の％$\dot{V}O_2$を用いて処方する。慢性閉塞性肺疾患患者の肺の限界を調べたわれわれの研究では，数人の患者が$\dot{V}O_{2max}$の95％まで運動できることを示した[83]。

肺疾患患者において運動強度を決定するためにMETsを用いるのは，困難なことが多い。METsの標準的な表は，酸素消費に応じた活動性，またはその活動を行うために必要なMETs数（1 METは，体重1 kgあたりに使用された酸素3.5 mLと等しい）を類別するために用いられている。肺機能障害の患者は，標準的な方法では運動に反応しない。参加者はそれぞれの活動に応じた個々の酸素消費量を持ち，標準的な表より，かなり多様性がある。環境条件，患者の能力，ストレスレベルの日常的な変化は，活動の代謝コストを変化させる可能性がある。実際の酸素消費と予測された標準値との違いから，多少不正確なMETsを用いた運動強度で処方することになる。

▼ 主観的運動強度

肺疾患患者は，運動処方のためにBorgスケールを主観的運動強度 rating of perceived exertion（RPE）として使用することができる（表15-4）。その理由は，肺疾患患者は予備心拍数は十分であるが，予備換気が低下しているからである。主観的運動強度を用いることは，主観的手法として運動強度をモニタリングするにはよい方法である[84]。Borgスケール3（中等度の息切れ）～6（強いと非常に強い息切れの間）は，肺疾患患者の一般的な運動の範囲であることが明らかにされ

表15-4　Borgスケール

0	感じない
0.5	非常に弱い
1	やや弱い
2	弱い
3	中程度
4	多少強い
5	強い
6	
7	非常に強い
8	
9	非常に，非常に強い（ほとんど限界）
10	最大

Borg, G[80]. より

ている。Borg スケール 3 の評価は，およそ V_{O_2max} の 50% に値する。Borg スケール 6 の評価は，およそ V_{O_2max} の 85% に値する[70]（Borg スケールについての詳細は第 16 章参照）。

運動強度の処方は，目標心拍数，決められた労作水準または METs に厳密に基づいてなされるより，むしろ疲労感や息切れの症状に基づく方が適している[82,83]。臨床医はよく心拍数や努力性の呼吸または息切れの自覚の評価を組み合わせて，運動強度を決定している。

継続期間

少なくとも 20 分間，目標心拍数内での運動が推奨される。運動時間は患者の耐用能に応じて異なる。対象者のなかには，処方された運動強度を 20 分間持続できない者もいるが，途中に休憩を入れて，全運動時間が 20 分間になればよい。

頻度

運動の頻度は，週に何回実施するかである。運動の頻度は，強度と持続時間に影響される。もし，有酸素運動を目標心拍数以内で 20 分間実施できれば，1 週間で 3～5 回の運動を勧める。身体機能が低下している患者には，より多い頻度の運動を勧める。1 日 1～2 回の運動は，身体能力がかなり低下した患者に適している。

呼吸リハビリテーション

有酸素運動

呼吸リハビリテーションにおける有酸素運動は，手続き，準備運動，有酸素運動，整理運動の項目で構成されている。手続きの間に，安静時心拍数や呼吸数，血圧，肺の聴診や体重などのバイタルサインを測定する。この項目には，治療スケジュール，患者が直面している問題，特記すべき変化事項，呼吸リハビリテーションチームのメンバーによって出された事項に関する患者との話し合いが含まれる。段階的運動負荷試験において，1 秒量 10% 以上の低下がみられた患者には，吸入療法を処方する。運動中に酸素飽和度が減少した患者には，酸素療法を準備する。

有酸素運動を行う前に，患者は筋骨格系の損傷を予防するためにストレッチ運動を行う。ストレッチ運動は，肺容量を悪化させる Valsalva 手技を防ぐため，呼気中に行う。患者は運動の間に呼吸補助筋を用いることがある。したがって，頸部や上肢のストレッチ運動を取り入れるべきである。準備運動は有酸素運動に向けて心血管系を準備するために心拍数や血圧を徐々に上昇させる時間をとることである。準備運動は，有酸素運動と同じような内容で行うが，低い強度で，呼吸を整えることを強調しながら行っていく。例えば，自転車エルゴメーターを使用する患者は，準備運動では無負荷で自転車のペダルを回す。準備運動の時間は 5～10 分間を目安とする。

リハビリテーションにおける有酸素運動は，処方された期間，目標心拍数が維持できる十分な強度での運動方法で構成される。この有酸素運動は少なくとも 20 分から最高 60 分間継続される。患者は，主観的運動強度，心拍数，呼吸数，酸素飽和度によってモニタされ，有酸素運動が終わると，直ちに心血管系をゆっくりと運動前の状態に戻すために低負荷の整理運動を 5～15 分程度行う。ここでは，呼吸を整えることを強調する。最後に，関節や筋の損傷予防のため，再度ストレッチ運動を行う。

筋力トレーニング

上・下肢の持久性は適切な運動によって増加する。筋力トレーニングは，持久力運動と同様の方法で行うが，異なる点は高負荷（すなわち，トレッドミルでは負荷を増し，自転車や上肢エルゴメーターでは抵抗を上げる）で，低頻度であることである。もしくは筋群を含んだウェイトトレーニングを処方する。段階的運動負荷試験中に酸素飽和度の低下が起こる慢性閉塞性肺疾患患者でも，ウェイトトレーニング中は，酸素飽和度が安定している[85]。患者が運動中，ガス交換と運動遂行能力に影響を与える Valsalva 手技をしないように励ます。

運動の進行方法

運動強度や期間の変更は，運動に対する個々の生理反応に応じて行われる。運動強度を軽く感じたとき，同じ運動強度下で脈拍数や息切れの変化が少ないときは，運動を変更する。

運動時間は，有酸素活動の継続時間を延ばして休憩時間を短くしながら増加する。運動継続時間の目標は，休憩なしでの有酸素運動を 20 分間行うことである。少なくとも運動継続 20 分間を達成すれば，次は運動強度を上げる。頻度は運動期間や強度により必要に応じて調節する。

運動処方を変更する前に，患者の年齢や身体能力，症状，疾病を考慮する。患者の能力に大きな変化が生

じたときには，段階的運動負荷試験を行うのが望ましい．新しい運動処方では，適切な指導の下で安全で快適な運動が実施できる．

プログラム期間

運動耐容能の改善は，入院中，外来，在宅での訓練中にみられる．入院期間が短期間のため，ほとんどの場合，外来か在宅プログラムにてみられる．一般的に訓練は週3回，6～8週間行われる．プログラムの最後に患者は再評価される．2度目の運動テストは，プログラムを継続する運動処方の評価のために行われる．段階的運動負荷試験（実施が容易な6分間，12分間歩行検査）は簡便に実施ができ，呼吸リハビリテーションプログラム前後の貴重な結果と多くの情報を得ることができる．

在宅運動プログラム

在宅運動プログラムは，外来呼吸リハビリテーションプログラムに登録したときにすでに始まっている．これは，スタッフが検査データに基づき，患者が家庭で運動することが可能であると確認してから実施する．患者は外来診察時に在宅運動時の心拍数，主観的運動強度，行った運動の種類，そして，なんらかの運動の問題点を記録した運動日誌を持参する．スタッフはこれらのデータを分析し，必要があれば在宅プログラムを修正する．患者が家庭で自立して運動を継続することがリハビリテーションプログラムの大切な目標である．

実際，不幸にも肺機能障害患者は，急性増悪から症状が後退することがある．定期的な評価のなかでの患者に対する継続的かかわりと励ましが，患者の身体活動レベルを維持するには重要である．しかし，こうしたケアへの診療報酬の支払いが難しいため，患者は医療や運動を促進している地域社会団体に参加することが勧められている（米国肺学会 American Lung Association が後援する Better Breathing Club など）．

多職種チーム

肺機能障害患者には，医学的，身体的，社会的，精神的な多くの専門職が必要である．この医療チームには，看護師，医師，理学療法士，作業療法士，栄養士，呼吸療法士，運動生理学者，心理学者，精神科医，ソーシャルワーカー，レクリエーション療法士，牧師などの職種が含まれており，最も重要なのは患者自身とその家族である．

有酸素運動は呼吸リハビリテーションには必要不可欠であるが，患者は QOL の向上や運動能力を最大限に利用するために，さらなる情報やサービスを求めてくる．本項以降は，患者教育，排痰法，呼吸筋トレーニング，呼吸訓練再教育，ペーシング，禁煙教室など呼吸リハビリテーションの他の構成要素について記述する．

患者教育

自己管理の概念は，呼吸リハビリテーションプログラムの教育のセッションで促進される．患者教育は個人とグループに実施することで，両者の相互利益を得ることができる．患者には，自分自身のニーズや問題点を確認する1対1の時間が必要である．グループ教育の利点は，患者の感じていることやニーズに関しての仲間の支援，他人の経験や疑問から患者自身が学べること，グループにより社会化がもたらされることがあげられる．患者教育における主要な構成要素を Box 15-2 に示す．

患者教育は，患者自身の健康に対する責任の重要性を理解させる．患者自身が何をするのか，どのようにすればいいのかを知りたいと考えたとき，手に入れたいその帰結を得るために患者教育が実施される[86]．この肺疾患患者の自己効力の理論は，自己評価，服薬時間の厳守，気道洗浄の施行，エネルギー節約法（ペーシング）による ADL，そして運動といった日課から始まる．

自己評価は疾患増悪の初期徴候（息切れの増大，体力の低下，痰の色や固さの変化，足の浮腫，その他ベースラインからの重要な変化）を理解するために用いられる[42]．症状増悪のプロトコルは，スタンダード

Box 15-2　患者教育の構成要素

肺疾患の解剖学と生理学
気道クリアランス
栄養指導
エネルギーの節約法
ストレスに対する管理とリラクゼーション
禁煙指導
環境要因
薬物療法（薬理学/定量噴霧式吸入器）
酸素輸送システム
COPD の心理社会学的側面
診断法
COPD の管理
地域社会団体
運動：効果，禁忌，コンプライアンス

COPD：慢性閉塞性肺疾患

な指示を含めてそれぞれの患者の疾患と状態に合わせて工夫する。患者の能力にもよるが，これらは，患者が常備薬（気管支拡張剤，抗生剤，ステロイド剤）の服用時期，医者や看護師への受診の仕方が含まれている。

患者は，それぞれ処方された薬剤についての服用法とその効果を理解しておくべきである。現実的には，最適な内服のタイミングと患者のコンプライアンス，ときには反対の意見も考慮して，特定の服薬計画を立てておかなければならない。違ったタイプの患者教育では，「服薬は必要に応じて」が求められる。

患者は，排痰法を自立して規則的に行うべきである。排痰法を家族かセラピストに頼る場合，規則的な予定を立てる。在宅での自主運動は，リハビリテーションプログラムの計画と同様，規則的に行うべきである。必要であれば，日常生活活動では，常にエネルギー節約法（ペーシング）を用いるべきである（後述）。

患者は，計画的な教育プログラムによって肺疾患を自己管理する教育を受ける[87]。教育プログラムだけを単独に実施するよりも，包括的呼吸リハビリテーションの一部として用いる方が，運動能力の増大や息切れ感の減少，そして自己効力の向上をもたらす[88]。

排痰テクニック

分泌物の貯留は，換気および酸素と二酸化炭素の拡散を妨げる。呼吸器系の評価は分泌物の貯留部位を特定することができる。個別的な排痰テクニックにより最大の換気・ガス交換が得られる。もし，運動前に適切に排痰を行うことができれば，運動能力が改善する。

▼ 体位排痰法

患者の体位を痰貯留部位の気管支が直角となるようにすることが，**体位排痰法**の基本である。この体位は，重力を利用することにより，気管-気管支から多量の気管分泌物が移動するため，繊毛輸送システムを補助する。基本的な排痰体位を図 15-6 に示す。この排痰体位は重力による肺の局所の排痰に最適であるが，患者によっては適用できないことがある。体位排痰法の基本体位は，患者の呼吸状態や，併発症状を悪化させることがある。

排痰基本体位の変更は，基本体位によるリスクを予防し，排痰効果を高める。外来での呼吸リハビリテーションプログラムに参加している患者の，体位排痰法を設定する前に考慮すべき事項を Box 15-3 に示した。これは，絶対禁忌ではなく相対禁忌である。このリストがすべての問題点を呈示しているわけではないが，体位排痰法を実施する前に考慮すべき機能障害の範囲を示している。

▼ 軽打法（パーカッション）

軽打法は，カップ状にしたセラピストの手掌で，リズミカルに患者の胸壁を軽打することである。軽打法は，複雑な肺区域に一致した，胸郭の特定の部位に適応する。これは，一般的に，それぞれの肺分節上に 3～5 分間実施する。軽打法は，分泌物を気管支壁から気道内腔へ移動させると考えられている[89]。しかし，この処置には方向性がない。すなわち，分泌物は声門に近い上気道に移動することがあり，深い肺実質の末梢気道へ移動することもある。特定の肺区域に，適切な体位排痰法で軽打法をすることにより，分泌物の移動は促進されるのである[90～92]。軽打法は胸郭に直接力を加えるので，それを使用する前に考慮すべき事項がある。軽打法についての注意点を Box 15-4 に示したが，これもまたすべてを示してはいない。これは軽打法を治療の一部として使用するとき，考慮するための一般的なガイドラインを示している。このテクニックの修正が患者の忍耐力を高めるのである。

▼ 振動法

深い吸気後，呼気中に胸郭を振動させる。この**振動法**は，肺区域に一致した胸郭の特定の部位に適応され，繊毛輸送システムを経由しての分泌物除去を速める。そして過換気の防止のため，振動は 5～7 回が適当である。振動は，一般的には，軽打法の後，適切な体位排痰法とともに適応される。このテクニックは，胸郭に力を加えるため，軽打法と同様の注意が必要である。

▼ 気道クリアランス

いったん分泌物が，体位排痰法，軽打法，もしくは振動法によって集められたら，分泌物を気管支から除去することが必要である。咳をすることは，最も一般的で，最も簡単な気道クリアランスの方法である。ハッフィング（強く息を吐き出すこと）は，慢性閉塞性肺疾患患者に有益な気道クリアランスの別法である。患者によっては，咳による高い胸腔内圧が細気管支を閉塞させる。閉塞した気管支の末梢では，空気が閉じ込められ，咳にともなう強制的空気排除による分泌物除去を無効にする。ハフでは，高い胸腔内圧は生じないが，咳と同じような過程をとる。患者には，深呼吸と腹筋のすばやい収縮，そして「ハッハッハッ」と力強く呼気を行うように指導する。これは，開いた気道から強制呼気をさせ，より効果的に分泌物を除去するためである[93]。

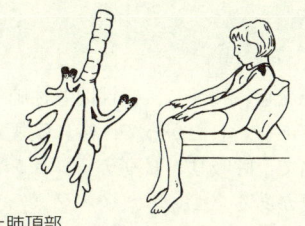

第 15 章　慢性肺疾患

上肺頂部
平らなベッドまたは排痰ベッド。患者は30度で枕にもたれかかる。セラピストは肩甲骨と鎖骨の頂点部分を叩く。

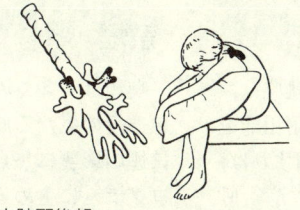

上肺野後部
平らなベッドもしくは排痰ベッド。患者は、30度で、折りたたまれた枕の上に寄りかかる。セラピストが後ろに立ち、両後上部を叩く。

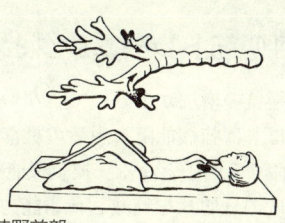

上肺野前部
平らなベッドもしくは排痰ベッド。患者は膝下に枕を挟み背臥位になる。セラピストはそれぞれの鎖骨と乳頭間を叩く。

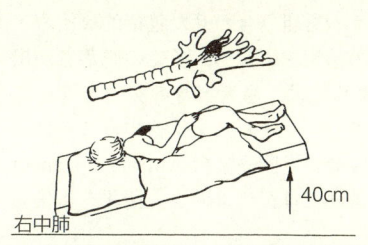

右中肺
ベッドの足側を40cm高くする。患者は左側臥位で頭を下げ、1/4後方に回旋させる。枕は、腰が倒れないように肩から後ろに置く。膝は屈曲させる。セラピストは右乳房上を叩く。胸の発達した女性では、手をカップ状にし、手首付近と手指を胸に当てる。

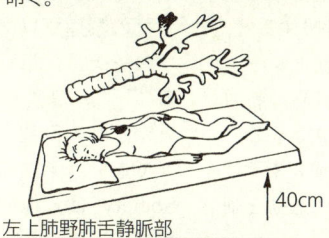

左上肺野肺舌静脈部
ベッドの足側を40cm高くする。患者は右側臥位で頭を下げ、1/4後方に回旋させる。枕は、腰が倒れないように、肩の後ろに置く。膝は屈曲させる。セラピストは左乳房上を叩く。胸の発達した女性では、手をカップ状にし、手首付近と手指を胸に当てる。

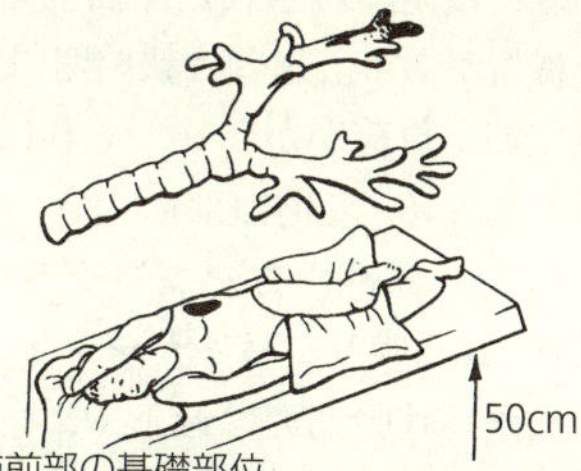

下肺前部の基礎部位
ベッドの足側を50cm高くする。患者は側臥位で頭を下げ、膝下に枕を置く。セラピストは、下位肋骨上を手をカップ状にして叩く。示す体位は、左前方の基礎セグメントの排痰に有効。右前方基礎部分から排泄するように、患者は同じ左側臥位にしておく。

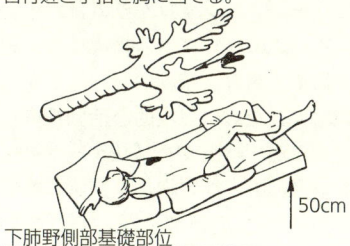

下肺野側部基礎部位
ベッドの足側を50cm高くする。患者は腹臥位で頭を下げ、1/4前方に回旋させる。挙上した足の下に枕を入れ屈曲させておく。セラピストは下位肋骨の上部を叩く。示す体位は、右側部基礎セグメントの排痰に有効である左側部基礎セグメントから排出する。患者は右側臥位となる。

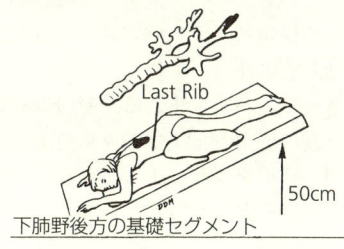

下肺野後方の基礎セグメント
ベッドの足側を50cm高くする。患者は腹臥位で頭を下げ、骨盤の下に枕を置く。セラピストは、背臥位でより近い部位を叩く。

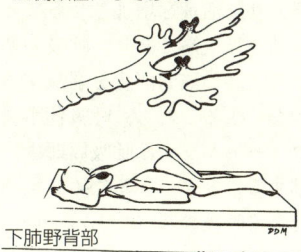

下肺野背部
ベッドは水平。患者は腹臥位で、2つの枕を骨盤の下に置く。セラピストは、腹臥位で肩甲骨の中間後方を叩く。

図 15-6　体位排痰法のための患者体位（Rothstein, J, et al: The Rehabilitation Specialist's Handbook. FA Davis, Philadelphia, 1991, p624-625. より）

Box 15-3　体位排痰法のための注意点

トレンデレンブルグ体位の禁忌
　循環器：肺水腫，うっ血性心疾患後遺症，高血圧症
　腹部：肥満，腹部膨満，裂孔ヘルニア，吐気，食事摂取直後
　息切れがトレンデレンブルグ体位によって悪化した

側臥位排痰法の注意点
　血管：腋窩大腿動脈バイパス
　筋骨格系：関節炎，最近の肋骨骨折，肩滑液包炎，腱炎，いくつかの体位排痰法により胸腔内圧が上昇しないように調整する

Box 15-4　軽打法と振動法の注意点

循環器：喀血，凝固異常（増大した部分的なトロンボプラスチン 時間〈PTT〉，またはプロトロンビン時間〈PT〉，50,000 未満の血小板数）
筋骨格系：肋骨の骨折，胸壁動揺，易骨折性病変

471

呼吸筋トレーニングと呼吸再教育

換気の増加が十分にできないことや呼吸困難感は，しばしば肺機能障害患者の機能的活動や運動耐用能を制限する因子となる。換気機能を最大限に活用すれば，重度の息切れを軽減し仕事能力を改善できる[94～96]。呼吸筋トレーニングは，呼吸筋力，筋持久力を改善する役割がある。このようにして呼吸効率を増加させる。

換気筋訓練器 ventilatory muscle trainer（VMT）という，段階づけされた開口部で吸気抵抗を加える特別な機器がある。患者は狭い開口部を通して呼吸すると，吸気筋に負荷がかかり，それによって呼吸筋トレーニングになる[96]。開口部の大きさにより，吸気筋の筋力と持久力訓練両方をプログラムすることができる。VMTは呼吸リハビリテーションの主要な構成要素ではないが，呼吸筋力の低下や，息切れのために運動を制限される患者に適応される[12]。

呼吸法再教育は生理学的なトレーニングテクニックではないが，効果的な呼吸法であり，呼吸仕事量を減少することができる。視覚的フィードバックによって高められる呼吸訓練は，慢性閉塞性肺疾患患者の1秒量と努力性肺活量を増加させることが示されている。最も有効な吸気筋であり，呼吸の基本でもある横隔膜呼吸は呼吸時の酸素消費を削減する。呼吸補助筋の使用を少なくすることも，呼吸仕事量を減少させる。バイオフィードバックは呼吸周期中，呼吸補助筋の使用を抑制することができるため，横隔膜の適切な使用を強調できる呼吸の基本である。慢性閉塞性肺疾患患者による口すぼめ呼吸は，呼吸数を減少させ，一回換気量を増加させることが示されている[98]。口すぼめ呼吸は，気道虚脱を防ぎ，ガス交換を改善させる[99]。

▼ ペーシング

ペーシングは，患者の呼吸能力の範囲内で動作を行うことと定義されている。これは，それぞれの動作が，呼吸能力を上回らないスピードで行える必要がある。動作の構成要素を細かく分析し，動作の合間に休憩を入れることにより，総合してその動作が息切れや疲労なく，安全に完遂できる。ペーシングは，日常生活の動作の大切な要素であり，息切れの原因にもなることがあるため，日常生活，移動，階段昇段などのような日常動作に適用される。ペーシングは，呼吸リハビリテーションの有酸素運動の一部として使われるテクニックではなく，運動中，息切れが起こる可能性があるときに使用される。

禁煙

喫煙は，多くの疾患発症に関与し，慢性閉塞性肺疾患進行の主たる原因である。したがって，特に喫煙と禁煙の影響に焦点を当て，呼吸リハビリテーションプログラムに含める必要がある。

行動療法，拒絶療法，転換療法，嫌悪療法，ニコチンガム，ニコチンパッチのような多くの禁煙プログラムがある[100～106]。禁煙が高い確率で成功し，それが長期に持続するための単一の方法はない。さまざまなタイプの禁煙プログラムを組み合わせた包括的な治療アプローチは，単一の治療法に比べ，多くの脱落者が出る[104～106]。禁煙のためには，患者自身の努力を導くことが医師の役割であり，サービスを供給することは必要でない。米国肺協会，米国癌協会 American Cancer Society は，地域禁煙プログラムのよい情報を提供している。

まとめ

近年，呼吸リハビリテーションプログラムは，十分に確立されてきている。このプログラム構成には，運動療法，呼吸ケアの指導，教育，精神的サポートが含まれる。呼吸困難の増大のための二次的な活動性の低下は徐々に確実に起こるが，呼吸リハビリテーションによって阻止される。運動耐容能の増加は文献に報告されており，フォローアップの研究も続けられている[59,107～109]。呼吸リハビリテーションは，症状を改善（特に運動中・日常動作中の息切れ）する。運動能力を改善することにより，自立した生活様式と依存した生活という違いが出てくる。Haas と Cardon[114] は呼吸リハビリテーションを受けた患者は，老人ホームに入所している患者や呼吸リハビリテーションを受けなかった患者より，患者自身のセルフケアが自立している割合が多かった，と報告している[20,114～118]。呼吸リハビリテーションを継続した患者は，入院回数と期間が減少したと報告されている。呼吸リハビリテーションに参加した患者の QOL の向上も報告されている[10,61,119,120]。理学療法士は，患者の可能な能力を判断し，運動処方や運動プログラム通して，リハビリテーションの目標を立て，実現するという重大な役目を担っている。

復習問題

1. 拘束性肺疾患と閉塞性肺疾患の臨床症状で異なる点は？
2. 慢性気管支炎の気管・気管支の分泌物がどのようにして増加するか説明せよ。
3. 肺気腫患者の予想される呼吸音はどのようなものか？
4. 肺疾患の重症度を決定するための必要な検査や測定法を確認せよ。
5. 段階的運動負荷試験の症状限界の end point は何か？
6. 重度と中等度の肺疾患患者の運動処方に相違があるか？
7. 患者の運動プログラムをどのように進めるか？ 進行はどのようなものか？ 他の運動検査を許可するのはいつか？
8. 肺疾患の患者に，階段昇降をペーシングの原理を利用してどのように説明するか？ 長い階段を上る患者を想定して，ペーシングの方法でどのように上るか説明せよ。
9. 囊胞性肺線維症患者の呼吸リハビリテーションの前に，患者や家族が実行することができる排痰法の治療計画をつくれ。
10. 最近の論文に紹介された呼吸リハビリテーションの効果の根拠は何か？

CS ケーススタディ：慢性閉塞性肺疾患患者

急性の細菌性肺炎の診断で入院した67歳の女性患者。患者は5日間人工呼吸下で，ステロイド，抗生剤，気管支拡張剤の治療を受けている。患者は，7日間急性期ケアで入院した後，5日間の予定でリハビリテーション施設に移送された。患者は現在，外来理学療法に参加している。

既往歴：慢性閉塞性肺疾患，2年間に4回の肺炎歴，8年前に右胸の乳腺腫瘤切除術，45箱/年の喫煙歴，急性の細菌性肺炎のため病院へ数日間入院。

治療：2 L/分の酸素投与，1日4回アトロベント4吸入，ベネトリン適時，プレドニゾン 5 mg/日。

職業歴：秘書，週32時間勤務，現在病気休暇中。

社会歴：自宅で夫と生活。家の前は坂道，家の中に6段の階段。

客観的評価

問診：精神状態：覚醒，用心深い，3〜4語の文で話す。愁訴：呼吸困難による機能制限，患者は息切れするまで短い距離なら歩くことができる。分泌物が増加したとの訴えはない。BDI：機能障害はグレード1，仕事の管理はグレード1，患者のニーズは，息切れなしに孫の世話ができることや，酸素投与から解放されることである。

バイタルサイン：HR 72, BP 96/74, SaO_2 98%（O_2 2 L/分吸入下），RR 34, 体温 36.9℃。

観察，視診，触診：痩せ，鼻カニューレ装着中で虚弱，後弯，呼吸補助筋を強化するために上肢を支持した前傾座位をとる。前後径の増加，呼吸補助筋の活動性増加，努力性の対称性呼吸パターン，静脈の怒張はなし，浮腫なし，チアノーゼなし，ばち指。

聴診：両肺野を通じて呼吸音の減弱，特に下肺野，左外側肺低区で呼気終末に連続性ラ音。

筋力：徒手筋力テストで下肢筋力は 4/5，ただし両側の大腿四頭筋は 3/5，上肢の粗大筋力は 4/5，最大吸気筋力 52 mmHg。

FIM スコア：歩行：6（修正自立：ゆっくり歩くペーシングが必要である），階段：6（修正自立：ペーシングと昇段），買い物，家の掃除と洗濯は自立。

段階的運動負荷試験：修正プロトコルを使用した負荷試験（3分/stage）を7分間実施した。時間あたりのマイルは 2mph（3.2 km/時）の一定を保った。グレードは0から2〜3%増加した。ECGは正常な制限である。RHRは84回/分，HR_{max}は 121 bpm。安静時 SpO_2は酸素 2 L/分吸入下で98%，最大負荷時に SpO_2 は 93％に低下した。クールダウンの最初の1分間 90%に低下した。最大負荷で呼吸短縮の率は7，運動は患者の要求によって終了した。

検査室データ：利用していない。

指導問題

1. 理学療法の問題点リストを作成せよ。
2. 予想される治療目標を確認せよ。
3. 理学療法の機能的帰結を確認せよ。
4. 第1週のケアの理学療法計画を明確にせよ。患者は，第1週は週3回治療を受ける。

用語解説

副雑音 adventitious breathing sounds：聴診で呼吸音全体の音質に断続性ラ音や連続性ラ音が聞こえる。

有酸素運動 aerobic exercise：必要なエネルギーを有酸素系によって供給しながら行う運動。

喘息 asthma：種々の刺激に対する気管支反応性の増加を示す臨床症状により特徴づけられる。

無気肺 atelectasis：肺胞の拡張能力がなくなるか、あるいは肺胞内の空気（ガス）が完全に吸収されたために肺胞の一部またはすべてが虚脱した状態。原因は気道の閉塞による。

聴診 auscultation：聴診器によって空気の動きを胸壁から聞くこと。

気管支呼吸音 bronchial breathing sounds：強い高調成分を含み、肺胞呼吸音とは異なり呼気が明瞭に聴取される。

気管支痙攣 bronchospasm：気道壁にある平滑筋の収縮により内腔が狭くなること。

慢性気管支炎 chronic bronchitis：持続性あるいは反復性の痰をともなう咳が、少なくとも連続して過去2年以上、毎年3ヵ月以上続く臨床症状が特徴である。

慢性閉塞性肺疾患 chronic obstructive pulmonary disease (COPD)：呼吸を行うための肺の能力が低下した疾患。この疾患は慢性気管支炎や肺気腫が原因である。

肺性心 cor pulmonale：主に肺疾患が原因で右心室が肥大した状態。

断続性ラ音（クラックル） crackle：肺聴診によって聴こえる断続的（偶発的）な音。以前に閉塞した小さな気道や肺胞の開放と関係がある。

チアノーゼ cyanosis：低酸素血症による反応で、皮膚の色が青くなる。

嚢胞性肺線維症 cystic fibrosis：異常な粘性のある分泌物が原因で、外分泌腺の機能障害が特徴的な遺伝性疾患。

呼吸音の減弱 decreased breathing sounds：肺聴診による呼吸音の減少または弱くなること。

ばち指 digital clubbing：低酸素血症の徴候。広くなった指先と、正常な角度が失われた爪床部が特徴である。

肺気腫 emphysema：明らかな線維化をともなわない肺胞壁の破壊的な変化、付随した遠位呼吸ユニット（呼吸細気管支、肺胞）の異常な拡大。

運動処方 exercise prescription：特定の方法、強度、頻度および期間を個別化した運動プログラム。

予備呼気量 expiratory reserve volume (ERV)：安静時呼気位からさらに吐き出すことのできる空気量。

フレールチェスト flail chest：2ヵ所以上、2本以上の肋骨が骨折した際に起こる胸壁動揺。

最大呼気中間流量 forced expiratory flow rate 25 to 75% percent ($FEF_{25-75\%}$)：努力性肺活量の測定時に、呼気の中間相（25～75%）で努力性に呼出できる空気量。

1秒量 forced expiratory volume in 1 second (FEV_1)：努力性肺活量の測定で、最初の1秒間に呼出した空気量。

機能的残気量 functional residual capacity (FRC)：安静呼気位の後、肺に残っている空気の総量。予備呼気量に残気量を加えた量が機能的残気量と等しい。

段階的運動負荷試験 graded exercise test (GXT, exercise tolerance test)：身体的仕事に適応する身体能力を決定するための、漸増負荷中の患者の心肺反応の観察と記録。試験は最大、亜最大下で行われる。

予備心拍数法 heart rate reserve method (Karvonen formula)：最大心拍数（HR_{max}）から安静時心拍数（HR_{rest}）を引くと予備心拍数（HRR）が求められる。運動強度を40%、予備心拍数の40%および85%の値に安静時心拍数に加えると目標心拍数が得られる。

血痰 hemoptysis：痰の中に血液が混在した状態。

高炭酸ガス血症 hypercapnia：動脈血中のCO_2が増加した状態。

過膨張 hyperinflation：肺組織の中の空気量が異常に増加した状態。

透過性亢進 hyperlucency：質のよい胸部X線写真でX線の透過性が増加した状態。胸部の過膨張所見である。

過敏反応 hyperreactivity：刺激に対する気道壁の感度が増加した状態。

低炭酸ガス血症 hypocapnia：動脈血中のCO_2が低下した状態。

低換気 hypoventilation：肺胞換気量が低下したために血液中の炭酸ガスが増加した状態。

低酸素血症 hypoxemia：動脈血中の酸素分圧が正常より低い状態。

最大吸気量 inspiratory capacity：一回呼気の後、吸うことのできる空気量。最大吸気量は予備吸気量と残気量を足した量である。

予備吸気量 inspiratory reserve volume (IRV)：安静吸気からさらに吸入しうる最大量。

最大吸気圧 maximum inspiratory pressure (PI_{max})：残気量から呼気を発生させることができる最大の吸気圧。

代謝当量 metabolic equivalent (MET)：活動のためのエネルギー消費評価は酸素消費に基づいている。1 METは、1分間に体重1kgあたり消費される酸素の量が3.5 mLに等しい。

酸素摂取量 oxygen consumption (V_{O_2})：1分間に組織で

消費される酸素の量。

ペーシング pacing：破綻した日常生活活動を管理できるようにするために，おのおのの構成要素の間に休息を入れ呼吸困難を起こすことなしに活動ができるようにする。

軽打法 percussion：気道壁から分泌物を移動させるために手をカップ状にして患者の胸郭をリズミカルに軽く打つこと。

灌流 perfusion（pulmonary）：肺血管床の血液の流れ。

末梢気道疾患 peripheral airways diseases：炎症，線維化，終末呼吸細気管支の狭窄。

体位排痰法 postural drainage：患者の体位を床に対して気管支が垂直になるようにし，分泌物の線毛輸送を促進する方法。

呼吸短縮の気づき率 rate of perceived shortness of breath：運動強度にかかわる呼吸短縮の主観的な評価。

残気量 residual volume（RV）：最大呼気時後に残る空気総量。

呼吸 respiration：体の中のガス交換。外呼吸は肺胞と肺毛細血管で，内呼吸は毛細血管と組織の間で行うガス交換である。

拘束性肺疾患 restrictive lung disease：肺疾患の一つで，肺の拡張困難と全肺容量の減少が特徴である。

退縮 retractions：吸気時に内方に引かれる肋間腔の動き。通常，呼吸困難時に起こる。

振動法 shaking：セラピストの手によって呼吸の呼気相に胸郭に適応される手技。この方法は繊毛輸送システムを援助する。

目標心拍数 taget heart rate（THR）：特定の患者において，持久力訓練を行うための規定された最も適切な範囲内の心拍数。

一回換気量 tidal volume（TV）：正常安静時呼吸中の吸気と呼気の空気量。

全肺気量 total lung capacity（TLC）：最大吸気の終わりに肺内に含まれる空気量。

トレンデレンブルグ体位 trendelenburg position：例えば，ベッドの頭部が下肢より低い傾斜ベッドでの体位。

換気 ventilation：肺の中に出入りする空気の動き。

肺胞呼吸音 vesicular breathing sounds：肺聴診で聞くことができる正常な強さの呼吸音。

肺活量 vital capacity（VC）：最大吸気から呼出することができる最大空気量。

連続性ラ音 wheeze：呼気が狭い気道を強制的に通過するとき肺聴診によって聞こえる音学的な音色の異常音。

付　録

ケーススタディの指導問題解答例

1. 理学療法の問題点リストを作成せよ。

解答
- 呼吸筋の筋力低下。
- 上下肢，特に大腿四頭筋の筋力低下。
- 労作性呼吸困難。
- 持久性の低下。
- 機能低下。
- 機能的自立度において 6/7 でほぼ自立である。
- 酸素飽和度が 88% 以下。

2. 予想される治療目標を確認せよ。

解答
- 4 週以内に，最大呼気圧を 20% 増加する。
- 2 週以内に，大腿四頭筋筋力を 3+/5 に増加する。
- 4 週以内に，運動強度検査と同等の仕事量において呼吸困難が緩和される。
- 4 週以内に，主観的運動強度（RPE）5 で毎時 3.2 km の速さで 15 分間歩行可能となる。
- 4 週以内に，4：1 の比率で分あたり 2 L の酸素を足すことで，Sao_2 の 88% 以上を維持できる。

3. 理学療法の機能的帰結を確認せよ。

解答
- 患者は，1 週以内に症状がどうしたら悪化するのか口頭で説明できる。
- 患者は，6 週以内に症状が悪化しても必要に応じて分析できる。
- 患者は，4 週以内に手すりをつかまらずにゆっくりとした歩調で階段を上ることができる。
- 患者は禁煙したままである。
- 患者は仕事に復帰できるようになる。

4. 第 1 週のケアの理学療法計画を明確にせよ。患者は，第 1 週は週 3 回治療を受ける。

解答
1. 呼吸筋運動は最大呼気圧の 30% から開始

し，10〜15分の許容範囲で実施する。
2. 家で，セラバンドを使用した上下肢の運動を主観的運動強度に基づいて行う。
3. 持久性運動は目標心拍数1分間あたり100〜116回とする。患者の段階的運動負荷試験では，心血管系において最大値は示していない（年齢別の心拍最大値は1分あたり153回）ので，その運動中では限界に達していない。患者が負荷試験で運動を終了したのは主観的運動強度7で，呼吸が激しく速くなったことによる。彼女の目標心拍数は予備心拍数の70〜85％に計算された。心拍数が114/分で主観的運動強度は5である。上下肢の持久性運動をサーキットトレーニングで行うとすると，脈拍数は110〜116/分で主観的運動強度は5のレベルである。このときの運動量は以下のとおりである。トレッドミルで0％傾斜で時間あたり3.2kmのスピード，エルゴメーターなら500W，上肢エルゴメーターなら20Wである。患者は10分間トレッドミルで歩き，10分間エルゴメーターを行い，前半の2分間と後半の2分間は上肢エルゴメーターを行う。残りの2〜3分間で運動の目標値に到達するようにする。
4. 症状の悪化への対処は，医師への連絡および，医師によって処方される抗生物質や気管支拡張剤による治療もを含む。
5. 在宅運動プログラムには，セラバンドを使用した一般的な筋力運動や呼吸筋のトレーニング，歩行を含む。

文献

1. Fishman, AP: Pulmonary rehabilitation research. Am J Respir Crit Care Med 149:825, 1994.
2. Hughes, R, and Davison, R: Limitation of exercise reconditioning in COLD. Chest 83:241, 1983.
3. Pierce, A, et al: Responses to exercise training in patients with emphysema. Arch Intern Med 114:28, 1964.
4. Hale, T, et al: The effects of physical training in chronic obstructive pulmonary disease. Bull Eur Physiopath Resp 14:593, 1978.
5. Reis, A, et al: Effects of pulmonary rehabilitation on physiologic and psychosocial outcomes in patients with Chronic Obstructive Pulmonary Disease. Ann Intern Med 122:823, 1995.
6. Wijkstra, P, et al: Effects of home rehabilitation on physical performance in patients with Chronic Obstructive Pulmonary Disease (COPD). Eur Respir J 9:104, 1996.
7. Bass, H, et al: Exercise training: Therapy for patients with chronic obstructive pulmonary disease. Chest 57:116, 1970.
8. Vyas, M, et al: Response to exercise in patients with chronic airway obstruction, I. Effects of exercise training. Am Rev Respir Dis 103:390, 1971.
9. O'Donnell, D, et al: The impact of exercise reconditioning on breathlessness in severe chronic airflow limitation. Am J Respir Crit Care Med 152:2005, 1995.
10. Bebout, D, et al: Clinical and physiological outcomes of a university hospital pulmonary rehabilitation program. Respiratory Care 28:1468, 1983.
11. Carter, R, et al: Exercise conditioning in the rehabilitation of patients with chronic obstructive pulmonary disease. Arch Phys Med Rehabil 69:118, 1988.
12. Pulmonary rehabilitation: Joint ACCP/AACVPR evidence-based guidelines. Chest 112:1363, 1997.
13. Ries, A: Position paper of the American Association of Cardiovascular and Pulmonary Rehabilitation: Scientific basis of pulmonary rehabilitation. J Cardiopulmonary Rehabil 10:418, 1990.
14. Casaburi, R, and Petty, T: Principles and Practice of Pulmonary Rehabilitation. WB Saunders, Philadelphia, 1993.
15. Foster, S, and Thomas, H: Pulmonary rehabilitation in lung disease other than chronic obstructive pulmonary disease. Am Rev Respir Dis 141:601, 1990.
16. Orenstein, D, and Noyes, B: Cystic Fibrosis. In Casaburi, R, and Petty, T (eds): Principles and Practice of Pulmonary Rehabilitation. WB Saunders, Philadelphia, 1993, p 439.
17. Gaissert, H, et al: Comparison of early functional results after volume reduction or lung transplantation for chronic obstructive pulmonary disease. J Thorac Cardiovasc Surg 111:293, 1996.
18. West, J: Pulmonary Pathophysiology: The essentials, ed 5. Williams & Wilkins, Baltimore, 1995.
19. Martin, D, and Youtsey, J: Respiratory Anatomy and Physiology. Mosby, St. Louis, 1988.
20. American Thoracic Society: Standards for the diagnosis and care of patients with chronic obstructive pulmonary disease (COPD) and asthma. Am J Respir Crit Care Med 152:S77, 1995.
21. American Thoracic Society: Standards for the diagnosis and care of patients with chronic obstructive pulmonary disease (COPD) and asthma. Am Rev Respir Dis 136:225, 1987.
22. Hammon, W, and Hasson S: Cardiopulmonary Pathophysiology. In Frownfelter, D, and Dean, E: Principles and Practice of Cardiopulmonary Physical Therapy, ed 3. Mosby-Year Book, St. Louis, 1996, p 71.
23. Farzan, S: A Concise Handbook of Respiratory Diseases, ed 2. Reston, Reston, VA, 1985.
24. Sheldon, J: Boyd's Introduction to the Study of Disease, ed 10. Lea & Febiger, Philadelphia, 1988.
25. Morris, J (Chairman): Chronic obstructive pulmonary disease. American Lung Association Publication, New York, 1981.
26. Thurlbeck, Z: Chronic airflow obstruction in lung disease, Vol 5, Major Problems in Pathology. WB Saunders, Philadelphia, 1976, p 378.
27. Wright, J, et al: The detection of small airways disease. Am Rev Respir Dis 129:989, 1984.
28. Cosio, M, et al: The relationship between structural changes in small airways and pulmonary function tests. N Engl J Med 298:1277, 1977.
29. Bates, D: The fate of the chronic bronchitic: A report of the 10-year follow-up in the Canadian department of veteran's affairs coordinated study of chronic bronchitis. Am Rev Respir Dis 108:1043, 1973.
30. Travers, G, et al: Predictors of mortality in chronic obstructive pulmonary disease. Am Rev Respir Dis 119:902, 1979.
31. Nemeny, B, et al: Changes in lung function after smoking cessation: An assessment from a cross sectional survey. Am Rev Respir Dis 125:122, 1982.
32. Anthonisen, N, et al: Effects of smoking intervention and the use of an inhaled anticholinergic bronchodilator on the rate of decline of FEV_1: The Lung Health Study. JAMA 272:1497, 1994.
33. Ziment, I: Editorial review, asthma. Curr Opin Pulm Med 3:1, 1997.
34. Sibbaid, B, et al: Genetic factors in childhood asthma. Thorax 35:671, 1980.
35. Berte, J: Critical Care, the Lungs, ed 2. Appleton-Century-Crofts, Norwalk, CT, 1986.
36. Burki, N: Pulmonary Diseases. Medical Examination, Garden City, NY, 1982.
37. Mezac, D, and Gershwin, E: Why is asthma becoming more of a problem? Curr Opin Pulm Med 3:6, 1997.
38. Tecklin, J: Pediatric Physical Therapy, ed 2. JB Lippincott, Philadelphia, 1994, p 275.
39. Aitken, M: Editorial overview: Cystic fibrosis. Curr Opin

40. Sharma, O: Editorial review: Ideopathic pulmonary fibrosis. Curr Opin Pulm Med 2:343, 1996.
41. Chapman, K: An international perspective on anticholinergic therapy. Am J Med 100:2S, 1996.
42. Tiep, B: Disease management of COPD with pulmonary rehabilitation. Chest 112:1630, 1997.
43. Belman, M, et al: Inhaled bronchodilators reduce dynamic hyperinflation during exercise in patients with chronic obstructive pulmonary disease. Am J Respir Crit Care Med 153:967, 1996.
44. Kotarski, M, et al: Bone density site comparison in a pulmonary rehabilitation program and the implications for therapy. Abstract. J Cardiopulmonary Rehabil 16:326, 1996.
45. Rooyachers, P, et al: Training with supplemental oxygen in patients with COPD and hypoxemia at peak exercise. Eur Respir J 10:1278, 1997.
46. Bendett, J, and Albert, R: Surgical options for patients with advanced emphysema. Clin Chest Med 18:577, 1997.
47. Connolly, J: Results of bullectomy. Chest Surgery Clinics of North America 5:765, 1995.
48. American Thoracic Society Statement: Lung transplantation. Am Rev Respir Dis 147:772, 1993.
49. Kesten, S: Pulmonary rehabilitation and surgery for end stage lung disease: Clin Chest Med 18:173, 1997.
50. Ludwick, S: Exercise testing and training: Primary cardiopulmonary dysfunction. In Frownfelter, D, and Dean, E (eds): Principles and Practice of Cardiopulmonary Physical Therapy, ed 3. Mosby-Year Book, St. Louis, 1996, p 417.
51. American Physical Therapy Association: Guide to Physical Therapist Practice. APTA, Alexandria, VA, 1999, 6F1.
52. Mahler D, et al: The impact of dyspnea and physiologic function in general health status in patients with chronic obstructive pulmonary disease. Chest 102:395, 1992.
53. Mahler D: Dyspnea: Diagnosis and management. Clin Chest Med 8:215, 1987.
54. Murphy, R: Auscultation of the lung: Past lessons, future possibilities. Thorax 36:99, 1981.
55. ACCP-ATS joint committee on pulmonary nomenclature: Pulmonary terms and symbols: A report of the ACCP-ATS joint committee on pulmonary nomenclature. Chest 67:583, 1975.
56. Forgacs, P: Crackles and wheezes. Lancet 2:203, 1967.
57. Gosslink, R, et al: Peripheral muscle weakness contributes to exercise limitation in COPD. Am J Respir Crit Care Med 153:976, 1996.
58. Killian, J, et al: Exercise capacity and ventilatory, circulatory and symptom limitation in patient with chronic airflow limitation. Am Rev Respir Dis 146:935, 1992.
59. Simpson, K, et al: Randomized controlled trial of weight lifting exercise in patients with chronic airflow limitation. Thorax 47:70, 1992.
60. Cahalin, L, et al: The relationship of the 6 min walk test to maximum oxygen consumption in transplant candidates with end stage lung disease. Chest 108:452, 1995.
61. Steele, B: Timed walking test of exercise capacity in chronic cardiopulmonary illness. J Cardiopulmonary Rehabil 16:25, 1996.
62. Cooper, K: A means of assessing maximal oxygen intake: Correlation between held and treadmill walking. JAMA 203:201, 1968.
63. Guyatt, G, et al: Long-term outcome after respiratory rehabilitation. Can Med Assoc J 137:1089, 1987.
64. Jones, N: Exercise testing in pulmonary evaluation: Rationale, methods and the normal respiratory response to exercise. N Engl J Med 293:541, 1975.
65. Carter, R, et al: Exercise gas exchange in patients with moderate severe to severe chronic obstructive pulmonary disease. J Cardiopulmonary Rehabil 9:243, 1989.
66. Berman, L, and Sutton, J: Exercise for the pulmonary patient. J Cardiopulmonary Rehabil 6:55, 1986.
67. Naughton, J, et al: Modified work capacity studies in individuals with and without coronary artery disease. J Sports Med 4:208, 1964.
68. Balke, B, and Ware, R: An experimental study of physical fitness of air force personnel. US Armed Forces Med J 10:675, 1959.
69. American Thoracic Society: Evaluation of impairment secondary to respiratory disease. Am Rev Respir Dis 126:945, 1982.
70. American College of Sports Medicine: Guidelines for Exercise Testing and Prescription, ed 5. Lea & Febiger, Philadelphia, 1995.
71. Hodgkins, J, et al: Pulmonary rehabilitation: Guidelines to success. Butterworth, Boston, 1984.
72. Wilson, P, et al: Rehabilitation of the Heart and Lungs. Beckman Instruments, Fullerton, CA, 1980.
73. Lake, F, et al: Upper limb and lower limb exercise training in patients with chronic airflow obstruction. Chest 97:1077, 1990.
74. Reis, A, et al: Upper extremity exercise training in chronic obstructive pulmonary disease. Chest 93:688, 1988.
75. Fletcherr, G, et al: American Heart Association Medical Scientific Statement: Special report-exercise standards: A statement for health professionals. The American Heart Association. Circulation 82:2286, 1990.
76. American College of Sports Medicine 1990: Position stand: The recommended quantity and quality of exercise for developing and maintaining cardiorespiratory and muscular fitness in healthy adults. Med Sci Sports Exerc 22:265, 1990.
77. Faryniarz, K, and Mahler D: Writing an exercise prescription for patients with COPD. J Respir Dis 11:638, 1990.
78. Horowitz, M, and Mahler, D: The validity of using dyspnea ratings for exercise prescription in patients with COPD. Am Rev Respir Dis 147(Suppl)A:744, 1993.
79. Hodgkins, J, and Litzau, K: Exercise training target heart rates in chronic obstructive pulmonary disease. Chest 94:305, 1988.
80. Borg, G: Psychophysical basis of perceived exertion. Med Sci Sports Exerc 14:377, 1982.
81. Hodgkins, J: Prognosis in chronic obstructive pulmonary disease. Clin Chest Med 11:555, 1990.
82. Reis, A: Endurance exercise training at maximal targets in patients with chronic obstructive pulmonary disease. J Cardiopulmonary Rehabil 7:594, 1987.
83. Punzal, P, et al: Maximum intensity exercise training in patients with chronic obstructive pulmonary disease. Chest 100:618, 1991.
84. Noble, B: Clinical applications of perceived exertion. Med Sci Sports Exerc 14:406, 1982.
85. Manetz, C, et al: Effects of weight training exercises on cutaneous arterial oxygen saturation in patients with chronic obstructive pulmonary disease (Abstract). J of Cardiopulmonary Rehabil 16:323, 1996.
86. Bandura, A: Self-efficacy mechanisms in human agency. American Psychology 37:122, 1982.
87. Zimmerman, B, et al: A self-management program for chronic obstructive pulmonary disease: Relationship to dyspnea and self-efficacy. Rehabilitation Nursing 21:253, 1996.
88. Ries, A, et al: Effects of pulmonary rehabilitation of physiologic and psychosocial outcomes in patients with chronic obstructive pulmonary disease. Ann Intern Med 122:823, 1995.
89. Kigin, C: Advances in chest physical therapy. In O'Donohue, W: Current Advances in Respiratory Care, American College of Chest Physicians, Parkridge, IL, 1983, p 44.
90. Chopra, S, et al: Effects of hydration and physical therapy on tracheal transport velocity. Am Rev Resp Dis 115:1009, 1977.
91. Denton, R: Bronchial secretions in cystic fibrosis. Am Rev Resp Dis 86:41, 1962.
92. Mazzocco, M, et al: Physiologic effects of chest percussion and postural drainage in patients with bronchiectasis. Chest 88:360, 1985.
93. Hietpas, B, et al: Huff coughing and airway patency. Resp Care 24:710, 1979.
94. Harver, A, et al: Targeted inspiratory muscle training improves respiratory function and reduces dyspnea in patient with Chronic Obstructive Pulmonary Disease. Ann Intern Med 111:117, 1989.
95. Pardy, R, et al: Inspiratory muscle training compared to physiotherapy in patients with chronic airflow limitation. Am Rev Respir Dis 123:421, 1981.
96. Smith, K, et al: Respiratory muscle training in chronic airflow limitation: A meta-analysis. Am Rev Respir Dis 145:533, 1992.
97. Esteve, F, et al: The effects of breathing pattern training on ventilatory function in patients with COPD. Biofeedback and Self Regulation 21:311, 1996.
98. Thoman, R, et al: The efficacy of pursed-lips breathing in patients with chronic obstructive pulmonary disease. Am Rev Respir Dis 93:100, 1966.
99. Kigin, C: Breathing exercises for the medical patient: The art and the science. Phys Ther 70:700, 1990.
100. Harris, M, and Rothberg, C: A self-control approach to reducing smoking. Psychol Rep 31:165, 1972.
101. Horn, D, and Waingrow, S: Some dimensions of a model for

smoking behavior change. Am J Public Health 56 (Suppl 12):21, 1966.
102. Relinger, J, et al: Utilization of adverse rapid smoking in groups: Efficacy of treatment and maintenance procedures. J Consult Clin Psychol 45:245, 1977.
103. Russell, M, et al: Clinical use of nicotine chewing gum. BMJ 280:1599, 1980.
104. Guilford, J: Group treatment versus individual initiative in the cessation of smoking. J Appl Psychol 56:162, 1972.
105. Peters, J, and Lim, V: Smoking cessation techniques. In Hodgkins, J, et al (eds): Pulmonary Rehabilitation: Guidelines to Success. Butterworth, Boston, 1984, p 91.
106. Lando, J: Successful treatment of smokers with a broad spectrum behavior approach. J Consult Clin Psychol 45:361, 1977.
107. Eakin, E, et al: Clinical trial of rehabilitation in chronic obstructive pulmonary disease: Compliance as a mediator of change in exercise endurance. J Cardiopulmonary Rehabil 12:105, 1992.
108. Swerts, M, et al: Exercise training as a mediator of increased exercise performance in patients with chronic obstructive pulmonary disease. J Cardiopulmonary Rehabil 12:188, 1992.
109. Tydeman, D, et al: An investigation into the effects of exercise tolerance training on patients with chronic airway obstruction. Physiotherapy 70:261, 1984.
110. Martinez, F, et al: Supported arm exercise vs unsupported arm exercise in the rehabilitation of patients with severe chronic airflow obstruction. Chest 103:1397, 1993.
111. Readron, J, et al: The effect of comprehensive outpatient pulmonary rehabilitation on dyspnea. Chest 105:1046, 1994.
112. Lareau, C, et al: Development and testing of the pulmonary functional status and dyspnea questionaire (PFSDQ). Heart Lung 23:242, 1994.
113. Lacassey, Y, et al: Meta analysis of respiratory rehabilitation in chronic obstructive pulmonary disease. Lancet 348:1115, 1996.
114. Haas, A, and Cardon, H: Rehabilitation in chronic obstructive pulmonary disease: A 5-year study of 252 male patients. Med Clin North Am 53:593, 1969.
115. Burns, M, et al: Hospitalization rates of patients before and after a program of pulmonary rehabilitation (Abstract). Am J Respir Crit Care Med 153:A127, 1996.
116. Sneider, R, et al: Trends in pulmonary rehabilitation at Eisenhower Medical Center: An 11-year experience 1976–1987. J Cardiopulmonary Rehabil 8:453, 1988.
117. Lertzman, M, and Cherniack, R: Rehabilitation of patients with chronic obstructive pulmonary disease. Am Rev Respir Dis 114:1145, 1976.
118. Hudson, L, et al: Hospitalization needs during an outpatient rehabilitation program for severe chronic airway obstruction. Chest 70:606, 1976.
119. Jensen, P: Risk, protective factors, and supportive interventions in chronic airway obstruction. Arch Gen Psychiatry 40:1203, 1983.
120. Mall, R, and Medeiros, M: Objective evaluation of results of a pulmonary rehabilitation program in a community hospital. Chest 94:1156, 1988.

参考文献

American College of Chest Physicians/American Association of Cardiovascular and Pulmonary Rehabilitation: Evidence Based Guidelines. Chest 112:1363, 1997.
American College of Sports Medicine. Guidelines for Exercise Testing and Prescription, ed 5. Lea & Febiger, Philadelphia, 1995.
American Thoracic Society: Standards for the diagnosis and care of patients with chronic obstructive pulmonary disease (COPD) and asthma. Am J Respir Crit Care Med. 152:S77, 1995.
Brannon, F, et al: Cardiopulmonary Rehabilitation: Basic Theory and Application. FA Davis, Philadelphia, 1998.
Casaburi, R, and Petty, T: Principles and Practice of Pulmonary Rehabilitation. WB Saunders, Philadelphia, 1993.
Ciccone, C: Pharmacology in Rehabilitation, ed 2. FA Davis, Philadelphia, 1996.
Frownfelter, D, and Dean, E: Principles and Practice of Cardiopulmonary Physical Therapy, ed 3. Mosby-Yearbook, St. Louis, 1996.
Goodman, C, and Boissonnault, W: Pathology: Implications for the Physical Therapist. WB Saunders, Philadelphia, 1998.
Tiep, B: Disease management of COPD with pulmonary rehabilitation. Chest 112:1630, 1997.

16

心疾患

Kate Grimes

概要

- **心臓の解剖と生理**
  心筋酸素供給と需要
  収縮性
  刺激伝導
  心臓の血流
  神経体液性因子
  冠動脈
  体表解剖学
  結合組織
- **臨床検査と測定法**
  心電図
  左心カテーテル/冠動脈造影
  心エコー図
  侵襲的モニタ
  運動負荷試験
- **心血管系評価**
  既往歴と現症
  患者面接
  診察
- **病態生理**
- **冠動脈疾患**
  冠動脈疾患の臨床症状
  医学的管理，血行再建，診断学的検査
  冠動脈疾患の薬物療法
  理学療法介入
  心筋梗塞のリハビリテーション
  在宅運動プログラム（HEP）
  冠動脈疾患患者のための有酸素運動処方（第2～4相）
  モダリティ
- **再灌流**
  在宅運動プログラム（HEP）
- **心不全**
  うっ血性心不全の病態生理
  うっ血性心不全の臨床症状
  うっ血性心不全の薬物療法
  理学療法介入
  運動処方
- **特別な心疾患患者のための運動**
- **心疾患患者の教育**
- **冠動脈疾患の一次予防**

学習目標

1. 心疾患の病因，病態生理，症候と後遺症について述べる。
2. 診断，予後およびケアの計画を確立するために心疾患患者を評価するのに用いられる検査処置を特定し，それについて述べる。
3. 介入，患者関連の指示，協調，コミュニケーションおよび記録に関して，患者の心疾患からの回復を援助する際の，理学療法士の役割について述べる。
4. 心臓リハビリテーションのさまざまな時相における介入の方法を特定し，それについて述べる。
5. ケーススタディの患者データを分析，解釈し，現実的な目標と帰結を想定し，治療計画を立てる。

心血管疾患は，今日，米国における主要な死因であり，毎年約100万の死亡（全死亡の約43％）を数えている。そして，約7,000万の米国人が心臓または血管疾患を持っている[1]。心臓病は，白人，黒人，アジア人，米国先住民およびヒスパニックの主要な死因である[2]。心臓病という言葉は，心筋梗塞 myocardial infarction（MI，心臓発作），狭心症，心不全，不整脈，突然死と弁機能障害など種々の臨床診断を含む[3]。心臓病で最も一般的な疾患は冠動脈の病気であり，**冠動脈疾患** coronary heart disease（CHD）/coronary artery disease（CAD）または虚血性心疾患と呼ばれる。世界保健機関は，虚血性心疾患を冠動脈の疾患で血液供給の減少（または停止）が心筋層まで及んでいる，急性または慢性の心臓障害と定義している[4,p2]。米国では，約1,370万人がCHD患者であり，その半数は心筋梗塞，残り半分は狭心症である[2]。1996年に米国保健社会福祉省は，CHDに関して，1年間に8万の新規心臓発作と45万の再発性発作を生じると報告した[5]。

心血管疾患の基礎をなす病態生理は，アテローム硬化，弁機能障害，不整脈，心筋変性による機能変化，高血圧である。高血圧は，米国における「最も一般的な心血管疾患であり，心血管罹患率と死亡率にかかわる最も強力な誘因の1つである」[6,p8]。高血圧は冠動脈疾患に影響し，特にアテローム硬化については脳血管障害（脳卒中）と末梢動脈疾患の主要な原因でもある。

心血管疾患の臨床症状は多様であり，おそらく，理学療法の依頼がある最も頻度が高い心疾患は，CADと心不全である。理学療法士は，例えば**一次予防**プログラムの一部として，または他の理学療法診断に付随する高血圧，高脂血症，糖尿病といったCADの危険因子を有する患者を受け持つ可能性もある。心不全は一般に**うっ血性心不全** congestive heart failure（CHF）と称され，不十分な心室の収縮性（すなわち収縮期の機能障害）か不十分な心室コンプライアンス（すなわち拡張期の機能障害）のどちらかによる。

心臓病にともなう一般的徴候と症状は，胸痛，呼吸困難，疲労，失神，失神寸前の状態と動悸である。心臓病に強く関係しているにもかかわらず，これらの臨床症状は心臓病特有のものではない。したがって，理学療法診断の確立には，徹底した既往歴聴取と適切な評価が重要である。

冠動脈疾患と心不全に関連する機能的障害は，広く異なる可能性があり，障害されずに灌流の保たれている左心室 left ventricle（LV）機能に依存している。心不全患者は日常生活活動 activities of daily living（ADL）を遂行するのが困難である可能性がある一方，左心室機能の温存されている心筋梗塞患者は，持久力を必要とする大会（例えば，マラソンや国を横断するサイクリング）を含むレクリエーション活動に積極的に参加することもある。

心臓の解剖と生理

心臓は，ポンプ機能を持っており，その目的は十分な酸素を含んだ血液を心臓自体と全身に送ることによって，組織代謝のために必要なエネルギーを提供することである。このポンプの作業は，いくつかの相互関係のある生理反応に依存している。すなわち，①心臓への酸素供給，②心室の収縮性，そして③結節から心室への刺激伝導である。

心筋酸素供給と需要

全身酸素需要量の増加（例えば，運動）は，心筋酸素需要の増加を必要とする。骨格筋（有酸素性と嫌気性の代謝がある）と異なり，心筋（心筋層）は基本的に有酸素性（好気性）代謝に依存していて，嫌気性能力にはかなり制限がある。心筋酸素供給は冠動脈を通して酸素を含有した血液輸送，動脈の酸素輸送能と心筋細胞の動脈からの酸素抽出能に依存している。心筋は，通常は血液からの酸素抽出能が非常に効率的である。したがって，さらなるエネルギー要求に対しては，ごくわずかな抽出増加しか起こらない。さらなる心筋酸素需要増加への供給の第一番のメカニズムは**冠血流** coronary blood flow（CBF）の増加である[7]。一般的に，CBFと心筋酸素需要の間には直線関係がある。運動時は，CBFは需要増加に反応して安静時より5倍以上増加する可能性がある[8]。

心筋酸素需要 myocardial oxygen demand（**MVo_2**）（心筋に対するエネルギーコスト）は多くの因子に依存している[9]。しかし，臨床的にMVo_2は **rate pressure product**（RPP）として知られていて，心拍数 heart rate（HR）と収縮期血圧 systolic blood pressure（SBP）の積で表される。これは二重積ともいわれている[8]。心拍数または血圧を上昇させるどのような活動でも，心筋酸素需要を増加させる。この関係を理解して，心筋酸素化に障害のある患者に対して運動プログラムを処方することが重要である。理学療法での運動処方（それは心筋酸素需要を増加させる）は，患者にとって可能な心筋酸素供給を上回ってはならない。酸素需要量が供給量を上回ると，**虚血**と呼ばれる状態が起こる（図16-1）。

図 16-1 心筋酸素供給と需要（MVO₂）。心筋酸素供給と需要は，多くの因子によって影響される。需要は，収縮性，心拍数と壁張力に強く影響される。供給は，主に冠血流によって影響される（Ellestad, M: Stress Testing Principles and Practice, ed 2. FA Davis, Philadelphia, 1980, p24. より改変）

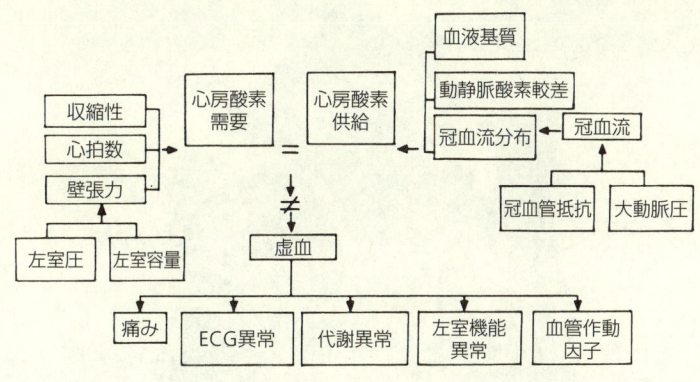

収縮性

臨床上，収縮性は，本質的には心室の機能といえる。心周期を通じて，拡張期と収縮期の心室への負荷は異なる。拡張期には，心室は流入してくる血液に対応（前負荷）して伸張する。収縮期には，心室は適切な一回拍出量を流出できるように収縮しなければならない。Starling による筋の長さ-張力関係が心筋に適用される。**Starling の長さ-張力関係**は，拡張期と収縮期の特性を結びつける。筋の長さが拡張期の間に増加する（心室腔サイズが増加する）につれて，ある時点までは，収縮期に発生する収縮力を生み出し増加させることができる。その点を越えると，心筋はアクチンとミオシンの不十分な結合のために，結果的に収縮力が減少して活動が不十分になる。拡張期の特性が損なわれる場合，心室の心筋機能は減弱する。例えば，心外膜炎または糖尿病のように，あまりにコンプライアンスが低い場合，心室壁が硬くなる傾向になり，反対に心筋症のようにコンプライアンスが高すぎる場合，心筋は過度に伸張されて拡張していく傾向になる。

収縮期には，心筋に対するエネルギーコストは，心室の活動性や強力な収縮のために増加する。大動脈に一回拍出量を放出するために，大動脈圧の抵抗に打ち勝つことが必要な左心室の仕事量は，低い肺動脈 pulmonary artery（PA）圧の抵抗に打ち勝たなければならない右心室 right ventricle（RV）のそれよりかなり大きい。臨床的に，障害された収縮性（すなわち収縮障害）は，右心室不全より左心室不全として一般に現れる。

1 分間あたり心室から出る血液量は，**心拍出量** cardiac output（CO，L/分として表される）として知られている。それは，心拍数（1 分間の拍動数 beats per minute〈bpm〉として表される）と一回拍出量（L/分として表される）によって影響される。**一回拍出量**は，1 回の心筋収縮によって拍出される血液量を意味するが，次の 3 つの因子によって影響を受ける。すなわち，**前負荷**（拡張期における心室内の血液量），**収縮性**（収縮する心室の能力），そして，**後負荷**（左心室が大動脈圧に打ち勝って，大動脈弁を開くために収縮期の間に生み出さなければならない力）である。後負荷は，「左心室の駆出の間に左心室の収縮に対抗する負荷」とも表現される[10,p378]。

一般的に，一回拍出量は前負荷または収縮性の増加で増え，後負荷の増加で減少する。臨床的には，特に救命救急医療では，**心係数** cardiac index（CI）が CO よりしばしば使われる。CI は，体表面積 body surface area（BSA）に対する CO である（CO/BSA）。そして，CI により個々の組織灌流能力のより完全な評価が可能である。例えば，同じ 3 L/分の CO を持つ身長 183 cm の人と 152 cm の人を比較する際に，152 cm の人の方がより高い CI を持つため，より良好な組織灌流があると判断する。

刺激伝導

収縮は，心筋の脱分極とそれに続くタイムリーな再分極に帰着する完全な電気的刺激伝導系に依存する。**正常洞調律** normal sinus rhythm（NSR）において，刺激は洞結節で始まり，心房，房室結節，ヒス束，プルキンエ線維，中隔そして心室筋へと伝わる。

刺激伝導は，心電図 electrocardiogram（ECG）における複合体を通してみることができる。複合体の各々の構成要素は，伝導の特定の時相を反映する。すなわち，P 波は心房脱分極，PR 部分は房室結節を通しての伝導，QRS 波は心室の脱分極，ST 部分は心室の再分極，絶対不応期，そして，T 波は心室の再分極，相対不応期である（図 16-2）。

臨床的に，ECG は不整脈（例えば，心房細動）や異所性拍動（例えば，心室性期外収縮）などの刺激生成異常を確認することに最も役立つ。伝導遅延（例えば，房室ブロック）と虚血による灌流異常（例えば，ST 下降または T 波逆転），または心筋梗塞（例えば，異

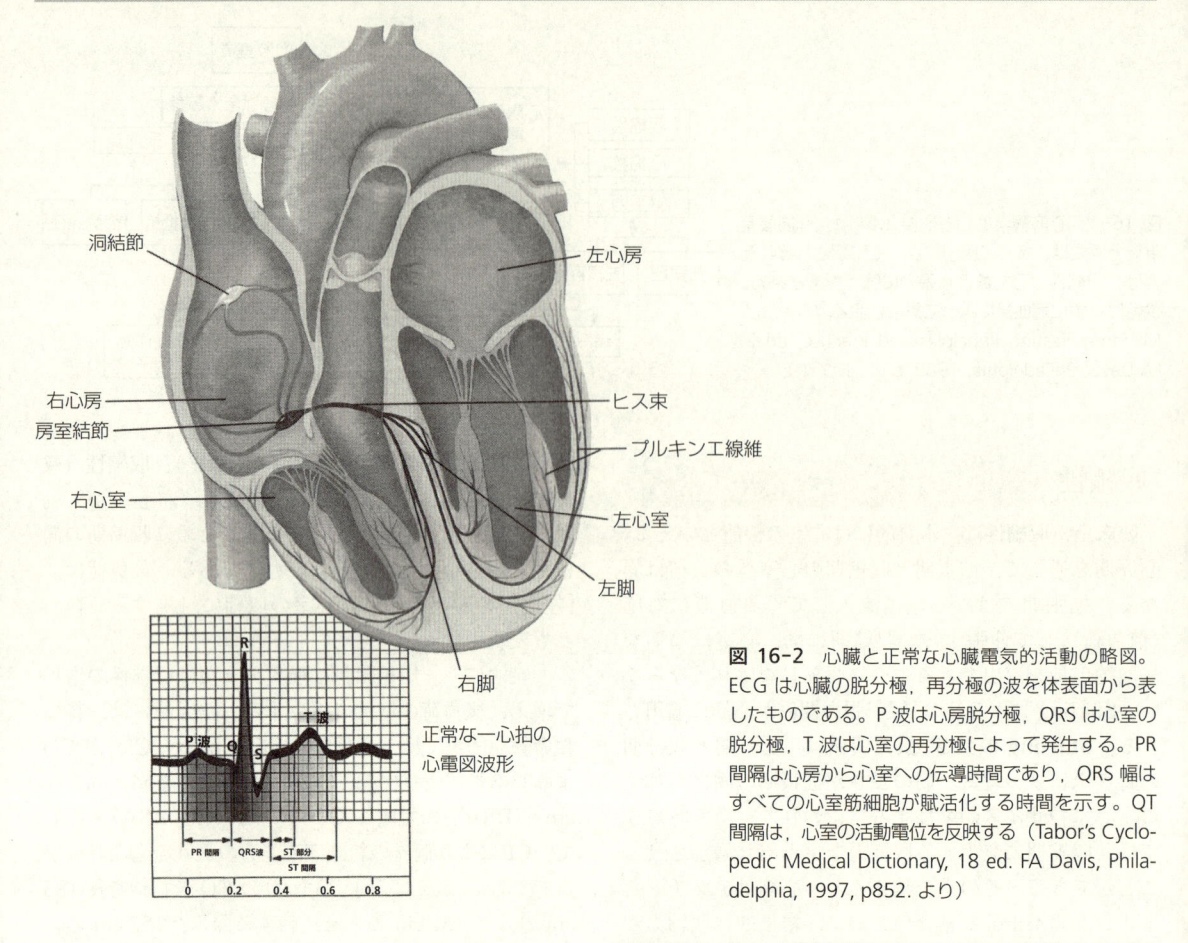

図 16-2 心臓と正常な心臓電気的活動の略図。ECG は心臓の脱分極，再分極の波を体表面から表したものである。P 波は心房脱分極，QRS は心室の脱分極，T 波は心室の再分極によって発生する。PR 間隔は心房から心室への伝導時間であり，QRS 幅はすべての心室筋細胞が賦活化する時間を示す。QT 間隔は，心室の活動電位を反映する（Tabor's Cyclopedic Medical Dictionary, 18 ed. FA Davis, Philadelphia, 1997, p852. より）

常 Q 波や ST 上昇）についても判定可能である。

心臓の血流

血液は，上，下大静脈を経て，心臓に流入する。前方の血液の流れは右心房 right atrium（RA）から右心室，肺動脈，肺静脈，左心房 left atrium（LA），左心室，そして最後に大動脈を通して心臓外へ出される。**逆行性血流**は，弁膜症（例えば，逆流性の弁）または左心室機能障害（例えば，うっ血性心不全）で起こる可能性がある。

逆行性血流の例は，左心室から左心房への血流の動きであり，これは僧帽弁閉鎖不全症または左心室不全によって起こる。

いかなる心腔または血管内の血液容量も，圧力を発生させる。心臓血管系の正常な圧記録は，**表 16-1** に示した。血液容量と圧力の相互関係を知るために，心臓内の血液容量の評価を血管内または心腔圧力の観血的モニタで行うことがある。観血的モニタにおいては，圧記録可能なカテーテルを心腔または血管内に置く。臨床上，観血的モニタの一般的測定は右心房，肺動脈と肺動脈毛細血管（pulmonary capillary wedge pres-

表 16-1 血行動態パラメータ

右心カテーテル	正常範囲
中心静脈圧	0～8 mmHg
右心房（平均）	0～8 mmHg
肺動脈	収縮期 20～25 mmHg
	拡張期 6～12 mmHg
	平均 9～19 mmHg
肺動脈楔入圧	6～12 mmHg
左心カテーテル	
左心室拡張末期圧	5～12 mmHg
左心室拡張収縮圧	90～140 mmHg
体動脈圧	収縮期 110～120 mmHg
	拡張期 70～80 mmHg
	平均 82～102 mmHg
心拍出量	4～5 L/分
心係数	2.5～3.5 L/分
一回拍出量	55～100 mL/拍
体血管抵抗	800～1,200 dynes/秒/cm^{-5}

Braunwald, E(ed): Heart Disease: A Textbook of Cardiovascular Medicine. Saunders, Philadelphia 1997, p188 ; and Parrillo, JE: Current Therapy in Critical Care Medicine. BC Decker Inc, 1987, p36. より改変

sure〈PCWP，肺動脈楔入圧〉）での**右心カテーテル**による充満圧の測定と，橈骨動脈または大腿動脈といった動脈ラインを経て全身動脈圧を評価するための arterial line カテーテルがある．心臓の充満圧の観血的モニタは，内頸静脈または鎖骨下静脈を経て右心（右心房から肺動脈毛細血管へ）に到達する方法で一般に評価される．右心カテーテルの長所は，充満圧測定が右心系のみでなく，より難しくて危険な左心カテーテル法を必要とせずに左心圧の評価が可能であるという点である．左心室機能で最も感度が高い方法は，右心カテーテルの肺動脈毛細血管によって間接的に評価することができる左心室拡張終期心容量（LVEDV）である．

神経体液性因子

自律神経系 autonomic nervous system（ANS）は，直接的には神経を，間接的には体液性機構を通じて，心臓と血管に影響する．心臓は，交感神経系と副交感神経系の直接的な二重神経支配を受ける[11]．心臓の交感神経系のレセプタは，主に β アドレナリン作動性受容体である[12]．交感神経系の神経伝達物質ノルアドレナリン（ノルエピネフリン）による β 受容体への刺激は，心拍数（**変時性**）と収縮力（**変力性**）を増加させることによって心臓全体の活性を増加させて，さらに冠動脈拡張を引き起こす[13]．末梢血管の α アドレナリン作動性受容体に対する交感神経刺激は，血管収縮とそれにともなって引き起こされる**末梢血管抵抗** peripheral vascular resistance（PVR）の上昇である．末梢血管系の反応は，強く心臓血管系に影響する．全身動脈圧は，心拍出量と末梢血管抵抗（CO×PVR）で表される．したがって，PVR の増加は全身血圧の増加に関与する．

交感神経は，副腎皮質を刺激して**カテコールアミン**（アドレナリン）を分泌する．この血液由来のホルモンには，ときに直接的な交感神経線維より効果が継続し強力でさえありうる交感神経系効果がある．特に運動が2，3分を超えて連続しているとき，アドレナリンは正常な運動応答の一部として放出される．心筋機能におけるカテコールアミン（アドレナリン）の役割は，運動の間，特に心臓移植を受けた患者に重要である．この外科的手技において，心臓に直接働く交感神経線維は切除される．そして，除神経された心臓に対する交感神経系の影響は，単に β アドレナリンによる心筋レセプタのカテコールアミン刺激に依存しているだけである．

迷走神経を経た通常の副交感神経の影響は，安静時の心臓に直接作用する．そして，交感神経より実質的に安静時心拍に影響する．運動の間，交感神経とカテコールアミン遊離の効果は，副交感神経系の影響を超越する．副交感神経の刺激は心拍数を抑制し，心房収縮力を減少させて，房室結節の伝導速度を減少させる．心室の心筋層内の迷走神経神経支配は比較的小さく，したがって，左室機能に対する影響は少ない[14]．末梢血管に対する直接的な副交感神経の影響は，腸，膀胱，性器の血管拡張効果のみに限定される．

交感神経系によって放出される神経伝達物質やホルモンより影響力のある冠動脈血管トーヌス調節因子は，**自己調節**である．**動脈性充血**（一種の自己調節）は，局所酸素濃度の減少または二酸化炭素と水素イオンの増加に反応して細動脈の血管拡張を引き起こす．

自己調節のもう1つのかたちは**圧自己調節**である．動脈血流量の局所的減少は，細動脈拡張を引き起こす．末梢アテローム硬化性血管疾患と同様に冠動脈疾患は，内腔径の減少による局所動脈の血流量減少が原因である．自己調節は，局所細動脈の血管拡張を惹起することにより，病変動脈の十分な毛細血管床を維持するメカニズムを備えている．しかし，自己調節は全身的効果ではなく，あくまで局所的効果であることを覚えておくことが重要である．それは，病変血管だけの小細動脈に影響する．自己調節機構は局所代謝または血流量変化に対する速くて直接的な反応を提供し，それによって，交感神経伝達または血液由来のカテコールアミンより特異的で急速な反応となる．

全身動脈圧は，心拍出量と末梢血管抵抗の積であるが，血圧に対する影響は多因子性である[15]．血圧制御のための中枢神経系 central nervous system（CNS）の調節部位は，主に延髄に位置する血管運動中枢である．血管運動中枢は交感神経と迷走神経の入力を修飾するとともに，圧受容器，化学受容器，視床下部，大脳皮質および皮膚で起こっている神経刺激に影響されて，酸素と二酸化炭素の血中濃度変動に対応することができる[16]．**圧受容器反射**は，内頸動脈（頸動脈洞）や大動脈弓に位置する圧受容器および伸展受容器により起こる．それは，持続性の定圧よりも常に圧力が変わる状態に反応する．したがって，それは血圧の短期的調整において重要な役割を演ずる．突然変化するが，長期的な血圧制御の役割はない[13]．これらのレセプタは，心拍出量と末梢血管抵抗の補償的低下を促進することによって，動脈圧の増加に反応する．圧受容器反射の活性化は，心臓，小細動脈および静脈の交感神経の活性化を減じ，副交感神経の活性化を増加させる．動脈圧が減少すると，動脈の圧受容器の発火が減少し，その結果，心臓，静脈および小細動脈の交感活性の増加と心臓の副交感神経活性の低下が引き起こされて末梢血管抵抗と心拍出量の代償的増加が促進され，その

ために体血圧が増加する。内頸動脈（頸動脈小体），大動脈弓および肺動脈に位置する**化学受容器**は，血液中の二酸化炭素と酸素濃度をモニタする。この情報は，延髄の呼吸ならびに心血管中枢で処理される。動脈の酸素含量の減少に反応して，換気の程度と頻度は増加して，通常同様に心拍数が増加する。高炭酸ガス血症，低酸素血症またはアシドーシスによる頸動脈の化学受容器の刺激は，冠動脈を拡張させることがある[14]。血圧は，動脈の酸素濃度の減少または二酸化炭素濃度の増加の結果として増加することもある[17]。労作，感情またはアラームパターンに応じての運動皮質，視床下部または他のより高い神経中枢への刺激は，血管運動中枢に影響して興奮あるいは抑制することになる。

多くの心血管薬は，交感神経機能を強化するか抑制する。交感神経機能の活動に類似するものは**交感神経刺激薬**として知られており，交感神経機能を抑制するものは**交感神経遮断薬**として知られている。頻繁に使われる交感神経刺激薬はドパミン，アドレナリンおよびアトロピンであり，救命救急診療で一般的に用いられる。ドパミンとアドレナリンは心拍出量を増加させ，アトロピンは緊急性のある**徐脈**の場合，心拍を増加させる。頻繁に使われる交感神経遮断薬はβ遮断薬（βアドレナリン作動性拮抗剤）として知られている薬のカテゴリーで，βアドレナリン作動性活性を抑制する。それは，虚血に対する薬や高血圧の治療薬としてよく用いられる。

冠動脈

収縮期には，大動脈弁が開放し，血液は左心室から大動脈へ流れる。拡張期には，大動脈弁が閉じ，そして大動脈壁にある半月弁の後に位置する冠動脈口が開く。右と左の小孔は，それぞれ左右の冠動脈に通じている。冠動脈には，拡張期にその血流量の大部分が流入する。したがって，拡張期圧と時間は冠血流量の重要な決定要素である。心筋酸素需要の増加だけでなく冠動脈の充満時間を減少させるため，頻拍（それは拡張期充満時間を減少させる）はCAD患者を虚血に陥らせる[18]。

左冠動脈は左主幹部 left main（LM）から始まり，それから，左前下行枝 left anterior descending（LAD）と回旋枝 circumflex（CX）に分岐する。本幹のLADからさらに分岐する枝として，対角枝が知られている。LADと対角枝は，主に心室中隔と同様に左心室の上方と前方に血液を供給する。CXは分岐を持つことがあり，それは鈍角枝として知られている。CXと鈍角枝は，左心室側部と下面および左心房の一部に供給する。後壁は，CXか右冠動脈の後下行枝によって供給

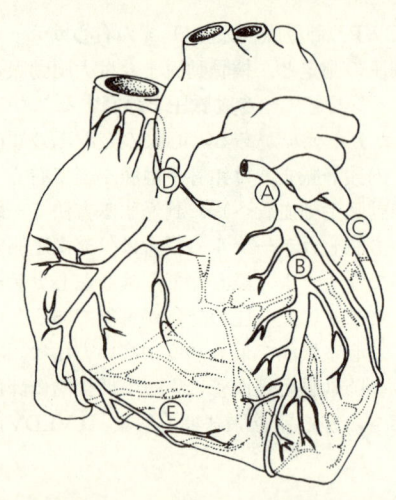

図 16-3　冠循環。A：左主幹部，B：左前下行枝，C：左回旋枝，D：右冠動脈，E：後下行枝。左前下行枝の枝は対角枝といい，左回旋枝の枝は鈍角枝という

されることもある。

右冠動脈 right coronary artery（RCA）は，右の小孔から始まり，右心房，大部分の右心室，左心室の下壁の一部，心室中隔の部分および刺激伝導系に供給する。後下行枝動脈 posterior descending artery（PDA）は，最も一般的なRCAの分枝であって，心臓後側を灌流する。RCAが後側の心臓を灌流しない場合，CXはこの領域に供給する。PDAがRCAから分枝する場合，解剖学では右優位（図16-3）であると称される。

血液が流れる動脈の内径は，ルーメン（内腔）と呼ばれている。ルーメン径は，十分な血流量維持のための決定的な因子である。その狭小化は，例えばCADの固定したアテローム硬化性病変で起こり，心筋への適切な血液供給を減少させる。ルーメン径は，動脈壁の平滑筋作用によって変化することがある。血管拡張はルーメン径を増加させ，血管収縮は径を減少させる。動脈内平滑筋の反応は，内皮（ルーメンと直接接触している冠動脈の内張）の状態によっても影響される。血管平滑筋の収縮が冠動脈の閉鎖を引き起こす**冠攣縮**の病因は明らかではないが，一部は内皮表面の障害による。過去20年の間に，動脈壁の統合性に対する内皮細胞の重要性の認識は高まった。「血管内皮は，血管壁の生物学的状態をコントロールする中心的な役割を果たしている」[19,p1264]のである。内皮が持つ血管拡張と同様の抗炎症作用，増殖阻止作用，抗血栓作用などの正常な機能は，動脈壁を安定化させている。

アテローム硬化は，主要な大型・中型動脈の進行性炎症性疾患で，炎症性過程が減弱しない場合，病変はより複雑になる。病変の最も初期段階は脂肪線条で，マクロファージと特異的なTリンパ球からなり，進行

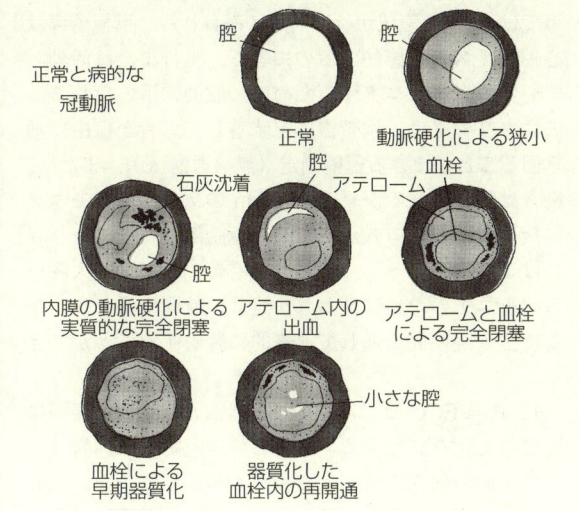

図 16-4 正常ならびにアテローム硬化性冠動脈（Tabor's Cyclopedic Medical Dictionary, 18th ed. FA Davis, Philadelphia, 1997, p446. より）

して複雑化した病変は脂質，マクロファージ，リンパ球，平滑筋からなる。そして，壊死組織は線維性被膜（図16-4）によって覆われる。アテローム硬化の病因は，内皮細胞機能不全または，おそらく内皮剥脱に反応して起こると予測されている[20]。内皮細胞機能不全の原因は多様で，いまだ明らかにされていないことが多い。可能性のある要因として提唱されているのは，増加し変質した低密度リポタンパク質 low-density lipoprotein（LDL），高ホモシステイン血症，高血圧に反応したフリーラジカルの存在，喫煙，糖尿病，遺伝的異常，そしてヘルペスウイルスやクラミジアのような感染性微生物である[20]。受動喫煙も内皮依存性血管拡張反応の障害と関係している。閉経前の女性と比較し，閉経後の女性は内皮機能障害が明らかである[21]。アテローム硬化そのものの存在は，内皮機能障害に帰着するように考えられ，これはとりわけ血管拡張能の減少に結びつく。この原因は，完全に理解されてはいないが，活性酸素-フリーラジカルの産生によるものである可能性がある。AlexanderとGriendlingは「活性酸素の過剰産生が，アテローム硬化性動脈でよくみられる代謝特性である可能性があり，これにより，異常な血管運動制御が血管攣縮に向かうことを一部説明できるかもしれない」と述べている[19,p1265]。強力な内皮拡張物質は**内皮由来血管拡張因子** endothelium-derived relaxing factor（EDRF）（一酸化窒素〈NO〉）である。NOは，血管平滑筋弛緩を促進する。しかし，アテローム硬化はNOの活性作用を干渉し，したがって冠状動脈の血管拡張能を低下させる可能性がある。

体表解剖学

　心臓は左胸腔内にあり，心底部は頭側に，心尖部は尾側にある。右心室が左心室の前面に配置されるように，心臓は回転している（矢状断面で）。胸部X線をみるときに重要なことは，後前像では右心室を観察しているということである。右心房は，通常第2肋骨，肋間と**ルイス角**の領域にある。胸骨を触診するとき，ルイス角は胸骨体から胸骨柄を分ける「隆起」としてある。右心房は，心臓の充満圧をみる際に臨床的に参考にすべき点である。例えば，頸静脈の膨張（増加した充満圧の徴候）の量は，ルイス角から計測される。第2肋間は，ルイス角の横わずか下方にあり，重要な聴診のランドマークである。右第2肋間は大動脈領域，左第2肋間は肺動脈領域として知られている。正常な**心音 S_1 と S_2** の聴診の強度は変化し，胸部の聴診器の位置に依存する。両方の音は胸部のすべての領域で聞くことができるが，1つの音がもう一方より比較的大きい領域が示されている[22]。心音の聴診法による領域は，弁それ自身の直接上にはない。II音（S_2）は，大動脈と肺動脈弁の閉鎖から生じて，通常右第2肋間と左第2肋間領域で最も大きく，収縮期の終わりと拡張期の初めの目印となる。I音（S_1）は，僧帽弁と三尖弁の閉鎖から生じて，収縮期の初めの目印となる。三尖弁領域は，胸骨左縁第4ならびに第5肋間領域でみつかる。僧帽弁聴診域は鎖骨中線内側で左第5肋間に位置する。しかし，臨床上聴診はしばしば心尖部を僧帽弁領域として使用する[23]。S_1はしたがって，僧帽弁，三尖弁ならびに心尖部領域で最も大きく聴取できる。通常の心尖部は，鎖骨中線上第5肋間にある。健常な心臓では，この領域は左心室の収縮が最も明白なところで，**最大拍動点** point of maximal impulse（PMI）としても知られている。

　心筋梗塞のための解剖学的分類は，少し混乱するかもしれない。前壁心筋梗塞は左心室の前面を，下壁心筋梗塞は左心室の下面（横隔膜領域）を，側壁梗塞は左心室の自由壁（すなわち他の構造物に隣接した心筋壁でないということ）を，中隔梗塞は中隔を含み，そして後壁梗塞は左心室の後壁を含んでいるものととらえられている。

結合組織

　心血管系は，筋，血管，神経および結合組織からなる。最も特徴的な結合組織は，心内膜，心外膜，心膜および弁である。心内膜は心腔および弁の境界となっている。弁は同様に，心内膜だけでなく緻密結合組織からもなる。心外膜は心臓の外壁を覆い，心嚢の臓側

心膜を形成している．心膜は心臓を囲んで保護する．これは，外側の壁側心膜と内側の臓側心膜（心外膜）の2枚の膜である．これらの2枚の膜間に，2つの表面を互いに滑動させている潤滑油として心嚢液がある．心嚢の状態は，主に心臓の拡張期の反応（特にコンプライアンス）に影響する．心嚢のコンプライアンスの減少は，心室充満を制限する可能性がある．結合組織は，血管壁中に動脈平滑筋細胞を囲むようにある．体の結合組織に影響を及ぼす疾患においては，心臓血管系内の結合組織になんらかの影響を及ぼす可能性がある点に注意することが重要である．

臨床検査と測定法

心機能を評価するために，多くの臨床検査や測定法が用いられている．一般的によく知られたいくつかの方法について，以下に示す．

心電図

心電図（ECG）は，心拍，リズム，伝導遅延と冠動脈灌流を評価するために用いられる．ECGの最も一般的な2つの型は，単極誘導と12誘導（図16-5）である．単極誘導では，心臓の1つの領域だけ（例えば，前面，側面，下面など）をみている．この領域はしかし，電極の位置の変更により変わることがある．12誘導では，12の領域がほぼ同時にみられる．単極誘導は心拍とリズムを感知するのによく，歩行または活動している患者をモニタするために一般的に用いられる．モニタリングは，携帯機器を装着して患者が自由に動き回ることができる遠隔測定（無線通信）か，または，動きは制限されるが長さ約4.6 mのケーブルでモニタに接続する有線方式がある．単極誘導のバリエーションは3誘導である．これは通常有線であって，入院患者のモニタのために使われ，処置の時間を通して，または全入院期間を通して連続的に装着することができる．

12誘導ECGは，心拍，リズムおよび伝導と同様に灌流の変化を感知する．おのおのの冠動脈は，誘導がおのおのの個人の解剖とまったく相関していないにもかかわらず，心筋灌流領域がおおよその誘導群で表される．例えば，下壁領域を支配する右冠動脈の灌流変化はⅡ，Ⅲ，AVF誘導があげられる．心臓の前壁，前側壁や前壁中隔の冠動脈灌流については，他の誘導（表16-2）のさまざまな組み合わせによる．単極誘導とは異なり，12誘導は**運動負荷試験 exercise tolerance test（ETT）**を除いて，連続的なモニタリングには向かない．すなわち，12誘導の一般的な2つの用途は，安静仰臥位による安静時心電図とETTである．12誘導のECGは，冠動脈における灌流異常評価と不整脈検出に非常に重要である．ETTの間，ECGは作業負荷のおのおのの段階で虚血または不整脈の存在を評価するために，連続的にモニタされる．

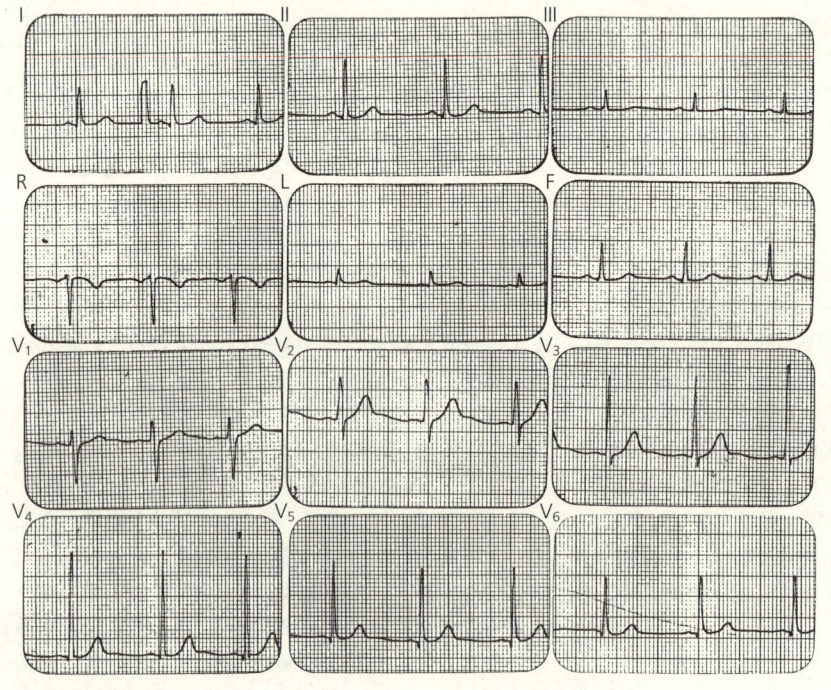

図16-5 正常12誘導心電図．第4コンプレックスから第5コンプレックスの心拍数を数えると，300，150，100，75，60，50である．第5コンプレックスは60〜50 bpmにあるため，心拍数は約53である（Brannon, F, et al: Cardiopulmonary Rehabilitation: Basic Theory and Application, 3rd ed. FA Davis, Philadelphia, p192. より）

表16-2 心筋梗塞にともなう心電図変化

A. 梗塞形成の経時的な相
 1. 急性期　　　　　ST上昇（最も早く，変化する）
　　　　　　　　　　高い，超急性のT波
　　　　　　　　　　新規QまたはQS波
 2. 進展期　　　　　深いT波逆転は，持続する可能性
　　　　　　　　　　がある。通常，正常に戻る
　　　　　　　　　　（数ヵ月）
　　　　　　　　　　ST上昇は，基線に戻る（数日）
　　　　　　　　　　QまたはQS波は，大きさは減少
　　　　　　　　　　する可能性があっても消える
　　　　　　　　　　可能性はまずない

B. 梗塞形成タイプ
 1. 心内膜下壁内　　ST-T変化：ST下降またはT波
　　　　　　　　　　逆転
　　　　　　　　　　QRS変化なし
 2. 貫壁性　　　　　異常なQまたはQSは，梗塞上
　　　　　　　　　　にある誘導に出現する
　　　　　　　　　　ST-T変化

C. 梗塞形成部位*
 1. 前壁梗塞　　　　V_1からV_4のQまたはQS
 2. 側壁梗塞　　　　I，aV_lのQまたはQS
 3. 下壁梗塞　　　　II，III，aV_fのQまたはQS
 4. 後壁梗塞　　　　V_1-V_3の大きなR波
　　　　　　　　　　V_1，V_2またはV_3のST下降

Goldberger, and Goldberger[16], and Conover[17]より改変
*標準12誘導心電図：I～III，aV_r，aV_lおよびaV_fは四肢誘導である。V_1～V_6は，胸部誘導である

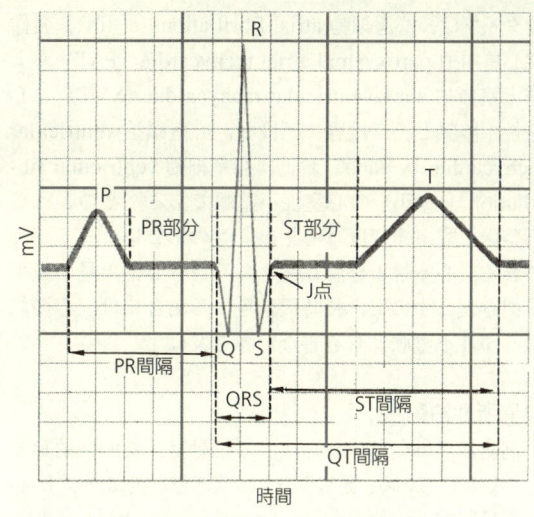

図16-6　正常のECG複合体。水平軸は時間を表し，1つの大きなます目は0.2秒を意味する。垂直軸は電圧を表し，1つの小さいます目は1mVを意味する。正常洞調律の特徴は，以下のとおりである。PR間隔（0.12～0.20秒），QRS幅（0.04～0.1秒），QT間隔はHRに依存する。60 bmpおよび100 bmpの間の心拍で，QT間隔は0.43と0.27秒の間である。ST部分は，等電位線上にあり（すなわち基線），心室の脱分極の終わりから，心室の再分極の始まりまでの時間である

ECG解釈は，評価プロセスの重要な構成要素である。ECGのより完全な理解のために，そして，手引きとなる練習のために利用できるECG解釈についてはいくつかの優れたテキストがある[24～26]。以下の項は，ECG解釈の基本的な概念の概要を示す。

▼ 心拍数

ECG方眼紙は，一連の小さいます目（薄い黒線）と大きなます目（濃い黒線）からなる。大きなます目は，縦横5つの小さなます目から成る。水平軸は時間を表し，ECG紙が通常25 mm/秒の速度で移動しているので5つの大きなます目は1秒を意味する。時間がx軸の上にあることから，ECG方眼紙から心拍数を算出する多くの方法がある。ECG記録紙は，3秒ごとに印がつく。1分間の数を算出する簡単な方法は，6秒間の波形の数を計測することで，それを10倍して算出する。他のアプローチは，濃い黒線（すなわち大きなます目）の近くまたはその上にある1つのECG複合体からR波を特定して，次の濃い黒線（大きなます目）からおのおのに数字（300, 150, 100, 75, 60, 50, 40）を割り当てることである。次のR波に最も近い濃い線で，心拍の近似値を想定できる。最後に，2つのR波の間で300を大きなます目の数で割ることによっても心拍数を示すことができる（図16-6参照）。

100 bpmを超える心拍は**頻脈**，60 bpm未満の心拍は**徐脈**とされている。運動により，増加した全身酸素需要量（V_{O_2}）に対する正常な応答の一部として頻脈になる。例えば手術または脱水による容量損失のために，一回拍出量が減少し，心拍出量を維持するために，**代償性頻脈**が生じる。安静時の徐脈は，規則的な持久運動の結果として有酸素能力の優れた者に一般に認められる。しかし運動においては，心拍数反応は酸素需要量（V_{O_2}）増加にともなって適切に増加する。患者は，伝導障害，洞結節不全または薬物により，徐脈に陥る可能性がある。全身酸素需要量の増加にともなって心拍が適切に増加しない場合，心拍出量は減少する。精神状態の変化，末梢血管収縮，めまい，狭心痛，血圧低下は，心拍出量が不十分であることの指標である。酸素需要量増加による不十分な心拍反応は**周期変動不全**として知られている。

▼ 調律（リズム）

リズムは，規則的なことも不規則なこともある。規則的リズムは，ECG複合体のRR間で測定されるおのおののQRS波の恒常的な関係を示す。不規則なリズムは，おのおののQRS波の不整合な関係を示す。多くの異なる不整脈と伝導遅延がある。最も頻度が高

いタイプは，心房細動 atrial fibrillation（a-fib），発作性心房頻拍 paroxysmal atrial tachycardia（PAT）および上室頻拍 supraventricular tachycardia（SVT）の心房性不整脈と，二段脈，三段脈，心室頻拍 ventricular tachycardia（v-tach）および心室細動 ventricular fibrillation（v-fib）の心室性不整脈である。どのような不整脈でも，重症度は心拍出量への影響によって評価される。心室性不整脈はおそらく最も心拍出量の減少を引き起こすので，長時間継続する場合には，心機能に心房性不整脈より有害な影響を及ぼす。

● 異所性拍動 ●

洞結節以外の部位から生じる拍動は，異所性拍動として知られている。通常みられる異所性拍動は，心房（**心房期外収縮** premature atrial contraction〈PAC〉）と心室（**心室期外収縮** premature ventricular contraction〈PVC〉）である。PVC は単独で，または二連発または三連発のように起こることもあり，または洞性拍動に混じって二段脈または三段脈といったかたちで起こることもある。房室結節からの接合部期外収縮は，同時に心房からの期外収縮と区別ができないことがある。これは通常，**上室拍動** supraventricular beat（心房もしくは房室結節より上方で起こる）と呼ばれている。異所性拍動の存在は，不規則なリズムで判定する。通常，異所性拍動は一時的であり，その重症度は心拍出量に影響を及ぼす。正常の心臓にも PVC が一般的に認められることがある。多くの人は，ストレスや刺激薬（例えば，ニコチンやカフェイン）により異所性拍動を認めることがある。これが一般的な反応であっても，異所性拍動または不規則なリズムによって心機能障害を引き起こすおそれがある患者に，これらの誘発因子を回避するための教育をすることは重要である。異所性拍動の増加は望ましくない。どのような心臓病患者でも，喫煙の直後に運動することは賢明でない。異所性拍動が増加する危険性のある特別な時間が不明であっても，運動前後の2時間の喫煙を控えることは良策といえる。

▼ 伝導

PR 間隔の長さ，QRS 波の幅，QT 間隔の長さの変化は，伝導異常を表す指標の一部である。房室結節の伝導遅延は，第1度，第2度または第3度房室ブロックとして分類されていて，これらは，PR 間隔延長（第1度），拍動脱落（第2度），心房と心室の調和のない伝導（第3度）で表される。第3度房室ブロックを有する患者は，ペースメーカーの適応である。患者は，第3度房室ブロックが存在するときは運動してはならないが，第1度房室ブロックが存在するときは運動してもよい。第2度房室ブロックで運動が許されるか否かは，その病因と血流動態反応次第である。このような患者は，運動を開始する前に，主治医による診断を受けなければならない。異所性拍動と不整脈の例を図 16-7 に示す。

● 心房細動 ●（図 16-7A 参照）

心房細動は古典的な不規則リズムで，おのおのの QRS 波に連動する，不規則な洞結節由来でない P 波（細動波として知られている）によって特徴づけられる。患者は，それらの基本リズムとして連続的にこのリズムを示すことがある。安静時に良好なポンプ反応を示し，運動時には適切な血行動態や心拍反応を示す心房細動患者が理学療法介入の適応である。患者の心拍が 115 bpm を超える場合，患者が不快にみえる場合，または不十分な血流動態反応がある場合は，経験的に理学療法介入を回避することが賢明である。リズムが不規則であるので，1分間の心拍数をモニタすることは重要である。

● 心房期外収縮 ●（図 16-7B 参照）

心房期外収縮（PAC）は，心房から生じて，不規則なリズムとして現れる可能性がある異所性拍動であり，通常，心拍出量を減少させることはない。したがって，十分な血行動態と適当な心室の反応をともなう場合，理学療法介入は適当である可能性がある。速い心拍（100〜200 bpm）で起こっている PAC は，**発作性心房頻拍** paroxysmal atrial tachycardia（PAT）として知られている。PAT の一般的な原因は，ジギタリス中毒である。PAC と房室接合部の期外収縮 premature junctional contraction（PJC）（房室結節から生じる異所性拍動）を区別するのは難しいことがある。心拍数 150〜250 bpm の PAC または PJC は，**上室頻拍** supraventricular tachycardia（SVT）（図 16-7C 参照）として知られている。場合によっては，PAT と SVT を区別することは，難しいことがある。SVT は通常，頸動脈のマッサージに反応するが PAT は反応しない。SVT は通常，頸動脈洞のマッサージに反応するが PAT は反応しない。理学療法士は，患者には頸動脈洞のマッサージを決して最初に教えてはならない。マッサージすることにより逆のリズム変化が生じるので，医師が最初に ECG 監視を慎重に行いスクリーニングしなくてはならない。理学療法介入は，SVT または PAT 発症の間，行ってはならない。これらのリズムは通常短い時間持続するのみである（分単位で，時間単位でない）。患者が検査され，病因が決定され，そして可能ならば，修正された後，通常，活動が再開される。

第16章 心疾患

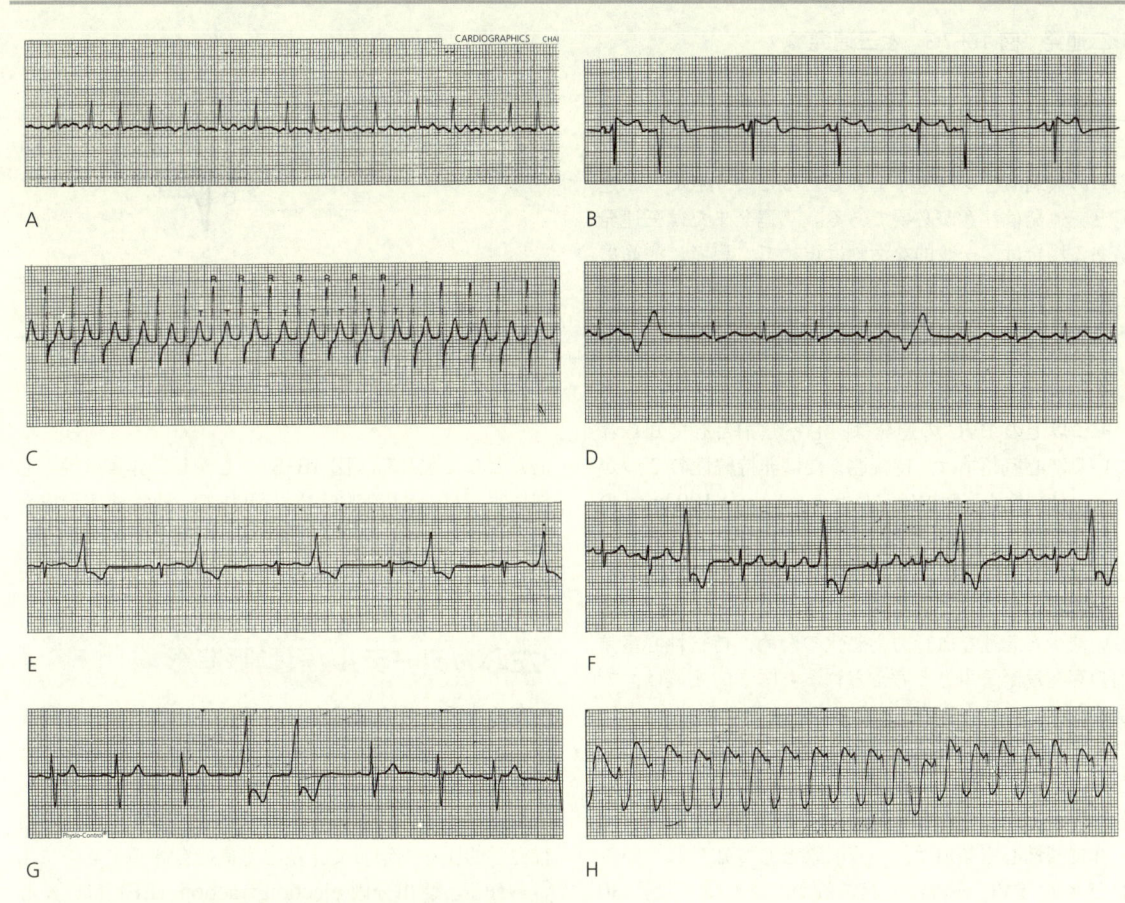

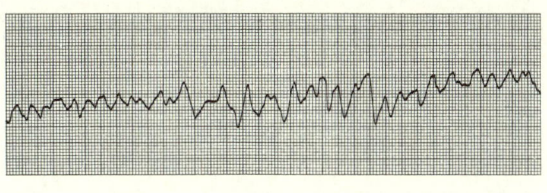

図16-7 異所性拍動と不整脈の例。A：心房細動，B：心房性期外収縮。心房期外収縮（PAC）ともいわれる（3番目のQRSに注意する），C：上室頻拍（SVT），D：心室期外収縮（PVC）（3番目のQRSに注意する），E：二段脈（2番目，4番目，6番目のQRSがPVCである点に注意する），F：三段脈（2番目，5番目，8番目のQRSがPVCである点に注意する），G：連発（4番目と5番目のQRSがPVCである点に注意する），H：心室頻拍（v-tach），I：心室細動（v-fib）（v-tachはv-fibへと悪化する）(Brown, K, and Jacobson, S: Mastering Dysrhythmias: A Problem-Solving Guide. FA Davis, Philadelphia, 1988, p30-127. より)

● 心室期外収縮 ●（図16-7D参照）

　心室期外収縮（PVC）は，心室から生じて，不規則なリズムとして現れる異所性拍動である。通常単発のPVCの場合，1分間に7個未満ならば心拍出量に影響しない。したがって，血行動態に問題がなければ，理学療法介入は妥当なこともある。PVCが活動とともに増加する場合，活動を止めて，心筋虚血の有無について評価する。心室の異なる場所に由来するPVCは，多源性PVCとして知られており，それは単源性PVCより深刻である。したがって，患者は活動を開始する前に医学的に明らかにされなければならない。

● 二段脈（図16-7E参照），三段脈（図16-7F参照）

　二段脈では，1拍おきにPVCが出現する。三段脈では，3拍ごとにPVCが出現する。これらのリズムは，一過性または発作性に起こる。そして，多くの患者ではこれらのリズムは群発して出現する。この原因として最も多いのは，左心室機能変化と虚血の2つである。したがって医学的管理は，不整脈コントロールと同様に，可能な場合は左心室機能と灌流改善に向けられる。理学療法介入はせいぜい保存的で，患者の血行力学安定性に依存する。異所性拍動が活動で増加する場合，活動は直ちに止められなければならない。

489

● 二連発（図 16-7G）と三連発 ●

2 つの PVC が続けて起こるとき，それは二連発として知られている。3 つの PVC が続けて起こるときは，三連発として知られている。二段脈または三段脈より心室の被刺激性レベルを上昇させるという点で，二連発と三連発は注意が必要である。二連発または三連発がある場合は，一般的な活動を止めて，患者に心筋虚血がないか調べなければならない。患者が医学的な判定を受けるまでは，活動を続けてはならない。

● 心室頻拍 ●（図 16-7H 参照）

4 つ以上の PVC の連発は，心室頻拍として知られている。心室頻拍は，持続性または非持続性の 2 つがある。**持続性心室頻拍**は定義上少なくとも 100 bpm の心拍数で起こり，30 秒以上続くものを指す[27]。患者の脈拍は触知可能なことも不可能なこともあり，触知しても非常に弱い。このリズムにともなう心拍出量の著しい減少と急速な血行力学悪化のため，持続性心室頻拍の存在は緊急事態と考えられる。医学的処置は，できるだけ早く始めなければならない。理学療法介入は，患者を安定させる可能性のある援助以外はふさわしくない。そして CPR（心肺蘇生）を開始し，二次救命処置 advanced cardiac life support（ACLS）を行う。

非持続性心室頻拍は，一斉射撃として知られている 3～5 つの PVC が続けて起こるか，または，最長 30 秒まで 6 つかそれ以上の PVC が連続して起こるかである[28]。非持続性心室頻拍は潜在的な致死性不整脈出現の高リスク指標として考えられる。リズムが非持続性であるので，心拍出量の減少は症状を引き起こすのに十分でない。しかし，不整脈の病因が特定されて制御されるまで，理学療法介入は通常不適当である。

● 心室細動 ●（図 16-7 I 参照）

心室が収縮せず，代わりに細動するとき，心拍出量は保たれない。したがって，このリズムが直ちに改められない場合，患者は死に至る。選択すべき処置は，電気的除細動と薬物を含む ACLS の開始である。

● ST 部分 ●

ST 部分の臨床的有用性は，虚血あるいは傷害のある異常な冠動脈灌流の存在を確認することである。J 点（S 波が ST 部分に変わる点）は，ST 部分を解釈するための基準である。心電図記録用紙において，ST 部分が J 点を越えて 2 目盛（1～2 目盛）低下する場合，虚血ありとして判定する。虚血が一時的で，心筋への血液供給と需要のバランスが再度保たれるとき，ST 部分は基線に戻る。虚血の ST 下降とは異なり，貫壁性の心筋傷害（すなわち梗塞形成）は，ST 部分の

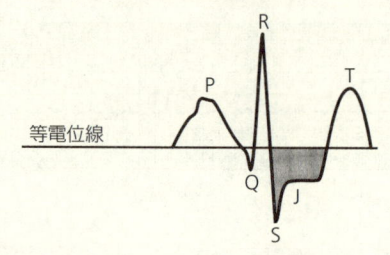

図 16-8 ST 部分の低下。ST 低下の程度は等電位線（基線）から J 点の偏位を計測することにより得られる。J 点は S 波と ST 部分の接点である。この図は約 2 mm の ST 部分の水平低下を示している

上昇として現れる（図 16-8）。しかし，非貫壁性の心筋傷害では，ST 下降として現れて，通常梗塞形成が起こったことを示す血液検査データ（例えば，CPK MB，トロポニン）異常がともなう。

左心カテーテル/冠動脈造影

左心カテーテル法または**カテ**は，一般的に主要動脈（しばしば大腿動脈か橈骨動脈）にカテーテルを挿入し，大動脈を逆行性に左心室に到達する手技をいう。カテーテルは左心室内に進入し，収縮期と拡張期における血行力学的圧を測定して，左心室機能を評価するのに用いられる。**駆出分画** ejection fraction（EF）は，左心室の機能評価として臨床的に役立つ。EF は，一回拍出量と左心室拡張終期容積（LVEDV－LVESV，すなわち前負荷）の関係である。したがって，EF＝SV/LVEDV。正常な EF は 55～75％で，おのおのの収縮で，拡張期の終わりに左心室の血液量の 55～75％が収縮期の間に大動脈に放出されたことを意味する。収縮障害では，一般的に EF が低ければ低いほど左心室機能は障害されているということになる。**血管造影**は，それぞれの冠動脈枝の入口から造影剤を流して，ビデオで血管に流れる血流の状況を記録し，病変の存在や血流の途絶を判定する。要求される情報と患者の状態によるが，心カテは，およそ 1～3 時間かかる。

心エコー図

超音波手技で，心エコーは壁運動，弁，壁厚，心腔サイズおよび左心室機能を評価するのに用いられる。EF は，心エコー図から得られるデータを使用して算出することもできる。心エコー図はストレス試験を行うこともでき，**ストレスエコー**として知られている。全身酸素需要量（V_{O_2}）の増加が心筋酸素需要の増加を引き起こすとき，ストレスエコーの目的は安静時と運動時の左心室機能と壁運動を比較することである。

陽性ストレスエコーは，身体活動の増加にともなう左心室機能の悪化を示す。陰性ストレスエコーは，左心室がエネルギー需要の増加に適応したことを示す。

侵襲的モニタ

左心室機能を評価するために左心カテーテル法を実施する以外に，心機能の連続モニタリングが要求される場合，カテーテルを血管を通じて右心に挿入することにより以下の圧モニタが可能となる。すなわち，中心静脈圧 central venous pressure（CVP），肺動脈 pulmonary artery（PA）圧，肺動脈楔入圧（PCWP）である。このカテーテルは，中心静脈ライン central venous line と称される。中心静脈ラインの血行力学モニタリングのための代表は，Swan-Gantzカテーテルである。心血管系は閉塞回路であり，左心室が適切に機能するためには右心室機能に依存するので，右心室の圧を記録することは左心室の状態を間接的に評価する手がかりとなる。患者の実測値から予想される正常値を比較することにより，左心室の低下は高い圧によって特定される可能性がある。一方，容積が減少した左心室は，低い圧によって確認される可能性がある。集中治療室の患者は，長期間にわたって分単位の血流動態的変化を評価するために，しばしば観血的モニタが行われる。患者が比較的血流動態的に安定している場合，理学療法介入が妥当なこともあるが，活動はベッドまたは可能であれば椅子に制限される。

運動負荷試験

全身酸素需要量の増大に対応する心臓血管系の能力を評価するためには，運動負荷試験 exercise tolerance test（ETT，ストレス試験または段階的運動負荷試験）が役立つ。患者は，運動負荷を増加させながら運動訓練を行う。その仕事量を酸素の単位として表現していて，酸素使用量は，L/分，mL/kg/分，kcal または代謝当量 metabolic equivalent（MET）で表される。1 MET は安静時における酸素摂取量（およそ酸素 3.5 mL/kg/分）を表す。MET の臨床的有用性は，活動と比較されて表されることである。例えば，Bruce プロトコルの第 1 ステージは，およそ 5 METs（すなわち，それは安静時に費やすエネルギーの 5 倍）のエネルギーを必要とする。心機能障害患者の運動負荷試験で使用される最も頻度の高い負荷様式は，トレッドミル，自転車エルゴメータおよび腕エルゴメータ（図 16-9）である。以前は，冠動脈疾患評価のための運動負荷試験として階段昇降試験（ステップテスト）が通常使われたが，それはほとんどの場合，他の様式に取って代わられた。階段昇降試験は，比較的健常な集団，あるいは明らかな心疾患を有しない集団のための運動トレーニングでフィットネスのスクリーニングとして役立つ。

心機能障害患者に対して，全身性エネルギー必要量について理解しておくことは，運動負荷試験同様，運動処方と活動ガイドラインを規定する際に重要である。酸素当量を利用し，全身性エネルギー必要量を表した多くの表がある（表 16-3）。

運動負荷試験の 2 つの主要目的は，虚血の存在をみつけることと，個人の機能的な有酸素能力を評価することである。患者は，負荷試験中および終了後の回復期を通して 12 誘導 ECG でモニタされ，灌流，リズムまたは伝導障害に関する情報は直ちに利用できる。ECG に加えて，他の診断用ツールが使われることもある（最も多いのは，心エコー図と核医学画像）。ストレス心エコーは，壁運動異常を評価するが，安静時からみられる場合とそうでない場合があり，負荷強度を上げるに従ってはっきりしてくる。核医学画像（例えば，タリウムやセスタミビ）は，安静時と運動時の間で冠動脈灌流を比較する。負荷の増加にともなう灌流減少がない場合は陰性，運動負荷の増加にともなう冠動脈灌流減少がある場合は陽性とみなされる。

負荷試験は，陽性（＋）または陰性（−）と解釈される。**ETT 陽性**は心筋酸素需要に見合うだけの心筋酸素供給がなされないことを示す。したがって，負荷試験は虚血陽性となる。**ETT 陰性**は，おのおのの生理的作業負荷段階で，酸素の需要と供給のバランスが良好であることを示す。患者は，この分類システムにしばしば混乱する。この場合，試験陰性が実際には良好な結果であるといって彼らを安心させることはできるだろう。しかし，ストレステストは他の診断用ツールと異なっているわけではなく，虚血の存在判定について，感度ならびに特異度は 100％ではない。**ETT 偽陰性**は虚血陰性と解釈されるが，実際には患者に虚血がある。逆に，**ETT 偽陽性**は虚血陽性と解釈されるが，実際には患者に虚血はない。運動負荷試験は，大多数の患者にとっては比較的安全であるが，特定の禁忌疾患に注意しなければならない（Box 16-1）。

患者が筋骨格系もしくは神経系機能障害のような禁忌のため運動負荷試験をすることができないときは，**ペルサンチンタリウム試験**のような薬理学的ストレス試験がしばしば推奨される。ペルサンチンを静脈内に投与すると細動脈が拡張し，その結果，冠血管抵抗が減少する。そして，毛細血管床の血液量が増加することになる。血管がアテローム硬化性の動脈硬化をきたしている場合は，圧自動調節によって毛細血管の血流量を増加させようとして，その細動脈は時間をかけて徐々に拡張する。ペルサンチンを投与しても，病変部

機能的クラス	臨床状態	酸素消費量 mL/kg/分	METs	階段昇降試験 (ステップテスト) Nagle Balke Naughton	自転車エルゴメーター 1W=6kpds	Bruce 3分間負荷 速度(mph) %傾斜(%GR)	Cornell 2分間負荷 速度(mph) %傾斜(%GR)	Balke-Ware 3.3mphでの%傾斜 1分間負荷	ACIP 2分間負荷 最初の2回は1分間負荷 速度(mph) %傾斜(%GR)	mACIP 速度(mph) %傾斜(%GR)	Naughton 2分間負荷 3mphでの%傾斜 / 3.4mphでの%傾斜	Ware 2分間負荷 速度(mph) %傾斜(%GR)
正常およびI	年齢に左右されるが健康で活動的	56.0	16		kpds	5.5 / 20		26			32.5 / 26	
		52.5	15		1500	5.0 / 18	5.0 / 18	25			30 / 24	
		49.0	14		1350		4.6 / 17	24	3.4 / 24	3.4 / 24	27.5 / 22	
		45.5	13		1200			23			25 / 20	
		42.0	12	40		4.2 / 16	4.2 / 16	22	3.1 / 24	3.1 / 24		
		38.5	11	36	1050			21			22.5 / 18	
	座りがちだが健康	35.0	10	32		3.8 / 15	3.8 / 15	20	3 / 21	2.7 / 24	20 / 16	
		31.5	9	28	900			19				
II	活動に制限がある	28.0	8	24	750	3.4 / 14	3.0 / 13	18	3 / 17.5	2.3 / 24	17.5 / 14	3.4 / 14.0
		24.5	7	20	600			17			2mphでの%傾斜 17.5	
		21.0	6	16		2.5 / 12	2.5 / 12	16	3 / 14	2 / 24	15 / 12	3.0 / 15.0
								15			14	
III	症状がある	17.5	5	12	450	1.7 / 10	2.1 / 11	14	3 / 10.5	2 / 18.9	12.5 / 10	3.0 / 12.5
								13			10.5	
		14.0	4	8	300	1.7 / 5	1.7 / 10	12	3.0 / 7.0	2 / 13.5	10 / 8	3.0 / 10.0
								11			7	
		10.5	3	4	150		1.7 / 5	10	3.0 / 3.0	2 / 7	7.5 / 6	3.0 / 7.5
								9			5	
								8				3.0 / 10.5
		7.0	2			1.7 / 0	1.7 / 0	7	2.5 / 2.0	2 / 3.5	2.5 / 2	2.0 / 7.0
								6			3.5	
								5				2.0 / 3.5
IV		3.5	1					4 / 3 / 2 / 1	2.0 / 0	2 / 0	0 / 0	1.5 / 0 / 1.0 / 0

図 16-9 ステップ，自転車，トレッドミルの推定酸素需要量。標準のBruceプロトコルは，1.7mph（およそ5 METs）から10%刻みで始まる。酸素需要量はすべての種類のために作業負荷により漸進的に増加する（American Heart Association: Circulation: 91: 580, 1985; Circulation, 91: 580, 1995; American Heart Association: The Exercise Standards Book. 1979, p11; and Braunwald, E(ed): Heart Disease: A Textbook of Cardiovascular Medicine. Saunders, Philadelphia, 1997, p156. より改変）

表 16-3 代謝当量（MET）表

強度（70 kg の人）	持久的運動としての推奨	職業	レクリエーション
1.5〜2 METs 4〜7 mL/kg/分 2〜2.5 kcal/分	あまりにエネルギーレベルが低い	事務，自動車運転，電子計算機操作，軽い家事，家具磨き，洗濯	立つ，散歩（1.6 km/時），飛行，オートバイに乗る，トランプ，裁縫，編み物
2〜3 METs 7〜11 mL/kg/分 2.5〜4 kcal/分	持久力が低くないかぎり，あまりにエネルギーレベルが低い	自動車修理，ラジオやテレビの修理，バーテン，芝刈り機乗車，軽木工作業	平地歩行（3.2 km/時），平地サイクリング（8 km/時），ビリヤード，ボウリング，スキート射撃，シャッフルボード，パワーボート，電動カートで移動するゴルフ，カヌー，乗馬での散歩
3〜4 METs 11〜14 mL/kg/分 4〜5 kcaL/分	推奨（連続的で，目標心拍数に達している場合）	レンガ敷設，石膏処理，手押し車（45 kg の負荷），機械組み立て，溶接（中等度負荷），窓清掃，床掃除，掃除機での掃除，軽い動力芝刈り機を押す	歩行（4.8 km/時），サイクリング（9.6 km/時），蹄鉄投げ，バレーボール（6 人制，競技でない），ゴルフ（バッグ・カートを引く），アーチェリー，ヨット（小型ボートを扱う），フライフィッシング（防水ズボンをはいて立つ），乗馬（ギャロップ），バドミントン（レクリエーションレベル，ダブルス）
4〜5 METs 14〜18 mL/kg/分	レクリエーション活動は持久性を高める 職業的活動は 2 分以上継続しなくてはならない	塗装，石造物表具業，軽い大工仕事，床の洗浄，落ち葉集め，鍬を使った作業	歩行（5.6 km/時），サイクリング（12.8 km/時），卓球，ゴルフ（クラブを運ぶ），ダンス（フォックストロット），バドミントン（シングルス），テニス（ダブルス），柔軟体操，バレエ
5〜6 METs 18〜21 mL/kg/分	推奨	庭堀り，軽く地面を掘る	歩行（6.4 km/時），サイクリング（16 km/時），カヌー（6.4 km/時），乗馬（ポスティングからギャロップ），渓流釣り（防水ズボンをはいて流れの中を歩く），氷上スケートまたはローラースケート（14.4 km/時）
6〜7 METs 21〜25 mL/kg/分 7〜8 kcal/分	推奨	10 回/分の頻度でのシャベル作業（4.5 kg），薪割り，雪かき，芝生の草刈り	歩行（8 km/時），サイクリング（17.6 km/時），競技的なバドミントン，テニス（シングルス），フォークダンス，軽いダウンヒルスキー，クロスカントリースキー（4 km/時），水上スキー，水泳（18 m/分）
7〜8 METs 25〜28 mL/kg/分 8〜10 kcal/分	推奨	溝堀り，36 kg の荷物運び，硬い木材を鋸で切る	ジョギング（8 km/時），サイクリング（19.4 km/時），乗馬（ギャロップ），高度のダウンヒルスキー，バスケットボール，登山，アイスホッケー，カヌー（8 km/時），タッチフットボール，パドルボール
8〜9 METs 28〜32 mL/kg/分 10〜11 kcal/分	推奨	10 回/分の頻度でのシャベルを使った作業（5.5 kg）	ランニング（8.8 km/時），サイクリング（20.8 km/時），クロスカントリースキー（6.4 km/時），スカッシュ（レクリエーションレベル），ハンドボール（レクリエーションレベル），フェンシング，バスケットボール（激しい），水泳（27 m/分），縄跳び
10 METs 以上 32 mL/kg/分以上 11 kcal/分以上	推奨	10 回/分の頻度でのシャベル作業（7.5 kg）	ランニング（9.6 km/時＝10 METs，11.2 km/時＝11.5 METs，12.8 km/時＝13.5 METs，14.4 km/時＝15 METs，16 km/分＝17 METs），クロスカントリースキー（8 km/分以上），ハンドボール（競技），スカッシュ（競技），水泳（36 m/分を超える）

Fox, SM, et al: Physical activity and cardiovascular health: 3. The exercise prescription: Frequency and type of activity. Mod Con Cardiovasc Dis 41: 26, 1972. より

Box 16-1　運動負荷試験の禁忌

絶対的禁忌
1. 梗塞を示唆する最近の明らかな安静時心電図の変化，または他の急性心臓イベント
2. 亜急性期の悪化した心筋梗塞（患者が不安定で痛みをともなう）
3. 不安定狭心症
4. 制御されていない心室性不整脈
5. 心機能を悪化させる制御されていない心房性不整脈
6. ペースメーカーのない第3度房室ブロック
7. 急性うっ血性心不全
8. 重篤な大動脈弁狭窄
9. 疑わしいあるいは既知の解離性大動脈瘤
10. 活動性あるいは疑わしい心筋炎または心外膜炎
11. 血栓性静脈炎または心臓内血栓
12. 最近の全身性塞栓または肺塞栓
13. 急性感染症
14. 明らかな感情的異常（精神病）

相対的禁忌
1. 安静時拡張期血圧＞115 mmHg，または収縮期血圧＞200 mmHg
2. 中等度の心臓弁膜症
3. 既知の電解質異常（低カリウム，低マグネシウム）
4. 固定レート型ペースメーカー（ごくまれに使用されている）
5. 頻回の，または複合型の心室性期外収縮
6. 心室瘤
7. 制御されていない代謝疾患（例えば，糖尿病，甲状腺中毒症，または粘液水腫）
8. 慢性感染症患者（例えば，単核球症，肝炎，AIDS）
9. 運動によって悪化する神経筋骨格系あるいはリウマチ性疾患
10. 妊娠後期であるか複雑な妊娠

American College of Sports Medicine, Guidelines for Exercise Testing and Prescription, ed 5. Willams & Wilkins, Baltimore, 1995, p42. より

の動脈にはさらなる細動脈の拡張に限界がある。非病変部の動脈と比べて，病変部の動脈の支配する毛細血管床の血液量は相対的に減少する。画像検査は，このように非病変部と比較して病変部動脈によって灌流される心筋領域の相対的な血流減少を発見できる。アデノシンは冠動脈と末梢血管の拡張薬（同時に抗不整脈薬作用もある）であり，ペルサンチンと類似の効果があって，代わりに用いられることもある[29]。

心血管系評価

既往歴と現症

医療記録のレビューは，患者の状態を理解する際に，そして理学療法介入をする際に役立つ。入院，外来，救急，リハビリテーションなどの状況により，医療記録の内容は異なる可能性がある。救急入院患者記録は，通常内科的，外科的処置に関して最も徹底してなされる。

注意すべき重要な項目は，以下のとおりである。
1. 医学的問題，過去の病歴，身体的検査
2. 内服薬の種類，投薬量と投与計画
3. 検査
   A. CPK MB 陽性またはトロポニンのような心筋梗塞発症の可能性を示唆する特異的な心筋酵素の血液検査
   B. 電解質，心室性不整脈がある場合は特にカリウム，および心不全がある場合にはアルブミン
   C. ヘモグロビンとヘマトクリット値による貧血症の存在，さらには腎臓と肝機能の状態を示す可能性がある血球算定（CBC）
   D. CADの危険因子：コレステロール，トリグリセリド，LDL，高密度リポタンパク質（HDL）などの脂質値の上昇と血糖（ブドウ糖）の上昇
4. 診断検査
   A. 胸部 X 線
   B. 心電図
   C. 運動負荷試験
   D. 心臓カテーテル法
   E. 手術報告
   F. 血行動態モニタ（中心静脈ラインなど）
   G. 動脈血液ガス arterial blood gase（ABG）
5. 看護と他の保健医療提供者

医療記録は，患者の24時間以内の状態，および起こったこと，また最後の保健医療提供が行われた情報を含む。それは，緊急の状態を説明するためには十分に最新でないことがしばしばである。バイタルサイン，体温，酸素投与状況と水分バランスを記録してあるフローチャートを利用することは，より最新の患者データが得られ，したがって特に思い切った医療を展開するとき，かけがえのない情報を理学療法士に提供することがある。

患者面接

医療記録をみることは，通常患者評価の第一段階と考えられているが，レビューの前に患者と2，3分間一緒にいることは有用である。その目的は，医療記録による偏りを除くために，自己紹介して実際に患者に会って観察することにある。それはまた，患者がどのように感じているか，そして，活動レベルがどの程度であったか尋ねる機会となりうる。2，3分後に，患者

に医療記録をチェックすることを断ってあなたがいつ戻るかを知らせ，中座するのは合理的である。心血管機能障害患者の医療記録を仕上げるのは，ときに多大な時間がかかることがあるために，レビュー前に患者の画像と認知・活動レベルを早く評価することが情報を整理する際に非常に役立つ。この知見がなくても，医療記録のみに基づいて患者の機能が高いか低いかを想定できる。

医療記録レビューに続いて，正規の患者面接を行わなければならない。そこでは，全体的な認知（オリエンテーション，記憶学習ニーズ，理解，その他）の評価を行う。患者のライフスタイル，以前の機能レベル，レクリエーションへの興味，仕事で要求されること，目標などの情報は，患者への介入を確定するうえで重要である。情報は，患者の健康や病気への反応，体の状態への対処，サポートシステムと心臓病についての知識についても尋ねなければならない。最初のセッションでの面接からすべての情報が得られるわけではない点に注意する必要がある。次のセッションまでに，患者は体調も良好で心配することはないと感じ始めることもあり，したがって容易に情報交換することが可能である。患者教育は多くの場合，控えめにしろあからさまにしろ面接プロセスに組み込まれる。

患者は，自分自身の言葉で，治療を要すると考える症状の程度と部位を説明しなければならない。理学療法士が患者の疼痛について尋ねるのは普通であるが，心臓病患者においては，症状が疼痛であると決めつけることについて慎重でなければならない。多くの患者は自覚症状の表現として疼痛を訴えることはなく，その代わりに圧迫感，重苦しさ，息切れ（呼吸困難），うずき，胸やけまたは全身倦怠感を訴える。患者の症状提示を知ることにより，患者教育や活動訓練の進行もより容易になる。症状の持続期間や頻度と同様に一定の誘発因子や軽減因子を特定することも重要である。

面接はまた，セラピストと患者間のラポールと信頼を確立するのを助ける。そして，相互の目標設定のための環境をつくって，全体のリハビリテーションプログラムの遵守を促進する。患者には，心臓リハビリテーションプログラム全体を要約して説明しなくてならない。その結果，患者は治癒と必要に応じて回復期の大まかな期間を容易に知ることができる。家族や関係の深い人への教育も，患者の同意と理解のためには重要である。

診察

心臓の診察は通常，医師によって行われ，観察，前胸部，頸部血管と末梢の視診，脈と末梢血管の触診，心音の聴診などがある。特異的検査の詳細は，Bates[30]やMosby[31]などの身体評価法を記載する多くの医学または看護のテキストにみられる。理学療法士は安静時や活動時のバイタルサインをモニタし，全身の一般的な視診とともに心臓や肺の聴診を行う。身体検査の主な内容と理学療法介入による影響の概要を以下に示す。

▼ バイタルサイン

バイタルサインに関する議論と評価法については，第4章に示した。

▼ 心拍数およびリズム

触診または聴診によって心拍を測定する際に，1分間の心拍数を測定することが重要である。活動にともなう反応を評価して不整脈が認められなければ，運動直後の心拍数は10秒間で測定しても構わない。リズムが規則的であるか不規則かどうか，常に注意して報告する。ECG検査がないかぎり，触診または聴診のみで特異的なリズムを特定することは不可能である。心拍には呼吸バリエーションがある点に注意する。吸気時に心拍は増加し，呼気時は減少するのである。測定中に患者が吸気と呼気を繰り返していることは明らかで，リズムが不規則であると誤認してはいけない。

● 運動時の反応 ●

心拍と作業負荷（図16-10）には直線的な関係がある。したがって，理学療法介入が全身の酸素消費（量）を増加させる場合（すなわちMETレベル，kcal，mL O_2/kg/分，その他の増加），心拍数も増加するはずである。心臓薬（特にβ遮断薬）は，心臓に対する交感神経の効果を抑制するため実際の増加量を制限するが，それにもかかわらず心拍数は上昇する。作業負荷の増加にともなう心拍の増加が不十分な場合（周期変動不全）は，理学療法士にとって重要である。血圧，呼吸数，皮膚色調と体温，認知レベルおよび主観的運動強度（RPE）など，他の生理的パラメータを，すばやく評価しなければならない。これらのパラメータのいずれかの逆反応は，与えられた一定の作業量に血行動態的に反応することができないことの徴候である。

▼ 呼吸数，リズム，息切れ

心臓と同様に，呼吸数とリズムについても注意しなければならない。心機能障害患者はしばしば，息切れ（**呼吸困難**）を訴え，それが不安を引き起こす。呼吸困難が安静時に起こる場合，早急な医療処置が必要である。頻回に起こる呼吸困難は身体活動にともなって起こり，**労作時呼吸困難** dyspnea on exertion（DOE）として知られている。理学療法士は，DOEを引き起こす身体

活動の量とタイプを記録して，理解することが重要である。患者は，そのような呼吸困難が睡眠中に起こり，それは体を起こす体位で軽減すると表現することもある。これは**発作性夜間呼吸困難 paroxysmal noctural dyspnea（PND）**として知られていて，左室機能不全をともなっている。患者が快適な呼吸を感じて眠ることができる枕の状態を聞くことも重要である。左室機能不全患者は，快適に眠るために複数の枕を使用する。体幹を直立させることによって静脈還流はわずかに遅延し，左室の仕事量は一時的に減少する。これは，「**2つの枕の起坐呼吸**」（または，いくつもの枕を必要とする）として記載される。**起坐呼吸**は，重力により増大した静脈還流量（仰臥位で起こり，座位では起こらない）によって引き起こされるとされている。心不全において，起坐呼吸は血液が末梢から肺循環に移動することによって悪化することがある[32]。患者によっては，狭心症状の等価として呼吸困難を経験する。すなわち，彼らはしばしば虚血をともなう典型的胸部不快感を訴えず，代わりに息切れを経験する。処置は緊急性を要し，虚血のためのガイドラインに従わなければならない。

▼ 運動時の呼吸反応

全身の酸素需要量が増加するにつれて，呼吸の深さ（すなわち一回換気量）と呼吸数は安静時から増加する（図 16-10）。

▼ 血圧

動脈血圧（BP）は，心拍出量（CO）と末梢血管抵抗（PVR）の積である（BP＝CO×PVR）。これらの因子のいずれかの増加は血圧を上昇させ，そしていずれかの減少は血圧を低下させる。血圧は通常，座位や立位よりも仰臥位の場合がやや高い。これは重力の影響を少なくする体位であることから，静脈還流が増すためである。静脈還流の増加は心拍出量の増加に関与する。立位において，重力は静脈還流を遅らせる。そして，末梢筋収縮と交感神経による血管収縮が静脈還流を増加させるまで，一時的な短時間の無症候性血圧減少が起こる。そして，交感神経による細動脈の血管収縮は PVR を増加させる。立証するのは困難であるが，臨床的観察では，血圧は立位となって通常数秒から 1 分以内に正常化することがわかる。

●起立性もしくは体位性低血圧●

これは，寝ている状態から座るか，立つことによる血圧の突然の長時間にわたる低下である。**起立性低血圧**の一般症状は，めまい，立ちくらみとバランスの喪失である[33]。測定間（臥位，座位，立位）における収縮期血圧の 20 mmHg 以上の低下は容認できないものである。立位の血圧が 100 mmHg 未満は異常であることがある。どちらの場合も臨床的な評価と治療が必要である[33]。患者が体位変換で上記の症状を訴えた場合，血圧変化がわずかだとしても起立性変化があったとして対処すべきである。起立性変化の危険があるのは，長期にわたる安静臥床の患者，血液量が減少している患者，末梢血管病変または筋萎縮がある患者，あるいは血管拡張剤や降圧剤を服用している患者である。起立性低血圧の治療は，仰臥位から座位まで段階的に徐々に進めていくことや，ベッドの頭側を生理学的適応が起こるように徐々に起こしていくことである。ベッドに端座位となる場合は，足を支え患者に深い呼吸をさせ，足関節のポンプ動作を実行させ静脈還流を促進させるようにする。静脈還流を増加させるストッキングや包帯の使用も患者によっては適応がある。

●運動時の反応●

血圧は，運動前と運動直後に同一の体位（すなわち，仰臥位，座位，立位）で同じ腕で測定されなければならない。理想的には，血圧は増加した作業負荷への実際の血行動態的反応を評価するために，運動中に測定されなければならない。しかし，運動のタイプによっては，これはしばしば技術的に難しいことがある。運動時に心拍と血圧の両方を測定する場合は，まず心拍を測定する。血圧と心拍の測定が運動中可能であれば，できるだけ正確な測定を心がける。心拍と同様に，収縮期血圧は負荷レベルの増加にともない直線的に増加する（図 16-10）。Hellerstein[34]は，最大心拍数が 10％増加するごとに収縮期血圧が 12〜15 mmHg 上昇すると報告している。Naughton[35]は，12 mmHg/MET を上回る収縮期血圧の増加を高血圧性の運動反応，5 mmHg 以下を低血圧性の運動反応とした。拡張期圧は運動時に限られた変化を示す。すなわち，10 mmHg 増減するか，変化しないかである。

米国スポーツ医学会は[36]，運動時の異常な血圧反応を活動中止の指標と定義した。これらの異常な反応は，①運動継続に対する収縮期血圧の上昇不良，②高血圧反応として 200 mmHg を超える収縮期血圧の増加または 110 mmHg を超える拡張期血圧の増加，③10〜15 mmHg の収縮期血圧の進行性低下である。運動負荷中止の追加基準を Box 16-2 に示す。触診または ECG モニタによるリズムの明確な変化があれば，運動セッションを中止する必要がある。

▼ 観察，視診および触診

患者の皮膚色調を視診する。**チアノーゼ**（皮膚，爪床，唇，舌が青紫色である状態）は，動脈血酸素飽和

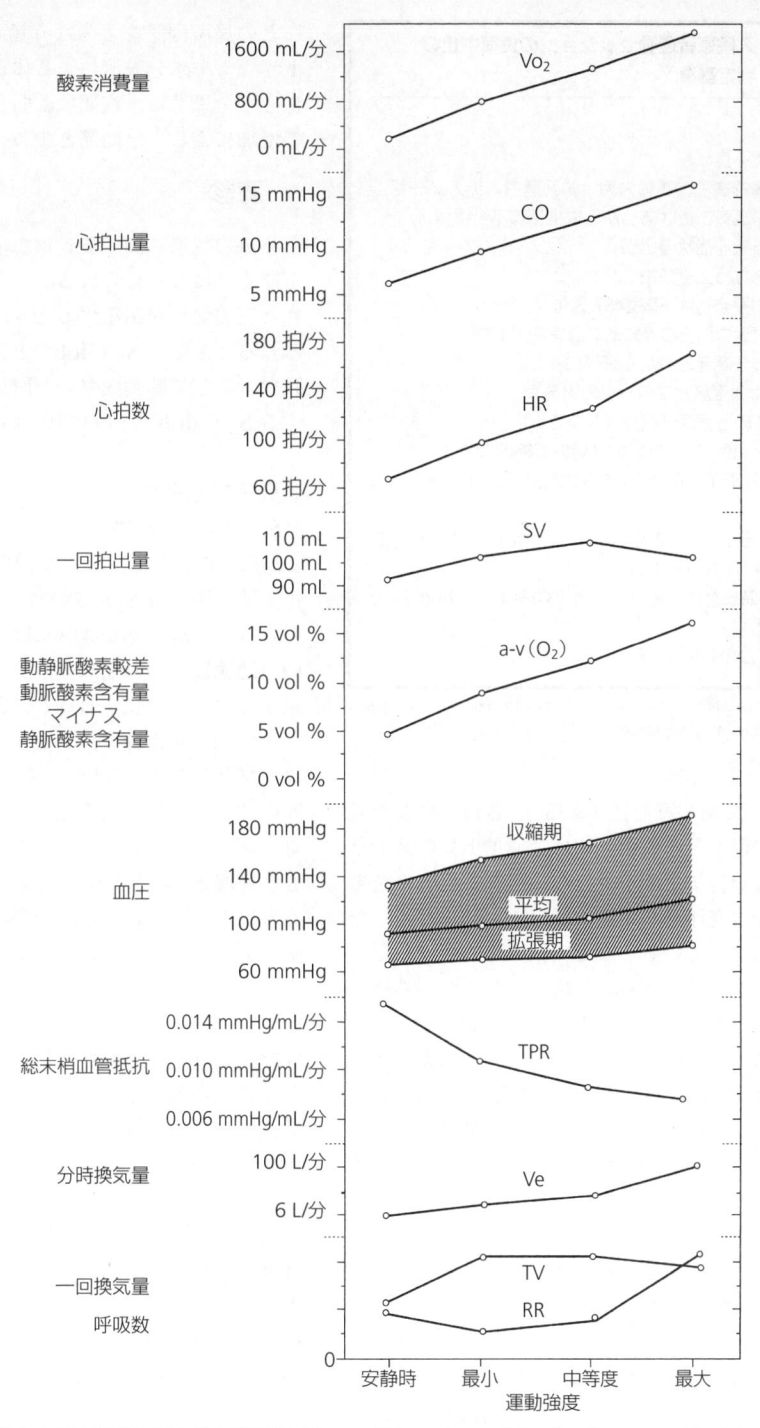

図 16-10　急な有酸素運動に対する心肺反応（Berne, RM, and Levy, MN: Cardiovascular Physiology, 5th ed. CV Mosby, St. Louis, 1986, p237; Zadai, CC: Clinics in Physical Therapy, Pulmonary Management in Physical Therapy. Churchill Livingstone, New York, 1992, p27; and McArdle WD et al: Essentials of Exercise Physiology. Lea & Febiger, Philadelphia, 1994, p230. より改変）

> **Box 16-2　入院患者運動セッションの負荷中止の判定基準**
>
> 1. 疲労
> 2. モニタ装置不良
> 3. めまい，精神錯乱，運動失調，顔面蒼白，チアノーゼ，呼吸困難，嘔気またはあらゆる末梢循環不全徴候
> 4. 運動による狭心症状の出現
> 5. 症状をともなう上室頻拍
> 6. 安静から水平または下降型 ST 偏位（3 mm）
> 7. 心室頻拍（3つ以上の連続的な心室期外収縮）
> 8. 運動によって誘発された左脚ブロック
> 9. 2度または3度房室ブロックの出現
> 10. R on T 型の心室期外収縮（1つでも）
> 11. 多発性多源性心室期外収縮（期外収縮の 30％）
> 12. 運動時血圧低下（運動中収縮期血圧の＞20 mmHg の低下）
> 13. 過度の血圧上昇：収縮期血圧 220 mmHg 以上または拡張期血圧 110 mmHg 以上
> 14. 負荷上昇時または不変時の不適切な徐脈（10 bpm 以上の心拍低下）
> 15. 心臓リズムの顕著な変化
>
> American College of Sports Medicine: Guidelines for Exercise Testing and Training, ed 4. Lea & Febiger, Philadelphia, 1991, p127. より改変

度が 85％以下である可能性がある[37]。**蒼白**，すなわちピンクや赤味がかった色の欠如は，心拍出量の減少を示す。過剰な負荷または不十分な心血管系反応の結果として，**発汗**（発汗過多）または冷たいじっとりした皮膚はよく知られている。冷たい指先は，減少した心拍出量の結果または β 遮断薬の抑制された交感神経応答からの代償的な血管収縮による可能性がある。

脈拍（特に大腿動脈，足背動脈，後脛骨動脈）は両側を比較し，普通，弱い，強いのいずれかで記載する。脈拍の減弱は，心拍出量減少または局所動脈の閉塞の可能性がある。頸動脈の強さは，医師によって聴診または触診される。聴診は，血管雑音として知られている異常音の存在を決定するためになされる。それは，アテローム硬化による頸動脈の狭窄を意味する。

心臓境界は，触診によってそのサイズが評価される。これは，一般に医師によって行われる。心尖部と最大拍動点の位置は注意が求められる。左心室不全患者で左心室サイズが増加した場合は，最大拍動点はしばしば腋窩の方へ位置がずれる。四肢は浮腫の有無を詳しく調べる。左心室不全患者は，末梢浮腫が増加することがあるが，これは心臓と静脈系を通じて左心室後方の圧上昇に関連する静水力学的な血管内圧の増加による。中程度の圧がかかっているとき，浮腫は**圧痕浮腫**（圧迫によって生じる圧痕）の程度で評価される。両側性末梢浮腫は，うっ血性心不全による可能性がある。片脚の浮腫は通常，静脈瘤，リンパ水腫，血栓性静脈炎などの局所因子をともなう場合が多い[37]。または，ナトリウムや水分貯溜による体重増加がある慢性うっ血性心不全患者は，夜間に減弱し日中出現する（静水圧の増加による）足関節とすねの浮腫に注意する。

▼ 聴診

心臓の状態に関する貴重な情報は，心臓の**聴診**（音を聞く）により得られる。正常な心音は，僧帽弁（それと三尖弁）が閉鎖するときに生じ収縮期が開始されるしるしとなる S_1（"**lub**" と呼ばれている）と，大動脈弁（そして肺動脈弁）が閉鎖し収縮期の終了を意味する S_2（"**dub**" と呼ばれている）で確認される。

●異常な心音●

S_1 と S_2 は，通常別々にはっきりした音として聞こえる。収縮期雑音は，S_1 と S_2 間の乱流音として聴取され，拡張期性雑音は S_2 と S_1 間の乱流音として聴取される。雑音は，一般に弁が非常に硬い（**狭窄**）か非常にゆるい（**逆流**）ために起こり，変性した弁やその周囲を通過する血流が変化することによって生じる。

その他の異常音は，S_3 と S_4 である。S_3（**心室性ギャロップ**としても知られている）は，S_2 の後で起こって，臨床的に左心室機能不全にともなう。S_4（**心房性ギャロップ**としても知られている）は，S_1 の前に起こり，心筋梗塞または慢性高血圧を臨床的にともなう。異常心音はこのように正常心音のいずれかの側に位置し，S_4，S_1，S_2，S_3 の順番になる。

その他の聴診所見としては**心膜摩擦音**がある。この摩擦音は高音で革がこすれるようなキーキーという音質であるが，時間ごとにまたは日ごとに強度が変化し，ときに一過性に消失することさえある[38]。心膜摩擦音は，「新しい革の鞍に乗ったときのキーキーこすれる音，または膝関節の大腿骨顆上を膝蓋骨が動く音」と表現される[39,p5]。この雑音は，過剰な液の有無を問わず心膜の炎症から生じる。心膜疾患は，多くの原因（例えば，外傷，感染症，腫瘍，膠原病，抗凝固剤，心筋梗塞）から生じることがある。心筋梗塞後心外膜炎は，**Dressler 症候群**として知られている[40]。心臓聴診所見の記載例「Cor.：RRRΦ m, r, g」は，「心臓：規則的な心拍数，リズムであり，雑音，摩擦音，ギャロップなし」という意味である。

肺を聴診することは，心臓の身体検査の重要な構成要素である。左心室機能不全を呈する患者は，しばしば血管外雑音として**クラックル**（ラ音）を聴取する。呼吸音の減弱や肺に硬化を認める患者では，血液の酸素含量が減少していることがある。酸素化の減少は，心筋仕事量の増大をもたらし，既存の心機能障害をいっそう悪化させる可能性がある。

上述のとおり，妨害物が主要末梢血管にある場合，特徴的な音を聴診器によって聴取できる可能性がある。この音は**血管雑音**と呼ばれ，頸動脈と大腿動脈で最も一般的に聞こえ，アテローム硬化性疾患の存在を示すものである。

病態生理

心臓の病態生理は，ほとんどの場合，3つの相互に関係する因子のいずれかの不全としてみることができる。すなわち，①心臓への酸素供給，②心室の収縮性，③刺激生成あるいは伝導である。臨床的に，心筋酸素需要に対する不十分な酸素供給は冠動脈疾患の特徴である。不十分なコンプライアンスと収縮は，心不全による主要な心機能障害である。変化した刺激生成と刺激伝導は多くの不整脈の根本である。左心室の仕事が心臓全体の力を表すので，冠動脈の灌流異常や心筋収縮異常などの臨床的な問題は，左心室の病理学的異常の結果であることがほとんどである。右心室障害は**両心不全**にみられるように左心室不全に付随して起こる場合と，それとは別に起こる場合があり，これは肺障害の結果**肺性心**として出現したり，弁異常（三尖弁，肺動脈弁）によって起こる場合がある。しかし，臨床的に左心室不全は右心室不全よりよくみられる。

冠動脈疾患

冠動脈疾患の本質的障害は，心筋酸素需要と心筋酸素供給のアンバランスである。供給の減少は，通常冠動脈の内皮表面に付着したアテローム硬化性病変による冠動脈**内腔**の狭小化による。この病変は，血小板，脂質，単球，プラークと他の組織片からなる。アテローム硬化の病因に関する1つの仮説は，損傷に対応した炎症反応の結果であるというものである[41]。したがって病変には，線維増殖反応による細胞成分（例えば，線維芽細胞，結合組織，カルシウム，脂質）と同様にマクロファージ，単球，血小板のような炎症反応の要素を含んでいる。この最初の損傷の原因は十分わかっていない。しかし，**アテローム硬化性病変**形成のためのリスク増加と関連する危険因子は確認されている。フラミンガム研究のような疫学的な研究によって初期に確認された危険因子は，喫煙，高コレステロール，高血圧，糖尿病，ストレス，家族歴である。近年，肥満や座りがちなライフスタイル，血中の高いホモシステインとフィブリノーゲン値は，可能性のある要因と特定された。

閉経前女性は，アテローム硬化から防護されている。冠動脈疾患の初発症状は，男性と比較して女性は平均10年遅れるのである。心筋梗塞の発生率は，20年後にはほぼ同じになる[42]。閉経後女性のエストロゲン補充療法 estrogen replacement therapy（ERT）は，明確な結論が出ないまま多くの議論がなされている。Hennekens[43]は31の観察研究を検討し，ERTを受けることにより閉経後女性の冠動脈疾患罹患率が44％減少すると推定した。ホルモン補充療法は冠動脈疾患に有益にみえるが，特定の婦人科癌のリスクが増加する可能性がある。冠動脈疾患の危険度は，男女とも加齢とともに増加する。65歳を超えると，女性は男性とほとんど同程度に心血管障害による死亡が増加する。

冠動脈疾患の臨床症状

患者は冠動脈に閉塞性病変を保有していることがあり，しかも症状を示さないことがある。一般に，内腔が少なくと70％閉塞されるまでは症状が現れない。したがって，その亜急性閉塞に気づかない多くの患者がいる。個人の危険因子を把握したうえで，侵襲的処置やモニタを実施することが求められる。

冠動脈疾患に起因する臨床状況は，心筋酸素需要を満たさない不十分な酸素供給による。冠動脈疾患で最も一般的に認められる臨床所見は，虚血，梗塞または不整脈である。しかし，冠動脈疾患を呈した患者の25％は初発症状が**突然死**（心停止）であると推定されている。突然死の多くは不整脈，特に心室細動によって引き起こされると考えられる[44]。

▼ 心筋虚血

虚血は，組織への血流の不十分な酸素化の結果である。虚血は一時的な状態で，心筋酸素供給と需要のバランスが回復すれば終わる。心筋酸素需要に影響する因子が心拍数と収縮期血圧の積（RPP）であることを思い出してみよう。虚血が存在するとき，身体活動をやめることによってRPPを減らして全身酸素需要量を減少させることは，心筋酸素アンバランスを修正する。冠動脈の70％以上の狭窄は，血液量を減らし虚血を引き起こす。この狭窄の原因は，アテローム硬化性の病変の存在が最も一般である。冠動脈狭小化の一般的でない原因として，血管平滑筋の攣縮がある。心筋虚血の結果として，患者は**狭心症状**を訴える。狭心症の古典的所見は，**Levine 徴候**（胸骨の上で拳を握り締めている）をともなう胸骨裏の胸部圧迫感である。Levine 徴候は虚血の診断精度が高い[45]。患者によっては狭心痛が古典的症状をともなわず，肩，顎，腕，肘または肩甲骨間の上背部に痛みや重苦しさとして現れること

がある。狭心痛は，胸部から腕や咽喉に放散することもあり，消化不良または息切れと表現されることさえある（図16-11）。狭心症の症状の強さは，1～10のスケールで患者に表現させることがよくある。10はこれまでに経験した最も強い痛み，愁訴である。**安定狭心症**は，予測されるRPPによって狭心痛が出現し，身体活動を中止したり，安静にしたり，いつも使用しているニトログリセリンを使うことによってRPPが低下し狭心症の症状が楽になるときにこの用語を用いる。**不安定狭心症**（ときに梗塞前狭心症として適用される）は，予測可能なRPPで起こらず，明らかな誘発因子のない安静時でも最小の労作においても起こる。それは，RPPの減少に必ずしも反応するというわけではないので，より難しく，医学的管理がより困難である。患者はさらなる合併症（例えば，心筋梗塞または致死不整脈〈心室頻拍，心室細動〉併発の危険性があるので，不安定狭心症は通常即時の医療行為を必要とす

る。

虚血心筋は，収縮期および拡張期に機能障害を呈する。虚血が及んでいる間，その部位には著しい収縮力低下と心筋スティフネス（コンプライアンスの減少）の増加が認められる。心筋酸素供給の中断が短く，回復する場合，これらの心筋機能障害はもとに戻る。虚血時間が長いほど，正常な収縮と弛緩に戻るのにより長時間を要する[46]。

▼ 心筋梗塞

個々の心筋細胞は，虚血に対する耐性が異なる。しかし，虚血が20分～2時間に及べば，心筋細胞の不可逆的な変化としての細胞死が生じる[9]。梗塞形成の実際の過程は数時間以上に及ぶ。狭心症は一般に心筋梗塞に先行するが，症状は劇的に強さを増す。患者は，しばしば痛みの程度を疼痛スケール10段階の10と訴える。梗塞は不可逆的である。虚血が冠動脈の部分的な血流障害によるのに対して，梗塞は血管の完全閉塞から生じる。この閉塞は，種々の因子，例えば固定したアテローム硬化病変，**血栓**が重なり合った硬化病変（凝血），血栓形成をともなうプラーク破綻または冠攣縮から生じることがある。プラーク破綻の原因は明らかにされていないが，破綻の結果として血栓症が起こるのである。血管内腔の機械的閉塞に至る血栓形成のメカニズムについては，いくつか考えられる。組織トロンボプラスチン放出と凝固系カスケードの惹起，そして血小板と露出したコラーゲンが接触することにより血小板凝集が開始される[47]。3つの同心円（組織学的には必ずしも正しくないが）としてしばしば描かれる。中心の円が梗塞領域でその周囲を囲む円が傷害領域で，外側の円が虚血領域となる（図16-12）。梗塞形成の結果として生じる心室への影響は，急性の梗塞形成期間以後も継続する。これらの長期間にわたる影響は，主に中程度から広範囲梗塞の心室に起こる。心室の修復過程として，梗塞組織の存在とそれに引き続いて起こる拡張による**リモデリング**がある。時間とともに，この再構築プロセスは心室サイズ，形状と機能に変化を及ぼす。このような結果として生じる心室は，その非効率的な機構のために心筋エネルギーコストが増加する。

心筋梗塞は**貫壁性**（心筋壁の全層にわたる）か**非貫壁性**（心内膜下梗塞を含む）か，またはその部位（前壁，下壁，側壁，その他）やその結果としての駆出分画で特定される。35％未満の駆出分画は，有意な収縮障害をともなう広範囲梗塞とみなされ，そして，左心不全を生じる可能性がある。大部分の心筋梗塞は無事に治癒するが，心筋梗塞後の重大な合併症は虚血の進行，心不全，心室性不整脈である。最終的な合併症は，

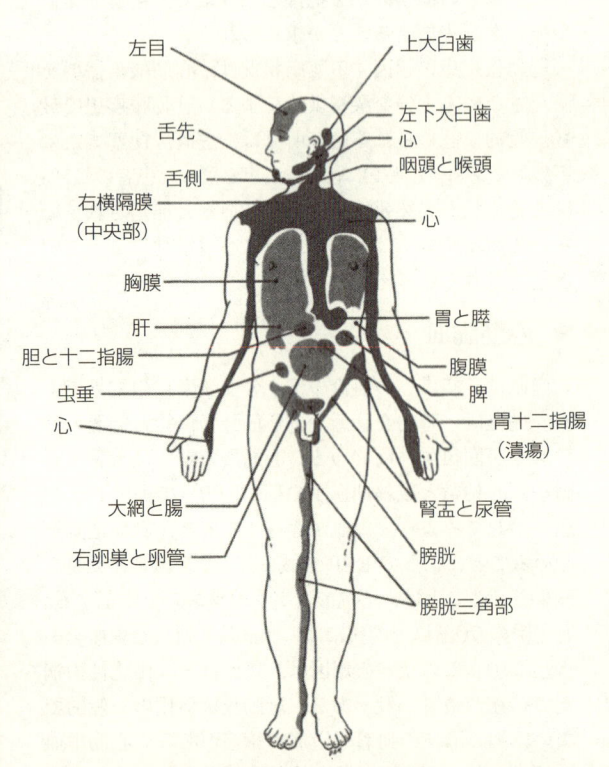

図16-11　内臓からの関連痛。冠不全の痛みは，前胸部のあらゆる部位，肩甲骨間，胸骨裏，肩，上腕および心窩部にわたる。心筋虚血におけるそれ以外の部位の訴えは，下顎の不快感である。また，心筋虚血の疼痛と同じ部位に現れることがある疾患については，鑑別診断に注意が必要である（Rothstein, J, et al: The Rehabilitation Specialist's Handbook, 2nd ed, FA Davis, Philadelphia, 1988, p484. より）

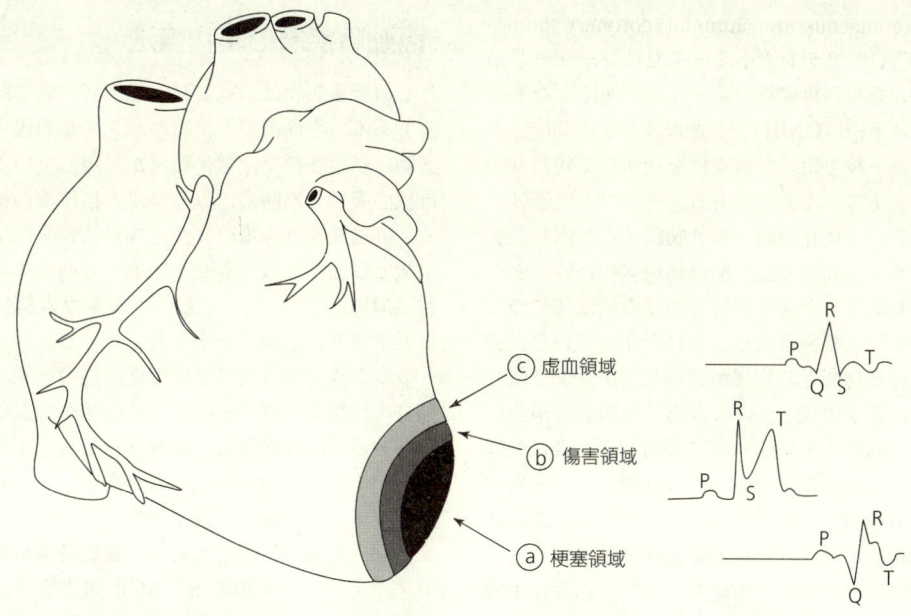

図 16-12 心筋梗塞後の心電図。a：梗塞形成のゾーン。大きな Q 波が起こる。b：傷害領域のゾーン。ST 上昇が起こる。c：虚血領域のゾーン。T 波の反転が起こる

重篤な左室不全のためへの主要臓器への血流を維持できない不十分な心拍出量と，動脈圧による**心原性ショック**である。これは，**大動脈内バルーンポンプ** intra-aortic balloon pump（IABP）のような特別な医療行為を必要とすることもある[48]。IABP が心拍出量を亢進させ，収縮早期に大動脈内バルーンを脱気することにより後負荷を減少させ，心筋酸素需要（MV_{O_2}）を低下させる。IABP は，拡張期に大動脈内バルーンを膨張させることにより冠動脈灌流を増加させる。IABP は梗塞後の心機能が不安定な状態に使用する以外に，例えば心移植待機患者の血流動態代償不全に用いられることもある。その他不安定狭心症と悪性不整脈（例えば，心室頻脈と心室細動）を有する患者，または重篤な血行力学不全状態の心臓術後患者にも用いられる[8]。

いったん心筋梗塞が起これば，傷害治癒プロセスが始まる。一般に，損傷の安定化は，最初の 4～6 週以内に確立される。この間，患者は低レベル活動を行うが，有酸素トレーニングは通常回避しなければならない。4～6 週後には，患者は症候限界性最大運動負荷試験を受けるのが一般的である。大部分の患者は，この時点で**運動負荷試験陰性**となるが，これは達成された作業負荷レベルで明らかな心筋虚血がみられないこと意味する。虚血が存在する場合，医師は患者の内服薬を変更するか，または**冠動脈バイパス術** coronary artery bypass grafting（CABG）や冠動脈形成術（次項参照）などの血行再建の可否を心臓カテーテル検査で判断することがある。ETT の後，患者は維持プログラムによる 2～4 ヵ月の有酸素トレーニングと筋力増強トレーニングを実施する。心臓リハビリテーションと維持プログラムは，運動だけでなくで患者教育と行動様式の変化と患者個々の薬物管理のサポートも含む。

医学的管理，血行再建，診断学的検査

狭心痛を疑う患者の愁訴を評価する代表的な手段は，12 誘導心電図である。虚血が存在する場合，関連する動脈の灌流パターンにより対応する誘導の ST 部分が低下もしくは T 波が逆転する。貫壁性心筋梗塞が存在する場合，一連の変化は傷害領域の ST がまず最初に上昇（虚血より深刻であるが，梗塞より深刻でない）し，そして病的 Q 波は心筋梗塞発生（**図 16-12** 参照）の 6～36 時間以内に現れる。**非貫壁性（非 Q 波）心筋梗塞**は Q 波をともなわず，ECG では灌流低下した動脈に対応する誘導の ST 低下が認められる。

患者が救急室で狭心症の症状を訴え，ECG で ST 下降が認められた場合は，目標は心筋酸素需要を減少させる，あるいは心筋酸素供給を増加させることで，鼻カニューレによる酸素とニトログリセリン（NTG）投与を行う。NTG は血管拡張作用があり，①血圧（後負荷）下降と静脈還流（前負荷）減少により心筋仕事量（すなわちエネルギー必要量）を減少させて，②冠動脈拡張による冠動脈血液供給を増加させる。これらの処置や他の治療に反応しない患者は，心筋梗塞に陥る危険があるため，危機的な病変を特定し部位を判定するために緊急心臓カテーテル検査の適応となる。患者はアテローム硬化性病変を治療する**経皮経管冠動脈**

形成術 percutaneous transluminal coronary angioplasty（PTCA），アテレクトミーまたはレーザー手術など数種類の冠血行再建術のいずれかが適応となりうる。バイパス手術（CABG）も選択肢となる可能性がある。グラフト枝を用いて病変枝を迂回して代わりの血液供給ルートをつくるのである。グラフト血管は，患者から採取した伏在静脈か橈骨動脈または内胸動脈である。グラフト動脈の近位部は動脈本幹につながっており，切り離された遠位部は冠動脈の病変部につながれる。バイパス手術手技は，常に変化している。通常は胸骨全体が切断され胸郭が開かれるが，より新しい最小侵襲技術が出現し，これは胸骨切開を最小限にしたり，または胸骨を切開せずに肋間から心臓に到達するという方法である。大部分の冠動脈バイパス術は人工心肺装置（バイパスポンプ）を使用する。これは手術中の心停止の間血流と血液酸素化を維持する役目を果たす。バイパスポンプの結果として，患者は手術にともなう体液貯溜による体重増加および疲労感を訴えることがある。そして，患者によっては一時的な心房細動を呈することがある。

患者の ECG に梗塞の証拠がないパターンが接続している場合，ストレプトキナーゼまたは組織プラスミノゲン活性化因子 tissue plasminogen activator（t-PA）のような**血栓溶解薬**を投与することもある。血栓溶解薬の作用は，冠動脈内で形成されている新しい活動性血栓を溶解することである。血栓サイズの縮小は，少なくとも心筋への部分的な血流量を確保し，心筋梗塞進展を避けるか，またはその潜在的サイズを減少させる。

患者が心筋梗塞かどうかを決定する最も一般的な方法は，ECG 所見と血液検査値の 2 つである。**CPK MB**（細胞内の心筋障害で放出される酵素）の高値は，後者に特有である。心筋梗塞とは異なり，虚血または傷害の存在を示す血液検査はない。急性心筋梗塞を診断するその他のマーカーは，**トロポニン I**，**トロポニン T** およびミオグロビンである。Diagnostic Marker Cooperative Study（DMCS）の Alexander ら[49]は，発症から 12〜16 時間以内の心筋梗塞診断で高い感度を持つ項目は総 CPK MB，トロポニン I とトロポニン T であると記している。骨格筋と心筋傷害をともなう患者において，トロポニン I は心筋梗塞の特異的診断として CPK MB より優れている可能性がある[49]。

いったん心筋梗塞の診断が下された（患者は心筋梗塞と結論された）ならば，医学的管理の目標は患者の血流動態安定化と心筋の損傷治癒の最適化である。通常，床上安静で 24 時間問題なければ，理想的には理学療法士監視下で徐々に活動を増加させる。

冠動脈疾患の薬物療法

心血管系薬物は，冠動脈疾患患者の医学的管理上重要である。心筋需要と供給バランスを回復する目的の薬物は多種多様で，常に新薬が出現している。主要な抗狭心薬は**β遮断薬**，**カルシウム拮抗薬**，**硝酸薬**である。**β遮断薬**は心臓の β 交感神経活性を低下させ，心拍数と収縮性を減少させる結果，心筋のエネルギー需要（MVo_2）を減少させる。**カルシウム拮抗薬**は血圧を低下させ，心臓の仕事を減少させる。

カルシウム拮抗薬は冠動脈平滑筋の痙攣を予防する独特の作用があり，そのために心筋への血液供給を増加させる可能性がある。**硝酸薬**（最も古くから使用されている 1 つ）は，前負荷と後負荷，したがって，心筋仕事量（冠動脈を拡張することと同様に）を減少させる強力な血管拡張薬である。**後負荷減少剤**，特にアンギオテンシン変換酵素，**ACE 阻害薬**は，心筋梗塞の後で起こる心室のリモデリングに拮抗する作用を有するために多用される。

薬物的治療のさらなる研究のために，Ciccone[50]，Malone[51]，Kupersmith[52]，または Hillegass と Sadowsky[53] などの優れたテキストを参照することを勧める。そして，冠動脈疾患患者に対する場合，理学療法士はこれらの薬物とその副作用（特に運動への影響）に精通していなければならない。広く使われている循環器薬の心拍数，血圧，心電図，運動への効果については，American College of Sports Medicine による Guidelines for Exercise Testing and Prescription（表 16-4）によく記されている[36]。

理学療法介入

▼ 目標と帰結

APTA の Guide to Physical Therapist Practice によれば，心血管疾患患者管理の好ましい実践様式は，心血管ポンプの機能障害がポンプ障害（パターン 6D）かポンプ不全（パターン 6E）かによる[54]。左心室の状態と心拍出量の適切性は，この決定のための主因子である。したがって冠動脈疾患の内科的診断は，左心室の結果として生じる機能障害に従い，どちらかのパターンに含まれることになる。以下は，冠動脈疾患患者に適切な目標を設定した上述の Guide から構成されるリストである。

1. 有酸素能力が増加する。
2. セルフケア，在宅管理，コミュニティや仕事にかかわる統合または修正および余暇活動に関連した物理的な作業を果たす能力が増加する。

第 16 章 心疾患

表 16-4 心拍，血圧，心電図，運動耐容能への薬剤の効果

薬剤	心拍数	血圧	心電図	運動能力
Ⅰ. β遮断薬（ラベタロールを含む）	↓*（安静，運動）	↓（安静，運動）	↓心拍数*（安静） ↓虚血†（運動）	↑入院狭心症患者，↓または↔入院狭心症（－）患者
Ⅱ. 硝酸薬	↑（安静） ↑または↔（運動）	↓（安静） ↓または↔（運動）	↑心拍数（安静） ↑または↔心拍数（運動） ↓虚血†（運動）	↑入院狭心症患者，↔入院狭心症（－）患者，↑または↔入院うっ血性心不全（CHF）患者
Ⅲ. カルシウム拮抗薬 　フェロジピン 　イスラジピン 　ニカルジピン 　ニフェジピン	↑または↔（安静，運動）	↓（安静，運動）	↑または↔心拍数（安静，運動） ↓虚血†（運動）	↑入院狭心症患者 ↔入院狭心症（－）患者
Bepridil 　ジルチアゼム 　ベラパミル	↓（安静，運動）		↓心拍数（安静，運動） ↓虚血†（運動）	
Ⅳ. ジギタリス	↓入院心房細動とうっ血性心疾患疑患者 変化なし：入院洞リズム患者	↔	非特異性 ST-T 波変化（安静） ST 部分変化（運動）	入院心房細動患者と入院うっ血性心不全疾患のみ改善
Ⅴ. 利尿薬	↔	↔または↓（安静，運動）	↔（安静） 低カリウム血症が起こると心室期外棘波と偽陽性テストが生じる 低 Mg 血症（運動）で心室期外棘波が生じる	↔おそらく入院うっ血性心不全患者以外
Ⅵ. 血管拡張，アドレナリン作用性なし	↑または↔（安静，運動）	↓（安静，運動）	↑または↔心拍数（安静，運動）	↑または↔うっ血性心不全入院患者，↔その他
ACE 阻害薬	↔	↓（安静，運動）	↔	↑または↔うっ血性心不全入院患者，↔その他
アルファアドレナリン遮断薬	↔	↓（安静，運動）	↔	
Ⅶ. ニコチン	↑または↔（安静，運動）	↑（安静，運動）	↑または↔心拍数 虚血，不整脈をたぶん起こす（安静，運動）	↑または↔うっ血性心不全入院患者，↔その他

American College of Sports Medicine: Guidelines for Exercise Testing and Prescription, ed 5. Williams & Wilkins, Baltimore. 1995, p246, 247, 251. より改変
↑増加，↔不変，↓低下，*β遮断薬を不規則スパイク活性に使用すると心拍数がわずかに低下する（安静時）．†心筋虚血を予防あるいは遅延させる可能性がある

3. 増加した酸素需要量に対する生理的反応が改善される．
4. 身体の強さ，力，および持久性が増加する．
5. 増加した酸素需要量と関連する症状が減少する．
6. 再発に早期に気づき，タイムリーな方法で介入を求めることができる．
7. 二次障害の危険度が減少する．
8. 好ましい習慣，健康と予防を促進する行動を獲得する．
9. 意思決定は，患者の健康と健康管理資源の使用に関して強化される．

理学療法士は，主な診断が心疾患の患者のみを扱うわけではなく，むしろこちらの方が一般的であろうが，多くの疾患を抱え，心疾患はその１つにすぎないという患者を扱うことが多い．理学療法介入は，通常の心臓リハビリテーションである場合もあるだろう．すなわち，心筋梗塞のような心臓イベントから回復する入院患者をフォローし，退院のガイドラインを準備し，外来患者の経過観察をすることである．しかし，心臓病の既往のある患者は，急性の心臓病を患ったその時点よりむしろ，一生を通じて理学療法を必要とすることが一般的である．例えば，心筋梗塞の既往のある患者は，股関節の骨折による離床訓練が必要かもしれないし，スキーによる外傷で外来での膝リハビリテーショ

ンプログラムや，テニス肘の治療，装具によるトレーニングや脳血管疾患の治療が必要となることもある。もし理学療法士が心臓の病態生理学的知識や患者の置かれたエネルギー需要状態を理解するならば，それに従って適切なプランを立てることができるだろう。

●冠動脈疾患患者●

　冠動脈疾患患者が虚血症状を示さないこともあるということを覚えておくことは重要である。抗狭心薬の目的は，患者の身体活動に対する生理学的反応を虚血閾値以下に保つことである。したがって，理想的には患者が活動時に症状を示さないということであろう。心筋梗塞後に合併症がなければ，梗塞組織が虚血になることはないので，虚血は起こらないはずであるが，他の病変血管がある場合は血液供給が損なわれるため，虚血はどのような非梗塞組織にも起こりうる。冠動脈疾患患者にかかわる理学療法士は，基本的な心臓機能障害が一定の全身エネルギー要求における心筋酸素需要と供給のアンバランスにあり，したがって，いかなる全身性の酸素消費増大も心筋酸素消費を増大させるということを理解しなくてはならない。したがって，適切な心拍数と全身血圧のモニタを行ってエネルギーコスト（MET，kcal など）を論理的に段階を経て増加させていく様式で徐々に患者の身体活動を増進させていかなければならない。入院患者もしくは外来患者の運動プログラムのための禁忌を Box 16-3 に掲げた。心臓患者のためのリスク層別化は，米国心臓血管呼吸リハビリテーション協会 American Association of Cardiovascular and Pulmonary Rehabilitation（AACVPR）および米国内科学会 American College of Physicians（ACP）により公表されており，表 16-5 に示す。

●理学療法で症状を有する患者●

　理学療法介入中，患者が狭心症状を示した場合，とりあえずの目標は心筋酸素需要を減少させることである。したがって，身体活動を直ちにやめなければならない。患者は座るかまたは可能ならばベッドか台座に横になり，理学療法士は，虚血閾値を評価するために，できるだけ早く患者の心拍数と血圧を測定しなければならない。患者が入院施設にいる場合は，直ちに施設ガイドラインにそった救急処置が始められるように努力する。ガイドラインには，酸素投与，12 誘導 ECG，ニトログリセリン（NTG）の投与と他の抗狭心薬の内容が含まれている。外来患者で自分の NTG（患者は常にそれを持っていなくてはならない）がある場合，自分で服用し，医師によってガイドラインが実施される。NTG が効果的な場合は刺痛または灼熱感を感じ

Box 16-3　入院患者および外来患者の運動プログラムの禁忌

1. 不安定狭心症
2. 安静時収縮期血圧＞200 mmHg または拡張期血圧＞100 mmHg
3. ≧20 mmHg の起立性血圧低下
4. 中等度から重度の大動脈弁狭窄
5. 急性全身性疾患または発熱
6. 制御されていない心房性もしくは心室性不整脈
7. 制御されていない洞性頻脈（＞120 拍/分）
8. 制御されていないうっ血心不全
9. 第 3 度房室ブロック
10. 活動性心外膜炎または心筋炎
11. 亜急性塞栓
12. 血栓性静脈炎
13. 安静時 ST 偏位（＞3 mm）
14. 制御されていない糖尿病
15. 運動を禁止する整形外科疾患

American College of Sports Medicine: Guidelines for Exercise Testing and Training, ed 4. Lea & Febiger, Philadelphia, 1991, p126. より

るはずである。それを感じない場合は，NTG が期限切れで効果のないことを示している。患者は通常，1 錠（1 回）の NTG を舌下（舌の下に）投与をするように指導される。しかし，一部の患者は NTG スプレーを使用し，5 分待って，症状が完全に消失しない場合繰り返す。3 回目の NTG は，さらに 5 分待って投与することもある。患者は NTG の 3 回服用の後も症状が完全に治まらなかった場合，さらなる治療のために救急室に来院しなければならないと繰り返し指導される。患者が自分の NTG を持っておらず，外来患者である場合，2，3 分の安静の後，症状が治まらなければ，即座に施設ガイドラインに従って次の段階のケアに移行しなければならない。患者の症状が増悪する場合，1 回目の NTG 投与後においてでも直ちに救急処置を始める必要がある。患者が階段を登っている場合は，患者を立ち止まらせて，2，3 回簡単な深呼吸をさせる。症状が寛解したら，階段を降りてゆっくり歩かせ，処置の行える場所に移動させる。しかし，直ちに活動をやめても患者の症状が悪化し，深呼吸によっても改善しなければ，患者には楽な体位をとらせ，さらなる医療援助をすぐに求めなければならない。セラピストは，穏やかな態度で患者に接しなければならない。この状況が効果的に容易に実施できることを示して患者を安心させるのである。

　理学療法士は，すべての胸痛が必ずしも心臓起源ではないということを知っておかなければならない（図 16-11）。したがって彼らは，ときとして難しいが，心臓の痛みと筋骨格系に由来する痛みを区別できること

表 16-5 米国内科学会（ACP）と米国心臓血管呼吸リハビリテーション協会（AACVPR）の心臓病患者のリスク層別化基準

ACP	AACVPR
低リスク	
合併症のない MI，または CABG	合併症のない MI，CABG，血管形成術またはアテレクトミー
運動耐容能≥8 METs，イベント発生 3 週間後	運動耐容能≥6 METs，臨床的イベントから 3 週間後以上
虚血，左室機能不全または複雑な不整脈なし	狭心症状または ST 偏位が明らかな安静時または労作時誘発性心筋虚血がない
安静時に症状がなく，大部分の職業やレクリエーション活動に十分な運動能力を有している	安静時または運動誘発性の複雑な不整脈がない
	有意な左室機能不全(EF≥50%)がない
中等度リスク	
運動耐容能<8 METs，臨床イベントから 3 週間後	運動耐容能<5～6 METs，臨床イベントから 3 週間後以上
最近起こった MI（<6 ヵ月）によるショックまたは CHF	中等度の左室機能不全(EF 31～49%)
運動処方を遂行することが不可能	運動処方を遂行することが不可能
心拍の自己モニタが不可能	
運動誘発性 ST 低下<2 mm	1～2 mm の運動誘発性 ST 低下または可逆性虚血所見（超音波心臓検査または核医学検査）
高リスク	
重度左室機能不全(EF<30%)	重度左室機能低下(EF<30%)
安静時の複雑な心室性不整脈（低悪性度Ⅳまたは V）	安静時または運動によって顕在化または増加する複雑な心室不整脈
運動によって顕在化または増加する PVC	
運動性低血圧（運動中収縮期血圧が 15 mmHg を超えて減少する）	運動中収縮期血圧の 15 mmHg を超える減少，または運動負荷にともなわない血圧の持続的上昇の欠如
重大な心室性不整脈をともなう最近の MI（<6 ヵ月）	CHF，心臓性ショックまたは複雑な心室性不整脈を合併した MI
2 mm を超える運動誘発性 ST 低下	重症冠動脈疾患と著しい（>2 mm）運動誘発性 ST 低下
心停止蘇生後	心停止蘇生後

American College of Sports Medicine: Guidelines for Exercise Testing and Training, ed 5. Williams & Wilkins, Baltimore, 1995, p20, 21. より
CABG：冠動脈バイパス術，MI：心筋梗塞，MET：代謝当量，EF：駆出分画，CHF：うっ血性心不全，PVC：心室期外収縮

が必要である。関連する危険因子を確認して，患者の症状に関する主観的な話を聞き，筋骨格系のスクリーニングテストを行うことは価値の高いアプローチである。通常，心臓痛は心筋酸素需要の増加（すなわち心拍数と血圧の増加）と関係していて，しばしば身体活動をともなう。活動強度が低下すると，症状は治まるか，軽快するはずである。呼吸パターン，体位または関節可動域運動は，一般に心臓起源の痛みに影響を与えない。虚血の絶対的指標は ECG であり，虚血にともない ST が低下し，虚血が続くかぎり低下するか T 波が逆転する。

▼ 不適切な運動反応

米国スポーツ医学会 American College of Sports Medicine は，過度な労作における徴候と症状を特定している（Box 16-4）。患者がこれらの症状のいずれかを明らかに経験する場合，活動をやめて，安定させなければならない。運動後，若干の反応が数時間遅延する可能性があることを患者に知らせることは，重要である。理学療法介入を通じて患者を観察することは，進行中の評価にあった技法を提供する。患者の表情，口調などどのような微妙な変化にも注意をはらうことによって，または活動困難を示す可能性があると考えることにより，理学療法士は介入様式に即座に対応して修正できる。

心筋梗塞のリハビリテーション

心臓リハビリテーション（心臓リハ）を行うことが当然のこととして今日一般的であるにもかかわらず，かつては心筋梗塞を有する患者の治療では何週間にも及ぶ長期の床上安静が行われていた。1952 年の Levine

---

Box 16-4　過剰な労作の徴候と症状

・持続性の呼吸困難
・めまいまたは精神錯乱
・疼痛
・重篤な跛行
・過度の疲労
・蒼白，冷汗
・運動失調
・肺ラ音

数時間遅延する可能性がある反応は，以下のとおり

・長期にわたる疲労
・不眠
・体液貯留による突然の体重増加

American College of Sports Medicin: Guidelines for Exercise Testing and Training, ed 4. Lea & Febiger, Philadelphia, 1991. より

とLownの重要な研究により[55]，椅子での安静と低レベルの活動が，伝統的な8週間にわたるベッド上安静より有益であることが明らかにされた。今日，合併症のない心筋梗塞患者は，わずか5日間の入院のこともある。

心臓リハは，多職種関与の集学的治療法である。それらは，医師，看護師，理学療法士，作業療法士，運動生理学者，栄養士，そしてケースワーカーなどである。心臓リハは病院で開始され，無期限に維持期にまで及ぶ。入院での心臓リハは，通常は**第1相**と称される。外来心臓リハは3つの相があり，**第2相**（退院直後）は，およそ12週間である。**第3相**（中間期）は4～6ヵ月間，そしてその後無期限に継続する**第4相**（維持期）は，好ましいライフスタイルと食習慣を維持する。米国心臓血管呼吸リハビリテーション協会は[56]，第2相と3相を以下のように区別する。すなわち，第2相は退院直後の時期で，ECGモニタを含む集中的な監視を行い，集約的危険因子介入を実施する。第3相は，患者の状態が安定し，徴候と症状により必要とする場合だけECG監視を行う。持久的トレーニングと危険因子修正は継続する。理想的には，第2相は退院後2週間以内に開始する。これらの相区分が変更可能であることは銘記しておかなければならない。これらの相のスケジュールや活動レベルはマネージドケアモデルや保険者との契約，そしてプロトコルによって変更可能である。保険の制約上，一部の患者は梗塞後4～6週の時点で症候限界性最大ETT後まで正式な心臓リハプログラムに入らないかもしれない。

▼ 入院心臓リハ，第1相

心筋梗塞患者の在院日数は，ここ10年間に劇的に変化して，今日**合併症**（心筋梗塞後狭心症，悪性不整脈または心不全）**のない心筋梗塞**は1週間以内というのが一般的となり，これは1980年代と比較すると少なくとも半分となっている。入院患者の心臓リハは，チームアプローチで行い，活動度アップ，患者教育，血流動態的およびECGモニタリングと医学的・薬物学的管理を実施する。理学療法士の役割は，運動耐容能をモニタし，退院に備え身体活動によって起こる症状について患者を教育し，危険因子修正を支援し，感情的なサポートを提供することなどで，他のチームメンバーと共同して当たる。

バイタルサインは，身体活動前後に，そして可能ならばその間にも行う。低レベルの活動強度であると判断されるものは，**主観的運動強度として利用されるBorgスケール**（**表16-6**）では「かなり楽である」と表現される[57]。心拍数は薬物によって変化するが，安静時より10～20増加するのが普通である。β遮断薬

表16-6　Borgのオリジナルの主観的運動強度スケールと修正されたスケール

主観的運動強度	スケール	修正された評価スケール
6		0	変化なし
7	非常に楽である	0.5	きわめて弱い
8		1	非常に弱い
9	かなり楽である	2	弱い
10		3	中等度である
11	楽である	4	いくらか強い
12		5	強い
13	いくらかきつい	6	
14		7	非常に強い
15	きつい	8	
16		9	
17	非常にきつい	10	きわめて強い
18			最大である
19	きわめてきつい		

Borg, GV: Psychophysical bases of perceived exertion. Med Sci Sports Exerc 14: 377, 1982. より

が使われる場合，増加は通常10 bpm以下である。理学療法介入後，活動，血流動態上の安定性と患者の耐性に関する評価を記載しなければならない。

種々の入院患者心臓リハプログラムがあり，それはしばしば，エネルギーコストの増加に基づいている。おのおのの施設は，活動度進行と教育について自身のレベルと判定基準を確立している。入院患者プログラムの例を，**表16-7**に示す。さまざまなレベルについての一般的なコメントと勧告について以下で説明する。

●レベル1●

患者は集中治療室 coronary care unit（CCU）で安定している。通常，理学療法介入は入院から最初の24時間まで始めないか，患者が24時間安定するまで開始されない。この前は，患者はベッド上安静であるが，血流動態的に安定していれば，必要に応じて室内便器を使用することもある。理学療法は，血液検査で心筋梗塞の症状が安定したことを確認後開始する。CPKレベルをモニタする。一般的に，3セットの血中CPK値（8時間間隔）が測定される。細胞の損傷によりCPKが血中に非常に急速に放出されるので，1回目と2回目のCPK値は漸増し，3回目は2回目より低い値となる。すなわち，**CPK**のピークが確認され，現在値は下方へ傾いている。CPKは心筋以外の細胞の損傷で放出される可能性があるので，CPK MBとして知られている特異的な心筋アイソザイムが測定される。外科患者または転倒患者は，CPK値が上昇することがあるが，CPK MBレベルは正常範囲内で，心筋障害が起こ

らなかったことを示している。外科患者または転倒患者において，高い CPK レベルと同時に CPK MB レベルが実際に上昇している場合は，心筋梗塞が起こった可能性を示唆している。CCU 患者にとっての適切な活動は，ベッド上で快適に動けることと，足関節ポンプの実施，呼吸訓練法，限定的な個人的ケアを行うことである。

● レベル 2 ●

患者がベッドで仰臥位から端座位に体位を変えるとき，**起立性低血圧の徴候**を評価しなくてならない。足を床に着くことができない場合，静脈還流を補助するために患者の足を台上で支えなくてはならない。患者は 1 日に 2，3 回，最高 30 分間椅子に座る。患者が座りながら洗い物をしたり，食事をしたり，家族とおしゃべりをしたりするのは，多くの医療関係者にとって患者を座らせて実際に何かをさせるという意図がある。ほかにさせる作業がなくても，最初に患者を座らせることは，おそらく賢明であろう。理学療法士は，垂直位での患者の反応を評価することが可能となる。患者が広範囲の心筋梗塞を有していて，垂直位の姿勢をゆっくり進める必要がある場合，リクライニングチェアの使用は垂直位をとるまでの段階的な方法となる。患者は，下肢の運動（例えば，足関節ポンプ，膝伸展またはその場足踏み）をする。血流動態的安定性と適切な活動反応のために，バイタルサインを評価する。治癒時間，活動の調整や適切な環境を整備することは患者教育の重要な内容である。

● レベル 3 ●

患者は，離床を段階的に増やしていく。離床を記録する 1 つのアプローチは，期間の代わりに時間を用いることである。時間は，より再現性のある測定法である。距離は，判断するのが困難なことがある（例えば，「私はあなたに 2 分間歩いてもらいたい」に対して「私はあなたに 60 m 歩いてもらいたい」）。家庭での運動プログラムへのより簡単な移行を考慮すれば，時間をもとにした方が一般的である。冠動脈疾患の危険因子に関する情報を提供することで，患者自身が自分の活動とライフスタイルに関して選択することに責任をとらせることができる。Borg の主観的運動強度スケールや他の認められた労作の基準で，活動強度を評価することができる。

● レベル 4〜6 ●

患者は，快適でゆっくりしたペースで，段階的に歩行の頻度と時間を増加させる。階段は，患者の状態に合わせて，計画的に半分を 2 足 1 段または 1 足 1 段昇降とする。患者はしばしば，動作特に腕を頭上にストレッチすることをためらう。したがって，体幹，腕や立位での下肢運動に変化を持たせて，おのおの数回繰り返すことにより，恐怖感をやわらげ，より気持ちよく動作を行うことができるよう手助けをする。

患者は，しばしば一見無害と思われる動作（例えば，シャワーを浴びる）にともなう疲労感に気づいたり，安静をとる必要がある。客の訪問は，予想外のエネルギーを使う。患者は，面会客にしばしば非常に刺激を受けたり安心したりし，それにともなう疲労が患者を混乱させる。エネルギー消費が単に身体活動のみでなく，感情・精神活動によっても起こることを理解することは患者にとって重要である。エネルギー消費と金銭とを比較することは，患者が労作を調整することに役立つ。患者の持っているエネルギーは 100 円と同じ価値を持ち，彼らが行う活動によってその 100 円のいくばくかが使われるのだという説明をするとよいだろう。しかし，一度に 50〜60 円以上を使うことができない。一度に多くのエネルギーを使ってしまうと彼らが静止するたびに，あたかも ATM へ行き直ちに補充するようなものである。このように，患者はエネルギーの消費について理解し，彼らの選択により消費する（そして節約する）責任を負うのである。

在宅運動プログラム（HEP）

退院時に患者が理解しておく 2 つの重要なことは，症状の認識と適切な活動ガイドラインである。患者が心臓に関する症状を認識し，それが起こった場合の対処の仕方を理解することは重要である。

理学療法士は，心筋梗塞を治癒する期間である最初の 4〜6 週の活動ガイドラインを確立する。この治癒期間に，身体活動を徐々に増加させ，心筋梗塞後 4〜6 週に 1 日 1〜2 回，20〜30 分の歩行を含む活動にもっていく。気候が適当でない（すなわち，冷たい風のある 4.4℃以下，26.7℃以上，または湿度が高い場合や空気が汚れている）場合，患者に適度で快適な服装で歩行するか，屋内で運動するのを奨励する。患者によっては環境要因に非常に敏感なため，周囲の状件でまたは屋内でだけ運動しなければならない。

患者が運動する日は，安静と下肢と上肢運動を含む低レベルの身体活動を組み合わせる。患者に 1〜2 時間ごとに位置または活動を変えるように奨励する。例えば，患者が午前中ずっと起きていて，それから午後ずっと休むことは，通常理想的ではない。患者がいったん退院したなら，彼らが運動する日を含む活動のアウトラインを口頭で伝えることは重要である。これは，患者の利益をよりよく理解して，活動ガイドラインを

表 16-7　入院患者心臓リハビリテーションプログラム

CCU—原則的に床上安静
レベル 1
1～1.5 METs
　評価と患者教育
　食事および ADL のために支持された治療
　床上運動および支持された足をぶらぶらさせる（CPK がピークに達し，患者が合併症を有しない場合）
教育
　入院患者心臓リハと理学療法の役割の紹介
　　活動の程度を観察する
　　家庭での運動/活動ガイドライン/外来患者心臓リハ

座位—限定された室内歩行
レベル 2
1.5～2 METs
　1 日 2～4 回の 15～30 分座位
　足の運動
　室内便器の使用
　リクライニングを垂直位に
　限られた ADL
　電気カミソリ
　合併症の少ない心筋梗塞では監視下での室内歩行
教育
　冠動脈疾患の危険因子の同定
　活動を調整する必要性

室内—限定された屋内歩行
レベル 3
2～2.5 METs
　可能であれば 1 日 3～4 回，5 分の室内または屋内の歩行
　立位での選択的な足の運動[a]
　ベッドサイドまたは浴室において座位で洗うこと（看護師または理学療法士の裁量で）
　手動でのひげ剃り
　浴室の使用
　理学療法士のアドバイスによる室内または屋内の自立した，あるいは介助された歩行
教育
　梗塞の程度およびそれが活動の段階的な再開にどのようにかかわるか
　患者の危険因子を減少させる運動の効果
　感じとれる運動の強さの評価および運動の適当なパラメータとしての Borg スケールの使用法を教える

進歩した屋内歩行
レベル 4
2.5～3 METs
　可能であれば 1 日 3～4 回，5～7 分の屋内の歩行
　立位での選択的な体幹の運動[a]
　理学療法士のアドバイスによる屋内の自立した，あるいは介助された歩行
教育
　脈のとり方および活動の評価法を教える
　外来患者の心臓リハの利点を教える

進歩した屋内歩行
レベル 5
3～4 METs
　可能であれば 8～10 分の屋内の歩行
　上肢の選択的運動[a]
　立位でのシャワー
　理学療法士のアドバイスによる屋内の自立した歩行
教育
　在宅運動について文書化する/活動ガイドラインの再検討
　外来患者心臓リハに記された情報が与えられる

Continued

表 16-7　入院患者心臓リハビリテーションプログラム（つづき）

階段昇降
レベル 6
4〜5 METs
進歩した屋内歩行
一続きの階段（自宅で必要な場合）の 1 段ずつの昇降[b]
教育
患者の質問に答える
活動ガイドラインについての理解をチェックする
患者の成果—活動進行による血流動態悪化の証拠がない（すべてのレベル）
収縮期血圧で 10 mmHg 以上の低下または 30 mmHg 以上の増加がない
β遮断薬使用で心拍数が 12 以上増加しない，もしくはβ遮断薬を使用しないで心拍数が 20 以上増加しない
めまい，立ちくらみまたは狭心痛の訴えがない
主観的運動強度＜13〜20
血流動態モニタリング
レベル 1
仰臥位のベッド運動前後の心拍数と血圧
仰臥位，ベッドサイドでのダングリングにおける起立性徴候
レベル 2
運動または移乗前の徴候（仰臥位，座位または立位）
脚の運動や椅子への移動後の心拍数と血圧
ベッドに戻った際の心拍数と血圧
レベル 3〜6
活動前の座っている状態または立っている状態の心拍数と血圧
活動直後の心拍数と血圧
5 分活性後の心拍数と血圧

Rehabilitation Services Department, Newton Wellesley Hospital, Newton, MA. より
[a]理学療法士の裁量で任意の運動が行われるが，これは廊下歩行の移動運動へチャレンジする前にまたは抵抗運動が必要な場合，部屋での患者の心血管反応を評価するのに役立つ
[b]階段昇降運動は運動負荷試験によって評価されていれば行うべきである。そうでなければ，患者は運動負荷試験の前に理学療法士の裁量で，監視下において階段昇降を行ってもよい

患者が理解しているか評価する機会と，同時に患者の興味を理解したり，特別な示唆を与えるよい機会になる。

冠動脈疾患患者のための有酸素運動処方（第 2〜4 相）

The Clinical Practice Guidelines for Cardiac Rehabilitation は，刊行された科学的な文献[58]の広範囲で批評的な再調査により確立された。このガイドラインには，運動トレーニングがもたらす心臓病患者の運動耐容能への有益な効果が記されている。最も一貫した効果は，12 週以上の期間に週あたり少なくとも 3 回の運動トレーニングを実施することによりもたらされる。有酸素運動トレーニングの時間は 20〜40 分で，運動強度は最大運動負荷試験時心拍数のおよそ 70〜85％に相当する。運動処方は，強度，時間，頻度で構成される。

▼ 強度

運動強度は，心拍数または主観的運動強度によって定められる。労作のスケールで最も一般的に用いられるものは Borg によるものである[57]。労作強度の主観的尺度は，運動中の労作を評価するのに役立つ。Borg によって開発された**主観的運動強度** rate of perceived exertion scale（RPE）のオリジナルスケールが，広く使われている（表 16-6）。それは，6〜20 の数字によりなり，患者が行っている労作がどのくらいきついか認識した程度を数字で表現する。数字には，激しいとか非常に楽などの言葉がつく。一般に，患者はかなり楽とややきついの間で労作を終了するようにいわれる。より最近のバージョン（Borg によって開発された）は，10 点尺度である。筋肉痛，痙攣，疼痛または疲労のような局所症状と疲労感または息切れのような全身症状は，作業能力の全体の感覚に関与する。健常者と心臓病患者において，心拍数に合致した RPE 尺度と有酸素能力には高い相関関係があることがわかってい

る。

　心拍数に基づく一般の有酸素運動処方は，最大心拍数（HRmax）の70〜85％である。しかし，体力が減退した患者は，HRmaxの50〜60％の低さで，有酸素トレーニングを受ける可能性がある。冠動脈疾患が判明しているどんな患者でも，有酸素運動プログラムを開始する前に，医学的監視下の運動負荷試験（ETT）が必要である。ETTなしで，最大心拍数が心臓病患者に適切であるとみなすことはできない。ETTの間，ECGモニタは，運動誘発性の虚血検出に役立つ。利用できるETTデータがない場合，心拍数に基づく運動を処方することは賢明ではない。RPEの使用と運動不耐性のための徴候と症状の知識に加えて，活動度を注意しながら増大させていく。症候限界性最大ETTは，一般的に梗塞後4〜6週に実施される。患者が早期第2相プログラムに組み込まれた場合，RPEで「かなり楽である」の低レベルの活動を含んだ在宅運動プログラム（HEP）の継続は適切である。綿密な血圧および心拍数と同時にリズムのモニタは重要である。通常，患者が血流動態的に安定している場合，心拍増加は安静時より10〜20 bpm増加に限られる。患者にとって簡便な自己モニタリングツールは，運動中息切れなく会話が可能であるということである。これは，患者が自己の最大酸素摂取量より低い強度で適切に運動しているというはっきりした証拠となる。

▼ 頻度

　運動は一般に，1週につき3〜5回と処方される。患者は，運動の結果として疲労の増大を経験してはならない。疲労が存在する場合，運動の頻度あるいは強度は減少しなければならない。

▼ 期間

　5〜10分のウォームアップと十分なクールダウンを加えた30〜40分の有酸素運動は適当である。この時間の活動が患者にとって不快である場合，悪化症状がなく快適にできるどのような時間でも適当である。体力が減退した患者は，早期トレーニングに際し，5分ごとの短い休憩を必要とすることがある。十分なウォームアップは，すべての心臓病（特に冠動脈疾患）患者のために重要である。段階的に心筋酸素需要を増加させて，適切に血管拡張を促す冠動脈時間を確保することによって，バランスのよい心筋需要と供給は，その後の活動を容易にする。

モダリティ

　運動器具は，20世紀の最後の20年で，文字どおり爆発的に増加した。これは，患者には多くの器具を経験できる機会が与えられたということである。トレッドミル，階段昇降機，自転車，ローイングマシン，クロスカントリー・スキー・シミュレーター，半臥位式自転車，ステッパー，そして腕エルゴメータなどである。患者は，しばしば，いずれが一番よい器具であるかについて尋ねる。患者が楽しめて効果が認められ，使用できるものが，彼らにとってベストな器具ということになる。

▼ ストレングストレーニング

　従来の心臓リハプログラムに対して，ストレングストレーニングを心臓リハプログラムに組み入れることが最近発展してきた[59]。当初の考え方は，抵抗運動は心筋酸素需要を過度に増加させる可能性があり，その結果，心室性不整脈を誘発し有害となるというものであった。BeniaminiとRubenstein[60]による論文は，この領域に対する優れた洞察を示した。AACVPRに，このトピックを記した文献のレビューがあるが，次のように結論している。「レジスタンス運動は安全でかつ効果的な方法であり，筋力と心肺持久力，危険因子修正ならびに自己効力感を改善する」[56]。レジスタンストレーニングのいくつかのガイドラインをBox 16-5に記す。米国心臓病協会，米国スポーツ医学会そして米国心臓血管呼吸リハビリテーション協会は，心機能障害患者のために筋フィットネスの重要性を主張し，レジスタンストレーニングを患者の運動プログラムに導入することを支持している[56,61-63]。

▼ 運動負荷試験陽性患者

　患者が運動負荷試験（ETT）陽性であった場合，運動処方は比較的単純になる。患者の虚血時RPP（心拍数×収縮期血圧）より下回るRPPで表される心筋酸素需要で維持すればよい。良好な経験則は，虚血時RPPの90％を超えないことである。その他の運動処方は，

Box 16-5　外来患者のためのレジスタンストレーニング基準

1. 心筋梗塞または冠動脈バイパス術後の4〜6週
2. 血管形成術または他の再灌流療法後の1〜2週（心筋梗塞がなく，冠動脈バイパス術を除く）
3. 監視下有酸素運動プログラムの4〜6週または第2相終了
4. 拡張期血圧＜105 mmHg
5. ピーク運動耐容能＞5 METs
6. うっ血性心不全，不安定な症状または不整脈によって代償されていない

American College of Sports Medicine: Guidelines for Exercise Testing and Training, ed 5. Williams & Wilkins, Baltimore, 1999, p190. より

心疾患患者の頻度，強度，時間に関する有酸素トレーニングの一般的ガイドラインにそう．

再灌流

血管形成術（PTCA）後の有酸素運動トレーニング再開に関する厳密なガイドラインは現在ない．常識的に考えるなら，炎症過程が沈静化するおよそ2週間は待つのが好ましい．新規運動処方は再灌流後に行うETTに従って出されるべきで，陽性結果を示す可能性がある再灌流前のETTをもとにすべきでない．患者はそれらの回復期間に，有酸素トレーニングと関連する高強度から中等度の運動を避け，低強度の快適なペースで歩き続けていることがある．

冠動脈バイパス術（CABG）を行った患者の回復は，外科的手技と切開創治癒などのためにPTCAよりいくらか回復が遅い．切開の数と部位は，外科医の技術に依存する（全胸骨切開，部分的胸骨切開または肋間アプローチ）．血管グラフト採取部位は，さらなる切開創を必要とすることもある．伏在静脈が使われる場合は下腿に切開が加わり，橈骨動脈が使われる場合は利き腕でない側の腕に切開が加わる．内胸動脈を使用する場合は新たな切開はない．理学療法介入は，適度な柔軟性と姿勢を維持するために，切開によって影響を受けた軟部組織の機能障害に対処しなければならない．胸骨に手術創がみられる場合は，適切な姿勢，肩甲骨回旋と機能的な肩運動を促進しなければならない．固有受容性神経筋促通法 proprioceptive neuromuscular facilitation（PNF）の上肢対角運動パターンは，有効であることがある．患者は，1日を通じて一度に数回の反復を行う方が，1日1～2度の5～10回の反復よりがまんできることを思い出すはずである．後者のやり方は，しばしば切開後の疼痛を引き起こす．患者は，エネルギー節約と活動休止期に関しても認識する．心臓の機能がこれまで経験したことがないほど良好であったとしても，手術はエネルギーレベルや移動能力に大きく影響する．疲労が健康感へもたらす影響は大きいので，患者は歩行時間と同じく安静時間の必要性を理解することが重要である．胸骨の不快感を回避するために，笑う，咳をする，くしゃみをするときなど，患者は手または枕で創部を抑えることにより，痛みをやわらげることができる．それらの胸骨切開創が良好に治癒するまでの4～6週は，患者は物を持ち上げたり，押したり，引いたりすることを避けるように指導される．早期離床および術後最初に行う活動は，患者の身体的，感情的な回復を促進する．

在宅運動プログラム（HEP）

▼ 術後6週間

心臓外科手術にともなう病院内での制限は，手術によるもので，心臓自体によるものではない．心臓は理論的には術前より良好な状態である．手術後の疲労は，麻酔，出血，人工心肺による体重増加，心房細動のような一般的不整脈と治癒にともなうエネルギー増などの因子の組み合わせによる．心筋梗塞回復期と同様に，自宅に戻った外科患者が，1日を安静，余暇活動，電話での友人との会話や訪問といったサブユニットに分けることは好ましい考えである．予定は作成するが，それを柔軟に保つことは，患者が1日を通してエネルギーレベルを制御するのに役立つ．

患者は，術後6週間で1日1～2回，30分の歩行運動まで達することを目標に，徐々に活動を増加していくように奨励される．患者が近所を歩いている場合，最初は近所を歩き回るよりも，家の前を行ったりきたりするように勧めるとよい．このようにすると，患者が自分のエネルギーレベルを過大評価している場合でも，家のすぐそばで行うことで，手軽に休憩でき張り切りすぎを予防する．多くの患者は，張り切りすぎて歩行を開始し，突然，急な疲労と，思っていた以上に家から離れていることに気づく．姿勢に注意して運動を継続し，上肢，体幹運動や胸骨の保護は，HEPには重要な構成要素である．

▼ 6週後の心臓リハ

創部が治癒し，そしてヘマトクリットとヘモグロビンを含む血球計算が許容可能範囲になったら，患者は最大運動負荷試験を行い，ガイドラインに従って有酸素運動ならびにストレングストレーニングを開始してもよい．

心不全

薬剤による虚血の顕著な改善，冠動脈疾患のリスク因子についての知識と管理の徹底，有用なモニタリングの開発，再灌流療法の発展によって，冠動脈疾患患者は20～30年前よりはるかに長生きするようになった．新技術と薬剤は，冠動脈疾患への理解と管理を絶えず改善しているが，長期罹患による冠動脈疾患の好ましくない影響は，うっ血性心不全（CHF）として知られている心不全有病率を増加させる可能性があるのだ．冠動脈疾患は心不全の最も多い原因である[64]．200万人の米国人が心不全に罹患しており，毎年40万人

が新たに心不全と診断されている。5年生存率は，50%以内である。心不全は，米国における心臓死の主要な原因として心筋梗塞を超え，入院および再入院診断の最も多い心臓診断である。心不全という用語は，最も一般的には左室不全に適用されるが，右心室と左心室両方を含むこともあり，また右心室のみに限られることもある。左室不全の結果として，増加した圧勾配が左心室だけで起こるのではなくて，逆行性に右心室を含むこともある。左心不全と右心不全が共存するとき，**両心**不全という。右心不全は，慢性閉塞性肺疾患 chronic obstructive pulmonary disease（COPD）のような肺疾患で左心不全に独立して起こる可能性があり，慢性的に肺動脈圧が上昇した結果として右心不全が起こる。これは，肺性心と呼ばれる。

広範囲心筋梗塞または多発性心筋梗塞の結果として心筋瘢痕の多い左室は，心室が段階的に拡大したり心筋細胞が肥大する**心室再構築（リモデリング）**のプロセスを受ける。時間とともに，心室が拡張し，そして心室の長さ-張力関係が変化し心筋酸素消費が増加するために左室機能の悪化をまねく。拡張し非効率的な左室は，収縮性が減少し（すなわち収縮障害），心筋症となる。冠動脈疾患の拡張型虚血性心筋症のほかに，**心筋症**の別のカテゴリーがある。3つの一般的カテゴリーがあり，拡張型，肥大型そして拘束型である[65]。そして，冠動脈疾患以外の原因にもよる拡張型心筋症は収縮障害として現れ，拡張した非効率的な左心室が特徴である。アルコール乱用は，拡張型心筋症の一般的な原因である。

肥大型心筋症は，心室重量の増加と左室腔のサイズの減少をともなう拡張障害として現れるが，左室の収縮機能はしばしば保たれる。拘束型心筋症は，極度に硬くなった心室筋のために拡張障害が起こる[65,66]。そして，虚血性または拡張型心筋症（収縮障害）患者の駆出分画（EF）は標準から通常30%未満に減少する。肥大型あるいは拘束型心筋症（拡張障害）患者は，正常であるか，正常以上のEFを示すことがある。左室拡張終期心容量（LVEDV）は減少するため，拡張障害は正常なEF（EF＝一回拍出量÷LVEDV）を呈する可能性がある。この場合はしかし，EFが正常範囲の55〜70%であっても，正常な左室を意味しないことを覚えておくことが重要である。患者は，これらの分類の組み合わせを呈する可能性（すなわち，収縮および拡張障害が共存する可能性）もある[66]。冠動脈疾患のほかに，心筋症はアルコール，ウイルス性あるいは細菌性，高血圧性または未知の原因（特発性）から生じることがある。心筋症は，高齢者特有ではないのである。

心不全のための一般的な分類は，米国心臓協会によっ

表16-8 心疾患患者の機能的，治療的分類

機能	連続的または間欠的な許容される作業負荷	最大
クラスⅠ	4.0〜6.0 cal/分 身体活動制限のない心臓病患者 通常の身体活動で，はなはだしい疲労，動悸，呼吸困難または狭心痛を生じない	6.5 METs
クラスⅡ	3.0〜4.0 cal/分 身体活動にわずかな制限のある心臓病患者 安静時には快適である 通常の身体活動において，疲労，動悸，呼吸困難または狭心痛を生じる	4.5 METs
クラスⅢ	2.0〜3.0 cal/分 極度に身体活動制限のある心臓病患者 安静時には快適である 通常以下の身体活動において，疲労，動悸，呼吸困難または狭心痛を引き起こす	3.0 METs
クラスⅣ	1.0〜2.0 cal/分 不快感なしにはどんな身体活動も続けることができない心臓病患者 安静時でさえ心不全または狭心症の症状が出現する可能性がある どのような身体活動が行われても不快は増加する	1.5 METs
治療		
クラスA	身体活動がどのようなかたちであれ制限されない心臓病患者	
クラスB	通常の身体活動は制限されないが，激しいまたは競争をともなう労作に対しては助言が必要な心臓病患者	
クラスC	通常の身体活動が適度に制限されなければならず，激しい労作は中止する必要のある心臓病患者	
クラスD	通常の身体活動が明らかに制限されなければならない心臓病患者	
クラスE	完全な安静状態にいなければならないか，ベッドまたは椅子に拘束されている心臓病患者	

American Heart Association, New York. より

て確立された4段階である（**表16-8**）。クラスⅣの患者は心臓移植の潜在的候補である一方で，クラスⅠの患者はフルタイムで働いていることがあり，軽いレクリエーション活動を享受していることもある。明らかな心不全の徴候がひとたび現れたならば，約50%の患者は医療処置にかかわらず5年以内に死亡する[67]。

うっ血性心不全の病態生理

左心室機能の低下に反応して，十分な心拍出量を維持しようと一連の代償的現象が起こる．心室拡張と肥大，交感神経刺激，レニン-アンギオテンシン系の活性化である．減少した収縮力の結果として，LVEDVは増加し，時間とともに左心室は拡張する．無効な収縮性の結果としての心筋仕事量の増加は，心筋肥大に関与する．LVEDVの増加も左心室圧の増大に関与し，圧上昇は逆行性に左心房と肺静脈の圧上昇につながる．この肺静脈の静水圧の上昇は，体液が静脈から肺の間質に移動し，結果として**肺水腫**を起こす原因になる．この圧上昇は，肺静脈，毛細管から肺動脈右心系と末梢静脈系に実際に続く可能性があり，末梢静脈の静水圧の増加は，末梢浮腫に帰着する．

心不全の交感神経活性化は，頻拍と血流再分布を引き起こす．減少した収縮力の結果として，一回拍出量は減少し，そして心拍出量を維持しようとして，代償的に心拍数が増加する．安静時頻拍は，したがって，クラスⅢまたはⅣの心不全患者に珍しいということはない．血流再分布は心拍出量低下に反応して起こる．中心循環と主要器官に灌流を維持するために末梢血管収縮が起こる．そして，中心循環に血液を再配布して，末梢血流は減少する．

レニン-アンギオテンシン-アルドステロン系は，心拍出量減少の結果として起こる腎動脈血流減少によって活性化される．心不全の結果としての腎機能低下は**腎前性腎不全**として知られ，腎臓の前の器官（すなわち心臓）で起こる腎不全を意味する．不適切な水分量と認識された反応として，レニン-アンギオテンシン系が刺激されるとアルドステロンが活性化され，塩分と水の保持が起こる．しかし実際は，血液量が少なすぎるのではなくむしろ血流配分（心臓または静脈系の中で）が不適切であり，動脈血流量が減少しているのである．特にアンギオテンシンの貢献のために，レニン-アンギオテンシン系の活性化は，さらに末梢血管収縮を引き起こす．血管収縮は中心循環に血液を再配布し，末梢血管抵抗の増加で血圧は上昇して末梢灌流圧が増加するのである．

うっ血性心不全は，まさに全身性疾患である．根本原因は左心室の機能障害であるが，疾患プロセスは左心室をはるかに越え，腎臓，末梢血管系，筋骨格系と神経ホルモン系を含んで関連している．

うっ血性心不全の臨床症状

うっ血性心不全を有する患者の臨床症状は，左心室不全の程度だけでなく，代償機転と薬物療法にも関連している（**表16-9**）．一般の徴候と症状は，疲労，呼吸困難，浮腫（肺と末梢），体液増加，S_3心音の存在と腎機能障害を含む．軽度の機能不全（クラスⅠ）患者において，代償機構は実は心機能を促進させることがあり，臓器灌流と動脈圧を改善し，症状なしで中等度の運動が実施可能な心拍出量となることがある．しかし，中等度から重度の心不全（クラスⅢまたはⅣ）に関連する多数の症状や徴候もまた，これらの代償機構から生じることがある．例えば，交感神経系活性の増大は頻拍として現れ，レニン-アンギオテンシン-アルドステロン系の活性化はナトリウムと水分貯留を引き起こす．そして，それは肺水腫（そして息切れに関連する）と末梢浮腫の形成に関与する[68]．しかし，用語がいくらか混乱している可能性はあるが，患者が**代**

表16-9 心不全クラスⅠ，Ⅱ，Ⅲ，Ⅳ間の徴候と症状の比較

	クラスⅠ 制限なし	クラスⅡ わずかな制限	クラスⅢ 著明な制限	クラスⅣ 完全な制限
頸部静脈	45度触診で平坦			45度触診で怒張
安静時呼吸数	10〜20回	10〜30回	20〜30回	30回以上
呼吸性ラ音	(−)			(+)
体位	楽に寝そべる			寝そべっても苦痛あり
浮腫	(−)	圧痕浮腫1+	圧痕浮腫2+	圧痕浮腫3+
安静時心室拍動数	60〜80	80〜100	80〜100	100以上
血圧	患者として異常なし			患者正常値の±10 mmHg
心室期外収縮	(−)	ときに(+)	ときに(+)	頻繁に(+)
チアノーゼ	(−)			運動で(+)
足背動脈拍	容易に触れる			触れにくい（触れない）
感情，情動	穏やか			落ち着きがない
体重	安定または減少			増加

償性心不全に陥っている場合，これはうっ血症状が治療で軽減することを意味していることを認識することが重要である[69]。一般の内科治療は，利尿薬，陽性変力薬（例えば，ジゴキシン），ACE 阻害薬，高血圧または虚血管理を必要とする血管拡張または抗虚血性薬と α あるいは β 遮断薬（例えば，カルベジロール）のような薬の組み合わせがある。患者が非代償性である場合は，うっ血の徴候と症状を示していて，うっ血に対する治療を必要とする。

うっ血性心不全にともなって普通に聴取される異常な心音は，左心室コンプライアンスの低下から生じているだろう S_3 の存在を示す。心雑音（特に僧帽弁閉鎖不全症のそれ）は，拡大した左心室が僧帽弁を引っ張ることで生じていることもある。肺水腫は，聴診でのラ音の存在によって，また，胸部 X 線で評価されることがある。呼吸困難はしばしば肺水腫にともない，体位性（起坐呼吸，夜間発作性）か労作性である。呼吸困難は，末梢耐久性が減少し末梢骨格筋が変化した結果，身体活動に対するエネルギーコストが増大したために生じる。体重増加と末梢浮腫は，全身容量負荷の徴候の 1 つである。さらなる細動脈や動脈の抵抗増大は，後負荷を増加させ，その結果心筋酸素需要を増す。さらなる抵抗増大は，交感神経系アドレナリン刺激を含む因子の組み合わせから生じることがある。すなわち，内皮細胞由来弛緩因子である一酸化窒素生理活性減少による血管平滑筋の拡張反応の減少，内皮由来の血管平滑筋収縮因子エンドセリン-1 の増加，塩と水分貯留の結果としての脈管スティフネスの増加，そして，強力な血管収縮作用を持つアンギオテンシン II とバソプレシンの存在，である[68]。活動耐性に影響を及ぼすうっ血性心不全患者によくみられる愁訴は筋疲労である。それらの筋疲労の原因は，末梢血流減少，末梢血管床の変化，末梢血管収縮，筋線維の萎縮または嫌気性代謝の増加など多因子性であることがある[70,71]。つい最近まで，筋疲労に関してカルシウム遊離と再取り込みの制御の変化のような細胞内機構の研究がなされてきた[72]。心不全患者での末梢筋機能のほかに，運動に関する研究は，酸素摂取動態，神経体液性パラメータと運動反応に影響する可能性がある内皮機能を含むさまざまな他の因子も検討している[73〜75]。

うっ血性心不全の薬物療法

薬剤による治療の原則は非常に単純であり，収縮力を増加させ，うっ血をとることである。収縮性を増加させる薬は，**陽性変力薬**として知られている。このカテゴリーで知られている経口薬は，ジゴキシンである。利尿剤は前負荷を減少させ，それによって左心室拡張終期心容量を減少させる。患者は，しばしば体液貯留による体重増加の量に従い，スライディングスケール利尿薬の投薬量を調整される。後負荷減少薬，特にレニン-アンギオテンシン系を遮断する薬剤（アンギオテンシン変換酵素〈ACE〉阻害薬）は，後負荷（末梢血管収縮）と同様に前負荷（塩分と水分貯留遮断）も減少するために，薬剤管理において重大な意味を持つ。心不全をともなう交感神経活性の増大は，①心筋酸素需要（β 受容体刺激から）増加，②末梢血管収縮の増加と末梢血流減少（α 受容体刺激から）を生じさせる。これらの望ましくない効果を減弱させるために，新薬は β 受容体遮断作用と α 受容体遮断作用を併せ持ち（カルベジロール），心不全管理のために評価されている。β アドレナリン遮断薬は，心筋酸素需要を減少させ，α アドレナリン遮断薬は，末梢血管拡張を引き起こす。

理学療法介入

▼ 目標と帰結

APTA の Guide to Physical Therapist Practice によれば，うっ血性心不全の管理は，Impaired Aerobic Capacity and Endurance Associated with Cardiovascular Pump Failure（パターン 6E）に含まれている[54]。以下に，うっ血性心不全患者に対するガイドから構成されるリストを示す[54]。

1. 増加した酸素需要量に対する生理的反応が改善される。
2. 症状の自己管理が改善される。
3. 物理的作業を果たす能力が増加する。
4. 好ましい習慣，健康と予防を促進する行動を獲得する。
5. 急性または慢性疾患にともなう障害が減少する。
6. 二次障害のリスクが減少する。
7. 地域資源の認識と活用が改善される。
8. ADL と手段的 ADL の能力と自立度が増加する。

運動処方

うっ血性心不全患者のための運動プログラムは，比較的新しい。心不全患者は安全に運動することができ，定期的な運動は機能を向上させ，症状を軽減させるという研究が示されている[76〜81]。α および β 遮断の合剤，ACE 阻害薬や血管拡張薬のような新薬の出現で，容量負荷での症状がより容易に管理できるようになった[82,83]。かつては，計画された運動を行うには心臓の状態があまりに不安定であると思われた患者も，現在は慎重に参加している。各運動セッション前の症状および薬剤

の再調査と身体的評価を含む多因子的アプローチで, 患者が血流動態的に安定している場合は, 低レベルの運動から開始されることがある。運動プログラムの構成要素は, 全身調節, 末梢持久力トレーニング, 低レベルのレジスタンストレーニングである[84〜87]。パルスオキシメトリによる酸素飽和度モニタは, 十分な組織酸素化システムの能力を評価する有益なツールである。患者は, 心拍出量が不十分な場合, 肺でのガス交換が肺うっ血のために減少する場合, または, 末梢血管収縮が血流分布を末梢から中枢へ向かわせる場合には, 不飽和化することがある。理由に関係なく, 患者が安静レベルから2%以上を不飽和化している場合, 酸素の投与を決定するのと同様に, 活動を止めて強度を再評価することが賢明である。うっ血性心不全患者によっては, 身体活動時の酸素投与ではなく, 睡眠時に在宅酸素を必要とする。患者評価は, バイタルサイン, 聴診, 診察およびRPEの記録を含まなければならない。

運動処方は, 強度を低く保ち, そして患者が順応するにつれて, 期間を段階的に延長することが推奨される。心拍は, 安静時心拍10〜20 bpm以上に制限されることがある。RPEはこの集団に有益な評価ツールであって, かなり楽な段階に保たれなければならない。拡張期充満時間の減少と高い心拍数での心機能の潜在的変化のため, 運動心拍を115 bpm以下に保つことは賢明である。健常な心臓で, 心拍の増加は, 収縮力の増加をともなう。しかし不全心では, 心拍の増加は, 実は力が減少する可能性があり, これは陰性階段現象として知られている[88]。運動時間は患者の生理反応次第である。代償性のクラスⅢは, 連続20分の低レベルの持続性の活動(例えば, トレッドミル歩行または横臥位自転車こぎ)を完遂できることがある。別の患者は, 1分ごとの運動と休憩を入れる間欠的運動スケジュールを必要とすることがある。座位で行う軽い柔軟体操は, 体が弱い患者にとってしばしば良好な最初の運動である。ウォームアップとクールダウンを十分行うことが勧められる[89]。全身性のコンディショニング運動以外に軽い抵抗運動は, うっ血性心不全患者のコンディションを整える運動として推奨される[90]。セラバンドや弾性バンドまたは軽いウエイトは, 中等度の上肢または下肢のレジスタンス運動に用いられる。患者の血流動態は, 活動時に急速に変化する可能性がある。したがって, 運動性低血圧, 変時不全や不整脈の徴候/症状に準備することは賢明である[89]。

そして, この集団の重要な機能評価は, **6分間歩行試験 6 minute walk test (6MWT)** で行われる[84,89,91]。心不全患者において, 標準化された6MWT終了時に測定される酸素摂取量(V_{O_2})が平均で運動負荷試験で得られたピークV_{O_2}よりわずか15%しか少なくな

かったという報告がある[92]。患者は6分間に必要なだけ休息をとってもいいので, できるだけ遠くまで歩くように指示される。Minnesota Living with Heart Failure Questionnaireのような生活の質を評価するアンケートは, 時間とともに患者の反応を追跡するために重要である。しかし, 機能的な改善は生活の質のスコア改善に必ずしも反映しない。この患者集団の運動トレーニングに対する相対的な禁忌をBox 16-6に示した。

特別な心疾患患者のための運動

冠動脈バイパス術, 弁手術, 血管形成術, ペースメーカー植え込み, 自動植え込み型除細動器 automatic implantable cardioverter defibrillator (**AICDまたはICD**) または心臓移植後[93], そして無症候性虚血または重篤な左心室障害の患者のために運動処方を計画するときに考慮すべき概要を, 表 16-10[94]に示した。心臓移植を受けた患者については, 以下を参照されたい。

①免疫抑制剤シクロスポリンによるふくらはぎの痛み(患者の15%に起こる), ②下肢筋力の低下, ③長期のコルチコステロイド使用のための肥満, ④長期の高用量コルチコステロイド使用による骨粗鬆症のために骨折のリスク増加, ⑤術後1年のドナー心の冠動脈でアテローム硬化発症率の増大[95]。心臓が除神経され

Box 16-6　心機能障害患者のための運動トレーニングに対する相対的禁忌

安静時心拍数＞130 bpm, ＜40 bpm
安静時収縮期血圧＞180 mmHg
拡張期血圧＞100 mmHg
最近のすべてのECG変化
電解質異常(例えば, 低カリウム血症または高カリウム血症)
容易に起こる狭心症状または夜間狭心症
極度の呼吸困難(安静時呼吸数＞35/分)
極度の疲労
精神錯乱
ヘモグロビン＜8 g/100 mL, ヘマトクリット＜26%
頻繁な不整脈(心室期外収縮, 速い心房細動)
急性期心室瘤
中等度から重度の心臓弁膜症(例えば, 大動脈弁狭窄あるいは不全, および僧帽弁狭窄あるいは不全)
急性全身性疾患または熱＞37.8℃
重度で悪化する筋骨格系, 神経筋またはリウマチ性疾患
肺動脈圧＞35 mmHg

bpm：1分間の拍動, ECG：心電図
Cahalin, L: In Hillegass, E, and Sadowsky, S(eds): Essentials of Cardiopulmonary Phisical Therapy. Saunders, Philadelphia, 1994, p116. より

ているので，心拍数単独での運動強度設定は不適当で，血圧と主観的労作が，ルーチンのデータ収集に含まれなければならない。

自動植え込み型除細動器は，致命的な心室性頻拍症を呈する患者に植え込まれ，プログラムされた心拍より高い心拍を検出する場合，AICDは電気的ショックを行うようにプログラムされる。したがって，理学療法士はこの制限を認識し，AICDが作動してしまうような運動強度にならないような注意が重要である[96]。ペースメーカーを装着する患者の心拍設定を知ることのほか，以下の考慮すべき問題がある。すなわち，①ECGのST部分変化は一般的なことであって虚血に特有ではなく，他の診断法を用いなければならない，②上肢の有酸素運動または筋力強化運動はペースメーカー装着後，不注意にデバイスやリードが移動することを避けるためにまず最初に回避しなければならないことである[96]。医師とともにこれらの運動が含まれているかどうか確かめることは重要である。AICDまたはペースメーカーを有する患者にとって，盗難防止装置などのような電磁気を発する器具は危険である。AICDが通電したり，ペーシング設定が遅れるか速くなる可能性がある。患者がこれらの装置のなかを歩くのは問題ないが，1m以内にとどまることは危険である[97]。

心疾患患者の教育

心臓病患者のための患者と家族への教育は，情報に対応できるように，患者の状態と理解度に従って継続して進めていく。理学療法士は，健康管理チームの他のメンバーと一緒に，情報を理解する患者および家族の能力を評価して，必要であれば監督と安全性のために在宅医療担当者を同行させる必要がある。退院患者または外来治療を継続している患者への適切な対処は以下のとおりである。

1. **身体活動ガイドライン**：患者（そして，家族）は，活動ガイドラインを理解することが必要である。それには，余暇と安静および計画された運動セッションを含む。
2. **セルフモニタリング**：患者は，さまざまな方法でそれらの活動の強度をモニタする。より一般的な2つの方法は，心拍数とRPEである。多くの高齢患者において心拍触診による感度は低下するので，RPEの使用はより容易で，より信頼性が高い。心拍をとることが可能であり，また心拍モニタを受けることを選択できる患者は，自らの好む方を行えばいいだろう。セルフモニタリングは心拍またはRPEを含むだけではなくて，活動を実行している間の他の症状や徴候への気づきも含まれている。それは，会話継続困難，ふらつき，精神錯乱，呼吸困難のような運動耐容能低下を示唆することがある。うっ血性心

表16-10 早期リハビリテーションのために考慮すべき問題

分類法	主要因	運動処方
CABGまたは弁膜症手術	切開部不快 伝染性のプロセス 貧血症	11～14のRPE 躯幹および上肢可動域 上肢の筋力および耐久性
PTCA（または類似の処置），MIまたは狭心症	処置後の血管内炎症 虚血継続の徴候または症状 不安 症状否定 新しい虚血（徴候または症状） 安静時(不安定な)狭心症	虚血のECG徴候があればHR判定基準 症状によって制限される RPE
無痛性虚血	付随する症状（例えば，息切れ，嘔気，全身倦怠感） 運動能力の突然の低下 全身健康状態または「健康感」の突然の変化（前駆症状）	モニタとして好まれるRPE
重篤な左心室機能障害とCHF	短期間(1～2日)の有意な体重増加（>1.8kg） 運動時のSBP減少（または増加不良） 安静時または運動時の異常な息切れ	RPE 労作へのSBP反応 徴候
ペースメーカーまたはAICD	ペースメーカー・タイプと機能の方法 ペースメーカー挿入と類似の症状 AICD放電閾値 期外収縮または心室頻拍	RPE HR（挿入後にGXTから入手可能であるならば） 運動によって誘発された心室頻拍のHRと強度閾値
心臓移植	運動HR：応答の遅延または減少 安静時HR：高値 拒絶反応の徴候 感染 薬物副作用	心室性期外収縮パターン REP 徴候と症状

CABG：冠動脈バイパス術，RPE：主観的運動強度，PTCA：血管形成術，MI：心筋梗塞，HR：心拍数，CHF：うっ血性心不全，SBP：収縮期血圧，AICD：自動植え込み型除細動器，GXT：段階的運動負荷試験
American College of Sports Medicine: Guidelines for Exercise Testing and Training, ed 5. Williams & Wilkins, Baltimore, 1995, p191, 192. より改変

不全患者は，一般的に呼吸困難スケールまたはボルグ RPE スケールを使用する。

3. **症状認識と反応**：特異的な心臓症状を認識し，反応の仕方を知っていることは，患者教育の鍵となる構成要素である。患者は症状が出現したときにとるべき，主治医に連絡したり病院に行くなどの行動をあらかじめ書き出しておくとよいだろう。狭心症の症状は虚血性心疾患にともなう最も頻度が高い症状である。一方，体重増加（1～2日で約1 kg），呼吸困難，下肢浮腫，睡眠時の枕の高さを高くすることはうっ血性心不全の徴候または症状である。

4. **栄養**：心臓に良い食事療法が必要なとき，患者は日常の食習慣の評価を受け助言をもらうため栄養士と面談すべきである。虚血性心疾患患者は摂取脂肪量を減らすよう指示されることが多く，うっ血性心不全患者は，塩分と水分摂取量をモニタするよう指導される。

5. **薬剤**：患者は，薬剤の作用，副作用，投与量とそのタイミングに関して，文書にした情報を得なければならない。風邪，膿瘍，アレルギーに対する抗炎症性の大衆薬は，処方薬との相互作用があるため回避すべきであるということも，患者は知っていなければならない。

6. **ライフスタイル**：多くの因子が，患者が心臓イベントの後，職場に復帰できるかどうかに影響を与える。冠動脈疾患患者の多くは職場復帰できる。冠動脈疾患患者に比べて，うっ血性心不全患者は，一般に高齢であるため，すでに引退している可能性がある。

    性的活動の再開は，患者によっては不快な問題であることがある。重要な多くの問題が控えている（例えば，不安，恐怖，能力への懸念，リビドーの欠如）。患者とパートナーは，おのおのその不安を言葉に表して，健康管理チームから適当な情報を得るよう勧められる。若干の薬剤（例えば，β遮断薬）は性的反応を鈍くする可能性があり，患者がそれについて医師と話し合うことは重要である。しばしば，別の薬剤またはカテゴリーの異なる薬剤は，より忍容性が高い可能性がある。患者がセックスへの準備ができていると感じるとき，そのときは1日を通じてエネルギーレベルが十分に達しており，つまり彼らが屋外歩行や階段昇降が気持ちよくできるレベルであり，準備ができているということだろう。性的活動がエネルギーコストに関して他の身体活動となんら変わりないことを自覚するのは助けになる。したがって，計画して，ペースを決め，ウォームアップをすることは，より快適な結果を得るための強力な要因である。

7. **心理的，社会的問題**：心臓病は新たな感情が生じることがあるだけでなくて，心臓イベントの前に存在したであろう一部の感情が高まることもある。こうした問題の多くは，それらのイベントの正常な後遺症であるといって患者を安心させるとよいだろう。それは，彼らが適当であると感じるどのような場面（健康管理，カウンセリング，宗教，その他）でも助言やカウンセリングを探し求めるのを奨励するとよい。

うっ血性心不全患者のための US Department of Health & Human Services Clinical Practice のガイドライン[56]を Box 16-7 に示した。そこには，左心室機能障害患者と家族にとってのトピックスが示唆されている。

冠動脈疾患の一次予防

はっきりした冠動脈疾患はないが，危険因子がある患者には，それらの危険因子を修正することができる生活習慣をとるよう奨励しなければならない。個別的教育および運動ガイドラインを通しての健康教育と一次予防プログラムは，個人の危険因子を修正して，それによって冠動脈疾患を予防するのである。

特に患者に高血圧がある場合，患者には減塩，低脂肪，十分な繊維，ミネラルおよびビタミンを含む適度な食事指針を指導する。トータルな脂肪摂取を減らすほかに，飽和脂肪の摂取パーセンテージを減らして，トランス型脂肪酸摂取を避けるように指示する。摂取による効果に関するデータは明確ではないが，多くの患者に葉酸と同様，ビタミン E, C, コエンザイム Q10, カロテン（議論の余地がある）などの抗酸化物が含まれるものの摂取を奨励する。アミノ酸ホモシステインが高いレベルでは，動脈の内皮障害の危険性が増加するが，B群ビタミン（葉酸）のうちの1つは，ホモシステインレベルを低下させる。体重減少が必要な場合は，患者が理解できる食事プランを立てられるよう栄養士に相談することを奨励する。患者に，週に4回，30～40分（ウォームアップとクールダウンを含まない）歩くような持久的身体活動を増加することを奨励する。米国スポーツ医学会と米国心臓協会は，2つ以上の危険因子を持つ40歳以上の人がエアロビクスか運動プログラムを開始する前には運動負荷試験を行うことを勧めている。運動負荷試験の目的は，潜在的虚血の存在を確認することである。

虚血が存在しない場合，典型的な有酸素運動処方は，有酸素トレーニングゾーンとして最大心拍数の70～85％強度，有酸素トレーニングゾーンで30～40分，1週につき3～4回行い，5～10分のクールダウンと

> **Box 16-7 患者，家族，介護者の教育とカウンセリングの提案**
>
> **一般的カウンセリング**
> 心不全の説明と症状の原因
> 心不全の原因または考えられる原因
> 予想される症状
> 心不全を悪化させることの徴候
> 症状が悪化する場合，何をすべきか
> 毎日の体重測定による自己点検
> 処置および看護計画の説明
> 患者の責任の明確化
> 喫煙の停止の重要性
> 家族の役割または治療処置計画における他の介護者
> 適当な地域の支援グループの利用とその重要性
> インフルエンザと肺炎球菌感染症の予防接種を受けることの重要性
>
> **予後**
> 寿命
> 事前の指示
> 突然死の場合の家族へのアドバイス
>
> **活動についての注意**
> レクリエーション，余暇と作業活動
> 運動
> 性的活動，性的機能不全と対処方法
>
> **食事についての注意**
> 減塩
> 過剰な水分摂取の回避
> 飲料制限（必要な場合）
> アルコール制限
>
> **薬剤**
> 生活の質と生存に関する薬剤の作用
> 投薬
> 起こりうる副作用とそれが起こったときにすべきこと
> 複雑な医学的治療法への対処方法
> より低コストの薬剤または財政援助の可能性
>
> 治療処置計画遵守の重要性

Clinical Practice Guidelines, Number 11, Heart Failure: Evaluation and Care of Patients With Left-Ventricular Systolic Dysfunction, AHCPR Publication No. 94-0612, p42. より

ウォームアップの時間を当てることである．最大心拍数は，220から年齢を引くことによって推定することができる．心臓薬（例えば，β遮断薬）を服用している場合は，最大心拍数を減少させることがあるので，この原則は適用されない．心拍数と血圧のモニタリングを最初に行って，補足的なレジスタンス運動も適度な強度で行うことが推奨される．

他の冠動脈疾患危険因子の変容は，一次予防介入成功に対する鍵となる．患者には，それらの危険因子を確認して，それらを修正する際に助けとなる手段を求めるよう奨励する．患者が希望するであろう地域に密着した多くの禁煙プログラムまたは医学的に監督されたプログラムがある．ストレス対策プログラムは多様で，個人のニーズに適応することができる．高血圧薬，抗コレステロール薬，血糖降下薬，抗不安または抗うつ薬のような危険因子の制御に有効な薬剤を適切に継続的に使用し，どのようなプログラムでも成功させることが重要である．

高血圧は，米国で最も一般的な心血管疾患として，心血管罹患率と死亡率に影響する最も強力な誘因の1つである[6]．Joint National Committee on Detection, Evaluation and Treatment of High Blood Pressure は，多くの要素が関与するアプローチ，すなわち減量，身体活動，適度な塩分摂取のような生活様式の変更などを，高血圧に対する明確なまたは付加的な治療として推奨している[98]．

まとめ

身体活動はすべての人にとって重要で，特に冠動脈疾患進行の可能性があるリスクのある患者にとって効果がある[99]．仮に心臓病になった場合に，レクリエーションとしての身体活動や処方された運動を実施できないとすることは，もちろん意味がない．むしろ，それは周りの人が患者が活動に参加する可能性がある境界を理解する必要があることを意味する．心臓病患者は，一貫した運動プログラムが疾患管理の一部であって，必要に応じて投薬もあると理解しなければならない．理学療法士の役割は，すべての患者に安全な運動処方を与えることである．

疾患の過程において活動を減少させることは効果的

> **Box 16-8 長期にわたる床上安静がもたらす活動不足による身体調節機能異常**
>
> 身体的仕事容量の減少
> 労作に対する心拍数の増加
> 主に起立性低血圧として現れる姿勢の変化に対する適応性の減少
> 循環血液容量の減少（赤血球容積より大きな範囲で減少している血漿量）
> 肺気量と肺活量の減少
> 血清タンパク濃度の低下
> 陰性の窒素とカルシウム平衡
> 筋の収縮性の低下

Wenger, N: Coronary Care: Rehabilitation after Myocardial Infarction. American Heart Association, New York, 1973. より

なことがある（Box 16-8）。しかし，活動が少なくなればなるほど，作業能力が衰えることになり，ますます活動できなくなってしまうというパラドックスが存在する。身体機能が低下すると，機能的な有酸素能力減少が生じる。したがって，すべての身体活動の相対的なエネルギーコストは増加し，そして，心臓は一定強度の課題に対してより激しく働くことになる。患者が医学的に安定しているときに，活動レベルを考えるよう勧めなければ害を及ぼすことになる。理学療法士として，われわれの役割は明白である。すなわち，疾病経過の病態生理を理解して，患者の正確な評価を得て，安全な運動プログラムを確立することであり，究極の目的は，増加した酸素需要に見合うよう，患者の生理反応を改善して，心臓血管系（特に心筋酸素消費）の仕事を減少させることである。

復習問題

1. アテローム硬化における内皮の役割を論じよ。
2. プラーク形成，プラーク断裂，血栓形成と組織プラスミノゲン活性化因子（t-PA）の役割について言及しながら，心筋梗塞の進行のプロセスを記載せよ。
3. 医療記録のすべての関連する所見を比較せよ。虚血，梗塞およびうっ血性心不全間におけるECG，身体検査，心音，肺音，末梢脈拍，血液検査，臨床症状など。
4. 治療中のあなたの患者が狭心症の症状を有する場合の理学療法管理について述べよ。
5. 運動負荷試験が陽性所見を示す患者の在宅運動プログラムを考えよ。
6. クラスIIIのうっ血性心不全患者の在宅運動プログラムを考えよ。
7. 狭心症のさまざまな可能性のある症状を確認せよ。あなたが患者に症状認知についてどのように教育するかについて論じよ。
8. 合併症のない心筋梗塞後の通常の臨床経過はどうか？ 合併症のある心筋梗塞はどうか？
9. 冠動脈バイパス術後5日で退院する患者の在宅運動プログラムを考えよ。
10. 心拍出量の構成要素について述べよ。
    (a) 患者は全身酸素需要の増加にどのように反応するか？
    (b) 心拍出量の減少があるとき，患者はどのような症状あるいは徴候を呈するか？
11. 血圧を調整する因子について論じよ。あなたの患者が低血圧になった場合，どのような行動をとるか，またそれはなぜか？

CS ケーススタディ

58歳男性。前夜，息切れと睡眠困難の主訴で，地元のERを受診。患者は，少しでも症状を軽くするために，一晩中，体を起こしていなくてはならなかった。彼は息切れが増加するために仕事の準備ができずERに来た。患者は，2ヵ月間（通常，身体活動と関係している）断続的に息切れを感じていたと訴える。しかし症状は，通常安静で治まった。今日の発症は，睡眠中に起こった初めてのことであった。

過去の病歴
- 冠動脈疾患：4年前，前壁心筋梗塞
- 高コレステロール血症
- 末梢血管疾患

投薬
ジゴキシン，カプトプリル，フロセミド（Lasix），ジルチアゼム，シンバスタチン（Zocor）

家族ならびに社会的状況
- 職業あり，エンジニアとしてフルタイムで働いている，月に3～4日の出張
- 既婚，約8,000 m^{2}の土地の2階建ての家に妻と住んでいる，子どもは3人の大学生
- 患者は熱心にゴルフを行う，園芸や造園を楽しむ

現症
身体検査
心音：S_1，S_2；正常，S_3；聴取，S_4；なし。2/6収縮期雑音
肺聴診：クラックル 1/3
リズム/心拍数：不規則，不整，140
血圧：100/60
呼吸数：26回/分
SpO_2は，90%
頸静脈怒張 5 cm
心エコー：心尖部；無動，中隔遠位部と前壁；無動，

左心房と左心室拡張
胸部 X 線：未撮影
検査値：逸脱酵素未定，血球算定は正常範囲，血中尿素窒素とクレアチニンが若干上昇

薬剤が調整される間，患者は 2 日間病院に滞在。この間に，患者は ETT を含むさらなる検査を受けた。
ETT の結果：ブルースプロトコル；4 分，推定最大酸素摂取量；20 mL/kg/分（6 METs）
最大値：心拍数 130，血圧 120/60
心電図：胸痛なし，虚血陰性
中止理由：疲労困憊
ETT 直後の聴診：S_3（＋）

理学療法と作業療法は，運動ガイドラインと退院計画にしたがって行われた。

患者目標
- 仕事復帰
- ハイキングの再開
- 次の 5 週以内に庭の春の種まきの準備を開始すること

理学療法介入：5 分間歩行や座位，立位動作などの低レベル運動による運動耐性獲得

バイタルサイン	心拍数	血圧
安静時	90	110/60
座位運動	108	110/60
立位運動（安静時）	110	108/60
立位運動	116	110/60
5 分間歩行	120	116/60

自宅指導：次の 4～8 週にわたって患者と彼の家族と退院に関するガイドラインについてミーティングを持つ。
フォローアップ：患者は，退院の 3 ヵ月後に基本制御プログラム（PCP）に戻る。
心エコー図は駆出分画 30％で不変である。
退院ガイドラインに従っていると患者が報告する。
バイタルサイン：心拍数 100，血圧 116/70（安静時）
患者は非常に調子がいいと感じ，自分の人生を何とかやっていきたいと述べている。

指導問題

1. 合理的な診断は何か？ あなたがその診断をする情報（そして，あなたがそれを解釈した方法）のそれぞれについて特定せよ。
2. 患者の主症状の病態生理を説明せよ。
3. 患者の症状が悪化し，CCU に入ることになった場合，
    a) Swan-Ganz カテーテルの値はどのようになると思うか？
    b) CCU に運ばれる患者の症状はどのようなものであるか？
    c) 症状を悪化させている原因は何か？
    d) CCU で行われる他の薬物療法あるいは介入は何か？
4. 患者はどのようなリズムか，またそれはなぜか？ このリズムである理由は何であると考えるか？
5. 胸部 X 線ではどのような所見になるか，またそれはなぜか？
6. 理学療法介入に反応する患者のバイタルサインの評価は何か？ 次のセッションのあなたの計画はどのようなものか？
7. あなたは，患者に自宅でのどんな運動処方（種類，強度，期間，頻度）を勧めるか？

用語解説

ACE 阻害薬 ACE inhibitor：レニン-アンギオテンシン系を抑制する薬剤。
能動性充血 active hyperemia：物質代謝に応じての自己調節。
後負荷 afterload：心室の収縮に対する抵抗力。血圧は後負荷の尺度である。
後負荷減少剤 afterload reducer：後負荷を減少させる薬剤。
狭心症 angina：心筋の酸素供給の不足に起因する。典型的な場合，胸骨裏の胸部圧迫感（SSCP）または疼痛として現れるが，さまざまな非典型例もある。
安定狭心症 stable angina：狭心症は心筋酸素供給と心筋酸素需要のアンバランスの結果である。心筋酸素需要が減少するとき，狭心症は寛解する。
不安定狭心症 unstable angina：心筋酸素需要が減少しても狭心症が制御されない。安静時に起こることもある。前梗塞状態を示す可能性がある。
血管造影 angiogram：左心カテーテルで造影剤を冠動脈に注入し，血流と閉塞の存在を評価する。
ルイス角 angle of Louis：右心房の胸壁からの解剖学的標識。胸骨体と胸骨柄の境界。
動脈ライン arterial line：動脈へカテーテルを挿入する

第 16 章　心疾患

ことによる動脈圧の観血的モニタ。
アテローム硬化性病変 atherosclerotic lesion：動脈の内皮損傷部位は，炎症性のプロセスを受けて，脂質，マクロファージ，壊死組織，カルシウムからなる病変を引き起こす。
聴診 auscultation：心臓，肺，血管，その他を聴診器で聞くこと。
自己調節 autoregulation：局所レベルで起こる一種の血管調節。
圧受容器反射 baroreceptor reflex：動脈圧上昇によって刺激を受ける伸張反射。
β遮断薬 beta blocker：交感神経β受容体を遮断して，心筋仕事量を減少させる抗虚血性薬剤。
血圧 blood pressure：心臓周期全体に及ぶ動脈内の圧力。心拍出量と末梢血管抵抗の積。
徐脈 bradycardia：60 bpm 以下の心拍数。
血管雑音 bruit：動脈内の障害物の存在によって生じる異常な聴診所見。ほとんどは，頸動脈または大腿動脈において認められる。
冠動脈バイパス術 coronary artery bypass graft（CABG）：新しい血管グラフトによって冠血流を復元する外科的再灌流処置。
カルシウム拮抗薬 calcium channel blocker：冠攣縮を予防して，血圧を減少させる薬剤。
心係数 cardiac index（CI）：心拍出量を体表面積で割った値。
心拍出量 cardiac output（CO）：左心室より繰り出される 1 分間の血液量。心拍数と一回拍出量の積である。L/分で表される。
心原性ショック cardiogenic shock：致命的なイベント。主要臓器を灌流するのに不十分な心拍出量と動脈圧。
心筋症 cardiomyopathy：心筋機能障害。3 つの基本カテゴリーは，拡張型心筋症，肥大型心筋症と拘束型心筋症である。
カテコールアミン catecholamine：アミノ酸のチロシンからつくられ，カテコール環（2 つのヒドロキシル基による 6 面カーボン環）を含む。3 つのカテコールアミンは，ドパミン，ノルアドレナリン，アドレナリンである。ノルアドレナリンとアドレナリンは，副腎髄質から分泌されるホルモン類である。
カテーテル法 catheterization
　左心カテーテル法 left heart catheterization：通常大腿動脈または橈骨動脈へ細い管（カテーテル）を挿入し，それを逆行性に前進させ，左心室機能を評価する場合は左心室まで，または冠血流を評価する場合

は冠動脈口まで到達させ冠動脈のアテローム硬化性病変の存在を確認する。
　右心カテーテル法 right heart catheterization：内頸静脈または鎖骨下静脈を経てカテーテルを右心に挿入し，血行力学的モニタリングを目的とする。
化学受容器 chemoreceptor：酸素，二酸化炭素と水素イオン濃度を感知する。
周期変動不全 chronotropic incompetence：酸素需要の増加に反応して適切に心拍数を増加させることができないこと。
代償性心不全 compensated heart failure：適切な心拍出量と血圧反応によって代償された左心室機能障害で，うっ血の全身性徴候がない。
代償性頻拍 compensatory tachycardia：一回拍出量の減少に反応して心拍出量を維持するために心拍数が増加する状態。
うっ血性心不全 congestive heart failure（CHF）：心不全（最も一般に左心室機能障害）による肺か末梢のうっ血が存在している状態。
収縮性 contractility：左心室の収縮する能力。一回拍出量の因子。
肺性心 cor pulmonale：肺高血圧など肺に原発性病変がある右心不全。
冠動脈疾患 coronary artery disease（CAD）：心臓に十分な血液供給を妨げる冠状動脈の狭窄化を有する心臓病。
冠動脈血流 coronary blood flow（CBF）：冠動脈内の血流量。心筋酸素供給を増加させる重大な要因。
冠動脈疾患 coronary heart disease（CHD，虚血性心疾患 ischemic heart disease）：心臓に対する酸素供給の欠如（それによって心機能が変化する）。最も一般的な原因は，冠動脈のアテローム硬化である。
冠攣縮 coronary spasm：動脈平滑筋の痙攣による冠動脈の一時的な閉塞。
CPK MB：組織損傷（特に心筋組織）で放出される細胞内酵素。CPK レベルは，通常 MI 発症後 12〜24 時間でピークに達する。
クラックル crackles（ラ音 rales）：肺の異常な聴診所見で，肺機能障害を示す可能性があるにもかかわらず，一般にうっ血性心不全の肺うっ血と関連している。
チアノーゼ cyanosis：動脈の酸素化減少と関連する蒼白皮膚，爪床，唇。
多汗症 diaphoresis：過剰または大量の発汗。
労作時呼吸困難 dyspnea on exertion（DOE）：低レベル活動または通常の日常生活活動の間に起こる呼吸困難。
Dressler 症候群 Dressler's syndrome：心筋梗塞後に起

こる心外膜炎。

呼吸困難 dyspnea：快適な呼吸によって得られるより高い換気の要求があるときに起こる息切れの感覚。空気飢餓。通常，活発な運動にともなう。

内皮由来弛緩因子 endothelium-derived relaxing factor (EDRF)：内皮細胞より分泌されて，血管平滑筋を弛緩させ，その結果細動脈が拡張する。一酸化窒素は一例である。

駆出分画 ejection fraction (EF)：収縮期の間に左心室から放出された左心室拡張終期心容量（LVEDV）のパーセント。一回拍出量とLVEDVの比率（SVをLVEDVで割る）として表される。

運動負荷試験 exercise tolerance test (ETT, **段階的負荷またはストレス試験** graded exercise or stress test)：呼吸循環システムの効率の評価。被験者はトレッドミルにおり，ECGと，ときに呼気ガス分析装置でモニタされる。作業負荷は，対象が疲労するまで，または運動不耐性の徴候が出るまで増加する。

- **ETT 偽陰性** false negative ETT：虚血が存在するが，虚血の存在を検出できないETT。
- **ETT 偽陽性** false positive ETT：虚血が存在しないのに，誤って虚血の存在を検出するETT。
- **ETT 陰性** negative ETT：ETTの間，虚血を認めない。
- **ETT 陽性** positive ETT：ETTの間，虚血を認める。

心音 heart sound：心臓周期の聴診音。
- S_1：正常第一心音は僧帽弁や三尖弁の弁閉鎖によって生じる。収縮期の初めにあたる。
- S_2：正常第二心音は大動脈弁と肺動脈弁の閉鎖によって生じる。収縮期の終わりと拡張期の初めにあたる。
- S_3：心室性ギャロップ。異常な心音は，うっ血性心不全の存在と関連する。
- S_4：心房性ギャロップ。異常な心音は，心筋梗塞と関連する。

大動脈内バルーンポンプ intra-aortic balloon pump (IABP)：大動脈内に置かれ，ECGと同期する大きく膨らませるバルーンのついたカテーテルで，拡張期に膨張して冠状動脈の灌流を増加させ，収縮期に縮小し後負荷と心筋仕事量を減少させる。

変力 inotropy：収縮性。

虚血 ischemia：組織への酸素化した血液供給の一時的な減少。

Levine 徴候 Levine sign：狭心症の古典的な徴候で，胸骨の上に握り締めた拳を置いた状態。

代謝当量 metabolic equivalent (MET)：安静時の酸素消費量は，1 METと称されて，3.5 mL/kg/分に対応する。

心筋梗塞 myocardial infarction (MI)
- **非 Q 波（非貫壁性）梗塞** non-Q wave (nontrasmural) MI：心筋層の全体に梗塞が広がらず，むしろ心内膜下領域でのMI。ECGの上で異常なQ波をともなわない。
- **貫壁性（Q 波）梗塞** transmural (Q wave) MI：心筋組織層全体を通す梗塞（心内膜下から心外膜下まで及ぶ）。ECGの上でしばしば異常なQ波をともなう。

MV_{O_2}：心筋酸素需要。

硝酸薬 nitrate：動脈と静脈を拡張し，後負荷と前負荷を減少させる抗虚血薬。

正常洞調律 normal sinus rhythm (NSR)：洞房結節から始まる正常心伝導。

起坐呼吸 orthopnea：臥位で生じて，垂直位で楽になる呼吸困難。
- **2 つの枕の起坐呼吸** two pillow orthopnea：枕を2つ重ねて頭を上げると軽減される起坐呼吸。

起立性低血圧（体位性低血圧） orthostatic hypotension (postural hypotension)：仰臥位から起立位に体位が変換する際に生じる血圧の長時間にわたる低下。

蒼白 pallor：ピンク色，バラ色の色調の欠如。青白さ。

心房期外収縮 premature atrial contraction (PAC)：心房から生じている異所性拍動。

発作心房性頻拍 paroxysmal atrial tachycardia (PAT)：100～200の心拍数で起こる一連のPAC。

肺動脈楔入圧 pulmonary capillary wedge pressure (PCWP)：バルーンカテーテルで測定される肺毛細管の圧。

心膜摩擦音 pericardial friction rub：心膜炎と関連する異常な聴診の知見。

末梢血管抵抗 peripheral vascular resistance (PVR)：血流に対する抵抗。主に動脈の脈管系の性質を表す。

ペルサンチンタリウム persantine thallium：虚血の存在をみつける非運動診断検査。

第 1, 2, 3, 4 相 phases I, II, III, IV：心臓イベントからの時間や重症度に基づく心臓リハビリテーションの時期の呼称。監視とモニタリングの必要性のレベルがある。

圧痕浮腫 pitting edema：圧力を加えると皮膚にくぼみが生じること。末梢浮腫の重症度を表す。

最大拍動点 point of maximal impulse (PMI)：心尖部に位置し，最も強い心室収縮の領域を示す。鎖骨中線上の第5肋間にある。

発作性夜間呼吸困難 paroxysmal nocturnal dyspnea (PND)：睡眠から急に目覚める呼吸困難。

腎前性腎不全 pre-renal failure：血流が腎に到達する前に，非腎臓原因（心不全）によって低下した腎臓機能。
前負荷 preload：静脈還流。一回拍出量の因子。
圧自己調節 pressure autoregulation：血流量の減少に対する反応の自己調節。
一次予防 primary prevention：栄養，運動，カウンセリングによって冠動脈疾患危険因子を減少させ，冠動脈疾患の発生を減少させることを目的とする。
経皮経管冠動脈形成術 percutaneous transluminal coronary angioplasty（PTCA）：風船を膨らませ動脈の壁に対してアテローム硬化性プラークを圧縮することによって冠動脈血流を回復させる再灌流療法。
肺水腫 pulmonary edema：肺うっ血。毛細管の静水圧の上昇（例えば，左心室機能障害），血漿コロイド浸透圧の減少，リンパ不全，肺胞毛細管膜透過性の変化または他の一般的でない原因により起こる。
心室期外収縮 premature ventricular contraction（PVC）：心室から生じる異所性拍動。
rate pressure product（RPP）：心筋酸素需要の評価。心拍数と収縮期血圧の積。
主観的運動強度 rate of perceived exertion（RPE）：患者が運動している間，主観的に運動の感覚を評価するスケール（適応度レベル，環境条件と全身疲労レベルを考慮する）。Borgによって開発された[94,p67]。
リモデリング remodeling：心筋梗塞後に生じる心室拡張や肥大のプロセスであり，左心室機能を低下させる。
逆行性血流 retrograde flow：通常の順行性の流れと反対の血流。
Staringの長さ-張力関係 Starling's length-tension relationship：筋肉長が増加するにつれて，発生する力も増加する。
ストレスエコー stress echo：運動負荷試験時にとられる心エコー図。
一回拍出量 stroke volume：1回の収縮によって左心室から送り出される血液量。mL/分で表される。左心室拡張終期容量と左心室収縮期末期容量の差。
突然死 sudden death：心停止。無脈と呼吸停止。
上室拍動 supraventricular beat：心室の上（上部）から出る異所性拍動。
上室頻拍 supraventricular tachycardia（SVT）：150～250 bpmの上室性拍動。
交感神経遮断薬 sympatholytics：交感神経活動に対抗するか阻害する。いくつかの薬剤は，交感神経遮断薬として作用する可能性がある。
交感神経刺激薬 sympathomimetics：交感神経活動に類似する。いくつかの薬剤は，交感神経類似薬として作用する可能性がある。
頻拍 tachycardia：心拍数が100 bpmを超える。
血栓 thrombus：血管または心腔内の血流を妨げる凝血。
トロポニンIとT troponin I and T：筋線維中の抑制性タンパク質。心筋梗塞のマーカーとして高値を示す。
合併症のない心筋梗塞 uncomplicated MI：心筋梗塞後虚血，左心室機能障害または心室頻脈や心室細動のような心室性不整脈を合併しない心筋梗塞。

付録 A

ミネソタ心不全QOL質問票

これらの質問は過去1ヵ月に心臓の病気によって，あなたの生活がどのように障害されたかに関するものである。下記に表してある項目において該当するものを選択するようになっている。もしその項目が，あなたの心臓の状態に該当しなければ，"0"（まったくない）とし，該当していれば，あなたの生活にどう障害をもたらしているのか，その程度を数字で表す。

	まったくない	少しある				かなりある
1. 足部や脚に浮腫がありますか？	0	1	2	3	4	5
2. 1日中，座っているか寝ていますか？	0	1	2	3	4	5
3. 歩くことや階段昇降に支障がありますか？	0	1	2	3	4	5
4. 家やその周りで作業をすることが困難ですか？	0	1	2	3	4	5
5. 家から外出することが困難ですか？	0	1	2	3	4	5
6. 夜，熟睡することができていますか？	0	1	2	3	4	5
7. 友だちや家族と関係を持つことに支障がありますか？	0	1	2	3	4	5
8. 生計を立てるために働くことが困難ですか？	0	1	2	3	4	5
9. レクリエーションの楽しみやスポーツ，趣味が困難になっていますか？	0	1	2	3	4	5

	まったくない	少しある				かなりある
10. 性行為は困難ですか？	0	1	2	3	4	5
11. 好きな食物を食べることが少なくなっていますか？	0	1	2	3	4	5
12. 息切れがありますか？	0	1	2	3	4	5
13. 疲れやすく，エネルギー不足を感じますか？	0	1	2	3	4	5
14. 病院に入院していますか？	0	1	2	3	4	5
15. 医療費にお金がかかりますか？	0	1	2	3	4	5
16. 薬物療法により副作用がありますか？	0	1	2	3	4	5
17. 家族や友人に対して負担を感じていますか？	0	1	2	3	4	5
18. 人生において自制心を失っていますか？	0	1	2	3	4	5
19. 何か心配事がありますか？	0	1	2	3	4	5
20. 物事に集中したり記憶したりすることが難しくなっていますか？	0	1	2	3	4	5
21. うつ的な気分ですか？	0	1	2	3	4	5

Copyrghit Regents of the University of Minnesota, Twin Cities, Department of Medicine

付録 B

ケーススタディの指導問題解答例

1. 合理的な診断は何か？ あなたがその診断をする情報（そして，あなたがそれを解釈した方法）のそれぞれについて特定せよ。

解答　鑑別診断はうっ血性心不全，虚血性心疾患，あるいは梗塞である。息切れは虚血性によるものかもしれない，数ヵ月前からの雑事による息切れとして説明できる。その症状が臥位ではなく立位で改善されるなら，うっ血性心不全の可能性もある。しかしながら，うっ血性心不全は虚血性心疾患あるいは梗塞による結果である。

- 心電図：急性心筋梗塞の c/w？　ST は正常域
- 心音：S_3 はうっ血性心不全の典型的な症状
- 肺音：うっ血性心不全の診断としてクラックル音
- エコー：心筋損傷，左心室の伝導障害，うっ血性心不全の可能性がある
- 頸静脈怒張

2. 患者の主症状の病態生理を説明せよ。

解答　労作時あるいは安静時の息切れ。大きな前壁心筋梗塞による左心室の代償の影響かもしれない。収縮期の機能不全による左心室の肥大である。左心室の欠陥により左心室拡張末期圧/拡張期容積は増加し，左心房と肺静脈に運ばれ，うっ血気味で肺の間質組織から流動的に漏れ出している。静脈還流は座位よりも背臥位で多くあり，そのため拡張期容積が大きくなって症状を悪化させる。患者は立ち上がると，重力によって静脈還流が減少し，一時的に緩解する。

3. 患者の症状が悪化し，CCU に入ることになった場合，

(a) Swan-Ganz カテーテルの値はどのようになると思うか？

解答　左心室の障害があり，肺動脈楔入圧が 20 mmHg 以上，中心静脈圧および胸腔内大静脈圧は 10 mmHg 以上。

(b) CCU に運ばれる患者の症状はどのようなものであるか？

解答

- 低血圧
- 悪化した息切れ
- 身体検査における過剰な徴候の増加
- 動脈酸素分圧の減少

(c) 症状を悪化させている原因は何か？

解答　虚血性

(d) CCU で行われる他の薬物療法あるいは介入は何か？

解答

- 薬物療法で安定することが不十分なら大動脈内バルーンポンプ
- 進行を抑えるための利尿剤や ACE 阻害薬
- 動脈酸素分圧を維持するための酸素供給

4. 患者はどのようなリズムか，またそれはなぜか？ このリズムである理由は何であると考えるか？

解答　心房細動は典型的な不整脈である。左心房での伝導遅延，心房性不整脈として起こる。

5. 胸部 X 線ではどのような所見になるか，またそれはなぜか？

第 16 章 心疾患

解答 うっ血した血管,肺水腫,拡張した心臓。

6. 理学療法介入に反応する患者のバイタルサインの評価は何か？ 次のセッションのあなたの計画はどのようなものか？

解答 血圧の安定。心拍数の適合において（例えば，運動により心拍数は増加するが，制限された運動に対して心拍数がより高く上昇した場合）。次の運動実施は，短時間でゆっくりとしたペースで，座位での運動と同様のレベルの運動強度にすべきである。

7. あなたは，患者に自宅でのどんな運動処方（種類，強度，期間，頻度）を勧めるか？

解答 ゆっくりした歩行，取り巻く環境，エルゴバイク。目標は，徐々に時間を長くし，決して心拍数が 115/分以上にならないように強度を保つ。一般的には安静心拍数に 10～20 を足した心拍数で，慎重な処方を行う。

文 献

1. American Heart Association: Fact Sheet on Heart Attack, Stroke, and Risk Factors. American Heart Association, Dallas, 1993.
2. American Heart Association: Heart and Stroke Facts. 1995 Statistic Supplement. American Heart Association, Dallas, 1995.
3. Adams, PF, and Marano, MA: Current Estimates from the National Health Survey, United States 1994. Vital and Health Statistics. Vol. DHHS pub no (PHS) 96-1521: US Government Printing Office, Washington, DC, 1995.
4. WHO: MONICA Manual revised edition, Cardiovascular Diseases Unit. WHO MONICA Project. Geneva, 1990.
5. National Heart Lung and Blood Institute: Mortality and Morbidity in Cardiovascular, Lung and Blood Diseases: US Department of Health and Human Services, Washington, DC, 1996.
6. Thom, TJ, et al: Incidence, Prevalence and Mortality of Cardiovascular Disease in the United States. In Alexander, RW, Schlant, RC (eds): Hurst's The Heart, 9th ed. McGraw-Hill, New York, 1998, p 8.
7. Schlant, RC, et al: Normal Physiology of the Cardiovascular System. In Alexander, RW, et al (eds): Hurst's The Heart. McGraw-Hill, New York, 1998, p 108.
8. Fletcher, GF, and Schlant, RC: The Exercise Test. In Schlant, RC, and Alexander, RW (eds): Hurst's The Heart, 8th ed. McGraw-Hill, New York, 1994, p 424.
9. Alpert, JS: Physiology of the Cardiovascular System. Boston. Little, Brown and Co, Boston, 1984, p 20.
10. Opie, L: Mechanisms of cardiac contraction and relaxation. In Braunwald, E (ed): Heart Disease: A Textbook of Cardiovascular Medicine. Saunders, Philadelphia, 1997, p 378.
11. Noback, CR: The Human Nervous System. McGraw-Hill, New York, 1967, p 112.
12. Schlant, RC, and Sonnenblick, EH: Normal Physiology of the Cardiovascular System. In Schlant, RC, and Alexander, RW (eds): Hurst's The Heart, 8th ed. McGraw-Hill, New York, 1994, p 127.
13. Berne, RM, and Levy, MN: Cardiovascular Physiology, ed 4. Mosby, St. Louis, 1981, p 140.
14. Schlant, RC, and Sonnenblick, EH: Normal physiology of the cardiovascular system. In Schlant, RC, and Alexander, RW (eds): Hurst's The Heart, 8th ed. McGraw-Hill, New York, 1994, p 137.
15. Berne, RM, and Levy, MN: Cardiovascular Physiology, ed 4. Mosby, St. Louis, 1981 p 98.
16. Berne, RM, and Levy, MN: Cardiovascular Physiology. Mosby, St. Louis, 1981 p 136.
17. Vander, AJ, et al: Human Physiology. McGraw-Hill, New York, 1990, p 407.
18. Schlant, RC, and Sonnenblick, EH: Normal physiology of the cardiovascular system. In Schlant, RC, and Alexander, RW (eds): Hurst's The Heart, 8th ed: McGraw-Hill, New York, 1994, p 135.
19. Alexander, RW. Coronary Ischemic Syndromes: Relationship to the Biology of Atherosclerosis. In Alexander, RW, et al (eds): Hurst's The Heart, 9th ed. McGraw-Hill, New York, 1998, p 1265.
20. Ross, R: Atherosclerosis: An inflammatory disease. N Engl J Med 340:115, 1998.
21. Charo, S, et al: Endothelial dysfunction and coronary risk reduction. J Cardiopulm Rehabil 18:60, 1998.
22. Guyton, AC: Heart sounds: Dynamics of valvular and congenital heart defects. Textbook of Medical Physiology. Saunders, Philadelphia, 1991, p 256.
23. Shaver, JA, and Salerni, R: Auscultation of the heart. In Schlant, RC, and Alexander, RW (eds): Hurst's The Heart, 8th ed. McGraw-Hill, New York, 1994, p 254.
24. Thaler, MS: The Only EKG Book You'll Ever Need. Lippincott, Philadelphia, 1998.
25. Golderberger, A, and Golderberger, E: Clinical Electrocardiography: A Simplified Approach. Mosby, St. Louis, 1981.
26. Dubin, D: Rapid Interpretation of EKGs. Cover, Tampa, 1974.
27. Myerburg, RJ, et al: Recognition, clinical assessment, and management of arrhythmias and conduction disturbances. In Schlant, RC, and Alexander, RW (eds): Hurst's The Heart, 8th ed. McGraw-Hill, New York, 1994, p 737.
28. Myerburg, RJ, et al: Recognition, clinical assessment, and management of arrhythmias and conduction disturbances. In Schlant, RC, and Alexander, RW (eds): Hurst's The Heart, 8th ed. McGraw-Hill, New York, 1994, p 736.
29. Kupersmith, J: Antiarrhythmic Drugs. The Pharmacologic Management of Heart Disease: Williams & Wilkins, Baltimore, 1997, p 449.
30. Bates, B: A Guide To Physical Examination and History Taking. Lippincott, Philadelphia, 1995.
31. Seidel, HM, et al: Mosby's Guide to Physical Examination. Mosby, St. Louis, 1995.
32. Alexander, RW: Dyspnea and Fatigue. In Schlant, RC, and Alexander, RW (eds): Hurst's The Heart, 8th ed. McGraw-Hill, New York, 1994, p 473.
33. Perry, AG, and Potter, PA: Vital Signs and Clinical Assessment. Clinical Nursing Skills and Techniques. Mosby, St. Louis, 1998, p 269.
34. Hellerstein, HK, et al: Principles of exercise prescription. In Naughton, JP (ed): Exercise Testing and Exercise Training in Coronary Heart Disease. Academic, New York, 1973, p 153.
35. Naughton, J, and Haider, R: Methods of exercise testing. In Naughton, JP, and Hellerstein, HK (eds): Exercise Testing and Exercise Training in Coronary Heart Disease. Academic, New York, 1973, p 82.
36. American College of Sports Medicine: Guidelines for Exercise Testing and Prescription. Lea & Febiger, Philadelphia, 1991.
37. Hurst, JW, and Morris, DC: The history: Symptoms and past events related to cardiovascular disease. In Schlant, RC, and Alexander, RW (eds): Hurst's The Heart, 8th ed. McGraw-Hill, New York, 1994, pp 212–213.
38. Shaver, JA, and Salerni, R: Auscultation of the heart. In Schlant, RC, and Alexander, RW (eds): Hurst's The Heart. McGraw-Hill, New York, 1994, p 284.
39. Collin, V: Contribution to diseases of the heart and pericardium: I. Historical Introduction. Bull NY Med Coll 18:1, 1955.
40. Shabetai, R: Diseases of the pericardium. In Alexander, RW, et al (eds): Hurst's The Heart, 9th ed. McGraw-Hill, New York, 1998, p 2171.
41. Ross, R: The pathogenesis of atherosclerosis: A perspective for the 1990's. Nature 362:801, 1993.
42. Wenger, NK: Coronary heart disease in women: Evolving knowledge is dramatically changing clinical care. In Julian, DG, and Wenger, NK (eds): Women and Heart Disease. Mosby, St. Louis, 1997, p 22.
43. Hennekens, CH: Coronary disease: Risk intervention. In

Julian, DG, and Wenger, NK (eds): Women and Heart Disease. Mosby, St. Louis, 1997, p 45.
44. Cobb, LA: The mechanisms, predictors and prevention of sudden cardiac death. In Schlant, RC, and Alexander, RW (eds): Hurst's The Heart, 8th ed. New York: McGraw-Hill, 1994, p 947.
45. Schlant, RC, and Alexander, RW: Diagnosis and management of patients with chronic ischemic heart disease. In Alexander, RW, et al (eds): Hurst's The Heart, 9th ed. McGraw-Hill, New York, 1998, p 1277.
46. Alpert, JS: Physiology of the Cardiovascular System. Little, Brown and Co, Boston, 1984, p 36.
47. Factor, SM, and Bache, RJ: Pathophysiology of Myocardial Ischemia. In Alexander, RW, et al (eds): Hurst's The Heart, 9th ed. McGraw-Hill, New York, 1998, p 1252.
48. Richenbacher, WE, and Pierce, WS: Assisted circulation and the mechanical heart. In Braunwald, E (ed): Heart Disease: A Textbook of Cardiovascular Medicine, ed 5. Saunders, Philadelphia, 1997, p 535.
49. Alexander, RW, et al: Diagnosis and management of patients with acute myocardial infarction. In Alexander, RW, et al (eds): Hurst's The Heart, 9th ed. McGraw-Hill, New York, 1998, p 1356.
50. Ciccone, C: Pharmacology in Rehabilitation. FA Davis, Philadelphia, 1990.
51. Malone, T: Physical and Occupational Therapy: Drug Implications for Practice. Lippincott, Philadelphia, 1989.
52. Kupersmith, J: Antiarrhythmic Drugs. The Pharmacologic Management of Heart Disease. Williams & Wilkins, Baltimore, 1997.
53. Grimes, K, and Cohen, M: Cardiac pharmacology. In Hillegass, E (ed): Essentials of Cardiopulmonary Physical Therapy. Saunders, Philadelphia, 1995.
54. American Physical Therapy Association: Guide to Physical Therapist Practice APTA, Alexandria, VA, 1999.
55. Levine, SA, and Lown, B: Armchair treatment of acute coronary thrombosis. JAMA 1948:1356, 1952.
56. American Association of Cardiovascular and Pulmonary Rehabilitation: Guidelines for Cardiac Rehabilitation Programs: Human Kinetics, Champaign, IL, 1995, p 49.
57. Borg, GV: Psychophysical basis of perceived exertion. Med Sci Sports Exer 14:377, 1982.
58. US Department of Health and Human Services: Effects of Cardiac Rehabilitation Exercise Training. Clinical Practice Guidelines, Cardiac Rehabilitation, AHCPR No. 17 publication No. 96-0672, October 1995.
59. McCartney, N: Role of resistance training in heart disease. Med Sci Sports Exerc S396, 1998.
60. Beniamini, Y, et al: Effects of high intensity strength training on quality of life parameters in cardiac rehabilitation patients. Am J Cardiol 841, 1997.
61. American Association of Cardiovascular and Pulmonary Rehabilitation: Guidelines for Cardiac Rehabilitation Programs. Human Kinetics Publishers, Champaign, IL, 1991, pp 27–56.
62. American College of Sports Medicine: ACSM's Resource Manual for Guidelines for Exercise Testing and Prescriptions. Williams & Wilkins, Baltimore, 1998, p 448.
63. Fletcher, GF, et al: Exercise standards: A statement for healthcare professionals from the American Heart Association. Circulation 91:580, 1995.
64. Kannel, WB: Epidemiological aspects of heart failure. Cardiol Clin 7:1, 1989.
65. Cahalin, LP: Cardiac muscle dysfunction. In Hillegass, E (ed): Essentials of Cardiopulmonary Physical Therapy. Saunders, Philadelphia, 1995, p 126.
66. Wynne, J, and Braunwald, E: The cardiomyopathies and myocarditides. In E B (ed): Heart Disease: A Textbook of Cardiovascular Medicine, vol 2. Saunders, Philadelphia, 1997, p 1404.
67. Thom, TJ, et al: Incidence, prevalence and mortality of cardiovascular disease in the United States. In Alexander, RW, et al (eds): Hurst's The Heart, 9th ed. McGraw-Hill, New York, 1998, pp 12–13.
68. Schlant, RC, and Sonnenblick, EH: Pathophysiology of heart failure. In Schlant, RC, and Alexander, RW (eds): Hurst's The Heart, 8th ed. McGraw-Hill, New York, 1994, p 522.
69. Schlant, RC, and Sonnenblick, EH: Pathophysiology of heart failure. In Schlant, RC, and Alexander, RW (eds): Hurst's The Heart, 8th ed. McGraw-Hill, New York, 1994, p 519.
70. Atsumi, H, et al: Cardiac sympathetic nervous disintegrity is related to exercise intolerance in patients with chronic heart failure. Nucl Med Commun 19:451, 1998.
71. Linjiing, X, et al: Effect of heart failure on muscle capillary geometry: Implications for O_2 exchange. Med Sci Sports Exerc 30:1230, 1998.
72. Lunde, PK, et al: Skeletal muscle fatigue in normal subjects and heart failure patients. Is there a common mechanism? Acta Physiol Scand 162:215, 1998.
73. Rocca, HPBL, et al: Oxygen uptake kinetics during low level exercise in patients with heart failure: Relation to neurohormones, peak oxygen consumption, and clinical findings. Heart 81:121, 1999.
74. Bank, AJ: Effects of short-term forearm exercise training on resistance vessel endothelial function in normal subjects and patients with heart failure. J Card Fail 4:193, 1998.
75. Genth-Zotz, S, et al: Changes of neurohumoral parameters and endothelin-1 in response to exercise in patients with mild to moderate congestive heart failure. Int J Cardiol 30:137, 1998.
76. Coats, A, et al: Controlled trial of physical training in chronic heart failure: Exercise performance, hemodynamics, ventilation and autonomic function. Circulation 85:2119, 1992.
77. Rossi, P: Physical training in patients with CHF. Chest 101:350s, 1992.
78. Cahalin, LP. Exercise training in chronic heart failure, the European experience. AACN Clin Issues 9:225, 1998.
79. Kavanagh, T: Exercise training in chronic heart failure: The European experience. Eur Heart J 19:363, 1998.
80. Tyni-Lenne, R, et al: Improved quality of life in chronic heart failure patients following local endurance training with leg muscles. J Card Fail 2:111, 1996.
81. Afzal, A, et al: Exercise training in heart failure. Prog Cardiovasc Dis 41:175, 1998.
82. Avezum, A, et al: Beta-blocker therapy for congestive heart failure: A systemic overview and critical appraisal of the published trials. Can J Cardiol 14:1045, 1998.
83. Cleland, JG, et al: Beta-blockers for chronic heart failure: From prejudice to enlightenment. J Cardiovasc Pharmacol 32:S36, 1998.
84. Cahalin, LP: Heart failure. Phys Ther 76:516, 1996.
85. Cahalin, L: The six-minute walk test predicts peak oxygen uptake and survival in patients with advanced heart failure. Chest 110:325, 1996.
86. Johnson, PH, et al: A randomized controlled trial of inspiratory muscle training in stable chronic heart failure. Eur Heart J 19:1249, 1998.
87. Balady, GJ: Exercise training in the treatment of heart failure: What is achieved and how? Ann Med 30(suppl 1):61, 1998.
88. Schlant, RC, and Sonnenblick, EH: Pathophysiology of heart failure. In Schlant, RC, and Alexander, RW (eds): Hurst's The Heart, 8th ed. New York: McGraw-Hill, 1994, p 530.
89. American College of Sports Medicine: ACSM's Exercise Management for Persons with Chronic Diseases and Disabilities. Human Kinetics, Champaign, IL, 1997, p 50.
90. McKelvie, RS, et al: Comparison of hemodynamic responses to cycling and resistance exercises in congestive heart failure secondary to ischemic cardiomyopathy. Am J Cardiol 76:977, 1995.
91. Schaufelberger, SM, and Swedberg, K: Is six-minute walk test of value in congestive heart failure? Am Heart J 136:371, 1998.
92. Faggiano, P, et al: Assessment of oxygen uptake during the six-minute walking test in patients with heart failure: Preliminary experience with a portable device. Am Heart J 134:203, 1997.
93. Braith, RW: Exercise training in patients with CHF and heart transplant recipients. Med Sci Sports Exerc 30(suppl 10), 1998.
94. American College of Sports Medicine: ACSM's Guide For Exercise Testing and Prescription. Williams & Wilkins, Baltimore, 1995, pp 191–192.
95. American College of Sports Medicine: ACSM's Exercise Management for Persons with Chronic Diseases and Disabilities. Human Kinetics, Champaign, IL, 1997, p 55.
96. American College of Sports Medicine: ACSM's Exercise Management for Persons with Chronic Diseases and Disabilities. Human Kinetics, Champaign, IL, 1997, p 38.
97. Harvard Heart Letter: Hazards for patients with cardiac pacemakers and defibrillators. Harvard Heart Letter 9:6, 1999.
98. National High Blood Pressure Education Program: The Fifth Report of The Joint National Committee on Detection, Evaluation and Treatment of High Blood Pressure, NHLBI Obesity Education Initiative, US Government Printing Office, Washington, D.C., 1993.
99. Miller, T, et al: Exercise and its role in the prevention and rehabilitation of cardiovascular disease. Ann Behav Med 19:220, 1997.

参考文献

Alexander, RW, et al (eds): Hurst's The Heart, 9th ed. McGraw-Hill, New York, 1998.

American Association of Cardiovascular and Pulmonary Rehabilitation: Guidelines for Cardiac Rehabilitation Programs. Human Kinetics, Champaign, IL, 1991.

American College of Sports Medicine: ACSM's Exercise Management for Persons with Chronic Diseases and Disabilities. Human Kinetics, Champaign, IL, 1997.

American College of Sports Medicine: ACSM's Guidelines for Exercise Testing and Prescription, ed 5. Williams & Wilkins, Baltimore, 1995.

Braunwald, E: Heart Disease: A Textbook of Cardiovascular Medicine, ed 5. Saunders, Philadelphia, 1997.

Frownfelter, D, and Dean, E: Principles and Practice of Cardiopulmonary Physical Therapy. Mosby-Year Book, St. Louis, 1996.

Hillegass, EA, and Sadowsky, HS: Essentials of Cardiopulmonary Physical Therapy. Saunders, Philadelphia, 1994.

Kupersmith, J, and Deedwania, PC: Pharmacologic Management of Heart Disease. Williams & Wilkins, Baltimore, 1997.

Roberqs, RA, and Roberts, SO: Exercise Physiology, Mosby, St. Louis, 1997.

US Department of Health and Human Services: Clinical Practice Guideline, Number 17, Cardiac Rehabilitation, AHCPR Publication No. 96-0672, October, 1995.

US Department of Health and Human Services: Clinical Practice Guideline, Number 11, Heart Failure: Management of Patients with Left Ventricular Systolic Dysfunction, AHCPR Publication No. 94-0613, June, 1994.

Watchie, J: Cardiopulmonary Physical Therapy: A Clinical Manual. Saunders, Philadelphia, 1995.

17

脳卒中

Susan B. O'Sullivan

概要

- 疫学
- 病因別分類
- 危険因子
  脳卒中の予防
- 病態生理
- 管理的分類
- 解剖学的分類
  脳血流
  血管別症状
- 病歴と検査
- 診断学的検査
- 直接的機能障害
  体性感覚障害
  疼痛
  視覚障害
  運動障害
  言語障害
  嚥下障害
  知覚障害
  認知障害
  情動障害
  行動についての大脳半球間の相違
  てんかん発作
  膀胱機能不全と腸管機能不全
- 間接的機能障害と合併症
  静脈血栓症
  皮膚の損傷
  柔軟性の低下
  肩関節亜脱臼と疼痛
  反射性交感神経性ジストロフィー
  体力低下
- 能力低下
- 脳卒中からの回復
- 医学的管理
- リハビリテーション管理
  脳卒中患者の評価方法
- 急性期リハビリテーション：目標と帰結
- 急性期リハビリテーション：介入
  運動学習法
  運動制御トレーニング
  アプローチの有効性
  ポジショニング法

学習目標

1. 脳卒中の病因，病態生理学，症候学，続発症について述べる。
2. 脳卒中患者の診断や予後，ケアプランを確定するために用いる評価・検査法をみきわめ，かつそれについて述べる。
3. 介入，患者家族教育，協調，コミュニケーション，文書など，脳卒中から回復していく患者を支援していくうえでの理学療法士の役割について述べる。
4. 急性期リハビリテーションの介入方法をみきわめ，それについて述べる。
5. ケーススタディの患者のデータを分析，解釈し，現実の目標と帰結を想定し，治療計画を立てる。

　　関節可動域/上肢・下肢の外傷の予防
　　感覚トレーニング法
　　筋緊張抑制法
　　姿勢制御の再獲得と機能的な運動を改善する方法
　　上肢のコントロールを改善する方法
　　下肢のコントロールを改善する方法
　　バランスを改善する方法
　　歩行を改善する方法
　　摂食と嚥下を改善する方法
　　全身調整の方法
　　電気療法的手段
　　患者と家族の教育
- 退院計画
- 急性期後のリハビリテーション
- リハビリテーションの帰結

脳卒中は，脳循環異常により急性発症した神経学的な機能障害であり，脳の局所に対応した症状や徴候をを引き起こす[1]。脳血管障害 cerebrovascular accident (CVA) は，虚血や出血をともなう脳血管の状態に起因する脳卒中と同じ意味で用いられる。臨床的には，意識レベルの低下や，感覚，運動，認知，知覚，言語機能障害などのさまざまな症状がみられる。主たる神経学的症状が 24 時間以上持続したものを脳卒中としている。運動機能障害は，脳障害とは反対側の**片麻痺**または**不全麻痺**が特徴である。一般的に，片麻痺という言葉は，脳卒中によって起こるさまざまな問題を広く含んで用いられる。脳の損傷部位と広がり，付随的な血流量，そして早期のケアマネジメントは個々の患者の神経学的障害の重症度を決定づける。機能障害は一般的には 3 週間以内の神経学的な自然回復（**可逆的虚血性神経学的障害**）で決まる。3 週間以上持続する他の神経学的障害は永続的な能力低下につながり，介助が必要になる。脳卒中は病因学的範疇（脳血栓，脳塞栓，脳出血），管理学的範疇（一過性虚血発作，軽微な脳卒中，重篤な脳卒中，悪化する脳卒中，若年性脳卒中），解剖学的範疇（特定の血管支配領域）によって分類される。

疫学

脳卒中は米国における死亡原因の 3 位で，成人の能力低下を引き起こす最も一般的な疾患である。1 年間に約 60 万人が脳卒中になり，およそ 400 万人の脳卒中罹患者が生存している。脳卒中の発症は年齢とともに劇的に増え，55 歳以降，10 歳ごとに倍増している。65～74 歳の白人男性では 1,000 人に対し 14.4 人，75～84 歳では 24.6 人，85 歳以上では 27.0 人が発症している。65 歳未満の占める割合は脳卒中全体の 28% である。女性よりも男性の発症率が約 19% 高い。白人と比較すると，黒人では虚血性脳卒中になる危険性が 2～3 倍高く，脳卒中の死亡率も 2.5 倍高い[2,3]。

最初の発症後 1 年以内の死亡率は約 31% で，65 歳以上では死亡率が高くなる。脳卒中になって 12 年後の生存者はわずか 34% である[2,4]。脳卒中の病型によって有意に死亡率が異なる。急性発症した脳出血患者の死亡率は発症後 3 ヵ月で 59～72% と最も高く，くも膜下出血では 3 ヵ月後 43%，脳梗塞では同じく 30% である[5]。生存率は，合併疾患の数や年齢，高血圧，心疾患，糖尿病などの患者の特性によって著しく低下する。発症時の意識障害，損傷の大きさ，重度片麻痺の持続，多発性の神経学的障害，脳卒中以前の病歴は死亡を予測する重要な要素になる。脳卒中が再発する場合，通常同じ病型であり，再発は生存を左右する同じ危険因子によって影響を受ける。

生存者のうち 30 万人（30～40%）は著しい能力低下を示す。リハビリテーション病院に初めて入院した脳卒中生存者のうち 34% が再発している[6]。

疫学的研究により，過去 30 年間，とりわけこの 10 年間で脳卒中の発生が減少していることが明確になった。1985 年から 1995 年までに，脳卒中の死亡率は 17.3% 減少した[2]。同様の減少傾向が心血管系の疾患でも明らかにされた。より適切な診断と治療，改善可能な脳卒中危険因子のコントロールは，脳卒中の減少に寄与していることが示された[7,8]。脳卒中の疫学的資料を表 17-1 にまとめた。

表 17-1　脳卒中の疫学

生命に関する統計―米国（1989）	
脳卒中の発症	500,000
脳卒中者の現存者	2,980,000
脳卒中による死亡	147,470
脳卒中の病因	
虚血性脳卒中	%
脳血栓	46～67
脳塞栓	14
小計	61～81
出血性脳卒中	
脳出血	8～16
くも膜下出血	4～8
小計	12～24
その他および不明	0～25
死亡率（公表された報告から）	
30 日	17～34
1 年	25～40
3 年	32～60

脳卒中の危険因子	
改善できるもの	改善できないもの
一過性脳虚血発作（TIA），特に 70～99% の頸動脈狭窄があるもの	若年性脳卒中
	年齢
高血圧	人種
心房細動やその他の心臓塞栓の原因	性
左心室肥大	脳卒中家系
喫煙	
冠動脈疾患	
飲酒	
コカイン	
肥満	
糖尿病	
高血中コレステロール	

Post-Stroke Rehabilitation Guideline Panel: Post-Stroke Rehabilitation Clinical Practice Guidline. Aspen, Gaithersburg, 1996, p24. より

病因別分類

アテローム性動脈硬化は，脳血管障害を引き起こす大きな因子である。それは血小板が脂質，フィブリン，炭水化物複合体，カルシウムとともに血管壁に沈着することによって，徐々に血管腔が狭窄するのが特徴である。アテローム硬化部分に付着した血小板による血流の阻害は，ある特定の部位で起こる。その部位は一般的に，血管の分岐部分，狭窄部分，拡張部分，角形成部分である。最も発生しやすい部位は，総頸動脈の起始部または内頸動脈に移行する部位，内頸動脈の主な分岐部，椎骨動脈が合流して脳底動脈になる部位である（図17-1）。

脳卒中は2つのメカニズムによって生じる。脳梗塞は，系統的な灌流圧の低下をきたす血栓や塞栓による虚血で起こる。脳血流の欠乏によって脳に必要な酸素やグルコースが運ばれず，その結果，細胞の代謝が障害されて，組織が損傷され死滅する。血栓は，血管壁に血小板が付着して凝集することによって起こる。**脳血栓**は，脳動脈の主幹や分枝で血液の塊や血栓が形成されたり，大きくなることが原因である。頭蓋外の血管部分（頸動脈や椎骨動脈）も同様に脳卒中の徴候をきたすことに注意しなければならない。血栓は梗塞に至る虚血，あるいは血管の閉鎖を引き起こす（**アテローム血栓性脳梗塞**）。血栓は剥離し，より末梢に流れて，動脈内の塞栓子になることもある。**脳塞栓**は他で形成され，剥がれて血流に放たれ流されたいくつかの小片である塞栓子が脳動脈内に流れ込んで止まり，閉塞および梗塞を引き起こすものである。最も一般的な病因は心血管疾患（心臓弁の疾患，心筋梗塞，不整脈，先天性心疾患）である。ときに，腐敗組織，脂肪，空気による塞栓で脳循環を障害する。虚血性脳卒中は，心不全や低血圧による著明な血液不足の結果起こる系統的な灌流の低下によっても同じようにみられ，事実上両側の神経学的障害を引き起こす[9]。

脳出血は脳の血管の破綻により血管外に異常出血し，二次性動脈瘤や血腫をともなう。出血により頭蓋内圧が亢進し，脳組織を損傷し，遠位の血流を制限することになる。主な**脳出血**（非損傷性特発性出血）は，**動脈瘤**を生じるアテローム性動脈硬化によって弱化した細い血管に典型的にみられる。**くも膜下出血**は，主要な太い血管に発生する小嚢性または漿果状動脈瘤からくも膜下腔に出血するのが典型的である。血管壁を弱化させる発達した血管奇形は，動脈瘤形成の主要な因子である。出血は慢性高血圧と密接に関係する。**動静脈奇形**は，脳卒中を引き起こすその他の先天性奇形である。動静脈奇形は動脈と静脈が蛇行して絡み合ってできるもので，挟まれた毛細血管系の発育不全をともなう。異常血管は年齢とともに進行性拡張に陥り，やがて50%が出血する。結果的に，出血はくも膜下出血か脳出血ということになる。突然重篤な脳出血が起こると直ちに頭蓋内圧が上昇し，近隣の皮質組織が変位したり圧迫されるために数時間以内に死に至る[9]。脳卒中のなかでは虚血性脳卒中が最も多く，全体の61～81%である。出血性脳卒中は全体の12～24%である[3]。

危険因子

脳と心臓を侵す心血管の疾患は，アテローム性動脈硬化の発達に重要ないくつかの危険因子を共有している。脳卒中の主な危険因子は，高血圧，心疾患，糖尿病である。アテローム硬化性脳梗塞患者の70%が高血圧を，30%が冠動脈性心疾患を，15%がうっ血性心疾患を，30%が末梢動脈の疾患を，15%が糖尿病を有している。これらの血管の問題は，患者の年齢とともに有意に増えていく。収縮期および拡張期血圧が160/95 mmHg以上の人は，脳卒中の危険性が特に高い。ヘマトクリット値が異常に高い人も概して脳血流の減少を認め，閉塞性脳卒中の危険性が増す。リウマチ性心臓弁膜症，心内膜炎，不整脈（特に心房細動）のような心疾患や心臓手術を受けた患者は，脳塞栓の危険

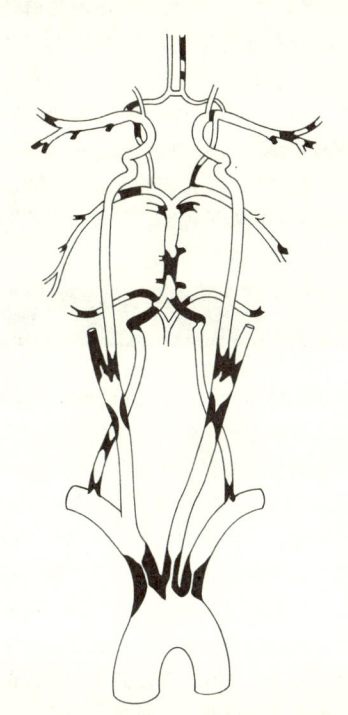

図17-1 アテローム血栓の好発部位（American Heart Association: Diagnosis and Management of Stroke. 1979, p4. より）

性が著しく高い。一過性脳虚血発作 transient ischemic attack（TIA）は脳卒中のその他の重要な危険因子である。TIA を先行して経験している脳卒中患者はわずか 10%であるが，TIA を 1 回あるいはそれ以上経験している人の約 36%は，5 年以内に重い脳卒中になっている[3,10]。

脳卒中の予防

脳卒中は，危険因子の改善を図れば予防できる疾病である。血圧の調節は重要である。食事療法はコレステロールおよび脂質をコントロールする。禁煙は身体的非活動と肥満を改善して明らかに危険性を減じる。関連した疾病，特に糖尿病と心疾患のコントロールは非常に重要である。心疾患の危険性に加えてより多くの危険因子があると，あるいは，より重大な異常を呈する何か 1 つの因子があると，危険性がより大きくなる。改善することができない脳卒中の危険因子には，加齢，性別，人種，過去の脳卒中，遺伝などがある。過度な飲酒と薬物の乱用を危険因子に含む文献は少ない[10]。

効果的な脳卒中の予防は，**脳卒中の前徴**に注意するよう人々の自覚を促すことである。米国人の約半数は，以下のような前徴を 1 つは経験している。
- 突然起こる原因不明のひどい頭痛
- 突然起こる顔，上肢，下肢の半側の筋力低下やしびれ
- 会話不能。話しかけたり会話を理解することが困難
- 特に一側の眼が突然かすんだり視力が消失する
- 特に前述のいくつかの徴候をともなった説明不能な眩暈，身体の動揺と突然の転倒

前徴が認められたら，迅速な緊急治療を行うことが重要である。早期の CT によって，アテローム血栓性脳梗塞と脳出血の鑑別を行う。もしアテローム血栓性脳梗塞であれば血栓溶解薬（例えば，組織プラスミノゲン活性化因子〈t-PA〉）を投与する。効果を得るには，徴候がみられてから 3 時間以内に薬を投与しなければならない。出血性脳卒中の場合，t-PA は出血を悪化させるので投与してはならない。この治療は 1996 年から可能になり，死亡率と能力低下を劇的に減少させることができたが，現在では脳卒中患者のうち 20 人に 1 人がこの治療を受けている。t-PA を投与されている患者の 1/3 は能力低下がない状態まで回復し，あるいは，この治療を受けていない患者に比べると能力低下はごくわずかである。主な心臓・脳卒中協会は，現在では**脳の発作**が起こっている間の使用を奨励しており，救急隊を呼び，すみやかな緊急治療を受けることが重要であると認めている[11,12]。

病態生理

わずか数分の血流の停止により，病態神経学的な問題が起こり始める。完全な脳血流の停止は，数分以内に梗塞部位を中心とした領域の細胞の不可逆的な損傷を引き起こす。中心周囲は虚血性ペナンブラと呼ばれ，細胞は生きてはいるが，新陳代謝が不活発な状態になっている。虚血は損傷と，代謝過程への化学物質の放出を含む潜在的な可逆的事象を引き起こす。興奮性神経伝達物質である過剰なグルタミン酸塩の放出によって，付加的なカルシウムが流入して細胞内カルシウムが過剰になり，カルシウムイオンの分布が変わる。この変化の結果，通常数時間以内に細胞壊死を引き起こす破壊的なカルシウム感応酵素の持続的な活性につながり，ペナンブラ領域に梗塞巣の拡がりがみられるようになる。現在は，抗グルタミン受容剤による治療で虚血に陥った脳の代謝異常を逆転させるような薬剤の研究開発が行われている[12,13]。

液の貯留，つまり虚血性脳浮腫は損傷後数分以内に始まり，3～4 日までに最大になる。それは血中から脳組織への水分の流入をともなう組織の壊死と広範囲の細胞膜の破壊の結果である。その後，浮腫は徐々に減退し，一般的に 3 週までになくなる。著しい浮腫は頭蓋内圧を亢進させ，脳の反対側および尾側への偏移（**脳幹ヘルニア**）による二次的脳損傷と神経学的悪化を起こす。頭蓋内圧亢進の臨床症状として意識レベルの低下（昏迷，昏睡），脈圧拡大，心拍数の上昇，異常呼吸（チェーンストーク呼吸），嘔吐，無反応瞳孔（第Ⅲ脳神経の徴候），うっ血乳頭がみられる。脳浮腫は脳卒中急性期において最も頻度の高い死亡原因であり，中大脳動脈の広範囲梗塞の特徴である[14]。

管理的分類

一過性脳虚血発作 transient ischemic attack（TIA）は，脳への血液供給が一時的に中断されることによって起こる。局所的な神経症状が数分から数時間持続してみられ，24 時間以内に消失する。発作が終わった後は脳損傷の後遺症や永続的な神経学的機能障害はみられない。TIA は閉塞のエピソード，塞栓，脳血流の減少（不整脈，心拍出量の低下，低血圧，降圧剤の過剰投与，**鎖骨下動脈盗血症候群**）や脳の血管攣縮などの異なった因子によって起こる。TIA の臨床的に重要な意味は，脳梗塞と心筋梗塞の前徴ということである。患者は一般的に重度で永続的な障害を持つ**広範な脳卒中**を有するものと同じように分類される。入院後に神

経学的症状が悪化している患者は，**進行性脳卒中**と判断する。この状態の変化は脳やシステムの原因（例えば，脳浮腫，進行性血栓）による。45歳以下で発症した場合は，**若年性脳卒中**とする。若い脳卒中患者は回復の可能性がより大きい[14]。

解剖学的分類

脳血流は血管の状態によって変化する。アテローム硬化にともなう進行性の血管狭窄は血流を減少させる。冠動脈疾患では，一般的に80％以上の血流制限によって症候性変化をきたす。脳卒中の症状は，①虚血の部位，②虚血領域の大きさ，③損傷された部位の性質と機能，④側副血行路の可能性などの因子によって決まる。同じく症状は血管の閉塞の速さによって決まる。つまり，血管閉塞がゆっくりであれば側副血行路の形成が可能であり，逆に突然閉塞が起これば側副血行路の形成は不可能である。

脳血流

脳血流は，脳に流入する血液の量を一定に抑えるという（脳の）**自動調節機構**によって制御されている。この機序は，脳組織100gに対して毎分50～60mLの正常な血流量を維持しながら収縮期血圧の変動を抑えて，恒常的な均衡を提供している。脳は高エネルギーを必要とし，またごくわずかな予備代謝を持っている。組織に酸素とグルコースを運ぶために，持続的で豊富な血液灌流が必要で，有効な心拍出量のおよそ17％が脳血流になる。脳血流の化学的な調節は，二酸化炭素あるいは酸素の血中濃度の変化に対する反応によって起こる。血管収縮と脳血流の減少が刺激に抗して生じている間，$Paco_2$の増加あるいはPao_2の減少に反応して血管拡張と脳血流の増加が生じる。血流はまた，血液のpHの変化によっても変化する。pHの低下（酸化）は血管拡張を生じさせ，pHの上昇（アルカリ化）は血流を減少させる。神経性調節は，脳組織の局所的な機能に直接調和するように血管を拡張させて血流を変化させる。放出された代謝産物はおそらく，局所の血管の平滑筋に直接作用する。血液粘性や頭蓋内圧の変化も脳血流に影響を与える。血圧の変化は脳血流の小さな変化を生む。血圧が上昇すると動脈は伸張され，結果的に血管壁の平滑筋が収縮する。このように，結果として生じる脳血流の減少をともなって血管の内腔が減少する。血圧が低下すると血管壁の平滑筋の収縮が小さくなり，脳血流が増加する。脳卒中になると自動調節機構が障害される[13,15]。

脳血管の解剖学的知識は脳卒中の症候，診断，管理を理解するうえで不可欠のものである。頭蓋外からの脳への血液供給は，左右の内頸動脈と左右の椎骨動脈による。内頸動脈は総頸動脈から分岐して始まり，頸動脈管に向かって頸の深部を上行する。そして吻内側に曲がり，頭蓋腔に向かって上行する。それから硬膜を貫き，中大脳動脈と前大脳動脈とに分かれる前に眼動脈と前脈絡叢動脈を分岐する。前交通動脈は**ウィリス動脈輪**（図17-2）の吻部に位置して両側の前大脳動脈を結ぶ。椎骨動脈は鎖骨下動脈から分岐する。椎骨動脈は第6頸椎の椎孔に入り，上位6個の頸椎横突孔を通って大後頭孔に向かい，脳に入る。後頭蓋窩を腹内側に進み，延髄の上部境界の位置で対側の椎骨動脈と合流して脳底動脈を形成する。橋の上部境界で脳底動脈は二股に分かれて，後大脳動脈とウィリス動脈輪の後方部分をつくる。後交通動脈は後大脳動脈と内頸動脈とを結び，ウィリス動脈輪を完成させる。

血管別症状

▼ 前大脳動脈症候群

前大脳動脈 anterior cerebral artery（ACA）は，内頸動脈の終末2本の血管のうち最初の枝で細い。大脳半球（前頭葉と頭頂葉）内側面と基底核（内包前脚，尾状核下部），脳弓前部，脳梁前部4/5を含む皮質下に血液を供給している（図17-3）。前交通動脈が対側の前大脳動脈近位部から血液を灌流しているので，この部位より近位の閉塞では損傷は小さい。それよりも遠位ではより明らかな損傷を生む。表17-2に，前大脳動脈症候群の臨床徴候を示す。前大脳動脈症候群の最も一般的な特徴は，皮質内側面の機能局在に下肢の機能領野が含まれることから，反対側の下肢の強い片麻痺と感覚障害である。

▼ 中大脳動脈症候群

中大脳動脈 middle cerebral artery（MCA）は内頸動脈から分かれる2つの主な血管のうち2番目の枝で，大脳半球（前頭葉，側頭葉，頭頂葉）の外側全体と内包（後脚部分），放線冠，淡蒼球（外側），尾状核のほとんどと被殻を含む皮質下に血液を供給する（図17-4）。中大脳動脈近位部の閉塞では，著明な脳浮腫をともなう広範囲の神経学的損傷を引き起こす。脳圧の亢進は一般的に意識消失と脳ヘルニアを起こし，場合によっては死に至らしめる。表17-3に，中大脳動脈症候群の臨床徴候を示す。中大脳動脈症候群の最も一般的な特徴は，反対側の顔面，上肢，下肢の痙性片麻痺と感覚障害で，下肢よりも顔面や上肢に強くみられる。

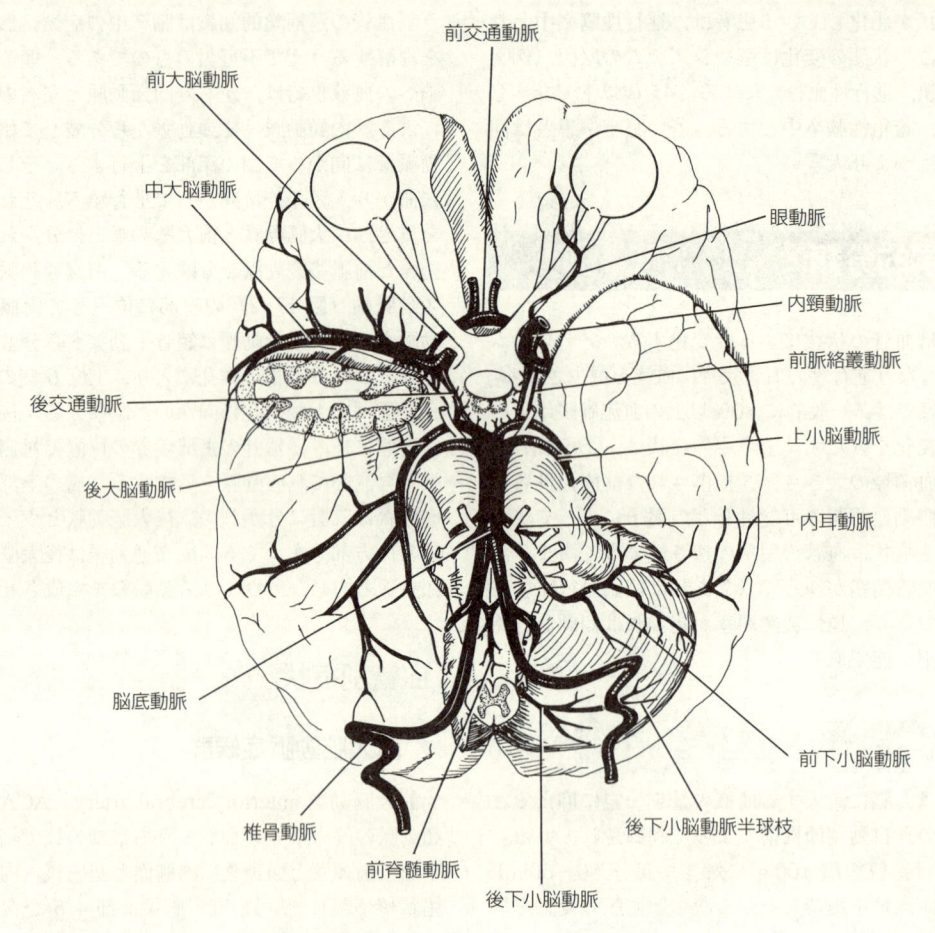

図 17-2 脳循環：ウィリス動脈輪（DeArmond, S, et al: A Photographic Atlas-Structure of the Human Brain, ed 2. Oxford University Press, New York, 1976, p171. より）

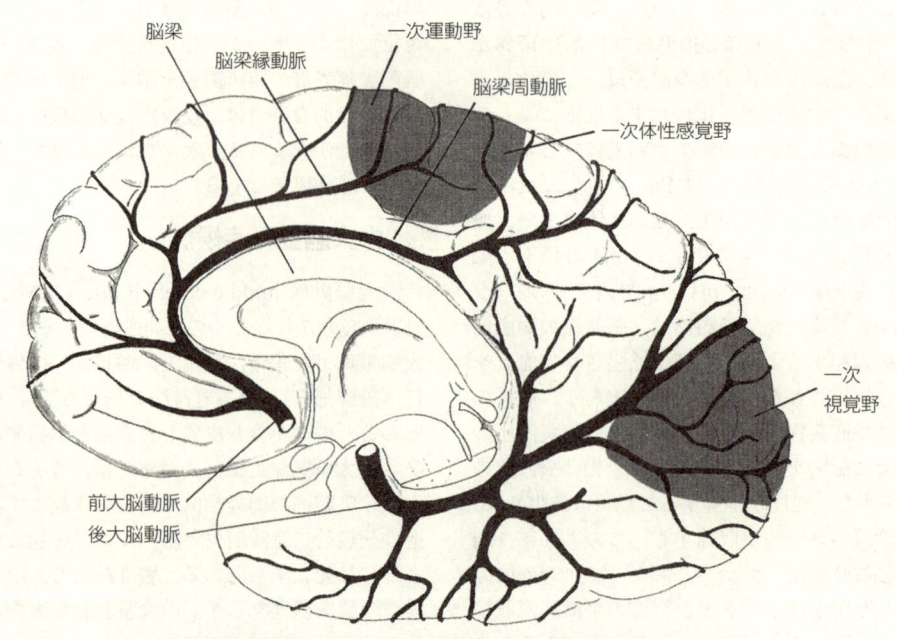

図 17-3 脳循環：脳の内側矢状面における前大脳動脈と後大脳動脈の分布図（Willard, F: Medical Neuroanatomy. Lippincott, Philadelphia, 1993, p181. より）

優位半球（一般的には左半球）の頭頂-後頭部皮質の損傷は通常，失語症をともなう．劣位半球（一般的には右半球）の頭頂葉の損傷では通常，認知障害（例えば，**半側無視**，病態失認，失行，場所の失見当）を引き起こす．**同名半盲**（一側の視野欠損）も一般的にみられる．中大脳動脈は脳卒中のなかで最も代表的な閉塞を起こす血管である．

▼ 内頸動脈症候群

内頸動脈の完全な閉塞では，中大脳動脈と前大脳動脈の両方で大きな梗塞を生じる．甚大な脳浮腫が起こり，すぐに昏睡に陥り，死に至る．不完全な閉塞では中大脳動脈と前大脳動脈のいずれか，あるいは両方の混合した症状がみられる．

▼ 後大脳動脈症候群

2つの後大脳動脈 posterior cerebral artery（PCA）は脳底動脈の最終の枝で，相当する後頭葉と側頭葉の中および下側頭回に血液を供給する（図 17-3）．また，脳幹上部，中脳，視床のほとんどを含む間脳後部にも供給している．表 17-4 に，後大脳動脈症候群の臨床

表 17-2 前大脳動脈症候群の臨床徴候

徴候と症状	責任部位
反対側下肢の運動麻痺と上肢のごく軽度の麻痺	一次運動野，皮質内側面，内包
精神障害（保続，混乱，健忘）	局所不明
主として下肢の感覚障害	一次感覚野，皮質内側面
尿失禁	上前頭回の後内側面
模倣と両手による課題の障害，失行	脳梁
無為（無動無言症），緩慢，遅延，自発性欠如，無動	局所は定かではない

Fredericks, C, and Saladin, L: Pathophysiology of the Motor Systems. FA Davis, Philadelphia, 1996, p504. より

表 17-3 中大脳動脈症候群の臨床徴候

徴候と症状	責任部位
反対側顔面，上肢・下肢の運動麻痺（下肢は軽度）	一次運動野，内包
反対側顔面，上肢・下肢の感覚障害（痛覚，温度覚，触覚，振動覚，位置覚，二点識別覚，立体覚）	一次感覚野，内包
運動性言語障害（表出性失語症—たどたどしい電文体発語）	優位半球皮質のブローカ野
ウェルニッケまたは受容失語症（流暢であるがしばしばジャーゴンがみられ，理解力低下）	優位半球皮質のウェルニッケ野
半側無視のような認知障害，失行症，深部感覚障害，空間障害	頭頂葉感覚連合野
同名半盲	内包における視放線
反対側への共同注視麻痺	前頭眼野またはその下行路
反対側の失調（感覚性失調）	頭頂葉

Fredericks, C, and Saladin, L: Pathophysiology of the Motor Systems. FA Davis, Philadelphia, 1996, p502. より

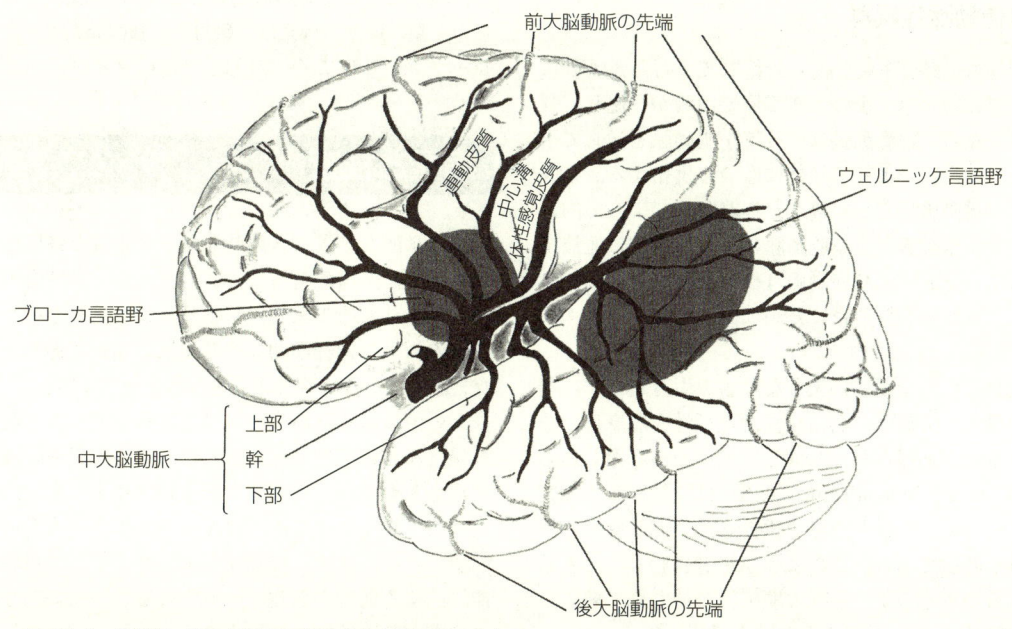

図 17-4 脳循環：脳の外側面における中大脳動脈の分布図
（Willard, F: Medical Neuroanatomy. Lippincott, Philadelphia, 1993, p182. より）

表17-4 後大脳動脈症候群の臨床徴候

徴候と症状	責任部位
末梢領域	
反対側の同名半盲	第一次視覚野または視放線
相貌失認（人をみてすぐ名前を呼ぶことが困難）	視覚連合野
失読（読むことが困難）。失書（書くことが困難），色をいえないこと（健忘性失語）や色の識別障害をともなう	優位半球の鳥距領域と脳梁後部
記憶障害	両側または優位半球のみの側頭葉下内側部
地誌的障害	劣位半球の一次視覚野，通常両側
中枢領域	
視床症候群：感覚障害（すべての感覚），自発痛，異常感覚	視床の後外側腹側核
不随意運動：舞踏病アテトーゼ，企図振戦，片側バリズム	視床下核またはその淡蒼球結合
反対側の片麻痺	大脳脚－中脳
Weber症候群：動眼神経麻痺と反対側の片麻痺	第Ⅲ脳神経と中脳大脳脚
眼球の垂直運動麻痺，軽い縮瞳と眼瞼下垂，瞳孔反射の遅延	第Ⅲ脳神経の核上線維

Fredericks, C, and Saladin, L: Pathophysiology of the Motor Systems. FA Davis, Philadelphia, 1996, p509. より

徴候を示す。後交通動脈の近位の閉塞では後交通動脈からの血液供給によって，一般的には最小限の損傷ですむ（前大脳動脈と同様）。視床への枝の閉塞では半身の感覚麻痺（反対側の感覚麻痺），あるいは**視床感覚症候群（視床痛）**（持続的で不快な半身の感覚）を生じる。後頭葉の梗塞では，同名半盲，視覚**失認**，相貌失認（顔を認識できない），またもし両側であれば皮質盲が生じる。側頭葉の虚血では，記憶消失をともなう健忘症候群になる。視床下部への枝が巻き込まれると，視床下核や視床下核と淡蒼球との連絡が障害され，多種多様の欠損症状がみられる。大脳脚の障害で反対側の片麻痺が生じる。

▼ 椎骨動脈症候群

椎骨動脈は鎖骨下動脈から分かれて上行し，延髄に沿って脳に向かい，橋の下部境界で両側が合流して脳底動脈になる。椎骨動脈は，後下小脳動脈を通して小脳に，延髄動脈によって延髄に血液を供給する。脳底動脈は，橋動脈によって橋に，迷路動脈によって内耳に，前下小脳動脈と上小脳動脈によって小脳に血液を供給する。そして，脳底動脈は橋の上部境界に到達すると，2つの後大脳動脈に分かれて上行する（図17-2）。

脳底動脈の完全閉塞は大きな障害を引き起こす。典型的症候として後頭部痛，複視，進行性四肢麻痺，球麻痺，昏睡があげられ，しばしば死に至る。**閉じ込め症候群** locked-in syndrome（LIS）は橋腹側部の障害によるもので，意識と感覚は維持された四肢麻痺と構語障害が特徴である。このような患者は動くことも話すこともできないが，注意と順応は維持されている。垂直注視だけが唯一維持された随意運動である。コミュニケーションは垂直方向の眼球の動きによって行うこ

とができる。死亡率は高く（59％），生存した患者では一般的に脳幹障害をともなう重度な機能障害が残る[16〜18]。

椎骨脳底系の閉塞では，脳幹におけるいくつかの神経径路が他と接近していたり離れたりしているため，同側と対側の両方の徴候を含む幅広い変化に富んだ症状を示す。小脳と脳神経の多様な異常も典型的にみられる。表17-5に，椎骨脳底動脈障害の臨床的な症候を示す。最も一般的な症候である外側延髄症候群（Wallenberg症候群）を含むいくつかの異なった特殊な脳幹症候が起こる。

頸椎を通っていく椎骨動脈に対する頭蓋外の外傷でも，同じように椎骨脳底動脈の症状や徴候がみられる。強力な頸の運動（例えば，鞭打ちや強引な頸のマニピュレーション）はごく一般的な外傷のタイプである。

病歴と検査

神経学的なできごとの時期を示す正確な病歴は患者から，もし意識障害やコミュニケーション障害のある患者であればその家族から得る。特に重要な病歴は，発症の様子や神経学的な初期症状の進行である。急激な昏睡をともなう突然の発症は脳出血を示唆している。ひどい頭痛は意識消失の典型的な前徴である。脳塞栓も警告なしに突然発症し，しばしば心疾患や心臓の合併症をともなう。標準的な脳血栓ではより変化に富んだ不均一な発症になる。TIAや頭部外傷，大小の危険因子の存在，薬物，関連する家族歴，そして患者の機能に関する最近の変化（一過性のものか永続的なものか）などの既往歴は十分調べる。

患者の身体的な検査には神経学的な検査のみならず，

表 17-5　椎骨脳底動脈症候群の臨床徴候

徴候と症状	責任部位
○内側延髄症候群（椎骨動脈または椎骨あるいは下部脳底動脈の枝の閉塞）	
病巣と同側	
舌半分の萎縮をともなう麻痺	第XII脳神経，舌下神経核または線維
病巣と反対側	
上肢・下肢の麻痺	皮質脊髄路
身体の50%の触覚と深部感覚障害	内側毛帯
○外側延髄症候群（椎骨動脈，後下小脳動脈，脳底動脈の閉塞）	
病巣と同側	
顔面の温痛覚の低下	第V脳神経核および下行路
上肢・下肢の失調，病巣側への転倒	前庭核とその結合線維
眩暈，嘔気，嘔吐	前庭核とその結合線維
眼振	前庭核とその結合線維
Horner症候群（縮瞳，眼瞼下垂，発汗減少）	交感神経下行路
不全失語症，嗄声，声帯麻痺，咽頭反射低下	第IX，X脳神経神経核または線維
同側上肢，体幹あるいは下肢の感覚障害	楔状束核と薄束核
病巣と反対側	
身体の50%の，ときに顔面の温痛覚障害	脊髄視床路
○脳底動脈症候群―後大脳動脈流域における発生も含む多様な脳幹症状の併発	
四肢および延髄性の全筋群の麻痺または筋力低下	両側皮質延髄路と皮質脊髄路
複視，側方あるいは垂直共同注視麻痺，核間性眼筋麻痺，水平または垂直眼振	動眼神経，共同注視器官，内側縦束
失明，視力障害，多様な視野欠損	一次視覚野
両側小脳性失調	小脳脚と小脳半球
昏睡	網様体賦活系
著しい感覚障害のないほぼ全身の麻痺（閉じ込め）	橋被蓋
視床痛症候群	視床核
○下内側橋症候群（脳底動脈傍正中枝の閉塞）	
病巣と同側	
病巣側への共同注視麻痺（輻輳の保持）	傍正中橋網様体にある側方注視中枢（PPRF）
眼振	前庭核とその線維結合
四肢および歩行失調	中小脳脚
側方注視における複視	外転神経またはその核
病巣と反対側	
顔面，上肢，下肢の麻痺	橋下部における皮質延髄路または皮質脊髄路
身体の50%以上に及ぶ触覚および深部感覚障害	内側毛帯
○下外側橋症候群（前下小脳動脈の閉塞）	
病巣と同側	
水平および垂直眼振，眩暈，嘔気嘔吐	前庭神経または核
顔面麻痺	第VII脳神経核または線維
病巣側への共同注視麻痺	橋の側方注視中枢（PPRF）
難聴，耳鳴り	聴神経または共同核
失調	中小脳脚と小脳半球
顔面の感覚障害	主な感覚神経核と第V脳神経下行路
病巣と反対側	
身体半分の温痛覚障害（顔面を含む）	脊髄視床路
○中内側橋症候群（中脳底動脈傍正中枝の閉塞）	
病巣と同側	
四肢および歩行失調（両側が障害されるとより著明）	中小脳脚
病巣と反対側	
顔面，上肢・下肢の麻痺	皮質延髄路と皮質脊髄路
眼球偏位	PPRF（傍正中橋網様体）
○中外側橋症候群（短周辺枝）	
病巣と同側	
四肢失調	中小脳脚
咀嚼筋麻痺	第V脳神経運動線維または核
顔面の感覚障害	第V脳神経感覚線維または核

表 17-5　椎骨脳底動脈症候群の臨床徴候（つづき）

徴候と症状	責任部位
○上内側橋症候群（脳底動脈上部の傍中脳枝）	
病巣と同側	
小脳失調	上あるいは中小脳脚
核間性眼筋麻痺	内側縦束
病巣と反対側	
顔面，上肢・下肢の麻痺	
○上外側橋症候群（上小脳動脈症候群）	
病巣と同側	
四肢および歩行失調，病巣側への転倒	中および上小脳脚，小脳上面，歯状核
眩暈，嘔気嘔吐	前庭核
水平眼振	前庭核
共同注視麻痺（同側）	不明
視運動性眼振	不明
縮瞳，眼瞼下垂，顔面の発汗減少（Horner症候群）	交感神経下行路
病巣と反対側	
顔面，上肢，下肢，体幹の温痛覚障害	脊髄視床路
上肢よりも下肢に強い触覚，振動覚，位置覚障害（痛覚と触覚の障害は不一致傾向）	内側毛帯（外側部）

Fredericks, C, and Saladin, L: Pathophysiology of the Motor Systems. FA Davis, Philadelphia, 1996, p505. より

内科的な一般検査も含む。バイタルサイン（心拍数，呼吸数，血圧）と心不全徴候の検査は絶対不可欠である。神経学的検査では，大脳半球，小脳，脳神経，眼，感覚運動系の機能を重視する。現症は損傷部位を判断するときに助けとなり，身体の両側を比較することは損傷側を明らかにすることになる。両側に症状がみられるときは，脳幹または広範囲の脳の損傷を示唆している。

次にあげる神経血管の検査が行われる。
1. 頸の屈曲。くも膜への二次的な髄膜刺激は，頸の屈曲によって抵抗または痛みを生じる。
2. 動脈の触診。側頭動脈，顔面の動脈，頸動脈，鎖骨下動脈，上腕動脈，橈骨動脈，腹部大動脈，そして下肢の動脈を含んで，表在の動脈も深部の動脈もともに触診する。
3. 心臓と血管の聴診。異常心音や雑音があるかもしれないし，血流の乱流と血管内狭窄が増している徴候があるかもしれない。
4. 眼圧。眼動脈の圧異常は内頸動脈の問題を示唆している。

診断学的検査

次のものを含むいくつかの一般検査と診断学的検査が行われる。
1. 尿検査：感染症，糖尿病，腎不全，脱水を調べる。
2. 血液検査：全血球計算，血小板計算，プロトロンビン時間，部分トロンボプラスチン時間，赤血球沈降速度を調べる。
3. 血糖値。
4. 血液化学検査：血清電解質と血清心筋酵素値を調べる。クレアチンホスホキナーゼイソ酵素CPK MBの上昇は，心筋梗塞の同時発生の徴候である。
5. 血中コレステロールと脂肪。
6. 胸部X線写真（心臓の大きさ，肺）。
7. 心電図（ECG）：塞栓のもとになる不整脈や同時に発生した心疾患を調べるために用いる。脳卒中では心電図の異常，すなわち典型的なT波の逆転，QT間隔の延長，STの逆転を生じる。
8. 心エコー：心臓弁膜症（塞栓のもとになる）やうっ血性心不全，その他の心臓の状態，つい最近起こった心筋梗塞を明らかにする。

大幅に進歩した現在の脳血管画像技術は，正確な脳卒中診断を可能にしており，次のようなものがある。
1. CT（コンピュータ断層撮影）：CTスキャンは画像診断技術として最も一般的に用いられている。血管内血液のX線吸収を増強するためにヨードを静脈注射して造影する。CTの解像度は，大きな動脈と静脈，静脈洞の識別ができる程度である。急性期では，CTは腫瘍や膿瘍のような他の脳の病変を除外したり，出血性の脳卒中を鑑別するために利用される。脳卒中が疑われる場合，もし抗血液凝固剤や血液溶解剤を投与されていれば，出血を確認するためにCTを用いる。急性期でのCTは，明瞭でない異常を識別することにはあまり適さない。亜急性期では，低

吸収域を示すことでCTは脳浮腫（3日以内）と脳梗塞（2～10日以内）の進行を写し出すことができる。CT上での障害の拡大は，臨床徴候や機能的な変化とは必ずしも相関しないことを覚えておくことが重要である（図17-5）。

2. **MRI（磁気共鳴画像）**：MRIは強力な磁場を作用させたときの核子を測定する。脳とその細部構造の解像度は，CTよりもMRIの方が優れている。MRIは急性期脳卒中の診断でより感度がよく，発症後2時間から6時間以内の脳梗塞の判読が可能である。また，小さな損傷も判別することができる。MRIの短所は撮影に長時間かかること，高コストであること，利用が制限されることである。

3. **PET（ポジトロン断層撮影）**：PETは注射された放射性核種からの陽電子発光を測定する。PETを利用することで，局所的な血流や脳の代謝の画像化が可能である。PETの早期利用は損傷部位を確定するのに役立つ。また，PETは虚血が可逆的である組織の範囲を測定する助けとなる。この診断機器が高コストであることと入手しにくいことがその利用を制限している。

4. **経頭蓋超音波ドプラ**：この技術は頸部と胸部の血管（頸動脈，椎骨動脈，鎖骨下動脈）を画像化するために用いられる。

5. **脳血管造影**：脳血管造影は血管内に放射性造影剤を注射した後，X線撮影を行う侵襲性のものである。血管系を視覚的にみる最も優れた方法であり，外科的手術が決定されるとき（頸動脈狭窄，動静脈奇形），しばしば用いられる。CTやMRIが使えないときにも用いられる。血管造影によるリスクとして，死亡したり脳卒中になる例が1～2％みられ，5～6％に軽い合併症がみられる[13,19]。

直接的機能障害

体性感覚障害

麻痺側の感覚はしばしば障害されるが，脱失することはあまりない。脳卒中患者の約53％に感覚障害があるという報告があり，表在感覚と，あるいは深部感覚の障害から皮質性感覚連合野の障害に至るまで分類できる（第6章参照）[3]。障害の型と広さは血管の障害部位と拡がりに関係している。全体にわたってびまん性に障害されているときは視床と隣接した構造体を含む深部の損傷を示唆しているが，特定の部位の機能障害は，一般的には皮質の障害で起こる。最も一般的な感覚障害の分布は，顔面-上肢-下肢パターンである（報告によると症例の55％）。それほど多くはないが，顔面-上肢（症例の29％），上肢-下肢（症例の7％）の障害もみられる[20]。交叉性の感覚障害の徴候（同側の顔面の機能障害と反対側の体幹と上下肢の障害）は脳幹障害の典型である。固有感覚障害はよくみられる。ある研究では脳卒中患者の44％が運動制御，姿勢機能，バランスの障害と関連して有意な固有感覚障害を持つことが証明されている。触覚と温痛覚の障害もよくみられる。重度の半身の感覚麻痺は，半側無視，機能的課題の困難，自傷の危険性を負う。患者はしびれ，感覚異常あるいは知覚過敏のような異常感覚を訴えることもある。

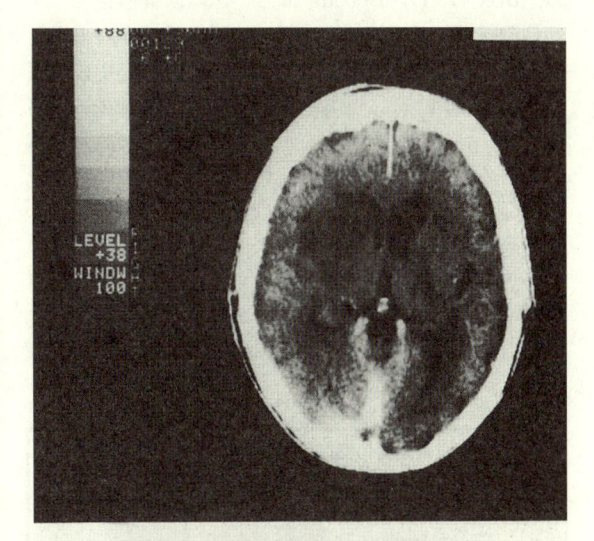

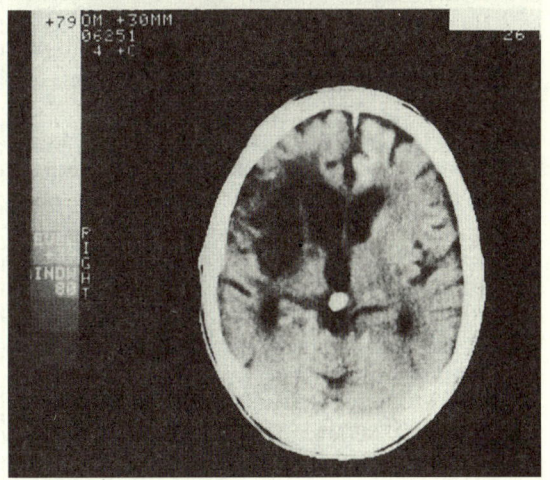

図17-5 中大脳動脈領域の梗塞のCT（Hackinski, W, and Norris, JW: The Acute Stroke. FA Davis, Philadelphia, 1985, p194. より）

疼痛

出血性あるいは虚血性脳卒中では，激しい頭痛あるいは頸と顔面の痛みを引き起こす．視床後外側腹側核を含む後大脳動脈の障害では視床感覚症候群，すなわち表在感覚（触覚，痛覚，温感）が障害された神経原性の病態をまねく．その症候群は，脳損傷と反対側の半身の持続的な激しい痛みと刺激に対する過剰な反応が特徴である．皮膚を軽くなでる，針を刺す，熱いものと冷たいもので触る，圧を加えることで痛みが発作性に増悪する痙攣が引き起こされることがある．騒音，まぶしい照明，あるいはその他の弱い刺激も痛みを引き起こすことがある．視床症候群は脳卒中の発症から遅れて発生するのが一般的で，発症後数週間あるいは数ヵ月まではみられない．自然回復はまれで，苦痛は耐え難いものである．鎮痛治療によって患者が救われることはほとんどない．活力を失わせてしまう視床痛は，リハビリテーションにおいて患者が積極的に社会参加することをしばしば妨げる[22]．

疼痛は，筋の不均衡と不適切な運動パターンのような間接的な機能障害（運動適応症候群）とアライメント異常（姿勢応力症候群）を引き起こす．例えば，膝の痛みは歩行中の長期にあるいは重度の膝関節伸展で一般的にみられる所見である．痛みの後遺症として機能低下，集中力障害，うつ，リハビリテーションの可能性の低下などがあげられる．

視覚障害

視野障害の1つである同名半盲は内包（中大脳動脈領域）における視放線を含む損傷，またはそこから一次視覚中枢（後大脳動脈領域）までの損傷で起こる．同名半盲は脳卒中の26％にみられる[3]．患者はそれぞれの眼球が持つ視野の反対側半分，すなわち片麻痺側に対応して眼の鼻側半分と側頭側半分の視野欠損に陥る．視野欠損は片麻痺側全体の認知障害を助長する．認知障害を持つ患者は，頭を回旋することで補うことができる．患者は空間に関係する**視覚的無視**（視覚的注意障害），深部知覚やその他の機能障害に直面する．視覚および認知について述べた第29章を参照．前頭眼野による共同注視（第Ⅲ脳神経），あるいは橋網様体における中心視の麻痺は**強制的共同偏視**を引き起こす．対抗されない眼筋の作用は障害されていない筋の方向に眼球を偏位させる．大脳半球損傷患者は麻痺側からよく眼を逸らし，脳幹損傷患者は麻痺側によく眼を向ける[23]．脳幹の脳卒中では，複視，眩暈，眼振，あるいは視覚的なゆがみが生じる．

運動障害

▼ 系統的回復段階

脳卒中の早期には，弛緩状態で随意運動はみられないのが一般的である．通常，それに続いて痙縮，反射亢進，そして**共同運動**と呼ばれる集団運動パターンがみられるようになる．共同運動パターンを呈する筋は互いに密接な関係にあるため，集団的な共同運動パターン以外の単独運動が発生する可能性はない．回復が進むにつれて，痙縮と共同運動は減少し始め，高度の運動パターンが可能となる．このような通常の回復パターンについては，Twitchell[24]とBrunnstrom[25,26]によって詳細な説明が加えられている．両研究者は，回復のプロセスを6つの明確なステージに分類して詳述している（Box 17-1）．Bobath[27]は，一連の回復過程を，①初期弛緩期，②痙縮期，③相対的回復期の3つの主要ステージに分類した．他の研究者らも，脳卒中後の運動回復に関するこのようなパターンを確認している[28~30]．いくつかの重要なポイントは考慮に値するものである．運動の回復は，比較的予想しやすいパターンで発生する．回復ステージは連続的な過程としてみなされるが，各ステージの臨床像は多様である．すべての患者が完全に回復するわけではない．いずれの回復ステージにおいても，患者の障害の重症度および適応能力により，回復が進まない場合がある．最後に，

Box 17-1　片麻痺の回復段階

ステージ1　片麻痺からの典型的な回復は，急性発症直後にみられる弛緩期から始まる．
　　上肢・下肢の運動は誘発できない．
ステージ2　回復につれて，基本的な共同運動あるいはその一部が連合反応として出現，またはわずかな随意運動がみられる．このとき，痙縮が出現し始める．
ステージ3　その後，随意的な共同運動を獲得するが，必ずしも共同運動のそれぞれの要素の全可動域にわたって動かせるわけではない．痙縮はより増強し，重度になる．
ステージ4　それぞれの共同運動の経過にそわない運動の組み合わせが習得される．最初は困難であるが，その後容易になり，痙縮は減退し始める．
ステージ5　そのまま経過すれば，基本的な上肢・下肢の共同運動は運動活動における優位性をなくし，より難しい運動の組み合わせが学習される．
ステージ6　痙縮はみられなくなる．個別的な関節の動きが可能になり，協調性が正常に近づく．この後，回復の最終段階として正常な運動機能が再獲得されるが，この最終ステージはすべての者が達成するものではなく，回復はどのステージにおいても停止しうる．

Brunnstrom, S.: Movement Therapy in Hemiplegia. Harper & Row, New York, 1970. より

回復速度は患者間および患者自身において異なることを指摘しておく．具体的には，運動障害は上肢に発生しやすく，上肢の方が下肢よりも完全に回復する可能性が低いことが証明されている（中大脳動脈症候群に認められる）．

▼ 筋緊張の変化

脳卒中の直後に認められる弛緩（筋緊張低下）は脳ショックによる症状である．通常，弛緩は短期的症状であり，その持続期間は数時間，数日，あるいは数週間である．病巣が一次運動皮質または小脳に限局されている少数の患者の場合，弛緩が持続する可能性がある[9]．痙縮（筋緊張亢進）は，脳卒中症例の約90％に出現し，病巣の反対側の抗重力筋を中心に生じる．上肢で強い痙縮がみられる筋は，肩甲骨を後退させる筋，肩の内転筋・下制筋・内旋筋，肘の屈筋と前腕回内筋，手関節と指の屈筋である．頸と体幹では，痙縮によって片麻痺側への落ち込み（側屈の増大）が生じることがある．下肢で痙縮が高頻度で発生する筋は，骨盤を後退させる筋，股関節の内転筋と内旋筋，股関節と膝の伸筋，足の底屈筋と回外筋，足指の屈筋である[27]．痙縮の影響としては，随意運動の制限や肢の状態が静的であることがあげられるが，重度の症例では拘縮がみられる．通常，筋緊張の自動調節（自動姿勢緊張）は，運動課題の準備として起こり，運動課題の実施中にもみられるが，このような機能も障害される[31]．したがって，脳卒中患者においては，近位関節と体幹を適切に固定する能力が欠如しており，その結果として姿勢の悪化，バランス障害，転倒リスクの増大に至る可能性がある．残存筋力，共同運動，および痙縮の関係については明らかにされていない．

▼ 異常な共同運動パターン

異常な共同運動パターンは一般的にみられ，その特徴は非常に定型的であり，必然性があることである．したがって，脳卒中患者は同一肢の残りの部分を動かさないで，肢の一部だけを分離して動かすことができない．脳卒中患者の場合，多様な課題あるいは環境的な必要性に対応できるように運動を変化させたり，運動を適応させる能力が制限されている．初期において，共同運動は，連合反応またはわずかな随意運動のいずれかとして反射的に出現する（ステージ2）．回復が進んでステージ3に入ると，基本的な上下肢の共同運動がさらに定着し，痙縮および連合反応と一層密接な関係を有するようになる．各肢に顕著に認められる異常な共同運動パターンとして，屈曲共同運動と伸展共同運動（表17-6）の2点が指摘されている．共同運動の成分を明らかにすることにより，通常，いずれの共

表17-6 上肢・下肢の共同運動パターン

	屈曲共同運動の要素	伸展共同運動の要素
上肢	肩甲骨後退，挙上，過度な伸展	肩甲骨前方突出
	肩外転，外旋	肩内転[a]，内旋
	肘屈曲[a]	肘伸展
	前腕回外	前腕回内[a]
	手関節・指屈曲	手関節・指屈曲
下肢	股屈曲[a]，外転，外旋	股伸展，内転[a]，内旋
	膝屈曲	膝伸展[a]
	足背屈，内反	足底屈[a]，内反
	足指背屈	足指底屈

[a] 一般的に最も強い要素

同運動にも関与していない筋が存在していることが明らかにされている．このような筋は，①広背筋，②大円筋，③前鋸筋，④指伸筋，⑤足関節の外反筋である．したがって，一般的には，これらの筋を活性化させることは難しい．正常な協同運動の欠如は，重大な機能的問題を生じさせる．一般的に日常生活活動 activities of daily living（ADL）および機能的運動スキル functional mobility skill（FMS）が障害される．回復が進んでステージ4以降に至ると，分離運動が一層可能となり（共同運動からの離脱），運動制御の出現にともなって，基本的な上肢・下肢の共同運動が消失し始める[26,32]．

▼ 異常反射

反射は，回復のステージによって変化し，多様な状態を呈する．初期においては，脳卒中の結果として反射は低下の状態となる．回復中期においては，強い痙縮と共同運動が存在している場合，**反射亢進**がみられる．伸張反射が亢進し，患者に認められる典型的な症状として，クローヌス，折りたたみナイフ反射，Babinski反射があげられる．

原始的あるいは緊張性反射パターンは，他の神経損傷（例えば，外傷性脳損傷，脳性麻痺）においてみられるものと同様の確認しやすいかたちで出現する．したがって，頭部の運動により，安静時緊張あるいは四肢の運動時の変化を余儀なくされる．頸部の屈曲によって両上肢の屈曲および両下肢の伸展が生じ，頸部の伸展によって反対側の反応（**対称性緊張性頸反射** symmetric tonic neck reflex〈STNR〉）が発生する．頭部の左方向への回旋によって左側の上肢と下肢（顎側の上下肢）の伸展と右側の上肢と下肢（頭蓋側の上下肢）の屈曲が発生し，頭部を右方向に回旋させることにより逆パターンの現象が発生する（**非対称性緊張性頸反射** asymmetric tonic neck reflex〈ATNR〉）．背臥位をとることによって伸筋の緊張が増し，腹臥位によって屈筋の緊張が増大する（**対称性緊張性迷路反射** symmetric tonic labyrinthine reflex〈STLR〉）。上部体幹を骨盤に合わせて回旋することが，四肢に影響を及ぼす。片麻痺側方向に回旋させることにより，結果として片麻痺側上肢の屈曲と片麻痺側下肢の伸展が発生する。健側方向に回旋させた場合，反対の反応が発生する（**緊張性腰反射** tonic lumbar reflex〈TLR〉）。最後に，片麻痺側の足底部に対して圧を加えた場合，下肢の伸筋と屈筋の強力な同時収縮反応が生じ，下肢は固縮様に固く伸展した状態（陽性支持反応）になる[26,27,33]。

連合反応も存在する。これらの反応には，別の肢（例えば，健側上下肢）の意図的な運動あるいは反射刺激（例えば，あくび，くしゃみ，咳，伸張）の結果として発生する患側肢の意図しない運動が含まれる。連合反応は，痙縮が存在している場合に発生しやすく，緊張性反射によって増強される。一般的には，このようなことはすべての症例に当てはまるわけではなく，連合反応は対側上肢において同じ運動を誘発するが（例えば，屈曲が屈曲を引き起こす），下肢においては反対の運動を引き起こす（例えば，一側の下肢の屈曲により，対側の下肢では伸展が生じる）。肘を伸展して麻痺側上肢を水平よりも挙上すると，指の伸展および外転反応が誘発される（**Souques 現象**）。外転あるいは内転に対する抵抗により，上肢および下肢のいずれにおいても，対側で同様の反応（内転が内転を誘発する）を生じる（**Raimiste 現象**）。**同側性上下肢共同運動**は，麻痺側上下肢の間に存在する相互依存性を示す用語として使用されている（麻痺側において，上肢の屈曲は下肢の屈曲を誘発する）。連合反応が存在すると，正常な随意運動を妨げ，機能的な動作が著しく制限されるが，特に上肢において著明である[26,27,32,34]。

▼ 麻痺と筋活動パターンの変化

脳卒中患者の 80～90％において，不全麻痺または筋力の弱化が認められる[20]。脳卒中患者の場合，運動や姿勢を開始したり制御するために必要な筋緊張や力を発生させることができない。弱化の程度は，明らかな収縮がまったくできない状態から出力を測定可能な障害に至るまで多様である。分布は病巣部位と関係している。一般的なパターンとしては，反対側の不全片麻痺（反対側の上肢と下肢）あるいは反対側の不全単麻痺（反対側の上肢の弱化）である。中大脳動脈（MCA）の脳卒中発生率が高いことから，下肢よりも上肢に障害が発生する場合が多い。脳卒中によって麻痺が生じた患者の約 20％においては，障害された上肢を機能的に使用するまでの回復は不可能である。通常，近位筋よりも遠位筋に重度の障害が発生する。脳幹病変により，四肢不全麻痺または四肢麻痺が生じる。患者が経験する不全麻痺の程度については，個々の状況によって異なる場合が多い。したがって，ある患者は，他の課題よりもいくつかの機能的課題においてより堪能なようにみえる。「正常にみえる」非麻痺側にも不全麻痺が存在することが報告されている[35,36]。麻痺筋では易疲労性が増す[37]。

運動単位と筋の両方に特異的な変化が発生する。一部の脳卒中患者では，発症後 6 ヵ月の時点において，機能している主動筋の運動単位数が 50％も減少している[38]。順序の変更と放電率の障害をともなう運動単位の異常な動員についても報告されている[38~43]。このような患者では，効率の悪い筋活動，一定レベルの出力維持の困難，筋力低下を訴えながら一層努力することがみられる。除神経電位がよくみられ，除神経の結果，皮質脊髄路が変性する[44]。全般的な反応時間が遅延し，このような所見は非麻痺側肢や高齢者全体についても報告されている。運動時間が延長され，タイミングの異常により，連続した協調運動が障害される[45,46]。筋成分の変化として，タイプⅡ速筋線維の大幅な消失をともなった萎縮があげられる（高齢者においても同様の所見が報告されている）。タイプⅡ線維の選択的消失により，速くて強い力による運動の開始と発揮が困難となる。

痙縮の認められる拮抗筋から発生する積極的な抑制が，主動筋の運動に対してマイナスの影響を及ぼし，主動筋の弱化の原因となることが示唆されている。神経発達学的治療 neurodevelopmental treatment（NDT）の基礎を築く理論を発表した Bobath[27] は，痙縮筋における痙縮を軽減するために考案した抑制テクニックを示し，主動筋の筋力増強テクニックと過剰な努力は避けるべきであると述べている。Bobath の結論には多数の研究者が異議を唱えていて，不適切な運動単位の動員と主動筋の不全麻痺に問題があることが明らかであると証明している[39,47,48]。脳卒中患者においては，主動筋と拮抗筋の不適切な同時活性化も報告されており，筋活動のタイミングと連続性の障害を発生させる明らかな要因である。

不全麻痺は，無活動および運動性の制限（間接的機能障害）の結果としても発生する場合がある。廃用性萎縮は荷重筋に最も著明にみられる。時間の経過とともに筋が使用されなくなると，筋硬直と学習された不使用という結果に至ることはほぼ確実である[49]。早期に患側上下肢を活性化したり強制的に使用することは，これらの問題に対処するのに有効である[50]。脳卒中からの回復期にある患者の場合，機能的な結果に対して不全麻痺が及ぼす強力なマイナスの影響が一貫して認められる。歩行，バランス，上肢の機能的課題，手の器用さにおける障害のすべてが，筋力低下と直接的に関連している[51~53]。

協調運動障害は，固有感覚の脱失（感覚性**運動失調**），小脳障害（小脳性運動失調）あるいは筋力低下の結果として生じる。共同運動障害，すなわち意図的動作のための筋のタイミングと連続性が不適切な状態となることにより，機能が障害され，環境変化への対応が制限される。大脳基底核が障害されると，運動が遅くなるか（動作緩慢），不定の不随意運動（舞踏病，片側バリズム）が起こるようになる。

▼ 運動プログラミング障害

運動プログラミングの領域については，大脳半球による差違が報告されている。左側優位半球は，運動の順序づけにおいて重要な役割を持っている。したがって，前部および後部の頭頂葉に病巣を持つ左側の脳血管障害（右片麻痺）患者では，運動のプランニング障害あるいは**失行**が現れることがある。このような患者は，意図的動作を開始して実行することが困難であるが，その障害は筋力低下や協調運動障害，感覚障害，注意障害，異常筋緊張，運動障害，知的障害，理解力低下，非協力などによって説明することはできない。患者は複雑な順序の運動を完了することができず，課題を習得するのに長い時間がかかるようになる。患者の動きは全般的に遅くなり，動作に対する消極性が増してくる。失行には2つの主要な型がある。すなわち，①**観念運動失行**（命令に応じて動作を行うことはできないが，無意識には動作が起こる）と，②**観念失行**（意図的動作は，自動的にも，命令に対しても，いずれも不可能）である。失行の詳細な考察については，第29章を参照。

一方，右大脳半球は，運動または姿勢を維持するのに大きな役割を有している。したがって，右側の脳血管障害（左片麻痺）の患者には，運動または姿勢を維持することが不可能な**運動維持困難**が特徴的に認められる[54,55]。Lightら[56]は，運動プログラミングの相違に関する研究を行って上記の結論を証明し，左CVA患者の場合，患側と「健側」の上肢の両側において，運動プログラミング障害が存在することを指摘した。

▼ 姿勢制御とバランスの障害

脳卒中後には，バランス障害が高頻度で発生し，安定性，対称性，動的固定性の障害をともなう場合が多い[57〜60]。不安定にする外力に反応するとき（反応性姿勢制御），あるいは自ら始めた運動の間中（予期姿勢制御）に問題が存在する。したがって，患者は，座位あるいは立位でバランスを維持することが不可能となる。あるいは，バランスを保ちながら，荷重姿勢で体を動かすことが不可能となる。中枢の感覚運動処理の崩壊により，変化している課題および環境の要求に姿勢運動を適応させることが難しくなり，運動学習が障害される[61]。脳卒中患者には非対称性が典型的にみられ，座位あるいは立位では，体重のほとんどを非麻痺側に移している。また，立位では，姿勢の動揺が増す（高齢者全般に特徴的な所見である）。運動活動の開始の遅延，筋活動のタイミングと連続性における異常，異常な同時収縮の結果，姿勢の共同運動が崩壊する。例えば，近位筋が遠位筋よりも先に活性化されるか，または一部の患者においては非常に遅れる場合がある（多くの高齢者に認められる所見）。典型的な代償性反応として，過度の股関節および膝関節の運動がみられる。動揺させたり不安定にする力に対する矯正反応が不適切な場合が多く，その結果としてバランスが失われることになる。片麻痺患者の場合，通常，筋力の弱い方向に転倒する[62,63]。

言語障害

優位半球（特に左半球）の皮質に病巣が存在する患者の場合，言語障害が発生する。失語は，脳損傷に起因する後天的なコミュニケーション障害を示す一般的な用語であり，言語理解，系統的論述，言語の使用の障害によって特徴づけられる。失語は，脳卒中患者全体の30〜36％に発生するものと推定されている[3]。失語は多くの型に分類される。主要な分類区分として，流暢性失語，非流暢性失語，全失語があげられる。**流暢性失語（ウェルニッケまたは受容性失語）**では，言語の流れは円滑であり，多様な文法構成が存在し，言語メロディが保たれているが，聴覚理解が障害されている。したがって，このような患者は他者が話した言語を理解し，命令に従うことが困難である。病巣は，左側頭葉外側の聴覚連合野に位置している。**非流暢性失語（ブローカまたは表出性失語）**の場合，言語の流れはゆっくりでためらいがちであり，語彙が乏しく，構文が不正確である。発語は非常に努力をともなうか，発言はないが，理解は良好である。左前頭葉の運動前野に損傷がある。**全失語**は重度の失語であり，発語と言語理解の両方の極度の障害が特徴的である。広範囲にわたる脳損傷に起因する場合が多い。コミュニケーションにおける重度の障害により，患者の学習能力が制限され，リハビリテーションにおいて良好な帰結に到達することが難しくなる場合が多い。

一般的に，脳卒中患者では**dysarthria**がみられ，その発生率は48〜57％であると報告されている[3]。dysarthriaという用語は，発語を仲介する中枢神経系または末梢神経系の一部における障害によって発生する運動性言語障害に区分される。呼吸，発音，発声，共鳴もしくは感覚フィードバックが障害されている。

病巣は，前頭葉の一次運動野，側頭葉の一次感覚野，あるいは小脳に位置している．咀嚼および嚥下のような随意的で無意識な運動と下顎や舌の運動が障害される．脳卒中患者において，失語をともなう dysarthria はリハビリテーションの進行の妨げとなる．詳細は，第30章を参照．

嚥下障害

飲み込むことが困難な**嚥下障害**は，延髄（第Ⅸ脳神経と第Ⅹ脳神経）の障害，大きな血管による橋の障害，急性大脳半球損傷（特に中大脳動脈と後大脳動脈の梗塞）を有する患者の約12％にみられる[3]．口唇，口，舌，口蓋，咽頭，喉頭，近位食道における機能障害のすべてが嚥下障害の発生に関与している．嚥下障害において最も高頻度で発生する問題は，嚥下反射の発生の遅延（患者の86％），これに続く咽頭の蠕動運動の減少（患者の58％）および舌のコントロールの低下（患者の50％）である[64]．精神障害，感覚障害，顎と口唇の閉鎖不全，頭部コントロールの障害，座位保持困難も患者の嚥下を困難にしている．大多数の患者において，流涎，食物摂取困難，栄養障害，脱水症が認められる．

誤嚥は，食物，液体，唾液あるいは胃の逆流物が気道に入ることであるが，嚥下障害患者の約1/3に発生する．誤嚥は回復の急性期にみられる場合が多く，嚥下のあらゆる段階において発生する．誤嚥は重大な合併症である．というのは，誤嚥が発生すると，数時間以内に急性呼吸困難である誤嚥性肺炎に至り，放置した場合には死亡する危険性があるためである．誤嚥を防ぐためには，嚥下障害の早期検査と治療が不可欠である．嚥下の準備期，口腔期，咽頭期，食道期について検査する方法として最も一般的に使用されているのがビデオ透視検査 videofluoroscopic（VF）examination（バリウム嚥下食道造影変法 modified barium swallow〈MBS〉）である．嚥下のファイバー内視鏡検査 fiber-optic endoscopic examination of swallowing（FEES）を実施することにより，喉頭機能，下咽頭残渣，気道保護（誤嚥）についての情報を入手することが可能である[65]．

嚥下障害が重度な場合，短期間用としての経鼻胃 nasogastric（NG）チューブか，より長期ケア用としての侵襲的な胃瘻 gastrostomy（G）チューブのいずれかによる経管栄養の実施が必要となる．静脈ルートによる栄養補給も可能である（完全静脈栄養 total parenteral nutrition〈TPN〉）．これらの栄養補給法には多くのリスクや実施にともなう合併症の問題が存在するので，難しい臨床上の判断は，家族と医療チームあるいは嚥下障害専門チームが協議してなされる．

知覚障害

皮質の損傷が原因で視覚的な知覚障害が発生する可能性があるが，その発生率は32〜41％と報告されている[3]．それらは，右半球障害で左片麻痺のときに発生する場合が最も多い．これらの障害として，**身体図式障害**あるいは**ボディイメージ障害**，空間関係障害，失認，失行があげられる．身体図式とは，身体の姿勢モデルであり，身体各部の相互関係および身体と環境との関係が含まれる．ボディイメージとは，人体の視覚的イメージと心理的イメージであり，身体についての感じ方が含まれる．これらの両方にゆがみが生じる．身体図式あるいはボディイメージの特異的障害としては，半側空間無視，病態失認，身体失認，左右失認，手指失認があげられる．**空間関係症候群**とは，自己と環境内の2つ以上の対象物との関係の知覚が困難となることを共通症状とする障害群である．同症候群には，図と地の弁別障害，形態の弁別障害，空間関係の知覚障害，空間における位置の知覚障害，地誌的見当識障害が含まれる．失認は，感覚機能には障害がないにもかかわらず，新しい情報を認識することができない状態である．失認には，視覚物体失認，聴覚失認，触覚失認（立体覚認知障害）が含まれる．すでに述べたように，失行とは，学習によって習得された高度の随意運動の障害である．これらの障害および管理の詳細については，第29章を参照．

Davies[66]によって **Pusher 症候群** と名づけられた麻痺側と同側へ押す**同側性プッシング現象**は，すべての姿勢において，片麻痺側方向への強力な側方傾斜によって特徴づけられる異常な運動行動である．座位の場合，片麻痺側方向に大きく傾斜し，しばしば車椅子のアームレストの上まで倒れる．移乗と立位のときには，強力な側方傾斜（押すこと）によって不安定な状態が発生し，転倒の危険性が増す．というのは，片麻痺側の下肢が体重を効果的に支えることができないためである．姿勢を正中位に矯正するか，体重を対称的に支えることを目的に他動的な対策を講じようとしても，患者は強力に抵抗する．脳卒中後のほとんどの患者は，健側への荷重を増大して患側の障害を代償する姿勢をとるが，上記のパターンは，通常予想される姿勢のパターンとは逆である．右片麻痺と比較すると左片麻痺の方が障害が発生しやすく，麻痺側感覚麻痺，視覚および知覚障害と関係しているものと思われる．Pedersenら[67]の研究では，脳卒中患者327名の約10％にその反応が確認された．同研究においては，同側性プッシング現象と半側無視および病態失認の間に有意な関係は

認められなかった。同研究によると，病巣は皮質下感覚経路の障害の可能性が高いことが示唆された。同側性プッシング現象をともなう患者は，機能的な運動性が障害されている。一般的に移乗，立位，歩行において問題が深刻化することが認められている。歩行時に杖を使用することは問題である。なぜならば，患者が杖を使用することにより，片麻痺側へ押すことが増すからである。Petersonらは，同側性プッシング現象をともなう患者は，リハビリテーションの帰結が不良となりやすく（退院時のBarthel指数の点数が低い），入院期間および回復期間が長期化することを指摘している。

認知障害

脳に病巣が存在する場合，認知障害が発生する。認知障害には，注意，記憶，あるいは遂行機能の障害が含まれる。病理学的加齢にともなう発病前変化が一部の顕著な機能障害の原因となる可能性があり，発病前変化については，家族，近親者，あるいは介護者との面接によって慎重に評価しなければならない。外的環境のなかで何が起こっているのかほとんど気づいていない脳卒中患者は，すなわち覚醒障害である。注意とは，特異的な刺激を選択してこれに注意をはらうと同時に，外部からの刺激を抑制する能力である。**注意障害**には，注意の持続性，注意の選択性，注意の配分性，注意の転換性などの障害が含まれる。記憶とは，経験や知覚を保存して後で思い出すことができる能力と定義され，**記憶障害**には，即時記憶，短期記憶，長期記憶の障害が含まれる。即時および短期記憶障害は高頻度で発生し，脳卒中患者の約36％に認められるが，一般的に長期記憶は完全な状態で維持されている[3]。したがって脳卒中患者は，わずか数分前あるいは数時間前に与えられた新しい課題についての指示を思い出すのは難しいが，30年前のできごとを思い出すのは容易である。記憶のギャップは，不適当な用語またはつくり話で埋め合わせられる場合が多く，このような障害は**作話**と呼ばれている。人，場所，または時間に対する見当識障害が認められ，錯乱状態にある患者は，会話の重要な内容を理解することができない。広範囲に，両側性病巣が存在すると，錯乱が生じることが多い。**保続**とは，現在の状況とは関連していない単語，思考あるいは行動の継続的な反復である。したがって，患者は反復状態から「抜け出すことができない」まま，停止することなく単語または行動を繰り返すのである。患者には，病気あるいは障害および動機づけの障害に対する意識の低下が認められる[68,69]。人が意図的行為に取り組むことを可能にする能力として定義される遂行機能には，意欲，計画性，意図的行動，実効性能が含まれる。遂行機能障害を有する患者には，行為を自己監視する能力あるいは自己矯正する能力の欠如が認められる。衝動的であること，柔軟性に乏しいこと，計画能力が乏しいこと，先見性の欠如，判断力の低下などの問題が特に顕著に認められる場合が多い。このような問題が存在しているために，環境を現実的に把握することができなくなり，学習障害によって安全上のリスクが増大することになる。詳細については，第29章を参照。

多発性脳梗塞の結果として起こる認知症は，**多発脳梗塞性認知症**と呼ばれている。高次脳機能の全般的な低下によって特徴づけられる。多発脳梗塞性認知症は，判断の障害，意識障害，記憶力低下，コミュニケーション障害，行動または気分の変化によって特徴づけられる。これらの変化は，脳虚血，局所神経症状，高血圧などのエピソードと関連している場合が多い。患者の状態は，機能障害を起こしている期間と機能改善あるいは正常機能の期間との間を変動しており，時間の経過とともに疾患の段階的進行が認められる[70]。

脳卒中急性期の慣れない入院環境や不活動にともなって感覚は失われ，興奮性，錯乱，不穏，場合によっては精神病，妄想，幻覚などの症状が一時的に認められる。特に夜間に症状が発生する場合が多い。患側をドア側になるようにベッドの位置を調節すると，社会的交流が制限され，失見当識が増大する可能性がある。適応力の低下が認められる患者では，過剰な刺激によって生じた感覚の過負荷にも同様に対処することができない。異常な覚醒レベルが関係している。

情動障害

右半球の損傷により，感情機能が障害される傾向がある。脳卒中患者は**感情調節障害症候群**と呼ばれる**情緒不安定**を示すことがある。この患者は病的な笑いと泣くことが特徴で，ほとんど原因もなく，笑っている状態から急に泣いてしまう。このような患者は，一般的に自発的な感情表現を抑制することが困難である[71]。患者は頻繁に泣き，うつ状態もともなう。無関心ではないために浅い感情や鈍い情動反応がみられ，病巣は，前頭前野，内包後脚，大脳基底核に存在する。前頭前野と視床下部の病巣は，欲求不満を一層悪化させる可能性がある。患者は，自己の現状あるいは介護者に対して，易怒性，激越性を示し，また酷評し，さらに忍耐の限界を感じている場合がある。患者の反応として，言葉による激しい非難または爆発的な行動がみられる。以前と同じように感じること，動くこと，会話すること，考えること，あるいは活動することができなくな

ることは，それ自体が大きな欲求不満であり，行動反応を呈することがある。自己および環境についての社会的知覚の低下とともに，このような行動から孤立が助長されてストレスが増大するものと考えられる[72,73]。

うつに陥ることが非常に多く，全体の約 1/3 に認められる[3]。ほとんどの患者が何ヵ月にも（平均 7〜8 ヵ月）わたって重度の抑うつ状態を呈している。うつ病が最も発生しやすいのは，CVA が発症して 6 ヵ月後から 2 年後までの期間である。うつは，軽度障害の患者でも重度障害の患者でも発生するため，障害の重症度とうつ病発生の間に有意な関係は存在していない。右半球あるいは脳幹に脳卒中病変がある患者と比較すると，左半球に病巣がある患者の方がうつ病の発生頻度と重症度が高い傾向にある[74,75]。これらの所見は，脳卒中後のうつが，単に障害に対する精神的反応の結果ではなく，CVA の直接的な障害であることを示唆している。うつ病が慢性化すると，リハビリテーションの目標を達成するのが遅れ，帰結に対するマイナスの影響も予想される。

行動についての大脳半球間の相違

脳卒中患者は情報処理に対するアプローチおよび行動がそれぞれ大きく異なっている。左半球損傷（右片麻痺）患者の場合，コミュニケーションの障害と連続的かつ直線的な方法で情報を処理する能力の障害が認められる。一般にこれらの患者は，慎重，不安定，無秩序と表現されている。このため，患者が新しい課題に取り組もうとしても躊躇する場合が多く，一層のフィードバックや支援が必要となる。しかし，患者自身が直面している問題の評価においては現実的である傾向にある。一方，右半球損傷（左片麻痺）患者の場合，空間知覚課題を実行することが難しく，課題または活動の全体的な概念を把握することも困難である。

一般的に，これらの患者はせっかちであり，衝動的であるといわれている。患者は，障害を意識しておらず，自己の能力を過大評価する傾向にある。したがって，判断力の低下がしばしば認められる左片麻痺患者にとっては，安全性の確保が特に重要な問題である。これらの患者が新しい課題を学習する際には，特に多くのフィードバックが必要である。フィードバックにおいて細心の注意をはらわなければならないのは，行動をゆっくり行うこと，各行程を確認し，課題全体に関係づけることである。左片麻痺患者は，特に雑然とした，あるいは混雑した環境において，視空間的な情報に効果的に注意を向けることができないことが多い[54,76,77]。左片麻痺および右片麻痺に起因する行動を，表 17-7 に要約した。

てんかん発作

てんかん発作は，脳卒中患者のごく一部に発生するが，中大脳動脈（11%）よりも頸動脈閉塞（17%）に起因する発作の方が若干多い。てんかん発作は，脳卒中発生時（例えば，脳出血患者の約 15%），急性期，発症から数ヵ月後に起こる可能性がある。てんかん発作は，部分運動型が多い[78]。発作をコントロールできない場合，発作によって生命の危機に至る可能性がある。てんかん発作の既往を有する患者には，抗痙攣剤が投与される。

膀胱機能不全と腸管機能不全

脳卒中急性期には膀胱機能障害がよくみられ，脳卒中患者の約 29% に認められる[3]。尿失禁は，膀胱の反射亢進あるいは反射低下，括約筋のコントロール障害，あるいは感覚消失によって生じる。しばしば排尿を促すために排泄を時間割によって実施して尿失禁を減ら

表 17-7　左半球と右半球に属する行動

行動	左半球	右半球
認識方式	時系列様式における情報処理 詳細な記述の観察と分析	同時，総体的あるいは形態的様式における情報処理 全般的な構成とパターンの把握
知覚・認知	言語処理と生成	非言語刺激の処理（環境音，言葉の抑揚，複雑な形状，デザイン） 視空間認知 推測，情報の統合
学力	音-記号関係の判読，読解力 数学的な計算能力	数学的推論と判定 計算における数値の配列
運動	動作の順序づけ 指示に対する動作とジェスチャーの遂行	運動と姿勢の持続
感情	陽性感情の表出	陰性感情の表出 感情の認知

し、また不注意、精神状態の変化、あるいは不動のような機能的な尿失禁の因子に対応する。一般的に、尿失禁は短期間で改善される。持続的な尿失禁は、治療可能な病態（例えば、尿路感染）による場合が多い。尿失禁が難治性であることが明らかな場合、パッド、専用の下着、あるいは外部用の採尿装置を使用する。尿閉は、薬物療法および間欠的カテーテル留置または留置カテーテル法でコントロールすることが可能である。慢性的な尿路感染および皮膚の損傷などのさらなる合併症を防止するためには、早期治療が望ましい。尿失禁を起こしやすい患者は、しばしば苦悩、孤立、うつを経験している。尿失禁が持続した場合、機能回復の長期的予後が不良となる可能性がある。

腸管機能不全には、便失禁、下痢または便秘、宿便が含まれる。便秘の患者には、便秘を解消するために便を軟化させる薬剤や、食事および液体摂取による調節が必要である。腸管機能不全を改善するためには、身体活動も有用である[3]。

間接的機能障害と合併症

静脈血栓症

深部静脈血栓症 deep venous thrombosis（DVT）と肺塞栓症は、動けない患者全員に共通する合併症である。脳卒中患者のDVT発生率は47％に上り、死亡原因の10％は肺塞栓症によるものと推定されている[3]。DVTの危険性は脳卒中急性期に特に高く、この期間では、安静、上下肢麻痺、身体活動性の低下、半側無視、認知機能の低下によってリスクが著しく増大する。DVTの顕著な臨床徴候として、一側下肢に浮腫による腫脹が急速に起こる。患者は腓腹部の圧痛や鈍痛あるいは張りを訴えることがあるが、通常、痛みは激しくない。検査を行うと、Homans徴候 Homans sign（他動的背屈に伴う腓腹部の痛み）が陽性であることがある。ただし、検査でHomans徴候を調べても、多くのDVT患者にこの徴候が認められないため、この検査法の感度と特異度は良好であるとはいえない。DVT症例の約50％が臨床的に検出可能な症状を呈しておらず、造影剤を用いた静脈造影（ゴールドスタンダード）、インピーダンス・プレチスモグラフィ、またはドプラ超音波検査によってのみ特定することが可能である。

致命的な肺塞栓症のリスクを軽減するためには、急性DVTの早期診断と早期治療が必要である。薬物療法の場合には、抗凝固剤（血液の凝固を抑制する薬物）による治療が行われる。低用量によるヘパリン low-dose heparin（LDH）または低分子量 low-molecular-weight（LMW）ヘパリンの予防的使用により、DVTの発生が抑制されることが証明されている。LDHの場合には45％、LMWの場合には79％の減少が確認されている。DVTに対する対症療法として、圧痛が軽減されるまでの期間（通常3〜5日）は安静を維持し、下肢を挙上して、静脈内部における圧の変動と塞栓を防止する。浮腫の管理方法として、間欠的空気圧迫法および圧迫ストッキングの使用があげられる[79]。下肢の状態を毎日注意深く観察する必要がある。早期に運動と歩行を開始することが第一の予防策として重要である。

皮膚の損傷

虚血性損傷とその後の皮膚の壊死によって褥瘡が生じる。脳卒中患者における褥瘡の発生率は14.5％と報告されている[80]。骨が突出している部分を覆う皮膚では、圧迫、摩擦、剪断あるいは浸軟によって損傷が発生しやすい。短期間に圧力が集中的に加えられたり、長期間にわたって軽度の圧力が加えられると、褥瘡になる。摩擦は、例えば、ベッド上で患者の位置がずれたり、身体を引っぱり上げられたりすることで、皮膚とベッドの表面とが擦れ合うことによって発生する。痙縮および拘縮も摩擦を増大させる可能性がある。剪断は、例えば介助用シーツを使用しないで患者をベッドからストレッチャーに移乗させるとき、皮膚の2つの層が互いに反対方向に動いたときに生じる。例えば尿失禁によって、余分な水分が存在すると浸軟が起こる。その他の危険因子としては、活動性の低下（寝たきり、あるいは座りきり）、不動、感覚の低下、異常な運動パターン、栄養不良、意識水準の低下が含まれる。感染症、末梢血管障害、浮腫、糖尿病のような合併症を有している場合には、褥瘡の発生率が上昇する[3]。

皮膚の損傷の初期徴候を発見するためには、全身の皮膚の検査を毎日実施すること、特にハイリスク部分の視診の徹底が不可欠である。皮膚は清潔で乾燥した状態を維持し、損傷から保護しなければならない。ポジショニング、体位交換、移乗には、適切な技術を用いることが大切である。体位交換のスケジュールを作成し、各体位の継続時間を限定しなければならない。可能なかぎり、まっすぐ起きた姿勢（座位および立位）をとるように心がける。

圧力が集中するのを最小限に抑えるための圧制限用具を使用する。この種の装置としては、フォームパッド、圧交互移動式マットレス、ウォーターマット、エア流動ベッド、ムートン、踵と肘のプロテクター、マルチポダスブーツ、トラピーズがある。車椅子座位で

は適切な姿勢（シーティング）をとること，圧力を緩和するための道具（ゲルまたは空気の入ったクッション）を使用することも非常に大切である．潤滑剤，保護被覆材，バリアスプレーも使用する．リハビリテーションチームによる早期の体位交換と同様に，適正な栄養状態と水分補給状態の確保によっても，患者の皮膚損傷を防止することが可能である．

柔軟性の低下

関節可動域 range of movement（ROM）の低下，拘縮，変形は，随意運動の消失と不動によって起こる．結合組織の柔軟性は失われ，筋には廃用性萎縮が生じる．拘縮が悪化すると，浮腫と疼痛が発生し，運動がさらに制限される．上肢では肩の運動制限が一般的に認められる．肘の屈筋，手関節と指の屈筋，前腕の回内筋により，拘縮が発生することが多い．下肢では尖足位拘縮が一般的である．筋の効率性低下をともなうアライメントの変化により，エネルギー消費量が増大し，運動パターンが変化して，過剰な努力が必要になる．柔軟性を維持するためには，毎日の ROM 運動，ポジショニング，安静時スプリントの使用が大切である．

肩関節亜脱臼と疼痛

脳卒中後，肩の疼痛が非常に高頻度で発生し，症例の 70～84％において認められる[81,82]．通常，運動時に疼痛が発生するが，より重度の症例では安静時にも疼痛が認められる．肩の疼痛については，複数の原因が広く指摘されている．弛緩期では，深部感覚障害，筋緊張の欠如，運動麻痺が原因で肩の腱板筋，特に棘上筋の支持力が低下し，上腕骨頭を関節の正常な位置に収める作用が低下する．したがって，靱帯と関節包だけで肩が支えられることになる．関節窩の正常な向きは上方，外側，前方であるため，関節包上部の緊張を維持し，上腕骨を機械的に安定化させている．上腕骨の外転または屈曲，あるいは肩甲骨の下制または下方回旋により，この安定性は減少して上腕骨の亜脱臼が起こる．発生直後の亜脱臼は痛みをともなわないが，牽引による機械的応力と重力によって持続的なアライメント不良と疼痛が発生する．正常な肩甲上腕リズムが欠如している状態（肩インピンジメント症候群）では，屈曲または外転を行うとき，上腕骨頭とその上部軟部組織との間で摩擦と圧迫応力が生じる．痙縮期においては，異常な筋緊張により，肩甲骨の位置が不良となり（下制，後退，下方回旋），亜脱臼および運動制限がみられる．このような状態にともなって，靱帯，腱，関節包がすぐに硬くなる．癒着性関節包炎が一般的に認められる所見である．片麻痺側の上肢のハンドリングとポジショニングが不良である場合，関節の微細な損傷と疼痛を発生させる結果となる．肩甲骨を適切に（正常な肩甲上腕リズムを維持する）動かさないで他動的関節可動域運動を実施する，移乗動作で上肢を引っ張る，あるいは滑車を用いることによって肩に損傷を与える[81,83]．疼痛は患者の運動能力と機能的課題の自立達成能力を著しく阻害する．

反射性交感神経性ジストロフィー

反射性交感神経性ジストロフィー reflex sympathetic dystrophy（RSD, 肩手症候群）は，症例の約 12～25％に発生する[3]．RSD は特徴的なステージを持って発現する．ステージ 1 では，患者は重度の肩の痛みを訴え，肩が非常に硬くなる．これらの症状は，運動時や例えば夜間臥床時のように一定の姿勢をとっているときに悪化する．外転，屈曲，外旋運動の ROM が低下，疼痛は悪化し，手関節や手の痛みにまで拡大する．浮腫は主に手背に発生する．手関節の伸展運動時には極度の痛みを訴えることが多く，手関節は屈曲位をとる傾向がある．肘には症状が認められない．初期の血管運動性変化として，変色（蒼白で冷たいか，ピンク色）と体温の変化が現れる．皮膚は接触，圧，温度の変化に対して過敏に反応する可能性がある．患者は，運動の試みに対して防御的になる場合が多い．ステージ 2 は，疼痛の軽減と初期ジストロフィー変化，すなわち筋と皮膚の萎縮，血管攣縮，多汗（発汗亢進），髪と爪の硬化が特徴である．X 線検査により，初期の骨粗鬆症の所見がみられる．萎縮期であるステージ 3 では，疼痛と血管運動の変化はまれである．皮膚，筋，骨の萎縮が進行し（重度の骨粗鬆症が顕著に認められる），関節包周囲の線維化と関節の変化が顕著となる．手は収縮して一般的に鷲手となり，中手指節 metacarpophalangeal（MP）関節伸展と指節間 interphalangeal（IP）関節屈曲位になる（手内筋マイナス肢位と同様）．母指球筋と小指球筋に著明な萎縮が生じ，手は平坦化する．ステージ 1 では徴候および症状が好転する可能性が高く，ステージ 2 では，好転の可能性は状況次第である．ステージ 3 でみられる変化の大部分は不可逆的である[84]．

RSD の後期の変化を防止あるいは最小限にするためには，早期診断と早期治療が重要である．セラピストは毎日患者と密接に接触するので，初期徴候や初期症状を最初に発見して報告することが多い．RSD の初期症状を確実に把握するために，骨シンチグラフィーが用いられる．RSD に対する効果的な薬物療法としては，

非ステロイド性抗炎症薬 nonsteroidal anti-inflammatory drugs（NSAIDs）の使用またはコルチコステロイドの経口投与があげられる。一般的に，RSD に対する治療には，外傷および牽引損傷（例えば，長期的な牽引）の回避をはじめとする上肢の適切なハンドリングが含まれる。さらに，適切な肩のモビライゼーション，自動介助関節可動域運動 active assisted range of motion（AAROM），自動関節可動域運動 active range of motion（AROM），浮腫を軽減するためのマッサージ，運動，皮膚の圧迫などによる介入も加えられる。すばやく血管運動を抑制するためには，氷浴または交代浴も利用することができる。これらの処置に続いて，上肢の AAROM または AROM を実施しなければならない。適切な上肢のハンドリングと移乗テクニックを徹底するために，患者の家族または介護者の教育も重要である。持続的な疼痛については，レセルピンやグアネチジンなどの薬剤による交感神経ブロックや，外科的な交感神経切除術によって対処することがある[85,86]。

体力低下

　心臓疾患の結果として脳卒中が発生した患者の場合，心拍出量の変化，心不全，重度の律動障害が認められる場合がある。これらの障害が持続した場合，脳灌流が直ちに変化して，さらに局所徴候（例えば，精神錯乱）が生じる。心臓障害によって運動耐容能に限界がある場合，リハビリテーションの可能性が制限され，理学療法士による厳重な監視と慎重な運動の指示が必要となる[87]。体力低下も活動レベルが制限されている高齢者に広く認められる所見であり，脳卒中発症以前に存在していた可能性がある。呼吸循環器系における加齢にともなう変化（心拍出量の減少，最大酸素摂取量の減少，呼吸容量の減少）および筋骨格系における加齢にともなう変化（筋量，筋力，除脂肪体重の減少）のすべてが運動耐容能と耐久レベルに影響を及ぼしている[88]。脳卒中急性期において安静期間が長期化すると，心血管系の持久性とリハビリテーションの可能性がさらに減少する。活動レベルの低下は，脳卒中に共通してみられるうつ状態とも関係しているかもしれない。

能力低下

　通常，脳卒中後には機能的運動スキルが障害されるが，スキルの個人差は非常に大きい。脳卒中急性期（脳卒中後の初めの 3 週間）では，患者の 70～80％に歩行時の運動障害が認められるが，6 ヵ月から 1 年後にはこの割合が逆転し，補助具使用の有無にかかわらず，自立歩行が可能な患者の割合は 70～80％となる[86]。脳卒中急性期には，食事，入浴，更衣，トイレ動作などの基本的な ADL スキルも障害され，患者の 67～88％において部分的あるいは全介助が必要である。ADL における自立性も経時的に改善され，6 ヵ月から 1 年後においては，部分的あるいは完全な介助を必要とする患者は生存者の 24～53％にすぎない。機能的課題を実行する能力には，多数の要因が影響を及ぼしている。機能的実行能力に最大の影響を及ぼしているのは運動障害と知覚障害であるが，これら以外の要因として，感覚障害，見当識障害，コミュニケーション障害，呼吸循環器の持久性の低下があげられる[89,90]。

脳卒中からの回復

　脳卒中からの回復が最も急速に進行するのは，発症直後の数週間である。評価可能な神経学的回復および機能的回復については，脳卒中直後の 1～3 ヵ月間に認められる。脳卒中後 6 ヵ月間あるいは 6 ヵ月以上の期間においては，回復の程度は減じるものの機能的回復は続く。患者によっては，特に言語機能や視空間機能の領域において，数年間にわたる長期的な回復が認められる場合もある[3]。回復の程度は，管理の範疇全般にわたって異なる。すなわち，軽度の脳卒中患者は急速に回復し，後遺症はまったくないか，あってもごくわずかにすぎないが，重度の障害を受けた患者の場合，回復には限界が認められる。中枢神経系 central nervous system（CNS）損傷が広範囲に及び，年齢が高い患者であっても，脳卒中の回復が認められるという知見は重要である[29,30,91～94]。一般的に，早期回復は局所的な血管と代謝の要因が解決された結果と考えられている。したがって，浮腫が軽減し，損傷組織が吸収され，局所循環が改善されると，先に抑制されていた無傷のニューロンは機能を回復することが可能になる。継続的な回復は，CNS の可塑性によって説明づけられるものと考えられている。細胞が死亡すると，CNS の機能的再編成（機能誘導による可塑性）が行われる。脳の修復と回復においては，積極的なリハビリテーションと豊かな環境による刺激が重要な役割を果たしている[95]。

医学的管理

　脳卒中の医学的管理は以下のとおりである[96,97]。
1. 血液循環と酸素供給の持続。酸素は，マスクまたは

鼻腔カニューレを用いて供給する。挿管あるいは補助換気の必要性はまれである。
2. 適正な血圧の維持。低血圧あるいは著しい高血圧に対しては治療を行う。降圧剤の使用は血圧低下と脳灌流の減少をまねく危険性を増す。
3. 十分な心拍出量の維持。脳卒中が心原性である場合，不整脈と心不全に重点をおいた医学的管理を行う。
4. 体液と電解質バランスの修復。
5. 正常範囲内の血糖値の維持。
6. てんかん発作と感染症のコントロール。
7. 抗浮腫剤投与による頭蓋内圧と脳ヘルニアのコントロール。脳室造瘻術は脳脊髄液のモニタリングとドレナージのために適応となる場合がある。

虚血性神経損傷の悪化の抑止あるいは改善を目的として薬理学的介入を導入することについて，その有効性は証明されていない。この領域は積極的な研究が必要である。頭蓋内出血または圧迫が原因で頭蓋内圧が上昇している場合，脳ヘルニアおよび脳幹圧迫によって死に至る危険性があるため，脳外科的手術の適応となる。通常，大きい深層の病巣と比較すると，表層あるいは脳葉の病巣（硬膜下血腫，動脈瘤，くも膜下出血，動静脈奇形）の方が脳外科的手術に適している。

現在では，入院期間の短縮化（平均入院期間は約7.5日）ならびに早期退院が促されているため，リハビリテーション施設に収容されている期間，あるいは在宅ケアの介入を受けている期間に重度の内科的合併症を持つ患者が増加する結果となっている。リハビリテーション施設に収容されている期間の重度の内科的合併症の発生率は，22～48%である[96]。このような合併症により，リハビリテーション治療の開始が遅れる場合がある。また，内科的合併症が解消されるまで，リハビリテーション治療が一時的に中止されることもある。患者の約7%は急性期病院へ再入院することになる[86]。セラピストは，慎重に患者を観察し，内科的な問題（例えば，心不整脈，血圧の大幅な変動）の発生に注意しなければならない。

リハビリテーション管理

リハビリテーションを急性期の早期に開始することは，患者の機能回復の可能性を最大にする。早期の運動は，体力低下の悪影響および二次障害の発生を予防あるいは最小限にする。患側の刺激や使用により機能回復を促進し，麻痺した上下肢を使用しないという習慣や運動の不適応パターンを防止する。リハビリテーションにおけるかかわりで前向きな態度をとることにより，精神機能低下，うつ状態，無気力は軽減される可能性がある。患者には，個々の目標が定められ，通常のADLの再開に重点をおいた組織的なケアプランを早期に立てる必要がある。患者が適切な情報を入手し，必要に応じて多様な形態の支援を受けることが可能であることを理解することも重要である。

患者の病態が安定したならば，直ちにリハビリテーションを開始することが可能で，通常，リハビリテーションは72時間以内に開始する。患者は，リハビリテーションサービスの提供が可能な脳卒中専門ユニットあるいは神経科ユニットに収容される。リハビリテーションサービスの有効性はエビデンスが証明しており，サービスを受けていなかった患者と比較すると，サービスを受けていた患者の方が機能的帰結が有意に向上していた[98～102]。

中等度あるいは重度の後遺症が認められる患者の場合，機能的回復を支援するため，一般的には集中的なリハビリテーションサービスが必要となる。患者が集中的なリハビリテーションサービスを受け入れることが可能な場合は，患者には2つ以上のリハビリテーション専門領域による積極的介入が1日に3時間以上，1週間に5日間，急性期リハビリテーション（入院患者リハビリテーション）として実施される。それより集中度の低い亜急性期リハビリテーションプログラムは，通常，介護施設または亜急性期病棟で実施される。亜急性期病棟では，1時間のサービスを週に2～3回行うプログラムから，短時間のサービスを毎日行うプログラムまで，多様なリハビリテーションサービスが提供されている。亜急性期サービスが終了した後のプログラムは，家庭あるいは外来施設でも実施される。一般的に，これらのサービスが有効である患者は，障害レベルが軽度であり，入院を必要とする患者よりも運動機能が良好である[3]。

個々の患者の病態に基づいて，リハビリテーションを最適な時期に開始することが特に重要である。リハビリテーションが開始できるかどうかについては，障害脳半球など多数の要因が関係しているものと考えられる。早期の総合リハビリテーションの効果は，特に右片麻痺患者において認められることを示唆するエビデンスが存在する。左片麻痺患者の場合，重度の認知・知覚障害が認められ，リハビリテーションのための入院期間が延長される傾向にある。したがって，リハビリテーションを一層早い時期に開始することにより，認知機能と知覚・運動機能の再構成が可能となるものと思われる。同様に，病態の安定，モチベーション，患者の忍耐力，回復，学習能力などの要因もリハビリテーション訓練を開始するタイミングに重要な影響を及ぼしている。総合リハビリテーションサービスに対して時間単位で料金を支払うため，リハビリテー

ションを開始するのに最適なタイミングを選択することが，不必要な失敗を防ぎ，長期的な機能改善をもたらすだろう[103,104]。

脳卒中患者に対する総合的なサービスは，リハビリテーション専門家（医師，看護師，理学療法士，作業療法士，医療ソーシャルワーカー，ケースマネジャー）で構成されたチームによって提供されるのが最善であるといえる。さらに，神経心理学者，言語聴覚士，栄養士，眼科医，あるいはレクリエーション療法士などの専門家もチームに加わる場合がある。チームの最も重要な課題の1つは，統一した目標と帰結，また，すべてのチームメンバーによって相互に補強し合った治療を含む統合されたケアプランを策定することである。

脳卒中患者の評価方法

セラピストは，各患者固有のニーズ，損傷，障害に基づいてそれぞれの状態を評価する。問題の重大性，回復ステージ，リハビリテーションの段階，その他の要因により，評価は異なる結果となる。評価の目的は，診断の文書化，脳卒中からの回復の監視，リハビリテーションの効果が特に認められる患者の特定，適切なリハビリテーション施設の特定，特別なケアプランの策定，設定された目標および帰結に対する進行状況の監視，退院計画の策定である。神経学的検査結果は，臨床における意思決定のための主要な情報源として利用することが可能である（Box 17-2）。本項では，脳卒中患者を評価するために開発された特別な検査方法について概説する。

▼ 意識レベル

広範囲にわたる脳損傷が発生すると，意識レベルが変化（昏睡，覚醒レベルの低下）する。このような状態は，グラスゴーコーマスケールを用いて評価することが可能である[105,106]。外部刺激に対する患者の自発的行動や反応を観察して記録する。Ranchoの認知機能レベル評価 Levels of Cognitive Functioning Scale（LCFS）は，患者の情報処理能力およびその結果としての行動を観察するために用いられる[107]。これらの評価尺度の詳細については，第24章参照。患者の行動が大幅に変動することが予想されるため，頻繁に観察を繰り返すことが重要である。

▼ 言語障害

重度のコミュニケーション障害（失語）は，言語優位半球に病巣が存在する場合に広く認められ，他の評価やリハビリテーション全般にマイナスの影響を及ぼしている。したがって，患者のコミュニケーション能

Box 17-2　神経学的検査の要素

一般情報：年齢，性別，一次言語，人種・民族
社会歴
　家族と介護者
　社会的交流とサポートシステム
職業
生活環境：家と職場のバリア
病歴
　現病歴
　内科的・外科的既往歴
薬物療法
他の検査
意識レベル，覚醒，注意
コミュニケーションと言語
認知と学習様式
脳神経の完全性
感覚の完全性
知覚
関節の完全性と可動性
　関節可動域（ROM）
　関節の過大および過小な動き
　軟部組織の変化：浮腫，炎症，制限
疼痛
皮膚の完全性
運動機能（運動制御と運動学習）
　筋緊張
　反射
　随意運動パターン：頭，体幹，四肢
　定型的運動
　姿勢：座位，立位，歩行
　協調性，巧緻性，敏捷性
　感覚運動統合
　運動プランニング
筋機能
　強さ，パワー，持久力
姿勢制御とバランス
歩行と移動
　車椅子の取り扱いと機動性
　補助具や装具の利用の有無
機能的状況と活動水準
　機能的運動スキル
　基本的な ADL
　IADL
　補助具と適応器具
有酸素能力と持久力

力を完全に確認したうえで，他の評価に進まなければならない。特に患者が協力的である場合，家族やスタッフは患者の言語理解能力を過大評価する傾向にある。患者のコミュニケーション障害を正確に判定するためには，言語病理学者と協力して評価することが重要である。受容言語機能（聴理解，読解力）と表出言語機能（単語発見，流暢性，筆記）を慎重に評価しなければならない。神経運動障害（構語障害，失行）は，失

語と明確に鑑別されなければならない。患者のコミュニケーションが極度に制限され，コミュニケーションに代わる形態（ジェスチャー，デモンストレーション，コミュニケーションボード）が必要である場合，セラピストは，これらの方法について十分に把握したうえで詳細な検査を開始しなければならない。言語評価の詳細については，第 30 章参照。

▼ 脳神経の完全性

嚥下障害と流涎が認められる場合は，顔面，舌，喉頭，咽頭の筋に影響を及ぼす脳幹下部の脳神経（第Ⅸ脳神経，第Ⅹ脳神経，第Ⅻ脳神経）の運動核の検査が必要である。この場合の検査には，口唇，口，舌，口蓋，咽頭，喉頭の運動機能検査が含まれる。咽頭反射が低下している場合は，気道に吸引される危険性があるため，咽頭反射の検査が必要である。咳のメカニズムが適切に機能しているかも慎重に検査しなければならない。通常，嚥下の詳細な検査は，専門家によって実施されなければならない。セラピストには，嚥下障害の存在を発見する能力が必要であり，発見したならば，嚥下障害チームに早急に知らせなければならない。顔面の感覚と筋力低下（第Ⅶ脳神経）および迷路・聴覚機能（第Ⅷ脳神経）についても検査が必要である。

▼ 認知機能障害

認知能力は他の評価の精度に影響を及ぼす可能性があるため，初期段階で認知能力を評価することが重要である。想起（短期記憶と長期記憶），（人，場所，時間，状況に関する）見当識，（レベル 1 の命令，レベル 2 の命令，レベル 3 の命令などの）指示に従う能力，注意の持続時間についての検査は，患者の相互作用および特定の質問に対する反応を観察することによって実施することが可能である。高次脳機能については，単純計算や抽象的な理論づけによるテストを使用して評価することができる。Mini-Mental State Examination（MMSE）により，妥当で信頼性の高い認知機能像を迅速に入手することが可能である[108]。通常，学習能力（記憶力と一般化能力）の障害を評価する場合，患者の検査を繰り返し実施したうえで完全な患者像を把握することができる。患者にコミュニケーション障害が認められる場合は，認知能力についての正確な判定を下すことが困難で，作業療法士および言語病理学者との密接な連携が不可欠である。このテーマの詳細については，第 29 章参照。

▼ 感覚の完全性

感覚の検査には，表在感覚（例えば，触覚，圧覚，鋭さと鈍さの分別覚，温度覚）および深部感覚（固有感覚，運動覚，振動覚）の検査が含まれる。立体覚，触覚定位，二点識別覚，質感識別等の複合（皮質）感覚についても検査を実施しなければならない（第 6 章参照）。1 種類の検査では障害が発見されても，他の検査では発見されない場合がある。麻痺側上下肢の間においても違いがみられることが予想される。患側と健側を比較することは可能であるが，セラピストは，合併症（例えば，ニューロパチー）による影響あるいは加齢が原因で「正常」にみえる肢にも障害が存在している可能性を認識しておかなければならない。重度の感覚障害は，リハビリテーションの帰結および目標に対してマイナスの影響を及ぼす可能性がある。

▼ 視覚障害

視覚系の検査は慎重に実施しなければならない。視覚検査には，視力，瞳孔反射，眼球運動，視野欠損（同名半盲）の検査が含まれる。脳幹の脳卒中患者においては，複視，眼振，視覚のゆがみ，注視麻痺などの眼球運動障害が認められる場合がある。視野欠損は視覚無視（患側に対する視覚刺激への無関心，または視覚刺激の無視）と識別しなければならない。純粋な半盲患者は障害を意識し，障害が発生している側に対して眼球または頭部を向けることにより，自発的に代償行為を果たしているはずである。一方，視覚無視の患者は，障害を意識していないはずである（不注意）。視覚の評価法の詳細は，第 29 章参照。検査前に使用する規定の眼鏡を決定しておかなければならず，セラピストは汚れていない眼鏡が装着されていることを確認しておく必要がある。

▼ 知覚障害

作業療法士との密接な連携により，感覚障害および知覚障害に関する重要な情報を得ることができる。身体図式，身体イメージ，空間関係，失認，失行を評価する目的で，多数の検査および一連の様式化された評価法が開発されている。これらの詳細については，第 29 章で述べる。左片麻痺患者は，自己の障害を最小化するように行動する可能性があるため，スタッフは，患者の知覚能力を過大評価しやすい。特定の知覚検査において，ジェスチャーあるいは視覚的刺激を使用すると，患者の回答能力が低下することがある。一方，言語刺激を使用すると，患者が正答する確率が上昇する場合がある。混乱や活動を最小限に抑えた環境を注意深く構築することによって明確な境界と参考点を確保することが可能となり，また，視空間障害患者では適切な照明を与えることにより，患者の検査結果が向上することがある。

半側無視（身体あるいは外部環境の一部に対する認

識の欠如）にともなう障害により，患側肢（通常，非優位の左側）の運動と使用が制限される場合がある。通常，患者は，患側に与えられた感覚刺激（視覚，聴覚，体性感覚刺激）に対して反応しない。患側肢の自発的使用，継続的な運動の指示あるいは片麻痺側方向への移動の指示に対する特異的な反応などを注意深く観察することにより，無視についての重要な情報を得ることができる。持続的な無視は，リハビリテーションの帰結に対してマイナスの影響を及ぼす可能性がある。

▼ 関節の完全性と可動性

関節の完全性と可動性の評価には，ROM，関節の過可動性と低可動性，軟部組織の変化（腫脹，炎症，制限）の検査が含まれる。肩と手関節は慎重に検査しなければならない。それは，肩と手関節に関節アラインメント不良の問題が多く発生するからである。例えば，手関節の浮腫によって手根骨のアラインメント不良が起こる場合が多く，その結果，手関節の伸展時にはインピンジメントが発生する。痙縮をともなう場合，検査のたびに筋緊張が変動するため，一貫性のあるROM所見を得ることは困難である。したがって，検査をしているときに筋緊張の程度の異常性に注意しなければならない。麻痺，筋緊張の程度の変化，あるいは異常な共同運動が，患者の行動に影響を及ぼし，標準的なAROM検査に必要とされる分離運動が妨げられているときは，AROM検査は，回復初期あるいは中期の患者には適切な検査法であるとはいえない。ROM制限および拘縮の発生については，丁寧に記録しておく必要がある。疼痛の有無についての記録も必要である。セラピストは，疼痛の性質ならびに疼痛が関節運動および関節制限とどのように関係しているのかを慎重に特定しなければならない。

▼ 運動障害

一般に，脳卒中患者には，運動機能（運動制御と運動学習）障害が多く認められる。回復初期および回復中期の患者の場合，筋緊張と反射の評価は不可欠である。他動運動テストによって，緊張亢進あるいは緊張低下のいずれかを明らかにすることができる。安静時および運動時の患肢の肢位と，筋緊張の影響を観察する。伸張反射と病的反射（例えば，Babinski，緊張性反射活動）を評価する。

随意運動パターンを検査し，共同運動（定型的運動）優位について検討する。セラピストは，共同運動の典型的コンポーネントの知識に基づいて評価を行わなければならない。2つの肢の間に著明な相違が存在する可能性がある（例えば，下肢よりも上肢の方が著明な共同運動優位性を示す場合がある）。一肢のなかでも，共同運動優位と分離運動の状態がさまざまである（例えば，手関節と手よりも，肩の方がより分離した運動制御が示される）。運動パターンの性質についても観察しなければならない。運動の構成要素のタイミング（時間的構成）を決定し，さらに機能的な筋とそれ以外の筋の特定（運動の空間的構成の特定）も行わなければならない。

麻痺は共通する所見である。筋力検査は必要であるが，痙縮，反射，共同運動優位が認められる患者の場合，従来の徒手筋力テストで正確な結果を得ることは難しい。機能的課題の間，自動運動を観察することにより，患者の筋力を評価することが可能である[109]。

下記の順序尺度を用いて運動を評価することができる[3]。
- 動かない：グレード 0
- 触知可能な収縮またはかすかな動き：グレード 1
- 重力を除去した状態での運動：グレード 2
- 重力に逆らった運動：グレード 3
- なんらかの抵抗に対抗する運動であるが，反対側よりも弱い運動：グレード 4
- 正常な強さ：グレード 5

正常な運動よりも遅い運動（運動緩慢）あるいは異常な不随意運動（舞踏病，片側バリズム）が発生する場合もあり，これらについても慎重な評価が必要である。

回復後期の患者においては，運動制御の改善が認められる。運動が共同運動だけに限定されているわけではないので，選択的制御あるいは分離制御についての検査を行う。徒手筋力テストおよびダイナモメーターを用いた筋力テストは，筋力，体力，持久力と関連する後遺症についての正確な情報を入手することが可能である。協調運動およびタイミングの障害は，筋緊張および共同運動制限が存在しない場合の方が一層顕著となる場合がある。具体的には，指・鼻試験，踵・脛試験，変換運動試験などの協調運動テストを使用することが可能である（第7章参照）。巧緻動作（筆記，更衣，食事）を実行する能力についても検査が必要である。

多くの要因により，脳卒中後には歩行が障害される。片麻痺歩行において特に共通する一部の障害およびその推定原因をBox 17-3に要約した。通常，歩行の評価には，観察による歩行分析 observational gait analysis（OGA）および歩行時における足関節，足部，膝，股関節，骨盤，体幹の動きの検査（運動学的歩行分析）が含まれる。さまざまな異なった運動面から歩行を観察し，正常からの逸脱を明らかにする[110,111]。OGAをビデオ撮影することによって，歩行障害をより正確に

> **Box 17-3　脳卒中患者によくみられる異常歩行**
>
> **立脚相**
> 体幹・骨盤
> 　患側への不注意：固有感覚の低下
> 　体幹前傾：股関節伸展の低下
> 　　　　　　屈曲拘縮
> 股関節
> 　不良な股関節位（典型的には内転または屈曲）：固有感覚の低下
> 　トレンデレンブルグ肢位：外転筋群の弱化
> 　はさみ足肢位：内転筋群の痙縮
> 膝関節
> 　前進中の屈曲
> 　　膝伸展筋群の弱化と固有感覚の低下をともなう屈曲拘縮
> 　　股・膝伸展筋群の弱化または膝・足の固有感覚低下をともなう足関節中間位以上の背屈角度
> 　　伸展パターンの弱化，または股・膝伸展筋群および足底屈筋群の選択的運動の低下
> 　　膝伸展筋群の収縮の遅延：前進中，膝が 20～30 度屈曲位のままである
> 　前進中の過度な伸展
> 　　足関節底屈位の拘縮
> 　　固有感覚の障害：膝の動揺または反張位へのスナッピング
> 　　大腿四頭筋の重度痙縮
> 　　膝伸展筋群の弱化：過伸展位での膝の代償性ロッキング
> 足関節・足部
> 　尖足歩行（踵が接床しない）：下腿三頭筋の痙縮または拘縮
> 　内反足（患者は足の外側で荷重する）：前脛骨筋，後脛骨筋，足指屈筋，ヒラメ筋の過剰な活動あるいは痙縮
> 　ステップ長の不均一：足指の痙縮によって起こる槌指は屈曲した足指への荷重と疼痛のために，反対側の足に向けて前方に振り出せない
> 　麻痺側における背屈角度の不足（約 10 度必要）
>
> **遊脚相**
> 体幹・骨盤
> 　不十分な骨盤の前方回旋（骨盤後退）：腹筋群の弱化
> 　足部をクリアランスするために健側に傾斜：屈筋の弱化
> 股関節
> 　屈曲不十分
> 　　股関節屈筋の弱化，固有感覚低下，大腿四頭筋の痙縮，腹筋群（骨盤挙上筋）の弱化，反対側の股関節外転筋の弱化
> 　　股関節の分廻し，外旋・内転，体幹の後傾・爪先の引きずりを含む異常な代償；分廻し・遊脚相制御不能
> 　過度な股関節屈曲：強い屈曲共同運動
> 膝関節
> 　膝屈曲不十分
> 　　股関節屈曲不足と足部クリアランス不良：大腿四頭筋の痙縮
> 　過度で遅い膝屈曲：強い屈曲共同運動
> 　荷重時の不十分な膝伸展
> 　　ハムストリングスの痙縮または完全な屈曲パターンの持続
> 　　膝伸筋の弱化または固有感覚弱化
> 足関節・足部
> 　尖足・内反：筋の拘縮または痙縮；背屈筋力低下，背屈筋の収縮遅延，遊脚相中期における爪先引きずり
> 　内反：前脛骨筋の痙縮，長・短腓骨筋および足指伸筋の弱化
> 　内反尖足：後脛骨筋・下腿三頭筋の痙縮
> 　過度な足関節背屈：強い屈曲共同運動

Rancho Los Amigos Medical Center, Downey, CA; and Spaulding Rehabilitation Hospital, Boston, MA の教材より改変

特定しやすくなる。また，経過を撮影した映像記録は，歩行障害の治療を受けている患者を支援する教育的ツールとして有用である。歩行距離を定めストップウォッチを使用し，歩行距離，時間，ケイデンス，速度，歩数などの数値を得ることができる。動的歩行分析では，歩行に関係する力が評価されるが，データを入手するための高性能な機器（フォースプレート）が必要である。このテーマの詳細については，第 10 章参照。

▼ 姿勢制御とバランスの障害

姿勢制御とバランスは，脳卒中の評価において不可欠の要素である。姿勢制御は，座位と立位で評価する。支持基底面の範囲内において，姿勢アライメントと肢位（対称性）だけではなく，安定した肢位を維持する能力（安定性）を評価する。動的安定性の制御については，患者に対して，バランスを崩さずに，一定の姿勢で体を動かすこと（体重の移動）を指示して評価する。患者には，全方向に体重を移動するように指示する。特に，障害が予想される麻痺側への体重移動を指示する。ある姿勢から別の姿勢に移行すること（例えば，背臥位から座位への移行，座位から立位への移行）を利用した機能的課題を用いて，動的姿勢制御を評価することも可能である。反応性姿勢制御（動揺に対する反応）と予測的姿勢制御（随意四肢運動に対する反応）の両方を記録しておかなければならない[112,113]。

バランス機能を測定するために使用される標準化された評価方法として，Berg バランス評価尺度[114,115]，ファンクショナルリーチテスト[116]，Tinetti 活動指向性運動評価[117]があげられる。バランスに与える感覚の影響は，Clinical Test of Sensory Interaction and Balance を用いて評価する[118]。脳卒中患者におけるバランス機能を検査する場合，プラットフォームバイオフィードバックシステムも利用されている。動揺，動揺軌跡，対称性，安定性の限界などを測定した客観的データを得ることが可能である[119]。これらの評価方法の詳細については，第 8 章参照。

▼ 標準化された脳卒中評価法

運動機能評価を目的とした標準化された方法がいくつか用いられている。Signe Brunnstrom[25]の先駆的研究により，**Fugl-Meyer 身体活動評価尺度** Fugl-Meyer Assessment of Physical Performance（FMA）が開発された[28,120]。評価項目は，5段階に順序づけられた回復ステージにまとめられている。3段階の順序尺度を用いて，随意運動の障害を0ポイント（実行不能の項目）から2ポイント（完全に実行が可能な項目）の範囲で評価する。個々のテスト項目には，動作の詳細が記載されている。上肢機能，下肢機能，バランス，感覚，ROM，疼痛に関しては，サブテストが作成されている。各サブテスト（例えば，上肢に関するテストの最高得点は66点，下肢の最高得点は34点，バランスの最高得点は14点）の得点を含め，全項目の合計点は226点である。運動機能とバランスを評価する場合，この方法は有用であり，十分な妥当性と高い信頼性が得られている（$r=0.99$）[121]。結果を定量化したデータは，研究目的でこの方法を使用することが適切であることを示している。この方法を用いて評価する場合の所要時間は約30〜40分である（付録A参照）。

運動機能評価スケール Motor Assessment Scale（MAS）は，Carr & Shephard[122]により，損傷および障害を6段階の順序尺度で評価するために開発された。運動機能に関しては，運動の移行（背臥位から側臥位，背臥位から座位，座位から立位），バランスのとれた座位，歩行，上肢機能，手の運動，高度な手の機能などの8項目が設定されている。筋緊張を評価するための項目が9番目に設けられている。この評価方法は，高い信頼性（$r=0.89〜0.99$）と妥当性（FMAとの相関：0.88）とが証明されている[123]。

▼ 機能的評価

機能的評価尺度を使用し，障害の影響の検討，看護の帰結，目標，ケアプラン，脳卒中のリハビリテーションの進行状況と帰結の監視，長期計画の決定が行われる。評価法には，機能的運動スキル（ベッド上での動き，動作の転換，移乗，移動動作，階段昇降），基本的なADLスキル（食事，衛生管理，更衣），IADLスキル（コミュニケーション，家事）を評価するための項目が含まれている。一般的に，脳卒中後における機能障害に関する情報は，行動に基づく評価を通して得られる[124]。Barthel指数[125]および機能的自立度評価法 Functional Independence Measure（FIM）[126]は広く検証され，信頼性，妥当性，感度が優れていることが証明されている。Granger ら[127]の報告によれば，支援自立の達成を判定する場合，Barthel指数（最高100点）のスコアが60点以上であることが非常に重要である。スコアが60点未満の脳卒中患者には明らかな依存性が認められ，スコアが40点以下になると，極度の依存性が認められる。これらの患者の多くは，リハビリテーション施設に長期の入院が必要となり，回復して家に戻ることは難しい。高いFIMのスコアと良好な帰結，退院，社会復帰の間には，相関関係が認められる[128]。これらの評価法の詳細については，第11章参照。

急性期リハビリテーション：目標と帰結

急性期リハビリテーションにおける理学療法の目標と帰結について，Guide to Physical Therapist Practice（理学療法士のための診療指針）[129]から引用して以下に示す。

1. 回復にともなう変化を観察する。
2. 体位と活動に対する耐用性を増加させる。
3. 直立位（ベッド外で）と荷重状況を改善する。
4. 二次的障害と症状の再発のリスクを軽減する。
5. 関節の完全性と運動性を維持する。
6. 麻痺側を確認し，運動機能（運動制御と運動学習）を改善する。
7. 体幹のコントロール，対称性，バランスを改善する。
8. 筋力，体力，持久力を増大させる。
9. ADLにおける機能的自立性と機能的運動能力を増す。
10. 有酸素能力と持久力を増大させる。
11. 患者，家族，介護者の診断，予後，介入，目標，帰結についての知識および意識を向上させる。
12. 患者，家族，介護者とその他の専門家との間でケアの調整を図る。
13. 患者，家族，介護者の安全性を改善する。
14. ニーズを決定する。
15. 症状の自己管理を高める。
16. 健康に関する意識を向上させる。
17. 社会的資源に対する意識を向上させ，資源の利用を図る。

急性期リハビリテーション：介入

運動学習法

脳卒中の回復と学習は，脳の再構築と適応能力に基づいている。効果的なリハビリテーション計画は，こ

の能力を十分に活用するものであり，障害された身体部分の機能的利用を促進するものである。患者にとって意味があり，重要な活動が選択される。多くの要因，特に計画策定，フィードバック，実行について考慮し，最適な運動学習を確実なものにする。

▼ 計画策定

　セラピストはまず，目的とする課題を患者が学習するのを助ける（認知段階）。具体的には，重要な課題の要素と成功する帰結と目標を特定する。目的とする課題は，理想的な実行速度で提示する。次いで，患者は課題の実行を始める。課題に相互に関係する多くの段階が存在する場合は，それをなす構成要素の部分を先に実行し，その後で課題全体を行う。ただし，課題全体の実行が遅れてはならない。それは，課題の実行が遅れると学習の効果的な進行も遅らせることになるからである。セラピストは，わかりやすい簡単な指示を言葉で与えなければならないが，患者に対して過剰な命令あるいは冗長な指示を与えてはならない。正確な実行を促し，運動の誤りが続いた場合には介入しなければならない。特に体位あるいは姿勢についての課題を実行する場合は，活動の間中，患者を支援するために指導マニュアルを用いることができる。初期段階から，患側の積極的な練習を促さなければならない。先に健側の運動を行うことにより，患側への重要な移動効果が発揮されることがある。両側において同時に類似した運動を実行すること（両側活動）によっても学習効果が期待され，身体の両側統合が促進されることがある。患者によっては，運動の構成要素を視覚化（メンタルプラクティス）することが，初期の運動の組織化に役立つ可能性がある。

　初期の練習過程では，患者に対して練習の成果を評価し，問題を特定するように指示する。特に，どのような困難が存在し，困難な状況を改めるためには何をすることが可能であるか，どのような運動を除外することが可能であるか，あるいはどのような運動をさらに向上させることが可能であるかについて明確にするように指示する。複雑な課題を実行している場合は，構成要素が正確に実行されているかどうかを患者に尋ねてみる。また，個々の構成要素をどのようにして統合するのか，個々の構成要素が正しく連結されているかどうかについても患者に質問する。患者が問題に対する正確な評価を行うことができない場合は，セラピストは患者がすみやかに意思決定を行うことができるようにデモンストレーションを利用して問題を特定するのを助ける。例えば，患者が立位のとき，常に右側に倒れる場合は，その問題に関して患者に質問をしてみる（例えば，「どちら側に倒れましたか」「倒れない

ようにするためには，どのようにする必要がありますか」）。このようにして，患者は問題解決課題の習得に積極的に取り組むようになる（運動の自己監視と自己修正）。これらのスキルは，自立および習得事項を他の環境や多様な状況に一般化するために不可欠である。

▼ フィードバック

　フィードバックは，内因性（運動反応の一部として自然に発生する）のことも外因性（セラピストによって提供される）のこともある。初期の運動学習期間中においては，行動をかたちにするために，セラピストは外因性フィードバック（例えば，言語による手がかり，手による手がかり）を提供する。行動を慎重に観察し，正確なフィードバックを提供することが重要である。患者の注意は，自然に発生する内因性フィードバックに向けるようにしなければならない。初期の介入において，運動学習に特に重要なのは視覚的入力である。患者に対して運動を注視するように指示すれば，視覚的入力は容易に確保される。患者が眼鏡を必要とする場合，治療中に眼鏡を装着していることを確認しなければならない。一部の患者においては，特に姿勢および体位と関連する活動の際に，鏡の補助的な使用が視覚的フィードバックの改善に有効である。ただし，重度の視空間認知障害患者の場合は，鏡の使用は禁忌とされる。その後の学習期間（連合期）においては，固有感覚が運動の改善に重要となる。直立での活動の間，初期から注意深く補足しながら患側での体重支持を行うことにより，運動の改善を促通することができる。フィードバックを改善して学習を促すために，さらに固有感覚受容器への入力（用手接触，軽打，伸張，耐トラッキング性，抗重力姿勢，振動）を行う。患者が正確な運動反応と間違った運動反応とを識別することを学習する場合は，患者自身が「運動を感じとる」ようにすることが望ましい。固有感覚受容性フィードバックを増すために，表面筋電図（EMG）を利用することができる。特に固有感覚に異常がある場合は，外受容器への入力（軽擦，ストローキング）を感覚入力の追加として利用する場合もある。治療が進むにつれて，再び外因性フィードバックから内因性フィードバックに重点がおかれ，運動反応の自己監視および自己修正が強調されるようになる。次々と感覚刺激を与えすぎたり，フィードバック依存になることを回避するように注意しなければならない。そのためには，それぞれの治療時に慎重な評価を行わなければならない。セラピストは，患者に内省のための十分な時間を与えるために，フィードバックを使用するのを直ちに制限する必要がある。疼痛と疲労（精神的なもの，または身体的なもの）は，いずれも成果を減少させる結果とな

るため，回避すべきである。

▼ 実行

　セラピストは，患者が実行することによって学習が促進されるように，スケジュールをつくらなければならない。目的とする課題を反復することにより，結果が向上し，モチベーションが高められることが望ましい。このことは，患者が確実に達成感を経験するために重要である。また，休憩時間を設定しなければならない。大多数の入院患者の場合，初期においては忍耐力に限界があるため，実行スケジュールを分割することが必要である。セラピー以外の時間には，スタッフの取り組みと家族の取り組みを強調させ，練習の一貫性を確保すべきである。患者が1つの課題を習得したならば，あるいはほぼ習得したならば，異なる課題または新しい課題に挑戦させ，学習段階を進めなければならない。多様な課題を実行すること（類似した課題あるいは関連した課題を実行すること）は学習効果を高め，特にスキルを記憶して一般化する能力を向上させるため，可能なかぎり早急に実施することが重要である。患者には，課題の実行状況を自分で監視するように指導し，疲れて休憩が必要になったときを認識させるようにしなければならない。

　治療効果を高めるためには，学習環境に対する十分な配慮も必要である。集中力を低下させるものは排除し，患者が課題を実行できる快適な一定の環境を提供しなければならない。初期段階においては，集中力を低下させるものがない閉鎖された環境を提供する。その後，学習環境を変化させ，適正なレベルでなんらかの干渉物を配置する。このようにして，患者が実行できるように進め，開放されたさまざまな環境内においても同一のスキルを実行することができるようにして，スキルを実生活の環境に移行するように患者を支援する。多くのリハビリテーションセンターでは，「恵まれた環境」を導入し，普通の地域環境への重要なアクセスを準備している。

　治療時間を明るい雰囲気で開始して終了することにより，患者は治療が成功したことを実感し，治療に対するモチベーションを持続させることができる。家族と介護者には支援技術を指導しなければならない。最後に，セラピストは支援を伝え，患者を励ますことが重要である。脳卒中から回復することはたいへん努力を必要とする経験であり，患者と家族の両方の手腕が試されるのである。

▼ 脳卒中のための運動再学習プログラム

　CarrとShephard[130]は，脳卒中のための運動再学習プログラムを開発した。このプログラムは，多くの運

Box17-4　運動再学習プログラムの4段階

ステップ1　課題の分析
　観察
　比較
　分析

ステップ2　欠けている構成要素の練習
　練習目標の説明と明確化
　練習＋聴覚と視覚によるフィードバック＋徒手的誘導

ステップ3　課題の実行
　練習目標の説明と明確化
　口頭指示
　練習＋聴覚と視覚によるフィードバック＋徒手的誘導
　再評価
　順応性の促通

ステップ4　トレーニングの移行
　いろいろな状況下での練習の機会
　練習の一貫性
　自己管理下での練習構成
　組織化された学習環境
　家族とスタッフの関与

Carr, J, and Shephard, R: A Motor Relearning Programme for Stroke, 2nd ed. Aspen Pub, Rockville, 1987, p31. より

動学習理論を取り入れ，機能的スキル（例えば，バランスのとれた座位と立位，移乗技術，歩行，その他）を再学習するための実施ガイドラインを提供している。CarrとShephardのアプローチでは，課題別学習ならびにフィードバックと練習の効果的利用による自動的な運動制御の習得に重点がおかれている。言語による指示，デモンストレーション，徒手的誘導を重視し，ファシリテーションテクニックは強調されていない。このアプローチは4つの異なった段階に基づいている（Box 17-4）。

1. 課題の分析：セラピストは，患者の行動を慎重に観察および分析し，失った要素を特定する。
2. 欠けている構成要素の練習：セラピストは，失った構成要素およびこれらの要素と課題との関係を説明し，患者が目標を設定するのを助ける。失った要素の練習は，慎重な指導，デモンストレーション，言語と視覚によるフィードバック，徒手的誘導に重点をおいて学習を促進することによって実施される。
3. 課題の実行：課題，帰結，目標についての十分な説明を行い，これらを慎重に実行する。求められた課題の学習を促進するため，指導，デモンストレーション，言語と視覚によるフィードバック，徒手的誘導の継続的利用を徹底する。柔軟性が要求される。
4. トレーニングの移行：多様な環境条件において課題を実行し，構造化された環境からより開放された実際の生活環境へ移行させる。

運動制御トレーニング

　運動制御トレーニングでは，選択的（共同運動から分離した）運動パターンを強化することにより，運動制御を改善することに重点がおかれる。機能的課題（例えば，食事，更衣，歩行）の成功を可能にする運動の組み合わせに注目する。一般的に，患者の運動命令に対する反応には，トータルあるいは集合的運動パターンと過剰な努力が認められる。適切な構成要素と高度の分離した制御を結びつけるためには，相当なレベルの精神集中と随意的な制御が必要である。患者が成功するためには，望ましくない活動と過剰な努力を抑制することが不可欠である。必要とされる制御能力を生み出すためには，過剰な速度あるいは過剰な力で実行される運動は効果的であるとはいえない。初めにセラピストは，最適な生体力学的姿勢あるいはその範囲内における最適なポイントを通じて，求められる運動を助けることができる姿勢を選択しなければならない。制御能力の習得にともなって姿勢を変化させ，難しい姿勢に移行して制御能力の向上を図る。例えば，初期の伸展は等尺性に保持することをまず側臥位で試みる（短い抵抗による収縮）。その後，同様に伸展位に保持して姿勢を座位に変える。練習は誘導あるいは介助によって開始されるが，可能なかぎり早い段階で能動的な練習に移行し，軽い抵抗を与えるようにする。固有感覚受容器への負荷による正確な筋反応の開始あるいは促通のためには，身体に及ぼす重力抵抗あるいは軽度の徒手抵抗で十分である。患者の運動反応が微弱であり，さらに低緊張である場合，患者が運動を開始するのを助けるため，多種多様な刺激を用いて直接的に促通することが必要である。例えば，肘の伸展を適切に制御できない患者の場合，座位の姿勢で患側の上肢を使って体重を支えるように指示する。上腕三頭筋を軽打することにより，容易に伸展位に保持することが可能である。

　正常な機能とは，運動の実行における多様性を意味している。多様なパターンの収縮および多様なタイプの収縮を行うためには，筋の活性化が必要である。求心性収縮よりも遠心性収縮の方が実行しやすいので，遠心性収縮を先に選択する。3つのタイプ（遠心性収縮，等尺性収縮，求心性収縮）のすべてが，1つの運動プログラムに含まれていることが重要である。運動制御障害の認められる脳卒中患者においては，このような運動に取り組むことは困難であることが予想される。しかしながら，正常な機能を果たすためにはすべてのタイプの収縮が必要であり，多様な収縮の練習を実行することが必要である。弱い筋（特に強度の痙縮が認められる筋の拮抗筋）は，最初に一定方向のパターンで活性化されなければならない。制御能力の習得にともない，主動筋と拮抗筋のゆっくりした能動的相反収縮を含めた運動に移行し，最初は範囲を限定し，その後は範囲を全体に広げる。このように，主動筋と拮抗筋のバランスのとれた相反作用に重点をおいた運動を実行することは，正常な協調運動と機能性の確保に不可欠である。スローリバーサルの手法を用いた固有感覚受容性神経筋促通法 proprioceptive neuromuscular facilitation（PNF）パターンは，このような目的には理想的である。最後に，スキルの適応性と一般化を確実なものにするために，個々の状況に応じた環境を運動プログラムに組み込むことが必要であることを述べておく。

▼ 改善/促通アプローチ

　従来の改善/促通アプローチでは，感覚運動障害を軽減して運動回復と機能改善を促通するための運動療法と神経筋ファシリテーションテクニックがその中核となっている。脳卒中による障害を受けた身体部位を対象とした，学習された廃用と正常な身体部位の過度の代償運動を防止するアプローチである。したがって，このようなアプローチによるトレーニングでは，ある程度の随意運動の制御が求められる。自由度を制限して特定の身体部位に機能的なトレーニングを集中して行うために，姿勢と活動の発達に注目した次の3つのアプローチが最も広く使用されている。すなわち，神経発達学的治療 neurodevelopmental treatment（NDT），片麻痺の運動療法，PNFである。

　NDTは，Bobath[27]が最初に開発したアプローチである。Bobathは，脳卒中患者における基本的な障害として，選択的運動パターンの制御不良，異常な筋緊張の拡散，反射活動を特定した。制御障害の主な原因として異常な筋緊張および反射を強調することの妥当性については，近年になって疑問視されるようになっている[131]。NDTの場合，患者は，機能的活動期間中において，「正常な」選択的運動（共同運動から外れた）を促通するパターンを使用することによって筋緊張と運動の制御を学習する。姿勢に対する刺激および感覚刺激の使用により，自動的反応（立ち直り，平衡，保護伸展）が促通される。運動感覚，固有感覚，触覚，前庭フィードバックを使用して正常な運動経験が促通される。障害された身体部位の回復と使用が抑えられないように，代償的トレーニング法（障害程度が少ない身体部分の使用）は敬遠され，機能的課題の範囲内での運動制御が重視される。家族と介護者への教育によって，引き継いでもらう。

　片麻痺の運動療法は，脳卒中患者の回復促進をめざしてBrunnstrom[26]が開発した方法である。患者は，正

常な機能を促進するための組織化された行動を通して運動制御を再学習する。Brunnstromは，異常な共同運動の制御とその回復における典型的パターンを最初に発表した研究者の1人である。共同運動から分離した運動の組み合わせを促通するための実践的なトレーニング法として多数の方法が提唱されている。Brunnstromはまず，回復段階が低い患者の場合は，基礎的な四肢の共同運動の制御法から学習を開始し，その後に共同運動から分離した運動の組み合わせを学習する段階に進むことを提唱した。共同運動の反復使用により，単独の関節制御の習得がより難しくなる可能性があるため，今日では，Brunnstromが提唱した概念は不適切であると考えられており，積極的な強化と反復のような運動学習概念が強調されている[132]。

　KabatとKnott[133]が開発したPNFのパターンとテクニックを使用することによっても，協調的な運動を促通することが可能である。共同運動パターンを回避しながら，選択的運動制御を強化および促通するためのパターンを選択する。例えば，セラピストは，脳卒中に起因する共同運動パターンとの類似性が高いD2パターン（肘を屈曲させた上肢D2屈曲と肘を伸展させたD2伸展）の代わりとして，肘をまっすぐに伸ばした上肢D1伸展位を選択する。患者が，離床期に股関節の伸展をともなう不完全な膝の屈曲を経験している場合，膝を屈曲させた下肢D1伸展が適切な実行パターンである。下肢D1伸展は，立脚相の安定性を取り戻し，トレンデレンブルグ歩行パターンを軽減するために必要な股関節伸展と外転の組み合わせを強化する。健側から患側へのオーバーフローを達成するためには，両側対称 bilateral symmetrical（BS）パターンも非常に有用である。例えば，膝の伸展をともなうBS LE D2屈曲により，移乗，立位，歩行に必要な膝の安定性が強化される。構成要素が弱い場合は，反復収縮をともなう強化のタイミングの調節を考慮した適切なPNFテクニックとしてスローリバーサルがあげられる。運動学習を支援する際には，リズミックイニシエーションが特に効果的である。運動を開始することが難しい場合，ホールドリラックス自動運動を用いることができる。正常機能に必要な遠心性制御を発達させるためには，アゴニスティックリバーサル agonist reversal（AR）テクニックが有効である。このように，アゴニスティックリバーサルテクニックの使用によって，ブリッジ，立位から座位への移行，膝立位から正座位への移行のような機能的活動を練習することができる。PNFアプローチでは，運動の練習，反復，視覚的誘導などの方法を利用した効果的な運動学習に重点がおかれている[134]。

▼ 代償的アプローチ

　代償的アプローチの主眼は障害のない，あるいは障害の少ない機能を利用して機能的自立を早期に獲得することである。例えば，左片麻痺患者には右上肢を使った衣服の着脱方法を教える。このアプローチの中心的概念は代替である。まず，患者が動作をできないことに気づいている（認識は保たれている）ことが必要である。そして，変換は機能的課題に向かって患者の総合的アプローチのなかで行われる。課題を遂行するための代わりの方法を提案し，単純化し，導入する。患者は新しいパターンを用いて課題を練習し，再学習する。そして，患者はその機能が期待される環境で新しいパターンを練習する。患者が日常的な課題としてすべてを履行できることを確実にするために，エネルギー維持テクニックを組み込む。

　このアプローチの2つ目の中心的な原則は巧緻性，動きやすさ，最良のパフォーマンスの再学習を促すための環境（適応）の調整である。例えば，半側空間無視をともなう患者には靴を色分けすることによって着脱を助ける（左靴に赤いテープ，右靴に黄色いテープ）。患者が識別することを容易にするために，車椅子のブレーキタッグルを延長したり，色分けする。

　このアプローチは障害されていない部分に焦点を当てていることで，回復を阻害したり，障害された部位を使わないという学習を助長するとの大きな批判がある。例えば，脳卒中患者は麻痺側の上下肢の使用を学習することに失敗してしまう。特定課題の学習に焦点を当てることは断片的な巧緻性の発達を導く（他の環境に対して，あるいは同じ課題の変化に対して簡単には一般化できない）。しかし，代償的アプローチは患者が重度な機能障害を持つ場合には唯一実際的なアプローチとなる可能性がある。例えば，重度なPusher症候群の患者は，立って足を踏み換えてベッドから車椅子に移乗することができない。一般的に，スライドボードは少ない介助で安全な移乗を可能にする。重度な感覚運動性の障害と甚大な合併症（例えば，重度心肺障害やアルツハイマー病）を持つ患者は，リハビリテーションにおいて積極的に参加したり，運動の巧緻性を再学習するような活動を制限されてしまい，そして代償的アプローチから恩恵を得ることになる。

アプローチの有効性

　リハビリテーションの有効性を証明しようとする試みは，対照研究を通してなされる。古典的アプローチ（ROM，機能訓練）と神経生理学的アプローチ（NDT，Brunnstromによる片麻痺の運動療法，PNF，感覚運

動統合療法）との違いを示すために行われた研究では，他のアプローチよりも有意に効果があったと証明することができなかった[135~139]。Wagenaar ら[140]は，機能回復評価法（Barthel 指数と Action Research Arm test）を用いて，2 つの神経生理学的アプローチ，すなわち片麻痺の運動療法と NDT との効果を比較した。それによると，1 人の患者が片麻痺の運動療法によって歩行速度が速くなったことを除いて，両者には機能回復を左右するような明らかな違いはみられなかった。Basmajian ら[141]は上肢機能について EMG バイオフィードバック療法と NDT とを比較したが，同様に両者の帰結に違いをみいだすことはできなかった。先行研究によると，改善は古典的アプローチと神経生理学的アプローチの両者にみられた。

これらの研究からいえる重要な結論は，①理学療法の有益な効果について全体的に一貫した証拠を提供している，②片麻痺患者に対する最善のアプローチはいまだ存在しない，ということである。これらの研究の大半は重大な方法の欠陥があると指摘せざるを得ない[142,143]。例えば，対象が少ないこと，異なった人種の脳卒中集団，不明確な治療内容，帰結の不適当な評価がみられた。脳卒中患者は変わりやすい症候を呈するため，患者の分類を試み，不十分な結果をもたらすと予想されるアプローチや帰結の評価を厳格に行う。

セラピストは機能障害をうまく修復し，機能的回復が成功する最良の機会を得る異なったアプローチから治療内容を選択し，バランスのとれた，あるいは統合されたアプローチを考えなければならない。代償法と治療行為は，患者の機能的課題に関する活動が早く改善するようにするために重要である。それらはまた，うまく進んでいることを患者や家族が理解することで，彼らに重要な早期の動機づけをもたらす。回復の進展につれて，治療行為は麻痺側の運動制御を改善し，代償法への依存を減らすことを導くことができる。治療内容の選択にあたっては，入院期間と行われる理学療法の回数による費用対効果と，患者の年齢，合併症，訪問ケアの容易さ，退院先の可能性を含む他の因子を考慮しなければならない。

ポジショニング法

患者のポジショニングは，早期リハビリテーションで最初に考慮すべきことの 1 つである。麻痺側の認識を最大限引き出すように病室を調整しなければならない。病室の中心やドアの方向，および相互作用の発信源（看護，家族，テレビ）の方向に麻痺側が位置するように配置されたベッドは，患者を麻痺側に向かせたり，注意を引くような刺激になる。結果として生じる脳卒中側への感覚刺激は，身体両側の統合と対称性を促進するために用いられる。しかし，その処置は感覚低下および減退を助長することから，重度の半側空間無視や病態失認の症例では禁忌である。例にあげたような患者は，麻痺側方向に頭を回転することによって低下を補うことはできない。

患者を好ましくない姿勢（例えば，異常な共同運動や褥瘡，拘縮，変形につながる姿勢）でポジショニングしないように考慮しなければならない。正しいポジショニングは，適切な関節アライメントや対称性および快適性を促す。患者は部屋のベッドや椅子のどちらかで相当な「動作不能時間」を過ごすので，ポジショニングプログラムは非活動性に関するリスクに効果的に対応することができる。体位変換は，ポジショニング計画の利用を通して効果的に管理する。ある姿勢での，長時間の静的な肢位は避けなければならない。重要なことは離床時間を増やし，肘掛け椅子や車椅子でまっすぐの姿勢に正すことである。早期に平行棒や柵，あるいは傾斜台で立位をとることは重要である。モビライゼーションテクニックと運動療法は早期の治療内容として重要である。

次にあげるアライメント異常は一般的にみられるものであり，筋力低下や麻痺，筋緊張の障害，視覚的な認知機能障害による結果である。

1. 骨盤・体幹のアライメント異常：非対称性の骨盤位は，健側の坐骨結節上により荷重していると考えられる。その結果，体幹と頭部は麻痺側に側屈した状態になる。骨盤の後傾もよくみられる。これによって仙骨支持の座位になり，腰椎は平坦に，胸椎の弯曲（後弯）は誇張され，頭部は前傾する。
2. 肩甲骨のアライメント異常：肩甲骨は下方回旋位をとっている。特に荷重肢位で，肩甲骨の不安定性（翼状肩甲）がみられる。
3. 肩甲上腕関節のアライメント異常：体幹の側屈と肩甲骨の下方回旋は，上腕骨の落ち込みと亜脱臼を引き起こす。
4. 上肢のアライメント異常：典型的には，上肢は肩が内旋・内転し，肘屈曲，前腕回内，手関節は屈曲・尺側偏移し，指が屈曲した状態になる。したがって，手は胸の上できつく握ったままにしているのが一般的である。
5. 下肢のアライメント異常：立位では骨盤の後退と挙上がみられ，股関節と膝関節は伸展し，股関節内転・内旋位（例えば，はさみ足肢位）になる。座位では股関節と膝関節は屈曲し，股関節は外転・外旋位（屈曲共同運動パターン）になる。足関節底屈は一般的に両側にみられる。

それぞれの患者に必要なポジショニングは慎重に判

断しなければならないが，一般的なポジショニング法が次のように詳しく述べられている[27,66,144,145]．

1. **背臥位**：体幹は正中位，頭・頸部は軽度屈曲位にすべきである．肩甲骨の下に小さな枕かタオルを挿入して肩甲骨を前方位に保つように補助する．麻痺側上肢は肩が外転・外旋，肘伸展，手関節中間位，指伸展位になるように枕の上に置く．麻痺側下肢は小さな枕か巻いたタオルを骨盤の下に挿入して股関節を前方に（骨盤を前方に）保つ．下肢は内外旋中間位にする．患側膝は巻いた小さなタオルを挿入して過度な伸展を防ぐ（図17-6）．プラスチック板装具を用いて足関節と足部を中間位に保つ．もし痙縮があれば，抑制ギプス包帯を利用する（第24章，図24-8〜24-10参照）．

2. **非麻痺側を下にした側臥位**：体幹をまっすぐにして，頭・頸部は中間位で対称的姿勢にする．麻痺側を伸ばすように胸郭の下に小さな枕を用いる．麻痺側上肢は枕の上に載せて十分前方に押し出し，肘伸展，手関節中間位，指伸展，母指外転位にする．患側下肢は股関節を前方に（骨盤を前方に）保ち，膝を屈曲位にして枕の上に載せる（図17-7）．

3. **麻痺側を下にした側臥位**：体幹をまっすぐにして，頭・頸部は中間位で対称的姿勢にする．麻痺側上肢は十分前方に押し出して，肘伸展，前腕回外，手関節中間位，指伸展，母指外転位にする．麻痺側下肢は股関節を伸展して膝を屈曲位にする．骨盤を前方に出して股関節と膝関節を軽度屈曲位にする別の方法もある．非麻痺側下肢は枕の上に載せて屈曲位にする（図17-8）．

4. **ベッドあるいは車椅子座位**：患者は頭・頸部と体幹を正中位にして座るべきである．両側殿部への対称的な荷重を促す．両側下肢は内外旋中間位にする．患者がGチューブやNGチューブによる経管栄養を受けているならば，誤嚥を予防するために少なくとも45度にベッドを起こさなければならない．頭・頸部をまっすぐ起こすために枕を用いる．患側上肢は枕の上に保持する．

車椅子に座っているときは，典型的な骨盤後傾位にならないように適切な中間位にすべきである．硬めの車椅子クッションを用いる．両側の大腿後面と足に荷重して，股関節と膝関節を90度屈曲位に保つ．体幹の側屈は避けなければならない．体幹の側方を支持する物やラップトレイ，あるいはアームトラフを用いてアライメントを改善する．頭部のコントロールがうまくできない患者や筋力が低下した患者には，頭・頸部を支持する物が必要である．麻痺側上肢はアームトラフかラップトレイで保持する．トラフは手を挙上して，浮腫を軽減するように差し込む．肩甲骨は軽く前方に出し，手関節を中間位にして，手が機能的肢位になるように指を伸展・外転位にして上腕を保持する．トラフやラップトレイに載せた上肢のポジショニングは，半側無視や半盲，あるいは感覚脱失を持つ患者にとって麻痺側肢への意識を増し，麻痺側上肢を車椅子のアームレストの外にぶら下げて受傷してしまうような問題を避けるために重要である[146]．ほとんどの患者が非麻痺側の上下肢を使って車椅子を駆動しているので，床からの座面の高さは患者の足部が床に届くように，より低く設定する必要がある（しばしばヘミチェアとして引用される）．麻痺側足部はフットレストに保持する．麻痺側足部の浮腫をコントロールするためにレッグレストを挙上位にする必要があるかもしれないが，ハムストリングスの伸張が増すことが好ましくない座位姿勢の一因になり，結果的に骨盤の後傾が大きくなってしまうことがある．

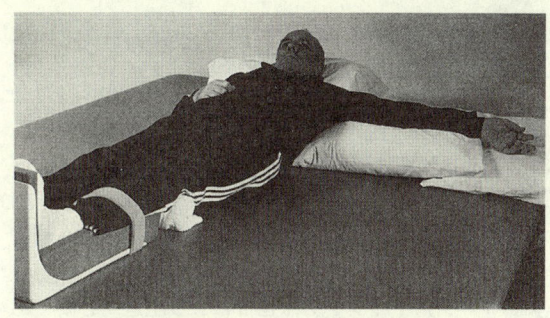

図17-6　片麻痺患者のポジショニング：背臥位

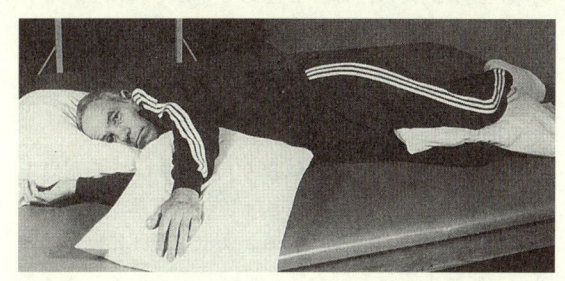

図17-7　片麻痺患者のポジショニング：非麻痺側を下にした側臥位

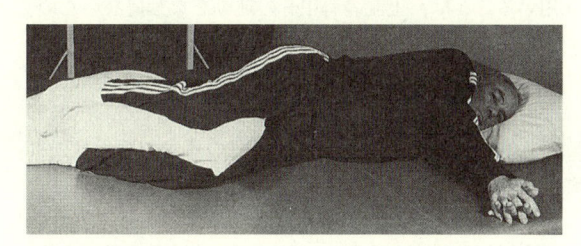

図17-8　片麻痺患者のポジショニング：麻痺側を下にした側臥位

関節可動域/上肢・下肢の外傷の予防

軟部組織/関節モビライゼーションと毎日の関節可動域運動は関節の完全性と運動性を維持し, 拘縮を予防するために早期に開始する。他動的関節可動域 passive ROM（PROM）運動を行うのが好ましい。随意運動をできないこと, 活動性がなくなることで浮腫がひどくなることがある。関節可動域運動に加えて, 挙上, マッサージ, アイシング, 包帯による圧迫が必要である。もし拘縮が進むようであれば, より頻回の関節可動域運動（例えば, 毎日2回あるいはそれ以上）や, ポジショニングやスプリント法による持続的な伸張（例えば, 20〜30分）が必要である。機能障害が成功裏に管理されるためには, 家族と介護者との連携は必要不可欠である。

上肢においては, 特に屈曲90度あるいはそれ以上の範囲では上腕の外旋と引き離しを注意深く行うのが PROM 技術として適切である。頭上全範囲に動かすときは, 肩峰下隙における軟部組織のインピンジメントを防ぐために, 胸壁上を肩甲骨が上方回旋するように動かす（図17-9）。自己関節可動域運動として滑車を用いることは, 上記の肩甲骨の運動をなし得ないため, 一般的に禁忌である。すべての運動が全可動域に許されるべきであるが, 非麻痺側と合わせるように比べながら行う。年齢や他の病前の因子を考慮する。上肢の不適切な関節可動域運動は関節包の癒着や肩手症候群をまねく[147,148]。多くの脳卒中患者で肘の屈筋に過度な緊張と痙縮がみられるようになり, その結果, 安静時でも肘屈曲位になるため, 肘の完全伸展は重要である。過度な緊張が屈筋に典型的にみられるので, 手関節および指の伸筋の正常な長さも維持しなければならない。浮腫と色調の変化があるときは, 手関節伸展に伴ってインピンジメントを起こすことがある。このような状態の場合, 手関節の伸張を行う前に, 手根骨を動かさなければならない。次のような安全な自己関節可動域運動の方法を早期に患者に教えなければならない[149]。

1. 両腕を組んで, 肩90度までの関節可動域運動：麻痺側の手は非麻痺側の手で保持して持ち上げる。
2. 「卓上磨き」：麻痺側上肢は肩甲骨を前方に出して肘伸展し, 手を開いてテーブルの上に置き, 肩を屈曲位にする。健側の手で麻痺側の手を前方と左右へ動かすように誘導する。
3. 麻痺側上肢の卓上での肢位, 体幹の動き：体幹は前後方向, 左右に動かす。
4. 座位, 両手を組む, 床へのリーチ。
5. 背臥位, 両手を組んで頭の後ろに置く, 両肘は床に平らに降ろす。もし肩甲骨の上方への動きがみられるならば, 唯一この自動運動が考慮されるべきである。この運動は一部の患者には難しいかもしれない。

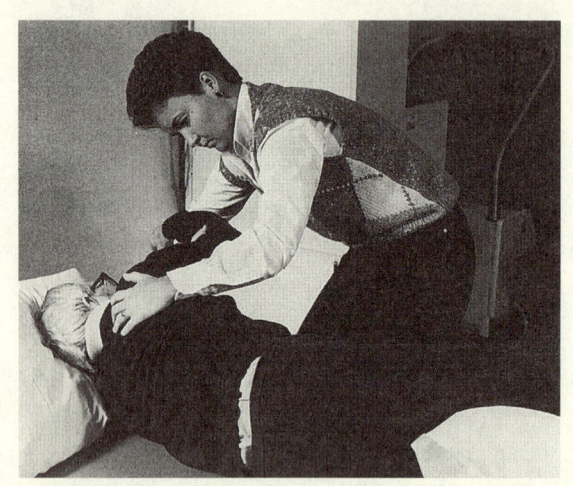

図17-9 麻痺側上肢の関節可動域運動。セラピストは上肢を挙上しながら肩甲骨を慎重に動かす

手にスプリントを着けることも考慮する。手の安静を保つために手背または手掌のパンスプリント（浅く凹んだスプリント）を用いる。手のパンスプリントは前腕, 手関節, および手指を機能的肢位（手関節伸展20〜30度, MP関節屈曲40〜45度, IP関節屈曲10〜20度, 母指対立位）にする。自発的な機能が求められるとき, 昼間よりも夜間の使用がより妥当である。痙縮がある場合は, 筋緊張を抑制する道具を考慮する（指外転スプリント, 固い円錐, 痙縮抑制スプリント, 膨らますことができるエアスプリント）。

体位交換をしている間は, 牽引による外傷の危険があるため上肢を引っ張ったり, 保持しないでぶら下げた状態にならないように注意しなければならない。活動したりまっすぐ起こした姿勢のとき, 上腕を機械的に支えるために袋状スリングや肘と手首を支持するための2つのカフのついたシングルストラップヘミスリングを用いる。スリングは軟部組織の伸張を防ぎ, 神経血管束への圧を軽減するかもしれないが, 肩甲骨と体幹とのアライメントが適切に対処されていなければ, スリングではあまり亜脱臼を防ぐことはできない。加えて, スリングは体幹に向かって上肢を内転位に交差し, 肩内旋, 肘屈曲位になるという負の特性を持っている。長期間の使用で拘縮と屈筋の緊張の亢進が生じてくる。スリングはまた, 体幹の動きやバランス, ボディイメージを阻害し, 身体無視や学習された不使用を助長する。古典的なスリングに代わって上腕カフスリングが提案されている。このスリングには8の字ハーネスで保持された遠位上腕のカフがついている。それは肘伸展を許しながら, 上腕の保持とわずかな外旋を提供し, 亜脱臼の多少の軽減をもたらす（図17-10）[149]。

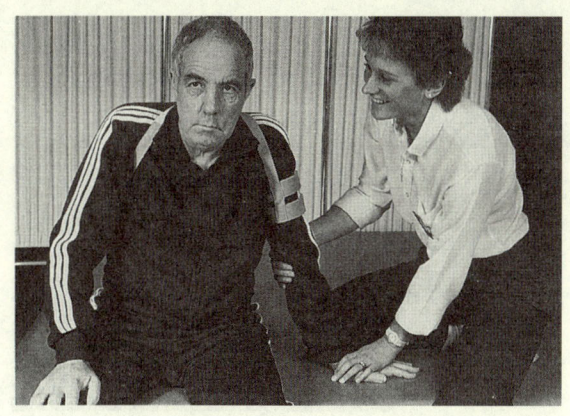

図17-10 上肢を伸展して支持した座位。患者は肩関節亜脱臼を予防するために上腕カフスリングを装着する。セラピストは肘と手指を伸展位に保持するように介助する

このスリングのスタイルは肘を屈曲位にしたり，遠位の機能を制限することがないため，長期間装着することができる。

リハビリテーションセンターによっては2.5 cm以上の亜脱臼にスリングの使用を勧めている。Gillan[150]はスリングを処方するとき考慮すべき次のようなガイドラインを示している。

1. スリングは初期の移乗動作と歩行練習の間使用するが，リハビリテーションの間，全面的な使用は最小限にすべきである。
2. 上肢が屈曲位になるスリングはあまり好ましくなく，限られた直立での活動をするときと短時間でのみ使用すべきである。
3. 1つのスリングをすべての患者に適用しない。選択と使用は慎重に監視すべきである。
4. 肩甲骨のテーピングはスリングの効果的な代替物である。

体幹と肩甲骨のアライメントを良くする活動，荷重とリーチをしながらの上肢の機能的な使用，回旋腱板筋の活性化は妥当な機能的結果を生むために重要である。車椅子で上肢にそえるパッド状のアームトラフは肩の亜脱臼をコントロールするために用いる。痙縮が出現するときには，スリングの使用は一般的には禁忌である。上肢を動かして，長時間一定の姿勢，特に内旋，内転，回内，手関節と指の屈曲を防がなければならない。肩挙上の全可動域を維持する（肩甲骨回旋をともなった大胸筋と広背筋の重点的伸張）。

大半の患者が回復の早期に下肢を多少使えるようになるので，関節可動域運動は問題のある特別な部位に焦点を当てなければならない。多くの患者は，足部と足関節の随意運動は制限されたままであり，筋緊張は当初の弛緩状態から痙縮にすみやかに変化する。患者には底屈筋の可動域制限が典型的にみられる。ゆっくり持続した伸張を介して可動域を得るために，補助具（例えば，足用ウェッジのついた傾斜台）を用いて変形した立位や長い静的姿勢で荷重したり揺り動かす。背屈筋群の自動的収縮の促通は，底屈筋群の相反抑制をもたらすために行う。もし共同運動の影響が強いときは，患者はマット上で麻痺側下肢を側方に外転し，膝を屈曲して足底を床や台に平らに置いた有効な背臥位をとる。膝を屈曲して股関節を外転・伸展したこの肢位は共同運動支配と下肢の定型的な痙縮はさみ足肢位を分離するために役立つ。車椅子や起こしたベッドでの座位時間を増やすため，股関節屈筋の伸張を行う必要がある。もし股関節に屈曲拘縮が生じたら，移乗や歩行のような機能的課題が難しくなる。

感覚トレーニング法

著しい感覚障害を持つ患者は，運動前と運動を行っている間中，感覚入力が不足するため，自動運動が障害あるいは欠如することが明らかである。患者は患側肢を使用するように働きかけられることが多いと，認識と機能が強化される可能性が大きくなる。逆に，麻痺側を使用しない患者は，感覚運動経験の欠如によって抱えている問題を助長する。注意をともなわないまま治療を行うと，この学習による不使用現象はさらなる悪化の原因になる[49]。それゆえ，治療では意思に基づく運動課題のなかで，患者が麻痺側を使用することが必要である。繰り返し感覚を刺激することは残された感覚機能を最大限に使用させ，感覚の回復に生かすことになる。麻痺側への感覚入力を増すための治療として伸張，なでること，表在と深部の圧迫，アプロキシメーションをともなう荷重を利用する。感覚入力の選択は，目前の機能的課題に直接関連づけ，課題に直接用いられるこれらの体表面に与える（例えば異なった生地の布で手をなでる）。刺激はシステムを保証するのに十分な強さで，かつ逆効果（例えば，引き込み）を生じない強さで与える。患者の注意を目の前の課題に直接集中させる[151,152]。Johnstone[145]は付加的な感覚刺激（深部圧迫，筋および関節の感覚）を与える治療を行っている間ずっと，エアスプリントを利用することを提案している。より重度の患者には，組織内の動きを刺激し，感覚順応の問題を打開するために，彼女は間欠的な圧迫療法プログラムを提案している[145]。

患者，家族，介護者に対して，感覚障害に対する認識を改善し，知覚麻痺を起こした上下肢の保護を確実にするために，安全な教育プログラムを早期に始めるべきである。これは移乗動作や車椅子で活動している間の上肢の外傷を防ぐために特に重要である。半盲や半側無視をともなう患者のための代償トレーニング法

では，患側の視覚的環境に接近するために眼と頭の走査動作を教える。

筋緊張抑制法

回復期に強い痙縮がみられるようになった患者には，筋緊張を変化させたり，軽減するために考案されたいくつかの技術が有益である。それらには，関節可動域運動とポジショニングによる痙縮筋の伸張が含まれる。リズミカルな回旋（他動的な徒手的方法）は可動域を広げるのに効果的である。セラピストは，内旋・外旋を介して肢を丁寧に繰り返し回旋させながら可動域を広げるようにゆっくり動かす。可動域がいっぱいになるとすぐ，肢は伸張された肢位，例えば肘，手，指を伸展した状態で上肢を肩伸展・外転・外旋して荷重した姿勢にする（図 17-10）。そのほか，例えば長指屈筋腱上の持続的圧迫によって抑制効果を得ることができる。ゆっくりしたロッキング運動（肢を伸ばした状態で体幹を揺する）も遅い前庭刺激の影響を介して抑制効果を増す。大腿四頭筋の痙縮も同様に，持続的な圧迫や膝立ちあるいは四つ這い位での荷重によって抑制することができる。体幹の緊張の軽減はリズミックイニシエーションやスローリバーサルと体軸内での回旋（分節的体幹パターン：上部および下部体幹の回旋）によって促進することができる（図 17-11）。回旋運動を行うために，横座り，座位，あるいは屈膝臥位がよく用いられる。体幹の回旋運動を強調した PNF の上部体幹パターン（チョッピングとリフティング）も体幹の筋緊張の軽減に効果的である[153]。

局所的なファシリテーションテクニック（筋のタッピング，バイブレーション）は拮抗筋を促通するために用いられ，一部の患者で痙縮をより軽減することに成功するだろう。しかし，Bobath[27]は，特に強い痙縮があるような場合，相反関係はいつも正常な範囲内ではないと指摘している。その場合，それらの方法は筋緊張を減ずるよりもむしろ増強させ，痙縮の同時収縮をまねいてしまう。アイスラップやアイスパックは痙縮を一時的に抑制するために用いられる。そのほか，CNS の筋活動と筋緊張を全体的に抑制する方法として，心地よい口頭指示，認知リラクゼーションテクニックがある。抑制と関節可動域運動がすむとすぐ，抑制効果を長く持続させるために，拮抗筋の自動的な収縮と機能的運動を行うことが大切である。患者には，過度な努力と強すぎる抵抗は常に避けるように指導しなければならない。

Johnstone は伸張された上下肢を固定および維持するために，膨らますことのできるプレッシャースプリント（エアスプリント）の利用を提案している。例えば，

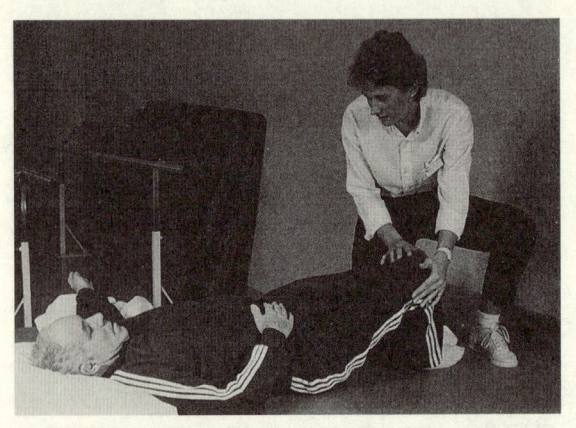

図 17-11 下部体幹の回旋を通した体幹筋の緊張の抑制。セラピストは運動性を増すためにリズミックイニシエーションの技術を利用する

肘の屈筋痙縮のような緊張の抑制に用いる。スプリントも好ましくない連合反応のコントロールを助け，早期荷重を補助する[145]。図 17-12 は四つ這い位で肘を伸展して固定するためにエアスプリントを使用している場面で，さらに図 17-13 はテーブル上に両手をついた立位での使用を示したものである。弛緩状態の患者では，プレッシャースプリントの利用は感覚入力を増すために低緊張の肢に有用である。早期荷重と合わせて用いるとき，筋緊張は促通される。長いゆとりのあるプレッシャースプリントは，麻痺した上下肢に共通の問題である浮腫のコントロールを助ける。挙上位にすることは重要な配慮である。

姿勢制御の再獲得と機能的な運動を改善する方法

一側の感覚と運動機能の消失は，機能的な運動に適応したり再学習するために必死に頑張っている患者に大きな問題となる。初期の治療法は体幹の対称性と，健側だけよりも両側の体幹を（両側性に）使用することに重点をおかなければならない。誘導した自動介助運動は姿勢制御の学習の早期の好ましい基礎をつくる。必要なだけ多くの介助を患者に与え，可能なかぎり早く多くの運動に積極的に参加できるように促す。セラピストによる介助があまりにも多すぎると，依存姿勢を助長し，運動学習を妨げてしまう。機能的な動作練習は寝返り，背臥位-座位の繰り返し，座位，ブリッジ，座位-立位の繰り返し，立位，移乗，歩行を重点的に行う[153]。

寝返りと起き上がりは，両方向に，すなわち早期自立を導くように健側から，そして麻痺側の機能的再統合と対称性を得るために麻痺側から行う。上下肢の運

第 17 章 脳卒中

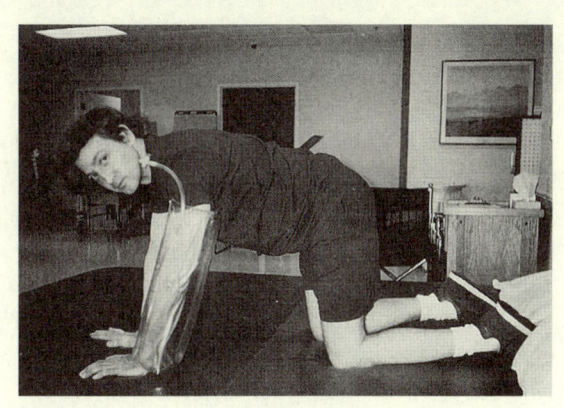

図 17-12　四つ這い位で荷重しながら肘伸展を助けるためのエアスプリントの利用。両手，両膝に荷重する

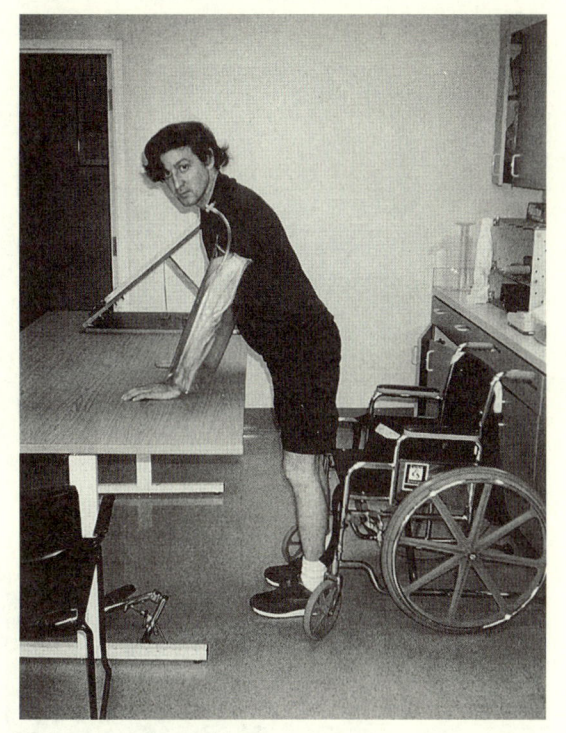

図 17-13　両手をテーブル上についた立位で，肘伸展を助けて荷重するためのエアスプリントの利用。両手，両足に荷重する

るように両手を組んで行う。屈膝臥位で，麻痺側下肢は屈曲・内転から蹴り出して寝返りを助けるようにする（図 17-14）。これは，歩行に重要な高度な下肢のパターン（膝屈曲をともなった股関節伸展）を促通し，また背臥位での足底への早期荷重を促す。最後に，下肢をベッドの端に出して，麻痺側を下にした側臥位から両上肢で押し上げるようにして完全な座位になるように患者を介助する。

　座位での早期の運動療法は，対称的な姿勢の発達に集中して行うべきである。セラピストは，適切な脊柱と骨盤のアライメントを確保するように介助する。骨盤は中間位にして，脊柱はまっすぐにする。両足は支持面に平らに置く。典型的な脳卒中患者は非麻痺側により荷重した非対称的な座位をとり，骨盤は後傾し，体幹上部は屈曲している。麻痺側への側屈もよくみられる。セラピストは，正しい座位姿勢になるように患者を徒手的に導く必要がある。早期の座位では，両側性支持になるように患者は両上肢を用いて支える（両側で，または前方で：卓上に，大きなボールの上に，あるいはセラピストの両肩に置いて）。まず，姿勢を保持すること（固定性），姿勢を保持しながら動くこと（制御された運動性），最後にダイナミックなバランス（リーチ）に挑戦するように有効に進める。片麻痺患者の共通の問題は，下部体幹を単独で動かすために，上部体幹の能力が低下していることである（分離）。それゆえ，体幹のバランスをともなった屈曲・伸展，側屈，回旋運動を重視すべきである。交互等尺性収縮とリズミックスタビライゼーションを利用しながら，やさしい抵抗で座位保持を助ける。体重移動は前後，左右，上部体幹の体軸回旋の動きを組み込んで行う。麻痺側への体重移動は，一般的に最も難しい。やさしい抵抗と組み合わせた運動方向の徒手的な接触（スロー

動パターン（例えば，PNF D1 上肢または下肢の屈曲）は，オーバーフローと弾みを介して寝返りの促通に用いられる。あるいは祈るように両手を一緒に組んでもよい。麻痺側への寝返り（側臥位または肘で支えた側臥位）は早期荷重を導くために大切である。前腕支持姿勢も痙縮のある側方の体幹屈筋群を伸張することに有効である。非麻痺側への寝返りはより難しく，患者に麻痺側体幹の使用を求める。寝返るときに麻痺側上肢を後ろに置き去りにしないように，上肢を前方に持ってくるように十分注意しなければならない。最初は祈

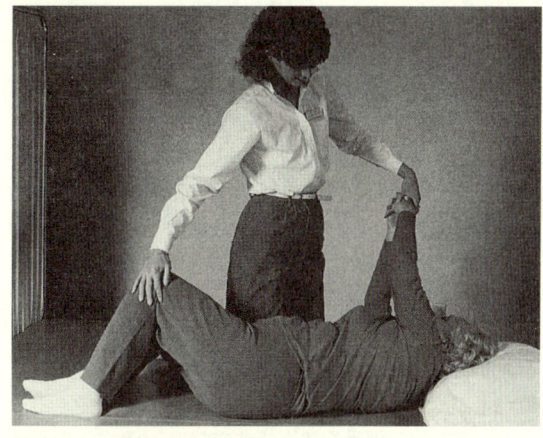

図 17-14　早期の運動性の練習：非麻痺側への寝返り。セラピストは両手を組んだ祈りの肢位の上肢パターンを介助して動きを誘導する

565

リバーサル，スローリバーサルホールド）も重要な早期学習の手がかりになる。肩の関節可動域に影響する上肢の活動（両腕を組んだ肢位，床に手をついた祈りの姿勢，PNFのチョップ/リバースチョップ）も組み合わせて行うことができる。衣服の着脱（ズボンを履く）のための運動性を確保するために，座位でいざる練習（「お尻歩き」）を行い，また，座位-立位を繰り返す練習（腰掛けの端の方に来て，足部を身体の下に持ってくるように後方に引く）を行う。

Pusher症候群の患者は異なった問題を示す。患者は非対称性に座るが，荷重のほとんどを麻痺側にかける。患者は非麻痺側の上肢と下肢を使い，麻痺側に向かって押す。セラピストが徒手的に対称的な姿勢に誘導しようとすると，しばしば患者がさらに強く麻痺側に押そうとする結果になるだろう。介入は非麻痺側の肩へのタッピングと，その方向へ移動するように頼むことで構成する。自動運動は自動介助運動や他動運動よりも成功するようである。もし視覚的な知覚障害がなければ，鏡は有効な道具になる。患者は，座位で徐々に麻痺側の下肢が非麻痺側下肢を越えて交叉できるようになる。バランスボール上での座位の練習も対称的な座位に誘導するのに用いられる。

ブリッジは，差し込み便器の使用，殿部への除圧，初期のベッド上の動き（いざり）などの機能的な課題に重要な体幹と股関節伸展のコントロールを発達させる。またブリッジは，骨盤のコントロール，より高度な上下肢のコントロール（膝屈曲をともなった股関節伸展）を発達させ，早期に足部への荷重を促す（図17-15）。ブリッジ運動は，介助および自立の条件でのブリッジ，ブリッジ姿勢の保持，ブリッジ姿勢での運動（側方と回旋方向の体重移動，一側でのブリッジと骨盤の保持）を行う。麻痺側下肢で屈膝臥位を保持できなければ，セラピストは足部を固定して介助する。骨盤の高さを保持したままで健側足部を床から持ち上げることは難しさが増すので，麻痺側への要求を増すのに向いている。両腕を胸の前で組んだり，祈るように両手を組んで，上肢の位置を変えることによっても難しさを増すことができる。

対称的な荷重とコントロールされた体幹の反応を強調しながら，座位-立位を繰り返すことを練習する（図17-16）。まず初めに，患者は体幹を屈曲して体重を前方に移動させるようにする（屈曲モーメントの相）[154]。片麻痺患者は体幹を後方へ押すように伸展する傾向がある。セラピストが1，2，3と拍子をとって前方に揺り動かすことで，体重の前方移動を促すことができる。患者が両上肢，両手を組んで前方にリーチするのを介助する。一般的には，前方への体重移動を促すための方法としては効果は少ないが，患者は両手で押して支持面から離すことを繰り返す。それから股関節と膝関節の伸筋が強化されるまで，伸展あるいは上方へ患者の動きを導く。これらの筋力低下は不完全な伸展をもたらし，また患者は課題の途中で崩れてしまう。最初は立ち上がりを容易にするために座面を高くする。その後，少しずつ座面を低くしていく。起立や，座るまでに一側に骨盤を移動したり，あるいはその他の方法（一側に位置させる）によって体幹の回旋と側屈を増す。プラットフォームを用いて，この運動を初めは一方向に行い，次いでプラットフォームの周りをどちらの方向にも動かす。この運動の間，上肢は手を組んで前方にまっすぐ伸ばしておく。

コントロールを改善していくなかで，テーブル上に両手をついた立位は理想的な早期立位姿勢である。麻痺側下肢を保持しながら（両膝を伸展して股関節を屈

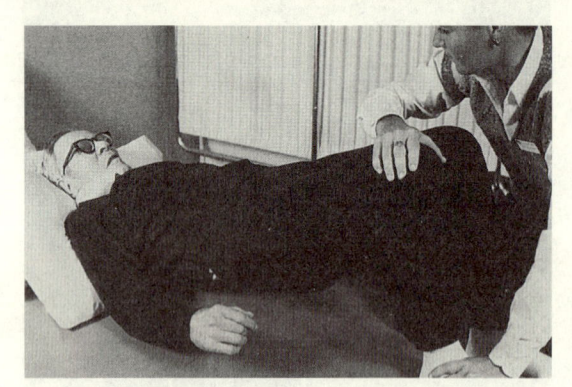

図17-15 早期の運動性の練習：ブリッジ。患者は股関節伸展と膝屈曲を組み合わせる。セラピストは患者の足底をベッドに着けて麻痺側膝を固定するように介助する

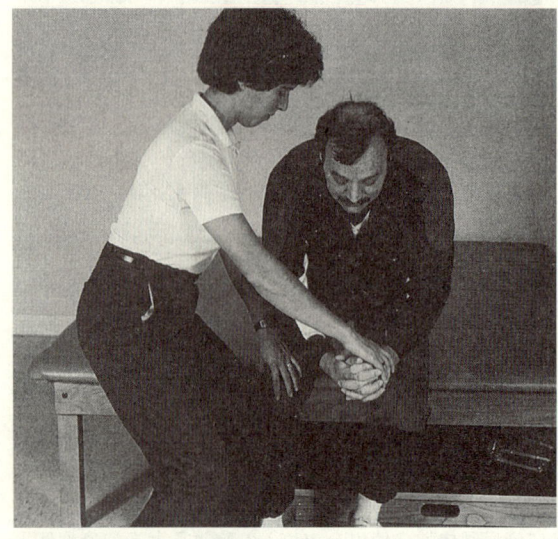

図17-16 立ち座り運動の繰り返し。セラピストは患者が重心を前方に持ってくるようにしながら麻痺側膝を伸展するように介助する。両手を組んで保持する

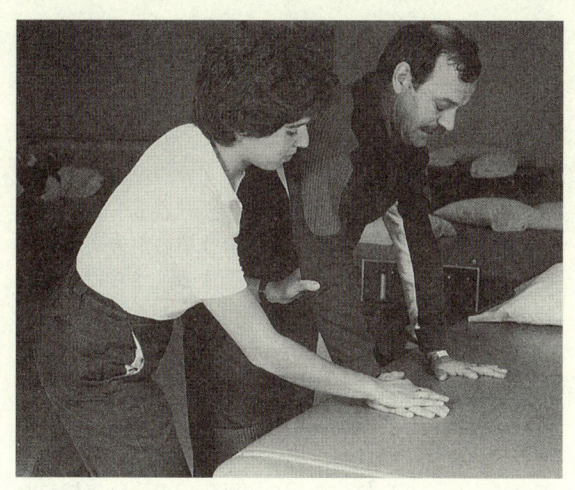

図17-17 両上肢を伸展したまま両手を台についた修正立位で早期の荷重。セラピストは麻痺側右上肢の肘と手指の伸展を介助する

曲した状態で，共同運動からの分離），麻痺側上肢を伸展して荷重（共同運動からの分離）する。またこの姿勢は支持基底面が広く（四肢），非常に安定している（図17-17）。その後，平行棒を両上肢で支持するか，高いテーブルの上を軽く押さえて，まっすぐ立つように動く。初期の支持を得るために壁を用いてもよい。可能なかぎり早く，患者は手を離して立つ練習をすべきである。座位のときに，立位への適切な行程は，まず姿勢を保持すること（固定），姿勢のなかで動くこと（制御された運動），そして最後に動的バランスの課題に耐えること（例えば，すべての方向へのリーチ）である。患者の適切なアライメントと麻痺側下肢上に体重を載せることを介助する。保持の介助のために，交互等尺性収縮，リズミックスタビライゼーション法を用いながらやさしく抵抗をかける。体重移動は前後，左右，対角線方向への動きを組み合わせる（上部体幹の回旋を組み合わせて）。一般的には麻痺側への体重移動が最も難しい。運動方向へのやさしい抵抗（スローリバーサル，スローリバーサルホールド）を加えた徒手的接触は，重要な早期学習のきっかけとなる。

早期の移乗動作では，患者は程度の差はあるが受け身的な参加者である。椅子や車椅子の高さにベッドの高さを合わせることは移乗の困難さを軽減するのに役立つ。スタッフは健側に椅子を置き，患者が立って座る前に健側下肢を軸に90度ターンさせて，特に健側を重視する。この方法は移乗を早期に安全に自立させるが，麻痺側を無視し，その後の練習をより難しくさせてしまうことがある。患者には両側に移乗することを教えなければならない。同じくこれは機能的な観点

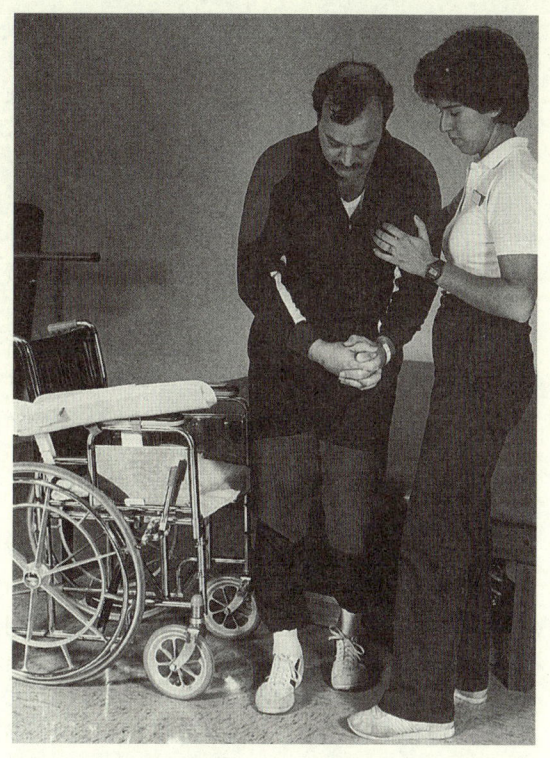

図17-18 麻痺側への移乗。患者は麻痺側下肢でリードしながら立ち上がり，身体を回転することを学習する。セラピストはバランスを介助する

から大切なことである。ほとんどのバスルームは，浴槽やトイレの両側に車椅子を置くのに十分な広さがない。また，ベッドから離れるときに健側方向に移乗することができるように，患者がベッドに移乗するとすぐに，車椅子の向きを変えることができるとは考えられない。麻痺側に移乗することは最初はより難しいかもしれないが，全体的な再教育と身体両側の再統合を助ける（図17-18）。移乗するとき，患者の麻痺側上肢をセラピストの身体に押し当てて伸展，外旋位に固定する。代わりに，患者の両側上肢（祈りのように組んだ両手）をセラピストの片方の肩の上に置くこともできる。それからセラピストは上部体幹か骨盤のどちらかに徒手的に触れて，前方への体重移動を助ける。麻痺側の下肢は，患者の必要に応じてセラピストの膝で押さえて固定する。また，移乗のトレーニングでは，さまざまな異なった面に乗り移る練習を行うべきである（椅子，トイレ，パイプ椅子，自動車など）。

運動性に対する運動療法は早期に開始し，リハビリテーションを通じて継続する。トレーニング方法と姿勢はさまざまある。肘を立てた腹臥位，四つ這い位，横座り，膝立ち，片膝立ちが適切であり，特別な身体部位やコントロールの不足に焦点を合わせたり，難易度を増すのに向いている。いくつかの姿勢はすべての

患者に適当であるというわけではない（例えば，心肺機能障害や弛緩，上肢に亜脱臼のある患者の肘立て腹臥位，変形性関節症のある患者の膝立ち）。高度な練習として転倒した場合を考えて床に座ったり，床から立ち上がる方法を含むべきである[153]。

ADLの練習は通常，作業療法士によって指導される。セラピスト間の緊密な連携は，一貫した方法で巧緻性の学習を確実にするために重要である（例えば，代償対修正/促通方法）。補装具は患者の自立を助けるために必要である。患者の家庭環境と予想される日常の活動を参考にすべきである。エネルギー節約法は，十分な予備機能を確保するために患者の日々の予定に組み込む必要がある。

上肢のコントロールを改善する方法

上肢のトレーニングはまず，骨盤，体幹および肩甲帯のアライメントに焦点を合わせるべきである。早期のモビライゼーション，ROM，ポジショニングが重要な要素であることは，かねて論じられてきた。概して動作パターンの再学習は，感覚の脱失はもとより，筋力低下，痙縮，共同運動によっても制限される。

早期の上肢への荷重は重要な取り組みである。肩の固定筋と肘の伸筋への刺激はこれらの筋を強化し，屈筋の過剰な筋緊張や屈筋優位の共同運動を弱める役割を果たす。患側肢も，付加的な姿勢支持が必要とされる機能的活動へ参加することができる（例えば，非麻痺側肢でADLを行う間，麻痺側肢で固定して立つなど）。荷重活動は座位（図17-10 参照）や両手を台に置いた立位（図17-17 参照），あるいは立位において行われる。四つ這い位は上肢での体重負荷に関しては最大の課題であるが，一部の患者には困難である。初めは姿勢の固定，それから制御された運動性へと，コントロールを進めるべきである（体重移動や健側上肢でのリーチ動作）。

リーチパターンを再教育するための活動は，上肢のトレーニングの重要な構成要素である。脳卒中患者は，肩甲骨の上方回旋と前方突出，肘関節の伸展，手関節と手指の伸展のコントロールを回復することが非常に困難である。肩関節の外旋をともなう前方突出は早期から行うべきである。初期においては，この練習は患者の上肢がセラピストによって肩屈曲位，肘伸展位に保持される側臥位や背臥位で行うことができる。上肢は前方へ移動し，患者はその肢位を保持することを求められる。うまく保持することができれば，次に遠心性や往復の運動を試みる（hold-after positioning, push-pull，修正ホールドリラックス自動運動やスローリバーサルの手技を利用する）。初めのコントロールに成功したら，より難しい姿勢へと変えていく。患者は座って上肢をテーブルの上に載せ，肩の屈筋，肩甲骨の前方突出筋，肘の伸筋を動員して天板の上をすべらせるようにする。摩擦の影響を減らすために，クロスを用いてもよい。座位においては，床から物を拾い上げるような前方や下方へのリーチ動作の練習もできる。この活動もまた，肘の伸展をともなう肩の前方突出と屈曲という，必要な構成要素を促進する。さらに発展させるには，座位で肘の伸展を保持しながら上肢を挙上し，前方，頭上，側方へリーチする。これは非常に難しい活動であり，求められるパターンを促通するためには誘導や抵抗（耐トラッキング性）が必要なこともある[150]。PNFのD1スラストパターンも用いることができる。四つ這い位の変形や腹臥位での両肘支持におけるプッシュアップも効果的な方法である。手を口や対側の肩に届かせるような有益な動作は重視すべきである。これらの動きは，食事，入浴，更衣をする際に重要である。

肩や肘の動きから独立した手関節や手指の運動にも重点をおいたトレーニングをすべきである。患者は，リーチ動作と一緒に手関節の伸展，手指の伸展，対立，巧緻動作を学習する。概して，随意的なリリースは随意的な握りと比較して獲得が非常に難しく，伸展の動作がうまく行えるようになるまでは抑制手技が必要となる可能性もある。一般的な物（例えば，コップやフォーク，歯ブラシ，鉛筆）を使用する巧緻動作は，日常生活に役立つ課題と組み合わせて練習すべきである。フォーク，歯ブラシ，鉛筆を握るには柄を取り付けなければならないかもしれない。セラピストはこれらの動作を注意深く観察し，有効なコントロールを妨げる動作の要素を除くよう介助しなければならない。

下肢のコントロールを改善する方法

下肢のトレーニングは歩行の基本的な準備となる。ROMや筋力低下のように明確な機能障害があれば，その解決のために努力する必要がある。歩行前のマット上活動は，強制的な共同運動パターンから脱却するまでの間，歩行に必要となる適切な動作パターンのなかで筋を強化することに焦点を合わせることになるだろう。例えば立脚時，股関節と膝関節の伸筋は股関節外転筋や背屈筋とともに活動しなければならない。立脚相の最後の爪先離れでは，膝屈曲位での股関節伸展が必要である。ブリッジや背臥位で，マット端から下肢を下ろした股関節伸展位での膝屈曲や膝立位などを含むいろいろな活動が，股関節伸展位での膝屈曲を促通するために用いられる。股関節内転は股関節と膝関節の屈曲動作において重視する必要があり，同時に，

股関節外転は伸展動作において重視する必要がある（例えば，背臥位・PNF下肢D1屈曲および伸展，座位で患側下肢を健側下肢の上に組んでもとに戻す）。

骨盤のコントロールは重要であり，いろいろな姿勢での骨盤の前方回旋に重点をおいた下部体幹の回旋動作を通して促進される（例えば，側臥位；背臥位，患側下肢で蹴り出したような屈膝臥位の変形；膝立位；立位あるいはバランスボール上の座位，骨盤の切り替え）。共同運動の影響が完全になくなるまで，姿勢を変換することによって徐々に患者の課題を増大させて効果的に進める（例えば，股関節外転は，初めに屈膝臥位で行われ，その後背臥位，側臥位，台に手をついた立位，立位で行う）。収縮のパターンを変えるために，座位でまず患者の足を保持しながらゆっくり下ろし，それから足を持ち上げることで背屈筋を促通する。これは，正常歩行周期における立脚相から遊脚相へ移行する際の足部の機能的な動きを模倣することになる。続けて，立位のように背屈筋のコントロールが非常に困難な肢位でも繰り返して行う。外返しの主動筋は共同運動においても機能しないため，随意的な外返しは困難なことが多い。背屈筋や外返し筋を要する活動を行う間，これらの筋に対して伸張や抵抗を加えることは反応を起こすのに有効である可能性がある（例えば，ブリッジを行う際，患者は両側の膝を患側へ動かす）。

膝の機能のコントロールは，解決が困難である場合が多い。相反する動き（滑らかな屈曲と伸展の反復運動）は早くから強調すべきで，まず座位で始め，それから部分的な座位（図17-19），手を台に着いた立位，あるいは支持された立位，そして立位や歩行へと進めていく。下肢のトレーニングの間の上肢の動きの分離も重要な検討すべき問題であり，ポジショニングや随意的な保持を通して獲得される（例えば，下肢の活動の間，患者に祈りの肢位のように頭上で両手を組んで保持させる，図17-16参照）。

バランスを改善する方法

初めの直立位での体節を安定させるコントロールがひとたび獲得されると，すぐに動的なバランス活動の練習へと進めていくことができる。患者は低頻度の体重移動を通して，自分の安定性の限界 limits of stability（LOS）を探ることを知る。患者は，ある方向にどれくらいの距離まで動くことができるか，支持基底面 base of support（BOS）のなかで直立位を保持するためにどのように重心 center of gravity（COG）を調整するかを学ぶ。脳卒中患者においては，一般的に麻痺側に比べ非麻痺側方向により体重が負荷されており，随意的に側方へ揺り動かすことが明らかに減少する。

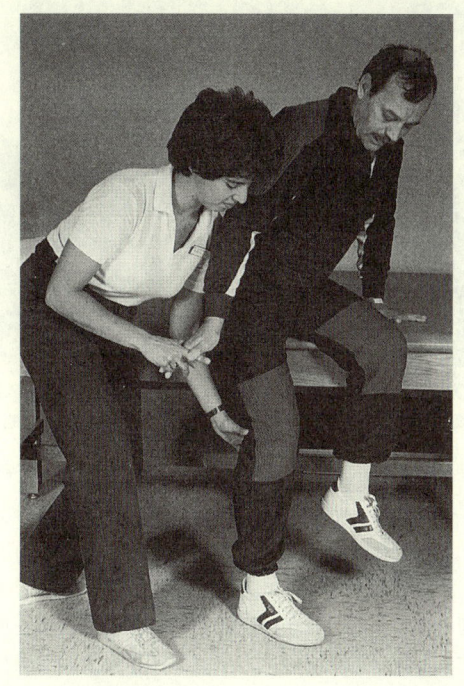

図17-19　早期の麻痺側下肢への荷重。セラピストは膝のコントロールされた細かい屈曲・伸展運動を介助する。麻痺側上肢は抑制肢位で保持する

ゆえにセラピストは，過度に患肢への体重移動活動を行うのみならず，左右対称な体重負荷に重点をおく必要がある。姿勢の動揺は患者の質量中心 center of mass（COM）を動かし，バランスに必要な正常な共同運動を活性化する（例えば，立位における足関節，股関節，あるいは足踏み戦略）[154]。多くの脳卒中患者は，反応の遅延，変化，欠如を示す。筋活動の潜時，振幅，タイミングは皆，特徴的に障害されている。それゆえ，トレーニングはゆっくり進め，患者のコントロールレベルに適切な課題を選択することが重要である。患者の注意はバランスを保つために必要な，適切な方法へと向いていくだろう。

セラピストは患者を移動可能な支持面に座るかあるいは立つかさせて（図17-20），それによってBOSの移動を通して刺激を調整する。例えば，患者は体操用ボールかバランス（揺れる）ボードの上に座る。患者は用具が動くのに合わせて，姿勢を積極的に制御すること（セラピストによる起動，俊敏な反応）や積極的に用具を動かすこと（患者による起動，予測しての反応）を学習する。予測的姿勢調節は，患者が不安定になる動作を随意的に行うという課題でも得ることができる。例えば，患者は膝立位でのリーチと，コーン積みを行う（図17-21）。座位からの立ち上がり，360度の回転，床からの立ち上がりを含む機能的活動は一般的に不安定さをもたらす。立位でボールを受け止

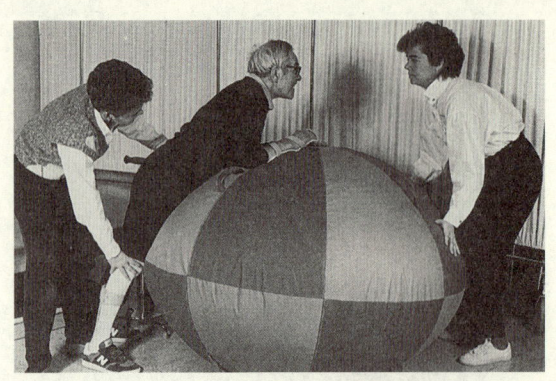

図 17-20 立位，両上肢で支えた変則立位でのバランス練習。1人のセラピストがボールにもたれた患者をサポートし，もう1人のセラピストが内外側への体重移動を刺激する

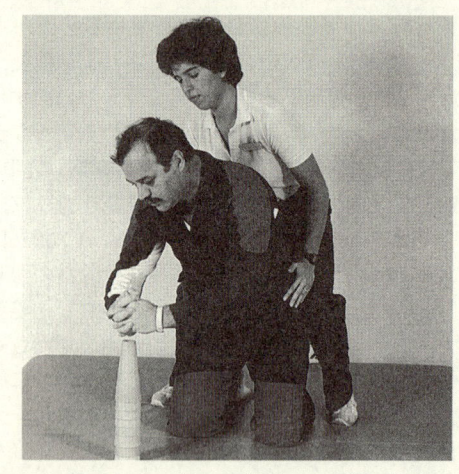

図 17-21 膝立位でのバランス練習。セラピストは体重移動とコーン積み課題で患者を促しながら膝立位を保持するよう介助する

たり，蹴ったり，歩いて物（例えば，水の入ったグラス）を持ち運ぶなどの二重課題のトレーニングはとてもよい選択である。それらは，バランスの課題に集中させるよりもむしろ手の動作課題に患者の注意を向け直す。トレーニングの間，セラピストと会話を続けることによっても，患者の注意はそらされる。この方法は認知障害の程度を表し，バランスの自動性を評価すること，およびトレーニングすることに有効である。感覚の状態によっても，バランス課題の妥当性は変わる[153]。

コンピュータ制御のフォースプレートシステム上に立っている間に患者にもたらされるプラットフォームでのバイオフィードバック（足圧中心のバイオフィードバック）は，バランスを改善するのに有効である[156]。安定性（側方動揺の減少）[157]，姿勢の対称性[157,158]，動的安定性[158〜160]において改善がみられる。Nichols[119]は，安定性の変化よりも後者2つのパラメータにおいて根拠が強く，より確かであると指摘している。プラットフォームでのトレーニングによって改善されたバランスは機能の改善，特に移乗の技術，持久力[160]，ファンクショナルリーチ[161]，ADLおよび家での運動性と正の相関がある[158]。移動能力の改善に至らない証拠については意見が一致していない[157,160,161]。歩行との間に有意な相関がみつからない場合は，検査とトレーニングの様式が類似していないことを反映していることがある。

転倒予防に関する安全教育は，患者が苦労してやっと得た機能的自立の維持を保証するうえで重要な要素である。バランスの練習は積極的な問題解決を促進する。患者は課題を提示されると，潜在的な問題を確認し，バランスを保つための安全な方策を補強することができる。

歩行を改善する方法

歩行トレーニングは早期に開始するのが望ましい[163]。歩くことは，ほとんどの患者にとって重要な動機づけのある活動である。早期の歩行は間接的な機能障害の進行を予防するか，最小限にとどめる（例えば，DVT，身体機能調節異常）。マイナス面では，早期の歩行は転倒のリスクを増大させる。平行棒と移動補助具（例えば，ヘミウォーカー，四脚杖，杖）は早期の歩行の安定性と安全性の助けになるが，これらの用具の使用を長引かせることは問題となるだろう。これらの用具はバランスに挑戦したり発達させるための役には立たない。これらはまた，非対称性や過剰な体重移動と健側への依存性を助長し発達させる。一般的に，補助具を使用した歩行は速度が遅い。できるだけ早く最低限の補助具で，また補助具なしでの歩行練習へと進めていくことが重要である。患者の安全は最も重要であり，適切な保護技術が常に維持されていなければならない。

個別の歩行練習は，必要とされる選択的運動と適切なタイミングに重点をおいて続けるべきである。運動障害は患者によってさまざまであり，注意深く確認すべきである（Box 17-2）。歩行練習に際して，対処が必要となる立脚相のコントロールの重要な点は，初めの体重支持，立脚相中期のコントロール，麻痺側下肢での立脚相後期における体重の前方推進を含む。遊脚相では，下垂足や股関節と膝関節の屈曲の減少が下肢長の延長と代償的な歩行の変化（例えば，分廻し歩行）に結びつく可能性がある。最終的には，歩行中に上肢が屈曲・内転位をとり続けることの解決にも取り組まなければならない。この問題に対しては，手を開くか（図17-22）スプリントを使用して，麻痺側上肢を伸展・外転位にコントロールすることが有効である。

第 17 章 脳卒中

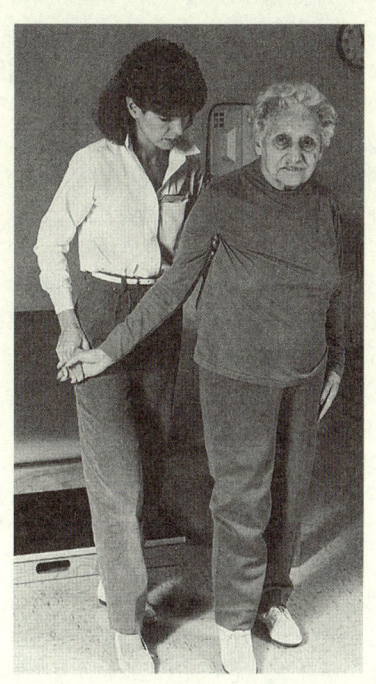

図 17-22 介助歩行。セラピストは麻痺側に体重を側方移動するように支持と介助を与える。上肢は抑制肢位（伸展，外転，外旋）に保持する

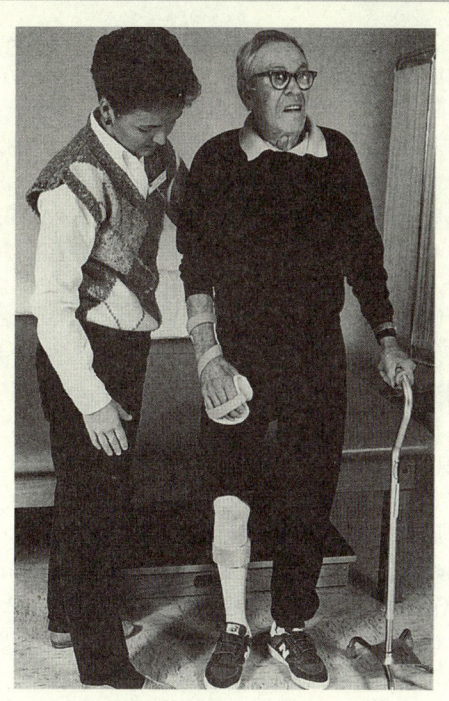

図 17-23 AFO と四脚杖を使用した介助歩行。パンスプリントで麻痺側手をサポートする

患者は機能的で課題が明確な，前方，後方，側方へ歩く，交差して歩く（物をよけて歩く，ジグザグに歩く）などの運動技能の練習をすべきである。挙上動作（段を上る，すなわち階段の上り，またぎ動作，すなわち周囲の障害物をまたぐ）や地域での活動（斜面，カーブ，道路の横断，起伏のある場所）も練習すべきである。歩行は初めは遅く慎重に行う。コントロールが上達するにつれて，患者は安全性を保ちながら歩行スピードの改善を図るようになる。動作のタイミングと相互関係はトレッドミル，自転車エルゴメータ，Kinetron 等速運動器[163]などの使用によって改善される。セラピストは初めに前もってゆっくりとした動作を利用できるようにし，コントロールが改善するにつれて，動作をより速く行えるようにしていく。例えば，踵接地から次の踵接地までの正常な範囲内で毎秒 1 周期の割合で行われる動作は，等速性トレーニングの求められる到達点である。

トレーニングの重要な目的の 1 つは，患者が自分の能力を観察，認識し，動作の修正を起こすことができるようにすることである。患者は歩くスピードや方向を変えたり，支持面や環境によって歩行の変更を決定したり，歩いている間も会話を続けたりすることができるようにすべきである。実生活の環境における機能的な練習は，毎日の生活で遭遇する必要性に自信をつける助けとなるだろう。

▼ 装具

装具は，安全な移動を持続的な問題が妨げている場合に必要となる。処方は，それぞれの患者が示す固有の歩行の問題による。足関節と膝関節の不安定性や筋力低下のパターン，痙縮の範囲や程度，四肢の感覚鈍麻は装具処方を考える際の重要な要素となる。一時的な装具（例えば，足関節背屈補助）は，回復が進み，立位や歩行の練習が可能となった初期の段階で使用されることがある。常用装具は，ひとたび患者の状態が安定すると処方される。常用装具が必要となった場合，義肢装具士に助言を求めることが有益である。

短下肢装具 ankle-foot orthosis（AFO）は一般に，膝関節と足関節，足部の機能不全をコントロールするために処方される。これらの装具には，既製の AFO（後方リーフスプリング，修正した AFO，足関節固定型 AFO〈図 17-23〉）や従来型の両側支柱つき/デュアルチャンネル AFO を含む。最も一般的に使用される AFO は下垂足をコントロールする後方リーフスプリング posterior leaf spring（PLS）である。修正された AFO は側壁が若干広く，踵骨と前足部の内返し，外返しのコントロールをより可能にする。足関節固定で成型された AFO は広い側壁により最大の安定性をもたらす。すべての面での運動（背屈，底屈，内返し，外返し）は制限される。従来型の両側金属支柱つき装具は，感覚障害や糖尿病性神経障害を持つ患者，またはさら

にコントロールを必要とするためプラスチック装具では使用に耐えない患者に対して処方される。後方で底屈を制限し，バネが背屈を補助する（クレンザック継手）。金属装具の欠点としては，重いこと，外観があまりよくないこと，装着がより困難であることがあげられる。air-stirrup ankle brace は，背屈または底屈しているときの距骨下関節の内外側方の安定性に寄与する[164]。

片麻痺における膝の問題は，足関節の肢位を調節することによりほとんどコントロールすることができる。足関節を 5 度背屈させることにより，膝の過伸展は制限され，一方，足関節を 5 度底屈させることで立脚相中期における膝の安定性が得られ，膝折れを防ぐことができる[165]。足関節および足部の不安定性がなく膝が過伸展する患者は，膝の保護のためスウェーデン式膝装具の適応となる。長下肢装具 knee-ankle-foot orthosis（KAFO）による大々的な固定はあまり必要となることはなく，またあまり成功しない。正常な膝関節の動きにかなりの重さと制限が加わることにより，エネルギー負担が増し，膝独自の機能が制限される。

セラピストは頻回に患者の運動機能と回復を見直さなければならない。装具の必要性や装具の細かなタイプは回復の過程で変化する可能性がある。セラピストは，装具の処方や装具使用の中止を勧める必要があるかもしれない。償還に制限があるなかで新しい装具を注文することには問題があることもあり，初めの装具を処方する際に予期される変更を伝えておく必要がある。例えば，硬性の既製 AFO が必要な患者に好ましい選択は，底屈制限の蝶番つき AFO である。患者が十分な膝と背屈のコントロールを取り戻すにつれて，装具は底屈制限を取り除き，蝶番の可動域を大きくするよう調節する。装具の練習には着脱の教育，皮膚の視診，歩行中の安全な使用の教育が含まれる。これらの装具のより詳細な解説は，第 31 章を参照。

摂食と嚥下を改善する方法

嚥下障害は一般的に，言語聴覚士，作業療法士，理学療法士，栄養士，医師を含む多くの専門分野にわたるチームによって管理される。嚥下障害の管理の帰結・目標は，①口腔の筋組織の筋力，協調性，可動域を改善すること，②活動の段階的な回復を通し，正常な摂食を促進すること，③効果的な言語指導により，意思に基づくコントロールを促進すること，④有効な教育と支援を提供すること，である。

著しい体調不良や麻痺，dysarthria があり，長期の安静臥床状態にあった患者は，呼吸パターンが障害されたり，呼吸が浅くなったりする可能性がある。それぞれの胸壁区画に対する効果的な徒手的接触，抵抗，伸張により，胸郭の拡張性は改善する。横隔膜の底部や肋骨の側方への拡張を重視すべきである。発語の前段階での重要な活動の 1 つに，呼気相全体にわたって発声（例えば，「アー」）を持続させることがあるが，これは呼吸のコントロールが悪いと弱く揺らいだ発声になってしまうためである。呼吸活動はいつでも動作パターンと結びつけることができる（例えば，PNF の両側対称 D2 屈曲パターンでの吸気，D2 伸展パターンでの呼気）。持続した活動（等尺性保持）では何においても呼吸のコントロールが重視されており，Valsalva 法は常に避けるべきである。これはとりわけ高血圧を合併している患者にとっては重要なことである。

嚥下障害の管理における重大な要素は，適切な姿勢の獲得である。頭部は，顎が上がって後方に傾いているよりも，顎を引いた姿勢に保持することが望ましい。必要な構造のアライメントを適切に整えることで，誤嚥やむせが減少する。患者が頭部を十分にコントロールできない場合は，徒手的または補助具を使用して頭部を支持する。頭部の回旋運動は，食塊を回旋と反対の方向へと送る。これは，片側の障害において嚥下を強化する有効な代償法である。付加的な嚥下方法（例えば，声門上嚥下）を指導するのもよい[65]。

口唇，舌，頬，顎を含む顔面の運動を練習しなければならない。口唇をすぼめ，舌を唇の間に押圧した状態を保つように患者に指示する。舌の全方向への動きを練習し，徒手（消毒したガーゼか手袋で手指を覆って）や湿らせた舌圧子による抵抗に耐えられるようにする。舌前 1/3 に対してしっかりとした圧を加えると，舌圧子に抗して舌で押すことによって，舌の後方挙上を促す。息をフッと吹いたり，シャボン玉を吹いたり，ストローで粘度の高い液体を飲んだりすることは頬の運動になる。顎の動きは，バイブレーションを加えたり，上唇の上部に対して口を閉じるように圧迫したり，下唇の下部に対して口を開けるように圧迫したりすることで活性化される。jaw control technique（例えば，母指を下顎の輪郭に，示指を顎と下唇の間に置き，中指で上顎にしっかりと圧を加える）を用いて顎をしっかりと閉じて摂食しているときなど，顎の閉鎖が必要なときは介助してもよい。求められる運動を促通するために，必要なときに伸張，抵抗，あるいは急速な冷却を利用する。視空間の機能障害がない患者が顔面の運動を行うときには，鏡を使用することも有効である[65,166]。

嚥下障害の管理において，食物の提示は重要である。食物を，患者の視野のなかで患者から適切な高さと距離のところに置く。食物を口に運ぶのに，患者に適応した台所用具や皿のガード，すべり止めマットが助け

となる．食物はやや湿ったもの（例えば，ミキサーにかけたピューレ状の食物，パスタ，茹でた鶏）から始め，味，香り，質感に富んだ，嚥下反射の促進に役立つものへと進めていくのが望ましい．できるかぎり好きな食物を用いるのがよい．吸うコントロールと唾液の産生は，少量の冷水または氷塊を使って促すことが可能である．吸い込みを促すためには，セラピストが頸部の甲状切痕上に強い圧迫を加えてもよい．非常に粘度の高い液体（シェイクなど）をストローで吸ったり，指に抗してストローの口を保持したりすることで，吸い込む機能を促すことができる．吸うコントロールが向上するにつれ，より粘性の低い液体に置き換えていく．咽頭反射が減弱している患者に対しては，綿棒の刺激によってこの反応を一時的に惹起することができる可能性がある．摂食環境の変更も，考慮すべき重要なことがらである．心地よく，注意をそらすものがなく，不快な光景やにおいがなく，適切な照明のある環境を用意するよう努める．適切で一貫した口頭での手がかりよって，患者のすべての注意が眼前の課題へ向けられるようにするのが望ましい．社会的交流のための食事時間の重要性を見落としてはならない[166]．

全身調整の方法

脳卒中患者は，長期に及ぶ不動と活動性の低下により身体調整レベルの低下がみられる．多くの機能的課題を達成するとき，正常な方法で行われるよりも異常な方法で行われる方がエネルギーの負担は大きい[167〜170]．多くの患者は心臓血管系の疾病を合併しており，加えて急性心臓発作からの回復期にあることがある[87,171,172]．このような患者には運動中の心肺の反応を注意深く評価し，適切なモニタリングを行うことが必要である．バイタルサイン，心拍数，自覚的疲労度 ratings of perceived exertion（RPE）はすべて，運動に対する心肺の適応に関する重要な指標である．労作に不耐性の徴候と症状（すなわち，過労，呼吸困難，眩暈，発汗，嘔気，嘔吐，胸痛）は綿密に観察すべきであり，それは運動強度が不適切なレベルであることや心臓の代償不全を示唆する[88,173]．リハビリテーションの安全性を確実にするために，ときどき，患者のテレメータ心電図測定が必要な場合がある．

脳卒中からの回復過程にある人は，心血管系の適応を改善する運動の介入による恩恵を受ける．入院患者の急性期リハビリテーションには，機能的活動がトレーニングに適している．座位や立位の持久性の改善，および移乗や歩行のような機能的な移動活動が初期の低いレベルのトレーニングに利用される．亜急性期の外来患者のリハビリテーションにおいては，脳卒中後遺症にはトレッドミル歩行やエアロバイクのような従来の運動トレーニングプログラムを行うことができる．安全性を保障するために，プログラムを開始する前に患者に対して十分な検査を行わなければならない[174]．それぞれの患者の能力と関心に基づいて処方する．規定する要素は様式（運動のタイプ），頻度，強度，継続期間である（第 16 章参照）[175,176]．トレーニングの記録や運動日誌は，規定された要素を記録しておいたり，客観的指標（心拍数，血圧），主観的反応（RPE，感じた喜び）の軌跡を残しておくのに優れた方法である．適切な監視，モニタリング，そして切迫した脳卒中や心臓発作の危険信号に関する安全教育は重要な要素である[177]．脳卒中患者の全身調整プログラムは，フィジカルフィットネス，機能的状態，心理的展望，自尊心の大幅な改善をもたらす[178,179]．定期的な運動は，脳卒中や心臓発作の危険性を減少させるという付加的なメリットを持つ．最終的に，定期的な全身調整プログラムに参加する患者は，継続した生涯にわたる運動習慣を身につけやすく，脳卒中による能力低下を克服できる可能性がある．

電気療法的手段

▼ バイオフィードバック

筋電図バイオフィードバック electromyographic biofeedback（EMG-BFB）は，片麻痺患者の運動機能を改善させるために利用されてきた．この技法により，患者は増加する聴覚・視覚フィードバック情報に基づく運動単位の活動を変化させることができる．したがって，痙縮筋の発火頻度を減少させ，さらに運動単位を加えることによって弱い，減弱した筋の発火頻度を増加させることができる（この主題に関するより詳細な説明は，第 33 章を参照）．慢性期の患者（一般的には発症から 1 年以上経過している場合と定義される）や，程度の差はあるが自然回復の時期が過ぎているにしては回復が遅い患者（発症から 6 ヵ月経過）は，バイオフィードバック療法によると考えられる肯定的な結果を示している[180〜186]．ROM，身体機能，歩行速度，随意的コントロールの改善などのメリットが報告されている．別の研究[141,187,188]では，従来の治療を超えるような重大な違いはみられなかった．ほとんどの研究者は，従来の治療に組み合わせて使用した場合は，バイオフィードバック神経筋再教育の有効性が大きいことを指摘している．

麻痺側への負荷量あるいは荷重について，フィードバックを与える装着器具は歩行の改善に有効である．このバイオフィードバックトレーニングを受けている

患者は，麻痺側下肢の体重負荷と支持時間がより正常に近く，非麻痺側下肢の遊脚時間が長くなることが証明されている[186]。

▼ 機能的電気刺激

神経筋電気刺激 neuromuscular electrical stimulation（NMES）は，脳卒中から回復しつつある患者の随意運動のコントロールや筋力の獲得，痙縮の減弱を促すために用いられる。NMES は，速く収縮する運動単位を選択的に活性化させることで，筋力を発揮する能力を高めることが明らかとなっている[189]。背屈筋の機能を改善して下垂足を防ぐために[190~191]，手関節の伸展機能を改善するために[192~193]，また拮抗筋の活性化と結びつけて痙縮を減弱させるために[194]など，NMES を使用した脳卒中リハビリテーションの効果的な治療結果が報告されている。

機能的電気刺激 functional electrical stimulation（FES）という用語は，機能的課題に役立てるために電気刺激を使用することについて言及している。脳卒中患者の三角筋後部線維と棘上筋に対する FES は関節上腕のアライメントを再建して亜脱臼を減らし[195]，上肢の随意的コントロールを回復させた[196]。歩行においても，背屈筋の機能を補助し足関節の矯正のために用いられる[182]。多チャネル FES（MFES）は，個々人の EMG の特徴や身体計測値からつくり上げたプログラムを使用して，拮抗筋群を刺激する。脳卒中患者の著明な歩行改善が報告されている[197~202]。患者は全員，麻痺の出現から 6 ヵ月以上経過していたので，この結果は明らかな運動学習効果を示唆している。バイオフィードバックの研究と同様に，従来の治療と組み合わせて使用した場合に最良の結果が得られている[197]。

患者と家族の教育

脳卒中は，患者と家族にとって重大な健康の危機となる。病気の原因や回復過程についての無知，リハビリテーションプログラムや帰結の可能性に関しての誤解は，リハビリテーションにおける対処行動や進行に悪影響を及ぼす。とりわけ患者の言動や認知，感情の変化に直面した際など，家族にとっては手に負えないどうしようもない問題が頻繁に起こる。患者は落ち込んだり，孤立したり，短気になったり，要求が多くなったりする可能性がある。家族はしばしば，完全には回復しないことがわかり，陥れられたように感じたり，憂うつになったり，憤ったり，罪悪感を覚えたりするが，その後に初めて安心したり，さらに完全な回復を希望したりする。これらの変化や感情は，最良の関係でさえもゆがませてしまう。セラピストは患者や家族と頻繁に接し，親密な関係を築くことから，このような状況で強い影響力を持つ。以下のように教育的介入を計画する際に従うべき重要なガイドラインが多数ある[3]。

1. 正確な，事実に基づく情報を提供する。患者の能力や制限について家族に助言する。予測される機能や将来の回復度合を断言することは避ける。
2. 介入は慎重に行い，患者や家族が必要とし，また理解できる範囲の十分な情報を与える。そして，強調し何度も繰り返す。
3. 患者や家族の教育的，文化的背景に対して介入の仕方を適切に合わせる。さまざまな教育的介入を検討すべきである。すなわち，教訓的な講座，本，パンフレット，ビデオ，家族の治療への参加など。
4. 率直な議論とコミュニケーションのため，公開の話し合いの場を提供する。
5. 支持的で敏感であるようにし，肯定的な希望を持った態度を保つ。
6. 選択肢に対応し，問題解決能力を発達させていけるよう，患者と家族の手助けをする。
7. 治療における意欲を喚起し，積極的な応援を行う。患者の満足感と自尊心を高める。
8. 患者と家族に，下記の国立団体や，地域の脳卒中患者の会のような援助団体および自助グループを紹介する。

American Heart Association Stroke Connection
　7272 Greenville Avenue Dallas, TX 75231-4569
　1-800-AHA-USA1（1-800-242-8721）
　www. heart. org
National Stroke Association
　8480 East Orchard Road Suite 1000
　Englewood, CO 80111-5015
　1-800-STROKES（1-800-787-6537）

9. QOL の全面的な改善に役立つよう，心理療法やカウンセリング（例えば，性的なこと，余暇のこと，職業上のこと）を必要に応じて勧める。

退院計画

リハビリテーションにおける退院の計画は，患者および家族とともに早期から立てる。居住が可能な場所（住居として安全な場所），家族や地域が行える支援の程度，医療およびリハビリテーションサービス継続の必要性などはすべて検討しなければならない。家族は，患者の自立を支援する計画された運動や活動を学ぶために，日ごろから治療場面に参加すべきである。退院は，妥当な治療帰結や目標が達成されたときに考える。

2週間（急性期後リハビリテーションにおいては4週間）以上空けて行った2回の評価において根拠に基づく進展がみられない場合は，機能的な上限に達した徴候であることが推測される[3]．退院の前に家庭訪問を行い，自宅の物理的な構造やアクセスのしやすさを調べて判断しておく．起こりうる問題を確認できたら，是正措置に着手する．患者が自宅へ退院する前に，家屋改修，福祉用具，支援サービスなどの準備を整えておくべきである．数回自宅に滞在してみることは，リハビリテーションセンターから自宅への移行を円滑にするために有益である．脳卒中後遺症により，外来または在宅での治療を受けることになる患者には，これらのサービスに関する必要な情報をすべて提供しなければならない．地域サービスについても確認し，患者と家族に情報を提供すべきである．患者の最大限の機能レベルを維持するために，定期的な間隔で予定が組まれた長期のフォローアップを開始するのが望ましい．

急性期後のリハビリテーション

患者は，外来あるいは在宅ケアサービスによってリハビリテーションを継続することがある．医療やリハビリテーションのサービスに関する記録は，これらのサービス代理店で得ることができる．受けるサービスの程度は，急性期リハビリテーションに比べてかなり減ってしまい，一般的には週に2〜3回の訪問で数時間に制限される．急性期リハビリテーション中に着手した帰結/目標，介入の多くは，得られた効果を持続させ，患者の機能的な能力を維持または改善するために，急性期後においても継続され，さらに前進させる．在宅生活への挑戦は，患者と家族にとって付加的な日常のストレスをもたらす．問題が生じたら，早急に評価し，解決のために努力しなければならない．セラピストはうまくいった適応や自立した機能を確かなものにするために，問題解決能力の発達に対して絶え間なく注目し続ける必要がある．健康増進，転倒予防，自宅や地域の環境での安全に重点をおいた介入をすべきである．転倒の危険因子（筋力低下，ROM制限，バランスや歩行の問題，不適切な補助具の使用，起立性低血圧，薬物の副作用）は，必要に応じて，またはできるかぎり取り除くか最小限に抑えなければならない．環境の評価と改善は，転倒予防プログラムにおいて重要な部分となる．最終的には，患者の社会活動や余暇活動の再開を支援すべきである．活動レベルの向上にともない，患者の持久力を注意深く観察し，エネルギーを維持する方法を指導することが重要となる．少数の脳卒中患者では復職について検討され，支援を受ける．

患者が自宅や地域の環境でうまく過ごせるようになれば，段階的にサービスを減らしていくべきである．生じている問題を確認したり，長期的に機能維持を保証するために，定期的な間隔で訪問してフォローアップすることを勧める[3]．

リハビリテーションの帰結

脳卒中患者に対するリハビリテーションプログラムは，機能的予後を改善させ自立の再獲得を可能にするということが示されてきた[142,203,204]．75〜85％の患者が自宅に退院し，そのうち70〜80％は補助具を使用して，または使用しないで移動が自立している．50〜66％がADLは自立しており，17％のみが排便や排尿の介助を要する[86]．福祉施設に長期入所した場合と比較して，医療費もまた最小限に抑えられる[205]．

リハビリテーションを受けることなく自然に十分な回復を示す患者がいる一方で，リハビリテーションに注いだ努力にもかかわらず，わずかな回復しか示さない患者もいる．世界保健機関は最新の勧告で，集中的なリハビリテーションによってのみ満足な回復が得られる中等度の患者群に対してリハビリテーションの努力を傾けることを提案している[1]．脳卒中の予後研究における主要な問題は，リハビリテーションプログラムの継続期間，種類，開始時期などのように，リハビリテーションを行う患者の選択に一定の基準が不足していることである[206,207]．リハビリテーションの実践がうまく進まない患者は一般的に，①高齢であり重度の神経機能障害（麻痺，固有感覚の脱失），②意識レベルの低下，注意，判断力，記憶の障害，新しいことを学習したり単純な指示に従ったりする能力の低下，③重度の半側視空間無視，④持続的な医療上の問題（例えば，便・尿失禁，心疾患），⑤重度の言語障害，⑥あまり内容を明示されない社会的，経済的問題[86,208,209]などを持っている．

ほとんどの患者は，退院後も自立した生活を維持できる．身体的な能力低下，年齢，持続する精神的または感情的な問題（例えば，うつ，易怒性）の重症度は，自立生活とQOLの成功を継続できるかを決定する重要な因子である．ほかに鍵となる因子には，夫婦関係（助けになる，思いやりのある配偶者の存在），自宅のバリアの除去，移送手段が含まれる[210,211]．

まとめ

脳卒中は，脳の血液循環を遮断し，脳機能を障害す

る多くの異なった血管の事象に起因する。これらには脳血栓，脳塞栓，脳出血を含む。虚血が進展した部位と大きさ，関与する身体構造の性質と機能，側副血行路が利用できる可能性，早期の救急医学的管理の効果はすべて，症候学の発展に影響を与える。多くの患者にとって，脳卒中は広範囲の機能に影響を及ぼす幅広い問題であるとともに，重大な能力低下の原因となる。臨床的見地からいうと，脳卒中患者は臨床家に多大な難問を与える。効果的なリハビリテーションは自然回復を生かしたものでなければならない。リハビリテーション的介入は，修正，代償，および機能的トレーニング方法による回復と自立の促進を追求する。二次的障害の予防にも重点をおいた介入を行う。実生活の環境に焦点を合わせた効果的な運動学習方法の活用は，良好な機能的帰結への到達のために決定的に重要な意味を持つ。

復習問題

1. 前大脳動脈，中大脳動脈，内頸動脈，後大脳動脈，椎骨脳底動脈，それぞれの血管の障害による症候の違いを述べよ。損傷した半球が左か右かによって予想される違いは何か？
2. 脳卒中の主要な原因は何か？ 明確にして，それぞれについて説明せよ。
3. 脳卒中の確定診断には何が使用されるか？ 救急で医療処置を実施する際に，CTスキャンが果たす役割を述べよ。
4. 予想される回復段階を含めて，脳卒中における典型的な回復過程について述べよ。それを踏まえ，あなたはどのように自分の介入方法を選択していくか，例をあげよ。
5. 脳卒中によって引き起こされる感覚，運動，言語，知覚，認知の障害はどのようなものか？
6. 片麻痺における肩の機能障害の運動力学と原因について述べよ。それを踏まえ，あなたは評価の手段と介入方法をどのように選択していくか？
7. Fugl-Meyer 身体活動評価尺度と運動機能評価スケール，2つの標準化された脳卒中の評価法の違いを述べよ。
8. 急性期の脳卒中患者のポジショニングにおいて，重要な方法は何か？
9. 脳卒中患者の治療において，重要な意味を持つ運動学習の方法を明らかにせよ。
10. 急性期リハビリテーションにおいて，姿勢制御を回復させ身体の運動性を改善するために用いられる4つの方法を明らかにせよ。
11. 上肢の機能を改善させるために計画される介入に不可欠な要素は何か？ 下肢においてはどうか？ それぞれについて，3つずつ明らかにせよ。
12. 移動能力が十分そなわっていない時期をどのように乗りきるか？ 2つの方法を明らかにせよ。

CS ケーススタディ

病歴：患者は41歳男性，左中大脳動脈領域の脳血管障害による右片麻痺の診断により急性期病院に入院。10日後にリハビリテーション施設に転院。

既往歴
- 幼児期から発作性疾患。ジランチンは5年前に中止された。
- 軽度の高血圧歴は薬剤でコントロールされていた。
- 喫煙は1日1箱，20年間。

投薬
ペルサンチン 50 mg 経口 1日3回
テノーミン 25 mg 経口 1日1回
アスピリン 10grain 経口 1日2回

検査
- 頸動脈造影：左内頸動脈完全閉塞。
- 心エコー：間欠的僧帽弁逸脱症。
- 心電図：非特異性ST波変化。
- CT：初回画像では特別な変化なし。再造影画像で左中大脳動脈領域に大きな虚血性梗塞。

社会歴：妻および十代の3人の子どもと居住。脳卒中になるまでは独立心が強く積極的であった。大学卒。20年間コンピュータプログラマーとして働いていた。2階建ての賃貸一戸建て住宅。

認知
- 時間の見当識障害。
- 30～45分の治療中は注意の持続良好。
- 認知障害はおそらく重度な理解力の障害によるものと考えられるが，言語障害のために詳細な評価困難。
- 患者は運動反応に関する指示に従うことが困難，2，3段階の命令。

言語-コミュニケーション
 a．聴理解：単語および単文節の理解は中等度から重度低下。はい/いいえの応答は信頼できない。
 b．言語表現：非機能的に重度低下。ときおりみられる無意識な単語のみに制限。
 c．読解：単語レベルにおいて非機能的に重度低下。物と単語との一致不可。
 d．書字：今後評価。
 e．ジェスチャー：自発的なジェスチャーの使用は不明確。

理学療法評価
 他動的関節可動域
  両上肢は正常範囲内：右肩関節最終域で疼痛。
  両下肢は右足関節背屈 0〜5 度以外，正常範囲内。
 筋緊張
  右上肢は肘屈筋，肩内転筋，内旋筋が亢進（中等度から重度）。
  右下肢は股関節と膝の伸筋および足底屈筋が中等度亢進。
 運動制御
  右上肢：伸筋共同運動パターン（肩と肘の伸展）の部分的な運動（1/2 の範囲）。手の随意運動なし。
   屈筋共同運動パターンは測定不可。
   上肢を無視し，しばしば車椅子から上肢を落としてしまう。
  右下肢：伸筋，屈筋共同運動ともに全範囲でみられるが，伸筋共同運動パターンが優位。
   伸筋共同運動は右上肢の連合反応（伸筋共同運動）をともなって可能。
  左上肢と左下肢：完全な分離運動で G^+〜N の筋力。
 感覚
  右上肢：低下はあるが，重症度についてはコミュニケーション障害のため判断困難。
   鋭いあるいは鈍い刺激に対する感覚は不明確。
   軽触覚は中等度低下。
  右下肢：近位部の鋭いあるいは鈍い刺激に対する反応は一貫性なし。
   遠位部は中等度から重度低下。
   足背部は著明な感覚脱失。
  右上肢と右下肢の疼痛の訴えあり。
  深部感覚：適切な反応なし。問に対する理解が難しく，評価することが困難。

 協調性
  左上肢と左下肢は問題なし。
  右上肢と右下肢は検査不可。
 姿勢反射/バランス
  頭部コントロール：良好
  座位
   静的コントロール：良好，支持なしでバランスを維持可能。
    正中位（COM）を 5 秒間維持可能。
   動的コントロール：良好，バランスの維持可能。安定性をともなった体重移動範囲（LOS）の減少。
    右への移動は 50% 減少。左への移動は正常。
  立位：平行棒内
   静的コントロール：良好，左手で平行棒を保持して 1 分以上 1 人で立位可能。
   動的コントロール：不良。
    右への体重移動はバランスを崩し不可。
    左への体重移動は 50% 減少。
 運動プランニング
  軽度運動失行があるように思われる。コミュニケーション障害のために評価困難。
 持久性
  ときどき休憩を挟みながら，45 分の治療時間に耐えることが可能。
 機能評価：機能的自立度評価法（FIM）
  機能的動作能力
   右への寝返り：ベッド柵を持って自立（FIM 6）
   左への寝返り：最小介助（FIM 4）
   ベッド上のずり上がり：監視（FIM 5）
   背臥位から座位へ：最小介助（FIM 4）
   座位から背臥位へ：最小介助（FIM 4）
   ベッドから車椅子への移乗：軸足で旋回して移乗，中等度介助（FIM 3）
   車椅子駆動：監視で 45 m 移動（FIM 5）。駆動のために左の上肢と足を利用。
 歩行
  歩行：平行棒内のみで短い距離を移動。最大介助が必要（FIM 2）。
   右下肢の運動の開始に介助が必要。
   右膝伸展に対して介助が必要。
   右足は立脚相の間，底屈回外し，遊脚相では下垂足。
   AFO は発注ずみ。

階段：適用せず，後日評価。
ADL
食事：監視（FIM 5）
入浴：右下肢を最小介助，右上肢を中等度介助
　　　（FIM 4/3）
着衣：右下肢を最小介助，右上肢を中等度介助
　　　（FIM 4/3）
非常にモチベーションがあり，協力的である。自分の将来について不安を持っているようであり，初期評価のとき，少し泣く場面がみられた。家族は協力的で，家庭復帰できるか心配している。

指導問題

1. 次のことに関して患者の問題を特定・分類せよ。
   a．直接的な機能障害。
   b．間接的な機能障害。
   c．複合した機能障害：直接的および間接的な機能障害の両者の複合的影響。
   d．機能的制限・能力低下。
2. この患者のためのあなたの目標（機能障害の改善）と帰結（機能的制限・能力低下の改善）を決めよ。
3. 最初の3週間の治療に用いる5つの治療介入の一連の行程を考案せよ。あなたの選択が正しいとする理論的根拠を簡潔に示せ。
4. この患者の初期の理学療法としてふさわしい適切な指導と運動学習の方法を決めよ。

用語解説

失認 agnosia：感覚の障害がないにもかかわらず，入力される情報を認識したり，その意味を理解したりすることができないこと。

動脈瘤 aneurysm：限局性の血管の膨張であり，通常は動脈で起こる。先天性の血管の異常や脆弱性による。

漿果状動脈瘤 berry aneurysm：先天性の小さな嚢状脳血管動脈瘤。

失語 aphasia：脳の損傷による習得されたコミュニケーションの障害で，言語の理解，形成，使用の障害により特徴づけられる。

流暢性失語 fluent aphasia：発語は流暢で，いろいろな文法的な構成と発語の音調が保たれている失語症のタイプの1つ。錯語と婉曲的な表現が現れる。聴覚理解が障害されている可能性がある（例：ウェルニッケ失語）。

非流暢性失語 nonfluent aphasia：発語の流れが遅く口ごもるタイプの失語症。語彙が制限され，構文が障害される。明確な表現に苦労する（例：ブローカ失語）。

全失語 global aphasia：言語の表出と理解の両方が著明に障害されていることが特徴である重度の失語。しばしば広範な脳損傷によって起こる。

失行 apraxia：随意的な習熟した動作の障害であり，筋力低下，協調性の障害，感覚障害，注意の不足，筋緊張の異常，動作障害，知的障害，理解力の低下，非協力などでは説明がつかないが，目的のある動作を開始し実行することができないのが特徴である。

観念失行 ideational：目的のある運動が，自動的にも指示されても行えない。

観念運動失行 ideomotor：目的のある運動が，指示されては行えないが，自動的には行える。

動静脈奇形 arteriovenous malformation（AVM）：動脈と静脈の交錯した走行につながる胚発育の異常であり，通常は毛細血管床が介在しない。一般的には中大脳動脈の分布に沿って起こり，破裂すると脳出血が起こる。

誤嚥 aspiration：食物，飲物，唾液や胃からの逆流物が気道に侵入すること。通常，嚥下障害のある患者で起こる。

連合反応 associated reactions：身体の他の部位の動作によって引き起こされる四肢の自動的な反応で，随意なものと反射刺激によるものとがある。片麻痺では，このような反応が定型化されており，異常である。

非対称性緊張性頸反射 asymmetric tonic neck reflex（ATNR）：頭部の左回旋によって左上下肢（顎側肢）の伸展と右上下肢（頭側肢）の屈曲が起こる。頭部の右回旋では逆のパターンが起こる。

運動失調 ataxia：一般に非強調的な動作を表現する用語。歩行，姿勢，動作パターンに影響を及ぼす。

アテローム性動脈硬化 atherosclerosis：動脈壁にプラークが形成され，弾力性と収縮性が失われることによって肥厚すること。

アテローム血栓性脳梗塞 atherothrombotic brain infarction（ABI）：血栓の形成による梗塞，脳組織の壊死。

注意障害 attention disorders：外部から同時に加えられた複数の刺激を抑制し，特定の刺激を選択し注意を向ける能力の障害。注意の持続，注意の選択，注意の分

配，注意の交代の障害を含む。
自動調節機構（脳の） autoregulatory mechanisms (cerebral)：脳への血流の割合を一定に調節する機構。
brain attack：急性脳卒中を意味する用語。脳卒中の早期の救急処置の必要性を理解させるのに役立つ。
脳幹ヘルニア brainstem herniation：著明な浮腫や頭蓋内圧の上昇の結果，脳の構造体が対側や尾側へ偏移することによって，二次的な脳損傷と神経学的機能低下を起こす。
ボディイメージ障害 body image disorder：身体について，視覚による像と頭のなかでの像との知覚が阻害されていることであり，自分の身体に関する意識，特に健康と病気の関連を含む。
身体図式障害 body scheme disorder：各身体部位同士の関係や身体と環境との関係を含む，身体の姿勢に関する知覚が阻害されていること。
脳塞栓 cerebral embolus：身体の他の場所で形成され，血液中に放出された小片，つまり塞栓物質が脳血管へ移動して詰まり，血管を閉鎖して梗塞を起こす。塞栓物質は剥がれたプラークであることが多く，まれに劣化した脂肪や空気分子である場合もある。
脳出血 cerebral hemorrhage：動脈瘤や外傷に続いて起こる，脳血管外への異常な出血。
　脳内出血 intracerebral hemorrhage(IH)：脳血管の破裂に続いて起こる大脳半球への出血。
　くも膜下出血 subarachnoid hemorrhage（SH）：くも膜下腔への出血で，通常，漿果状動脈瘤か嚢状動脈瘤の破裂による。
脳血栓 cerebral thrombosis：脳の主動脈やその分枝内にみられる血液の凝固，つまり血栓。
ウィリス動脈輪 circle of Willis：前・中・後大脳動脈（内頸動脈と椎骨脳底動脈の分枝）の結合であり，脳の基底部で接合を形成している。
作話 confabulation：患者は不適切な言葉やつくり話で記憶の途切れを埋める。
dysarthria dysarthria：発語を司る中枢あるいは末梢神経系の障害により，発語運動が困難であること。呼吸，発音，発声，共鳴および感覚フィードバックが障害されている場合がある。
嚥下障害 dysphagia：飲み込むことができない，あるいは困難であること。口唇，口，舌，口蓋，咽頭，喉頭，食道近位部の機能低下による。
脳卒中の前徴 early warning signs of stroke：原因がわからない突然の激しい頭痛，片側の顔面・上肢・下肢の脱力やしびれ，発語困難・言語の理解困難，特に一方

の眼が突然みえなくなったり，薄暗くなる，原因不明のめまい，不安定感，突然の転倒が含まれる。
情緒不安定（感情調節障害症候群） emotional lability (emotional dysregulation syndrome)：精神状態が不安定であったり変動したりすることで，病的な笑い，泣きなどが特徴的である。患者は笑っていても，わずかな刺激ですぐに泣いてしまう。
弛緩 flaccidity：筋緊張の不足，低下。
強制的共同偏視 forced gaze deviation：拮抗する働きが失われた眼筋の動きによって起こる眼球の偏位。
Fugl-Meyer 身体活動評価尺度 Fugl-Mayer Assessment of Physical Performance（FMA）：5段階の回復段階へ整理された脳卒中の評価法。上肢・下肢の機能，バランス，感覚，可動域，疼痛について個別の下位テストが利用される。項目は3点満点の順序尺度で採点される。
片麻痺 hemiparesis/hemiplegia：身体の片側に生じる運動麻痺（部分麻痺）。
同名半盲 homonymous hemianopsia：左右それぞれの視野の半分が対側性に欠損した状態である。麻痺側に対応して一方の眼の鼻側半分ともう一方の眼の側頭部側半分とに同側性連合運動視野欠損が生じる。
同側性上下肢共同運動 homolateral limb synkinesis：片麻痺上下肢間の連合反応。麻痺側上肢の屈曲が麻痺側下肢の屈曲を誘発する。逆もまた同様である。
反射亢進 hyperreflexia：伸張反射の活動性が高い，活発な状態。クローヌス，痙縮，折りたたみナイフ現象，Babinski 反射陽性（上位運動ニューロン徴候）と結びつけて考えられる。
プッシング現象 ipsilateral pushing（pusher syndrome）：患者のどの姿勢においても麻痺側へ強く傾く異常な行動パターン。
閉じ込め症候群 locked-in syndrome（LIS）：意識は保たれているが，四肢麻痺と dysarthria を呈する。橋腹側の障害による。
記憶障害 memory disorders：経験や知覚を保ち，後で思い起こすことができない。一般的には即時記憶，短期記憶が障害され，長期記憶の障害は比較的少ない。
運動維持困難 motor impersistence：動作や姿勢を保持することができないこと。
運動機能評価スケール motor assessment scale（MAS）：脳卒中の評価尺度であり，機能障害と能力低下を8項目の運動機能評価と1項目の筋緊張評価によって測定する。項目は6点の順序尺度で採点する。
多発脳梗塞性認知症 multi-infarct dementia：知能の低下

を特徴とする精神状態の悪化。多発性の小さな梗塞によって起こる。

保続 perservation：現状に関係ない言葉や考え，行動が繰り返し続くこと。

Raimiste 現象 Raimiste's phenomenon：健側の外転または内転により患側に同様の反応が生じる連合反応。

反射性交感神経性ジストロフィー（肩手症候群） reflex symmetric dystrophy（RSD）（shoulder-hand syndrome）：手の交感神経性血管運動障害の発現に続いて，初め肩に，その後手に痛みが現れる。後期には皮膚，筋，骨の萎縮などの変化が生じる。外傷，引き抜き損傷，肩や手の長期にわたる不動によって起こる。

可逆的虚血性神経学的障害 reversible ischemic neurological deficit：神経学的回復にともなう自然な機能障害の解消で，通常3週間以内。

Souques 現象 Souques' phenomenon：麻痺側上肢の水平以上の挙上により，手指に伸展と外転の反応が生じること。

空間的関係症候群 spatial relations syndrome：一般に，環境のなかで自己と2つまたはそれ以上の物との関係性を認識することが困難となる一連の知覚低下。

痙縮 spasticity：硬化やぎこちない動作を引き起こす筋緊張の増加。上位運動ニューロンの障害による。

脳卒中（脳血管障害） stroke（cerebrovascular accident〈CVA〉）：脳の血液循環の異常による神経機能障害の急性発症で，脳の病巣が関与する部分に合致した徴候と症状をともなう。

　進行性脳卒中 deteriorating stroke：入院後の神経学的状態の悪化。
　広範な脳卒中 major stroke：不変の，一般に重篤な神経学的障害。
　若年性脳卒中 young stroke：45歳以下で発症した脳卒中。

鎖骨下動脈盗血症候群 subclavian steal syndrome：脳循環から離れて，脳へ向かう血液が分流すること。鎖骨下動脈が閉塞した際に起こる。それから血液は対側の椎骨動脈から流れ込み，閉塞した側の椎骨動脈を流れ下りる。

対称性緊張性迷路反射 symmetric tonic labyrinthine reflex（STLR）：姿勢による反応で，背臥位で伸筋の緊張が亢進し，腹臥位では屈筋の緊張が上がる。

対称性緊張性頸反射 symmetric tonic neck reflex（STNR）：頸部を屈曲すると上肢が屈曲，下肢が伸展する反応。頸部を伸展すると逆の反応が起こる。

共同運動（集団） synergies（mass）：神経学的障害と関連づけられる，定型化された集団的な運動パターン。動作は原始的，自動的，反射的で高度に定型化されている。脳卒中の回復初期および中期に特徴的である。

視床感覚症候群（視床痛） thalamic sensory syndrome（thalamic pain）：表在感覚（触覚，痛覚，温冷覚）を障害する神経性の病気。麻痺側に不快な感覚や痛みが持続する。

緊張性腰反射 tonic lumbar reflex（TLR）：上部体幹を患側へ回旋すると上肢が屈曲し下肢が伸展する。健側へ回旋すると逆の反応が起こる。

一過性脳虚血発作 transient ischemic attack（TIA）：一時的な脳への血液供給障害。神経学的障害の症状が持続するのは数分から数時間で，24時間以上は持続しない。発作後，脳損傷や神経障害の後遺症の徴候はみられない。

半側無視 unilateral neglect：身体周囲の一側（通常は左）からの刺激や認知を記銘し統合することができないこと。その結果，患者は自分の周囲の空間の，その側で起こる刺激を無視する。

視覚的無視（視覚的注意障害） visual neglect（visual inattention）：脳の病巣の反対側の身体や環境に対する認識の低下。特定の感覚の欠如によって起こる。

付録 A

Fugl-Meyer 身体活動評価尺度

氏名 _____　　病歴番号 _____

年齢 _____　　住所 _____

CVA 発症日 _____　　電話 _____

つづく

診断 _____

失語症 _____

性 _____

利き手 _____

明らかな病歴 _____

検査番号 _____ 検者 _____

全般的使用説明書
　気が散らないように，静かなテスト環境で行うこと。患者が最も覚醒している時間を選ぶこと。明快で簡潔な指示を与えること。口頭指示だけではなくデモンストレーションも活用すること。運動：求める運動をまず非麻痺側肢で行うように指示すること。それぞれの運動は3回繰り返し，得点は最もよかった運動による。口頭による激励は可，運動の直接的な促通は不可である。バランス：パラシュート反応を検査するときは不意にしっかりと押すこと。感覚，関節の可動性と疼痛：応答と非麻痺側とを比較すること。必要な機材：低い台座またはベッド，椅子，机，打腱器，綿球，鉛筆，小さい厚紙，小さい瓶，テニスボール，ストップウォッチ，目隠し[63, p216]。

---

[1] Fugl-Meyer, A, et al：The post-stroke hemiplegic patient, A method for evaluation of physical performance. Scand J Rehab Med 7: 213, 1975. より

得点一覧表
運動
　　　　肩，肘，前腕　_____　　　　　　　　　　　　最高点　__36__
　　　　手関節，手　_____　　　　　　　　　　　　最高点　__30__
　　　　上肢合計点　_____　　　　　　　　　　　　最高点　__66__
　　　　下肢合計点　_____　　　　　　　　　　　　最高点　__34__

運動合計点　_____　　　　最高合計点　__100__　　　　回復率　_____

バランス
　　合計点　_____　　　　最高点　__14__
感覚
　　合計点　_____　　　　最高点　__24__
関節可動域
　　合計点　_____　　　　最高点　__44__
疼痛
　　合計点　_____　　　　最高点　__44__

Fugl-Meyer 合計点　_____　　　　最高合計点　__226__　　　　回復率　_____

Fugl-Meyer 身体活動評価尺度

部位	テスト		得点基準	最高得点	得点
上肢（座位）		運動			
	Ⅰ．反射	a．二頭筋 b．三頭筋	0－反射を誘発できない 2－反射を誘発できる	4	
	Ⅱ．屈筋共同運動	挙上 肩後退 外転（90度以上） 外旋 肘屈曲 前腕回外	0－まったくできない 1－部分的にできる 2－完全にできる	12	
	Ⅲ．伸筋共同運動	肩内転・内旋 肘伸展 前腕回内	0－まったくできない 1－部分的にできる 2－完全にできる	6	
	Ⅳ．共同運動をともなった運動	a．手を腰椎まで持っていく b．肘を0度に伸展して肩90度屈曲 肩0度，肘90度屈曲位で前腕回内・回外	0－特に動きがない 1－手が上前腸骨棘を越える 2－運動が完全にできる 0－運動を始めるとすぐ肩外転または肘屈曲する 1－運動の後半で肩外転または肘屈曲が起こる 2－完全にできる 0－完全に肘を正しい肢位にできない，あるいは前腕の回内・回外がまったくできない 1－肩と肘を正しい肢位にしたまま，自動的な回内・回外が制限された範囲内でできる 2－肩と肘を正しい肢位にした状態で，回内と回外を完全にできる	6	
	Ⅴ．共同運動から分離した運動	a．肘0度前腕回内位で肩90度外転 b．肘0度前腕中間位で，肩90〜180度屈曲	a．0－初期に肘の屈曲が起こったり，前腕回内からいくらか逸脱した動きが起こる 1－運動が部分的にできる，または運動にともない肘が屈曲してしまったり，前腕を回内位に保てない 2－完全にできる b．0－初期に肘の屈曲や，肩の外転が起こる 1－肩屈曲にともなって肘の屈曲や肩の外転が起こる 2－完全にできる	6	

Fugl-Meyer 身体活動評価尺度（つづき）

部位	テスト	得点基準	最高得点	得点
	c．肩屈曲 30～90 度の範囲内で、肘 0 度で前腕回内・回外	0－回内・回外ができないか、肘と肩の肢位をとれない 1－肘と肩の肢位を正しくとれて、回内・回外が限られた範囲内でできる 2－完全にできる	6	
	Ⅵ．正常反射活動 二頭筋、指屈筋、三頭筋	（このステージは患者がⅤで 6 点を獲得した場合のみ含まれ、2 つのステージの得点を与えることができる） 0－2、3 以上の相動性反射が著明に亢進している 1－1 つの相動性反射が著明に亢進、または 2 つ以上の反射が亢進している 2－反射亢進は 1 つ以下で、かつ著明な亢進はない	2	
手関節	Ⅶ．a．肩 0 度、肘 90 度で固定	a．0～15 度まで手関節を背屈できない 1－背屈はできるが、抵抗には耐えられない 2－ある程度（軽度）の抵抗でも背屈位を保持できる		
	b．肩 0 度、肘 90 度で屈曲・伸展	b．0－随意運動はみられない 1－手関節を全可動域にわたって完全には自動的に動かすことはできない 2－問題なく、スムーズにできる		
	c．肩 30 度、肘 0 度で固定	c．項目 a と同じ		
	d．肩 30 度、肘 0 度で屈曲・伸展	d．項目 b と同じ		
	e．分廻し	e．0－運動ができない 1－ギクシャクした動き、または不完全な分廻し 2－スムーズで完全な運動ができる		
手	Ⅷ．a．指集団屈曲	a．0－屈曲運動がみられない 1－完全にはできないが、いくらか屈曲する 2－完全な自動屈曲ができる（非麻痺側と比較して）	10	
	b．指集団伸展	b．0－伸展運動がみられない 1－自動的な集団屈曲握りをリリースできる 2－完全な自動伸展ができる		
	c．握り 1－MP 関節伸展、PIP 関節と DIP 関節屈曲。握りは抵抗に抗して検査する	c．0－求められた肢位をとれない 1－握りが弱い 2－強い抵抗に抗して握りを維持できる		
	d．握り 2－母指を内転し、CMC 関節と IP 関節を 0 度にするように指示する	d．0－運動ができない 1－母指と示指の間に挟んだ紙片を保つことができるが、軽く引っ張られると対抗できない 2－引っ張られても、紙片をしっかりと保つ		
	e．握り 3－母指と示指との指腹を対立する。鉛筆をその間に挟む	e．握り 2 と同じ手続き		

Fugl-Meyer 身体活動評価尺度（つづき）

部位	テスト	得点基準	最高得点	得点
手	f．握り 4 - 母指と示指で小さ缶）をつかむ g．握り 5 - 球状握り	f．握り 2 および 3 と同じ手続き g．握り 2、3 および 4 と同じ手続き	14	
	IX．協調性・スピード 指 - 鼻試験（連続して 5 回速く繰り返す） 　a．振戦 　b．測定障害 　c．スピード	a．0 - 著明な振戦 　　1 - 軽い振戦 　　2 - 振戦はない b．0 - 明らかな、あるいはばらばらな測定障害 　　1 - 軽度の、あるいは一定の測定障害 　　2 - 測定障害はない c．0 - 非麻痺側の手よりも 6 秒以上長い 　　1 - 非麻痺側の手よりも 2～5 秒長い 　　2 - 違いは 2 秒未満	6	
		上肢合計点	66	
下肢 (背臥位)	I．反射 　アキレス腱 　膝蓋腱	0 - 反射活動がみられない 2 - 反射活動がある	4	
背臥位	II．A．屈筋共同運動 　　　股関節屈曲 　　　膝関節屈曲 　　　足関節背屈 　　B．伸筋共同運動 - 運動に抵抗を加える 　　　股関節伸展 　　　　　内転 　　　膝関節伸展 　　　足関節底屈	A．0 - 運動ができない 　　1 - 部分的な運動 　　2 - 完全な運動 B．0 - 運動ができない 　　1 - 弱い運動 　　2 - 正常とほとんど同じくらいの強さ	6	
座位 (椅座位)	III．共同運動をともなった運動 　　A．膝関節 90 度以上の屈曲 　　B．足関節背屈	A．0 - 自動運動ができない 　　1 - 軽度伸展位から膝を屈曲できるが、90 度以上は不可 　　2 - 90 度以上の膝屈曲が可能 B．0 - 自動背屈できない 　　1 - 不完全な背屈 　　2 - 正常な背屈	8 4	

Fugl-Meyer 身体活動評価尺度（つづき）

部位	テスト	得点基準	最高得点	得点
立位	IV．股関節 0 度で共同運動から分離した運動 　A．膝関節屈曲 　B．足関節背屈	A．0－股屈曲をともなわずに膝屈曲できない 　　1－股屈曲なしで膝屈曲を開始するが、90 度屈曲できない、または運動にともなって股関節が屈曲する 　　2－記述どおりの完全な運動ができる B．0－自動運動ができない 　　1－部分的な運動ができる 　　2－完全にできる	4	
座位	V．正常な反射 　　膝屈筋 　　膝蓋腱 　　アキレス腱	0－3 つのうち 2 つ以上の反射が著明に亢進 1－1 つの反射が著明に亢進、または 2 つ以上の反射が亢進 2－反射亢進は 1 つ以下	2	
（背臥位）	VI．協調性・スピード 　　踵-膝試験（連続して 5 回速く繰り返す） 　　A．振戦 　　B．測定障害 　　C．スピード	A．0－著明な振戦 　　1－軽い振戦 　　2－振戦はない B．0－明らかな、あるいははばらばらな測定障害 　　1－軽度の、あるいは一定の測定障害 　　2－測定障害はない C．0－非麻痺側の手よりも 6 秒以上遅い 　　1－非麻痺側の手よりも 2～5 秒遅い 　　2－違いは 2 秒未満	6	
	下肢合計点		34	
バランス	1．支持なしで座る　_____ 2．パラシュート反応、非麻痺側　_____ 3．パラシュート反応、麻痺側　_____ 4．支持した立位　_____	0－支持なしで座位を保持できない 1－支持なしで座位 5 分未満可能 2－支持なしで座位 5 分以上可能 0－肩を外転あるいは肘を伸展しない 1－反応の低下 2－正常な反応 2 と同じ 0－立つことができない 1－他者の最大介助で立つ 2－他者の最小介助で 1 分間立つ		

Fugl-Meyer 身体活動評価尺度（つづき）

部位	テスト	得点基準	最高得点	得点
	5. 支持なしで立つ _____ 6. 非麻痺側で立つ _____ 7. 麻痺側で立つ _____	0−立つことができない 1−1分未満立つ、または動揺する 2−上手にバランスをとって1分以上立つ 0−1、2秒より長く保持できない 1−バランスをとって4〜9秒立つ 2−バランスをとって10秒以上立つ 0−6と同じ バランス最高点	14	
上肢と下肢	感覚 Ⅰ．軽触覚 　a．上腕 _____ 　b．手掌 _____ 　c．大腿 _____ 　d．足底 _____ Ⅱ．固有感覚 　a．肩関節 _____ 　b．肘関節 _____ 　c．手関節 _____ 　d．母指 _____ 　e．股関節 _____ 　f．膝関節 _____ 　g．足関節 _____ 　h．足指 _____	0−感覚脱失 1−感覚過敏・異常感覚 2−正常 0−感覚脱失 1−3/4は正解であるが、非麻痺側の感覚と比べるとかなりの違いがある 2−すべて正解、違いはわずかか、またはない	8 16	

Fugl-Meyer 身体活動評価尺度（つづき）

部位	テスト		得点基準	最高得点	得点
	関節の疼痛・可動性	疼痛			
	可動性				
肩関節	屈曲		0―わずかな動きがあるのみ	44	
	90度外転		1―他動的な関節可動域の減少		
	外旋		2―正常な関節可動域		
	内旋				
肘関節	屈曲				
	伸展				
手関節	屈曲		疼痛		
	伸展		0―最終域で著明な痛みか、可動域を通して疼痛	44	
手指	屈曲		1―いくらかの疼痛		
	伸展		2―痛みなし		
前腕	回内				
	回外				
股関節	屈曲				
	外転				
	外旋				
	内旋				
膝関節	屈曲				
	伸展				
足関節	背屈				
	底屈				
足	内返し				
	外返し				

付録 B

ケーススタディの指導問題解答例

1. 直接的な機能障害，間接的な機能障害，複合した機能障害，機能的制限・能力低下に関して患者の問題を特定・分類せよ。

🔹解答

直接的機能障害
　認知機能低下
　失語症：受容性・表出性
　軽度運動失行
　右半側空間無視
　右上肢・下肢感覚低下
　右上肢・下肢筋緊張亢進
　随意運動障害
　右上肢・下肢共同運動パターン連合反応

間接的機能障害
　右上肢・下肢疼痛
　右足関節 ROM 低下

複合的機能障害
　動的座位バランス低下
　静的・動的立位バランス低下
　異常歩行
　安全への自覚低下

機能的制限・能力低下
　ベッド上起居動作低下
　移乗能力低下
　車椅子駆動能力低下
　歩行能力低下
　基本的 ADL 低下

2. この患者のためのあなたの目標（機能障害の改善）と帰結（機能的制限・能力低下の改善）を決めよ。

🔹解答

1. 目標（短期目標）
　a．ベッド上の起居動作は自立する。右側への寝返りと右からの背臥位から座位への起き上がりは 2 週間以内に 100％可能。
　b．抑制のための祈り肢位で右上肢を保持しながら，ブリッジが 2 週間以内に 100％自力で可能になる。
　c．座位－立位の姿勢変換を 1 人で安全に，2 週間以内に 100％可能になる。
　d．2 週間以内に監視下で，両上肢を祈りの肢位に保持しながら，5 回試行のうち 4 回は対称的に体重をかけた座位がとれるようになる。
　e．2 週間以内に，両上肢を祈り肢位に保ちながら，2 分間膝立ちを維持できるようになる。

2. 帰結
　a．機能的な移動（ベッド上起居動作，移乗動作，車椅子駆動）が 1 人で安全にできるようになる。
　b．右 AFO と杖を用いて，地域内であればどのような路面も，また階段も 1 人で安全に歩くことができるようになる。
　c．すべての基本的 ADL と手段的日常生活活動（IADL）が自立して安全にできるようになる。
　d．患者および家族はすべての機能的な移動法について安全上の注意を理解し，口頭で説明することができるようになる。

3. 最初の 3 週間の治療に用いる 5 つの治療介入の一連の行程を考案せよ。あなたの選択が正しいとする理論的根拠を簡潔に示せ。

🔹解答

治療介入 1
　ベッド上起居動作：麻痺側への寝返り，右肘で支持した側臥位，右側から座位になるまでの過程を，両上肢を用いて自動介助運動で行う。
　理論的根拠：ベッド状起居動作の自立，麻痺側の使用および統合を促進する。

治療介入 2
　ブリッジ：両上肢を祈りの肢位にした状態でブリッジ位を想定，主動筋が交互になるように自動介助運動で行う。
　理論的根拠：ブリッジは下肢の共同運動パターンを壊し，股関節伸筋，膝関節屈筋，足関節の固定筋を強化し，足部と足関節を通して早期荷重を促す。ベッド上起居動作，座位－立位姿勢変換，歩行（立脚相後期と爪先離れ）の下準備として重要である。

治療介入 3
　座位：両上肢を伸展して祈り肢位をとり，右側への荷重範囲を広げるように強調しながら，すべての方向への体重移動，座位が安定するように PNF のチョップ/リバースチョップパターンを行う。
　スローリバーサル（PNF パターン）を自動介助運動で行う。

理論的根拠：姿勢コントロール（体幹回旋）の改善，動的な座位バランスコントロールの促進，半側無視の軽減（両上肢は祈りの肢位）。

治療介入 4

膝立ち：対称的に荷重して保持する，両上肢は祈り肢位にして伸展する，等尺性収縮とリズミックスタビライゼーションを交互に行う。

膝立ちが上達するように，右側への荷重範囲を広げるように強調する，スローリバーサルを自動介助運動で行う。

理論的根拠：抗重力肢位としての股関節伸展と体幹伸展のコントロールを促しながら，膝伸筋の痙縮に対する抑制効果をもたらす，半側無視を軽減する（両上肢は祈り肢位）。

治療介入 5

座位-立位の姿勢変換，両上肢は祈りの肢位にして伸展する。

自動介助運動，上達にともなって高い座面から低い座面に変えていく。

理論的根拠：機能的な動作の自立を促す，股関節と膝関節の伸筋群を強化する，姿勢コントロールと動的バランスを促通する。

4. この患者の初期の理学療法としてふさわしい適切な指導と運動学習の方法を決めよ。

解答

1. コミュニケーション：アイコンタクトを保ち，患者にゆっくり直接話しかける。少しずつ指示を与える。
2. デモンストレーション：すべての練習課題を患者に丁寧に実際に行ってみせる。求められる動作の理想的なやり方をきちんと行ってみせる。早期学習を助けるために，必要に応じて指導手引書を利用する。
3. 早期学習を促すために視覚的なフィードバックの利用を重視する。動作のコントロールを改善するために，患者に動作を注目させる。
4. 両側への移乗：初めに左側の上下肢を用いて，求められる動作の練習を患者にさせる。それから麻痺側の上下肢を用いて求められる課題を練習する。
5. 身体の両側再統合を促す。すべての課題でそれぞれに応じて右側の上下肢を強調して使用する。
6. 初期の動作を改善するために頻回の練習スケジュールにする。頻回の休憩はストレスと疲労を少なくし，運動を容易に遂行させる。
7. 早期の学習を最大にするため，注意散漫にならないように閉鎖された環境を利用する。
8. リハビリテーション計画は患者と家族とともに決定する。リハビリテーションの早期には家族の積極的な参加を促す。
9. 欲求不満と疲労のサインを注意深く観察する。励ましと肯定的なフィードバックを与える。動作の実際的な評価を与えると同時に，成功を褒める。

文献

1. World Health Organization: Stroke: 1989. Recommendations on stroke prevention, diagnosis, and therapy: Report of the WHO Task Force on Stroke and Other Cerebrovascular Disorders, 1989. 20:1407, 1989.
2. American Heart Association: 1998 Heart and Stroke Statistical Update. American Heart Association, Dallas, 1998.
3. Post-Stroke Rehabilitation Guideline Panel: Post-Stroke Rehabilitation Clinical Practice Guideline. Aspen, Gaithersburg, MD, 1996 (formerly published as AHCPR Publication No. 95-0662, May 1995).
4. Wolf, PA, et al: Secular trends in stroke incidence and mortality. The Framingham Study. Stroke 23:1551, 1992.
5. Solzi, J, et al: Hemiplegics after a first stroke: Late survival and risk factors. Stroke 14:703, 1983.
6. Granger, C, and Hamilton, B: The Uniform Data System for Medical Rehabilitation report of first admissions for 1992. Am J Phys Med Rehabil 73:51, 1994.
7. McGovern, PG, et al: Trends in mortality, morbidity, and risk factor levels for stroke from 1960 through 1990. JAMA 268:753, 1992.
8. Broderick, JP, et al: Incidence of rates of stroke in the eighties: The end of the decline in stroke. Stroke 20:577, 1989.
9. Saladin, L: Cerebrovascular Disease: Stroke. In Fredericks, CM, and Saladin, LK: Pathophysiology of Motor Systems. FA Davis, Philadelphia, 1996, p 486.
10. American Heart Association: Heart Stroke Facts. American Heart Association, Dallas, 1996.
11. Donnarumma, R, et al: Overview: Hyperacute rt-PA stroke treatment. The NINDS rt-PA Stroke Study Group. J Neurosci Nurs 29:351, 1997.
12. Zivin, J, and Choi, D: Stroke therapy. Sci Am July:56, 1991.
13. Guberman, A: An Introduction to Clinical Neurology. Little, Brown and Co., Boston, 1994.
14. Hachinski, V, and Norris, J: The Acute Stroke. FA Davis, Philadelphia, 1985.
15. Curtis, S, and Porth, C: Disorders of brain function. In Porth, C: Pathophysiology, 5th ed. Lippincott, Philadelphia, 1998, p 879.
16. Haig, A, et al, V: Locked-in syndrome: A review. Curr Concepts Rehabil Med 2:12, 1986.
17. Haig, A, et al: Mortality and complications of the locked-in syndrome. Arch Phys Med Rehabil 68:24, 1987.
18. Bauby, J: The Diving Bell and the Butterfly. Alfred A. Knopf, New York, 1997.
19. Glick, T: Neurologic Skills: Examination and Diagnosis. Blackwell Scientific, Boston, 1993.
20. Bogousslavsky, J, et al: The Lausanne stroke registry: Analysis of 1,000 consecutive stroke patients. Stroke 19:1083, 1988.
21. Smith, D, et al: Proprioception and spatial neglect after stroke. Age Ageing 12:63, 1983.
22. Fields, H: Pain. McGraw-Hill, New York, 1987.
23. Haerer, A: Clinical manifestations of occlusive cerebrovascular disease. In Smith, R (ed): Stroke and the Extracranial Vessels. Raven, New York, 1984.
24. Twitchell, T: The restoration of motor function following hemiplegia in man. Brain 47:443, 1951.
25. Brunnstrom, S: Motor testing procedures in hemiplegia based on recovery stages. J Am Phys Ther Assoc 46:357, 1966.
26. Brunnstrom, S: Movement Therapy in Hemiplegia. Harper & Row, New York, 1970.
27. Bobath, B: Adult Hemiplegia: Evaluation and Treatment, ed 2. Heinemann, London, 1978.
28. Fugl-Meyer, A, et al: The post stroke hemiplegic patient, 1. A

28. method for evaluation of physical performance. Scand J Rehabil Med 7:13, 1976.
29. Gray, C, et al: Motor recovery following acute stroke. Age Ageing 19:179, 1990.
30. Wade, D, et al: Recovery after stroke: The first 3 months. J Neurol Neurosurg Psychiatry 48:7, 1985.
31. Schenkman, M, and Butler, R: Automatic postural tone in posture, movement, and function. Forum on physical therapy issues related to cerebrovascular accident. American Physical Therapy Association, Alexandria, VA, 1992.
32. Michels, E: Synergies in Hemiplegia. Clin Management 1:9, 1981.
33. Bobath, B: Abnormal Postural Reflex Activity Caused by Brain Lesions, ed 3. Heinemann, London, 1985.
34. Mulley, G: Associated reactions in the hemiplegic arm. Scand J Rehabil Med 14:17, 1982.
35. Mizrahi, E, and Angel, R: Impairment of voluntary movement by spasticity. Ann Neurol 5:594, 1979.
36. Watkins, M, et al: Isokinetic testing in patients with hemiparesis: A pilot study. Phys Ther 64:184, 1984.
37. Bourbonnais, D, and Vanden Noven, S: Weakness in patients with hemiparesis. Am J Occup Ther 43:313, 1989.
38. Dattola, R, et al: Muscle rearrangement in patients with hemiparesis after stroke: An electrophysiological and morphological study. Eur Neurol 33:109, 1993.
39. Gowland, C, et al: Agonist and antagonist activity during voluntary upper-limb movement in patients with stroke. Phys Ther 72:624, 1992.
40. Tang, A, and Rymer, W: Abnormal force: EMG relations in paretic limbs of hemiparetic human subjects. J Neurol Neurosurg Psychiatry 44:690, 1981.
41. Rosenfalck, A, and Andreassen, S: Impaired regulation of force and firing pattern of single motor units in patients with spasticity. J Neurol Neurosurg Psychiatry 43:907, 1980.
42. Knutsson, E, and Martensson, C: Dynamic motor capacity in spastic paresis and its relationship to prime mover dysfunction, spastic reflexes and antagonist coordination. Scand J Rehabil Med 12:93, 1980.
43. McComas, A, et al: Functional changes in motoneurons of hemiparetic patients. J Neurol Neurosurg Psychiatry 36:183, 1973.
44. Spaans, F, and Wilts, G: Denervation due to lesions of the central nervous system: An EMG study in cases of cerebral contusion and cerebrovascular accidents. J Neurol Sci 57:291, 1982.
45. Dickstein, R, et al: Reaction and movement times in patients with hemiparesis for unilateral and bilateral elbow flexion. Phys Ther 73:37, 1993.
46. Buonocore, M, et al: Psychomotor skills in hemiplegic patients: Reaction time differences related to hemispheric lesion side. Neurophysiol Clin 20:203, 1990.
47. Sahrmann, S, and Norton, B: The relationship of voluntary movement to spasticity in the upper motor neuron syndrome. Ann Neurol 2:460, 1977.
48. Bohannon, R, and Smith, M: Relationship between static muscle strength deficits and spasticity in stroke patients with hemiparesis. Phys Ther 67:1068, 1987.
49. Taub, E: Somatosensory deafferentation research with monkeys. In Ince, L (ed): Behavioral Psychology in Rehabilitation Medicine: Clinical Applications. Williams & Wilkins, Baltimore, 1980, p 371.
50. Wolf, S, et al: Forced use of hemiplegic upper extremities to reverse the effect of learned nonuse among chronic stroke and head-injured patients. Exp Neurol 104:125, 1989.
51. Bohannon, R: Selected determinants of ambulation capacity in patients with hemiplegia. Clin Rehab 3:47, 1989.
52. Bohannon, R: Correlation of lower limb strengths and other variables in standing performance in stroke patients. Physiother Can 41:198, 1989.
53. Hamrin, E, et al: Muscle strength and balance in post stroke patients. Ups J Med Sci 87:11, 1982.
54. Murray, E: Hemispheric specialization. In Fisher, A, et al (eds): Sensory Integration Theory and Practice. FA Davis, Philadelphia, 1991, p 171.
55. Kimura, D: Acquisition of a motor skill after left-hemisphere damage. Brain 100:527, 1977.
56. Light, K, et al: Motor programming deficits of patients with left versus right CVAs. Forum on Physical Therapy Issues Related to Cerebrovascular Accident. American Physical Therapy Association, Alexandria, VA, 1992.
57. Horak, F, et al: The effects of movement velocity, mass displaced and task certainty on associated postural adjustments made by normal and hemiplegic individuals. J Neurol Neurosurg Psychiatry 47:1020, 1984.
58. Dickstein, R, et al: Foot-ground pressure pattern of standing hemiplegic patients: Major characteristics and patterns of movement. Phys Ther 64:19, 1984.
59. Mizrahi, J, et al: Postural stability in stroke patients: Vectorial expression of asymmetry, sway activity, and relative sequence of reactive forces. Med Bio Eng Comput 27:181, 1989.
60. Badke, M, and DiFabio, R: Balance deficits in patients with hemiplegia: Considerations for assessment and treatment. In Duncan, P, (ed): Balance: Proceedings of the APTA Forum. American Physical Therapy Association, Alexandria, VA, 1990, p 73.
61. DiFabio, R, and Badke, M: Relationship of sensory organization to balance function in patients with hemiplegia. Phys Ther 70:543, 1990.
62. Shumway-Cook, A, and Woollacott, M: Motor Control Theory and Practical Applications. Williams & Wilkins, Baltimore, 1995.
63. Duncan, P, and Badke, M: Determinants of abnormal motor control. In: Duncan, P, and Badke, M (eds): Stroke Rehabilitation: The Recovery of Motor Control. Year Book, Chicago, 1987, p 135.
64. Veis, S, and Logemann, J: Swallowing disorders in persons with cerebrovascular accident. Arch Phys Med Rehabil 66:372, 1985.
65. Skvarla, AM, and Schroeder-Lopez, RA: Dysphagia Management. In Gillen, G, and Burkhardt, A: Stroke Rehabilitation. A Function-Based Approach. Mosby, St. Louis, 1998, p 407.
66. Davies, P: Steps to Follow—A Guide to Treatment of Adult Hemiplegia. Springer-Verlag, New York, 1985.
67. Pedersen, P, et al: Ipsilateral pushing in stroke: Incidence, relation to neuropsychological symptoms, and impact on rehabilitation. The Copenhagen stroke study. Arch Phys Med 77:25, 1996.
68. Arnadottir, G: Impact of Neurobehavioral Deficits on Activities of Daily Living. In Gillen, G, and Burkhardt, A: Stroke Rehabilitation. A Function-Based Approach. Mosby, St. Louis, 1998, p 285.
69. Starkstein, S, and Robinson, R: Neuropsychiatric aspects of stroke. In Coffey, C, and Cummings, J (eds): Textbook of Geriatric Neuropsychiatry. American Psychiatric Press, Washington, DC, 1994, p 457.
70. Hibbard, MR, and Gordon, WA: The comprehensive psychological assessment of individuals with stroke. J Neurol Rehabil 2:9, 1992.
71. Robinson, R, et al: Pathological laughing and crying following stroke: Validation of a measurement scale and a double-blind study. Am J Psychiatry 150:286, 1993.
72. Binder, L: Emotional problems after stroke. Stroke 15:174, 1984.
73. Robinson, R, et al: A two-year longitudinal study of post-stroke mood disorders: Diagnosis and outcome at one and two years. Stroke 18:837, 1987.
74. Robinson, R, and Price, T: Post-stroke depressive disorders: A follow-up study of 103 patients. Stroke 13:635, 1982.
75. Robinson, R, and Benson D: Depression in aphasic patients: Frequency, severity, and clinical-pathological correlations. Brain Lang 14:282, 1981.
76. Diller, L: Perceptual and intellectual problems in hemiplegia: Implications for rehabilitation. Med Clin North Am 53:575, 1969.
77. American Heart Association: How Stroke Affects Behavior. American Heart Association, Dallas, 1994.
78. Cocito, L, et al: Epileptic seizures in cerebral arterial occlusive disease. Stroke 13:189, 1982.
79. Clagett, GP, et al: Prevention of venous thromboembolism. Chest 102(suppl):391, 1992.
80. Roth, EJ: Medical complications encountered in stroke rehabilitation. Phys Med Rehabil Clin North Am 2:563, 1991.
81. Bruton, J: Shoulder pain in stroke: Patients with hemiplegia or hemiparesis following cerebrovascular accident. Physiotherapy 71:2, 1985.
82. Roy, C: Shoulder pains in hemiplegia: A literature review. Clin Rehabil 2:35, 1988.
83. Calliet, R: The Shoulder in Hemiplegia. FA Davis, Philadelphia, 1980.
84. Tepperman, P, et al: Reflex sympathetic dystrophy in hemiplegia. Arch Phys Med Rehabil 65:442, 1984.
85. Brandstater, M, and Basmajian, J: Stroke rehabilitation. Williams & Wilkins, Baltimore, 1987.
86. Dobkin, B: Neurologic Rehabilitation. FA Davis, Philadelphia, 1996.
87. Buck, L: The coincidence of heart disease and stroke: Pathogenesis and considerations for therapy. Neurology Report 18:29, 1994.

88. Mol, V, and Baker, C: Activity intolerance in the geriatric stroke patient. Rehabil Nursing 16:337, 1991.
89. Mills, V, and DiGenio, M: Functional differences in patients with left or right cerebrovascular accidents. Phys Ther 63:481, 1983.
90. Bernspang, B, et al: Motor and perceptual impairments in acute stroke: Effects on self-care ability. Stroke 18:1081, 1987.
91. Dombovy, M, and Bach-y-Rita, P: Clinical observations on recovery from stroke. Adv Neurol 47:265, 1988.
92. Dombovy, M, et al: Disability and use of rehabilitation services following stroke in Rochester, Minnesota, 1975–1979. Stroke 18:830, 1987.
93. Kelly-Hayes, M, et al: Time course of functional recovery after stroke: The Framingham Study. J Neurol Rehabil 3:65, 1989.
94. Ferrucci, L, et al: Recovery of functional status after stroke: A postrehabilitation follow-up study. Stroke 24:200, 1993.
95. Stein, D, et al: Brain Repair. Oxford Univ Pr., New York, 1995.
96. Kalra, L, et al: Medical complications during stroke rehabilitation. Stroke 26:990, 1995.
97. Adams H, et al (eds): Management of Patients with Acute Ischemic Stroke. American Heart Association, Dallas, 1994.
98. Langhorne, P, et al: Do stroke units save lives? Lancet 342:395, 1993.
99. Hayes, S, and Carroll, S: Early intervention care in the acute stroke patient. Arch Phys Med Rehabil 67:319, 1986.
100. Strand, T, et al: A non-intensive stroke unit reduces functional disability and the need for long-term hospitalization. Stroke 16:29, 1985.
101. Hamrin, E: Early activation in stroke: Does it make a difference? Scand J Rehabil Med 14:101, 1982.
102. McCann, B, and Culbertson, R: Comparisons of two systems for stroke rehabilitation in a general hospital. J Am Geriatr Soc 24:211, 1976.
103. Johnston, M, and Keister, M: Early rehabilitation for stroke patients: A new look. Arch Phys Med Rehabil 65:437, 1984.
104. Novack, T, Satterfield, W, and Connor, M: Stroke onset and rehabilitation: Time lag as a factor in treatment outcome. Arch Phys Med Rehabil 65:316, 1984.
105. Teasdale, G, and Jennett, B: Assessment of coma and impaired consciousness. Lancet ii:81, 1974.
106. Teasdale, G, and Jennett, B: Assessment and prognosis of coma after head injury. Acta Neurochir 34:45, 1976.
107. Rehabilitation of the Head Injured Adult: Comprehensive Physical Management. Professional Staff Association, Rancho Los Amigos Hospital, Downey, CA, 1979.
108. Folstein, MF, et al: Mini mental state: A practical method for grading the cognitive state of patients for the clinician. J Psychiatr Res 12:189, 1975.
109. Bohannon, R: Measurement and treatment of paresis in the geriatric patient. Top Geriatr Rehabil 7:15, 1991.
110. Turnbull, G, and Wall, J: The development of a system for the clinical assessment of gait following a stroke. Physiotherapy 71:294, 1985.
111. Holden, M, et al: Clinical gait assessment in the neurologically impaired: Reliability and meaningfulness. Phys Ther 64:35, 1984.
112. Badke, M, and DiFabio, R: Balance deficits in patients with hemiplegia: Considerations for assessment and treatment. Balance: Proceedings of the APTA Forum. American Physical Therapy Association, Alexandria, VA, 1990.
113. Badke, M, and Duncan, P: Patterns of rapid motor responses during postural adjustments when standing in healthy subjects and hemiplegic patients. Phys Ther 63:13, 1983.
114. Berg, KO, et al: Measuring balance in the elderly: Preliminary development of an instrument. Physiother Can 41:304, 1989.
115. Berg, KO, et al: Measuring balance in the elderly: Validation of an instrument. Canadian Journal of Public Health 83(suppl):7, 1992.
116. Duncan, P, et al: Functional reach: A new clinical measure of balance. J Gerontol 45:192, 1990.
117. Tinetti, ME: Performance-oriented assessment of mobility problems in elderly patients. J Am Geriatr Soc 34:119, 1986.
118. Shumway-Cook, A, and Horak, F: Assessing the influence of sensory interaction on balance: Suggestion from the field. Phys Ther 66:1548, 1986.
119. Nichols, D: Balance retraining after stroke using force platform biofeedback. Phys Ther 77:553, 1997.
120. Fugl-Meyer, A: Post-stroke hemiplegia assessment of physical properties. Scand J Rehabil Med 7:85, 1980.
121. Duncan, P, et al: Reliability of the Fugl-Meyer Assessment of Sensorimotor Recovery following cerebrovascular accident. Phys Ther 63:1606, 1983.
122. Carr, J, et al: Investigation of a new motor assessment scale for stroke patients. Phys Ther 65:175, 1985.
123. Pool, J, and Whitney, S: Motor Assessment Scale for stroke patients: Concurrent validity and interrater reliability. Arch Phys Med Rehabil 69:195, 1988.
124. Collen, C, et al: Mobility after stroke: Reliability of measurements of impairment and disability. Int Disabil Stud 12:6, 1990.
125. Mahoney, F, and Barthel, D: Functional evaluation: Barthel Index. Md State Med J 14:61, 1965.
126. Keith, RA, et al: The Functional Independence Measure. Advances in clinical rehabilitation 1:6, 1987.
127. Granger, C, et al: Stroke rehabilitation: Analysis of repeated Barthel Index measures. Arch Phys Med Rehabil 60:14, 1979.
128. Uniform Data Service, Data Management Service: UDS Update. State Univ of New York at Buffalo, 1993.
129. American Physical Therapy Association: Guide to Physical Therapist Practice. American Physical Therapy Association, Alexandria, VA, 1999.
130. Carr, J, and Shepherd, R: A Motor Relearning Programme for Stroke, ed 2. Aspen, Rockville, MD, 1987.
131. Sahrmann, SA, and Norton, BJ: The relationship of voluntary movement to spasticity in the upper motor neuron syndrome. Ann Neurol 2:460, 1977.
132. Sawner, K, and LaVigne, J: Brunnstrom's Movement Therapy in Hemiplegia, ed 2. Lippincott, New York, 1992.
133. Voss, D, et al: Proprioceptive Neuromuscular Facilitation, ed 3. Harper & Row, Philadelphia, 1985.
134. Adler, S, et al: PNF in Practice. Springer-Verlag, Berlin, 1993.
135. Logigian, M, et al: Clinical exercise trial for stroke patients. Arch Phys Med Rehabil 64:364, 1983.
136. Stern, P, et al: Effects of facilitation exercise techniques in stroke rehabilitation. Arch Phys Med Rehabil 51:526, 1970.
137. Lord, J, and Hall, K: Neuromuscular reeducation versus traditional programs for stroke rehabilitation. Arch Phys Med Rehabil 67:88, 1986.
138. Dickstein, R, et al: Stroke rehabilitation: Three exercise therapy approaches. Phys Ther 66:1233, 1986.
139. Jongbloed, L, et al: Stroke rehabilitation: Sensorimotor integrative treatment versus functional treatment. Am J Occup Ther 43:391, 1989.
140. Wagenaar, R, et al: The functional recovery of stroke: A comparison between neuro-developmental treatment and the Brunnstrom method. Scand J Rehabil Med 22:1, 1990.
141. Basmajian, J, et al: Stroke treatment: Comparison of integrated behavioral physical therapy vs traditional physical therapy programs. Arch Phys Med Rehabil 68:267, 1987.
142. Ernst, E: A review of stroke rehabilitation and physiotherapy. Stroke 21:1082, 1990.
143. Ashburn, A, et al: Physiotherapy in the rehabilitation of stroke: A review. Clin Rehabil 7:337, 1993.
144. Johnstone, M: Therapy for Stroke. Churchill Livingstone, New York, 1991.
145. Johnstone, M: Restoration of Normal Movement after Stroke Patient. Churchill Livingstone, New York, 1995.
146. Johann, C: Seating and wheeled mobility prescription. In Gillen, G, and Burkhardt, A: Stroke Rehabilitation: A Function Based Approach. Mosby, St. Louis, 1998, p 437.
147. Kumar, R, et al: Shoulder pain in hemiplegia: The role of exercise. Am J Phys Med Rehabil 69:205, 1990.
148. Bohannon, R, et al: Shoulder pain in hemiplegia: Statistical relationship with five variables. Arch Phys Med Rehabil 67:514, 1986.
149. Brooke, M, et al: Shoulder subluxation in hemiplegia: Effects of three different supports. Arch Phys Med Rehabil 72:582, 1991.
150. Gillen, G: Upper extremity function and management. In Gillen, G, and Burkhardt, A: Stroke Rehabilitation. A Function-Based Approach. Mosby, St. Louis, 1998, p 109.
151. Dannenbaum, R, and Dykes, R: Sensory loss in the hand after sensory stroke: Therapeutic rationale. Arch Phys Med Rehabil 69:833, 1988.
152. Weinberg, J, et al: Training sensory awareness and spatial organization in people with right brain damage. Arch Phys Med Rehabil 60:491, 1979.
153. O'Sullivan, S, and Schmitz, T: Physical Rehabilitation Laboratory Manual Focus on Functional Training. FA Davis, Philadelphia, 1999.
154. Horak, F, et al: Postural perturbations: New insights for treatment of balance disorders. Phys Ther 77:517, 1997.
155. Hocherman, S, and Dickstein, R: Postural rehabilitation in geriatric stroke patients. Top Geriatr Rehabil 6:1, 1991.
156. Shumway-Cook, A, et al: Postural sway biofeedback: Its effect on reestablishing stance stability in hemiplegic

patients. Arch Phys Med Rehabil 69:395, 1988.
157. Winstein, C, et al: Standing balance training: Effect on balance and locomotion in hemiparetic adults. Arch Phys Med Rehabil 70:755, 1989.
158. Sackley, C, and Baguley, B: Visual feedback after stroke with the balance performance monitor: Two single-case studies. Clin Rehabil 7:189, 1993.
159. Hamman R, et al: Training effects during repeated therapy sessions of balance training using visual feedback. Arch Phys Med Rehabil 73:738, 1992.
160. McRae, J, et al: Rehabilitation of hemiplegia: Functional outcomes and treatment of postural control. Phys Ther 74(suppl):S119, 1994.
161. Fishman, M, et al: Comparison of functional upper extremity tasks and dynamic standing. Phys Ther 76(suppl):79, 1996.
162. Seeger, B, and Caudrey, D: Biofeedback therapy to achieve symmetrical gait in children with hemiplegic cerebral palsy: Long-term efficacy. Arch Phys Med Rehabil 64:160, 1983.
163. Richards, C, et al: Task-specific physical therapy for optimization of gait recovery in acute stroke patients. Arch Phys Med Rehabil 74:612, 1993.
164. Burdett, R, et al: Gait comparison of subjects with hemiplegia walking unbraced, with ankle-foot orthosis, and with air-stirrup brace. Phys Ther 68:1197, 1988.
165. Lehmann, J, et al: Knee movements: Origin in normal ambulation and their modification by double-stopped ankle-foot orthoses. Arch Phys Med Rehabil 63:345, 1982.
166. Carr, E: Assessment and treatment of feeding difficulties after stroke. Top Geriatr Rehabil 7:35, 1991.
167. Corcoran, P, et al: Effects of plastic and metal braces on speed and energy cost of hemiparetic ambulation. Arch Phys Med Rehabil 5:69, 1970.
168. Hirschberg, G, and Ralston, H: Energy cost of stairclimbing in normal and hemiplegic subjects. Am J Phys Med 44:165, 1965.
169. Bard, G: Energy expenditure of hemiplegic subjects during walking. Arch Phys Med Rehabil 44:368, 1963.
170. Roth, E, et al: Cardiovascular response to physical therapy in stroke rehabilitation. Neurorehabilitation 2:7, 1992.
171. Roth, E, et al: Stroke rehabilitation outcome: Impact of coronary artery disease. Stroke 19:41, 1988.
172. Buck, L: The coincidence of heart disease and stroke: Pathogenesis and considerations for therapy. Neurology Report 18:29, 1994.
173. Monga, T, et al: Cardiovascular response to acute exercise in patients with cerebrovascular accidents. Arch Phys Med Rehabil 69:937, 1988.
174. King, M, et al: Adaptive exercise testing for patients with hemiparesis. J Cardiopulmon Rehabil 9:237, 1989.
175. American College of Sports Medicine: Guidelines for Exercise Testing and Prescription, ed 5. Lea & Febiger, Philadelphia, 1995.
176. American Association of Cardiovascular and Pulmonary Rehabilitation: Guidelines for Cardiac Rehabilitation Programs. Human Kinetics, Champaign, IL, 1991.
177. Gordon, N: Stroke: Your Complete Exercise Guide. Human Kinetics, Champaign, IL, 1993.
178. Brinkmann, J, and Hoskins, T: Physical conditioning and altered self-concept in rehabilitated hemiplegic patients. Phys Ther 59:859, 1979.
179. Tangeman, P, et al: Rehabilitation of chronic stroke patients: Changes in functional performance. Arch Phys Med Rehabil 71:876, 1990.
180. Mandel, A, et al: Electromyographic versus rhythmic positional biofeedback in computerized gait retraining with stroke patients. Arch Phys Med Rehabil 71:649, 1990.
181. Wolf, S, et al: Comparison of motor copy and targeted biofeedback training techniques for restitution of upper extremity function among patients with neurological disorders. Phys Ther 69:719, 1989.
182. Cozean, C, et al: Biofeedback and functional electric stimulation in stroke rehabilitation. Arch Phys Med Rehabil 69:401, 1988.
183. Wolf, S, and Binder-Macleod, S: Electromyographic biofeedback applications to the hemiplegic patient—changes in lower extremity neuromuscular and functional status. Phys Ther 63:1404, 1983.
184. Prevo, A, et al: Effect of EMG feedback on paretic muscles and abnormal co-contraction in the hemiplegic arm, compared with conventional physical therapy. Scand J Rehabil Med 14:121, 1982.
185. Glantz, M, et al: Biofeedback therapy in post-stroke rehabilitation: A meta-analysis of the randomized controlled trials. Arch Phys Med Rehabil 76:508, 1995.

186. Binder, S, et al: Evaluation of electromyographic biofeedback as an adjunct to therapeutic exercise in treating the lower extremities of hemiplegic patients. Phys Ther 61:886, 1981.
187. Mulder, T, et al: EMG feedback and the restoration of motor control: A controlled group study of 12 hemiparetic patients. Am J Phys Med 65:173, 1986.
188. Inglis, J, et al: Electromyographic biofeedback and physical therapy of the hemiplegic upper limb. Arch Phys Med Rehabil 65:755, 1984.
189. Trimble, M, and Enoka, R: Mechanisms underlying the training effects associated with neuromuscular electrical stimulation. Phys Ther 71:273, 1991.
190. Cranstam, B, et al: Improvement of gait following functional electrical stimulation. Scand J Rehabil Med 9:7, 1977.
191. Merlitte, R, et al: Clinical experience of electronic peroneal stimulators in 50 hemiparetic patients. Scand J Rehabil Med 11:111, 1979.
192. Bowman, B, et al: Positional feedback and electrical stimulation: An automated treatment for the hemiplegic wrist. Arch Phys Med Rehabil 60:497, 1979.
193. Packman-Braun, R: Relationship between functional electrical stimulation duty cycle and fatigue in wrist extensor muscles of patients with hemiparesis. Phys Ther 68:51, 1988.
194. Levine, M, et al: Relaxation of spasticity by electrical stimulation of antagonist muscles. Arch Phys Med 33:668, 1952.
195. Baker, L, and Parker, K: Neuromuscular electrical stimulation of the muscles surrounding the shoulder. Phys Ther 66:1930, 1986.
196. Smith, L: Restoration of volitional limb movement in hemiplegia following patterned functional electrical stimulation. Percept Mot Skills 71:851, 1990.
197. Bogataj, U, et al: The rehabilitation of gait in patients with hemiplegia: A comparison between conventional therapy and multichannel functional electrical stimulation therapy. Phys Ther 75:490, 1995.
198. Jacobs-Daly, J, et al: Electrically induced gait changes post stroke, using an FNS system with intramuscular electrodes and multiple channels. J Neurol Rehab 7:17, 1993.
199. Marsolais, E, et al: FNS application for restoring function in stroke and head-injury patients. J Clinical Engineering 15:489, 1990.
200. Bogataj, U, et al: Restoration of gait during two to three weeks of therapy with multichannel electrical stimulation. Phys Ther 69:319, 1989.
201. Malezic, M, et al: Multichannel electrical stimulation of gait in motor disabled patients. Orthopedics 7:1187, 1984.
202. Stanic, U, et al: Multichannel electrical stimulation for the correction of hemiplegic gait. Scan J Rehabil Med 10:75, 1978.
203. Davidoff, G, et al: Acute stroke patients: Long-term effects of rehabilitation and maintenance of gains. Arch Phys Med Rehabil 72:869, 1991.
204. Tangeman, P, et al: Rehabilitation of chronic stroke patients: Changes in functional performance. Arch Phys Med Rehabil 71:876, 1990.
205. Johnston, M, and Keith, R: Cost-benefits of medical rehabilitation: Review and critique. Arch Phys Med Rehabil 64:147, 1983.
206. Johnston, M, et al: Prediction of outcomes following rehabilitation of stroke patients. Neurorehabilitation 2:72, 1992.
207. Dombovy, M, et al: Rehabilitation for stroke: A review. Stroke 17:363, 1986.
208. Galski T, et al: Predicting length of stay, functional outcome, and aftercare in the rehabilitation of stroke patients. Stroke 24:1794, 1993.
209. Granger, C, and Hamilton, B: Measurement of stroke rehabilitation outcome in the 1980s. Stroke 1990 21(suppl II):1146, 1990.
210. DeJong, G, and Branch, L: Predicting the stroke patient's ability to live independently. Stroke 13:648, 1982.
211. Ahlsio, B, et al: Disablement and quality of life after stroke. Stroke 15:886, 1984.

参考文献

Carr, J, and Shephard, R: A Motor Relearning Programme for Stroke, ed 2. Aspen, Rockville, MD, 1987.
Carr, J, and Shephard, R: Neurological Rehabilitation Optimizing Motor Performance. Butterworth Heinemann, Woburn, MA, 1998.
Charness, A: Stroke/Head Injury—A Guide to Functional Out-

comes in Physical Therapy Management. Aspen, Rockville, MD, 1986.

Davies, P: Steps to Follow—A Guide to the Treatment of Adult Hemiplegia. Springer-Verlag, New York, 1985.

Davies, P: Right in the Middle—Selective Trunk Activity in the Treatment of Adult Hemiplegia. Springer-Verlag, New York, 1990.

Duncan, P, and Badke, M: Stroke Rehabilitation: The Recovery of Motor Control. Year Book, Chicago, 1987.

Gillen, G, and Burkhardt, A: Stroke Rehabilitation—A Function-Based Approach. Mosby, St. Louis, 1998.

Johnston, M: Restoration of Normal Movement after Stroke. Churchill Livingstone, New York, 1995.

Reyerson, S, and Levit, K: Functional Movement Reeducation. Churchill Livingstone, New York, 1997.

Zoltan, B: Vision, Perception and Cognition, ed 3. Slack, Thorofare, NJ, 1996.

18

末梢血管疾患と創傷管理

C. Alan Knight

概　要

- 末梢血管系の解剖と生理
  血管の一般構造
  動脈系
  静脈系
  リンパ系
- 末梢血管疾患
  動脈疾患
  静脈疾患
  リンパ浮腫：病像，分類，原因
- 末梢血管疾患の検査と治療
  検査
  評価，診断と予後
  介入
- 創傷管理
  正常な創傷治癒の生理学：3つの過程
  創傷の検査
  治療の帰結と目標
  介入

学習目標

1. 末梢血管疾患の原因となる因子を明らかにする。
2. 末梢血管系の生理と病態生理を理解する。
3. 異なる末梢血管疾患に関連してよくみられる特徴を認識する。
4. 末梢血管疾患患者に行われる広範な検査のそれぞれについて認識する。
5. 末梢血管疾患患者への理学療法介入について述べる。
6. 創傷管理における理学療法の役割を説明する。

はじめに

　ヒトの循環系は巧みに設計された管状の輸送システムである。生命を支えている血液は，4つに区切られた筋性のポンプと，末梢血管系と呼ばれる迷路のようにみえるが高度に構成された経路によって身体中をめぐっている。循環系の最も重要な機能は，酸素や栄養，廃棄物を，動脈系，静脈系およびリンパ系を経て運ぶことである。本章では，末梢循環系および動脈や静脈の構造と関連した主な疾病のプロセス，さらにリンパ系の病理に焦点を合わせて述べる。理学療法士は末梢血管疾患 peripheral vascular disease（PVD）の管理チームの主要メンバーである。PVD は，脳血管発作 cerebral vascular accident（CVA）や動脈瘤などの根底にある原因と関連していることがしばしばある。PVDの管理には創傷管理も含まれる。患者の詳細な検査によって初めて，理学療法士は疾患がどの血管系のものかがわかり，その患者の疾患を適切に管理することが可能となる。

末梢血管系の解剖と生理

人体は，運動すること，考えること，生命を維持すること，といったすばらしいシステムを備えた崇高な創造物である。しかし，いかに進歩したシステムであっても破綻するときがある。末梢循環系の病理を理解するためには，正常な解剖生理学的機能に注目することが不可欠である。

血管の一般構造

末梢血管系は2つの異なった系に分けられる。すなわち，動脈系と静脈系である。専門家の多くは，3番目の系としてリンパ系を含めている。リンパ系は静脈系と関連して働いており，組織中の過剰な細胞外液と老廃物の取り込みを行っている。また，病原体が身体に入るのを防御する機能もある。

末梢血管系を構成するものは血管である。血管の構造は，その機能と同様に血管のタイプに依存する。すべての血管の基本的な構造は，膜と呼ばれる3層の組織からなる（図18-1）。内膜は脈管の最内層で，内皮と結合組織，基底膜の3層からなっている。内皮細胞層はどの血管にも存在するもので，心臓の心内膜とも連続している[1]。次の層は中膜で，主に平滑筋からなっている。この中膜は動脈壁の大部分を占めている。最外層は外膜で，弾性線維と膠原線維とが一体となって構成されている。この外膜は静脈では最も厚い層をなしている。

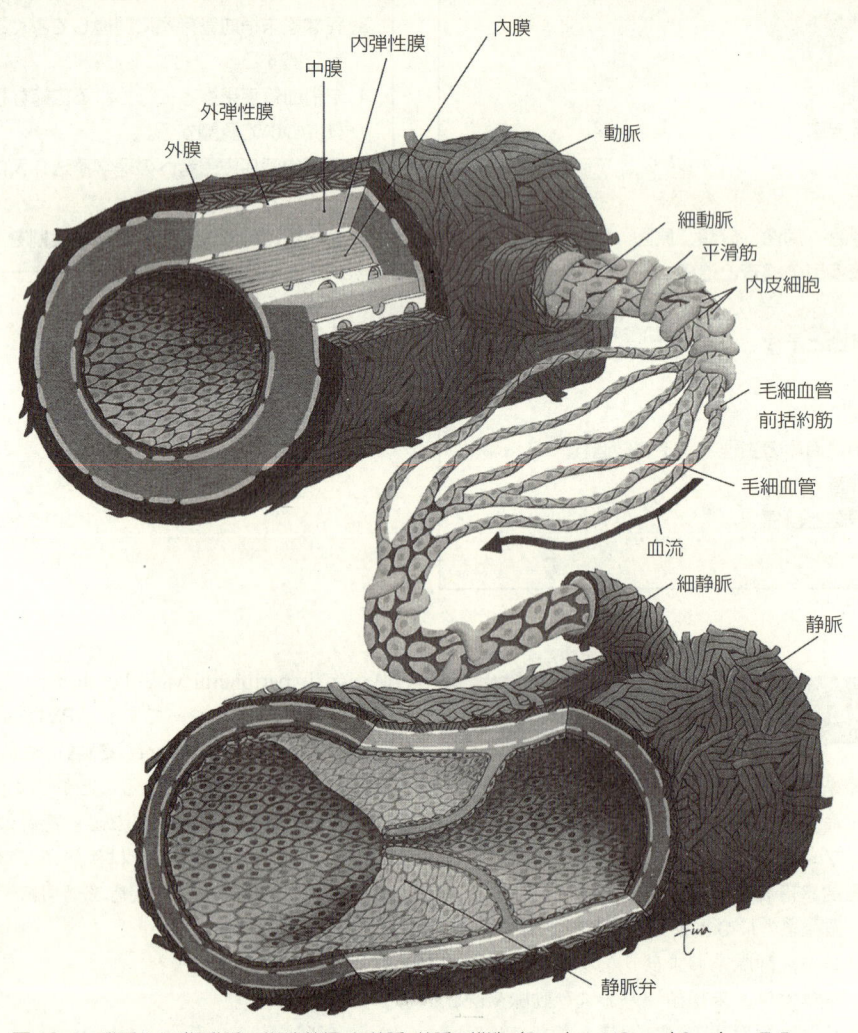

図18-1 動脈および細動脈，毛細血管網，細静脈，静脈の構造（Scanlon, VC, and Sanders, T: Essentials of Anatomy and Physiology, ed 2. FA Davis, Philadelphia, p283. より）

動脈系

　動脈には，心臓から伸びる弾性動脈と筋性動脈があって，圧力によって酸素に富んだ血液を身体全体に送っている。血管内の圧力は供給される器官のタイプと心臓からの距離によって異なる。心臓に近い太い血管の圧力は，遠位にある小動脈と比較するとはるかに高い。それは特に，心室の収縮期に著しい。心臓に近い血管は本来，弾性に富んでいる。遠位の血管では，身体の末梢にまで血液を送るためにより筋性になる傾向がある。血管には収縮する特性があるので，動脈系は弁の補助なく作動できる。動脈は，自律神経の交感神経を介して送られる刺激に従って血管を収縮あるいは拡張することができる（血管運動線維を刺激する）[2]。

　動脈は**細動脈**と呼ばれる細い動脈に分枝して，最終的には**毛細血管**として知られている最も細い血管となる。ここでは細胞の生存のため，細胞と毛細血管の間で気体，栄養素，老廃物の交換がなされる。

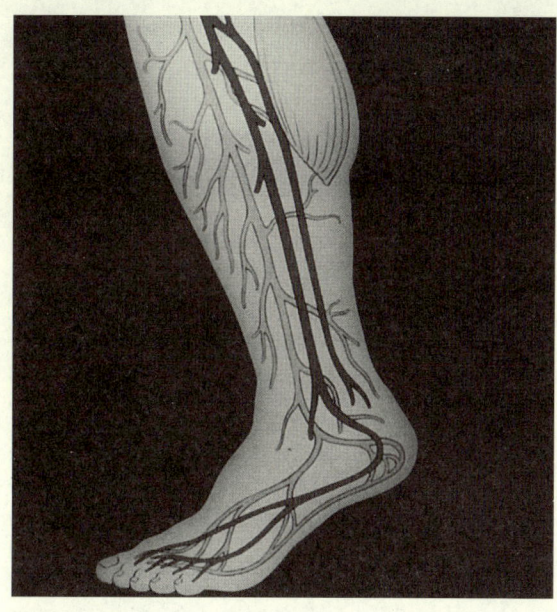

図 18-3　腓腹筋のポンプ機能

静脈系

　遊離酸素が除かれた血液が通る静脈も，動脈に類似した構造をしている。しかし中膜が発達しておらず，弾性線維あるいは平滑筋線維が疎に配列している。静脈は収縮力がないため，心臓への血液還流は弁装置によっている。静脈弁は内膜層でできていて，血流を1方向のみに送るようになっている。血液が心臓に向けて循環するにつれ，静脈弁が開き，血液が中枢側に向かって静脈内を円滑に流れるようにする。血液が逆に流れようとすると，弁尖が血液で満たされ弁を閉じて逆流を防ぐ（図 18-2）。静脈弁は最も重力がかかる下肢に多く存在している。

　血液が末梢の血管中を移動する場合，動脈系の血管から静脈系に移動するにつれ圧は減少する。したがって，静脈系の血液移動は動脈系の場合ほど心機能に依存しない。血流は弁機能と骨格筋の収縮によっている[3]。例えば，静脈周囲の骨格筋が収縮すると，静脈は圧迫され，さらに上方に向かって絞られることになる（筋ポンプ）。このようにして静脈の血液は心臓の方向に送られる（図 18-3）。

　静脈系は下肢に特有な分布をしている。それらは表在静脈，貫通静脈，深部静脈に分けられる。表在静脈は皮下の静脈で，ときに皮膚からみえることがある。貫通静脈は表在静脈と深部静脈を連絡する静脈である。深部静脈は太く，一般に動脈に伴行している。

リンパ系

　末梢の血管系を理解するために，第3の血管について簡単にみておこう。リンパ系は身体の心血管系と密接に関連している。リンパ系は体液を循環させ，病原体に対する防衛のメカニズムを構築している。人体のリンパ系は，広範な毛細血管網，集合管，リンパ節，リンパ器官（例えば，扁桃，脾臓，胸腺）を含む。リンパ系の主要な機能の1つは，体液とタンパク質を間質から血流に戻すことである。また，リンパ管は末梢の抗原と循環している白血球の免疫学的な監視役となっている。リンパ管は静脈系と同様な構造をしており，

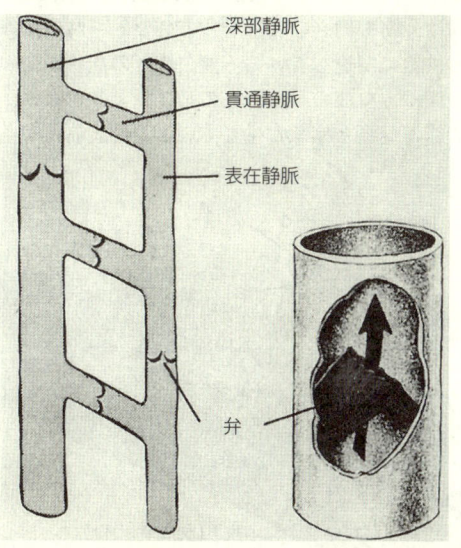

図 18-2　下肢の静脈弁（Textbook of Medical Physiology, ed 7. WB Saunders, Philadelphia. より）

リンパ液を静脈系に注いで中心の管に送るために蠕動運動と弁の閉鎖機構を用いている[4]。

末梢血管疾患

血管の疾患は，病態状態と死亡の重大な原因として位置づけられている。臨床診断と介入方法の選択は，この疾患過程の管理の鍵となる問題である。患者の病歴と理学所見に注意深く気をつけて，末梢血管疾患のタイプと治療の行動方針を決定することが重要である。末梢血管疾患の多くは，慢性静脈不全chronic venous sufficiency（CVI）と診断される。通常，下腿潰瘍の存在には，CVIがかかわっている。65歳以上の高齢者の下腿潰瘍患者の82％に静脈不全が，38％に動脈不全と糖尿病がみられた[5]。

動脈疾患

動脈不全の発現には，4つの主要な危険因子がかかわっている。すなわち，喫煙，糖尿病，高脂肪食および高血圧である。

▼ 急性動脈閉塞症

●動脈血栓と塞栓●

通常，緊急の外科的処置を必要とする四肢への血流の突然の停止は，急性動脈閉塞疾患で最もよくみられる。この疾患の疫学は，完全には理解されていない。しかし，閉塞はしばしば血栓または塞栓の結果起こる。症状は通常，突然発症する疼痛と死人のような皮膚**蒼白**，脈拍欠損である。**虚血**が進行すると感覚異常がみられる。まず皮膚の感覚が障害され，ついには喪失してしまう。さらに虚血が進むと，運動機能の低下，**壊疽**，麻痺にまで至る[6]。

血餅やプラークあるいは異物が血管を塞ぐ動脈性血栓症の場合は，既存のアテローム硬化巣をともなって血管内の血流が乱流状態になることがある。この乱流によって既存のプラーク巣への血小板凝集が進展し，閉塞が生じる。この結果，血栓による部分的あるいは完全な閉塞をきたす。

動脈塞栓は，既存する血栓の一部が離脱することによって形成される。その血栓は血管系を通過してさらに細い動脈に詰まる。その結果，動脈の他の部分に虚血状態を生じることになる[7]。

▼ 慢性動脈不全

●アテローム性動脈硬化症●

米国における動脈疾患による死亡例のおよそ50％は，**アテローム性動脈硬化症**によると推定されている[8]。その状態は，動脈壁を裏打ちするように脂肪の斑状のプラークで厚くなっているのが特徴である（図18-4）。プラークと呼ばれる沈着物によって内腔が次第に狭くなり，血流を障害するようになる。最終的には血流を完全に遮断してしまう。その結果，虚血と組織壊死が起こり，ついには壊疽に至る。アテローム性動脈硬化症は血管の構造に変化をもたらすだけでなく，血管の反応性をも損なう。血管を弛緩させる内皮由来の正常なメカニズムが損なわれ，それにより過剰な血管収縮をもたらすことになる[9]。

動脈の血管壁は退行性変化を生じると，弾性を失って硬くなる。または，「動脈硬化」ないし，その末梢に生じる閉塞性**動脈硬化症**が発現する。閉塞性動脈硬化症は慢性閉塞性動脈疾患の95％を占めている[10]。血圧の変動に応じて血管が伸縮できないために，血管が破裂することがある。

臨床的には，患者は概して**間欠跛行**の症候を呈する。これは，筋の働きにともなって必要とされる血液の需要と供給に関連している。間欠跛行の症状が発現している間は，血液の供給が筋の必要量より少なく，関係する筋に疼痛と痙攣が生じている。腓腹筋系が主に侵

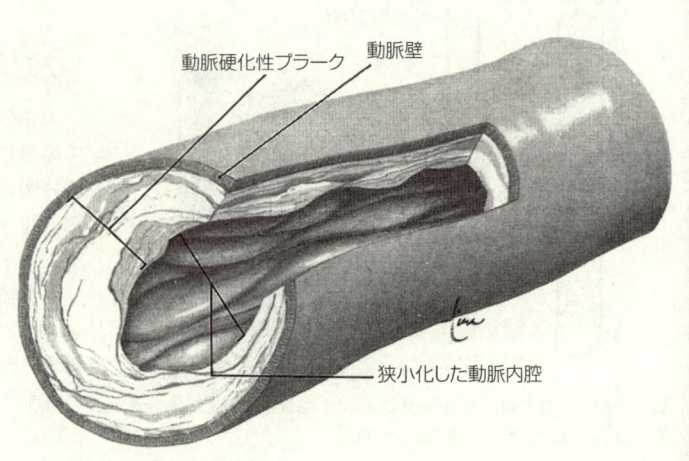

図18-4 動脈内の血流を妨げているアテローム性動脈硬化症（Scanlon, VC, and Sanders, T: Essentials of Anatomy and Physiology, ed 2. FA Davis, Philadelphia, p284. より）

第18章　末梢血管疾患と創傷管理

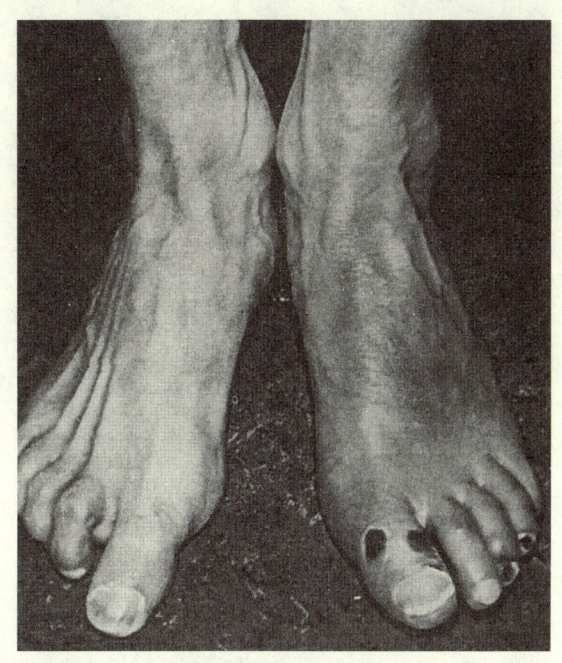

図18-5 動脈性機能不全の臨床像

される。間欠跛行の症候の閾値は一般に，影響を受ける血管のほぼ50％の狭窄である。動脈不全にともなうもう1つの一般的な症状は，安静時疼痛である。安静時疼痛は基礎血流量の減少によるが，血管の狭窄が80〜90％以上のときに現れる[11]。安静時疼痛の愁訴は，患者が座りっきりであったり，夜眠ろうとしているときに気づく。疼痛は非常に激しいことがある。背臥位で四肢を挙上したとき，遠位部に血流が行き渡らなくなる。病像の他の要素としては，脈拍が減弱するか，あるいは確認できない，皮膚蒼白，**栄養変化**，冷たい四肢や潰瘍（図18-5）などがある。

●閉塞性血栓性血管炎●

Buerger病として知られている血栓性血管炎は，四肢の閉塞性動脈性疾患の1つである。この疾患は比較的珍しいが，主に若いヘビースモーカーに起こることを除いては，臨床像はアテローム性動脈硬化症と類似している。それは四肢の遠位血管に始まって，次第に近位血管に移動する。病因はまだ完全には明らかになっていないが，疾患の発現は喫煙との間に直接相関がある可能性がある。症状は喫煙によって悪化し，喫煙をやめると改善する[12]。炎症性反応に対する感受性の亢進により，リンパ球の浸潤をともなう。動脈性閉鎖は通常，血栓形成によるものである。

上述のように，閉塞性血栓性血管炎の症状はアテローム性動脈硬化症に似るが，概してより重篤である。安静時疼痛は通常，間欠跛行に続く最初の症状である。

しかし，跛行は腓腹部より足部に影響を及ぼす[13]。

▼ 動脈の機能障害

末梢血管における動脈疾患は，血管の痙攣か過度の拡張に起因する。これらには，**Reynaud症候群**，**先端チアノーゼ**，肢端紅痛症のような障害が含まれる。

Reynaud症候群の特徴である**Reynaud現象**は，皮膚の間欠的な蒼白とともに指の小動脈に痙攣を生ずる。正確な病因は特発性であるか，他の病気，例えば強皮症や慢性関節リウマチ，全身性エリテマトーデス systemic lupus erythematosus（SLE），あるいは他の閉塞性動脈疾患などに続発する可能性がある[14]。Reynaud症候群の臨床症状は，寒冷あるいは情緒不安による，指の**チアノーゼ**の間欠性発作である。手の色は通常，加温によってもとに戻る。親指には，ほとんど病変がない。通常，疼痛が生じることはないが，人によって感覚障害を訴えることがある。手指の先端に小さな潰瘍が生じることがある。間欠跛行は報告されていない。また，末梢部の脈拍は触れる。

先端チアノーゼは，四肢末端のチアノーゼである。概して手，足や指などに発生するのが特徴である。肢端紅痛症は，両側の四肢，特に足に生じる血管拡張である。それは，発赤，灼熱と拍動感が特徴で，皮膚温が上昇する。

静脈疾患

静脈系の機能不全による末梢血管疾患は，動脈系のものよりはるかに多い。2,400万人が下肢静脈瘤に悩まされ，約700万人が静脈不全を経験していると推定される[15]。静脈に関連する疾患のこの高い発生率は，あまり知られていない。いくつかの主要な危険因子がその発症に関与する動脈疾患とは異なり，静脈疾患の主要危険因子は家族歴のみである[16]。

▼ 急性静脈疾患

患者が血栓症または血栓塞栓症のような静脈疾患と診断されると，理学療法への紹介は延期される。例えば，外科的介入後安静にしている患者や，凝固促進剤を使用している患者ではリスクが高くなるからである。

静脈血栓症は，凝固した血液が静脈内に集まって二次的に血流が閉塞することと定義される。血栓にともなう疼痛は，静脈周囲炎（静脈周囲組織の炎症）に関連するもので，その症状は横臥位で軽減される。それは「筋肉硬直」のような筋の深部痛といわれる[17]。

表在性静脈血栓症 superficial venous thrombosis（SVT）または真性の静脈炎は，臨床的には深部静脈血栓症 deep venous thrombosis（DVT）と，いくぶん

599

異なる。SVT の主要な所見は，侵された静脈に沿って顕著な索状の小結節が触れることである。両者のうちでは DVT の方がよくみられる。DVT の臨床症状で認められるのが Homans 徴候である。その徴候としては，患肢の浮腫あるいは腫脹の増大，静脈の圧痛あるいは静脈を伸展したときの疼痛，健側肢に比して著しい発熱などがある。

血栓塞栓症は血栓の断片が分離して細い血管に詰まり，血流を閉塞することで生ずる。通常，下肢の血栓が塞栓するのは肺と脳である。いずれの場合も，死に至ることがある。

▼ 静脈瘤

静脈瘤は成人のほぼ 15％に発症する。静脈瘤あるいは静脈怒張の原因は，家族歴や長く立っていることを要求される職業に関連している。肥満や妊娠も影響する[18]。

理学療法介入で症状が改善しない場合には，治療を中断する。

静脈瘤の病理は通常，静脈圧亢進を生じさせ，静脈を拡張させる弁の機能不全に起因する。静脈瘤状腫脹は，特に下肢の皮膚の下で静脈が大きく膨らみ拡大するのが特徴である。

▼ 慢性静脈不全

慢性静脈不全（CVI）は，よくみられる血管疾患である。この疾患は主に下肢に限定されており，通常，片側で，静脈系のマクロ循環とミクロ循環の両方の機能障害が特徴である。この機能障害は静脈性高血圧の亢進によるもので，ついには慢性的になり，肉体的にも精神的にも衰弱してしまう。

静脈不全の病態生理にかかわるマクロ循環の要素としては，いくつかの徴候がある。正常な弁機能が衰え，弁が適正に閉じる能力が失われる。弁尖の破損または静脈の拡張は，弁が十分に機能していないことの重要な所見である。1つの，または複数の弁が適切に閉鎖しないために，**静脈の逆流**として知られている状態に至る。これは，病的な静脈に起因する静脈の逆流といわれている。

腓腹筋ポンプとして知られているマクロ循環の機能は，静脈系の還流機構として重要である。この機構も侵される可能性があり，腓腹筋から心臓まで静脈血を還流する能力が低下してしまう。他のマクロ循環機構として重要なものは，足の静脈叢である。この敏感な静脈叢は足部アーチにあって，1歩ごとに静脈系を通して心臓に血液を還流する。移動あるいは歩行が困難な状態にある人は，これらの血行力学的な利点を失うことになる。

正常な血管と異常な血管における静脈の血圧についての研究が，Browse[19]によって行われている。休息時，静脈血圧は約 90 mmHg である。腓腹筋が収縮すると，静脈血圧は深部静脈でおよそ 200 mmHg まで上昇する。収縮の後，血圧は深部静脈で 10 mmHg まで，表在静脈で 30 mmHg まで低下する。血液は血圧の高い方から低い方へ移動するが，これは表在静脈から深部静脈へ血液が流れることを意味する。静脈機能不全があると，上に述べた病因によって深部静脈系の圧は高いままになり，静脈系の血液が逆流し，静脈性高血圧が亢進することになる。静脈性高血圧と CVI によって生じるうっ血によって，臨床症状としては，紅斑，皮膚炎，ヘモジデリンによる色素沈着（溶血の副産物として生じる色素が患肢の内部に沈着する）とともに下肢の浮腫を呈する。

CVI によって，下腿に潰瘍が生じる可能性がある。下肢の潰瘍のほとんど（80％）は，静脈不全によって生じる[20]。静脈疾患のミクロ循環の要素は完全には理解されていない。しかし，外皮系におけるこの疾患の過程とその後の衰弱を説明するいくつかの説がある。

フィブリン-カフ説は，Browse と Burnand[21]によって初めて記述された。彼らは，静脈圧の上昇によって伸張した静脈壁に小孔が形成され，その孔からフィブリノゲンが漏れ出すと仮定した。そのフィブリノゲンは静脈の周囲にフィブリン-カフを形成する。それによって，組織が酸化し修復機能が低下する一連の現象が生じ，皮膚は**硬化性脂肪織炎**を呈するようになる。

白血球閉じ込め説は Coleridge-Smith ら[22]によって提唱された説で，フィブリン-カフ説に関連している。血管の内皮層に好中球（顆粒白血球）が閉じ込められることが確認された。これらの好中球は活性化されて，血管壁を損傷するサイトカイン（白血球の中で産生されるタンパク質）を放出する。図 18-6 は，CVI で起こりうる一連の現象を示したものである。

静脈性潰瘍に至る可能性があるミクロ循環のもう 1 つの現象は，虚血-再灌流外傷として知られており，Greenwood ら[23]によって発表された説であり，この状態は，身体で発現するフリーラジカルの存在によって，最も容易に説明できる。フリーラジカルは，化学的に特定の条件（例えば，虚血-再灌流の条件）のもとで能動的になることができる非常に反応のよい分子である。組織が血液を奪われた後，再灌流したとき，フリーラジカルが放出されて組織が損傷されるか，または壊死を起こす。毛細管の内側は血管からの漏れが増加することによって影響を受ける。

CVI による下肢の潰瘍に共通した特徴は，患肢における創傷の部位である（図 18-7）。その圧倒的多数が下肢の内側面にできる。潰瘍形成の解剖学的偏在を説

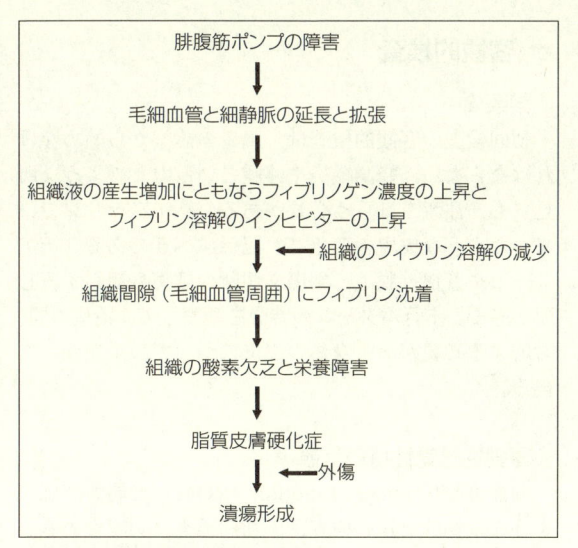

```
腓腹筋ポンプの障害
      ↓
毛細血管と細静脈の延長と拡張
      ↓
組織液の産生増加にともなうフィブリノゲン濃度の上昇と
フィブリン溶解のインヒビターの上昇
      ↓         ← 組織のフィブリン溶解の減少
組織間隙（毛細血管周囲）にフィブリン沈着
      ↓
組織の酸素欠乏と栄養障害
      ↓
脂質皮膚硬化症
      ↓         ← 外傷
潰瘍形成
```

図 18-6 静脈機能不全の形成段階[19]

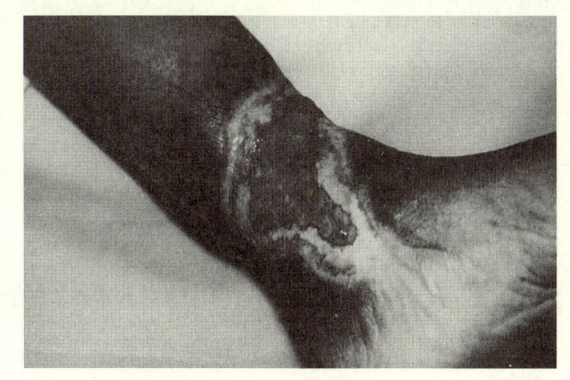

図 18-7 下肢潰瘍をともなう静脈不全

明できる説がいくつか提示された。最も一般的な説は、貫通静脈あるいは連絡枝の機能障害と関連づけている。下腿の内側面に沿って静脈性潰瘍が形成されるのは、貫通静脈（下肢の内側面に沿ってみられる）の存在部位にかかわっている。静脈弁の閉鎖不全が貫通部分で生じると、静脈の逆流が激しくなり、表在静脈と貫通静脈の接合部に高血圧が発生する。その結果、組織の虚血が生じ、下腿内側面、特に内果部分に皮膚潰瘍が形成される[21]。

リンパ浮腫：病像，分類，原因

リンパ浮腫の皮膚にみられる病像は、リンパ系の障害に先行する病態生理学的過程に起因する。リンパ系の輸送力が低下すると、タンパク質の豊富な体液が増加する。このリンパうっ滞の状態は、動脈と静脈が損傷を受ける皮膚のミクロ循環に影響を及ぼす。この状態はリンパうっ滞性の血管障害として知られている。周囲組織には、多くの炎症性細胞が浸透する。この炎症反応は、結合組織、コラーゲン、弾性線維といった表皮や真皮の構造に作用するサイトカインを放出する。それによって血管の増殖や血管肉腫、線維形成が生じ、最終的に慢性リンパ浮腫に至る[24]。

リンパ浮腫の最初の臨床分類は、Kinmonth ら[25]によって 1957 年に考案され、すべての症例を二次性リンパ浮腫と一次性リンパ浮腫に分けた。二次性リンパ浮腫は、認識された外因性疾患過程に起因するものとして分類される。二次性リンパ浮腫は一次性リンパ浮腫よりはるかに多く、定義可能な病理学的過程によるリンパ管の閉塞、遮断、機能不全がみられる。これらは、感染症、感染症の証拠のない炎症、外傷、悪性腫瘍または潜在的な静脈の疾患にともなうリンパ浮腫を含む。一次性リンパ浮腫は、識別されない他のすべての疾患過程、あるいは内因性異常が含まれる。一次性リンパ浮腫の病態生理学はかなり混乱しており、分類体系がいくつもある。Kinmonth ら[25]によって開発された疫学における基準のない年齢による分類法では、リンパ浮腫を以下の 3 つに分けた。

- 先天性（出生時のリンパ浮腫）
- 早発性（35 歳以前に出現）
- 遅発性（35 歳以降に出現）

1950 年代に、Kinmonth[26]はリンパ管造影所見に基づいて以下の 3 つのカテゴリーに分類した。

- **無形成型**（リンパ管が形成されない）（例えば、Milroy 病）
- 低形成型（リンパ管は存在するが、正常より少ない）
- 過形成型（リンパ管が正常より大きく、多い）

第 3 の分類体系は Browse と Stewart[27]によって展開されたもので、臨床的あるいはリンパ管造影における異常に基づく。

- 遠位部閉塞：一次性リンパ浮腫の約 80％を占め、遠位リンパ管がほとんどないか数が減少している。通常、両側の足関節と下肢に軽度の浮腫が認められる。
- 近位部閉塞（約 10％）：通常、下肢全体に現れるが、片側性である。
- 先天性リンパ浮腫（約 10％）：通常、出生時または低年齢で現れ、片側あるいは両側にみられる。

末梢血管疾患の検査と治療

末梢血管疾患と診断された患者を徹底的に検査することにより、動脈性機能障害と静脈性機能障害とを区別することができる。既往歴からデータを集め、本章で述べた検査と測定を実行することによって、セラピストは診断ができ、個々の患者のニーズに合ったケアの計画を作成することができる。本章の内容は、現在

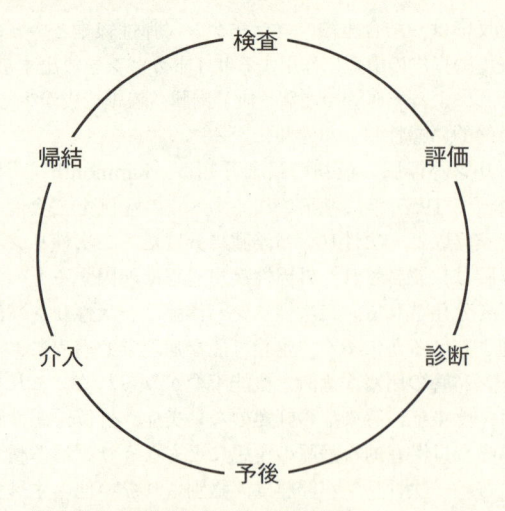

図 18-8 理学療法ケアの一連の手順

の患者管理の要素を反映したもので，理学療法におけるケアの一連の手順を図で示した（図 18-8）。

検査

検査は患者管理の最初の要素であり，既往歴，器官系の観察，特殊検査と評価を用いたデータ収集を含む。

▼ 既往歴

どのような患者の検査も同様であるが，最初のステップは，詳細な病歴を得ることである。可能ならば，患者に問診する前に，診察記録を要求することは，患者の以前の病状を理解するうえで役に立つ。患者の問診は，過去の病歴（例えば，糖尿病，高血圧症，あるいは心臓病の既往歴）に関する質問が必要である。情報としては，現在の問題のために血管系に関連した外科的または内科的治療の既往歴はもちろんのこと，薬剤やこれまでの治療についても集める必要がある。既往歴から，生活様式のパターン（例えば，喫煙，食習慣，アルコールの飲用）の詳細を知ることができる。症状発現の既往歴と外傷のメカニズムも含まれなければならない。職場環境や職業技能についての情報も集める必要がある。

▼ 主観的検査

主観的な検査は，表現，振る舞い，症状を増減させる要素など，現在の症状に対処するものである。間欠跛行や安静時疼痛，下肢をどのような位置にすると疼痛を生じるかについての質問から，患者の血管の状態に関する有益な情報が得られる。

▼ 客観的検査

● 診察 ●

初回検査の客観的検査は，患者の診察から始めなければならない。蜂窩織炎や浮腫といったどのような所見にも，注意をはらう必要がある。ヘモジデリンで染まったような皮膚の変色は，記録すべきである。チアノーゼや蒼白，脱毛，創傷や切断の証拠も記録する必要がある。歩行パターンの特徴を観察して，治療の間，対応する必要がある身体の部位についての手がかりを得る。

● 運動性感覚性持続状態 ●

関節可動域 range of motion（ROM）と筋力評価のような全体的な運動検査は，初回検査に必ず含める。これらの検査で，患者の一般的な可動性と同様に，血流量を増大させる際の筋活性の有効性についての情報を得ることができる。Semmes-Weinstein モノフィラメント（図 18-9）だけでなく，軽いタッチと圧迫による感覚性検査も行う必要がある。これらのモノフィラメントは，皮膚感覚レベルの差異を検出できる。器具は，異なる力に応じて曲がる，さまざまな太さのナイロンの突起を持つハンドルからなる。5.07 モノフィラメントは，患者が触れても安全であるように感じられる。

● 体温 ●

皮膚の温度は，種々のツール，例えば**ラジオメータ**，**サーミスタ**，試験管，基本的な触診などで測ることができる。四肢の対側部と，あるいはより近くの体幹部と比較して体温が違っていたら，それは血管の機能障害を疑う重要な根拠となる。動脈不全の場合には，皮膚温は疾患の重症度に応じて低下する。静脈不全では，患側の四肢の温度が変化する可能性はほとんどない。

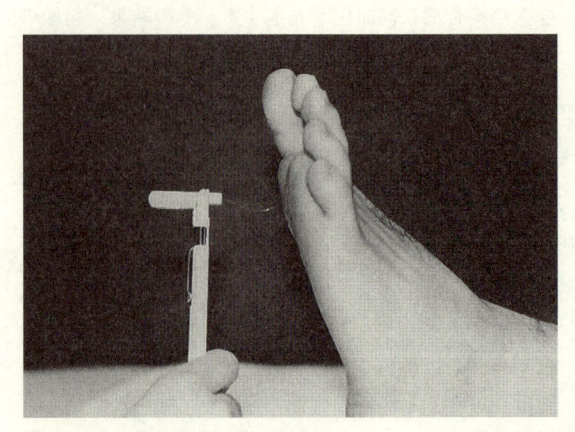

図 18-9 Semmes-Weinstein モノフィラメントの使用法

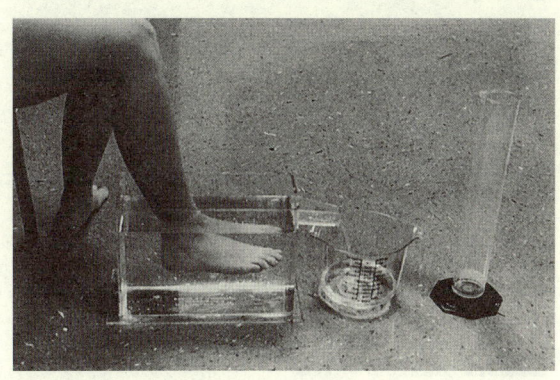

図 18-10　浮腫の量的検査

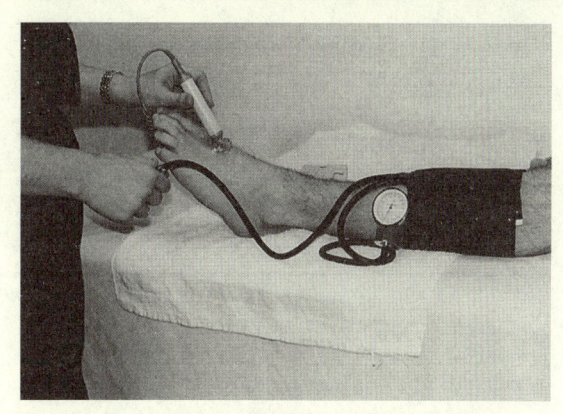

図 18-11　下肢の検査での ABI の装置の設置

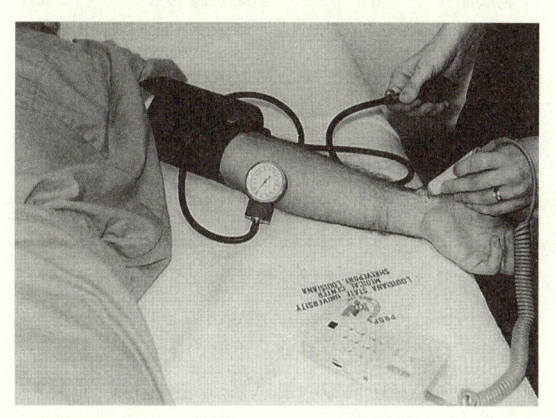

図 18-12　上肢の検査での ABI の装置の設置

ラジオメータまたはサーミスタでは定量的データとして表されるので，四肢の触診で得られる情報と比較することができる。

● 四肢の周径の測定 ●

四肢の周径の測定は，浮腫の程度を同定し，浮腫の変化を認識するために必須である。周径の測定は，一貫性を保つため，以降の測定においては骨隆起を基準にして変化をみる。浮腫を測定するために**容積測定器**（量的システム）が使われる（図 18-10）。これは時間がかかり面倒かもしれないが，浮腫の変化を決定する正確な方法である。

● 血管の検査 ●

血管の検査は，どの血管系を含めるかセラピストが決定する。

脈拍

脈拍の状態は，みておく必要がある。末梢血管疾患において頸部と胸部の大きい血管をモニタする遠位動脈の触診は，より重要である。触診は，大腿動脈，膝窩動脈，足背動脈，後脛骨動脈のほか，上腕動脈および橈骨動脈のような四肢動脈に注目しなければならない。

聴診

聴診は，聴診器で血管音を聴取することである。この評価は，血管の中を流れる乱流血流（雑音）を識別する際に役立つ。雑音を検出した場合は，その動脈の部分的な閉塞が存在する可能性がある。

超音波ドプラ法

脈管系の評価のために最も有効な診断法は，超音波ドプラ法である。セラピストは，ドプラ法によって動脈系と静脈系の両方の評価を迅速に得られる。装置はコンパクトで操作も容易である。これらの超音波装置は，5，8 または 10 MHz の周波数を目的の血管に伝えるドプラ原理によって作動する。信号は流れている赤血球に反射してドプラプローブの方へ，周波数シフトとして知られている異なる周波数で返ってくる。この方法は検者に音で聞こえるようになっている。

超音波ドプラ法で高頻度に行われる検査は，**足関節上腕血圧比** ankle-brachial index（ABI）である。この検査によって，動脈に関する有益な情報が得られる。まず最初に，検者はドプラ装置を足背動脈または後脛骨動脈に設置する。次に，血圧計のカフを腓腹部周辺に巻き，聞き取れる信号が停止するまで圧を加える。カフはそれから，信号が聞こえるまでゆっくり開放する。ここで，検者はカフのゲージを読み，血圧を記録する（図 18-11）。同様に，上肢の上腕動脈上の腕にカフを巻き，橈骨動脈にドプラ装置を置いて同様に行う（図 18-12）。下肢圧を上肢圧で割って，比率または指数を算出する。ABI の正常値は，1.0 前後である。**表 18-1** は，ABI 値と血管合併症の可能性をともなう範囲を示す。圧の違いを段階的に分けることによって，血流のレベルを決定することも可能である。

ABI 値が不当に高い場合，あるいは ABI 値が 1.2 より大きく跛行と安静時疼痛の両方またはいずれか一方の病歴がある場合には，動脈性疾患の存在を示唆す

表 18-1　足関節上腕血圧比の値と対応する疾患

ABI の範囲	可能性のある疾患例
>1.2	不当な上昇，動脈疾患，糖尿病
1.19〜0.95	正常
0.94〜0.75	軽度の動脈疾患，+間欠跛行
0.74〜0.50	中等度の動脈疾患，+休息痛
<0.50	重度の動脈疾患

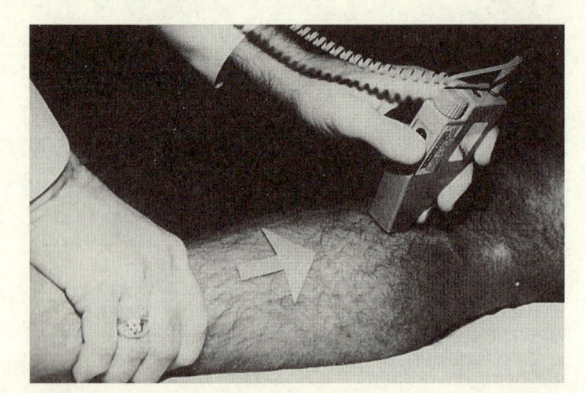

図 18-13　逆流検査のための静脈の怒張

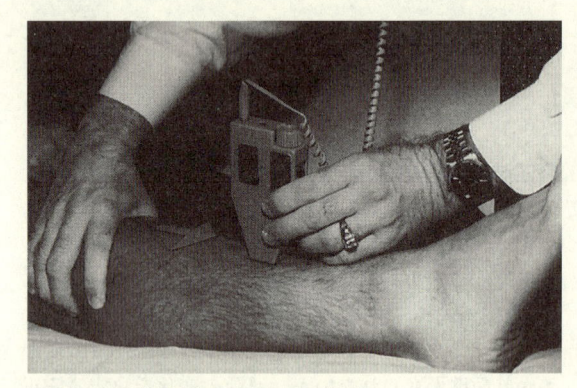

図 18-14　逆流検査のための手の位置

る可能性がある。アテローム性動脈硬化症においては，血管壁にあるプラークによって血管腔の拡張が障害され，血圧は上昇する。血管抵抗の結果，ドプラで計測可能な血圧を上昇させる。カフを膨らませている間に圧の表示が 200mgHg 以上になるか，音が聞こえない場合，動脈硬化あるいは血管の石灰化が疑われる。状況によっては，血圧計のカフを使用したとき，罹患した血管で圧縮が不可能であるために血流を遮断できないことがあり，ABI は動脈が圧縮できないため使用不可能と記録される。このような場合に，ABI 値を測定するためにポールテスト（下記）が考案された。

ポールテスト（不当に上昇する ABI のために）

部分的に石灰化した末梢の動脈により不当に ABI の上昇が起こる可能性があり，重度の下肢虚血をともなうことがある。下肢の虚血患者においては，下肢がかなり蒼白となる値は，ドプラ信号が末梢の動脈で消える値に相関する。石灰化した動脈においては，この値は収縮期血圧を表す。踝を持ち上げる高さを mmHg に換算するように調整されたポールを用いると，収縮期血圧が評価できる。10 mmHg と一致するポールのめもりは 13 cm の間隔でマークされる[29]。ポールテストの手順は，血圧計カフが必要でないことを除けば ABI 検査と類似している。上肢値は，通常どおり測定する。足背動脈の拍動の位置を定めてから，信号が聞こえなくなるまで下肢をゆっくり挙上する。音が止まったところで，ポールの高さを読み取る。ポールが利用できない場合，代わりの方法は，音が消えたときの足関節とベッドとの間の距離を cm で表す。この値に 0.735 を掛けると心室収縮期圧（ポール ABI は，挙上した下肢の収縮期圧/上腕収縮期圧）となる。

逆流検査

静脈系の評価も，超音波ドプラ法を用いて行うことができる。ドプラは，下肢の主要静脈での逆流を聞くために用いられる。評価するのに最も簡単で一般的な血管は，腓腹部と大腿の内側側面に沿って走っている大伏在静脈である。静脈血流の信号を検出するために，伏在静脈の上にプローブを置く。プローブの位置を適当に決めるのと同時に，障害をみつけるためにプローブより末端の下肢を圧迫することによって，血管音を増幅することができる（図 18-13）。逆流を聞き取るために，四肢の中枢部からプローブに向かって強く絞るように押す（図 18-14）。弁閉鎖不全がないかぎり，信号音は聞こえない。

▼ 特殊検査

●静脈充満時間●

この検査は，過去には主に静脈の循環を評価するために用いられていたが，動脈系に関する有益な情報を得ることもできる。患者が背臥位になって罹患した下肢を持ち上げると，末端には，表在静脈の血液が届かなくなる。次に，患者は治療台の縁にかけて下肢を垂らした状態にし，足の先端の静脈が再び戻るまでの時間を記録する。正常な時間は，ほぼ 15 秒である。15 秒以下の場合は静脈不全を，15 秒を超えた場合は潜在性の動脈性疾患を示唆する。

●依存性試験の発赤●

依存性試験の発赤によって，動脈系と静脈系の状態に関係する情報が得られる。この試験は静脈充満試験と同じように行う。患者を背臥位にして，両足の色を調べる。罹患下肢を数秒間挙上した後，最初の位置に

戻す．試験下肢が対側下肢と同じ色になるまでの時間を記録する．動脈性疾患がある場合には，色が戻るのに20～30秒以上かかる可能性があって，通常，明赤色である．色が直ちに戻る場合は，静脈不全である可能性がある．

●跛行試験●

跛行試験によって，動脈性障害に関する情報が明らかとなる．動脈性疾患の最も初期の徴候の1つは，間欠跛行である．すでに述べたように，跛行は働いている筋への血液の不十分な供給によって下腿で最も頻繁に起こる痛みをともなう痙攣である．跛行試験において，患者はトレッドミルまたは滑らかな走行面を歩き，痛みをともなう症状が生じるまでの時間または距離を記録する．

●カフ検査●

患者が血管疾患で理学療法を受けるように紹介された場合はいつでも，深部静脈血栓症（DVT）の評価が重要である．通常，内科医が十分な精密検査をすればDVTの発生の可能性を検出できるはずだが，創傷または筋肉痛とされて見落とされることがある．この検査は，下腿に血圧計カフを巻き，カフに圧をかける．40 mmHgを超えるカフ圧に耐えられない場合，明らかなDVTである確率が高い．この検査は，検者により腓腹部を強力に圧迫するか，または足関節を背屈すると増大する．陽性結果は，患者が訴える激痛である（Homans徴候陽性）．

●打診検査●

下肢の主要な表在静脈の打診は，弁の能力を判定する際に役立つ．下肢において，片方の手で膝の遠位で大伏在静脈を触診し，反対の手で膝より上方15～20 cmの所を軽く叩く．液性の波が遠位部で聴診される場合は，弁の機能不全が示唆される．

●トレンデレンブルグ試験●

トレンデレンブルグ試験は，貫通静脈で弁が適切に機能しているかどうかを判断する簡便な方法である．患者は背臥位で，静脈内の血液を空にするために下肢を約75度まで挙上する．表在静脈の逆流を予防するために，止血帯を大腿に巻く．下肢を初めの位置に戻すと，静脈に血液が充満するのが観察される．表在静脈がすぐに充満するのであれば，貫通静脈の弁は役立っていないことになる．止血帯の開放で表在静脈が急速に充満するならば，表在静脈の弁は機能していないことになる．静脈の充満が正常ならば，どちらの状態にもないことを示しており，下肢を初めの位置に戻した

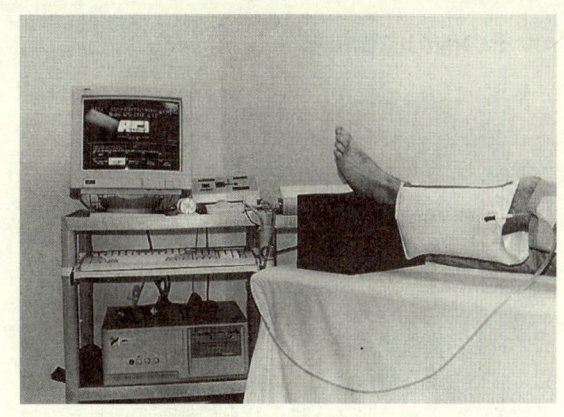

図18-15 患肢を検査するためのAPG装置

後，静脈は25～30秒で充満する．

●空気プレチスモグラフィ●

空気プレチスモグラフィ air plethysmography（APG）は，動脈系，静脈系の両方について非侵襲性の血管検査法である（図18-15）．これは，下肢の容積の微細な変化を明らかにすることが可能で，軽度の運動をしているときや静止中，あるいは体位の変動中でも使用できる．それはまた，静脈性潰瘍の存在と再発を予測する手段としても信頼性が高い．APGは運動後の静脈逆流，腓腹筋ポンプ機能，静脈の残留量の定量的測度を示すものであり，動脈性流入や静脈閉塞も検出できる．APGは，表在性の静脈系と深部静脈系とを識別することができ，それによって，機能障害の機序を確認しうるデータを得ることが可能である．他の同様の装置には，フォトプレチスモグラフィ photoplethysmography（PPG），light reflection rheography（LRR）や，より侵襲的な測定法として知られる ambulatory venous pressure（AVP）検査がある．APGは，PPG検査，LRR検査，AVP検査と基本的に異なり，より用途が広く，より痛みをともなわない．1997年以前には，理学療法士は検査を行うと，このサービスに対する払い戻しを得ることができた．高齢者医療保険制度から支払われる場合のみ，血管検査の免許を持っている技術者によって行われる．理学療法でのAPGの第1の使用は，研究目的である．

●Stemmer検査●

この検査は，リンパ浮腫またはリンパうっ滞が実際に存在していることを明らかにするために行われる．**Stemmer徴候**は，患肢の第2足趾の基部の皮膚をつまむことができないことである．

605

▼ その他の血管検査

　静脈造影法と動脈造影法は，患者の血管系をさらに調べるために，内科医によって指示されることがある一般的な造影色素検査である。ほかにも，リンパ管の検査のために利用されるいくつかの画像診断法がある。それには介在性のリンパ管撮影や従来のリンパ管撮影のほか，リンパシンチグラフィと蛍光マイクロリンパグラフィとして知られている検査がある。これらの検査の結果は非常に正確である。そして，利用できるならば，検査からの所見と本章で記述される検査法が相関するよう，セラピストはこれらの検査の所見または解釈を求めなければならない。

評価，診断と予後

　評価過程で，検査によって得られたデータから，理学療法士が臨床診断を行う必要がある。そのデータから明らかになった一群の徴候から，理学療法士は診断しなければならない。

▼ 動脈不全の理学療法所見

　動脈不全にみられる主要所見には，以下の多くが含まれる。病歴は，高血圧症や糖尿病にとっては重要である。外科的既往歴では，下肢の側副路移植または切断が含まれる。患者はしばしばかなりの喫煙習慣がある。主観的には，患者は下肢を持ち上げるときや，歩行時，安静時ともに疼痛を訴える。患者は手足の冷たさや，趾指の色の変化を訴えることもある。客観的には，検者は四肢に蒼白と遠位側面の体温低下を認める。浮腫は，患肢で存在することも存在しないこともある。血管の検査では，脈がないか，あっても弱く，おそらくは雑音かもしれない。ABIは減少するか不当に上昇する。ABIが不当に上昇する場合，ポールテストの結果はおそらく悪くなる。特別な検査（例えば，依存性試験の発赤と静脈充満時間）は時間がかかる。トレンデレンブルグ試験，打診検査，カフ試験は，すべて陰性でなければならない。

▼ 慢性静脈不全の理学療法所見

　静脈不全の主要所見は，以下の所見の多くを含んでいるはずである。病歴を聴取してみると，患者は糖尿病，高血圧症またはうっ血性心不全を訴えることがある。静脈瘤様腫脹の現れだけでなく，下腿潰瘍の既往やDVTの発生が報告されることがある。主観的には，患者は，間欠跛行または安静時疼痛はまず訴えない。浮腫があるならば，挙上により痛みをともなわずに副作用なく軽減することが可能である。患者は患側の皮膚の色が正常より暗いと報告することがある。客観的には，四肢の蒼白は認められないが，下肢は**ヘモジデリン**で染まっていることがある。患肢は触れると温かく，浮腫が著しいことがある。血管の検査所見は，概して動脈不全とは正反対である。遠位部の脈拍は強い。逆流はドプラ装置により検出され，さらなるドプラ検査で通常のABIがみられる。依存状態を示す**発赤**がみられ，静脈が即時に充満する。打診検査とトレンデレンブルグ試験で陽性を示す可能性がある。カフ検査は通常，活動性DVTがないかぎりは陰性である。APGを行った場合，静脈の充満する指数が高いことが明らかになるであろう。これは患肢の静脈の逆流，あるいは排出量の減少（腓腹部機能の減弱），残量の増加などと相関している。

　患者の呈する症状が混在していることがある。すなわち，動脈不全と静脈不全の組み合わさったケースである。これらのケースでは，安全で効果的に患者管理を行うために，患者の評価は慎重に行うべきである。経験に基づく方法だが，おのおのの症状は特異的であるから，すべての所見を考慮しなければならない。

▼ リンパ浮腫の鑑別診断

　リンパ浮腫の診断は，綿密な病歴聴取，診察（視診と触診を含む），画像診断の結果を含む標準的な診断法によって最も確実に行うことができる。主観的には，患者は概して静脈不全の場合と同様の症状を訴える。患者の既往歴に悪性疾患があることがある。静脈疾患とリンパ浮腫を鑑別する1つの重要な点は，浮腫が消失する速さである。静脈不全では浮腫は挙上して数時間以内に消失するが，リンパ浮腫患者では消失までに数日を要することがある。客観的には，四肢と体幹について正常な皮膚の皺や色と比較して視診すれば，皮膚の線維症はもちろん，深い皺，厚いヒダ，局所的腫脹などが明らかになる。静脈不全で一般的にみられる皮膚潰瘍形成の証拠は通常ない。脚のStemmer徴候陽性と，円柱状の変形もみられる。リンパ浮腫と静脈不全とを鑑別するもう1つの方法は，静脈の逆流を除外するために超音波ドプラを使用することである。触診は，皮下リンパ節腫脹を含む局所であるか全身性腫大であるかを識別するのに用いられる。

▼ 末梢血管疾患の予後

　予後は，障害の重症度，慢性か否かとともに，病理学的にみてどの程度症状が改善されるかの予測に左右される。患者管理の計画は，初回検査で集められたデータの評価から展開する。この計画は予後の予測，介入の型，目標，提示された帰結を含み，めざす目標をある期間内に達成することを要求するものである。

末梢血管疾患の予後は，理学療法介入により良好になりうる。主な目標と望ましい介入は，患者の教育と運動プログラムに集中するが，創傷管理が必要なときは，目標と介入は拡大される。

▼ 帰結

帰結は，機能的な制限，能力低下，予防方法，患者満足度に関連する。末梢血管疾患の理学療法介入の一般的な帰結は，以下のとおりである。
1. 患者が疾患の経過を理解する。
2. 患者は，PVDのために機能が低下した場合，望ましいレベルに機能を回復することができる。
3. 患者は，自分の生活の質を改善することができる。
4. 患者は，疾患がさらに進行するのを予防することができる。
5. 患者は，急性または慢性の創傷（該当するならば）を治すことができる。

動脈不全の理学療法介入の一般的な帰結は，以下のとおりである。
1. 患者は，疾患の経過と，足部と皮膚の適切な治療プロトコル（付録A，B参照）を理解する。
2. 患者は，自宅での運動と歩行プログラムの適応と禁忌について理解していることを実践する。

慢性静脈不全の理学療法介入の一般的な帰結は，以下のとおりである。
1. 患者は，疾患の経過と浮腫管理の技術，および適切な皮膚の治療法を理解する。
2. 患者は，自宅での運動と歩行プログラムについて理解していることを実践する。
3. 患者は，適切に血管の加圧衣類の使用を管理することができる。

介入

介入とは，目標と帰結への変化が生じるように各種の方法と技術を用いる，セラピストと患者との相互作用であり，重要で熟練を要する。

▼ 急性動脈・静脈疾患

急性の動脈あるいは静脈疾患の理学療法介入はしばしば必要でない場合があり，禁忌とされる可能性さえある。いずれの疾患も，即時の医学的治療，通常は外科的処置が必要である。いったん急性動脈閉塞疾患が判明したならば，血栓症がさらに進行しないように，直ちにヘパリンの静脈内注入が適用される。外科的処置には，**動脈内膜切除術**のほか，例えば血栓除去術，血管再生のためのバイパス移植，塞栓除去術がある。外科手術を受けた患者のための理学療法介入は，手術後のDVT予防のために他動的関節可動域訓練の形式で行われることがある。DVTのような急性の静脈疾患において，床上安静と抗凝固剤の使用は直ちに導入される。クリーンフィールドフィルタのような塞栓防止装置をつける必要があり，すでに存在している血栓が生命にかかわる臓器へ移動するのを防ぐために血栓形成静脈に設置する。患者の状態が改善され，血栓塊が融解するにつれて，患者が動きやすいように適応した理学療法を考案することが必要である。さらに，残った浮腫を小さくするための加圧衣類を患者に装着し，他の静脈合併症を起こさないように患者を教育しなければならない。

▼ 慢性動脈疾患

慢性動脈疾患には，より幅広い介入を行う。患者の教育と運動は理学療法の介入の基礎であるが，最近では血行を改善したり切断の危険度を低下させるために，機器が導入されている。

患者の教育には，足部と皮膚のケアの指示（付録A，B参照），四肢保護，疾患過程の説明，危険因子の改善を組み込まなければならない。文献では，禁煙によって血清コレステロール値が低下し，Buerger病の痛みをともなう症状が解消することが示されている。脂質低下治療法では，罹患した動脈のアテローム硬化を軽減することができる[30]。

また，脈管のリハビリテーションプログラムを導入しなければならない。動脈不全患者のために管理された運動と歩行プログラムの効果を調べたいくつかの研究は，そのようなプログラムが機能を向上させて，疼痛をやわらげ，健康感を増進させ，最終的に動脈不全症のさらなる合併症の危険度を低下させることを示している[31〜33]。また，3ヵ月の運動訓練の後，疼痛なく歩行可能な距離が2倍になると報告された[34]。下肢閉鎖性動脈疾患の歩行距離についてのリハビリテーションプログラムの効果を調査した最近の研究で，歩行距離と間欠跛行における有意な改善が明らかになった。被験者の55%は，禁煙を行い，122〜450%まで歩く距離が増大し，毎日の在宅運動プログラムに組み込むことで全体が改善された[35]。血管リハビリテーションプログラムはまた，運動や歩行プログラムとともに危険因子の改善やストレスの低減についての患者教育も組み込まなければならない。表18-2に，血管リハビリテーションプログラムの例を示す。

PVD，特に動脈不全の治療において使用されるユニークな様式は，Vasotrain 447（オランダ Delft, Enraf-Nonius社）と呼ばれている治療装置である。この真空-圧縮治療法 vacuum compression therapy（VCT）（図18-16）は，患肢を気密のシリンダ内に入れ，陽

表 18-2　血管リハビリテーションの計画表：運動と歩行

A．動脈性機能不全症の運動と歩行のプログラム

週	運動	頻度	歩行
1～3	筋トレーニング法：大腿四頭筋とハムストリングスの組み合わせ 自動的関節可動域（AROM）運動：座って足首の上下運動，踵のスライド運動，踵と爪先を上げる運動	3 セットを 15 回，1 日 2～3 回（痛みを監視）	200～800 m あるいは跛行を起こす手前まで（1 日 1～2 回）
4～6	自動的関節可動域（AROM）運動と抵抗運動：上記の運動に加えて，立って爪先を上げる，膝を伸展し下肢を挙上する運動，ウォールスクワット；1.8～2.7 kg のおもりを持って股関節，膝，足首の運動	3 セットを 20 回，1 日 2～3 回	200～1600 m あるいは跛行を起こすまで
7～10	抵抗運動を継続する，許容範囲で抵抗を増大する	3 セットを 20 回，1 日 3 回	1600 m あるいは耐えられるまで

B．静脈性機能不全症の運動と歩行のプログラム

運動のタイプ	歩行プログラム
等尺性筋トレーニング法：大腿四頭筋とハムストリングスの組み合わせ 自動的関節可動域（AROM）運動と抵抗運動：足首の上下運動，大腿四頭筋ショートアーク運動，アキレス腱の伸展運動（他動的 ROM），座位と立位での爪先と踵の挙上	1 日に 15 分～30 分の歩行を 2～3 回行う デスクワークでは頻繁に休憩をとるか，立っている必要のある仕事では，短い休憩をとって歩く

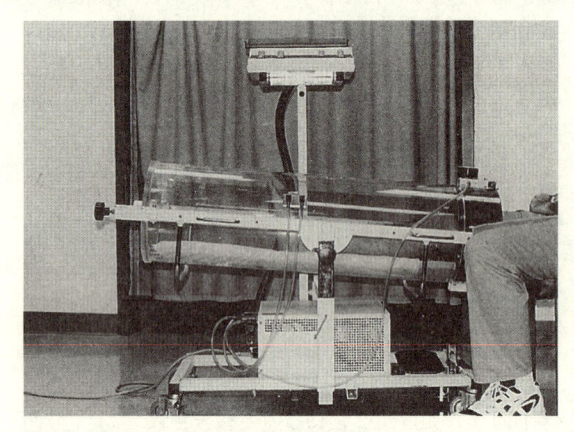

図 18-16　Vasotrain 447（真空加圧器）

圧と陰圧を交互にかける。陰圧のときには血管が拡張し，肢に血液が流れ込む。陽圧のときには，患肢から血液を押し出すためにゆるやかに加圧する。この装置により，乏血性の肢での創傷は改善し，完治したとの報告がある[36]。さらなる調査で，ABI を減少させる VCT の効果が確認されている。

動脈不全の非外科的処置に効果的である新しい装置が，最近利用されている。ある装置は間欠性加圧ポンプシステムの変形で ArtAssist（カリフォルニア州 San Marcos, ACI Medical 社）と呼ばれ，静脈系を空にできるように急速に高圧をかける。これは，動脈血流入をより多くするように動静脈反射を起動させる[37]。

▼ 慢性静脈不全（CVI）

理学療法は，CVI の治療において重要な役割を果たす。CVI の保存的な管理は通常，浮腫の減少，下腿潰瘍の予防・改善，患者の教育，運動と歩行プログラムに焦点を当てる。患者の教育は必要に応じて，疾患経過，浮腫の処置，皮膚のケア，創傷のケアについての理解をも含める。CVI を持つすべての患者には，歩行プログラムへの参加を奨励する。歩行は，腓腹筋ポンプの作用を促進して，静脈血の戻りを助ける。運動プログラムは，筋機能を向上させるために下肢に働きかけることが必要である（表 18-2 参照）。

CVI の最も一般的な臨床像は浮腫である。動脈疾患がない場合，浮腫に対処するために加圧治療法と加圧衣類がしばしば治療計画に組み込まれる。間欠的空気加圧 intermittent pneumatic compression（IPC）治療は，浮腫を軽減する際に効果的であることが証明された（図 18-17）。それは，腓腹筋ポンプ作用を模倣して創傷治癒を促進することが示された[38～41]。加圧治療はいつでも始められる。現在の血圧の数値を知っておくことは重要である。加圧は，決して患者の拡張期圧を上回ってはならない。そうなると，胸痛や頭痛の治療中の場合，合併症を生じるからである。ABI 検査により，CVI 患者のどのような動脈疾患も除外しなければならない。ABI が 0.95～0.75 の範囲で変動する場合には，注意して，患者を厳密にモニタしなければならない。ABI が 0.75 を下回った場合は，加圧治療法

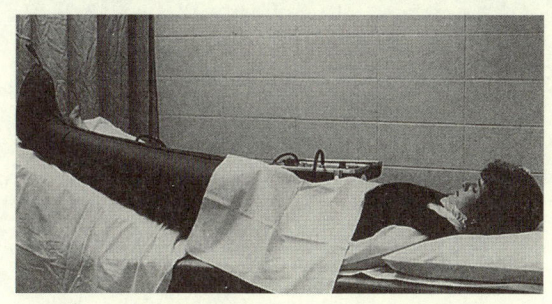

図 18-17　間欠的空気加圧ポンプ

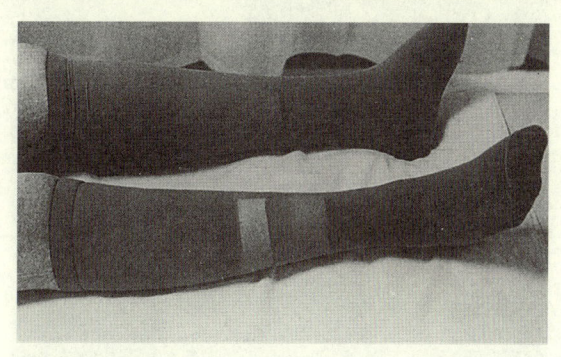

図 18-18　特注のサポートストッキングをつけた患者

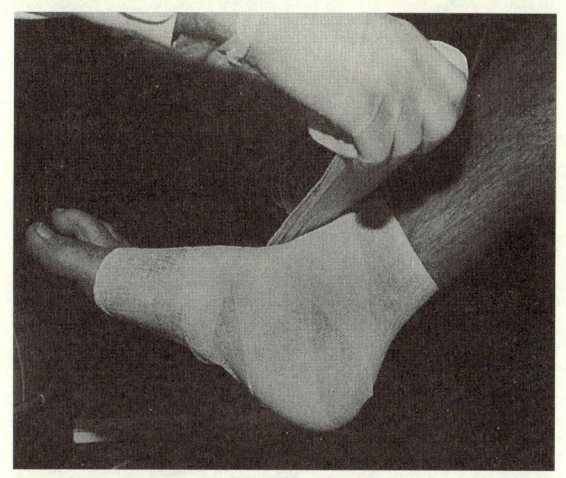

図 18-19　Unna ブーツの装着

は避けなければならない。

　IPC の治療後，いったん下肢の周囲の寸法が安定したならば，患者はクラスⅡ（30〜40 mmHg）の適切に血管を加圧する注文製，あるいは既製のストッキング（図 18-18）をつける[42]。例えば，浮腫が治るまで Tubigrip（ニュージャージー州 Princeton, Convatec 社）として知られる弾性ストッキングを一時的に使用することができる。

　創傷が CVI によるものと診断されたときには，加圧治療法は創傷治癒を促進するための効果的介入である。創傷サイズと排液の量によっては，ストッキングは適さない可能性もあるが，それでも IPC 後の適切な血管の保護には，圧迫包帯が使用される。Unna ブーツ（図 18-19）は，弾力性のないペーストを浸透させたガーゼ包帯である。それは，CVI と関連する創傷療法のために使用される伝統的な圧迫包帯である。Unna ブーツの第 1 の作用は，足がさらに腫大するのを予防して，筋ポンプ機能を向上させることである。歩行可能な患者のためのもので，ベッドや車椅子に制限された患者には適応されない。圧迫包帯の種類としては，Setopress（ニュージャージー州 Princeton, Convatec 社），Profore（フロリダ州 Largo, Smith & Nephew 社）（図 18-20）や Dyna-Flex（テキサス州 Arlington, Johnson & Johnson 社），Comprilan（ノースカロライナ州 Charlotte, Beiersdorf 社）のようなショートストレッチのものや，ACE（ニューヨーク州 Franklin Lakes, Becton, Dickinson 社）のようなロングストレッチのものがある。これらの圧迫包帯には，静脈不全の創傷管理に効果的なものもある。

　CVI 患者のための最も頻度の高い外科介入は，**結紮**，貫通静脈切断など静脈ストリッピング，**硬化療法**，**弁形成**である。

▼ リンパ浮腫

　リンパ浮腫の理学療法介入は，加圧衣類の使用や薬物療法の効果のモニタリングだけではなく，間欠的空気加圧治療装置や**複合的充血除去療法** combined physical decongestive therapy（CPDT）も用いて行われる。保存的治療が効果的でない場合は，外科的処置が考慮される。

　静脈不全に対してと同様，空気加圧治療装置は 1980 年代からリンパ浮腫の治療に有効に用いられてきた[43〜44]。多段階の圧力差を持ったチャンバーを連続して並べ，間欠的空気加圧治療装置を患肢の末梢から近位部までより効率的に移動できるように改良された。

　この技術は，加圧ポンプを増やしたり取り替えることによって発展してきた。CPDT はリンパ浮腫のために特にヨーロッパで認められた治療法で，米国でさらに普及した。CPDT は完全なものとなり，この 25 年間で有効に利用され，いくつかの研究が浮腫治療に対するその有効性を支持している[45〜47]。CPDT 治療の最終目的は，浮腫や腫脹した四肢の容積や硬さを正常にすることである。CPDT は以下の手順で行う。①手でリンパ液を排出し，②圧縮包帯をし（手でリンパ液を排除した部位に新しいリンパ液が集まらないように），③衛生的な処置を施し，④充血除去のために運動を行う（包帯をされた四肢のため）。

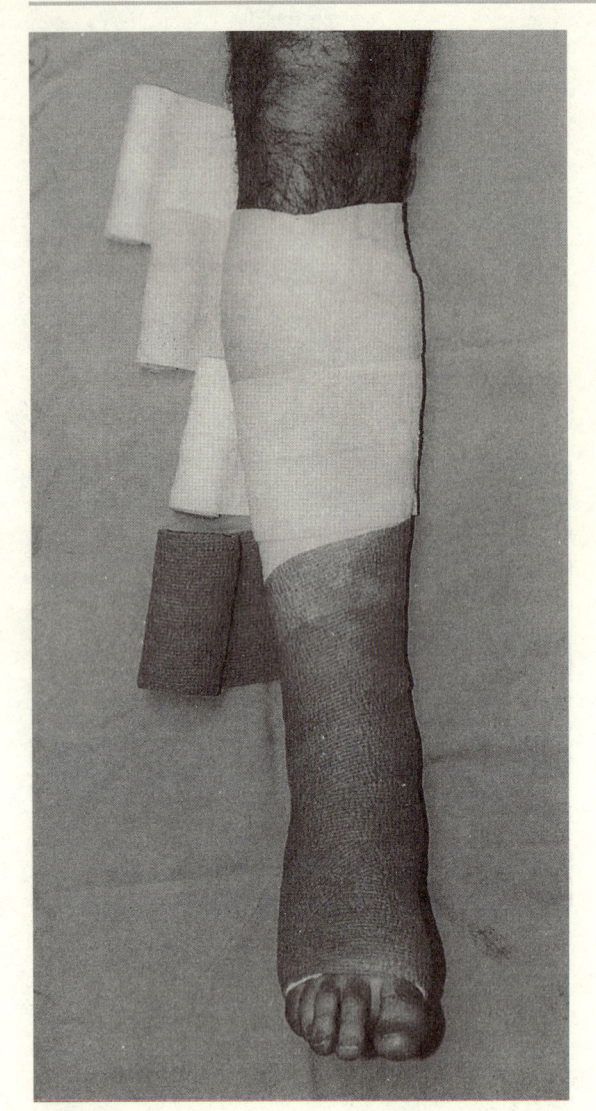

図18-20 Profore™はコットンとクレープおよび2層の圧迫層からなる4層の包帯である（top-bottom）

表18-3 加圧衣類の分類

クラス	圧力 (mmHg)	適応
I	20〜30	静脈瘤，静脈炎，妊娠中の浮腫
II	30〜40	静脈不全，軽度のリンパ浮腫
III	40〜50	リンパ浮腫，血栓症後症候群
IV	>50	重度のリンパ浮腫

効果的である。この圧迫包帯は，徒手リンパドレナージ治療の効果を保つために，治療の間は常に，処置と衛生のため以外は着用する。CPDTはほとんどの場合，リンパ浮腫を約70%減少させる[48]。不成功の理由には，患者の医師に対する信頼性が低いこと，誤った診断，不完全な治療，技術に対する理解不足がある。

いったん浮腫が管理され，周囲長の値が安定に達したならば，加圧衣類が治療に不可欠なものとなる。この加圧衣類における圧力またはグレードは40〜50 mmHg，リンパ浮腫が著しい場合は50 mmHg以上となる。加圧衣類のクラスは確立されている。表18-3は，それぞれのクラスの使用のために推奨された圧力と効能を示す。下肢の加圧衣類は，膝から大腿，下肢全体を覆うもの，片側あるいは両側のものもある。上肢の加圧衣類は，手袋または長手袋，腕全体を覆うもの，あるいは肩または躯幹までのものなどさまざまある。JUZO社（オハイオ州Cuyahoga）やJOBST社（オハイオ州Toledo）などいくつかの会社は既製品を提供しているが，注文生産もある。

リンパ浮腫の外科的処置の多くは，病理学的に修正するために利用できる。これらの手順は，切除，ドレナージ，再建術である。

CPDTを行うときセラピストは，浮腫を呈した肢の1/4の部分に隣接する浮腫のない3/4の部分への徒手リンパドレナージから始める。その結果，浮腫を呈する1/4の部分のリンパ管による「吸い込み」効果が生じ，その組織液は隣接した浮腫のない3/4の部分に排出される。腫脹した四肢は，躯幹のドレナージの後，治療する（治療は，常に近位から遠位へ進める）。徒手リンパドレナージができない，あるいは困難なものとして，瘢痕組織，放射線由来の線維形成，皮膚潰瘍がある[48]。徒手リンパドレナージは，1日に1，2回，大体45分以上，4〜6週間実施する。

徒手リンパドレナージを行った後，治療の効果をより高めるために包帯法は必須である。ショートストレッチ包帯は，概してCPDTのための包帯法としては最も

創傷管理

創傷の治療は，理学療法処置の不可欠な部分となっている。創傷の治療は過去15〜20年の間に著しく発達し，理学療法は，科学的根拠に基づいた処置を通してこれらの進歩に寄与してきた。PVD治療における理学療法士の役割には，多くの場合患肢に生じた創傷の管理も含まれる。治癒の過程，創傷評価，治療介入について，簡単に解説する。

正常な創傷治癒の生理学：3つの過程

ホメオスタシスによって，創傷の治癒は3つの相（図18-21）が重なりながら経過する。

▼ 第1期：炎症期（0～10日）

食細胞作用の相としても知られるこの期は，血管拡張，白血球の遊走，ヒスタミンの放出および侵害受容器の刺激といった特徴がみられる。これらの特徴は，発赤，発熱，腫脹，疼痛といった炎症の基本的徴候と相関する。炎症は，外傷に対する免疫系の反応であって，治癒にとって不可欠な基礎的要素である。この時期には，治癒過程にそって連続的な相互作用が動き始める。また，ホメオスタシスによって活性化した血小板は，血小板由来増殖因子 platelet-derived growth factor（PDGF）と表皮由来増殖因子を放出する[49]。これらの2つの因子は，顆粒球とマクロファージの移動を促進する。他の細胞の働きは，**感染の広がりを予防し**て，傷ついた領域への血液の灌流（傷害された組織への栄養を増やすこと）の促進が起こる。感染症を治癒し，制御するために，酸素は不可欠である。酸素は，創傷感染を予防するための，天然の抗菌性物質とされている[50]。好中球，肥満細胞，マクロファージの存在により，治癒過程が促進される。マクロファージは，炎症期と増殖期との間を橋渡しする鍵となる細胞である[51]。

▼ 第2期：増殖期（3～20日）

増殖期は，肉芽組織形成，**創傷収縮**，上皮の再形成が特徴である。創傷部に**線維芽細胞**が集まり，コラーゲン基質に発達する。この基質は血管網と一緒になって，**肉芽組織**として知られる弱い治癒組織を形成する。肉芽組織に存在する筋線維芽細胞は，創傷開口部を小さくし，創傷の端から表皮細胞が遊走するのを促進する。接触阻止現象は，創傷の中心で表皮細胞同士が互いに接触するときに起こる。このときに，表皮細胞の遊走が終わり，これらの細胞の層化が起こり，治癒の最終期である第3期に移行する[52]。

▼ 第3期：成熟期（9日～最長2年）

この相では，新しい上皮の再形成が起こる。新しく形成された皮膚は，正常の皮膚の強さのほぼ15％ほどである。コラーゲン線維がさらに組織化されると，瘢痕の伸張性は増加する[51]。成熟期は進行中の過程であって，創傷の閉鎖後も，相が終わるまで数ヵ月から1年もかかることがある。創傷治療のための理学療法介入は，通常はこの期間から行われる。創傷はしばしば慢性状態になり，完治するまで，成熟期は数週間から数ヵ月，数年と延びていく。慢性創傷の例を，Box 18-1 に示した。

創傷は，正常な治癒過程をたどる。しかし，いくつかの因子によって慢性創傷の発現が誘発され，成熟期が遷延する。これらの因子は，内因性（例えば，患者の年齢），外因性（例えば，細胞傷害性の局所薬），医原性（例えば，ずさんな創傷管理）に分けられる。創傷治療の最適な計画を作成するには，理学療法士が検査データを完全に評価することが必要である。

創傷の検査

▼ 既往歴

創傷のある患者を検査するとき，問診は初期的な問題，創傷の性状，その他の基礎となっている病理学的過程を判断する際に不可欠である。既往歴は，損傷のメカニズム，いつ受傷したか，受傷してからの変化の過程を踏まえていなければならない。質問は，患者の内科的・外科的な既往歴と以前の治療に言及しなければならない。ライフスタイルのパターンについては，特に喫煙，アルコールの摂取，食習慣に関して調査が必要である。

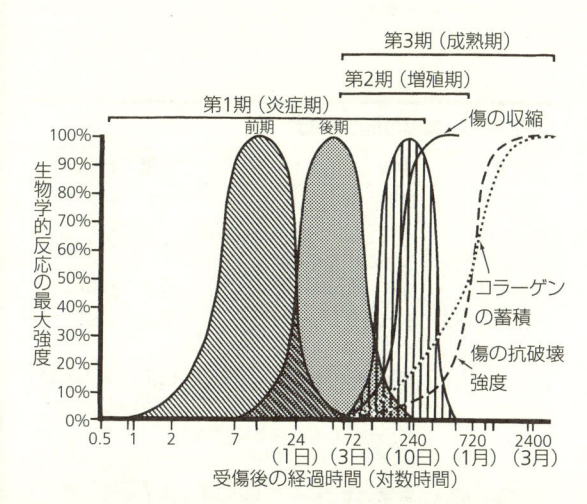

図 18-21　部分的に重なる3つの創傷治癒期（McCulloch, JM, Kloth, LC, and Feeder, JA: Wound Healing Alternatives in Management. FA Davis, Philadelphia, p33. より）

Box 18-1　慢性創傷のタイプ

- 虚血性動脈潰瘍
- 圧迫性潰瘍
- 静脈不全による潰瘍
- 神経障害による潰瘍
- リウマチ性潰瘍
- 血管炎による潰瘍

▼ 主観的な検査

主観的な検査は，現在の症候に関する情報を得ることが要求される。患者には，例えば，「創傷か四肢と関連する疼痛がありますか」，「症状がより良くなる，あるいはより悪くなる特定の姿勢がありますか」など，行動と症状の特徴について尋ねなければならない。

▼ 客観的な検査

客観的な検査によって，患者の元来の皮膚の状態と創傷の状態について，医師は多くのデータを得ることができる。診察は，データを集める重要な要素であって，創傷の状態，特徴，部位を明瞭に記載する際に助けとなる。一般に評価される創傷の特徴には，①病変のタイプ（一次性であるか二次性か），②創傷の病期，③創傷のタイプと排液の量，④色（組織のタイプに関するもの）がある。浮腫あるいは臭いの存在と創傷に隣接した皮膚についての記載は，客観的検査に含まれる直接関連する事項である。一次性の病変として，**斑点**，**丘疹**，または**小水疱**が皮膚に存在することがある。二次性病変は，一次性の病変の結果として発現し，潰瘍などがある。

創傷の分類のための基準となるシステムが開発されている。米国褥瘡諮問委員会 National Pressure Ulcer Advisory Panel（NPUAP）は，さまざまな創傷のタイプを記載するのに利用できる，褥瘡の組織破壊の病期を記載するシステムを開発し，新しい用語によって創傷のすべての型を適切に表現することが可能となった。**表 18-4** は，NPUAP による病期の段階と組織損失のレベルを示す。創傷のサイズと深度の記載は客観的評価にも含まれる。創傷の容積を測定するのに利用できる方法として，①長さと幅を測定するメジャー，②正確な形状と表面積を記録するためのトレーシングフィルム，③創傷を正確に描写するための写真資料の使用などがある。創傷の大きさを測定するためには，容積測定法を用いることもできる。この方法は，大きい注射器で生理食塩液を周囲の皮膚と同じ高さとなるまでゆっくり注入する。注入された流体の量は，注入前と注入後の注射器の生理食塩液の量で測定する。新技術が断続的に開発されており，正確な表面積と容積を測定できるコンピュータによるデジタル化された評価方法も可能となっている。これらの方法が定期的に行われれば，創傷治癒の割合を定量化する客観的なデータが得られるだろう。

客観的検査と測定の重要な要素は，血管の検査および本章の初めに示した特別な検査である。これらの検査や測定によって，セラピストは，創傷治癒の可能性に関する有益な情報および血管の関与について知ることができる。さらに，創傷感染の状況をすべて記録しなければならない。**表 18-5** は，創傷の状態とそれに対応する排液の種類を記録する際によく使われる用語を示したものである。**表 18-6** は，典型的な動脈性・静脈性の機能不全の創傷の特徴を比較したものである。創傷治癒におけるその重要な役割のため，栄養の評価法も客観的な検査に含める必要がある。実際の患者のデータ収集フォームを付録 C に示す。

治療の帰結と目標

創傷管理には，以下のような理学療法介入の帰結と目標が組み込まれていなければならない。

1. 患者は，創傷の自己管理と，該当するならば，例えば感染の徴候の確認などの末梢血管疾患の管理を理解する。
2. 湿潤な創傷治癒環境（Box 18-2 に湿潤な治癒環境の利点をまとめた）を提供する。

表 18-4　創傷の分類

期	説明	皮膚損傷，あるいは欠損
I	紅斑，表皮と真皮は無傷である	なし
II	表皮は完全に消失し，真皮が部分的に崩壊（水疱）	部分的欠損のある創傷
III	表皮と真皮は完全に消失。下層の筋膜までは達していない	全層の欠損がある創傷（浅層の脱落）
IV	表皮と真皮は完全に消失。筋，骨，関節の筋膜の破壊	全層の欠損がある創傷（深層まで脱落）

表 18-5　創傷の排液の種類

種類	説明	創傷の状態
漿液性	透明な滲出液　わずかに黄色を帯びていることもある	健全（異常なし）
血液性	赤色，血清ドレナージ	健全（異常なし）
漿液血液性	淡紅色がかった赤色滲出液	健全（異常なし）
漿液膿性	鮮黄色のドレナージ，漿液よりはわずかに濃厚な浸出液。わずかに悪臭がある	汚染している/感染している
化膿性/膿性	濃厚で濁った，あるいは不透明な滲出液。悪臭がある	感染している

表 18-6 動脈性機能不全による創傷と静脈性機能不全による創傷の比較

特徴	動脈不全	静脈不全
肉芽形成組織	淡赤色	鮮紅色
ドレナージ	最小	中等度から強度
位置	爪先，足，前脛部	内果
疼痛	中等度から強度	最小
浮腫	(＋)/(－)	(＋)/(－)
形状	境界明瞭な，あるいは打ち抜かれたような形状	不規則
ヘモジデリン染色	(－)	(＋)

Box 18-2 湿潤な創傷治癒環境の利点

自己溶解あるいは自己溶解した組織の切除を促進する
血管形成が促進する
もともとタンパク質に富んだあるいは酵素に富んだ環境に細胞が浸る
表皮細胞の移動が促進する
免疫系のシステムが活性化する
患者の不安が減少し，包帯交換に快く応じる
包帯交換の回数が減少する

3. 創傷部位で肉芽組織形成と壊死組織減少を促進する．
4. 創傷の再上皮化あるいは再溶解を促進する．
5. 包帯交換時はもちろんのこと，創傷の疼痛を軽減する．
6. 創傷感染の危険を低下させる．
7. 身体的機能が創傷のために低下しているなら向上を図り，日常生活活動への参加を病前のレベルに復帰させる．

介入

創傷管理のための理学療法介入は，最適な治癒を促進するために，さまざまな治療方法の適用および適切な創傷被覆法を含む．

▼ 適用様式

以下の方法様式は，さまざまな創傷の治癒促進に有効である．

●水治療●

水治療は，創傷治癒に用いられる一般的な方法である．水治療の応用としては，渦流，パルス洗浄，注射器洗浄を使用する方法がある．水治療の主な効能は，生育不能組織の機械的**デブリドマン**，そして肉芽組織の発達を促進することである．渦流治療の第1の禁忌は静脈不全で，渦が患肢の静脈うっ血と緊張亢進を増大させるからである．動脈不全のある場合にも熱放散が損なわれることがあるので，渦流治療には注意を要する．

●超音波●

超音波は，創傷治療が順調である場合に理学療法で疼痛管理のために一般的に用いられる．直接創傷に，ハイドロゲルまたはハイドロゲル・シートのような結合剤を用いて使用される．超音波療法は，炎症期に行われるとより効果的である．温熱，非温熱とも，創傷癒合を促進する．非温熱性の超音波は，急性の創傷と動脈不全に適用される．慢性創傷には，温熱療法が効果的である[53～55]．

●加圧治療法●

間欠的な圧搾空気による加圧ポンプの使用についてはすでに述べた．加圧治療法は慢性動脈不全の介入に重要な構成要素である．加圧は，静脈還流を支援し，創傷治癒を促進する細胞因子の放出を刺激する．

●電気刺激●

電気刺激は，急性創傷および慢性創傷の治癒促進に有効であることが実証されてきた．電気刺激は，治癒のために必要とされる細胞に直流電気毒性の影響を及ぼす．創傷に直接高電圧パルス電流 high-volt pulsed (direct) current (HVPC) を使用することにより，創傷のデブリドマンと上皮再形成を促進する好中球，マクロファージ，表皮細胞の誘引を起こすことができる．これは陽極（＋）を用いて行う．陰極（－）は，好中球と同様に線維芽細胞活性を増強する．つまり，負の極性は感染を防御し，肉芽形成を促進し，炎症を減少させて浮腫を減らすことが示されている[56～58]．

●紫外線照射●

紫外線 ultraviolet (UV) は，細菌負荷を減少させて，紫外線照射を行ったときに生じた紅斑に炎症反応が二次的に起こり，慢性創傷の治療に有効である．それが効果的に，ニキビ，湿疹，アトピー性皮膚炎，乾癬の治療に用いられている[59,60]．紫外線の1つであるUV-Cは，創傷の細菌負荷を減少させるのに最も有効である．UV-Bは皮膚疾患，例えば乾癬や湿疹の治療に最も成果を上げている．治療は，週2～3回，15～30秒の範囲で，表在性創傷が治るまで行われる[61]．禁忌は，単純ヘルペス，エリテマトーデス，急性期の乾癬，湿疹などである．

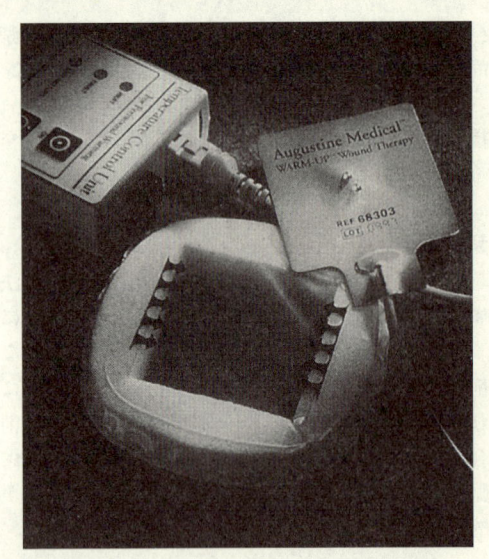

図 18-22　Warm-Up™輻射熱装置（Augustine Medical, Eden Prairie による）

●輻射熱●

赤外線は，局所の創傷と皮膚の温度を高めることで代謝率を上げ，創傷への循環系機能を活性化する[62]。Warm-Up（ミネソタ州 Eden Praire, Augustine Medical 社）治療法（図 18-22）は創傷の温度を正常化し，限局性の熱と湿度を提供する輻射熱システムである。それは，血管障害が存在する場合でも，慢性創傷を治療する際に効果的であった[63]。

●陰圧閉鎖療法●

陰圧閉鎖療法 Vacuum Assisted Closure（V. A. C.™；テキサス州 San Antonio, KCI Medical 社）はさまざまな創傷に効果的である。それは陰圧にすることによって泡を発生させる方法で，一定面積の丸いプレートはプログラム可能なポンプにパイプでつながっている。急速に創傷縁を接近させ，肉芽組織の形成，上皮再形成を促進することが示された。これは，創傷収縮と上皮再形成を促進し，外科的処置を強化して，人工真皮移植の成功率を上昇させるのに用いられる[64]。現在は，この治療法の導入によって，合併症をより少なくし，創傷をよりすみやかに治すことで入院期間を短縮できるようにする研究がなされている。V. A. C.™ の禁忌は，未処置の骨髄炎と原因不明の瘻管である。

▼ 創傷被覆材

意思決定プロセスに従って，被覆材の主な種類について説明する。ガーゼ包帯対微細環境被覆材の使用については現在でも異論がある。ガーゼ包帯は，組織の治癒に有害である可能性があるので，より「創傷に適した」包帯と換えた方がよい。しかしながら，ガーゼ包帯は，特に 50％ 未満の肉芽形成においては創傷部位で役立っている。ガーゼ包帯はこのような場合，まず機械的に壊死組織を取り除くためには，費用対効果が高い。

特殊被覆材の選択は，主に滲出物の量と創傷の状態によって決める。市販されている包帯は，非常に多くの種類がある。機能によって分類した微細環境被覆材について以下に記載する。付録 D に，被覆材のタイプと製品名，メーカーのリストを掲載した（このリストはすべてを網羅しているわけではない）。付録 E は，創傷の滲出物の量によってどの包帯を選択するかを決定するプロセスを示した。

吸収性の被覆材は，滲出の程度をゆるやかにするために使用され，半透性ウレタンフォーム系被覆材，アルギン酸カルシウム被覆材，親水性繊維性被覆材，吸収性抗菌被覆材，コラーゲン被覆材がある。

●半透性ウレタンフォーム系被覆材●

ウレタンフォーム系被覆材は通常，吸収性のポリウレタン素材から開発されたものである。それは本来親水性で，滲出液の迅速な取り込みにより，かなり滲出物が多い創傷の制御を可能にしている。過剰な排液を吸収して，湿った創傷環境を提供する。ウレタンフォーム系被覆材は，乾燥した創傷には適用されない。

●アルギン酸カルシウム被覆材●

海草からつくられるアルギン酸カルシウム被覆材は，多量に滲出している創傷のためのもので，ときに滲出の少ない創傷に使用されることもある。アルギン酸カルシウム被覆材は，滲出物の量が多い創傷のための使用が第 1 である。創傷の滲出物がその被覆材と反応すると，ゲル状の基質が形成される。したがって，これらの被覆材は，創傷の滲出物を制御して，湿潤な治癒環境を形成する。アルギン酸カルシウム被覆材は，通常これらの条件を確保するために補助の被覆材が必要である。滲出物がごく少ない場合は，創傷部位の湿潤環境を保つためにアルギン酸カルシウム被覆材を生理食塩水で湿らせる。

●親水性繊維性被覆材●

Aquacel（ニュージャージー州 Princeton, Convatec 社）や Dynaflex（テキサス州 Arlington, Johnson & Johnson 社）のような合成包帯は，吸収性が高い。創傷の滲出物を多量に吸収して湿潤な治癒環境を形成し，創傷に隣接した組織が浸軟する危険性を低下させるという点で，アルギン酸カルシウム被覆材と類似している。乾燥した創傷には使用前に被覆材を生理食塩水で活性化しないかぎり，これらは使用できない。

●吸収性抗菌被覆材●

Iodosorb（テキサス州 Fort Worth，Healthpoint 社）は，抗菌性特性を持った吸収剤軟膏である。それは，治癒環境が湿潤である間は，吸収性が高くなるように設定されている。Cadexomer からできた親水性ビーズがグラムあたり約 6 mL の液体を吸収する。軟膏は，少量のヨード（0.9%）を含んでいる。創傷滲出物がゲルと反応するとヨードが放出され，創傷の細菌性負荷を低下させる。

●コラーゲン被覆材●

コラーゲンは，腱，骨，皮膚の構造上の基礎をなしている。身体中で最も多量に存在するタンパク質で，創傷治癒に不可欠な役割を果たす。コラーゲン被覆材の多くは，雄ウシの皮から開発されて，創傷治癒に効果的であった。コラーゲンはその重量の 40〜50 倍の液体を吸収することが可能で，滲出量が中等度から高度の創傷に使用される。創傷に使用される場合，連続使用で創傷治癒過程が加速される以外は，止血薬として作用する。

●ハイドロコロイド被覆材●

ハイドロコロイドは，創傷について閉塞性環境をつくるために，非浸透性のカバーフィルムと結合させたゲル形成ポリマー素材からできている。この被覆材は，少量から中等度に滲出している創傷に使用される。コロイド材は滲出液と反応してゲル状の基質を形成するが，吸収能は非常に低い。閉鎖性環境の利点としては，湿潤な治癒環境の形成，**自己溶解デブリドマン**の促進と，**血管新生**として知られている新しい毛細管の形成がある。

●ハイドロゲル被覆材●

ハイドロゲルは，不定形のゲルのかたちをとるか，シート状を呈している。それは，創傷部位の湿潤環境を保つことを目的とする。ハイドロゲルは吸収能を持たず，中等度から高度に滲出した創傷には避けるべきである。それらは**痂皮**のある創傷にも適用される。ハイドロゲルは切開された後の痂皮に適用されて，包帯交換時の痂皮の除去に有用である。大部分のハイドロゲル被覆材は，補助的な被覆材でしっかり固定する必要がある。

●半透性フィルム被覆材●

透明なフィルムは，主として補助的な被覆材として，または他の被覆材と併用するために考案された。それらは典型的には癒着性で，水蒸気透過性 moisture permeability vapor rate（MPVR）が高い。MPVR は被覆材の通気性を示すものである。この被覆材の特徴は，耐水性はあるが，被覆材を通して重要な気体の移動と交換が可能なことである。この被覆材は外からの水分が創傷に触れないようブロックするが，水分に対して吸収能は持たない。

▼ 無感覚の創傷についての考察

神経障害性（糖尿病性）創傷の場合，潰瘍または病変は，通常足に多く，特に足底面に生じる。創傷の足底での位置は防御感覚の消失と関係している。それは，糖尿病のある患者が体験する末梢神経障害に特徴的である。足底創傷の治療は，前述した創傷管理技術が含まれていなければならない。足にかかる負荷を減少させるために，厳密な床上安静（理想的であるが，外来患者については実際的でない）あるいは歩行器や松葉杖を使った非荷重 non-weight-bearing（NWB）歩行を行わなければならない。部分的荷重 partial weight-bearing（PWB）歩行は，理想的ではないが，一部の患者にはより現実的である。患者は PWB で創傷を保護することで，日常生活活動をより機能的に行うことができる。

中足部と前足部の神経障害性潰瘍のために最も効果的な技術は，**総接触歩行ギプス包帯**（図 18-23）である。後足潰瘍のために，後方の歩行スプリント（総接触歩行ギプス包帯を改良）が最も有効である。ギプス

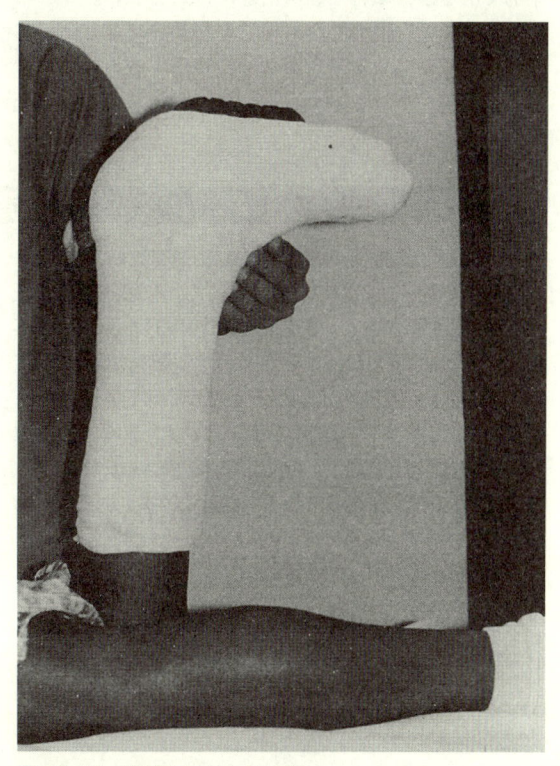

図 18-23　総接触歩行ギプス包帯

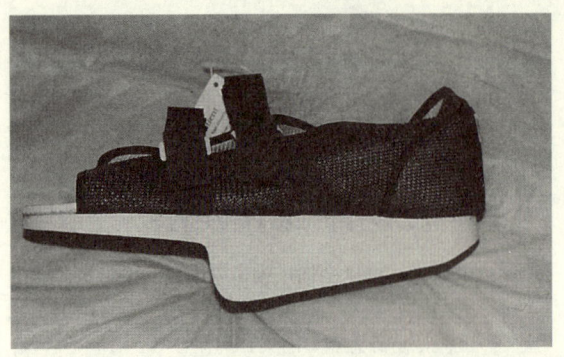

図 18-24　Orthowedge™治療靴（Alimed, Inc., Dedham, MA による）

包帯とスプリントのあまり効果的でない代替として，Orthowedge（マサチューセッツ州 Dedham，Alimed 社）（図 18-24）のような特注あるいは専用の履き物がある。これは特に補助装置として使用すると，そのユニークな設計によって前足部にかかる重量を減少させることができる。

▼ デブリドマン

デブリドマンには，非選択的と選択的という 2 つの基本的なカテゴリーがある。非選択的なデブリドマンは，創傷中に観察されるすべての組織に行われる。非選択的な技術は，血行のない組織を取り去るうえで効果的であるが，繊細な組織治癒には適さない。これら 2 つの技術は，根治的な外科的デブリドマンと同様に水治療，乾燥した包帯を湿らせて使用する治療法を含む。選択的なデブリドマンは，2 つのうちでは，壊死組織を事実上除去する間，これらの技術で組織治癒を保護するので，より保存的である。選択的なデブリドマンは外科的で，自己溶解デブリドマン，酵素性デブリドマンを含む。**外科的デブリドマン**は，壊死組織を取り除くために，メス，ハサミ，またはピンセットを使用する。自己溶解デブリドマンには，合成包帯が必要である。それは湿潤な治癒環境を提供し，患者自身の身体が創傷を浄化する。酵素によるデブリドマンは，酵素を含んだ軟膏を創傷の局所に塗ってデブリドマンを促進する方法である。酵素性デブリドマンは，医師の処方が必要である。

まとめ

末梢血管疾患は，さまざまな臨床像を呈する一般的な病理学的経過である。よくみられる末梢血管疾患の概要を，推奨される評価手順，介入方法とともに示した。患者の血管の持続状態の徹底的な検査によって，診断，予後，目標とした帰結を実現するための治療計画を理学療法士が確立することが可能になる。

創傷治療における理学療法士の役割は，近年劇的に拡大した。正常な組織の再建と慢性状態についての知識，選択された方法の実施，適切な創傷被覆材の適用，デブリドマン技術によって，安全で効果的な創傷管理を診断の異なる患者に提供することが可能となった。患者の機能と QOL の向上を達成すべく治療のアルゴリズムを開発するために，一般的なガイドラインを示した。

復習問題

1. 動脈系と静脈系の解剖学的な相違を述べよ。
2. 患者は，主に下肢の疼痛を訴え，糖尿病と高血圧の既往歴がある。血管の血行障害あるいは動脈不全を除外するには，どのような質問をするか？
3. 患者は，右下肢の浮腫をともなう静脈不全を呈する。検査において，四肢にポジティブカフ検査で触れたところ，非常に温かい点に気づいた。検査を続け，IPC 治療を行うか？　あなたの答えの理論的根拠を述べよ。
4. 動脈不全のための 2 つの介入方法と，静脈不全のための 2 つの介入方法とを比較対照せよ。
5. 動脈不全の患者を検査する際，どのようなタイプの他覚的な情報が予想されるか？
6. 患者は，大きな下腿内側潰瘍で理学療法を受診し，すべての検査で静脈不全を示す。大きな創傷があり，約 80％が肉のように赤い肉芽組織，20％が黄色のかさぶた，中等度の排液を示す。この患者のための適切な治療介入を記載せよ。

第18章 末梢血管疾患と創傷管理

CS ケーススタディ

62歳の男性が，左下腿の創傷の評価および管理のために理学療法に照会された。患者は，糖尿病の既往歴はないが，軽度の高血圧症がある。彼は，1日に2箱のタバコを吸い，1週間に1～2杯のビールを飲む。ガーゼ包帯および成長因子によるこれまでの管理は失敗に終わった。患者は，傷はおよそ3ヵ月前にベッドの支柱に下肢をぶつけたことによるといっている。その創傷は最初の傷から次第に悪化してきた。夜，眠る間に足の痛みを感じる。800mも歩くと足が痙攣してくる。患者は，正常な行動を制限している左下肢の前脛部にある大きく痛そうな創傷をみせた。傷のおよそ25％は肉芽組織で，排液はほとんどない。創傷の大部分はかさぶたで覆われ，わずかに痂皮形成がある。患肢を触ってみると冷たく，脈は触れない。左下肢のABI検査では115/160，>0.72であった。また，中程度の浮腫と発赤が認められ，静脈の充満時間は延長していた。

指導問題

1. この患者における増悪因子は何か？
2. 検査から得られる重要な症状は何か？
3. 動脈不全あるいは静脈不全の所見と関連した症状は何か？
4. この患者にとって適切な介入は何か？
5. この創傷にはどのような被覆材が適切であるか？その根拠も示せ。
6. この患者に必要な理学療法介入の帰結を確認せよ。
7. この患者の治療の目標を確認せよ。
8. この患者のケアプランを確立せよ。

用語解説

先端チアノーゼ acrocyanosis：血管運動障害による四肢末端のチアノーゼ。緊張性昏迷あるいはヒステリーで現れる。

無発生 agenesis：1つの器官あるいは器官の一部が発生しないか，成長しないこと。

吻合の anastomotic：2つの血管の間で自然の交通が存在していること。

血管新生 angiogenesis：新しい血管の形成。

足関節上腕血圧比 ankle-brachial index（ABI）：血管系を評価するために設定された検査。下肢の血圧を上肢の血圧で割った値，あるいは計算された比率。局所的な血圧を評価して血圧と血流の状態の相違を明らかにする。

無形成 aplasia：器官の欠損，あるいは組織が正常に発生しないもの。

細動脈 arteriole：動脈系の細小単位。

動脈硬化症 arteriosclerosis：動脈壁が硬化している状態。硬化しているのは内膜と中膜である。

動静脈瘻 arteriovenous fistula：動脈系と静脈系とが異常に交通している状態。

アテローム性動脈硬化症 atherosclerosis：血管壁内に黄色のプラーク（アテローム）を生じる動脈硬化症。プラークは脂質と血液由来物質で構成されている。

自己溶解デブリドマン autolytic debridement：湿潤な治癒環境をつくるために合成包帯を用いること。患者自身の身体が創傷を浄化する。

分岐点 bifurcation：血管が分枝あるいは分岐する部位。

雑音 bruit：血管の聴診時に聴取される血液の乱流によって生じる異常音。

毛細血管 capillary：細動脈と細静脈を結んでいる細い血管。

複合的充血除去療法 combined physical decongestive therapy（CPDT）：特殊なマッサージ，包帯，および運動によって，リンパ管側副路を開き，患肢から余剰な組織液を適切に排出できるようにする治療。

チアノーゼ cyanosis：血液中のヘモグロビン濃度の減少によって皮膚の色がわずかに青みがかった，あるいは紫色に変色した状態。

デブリドマン debridement：創傷から壊死組織や汚染組織を除去すること。

動脈内膜切除術 endarterectomy：肥厚したアテローム性動脈内壁の切除。

酵素性デブリドマン enzymatic debridement：酵素を含んだ軟膏を直接創傷に塗って汚染組織を除去する。

肢端紅痛症 erythromelalgia：両側性血管拡張が四肢末端，特に足に多く起こり，灼熱感と発赤，拍動感，皮膚温の上昇がみられる。

痂皮 eschar：黒味がかった厚いかさぶたあるいは創傷全体を覆う膜。

フィブリン fibrin：フィブリノゲンにトロンビンが作用して形成される白黄色のタンパク質。

線維芽細胞 fibroblast：結合組織を構成する細胞。

瘻（孔）fistura：2つの部分を結合している異常な導管。
壊疽 gangrene：血液供給の途絶，喪失による組織の死あるいは壊死。
肉芽組織 granulation tissue：新たに形成された血管網にコラーゲン，ヒアルロン酸，フィブロネクチンの基質でできた組織。
ヘモジデリン hemosiderin：赤血球が溶解したときにヘモグロビンからできる顆粒。
硬化 indurated：軟組織が極度に硬くなった状態。
感染 infection：定量的培養によって1gあたり10^5以上の細菌が存在する状態。
間欠跛行 intermittent claudication：歩行時の突然の跛行と激痛。腓腹筋の虚血によって起こる。安静後に再び歩行できるが，同等距離で激痛が起こり歩行できなくなる。
虚血 ischemia：体の一部分への血液供給が制限された状態。一般に局所的で一時的である。
結紮 ligation：患部の血管を外科的に縛ること。
硬化性脂肪織炎 lipodermatosclerosis：しばしば静脈不全を有する患者の下肢に発生する脂肪織炎である。特徴としては，皮膚の硬化，色素沈着，痛みをともなう。
リンパ浮腫 lymphedema：リンパ系の産生量は正常であるが，特定の部位でのリンパ液の輸送容量が減少した状態。
浸軟 maceration：塊（皮膚）を液に浸すことによって軟らかくする過程。
斑点 macule：皮膚の小さな変色した斑点。隆起も陥凹もしていない。
Milroy病 Milroy's disease：先天性常染色体優勢リンパ水腫。
蒼白 pallor：皮膚にみられる脱色した様。
丘疹 papule：皮膚にできた紅く小さな隆起。
線量計 radiometer：赤外線を計測する温度測定器。
Raynaud現象 Raynaud's phenomenon：寒冷にさらされたり，感情的障害によって発現する現象で，四肢末端の皮膚に蒼白をきたし，次いで回復すると逆に発赤が起こる現象。

発赤 rubor：炎症によって生じる皮膚の赤味。
強皮症 scleroderma：皮膚や内臓に硬化を起こす原因不明の慢性病。
硬化療法 sclerotherapy：四肢の硬化した静脈や外痔静脈の静脈瘤に硬化液を注入する治療。
外科的デブリドマン sharp debridement：メスやハサミを用いて壊死組織を切除する方法。
かさぶた slough：傷から脱落した組織，フィブリンや膿。
Stemmer徴候 Stemmer's sign：第2趾の基部で皮膚の皺をつまむことが不可能なこと。リンパ浮腫の確証。
うっ滞性皮膚炎 stasis dermatitis：うっ血によって生じる皮膚の炎症。
サーミスタ thermistor：皮膚の接触温を測定する計器。
総接触歩行ギプス包帯 total contact walking cast：歩行中に足底にかかる圧力を減らすために，正しく適合させて作製した爪先を閉鎖したギプス包帯。これによって足の潰瘍に圧力がかかるのを防ぐ。
栄養変化 trophic changes：動脈性の栄養障害による皮膚と指の変化。
弁形成術 valvuloplasty：弁を形成して修復すること，特に心臓の弁で行う。
代用血管 vascular prosthesis：1つのユニットによって行われていた機能を代行するために，人工の装置を血管系に置換する。心臓の人工弁はその一例である。
静脈の逆流 venous reflux：弁の閉鎖不全がある静脈での血液の逆流。
細静脈 venule：最も細い静脈。
小水疱 vesicle：皮膚にできた水疱。
容積測定器 volumetrics：定量的に浮腫を測定するための専門のコンテナから置き換えられた水の量を決定するために目盛りのついたシリンダを使用するシステム。
創傷収縮 wound contraction：創傷周囲の皮膚全層が中心に向かって移動することによって創傷の大きさが減少する過程。

付録 A

足部ケアの指導

- 毎日足を洗う。
- 風呂上がりに指の間を乾かす。
- 清潔な靴下を履く。
- 浴槽の温度は心地良いかどうかを他の身体の部位で試す。あるいは温度計を利用し29.4〜32.2℃に設定する。
- 可能なかぎり毎日，鏡を使い足に異常がないかを点検する（切り傷，亀裂，発赤，腫脹，しみ，あざ）。
- すぐに足の異常を記録する。

- 糖尿病があれば医師の治療に従う。
- 足に合った靴を履く。
- 裸足では歩かない。
- 足を組んで座ってはならない。
- 伸縮性のあるストッキングは履かない。
- 伸縮性のあるガーターは着けない。
- 喫煙しない。
- 寒さに身体をさらさない。
- 湯たんぽや電気座布団は使わない。
- 日焼けしない。
- 指示なしに胼胝に薬を貼ったり，切除しない。
- すり切れた靴は履かない。
- すり切れた靴下は履かない。
- 足の爪の側部でつつかない。

付録 B

患者教育：皮膚のケアと履き物の指導

皮膚のケア
1. 毎日，微温湯で刺激の少ない石鹸を使い丁寧に洗う。
2. 特に指の間を徹底的に乾かす。
3. 乾燥肌を軟らかくするためにラノリン軟膏かワセリンを使用する。指の間には軟膏は使用しない。
4. 指の間にパウダーを使う。
5. 指の間の通気をよくするために，指の間に子羊の毛の束を使用する。子羊の毛は毎日取り換える（コットンまたはコットン玉は，繊維が皮膚を刺激するため使用しない）。

点検
1. 毎日，足を点検する。
2. 切り傷，亀裂，発赤，腫脹，しみ，あざ，痛み，排膿（靴が合わない徴候かもしれない）。
3. 治らない潰瘍については医師に尋ねる。

4. 水疱や潰瘍，びらんを生じる原因となる石，びょう，釘などが靴についていないか毎日調べる。

靴底を保つ
1. 胼胝の治療に軽石を使用する。尖っていないもの，あるいは家庭薬を使用すべきである。市販の治療薬は皮膚細胞を傷つける酸を含んでいる。
2. 清潔で伸縮性のないコットン製靴下を履き，毎日取り換える。
3. 裸足はやめる。
4. 楽な革靴を履く。休息と乾燥を交互にするために靴は毎日変える。
5. 足が冷たい場合は，ベッドのなかでも温かいコットン製の伸縮性のない靴下を履く。湯たんぽや電気座布団は使わない。
6. 足指の爪の先端は横にまっすぐに切る。角を切ってはならない。鋭い縁には爪やすりや爪磨きを使う。
7. 靴は徐々に履きならす。靴は，足が最も大きくなる午後に買う。

付録 C

データ収集の形式

患者氏名：_____ I. D._____

入院日：_____ 年齢：_____ 性別：( )M　　( )F

職業：_____ 問題点：_____

最初に問題が起こったのはいつですか？_____
　　　突発的に起こったのか　　（　）
　　　事故により起こったのか　（　）

その問題は良くなっている（　）悪くなっている（　）変化なし（　）

医療/社会的既往

	本人	家族
糖尿病	（　）	（　）_____
末梢血管疾患	（　）	（　）_____
高血圧	（　）	（　）_____
心不全	（　）	（　）_____
その他	（　）	（　）_____

薬物治療＿＿＿＿＿＿＿＿＿＿＿＿＿＿＿＿＿＿＿＿＿＿＿＿＿＿＿
アレルギー＿＿＿＿＿＿＿＿＿＿＿＿＿＿＿＿＿＿＿＿＿＿＿＿＿
タバコを吸っていますか？　　　　　（　）はい　　　　　（　）いいえ
主訴：
現在，痛みがありますか？　（　）はい　（　）いいえ　知覚異常（　）　知覚脱失（　）
痛みのタイプは？　　　（　）鋭い/激しい　　　　　（　）鈍い
　　　　　　　　　　　（　）持続的　　　　　　　　（　）間欠的
痛みは姿勢によって変化しますか？＿＿＿＿＿＿＿＿＿＿＿＿＿＿＿＿＿＿＿＿＿＿
＿＿＿＿＿＿＿＿＿＿＿＿＿＿＿＿＿＿＿＿＿＿＿＿＿＿＿＿＿＿＿＿＿＿＿＿＿＿＿
指導を受けましたか？　（　）はい　（　）いいえ
　　　その結果は？＿＿＿＿＿＿＿＿＿＿＿＿＿＿＿＿＿＿＿＿＿＿＿＿＿＿＿＿
X線写真を撮りましたか？　（　）はい　（　）いいえ
　　　その結果は？＿＿＿＿＿＿＿＿＿＿＿＿＿＿＿＿＿＿＿＿＿＿＿＿＿＿＿＿
特別な検査を受けましたか？　（　）はい　（　）いいえ
　　　その結果は？＿＿＿＿＿＿＿＿＿＿＿＿＿＿＿＿＿＿＿＿＿＿＿＿＿＿＿＿
客観的情報：
傷の状態　　　　　　段階　　　　　　　色/組織　　　　　　　　浸出液
1）　　　　　　　Ⅰ-発赤，無傷　　　R-赤-肉芽組織　　　　O-なし
　　　　　　　　Ⅱ-部分的肥厚　　　Y-黄-壊死組織　　　　S-漿液性
　　　　　　　　Ⅲ-全体肥厚　　　　B-黒-痂皮　　　　　　SA-漿液血液性
　　　　　　　　Ⅳ-血管/骨　　　　　M-混合（限局）　　　　P-化膿性
状態：
Wnd#｜　期　｜　色/組織　｜　浸出液　｜　損なうこと　｜　程度

他の検査　　　　　　　　　　検査のポイント
体温：＿＿＿＿＿　　　　　　　（　）右（　）左＿＿＿＿＿＿＿＿＿＿＿＿＿＿
　　　＿＿＿＿＿　　　　　　　（　）右（　）左＿＿＿＿＿＿＿＿＿＿＿＿＿＿
周径：＿＿＿＿＿　　　　　　　（　）右（　）左＿＿＿＿＿＿＿＿＿＿＿＿＿＿
　　　＿＿＿＿＿　　　　　　　（　）右（　）左＿＿＿＿＿＿＿＿＿＿＿＿＿＿
容積：＿＿＿＿＿　　　　　　　（　）右（　）左＿＿＿＿＿＿＿＿＿＿＿＿＿＿
　　　＿＿＿＿＿　　　　　　　（　）右（　）左＿＿＿＿＿＿＿＿＿＿＿＿＿＿
脈拍：良好＝2＋　　　　　　　足背　（右）＿＿＿＿＿　（左）＿＿＿＿＿
　　　減弱＝1＋　　　　　　　後脛骨（右）＿＿＿＿＿　（左）＿＿＿＿＿
　　　欠滞＝0　　　　　　　　膝窩　（右）＿＿＿＿＿　（左）＿＿＿＿＿
　　　　　　　　　　　　　　　大腿　（右）＿＿＿＿＿　（左）＿＿＿＿＿
　　　　　　　　　　　　　　　他　＿＿＿＿（右）＿＿＿＿＿　（左）＿＿＿＿＿
血管雑音：　（　）はい　（　）いいえ＿＿＿＿＿＿＿＿＿＿＿＿＿＿＿＿＿＿＿
叩打検査：　　　　　右（　）陽性　（　）陰性
　　　　　　　　　　左（　）陽性　（　）陰性
トレンデレンブルグ試験：　右（　）陽性　（　）陰性
　　　　　　　　　　左（　）陽性　（　）陰性
カフ検査：　　　　　右（　）陽性　（　）陰性
　　　　　　　　　　左（　）陽性　（　）陰性
ドプラ指数：足背　　　　右＿＿＿＿　左＿＿＿＿
　　　　　　後脛骨　　　右＿＿＿＿　左＿＿＿＿

依存性の発赤：　　　　　右（　）陽性　　（　）陰性
　　　　　　　　　　　　左（　）陽性　　（　）陰性
静脈充満時間：　　　　　右（　）陽性　　（　）陰性
　　　　　　　　　　　　左（　）陽性　　（　）陰性
跛行時間：＿＿＿＿＿＿＿＿＿＿＿＿＿＿＿＿＿＿＿＿
Semmes-Weinstein モノフィラメント検査
　　　部位　　　　　　　評価
＿＿＿＿＿＿＿＿＿＿　＿＿＿＿＿＿＿＿　（　）正常（　）異常
＿＿＿＿＿＿＿＿＿＿　＿＿＿＿＿＿＿＿　（　）正常（　）異常
＿＿＿＿＿＿＿＿＿＿　＿＿＿＿＿＿＿＿　（　）正常（　）異常
＿＿＿＿＿＿＿＿＿＿　＿＿＿＿＿＿＿＿　（　）正常（　）異常
他の所見：

評価：

治療計画：

付録 D

創傷に用いる製品と製造元

分類	製品名(商標)	製造
アルギン酸カルシウム	Algiderm	Conva Tec
	Sorbsan	Bertek Pharmaceuticals
	Curasorb	Kendall
半透性ウレタンフォーム系	Allevyn	Smith & Nephew
	Curafoam	Kendall
	Flexzan	Bertek Pharmaceuticals
	Lyofoam	Conva Tec
ハイドロコロイド	Comfeel	Coloplast
	Curaderm	Kendall
	Cutinova Hydro	Beirsdorf
	DuoDerm	Conva Tec
	Restore	Hollister
	Replicare	Smith & Nephew
	Tegasorb	3M
ハイドロシート	Clear Site	New Dimensions in Medicine
	Curagel	Kendall
	Aquasorb	DeRoyal
	Second Skin	Spenco
	Flexderm	Bertek Pharmaceuticals

分類	製品名（商標）	製造
アモルファスゲル	Carusym	Carrington Lab
	Restore	Hollister
	Curasol	Healthpoint
	Panaflex	Sage
トランスパレントフィルム	Bioclusive	Johnson & Johnson
	Blister film	Sherwood Medical
	IV3000	3M
	Polyskin	Kendall

付録 E

被覆材決定図

中度から高度な浸出液がある創傷

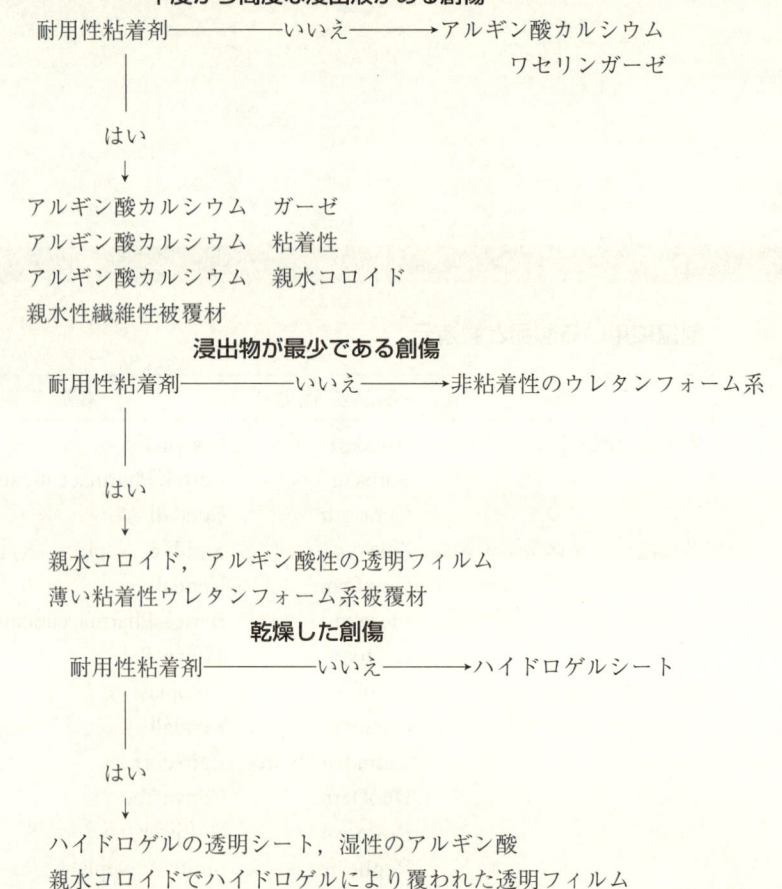

耐用性粘着剤 ──── いいえ ──→ アルギン酸カルシウム
　　　│　　　　　　　　　　　　　　ワセリンガーゼ
　　　│
　　はい
　　　↓

アルギン酸カルシウム　ガーゼ
アルギン酸カルシウム　粘着性
アルギン酸カルシウム　親水コロイド
親水性繊維性被覆材

浸出物が最少である創傷

耐用性粘着剤 ──── いいえ ──→ 非粘着性のウレタンフォーム系
　　　│
　　はい
　　　↓

親水コロイド，アルギン酸性の透明フィルム
薄い粘着性ウレタンフォーム系被覆材

乾燥した創傷

耐用性粘着剤 ──── いいえ ──→ ハイドロゲルシート
　　　│
　　はい
　　　↓

ハイドロゲルの透明シート，湿性のアルギン酸
親水コロイドでハイドロゲルにより覆われた透明フィルム

付録 F

ケーススタディの指導問題解答例

1. この患者における増悪因子は何か？

解答 患者は喫煙者で，有痛性の創傷の治癒力が低下している。しかし，機能的な総合レベルは軽快しつつある。

2. 検査から得られる重要な症状は何か？

解答
- 軽い安静時痛，間欠跛行。
- 左足は触れると冷たい。
- 脈は触れないが波動はある。
- 足関節上腕血圧比は減少（0.72）。
- 依存性の発赤と静脈充満時間の遅延。

3. 動脈不全あるいは静脈不全の所見と関連した症状は何か？

解答 動脈不全。

4. この患者にとって適切な介入は何か？

解答
- 血管リハビリテーションプログラム。
- 初めはバソトレインやアートアシストを活用する。

5. この創傷にはどのような被覆材が適切であるか？ その根拠も示せ。

解答 湿性の治癒環境を維持した被覆材。これらは自己溶解や肉芽の形成を促す。

6. この患者に必要な理学療法介入の成果を確認せよ。

解答
- 患者教育（疾患の経過の説明，家庭での運動や歩行練習のプログラム）。
- 肉芽の改善は6週間で100％にまで至る。
- 創傷の完治は3ヵ月を目途とする。
- 歩行距離を1/3まで増加させる。

7. この患者の治療の目標を確認せよ。

解答
- 適切な被覆材の使用により創傷の痛みを軽減させる。
- 肉芽を2週間で50％まで増加させる。
- 歩行距離を3週間で25％まで増加させる。
- 湿性の治癒環境を維持する。

8. この患者のケアプランを確立せよ。

解答 患者は創傷治癒を促す適切な方法を週に3～5回行う。創傷管理においては密閉被覆材を使用する。また，可動性改善のために血管リハビリテーションプログラムを設定する。

文献

1. Spence, A: Basic Human Anatomy, ed 3. Benjamin/Cummings Publishing, Menlo Park, CA, 1990.
2. Guyton, A, and Hall, JE: Human Physiology and Mechanisms of Disease, ed 6. Saunders, Philadelphia, 1997.
3. Hole, JW (ed): Human Anatomy and Physiology, ed 4. William C. Brown Publishers, Dubuque, Iowa, 1987.
4. Ikomi, F, and Schnid-Schonbein, GW: Lymph transport in the skin. Clin Dermatol 13:419, 1995.
5. Hannson, C: Optimal treatment of venous ulcers in elderly patients. Drugs Aging 5:324, 1994.
6. Cranley, JJ: Vascular Surgery, vol 1: Peripheral Arterial Disease. Harper & Row, Philadelphia, 1972.
7. Fairbain, JF, et al: Acute Arterial Occlusion of the Extremities. In Juergans, JL, et al (eds): Peripheral Vascular Disease. Saunders, Philadelphia, 1980, p 381.
8. McCulloch, JM, et al: Wound Healing: Alternatives in Management, ed 2. FA Davis, Philadelphia, 1995.
9. Cooke, J: Endothelial function and peripheral vascular disease. In Spittell, JA (ed): Contemporary Issues in Peripheral Vascular Disease. Philadelphia, FA Davis, 1992, p 1.
10. deWolfe, VG: Chronic Occlusive Arterial Disease of the Lower Extremity. In Spittell, JA (ed): Clinical Vascular Disease. FA Davis, Philadelphia, 1983, p 15.
11. Rockson, SG, and Cooke, J: Peripheral arterial insufficiency: Mechanisms, natural history, and therapeutic options. Adv Intern Med 43:255, 1998.
12. Correlli, F: Beurger's disease: Cigarette smoker disease may always be cured by medical therapy. J Cardiovasc Surg 14:28, 1973.
13. Hirai, M, and Shionoya, S: Intermittent claudication of the foot and Buerger's disease. Br J Surg 65:210, 1978.
14. Berkow, R, and Fletcher, AJ (eds): Merck Manual, ed 16. (Section 3, Number 12) Merck Research Laboratories, Rahway, NJ, 1992, p 583.
15. Cook, WW, et al: Venous thromboembolism and other venous disease in the Tecumseh community health study. Circulation 48:839, 1973.
16. Burton, C (1995): Practical Leg Ulcer Management. Excerpt from Symposium on Advanced Wound Care, San Diego, CA, 1995.
17. Hume, MH: Acute venous thrombosis. In Spittel, JA (ed): Clinical Vascular Disease. FA Davis, Philadelphia, 1983, p 121.
18. Marieb, E, and Mallatt, J: Blood vessels. In Spence, AP (ed); Human Anatomy. Benjamin/Cummings Publishing, Menlo Park, CA, 1992, p 309.
19. Browse, NL: Venous ulcerations. British Journal of Medicine 226:1920, 1983.
20. Gjores, JE: Symposium on venous leg ulcers: Opening comments of the symposium. Acta Chir Scand Suppl 544:7, 1988.
21. Browse, NL, and Burnand, KG: The cause of venous ulceration. Lancet 2:243, 1982.
22. Coleridge-Smith, PD, et al: Causes of venous ulceration: A new hypothesis. BMJ 296:1726, 1988.
23. Greenwood, JE, et al: The possible role of ischemia-reperfusion in the pathogenesis of chronic venous ulceration. Wounds 7:211, 1995.
24. Daroczy, J: Pathology of lymphedema. Clin Dermatol 13:433, 1995.
25. Kinmonth, JB, et al: Primary lymphedema: Clinical and lymphangiographic studies of a series of 107 patients in which lower limbs were affected. Br J Surg 45:1, 1957.
26. Kinmonth, JB, and Taylor, GW: Primary lymphedema: Classification and other studies based on oleo-lymphography and clinical features. J Cardiovasc Surg 15:8, 1969.
27. Browse, NL, and Stewart, G: Lymphedema: Pathophysiology and classification. J Cardiovasc Surg 26:91, 1985.
28. Harwood, CA, and Mortimer, PS: Causes and clinical manifestations of lymphatic failure. Clin Dermatol 13:459, 1995.
29. Smith, F, et al: Falsely elevated ankle pressures in severe leg ischemia. Surgery 172:130, 1996.
30. Blankenhorn, D, and Hodis, H: Arterial imaging and atherosclerosis reversal. Arterioscleroltic Thrombosis 14:177, 1994.
31. Vogt, M, et al: Lower extremity arterial disease and the aging process: A review. J Clin Epidemiol 45:529, 1992.
32. Cooke, J: Medical management of chronic arterial disease. In Cook, J, and Frohlicj, E (eds): Current Management of Hypertensive and Vascular Disease. Mosby, St. Louis, 1992, p 203.
33. Duprez, D, and Clement, D: Medical treatment of peripheral vascular disease: Good and bad. Eur Heart J 13:149, 1992.
34. Ernst, E, and Fialka, V: A review of the clinical effectiveness of exercise therapy for intermittent claudication. Arch Intern Med 113:135, 1990.

35. Williams, LR, et al: Vascular rehabilitation: Benefits of a structured exercise and risk modification program. J Vasc Surg 14:320, 1991.
36. McCulloch, JM, and Kemper, CC: Vacuum-compression therapy for the treatment of an ischemic ulcer. Phys Ther 73:165, 1993.
37. Christen, Y, et al: Effects of pneumatic compression on venous hemodynamics and fibrinolytic activity. Blood Coagul Fibrinolysis 8:185,1997.
38. Eze, AR, et al: Intermittent calf and foot compression increases lower extremity blood flow. Am J Surg 172:130, 1996.
39. Gaylarde, PM, et al: The effect of compression on venous stasis. Br J Dermatol 128:255, 1993.
40. Coleridge-Smith, et al: Sequential gradient pneumatic compression enhances venous ulcer healing: A randomized trial. Surgery 108:871, 1990.
41. McCulloch, J: Intermittent compression in the treatment of a chronic stasis ulceration. Phys Ther 61:1452, 1981.
42. Lippman, HI, and Briere, JP: Physical basis of external supports in chronic venous insufficiency. Arch Phys Med Rehabil 52:555, 1971.
43. Richmand, DM, et al: Sequential pneumatic compression for lymphedema. Arch Surg 120:1116, 1985.
44. Zelikovski, A, et al: Lympha-press: A new pneumatic device for the treatment of lymphedema of the limbs. Lymphology 13:68, 1980.
45. Casley-Smith, JR: The pathophysiology of lymphedema. In Heim, LR (ed): IXth International Congress of Lymphedema (Tel-Aviv, Israel). Immunology Research Foundation, Inc. Newburgh, NY, 1983, p 125.
46. Foldi, E, et al: Conservative treatment of lymphedema of the limbs. Angiology 36:171, 1985.
47. Foldi, M, and Casley-Smith, JR: Lymphangiology. Schattauer, New York, 1983.
48. Weissleder, H, et al: Therapy concepts. In Weissleder, H, and Schuchhardt, C (eds): Lymphedema: Diagnosis and Treatment, ed 2. Kagerer Kommunikation, Bonn, Germany, 1997, p 263.
49. Deuel, TF, et al: Chemotaxis of monocytes and neutrophils to platelet-derived growth factor. J Clin Invest 69:1064, 1982.
50. Knighton, DR, et al: Oxygen as an antibiotic: The effects of inspired oxygen on infection. Arch Surg 119:199, 1984.
51. Peacock, EE: Wound Repair, ed 3. Saunders, Philadelphia, 1984.
52. Krawczyk, WS: A pattern of epidermal cell migration during wound healing. J Cell Biol 49:247, 1971.
53. Ferguson, NH: Ultrasound in the treatment of surgical wounds. Physiotherapy 67:12, 1981.
54. Roch, C, and West, J: A controlled trial investigating the effects of ultrasound on venous ulcers referred from general practitioners. Physiotherapy 70:475, 1984.
55. McDiarmid, T, et al: Ultrasound in the treatment of pressure sores. Physiotherapy 71:66, 1985.
56. Brown, M, and Gogia, PP: Effects of high voltage stimulation on cutaneous wound healing in rabbits. Phys Ther 67:662, 1987.
57. Dunn, MG, et al: Wound healing using a collagen matrix: Effect of dc electrical stimulation. J Biomed Mater Res 22:191, 1988.
58. Bourguignon, GJ, and Bourguignon, LYW: Electrical stimulation of protein and DNA synthesis in human fibroblasts. FASEB J 1:398, 1987.
59. Licht, S: History of ultraviolet therapy. In Stillwell, GK (ed): Therapeutic Electricity and Ultraviolet Radiation, ed 3. Williams & Wilkins, Baltimore, 1983, p 1.
60. Scott, BO: Clinical uses of ultraviolet radiation. In Licht, E (ed): Therapeutic Radiation and Ultraviolet Radiation, ed 2. Waverly, Baltimore, 1967, p 335.
61. Scott, BO: Clinical uses of ultraviolet radiation. In Stillwell, GK (ed): Therapeutic Radiation and Ultraviolet Radiation, ed 3. Williams & Wilkins, Baltimore, 1983, p 228.
62. Michlovitz, SL: Biophysical principles of heating and superficial heat agents. In Michlovitz, SL (ed): Thermal Agents in Rehabilitation, ed 2. FA Davis, Philadelphia, 1990, p 88.
63. Doe, PT, et al: A new method of treating venous ulcers with topical radiant warming. Journal of Wound Care 4:87, 1997.
64. Argenta, LC, and Morykwas, MJ: Vacuum assisted closure: A new method for wound control and treatment: Clinical experience. Ann Plast Surg 38:563, 1997.

参考文献

Ellis, H: Varicose Veins: How They are Treated and What You Can Do to Help. Arco, New York, 1982.
Barker, WF: Peripheral Arterial Disease, ed 2. Saunders, Philadelphia, 1975.
Holling, HE: Peripheral Vascular Diseases: Diagnosis and Management. Lippincott, Philadelphia, 1972.
Kappert, A, and Winsor, T: Diagnosis of Peripheral Vascular Disease. FA Davis, Philadelphia, 1972.
Krasner, D (ed): Chronic Wound Care: A Clinical Source Book for Health Care Practitioner. Health Management Publication, King of Prussia, PA, 1990.
Spittell, JA: Contemporary issues in peripheral vascular disease. Cardiovasc Clin 22:3, 1992.
Spittell, JA (ed): Clinical Vascular Disease. FA Davis, Philadelphia, 1983.
Sussman, C, and Bates, BM (eds): Wound Care: A Collaborative Practice manual for Physical Therapists and Nurses. Aspen, Gaithersburg, MD, 1998.
Weissleder, H, and Schuchhardt, C (eds): Lymphedema: Diagnosis and Therapy, ed 2. Kagerer Kommunikation, Bonn, Germany, 1997.

19

下肢切断者の評価と治療

Bella J. May

概要

- 切断レベル
  外科手術の過程
  治療過程
- リハビリテーションの帰結
- 医療チーム
  メンバー
- 術後の治療
  リジドドレッシング
  セミリジドドレッシング
  ソフトドレッシング
- 検査
  関節可動域
  筋力
  断端
  幻肢
  他の情報
- 感情的順応
  心理的サポート
  加齢
- 介入
  断端ケア
  断端への包帯
  ポジショニング
  拘縮
  運動
  移動動作
  仮義足
- 患者教育
- 両側切断
- 義足非装着時の管理
  下腿レベル
  大腿レベル
  両側切断

学習目標

1. 切断術が必要となる主な病因を確認する。
2. 切断の外科手術を含む主な概念について説明する。
3. 術後管理の主な構成要素について説明する。
4. 下肢切断患者の検査項目を確認する。
5. 下肢切断術後患者の適切な肢位を示す。
6. 断端の適切な包帯法について説明し，実際に行う。
7. 切断患者の本義足装着に備えた運動プログラムを作成する。
8. 下肢切断による心理的衝撃について認識する。
9. ケーススタディの患者データを分析，解釈し，現実的な目標と帰結を想定し，治療計画を立てる。

月曜の朝，理学療法科に入ると，あなたはプリンターから出ている数枚の新しい処方箋に気づく。学校を卒業してから約1年が経過，時はとても速く過ぎ，多くのことを学んだ。さまざまな仕事をする機会があったので，あなたは地方の大きな病院に勤められていることを喜ばしく思っている。現在は，一般内科および外科の患者を担当し，なかには血管外科手術を受けた患者もいる。

あなたは新しい処方箋を手にとり，糖尿病とアテローム性動脈硬化症を呈した72歳の女性の処方箋に目を通す。数ヵ月前，彼女の右第一中足骨部の足底面にある潰瘍の治療を確認したので，彼女が糖尿病のコントロールに問題を抱えていることを知っていた。患者は，日曜の午後下腿切断をし，現在治療を受けている。あなたは少し悲しい。患者は未亡人で3人の成人した子どもと6人の孫がいるが，1人で住んでいる。彼女が自分の家の庭やそのほかの趣味（活動）についてどのように話していたかを思い出し，彼女の予後はリハビリテーション次第だろうと思う。

このたびの下肢切断の主な原因は，**末梢血管疾患 peripheral vascular disease（PVD）**によるもので，特に喫煙や糖尿病がかかわっている[1~3]。非侵襲性の診断，血管再生，創傷治療技術の進歩によって，循環障害による切断の全体発生数は減少してきた[4~6]。しかし，糖尿病を除いたPVDによる切断者は2~5％で，糖尿病を加えると6~25％になると報告されている[6~11]。手術時の死亡率は7~13％と報告されているが，これには一般に，心疾患や脳卒中など他の医学的問題が関与している[12~14]。

切断の2番目に多い原因は，通常交通事故や銃弾による外傷である。外傷性の切断者はたいてい若年の成人で，男性が多い[14,15]。画像診断技術，より効果的な化学療法，四肢の救済処置の改善により，骨肉腫による切断は減少した。骨肉腫は多くの場合，骨とともに除去されるが，四肢は骨移植や金属移植を用いて再生される。患肢を温存して再生された四肢は，しばしば義肢と同じくらい機能的である。また，5年生存率が1970年代の約20％から1980年代には60~70％に増加しているが，患肢温存は5年生存率に影響を与えないだろう[16~20]。切断の原因には関係なく，理学療法士はリハビリテーションプログラムにおいて重要な役割を持つ。適切な治療の早期始動は，リハビリテーションの最終レベルに影響する。

切断レベル

昔は，切断のレベルは膝上，膝下のような解剖学的判断によって特定されてきた。しかし，1974年にTask Force on Standardization of Prosthetic-Orthotic Terminologyが切断レベルを定義する国際分類システムを策定した。**表19-1**に，今日共通に使われている主な用語を記す。

外傷性の切断はさまざまなレベルで行われ，外科医は最もよい骨の長さを維持し，可能なすべての関節を救おうとする。機能的な断端をつくるためには，外科技術の多様性が必要である。ギロチン切断では皮弁の二次的縫合が優先され，変形を覆うために，ときに遊離組織皮弁（身体の他の部分から移植される）が使われる。循環障害による切断は一般に，足部，下腿，大腿レベルの一部分で行われる。多くの場合，血行の制限のため，サイムレベルでの効果的な断端の治癒は遅くなる。

片側下腿切断をした患者は，年齢に関係なく早期から機能的に義足を使用できる。両側下腿切断者の多くはうまく機能回復することがある。高齢の片側大腿切断者は義足を用いて自立することはより難しく，両側大腿切断をした患者のほとんどは，機能的な義足の使用者になることは困難である[21,22]。一般に，股離断，片側骨盤切断，ヘミコルポレクトミーは腫瘍か重症な外傷の場合に行われ，切断者のなかでは少数である。

あらかじめ患者をみる（治療）ことで，あなたは切断の外科手術や治療過程についての知識を再検討するだろう。彼女の切断が下腿レベルであったことにはほっとしているが，初期治療の見込みについては気がかりである。そして，外科的手術の効果や治療に影響する要因について考えることだろう。

表19-1 切断レベル

足趾部分切断	どの趾かにかかわらず1本以上の足趾の切除
足趾離断	中足基節関節での離断
部分的足部切除	第3，4，5中足骨と趾
中足骨切断	すべての中足骨の中間での切断
サイム	腓骨遠位端で踵皮弁をつけた足部離断，脛骨腓骨皮弁と内外果除去を含む
下腿長断端	脛骨長の50％以上
下腿中断短	脛骨長の20~50％
下腿短断端	脛骨長の20％以下
膝離断	膝関節での切断，大腿は無傷
大腿長断端	大腿の60％以上
大腿中断端	大腿の35~60％
大腿短断端	大腿長の35％以下
股離断	股関節での切断，骨盤は無傷
片側骨盤切除	骨盤の片側以下の切断
ヘミコルポレクトミー	L4~5以下の骨盤，両下肢の切断

外科手術の過程

どのような様式の外科手術を行うかは外科医の裁量に委ねられており，一般に切断時の四肢の状態によって決められる。外科医は一次的，二次的な創傷の治療を考慮して除去すべき四肢を切断し，最適な義足装着や機能性のために断端を形成しなければならない。切断のレベルの選択には，多数の要因が影響している。創傷が複雑でなければ，断端長の保存は重要である。外科手法は切断のレベルや原因によって異なる。ただ，外科手技のさまざまな様式について記すことは，本書の範囲外である。興味のある読者は外科手技に関する成書を参照されたい。ただし，理学療法士はいくつかの切断術の基本原理を理解しておく必要がある。

皮弁はできるだけ広範囲にし，瘢痕は柔軟で痛みがなく，癒着しないようにすべきである。ほとんどの大腿切断，血管の異常がない下腿切断では，前後に等長の皮弁が用いられ，瘢痕は骨の遠位端に位置する（図19-1，19-2）。後方の皮膚は前方の皮膚より血行がよいため，循環障害がある下腿切断には長い後方皮弁が使われる。この方法では，瘢痕は下腿の遠位端で前方に位置するため，瘢痕が骨に癒着しないよう管理しなければならない（図19-3A，B）。主要な筋の固定化は，機能維持を最大限考慮して行う。筋の固定化は，**筋膜縫合術，筋形成術，筋固定術，腱固定術**によってなされる。ほとんどの下腿切断，大腿切断では，筋が適切に固定され骨端上をすべらないようにするため，筋形成術（筋と筋の縫合）と筋膜縫合術が併用されている。施設によっては，筋固定術（筋を骨膜や骨に固定する）は特に下腿切断に用いられている。腱固定術（腱を骨に固定する）は，筋の固定化にはほとんど使われない。どの術式を用いた場合も，筋切断をしたレベルにかかわらず，ある程度の緊張を維持して筋固定することが望ましい。

切断された末梢神経は，断端で**神経腫**（神経末の集合）を形成する。神経腫は，疼痛を引き起こして義足の装着を妨げないように，軟部組織に十分に囲まれていなければならない。外科医は主要な神経を見分け，多少の緊張を持たせて牽引し，手際よく鋭利に切断し，

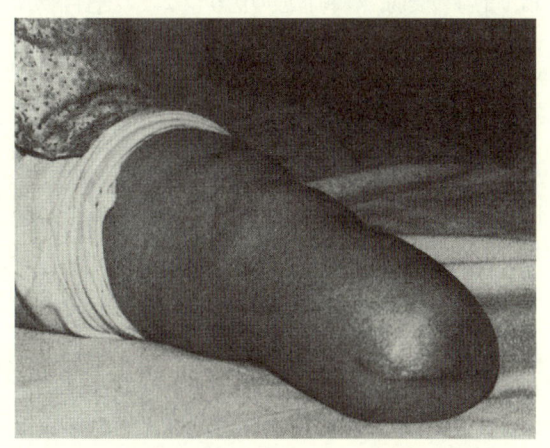

図 19-1　等長皮弁切開による下腿切断端

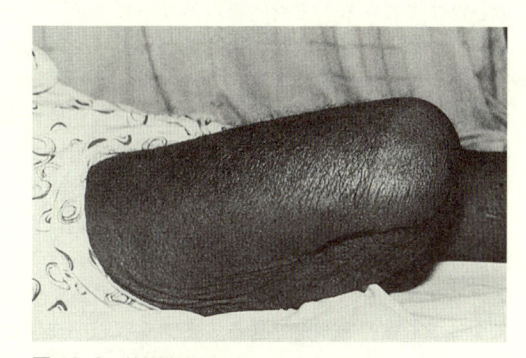

図 19-2　等長皮弁切開による大腿切断端

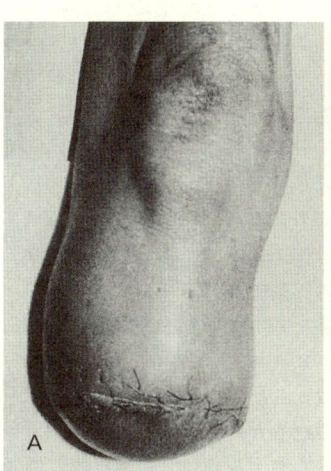

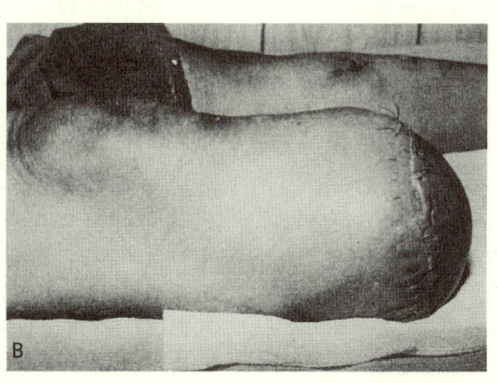

図 19-3　A，B：長い後方皮弁を用いた前方切開による下腿切断端

断端の軟部組織内に引っ込める。瘢痕組織や骨の近くにある神経腫は，一般に痛みを引き起こし，後の切除や修正が必要となる。

　止血は静脈や動脈の結紮によって行い，**焼灼法**は外科的処理で切断された小さな血管にのみ用いる。このとき，遠位組織，特に創傷治癒に合併症を起こさないように皮弁の血行を妨げない注意が重要である。

　骨は，断端末の過剰な組織がなく，切開部が強く伸張されずに創傷の縫合ができる長さで切断する。鋭利な骨端は滑らかに丸くし，下腿切断では，脛骨前方は骨端と義足ソケットとの摩擦を減らすために角をとるように**斜めに切断する**。骨が，生理学的に義足装着時の圧迫に備えられるように注意する。

　組織層は正常な生理学的緊張下に置き，切開部は一般に通常の縫合を行う。ドレーンチューブは，必要なときに挿入する。

　外傷性の切断では，外科医は成育可能な皮膚とともに，できるだけ骨を長く残そうとする。また，感染などの二次的合併症がない場合，組織が適切に治癒するよう，近位の関節を温存する。「不潔な」（異物を含む）可能性のある切断では，侵襲性の感染を防ぐために，5～9日間機能的肢位で近位の関節を固定し，切開部を開放したままにする。また，義足のリハビリテーションを行うために，外科医は**二次的縫合**によって断端を適切に形成することができる。

　血行障害による切断は，一般に組織の血行状態により判断される。外科医は，さまざまな手段を用いて生存可能な組織を評価することにより，切断レベルを決定する。四肢の血圧は，ドプラ収縮期血圧測定によって測定される。また，経皮的酸素測定や，ラジオアイソトープ，プレチスモグラフを用いた皮膚血流量の測定によっても血行を測定できる。ドプラ収縮期血圧測定は，切断時の生存可能レベルを予測するのにはかなり正確であると報告されているが，切断部の治癒を予測するのは正確ではなかった[23]。非侵襲性の評価技術の改善によって，切断レベルを決定するための**動脈造影**はあまり行われなくなった。

治療過程

　外科医の目標は，治療可能な範囲内で，できるだけ遠位で切断することである[24～26]。治療に影響を与える要因は数多くある。外因性あるいは内因性による術後の感染は最も注意が必要である。外傷により汚染された創傷，感染した足部の潰瘍，その他の要因を持つ患者は，よりリスクが大きい。調査により，喫煙は創傷治癒の大きな妨げになることが明らかにされている。ある研究では，喫煙者は非喫煙者より感染や再切断の割合が2.5％高くなると報告されている。四肢の血行再生の失敗は，下腿レベルでの治療に悪影響を与える[25～28]。創傷の治療に影響を与える他の要因は，血行障害，糖尿病，腎疾患，また心疾患のようなその他の生理学的障害の重症度である[28～30]。

リハビリテーションの帰結

　今回，患者にとって最も適切な帰結は何かと，あなたは自問自答する。あなたは切断以前のような彼女に戻ってもらいたいと思い，リハビリテーションプログラムの準備を始めた。ただ，彼女が退院するまでに2, 3日しかなく，できるだけ機能的な帰結を促す必要があると考えた。またあなたは，彼女の退院後，家庭で健康を維持できるよう紹介することが可能かどうか考えた。

　リハビリテーションの開始が早ければ早いほど，成功の可能性も高くなる。遅くなればなるほど，関節拘縮，全身の衰弱，精神状態の沈うつなどの合併症がより生じやすくなる。術後のプログラムは任意に，以下の2つの段階に分けられる。①外科手術と本義足の装着，もしくは患者に義足装着をしないという決定がなされるまでの間の時期である外科手術後の段階，そして②本義足の装着から始まる義足の段階である。総合的なリハビリテーションプログラムの目標は，患者が外科手術前の機能レベルを取り戻す援助をすることである。ある人には，活動的な余暇を過ごせる収入をもたらす仕事への復帰を意味するだろう。またある人には，家庭や地域社会での自立を意味するだろう。さらにある人にとっては，退職者センターやナーシングホームなど保護された環境下での生活を意味するかもしれない。長年続いている慢性疾患による切断の場合には，リハビリテーションの目標は外科手術直前より高いレベルの機能を得る援助をすることである[31]。外科手術後に行うリハビリテーションの主な帰結は，以下のとおりである。

1. できるだけ自立機能を高めるよう促進する。
2. 本義足のリハビリテーションに必要な身体的，感情的レベルの発達を導く。
3. 移動動作，自己管理の自立。
4. ベッド上での移動動作，基本的な移乗動作の自立。
5. 松葉杖や歩行器での移動動作をこなし，自立する。
6. 断端の良肢位，包帯方法，管理の知識を明確にする。

　切断の原因がPVDの場合には，一般的な帰結として，健側の適切な管理を教え，疾患の過程の十分な理解を得ることが追加されるだろう。

　外科手術後プログラムの主な帰結（短期目標）は通

常,以下のとおりである。
1. 術後の浮腫を防ぎ,断端の治癒を促進する。
2. 拘縮や他の合併症を防ぐ。
3. 切断した下肢の筋力を維持し,あるいは取り戻す。
4. 健側の筋力を維持,増強する。
5. 身体の一部喪失に対する調整を援助する。
6. 断端の基本的運動の知識を明確にする。
7. 健側の適切な管理方法を学ぶ。
8. 義足装着の実現可能性を決定する。

　リハビリテーションプログラムの成功は,個人の心理的・生理的状態,また断端の身体的特徴によってある程度決定される。断端が長ければ長いほど,切断のレベルに関係なく,義足歩行においてより良い結果が得られる可能性が高くなる。よく治療された,瘢痕癒着のない円柱状の四肢は,円錐形や外側または遠位に過剰な組織のある四肢より,義肢を装着しやすい。患者の生理学的年齢がリハビリテーションプログラムに影響を与えるように,健側の血行状態も影響を与える。糖尿病,心血管疾患,視覚障害,関節可動域の制限,筋力低下の存在は,機能の最終レベルに影響を与える。最終分析で,リハビリテーションプログラムに積極的に参加する協力的な患者には,リハビリテーションの目標への到達が必要である。患者が治療法に従わないようにみえる場合は,セラピストは患者に動機づけの必要性を理解させ,術後のプログラムと義足のリハビリテーションとの関係を患者が理解しているか確かめることが必要である。

医療チーム

　今日,切断の大多数は,義足のリハビリテーションについての知識の有無を問わず血管外科医によって行われている。外科医は断端が完全に治癒し,術後の浮腫が吸収されるまで待つので,切断医療もしくは理学療法への依頼は,かなり遅れる。しかし,そのような遅れは望ましいものではなく,機能の最終的なレベルを制限することになる。理想としては,医療チームは外科手術前,もしくは少なくとも術後すぐに参加すべきであるが,残念なことに多くの切断はそのための医療技術がともなわない,もしくはリハビリテーションプログラムを展開,管理できる十分に訓練されたチームがない病院で行われている。理学療法士が義足のリハビリテーション能力を持った唯一の職ということもあるだろう。血管外科医と理学療法士との緊密なコミュニケーションは,早期リハビリテーション依頼の可能性を増すことに役立つだろう。

メンバー

　医療チームは,患者の身体的,精神的,経済的ニーズに合うようにつくられた包括的なリハビリテーションプログラムを計画し,実行する。ほとんどの医療チームは,リハビリテーション機関,もしくは大学健康センターに属している。そのチームは一般的に,医師,理学療法士,作業療法士,義肢装具士,ソーシャルワーカーで構成されている。多くの場合,チームに貢献するその他の健康専門家には,看護師,職業カウンセラー,栄養士,心理学者,可能なら行政のコーディネーターがいる。**表 19-2** に,主なチームメンバーの役割を概説する。医療チームは担当する患者の数によって,毎月,1カ月おき,もしくは毎週会合をもつ。患者を定期的に診察し,またチームメンバー全員からのデータを駆使して決定事項をまとめる。実際の医療開始前に理学療法士,作業療法士によって行われるスクリーニングは,それぞれ患者の慎重な評価を可能にし,また医療の役割をより有効性のあるものにする[32]。切断部門がない施設では,患者,医師,理学療法士,後に追加される義肢装具士との緊密なコミュニケーションは,治療についての意思決定を最善のレベルとするのに重要である。

術後の治療

　患者を診察する前にカルテを読み,あなたは外科医

表 19-2　切断医療チームの機能

医師	医療チーフ,チームの意思決定者,患者の身体状態の監督,装具を指示する
理学療法士	手術後と義足装着期間を通して患者を評価治療する。患者に対する義足部品の適合可否判定。診療コーディネーター
義肢装具士	義足の製作と修正,義足部品の推薦。新しい義足発展のためのデータを共有する
作業療法士	上肢切断者の評価治療を行う。部品を推薦する
ソーシャルワーカー	財政面のカウンセリングと調整。第三者支払人との連絡係,社会・財政的問題を処理し家族を助ける
栄養士	糖尿病患者または治療食や栄養指導を必要としている人のためのコンサルタント
職業カウンセラー	患者の能力を評価して,教育と訓練を提供し,職場配置を援助する

が切断術後にリジドドレッシングではなく，弾性包帯で覆うソフトドレッシングを適用したのだと気づく。あなたは浮腫の制御について心配になった。カルテを再度みると，外科手術はうまくいったこと，患者は発熱もなく，バイタルサインは正常範囲内であること，糖が出ていないこと，適切に排尿，排便をしていることが読み取れる。切開部は清潔で，ドレーンは翌朝除去される。看護師は前日，彼女を2回離床させた。あなたはまた，彼女が糖尿病，高血圧，必要な場合には疼痛に対する投薬を受けていることを知っていたので，薬についても確かめた。彼女は約1時間前，鎮痛薬を飲んでいた。

外科医は，①術直後の義足装着もしくは**リジドドレッシング**，②セミリジドドレッシング，③ソフトドレッシングなど，術後の治療についていくつかの選択肢を持っている。断端の過剰な浮腫は治療を妨げ，痛みを引き起こすので，浮腫の制御にはなんらかの方法を用いることが重要である。

リジドドレッシング

1960年代初期，米国の整形外科医は，ヨーロッパで開発された技術である，本義足の構造と同様につくられた焼石膏性のソケット装着の実験を始めた。ドレッシングの遠位端に取り付けられる付属品には，外科手術後2，3日もしくは1週間以内に荷重制限歩行を許可されたときの足部やパイロンがある（**術直後義足装着**）[33～35]。リジドドレッシングの術直後使用はきわめてさまざまで，国内でも地域によっては他の方法より普及している。一般に，整形外科医は血管外科医よりこの方法を使う。この方法の利点は以下のとおりである。
1. 断端の術後浮腫の発生を防ぎ，それにともなって術後の痛みを減らし，創傷の治癒を促す。
2. パイロンや足部という付属品を取り付けることにより，早期の歩行が可能になる。
3. 断端の成熟に必要な時間の短縮により，早期の本義足装着が可能になる。
4. 個々の断端に合わせて設計される。

主な欠点は以下のとおりである。
1. しばしば義肢装具士や，ときには理学療法士など，義足の原理に精通している人による慎重な適用が必要になる。
2. 治療の各段階において，綿密な管理が求められる。
3. 日々の創傷部の検査やギプスの取り替えができない。

セミリジドドレッシング

セミリジドドレッシングには，文献で報告され，施設によって使用，不使用が異なる多くの方法がある。セミリジドドレッシングはすべて，弾性包帯より浮腫の制御にはよいが，それぞれはその使用を制限されるという欠点がある。酸化亜鉛，ゼラチン，グリセリン，カラミンといった化合物を滲透させたガーゼを使用する**Unnaペーストによるドレッシング**は，手術室で行われる。その主な欠点は，簡単にとれ，焼石膏製のドレッシングほど丈夫ではないことである。Little[36～39]は，最初にエアスプリント（**図19-4**）を使用することは早期歩行を補助するだけでなく，術後の浮腫も制御すると報告した。エアスプリントは，堅さが望ましい状態になるよう空気を送り出す二重の袋である。これにはジッパーがついていて，外科手術で適切な処置をされた肢全体を包む。目視で創傷管理ができるうえ，一定の圧力により断端の形に合わせる必要がない。プラスチックの内部は，高温で湿っており，いつも清潔さが要求される。環境コントロール法 Controlled Environment Treatment（CET）はイギリスの Biomechanical Research and Development Unit（BRADU）で開発され，米国のいくつかの施設で使われている[38,39]。CETはその内部の空気圧，温度，湿度，殺菌を制御する装置と断端を包むポリビニールの透明なバッグよりなる。バッグが柔軟性を有するためベッドサイドでの立位だけでなく，挿入された断端の自動運動も行うことができる。しかし，ホースや装置がベッド周りでの移動動作や歩行を制限する。

ソフトドレッシング

ソフトドレッシングは，術後の断端管理として最も古くから行われている方法である。現在，ソフトドレッシングには2つの方法がある。すなわち，弾性包帯と**弾性断端袋**である。主な利点は次のとおりである。
1. 比較的，安価である。
2. 軽量で，すぐ入手できる。
3. 洗濯できる。

主な欠点は次のとおりである。
1. 比較的，浮腫の制御がしにくい。
2. 弾性包帯の適用には技術が必要である。
3. 弾性包帯は頻繁な巻き直しが必要である。
4. ずれたり，断端を圧迫してしまうことがある。
5. 断端が著しく縮小した場合，新しく購入しなければならない。
6. 抜糸がすみ，初期の治療が始まるまで使用することができない。

▼ 弾性包帯

適切な圧迫が得られるよう注意しなければならない

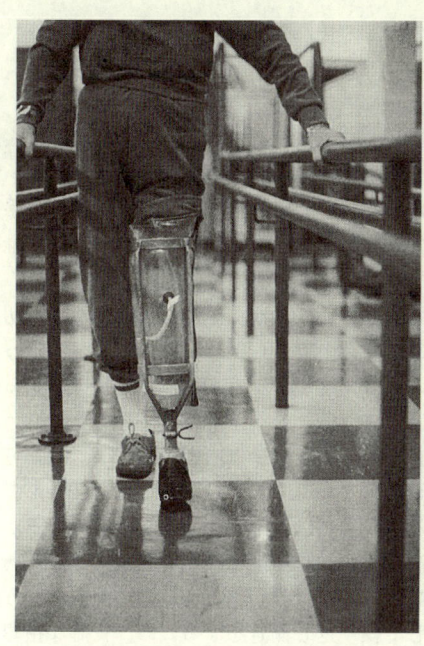

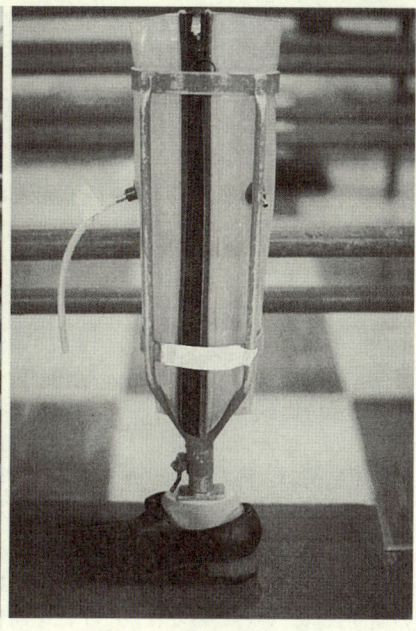

第 19 章　下肢切断者の評価と治療

図 19-4　エアスプリント

場合，弾性包帯が使用される．ドレッシングはガーゼパッド，圧迫ラップの形に従い，切開部に適用する．ソフトドレッシングは局所感染がある場合に指示されるが，多くの場合は断端管理の選択肢とされない．創傷管理がもはや必要なくなった後，患者やその家族はできるだけ早く弾性包帯の適用法を習得すべきである．高齢の大腿切断患者の多くは，効果的に断端包装をするためのバランス能力や協調性は必要としない．

　外科医によっては，切開部が治癒し，抜糸がすむまで弾性包帯の使用を遅らせる傾向にある．どのような圧迫包帯もなく，断端をそのままにしておくことはかなり不快で，また皮膚や軟部組織にある多くの血管の循環を妨げる術後の浮腫を間違いなく生じさせてしまうことになる．したがって，一時的に治療が妨げられてしまう．リジドドレッシングのどの方法も使われていない場合は，セラピストは早期包帯の利点について話し合うべきである．

　弾性包帯の主な欠点の 1 つは，頻回な再包帯が必要だということである．寝具と断端との摩擦，近位関節の屈伸動作，一般的な身体動作は，ずれを引き起こし，圧迫力を変えることになる．巻き終わった包帯部をストッキングで覆うと，皺を減らすことに役立つ．しかし，合併症を防ぐ唯一の効果的な方法は，慎重に何回も包帯することである．理学療法士やその助手だけでなく，看護師や家族，患者は断端の頻繁な検査と再包帯に責任を持つ必要がある．断端包帯については後述する．

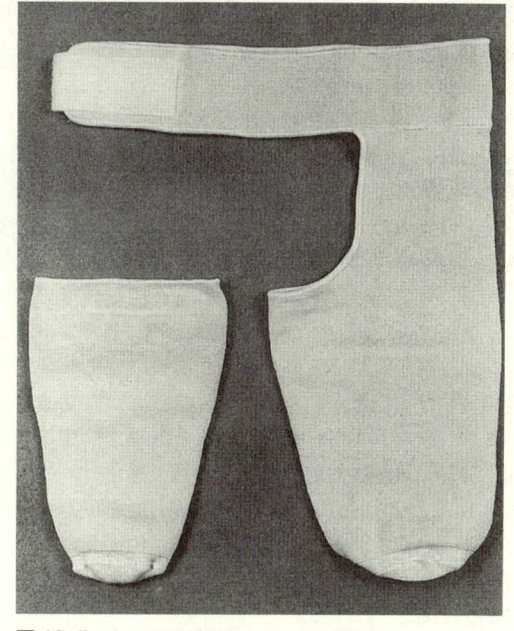

図 19-5　左：下腿断端袋，右：大腿断端袋

▼ 断端袋

　断端袋は頑丈なコットンで強化されたゴム性の靴下のような衣類で，円錐形をしており，さまざまなサイズがある（図 19-5）．断端袋はサイズが変化するので，断端がガーゼで覆われている間は，断端袋を購入することは不経済である．弾性包帯や断端袋については後述する．

検査

あなたは患者の部屋に入り，ベッドに横たわった彼女が，気づいて起きるのをみる。インセンティブ・スパイロメーターがベッドサイドテーブルの上にある。患者は疲れているようにみえ，あなたはこの一度の訪問では必要なすべての情報を集めることはできないと悟る。集めなければならない情報についてよく考え，今日する必要があることと，別の機会に延期することを決め，優先順位をつけ始める。患者はおそらく長く入院していないので，断端の状態に関係した情報，術後の心肺機能，一般的な生理的機能，移動能力，健側の状態，切断したことについての感情が，得られなければならない最も重要な情報である。

個々の患者それぞれに対する慎重な検査は，理学療法管理の不可欠な部分である。切開部が治癒し，患者の持久力が改善しているこの期間には，いろいろな検査情報を続けて得ることができる。表 19-3 に，外科手術後の評価において必要とされる典型的な情報を概説した。これらの情報の有効性は，ある程度外科医が行う断端治療に依存する。

関節可動域

関節可動域の大まかな評価は，健側の検査で十分である。しかし，切断側における特定の角度測定は必要である。股関節の屈曲，伸展，外転，内転角度の測定は，下腿切断においては術後早期の段階に行う。ドレッシングが行われている場合は，膝関節の屈曲，伸展角度の測定は切開部が治癒した後に行う。大腿切断においてドレッシングが行われているときは，股関節の屈曲，伸展，外転，内転の関節可動域の測定は，外科手術後数日で行う。股関節の内・外旋角度を測定することは難しいが，全体的な障害や病理学的変化がなければ測定する必要はない。関節可動域は術後期間を通して測定する。

筋力

上肢と健側下肢の全体的な徒手筋力テスト manual muscle test（MMT）は，術後早期に行う。切断側のMMT は一般的に，ほとんどの治療が始まるまで待たなければならない。下腿切断において膝の屈筋，伸筋だけでなく股関節の伸筋，外転筋の優れた筋力が，満足な義足歩行のためには必要とされる。大腿切断患者には，股関節の伸筋，外転筋の優れた筋力が必要条件である。これらの筋力は，術後プログラムを通して観察する。

断端

断端は，切断者のそのほかの管理と併せて，均一性を得るために cm 単位で測定し，記録する。外科手術後にドレッシングを行った後に，断端の周径を，継続的，定期的に測定する。測定は，断端の長さによって規則的な間隔をおいて行う。下腿切断端，サイム切断端の周径は膝蓋腱中央から始め，断端の長さによって 5～8 cm ごとに測定する。断端長は膝蓋腱中央から骨端までを測定する。

大腿切断端，もしくは膝離断端の周径は，触知可能な坐骨粗面もしくは大転子から始め，8～10 cm ごとに測定する。断端長は，坐骨粗面もしくは大転子から骨端まで測定する。骨断端に余剰な組織がかなりある場合，断端長の測定は骨断端と切開部の両方を行う。正確を期して繰り返し測定をするため，正確な指標は慎重に記録しておく。大腿測定で坐骨粗面が使われる場合は，股関節の肢位を記録しておく。

断端についてのそのほかの情報には，形（円錐形，膨らんでいる，過剰な組織），皮膚の状態，感覚，関節の固有感覚などがある。

幻肢

大多数の患者は，切断後に幻肢を経験する。最も単純にいえば，幻肢は，もはやそこにない四肢を感じることである。一般に外科手術直後，最初に起こる幻肢は刺痛，圧覚，ときにはしびれとして描写される。断端末に最も多く感じられるが，ときには四肢全体を感じることもある。その感覚は包帯やリジドドレッシングのような外部の刺激に敏感である。それはときが経てば消えるが，患者によっては一生を通して幻肢を持つこともある。幻肢の感覚には痛みはなく，普通は義足のリハビリテーションを妨げない。患者は，その感覚は正常なことだと理解することが重要である。

一方，幻肢痛は，痙攣や圧痛，殴打痛，焼けるような痛みのいずれかの感覚として特徴づけられるものである。この 3 つの感覚を同時に訴える患者もいる。痛みは局在，もしくは散在する。また，連続的もしくは間欠的で，外部の刺激によって誘発される。ときが経てば減少するが，永久的なものになることもあり，しばしば能力低下の状態になる。外科手術から最初の 6 ヵ月に起こる幻肢痛は，術前の四肢痛の位置や強さに関連していると思われる。しかし，その関連性は長続きせず，術後の痛みが長期の幻肢痛に関連するとは思えない[40]。幻肢，幻肢痛のどちらの原因および治療につ

表 19-3 手術後評価ガイド

一般的医学情報	● 切断の原因（例：変性，腫瘍，外傷，先天的なもの） ● 合併症・徴候（例：神経疾患，視覚障害，心肺症，腎不全，先天的異常） ● 現在の生理学状況（例：手術後の心肺状態，バイタルサイン，息切れ，痛み） ● 投薬
皮膚	● 瘢痕（例：癒合，癒着，陥入，扁平） ● その他の病変（例：大きさ，形，開放性，瘢痕組織） ● 水分（例：湿度・乾性，落屑状） ● 感覚（例：消失，減少，知覚過敏） ● 組織移植（例：場所，形，癒合） ● 皮膚病変（例：乾癬，湿疹，嚢胞）
断端長	● 骨長（例：脛骨内側結節からの下腿長，坐骨あるいは大転子からの大腿骨長） ● 軟部組織の長さ（例：余剰組織に注意）
断端形状	● 円柱，円錐，球状 ● 奇形（例：ドックイヤー，内転筋ロール）
循環 （両側肢切断の循環）	● 脈拍（例：大腿，膝窩，足背動脈，脛骨後方） ● 色（例：赤，チアノーゼ性） ● 体温 ● 浮腫（例：周径測定，水分変位測定，キャリパー測定） ● 疼痛（タイプ，場所，長さ） ● 栄養の変化
関節可動域	● 切断端（断端関節の特異性） ● 他の下肢（主要関節の大まかな評価）
筋力	● 切断端（主要筋の特有のもの） ● 他の四肢（必要な機能のための大まかな評価）
神経	● 疼痛（幻肢痛〈異常感覚あるいは痛み〉，神経腫，創部，他の原因） ● ニューロパチー ● 精神状態（例：過敏，正常，混乱） ● 感情状態（例：受容，ボディイメージ）
機能状態	● 移乗（例：ベッド〜車椅子，トイレ，車） ● 活動性（例：補助的介助，見守り） ● 家/家族状況（例：介助者，設計上の障害，その他の障害） ● 日常生活活動（例：入浴，更衣） ● 器具を用いた日常生活活動（例：料理，掃除）
その他	● 手術前の状態（例：仕事，活動レベル，自立度，ライフスタイル） ● 義足の目標（義足の欲求，予想される活動レベルとライフスタイル） ● 経済（例：義足に利用できる支払い方法） ● 将来の義足（両側）

いても一致する意見はほとんどなく，文献にはこの現象についての研究が多い[41〜45]．Melzack[46]は，切断患者の少なくとも70％は幻肢痛に苦しめられていると示唆している．彼は，身体のどの部位に感じるかに関係なく，患者は自分の一部として幻肢痛を考えると示した．Melzackは，幻肢と幻肢痛は大脳で生じていると述べている．

「私は，脳は神経基質あるいは神経連絡網を含み，感覚刺激に反応することに加え，身体が無傷で明らかに自分自身だということを示す特定のパターンのインパルスを連続的に生み出していると仮定する」[46,p123]．

Melzackは，幻肢や幻肢痛は，5，6歳以降に脊髄損傷により四肢の機能を喪失した人および理由のいかんによらず切断で四肢を失った人にだけ起こると考えた。彼は，脳は刺激に反応するだけでなく，外部の刺激がないにもかかわらず知覚の経験を生み出すと信じているのである。「私たちには幻肢は必要ない」[46,p126]。しかし，幻肢痛の管理には問題があると，Melzackは述べる。

「……幻肢は，体が，受動的に受容する脳へ感覚のメッセージを送ると考えると謎である。しかし，ひとたび私たちが，脳が身体の経験を生み出すのだと認めれば，幻肢を理解することができよう。感覚はただ経験を変化させてインプットするのである。感覚入力が直接的な幻肢の原因になっていないのだ」[46,p126]。

断端は，幻肢痛と神経腫などそのほかの症状とを区別できるまで慎重に検査すべきである。義足装着はときとして，幻肢痛を消失させることがある。超音波，アイシング，TENS，マッサージのような非侵襲性の治療は，さまざまな成果が得られることから使用されてきた。軽い非麻酔性の鎮痛薬が効果的な人もいるが，特定の麻酔性鎮痛薬は効果がない。ときには，トリガーポイントの存在によりステロイドや局所麻酔による注射が一時的な痛みを減少させる。コルドトミー，**神経根切断術**，**末梢神経切断術**など種々の外科的処置が，限定的な成果を得るために試されている。ときには，催眠は注意深く選択された患者には役立っている。幻肢痛の治療は，医療チームや患者をいらだたせることもある[41~46]。

他の情報

健側の血行状態を測定し，記録する。収集する情報としては，皮膚の状態，脈圧，感覚，体温，浮腫，運動時あるいは安静時の痛み，創傷の状態，潰瘍，他の障害などがある。

日常生活活動，移乗動作や歩行状態を含む機能的な移動技術を検査し，記録する。なんらかの制限，あるいは特別なニーズがあるかなど，患者の家屋の状況は，個々の患者に適切な治療プログラムを確立するために重要である。患者の術前の活動レベル，長期の目標と関係した情報は，問診で得ることができる。

患者のみかけ上の感情の状態や順応の程度を記録する。患者の義足への適合や希望は術後から調べ始め，継続する。リハビリテーションプログラムやその帰結に影響するどのような問題も評価し，記録する。

感情的順応

あなたは，患者の初期検査を行い，切断について話しているとき，彼女がかなり落ち込んでいることを知る。彼女は癒えない足部の潰瘍に苦しんでいたので，四肢を失ったことに対する動揺はなかったが，自宅へ帰るための能力についての不安を口にしていた。また彼女は，「私はそのような施設にはいきたくない」といい続けている。

四肢を喪失した最初の反応は，たいてい悲しみや落ち込みである。切断が外傷性の場合，直後の反応は切断を信じようとしないことであるかもしれない。不眠，安息感がない，集中できないという経験もするだろう。人によっては，現実に四肢を失ったこと自体よりむしろ，仕事，もしくは大好きなスポーツや活動に参加できなくなることを悲しむようだ。早い段階で，患者の悲しみは失望，落胆，辛さ，そして怒りに変わる。社会的には，患者は寂しさ，孤立感，またあわれさを感じる。将来，身体イメージ，性機能，家族や友人の反応，雇用全般についての不安は，個人によって反応がさまざまである。

長期的な順応は範囲が広く，基本的な個性，目標を達成しているか否かに対する判断力，家族，地域社会などでの居場所が関係している。最終的な受容に至るには，人は否認，怒り，多幸感，社会的引きこもりなどさまざまな段階を経験する。

人によっては，意識をセルフコントロールし四肢を喪失した苦しみを避けたり，もしくは喪失した四肢を思い出させる状況や人々を避けようとするだろう。ある人はかんしゃくや不合理な憤りをあらわにし，またある人は無力や依存という子どものような状態に戻ることもある。

多くの人は切断の重大性にはあまり気づかず，外科手術による他の身体的制限を恐れるだろう。インポテンスや生殖不能への恐怖は，男性がそれを隠すために誇大的な発言やむこうみずな振る舞いをする原因となることがある。外科医やその他の専門家による切断の過程や，結果の十分な説明は，これらの恐怖を緩和するだろう。

切断患者の多くは，無傷の四肢を持っているという夢をみる。このイメージはとても鮮やかなので，彼らは夜中に目覚めて，義足や松葉杖なしにトイレへ歩こうとして転倒することがある。外傷によって下肢を失った人は，受傷時の戦闘や事故の夢をみるかもしれない。そのような再現は，不眠，ふるえの発作，言語障害，集中力の低下を引き起こす。一般に，先天的な切断や5歳以前に切断をした人は，その切断は自己イメージ

の発達の一部なので上述したような問題は持たない。

心理的サポート

　患者は，スタッフのそろったリハビリテーションチームから安心させてもらったり理解してもらうことが必要である。スタッフは開放的で受容力のある環境をつくり，耳を傾けようとすることが求められる。患者は，全体の過程において，予想されることを知っておくべきである。外科医やセラピストはリハビリテーションの方法や予後を慎重に説明することが必要だ。そのとき，フィルムやスライドのような視聴覚的メディアが役に立つことがある。

　生活において申し分のない順応をした患者や首尾よくリハビリテーションを完遂した切断者は，個人的に，または集団に対して，援助や生活様式の変化に対する情報，激励を与えることができる。集団力学や患者教育に熟練した専門家は，特に糖尿病や投薬，**PVD** などの問題について医学的，技術的アドバイスをすることができる。それには，往々にして家族や友人も当てはまる。恐怖感を抱かせない雰囲気は，個人の感情や不満を表現しやすくするだろう。

　患者は，義足に対してさまざまな態度を示す。障害を隠し完全な身体であるようにみせたいと願う人は，特に外見について心配するだろう。第1に機能の回復を気にかける人もいる。義足を装着したとき，患者はもとの手足は取り戻せないという事実に直面する。切断者は，義足が自分自身の手足に置き換えられたものだといわれたなら，外見や機能が健側と同じように良いものになってほしいという非現実的な予後を期待するだろう。義足を使いこなすときは，現実的な順応が必要となるのである。義足に対する順応性のよい人は，義足を使いこなし活動的な生活様式を取り戻そうとするモチベーションを持っているのである。

加齢

　高齢の下肢切断者は，車椅子に座る，もしくは歩行器で歩行することに満足せず，効果的なリハビリテーション方法や充実した生活様式を探し求める。切断した直後の反応は，切断が突然ではない場合を除いて，他の人々と違いはない。反応はある程度，術前の痛みの重症度や，術前の手足を残す努力の程度による。かなりの痛みに苦しんだ人々は，痛みが消失したことに感謝する。手足を残すための広範囲の医学的，外科的処置を経験した患者は，努力は実らなかったという失望感を持つ。一般に，高齢者の反応は若年の切断者の反応に似ている。ある人々は失望や絶望感を抱き，不眠，食欲不振，差し迫った死にとらわれる。またある人々は，不眠，食欲不振，引きこもりが起こる。高齢の人々の何人かは，自尊心の喪失を経験し，介助が必要になることを恐れる。場合によっては，彼らは生きがいを失い，死にたいというだろう。ときには，思いつめて自殺を企てることもある。高齢者は，機能的，解剖学的欠損が明白であるので，義足の使用をめったに拒否しない。高齢者は，切断によって若者に匹敵するものに取って代わることができるよう夢見ているのだろう。また高齢者は，残りの身体は障害を受けやすいので切断を差し迫った死としてとらえることもある。

　術前の態度が非現実的な望みを抱くようなものであれば，術後の不安はより大きくなるだろう。高齢者が全面的な回復を期待することのないようにすべきである。義足の使用法を学ぶことは時間がかかり，落胆させる厳しい試練であり，患者は楽観的な人たちの前で苦悩や憂うつを表すこともできない。リハビリテーションチームメンバーの現実的な態度と同様に，他の高齢者にこのような状況を共有したり，支援してもらうことは有用である。

　リハビリテーションは，切断した個人が地域社会へ身体的，精神的に復帰する準備になるだけでなく，地域社会にとっても個人を受け入れる準備になる。公の教育媒体は，情報を得る手段として特に雇用主にとって有効である。他の肉体的問題を負ったとき，切断者が地域社会から受け入れられ，溶け込むことを必要とするのは，彼らの能力のためであり，障害のためではない。

介入

　患者が自宅へ戻るのであれば，歩行が可能で，断端のケアができることが必要となる。彼女がリハビリテーションセンターにとどまるのではなく自宅に帰りたいなら，家庭での継続した看護や理学療法の管理だけでなく，家事への援助も必要となる。他方で，リハビリテーションセンターへの移動については，彼女が義足に慣れるまで，最小限の介助により自宅で機能を発揮できる適切な自立のレベルになるよう援助することである。あなたはさらに，医師やソーシャルワーカーと話し合おうと考える。その間に，あなたの治療プログラムは機能的な移動能力，断端管理，健側管理に絞り込む必要があることを知るだろう。

断端ケア

　リジドドレッシングや**仮義足**を装着していない人は，

断端のサイズを管理するために弾性包帯や断端袋を使用する。患者，家族，専門のスタッフは，風呂を除いて24時間装着する包帯を適用する。

下腿切断では取り外し可能なリジドドレッシングを用いることがあり，弾性包帯の代わりとして重要である。残念ながら，大腿切断者における代替物はあまり多くない。リジドドレッシングや安価な仮義足はつくるのが困難で，また弾性包帯や断端袋は最小限の効果しか示さない。大腿切断で早期に本義足を装着することは賢明で，追加されるソケットやライナーの使用によって断端の成熟を調節できる。

断端の浮腫は，糖尿病や心血管疾患，高血圧のような合併症を有していると制御が難しい。一時的な原因による浮腫を減少させるために，間欠的な圧迫器具を用いることができる。大腿や下腿のスリーブは市販されている。

適切な衛生や皮膚のケアは重要である。切開部が治癒し，抜糸されたら，通常風呂に入ることができる。断端は身体の他の部分と同様に扱い，清潔で乾燥したままに保つ。乾燥した皮膚にはスキンローションを用いてもよい。断端管理は，擦過傷や切り傷，そのほかの皮膚の問題を避けるために行う。皮膚，皮下組織，それぞれの組織下を動く筋への摩擦マッサージは，瘢痕組織の癒着を防ぐ，あるいは癒着した瘢痕組織を動かすために行う。マッサージは創傷が治癒し，感染がない場合に注意深く行う。患者は，瘢痕組織を動かし，癒着や圧迫に対する断端の過敏性を減少させるために，注意深く摩擦マッサージを行う。患者が早期から断端に触れることで，切断の受容を助け，促進する。特に断端を拒否している人には有効である。

患者は，断端にただれや差し迫った問題が，特に隠れた部分にないかどうかを毎晩鏡を使って観察する。感覚が減弱している人の場合，特に注意深い観察が必要である。温かい湯に入った反応として，断端に少し浮腫が生じることがあるが，いったん義足になれた人であれば，夜の入浴は勧められる。弾性包帯，断端袋，取り外し可能なリジドドレッシングは，入浴後装着し直す。仮義足を装着している場合，夜には断端に包帯をし，義足は装着しない。外科手術時にリジドドレッシングを装着し，すぐに仮義足に移行する人は，ときに包帯の仕方を知らないこともある。また，夜義足を外した後は，浮腫の問題に直面することもある。ほとんどの人は一度，もしくはそれ以上，断端に包帯をする必要があるので，適切な包帯の仕方を学ぶことは，治療プログラムの一部となる。

患者は，断端に対し多くの「素人療法あるいは民間療法」がなされてきたことを知っている。昔から，義足を装着するためにはタオルを巻いたビンで，断端を叩くことにより皮膚を丈夫にしなければならないと考えられてきた。また，さまざまな軟膏やローションも使用され，断端の皮膚を丈夫にするために，酢，塩水，ガソリンなどに浸すことも行われてきた。皮膚は義足装着時の圧迫に適応することが必要であるが，「丈夫さ」が有益だという根拠はない。調査によっては，そのような方法は実際には有害であると報告し，軟らかい皮膚の方が，硬く乾いた皮膚より圧迫にうまく対処できるということを示している。適切な皮膚管理について患者を教育することは，民間療法を減らすことに役立つ。

断端の皮膚は，湿疹，乾癬，放射線熱傷など皮膚科学的な多くの問題によって影響を受ける。こうした症状のいくつかは，包帯の装着によって緩和される。治療は，紫外線照射，渦流浴，温熱療法，高圧酸素，投薬によって行われる。**血管異常**を有する疾患には，その管理として紫外線や温熱が用いられる。渦流浴は，血行や治療下の浮腫を増加させるので，治療の選択肢とはならないことがある。皮膚の疾患，感染した創傷，治癒の遅れなどを解消する方法としての渦流浴の長所は，どのような患者にも効果があるかもしれないとする前に，その短所との釣り合いを考慮しなければならない。

断端への包帯

断端を包帯する効果的な方法がいくつかある。患者は自分の断端を，止血帯を巻くように環状に包帯をする傾向があるが，それは治癒を妨げ，丸く膨らんだ断端にしてしまう。下腿の断端は座位で効果的に包帯を巻けるが，大腿の断端に座位で適切に包帯をし，固定することは難しい。高齢者はしばしば，包帯を巻いている間，立位でバランスをとることができない。効果的な包帯は，滑らかで皺がなく，巻き目の角を目立たせ，末梢部に圧迫を加え，近位の関節の伸張を可能とするものである。包帯の最後は，皮膚を傷つけかねない固定性の悪いクリップより，テープや安全ピン，ベルクロで固定する。角ばった，もしくは8字の巻き目を使用した包帯の方法は，とりわけ高齢者のニーズに合って発達し，過去30年の間使われてきた[47]。図19-6，19-7でその技術を説明する。

▼ 下腿への包帯

2つの4インチ（10 cm）弾性包帯があれば，下腿の断端に包帯をするのには十分である。非常に大きな断端では3つ必要なこともある。下腿への包帯はそれぞれの巻き方がより強いサポートにつながるため，互いに対立するように巻き，同じ方向に巻くべきではな

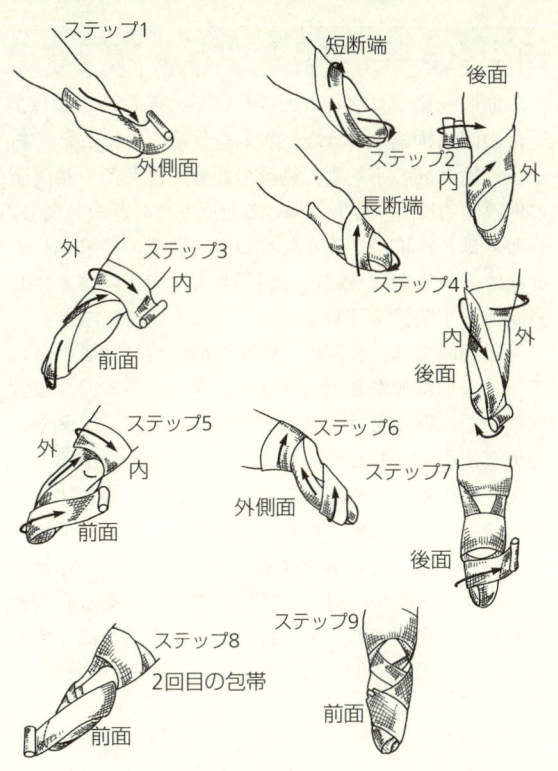

第 19 章　下肢切断者の評価と治療

図 19-6　下腿切断端の弾性包帯の巻き方の手順

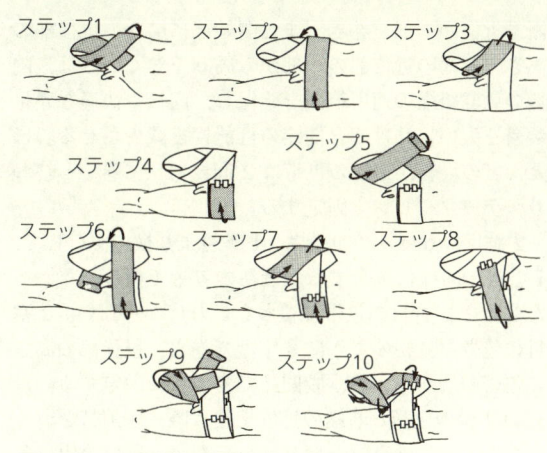

図 19-7　大腿断端の弾性包帯の巻き方の手順

い。弾性包帯はリジドドレッシングより圧迫を加えないので、外科手術後の浮腫の発生をできるだけ防がなければならない。それゆえ、すべての軟部組織に対する堅固な圧迫が望ましい。切開部が前方に位置する場合は、包帯を後方から前方へ遠位断端を越えて巻くようにすべきである。

　最初の包帯は内側、外側どちらかの脛骨顆から始め、断端の前方を通って遠位断端まで対角線状に巻く。包帯の端は切開部の中央線を覆うようにする。続けて断端の後方を通り固定のために開始部に戻る。ここで、2つの選択肢がある。すなわち、ステップ2に示すように、包帯は直接開始部を越えて巻くか、もしくは断端の正面にXを描くように巻くかである。後者は特に長い断端に有用で、包帯の懸垂に役立つ。大腿の遠位を固定する包帯は、膝蓋骨から離し、きつく圧迫を加えないように巻く。

　膝上に固定する包帯が巻かれた後、反対側の脛骨顆に戻るように巻き、遠位断端まで到達させる。巻いている包帯の端は切開部の中央線で重ね合わせ、もう一方は遠位断端を十分にサポートするため少なくとも 1.3 cm は巻き込む。包帯を使い終わるまで、8 字型をステップ 4〜7 に示したように続ける。断端が堅固に、また適度な圧迫で覆われるように注意する。包帯の端は、ステップ 7〜8 のような形状となる。ステップ 8 のように前方に包帯が交叉し重なる場合は、ステップ 7 のように後方の軟部組織により大きな圧迫力が加わる。それぞれの包帯の端は、断端全体を覆うように、部分的に他の端と一部重ねる。このパターンは通常、脛骨顆から始め、膝蓋骨上縁だけでなく両側の脛骨顆を覆うために近位から遠位へいき、また近位へ戻ってくる。一般に、膝蓋骨は膝の動きを妨げないように自由にする。ただし、極度に短い断端ではよりよい懸垂を得るために覆う必要がある。

　2つめの包帯は、最初の包帯と反対側の脛骨顆から始める（ステップ 8）ことを除いて、最初の包帯と同様の巻き方をする。それぞれの包帯を対立させて巻くことでより均一な圧迫を加えることができる。2つの包帯は固定した端が互いに同じ方向ではなく、交差するように巻く。

▼ 大腿への包帯

　ほとんどの断端は、6 インチ（15 cm）包帯 2 つと 4 インチ（10 cm）包帯 1 つで十分に覆うことができる。2 つの 6 インチ包帯は、大きな継ぎ目ができないように管理するため端と端を合わせて縫い合わせる。4 インチ包帯は単独で使う。患者は図 19-7 に示すように、家族やセラピストが簡単に断端に触れられるように側臥位になる。健側の十分なバランスがある患者は、立位で断端に包帯を巻くこともできる。しかし患者は、座位では正確に自分自身で包帯を巻くことは難しい。

　最初に、6 インチ包帯を使う。最初の包帯は鼠径部から始まり、対角線状に断端の前方から外側遠位の角、遠位断端の周りを巻き、対角線状に後方側から腸骨稜へ、そして麦穂状に股関節の周りに包帯を巻く。股関節への包帯は股関節を伸展位に保持し、包帯は中央から始める。股関節の周りを巻いた後、鼠径部の高さで

637

断端近位の一部を巻き，また開始部に戻る。鼠径部の高さで断端の近位部の一部から周りを巻くことは，内側の軟部組織の適用範囲を確保し，内転や快適な義足装着を大いに妨げる合併症の可能性を減少させる。ほとんどの場合，最初の包帯は2回麦穂状に巻くと終わり，テープやピンで固定する。

2番目の6インチ包帯は，1番目より横にずらして，1番目と同様に包帯する。最初の包帯で覆われなかった部分を2番目の包帯で覆わなければならない。2番目の包帯を最初のように8字型で巻き，鼠径部の高さに包帯の端が来た後，股関節で麦穂状に固定する。最初の2つの包帯が断端の近位を覆う際，圧迫帯をつくらないように注意しなければならない。近位の中央部から始めて股関節で麦穂状に包帯を巻くことは，内側の組織を覆い続け，ある程度の包帯のうねりを妨げることに役立つ。

4インチ包帯は断端の中央部，遠位部に大きな圧迫を加えるために用いる。すでに使われている包帯や8字型に巻いた包帯の端の摩擦によりすべりが抑えられるので，股関節の周りで包帯を固定する必要はない。4インチ包帯は，前の包帯の巻き目を横切って，横から始める。断端全体を覆うために，変更した8字巻きはかなり効果的である。

包帯は，初めからしっかりとした圧迫を加える。外科手術直後に包帯が巻かれるので，弾性包帯は術直後の包帯の上から直接巻く。断端を覆っているガーゼの範囲が最小であれば，弾性包帯はより効果的に浮腫を制御できる。縫合線上のガーゼパッドは包帯の効果を低下させることなく，十分な保護をする。過剰な皮膚の圧迫，特に弾性包帯以上の圧迫を引き起こすヒダや皺を避けるように注意する。

▼ 断端袋

下腿断端袋は大腿中央から断端までを覆い，自己懸垂をする。大腿の大きな人は，ガーターや腰ベルトで懸垂を追加する必要がある。現在，入手可能な大腿断端袋は，肥満の人を除いて股関節の麦穂状包帯に合体させ，よい懸垂を与える（図19-5）。ここで注意すべきことは，患者に懸垂の重要さを理解させることである。断端袋のいかなるうねりやすべりも，断端の近位部の周りに圧迫帯をつくる。断端袋は弾性包帯より簡単に使用でき，特に大腿切断端にはよりよい選択となる。断端袋は，使用に際して，弾性包帯より費用がかかる。導入時の費用は大きく，断端の大きさが減少するのにともなって，新しい小さな断端袋を購入しなければならない。しかし，断端袋は断端に適切に包帯を巻けない人にとっては，自立を可能とする選択である。

ポジショニング

早期の術後プログラムの主な成果のうちの1つは，近位の関節拘縮のような二次的合併症を防ぐことである。拘縮は筋の不均衡，筋膜の短縮，股関節や膝関節の保護屈曲反射や伸展における足底からの刺激の喪失，もしくは長座位のような欠点の多い肢位の結果として発症する。患者は最終的な義足装着や歩行に備えて，良肢位の重要性を理解すべきである。

下腿切断では，股関節，膝関節の，特に伸展において十分な可動域が必要とされる。座っている間，患者は車椅子に取り付けられている後方のスプリントや支持板を使用して膝を伸展し続けられるだろう。大腿切断をした患者は，股関節の十分な可動域，特に伸展，内転の可動域が必要となる。長座位は，特に松葉杖で歩くことが難しい患者では避けるべきである。毎日，1日のうち何回かは腹臥位で過ごす必要がある。大腿切断，下腿切断どちらも，枕によって断端を高くすることは股関節の屈曲拘縮を生じるので，避けるべきである（図19-8，19-9）。術後早期は，リハビリテーション期間を通して患者を介助する活動の積極的なパターンを確立するうえで重要である。患者に自分自身のケアの責任を持つことを教える時間をとることは，後に役立つだろう。

拘縮

股関節や膝関節に屈曲拘縮がある人もいる。軽い拘縮は徒手的モビライゼーションや自動運動によって改善するが，重篤な拘縮，特に股関節の屈曲拘縮を徒手的伸張によって改善させることは難しい。重錘をつけ，かなり長い時間，下肢を伸張した肢位で保つことが有益だと主張する人もいる。この従来のアプローチは成果があるというエビデンスはほとんどない。神経筋促通法（PNF）は他動運動より効果的である。ホールドリラックスや，拮抗筋の抵抗収縮を利用したホールドリラックスによる自動収縮は，関節可動域，特に膝の可動域を増加させる。膝の屈曲拘縮を減少させる最も効果的な方法は，ハムストリングスが伸張するように位置させるPTBを患者に装着してもらうことである。そのような義足のアライメントは，かなり効果的な自動伸張をもたらす。股関節の屈曲拘縮は，大腿切断においてよくみられる。股関節屈曲拘縮がある場合，大腿義足で歩行することは難しい。その場合は，拘縮の重症度や断端の長さによって，義足のアライメントを調節する。15度より少ない股関節，膝関節の屈曲拘縮は，一般に問題にならない。しかし，拘縮の予防は最大の治療である。

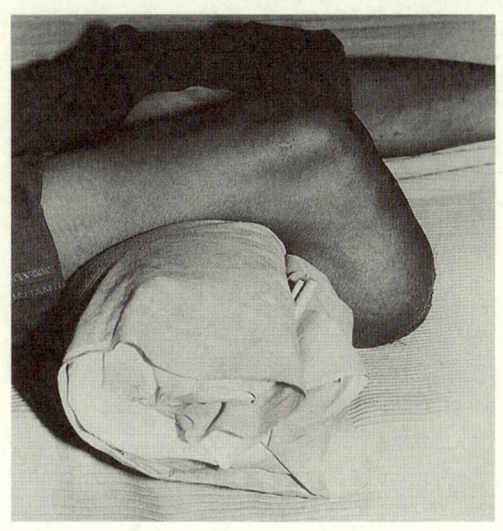

第 19 章　下肢切断者の評価と治療

図 19-8　枕を使用した下腿断端の不適切なポジショニング

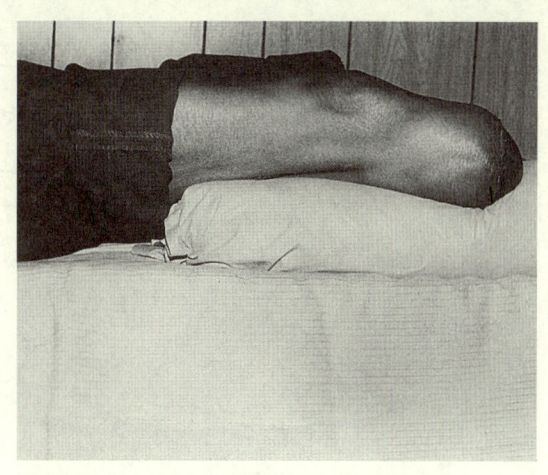

図 19-9　枕を使用した下腿断端の不適切なポジショニング

運動

　運動プログラムは個々に計画し，筋力の強さ，バランス，協調的な活動を含めて作成する。切断側の抵抗運動をいつ開始するかは，術後ドレッシング，術前の痛みの程度，縫合部位の治癒により決定される。術後の運動プログラムはさまざまなものがあり，在宅運動プログラム home exercise program（HEP）は望ましい。股関節の伸筋，外転筋，膝の伸筋，屈筋は義足による歩行で特に使われる。図 19-10，19-11 は股関節，膝関節のキーマッスルを強化するためにつくられた運動シリーズを示している。これらの運動は簡単に行え，特別な器械も必要ないので，HEP に適用できるだろう。

　体幹や四肢を含む一般的な筋力増強プログラムは，特に術前，身体を動かさなかった高齢者に指示される。固有受容性神経筋運動の日課は有益である。運動プログラムは個々に発展させ，義足の機能で最も使う筋を増強させる必要がある。図 19-10D，19-11A に描かれる等尺性運動は，心疾患や高血圧を持つ人には禁忌であるが，どちらの運動も，患者が実際に変形したブリッジ移動で殿部を治療台から持ち上げることで可能になる。

　外傷性切断の場合，若く活動的な人ほど，多くの筋力を失うことはない。高齢者の場合，多くは，外科手術後，身体をあまり動かさないが，後の歩行に備え，十分な筋力，協調性，心肺の持久力を発達させる必要がある。

　理想的には，運動プログラムは，発達する神経筋を制御し，協調性や機能を向上させるために継続すべきである。患者は，ベッド上の運動から，協調した機能的な移動能力を向上させる運動をするためのマット運動に発展させるべきである。術後の状態は，術前の活動レベル，障害を持つ時間の長さ，また外科手術の効果だけでなく医学的な問題によって大きく左右される。多くの患者は術後 1 週間ほどで退院するので，リハビリテーションセンターや在宅医療機関への紹介は必要なケアを継続するために重要である。

　早期から始める運動は，全身の生理的な回復に重要である。患者はできるだけ早く，自立活動を始めることが必要である。姿勢変換（背臥位から座位，座位から立位）は歩行活動の準備段階となる。早期のベッド上での運動，移乗動作をする際，断端をいかなる外傷からも保護するために注意が必要である。患者には，ベッドやイスに断端を押し付けたり，すべらせたりしないようにアドバイスする。また，関節拘縮や皮膚損傷の発生を防ぐために，同じ肢位で長時間過ごさないように注意する必要がある。

　ほとんどの片側切断者は，下肢を失ったことによるバランスの変化を調整することは難しくない。座位，立位バランス動作は，外科手術後早期のプログラムにおいて有用である。重錘や弾性バンドで上肢を強化することは，松葉杖歩行に備えるために重要である。肩の押し下げや，肘の伸展は歩行において身体を移動する能力を改善するために特に必要である。治癒した一側の断端を持つ両側切断者は，ベッド上の運動や移乗動作のとき，支持物としてその下肢を使用する。身体を腕で移動できない衰弱した両側切断者は，身体を移動させるために，装着しなれた古い義足を使うことができれば移乗動作がしやすくなるだろう。

移動動作

　歩行は優れた運動で，自立した日々の生活のために必要なことである。歩行訓練は術後早期に行われ，片

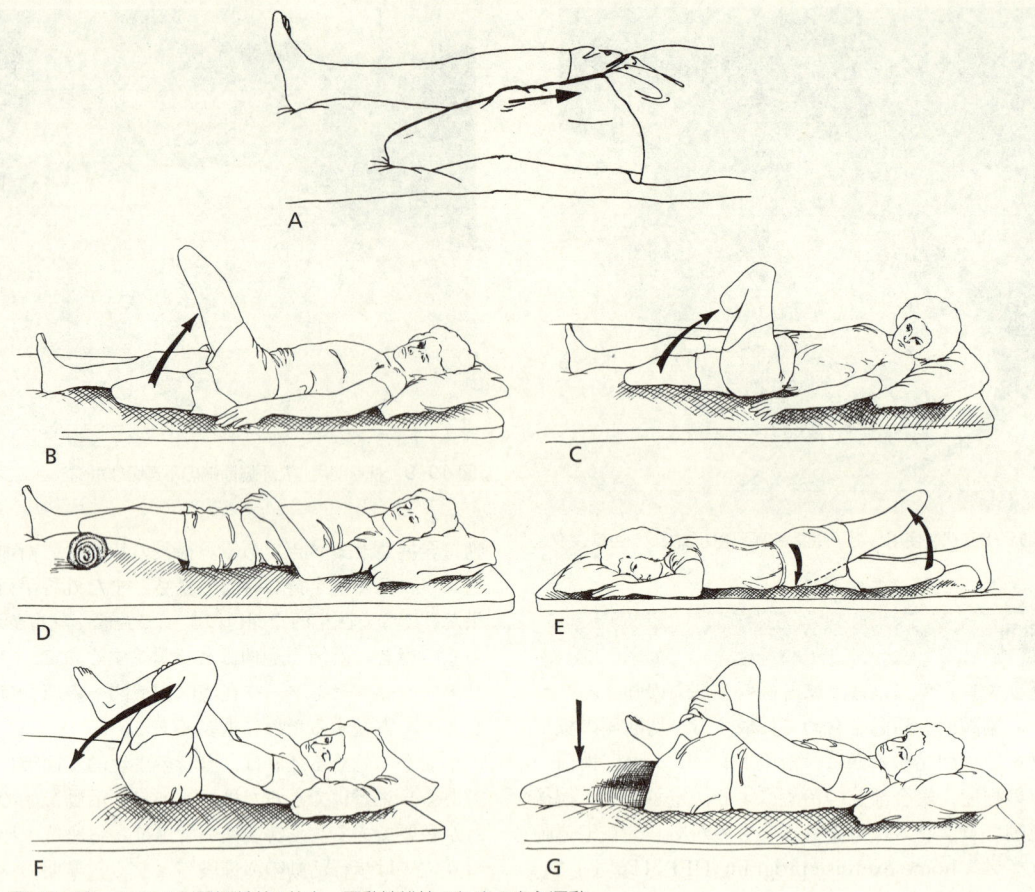

図 19-10　A〜G：下腿切断者の筋力・可動性維持のための自主運動

側の下肢切断者は，松葉杖を用いた三点歩行によってかなり自立することができる。多くの高齢者は，松葉杖で歩くことが難しい。怖がる人もいれば，松葉杖歩行に必要なバランス，協調性，そのほかの持久力が欠如している人もいる。義足非装着下で，松葉杖を使用して歩行することは，義足で歩くよりかなりエネルギーが消費される。

松葉杖使用による歩行の自立は，長時間の治療による価値ある結果である。松葉杖で歩行する人は，車椅子でほとんどの時間を過ごす人より総体的な適応が発展する。松葉杖歩行は義足歩行の準備となるが，松葉杖の使用を学ぶ人は義足使用を学ぶことが難しくないだろう。しかし，松葉杖歩行が自立できない人でも，まだ義足のかなり機能的な使用者になる可能性を持っている。高齢者が松葉杖を使用できるようになるためにはかなりの時間がかかるかもしれない。しかし，有益さはその努力に値する。たとえ家の中の保護された環境下でしか松葉杖が使えなかったとしても，松葉杖歩行は促進すべきである。早期に進められる移動動作のプログラムはまた，心肺の訓練，持久力の発達に重要である。心肺の持久力は，効果的な義足の歩行，特に大腿切断における義足歩行に必要である。

外科手術後に，補助のために歩行器を使うことには長所と短所がある。確かに，歩行器で歩くことは，生理学的，心理学的に車椅子に座っているより有益である。しかし，歩行器は松葉杖で歩行できない人のみに用いるべきである。歩行器は松葉杖より安全だが，階段や縁石を歩くことはできない。術後に歩行器を使用していた人は，義足を装着するとき松葉杖や杖に切り替えることが難しい。歩行器で使われる歩行様式は義足には適切でないからである。歩行器はステップトゥー様式だが，効果的な義足の使用ではステップスルー様式が必要である。相互性歩行器は，三点歩行様式を用する外科手術後には安全ではない。すべての切断者は，夜や，義足をなんらかの理由で装着できないときのために，非義足装着下でのいくつかの移動形式を学ぶ必要がある。

仮義足

断端の浮腫や軟部組織の腫脹が改善するまで（これは長い月日がかかる慎重な包帯〈断端管理〉や運動の

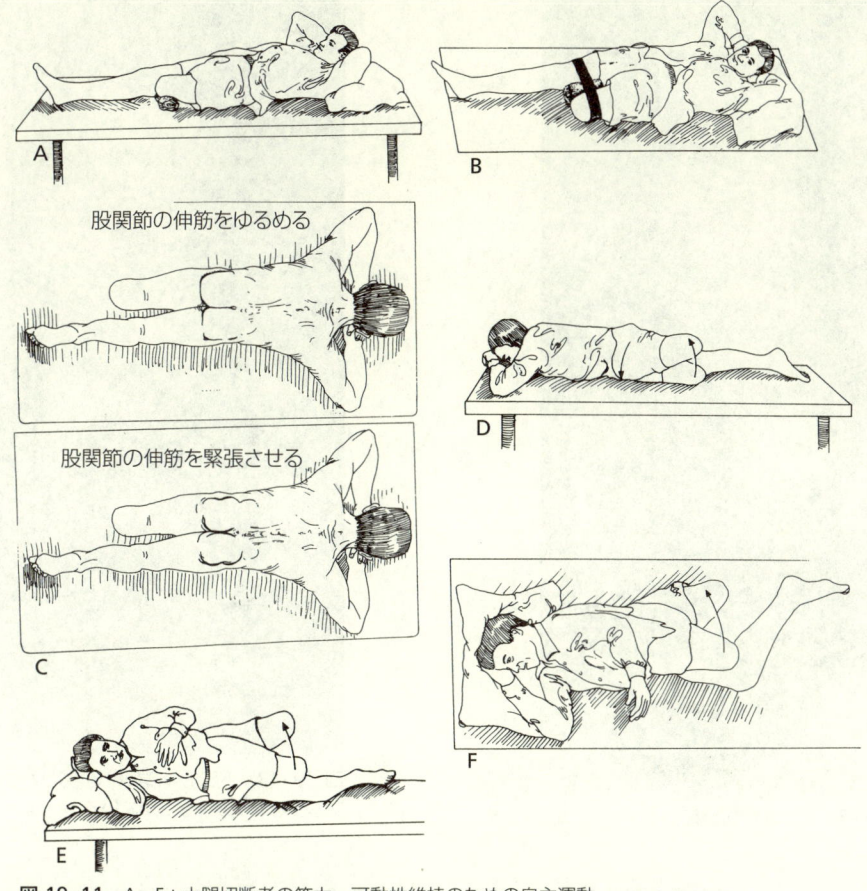

図19-11　A〜F：大腿切断者の筋力・可動性維持のための自主運動

過程だが），多くの人はいかなる義足も適用されない。この期間，患者は車椅子や松葉杖，歩行器による歩行に制限される。断端が成熟するまで，ほとんどの患者は仕事へ復帰したり自由に日常生活を送ることができない。いったん本義足が装着されても，断端はサイズを変え続け，しばしば2番目の義足が2年以内に必要となる。仮義足の早期装着は，外科手術後のリハビリテーションプログラムの質をかなり高める。仮義足は，本義足の構造にも適合するように，またいろいろな形のパイロンや足部の懸垂物も取り付けられるようにデザインされてつくられたソケットを含んでいる。図19-12，19-13は，スリーブによって懸垂される2つの異なった下腿仮義足を示す。図19-13は，スリーブで取り外し可能なソケットである（義足の部品についての詳細は第20章参照）。仮義足の装着者は義足の使い方を正確に教えられ，生理的な状態にもよるが，外部の介助をほとんど必要としない。

仮義足は，創傷が治癒したらすぐに装着する。仮義足を使用すると以下に示すような多くの利点がある。
1. 弾性包帯より効果的に断端を縮小させる。
2. 早期に歩行ができる。
3. 整形外科的手術後，多くの高齢者が仮義足で安全に歩行でき，杖歩行をしない。
4. 仕事に復帰できる人もいる。
5. 予後に問題がありそうな人のリハビリテーションの可能性を，評価することができる。
6. 身体の喪失部分の代用品として与えられるので，積極的な動機づけになる。
7. 多くの人が十分な活動のできる日常生活に戻るので，複雑な運動プログラムの必要性が減少する。
8. 本義足の費用を支払うことが困難な人はずっと使うことができる。

下腿仮義足ソケットは，強化された焼石膏，もしくはプラスチックで作製される。焼石膏は特に頑丈ではなく，頻繁に交換が必要なので，プラスチックのソケットで作製されることが好ましい。すべてのソケットのデザインは本義足の構造に従い，そのソケットにアルミニウムパイプやパイロンが取り付けられ，その下部に適切な歩行様式や体重分散のための本義足足部の仕様を組み入れてある。早期に頻繁に使われる松葉杖の先端は，力を十分には分散させず，床から断端へ伝える。それは，特に血行障害を持つ人には禁忌である。

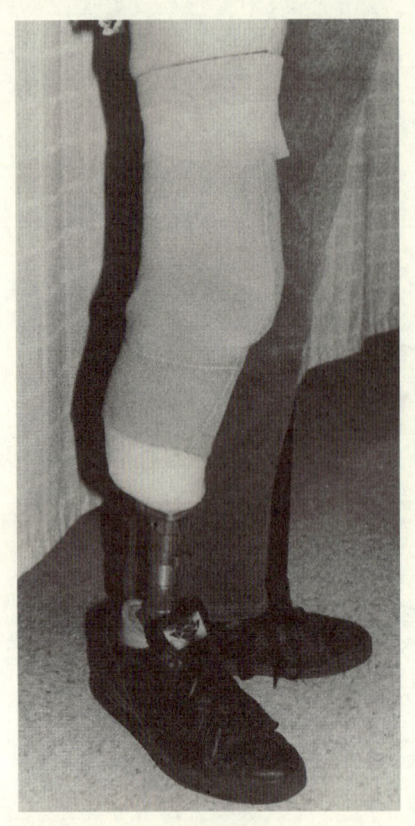

図 19-12　下腿切断の仮義足

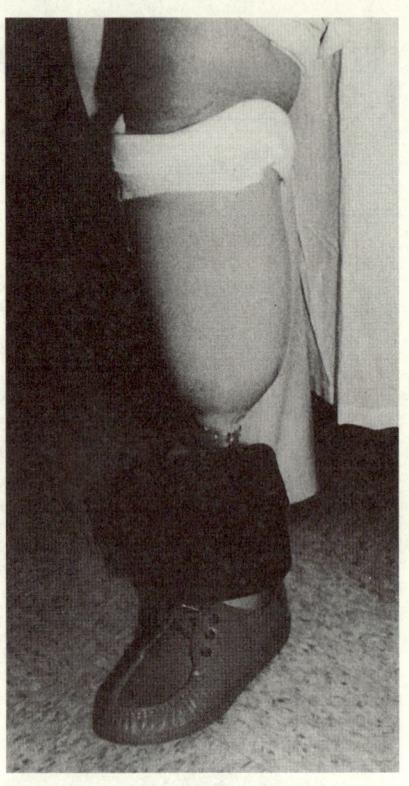

図 19-13　下腿切断の仮義足．スリーブ状に懸垂するソケットがついている

多くの仮ソケットは，今日では断端をよい状態にする軽いサーモプラスチックでつくられている．断端を直接形づくるファイバーグラスで組み立てられたものもある．義足は一般に Neoprene sleeve や supracondylar cuff によって懸垂される．義足装着時には，適切な厚さのウールソックスを履く．断端が小さくなるときは，ソケット装着を維持するために3枚のウールソックスが必要とされ，新しいソケットをつくる必要がある．仮義足は一般に義肢装具士によってつくられるが，セラピスト，医師，義足の構造やソケットのデザインの技術に通じた，適切な材料を入手できる技術者によってもつくられる．さまざまなサイズの足部，懸垂ストラップ，膝関節，パイロンなどの構成要素はたいてい入手できる．

下腿ソケットをつくることは簡単だが，仮義足の使用は大腿切断者のリハビリテーションにおいて非常に重要である．仮義足は基本的なソケット，連結された膝関節，足部，パイロンを合体して作製する．懸垂にはシレジアバンドやペルビックバンドを使用する．

患者教育

彼女を診察し，最初に治療するとき，あなたは PVD や下肢の管理について彼女に教え始めることをうれしく感じる．退院してから情報を受動的に受け取るよりむしろ，リハビリテーションの過程で断端について十分学び，理解することが必要であると考える．教えることは言葉だけではなく，重要な概念や活動を学ぶときに患者が積極的に参加するような方法を工夫しなければならないと考えている．経験上，患者が身体のケアについて理解すればするほど，よりよい在宅プログラムが行われるのである．

患者教育は不可欠で，現在進行しているリハビリテーションの一部である．断端のケア，健側の適切なケア，良肢位，運動，糖尿病患者である場合は食事の情報も，患者がリハビリテーションプログラムに全面的に参加するために必要となる．

下肢を失った血行障害のある多くの患者は，もう一方の脚について心配しているので，学んでいる適切なケアについて受容可能である．PVD の生理学的，機能的影響の理解は，患者自身が断端や健側のケアに責任を持つ手助けとなる．教育プログラムは個別に，適切

に計画され，以下のことを含んでいなければならない。
1. リスク要因を減少させるために，疾患の過程，生理的効果の徴候，生活様式の変化について話し合う。
2. 運動の有益性，下肢の清潔さ，適切な足部のケア，適切な靴装着の情報。
3. 浮腫制御の方法。
4. 循環状態を改善するための運動方法。

　浮腫，痛み，皮膚の色や体温の変化は，切迫した問題を意味する。健側で歩行している人の場合，これらの徴候は過剰なストレスによって出現する。座位で長時間を過ごした場合，下肢を挙上する必要があるだろう。また，活動中の間欠跛行（ふくらはぎの痙攣）は，少なくとも一時的に安静をとる必要があることを示している。健側の二次的循環は，運動や歩行の段階的なプログラムを通してゆっくり発達する。活動しすぎることは，活動しないことと同じくらい害があることを思い出すことが重要である。

　患者教育は，1回で多くの情報を与えることによって患者を閉口させることがないように行わなくてはならない。情報を与えすぎると忘れやすくなる。1回で複雑な運動を教えるより，むしろ必要な情報を優先し，それぞれの場面でその人が新しいことを思い出せるか尋ねる方がより効果的である。書かれた資料は教育の補助となり，患者が必要なことを思い出す手助けとなる。また，プログラムは個人の生活様式に従ってつくられることが重要である。優先事項やタイミングを設定するときに患者がそれに参加することは，治療に従うという意識を高めることになる。プログラムが患者の望ましい帰結と合致するとき，治療に従う意識はさらに向上する。同じアプローチは家庭における HEP でも使われる。患者が退院した場合，外科手術後の段階を通して，毎週医療者が訪問し，家庭で健康管理を行うことで，家庭での活動，断端の状態をチェックし，患者や家族をサポートすることになる。

両側切断

　両側下肢切断者の外科手術後のプログラムは，突然の切断を除いて，片側下腿切断者において発達したプログラムと同様である。片側切断の後，義足を装着して歩行する場合，義足は移動動作，家庭内の制限された歩行に役立つ。患者によっては，家庭での活動，特により簡単に入浴するための補助として義足を使うことができる。特にもし切断が下腿レベルであるなら，仮義足を装着することは賢明だろう。切断のレベルが高ければ高いほど，歩行は困難になるのである。
　両側切断者は，基本的に車椅子が永久に必要である。車椅子は取り外し可能なデスクアーム，レッグレストがついていて，できるだけ幅の狭いものにすべきである。セラピストが，その患者が外見的なことのための装着も含め，一度も義足を装着したことがないことを確かめないかぎり，後部の車輪やレッグレストのない切断手術者用の車椅子は勧められない。フットレストが取り外されているとき，切断者のために車椅子の後部に転覆防止装置を加え，正面に垂直に軽いおもりをつけることは簡単である。

　外科手術直後のプログラムは，患者が身体の位置感覚，バランス，上肢や断端の筋力増強運動，基本的な関節可動域運動を取り戻すことを補助するためにつくられた，マット上の動作を含む。機能的な移動訓練は，ベッド上での移動動作，移乗動作，車椅子の使用による自立を促進する。両側切断者は，かなりの時間を座って過ごし，それゆえ屈曲拘縮，特に股関節の周りの拘縮を発生させやすい。患者はできれば腹臥位で寝ること，もしくは少なくとも毎日数回は腹臥位で過ごすようにすべきである。また，治療プログラムでは断端の可動域を重要視する。人によっては，膝，殿部を使って家の中を移動する。野外作業者が使用している硬いラバーでできた膝パッドは効果的な断端保護材である。保護材はまた，発泡材やフェルトでもつくられる。

　仮義足は，両側下腿切断者へのリハビリテーションにおいて，その価値が大きく評価されている。仮義足は歩行の可能性，バランスや移動能力の補助の評価に使われている。もし患者が最初の切断なら，仮義足によって一般的な移動が再開できる。両側大腿切断をした患者の歩行の可能性は不確かで，特に高齢者においてはそうである。心肺機能の訓練を行うために両側の大腿仮義足を装着する人もいるかもしれないが，機能的な活動には車椅子が使われている。

　両側大腿切断者は，「**スタビー**」と呼ばれる短い義足を装着する（図 19-14）。スタビーは膝や下腿とつながれていない基本的なソケットで，後方へ転倒しないように，後方へソケットの底部が動くように製作されている。患者の重力の中心は地面により近く，義足はつながれていないので比較的使いやすい。スタビーは両側大腿切断者が直立したバランスを得られ，すばやい歩行ができ，エネルギーの消費を減少させることに役立つ。しかし，これを受け入れるかどうかは，人によってかなり異なる。人によっては家庭での日常生活で好んで使うが，外では車椅子に頼る。適用されることはまれであるが，それは通常の義足では歩行することができない短い断端を持つ人に最も効果的であるとされている。さまざまな高さの仮義足が歩行能力を測定するため用いられるが，仮義足は歩行によって引き起こされるストレスに耐えうるようにつくられてい

図 19-14 スタビー

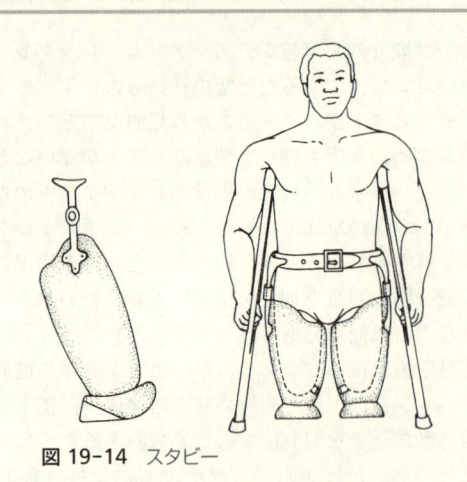

ることに注意しなければならない。

義足非装着時の管理

外科手術後に，義足の取り替えのための個人の適合性を決定するよう計画する。個人の希望にかかわらず，すべての患者が義足を使えるわけではない。義足の費用や，義足訓練におけるエネルギーの消耗によって，医療チームは個々の患者に義足装着を適用するか否か判断することになる。

義足を装着するかしないかという決定をするとき，すべての患者に安全に適用される規則はない。患者の意思は決定要素の一部ではあるが，義足を装着したいという事実だけでは十分でない。多くの患者は，義足歩行の生理的要求，特に大腿レベルのそれに気づいていない。軽い義足，歩幅を制御する膝，油圧機構，エネルギー蓄積型足部の発達により，以前と比べて多くの人が義足を装着できるようになった。それにもかかわらず，装着しないという考えも必要である。

下腿レベル

下腿切断の場合は，どのレベルでもうまく義足を装着できる。屈曲拘縮，瘢痕，不完全な形の断端，粘着性の皮膚は，たとえソケット装着が難しくても，義足装着の禁忌ではない。難しくても不可能でなければ，歩行は健側のストレスを減少させるので，健側の循環障害には最も早い時期での装着が提唱されている。加えて，1つの義足で歩行する人は2つの義足でも歩行できるようだ。下腿切断者は，歩行そのものが禁忌とされるよりも義足の装着を禁忌とされることはほとんどない。なんらかの問題によって外科手術以前から歩行をしなかった人は，おそらく切断後も歩行しないだ

ろう。しかし，感染，糖尿病の制御の欠如，潰瘍のために歩行を行わなかった衰弱した人は，障害された下肢が切断された後，歩行に必要な筋力や協調性を取り戻すことがある。一般的に，看護や保護的なケアが必要な人は，義足を使用できないだろう。ナーシングホームではしばしば義肢装具は放置され，そのような人への装着は限られた資源の不適切な使用となってしまうだろう。

大腿レベル

多くの患者は外部のサポートの有無にかかわらず，比較的，機能的な義足使用者になることができる。大腿義足による歩行で必要とされる生理学的状態は，下腿義足で歩行するよりかなり高く，すべての人がバランス，力，エネルギーの蓄積が必要とはかぎらない[49]。重度の股関節屈曲拘縮，肥満，股関節筋力の低下，しびれ，不完全なバランスおよび協調性は，好ましい歩行の妨げとなる。外科手術後のプログラムにおける活動や参加のレベルは，義足歩行の可能性を決めるうえで有用である。仮義足は評価のよい道具である。

股関節レベルで切断したほとんどの人は若く，比較的簡単に義足を使うようになる。早期の装着は身体的，精神的に有益であるが，化学療法や放射線治療を積極的に行っている場合は，義足装着を遅らせることがある。放射線治療は，皮膚が治癒するまで義足の装着を不可能にするような熱傷を起こすことがある。化学療法を経験している患者は，しばしば病気で，体重が減り，義足訓練プログラムに参加する力がない。外科手術後のプログラムは，治療が完璧になるまで個々に調整され，補助される。体重がかなり減少している患者に対して，体重の増加後に義足を調整することは難しいので，装着は遅らせなければならない。

両側切断

装着するかしないかは，両側切断者では決定が難しい。若く活動的な人は，一般によい義足装着者になる。また，両側下腿切断をした患者のほとんどは，義足によってかなり機能的になる。ほとんどの両側大腿切断者は，2つの義足を使うことはかなり難しい。大腿切断と下腿切断をした患者は，最初の切断が大腿レベルだった場合，もしくはもう一方の脚を失う前に大腿義足の巧みな使い手だった場合は，2つの義足を使えるようになる。

両下肢の一部をなくした人は，片側の一部をなくした人より，筋力，協調性，よりよいバランス，大きな肺活量を必要とする。肥満は両側の義肢装着をより困

難にする。装着する，しないという決定は，その人の総合的な可能性やニーズに対する慎重な評価の後，決定される。

義足を装着しない人は，車椅子でできるだけ自立する必要がある。治療プログラムはすべての移乗訓練，車椅子での移動，日常生活も含まれる。そのプログラムは座位バランス，車椅子上，またそれ以外の場所での安全な動作，身体的，精神的に自立した生活を補助する活動を重要視する。もし患者が覆われた断端を快適と感じないのであれば，断端を包帯する必要はないが，断端の適切なケアに対する教育は重要となる。

ことで満足した有意義な生活に戻る助けとなる。肉体的，感情的ニーズについての考えを含んだ術後管理のプログラムによって，ほとんどの患者は機能的な義足の使用者になることができる。義足の多くの問題は，個々の義足装着への適切な準備によって避けられる。本章では，下肢切断者の術後管理に関連づけられる概念を紹介した。慎重な評価と開放的なコミュニケーションの過程を通して，各個人のニーズに合うようつくられた包括的なプログラムは達成される。個々人のリハビリテーションへの対し方の個性は，理学療法を実施するうえでの問題の1つである。

まとめ

ほとんどの下肢切断者は，喪失した肢を受け入れる

復習問題

1. 外科的手術後の断端管理の方法における利点と欠点を述べよ。
   a．ギプスソケット
   b．CET（環境コントロール法）
   c．エアスプリント
   d．弾性包帯
2. 下腿，大腿の断端の適切な包帯の方法を述べよ。
3. 糖尿病，心肺疾患，PVDの既往を持つ72歳男性は，壊疽のため右下腿を切断し，24時間後，理学療法を処方された。適切な治療プログラムを計画するために必要とされる検査情報は何か？ 最初の訪問で得る最も重大なことは何か？
4. 左大腿切断を行った82歳の患者の切断後2週間の運動プログラムを作成せよ。
5. 高齢の片側切断者に松葉杖と歩行器によるそれぞれの歩行を教えるにあたって長所，短所を述べよ。
6. 片側切断より両側切断においてより重要な外科手術後の動作は何か？ あなたはこれらの動作をどのように教えるか？

CS ケーススタディ

処方：患者は72歳の女性。前日，動脈硬化にともなう壊疽により右下腿切断を行った。
現病歴：48歳から2型糖尿病を発症し，インスリン20ビットで制御している。動脈硬化，高血圧は投薬で制御されている。3ヵ月前，第一中足骨部の足底面の潰瘍を治療した。潰瘍は切断には至らなかった。
既往歴：42歳で子宮摘出。注目しなくてよいと考える。
社会生活：1人暮らしの未亡人。同じ地域に3人の成人した子どもと6人の孫がいる。
理学療法評価（初期）
カルテ情報：患者は一見悲感することなく，用心深く自覚もしている。ガーゼで覆われた右の断端は弾性包帯で包まれ，ドレーンが挿入されている。包帯は頻繁に交換，切開部は清潔である。
血圧：142/70，脈拍66，呼吸は正常。
呼吸管理はスパイロメーターを使用しており，咳は正常，呼吸障害の徴候はない。
患者は断端に痛みがある。鎮痛剤投与。
患者は2回/日，ベッドサイドに座る。
検査情報：（退院する前に得られたもの）
健側下肢や両上肢全体の筋力は機能的な制限内である（WFL）。
右の股関節屈曲，外転・内転筋力は，WFL。股関節の伸展筋力は側臥位で3+。抵抗なしで右膝の伸展，屈曲の自動運動が行える。
断端測定は初期の治癒が得られるまで延期する。
健側下肢と両上肢の全体的な関節可動域は，WFL。

左の股関節伸展角度の測定は，患者が腹臥位，右側臥位ができるまで延期する。右股関節は側臥位で測定した伸展0度を除いて，全体的にWFL。右膝の屈曲，伸展角度は機能的である。明確な測定は，包帯が取れるまで延期した。

左下肢は足首から下は毛がない。皮膚は温かい。膝窩動脈は触知可能だが，足背動脈は触知できない。爪先も温かい。固有受容感覚は損なわれていない。左足部の足底もしくは背側中足骨部の感覚減弱。左下肢の浮腫はない。右断端の感覚テストは二次的な包帯により延期した。

 ベッド上：左への寝返り＝FIMで7レベル。
  右への寝返りと腹臥位＝テストせず。背臥位から座位（逆も）＝FIMで6レベル。
 移乗：歩行器での座位から立位＝FIMで3レベル。
  椅子やベッドからの座位→立位＝FIMで3レベル。
 歩行：歩行器での歩行＝FIMで3レベル，1.5m。

退院時の理学療法の帰結
1. ベッド上での姿勢変換，すべての移乗動作は自立している。
2. 松葉杖や歩行器を使用しての12mの歩行は自立している。
3. 断端の良肢位，包帯の巻き方，管理の知識を説明できる。
4. 基本的な断端の運動の知識を説明できる。
5. 健側の適切な管理の知識を説明できる。

追加検査結果：理学療法士の訪問によって，退院後に得られたもの。

 断端：縫合，切開部の治癒は良好，ドレナージはない。断端長はMTPから13.6cm。
 MTPからの断端周径
  MTPから下5cm＝35cm
  MTPから下10cm＝38cm
  MTPから下12cm＝37cm
 感覚は正常。
 ROM（膝関節の屈曲，伸展）＝WEL
 ROM（右股関節伸展）＝0度

外科手術後に追加された理学療法の帰結
1. 包帯の巻き方や断端袋の使用を含んだ断端管理は自立。
2. 自宅での松葉杖（歩行器）歩行の自立。
3. 家での運動プログラムの概要を説明できる。

指導問題
1. 患者の断端は切断後，ソフトドレッシングが行われた。リジドドレッシング，セミリジドドレッシング，ソフトドレッシングの長所と短所を比較せよ。ソフトドレッシングで患者に生じる問題は何か？
2. 患者から得た検査データを再確認せよ。術直後の一度目の訪問で得る重要なデータは何か？ また，後で得られるものは何か？ あなたが他に得るべきデータは何か，またいつ得るのか？
3. あなたの初期の治療プログラムを記述せよ。
4. 退院後，続けて行われるケアの中心は何か？

用語解説

動脈造影 arteriography：放射線不透過性造影剤の注入による動脈のX線可視化。

斜めに切断する（骨を） beveled (bone)：皮膚を刺激する粗い端への義肢ソケットによる圧迫を避けるため，骨の切断端を丸くする過程。

焼灼法 cauterization：熱，寒冷，電気，腐蝕性の化学物質などの使用による焼灼性の組織の破壊。

血管異常 dysvascular：末梢の血流減少。一般に動脈疾患に適応する表現。

止血 hemostasis：出血を止めること。

術直後義肢装具 immediate postoperative prosthesis：切断直後，仮義足を装着する。仮義足は通常，焼石膏性ソケット，パイロン，足部で構成されている。

筋固定術 myodesis：切断にともなう筋固定法。切断した筋を筋膜や骨に縫いつける。

筋膜縫合術 myofascial closure：切断にともなう筋固定法。切断した筋を筋膜や筋に縫いつける。筋と筋膜を縫合する。筋形成術と併用される。

筋形成術 myoplasty：切断にともなう筋固定法。筋と筋を縫合する。一般に切断された屈筋と伸筋が外科的に結びつけられる。筋膜縫合術と併用される。

神経切断術 neurectomy：神経の部分的あるいは全体的切除。

神経腫 neuroma：神経の切断に従い発達した神経細胞の集まり。

末梢血管疾患 peripheral vascular disease（PVD）：四肢の動脈，静脈血流を妨げる障害を説明するために使われている一般用語。

幻肢 phantom limb：身体の一部が敏感になる，もしくは切断したはずの部分がまだあると感じる感覚。
幻肢痛 phantom pain：過敏性による痛み，もしくは切断したはずの部分の痛み。
神経根切断術 rhizotomy：神経根の分断，切断。
リジドドレッシング rigid dressing：本義足ソケットの外形になる焼石膏製の術後義足ソケット。
二次的縫合 secondary closure：最初の切断後，開放創にし，数日後に行われる外科的縫合。
セミリジドドレッシング semirigid dressing：浮腫を包むようにつくられたセミリジドの素材を用いた術後ドレッシング。
断端袋 shrinker：断端に履くためにつくられた，ゴムで強化された丈夫なコットンの靴下状衣服。
ソフトドレッシング soft dressing：ガーゼのような軟らかい素材を用いた術後ドレッシング。
スタビー stubbies：揺れるようにつくられた足部を持つ，短い大腿義足ソケットセット。大腿切断した人が車椅子の周りを移動することを助けるために使われている。
仮義足 temporary prosthesis：本義足のようにつくられ，調整された義足。しかし美容的な点はあまり考慮されていない。
腱固定術 tenodesis：腱を骨に外科的に固定する。
Unna ペーストによるドレッシング Unna's dressing：酸化亜鉛，ゼラチン，グリセリン，カラミンを浸透させた足部や下肢を包むガーゼを用いたセミリジドドレッシング。通常は静脈の潰瘍の，ときには動脈の潰瘍の管理に用いられる。

付録

ケーススタディの指導問題解答例

1. 患者の断端は切断後，ソフトドレッシングが行われた。リジドドレッシング，セミリジドドレッシング，ソフトドレッシングの長所と短所を比較せよ。ソフトドレッシングで患者に生じる問題は何か？

解答

リジドドレッシング
長所
①断端の術後の浮腫をかなり制御できるため，術後の痛みが軽減し，創傷の治癒を促進する。
②パイロンや足部という付属品を用いた早期の歩行ができる。
③断端の成熟に要する時間が短縮するので，早期に本義足を装着できる。
④それぞれの患者の断端の形状に合わせられる。
短所
①義足の原則についての知識がある人，一般に義肢装具士，ときには理学療法士が慎重に行う必要がある。
②治療段階の間，縫合部のケアが必要である。
③日々の創傷観察，ドレッシングの交換ができない。

セミリジドドレッシング
　セミリジドドレッシングの長所は，ソフトドレッシングより浮腫を制御できることである。しかし，いくつかの短所もある。
①Unna ペーストによるドレッシング：簡単にとれ，焼石膏のドレッシングほど堅くない。
②エアスプリント：創傷の観察はできるが，一定の圧迫は完全に断端の形に一致しない。プラスチックの内部は温かく多湿であるので，頻繁に清潔にする必要がある。
③環境コントロール法（CET）：バッグの柔軟性は，ベッドサイドでの立位だけでなく患側の自動運動が可能である。しかし，ホースや機械が，ベッド上動作，歩行を制限する。

ソフトドレッシング
長所
①比較的安い。
②軽く，容易に入手できる。
③洗濯できる。
短所
①比較的浮腫の制御がしにくい。
②弾性包帯は適切に行うために技術が必要である。
③弾性包帯は頻繁に巻き直す必要がある。
④ドレッシングがずれ，圧迫帯になることがある。
⑤断端袋は，断端が明らかに小さくなったとき，新しいものを購入する必要がある。
⑥断端袋は抜糸がすみ，治癒してからでないと使用できない。

ソフトドレッシングで患者に生ずる問題は次に述べるものである。前述したように弾性包帯の短所は，頻回な巻き直しが必要なことである。シーツと断端との摩擦，近位関節の屈伸，通常の身体動作は，ずれや圧の変化を引き起こす。

2. 患者から得た検査データを再確認せよ。術直後の一度目の訪問で得る重要なデータは何か？ また，後で得られるものは何か？ あなたが他に得るべきデータは何か，またいつ得るのか？

【解答】 初期データ：断端の状態の情報，患者の外科手術後の心肺機能，一般的な生理機能，移動能力，健側の状態，切断に対する感情は，得るべき重要な情報である。

他の情報
- 関連している疾患，徴候（例：ニューロパチー，視覚障害，心肺疾患，腎不全，先天奇形）
- 現在の生理的状態（例：外科手術後の心肺状態，バイタルサイン，OOB，痛み）
- 投薬
- 皮膚の完全性
  ・瘢痕（例：治療されている，粘着性，陥入している）
  ・他の外傷（例：大きさ，形，開放性，瘢痕組織）
  ・水分（例：湿性，乾燥，落屑性）
  ・感覚（例：消失，減弱，過敏）
  ・移植（例：場所，型，治療）
  ・皮膚病変（例：乾癬，湿疹，嚢胞）
- 断端長
- 血管分布（切断原因が血管なら，両方の四肢の情報を得る）
- 関節可動域
- 筋力
- 神経の状態
  ・痛み（幻覚〈感覚か痛みかを区別する〉，神経腫，創部由来，他の原因）
  ・ニューロパチー
  ・認知状態（例：敏感，見当識，混乱）
  ・感情の状態（例：受容，身体のイメージ）
- 機能状態
  ・移乗動作（例：ベッドから椅子，トイレ，車）
  ・移動（例：補助的な介助，管理）
  ・家屋/家族の状態（例：ケアする人，建築上の障害，危険）
  ・ADL（例：入浴，更衣）
- IADL（例：料理，清掃）
- その他
  ・切断前の状態（例：仕事，活動レベル，自立度，生活様式）
  ・義足の目的（義足に対する希望，予想される活動レベル，生活様式）
  ・経済（例：義足への可能な支出金）
  ・義足装着前の状態（もし両側ならば）
  ・データは術後期間を通して継続して得る。

3. あなたの初期の治療プログラムを記述せよ。

【解答】 初期治療介入の一般的な範囲は，必然的に包括する。断端管理，良肢位，運動，移動（歩行）訓練，患者教育。

4. 退院後，続けて行われるケアの中心は何か？

【解答】 継続して行われる治療は，機能的な移動動作，断端管理，健側のケアに焦点を当てる必要がある。

文献

1. Levy, LA: Smoking and peripheral vascular disease. Clin Podiatr Med Surg 9:165, 1992.
2. Ritz, G, et al: Diabetes and peripheral vascular disease. Clin Podiatr Med Surg 9:125, 1992.
3. McCollum, PT, and Walker, MA: Major limb amputation for end-stage peripheral vascular disease: Level selection and alternative options. In Bowker, JH, and Michael, JW (eds): Atlas of Limb Prosthetics: Surgical, Prosthetic and Rehabilitation Principles. Mosby-Year Book, St. Louis, 1992, p 25.
4. Quigley, FG, et al: Impact of femoro-distal bypass on major lower limb amputation rate. Aust N Z J Surg 68:35, 1998.
5. Hallett, JW Jr., et al: Impact of arterial surgery and balloon angioplasty on amputation: A population bases study of 1155 procedures between 1973 and 1992. J Vasc Surg 25:29, 1997.
6. Cuson, TM, and Bongiorni, DR: Rehabilitation of the older lower limb amputee: A brief review. J Am Geriatr Soc 44:1388, 1996.
7. Yeager, RA, et al: Surgical management of severe acute lower extremity ischemia. J Vasc Surg 15:385, 1992.
8. Taylor, LM, et al: Limb salvage vs. amputation for critical ischemia. Arch Surg 126:1251, 1991.
9. Edelman, D, et al: Prognostic value of the clinical examination of the diabetic foot ulcer. J Gen Intern Med 12:537, 1997.
10. Moss, SE, et al: The prevalence and incidence of lower extremity amputation in a diabetic population. Arch Intern Med 152:610, 1992.
11. Knighton, DR, et al: Amputation prevention in an independently reviewed at-risk diabetic population using a comprehensive wound care protocol. Am J Surg 160:466, 1990.
12. Krajewski, LP, and Olin, JW: Atherosclerosis of the aorta and lower extremities arteries. In Young, JR, et al (eds): Peripheral Vascular Diseases. Mosby-Year Book, St. Louis, 1991, p 179.
13. Harris, KA, et al: Rehabilitation potential of elderly patients with major amputations. J Cardiovasc Surg (Torino) 32:463, 1991.
14. Ebskov, LB: Relative mortality in lower limb amputees with diabetes mellitus. Prosthet Orthot Int 20:147, 1996.
15. Kay, HW, and Newman, JD: Relative incidence of new amputations: Statistical comparisons of 6,000 new amputees. Prosthet Orthot Int 29:3, 1975.
16. Lane, JM, et al: New advances and concepts in amputee management after treatment for bone and soft-tissue sarcomas. Clin Orthop 256:22, 1990.

17. Link, MP, et al: Adjuvant chemotherapy of high-grade osteosarcoma of the extremity. Clin Orthop 270:8, 1991.
18. Simon, M: Limb salvage for osteosarcoma in the 1980s. Clin Orthop 270:264, 1990.
19. Springfield, DS: Introduction to limb-salvage surgery for sarcomas. Orthop Clin North Am 22:1, 1991.
20. Yaw, KM, and Wurtz, LD: Resection and reconstruction for bone tumors in the proximal tibia. Orthop Clin North Am 22:133, 1991.
21. Waters, RL, et al: Energy cost of walking of amputees: The influence of level of amputation. J Bone Joint Surg 58A:42, 1976.
22. Steinberg, FU, et al: Prosthetic rehabilitation of geriatric amputee patients: A follow-up study. Arch Phys Med Rehabil 66:742, 1985.
23. Moore, TJ: Planning for optimal function in amputation surgery. In Bowker, JH, and Michael, JW (eds): Atlas of Limb Prosthetics: Surgical, Prosthetic and Rehabilitation Principles. Mosby-Year Book, St. Louis, 1992, p 59.
24. Michaels, JA: The selection of amputation level: An approach using decision analysis. Eur J Vasc Surg 5:451, 1991.
25. Sarin, S, et al: Selection of amputation levels: A review. Eur J Vasc Surg 5:611, 1991.
26. Spence, VA, et al: Assessment of tissue viability in relation to selection of amputation level. Prosth Orthot Int 8:67, 1984.
27. Lind, J, et al: The influence of smoking on complications after primary amputations of the lower extremity. Clin Orthop 267:211, 1991.
28. Evans, WE, et al: Effect of a failed distal reconstruction on the level of amputation. Am J Surg 160:217, 1990.
29. Tsang, GMK, et al: Failed femorocrural reconstruction does not prejudice amputation level. Br J Surg 78:1479, 1991.
30. Ljungman, C, et al: Risk factors for early lower limb loss after embolectomy for acute arterial occlusion: A population-based case-control study. Br J Surg 78:1482, 1991.
31. May, BJ: Amputations and Prosthetics: A case study approach. FA Davis, Philadelphia, 1996.
32. May, BJ: A statewide amputee rehabilitation programme. Prosthet Orthot Int 2:24, 1978.
33. Burgess, EM: Amputations of the lower extremities. In Nickel, VL (ed): Orthopedic Rehabilitation. Churchill-Livingston, New York, 1982, p 377.
34. Sarmiento, A, et al: Lower-extremity amputation: The impact of immediate postsurgical prosthetic fitting. Clin Orthop 68:22, 1967.
35. Harrington, IJ, et al: A plaster-pylon technique for below-knee amputation. J Bone Joint Surg (Br) 73:76, 1991.
36. Little, JM: A pneumatic weight-bearing prosthesis for below-knee amputees. Lancet 1:271, 1971.
37. Little, JM: The use of air splints as immediate prosthesis after below-knee amputation for vascular insufficiency. Med J Aust 2:870, 1970.
38. Burgess, EM: Wound healing after amputation: Effect of controlled environment treatment, a preliminary study. J Bone Joint Surg 60A:245, 1978.
39. Kegel, B: Controlled environment treatment (CET) for patients with below-knee amputations. Phys Ther 56:1366, 1976.
40. Jensen, TS, et al: Immediate and long-term phantom limb pain in amputees: Incidence, clinical characteristics and relationship to pre-amputation limb pain. Pain 21:267, 1985.
41. Iacono, RP, et al: Pain management after lower extremity amputation. Neurosurgery 20:496, 1987.
42. Fisher, A, and Meller, Y: Continuous postoperative regional analgesia by nerve sheath block for amputation surgery: A pilot study. Anesth Analg 72:300, 1991.
43. Malawer, MM, et al: Postoperative infusional continuous regional analgesia. Clin Orthop Rel Res 266:227, 1991.
44. Mouratoglou, VM: Amputees and phantom limb pain: A literature review. Physiotherapy Practice 2:177, 1986.
45. Sherman, RA, et al: Phantom Pain: A lesson in the necessity for careful clinical research on chronic pain problems. J Rehabil Res Devel 25:vii, 1988.
46. Melzack, R: Phantom limbs. Sci Am 266:120, 1992.
47. Parry, M, and Morrison, JD: Use of the Femurett adjustable prosthesis in the assessment and walking training of new above-knee amputees. Prosthet Orthot Int 13:36, 1989.
48. Perry, J: Gait Analysis: Normal and pathological function. Slack Inc., Thorofare, NJ, 1992.

参考文献

Andrews KL: Rehabilitation in limb deficiency. 3. The geriatric amputee. Arch Phys Med Rehabil 1996 Mar;77(3 Suppl):S14–7. Review.
Cohen-Sobel E, et al: Prosthetic management of a Chopart amputation variant. J Am Podiatr Med Assoc 1994 Oct;84(10):505-10.
Condie E, et al: Slow rehabilitation of a traumatic lower limb amputee. Physiother Res Int 1998;3(4):233–8.
Cottrell-Ikerd V, et al: The Syme's amputation: a correlation of surgical technique and prosthetic management with an historical perspective. J Foot Ankle Surg 1994 Jul-Aug;33(4):355–64.
Esquenazi A: Geriatric amputee rehabilitation. Clin Geriatr Med 1993 Nov;9(4):731–43. Review.
Kennedy MJ: Am I better off with out it?: a case study of a patient having a trans-tibial amputation after 52 years of chronic lower limb ulceration and pain. Prosthet Orthot Int 1997 Dec;21(3):187–8.
Pinzur MS, et al: Functional outcome of below-knee amputation in peripheral vascular insufficiency. A multicenter review. Clin Orthop 1993 Jan;(286):247–9.
Stewart CP, et al: Cause of death of lower limb amputees. Prosthet Orthot Int 1992 Aug;16(2):129–32.
Tuel SM, et al: Interdisciplinary management of hemicorporectomy after spinal cord injury. Arch Phys Med Rehabil 1992 Jul;73(7):669–73.
Tyre TE, et al: The outcome status of chronic pain patients 4 years after multidisciplinary care. Wis Med J 1994 Jan;93(1):9–12.

20 義足の評価と管理

Joan E. Edelstein

概　要

- 足部切断用義足
- 下腿（膝下）義足
- 足部・足関節部品
  関節継手のない足部
  関節継手がある足部
  ローテーター
  シャンク（支持部）
  ソケット
  懸垂装置
- 大腿（膝上）義足
  膝継手
  懸垂
- 関節離断での義足
- 膝離断義足
  ソケット
  膝継手
- 股義足
  ソケット
  股継手
  安定性
  ソックスと覆い
- 義足のメンテナンス
  ソケットと懸垂
  膝継手
  足部と足継手部品
  外装の仕上げ
- 理学療法管理
  処方前評価
  理学療法評価
  心理社会的評価
  義足処方
  下腿（膝下）仮義足
  大腿（膝上）仮義足
  義足評価
  下腿（膝下）義足の評価
  患者から義足を外しての評価
  大腿（膝上）義足の評価
  義足の受け入れ促進
  義足のトレーニング
  最終評価とフォローアップケア
  身体機能的許容度

学習目標

1. さまざまな切断レベルと義足による回復に関して述べる。
2. 代替可能な部品や素材の長所と短所を含め，下腿義足および大腿義足の主要部品を説明する。
3. 足部切断用義足，サイム義足，膝離断義足および股義足に特有の特徴を説明する。
4. 義足の部品それぞれの整備プログラムを概説する。
5. 下腿および大腿義足を評価するための主な項目を確認する。
6. 下肢切断者のケアにおける理学療法士の役割を述べる。
7. ケーススタディの患者データを解釈，分析し，現実的な目標や帰結を想定し，治療計画を立てる。

義肢（prosthesis）とは，身体の一部分を置換するものである。義肢装具士は，義肢を設計・製作して適合させる，健康管理の専門家である。幅広い意味での人工器官（prosthesis）には，義歯やかつら，プラスチック心臓弁も含まれるが，理学療法士は主に，手足義肢（すなわち義手や義足）および上肢・下肢切断者の管理にかかわる。

下肢切断は上肢欠損より多くみられる。切断の主要原因は，末梢血管疾患，外傷，悪性腫瘍，および先天性欠損である。50代以上では，血管疾患が下肢切断の原因の大部分を占める[1,2]。壮年や青年では，外傷が切断原因の大部分を占める。外傷や血管疾患は男性に多くみられる。思春期にその発生率がピークを示す骨および軟部組織の悪性腫瘍は，四肢の切断によって治療されることがある。先天性欠損は，誕生時からみられる明白な四肢の欠如，または異常である。

上肢と比べて下肢の一部を失う人が多くみられることから，本章では下肢に焦点を合わせる。理学療法士はリハビリテーションチームのメンバーであり，作業療法士をはじめ患者の福祉に貢献するさまざまな専門家とともに治療にあたる。理学療法士は，下肢切断者が機能を回復するのを支援する大切な役割を担っている。一方，上肢切断者に対しては，健康ケアを組織的に管理するにあたって，作業療法士と協力し，あまり大きな役割を果たすことはない。義足については，その使用方法，トレーニングする患者のプログラムと併せて記述する。

失った手足を置換するという考え方は非常に古い。切断した下腿（膝下）をサポートするためのフォークのような義足は，古代から知られていた。今日，下肢切断者の大部分には，義足が供給される。片脚の機能は，両脚での操作とは非常に異なっている。対照的に，大部分の日常生活活動や職業的な課題は，片方の上肢だけで行える。

主要な下肢義足は，部分的足部，サイム，下腿，大腿，そして膝および股関節の関節離断義足である。理学療法士は，それらの特性や保守について熟知しているべきである。

足部切断用義足

足部切断用義足の目的は，①できるかぎり足部機能，特に歩行を回復すること，そして②欠けている足部の形を擬態することである。1本あるいはそれ以上の足指を失った患者は，靴の甲の部分の外観をよくするために，爪先部分に単純に詰め物をすることがある。中足骨頭が温存されていれば，立位には影響を受けないであろう。足部母趾の指骨が欠損している場合は，立脚相後期に力強さを欠くようになるであろう。アーチサポートは，切断足のアライメントを維持するのに役立つ[3]。

中足骨部位の切断は，足部の外観を著しく損ねる。義足を装着すれば，靴の前足部に不自然な折り目（ヒダ）ができるのを防ぐ。特に使いやすい義足は，残存足部のためにプラスチックソケットでできている。そのソケットは，靴の中底に十分な長さで広がった堅いプレートと接続している。プレートには装飾的な足指部もついている。ソケットは歩行時の患側立脚相の時間を延長させるように，足部の長さを回復させ，中足骨の断端を保護している。立脚相が遅れるのを防ぐため，足部切断用義足の足底または靴底には，凸状のロッカーバー構造がついていることもある。

足根骨より遠位の切断や関節離断は，遊脚相において靴の中の小さな足部部分を保つため，新たな問題点を引き起こす。下腿三頭筋のアンバランスな収縮に起因する切断足の尖足変形によって，足長はさらに短縮する傾向がある。そのため，中足骨切断の義足は，ベルトで留めるようなプラスチックのふくらはぎ部分の覆いが増える可能性がある。

下腿（膝下）義足

下腿切断レベルは，脛骨および腓骨を横断する切断をいう。患者は，解剖学上の膝とその運動・感覚機能を保持している。特に血管疾患患者の切断において，よく選択される部位である。機能的な面と義足の観点から，**サイム切断**と類似している。すなわち，切断は内・外果のちょうど上で，すべての足骨が除去され，踵骨の脂肪パッドは残存されている。サイム切断は，義足のコントロールを向上させる下腿切断端より断端が長く，サイム切断者は断端にかなりのウエイトを載せることができる。サイム切断と下腿切断レベルの義足では足部およびソケットが必要であり，また下腿切断レベルの義足はシャンクと懸垂の部分がある[4]。

足部・足関節部品

義足足部は患者の足の外観を回復し，接踵期（ヒールコンタクト）のショックを吸収し，立脚相初期において底屈し，そして立脚相の後半に中足趾節を過伸展（トゥブレーク作用）する（図20-1）。大部分の足部もまた，前額面，横断面のわずかな運動を行う[5〜9]。

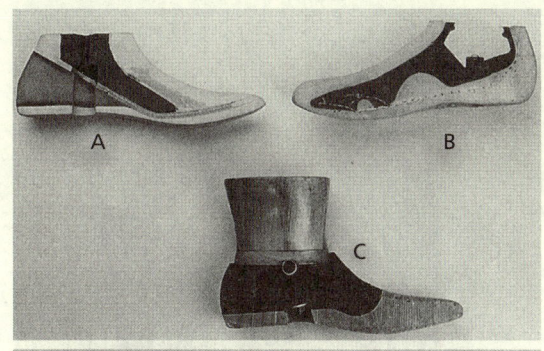

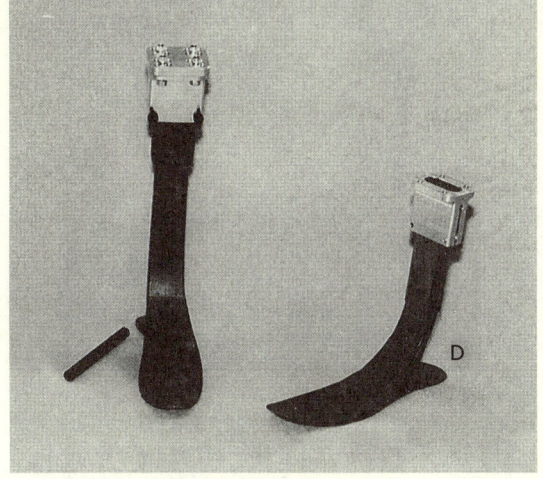

図 20-1　足部-足継手部品の断面図。A：SACH，B：SAFE，C：単軸，D：調節ロッド型のスプリングライト

関節継手のない足部

　米国で処方される大部分の足部は，脛の下部と足部の間が一塊の外観を呈した関節のないものである。関節のある足部と比較すると，軽量で耐久性に優れ，外観もよく，改良品によってはハイヒールにも適合している。

▼ SACH足部

　SACH（solid ankle cushion heel，踵クッションのついた丈夫な足関節）**足部**は，現在最も一般的に処方される。それは，関節と一致したポイントで終わる木製の**キール**からなる。硬質部分はゴムで覆われ，後方部分は弾力性に富んでいて，立脚相初期には衝撃を吸収し，底屈を可能にする。前方部分のキールとゴム製の爪先の接合部は，立脚相後期に足指部が過伸展できるようになっている。SACH足部は，乳児，青年および壮年など程度の異なる衝撃を踵に受ける人のために，踵クッションの圧縮性の程度を変えることができ，多様なヒール高の靴に適合できるよう数種類の底屈角度があり，広い範囲のサイズのものが製造されている。

踵クッションは，内・外側や横断方向への非常に小さな動きにも対応できる。

▼ 他の関節に継手がない足部

　SACH足部の変形として，**SAFE**（stationary attachment frexible endoskeleton，安定したアタッチメントで柔軟な骨格構造）**足部**がある[10]。それは，解剖学的に距骨下関節に相当する45度のキールの後方部分に結合された堅い足部ブロックを持っている。その接合によってSAFE足部の使用者は，後足部の内・外側運動が可能になり，不規則な地形との接触を保つことができる。しかし，SAFE足部は少し重く，また高価であり，SACH足部より耐久性が低い。義足装着者が足部をわずかに曲げて足を運ぶとき，弾力性のある足底部（ソール）は立脚相初期から中期にエネルギーを蓄え，立脚相後期に反対側の足部に荷重を移すときに，義足足部のスプリングが蓄積されたエネルギーを戻しながら跳ね返る。このような足部はエネルギー蓄積／エネルギー放出型，またはダイナミック型といわれる[11〜15]。例えば，Carbon CopyⅡ足部は，縦の柔軟な2本のカーボンファイバープレートを有している。義足装着者が自然歩行のスピードで歩くとき，遠位のプレートは曲がり，その後静止時の状態にスプリングが戻る。走るときは，両方のプレートが曲がり，その後まっすぐに伸びる[16,17]。シアトル足部にわずかに柔軟なプラスチックのキールが組み込まれ，接踵時（ヒールコンタクト）にわずかに曲がり，いくらかエネルギーが蓄積される[18]。立脚相後期に，義足装着者が足部に荷重をかけないときにキールが跳ね返り，バネの最終エネルギーを立脚相に放出する。フレックス-フット足部とスプリングライト足部はともに，後方踵部分と同様に爪先から近位の脛まで伸びるカーボンファイバー製の長いバンドを含んでいる。長いバンドは板バネの役割を果たし，立脚相初期から中期にわたりかなりのエネルギーを蓄え，その後，立脚相後期にエネルギーを放出する。バスケットボールを行う，あるいは走る活動的な義足装着者は，それら足部のエネルギーの蓄積，放出をうまく利用する[19,20]。エネルギー蓄積・放出足部は柔軟であるが，蓄積されるエネルギー量はごくわずかである[21]。それらもまた，代替部品より高価である。

関節継手がある足部

　これらのコンポーネントは，金属ボルトまたはケーブルで結合された下部のシャンク部分と，個別の足部でつくられている。足部運動の自由度は，ゴムを利用して制御される。後部には衝撃を吸収するゴムがあり，底屈可動域を制御している。これは，義肢装具士が，

患者に応じて簡単により硬いまたはより軟らかなバンパーに置換することができる。活動的なまたは体重が重い使用者は硬いバンパーを必要とし，一方，体重の軽い人は少ない荷重でも底屈できるように軟らかなバンパーを必要とする。立脚相早期に，踵部へのわずかな荷重で底屈を起こすことで，安定した足底接地期を確保する。足継手より前のボルトはさらに硬いゴムである。義足装着者が足部を越えて前に動かすので，背屈しにくくする背屈止めである。関節のある足部でキューキューときしむ音が聞こえた場合は，ゆるんできたという合図のことがある。

▼ 単軸足

最も一般的な関節のある足部の例は，**単軸足継手**である。トゥブレーク作用と同様に底屈や背屈運動を可能にする。内・外側運動および横断運動は行えないが，制御性のよさから，これらを好む人もいる。

▼ 多軸足

たとえ接地面がわずかな傾斜面または不整地でも，これらの機構は多方向にわずかに動き，歩行面と最大限の接地面積を維持して，使用者を補助する。多軸足は，単軸足継手および継手のない足部より重く，あまり耐久性がない。

臨床家は，ここで示された代表的な機構に加えて，広範な一連の足部から選択することができる。

ローテーター

ローテーターは，横断面で衝撃を吸収するために，義足足部の上に置かれる機構（コンポーネント）である。その役割は，ソケットが断端皮膚に対して回転することで起こるとされる摩擦から皮膚を保護することである。ローテーターは，単軸足継手を使用する人，非常に活動的な大腿部切断者に使用される。

シャンク（支持部）

下腿義足で足部足継手（あるいは，ローテーター）に隣接しているのがシャンクである。それは脚長および形を復元し，使用者の体重をソケットから脚部に伝える。殻構造と骨格構造タイプの2つの型のシャンクが使われる。サイム義足は，切断脚部を入れるソケットが足継手部に伸びるのでシャンクがない。

▼ 殻構造シャンク

殻構造シャンク（図20-2）は，通常木製で，脚の外形に似せて形づくられているため硬い外形である。

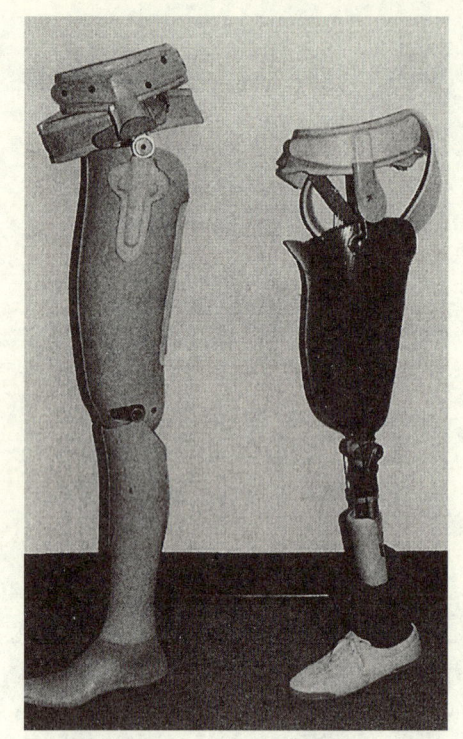

図20-2　左：立位を機械的にコントロールしている膝メカニズムを有した殻構造大腿義足。右：装飾用カバーを巻き下ろした骨格構造大腿義足（May, BJ: Amputation and Prosthetics: A case Study Approach. FA Davis, Philadelphia, 1996, p110. より）

そのシャンクは，使用者の皮膚の色にマッチするように，薄く色をつけたプラスチックで完成させるが，人によっては多色もしくは柄のあるシャンクを選択する。**甲殻類**と呼ばれることもあり，殻構造のシャンクは非常に耐久性がある。そして，プラスチック仕上げのため液体を浸透させず，ほとんど摩擦傷ができない。殻構造のシャンクは本物のようでなく，義足の角度を変えられないので，一般にはあまり処方されない。

▼ 骨格構造シャンク

骨格構造シャンク（図20-3）は，フォームラバーおよび丈夫なストッキングまたは類似した仕上げで覆われた中央のアルミニウムもしくは硬質プラスチックパイロンからなる。骨格構造は**モジュラーシャンク**ともいわれ，表面に光沢がある殻構造シャンクより本物の下腿に近い。さらに，パイロンは義足角度の微調整ができるメカニズムがある。これは，歩行への安心感と快適さをもたらす。数種類の義足，足部はフレックス-フットとして殻構造のシャンクを組み込んでいる。

第20章 義足の評価と管理

込む。最近の下腿ソケットは**膝蓋靱帯支持 patellar-tendon-bearing（PTB）**ソケット（図20-4）といわれるが，それは断端の全面と接触するように設計されている[22]。静脈の血液循環が支障をきたさないためと，触覚フィードバックをよくするために荷重面積を最大にしてある。正確にいうなら，全面接触式（トータルコンタクト）である。ソケットは，断端モデルで形づくられた型からプラスチック成型する。義肢装具士は，快適性を向上させるために型を調整する。ソケットの製作は，ハンドメイドでなされたり，ソケット形態のバリエーションに応じたデザインをするために，いくつものソケット形状がプログラムされ，患者の断端の詳細な形状を送信する電子感知器を有した**コンピュータ支援設計・製作 computer-aided design/computer-aided manufacture（CAD-CAM）**によって行われる。義肢装具士は最も適切な形態を選択し，それをプラスチックで形成する型を作製する電動作製装置に送る。その型が手製，もしくはコンピュータによってつくられるか否かにかかわらず，ソケットには**免荷**機能がある。これは，骨の突起のような感度の高い組織と接触するエリア上のソケットにおける凹面部分である。免荷部位は，腓骨頭，脛骨稜，脛骨顆，および前方-末梢の脛骨上に位置している。その患者が座っているときに快適であるように内・外側のハムストリ

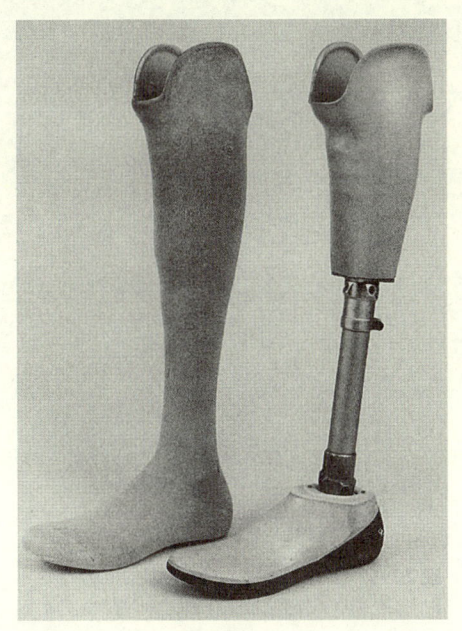

図20-3 SACH足部，骨格構造シャンク，PTBソケット，上顆懸垂，ゴム製カバーがついた下腿義足とカバーなしのもの

ソケット

切断された手足は，ソケットと呼ばれる容器にはめ

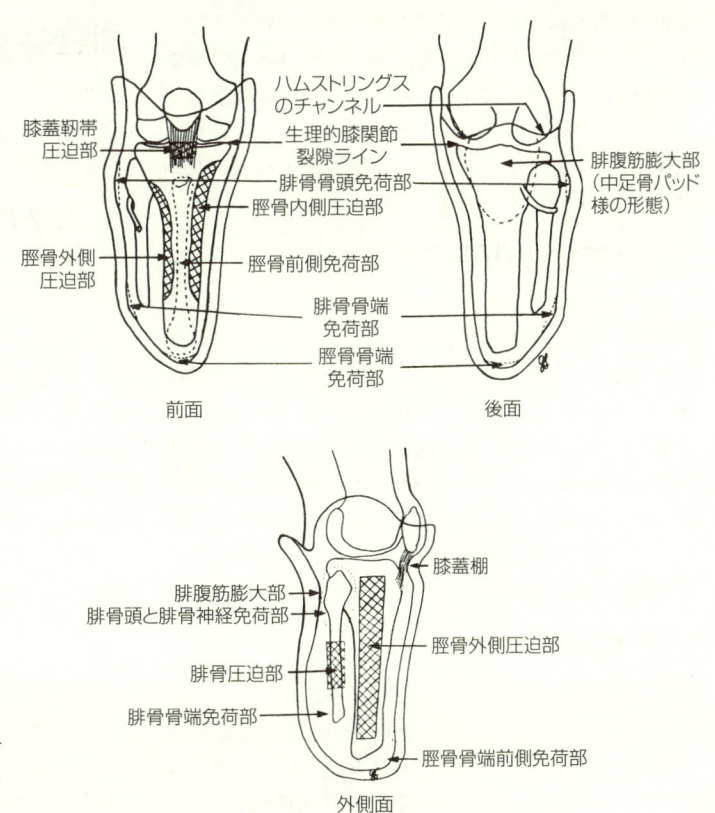

図20-4 PTBソケット（Sanders, GT: Lower Limb Amputation: A Guide to Rehabilitation. FA Davis, Philadelphia, 1986, p176. より）

ングスに十分なスペース与えるため，後方の縁は溝を切って整えられている．腓腹筋の筋腹，膝蓋腱，鷲足と一致する近位内側の脛骨，そして脛骨，腓骨の長幹骨などのように，圧迫に耐えられる組織と接触するエリア上のソケットでは，**盛り上げは凸状**である．

上方からみたとき，そのソケットはハムストリングスを免荷する底角と，脛骨結節および脛骨稜を免荷するために尖部をかたどり，三角形にみえる．前壁は，膝蓋骨の中央かそれより上までである．内・外側の壁は，少なくとも大腿骨上顆にまで伸びる．後壁は，膝窩を横切っている．

ソケットは，膝蓋腱上での荷重を増すため，わずかに屈曲角度をつけてシャンクに取り付けられる．反張膝を予防し，断端がソケットをすべり落ちる傾向を防止する．また屈曲角は，大腿四頭筋の収縮を促通する．ソケットは，腓骨頭への荷重を減少させるために，わずかな外側傾斜をつけたアライメントで設定する．

▼ ライナー（ソフトインサート）つきソケット

下腿義足のソケットは，一般に弾力がある**ポリエチレン製**のライナーである．断端へのクッションをよくして保護することに加えて，取り外し可能なライナーは，ソケットサイズの修正も可能である．義肢装具士は，滑らかな内部の外形を維持しながら，ソケットのボリュームを減少させて材料をライナーの外側に加えることができる．しかし，そのライナーは義足の容積を増加させ，断熱材となるため，夏には不快と感じることになるかもしれない．サイム義足では，楽に義足を着けることができるように，断端遠位の球根状の部分の挿入を容易にするライナーがある．

▼ ライナーのないソケット

ライナーのないソケットはハードソケットのように思われがちであるが，それは誤りである．使用者がライナーのないソケットを装着した場合，ソックスを着用してクッションをよくするからである．ときには，ライナーのないソケットの底に切断された下肢の断端のクッションとして弾力のあるパッドが設置される．ライナーのあるソケットと比較すると形状の変更が困難であるが，ライナーのないソケットは，断端の形状が安定した人には満足のいく選択である．

▼ サイムソケット

サイム切断の患者は切断端で体重をかなり支えることができるので，ソケット（**図 20-5**）は，近位の荷重を検討する必要がない．ソケットのトリムラインはわずかに低く，そして前額面や矢状面のアライメント

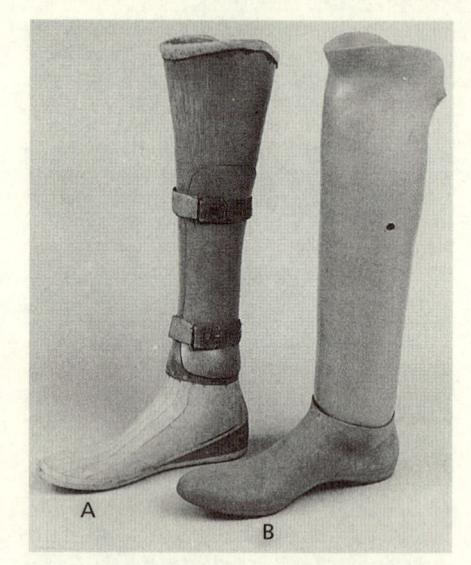

図 20-5 サイム義足．A：内側開き式ソケット，B：有窓部のない連続壁式ソケットと柔軟性のあるライナー

は，下腿切断ソケットと比べるとあまり傾いていない．脛骨稜の免荷は，ソケットの重要な特徴を残している．サイム切断の断端が著しい球根型ならば，内壁の下部は取り外しできる．患者はソケットを装着して，決まった所で内壁に固定する．

懸垂装置

歩行の遊脚相に，または装着者が義足で立たないとき，階段を昇ったりジャンプをしたりするとき，義足はなんらかの形で懸垂が必要である[10]．

▼ カフのバリエーション

現代の下腿義足は，顆上のカフ（**図 20-6**）が始まりで，それはいまだに広く使用されている．大腿骨上顆の上の大腿を取り囲む革製ストラップとカフによって，使用者は懸垂を簡単に，快適に調節できる．しかし，カフによる大腿遠位部の外観に不満を唱える人もいる．手に重度の関節炎を合併していたり視力障害を持つ患者は，バックルを引いたり，カフ上の圧力ループを絞って留めるのに苦労する．

フォーク状ストラップとくびれたベルトでカフを補強する．弾力性のあるフォーク状ストラップは，ソケットの前方部分の外側からくびれたベルトまで伸びている．フォーク状ストラップおよびくびれたベルトは，頻回に梯子を登る人，あるいはその義足が長時間サポートされない仕事に従事する人に適応があるだろう．カフの代替はゴム製のスリーブ，ソケット近位部および遠位部の大腿部を覆う管状の部品である．装着者が座っ

第 20 章　義足の評価と管理

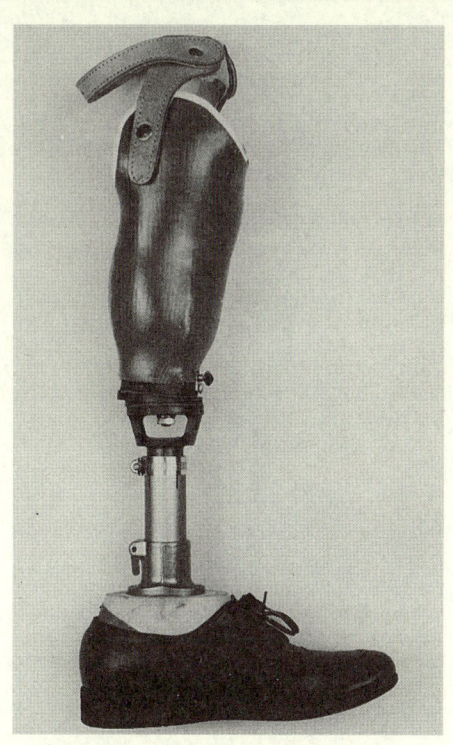

図 20-6　カフ懸垂つき下腿仮義足。ソケットは SACH 足部でパイロンシャンクにすえつける

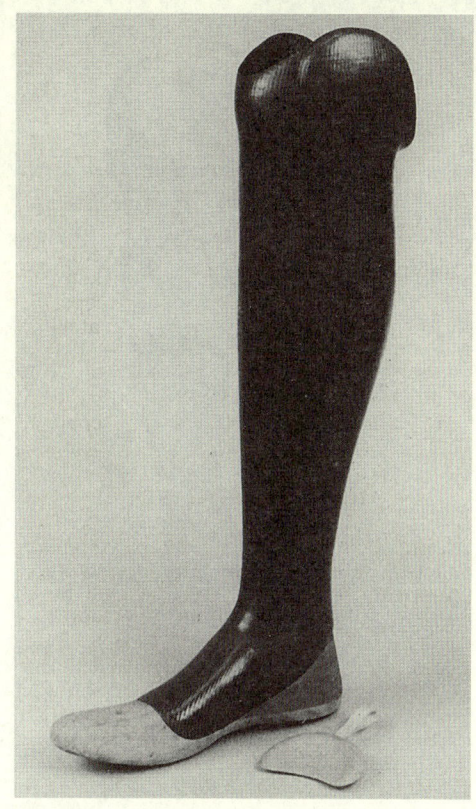

図 20-7　SACH 足部，骨格構造シャンク，PTB ソケット，顆上懸垂の下腿義足

ているとき，スリーブは優れたサスペンションと流線形のシルエットをみせてくれる。しかし，スリーブの装着には，大腿部に過度の皮下組織がないこと，十分な手の力があることが条件となる。

▼ 遠位部のアタッチメント

非常に安全な懸垂装置は，シリコンシースおよび特別な金属を用いてつくられている。そのシースは，歩行の遊脚相および立脚相の間，患者の皮膚に密着する。シースの端には小さな取り付け具がある。使用者は，ちょうどソケットの下方でシャンクを通過し，シース上の取り付け具を経て，シャンクのもう一方のサイドで終わるロッドを挿入する。ロッドは，遊脚相にシースがいつの間にか義足から外れてしまわないように防止する[23,24]。

▼ 縁のバリエーション

義足は，近位部に延びているソケット壁によって懸垂されることもある。

● 顆上懸垂 ●

顆上 supracondylar（SC）懸垂（図 20-7）は，大腿骨上顆を覆う伸びた内側壁と外側壁によるものである。内側壁には義足を装着する人が外せるプラスチックの楔（ウエッジ）がある。楔は，下肢に義足を保持するため，内側上顆とソケットの間に置かれる。あるいは，楔はライナーに組み込むことが可能で，義足を装着するには，患者はライナーをつけ，ライナーと一緒に下肢をソケットに挿入する。顆上懸垂は，義足の内・外側の義足の安定性を増加し，膝の心地よいカウンターを提供し，カフの圧迫ループまたはバックルを引く必要性がない。製作はより難しく（そのため，より高価），容易に調節することは難しい。

● 顆上/膝蓋骨上懸垂 ●

顆上懸垂に類似した内・外側壁のカウンターを有する顆上/膝蓋骨上 supracondylar/suprapatellar（SC/SP）懸垂（図 20-8）は，膝蓋骨の上まで延びる前壁が特徴である。短断端は，顆上/膝蓋骨上の SC/SP 懸垂の適応になる。高い前壁は，装着者がひざまずくときには妨げになり，座るときにはその外観が目立つだろう。

▼ 大腿コルセット

断端皮膚の過敏な人は，大腿コルセット懸垂（図 20-9）が適することがある。金属製の継手は，ソケッ

657

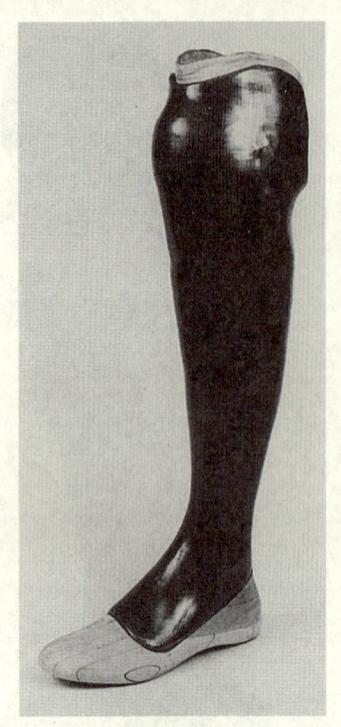

図 20-8 顆上/膝蓋骨上懸垂の下腿義足

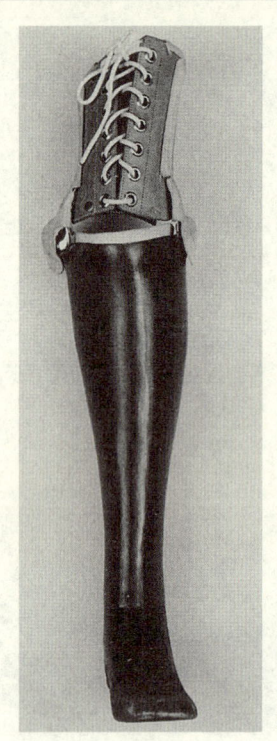

図 20-9 大腿コルセット懸垂の下腿義足

トの内・外側面の遠位端に取り付けられ，近位部には革コルセットが取り付けられる。コルセットの高さは変更することができ，断端への最大免荷のために坐骨結節に達しても差し支えない。継手は前額面の安定性を増大させ，革製のコルセットは，負荷分散のために接地面積を増やしている。しかし，それらの長所をもつ義足はさらに重くなり，解剖学的な膝と同一直線上にない継手には1つの軸心があるため，**ピストン運動**を促進する傾向がある。大腿コルセットの長期使用は，大腿の圧迫萎縮を引き起こす。コルセット懸垂は，ひもや圧迫ループストラップの配列で締め付けなければならず，着用しにくい。

●サイム懸垂●

一般的に，サイム義足はカフや懸垂メカニズムなしに，ソケット壁と縁のカウンターによって懸垂できる。

大腿（膝上）義足

大腿骨上顆と大転子の間での切断者は，**大腿**義足を装着する。大腿骨の遠位部分を含む下肢では膝関節離断義足を着用することができ，それは膝継手とソケットのタイプが大腿義足とは異なっている。もし切断が大転子より近位であるなら，患者は大腿義足を維持あ

るいは制御することができず，そのため股義足が候補となる。大腿義足は，①足部，②下腿部，③膝継手（シャンク），④ソケット，および⑤懸垂装置からなる。

SACH 足部は最も一般的に大腿義足に用いられる。単軸足部では最小の負荷で足底接地になるため，下腿義足よりは大腿義足でやや多く処方される。シアトルフットやフレックス-フットのようなエネルギーを蓄積・放出する構造を含め，どのような足部でも大腿義足に取り付けることができる。下腿義足装着者と比較すれば，大腿義足装着者はほとんど義足に強く荷重をかけない。その結果，義足足部にはエネルギーが蓄積されずにリリースされる。

丈夫な殻構造下腿部あるいは骨格構造下腿部が使われることもある。後者は，特に膝部分の外観をよくし，調整も可能である。さらに，殻構造下腿部よりも軽い。一方，耐久性の問題が特に膝にあり，絶え間ない関節の屈曲がゴムカバーの劣化を助長する。

膝継手

義足の膝継手は座ったり，あるいはひざまずいたりする際に，使用者が膝を曲げることができるようにし，最も多い事例では，歩行時の立脚相後期や遊脚相を通しての膝の屈曲を可能とする。市販の膝継手は4つの特徴がある。すなわち，①軸，②摩擦機構，③伸展補

助機構，④**機械的安定機構**である。これらの組み合わせは有益で，あらゆる膝継手が4つのすべての要素を持っているわけではない。

▼ 軸システム

大腿部品の一部は，通常の装備である単純な**単軸ヒンジ膝継手**（図20-10）や**多節リンク膝継手**（図20-11）によって下腿部に連結されている。立脚相の大部分で膝回転のモーメント中心が装着者の重心線より後方にあるため，多節リンク膝継手では膝の安定性がより大きくなる[25]。しかしこのスタイルは，その複雑さのためそれほど一般的ではない。なぜなら他の手段によっても膝を安定させることが可能だからである。

▼ 摩擦機構

最も単純に言うと，大腿義足の下脚は膝を軸に振れる振り子である。短い距離をゆっくりと歩く高齢者には，基本的な振り子が適切である。より活動的な歩行者には，膝の振り子運動を修正する調節可能な摩擦機構が，健側肢の動きと義足肢との非対称性を緩和するために望ましい。その膝継手が自然な振り子運動の減速に十分な摩擦を持たない場合は，速く歩く人では遊脚相初期の踵の上昇と遊脚相の最終期における膝の完全伸展時の衝撃（急な，しばしば雑音をともなった伸展）を経験する。摩擦機構が遊脚相のあらゆる時期に膝の運動速度や歩行速度に応じた患側膝の振りを修正することによって，膝の振りが変わる。

● 期間 ●

最も好まれる膝継手は**一定摩擦**（図20-12）で，一般に膝ボルトを締める締金がついている。所定の遊脚相を通じて，摩擦抵抗は変わらない。膝の動きやすさを変えるために締金をゆるめたり，締めたりすることが容易である。より精巧な部品は**可変摩擦**で，遊脚相に摩擦抵抗が変化する。遊脚相初期においては踵の上がりを遅らせるために摩擦力を高め，遊脚相中期では膝が容易に振れるよう摩擦抵抗を減らす。遊脚相終期には，衝撃を弱めるために摩擦抵抗を高める。

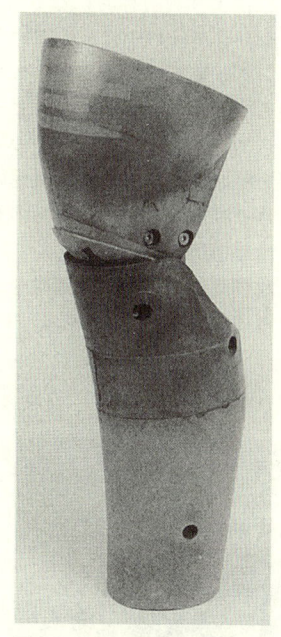

図20-11 多節リンク膝継手

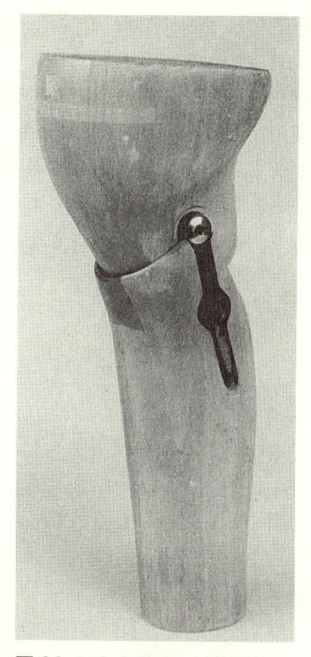

図20-10 単軸ヒンジ膝継手

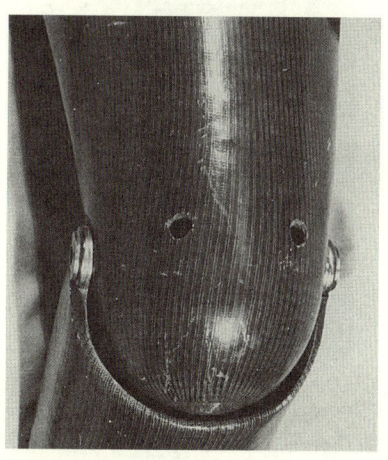

図20-12 単軸一定摩擦膝継手。摩擦を調節する2個のネジを認める

●媒体●

摩擦抵抗の媒体はパフォーマンスに影響を与える。通常の媒体は，締金が膝継手のボルトですべるときのような**すべり摩擦**である。この様式は単純であるが，自動的に歩くスピードの変化に適応しない。より複雑な方法には**流体摩擦**があり，オイル（油圧抵抗：流体力学上の摩擦抵抗）[12]（図20-13），あるいは空気（空圧抵抗：空圧の摩擦抵抗）いずれかである。すべり摩擦抵抗と異なり，流体摩擦は速度とともに直接的に変化する。したがって，もしこの装置を装着して突然速く歩けば，油圧制御機構や空圧制御機構の膝継手は直ちに摩擦を増やし，踵の上がりと完全伸展時の衝撃をやわらげる。その結果として，装具および健側肢の動きは，すべり摩擦よりも対称的になる[26]。オイルや空気は膝継手のシリンダーの中に入っている。遊脚相初期の間にシリンダーを下げることで，ピストンが膝の屈曲を引き起こす。ピストン下降のスピードは流体のタイプと歩行スピードに依存する。その後，ピストンは上がり，膝を伸展する。油圧制御機構の方が空圧制御機構より大きな摩擦を与える。両方のタイプとも，単純なすべり摩擦構造より高価である。一定摩擦，可変摩擦，可変流体制御のような摩擦構造をさまざまに組み合わせたものが生産されている。

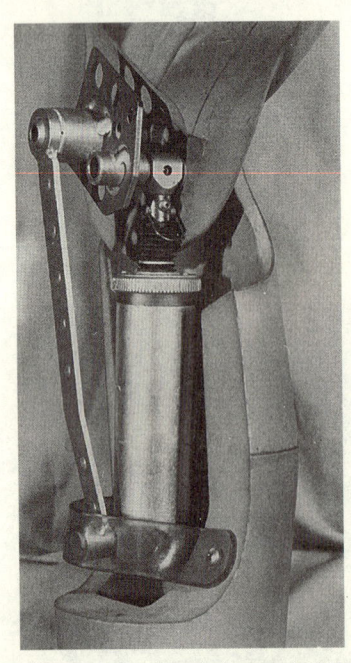

図20-13 ブレーキとロックのオプションを提供する Mauch Swing 'N Stance 油圧の単軸膝継手。継手後方に U 型の固定の位置によるブレーキとロックのオプションがある。ユニットは膝ボルトを露出するために 1/2 の大腿-シャンクのコンポーネントに取り付けられる

▼ 伸展補助

多くの膝継手は，遊脚相後期に膝の伸展を補助する機構を持っている。最も単純なタイプは外面の補助で，膝軸の前に位置する弾性バンドからなる。遊脚相初期の膝の屈曲時に弾性バンドが柔軟に伸ばされ，遊脚相後期の膝はその反動によって伸展する。帯ひもの張力は容易に調整されるが，座っているときに膝が伸展方向に引っ張られる傾向がある。内部の伸展補助は，膝継手内蔵の弾性バンドあるいはコイルバネである。それは，歩行中に外部の補助と同じく作用するが，外部の補助と異なり，内部のタイプは人が座っているときには膝が屈曲された状態になる。急な膝屈曲は革ひもあるいはバネが膝軸の後ろを通るようにして，屈曲した姿勢を維持する。

▼ 安定装置

ほとんどの膝継手は，安定性を増大させるための特別な装置を持っていない。患者は義足の他の部品と関連して，膝のアライメントによって補助された股関節の運動により膝の活動を制御している。義足膝継手軸は通常，大転子から足継手まで伸ばした線（TKA 線）より後方に位置する。優れたバランスと筋制御を有する患者は，膝軸が TKA 線上にくることもあり，こうして TKA アライメントが生じる。高齢者や衰弱した患者では，機械的な安全手段を加えることが役立つだろう。

●手動ロック●

最も単純な機械的な安定装置は手動ロック（図20-14）であり，ピンをソケットに突き刺し，装着者がアンロックレバーを操作するときだけ解除される。手動ロックは，使用中，膝の屈曲を防いでいる。使用者は膝屈曲が必要なとき，立脚相初期ばかりでなく，歩行周期の離踵期も安全である。ロックされた義足で進む際の困難を補うために，下腿部（シャンク）はおよそ 1 cm 短くすべきである。手動ロックに特有なもう 1 つの問題は，座って装着する際に解除する必要があることである。

●摩擦ブレーキ●

より精巧で安定したシステムとしては，**摩擦ブレーキ**（図20-15）が膝屈曲のどのような変化にでも抵抗し，立脚相初期で非常に高い摩擦力を与える。膝が 25 度以下しか屈曲されないと想定して，あるデザインではすべり摩擦装置が組み込まれ，荷重時にウエッジと溝で釣り合わせている。もう 1 つの摩擦ブレーキのバージョンはいくつかの油圧装置からなり，立脚相初期で，

第 20 章　義足の評価と管理

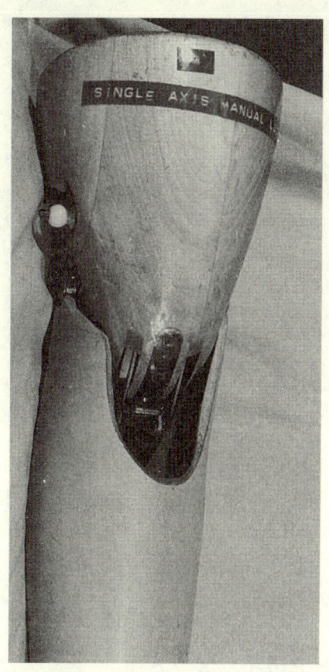

図 20-14　手動ロックの単軸膝継手。装着者がロックを外すために使用する白いノブを認める

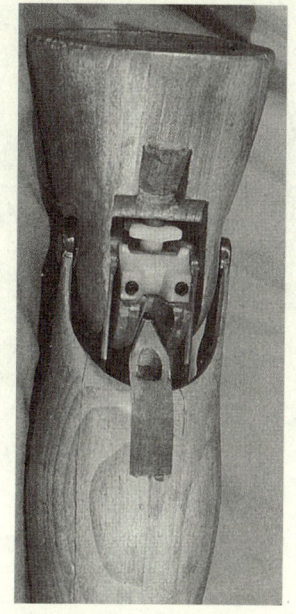

図 20-15　一定摩擦，内部スプリング式伸展補助，ブレーキ式の単軸膝継手

付加的な流体抵抗が著しくピストン下降を遅らせ，それが膝を安定させる。

接踵期から立脚相中期において，摩擦ブレーキは膝の動きを妨げない。さらに，立位から座位に移る患者の動きも妨げない。このような装置は義足の価格に反映する。不適切に使われた場合には，転倒の危険性を高めることもある。

▼ ソケット

すべての義足ソケットと同様に，大腿義足ソケットは，広範囲に荷重を分配させるために全面接触式であるべきであり，それによって圧迫を減らすのである。同じく全面接触式のソケットの適合は，静脈還流を助ける陰圧や遠位浮腫を防ぎ，義足のよりよい制御を促進する感覚フィードバックを高める。

大部分の大腿義足ソケットは，プラスチックの組み合わせによって製作されている。熱可塑性の薄いポリエチレンの柔軟なソケット（図 20-16）が切断肢全体を取り巻く。プラスチックはソケット適合度の変更を容易にするために，部分的に加熱する（点焼き）ことができる。硬質プラスチック樹脂より皮膚に密着しやすく，それによって懸垂も改善し，より効率的に体温を放散し，椅子のような外部の物体からの感覚入力を装着者に生じさせる。装着者が義足の遠位端の部品を通して地面に体重を伝達するように，ソケットは硬い

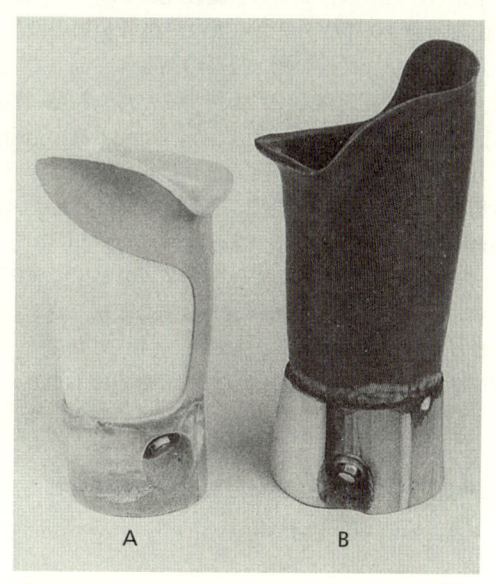

図 20-16　全面吸着式四辺形ソケット。A：硬いフレームの柔軟なソケット，B：硬いポリエステルラミネートソケット

フレームに包まれている。

大腿義足ソケットは，坐骨結節，殿筋群，大腿側面とわずかな広がりや切断の遠位端のような，耐圧構造部に荷重をかけられるように設計されている。ソケットにより恥骨結合と会陰に極端な圧迫がかかることは避けなくてはならない。

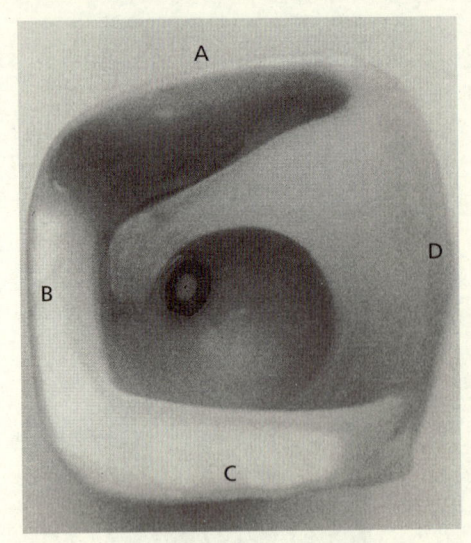

図20-17 上からみた硬いフレームの柔軟な四辺形ソケット。A：前壁，B：内側壁，C：後壁，D：外側壁

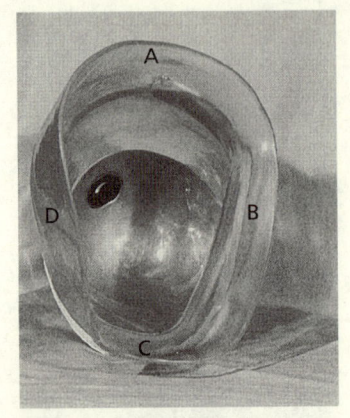

図20-18 坐骨収納大腿義足ソケット。比較的狭い内・外径を認める。A：前壁，B：内側壁，C：後側壁，D：外側壁

●四辺形ソケット●

上からみたとき，従来の大腿義足ソケットは四辺形である（図20-17）。ソケットは，坐骨結節と殿筋群のための水平な後部の棚，後部の棚と同じ高さの内側縁，結節を後部の棚の上に保持するため大腿部に後部へ直接的な力を注げるように，6～8 cmと高い前壁，そして内・外側を安定させるように前壁と同じ高さの外側壁といった特徴がある。凹状の免荷には，①前-内側壁（圧力に敏感な長内転筋腱のためのもの），②後-内側壁（敏感なハムストリングス腱と坐骨神経のためのもの），③後-外側壁（大殿筋の収縮を促し，締め付けない膨らみのためのもの），④前-外側壁（大腿直筋に適切なスペースを割り当てるためのもの）が働いている。前壁は大腿三角の近接部位で圧力分布を最大にするためにスカルパ隆起の凸面を有している。外側壁には，大転子と大腿骨遠位端のための隙間を確保してもよい。

●坐骨収納ソケット●

代替の構造（図20-18）は，転子制御アラインメント法と呼ばれる[27～29]。その壁は，ソケットの安定性を増大させるために坐骨結節と坐骨恥骨枝の部分を覆っている。前額面の安定性を増やして，大腿間の体積を最小にするために，ソケットの内側-外側の幅は四辺形ソケットより狭くなる。前壁は四辺形ソケットより低いのに対して，外側壁は大転子を覆っている。荷重は切断肢の側面と底部で支えられる。

坐骨収納ソケットと四辺形ソケットはともに軟性と硬性のプラスチックの組み合わせ，あるいは完全に硬い素材から製作されている。

●適合度とアラインメント●

形や材料にかかわらず，ソケットは擦過傷の危険性を最小限にして，装着者の義足の制御を最大にするためにぴったり適合すべきである。ソケットのわずかな屈曲はいくつかの理由で望ましい。すなわち，①股関節伸筋群の収縮を容易にする，②腰椎の前弯を減少させる，そして③装着者がほぼ同じ歩幅をとれるように，大腿部を伸ばす範囲を与えるために，である。四辺形ソケットの装着者のためには，ソケットの屈曲は後壁上の坐骨結節を載せやすくする[30]。

懸垂

大腿義足を懸垂するために，①全面的吸着，②部分的吸着，③無吸着の3つの手段が使われる。

▼ 吸着懸垂

吸着はソケットの内部と外部の気圧の差違によっている。吸着懸垂では内部のソケットの気圧が外気圧より低く，その結果，大気圧に押されて大腿にソケットがついたままになる。ソケット縁はぴったりフィットしなくてはならず，1方向の排気弁がソケットの底部にある。

●全面的吸着●

義足の最大制御は，動きを妨げる補助的な懸垂バンドをしないで，ソケットが全面的吸着（図20-19）するように非常にぴったりとフィットした場合に達成される。患者の切断肢の体積が変化すると，吸着は失われることになる。

第 20 章　義足の評価と管理

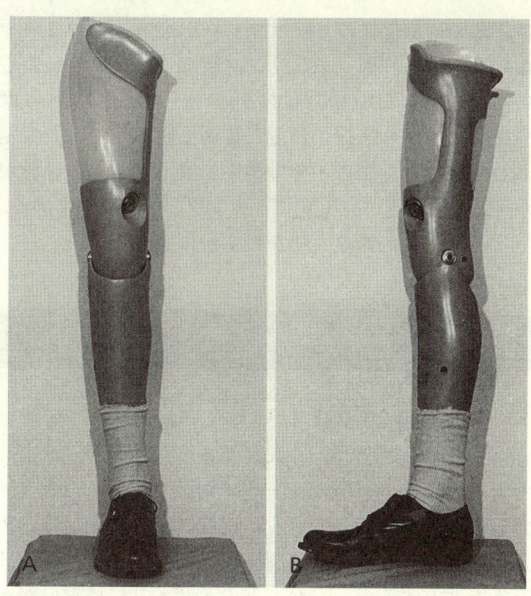

図 20-19　SACH 足部，殻構造シャンク，単軸一定摩擦膝継手，吸着式の弾力性のある四辺形ソケットの大腿義足。A：前面，B：内側面

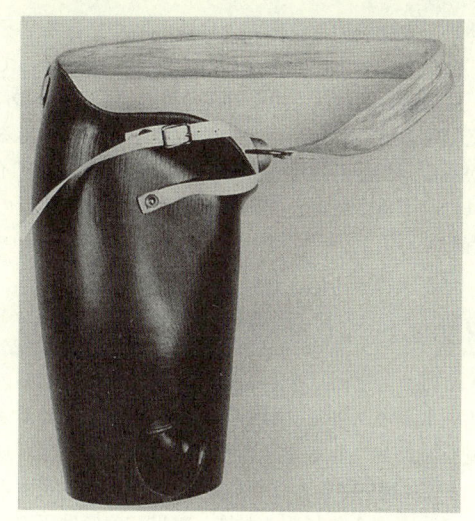

図 20-20　シレジアンバンドの部分的吸着式四辺形ソケット

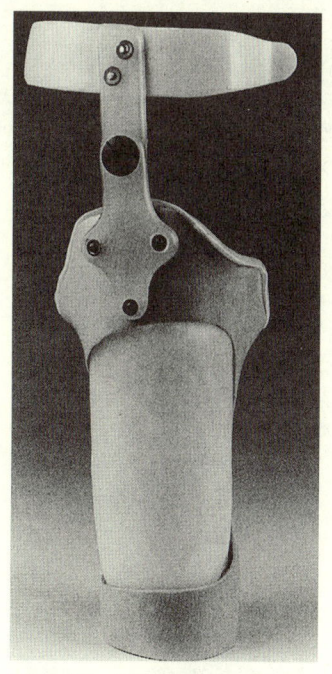

図 20-21　硬質樹脂のペルビックバンドつき部分的吸着式四辺形ソケット

● 部分的吸着 ●

　ソケットが少しゆるいときは，部分的吸着懸垂となることがある。その場合，患者はソックスを履く。ソケットの適合がよりゆるいため，補助懸垂具，布シレジアンバンド（図 20-20），また硬質樹脂あるいは金属性の股関節継手やペルビックバンド（図 20-21）などの補助が必要となる。これらの補助具は骨盤を 1 周して取り囲み，シレジアンバンドは大腿上で義足の横の位置を制御する一方，股継手は横と正面の動きを制限する。ペルビックバンドは義足に重みを加え，座って装着するときに胴体に対して不快な圧迫を加えてしまう。

▼ 無吸着

　ソケットが弁ではなく遠位に穴を有している場合は，ソケットの内側と外部間の気圧の差はない。切断者は 1 足あるいはそれ以上のソックスを履き，さらにペルビックバンドを必要とする。比較的ゆるいソケットは装着が簡単であるが，義足の制御と座るときの快適さが劣る。

関節離断での義足

　膝離断や股関節離断の人は，下肢の義足と同じ遠位構造を持つ義足を装着する。義足の足部は，骨格構造，殻構造ともに使用される。それゆえに主な違いは，義足の近位部にある。

膝離断義足

　切断が大腿骨上顆の直上またはそれよりも遠位部であるときは，患者は義足の優れた制御力を有する。なぜなら，①大腿のテコの作用が最大である，②大部分

663

の体重を大腿骨の遠位端で受けることができる，そして③広い大腿骨上顆が回旋の安定性を与えるからである．膝離断の問題は，主に外観の美容的なものである．例えば座るとき，切断側の大腿がわずかにはみ出ることがある．膝離断義足（図20-22）の特別にデザインされたソケットでは，突出を最小限にする流線形の膝を有している．

ソケット

2つのタイプのソケットが一般に用いられている．両方ともプラスチック製で，坐骨結節の下まである．通常，補助的な懸垂を必要とはしない．1つは，球根状の断端に適応させるため，前方に開く窓が特徴となっている．断端を差し込んだ後，義足装着者は圧迫ループ帯，またはベルトで絞めてソケットを閉じる．もう1つのデザインは前側の窓がなく，球根状ではない断端が適応となる．

膝継手

特に膝離断のために，いくつかの継手が製作されている．そのすべてが，大腿の長さを最小限にするために，薄い近位部に取り付けプレートを有している．それらは，油圧制御（多節リンク膝継手がついているものもついていないものもある），空圧制御，すべり摩擦抵抗制御から選択される．特別な膝継手でも，大腿はわずかに長くなる．その結果，立ったときに骨盤が水平になるように，下腿（シャンク）を短くしてある．座るとき，義足側の大腿がわずかに突き出る．

股義足

股義足（図20-23）は，大転子より上での切断者（非常に短い大腿切断），大腿骨頭を寛骨臼から除去した人（股離断），大腿骨と一部の骨盤を除去した人（片側骨盤切断）に適している．近位レベルの義足は，普通の股関節，膝関節，足関節の組み立てとアラインメントを共有するが，ソケットのデザインには違いがある．なぜなら，大きな義足のうちのかなりの重量を省いても差し支えないので，骨格構造の大腿と下腿が主流である．

ソケット

基本的なソケットは，同側の坐骨結節と両側の腸骨

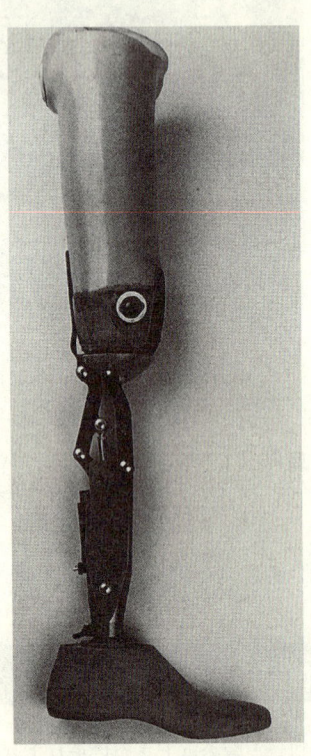

図20-22 SACH足部，骨格構造シャンク，多軸油圧制御膝継手，吸着懸垂式四辺形ソケットの膝離断義足

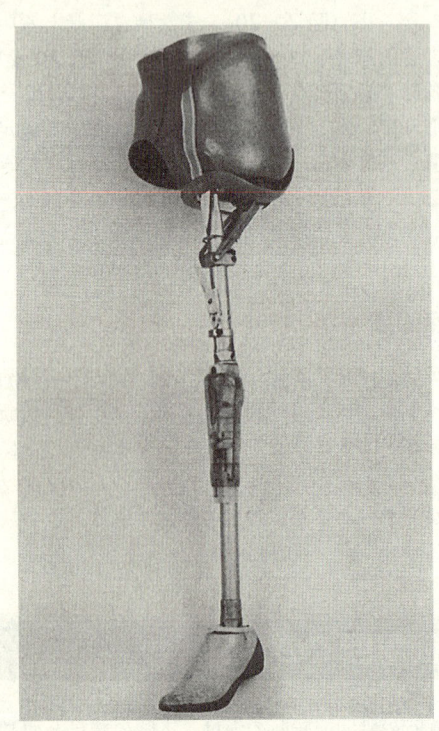

図20-23 SACH足部，骨格構造のシャンク，単軸膝継手と伸展補助装置，単軸股継手と伸展補助装置，硬いソケットの股義足

稜で体重を支えるためにプラスチックで成形されている。同側の坐骨結節や腸骨稜で支持できない片側骨盤切断者は，より高い近位のトリムラインやときに下部胸郭を包み込むようなソケットを有する。このような場合，骨盤の残された部分や腹部，あるいはおそらく下部肋骨などで体重を支持している。

股継手

種々の継手により，股関節の屈曲が可能になる。それらには安定した中間位へ義足を偏らせるために，伸展補助具がついている。解剖学的な股関節に類似して，前方に機械的な股関節継手を置くことで，股関節の安定性に貢献している。関節継手が正常股関節より下にあることで，座ったときに義足の大腿部が人目につくほど突き出ないようになる。

安定性

股義足を十分に安定するように，いくつかの特性が組み合わされている。つまり，股関節継手を前方に置くことで股関節の伸展を補助し，膝関節継手を後ろに置くことで膝関節の伸展を補助している。義足はわずかに短くされることがある。それは，主に遊脚相の乗り越えを補助し，装着者が義足に最大荷重をかけられるよう促し，安定性を増やすためである。

ソックスと覆い

全面吸着や覆いを使っている大腿義足装着者を除いて，すべての下肢切断者は，ちょうどよい素材，サイズ，形の清潔なソックスが必要である。義足を発注するときには，少なくとも1ダースのソックスを含むことが急務である。それは，比較的安価で第三者支払いが受け持つが，重要なパーツであるからである。

断端袋（織物ソックス）は種々の厚さで，層と呼ばれる，一緒に織る糸の数を指定して織られる。綿ソックスは汗を吸収しやすく，加えてアレルギーを起こしにくい。それらは2層か3層，あるいは5層でつくられ，最後の層が最も厚い。羊毛ソックスは最もクッションがよく，3層か5層，あるいは6層で織られる。それらは高価で，洗濯には注意が必要である。オーロン/ライクラ（どちらも合成繊維）製のソックスは2層か3層でつくられる。それらは縮むことが少なく，洗濯が容易である。この合成布地はかなりの反発力を有するが，あまり汗を吸収しない。

特に，暑い気候や傷が大きい場合に，ナイロンの覆いは皮膚表面を滑らかにするので，傷つける危険性は少ない。下腿義足装着者によっては，断端が細い場合，女性用の膝までの長さのナイロンストッキングを使うことがある。ナイロンは汗を吸収しないので，吸水性のある綿，羊毛あるいはオーロン/ライクラを外側ソックスに織り込む。シリコンやウレタンなどの合成素材の覆いは，衝撃吸収と擦り傷防止のすばらしい効果がある。それらは断端上のソケットを懸垂するために，皮膚の上に直接着用するようにデザインされている。しかし，それらは布地ソックスや覆いより高価である。

素材にかかわらず，ソックスや覆いの形は，快適さにとって重要である。適当なサイズの接触面は，皺になったり，過度に引っ張ったりしないで，滑らかにフィットする。ソックスや覆いはソケットや大腿コルセットの最も近位上で終わるように，十分な長さが必要である。

断端が縮小していくときにより多くのソックスを使うことは，よくあることである。しかし，患者が快適なフィット感を得るために15層ものソックスを必要とするときには，義肢装具士によってソケットを変更するか，取り替えるべきである。ソケットに巧みに配された盛り上げ部分や隙間の効果を失わせて過度にソックスを重ねることは，ソケットの荷重支持特性をゆがめることになる。

義足のメンテナンス

最適な機能には，全身の健康状態だけでなく，ソックスや覆い，義足，切断肢，健側肢の適切なケアが必要とされる。個人的な衛生ガイドラインは第19章に紹介した。清潔を保つことに加え，健側肢に合ったソックスと靴を履き，義足にも同じものをつけるべきである。両方の靴は，快適な状態にしておく。

どのような器具でもそうだが，義足は高価であり，時間がかかる修理を避けるためにも，簡単で定期的なメンテナンスが有益である。義足やソックスや覆いについての印刷された解説書は，患者の教育に有用である。

ソケットと懸垂

プラスチック製のソケットは，肌にやさしい洗剤をごく少量入れたぬるま湯で湿らせた布で洗うとよい。次いで洗剤のついていない湿らせた布でふき，そして新しいタオルで乾ぶきする。暖かい気候では，患者が翌朝に装着するときまでにソケットが完全に乾くように，ソケットは毎晩洗う必要がある。

大腿義足の吸入弁は，小さな隙間を詰まらせることがあるので，タルカムパウダーや糸くずを取り除くた

めに，毎日磨くべきである．内部のメカニズムや外のネジ山に傷をつけることがあるため，弁はつけるときや外すときには自分の指だけで行うべきである．

革コルセットは，乾燥させておくべきである．革製のクリーニング剤の使用により，革をきれいに保つことができる．患者が失禁状態である場合は，大腿コルセットは尿を浸透させない柔軟な**ポリエステルラミネート**またはポリプロピレンで製作する．

ポリエチレンフォームでつくられたソケットライナーは肌にやさしい洗剤の入ったぬるま湯で手洗いし，すすいで一晩中自然乾燥させる．義足から外したときも，直射日光に当てないようにする．

膝継手

すべり摩擦メカニズムは，歩行中にゆるくなる傾向があり，初期の調節を維持するために定期的な締め直しが要求される．締め直し頻度は，装着者の歩行距離による．多くの機構は膝機構の前部もしくは後部に1対のネジ［訳注：アレンレンチ．頭に六角形の穴のあるレンチ］があり，六角レンチや普通のドライバーで時計回りに回すことができる．各々のネジを1/4回転した後，調整の有効性を確かめるために，切断者は少なくとも5分間歩かなければならない．

膝か足首にきしみ音が聞こえたら，油をさす必要がある．膝継手のゴムやフェルト製の伸展ゴムバンパーは，長期にわたるさまざまな使用により徐々に劣化していく．そして，装着者は膝が過伸展し始めてから気づくようになる．膝が屈曲するときにゴムがみえるようになったら，義肢装具士によってバンパーを取り替えなければならない．

外部のキックストラップ伸展補助具は，その弾力を徐々に失う．そして使用者は，遊脚相初期に踵部が高く上がり，遊脚相後期に膝がゆっくり伸展することを経験するようになる．最も簡単な対応は，そのバックルを通してストラップを締め直すことである．最終的には，義肢装具士が，弾性のあるひもに変える必要がある．内部の弾性伸展補助具は，ズボンやスカートからの摩擦の影響はなく，早急に弾力を失うことはない．義足の寿命まで，鋼鉄製のバネの内部補助具は有効性を維持する．

空圧あるいは油圧膝継手は，ピストンを保護しているゴムシールドが破れないよう保護しなければならない．空気や破片がシリンダーに入らないようにするため，ピストンを傷つけてはならない．装置の中の気泡が，スポンジのような感覚や，歩行中のノイズの原因となる．夜には，シリンダーから空気を抜くために膝を伸ばして，義足をまっすぐに立てて保管するとよい．

足部と足継手部品

関節構造のあるモデルの場合は，特に義足が濡れることは避けるべきである．濡れた場合は，靴とソックスを外し，直熱を受けないようにして完全に乾かす必要がある．装着者は，砂などが足部と下肢部との隙間に入る可能性のある場所へは立ち入らないようにすべきである．それを除去するために，義肢装具士は足部を分解しなければならない．

依頼者は，トゥブレークやキールの先端でバシッと音を立てることを発見するために，定期的に足部を詳しく調べるべきである．そのような鋭い音は足趾を曲げ，そして立脚相後期の滑らかな移動の妨げとなる．劣化した踵部のクッションまたは底屈ゴムバンパーは，歩き方がぎこちなくみえる原因となる．現在ほとんどが足趾をかたどってあるが，患者は素足で歩くべきでない．なぜなら義足の足の裏は摩擦を減らす加工をしていないためである．

硬い足部と足継手部品や下肢によってこすられるため，義足側にソックスをできるだけ早くつける．階段の上りはソックスをすり減らす．ソックスを2足重ねることで穴を開けてしまう外からの力をやわらげられる，と感じている人もいる．

それぞれの装着者に，義足を合わせたときと同じ高さの靴を履くことを教えなければならない．あまりに低い踵は，立脚相後期の運動を妨げる．また過度に高い踵は，膝を不安定にする．義足は普通，低いヒールの靴に合わせてつくられる．もし平らなヒールの靴を履きたいと思うならば，1cmの楔を両方の靴に入れるべきである．ハイヒールの靴の場合は，足継手部を変えることが要求される．背屈・底屈角を適切に調節するか，踵の高さをネジで調節する必要がある．ブーツや上部の硬い靴は適当な背屈・底屈を与えることのできる足継手部の動きを制限する．

靴を脱ぐことは，義足を外していなければ容易である．完全に靴ひもをゆるめ，逆側を持ちながら踵を押して，靴を脱ぐ．最後に，前足部から上の方へ靴を引っ張る．靴は，靴ベラを使って義足に履かせるようにする．

外装の仕上げ

殻構造義足シャンクの通常の仕上げは，耐水性の高いポリエステルラミネートである．それは表面の汚れを取り除くために，希釈した洗剤を使って湿らせた布で定期的にふく必要がある．傷跡はキッチンクレンザーでやさしく磨く．こすりすぎると外装がくすむ．

骨格構造義足の軟らかなフォームカバーは，直熱や

尖ったもの，溶剤などにあてることに適切な注意を必要とする．意に反して汚れたり，引き裂かれたりしたときは，外のカバーの交換が必要となる．装着者がひざまずくと，大腿義足の場合は膝のところが傷みがちである．

理学療法管理

切断者の管理に関して理学療法士は，①術前期，②術後-義足装着前期，③義足処方期，④義足装着評価期，および⑤義足装着訓練期の各段階で役割を担う．

最初の2段階については，第19章で記述した．ここでは，患者および義足に関する理学療法士の責務について述べる．理想的には，理学療法士は**診療チーム**の一員として，医師および義肢装具士とともに働く．必要に応じて，ソーシャルワーカー，職業カウンセラー，臨床心理士も参加することもある．診療チームは患者に関する最適な情報交換の場を提供し，効率のよい治療を促進する．チームは予後に基づく処方を計画するために会議をし，新しい義足を評価し，義足訓練終了まで患者と義足の評価を繰り返す．したがって理学療法士は，義足訓練の指導と同様に，リハビリテーションの重要なポイントで不可欠な役割を担う．職場環境によって正式な診療チームが設置されない場合は，理学療法士が医師や義肢装具士の提案を調整しなければならない．いずれにせよ理学療法士は，以下に示すことを行う．
1. 処方前評価を行う．
2. 義足処方に協力する．
3. 義足を評価する．
4. 義足の受け入れを促す．
5. 患者の義足装着や使用の訓練をし，義足を維持管理する．

処方前評価

義足リハビリテーションの成否は，慎重に選択したコンポーネントからなる義足と，患者の身体的能力および心理社会的特徴との適合によるところが大きい．義足を装着する人は，切断者または欠損者であるが，「逆は真ならず」である．すなわち切断者のなかには，義足適応がない，あるいは使用を好まない人もいる．重度の認知症やうつ病患者，進行した心肺疾患患者には，義足は禁忌である．患者が器質的脳病変による変化を示す場合に義足を適用することも禁忌である．移乗や更衣動作が自立していない両側切断者では，義足による恩恵は期待できない．義足装着が自立せず義足

歩行ができなかった片側切断者が両側切断となった場合も，同様に義足の適応はない．特に股関節離断などの高位切断者は，義足が非常に扱いにくいことから，両松葉杖歩行を好み，または車椅子に頼る．ある種のスポーツ，特に水泳は義足がない方がより容易である．

理学療法評価

理学療法士は，両下肢すべての関節における自動的および他動的関節可動域など，患者の理学所見を測定・記録する必要がある．膝関節および股関節屈曲拘縮は，義足アライメントや外見に影響し，大腿義足では膝ロック機構の継手，下腿義足では代替ソケットが必要となることもある．重度の関節拘縮は従来型の部品での適合を妨げ，義足を適用できないこともある．両側切断者の拘縮は，特に深刻な問題である．

断端長を測定する．下腿切断の短断端では，SC/SP懸垂を必要とする場合がある．大腿切断の短断端では，吸着式または部分吸着式の懸垂を考慮すべきである．

四肢および体幹すべての筋力を評価すべきである．既往に血管疾患を合併している高齢者では，下肢痛や足部褥瘡のため，身体の活動性が低下している場合がみられる．そのような重度虚弱高齢者では，膝ロック機構の継手が必要となるか，あるいは義足の使用が無理かもしれない．

理学療法士は，すべての領域の皮膚状態を注意深く観察すべきである．ソケットと皮膚間の滑らかな接触のため，ナイロンまたはシリコン製のシースが必要な患者もいる．

感覚機能の評価も必要である．例えば，膝関節の固有感覚が障害された下腿切断者では，高い内・外側壁，あるいは大腿コルセットに装着したサイドジョイントによる過度の義足安定性が必要である．視覚障害患者は義足適合には問題ないが，訓練プログラムの変更と同時に，装着しやすいコンポーネントを選択することを考慮しなければならない．神経腫の問題を抱える患者は，義足適用前に外科的あるいは保存的治療がなされなければならない．

理学療法士は，患者の短期および長期記憶と同様に，新しい情報の学習および保持能力を評価する．また，脳血管障害などでみられる神経学的変化は，義足適合および訓練を困難にする．対側性麻痺は義足リハビリテーションに多大な影響を及ぼすが，同側性片麻痺はそれほどではない．どちらの場合も，義足には最大の安定性を考慮すべきである．軽度の神経学的障害患者は，訓練方法の変更に順調に反応することがある．

切断肢および健常肢の循環動態を精査することが必要である．理学療法士は患者に，手鏡を用いて足底の

皮膚状態を観察する方法を教える必要がある。観察の目的は，潰瘍や感染が生じる前に，擦過傷などの初期の状態を確認することである。加えて患者には，足部を清潔に保ち，清潔なソックスおよび適合した靴を履くように指導すべきである（末梢血管疾患患者の指導に関する付加的ガイドラインは第18章参照）。触知と同様，定期的な切断肢の周径測定は，浮腫の有無を示す。測定は，義足ソケットとの適合が得られ，下肢の断端容量が安定するまで続ける。血管障害患者では，対側肢からのストレスをいくぶんか移行することで，義足適合がうまくいくこともある。両側切断者では，一側義足の装着および制御の経験を，一対の義足に適合することが有益である。

義足処方には，患者の心肺機能状態も影響する。診療チームは，患者の運動耐用能や持久性などの身体能力に基づいた，現実的な目標を設定しなければならない。速く歩くことを期待できない患者に，エネルギー蓄積型足部や流体制御膝ユニットは適応できない。それにもかかわらず，ブレーキ機構が組み込まれた流体制御膝ユニットが，そのような患者に選択されていることがある。

肥満も義足処方前評価で考慮すべき要因である。肥満者は体重が変動しやすいので，周径変化を補うためにソケットライナーやソックスを準備する必要がある。特に透析が必要な腎疾患患者では，切断肢の容量変化がみられる場合がある。

関節炎は義足処方に影響する。下肢の可動性の減少や変形は，義足アライメントを難しくする。しかし，股関節および膝関節の形成術患者の機能は，まったく問題ない。手部および手関節の硬直や変形がある患者は，装着方法に影響するので，ひもつきコルセットは避けるべきである。杖や松葉杖は，工夫が必要となる。

ベッドから車椅子への移乗能力を観察することは，最も有用な評価の1つである。この動作の遂行には，十分な理解力のもと，適切な筋力，バランス，協調性能力が必要である。理学療法の役割としては，機能評価が最も重要な要素の1つである（詳細は第11章参照）。

心理社会的評価

通常，理学療法士は他のチームメンバーより頻回に患者に接しており，患者の気持ちに共感しやすい。過度の恐怖心を持つ患者では，仮義足を用いてリハビリテーションを開始した方がよいであろう。モチベーションは，義足使用に関する主要な因子である。仮義足の使用によって示される強いモチベーションおよびリハビリテーションプログラムへの取り組み状況は，義足処方・訓練の成功に関する信頼性の高い予測因子である。非現実的予測は慎むべきである。他の切断者グループや理学療法部門，さらには社会的環境のなかで，患者や家族は前向きな気持ちが育まれる。

理学療法士は，患者の複雑な心理過程をケアできるか，また患者が義足，特に耐用性のない骨格構造シャンクを覆うフォームラバーなどを購入する財源があるかに関しても考慮すべきである。

義足処方

すべての患者に理想的な一つの義足コンポーネントはないので，各個人のニーズに合う最適なコンポーネントを選択する必要がある。義足の各構成部品の選択肢は，長所と短所がある。理学療法士の仕事は，他のチームメンバーと協力し，患者に関する客観的および主観的情報を考慮しながら，種々の足部，シャンク，および他のコンポーネントの相対的な価値判断を行うことである。

ある患者は，活発な歩行や競技ができるような，機能的に最良で精巧な義足を期待する。簡単な構造で，費用のかからない義足を望む患者もいる。将来の最も正確な機能を予測するには，以前の義足を装着しての動作を観察することが役立つ。義足の変更を希望する患者がいる場合，診療チームは患者の体型やライフスタイルの変化とともに，現有義足の使用程度も考慮すべきである。例えば，一側義足に適合した患者が両側切断になった場合，両側義足適合性は非常に低いので，もとの義足を用いてはならない。対照的に，単純構造の大腿義足者が，スポーツへの参加を望む場合，エネルギー蓄積型足部や流体制御膝ユニットを持つ新しい義足は有用性が期待できる。

新規患者への義足処方は，より難しい。切断手術から義足処方までの期間によっては，切断肢の容量が安定せず，患者は最高レベルの機能を発揮できないこともある。そのような場合の最良な判断基準は，仮義足を用いた動作能力である。大腿仮義足には，よく適合したソケット，適切な懸垂，パイロン，および足部が必要である。大腿切断モデルでは，通常膝機構を有している。仮義足では，予備的な歩行や日常生活活動の練習が可能である。仮義足と本義足の主要な相違点は，外観である。仮義足のソケットは切断肢の容量変化に応じて，容易に変更できるように設計されている。通常，仮義足では色や形には注意がはらわれない。

下腿（膝下）仮義足

大部分の下腿仮義足のソケットは，患者から直接採

型できる低温熱可塑性素材を使用している。大量生産された調節可能なソケットも入手できるが，その場合は切断肢の遠位に浮腫を生じさせないようにソケット底にパッドを入れる必要がある。仮義足には切断端で型採りされたギプスソケットもある。ギプスは安価で，手軽で，使いやすい。しかし，できあがったギプスソケットは，かなり重く，かさばっている。懸垂には通常，カフまたは大腿コルセットを使う。パイロンは懸垂のためにアルミニウム製コンポーネントで製作されている。このようなパイロンは，アライメント調整機構が近位に固定されている。簡単なパイロンは，配管工事に使うようなポリ塩化ビニールを使う。それは軽量で，局所加熱によりアライメントの微小修正ができる。仮義足には通常，SACH 足部が用いられる。

大腿（膝上）仮義足

周径調節用ストラップつきで，数種類のサイズがある，ポリプロピレン製ソケット（図 20-24）を使うことが最も容易な方法である。ソケットは，手動型ロック機構の膝ユニットに取り付け，シレジアンバンドあるいはペルビックバンドで懸垂する。ほかには注文製作で，ギプスや低温熱可塑性ソケットを使うこともできる。両側大腿切断者では，一対のスタビーを使用する（第 19 章，図 19-14 参照）。これは関節機構のない義足である。ソケットは短いプラットフォームにつけられ，患者の身長を徹底的に低くすることで，バランス安定性を増している。そのプラットフォームは，後方転倒を防ぐため後部が長くなっている。

義足評価

義足は，患者が義足練習を開始する前に評価し，終了時に再評価すべきである。その手順は，外観および満足度に関する患者の意見を参考に，義足の適合および機能の妥当性を判断することである。典型的な評価は，立位時（静的評価），歩行時（動的評価），および義足を外したとき（付加的な静的評価）に調べる一連の義足評価からなる。多くの場合，理学療法士が義足を評価してその知見の要約を診療チームに提出し，最終的には診療チームが義足の適合を判定する。初期検査で，チームは 3 段階の意見（適切，仮承認，不適切）を提示する。適切は義足を変更する必要がなく，患者は義足練習に進むことができる。仮承認は義足の 1 ヵ所または数ヵ所の小さな問題の修正は必要であるが，患者は義足練習ができる。不適切は義足に重大な欠点があり，訓練開始前に修正すべきというチームの判断である。例えば，足部の仕上げが不十分で仮承認と判

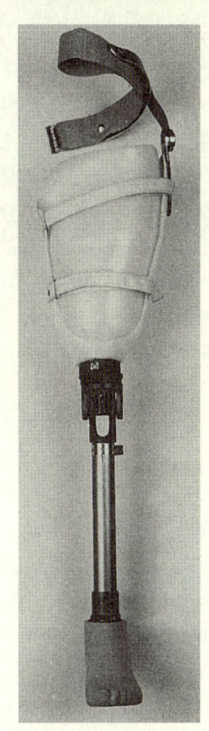

図 20-24　調節可能なポリプロピレン製ソケット，骨盤ベルト，SACH 足部つき調節可能なパイロンシャンクの大腿仮義足

定されたにもかかわらず，切断肢をすりむくようなソケットは不適切とすべきである。

正式な診療チームが組織されていない患者の運動練習を担当する理学療法士は，以降のプログラム進行に支障をきたす問題点を探すため，練習開始前に義足を慎重に評価する必要がある。

最終評価は 2 段階である。適切は，問題点がなく患者の身体能力に応じた方法で義足を使用していることを示す。不適切は，重大または軽微な問題を残していることを示す。

義足評価には，チェックリストおよび水平な椅子のほか，特別な器具は必要としない。最終評価には，階段およびスロープが必要である。以下のセクションに関連するチェックリストを付録 A，B に掲げる。

下腿（膝下）義足の評価

付録 A におけるチェックリストの項目のほとんどは，自己解説的である。それぞれの項目は，義足の正確な適合判定に役立つ。

▼ 静的評価

義足の評価は，使用者が立位や座位時に行う。さらに，切断肢と義足の詳細を調べる。義足は処方と比較すべきである。最初の仕様からの変更は，処方を出し

た人の承認を受けなければならない。

　義足装着初期の患者は，平行棒やその他の安全な環境下で立位をとり，両下肢に等しく荷重してみる。セラピストは快適性についての主観的な意見を引き出さなければならない。前後方向と内外側方向のアライメント評価は，靴の下のいろいろな部分に1枚の紙を滑り込ませることで評価できる。理想的には，患者は踵と靴底（ソール）の両方を床に平行にして立位をとるべきである。靴の一部分への過度の荷重によって示されるアライメント異常は，歩行分析によって確認される。

　大部分の義足は，患者が立位のとき骨盤が水平になるように構成されている。骨盤が傾斜する場合，セラピストは短い方の足部に補高し，骨盤を水平にする必要がある。補高が1cm以下であれば，気にする必要はない。それ以上の大きな差なら，原因となる因子を追求する必要がある。ソケットの中に切断肢が深く落ち込むと，義足側が短くみえ，使用者はおそらく不快感を訴えるであろう。

　患者が骨盤を挙上するとき，ソケットの上下動に連動してピストン運動が生じる。ソケット内のすべりは，ゆるみや不十分な懸垂，またはその両方によって引き起こされる。ソケット壁は義足の一部であり，大腿コルセットのように心地よくフィットしなければならない。

　快適に座ることは，すべての人にとって第一の要望である。特に比較的遠位で半腱様筋と半膜様筋が入り込んでいる内側においては，義足の後縁が膝窩に当たらないように，そしてハムストリングスの除圧を十分行うようにする必要がある。カフのつまみやコルセットの関節位置もまた，座位の快適性に影響を及ぼす。

▼ 動的評価

　歩行パターンやその他の移動動作のパフォーマンスを評価することは，リハビリテーションの重要な領域である。ほとんどの患者にとって，義足を装着する理由は，歩行能力を再び獲得することにある。それにもかかわらず，切断によって生じた解剖学的，生理学的変化を完全に無視できるような義足はない。義足使用者は，解剖学的欠陥や義足の不備を代償しながら歩いている。そのなかには先天的切断者もいるし，身体や義足の異常による人もいる。義足を使用するほとんどすべての人は，健常者の歩行パターンとは異なる方法で歩くため，義足歩行は，患者の失われた運動器の代償を意味する。下肢の切断者が，健常者とまったく同じように歩く見込みがほとんどないのであれば，一般的に使用されている「歩行偏位」という言葉よりも「歩行代償」という方が正確な表現かもしれない。

　義足は，失われた感覚，骨格の連続性，筋の完全性，そして切断によって生じた体重減少を代替するわけではない。解剖学的な欠損は，疼痛，拘縮，筋力低下，不安定性，非協調性の存在によって悪化させられる。同様に，義足のコンポーネントは，失った下肢のいかなる機能も代替しない。例えば，義足は人間の下肢のように，全可動域では動かない。義足における欠点は，使用者に歩行代償を強要することである。このような問題点として，ソケットの不適合，義足のアライメント異常，コンポーネントの機能異常，そして義足の不適当な長さがあげられる。問題を悪化させるのは，誤った義足の装着と不適切な靴を履くことである。理学療法士は，いつ歩行代償が出現するのか，そして，その原因が何であるかを判断し，改善措置をとる必要がある。そうでなければ，患者はより多くのエネルギーを消費しながら歩行し，さらに顕著な異常歩行を示すことがある。初めて義足を装着する患者は，製作の過程で，短時間ではあるが義足を装着して歩く経験をする。練習初日には円滑な歩行はおぼつかないが，同様の義足を装着した人の示す通常歩行からの離脱にこそ注目すべきであり，それが原因追求につながる。

　下腿切断の歩行分析は，立脚相の切断肢における膝の動きに焦点を合わせる。両膝関節は立脚相初期から後期にかけて，コントロールされた方法で屈曲する。過度の屈曲は，足部に対してソケットがあまりに前方にアライメントがあること，あるいは過度に屈曲されている状態を示している。この偏位は患者の転倒につながる。膝が立脚相初期でのみ非常に屈曲するならば，その原因は，踵クッションが使用者にとって硬すぎることにあるかもしれない。逆に，不十分な膝の屈曲は，ソケットの後方偏位かソケットの不十分な傾斜に起因する。前額面でみるとき，ソケットの縁は下肢と適当な接触を維持すべきである。義足縁の過度な外側動揺は，義足の足部があまりに内側に位置していることを示唆する。表20-1に，歩行代償と偏位の義足による解剖学的な原因をまとめた[33-37]。

　初期評価において，患者が練習したことがないのであれば，階段や傾斜でのパフォーマンスの評価は省略していいだろう。

患者から義足を外しての評価

　動的な評価を行った後で，セラピストは適切な荷重状態を確認するために，切断肢を検査すべきである。立位での後壁は，膝蓋靱帯の補強部分と同じ高さにあるべきである。義足を装着していると，この関係を確認できないため，代理のチェックが行われる。義足を台の上に置いた状態で，長い鉛筆か定規の端をソケッ

表 20-1　下腿義足の歩行分析

代償/偏位	義足側の原因	解剖学的な原因
立脚相初期		
1．過度の膝屈曲	足部の踵が高い	屈曲拘縮
	不十分な底屈	大腿四頭筋の筋力低下
	踵クッションが硬い	
	前方すぎるソケットの位置	
	ソケットの過屈曲	
	後方すぎるカフつまみの位置	
2．不十分な膝屈曲	足部の踵が低い	伸筋の腱反射亢進
	過度の底屈	大腿四頭筋の筋力低下
	踵クッションが軟らかい	断端前部の疼痛
	後方すぎるソケットの位置	関節炎
	ソケットの不十分な屈曲	
立脚相中期		
1．過度の外側動揺	足部が過度に内側に位置する	
2．内側動揺	足部が外側に位置する	
立脚相後期		
1．早期の膝屈曲	足部の踵が高い	屈曲拘縮
	不十分な底屈	
	キールが短い	
	背屈の停止が軟らかすぎる	
	ソケットの過屈曲	
	後方すぎるカフつまみ	
2．膝屈曲の遅れ（上り坂）	靴ヒールが低い	伸筋の腱反射亢進
	過度の底屈	
	キールが長い	
	底屈の停止が硬い	
	後方すぎるソケットの位置	
	ソケットの不十分な屈曲	

トの膨らみの前壁に置き，それを後方の縁に渡す。よく組み立てられた義足では，定規は後方に向かって上方に傾き，これは，患者が義足を装着して立つと，踵クッションが圧縮され，後壁は適切な高さになる

あらゆるストラップやカフは，適当な調節機能を有すべきである。満足のいく外観を提供することと同様に，義足の構造は将来の耐久性に結びつくものである。

大腿（膝上）義足の評価

大腿義足を評価するために，同様のチェックリストが用いられる（付録 B）。それぞれの項目は非常に重要であることを認識することが大切である。セラピストとチーム全体は，将来的に困難となることを予見するパターンを探さなければならない。例えば，静的分析によってみいだされたアライメント異常は，歩行動作中に確認すべきである。

▼ 静的評価

ソケットの上に筋ロールのある患者は，適切にソケットを装着しなかったか，ソケットがつくられたときよりも大腿が大きくなったかである。会陰部の圧迫は，四辺形ソケットの内側縁が鋭く，長内転筋の除圧が不十分であったことが原因である。

理学療法士によって後面から加えられた外力に対して，膝継手は十分耐えられる安定性があるべきである。安定性は，股関節や足関節に対する膝継手の**アライメント**によって影響を受ける。膝軸が後方であればあるほど，膝関節は安定する。多節リンクと機械的安定装置も安定をもたらす。ソケットが不透明であるならば，その心地よさを判断する唯一の方法は，そのバルブを取り外すとき，バルブホールを経て突き出る組織を触知により確認することである。

チェックリストは形や材質に関係なく，臨床家がソケットの適合性を評価するのを助けるように設定されている。義足が四辺形ソケットである場合は，長内転筋腱と坐骨結節の適切な位置関係は，患者が正確にソケットを装着した証しである。水平な義足ソケット後壁は，坐骨結節と同様に殿筋群へ体重がかけられることになる。**坐骨収納ソケット**は，坐骨結節を覆うもの

であるが，ソケットに隙間のない状態で，患者が股関節を全方向に快適に動かすことができるようになっている。

シレジアンバンドの外側アタッチメントは，義足の最適な回旋制御のために，大転子より上後方にあるべきである。前方では，そのアタッチメントは坐骨受けの高さ，もしくはわずかに下方にあり，義足の内転を補助する。

骨盤部の関節とバンドは，義足の最適な制御とかさばりを最小にするために，体幹にぴったりフィットする必要がある。

患者は義足を装着したまま，快適に座ることができなければならない。後方の不快感はハムストリングスの除圧が不十分な場合や，後縁が鋭いか厚い状態である場合に生じることがある。

▼ 動的評価

歩行分析は診療チームにとって，ソケット適合や義足のアライメントと調整の適合性を評価する機会である。患者は筋収縮のタイミングと筋力，また拘縮の有無によっても，歩行パターンに影響を受ける。大腿義足歩行の目標は，快適で安全な実用的歩行であって，切断していない人や大腿義足を装着した他の人の歩行を真似することではない。表 20-2 に大腿義足の歩行代償をまとめる。

●後方から最もよく観察される代償/偏位●

大腿切断者の多くは，前額面でのバランスを改善するために，義足を外転する。股関節の外転拘縮があれば，立脚相においてこの偏位が生じやすくなる。不十分なソケットの内転，ソケットのゆるみ，または内側の不快感がこれを引き起こす。義足が長すぎたり，患者が膝を曲げにくい場合は，遊脚相に偏位が認められる分回し歩行になる。ソケットのゆるみも分回しにつながるかもしれない。患者は体幹を過度に傾ける。立脚相に体幹が義足側へ側屈するのは，一般に外転歩行に付随してみられる。しかし，大腿切断者は皆，不完全な外転メカニズムがあり，義足側へ側屈することで代償する傾向にあることは注意すべきである。股関節と中殿筋は通常よい状態であるが，地面に対する骨格の連続性の欠如が，外転筋群収縮の有効性を弱めている。義足が長すぎる場合，患者は外転歩行をする。短すぎる場合は，外転せずに側屈する。

ホイップは，立脚相後期に踵が回旋することである。ソケットが不適合であれば，大腿筋群の収縮が，突然の義足回旋の原因となる。立脚相後期には荷重がかからないので，義足内のゆるみが生じる。あまりみられないが，膝継手や足部の組み立てによる異常回旋は，

ホイップを促進する。踵接地時の足部回旋は，さらに重大な偏位がある。これは踵クッション，または，足底バンパーの不十分な圧を示し，転倒にもつながりうる。

●側方から最もよく観察される代償/偏位●

立脚相における体幹の前傾は，膝の不安定性に対処するために起こる代償動作である。歩行器や松葉杖が短すぎる場合，患者は前かがみになる。腰椎の前弯は，不十分なソケットの屈曲に起因し，股関節の屈曲拘縮によって増悪する。

膝継手の不適切な調整により，離踵期の踵の持ち上げがばらつき，また遊脚相後期での振り出しの衝撃を引き起こす。両方に偏位が存在する場合は，おそらく摩擦が不十分であることが原因である。この衝撃で過度の踵離地がなく膝の衝撃が生じるのであれば，伸展補助装置があまりにも強いことが考えられる。

少ない膝の動きを代償するために，義足側が遊脚相の間，活発な歩行者は跳び上がり，健側の足関節を過度に底屈して義足を乗り越えるかもしれない。実質的なまたは機能的な義足の長さに対する努力をほとんど必要としない代償は，患者が義足側の骨盤を引き上げることである。

患者に股関節屈曲拘縮かバランス不良があれば，歩幅は等しくならず，義足側が長くなる。より長い義足側の歩幅は，健側下肢の立脚相の時間を延長する。股関節屈曲拘縮は，健側下肢が遊脚相に義足の横を通過する際に妨げとなる。

▼ 義足を外した患者の評価

静的評価に続いて，セラピストは，義足と切断肢をチェックリストに示されたとおりに調査する必要がある。弾力のある後方パッドによって，ズボンやスカートがすり切れることなく，静かに座ることが可能になる。このパッドは柔軟なソケットでは必要ない。

義足の受け入れ促進

切断は，障害を常に思い起こさせる外見ゆえに，一般的に嘆かわしいできごととみなされる[38,39]。理学療法士は，患者とその家族が，切断の現実や義足そのものを受け入れることを，言葉や，非言語的なコミュニケーションで援助できる。四肢の状態にかかわらず価値ある人間としての患者への穏やかな敬意は，他の人々への模範的な態度となるべきである。診療チームによる管理は，よりよい義足の提供だけでなく，その人が個人的な問題を処理する際に，経験と信頼をもって援助できる臨床家との出会いともなる。

表 20-2　大腿義足の歩行分析

代償/偏位	義足側の問題	切断者側の原因
側方偏位		
1．外転（立脚相）	義足が長すぎる	断端外側末端部の疼痛
	股関節外転位	股外転筋の筋力低下
	ソケット外壁の初期内転角不足	断端外側末端部の疼痛
	内壁が高すぎる，とがっている	内転筋ロール
2．分回し（遊脚相）	義足が長すぎる	断端の外転拘縮がある
	膝継手の伸展位でのロック	膝のコントロール不良
	ゆるい摩擦	
	懸垂不足	
	ソケットが小さい	
	ソケットがゆるい	
	足部が底屈している	
体幹の偏位		
1．側屈（立脚相）	義足が短すぎる	断端の外転拘縮
	ソケット外壁の内転不足	股外転筋の筋力低下
	内壁が高すぎる，とがっている	股関節痛
		不安定性
2．前屈（立脚相）	膝継手の不安定性	不安定性
	歩行器や松葉杖が短い	
3．腰椎前弯	ソケットの初期屈曲角不足	股関節の屈曲拘縮
		股伸展筋の筋力低下
回旋		
1．内（外）側ホイップ（踵離地）	ソケットの外形が不完全	すべり摩擦機構
	膝軸の外（内）旋	
	足部が回旋位に取り付けてある	
	異常回旋位での義足の装着	
2．踵接地時の足部の回旋	踵クッションが硬すぎる	
	足部が回旋位に取り付けてある	
過度の膝の動き		
1．踵が高く上がる（遊脚相初期）	摩擦不足	
	伸展補助が弱すぎる	
2．膝のインパクト（遊脚相後期）	膝継手の摩擦不足	力強い股屈曲
	伸展補助が強すぎる	
膝の動きの減少		
1．伸び上がり（遊脚相）	分廻しと同様	すべり摩擦機構
2．骨盤挙上	分廻しと同様	
歩幅の不同	ソケットが快適でない	股関節の屈曲拘縮
	ソケットの初期屈曲角不足	不安定性

　入院患者は，できるだけ早く，病棟ではなく理学療法部門で治療を受けるべきである。理学療法室でせわしく活動することは，失望を一掃するのに役立つはずである。外科手術後の悲嘆が予想されるが，長期のうつ状態は前向きではない。同病者の支援グループ（Peerサポートチーム：切断者友の会）は，義足の受け入れを援助することがたいへん多い。そして，活動動作を十分なものとするための特別な方法を学ぶのにも効果的である。体が不自由な人のためのスポーツプログラムの見学や，最終的にはそれへの参加は，人々がリハビリテーションに上手に対処することの多くを学ぶもう1つの方法である。理学療法士は，患者と毎日緊密に接することによって，心理カウンセリングや精神科での治療から恩恵を受けるものがあると思われる患者に対して，それらのクリニックを推薦する立場にもある。

義足のトレーニング

　正確な装着方法を含め，義足の効果的な使用方法を学ぶことで，良好なバランスと協調性を獲得し，安全で適度に対称的な歩行と他の移動動作やセルフケア活動を行うことができる。治療の目標と帰結は，患者の身体的状態，義足装着以前の経験，そして義足の特性

によって変わる．車椅子からトイレへの移乗を助けるためだけに義足を使用することは，多岐にわたる能力障害を合併した高齢者にとっては，適切な帰結であるかもしれない．一方，外傷性切断の青年に対するプログラムは，スポーツ全域に拡張するかもしれない．

▼ 装着

義足装着初期の患者や血液循環不全の患者にとっては，特に義足の正確な適用と，切断肢の頻回の点検は非常に重要である．足部，サイム，下腿切断者では，ソックスや覆いを適切な枚数と順番で装着した後で，座って義足を装着することができる．それは切断肢をソケットにすばやく，簡単に装着するだけである．SC/SPサスペンションの場合，患者は切断肢にライナーを装着し，次いでその下肢をソケットに挿入する．コルセット型サスペンションのソケットへの初めての試みは座位で行うが，切断肢がソケットに適切に挿入されることを確実にするために，レース（ひも）やストラップの最終的な引き締めは，立位で行うべきである．

大腿切断者もまた，装着過程を座位にて始める．全面吸着式の装着者は押し込むか，引っ張る方法のどちらかを用いる．断端をソケット内に1人で引き込むために，患者は大腿にタルカムパウダーを軽くはたき，摩擦を減少させる．そして，ソックス（長さ約76cmの筒状のストッキネット），弾性包帯，またはナイロンストッキングを装着する．どのような断端装着補助具も，近位の組織を引き込むために鼠径部の高さまで巻くべきである．ソックスに包まれた大腿をソケットに入れ，断端装着補助具の遠位端をバルブ孔に通す．座ったままで装着過程を完遂することは可能であるが，多くの患者はソックスや他の断端装着補助具をバルブ孔から引き出すときは，立位をとりたがる．前かがみになることで重心線が，膝継手が不意に曲がることを防ぐからである．患者は断端装着補助具が義足からすべり抜けるまで，それを下方へ引っ張りながら，健側の膝や股関節の屈曲・伸展を繰り返す．最後に，患者はバルブを固定する．

ソケットに押し込むために，患者は大腿に潤滑ローションを塗り，ソケットに大腿部を入れ，それからバルブを取り付けるとよいだろう．部分的吸着式を使用している患者は，ソックスを使用する．ソックスの遠位端が鼠径靱帯まで伸びることを確認する．患者はそれから，大腿部を正確に方向づけるように注意しながら，切断肢をソケットに挿入する．皮膚が滑らかであるか確認しながら，ソックスの遠位端をバルブホールから引き下げる．ソックスの後面をソケットに押し込む．そして，バルブを差し込む．最後に，患者はペルビックベルトやシレジアンバンドを確認する．吸着を用いない場合は，バルブがないということを除いて，装着は部分的吸着の方法と同様である．

▼ バランスと協調性

両側の解剖学的膝を扱うことのみを求められるものに比べれば，大腿義足や股義足を使用する患者は，機械的膝継手を制御するのにより多くの困難をともなうことが予想されるが，下肢義足を使用するすべての患者の練習は似通ったものである．すべての切断者は，切断側に荷重をかけることを学ばなければならない．義足の耐久性漸増のための段階的なプログラムは，皮膚擦過傷の危険を最小にする．特に切断肢が皮膚移植をされていたり，または血液循環不全があったり，感覚低下を示すのであればなおさらである．患者は，プログラムのルーチンとして，特にハイリスクな患者は，心肺機能のモニタリングを行いながら，練習と休憩を繰り返す[40]．

恐怖心の強い患者が引っ張るため，平行棒を避ける臨床家もいる．それは，杖歩行に進むときには必要がなくなる．平行棒を使う場合は，セラピストは患者に対してしっかりと握るのではなく，手を開いて平行棒に置き，支えるように推奨すべきである．台座や丈夫なテーブルは引っ張ることはできないため，バランスを保つために患者が押すことのみ可能であって，片側（通常は対側）だけに十分な支持と一方向性の制御を与えるという2つの利点がある．

静止直立位でのバランスは，練習し始めたばかりの患者に二足歩行姿勢を再びとらせる．患者は，骨盤と肩を水平位に，過度の腰椎前弯のない体幹を垂直に保ち，左右に等しく荷重する努力をすべきである．セラピストは必要に応じて患者を保護し，補助すべきである．理学療法士が義足装着者の傍らに立てば，患者にとって体重を義肢側へシフトする助けとなる．対称的な身体活動を促すために，「良い」と「悪い」で落胆させるような呼び方をするよりは，「右」と「左」，または「健側」と「義肢」のように下肢を呼ぶべきである．患者はバランスを保ち，床面をみずに義足の位置を認識できるように，近位の感覚受容器の利用を学ばなければならない．鏡を用いるなどの，視覚的フィードバックの利用により，良好な改善を認めた患者もいる．

動的練習は，内・外側，矢状面，そして回旋の制御を改善する．患者は，股関節の屈曲により，膝継手の屈曲が生じること，また，股関節の伸展により立脚相で膝関節が安定化することを学ぶ．健側の足部を義肢よりも前に置くことは，義足の膝継手をより安定した状態にする．患者には，左右対称の姿勢や，1歩前進位，そしてステップ運動での体重移動を教えるべきで

ある。健側下肢を低い台やプラットフォームの上へ踏み出すことは，患者が義足側へ体重を移動することを要し，義足側の立脚相の時間が延長する[41]。対称的な動作は，左右の下肢をリズミカルに動かすすべての運動練習を行うことによって促進できる。

▼ 歩行練習

患者が順調にステップアップすれば，歩くことは動的バランス練習の次に進む自然な流れである。ビデオに映る自分自身をみることでよい反応を得る患者もおり[42]，パフォーマンスや前進運動の価値ある記録である。ビデオは家庭でのリハビリテーションプログラムを行う患者にとって，指導の有効な強化となる。2/4 拍子の音楽に合わせて，リズミカルに数えながら歩くことも，歩行の対称性と速度を改善する。理学療法部門では，サスペンションハーネスを含む器具は，患者が保護された環境で義足への漸増荷重を学習することを可能にする[43]。

1 本杖あるいは 2 本のロフストランド杖は，過度の疲労のない状況下でも安全な歩行を獲得できなかった患者に適応される歩行補助具である。杖は，縁石やその他の不規則な地面（不整地）をうまく切り抜けるためや，接近した車輛へ合図をするために，屋外でのみ使用されることがある。通常，杖は，前額面のバランスを高めるために，義足の対側に使用される。左右からの支持が必要な場合は，2 本の T 字杖を使用するよりも，2 本のロフストランド杖を使用することが望ましい。ロフストランド杖は，利用者がドアを開けるときにも，前腕周囲の留め金で手元から離れない。松葉杖は，患者が腋窩バーにもたれかかりやすく，橈骨神経を圧迫する危険性があり，また階段を昇るときには不便である。アルミニウム製の交互式歩行器は，最も安定が得られるため，全身的に虚弱な患者にとっては特に有用である。使用者が前かがみになりすぎないように，歩行器を調節する必要がある。

▼ 機能的活動

歩行練習中の義足装着者もまた，多種多様で機能的な運動を経験すべきである。さまざまな椅子に移乗するといった活動は，プログラムへの関心を高め，そして患者によっては，長距離移動より重要であるかもしれない。活発な患者に対するトレーニングプログラムには，階段昇降，傾斜路を乗り越える，床から物を拾う，膝歩き，床に座る，走る，車の運転，そしてスポーツに参加することまで含まれる。これらの活動と歩行の間にある基本的な違いは，それぞれの足の使われ方にある。歩行では足は対称的に使われるが，他の活動は非対称的に，健側の筋力，敏捷性，感覚制御に依存する。

一般に患者は，セラピストの指示に頼ることよりも，それぞれの新しい状況を分析し，問題点に対する解決策にたどり着くという機会を持つべきである。ほとんどの課題は，いくつもの方法で安全に成し遂げることができる。学習者は，専門家の指導によるのと同様に他の義足装着者を見学することが役立つ。

▼ 移乗動作

さまざまな椅子や便座，そして車からの立ち上がり動作は，高齢者や衰弱した人々にとってさえ，最も基本的な技術である。ほとんどの患者は理学療法部門へ車椅子で訪れる。最初に，平行棒か台座に向けて車椅子を止める。車椅子にブレーキをかけた後，フットレストを上げ，患者は前方に座り，健側下肢に体重を移動し，それから車椅子のアームレストを押し下げるのである。患者は健側の足部を移動先の椅子の近くに置くことで，健側の膝と股関節を伸展させながら立ち上がりが可能になるということに気づくであろう。座るときは，健側足部を椅子の近くに置き，その膝と股関節を制御して腰を下ろして成し遂げる。

義足装着後間もない人は，立ち座りでは，アームレストのある椅子の利点を利用して，体幹の動きを両手で制御して支えるとよい。次に，ベンチや便座，その他のアームレストのない座席などと同様に，深く沈む革張りのソファや低い椅子への着席を練習すべきである。自動車への移乗は，トレーニングのなかでも不可欠な部分である。これがなければ，患者は家に閉じこもり，特別な移乗システムに依存するといった暗い将来に直面する。自動車の右側の席に乗り込むためには，車の前方を向き，右義足装着者は，右手をドアポストに，左手をフロント・シートの背部に置き，それから左下肢を車の中に入れ，滑るように座面に乗り移り，そして最後に義足を車に入れる。左義足の装着者は，両下肢を車の外に出したまま横向きにシートに座ることが，最も容易な方法である。それから，車に義足を乗せながらシート上で方向転換し，最後に健側である右下肢を車に乗せる［訳注：左側の席に乗る場合は左右逆となる］。

▼ 段差昇降

一般に，サイム切断と下腿切断の患者は，1 足 1 段で等しい歩幅で階段や傾斜を上り下りする[44]。一方，一側大腿切断の患者は，健側を先に出すことで上り，義足を先に下の段に下ろすことで下りることになる。大腿切断の患者のなかにも，1 足 1 段で階段を下りることができるように，引き続き義足の膝継手の屈曲制御の仕方を学習する人がいる。縁石は手すりがないた

め，少し違った問題がある。しかし，技術は基本的には同じである。階段，傾斜路，また縁石があまりにも険しいときは，対角線上に，または低い方に義足を置き，横歩きで上る。

最終評価とフォローアップケア

歩行や基本的な移乗，階段昇降が可能となると，すべての練習活動が完了する前に，セラピストは経済的制限により練習プログラムの終了を余儀なくされる可能性がある。退院前にソケットの適合，義足の外観や機能が基準を満たしているか，患者および義足の再評価を行うべきである。その場合，初期評価に用いたチェックリストを用いる。理学療法士は義足のあらゆるゆるみや欠損，あるいは皮膚の発赤などの報告を患者の責務として，患者自身が評価するように指示すべきである。

新しい義足を装着したときには，ソケットの適合について評価するため，適切な間隔で練習施設に戻るべきである。断端の縮小に対応するため，最初の1年はソケットの修正や交換を必要とすることがほとんどであろう。フォローアップに訪れることは，練習や最大限の活動の範囲を拡大するように個々人を励ますためによい機会である。

身体機能的許容度

身体機能は，個人の歩行，椅子からの移乗，階段昇降，その他のレクリエーション活動を含んだ義足での活動能力に影響する。診療チームの第1の責任は，新たな切断によってその人が獲得しうる機能の予後を予測し，義足によってどれほどの利益を得て，どの程度の活動が可能となるのかを判断することである[45〜49]。なぜなら，下肢切断者の多くは高齢で，いくつかの医学的問題を抱えていることが多く，的確に予測する必要があり，観察を継続することが特に重要だからである。

義足歩行ではエネルギー消費が増加する[50〜52]。健常者と比較して，快適スピード歩行の場合は，一側の下腿義足装着者ではわずかに多くの酸素が必要となる。大腿義足装着者では酸素消費が50％近く多い。義足装着者は，スピードは遅いが歩きやすい速さを選ぶ。なぜなら，その人にとって自然であり，単位時間あたりのエネルギー消費が義足を必要としない人に近いからである[53〜55]。また切断レベルが低ければ，代謝における不利益も少ない。40歳以上の下腿切断者においては，長断端であればエネルギー消費の増加は非常に小さいが，短断端では多くなる。両側の下腿切断では，一側の下腿切断よりもエネルギー消費は少ない。外傷による切断は血管の病気による切断に比べて，どの切断のレベルにおいてもエネルギー効率がよい。外傷による切断は血管異常による切断よりも歩行が速く，酸素消費が少ないのである。

半流動的な組織を取り囲むソケットは固定性が不十分であり，代謝における差の原因の1つとなる。偽関節では正常な下肢に比べさらに制御が難しい。足部と足継手部品は足底感覚や固有受容感覚がないため，正常な足と同じように大きく動かすことができず，正常歩行の動的推進力を起こすことができない。大腿義足においても，固有受容感覚のない膝機構が組み込まれている。義足は正常歩行に比べ，長くかつ強く収縮する離れた筋肉により操作されるため，問題をいっそう悪化させている。例えば大腿切断においては，足部は股関節の動きで制御される。運動の変化の結果，時間のずれが生じ，さらには歩行の円滑さが障害される。大腿義足であろうと下腿義足であろうと，義足歩行で垂直方向の動きが大きい場合，立脚相での対側の膝は屈曲しない。

スポーツへの参加は，すべての年齢層の患者においてリハビリテーションをすばらしく広げる。高齢者は釣り，ゴルフ，ダンス，太極拳，シャッフルボード［訳注：誰にでも楽しめる知的ゲームで，コートの反対側にある得点圏に向かって，先端が二股になったグラスファイバー製スティック（キュー）で合成樹脂の円盤（ディスク）を押し進め，得点を競う陣取りゲームである］を楽しみ，若年者はバスケットボール，テニス，アーチェリー，トラック競技（図20-25）を，活動範囲に合わせて楽しむであろう。ほとんどのスポーツは，義足へのなんらかの修正を必要としない。乗馬は体幹の制御と座位バランスを向上させる優れた活動である。登山をする者は，特別なソケットあるいは皮膚を保護するために，替えのソックスやシースを持ち歩くとよい。足に合った歩きやすいハイキングブーツは不可欠である。ボーリングや砲丸投げは，健側の下肢のバランスを重点的に促通する。ランニングをともなうスポーツには，エネルギーを蓄積・開放する足部が適している。ソケットは切断肢の擦過傷を最小限にするために，確実な懸垂でぴったり適合する必要がある。サイム切断や下腿切断者では，通常無理のない対称的な歩幅で走ることができ，大きな推進力を持つ[56,57]。膝離断や大腿切断者では，推進力のほとんどを健側の下肢から引き出し，義足は瞬間的な支えとして使用する。多くのマラソン競技には身体障害者のカテゴリーがある。バスケットボールに多いジャンプは，健側下肢によってかなりの上向きの力を発生させる必要があり，着地においてはジャンプ以上に健側下肢の力を要し，大腿切断者では

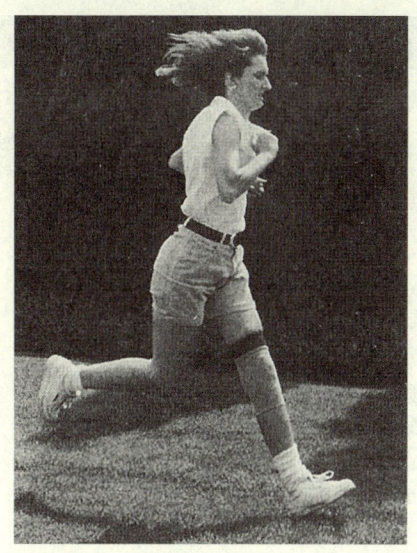

図 20-25 左下腿義足でランニングしている患者 (May, BJ: Amputations and Prosthetics: A case Study Approach. FA Davis, Philadelphia, 1996, p200. より)

特に必要である。スポーツによっては，例えば自転車のペダルに取り付ける爪先止め（トゥループ）などのように，最小限の改良によって容易に行えるものもある。また，水泳やスキーなどのスポーツでは，通常義足を装着せずに行う。スキーヤーは，先端に小さな方向舵（アウトリガー）を取り付けたストックを使用し，これは「スリートラック three-track」法といわれる。サッカーは一般的に義足を使用せず，2本のクラッチを用いる。テニスやフィールド競技を車椅子で楽しむ人もいる。対麻痺者用に開発された道具や技術は，一般に切断者にも適応される。子どもや成人の切断者向けのレクリエーションの催しは，生き生きとした生活様式を取り戻すための助けになる。理学療法士は，患者に適したレクリエーションクラブ，キャンプ，スポーツイベントを紹介できるようにすべきである。望ましい成果は，それぞれの身体能力と人生の情熱を最大限に引き出すことである。

まとめ

本章は，下肢切断者のマネジメントに焦点を合わせ，義足とその構成部品の主な特性と機能について論じた。加えて，義足の管理における理学療法士の職責についても強調した。義足リハビリテーションの成功は，患者，理学療法士，医師，義肢装具士のほか，チームメンバーの緊密な協調によって決まる。これが情報交換の場となり，調和のとれたマネジメントを導く。その成果は，患者の身体的・心理社会的特性と本来の目的を十分に発揮する義足とが最適に調和することであろう。

復習問題

1. 高齢者の切断の主要な原因は何か？ 若年者の原因は？
2. 足部の切断部位に応じた適切な義足を述べよ。
3. サイム切断および下腿切断の切断肢と義足の違いを示せ。
4. 高齢者にとって最も適した足部は何か？ またそれはなぜか？
5. 下腿切断ソケットの免荷の名前と盛り上げをあげよ。
6. 下腿義足の懸垂方法を比較せよ。短断端にはどちらが適しているか？
7. 膝継手を摩擦機構によって分類せよ。
8. 四辺形ソケットと坐骨収納ソケットを比較せよ。
9. 大腿義足の懸垂方法を述べよ。どのタイプでソックスを着用するか？
10. 股義足の使用者は，不注意による股関節および膝関節の屈曲をどう防げばよいか？
11. 油圧膝継手と骨格構造軸を使用した大腿義足の管理の要点を述べよ。
12. 義足処方に優先的に評価されるべき項目は何か？
13. 理学療法士は患者の心理状態の改善をいかに評価できるか？
14. 下腿義足の静的評価における特徴は何か？ 動的評価においては何か？
15. 大腿切断者のトレーニングプログラムを示せ。

CS ケーススタディ

現在の問題点：患者は糖尿病性動脈硬化症の 67 歳の男性である。彼は 5 ヵ月前に右下腿切断術を受けた。3 週間入院し，理学療法を受け，傷は完治した。彼は理学療法士に，自力で移乗するよう，仮義足を使用して歩行器で歩くように教えられた。また彼は，筋力，関節可動域，持久力を増強させる運動からなる在宅プログラムの指導を受けて退院した。さらに，仮義足を着けていないときには，患肢に伸縮ソックスを着用するよういわれた。さらに，左足部のケアについて，毎晩足部をきれいに洗う，鏡を使って足部の隅々まで調べる，清潔なソックスと足に合った靴を毎日履く，爪の手入れは注意深くする，などの指示があった。本義足は手術から 3 ヵ月後に完成した。義足は SACH 足部，骨格構造のシャンク，全面的吸着式ソケット，懸垂用カフで構成されている。今日リハビリテーション部に来た理由は，術後最初に行ったゴルフ場の不規則な地形で，バランスを保つことが難しかったためである。彼はまた，ゴルフスコアが今までになく低かったともいった。

既往歴：患者は，6 ヵ月前，待ち望んでいたヨーロッパへの旅行をしたときまで，健康状態は良好であった。その旅行でいつもより多く歩いたため，差し込むような足の痛みで 15 m ごとに立ち止まらなければならなかった。右足の母趾と第 2 趾の変色に彼の妻が気づいた。その変色した部分が痛みをともなってきた。彼は，旅行から帰るとかかりつけ医の診察を受け，壊疽と成人発症の糖尿病と診断された。積極的な創傷ケアにもかかわらず，壊疽は足部全体に広がり，切断が必要となった。糖尿病は食事療法により安定している。

社会的背景：患者は退職した会計士で，妻との 2 人暮らし。長年，休みにはゴルフを楽しんでいた。退職した昨年からは，頻回にゴルフができることを楽しみにしていた。

全身状態のチェック
系統評価
- 認知状態：機敏，適応，記憶は正常。
- 耐久性：良好。活動の耐性は約 30 分（ばらつきあり），ときどき休息を必要とする。
- 視覚：矯正視力，眼鏡を使用し正常。
- 血圧：140/86 mmHg。
- 呼吸数：機能範囲内。

運動評価
両下肢の関節可動域：正常範囲内。
歩行：下腿義足を装着し，機能的。ゆっくりで歩幅は右が長い。杖は使用せず，右に傾く。屋外歩行では左手で杖を使用する。階段昇降は手すりを使用してゆっくり上ることが可能。段差のある場所では歩隔が広くなり，歩行速度が遅くなる。

観察による分析（一般所見）
- 全体に運動速度が低下している。
- 体重移動が小さく，ぎこちない。

股関節/骨盤（両側）
- 骨盤の回旋が減少。
- 股関節屈曲が減少。

膝：右膝関節の屈曲が減少。
足部/足関節：右で内外側の動きが最小限。

感覚
- 下肢：痛覚，触覚，温度覚，固有感覚＝両側機能範囲内。
- 両上肢の感覚：機能範囲内。

筋力検査

徒手筋力テスト（MMT）グレード

	右	左
股関節		
・屈曲	G	G
・伸展	G	G
・外転	G	G
・内転	G	G
・外旋	G−	G−
・内旋	G−	G−
膝関節		
・屈曲	G−	G
・伸展	F+	G−
足部/足関節		
・背屈	N/A	G
・底屈	N/A	G
・内返し	N/A	G
・外返し	N/A	G
・上肢筋力：WFL		

N/A：切断のため適さない，WFL：機能範囲内

義足評価：ソケットはゆるく，ピストン運動がみられる。

バランス検査
- 立位
  静的：優。際限なく静的位置を保つことができる。
  動的：良＋。起伏のある場所でバランスを保つことが困難。
- 座位：機能範囲内。

ADL 評価
1. 移乗，立ち上がり：FIM＝7。床からの立ち上がりは除く。

2. BADL はすべて自立（FIM＝6 または 7）。
3. IADL のおよそ 80％ は自立，FIM＝7（疲労と歩行耐性の低さで制限される）。

患者の要求する成果（目標）
・以前と同じレベルでゴルフをする。
・屋外を杖に頼らずに歩く。

・耐久性が改善する。

指導問題
1. 臨床的な問題点を系統立てて述べよ。
2. 患者の主張する点を述べよ。
3. 目標，帰結を設定し，ケア計画を立てよ。

用語解説

アライメント alignment：おのおのの構成体の位置関係。アライメントは角度や直線状の位置に関連する。

軸（義足における） axis (prosthetic)：義足の膝機構の構成体。大腿部（ソケット）とシャンクを連結する。単軸継手や多節リンクなどがある。

盛り上げ build-up：圧耐性組織への負荷を増加させるためのソケット内部の凸面。

診療チーム clinic team：義肢（または装具）のリハビリテーションを管理する保健医療の専門家グループ。チーフとなる医師，理学療法士，作業療法士，義肢装具士が基盤となる。これに，ソーシャルワーカーや職業カウンセラー，精神分析医などが加わる。

コンピュータ支援設計・製作 computer-aided design/computer-aided manufacturer（CAD-CAM）：コンピュータ上で切断肢やそれに適合するソケットをデザインし，プラスチックソケット作製のための陽性モデルを自動的に製作する。

骨格構造（モジュラー，パイロン）シャンク endoskeletal (modular, pylon) shank：対側の足の形を模倣し，通常弾力のある材質で覆われた硬いパイプからなる義足のシャンク。モジュラーシャンクは足部や膝機構の交換が容易である。パイロンシャンクはパイプそのものであり，また「パイロン」といった場合，仮義足の意味で用いられる。

殻構造シャンク exoskeletal (crustacean) shank：外面が硬い材質からなる義足のシャンクで，ポリエステルの薄板を薄い層にしたもので覆われる。殻構造は，ロブスターの甲殻のように外面的に構造を支持するものである。

伸展補助機構 extension aid：遊脚相後期の膝伸展を補助するよう設計された機構。膝機構の外側に弾力のある線維を，あるいは膝機構内に伸縮性のストラップや金属のバネを取り付ける。

フォーク状ストラップ fork strap：義足の懸垂や膝伸展補助に用いられる，下腿義足の前方部分から腰ベルトまで渡された二股の弾力のあるストラップ。

摩擦ブレーキ friction brake：立脚相初期の膝屈曲に抵抗する膝機構の装置。通常，義足へ体重を移すときにバネ荷重ウエッジが溝に押し込まれる。

摩擦機構 friction mechanisms：義足の膝機構の振り出しの抵抗を調節することができる装置。

　一定摩擦 constant friction：遊脚相を通して抵抗を一定にできる機構。すべり摩擦あるいは油圧摩擦機構が内蔵されている。

　可変摩擦 variable friction：遊脚相初期と後期の摩擦が大きい機構。すべり摩擦，油圧摩擦，空圧摩擦機構が組み込まれている。

　すべり摩擦 sliding friction：膝軸の留め金のように，互いの動きに抵抗して動く，しっかりした構造で構成される機構。

　流体摩擦 fluid friction：シリンダー（油あるいは空気で満たされた）内の，膝ヒンジにつながったピストンが上下に動くことによる機構。流体摩擦の膝機構は，速く歩いたときに摩擦が増加するといった，歩行速度の変化によって自動的に補正する。

坐骨収納ソケット ischial containment socket：坐骨結節を覆う幅の狭い大腿切断用ソケット。

キール keel：義足足部の，縦長で硬く，中足趾節関節に相当する部分で終わる。

機械的安定機構 mechanical stabilizer：手動ロックや摩擦ブレーキなど，義足膝機構の安定性を増加させる装置。

多軸足 multiple axis foot：矢状面，前額面，水平面で動くことのできる，軸を多く持った足部。

膝蓋靱帯支持 patellar-tendon-bearing（PTB）：最近の全面的吸着型下腿ソケットに必要で，適度に膝蓋腱で支持する。

ピストン運動 piston action：切断肢における義足ソケットの垂直方向の動き。歩行中の義足の上下の動きで現れる。ソケットのゆるみ，不十分な懸垂，あるいはその両者が原因となる。

多節リンク polycentric linkage：膝機構において，膝屈

曲の動きによって軸を変えることができる装置。四節リンクが一般的で，2本の長さの異なるバー2組からなり，両端が軸となって，膝機構の内側と外側に位置する。多節リンクは膝の安定性を増加させる。

ポリエステルラミネート polyester laminate：硬いソケットや殻構造シャンクの外面に使われる熱可塑性のプラスチック。ポリエステル樹脂は，線維の層を満たす硬くて丈夫な素材。

ポリエチレン polyethylene：フレキシブルソケットに用いられる熱可塑性素材。プラスチックは温めると伸ばすことができ，形を変えることができる。

免荷 relief：圧感受組織への負荷を減少させるソケット内部の凹面。

単軸 single-axis：固定ボルトによって矢状面上の動きのみ可能な義足用関節。

単軸足 single-axis foot：解剖学的な軸に一致して背屈と底屈が可能な義足の足部。

単軸ヒンジ single-axis hinge：大腿骨上顆の位置に一致して屈曲と伸展が可能な機構。

SACH足部 solid ankle cushion heel（SACH）foot：足部内の後方から前方へのキールがシャンクと連結し，明確な足関節はなく，後下方の圧縮ウエッジによって立脚相初期の背屈が可能。キールの遠位端では立脚相後期の過伸展ができる。

SAFE足部 stationary attachment flexible endoskeleton（SAFE）foot：シャンクにつながった硬い足部で明確な足関節はない。前方部分は45度の角度で終わり，多少軟らかいキールに接し，内返しと外返しが可能。キールの遠位端では立脚相後期の過伸展ができる。後下方の圧縮素材により立脚相初期の背屈が可能。

吸着 suction：義足の懸垂法の1つで，密着させたソケットによって大気圧で切断肢に吸着させる。ソケット外部の方が内部よりも圧が高い。通常，吸着懸垂は大腿義足に使用され，開放バルブのあるぴったりしたソケットが使われる。

顆上（SC）懸垂 supracondylar（SC）suspension：下腿切断の懸垂法で，ソケットは大腿骨の顆部より上で直接切断肢と接する。内顆とソケットの近位内側壁との間にはプラスチックウエッジが置かれる。

顆上/膝蓋骨上（SC/SP）懸垂 supracondylar/suprapatellar（SC/SP）suspension：下腿切断の懸垂法で，ソケットは顆上懸垂よりも大きく，膝蓋骨よりも上まである。

サイム切断 Syme's amputation：果上での切断で，すべての足部の骨はなく，断端部の衝撃をやわらげるため踵部脂肪パッドを前方につける。

仮義足 temporary（provisional）prosthesis：全荷重可能なソケットがパイロン，足部と連結した構造。本義足とは異なり，外見に注意ははらわれない。大腿義足の場合，通常パイロンは膝機構を載せている。

大腿 transfemoral：膝上。

下腿 transtibial：膝下。

付録 A

下腿（膝下）義足の評価

1. 義足は処方されているか？
2. 患者は容易に義足を装着することができるか？

立位

3. 踵の中線を15 cm離して立ったときに，安定しているか？
4. 前後のアライメントはよいか？
5. 内外側のアライメントはよいか？
6. 義足の形と色は対側の下肢と合っているか？
7. 義足の長さは適正か？
8. ピストン運動は最小か？
9. ソケットと切断肢にきつさやゆるみはないか？

懸垂

10. 懸垂部は切断肢に適合しているか？
11. カフやフォーク状ストラップ，大腿コルセットは適切に調節されているか？

座位

12. 股関節と膝関節を90度曲げて安定して座れるか？

歩行

13. 歩行能力は十分か？
14. 階段や段差の昇降は問題ないか？
15. 十分膝を曲げることができるか？
16. 懸垂機能は適切か？
17. 義足の動きは静かか？
18. 快適性，機能，外観において満足しているか？

義足を外して

19. 義足によってできたすり傷や変色が皮膚にな

20. ソケット内部は滑らかか？
21. ソケット後壁の高さは適切か？
22. 構造は十分か？
23. 全部品の機能は十分か？ 患者は容易に義足を装着することができるか？

付録 B

大腿（膝上）義足の評価

1. 義足は処方されているか？
2. 患者は容易に義足を装着することができるか？

立位

3. 踵の中線を 15 cm 離して立ったときに，安定しているか？
4. ソケット上の筋などのたるみは最小か？
5. 会陰部の垂直方向の圧はないか？
6. 義足の形と色は対側の下肢と合っているか？
7. 義足の長さは適正か？
8. 膝は安定しているか？
9. ソケットバルブを外したときに遠位の組織は引き締まっているか？

四辺形ソケット

10. 後縁に坐骨結節が置かれているか？
11. ソケットの後縁は床とほぼ平行か？
12. 長内転筋腱は前内方にあるか？

坐骨収納ソケット

13. ソケットの後内方に坐骨結節が収まっているか？
14. 切断側の股関節を過伸展できるか？
15. ソケットがゆるむことなく股関節を 90 度屈曲できるか？
16. ソケットがゆるむことなく股関節を外転できるか？

懸垂

17. シレジアンバンドは装具の回旋や内転を制御できるか？
18. ペルビックバンドは躯幹と適合しているか？

坐位

19. 股関節と膝関節を 90 度曲げて安定して座れるか？
20. ソケットはゆるんだり回旋することなく，安全に大腿部に残っているか？
21. 大腿部は同じ長さで，床から同じ高さか？
22. 前方に体を曲げ，靴に手を触れることができるか？

歩行

23. 歩行能力は十分か？
24. 階段や段差の昇降は問題ないか？
25. 懸垂機能は適切か？
26. 義足の動きは静かか？
27. 快適性，機能，外観において満足しているか？

義足を外して

28. 義足によってできたすり傷や変色が皮膚にないか？
29. ソケット内部は滑らかか？
30. 義足のみをテーブルの上で最後まで屈曲させたときに，大腿部は少なくとも垂直まで戻るか？
31. ソケットが硬い場合，後ろにパッドは着いているか？
32. 構造は十分か？
33. 全部品の機能は十分か？

付録 C

ケーススタディの指導問題解答例

1. 臨床的な問題点を系統立てて述べよ。

解答

a．ソケットのゆるみ。
b．非対称な歩行。
c．歩行耐久性に乏しい。
d．特に起伏のある場所でバランスをとることが困難。
e．筋力低下。

2. 患者の主張する点を述べよ。

解答

a．術創部の良好な治癒。
b．糖尿病はコントロールされている。
c．夫婦での安定した生活。
d．ゴルフに意欲的。

3. 目標，帰結を設定し，ケア計画を立てよ。

解答

目標と帰結

a．特に右下肢の筋力を増加させる。
b．特に歩行時の耐久性を増加させる。
c．ソケットの適合を改良する。
d．皮膚のすり傷を減らすため，シリコンシースを用意する。
e．足部をSACH足部よりも可動するものに換える。例えば，SAFE足部や多軸足部は，起伏のある地形でのバランスを改善させるであろう。
f．右大腿四頭筋力を少なくともG+まで増加させる。
g．有酸素耐容能を増加させる。

ケア計画

a．新しい足部，シリコンシース，ソケットの適合に関して，義肢装具士と患者のアポイントをとる。
b．両側の大腿四頭筋の運動として，サイベックスでの運動を行う。
c．有酸素運動として固定自転車を用いる。
d．体幹の回旋を強調して歩くことで，姿勢調節を指導する。
e．バランストレーニングの活動。
f．セラバンドを用いた両側大腿四頭筋の抵抗運動，固定自転車，妻との段階的な歩行プログラム，体幹回旋運動，ゴルフの回数を増やすなどの在宅プログラムを指導する。

文献

1. Torres, MM: Incidence and causes of limb amputations. Phys Med Rehabil 8:1, 1994.
2. Roth, EJ, et al: Cardiovascular disease in patients with dysvascular amputation. Arch Phys Med Rehabil 79:205, 1992.
3. Mueller, MJ, and Strube, MJ: Therapeutic footwear: Enhanced function in people with diabetes and transmetatarsal amputation. Arch Phys Med Rehabil 78:952, 1997.
4. Doyle, W, et al: The Syme prosthesis revisited. Journal of Prosthetics and Orthotics 5:95, 1993.
5. Edelstein, JE: Current choices in prosthetic feet. Clin Rev Phys Rehab Med 2:213, 1991.
6. Gitter, A, et al: Biomechanical analysis of the influence of prosthetic feet on below-knee amputee walking. Am J Phys Med 70:142, 1991.
7. Barth, DG, et al: Gait analysis and energy cost of below-knee amputees wearing six different prosthetic feet. Journal of Prosthetics and Orthotics 4:63, 1992.
8. Czerniecki, JM, and Gitter, AJ: Prosthetic feet: A scientific and clinical review of current components. State of the Art Reviews in PM&R 8:109, 1994.
9. Powers, CM, et al: Influence of prosthetic foot design on sound limb loading in adults with unilateral below-knee amputations. Arch Phys Med Rehabil 75:825, 1994.
10. Campbell, JW, and Childs, CW: The SAFE foot. Orthotics and Prosthetics 34:3, 1980.
11. Menard, MR, et al: Comparative biomechanical analysis of energy-storing prosthetic feet. Arch Phys Med Rehabil 73:451, 1992.
12. Perry, J, and Shanfield, S: Efficiency of dynamic elastic response prosthetic feet. J Rehabil Res Dev 30:137, 1993.
13. Alaranta, H, et al: Subjective benefits of energy-storing prostheses. Prosthet Orthot Int 18:92, 1994.
14. Snyder, RD, et al: The effect of five prosthetic feet on the gait and loading of the sound limb in dysvascular below-knee amputees. J Rehabil Res Dev 32:309, 1995.
15. Torburn, L, et al: Energy expenditure during amputation in dysvascular and traumatic below-knee amputees: A comparison of five prosthetic feet. J Rehabil Res Dev 32:111, 1995.
16. Arbogast, R, and Arbogast, CJ: The Carbon Copy II—from concept to application. Journal of Prosthetics and Orthotics 1:32, 1988.
17. Barr, AE, et al: Biomechanical comparison of the energy-storing capabilities of SACH and Carbon Copy II prosthetic feet during the stance phase of gait in a person with below-knee amputation. Phys Ther 72:344, 1992.
18. Arya, AP, et al: A biomechanical comparison of the SACH, Seattle and Jaipur feet using ground reaction forces. Prosthet Orthot Int 19:37, 1995.
19. Lehmann, JF, et al: Comprehensive analysis of energy storing prosthetic feet: Flex Foot and Seattle foot versus standard SACH foot. Arch Phys Med Rehabil 74:1225, 1993.
20. Macfarlane, PA, et al: Transfemoral amputee physiological requirements: Comparisons between SACH foot walking and Flex-Foot walking. Journal of Prosthetics and Orthotics 9:138, 1997.
21. Ehara, Y, et al: Energy storing property of so-called energy-storing prosthetic feet. Arch Phys Med Rehabil 74:68, 1993.
22. Radcliffe, C: The biomechanics of below-knee prostheses in normal, level bi-pedal walking. Artificial Limbs 6:16, 1962.
23. Kristinsson, O: The ICEROSS concept: A discussion of philosophy. Prosthet Orthot Int 17:49, 1993.
24. Datta, D, et al: Outcome of fitting an ICEROSS prosthesis: Views of transtibial amputees. Prosthet Orthot Int 20:111, 1996.
25. Radcliffe, CW: Four-bar linkage prosthetic knee mechanisms: Kinematics, alignment and prescription criteria. Prosthet Orthot Int 18:159, 1994.
26. Murray, MP, et al: Gait patterns in above-knee amputee patients: Hydraulic swing control vs. constant friction knee components. Arch Phys Med Rehabil 64:339, 1983.
27. Gottschalk, FA, et al: Does socket configuration influence the position of the femur in above-knee amputation? Journal of Prosthetics and Orthotics 2:94, 1989.
28. Pritham, CH: Biomechanics and shape of the above-knee socket considered in light of the ischial containment concept. Prosthet Orthot Int 14:9, 1990.
29. Gailey RS, et al: The CAT-CAM socket and quadrilateral socket: A comparison of energy cost during ambulation. Prosthet Orthot Int 17:95, 1993.
30. Gottschalk, FA, and Stills, M: The biomechanics of transfemoral amputation. Prosthet Orthot Int 8:12, 1994.
31. Lilja, M, and Oberg, T: Proper time for definitive transtibial prosthetic fitting. Journal of Prosthetics and Orthotics 9:90, 1997.
32. Isakov, E, et al: Influence of prosthesis alignment on the standing balance of below-knee amputees. Clin Biomech 9:258, 1994.
33. Edelstein, JE: Prosthetic and orthotic gait. In Smidt, GL (ed): Gait in Rehabilitation. Churchill Livingstone, New York, 1990, pp. 281–300.
34. Lemaire, ED, et al: Gait patterns of elderly men with transtibial amputations. Prosthet Orthot Int 17:27, 1993.
35. Isakov, E, et al: Double-limb support and step-length asymmetry in below-knee amputees. Scand J Rehabil Med 29:75, 1996.
36. Powers, CM, et al: The influence of extremity muscle force on gait characteristics in individuals with below-knee amputations secondary to vascular disease. Phys Ther 76:369, 1996.
37. Sanderson, DJ, and Martin, PE: Lower extremity kinematic and kinetic adaptation in unilateral below-knee amputees during walking. Gait & Posture 6:126, 1997.
38. Ryarczyk, BD, et al: Social discomfort and depression in a sample of adults with leg amputations. Arch Phys Med Rehabil 73:1169, 1992.
39. Breakey, JW: Body image: The lower-limb amputee. Journal of Prosthetics and Orthotics 9:58, 1997.
40. Adler, JC, et al: Treadmill training program for a bilateral below-knee amputee with cardiopulmonary disease. Arch Phys Med Rehabil 68:858, 1987.
41. Gailey, RS, and McKenzie, A: Prosthetic Gait Training Program for Lower Extremity Amputees. University of Miami School of Medicine, Miami, 1989.
42. Netz, P, et al: Videotape recording: A complementary aid for the walking training of lower limb amputees. Prosthet Orthot Int 5:147, 1981.
43. Hunter, D, and Smith-Cole, E: Energy expenditure of below-knee amputees during harness-supported treadmill

ambulation. J Orthop Sports Phys Ther 21:268, 1995.
44. Power, CM, et al: Stair ambulation in persons with trans-tibial amputation: An analysis of the Seattle LightFoot. J Rehabil Res Dev 34:9, 1997.
45. Medhat, A, et al: Factors that influence the level of activities in persons with lower extremity amputation. Rehabil Nurs 15:13, 1990.
46. Siriwardena, GA, and Bertrand, PV: Factors influencing rehabilitation of arteriosclerotic lower limb amputees. J Rehabil Res Dev 28:35, 1991.
47. Muecke, L, et al: Functional screening of lower-limb amputees: A role in predicting rehabilitation outcome? Arch Phys Med Rehabil 73:851, 1992.
48. Nissen, SJ, and Newman, WP: Factors influencing reintegration to normal living after amputation. Arch Phys Med Rehabil 73:548, 1992.
49. Greive, AC, and Lankhorst, GJ: Functional outcome of lower-limb amputees: A prospective descriptive study in a general hospital. Prosthet Orthot Int 20:79, 1996.
50. Water, RL: The energy expenditure of amputee gait. In Bowker, JH, and Michael, JW (eds): Atlas of Limb Prosthetics: Surgical, Prosthetic and Rehabilitation Principles, ed. 2. Mosby-Year Book, St. Louis, 1992, p 381.
51. Gailey, RS, et al: Energy expenditure of trans-tibial amputees during ambulation at self-selected pace. Prosthet Orthot Int 18:84, 1994.
52. Boonstra, AM, et al: Energy cost during ambulation in transfemoral amputees: A knee joint with a mechanical swing-phase control vs. a knee joint with a pneumatic swing-phase control. Scand J Rehabil Med 27:77, 1995.
53. Jaegers, SMHJ, et al: The relationships between comfortable and most metabolically efficient walking speed in persons with unilateral above-knee amputation. Arch Phys Med Rehabil 74:521, 1993.
54. Hermodsson, et al: Gait in transtibial amputees: A comparative study with healthy subjects in relation to walking speed. Prosthet Orthot Int 18:68, 1994.
55. Jones, ME, et al: Weight-bearing and velocity in transtibial and transfemoral amputees. Prosthet Orthot Int 21:183, 1997.
56. Czerniecki, JM, and Gitter, A: Insights into amputee running: A muscle work analysis. Am J Phys Med Rehabil 71:209, 1992.
57. Prince, F, et al: Running gait impulse asymmetries in below-knee amputees. Prosthet Orthot Int 16:19, 1992.

参考文献

Bowker, JH, and Michael, JW (eds): Atlas of Limb Prosthetics, ed 2. Mosby, St. Louis, 1992.
Burgess, EM, and Rappoport, A: Physical Fitness: A Guide for Individuals with Lower Limb Loss. Department of Veterans Affairs, Washington, DC, 1992.
Engstrom, B, and Van de Van, C: Physiotherapy for Amputees: The Roehampton Approach. Churchill Livingstone, New York, 1985.
Ham, R, and Cotton, L: Limb Amputation: From Aetiology to Rehabilitation. Chapman & Hall, London, 1991.
Karacoloff, LA, et al: Lower Extremity Amputation: A Guide to Functional Outcomes in Physical Therapy Management, ed 2. Aspen, Gaithersburg, MD, 1992.
Kegel, B: Sports for the Leg Amputee. Medic, Redmond, WA, 1986.
May, BJ: Amputations and Prosthetics: A Case Study. FA Davis, Philadelphia, 1996.
Mensch, G, and Ellis, PM: Physical Therapy Management of Lower Extremity Amputations. Aspen, Gaithersburg, MD, 1986.
Moore, WS, and Malone, JM (eds): Lower Extremity Amputation. WB Saunders, Philadelphia, 1989.
Murdoch, G, et al (eds): Amputation: Surgical Practice and Patient Management. Butterworth Heinemann, Oxford, 1996.
Palmer, ML, and Toms, JE: Manual for Functional Training, ed 3. FA Davis, Philadelphia, 1992.
Sanders, GT: Lower Limb Amputations: A Guide to Rehabilitation. FA Davis, Philadelphia, 1986.

21 関節炎

Andrew A. Guccione
Marian A. Minor

概要

- **関節リウマチ**
  - 分類基準
  - 疫学
  - 病因
  - 病理
  - 病理発生
  - 臨床的な診断基準
  - 間接的機能障害と合併症
  - 臨床症状
- **変形性関節症**
  - 分類
  - 疫学
  - 病因
  - 病理
  - 病理発生
  - 臨床的な診断基準
- **医学的管理**
  - 関節リウマチの薬物療法
  - 変形性関節症の薬物療法
- **外科治療**
- **リハビリテーション管理**
  - 理学療法士による検査
  - 目標と帰結
  - 直接介入

学習目標

1. 関節炎の疫学，病理，病態，経過，一般的な臨床症状について説明する。
2. 臨床検査やX線検査など，関節炎の検査に用いられる診断手技について説明する。
3. 関節炎患者の医学的管理について説明する。
4. 関節リウマチと変形性関節症を鑑別する。
5. 関節リウマチや変形性関節症の患者の評価に一般的に使われる手技を説明する。
6. 関節炎患者のリハビリテーション管理について説明する。
7. リハビリテーションの目標への到達に影響する関節炎に合併する心理社会的因子について説明する。
8. 関節炎患者に対するチームアプローチの重要性を説明する。
9. ケーススタディの患者データを分析，解釈し，現実的な目標と帰結を想定し，治療計画を立てる。

「関節炎」と「リウマチ」は，10のカテゴリーに分類される100を超える疾患を表す総称的な用語である。本章では2つの大きな関節炎を説明する。全身的な炎症性疾患である**関節リウマチ** rheumatoid arthritis（RA）と，過去には**変性関節疾患** degenerative joint disease（DJD）と呼ばれていた**変形性関節症** osteoarthritis（OA）についてである。これら2つは臨床の場で遭遇する機会の多い関節疾患である。

関節リウマチ

関節リウマチ（RA）は，若年性関節炎や**全身性エリテマトーデス** systemic lupus erythematosus（SLE），進行性全身性硬化症，多発性筋炎，皮膚筋炎などと同じくびまん性結合組織疾患に属する。RA が相当古い時代から存在するという証拠は後期ルネサンス絵画の分析で明らかであるが，この疾患は 1800 年に A. J. Landré-Beauvais によって初めて記載された。この疾患の症状に関する初期の記載の比較は，多彩な症状を呈する本疾患の特徴的な所見に関する共通の認識がなかったため困難である。"rheumatoid arthritis" という用語は 1858 年に Garrod によって初めて使われたが，1941 年までは米国リウマチ協会 American Rheumatism Association（ARA）では公式名称としては用いていなかった。米国リウマチ学会 American College of Rheumatology（ACR）（前身は ARA）は過去 40 年に何度か診断名と基準を変え，現在もその正確性と妥当性を検証し続けている[1]。

分類基準

RA の鑑別診断は，臨床的には患者の徴候や症状，そしてほかの疾患の除外診断を根拠としている。疫学研究などを行う場合には，RA の多彩な臨床症状のなかでも比較的同じような徴候や症状を持つ均質な患者集団を扱う必要がある。こうした目的のためのほかの診断基準はあるが，ACR 分類基準が最もしばしば使用されている。以前の基準には classical, definite, probable, possible の 4 つの分類があった。probable と possible の患者は後日の再検査でほかの疾患が発見されることが多いので，これらの 2 つの診断は問題がある。そこで 1987 年に，ある一定の期間持続する徴候や症状，検査所見の組み合わせを基本として新しい診断基準がつくられた（表 21-1）[2]。現在では，RA の診断は 7 つの基準のうち 4 つが該当することで確定される。基準の 1～4 の関節の徴候や症状は少なくとも 6 週間続かなければならない。

疫学

罹患率の算出は，疫学調査に使われた診断基準と同様に，実施された時期や RA の病型がさまざまであるため，きわめて困難である。マサチューセッツ州 Sudbury における RA の罹患率は，1958 年の ARA 基準とより厳格な New York 基準の両方を使って検討されたが，フォローアップや診断基準の顕著な違いにより，

表 21-1　1987 年改訂の関節リウマチ分類基準[a]

項目	定義
1．朝のこわばり	少なくとも 1 時間持続すること
2．3 関節領域以上の関節炎	少なくとも 3 関節領域で，軟部組織の腫脹または関節液の貯留を医師が確認すること。判定すべき関節領域は左右の PIP 関節，MCP 関節，手関節，肘関節，膝関節，足関節，MTP 関節の 14 関節である
3．手の関節炎	手関節，MCP 関節，PIP 関節のなかで少なくとも 1 つの関節領域に腫脹のあること
4．対称性の関節炎	2 で定義された関節領域で対称性に関節炎が同時に認められること。PIP，MCP，MTP 関節では完全に対称性でなくてもよい
5．リウマトイド結節	骨の突出部，伸展筋表面，関節周囲の皮下結節を医師が確認すること
6．血清リウマトイド因子	いずれの方法でもよいが，正常対照群が 5％以下の陽性率を示す方法で異常値を示すこと
7．X 線像の変化	手と手関節の X 線前後像で関節リウマチに典型的な変化を示すこと。すなわち，関節もしくは周囲にびらんまたは限局性の骨萎縮が認められること（変形性関節症性の変化のみでは不十分）

Arnett[2], p319. より
[a] 7 つの分類基準のうち，少なくとも 4 つを満たせば関節リウマチと診断してよい。基準 1～4 は少なくとも 6 週間持続しなければならない。他の疾患と診断されている患者を除外しない。classical, definite, probable, possible の分類はしない

罹患率の検討はきわめて困難であることが示された[3]。米国における成人の definite RA の罹患率は 1,000 人に 10 人で，約 210 万人が罹患していると概算されている[4]。RA は 20～60 歳の典型的な発症年齢において，男性より女性に 2～3 倍好発する。65 歳過ぎの男性と女性の罹患率は同じである。年齢とともに罹患率が増加することは男女とも共通である。世界中で RA の罹患はみられるが，民族ごとに罹患率は異なり，この事実は RA 発症に遺伝または環境的な因子が存在することを示唆する。例えば，米国の黒人は白人より罹患率は低いのに対して，いくつかのアメリカ先住民グループはより高い罹患率を示す。白人に比べて，日本人と中国人も罹患率は低い[1,4,6]。

病因

多くの他の慢性疾患と同様に，RA の病因も明らかではない。RA の原因についての現在の研究では，免

疫系の複雑な機能など，まだ解明されていない。**抗原**とは，通常，免疫系に反応を引き起こす宿主と無関係な外来性物質である。免疫系は，直接（細胞性免疫）または血清（液性免疫）を循環する**抗体**の産生によって抗原に反応する可能性がある。これらの反応は，リンパ球の2つの一般的な種類に関係している。すなわち，細胞性免疫に関係するT細胞と抗原に特有な循環抗体を産生するB細胞である。抗体は免疫グロブリン，血清タンパク質の1種である[1]。

RA患者は自身の免疫グロブリンに対する抗体を産生するという事実により，RAが自己免疫不全であることが示唆される。しかし，この抗体産生が主要なイベントであるか，または外部の刺激からの特別な抗原への反応の結果として生じているかは明確でない。自己免疫に関する細胞を基礎とした現在の理論と研究によれば，細胞主導の免疫の機能異常と不完全なTリンパ球が自己免疫反応を引き起こす可能性が示唆されている[7,8]。たとえ研究者が，その特殊な外部の病因学因子が炎症性関節炎，例えばLyme病を引き起こすことは判別できても，RAの特別な病因学的因子はなお識別されていない。最終的に発症する病気は，因子やその機序より宿主の反応様式に依存しているのかもしれない[9]。

現在得られている証拠は，多くの因子が多くのメカニズムを介して関節炎を発症させていることを示唆している。連鎖球菌，クロストリジウム属，類ジフテリア，およびマイコプラスマなどの多くの細菌の関与も示唆されているが，直接的な関連性は証明されていない。また，RA患者の血清がEpstein-Barrウイルス（EBV）に感染した細胞と反応するという証拠から，ウイルス病因論が議論されたこともあった。EBVはリンパ増殖を促進する。これは，免疫系の統制を変更する能力を持っていることを示唆している。しかし，RAのウイルス病因論はなお研究中の段階である[9〜11]。

リウマトイド因子 rheumatoid factor（**RF**）はRA患者の約70％の血中に検出されるため，RAにおける原因因子として注目されてきた。RFはIgGに特有な抗体である。現在の理論は，RFが「変性した」自己のIgGに対する抗体として生じることを示唆している。IgGの変性はその構造を変更し，それを自己抗原に変えて，RFの産生を刺激する。IgMは抗原と接触して形成される免疫グロブリンで，RFはどのような免疫グロブリンクラスにも属する可能性があるが，大部分はこれに属する[1]。RFの正確な生物学的役割は明らかではなく，RAの病因においては，現在の理論ではあまり重きをおかれていない[8]。RA患者の相当多数がRF陰性である。しかし，RF陽性のRA患者はリウマトイド結節や血管炎，および多関節での罹患の頻度が高い[1,11]。

また最近の研究では，RAの罹患に遺伝的因子が存在することに焦点が当てられている。ヒト白血球抗原human leukocyte antigen（HLA）はヒトの細胞表面上でみつかり，遺伝的に互換性がない組織が臓器移植されたときなどに，**免疫反応**を引き起こす。これらのHLAをコントロールしている遺伝子は6番目の染色体の上にあり，4つの場所について説明されている。すなわち，HLA-A，HLA-B，HLA-C，およびHLA-Dである。RAはHLA-DとHLA-DR抗原と関連しており，特定の遺伝子がRAを発症させる免疫学的な反応を起こすか否かを決定していることを示している[6,9,11]。HLA-DR4は特に血清反応（RF）陰性のRAで重症病型と関連性がある[1,12]。

病理

RAは，関節腔で絨毛状に増殖した浮腫状の**滑膜**によって特徴づけられる。静脈の膨張，毛細血管の閉塞，動脈壁の好中球浸潤，血栓や出血などの明確な血管系の変化がある。**パンヌス**として知られている血管性の増殖した滑膜性肉芽組織が関節骨上に広がり，コラーゲンを分解する。最終的には，肉芽組織は癒着し，関節の**線維化**もしくは骨性の**強直**をもたらす。慢性炎症は関節包や靭帯を脆弱化して，関節の構造と機能に変化をもたらす。腱断裂や腱鞘の変性によって屈筋と伸筋のバランスは不均衡となり，その結果，進行した病態ではRAに特徴的な変形が発生する[1]。

病理発生

滑膜関節が他の種類の関節と明確に区別される点は，慢性炎症になりやすいことである。滑液の細胞成分と量の変化は，関節腔が陰圧であることと，関節腔と滑膜血管との間を境界する明確な膜性構造物がないことによると考えられる。マクログロブリンやフィブリノーゲンなどの高分子量物質は，炎症のある間には滑液の毛細血管を通過することが可能で，関節腔から容易に取り除くことができない。軟骨は無血管性なので，抗原抗体複合体は関節腔の中で隔離され，その結果，貪食作用やパンヌス形成を促進している可能性がある。**滑膜炎**が起こるには血管の増殖が必要であると考えられているが，血管新生の正確な機序はなお解明されていない。1つの興味ある仮説は，活性化マクロファージが抗原抗体複合体に反応して，この新生を刺激する可能性である。

正確な機序は不明であるが，滑膜炎において，多形核白血球 polymorphonuclear（PMN）leukocyteは関

節腔に走化的に引き入れられて，滑膜の炎症性破壊に関与している．これらの白血球から放出されるリソソーム酵素が直接，滑液膜組織を傷害することが知られている[1,11,13]．

臨床的な診断基準

RA の臨床診断は 3 つのファクターに基づく．すなわち，病歴聴取と身体検査によって評価される患者の臨床所見，検査所見と，X線所見による他の疾患との鑑別である[1,5]．

▼ 徴候と症状

●全身的症状●

1時間以上持続する**朝のこわばり** morning stiffness は，RAにきわめて特徴的である．起床時の運動の困難（こわばり）は，起床時に限定されない，変形性関節症においてみられる特定の関節のこわばりとは異なる[2]．朝のこわばりは，その程度と持続時間によって定量化することができる．その両者は，RAの重症度と直接的に関連している．他の全身性疾患と同様に，食思不振や体重減少，疲労感も存在する[1,2,14]．

●関節症状●

RAの関節症状の特徴は，両側性，対称性である．臨床的に患者は，疼痛，発赤，腫脹および熱感など，動かしにくいことと炎症の主徴候を呈する[1]．**arthralgia（関節痛）**という用語は，関節の痛みを意味している．関節の診察によって，**捻髪音（轢音）**が明らかになることがある．これは，関節が可動域の範囲内で動くときにきしむか，バリバリと噛んだ感じで，耳に聞こえたり手に触れたりすることがある．捻髪音は関節面の不均等な変性の結果である．

●頸椎●

RAでは，しばしば頸椎に病変が発生する[15,16]．環軸関節と中位頸椎が炎症の好発部位である．可動域，特に回旋可動域の減少をもたらす．炎症の50％は環軸関節に発生する．環椎横靭帯の断裂や，歯状突起の骨折や大孔を通してヘルニアが発生した場合には，致命的な状況となることもある．頸椎の病変は，放散痛や神経および脊髄の圧迫を引き起こすこともある．これは，前弯の最も大きい下位頸椎に好発する．神経学的病変は頸椎の亜脱臼に必ず発生するものではないが，脊髄圧迫のある患者では1年以内の死亡率が50％に達すると概算されている．MRIは脊柱と脊髄の両方を視覚化するために有益である．

強直性脊椎炎は1個以上の脊椎椎体の炎症である．この疾患では，最初に仙腸骨，脊椎関節，肋椎関節に病変が発生し，最終的には罹患部位の関節強直に進展する．

●側頭下顎関節●

この滑膜関節の罹患によって，関節の左右の滑走と突出によってもたらされる十分な開口（約5 cm）が不可能になる．安静時でも，上と下の歯の噛み合わせが慢性の炎症によって変更される可能性がある[1,5]．

●肩●

肩の病変は，肩甲上腕関節，胸鎖関節，肩峰鎖骨関節に発生し，変性や疼痛，可動域の減少が起こる．肩甲胸郭関節にも二次的に可動域の減少が生じる．肩の慢性の炎症は関節包と靭帯を広げ，薄くする．肩が不安定になるまで，関節面にびらんが生じる可能性もある．さらに，**腱炎**と**滑液包炎**の存在は治療を複雑にする[1,14,17]．

●肘●

炎症と関節包や靭帯の膨脹，関節面のびらんは関節不安定性と動きの不整やひっかかりをもたらす．屈曲拘縮がしばしば発生する[1,14]．

●手関節●

8つの手根骨と尺骨の間の早期の滑膜炎はかなり急速に屈曲拘縮をもたらし，最終的に握力を減少させる．近位列手根骨の慢性炎症は手関節の掌側亜脱臼をもたらし，遠位橈骨に対して正常の10〜15度の手根骨の掌側傾斜を強める（図21-1）．慢性炎症は橈側の靭帯による支持性の消失と，尺側手根伸筋と尺骨遠位端の線維軟骨の破壊を引き起こす．これらの支持的な組織の脆弱化は，近位列手根骨を尺骨側へ移動させ，前腕の2つの骨に対して正常では5〜10度尺屈している遠位列に橈屈をもたらす（図21-2）[14]．手関節の背側第1コンパートメントの**狭窄性腱鞘炎**（de Quervain 病）も起こる可能性がある．

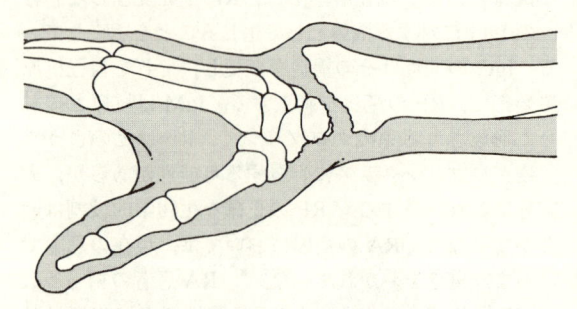

図21-1　橈骨手根関節のびらん性滑膜炎の結果として発生した，手根骨の掌側への亜脱臼（Melvin, J[14], p280. より）

第21章 関節炎

●手指関節●
中手指節関節

中手指節 metacarpophalangeal（MCP）関節の周りの軟部組織の腫脹は，RA に共通してみられる。RA において頻繁にみられる MCP の掌側への亜脱臼と尺側への偏移は，基節骨が尺側にやや傾いたこの関節のもともとの構造が強調されることに起因すると考えられる。MCP 関節の屈曲位で最も伸張される側副靱帯の位置や長さ，尺側方向から牽引力の加わる手内在筋の停止部などの解剖学的因子も MCP 関節の尺側偏移を助長している。脆弱化した靱帯は，屈筋腱が滑膜炎によって損傷を受けた腱鞘を通過するため「弓のつる」のような走行となった場合には，つまみや把握動作時の掌側へずれる力に抵抗できない[14]。「弓のつる」の変化は屈筋腱の支点が末梢部に移動することによって発生し，このため基節骨は尺側そして掌側に移動する（図21-3）。手根骨の橈側への偏移は，指節骨が手関節での正常な尺側偏移の程度の減少を補おうとするため，MCP の尺側偏移をさらに増強する。これはジグザグ効果として知られており，示指を橈骨に対して正常な機能的位置に戻そうとするため発生する（図 21-2 参照）[14,18～22]。

近位指節間関節

近位指節間 proximal interphalangeal（PIP）関節の腫脹は紡錘状の，または「ソーセージ」様の外観を呈する。RA の PIP 関節には 2 つの特徴的な変形がある。1 つはスワンネック変形として知られ，PIP 関節の過伸展と遠位指節間 distal interphalangeal（DIP）関節の屈曲からなる。初期の罹患関節の部位に依存して，スワンネック変形は 3 つの別個の機序で生じる[14,22]。一般的には，MCP 関節における慢性滑膜炎の疼痛が内在筋の反射的な筋痙攣をもたらして発生する（図21-

図 21-2 手関節と MCP 関節変形の関係（Melvin, J[14], p281. より）

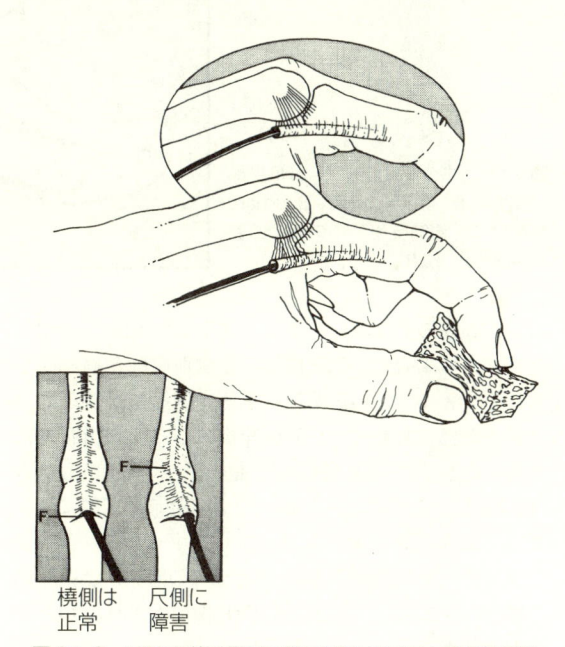

図 21-3 MCP 関節の掌側亜脱臼変形における長指屈筋の影響（Melvin, J[14], p283. より）

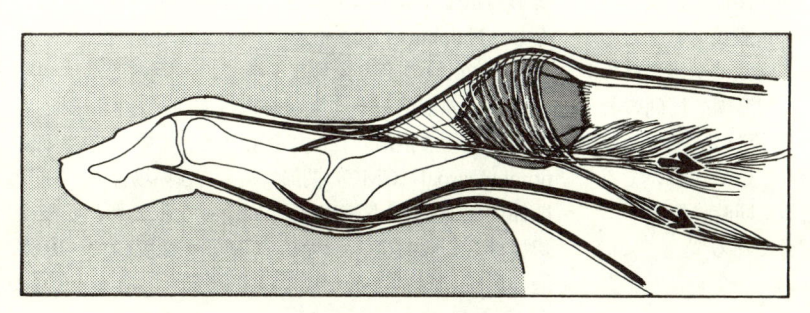

図 21-4 MCP 関節の滑膜炎にともなうスワンネック変形（Melvin, J[14], p285. より）

689

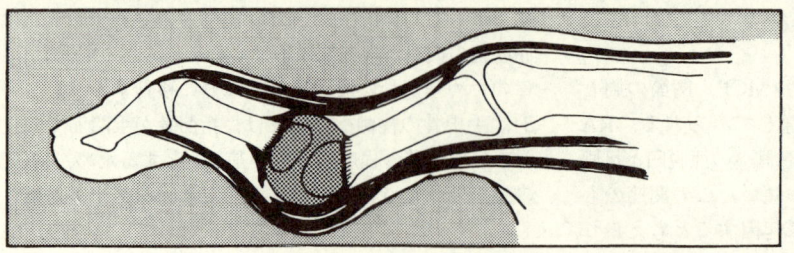

図 21-5 PIP 関節の滑膜炎にともなうスワンネック変形（Melvin, J[14], p286. より）

図 21-6 DIP 関節の滑膜炎にともなうスワンネック変形（Melvin, J[14], p287. より）

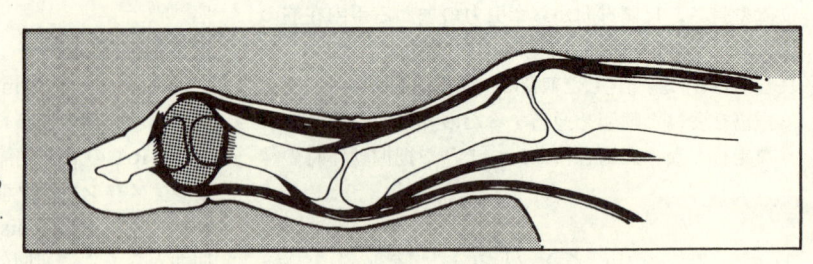

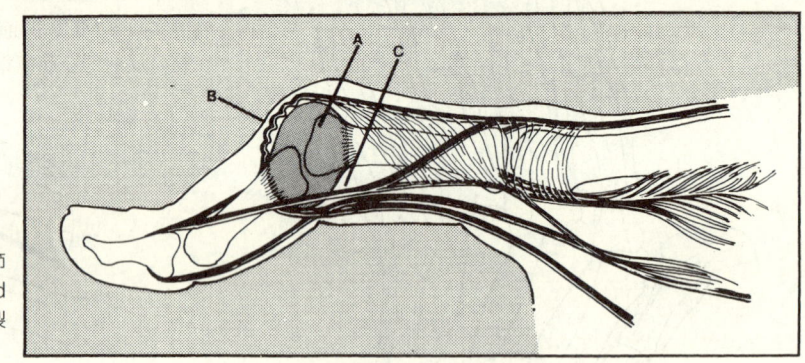

図 21-7 ボタン穴変形。A：PIP 関節の滑膜炎，B：関節端の骨棘（Bouchard結節），C：伸筋支帯の中央索の断裂（Melvin, J[14], p287. より）

4）。内在筋の力は炎症によって発生した PIP の過剰可動性がある場合に，PIP 関節の掌側亜脱臼と過伸展をもたらす。また，PIP 関節の掌側の関節包が伸びて，側索が背部に移動し，PIP 関節炎によって深指屈筋に加わった緊張が DIP 関節を屈曲するという機序もある（図 21-5）。これらの例において，浅指屈筋の断裂によってさらにスワンネック変形になりやすくなる。3 番目の機序は，総指伸筋の DIP 関節部での断裂が深指屈筋の屈曲のみをもたらした結果，DIP 関節の屈曲と PIP 関節の過伸展を発生する（図 21-6）[14]。

PIP 関節の他の特徴的な変形は**ボタン穴変形**として知られており，PIP 関節の屈曲と DIP 関節の伸展からなる（図 21-7）。慢性の PIP 関節の滑膜炎の結果として，総指伸筋の中央索は延長され，側索は掌側に落ちるため，PIP 関節は屈曲位となる。関節端の周囲の骨の突起は**骨棘**と呼ばれる。PIP 関節にあるものは **Bouchard 結節**として知られており，OA においてみられる。OA と RA の両方の関節炎に同時に罹患することはあるが，骨棘は RA と無関係である[14]。

遠位指節間関節

DIP 関節は RA では，あまり病変は発生しない。しかし，DIP 関節の骨棘は OA では一般的で，**Heberden結節**と呼ばれる。総指伸筋腱の断裂が起こり，深指屈筋の屈曲力によって DIP 関節は屈曲位となることがある。この状態は**槌指変形**として知られている[14]。

母指

他の指関節と同様に，母指の変形の主要な原因は滑膜の腫脹である。MCP 関節背側の支帯（フード）の線維や関節包，側副靱帯，短母指伸筋や長母指伸筋の腱などが，炎症によって特に影響を受けやすい。母指変形の正確な機序は障害された組織の組み合わせに依存し，Nalebuff によってつくられた基準に従って分類される[23]。他の手の変形と同様に，実際の変形は初期の滑膜炎の部位や不均衡な筋力の方向，および周辺の関節構成体の損傷の程度に依存する。手根中手骨 carpometacarpal（CMC）関節に病変のない場合に，MCP 関節の屈曲と IP 関節の過伸展からなる変形，Ⅰ型変形は最も一般的にみられる。CMC が亜脱臼で，IP が過伸展位に保持された変形はⅡ型変形である。CMC

関節の亜脱臼とMCP関節の過伸展はIII型として分類され，RAではII型変形より多い[14,23]。

ムチランス型変形（オペラグラス手）

非常に不安定な母指と重度に変形した指はムチランス型変形を示している。これはオペラグラス手として知られ，母指や指の皮膚の横ヒダは縮めた望遠鏡のようになる。手のX線像では，MCP関節やPIP関節，橈骨手根関節，橈骨尺骨関節に高度な骨吸収，びらんおよび短縮がみられる。手機能や日常生活活動 activities of daily living（ADL）におけるこの変形の障害は高度である[14]。

●股関節●

患者はしばしば，大転子部の滑液包炎のため鼠径部の痛みを訴えることがあるが，股関節のRA罹患は一般的に他の関節炎より少ない。X線学的な股関節の病変はRA患者の約半分にみられる。大腿骨頭と寛骨臼の高度な炎症性破壊は骨盤腔内に寛骨臼を押し込むような，寛骨臼底突出症として知られている変形をもたらすことがある[1,5,14]。

●膝関節●

膝関節は大量の滑膜が存在するため，RA病変の最も好発する関節である。慢性の滑膜炎は，関節包の膨張，側副靱帯と十字靱帯の弱化，および関節面の破壊を生じる。膝が痛い場合はわずかに屈曲位になりがちで，最終的には屈曲拘縮となることもある[1,5,14]。

●足関節と足部●

慢性の滑膜炎は，距骨の内側および足底側にずれやすい自然な傾向を増強して，踵骨への圧を増し，後足部の回内をもたらす。足底腱は伸張され，内側の縦方向のアーチは扁平化する（図21-8）。踵骨には骨びらんや，骨棘として知られる骨の隆起が生じる。滑膜炎により横方向のアーチが弱化すると，中足骨が広がり扁平足となる（図21-9）。中足趾節 metatarsophalangeal（MTP）関節の滑膜炎の発生頻度はきわめて高く，中足骨痛（中足骨骨頭の疼痛）が発生する。外反母指とバニオン（第1MTP関節内側の疼痛性滑液包炎）が存在することもある。PIP関節の屈曲とDIP関節の過伸展をともなうMTP関節の亜脱臼は，一般的に槌趾と称される（図21-10）。PIP関節とDIP関節の屈曲をともなう中足骨骨頭の足底側への脱臼が発生することもあり，コックアップ趾もしくは鉤爪趾として知られている（図21-11）。関節包や靱帯が弱まり，伸張するため，基節骨は中足骨骨頭の背側に移動する（図21-12）。手と同様に，長趾伸筋はPIP関節の上で「弓のつる」状となり，一方屈筋は中足骨間に入り込む[1,5,14,24,25]。

●筋病変●

炎症関節周囲の筋の萎縮が早期に発生する。しかし，この萎縮が単に不使用によるものか，RAと関連した

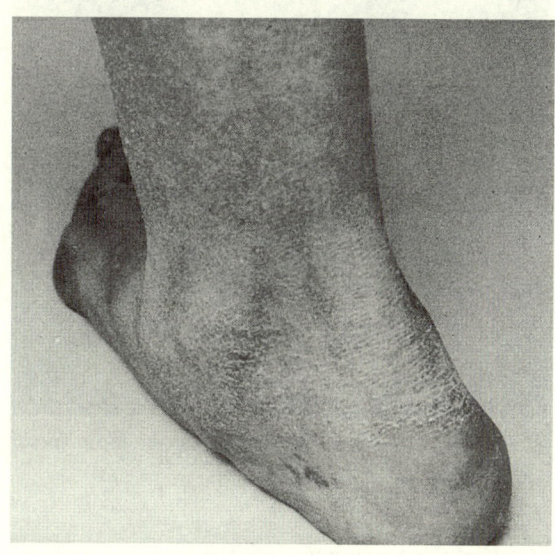

図21-8 踵骨外反，扁平足を示す足部の後外側からの写真（Arthritis Foundation より）

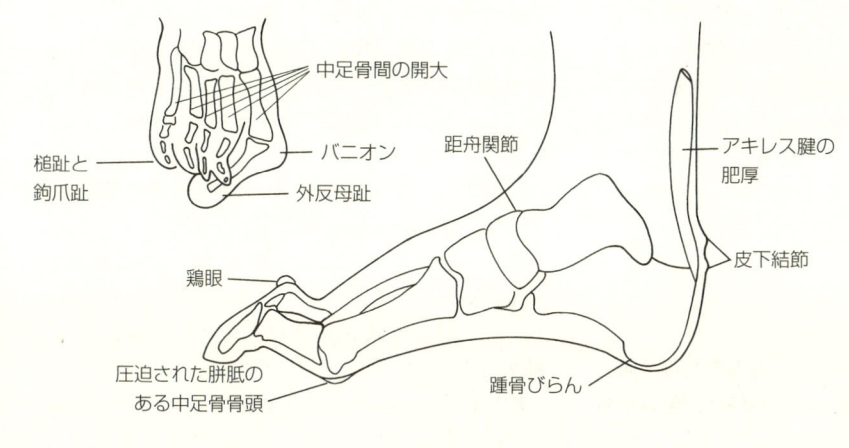

図21-9 関節リウマチにみられる主要な足部と足関節の変形（Dimonte, P, and Light, H[79], p1149. より）

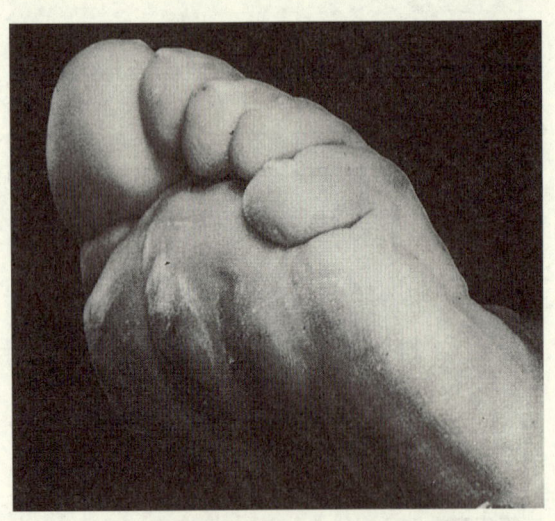

図 21-10　MTP 関節の亜脱臼（American College of Rheumatology より）

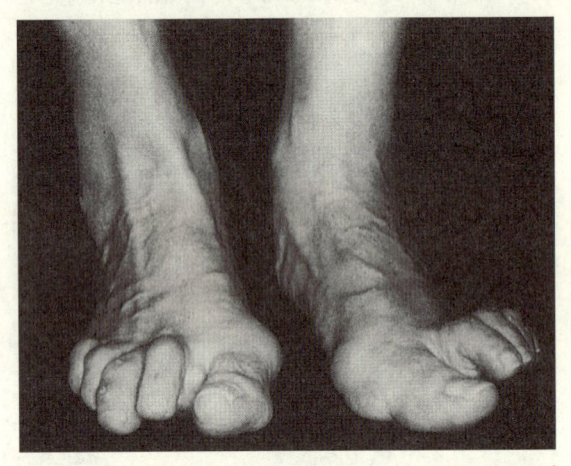

図 21-11　リウマチ足の一般的な変形（American College of Rheumatology より）

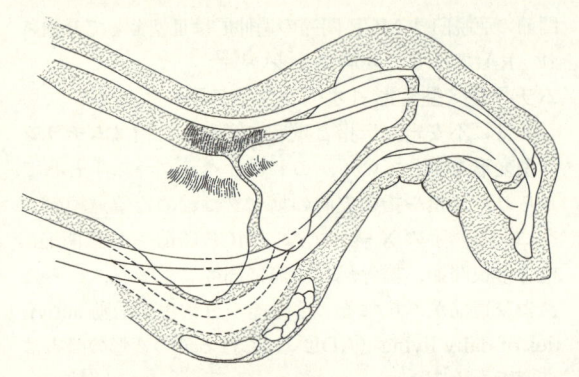

図 21-12　中足骨痛がみられる場合の中足骨骨頭の構造（Moncur, C, and Shields, M[24], p10. より）

未知の機序による選択的な筋の消耗であるかは明らかでない。発生機序は同じでないかもしれないが，手の内在筋と大腿四頭筋の萎縮は長期の罹病で顕著である。RA では未知の機序によってタイプⅡ筋線維の選択的な消耗が発生するようである[26,27]。大腿四頭筋のタイプⅠ筋線維が前十字靱帯損傷後に選択的な萎縮を起こすという証拠もある[28]。筋の大きさの減少は，末梢神経障害や**筋炎**，ステロイドによって引き起こされた筋障害の結果である可能性がある。筋力低下は，疼痛に続発する反射抑制または萎縮のいずれかに由来するとも考えられる[26〜28]。

● 腱 ●

　腱鞘の滑膜炎は，腱のスムーズな動きを妨げ，腱自身を傷害する腱鞘炎を生じる。最終的には，腱は断裂する可能性もある。腱の病変や筋力低下がある場合には，他動可動域と自動可動域の大きな違いを示す **lag（遅れ）現象**を示すこともある。これは特異的な所見ではなく，セラピストがその原因を特定し，適切な治療のために慎重に診断する必要がある[5,14]。

▼ 検査

　RA 診断における検査の実施にあたっては，2 つの基本的事項の理解が必須である。1 つは，本当に罹患している患者のなかで陽性の患者の割合を示す感度である。感度とは，偽陰性結果を排除できる度合いのことである。もう 1 つは特異度で，病気のない人で陰性を示す割合である。言い換えれば，特異度は偽陽性を避けることのできる度合いである。診断には通常，臨床的な印象を確認するために感度と特異度の両者を考慮する。

　血沈 erythrocyte sedimentation rate（ESR）と C 反応性タンパク C reactive protein（CRP）は急性期に高値を示し，炎症の存在を示す。明確な炎症の所見があるにもかかわらず，RA 患者の 40％くらいまではこれらの検査は正常な値である。したがって，ESR と CRP の値が正常だからといって RA を否定できない。また，高い値を示すからといって RA と診断することはできない。リウマトイド因子（RF）の有無によって RA の診断はできない。RA 患者の 25％は RF 陰性（血清陰性 RA）である。一方，RF 陽性は多くの病気（例えば，ハンセン病，結核，慢性肝炎）にみられ，ときには健常者にもみられる。RF 陽性だからといって RA と診断することはできない。しかし，診断基準と合わせれば，診断の確認に役立つ。

　多くの所見が RA に合併するため，血球算定 complete blood count（CBC）は基本的検査として行われる。赤血球数の減少は RA 患者の約 20％にみられ，慢性疾患による貧血を示している。一方，白血球数は一般に正常である。血小板数増加は，炎症の活動性の

高い RA ではしばしばみられる。

　*0401 または*0101 ハプロタイプの存在する HLA-DR4 を持つ人は 5 倍ほど RA に罹患しやすく，RA 患者の 70％がこれらのハプロタイプを持っている。逆にいえば，RA 患者の 30％はこれらのハプロタイプを持っていない。しかし，これらのハプロタイプを持っているほとんどの人は RA ではない。したがって，遺伝学に関連した研究領域では興味深いが，臨床的な診断や治療面では有益でない。

　滑液分析は鑑別診断に有用である。正常な滑液は黄色透明で，粘性があり，凝固しない。炎症のある関節の滑液は濁り，ヒアルロン酸塩タンパク質の変化のため粘性は低下し，凝固する。高度の炎症がある場合には滑液のタンパク質は増加する。関節炎の原因となる細菌の存在を確認するために培養を行う。関節に炎症があれば，滑液中の白血球数は増加し，その 90％は PMN 白血球である。正常な滑液では白血球はごく少なく，その 25％程度が PMN 白血球である。結晶の存在は**痛風**（尿酸塩結晶）や**偽痛風**（カルシウムピロリン酸塩結晶）の診断を立証するものである。ムチン凝固は滑液を酢酸と混ぜることによって形成される。滑液が正常ならば，混ぜた後に，透明な液の中にロープのようなかたまりが形成される。多数の細片がみられる場合には正常なムチン凝固であることを示し，細片をともなう小さなかたまりの形成はムチン凝固の低下を示唆している。ムチン凝固の低下は急性の感染性関節炎にみられる。RA などの炎症性関節炎では，ほぼ正常なムチン凝固がみられる。良好なムチン凝固は非炎症性関節炎でみられる[1,5]。

▼ X 線

　X 線像の評価は RA の診断過程において必須である。理学療法士は患者記録のなかで入手可能な X 線像の情報を可能なかぎり収集すべきである。また，リハビリテーションの進行や結果に影響する関節の構造や軟部組織の異常を的確に識別することができるように能力を伸ばすべきである。異常を識別する能力は，正常な関節の X 線像に関する確固たる認識が前提となる。アラインメント，骨の密度と表面，関節裂隙（図 21-13, 21-14）の，3 つの項目を考慮することによって X 線像を正しく判断することができる。アラインメントの評価では，関節の近位と遠位の骨軸が正常ではどのような空間的関係にあるか，そして関節の一方の凸面が他の凹面によく適合しているかどうかに注意すべきである。骨の密度は，**骨粗鬆症**のない場合には，多少不透明で，乳状の陰影としてみられ，ほぼ一様である。それぞれの骨の皮質は適度な厚さを備え，明瞭に認識される。関節を取り囲んでいる軟部組織は，既知の表

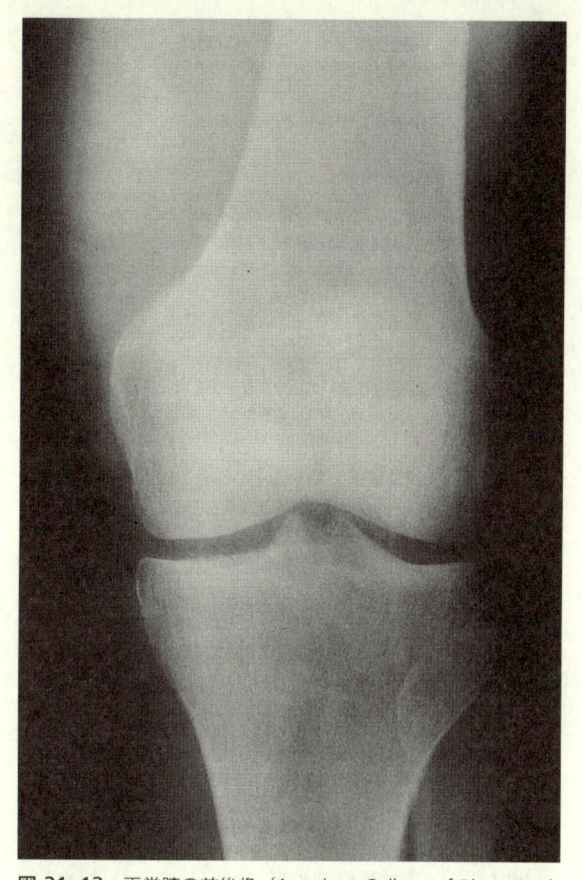

図 21-13　正常膝の前後像（American College of Rheumatology より）

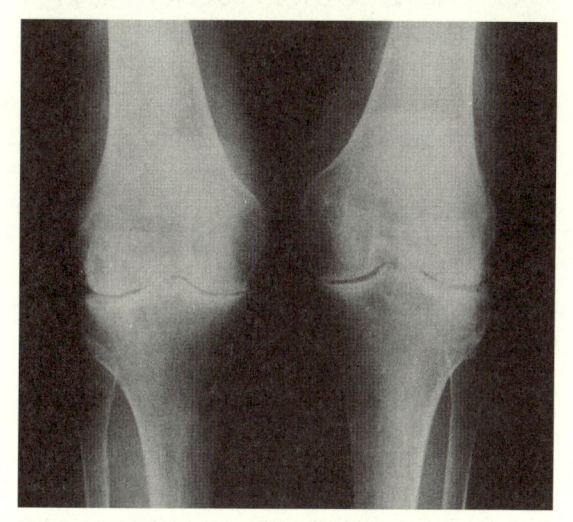

図 21-14　関節リウマチの特徴を備えた膝の前後像（American College of Rheumatology より）

面解剖の形に対応している。X 線像における明らかな軟部組織の腫脹には注目すべきである。最終的には，関節裂隙の厚さにも注意しなければならない。関節面の不整や，裂隙の狭小もしくは消失は関節軟骨の消失

> **Box 21-1　関節リウマチのステージ分類**
>
> ステージⅠ：初期
> 1. X線像に破壊性変化はない。
> 2. X線像で骨粗鬆症所見はあってもよい。
>
> ステージⅡ：中期
> 1a. X線像でわずかな軟骨下骨の破壊をともなう，あるいはともなわない骨粗鬆症がある。
> 2a. 関節変形はない。関節の可動性の制限はあってもよい。
> 3. 筋萎縮。
> 4. 結節や腱鞘滑膜炎のような関節外の軟部組織の病変はあってもよい。
>
> ステージⅢ：高度進行期
> 1a. 骨粗鬆症に加えて，X線像で軟骨と骨の破壊性変化がある。
> 2a. 亜脱臼や尺側偏位，過伸展などのような関節変形がある。線維性もしくは骨性の強直はともなわない。
> 3. 高度の筋萎縮。
> 4. 結節や腱鞘滑膜炎のような関節外の軟部組織の病変はあってもよい。
>
> ステージⅣ：末期
> 1a. 線維性もしくは骨性の強直。
> 2. ステージⅢの基準。

Schumacher, Klippel, and Robinson（eds）: Primer on Rheumatic Diseases, ed 9. Arthritis Foundation, Atlanta, 1988, p318. より
「a」のついている基準は，そのステージに分類するためには必須である

やびらんの存在を示唆している。関節面は滑らかで，骨棘はなく，既知の解剖の形に対応していなければならない。病気の進行は定期的なX線像の評価で4つのステージに特徴づけられる（Box 21-1）。初期のX線像の変化は非特異で，通常，関節周囲の軟部組織の腫脹，水腫，および関節周囲の骨萎縮である。診断の確認は，手足の関節裂隙の狭小化やびらんが特異的に両側に現れる段階まで遅れる。

間接的機能障害と合併症

▼ 体調不良

RA患者は，関節炎に罹患していない人より肉体的に不健康である（呼吸循環系，筋力，持久力，柔軟性，および体組成）。この状況はすべてがRAによるわけではなく，規則的な身体活動量が不十分であることによって複合的に形成される[30,31]。不活発であることに起因する体調不良に加えて，体組成の研究によればRA患者は著しい悪液質（除脂肪体重の減少）状態で，安静時にもエネルギー消費が高い。表面上はよくコントロールされた患者でさえ，全身的な免疫活動と炎症が代謝を亢進させるため，体の除脂肪組織が減少する[32]。

▼ リウマトイド結節

リウマトイド結節はRAの最も一般的な関節外症状で，患者の約25％に存在する。繰り返し機械的圧迫を受けやすい肘頭滑液包や前腕の伸展筋表面，アキレス腱部などに発生しやすい。圧痛があったり，皮膚潰瘍を起こし感染することもときにあるが，通常は無症状である[1,5]。

▼ 血管合併症

リウマチによる動脈炎の劇症型は致死的で，栄養不良，感染，うっ血性心不全，および胃腸出血を合併することもあるが，RAと関連したほとんどの血管障害は無症状である。浅腓骨神経や橈骨神経へ供給する血管の血管炎によって下垂足や下垂手が発生することもある[1,5]。

▼ 神経学症状

末梢神経の軽い神経病変がRAにしばしばみられる。特に高齢者に多いが，血管炎とは無関係である。ほとんどの神経病変は**手根管症候群**または**足根管症候群**などのような神経の圧迫や絞扼によって発生する[1,5]。

▼ 心肺合併症

心囊炎は死体解剖で患者の約4％にみられるが，臨床的に検知可能なRAによる心臓病はまれである。同様に，胸膜炎が死体解剖で多くの患者にみられるが，胸膜肺病変は一般的に無症状である[1,5]。

▼ 眼症状

眼症状は，涙腺と唾液腺の炎症性疾患である**Sjögren症候群**のドライアイと関連して発生する。強膜炎と比較的良性の上強膜炎も合併することがあり，これらは慎重な治療を要する[1,33]。

臨床症状

▼ 発症と経過

RAは関節の疼痛とこわばりを愁訴として潜行性に発症する。一般に60歳を過ぎてRAを発症する場合には，上肢のこわばりと腫脹はない[5]。高齢発症のRAが明確な別の病態を呈するか否かについては賛否両論がある。若齢発症のRAと比べて高齢発症のRAは，発症が突然であることと，大関節，なかでも肩関節罹患の多いことが特徴である。高齢発症RAは，肩や骨盤部の症状を呈する**リウマチ性多発筋痛**の症状を呈し，混同されやすい[34]。高齢女性では，他の関節の罹患や

全身的な症状はなく慢性のびらん性の膝関節炎を呈することがある。これが若年性関節炎や成人発症型RA、または何か別の少数関節炎の亜型であるかどうかは明らかではない[5]。

急性発症は患者の8〜15%にみられる。急性でもなく慢性でもない中間的な発症は，患者の約15〜20%にみられる。数週から数ヵ月にわたってじわじわと発症する患者が最も多い。病気進行は非常に多様である。RFが高い値であることは，より重症の経過を示す可能性がある。RAまたは他の疾患と正確に診断されたかどうかにかかわらず，自然寛解は起こりうる。患者の15〜20%は，悪化と部分的あるいは完全な寛解という間欠的な経過を経験する。3番目の経過は，進行性，破壊性の経過である[1,5]。

▼ 予後

RAの死亡率については議論のあるところである。以前には，全身的な血管炎や環軸関節の亜脱臼などは致命的であるかもしれないが，RA自体が死因となることはないと広く信じられていた。現在では，特に，RAの初期に病勢が強く機能障害の著しい例では，RAは余命を短縮するという証拠が増えている。一般の人たちに比べてRA患者により頻繁にみられる死因は，感染症と腎臓や呼吸器，胃腸の疾患である[35,36]。軽症のRA患者でさえ，長期間の炎症は最終的に関節破壊と機能障害をもたらす。RA患者のおよそ50%が，最終的にADLを高度に制限されるであろう。高齢になって発症した患者は，若齢で発症した患者より機能的予後は良好であるようだが，この所見が短期罹患の結果か，病気自体が違う型であるためかどうかは明らかではない[34]。機能的な障害の大きな分類はACRによって考案されている（表21-2）。身体的機能の低下に続発する就業能力の消失に起因して，収入を失うことは最も深刻な損害である[37〜41]。

変形性関節症

変形性関節症（OA）は2つの局所的な病理学所見によって特徴づけられる。関節軟骨の進行性の破壊と関節辺縁の骨形成である[1,42]。OAの進行は罹患した関節のみに起こる。しかし，OAに起因する機能的制限や障害は，関節軟骨や軟骨下骨から大きく離れて広く影響を及ぼしている。OAが個人や社会経済に及ぼす影響は大きく，OAの個人的ならびに社会経済学的な面における重要性はますます増加している。

分類

関節の炎症は変形性関節症osteoarthritisの"-itis"によって暗示されているが，炎症は関節軟骨の変性の起こった後にのみみられる。しかし，変形性関節症の滑膜はRAにおいてみられた滑膜と類似した顕著な変化を示すこともある[43]。疫学の研究においては，OAはしばしばKellgren and Lawrenceの基準（5段階の順序尺度）に従って，以下に示すX線像で分類される。

1. グレード0：正常なX線像
2. グレード1：関節裂隙狭小化の疑いおよび骨棘の可能性
3. グレード2：明確な骨棘の存在，関節裂隙狭小化の疑い
4. グレード3：中等度の骨棘形成と関節裂隙狭小化，骨硬化および変形
5. グレード4：大きな骨棘，高度な関節裂隙狭小化，高度の骨硬化および明確な変形

OAを定義するために関節裂隙の狭小化（グレード3）を条件とする研究もあるが，ほとんどの研究は，基準としてグレード2（明確な骨棘の存在）を使用している[44]。X線学的な関節裂隙の狭小化と骨棘の存在はOAの診断の確認や進行段階の分類に役立つかもしれないが，股関節と膝関節のOAの臨床的な診断基準には可動性の制限と疼痛が記載されている（Box 21-2）[45,46]。X線像は臨床診断の精度にほとんど寄与するものではなく，X線所見と機能や疼痛との間には明確な関連性はない。膝のOAでは，X線所見より筋力と疼痛がその機能的な障害を説明している[47]。

OA患者はさらに2つの方法で区別される。OAの原因が明らかでない場合は，特発性と分類される。特発性OAは，特別な1つの関節もしくは2，3の関節に限局している。原因として，例えば，外傷，先天性奇形，または他の筋骨格疾患が認められるときには，

表21-2 ACRによる関節リウマチの機能分類のための改定基準

クラスI	日常生活活動を完全にこなすことができる（自分の身の回りの動作，職場でもそれ以外でも）。
クラスII	日常の自分の身の回りの動作と職場での活動は果たせるが，職場以外での活動に制限がある。
クラスIII	日常の自分の身の回りの動作は果たせるが，職場および職場以外での活動に制限がある。
クラスIV	日常の自分の身の回りの動作，職場および職場以外での活動に制限がある。

Hochberg, MC, et al: The American College of Rheumatology 1991 revised criteria for the classification of global functional status in rheumatoid arthritis. Arthritis Rheum 35: 498, 1992. より
日常の自分の身の回りの動作とは，更衣，食事，入浴，整容，排尿・排便である。職場以外（レクリエーションやレジャー）そして職場（仕事，学校，家事）での活動は患者の希望や年齢，性で異なる

> Box 21-2 膝関節と股関節の変形性関節症のための臨床的分類基準（感度95％，特異度69％）
>
> 変形性膝関節症
> 1. 膝痛
> 2. 30分以内の関節のこわばり
> 3. 軋音
> 4. 骨棘
> 5. 骨の圧痛
> 6. 熱感のないこと
>
> 変形性股関節症
> 1. 疼痛をともなう15度以上の股関節内旋，60分以下の朝のこわばり，50歳以上
>
> もしくは，
> 2. 股関節内旋15度未満，屈曲115度以下

Altman, R, et al: Development of criteria for the classification and reporting of osteoarthritis: Classification of osteoarthritis of the knee. Arthritis Rheum 29: 1039, 1986; and Altman, R, et al: The American College of Rheumatology criteria for the classification and reporting of osteoarthritis of the hip. Arthritis Rheum 34: 505, 1991. より

OAは二次性と分類される[14]。

疫学

症候性であるとは限らないが，OAは40歳以上にきわめて一般的な病態である。60歳以上では罹患頻度はきわめて高く，男性より女性に多い[48,49]。米国では6,000万人以上がOAに罹患しているようである。中等度もしくは重度の股関節OAは55～74歳の3.1％に，膝関節OAは65～74歳の13.8％に存在する[43]。OAの人種的な易罹患性についての研究では，検討対象となった関節ごとに異なる矛盾するデータしか得られていない。

病因

RAと同様に，OAになりやすい素因は確定されていない。加齢はOAと強く関連するが，加齢自体がOAを引き起こすものでないことは強調されなければならず，また，OAは正常な加齢現象と考えるべきでない[42,50]。しかし，加齢と関連したいくつかの因子がOAの発症を促している可能性がある。成人になる前の外傷は，後半生に問題となるような，関節の力学や栄養を変えるような骨のリモデリングを起こすかもしれない。OAの病因として反復性の微小な外力も注目されている[1,42]。特に，膝屈曲を繰り返すような職業的な負担はOAの発症と関連する[51]。肥満は，後半生におけるOA発症の危険因子の1つであることが明らかにされている[1,52]。

病理

動物の膝外傷を用いたモデルによって，ヒトOAの初期変化の基礎的事項が数多く明らかとなった。したがって，ヒトにおける変化が将来的に明らかになり，現在のOAについての見解に影響を与える可能性がある。ヒトで確認されている関節軟骨の最初のOA性変化は含水率の増加である。この増加の機序は不明であるが，プロテオグリカンが正常以上に水を含んで膨れるためであることを示唆している[1,42]。さらに，新しく合成されたプロテオグリカンの組成に変化がある。病気の後半の段階では，プロテオグリカンは減少し，それとともに軟骨の含水量も減る。プロテオグリカンが減るとともに，関節軟骨は剛性と弾性を失い，その結果，圧迫力は軟骨下骨へ伝達されやすくなる。また，軟骨プロテオグリカンの変化は，荷重下における関節表面にスクイーズ膜を形成する軟骨の能力に負の影響をもたらすであろう。コラーゲン合成は，II型からI型コラーゲン（皮膚や線維組織のコラーゲン）への転換はあるが，初期には増加する。関節軟骨が破壊されるとともに，関節裂隙は狭小化する[53]。

軟骨の最初の目立った変化の1つは，表面のコラーゲン線維の軽度のほつれやすり切れである。次に，軟骨の深層に及ぶ亀裂や浅層1/3までの細線維化がより大きな荷重のかかる領域に起こる。軟骨は，軟骨下骨が露出するまで変性するかもしれない。軟骨下骨は硬化して，正常の骨より剛性が増加する[53]。軟骨と骨のこれらの変化は関節の摩擦を増し，衝撃吸収力を減らし，その結果荷重に際して大きな衝撃が加わるようになる。OAの従来の考え方は，病変は関節軟骨の損傷で初発するというものであった。しかし，骨や周辺の組織の変化が病変の初発であるという可能性を示す証拠もある[54,55]。

OAにおける骨棘の形成機序は，よく解明されていない。現在，変性軟骨の血行の増加，軟骨下骨嚢胞や肥厚した海綿骨梁の静脈うっ滞，軟骨変性の持続などの仮説がある。これらの仮説によって，骨棘と疼痛や可動域制限の関係が説明されるかもしれない。

病理発生

RAにおける滑膜と違って，OAの病理学の大きな変化は関節軟骨に存在する。特に，そのプロテオグリカン濃度はOAの重症度に従って減少する。さらに，軟骨の破壊を促進する酵素の産生率も変化する。プロテオグリカン合成率がOAの進行とともに減少しても，プロテオグリカンとコラーゲンの合成はOAの末期まで増加する。この表面的な逆説はOAの病理発生につ

いていくつかの仮説を引き出した．プロテオグリカン合成率は OA の進行とともに増加するが，新たに合成されたプロテオグリカンは正常とは異なるもので，正常な関節に加わる荷重に適合しない可能性もある[42]．

臨床的な診断基準

▼ 徴候と症状

臨床的には，診断はしばしば徴候や症状（例えば，疼痛，腫脹，可動域の減少，骨変形）を基礎になされる．すべての関節は OA によって等しく影響されるわけではない．上肢では，DIP 関節，PIP 関節，および母指の CMC 関節が好発部位である．頸椎，腰椎，股関節，膝関節，および第 1 MTP 関節も OA の好発関節である．MCP 関節や手関節，肘関節，および肩関節は通常一次性 OA にはなりにくい[49]．RA と違って OA は，両側性，対称性には発症せず，1 関節もしくは数関節に発症する[48]．OA は全身性疾患ではなく，朝のこわばりや発熱，食欲不振などの全身的な愁訴は合併しない．OA でも起床時に関節のこわばりを感じることはあるが，これは安静後に動かしたときに感じるこわばりと同様で，このこわばりは RA のように長く続かないし，体全体にあるわけではない[49]．捻髪音は RA においてだけでなく，OA においても共通の臨床所見である[1,43,49]．

軟骨変性が OA の主要な所見であるが，軟骨には神経がないため疼痛の原因とはならない．OA の疼痛は，関節面の不適合性や骨増殖による骨膜の挙上，軟骨下骨への異常な圧迫力，海綿骨梁の微小骨折，関節包の膨張などに起因しているのかもしれない．特に膝 OA では，二次性の滑膜炎を多くの患者が経験する[49]．

症状は，X 線像の重症度と一致するわけではなく，患者によっては，経験する疼痛を誇張するかもしれない[14]．さらに重要なこととして，動かしても安静にしているときでも疼痛を訴える RA と違って，OA の疼痛は，末期の場合を除いて，動作によってだけ起こるか悪化するようである[49]．

股関節の OA では通常，可動域は減少し，軽度の屈曲・外転・外旋位をとる．膝では屈曲位をとる．股関節の可動域が減少すれば，歩行速度と歩幅は減少し，エネルギー消費は増加する．股関節 OA で可動域の減少した高齢者では，最大歩行速度が 2.9 km/時程度となることは珍しくない[56]．さらに，股関節の可動域の減少は一般的に疼痛や機能低下，身体活動の制限をともなう[43]．

重症の患者では，痛みを増大するような方法では関節を動かさない．したがって，OA 患者では疼痛と重症度は機能的な損失の程度と関連する可能性がある．例えば，高齢者では，X 線学的に軽症で症状のある場合より，症状はないが X 線学的に重度な OA に機能障害が発生しやすいことが示されている[57]．この所見は，OA 患者は疼痛を引き起こすような動きを避けるために活動量を制限しているということで説明される．OA 患者の診察において，RA 患者がそうであるように，疼痛が機能制限の主要な因子であると想定されるかもしれない．この仮定に基づいた診察では，疼痛がない場合には患者の機能的状態は正常であるという早合点をもたらすかもしれない．OA 患者は特定の活動を避けることによって症状を減らすか，取り除くことができると仮定すると，診察にあたっては機能的な制限の評価は症状とは切り離して行うべきである．

医学的管理

関節リウマチの薬物療法

RA における関節破壊と不可逆的損傷は発症後の最初の年に最も大きい．それゆえ，疼痛と炎症をコントロールするためだけでなく，病気の進行を止めるか，遅らせるために積極的な医学的管理が必要である．現在では，早期に適切な薬物療法を始めれば，関節破壊と機能低下はより少なくなると考えられている．RA 管理において使用される薬物は大きく 3 つに分けられる．非ステロイド性抗炎症薬 nonsteroidal anti-inflammatory drugs（NSAIDs），コルチコステロイド，疾患修飾性抗リウマチ薬 disease-modifying antirheumatic drugs（DMARDs）である[1,58,59]．

▼ 非ステロイド性抗炎症薬（NSAIDs）

NSAIDs は，**鎮痛**そして抗炎症性の両方の作用を持つ，RA の長期治療に使用される基本的な薬である．低用量では，NSAIDs の効果は炎症性のプロスタグランジン合成の抑制による鎮痛である．高用量では，その効果は，プロスタグランジン抑制とマクロファージ・好中球の機能の変更の両方による抗炎症作用である．NSAIDs は症状を軽快するが，基本にある病変の進行を変えるものではない．多くの種類の NSAIDs があるが，主要な違いは用量，コストおよび副作用である．NSAIDs はすべて同様に，毒性によってその使用が中断されることがある．重大で，最も一般的な副作用は吐き気から胃腸出血，潰瘍に及ぶ胃腸の不調である．胃腸合併症の発生リスクは，高齢者，喫煙者，コルチコステロイド服用者および重症関節炎の患者で高い．NSAIDs 使用が必須ならば，毒性の低い製剤を選択し，

予防療法を行う。他の起こりうる副作用は，眩暈，頭痛，嗜眠状態，耳鳴り，腎臓機能不全および肝酵素の上昇である。NSAIDsを服用している患者には，便潜血反応と同様にCBCと血液生化学検査を3～4ヵ月ごとに行うべきである。

　最初のNSAIDsはアスピリンであった。それはまだ有効性はあるが，抗炎症性効果を達成するためには1日に最高35錠までを必要とする。どのNSAIDsを処方するかの決定は既知の毒性，用法の好みおよびコストに基づく。NSAIDsに対する個々の反応は有効性と耐性の両方の点できわめて多様である。したがって，最も適したNSAIDsをみつけるために，しばしば数ヵ月の試用を必要とする。複数のNSAIDsを服用しても利点の増加はなく，毒性のリスクが増大する。NSAIDsは，遅効性のDMARDsの効果が発現するのを待つ間，疼痛の軽減と炎症のコントロールのために発症時より処方される。表21-3に現在入手可能なNSAIDsを示す。

▼ 疾患修飾性抗リウマチ薬（DMARDs）

　DMARDsは，異なる化学構造，作用機序，臨床的な適応，および毒性を持つさまざまな薬物の総称である。DMARDsとして分類されるために，薬は，少なくとも1年の間RAの進行を遅らせるという証拠（機能改善，炎症の軽減，関節構築の破損の抑制もしくは防止）を示さなければならない。DMARDsは遅効性で，効果発現までには3週間～3ヵ月を必要とする。現在，処方されるDMARDsは金製剤（経口と非経口），ペニシラミン，抗マラリア薬，スルファサラジン，メトトレキセート，アザチオプリン，シクロホスファミド，およびサイクロスポリンである。これらの薬はかつて，重大な毒性に対する懸念のため治療への導入が遅れたことが示すように，「第2選択薬剤」として知られていた。しかし，これらの薬がNSAIDs以上には有毒でないことが証明され，早期にDMARDsを開始し，少なくとも2～5年間は継続するのが現在の考え方となっている。DMARDs服用患者に対しては，毒性の有無を規則的に検査しなければならない。

　メトトレキセートは，比較的速い効果発現（3～6週）と高い有効性，安全および長期受容性を示した。よく起こる副作用は，嘔気，嘔吐，下痢および口の潰瘍である。重篤な副作用である肝臓毒性と間質性肺炎もときに発生する。メトトレキセート服用者には定期的な検査を行い，飲酒は避けるよう警告しなければならない。表21-3は，最も一般的なDMARDsの一覧である。

▼ コルチコステロイド

　コルチコステロイドはコルチゾンの類似物であり，最も強力な抗炎症薬である。コルチコステロイドは経口または静脈ルートで全身的に，または関節内や関節周囲に局所的に投与される。コルチゾンは1940年代に発見された後，長期使用による致死的な副作用が1950年代の末期に認識されるまで，「特効薬」であると考えられていた。長期の，高用量の全身的投与の副作用は，骨粗鬆症，筋消耗，副腎機能抑制，易感染性の増大，創治癒障害，白内障，緑内障，高脂血症および無菌性骨壊死である。コルチコステロイドの全身的な投与は，軽快しない場合や重度の関節外の炎症のある患者に，炎症を抑制させるために適応される。しかし，効果を最大化し，副作用を最小化するために，可能なかぎり低用量で，できるだけ短期間のみ投与される。血球数測定と血清カリウムと血糖の測定を行い，副作用の観察をしなければならない。

　炎症が局所性の場合には，コルチコステロイドは関節や滑液包，腱，腱鞘への局所注射に使用される。関節内注射は全身的な影響が少なく，局所の炎症に有効であるということに合意は得られているが，骨壊死と軟部組織損傷の危険性を減らすために1年に2～4回に制限されるべきである。

変形性関節症の薬物療法

　OAにおける薬物療法はOAの進行に影響を及ぼさず，患者指導や関節保護，運動などの疼痛コントロールのより一般的な手段に補助的なものである。薬物療法の目標は，疼痛をやわらげて，炎症を軽減させることである。経口鎮痛薬，NSAIDs，およびコルチコステロイド注射はOA管理に使われる基本的な薬物である[58]。

　経口鎮痛薬のアセトアミノフェンは通常第1選択薬である。アセトアミノフェン含有化合物（タイレノール，パナドール，アナシン3）は推奨された用量では毒性がほとんどなく，胃腸出血を起こさない。しかし，抗炎症性効果はまったくなく，アセトアミノフェンはこの点でNSAIDsの代用はできない。アセトアミノフェン（3～4g/日）はNSAIDsと同等の症状の軽快効果を持つことが臨床研究によって示されている。アセトアミノフェンは疼痛のあるときに屯用で使われることも，症状が強く長く続くときには規則的に使われることもある[60]。肝臓・腎臓毒性はアセトアミノフェン使用によって起こることもある。肝毒性はしばしば薬物過剰服用の後に起こるが，過剰なアルコール飲用者には，治療用量でも起こることがある。腎臓毒性は

表 21-3 変形性関節症と関節リウマチの治療における薬物

薬物	商標名	副作用	警告と禁忌
鎮痛剤			
アセトアミノフェン	タイルノール，エキセドリン，パナドール，アナシン3	肝腎毒性	アルコール多飲者には勧められない。
NSAIDs	非処方箋薬：アドビル，モトリン IB，ヌプリン，アクトロン，オルディス KT，Aleve 処方箋薬：ボルタレン，Lodine，Nalfon，Ansaid，インドシン，モトリン，オルディス，Meclomen，Relafen，Naprosyn，Anaprox，Daypro，フェルデン，クリノリル，トレクチン	胃腸出血，潰瘍，嘔気，下痢，消化不良，発疹，眩暈，嗜眠状態，血液凝固遅延，耳鳴り，体液貯留	同様な薬へのアレルギー，腎臓・肝臓または心臓病，高血圧症，喘息，潰瘍，抗凝固療法
コルチコステロイド			
全身投与：経口または静脈注射	プレドニゾン，プレドニゾロン，メチルプレドニゾロン，トリアムシノロン，コルチゾン，ハイドロコルチゾン，デキサメタゾン	長期/多量投与：Cushing症候群，骨粗鬆症，白内障，不眠症，高血圧症，免疫抑制，血糖上昇，気分変化，落ち着きのなさ，食欲増進	糖尿病，感染，甲状腺機能低下症，高血圧症，骨粗鬆症，胃潰瘍
注射	トリアムシノロン，プレドニゾロン，メチルプレドニゾロン，デキサメタゾン，ハイドロコルチゾン，ベータメタゾン	注射後，一過性の全身反応，糖尿病徴候の増加，直接注射による軟部組織の断裂	感染症の存在，反応不全の病歴
DMARDs			
メトトレキセート	リウマトレックス	一般的な副作用：食欲低下，腹部不快感，嘔気，下痢，発疹，掻痒，口腔潰瘍，感光性，感染，異常な出血/皮下出血，骨髄抑制	肝臓または肺の疾患，アルコール中毒，免疫不全または骨髄抑制，感染，妊娠
注射可能な金製剤	Myochrisine, Solganol		腎臓病，骨髄抑制，大腸炎
経口金製剤 Auranon	リドーラ		金製剤に対する副作用の病歴，腎臓，肝臓または炎症性腸疾患
アザチオプリン	イムラン	それぞれの薬物は特異的な毒性や副作用の危険性を持っている	腎臓または肝臓病，妊娠
シクロホスファミド	Cytoxan		腎臓または肝臓病，妊娠，感染
サイクロスポリン	サンディミュン ネオーラル		腎臓または肝臓病，妊娠，感染
ハイドロキシクロロキン	Plaquenil		抗マラリア薬アレルギー，網膜の異常，妊娠
ペニシラミン	Cuprimine Depen		ペニシリンアレルギー，血液疾患，腎臓病
スルファサラジン	Azuldine		サルファ剤またはアスピリンアレルギー，腎臓または肝臓の病気，血液疾患，気管支喘息
ミノサイクリン	Minocin		テトラサイクリンまたは太陽光に対する過剰感受性

まれである。

　NSAIDsは，アセトアミノフェンや薬物以外の方法に反応しないOA患者の管理に使用される。NSAIDsはアセトアミノフェンと組み合わせて用いられることもあり，胃腸毒性を最小化するために最も低い有効用量にすべきである。関節内のコルチコステロイド注射は，1～4週間の穏やかな効果を期待して，急性の疼痛に対して使用する[61]。膝関節が最も頻繁に注射される。肩峰下，鵞足包そして大転子の滑液包炎などの軟部組織への注射も効果的である。

　逆刺激効果を産生する化学物質であるメチルサリチル酸塩を含む発赤薬や末梢神経の神経伝達物質であるサブスタンスPの消耗によって疼痛を軽快するカプサイシン化合物は，局所用の鎮痛薬である。今までのと

ころ，コントロールされた臨床試験において一貫した効力を示す唯一の局所用の鎮痛剤はカプサイシンである[62]。カプサイシンはトウガラシから抽出されたアルカロイドであり，いろいろな濃度で局所用鎮痛クリームとして使われている（Zostrix，カプサイシンP，Dolorac）。日に4回の塗布で，疼痛を約40%減少させることが示されている。使用の数日後に初期の刺すような痛みや灼熱感は消える。しかし，頻繁な毎日の塗布が必要であるため，この治療の受容性は制限されるかもしれない[58]。

外科治療

手術は，最近の35年における関節炎の管理において最も大きく進歩したものの1つである。しかし，RAやOAの患者すべてに手術の適応があるわけではなく，患者の慎重な選択と手術のタイミングは重要である。手術の主要な適応は，疼痛，機能障害，変形の進行である。手術の結果は動機づけや手術後のリハビリテーションの質など，個々の患者の特性に大きく影響される。手術後のリハビリテーションの目標は，関節の可動性を回復し，安定性を促進し，能動的な制御を取り戻すことである。

一般に，軟部組織に対しては3つの手術がある。**滑膜切除術**，軟部組織の解離および腱移行術である。同様に，一般的な骨と関節に対する3つの手術がある。**骨切り術**，**人工関節置換術**および**関節固定術**である。手術後の理学療法の手技は，手術や術前の関節病変の程度，患者の特性，症状に応じて選択される。OA患者に比べてRA患者は，手術の機能的な帰結に影響する多関節罹患であることは忘れてはならない。RA患者はOA患者よりずっと若い年齢で手術の適応になる可能性がある[1,63]。

50万を超える股関節と膝関節の関節全置換術 total joint arthroplasty（TJA）が，OA患者の多くに対して毎年行われている。この非常に成功率の高い手術は，下肢の機能障害をもたらす関節炎の管理に革命をもたらした。理学療法士は，手術前の教育，術後管理およびリハビリテーションに関係する学際的なチームの重要なメンバーである。関節全置換術後の基本的な目標は，機能を回復し，疼痛を減少させて，以前の良好な機能レベルに復帰できるような筋の制御を得ることである。術直後のリハビリテーション管理は人工関節の型や手術手技，手術のアプローチ法などの多くの因子によって決定される。初期の治療は，運動療法，移乗や歩行のトレーニングおよびADLにおける教育である[64]。適正な機能レベルを達成し，術後の要注意期間

が終了したら，筋骨格と心臓血管系の健康を向上させるため規則的な運動や活動を行うように教育することは，長期にわたる良好な帰結とQOLにとってきわめて重要である。1年前に片方の全人工膝関節置換術を受けて，リハビリテーションも良好であったと考えられた高齢者の膝関節の可動性，筋力および歩行を調査した研究は，OA患者と下肢関節炎のない対照者の間に可動域，筋力そして歩行に大きな違いのあることを示した。歩行中，膝関節可動域は予想より小さく，また膝と股関節の可動域と角速度も人工関節側で小さく，健側で大きかった。また，関節の荷重は踵接地時に人工関節側で小さく，健側では大きく速かった。蹴り出しは，歩行速度と歩幅と同様に両側で減少していた[65]。

リハビリテーション管理

関節炎は慢性で，進行性であるため，ケアの提供者はケアが提供される特定の時間だけでなく長期にかかわる必要がある。RAは個人の生活のすべての面に多くの影響を及ぼす全身性疾患である。OAは機能とQOLを大きく変化させる。各専門家は個人を全体として認識しているが，その専門知識は個人が直面している複雑で相互関連性のある問題の特定の面だけに対応しているにすぎない。広い範囲の専門知識なしで，これらの問題のどれも適正に解決することはできない。したがって，関節炎の患者の社会復帰は理学療法士を含むさまざまな健康管理の専門家の積極的な，整備された協力体制を必要としている。セラピストは，患者が病状の効果に順応するように補助するためにサービスを提供することはできるが，毎日病気によって制約された生活をしているのは患者であり，提供されるどのようなサービスにおいても，治療の目標についての最高権威であるのは患者自身である。

OAとRAの治療の目的は同様である。機能を最大化し，筋骨格系の損傷を防止，改善することである。機能に対するRAの影響は大きいため，同様な目標と治療がOAにも適応されると考えられるため，本章の後半はRA患者に焦点を絞る。RAにおけるリハビリテーションの目標は，炎症の3つの段階（急性期，亜急性期，慢性期）で異なる。急性期の主要な目標は，安静と鎮痛のための手段を適用することによって疼痛と炎症を減らすことである。それ以外の目標としては，関節可動域，筋力と持久力を維持し，ADLの自立を支援することである。炎症が鎮静し，亜急性期に移る段階では，関節可動域や筋力，持久力の増加とADLの全般にわたって自立を支援する方向で治療が行われる。罹患関節は適切な肢位指導によって保護され，力

学的なストレスを減少させるべきである．炎症がコントロールされたら，リハビリテーションの目標は変わるであろう．拡張された目標には，仕事を含むADLの発症前のレベルへの復帰が含まれる．リハビリテーションプログラムによって，肉体的，精神的，社会的な機能のレベルを最良に維持するように努める．慢性疾患においても自己制御の感覚を再獲得することを目的とした患者指導はとりわけ重要である[14,66,67]．

理学療法士による検査

RA患者の主要な機能的な制限は，筋骨格系の障害に起因している．したがって，全身にわたる筋骨格系の注意深い診察が必要である．RA患者のケアには専門家チームの全体が関係しているため，理学療法士は病状全体を検討し，他のメンバーの介入計画と目標を確かめるために彼らと相談しなければならない．

理学療法士は，患者の現在の問題の性質と程度，関係する既往歴などを知るため，病歴をとることから診察を開始すべきである．問診の間に，理学療法士は患者の病気に関する理解の程度や患者にとっての当面の大きな問題点を聞き出さなければならない．特に，緊急に医学的な検討を必要とする症状を確認しなければならない（表21-4）[68]．急性期，亜急性期には，患者の訴えは疼痛が主で，その局在や持続期間，程度を炎症の他の症状（熱感，**発赤**，腫脹）とともに評価しなければならない．慢性期では，患者の訴えは通常，機能低下や変形およびさらなる悪化の防止に関するものである．関節症状や朝のこわばり，以前の活動レベル，疲労のパターンと程度および現在の治療内容のデータを集めなければならない．RA患者の診察で使用される検査や手技は大多数が一般的なものであるが，これらの実行にあたっては関節罹患という点を考慮して適用しなければならない．病歴聴取に続いて，筋骨格系の詳細な検査の前に心肺や皮膚そして神経筋系の検査をしなければならない．

▼ 可動域（ROM）

大まかなROMの評価後に，角度計を用いて罹患関節すべての他動的ROMの計測を行う．角度計を用いた計測データは病気の進行を知るための有用な基本的資料となる．計測の方法が臨床の場で標準化されていないかぎり，評価者個人でも評価者間でも誤差を生じ，その信頼性に疑問が生じる[69]．そのようなデータは特定の理学療法にとっては有益であるかもしれないが，異なる機器や方法で他のセラピストによって集積されたデータとの比較には疑問視される．関節の疼痛などによって他動的ROMの計測が妨げられる場合には，患者の体全体を触れ，セルフケア活動を行う際のROMを評価するという機能的なROM検査で代用することを検討する．ROM検査の間，圧痛や捻髪音，運動時痛にも注目すべきである．

多くの研究は，1つの関節の関節炎が一般的に多関節の問題を引き起こすことを示している．変形性膝関節症があると，非罹患側と罹患側ともにその股関節，膝関節，足関節のROMが減少することは一般にみられる所見である．変形性膝関節症の高齢患者と関節炎のない対照者とを比較したとき，OA患者では両下肢のすべての関節のROMが減少している[70]．

股関節や膝関節にOAがある場合には，両下肢すべての関節の検査を行うべきである．歩行や階段の昇降，椅子からの立ち上がりの際の動きの対称性や円滑さの観察が重要である．階段を昇るときに最も大きな膝屈曲角度を必要とするため，階段の昇りは膝の機能評価の最も適切な動作の1つである．股関節と膝関節のROMが減少すれば，外傷や転倒のリスクは増大する．約50度の股関節屈曲と90度の膝屈曲が，歩行時のつまずきからバランスを回復するのに必要とされている[71]．

▼ 筋力

RAの筋力を評価するのに標準の徒手筋力テストを行うことは，さまざまな程度の疼痛が影響するために

表21-4 緊急な評価と治療の必要性を示唆する症状

症状	鑑別診断
外傷歴	軟部組織損傷，内部の異常，骨折
関節の熱感，腫脹	感染症，リウマチ性疾患，痛風，偽痛風
全身的な徴候（発熱，体重減少，倦怠感など）	感染症，敗血症，リウマチ性疾患
筋力低下	
局所性	局所性神経障害（コンパートメント症候群，絞扼性神経障害，単神経炎，運動ニューロン疾患，神経根障害*）
びまん性	筋炎，代謝性ミオパチー，腫瘍随伴症候群，退行性神経筋疾患，中毒，脊髄症*，横断性脊髄炎
神経原性疼痛（灼熱感，しびれ，異常知覚）	
非対称性	神経根障害*，反射性交感神経性ジストロフィー，絞扼性神経障害
対称性	脊髄症*，末梢神経障害
重要な外傷の既往	軟部組織損傷，関節内障あるいは骨折
間欠性疼痛	末梢血管疾患，巨細胞性動脈炎（顎痛），腰部脊椎管狭窄症

*神経根障害および脊髄症は，感染性，腫瘍性もしくは機械的な機序によって発生することがある

不適当である。疼痛のない ROM では強いかもしれないが，反射抑制によって弱くなることもある。関節液の貯留も筋収縮を抑制する[72]。重度の変形のある患者には通常の筋力検査は不適当である。したがって，筋力の機能的検査が適切であり，機能的な検査は社会復帰ニーズをより反映していて，治療を開始する前に筋力強化プログラムの予期される目標を明らかにするであろう。通常の筋力検査の適応におけるさらに厄介な問題は，lag（遅れ）現象の頻繁な発現である。患者は部分的な範囲では動かすことができるため，自動と他動の ROM の差が治療の結果狭まるので，通常の筋力のグレード評価では変化を敏感に記録することはできない。そのためセラピストは，特に自動運動の程度とその可動域での筋力について評価したいと考えるかもしれない。通常の検査法を使うならば，セラピストは使用した特別な手法（例えば，抑止テスト，可動範囲の端での等尺性保持，または可動域における抵抗）を記録すべきである。それによって評価されたグレードの意味が明確化されるであろう。抑止テストは一般に，全可動範囲のテストがされたならば，高いグレードの評価となる。患者が能力や運動耐性に影響するかもしれない医薬品の処方を受けていたかどうかを記録することも重要である。セラピストはまた，朝のこわばりの影響を説明するために時刻も記載する。

下肢筋力の機能的な基準値においては，今後さらに検討する。しかし，体重のパーセンテージとして膝筋力を評価した研究によれば，60 度と 180 度の間の角速度で測定された等張性筋力は膝伸展では体重の 20〜30%，膝屈曲では 20〜25% であるべきである[65,70]。変形性膝関節症の研究によれば，10 kg 以下の等尺性の膝伸展力（股関節中間位と膝 90 度屈曲位で測定）では，著しい膝関節障害をもたらすと報告されている[47]。

▼ 関節安定性

罹患関節の靱帯の弛緩を十分に検査しなければならない。上下肢関節の靱帯の不安定性は ADL と歩行の重大な障害となることもある。不安定な関節に不適切な荷重が加われば，その変形はさらに増大されることになるだろう。

▼ 持久性

疲労は RA の全身的症状の 1 つであり，そのパターンを十分に理解するためには，1 日ならびに数日にわたる経過を慎重に検討すべきである。RA 患者の心血管系の健康状態には特に注意を要する[30]。機能的な活動は現在の患者にとってかなりのストレスになるので，活動中には心拍数，呼吸数および血圧を測定すべきである。これらの過度の増加があれば，広範で高度な検査が必要かもしれない。胸骨と肋骨，肋骨と脊椎の間の関節は滑膜関節であるので，RA 患者では胸の拡張や呼吸および咳こみが障害されている可能性が高く，検査が必要である。

▼ 機能評価

病気の長期の進行過程とともに，多くの異なる機能的な検査が適応される。機能的な評価には，ADL，仕事およびレジャー活動（第 11 章参照）も含まれる。機能的評価の手法の選択は，個々の患者の特徴やニーズ，求められる情報のレベルと深さおよび治療効果の予測値などのいくつかの因子に影響される[73〜75]。角度計による計測と同様に，得られたデータが比較の目的のために使われるのであれば，機器の信頼性と妥当性は知っておくべきである。外来リウマチ患者に適用されるようにデザインされた機能評価指標は，患者の活動を効果的に反映する基準値を提供するだけでなく，信頼性と妥当性の高い手法である（付録 A 参照）[76,77]。この手法は，ADL の活動における疼痛，困難性，依存性の指標にそって，個々の患者における ADL の代表的な項目の機能を評価するのに使用される。別の関節炎に特化した検査である Arthritis Impact Measurement Scales（AIMS2）は，肉体的機能と同様に精神的，社会的な側面における評価を含み，機能の概念を広げたものである。AIMS2 は，現在の機能的な状態に対する患者の満足度や治療の成果に対する患者の好みも測定する[78]。

▼ 移動と歩行

特に初期の急性期や多関節炎が再発したときには，移動の評価は必須である。詳細な歩行検査は，リハビリテーションチームで理学療法士が行う最も重要なものの 1 つである。その検査は患者の機能的な能力を理解するのに有用で，新たな検査や介入の判断にも役立つ（表 21-5）[79]。OA または RA のどちらかの患者と関節炎のない対照者との間の膝関節 ROM と歩行速度の大きな相違が示されている。

▼ 感覚

末梢神経障害または神経の罹患を示す徴候のある場合には，一般的な検査手技で検査すべきである（第 6 章参照）。糖尿病や加齢などの状態に合併する感覚の変化も考慮すべきである。

▼ 精神的状態

RA や他の関節炎の患者における特有な性格は，科学的には証明されていない。慢性関節炎の患者は，適応能力をより発揮しなければならない機能的，社会的

表21-5 歩行異常の分析に対する理学検査所見と治療の目標

歩行異常	理学検査所見	治療の目標
回内足		
すり足歩行	距骨下の中足部の圧痛	距骨下と中足根部関節のストレスの減少
歩幅の減少	内返し可動域の減少	足関節の内返しの増加
足内側縁での最初の接地	後脛骨筋の筋力低下と疼痛	後脛骨筋の強化
片側肢でのバランス維持の低下	荷重時の回内足	硬性装具による動揺関節の安定化
延長した両脚支持期	膝の内側側副靱帯の弛緩	歩行時の足肢位の正常アライメント維持
踵離地の遅れ		
遊脚相の足関節の底屈		
荷重時の外反膝		
外反母趾		
外側そして後方への荷重移動	母趾の外側偏移	先の広い靴の提供
踵離地の遅れ	第1中足趾節関節の腫脹	母趾の伸展増加
片側肢でのバランス維持の低下	短母趾屈筋短縮	荷重時のストレスの減少
	母趾の圧痛	
	母趾外転筋力の減少	
中足趾節関節亜脱臼		
プッシュの減少	荷重時に中足骨骨頭の痛み	中足骨バーによる圧の再分散
片脚立位時間の減少	中足骨骨頭の胼胝形成	切り抜きしたやわらかい中敷きによる圧の減少
推進力の低下	中足骨骨頭の上の潰瘍化	中足趾節関節の屈曲可動性の増加
片側肢でのバランス維持の低下	中足趾節関節の屈曲制限	特別に深い靴の提供
	中足骨骨頭の突出	
槌趾または鉤爪趾		
プッシュの減少	近位および遠位趾節間関節の屈曲をともなう中足趾節関節の過伸展位	中足骨バーによる趾アライメントの改善
片脚立位時間の減少		特別に深い靴の提供
推進力の低下	近位趾節間関節の屈曲をともなう中足趾節と遠位趾節間関節の過伸展位	
片側肢でのバランス維持の低下		
	趾の底側端と近位趾節間関節背側の胼胝形成	やわらかい中敷きによる圧の減少
	中足趾節関節の屈曲制限	趾の可動性の増加
有痛性の踵		
爪先から踵の接地パターン	自動の底屈時の疼痛	ステロイド注射または他の手段による炎症の抑制
踵での非接地	他動的ならびに自動的な背屈時の疼痛	荷重ストレスの減少
歩幅の減少	アキレス腱付着部の腫脹と疼痛	やわらかい中敷きによる骨棘への圧の減少
歩行速度の減少	骨棘の圧痛	足関節可動性の維持
遊脚相の足関節の底屈	足関節背屈可動域の減少	
遊脚相の股関節屈曲の増加		
対側肢の歩幅の減少		

Dimonte, and Light[79]. より

な損失を長年経験している[81]。しかし，疼痛は自己申告によるうつ状態とかなり相関しているが，機能的なレベルとは相関していない[82]。RA患者の全体的な精神的状態は，一般に，ボディイメージの変化と社会参加ができなくなる可能性のある他の慢性疾患患者の状態に類似している。精神的な平穏状態を維持するさまざまな対処方法を用い，患者はこれらの脅威に対応している。いくつかの方法が最終的に良好な帰結の達成を促進し，他の方法が自ら選んだ目標の達成を妨げることもあるが，1つの特定の方法が別のものよりよいということはいえない。リハビリテーションに対する患者と家族の取り組みは，治療目標の達成と将来の現実的な機能的能力に影響を与える。RA患者は，薬や運動およびセルフケアなどを日常生活において変更するように指示される。専門家の指示に従わないことは，ケア提供者の補助に対する拒絶であり精神的に順応性のない行動と解釈される。理学療法士は，患者を制御するために，専門的権威をかざしてはならない。目標を達成するために患者が治療の方向を設定し，ケア提供者の専門知識を利用してもらうことは，信頼性の高い人道的なケアの機会を提供することになる。

▼ 環境障壁

理学療法士は，具体的な家庭や職場環境の障害について認識すべきである（第12章参照）。家庭と職場環境に関する協議によって，自立の再獲得を妨げている

状態が明らかとなる。環境を変更するためのコストは，これらの助言を実施するための制限要因となることもある。

目標と帰結

関節炎患者に対する理学療法士の介入の目標と帰結は以下のとおりである。
1. 苦痛の減少。
2. 機能的な活動に十分なすべての関節の ROM の拡大もしくは維持。
3. 患者の機能レベルに見合った筋力の増大もしくは維持。
4. 関節の安定性の増大とすべての罹患関節に加わる力学的ストレスの減少。
5. すべての機能的な活動のための持久性の増大。
6. ベッド上での動作と移乗を含めた，すべての ADL における自立性の促進。
7. 歩行パターンの効率と安全性の向上。
8. 筋骨格系と心血管系の健康の維持・改善のための適正な身体活動・運動パターンの確立。
9. 患者の自己管理能力を向上するための，患者，家族などに対する教育。

それぞれの患者の目標と帰結は，関節炎のタイプや臨床症状および個々の状況に依存するであろう。慢性疾患患者のプログラムは通常，患者自身の自立性に力点がおかれるが，理学療法士は自身の専門的な行動については責任を持たなければならない。これは，ケアの計画を決定し，その計画を安全に効果的に実施し，適切に責任を委任することである。専門家の責任の1つは，介入の目的とそれによって可能となる目標と帰結を文書化することである。理学療法士はまた，これらの目的が最も適切な方法で達成されることを保証しなければならない。目標と帰結は，患者のニーズを満たすために個別に考えられるべきであり，測定可能な基準と達成までの提示した期間は明確にしなければならない（例えば，3週間での左肩の ROM の拡大，1ヵ月以内で疲労なしでの，少なくとも 76 m の自立した杖歩行）。目標と帰結の達成のための期限を設定することによって，理学療法士は帰結をチェックできる。提案された期限に一定の目標を達成できなければ，問題の本質の再評価や，異なる方法でのケア計画の再構築が必要である。目標と帰結は，提案された時間枠に影響する他の因子があれば，変更を反映するために改訂されるべきである。

直接介入

▼ 鎮痛のための手段

セラピストは，罹患関節の表面と深部に対して，冷却だけでなく温熱などのさまざまな物理的手段を選ぶことができる。これらの主要目的は，炎症の徴候を抑制し，コントロールすることである。表在の温熱は，局所的に鎮痛効果と血液循環を増大させるために使われる。しかし，熱はほんの数 mm 入り込むだけで，関節腔の深さまでは到達しない。表在の温熱療法には多くの方法がある。湿潤なホットパック，乾燥した温熱パッドやランプ，パラフィン，および水治療法である。どの方法がよい治療効果をもたらすかについての結論的な証拠はない。しかし，患者はしばしば安楽さや，湿潤な温熱からもたらされる快適さを報告する。パラフィンは，特に，不整な形の関節や，湿潤なホットパックの重量に耐えられない患者に有効である。パラフィン混合物は自宅で患者によって調合することができるが，ワックスは可燃性が高いため使用上の注意をしっかり促すべきである。水治療法は，表面の温熱のためには最も高価で時間がかかる方法の1つであるが，セラピストが温熱を運動と組み合わせることができるという長所がある。治療的な水泳プログラムが適応されることもある。

深部へ温熱をもたらす方法はコラーゲンの粘弾性に影響し，靭帯の伸張性を増すこともある。急性炎症期の RA 患者への使用はコラゲナーゼ活性を刺激し関節破壊を促進する可能性があるため禁忌である[83~85]。

局所の冷却は局所的に疼痛を改善し，初めの血管収縮に続いて表面の血液循環の増大をもたらす。特に，腫脹のある関節や，表面の温熱療法によって悪化するような状態に有益である。湿潤と乾燥のどちらの方法もある。表面の寒冷療法は，Raynaud 現象や，低温で血液の中の異常なタンパク質がゲルを形成するクリオグロブリン血症の患者には禁忌である。両方とも RA に合併する可能性がある[67]。

RA 患者の鎮痛のための他の方法としては，リラックス訓練や経皮的神経電気刺激 transcutaneous electrical nerve stimulation（TENS）法がある。TENS の効果については賛否両論がある[86,87]。スプリントは，関節を固定し，局所的な安静を提供することによって疼痛と腫脹を減らすために使われることがある。しかし，逆の効果をもたらすこともあるので，目的によって注意深く用いるべきである[14]。完全なベッド上での安静も同様に有益であるかもしれないが，過度の安静による筋骨格系や心肺系への有害な全身的な影響についても熟慮しなければならない[67,88~90]。

▼ 関節可動性

　RA患者の関節可動性に影響する主要な因子は，関節を動かしていないときの肢位である．患者に安静時の適切な肢位を指導し，自分で可能な範囲内のROM訓練をするように勧めるべきである．急性期では，反復性の動作が炎症を悪化させ，回復を遅らせるので，関節運動は最小限にとどめるべきである[91]．セラピストは，短縮した筋を伸ばすために運動療法の神経生理学的な原則を適用することができる[92]．患者がこれらの運動を実行するときは，頻繁に休む機会を与えるべきである．疼痛にはいつでも配慮すべきで，運動後の疼痛は最小でなければならない．運動によって引き起こされた疼痛は1時間以内に鎮まるべきである．患者が1時間以上の不快感を訴えるようであれば，それは運動の強度と時間のどちらかが過剰であったことを示すもので，次の治療では減らさなければならない．患者が気分よく訓練できる時間内で訓練するよう指導する．治療は患者の内服スケジュールと調整して，最も鎮痛効果の高い時間帯に行うべきである．治療前後の局所的な疼痛を軽快するような手段も考慮すべきである．治療後に，新たに得られたROMを維持するためにスプリントやギプスを使うのもよい[67]．

▼ 筋力強化

　関節炎の患者では筋機能（筋力，持久性，パワー）の低下が多くの原因で生じる．原因には，関節内・外の炎症性病変の進行，薬物の副作用，廃用，疼痛や関節液貯留による反射抑制，固有受容器の障害，および関節の機械的な異常などがある．さまざまな筋調整プログラムは，疼痛や病勢の悪化をきたすことなく，持久性や機能を高めるのに効果的だろう[93]．

　最初に，筋緊張や静的な持久性および筋力を高め，より激しい活動のために関節が準備状態になるよう等尺性運動を指導する．1日あたり，最大限の随意収縮の70％で実行，6秒間保持，5〜10回繰り返す等尺性収縮はかなり力を増大させることができる．等尺性運動を成功に導くためには，筋長と関節角度のいくつかの組み合わせで収縮を行うことである[94]．等尺性運動は関節の運動や機械的刺激を避けているが，他の有害反応を生み出すことがある．最大随意収縮の40％以上での等尺性運動は，運動筋の血流を阻害する．筋の循環制限は運動後の筋痛を引き起こし，末梢血管抵抗の増大は血圧の上昇をもたらす．膝関節と股関節では，強度の高い等尺性収縮は関節内圧を有意に増大させることが示されている[95,96]．

　等尺性運動に際して患者に指導すべきことは，①6秒までの収縮を維持すること，②最大限の努力は避けること，③収縮の間は息を吐き出し，同じ時間の弛緩のときには息を吸うこと，④同時に2つ以上の筋群の収縮をしないこと，である．

　動的運動とは，筋の収縮（求心性）と伸張（遠心性）である．筋力と持久性は，体重やフリーウェイト，弾性ゴム，または抵抗性のさまざまな運動器具などの抵抗力（生理的過負荷）によって改善されることもある．抵抗トレーニングは，不安定で，炎症のある関節を保護するように注意深く行うべきである．筋力強化運動は疼痛のない範囲内で行うべきである．運動訓練に機能的な動きと体の肢位を組み入れることによって，最大の効果とその持続を得ることができる．患者は，リズミカルに，少しずつ程度を増して運動を実行し，必要に応じて抵抗と反復，または頻度を修正することを学ぶべきである．抵抗と反復をゆるやかに増すことは適切である．関節の腫脹や疼痛が増大すれば，強度や頻度，動作は減らすべきである．適切にコントロールされたRA患者において最大反復回数 one repetition maximum（1RM）の70％までの負荷は，関節症状の悪化は示さず，筋力と機能を有意に増すことが示されている[32]．変形性膝関節症患者での，16週間にわたる等尺性・等張性訓練は，機能と自立性の改善そして疼痛の軽減をもたらした[94]．等尺性運動と動的強化訓練の選択の際に考慮すべき点を表21-6にまとめる．

▼ 関節安定性

　スプリントは，疼痛をやわらげて，炎症を軽減し，脆弱化した関節を保護し，解剖学的なアライメントを維持し，機能を強化するために使われることがある．しかし，スプリントは急性期の炎症を軽減することには有用であるが，変形を防止する効果についての確証は得られていない[14]．セラピストは，関節保護の特別なテクニックを必要とする機能的な動作に焦点を絞るべきである[97]．患者は，疼痛を最小化し，エネルギーを節約するためにすべてのADLにおいて関節ケアを考慮するように指導されなければならない（付録B参照）．

　下肢関節のスプリントは急性炎症と疼痛のある期間にその軽快をもたらす可能性がある[98]．患者が機能的な活動と歩行を再開する用意ができているときに，足装具は機械的なストレスを軽減し，機能を強化するという2つの目的をかなえることができる[24,99〜101]．例えば，**中足骨バーや中足骨パッド**は，中足骨痛と圧をやわらげるために使われることがある．適切な靴をみつけることは，関節炎による足部変形の患者にとっては難しい問題となることもある．特別な靴にかかるコストは患者にとっては無視できないもので，多くの保険下での払い戻しはできないだろう．よい靴は支持性が高く，しっかりした広い踵によって距踵関節の不要な

表 21-6　筋力強化の等尺性運動，動的訓練の目的，指標，注意

等尺性訓練	動的訓練
	目的
筋萎縮を最小化する	筋力を増す
動的な荷重活動を準備する	機能を高める
筋緊張を改善する	骨と軟骨の強度を高める
静的筋力と持久性を維持/増大させる	動的筋力と持久性を維持/増大させる
	滑液の血流を増す
	指標
機能的な関節角度で行う	疼痛のない範囲で行う
	機能的な活動/動きのパターンを使う
強度：MVC の 70%以下	強度：1RM の 70%以下で行う
	追加の抵抗の前に重力に抵抗して 8〜10 回の繰り返しが可能である
期間：6 秒の収縮	期間：8〜10 回まで訓練する
頻度：毎日，5〜10 回繰り返す	頻度：隔日で週に 2〜3 回
	注意
血圧を増大させる可能性がある	不安定またはアライメント不良な関節に機械的ストレスを増大させる可能性がある
収縮の間は息を吐き出す。Valsalva 手技を避ける	
関節内の圧を増大させることがある	罹患した手や手関節への力を避ける
減少した筋血流量	関節内圧を増す可能性がある

MVC：最大随意収縮，RM：最大反復

動きを取り除くであろう。また，よい靴は正常な骨性のアライメントを維持し，適正なサイズの爪先の中で既存の足部変形を適応させることに役立つはずである。荷重時の圧は足底面に均等に分散されるべきである。このためには，適切な足装具を必要とする。**舟底靴**や趾部でカーブした靴底は，足関節の動きの制限された患者の蹴り出しを容易にするために取り入れられる。

▼ 持久性訓練

　RA または OA 患者の心血管系の健康は損なわれていることがある。いくつかの研究は，関節を悪化させずに規則的な心血管の調整を通してこれらの異常を改善することができることを証明している。心疾患患者のためにデザインされたものと同様なプログラムが，自転車エルゴメータまたは水中治療プログラムなどの非荷重装置を用いることによって関節炎患者に適応される。そのようなプログラムで治療された患者は，自尊心が高まり心理的な展望が開けたとしばしば報告する[102〜109]。

▼ 機能訓練

　RA 患者の機能訓練は，同様な障害を持つ患者に行われるのと同じ方法で進められる。セラピストは，急性炎症期にあるときなどのように一時的，あるいは失われた ROM と筋力を代行するさまざまな補助具を ADL に導入することによって永続的に，活動における機能的な要求を減らすことを選択できる。補助具には，長柄の器具や把握の容易な器具などがある。個人衛生と同様に着衣や整容の補助具もある。

　手関節や手など上肢に罹患のある場合には，これらの関節への荷重を避けるため歩行補助具の選択は難しくなる。これらの例においては，前腕全体を荷重面にするためにプラットフォームアタッチメントが使われる。家または作業環境を変えることで，機能的な能力を高めることもできる。上昇の可能なベッドや椅子は，立ち上がるために必要な努力を減らすことができる。ベッドや風呂回り，そして階段に沿って設置された手すりも患者の自立性を増大させることに役立つ。

▼ 歩行訓練

　歩行全般にわたって異常が認められうる。異常としては，速度の低下，歩調の変化，歩幅の短縮，不適切な踵の接地および趾の蹴り出し，遊脚相と立脚相における関節可動域の減少などがある。特に RA 患者では，進行性の足部変形のため歩行の異常が明らかである（表 21-5）[79]。セラピストは，歩行訓練を開始する前に，これらの異常の原因となる関節と筋の異常を考慮すべきである。

　関節炎患者の歩行をどの程度正常歩行に近づかせるか，そしてそれが可能かどうかは最も難しい問題の 1 つである。疼痛回避歩行のような異常は，実際，関節の荷重を減らすかもしれない。関節破壊のある場合には，台つき（プラットフォーム）杖や歩行器など工夫を用する歩行補助具の導入が必要なこともある。RA や OA の患者の歩行は安全で，機能的で，患者に美容

的に容認されるものであるべきである。

関節炎による歩行速度の低下はよくあることで，速度を増すことは機能的な改善の有意義な手段であると一般的に認められている。例えば，信号を渡り切るのに間に合うように速く歩く能力は，地域社会における移動にとって重要である。しかし，関節の力学的なストレスへの配慮なくして歩行速度を増すことは不適当であろう。内反変形を持つ変形性膝関節症患者に対する非ステロイド系薬の臨床試験において，歩行の変化は成績評価の手段に含まれている。研究者たちは，実薬で治療されたグループで，自己申告の疼痛が減少し，歩行速度が増大したことを認めた。関節への応力の動態解析では，速度の増大は内転筋モーメントの増加と内側区画の荷重の増大をともなうことが示された[110]。この追加的な荷重やストレスの増加は歩行速度の獲得には無用かもしれない。したがって，薬物療法によって疼痛が減弱し，歩行速度が速まる場合においても，バイオメカニクス的な因子への注意は包括的な管理において考慮されるべきである。

▼ 教育

リウマチ性疾患における患者指導は，知識や健康状態，信条，そして健康やQOLおよび医療にかかわる姿勢などに良好な変化を結果として生じることが明らかにされている[111]。他の慢性疾患と同様に，教育には，病状管理に必要な作業（服薬，運動），重要な社会的・職業上の役割を実行することに必要な職務，うつ状態や恐怖およびフラストレーションなどの慢性疾患の情緒的な状態を克服するために必要な課題などが含まれる。自己管理の手法を教え，これらの作業や課題の効果を増すように設定された教育は最も効果的であると

いう証拠が多数ある[112]。関節炎財団（ジョージア州Atranta）は，病気のプロセスや自己管理の手法の理解を増大させる各種の教育的な材料，パンフレットおよび自助コースを，臨床医または個人に供給している。また，財団の多くの地方支部は，公共施設での運動プログラムとともに心理社会的な順応化を増大させるための支援グループを持っている。関節炎財団の専門的なセクションである Arthritis Health Professions Association（関節炎健康専門職協会）は，リウマチ性疾患にかかわる専門職集団のネットワークと同様に基礎的ならびに臨床的な良質の訓練法をセラピストに提供している。

まとめ

RAとOAは，理学療法士が臨床の現場でしばしば遭遇する2種類の関節炎である。RAやOAの患者の主要な機能的制限は，筋骨格系の損傷に起因している。関節面の不整や関節可動性の減少，筋力低下と萎縮は，直接ADLと就労能力を制限している。正常な関節の構造と機能の変化に続発する疼痛も機能を制限する。関節炎と関連した筋骨格の損傷はまた，心血管系の耐久性の低下などのような他の臓器系の損傷をもたらすかもしれない。理学療法士は，これらの損傷を評価，治療し，それらが起こす機能的な制限を再調整する。関節炎患者のリハビリテーションは，関節可動性と筋力の回復と維持を目標になされ，機能的な再訓練を強化するものである。患者指導は患者の機能的な自立性を最も高いレベルへ進めるものである。

復習問題

1. どのような疫学的な因子がRAと関連しているか？
2. RAにおいてみられる病理上の大きな変化は何か？
3. RAの病因についての2つの仮説を述べよ。
4. OAを発症しやすくする3つの因子を説明せよ。
5. OAと関連した関節軟骨の2つの変化を説明せよ。
6. RAの診断において使われる検査を少なくとも2つあげて，それらの目的を述べよ。
7. X線像を正しく判断するための3つのパラメータを説明せよ。
8. 環軸関節，側頭下顎関節，手根部，膝関節および距踵関節におけるRAの典型的な関節の変化を説明せよ。
9. 尺側の偏移，スワンネック変形，ボタン穴変形，槌趾，鉤爪趾，および外反母指の変形を定義せよ。
10. RAとOAにおける医学的管理の全体的な目標を記述せよ。
11. RAの手術の主要な適応は何か？
12. 関節炎の心理社会的な悪影響を議論し，患者中心の対処方法の確立のために理学療法士はいかにすべきかを提案せよ。
13. 関節炎患者の病歴聴取のキーポイントを説明せよ。
14. RA患者の評価において標準的な検査手技をどのように適応すべきか？
15. RAやOAの患者の治療における理学療法の一般的な目標は何か？
16. 強化プログラムの順序と各種の運動の目的を説明

せよ。
17. ROM を拡大させるための治療選択肢を説明せよ。
18. 下肢関節罹患患者の心血管系の健康改善プログラムを立案せよ。
19. 関節保護の少なくとも4つの原則を述べて，それぞれの臨床的な適用を述べよ。
20. RA 患者の靴の選択基準は何か？
21. スプリントの目的は何か？
22. RA に一般的にみられる異常歩行を説明せよ。
23. RA 患者に最も適した補助具と歩行補助具の種類を記述せよ。

CS ケーススタディ

ケース1：関節リウマチ

　患者は税理士で，小学生の2人の子どもを持つ，35歳の既婚女性である。彼女は1週間に約20時間働く。彼女はリウマチ専門家によって理学療法に紹介された。2年前から，関節の腫脹と疼痛，疲労感および易疲労性の増大を訴えている。彼女はこの間に，手根管症候群，変形性膝関節症，線維筋痛およびライム病の診断を受けていた。彼女の症状は，NSAIDs や抗うつ薬の投薬を受けていたにもかかわらず悪化し続け，3ヵ月前リウマチ専門家を受診した。病歴，身体検査，臨床検査と X 線像によって血清陰性の RA の診断が確認された。1ヵ月前からメトトレキセートと NSAIDs の治療を開始した。

　理学療法士による最初の診察時に，現在の朝のこわばりは 30 分以下であることを報告した（最高時には3時間）。手，足および肘の痛みと腫脹は顕著に軽減し，よりエネルギーにあふれていると感じている。全身の視診では，上肢の末梢の関節のわずかな浮腫と発赤以外には目立った所見はない。血圧と呼吸数は正常範囲内にある。安静時心拍数は 72 回/分であるが，中等度の労作によって 96 回/分まで増加する。

　肩，肘，手首および MCP の ROM が制限されている。膝の伸展は −10 度で，基本肢位を越えての足関節背屈と股関節伸展はできない。筋力は G マイナスから F レベルである。脊椎後弯の初期のような，頭を前方にずらし，肩の丸まった姿勢を示す。手関節，肘および足関節の痛みと全身の衰弱を訴えている。彼女は，治療が効果的であり，信頼するリウマチ専門家によって診断されたことに安心している。彼女の当面の目標は，快適な動作，筋力およびスタミナを取り戻し，変形を予防することである。最終的には，フルタイム雇用への復帰を予定している。

指導問題

1. この症例の治療によって予想される目標と望ましい帰結は何か？
2. ケアにおける理学療法計画を作成せよ。
3. 彼女の教育指導プログラムの一環として，地域社会におけるどのような資源が彼女に利用可能か？
4. どのような補助器具が症状を軽減し，機能を増大させるか？
5. 理学療法士は外来への再受診をどのように計画するか？

ケース2：変形性関節症

　患者は，両側の膝痛が過去6ヵ月の間に増大した，68歳のアフリカ系米国人女性である。彼女は身長 157 cm，体重 82 kg である。2 型糖尿病，高血圧症および高コレステロール血症にかかっており，処方薬を服用中である。彼女は娘の家族と同居しており，2人の小学生の孫を世話し，両親が仕事の間，日中家事を手伝っている。彼女は，起居動作や階段の昇降，乗車と下車，孫の入浴介助，1度に 10 分以上の歩行に苦労している。彼女はこの5年間，間欠的な膝痛とこわばりを感じて，アスピリン，アセトアミノフェンおよび NSAIDs などの市販の医薬品によって症状に対処していた。また，話題の薬物や多くの代替療法を行った。

　膝痛とこわばりが増大して家庭での作業が困難になってきたため，一般開業医を訪問した。X 線写真では，右膝に顕著な内側コンパートメントの関節裂隙の狭小化を示した。骨硬化と骨棘もあった。左膝の関節のアライメントはよいが，右は軽度の内反膝であった。医師は保存的な治療を提案し，理学療法士と相談した。彼女と医師は，3〜6ヵ月の治療で満足のいく改善がみられなければ，手術の選択肢を考慮することで合意した。

　理学療法士による病歴聴取と全身検査の初めに，

彼女は歩きが遅く，すぐに疲れ，乗車や下車，縁石や段差を上がるのに助けを必要とするため，家族と買い物や訪問，外食に出かけられないと訴えた。彼女は，1日中憂うつであると訴えている。疼痛は通常休息によってやわらげられるが，ときに疼痛で目が覚めることがある。心配は，活動的なままで，家族内での役割を続けることができるかということである。彼女はグルコサミンとコンドロイチン硫酸のことを耳にして，それらの有効性と安全性について尋ねている。心拍数は84回/分で，血圧は140/80，呼吸数は16回/分である。動きが遅いため，労作によってそれらが増加することはない。四肢の視診では特に異常はない。感覚も正常である。

両側の股関節，膝関節および足関節の筋力低下と動きの減少があり，遅い疼痛回避性歩行で，ビジュアルアナログスケール（VAS）で左膝は歩行中10の7，階段を上るとき10の9で，右膝はすべての動作で10の6である。彼女は屋内用スリッパを履き，右の著明な足関節回内位を呈している。荷重時の踵骨外反は右で10度未満，左で5度である。

指導問題

1. 理学療法士は予想される目標としてどのような種類の目標を患者と議論すべきか？
2. この患者についてのケアの計画を作成し，理学療法士によるフォローアップのために最適なスケジュールを決定せよ。
3. どのような種類の装具がこの患者の障害を軽減し，機能を増大させるか？
4. この患者の機能を最大化する患者教育指導はどのようなものか？
5. 家庭内でのプログラムを忠実に実行させる方法とその予測される帰結は何か？

用語解説

鎮痛薬 analgesic：疼痛をやわらげるために使われる薬物。

強直性脊椎炎 ankylosing spondylitis：慢性，炎症性の骨と関節の疾患で，初期には仙腸関節や椎間関節，肋椎関節を侵す。

強直 ankylosis：関節の不動状態。

抗体 antibody：抗原に反応して形成されたタンパク質で，免疫グロブリンに属する。

抗原 antigen：抗体の産生を誘発する物質。

関節痛 arthralgia：関節の疼痛。

関節固定術 arthrodesis：関節の固定を目的とした外科的手技。

関節置換術 arthroplasty：関節の外科的再建で，人工物を使用する場合としない場合がある。

無腐性壊死 avascular necrosis：阻血に起因する骨の壊死で，通常，大腿骨や上腕骨頭に発生する。

Bouchard 結節 Bouchard's nodes：ボタン穴変形周囲の骨棘。

ボタン穴変形 boutonnière deformity：近位指節間関節の屈曲と遠位指節間関節の過伸展を示す指変形。

バニオン bunion：第1中足趾節関節内側面の疼痛性滑液包炎，外反母趾にみられる。

滑液包炎 bursitis：滑液包の炎症で，摩擦力や外傷，リウマチ性疾患によって発生する。

手根管症候群 carpal tunnel syndrome：手根部の屈側に発生する，圧迫性の正中神経障害。屈筋腱鞘滑膜炎の患者に発生する。

鉤爪趾 cock-up (claw) toe：中足趾節関節の過伸展と近位および遠位趾節間関節の屈曲を示す変形。

捻髪音（軋音） crepitus：関節や腱の動きとともに発生する，ぎしぎし，ざらざら，こつこつする感覚（もしくは音）。

変性関節疾患 degenerative joint disease (DJD)：変形性関節症と同義。

de Quervain 病 de Quervain's disease：長母指外転筋腱と短母指伸筋腱を含む手関節背側第1区画の狭窄性腱鞘滑膜炎。

浮腫 edema：組織における過剰な液体の集積。

水腫 effusion：関節内の液体が過剰となり，滑膜炎を示唆する，体腔内の液体貯留。

発赤 erythema：皮膚が赤くなること。

外骨腫 exostoses：筋肉や靱帯の付着部の骨化。

線維化 fibrosis：線維組織の異常形成。

痛風 gout：滑液や関節周囲の尿酸結晶によって引き起こされる急性関節炎を特徴とする疾患。

槌趾 hammer toe：中足趾節関節の過伸展，近位趾節間関節の屈曲および遠位趾節間関節の過伸展を示す変形。

外反母趾 hallux valgus：第1中足趾節関節の外反変形。

Heberden 結節 Heberden's nodes：遠位指節間関節の骨棘。一次性変性関節疾患の特徴的所見。

免疫反応 immune response：外来物質に対する体の反応。反応には，胸腺でのリンパ球（T細胞）産生という細胞性免疫反応と，形質リンパ球（B細胞）産生とそれによる抗体産生という液性免疫反応がある。

lag（遅れ）現象 lag phenomenon：自動と他動の関節可動域の差。

Lyme病 Lyme disease：ダニ咬症後に発生する全身性炎症性疾患。多関節炎，皮疹・心・神経病変を特徴とする。1975年にこの疾患が発見されたコネティカット州の町名から命名された。

槌指変形 mallet finger deformity：遠位指節間関節の屈曲変形。末節骨底部の付着部での伸筋腱の裂離に続発する。

中足骨バー metatarsal bar：中足骨部の圧や疼痛をやわらげるための，靴中敷きの山型の隆起。

中足骨パッド metatarsal pad：中足骨部の圧や疼痛をやわらげるための，靴内側の中足骨骨頭中枢に置かれるパッド。

中足骨痛 metatarsalgia：足底側の中足骨骨頭周囲の疼痛。

朝のこわばり morning stiffness：炎症性関節炎にともなう，起床後長く続く全身性のこわばり。こわばりの持続時間は疾患の重症度と相関する。この全身性のこわばりは，変形性関節症で不動によって起こる局所性のこわばりとは異なる。

ムチランス型変形（オペラグラス手） mutilans-type deformity (opera-glass hand)：関節の高度の破壊と吸収で，指に発生すると望遠鏡様の短縮が起こる。

筋炎 myositis：横紋筋の炎症性疾患。

変形性関節症 osteoarthritis (OA)：関節軟骨の進行性の消失と関節辺縁の骨形成を特徴とする，最も一般的にみられる疾患。

骨棘 osteophytes：関節辺縁の骨過成長。

骨粗鬆症 osteoporosis：骨の減少によって特徴づけられる状態で，一次性にも二次性にも発生する。運動によって改善する。

骨切り術 osteotomy：骨の外科的な切離。

パンヌス pannus：関節表面を覆い侵食する，滑膜の増殖性肉芽組織。

リウマチ性多発（性）筋痛（症） polymyalgia rheumatica：50歳以上の女性に多い疾患で，肩や骨盤部の筋の強い疼痛，赤沈の高値を特徴とする。筋疾患ではない。

寛骨臼底突出症 protrusio acetabuli：大腿骨頭が寛骨臼底を押し，骨盤腔に入り込んだ状態。

偽痛風 pseudogout：ピロリン酸結晶によって発生する滑膜炎で，症状は痛風に類似する。

Raynaud現象 Raynaud's phenomenon：間欠性，発作性の指の蒼白化。

リウマチ rheumatism：炎症，筋のこわばり，不快感，関節の疼痛などを特徴とする，急性および慢性の病態。

関節リウマチ rheumatoid arthritis (RA)：両側対称性の関節の罹患と慢性の滑膜炎を特徴とする全身性疾患。

リウマトイド因子 rheumatoid factor (RF)：関節リウマチの血液に高頻度にみられる免疫グロブリン。血清陽性，陰性と表現される。検査にはラテックス凝集反応もしくはヒツジ赤血球凝集反応が用いられる。

舟底靴 rocker sole：足関節の可動制限のある場合に蹴り出しを容易にするため，趾部で底がカーブした靴。

Sjögren症候群 Sjögren's syndrome：涙腺と唾液腺の疾患で，乾燥眼と口症状を呈する。しばしば関節リウマチやSLE，全身性硬化症に合併する。

扁平足 splayfoot：前足部が横軸方向に拡大した足。

亜脱臼 subluxation：不完全な部分的脱臼。

スワンネック変形 swan neck deformity：近位指節間関節の過伸展と遠位指節間関節の屈曲を示す変形。

滑膜切除術 synovectomy：関節滑膜や腱鞘滑膜の外科的切除手技。

滑膜 synovium：関節，腱鞘，滑液包にある組織。関節では潤滑のための関節液を産生し，炎症性関節疾患ではここに炎症が生じる。

滑膜炎 synovitis：滑膜の炎症。

全身性 systemic：身体全体に病変が及んだ状態。

全身性エリテマトーデス systemic lupus erythematosus (SLE)：小血管炎と多彩な臨床所見を呈する全身性炎症性疾患。

足根管症候群 tarsal tunnel syndrome：足関節部での慢性の圧迫による脛骨神経の障害。

腱炎 tendinitis：腱の炎症。

耳鳴り tinnitus：耳の中での共鳴やぶんぶんという音の感覚。アスピリン中毒の指標として用いられる。

ジグザグ効果 zigzag effect：手関節での橈側偏移にともなう中手基節骨関節での尺側偏移。

付録 A

機能評価指標

要点　支援：1 自立，2 道具を使う，3 他人の助けを必要とする，4 道具と他人の助けを必要とする，5 活動することができないか危険である
　　　疼痛：1 なし，2 軽度の痛み，3 中等度の痛み，4 強い痛み
　　　困難の程度：1 困難なし，2 多少困難，3 相当困難，4 きわめて困難
　　　時間枠：過去 7 日間の平均

活動	補助（1～5）	疼痛（1～4）	困難の程度（1～4）	コメント
移動 屋内歩行 階段の上り 椅子からの立ち上がり				
身の回りの世話 ズボンをはく シャツのボタンをかける 体全体を洗う シャツを着る				
家事 絨毯の掃除 低い食器棚に手が届く 洗濯 庭仕事				
手作業 書く 容器を開ける 電話をかける				
社会活動 仕事をする 運転する 行事に参加する 友人や親戚を訪問する				

Alan M. Jette による

付録 B

関節保護，安静，エネルギー節約

関節保護

なぜ関節保護が重要か

　関節炎のある関節を過剰に使用すると，関節や周囲組織が傷害される可能性がある。関節保護，エネルギー節約，機能維持のために積極的に対策をする必要がある。

　正常関節は，応力を吸収し過度の力が腱や靱帯に加わらないよう防御している筋によって保護されている。病的な関節は機械的な力に弱く，不安定であるため，腱や靱帯の過伸張が起こり軟骨が傷害される。機械的ストレスが増せば関節破壊が増し，疼痛が増大する。

どのような方法で関節を保護するか

　主な考え方は，毎日の活動における関節への負荷を減らすことである。関節への応力を減らし，関節の損傷を遅らせることである。よい姿勢や肢位，活動の方法の変更，歩調を整えての歩行などすべてが関節保護に有用である。

どの関節の保護が必要か

　変形性関節症のような局所性の関節炎では罹患

した関節のみに注意をすればよい。関節リウマチのような全身性の関節炎では、すべての関節へのストレスを減らす必要がある。下記の関節保護の原則と例に加えて、関節リウマチでは手のケアの項もみる必要がある。

関節保護の経過にあたっては、最も障害をもたらしている関節に注目して開始する。最も適合する原則に照らし合わせ、障害関節にその原則をいかに適応するかの例をリストアップする。

関節保護の原則
1. 疼痛に留意する。
   a. 不快感と疼痛を区別することが重要である。
   b. 活動後1〜2時間以上続く疼痛は、活動が過剰であり変更する必要のあることを示している。
   c. 活動中に痛みが急激に増すようであれば、活動を中止して安静を保ち、活動の内容を変更する。
   d. 翌日に痛みやこわばりのある場合には、前日の活動が激しすぎなかったかどうか見直す。
2. 変形の肢位を回避する。
   多くの関節にとって変形しやすい肢位は屈曲位である。屈曲位の保持は変形の可能性を増す。
   a. 両足に均等に荷重してまっすぐに立つ。
   b. ベッドでまっすぐに臥床する。枕で曲げたり、枕を支持として使わない。
   c. 手はまっすぐの位置で作業をする。
   d. 強く握ったり、絞ったりしない。
3. 不適切な肢位を避ける。
   最も安定した機能的な肢位で関節を使う。関節をひねったり回旋したりすると、余分な応力が関節に加わる。
   a. もたれかからないで、座位からまっすぐに立ち上がる。
   b. 体幹や膝をひねらないで足の肢位を直す。
   c. 高い所のものをとるには踏み台を使う。
   d. 手を伸ばすのではなく、体を寄せる。
   e. しゃがんだり、膝を床に着かない。
   f. 立位、座位、臥位は適切な肢位で行う。
4. 最も強い関節を使うか、いくつかの関節で力を分散する。
   関節に加わるストレスはいくつかの関節で分担すれば、個々の関節のストレスは減る。大きな関節ほどストレスを吸収する大きな筋を持っている。
   a. 両手を使う。
   b. 両腕で荷物を運ぶ。
   c. 肩ひものついたバッグを使うか、指ではなく前腕で保持するバッグを使う。
   d. 荷物を運ぶのにリュックを使う。
   e. 挟んだりつかんだりしないで、手関節や肘関節を使って物を持ち上げる。
   f. 膝を曲げ、背中はまっすぐのまま物を持ち上げる。
   g. 大きな物は後ろから体重をかけ動かす。
   h. 指ではなく、手のひらや前腕で押す。
5. 道具を使う。
   関節へのストレスを減らす、仕事を容易にするような道具をみつける。
   関節炎患者の自助具に関するカタログを地域の関節炎財団で入手可能である。
   a. 道具は、
      ①取っ手をつけることで容易に握れるように、

②取っ手を伸ばすことで容易に届くように，改良することができる。
b. 次の道具が入手可能である。
   歩行補助具
   セルフケア補助具
   浴室での安全具
   自宅で作製した道具
   仕事を緩和する道具
   保護が必要な関節 ＿＿＿＿＿＿＿＿＿＿＿＿＿＿＿＿＿＿＿＿
   ＿＿＿＿＿＿＿＿＿＿＿＿＿＿＿＿＿＿＿＿＿＿＿＿＿＿＿＿
   緩和されるべき活動 ＿＿＿＿＿＿＿＿＿＿＿＿＿＿＿＿＿＿
   ＿＿＿＿＿＿＿＿＿＿＿＿＿＿＿＿＿＿＿＿＿＿＿＿＿＿＿＿
   ＿＿＿＿＿＿＿＿＿＿＿＿＿＿＿＿＿＿＿＿＿＿＿＿＿

リウマチ手の保護のための追加推奨事項

1. 訓練中，把握できるように手関節を伸展位に保つこと。
2. 訓練中，物の保持と移動ができるように，回外位を保持する。
3. 変形の肢位を避ける。
   a. 指の屈曲
      1. 拳をつくることや強く把握することを避ける。取っ手を使う。
      2. 指は伸ばして使う。ダストミットやスポンジを使う。
      3. ペンや本，鍋，針などを長時間使うことを避ける。
      4. 拳に力を加えることを避ける。
   b. 尺側偏移
      1. 小指の方向への力を避ける。
      2. ドアノブを回したり瓶を開けるときのような手をひねる動作では，母指側へ回す。
      3. 物は斜めにではなく手のひらに平行に握る。例えば短剣や木製のスプーンのように，調理道具を把持する。
4. 手の小関節へのストレスを避ける。
   a. 可能ならいつでも両手を使う。
   b. 大きな強い関節に代行させる。例えば，指の小関節ではなく手のひらや前腕で持ち上げる。バッグも指先でなく肘や肩にかけて運ぶ。
   c. つまみ動作を避ける。
   d. 手のひねりや絞る動作を控える。

さらに安静を得るために

安静は関節炎にともなう疼痛や疲労を減らすため，重要である。さらに，治癒機序を促進し炎症のコントロールを助ける。また，関節へのストレスを減らし，関節の損傷を保護する可能性もある。これらのすべてが関節炎の管理にあたって重要である。

毎日，体全体や局所の関節，そして心の十分な安静がとれているか確認する必要がある。多くの対応策があるので，可能なやり方をチェックする。

1. 夜間の十分な安静

   通常，8〜10時間の夜間の安静をとる。その時間の睡眠をとることはさほど重要ではなく，体全体の安静がとれるように関節を十分に伸ばすことを確認する。

2. 昼間の安静の時間

   理想的には，1日に数回15〜60分の関節のストレッチ運動をする。これは，睡眠ではなく体全体の安静のためであり，重要である。

3. 5分間の休憩

   仕事の合間に，数分間座ってリラックスする。これによって，仕事を快適に，疲労感もなく，終了することができる。

4. 関節の安静

   関節に傷害のあるときには，安静をとる。歩行中に股関節や膝関節に痛みのある場合には，数分間座位をとる。書いているときに手が痛い場合には，数分間手をまっすぐにして休める。手関節や指が痛い場合には，スプリントも有用である。頸部が痛い場合には小さな枕をして横になる。

5. リラックスできるような活動のために時間をとる

   音楽鑑賞や読書，カード遊び，軽い娯楽的な活動は心地よく，さわやかな気分になる。安静を得る方法はほかにもたくさんある。創造的に余分な安静をとる方法をみつけ出すことや自制も必要である。安静を得ようと努力することは疼痛や疲労を減少する効果も生む可能性がある。

さらに安静を得る方法

全身的な安静　　　　　＿＿＿＿＿＿
　　　局所の関節の安静　　　＿＿＿＿＿＿
　　　情動面の安静　　　　　＿＿＿＿＿＿

疲労を減らすためのエネルギーの節約
なぜエネルギーの節約が重要か？
　関節炎の大きな症状の1つは疲労，すなわち疲れやすいことである。炎症性関節炎では，疲労は疾患の一部である。すべての関節炎で疼痛と動きにくさはエネルギーを消耗させるので，疲れやすい。
　過剰な疲労を避けることが重要である。疲労は関節リウマチのような炎症性関節炎の再燃の可能性を増大させる。すべての関節炎で，疲労は疼痛やこわばりを悪化させる。そして，活動をより困難にする。エネルギーを節約し注意深くそれを使うことによって疲労を軽減することが望まれる。
どうやって疲労を減らすか？
　エネルギーを節約し疲労を軽減するために終日ベッド上で臥位をとる人がいる。また，不要なことをしない人もいる。残念なことに，切り捨てられる活動は娯楽活動であることが多いが，この考えはよくない。
　活動を変えたり，単純化することや調子を整えること，安静をとること，適切な道具を使うことによって，エネルギーを節約し疲労を減らすことができる。

エネルギーの節約
　エネルギーを節約することによって，疼痛も疲労も少なく活動することができる。過剰活動も過少活動も避けるように努める。エネルギーを節約し，仕事を単純化することは怠惰ではない。過剰な疲労をもたらすことは賢明ではない。過剰な労働は関節の可動性を保持するわけではなく関節の傷害を増す。
　疲労のコントロールに役立つのは活動の量の多寡ではなく，やり方である。過剰な疲労を残したり，1，2時間以上続く疼痛を引き起こす活動については変更を試みるべきである。
　日常生活を単純化する方法を確認する必要がある。有効なエネルギー節約の方法を照合し，適応できる例をリストにあげる。

---

1. 仕事を計画する。
　a. 仕事全体を考える。　　　　　　　　　　　　　　　　　　　　　　　　　　　　　　　＿＿＿＿＿
　b. 仕事はいつ，どこでするのが最もよいか決定する。　　　　　　　　　　　　　　　　　　＿＿＿＿＿
　c. 仕事の最も単純なやり方を立案する。　　　　　　　　　　　　　　　　　　　　　　　　＿＿＿＿＿
　d. 始める前にすべての必需品を集める。　　　　　　　　　　　　　　　　　　　　　　　　＿＿＿＿＿
　e. 一定の方向（通常，左から右）に動くように作業の流れを調整する。　　　　　　　　　　＿＿＿＿＿
　f. 仕事を完遂するために効果的に動く。　　　　　　　　　　　　　　　　　　　　　　　　＿＿＿＿＿
2. 余分な動きを排除する。
　a. 店の陳列に応じて買い物リストを作成する。　　　　　　　　　　　　　　　　　　　　　＿＿＿＿＿
　b. 洗濯が終わるまで洗濯室にとどまる。　　　　　　　　　　　　　　　　　　　　　　　　＿＿＿＿＿
　c. 掃除は1回に1部屋にする。　　　　　　　　　　　　　　　　　　　　　　　　　　　　＿＿＿＿＿
3. よい姿勢で，体を機械的に使う。
　a. 座って仕事をする。安定して，効率的に力を使える。　　　　　　　　　　　　　　　　　＿＿＿＿＿
　b. 個々の筋や関節を使うのではなく，大きな強い筋群を使う。　　　　　　　　　　　　　　＿＿＿＿＿
　c. 膝を曲げ，背中をまっすぐにして物を持ち上げる。　　　　　　　　　　　　　　　　　　＿＿＿＿＿
　d. 物を体に近づけて運ぶ。　　　　　　　　　　　　　　　　　　　　　　　　　　　　　　＿＿＿＿＿
　e. 引っ張らないで，後ろから体重をかけて押す。　　　　　　　　　　　　　　　　　　　　＿＿＿＿＿
　f. 不適切な屈曲や手を伸ばす動作，ひねる動作を避ける。　　　　　　　　　　　　　　　　＿＿＿＿＿
4. 重力に逆らわない。
　a. 物を持ち上げるのではなく，すべらす。　　　　　　　　　　　　　　　　　　　　　　　＿＿＿＿＿
　b. 車輪のついた荷車を使う。　　　　　　　　　　　　　　　　　　　　　　　　　　　　　＿＿＿＿＿
　c. 軽量の道具を使う。　　　　　　　　　　　　　　　　　　　　　　　　　　　　　　　　＿＿＿＿＿
　d. 持ち上げるのではなく，水差しを表面で安定させて傾けて注ぐ。　　　　　　　　　　　　＿＿＿＿＿
5. あなた自身のペースで活動する。

a. 夜間に十分な休息をとる。
b. 1日に何度か休憩を入れるよう計画する。
c. 疲れる前に休む。
d. 急がない。
e. 休憩をとって，規則的なペースで仕事をする。
f. 動作をする際にリズムを工夫する。
6. エネルギーを節約できるよう工夫する。
a. インスタント食品。
b. 適切な道具。

試行方法 _____   改善すべき活動 _____

_____

Brady, TJ: Home Management of Arthritis: Developing Your Own Plan. Arthritis Foundation, Minnesota Chapter, Minneapolis, 1983. より

付録 C

ケーススタディの指導問題解答例

ケース1：関節リウマチ

1. この症例の治療によって予想される目標と望ましい帰結は何か？

解答 介入の予想される目標は，持久性と症状の自己管理能力の強化，上下肢の関節可動域の維持，関節保護，そして日常生活における自立性の増加である。期待される帰結は復職である。

2. ケアにおける理学療法計画を作成せよ。

解答 ケアの最初の計画は，1日に2回，家庭での15分間の関節可動域運動である（朝と夜休む前に温かいシャワーを浴びた後に）。

3. 患者の教育指導プログラムの一環として，地域社会におけるどのような資源が彼女に利用可能か？

解答 地域の関節炎財団の提供する，6週間の関節炎自己管理コース。

4. どのような補助器具が症状を軽減し，機能を増大させるか？

解答 安静時や仕事をするときの手関節のスプリント，半硬性足装具，支持性のある靴など。座るとき，寝るときなどの適切な肢位や姿勢の，口頭ならびに文章での解説もある。1週間に3日，午前と午後10分間の快適なペースでの散歩が勧められる。

5. 理学療法士は外来への再受診をどのように計画するか？

解答 期待される帰結を得るためには，介入は家庭でのプログラムに加えて週5日，1日3回10分の運動で進める。最終的には，患者はフィットネスクラブでの週4日の運動習慣に復帰することを希望し，水中での有酸素運動や水泳に参加する可能性を探る。2週ごとに評価し，必要であれば在宅運動プログラムを改変する。

ケース2：変形性関節症

1. 理学療法士は予想される目標としてどのような種類の目標を患者と議論すべきか？

解答 患者と理学治療士は，患者の下肢の柔軟性と筋力が増せば機能的な目標への到達と疼痛の管理に有用であることを確認する。歩行や日常生活における持久性が増せば，物事に積極的な態度をとって家族の活動に参加することを促す。そして，集団で運動することは運動プログラムの実行を促し，地域参加の喜びにもつながることを確認する。

2. この患者についてのケアの計画を作成し，理学療法士によるフォローアップのために最適なスケジュールを決定せよ。

解答 毎日15分間の家庭での下肢の関節可動域運動と筋力増強運動を指導する。地区のYMCAでの週に2回の関節炎財団水中運動プログラムへの参加も勧める。

3. どのような種類の装具がこの患者の障害を軽減し，機能を増大させるか？

解答 足関節や足部の診察によって，半硬性の内側楔型足底装具が処方され，踵骨の外反を5度以下として回内の程度を減弱し，膝の内側区画にかかる荷重を減らすことができる。ほかには支持性のある歩行用靴などがある。

4. この患者の機能を最大化する患者教育指導はどのようなものか？

解答 適切な杖の使用方法と階段昇降を減らすための方法を指導する。在宅運動プログラムのコピーと地域の関節炎財団のパンフレットを提供する。週ごとにセラピストの診察を行い，必要であれば運動プログラムを改変する。

5. 家庭内でのプログラムを忠実に実行させる方法とその予測される帰結は何か？

解答 運動治療を始めてから4ヵ月後，医師への再受診を計画する。そのときに，患者は水中運動を楽しみ，週に3，4回家庭でのプログラムを実行したことを報告する。患者の義理の息子は朝，車で仕事に行くときに患者を地域の訓練所で降ろし，患者は仲間とタクシーで帰宅する。

股関節や膝関節，足関節の関節可動域と筋力は増加しているであろう。患者は自動車の乗降も縁石をまたぐことも1人でできる。患者は杖を2ヵ月間使用したが，現在は使っていない。痛みはビジュアルアナログスケールで3/10になったと報告する。患者にとって最もよかったことは，膝の痛みが軽減したこと，家回りの仕事の持久性が増したこと，家族との買い物や旅行ができるほどに歩行速度が上がったことを報告する。患者は運動プログラムをを続け，散歩を増やしたいと報告する。そして，グルコサミンやコンドロイチンといった健康補助食品は運動やタクシーに使う金額より高いので，今後は使わないと決める。

文献

1. Klippel, JH (ed): Primer on the Rheumatic Diseases, ed 9. Arthritis Foundation, Atlanta, 1997.
2. Arnett, FC, et al: The American Rheumatism Association 1987 revised criteria for the classification of rheumatoid arthritis. Arth Rheum 31:315, 1988.
3. O'Sullivan, JB, and Cathcart, ES: The prevalence of rheumatoid arthritis. Followup evaluation of the effect of criteria on rates in Sudbury, Massachusetts. Ann Intern Med 76:573, 1972.
4. Lawrence, RC, et al: Estimates of the prevalence of arthritis and selected musculoskeletal disorders in the United States. Arthritis Rheum 41:778, 1998.
5. Harris, ED, Jr: The clinical features of rheumatoid arthritis. In Kelley, WN, et al (eds): Textbook of Rheumatology, ed 3. Saunders, Philadelphia, 1989, p 943.
6. Spector, TD: Rheumatoid arthritis. Rheum Dis Clin North Am 16:513, 1990.
7. Crow, MK, and Friedman, SM: Microbial superantigens and autoimmune response. Bull Rheum Dis 41:1, 1992.
8. Carpenter, AB: Immunology and inflammation. In Wegener, ST, et al (eds): Clinical Care in the Rheumatic Diseases. American College of Rheumatology, Atlanta, 1996, p 9.
9. Bennett, JC: The etiology of rheumatic diseases. In Kelley, WN, et al (eds): Textbook of Rheumatology, ed 3. Saunders, Philadelphia, 1989, p 138.
10. Fox, RI, et al: Epstein Barr virus in rheumatoid arthritis. Clin Rheum Dis 11:665, 1985.
11. Harris, ED, Jr: Pathogenesis of rheumatoid arthritis. In Kelley, WN, et al (eds): Textbook of Rheumatology, ed 3. Saunders, Philadelphia, 1989, pp 905–942.
12. Goldstein, R, and Arnett, FC: The genetics of rheumatic disease in man. Rheum Dis Clin North Am 13:487, 1987.
13. Firestein, GS, and Zvaifler, NJ: The pathogenesis of rheumatoid arthritis. Rheum Dis Clin North Am 13:447, 1987.
14. Melvin, JL: Rheumatic Disease: Occupational Therapy and Rehabilitation, ed 3. FA Davis, Philadelphia, 1989.
15. Moncur, C, and Williams, HJ: Cervical spine management in patients with rheumatoid arthritis. Phys Ther 68:509, 1988.
16. Kramer, J, et al: Rheumatoid arthritis of the cervical spine. Rheum Dis Clin North Am 17:757, 1991.
17. Gibson, KR: Rheumatoid arthritis of the shoulder. Phys Ther 66:1920, 1986.
18. Hakstian, RW, and Tubiana, R: Ulnar deviation of the fingers. J Bone Joint Surg 49:299, 1967.
19. Pahle, JA, and Raunio, P: The influence of wrist position on finger deviation in the rheumatoid hand. J Bone Joint Surg 51:664, 1969.
20. Swezey, RL, and Fiegenberg, DS: Inappropriate intrinsic muscle action in the rheumatoid hand. Ann Rheum Dis 30:619, 1971.
21. Smith, EM, et al: Role of the finger flexors in rheumatoid deformities of the metacarpophalangeal joints. Arthritis Rheum 7:467, 1964.
22. English, CB, and Nalebuff, EA: Understanding the arthritic hand. Am J Occup Ther 7:352, 1971.
23. Nalebuff, EA: Diagnosis, classification and management of rheumatoid thumb deformities. Bull Hosp Jt Dis 24:119, 1968.
24. Moncur, C, and Shields, M: Clinical management of metatarsalgia in the patient with arthritis. Clin Mngmnt Phys Ther 3:7, 1983.
25. Kirkup, JR, et al: The hallux and rheumatoid arthritis. Acta Orthop Scand 48:527, 1977.
26. Edstrom, L, and Nordemar, R: Differential changes in Type I and Type II muscle fibers in rheumatoid arthritis. Scand J Rheum 3:155, 1974.
27. Nordemar, R, et al: Changes in muscle fiber size and physical performance in patients with rheumatoid arthritis after 7 months physical training. Scand J Rheum 5:233, 1976.
28. Edstrom, L: Selective atrophy of red muscle fibers in the quadriceps in longstanding knee-joint dysfunction. J Neurol Sci 11:551, 1970.
29. Forrester, DM, and Brown, JC: The radiographic assessment of arthritis: The plain film. Clin Rheum Dis 9:291, 1983.
30. Ekblom, B, et al: Physical performance in patients with rheumatoid arthritis. Scand J Rheum 3:121, 1974.
31. Minor, MA, et al: Exercise tolerance and disease related measures in patients with rheumatoid arthritis and osteoarthritis. J Rheumatol 15:905, 1988.
32. Rall, LC, and Roubenoff, R: Body composition, metabolism, and resistance exercise in patients with rheumatoid arthritis. Arthritis Care Res 9:151, 1996.
33. Tessler, HH: The eye in rheumatic disease. Bull Rheum Dis 35:1, 1985.
34. Deal, CL, et al: The clinical features of elderly-onset rheumatoid arthritis. Arthritis Rheum 28:987, 1985.
35. Pincus, T, and Callahan, LF: Early mortality in RA predicted by poor clinical status. Bull Rheum Dis 41:1, 1992.
36. Callahan, LF, and Pincus, T: Mortality in the rheumatic diseases. Arthritis Care Res 8:229, 1995.
37. Yelin, EH, et al: The work dynamics of the person with rheumatoid arthritis. Arthritis Rheum 30:507, 1987.
38. Yelin, E, and Felts, WR: A summary of the impact of

38. musculoskeletal conditions in the United States. Arthritis Rheum 33:750, 1990.
39. Lubeck, DP: The economic impact of arthritis. Arthritis Care Res 8:304, 1995.
40. Yelin, EH: Musculoskeletal conditions and employment. Arthritis Care Res 8:311, 1995.
41. Allaire, SH, et al: Reducing work disability associated with rheumatoid arthritis: Identification of additional risk factors and persons likely to benefit from intervention. Arthritis Care Res 9:349, 1996.
42. Mankin, HJ, and Brandt, KD: Pathogenesis of osteoarthritis. In Kelley, WN, et al (eds): Textbook of Rheumatology, ed 3. Saunders, Philadelphia, 1989, p 1469.
43. Mankin, HJ: Clinical features of osteoarthritis. In Kelley, WN, et al (eds): Textbook of Rheumatology, ed 3. Saunders, Philadelphia, 1989, p 1480.
44. Kellgren, JH, and Lawrence, JS: Atlas of Standard Radiographs: The Epidemiology of Chronic Rheumatism, vol 2. Oxford, Blackwell Scientific, 1963.
45. Altman, R, et al: Development of criteria for the classification and reporting of osteoarthritis: Classification of osteoarthritis of the knee. Arthritis Rheum 29:1039, 1986.
46. Altman R, et al: The American College of Rheumatology criteria for the classification and reporting of osteoarthritis of the hip. Arthritis Rheum 34:505, 1991.
47. McAlindon TE, et al: Determinants of disability in osteoarthritis of the knee. Ann Rheum Dis 52:258, 1993.
48. Felson, DT: Osteoarthritis. Rheum Dis Clin North Am 16:499, 1990.
49. Moskowitz, RW: Osteoarthritis—Signs and symptoms. In Moskowitz, RW, et al (eds): Osteoarthritis: Diagnosis and Medical/Surgical Management, ed 2. Philadelphia, Saunders, 1992, p 255.
50. Brandt, KD, and Fife, RS: Ageing in relation to the pathogenesis of osteoarthritis. Clin Rheum Dis 12:117, 1986.
51. Anderson, JJ, and Felson, DT: Factors associated with knee osteoarthritis (OA) in the HANES I survey: Evidence for an association with overweight, race and physical demands of work. Am J Epidemiol 128:179, 1988.
52. Felson, DT, et al: Obesity and knee osteoarthritis: The Framingham Study. Ann Intern Med 109:18, 1988.
53. Threlkeld, AJ, and Currier, DP: Osteoarthritis: Effects on synovial joint tissues. Phys Ther 68:364, 1988.
54. Radin, EL, and Paul, IL: Does cartilage compliance reduce skeletal impact loads? The relative force-attenuating properties of articular cartilage, synovial fluid, periarticular soft tissues and bone. Arthritis Rheum 13:139, 1970.
55. Radin, EL, and Paul, IL: Response of joints to impact loading. I. In vitro wear. Arthritis Rheum 14:356, 1971.
56. Gussoni, M, et al: Energy cost of walking with hip joint impairment. Phys Ther 70:295, 1990.
57. Guccione, AA, et al: Defining arthritis and measuring functional status in elders: Methodological issues in the study of disease and disability. Am J Public Health 80:945, 1990.
58. Miller, DR: Pharmocologic interventions. In Wegener, ST, et al (eds): Clinical Care in the Rheumatic Diseases. American College of Rheumatology. Atlanta, 1996, p 65.
59. Moncur, C, and Williams, HJ: Rheumatoid arthritis: Status of drug therapies. Phys Ther 75:511, 1995.
60. Stein, CM, et al: Osteoarthritis. In Wegener, ST, et al (eds): Clinical Care in the Rheumatic Diseases. American College of Rheumatology. Atlanta, 1996, p 177.
61. Meinke, CJ: Intrarticular treatment of osteoarthritis and guidelines to its assessment. J Rheumatol 21(suppl 41):74, 1994.
62. Zhang, WY, and Li Wan Po, A: The effectiveness of topically applied capsaicin: A meta-analysis. Eur J Clin Pharmacol 46:517, 1994.
63. Sledge, CB: Reconstructive surgery in rheumatic diseases. In Kelley, WN, et al (eds): Textbook of Rheumatology, ed 3. Saunders, Philadelphia, 1989, p 1927.
64. Ganz, SB, and Viellion, G: Pre- and post-surgical management of the hip and knee. In Wegener, ST, et al (eds): Clinical Care in the Rheumatic Diseases. American College of Rheumatology, Atlanta, 1996, p 103.
65. Jesevar, DS, et al: Knee kinematics and kinetics during locomotor activities of daily living in subjects with knee arthroplasty and in healthy controls. Phys Ther 73:229, 1993.
66. Minor, MA: Exercise in the management of osteoarthritis of the hip and knee. Arthritis Care Res 7:169, 1994.
67. Gerber, LH: Rehabilitation of patients with rheumatic diseases. In Kelley, WN, et al (eds): Textbook of Rheumatology, ed 3. Saunders, Philadelphia, 1989, p 1904.
68. American College of Rheumatology Ad Hoc Committee on Clinical Guidelines: Guidelines for the initial evaluation of the adult patient with acute musculoskeletal symptoms. Arthritis Rheum 39:1, 1996.
69. Miller, PJ: Assessment of joint motion. In Rothstein, JM (ed): Measurement in Physical Therapy. Churchill Livingstone, New York, 1985, p 103.
70. Messier, SP, et al: Osteoarthritis of the knee: Effects on gait, strength, and flexibility. Arch Phys Med Rehabil 73:29, 1992.
71. Grabiner, MD, et al: Kinematics of recovery from a stumble. J Gerontol 48:M97, 1993.
72. Geborek, P, et al: Joint capsular stiffness in knee arthritis. Relationship to intraarticular volume, hydrostatic pressures, and extensor muscle function. J Rheumatol 16:1351, 1989.
73. Liang, MH, et al: Comparative measurement efficiency and sensitivity of five health status instruments for arthritis research. Arthritis Rheum 28:542, 1985.
74. Guccione, AA, and Jette, AM: Assessing limitations in physical function in patients. Arthritis Care Res 1:120, 1988.
75. Guccione, AA, and Jette, AM: Multidimensional assessment of functional limitations in patients with arthritis. Arthritis Care Res 3:44, 1990.
76. Jette, AM: Functional capacity evaluation: An empirical approach. Arch Phys Med Rehabil 61:85, 1980.
77. Jette, AM: Functional Status Index: Reliability of a chronic disease evaluation instrument. Arch Phys Med Rehabil 61:395, 1980.
78. Meenan, RF, et al: AIMS2: The content and properties of a revised and expanded Arthritis Impact Measurement Scales health status questionnaire. Arthritis Rheum 35:1, 1992.
79. Dimonte, P, and Light, H: Pathomechanics, gait deviations, and treatment of the rheumatoid foot. Phys Ther 62:1148, 1982.
80. Brinkmann, JR, and Perry, J: Rate and range of knee motion during ambulation in healthy and arthritic subjects. Phys Ther 65:1055, 1985.
81. Parker, JC, and Wright, GE: Psychological assessment. In Wegener, ST, et al (eds): Clinical Care in the Rheumatic Diseases. American College of Rheumatology, Atlanta, 1996, p 41.
82. Bradley, LA: Psychological aspects of arthritis. Bull Rheum Dis 35:1, 1985.
83. Harris, ED, Jr, and McCroskery, PA: The influence of temperature and fibril stability on degradation of cartilage collagen by rheumatoid synovial collagenase. New Engl J Med 290:1, 1974.
84. Feibel, A, and Fast, A: Deep heating of joints: A reconsideration. Arch Phys Med Rehabil 57:513, 1976.
85. Oosterveld, FGJ, et al: The effect of local heat and cold therapy on the intraarticular and skin surface temperature of the knee. Arthritis Rheum 35:146, 1992.
86. Griffin, JW, and McClure, M: Adverse responses to transcutaneous electrical nerve stimulation in a patient with rheumatoid arthritis. Phys Ther 61:354, 1981.
87. Mannheimer, C, and Carlsson, C: The analgesic effect of transcutaneous electrical nerve stimulation (TENS) in patients with rheumatoid arthritis: A comparative study of different pulse patterns. Pain 6:329, 1979.
88. Partridge, REH, and Duthie, JJR: Controlled trial of the effects of complete immobilization of the joints in rheumatoid arthritis. Ann Rheum Dis 22:91, 1963.
89. Gault, SJ, and Spyker, JM: Beneficial effects of immobilization of joints in rheumatoid arthritis and related arthritis. Arthritis Rheum 12:34, 1969.
90. Mills, JA, et al: The value of bedrest in patients with rheumatoid arthritis. New Engl J Med 284:453, 1971.
91. Michelsson, JE, and Riska, EB: The effect of temporary exercising of a joint during an immobilization period: An experimental study on rabbits. Clin Orthop Rel Res 144: 321, 1979.
92. Cherry, DB: Review of physical therapy alternatives for reducing muscle contracture. Phys Ther 60:877, 1980.
93. Rall, LC, et al: The effect of progressive resistance training in rheumatoid arthritis. Arthritis Rheum 39:415, 1996.
94. Fisher, NM, et al: Muscle rehabilitation: Its effect on muscular and functional performance of patients with knee arthritis. Arch Phys Med Rehabil 72:367, 1991.
95. James, MJ, et al: Effect of exercise on 99mTc-DPTA clearance from knees with effusions. J Rheumatol 21:501, 1994.

96. Krebs, DE, et al: Exercise and gait effects on in vivo hip contact pressures. Phys Ther 71:301, 1990.
97. Cordery, JC: Joint protection, a responsibility of the occupational therapist. Am J Occup Ther 19:285, 1965.
98. Nicholas, JJ, and Ziegler, G: Cylinder splints: Their use in arthritis of the knee. Arch Phys Med Rehab 58:264, 1977.
99. Locke, M, et al: Ankle and subtalar motion during gait in arthritic patients. Phys Ther 64:504, 1984.
100. Marks, RM, and Myerson, MS: Foot and ankle issues in rheumatoid arthritis. Bull Rheum Dis 46:1, 1997.
101. Fransen, M, and Edmonds, J: Off-the-shelf footwear for people with rheumatoid arthritis. Arthritis Care Res 10:250, 1997.
102. Harkcom, TM, et al: Therapeutic value of graded aerobic exercise training in rheumatoid arthritis. Arthritis Rheum 28:32, 1985.
103. Ekblom, B, et al: Effect of short-term physical training on patients with rheumatoid arthritis I. Scand J Rheum 4:80, 1975.
104. Ekblom, B, et al: Effect of short-term physical training on patients with rheumatoid arthritis II. Scand J Rheum 4:87, 1975.
105. Nordemar, R, et al: Physical training in rheumatoid arthritis: A controlled long-term study. I. Scand J Rheum 10:17, 1981.
106. Nordemar, R: Physical training in rheumatoid arthritis: A controlled long-term study. II. Functional capacity and general attitudes. Scand J Rheum 10:25, 1981.
107. Minor, MA, et al: Efficacy of physical conditioning exercise in patients with rheumatoid arthritis and osteoarthritis. Arthritis Rheum 32:1396, 1989.
108. Kovar, PA, et al: Supervised fitness walking in patients with osteoarthritis of the knee. Ann Intern Med 116:529, 1992.
109. Melton-Rogers, S, et al: Cardiorespiratory responses of patients with rheumatoid arthritis during bicycle riding and running in water. Phys Ther 76:1058, 1996.
110. Schnitzer, TJ, et al: Effect of piroxicam on gait in patients with osteoarthritis of the knee. Arthritis Rheum 36:1207, 1993.
111. Boutaugh, ML, and Lorig, KR: Patient education. In Wegener, ST, et al (eds): Clinical Care in the Rheumatic Diseases. American College of Rheumatology, Atlanta, 1996, p 53.
112. Lorig, K, and Gonzalez, V: The integration of theory and practice: A 12-year case study. Health Educ Q 19:355, 1992.

22

多発性硬化症

Susan B. O'Sullivan

概要

- 病因
- 病態生理
- 臨床症状：直接的機能障害
  - 感覚障害
  - 視覚障害
  - 運動障害
  - 認知障害と行動障害
  - 膀胱機能不全と腸管機能不全
- 病気の進行
- 悪化要因
- 診断
- 予後
- 医学的管理
- リハビリテーション管理
  - 評価
  - 現実的な目標，帰結の設定
  - 介入
  - 心理社会的な問題

学習目標

1. 多発性硬化症（MS）の病因，病態生理，徴候，および後遺症について述べる。
2. 診断，予後，およびケアの計画を確立するために，MSの患者を評価するために使われた評価手順を確認して述べる。
3. 患者の機能を最大にするための教育と直接的な介入の見地から，MS患者の介助に関する理学療法士の役割を述べる。
4. MS患者のための運動処方の適切な要素について述べる。
5. 神経心理学およびMSの社会的影響を確認し，生活の質を最大限にするための適切な介入について述べる。
6. ケーススタディの患者のデータを分析，解釈し，現実的な目標と帰結を想定し，治療計画を立てる。

はじめに

多発性硬化症 multiple sclerosis（MS）は慢性疾患で，しばしば無力状態を呈する，中枢神経系 central nervous system（CNS）の脱髄疾患である。20～40歳代の主に青壮年に発症し，よく「青壮年の重篤な身体障害」といわれる。早くは1822年のイギリスの貴族の日誌に記され，その後1858年，解剖学書でイギリスの医学イラストレーターによって記述された。フランスの内科医である Jean Cruveibier は，検死で発見された硬くなった組織の領域について，最初に「硬化の島」という用語を用いている。臨床的で病理的であるその病気を定義したのは，1868年 Jean Charcot であったが，それは麻痺と**振戦**，断綴性言語，眼振を基本症状としており，後に **Charcot の三徴**と呼ばれている。検死研究によって彼は，硬くなったプラーク（斑）の領域を確認し，病気をプラーク（斑）の硬化であると報告した[1]。

MSは，臨床報告のなかでさまざまな変化のある予測不可能な病気で，症状の重篤さが報告されている。発症は一般に15～50歳に生じる。15歳以下の子ども，50歳以上の大人では，発症はまれである。米国では，10万人に30～80人が発症し，あるいは25万～30万

人の患者がいる[2]。女性の発生は男性の2倍である。臨床的にMSは，さまざまな徴候と症状が特徴で，悪化と寛解を繰り返す。**病勢悪化**とは再発や症状の亢進期を含み，**寛解**とは症状が現れない状態をいう。病気の進行は非常に予測不能である。初期の段階では，相対的に軽快することもあるが，病気の進行とともに，寛解期でも神経学的機能不全や身体に影響するさまざまな合併症により完全に回復することはない[3]。

病因

　MSの正確な病因は明らかではない。入手できる研究報告は，多くの要因が関係しているだろうことを示している。MSは中枢神経を侵す**自己免疫疾患**であることが，現在一般に認められている。原因ははっきりと確認されてはいないが，多くのエビデンスがウイルス感染が免疫学的障害に関係していることを示している。一般的なウイルス（麻疹，風疹，イヌのジステンパー）への曝露については調査され，ほぼ無視できるものとされている。ヘルペスHHV-6ウイルスについては，現在調査中である。MS患者の65～95％で免疫グロブリン（IgG）と脳脊髄液 cerebrospinal fluid（CSF）のオリゴクローナルバンドが増加していることは，自己免疫反応を引き出しているウイルス感染の確実な証拠となるだろう。遺伝的要因も同様に，MSの発症にかかわっているだろう。患者のおよそ15％が陽性の家族歴（MSを有する親あるいは兄弟姉妹のような第一度近親者）を持っている。遺伝子研究は，家族の数人がMS患者であるとされた多様な家族から複数のマーカーをみいだしている。特に第6染色体上にエンコードされたMHCタンパク質は，抗体産生（クラスⅠ抗原）およびMSと関係づけられた[4]。個人が病気を受け継ぐことはないが，免疫システム機能障害の遺伝子の感受性を受け継ぐことがあるように思われる。

　疫学的研究は，全世界におけるMS罹患の高・中・低頻度地域を明らかにした。高頻度の地域は米国北部，スカンジナビア諸国，北ヨーロッパ，カナダ南部，ニュージーランドおよびオーストラリア南部を含んでおり，発生が人口10万人あたり30～80人（あるいはそれ以上）と報告された。中頻度（米国南部とヨーロッパとオーストラリアの残り）の地域では10万人あたり10～15人と報告された。低頻度の地域（アジアとアフリカ）は，10万人あたり5人未満と報告された。MSは白人で有意に多く発症し，黒人では罹患の危険性はおよそ1/2と報告されている。高頻度のエリアに住んでいるアジア人およびアメリカインディアンで，発症率が低いことが報告されている。移住者群の研究では，移住が生後15年以降に行われた場合は，個人の出生地の地理的なリスクが維持されることを示している。この年齢の前に移住した個人は，新しい移住地のリスクを呈することになる。MSのエピデミックは2回，スコットランドの海岸から離れたフェロー諸島，および第二次世界大戦中の占領期のアイスランドで報告されている。これらの疫学的研究は，思春期前の環境因子への曝露により神経組織の中に潜伏し，ゆっくりと進行するというウイルスを提示して，それが後のMSの発症を準備するのだとする理論を支持するものである[5,6]。

病態生理

　ウイルス感染がリンパ球（T細胞，B細胞）とマクロファージの産生を引き起こすと，次いでCNS内の細胞毒性効果を生じさせるように思われる。反応性のアストログリオーシスが「ミエリンを産生する乏突起膠細胞」と神経を囲むミエリン鞘を破壊する結果である。**ミエリン**は絶縁体として働き，1つのランヴィエ絞輪から，別のランヴィエ絞輪までの神経線維に沿った伝導速度を上げている（サラトリー伝導と呼ばれる）。それはまた，脱分極が節だけで生じるので神経のためのエネルギーを保存することに役立つ[7]。ミエリン鞘の破壊（**脱髄**）は，神経伝導を遅延させ，急速に神経を疲労させる原因となっている。重度の破壊により，伝導ブロックは機能的な断裂をもたらす。局所的な炎症，浮腫そして浸潤が急性病変を取り巻くように生じ，さらに神経線維の伝導性を邪魔する質量効果の原因ともなりうる。この炎症はだんだん鎮まってくるが，MSを特徴づける変動パターンとなっている。MSの初期の段階では，残存する乏突起膠細胞は初期障害と再有髄化を生じさせることもある。病気がより慢性になると，乏突起膠細胞は保存されず再有髄化は生じない。脱髄領域は結局，線維質の星状細胞で満たされるようになり，神経膠症と呼ばれるプロセスに移行する。**神経膠症**は，中枢神経内の神経組織の増殖にかかわっており，神経膠瘢痕（**プラーク**）を形成する。このステージでは，軸索自体が損なわれるようになることもある。進行症例では，脳および脊髄全体に散在するいろいろなサイズの急性や慢性の病変がみられる。進行した症例では灰白質の病変も確認されるが，それらはまず初めに白質に影響を及ぼす。視覚神経，皮質下の白質（特に脳室周囲の），皮質脊髄路，脊髄および小脳脚の後部の白い柱のような硬い領域である[8～10]。

臨床症状：直接的機能障害

MSの徴候と症状は，障害の部位により大きく変化する．早期の徴候としてはしばしば，軽度の視覚障害，感覚異常，失禁，脱力感，易疲労性を示す．進行期の段階では症状が重篤になり，例えば，痙性対麻痺，神経因性膀胱，視覚障害，dysarthria，企図振戦，運動失調，眼振，感情変化を示す（Box 22-1）[3]．重篤な症例では，患者は完全な身体障害者になる．徴候の発症は，数分から数時間の過程で急速に進展する．ときには，発症が潜在的で数週間から数ヵ月経過してから現れる場合もある．

感覚障害

いかなる感覚も，完全になくなる（感覚脱失）ことはまれである．視野欠損は，感覚が障害された限られた領域で起こる．感覚の変性は共通していて，ピンや針で刺されるような**感覚異常**，顔，体，四肢末端のしびれなどがある．位置覚障害も頻繁に起こり，同じようにより低いレベルでの振動覚障害も同様に頻繁に出現する[11]．

BOX 22-1　多発性硬化症の一般的な症状

臨床症状
- 眼のかすみ，二重にみえる
- 片方の眼の視力欠損
- 不明瞭言語あるいは遅延言語
- 易疲労性
- 心理的な変化
- 手足の脱力感，麻痺
- 運動失調
- 手足の震え
- よろめき歩行
- バランス低下
- 足の引きずり
- しびれ，ピンや針で刺すような感覚
- 膀胱や直腸機能制御の低下

症状のパターン
- 個人差がある
- 発症した年代により多種多様である
- 最初の徴候は青壮年期である
- 初期症状は通常，一時的である
- 初期症状は通常，視覚障害がみられる
- 1つ以上の神経系機能で進行する
- 急性期では通常，症状出現まで数ヵ月から数年の経過をたどる

Lechtenberg, R[11], p40, 41. より

臨床的に有意な痛みはおよそ20％で生じ，MSを持つ患者のおよそ80％が痛みを経験する[12]．**異常感覚**，例えば異常な灼熱感，あるいは疼痛はMSの症状としては最も一般的なタイプである．わずかな感覚刺激に対して過敏に反応する**感覚過敏**が生じることもある．例えば，軽い接触や軽い圧迫刺激がひどい痛み反応を引き起こす．**三叉神経痛**は三叉神経の分岐の脱髄から起こり，顔の激しい疼痛や刺痛をもたらす．食べたり，剃ったり，あるいはただ表面に触れることで痛みを起こすことがある．脊髄後角障害の一般的な徴候は**Lhermitte徴候**で，頸部の屈曲により，脊柱や四肢の先端に電気ショックが走るような感覚を引き起こす．慢性の神経障害の痛みは，脊髄視床路あるいは感覚根の脱髄性の傷害から起こる．苦痛は同様に（しばしば強力な痙縮の結果），しつこくて強力な筋スパズムと，筋あるいは靱帯の緊張で進行する．不安や恐れは痛み徴候を悪化させる．

視覚障害

視覚徴候はMSによく併発し，患者の約80％に認められる．視神経の関与は視力の変化を引き起こし，失明することもある．視神経の炎症である**視神経炎**はよくみられる症状で，視力のかすみや薄暗さ，あるいは片方の眼の失明を引き起こす．**暗転**や暗部が視覚領域の中心に引き起こされることもある．痛みが出現することもあり，それは目の背後に限定される．そして眼球の運動によって悪化する．神経炎が両方の眼に影響を及ぼすことはまれで，普通は自己限定性である．視覚は一般に4～12週以内に回復する．視神経の損傷はまた，光の反射にも影響する．視神経炎をともなうMSでは，しばしばMarcus Gunn瞳孔が出現する．健康な眼では明るい光により両方の眼に収縮反射が生じる（共感性の光反射）．障害された眼に光が入った場合には，両方の瞳孔は逆説的な拡大（拡張）を生じる．

眼球の動きは一様ではないが，制限することはできる．**眼振**は小脳あるいは中枢の前庭経路が障害を受けたことによるもので，MSの患者においてよく出現する．これは患者が水平あるいは垂直にみたり（眼振に誘発された凝視），頭部を移動するとき，眼球の不随意で周期的な動き（水平か垂直）を生じさせる．**核間性眼筋麻痺 internuclear ophthalmoplegia（INO）**は，患側への不完全な眼球内転や一側を凝視することにより反対側に眼球外転する眼震を引き起こす．それは橋の内側縦束 medial longitudinal fasciculus（MLF）の脱髄によって起こる．共同注視および眼球運動制御の付随的な障害は，第Ⅲ，Ⅳ，Ⅵ脳神経あるいは内側縦

束を障害する脳幹の疾病によることもある。**複視**は，眼球を制御する筋がうまく協調しないときに生じる。視覚障害はしばしば軽減され，めったに能力低下の初期の原因とはならない[11]。バランスや動作に対する視覚障害の影響は注意深く評価すべきである。

運動障害

MSの患者は，皮質脊髄路あるいは運動皮質の二次的な損傷により**上位運動ニューロン upper motor neuron（UMN）症候群**の徴候や症状を示す。不全麻痺，痙縮，腱反射の亢進，不随意な屈筋と伸筋のスパズム，クローヌス，Babinski徴候，悪化した皮膚反射，正確な自律制御の損傷は，すべてUMN症候群と特徴づけられる[13]（詳細は第8章参照）。動作は，規則正しい漸増が損なわれ，運動ニューロンの発火速度調整が衰弱する結果，ゆっくりでぎこちなく，脆弱になる。力の産出は障害され，共同運動でないパターンを生じ，そして作動筋–拮抗筋の関係を乱す。筋の弱化は，初期のしばしば一時的で軽い麻痺から四肢のすべての麻痺に至るまでさまざまである。非活動性萎縮や長期の不活発により二次的に生じた機能障害による弱化も考察すべきである。

痙縮はMSの患者にとってきわめて一般的な問題で，全症例の90％に生じている。痙縮は病気の進行に依存しながら，軽度から重度まで変動する。そして上肢より下肢に著しい障害が出現する。痙縮は，意識的な運動，睡眠，そして機能的な日常生活活動を妨げることになる。さらに，痛みや拘縮の原因になったり，異常な姿勢，皮膚の保全を損なう問題の原因ともなる。痙縮は日々の条件により変化し，そして，いくつかの要因，末端の温度，感染，有害な刺激（例えばきつい衣服）などによって悪化する。いくつかの抗うつ剤（セロトニン再摂取阻害剤，例えばフルオキセチン，セルトラリン，パロキセチンなど）も痙縮を悪化させることがあり，慎重に用いるべきである[14]。痙縮は通常，自然な寛解にともなって軽くなることはなく[11]，病気の進行した患者では，痙縮を完全に制御することは難しい。

悲しみや衰弱による活力の不足と身体の疲れの感覚として定義される**疲労**は[15]，MSをともなった患者に報告される最も一般的な異常の1つである。患者は，疲労が身体の機能（全患者の79％），そして全般的な役割の遂行（全患者の67％）を妨げると強く訴える[15,16]。疲労は，半数以上の患者が最も重大な症状だと訴えているように，ほとんどの患者に日常的な事象である[15]。疲労は1日のどの時間にも，急にそして激しく現れ，患者はよく歩くことで比較的元気になるが，午後の早い時間や晩にひどくなることを経験するという[17]。疲労を経験した患者は全般的な活動レベルの低下を示し，健康状態を理解する。とはいえ，病気の重症度は疲労の程度に関係があるとは思われない。つまり，ゆるやかに病気が進行する患者（歩行できる患者）は，より重度の身体障害を負った患者と同様，頻繁に疲労を訴える[13,18]。MS患者および健康な人どちらも，疲労は激しい運動，ストレス，うつによってより悪化するという[13]。意気の低下したMS患者もまた，より強く疲労を訴える。環境的な制御（制御の感覚）は，疲労の強い心理社会的な前徴である。環境的に制御されているという感覚の低い人は，疲労と疲労に関連した苦痛を顕著に訴える[19]。疲労は患者の92％に報告され，温度や湿度によって悪化させられる[15]。休息，睡眠，リラクゼーション/祈り，中等度の運動そして冷たい水により改善すると報告されている[16]。

小脳および小脳経路における脱髄病変はMSでは一般的にみられ，小脳症状を呈する。臨床的な症状は，運動失調，姿勢および企図振戦，低緊張，体幹弱化がある。**運動失調**は，**測定障害**，**共同運動障害**，**拮抗運動反復不全**によって特徴づけられる，協調性を欠いた運動を表現するために用いられる一般的な用語である。体幹や下肢の進行性の運動失調はしばしば出現する。座っているあるいは立っている間，重力に対して四肢や体を支えなければならないとき，患者はよく**姿勢時振戦**（震え，前後に揺れる動き）を呈する。歩行時，運動失調は，よろめきや足の運びが乏しく緩慢なワイドベースパターンや下肢の相互の協調性を欠いた前進によって示される。足の激しいしびれが起立や歩行を困難にすることもある（感覚失調）。企図（活動）振戦は，運動動作を鈍らせる小脳の無力に起因し，意図した運動を試みようとしたときに起こる。企図振戦は軽度から重度までさまざまで，わずかに知覚できる震え（細かい振戦）から大きな動揺（著しい振戦）まである。重度の振戦は，機能的な活動，とりわけ個人の衛生状態，食事，そして身支度（協調性の欠如についてのまとまった議論は第7章参照）などの実行にかなりの制約をもたらす。

めまいはMSの一般的な症状で，小脳（原始小脳）や中枢前庭経路を侵す病変により起こる。患者は，バランスの困難さ（平衡異常），めまい，吐き気（車酔い），などを経験することもある。症状は頭や眼の運動によって突然生じ，悪化する。患者は，激しい発作や突然の症状発生を経験することもある。これは，過呼吸の期間に起こる[20]。

小脳や脳幹の関与は**dysarthria**を引き起こす。長いとぎれやメロディーの崩壊をともなって，発語が遅くなり，**断綴性言語**となる。単語は不明瞭で，発語の

音量が低くなって清澄さを欠くようになる。これらの変化は舌と口の筋の非協調による。舌と口の筋の協調性の欠如は，**嚥下障害**や飲み込みの困難さも引き起こす。飲み込みの機能障害の徴候は，食中・食後における，咀嚼や唇を閉じていることが難しい，飲み込むこと（食物を摂取すること）ができない，つばを吐く，咳払いをする，などがある。嚥下性肺炎は，食物や水分が気管に吸い込まれたときに出現する。その徴候は，喉をゴロゴロ鳴らしたり詰まった音，そして興奮した音をともなった湿った声の特性を示す。患者は栄養摂取量の不足や脱水状態に陥る危険にさらされている。体重減少を経験することもある。呼吸や姿勢の協調性の欠如は，発語や栄養摂取が困難であることの原因となる[11]。

認知障害と行動障害

MS における認知力の欠如は一般的で，患者の約 50% にみられる。日々の活動を妨げられるような問題を経験している患者の 10% が，認知力の欠如による軽度から中等度の機能障害と区分される。認知力の欠如は，病気の全般的な重症度，その進行，患者の障害の状態よりも病変の特異的な分布に関係づけられている。認知機能における障害は，記憶においては注意，集中，学習，概念的な判断力，情報処理と反応時間の速度，そして機能の実行（例えば，計画すること，一定の順序に配列させること，問題を解決すること，自己モニタリングすること，そして自己訂正すること）の欠如がある。前頭葉の病変は，認知の硬直化を引き起こすことがある。著しい精神の悪化（全体的な認知症）は比較的まれで，急速に病気が進行する（悪性の MS）か，著しい脳の病変をともなった患者においてみられることがある。認知機能の異常の程度は，生活の質，社会機能，職業状態，そして ADL おける機能を決定する重要な一因である[21〜23]。

抑うつは MS の患者によくみられ，症例の 25〜55% に認められている[25]。それは MS の病変により直接生じ，またいくつかの薬（例えば，ステロイド，副腎皮質刺激ホルモン adrenocorticotrophic hormone〈ACTH〉，インターフェロンの投与）の影響，もしくは，この広範囲で予測できない病気によるストレスへの心理的な反応として引き起こされる。不安，否認，怒り，攻撃性，あるいは依存状態が生じることもある。MS 患者は，彼らの健康状態のあいまいさに関連する大きな問題，病気の予測できない進行，見通しの立たない将来展望，彼らの基本的な生活における有効な機能の喪失に直面している。無力感や，低い自己効力感はよくみられ，抑うつに関係している[24]。そのうえ，MS の症状（振戦，断綴性言語，失禁）の多くは，当惑させられ屈辱的で，さらなる感情的な苦痛をもたらす。

感情の障害は症例の約 10% に生じ，気分や，感覚，感情表現，そして感情制御の変化を呈する。**多幸症**はよい状態の異常に発達した感覚，患者を無能力にした能力低下とは矛盾する楽観的な感覚から成り立ち，主として病気が進行した患者に認められる[23]。**感情の調節障害症候群**（笑うことや泣くことを抑制する制御の欠如）および両極の感情障害（うつと躁の交互の期間）が生じることもある。これらの症状の発生は，他の慢性の神経学的疾患の患者よりも MS の患者において，より出現頻度が高い。そして病気の広がりは，前頭葉，間脳，大脳辺縁系の中心の脱髄障害に関連している[25]。

膀胱機能不全と腸管機能不全

膀胱機能不全は，病気の進行中，患者の約 80% にときとして生じる[26]。排尿反射の随意的な共同制御の障害は，仙骨反射弓をブロックしない側方および後方の脊髄路の脱髄病変によって引き起こされる。膀胱機能不全の型は，小さい痙性膀胱（蓄尿障害），弛緩したあるいは大きな膀胱（弛緩性），共同運動障害の膀胱がある。括約筋の協調不全膀胱は，膀胱の収縮と括約筋の弛緩の協調に問題がある[6]。よくみられる症状は，排尿の切迫，頻尿，排尿困難，夜間多尿（夜の頻尿），漏尿，そして失禁がある。膀胱の症状の厳しさは他の神経学的な症状，特に錐体路と関係する。移動動作機能の進行性の欠如（例えば，手のスキル，座位のバランス，移乗のスキル，歩行）は，個人の衛生の問題，感情の苦痛，二次的な合併症の発達を生じさせる。これらは排尿後の大容量の残尿（停留），そして尿路感染症の再発傾向を含んでいる。腎臓の病気や腎不全は一般的な合併症ではない[26]。

腸の機能も障害を受けるが，胃結腸反射を制御する中枢神経系の障害によっても直接的に影響されることがある。便秘は，動かないことや，水分摂取の不足，薬物の副作用などによって起こる。失禁は，症状を抑えるために用いる薬によっても生じる。

性的機能不全は一般的にみられ，男性の 91%，女性の 72% に影響を及ぼす。女性の症状としては，感覚の変化，膣の乾燥，オルガズムに達することの困難さ，そして性欲の喪失がある。また男性の症状としては，インポテンス，感覚の減少，射精困難または不能，性欲の喪失がある。性的な活動もまた，痙攣，制御できない攣縮，痛み，虚弱と疲労，膀胱や腸の失調，機能的可動性の欠如，自己印象の変化の出現など他の症状によって影響されている。心理的な要因は機能に大きな影響を与える。性的機能不全は，患者とパートナー

の両方に機能的かつ心理的な影響を与える[5,11]。

病気の進行

　病気の進行は，非常に変化しやすく予想できない。**良性の MS** は症例の約 20％で，発症 15 年後もすべての神経系が十分機能的である。**悪性の MS** は，多発的な神経機能の障害をまねき，比較的短期間で死亡する。増悪（ぶり返し）と寛解（安定期あるいは回復）を繰り返す。MS の分類を試みた専門家による国際的な調査では，MS の分類を記述するための専門用語，定義について一致した（Box 22-2）[27]。病気の進行は変化するため，臨床医はしばしば起こる徴候の変化に油断しないようにしなければならない。

悪化要因

　新しい臨床徴候および症状は，いつでも，刺激なしで生じうる。しかし，MS の症状を悪化させる，あるいはぶり返しをもたらすいくつかの要因が知られている。こうしたいっそうの悪化要因を避けることは，患者の最適な機能を守るために重要である[11]。

　全般的な健康が低下した人は，健常者よりもぶり返しが多い。ウイルスあるいは細菌感染（例えば，風邪，インフルエンザ，尿路感染），主要臓器疾患（例えば，肺炎，膵炎，喘息発作）は病気の悪化と関係している。大きなストレスをもたらすライフイベント（離婚，死，解雇）や小さなストレスは，ともに MS の進行と免疫機能に影響を及ぼす[23]。

　MS 患者は，**Uhthoff 徴候**として知られる熱による副反応を呈する。外界の熱も暖かい部屋の熱も，ある

いは温浴も MS の症状の一時的な悪化の原因となる。機能の低下および疲労の増大という観点から，その影響は一般に即時的で激しい。長い運動をした後の体温上昇（発熱）も同様の結果をもたらす。熱はすでに障害されている神経の伝達をより悪くするのである。

　過呼吸は MS の症状の一時的な悪化に関係する。血液の化学組成の変化は，正常な脳や脊髄の機能を妨げる。一過性に症状を悪化させるさらに別の要因には，極度の疲労，脱水症，栄養失調，睡眠障害などがある。さらなるストレスは神経系の障害を生じさせる。それらの影響は，悪化要因を解消するために可逆的に考えられる[11]。

診断

　MS の診断は，病歴，臨床所見，裏づけとなる臨床検査が基本である。鑑別の判断基準として，白質領域（視神経，皮質脊髄路）の病変をともない，神経的な症状と関係のある発作が 2 つかそれ以上あること，とした。2 つの時間パターンを以下のように区別した。すなわち，①それぞれ 24 時間以上持続するが 1 ヵ月も続くものとは区別される 2 つかそれ以上の発作，あるいは②慢性で進行性の欠損が 6 ヵ月間続いているもの，である。例えば，患者は目がかすみ，そして数ヵ月にわたって腕のチクチクする痛みがときどき起こることがある。詳細な病歴は，他の決定的な因子（青年，コーカサス人血統，陽性の家族歴）と同様に間欠的な発作を正確に示す助けになる。神経学的検査は症状の存在（Box 22-1）を確認し，他の鑑別すべき病因を除外する。

　いくつかの検査が診断の裏づけとして使われる。

1. CSF 検査：細胞数およびタンパク質の量が通常か，あるいはわずかに上昇する。MS の患者は総タンパク質の 15％以上のγグロブリンの上昇をみせ（患者の 70％にみられる），そしてγグロブリンのアガロース電気泳動においてオリゴクロナールが出現する（患者の 85〜90％にみられる）。これらの変化は，MS 患者においては珍しくなく，他の感染がみられることもある。ミエリン塩基性タンパク質，あるいはミエリンタンパク質分解性の断片のレベル上昇が，活発な脱髄を呈す通常の濃度よりも高いことを示すことは，急性期の有用な診断指針である[28,29]。
2. MRI：他の臨床データや CSF データに加えて病気を確定するうえで感度の良いツールである。脱髄斑は，臨床的に MS と診断された患者の 95％以上に著しい増加がみられる。MRI は，高い解像度で小さい病変も大きな病変もみつけることができる。脳や

BOX 22-2　MS の分類を記述するための定義と用語[27]

1. **再発寛解型 MS**：完全回復と神経徴候や症状が残った再発により特徴づけられる。再発の間の期間には，病気が進行をしないことが特徴。
2. **一次進行型 MS**：発症から病気が進行し続けることが特徴。停滞期あるいは寛解期，また偶発的な停滞期や一時的な改善はみられない。
3. **二次進行型 MS**：初期の再発寛解型の経過，それに続くさまざまな過程での進行が特徴。偶発的な停滞期や一時的な寛解がみられることもある。
4. **再発進行型 MS**：はっきりした急性再発はみられないが，発症からの病気の進行によって特徴づけられる。しかし，わずかな回復や寛解はみられたり，みられなかったりする。一般に 40 歳以後に発症した人々にみられる。

脊髄に散在する多様な病変は，MS を強く示唆する。しかし，MRI で発見された病変が常に臨床上の障害と関係しているというわけではない。というのも，病変は臨床上の徴候よりも速く形成されるからである。継続的な MRI 検査は病気の進行を記録するのに有用である。CT は大きな病変をみつけることはできるが，MS により発生する小さなプラークの検出能には限界がある。感度を高めるために，コントラストを増強するテクニックを用いることもできる[4]。

3. 誘発電位検査：感覚経路の脱髄性の病変の存在は，視覚，聴覚，あるいは体性誘発電位により確認できる。長引く潜在と伝導異常は隠れた病変（例えば，視神経にかかわるもの）をみいだすことができる。そして，他の現在の症状と合わせて考えることで病気を確診できる[4]。診断検査については表 22-1 を参照されたい。

予後

MS は変異性のある病気である。非常に低い確率であるが，死亡する患者もいる。多くの患者は平均余命が短縮されることはない。発症して 25 年経過しても患者の 75% が生存している。さまざまな合併症（肺炎，尿路感染，再発性皮膚潰瘍）が生じた場合には，平均余命は短縮されるだろう[11]。いくつかの予後因子により転帰が予測できる。

1. 1 つの症状のみによる発症：良好な予後を示す指標の 1 つである。
2. 病気の進行：進行性（慢性）MS は一般的に予後が悪いと考えられているが，良性および再発寛解型の MS の予後はより良好である。
3. 40 歳以前の発症：40 歳以後の発症は，進行性かつ再発性とされ，障害を悪化させる。
4. 5 年間の神経学的な状態：錐体路や小脳の著しい症状がある場合には，5 年後の予後は好ましくなく，重度の障害に結びつく。

これらのガイドラインと，個々の患者の転帰が必ずしも一致するわけではないと記憶していることは重要である。

医学的管理

MS 患者の医学的管理は，全体の疾患過程それ自体と特異的な症状の管理に向けられる。今のところ，MS の予防や治療法はないが，MS 患者のための包括的ケアセンターの設立によって，目下，治療法は高められつつある。再発の迅速な管理と結びつけて考えられる多臓器機能の注意深い評価や対症療法，支持療法はケアの不可欠な要素である[30,31]。

ACTH など免疫抑制剤やステロイド剤（プレドニゾロン，デキサメタゾン，ベタメタゾン，メチルプレドニゾロン）が，急性再発の治療や発症期間を短縮させるために使用される。これらの薬剤は，中枢神経系内の腫脹を軽減することで，強力な抗炎症効果を発揮する。メチルプレドニゾロンはまた，新たな再発に対して長期間の保護的な効果があるようである。初期に，大量のコルチコステロイドの投与が静脈内に短期間で与えられ（4 日間），10 日間から 5, 6 週以上かけて漸減していくことでフォローする。薬剤は，体液貯留，挫創，潰瘍，骨減少（骨粗鬆症），白内障や認知変化など，重大な副作用を生じさせる[6]。長期にわたって免疫系を抑制し，再発や病気の進行を防止できる一般的な薬剤には，シクロホスファミド，アザチオプリン，シクロスポリン，メトトレキサートがある。それらは，単独でまたはステロイドと併用して使用される（例えば，シクロホスファミドと ACTH）。骨髄による造血の抑制や血流障害，易感染性など，潜在的に重大な副作用がこれらの強力な免疫抑制剤によって起こりうる[11]。

薬物療法における最近の進歩は，本質的な免疫調節特性を持つ，合成インターフェロン剤（インターフェロン-β-1a〈Betaseron〉，インターフェロン-β-1b〈アヴォネックス〉）をつくり出した。これらの薬剤を服用している患者の 3 分の 2 で，再発率が有意に減少し，病気の進行が遅延している。再発と寛解を繰り返す外来患者を主とした臨床試験が行われている[32〜34]。

表 22-1 診断検査

検査法	所見
髄液検査	タンパク質の構成の異常
視覚誘発電位	長引く潜在（視神経のすべてが同じ変化，そして他の視覚悪化）
CT	高吸収域が散在（CT では白く強調される）
MRI	異常な神経組織の領域が散在
MS の髄液	
圧	正常
外見	正常
細胞数	正常
タンパク質量	正常か上昇
γグロブリン	総タンパク質の 15% 以上
オリゴクロナールバンド	患者の 85〜90% で陽性，すべての患者の 4% で一時的な陽性 γグロブリンの典型的上昇

Lechtenberg, R[11], p68, 69. より

副作用としては，初期の発熱と不定期に起こる嘔気や抑うつによる不快感がある。これらの薬剤のさらなる短所としては費用の問題があり，週1回の投与で1年間に11,000ドルが必要となる。グランティレイマー酢酸塩（コパクソン〈COP〉I）は，MSの再発と寛解を繰り返す患者で発作の頻度を減少させることが証明されている合成剤であり，副作用もほとんどない。週1回の血漿交換は，再発と病気の進行の治療薬として効果の限定された薬剤と併用される。この方法で，低血圧や深部静脈血栓などの副作用を生ずることがある[11,34]。

対症療法はMS患者の内科的治療が主である。多様な薬剤が，痙縮，筋力低下，疲労，排尿症状，視覚症状，感覚症状，疼痛，抑うつのようなMSの症状を軽減するために使用される[6,11]。患者への薬物療法は効果が期待されるものの，副作用の可能性もあるということを十分に理解すべきである。

痙縮および痙攣の管理には，骨格筋弛緩薬を使用する[6,34]（表22-2）。リオレザル（バクロフェン），チザニジン（Zanaflex），ダントロレンナトリウム（Dantrium），ジアゼパム（Valium）のような薬剤の使用が一般的である。痙縮の軽減には，副作用の可能性と過投薬量のバランスがとられなくてはならない。これらは，典型的に沈静（嗜眠状態），筋力低下，機能低下がある。セラピストは，リハビリテーション上適正な投薬量となるように，このような変化に注意をはらい，内科医と話し合う必要がある。セラピストはまた，能力低下の代用として，痙縮は機能を増強するために利用されうることも認識しなければならない。例えば，伸筋の痙縮が，立位をとって脚を軸にするような移乗時の立位に利用することができるのであれば，薬物療法による痙縮の減少というのは，単に機能の欠損をもたらすためだけに投与することになってしまう。カルバマゼピン（テグレトール）は，発作性の（突然，重篤な症状を呈する）痙攣の軽減に効果的である。薬物治療に十分に反応しない患者（制御困難な痙縮や痙攣を有する患者）には，カテーテルを用いて腰髄内へ直接バクロフェンを投与することが役立つことがある。プログラム制御ができる埋め込まれたポンプが投与量を調節する。痙縮や痙攣の有意な軽減は，下肢や体幹で報告があり，上肢での改善はほとんど報告がない[34,35]。関連する副作用はない。

痙縮の管理における外科的介入は，腱切離や神経外科的剥離法がある[6,13]。機能の拡大や看護ケアを促進するために器質性の拘縮に対しては腱切離法が必要である。典型的な外科療法が必要となるのは，長年の痙性麻痺により結果的に四肢が機能を果たさなくなり，また重症な合併症（拘縮や皮膚の欠損）に陥っている患

表22-2 痙縮管理の薬物療法

薬剤	注釈
バクロフェン（リオレサール）	高用量の投与により虚弱化を起こすおそれ
チザニジン（Zanaflex）	しばしばバクロフェンと併用，嗜眠状態を起こすおそれ
ダントロレンナトリウム（Dantrium）	虚弱化を起こすおそれ
ジアゼパム（Valium）	高頻度の沈静，夜間最もよく使用，常習性になるおそれ
クロナゼパム（クロノピン）	沈静，夜間最もよく使用
シプロヘプタジン塩酸塩（ペリアクチン）	沈静，主に薬物療法に加えて使用
シクロベンザプリン塩酸塩（Flexeril）	背部の痙攣に使用，他の薬物療法と最もよく併用
ガバペンチン（Neurontin）	管理困難な痙攣をやわらげる
L-ドパ（シネメット）	特に夜間の痙攣に使用
セレギリン（Eldepril）	特に夜間の痙攣に使用
カルバマゼピン（テグレトール）	腕または脚の屈筋の痙攣に使用
コルチゾン	発作性の痙攣に効果的，短期間のみの使用が基本

Schapiro, R[6], p37. より

者である[32]。フェノールは，重度の痙縮を軽減させるために使用される化学物質であり，筋内に注入されて結果的に神経筋接合部を遮断する。ボツリヌス毒素（ボトックス）は麻痺を引き起こす物質で，一時的に神経や筋の遮断を引き起こす[12]。これらは繰り返しの注入が必要である（痙縮の内科的管理のより詳しい説明は第24章参照）。

排尿の問題はほとんどすべての患者にみられる。問題の特異的な原因をみきわめ，適切な治療法を決定するためには，徹底的な尿力学的評価が必要である（表22-3）。痙性膀胱の典型的な治療は，膀胱を空にするために，抗コリン薬による薬理学的管理が必要である（イミプラミン〈トフラニール〉やオキシブチニン〈Ditropan〉）。副作用としては，口渇，頻脈，順応障害をみることがある。弛緩膀胱を空にするためには，Crede法（下腹部に対する用手的な下方向への圧迫法の応用）の導入または間欠自己導尿など，手法を変えて管理する。括約筋協調不全膀胱は，典型的にα-ブロッカーで管理する（フェノキシベンザミン，クロニジン，テロゾシン）。排尿問題が薬物治療や間欠または持続的導尿（留置もしくはフォーリーカテーテル，コンドームもしくはテキサスカテーテル）で制御できない場合は，外科的に排尿の方向転換（恥骨上のカテーテル）が必要となるかもしれない。例えば，病気が進行し上肢の失調の強い患者は，用手的な自己導尿は不可能だ

表 22-3 膀胱機能の型

問題	症状	治療
痙性膀胱（小さい，蓄尿の不足）	頻尿，切迫，横溢性，失禁	オキシブチニン（Dipropan） ヒオスシアミン（Levsinex, Levbid） トルテロジンタルトレイト（detrol） フラボキセート塩酸塩（Urispas） イミプラミン（トフラニール） 抗ヒスタミン剤
弛緩性膀胱（大きい，残尿がある）	頻尿，切迫，横溢性，躊躇，失禁	クレデ法 間欠自己導尿
括約筋協調不全膀胱（相反する）	下記のどちらか a：排尿開始時の困難に続く切迫 b：横溢性または失禁	α-ブロッカー

Schapiro, R[6], p70. より

表 22-4 振戦管理の薬物療法

薬剤	注釈
ヒドロキシジン（アタラックス，Vistaril）	ストレスにより悪化した軽度の振戦を解消
クロナゼパム（Klonopin）	鎮静作用により振戦を軽減
プロプラノロール（インデラル）	適度な軽減を提供
バスピロン（Buspar）	いくらか抗振戦作用のある抗不安剤
オンダンセトロン（Zofran）	ほとんど副作用なく有意に振戦を軽減，非常に高価
プリミドン（Mysoline）	少量で振戦を抑制する抗てんかん薬，高度の鎮静
アセタゾラミド（ダイアモックス）	人によっては有効な利尿剤，姿勢に影響される振戦を軽減

Schapiro, R[6], p48. より

ろう。結果として，膀胱内の残尿やカテーテル法により尿路感染が起こり，抗生剤療法が管理の主体となる。食事の変更も重要で，典型的に膀胱に負担となる水分（カフェインを含有した飲み物，アルコール）を減少させること，尿の酸性度を改善させるもの（クランベリーまたはプルーンジュース）を増加させることなどがある[6,11]。

便秘は一般的な問題であり，典型的に食事を変更することで管理する。これには，水分摂取，高繊維食や加工されていない果物，膨張性下剤（メタムシル），あるいはジオクチルナトリウムスルホスシネイト（Colace）などがある。刺激性の下剤や浣腸の定期的な，または連続的な使用は推奨しない[11]。

疼痛は，病因によって管理される。カルバマゼピン（テグレトール），フェニトニン（ジランチン），アミトリプチリン（Elavil）は，MS患者の疼痛に対して使用される標準的な薬剤である[12]。痙縮や痙攣に関連する不快や疼痛は，医師の処方なしまたは医師の処方のもと，抗炎症剤で管理する。疼痛やしびれはときに，コルチコステロイドの短期投与でうまく管理できることがある。三叉神経痛は一般に，カルバマゼピン（テグレトール）またはジフェニルヒダントイン（ジランチン）で治療する。慢性疼痛は，行動療法と薬物療法で管理することができる。ときには，アミトリプチリン（Elavil）のような抗うつ剤を使用し，強くない鎮痛剤（アセトアミノフェン〈Tylenol〉またはイブプロフェン〈Motrin〉）で疼痛を管理する。麻薬性鎮痛剤は問題があり，一般的には処方されない[11]。

疲労の対症療法として，薬剤を使用することもある。アマンタジン（Symmetrel）およびペモリン（Cylert）が最も一般的に処方される。患者は，2～3ヵ月を超えて薬物療法を行うとほとんど反応を示さなくなることもあり，間欠的な治療の継続が必要となる[11]。副作用には，末梢の浮腫，集中力の減退，神経過敏，不眠症などがある[34]。虚弱化（筋力低下）は，4-アミノピリジンおよび3,4-ジアミノピリジンの管理で改善されることがある[12]。振戦を改善する薬剤（イソニアジド〈INH〉，クロナゼパム〈Klonopin〉）は，さまざまな成功例に基づいて使用されている（表22-4）。宙に浮いたような感じのめまいと自分ないし周囲の回転感をともなうめまいは，抗不安薬（メクリジン〈Antivert, Bonine〉またはスコポラミン・パッチ）で管理する。激しい症例では，コルチコステロイドの短期投与による管理が必要となることがある。

抑うつは，抗うつ薬内服治療（フルオキセチン〈Prozac〉，パキシル，セルトラリン〈Zoloft〉）で管理する。これらの抗うつ薬は，疲労をも軽減させることができる。刺激性の薬物療法（メチルフェニデート〈リタリン〉，ペモリン〈Cylert〉，デクストロアンフェタミン〈Dexedrine〉）も使用されるが，常習性が生じることもある。情緒不安定な患者は，アミトリプチリン（Elavil）で治療可能である[11]。専門家によるカウンセリングや支援団体への個人的な参加は，患者がこの予想不能な病気のストレスにうまく対処するうえでしばしば有用である。活動的な生活様式も抑うつや心配事を減らすのに役立つ。

リハビリテーション管理

　この病気の慢性化は，その予測不能な経過も相まって，MS患者はリハビリテーションの対象としては不向きであるという考えに導くかもしれない。しかしこの考え方は，さまざまな調査によって否定され，その調査は，MS患者がリハビリテーションにより有意な機能上の利益を得ていることを示している[37〜44]。患者の複雑なそして多方面で直面する問題に取り組み，必要とされる包括的ケアを管理するためには，調和のとれた多職種チームが必要である。そのチームは，典型的には医師，看護師，理学療法士，作業療法士，言語聴覚士，栄養士，社会福祉士を含む。多くのチームにおいて，患者は中心的存在であり，家族や介護者は主要なメンバーである。理想的なリハビリテーション計画は，患者の病歴，経過と症状，欠損の範囲を機能障害，機能制限，能力低下，社会的不利を含めて考慮する。患者の能力（有用なもの），優先事項，資源（家族，家庭，一般社会）も同様に重要である。長期の計画の焦点を絞ることは，効果的管理において重要である。系統立てられた継続したケアは，入院，外来，および家庭/社会でのケアの準備として必要である。

　回復期リハビリテーションは，筋力，持久力，痙縮の軽減などの改善に焦点を当てた介入を行う。集中的で，時間を限った入院患者へのリハビリテーションの経験は，新たな症状や機能の制限を生じた安定しないまたは再発性のMS患者の指標となるだろう。望ましい帰結は，治療的そして補償的訓練の方法を用いて，回復させること，または機能を最大限にすることである。

　多くのMS患者は，進行する病気の影響を管理するための**機能維持的計画**を必要とする。絶えず見直されるリハビリテーション計画（家庭用計画，外来計画）が必要である。その方法は，予防や機能低下を遅らせるために，そして定期的な運動，健康，自己管理技術を促進するために展開される。実際，QOLの向上は，持続する慢性の病気に直面している患者にとって，最も意味のある帰結である。医療費償還制度の変更は，医師が提供しうる医療サービスを有意に変えている。セラピストは，長期間に及ぶもののわずかな回数しか通院しない患者（数ヵ月を経過した後，月に1〜2回）を受け持っている。機能維持の計画は，個人的保険によっては一般にあまり資金援助をされないのである。高齢者および障害者を対象とするメディケアは，確認された危険性（二次的機能障害の危険性，機能的能力の損害）により，セラピストの技術が患者を管理するために必要とされるのであれば，機能維持のための費用を補償している。セラピストは，まず患者を評価し，患者の能力と許容度や薬物管理の目標に対して適切な計画をつくり，実行し，患者の状態に基づいて定期的に再評価する。直接介入，患者関連の教育，環境に合わせた改変，支持的カウンセリングなどさまざまな介入は，目標や成果を達成するために必要である。しかし最も重要なことは，機能維持の計画を実行するために必要な管理技術を患者，家族，介護者に教えることである[45,46]。入念な記録書類が，機能維持の計画に対する医療費の十分な償還を確実にするために必要である。

評価

　CNSの多くの異なった領域が病気に侵されているかもしれないので，神経学的および機能的広がりを決定するための注意深い検査が不可欠である。治療の効果や状態の変化を確認するために，一定の間隔をおいて再評価が必要である。治療の成果としての症状と一次的な寛解による症状の変化を鑑別することは，常に可能であるわけではない。個々の患者の症状の多くが変わりやすいことを考えれば，機能的に標準的な症状を知るために2，3日間以上の初期検査を行うことはしばしば有益である。検査を予定するときには疲労や悪化要因を考慮に入れるべきである。

　患者の病歴，全身状態，関連した検査や評価を行うことで多くの情報を得ることができる。検査方法や質問レベルの選択は，患者自身の状態によって決定される。重症度，病気の段階（急性，亜急性，慢性），年齢，リハビリテーションの進行段階や設定，その他の要因はすべて評価を行ううえで考慮に入れるべきである。

　以下に示すのは，MS患者の機能評価を行ううえで用いることができる評価や関連のある検査の明確な領域である（より詳細な説明については，前述した評価に関するいくつかの章を参照）。

1. 認識の評価：記憶，注意力，集中力，論理的思考概念，情報処理の速さを検査する。認識の実践における疲労の影響，自己測定や自己訂正能力。有用な評価法としてはMMSE（Mini Mental Status Exam，ミニメンタルステート検査）がある[47]。
2. 感情および精神機能評価：感情の安定性を測定する。感情の不安定さの存在，幸福感，感情の不規則性，抑うつ（苦しさ，期間，機能的動作への影響，無力な感情）。ストレスや心配事のレベル。コーピング方法。睡眠異常。
3. 感覚統合性の評価：表在感覚および深部感覚（触覚，圧覚，温度覚，痛覚，固有感覚）とその複合，あるいは皮質感覚（立体認知，局所感覚，2点識別）を

検査する。Lhermitte 徴候の出現。
4. 視覚の評価：視力，視覚追跡，調節能を検査する。視覚の異常（不明瞭，視野の欠損〈暗点〉，複視）。
5. 疼痛評価：特定の運動や刺激にともなう行動や反応での痛みを測定する。主観的評価。異常感覚の出現。評価には McGill 疼痛質問票[48]と VAS（visual analog scale，ビジュアルアナログスケール）を用いる。
6. 脳神経統合性の評価：運動および感覚の脳神経機能を検査する。単症状出現（視覚痛〈視覚神経炎〉，動脈神経の調整不良，嚥下困難，咽頭反射の障害，三叉神経痛）。
7. 関節可動域（ROM）の評価：機能的 ROM を評価する。明確な ROM は角度計を用いて測定する（AROM，PROM）。
8. 姿勢評価：静止姿勢，静的・動的制御を評価する。姿勢異常の出現（姿勢時振戦，筋失調，変形）。方眼による垂直線での姿勢，静止した写真もしくはビデオ，プラットフォームでの姿勢撮影も含める。
9. 筋活動の評価：機能的な体力，持久力を評価する。特異的な体力の消耗，力，持久力は MMT と等速性の測定法にて評価することができる。
10. 疲労の評価：疲労の頻度，継続時間，程度を評価する。疲労に陥る要因と，疲労を防止する複合要因。活動性のレベルと休止の試みの効力。MFIS（Modified Fatigue Impact Scale）は National Multiple Sclerosis Society Fatigue Guidelines Development Panel によって開発された[49]。
11. 温度感受性の評価：温度感受性の程度と疲労や脱力による影響を評価する。鼓膜体温計（耳体温計）は中等度〜強度の運動の前，中，後で使用することができる。体温変化と神経学的症状悪化の間には相関がみられる。
12. 運動機能の評価
    a．皮質脊髄症状の評価：不全麻痺，痙縮，深部腱反射の亢進，Babinski 徴候陽性，不随意痙攣（屈筋もしくは伸筋）についても検査する。筋緊張の亢進のレベルもしくは重症度，四肢と体幹両方の反射亢進は修正アシュワーススケールを用いて評価する。下肢と上肢，右側と左側の違いを決定する。緊張に影響する要因。
    b．小脳症状の評価：運動失調，企図振戦，眼振，姿勢平衡失調，dysarthria，姿勢変換への影響を観察する（座位から立位）。姿勢の安定性のための要求を増加させる失調性運動の増加に注目する。
    c．前庭機能障害の評価：めまい，眼振，頭と身体の動きでの視野のかすみ，姿勢不均衡を評価する。
    d．AMCA（Amended Motor Club Assessment）は，MS 患者の運動および機能的な欠如の性質や程度を評価するために開発された[50]。
13. 歩行，移動，バランスの評価
    a．歩行評価：歩行の特質，特性を評価する。安定性，安全性，持久力を検査する。運動失調に関して，ビデオ撮影を考慮する。よく用いられる評価として，動的歩行指標 Dynamic Gait Index[51]，AI（Ambulation Index）[52]，RVGA（Rivermead Visual Gait Assessment）[53]がある。
    b．装具，補装具の評価：アライメントと装着感，安全性，実用性，使用の快適さ，エネルギー保存と消費を測定する。
    c．車椅子操作能力の評価：機能的な可動性，操縦，安全性，移乗能力，エネルギー保存と消費を測定する。
    d．バランスの評価：静的・動的バランス，反応，予測バランス，感覚組織，協調運動障害を測定する。よく用いられる評価として，Clinical Test for Sensory Interaction in Balance[54]，動的な姿勢撮影[55,56]，Berg Balance Scale[57]，POMA（Tinetti Performance Oriented Mobility Assessment）[58]がある。
14. 有酸素性能力と持久力の評価：安静時のバイタルサイン（心拍数，血圧，呼吸率），呼吸パターンを評価する。労作性呼吸困難が認められたら，運動中と後の労作性症状（呼吸困難，血圧上昇，心拍数，呼吸率）を評価する。有用な評価として，RPE（Rating of Perceived Exertion）scale[59]と呼吸困難スケール[60]がある。
15. 皮膚統合性と状態の評価：無感覚な領域や打撲傷，皮膚損傷を評価する。発汗を抑制する能力（乾燥）のレベルを評価する。ベッドや車椅子での姿勢，圧力をやわらげる代償的方法および圧力軽減装置を評価する。皮膚の状態の認識と安全性の理解について評価する。
16. 機能的な評価：機能的な可動性能力，BADL，IADL，社会的機能性，地域社会と仕事への適合能力を評価する。有用な評価法として，FIM（Functional Independence Measure，機能的自立度評価）がある[61,62]。
17. 環境評価（自宅，地域社会，職場）：物理的な空間における障壁，アクセス，安全性を評価する。問題に関係のある環境（自宅，職場）における特定の課題遂行評価（患者の行動に基づく評価）を含めることもある。
18. 一般的健康状態の測定：一般的健康状態の測定は，広範囲にわたる個別の帰結を評価するために用いることができる。典型的な評価項目として，日課となっている日常活動能力と QOL（身体，社会的機能，

一般的健康状態，体力，精神的安定，肉体的苦痛など）がある。それらは包括的もしくは長期間の健康に関する帰結や短期間の治療効果を調べるために必要な感度の欠如を評価するのに最も有用である。一般的健康状態の測定には，Rand 36-Item Health Survey SF-36[63]，Sickness Impact Profile[64]，AMPS[65]を用いることができる。

19. 疾患特異性の測定：疾患特異性の測定は，病気の実態を明確にする特有の性質を評価するためのものである。項目としては，病気の過程や帰結についての情報，臨床的に重要な典型的な経時的変化の情報がある。したがって，それらの評価は，一般的健康状態の評価より変化に対する応答性や感受性が大きい。MS 患者の評価のために特別に発達した評価の例としては，**EDSS**（Expanded Disability Status Scale，拡張総合障害度），**MRD**（Minimum Record of Disability）がある。

   a．EDSS：1955 年，Kurtzke[66]は，MS の総合的な能力の評価のために 10-point scale をつくり出した（DSS〈Disability Status Scale〉）。このスケールは，1983 年に 0.5 刻みに増分されることによって臨床的感受性を拡大させ，EDSS となった[67]。このスケールは臨床医によって広く使われており，また MS の調査研究において患者サンプルを標準化するために使用されている。患者は，錐体路，小脳，脳幹，感覚，膀胱・直腸，視覚，精神，その他の機能を含む FS（functional system，機能別障害度）で 8 つの異なる症状の出現を基礎として等級づけされる（付録 A 参照）。EDSS の採点は 0〜10 の 20 段階で，0 は神経学的に正常，10 は MS による死亡である。最終的な点数は，FS 評価で得られた等級に基づいている。例えば，EDSS で 2.5 と分類された患者は，FS の 2 つの項目が最小の能力（FS のグレード 2 が 2 つ，他は 0 もしくは 1）であることを示している。EDSS は，障害の主たる指標として移動の能力に焦点を当てる（3〜6.5 まで移動のレベルをみる。7 もしくはそれより大きいスコアの患者では歩くことができない）。EDSS への批判としては，機能的活動性（歩行）の変化への感受性が欠如し，障害のより少ない患者（スコアが低ければより障害が少なく歩くことができる）での評価者間信頼性の問題があることがあげられる[68]。

   b．MRD：International Federation of Multiple Sclerosis Societies によって 1985 年につくられた[69]。この評価は 3 つのサブスケールがある。すなわち，FS をともなった EDSS，ISS（Incapacity Status Scale），ESS（Environmental Status Scale）である。それは広範に使用され，WHO の用語（1980）に従った機能障害の分類がなされている。例えば，機能障害（FS と EDSS），能力低下（ISS），社会的不利（ESS）である。ISS には ADL の機能的能力評価として 16 項目ある。ESS は就業状態，経済状態，居住する場所，人の介助，移動，地域援助を含む社会的な行動の評価である。Solari ら[70]は，MRD の自己管理版の妥当性を評価し，移動の活動性，ADL スキル，社会的活動性の評価は，正確さと費用効果の両方が備わっていることをみいだした。MRD のコピーは National Multiple Sclerosis Society から手に入れることができる。

   c．多面的 QOL 評価：再発と症状の管理のための薬理学な治療の進歩により，多くの患者の延命や症状の軽減を期待することができる。ゆえに QOL は，ますます重要となっている。多面的な QOL 評価は MS 患者個々に使用するためにつくり出された。それらは，Cella らの Functional Assessment of Multiple Sclerosis quality of life instrument[71]，Pfenning らの Quality of Life in MS[72]，および Vickrey らの Multiple Sclerosis Quality-of-Life questionnaire（MS-QOL-54）に記されている。FIS（Fatigue Impact Scale）[74]は，QOL への疲労の影響を測定するためにつくり出された。DiFabio らの文献[75]では，外来患者で週 1 回のリハビリテーション（維持プログラムとして定義する）を 1 年間受けている慢性，進行性の MS 患者のグループと，順番待ち名簿にあるがリハビリテーションを受けていないコントロールグループとで，健康に関連した QOL を比較した。彼らは，活気/疲労，社会的機能，社会的援助，一般的健康状態の変化を含んだ健康状態のいくつかの評価において，治療グループがコントロールグループより向上していることをみいだした。さらに，コントロールグループの筋力低下，疲労の度合いは，治療グループと比べより大きかった。慢性で進行性のこの患者グループは，衰弱の度合いが総合的に減少し，機能的な維持プログラムの適正かつ集中した提供により生活の質が向上したのである。

現実的な目標，帰結の設定

介入（リハビリテーションの）と同様，目標，帰結は綿密なアセスメント，患者個人の能力，ニーズの評価をもとに設定すべきである。計画の全項目において，確実な成功のためには患者や家族の熱意が必要である。MS 患者の理学療法の目標，帰結は，Guide to Physical Therapist Practice[76]による以下に示す項目が適用でき

る。
1. セルフケア，在宅での管理（ADL, IADL）能力の向上
2. 身体面の能力や仕事，余暇活動のパフォーマンスレベルの改善
3. MS の急性期，慢性期のステージにかかわる障害の減少
4. 患者，家族，介護者，他職種の人々を協調させるケア
5. 治療強度の低減
6. 症状の自己管理能力の向上
7. 健康習慣，健康，予防を促進する行動（能力）を高める
8. 二次障害や再発のリスクの減少
9. 関節の整合性，動きの保護
10. 筋力，パワー，持久力の増加
11. 姿勢調節の改善
12. 運動機能の改善
13. 痛みの軽減
14. 歩行，移動性，バランスの改善
15. 有酸素性能力や持久力の増加
16. 患者，家族，介護者の安全性改善
17. 患者，家族，介護者の診断，予後，目標，帰結，介入に対する知識，意識の向上
18. 個人や環境の因子が MS の悪化やその症状と密な関係であることに対する患者の知識の向上
19. 活動ペースやエネルギー管理に対する患者の知識の向上
20. 意思決定は，リハビリテーションの応用や地域資源利用に対する考えを深める
21. ストレスレベルを減少させ，患者，家族の身体的調整を促進させる

介入

介入は欠損部分の全体について検討し，障害に対して直接的，間接的に取り組む（図22-1）。能力低下を軽減し，また QOL の改善，機能的制限の減少に焦点を当てた介入について考察する。

▼ 感覚欠損と皮膚管理

感覚欠損の自覚を強くし，感覚喪失を代償して，安全性を向上するための方法を策定すべきである。感覚障害は評価を継続して行うことで回復することがあるので，評価は重要で必要である。感覚障害の代償トレーニングの方法の成功は，他の残存感覚システムの有効性によって決まる。例えば，固有感覚の低下が患者に不安定状態，転倒の危険をもたらすときは，視覚によ

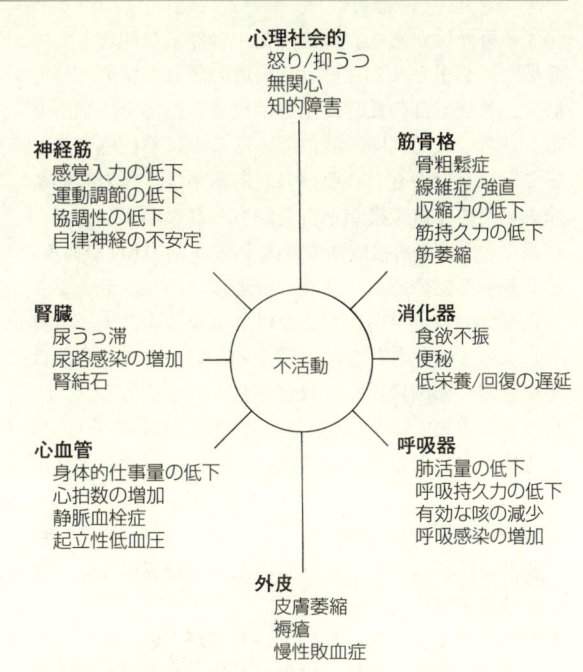

心理社会的
- 怒り/抑うつ
- 無関心
- 知的障害

神経筋
- 感覚入力の低下
- 運動調節の低下
- 協調性の低下
- 自律神経の不安定

筋骨格
- 骨粗鬆症
- 線維症/強直
- 収縮力の低下
- 筋持久力の低下
- 筋萎縮

腎臓
- 尿うっ滞
- 尿路感染の増加
- 腎結石

不活動

消化器
- 食欲不振
- 便秘
- 低栄養/回復の遅延

心血管
- 身体的仕事量の低下
- 心拍数の増加
- 静脈血栓症
- 起立性低血圧

呼吸器
- 肺活量の低下
- 呼吸持久力の低下
- 有効な咳の減少
- 呼吸感染の増加

外皮
- 皮膚萎縮
- 褥瘡
- 慢性敗血症

図 22-1 不活動による臨床徴候

り補うことができる。多様な感覚システムが障害されている（視覚も障害されている）ならば，減じた感覚を補う方法は成功しないかもしれない。

固有感覚が低下した患者では，動作制御，運動学習の機能障害が示されている。固有感覚が低下した患者は，他の感覚システム（特に視覚）の使用を増やすことが必要である。タッピング，言葉による手がかり，バイオフィードバックは，フィードバックを増加させる効果的な方法であろう。固有感覚負荷（運動，抵抗，荷重，プールを通じて）は，動きの意識改善や残存している固有感覚機能を高めるだろう。

視力障害は，動作，姿勢制御を妨げるだろう。ぼやけた視力は，まぶしい光を減少させるサングラスの使用によって改善することがある。混乱を取り除くことや，環境間のコントラストを増強（例えば，階段にマークをつける）することで安全性は向上できる。複視はしばしば，特に読書，運転，テレビ鑑賞などでは，一方の眼上をパッチで覆うことで制御できる。しかし，アイパッチは CNS の可能な順応を妨げることがあるので連続的な使用は勧められない。アイパッチはまた，深い認知をも妨げる。プリズム眼鏡は二重像を調整するのに有用である[6]。視力減弱が進行する場合は，視力減弱診療や視覚障害者を援助する国営サービス組織（National Association for Visually Handicapped, National Federation of the Blind, American Foundation for the Blind）に紹介すべきである。

表在感覚が欠損した患者は，無感覚の皮膚部位を損

傷する可能性がある。褥瘡の発生は深刻な問題として重要な関心事となるだろう。皮膚の腫れた状態，静的肢位，骨突出部の長時間圧迫は皮膚の損傷を増加させる。患者は長時間同一肢位でいることに不快感を感じることはないかもしれないし，あるいは，体力衰弱や痙縮のため体位変換が不可能かもしれない。加えて，痙縮や痙攣は皮膚接触面の摩擦を高める可能性がある。感覚鈍麻部位の認識，保護，管理はリハビリテーション過程において早期に教えなければならず，チーム全員によって強化されなければならない。患者や家族は皮膚管理の原則に従って教育されるべきである。

1. 皮膚は清潔で乾燥した状態に保たなければならない。皮膚が汚れたらすぐに清潔にし，乾燥させなければならない。
2. 皮膚は定期的に（少なくとも1回/1日），綿密に点検しなければならない。発赤部分や骨突出部は，特に注意する。
3. 衣服は通気性，着心地のよいものがよい。縫い目やボタン，ポケットは，皮膚に圧迫がかからないように，特に体重がかかる部位は注意しなければならない。
4. 通常，除圧はきわめて重要である。患者に体位変換の仕方を教え，頻回に体位変換をさせるべきである。車椅子に座っているときは15分ごと，ベッドでは2時間ごとに行う。車椅子のプッシュアップ，体位変換の処置は圧迫を緩和することを教えるべきである。
5. PRD（pressure relieving device）は無感覚部位を保護するのに必要で，常に使用すべきである。PRDには，体重を分配し，剪断変形力やベッドとの摩擦力を減らすマットレスがあり，羊皮，空気やフォームクッション，筒状や靴下状のもので損傷されやすい部位（肩甲骨，肘，坐骨粗面，仙骨，転子，膝，果，踵）を保護するのに必要である。クッション（液状または空気を利用したフォーム状の除圧シート）は車椅子に長時間座って過ごす患者にとって重要である。
6. 予防は一番の方法である。患者に，皮膚に外傷を与えるかもしれない行為に対して用心させるべきである。ベッド上での運動や移乗の間に，皮膚を引っかけたり，ぶつけたり，こすったりして皮膚を傷つける。熱傷は熱湯や熱いものとの接触により生じる。皮膚の赤色部位が増すのであれば（少なくとも30分以上継続して），発赤が消えるまでその部位が何かに接触しないようにしておくよう指示する。水疱や蒼白部位，開創はより深刻な傷害であり，即刻の手当を要する。水疱などは，感染に対する抗生物質治療や傷の治療手技（清潔，デブリドマン，局所の抗生物質剤，創傷被覆材）や形成手術を必要とする[77]。
7. 皮膚を清潔に維持し，良好な栄養状態の維持，十分な水分摂取などの機能維持は，予防対策として必要である。

▼ 疼痛

疼痛の管理は，その原因を正確に評価することによってなされる。慢性の筋力低下からくる骨格筋変形や関節のゆがみは重要な考慮すべき問題であり，理学療法介入により制御されやすい。定期的なストレッチ，運動，マッサージ，超音波により，疼痛は緩和されるだろう。矯正器具や適切な肢位を工夫して動作姿勢を再教育，矯正することにより，関節のゆがみや疼痛を除去できる。Lhermitte徴候の刺すような痛みは，ソフトカラーを用いて頸部の屈曲を制限することで除去可能である。微温湯を使用した水治療法やプール療法は，痛みを伴う感覚異常に有益な効果をもたらすことがある[8]。弾力性のある靴下や手袋は，圧迫により痛みを軽減することができる。ほどほどの温かさも，経験的に疼痛除去に有効である。長時間の起立による疼痛は，例えば，総合的なペインクリニック（第28章参照）のような，慢性疼痛のトータルマネジメントアプローチが有益である。ストレス管理のテクニックリラクゼーションのトレーニングは，不安と疼痛の両方を減らす助けとなる。MS患者の疼痛調節のためにTENS（transcutaneous electrical nerve stimulation）を使用することは矛盾した結果をもたらす。何人かの患者で症状の悪化を経験している[11]。

▼ 痙縮

固定された姿勢や拘縮の結果生じた痙縮は，種々のモダリティや治療的運動，ポジショニング，およびそれらの組み合わせなど，多様な理学療法介入で制御しやすい。局所冷却（アイスパック，寒冷浴，冷却スプレー）は，腱反射亢進，クローヌスの減少や神経・筋インパルスをゆっくりと伝導させることによって痙縮減弱が可能である。寒冷療法効果は比較的短いが，患者によっては動くための能力向上が数分ないし数時間持続することがある。特に感覚が正常な患者は，神経の自動的システム反応のため寒冷感覚に対し不快な反応（心拍数，呼吸数，吐気を含めた）を示すことがある。寒冷療法は，これらの患者には禁忌である。

疾患発症早期の日々継続したストレッチ運動は，関節の安全性・可動性を維持するので有効である。したがって，患者には在宅運動プログラムの一環として，セルフストレッチを教える。家族や介護者にも適切なストレッチを教える。注意として，痙縮は速度依存性があるため急激で強いストレッチは行わない。おのお

のストレッチ肢位は，筋を新しい肢位に適応させるため，少なくとも30～60秒保持しなければならない。リズミックローテーション（四肢の穏やかなローテーション）によるストレッチの組み合わせは，新たな可動域を獲得するのに効果的な方法である。ストレッチは，痙縮を防ぐために最善の結果をめざす薬物療法期間に合わせて行う。概して，下肢は上肢よりも，特に伸筋や抗重力筋で痙縮が強い。しかし，痙縮は人によって異なり，大腿四頭筋，内転筋，足底屈筋（下腿三頭筋）などのストレッチ中，筋は特別な力強さを要する。車椅子に座って過ごす時間が長い患者には，ハムストリングスや殿筋にもストレッチが必要である。これらの筋の持続的な静的ストレッチは，起立台を使用することで可能となる。

　自動運動は，相反抑制機構を通じて筋緊張整復を維持するため，拮抗筋収縮に焦点を当てるべきである。痙縮を助長する運動は控えるべきである。運動と低用量のバクロフェン（筋弛緩剤）とを組み合わせたとき，最小から中程度の痙縮を有するMS患者の筋緊張が総合的レベルで著しい改善を示した[78]。

　筋緊張を減らすための機能的マット運動は，体幹や近位に動作を集中すべきである。なぜなら，強い近位筋の活動から定着されているようにみえる高緊張のパターンが多くあるからである。伸筋緊張が優位であるようにみえるので，体幹回転による下肢屈筋の圧迫運動は最も効果的であろう。例えば，下肢回転 lower trunk rotation（LTR）は伸筋緊張減少に効果的である。1つの効果的な方法は，下肢の下にバランスボールを置いて前後にゆっくりと動かすことである。患者によっては，四つ這い位から横座りになる動作も，大腿四頭筋の反応抑制を持続するLTRを併せ持つ運動として伸筋の緊張を減らすことに有効である[79]。特効のあるテクニックとして，NDT（neurodevelopmental treatment）ハンドリング[80,81]やPNF（proprioceptive neuromuscular facilitation）リズミックイニシエーション[82]などは筋緊張を減らすのに効果的である。最後に痙縮を悪化させているすべての因子（例えば，熱さや湿度，ストレス）を減少または除去することが重要である。

　異常または痙縮のない良肢位はリハビリテーションプログラムを構成するのに重要である。一般的に，ある体位で長時間固定されたり，静止することは強い痙縮を有する患者にとって有害であり，避けるべきである。例えば，下肢を伸展したり内転したり，あるいは足底屈（底屈）した姿勢で1日ベッドにいる中等度から重度の下肢筋緊張患者は，車椅子に座るとき殿部や膝を十分に屈曲できないだろう。ベッドにいるときと同様に，足は底屈位のままになり，フットペダルに足を置けなくなる。いろいろな肢位（ベッドや車椅子もしくは椅子）をとらせるポジショニング計画は，患者が1つの肢位に固定されることを防ぐだろう。機械的な装置（スプリント，キャスト，足装具，指装具）は肢位を保持するのに役立ち，関節構成を維持する。可動域の最終点で肢位反応を抑制するキャストもまた，伸張反射感覚，緊張を減じる効果を加えることができ，短期間の介入が必要であろう[83,34]。

▼ 疲労

　疲労はMS患者共通の問題であり，相当な衰弱をもたらす。慢性疲労は，効果的でない課題遂行，過度の疲れやすさ，脱力感，不安感や休息後の不完全な回復が特徴である。さらに，疲労を増悪させるおそれのある活動に対して嫌悪感を持っているのが一般的である[17,85]。結果として生じる活動水準の低下は，低下した健康状態と密接なかかわりを持ち，次なる機能低下の進行に重要な意味を持つ。セラピストは微妙なバランスをとる必要がある。一方では運動の処方を行い，もう一方では過労と疲労の進行を慎重に回避しなければならない[86]。

　患者には運動の方法やペースを教えなければならない。**エネルギー保存**のためには，全体的なエネルギー要求量を減少させる方法をとらなければならない。それには，日常生活の活動を完遂するために仕事を減らしたり環境を変えることが求められる。したがって患者は，新しい課題遂行手段を学び，エネルギーを蓄える。例えば，電動スクーターは地域社会での移動に便利であり，エネルギーの保存と自立にも役立つ。困難であったり，多くのエネルギーを必要とする活動は，構成要素に分解することができる。**活動ペーシング**は，1日を通して休息を散在させる活動のバランスを示すものである。慢性疲労の患者が，彼らの毎日のスケジュールを考慮する際，定期的な休憩を前もって計画する必要がある。活動が多大な疲労をもたらすものである場合は，小休止を設けるべきである。患者が自身の活動の限度を学び，制限することを知れば，エネルギー消費の全体的なレベルを改善することができる。作業療法士は，計画作成において，課題の単純化，エネルギー効率の良い活動の開発など有意義な提案ができる。

　状態が悪化した際，患者は数日間の休養により状態が改善するであろう。患者に同じレベルの運動や歩行を継続させることは無益である。状態が安定しており，新しい症状がみられない場合は，治療を再開させることができる。治療の重点とペースは，患者のそのときどきの状態に従って再調整しなければならない[11]。

▼ 麻痺

　筋力低下は，患者により大きく異なる。皮質脊髄路

の障害を持った患者は，筋力，パワー，および持久力の低下を示し，痙縮やその他のUMNとの相互的な関係を障害する．小脳に障害を持つ患者は，無力症や筋力の総体的な低下を示すことがある．患者はさらに，長期の無活動状態と全身的な体調不良にともなう虚弱化を経験する．系統立った運動の継続により，筋力および持久力を改善することが治療の重点目標である．残存能力を強化することは，侵された四肢を可能なかぎり長期にわたって使用することを可能にする．麻痺していない筋の強化は，代償的な方法として効果がある（例えば，上肢の強化はプッシュアップによる移乗や車椅子使用に役立つ）．筋の強化は，自助具などを使用することを考慮して効果的に行う（例えば，肩・肘関節伸筋群は，松葉杖歩行に重要である）．現実的な目標の設定や運動を選択する際には，患者が楽しめるものを選択することでモチベーションとコンプライアンスが確実なものとなる[87]．

増強運動は適切に用いれば，MS患者にとって安全で有効である．機能障害が最小で安定した病状の患者の運動耐性は最良と考えられ，したがって最適な成果が得られる．この所見は，二次的機能障害が生じる前に早期の運動療法を行うことの必要性を示している[86]．次に続く，一般的なガイドラインを考慮することは重要である．最大強度より低い（低～中等度の強度）運動強度には耐えられるが，最大強度の運動ではそうはいかない．トレーニング効果を達成するためには，より頻繁な反復が必要となるのである．同時に，十分な休息期間を注意深く配分しなくてはならない．MS患者は，このようなトレーニングプログラムによってより進行を遅らせることができるであろう．運動を強化するにあたって，痙縮を低下させ，適切な柔軟性を確保するのにストレッチが必要となるだろう．過労や過剰な興奮によって有害な結果が生じることがないように注意すべきである．疲労するまで運動することは禁忌であり，症状の悪化をもたらすことがある．これは患者のモチベーションを継続するうえで不利な結果を及ぼすだろう．運動は，身体中核温度が低く，疲労する前の午前中など最適な時間に予定すべきである．環境の温度も制御すべきである．空調は，さまざまな気候において必需品である．補助的冷却手段として，扇風機の使用やプール[88]での運動，あるいは冷却機能のある衣服[89]がある．

抵抗トレーニング法には，等運動性の動力測定法または進歩的な抵抗運動がある．MS患者の筋力，持久力，疲労性[88,90]，そして末梢の疲労の測定法[88]によって著しい改善が報告されている．また，機能的なトレーニングアプローチを使用することで筋力増強を達成できる[79]．PNFパターン[82]は，患者が容易に疲労するときに有効な主要な共同筋群の動きと多分に緊張低下に役立つ対角線上の動作とを組み合わせたもので，それらの増強のために理想的である．また患者は典型的にエネルギー量が限られているため，個々の筋運動よりもPNFパターンは経済的である．機能的な運動を用いたトレーニングは，近位の筋を増強するのに焦点を合わせている．これは，改善された機能および減少したエネルギー消費を維持するために重要である．PNFパターンと運動は，重錘バンド（weight cuff），elastic resistance bandや徒手抵抗によって行うことができる．

グループ運動と自分のペースで行える運動は，リハビリテーションプログラムの有用な構成要素である．このアプローチにおけるセラピストの主要な役割は，教育者およびグループリーダーとなることである．グループの良好な統制には注意が必要で，グループメンバーの明確な目標と運動を決定するために個々の評価が求められる．機能的な可動性，バランス，ADL能力の著しい改善が，症状が継続的に悪化していないMS患者40人のグループで実証された[91]．

▼ 運動失調

運動失調はMS患者に一般的にみられ，制御が困難な場合がある．患者は一般に，共同運動失調，振戦，姿勢・バランス・歩行障害を呈する．治療は，姿勢の安定性，四肢の運動の正確性，機能的なバランスおよび歩行の促通に向けられる．姿勢の安定性は，異なる多くの体重支持・重力下での姿勢（例えば，両肘立て腹臥位，座位，四つ這い位，膝立ち位，高這い位，立位）における静的制御に焦点を当てることで改善することができる．一連の姿勢の変化は徐々に支持基底面を変え，質量中心を上げ，制御する身体部位の数を増やすことによって，姿勢の要求を徐々に増加するのに使用される[79]．安定性の促進を目的とする運動テクニックには，近位の関節や頭部および脊柱を用いた静的運動（等尺性）およびリズミックスタビリゼーションがある．著しい運動失調を有する患者は，安定した状態で保持することができず，可動域の減少が進行するので，ゆっくりとした逆転ホールドの技術の適応から改善を得ることがある．望ましい到達点は，安定した中間位保持である．

制御移動性活動（体重移動，体重揺動，姿勢移動，動作転換）を取り入れることによって，ダイナミックな姿勢の応答を促すことができる．患者は背臥位から座位となり，立ち上がって駆け出すような機能的な運動変化を練習すべきである．遠位の運動は近位の安定性を増し，さらにダイナミックな姿勢制御を促す．例えば，抵抗を加えたPNF運動もしくはリフトパターンは体幹と上肢の動作を連合させる（回旋をともなう

屈曲または伸展）。

治療の重点目標は安全で機能的なバランスを促進することである。静的バランス制御は，フォースプラットフォームトレーニングによって改善することができる。運動失調の患者は，アライメント位置の姿勢の動揺（頻度と程度）とコントロール中心を抑えることを学ぶ。視覚，聴覚のフィードバックディスプレイからの追加的バイオフィードバックは，患者によっては制御を改善することができる。体性感覚，視覚，前庭覚は，知覚システムをより適切に代償することができる（例えば，立位での開眼から閉眼，平らな面での立位から不安定な面での立位）。潜時の持続（反応の開始）が期待されるだろう[52,53]。自己によって開始された運動（例えば，リーチ動作，回旋動作，屈曲動作）を用いることで，ダイナミックなバランス制御を促すことができる。また，可動（移動）表面を使用することもできる。例えば，バランスボールの上に座る運動は，動的バランス制御を促通する優れた方法である。

測定障害の手足の動きの制御は，PNFの軽い抵抗を用いることで力の出力調整と相互の筋活動を促進することができる。**Frenkel体操**は，脊髄癆および固有感覚に起因する感覚性運動失調を治療するために1889年に開発された。これらの運動は，MS患者の測定障害の治療に適用でき，背臥位，座位，立位で行う。各運動は，正確な動きを眼で確認しながらゆっくりと実行する。この運動には高いレベルの集中力および努力が必要で，すべてのMS患者に適しているわけではない。必要な能力がある患者にとって，それらは認識過程を通して，失調性運動のなんらかの改善に役立つだろう。部分的な感覚を持った患者は，閉眼での訓練に進むことができる。Frenkel体操についてはBox 22-3に示した。

失調性運動は，軽量の重錘を適用することによって固有感覚入力が高まり，動作の安定に役立つことがある。ベルクロの重錘，重量ベルト，重量ジャケットは，測定障害の動作や振戦を減少させることができる。しかし，余分な加重はエネルギー消費を増大するため，疲労を引き起こさないように注意しなければならない。加重された杖や歩行器は，歩行中に失調性の上肢の動きを抑制するのに使用できる。著しい振戦のある患者にとっては，介助されるか自立するかといった違いを意味する。セラバンドも抵抗を与え，かつ失調性の動きを縮小するために使用できる。エアスプリントも四肢の動きを安定させるために使用できる。柔軟なネックカラーは頭部と頸部の振戦を安定させることができる。しかし，これらすべての方法は代償的手段とみなすべきである。いったん器具を外せば失調性の動きは再開するであろうし，ある場合には一時的に悪化する

Box 22-3　Frenkel体操

概要：運動は一側または両側を介助または介助なしで行う。負荷なしでゆっくり，同一テンポで行い，スムーズでタイミングよく実施する。運動の一貫性は重要であり，特定の目標として運動の程度を考慮する必要がある。臥位，座位，立位，歩行の4つの基本的な肢位がある。運動は最も安定している肢位（臥位，座位）から最大の目標（立位，歩行）へと進める。随意調節が改善すれば，運動を指示により止めたり始めたりし，運動範囲を広げたり，同じ運動であっても閉眼で行ったりする。集中と繰り返しが成功の秘訣である。上肢でも同様な考え方で運動を改善することができる。

例：
1. 半臥位：足がベッドについた状態で一側の股関節，膝関節を屈曲，伸展する。
2. 半臥位：膝を屈曲し，足がベッドについた状態で股関節の外内転を行う。また，膝を伸展して行う。
3. 半臥位：踵を持ち上げた状態で股関節，膝関節の屈伸を行う。
4. 半臥位：一側の踵を対側下肢に置く（爪先，足関節，すね，膝蓋骨）。
5. 半臥位：一側の踵を対側膝に置き，脛骨上を足関節まで動かす。
6. 半臥位：両下肢で同時に股関節，膝関節を動かす。
7. 半臥位：両下肢を交互に動かす。一側が屈曲であれば対側は伸展。
8. 座位：一側の膝屈伸を行う。足踏みへと進める。
9. 座位：股関節の内外転。
10. 座位：特定の目標に足を交互に置く（マーク，ます目を使用する）。
11. 立ち上がりと座位：指定の回数行う。
12. 立位：足を目標に置く（床へのマーク）。
13. 立位：体重の移動。
14. 歩行：指定の回数だけ前方または側方（床にステップ長，歩隔の調節のためFrenkelマット，平行な線や目印をつける）。
15. 歩行：指定の回数方向転換する（床の目印は安定した支持基底面を維持するのに役立つ）。

かもしれない。

プールは，座位および立位での静的および動的な姿勢制御を実行する重要な治療手段である。浮力が直立したバランスを援助してくれる一方で，水は患者の失調性の動作を遅くする段階的な抵抗を提供する。水泳および水中柔軟体操は筋の易疲労性を軽減し，持久力を向上することを，MS患者のグループは示した[88]。さらに，適温または冷たい水温では，痙縮を抑制する可能性がある。

一般に運動失調のある患者には，運動の制御に集中できる刺激の低い環境が好ましい。彼らは，運動学習を改良するために増大しているフィードバック（結果やパフォーマンスについては口頭で説明）と反復が助

けとなる。MS患者は，実際にはしばしば知覚のフィードバック，注意，記憶，および集中を損なう神経筋疲労と神経学的な不足によって制限されている。セラピストが効果を上げるためには，慎重に患者の資質と能力をみきわめ，学習を最大限有効なものにするために，それらを利用する必要がある。

▼ 機能訓練

機能訓練は，ADL課題が確実に遂行されるための代償適応と，問題解決スキルの向上を重視すべきである。全般的な目標は自立性の維持か，機能状態の改善である。理学療法士が，ベッド上動作，移乗動作，車椅子の使用，移動動作の方向づけを行う。更衣，衛生管理，入浴動作，トイレ動作，食事動作などのADL訓練の流れは作業療法士が指示するが，コミュニケーションスキルの訓練は言語聴覚士が行う。訓練方法の一貫した実施と成功のためには，チームメンバーの密接なコミュニケーションが必要である。患者が訓練計画全体に参加することで，患者の個人的充足感が増加して，依存性，受動性が軽減する[92]。

MS患者の大半が多彩な自助具を使用する[93]。このためには，注意深く集中して，適切な自助具を処方する必要があり，患者の体力と運動機能の維持を補助するために，環境の修正も必要である。ベッドやトイレの手すり，頭上のぶら下がり棒，補高椅子，移乗用ボード，油圧リフトなども，移動補助具に含まれる。工夫されたり，重錘のついた食事自助具や，プレートガードは患者の食事動作を介助する。長柄の靴べら，リーチャー，ボタンフック，靴下エイド，ベルクロテープは，患者の更衣動作を介助する。効果的なコミュニケーションには，組み立て式の書字自助具，ユニバーサルカフ，精巧なコンピュータ用自助具が必要である[94]。臨床家は，①自助具が必要な時期を認識し，②重要な運動機能の低下が生じる前に，患者が自助具の使用を受け入れて使い方を覚える手助けをすることが必要である[95]。

▼ 移動動作

移動動作は，しばしば障害される。しかし，MS患者の65％は発症後20年経過しても，まだ歩行可能である[6]。早期の歩行問題には，バランスの低下や，一側か両側の下肢の重苦しさがある。患者は，しばしば股屈筋筋力低下による両下肢の挙上困難を訴える。足背屈筋筋力低下は，下垂足になる。足のクリアランスの問題は，分廻し歩行パターンを生じさせる。後には，痙縮，感覚脱失，運動失調などの増悪問題が主になる。筋力低下は，四頭筋や股内転筋にも徐々に広がる。四頭筋の筋力低下は，腰椎前弯増強をともなう体幹前傾や反張膝をもたらす。股外転筋筋力低下は，低下側の体幹側屈をともなうトレンデレンブルグ歩行パターンを示す。

十分に計画された筋緊張抑制，伸張，筋力増強などの訓練プログラムは，歩行やバランスの改善に役立つ。歩行前訓練・歩行訓練については，第14章を参照されたい。起立歩行訓練時には，十分に体を回旋させながら体重移動を行わせ，支持面を確実に確保しながら徐々に進めるべきである。水中歩行は，筋緊張抑制，疲労低下，失調の制御によい。

MS患者には，自助具が必要である。1,145名のMS患者を対象とした研究では，4％が松葉杖，6％が下肢装具，12％が歩行器か杖を，それぞれ使用していた[96]。短下肢装具ankle-foot orthosis（AFO）の使用で，足部，足関節の支持性が得られる。ごく一般的な処方例は，下垂足，膝の制御障害（反張膝），軽度〜中等度の痙縮，体性感覚低下などに対する標準的なポリプロピレン製AFOである[87]。足継手のあるAFOは，足関節のより強固な制御を得るために使用される（例えば，底屈制動）。ロッカー靴（デンマークの厚底靴）は，足関節可動性障害のMS患者の代償として有用である。歩行パターンは，エネルギー消費を節約することにより，より正常に近づく（ロッカー靴を履かない場合より，150％節約される）[97]。長下肢装具knee-ankle-foot-orthosis（KAFO）には，付加的な制御機能が求められるが，エネルギー消費量が増加するので，有意な機能性の増加はめったにない。バランス，筋力低下の代償として，杖，ロフストランド杖，歩行器が必要である。さらに，疲れやすい患者では，ハンドブレーキやシートつきの歩行器が休めるので，有用である。歩行補助具に重錘をつけると，安定性確保や四肢の失調の軽減に役立つ。

病気の進行にともない，多くの患者は，車輪駆動装置つきの車椅子（電動スクーター，電動車椅子）を利用することで移動が楽になる。補助具の決定時には，病気の経過・進行や，現在の症状を考慮すべきである。適切な体幹支持性，上肢機能，感覚，および視覚機能のある患者にとって，スクーターは，体力を温存しつつ，要求される運動性をもたらしてくれる[6]。通常型車椅子のような自力駆動による疲労は，スクーターにはない。三輪と四輪のスクーターは，どちらも有用である。四輪スクーターは，屋外での移動，特に不整地移動に優れているが，運搬しにくい。乗降しやすい回転シート，車に積み込むときに折りたためないこと，上肢活動が少なくてすむステアリング機構などを考慮しなければならない。スクーターの欠点の1つは，座席を注文できないことで，長時間の座位や，中程度〜重度のMS患者向きではない。スクーターの行動半径は

広いので，一般的には屋内使用に適さない。車椅子は姿勢のために，より多くの介助が必要なときに考慮されなければならない。標準型車椅子を駆動することで，MS 患者は疲れて，上肢の協調性が低下してしまう。そのようなときには，電動車椅子を考慮すべきである。電動車椅子は高価で，修理が難しく，専用のバスやバンによる搬送が必要である。

移動機能が向上する一方で，車椅子座位では，骨盤，体幹，頭部，四肢の適切なアライメントを確保しなければならない。典型的なハムストリングスの痙縮により，脊柱後弯をともなう骨盤後傾（仙骨支持）が，一般的な異常アライメントである。硬い支持素材（硬いシート，木製のインサートなど）による支持面を加えると，車椅子のクッションによるハンモック様姿勢を防止できる。姿勢アライメントは，注文生産による適合シートや，車椅子の適合クッション（ゲルなどの適合素材）で修正される。姿勢アライメントの矯正や直立座位の保持には，硬い脊柱支持や適合性のある体幹側方支持具が必要である。フットレストは，大腿が床と平行になるように設置されなければならない。伸筋スパズムが強いと，患者は車椅子から投げ出されてしまう。患者の車椅子からの滑落防止などの安全性確保のためには，強固な骨盤固定のラップベルトが必要である。股内転筋スパズムが強い患者には，内側膝当て（内転筋ウエッジ）が必要である。体幹，頭部の十分な支持性のない患者には，シーティングデザインの修正が必要である。患者のなかには，レッグレスト挙上，ハイバックのリクライニング式車椅子よりも，ティルト式（直立座位のまま後傾させる）の車椅子の方がよりよいかもしれない。前者は正常な股屈曲角度を維持するが，後者では股伸展～強い伸筋スパズムをきたすことがある。エレベーティングレッグレストはハムストリングスを伸張しがちであり，痙縮があると骨盤後傾を起こしやすい。エレベーティングレッグレスト式の車椅子は，大きな交通手段の問題も生じる。電動式シートバック（利用可能なティルト式と，リクライニング式のいずれも）では，姿勢適合が容易であり，皮膚の損傷を防止する。

セラピストに課される制限の１つに，患者の病気が進行して，車椅子を変更しなければならないときの限られた予算がある。多くの第三者支払人（患者や家族）が，処方された新しい車椅子の料金を支払い期日内に支払おうとしなかったり，ティルト式車椅子や旅行用の軽量車椅子が高価なので，支払いをためらってしまうかもしれない。セラピストは患者の機能制限と，新しい車椅子のコストを正当化する将来の帰結の情報を提供しなければならない。例えば，ティルト式車椅子の料金を支払いそうにない患者は，皮膚の損傷が生じるかもしれないことなどである。それから，褥瘡の看護，外科的治療と，新しい車椅子のコストを比較すべきである。そうすれば，新しい車椅子の購入が正当化されうる。車椅子処方時に，患者の病気の進行率の将来的な予想も同様に重要である。

患者は車椅子への移乗動作，駆動方法，維持管理スキルについて教えられるべきである。上肢機能低下がある場合は，移乗用ボードや油圧リフトが必要なこともある。正常な座位姿勢の保持や圧迫緩和技術などを注意深く習得することが，皮膚の保護やアライメントの保持上大切である。患者は車椅子座位時間と，歩行訓練などのほかの活動時間とのバランスをとらなければならない。また，長時間の座位によって生じた筋（股・膝屈筋）拘縮の伸張を行うように励まされなければならない。

▼ 心肺機能の適合

慢性疾患は，身体活動と心肺機能の低下を合併する。身体活動低下，安静時や運動時の心拍数増加，筋力低下，疲労増大，不安増大，うつ状態などの改善が望まれる。患者はまた，Valsalva 姿勢時や，運動によるストレス時に，心拍数・血圧反応などの自律神経の異常反応を示す[98～100]。これらの異常変化は，MS 患者の 50％にみられるという報告がある。罹病期間や病気の広がりと心肺機能などの自律神経機能の間には，直接的な相関関係がみられる。軽症例では自立神経障害はみられないが，長期罹病例ではしばしば自律神経障害がみられる[101]。MS 患者ではまた，呼吸筋の機能障害（筋力低下，筋失調）がみられ，運動耐久性低下の原因になっている[102]。

安定した MS 患者は，運動療法の適用が良好なようである[86]。研究は限定されているが，蓄積されつつある。Ponichtera-Mulcare ら[103]，横臥位での亜最大量の自転車こぎ運動における不連続性（断続性）の有酸素運動の運動効果を計測した結果，MS 患者 9 名と健常者の間で有意差がみられなかったと報告している。しかし MS 群では，最大酸素摂取量（V_{O_2max}）が有意に低かった。Gappamier ら[104]，46 名の軽～中程度の症状の MS 患者に対する，15 週間の有酸素運動の効果について報告した。運動プログラムは，週 3 回，各 40 分間のサイクルエルゴメーター運動が用いられた。運動強度は，予想最大心拍率の 73～82％と高かった。彼らは運動後の有意な効果をみいだしており，最大酸素摂取量で 20％の改善がみられた。Gehlsen ら[88]，10 名の MS 患者に対する強化運動と，水中運動療法（フリースタイル水泳と水中体操）間の関連について研究した。亜最大強度（最大心拍数の 60～75％）が用いられ，彼らは，筋の活動性と疲労性の評価につ

いて有意な改善をみいだした。KirschとMyslinki[105]は，2症例を報告している。2症例に対して，おのおの有酸素フィットネスプログラムが行われ，酸素取り込み能力と，日常活動機能の改善という陽性効果が報告された。

MSのような複雑な障害を持つ個々の症例では，安全性の考慮が重要である。有酸素フィットネスプログラムは，フィットネスジムよりも専門家が変化をモニタできるヘルスケア環境内で進められるべきである。運動処方は患者それぞれになされることが必須であり，評価された運動努力目標実施時の心血管系の反応の注意深い評価に基づいていることが必要である。このように，医学管理された運動評価テストが処方されなければならない（例えば，亜最大値でのトレッドミルやエルゴメーターテスト）。運動処方は4つの相関要素，つまり，運動の頻度（frequency），運動の強度（intensity），運動の種類（type），運動の時間（time）に基づいている（FITTの方程式）。頻度は，用いられる運動の個々の症例に対する総体的な適合レベルと，運動の期間や強度に左右される。より低位レベルの強度の日常運動は，限定された運動能力の個々の症例に推奨される（例えば，3〜5 METs）。つまり，週3回の運動頻度である[60]。亜最大強度の運動レベルが安全で勧められるが[86]，最大強度の運動は望ましくない結果（熱耐久性の低下や疲労）をもたらすリスクがある。運動モードの種類には，水泳，水中運動，エルゴメーター（横臥位での上下肢の運動），ステップエアロビクス，歩行が含まれる。運動モードの選択は，安全性に注意して実施しなければならない。例えば，バランス不良のある患者には歩行プログラムは困難だが，水中歩行，エルゴメーターはより適している。適切に温度調節された運動環境は大切であり，あらかじめ検討されなければならない。休憩を取り入れた，注意深いバランス運動のような不連続運動は勧められるが，連続的な運動は禁忌である。上肢と下肢を交互に運動させるような，身体各部位を使用するサーキットトレーニングが，運動能力を発達させ，疲労防止に役立つ。身体各部位の運動の進め方は，個々の症例の休憩時間後の心拍数回復によって決めるべきである。測定結果には，運動前・運動中・運動後の心拍数，血圧などの心肺機能の計測が含まれなければならない。心電図モニタは，患者の安全性と確実な脈拍計測の確保のために，最初に実施すべきである。Borgスケールによる疲労度の計測の理解は重要である。最後になるが，運動機能の改善とQOLの評価は，重要な帰結の評価である。フィットネスプログラムの全般的な成功の是非は，安全性，運動の進行度，在宅運動における自己モニタと，意思決定によるコンディションづくりにかかっている。

長期臥床は重大なコンディション低下と，多くの二次的合併症の進行をきたす（図22-1参照）。浅い呼吸パターンは，言語（構音）障害や，繰り返す呼吸器感染症の原因になるかもしれない。このように，呼吸筋筋力強化は治療上の重要因子であり，体幹支持性，頭部の制御，座位バランス運動などと組み合わせて実施すべきである。呼吸は，徒手的な接触や抵抗による適切な操作で促される。セラピストは，腹式呼吸，効果的な咳，分節的な胸郭拡張の促通に集中しなければならない。意欲を刺激する肺活量の測定もまた，呼吸制御を改善させうる。

▼ 発話と嚥下の障害

発話や嚥下に問題がみられたときは，理学療法士は言語聴覚士と協力して治療に当たらなければならない。詳細な評価はVF（video-fluoroscopy，ビデオ嚥下造影検査）を含む詳細な評価が必要である。理学療法士は座位のポジショニングや頭部制御，口腔の運動の協調性などの改善を図ることで，発話や嚥下の問題を取り除くことに貢献できる。軽く頸部を屈曲した抗重力姿勢は，良好な飲み込み動作や呼吸状態を修正するのに必要である。口腔の運動訓練は口腔機能や口唇の閉鎖機能，舌の運動，下顎の制御を改善する。伸張や抵抗は口腔周囲筋群の促通や筋力増強に使われる。吸啜反射や唾液生成は氷や水，アイスキャンディを使うことによって刺激される。ストローを用いた抵抗のある吸い込み動作も有効である。舌や口腔の後方，前頸部への短時間のアイシングは，頸部や甲状切痕に圧を加えるように刺激できるかもしれない。抵抗を与えることのできるとろみのついた液体は，とろみのない飲み物に比べて飲み込み動作を容易にし，また筋活動の促通手技は比較的簡単に飲み込み動作を可能にする。一般的に少し軟らかく湿った食べ物（パスタやマッシュポテト，すりつぶした食べ物，ゼリーなど）が嚥下運動の導入として用いられる。ぱさぱさした食べ物と飲み物を交互にとることで食塊の通過を容易にすることができる。ぱさぱさした繊維状の食べ物（ケーキ，クッキー，ポテトチップス，チーズ，セロリなど）は避ける。患者は食事中に会話をしようとしてはいけない。疲労は嚥下に影響し，疲労がなければ，患者は1日の食事のなかで多くの食べ物を食べることや朝食を食べることができる。言語聴覚士は力強い飲み込み方も含めて正しい飲み込みの方法を教える。これは気道を閉じた状態で最初の呼吸を保持することも含んでいる。患者はそれから飲み込んで息を吐き，そして再び飲み込む動作を行う。経管栄養は重度障害の症例には必要かもしれない。家族や介助者はハイムリッチ法（異物の取り出し法）を習得しなければならない[6,106,107]。

▼ 認知訓練

　一般的に，認知障害は患者にとって，またリハビリテーションを行ううえで大きな問題となることがある。記憶障害に対しては，代償的な方法が考慮されている。これには，記憶補助装置やアラームつき時計，環境整備がある。カードのスケジュール帳やメモリーノート，テープレコーダー，薬を渡す薬剤師などが，毎日の課題を遂行するのを手助けできるだろう。訓練はこれらの補助具の使い方や，またそれをいつどのように使うかといったことも行う。そして，それらを新しい状況で使うようにしていく必要がある。アラームつき時計やベルのついたタイマーアラームウオッチのような補助具は，患者がいつ，課題をこなすべきか教えてくれる。構造化され，分類された環境は記憶を補助するのによい方法である（ラベリングされたキャビネットなど）。移乗動作などの機能的な課題では，患者や介助者のために方法が明確に記載されるべきである。複雑な課題では，それぞれのステップごとに記載されなければならない。これらは家庭のいろいろな場面でも張り出されるべきである（トイレ動作や入浴動作など）[108]。それに加えて頭のなかでリハーサルを繰り返したり，脳機能の訓練や大きな警報を使ったり，困難な状況を取り除くなど認知的な方法が有効かもしれない[23]。顕著な認知障害のある患者には，十分なフォローをしない方がよい。また，家族や介助者の努力は最も必要である。

心理社会的な問題

　MS 患者やその家族は，さまざまな心理社会的な適応を示す。これらは死に関連した悲しみの段階，つまり，怒り，取り引き，抑うつ，そして最終的な障害の受容といった段階と似ている。抑うつは一般的にみられる症状である。そのような反応は障害の重症度に関係なく必要である。例えば，軽度障害の人がひどく落ち込んでいるかと思えば，重度の障害がある人がそれほど落ち込んでいなかったりする。新しい徴候が現れて，障害が重症化したときも同様の心理面の再調整が必要である。新しい症状が現れた患者は，症状が悪化したように心理的段階も後戻りする。MS という病気の不確実さが，認知や情緒的なストレスを生み出す（彼らは自分自身を精神的に制御できない）。Matsonと Brooks は，MS 患者の生活は単に最初の受け入れだけでなく，終わりがなく予測のできないものだと述べている[109]。患者は ADL の困難さや他人への依存，建築的な段差などいろいろなことと関連して毎日のストレスや無力感を蓄積させている[110]。多くの要因が，個人がいかに MS という病気に対処できるかを左右する。これらは，精神的な幸福感や社会的な支援，**自己有能感**，ストレス対処機能，日常生活機能など障害に関連するすべてのことを含む。患者はみな多くの損失をこうむる。例えば，社会的な機能や友人関係，就職，自立，ADL スキルなどである。患者は，他人が患者を「立ち止まってみる」ことや「何もできないと考えている」というあからさまな態度を経験するかもしれない。長い間，患者はこのような態度にさらされてきた。少なくとも彼らは助けを求めているのである[111]。援助のないことや有能感が低いこと，環境調節の欠如は抑うつや疲労の一因となることが確認されている[19]。自己有能感は，個人が新しい，予測のできない，ストレスの多いことがらを含む特別な状況に対処できるという感覚である[113]。

　医療従事者の最初の役割は，介護のプロ，熟練した教師，有能なプロであることである[114]。積極的で肯定的な熱意は患者の行動や態度に効果的に影響を与えることができる。臨床家は敏感で，尊敬の念に満ちていて，受容性と思いやりがあり，患者に治療が有益であるという希望のメッセージを伝えられるようでなければならない。この治療への希望を調整することはかなり重要である。セラピストは教師として，患者や家族の病気やライフスタイルの修正，リハビリテーションの過程，特別な治療に対する無理解を改善していくことが重要である。情報の提供は初期から重要なことで，リハビリテーションの過程を通して強化すべきである。患者やその家族は発症直後からカウンセリングが行われるべきで，必要であれば介護が必要になるときまで続けられるべきである。

　神経リハビリテーションへのタイムリーな照会は重要で，診断がなされたときから始める。疾患が重症化するまでリハビリテーションが始められないことがよくある。リハビリテーションの重要な焦点は，MS 患者を可能なかぎり活動的に維持し，さまざまな問題を軽減する方法を施すことにある[46]。介護プランは有意義な活動や活動性を維持し，望まれるよい帰結を示すべきである。活動性は患者の治療がうまく進んでいることを証明し，自己有能感をつくり上げることができる[113]。セルフケアの技術を向上させることは，自己有能感を改善させることにも有効である。MS 患者の多くは，安全に運動するのに必要な知識やスキルが乏しいことが報告されている[115]。環境をよく知ることを促すことで，時間の管理や活動のペース，エネルギー維持，仕事の簡素化などの技術を獲得できる[19]。ストレスを取り除く技術（リラグゼーションテクニックなど）は，効果的なストレス対処を促すのに有用である。

　支援グループへの委託は，患者や家族への心理的な援助を提供する。ここで患者は，疾病に関する有益な

情報（コーピングの方法や不安を取り除く方法など）を得ることができる。すなわち，適応過程のなかで必要な情報が獲得できるのである。なかでも，国際MS協会は患者や家族にとって有用な情報源である。

MS患者の多くは（2人に1人），疾患が進行する過程のなかで介助を必要としている[116]。このことは，家族になんらかの負担がのしかかり，外部から介助を受ける場合には経済力が必要なことを示している。ほとんど大多数の介護者は，介助することに関連して中程度のストレスを感じている。それは，身体的な介助のレベルや量の増大，疲労や引きこもり，個人的な自由の喪失，経済的な圧迫などの問題を含んでいる。臨床家はこれらの問題に敏感であるべきである。相当の時間や労力を介助者の教育やカウンセリング，ホームマネジメントに費やすべきである。そして，個人の価値観や有益性は尊敬すべきである。また，心理的葛藤やさまざまな問題，緊張状態は，注意深く調べるべきである。前向きな態度や正直さ，オープンな治療アプローチは，一般的に最も有用である。

まとめ

MSは脳や脊髄に脱髄病変が広がる特徴のある，中枢神経系の慢性的な進行性の疾患である。症候の重症度や進行は変化に富み，予測ができない。MS患者のほとんどは，20歳から40歳の間に診断される。一般にMSは，ウイルスによって引き起こされる異常な自己免疫性の反応によって発症するといわれ，患者の子どものころの環境的な要因が考えられている。診断は一般的には臨床的な症状によってなされる。中枢神経系に関連する複数の明確な症状により診断される。確定診断には，生理学的検査や電気生理学的検査，MRI検査が用いられる。

MSは，今の状態が悪化を免れている状態なのかなど，予測できない疾患である。病状が進行したり，2つの症状の組み合わせがみられることもある。臨床でよくみられる症状は感覚や視覚，運動機能（痙縮を含む）の障害や易疲労性，失調症状，認知や行動障害や膀胱直腸機能障害などである。よくみられる多くの二次的な機能障害は，長引く活動性の低下や全身状態の低下から引き起こされる。それ以外の問題も，予後予測を含めて多様である。

医学的な治療は急性症状や疾患の進行を遅らせるもので，初めに現れた症状に対して行われる。特別な予防的な治療法はない。

リハビリテーションは，機能障害の改善や能力低下の改善に有効である。能力維持のプログラムは，疾患の進行を遅らせるのに重要である。規則正しい運動や良好な健康状態，自己管理能力をうまく使えるようにする方法は重要な要素である。治療のプロであるセラピストや専門家は，検査や評価を行って治療プランを立案する。重要な治療の帰結は，生活の質や良好な精神的，社会的適応性を達成させることである。包括的なチーム医療は，入院，外来，在宅あるいは地域医療の協調，継続のために必要である。

復習問題

1. MSでみられる中枢神経の初期の障害部位は？ 最も一般的な症状と徴候は？
2. どのようにMSと診断するか？ 診断のためにはどのような検査・測定が必要か？
3. MSであっても異なる臨床経過をたどる。総体的な介入方法にどのように影響するか？
4. 慢性で進行性のMS患者の長期にわたる不活動による臨床的な影響はどのようなものか？ それらの影響を防止することのできる3つの方法を確認せよ。
5. Uthoff徴候について説明し，MS患者に対する運動プログラムのデザインにどのような影響を与えるか述べよ。
6. どのような項目が理学療法評価に含まれるべきか？ MS患者で使われる適切な4項目について確認せよ。
7. 中等度の痙縮に対して，どのような運動療法やテクニックが使用できるか？
8. 不全麻痺や運動失調の改善に，どのような運動療法やテクニックが使用できるか？
9. 心肺能力を改善するための運動方法は？ また，その予防法はどのようなものか？
10. リハビリテーションプログラムにおける回復力と維持力を区別せよ。目標/帰結と総体的な運動アプローチについて考えよ。
11. 慢性で進行性のMS患者に対する車椅子の処方で，最も考慮すべきことは何か？
12. 再発寛解型のMS患者は，適応における心理社会的事項にどのように向かい合うべきか？ 適応と自己有能感をいかに促通するか？

CS ケーススタディ

経過：患者は，2週間にわたって複視症状を呈する27歳の大学院生。彼女は最近，両下肢の筋力低下を訴えていた。3ヵ月前，左手の持続的な痛みと，顔面の左半分のしびれに気づいた。神経学的検査により，左眼上部の視野欠損，左内側直筋の低下，水平眼振，左右注視，左顔面筋の低下を認めた。その他の筋は正常であった。深部腱反射は右が正常，左は亢進していた。感覚は，問題なかった。ホルモン療法後改善し，2，3日で退院した。しかしながら，4ヵ月後，歩行困難，不明瞭な言語を認め，再入院した。

神経学的検査所見
　ワイドベース運動失調性歩行
　言語不明瞭
　両側の振戦
　運動変換障害
　CT画像：正常
　MRI画像：多数の高信号域
　腰痛穿刺：γグロブリン，タンパク質の増加
　その他，髄液所見は正常

　静脈内へのコルチコステロイドの投与により，神経系の症状を緩和することができた。患者は自宅に退院し，外来リハビリテーションを続けた。2ヵ月後，症状が増悪し，現在，集中的にリハビリテーションを行っている。

医学的管理
　1日4回　プレドニゾン　20 mmg　経口
　1日4回　マロックス　30 mL　経口
　1日4回　Valium　10 mmg

社会生活歴
　患者は，病気にかかるまで，数年間，1人暮らしをしていた。両親とともに暮らすため，大学院を退学し，家に帰ることを計画している。両親は，この考えを支持しており，2階建ての家をどう改築するか，アドバイスを求めている。両側に手すりのついたエントランス階段がある。1階のバスルームと書斎をベッドルームに変更しようと考えている。両親は，60代前半で健康，体調を悪化させる娘を心配していた。

検査所見
　精神面
　　見当識：正常，記憶：正常，自己洞察：やや欠如，多幸感，感情失禁
　コミュニケーション
　　dysarthria

　視野
　　一過性の複視，水平眼振，共同運動障害，左上部視野欠損
　持久力/疲労度
　　機能障害は中程度
　　活動に対する耐久性は10分
　皮膚
　　右果上の小さな傷以外はすべて正常
　関節可動域
　　左右の背屈（右：0度，左：0～5度）を除きすべて正常
　筋緊張
　　両下肢の中等度の伸筋痙攣（左＞右）
　　移乗動作時の痙攣は大きなリスクである
　感覚
　　両下肢：中等度の深部感覚の障害で異常感覚，中枢部よりも足関節
　　両上肢：軽度の触覚鈍麻，右よりも左の方が強い
　筋力
　　中等度の不全麻痺
　　両下肢：重力に抗して運動できる，両股関節に筋力低下が強い
　　MMTは不適応（痙縮のため）
　　両上肢：MMT 4＋～5
　協調性
　　両上肢：企図振戦
　　運動失調
　　運動変換は著しい低下
　　両上肢の随意運動は中等度の低下
　　両下肢：痙縮と痙攣による運動制限
　バランス
　座位バランス
　　静的：開眼　姿勢時振戦はあるが3分間独立したポジションを維持できる
　　　　　閉眼　体幹運動失調を認めた
　　動的：開眼　安定の限界は左右の体重移動の40％
　　　　　閉眼　最小の体重移動のみ
　立位バランス
　　静的：平行棒内で1人の介助者がいれば1分間，立位保持可能
　　　　　1人では震えがみられ，まんなかに調節できない。閉眼すると，横揺れが劇的に増え，急速にバランスを失う。

固定：殿部と膝を伸ばしたりすると，緊張する傾向
動的：LOB で体重移動は不可
機能
　ベッド上動作
　　背臥位から座位
　　左右寝返りは自立
　移乗
　　立位から移乗と座位から立位へは，1人の介助者が必要
　歩行
　　過去に歩行器を使用
　　現在は平行棒歩行
　車椅子
　　標準型車椅子での自立（5 m くらいと短い距離）
　　シートベルトの着用
　　姿勢：仙骨座位
ADL
　入浴と更衣は1人の介助者が必要

食事は位置調整，適切な設備によって自立
目標
　移動スキル，身の回り動作の獲得
　当分の間，両親との同居生活
指導問題
1. 以下に関して，この患者の問題を分類せよ．
　a．直接的障害
　b．間接的障害
　c．直接的，間接的な障害が統合された結果
　d．機能的な制限と能力低下
2. この患者の2つの帰結（機能的な制限と能力低下の改善）と2つの目標（障害の改善）を確認せよ．
3. 4つの治療介入を示せ．また，おのおのに短い理論的根拠を示せ．
4. 自己管理技術，自己有能感，QOL を開発するにはどのような方法があるか．

用語解説

活動ペース activity pacing：休息周期の活動バランスは，日によってばらつきがある．

運動失調 ataxia：一般的には協調しない運動と説明される．特に随意筋の運動（歩行，姿勢，運動パターン）．

感覚失調 sensory ataxia：失調は，感覚の反応の誘導（特に，筋からの固有受容器のインパルス）が妨げられたときに起こる．閉眼すると状態は悪化する．

自己免疫疾患 autoimmune disease：体の正常な自己抗原性の抗体が細胞からなくなったときに引き起こされる疾患．自己抗体は，Bリンパ球や侵された正常細胞から生産される．

良性の MS benign MS：発症後，15年間はすべての神経系の機能を残したまま経過する MS．

Charcot の三徴 Charcot's triad：MS の特徴（企図振戦，断綴性言語，眼振）．

脱髄 demyelination：病気の進行によって，神経組織の破壊や除去が起こること．

複視 diplopia：眼を調整する筋がうまく調和しないために生じ，物が二重に見える．

dysarthria dysarthria：神経組織の中心や周囲の損傷によって起こる言語の不調和（呼吸，発音，韻律，嚙むこと，飲み込み，舌の動きの異常）．

異常感覚 dysesthesias：異常なほてりや，うずく感覚．

拮抗運動反復不全 dysdiadochokinesia：すばやい運動変換が困難になること．

測定障害 dysmetria：運動の範囲や，距離が判断できなくなること．

嚥下障害 dysphagia：飲み込みが困難であったり，ゆっくりなこと．

共同運動障害 dyssynergia：複合運動と関連する筋の能力が低下すること，運動の分解．

感情の調節障害症候群 emotional dysregulation syndrome：泣いたり笑ったりすることを抑制できない感情制御の欠如．

エネルギー保存 energy conservation：エネルギーを温存することによって，消耗を避け，疲労を最小限に抑えるよう考えられた技術や生活スタイルの提案．

多幸症 euphoria：幸福感を大げさに感じたり，能力のなさを楽観的に感じる精神状態．

病勢悪化 exacerbation：しばしば脳，脊髄の炎症や脱髄と関連する神経症状の再発や悪化．

EDSS expanded disability status scale：MS の機能障害の重症度に使用する評価表．

疲労 fatigue：物理的な疲労や悲嘆，弱さからエネルギー不足になる感覚．

Frenkel 体操 Frenkel's exercise：協調性の低下や運動

失調を改善するための運動。
機能維持的計画 functional maintenance program：進行性の疾患で行うプログラムデザイン。予防や，機能低下に焦点を当てた方法（正確な運動，健康，自己マネジメント技術）。
神経膠症 gliosis：神経根損傷の結果生じる，神経システムのなかでの神経組織の増殖。
痛覚過敏 hyperpathia：小さな感覚刺激によって起こる過敏症。
核間性眼筋麻痺 internuclear ophthalmoplegia (INO)：不完全な眼の内外転，眼振，側方注視。
Lhermitte 徴候 Lhermitte's sign：首を前方に屈曲させることによって起こる，一過性の電気ショック様の感覚。下方に放散する。
悪性型の MS malignant MS：相対的にはまれだが，進行は早い。重要なことは，多発性の神経系の損傷で，短期間で死に至ることである。
MRD minimum record of disability：MS の機能評価スケールで，身体能力低下に関する Incapacity Status Scale (ISS) と環境面ハンディキャップ Environmental Status Scale (ESS) とがある。
ミエリン myelin：シュワン細胞の膜を形成するリン脂質で神経根細胞。インパルス伝達速度を増加させたり，電気的に絶縁させる役割がある。
眼振 nystagmus：不随意な周期的な眼球運動。小脳または前庭系に影響を及ぼす病巣で認める。
視神経炎 optic neuritis：眼のぼやけ，かすみ，盲目を引き起こす視神経の炎症。痛みと関連がある。
感覚異常 paresthesias：痛みや明白な原因がなく，うずいたり，無感覚のような異常な感覚。
プラーク plaques：電気的伝達のショートを引き起こす，脳，脊髄のエリアにある硬化したミエリン。
進行性 MS progressive (chronic) MS：症状の進行と明らかな能力低下が特徴。
再発寛解型 MS relapsing-remitting MS：完全回復か神経的症状がいくらか残る，あるいは回復に障害が残る再発が特徴で，再発と再発の間には疾患の進行がない。
寛解 remission：症状が変動しない期間。
回復期リハビリテーション restorative rehabilitation：機能障害，能力低下の治療に集中するリハビリテーション。
断綴性言語 scanning speech：とぎれとぎれで節が一定しないのが特色。ボリュームは低く，不明瞭になる。
暗転 scotoma：視野で欠損している部分。
自己有能感 self-efficacy：個人が特別な状況（新奇で，予測不能，ストレスの多い要素を含むことがある）に対処することができるであろうという感覚。
振戦 tremor：一部の震え，もしくは，連続的な震え。拮抗筋の相互収縮に起因する不随意運動。
　企図振戦 intention tremor：協調運動を行うときに現れる，もしくは強められた振戦。
　姿勢時振戦 postural tremor：体の筋および制御に影響を及ぼす振戦。
三叉神経痛 trigeminal neuralgia (tic douloureux)：三叉神経の退行変性の結果，顔に生じる発作性の痛み。
上位運動ニューロン症候群 upper motor neuron (UMN) syndrome：脳，脊髄における皮質脊髄や錐体路に障害を持つ患者において観察できる運動機能障害。痙縮，異常な運動行動，正確な自律神経系制御の損失，筋力低下，不全麻痺，巧緻性低下，易疲労性が特色。
Uhthoff 徴候（MS でみられる眼振） Uhthoff's symptom：MS 患者が体温が上昇することによって示す有害な反応。その影響は即時的で劇的であり，機能低下や疲労の増大を示す。
めまい vertigo：自分の体や周りの物が動いたり回ったりする感覚。

付録 A

MS 患者評価のための EDSS

機能システム
錐体路機能
0-正常。
1-異常所見はあるが，障害なし。
2-ごく軽い障害。
3-軽度ないし中等度の対麻痺，片麻痺，または高度の単不全麻痺。
4-高度の対麻痺，片麻痺，または中等度の四肢麻痺，または完全な単麻痺。
5-完全な対麻痺，片麻痺，または高度の四肢麻痺。
6-完全な四肢麻痺。
Ｖ-不明。

小脳機能
0-正常。
1-異常所見はあるが，障害なし。
2-軽度の失調。

3-中等度の体幹また四肢の失調。
4-四肢全部の高度の失調。
5-失調によって協調運動不可。
V-不明。
X-錐体路機能で3以上の障害のため判定しにくい場合,数字の後に"X"をつけ加える。

脳幹機能
0-正常。
1-異常所見のみ。
2-中等度の眼振,または他の軽度の障害。
3-高度の眼振,高度の外眼筋麻痺,または他の脳神経の中等度の障害。
4-高度の構語障害,または他の高度障害。
5-不確実な嚥下または構語。
V-不明。

感覚機能(1982年に修正)
0-正常。
1-1~2肢で振動覚または皮膚書字覚が低下。
2-1~2肢で触覚,痛覚,位置感覚の低下,または振動覚の中等度の低下または振動覚(皮膚書字覚)のみ3~4肢で低下。
3-1~2肢で中等度の触覚,痛覚,位置感覚の低下,または振動覚の消失,または3~4肢で軽度の触覚,痛覚の低下,または中等度の固有覚の低下。
4. 1~2肢で高度の触覚,痛覚,位置感覚(単独または合併)の低下,または2肢以上で中等度の触覚,痛覚の低下,または固有覚の消失。
5-1~2肢で全感覚消失,または頭部以外で中等度の触覚の低下,または固有覚の消失。
6-頭部以外で全感覚脱失。
V-不明。

膀胱直腸機能(1982年に修正)
0-正常。
1-軽度の尿の遅延,切迫,尿閉。
2-中等度の尿の遅延,切迫,尿閉,またはまれな尿失禁。
3-頻繁な尿失禁。
4-ほとんど導尿を要するが,直腸機能は保たれている。
5-直腸機能消失。
6-膀胱直腸機能消失。
V-不明。

視覚機能
0-正常。
1-暗点あり,矯正視力0.7以上。
2-悪い方の眼に暗点あり。矯正視力0.7~0.3。
3-悪い方の眼に大きな暗点,または視野の中等度の障害,矯正視力0.3~0.2。
4-悪い方の眼に高度の視野障害,矯正視力0.2~0.1,またはグレード3+良い方の眼の視力0.3以下。
5-悪い方の眼の矯正視力0.1以下,またはグレード4+良い方の眼の視力0.3以下。
6-グレード5+良い方の眼の視力0.3以下。
V-不明。
X-耳側蒼白があれば"X"をつけ加える。

精神機能
0-正常。
1-情動変動のみ。
2-軽度の知能低下。
3-中等度の知能低下。
4-高度の知能低下(中等度の慢性脳症候群)。
5-高度の認知症または慢性脳症候群。
V-不明。

他の機能
0-なし。
V-不明。
1-MSに起因するその他の神経学的所見。

EDSS
0=神経学的所見正常(すべての機能でグレード0,精神機能はグレード1でも可)。
1.0=能力低下はないが,1つの機能系で軽微な所見がある(例えば,精神機能以外にグレード1が1つ)。
1.5=能力低下はないが,2つ以上の機能系で軽微な所見がある(例えば,精神機能以外にグレード1が2以上)。
2.0=1つの機能系で軽度の障害(1つの機能系がグレード2,他は0か1)。
2.5=2つの機能系で軽度の障害(2つの機能系がグレード2,他は0か1)。
3.0=1つの機能系で中等度の障害(1つの機能系がグレード3,他は0か1),あるいは3~4つの機能系で軽度の障害(3~4つの機能系がグレード2,他は0か1)があるが歩行可能。
3.5=中等度の障害があるが歩行可能(1つの機能系がグレード3かつ1つか2つの機能系がグレード2。あるいは2つの機能系がグレード3。あるいは5つの機能系がグレード2。他は0か1)。
4.0=比較的高度の障害があるが,装具なしに歩行可能。自分で身の回りのことができ,1日12時間以上活動できる。装具なし,休みなしに500m歩行可能(1つの機能系がグレー

ド4，他は0か1。あるいは前項以上でグレード3以下の組み合わせ）。

4.5＝装具なしに終日歩行可能。十分な活動に制限がある，もしくは軽微な補助が必要。比較的高度の障害。装具なし，休みなしに300 m歩行可能（通常1つの機能系がグレード4，他は0か1。あるいは前項以上でグレード3以下の組み合わせ）。

5.0＝装具なし，休みなしに200 m歩行可能。高度の障害があって終日の活動（例えば，特殊な設備なしに終日働くこと）にかなり制限がある（通常1つの機能系がグレード5，他は0か1。あるいはステップ4.0の内容でグレード4以下の組み合わせ）。

5.5＝装具なし，休みなしに100 m歩行可能。高度の障害があって終日の活動が制限される（通常1つの機能系がグレード5，他は0か1。あるいはステップ4.0の内容以上でグレード4以下の組み合わせ）。

6.0＝休憩の有無にかかわらず100 m歩行には，ときどきあるいは一側に常に支持（杖，松葉杖，または装具）が必要（通常2つ以上の機能系でグレード3以上の組み合わせ）。

6.5＝休憩なしに20 m歩くには，常に両側の支持（両側に杖，松葉杖，装具）が必要（通常2つ以上の機能系でグレード3以上の組み合わせ）。

7.0＝装具を用いても5 m以上の歩行不可，車椅子生活を余儀なくされる。標準型車椅子の駆動が可能で，1人で車椅子の移乗ができる。12時間以上車椅子で過ごす（通常2つ以上の機能系でグレード4以上の組み合わせ。きわめてまれに錐体路のみグレード5）。

7.5＝2～3歩以上歩けない。車椅子生活を余儀なくされる。移乗に補助が必要。車椅子の駆動はできるが，終日標準型車椅子を動かすことは不可。電動車椅子が必要（通常2つ以上の機能系でグレード4以上の組み合わせ）。

8.0＝ベッド，椅子，車椅子に制限されるが，多くの時間をベッド外で過ごす。多くの身の回り動作は維持されている。通常両手を使える（通常いくつかの機能系でグレード4以上の組み合わせ）。

8.5＝1日の大半をベッド上に制限される。2～3の片手もしくは両手動作が可能。2～3の身の回り動作は維持されている（通常いくつかの機能系でグレード4以上の組み合わせ）。

9.0＝ほとんどベッドで寝たきり。意思疎通と経口摂取は可能（通常ほとんどの機能系でグレード4以上の組み合わせ）。

9.5＝完全にベッドで寝たきり。有効な意思疎通や経口摂取，嚥下も不可（ほぼすべての機能系でグレード4以上）。

10＝MSのため死亡。

Kurtzke[67]より

付録 B

修正版 MFIS

疲労は，多くの人がときどき経験する身体的な疲れの感覚とエネルギーの不足です。しかし，MSの病状を呈する人は，他の人と比べより大きい影響によって強い疲労の感覚を経験します。

以下は，疲労の影響を説明する一覧です。各項目をよく読み，過去4週間に，疲労がどれだけあなたに影響を与えたか最も当てはまる番号を丸で囲んでください（あなたが反応をマークする際，介助を必要とするなら，その番号を面接者に伝えてください）。すべての質問に答えてください。どの答えを選ぶかあいまいならば，回答の選択についての説明を面接者に尋ねてください。

氏名：＿＿＿＿＿＿＿＿＿＿＿＿＿＿＿＿ 日付：＿＿＿＿＿＿
ID#：＿＿＿＿＿＿＿＿＿＿＿＿＿＿＿＿ 検査：1 2 3 4

私の疲労は過去 4 週間を通して……

	なし	まれ	ときどき	しばしば	常に
1. 機敏さが足りなかった。	0	1	2	3	4
2. 長時間注意をはらうことができなかった。	0	1	2	3	4
3. はっきりと考えることができなかった。	0	1	2	3	4
4. 不器用で，協調性がなかった。	0	1	2	3	4
5. 物忘れしやすかった。	0	1	2	3	4
6. 身体活動をゆっくり行う必要があった。	0	1	2	3	4
7. 必要な身体活動に対するモチベーションが低かった。	0	1	2	3	4
8. 社会的な活動に参加することへのモチベーションが低かった。	0	1	2	3	4
9. 家から離れて活動する能力が制限されていた。	0	1	2	3	4
10. 長時間，身体的活動を続けることが困難だった。	0	1	2	3	4
11. 意思の決定が困難だった。	0	1	2	3	4
12. 何かをしようとしてもやる気が起こらなかった。	0	1	2	3	4
13. 筋力の虚弱化を感じた。	0	1	2	3	4
14. 身体的に快適でなかった。	0	1	2	3	4
15. 思考を必要とする仕事を完遂することに苦労した。	0	1	2	3	4
16. 家または職場で仕事をするときに考えをまとめるのに苦労した。	0	1	2	3	4
17. 身体運動を必要とする仕事を成し遂げられなかった。	0	1	2	3	4
18. 思考が遅くなった。	0	1	2	3	4
19. 集中力がなかった。	0	1	2	3	4
20. 身体活動を制限した。	0	1	2	3	4
21. たびたび長い期間休む必要があった。	0	1	2	3	4

MFIS を得点するための手順

全体の MFIS スコア：MFIS のアイテムは 3 つのサブスケール（身体的，認識，心理社会的）にまとめられる。すべてのアイテムは，スコアが高いほどより大きく疲労の影響を受けたことを示している。

身体的なサブスケール

スケールは 0 から 36 までで表され，それぞれのスコアを合計して計算する。

4＋6＋7＋10＋13＋14＋17＋20＋21

認識サブスケール

スケールは 0 から 40 までで表され，それぞれのスコアを合計して計算する。

1＋2＋3＋5＋11＋12＋15＋16＋18＋19

心理社会的のサブスケール

このスケールは 0 から 8 までで表され，それぞれのスコアを合計して計算する。 8＋9

MFIS の得点合計

MFIS の得点合計は 0 から 84 までで表され，身体的，認知的，また心理社会的スコアを合計して計算する。

Multiple Sclerosis Council for Clinical Practice Guidelines,[49] より

付録 C

ケーススタディの指導問題解答例

1. 以下に関して，この患者の問題を分類せよ。

解答

a．直接的障害
　一時的な複視，暗点，左側の注視と眼振症。左手，両下肢の異常感覚。3叉神経痛。両下肢の不全麻痺。両下肢の痙縮。深部腱反射の亢進，両上肢の企図振戦の測定過大。失調歩行。異常調節。

b．間接的障害
　両下肢背屈の関節可動域の制限。左側外果損傷。

c．直接的，間接的な障害が結合された結果
　重度また中等度の持久力の低下。両下肢の筋力の低下。座位・立位バランスの低下。

d．機能的な制限と障害
・ベッド移動の依存
・移乗の依存
・自立して座位，起立ができない。
・車椅子移動の依存
・BADLの低下
・dysarthriaによる二次的なコミュニケーション困難

2. この患者の2つの帰結（機能的な制限と能力低下の改善）と2つの目標（障害の改善）を確認せよ。

解答

帰結：患者は，6週間以内にベッド移動において自立する。

目標：患者は，2週間以内に言葉による手がかりにて背臥位から座位の移動ができるようになる。

目標：患者は，2週間以内に介助者1人のみで起居動作ができるようになる。

帰結：患者は，6週間以内にすべての移動が安全に自立して行えるようになる。

目標：患者は，3週間以内に1人の介助者のみで座位から立位への移動ができるようになる。

目標：患者は，3週間以内に介助者1人のみでベッドから椅子への移乗ができるようになる。

3. 4つの治療介入を示せ。また，おのおのに短い理論的根拠を示せ。

解答 それぞれの原理の内容を説明する。

a．屈曲位での臥床，バランスボールの上に両足を乗せ下部体幹を回旋する。

　理論的根拠：これは，両下肢の痙縮を減らすための，初期の運動である。

b．ブリッジ，骨盤の挙上に軽く抵抗を加える。

　理論的根拠：この訓練は座位から立位への移動のために股関節伸筋群を訓練する。下肢は，下肢伸筋スパズムを取り除くために必要な屈曲（屈曲位での臥床）の肢位である。

c．バランスボールの上で四つ這いになり，狭い範囲で安定した体重移動を持続する。交互の等尺性運動（軽い抵抗）は筋力を強化する姿勢に適用できる。

　理論的根拠：これは安定した姿勢である（重心が低く，基底面が広い）。四頭筋への抑制された力は，両下肢の伸筋痙縮を取り除くのを助ける。

d．座位から立位への移動で，動作と仕事の範囲を縮小させるために高い座席が使われる際，手掌と足底を床につける姿勢の修正（両上肢の荷重を支持）を要求する。

　理論的根拠：初期の起立姿勢を両上肢でとっている間，股関節と膝関節の伸筋群を強化する。股関節をわずかに屈曲し，膝関節は伸展する（伸筋痙縮を取り除くのを助ける）。

4. 自己管理技術，自己有能感，QOLを開発するにはどのような方法があるか。

解答 自己管理と自己有能感は，重要な（有意義な）機能的な仕事の管理と環境を促進する方法を使って達成される。これらは，エネルギーの保存，活動の整調，時間の管理および業務を単純化する方法を含む。ストレスを軽減するスキルは（例えば，進歩的なリラックステクニック，メディテーション）はコーピングスキルを強化するために重要である。患者が幸福を経験することを可能にするために，患者が習得する（大部分を習得）ことができる活動を選ぶことは重要である。健康への対策として，運動をすることは体調不良を防ぎ，また主要な自己有能感を促進する。

文献

1. Dean, G: The multiple sclerosis problem. Sci Am 223:40, 1970.
2. Anderson, D, et al: Revised estimate of the prevalence of multiple sclerosis in the United States. Ann Neurol 31:333, 1992.
3. Gorelick, P: Clues to the mystery of multiple sclerosis. Postgrad Med J 85:125, 1989.
4. Guberman, A: An Introduction to Clinical Neurology. Little,

Brown and Co., Boston, 1994.
5. Guyton, A: Basic Neuroscience, ed 2. Saunders, Philadelphia, 1991.
6. Shapiro, RT: Symptom Management in Multiple Sclerosis, ed 3. Demos Publishing, New York, 1998.
7. Matthews, WB, et al: McAlpine's Multiple Sclerosis. Churchill Livingstone, Edinburgh, 1991.
8. Goodman, C, and Boissonnault, W: Pathology: Implications for the Physical Therapist. Saunders, Philadelphia, 1998.
9. Kurtzke, J: Epidemiological contributions to multiple sclerosis: An overview. Neurology 30:61, 1980.
10. McFarlin, D, and McFarland, H: Multiple sclerosis. N Engl J Med 307:1183, 1982.
11. Lechtenberg, R: Multiple Sclerosis Fact Book, ed 2. FA Davis, Philadelphia, 1995.
12. Shapiro, R: Symptom management in multiple sclerosis. Ann Neurol 36:S1230, 1994.
13. Katz, R, and Rymer, Z: Spastic hypertonia: Mechanisms and measurement. Arch Phys Med Rehabil 70:144, 1989.
14. Stolp-Smith, K, et al: Management of impairment, disability, and handicap due to multiple sclerosis. Mayo Clin Proc 72:1184, 1997.
15. Krupp, L, et al: Fatigue in multiple sclerosis. Arch Neurol 45:435, 1988.
16. Freal, J, et al: Symptomatic fatigue in multiple sclerosis. Arch Phys Med Rehabil 65:135, 1984.
17. Packer, T, et al: Fatigue secondary to chronic illness: Postpolio syndrome, chronic fatigue syndrome, and multiple sclerosis. Arch Phys Med Rehabil 75:1122, 1994.
18. Fisk, J, et al: The impact of fatigue on patients with multiple sclerosis. Le Journal Canadien Des Sciences Neurologiques 21:9, 1994.
19. Schwartz, C, et al: Psychosocial correlates of fatigue in multiple sclerosis. Arch Phys Med Rehabil 77:165, 1996.
20. Herrera, W: Vestibular and other balance disorders in multiple sclerosis. Neurol Clin 5:407, 1990.
21. Petersen, R, and Kokmen, E: Cognitive and psychiatric abnormalities in multiple sclerosis. Mayo Clin Proc 64:657, 1989.
22. Franklin, G, et al: Cognitive loss in multiple sclerosis. Arch Neurol 46:162, 1989.
23. Brassington, J, and Marsh, N: Neuropsychological Aspects of Multiple Sclerosis. Neuropsychol Rev 8:43, 1998.
24. Shnek, Z, et al: Helplessness, self-efficacy, cognitive distortions and depression in multiple sclerosis and spinal cord injury. Ann Behav Med 19:287, 1997.
25. Minden, S, and Schiffer, R: Affective disorders in multiple sclerosis. Arch Neurol 47:98, 1990.
26. Andrews, K, and Husmann, D: Bladder dysfunction and management in multiple sclerosis. Mayo Clin Proc 72:1176, 1997.
27. Lublin, F, and Reingold, S: Defining the clinical course of multiple sclerosis: Results of an international survey. Neurology 46:907, 1996.
28. Dick, G, and Gay, D: Multiple sclerosis: Autoimmune or bicrobial? A critical review with additional observations. J Infect 16:25, 1988.
29. Johnson, K: Cerebrospinal fluid and blood assays of diagnostic usefulness in multiple sclerosis. Neurology 30:106, 1980.
30. Tindall, R: Therapy of acute and chronic multiple sclerosis. Compr Ther 17:18, 1991.
31. DiFabio, R, et al: Extended outpatient rehabilitation: Its influence on symptom frequency, fatigue, and functional status for persons with progressive multiple sclerosis. Arch Phys Med Rehabil 79:141, 1998.
32. Noseworthy, J: Therapeutics of multiple sclerosis. Clin Neuropharmacol 14:49, 1991.
33. Goodin, D: The use of immunosuppressive agents in the treatment of multiple sclerosis: A critical review. Neurology 41:980, 1991.
34. van Oosten, B, et al: Multiple sclerosis therapy: A practical guide. Drugs 49:201, 1995.
35. Azouvi, P, et al: Intrathecal Baclofen administration for control of severe spinal spasticity: Functional improvement and long-term follow-up. Arch Phys Med Rehabil 77:35, 1996.
36. Abel, N, and Smith, R: Intrathecal Baclofen for treatment of intractable spinal spasticity. Arch Phys Med Rehabil 75:54, 1994.
37. Freeman, J, et al: The impact of inpatient rehabilitation on progressive multiple sclerosis. Ann Neurol 42:236, 1997.
38. Aisen, ML, et al: Inpatient rehabilitation for multiple sclerosis. J Neurol Rehabil 10:43, 1996.
39. Kidd, D, et al: The benefit of inpatient neurorehabilitation in multiple sclerosis. Clin Rehabil 9:198, 1995.
40. Francabandera, FL, et al: Multiple sclerosis rehabilitation: Inpatient versus outpatient. Rehabilitation Nursing 13:251, 1988.
41. Carey, R, and Seibert, J: Who makes the most progress in inpatient rehabilitation? An analysis of functional gain. Arch Phys Med Rehabil 69:337, 1988.
42. Reding, MJ, and La Rocca, NG: Acute-hospital care versus rehabilitation hospitalization for management of nonemergent complications in multiple sclerosis. Journal of Neurol Rehabil 1:13, 1987.
43. Greenspun, B, et al: Multiple sclerosis and rehabilitation outcome. Arch Phys Med Rehabil 68:434, 1987.
44. Feigenson, JS, et al: The cost-effectiveness of multiple sclerosis rehabilitation: A model. Neurology 31:1316, 1981.
45. Moffa-Trotter, M, and Anemaet, W: Addressing functional maintenance programs in home care. Advance, August 24, 1998.
46. Mertin, J: Rehabilitation in multiple sclerosis. Ann Neurol 36:S130, 1994.
47. Folstein, M: Mini-mental state: A practice of method for grading the cognitive state of patients for the clinician. J Psychiatr Res 12:189, 1975.
48. Melzack, R: The McGill Pain Questionnaire: Major properties and scoring methods. Pain 1:227, 1975.
49. Multiple Sclerosis Council for Clinical Practice Guidelines: Fatigue and Multiple Sclerosis Evidence-Based Management Strategies for Fatigue in Multiple Sclerosis. Paralyzed Veterans of America, New York, 1998.
50. De Souza, L, and Ashburn, A: Assessment of motor function in people with multiple sclerosis. Physiother Res Int 1:98, 1996.
51. Shumway-Cook, A, and Woollacott, M: Motor Control Theory and Practical Applications. Williams & Wilkins, Baltimore, 1995.
52. Schwid, S, et al: The measurement of ambulatory impairment in multiple sclerosis. Neurology 49:1419, 1997.
53. Lord, SE, et al: Visual gait analysis: The development of a clinical assessment and scale. Clin Rehabil 12:107, 1998.
54. Shumway-Cook, A, and Horak, F: Assessing the influence of sensory interaction on balance. Phys Ther 66:1548, 1986.
55. Nelson, S, et al: Vestibular and sensory interaction deficits assessed by dynamic platform posturography in patients with multiple sclerosis. Ann Otol Rhinol Laryngol 104:62, 1995.
56. Jackson, R, et al: Abnormalities in posturography and estimations of visual vertical and horizontal in multiple sclerosis. Am J Otol 16:88, 1995.
57. Berg, K, et al: Measuring balance in the elderly: Preliminary development of an instrument. Physiotherapy Canada 41:304, 1989.
58. Tinetti, M: Performance-oriented assessment of mobility problems in elderly patients. J Am Geriatr Soc 34:119, 1986.
59. Borg, G: Psychophysical bases of perceived exertion. Med Sci Sports Exerc 14:377, 1982.
60. American College of Sports Medicine: ACSM's Guidelines for Exercise Testing and Prescription, ed 5. Williams & Wilkins, Baltimore, 1995.
61. Guide for the Uniform Data Set for Medical Rehabilitation including the FIM instrument, Version 5.0. State University of New York at Buffalo, Buffalo, 1996.
62. Granger, C, et al: Functional assessment scales: A study of persons with multiple sclerosis. Arch Phys Med Rehabil 71:870, 1990.
63. Kurtin, P, et al: Patient-based health status measures in outpatient dialysis: Early experiences in developing an outcomes assessment program. Med Care 30(suppl 5):136, 1992.
64. Gilson, B, et al: The Sickness Impact Profile: Development of an outcome measure of health care. Am J Public Health 65:1304, 1975.
65. Doble, S, et al: Functional competence of community-dwelling persons with multiple sclerosis using the Assessment of Motor and Process Skills. Arch Phys Med Rehabil 75:843, 1994.
66. Kurtzke, J: On the evaluation of disability in multiple sclerosis. Neurology 11:686, 1961.
67. Kurtzke, J: Rating neurological impairment in multiple sclerosis: An expanded disability status scale (EDSS). Neurology 33:1444, 1983.
68. Noseworthy, J, et al. and Canadian Cooperative MS Study Group: Interrater variability with the Expanded Disability Status Scale (EDSS) and Functional Systems (FS) in a multiple sclerosis clinical trial. Neurology 40:971, 1990.
69. Haber, A, and LaRocca, N (eds): M.R.D. Minimal Record of Disability for Multiple Sclerosis. National Multiple Sclero-

sis Society, New York, 1985.
70. Solari, A, et al: Accuracy of self-assessment of the minimal record of disability in patients with multiple sclerosis. Acta Neurol Scand 87:43, 1993.
71. Cella, D, et al: Validation of the Functional Assessment of Multiple Sclerosis quality of life instrument. Neurology 47:129, 1996.
72. Pfenning, L, et al: Quality of life in multiple sclerosis. MS Management 2:26, 1995.
73. Vickrey, BG, et al: A health-related quality of life measure for multiple sclerosis. Qual Life Res 4:187, 1995.
74. Fisk, J, et al: The impact of fatigue on patients with multiple sclerosis. Le Journal Canadien Des Sciences Neurologiques 21:9, 1994.
75. DiFabio, R, et al: Health-related quality of life for patients with multiple sclerosis: Influence of rehabilitation. Phys Ther 77:1704, 1977.
76. American Physical Therapy Association: Guide to Physical Therapist Practice. APTA, Alexandria, VA, 1999.
77. McCulloch, J, et al: Wound Healing: Alternatives in Management, ed 2. FA Davis, Philadelphia, 1995.
78. Brar, S, et al: Evaluation of treatment protocols on minimal to moderate spasticity in multiple sclerosis. Arch Phys Med Rehabil 72:186, 1991.
79. O'Sullivan, S, and Schmitz, T: Physical Rehabilitation Laboratory Manual: Focus on Functional Training. FA Davis, Philadelphia, 1999.
80. Bobath, B: The treatment of neuromuscular disorders by improving patterns of co-ordination. Physiotherapy 55:18, 1969.
81. Davies, P: Right in the Middle. Springer-Verlag, New York, 1990.
82. Voss, D, et al: Proprioceptive Neuromuscular Facilitation, ed 3. Harper & Row, Philadelphia, 1985.
83. Carlson, S: A neurophysiological analysis of inhibitive casting. Phys Occup Ther Pediatr 4:31, 1984.
84. Cusick, B: Serial Casts: Their use in the Management of Spasticity Induced Foot Deformity. Words at Work, Lexington, KY, 1987.
85. McComas, A, et al: Fatigue brought on by malfunction of the central and peripheral nervous systems. In Simon, C, et al (ed): Fatigue. Plenum Press, New York, 1995, p 495.
86. Costello, E, et al: Exercise prescription for individuals with multiple sclerosis. Neurology Report 20:24, 1996.
87. Shapiro, R: Multiple Sclerosis: A Rehabilitation Approach to Management. Demos, New York, 1991.
88. Gehlsen, G, et al: Effects of an aquatic fitness program on the muscular strength and endurance of patients with multiple sclerosis. Phys Ther 64:653, 1984.
89. Erland, C, et al: Effects of the Mark VII personal cooling system on selected symptoms of multiple sclerosis. (Abstract.) Neurology Report 19:23, 1995.
90. Svensson, B, et al: Endurance training in patients with multiple sclerosis: Five case studies. Phys Ther 74:1017, 1994.
91. DeSouza, L: A different approach to physiotherapy for multiple sclerosis patients. Physiotherapy 70:428, 1984.
92. Kottke, F: Philosophic consideration of quality of life for the disabled. Arch Phys Med Rehabil 63:60, 1982.
93. Baum, H, and Rothschild, B: Multiple sclerosis and mobility restriction. Arch Phys Med Rehabil 64:591, 1983.
94. Frankel, D: Multiple Sclerosis. In Umpred, D (ed): Neurological Rehabilitation, ed 3. Mosby, St. Louis, 1995, p 588.
95. Wolf, B: Occupational therapy for patients with multiple sclerosis. In Maloney, F, et al (eds): Interdisciplinary Rehabilitation of Multiple Sclerosis and Neuromuscular Disorders. Lippincott, Philadelphia, 1985, p 103.
96. Baum, H, and Rothschild, B: Multiple sclerosis and mobility restriction. Arch Phys Med Rehabil 64:591, 1983.
97. Perry, J, et al: Rocker shoe as walking aid in multiple sclerosis. I. Arch Phys Med Rehabil 62:59, 1981.
98. Ponichtera-Mulcare, J: Exercise and multiple sclerosis. Med Sci Sports Exerc 25:451, 1993.
99. Anema, J, et al: Cardiovascular autonomic function in multiple sclerosis. J Neurol Sci 104:129, 1992.
100. Sterman, A, et al: Disseminated abnormalities of cardiovascular autonomic functions in multiple sclerosis. Neurology 35:1665, 1985.
101. Pentland, B, and Ewing, D: Cardiovascular reflexes in multiple sclerosis. Eur Neurol 26:46, 1987.
102. Foglio, K, et al: Respiratory muscle function and exercise capacity in multiple sclerosis. Eur Respir J 7:23, 1994.
103. Ponichtera-Mulcare, J, et al: Maximal aerobic exercise in persons with multiple sclerosis. Clinical Kinesiology 46:12, 1993.
104. Gappmaier, E, et al: Aerobic exercise in multiple sclerosis (abstract). Neurology Report 19:41, 1995.
105. Kirsch, N, and Myslinski, MJ: The effect of a personally designed fitness program on the aerobic capacity and function for two individuals with multiple sclerosis. Phys Ther Case Reports 2:19, 1999.
106. Ruttenberg, N: Assessment and treatment of speech and swallowing problems in patients with multiple sclerosis. In Maloney, F, et al (eds): Interdisciplinary Rehabilitation of Multiple Sclerosis and Neuromuscular Disorders. Lippincott, Philadelphia, 1985, p 129.
107. Simmons-Mackie, N: Disorders in oral, speech, and language functions. In Umpred, D (ed.): Neurological Rehabilitation, ed 3. Mosby, St. Louis, 1995, p 747.
108. Zoltan, B: Vision, Perception, and Cognition, ed 3. Slack Inc., Thorofare, NJ, 1996.
109. Matson, R, and Brooks, N: Adjusting to multiple sclerosis: An exploratory study. Soc Sci Med 11:245, 1977.
110. Pulton, T: Multiple sclerosis social psychological perspective. Phys Ther 57:170, 1977.
111. Kraft, G, et al: Disability, disease duration, and rehabilitation services needs in multiple sclerosis: Patient perspective. Arch Phys Med Rehabil 67:164, 1986.
112. Cervera-Deval, J, et al: Social handicaps of multiple sclerosis and their relation to neurological alterations. Arch Phys Med Rehabil 75:1223, 1994.
113. Shnek, Z, et al: Helplessness, self-efficacy, cognitive distortions, and depression in multiple sclerosis and spinal cord injury. Ann Behav Med 19:287, 1997.
114. Leino-Kilpi, H, et al: Elements of empowerment and MS patients. J Neurosci Nurs 30:116, 1998.
115. Stuifbergen, A, and Roberts, G: Health promotion practices of women with multiple sclerosis. Arch Phys Med Rehabil 78(suppl 5):S-3, 1997.
116. Price, G: The challenge to the family. Am J Nurs 80:283, 1980.

参考文献

Cook, S (ed): Handbook of Multiple Sclerosis. Marcel Dekker, New York, 1990.
Dittmar, S, and Gresham, G: Functional Assessment and Outcome Measures for the Rehabilitation Health Professional. Aspen, Gaithersburg, MD, 1997.
Halper, J, and Holland, N: Comprehensive Nursing Care in Multiple Sclerosis. Demos Vermande, New York, 1997.
Kalb, RC, and Scheinberg, LC (eds): Multiple Sclerosis and the Family. Demos, New York, 1992.
Matthews, WB, et al: McAlpine's Multiple Sclerosis, ed 2. Churchill Livingstone, New York, 1991.
National Multiple Sclerosis Society, 733 Third Ave., New York, NY 10017; http://www.nmss.org/
Reader, AT (ed): Interferon Therapy of Multiple Sclerosis. Marcel Dekker, New York, 1997.

23 パーキンソン病

Susan B. O'Sullivan

概　要

- 疫学
- 病因
- 病態生理
- 臨床徴候
  固縮
  無動と動作緩慢
  振戦
  姿勢不安定
- 間接的機能障害と合併症
  運動の減少
  疲労
  仮面様顔貌
  筋骨格系の変化
  歩行障害
  嚥下障害と意思疎通障害
  視覚障害と感覚運動障害
  認知障害と行動障害
  自律神経障害
  心肺機能障害
- 診断
- 病気の経過
- 医学的管理
  薬物的管理
  栄養的管理
  外科的管理
- リハビリテーション管理
  評価と検討
  現実的な目標と帰結の設定
  治療介入
  心理社会的問題
  病期を考慮した管理

学習目標

1. パーキンソン病の病因，病態生理，臨床症状や経過について述べる。
2. パーキンソン病患者の診断，予後，介護計画を確立するための評価に用いられる検査手順を明示し，説明する。
3. パーキンソン病患者の介助における理学療法士の役割について，機能を最大限に向上させるための直接的な介入，および患者への指導方法の面から述べる。
4. パーキンソン病患者に対する，適切な運動処方の要点を述べる。
5. パーキンソン病の神経心理学的，社会的影響を明示し，生活の質を最大限に改善するための適切な治療的介入方法を示す。
6. ケーススタディの患者データを分析，解釈し，現実的な目標と帰結を想定し，治療計画を立てる。

パーキンソン病 Parkinson's disease（PD）は，固縮，無動，動作緩慢，振戦や姿勢反射障害を主徴とする慢性進行性の中枢神経系の疾患である．さらに，この疾患は，多様な間接的な障害や合併症をきたし，そのいくつかは主要徴候が組み合わさって生じる．例えば，運動障害，歩行障害，仮面様顔貌，認知知覚障害，意思伝達障害，嚥下障害，自律神経障害などである（表23-1）．発症は潜行性で，緩徐に進行する．PD患者では，日常生活における機能，役割，活動性が破綻し，抑うつ状態に陥ることも多い．

疫学

PDは55歳以上人口の約1％に発症し，通常加齢とともに発症率は増加して，85歳では人口の2.6％に及ぶ．米国では150万人がPDに罹患し，年間5万人が新たに発病している．この数値は人口の高齢化にともなって上昇すると推測される．発症の平均年齢は58〜62歳で，大部分の症例は50〜79歳で発症する．10％程度の低い頻度で，若年発症のPDが存在し，40歳以前に初発症状が出現すると定義される．これらの患者は，長期的には概してより良好な経過をたどる．男性は女性よりもやや PD 発病の危険率が高い[1,2]．

病因

パーキンソニズムの用語は，基底核の機能障害を生じる一連の疾患群に用いられる．PDあるいは特発性パーキンソニズムは最も一般的で，全患者の約78％に相当する．二次性パーキンソニズムはさまざまな原因によって起こり，遺伝性や後天的な神経変性疾患も含まれる．パーキンソンプラス症候群の用語は，中枢神経系の多系統変性疾患の症状にともなって現れたときに用いる（Box 23-1）．

表 23-1 パーキンソン病の徴候

パーキンソン病の主要徴候	
振戦	
固縮	
動作緩慢	
姿勢の不安定性	
パーキンソン病の二次的な徴候	
変換運動障害	浮腫
小字症	脊柱側弯症
眼のかすみ	脊柱後弯症
上方注視障害	痛みや感覚に関する症状
眼瞼痙攣	脂漏
眉間反射	便秘
dysarthria	尿意切迫，排尿困難，頻尿
嚥下反射	性欲低下
流涎	陰萎
仮面様顔貌	すくみ
手足の変形	認知症
ジストニア	抑うつ

Stern, M, and Hurtig, H: The Comprehensive Management of Parkinson's disease. PMA, New York, 1988, p4. より

Box 23-1 パーキンソニズムの原因

特発性パーキンソン病
薬剤
　フェノチアジン
　ブチロフェノン
　メトクロプラミド
　レセルピン
　フルナリジン
　α-メチルドパ
　リチウム
　アミオダロン
毒物
　マンガン
　MPTP
　一酸化炭素
　二硫化炭素
　グアムの筋萎縮性側索硬化症-パーキンソニズム認知症（ソテツに含まれる神経毒による）
脳腫瘍
外傷（ボクシング認知症）
脳炎
　Von Economo 脳炎
　ベネズエラウマ脳炎
　B型日本脳炎
　西部ウマ脳脊髄炎
脳血管障害：ラクナ梗塞
パーキンソニズムの特徴を呈する無動/固縮症候群（パーキンソンプラス症候群）
　進行性核上性麻痺
　ハンチントン舞踏病
　線条体黒質変性症
　皮質基底核変性症
　オリーブ橋小脳萎縮症
　正常圧水頭症
　アルツハイマー病
　ウィルソン病
　Hallervorden-Spatz 病
　Shy-Drager 症候群
　家族性基底核石灰化症（Fahr 病）

Guberman, A: Introduction to Clinical Neurology. Little, Brown, and Co., Boston, 1994, p195. より

1. パーキンソン病（一次性パーキンソニズム）：病因は特発性あるいは不明である。真の PD あるいは paralysis agitans は, James Parkinson によって 1817 年に，「shaking palsy」として最初に記載された[3]。臨床的に異なる 2 つの下位の群が存在するといわれている。1 つは主症状が姿勢の不安定と歩行障害 postural instability gait disturbed (PIGD) の群である。もう 1 つは，振戦を主徴とする振戦優位群である。振戦を主徴とする患者では，概して動作緩慢や姿勢反射障害の問題が少ない[4]。

2. 感染後パーキンソニズム（二次性パーキンソニズム）：1917～1926 年に発生した嗜眠性脳炎をともなうインフルエンザ感染大流行によって，多くの患者が発症した。パーキンソニズムの症状は，典型例では数年後に出現したことから，脳のスローウイルス感染説が生まれた。このインフルエンザ感染の再発は近年なく，このタイプのパーキンソニズムの頻度も徐々に低下している[5]。これらの患者の感動的な物語が，Oliver Sacks によって Awakenings（邦題『レナードの朝』）[6]のなかに生き生きと描写されている。他の脳炎によるパーキンソニズムの発症はまれである。パーキンソニズムはクリプトコッカス髄膜炎や，クロイツフェルト-ヤコブ病でも報告されている[7]。

3. 中毒性パーキンソニズム（二次性パーキンソニズム）：パーキンソニズムは，ある種の産業毒物や化学物質（マンガン，二硫化炭素，一酸化炭素，シアン化合物，メタノール）への曝露により，発病する。これらの毒物で最も多いのはマンガンであり，多くの炭鉱労働者にとっては重大な職業上の危険をはらんでいる[3]。化学物質の MPTP を含む合成ヘロインの注射により偶発的に発症したパーキンソニズムは，重篤かつ持続的で，よく知られている[8]。

4. 薬剤性パーキンソニズム（二次性パーキンソニズム）：さまざまな薬剤が，パーキンソン病に類似した錐体外路症状をきたしうる。これらの薬剤は，節前性あるいは節後性にドパミン作動性機構を阻害すると考えられている。①神経弛緩薬：クロルプロマジン（Thorazine），ハロペリドール（Haldol），チオリダジン（Mellaril），チオチジン（Navane）など。②抗うつ薬：アミトリプチリン（Triavil），アモキサピン（Asendin），トラゾドン（Desyrel）など。③降圧薬：メチルドパ（アルドメット），レセルピンなどがあげられる。これらの薬剤は，高齢者では高用量の処方で特に問題となる一方，臨床的には潜在性のパーキンソン病に対して重大な影響を及ぼすことがある。これらの薬剤を中止すると，通常 2～3 週以内に症状は改善する。しかし，場合によっては，薬剤の作用が長期間続くこともある[7]。

5. 代謝性パーキンソニズム（二次性パーキンソニズム）：パーキンソニズムは代謝異常でもまれに認められ，基底核石灰化症を生じるカルシウム代謝異常疾患が含まれる。甲状腺機能低下症，副甲状腺機能亢進症，副甲状腺機能低下症，ウィルソン病があげられる[5]。

6. パーキンソニズムの特徴を示す無動/固縮症候群（パーキンソンプラス症候群）：神経変性疾患の一群では，それらの神経症状に随伴して，黒質の病変によりパーキンソニズムをきたすことがある。黒質線条体変性症 striatonigral degeneration (SND), Shy-Drager 症候群，進行性核上性麻痺 progressive supranuclear palsy (PSPO), オリーブ橋小脳萎縮症 olivopontocerebellar atrophy (OPCA), 皮質基底核変性症などが含まれる［訳注 1］。これらの疾患の多くはまれで，症例数は比較的少ない。さらに，パーキンソニズムの症状は，動脈硬化症，アルツハイマー病，ウィルソン病やハンチントン病でも認めることがある。これらの疾患の初期には，固縮や動作緩慢を呈することから，PD と鑑別しがたいこともある。しかし結局は，診断上重要な他の神経症状が出現する（アルツハイマー病の認知障害など）。もう 1 つの診断的な特徴は，パーキンソンプラス症候群では，概してレボドパ（L-ドパ）治療などのパーキンソン病治療薬を投与（アポモルフィンテスト）しても，目立った改善が得られないことである[9,10]。

病態生理

基底核 basal ganglia (BG) は，脳の深部にあり，互いに連絡し合う灰白質の核の集合体である。現在では，基底核は，尾状核と被殻（合わせて線条体という）に淡蒼球，視床下核と黒質が加わって構成されるとみなされている（図 23-1）。基底核は，随意運動の産生そのものと随意運動に関連する姿勢制御とに重要な役割を果たしている。その活動は，大脳皮質や視床からの主要な入力核である尾状核と被殻への入力で始まる。感覚野，運動野，連合野を含む広範な大脳皮質領域から，基底核に信号が送られる。また線条体は，黒質や中脳の脚橋被蓋核からの入力も受ける。出力はまず一

訳注 1：黒質線条体変性症，オリーブ橋小脳萎縮症，Shy-Drager 症候群の 3 つは，今日では病理学的に同一疾患であり，多系統萎縮症 multisystem atrophy (MSA) と総称される。そしてパーキンソン病状が主体の場合は MSA-P (Parkinson form), 小脳症状が前景に立つ場合は MSA-C (Cerebellar form), 自律神経症状が重度で多彩な症状を呈する場合は MSA-M (Mixed form) と呼ばれる。

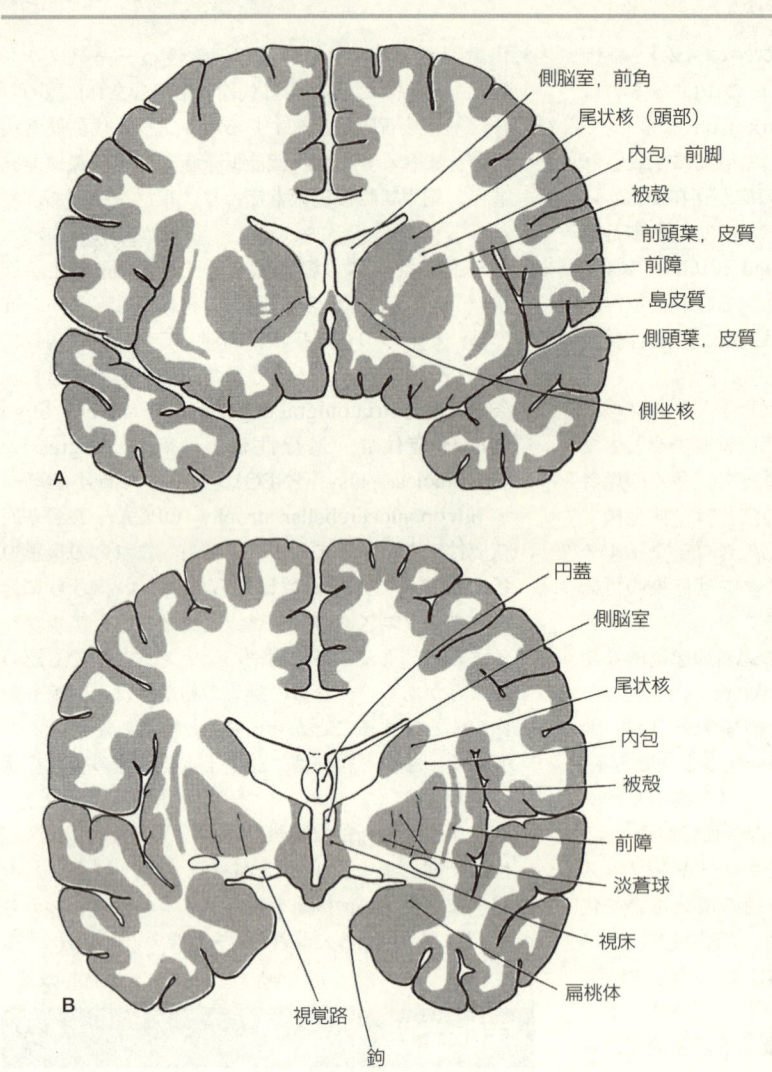

図23-1 基底核の主な構造（Cote L, and Crutcher MD. The basal ganglia. In Kandel E, et al [eds]: Principles of Neuroscience, ed 3. Elsevier, New York, 1991, p80. より改変）

次的に淡蒼球，黒質を経て視床皮質投射系を介して，大脳皮質の前頭前野や運動前野に及ぶ．基底核の内部では，複数の並行した回路を介して大脳皮質，視床からの情報が統合され，調節される．これらの複合回路は，解剖学的に直接的経路と間接的経路に二分され，おのおの相対する活動をする（図23-2）．直接的経路は，視床への信号の流れを促通して，ある運動を活性化させる．一方，間接的経路は，情報の流れを抑えることによって他の運動を抑制する．

基底核の損傷によって，運動過多あるいは運動減少などの運動障害が起こる．運動過多症は過剰あるいは異常な運動が特徴である（舞踏病，ジスキネジア，ジストニアなど）．運動減少症は運動の緩慢さや運動量の減少・欠如が特徴である（PDで認める無動，動作緩慢など，**表23-2a，b**）．黒質緻密層 substantia nigra pars compacta（SNpc）は，運動系ループの直接的・間接的経路の両方を介して，運動を促通する機能を持っている．

PDは，ドパミンを産生するドパミン作動性ニューロンの変性をともなう．ドパミン作動性ニューロンの細胞体は黒質緻密層にあり，軸索を線条体（尾状核と被殻）に送り出している．80％以上のニューロンが変性すると，臨床的にPDの症状が顕在化すると推測されている．黒質神経細胞の消失は，腹側の細胞群でより強くみられ，このようなメラニン色素含有細胞が消失すると，特徴的な脱色素を呈する（図23-3）．また，セロトニンやノルアドレナリンなど，他の神経伝達物質も欠乏する．これらの伝達物質が枯渇すると，どんな影響が起こるかについては，いまだ十分解明されていない．病気が進行してニューロンが変性すると，ニューロンにはレヴィ小体といわれる特徴的な細胞内封入体を生じる．このほか，迷走神経背側核，視床下部，青斑核，大脳皮質や自律神経核も病変の好発部位である[12]．

第23章 パーキンソン病

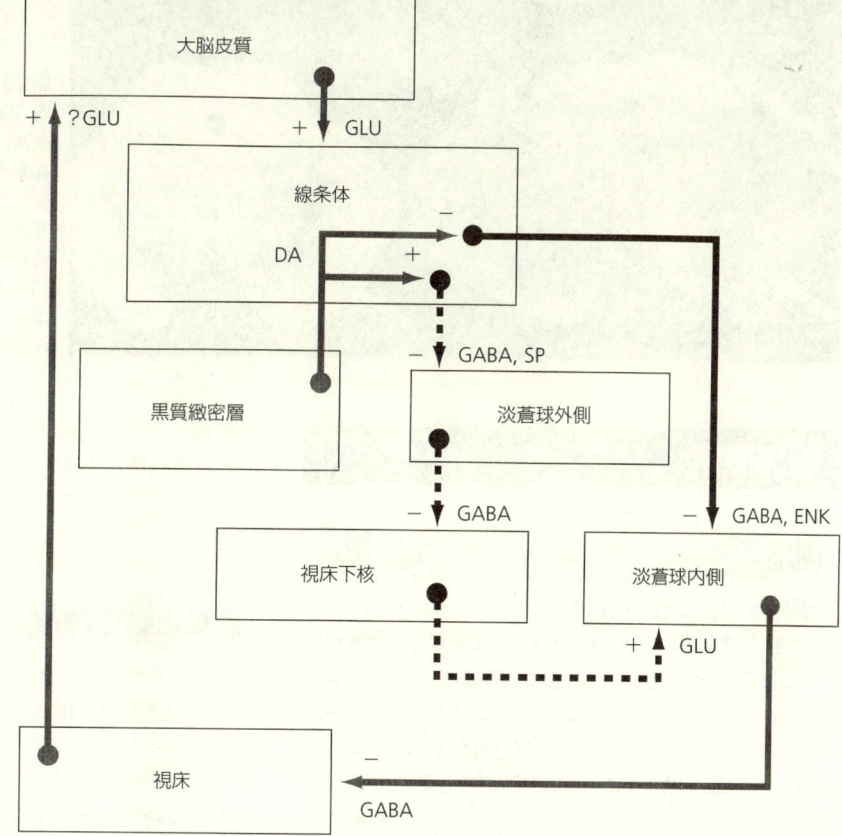

図 23-2 興奮性（＋），抑制性（－）シナプスと神経伝達物質を示した，基底核の連絡の模式図。直接的な線条体淡蒼球の投射系は太線で，間接的な投射系は点線で示している。興奮性の皮質-黒質，皮質-視床下核投射系は，この図には示されていない（Kiernan, JA: Barr's The Human Nervous System: An Anatomy Viewpoint, ed 7. Lippincott-Raven, Philadelphia, 1998, p255. より）

表 23-2a 基底核モデルから推察される運動障害

障害過程	臨床症状
1．間接的経路の活動亢進	無動，固縮
2．間接的経路の活動低下	舞踏病，ヘミバリスム
3．直接的経路の活動亢進	ジストニア，アテトーシス，チック
4．直接的経路の活動低下	動作緩慢

表 23-2b 基底核モデルから説明される運動障害

障害	病態生理	障害の過程（表 23-2a から）
パーキンソン病	SNpc（黒質緻密層）からのドパミン減少	1 と 4
L-ドパジスキネジア	外因性のドパミン増加	2 と 3
初期のハンチントン病	被殻の GABA-enk ニューロンの活動性低下	2
進行期のハンチントン病	被殻の両型の GABA ニューロンの活動性低下	2 と 4
ヘミバリスム	視床下核病変	2
ジストニア	被殻の過活動	3（と 1）
チック	被殻の過活動	3

Hallett, M[15], p181. より

　ドパミン作動性ニューロンが消失すると，自発的な運動が減少する。そのため患者は動こうとしても動けなくなる。振戦と固縮は基底核内の抑制作用が消えた結果であり，解放現象と考えられる。線条体のドパミン受容体に著しい変化が起こると，基底核のドパミン結合部位が減少する。このため，病気の進行期にはL-ドパ（ドパミン補充療法）の臨床的な有効性が低下すると推察されている[13〜15]。

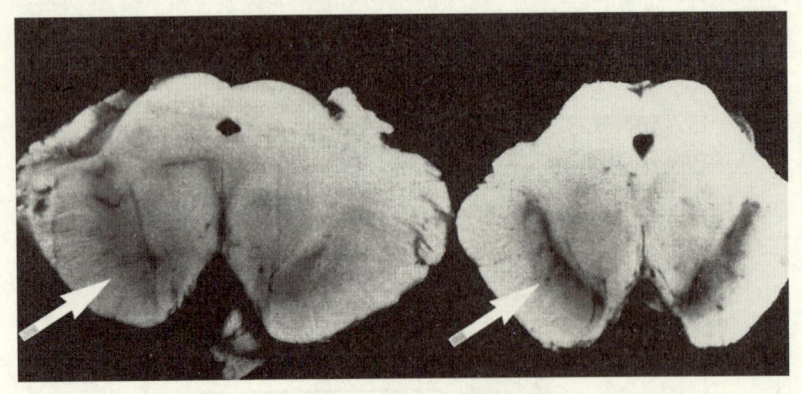

図23-3 PDの黒質。正常の黒質の上層（緻密層）には，多数のメラニン色素を含む神経細胞を認める。中脳レベルの横断面（左）に示したPD患者の黒質では，メラニン色素含有細胞の著しい消失を認める。正常対照（右）と比較して，特徴的な蒼白化（脱色素）を呈する（Rowland, LP(ed): Merrit's Textbook of Neurology, ed 8. Lea & Febiger, Philadelphia, 1989, p659. より）

臨床徴候

固縮

　固縮は，臨床的にPDであることを示す確定的な徴候の1つである。患者は，しばしば手足が「重い」，「こわばる」と訴える。固縮は，運動速度に関係なく生じる，他動運動に対する抵抗と定義される。その際，関節の伸筋・屈筋の両側に，また伸展側と屈曲側の両方向に，固縮を均一に感じることができる。脊髄伸張反射は正常で，長潜時反応は亢進している。固縮は，運動の性質や大きさ，速度に関係なく認められる。固縮には歯車様と鉛管様の2つのタイプがある。**歯車様固縮**は，筋を他動的に交互に緊張，弛緩させた際に認められる，律動的な歯車のような筋の抵抗である。**鉛管様固縮**は筋を他動的に動かしたときの，変動のない，持続的・均一な抵抗である。固縮は不均一な分布をとることが多い。最初は近位筋にみられ，特に肩関節や頸部に目立つ。進行すると，固縮は顔面や四肢の筋に及ぶ。固縮は，当初左右いずれか一側性に出現し，最終的に全身に広がる[18]。病気が進行すると，固縮はより悪化する。固縮により患者は動きづらくなる。例えば，体幹の固縮によって，しばしばベッド上の動きや歩行時の交互の腕の振りが減少する。自動運動，精神的な集中，情動的な緊張などは，すべて固縮を強める可能性がある。固縮が持続すると，関節可動域が低下して，二次的に重度の関節拘縮や姿勢の変形をきたす。固縮の直接的影響として，安静時のエネルギー消費が増加するとともに，疲労感が強まる[17,18]。

無動と動作緩慢

　PD患者では，随意運動に多くの問題が生じる。**無動**は，動作開始が困難な状態である。**すくみ現象**がみられることもあり，その特徴は，突然の動作中断，または完全な動作の停止である。無動は，動作を制御する準備段階の障害であり，固縮の重症度，病期，薬剤の効果による症状の変動に直接影響される。また注意障害や抑うつ状態も，無動の複合的な問題である。**動作緩慢**は，運動が緩慢で持続できない状態を指す。運動の速度，範囲と振幅が一般的に減少することを，**運動減少**と呼ぶ。固縮や抑うつも，動作緩慢に影響する。動作が遅く時間がかかる結果，日常生活の介助量が増す。このため，動作緩慢はパーキンソニズムの症状のなかでも，最も重大な障害となることが多い[16]。

　PDでは，運動企図の障害も認められる。日常の習慣的な習熟運動の代表例である書字などにおいても，全体的に調節が障害される。PD患者では**小字症**が代表的で，判読不能なほど異常に小さな文字を書く（図23-4）。また，同時に連続した課題を行うことは，さらに困難である。したがって，2つの運動プログラム

図23-4 PDの小字症。PD患者は，運動の振幅（程度）を維持するのが困難である（Phillips, JG, et al: What can indices of handwriting quality tell us about parkinsonian handwriting? Hum Movt Sci 10: 301, 1991. より）

を同時に統合して行うことや，進行中の動作を継続することが困難になる。例えば，歩行中に他の動作をしようとすると，患者はすくみ上がってしまう。あるいは，1つの動作から次の動作へ移る経過中に，動作が緩慢になって躊躇したり，切り替えができなくなる。また，すくみ現象は，対抗するような刺激に直面したときに誘発される。例えば，狭い空間を歩く場合や障害物がある場合に，歩行が遅くなったり，立ち止まってしまう。このような制御障害を代償して確実に運動するために，PD患者は，より緩慢な，視覚的に誘導可能な動きを行う。運動学習も障害され，特に系列的課題や手続き学習が障害される。

トルク（回転力）は，すべての速度で低下し，機能的障害や筋力低下をきたす[19〜21]。これは，筋を支配する神経系の活性化が不十分なためと考えられている。筋電図検査では，運動単位の動員が遅延しており，いったん動員が起こっても非同期性であることが特徴である。すなわち，筋収縮が持続する際に，休止があったり，運動単位の発火頻度が円滑に増えない[22,23]。複雑な動作をしようとすると，困難の度合いも高まる。病気が進行すると，廃用性筋力低下も進み，さらに運動が困難になる[24,25]。潜在的な振戦の影響で律動的な動きもみられるようになる。

動くために必要な努力が増してきたという患者の感覚は，活動の開始や維持が困難になることによって顕著になる。

振戦

振戦は，PD患者の約50％にみられる初発症状である。振戦は，1秒間に約4〜7回の遅い頻度で起こる，身体部位の不随意な振動である。パーキンソニズムの振戦は，静止時振戦と呼ばれ，典型的には静止時に出現し，随意運動で消失する。通常，静止時振戦は，手指で丸薬をまるめるような pill-rolling 振戦が特徴的であるが，足，口唇，舌や顎にもみられる。重力に抗して姿勢を保持するように筋活動をする際，**姿勢時振戦**を認めることもある。くつろいだ状態や何もしていないときには，振戦はあまり目立たない傾向がある。振戦は，随意的に努力すると軽減し，睡眠時は完全に消失する。また，情動的なストレスや疲労で増強する。初期には，振戦は通常一側性で，きわめて軽く，短時間のみ出現する。しかし，進行期には増強して，日常生活の支障となる。振戦の頻度や強さは変動することが多い[27]。

姿勢不安定

PD患者は，姿勢や平衡機能の障害を呈する。十分注意している状態では，機能的な姿勢で起立して，安定した姿勢を保持できる。継ぎ足位や片足立ちなどの身体を支える基底面が小さくなる状態や，注意が分散するような状況（あちこちに注意をはらわなければならない状態）では，姿勢不安定が強まる。動的で不安定な活動が困難で，例えば，手を伸ばす，歩く，方向転換するなど自分で開始する運動のときに，困難であることを自覚する。また，不安定なバランスでは動作が困難になる[29]。平衡反応の低下が進行すると，しばしば転倒して外傷をきたす。患者の約1/3が転倒を経験し，13％は週1回以上転倒するとされる[30,31]。患者は，異常な共同パターンで不安定さに反応する傾向があり，バランスを回復しようとしても身体が硬くなり，正常な姿勢共同運動を用いることができない[32]。また，患者が随意運動を行う際に，姿勢筋群のフィードフォワード（前向き）制御や，予測的な調整が困難である[33,34]。病気の進行にともない，姿勢反応の障害は増大する。悪化する要因には，固縮，筋のトルク（ひねり・回転モーメント）の低下，特に体幹の関節可動域 range of motion（ROM）の減少や筋力低下がある。体幹の伸展筋群では，屈曲筋群よりも筋力低下が著しいため，頸部，体幹，股関節や膝関節の屈曲が強まり，前屈前傾姿勢をとりやすくなる[19,28]。この結果，脊椎骨の配列の中心位置に大きな変化が起こり，患者は前方偏位で安定した姿勢をとることになる（図23-5）。また，PDでは感覚状態の変化に対応する運動方法をとることができなくなり，いわゆる感覚運動順応に問題が生じる[32]。PD患者では，視空間認知障害が認められ，下肢の移動能力の成績と相関するとされる[35]。直立肢位や垂直肢位を知覚できない場合もあり，前庭，視覚，固有知覚からの，バランスを保つための情報処理に異常があると推察されている。

間接的機能障害と合併症

さまざまな間接的機能障害や合併症が生じうる（表23-1参照）。

運動の減少

PD患者は，運動の乏しさが特徴的である。運動の総回数も運動可動域も，全体的に減少する。運動課題が複雑になるほど，動作がより困難となる。これは，PD患者において運動企図が中枢性に障害されるため

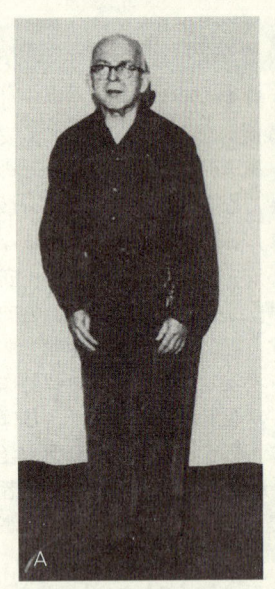

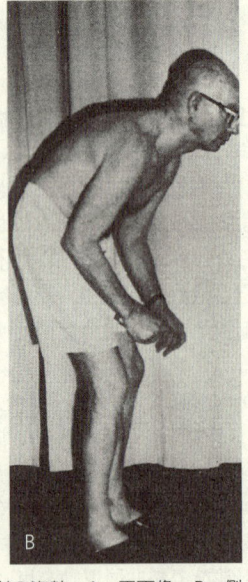

図 23-5 姿勢と PD。PD 患者の姿勢。A：正面像，B：側面像（Rowland, LP ed.: Merrit's Textbook of Neurology, ed 8. Lea & Febiger, Philadelphia, 1989, p529. より）

である[36]。回旋運動が減少するため，運動は基本的に平面的（単一平面での運動）になる。自動運動や無意識に行う運動が，障害されるか消失する。その一例として，歩行時には交互の腕の振りが消失する。自動運動が消失する結果，運動をうまく成し遂げるためには，患者はその運動の 1 つ 1 つに気を配らなくてはならず，大脳の高次機能が必要になる。このように，動作緩慢，固縮や動作減少の影響と常に戦わなくてはならない状況が続くと，精神的疲弊や意欲低下をきたす。

疲労

進行期の PD では，疲労は，最も多く報告される症状の 1 つである。1 日の時間経過とともに，活動を持続するのが困難になり，脱力感や眠気が増強する。運動を反復すると，最初は力強いが，動作が続くと筋力が低下する。このため，発話でも，最初の数語は声量があり力強いが，話すうちに急速に減弱する。身体的に努力が必要な場合や精神的ストレスがある場合には，著しく遂行能力が低下する。可動性は，休息や睡眠で回復することがある。L-ドパ治療が開始されると，当初は劇的な改善を自覚し，あまり疲労を感じなくなる。病気の経過が長くなり薬物治療が長期にわたると，一般的に疲労感が再度出現する[37]。

仮面様顔貌

瞬目の減少や表情の低下をともなう顔の表情変化は，仮面様顔貌と称される。笑うように指示されたときや，随意的に努力したときのみ，微笑むことができる。これは，社会的交流や社交性を低下させるような，重大な影響をもたらす。

筋骨格系の変化

PD 患者の大多数は高齢者であり，全身的に筋骨格系の状態が不良な傾向にある。病気が長期化して全身的になるにつれて，筋力低下の程度や疲労感も強まる。また，柔軟性の低下を認める。身体のあらゆる部位で運動が低下し，収縮性・非収縮性の筋両方で拘縮が進行する。拘縮は，股関節や膝関節の屈筋群，股関節の回旋・内転筋や足関節背屈筋，脊柱・頸部の背部屈筋群，肩関節の内転・内旋筋や肘関節屈曲筋に好発する。こうした筋骨格系の制約により，運動機能は進行性に制限されていく。**脊柱後弯**は最もよくみられる姿勢異常である（**図 23-5**）。座位や歩行の際に，常に一側に身体が傾斜し，**脊柱側弯**を呈することもある。これは，一般的には，体幹の固縮が不均一に分布するためである。より高齢な場合は，活動レベルが低下し，摂食も不十分なため，骨粗鬆症も生じやすい。自動運動の低下とバランス反応の低下のため，頻繁に転倒して，骨粗鬆症をきたした骨が骨折することになる。骨折の治癒が遷延したり，本来の治癒過程をとらない場合もある。

歩行障害

PD 患者の歩行パターンの特徴は，動作の減少と速度の低下である。股関節，膝関節，足関節の 3 関節いずれにおいても，伸展方向の動きが全体的に減少する。体幹と骨盤の動きも減少するために，歩幅や交互の腕の振りが低下している。患者は，小刻みで，すり足歩行といった特徴的な歩行をする。正常歩行の踵から爪先への接地過程がみられない。歩行立脚相と両脚支持の時間が延長する一方，片脚支持の時間が短縮する。非対称な歩行もよくみられる。**加速歩行**は，歩幅がだんだん狭くなり，足の運びが速くなるのが特徴で，異常な前屈姿勢は加速歩行を助長する。このため，患者は転倒しないように，身体の重心に追いつこうと何度も小刻みに足を踏み出すが，結局走り出したり，急ぎ足になってしまう。**前方突進歩行**は前方へ加速する歩行であり，**後方突進歩行**は後方へ加速する歩行で，前方突進よりも頻度が少ない。物や壁に行き当たって接触しないと止まれないこともある。足関節の尖足拘縮をきたして爪先歩行となっている患者では，体を支える基底面が狭くなるため，さらに姿勢が不安定となる。

迂回や方向転換は特に困難で，典型例では何度も小刻みに足を踏み出す．姿勢やバランス制御の問題も，歩行や安全性に直接的に影響する[26,38]．

嚥下障害と意思疎通障害

嚥下障害は，おおむね患者の50～95%にみられる．嚥下障害は，窒息や誤嚥性肺炎を引き起こし，著明な体重減少をともなう栄養障害をきたす．栄養状態の低下によって，疲労感や消耗が強まる．嚥下障害は，固縮，可動性低下や関節可動域制限に起因する．PDでは，嚥下における口腔準備相，口腔相，咽頭相，食道相の4相すべてに問題がある．患者は，舌運動の調節異常に加えて，咀嚼，食塊形成，嚥下反応の遅延や蠕動など種々の問題を呈する．また一般的には，唾液の過剰分泌と自発的な嚥下低下により，過剰な唾液の垂れ流し（**流涎**）もきたす．流涎は特に睡眠中や発話の開始時に問題となり，進行例では誤嚥の危険性も高まる．過度の流涎は，社会性の面でも重要な意味を持つ[39～42]．

発話は，患者の50～73%で障害される．PDでは**運動低下性dysarthria**を呈し，声量の低下，抑揚のない単調な発話，不明瞭あるいは音のゆがんだ構音を呈し，発話速度の制御ができない，などの特徴がある．さらにPD患者では，発話の開始や持続が困難である．発話障害も，固縮と動作緩慢に起因する．呼吸，発声，共鳴や構音を制御する筋群の可動性の低下，運動範囲の制限や運動速度の調節困難をきたす．進行例では，ささやき声で話すかまったく発話できず，**無言症**となることもある．発話障害は，社会的な孤立や社会的な能力低下をまねく[41,42]．

視覚障害と感覚運動障害

PDでは，視覚障害もよく認められる．視力低下や読字障害もみられ，これらは眼鏡でも矯正されない．視力障害は，抗コリン剤の処方によって，増悪することがある．共同視や衝動性眼球運動も障害される．眼球の追視運動は，律動性で歯車様である．瞬目の低下は，充血や灼熱感や痒みをともなう眼の刺激症状を生じる．瞳孔異常も認めることがあり，光刺激や侵害刺激への反応低下をきたす[44]．

PDでは，基本的には感覚低下をきたすことはないが，患者の50%は異常感覚や疼痛を訴える．症状として，しびれ感，ずきずきする痛み，異常な温度覚や，有痛性痙攣様で位置の不明確な疼痛などがある．これらの症状は，通常断続的に起こり，程度や位置も多様である．原因は不明だが，患者が自覚する不快感のなかには，運動の低下，筋固縮，不良姿勢や靱帯の緊張など

に起因する場合もある（**姿勢ストレス症候群**）．例えば，前傾姿勢によって腰痛が起こる．また，患者の25%では，極度の運動静止困難や**静座不能**がみられることもある．静座不能は有痛性のことが多く，静養や睡眠を妨げる[44,45]．

認知障害と行動障害

認知症は，PD患者の約1/3に生ずる．高齢患者では，さらに認知症の危険性が高く，80歳以上の患者では，その頻度は60%にも上ると報告されている．認知症は，死亡率の増加とも関連する[46]．アルツハイマー病や脳動脈硬化症による血管性認知症は高齢者に多いので，これらがPDに共存する場合，一部のPD患者では認知症の発症要因になる可能性がある．症状としては，遂行機能（合理化，抽象的思考，判断など）の低下や記憶障害がみられる．また，認知症をともなわない場合でも，記憶や視空間認知機能が低下していることがある．**精神緩慢**は，PDによくみられる知的機能障害である．集中力や注意力の低下をともなう，思考過程の緩慢さが特徴である．一般的に，選択的な注意障害や注意転動障害などの問題がみられる．また，学習障害が認められることもあり，特に新たな運動スキルを習得する際に必要な，手続きの学習が障害される．学習に要する時間も，より増加する[46,47]．

PDでは，認知障害も認められる．空間的な統合に関連した視覚認知課題では，正常よりも有意に誤りが多い．基底核は，前頭葉と連合して，感覚情報を統合するのに重要な役割を果たしていると思われる．垂直方向の知覚，地誌的見当識，身体図式や空間関係に関する認知障害が報告されている．模倣動作，2種類の遅延再生課題，追跡課題や構成能力などの運動課題でも，障害が起こりうる[35,45]．

抑うつも多く，患者の25～40%に認められる．多くの患者では，運動系の症状が発現する以前，あるいは発症直後に抑うつが進行しており，セロトニン系の変化を基盤とする内因性の要因が関連すると推察されている[47]．患者は，無気力，消極的，向上心・熱意の低下や食欲・睡眠の変化，依存傾向などの，内因性うつ病の症状を呈することがある．自殺念慮が現れることもある．また，多彩な身体不快感が特徴である**気分変調障害**や，間欠的に重度の不安状態をきたす非典型的な抑うつを呈することもある[46]．

重症例では，運動が極度に減少するために生じる感覚遮断の結果として，行動変化が起こると考えられている．薬剤に関連する精神症状も起こりうる．例えば幻覚や妄想は，よくみられるL-ドパの毒性による合併症の一例である．筋の不快感や薬剤の毒性によって，

不眠を生じることがある。

自律神経障害

PDでは，自律神経障害を認める。よくみられる問題は，発汗亢進，脂性の皮膚，唾液の増加，体温調節障害（熱感，冷感の不快感を含む），膀胱障害（頻尿，尿意切迫，夜間頻尿），陰萎である。食欲低下や消化管運動の低下もある。便秘は，大多数のPD患者に共通する問題である。

心肺機能障害

心肺系の異常としては，起立性低血圧や安静時の低血圧がある。また，L-ドパの有害性に起因する不整脈をきたすことも知られている[40]。

典型的なPD患者では肺機能障害を呈し，患者の84%に及ぶと報告されている。気道閉塞（肺への通気の際に，空気のトラップが起こる）が最も多く報告されている肺の問題であり（56%），呼吸不全を生じる。病因はいまだ明らかでないが，呼吸運動が緩慢で，組織的な運動でなくなる可能性が示唆される。拘束性肺機能障害もよくみられ（28%），それには体幹筋の固縮，筋骨格系の柔軟性の低下や脊柱後弯のために胸郭の拡張が減少することが関連している。PD患者では，同年齢の対照群と比較して，努力性肺活量 forced vital capacity（FVC），努力性呼気一秒量 forced expiratory volume（FEV_1）が減少し，残気量 residual volume（RV）や気道抵抗 airway resistance（RAW）が増加する。肺機能障害をきたした患者では，日常生活活動が低下する[48〜50]。

活動レベルが低下した座りがちな生活様式は，心肺機能の状態悪化をきたす。一部の研究によると，軽度から中等度のPDでは，同年代の対照群と比較して運動耐容能（最大心拍数，最大酸素消費量）には有意差を認めないとされる[51,52]。しかし，これらの患者では対照群よりも最大筋力が低下し，最大下心拍数や酸素消費量の増加が認められた[52]。また，中等度から重度のPD患者では，最大酸素消費量の減少が報告されている[53,54]。

長期罹患例では，可動性の低下や長時間の座位による静脈うっ血のため，下肢の血液循環に変化をきたすことがある。このため，足部や足関節には軽度から中等度の浮腫がみられることがあり，睡眠時には通常軽減する。

診断

PDの早期診断は困難である。確定診断のための，単一の確定的なテストや検査群はない。通常，診断は病歴や臨床的観察に基づいて行われる。臨床症状が明確になる前段階で，疾患の初期の徴候を検出するためには，症候学的な疾患の進行に注目した書字検査，発話分析と口答試問，および理学所見が用いられる。PDの診断には，4大主徴のうち，少なくとも2つを示すことが必要である。また，パーキンソンプラス症候群を除外することが必要である（Box 23-1参照）。錐体外路症状が両側性，対称性で，L-ドパやドパミン誘導体（アポモルフィン試験）に反応しない場合はPDではなく，パーキンソンプラス症候群の可能性がある[10]。通常，臨床検査や脳機能画像は正常である。L-ドパの反応性が不良で，認知症や錐体路徴候を認める症例では，他の病理学的異常を明確にするために，CTやMRIが用いられる[55][訳注2]。

病気の経過

この疾患は，緩徐進行性で，臨床症状が明確でない時期を含めると，おおむね20〜30年間の長い期間に及ぶ。L-ドパ治療が導入される以前は，重度に障害されるか（機能的に全介助）または死亡する割合は，患者の28%が5年以内，61%が10年以内，83%が15年以内であった。L-ドパ治療が導入された後は，全介助か死亡に至るのは，5年以内が患者の9%のみ，10年以内が21%，15年以内が37.5%となった。L-ドパ治療導入後は，全体の平均で，生存年数は約5年延長した[56]。振戦が優位な患者は，一般的に早期に発症し，機能的障害の程度は軽度で，予後はより良好である。姿勢不安定，歩行障害を呈する患者群では，より進行が急速で，重度の機能障害をきたし，知的障害も高度で，予後不良な傾向がある。この群では，神経行動学的障害や認知症が，一般的により多くみられる[4]。

病期や疾患の重症度の評価には，段階づけ尺度が使われる。最も広く用いられているのは，**Hoehn-Yahr**

訳注2：パーキンソン病と多系統萎縮症 multisystem atrophy（MSA）との鑑別には，MR画像とMIBG心筋シンチグラムがきわめて有用である。パーキンソン病にはMR画像上特徴的な所見はみられない一方，MSA-Pでは病初期でも，MR画像で線条体のスリット状高信号領域や橋の十字徴候（横走線維の変性を示す）がみられることが多い。また，MIBG心筋シンチにおいて，パーキンソン病では心筋/縦隔比（H/M比）が低下するのに対し，MSAでは正常である。

の重症度分類（表23-3）[56]である。これは，疾患の進行を表に示した，有用な基準である。ステージⅠはごく軽症例で，ステージⅤは寝たきり，あるいは車椅子移動の重度障害状態を示す。死因は，主に肺炎や血栓塞栓症などの二次的な合併症である。

医学的管理

PDの根治的治療法はない。医学的治療は，対症療法であり，患者の症状に基づいて個別に行われる。大部分の抗PD薬は，1960年代から実用化され，中心的な治療法となっている。栄養管理も重視されている。また外科的介入が有効な症例もある。有効な管理によって，疾患の影響や間接的障害・合併症は，最小限にとどまる[57]。

薬物的管理

薬物は，疾患の直接的な影響を管理すると同時に，間接的な影響や主要な薬剤の副作用を管理するためにも処方される。薬物療法は，病初期の神経保護療法と，中期から進行期にかけての対症療法に大別される（表23-4）。

病初期のPD患者には，モノアミン酸化酵素-B（MAO-B）阻害薬のセレギリンかデプレニール（Eldepryl）が処方される。この薬剤は，神経細胞への影響が推定されている毒物の作用や，酸化ストレスを軽減すると考えられている。臨床的に，セレギリンは，L-ドパ治療開始が必要となる，一次的な到達ポイントの時期を9ヵ月遅らせることが報告されており，セレギリンには本来の病気の進行を遅らせる可能性がある。またセレギリンは，軽度ながら直接的な治療効果を持っているようであり，機能障害や運動障害の評価を改善させると考えられている（動作緩慢のスコアが10％改善）[57]。典型的には疾患初期に，すなわち，診断確定時かその直後に，セレギリンが処方される。その副作用は少ないが，高価であるために使用は限られている[58]。

ドパミン補充療法は，PD治療の中核を占めている。L-ドパは，1961年に実験的な薬剤として初めて導入され，1967年には広く臨床的に使用されるに至った。L-ドパは，ドパミンの代謝的前駆体で，血液脳関門を通過して，基底核の線条体ドパミンレベルを上昇させる。

表23-3 Hoehn-Yahrの重症度分類

ステージ	障害の特徴
Ⅰ	障害なし，あるいは軽度。障害があっても，一側性障害
Ⅱ	両側性障害あるいは体幹障害あり。バランス反応は障害されない
Ⅲ	立ち直り反射の障害あり 方向転換や椅子からの起立が不安定 日常生活はある程度障害されるが自立した生活が可能で，ある種の労働も継続可能
Ⅳ	すべての症状を認め，いずれも重症 介助でのみ，起立・歩行可能
Ⅴ	寝たきりか車椅子に限られる

Hoehn and Yahr[56], p433. より

表23-4 PDの薬理学

薬剤の分類	例	平均投与量[a]	費用（AWC）[b]	副作用
抗コリン剤	トリヘキシフェニジル	2 mg tid	2 mg 錠 $19.65/100	口渇，眩暈，眼のかすみ
	ベントロピン	1 mg bid	1 mg 錠 $23.56/100	頻脈，口渇，嘔気，嘔吐，錯乱
ドパミン補充	L-ドパ/カルビドパ	10/100 tid/qid	$63.88/100	ジストニア
		25/100 tid/qid	$68.81/100	異常な不随意運動
	（シネメット）	25/250 tid	$88.19/100	嘔気，嘔吐
	（シネメットCR）	25/100 tid	$72.10/100	錯乱
		25/200 bid	$144.19/100	夢，幻覚
ドパミンアゴニスト	ペルゴリド	1 mg tid	$244.68/100 （1 mg 錠）	神経質，ジスキネジア，不眠，幻覚，嘔気，錯乱，肢端紅痛症
	ブロモクリプチン	5 mg bid	$219.24/100 （5 mg 錠）	嘔気，頭痛，眩暈，疲労，痙攣，便秘，錯乱，肺/腹膜線維症
アマンタジン		100 mg bid	$30.00/100 （ジェネリック）	軽度の頭痛，網状皮斑，浮腫
MAOI-B[c]	セレギリン	5 mg bid	$128.19/60	嘔気，夢，幻覚，錯乱，ジスキネジア

[a] bid：1日2回，tid：1日3回，qid：1日4回
[b] AWC：average wholesale cost，1箱あたりの平均の値段（100錠入り，または60錠入り）
[c] MAOI-B：モノアミン酸化酵素阻害剤，タイプB
Custon, T, et al[62], p367. より

そのため，ドパミンの処方は，本質的に存在する神経化学的な不均衡を是正する試みといえる。大部分のL-ドパは（ほぼ99%），脳に至る前に代謝されるため大量の処方が必要となり，その結果多くの副作用を引き起こす。今日では，L-ドパは通常，中枢神経系への通過率を高めるための脱炭酸酵素阻害作用を持つカルビドパと併用して処方される。このため，低用量のL-ドパで治療できて，副作用もより少なくなっている。Sinemetが，最も一般的に用いられるカルビドパ/L-ドパ合剤である。L-ドパは，動作緩慢や固縮の改善に最も有効で，振戦に対する効果はやや低い。姿勢反射障害に対するL-ドパの直接的な効果は，乏しいと思われる[57]。投与開始当初には，しばしば劇的な機能的改善がみられる。ときに蜜月期と称されるほど薬剤効果は顕著でL-ドパへの反応性も長時間に及ぶ。Sinemetは，即効型製剤 immediate-release（IR）と放出制御製剤 controlled-release（CR）とが入手可能である。IRは半減期が短いため，日中に複数回の内服が必要である。CRは長時間作用する徐放性薬剤であり，CRではよりよい成果が得られ（ADLスコアの改善や生活の質の向上），慢性期の合併症も少ない[59][訳注3]。

L-ドパ療法には多くの副作用があるが，通常は重大な問題にはならない。大部分は，用量を調整することや症状を軽減させる他の薬剤と組み合わせて処方することで解決できる。最も支障となるのは，①消化器症状（食欲不振，嘔気，嘔吐，便秘），②精神的な不穏，全般的な過活動状態，不安や抑うつ，③心血管系症状（起立性低血圧や不整脈），④泌尿生殖器系症状（排尿困難），⑤神経筋症状（舞踏病様運動や不随意運動），⑥睡眠障害（不眠，睡眠の分断）がある[57]。投薬開始時に，患者は非常に快適に感じて，いきなり激しい身体活動をするため，筋骨格系や心血管系に重度の負担がかかることがある。セラピストは，こうした状況に注意して，患者に応じた指導をする必要がある。

L-ドパ治療が長期に及ぶと，薬剤の全体的な治療効果は低下する。多くの患者では，L-ドパが有効であり続けるのは5〜7年であり，それを過ぎると治療効果が減弱し，薬内服の合間にすぐ症状が再発するようになる。これは，ドパミン受容体の反応性低下が進行するため，また中枢神経系のドパミン蓄積容量が減少するためと考えられている。このため，中期から進行期の段階で，患者が種々の症状を呈するまで通常はL-ドパの処方を控えるべきであり，病初期段階の軽症の患者にはL-ドパは推奨されない[57]。wearing-off現象あるいは **end-of-dose 現象**は，薬剤効果が期待される時間中に起こる症状の悪化である。突然動けなくなる off 期が出現する。運動症状の変動は **on-off 現象**といわれ，2年以上治療を受けた患者の50%に出現する。**ジスキネジア**は，しばしば end-of-dose 現象に続いてみられる不随意運動である。初めは，口唇のぴくつきや舌を突き出すなどの，顔面のしかめ面として現れる。経過とともに，不随意運動はより頻繁に，より強く，より広範囲に及んで，四肢，体幹，頸部にも拡大する。機能障害をきたすようなジスキネジアは，薬剤効果がよく現れている時間にしばしばみられるとともに，wearing-off にともなって，薬剤が効き始める時間と薬効が切れ始める時間に，交代性によくみられる。患者は，精神的な障害（幻覚，妄想やパラノイア〈妄想症〉），抑うつ，不安，睡眠異常，早朝の無動や痛みも自覚し，生活に支障をきたす。これらの症状は投与量に対応しており，薬剤の調整が必要となる。軽度の wearing-off 現象を制御するために，L-ドパと併用してデプレニルが処方されることもある[57]。L-ドパを勝手に減量したり，いきなり中断することは禁忌であり，生命にかかわる危険な副作用を生ずることがある。休薬期間（薬剤漸減投与）は，もはや推奨されない治療法だが，L-ドパ誘発性の精神神経障害が重症な症例では，必要なこともある。休薬を行う患者では，治療期間中は入院のうえ詳細なモニタが必要である[7]。

抗コリン剤は，コリン作動性機能を遮断し，振戦をやわらげるために用いられる。これらの薬剤は，固縮，無動や姿勢反射障害にはほとんど効果がないか無効である。また，L-ドパと併用することで，運動症状の変動が軽減することもある。抗コリン剤では，トリヘキシフェニジル（Artane），ベンツトロピン（Cogentin），エトプロパジン（Parsidol）やプロサイクリジン（Kemadrin）などがよく処方される。副作用として，眼のかすみ，めまい，口内乾燥，便秘や残尿がある。記憶障害，錯乱，幻視，妄想などの中枢神経性毒性もみられる[7,57]。

アマンタジン（Symadine，日本ではシンメトレル）は，抗PD作用を持つ抗ウイルス剤である。正確な作用機序は不明だが，アマンタジンはドパミン作動性効果と抗コリン作動性効果を併せ持つと考えられている。アマンタジンの服用で，振戦，固縮，動作緩慢にわずかながら改善がみられる。その主な利点としては，副作用が少なく，足関節の浮腫，網状皮斑，錯乱や悪夢[7]に限られていることである。

中等度から進行期のPD患者では，L-ドパ治療への反応性が低下してくるため，ブロモクリプチン（Parlodel）やペルゴリド（Permax）などのドパミンアゴ

訳注3：カルビドパ/L-ドパ合剤の Sinemet は，日本では語呂が悪いのでメネシット®またはネオドパストン®という名称が使われている。2012年現在で即時型放出剤のみ使用可能である。ベンセラジド/L-ドパ合剤の即効型製剤（ECドパール®またはマドパー®）も認められている。

ニストが有効である．ドパミンアゴニストは，ドパミン受容体機能を改善させると考えられており，その結果，より低用量のSinemetで効果が延長する（L-ドパ節約）．ドパミンアゴニストは，固縮と動作緩慢に最も効果があり，進行期にみられる運動症状の変動を軽減させる場合にも用いられる．その副作用はL-ドパと類似しており，起立時の眩暈や嘔気が最も多い．さらに，新しい世代のドパミンアゴニスト（ロピニロール〈日本ではレキップ〉，プラミペキソール〈日本ではビ・シフロール〉，カベルゴリン〈日本ではカバサール〉）やCOMPT阻害薬（トルカポン〈Tasmar，日本ではコムタン〉）も，治療に選択される[60,61]．

セラピストは，患者が内服しているそれぞれの薬剤の内容と起こりうる副作用とに十分注意する必要がある．L-ドパ治療中の患者では，投薬周期に関連した症状の変動を考慮することが重要である．動作遂行は血中濃度が最も高い時間に最善になると期待されるし，一方，動作の悪化は薬剤効果の周期（薬効が切れる時間に出現）や薬剤の不足と関連している．セラピストは，薬剤効果をモニタする必要がある．身体運動面の機能評価，患者自身による機能評価や機能障害の臨床的観察を行う[63]．病気が進行すると特定の薬剤への耐性が生じ，処方の変更が必要になる．患者自身が処方された薬剤の量にも種類にも慣れてしまうので，セラピストが患者の状態変化に最初に気づくこともしばしばある．こうした変化を，正確に観察し，検査し，報告することは，医師が処方を変更するのに非常に役立つ．セラピストは，新薬の処方や新しい処方の組み合わせを開発するような，臨床的な薬剤試験にかかわることもある．

栄養的管理

高タンパク質食は，L-ドパの効果を妨げる．食物タンパク質の中のアミノ酸は，L-ドパの吸収と競合する．このことは，特に慢性期で運動症状の変動を呈する患者で問題となる．このような患者には，一般に高カロリー，低タンパク質食を指導する．タンパク質は，カロリー全体のおおむね15％未満が望ましい．患者の活動性が低い場合は，1日に必要なタンパク質を夕食で摂取するように，食事を分配する方法も提唱されている．こうした変更によって，運動症状の変動を最小限にとどめ，L-ドパの反応性を最大限に引き出せる．多種類の食物の摂取や，ビタミン，ミネラルを適切に確保するための栄養補助食品も奨励される．また，便秘を軽減するために，水分や食物繊維の摂取も増やすよう，患者に助言する[63~65]．

固縮や動作緩慢のため，まっすぐ身体を起こした姿勢や上肢の食事動作が制限される．例えば，カップや食器の使用などの習熟した運動も困難となる．食事動作を訓練する作業療法や食事の自助具を勧めることは，栄養状態と全身的な健康状態の維持に役立ち，きわめて重要である．言語聴覚士も，嚥下障害の評価や嚥下困難への対処方法の指導に，重要な役割を果たす．良好な栄養摂取を維持することの重要性について，重点的に指導すべきである．

外科的管理

定位脳手術は外科的に脳破壊巣を作成する治療法で，1950年代に行われ始めたが，L-ドパ療法の導入により後退した[66]．近年，薬物療法に反応に乏しくなった進行期のPD患者において，外科的治療が受け入れられるようになった．脳画像検査や微小電極記録の技術が発達して脳深部の標的となる場所を正確に特定できるようになったことや，大脳基底核の機能的な機構がより明確になったことも，外科的治療を用いる頻度が増した重要な要因である．両側性の外科的治療は，重度の合併症をきたすことがあるため行われない[67]．

淡蒼球破壊術では，基底核（淡蒼球内節核 globus pallidus internus〈Gpi〉）に破壊巣を作成する．この破壊により，視床の緊張性の低活動状態を引き起こしているGpi神経の過剰な抑制性活動が減少することとなる[71]．最も著しい効果は対側の身体にみられ，振戦，L-ドパ誘発性ジスキネジアや運動症状の変動が改善する[68,69]．動作緩慢や運動機能にも有意な効果を認めるほか，ある程度，同側の振戦や動作緩慢も改善すると報告されている[71]．**視床破壊術**では，視床（視床中間腹側核 ventral intermediate nucleus〈VIN〉）に破壊巣をつくる．患者の約85％で対側の振戦が効果的に減少し，これよりもやや効果は低いが，固縮やL-ドパ誘発性ジスキネジアにも有効である．動作緩慢や同側の振戦，姿勢反射障害の改善はみられない[67]．

深部脳刺激 deep brain stimulation（DBS）は，脳内（視床中間腹側核）に刺激電極を植え込み，症状の原因となる神経信号を遮断する方法である．ペースメーカーは胸部に植え込まれ，皮下を通した細い電線が脳内電極につながっており，高頻度刺激が行われる．患者は，ペースメーカーのon-offスイッチを調整することができ，一方医師は，患者個人の必要性に合わせて刺激の量・程度を決定する．1997年に初めて，難治性振戦に対して視床のDBSが施行された．患者の68％では完全な振戦の抑制が認められ，26％では良好に軽減した．慢性刺激は，固縮も改善させる．深部脳刺激の主な利点は，不可逆的な脳の破壊巣を作成することなく，症状を変化させる可能性があることである．視

床下核への植え込みは，まだ試験的な段階とみなされている[71]。DBS は，手段的日常生活活動 instrumental activities of daily living（IADL）にも，有意な改善を認めることが示されており，特に利き手の振戦を制御するために DBS が用いられた場合，最も良好な改善が認められた[72]。

脳組織移植法は，進行期の患者の線条体に，ドパミンを供給することが可能と考えられる細胞を移植する実験的な治療法で，最近研究が進められている。胎児細胞移植や，患者自身の副腎髄質細胞の自己移植の研究が行われている。ヒト胎児組織の使用については，倫理的な問題が指摘されている。また，胎児組織は入手の可能性が低い。副腎移植では，効果は軽度であるのに対して，胎児細胞移植ではより良好な改善を認めている。効果は2年間で消失するとの報告が多い。多くの副作用や死亡例も報告されている。患者は通常，拒絶反応の危険性を減少させるために，術後に免疫抑制療法を受ける。最近では，細胞生成技術を発展させ，遺伝子操作で作製される細胞を使用する技術の研究が進められている。これらの外科的処置の適応は，きわめて限定される[73〜75]。

リハビリテーション管理

リハビリテーションは，機能的な制限や能力低下を軽減し，最適な健康を促進するために重要である。慢性疾患の患者が求める最も重要な帰結は，おそらく生活の質を向上させることであろう。適切な管理にあたって，医師，看護師，理学療法士，作業療法士，言語聴覚士，心理学者や社会福祉指導員（ソーシャルワーカー）からなる，健康管理の専門家によるチームが結成される。必要に応じて，栄養士，消化器科医，泌尿器科医，呼吸器科医などの他の専門家への相談も行われる。患者と家族（介護者）は，チームの最も重要な要員であり，治療計画の過程においてあらゆる面で深くかかわる。慢性疾患の療養生活の難しさに悩む患者や家族を援助するために，チームで支援的な環境整備やカウンセリングを行う。

理想的なリハビリテーション計画では，患者の病歴（疾患の経過と症状）と，機能障害，機能的制限，能力低下や社会的不利を含む，障害の範囲を考慮する。患者の能力（資質），優先順位，家族，家庭や社会的資源も同じく重要である。状態の悪化や薬剤による運動機能の変動が予想される。効果的な管理を行うには，長期的な計画を重視することが重要である。入院治療，外来診療，家庭・社会を基盤とする介護を組み合わせて，組織的に継続した介護を行うことが望ましい。

回復促進リハビリテーションでは，治癒的あるいは代償的な訓練方法を用いた筋力，関節可動域，機能遂行能力，持久力などの回復に重点をおいている。PD患者では，進行性疾患の影響を管理するために立てられた，**機能維持的計画**を用いることも有用である。その方法では，進行する機能低下を予防するか遅らせ，規則的な運動訓練，良好な健康や自己管理を促す。払い戻し制度へ移行した情勢によって，臨床医が供給できるサービスは著しく変化し，通院回数の制限が，より長い期間に広がることになった（数ヵ月間のサービスでは，月に1〜2回）。機能維持的計画に対する資金供給状況はあまりよくない。二次的な障害の危険や機能的能力低下などの危険性があると判断され，患者の管理にセラピストのスキルが必要な場合には，高齢者や障害者のサービスを行っているメディケアは，機能維持的計画のための負担をカバーする。セラピストはまず患者を評価し，患者の能力や持久力，医学的管理の目的に応じた適切な計画を立て，その計画を実行して，患者の状態によって必要とされる計画を定期的に再評価する。機能を維持するための目標や帰結を実現するために，さまざまな治療介入が用いられる。これには，直接的な治療介入，職員の監督，患者個人にかかわる指導，環境の変更や支援的なカウンセリングが含まれる。しかし，第一に強調したいことは，機能維持的計画を実行するために，患者や家族，介護者に技術指導を行うことである。また，機能維持的計画に対して妥当な払い戻しが確保されるように，書類を適切に作成しておくことが必要である。

評価と検討

患者の病歴，系統的な再評価，適切な検査や診察からデータを得る。患者の病状によって，診察方法の選択や調査のレベルが決定される。評価計画を立てる際に，問題の重大さ，病気のステージ，年齢，リハビリテーションの段階と背景や，その他の因子などをすべて考慮する必要がある。評価データの結果を検討する際は，病気のステージと慢性化の度合いを考慮する必要がある。初期から中期のPDでは，機能障害と身体的運動能力の計測結果は，比較的安定している[74]。進行期のPDにおいて，薬物治療の効果が不安定で，症状が変動する状態となった段階では，計測結果は不安定であると考えるべきである。

PD患者の機能検査においては，特殊な領域の評価や関連する検査，測定が用いられることがある。こうした患者群が呈する特有の問題を以下に示す。検査や評価の詳細は，前述の評価の項目を参照のこと。

▼ 認知

記憶，見当識，概念的推理能力，問題解決能力や判断能力の評価を行う。精神緩慢が疑われる場合には情報処理の速さ，注意力と集中力を評価することは，特に重要である。ミニメンタルステート検査 Mini Mental State Exam（MMSE）が有用である[75]。

▼ 感情と精神社会機能

セラピストは，ストレスと不安の全体的なレベルをみきわめて，それらに対して適切に対処する。悲壮感，無気力，消極性，不眠，食欲不振，体重減少，活動性低下，依存性，集中力の低下，記憶障害や自殺念慮などの抑うつ症状の評価は重要である。有用な評価手段としては，Geriatric Depression Scale[76]や Beck Depression Inventory[77]があげられる。同様に，患者の病前の興味，能力や日常生活の情報を得ることも重要であり，患者に十分協力してもらえるよう，治療計画にそれらの情報を盛り込むようにする。

▼ 感覚統合

感覚統合のスクリーニング検査が必要である（表在感覚，深部感覚，皮質性複合感覚）。感覚変化は，加齢でも起こりうる（触覚や固有感覚の鈍麻があり，上肢よりも下肢に，近位部よりも遠位部により強い程度の鈍麻を認める）。PD 患者は，異常感覚（しびれ感やちくちくする感覚）も自覚する。特異的な感覚障害を認める場合は，脳卒中や糖尿病性神経障害など，他の病的状態が合併していることを示唆する。

▼ 痛み

痛みの評価も必要である。PD 患者では，軽度の痛みや有痛性痙攣様の感覚が多く，局在が明確でないことが多い。姿勢ストレス症候群の検査も重要である（運動の低下，不良な運動や姿勢，靱帯の緊張などに起因する痛み）。頻繁な痛みや耐えがたい痛みは多くないが，起こりうる。評価には，McGill 疼痛質問票[78]やビジュアルアナログスケールが有用である。

▼ 視覚機能

視覚の評価には，視力，周辺視野，追視，輻輳，明暗順応や奥行知覚が含まれる。視覚の変化は，視力低下，活字へ焦点を合わせるのが困難（老視），明順応の低下，光過敏やまぶしさ，色識別の低下など，加齢変化でも起こりうる。PD 患者では，眼のかすみ，眼鏡で矯正できない読字困難とともに，眼球追視運動の問題（歯車様）もある。特定の視覚障害がある場合は，高齢者によくみられる白内障（最初に中心視野がぼんやりして，その後周辺に及ぶ），緑内障（早期に周辺視野障害をきたす），老人性黄斑変性症，糖尿病性網膜症（早期に中心視野障害をきたす）や脳血管障害（同名性半盲）などの病的状態の合併を示唆する。抗うつ剤や抗コリン剤などの薬物治療によっても，視力障害や眼のかすみなどをきたすことがある。

▼ 関節可動域

筋骨格系の関節可動域 range of motion（ROM）や柔軟性の評価は重要である。セラピストは，関節角度計などを用いて特定の関節可動域の低下（自動的 ROM や他動的 ROM）を測定する。PD 患者では，股関節・膝関節の伸展，足関節背屈，肩関節屈曲，肘関節伸展，脊柱背部・頸部の伸展，体軸の回旋に，可動域制限が好発する。PD よりも程度は軽いが，これらの変化の多くは普通の高齢者にもみられ，老人性姿勢の特徴といえる。PD 患者では脊柱障害を示すため[79]，脊柱の ROM（脊柱の回旋，屈曲，伸展）の検査がとりわけ重要である。頸椎，胸椎，腰椎の分節を含む，脊椎の全分節で検査を行う。ハムストリングの長さも，膝伸展下肢挙上検査で評価する。

▼ 姿勢

安静時の姿勢と運動時の姿勢変化の評価を行う。セラピストは，姿勢変化の記録には，格子や垂直な線に姿勢を図示したり，静止写真やビデオを用いる。PD 患者の典型例では，屈曲前傾姿勢をとり（頭部が前方にある脊柱後弯），安定性を保ちうる限界まで，重心は前方に位置している。機能的な体軸の回旋（後ろを振り向く）や歩行などの，連続した運動における脊柱の可動性も検査する。

▼ 筋運動

機能的な筋力や持久力が評価される。セラピストは，徒手筋力テスト manual muscle testing（MMT）を用いて，特定の筋力低下を測定する。握力計や等張性筋力計は，最大筋力の定量（トルク出力）に用いられる。PD 患者では，力の出力速度の低下[19,21]と最大トルク出力能力の低下を認める[19,79]。等張性筋力計は筋持久力の記録にも使用され，遅い速度の運動（25 mm/s）や低いトルクを用いると，振戦の記録も可能である[80]。

▼ 運動機能

運動機能の検査によって，基底核の徴候を評価する。

●固縮●

固縮の分布は，きわめて不均一である。このため，固縮を認める身体部位とその重症度を明確にすること

が重要である。頸部や肩の筋緊張の変化は病気の初期変化を示唆する一方，体幹や四肢の変化は概して病気の進行期に認められる。機能的な可動性低下と姿勢反射障害は，重度の体幹の固縮によると考えられる。患者の顔面の可動性低下（無表情，あるいは仮面様顔貌）についても，微笑ませる，表情筋を動かすなどの検査を行って評価する。固縮の重症度は，他動的な運動が容易に可能かどうかと ROM の程度によって決定される。例えば，正常な ROM の運動が困難な場合は，重度固縮と判断される（付録 A 参照）。固縮による運動制限の程度を明確にするために，自動運動および意識しないで行う運動の検査も行う。

●動作緩慢●

運動の緩慢さを定量的に検出するために，ストップウォッチを使用する。PD 患者は，運動時の躊躇が著しく，動こうと意図してから実際の運動反応を認めるまで時間がかかる（**反応時間** reaction time〈RT〉の遅延）。同様に，**運動時間** movement time（MT）―動作終了までに要する時間―も延長する。セラピストは，運動の大きさや運動の乏しさを全体的に検査する。病気の進行にともない，顕著な運動の緩慢さ，運動量の減少や運動振幅の減少がみられるようになる。迅速な**交代性運動** rapid alternating movements（RAM）の時間を測定する検査は，動作緩慢の影響の評価にも使われる。これらの検査には，回内-回外運動，手の握り離し運動やタッピング（手指や足のタッピング）が含まれる。運動計画能力については，ベッドから椅子への移乗などの，一連の複合運動の遂行状況を観察して評価する。

実験的場面では，パーキンソニズム患者の運動を研究する目的で，より高度な方法が用いられている。筋電図（EMG）は，運動遂行時の固縮や動作緩慢の影響を定量化するのに用いられる。筋の急速な伸張では，筋電図の長潜時反応（50～120 msec）が観察される。運動単位の動員が異常パターンであることも観察されている[37,81]。反応時間や運動時間の検査も，上肢運動の緩慢さの研究に用いられる。PD 患者は，反応時間と運動時間の両者が延長するが，運動時間の方がより延長すると報告されている。これらの結果は，動作緩慢が，外的に誘発される（外的刺激への反応）機序よりも，自動誘発性の覚醒機序（個人の意思）の障害を反映することを示唆している。

●振戦●

振戦の局在，持続性と重症度（振幅）は，すべて記録しておく。セラピストは，振戦が静止時（典型的なパターン）に出現するか，または運動時に出現して機能の支障となるかを明確にしておく。後者のパターンは，重度で長期にわたる場合にみられることがある。振戦の影響について，書字，食事動作や更衣などの上肢の機能的スキルを詳しく検査する。

●姿勢不安定●

平衡機能全体の評価が行われる。臨床的には，実に多様な平衡機能検査の選択の余地がある。セラピストは，さまざまな支持基底面（例えば，開脚位，閉脚位，継ぎ足）における静的な調節（座位や立位）を評価する検査を行う。座位や立位を保持する能力は，動揺を加えた状態でも検査する。手を伸ばす，または挙上するなどの自分の意思で始める運動による検査と，他動的に押す，引くなどの，予期せぬ動揺で姿勢を崩す検査の両方の検査を行う。個人の感覚系の影響（例えば，開眼から閉眼）と，視覚，体性感覚，前庭感覚の入力を統合する能力とを検査する（例えば，フォームラバー板の上に閉眼で立つ）。このようなときに姿勢を保持するやり方や反応を，注意深く記録しておく（例えば，足関節，股関節や足踏みの方法）。動揺に対する反応では，立ち直りの不安定（PD では一般的に遅延）や，姿勢反射の消失（患者は検者に支えられないと倒れる）もみられる。また，重心を支持基底面内に維持しようとして，前方突進や後方突進歩行を認めることもある。

平衡機能検査も重要である。これらの方法の多くは，高齢者の評価に用いられ，転倒の頻度と相関する（Tinetti の Performance Oriented Mobility Assessment）。PD 患者では，継ぎ足歩行，片脚立ち，機能的なリーチや動揺などによる反応性に関する平衡機能検査では，より多くの問題がみられる[82]。基底核で生じる障害に加えて，認知注意機構を用いることができないため，PD 患者では，競合的に注意を必要とする検査（二重課題を要求）を遂行することはさらに困難である。有用な方法は，以下のとおりである。

- Clinical Test for Sensory Interaction in Balance (CTSIB)[83]
- Forced platform (dynamic) posturography[84]
- Functional Reach (FR)[85]
- Berg Balance Scale[86]
- Tinetti の Performance Oriented Mobility Assessment (POMA)[87]
- Timed Up and Go Test[88]

Timed Up and Go Test は，PD 患者でみられる典型的な問題が明らかとなるような課題を含むので，特に有用である。患者は，椅子から立ち上がって 3.3 m 歩き，方向転換してまた椅子に戻る。測定した所要時間を，結果として用いる。10 秒以内は成人の大多数で正常範囲であり，11～20 秒は虚弱な高齢者や障害者では

正常範囲である。20秒以上かかる場合は異常で，さらに精査を要する。

▼ 歩行

歩行の評価が必要である。検査すべき歩行の指標や特徴には，歩幅，歩隔，速度，安定性，安全性や歩行距離（持久力）がある。典型的なPD患者は，歩行速度の低下，小刻みなすり足歩行パターン，踵の蹴り出しの欠如を示す。体幹回旋が欠如して，交互の腕の振りも消失している。歩行は，前方，後方，側方の全運動方向で検査する。継ぎ足歩行などの複雑な歩行パターンも，運動計画の困難さを検査するために用いられる。セラピストは，歩行中に出現するすくみ現象（歩行停止）について，すくみの頻度や持続時間も記録すべきである。また，転倒の履歴や転倒による外傷を明らかにすることも重要である。補助具の使用，家族や介護者による歩行時の介助の必要性，歩行の引き金となる手がかりなどを詳しく記録する。

▼ 嚥下障害と発話障害

嚥下機能，食事動作や発話の検査は重要である。患者が，これらの機能に関して1つでも障害を呈する場合は，言語聴覚士に依頼する。

▼ 自律神経系の変化

セラピストは，自律神経系の機能障害による問題も検査しなければならない。過剰な唾液分泌（流涎）や発汗亢進，脂性の皮膚，唾液の増加，体温調節障害に注目する。起立性低血圧については，安静時と体位変換時の血圧を注意深く記録する。

▼ 心肺機能障害

慢性期のPDでよく問題となる呼吸機能の低下と，長期間にわたり活動が減少することによって心肺機能が低下することがある。呼吸機能の検査では，胸郭のコンプライアンス，胸壁の可動性，胸郭の拡張の程度をみる。呼吸パターンを視診するとともに，姿勢が呼吸に及ぼす影響を検査する。換気変数（呼吸数，分時換気量，吸気時間）を確認する。活動時の呼吸パターンの変化にも注意する。他覚的な計測では，胸囲や腹囲も含まれる。呼吸機能に関連する検査には，スパイロメトリー（肺気量測定法）によるフローボリューム，肺気量や気道抵抗がある（例えば，努力性肺活量〈FVC〉，努力性呼気一秒量〈FEV_1〉，最大呼気流量 maximal expiratory flow〈MEF〉，最大吸気流量 maximal inspiratory flow〈MIF〉，総肺活量 total lung capacity〈TLC〉，残気量〈RV〉や気道抵抗〈RAW〉）[50,89]。

セラピストは，安静時のバイタルサイン（心拍数，血圧，呼吸数）も評価する。これらの同じ変数を，運動訓練後や動作遂行後とで比較する。状態が悪化すると，最大下心拍数は上昇するとともに，最大心拍数と最大酸素消費量は低下すると考えられる。労作時の症状（呼吸困難，めまいや錯乱，過度の疲労，顔面蒼白など）に注意して記録する。自覚的な労作能力評価については，Borgの主観的運動強度スケール Rating of Perceived Exertion Scale（RPE scale）[90]が用いられる。患者に対しては，重要な活動に備えたエネルギー保存についての知識や利用の仕方と，活動のペース配分とについて質問を行う。この群の患者に有用な検査には，6分間歩行試験[91]や10m歩行試験[92]がある。労作増加持久力検査（自転車エルゴメーター，トレッドミル検査）も用いられる[51]。

▼ 皮膚の状態

セラピストは，患者の打撲傷や裂傷の部位を詳しく検査する。重度障害のPD患者では，寝たきりや車椅子移動，あるいはその両方となる。進行期には，失禁も生ずる。皮膚を正常に保つうえで，これらの問題の影響は，注意深く記録すべきである。除圧手技や除圧用具の使用やその効果も記録する。

▼ 機能的状態

機能的状態の評価が必要である。特定の機能的な運動スキル（熟達度）を検査する。患者の必要に応じた道具を用意して適切に使用しながら，基本的な日常生活活動 basic activities of daily living（BADL）とIADLについて，一般的には作業療法士が評価する。

機能的動作の検査を行う際には，直接的，間接的な機能障害の影響を明確にするために，それぞれのスキルについて分析する。分析例をあげると，歩行における問題は一次的機能障害である重度の固縮によることもあれば，あるいは二次的機能障害である関節可動域の減少と姿勢障害によることもある[93]。問題を解決する治療的アプローチは，問題の原因によって非常に異なる。PD患者では，ベッド上での寝返り動作や方向転換，起き上がりなど，回旋運動に関連する活動が困難であることが多い。起立，歩行，食事・更衣などの巧緻運動も困難である。動作開始から終了までに要した時間を記録しなければならない。PD患者は，動作の遂行能力の変動にともなって疲労しやすいので，検査は短時間で行うようにする。評価を反復する場合には，1日のうちの同じ時間，同じ薬剤投与周期の時間帯に行う。動作の遂行状態をビデオにも収録しておくと，問題点の客観的な記録に役立つ。家庭（あるいは職場）環境での機能の遂行を評価することも，機能維持的計画の一部である。段差，出入口や安全性など，

患者の物理的な環境を検査する。

機能的な能力の測定には，次の項目が含まれる。
- 機能的自立度評価法 Functional Independence Measure（FIM）[94]
- Katz の日常生活活動自立度インデックス Katz Index of Independence in Activities of Daily Living[95]

▼ 全身的な健康状態の評価

全身的な健康状態の評価は，広い範囲で，個人的な帰結の評価に用いられる。代表的な方法には，日常生活活動の遂行能力と生活の質とを評価する項目がある（身体的・社会的機能，全身の健康状態や意欲，情動的な幸福感，身体的苦痛など）。全身的な健康状態の測定は，大きな集団人口の研究にも用いられる。これらの計測は，全体的，あるいは長期的な健康状態の帰結を明確にする際に最も有用であるが，短期間の治療効果を表す際には，感受性は低い[96]。

全身的な健康状態の測定項目を，次にあげる。
- Rand 36-Item Heallth Survey SF-36[97,98]
- Sickness Impact Profile[99]

▼ 疾患特異的評価

疾患特異的評価は，特定の疾患に限定して用いるのに適した評価として作成されている。疾患の過程や帰結に関する情報が得られるように，そして経時的にみて臨床的に有用な変化が理想的に記録されるように，評価項目が設定されている。したがってこの手段は，全身的な健康状態の測定よりも，変化に対して反応性や感受性が高い。PD 患者の評価のために特別に開発された手段には，統一パーキンソン病評価尺度 Unified Parkinson's Disease Rating Scale（UPDRS）や Parkinson's Disease Questionnaire（PDQ-39）がある。

UPDRS[100]は，1980 年代後半に PD の全体的な影響を記録するために考案されたもので，付録 A に示した。UPDRS には PD の直接的，間接的な影響と，薬物に関連する症状変動による影響の評価が含まれている。知的機能，日常生活活動，運動機能尺度の 3 部に分かれる。各項目は，0〜4 の尺度に段階づけされ，0 は正常，4 は最重度である。機能遂行の評点は，疾患の進行や薬物治療に対する反応を評価するためによく用いられる。

PDQ-39 は，39 項目からなる質問票で，PD 患者への掘り下げた面接内容から作成されたものである[101]。これは，PD の日常生活への影響に関する主観的な報告に基づいており，8 つの健康に関する生活次元の質的評価を提起している（可動性，日常生活活動，情動的な幸福感，恥辱，社会的支援，認知，意思伝達，身体的不快）。PDQ-39 では，8 つの各次元について評点が記される。評点の総合（Parkinson's disease summary index〈PDSI〉）も決定され，0（完全に健康）から 100（最悪の健康状態）までの範囲で評点される。これは，健康状態に対する PD の全体的な影響の指標として有用である。検査内での，あるいは検査-再検査における信頼性は高く，0.68〜0.96 と報告されている。PDSI とほかの健康状態の測定を比較して，推定的な妥当性が評価された。PDQ-39 と SF-36 と Hoehn-Yahr のステージ尺度の間には，有意な，かつ高い相関関係が認められた[102,103]。

現実的な目標と帰結の設定

適切な目標と帰結を設定し，治療介入を行うためには，患者 1 人 1 人の能力，機能障害，機能的限界を注意深く評価し，検討することが基本である。Guide to Physical Therapist Practice[104]による PD 患者の理学療法の目標と帰結には，次のことがあげられている。

1. 身辺動作や在宅での ADL と IADL の遂行能力向上。
2. 運動課題や仕事，レクリエーション，余暇活動における遂行レベル改善。
3. PD にともなう能力低下の軽減。
4. 介護における，患者，家族，介護者や他の専門家との調整。
5. 介護負担度の軽減。
6. 症状の自己管理の改善。
7. 健康的な習慣，壮健さ，予防を大事にする態度を高める。
8. 二次的機能障害の危険性の減少。
9. 関節可動域や可動性の維持。
10. 筋力，体力，持久力の向上。
11. 姿勢制御の改善。
12. 運動機能の改善。
13. 痛みの減少。
14. 歩行，移動，平衡機能の改善。
15. 有酸素運動能力と持久力の向上。
16. 患者，家族や介護者の安全性の向上。
17. 患者，家族や介護者の知識，診断，予後，目標や帰結，治療介入に対する自覚の向上。
18. 患者の活動の速度調整やエネルギー保存に関する知識の向上。
19. リハビリテーションや社会的資源の利用に関する意思決定を発揚する。
20. ストレスのレベルを減少させ，患者や家族の心理的な適応を高める。

これらの目標や帰結を達成できるかどうかは，疾患，機能障害，機能的限界やこの結果生ずる能力低下を，

治療介入

　個々の患者は，独自に異なる諸問題を抱えているので，治療介入もそれぞれに多様である．初期の介入では，これらの患者に起こりがちな筋骨格系の機能障害の増悪を予防することが重要である．また，運動能力や機能遂行能力の改善にも重点をおく．患者，家族や介護者の教育も，最善の帰結を達成するために重要である．一般にセラピストは，不動や状態の悪化の影響を克服するために，できるだけ活動して動くように励ます．しかし，患者が疲れたり消耗しないように，適切な休息時間とのバランスをとって慎重に運動させなくてはならない．

▼ リラクゼーション訓練

　静かに身体を揺らしたり，回旋させる運動は，固縮による過剰な筋緊張を全身的に弛緩させるのに用いられる．この効果については，パリの Charcot がすでに 100 年前に記載しており，PD 患者がでこぼこ道を馬車で通った後には劇的に症状が改善することに注目している．この観察の後，彼は，患者に使うために振動する椅子を製作した[105]．固縮の正確な機序は明らかではないが，過度の筋緊張に対して緩徐な反復する前庭系の刺激が，有利な効果をもたらすことが示されている[106,107]．

　リラクゼーション訓練は，ROM，筋力，平衡機能活動，歩行訓練などの，他のあらゆる介入に先行して行うべきである．緩徐に律動的に狭い範囲の運動を行うと，一時的な固縮の減少に効果がある[108]．訓練は十分に支持された姿勢で行うようにする．例として，以下のようなものがある．

1. 仰臥位での，緩徐な左右への頭部回旋．
2. 仰臥位での，両側の対称的な固有受容性神経筋促通法 proprioceptive neuromuscular facilitation（PNF）D2F パターン（屈曲，外転，外旋）とそれと逆の D2E パターン（伸展，内転，内旋）．
3. 膝屈曲仰臥位での，下部体幹の回旋．
4. 側臥位での，上部体幹や下部体幹の回旋．
5. 側臥位での体幹の回旋に，肩甲帯の運動を組み合わせる（肩の前方突出・挙上や後方牽引・下制）．

　rhythmic initiation（RI）を用いる PNF 手法は，PD の不動の影響による活動低下を改善するために特別に作成されたもので，他動運動から，軽い抵抗を加える補助‐自動運動，自動運動へと進める[110]．治療の目標は，患者が積極的に訓練に参加し，最終的には在宅運動プログラム home exercise program（HEP）の一部として，自立して PNF 訓練を行えるようになることである．認知障害を有する患者では，家族や介護者の手助けが必要である．

　このほかにも，リラクゼーションを促す方法やテクニックがある．深呼吸の訓練は，身体の回旋運動と併せて行うとリラクゼーション効果が高まる．例えば，両側対称性の bilateral symmetrical（BS）D2F パターンを息を吸いながら行い，両側対称性の BS D2E パターンを，息を吐きながら行う．複数の運動を組み合わせた訓練を行う前には，患者が 2 つの課題を同時に行えるか評価しておく．揺り椅子は，筋緊張の減少に有効である．認知イメージや瞑想の技法（Benson のリラクゼーション反応[111]），あるいは Jacobson の progressive relaxation techniques[112] などが有効な患者もいる．在宅運動プログラムの一部として，リラクゼーション用の録音テープも使われる．ヨガのいくつかのやさしいポーズは PD 患者に効果があり，深呼吸とゆっくりした一定の速度でのストレッチの組み合わせがリラクゼーション効果を高める[113]．さらに，Feldenkrais のいくつかの手技は可動性を高めるリラクゼーション手技に重点をおいており，有効である[109]．

　リラクゼーション訓練に付随して，ストレス管理法も重要である．疾患による制限と患者の機能的な必要性を調整して日課を計画する．運動が困難なことや基本的な機能的課題の遂行に時間がかかることには不安をともなうが，生活様式を変更し時間を管理する方法を用いることによって，この不安は軽減する．

▼ 柔軟性の訓練

　柔軟性を改善する目的で，自動的，他動的 ROM 訓練の両方が用いられる．理想的な ROM 訓練は自動的な運動で，これを 1 日 2～3 回行う．自動的 ROM 訓練として，脆弱で伸長した伸筋と，可動域が狭まり硬くなった屈筋のストレッチを重点的に行う．他動的な ROM 訓練は，患者が使用できる可動域の維持に有効である．これらの患者は，エネルギー消費は最小限で多くの臨床的な問題を抱えているため，運動の生理学的パターンに準じた ROM 訓練が有効である．例えば，PNF パターンは，初期の PD で低下しやすい運動要素である回旋運動を強調しながら，いくつかの運動を同時に組み合わせている[110]．上肢では両側対称性の D2 屈曲パターンが理想的で，体幹上部の伸展を向上させ，脊柱後弯に対して反対の作用がある．下肢では股関節や膝関節の伸展が重要であり，典型的な下肢の屈曲，内転姿勢に対して反対の作用を有する D1 伸展パターン（股関節伸展，外転，内旋）が理想的である．特定の筋の拘縮も，PNF の hold-relax（HR）や contract-relax（CR）などの自動的な筋抑制手技に反応して改善しう

る[110]。2つのうちCRの方は，自動的な手足の回旋運動で，緊張した主動筋の等尺性拘縮に対して自動的に生ずる抑制の組み合わせであることから，より推奨される手技である。ROM訓練は，頸部や体幹の可動範囲も改善するほか，リラクゼーションを向上させる回旋運動訓練と組み合わせて行うこともできる。

従来行われてきたストレッチ手技も，筋の伸長に用いられる。肘関節屈筋群，股・膝関節屈筋群，足関節背屈筋では，とりわけやさしくストレッチを行う。ストレッチは，関節周囲の関節包や靱帯の硬さを減少させるために，関節モビライゼーションと組み合わせて行うことがある。特定の段階の副次的な運動を用いると，ROMの改善と痛み緩和の両方の効果が得られる[115]。ストレッチ手技は，在宅運動プログラムにおける重要な構成要素である。患者や介護者には適切なストレッチ訓練の指導を行い，最低15～30秒はストレッチした状態を維持することが重要であると指導すべきである。理想的には，ストレッチを最低3～5回反復する。速い動きのストレッチ（強い力で，はずみをつけたストレッチ）は，外傷を起こしやすいので避ける。筋の断裂や脆弱な組織の断裂は，特に高齢者で，座りがちの生活をしている患者に多い。セラピストはまた，強度のストレッチ（正常可動域を越えて関節を動かす）を避けなければならない。強いストレッチは，痛みの受容器を刺激して，かえって筋の収縮を引き起こす。過度のストレッチも，組織の断裂や脆弱化，瘢痕化やさらなる短縮化の増悪をきたす。PD患者は高齢で長期的な経過をとるため，骨粗鬆症の危険性を考慮し，状態に応じてストレッチを行う。セラピストは通常，不動にともなって下肢で問題となる浮腫のある組織のストレッチにも注意する必要がある。浮腫がある状態では，外傷の危険性が高い[116]。

他動的な体位変換も，長い時間をかけて柔軟性を改善させる手技で，緊張した筋や軟部組織のストレッチに用いられる。進行期のPD患者は，体幹や四肢の重度の屈曲拘縮をきたしやすい。あたかも枕があるように，頭部と肩が屈曲している「幻の枕」姿勢を仰臥位で認めることがある。初期の患者は，毎日腹臥位をとることが有用である。しかし，疾患が進行するにつれて姿勢の変形が強まり，心肺機能障害も進行するため，腹臥位には耐えられなくなる。側弯が進行する患者は，体幹の側面に小さな枕を使って，側臥位をとることができることもある。機械を用いた弱い負荷で，ストレッチを行うこともある。一例として，寝たきりの患者では股関節や膝関節の屈曲拘縮を軽減するために，重錘の使用が有効なことがある。この方法では，重錘をつけた滑車を用いて，軽度の負荷（2.3～6.8kgか体重の5～10％）で牽引する。ストレッチは20～30分から数時間の範囲で，延長して行う。その他，機械的なストレッチは斜面台を用いても行うことができ，例えば股関節や膝関節の屈曲拘縮の軽減には下肢を皮ひもで固定する，また足関節の底屈拘縮の軽減には足趾の楔状板を用いるなどの体位変換をする[116]。

▼ 可動性訓練

PD患者の訓練計画では，同時に複数の身体部位がかかわる機能的な運動パターンが基本である。全体として可動性/可動性機能の制御を改善させることが重要であり，特に頭部，体幹や近位部（股関節や肩関節）の可動性の改善が重要である。例えば，腹臥位での肘立てや伸展は，胸郭や頸部の伸展の改善に用いられる。しかしながら，このような肢位に耐えられない患者もいる。立位で，両手に重錘を負荷して両肘を伸展して壁を押すことで，上部体幹の伸展を促すこともできる（例えば，立位での壁腕立て伏せまたは角腕立て伏せ）。リラクゼーション訓練は，すべての可動性訓練の前にあらかじめ行う必要がある。できるだけ患者がリラックスした状態を維持できるように，徐々により難しい運動活動を行うように進めていく。運動能力を改善させるためには，最初に介助運動から開始して，自動運動へ進める（PNFのRI手技）。運動は律動的に交互に行い，ROMを向上させるように進める。

床上の移動（寝返り動作，仰臥位から座位への体位変換）は，体幹の固縮によってしばしば障害される基本的な能力である。中間的な姿勢である肘を立てた側臥位は，体幹の回旋や体幹側屈のレベルを改善させるので，体位変換の訓練として行うとよい。最初は，座位の制御を，骨盤の可動性を改善させる訓練を通して行う（前方と後方への傾斜，左右への傾斜，骨盤の回転訓練）。バランスボールは，これらの動きを促す非常に有用な器具である。骨盤可動性の訓練は，マット台のような固定面上の座位でも行う。上部体幹を固定するために，座位で上肢に重錘をつけて，骨盤や下肢の運動を重点的に行う[109]。次に，体重移動，手を伸ばす運動へと進めていく。手を伸ばす運動は，特に体幹の回旋を促すように，全方向で行う。静的-動的制御は，座位でPNFの四肢運動パターンを同時に行うことによって促通される。例えば，両側対称性の上肢のD2FやD2Eパターンは，上部体幹の伸展を促すと同時に拘束された胸部を拡張させる理想的な運動である。挙上/反転挙上パターンや，振り降ろし/反転振り降ろしパターンも，座位において上部体幹の回旋と伸展を促通するために用いられる。座位での下肢や骨盤の静的-動的運動には，脚を交差させ，片足の上に他方を乗せる，または片足ずつ蹴るように伸ばす運動がある。座位から立位への体位変換も，多くのPD患者にとっ

ては容易ではない。最初は前方と後方へ揺らしてリラクゼーションを誘発するとともに、体重を両足の前方に移動させる能力を強化する。在宅においては、揺り椅子が、独力で座位から立位へ体位変換できるように促す代償的補助具として有用である。起こした座面からの立ち上がり訓練は、運動の自立を補助する。壁面や高い治療台を利用して両手に重錘をつけて、上肢は伸展（肩関節屈曲90度）した高這い姿勢からの起立変法を用いると、初めの立位の安定性が向上する。支持ありでの立位が上達したら、支持なしでの立位へ進む。立位で十分な伸展を促すために、骨盤前部の股関節伸展筋に触れたり、軽い抵抗をかけて介助する。立位がとれるようになったら、体幹の回旋運動の訓練を行う。例えば、腕を交互に振る、あるいは手を伸ばす運動で、体幹回旋を促す。体重移動や足踏み運動は、同時に骨盤の回旋運動も促通する。側方への足踏みや低いプラットフォームを用いた昇段運動は、骨盤の外転機能を改善させる際に用いられる。PD患者は、一般に頻回に転倒するため、転倒後の立ち上がり方も指導すべきである。最後に、在宅で、傍らの固定した椅子や長椅子に移動できるように、四つ這い移動の訓練も行う。患者は、四つ這い姿勢から膝立ち位、次いで片膝立ち位、最終的に、上肢で支持して起立する体位変換の動きも訓練する[117]。

適切な筋力とROMは、機能的な課題の遂行に必要不可欠である。筋力低下は、直接的な神経性の要因と、間接的な不動による廃用の結果生じる。PD患者においては、筋力強化運動を用いることに関心が示されてきたが、まだ十分な研究はなされていない。固縮、動作緩慢や疲労の増悪は、個人の特定の症状や訓練の方法に深くかかわる。これらの要因を系統的に調査した研究は、文献的に乏しい[118]。しかし、虚弱な高齢者に対する筋力強化運動の有用性は、介入技術の共同研究 (Frailty and Injuries: Cooperative Studies of Intervention Techniques〈FICSIT〉) の実験結果に記載されている[119]。全体的に、これらの研究では、筋力強化運動を含む治療介入は、虚弱な高齢者の筋力、機能的可動性、バランス、歩行、生活の質を向上させ、転倒の危険性を低下させることが示されている[120〜123]。同様の効果が、PD患者でも得られる可能性があると推測される。軽度から中等度の機能障害を有する初期のPD患者では、このタイプの筋力強化運動が最も有効であると思われる。いかなる訓練においても、理学療法士は個人に合った運動を処方し、適切なモニタを行うことが必要である[118]。

患者は、重度の固縮や動作緩慢によって社会的交流が制限され、食事動作も拙劣になるため、顔面筋の可動性の維持はもう1つの重要な目標である。この要素は、患者の全体的な心理状態、動機づけや社会的つながりなどに強く影響する。顔面運動の促進には、マッサージ、ストレッチ、徒手的接触や口頭指示が用いられる。交互運動に重点をおき、口すぼめ、舌運動、嚥下に加えて、微笑み、眉をひそめるなどの顔面運動の訓練を指導する。視覚的フィードバックを利用するうえで、鏡も用いられる。不動によって食事が障害された場合には、中間姿勢で、頸部を固定した状態で、口の開閉運動や咀嚼運動を行う。呼吸制御と関連して、発声スキルも訓練する。

▼ バランス活動

バランスを向上させるために多くの姿勢や活動が用いられる。患者個人が安定性の限界を理解するのを手助けする目的で、訓練はまず座位と立位の両方で、体重移動することから開始する。セラピストは、口頭指示で患者に姿勢や安全に配慮させ、軽く触れて介助し、望ましい反応を引き出す援助をする。体重移動の範囲を広げること、または上肢の運動課題（手を伸ばす、円錐積み重ね、床に落ちた物を拾い上げる、靴ひもを結ぶ、など）を付加することで、活動に変化を持たせ、次第に複雑な活動にしていく。座位から立位、あるいは片膝立ちから立位などの運動の変換や足踏み、歩行もまた、姿勢制御をより向上させるために用いられる。正常な制限時間内に円滑な交互運動ができるように、適切なタイミングで活動することに重点をおく。バランスボール上での座位の活動は、自動的なバランス反応の促通に非常に役立つ（両腕の交互の振りをともなう足踏みや行進、腕の振りをともなう上部体幹の回旋など）。外部から動揺をもたらすかたちで、穏やかに、徒手的に、患者の重心を移動させる方法が用いられるが、このとき注意深くモニタする必要がある。姿勢の緊張や固定が強い場合には、このような手法は禁忌である[117]。

課題によって学習内容が特異的になることを考慮することは重要である。運動学習を確実にするために、さまざまなバランス活動を行うことが肝要である。さまざまな感覚や環境の状態に対応した訓練を含むように、訓練内容を広げていく。セラピストは、いつでも可能なかぎり、患者が毎日の生活で遭遇する状態を再現するように試みる。新たに挑戦することも重要である。セラピストは、患者の限界と課題を行うために要求される特定の能力を考慮して、それに対応する課題を選択する。

適切な筋力とROMは、バランス訓練を行うために必要な要素として重要である。患者は、踵を上げて爪先立ちする（壁に部分的につかまってしゃがむ、椅子から起立する）、片脚立ちで側方への蹴り出しや後方

への蹴り出しをする，その場で行進するなどの指導を受け，その間，セラピストは両手を軽く触れて，支持する状態を維持する。これらは，ときに「台所の流し（シンク）運動」といわれ，バランス障害のある患者の在宅運動プログラムでは重要である[117]。

▼ 歩行訓練

歩行訓練は，速度の低下，すり足歩行パターン，腕の振りや体幹運動の減少，歩行中の全般的な屈曲姿勢など，典型的にみられる一次的な歩行障害に重点をおく[124]。特に目標となるのは，歩幅の増加，支持基底面の拡大，足取りの改善，対側の体幹運動や腕の振りの増加であり，規則的に歩行訓練を行う計画を立てる。股関節の屈曲筋力を高めるために，脚を高く上げて歩くように強調して，その場での行進を行う。前方，後方への足踏み運動を用いて，体重移動の訓練を行う。セラピストは，患者が歩き始めるときに，適切な骨盤の回旋運動があることを確認できるようにする。そのためには，まず両手を患者の骨盤に置いて，軽くストレッチをしたり抵抗をかけたりしながら，望ましい骨盤の回旋運動を引き出す。側方への足踏みや交差させた足踏み歩行も訓練する。PNF運動の組み合わせでは，交互に交差させた足踏みと側方への足踏みとの組み合わせがあり，足踏み運動と一緒に下部体幹の回旋が強調されるので，このようなPNF運動はPD患者にとって理想的な歩行訓練である。この場合，患者はセラピストの手を軽く保持するか，あるいは支持なしで歩行パターンの訓練を行う。また，歩行停止，歩行開始，方向転換や折り返しも訓練する。180度や360度の方向転換の訓練では，小さく踏み出し，支持基底面を広げるよう強調する。2本の指揮棒や棒（患者とセラピストがおのおのの手に1本を持つ）は，歩行中の交互の腕の振りを促す。セラピストは，自分の腕の振りを用いて，患者の腕の振りの援助をする。

視覚的手がかりが，PD患者の歩行を改善させることがある。すり足歩行の問題があるときは，患者がまたぐ目印となる5〜7.5 cmの小さなブロックを置くことで，しばしば改善する。もう1つの方法として，明るい色の横線を床に引くことも，歩行開始や歩行調整に有効である。ほかに，PD患者にとってうまくいくといわれている歩行の引き金になる手がかりには，歩行杖を逆さまに使用する方法[125,126]や，歩みの目標を視覚的に呈示するvirtual reality lenses[127]がある。Bagleyら[127]は，黄色い三角形の管を定期的な間隔で床に置くと，明らかにPD患者の歩幅，速度や歩調が改善することをみいだした。改善は，時間変数でも認められた（ストライド時間，片脚支持時間，両脚支持時間）。しかし，いったん手がかりが取り除かれると，変化は持続しなかった。より最近のアプローチでは，頻繁にすくみ足を呈する患者の歩行を改善させるために，訓練された介助犬の導入が報告されている。犬の動きは，PD患者の歩行運動を刺激する引き金になると考えられている。

聴覚的な手がかりも，歩行を改善させ，すくみ現象（歩行停止）を軽減させる。患者は，元気のよい行進曲や他のタイプのリズミックな音楽に積極的に反応する[128]。音楽の選択は，資格を持った音楽療法士に依頼する。治療中は，患者は音楽に合わせて歌いながら，その場で行進するか，時間内に音楽に合わせて歩行する。携帯カセットやCDプレイヤーを用いて提供された活発な音楽形式の聴覚的な刺激を受けると，歩幅，歩行速度や歩調を含む歩行変数が改善する[129]。Platzら[130]，リズミックな聴覚的手がかりによる訓練で，目標とする運動の速度に有意な改善を認めることを示している。さらにこの効果は，訓練を行っていない四肢にもみられ，終了時間後もある程度維持される。PD患者では，メトロノームも歩行を刺激する際に用いられる。ある研究では，自由な歩行と，歩行の際に行進曲，触覚刺激，96拍/分の速さでのメトロノーム刺激を用いた場合とを比較した結果，メトロノーム刺激が有意にすくみの頻度を減少させ，ストライドを延長させることが明らかになった。行進曲も有効であったが，メトロノームほどではなかった。一方，触覚刺激の効果については否定的な結果であった[131]。

▼ 運動学習の方法

PDが運動学習を障害するというエビデンスがある[132〜134]。とりわけ，手続き学習はより遅れる。複雑な運動企図では，特に問題が多い。患者は，2つの運動プログラムを同時に統合することができないため，同時に運動を遂行すること（二重課題）が困難である[135]。一方の運動が他方に干渉するために，結果として，その活動を継続できなくなり，運動は緩慢となる。同じ理由で，連続した運動の計画も困難である。患者が椅子から立ち上がり，歩行しようとするときによくみられるすくみ現象もその一例である[136]。注意が分散されるような状況では，典型的に運動の学習が困難となる。セラピストは，これらの問題を最小限にするために，状況に応じた治療の内容を構築する必要がある。初期の患者では，訓練によって学習も動作能力も向上する[130]。長期化した患者では，訓練効果に乏しいので代償的な方法が治療の中心となる。

これまで述べたようにPD患者では，自ら開始する内的な運動の引き金が障害されており，外的な手がかりは概して有効である。外的な手がかりによって，小脳や大脳皮質領域が付加的に利用されて，運動を促通

すると推察される[137]。このような手がかりは，運動行動に影響を及ぼす動機づけや覚醒の過程をポンと叩くような，活動（運動）に共通した様式であるとFerrandezとBlinは推測している[138]。手がかりの適切なタイプや特性の選択は，患者によって異なる。どのタイプの手がかりが長期間にわたって有効であるかは，初めに使って成功するかどうかで予測がつくとDietzら[126]は報告している。

自分がしたい行動の引き金として，感覚的な手がかりを使用することについては，否定的な見解がある。手がかりは，日常的に連続して使用するには明らかに実用的ではない。手がかりも含めて，在宅環境は容易に変えられるが，社会環境はそう簡単には変えることができない。手がかりを用いる方法は，高い認知注意能力が要求されるため，認知障害を有する患者にとっては不適切である。歩行を刺激する手がかりを意識して，注意をはらう努力には機能的に限度があるとSchenkman[139]は示唆している。患者は，歩行中にもう1つの機能的課題を遂行することができないかもしれない（例えば，歩行中に物を運ぶことができないなど）。注意が分散されるためにコミュニティのなかを移動することは，より難しくなる傾向がある。このような問題は，特に中期から進行期のPD患者が動作を同時にあるいは運動課題を連続して行うときに顕著に現れる。また，薬物治療が不安定となり症状の変動が出現するときには，手がかりを用いる方法は効果がなくなる傾向がある。例えば，完全なoff相にある患者はまったく動くことができず，外的な手がかりにも反応しそうにない。しかし，多くの患者にとって，手がかりの使用は有効な治療方法であり，学習効果が期待できるものの1つである[136]。

▼ 機能的な適応

機能を向上させる補助的な装具およびその患者への適用に関して，十分に評価しなければならない。ベルクロで開閉できるゆったりした衣服を用いると，更衣がしやすくなる。ベッド上での可動性を向上させるためには，患者が座位姿勢をとりやすいように，ベッドの頭部をブロックで約10cm挙上する，あるいは電動介護ベッドを用いる。より単純な解決策としては，結び目のついたひもを，ベッドの後端に結びつけて引っ張る方法がある。ベッドは固定して，硬いマットを用いると，寝返り動作やベッドへの出入りが容易になる。サテンのシーツと寝間着も，ベッドでの可動性を高める。患者が起立困難な場合は，軟らかくて深い布張りの椅子は避ける。代わりに肘掛けのついた硬い椅子（キャプテンチェア：船長の肘掛け椅子）を用いる。椅子は，約10cm挙上してブロックでしっかり固定するか，後ろの両脚のみ約5cm挙上して，前方に傾斜させる。患者を立位に押し上げる，ばね仕掛けの座席がついた椅子は，高齢者向けに大量に市販されているが，注意して使用すべきである。この種の椅子は患者を立位に押し出すが，最初に立位に至るまでの適切な時間内に，患者は自分のバランスをとるのが困難だからである。

患者がすり足歩行を呈する場合，布製やゴムの底はすべりにくいため，靴は皮や硬い素材の底にすべきである。加速歩行は，靴の踵や足底板（靴のウェッジ）に手を加えて変えることによって，しばしば軽減する。靴の踵を平坦にする，または爪先部分にウェッジを入れると前方突進歩行の速度が抑えられ，一方，踵を高くする，または踵にウェッジを入れると，後方突進歩行パターンは軽減する。補助的な装具の使用は，運動の困難さの程度によっては問題となる。杖や歩行器は軽度の患者では有用であり，前方突進歩行を抑制する，またはバランスを補助するのに役立つ。治療用具の高さが体幹の屈曲を増悪させないものである点も重要である。運動障害が重度でバランス不良の患者では，補助的な装具の効果は乏しい傾向がある。車輪つきの歩行器は特に危険であり，加速歩行を増悪させやすい。後方突進歩行の患者は，補助的な治療用具で後方に転倒しやすい。

多くの患者は，日常生活で自助具を用いている。リーチャーは，更衣やその他の活動でも用いられる自助具である。飲食も，多くの方法で促通される。患者は，テーブルに近づいて，良好な姿勢で正しく座るようにする。特別な食器の自助具，皿のガードや大きめの握り手は，患者にとって使いやすい。食事時間が長引くことから，保温食器は，食物を温かくおいしく保つのに役立つ。流涎や食べこぼしもあるので，布で保護する。時間超過をあらかじめ計画に入れておくと，患者が急かされるように感じることもない。

▼ 呼吸器系の訓練

呼吸器系の障害は，PD患者の罹病率や死亡率にかかわる。閉塞性換気障害と拘束性換気障害の両方が認められる[50,51,140]。包括的な呼吸器リハビリテーション計画を設定すべきである。構成要素には，横隔膜呼吸訓練，air-shifting手技，頸部，肩関節や体幹筋の増強訓練がある。患者は，胸壁の可動性と肺活量を改善するために深呼吸の訓練を行う。air-shiftは，肺の低換気領域に空気を送るようにする。例えば，肺基底部の拡張は，この部位への徒手的なストレッチや抵抗運動で改善する。上肢の抵抗運動訓練も適している。これには，抵抗を付加的に高めるために，軽い重錘（500g）がついたバーの上げ下ろしを行う。機能が向上し

たら重量を増やす。前述したように，PNFの上肢の両側対称性のD2屈曲伸展パターンを用いることによって胸壁の可動性は改善する。これらの運動では，軽い重錘（リストウェイト）も用いられる。患者には，上肢の動きと呼吸を合わせるように指示する。これらの運動は，体幹の安定性が増すように，支持のない座位で行うようにする。体幹の伸展を改善することは，脊柱後弯姿勢の患者の呼吸パターンをよくするためにとりわけ重要である。Koseogluら[141]は，同様の呼吸リハビリテーションを9人のPD患者に施行した。その結果，同年齢の正常対照群と比較して，患者群では上肢の持久力と呼吸機能（酸素消費〈V_{O_2}〉，分時換気量〈V_E〉や呼吸数）が改善することをみいだした。

▼ 有酸素調整訓練

PD患者は，体力と持久力の低下が明らかである。有酸素運動計画を行う前に，フィットネスレベルを安全に評価するために，標準的な運動検査が用いられる[52]。最大下運動強度（例えば，心拍予備能の50〜70％）が，PD患者における心血管系や代謝系の反応を改善させるのに指示される。注意深くモニタを行って，保存的にアプローチすることが望ましい。訓練様式は，上下肢のエルゴメーターや歩行を含む。患者の個別の能力に応じて内容を選択する。例えば，姿勢の不安定さや転倒の危険性がある場合は，座位でエルゴメーターを行う。大部分の患者には，規則的に歩行する計画が推奨される。患者の能力に基づいて，時間，速度や地形を変える。荒天の場合は，屋内歩行の方がよい（ショッピングモールの歩行など）。推奨される歩行訓練の頻度は，少なくとも週3〜5回である。機能的耐容性が低下している患者では，終日短靴で，毎日歩行することが推奨される。高齢で体力が低下した患者や肺機能障害がある患者では，運動時間と休息時間を反復する間欠的運動を行う[142]。水泳は優れた有酸素運動であるが，非監視下では施行すべきではない。中等度のPDで，すくみ現象を呈する患者にとっては，水泳は危険である[143]。

▼ 集団訓練，在宅訓練

PD患者のために，集団訓練がしばしば企画される。患者は，このような集団に参加することによって積極的な支援，仲間意識，意思の疎通といった恩恵を受けることができる。グループに参加する前に，個々の患者を注意深く評価することが重要である。競争心は，しばしば集団の動機づけをする鍵となる要因であることから，同じ程度に能力低下した患者群にグループ分けすることが望ましい。スタッフと患者の比率は小さくして（理想的には1：8か1：10），患者が自分ででき ない場合はスタッフが補助する。患者を刺激し動機づけするために，さまざまな活動が用いられる。患者は，座位から開始して，椅子の背に軽く触れて支持し，立位に進む。ウォーミングアップや大関節の柔軟体操は患者の身体の柔軟性を高め，準備状態にするのに役立つ。上達したら組み合わせ運動を行う（体幹とともに上下肢の回旋）。集団訓練では，衝撃の少ない有酸素運動を中心に行うのが適切である。例えば，その場での行進を，最初は座位で，次いで立位で行う。その後，大きく高いステップを強調した歩行訓練を集団で行うことができる。運動や運動の調子を刺激するために，音楽も使用する。運動器具（据え付けの自転車，マット，滑車など）も利用する。集団で一緒に行う訓練は，訓練の重要な目標（ROMや可動性の改善など）に重点をおくべきである。踊りやゲームは，有酸素運動の一部に続くものであり，これにはラインダンス，ボール運動，お手玉などがあげられる。興味深くバラエティに富んだ活動を選択するようにする。最後は，リラクゼーション訓練を取り入れるようにする[144]。

在宅運動プログラムには，すでに述べたように多くの介入が含まれ，リラクゼーション，柔軟性，筋力や心肺機能の向上を目的とした運動が計画される。最も大切な要素は，毎日規則的に行うこと，および長期間の不動状態を避けることの重要性を強調することである。在宅運動プログラムは，現実的で，中等度の持続時間と運動強度であることが望ましい。極度の疲労をきたすような，過剰な活動は避けるよう患者に注意する。PD患者が起床時に経験する筋緊張亢進を軽減するには，早朝のウォーミングアップの柔軟体操が有効なことが多い。動作緩慢やすくみによる肢体の不自由さを克服するために，代償的な手法や引き金となる手技を，患者や家族に指導しておく。在宅でのROM訓練には，適切な器具も補助的によく用いられる。例えば，すくみの頻度がそれほど多くない場合には，壁の滑車を使用して，上肢の可動域を改善させることができる。頭上の棒からぶら下がる方法も，上部体幹と四肢の屈曲筋群を伸張させ，維持するのに用いられる。細長い棒や杖の使用も，頭上の運動には有効である。立位での柔軟体操やバランス活動のときには，安定を図るために，カウンターの上部や堅固な椅子を補助的に用いる[145]。

▼ 患者と家族への教育

患者や家族，介護者は，PDに関して，病気がどういう結果をもたらすか，またどのように症状を管理できるかについて，教育を受ける必要がある。投薬に関しても，投与する目的，投与量や起こりうる副作用について教示する。また，薬物の過剰投与と過少投与の

両方の際にみられる徴候についても指導する。二次的な合併症と，疾患特有の結果として生ずる障害とを最小にとどめるために，どのような予防的手段をとることができるか，患者に理解してもらう必要がある。患者は，PDが正常な運動に及ぼす影響や，運動の問題を解決するためのいくつかの方法についても学ぶ必要がある。家庭や職場環境で問題となる日常生活の状態について，患者と話し合うことも重要である。患者と家族は，自らの身辺処理（セルフケア）を最善の状態に促進するために，意思決定や行動スキルを改善する際に援助を受けることが望ましい。日課をすべてこなすための，満足のできるタイムスケジュールを作成する。患者は動作能力が障害されているため，急ぐことができないのである。患者の依存心を助長しないように，介護者には介助しすぎないように指導すべきである。指導介入法には，直接的な個別指導，集団講習，印刷資料，ビデオあるいはコンピュータでの説明などがある。セラピストは，熱意をもって，積極的に支援する気持ちで指導に臨む必要がある。指導態度については，注意深く観察し，穏やかに誤りを修正し，活気づけるよう声かけすることも心がける[145,146]。

社会的支援グループは，多くの患者や家族にとって有用である。支援グループは，情報を広めるとともに，一般的な論点，問題や疾患管理の情報などの討議の機会を提供する。また支援グループは，確実な効果をもたらし，健康的な行動，問題の対処方法や障害の受容に重点をおいて，患者や家族を援助している。初期の患者のなかには，支援グループへの参加によって，より重度の障害を持つ患者をみて一層悩みが深まる患者もいる。したがって，特に初期の段階では，同年齢層の患者に目標を定めたグループ活動が，より有用である[147]。

指導用の小冊子，回報や支援グループの所在は，国立パーキンソン病協会を通じて入手可能である。

1. National Parkinson Foundation（NPF）
   1501 N. W. 9th Ave., Bob Hope Road, Miami, FL 33136
   （800）327-4545　www.parkinson.org
2. Parkinson's Disease Foundation（PDF）
   William Black Research Building
   640 West 168th St., New York, NY 10032
   （800）457-6676　www.pdf.org
3. The United Parkinson Foundation and International Tremor Foundation
   833 Washington Blvd.
   Chicago, IL 60610
   （312）733-1893
4. The American Parkinson Disease Association（APDA）
   60 Bay Street
   Staten Island, NY 10301
   （800）223-2732　www.apdaparkinson.com

心理社会的問題

PDは進行性であることから，しばしば個人的，社会的に適応するための調整が必要であり，患者と家族両方にとって，あらゆる生活面に影響が及ぶ。日々の機能，役割，活動は破綻する。PDに関連する変化のなかには社会的孤立をまねくものもあり（仮面様顔貌，可動性低下，わかりにくい発話など），他の変化も多様で，社会的にも困惑をきたす（流涎，発汗過多，性的機能低下）[148]。患者は，徐々に孤立感が深まり，家族関係も円滑にいかなくなる。抑うつも非常によくみられる。個々の患者における独自の状況や感情的資質に関する評価は，包括的に行う必要がある[147]。

チームメンバーの主要な目標は，患者と家族が病気を理解し，またより有意義な生活を送るための洞察と調整を図るように，彼らを援助することである。疾患にともなう変化にうまく対処できる患者もいれば，そうでない患者もいる。コーピングスキルを勧める。まず患者や家族が自らの責任を負えるように手助けをすることが，教育の第一の要点である。患者が，自分自身の生活を管理する義務観念を持つことで，心細さや依存心は減少する。自己管理法は，発展的な活動の計画，効率的な時間管理法やストレス管理術を含めて進められる。同じく，患者が孤立することなく，適切なサービスを受けられるように保証することも重要である。チームメンバーは，患者の憶測や期待を注意深く見守る必要がある。謙遜した，または悲観的でかたくなな態度は，自己達成における思い込みが現実化している状態であると考えることができる。患者と家族には，安心と励ましが必要である。すべてにおいて，何ができないかではなく，何ができるかを強調することが，患者を力づけるのに役立つのである。セラピストは，現実をみすえた，希望というメッセージを患者に与える必要がある。

病期を考慮した管理

疾患の初期には，患者の機能は良好で自立している。一般的には，外来通院が基本となる。薬物治療では，L-ドパの処方を遅らせるセレギリンと，対症的な改善に有効な他の薬剤（振戦に対する抗コリン剤など）とが処方される[62]。この病期では，理学療法訓練の効果が明確であるにもかかわらず，紹介により訓練を開始

する機会はあまり多くない。筋骨格系と心肺系の障害の予防、回復と、全身的な健康状態の改善を図る介入は、患者にとって有用である。早期の教育によって、患者や家族が病気とその周辺の事項について理解するのを手助けすることができる。また、早期から支援グループへ紹介することも役立つ（表23-5）。

疾患の中期では、症状はより明確になり、機能的な制限も出現する。患者は、歩行や多くのADLでまだ自立しているが、動作は遅く、効率も低下する。多少の介助が必要となることもある。個人差はあるが、一般的にL-ドパ治療は中期まで遅らせる。いったんL-ドパ治療を開始すると、症状は劇的に改善し、特に固縮や動作緩慢に最も効果がある。しかし、これらの症状の改善によって機能的能力が必ずしも同じ程度に改善するわけではなく、悪い習慣や不良姿勢は進行する。これらの患者は通常、筋骨格系の障害を矯正し、可動性や機能的な自立を向上させるために立てられたリハビリテーション計画にはきわめてよく反応する。代償的な技能やエネルギーを温存する方法を用いた訓練が行われる[62]。家族や介護者へ指導を行うことにより、患者に残存している機能的な可動性を手助けする程度が増す。患者によっては、1日の治療計画は任意に選択することもある。あるときはさまざまなレクリエーション活動や全身的な健康増進の計画を提供することもある。そして、他の日の計画はより治療的な指向で立てる。いずれにおいても、社会と相互に関係し合うことが重要である[147]。

進行期の患者は、一般的には多くの合併症を呈する。合併症には、薬剤の耐容性低下や一次的な症状の進行、筋骨格系障害の固定、認知機能の低下、睡眠障害、失禁、栄養障害、重大な心肺系の障害や重度の不動がある。日常の機能的な移動やADLの多く、あるいはほとんどについて要介助である。車椅子座位か寝たきり状態のこともある。在宅患者においては、家族や社会的資源は患者の状態を維持するうえできわめて重要である。長期介護施設への入所を要する患者もいる。このような進行期のPD患者では、概して薬剤治療に対する反応が不良であるばかりでなく、薬物的治療介入の効果減弱、動作能力の変動、長期ドパミン治療の副作用も認められる。これらの変化は、患者や家族に強い欲求不満をもたらす。目標や期待できる成果は限られてくる。進行期には、セラピストは皮膚の損傷や圧迫による褥瘡を予防する皮膚管理、肺炎予防のための肺の衛生管理、低栄養、誤嚥、肺炎を防ぐための体位変換や食事動作の介助を重点的に行う[62]。介護者の支援は、ますます重要になる。まず、ベッドでの患者の体位変換や移乗動作の介助の際に、介護者と患者双方が安全であることが第一の要点である。可能なかぎり多く動くように患者を励まし、介助すべきであり、決して患者のことをすべてやってあげてはいけない。適切な環境であるかどうかで、全介助か、一部自立かの差異が生じることが多い。リハビリテーションチームは、どんな小さなことでも患者の努力を支援することが望ましい。進行期のPD患者は、環境とかかわり合う方法が著しく限られるため、ますます社会的に孤立し、引きこもる。家族もまた、介護の必要性が増大す

表23-5 PDの管理の概観

ステージ	特徴	治療的要件		
		薬物	身体的	心理的
初期	完全に機能的 一側性の振戦、固縮	抗コリン剤（振戦） セレギリン（神経保護作用の可能性）	予防的訓練計画	教育情報提供
初期〜中期	症状は両側性、動作緩慢、固縮 軽度発話障害 体幹の筋固縮、前傾姿勢、硬直 歩行障害の出現	L-ドパ/カルビドパ セレギリン	矯正的訓練計画	カウンセリング 支援グループ 抑うつのモニタ
中期〜進行期	すべての症状が悪化するがADLは自立 軽度の介助が必要 バランスの問題	L-ドパ/カルビドパ ドパミンアゴニスト セレギリン 抗うつ剤	代償的、矯正的訓練 言語療法 作業療法	介護者が必要（薬物、可動性） 認知症のモニタ
進行期	重度の能力低下、機能障害 ADLは要介助	L-ドパ/カルビドパ ドパミンアゴニスト 抗うつ剤	代償的訓練 食事療法の関与 皮膚の手入れ 衛生 肺機能	認知症 抑うつ

Custon, T, et al[62], p370. より

ることに苦しみ，燃え尽きて社会的に孤立する。セラピストは，最大限に心理社会的な支援を行い，進んで相談に応じる必要がある。

いくつかの臨床報告のなかで，PDの管理における理学療法の有用性が示されている。Comellaら[127]は，ROM，持久力，バランス，歩行訓練を反復することによってUPDRSで評価し，固縮，動作緩慢の評点が向上した結果を報告している。Schenkmanら[128]は，少数の患者で，理学療法を施行した後に，バランス，歩行や機能的運動に改善を認めたことを示した。PDの各病期における理学療法の有効性については，さらなる研究を要する。

まとめ

PDは慢性進行性の基底核障害であり，固縮，動作緩慢，振戦や姿勢の不安定さを主徴とする。二次的な障害には，異常な固定した姿勢，運動の減少，易疲労性，仮面様顔貌，拘縮，突進歩行パターン，嚥下や意思疎通障害，視覚や感覚運動障害，認知行動障害，自律神経障害や心肺機能の変化があげられる。薬物的介入は治療の中心となっており，初期の神経保護的治療と対症的治療がある。効果的なリハビリテーションは，患者の病歴，病期や症状，機能障害の領域や残存能力，資質などを重視することである。介入は回復を促進させる。すなわち，リハビリテーションは治療的，代償的な訓練方法を用いて，筋力，ROM，機能的スキル，持久力などの向上に焦点が当てられる。PD患者では，進行性疾患の影響を管理するために機能維持的な計画を立てることも有用である。直接的な障害を予防，あるいは減少させ，規則的な運動，良好な健康状態，自己管理スキルを促す，などの方法がとられている。包括的なチームアプローチでは，患者と家族が積極的に参加することによって，最善の効果が得られる。チームメンバーは，どの病期にあっても積極的であることが必要であり，機能を維持するように患者や家族を指導するとともに，必要に応じて心理社会的な支援を提供する。

復習問題

1. PDに関与する主要な中枢神経の構造は何か？　これらの構造はどのように変化するか？
2. PDの主要な徴候は何か？　二次的な障害や合併症は何か？
3. 理学療法での検査には，どのような構成項目があるか？　PD患者に用いるのに適切な4つの標準的な測定項目を示せ。
4. PDで用いられる薬物療法を述べよ。理学療法プログラムは，薬物的管理によってどのような影響を受けるか？
5. 理学療法の介入による主要な目標と帰結は何か？病期によってどのように異なるか？
6. PD患者において，活動性低下が遷延した場合の影響は何か？　こうした影響に対する3つの対策を示せ。
7. 患者の緊張を緩和し，関節可動域を改善させるのに役立つ3つの治療テクニックを示せ。
8. 心肺機能の向上に有効な治療方法は何か？　予防手段は？
9. PD患者でよく認められる歩行障害を述べよ。予想される歩行障害に対する治療的・代償的介入は何か？
10. 薬物治療の効果が小さい進行期のPDに対する適切な治療介入は何か？
11. リハビリテーション計画において，回復促進を重視する場合と機能維持を重視する場合の違いは何か？　目標/帰結と全体的な訓練アプローチについて考察せよ。
12. 患者や家族に対する教育において，主に配慮しなくてはならないことは何か？　心理社会的カウンセリングは？

ケーススタディ

患者は，PDの罹病期間7年の病歴を持つ，60歳の女性である。最近，症状の増悪を自覚し，外来での理学療法と在宅運動プログラムのため，紹介されてきた。

病歴：患者の初発症状は左手の振戦で，徐々に進行し，筋のこわばりや左上下肢の拙劣さをともなうようになった。かかりつけ医から，神経内科医を紹介され，左側の中等度の振戦と固縮を指摘された。神

経内科医は，Artaneを処方し，しばらくの間有効であった．しかし結局は振戦が悪化し，特にストレスがかかる状態では，左上肢をまったく使用できなかった．Sinemetの処方が開始され，外来で理学療法も始めた．Sinemetが処方されるとたちまち症状が劇的に改善したので，患者は在宅運動プログラムをやめてしまった．その後の2～3年間に症状が次第に悪化し，Sinemetの内服量が増加した．

最近の症状：現在Sinemetとブロモクリプチンを内服している．Sinemet内服後約45分で集中的にジスキネジアが出現し，肩や頸部の身悶えるような不随意運動が起こると話す．彼女の主訴は，以下のとおりである．

1. 歩行困難．特に，狭い入口を通るときや混雑した場所を歩くときに顕著．
2. 歩行が阻止される．歩行中に，ポケットからちり紙を取り出すなど，他の動作をしようとすると，突然立ちすくんでしまう．動こうとすればするほど，動き出せなくなる．すくみ現象は，20分ほど持続する．
3. 姿勢の不安定さ：数ヵ月来，ときどき発作的に，バランスの制御不能や不安定さが起こることを自覚している．歩行中に起こると転倒するため，たいへん困っている．ここ1ヵ月で9回転倒しているが，転倒による外傷はない．転倒するのが次第に怖くなったので，彼女は1人で外出するのをやめてしまった．
4. ベッドでの寝返り動作や起き上がり，椅子からの起立が困難であることを自覚し始めた．今や，これらの動作をするときに，夫が90％介助しなければならなくなった．
5. 夜間睡眠中の問題も訴えている．コーヒーを摂取するのをやめても，効果はなかった．一晩に4～5回覚醒し，トイレへ行くために夫の介助を要した．また，夜間に幻覚があり，「壁に虫がいる」などと叫ぶこともあった．こうしたとき，患者は極度に怯えていた．
6. 薬剤治療の効果は，徐々に減弱しているように思われる．外出しようとするときは，Sinemetを余計に内服する．薬の増量を希望して，神経内科医を再受診した．しかし，薬を増量する代わりに，医師は彼女に，症状増悪は過剰な薬剤の影響であろうと説明した．医師はSinemetを余分に服用しないよう指導し，用量を調整した．

理学検査所見
精神症状：意識清明，見当識×3（時間，場所，人物に関して見当識は正常）．軽度の短期記憶障害を認めた．

患者は，抑うつの徴候を示している．外出や人付き合いへの興味が低下し，しばしば不眠を訴えている．

発話：軽度のdysarthria，声量低下．
感覚：両側足関節の固有知覚は軽度に低下している．他は正常．
筋緊張：中等度の固縮（歯車様）を四肢（左＞右）に認める．重度の固縮を頸部，体幹に認める．仮面様顔貌．
関節可動域：中等度の固縮のため低下している．両側肘関節伸展（10～140度），両側股関節伸展（0～10度），両側膝関節伸展（10～120度），両側足関節背屈（右0～15度，左0～10度）に可動域制限を認める．
筋力：全般的に普通（3/5）から良好（4/5）．両足関節背屈は不良（2/5）．
運動：右手より左手に強い，中等度から高度の静止時振戦．
動作緩慢：動作は著しく遅く，動きも乏しい．
動作開始困難：頻繁に動作開始が阻害される．
姿勢：身体全体のアライメントは前傾，前屈している．脊柱後弯で，頭部が前方に位置する．
歩行：歩行は自立しているが，すり足歩行で歩幅は減少し，上肢，体幹，股関節，膝関節の動きも少ない．突進歩行傾向．
平衡：安定性の低下．前傾姿勢のため前方へ転倒しやすい．
バランス低下のため反応が遅く，体幹の回旋に乏しく，足関節，股関節や足踏みの動きがきわめて少ない．
Timed Up & Go Scoreは36秒．
患者は転倒を恐れている．
機能的な運動能力：全般的に低下している．
中等度の介助を要する．寝返り動作，起き上がり，起立．
座位や立位保持は自立．体重移動能力は最小限度可能．
股関節の屈曲拘縮のため，腰上げ不能．
安全に関する認識は良好．
身辺動作：食事は軽度の監視介助を要する．更衣は軽度介助．
心肺機能：浅呼吸（上気道）パターン．
全般的に運動機能は低下（FWCは推定6METs）．

第23章　パーキンソン病

疲労しやすく頻繁に休憩を要する。
両足関節に軽度の浮腫。
皮膚：正常。損傷部位なし。
発作的に発汗過多を認める。

指導問題

1. この患者の問題点を，以下のカテゴリーに分けて示せ。
    a：直接的障害
    b：間接的障害
    c：複合的な障害（直接的障害と間接的障害の組み合わせ）
    d：機能的限界
2. この患者における，2つの帰結（機能制限と能力低下の治療）とそれぞれの2つの目標（機能障害の治療）を示せ。
3. 前述の帰結や目標に到達するための治療を開始する際に用いられる，4つの治療介入方法を系統的に明示せよ。おのおのの論理的根拠も示せ。
4. 自己管理スキルや生活の質を向上させるために用いられる方法は何か。

用語解説

静座不能 akathisia (acathisia)：極度の運動静止困難。
無動 akinesia：動作の開始や遂行が困難であること。
抗コリン剤 anticholinergic agents：PD 患者における，コリン作動性神経の過剰な活動を阻害する薬剤。主にArtane, Cogentin, Akineton などが用いられる。
基底核 basal ganglia (BG)：脳の深部にあり，互いに連絡を持つ灰白質の核の集合体。大脳皮質下の視床の背側に位置する。尾状核と被殻（集合体として線条体と称する）からなり，これに淡蒼球，視床下核，黒質が加わる。
動作緩慢 bradykinesia：極度に動作が緩徐で，運動の持続が困難な状態。
精神緩慢 bradyphrenia：集中力や注意力の低下をともなう，思考過程の緩慢さを特徴とする知的機能障害。
深部脳刺激 deep brain stimulation (DBS)：脳に電極を植え込み（視床中間腹側核），神経症状をきたす神経信号を遮断する。そのペースメーカーは胸部に植え込まれる。
ドパミン dopamine：細胞体は黒質緻密層にあり，軸索が基底核の線条体（尾状核と被殻）に終止しているニューロンから分泌される，抑制性神経伝達物質。
ジスキネジア dyskinesia：長期のL-ドパ治療でしばしばみられる不随意運動。
嚥下障害 dysphagia：飲み込み不能，あるいは困難。
気分変調障害 dysthymic disorder：多様な不快感や，間欠的な重度の不安をともなう非典型的な抑うつ状態。
end-of-dose 現象 end-of-dose deterioration (wearing off)：L-ドパ長期治療でみられる，予想可能な薬剤効果の時間枠内での症状の増悪。
加速歩行 festinating gait：不随意に歩幅が徐々に狭まり，足の運びが加速する歩行。
　前方突進歩行 propulsive gait：前方への加速歩行。
　後方突進歩行 retropulsive gait：後方への加速歩行。

すくみ freezing：突然の運動困難あるいは中断。
機能維持的計画 functional maintenance program：進行性疾患の治療で用いられるリハビリテーション計画。機能低下の予防や進行予防，および規則的な運動，健康，自己管理方法を促進する。
Hoehn-Yahr の重症度分類 Hoehn-Yahr Classification of Disability Scale：PD の段階と重症度分類に用いられる評価尺度。
運動減少 hypokinesia：運動速度，振幅，運動範囲の減少。
運動低下性 dysarthria hypokinetic dysarthria：声量の低下や単調，平坦な発話，不明瞭，音のゆがみや発話速度の調節が困難な発話障害。
脊柱後弯（症） kyphosis：脊柱が極端に後方凸に変形した状態。通常椎体背側に認める。
レボドパ（L-ドパ） Levodopa (L-dopa)：基底核の線条体のドパミンレベルを上昇させる治療に用いられる。PD 治療の中心である。
仮面様顔貌 masked face：瞬目の減少や表情の乏しさを特徴とする，仮面のような顔貌。
小字症 micrographia：判読困難なほど，異常に字が小さくなる書字障害。
運動時間 movement time：運動や動作の遂行に要する時間。
無言症 mutism：しゃべることができないか，ささやきのみで話す。
on-off 現象 on-off phenomenon：運動や反応が変動する現象。L-ドパ長期治療でみられる。
パーキンソニズム parkinsonism：基底核機能の異常で生じる障害の群で，PD あるいは特発性パーキンソニズムが最も多い。
姿勢ストレス症候群 postural stress syndrome：運動減

779

少，固縮，異常姿勢や靱帯の緊張などによる不快感や緊張．

姿勢時振戦 postural tremor：四肢を重力に抗した肢位に維持する際に出現する振戦．通常四肢の近位部に認める．

反応時間 reaction time（RT）：刺激呈示から運動開始までの時間．

回復促進リハビリテーション restorative rehabilitation：治療的あるいは代償的な訓練手技を用いた，障害や機能的制約の改善に焦点を当てたリハビリテーション．

固縮 rigidity：運動の速度に依存しない，筋緊張の亢進，あるいは他動運動に対する抵抗．持続的な筋収縮のため自動・他動的屈曲が困難．

歯車様固縮 cogwheel rigidity：交互に緊張・弛緩するように筋を他動的に動かしたときに認める，律動的で歯車のような筋の抵抗．

鉛管様固縮 leadpipe rigidity：他動運動に対する持続的で均一な抵抗で，変動がない．

脊柱側弯（症） scoliosis：脊柱の側方への弯曲．

流涎 sialorrhea：過剰な唾液のたれ流し．

定位脳手術 stereotaxic surgery：脳の外科的破壊術．

淡蒼球破壊術 pallidotomy：基底核の淡蒼球（Gpi）に破壊巣をつくる．

視床破壊術 thalamotomy：視床内側腹側核に破壊巣をつくる．

移植 transplantation：ドパミンを供給できる細胞を，進行期の PD 患者の線条体へ外科的に移植する方法．移植組織は，胎児細胞か患者自身の副腎髄質細胞．実験的な手技であり，一般的ではない．

振戦 tremor：1 秒間に 4〜7 回程度の遅い頻度で起こる，不随意な身体部位の振動．典型的な PD では安静時にみられ，静止時振戦といわれる．

付録 A

Unified Parkinson's Disease Rating Scale（UPDRS）Version 3.0（1987 年 2 月）*

Ⅰ．知的機能，行動および気分
 1．知的機能障害
  0＝なし．
  1＝軽度障害．一貫した健忘を認めるが，部分的に思い出すことが可能．他の障害なし．
  2＝中等度記憶障害．失見当識や複雑な問題への対処が中等度に障害される．軽度だが，自宅ではときに口頭指示が必要な程度の明らかな障害．
  3＝重度記憶障害．時間やしばしば場所に対する失見当識もともなう．問題への対処は重度に障害される．
  4＝重度記憶障害．人物に対する見当識のみ保たれる．問題への判断や解決能力はない．身辺のことがらに多くの介助を要する．自立不能で常に監視を要する．
 2．思考障害（認知症または薬物の副作用に起因する）
  0＝なし．
  1＝鮮明な夢をみる．
  2＝「良性」の幻覚がある．病識は保たれている．
  3＝ときどきないし，しばしば幻覚や妄想がある．病識は欠如し，日常生活に支障をきたすことがある．
  4＝持続的な幻覚，妄想や増悪期の精神症状．身辺動作の自立不能．
 3．抑うつ
  0＝なし．
  1＝ときに正常よりも悲壮感や罪悪感が強まるが，数日から数週以上は持続しない．
  2＝持続的な抑うつ状態（1 週間以上）．
  3＝不眠，食欲不振，体重減少，興味の低下などの自律神経症状をともなう持続的な抑うつ状態．
  4＝自律神経症状や自殺念慮，自殺企図をともなう持続的な抑うつ状態．
 4．意欲，自発性
  0＝正常．
  1＝通常よりも消極的，受動的．
  2＝選択的な（非日常的）活動への意欲や興味の低下．
  3＝毎日の生活活動（日常的）への意欲や興味の低下．
  4＝自発性は完全に消失し，逃避的．

Ⅱ．日常生活活動（on 相と off 相に分けて評価する）

5．会話
　　0＝正常。
　　1＝軽度障害。発話は理解できる。
　　2＝中等度障害。ときどき聞き返す必要がある。
　　3＝重度障害。しばしば聞き返す必要がある。
　　4＝ほとんど聴取困難。
6．流涎
　　0＝正常。
　　1＝軽度だが明らかな口腔内の唾液増加。夜間流涎を認めることもある。
　　2＝中等度の口腔内の唾液増加。流涎は軽度。
　　3＝ときに流涎をともなう高度の唾液増加。
　　4＝高度の流涎あり，常にティッシュペーパーやハンカチが必要。
7．嚥下
　　0＝正常。
　　1＝まれにむせる。
　　2＝ときどきむせる。
　　3＝軟らかい食べ物が必要。
　　4＝経鼻胃管や胃瘻による経管栄養が必要。
8．書字
　　0＝正常。
　　1＝軽度に遅いか，軽度に字が小さい。
　　2＝中等度に遅く，中等度に字が小さい。字はすべて判読可能。
　　3＝高度障害。判読不能な字がある。
　　4＝大部分の字は判読不能。
9．食べ物と食器の扱い
　　0＝正常。
　　1＝やや遅く拙劣だが，介助は不要。
　　2＝大部分の食べ物はナイフで切って食べられるが，拙劣で遅い。ときに介助を要する。
　　3＝食べ物を切ってもらう必要があるが，ゆっくり1人で食べることができる。
　　4＝食べさせてもらう必要がある。
10．更衣
　　0＝正常。
　　1＝やや遅いが，介助は不要。
　　2＝ときにボタンかけや袖通しなどに介助を要する。
　　3＝1人でできる部分もあるが，かなり介助を要する。
　　4＝1人ではまったくできない。
11．衛生状態，入浴やトイレ
　　0＝正常
　　1＝やや遅いが，介助は不要。
　　2＝シャワーや入浴に介助を要する。あるいは整容，排泄動作はきわめて遅い。
　　3＝洗顔，歯磨，整髪やトイレに介助が必要。
　　4＝膀胱留置カテーテルや他の処置を要する。
12．寝返り動作および寝具の直し
　　0＝正常。
　　1＝やや遅く拙劣だが，介助は不要。
　　2＝1人で寝返り動作や寝具の直しは可能だが，かなり努力を要する。
　　3＝寝返り動作や寝具の直しをしようとするが，1人ではできない。
　　4＝1人ではまったくできない。
13．転倒（すくみによらない）
　　0＝なし。
　　1＝まれに転ぶ。
　　2＝ときに転ぶが，1日1回以内。
　　3＝平均して1日1回は転ぶ。
　　4＝1日1回以上転ぶ。
14．歩行中のすくみ
　　0＝なし。
　　1＝まれにすくみがあり，歩行開始困難を認めることがある。
　　2＝歩行中ときどきすくむ。
　　3＝しばしばすくむ。ときどき，すくみのために転倒する。
　　4＝すくみのためにしばしば転倒する。
15．歩行
　　0＝正常。
　　1＝軽度障害。腕を振らない，あるいは足を引きずることがある。
　　2＝中等度障害であるが，歩行は自立，ないしほとんど介助不要。
　　3＝高度障害があり介助が必要。
　　4＝介助があっても歩行不能。
16．振戦
　　0＝なし。
　　1＝軽度：まれに認める程度。
　　2＝中等度：気になる程度。
　　3＝高度：多くの日常生活活動に支障をきたす。
　　4＝きわめて高度：大部分の日常生活活動に支障をきたす。
17．パーキンソニズムに関連した感覚症状
　　0＝なし。
　　1＝ときにしびれ感，ピリピリ感や軽度の鈍痛がある。

2＝しばしばしびれ感，ピリピリ感や鈍痛
　　　　を感じるが，苦痛ではない。
　　　3＝しばしば痛みがある。
　　　4＝耐えがたい痛みがある。

Ⅲ．運動機能検査
　18．言語
　　　0＝正常。
　　　1＝軽度の表出，表現や声量の低下がある。
　　　2＝単調で不明瞭な発話だが，理解可能な
　　　　程度の中等度障害。
　　　3＝高度の障害で，理解困難。
　　　4＝理解不能。
　19．顔の表情
　　　0＝正常。
　　　1＝軽度の表情の乏しさを認める。健常者
　　　　のポーカーフェイス様。
　　　2＝軽度だが，明らかに表情の乏しさを認
　　　　める。
　　　3＝中等度の表情の乏しさを認め，口唇を
　　　　閉じていないときがある。
　　　4＝重度の表情の乏しさを認め，仮面様顔
　　　　貌あるいは無表情。口唇は 0.6 cm 以上
　　　　開いている。
　20．静止時振戦
　　　0＝なし。
　　　1＝軽度でまれに出現する程度。
　　　2＝軽度の振幅で持続的に出現するか，あ
　　　　るいは中等度の振幅だが間欠的に出現す
　　　　る。
　　　3＝中等度の振幅で大部分の時間出現する。
　　　4＝大きな振幅の振戦が大部分の時間出現す
　　　　る。
　21．手の動作時振戦または姿勢時振戦
　　　0＝なし。
　　　1＝軽度。動作時に出現する。
　　　2＝中等度の振幅で動作時に出現する。
　　　3＝中等度の振幅で動作時および姿勢保持で
　　　　出現する。
　　　4＝大きな振幅で，食事動作も障害される。
　22．固縮（安静座位状態で，主要な関節の他動
　　　運動を評価する。歯車様は無視する）
　　　0＝なし。
　　　1＝軽度の固縮，あるいは対側や他の身体
　　　　部位の運動で誘発される固縮。
　　　2＝軽度から中等度の固縮。
　　　3＝高度だが，全関節可動域で容易に動か
　　　　せる。

　　　4＝著明な固縮で，正常関節可動域の運動
　　　　が困難である。
　23．指タップ（母指と示指をできるだけ大きな
　　　振幅ですばやく連続して軽く打ち合わせる。
　　　左右別々に検査する）
　　　0＝正常。
　　　1＝軽度に遅いか，軽度に振幅が低下して
　　　　いる。
　　　2＝中等度障害。明らかに早く疲労する。
　　　　ときに動きが止まることもある。
　　　3＝高度障害。しばしば動作開始が困難で
　　　　あったり，動きが中断する。
　　　4＝ほとんど課題の遂行ができない。
　24．手の動作（できるだけ大きく，すばやく連
　　　続的に手の開閉運動を行う。左右別々に評価）
　　　0＝正常。
　　　1＝軽度に遅いか，軽度に振幅が低下して
　　　　いる。
　　　2＝中等度障害。明らかに早く疲労する。
　　　　ときに動きが止まることもある。
　　　3＝高度障害。しばしば動作開始が困難で
　　　　あったり，動きが中断する。
　　　4＝ほとんど課題の遂行ができない。
　25．手の回内・回外運動（水平，垂直方向にで
　　　きるだけ大きな振幅で手の回内・回外運動を
　　　行う。左右同時に評価）
　　　0＝正常。
　　　1＝軽度に遅いか，軽度に振幅が低下して
　　　　いる。
　　　2＝中等度障害。明らかに早く疲労する。
　　　　ときに動きが止まることもある。
　　　3＝高度障害。しばしば動作開始が困難で
　　　　あったり，動きが中断する。
　　　4＝ほとんど課題の遂行ができない。
　26．下肢の敏捷性（下肢全体を挙上して，踵を
　　　床にすばやく連続的に打ちつける。運動の振
　　　幅は 7.5 cm 程度）
　　　0＝正常。
　　　1＝軽度に遅いか，軽度に振幅が低下して
　　　　いる。
　　　2＝中等度障害。明らかに早く疲労する。
　　　　ときに動きが止まることもある。
　　　3＝高度障害。しばしば動作開始が困難で
　　　　あったり，動きが中断する。
　　　4＝ほとんど課題の遂行ができない。
　27．椅子からの起立（まっすぐな背もたれのあ
　　　る木製か金属性の椅子から，腕を胸の前で組
　　　んだ状態で立ち上がる）

0＝正常。
　　　1＝可能だが遅い。または1回で起立できないこともある。
　　　2＝肘掛けに手をつき，身体を押し上げて立ち上がる。
　　　3＝後方に倒れやすく，1回で起立できないこともあるが，最終的には介助なしで立ち上がる。
　　　4＝介助なしでは立ち上がれない。
　28．姿勢
　　　0＝正常。
　　　1＝軽度の前屈姿勢。高齢者では正常とみなすこともできる程度。
　　　2＝明らかに異常な中等度の前屈姿勢。一側へ軽度に傾くこともある。
　　　3＝脊柱後弯をともなう高度の前屈姿勢。一側へ中等度に傾くこともある。
　　　4＝きわめて高度の前屈による極度の異常姿勢。
　29．歩行
　　　0＝正常。
　　　1＝歩行は遅く，小刻みで足を引きずることもあるが，加速歩行や前方突進はない。
　　　2＝歩行困難であるが，介助はほとんど不要か自立。ときに加速歩行，小刻み歩行や前方突進を認めることがある。
　　　3＝高度の歩行障害で介助を要する。
　　　4＝介助があっても歩行不能。
　30．姿勢の安定性（開眼して軽度開脚した直立状態で，肩を後方へ突然引き寄せたときの反応。患者は準備状態である）
　　　0＝正常。
　　　1＝後方突進現象を認めるが，補助なしで立ち直れる。
　　　2＝後方突進現象があり，立ち直り反応がないため支えないと倒れる。
　　　3＝非常に不安定で，何もしなくても倒れやすい。
　　　4＝介助なしでは立位が困難。
　31．動作緩慢と運動減少（動作緩慢，躊躇，腕の振りの減少，小さな振幅，および一般的な運動の欠乏）
　　　0＝正常。
　　　1＝ごく軽度に動作が緩慢で，慎重に動いているようにみえる。健常者でもみられる程度。振幅が減少していることもある。
　　　2＝軽度だが明らかに異常な動作緩慢と運動量の減少がある。または，振幅が減少している。
　　　3＝中等度の動作緩慢，運動量の減少か振幅の減少がある。
　　　4＝高度の動作緩慢，運動量の減少か振幅の減少がある。

Ⅳ．治療の合併症（過去1週間）
　A．ジスキネジア
　　32．出現時間：起きている時間のうちジスキネジアが出現している時間の割合（病歴から聴取）
　　　0＝なし。
　　　1＝1〜25％。
　　　2＝26〜50％。
　　　3＝51〜75％。
　　　4＝76〜100％。
　　33．ジスキネジアに起因する障害（病歴から聴取し，診察の所見も合わせて評価する）
　　　0＝障害なし。
　　　1＝軽度に障害される。
　　　2＝中等度に障害される。
　　　3＝高度に障害される。
　　　4＝完全に障害される。
　　34．痛みをともなうジスキネジア（痛みの程度）
　　　0＝痛みをともなうジスキネジアはない。
　　　1＝軽度の痛み。
　　　2＝中等度の痛み。
　　　3＝重度の痛み。
　　　4＝きわめて重度の痛み。
　　35．早朝のジストニア（病歴から聴取）
　　　0＝なし。
　　　1＝あり。
　B．症状の日内変動
　　36．服薬時間から予測できるoff相の有無
　　　0＝なし。
　　　1＝あり。
　　37．服薬時間から予測できないoff相の有無
　　　0＝なし。
　　　1＝あり。
　　38．数秒間程度持続する，突然起こるoff相の有無
　　　0＝なし。
　　　1＝あり。
　　39．起きている時間のうちoff相は平均してどの程度の割合か
　　　0＝なし。
　　　1＝1〜25％。

　　　　2＝26〜50％。
　　　　3＝51〜75％。
　　　　4＝76〜100％。
　C．その他の合併症状
　　40．食欲不振，嘔気，嘔吐の有無
　　　　0＝なし。
　　　　1＝あり。
　　41．不眠や過眠などの睡眠障害の有無
　　　　0＝なし。
　　　　1＝あり。
　　42．起立性低血圧による症状の有無
　　　　0＝なし。
　　　　1＝あり。
　　患者の血圧，脈拍と体重を表に記録する。

Ⅴ．改訂 Hoehn-Yahr の重症度分類
　ステージ 0＝パーキンソニズムなし。
　ステージ 1＝一側性パーキンソニズム。
　ステージ 1.5＝一側性パーキンソニズム＋体幹障害。
　ステージ 2＝両側性パーキンソニズムだが平衡障害なし。
　ステージ 2.5＝軽度両側性パーキンソニズム＋後方突進はあるが，自分で立ち直り可能。
　ステージ 3＝軽度から中等度の両側性パーキンソニズム。平衡障害をともなうが，動作は自立している。
　ステージ 4＝高度のパーキンソニズム。歩行や立位は介助なしで可能。
　ステージ 5＝介助なしでは車椅子レベルまたは寝たきり状態。

Ⅵ．Schwab-England の日常生活活動尺度
　100％—完全に自立。すべての家庭の仕事は動作緩慢や困難さ，機能障害なく遂行可能。基本的に正常。特に困難さを自覚しない。
　90％—完全に自立。軽度の動作緩慢や困難さ，あるいは機能障害はあるが，すべての家庭の仕事は遂行可能。2 倍の時間を要することがある。動作困難を自覚し始める。
　80％—大部分の家庭の仕事は完全に自立。2 倍の時間を要する。動作困難や動作緩慢を明らかに自覚する。
　70％—完全には自立できない。家庭の仕事を遂行するのがより困難。3〜4 倍の時間を要することもある。家庭の仕事をこなすのに日中大部分の時間を費やさなければならない。
　60％—ある程度介助を要する。大部分の家庭の仕事はできるが，非常に遅く，かなり努力が必要である。誤りもみられる。
　50％—さらに介助を要する。半分介助を要し，より遅い。すべてのことが遂行困難となる。
　40％—大部分において介助を要する。介助によってできることもある。
　30％—努力しても 1 人ではほとんどできず，やり始めても多くの介助を要する。
　20％—1 人では何もできない。軽度の介助でできることもある。きわめて高度の障害。
　10％—完全に依存状態で無力。完全な障害。
　0％—嚥下，膀胱，消化器などの自律神経機能も障害される。寝たきり状態。

Stem-Hurtig[4], pp36〜41. より
*0〜4 の尺度で段階づけ

付録 B

ケーススタディの指導問題解答例

1. この患者の問題点を，以下のカテゴリーに分けて示せ。

【解答】

a．直接的障害
　振戦，中等度の固縮（左＞右），動作緩慢，無動。頻繁な動作の停止，姿勢反射障害。バランスの不安定さ，両足関節の固有感覚低下，認知障害（軽度の記憶障害），言語障害（軽度の dysarthria），声量低下，自立神経障害（発汗過多）。

b．間接的障害
　関節可動域の低下（屈曲拘縮，両側の肘関節，股関節，膝関節，足関節），筋力低下（全身的に普通から良好），足関節背屈は不良。

c．複合的な障害
　姿勢異常：屈曲，前傾姿勢。
　歩行の変化：下肢の引きずりパターン。
　運動持久性の低下：FWC は 6 METs。
　抑うつ。

d．機能制限
　床上動作は要介助，移乗動作は要介助，基本的

な日常生活活動は要介助，歩行不安定/頻回の転倒，dysarthria による意思疎通障害。

2. この患者における，2つの帰結（機能制限と能力低下の治療）とそれぞれの2つの目標（機能障害の治療）を示せ。

解答

帰結：患者は，4週間以内に，軽度の介助で床上動作が自立可能になる。

目標：患者は，2週間以内に，軽度の介助で仰臥位から肘をついた側臥位となり，座位姿勢をとることが可能になる。

目標：患者は，2週間以内に，軽度の介助で座位での上体や頭部の回旋運動が自立して可能になる。

帰結：患者は，4週間以内に，軽度の介助で安全に自立歩行が可能になる。

目標：患者は，3週間以内に，体幹，両股関節や両膝関節伸展の ROM が5度改善する。

目標：患者は，軽度の介助で自己を監視して，肩関節が股関節と垂直なアラインメントにある状態（前傾なし）での立位保持が可能になる。

3. 前述の帰結や目標に到達するための治療を開始する際に用いられる，4つの治療介入方法を系統的に明示せよ。おのおのの論理的根拠も示せ。

解答

1. リズムをつけて運動開始する方法を用いて，側臥位になって上下体幹の回旋を行い，上達したら体幹を反対方向に回旋させる。
   論理的根拠：これは体幹の固縮を軽減させることにより，まず可動性を向上させる方法である。他動運動が上達したら，自動運動を行う（自主的なリラクゼーション）。
2. 座位で，上体と頭部を回旋させて，側方とや後方に置いた物品に手を伸ばす。口頭による手がかりや円錐の積み上げが，運動を誘発する。
   論理的根拠：これは体幹の固縮を緩和し，体幹上部の動きを向上させて，可動性を制御する自動運動である。仰臥位での寝返り動作の開始に必要な，体幹上部の回旋を機能的に促すことが期待される。
3. 立位で，角腕立て伏せ。自動的に，肩関節前部の筋群と脊柱の背側を伸張させる。
   論理的根拠：この自動的な伸張運動は，脊柱背側と肩関節前方の ROM を改善させ，姿勢の伸展を促す。
4. 立位で，両上肢を伸ばした高這い位，壁面に向かって前方への体重移動，その場での行進。行進曲は運動の手がかりに用いられる。
   論理的根拠：高這い位姿勢は，下肢を高く上げ，歩行運動の際に転倒する危険性を低下させる。両上肢の伸展や壁面での前方体重移動は，両肩関節の屈曲と肘伸展を向上させる。音楽は，運動の速度調整の引き金となる効果がある。

4. 自己管理スキルや生活の質を向上させるために用いられる方法は何か。

解答 自己管理能力や効率の向上は，重要な（有意義な）機能的課題や環境をうまく統制することによって成し遂げられる。これらのなかには，エネルギー保存，活動の調整，時間の管理なども含まれる。ストレスを緩和する手法（薬物療法など）は，こうした困難にうまく対処するうえで重要である。また患者が達成感を経験できるように，達成可能（あるいはほぼ達成可能）な活動を選択することも大切である。全身的な健康法や状態の悪化に対応する訓練も有用である。

文献

1. Marttila, R: Parkinson's disease: Epidemiology. In Koller, W (ed): Handbook of Parkinson's Disease. Marcel Dekker, New York, 1987, p 35.
2. Stern, M, et al: The epidemiology of Parkinson's disease: A case control study of young onset and old onset patients. Arch Neurol 48:903, 1991.
3. Parkinson, J: An Essay on the Shaking Palsy. Sherwood Neely & Jones, London, 1817.
4. Zetusky, W, et al: The heterogeneity of Parkinson's disease: Clinical and prognostic implications. Neurology 35:522, 1985.
5. Koller, W: Classification of Parkinsonism. In Koller, W (ed): Handbook of Parkinson's Disease. Marcel Dekker, New York, 1987, p 51.
6. Sacks, O: Awakenings. HarperCollins, New York, 1990.
7. Pfeiffer, R, and Ebadi, M: Pharmacologic management of Parkinson's disease. In Cohen, A, and Weiner, W (eds): The Comprehensive Management of Parkinson's Disease. Demos, New York, 1994, p 9.
8. Langston, JW, and Ballard, P: Chronic parkinsonism in humans due to a product of meperidine-analog synthesis. Science 219:976, 1983.
9. Burns, S: Atypical Parkinsonism: The Many Faces of Parkinsonism. Parkinson Report. National Parkinson Foundation, Miami, 1999.
10. Bakheit, AMO: Early diagnosis of Parkinson's disease. Postgrad Med J 71:151, 1995.
11. Hornykiewicz, O: Biochemical aspects of Parkinson's disease. Neurology 51(suppl 2):S2, 1998.
12. Forno, L: Neuropathology of Parkinson's disease. J Neuropathol Exp Neurol 55:259, 1996.
13. Snell, R: Clinical Neuroanatomy for Medical Students, ed 4. Lippincott-Raven, Philadelphia, 1997.
14. Ma, TP: The Basal Ganglia. In Haines, D (ed): Fundamental Neuroscience. Churchill Livingstone, New York, 1997, p 364.
15. Hallett, M: Physiology of basal ganglia disorders: An overview. Can J Neurol Sci 20:177, 1993.
16. Weinrich, M, et al: Axial versus distal motor impairment in Parkinson's disease. Neurology 38:540, 1988.

17. Jankovic, J: Pathophysiology and clinical assessment of motor symptoms in Parkinson's disease. In Koller, W (ed): Handbook of Parkinson's disease. Marcel Dekker, New York, 1987, p 99.
18. Melnick, M: Management of motor manifestations. In Cohen, A, and Weiner, W (eds): The Comprehensive Management of Parkinson's Disease. Demos, New York, 1994, p 39.
19. Corcos, D, et al: Strength in Parkinson's disease: Relationship to rate of force generation and clinical status. Ann Neurol 39:79, 1996.
20. Pedersen, S, and Oberg, B: Dynamic strength in Parkinson's disease: Quantitative measurements following withdrawal of medication. Eur Neurol 33:97, 1993.
21. Stelmach, G, et al: Force production characteristics in Parkinson's disease. Exp Brain Res 76:165, 1989.
22. Milner-Brown, H, et al: Electrical properties of motor units in parkinsonism and a possible relationship with bradykinesia. J Neurol Neurosurg Psychiatry 42:35, 1979.
23. Dengler R, et al: Behavior of motor units in parkinsonism. Adv Neurol 53:167, 1990.
24. Bennett, K, et al: A kinematic study of the reach to group movement in a study with hemi-Parkinson's disease. Neuropsychologia 31:713, 1993.
25. Yanagawa, S, et al: Muscular weakness in Parkinson's disease. Adv Neurol 53:259, 1990.
26. Pederson, S, et al: Gait analysis, isokinetic muscle strength measurement in patients with Parkinson's disease. Scand J Rehabil Med 29:67, 1997.
27. Cohen, A: Tremors and the Parkinson Patients. Parkinson Report. National Parkinson Foundation, Miami, 1991.
28. Bridgewater, K, and Sharpe, M: Trunk muscle performance in early Parkinson's disease. Phys Ther 78:566, 1998.
29. Smithson, F, et al: Performance on clinical tests of balance in Parkinson's disease. Phys Ther 78:577, 1998.
30. Koller, W, et al: Falls and Parkinson's disease. Clin Neuropharmacol 12:98, 1989.
31. Paulson, G, et al: Avoiding mental changes and falls in older Parkinson's patients. Geriatrics 41:59, 1986.
32. Horak, F, et al: Postural instability in Parkinson's disease: Motor coordination and sensory organization. Neurology Report 12:54, 1988.
33. Traub, M, et al: Anticipatory postural reflexes in Parkinson disease and other akinetic-rigid syndromes and in cerebellar ataxia. Brain 103:393, 1980.
34. Rogers, M: Disorders of posture, balance, and gait in Parkinson's disease. In Studenski, S (ed): Clinics in Geriatric Medicine. Gait and Balance Disorders 12:825, 1996.
35. Maeshima, S, et al: Visuospatial impairment and activities of daily living in patients with Parkinson's disease. Am J Phys Med Rehabil 76:383, 1997.
36. Rogers, M, and Chan, C: Motor planning is impaired in Parkinson's disease. Brain 438:271, 1988.
37. Marsden, CD: "On-off phenomena" in Parkinson's disease. In Rinne, UK, et al (eds): Parkinson's Disease: Current Progress, Problems and Management. Elsevier/North-Holland Biomedical Press, New York, 1980.
38. Murray, P, et al: Walking patterns of men with Parkinsonism. Am J Phys Med 57:278, 1978.
39. Berger, J: Impaired swallowing and excessive drooling in Parkinson's disease. Parkinson Report. National Parkinson Foundation, Miami, 1985, p 1.
40. Tanner, C, et al: ANS disorders. In Koller, W (ed): Handbook of Parkinson's Disease. Marcel Dekker, New York, 1987, p 145.
41. Parris, R: Swallowing Dysfunction. In Cohen, A, and Weiner, W (eds): The Comprehensive Management of Parkinson's Disease. Demos, New York, 1994, p 89.
42. Robbins, J, et al: Swallowing and speech production in Parkinson's disease. Ann Neurol 19:282, 1986.
43. DePippo, K: Communication dysfunction. In Cohen, A, and Weiner, W (eds): The Comprehensive Management of Parkinson's Disease. Demos, New York, 1994, p 75.
44. Weiner, W: Non-motor Symptoms in Parkinson's Disease. Parkinson Report. National Parkinson Foundation, Miami, 1990.
45. Koller, W: Sensory Symptoms in Parkinson's Disease. Parkinson Report. National Parkinson Foundation, Miami, 1985.
46. Mayeux, R: Behavioral and cognitive dysfunction. In Cohen, A, and Weiner, W (eds): The Comprehensive Management of Parkinson's disease. Demos, New York, 1994, p 119.
47. Levin, B, and Reisman, S: The Psychological Aspects of Parkinson's Disease. Parkinson Report. National Parkinson Foundation, Miami, 1989.
48. Hovestadt, A, et al: Pulmonary function in Parkinson's disease. J Neurol Neurosurg Psychiatry 52:329, 1989.
49. Vinchen, W, et al: Involvement of upper-airway muscles in extrapyramidal disorders. N Engl J Med 311:438, 1984.
50. Sabate, M, et al: Obstructive and restrictive pulmonary dysfunction increases disability in Parkinson disease. Arch Phys Med Rehabil 77:29, 1996.
51. Canning, C, et al: Parkinson's disease: An investigation of exercise capacity, respiratory function, and gait. Arch Phys Med Rehabil 78:199, 1997.
52. Protas, E, et al: Cardiovascular and metabolic responses to upper- and lower-extremity exercise in men with idiopathic Parkinson's disease. Phys Ther 76:34, 1996.
53. Saltin, B, and Landin, S: Work capacity, muscle strength, and SDH activity in both legs of hemiparetic patients and patients with Parkinson's disease. Scand J Clin Lab Invest 35:531, 1975.
54. Carter, J, et al: The effect of exercise on levodopa absorption. Neurology 42:2042, 1992.
55. Tetraud, J: Preclinical detection of motor and nonmotor manifestations of Parkinson's disease. Geriatrics 46:43, 1991.
56. Hoehn, M, and Yahr, M: Parkinsonism: Onset, progression and mortality. Neurology 17:427, 1967.
57. Golbe, L, and Sage, J: Medical Treatment of Parkinson's disease. In Kurlan, R: Treatment of Movement Disorders. Lippincott, Philadelphia, 1995, p 1.
58. Ward, C: Does selegiline delay progression of Parkinson's disease? A critical re-evaluation of the DATATOP study. J Neurol Neurosurg Psychiatry 57:217, 1994.
59. Wasielewski, P, and Koller, W: Quality of life and Parkinson's disease: The CR FIRST Study. J Neurol 245(suppl 1):S28, 1998.
60. Lewitt, P: New options for treatment of Parkinson's disease. Bailliere's Clinical Neurology 6:109, 1997.
61. Kuntzer, T: Treatment of Parkinson's disease. Eur Neurol 36:396, 1996.
62. Cutson, T, et al: Pharmacological and nonpharmacological interventions in the treatment of Parkinson's disease. Phys Ther 75:363, 1995.
63. Mantero-Atienza, E, et al: Nutritional Considerations of Parkinson's disease. National Parkinson Foundation, Miami, 1990.
64. National Parkinson Foundation: The Parkinson Handbook. National Parkinson Foundation, Miami, 1990.
65. Burns, B, and Carr-Davis, E: Nutritional management. In Cohen, A, and Weiner, W (eds): The Comprehensive Management of Parkinson's Disease. Demos, New York, 1994, p 103.
66. Cooper, I, et al: Bilateral parkinsonism: Neurosurgical rehabilitation. J Am Geriatr Soc 16:11, 1968.
67. Pollak, P, et al: New surgical treatment strategies. Eur Neurol 36:396, 1996.
68. Favre, J, et al: Pallidotomy: A survey of current practice in North America. Neurosurgery 39:883, 1996.
69. Iacono, R, et al: The results, indications, and physiology of posteroventral pallidotomy for patients with Parkinson's disease. Neurosurgery 36:1118, 1995.
70. Ondo, W, et al: Assessment of motor function after stereotactic pallidotomy. Neurology 50:266, 1998.
71. Hauser, R, et al: Surgical therapies for Parkinson's disease. In Kurlan, R: Treatment of Movement Disorders. Lippincott, Philadelphia, 1995, p 57.
72. Hariz, G, et al: Assessment of ability/disability in patients treated with chronic thalamic stimulation for tremor. Mov Disord 13:78, 1998.
73. Zurn, A, et al: Symptomatic cell therapies: Cells as biological minipumps. Eur Neurol 36:396, 1996.
74. Schenkman, M, et al: Reliability of impairment and physical performance measures for persons with Parkinson's disease. Phys Ther 77:19, 1997.
75. Folstein, M, et al: Mini-Mental Status: A practical method for grading the cognitive state of patients for the clinician. J Psychiatr Res 12:189, 1975.
76. Yesavage, J, and Brink, T: Development and validation of a geriatric depression screening scale: A preliminary report. J Psychiatr Res 17:41, 1983.
77. Gallagher, D: The Beck Depression Inventory and older adults review of its development and utility. In Brink, T (ed): Clinical Gerontology: A Guide to Assessment and Intervention. Haworth Press, New York, 1986, p 149.
78. Melzack, R: The McGill Pain Questionnaire: Major properties and scoring methods. Pain 1:277, 1975.
79. Bridgewater, K, and Sharpe, M: Trunk muscle performance in early Parkinson's disease. Phys Ther 78:566, 1998.

80. Bohannon, R: Documentation of tremor in patients with central nervous system lesions. Phys Ther 66:229, 1986.
81. Dengler, R, et al: Behavior of motor units in parkinsonism. Adv Neurol 53:167, 1990.
82. Smithson, F, et al: Performance on clinical tests of balance in Parkinson's disease. Phys Ther 78:577, 1998.
83. Shumway-Cook, A, and Horak, F: Assessing the influence of sensory interaction on balance. Phys Ther 66:1548, 1986.
84. Goldie, et al: Force platform measures for evaluating postural control: Reliability and validity. Arch Phys Med Rehabil 70:510, 1989.
85. Duncan, P, et al: Functional reach: A new clinical measure of balance. J Gerontol 45:M192, 1990.
86. Berg, K, et al: Measuring balance in the elderly: Preliminary development of an instrument. Physiotherapy Canada 41:304, 1989.
87. Tinetti, M: Performance-oriented assessment of mobility problems in elderly patients. J Am Geriatr Soc 34:119, 1986.
88. Podsiadlo, D, and Richardson, S: The timed "up and go": A test of basic functional mobility for frail elderly patients. J Am Geriatr Soc 39:142, 1991.
89. Deutsch, J: Speech breathing and Parkinson's disease: Abstract and commentary. Neurology Report 18:43, 1994.
90. Borg, G: Psychophysical bases of perceived exertion. Med Sci Sports Exerc 14:377, 1982.
91. Guyatt, G, et al: The 6-minute walk: A new measure of exercise capacity in patients with chronic heart failure. Can Med Assoc J 32:919, 1985.
92. Weiner, D, et al: Does functional reach improve with rehabilitation? Arch Phys Med Rehabil 74:796, 1993.
93. Schenkman, M, and Butler, R: A model for multisystem evaluation treatment of individuals with Parkinson's disease. Phys Ther 69:932, 1989.
94. Guide for the Uniform Data Set for Medical Rehabilitation including the FIM instrument, Version 5.0 Buffalo: State University of New York at Buffalo, 1996.
95. Katz, S, et al: Studies of illness in the aged, The Index of ADL: A standardized measure of biological and psychological function. JAMA 185:914, 1963.
96. Dittmar, S, and Gresham, G: Functional Assessment and Outcome Measures for the Rehabilitation Professional. Aspen, Gaithersburg, MD, 1997.
97. Kurtin, P, et al: Patient-based health status measures in outpatient dialysis: Early experiences in developing an outcomes assessment program. Med Care 30(suppl 5):136, 1992.
98. McHorney, C, et al: The MOS 36-Item Short-Form Health Survey (SF-36). II. Psychometric and chemical and clinical tests of validity in measuring physical and mental health constructs. Med Care 31:247, 1993.
99. Gilson, B, et al. The Sickness Impact Profile: Development of an outcome measure of health care. Am J Public Health 65:1304, 1975.
100. Fahn, S, et al: Unified Parkinson's Disease Rating Scale. In: Fahn, S, et al (eds): Recent Developments in Parkinson's Disease, vol 2. Macmillan Health Care Information, Florham Park, NJ, 1987.
101. Petro, V, et al: The development and validation of a short measure of functioning and well being for individuals with Parkinson's disease. Qual Life Res 4:241, 1995.
102. Jenkinson, C, et al: Self-reported functioning and well-being in patients with Parkinson's disease: Comparison of the Short-form Health Survey (SF-36) and the Parkinson's Disease Questionnaire (PDQ-39). Age Ageing 24:505, 1995.
103. Fitzpatrick, R, et al: Health-related quality of life in Parkinson's disease: A study of outpatient clinic attenders. Mov Disord 12:916, 1997.
104. American Physical Therapy Association: Guide to Physical Therapist Practice. APTA, Alexandria, VA, 1999.
105. Tyler, W: History of Parkinson's Disease. In Koller, W (ed): Handbook of Parkinson's Disease. Marcel Dekker, New York, 1987.
106. Pederson, D: The soothing effects of rocking as determined by the direction and frequency of movement. Can J Behav Sci 7:237, 1975.
107. Peterson, B, et al: Changes in response of medial pontomedullary reticular neurons during repetitive cutaneous, vestibular, cortical and fectal stimulation. J Neurophysiol 39:564, 1976.
108. Schenkman, M, et al: Management of individuals with Parkinson's disease: Rationale and case studies. Phys Ther 69:944, 1989.
109. Schenkman, M: Physical therapy intervention for the ambulatory patient. In Turnbull, G (ed): Physical Therapy Management of Parkinson's Disease. Churchill Livingstone, New York, 1992, p 137.
110. Voss, D, et al: Proprioceptive Neuromuscular Facilitation, ed 3. Harper & Row, New York, 1985.
111. Benson, H: The Relaxation Response. Avon, New York, 1975.
112. Jacobson, E: Progressive Relaxation. University of Chicago Press, Chicago, 1938.
113. Vishnudenananda, S: The Complete Illustrated Book of Yoga. Pocket Books, New York, 1972.
114. Feldenkrais, M: Awareness Through Movement: Health Exercises for Personal Growth. Harper & Row, New York, 1972.
115. Kaltenborn, F: Mobilization of the Extremity Joints: Examination and Basic Treatment Techniques. Olaf Norlis Bokhandel, Oslo, 1989.
116. Kisner, C, and Colby, L: Therapeutic Exercise Foundations and Techniques, ed 3. FA Davis, 1996.
117. O'Sullivan, S, and Schmitz, T: Physical Rehabilitation Laboratory Manual. FA Davis, Philadelphia, 1999.
118. Glendinning, D: A rationale for strength training in patients with Parkinson's disease. Neurology Report 21:132, 1997.
119. Ory, M, et al: Frailty and injuries in later life: The FICSIT trials. J Am Geriatr Soc 41:283, 1993.
120. Fiatarone, M, et al: High-intensity strength training in nonagenarians. JAMA 263:3029, 1990.
121. Judge, J, et al: Effects of resistive and balance exercises on isokinetic strength in older persons. J Am Geriatr Soc 42:937, 1994.
122. Tinnetti, M, et al: A multifactorial intervention to reduce the risk of falling among elderly people living in the community. N Engl J Med 331:821, 1994.
123. Wolfson, L, et al: Balance and strength training in older adults: Intervention gains and Tai Chi maintenance. J Am Geriatr Soc 44:498, 1996.
124. Wall, J, and Turnball, G: The kinematics of gait. In Turnball, G: Physical Therapy Management of Parkinson's disease. Churchill Livingstone, New York, 1992, p 49.
125. Dunne, J, et al: Parkinsonism: Upturned walking stick as an aid to locomotion. Arch Phys Med Rehabil 68:380, 1987.
126. Dietz, M, et al: Evaluation of a modified inverted walking stick as a treatment for Parkinsonian freezing episodes. Mov Disord 5:243, 1990.
127. Bagely, S, et al: The effect of visual cues on the gait of independently mobile Parkinson's patients. Physiotherapy 77:415, 1991.
128. Eni, G: Gait improvements in parkinsonism: The use of rhythmic music. Int J Res 11:272, 1988.
129. Thaut, M, et al: Rhythmic auditive stimulation in gait training for Parkinson's disease patients. Mov Disord 11:193, 1996.
130. Platz, T, et al: Training improves the speed of aimed movements in Parkinson's disease. Brain 121:505, 1998.
131. Enzensberger, W, and Fischer, P: Metronome in Parkinson's disease. Lancet 347:1337, 1996.
132. Harrington, D, et al: Procedural memory in Parkinson's disease: Impaired motor but not visuoperceptual learning. J Clin Exp Neuropsychol 12:323, 1990.
133. Jackson, G, et al: Serial reaction time learning and Parkinson's disease: Evidence for a procedural learning deficit. Neuropsychologia 33:577, 1995.
134. Soliveri, P, et al: Learning manual pursuit tracking skills in patients with Parkinson's disease. Brain 120:1325, 1997.
135. Brown, R, and Marsden, C: Dual task performance and processing resources in normal subjects and patients with Parkinson's disease. Brain 114:215, 1991.
136. Nieuwboer, A, et al: Is using a cue the clue to the treatment of freezing in Parkinson's disease. Physiother Res Int 2:125, 1997.
137. Jahanshahi, M, et al: Self-initiated versus externally triggered movements. 1. An investigation using measurement of regional cerebral blood flow with PET and movement-related potentials in normal and Parkinson's disease subjects. Brain 118:913, 1995.
138. Ferrandez, A, and Blin, O: A comparison between the effect of intentional modulations and the action of L-dopa on gait in Parkinson's disease. Behavioral Brain Research 45:177, 1991.
139. Schenkman, M: Invited commentary to: Temporal stability of gait in Parkinson's disease. Phys Ther 76:763, 1996.
140. Tzelepis, G, et al: Respiratory muscle dysfunction in Parkinson's disease. Am Rev Respir Dis 138:266, 1988.
141. Koseoglu, F, et al: The effects of a pulmonary rehabilitation program on pulmonary function tests and exercise tolerance in patients with Parkinson's disease. Funct Neurol 12:319, 1997.
142. American College of Sports Medicine: ACSM's Guidelines for Exercise Testing and Prescription, ed 5. Baltimore,

Williams & Wilkins, 1995.
143. Wroe, M, and Greer, M: Parkinson's disease and physical therapy management. Phys Ther 53:631, 1973.
144. Pedersen, S, et al: Group training in parkinsonism: Quantitative measurements of treatment. Scand J Rehabil Med 22:207, 1990.
145. Hurwitz, A: The benefit of a home exercise regimen for ambulatory Parkinson's disease patients. J Neurosci Nurs 21:180, 1989.
146. Davis, J: Team management of Parkinson's disease. Am J Occup Ther 31:300, 1977.
147. Feldman, R, et al: Psychosocial factors in the treatment of Parkinson's disease: A contextual approach. In Cohen, A, and Weiner, W (eds): The Comprehensive Management of Parkinson's Disease. Demos, New York, 1994, p 193.
148. Abuli, S, et al: Parkinson's disease symptoms: Patient's perceptions. J Adv Nurs 25:54, 1997.
149. Comella, C, et al: Physical therapy and Parkinson's disease: A controlled clinical trial. Neurology 44:376, 1994.

参考文献

Cohen, A, and Weiner, W (eds): The Comprehensive Management of Parkinson's Disease. Demos, New York, 1994.
Huber, S, and Cummings J (eds): Parkinson's Disease: Neurobehavioral Aspects. Oxford University Press, New York, 1992.
Koller, WC (ed): Handbook of Parkinson's Disease. Marcel Dekker, New York, 1987.
Jankovic, J, and Tolosa, E (eds): Parkinson's Disease and Movement Disorders. Urban and Schwarzenberg, Baltimore, 1993.
Turnbull, G (ed): Physical Therapy Management of Parkinson's Disease. Churchill Livingstone, New York, 1992.

24

外傷性脳損傷

George D. Fulk
Aaron Geller

概　要

- 分類と病態生理
- 帰結に影響を及ぼす要素
  外傷前の状態
  一次的脳損傷
  二次的脳損傷
- よくみられる関連外傷
- 臨床的重症度評価
  グラスゴー・コーマ・スケール
  Rancho Los Amigos 認知機能レベル
  Rappaport による障害等級スケール
  グラスゴー・アウトカム・スケール
- 診断方法
  脳波と誘発電位
  CT
  MRI
  脳血流マッピング
- 外傷性脳損傷患者の管理
- 急性期の医学的管理
- 薬物治療
  痛み
  覚醒状態，意識性，注意，想起
  記憶，失語，運動の強さや機能の回復
  抑制から解放された行動
- リハビリテーション管理
  多職種チーム
  直接および間接的機能障害
  間接的機能障害
  理学療法士の役割

学習目標

1. 脳損傷の病態生理について述べる。
2. 脳損傷患者のリハビリテーションにかかわる多職種チームの概念について述べる。
3. 脳損傷患者の治療に携わる種々のチームメンバーの役割の違いを認識し，それぞれの相違を明確にする。
4. 2つの臨床的重症度分類とその有用性について述べる。
5. 脳損傷が原因である一般的障害について述べる。
6. 脳損傷患者の治療過程における理学療法士の役割について述べる。
7. 理学療法検査とその治療を通して認知に関する考慮すべき事項について説明する。
8. 脳損傷患者の理学療法検査の内容を検証する。
9. リハビリテーションの各段階において，脳損傷患者に対して理学療法士が行いうる治療法について述べる。
10. ケーススタディの患者データを分析，解釈し，現実的な目標と帰結を想定し，治療計画を立てる。

脳損傷に対するリハビリテーションは，理学療法士にとって広範な役割を果たす必要のある分野である。脳損傷とそれに続く二次的障害が出現すると，身体には種々の変化が生じる。そのため，理学療法士は検査および治療技術に広く精通していなければならない。また，患者はその回復過程で行動や言語上の多くの困難に遭遇するために，この分野に携わる理学療法士は，患者とのコミュニケーションをよくし，患者の状態の急激な変化にすみやかにかつ効果的に反応し，鋭い観察力を持たなければならない。これらの能力を身につけることは，この分野に携わる理学療法士にとっては，心身ともに大きな負担となる可能性がある。しかし，1人の重症脳損傷患者が家庭生活や学校へ復帰できたときの喜びは，その困難を大きく上回るものである。

脳損傷患者の治療は，急性期入院，リハビリテーションセンター，社会復帰訓練，外来治療，学校，職業訓練，生活支援センターなどの一連の過程で継続される[1]。脳損傷の多様性と引き起こされる合併症のために，この分野における治療には，一貫したチーム医療がきわめて大切である。理学療法士は，これらのいかなる過程においても重要な位置を占める。安全で適切な一貫した治療を確実に行うためには，携わるすべてのメンバー間の開かれたコミュニケーションがきわめて重要である。どの分野を専門にしようとも，大切なことは患者が治療チームの中心であることを忘れないことである。

外傷性脳損傷は，米国社会では珍しくない悲惨なできごとである。子どもや青少年にとっては死因の第1位であり，平均すると毎日分刻みで1人の人間が脳損傷で入院し，年間では合計50万人を超えている。このうち，約7万人が知的障害，行動障害，肉体的障害に陥り，正常な独立した生活への復帰を阻害されている。そして，2,000人が遷延性植物状態となる。外傷性脳損傷の半分を占めるのは交通事故によるもので，転落事故が21％，暴力が12％，スポーツおよびレクリエーションによる外傷が10％である。男性は女性よりも多く，外傷を受けることが最も多い世代は，15～24歳である[2]。米国において外傷性脳損傷のために要する医療費は，年間約483億ドルと見積もられている。その内訳は，致死的脳損傷に対して166億ドル，入院費用として317億ドルが支払われている[3]。

脳損傷にはいわゆる治癒ということがないので，医療専門職が予防対策に従事することが大切である。このことは地域社会を越えて，最も危険性の高い世代，特にティーンエイジャーへの教育を含んでいる。1つの例は Think First という組織である。この組織は，脳損傷や脊髄損傷がいかに壊滅的影響をもたらすかについて学生教育を行っている。学生たちは脳と脊髄の基本的働きについて学ぶ。そこでは，ヘルメットやシートベルト着用などの予防法，飲酒運転の危険性，運動中の適切な安全防具の重要性が教えられる。この Think First のプログラムのなかで使用される最も有効な方法は，理学療法士にともなわれた脳損傷者とふれあうことであろう。彼らは学生たちに，何よりもまず脳損傷が身体にいかに影響を与えているかを教える。彼らの話を見聞きすることは，飲酒運転の危険についての講演を聞くよりもより大きな効果をもたらす。

分類と病態生理

外傷性脳損傷はグラスゴー・コーマ・スケール（表24-1）に基づき軽度，中等度，重度などに分類されている。それらはさらに，他の多くの要素によっても分類されている。これらの要素には，損傷が開放性か，または，閉鎖性かなどが含まれる（すなわち，頭蓋骨骨折が存在するか否か，また，その損傷が開放性であるか否か）。高速度の衝撃か，低速度の衝撃か（自動車事故などの高速度での外傷か，または鈍的物体による打撃，1.8 m 以下からの転落）。広範囲の損傷か局所的な損傷か。熟練した臨床家にとって，これらの要素の1つ1つが治療法を計画するうえで，また，予後を決めるうえで重要な情報となる。このような情報を与えられることによって，帰結に関する大切な予測が可能になるのである。例えば，開放性脳損傷の患者では，閉塞性脳損傷の患者より感染の危険が大きい。高速度

表24-1 グラスゴー・コーマ・スケール

活性度	点数
開眼	
自発的に	4
呼びかけで	3
痛みで	2
反応なし	1
最良の運動反応	
命令に応じて	6
局所的に	5
逃避反応として	4
異常屈曲	3
伸展反応	2
反応なし	1
言葉による反応	
適応している	5
混乱した会話	4
不適切な発語	3
理解できない発声	2
反応なし	1

Jennett, and Teasdale[7], p78. より

の衝撃は，低速度の衝撃よりもびまん性軸索損傷の危険が大きい．さらには，脳損傷の部位はどのような特異的欠落症状を引き起こすかについての多くの情報を提供する．例えば，非優位側の頭頂葉の損傷では空間認知に関する問題，前頭葉の損傷では判断力や理解力などの高次脳機能の障害が起こる．このように，患者の損傷についての情報からは多くを知ることができる．しかし，外傷性脳損傷はしばしば多様性に富み，その影響は重なり合って出現するために，どのように優れた臨床家にとっても，正確にその帰結を予測することはかなり難しい．以下は，考慮すべき最も大切な要素のいくつかについての説明である．

帰結に影響を及ぼす要素

主に3つの要素が，脳損傷患者1人1人の最終的な帰結に影響を及ぼす．それらは患者の外傷前の状態 premorbid status，脳外傷の衝撃からの直接の脳損傷 primary injury，最初の損傷後に全身および頭蓋内の機構に生じる，二次的損傷 secondary injury の影響である．

外傷前の状態

以前の脳疾患または脳損傷の既往のある人に生じた脳損傷では，先行する脳損傷のない場合と比べて，その予後は通常，かなり悪いものである．このことは，先行する脳損傷からのよい回復が得られている場合にもあてはまる[4]．すなわち，以前に外傷性脳損傷，脳卒中，脳炎を経験した患者では，比較的軽い脳損傷でもかなりの障害がもたらされる．同様に，すでに神経細胞を部分的に失っている高齢者では，外傷性脳損傷の予後は不良である．そのため，どの程度の回復が得られるかについての評価をする場合には，脳損傷以前の患者の状態をよく把握することが大切である．これは，既往歴，学歴，職歴および患者の家族から集められた情報によって得られる．

一次的脳損傷

頭蓋骨，脳，全身に加えられた外力の性質，方向，大きさにより，脳に対する一次的損傷は以下のタイプに分類される[5]．まず，**局所性脳損傷**は，頭蓋骨に外力が加わった部位に限局している．その損傷は血腫，挫傷，裂傷さらにはこの3つの組み合わせにより決まる．また，その程度は，軽度，中等度，重度となる．

より重篤な損傷は，結果として神経学的徴候を呈することとなり，それは外傷の部位によって異なる．頭部への激しい打撃は衝撃を受けた部分だけではなく，衝撃の反対側にも脳損傷をもたらす．これは脳にいわゆる揺れが生じ，衝撃と反対側の頭蓋骨と脳が接触した結果である．このような損傷は，**同側-対側衝撃損傷** coup-contrecoup injury と呼ばれる．

次に**極性脳損傷**は，頭と頭の衝突におけるように，加速する外力および減速する外力を受けたときに生じる．これによる損傷は脳が頭蓋骨内で前方へ動き，頭蓋骨にぶつかり突然動きが止まることの結果である．側頭葉や前頭葉の極やその直下で最も起こりやすく，後頭葉でも起こるが，その頻度はかなり少ない．

最後に**びまん性軸索損傷** diffuse axonal injury（DAI）とは，髄鞘内にある軸索が広範囲に分断されるために起こる状態である．すなわち，ある1ヵ所に孤立しているのではない広範な損傷であり，かなり多くの要因が累積された結果である．DAI は局所性脳損傷または極性脳損傷とは関係なく起こり，ときには結びついて起こる．これは中程度の外傷において，皮質下白質に生じる．重症度が増すにつれて，損傷は下方および内方へと進展し，中脳や脳幹を含むようになる．このタイプの損傷では，患者は外傷時から深昏睡に陥り，通常四肢の異常姿勢や自動運動の機能障害をともなう[2]．

二次的脳損傷

脳のエネルギー必要量はかなり高い．重度の脳損傷が起こると，脳の二次的損傷が原因となり，多くの条件が重なってエネルギーの供給が減少する．外傷性脳損傷の患者にみられる大きな病理学的変化は，**低酸素性-虚血性脳損傷** hypoxic-ischemic brain injury（HII）と呼ばれる．このような損傷は，脳の構造物が偏移することに引き続いて起こる脳循環の代償として，ある一定の脳血管領域に梗塞をきたす．二次的脳損傷の結果として起こる HII のよりびまん性の形態は，動脈血の酸素不足により起こる．動脈血の酸素不足は気道の傷害から始まり，心筋梗塞，心嚢滲出液，不整脈，うっ血性心不全，肺塞栓，そして気胸などによりもたらされる[2]．これらの全身の障害は，脳が必要とする大量の酸素を奪う呼吸障害をもたらす．しばしば多量の失血により起こる低血圧が，HII の原因にもなる．

遅発性の**頭蓋内出血**は，二次的脳損傷のもう1つの原因となる．この合併症は，一見軽症と思われる損傷を数時間のうちに致命的な状態に陥らせる．頭蓋内出血は，しばしば"talk and die"と呼ばれる患者の状態に関係している．すなわち，これらの患者は最初の損傷後ある一定時間は意識が清明だが，遅れて昏睡状態に陥り死亡する．この遅発性の意識消失は，広がった血腫が脳を圧迫することによるものである（圧排効果）．

この意識清明期は，外傷性脳損傷の患者の一部にのみ起こる。多くは最初の損傷から昏睡状態であり，血腫は気づかれず，治療されることもなく，患者は避けられない死を迎える。これらの血腫は通常，その発生した部位により，**硬膜外，硬膜下，脳内**に分類される。そして血腫の外傷後の発達時間により，急性期（3日以内），亜急性期，慢性期（2, 3週以上）に分類される。

硬い頭蓋骨が脳を覆っているために，脳の腫れや脳脊髄液の動態の異常は，しばしば**頭蓋内圧 intracranial pressure（ICP）**を上昇させる。正常のICPは5～10 mmHgである。わずかなICPの上昇でも生存者の病的状態の程度は悪化し，著しい上昇は**脳ヘルニア**をもたらす。図24-1と表24-2に種々のタイプの脳ヘルニアとその影響を示す。二次的脳損傷の他の原因には，頭蓋内感染症，脳血管攣縮，脳腫瘍，**閉塞性水頭症**，および**外傷後痙攣**がある。外傷性脳損傷の患者の初期治療が，予後に大きな影響を及ぼす。

最近の研究成果によれば，神経化学的変化も外傷後の脳損傷に関係している。びまん性軸索損傷は**自己破壊性細胞現象**によりもたらされる。これは神経化学的伝達物質の興奮のレベルと関連している[6]。これらの神経化学的変化は神経機能を阻害する細胞内活動の連鎖反応を生み，神経細胞を破壊し続ける。これらの現象は，低酸素症のような他の傷害に対して細胞をきわめて敏感に反応させる。これらの神経化学的変化を妨げるいくつかの治療法が，現在研究されている。これらの研究には，抗コリン作動性物質の排出，フリーラジカルスカベンジャー，低体温，高気圧酸素療法などがある。

よくみられる関連外傷

高速度化により，ほとんどの外傷性脳損傷の性質や大部分の生存者たちには，一次的脳損傷と同様の破壊的な関連外傷がみられる。Box 24-1に比較的よくみられる関連外傷について示す。これらは脳損傷を持つ人に対する，治療計画に大きくかかわる。例えば，脊髄損傷（どのレベルにおいても）に加えて中等度から重度の脳損傷を持つ患者に対しては，リハビリテーションチームにとって特異な取り組みが必要となる。

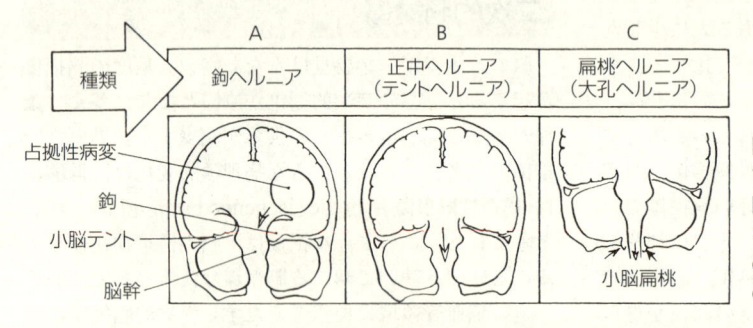

図24-1 脳ヘルニア A：テント切痕を下降する側頭葉の鉤ヘルニア。B：テント切痕を下降する中脳，橋の正中ヘルニア。C：大後頭孔を下降する延髄，小脳扁桃ヘルニア（Plum, F, et al: The Diagnosis of Stupor and Coma, ed 2. FA Davis, Philadelphia, 1972. より改変）

表24-2 脳ヘルニア

型	部位	原因	関係している解剖学的構造	臨床症状
鉤ヘルニア	テント切痕，中脳	側頭葉，中頭蓋窩の占拠物	海馬，鉤	
			動眼神経	
			大脳脚	動眼神経麻痺
			中脳上行性網様体賦活系	片麻痺，昏睡
			後大脳動脈	同名半盲
正中ヘルニア（テントヘルニア）	テント切痕，中脳	前頭葉，頭頂葉，後頭葉の占拠物	中脳，橋	除脳硬直
		鉤ヘルニアの進行	上行性網様体賦活系	昏睡
扁桃ヘルニア（大孔ヘルニア）	大孔，延髄	後頭蓋窩の占拠物	小脳扁桃	頸部痛，頸部硬直
		鉤ヘルニアの進行	間接的賦活経路	弛緩
			上行性網様体賦活系	昏睡
			血管運動中枢	脈，呼吸，血圧の変化

Daube, JR, et al: Medical Neurosciences, ed 2. Little, Brown, & Co., Boston, 1986, p368. より

第 24 章 外傷性脳損傷

Box 24-1　脳損傷の関連外傷

開放性創傷
骨折，開放性および閉鎖性
　　頭蓋骨
　　長管骨
　　肋骨
脊髄損傷
末梢神経障害
内臓損傷（例：肺虚脱）
軟部組織損傷

臨床的重症度評価

　臨床的重症度評価は，外傷性脳損傷に陥った人々の記載を客観化し，予後を確立するための方法を促進する努力のなかで発達してきた。最も一般的に使用されている評価法を以下に簡単に述べる。そこでは信頼性に関する情報が提供されている。

グラスゴー・コーマ・スケール

　グラスゴー・コーマ・スケール Glasgo Coma Scale（GCS）は Jennett と Teasdale によりつくられたもので，意識レベルの評価を記載したり，外傷の重症度を表すのに使われている[7]。これは，運動の反応，言葉に対する反応および眼の開閉を意識レベルと結びつけている（表 24-1 参照）。GCS は評価者間信頼性が広く検査され，信頼性ありとされている（$r=0.92$）[8]。8 点以下の患者は昏睡，重度脳損傷として評価される。中等度脳損傷は 9～12 点，軽度脳損傷は 13～15 点である。この GCS と次の評価法は，重症度分類として，最も一般的に使用されている。

Rancho Los Amigos 認知機能レベル

　Rancho Los Amigos 認知機能レベル Rancho Los Amigos Level of Cognitive Functioning（LOCF）は，外傷性脳損傷の人々にみられる認知および行動の回復程度を予測する記載法である（Box 24-2 参照）[9]。患者はいずれかのレベルに該当する。この評価法は特異的な認知障害に言及するばかりではなく，コミュニケーションに関する一般的な認知や行動様式を評価することに役立ち，さらに治療計画を立てることにも使われる。しかし，この評価法はしばしば使われるが，信頼性に関するデータはない。

Box 24-2　Rancho Los Amigos 認知機能レベル（LOCF）[a]

Ⅰ．無反応
　患者は深い昏睡状態で，いかなる刺激にも完全に反応しない。
Ⅱ．一般的反応
　患者は刺激に対して，非特異的態度で，一貫性も目的もなく反応する。反応は限られており，しばしば刺激を無視する。反応は生理学的変化であり，粗大運動，発声などである。
Ⅲ．限定された反応
　患者は刺激に対して，特異的反応を示すが一貫しない。反応は刺激の型に直接関連している。閉眼，握手などの命令に一貫性のない，遅い態度で反応する
Ⅳ．混乱・興奮
　患者は活動が亢進している。行動は奇異で，直面している状況に対して合目的的ではない。人物間，対象物の識別がなく，治療努力に直接協調ができない。言語はしばしば支離滅裂か状況にそぐわず，作話がみられる。状況に対する集中力が短時間であり，一般に選択的に集中することができない。患者は短期および長期の記憶が欠如している。
Ⅴ．混乱し不適切な反応
　患者は単純な要求にはかなり一貫して反応する。しかし，要求の複雑さが増したり，取り巻く環境の構造物が欠如すると，反応は合目的的ではなく，でたらめで，断片的になる。周囲の環境に対する大きな関心を示すが，かなり散漫で，特別の課題への関心を集中することができない。決まりごとのもとでは，短時間は，社会的慣習のレベルでの会話ができる。言語はしばしば不適切で作話がある。記憶はかなり障害されている。物を不適切に使い，以前に学んだ決まりごとのもとでは課題は果たすことができるが，新しい情報を学ぶことができない。
Ⅵ．混乱しているが適切な反応
　患者は目標点をめざした行動をとるが，外的入力や指導に依存している。単純な指導には従い，自己管理のような再学習した課題を持ち越すことができる。反応は記憶の問題があり不正確であるが，その立場に対して適切である。過去の記憶はより深くなり最近の記憶よりも詳しい。
Ⅶ．自動的および適切な反応
　患者は，病院や自宅の生活環境では適切な識別ができている。毎日の日課は自動的にできるが，しばしばぎこちない。患者はほとんど混乱はなく，行動の想起も簡単にできる。新しい学習を持続できるが，その頻度は低い。環境が一定なら，社会的に建設的な活動ができるが，判断力は障害されている。
Ⅷ．合目的で適切な反応
　患者は，過去や最近のできごとを思い出し，統合できる。状況を自覚し反応できる。新しい学習を持続でき，一度学ぶと指導は必要ない。外傷前の能力は減弱して続いており，抽象的な答え，ストレスに対する耐性，緊急時や異常なできごとに対する判断が持続して可能である。

[a]Professional Staff Association, Rancho Los Amigos Hospital[9], p87, 88. より改変

793

Rappapor による障害等級スケール

Rappaport による障害等級スケール Disability Rating Scale (DRS) は幅広い機能領域を網羅して，死亡から後遺障害がない状態までの障害の程度を分類するのに役立つ（表 24-3）。これは時間とともに変化する患者の状態を知るうえで有用である。この DRS は，高い評価者間信頼性を有している（$r=0.97$）[10]。

グラスゴー・アウトカム・スケール

グラスゴー・アウトカム・スケール Glasgo Outcome Scale (GOS) は，オリジナルの 3 つのカテゴリーから 8 つのカテゴリーに拡大された。すなわち，死亡，植物状態に加え，重大な障害が 2 段階，中等度障害が 3 段階，回復良好が 1 段階である（表 24-4）。

この評価法は，原則的には予後を数量化する目的で使われる。2 つの方法および 150 人の患者で検討した結果，その信頼性は高い[11]（$r=0.95$）。

診断方法

診断および予後確認のため，脳損傷患者は通常の神経学的検査に加えて，しばしば多くの特別な検査を受ける。以下に，それらの検査について簡単に説明する。

脳波と誘発電位

脳波 electroencephalogram (EEG) により中枢神経系 central nervous system (CNS) の活性を測定する方法は 60 年以上も行われてきたが，コンピュータ技

表 24-3　障害等級スケール

分類	用語
覚醒，認識，反応	開眼[1]
	発語[2]
	運動反応[3]
自己管理に対する認知能力	食事[4]
	トイレ[4]
	整容[4]
他者への依存	機能段階[5]
精神的順応性	職業能力[6]

[1]開眼		[2]言葉による反応		[3]最良の運動反応		[4]自己管理の認知能力（患者はいつ，どのように運動障害を無視するか？）	
自発的に	0	適応している	0	命令に応じて	0	複雑	0
呼びかけで	1	混乱した会話	1	局所的に	1	部分的	1
痛みで	2	不適切な発語	2	逃避反応として	2	少し	2
反応なし	3	理解できない発声	3	異常屈曲	3	正常	3
		反応なし	4	伸展反応	2		
				反応なし	5		

[5]機能段階		[6]職業能力		障害分類	
				障害スコア	障害段階
完全独立	0	制限なし	0	0	なし
特別の環境内で独立	1	職業制限	1	1	軽度
軽度依存[a]	2	保護された仕事	2	2〜3	部分的
中等度依存[b]	3	働けない	3	4〜6	中等度
ほとんど依存[c]	4			7〜11	やや重症
全面依存[d]	5			12〜16	重症
				17〜21	かなり重症
				22〜24	植物状態
				25〜29	重度の植物状態
				30	死亡

Rappaport[10], p119. より改変
[a]一部介助を必要とする
[b]なんらかの介助を必要とする
[c]常に誰かの介助を必要とする
[d]常に看護ケアを必要とする

第24章　外傷性脳損傷

表24-4　グラスゴー・アウトカム・スケール

拡大スケール	原著のスケール		短縮したスケール		
死亡	死亡	死亡	死亡または植物状態	死亡または植物状態	死亡
植物状態	植物状態				
障害の程度 5	重大な障害	要介助	重大な障害	生存	
4					
3			覚醒		
2	中等度障害	介助なし	介助なし		
1					
0	回復良好				
分類数	8	5	3	2	

Jennett, and Teasdale[7], p306. より

術の進歩は，脳波の使用法を大きく変えた。EEGは容易に行うことができ，非侵襲的，安価であり，必要に応じて繰り返すことができる。EEGからの情報は，定量的かつ定性的である。EEGは灰白質の損傷を知るのに大いに役立つ。情報を定量化する新しい方法が発達するにつれて，EEGの有用性が増した。定量化された脳波活性の特異な型が，誘発電位 evoked potential（EP）である。EP検査では，皮質下と皮質の一次感覚野からのEEG信号が感覚刺激の反復に反応して加算され，その平均が表される。このタイプの電気生理学的検査は，知覚機能を表現するのにたいへん役に立ち，中等度から重度の脳損傷における早期の段階から予後を予測するのに役立ってきた[12]。実際には，外傷性脳損傷のすべての患者に脳波異常がみられる。しかしEEGは，患者が抗痙攣剤を必要とするか否かを決定するうえでは，限定的な意味しか持たない。

CT

1973年に導入されたCT（コンピュータ断層撮影）は，外傷性脳損傷の急性期治療を大きく変革した[13]。CTは，血腫，脳室拡大，萎縮を同定するのに特に役立つ。しかし，CTとMRIを比較すると，CTは外傷後にみられる多くの病変においてMRIに劣る。専門家や家族は，CT上に意味のある異常がなくても，広範囲な脳損傷の存在を否定できないということに留意すべきである。特に，DAIはCTでもMRIでも描出されないことがある。

MRI

1980年代初期に導入されたMRI（磁気共鳴画像）は，脳損傷後の病変，特に非出血性病変に対してCTよりも高感度である。CTスキャンが正常である患者でも，MRIでは異常を示す場合がある。

脳血流マッピング

脳血流 cerebral blood flow（CBF）の測定は，生理学と心身の活動の動的関係を明らかにするために使われる。PET（ポジトロンエミッショントモグラフィ）は，CBF測定のための1つの方法である。PETはMRIやCTで表される構造上の異常を超えて，脳代謝の障害を鮮やかに表す[14,15]。CBFマッピングのもう1つの方法，すなわちSPECT（シングルフォトンエミッションコンピューテッドトモグラフィ）は，一般病院の核医学部門で使われている。PETと比べて，SPECTは絶対的な血流よりもむしろ相対的血流を測定しているという制限がある。このため，測定結果の解釈はかなり難しいことがある。例えば，血流の多い領域は充血しているかもしれないし，実際には正常であるにもかかわらず，他の領域で血流が減少したために相対的に血流が豊富であるように表されていることもある[16]。将来的には，SPECTやPETは特定の神経伝達物質や受容器の局所的な代謝を表現するために使われるようになるであろう。

外傷性脳損傷患者の管理

外傷性脳損傷患者の管理について，次の2つの項で述べる。初めに，この集団の急性期の医学的管理，次いで一般的に使われる薬物について述べる。これは，Rancho Los Amigos LOCFで分類されるリハビリテー

ション管理に引き継がれる。これには，脳損傷にともなってよくみられる損傷が含まれている。

急性期の医学的管理

早期の医学的管理は，外傷の重症度の決定，生命の維持，およびさらなる傷害の予防を中心に行われる。低酸素状態やショック状態にある患者の神経機能を正確に把握することは不可能なので，まず初めに行うことは，適切な気道確保と酸素補給をすること，そして十分な血圧と末梢循環を確保することである。意識のレベルは GCS によって決められる。短時間に一連の神経学的検査を行った後に，通常，頸椎の X 線検査がなされる。X 線検査により骨折を除外しなければならないが，同時に靱帯の不安定性を除外するために，動的な屈曲や伸展を行って検査しなければならない。これは，亜脱臼の危険を増し，結果として二次的な四肢麻痺をきたすことがある。患者には通常，前述したようにさらに特殊な検査がなされる。また，ICP（頭蓋内圧）がモニタされる。これは側脳室に留置したカテーテル，くも膜下腔に挿入されたスクリューまたは硬膜外に直接留置されたトランスデューサによって測定される。ICP が平均で 25 mmHg 以上である場合は，脳圧を減じなければならない。脳圧亢進は脳組織の血液灌流を抑え，二次的脳損傷を発生させる。ICP が 24 時間の間 20 mmHg 以下に一定している場合は，モニタを続ける必要はない[4]。

薬物治療

理学療法士は，医師と比べると患者とともに過ごす時間がより長く，投薬による多くのさまざまな医学上の問題点に関して，医師に助言をするのに適した立場にいる。このことは，患者の状態をよりよくするために役立ち，患者の能力を最大限発揮させ，治療への参加を促す。理学療法士が治療を進める領域には，痛みの治療，痙縮，運動機能の回復がある。さらに，意識，覚醒，半側空間無視を含む注意力，言語，記憶，抑制から解放された感情的，肉体的問題，性的行動などが含まれる。医師は，投薬量の増加，新しい投薬を始めるタイミングを，リハビリテーションチームに伝える責任がある。脳損傷の患者は 1 回に数種の薬を服薬することが多いので，治療チームのメンバーは副作用に注意し，投薬の効果を決めるために積極的な役割を果たさなければならない。

認知障害を治療する前に行わなければならない最初の処置は，医学的に破壊された生体内環境を適切に把握することである。低ナトリウム血症，感染，水頭症，外傷性脳損傷の多くの後遺症，脳卒中，さらに他の中枢神経系の傷害は，認知障害をもたらしていることがあり，治療がなされなければ患者の生命をより危険にさらす可能性がある。同様に，認知障害に対する積極的過剰投薬は続けるべきではなく，より安全な方法を講じるべきである。一般的には，脂肪親和性の高い薬剤は血液脳関門を通過するので，その代わりに通過性の低い水和性の薬剤を使用すべきである。例えば，トルテロジン（Detrol）とオキシブチニン（Ditropan）は痙攣性膀胱を緩和するが，オキシブチニンは血液脳関門を通過して抗コリン効果を抑えるように働く。同様に，高脂肪親和性の β-ブロッカーであるプロプラノロール（Inderal）は血圧を調整するが，抑うつ状態の原因となり鎮静作用を持つ。一方アテノロール（Trenomin）は脂肪親和性に乏しく，心機能に関してはプロプラノロールと同様に働く。認知障害は機能全般に影響を及ぼすものなので，代用品を考慮することおよび積極的過剰投与を続けないことが，一連のリハビリテーション治療計画のなかで考慮されなければならない。一般的に処方される薬剤の内容と副作用は付録 A を参照。

痛み

痛みは治療を受ける患者の能力を著しく妨げるため，痛みについて考えることは患者の前向きな姿勢を支援することになる。痙縮，抑制のとれた行動，認知障害などは，しばしば痛みにより悪化する。痛みの治療は，まず初めにそれを抑えることから始まる。特に，治療の過程で収縮した組織を伸ばそうとするような無理な刺激を加えることが必要な場合には，治療の 1 時間前にイブプロフェンや他の非ステロイド系の抗感染薬，コデインやプロポキシフェンなどの弱い麻酔薬をあらかじめ投与しておくと，患者の忍耐力やリハビリテーションへの参加意欲を驚くほど高める。

疼痛性の便秘の予防は投薬によって行う。ラクツロース，colace，サイリウム（Konsyl）のような繊維化合物は，長期に使用できる安全な薬である。特に長い間薬を使用してきた外傷性脳損傷の若い患者では，刺激剤は反対にその固有の神経網を破壊し，結果として腸瘻術が必要となる。ファモチジン（Pepcid），スクラルファート（Carafate），ランソプラゾール（Prevacid）などのストレス潰瘍予防薬または同様の薬は，疼痛性胃潰瘍を予防することができる。カンジダ感染である鵞口瘡は，早期発見してナイスタチンやフルコナゾールにより治療することで，その感染からくる痛みを予

防することができる。残尿感や尿失禁の治療に関しては，内括約筋を弛緩させるタムスロシン（Flomax）やテラゾシン（Hytrin）が有効であり，外括約筋を弛緩させるバクロフェンが使用され，膀胱収縮の亢進，抑制にはベタンコール（Urecholine）やトルテロジンが有効である。

骨折，褥瘡や他の治癒過程にある症状からの痛みは，薬の積極的投与を最小限にとどめ，治療すべきである。最初に行うことは，理学療法すなわち氷や熱の局部への使用，超音波，経皮的電気神経刺激 transcutaneous electrical nerve stimulation（TENS）やマッサージである。アセトアミノフェン（タイレノール），非ステロイド系の抗感染薬，弱麻酔剤に反応がない場合には，経鼻カルシトニン（Miacalcin），経口バクロフェン，経口ガバペンチンや他の多くの多剤の方が，通常麻酔薬よりも効果がある。特に，局所使用の麻酔薬であるBen-Gay，リドカインクリーム（Emlaクリーム），Aspercream，カプサイシンクリームなどを使用すべきである。共通の薬剤と副作用については付録Aを参照。

覚醒状態，意識性，注意，想起

意識レベルは，覚醒，嗜眠，昏迷，無感覚そして昏睡として表されてきた。GCSでは昏睡を8点以下の患者としている。植物状態の患者は覚醒しているが，内部および外部環境の認知を積極的に示すことができない。遷延性植物状態という用語は使用すべきではない。なぜなら，患者は事故後年月を経て回復する可能性があるし，「遷延性 persistent」という用語は治療や医学の介入が不可能であることを表すからである。種々の治療は，患者が一連の治療に最大限参加できるように，意識レベルを高め，認知力を増し，思考過程や注意を改善するために行われ，メチルフェニデート（リタリン），デキストロアンフェタミン（デキセドリン），プロトリプチリンなどの非ノルアドレナリン薬剤を処方する[17,18]。メチルフェニデートは昏睡を改善し，L-ドパ/カルビドパ（sinemet）は植物状態からの回復を促進する薬剤として使われてきた[19]。すべての精神刺激剤を用いた治療は，生命の持続と質の向上のために用いるべきである。生物化学反応は患者個々において多様であるために，意識の覚醒を高めるためには種々の刺激剤を用いるべきである。アマンタジン，ブロモクリプチン，ペルゴリド（Permax），sinemet，セレギリン（Eldepryl）などのドパミン製剤はかなり有効である。半側空間無視のような注意力の欠如は，ドパミン製剤によく反応するといわれてきた[20]。ナルコレプシーに対する新しい薬剤が発達し，これらは外傷性脳損傷，脳卒中，脳炎，多発性硬化症，進行性認知症などの認知障害に対して使用されている。モダフィニル（Provigil）は1998年12月に米国食品医薬品局 Food and Drug Administration（FDA）でナルコレプシーの治療薬として認可され，その精神賦活の作用機序はこれまでの薬剤と異なっている

記憶，失語，運動の強さや機能の回復

記憶は患者にとって，新しいスキルを学ぶために必要である。嗜眠の悪化，思考の減弱，他の副作用の原因となるような，認知障害を促進する薬物治療を中止すると，記憶は驚くほど改善する。例えば，水溶性トルテロジンの代わりに脂溶性のオキシブチニンのような非コリン製剤を使うと緊張性膀胱が治療可能となる。記憶を高めるために使われる薬物はすでに述べたノルアドレナリン製剤などが含まれる。さらに，ドネペジル（アリセプト）やコリン拮抗剤は記憶を改善するために使われる[21]。イチョウ[22]に関連して報告された頭蓋内出血は，この植物に潜在的に含まれる多様な有効成分を処方する場合に警告を発している。イチョウの記憶を高める成分をもし製薬会社が生成し，この薬が安全であることが証明されれば，その時点で植物状態の治療に使用されるかもしれない。ピラセタムやナロキソン，ヌートロピクスその他の薬の研究は，将来，悪化した記憶を改善するための選択の1つになるかもしれない。

失語症の患者は，積極的に治療に参加できる可能性は低い。言語表現が欠落すると，患者は自分の要求を知らせることが難しいからである。これらの言語障害はブロモクリプチン[23]，アンフェタミン[24]，ピラセタム[25]などのドパミン製剤によく反応する。

運動の強さや機能の回復は，潜在的に有害であるベンゾジアゼピン，フェニトイン（ジランチン）のような物質，プラゾシンのようなα-ブロッカー，ハロペリドール（Haldol）[26]のようなドパミンブロッカーを避けることにより最大限高められる。さらに，皮質，皮質下白質，脳幹卒中による半身麻痺は，メチルフェニデートやデキストロアンフェタミンなどの交感神経系薬剤で改善されることが報告されている。基礎科学研究や臨床研究は，投薬のみまたは投薬なしの理学療法よりも，これらの薬剤を投与した理学療法の方がより大きな改善が得られることを示している[27]。

抑制から解放された行動

脳損傷を受けた若い患者が地域社会や家庭に復帰することができない理由として最も多いのは，便失禁などの抑制から解放された行動である。これらの若い患

者を受け入れるためには，多くの妥協が必要である。抑制から解放された行動には，情緒的，性的，肉体的行動などいくつかの異なった型がある。情緒的な抑制から解放された行動には，その場にそぐわない不適切な泣き声や笑い声を発することがある。これは，患者が抑制状態や悲しみの感情から解放され，非抑制状態になり，突然泣き出したりするのであろう。この非抑制状態は，患者がそれに気づいているにもかかわらず，行動を制御できないので，しばしば患者自身を困惑させる。攻撃的な非抑制状態は悪口をいうことから暴力を振るうまで，さまざまな程度がある。性的な非抑制状態は不適切な発言から自慰行為，性的攻撃まである。

非抑制状態の治療には，しばしば抗精神薬が用いられる。しかし，これらの痙攣誘発剤は，多くの場合患者の認知能力を抑え，患者を妄想や幻覚のなかにとどめおくことになる。ハロペリドールを使って，非抑制状態にある若い脳損傷患者を治療することは，過度の嗜眠や睡眠の原因となる。代わりに，患者に残されている認知能力に妥協せずに，「攻撃」を抑える薬物を使用すると，社会性，生産性，質の高い生活への復帰をもたらすことができる。「攻撃」行為には，非アドレナリン系の精神賦活剤，リチウム，抗痙攣剤，β-ブロッカー[28]および他の多くの薬剤[29]が有効である。L-ドパ，三環系抗うつ薬[30]，セロトニン作動性抗うつ薬[31]が感情の非抑制状態の治療に役立つ。性的な非抑制状態には，ブスピロン，リチウム，クロナゼパム，クロミプラミン，クロザピン，およびメドロキシプロゲステロンやシプロテロン[32]のようなホルモン剤が有効である。

薬の投与と脳損傷による機能的障害の関係を表現することは難しい。そして，多くの異なった状態がかなり重なって存在している。外傷性脳損傷の神経リハビリテーションチームは，理学療法士と他のチームメンバーとの相互関係に多大な機会を提供する。これらの相互関係は，患者の医学的および機能的状態を大きく改善するために使われる情報交換の場を提供する。

リハビリテーション管理

多職種チーム

前述したように，脳損傷の患者のリハビリテーションの基本は多職種チームである。脳損傷の全体を通して治療するために必要な知識と技量を持ち合わせている人は1人もいない。多職種チームによる取り組みは，患者の機能回復を最大限に導くための最も重要な治療を提供することが基本である[33〜36]。情報交換と偏見のない態度がチームにとって大切である。チームのそれぞれのメンバーはチーム全体として自分たちの技量や所見を分け合い，チームの他のメンバーから機能回復を最大限にすることを学ぶ。理学療法士は運動に関する特異な知識を提供し，言語聴覚士のような他のチームメンバーから認知障害について学ぶ。すべてのチームメンバーは他のチームメンバーから何かを学び，それを治療に生かすようにしなければならない。これにより，より広範囲で一貫した完成度の高い治療が可能になるのである。

患者のおかれた立場により，あるメンバーがより重要な役割を果たすことになる。例えば，レクリエーション療法士は急性期病院の患者の治療に従事する可能性は少ない。しかし，社会復帰の段階では最重要な役割を果たす。次の項では脳損傷者の治療に従事するチームメンバーのいくつかについて述べ，急性期リハビリテーション病院における彼らの役割を述べる。

▼ 患者と家族

チームにとって最も重要なメンバーが患者とその家族であることはいうまでもない。損傷の影響は，患者と家族の生活を劇的に変化させる。それまで子どもたちを養育してきた患者が，今では看護を受ける側になるのである。チームは，患者の仕事，学校，経済状態，経歴などについての情報を集めなければならない。患者の家族に，患者の生活様式，趣味，他の好悪について質問する。家族の動向についても確かめる。誰が家事をしているのか？ 誰が家計を担っているのか？ 患者が子どもたちの世話をしているのか？ これらのすべて，および他の同様な質問は，患者の包括的な治療計画を進めるうえで重要である。

患者および家族への教育は，可能なかぎり早い時期に始めるべき基本的な治療の1つである。大多数の患者および家族は，脳損傷についての知識を持たない。家族は，テレビドラマのように，患者が昏睡から戻り，ほとんど後遺症を持たないで以前の生活を取り戻すことができると思っているかもしれない。しかし，それはきわめてまれなことである。チームのメンバーがまず初めにすべきことは，脳損傷という傷害を負った患者および家族に，その回復には長く困難な道が待っていることを教えることである。家族にはRancho Los Amigos LOCFスケールとその重症度によりどの程度の回復が期待できるかを知らせるべきである。患者および家族に情報を提供することは往々にして有効である[34]。理学療法士は運動の許容範囲がどこまでかという単純なことから，脳が運動機能や痙縮をどのように制御しているかというようなより複雑な問題まで教えることから始めなくてはならない。家族は患者が正常

の生活に戻れるか否か，または，どの程度の回復が得られるかをしばしば尋ねる。しかし，急性期病院や急性期リハビリテーション病院での最初の回復段階では，正確な答えは出せない。患者によって回復の程度と速度は異なる。家族の質問や関心に対する最もよい答えは，情報を提供することである。

▼ 医師

急性期リハビリテーション病院で脳損傷患者のリハビリを担う医師は，リハビリ専門医または神経内科医である。リハビリ専門医はリハビリに対する薬の知識や機能についての専門家であり，訓練を受けている。神経内科医の技術は脳と脳以外の神経系の領域にある。神経内科医は脳がどのように回復するかに関して，また損傷の部位と広がりによりどのような障害が起こりうるかについての特別な知識を持っている。リハビリ専門医と神経内科医は両者とも神経薬理学についての膨大な知識を持ち，この患者群の治療に最も重要な役割を果たす[33]。ある種の薬剤は，容易には判明しないような有害な副作用を持っている。例えば，リハビリ専門医と神経内科医はある種の病気を治療するために，普通使われるよりもより副作用の少ない薬を処方することができる。

▼ 言語聴覚士

脳損傷の性質により言語聴覚士 speech-language-hearing therapist（ST）は脳損傷患者のリハビリテーションにおいて重要な種々の役割を果たし，この患者群の対話，嚥下，認知障害を調べ，評価し，治療する。Box 24-3 の障害リストにみられるように，この仕事はやりがいのあるものである。理学療法士が対話や嚥下，対話障害についての一定した情報を提供して，言語聴覚士と密接な関係を保つことは大切である。言語聴覚士の指導により，チームは患者との対話に最も効果的で一定した方法を工夫することができる。言語聴覚士はまた，患者の認知障害が新しい学習をいかに遅らせるかを教える。この認知障害は，同時に，患者とその治療計画に携わるすべての人々の妨げとなっているのである。

▼ 作業療法士

作業療法士 ocupational therapist（OT）は患者の日常生活活動（ADL），視覚および認知障害，上肢の機能，感覚統合を検査，評価し，治療する。さらに，患者の認知障害を治療するために言語聴覚士とともに働く。基本的日常生活活動（BADL）には，更衣，食事，入浴，整容などが含まれる。手段的日常生活活動（IADL）には，家庭生活の維持，家事，買い物，運転，電話使用が含まれる。リハビリテーション病院では作業療法士と理学療法士はしばしば非常に密接して働いており，両者がともに治療に携わることは，有効である。2つの熟練した専門職が患者に対して同時に働くことは，非常に効果的である。患者を効果的に治療するために，2つの熟練した技術を用いることが求められ，これは重症な運動機能障害や認知障害を持つ患者には，特に大事である。OTはまた看護スタッフと密接に働き，患者のADLを助けるための最善の方法を教える。

▼ リハビリテーション専門看護師

看護師は，薬の調整をしその効果を厳密に記録する責任を持つ。そして大腸や膀胱機能の回復のためのプログラムを立ち上げて，再びそれらが正常になるように患者を援助する。大腸や膀胱の働きをコントロールできることは，患者の自尊心にとってきわめて重要である。看護師は日々のバイタルサインを記録し，患者を医学的に安定した状態におく。また看護師は，患者の皮膚を毎日観察して，皮膚に損傷がないことを確かめる。さらに，1日を通してそのチームの治療計画が一定に成し遂げられるように支援する。例えば三交替制は，理学療法士や作業療法士によってつくられた計画を続けるのに必要である。看護師は，患者家族との基本的つながりという点で，最も多くの関係を持っている。

▼ ケースマネジャーと　チームコーディネーター

ケースマネジャーはチームのためにコーディネーターとして活動する。ケースマネジャーは多くの場合，看護師，ソーシャルワーカー，その他の健康に関する専門家がその職を務める。チームのミーティングを執り行い，家族とのミーティングを計画し，第三者支払い機関との連絡係として働く。リハビリテーション治療がめざした方向で的確に成し遂げられるように，すべてのチームのメンバーの良い関係を確保する。また，患者および家族と一定した関係を保ち，彼らが必要とするものが満たされているか否か，疑問や関心に対して適切に対処されているか否かについて確かめる。患者の保険会社のケースマネジャーと支払いや保険給付について調整し，患者および家族とその後の治療や退院後の計画についての責任を持つ。

▼ メディカルソーシャルワーカー

メディカルソーシャルワーカー medical social worker（MSW）は，家族と患者に必要とされる十分な援助を提供する。受傷後の数日間，家族は危機的状態にある。MSWは家族に知識を提供し，相談に乗り，

家族を支える。患者の意識が覚醒し始め，自分の障害に気づき始めるにつれて非常に重要になる。もし患者に行動上の障害があれば，MSW は患者および家族を支える中心となる。MSW は患者および家族の双方に助言を与え，生涯続く障害と向かい合っていくことを支援する。

▼ 神経心理学者

神経心理学者はチームに重要な役割を果たす。彼らは患者の基本的な認知機能を決定することが必要なときには，しばしば神経心理学的検査を行う。そして行動治療計画を発展させるにあたってチームを助ける。脳損傷患者が重度の行動障害を持つときには，神経心理学者が治療の中心となる。

▼ その他のメンバー

重症の脳損傷を持つ患者の多くは，呼吸の補助を必要とする[37]。respiratory care practitioner は呼吸障害の評価と治療において重要な役割を果たす。リハビリテーション病院では，Respiratory care practitioner は患者の肺の状態をモニタし適切な治療を提供する。初期の目標は，この時点で患者からカニューレを取り除くことである。

レクリエーション療法士は事故前に楽しんでいた活動状態への復帰を手助けしたり，または患者が楽しみを得るための新しい活動能力をみつけ出すのを手伝う。これはリハビリテーションのきわめて重要な一面である。ある種の楽しみを成し遂げることができるということや，レクリエーション活動は満ち足りた生活様式への復帰において重要なステップである。不幸にも，多くの保険会社ではレクリエーション療法士への報酬というものを保証していない。

直接および間接的機能障害

外傷性脳損傷は種々の種類の機能障害にかかわっている。直接的機能障害，間接的機能障害，機能的制限，ハンディキャップとなる能力低下などである。Box 24-3 に外傷性脳損傷にみられる症状を示す。1 人の患者がすべての症状を呈するわけではない。

▼ 認知障害

意識レベルの変化は加速-減速型の損傷にともなって起こり，ある種の局所的損傷で起こりやすい。変化した意識を取り扱うことにおいて，用語の一定した使用は大切である。Jennett と Teasdale によれば昏睡は「要求に応えられない，言葉を発しない，開眼しない」として定義されている[7]。GCS スコア 8 以下が昏睡として扱われる。昏睡は，通常最大で 2〜3 週間続くと記されていることは重要である。開眼は可能で，睡眠サイクルを保つが，言葉や命令に応じることができないような持続する意識障害を持つ患者は，植物的または無言無動と表現される。これらの患者は意識のレベルは清明であるが，外部環境との交通が制限されているために昏睡であると誤診されることがある。

外傷後健忘 post-traumatic amnesia（PTA）は，患者が外傷を受けたときから再びできごとを記憶することができるようになる（例えば，朝食に何を食べたか，前日何が起こったかなど）までをいう。患者が PTA である間は，個々の時間は孤立して存在しているのである。その間，時間ごと，日ごとの情報は伝わらない。機能訓練の意味するところは明白である。陳述記憶と手続き記憶の間に一定の違いがあるということを注意することは興味深い。すなわち，PTA を持った患者は，記憶を表現することができない（陳述記憶）。一方で，彼らはときに，言葉による説明を必要としない能力を持続している（手続き記憶）。例えば，以前にゲームを行ったという記憶がないにもかかわらず，外

Box 24-3　脳損傷と関連した直接的障害

認知障害
　　意識レベルの変化，清明度の変化
　　外傷後健忘，記憶障害
　　記銘力の変化
　　注意力障害
　　問題解決，推理力の欠如
　　固執
　　安全意識の欠如
　　見識の欠如
　　実行機能の障害
神経筋障害
　　異常緊張
　　感覚異常
　　運動制御の欠落
　　平衡障害，失調，眼振
　　運動麻痺
視覚障害
知覚障害
嚥下障害
行動抑制の解除
コミュニケーション障害
　　表出性失語
　　感覚性失語
　　運動言語障害
　　聴覚障害
　　読解力障害
　　書字障害
　　実務の障害
　　言語スキルの障害

傷前に行っていたゲームを行うことができるのである。これは，歩行のような自動的動作の改善をともなう。

記銘力や記憶の障害は，一般的な認知障害である。患者は，人，場所，時間を間違える。このことは記憶障害が継続していることと相まって，新しいスキルを学んだり，以前のスキルを再履修することを難しくしている。この場合，患者にはしばしば注意力障害がみられる。彼らは注意が散漫になりやすい。この集中力の欠如は外界に対しても，また内部環境に対してもみられる。このことは，新しい記憶を形づくることを困難にしている。患者は記憶するのに十分な時間，1つの課題に集中することができない。同時に患者は，自分自身の障害と安全に対する自覚を認識することが欠如している。これは特に，身体的機能は良いが，ある程度の身体的介助を必要とする患者にとって問題である。患者は自分がベッドから移動することや監視や身体的介助なしに道を横切ることができないということを認識していない。保続は，患者が1つの仕事や言葉を繰り返し，しかも，そのことに自分が気づいていないという現象である。患者は回復過程が後半になるにつれて，高次機能や問題解決能力の障害がはっきりしてくる。患者は自分で仕事の計画を立てたり，その仕事をやり遂げるときに出遭う問題を解決することができない。患者には潜在的に，広範囲な認知障害や運動機能障害が存在するために，リハビリテーションチームの間での頻回の情報交換は当然のことである。

▼ 神経筋障害

外傷性脳損傷の患者は異常な筋緊張を示す。その範囲は体全体を著しく障害して，正常な機能的運動を大きく妨げる痙縮から，個々の筋群を障害するが機能的にはそれほど影響されていない程度まである。痙縮は，理学療法士がしばしば治療をし，脳損傷にかなり一般的にみられる障害であるために，これについては別の項で改めて述べる。

感覚障害も外傷性脳損傷の患者にはしばしばみられる。固有感覚や運動感覚は，理学療法士と特にかかわりがある。歩行や移動に関することは，患者がもし自分の体が空間のどこに位置しているかがわからなければ，二次的障害に侵されることになる。障害された固有感覚，視覚障害，前庭機能障害は平衡感覚の障害にもなる。

運動制御障害は理学療法士が最初にかかわることである。第8章に運動制御の障害と検査についての詳細を述べた。外傷性脳損傷を受けた患者の大部分は，たとえ軽症であっても，ある程度の平衡障害を示す。平衡感覚の支配野は主に小脳および脳幹にあるために，ときに眼振や失調が平衡障害にともなってみられる。

また，外傷性脳損傷の患者は片麻痺を示すこともある。片麻痺に関しては，脳血管障害に続発する障害についての詳細を述べた第17章を参照。運動障害は脳血管障害を持つ患者と類似しているが，全体的な不自由さは，体全体が多岐にわたり障害されている場合には，より複雑である。

▼ 視覚路の障害

脳神経や後頭葉の傷害は視覚障害の原因となる。これには半盲や，まれには皮質盲が含まれる。視覚路の障害には空間無視，失行，空間関係症候群，身体失認，左右失認がある。すでに述べたように，作業療法士はこれらの領域の障害を取り扱う専門家である。認知的・知覚的な障害に関しての詳細は第29章を参照。

▼ 嚥下障害

外傷性脳損傷に続いて，多くの患者が嚥下障害を経験する。嚥下障害は脳神経障害，運動支配障害，失行，姿勢障害などによりもたらされる。言語聴覚士はこれらの障害を治療する主要なチームメンバーとなる（第30章参照）。理学療法士は正しい姿勢の保持や運動支配の改善を行うことにより，言語聴覚士を助けなければならない。

▼ 行動障害

研究や臨床経験から，行動異常は外傷性脳損傷後にみられる障害のうち，最も長期にわたって悩まされるものであり，社会的な障害といえる[38]。性的抑制がとれた状態，感情失禁，無関心，易怒性，外圧に対する許容の減少，うつ状態のような長い期間の行動の変化は，隔離された生活や孤独な生活をもたらしかねない。行動の評価や治療において考慮しなければならない要因は，患者の病前の人格であり，外傷によりもたらされた身体的，知的，感情的影響，社会環境などである。典型的には，行動異常の評価や治療には熟練した神経心理学者が行動プログラムを決定するのに主要な役割を果たす。しかし，よい結果を得るためには，この行動プログラムがすべての治療過程において考慮されなければならない。

▼ コミュニケーション障害

コミュニケーション障害の多くの型が，外傷性脳損傷の患者にはみられる。これらはリハビリテーションに重大な影響を与える。表出性または感覚性失語症，読解力障害，書字障害，言語スキルの障害，dysarthriaなどがさまざまな程度でみられる。これらについては第30章を参照。

間接的機能障害

外傷性脳損傷の複雑な性質や長期にわたる臥床生活のために，患者はさまざまな間接的障害に苦しむことになる．以下に，一般的にみられる間接的機能障害をあげる．
1. 拘縮
2. 移動障害
3. 褥瘡
4. 異所性骨化
5. 持久力の低下
6. 感染
7. 肺炎
8. 気管切開のための言語障害
9. 深部静脈血栓症

これらの障害の多くは，予防的な治療を行えば避けることが可能であり，最小限度にとどめることができる．もし早期に治療が行われなければ，間接的機能障害は直接的障害よりも患者を衰弱させる．Ranchos Los Amigos レベルⅠ，Ⅱ，Ⅲに対する治療では，間接的機能障害を減少させる治療方法について述べられている．

理学療法士の役割

脳損傷の患者はさまざまな経験を積みながら，一連の治療を通して常にリハビリテーションとかかわりを持っている．理学療法士はリハビリテーションのすべての段階で患者の治療を進める．本章の以下の項目では，理学療法士がどのようにして検査し，治療に当たるかについて述べる．多様かつ複雑な障害なので，理学療法という観点からのみ評価や治療法を説明することは難しい．次の項目では，Rancho Los Amigos LOCF スケールによる理学療法を紹介する．しかし，身体的回復は，Rancho Los Amigos Scale of Cognitive and Behavioral Recovery を反映するものではないことに注意をしなければならない．例えば，患者はレベルⅣからレベルⅤへ移行するために，身体的機能において同様の結果が示されるわけではない．脳損傷を持った2人の患者が回復過程でステージⅣにいるとする．しかし1人は重度の身体的障害を持ち，車椅子生活に限られるのに対して，一方では独立して移動することができ，身体的障害も軽微なことがある．つまり患者は Rancho Los Amigos スケールのある段階から次の段階へと移ることがしばしばありうる．ステージⅤで治療を開始した患者がステージⅣの状態を示す場合もある．これは，よりストレスの多い状態におかれているときに一般的にみられる．例えば，ステージⅤで治療を開始した患者が，混雑したうるさい部屋にいれば，過剰な刺激のために興奮させられたり，攻撃的になることがある．患者の回復は Ranchos Los Amigos スケールに従って，ある到達点に達する．

▼ Rancho Los Amigos レベルⅠ，ⅡおよびⅢ：低下した，あるいは低レベルの反応

●検査●

回復期の低いレベルでは，患者は一般的に急性期病院で治療を受けている．レベルⅠの患者は，刺激への反応はない．レベルⅡの患者は，なんらかの刺激に対して一貫性のない反応をする．その反応は体全体の動きであったり，発語または生理学的変化のこともある．ときには刺激に対して無反応のこともある．レベルⅢでは，Box 24-2 に示されたタイプに直接関係している刺激に対する局所的な反応によって特徴づけられる．医療供給システムの変化につれて，レベルⅡ，Ⅲの患者のより多くがリハビリテーション病院で治療を受ける．回復期のこうしたステージにある患者の検査開始の最初の段階は，包括的なチャートレビューを確認することである．そしてこの状態にある患者にはさまざまな予防策が必要とされるとともに，合併症が多くみられるために，実際に患者をみる前にチャートから重要な情報のすべてを得ておくことが大切である．また，人工呼吸器の装着や，整形外科的傷害や開放性損傷，さらに外転位のために体重負荷への予防策が必要なこともあり，可動域が制限されていることもある．チャートレビューを十分に確認することにより，理学療法士は患者の状態を理解する手始めとすることができる．このことは最初の検査の準備に大いに役立つ．患者の状態はこの段階では非常に流動的であるので，議論を始める前に患者を受け持つ看護師と一緒に状態をチェックすることが大切である[39]．理学療法士は患者のバイタルサインがどのようであるか，患者に熱があるか否か，患者の意識の清明度はどの程度か，そして患者との実際の接触において注意すべきことがあるかを確かめなければならない．種々の感染症の可能性がある場合は，チームメンバーは患者を治療するにあたって予防衣，手袋，マスクの着用が必要となる．

検査の最初の段階では患者の状態の観察に焦点を当てなければならない．主な問題点を以下に提示する．
1. 患者はどのような姿勢でいるか？　それは本来の姿勢か？　反射によるものか？
2. 患者は眼を開けているか，閉じているか？
3. 患者は聴覚刺激または視覚刺激に反応できるか？
4. 患者は発語ができるか？
5. 患者は自発的運動ができるか？　その運動は目的を

6. 患者は接触，痛み刺激に反応するか？
7. 患者のバイタルサインは，外界の刺激によって変化がみられるか？

　本来の姿勢は，除皮質硬直や除脳硬直と関係していることがある。**除皮質硬直**では，上肢は屈曲し下肢は伸展している。これは，上位脳幹（上丘より上位）またはそれより上位に損傷部位があることを意味している。**除脳硬直**では，上下肢とも伸展している。損傷部位は前庭核と上丘間の脳幹にある[40]。

　最初の検査は筋緊張度と受動的可動域を評価することである。拘縮のような二次的障害を起こす可能性は非常に大きいので，筋緊張度と他動的可動域を正確に測定することは，非常に重要である。筋緊張度を調べるためには，種々の測定法がある。その1つは修正アシュワーススケール（表24-5）である。医学的に非適応でなければ，検査には患者を介助してベッドの脇に立たせることも含まれる。理学療法士はバイタルサインを記録し，筋緊張度の変化や頭部体幹の状態を記載しなければならない。患者を車椅子に移動させることも必要である。この段階では，患者は通常2～3人の介助者を必要とする。多くの場合，リクライニングが可能な車椅子や適度に姿勢を保持できる車椅子は，特別の圧迫を減ずるクッションがあれば，姿勢保持のために最も適切な方法となる。多くの場合，検査を完成させるには，多少の検討が必要となるかもしれない。このようにして検査は続行される。理学療法士は，患者とかかわっているときはいつでも，状態の回復や後退の徴候について注意深く観察しなければならない。

●介入●

　以下は，米国理学療法協会による Guide to Physical Therapist Practice[42] から改変した，回復期の段階における予想される治療の到達点である。

1. 身体機能と意識のレベルを向上させる。
2. 二次的障害の危険を減弱させる。
3. 運動制御を改善する。
4. 筋緊張の影響を治療する。
5. 姿勢制御を改善する。
6. 活動および姿勢の持久性を増加させる。
7. 関節の統合した動きを改善する，またはその機能を温存する。
8. 患者の診断，理学療法，目標と成果について，家族や介護者を教育する。
9. チーム医療メンバーの間で注意点が統一されている。

　理学療法士が患者にかかわるときはいつでも，いくつかの目標が設定されなければならない。目標は単独では成し遂げられない[39]。例えば，運動の他動的な可動域が達成されるには，患者の意識レベルが上がり，関節の統合された動きが改善するとともに，二次的障害の危険も減じ，姿勢の持久性が増す。治療チームは高度に組織され，安定した緊密な環境でなされなければならない。理学療法士は治療の回数と期間に一貫性を持つように努力し，1人の患者の治療期間の大部分を同じ理学療法士が担当すべきである。

●感覚刺激による意識の改善●

　理学療法士が患者を治療するときはいつでも，種々の方法で刺激を与えている。他動的可動域の幅を広げようとするときには，理学療法士は自分が何をしようとしているのか，何を目的としているのかについて，説明しなければならない。患者がどこにいるのか？今日の日付は？　誰なのか？　なぜ病院にいるのか？を患者に告げることは大切である。理学療法士はこれらのことを行う前に，患者に治療法を示し，説明しなければならない。これは触覚，聴覚，痛覚，固有感覚，視覚などへの刺激となる。ベッドサイドに立つこと，車椅子に移乗すること，早く起立できるようティルトテーブルを使用することは，患者の意識レベルを向上させる。理学療法士は，他動的可動域を広げるときには，患者に四肢を動かすことを試みるよう助言をし，可動域が広がってきたときには眼で四肢の動きを促すようにして患者を励ますことを試みるべきである。

　感覚刺激は，意識レベルを上昇させ，運動を引き出すために使われる方法である。その理論は，制御された多重感覚法において刺激を提供することによって，刺激と休憩のバランスを保ちながら，網様体賦活系を刺激し意識の上昇を促すことである。回復が遅い患者に対する感覚刺激の有用性はいまだはっきりしていない。以上のようなプログラムに対する理論的根拠は，次の4つの領域における研究からきている。すなわち，

表 24-5　痙縮に対する修正アシュワーススケール

等級	説明
0	筋緊張の亢進なし
1	わずかな筋緊張亢進。これは物をつかんだり放したりするとき，また障害部位が屈曲または伸展されるときに関節可動域の最終段階でわずかな抵抗として現れる
1+	わずかな筋緊張の亢進。物をつかむときまたは関節可動域の半分以下でわずかな抵抗として現れる
2	関節可動域のすべてにみられる，より顕著な亢進。しかし，障害部位は容易に動く
3	かなり重症な筋緊張亢進。他動的動きも困難である
4	障害部位は屈曲または伸展位で固定

Bohannon, and Smith[65], p207. より

①神経学的回復における感覚損傷の影響，②行動と神経系構造および機能における変化に富んだ環境の影響，③神経系の柔軟性，④神経発達が反応する時期における環境因子導入の影響，である。これらの所見に関する綿密な検討に関してはAnsell[43]を参照されたい。刺激は短時間の治療セッション（15～30分）で最も効果的に行われる。過剰な刺激にならない時間で，1つまたは2つの様式を通して，古典的なやり方で刺激することが大切である。最近のいくつかの研究によれば，多様な慣れ親しんだ刺激を提供することが効果的であるといわれている。これは感覚刺激が親しんだものや感覚を使いながら，各感覚に対して分離した方式で提供することを意味している。刺激は家族の写真であったり，気に入った音楽，食物の味であったりする[44]。感覚の経験を注意深く組み立てることの重要さから最近では，感覚刺激という用語よりも感覚統合という用語の方が好まれている[45]。回復が遅れていると思われる感覚に対しては十分な時間をかけることが必要であり，同じ刺激を繰り返すことが反応の一貫性を記述するために必要である。

　治療は感覚刺激としてとらえられているが，最も大きな関心は実際の反応である。このタイプの治療の間，患者の様態について心拍数，血圧，呼吸数，発汗の変化などかすかな反応も厳密に記録しなければならない。眼球運動，顔面の動き，姿勢の変化，頭部の回転，発語のような種々の運動反応も記載しなければならない。反応の記録においては以下の特性を記載することが大切である。

1. 潜時：刺激と反応の時間のずれ。
2. 安定性：ある一定の刺激の回数に対して患者が同じ反応を示した回数。
3. 強度：反応は刺激に比例しているはずである。例えば，アキレス腱をやさしく摘むと正常ではかすかに引っ込めることになるが，結果として下肢全体の大きな動きとなる。
4. 持続：刺激が短時間であれば反応も短い時間となる。

　聴覚刺激は，治療を開始するときに最もわかりやすい方法である。普通の会話の調子が使われるべきであり，理学療法士は自分自身を認識してもらい，何をするかについて説明することから始めなければならない。患者にとって意味のある話題についての会話が最も論理的である。ラジオやテレビを断続的に使用することは治療に役立つが，一貫した背景雑音は好ましくない。背景雑音への慣れは意味のある刺激との競合をもたらすことになる。

　視覚刺激には，家族や友達の写真など慣れたものを用いる。視野全体に対して体系的に刺激し，視野欠損が考えられる場合には，視野の異なった場所に種々の刺激をすることが大切である。視覚集中（患者がどれだけ長く対象物に集中できるか）や追視についても記載しなければならない。

　嗅覚刺激は，静かな呼吸の間に10～15秒間，患者の鼻先に香りのする物を置くことによってなされる。気管切開の患者では，自分の鼻で呼吸していないために反応は一様ではない。個人的な経験では，好ましい効果としては淹れたての新鮮なコーヒーや配偶者の好みのオーデコロンなど，患者自身が好んでいる香りを使うことによってもたらされると思われる。

　味覚刺激は，唇や歯肉に好ましい液に浸した綿球，氷，アイスキャンディなどを当てることにより行われる。嚥下の治療に熟練したセラピストが，呼吸に関する危険の増加や複雑な呼吸反応を注意深くみるために，この治療に取り組むべきである。このタイプの治療を行うのは，一般に言語聴覚士である。

　触覚刺激は，体の回転，入浴，着衣などのような最も機能的な活動を通して行われる。我々の多くは一般に，体の異なった部分が互いに接触していることを自覚しているが（例えば，足を組むとき，両手で頭の位置を保つとき，腕を組むとき），脳損傷患者は通常これを妨げるような姿勢をとる。触覚刺激には，患者自身の手を使うことが含まれている。例えば，手にタオルを置き，洗顔の動きを通して患者を導くことである。

　前庭刺激は，マット上を転がしたり，揺らしたり，車椅子に乗った患者を押したりするような首の動きを行うことによりなされる。

　感覚刺激プログラムにおいて大切なことは，患者の潜在能力を発達させて，短い言葉で（はい・いいえというような単純な意思疎通システムを使って）一定した信頼できる反応を引き出すことである。まばたきや指での合図によって，患者は意思疎通を行える。もちろん，このことは環境と意味のある相互関係を認識する能力が要求され，すべての患者にあてはまるとはかぎらない。

●二次的障害の予防●

　これらの段階では，患者は移動する能力がまだないので，多くの二次的障害が生じやすい。もしリハビリの早期に二次的障害に気づかなければ，患者の回復は遅れ，致命的にさえなる可能性がある。ベッドや車椅子での正しいポジショニングは重要である。良い姿勢を保つことは褥瘡，拘縮を防ぎ，肺機能維持の助けになる。また，筋緊張を正常化することにも役に立つ。ベッドでは，頭位は正中に保たなければならない。これは頸部の拘縮を予防し，緊張性頸部反射を減少させる（図24-2）。股関節と膝関節は軽度に屈曲させ，可動域は拘縮をきたさないように設定しなければならな

い．理学療法士は看護師や家族に対して，患者を適切な姿勢に保ったり，寝返りさせる方法を指導すべきである．寝返りは，肺炎の予防と同様に褥瘡の予防にもなる．ベッド上では2時間ごとの体位変換が必要である．エアマットレスの使用は圧迫痛を防ぐ効果的な方法である．**表24-6**に，姿勢の保持とその方法を示す．

車椅子での正しい姿勢は重要である．この段階では姿勢をうまく整える力が減弱しているために，一般にリクライニング車椅子やティルト式車椅子が使われる．車椅子での良い姿勢保持を促進するには，骨盤や頭を適切に保つことが鍵となる要素である（**図24-3**）．車椅子についてさらに詳しくは第32章を参照されたい．姿勢保持の補助として，固定用のスプリントが使われる．multi podus boot は，足関節の下垂や踵の褥瘡予防のための足の肢位保持に使われる（**図24-4**）．しかし，これらの装具は固定用スプリントが筋緊張を増加させるために，患者が足底屈の緊張が高いときには用いるべきではない．

姿勢排痰法，軽打摩擦，振動マッサージが，しばしば呼吸療法士，理学療法士および看護スタッフにより協力して行われる．軽打摩擦は，頭蓋内圧が上昇している場合には実施すべきではない．

他動的可動域の運動は拘縮や深部静脈血栓症の予防に役立ち，筋の過緊張を緩和して，感覚刺激を与えることになる．可動域の運動中は，上肢を動かすときには，肩甲骨の動き，肩甲骨-上肢関節の適切な関節運動を保つように注意しなければならない．もしこれがなされなければ，上腕骨は関節窩に当たり，痛みの原因となって，関節包を不安定にするようになる．下肢に関しては，すべての関節で可動域を維持することが重要である．踵と爪先は，足の可動域が減じたときには，移乗，座位，車椅子の保持，外来通院，階段の昇降などの機能的活動に大きく影響するので特に重要である．可動域を保つときには，強制的あるいは急激な動きは避けなければならない．強制的な他動的可動域の運動は，**異所性骨化**の原因となる要素である．特に痙縮や筋緊張が存在する場合には著しい．異所性骨化は筋や他の軟部組織内の骨形成で，より近位の関節，肩，股関節，膝に起こりやすい[35,46]．

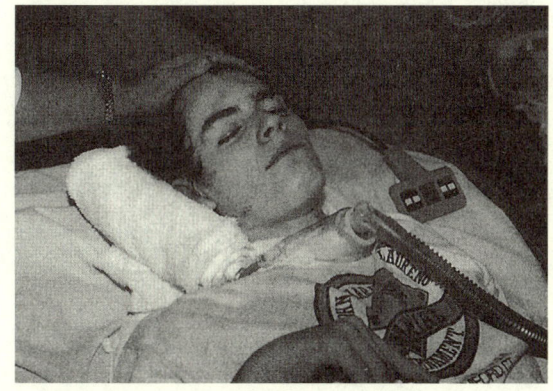

図24-2 タオルを使用しての頭頸部の正中位（Mackay, L, et al[39], p286. より）

表24-6 異常姿勢と原始反射を減弱するための方法

部位	姿勢	方法
頭部	1. 正中位 2. 頭部や頸部の弯曲を保持するために後頸部に巻いた物を設置 3. 外側への屈曲や回転を防止するために頭部と平行に巻いた物を設置	1. 頭蓋内圧や脳循環が安定しているときには，穏やかな可動域にする 2. 頭蓋底部で，頭部の両側に手をそえる
体幹	1. 両肩の背部に巻いた物を設置 2. 回転する場合には，殿部の背部に巻いた物を設置 3. 身体の正常な線形の保持が必要	1. 肩甲骨に手をそえる．腕の保持．律動的な前方突出と後退，挙上と引き下げ 2. 骨盤後面に手をそえる．足の保持．律動的な挙上と引き下げ（回転） 3. 安定しているときには，回転は分節的に
上肢	1. 肩の背部に巻いた物を設置 2. 屈曲している場合には，手に円錐形の物を設置 3. 内転している場合には，指間に楔状物を設置 4. 安定時には，腕への重力耐性のために，側面上に回転させる	1. 肩甲骨の弛緩（上記1と同） 2. 肘，手首，手の屈曲痙縮を緩和するために，患者の手に手をそえる 3. 屈曲痙縮を抑制するために，第5指または母指の運動範囲を広げる 4. 過伸展状態なら二頭筋に，過屈曲なら三頭筋に手をそえる
下肢	1. 股関節，膝はわずかな屈曲位 2. 母指球内側を圧迫しない 3. 強い内転や内旋がある場合には，両足間に巻いた物を置く	1. 足，膝，殿部の運動範囲のために，足の裏の外側に手をそえる 2. 外転位，殿部と膝の屈曲のために，膝の上方と下方に手をそえる 3. 殿部の屈曲と外転，膝の屈曲のために，膝の後面に手をそえる

MacKay, L, et al[39], より

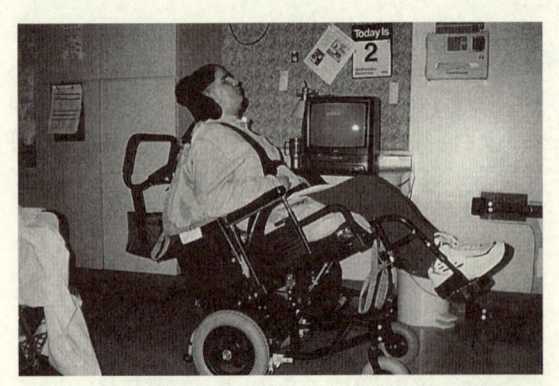

図24-3 ティルト式車椅子を使用した姿勢。車椅子は患者の姿勢保持を助けるために傾斜する。枕により，患者の頭位は垂直正中となる。胸のひもは席が前方へ傾斜するときに患者の姿勢を保持するためにある。このティルト式車椅子の姿勢は，傾斜角度が変化したときにも，患者に対する圧緩和につながる。患者の下にあるクッションは移乗のため患者を持ち上げるのに使われる。さらに，右手の下方，背もたれの後方には，患者の上肢が良肢位となるようにlap trayがある

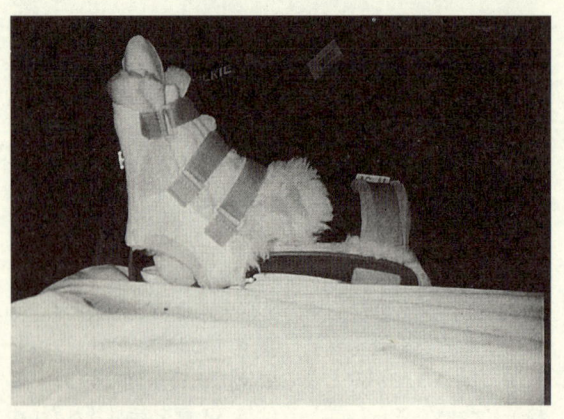

図24-4 足や足関節の保持，踵の褥瘡を防ぐmulti podus boot。このタイプの姿勢保持装具は足関節に中等度から重度の過緊張がある患者には適さない。これはたとえ強度を増しても，踵の底屈を防ぐほどには強くない

● 筋緊張と痙縮の影響に対する治療 ●

痙縮は，多くの患者の一連の治療において共通の問題である。セラピストやリハビリテーションチームが筋緊張をやわらげる治療をするうえで有用な種々の方法がある。筋緊張の治療に使われる方法を以下に述べる。

● 早期のモビライゼーション ●

モビライゼーションは，回復過程における早期治療の目標の多くと関係しているので，きわめて重要である。患者が医学的に安定したなら，すぐに起座の姿勢や，ベッドから離脱させて車椅子や椅子へと移すべきである。すべての予防手段を施さなくてはならない。患者は，支持なしには起立姿勢を保つための頭頸部の適切な制御ができない傾向にあるので，患者の頭部は適切に保持しなくてはならない。初めて患者を座らせたり，移乗させるときには，作業療法士とともに行うことがしばしば役に立つ。このためには，一般に最大級の援助が必要となるので，患者を介助するためには2人の熟練した専門家が必要である。ティルトテーブルの使用は，早期に体重負荷を下肢にかけることができるし，起座にすると総体的な意識レベルを向上させるために，非常に有益である。

早期の機能的課題，例えば座って身づくろいをするというようなことを行う場合には，Davies[35]により示された治療指針が有効である。理学療法士は，周囲の環境と交わることができない患者が，それをできるように介助することを目的としている。その目標は，機能的課題を成し遂げる過程で患者の体を導くことによっ て患者自身に学習させることである。課題を行うときには，触覚，固有感覚，運動感覚の刺激を与えることによって導く。そして理学療法士の手や体が患者を直接に感ずることによって，理学療法士は患者の能力を継続的に評価することができる[35]。

● 記載 ●

脳損傷患者についての記載は非常に重要である。患者の症状は他の疾患の患者と比べてよりゆっくりとしたペースで変化するので，それを量的に評価することが難しいことが多い。治療上の注意点が増すにつれて，理学療法士にとっては，患者が回復過程でたどる経過や変化を効果的に記載することが重要になる。例えば，下記のような記載がなされるだろう。

- 患者の頸部は，左上肢を外転させ，肘を非対称的な緊張性頸部反射 asymmetric tonic neck reflex（ATNR）の姿勢で，左回転の姿勢をとる。
- 患者は，聴覚刺激に対して不安定に右方へ進む。
- 患者は，右上下肢で活発に目的を持たない動きを示す。
- 患者は，身体の右側の痛み刺激から逃げようとする。
- 身体の左側の刺激に対しては反応がない。

● 患者と家族への教育 ●

患者と家族への教育の目標は，回復の各段階について，そして将来どのようなことが期待できるかを家族に教えることである。教育に慣れるにつれて，家族は無力感を感じなくなることが多い。初期の段階では長期的な予後を予測することは不可能だが，家族は予測される予後について知らなければならない。理学療法士は家族に対して，現実的ではあるが，希望をもたらすようにしなければならない。支援および指導を与え

るために，メディカルソーシャルワーカーが家族に接触することは，しばしば役に立つ。理学療法士は，適切と判断し，患者が安定しているときには，家族が治療に携わるように仕向けなければならない。家族には，他動的可動域の運動や適切な感覚刺激の課題をどのようにして行うのかを指導する。家族にとっては，どのように患者とかかわりを持てばよいのかについて，イラストや説明の載った冊子やワークシートを与えることが有益である。それによって，理学療法士が不在のときにも，彼らは効果的な運動ができるだろう。

▼ Rancho Los Amigos レベルⅣ：混乱・興奮

●検査●

回復過程で混乱・興奮の段階にある患者の検査は非常に意義のあることである。患者は驚くほどに興奮し，混乱している。彼らは短期的にも長期的にも記憶が乏しく，また短時間しか集中できないので容易に気が散ってしまう。感情的な抑制もなく，感情が激発する傾向を示す。そしてその範囲は言葉でなされるものから，身体的に自分自身や他人を傷つけようと試みるところまで，さらには性的にも不適切な振る舞いをするところにまで及ぶ。この段階については，Box 24-2 も参照されたい。そして検査に際して，ほかの理学療法士，作業療法士，言語聴覚士などの助けを求めるのは有用である。

患者は一般に協力的ではないので，可動域や筋力などを適切に測定することが難しい。そのためセラピストは，鋭い観察力と評価する能力を持たなければならない。セラピストは四肢の機能的な動きや，患者が可能ならば起座や起立におけるバランス，可動域，筋力，運動制御などの範囲，筋緊張，感覚そして反射などを調べなくてはならない。理学療法士は，この段階における患者の認知能力についても言及し始めなければならない。これには，記銘力，集中時間，記憶，洞察力，安全に対する自覚および意識の清明度などが含まれる。患者は，第 1 段階，第 2 段階，より複雑な段階の要求に応えることができるか。患者は人，場所または時間に対する記銘力があるか。患者は家族を認識できるか。患者の認知状態についての情報を得るために他の治療メンバー，特に言語聴覚士との相談は有益である。

●介入●

次の項目は米国理学療法協会の Guide to Physical Therapist Practice[42] から引用した，予想される治療の目標である。

1. 患者の持久力を改善する。
2. 関節の動きと統合を維持する。
3. 二次的障害の危険を減少させる。
4. 活動の耐容能を増加させる。
5. 患者の家族に，診断，予後，理学療法介入および帰結に関して教育する。
6. 治療チームのメンバー間で，協調したケアがなされる。

回復のこの段階での最終目標は，患者の機能的能力を維持することである。これには可動域，筋力，持久力が含まれる。一般的にセラピストは，新たな学習が求められるスキルの発達を試みるよりも，患者の身体機能に則した介入をすることで，持久力の改善を試みるべきである。この段階で治療チームの全員が成し遂げる努力をすべき最も重要な目標は，予期される突発的な興奮状態を防止して，患者の振る舞いの制御を助けることである。患者にとって安定した緊密な環境を提供することが大切である。神経心理学者は，患者の興奮状態を治療する種々の方法を提供することにより治療チームを助けることができる。患者の興奮を抑えるには種々の治療薬が効果的である。神経心理学者は，患者の環境を整え，行動の制御を学習できるような行動指針をつくる。

セラピストは，回復過程における検査や引き続く治療の間，きわめて創造的かつ柔軟でなければならない。以下に述べるような事項を特に考慮することは，回復過程におけるこの段階の患者の治療に役立つであろう。

患者は混乱状態にあることを忘れてはならない。混乱を少なくするために，患者は毎日同じ時，同じ場所で，同じ人により治療されなければならない。日課を確立することが非常に大切である。親しみやすい印象を与え，冷静を保ち，安心させる。一貫していることが大切である。さらに，指導は頻回に，かつ威嚇するような態度をみせてはならない。この段階では，患者に対して，指導情報に挑戦するように仕向けるよりも，情報をただ提供することが大切である。特に，患者が成功することが期待されない場合には大切である。

課題の持ち越しを期待するな

新しいスキルを教えることは，この段階では現実的ではない。患者は歯を磨くことや歩き回ることなどの機能的な課題をこなし始める。しかしこのことは，一般的な学習能力を示してはいない。なぜなら，歯を磨くことや，特に歩くことは生まれ持っての神経ネットワークを使った自動的なスキルだからである。チャートやグラフを活用することは患者が日々進歩していくうえで有用であろう。これらによって患者は以前の日課を呼び戻そうとし，また，成し遂げようと努める。

落ち着いた振る舞いを示せ

患者は，治療提供者の態度を受け止め，反映する。したがって，セラピストは落ち着いて振る舞うことが

大切である。患者は，自分の振る舞いを制御できないことが多い。患者の振る舞いは衝動的で，安定していない。患者の感情を安定に保つには，セラピストは患者の感情や振る舞いの制御下にあるように受けとられることが大切である。

　患者が集中できる時間は限られている。このために，患者は長時間，一定した活動に専念することができない。したがって，数多くの活動様式を用意することが大切である。患者が選択された課題に再び向かうことができない場合には，患者を別の課題に集中させるように努めることが大切である。

自己中心性に期待せよ

　回復過程のこの時点では，患者が他人の考え方を理解することは期待できない。患者は自分自身についてのみ考える傾向にあり，この時点で他人のことを理解するように仕向けるのは患者に負荷をかけることになり賢明ではない。

意見を提供せよ

　患者の年齢に合わせて治療を行う。そして，適時に指導する。「ボール遊びをしますか？　それとも散歩をしますか？」などと問いかけをするような治療形態を保ちながら，指導を行うことが大切である。このことにより，患者が望まない行動や現実的でない行動を選択することを予防する。例えば，「あなたは何がしたいですか？」と尋ねたり，または患者が尋ねられたときに単に「いいえ」と答えられるような質問をしないようにするということである。患者に対して安全な選択肢を提供し，常に患者に１つの選択をさせることが望ましい。患者が自分に，ある種の指導があると認識できるようにすること。患者は，その状態に対してしばしば指導から開放されようと思うことがあるので，このことは非常に大切である。患者に，指導されているというある種の感覚を与えることで，あなたは患者の人が変わったかのように治療をできるだろう。

●記載●

記載は以下のようにする。
- 他動的可動域は右の背屈を除き，両下肢とも機能的制限範囲にあると思われる。それは中間位から－10度である。
- 患者は右背屈を除き，すべての筋群で自動的可動域を示す。
- 自動的可動域は，すべての四肢で目的なく，協調性がない。
- 患者は安全性の自覚が欠如しており，場所と時間に関する記銘力がない。
- 患者は命令に従う能力が減少していたり，興奮した態度のために，正式には記載することができない。

●患者および家族への教育●

　すでに述べたように，この段階では患者は新たな学習を受け入れる能力はなく，あったとしてもきわめてわずかであるために，教育することは難しい。しかし，患者の家族を教育することはきわめて大切である。家族は特に，患者がこの段階では自分の行動を制御できないことを理解すべきである。患者は，傷つけようとする意図によって他人を打ちのめしたりののしったりするのではなく，それは興奮と混乱によるのである。多くの場合，家族は患者がなぜこのような度しがたい行動をとるのか理解できない。彼らには，こうした行動は患者が歩いたり食べたりすることが不可能であるのと同じように，脳損傷の１つの症状であるということを説明しなければならない。この段階に入ったことは，患者が回復過程の次の段階へ進んだことを示しているので，良い徴候であると家族に教えることが大切である。通常は短い間であり，典型的には多くの場合２～３週間程度である[1]。家族には，愛する者とやりとりするときには，以上の方法を使うように教えるべきである。家族も含めてすべての者にとって，首尾一貫していることが大切である。行動の計画が実行されるならば，家族はそれを工夫し実行する役割を果たすべきである。

▼ Rancho Los Amigos レベルⅤおよびⅥ：混乱および，不適切あるいは適切な反応

●検査●

　回復期のこの段階では，より正しい理学療法上の検査が要求される。この段階における患者の行動の記載に関しては Box 24-2 を参照されたい。患者は混乱しているが，取り巻く環境の単純な命令には従うことができる。患者はいまだ，より複雑な課題や開かれた環境には順応しきれないので，検査を修正して行う必要がある。検査はいくつかの治療手技にわたってなされる必要がある。この時点では，正確な目的を持ったデータを得ることが大切である。検査には，四肢，頸部，体幹などの他動的および自動的な可動域が含まれる。さらに，運動感覚，固有感覚，軽い触覚，圧迫覚，痛覚などが含まれる。患者の神経筋の状態の検査には，緊張，反射が含まれる。その内容には異常な筋緊張や運動制御のために正確には言及することは難しい，筋力，協調運動，運動制御そして座位および起立時の平衡感覚がある。運動失調，姿勢の不安定さ，体位の変化にともなう眼振に関する患者の動きを厳密に監察することが大切である。

　患者の各種機能を検査すべきである。ベッド上での動きは，両側への身体の回転や座位から仰臥位への動

きなどを含めて, 評価しなければならない. 移乗能力も評価する必要がある. 下肢の筋力が低下したり, 平衡感覚や体幹の制御の乏しい患者では, 移乗の補助としてトランスファーボードを使用することが有益である. 歩行, 階段, 車椅子による動きなどの機能的移動能力についても, 正確に評価すべきである. 機能的能力も, 患者がどのようにして, よりストレスの多い環境下で成し遂げるかを決定するためには, 閉鎖された環境とさまざまな条件が変化する環境の両方で評価しなければならない. 多くの場合, 患者は, さまざまに変化する環境下では閉環境と同じようには行動できない.

●介入●

以下の目標は米国理学療法協会の Guide to Physical Therapist Practice[42]からの引用である.
1. 機能的運動の実践と ADL が向上する.
2. 歩行, 移動および平衡感覚が改善する.
3. 運動や姿勢のコントロールが増す.
4. 二次的障害の危険が減少する.
5. 筋力と持久力が増加する.
6. 機能的運動課題と ADL についての安全が改善する.
7. 患者および家族に, 診断, 予後, 理学療法介入および目標について教育する.
8. 活動の許容範囲が改善される.
9. すべての治療チームのメンバー間で治療が統制されている.

患者の身体的回復は, Rancho Los Amigos スケールの認知機能の回復を反映するものではないということを改めて強調しなければならない. これらの段階での治療の目標は, 患者の運動機能に関するスキルを最大限に発揮させることである. これには, 運動の制御, 筋力, 持久力および平衡感覚の改善を必要とする. この段階におけるすべての時間で, 安全についても確保しなければならない. すべての治療の最終目標は, 脳損傷の患者を社会および自宅へ復帰させることである. 脳損傷者が, 社会復帰できるよう安全に関するスキルを学び始めなければならないのは, レベルⅤおよびⅥの段階である.

レベルⅣで使われるいくつかの同じ方法を, レベルⅤおよびⅥの患者が活動するときにも使うべきである. 本章で述べてきたように, 患者は新しい学習を妨げるような多様な認知障害を持っている. 治療課題は患者の運動学習能力を最大限発揮できるように, 十分考えて計画されなければならない. 実習は分割され, 変化に富んでいなければならない. これにより患者の持久力の減少を抑えたり, 集中力を高めるための十分な休息時間を与えることができる. フィードバックもまた非常に重要である. 患者はしばしば感覚および認知の障害を持っているために, 本来のフィードバックと反するような数多くのフィードバックが必要である. また, 一貫性は運動学習能力を改善するための手段としてばかりではなく, 認知や行動を改善するための手段として非常に重要である. 運動学習についてより詳しくは第 13 章を参照されたい.

memory book は, このレベルの回復期には有益な手段となるはずである. 典型的には, それはすべてのチームメンバーによって毎日記載される, 日付の入ったノートである. それには, 患者とともに治療に従事するさまざまなチームメンバーすべての名前と写真が載せられている. 患者の日課はそのノートに基づいている. そのノートのなかでは, 患者またはセラピストは, その治療セッションで患者が何をしたかを記載する. そのノートは, 独立した運動プログラムや認知に関する練習問題が用意されているさまざまな区別が含まれている. 可能ならば, 患者は memory book に情報を記録することができる. 患者や介護者が治療過程で患者とともに過ごすことができない場合にも, memory book は彼らに情報を知らせる 1 つの手段として役立つ. 家族は, memory book を読んで, 患者が治療のなかで何をしたかを知ることができる. 結局, この memory book は患者が自分の記憶障害を代償するものとして役に立つ.

神経筋の障害がある脳損傷患者を治療するのに効果的な治療技術には, 数多くの方法がある. 脳損傷者には, ある治療技術が他の方法よりも優れているということなどできないほどの幅広い損傷や障害がある. 神経リハビリテーションの伝統的な技術はすべて, 運動学習から入る. 種々の程度の障害のために, セラピストはたった 1 つの方法ではなく各種の選択枝に精通していなければならない. このレベルの患者と協動するときには, ある治療方法が他の方法よりも優れていると明確にいえるような経験的根拠はない.

多くの治療アプローチは, 治療法として, ある程度まで発展的な連鎖や筋反射運動を利用している[47]. 運動を促進して異常運動パターンを防ぐような発展的な姿勢を用いて, 正常な運動を維持したり機能的な動きを最大限に発揮させる助けとなる優れた治療原理である. 合理的な連続する方法は, 患者の機能的スキルを改善するのに有用である[48]. 一定した制御のもとで活動すること, 制御された動きへと発展し, 最終的には熟練を要するレベルの課題が, 各発達段階の姿勢において適切に進歩する[48]. 表 24-7 は, 発達段階での異なった姿勢と, そこからどのような有益な効果が得られるかについて示している. 詳しくは Physical Rehabilitation Laboratory Manual: Focus on Functional Training を参照されたい。これは，機能的発達に従いながら治療法と治療修正について，より詳細に論じたものである[48]。おのおのの下肢の姿勢から，次の段階の姿勢に進む必要はない。しかし，おのおのの治療活動を改善された機能と結びつけることが大切である。例えば，患者が起立するときに，腰部の失調があれば，治療には四つ這い位での静的な制御の実践を含み，治療過程の最終段階では流し台での機能的起立訓練を行わなければならない。このことは，患者になぜ四つ這いになることが有益なのか，どのような方法が機能的回復の助けとなるのかについて，教えることを助ける。

図 24-5，24-6，24-7 は，回復期の姿勢における修正を使いながら 1 人の患者の治療活動の例を示している。二次的障害や長管骨の骨折のような合併する傷害のために，活動を順応させることが必要である。バランスボールはバランスを改善し，筋緊張を修正し，体幹制御を改良するのに有益な道具である。

● **記載**

記載の例として，次のことが含まれている。
- 患者は，閉環境のなかでは，装具なしで 23 m を歩ける。しかし，さまざまに条件が変化する環境，リハビリテーション治療の体育館のなかでは，患者は 23 m を歩くのに，少しの介助とさまざまな言葉での手がかりを要する。
- 患者は，制動装置や安全技術に対する，2，3 の言葉による手がかりなどの最小の介助で，ベッドから車椅子への移乗ができる。しかし，開かれた環境のなかでは，ベッドから車椅子への移乗に少しの介助と安全技術のためのさまざまな言葉の手がかりを要する。
- 患者は，修正アシュワーススケールで，右下肢の伸展筋が緊張度 3 を示す。
- 患者は，内的にも外的にも，安全への自覚が減少し，かなりの混乱のなかにいる。これらのことは開かれた環境のなかで増加する。

● **患者と家族への教育** ●

レベルⅤとⅥの段階では，患者の安全性を強調することが大切である。これらの段階では，患者は希望にあふれ，改善された動作スキルを示し始めるが，しばしば自分自身のみで歩き回ったり移乗することが安全にはできないということを理解する洞察力に欠けている。すでに述べた memory book は患者の教育に良い方法であり，良い指針となる。治療セッションの患者をビデオテープに収めることは，効果的な方法でもある。それにより，患者は障害を矯正したり代償することがさらにうまくできるようになる。ある一定期間，

表 24-7　発達段階の姿勢と治療効果

姿勢	治療効果
1．肘を使った腹臥位	● 体幹上部，上肢，頭頸部の制御を改善 ● 伸筋群の促進 ● 股関節伸展における可動域の増加 ● 肩関節の安定強化を改善 ● 幅広い基盤での保持，低い重心
2．四つ這い位	● 体幹上部と下部，上下肢，頭頸部の制御を改善 ● 殿部を通じての体重負荷 ● 股関節伸展における可動域の増加 ● 体重負荷により膝の伸展緊張を減弱 ● 肩関節の安定強化を改善 ● 肩，肘，手首における伸展可動域の増加 ● 幅広い基盤での保持，低い重心
3．ブリッジ	● 体幹下部，下肢の制御を改善 ● 股関節の安定強化を改善 ● 足，踵を通じての体重負荷 ● 床上活動の誘導 ● 幅広い基盤での保持，低い重心
4．座位	● 体幹上部と下部，下肢，頭頸部の制御を改善 ● 上肢を通じての体重負荷 ● 機能的姿勢 ● 平衡反応の改善 ● 中位の基盤での保持，中位の重心
5．膝歩き，片膝立ち位	● 頭頸部，体幹上部と下部，下肢の制御を改善 ● 股関節を通じての体重負荷 ● 膝部における伸展可動域の増加 ● 股関節の安定強化を改善 ● 平衡反応の改善 ● 片膝立ち位における，踵を通じての体重負荷 ● 狭い基盤での保持，高い重心（膝歩き） ● 幅広い基盤での保持，高い重心（片膝立ち位）
6．修正高這い位	● 頭頸部，体幹上部と下部，下肢の制御を改善 ● 上下肢を通じての体重負荷 ● 平衡反応の改善 ● 機能的姿勢 ● 手首，指における伸展可動域の増加 ● 幅広い基盤での保持，高い重心
7．起立	● 頭頸部，体幹上部と下部，下肢の制御を改善 ● 下肢を通じての体重負荷 ● 平衡反応の改善 ● 機能的姿勢 ● 狭い基盤での保持，高い重心

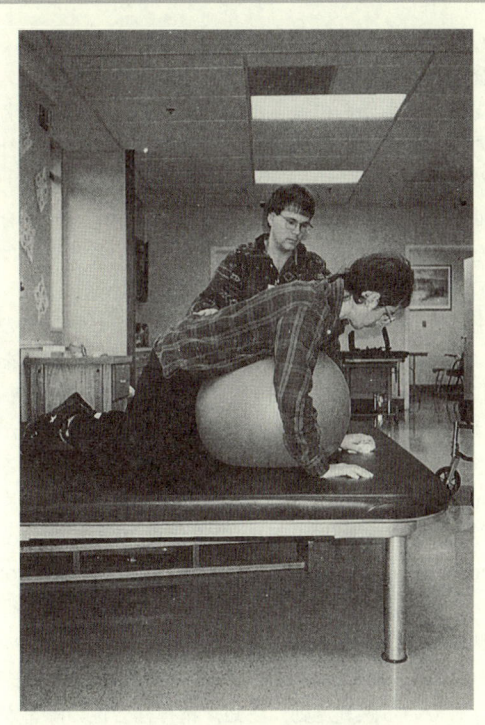

図 24-5 バランスボールと左手下のカフを使用しながらの修正四つ這い位。バランスボールは患者が四つ這い姿勢を保つことを助ける。上下肢の長管骨骨折と緊張亢進のために，患者はこのボールを使用しないと適切な姿勢保持ができない。患者の左手下にあるカフは，手首が十分に伸展してしまうことを防ぐ。前述した骨折のために，患者はこのカフなしには，この姿勢を保持するための手首の十分な他動的可動域を保てない

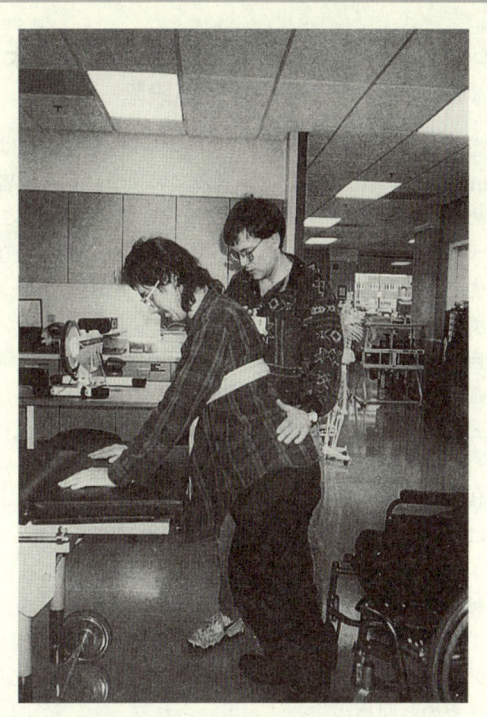

図 24-6 修正高這い位。長管骨骨折と緊張亢進のために，患者はこの写真のように背筋を伸ばしての姿勢を保持できない。しかし，これは四肢すべてに体重負荷をかけ，体幹と四肢の制御を改善するために，有益である

ビデオを利用すると，患者は以前よりも改善をみせるようになる。このことは，特に，患者があまり進歩しないと感じるようなときに大切である。記憶障害がある場合は，患者は自分自身がほんの 2, 3 日前，あるいは 2, 3 週間前に容易であったように動くことができないことを思い出す辛い時間となる。ビデオは，動きの容易さや障害の程度をはっきりと表すことができる。

家族は，機能的運動について患者をどのようにして介助するかを学ぶことができる。彼らは，患者や自分たちを傷害の危険から守るために，機能的運動を介助するときには，それにふさわしい体の動きをしなければならない。これは，典型的にはベッド上での訓練，移乗，歩行，車椅子移動のスキルなどを含んでいる。家族は，患者の練習強化や他動的運動をどのように介助するかについて，教育されなければならない。そして以上のスキルのすべては，家族にとって患者の介助を学ぶうえで大切なことである。というのは，家族は，患者が自宅へ戻ってから身体的介助を求める場合に，患者にとってのよい介護者にならなければならないからである。

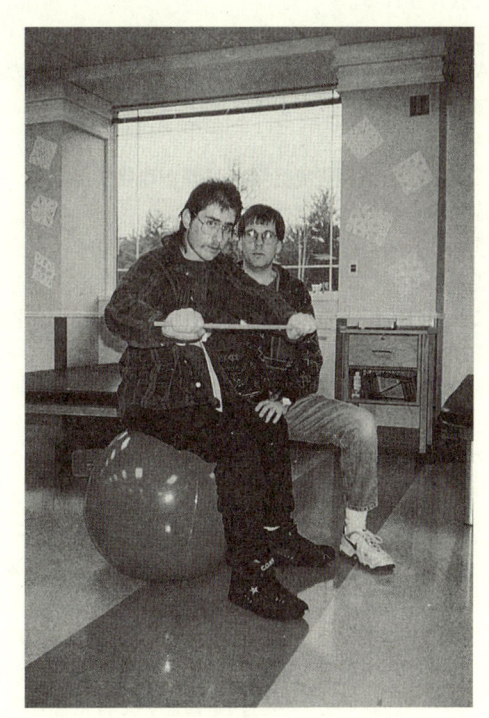

図 24-7 バランスボールへの座位と両側への回転で，患者の平衡機能，体幹上部の回転，体幹制御，姿勢が改善する。dowel 棒が体幹上部のみの回転に使われる

Rancho Los Amigos レベルⅦおよびⅧ：合目的で適切な反応段階

患者がリハビリテーション病院から退院するのは，Rancho Los Amigos レベルⅥの終わりか，レベルⅦの初めにあるときが一般的である。Box 24-2 は，このステージでの患者の行動について記載している。退院に先立って，回復過程の早期ではかなり重要であった環境から患者を引き離さなければならない。患者が自分自身をうまく制御できるようになるにつれて，環境の制御は減少してくる。治療はしばしば1日の治療計画として実行される。そこでは，コミュニティへ，職場や学校へ復帰するのかについて，すべての訓練がその状況に集中される。この計画のなかでは，患者は日中は治療を受けるために出かけ，午後遅く戻ってくる。

●検査と介入●

これらの段階では，身体的機能回復は脳損傷を持たない患者と比べて特別な相違はない。レベルⅤ，Ⅵで述べたのと同様の検査法が用いられる。次に示す目標は，米国理学療法協会の Guide to Physical Therapist Practice[42] から引用したものである。

1. 患者と家族は，診断，予後，理学療法，目標について教育される。
2. 患者と家族の安全が改善する。
3. ADL，社会や職場への復帰，余暇活動に関連した身体的課題を行う能力が増す。
4. 機能的運動が改善する。
5. 運動制御，平衡機能，姿勢制御が改善する。
6. 症状の自己管理が増す。
7. 筋力と持久力が増す。
8. 課題の実行に対する監視や介助が減ずる。

これらの段階での治療の大きな目標は，現実の世界で機能するために必要な認知，身体，感情面のスキルを統合できるよう患者を介助することである。判断，問題解決，計画などが強調される。

現実生活で求められることに近い治療の要求に応えるために，コミュニティ，社会生活，日常生活におけるスキルなど，より進んだ活動に焦点を合わせる。これらのスキルの例は表 24-8 を参照されたい。多職種チームは，代償方法の使用および患者が自己責任を負うようにすべきであると主張する。患者は，この段階では自分自身の強さと弱さについてのある程度の洞察力を持っているので，方針決定においては可能なかぎり患者を参加させることが大切である。この段階の患者は，家庭や社会へ復帰することを目標にしている。そのために，治療の焦点は環境の変化や監視の減少したところで，活動を維持することである。他人から独立した課題および協調した課題が推奨される。多くの場合，集団による治療過程が有益である。セラピストや支援者たちからの誠実なフィードバックは，患者自身の現実の能力とその限界をもって，どのように社会とかかわりを持っていくのかを学ぶために，患者にとってはきわめて大切なことである。フィードバックを受けたり，与えたりすることを患者に指示することは，この時点での治療の大切な局面である。

中等度から重度の脳損傷を持つほとんどすべての患者は，感覚運動の統合についてある程度の困難さを経験している。局所の運動障害を持たない患者でさえも，すばやさ，柔軟性，四肢間の協調，調律，的確性が要求される活動については，微妙な問題を持っている。Rancho Los Amigos では脳損傷後6ヵ月～1年の患者でみられる一連の特徴的な問題を表すのに robot syndrome[49] という用語を用いている。robot syndrome は，ロボットのような動き，過度の摂食，座して行う内職仕事のような活動により特徴づけられる。この徴候の原因となるのはただ1つの要因ではない。むしろ，残存している感覚運動，認知，精神社会性の障害が関係しているのである。

●記載●

記載の例は，以下のとおりである。

- 患者は，バス停で降車して，安全に通りを横切るためには，右短下肢装具（R AFO）に加え3つ，4つの言葉の手がかりを要する。
- 患者は，食品売り場の通路では，2つの目的物を探すのに，少しの介助と2，3の言葉の手がかりを要する。患者は目的物を探すために，頭を上方や右へ回転させると，両眼に眼振がみられる。
- 患者は，病院の入口から理学療法室への道を安全にたどるのに3つの言葉の手がかりを要する。

●患者と家族への教育●

回復期であるこの段階では，患者には残存する障害や欠落をどのようにすれば最もよく代償できるかにつ

表 24-8 コミュニティ，社会生活，日常生活におけるスキルの構成

日常生活	社会生活	コミュニティ
食品の準備	紹介	買い物
家事	非言語性意思伝達	公共乗り物
財産管理	主張	余暇の計画
食事の計画	傾聴	公共資産
電話利用	贈答のフィードバック	
時間の管理		

いての方法を指導しなければならない。患者と家族は地域の支援組織と接触すべきである。同じような困難を乗り越えてきた，他の脳損傷患者やその家族と互いに会話を交わすことは，大いに有益である。必要ならば，患者と家族はメディカルソーシャルワーカーや神経心理学者による定期的なカウンセリングを続けるべきである。インターネットは，家族や患者が情報や支援組織をみつけるために有用である。全国的な支援組織は次のとおりである。

Brain Injury Association, Inc.
105N. Alfred St.
Alexandria, VA22314
（800）444-6443
http://www.biausa.org.

大部分の州は，情報や支援を提供できる地方支部を備えている。

レベルⅦ前後で教育を始める場合には，患者が運動能力を広げ，気持ちよく動けるようになる努力をするように，規則的に計画されたプログラムに集中しなければならない。このような治療の目標は，将来の合併症を避けるための積極的な生活様式を奨励することである。理学療法が終了した後にも，患者が自分で行うことができる現実的で適切なプログラムを進められるように支援することはきわめて大切である。わずかな局所的運動障害を持つ患者にとっても，全体の適正さを促進するように計画されたプログラムは，治療のための大切な一面であり，無視すべきではない。ある定期的な運動プログラムに加わっている脳損傷者たちは，よりよい自尊心を持ち，健康にあふれた生活を送っているという研究がなされている[41]。

▼ 特別に考慮すべき事項

● 異常筋緊張

外傷性脳損傷患者には，しばしば筋緊張の異常がみられる。大部分の症例で，患者は筋緊張の増加，緊張亢進，痙縮状態を示す。痙縮状態とは，筋群の痙攣，痙性過緊張，反射亢進の臨床的3徴候を表すものである。この現象は，一般的には3つの要素のすべてを表しているが，それぞれが独立して存在したり，関節が異なれば，異なった重症度をもって存在する。各々の要素は医学的にも機能的にも，有益でもあり有害でもある。筋群の痙攣は痛みをともない，移動中に転倒しやすくなるが，褥瘡を予防するように筋容積を維持するのに役立つ。痙性過緊張は拘縮の原因となり，自由に動き回るための車椅子での座位を不可能にする。しかし，上腕二頭筋の過緊張は肘を90度に屈曲させて食料品袋を運ぶのに役立つ。膝の伸展過緊張は，移乗や歩行の助けとなる起立に役立つ。歩行時，足関節の足底屈過緊張は下肢を伸展させて転倒しやすくするが，静脈還流をよくして深部静脈血栓症の危険を減少させる。患者は，個々に，医学的安定と機能的向上の両側面からの注意点をもって，評価しなければならない。

理学療法士は，患者が自分自身の筋緊張を管理するのを助けるために，多くの介入を行う。痙縮状態の治療の基本は，補助具や機能的再教育を用いた治療的伸張である。他動的可動域や拮抗筋の選択的強化は，痙縮を緩和することに役立つ。ポジショニングは，緊張異常を治療する場合の大切な補助法である。正中位に頸部や頭部を維持することは，緊張亢進の原因となる基本的姿勢の影響の最小化に重要である。体全体を正しい姿勢に保つことが重要である。姿勢に関する方法については，**表24-6** を参照されたい。

補助具や連続ギプス包帯法（シリアルキャスト），または抑制ギプス固定は，痙縮を緩和する別の方法である。これらのギプス包帯法は，緊張している筋を一定の伸展状態に保つ。そのため，運動範囲を増加させ，緊張をやわらげる。連続ギプス包帯法は，足底屈曲筋や二頭筋の拘縮がある患者にしばしば使われる。これらの使用は，筋群の過緊張や長引く筋短縮のためである。足底屈筋の拘縮を持つ患者では，踵が可能なかぎり背屈するように伸展される。そして，短下肢ギプス包帯が適用される。約1週間でギプス包帯は取り外される。筋は再び伸展され，別のギプス包帯が適用される（図24-8，24-9，24-10）。この方法は可動域が十分になるまでか，それ以上進歩しないと思われるまで繰り返される。動きの正確な測定値はおのおののギプス包帯法を行う前に計測される。脳損傷患者は感覚，意志伝達の障害，行動の欠陥を持っている傾向があるために，そのギプス包帯で自分自身や他人を傷つける場合がある。ギプス包帯使用の決定は注意深くなされなければならない。その効果と副作用の可能性については，適切なチームメンバーからの情報を集めて十全に相談しなければならない。患者にギプス包帯を行う前に，熟練した臨床家の監督のもとでの具体的な経験が必要である[50～52]。

スプリントやエアギプスによる肢位の保持は，一時的に緊張をやわらげる。手首や腕のスプリントは，効果的である。これらの用具の使用に際して，理学療法士は使用計画を練り，患者の耐性がよくなるように段階的に装着時間を長くしていくべきである。治療チームは，皮膚損傷の徴候を注意深く記録しなければならない。エアギプスは，異常緊張を修正するための一助として使われる。

神経筋の電気刺激は，異常な高緊張を一時的に防止する。電気刺激は主動筋と拮抗筋のいずれかに使われる[53]。痙縮を一時的に抑制する効果がある別の方法と

して，患肢への体重負荷，他動的な関節運動，水治療がある。

同様に，ボツリヌス毒素（ボトックス）とフェノール**神経ブロック**は相乗効果による抗痙縮治療である。これらの注射は，関連した後遺症は認められていない。また，投与量は障害された痙縮を取り除くように注入され，痙性過緊張を機能的使用に十分な状態にする。ある筋の痙性過緊張は，拮抗筋の随意的な強度をはっきりさせることにより取り除かれる。その結果，機能がきたえられる。例えば，痙縮状態にある二頭筋を神経ブロックで弱めれば，移乗可動課題のために，三頭筋による随意的な肘の伸展強度を高められる。

ボツリヌス毒素は，注入された筋を麻痺させる薬である。これは，活動性の高まっている CNS が筋収縮に影響を与えることがないように，アセチルコリンをシナプスの接合部へ放出させないことにより，前シナプス神経を抑制する。フェノールは低濃度では神経を脱髄し，高濃度では軸索タンパク質を変性させる[54]。

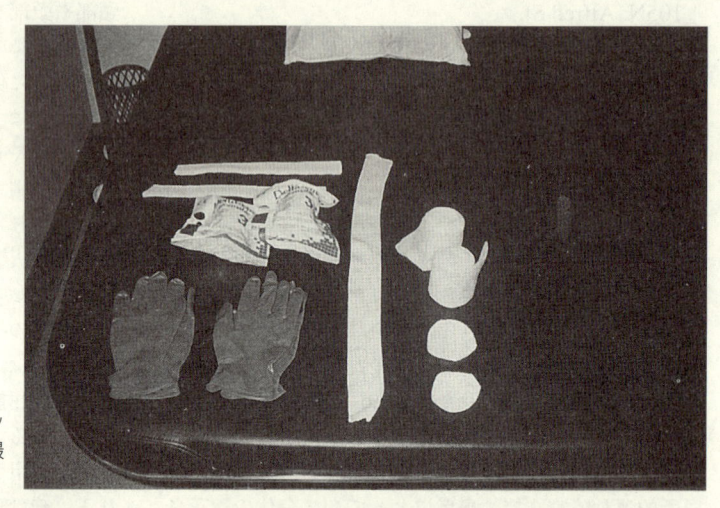

図 24-8 連続ギプス包帯法に使用される材料。ファイバーグラスのギプス，ゴム手袋，ストッキネット，下肢を包むための一層のパッド，踵や最初と最後のパッド

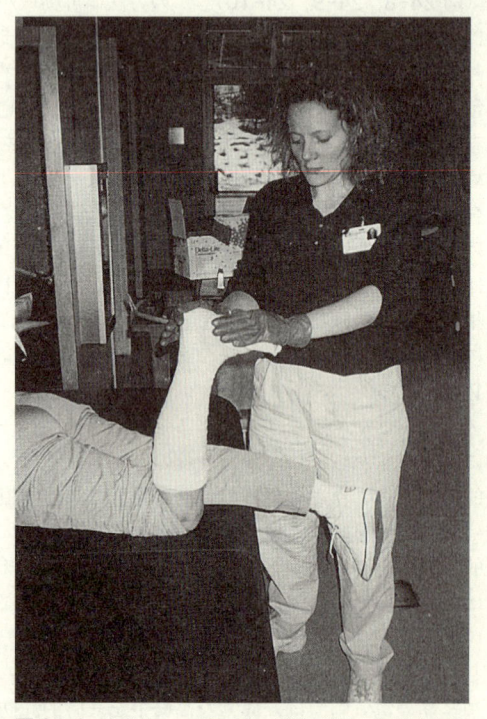

図 24-9 初めに，一層のパッドが下腿と足に巻かれる

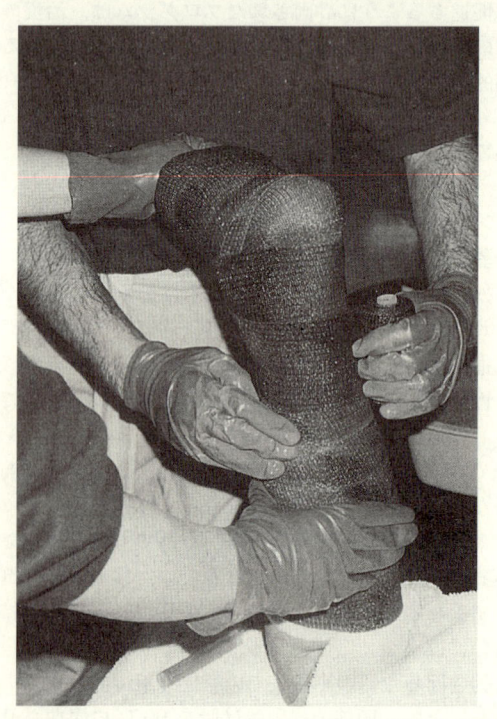

図 24-10 次に，ファイバーグラスのギプス包帯が下腿と足に巻かれる。1 人が下腿と足を適切な位置に保つ間に，もう 1 人がギプス包帯を巻く

このようにフェノールは活動性の高まっているCNSが，CNSと筋の間にある神経伝達を阻害することにより，筋の活性化を抑制している．ボトックスは，硬い筋膜部分で覆われている筋群と同様に，手固有筋群，傍脊柱筋群，大胸筋，腹直筋などの高度な神経支配を受けている箇所，前腕の長指屈筋や下肢の深部にある後脛骨筋などに注入することが最適である[55]．

抗痙縮剤の注入技術はきわめて単純である．それにふさわしい神経や筋が同定されたら，皮膚を消毒し針を刺す．電気が結合しているワイヤを通して流され，針の先端部にのみ伝達される．針の先端が神経に十分近ければ（約0.5 mm），ほんの1 mAほどの電流が神経を刺激するのに必要とされ，筋収縮を観察できる．それに続いて薬が注入される．前シナプス神経ではボトックスが吸収され，その効果が最大限発揮されるのは1～3週後である．フェノールは直ちに作用し，付加薬が望ましい抗痙縮効果を発揮するために追加される．

痙縮を治療するには，ダントロレン（ダントリウム），バクロフェン（リオレサール），チザニジン（Zanaflex），クロニジン（カタプレス），ジアゼパム（Valium）がある．これらすべての薬の効果は穏やかに作用する特質を持つ．したがってこれらの薬は，mass spasmsとクローヌスの治療に最も一般的に使われる．しかし，痙縮過亢進には使われる頻度はより少ない．ダントロレンは，脳損傷においては優先的に，抗痙縮剤として特別に評価されている．しかしこの薬は，使用量と持続時間によっては毒性があり，何十年にもわたって薬を必要とする若い患者においては注意が必要である．夜間に投与されるバクロフェンは，脳卒中および脳損傷患者には，しばしば筋収縮や痛みを減じ，長期間使用も安全である．チザニジンは，副作用についてはバクロフェンと同様であり，後者の薬を許容できない患者に試してみるのは有益である．薬の投与が変更されたときには，治療チームに情報が提供されなければならない．なぜなら，すべての抗痙縮剤は嚥下筋を含めて筋力を弱め，その結果，嚥下障害や誤嚥性肺炎を起こす傾向にあるからである．すべての治療メンバーは薬の投与の変更にあたって，痙縮治療と過剰投与による副作用との間の最適な平衡状態をみきわめることを臨床家に警告する責任を持つ．痙縮の治療に使用される特殊な薬についてのより詳細な情報は，付録Aを参照されたい．

痙縮治療に関する外科治療は，脳神経外科的切除や非破壊的な治療と同様に整形外科的腱切断術を含む．神経切断術は一般的に治療，神経ブロック，投薬に抵抗する重症痙縮に行われるが，バクロフェンのポンプ移植により多く取って代わられている．このポンプは，健康な細胞を破壊することなく腹壁に埋め込まれる．そしてカテーテルを通して，下肢の痙縮を減じるため腰部の脊髄鞘にバクロフェンが注入される．ある種の薬剤は上行して上肢の痙縮を減じるが，上方への過剰な薬剤流入は呼吸障害をもたらす．治療箇所から離れた部位でのボトックスやフェノールの注入でみられる，いわゆる総括的現象は脊髄分節の相互作用を介しての痙縮緩和を示しており，上肢の痙縮が，バクロフェンのポンプ注入でしばしば減じることを機構的に説明するものである．上肢への補助的神経ブロックはたびたび用いられ，独立した機能を最大限発揮できるように，継続した理学療法が必須となる．

機能回復を遅らせるような重症の痙縮を持つ症例では，痙縮治療の専門分野で治療されるべきである．ここで働くチームは，通常，リハビリテーション専門医，理学療法士，作業療法士からなる．彼らは相互関係が存在していることの大切さを共有し，患者の機能改善や痛みからの解放のための努力に関して，新しい試みを組織的に行っている．

●適切な装備●

脳損傷による広範囲の損傷，そしてその結果起こる機能的制限と障害のために，患者にとって能力を高めたり自立性を増す適切な器具の使用は有益である．今日の進んだコンピュータ技術によって，適切な器具の範囲は，意思伝達のための単純な文字盤から，患者が車椅子からドアを開けたり，電話に応えたり，テレビをつけたりできる複雑な環境制御ユニットenvironmental control unit（ECU）にまで広がっている．車椅子は，理学療法士が機能的な動きを高めるために選択できる適切な器具の1つで，手動から動力機能つきまである．今日の技術により，動力機能つき車椅子は種々の方法で制御できる．それらにはジョイスティック，呼吸入力デバイス，頭部コントロール，舌によるコントロール，そしてシングルスイッチなども含まれる．シーティングシステムが適応されると，患者は動力機能を使用して自立困難から開放されて行動できるようになる可能性がある．しかし，動力機能つき車椅子の使用にあたっては，特に1つのスイッチのみで制御される車椅子である場合には，使用に対する十分な認識をしたうえでのスキルが要求されることを留意すべきである．車椅子についての詳細は，第32章を参照されたい．

●目標設定と帰結の予測●

帰結の予測は脳損傷の治療において最も難しい部分である．リハビリテーションの急性期の段階から最終的帰結を確実に示すことができる人はほとんどいない．

しかし，現実的な目標と帰結を定め，必要に応じてそれを修正するよう試みることは重要である。セラピストは希望を持ち，経験に照らして，目標と帰結を同定し，正確な予測を学んでいく。そのために，セラピストは正確な予測ができるよう，集中した練習を取り入れることが必要である。成功の可能性は，ベテランのスタッフと臨床のスペシャリスト相互の協力関係によって高まる。理学療法士，作業療法士，言語聴覚士から集められた情報をもとに正確な神経心理学的検査の結果を可能性のある機能的帰結と結びつけることができることは，大いに興味あることである。脳損傷患者に対する目標を設定し治療計画を立てる努力は，患者の学習能力についての理解により強化される。理想的には，目標は患者が各種の課題を一貫して，自動的に，種々の立場で成し遂げることができることである。しかし，ある患者が1つの立場から別の立場への情報を伝達する能力をほとんど持たないと決定されたなら，患者がそれらを使う必要のある環境のなかであらかじめ設定された訓練を行うことが合理的である。このことは，機能の点からはきわめて低いレベルであると考えられるが，その患者の潜在能力を高めることになる。

脳損傷患者のための理学療法について学ぶことは多い。こうした患者たちの認知という局面と治療法については，非常に多くの研究がなされている。しかし，運動制御や運動学習についての研究はきわめて少ない。運動学習を調べる多くの研究には脳損傷という問題が含まれていない。脳損傷患者における多くの研究では，運動のスキルに焦点が合わされているわけではない。脳損傷患者に対しての運動学習の原則的適用に関するガイドラインは有益であるが，さらに多くの研究が必要とされる[56]。

脳損傷リハビリテーションの帰結に関する問題はかなり複雑である。われわれは，一般的な感覚として早い時期での回復の型を認識することはできるが，長期帰結について特定することはきわめて難しい。ヴァージニア大学の研究者たちは，受傷後3ヵ月の脳損傷者について調べた。それによると4%は植物状態，8%が重度障害，22%が中等度障害，66%が良好な回復であった[57]。しかし，このような研究は，回復についてのある医学的予測を表そうとする立場から回復をみているということに気づくことが大切である。健康維持に費用をかける今日の競争時代にあっては，長期にわたる高額なリハビリテーションの有用性はもはや当然のことと思われる。これは健康保険のある人々にとってさえも当たり前のこととなっている。今日，脳損傷治療管理での中心となる疑問は「誰が顧客か」ということである。支払いをする人，家族，専門家，そして脳損傷患者はそれぞれ，何が良い成果をもたらすかについての異なった認識を持っている。自立した生活を営むこと，収入を得ること，日々の活動やできごとに対処することができるということは，一般的には患者がめざし，努力する成果である。多くの患者がこのレベルの自立に到達することができ，また多くの患者が到達することができない。この点で誰が到達でき，誰が到達できないかを予測することには限界がある。脳損傷リハビリテーションの分野は，多くの分野の研究者に取り組む意義のある多くの疑問を提供している。

まとめ

外傷性脳損傷は，患者およびその家族にとってある意味では破壊的であり，生活に変化をもたらすできごとである。脳損傷患者にかかわる仕事は，その障害ゆえたいへん意義がある。理学療法士は伝統的な理学療法検査や治療技術を，現実に存在している独特の運動制御，認知，行動への挑戦に結びつけなければならない。治療訓練チームは理学療法士が学び成長する特別の機会を提供する。チームとともに働くことにより，理学療法士は脳損傷者がその能力を最大限発揮できるように適切な介助を提供することが可能である。

筆者および編著者は，Patricia Leahy（PT, NCS）の貢献に大いに感謝する。彼女の専門的知識と協力により，本章はより専門的な補足がなされた。

復習問題

1. 病前状態，一次的脳損傷および二次的脳損傷が，外傷性脳損傷患者の最終的な帰結にいかに影響を及ぼすかについて述べよ。
2. 傷害された部位の観点から，局所性，極性および慢性脳損傷について述べよ。さらに，最も多く共通してみられる外傷の機構について述べよ。1人の患者にとって，1つの型以上の損傷を受ける可能性があるのか？
3. 二次的脳損傷とは何を意味するのか？ 二次的脳損傷に関する3つの例をあげよ。
4. 以下に掲げる重症度分類がどのように使われるか述べよ。
   グラスゴー・コーマ・スケール，Rancho Los Amigos LOCF スケール，Rappaport による障害

等級スケール，グラスゴー・アウトカム・スケールなど．
5. 脳損傷患者の予後を診断し確立することにおいての基本的な神経学的検査の精度を増す3つの方法をあげ，説明せよ．
6. 回復の徴候のない状態，全般的に回復反応がある状態，部分的には回復可能な状態など，さまざまな状態にある脳損傷患者の治療における理学療法士の役割について述べよ．
7. 外傷後健忘を持つ患者に対しては，理学療法の治療計画は変更する必要があるか？
8. 理学療法の目標や帰結に関連する患者の認知や行動状態の重要性は何か？
9. Rancho Los AmigosレベルⅤとⅥにある患者に対する適切な治療を計画するうえで重要な要素をあげ，説明せよ．
10. 患者が新しい情報を学ぶ能力がない，またはあるといった知識は，理学療法士の治療計画にどのような影響があるか？
11. 脳損傷患者治療におけるチーム医療の重要性を述べよ．急性期リハビリテーションにおけるチームの中心となるメンバーの役割を述べよ．
12. 回復期の，低い，中等度，高い，などそれぞれの状態にある患者と家族に対する教育の大切な側面をあげよ．
13. この患者たちにおいて種々の薬物効果を観察することがなぜ本質的に大切なのか？ 脂肪親和性に乏しい薬剤と親和性の高い薬剤の間の違いを述べよ．ある薬剤はなぜ他の薬剤よりも効果があるのか？
14. 回復期の混乱し興奮の状態にある患者に対する適切な治療計画を立てるときに大切な要素をあげ，説明せよ．

CS ケーススタディ

パートA

患者は自動車事故にあった34歳の女性である．自分の車から降りたとき，他の車にはねられた．重症の閉塞性脳損傷を負い，ある地方病院へ運ばれた．CTでは右側頭頭頂葉出血，左頭頂葉出血，びまん性脳浮腫，多発脳挫傷がみられた．急性期病院では，脳室造瘻術，胃チューブの設置，気管切開が施された．頭蓋内圧は軽度上昇していた．脳室造瘻は受傷後約2週間で取り除かれた．約6週間後には，患者は急性期リハビリテーション病院へ転院した．

既往歴
健康，特記すべきことなし．

社会歴
大学の事務補佐官として働いていた．彼女は職場ではたいへん活発であり，野外活動を楽しみ，シエラクラブ地方支部の代表であった．彼女にはたいへんな支えとなる婚約者（事故現場にいた）と母親がいる．右利きである．

理学療法所見
意識清明度
- 両眼は開眼しており，不規則な動きがみられる．しかし，聴覚刺激や視覚刺激への追視はない．驚いたときには瞬きをする．
- 言葉による命令には反応しない．
- 発語が不能で，外界とコミュニケーションがとれない．

バイタルサイン
- 脈拍：72
- 血圧：124/72
- 呼吸数：12

運動制御
- 除皮質姿勢を示す．
- 両上下肢には目的を持たない運動がみられ，左側よりも右側でより多くの動きを示す．
- 両側とも積極的な足背屈はみられない．
- 両下肢は過伸展し，左側は3，右側は2（修正アシュワーススケール）である．
- 両上肢は過屈曲し，左側は3，右側は2（修正アシュワーススケール）である．左側の底屈筋には多律動性の持続クローヌス，右側では2～3ビートのクローヌスがみられる．

関節可動域と他動的可動域
- 両下肢は，右側が－15度，左側が－25度を除き，正常範囲内である．
- 右上肢は正常範囲内．
- 左上肢は，肩関節の外転が0～90度，屈曲が0～95度，外旋が0～45度，肘関節の伸展が－20度を除くと，正常範囲内である．左肩に一横指の亜脱臼がある．

姿勢制御と平衡機能
- ベッド脇に座るのに，最大限の介助を要する．

817

- 座位での頭部保持には，軽度から中程度の介助が必要である。
- 座位では，ときどき，平衡機能の遅れと防御反応を示す。
- 約5分間の座位を保てるが，それ以上になると緊張亢進と呼吸数の増加がみられる。

機能的移動性
- 患者は，移動に関しては，全面的介助が必要である。これには，回転運動，仰臥位や座位への変化，車椅子移乗が含まれる。
- 起立不能である。
- FIM スコアは，ベッド/椅子移動：1，歩行：1，車椅子：1，階段：1 である。

その他の所見
- 気管切開状態のままである。
- 嚥下障害があり，言語聴覚士による試験食を除くと禁食である。
- 両側の踵に3ヵ所の褥瘡がある。
- MRSA 肺感染症がある。そのため，接触するときには感染予防策が必要である。患者に接するときには，予防衣，手袋，マスクなどを身につけなくてはならない。

投薬
- 感染のために，バンコマイシン 250 mg を5日間，12 時間ごとに静脈注射。
- 深部静脈血栓症予防のため，ヘパリン 5,000 単位を12 時間ごとに皮下注射。
- 混乱状態にあるときに，6時間ごとに，Ativan 1 mg を胃チューブより必要に応じて投与。

指導問題

1. グラスゴー・コーマ・スケール（GCS）に基づいて，急性期リハビリテーション病院への入院時の患者の意識レベルを類別せよ。Rancho Los Amigos LOCF に基づいて，認知機能を類別せよ。
2. 患者の問題点を，直接的障害，間接的障害，機能的制限の点から類別せよ。
3. この時点での患者に対して適切と思われる3つの理学療法について述べよ。家族教育に関して，少なくとも1つはあげよ。

パートB

前述した患者のその後である。彼女は今も急性期リハビリテーション病院に入院中で，外傷後12 週，入院後7週目である。

理学所見

運動制御
- 左下肢の過伸展は修正アシュワーススケールで2である。左上肢の過屈曲は修正アシュワーススケールで2である。右上下肢の緊張は正常範囲内である。
- 右上下肢では，すべての筋群で自動的 ROM は完全である。
- 右側では，背屈が F−（3−）と股関節の外転が F+（3+）を除いてすべての筋群の強さは G/G−（4/4−）である。
- わずかな背屈を除いて，左上下肢のすべての筋群で，重力に対して 1/2 から 3/4 の自動的 ROM を示す。
- 四肢の協調運動は障害され，右側より左側で重症である。左側では，初動作の遅れ，反復拮抗運動障害，動作の緩慢がみられる。四肢の動きの速度が増すにつれて，正確さが減じている。わずかに失調歩行がある。

関節可動域

右側の背屈：0度，左側の背屈：−10 度，左肘関節伸展：−5度，を除き四肢の可動域は正常範囲内である。

感覚

軽い触覚，痛覚，深部圧覚，温痛覚，固有感覚は正常である。

姿勢制御と平衡機能
- 座位：静止状態に関しては，中等度の努力で，座位のバランスを保つことができる。動的状態に関しては，基底面の外へ動くことが可能で，バランスを保つことができる。
- 起立：静止状態に関しては，わずかな支えで3〜5分間は起立できる。動的状態に関しては，10 m 歩行するのに少しの支えが必要である。左下肢に対する体重の負荷が減っている。

患者は座位で，防御的反応を示す。左右とも時間がかかるが，右側よりも左側で反応が遅い。患者は座位でも起立でも矯正反応を示す。両方とも少し遅れがみられるが，座位よりも起立時に大きく遅れる。

機能的移動性
- ベッド上の移動性：左側へは独力で回転できる。右側への回転には多少の介助が必要である。仰臥位から座位へは，軽度から中等度の介助が必要だが，座位から仰臥位へは，監視のみである。患者は左方への回転を除けば，技術的には，以上のすべてについて，2, 3 の言葉での手がかりで十分である。

- 移乗：ベッドから車椅子への移乗あるいはその逆には，少しの介助が必要である。立ち上がって，左方または右方への旋回が可能である。患者は車椅子で正しい姿勢をとったり，鍵を外したりするのに，2，3の言葉での手がかりが必要である。
- 車椅子移動：患者は監視下や言葉での手がかりにより，車椅子を45 m進めることができる。患者は車椅子を，両下肢を使い使用できる。
- 歩行移動：10 mまで，少しの介助で歩行移動できる。右上肢には前腕の杖，右下肢には0度に設定した背屈防止具つきのAFOが必要である。
- 階段昇降：この時点ではまだ不可能である。
- FIM スコア：ベッド/椅子移乗：3，歩行：1，車椅子：1，階段：1である。

他の訓練上の所見
認知
　患者は短期記憶の障害を示す。場所と時間に対して，一定しない，記銘力障害がある。人物への認識はいつでも100％である。患者は，閉環境のなかなら，2，3の命令には従うことができる。さまざまな条件が変化する環境では，患者は1つの命令にしか従えない。障害や安全への自覚の欠如がみられる。容易に混乱し，最大でも5分ぐらいしか課題に対応できない。
意思伝達
　患者は運動性失語を示す。言葉や身振りを使い，基本的要求をすることができる。重症の言語回復障害を示す。受動的な言語理解は正常範囲内である。
視覚と知覚
　正常範囲内である。
その他の所見
　患者の気管切開はすでに除かれており，感染は治まっている。投薬はブロモクリプチンのみである。右足に背屈防止のための足継手つきAFOをつけ，左足と踵には短下肢ギプスが巻かれている。患者は夜には，左肘に蝶番式肘伸展装具をつけている。踵の皮膚は正常である。

指導問題
4. 患者の記憶障害が理学療法にどのような障害をもたらしているかについて，また，理学療法士はどのようにして，患者の運動学習能力を最大限に引き出す計画をつくるかについて述べよ。
5. この患者に対する5つの目標と帰結をあげよ。
6. この患者に対する適切な2つの治療法を述べよ。

パートC
　現在，事故から約5ヵ月目である。患者は夫とともに，自宅退院している。彼女は，リハビリテーション病院退院の1週間前に結婚した。月曜日から金曜日の午前8時30分から午後3時30分まで日課の治療プログラムを受けている。患者はいまだ続いている認知障害，コミュニケーション障害，運動障害のために，24時間の監視を必要とする。

理学療法検査所見
運動制御
- 緊張：四肢はすべて正常範囲内である。
- 協調運動：両下肢，両上肢は障害されている。動きは遅延し，速度は減弱し，右側よりも左側で悪い。わずかながら失調性歩行である。
- 筋力：右上肢は正常範囲内である。右下肢は背屈を除くと正常範囲内である：F＋。左上肢はすべての筋群でG。左下肢は背屈を除くとすべての筋群で正常範囲内である：F－。股関節外転：F－。

関節可動域
　右足背屈が0〜8度，左足背屈が0度を除くと，四肢はすべて正常範囲内である。

姿勢制御
- 座位：静止位，動作時ともに正常である。平衡運動は正常である。
- 起立：静止位では少しの努力で平衡が保てる。動作時の平衡反応に少し遅れがある。

機能的運動
- ベッド上の動き：左右への回転は自立している。仰臥位，座位への動きは介助が必要。
- 移乗：ベッドから車椅子あるいはその逆の移乗には，安全とブレーキをロックするために，1〜2の言葉の手がかりと監視が必要である。床での起立には，少しの介助を要する。
- 車椅子での移動：自宅では独立している。
- 歩行：自宅や病院内などの限られた環境では，両側性底屈防止つきの足継手つきAFOを使って，約90 mの歩行に監視が必要である。右は5度の底屈で，左側は正中位である。右上肢は前腕に杖を要する。開放的な環境では，患者は歩き回るためのわずかな介助のために，接近しての監視が必要である。
- 階段：1回の昇降には，両側のAFOと一側の手すりを使った監視を要する。
- FIM スコア：ベッド/椅子移乗：5，歩行：5，車椅子：5，階段：4。

認知

患者は人，場所，時間に対しては，100％記銘力がある。短期記憶や新しい学習にも改善がみられるが，若干の障害が認められる。限られた環境では，4〜5の手順の要求に答えることができる。患者は高度に設定された環境では最善の力を発揮できる。開放的な環境では容易に混乱し，課題を成し遂げるのに言葉による手がかりが必要である。患者の洞察力や安全への自覚は改善してきているが，まだ障害されている。例えば，1人で移動したり歩き回らないようにするためには，助言を要する。

コミュニケーション

患者は言葉の障害が少しあり，失名詞を示す（対象物の名前が思い出せない）。

指導問題

7. 患者の直接的障害，間接的障害，機能的制限をあげ，優先順をつけよ。
8. この患者に対する適切な2つの治療法について述べよ。少なくとも1つは社会復帰に焦点を合わせよ。

用語解説

自己破壊的細胞現象 autodestructive cellular phenomena：細胞膜内で外傷により誘発された変化によって，脳内に起こる一連のできごと。

昏睡 coma：開眼不能（痛みに対しても），命令に従えない，理解できる言葉を発することができない意識障害の1つの状態。

同側-対側衝撃損傷 coup-contrecoup injury：同側損傷は接触した部分と同側の脳内に起こるが，対側損傷は接触面と反対側に起こる。

除脳硬直 decerebrate rigidity：四肢が硬直性に伸展している姿勢。

除皮質硬直 decorticate rigidity：上肢が屈曲し，下肢が伸展している姿勢。

びまん性軸索損傷 diffuse axonal injury（DAI）：軸索が広範囲にわたり剪断された状態である。ある特定の1ヵ所で特に強いわけではないが，その累積による影響の結果として，劇的な障害の原因になる。

グラスゴー・コーマ・スケール Glasgow Coma Scale（GCS）：脳損傷による意識障害の程度や重症度を表すスケール。最良の運動反応，言葉による反応，開眼などに基づいている。

脳ヘルニア herniation：ヘルニアとは臓器またはその一部分が周囲の壁や腔から突出すること。脳では数種類のヘルニアが起こる。

　正中ヘルニア central herniation：テント切痕から中脳や橋が突出する。

　扁桃ヘルニア tonsillar herniation：大後頭孔から延髄や小脳扁桃が突出する。

　鉤ヘルニア uncal herniation：テント切痕から側頭葉の鉤や海馬が突出する。

異所性骨化 heterotopic ossication：関節可動域の消失により軟部組織内に出現した異常な骨の形成。最も多くみられる部位は，肩，肘，股関節である。

低酸素性-虚血性脳損傷 hypoxic-ischemic brain injury（HII）：低血圧や低酸素の結果起こる脳損傷。頭蓋内圧亢進，脳血管攣縮，脳浮腫およびこれらの組み合わせ，さらには脳血管の自動調整能が障害されることにより複雑になる。

頭蓋内出血 intracranial hematoma：脳血管から漏出して頭蓋骨内に集積した血腫。

　硬膜外血腫 epidural hematoma：硬膜と頭蓋骨の間の凝血塊。

　脳内血腫 intracerebral hematoma：脳組織内の凝血塊。

　硬膜下血腫 subdural hematoma：硬膜下の凝血塊。

頭蓋内圧 intracranial pressure（ICP）：頭蓋骨内の測定圧。正常では5〜10 mmHg。

局所性脳損傷 local brain damage：衝撃を受けた直下の脳の領域に限局する損傷。場所によっては，損傷部位を予測できる神経学的所見を示す。

神経ブロック nerve block：痙縮を減弱するための，末梢神経への局所麻酔剤の注入。

閉塞性水頭症 obstructive hydrocephalus：脳脊髄液の通過障害や吸収障害による脳室拡大。

遷延性植物状態 persistant vegetative state（PVS）：植物状態からの脱却が不成功の状態。外傷では12ヵ月，低酸素では3ヵ月までに脱却できない場合。

極性脳損傷 polar brain damage：脳表面と頭蓋骨が接触して起こる損傷。最も一般的には前頭葉と側頭葉にみられる。

外傷後健忘 post-traumatic amnesia（PTA）：外傷を受けてから患者が進行するできごとを記憶することができ

なくなった状態。
外傷後痙攣 post-traumatic epilepsy：頭部外傷にともなって発症した痙攣発作。
Rancho Los Amigos 認知機能レベル Rancho Los Amigos Level of Cognitive Function（LOCF）：脳損傷患者の，認知および行動の回復を予見する表記方法。
連続ギプス包帯法 serial casting：受動可動域を増幅し，痙縮を減弱するために，ギプスを繰り返し巻いたり解除したりする方法。
植物状態 vegetative state（VS）：不規則な睡眠・覚醒の繰り返しと，いわゆる植物機能（呼吸，消化，血圧，など）が正常化していることにより規定される意識障害の 1 つの状態。大脳皮質は永久に障害されたままである。

付録 A

一般的に処方される薬剤と副作用

薬理学：痛み

薬剤	副作用，説明
Ben-Gay	Ben-Gay は塗布剤である。唯一の危険性としては，塗布後に手を十分に洗わなかったとき，目に不注意に塗布されることがある。認知障害は起こらないので，脳損傷患者では，優先的に使われる鎮痛薬である。
アセトアミノフェン（タイレノール）	この薬は多くの人が考えるよりもより効果的な鎮痛剤である。しかし，解熱作用があるので，発熱を抑え，感染の徴候をほとんど把握できない。このために，塗布剤と同様に，冷却と加熱のような塗布方法が好んで用いられる。
カルシトニン（Miacalcin）	Miacalcin はカルシトニンの製剤で，内因性ホルモン剤である。認知障害をきたすことなく，体性の痛みと同様に神経原性疼痛も減弱する。
NSAIDs	アスピリンや他の NSAIDs（非ステロイド性抗炎症薬）は，鎮痛にかなり効果がある。同時に抗凝血剤を服用している患者は，コリンマグネシウムトリサリチル酸（Trilisate）またはサルサレート（Disalcid）などの血小板凝集能や出血に対する影響がない NSAIDs のみを服用すべきである。消化管出血の既往のある患者や大部分の外傷後患者では，ラニチジン（ザンタック），ミソプロストール（サイトテック），オメプラゾール（Prilosec）などの潰瘍予防薬を使用すべきである。
麻薬	プロポキシフェンやコデインのような弱い鎮痛剤は認知障害の副作用は少ない。しかし，脳損傷患者では，思考過程の遅延や障害されている記憶，集中力，記銘力の増幅が起こる。メペリジン（デメロール）はその代謝産物が痙攣を誘発するので，避けるべきである。ダルボセットや Percocet などの併用は観察しながら使用すべきである。これらの麻薬類とアセトアミノフェンの高濃度併用はアセトアミノフェンによる肝毒性の原因になる可能性がある。

薬理学：不眠症

薬剤	副作用，説明
メラトニン	この内因性ホルモンは年齢に従って産生が減少する。かなり安全な薬剤で，睡眠，覚醒の自然のリズムを再構築する可能性がある。
トラゾドン	持続勃起症が起こることがあり，緊急の泌尿器科的手術が必要となる。しかし，女性ではかなり安全で有効である。
ゾルピデム（Ambien）	半減期はわずか 2.5 時間である。そのため，日中の投薬はベンゾジアゼピンほど一般的ではない。
テマゼパム（Restoril）	すべてのベンゾジアゼピンの長期投与は，うつ状態，被刺激性，肉体的精神的耽溺，記憶障害の原因となる。しかし，この薬剤は半減期が 8 時間であり，入院中では十分な睡眠が得られ，翌日の治療過程の間，最適な参加が可能である。

薬理学：うつ状態

薬剤	副作用，説明
アミトリプチン（Elavil）	好ましくはない。なぜなら，潜在する抗コリン性副作用には，不整脈，尿閉，急性緑内障，混迷，便秘，口内乾燥があるからである。
メチルフェニデート（リタリン）	うつ状態からの離脱は，アミトリプチン（Elavil），ノルトリプチン（Pamelor），デシプラミンなど通常の三環系抗うつ薬を使用するよりも，より早く得られる。Ritalin は 90 歳以上でも安全である[58,59]。抗痙攣作用があるとも考えられる。
パロキセチン（パキシル）	通常はかなり良い耐性がある。しかし，多用すると，躁状態，痙攣，錐体外路系の副作用がみられる。同様の薬剤には，セルトラリン（ゾロフト），フルオキセチン（プロザック）などがある。

注意：メゲストロール（Megace），オキサンドロロン，シプロヘプタジン，ドロナビトルおよび数種類の他の薬剤は，患者が抗うつ薬に耐えるよう食欲を増進するので，患者はメチルフェニデートやセロトニン作動性抗うつ薬による食思不振に対しては観察が必要である。

薬理学：痙攣

薬剤	副作用，説明
カルバマゼピン（Tegretol）	混乱，頻脈，骨髄抑制，肝毒性，低ナトリウム血症などが起こることがある。しかし，認知に関する副作用は，フェニトイン（ジランチン）で確認されるよりも少ない。
バルプロ酸	混乱，骨髄抑制，肝毒性などが起こりやすい。しかし，認知に関する副作用はフェニトインよりも少なく，カルバマゼピンよりわずかに多い。
フェニトイン（ジランチン）	混乱，骨髄抑制，肝毒性，小脳変性，貧血，末梢神経障害などが起こることがある。そのため，この薬剤は，カルバマゼピンやバルプロ酸と比べて望ましくない。混乱は，フェノバルビタール，プリミドンよりもかなり少なく，カルバマゼピンよりも多い。
フェノバルビタール	この薬剤は，かなり鎮静作用がある（特に脳損傷の場合）。フェニトインと同様に，救急室での急速投与のために，静脈経由で使用できる利点がある。しかし，カルバマゼピンやバルプロ酸が加えられたり，治療効果がある場合には，漸減すべきである。
ガバペンチン（Neurontin）	多用すると混乱が起こるが，この薬剤はかなり安全でフェノバルビタールやプリミドンよりも鎮静作用はかなり弱い。しかし FDA は，強直性，クローヌスの予防効果を証明している。

薬理学：抗精神薬

薬剤	副作用，説明
ハロペリドール（Haldol）	単発の使用で不可逆性晩発性ジスキネジアが起こることがあり，ハロペリドールと他の抗精神薬との併用により痙攣，混乱，致命的神経遮断性悪性症候群が起こることがある。妄想，幻覚を治療するための有力な抗精神約である。しかし，治療の目的が抑制がなくなった危険な攻撃的な行動を鎮静することならば，クロルプロマジン（Thorazine）がより選択されるべきであろう。
クロルプロマジン（Thorazine）	この薬剤はハロペリドールと同様の副作用があるが，抗精神薬効果が少ないので，晩発性ジスキネジアの危険は少ない。しかし，起立性低血圧の大きな危険があると同時に鎮静作用が強すぎる傾向がある。
クロザピン	痙攣，骨髄抑制，鎮静が起こりやすいが，晩発性ジスキネジアの危険のない唯一の抗精神薬である。さらに，他の抗精神薬では増強される統合失調症の無気力徴候を改善する。
リスペリドン	ネファゾドン（サーゾーン）やオランザピンのような他の新しい非典型的抗精神薬と同様に，この薬剤は，ハロペリドールのようなより古い薬剤よりも晩発性ジスキネジアの危険はかなり少ない。

薬理学：嘔気，胃うっ血

薬剤	副作用，説明
シサプリド（Propulsid）	この薬剤が Q-T 間隔を延長する他の薬剤と一緒に投薬されると，不整脈や胃潰瘍が起こりやすい。胃潰瘍は抗酸性ポンプ抑制剤を併用することにより防止される。シサプリドはコリン作動性薬剤で，認知障害はきたしにくい。

第 24 章 外傷性脳損傷

メトクロプラミド（Reglan）	鎮静，痙攣，不可逆性晩発性ジスキネジアが単発使用後にも起こりやすく[63]，晩発性ジスキネジアは致命的である[64]。同様に，もし Q-T を延長する薬剤を併用して，シサプリドの使用を控えなければ，メトクロプラミドはシサプリドに対しての普遍的に 2 番目の薬剤である。メトクロプラミドは胃の消化を改善する制吐剤でもある。
プロクロルペラジン（Compazine）	この薬剤はメトクロプラミドと同様の副作用がある。両薬剤は抗精神薬の誘導体である。その副作用を考えると，嘔気を抑える薬剤としては，通常はトリメトベンズアミド，オンダンセトロン（Zofran），ドロナビノールに次ぐ 3 番目の薬剤である。
トリメトベンズアミド（Tigan）	この薬剤は錐体外路および認知に関する副作用がほとんどない。嘔気に対して，安価で第一選択となる薬剤であるが，他の薬剤ほど効果はない。
オンダンセトロン（Zofran）	オンダンセトロンはかなり安全な制吐剤であるが，高価である。その作用機序はセロトニン作動性によるものであり，認知に関する副作用を否定できない。

薬理学：覚醒，意識，記憶，失語，運動回復

薬剤	副作用，説明
ドネペジル（アリセプト）	ドネペジルはコリン作動性物質で，記憶を改善する働きがある。
デキストロアンフェタミン（デキセドリン）	この薬剤はドパミン，コリン作動性物質であり，認知に関する値を改善する。患者は，メチルフェニデートと同様に，嘔気や食欲抑制をきたす可能性があり，その作用機序は同じである。しかし，デキストロアンフェタミンの方がいくらか効果的であると感じる。
ブロモクリプチン	この薬剤は後シナプスドパミン作動性物質であり，半側空間無視，運動性失語，植物状態における感知を改善するといわれている。血圧を下げ，嘔気の原因となる。ごくまれに心臓または後腹膜の線維症をきたす。抗痙攣作用がある。
ペルゴリド（Permax）	ペルゴリドがドパミン 1 レセプタでのドパミン作動性物質であることを除けば，ブロモクリプチンと同様である。植物状態の患者では，より効果的な精神刺激剤である。
L-ドパ/カルビドパ（Sinemet）	Sinemet はドパミンである。自身でドパミンを合成できない患者では，この薬剤は植物状態からの脱却や昏睡からの覚醒に有益である。
モダフィニル	この薬剤は，最近ナルコレプシーに対して神経刺激剤であることが判明した。これまでの刺激剤とは作用機序が異なり，認知機能の改善に効果があることが判明した。

薬理学：非抑圧的行動

薬剤	副作用，説明
アテノロール	すべての β-ブロッカーと同様に，この薬剤は攻撃性を選択的に抑える。
プロプラノロール	この高脂肪親和性 β-ブロッカーは攻撃性を抑えるが，うつ状態，思考回路の遅延，他の認知障害をきたす傾向がある。
リチウム	リチウムは攻撃性を抑えるが，治療選択の範囲は狭く，腎毒性，他の器官の毒性，痙攣などの原因となる。
パロキセチン（パキシル）	このセロトニン作動性抗うつ薬は，セルトラリン，フルオキセチン，およびアミトリプチリンのような三環系抗うつ薬と同様に，病的な抑制できない感情表出を抑える。セロトニン作動性の抗うつ剤は三環系薬剤よりも毒性はかなり弱い。
ブスピロン	通常，健忘をともなわない不安，気分沈うつ，ロラゼパム（アチバン），アルプラゾラム（Xanax）および他のベンゾジアゼピンと関連した被刺激性の諸問題に使用される。ブスピロンは性的解放を抑制する。

薬理学：痙縮

薬剤	副作用，説明
ボツリヌス毒素（ボトックス）	神経筋結合部で筋を麻痺させることにより，痙縮を減弱する注入薬である。その効果の持続は 3～4 ヵ月のみである。抗痙縮効果の発現は 1～2 週間遅れであるので，外来受診では使用できない。認知障害の副作用はない。ボトックス毒素は注入された筋を弱めるが，拮抗筋の強さを発現させる。フェノールと同様に，注入された薬剤は痙性過緊張に対して最適である。全身の攣縮には経口薬が好ましい。

823

フェノール	フェノールは末梢神経で筋を麻痺させることにより痙縮を減弱する注入薬である。選択的な排出技術より限定されるので，その効果は週単位から年単位で持続する。効果は直ちに現れ，認知障害はきたさない。拮抗筋と同様に，作動筋も強さを顕在化する。安価である。フェノールは小さい筋，深部の筋ではあまり適応はない。
チザニジン（Zanaflex）	鎮静が最も一般的にみられる副作用であるが，3〜7日で消失する。チザニジンは病的な副作用なしに，長期間使用される。鎮痛作用がある。
バクロフェン（リオレサール）	鎮静が最も一般的にみられる副作用であるが，数日で消失する。患者が勝手に服薬をやめたりすると，痙攣や精神障害が起こる。チザニジンと同様に，バクロフェンは長期使用にも安全で，鎮痛作用がある。
ダントロレン（ダントリウム）	この薬剤はすべての抗痙縮剤のなかで最も認知障害が少ない。使用量および期間に依存した肝毒性がある。そのため，若い患者では好ましくない。特に1日200mgが持続して使用されるときには好ましくない。
クロニジン（カタプレス）	チザニジンと同様の作用機序を持つ。より鎮静が強く，血圧降下がある。
ジアゼパム（Valium）	この薬剤は高い鎮静作用があり，それはかなり付加的な効果である。逆に，集中力，記憶，気分を障害する。喫煙と脳損傷後では禁忌であるが，脊髄損傷では障害や機能不全の調整が期待される。

付　録　B

ケーススタディの指導問題解答例

1. グラスゴー・コーマ・スケール（GCS）に基づいて，急性期リハビリテーション病院への入院時の患者の意識レベルを類別せよ。Rancho Los Amigos LOCFに基づいて，認知機能を類別せよ。

<u>解答</u>　GCSは，開眼：4点，運動反応：4点，発語：1点で，計9点である。これはこの時点で患者は昏睡ではないことを示している。患者は刺激に対して，不安定な，目的のない動きを示す。これはLOCFのレベルⅡ，漠然とした反応である。

2. 患者の問題点を，直接的障害，間接的障害，機能的制限の点から類別せよ。

<u>解答</u>

直接的障害
1. 意識レベルの変化
2. 協調障害
3. 運動制御の障害
4. 異常な緊張亢進
5. 嚥下障害
6. 平衡機能障害

間接的障害
1. 関節可動域の減少，骨折
2. 褥瘡
3. 感染
4. 発声障害，気管切開による可能性が高い
5. 持久性障害

機能制限
1. すべての機能的な動きは独立している

3. この時点での患者に対して適切と思われる3つの理学療法について述べよ。家族教育に関して，少なくとも1つはあげよ。

<u>解答</u>　この段階の機能障害では，患者にとって適切と思われる幅広い多様な理学療法がある。感覚刺激は重要である。聴覚刺激は患者との相互交通を要するときにはいつでも使われる。患者への一貫した指導と介入についての説明は，治療過程を通じて行う必要がある。触覚刺激は他動的可動域のリハビリテーションをしながらも行われる。関節が動かされている間，患者に四肢を追視する努力をさせることは，視覚刺激を提供することになる。患者の部屋の中にある，家族の写真や気に入ったものも視覚刺激となる。これらの物は治療セッションでも使われる。患者に写真をみるようにいい，誰が写っているのか尋ねる。味覚刺激は，この時点で患者は嚥下困難があり，禁食なので，行われない。

　患者の直立姿勢保持を介助することは，回復過程のこの時点では，もう1つの有益な方法である。直立姿勢をとることは，脳の覚醒中枢の刺激となる。これには傾斜台の使用も含まれる。傾斜台は下肢への体重負荷をもたらし，尖足拘縮を伸展することになる。患者が傾斜台にいる間は，感覚刺激ももたらされる。座位の介助も患者に直立姿勢をもたらす。この姿勢で，治療的指導を行う。例

えば，理学療法士は患者の洗顔や歯磨きを助ける指導をすることができる。これも多様な感覚刺激の1つである。

患者の婚約者と家族は，他動的可動域訓練と感覚刺激がどのようになされるかを知らされなければならない。家族は患者の成果とLOCFについて教育され，知らなくてはならない。このことは，患者がリハビリテーション病院から退院した後，ある程度の介助が必要なので，大切である。

4. 患者の記憶障害が理学療法にどのような障害をもたらしているかについて，また，理学療法士はどのようにして，患者の運動学習能力を最大限に引き出す計画をつくるかについて述べよ。

解答 患者の短期記憶の障害は，新しい学習の大きな障害になる。新しい課題を教えるときには，やり残すことがないようにする。患者の学習能力を最大限に発揮させるために，次のステップに進める。一貫性がたいへん重要である。同じ理学療法士が毎日同じ時間に患者を治療するように努力すべきである。memory bookを患者とともに始めるべきである。治療過程は，患者にとって適切である機能的作業で始まり，終わるべきである。患者にとって意味がある課題が治療セッションで使われなければならない。適切なフィードバックがなされるべきである。ビデオを使った治療やそれを患者とともにみることも大切である。

5. この患者に対する5つの目標と帰結をあげよ。

解答
1. 患者はベッド上のすべての動作の面で監視される。
2. 患者は適切な装具を使い，厳重な監視のもとで，ベッドから車椅子への移乗をする。
3. 患者は，限られた環境（例えば家庭内など）では，適切な補助具と装具を使って，厳重な監視と少しの介助で，45 mは歩ける。
4. 患者は少しの介助と装具で，手すりを使って，階段を4段ほど昇降できる。
5. 患者は監視と装具の使用により，10分間立ったままで，機能的な仕事ができる。

6. この患者に対する適切な2つの治療法を述べよ。

解答 この患者の機能訓練には，発達段階の姿勢を使うことが有益である。四つ這い，膝歩行，片膝立ちは，平衡機能，体幹の制御，中殿筋の筋力を改善し，膝の伸展緊張を抑制する。これらの姿勢はすべて低い重心であり，幅広い支持があるので，安全である。片膝立ちは運動可動域や背屈角の強さを増加させる。修正高這い歩行は背屈の可動域を改良し，上半身の安定を増す。

座位，仰臥位，伏臥位でのバランスボールの使用は，平衡感覚，体幹制御，下肢の強さを改善することに役立ち，筋緊張を緩和する。

患者の足から短ギプスが取り除かれたら，水治療が特に有効である。これは平衡感覚，体幹制御，四肢の強さを改善させるのに役立つ。水温32〜34℃のプールを使うと筋緊張を修正することに役立つ。

7. 患者の直接的障害，間接的障害，機能的制限をあげ，優先順をつけよ。

解答
直接的障害
1. 認知障害
   a）記憶障害
   b）集中時間の欠落
   c）問題解決と推論障害
   - 安全に対する自覚の障害
   - 洞察力の障害
   - 連続する機能の障害
2. コミュニケーション障害
   a）運動性失語症
3. 神経筋障害
   d）運動制御障害
   - 筋力障害
   - 協調運動障害
   - 失調性歩行
   e）平衡機能障害

間接的障害
1. 他動的関節可動域の減少
2. 持久力の減少

機能的制限
1. 自宅での監視のもとでの歩行。開かれた環境下では，装具や補助具を使い，必要最小限の介助と厳重な監視のもとでの歩行
2. 手すりと補助具を使った昇降に関する厳重な監視
3. 床下からの起立移動に対する中程度の介助

8. この患者に対する適切な2つの治療法について述べよ。少なくとも1つは社会復帰に焦点を合わせよ。

解答 理学療法治療は患者の社会における運動能力を高めることに集中すべきである。適切な治療には，スーパーマーケットでの移動，通路で異なっ

た標識を探すこと，にぎやかな道での移動，特別な店を探すこと，人通りの多い交差点を渡ることなどが含まれる．

社会復帰のための小旅行の計画を立てるときには，その決定に患者を参加させることが大切である．患者は，それが自分にとって大切な活動であるならば，よりうまく成し遂げることができる．多くの場合，地域社会での外出は他の患者と一緒のグループ活動である．すべての患者が外出の計画に参加することも治療の１つである．患者は集団社会でのかかわりを学び，大切な社会的スキルを実践することができる．

前述した同様な治療法の多くは，患者にとっていまだ大切である．膝歩行，片膝立ち，修正高這い歩行，起立などは，有益な発達段階姿勢である．バランスボールでの活動や水治療は，平衡機能，筋力，協調運動の改善に役立つ．

この段階の回復過程では，患者に独立した運動プログラムを実行し始めることが大切である．初めは，心血管系の適応のための単純な関節可動域や運動の強化が適当である．次に，より包括的な課題へと進むべきである．安定した自転車やトレッドミルの耐性訓練とウェイトトレーニングは適切である．これは地域の健康クラブでもできる．患者によっては，退院したリハビリテーション病院にごくわずかな金額を支払うことで，有益な練習備品を使えるプログラムを行うことが可能な場合がある．患者を運動プログラムの作成にかかわらせることが大切である．患者がプログラムに関与していない場合，患者はそれに従って行おうとはしないだろう．

文献

1. Dobkin B: Neurological Rehabilitation. FA Davis, Philadelphia, 1996, p 257.
2. Interagency Head Injury Task Force Report, National Institute of Neurological Disorders and Stroke. National Institutes of Health, Bethesda, MD, 1989.
3. Rubin, R, et al: The Cost of Disorders of the Brain. Foundation for Brain Research, Washington, DC, 1992.
4. Miller, J, et al: Early evaluation and management. In Rosenthal M, et al. (eds): Rehabilitation of the Adult and Child with Traumatic Brain Injury, ed 2. FA Davis, Philadelphia, 1990, p 21.
5. Adams J: Head injury. In Adams, J, et al (eds): Greenfield's Neuropathology, ed 4. Edward Arnold, London, 1984, p 85.
6. Katz D: Neuropathology and neurobehavioral recovery from closed head injury. J Head Trauma Rehabil 7:1, 1992.
7. Jennett, B, and Teasdale, G: Management of Head Injuries. FA Davis, Philadelphia, 1981.
8. Teasdale, G, et al: Observer variability in assessing impaired consciousness and coma. J Neurol Neurosurg Psychiatr 41:603, 1978.
9. Rehabilitation of the Head Injured Adult. Professional Staff Association, Ranchos Los Amigos Hospital, Downey, CA, 1979.
10. Rappaport, M, et al: Disability rating scale for severe head trauma coma to community. Arch Phys Med Rehabil 63:118, 1982.
11. Jennett, B, et al: Disability after severe head injury: Observations on the use of the Glasgow Outcome Scale. J Neurol Neurosurg Psychiatr 44:285, 1981.
12. Thatcher, R, et al: Comparisons between EEG, CT scan, and Glasgow Coma Scale predictors of recovery of function in neurotrauma patients. In Zappulla R, (ed): Windows on the Brain: Neuropsychology's Technological Frontiers. New York Academy of Science, New York, 1991.
13. French, B, and Dublin, A: The value of computerized tomography in the management of 1000 consecutive head injuries. Surg Neurol 7:171, 1977.
14. Jenkins, A, et al: Brain lesions detected by magnetic resonance imaging in mild and severe head injury. Lancet ii:445, 1986.
15. Langfitt, T, et al: Computerized tomography, magnetic resonance imaging, and positron emission tomography in the study of brain trauma: Preliminary observations. J Neurosurg 64:760, 1986.
16. Wilson, J, and Wyper, D: Neuroimaging and neuropsychological functioning following closed head trauma: CT, MRI, and SPECT. J Head Trauma Rehabil 7:29, 1992.
17. Lichtigfeld, FJ, and Gillman, MA: Methylphenidate for reversal of drug-induced coma. Clin Neuropharmacol 13:459, 1990.
18. Worzniak, M, et al: Methylphenidate in the treatment of coma. J Fam Pract 44:495, 1997.
19. Haig, AJ, and Ruess, JM: Recovery from vegetative state six months duration associated with Sinemet (Levodopa/Carbidopa). Arch Phys Med Rehabil 71:1081, 1990.
20. Fleet, WS, et al: Dopamine agonist therapy for neglect in humans. Neurology 37:1765, 1987.
21. Cardenas, DD, et al: Oral physostigmine and impaired memory in adults with brain injury. Brain Inj 8:579, 1994.
22. Rowin, J, and Lewis, SL: Spontaneous bilateral subdural hematomas associated with chronic Ginko biloba ingestion. Neurology 46:1775, 1996.
23. Gupta, SR, and Mlcoch, AG: Bromocriptine treatment of nonfluent aphasia. Arch Phys Med Rehabil 73:373, 1992.
24. Walker-Baston, D, et al: Use of amphetamine in the treatment of aphasia. Restorative Neurology and Neuroscience 4:47, 1992.
25. Huber, W, et al: Piracetam as an adjuvant to language therapy for aphasia: A randomized double-blind placebo-controlled pilot study. Arch Phys Med Rehabil 78:245, 1997.
26. Goldstein, LB: Potential effects of common drugs on stroke recovery. Arch Neurol 55:454, 1998.
27. Feeney, DM: From laboratory to clinic: Noradrenergic enhancement of physical therapy for stroke or trauma patients. Brain Plasticity, Advances in Neurology 383, 1997.
28. Jenkins, SC, and Maruta, T: Therapeutic use of propranolol for intermittent explosive disorder. Mayo Clin Proc 62:204, 1987.
29. Horn, LJ: Atypical medications for the treatment of disruptive, aggressive behavior in the brain-injured patient. J Head Trauma Rehabil 2:18, 1987.
30. Schiffer, RD, et al: Treatment of pathologic laughing and weeping with amitryptyline. N Engl J Med 312:1480, 1985.
31. Sloan, RL, et al: Fluoxetine as a treatment for emotional lability after brain injury. Brain Inj 6:315, 1992.
32. O'Connor, M, and Baker, W: Depo-medroxyprogesterone acetate as an adjunctive treatment in three aggressive schizophrenic patients. Acta Psychiatr Scand 67:399, 1983.
33. Mackay, L, et al: Team-focused intervention within critical care. In Mackay, L, et al (eds): Maximizing Brain Injury Recovery Integrating Critical Care and Early Rehabilitation. Aspen, Gaithersburg, MD, 1997, p 56.
34. Senelick, R, and Ryan, C: Living with Brain Injury: A Guide for Families. HealthSouth Press, Birmingham, AL, 1998.
35. Davies, P: Starting Again Early Rehabilitation After Traumatic Brain Injury or Other Severe Brain Lesion. Springer-Verlag, Berlin, 1994.
36. Semlyen, J, et al: Traumatic brain injury: Efficacy of multidisciplinary rehabilitation. Arch Phys Med Rehabil 79:678, 1998.
37. Morgan, A, et al: Respiratory management of the brain-injured patient. In Mackay, L, et al (eds): Maximizing Brain Injury Recovery Integrating Critical Care and Early Rehabilitation. Aspen, Gaithersburg, MD, 1997, p 331.
38. Rappaport, M, et al: Head injury outcome up to ten years

later. Arch Phys Med Rehabil 70:885, 1989.
39. Chapman, P: Physical Therapy in the Intensive Care Unit. In Mackay, L, et al (eds): Maximizing Brain Injury Recovery Integrating Critical Care and Early Rehabilitation. Aspen, Gaithersburg, MD, 1997, p 271.
40. Griffith, E, and Mayer, N: Hypertonicity and movement disorders. In Rosenthal M, et al (eds): Rehabilitation of the Adult and Child with Traumatic Brain Injury, ed 2. FA Davis, Philadelphia, 1990, p 127.
41. Gordon, W, et al: The benefits of exercise in individuals with traumatic brain injury: A retrospective study. J Head Trauma Rehabil 13:58, 1998.
42. American Physical Therapy Association: Guide to Physical Therapist Practice. APTA, Alexandria, VA, 1999.
43. Ansell, B: Slow-to-recover brain-injured patients: Rationale for treatment. J Speech Hear Res 34:1017, 1991.
44. Wilson, S, et al: Vegetative state and response to sensory stimulation: An analysis of 24 cases. Brain Inj 10:807, 1996.
45. Wood, R: Critical analysis of the concept of sensory stimulation for patients in vegetative states. Brain Inj 5:401, 1991.
46. Horn, H, and Garland, D: Medical and orthopedic complications associated with traumatic brain injury. In Rosenthal, M, et al (eds): Rehabilitation of the Adult and Child with Traumatic Brain Injury, ed 2. FA Davis, Philadelphia, 1990, p 107.
47. Rinehart, M: Strategies for improving motor performance. In Rosenthal, M, et al (eds): Rehabilitation of the Adult and Child with Traumatic Brain Injury, ed 2. FA Davis, Philadelphia, 1990, p 331.
48. O'Sullivan, SB, and Schmitz, TJ: Physical Rehabilitation Laboratory Manual: Focus on Functional Training. FA Davis, Philadelphia, 1999.
49. Mercer, L, and Boch, M: Residual sensorimotor deficits in the adult head-injured patient. Phys Ther 63:1988, 1983.
50. Leahy, P: Precasting worksheet: An assessment tool. Phys Ther 68:72, 1988.
51. Carlson, S: A neurophysiological analysis of inhibitive casting. Physical and Occupational Therapy in Pediatrics 4:31, 1984.
52. Cusick, B: Serial Casts: Their Use in the Management of Spasticity Induced Foot Deformity. Words at Work, Lexington, KY, 1987.
53. Baker, LL: Clinical uses of neuromuscular electrical stimulation. In Nelson, RM, and Currier, DP, (eds): Clinical Electrotherapy, ed 2. Appleton & Lange, Norwalk, CN, 1991, p 143.
54. Glenn, MB: Nerve blocks for the treatment of spasticity. Phys Med and Rehabil: State of the Art Rev 8:481, 1994.
55. Geller, AG: Botulinum toxin [versus phenol for spasticity]. Arch Phys Med Rehabil 78:233, 1997.
56. Riolo-Quinn, L: Motor learning considerations in treating brain injured patients. Neurology Reports 14:12, 1990.
57. Rimel, RW, et al: Characteristics of the head-injured patient. In Rosenthal, M, et al (eds): Rehabilitation of the Adult and Child with Traumatic Brain Injury, ed 2. FA Davis, Philadelphia, 1990, p 8.
58. Kaplitz, SE: Withdrawn, apathetic geriatric patients responsive to methylphenidate. J Am Geriatr Soc 28:271, 1975.
59. Clark, ANG, and Mankikar, GD: d-Amphetamine in elderly patients refractory to rehabilitation procedures. J Am Geriatr Soc 27:174, 1979.
60. Wroblewski, BA, et al: Methylphenidate and seizure frequency in brain injured patients with seizure disorders. J Clin Psychiatr 53:86, 1992.
61. Andrews, DG, et al: A comparative study of the cognitive effects of phenytoin and carbamazepine in new referrals with epilepsy. Epilepsia 27:128, 1986.
62. Dodrill, CB, and Troupin, AS: Psychotropic effects of carbamazepine in epilepsy: A double blind comparison with phenytoin. Neurology 27:1023, 1977.
63. Miller, LG, and Jankovic, J: Metoclopramide-induced movement disorders. Arch Intern Med 149:2486, 1989.
64. Samie, MR, et al: Life-threatening tardive dyskinesia caused by metoclopramide. Movement Disorders 2:125, 1987.
65. Bohannon, R, and Smith, M: Interrater reliability of a modified Ashworth scale of muscle spasticity. Phys Ther 67:206, 1987.

参考文献

Bergen, A, and Colangelo, C: Positioning the Client with Central Nervous System Dysfunction. Valhalla Rehab Publications, Valhalla, New York, 1985.
Eames, P: Management of behavior disorders. Journal of Head Trauma Rehabilitation 3, 1988.
Finger, S, et al (eds): Brain Injury and Recovery. Plenum, New York, 1988.
Friedman, WA: Head injuries. Ciba Clinical Symposia 35, 1983.
Griffith, E, and Lemberg, S: Sexuality and the Person with Traumatic Brain Injury. FA Davis, Philadelphia, 1993.
Horn, LJ, and Cope, DN (eds): Traumatic brain injury. Phys Med Rehabil 3, 1989.
Katz, DI, and Alexander, MP (eds): The neurology of head injury. Journal of Head Trauma Rehabilitation 7, 1992.
Kreutzer, JS, and Wehman, P (eds): Community Integration Following Traumatic Brain Injury. Paul H Brookes, Baltimore, 1990.
Kreutzer, JS, and Wehman, PH (eds): Cognitive Rehabilitation for Persons with Traumatic Brain Injury: A Functional Approach. Paul H Brookes, Baltimore, 1991.
Levin, HS, et al: Neurobehavioral Consequences of Closed Head Injury. Oxford University Press, New York, 1982.
Zasler, ND, et al: Coma stimulation and coma recovery: A critical review. Neuro Rehabil 1:3340, 1991.

25 前庭器官リハビリテーション

Michael C. Schubert
Susan J. Herdman

概要

- 解剖
  - 末梢前庭系
  - 中枢前庭系
- 生理および運動制御
  - 持続発火頻度
  - 前庭眼反射および前庭眼反射の利得
  - プッシュプル機構
  - 抑制性遮断
  - 速度蓄積機構
- 評価
  - 病歴
- 理学所見
  - 眼振の観察
  - head thrust test
  - 頭振後眼振検査
  - 頭位眼振検査
  - 臨床的動体視力検査
  - 歩行と平衡機能の検査
- 前庭機能検査
- 前庭機能障害
  - 機械的な障害
  - 受容器への入力の減少
  - 中枢神経系病変
- 介入
  - 良性発作性頭位めまい症（BPPV）
  - 一側前庭病変
  - 両側前庭病変
  - 中枢性前庭病変
- 患者教育
- 一般的な前庭系疾患の診断
  - メニエール病
  - 外リンパ瘻
  - 聴神経腫瘍
  - 動揺病
- 一般的な非前庭系疾患の診断
  - 片頭痛に関連しためまい感
  - 多発性硬化症
  - 頸性めまい
- 禁忌事項

学習目標

1. 前庭系の疾患による症状とその病態を確認し，他の疾患による回転性めまい，浮動性めまい，平衡障害と鑑別する。
2. 前庭機能障害患者の診断，予後，治療の計画を確立することを目的に，患者の評価に用いる検査手順を確認し，述べる。
3. 前庭機能障害患者に行う適切なリハビリテーションの要素について述べる。
4. 患者のデータを分析し，それを解釈して，現存する臨床的な問題に対する適切な介入法を決定する。

理学療法士は，さまざまな臨床の場で前庭障害患者に接する機会があるであろう。前庭障害は，頭部外傷，ウイルスによる損傷，抗生物質による中毒性難聴で起こる。めまいは，胸痛，疲労感に続いて3番目に頻度の高い訴えである[1]。成人の42%が，ある時期，浮動性めまいまたは回転性めまいを経験するという報告がある[2]。7,600万人の米国人が，ある種の前庭障害に罹患すると推定される。教育研究病院からの報告によると，めまいを主訴とした外来患者のなかで，持続するめまいの50%以上は末梢性前庭障害が占める[3]。

　Cawthorne[4]とCooksey[5]は，浮動性めまいおよび回転性めまいを有する患者に対して運動療法を提唱した最初の臨床医であった。とはいえ，前庭機能とそれに関連した障害についてのわれわれの知識が，そのアプローチをリハビリテーションへと大きく変えたのは，この20年のことにすぎない。人体の大部分の障害と同じように，早期に前庭機能障害が診断され，治療を受けることができれば，機能の制約は最小限に抑えられ，能力低下に陥るのを予防することができる。

　本章では，末梢性前庭系に主に焦点を当てる。それが，患者の徴候と症状をきたす最も頻度の高い原因となるからである。しかし理学療法士は，中枢性病変により生じる徴候や症状のパターンをも認識しなければならない。前庭系の複雑さとヒトの機能におけるその重要な役割を正しく認識するために，解剖と生理の簡単な概要を示す。正常に機能している前庭系について理解すると，システムの異常を見分けることができるようになり，効果的なリハビリテーションの方法を考えることが可能となる。

解剖

末梢前庭系

　末梢前庭系には，以下の3つの主要な機能がある。すなわち，①頭部運動の間，網膜の中心窩上の視覚映像を安定させてクリアな視野を得る，②特に頭部運動時の姿勢の安定性を維持する，そして③空間識のために使用される情報を提供する，である。

　頭蓋骨の両側にある側頭骨内に，迷路と呼ばれる膜構造がある。迷路には，2種類の異なった運動受容器，**半規管** semicircular canal（SCC）と**耳石器**がある（図25-1）。3つの半規管，前あるいは上，後あるいは下，そして，水平あるいは外側，がある。半規管は，**内リンパ**と呼ばれる液体で満たされている。それは，頭部の角運動の方向に反応しておのおのの管内を自由に移動する。内リンパが移動すると，クプラに位置する感覚受容器細胞（有毛細胞）がたわむ（図25-2）。各半規管は，それ自身の平面内での運動に最も応じる。例えば，頭部が水平に動いているときは，水平半規管の発火頻度が最大となる。

　耳石器（球形嚢と卵形嚢からなる）は，直線加速度と重力に反応する。炭酸カルシウム結晶（耳石）が卵形嚢と球形嚢内でゼラチン状の基質に包埋されている。

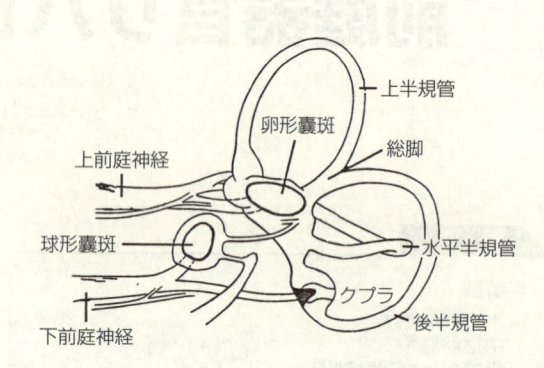

図25-1 3つの半規管の角度はおのおの90度である。おのおのの半規管は内リンパで満たされ，それは頭部の角運動に反応しておのおのの半規管内で移動する。2つの耳石器（卵形嚢と球形嚢）は，直線加速度に反応する。迷路は，上前庭神経，下前庭神経の両方に支配されていることに注意されたい。これは，左側前庭迷路である(Schuknecht, HF: Pathology of the Ear. Lea & Febiger, Philadelphia, 1993, p534. より)

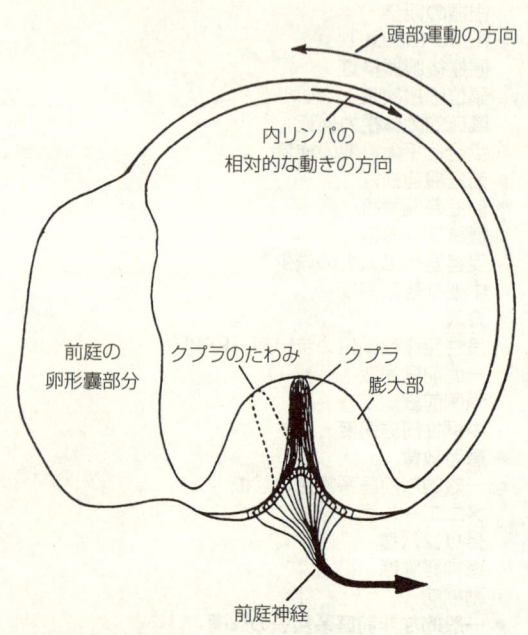

図25-2 半規管の横断面。矢印は頭部運動の方向と内リンパの方向との関係を示す。内リンパが半規管内で移動すると，それはクプラを偏位させ，有毛細胞を変形させる（Melvill-Jones, G: Organization of Neural Control in the Vestibulo-Ocular Reflex Arc. The Control of Eye Movements. Academic Press, New York, 1971. より）

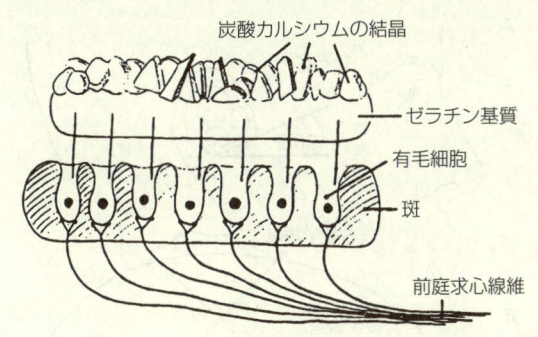

図 25-3 炭酸カルシウムの結晶（耳石）はゼラチン基質に重力を与える。そして，慣性質量によって直線運動を卵形嚢と球形嚢の平衡斑が感受し有毛細胞が刺激される（Baloh, and Hornrubia[13], p4. より）

感覚受容器または有毛細胞は，このゼラチン状の基質に突き出ている。頭部が直線的に移動すると，エレベータに乗ったときのように，炭酸カルシウムの結晶は偏位し，有毛細胞をたわませる。それは，有毛細胞において受容器電位を発生させる（図 25-3）。

角速度および線速度に関する情報は，処理のために，脳幹の前庭神経核および小脳に送られる（図 25-4）。前庭信号は，中枢神経系内で視覚および体性感覚刺激と相互に作用する。中枢神経系は，3つの感覚入力を統合して，注視および姿勢安定性の適正な運動プランを作成する。3つの半規管からの信号は主に注視安定性のために用いられるが，卵形嚢と球形嚢からの信号は，主に姿勢安定性のために用いられる。

中枢前庭系

前庭神経核は，小脳，網様体，視床，大脳皮質（前庭皮質）と広範囲な連絡がある。網様体，視床と前庭皮質［訳注：サルを用いた実験より，頭頂葉と島の接合部が一次前庭野であると証明された］との連絡は，自己の運動と周囲の状況を識別するのと同様に，前庭系が，覚醒と体の意識的な認識の統合に関与することを可能にする[10,11]。小脳との連絡は，前庭眼反射の調節を補助し，動的ならびに静的な状態での姿勢を維持し，手足の運動の調節を行う。下部脳幹構成体の病変は，末梢性前庭病変に類似することがある。例えば，前庭神経核の梗塞は，一側前庭病変と症状が一致する可能性がある。皮質と上部脳幹の病変は，視覚的垂直の認識障害をきたす[12]。

生理および運動制御

前庭機能障害の徴候や症状を理解するために，その

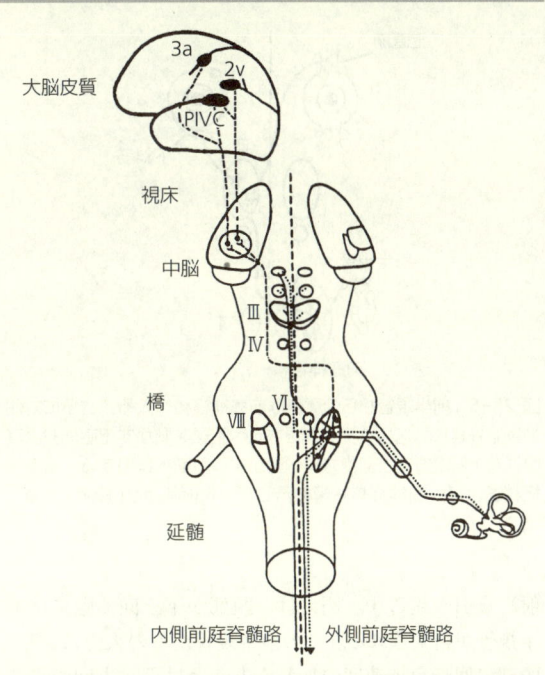

図 25-4 半規管（回転角加速度）および耳石器（直線加速度）の入力は前庭神経核（主に上核と内側核）に送られる。さらにその情報は，前庭眼反射の中継として，眼球運動核（滑車神経核，外転神経核，動眼神経核）へ送られる。空間識として認知するため前庭からの信号は視床および大脳皮質へと送られる。また，姿勢制御のため，前庭信号は内側前庭脊髄路，外側前庭脊髄路および頭頂-島部前庭皮質（PIVC）へ送られる（Brandt, and Dieterich[10], p343. より改変）

メカニズムを認識する必要がある。ここでは，基礎的な前庭機能の生理および運動制御の理論について述べる。前庭機能の重要な作用には，持続発火頻度，前庭眼反射，プッシュプル機構，抑制性遮断，そして速度蓄積機構 velocity storage system（VSS）がある。

持続発火頻度

通常の前庭系の持続発火頻度は，80 パルス/sec である[13]。これは，頭部が静止している状態つまり睡眠中などであっても，前庭は活動していることを意味する。回転角加速度および直線加速度が加わる頭部の運動により，前庭の発火頻度は増加あるいは減少する。

前庭眼反射および前庭眼反射の利得

急激な頭部の運動の際，視線安定化は**前庭眼反射** vestibulo-ocular reflex（VOR）により保持されている。半規管からの信号は前庭神経核に入り，動眼神経核へと向かう。半規管の求心性刺激は動眼神経核に入り，頭部の運動と反対方向へ，眼球運動緩徐相（前庭眼反

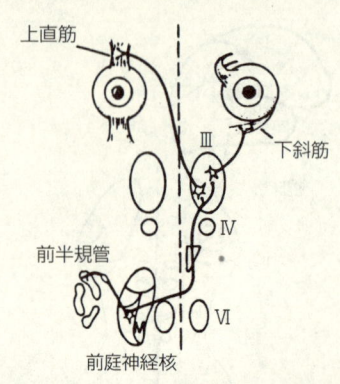

図 25-5 前半規管からの信号は前庭神経核へ入る。さらに対側の動眼神経核へ送られ，上眼瞼方向へ眼球を動かす上直筋および眼球を上眼瞼方向と回旋方向へ動かす下斜筋へ作用する。滑車神経核および外側神経核も図に示した（Baloh, and Hornrubia[13], p52. より改変）

射）を引き起こす。例えば，頭部が下を向く際には前半規管が刺激される。この前半規管からの入力により，頭部に回転角加速度の加わる方向とは反対方向つまり上眼瞼方向へ，両方の眼球がゆっくりと動く（図 25-5）。

通常，頭部が一定方向へ動くと，眼球はそれとは反対方向へ等速度で動く。この頭部速度に対する眼球速度の関係は**前庭系の利得（ゲイン）**として表現される（眼球速度/頭部速度＝1）。

頭部が 60 度/sec 以下で運動をするとき，視標は**滑動性眼球運動**により保持される[14]。頭部が 60 度/sec よりも速く運動する場合，視線安定化のため，前庭機能により眼球は頭部とは反対方向に動く。この前庭眼反射は 350 度/sec から 400 度/sec の速度まで働く。400 度/sec 以上になると，前庭眼反射の利得が減少し，視線安定化は維持されなくなる。

プッシュプル機構

この概念は，前庭眼反射の同一平面の効果を理解するのに非常に重要である。脳は，頭部の運動を，左右の前庭機能からの入力を比較することで検知している。半規管はすべて一対となって働く。つまり，右前半規管は左後半規管と一対になっており，その逆もしかりである。そして左右の水平半規管も対になっている。頭部が右へ動くとき，右の水平半規管では発火頻度が増加し（脱分極），一方で左の水平半規管では発火頻度が減少する（過分極）。これは**プッシュプル機構**と呼ばれる。こうして脳はその左右差を認識し，運動を検知するのである。誤って情報が検知されると，視線安定化，感覚，姿勢制御に困難が生じる。図 25-6 にプッシュプル機構を示す。

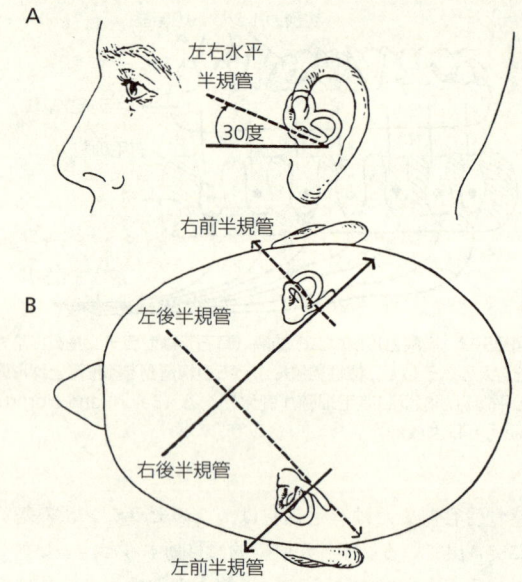

図 25-6 A：頭部を直立にした場合の水平半規管の本来の位置。B：半規管（前半規管および後半規管）は一対となって働く。矢印は，それぞれの半規管の回転角加速度刺激となる方向を示す。点線および実線は，それぞれの半規管には対となる半規管があり，反対方向の回転角加速度に反応することを示す。例として，右前半規管は左後半規管と一対となっている（Baloh, and Hornrubia[13], p27. より改変）

抑制性遮断

頭部の回転速度が 350～400 度/sec の場合，半規管の有毛細胞が脱分極し前庭神経の発火頻度が増加する[13]。それにともない，対側の半規管の過分極も惹起される。しかし，この反対側の半規管の有毛細胞の過分極は，抑制が制限される点においては発火頻度をゼロに減少させることしかできない（**抑制性遮断**）。つまり，有毛細胞が過分極する頭部運動に対する反応は 80 度/sec まで，というように制限されている。したがって，右へ 120 度/sec で頭部が回転する場合，右の前庭では 80 度/sec（持続性発火頻度）から 200 度/sec まで発火頻度が増加する。このとき左前庭では 80 からゼロに減少する。－40 へ減少するわけではない（1 度/sec の頭部速度に対し，約 1 パルス/sec の発火頻度の変化が起こる）。

速度蓄積機構

膨大部の運動により生じる信号の持続時間は短期間であり，膨大部が偏移している間だけ続く。しかし，内側前庭神経核の神経機構により反応は維持され，通常の前庭機能では 10 秒以上続く。前庭入力が維持される目的は，膨大部がすでに反応しなくなった際も，

まだ運動が続いていることを脳へ伝えるためであるといわれている。

評価

病歴

病歴は，診察において特に重要な部分であり，これにより正確な理学所見を得ることが可能となる。病歴をとる際の3つのキーポイントは，症状，持続時間および発生状況である。

▼ 症状

患者がめまい感（めまい）という用語を用いるとき，患者は実際に何を経験しているかを確定することが重要である。残念なことに，「めまい」という言葉は，不正確な用語である。それは，患者にとっても医師にとっても，表現するのは困難である。そしてこれは回転感かあるいは転びそうな感覚として，漠然と定義される。理想的には，患者は言葉で表現するということに執着すべきではない。しかし，めまいという訴えのほとんどは，回転性めまいや，浮動感，頭のふらつきまたは平衡障害に分類される。

多くの患者は「回転性めまい」という用語を不正確に使用する。そこで医師は，患者にその用語の定義を知らせなければならない。**回転性めまい**は，動いているような錯覚，最も一般的には，回転感覚と定義される。それは，2つの前庭系の自発発火頻度の非対称による。回転性めまいは，一側前庭機能障害の急性期の症状としては最も頻繁に認められる症状である。しかし，末梢前庭神経ニューロンが脳幹に入る所，あるいは前庭神経核に病変が及んでいる急性一側性脳幹病変でも認めることがある。

頭のふらつきは，回転性めまいよりも漠然としている。また，病巣部位診断としての意義も回転性めまいよりも少ない。それは，低血圧，低血糖あるいは不安など，前庭系ではない他の因子により生じる可能性がある。典型的には，頭のふらつきはあたかも気を失いそうな感覚と定義される。

平衡障害は，人がバランスを失っている際の，主観的感覚と定義される。典型的には急性および慢性の前庭病変は，平衡障害を生じる。しかし，しばしばこの症状は，下肢における深部覚の低下あるいは虚弱など，非前庭系の問題に付随する（表25-1）。

患者が頭部運動時の視覚のぶれを訴えるとき，患者は動揺視を経験している。**動揺視**は，画像が移動するか，はねているようにみえる，頭部の運動にともなう

表25-1 症状をきたす可能性がある原因

症状	これを示す可能性があるもの
回転性めまい	BPPV，一側末梢性機能低下，前庭神経核に及ぶ一側中枢性病変
頭のふらつき	起立性低血圧，低血糖症，不安，パニック障害
平衡障害	両側前庭病変，慢性一側前庭病変，下肢の体性感覚の喪失，上部脳幹/前庭皮質病変，運動神経経路病変

BPPV：良性発作性頭位めまい症

視覚の不安定性である。それは前庭眼反射の利得の低下による。

●主観的な主訴の評価●
ビジュアルアナログスケール

ビジュアルアナログスケール visual analog scale（VAS）の使用は，平衡障害，浮動性めまい，回転性めまい，動揺視の強度を主観的に評価できる有効な手段である。患者は，質問に答えて，その時点でのそれらの症状の強さを10 cmの線上に印をつけて表現するように求められる。医師は，印までの距離を測定して，症状を定量化する[15]。

めまいによる日常生活障害度

めまいによる日常生活障害度 dizziness handicap inventory（DHI）は，前庭障害の結果として患者自身が感じる生活障害度を判断するのに一般的に用いられているツールである[16]（表25-2）。DHIは，優れた再現性（$r=0.97$）と高い内部整合性信頼性（$r=0.89$）を持つ。患者は25の質問に答える。その質問は，機能的，感情的，身体的にサブグループに分けられている。DHIによって，患者の平衡障害の認識と日常活動への影響を定量化することができ，主観的な改善を確認するのに役立つ。RobertsonとIreland[17]は，computer dynamic posturography（CDP）で測定された機能的なバランス能力とDHIとは相関しないことをみいだした。患者は障害があるという認識を持っているにもかかわらず，身体の平衡障害を呈さなかったのである。患者の不安と患者の対処能力が相違していることが，これら両者の間に相関がなかった理由であると，彼らは結論した。

機能的な障害尺度

TelianとShepard[18]は，患者の理学療法に対する反応を判定するために，機能的障害尺度を開発した（表25-3）。測定は，治療前後に実施される。前庭障害により体が動かせなくなっていると強く認識している患者は，それほどではないと感じている患者よりも治りが悪かったということが解析結果より示された。

表 25-2 修正項目のあるめまいによる日常生活支障度最終版―項目・全体相関係数

めまいによる日常生活支障度[a]
説明：このスケールの目的は，あなたが自身のめまい，または不安定性のため経験しているかもしれない生活上の問題点を確認することです。それぞれの質問事項に，「はい」，「いいえ」，あるいは「ときどき」で答えてください。めまいまたは不安定性により生じる問題だけに関する，おのおのの質問に答えてください。

項目	項目合計
P1. 見上げると，症状は増悪しますか？	.54
E2. あなたはその症状のために，欲求不満を覚えますか？	.34
F3. あなたはその症状のために，仕事あるいはレクリエーション目的の旅行を制限されますか？	.76[b]
P4. スーパーマーケットの通路を歩くことで，その症状は増悪しますか？	.39
F5. あなたはその症状のために，ベッドに入る，またはベッドから出るのが困難ですか？	.50
F6. あなたはその症状のために，食事に出かけること，映画をみに行くこと，踊りに行くこと，またはパーティに参加することなどの社会活動をかなり制限されますか？	.69
F7. あなたはその症状のために，読むことが困難ですか？	.44
P8. スポーツやダンスのようなさらに意欲的な活動，あるいは掃除をすることや食器を片づけるなどの家庭の雑用を行うことで，その症状は増悪しますか？	.54
E9. あなたはその症状のために，誰かに同行されることなく家を出ることが怖いですか？	.43
E10. あなたはその症状のために，人前でとまどったことがありますか？	.46
P11. 頭部の速い動きで，その症状は増悪しますか？	.51
F12. あなたはその症状のために，高い所を回避しますか？	.49
P13. ベッドで体の向きを変えることで，その症状は増悪しますか？	.43
F14. あなたはその症状のために，熱心に家事や庭仕事をすることが困難ですか？	.58
E15. あなたはその症状のために，酔っているのではないかと他の人に思われることを恐れていますか？	.30
F16. あなたはその症状のために，1人で散歩に行くことは難しいですか？	.62
P17. 歩道を歩くことで，その症状は増悪しますか？	.58
E18. あなたはその症状のために，集中することが困難ですか？	.49
F19. あなたはその症状のために，自宅の暗い場所を歩き回ることが難しいですか？	.48
E20. あなたはその症状のために，1人で家にいるのが怖いですか？	.27
E21. あなたはその症状のために，障害を負っていると感じることがありますか？	.41
E22. あなたはその症状のために，家族や友人との関係にストレスを感じることがありますか？	.46
E23. あなたはその症状のために，落胆していますか？	.41
F24. あなたはその症状のために，仕事や家庭の責任を果たすのを妨げられますか？	.56
P25. かがむことで，その症状は増悪しますか？	.57

[a] 「はい」は4ポイント，「ときどき」は2ポイント加算する。「いいえ」は0ポイント
[b] 各々の下位尺度において，最も高い項目・全体相関係数であった質問事項。Fは機能的下位尺度，Eは情緒的下位尺度，Pは身体的下位尺度
Jacobsen, GP, and Newman, CW[16], p424. より

運動感度指数

Smith-Wheelockら[19]は，患者のめまいを主観的に表すことができる運動感度指数 motion sensitivity quotient（MSQ）を開発した。この評価法は，運動がめまいを再現するかどうかを判断することを目的とし，患者の頭部あるいは体全体を動かすという手技を含む（図25-7）。患者の頭をめまい誘発頭位に動かすと，患者が症状の増大を訴える場合は，その強度について0（症状なし）から5（激しい症状）までの5段階で患者に点数をつけてもらう。症状の持続時間についても同様に，0～3（0～4秒＝0，5～10秒＝1，11～30秒＝2，＞30秒＝3）までの4段階で記録してもらう。症状の強度と持続時間は合計され，これが得点となる。症状を引き起こした体位の数とその体位での得点を掛

表 25-3 機能的障害尺度

0	障害はない―症状はない
1	障害はない―厄介な症状はない
2	軽い障害がある―日常業務は行っている
3	軽い障害がある―日常業務が中断される
4	最近出現した高度障害―医療に委ねる
5	固定した高度障害

注：理学療法士は，治療前後に患者に点数をつける。それは，面接に基づいて行われる（Telian et al[18], p90 より）

第 25 章　前庭器官リハビリテーション

	強度	持続時間	点数
基本症状			
1. 座位から仰臥位			
2. 座位から左下			
3. 左下から右下			
4. 仰臥位から座位			
5. 左下懸垂頭位（左Hallpike頭位）			
6. 下懸垂頭位から戻す			
7. 右下懸垂頭位（右Hallpike頭位）			
8. 下懸垂頭位から戻す			
9. 座位：鼻と左膝			
10. 座位に戻る			
11. 座位：鼻と右膝			
12. 座位に戻る			
13. 座位：頭部を5回振る			
14. 座位：頭部屈曲・伸展を5回			
15. 立位：右にターンする			
16. 立位：左にターンする			
強度：0〜5で評価する（0＝症状なし，5＝激しい症状）			
持続時間：0〜3で評価する（0〜4秒＝0，5〜10秒＝1，11〜30秒＝2，＞30秒＝3）			

運動感度指数： $\dfrac{\#誘発体位の数 \times 点数 \times 100}{2048}$ ＝ _____ 総点

注：MSQが0点というのは症状がないことを示す。そして，100点はすべての体位で強いめまい感が生じることを示す。

図 25-7　運動感度指数（MSQ）
（Smith-Wheelock, et al[19], p221.より）

け合わせたものを，2,048 で割ったものが MSQ となる。MSQ が 0 点というのは，症状がないということを示す。100 点は，すべての体位で強いめまいが生じるということを示す。

▼ 持続時間

回転性めまいの急性発作（3 日以内）や慢性の平衡障害があるのかどうか，また，浮動性めまいがあるのかどうかを，医師は確認しなければならない。患者が反復する回転性めまいの発作を呈している場合は，その発作の平均持続時間は数秒なのか数分なのか，または数時間なのかを確定しなければならない。この情報は，診断を確定して適切な処置をするにあたって非常に重要である。

▼ 発症状況

理学療法士も同様に，患者がどのような状況の下で症状を経験するかについて確定しなければならない。これは最大効果が得られる治療形態を決定するのに有用である。患者が特定の運動や体位で，または安静時に症状を呈するかどうかを識別することは重要である。患者はおそらく，体は動かさずじっとしているにもかかわらず，車に乗っている乗客のように，体動に対して敏感である。特定の位置に頭部を動かすことはおそらく，激しい回転性めまいを引き起こすことがある。

理学所見

眼球運動の検査は，前庭系の局在診断をするうえで有用である。眼振の観察，大きな加速度を用いての前庭眼反射検査（head thrust test），頭振後眼振検査，頭位眼振検査，臨床的動体視力検査などが重要な検査である。

眼振は，末梢性前庭病変と中枢性前庭病変を識別するのに用いられる主要な診断指標である。**末梢性前庭病変**による不随意性眼球運動，眼振は，緩徐相と急速相とからなる。眼振の急速相の方向を眼振の向きと定義する。前庭病変において認められる眼球運動の緩徐相は，前庭系の一側の相対的な興奮によって生じる。急速相は，眼球運動をリセットする単純な眼球運動である。例えば，左向き眼振では，両眼はゆっくり右へ（前庭眼反射によって）動いた後，眼球運動をリセットするために生じる眼球運動は左向き（急速相）となる。したがって，眼振の急速相の方向と反対側が，前庭病変の患側となる。

前庭病変による眼振の典型例は，急性一側性障害後に認められるもので，それは**自発（安静時）眼振**である。この種の眼振は，前庭系の健側と患側間の非対称により生じるので，体を動かさずじっとしている状態で出現する。この非対称を脳は，健側からの能動的な刺激として受容する。明所下で認められる末梢性病変による自発眼振は通常，7日後には治まる[20,21]。自発眼振の消失は，中枢神経系の適応能力のみならず一部は，固視抑制による。

眼振の観察

眼振は，明所下あるいは視標を固視することにより抑制される[22]。つまり眼振の観察は，被験者が周囲の状況をみることができない条件下で行うべきである。このような状況は，Frenzel 眼鏡の装着または赤外線カメラ装置を用いることにより可能となる。Frenzel 眼鏡は凸レンズが用いられている。これを装着すると患者は目標物を固視できなくなり，眼振の観察が可能となる。赤外線カメラは，照明を患者の眼にはみえない赤外線で行う。

head thrust test

前庭眼反射の検査は，水平方向について低速回転（<60度/sec），および高速回転[23]の両方で行う（図25-8）。head thrust test を行うにあたっては，まず患者に近位視標（例えば，医師の鼻）を固視させる。患者に視標固視を続けさせながら，頭部を小振幅でゆっくり動かす。次に，頭部を急激に動かすと患者に知らせる。健常者では頭部運動の間，視標を見続けることができる。前庭障害患者は頭部運動時，眼が視標からずれるようになる（前庭眼反射が起こらないため）。そして，衝動性眼球運動を用いて視野から外れてしまった視標を再度注視する。**衝動性眼球運動**は，速い眼球運動である。一側末梢性または中枢性前庭病変を有する患者

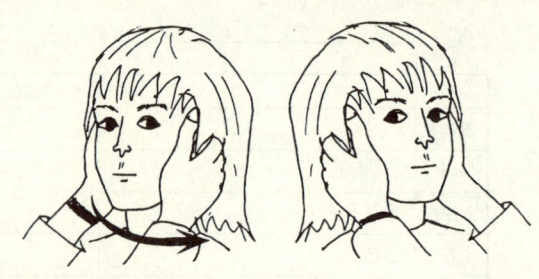

図25-8 head thrust test。最初，患者に近くの視標を固視させる。次に患者から離れた視標を固視させる。その後，小振幅で急速に患者頭部を左（大きな矢印）へ移動する。患者は，遠くの視標を見続けることが可能である。患者の眼が視標からずれていれば，head thrust test 陽性である。そのような場合，患者は再度眼を視標に向けるため，衝動性眼球運動を使用せざるを得ない（Baloh, RW, et al: Dizziness, Hearing Loss and Tinnitus. FA Davis, Philadelphia, 1998, p62. より）

は，患側方向へ頭部を急激に回転すると，視標を固視し続けることができなくなる。同様に，両側末梢性前庭病変を有する患者は，頭部を回転させると，いずれの方向でも視標を固視するために，衝動性眼球運動が出現する。次に，約1.8 m離れた視標を患者に注視させて同様の検査を繰り返す。

頭振後眼振検査

頭振後眼振 head-shaking-induced nystagmus（HSN）検査は，一側末梢性前庭障害の診断に役立つ。眼振が抑制されないように，Frenzel 眼鏡または赤外線カメラ装置を患者に装着しなければならない。閉眼するよう患者に命じる。患者頭部を（水平半規管が地面と水平になるように）30度前屈させた後，周波数2 Hzで20回，頭部を水平方向に振る。頭振り終了と同時に開眼させ，眼振を観察する。健常者では眼振を認めない。しかし，前庭系に左右差があると，これが頭振後眼振として出現する。一側末梢性前庭病変典型例では，急速相は健側向き，緩徐相は患側向きの水平性眼振が誘発される。一側末梢性前庭病変を有する患者のすべてに頭振後眼振が認められるというわけではない。両側前庭機能が低下した患者では，前庭系に左右差がないので，頭振後眼振は認められない。前庭系からの入力が左右とも消失しているからである。横あるいは垂直方向の頭振り後，垂直性眼振が誘発される場合，中枢性病変の存在を示唆する。

頭位眼振検査

頭位眼振検査は，回転性めまいおよび眼振の確認に用いられる。頭位めまい症のなかで最も頻度が高いの

図 25-9 Hallpike-Dix 検査。患者を診察台に座らせ，頭部を 45 度水平方向に捻転する。検者は 45 度，頭部捻転の状態を維持したまま，30 度懸垂頭位になるまで患者を急激に後ろ向きに倒し，眼振が誘発されるかどうかを観察する。また，回転性めまいが生じたかどうかを患者に尋ねなければならない。次に，患者をゆっくりと座位に戻し，そして次に対側の検査を行う。眼振と回転性めまいが認められる側が，BPPV の患側である。右側の後半規管あるいは右前半規管の BPPV 症例を検査する場合を示す（Tusa, RJ: Canalith Repositioning for Benign Positional Vertigo. Education Program Syllabus. American Academy of Neurology. Minnesota, 1998, p6. より改変）

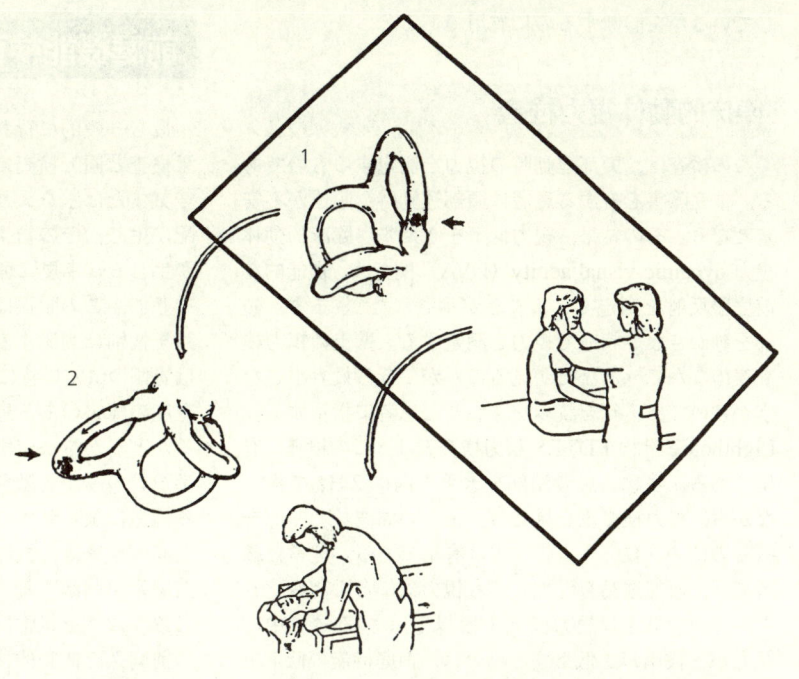

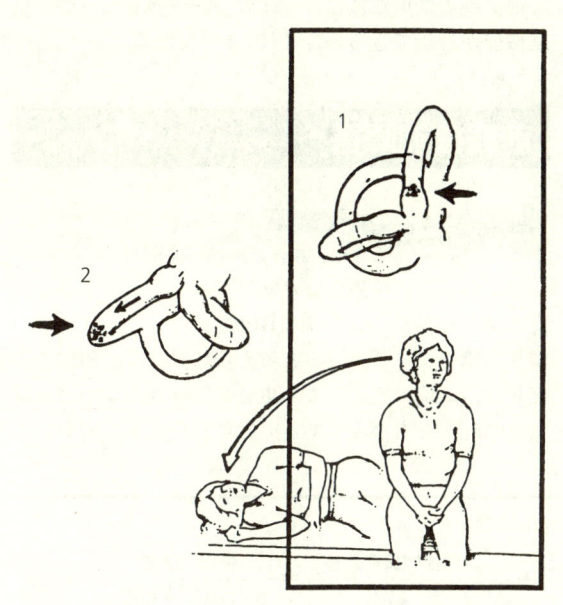

図 25-10 座位での Hallpike-Dix 検査。(1)患者を，診察台の端に座らせ，頭部を 45 度水平方向に捻転する。(2)患者頭部を 45 度捻転したままの状態を保ちながら，捻転した方向と反対側に患者を急激に倒す。絵は右側の場合を示す。検者は，眼振と回転性めまいの有無についてチェックする。そして，ゆっくりと患者をもとの体位に戻す。次に，反対側についても検査を行う（Tusa, RJ: Canalith Repositioning for Benign Positional Vertigo. Education Program Syllabus. American Academy of Neurology. Minnesota, 1998, p6. より改変）

表 25-4 眼振による良性発作性頭位めまい症の原因となっている半規管の同定とその頻度

原因半規管	眼振	頻度(%)[a]
後半規管	上向性・回旋性[b]	63
前半規管	下向性・回旋性[b]	12
水平半規管	水平性	1
垂直半規管	回旋性のみ	24

[a] 24%の症例は後半規管型か前半規管型かの区別がつかない[36]
[b] 回旋成分[58]は，垂直半規管由来のシナプスが付着する斜筋（上斜筋，下斜筋）により生じる

は，はがれた耳石が半規管内を浮遊し，これが頭位を変えた際に異常な信号を生じることによって起こる**良性発作性頭位めまい症** benign paroxysmal positional vertigo（BPPV）と呼ばれる疾患である。異常な信号により短時間の回転性めまいと眼振が生じる。眼振の方向はどの半規管が原因になっているかによって特有なものとなる。**Hallpike-Dix 検査**[24]は，患者頭部を 45 度一側に捻転した後，座位から仰臥位に倒す。その際頭部はさらに 30 度懸垂頭位とする。また頭部 45 度捻転の状態を維持する（図 25-9）。この手技により，後半規管は重力の作用平面と平行な面となる。患者を横方向へ動かす方法も，同様の意義を有する（図 25-10）。図で示したいずれの方法においても，地面に向かっている側の耳が，患側迷路である。患者が懸垂頭位になった時点で眼振を観察する。眼振の方向とその持続時間は，BPPV か中枢性病変かどうかを鑑別する際の助けとなる。表 25-4 は，どの半規管が BPPV と関係

しているかを診断するのに有用である。

臨床的動体視力検査

　この検査は，頭部運動時の視力を測定するものである。前庭障害を有する患者は頭部運動時，眼位が不安定となる。その結果，視力低下をきたす。臨床的動体視力 dynamic visual acuity（DVA）検査は，機能的な前庭眼反射を測定できることが示された[25]。まず，頭部を動かさない状態で視力を測定する。壁上の視力検査表のなかで「あなたが見ることができる最も小さな字が書いてある行を読みなさい」と患者に指示する。Lighthouse 社の EDTRS 視力検査表は，この検査に有用である。次に，患者頭部を水平方向に 2 Hz で振りながら，視力検査表を見せる。正しい周波数で頭部を振るのにメトロノームの使用は有用である。健常被験者では，頭部運動を付加しても視力はほとんど変化しない（視力低下は視力表上 1 段以下）。頭部運動中の視力が 3 段階以上低下する場合は，前庭機能の低下を疑う[26]。

歩行と平衡機能の検査

　歩行や平衡機能の問題を評価することは，患者の機能の状態を定量するうえで重要である。検査は，静的なバランス，体重の移動，自動的な姿勢反応，歩行運動を評価範囲としなければならない。平衡機能の検査は，前庭系に特異的というわけではない。表 25-5 に，一般的な平衡機能の検査とそれらによって得られる結果を示す。

前庭機能検査

　最も一般的に行われている前庭機能検査は，温度刺激検査と回転検査である。**温度刺激検査**は，外耳道に空気または水を入れて行う。温度刺激によって温度勾配が生じ，その結果，水平半規管内の内リンパの移動が生じる。半規管が刺激され，水平眼振が誘発される。そして，この眼振は定量することができる。左右の迷路を個別に刺激することができるので，温度刺激検査は患側の決定に特に有用である。氷水を用いる変法は，重度の障害のある患者において前庭機能が残存しているかどうかを決定するのに有用である。しかし，水平半規管のみが刺激されるので，温度刺激検査で得られる情報は限られている。

　回転検査は，被験者を暗所で回転することによって前庭系を刺激する。回転刺激によって前庭眼反射が生じる。これを正常反応と比較する。回転検査は，両側の前庭系を能動的に刺激することができる。回転検査で前庭系の低周波数領域全体の情報が得られるが，前庭機能が評価できるのは 1 Hz までである。

前庭機能障害

機械的な障害

　めまいの原因疾患のなかで最も多くみられるのは，良性発作性頭位めまい症（BPPV）で，これは生体力学的な障害により生じると考えられている。BPPV の症状は，頭位の変化により生じる回転性めまいと，嘔気（嘔吐をともなう，あるいはこれをともなわない）

表 25-5　一般的な平衡機能検査とそれにより得られる結果

検査	BPPV	一側前庭機能障害	両側前庭機能障害	中枢性病変
Romberg	陰性	急性期：陽性 慢性期：陰性	急性期：陽性 慢性期：陰性	しばしば正常
Tandem Romberg (Mann)	陰性	陽性，閉眼時	陽性	陽性
単脚起立	陰性	陽性の可能性	急性期：陽性 慢性期：陰性	施行不可能の可能性
歩行	正常	急性期：歩幅大 　速度低下 　手振りの減少 　体幹の回転 代償期：正常	急性期：歩幅大 　速度低下 　手振りの減少 　体幹の回転 代償期：軽度の歩行偏位	強い麻痺性の可能性
歩行時頭部回転	軽度の不安定性出現の可能性	急性期：バランスの保持が不可能となる可能性あり	バランスの保持が不可能あるいはゆっくりした歩調	バランスの保持が不可能あるいは失調が増悪

BPPV：良性発作性頭位めまい症

第 25 章　前庭器官リハビリテーション

と平衡障害である。頭部が誘発頭位（めまい頭位）になってから回転性めまいが出現するまでの潜時は，典型例では，15 秒以内である。また，回転性めまいの持続時間は通常 60 秒未満である。回転性めまいと眼振は，他の部位に迷入した耳石によって生じる直接的な機能障害である。間接的な機能障害には，嘔気，嘔吐と平衡障害がある。BPPV は，**クプラ結石症**と**半規管結石症**の，どちらか 1 つの機序によって生じると考えられている。どちらの機序も，卵形嚢からはがれ落ちた耳石が半規管内に落ち込むことが原因とされている。Schuknecht[27]は，はがれ落ちた耳石の断片が，3 つの半規管のうちの 1 つの半規管のクプラに付着するという理論を最初に提唱した（クプラ結石症）。頭部がある特定の位置になると，重くなったクプラは重力によって偏位する。この異常な信号によってめまいと眼振が出現する。患者が誘発頭位（めまい頭位）を取り続けるかぎり，回転性めまいと眼振は持続する。クプラ結石症は，したがって，BPPV において一般的に認められる短い持続時間の回転性めまいを説明することができない。Hall ら[28]は，第 2 の理論である半規管結石症を提唱した。耳石が，3 つの半規管のうちの 1 つの半規管の管腔内を自由に動くとする説である。患者が頭位を変えると，浮遊耳石が重力によって半規管内を移動し，その結果，内リンパ流動とクプラの偏位をきたす。図 25-11 に，クプラ結石症あるいは半規管結石症により生じた BPPV の例を示す。

受容器への入力の減少

　受容器への入力の減少あるいは消失をきたす一側前庭病変の最も一般的な原因は，ウイルス感染，外傷，血管性イベントである。一側前庭機能障害患者は，直接的な機能障害として回転性めまい，自発眼振，頭部運動時の動揺視，姿勢の不安定性と平衡障害を経験する。もはや機能しなくなった一側前庭により生じる左右差により，患者は当初，回転性めまいや眼振を経験する。患者が日常どおり，明所での生活を送ると，3〜7 日以内で改善する。この期間を超えても自発眼振が存在する場合は，中枢性病変あるいは不安定な末梢性前庭病変の存在の可能性に注意しなければならない。視覚のぼやけによる直接的な機能低下，姿勢不安定性，平衡障害は，理学療法により改善する。前庭系の左右差に起因するめまいは 7 日以内で治まるので，めまい症状が 2 週間以上続く場合は，これに起因しない機能

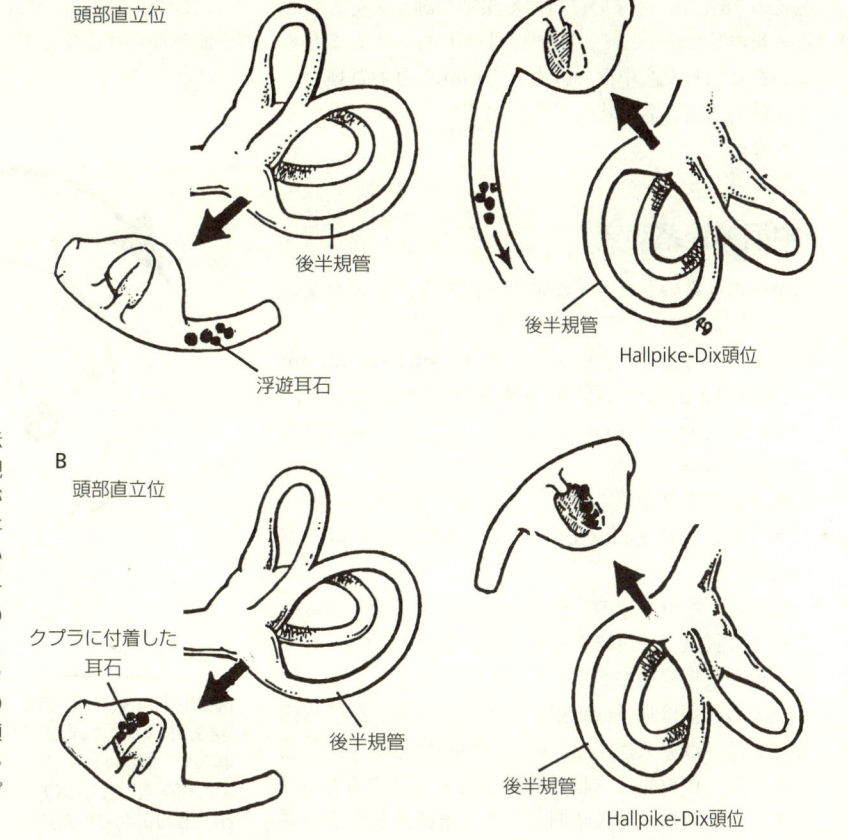

図 25-11　後半規管型 BPPV を示す。クプラの偏位を認める。A：半規管結石症は，半規管内に浮遊耳石があるとする考え方である。半規管平面が重力と平行になる面で頭部が動かされると，浮遊耳石は半規管内の一番低い位置へ移動する。浮遊耳石の移動により，クプラの偏位が生じる。B：クプラ結石症は，耳石片がクプラに付着している状態を示す。半規管の 1 つの平面が重力と平行になる面で頭部が動かされると，クプラは偏位し続ける。図は後半規管の BPPV とクプラの偏位を示す

839

障害を考慮すべきである．そしてその場合も，前庭リハビリテーションが必要である．

両側前庭機能障害をきたす原因のなかで最も頻度が高いのは，**中毒性難聴**（耳毒性）である．抗生物質の使用をやめても，特定のアミノ配糖体（ゲンタマイシン，ストレプトマイシン）は前庭器の有毛細胞に容易に取り込まれ，システムに組み込まれ続ける．主な訴えは，平衡障害である．動揺視と歩行失調は，両側前庭機能障害の診断にあたって，一般的な徴候である．これらは機能障害を導く．両側前庭機能障害では，左右の病変の程度に差がないかぎり，前庭神経の持続性発火ニューロンの発火頻度にも左右差がないので，患者は嘔気またはめまいを経験しない．Halmaygiら[29]は，ゲンタマイシンによる中毒性難聴患者は，姿勢と歩行の異常，頭部運動時の視力低下，前庭眼反射の利得の低下により，head thrust test は陽性になると報告した．両側前庭機能障害患者は高レベルの活動性を得るまで回復することができるが，これらの機能障害は永続する可能性がある．

頭部外傷は，末梢性前庭病変が持続するもう1つの原因である．受容器への入力の減少は，骨迷路によって保護されている前庭器への傷害で起こる．外傷性脳損傷 traumatic brain injury（TBI）の患者の多くはめまいに悩まされている[30]．Tuohimaa[31]は軽度頭部外傷患者の78％が，めまいに対する深刻な訴えを有していると報告した．そして，20％は6ヵ月たってもまだめまいを経験した．中枢神経系での前庭入力の処理も，外傷性脳損傷患者で報告されているめまいの原因かもしれない．

中枢神経系病変

中枢神経系のさまざまな障害が前庭系に影響を及ぼす[11]．それには，以下のようなものがある．
1. 脳血管障害，特に前下小脳動脈 anterior-inferior cerebellar artery（AICA），後下小脳動脈 posterior-inferior cerebellar artery（PICA）の障害，椎骨動脈
2. 外傷性脳損傷
3. 椎骨脳底動脈循環不全
4. 多発性硬化症 multiple sclerosis（MS）などの脱髄疾患

眼振は，中枢病変の病態の診断にも役立つ．小脳病変による眼振は，純粋な垂直方向になることがある[32]．明らかな眼振緩徐相がなく，その結果，眼が等速度で振動する眼振は**振子様眼振**と呼ばれている．振子様眼振はしばしば先天性疾患，例えば中心視力の欠如で認められる．中枢性と末梢性前庭病変を鑑別するもう1つの手がかりは，回復時間である．末梢性前庭病変に

よって生じる眼振と違って，中枢性前庭病変に由来する眼振は消失する可能性は低い．

回転性めまいは中枢性病変による症状のことがあるが，まれである．そしてもしそれがあるとしても，末梢性前庭病変より軽度であることが多い．前庭神経核に病変のある患者は，回転性めまい，眼振そして末梢性前庭障害患者と類似の平衡障害を示すことがある．しかし，前庭神経核のレベルより上位の中枢病変は，眼球運動の徴候のみならず側方突進，頭部傾斜，視覚認知障害を呈する．**側方突進**とは，一方向に転倒しやすくなる傾向のことである．

Brandtら[12]は，感覚受容の形成，眼球運動，姿勢に現れる徴候の臨床的な一致から中枢性前庭症候群を分類する．一側性脳幹梗塞の最も明らかな徴候は，患者の自覚的な視性垂直位 subjective visual vertical（SVV）の傾斜と眼球回旋であると，彼らは報告している．視性垂直位における陽性とは，患者における垂直方向の認識が傾いているということである（両眼の軸と頭部が水平ではない）．**眼球回旋**は，両眼が傾斜方向に向かって下方へ回転しているということを意味する．

頭部傾斜，斜偏位と組み合わさった眼球回旋は，完全型**眼球傾斜反応** ocular tilt reaction（OTR）と称される3徴候を含む[33]．Wallenberg症候群患者を対象とした調査研究において，これらの患者の1/3が，完全な眼球傾斜反応を示した（図25-12）．目の**斜偏位**は，

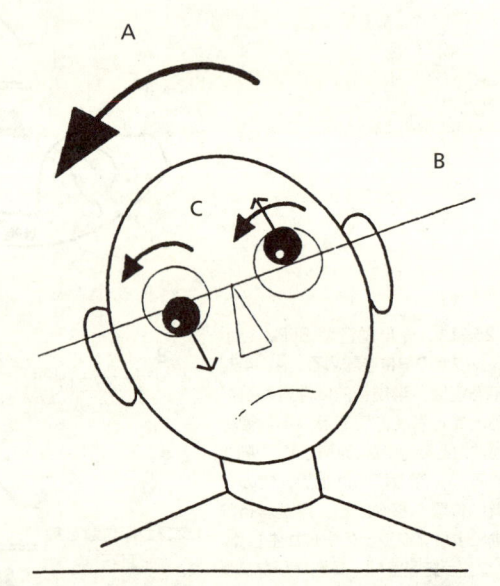

図25-12 眼球傾斜反応（OTR）は次の3徴候からなる．A：頭部の右傾斜（太線大矢印で示される）．B：眼球の斜偏位（右眼は下へ，左眼は上へ．まっすぐな矢印と線で示される）．C：眼球の右回旋（小さい太線矢印2本で示される）(Brandt, and Dieterich[10], p339. より改変)

表 25-6 末梢性，中枢性前庭病変で認められる症状

中枢神経系	末梢神経系
滑動性ならびに衝動性眼球運動検査の異常	滑動性眼球運動と衝動性眼球運動は通常正常
	頭位眼振検査は，眼振を再現する可能性がある
通常聴力損失を含まない	聴力の低下，耳閉感，耳鳴を含む可能性がある
複視，意識の変容，側方突進を含む可能性がある	
急性めまいは通常，固視によって抑制されない	急性めまいは通常，固視によって抑制される
	急性めまいは通常激しい（中枢前庭病変よりも）
振子様眼振（眼が等速で振動する）	眼振は，緩徐相と急速相からなる（反射眼振）
頭位眼振検査時，負荷した頭位にかかわらず持続する純垂直眼振（Hallpike-Dix 時に持続的な下向性眼振が認められる場合は，前半規管型 BPPV の可能性がある）	持続的な水平性自発眼振は，UVL 患者では 7 日以内で消失する

BPPV：良性発作性頭位めまい症，UVL：一側前庭機能障害

片眼が他眼と比較すると上方に位置がずれている。

中枢性前庭病変を警告するいわゆる「赤旗徴候」となる症候には，一側性の前庭障害発症後，2週間以上持続する水平方向あるいは垂直方向の二重視，持続する純垂直性頭位眼振（前半規管のクプラ結石症は，除外されなければならない）と，上向性自発眼振（まれ）などがある。理学療法士は，これらの徴候を示す患者について神経内科医に紹介しなければならない。

中枢神経系内での鑑別診断を詳述すること，病変部位を確定することは，本章の範囲外である。しかし，理学療法士は中枢性と末梢性の前庭機能障害の違いを認識すべきである。それは，治療方針の決定に役立つ。表25-6 は，中枢性前庭病変と末梢性前庭病変を鑑別する際の手引きとして使われている。

介入

良性発作性頭位めまい症（BPPV）

BPPV 治療のための理学療法の目標と帰結は，以下のとおりである。

1. 浮遊耳石を前庭に戻す。
2. 頭部運動にともなう回転性めまいを減らす。
3. バランスの改善。
4. 再発した場合に行う自己治療法について患者を教育する。
5. 頭部運動を含む日常活動に戻る。

末梢性前庭障害のなかでは BPPV の頻度が最も高いので，理学療法士は本疾患の治療に精通していなければならない。3つの異なる治療法が開発された。これらは本疾患の病態生理に基づいている。浮遊耳石置換法，liberatory maneuver，Brandt-Daroff 法がある。

浮遊耳石置換法 canalith repositioning treatment (CRT)[35]は，半規管内を自由に動く浮遊耳石に焦点を当てている。患者に一定の順序で異なった頭位をとらせ，それによって半規管内に存在している浮遊耳石片を，前庭に移動させる。耳石片が前庭に移動すれば，症状は治まる。後半規管と前半規管の半規管結石症の治療に用いる頭位は同じである。水平半規管型あるいは前半規管型の BPPV は後半規管型よりも頻度は低いが，水平半規管型にも浮遊耳石置換法が適応となる[36]。左後半規管型あるいは左前半規管型に対して行う浮遊耳石置換法を，図 25-13 に示す。治療の後，頭部を縦方向に動かすと，耳石片が再び移動することがあるので，患者に注意を喚起することを目的にソフトカラーを装着してもらう。治療後 1～2 日間は上体を起こしたまま寝ること（リクライニングチェアで寝る），そして，その後 5 日間は，患側を下にして寝ないよう患者に指示する。頸筋が硬直しないよう，頭部の水平方向の運動をしなければならないことを患者に指示することは重要である。

liberatory maneuver（Semont 法）[37]は，クプラ結石症説に基づく。耳石片をクプラからはがすことを目的に患者を急激に動かす（図 25-14）。浮遊耳石置換法と同様，患者は誘発頭位（めまい頭位）をとってはならない。また治療後 1～2 日間は，頭部を起こして寝なければならない。

Brandt-Daroff 法[38]は当初，誘発頭位（めまい頭位）に対する中枢神経系の慣れの現象を促進することを目的としていた。しかし，これは，耳石片をクプラからはがす，あるいは耳石片を半規管内から排出させる作用を有する可能性がある。図 25-15 に運動療法を示す。運動療法は 10～20 回反復しなくてはならない。めまいが 2 日間連続して出現しなくなるまでは 1 日 3 回，実施しなければならない。もし患者が厳しい回転性めまい，または嘔気を訴える場合，運動療法のプロトコル中の反復回数を 5 回に減らすことができる。しかし，1 日 3 回これを行う。移動は急速に行わなければならない。そして，この手法により回転性めまいを引き起こす可能性があることを，患者に説明しておくことは重要である。また，運動療法終了直後，若干の平衡異常や嘔気の症状が残るが，これは正常であることを患者に説明しておく。これらの症状は通常一時的であり，

図 25-13 浮遊耳石置換法（CRT）。A：まず，患者頭部を患側へ回す。患側が左の場合をここに示す。B：患側である左耳が地面側になるよう Hallpike-Dix を行う。C：頭部を右側へ 180 度，回転する。この間，30 度懸垂頭位を維持することが重要である。D：患者の右肩が下になるように回す。そして E：ゆっくりと座位に戻す。頭部は右に回したままである。その後患者に，ソフトカラーを装着させる場合もある。各頭位において，迷路の方向に注意する。矢印は浮遊耳石片を示す。浮遊耳石片は半規管内を移動して総脚に至る。AC：前半規管，PC：後半規管，HC：水平半規管。耳石片の置換を確実にするため，それぞれの頭位で 1〜2 分，またはめまいと眼振が止まるまで待たなくてはならない（Tusa, RJ: Canalith Repositioning for Benign Positional Vertigo. Education Program Syllabus. American Academy of Neurology, Minnesota, 1998, p13. より）

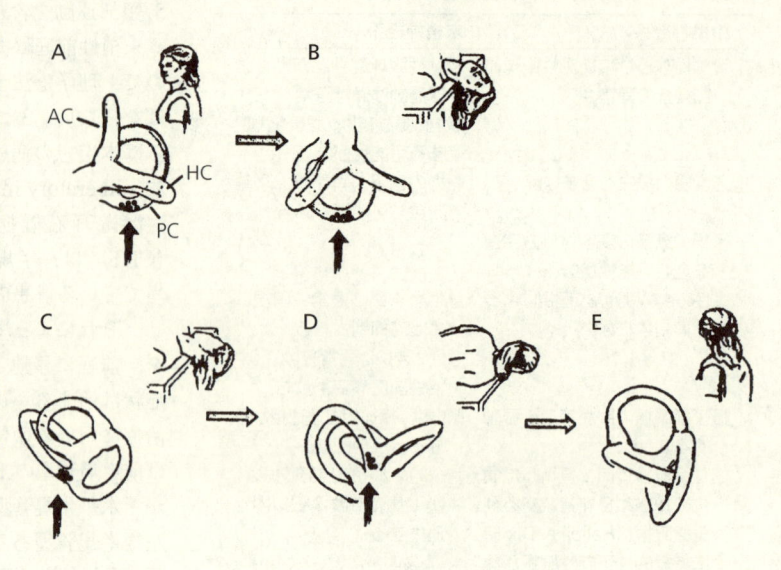

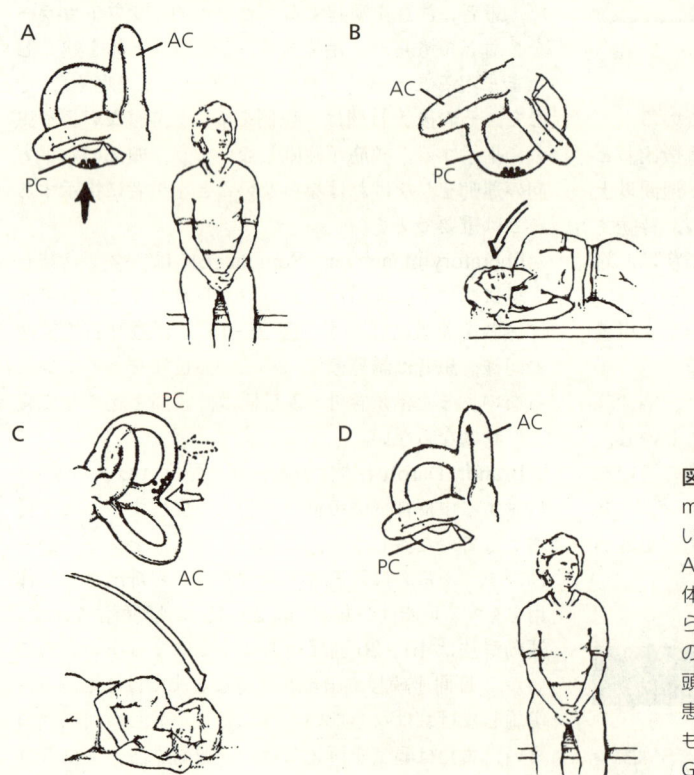

図 25-14 後半規管型 BPPV に対する liberatory maneuver（Semont 法）。この体位変換療法を行っている間，理学療法士は患者を補助しなければならない。A：頭部を 45 度左に回す。B：座位から左側臥位に上体を倒し，この体位を 1 分間続ける。C：右側臥位から左側臥位に体を 180 度，急激に動かす。頭部は最初の位置のままでなければならない。このイラストでは頭部を左に回している。この体位を 1 分間続ける。D：患者を座位に戻す。その後，ソフトカラーを装着してもよい。AC：前半規管，PC：後半規管。（Johnson, and Griffen[39], p10. より改変）

患者は運動を続ける必要がある。

浮遊耳石置換法および liberatory maneuver による理学療法の目標は，前庭に耳石片を移動することである。ここで，カルシウム結晶は再吸収される。Brandt-Daroff 法は当初，末梢性前庭系の慣れを促進すること を目的としていた。ところが，最初の運動セッションの後，症状の完全寛解が得られることがときにある[38]。BPPV の再発率は 30%[39]なので，自宅において適切な手法をどのように行うのかを患者に教育することも理学療法に含まれる。浮遊耳石置換法，liberatory maneu-

図25-15 後半規管型 BPPV に対する Brandt-Daroff 法．A：座位の状態から始める．頭部を 45 度，一方（左方向）に向ける．そして，急激に反対側の肩（右）が下になるように患者を横に倒す．B：30 秒間，またはめまいが止まるまで，この体位を保つよう患者に指示する．それから，頭部は左方向を向いたままゆっくりともとの直立座位（A）に戻る．次に，頭部を反対方向に向ける（右側）．対側（左側）の肩が下になるように横たわる（C）．その際，時間ガイドラインどおり 30 秒間この体位を保持する．運動を，10〜20 回繰り返す．そして 2 日連続してめまいが消失するまで，1 日 3 回行わなければならない（Johnson, and Griffen[39], p10. より改変）

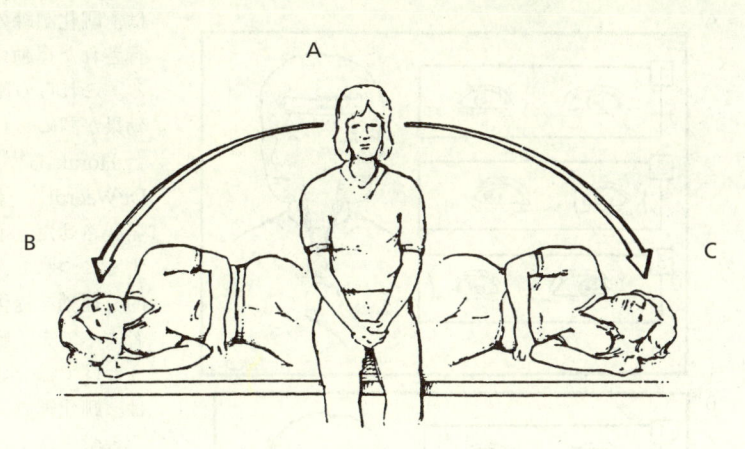

表25-7 良性発作性頭位めまい症の治療テクニック

手法	診断/症状
CRT	半規管結石症による BPPV
	通常，後半規管の半規管結石症に対して施行される
liberatory maneuver	クプラ結石症による BPPV
	通常，後半規管のクプラ結石症に対して施行される
Brandt-Daroff 法	持続性/残存する，あるいは軽度のめまい（CRT 後も含む）
	CRT 施行が困難と思われる患者

BPPV：良性発作性頭位めまい症，CRT：浮遊耳石置換法

ver また Brandt-Daroff 法施行のためのガイドラインを，表25-7 に示す．

一側前庭病変

一側前庭病変の治療における理学療法の目標と帰結は，以下のとおりである．
1. 頭部運動の間の固視安定性を改善する．
2. 動きに対する感度を減少させる．
3. 静的ならびに動的な姿勢安定性を改善する．
4. 歩行を含む在宅運動プログラム home exercise program（HEP）を確立する．

一側前庭病変患者には，前庭リハビリテーションを始めてから回復するまでの期間は平均すると 8 週間であることを知らせなければならない．前庭リハビリテーション運動が確実に行われるよう患者を励まし，その目標と帰結について伝えなければならない．

▼ 視線安定性

頭部運動時の視線安定に用いられる前庭眼反射と，他のシステムを改善するするのがこれらの運動の目的である．2 つの基本的な運動パラダイムは，X1（1 倍）と X2（2 倍）である[40]．X1 パラダイムでは，固定視標を注視した状態で，できるだけ急速に頭部を水平に（もし必要であれば垂直に）動かす．網膜上の像の若干のズレは，残存する前庭系の反応を改善する信号なので，視標に焦点を合わせようとすることが非常に重要である．網膜の中心窩から物体の像が移動する際，**網膜上の像のズレ**が生じる．その結果，視覚のボケが生じる．視標がぼやける場合は，頭部運動を遅くすればよいことを患者は学ばなければならない．名刺はよい視標となる．そして，名刺に書いてある文字または単語を注視するように患者に指示する．視標までの距離は最初，腕の長さとする．X2 パラダイムでは，頭部を動かしながらこれと反対方向に動く視標をみるよう患者に指示する（図25-16）．患者が上達するにつれて，両方のパラダイムの難易度を上げることが必要である．難易度を上げる方法としては，患者が文字や単語を読もうとする際それを混乱させるような背景（チェッカー盤やベネチアンブラインド）を使用する方法，運動療法を施行する際の距離を変える，より急速に頭部を動かす，立った状態で運動を実行する，などがある．

▼ 姿勢安定性

患者においては制約のある体性感覚や視覚，前庭系を用いてのバランス獲得の進展を促進することによって体平衡を向上させることが，姿勢安定運動の目的である．運動は，患者の意欲をかき立てるものでなければならない．また，単独で実行する際，十分安全でなければならない（表25-8）．前庭障害を有する患者の多くは頭部運動を減少させる傾向があるので，頭部運動を組み込むことが重要である．

▼ 運動感受性

一側前庭病変患者がめまい感を継続して訴える場合

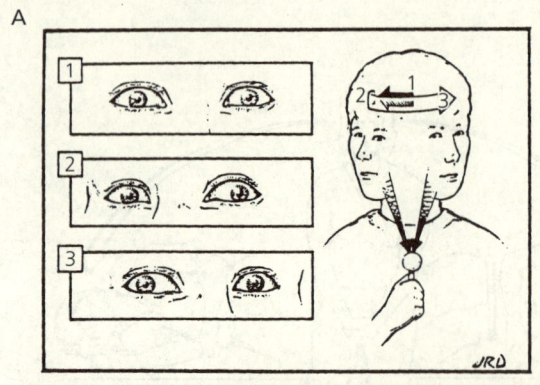

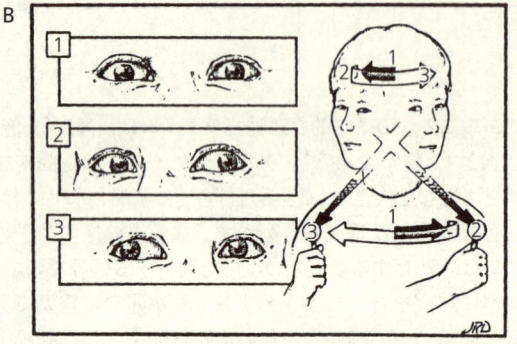

図 25-16 視線安定化運動。A：X1 パラダイム。患者に近位視標を注視するよう命じる。視標を固視したまま頭部を水平方向に回転する。視標は動かさない。B：X2 パラダイム。患者に近位視標を注視するよう命じる。視標を固視したまま頭部を水平方向に回転する。視標を頭部と反対方向に動かす。X1 と X2 パラダイムの両者とも，実行中，患者には明瞭な視覚を保つように意識させることが必要である。両方の訓練は通常 1～2 分間行い，これを 1 日に 5 回行う。垂直方向の頭部運動で繰り返し行うことができる（Johnson, and Griffen[39], p12. より）

は，**馴化訓練**のよい適応となる。慣れは，繰り返し実行された運動によって反応が減少する現象と定義される。これらの運動は，前庭障害患者の治療法のなかで，効果が認められた最初の方法である。Shumway-Cook と Horak ら[41,19]は，Cawthorne[4]，Cooksey[5]，Norre と DeWeerdt[42]，および Dix ら[43,44]による頭位眼振検査を発展させた。前庭系についてのわれわれの知識が向上するにつれて，慣れの現象を促進するよりさらに特異的な運動を提供することが可能となった。前庭障害患者すべてを，馴化運動で治療しなければならないというわけではない。例えば，両側前庭病変患者に対しては，馴化運動は不適切である。

理学療法士は，症状を誘発する体位をとるよう患者に命じる。その体位で中等度から軽度のめまい感が誘発されるときは，30 秒間，あるいは症状が寛解するまでその誘発体位を続ける。最初はどちらでもよい。頭位検査の結果に基づいて HEP を患者に指示する[19,41]。めまい感を誘発する運動を 3～5 回続ける。そしてこれを 1 日 2～3 回行う。図 25-17 に，前庭系の慣れの現象を利用した HEP の例をあげる。それらの運動は，めまい感が再現されるよう意図されている。症状は通常 2 週間以内で減少すると，患者を励まさなければならない。もし，2 週間後も症状の改善が得られない場合は，まず何よりも馴化運動を変更すべきである。これが有効でない場合は，前庭リハビリテーションで訓練を行っている理学療法士に紹介するか，医師のさらなる評価を受けるかのどちらかが必要である。

両側前庭病変

両側前庭病変に対する理学療法の目標と帰結は，以下のとおりである。
1. 固視不安定性による主観的な訴えの軽減。
2. 静的かつ動的なバランスの向上。

表 25-8　バランス運動の手順

開始時	発展形	目的
1. 足を肩幅に開き，胸の前で腕を交差して立つ	足の幅を狭くする	支持基底面を減少することによって前庭シグナルのバランスへの使用を強化する
	閉眼。ソファ，クッション/枕の上に立つ	閉眼により前庭系のバランスに対する依存度を増す
2. 足関節の動揺練習：前後と左右	円弧状に動揺する。閉眼	患者に適切な足関節の使い方を教育する
3. 堅い表面で，爪先と踵が接した状態で歩くことを試みる	カーペットの上で同じ運動をする	支持基底面を減少することによって，前庭シグナルのバランスへの使用を強化する
4. 歩く，ターンを練習する	小半径でターンする。閉眼	ターンは前庭系を刺激しこれを賦活する
5. 歩く，頭部を左右に振る	100 から 3 ずつ引き算をする	バランスを賦活し両側前庭系を刺激する

注：これらの運動は，機能的なバランスを向上させるのに有効な，限られた運動の代表である。おのおのの運動は，それぞれ 1～2 分間繰り返し行い，これを 1 日に 3 回，実行しなければならない

患者への指示

めまい感が起こるかどうかを確かめることを目的に，誘発頭位（めまい頭位）で10秒間待つ。患者がめまい感を訴える場合は，その頭位をさらに20秒間追加する（計30秒間）か、めまい感が寛解するまでその頭位を続ける。どちらのやり方でもよい。症状がまったく出現しない場合は，運動開始時の頭位に戻す。めまい感があるかどうかを確かめることを目的に10秒間，その頭位を続ける。もしめまい感がある場合は，その頭位をさらに20秒間（計30秒間）続けるか，あるいは症状が寛解するまでその頭位を続ける。どちらのやり方でもよい。これを5回繰り返す。

訓練の例

1) 鼻が膝に接触するかのように，体を座位直立の状態から屈曲位まで急速に体を曲げる。
2) ベッドの端に腰かけた状態から体が平坦な状態になるまで急速に横に寝る。
3) 仰臥位の状態で左下になるまで転がる。次に，右下になるまで転がる。

理学療法士のためのガイドライン

評価項目にはない症状を引き起こすある種の運動について，患者はしばしば、不満をいう可能性がある。この運動は，患者の在宅運動プログラムの一部として適している可能性がある。

	月	火	水	木	金	土	日
持続時間 (0〜30秒)							
強度 (0〜5)							

図 25-17 慣れの促進を利用した療法を行う在宅運動プログラム（HEP）の例

3. HEP に歩行を含むよう患者に指示する。
4. 障害のため患者にはやや難しいと思われる運動をするよう教育する。

両側前庭病変患者の治療は，頭部運動時の**視線不安定性**により生じる訴えや，平衡障害，歩行失調に対して行うよう意図されている。視線安定性運動は，一側前庭病変に対する治療の項で記載した X1 パラダイムと類似している。X2 パラダイムの利用は，両側前庭病変患者には推奨されない。なぜならこの運動は，両側前庭病変患者においては，過剰な網膜上の像のズレを引き起こす可能性があるからである。その代わり，眼球と頭部の一体化した連続運動と仮想固視点を用いた訓練は，眼球運動の中枢における予測制御を強化することによって視線安定性を改善する可能性がある（表25-9）。

両側前庭病変患者は姿勢の安定性を維持するため，体性感覚および視覚に依存している。平衡訓練によって，これらの補助情報の使用を強化しなければならない。両側前庭病変患者は転倒しやすいので，安全に運動が実行されるよう注意しなければならない。まずは，歩行プログラムから開始する（もしがまんできるのであれば毎日）。またこれは，異なる地面（草，砂利，砂）や異なる環境（食品雑貨店，モール）で歩き回ることで，発展させることができる。両側前庭系の病変からの回復は，一側病変より時間が非常に長くかかる。ほぼ完全な回復を得るのに2年間が必要なことを，患者に伝えなければならない。こういった理由から，まずは日常生活での活動をより活発にするよう患者を教

表 25-9 両側前庭病変患者が眼球運動に関する中枢神経系における予測制御を改善することを目的に行う運動療法

次の手順で開始する	さらに発展させるには
1. 頭から腕の長さの距離にある2つの視標を固視する。最初，目だけでそれを見る。次に，その視標に向かって頭部を動かす。この運動を60秒間続ける	視標までの距離を延ばす。視標の背景をにぎやかにする（チェッカー盤やベネチアンブラインド）
2. 垂直方向で運動1．を実行する	横方向運動と同様
3. 頭から腕の長さの距離にある1つの視標を固視する。閉眼して，視標から離れる方向に頭部を動かす。その際，視標を見続けるように試みる。頭部を回し終わった後にだけ，開眼する	この運動を立位で行う。支持基底面を減少させる

育することが重要である。日常生活での活動は，前庭リハビリテーションのコースとは別に続けなければならない。他に推奨される活動は，プールでの訓練と太極拳である。プールは重力が小さい環境を提供する。そして，患者は急に地面に倒れこむ危険なく，安全に動くことができる。バランスや柔軟性を向上させて，筋力を増加させるのに向いている。太極拳には，ゆっくりとした，制御された動作が盛り込まれている。両側前庭病変患者ではほとんどの場合，機能的な身体障

害をまねく。ある種の活動は常に制限される可能性がある。例えば，暗い場所を歩くこと，夜間の運転または頭部の速い動きを必要とするスポーツなどである[45]。高齢の患者では，夜間または平坦でない地面で安全な歩行をするため，杖のような補助器具を使用しなければならないこともある。両側前庭機能を喪失している患者には，慣れを促進する運動は，無効であることに留意すべきである[18]。

中枢性前庭病変

中枢性前庭病変の治療における理学療法の目標と帰結は，以下のとおりである。
1. 転倒予防の方法と，必要となる安全に対する注意が，家庭と社会のなかで無事に活動することを確実にすること。
2. 視線安定性において，これを補助する代償的な方法の使用を患者に教育すること。
3. 歩行を含む HEP を患者に指示すること。

中枢性前庭病変であるという確定診断がいったん下されれば，理学療法士はリハビリテーションの計画を慎重に選ぶべきである。まずは患者に，回復の見込みについて伝えなければならない。回復するまで通常 6 ヵ月以上を要し，しかも不完全である可能性がある[46]。前庭系の回復に関与すると考えられている適応機構の多くは，当初の中枢性病変ですでに障害されている可能性がある。外傷性脳損傷患者において前庭リハビリテーションは治療法自体が刺激的であり，患者をさらに混乱させるため，治療法の選択肢とはならない。

前述した検査は，末梢性と中枢性の前庭病変を鑑別するのに必須である。脳幹（前庭神経核）レベルの**中枢性前庭病変**に対する理学療法は，一側前庭病変に対してこれを行った際と同様の効果が得られると期待される。前庭皮質の障害も同様に回復する可能性がある。それは，脳血管障害の回復過程に類似している可能性がある。

患者教育

前庭系の病変のほとんどが回復するのに運動を必要とする。日常活動に戻ることについて患者を教育する際，自宅で自主的に訓練を行う場合，また前庭機能回復のための一般のガイドラインとして，この前提が重要となる。前庭系は刺激なしでは最良の状態まで改善しない。外来患者と入院患者，両方に対する理学療法士の課題は，患者が耐えうる運動量を決定すること，有害な影響を与えることなく前庭系を効果的に刺激する方法を考案することである。

一般的な前庭系疾患の診断

メニエール病

メニエール病は，低音性難聴の確認と回転性めまい発作によって診断される。患者は，耳閉感や**耳鳴**も訴えることがある。症状は徐々に激しくなり，発症後は 1～2 時間持続する。しかし慢性メニエール病は結果的に，一側末梢性前庭機能低下をきたすことがある。これに対してはリハビリテーションが適応となる。増加した内リンパが膜組織の膨化をきたしていることが，メニエール病の病態生理に関係しているであろう[47]。したがって治療は，リンパ液の増加を抑えるか，これを予防することに主眼をおいて行われる。多くの患者は，栄養制限食で症状をよく管理することができる。メニエール病患者は，1 日あたりのナトリウム摂取量を 2 g 以下にしなければならない。これは，最も重要な食事制限で，継続すべきである。カフェインとアルコールも避けるべきである。医学的な管理の一環として，体内含水量の調節を目的に，ときには利尿剤が用いられる。めまい発作の出現が頻繁となり，日常生活に支障をきたす場合は，内耳での内リンパの増加を予防する（内リンパ・シャント術）か，異常な前庭信号を停止させる（前庭神経切断術）などの手術療法が適応になることがある。理学療法は慢性メニエール病の結果生じた一側前庭機能低下症による症状を治療するうえで最も有益である。しかし，めまい発作の発症は理学療法では止まらない。視線安定化と姿勢安定性運動が適応になることがある。前庭神経切断術の後生じる平衡障害の治療に，理学療法は同じく有用である。

外リンパ瘻

外リンパ瘻 perilymphatic fistula（PLF）は通常，卵円窓または正円窓（中耳と内耳を隔絶している膜）の断裂に起因する。これらの膜の断裂により，外リンパが中耳に漏出する。その結果，回転性めまいと難聴が出現する。外リンパは半規管を浸している。そして，骨迷路と膜迷路の間の保護障壁の役割を担っている。外リンパ瘻は，通常外傷をきっかけに生じる。例えば，深海潜水時のような過剰な圧力変化，頭蓋骨骨折のない鈍的な頭部外傷または非常に大きなノイズへの曝露により生じる[48]。この疾患の診断に関しては非常に議論が多い。また，外リンパ瘻の治療法も同様にあいまいである。破れた膜の治癒を期待して，罹患初期はベッ

第 25 章　前庭器官リハビリテーション

ド上安静で治療することが多い。瘻孔の外科的閉鎖も行われる。理学療法は，大多数の外リンパ瘻患者において禁忌である。しかしながら，手術後，平衡障害が継続する患者については，理学療法は効果的である。医学的管理上，厳しい活動制限が必要になると見込まれる。つまり，理学療法士と医師の間のよいコミュニケーションが必要不可欠である。

聴神経腫瘍

聴神経腫瘍（前庭神経鞘腫とも呼ばれる）は，第Ⅷ脳神経に生じる良性腫瘍である。主訴は，進行する難聴，耳鳴，平衡障害である。通常，腫瘍の外科的切除が必要となる。術前，回転性めまいは 20％ 未満の症例でのみ認められる[49]。手術により前庭神経の全部または一部が犠牲にならざるを得ないので，術後多くの患者が回転性めまいを経験する。平衡障害と動揺視の解消を促進することを目的に，理学療法は，術後初期に開始するのがよい[50]。外来患者に対する治療は，一側前庭機能障害例の治療と類似していると考えるべきである。

動揺病

動揺病は正常な感覚であるが，人によってはこれにより衰弱する。動揺病の発症機序としては，**感覚混乱説**が有力である[51]。体性感覚，前庭および視覚の 3 つの感覚入力情報が，脳が認識することを期待する蓄積された神経パターンと一致しない。その結果，蒼白，嘔気，嘔吐，発汗，運動過敏症を経験する。これまでに報告された動揺病の最も有効な治療法は，認識と行動の管理，薬物，生体フィードバック，地上と飛行の状況を用いた慣れの訓練である[52〜55]。

一般的な非前庭系疾患の診断

片頭痛に関連しためまい感

片頭痛に関連しためまい感は，末梢性前庭病変と見分けがつかないことがある。その理由は，前庭神経核のような前庭系を構成している解剖学的部位で生じる脈管系の障害のためである。片頭痛に関連した症状には，回転性めまい，浮動性めまい，動揺病がある。特に 35〜45 歳の女性において，片頭痛関連のめまい感が多い傾向がある[56]。臨床所見より，前庭病変と片頭痛を鑑別する。理学療法士が片頭痛を疑う場合，神経内科医（望ましくは頭痛に関心を持っている）に患者を紹介すべきである。片頭痛は，しばしば薬物と食事でかなり抑制される。

多発性硬化症

多発性硬化症 multiple sclerosis（MS）は，脳幹に入る第Ⅷ脳神経に影響を及ぼすことがある。その結果，一側前庭障害と同一の症状を引き起こす。MS の診断をより確実にするためには，MRI の撮影が必要である。

頸性めまい

頸性めまいは，ヨーロッパでは一般に使用される診断名であるが，米国ではまだ議論がある診断名である。自動車事故で苦しんでいる人がかなり高率でめまい感を訴えているが，これについてはさらなる調査が必要である。これに関与するメカニズムには，少なくとも 2 つの原因が関係していると考えられている。第 1 に，上部頸椎は，固有感覚入力を対側の前庭神経核に送っている。軟部組織損傷と関節の機能不全は，空間認知に関与している求心性入力に変化を与える可能性がある。第 2 に，患者は**椎骨脳底動脈循環不全症** vertebrobasilar insufficiency（VBI）を有しているのかもしれない。VBI が疑われる場合，症状の原因としての血管病変は最初に除外されなければならない。被験者が座位の状態で，VBI 検査は実行可能である。患者は，前方へ身を乗り出して，首を伸展する。病変が疑われる方向に首を 45 度，回転する。VBI の症状は，回転性めまい，眼振のほか，複視，dysarthria，失神，頭痛，視野欠損などである。VBI が疑われる場合は，直ちに神経内科医に紹介しなければならない。VBI に関連する症状のない回転性めまい発作の反復は通常，末梢性前庭機能障害を示唆する[57]。

禁忌事項

不安定な前庭障害（例えば，メニエール病や外リンパ瘻）は理学療法の適応とはならない。医師が注意しなければならない他の禁忌事項は，突発性難聴である。一側または両側で耳の圧迫感や耳閉感が増加し，これが不快症状となり，両側の耳鳴が増悪することがあるからである。外科手技を受けた患者を治療する際は，医師は耳または鼻部からの液体の流出に注意する。それは脳脊髄液の漏出である可能性があるからである。急性頸部外傷患者は，浮遊耳石置換法や視線安定性運動のどちらにも耐えることができない可能性がある。

まとめ

　前庭障害の有病率は高いので，理学療法士は，前庭障害にともなう徴候と症状を理解しておくべきである。中枢性病変と末梢性病変とを見分けることが重要である。中枢性と末梢性の病変は，おのおの異なった症状を有しているので，異なった治療方法が必要となる可能性がある。さらに，前庭障害はすべて同じように治療してはならない。回転性めまいのなかで最も頻度が高いBPPVは，1つの手技で直ちに治療できる生体力学的な問題を原因としている。これは両側前庭病変患者とはまったく対極的な疾患である。そして，それはより多くのリハビリテーションを必要とする。

　前庭リハビリテーションについてより深い知識を追求することに興味がある読者のため，参考文献に他の優れた文献を記載した。

復習問題

1. 前庭系の2つの運動受容器を区別せよ。
2. head thrust test 陽性例で認められる臨床徴候である再固視衝動性眼球運動の出現機序について，前庭系の高度利得低下がどのように関与しているか説明せよ。
3. 急性一側前庭病変患者では，なぜ自発眼振を認めるのか？
4. クプラ結石症によるBPPVの病態はどのようなものか？
5. 病歴を採取する際の重要な要素は何か？
6. 抑制性の遮断について説明せよ。
7. X1パラダイムをX2パラダイムと区別せよ。
8. 前庭系由来の眼振が認められる患者において，眼球運動（緩徐相，急速相）のどちらが前庭系から出現しているか？　それはなぜか？
9. Hallpike-Dix検査が後半規管型BPPVにおいてどのように眼振を誘発するのかについて記述せよ。
10. 主観的な垂直視の意味は何か？

CS ケーススタディ

ケース1

　あなたは，平衡障害とめまい感を訴える患者の初診をしている。安静座位において患者頭部を左側に傾斜すると，純垂直性眼振が認められた。眼振はどの頭位でも変化しない。そして，頭振後眼振検査は正常である。

指導問題

1. めまい感の原因となる中枢性病変と末梢性病変をどのように鑑別するか？
2. 理学療法は，この時期に適当か？

ケース2

　後半規管型BPPVに対して浮遊耳石置換法を行った患者が，その後，若干の頸部痛と漠然としためまい感を訴えている。回転性めまいは，消失している。

指導問題

3. どのように，BPPVを再評価するか？
4. BPPVに対する治療の後，患者は頸部痛とめまい感を訴え続ける。あなたが症状をさらに悪化させた可能性はあるか？
5. あなたは，残存するめまい感のために他の運動療法を処方することができるか？

ケース3

　一側前庭病変患者が，前庭リハビリテーションプログラムを開始してから7日後，症状が悪化したと訴えている。転倒はなかった。訴えは，頭部運動時のめまい感の増加と，嘔気と疲労感である。

指導問題

6. あなたのリハビリテーションプログラムは，患者を悪化させるか？
7. あなたは，プログラムをどのように変更することができるか？
8. あなたは，一側前庭病変患者に対して，回復までの時間に関してどのような情報を与えるのか？　BPPV患者に対しては？　両側前庭機能障害患者に対しては？　中枢性病変患者に対しては？

ケース4

両側前庭障害患者に対して前庭リハビリテーションを始めた3週後に,患者が自宅で倒れた。けがはない。

指導問題

9. 理学療法介入について変更を加えるか？
10. あなたのHEPは,あまりに過酷だったのか？

用語解説

聴神経腫瘍 acoustic neuroma：前庭蝸牛神経の良性腫瘍。

良性発作性頭位めまい症 benign paroxysmal positional vertigo（BPPV）：卵形嚢から移動した半規管内の浮遊耳石による回転性めまい。

温度刺激検査 caloric testing：外耳道に空気または水を入れることによって水平半規管内での内リンパの移動を引き起こす検査。定量的評価が可能。患側の決定に有用。

半規管結石症 canalithiasis：半規管の内リンパ中を自由に浮いている耳石断片。体位性めまいと関連する。

中枢性前庭病変 central vestibular lesion：中枢前庭系の病変。

クプラ結石症 cupulolithiasis：耳石の断片が重力に引かれて,半規管のクプラに付着する。頭位めまいと関連する。

二重視 diplopia：複視。

めまい感 dizziness：浮遊感,回ったり転倒する感じ。浮動性めまい。

平衡障害 disequilibrium：バランスを失っている状態。

内リンパ endolymph：半規管内の液体。

視線不安定性 gaze instability：焦点を合わせ続けることが困難,しばしば運動にともなう。

馴化訓練 habituation training：めまいを引き起こす刺激を減らすことを目的に反復運動を行う訓練。

Hallpike-Dix 検査 Hallpike-Dix test：回転性めまいと眼振を再現することを目的に行う頭位眼振検査。

頭振後眼振検査 head-shaking-induced nystagmus (HSN) test：前庭系の左右差の有無を調べるのに用いられる検査。

抑制性遮断 inhibitory cut off：頭部回転と反対側の迷路の有毛細胞の抑制（過分極）がもはや起こらなくなる速度（80度/sec）。

側方突進 lateropulsion：一方に対する転倒。

頭のふらつき lightheadedness：まさに卒倒するように感じる感覚。

メニエール病 Ménière's disease：回転性めまい発作,耳鳴,耳閉感,難聴を繰り返す。

眼振 nystagmus：あらゆる方向における眼球の不随意で周期的な動き。反対方向に急速にあるいは緩徐に動くものが,通常,明確に定義される。

- **注視眼振** gaze-evoked nystagmus：眼球位置の変化によって誘発される眼振。
- **振子様眼振** pendular nystagmus：両方向ともほぼ等速で眼球が動く特徴を有する眼振。
- **頭位眼振** positional nystagmus：頭部の位置の変化によって誘発される眼振。
- **自発眼振** spontaneous nystagmus：急性前庭病変で認められる眼振。一般に7日以内に消失する。

眼球回旋 ocular torsion：眼の上極が,時計回りか反時計回りの方向で回転する。

眼球傾斜反応 ocular tilt reaction（OTR）：斜偏位,眼球回旋,頭部傾斜の3徴候。

動揺視 oscillopsia：頭部運動時の視覚のぼやけ。

耳石器 otolith organs：前庭系の直線加速度の受容器。

中毒性難聴 ototoxicity：第Ⅷ脳神経または前庭系に対する毒性で,特定の抗生物質により生じる（アミノ配糖体〈ゲンタマイシン,ストレプトマイシン〉）。

末梢性前庭病変 peripheral vestibular lesion：末梢前庭器または第Ⅷ脳神経の病変。

外リンパ瘻 perilymphatic fistula（PLF）：卵円窓または正円窓の断裂,中耳と内耳の間で交通が生じる。

プッシュプル機構 push-pull mechanism：2つの前庭系からの入力を比較して運動を評価するための脳のメカニズム。

網膜上の像のズレ retinal slip：視覚映像が網膜中心窩を離れるときに生じる。

衝動性眼球運動 saccade：速い,不随意性の眼球運動。

半規管 semicircular canal（SCC）：前庭系にある回転加速度の受容器。

感覚混乱説 sensory conflict theory：動揺病の発症機序を説明する最も有力な説。体性感覚入力,前庭系からの入力,視覚入力が蓄積されている神経パターンと合致しない。

斜偏位 skew deviation：他眼と比較すると片眼が上方に位置がずれている。

滑動性眼球運動 smooth pursuit：移動する視標を追従する際に用いられる随意性眼球運動。
耳鳴 tinnitus：耳鳴り。キーンという音が聞こえるように感じること。一般に高音域障害の存在を示す。
椎骨脳底動脈循環不全症 vertebrobasilar insufficiency (VBI)：椎骨動脈と脳底動脈の接合部の虚血。
回転性めまい vertigo：動いているような錯覚。通常は回転感。
頸性めまい cervical vertigo：頸部病変に起因すると考えられているめまい。
前庭系の利得（ゲイン） vestibular gain：頭部の速度と眼球速度の比。
前庭眼反射 vestibulo-ocular reflex (VOR)：頭部運動中にはっきりした視野を得ることを可能にする眼球運動を引き起こす反射。
前庭脊髄反射 vestibulo spinal reflex (VSR)：頭部と姿勢の安定性を維持するために代償性体幹運動を引き起こす反射。それによって転倒を予防している。

付録

ケーススタディの指導問題解答例

1. めまい感の原因となる中枢性病変と末梢性病変をどのように鑑別するか？
解答 自発性垂直眼振は，中枢神経系病変でのみ生じうる。病変が末梢性かつ急性期だと前庭系の左右差により頭振後眼振と回転性めまいを認めるであろう。急性および亜急性の一側前庭病変患者は頭部を傾斜させることがあるが，これはまれである。頭部傾斜は中枢性病変の存在を通常疑う。

2. 理学療法は，この時期に適当か？
解答 医学的に理学療法が可能となるまで，医師は治療を延期すべきである。

3. どのように，BPPV を再評価するか？
解答 側臥位による Hallpike-Dix 法あるいはティルトテーブルを用いることにより患者の頸部および背部損傷を防いだうえ，BPPV の再検査を行う必要がある。

4. BPPV に対する治療の後，患者は頸部痛とめまい感を訴え続ける。あなたが症状をさらに悪化させた可能性はあるか？
解答 頸部痛の訴えは，筋肉の痙攣によるものが最も考えやすい。そこで，別の問題として取り上げるべきである。BPPV に対する治療が成功した後，患者が持続する平衡障害，浮動感またはめまい感を呈することは珍しくない。これは，半規管内に若干残存した破片により生じている可能性がある。これらの症状は，概して2～3週で回復する。

5. あなたは，残存するめまい感のために他の運動療法を処方することができるか？
解答 Brandt-Daroff 法は，残存した症状の治療ならびに経過観察に適した治療法の選択肢である。

6. あなたのリハビリテーションプログラムは，患者をより悪化させるか？
解答 一側前庭病変に対して運動療法を行った後，訴えが強くなることはまれではなく，前庭系の状態が悪化したことを示唆するものではない。それはほとんどの場合，患者がめまい回避の対処方法として，頭部運動を制限していることがその理由である。運動療法はかなりの頭部運動を必要とするので，患者はめまい感が強くなったと感じる。

7. あなたは，プログラムをどのように修正することができるか？
解答 患者が HEP をより確実に行うことができるように，必要に応じて，HEP の修正を指示することができる。これは，多岐にわたる方法で実行することができる。反復回数とおのおのの運動の継続時間は制限することができ，1日あたりの運動の実行回数は5回から3回まで減らすことができる。また，運動間の休み時間をより長くすることができる。運動は前庭系を刺激すること，最大限の回復を確実に得るにはそれが必要なことを，医師は患者に教育しなければならない。

8. あなたは，一側前庭病変患者に対して，回復までの時間に関してどのような情報を与えるのか？ BPPV 患者に対しては？ 両側前庭病変患者に対しては？ 中枢性病変患者に対しては？

解答

期待される回復時間

診断	回復時間
一側前庭障害	6〜8 週
BPPV	1回/数回で寛解（患者の 85%）
両側前庭障害	6ヵ月〜2年
中枢性病変	6ヵ月〜2年

9. 理学療法介入について変更を加えるか？

解答 運動プログラムの再評価は，妥当である。患者は，運動を安全に実行できないかもしれない。あるいはそれを正しく行っていないかもしれない。

10. あなたの HEP は，あまりに過酷だったのか？

解答 両側前庭病変患者に対して何よりも優先するのは，安全性である。理学療法士は，患者の家庭環境が平衡障害患者にとって危険でないことを確かめなければならない。一般的には小型の敷物を除去すること，暗い廊下や部屋に常夜灯を増設すること，そして，浴室やトイレでは手すりを使用することなどである。また，適切な靴を履くよう指導する。家庭を評価することが適切である場合がある。安全な家庭環境を推し進めて，転倒を予防することが本質的な要素と思われる。

文献

1. Kroenke, K, and Mangelsdorf, D: Common symptoms in ambulatory care: Incidence, evaluation, therapy, and outcome. Am J Med 86:262, 1989.
2. Watson, MA, and Sinclair, H: Balancing Act: For People with Dizziness and Balance Disorders. Vestibular Disorders Association, Portland, 1992.
3. Kroenke, K, et al: Causes of persistent dizziness: A prospective study of 100 patients in ambulatory care. Ann Intern Med 117:898, 1992.
4. Cawthorne, T: The physiological basis for head exercises. Journal of the Chartered Society of Physiotherapy 30:106, 1944.
5. Cooksey, FS: Rehabilitation in vestibular injuries. Proc R Soc Med 39:273, 1946.
6. Grusser, OJ, et al: Localization and responses of neurones in the parieto-insular vestibular cortex of awake monkeys (macaca fascicularis). J Physiol 430:537, 1990.
7. Thier, P, and Erickson, G: Vestibular input to visual-tracking neurons in area MST of awake rhesus monkeys. Ann NY Acad Sci 656:960, 1992.
8. Buttner, U, and Buettner, UW: Parietal cortex (2v) neuronal activity in the alert monkey during natural vestibular and optokinetic stimulation. Brain Res 153:392, 1978.
9. Odkvist, LM, et al: Projection of the vestibular nerve area 3a arm field in the squirrel monkey (saimiri sciureus). Exp Brain Res 21:97, 1974.
10. Brandt, T, and Dieterich, M: Vestibular syndromes in the roll plane: Topographic diagnosis from brainstem to cortex. Ann Neurol 36:337, 1994.
11. Cooke, D: Central vestibular disorders. Neurology Report 20:22, 1996.
12. Brandt, T, et al: Vestibular cortex lesions affect the perception of verticality. Ann Neurol 35:403, 1994.
13. Baloh, RW, and Honrubia, V: Clinical neurophysiology of the vestibular system. FA Davis, Philadelphia, 1990.
14. Demer, JL: Evaluation of vestibular and visual oculomotor function. Otolaryngol Head Neck Surg 2:16, 1995.
15. Dixon, JS, and Bird, HA: Reproducibility along a 10 cm vertical visual analog scale. Ann Rheum Dis 40:87, 1981.
16. Jacobsen, GP, and Newman, CW: The development of the dizziness handicap inventory. Arch Otolaryngol Head Neck Surg 116:424, 1990.
17. Robertson, D, and Ireland, D: Dizziness handicap inventory correlates of computerized dynamic posturography. J Otolaryngol 24:118, 1995.
18. Telian, SA, et al: Habituation therapy for chronic vestibular dysfunction: Preliminary results. Otolaryngol Head Neck Surg 103:89, 1990.
19. Smith-Wheelock, M, et al: Physical therapy program for vestibular rehabilitation. Am J Otol 12:218, 1991.
20. Fetter, M, and Dichgans, J: Adaptive mechanisms of VOR compensation after unilateral peripheral vestibular lesions in humans. J Vestib Res 1:9, 1990.
21. LaCour, M, et al: Modifications and development of spinal reflexes in the alert baboon (papio papio) following an unilateral vestibular neurectomy. Brain Res 113:255, 1976.
22. Collins, WE: Habituation of vestibular responses with and without visual stimulation. In Kornhuber, HH (ed): Handbook of Sensory Physiology, vol I/2. Springer-Verlag, Berlin, 1974, p 369.
23. Halmagyi, GM, et al: The Human vestibulo-ocular reflex after unilateral vestibular deafferentation: The results of high acceleration impulsive testing. In Sharpe, JA, and Barber, HO (eds): The Vestibulo-Ocular Reflex and Vertigo. Raven Press, New York, 1993, p 45.
24. Dix, R, and Hallpike CS: The pathology, symptomatology and diagnosis of certain common disorders of the vestibular system. Ann Otol Rhinol Laryngol 6:987, 1952.
25. Venuto, P, et al: Inter-rater reliability of the clinical dynamic visual acuity test. Phys Ther 78:S21, 1998.
26. Sharpe, JA: Assessment and management of central vestibular disorders. In Herdman, SJ (ed): Vestibular Rehabilitation. FA Davis, Philadelphia, 1994, p 206.
27. Schuknecht, HF: Cupulolithiasis. Arch Otolaryngol 90:765, 1969.
28. Hall, SF, et al: The mechanisms of benign paroxysmal vertigo. J Otolaryngol 8:151, 1979.
29. Halmagyi, GM, et al: Gentamicin vestibulotoxicity. Otolaryngol Head Neck Surg 111:571, 1994.
30. Berman, J, and Frederickson, J: Vertigo after head injury: A five year follow-up. J Otolaryngol 7:237, 1978.
31. Tuohimma, P: Vestibular disturbances after acute mild head injury. Acta Otolaryngol Suppl (Stockh) 359:7, 1978.
32. Halmagyi, GM: Central Eye Movement Disorders. In Albert, DM, and Jakobiec, FA (eds): Principles and Practice of Ophthalmology, vol 4. Saunders, Philadelphia, 1994.
33. Brandt, T, et al: Plasticity of the vestibular system: Central compensation and sensory substitution for vestibular deficits. Brain Plasticity Adv in Neurol 73:297, 1997.
34. Dieterich, M, and Brandt, T: Wallenberg's syndrome: Lateropulsion, cyclorotation, and subjective visual vertical in thirty-six patients. Ann Neurol 31:399, 1992.
35. Epley, JM: The canalith repositioning procedure: For treatment of benign paroxysmal positional vertigo. Otolaryngol Head Neck Surg 107:399, 1992.
36. Herdman, SJ, et al: Eye movement signs in vertical canal benign paroxysmal positional vertigo. In Fuchs, AF, et al (eds). Contemporary Ocular Motor and Vestibular Research: A Tribute to David A. Robinson. George Thieme Verlag, Stuttgart, 1994, p 385.
37. Semont, A, et al: Curing the BPPV with a liberatory maneuver. Adv Oto-Rhino-Laryngol 42:290, 1988.
38. Brandt, T, and Daroff, RB: Physical therapy for benign paroxysmal positional vertigo. Arch Otolaryngol 106:484, 1980.
39. Herdman, SJ: Personal communication, 1998.
40. Johnson, R, and Griffin, J: Current Therapy in Neurologic Disease. Mosby Year-Book, St. Louis, 1993, p 12.
41. Shumway-Cook, A, and Horak, FB: Vestibular rehabilitation: An exercise approach to managing symptoms of vestibular dysfunction. Seminars in Hearing 10:196, 1989.
42. Norre, ME, and DeWeerdt, W: Treatment of vertigo based on habituation. J Laryngol Otol 94:971, 1980.
43. Dix, MR: The rationale and technique of head exercises in the treatment of vertigo. Acta Otorhinolaryngol Belg 33:370, 1979.
44. Dix, MR: The physiological basis and practical value of head exercises in the treatment of vertigo. The Practitioner 217:919, 1976.
45. Herdman, SJ (ed): Vestibular Rehabilitation. FA Davis, Philadelphia, 1994.
46. Shepard, NT, et al: Vestibular and balance rehabilitation therapy. Ann Otol Rhinol Laryngol 102:198, 1993.
47. Arenberg, IK: Ménières disease: Diagnosis and management

of vertigo and endolymphatic hydrops. In Arenberg, IK (ed): Dizziness and Balance Disorders. Kugler Publications, New York, 1993, p 503.
48. Goodhill, V: Ear Diseases, Deafness and Dizziness. Harper and Row, Hagerstown, MD, 1979.
49. Clendaniel, RA: Unpublished material, 1998.
50. Herdman, SJ, et al: Vestibular adaptation exercises and recovery: Acute stage after acoustic neuroma resection. Otolaryngol Head Neck Surg 113:77, 1995.
51. Reason, JT: Motion sickness adaptation: A neural mismatch model. J R Soc Med 71:819, 1978.
52. Dobie, TG, and May, JG: Cognitive-behavioral management of motion sickness. Aviat Space Environ Med 65(suppl 10):C1, 1994.
53. Bagshaw, M, and Stott, JR: The desensitisation of chronically motion sick aircrew in the Royal Air Force. Aviat Space Environ Med 56:1144, 1985.
54. Golding, JF, and Stott, JR: Objective and subjective time courses of recovery from motion sickness assessed by repeated motion challenges. J Vestib Res 7:421, 1997.
55. Banks, RD, et al: The Canadian forces airsickness rehabilitation program, 1981–1991. Aviat Space Environ Med 63:1098, 1992.
56. Tusa, RJ: Personal communication, November 1997.
57. Baloh, R: The Essential of Neuro-otology. FA Davis, Philadelphia, 1984.
58. Herdman, SJ: Physical therapy in the treatment of patients with benign paroxysmal positional vertigo. Neurology Report 20:46, 1996.

参考文献

Baloh, RW, and Honrubia, V: Clinical neurophysiology of the vestibular system. FA Davis, Philadelphia, 1990.
Epley, JM: The canalith repositioning procedure: For treatment of benign paroxysmal positional vertigo. Otolaryngol Head Neck Surg 107:399, 1992.
Fetter, M, and Dichgans, J: Adaptive mechanisms of VOR compensation after unilateral peripheral vestibular lesions in humans. J Vestib Res 1:9, 1990.
Hall, SF, et al: The mechanisms of benign paroxysmal vertigo. J Otolaryngol 8:151, 1979.
Herdman, SJ: Vestibular Rehabilitation. FA Davis, Philadelphia, 1994.
Herdman, SJ: Physical therapy in the treatment of patients with benign paroxysmal positional vertigo. Neurology Report 20:46, 1996.
Shumway-Cook, A, and Horak, FB: Vestibular rehabilitation: An exercise approach to managing symptoms of vestibular dysfunction. Seminars in Hearing 10:196, 1989.
Smith-Wheelock, M, et al: Physical therapy program for vestibular rehabilitation. Am J Otol 12:218, 1991.

26

熱傷

Marlys J. Staley
Reg Richard

概要

- 疫学
- 皮膚の解剖と熱傷創の病理
- 熱傷の深度分類
  - Ⅰ度熱傷
  - 浅達性Ⅱ度熱傷
  - 深達性Ⅱ度熱傷
  - Ⅲ度熱傷
  - 皮下熱傷
  - 熱傷創局所の病態
  - 熱傷面積の算出
- 間接的機能障害と合併症
  - 感染
  - 呼吸器障害
  - 代謝障害
  - 心機能と循環障害
  - 異所性骨化
  - 神経障害
  - 病的瘢痕
- 熱傷創の治癒
  - 表皮の治癒
  - 真皮の治癒
- 熱傷の治療
  - 初期治療と創処置
  - 熱傷創の外科的処置
- リハビリテーション管理
  - 理学療法評価
  - 熱傷治療の目標と帰結
  - 理学療法介入

学習目標

1. 健常な状態と熱傷を受けた状態の皮膚の解剖と病的変化について説明する。
2. 熱傷の病理，症状，そして一連の変化について説明する。
3. 深度，面積が異なる熱傷患者の治療について，内科的，外科的，そしてリハビリテーションに関連して説明する。
4. 熱傷後に拘縮になる過程およびその治療について説明する。
5. 肥厚性瘢痕の管理に対する治療指針を示す。
6. 熱傷創が治癒した後に必要となるスキンケアについて述べる。
7. ケーススタディの患者データを分析，解釈し，現実的な目標と帰結を想定し，治療計画を立てる。

熱傷は，先進国において最も大きな健康問題の1つであり，特に米国では最も受傷率が高く[1]，毎年，200万人以上の熱傷患者が報告されている。そのうち，1/4の患者が治療の対象となり，約5,000人が死亡していることから[2,3]，入院治療を必要とする重症熱傷の受傷率は70人に1人とされている[1]。

このように，熱傷によって大きな健康問題が引き起こされるが，近年の医療の進歩により，死亡率の著しい低下のみならず，救命された患者の機能的な改善もなされている[4,5]。救急蘇生や救急医学の進歩，そして早期手術の導入にともない，毎年生存率は向上しつつあり，熱傷患者の治療と管理の研究が続けられている。このような熱傷治療の向上により熱傷患者が救命される結果，リハビリテーション治療がより重要となってきている。

本章では，異なる熱傷深度にともなう問題と，熱による皮膚への傷害が引き起こす合併症を紹介し，熱傷患者に行われている現在の治療とリハビリテーションについて述べる。さらなる詳細については章末の参考文献も参照されたい[6〜9]。

疫学

近年，熱傷患者の受傷率と死亡率は著しく減少したが，疫学的にみると基本的には大きな変化はみられない。1〜5歳の幼児の受傷率が最も高く，その大部分が熱性液体によるものである[2,3]。青年と成人における受傷原因は，火炎によるものがほとんどである。16〜40歳の男性の受傷率が最も高くなっている[1,2]。住居の火災などによる熱傷患者は，入院治療を要する患者の5%以下であるが，死亡原因としては12%を占めている[1,2]。その多くが気道熱傷によるものである。煙感知器の普及，防災教育の徹底などの対策により，熱傷事故は減少してきている[10]。

熱傷治療を専門とする「熱傷センター」の設立が，重症熱傷患者の予後の改善と死亡率の低下に大きな役割を果たしている[4]。このような熱傷センターでの集中治療の研究により，救命率の向上だけでなく，入院期間の短縮などの成果を上げている。

米国熱傷学会 American Burn Association では，以下のような症例について，熱傷センターでの入院治療をすべきとしている[11]。

1. 10歳以下または50歳以上で，体表面積の10%以上，Ⅱ度以上の熱傷。
2. それ以外の年齢層における20%以上，Ⅱ度以上の熱傷。
3. 5%以上のⅢ度熱傷（年齢を問わない）。
4. 手足，顔面，会陰部および四肢関節表面の皮膚を含むⅡ度以上の熱傷。
5. 落雷を含む電撃傷。
6. 化学熱傷。
7. 気道熱傷。
8. 既往歴を有する熱傷患者。
9. 熱傷センターへ転送する前に外傷センターでの治療を優先すべき重度外傷を合併する熱傷患者。
10. 小児虐待が疑われる症例を含む，社会的にも精神的にもサポートが必要，または，長期間リハビリテーション治療が必要とされる症例。

1970年代半ばには12の熱傷センターしかなかったが，2000年代初めには135もの熱傷センターができており，およそ1,700床の熱傷患者専用ベッドがある[12]。さらに，近年，熱傷センターは，米国熱傷学会によってその資格を検証されている[13]。

熱傷センターは，医師，看護師，理学療法士，作業療法士，栄養士，精神分析医，精神科医，ソーシャルワーカー，小児科医，病院所属の牧師，薬剤師，言語聴覚士，さらにそうした職種の人をサポートする人々で構成されている。熱傷患者を最も効果的に治療するために，そのおのおのがチームの一員となって，チーム医療を行っていかなければならない[4]。

皮膚の解剖と熱傷創の病理

皮膚は体のなかで最も大きな組織で，おおよそ体重の15%を占める。解剖学的に，皮膚は2つの層から構成される。外部に接している**表皮**とその下にある**真皮**である[14]。本来なら皮膚の構成組織ではないが，解剖学的には皮膚と考えられる3番目の層として，筋肉上で真皮の下にある皮下組織の脂肪層がある（図26-1）。表皮は血管成分を含まず，いくつかの生理的作用を有する。角質層は防水と感染の防御の役割を果たす。顆粒層は保湿と温度調節をつかさどる。海綿層はその下にある基底層を保護している。基底層の細胞は表皮の再生を行うとともに，メラノサイトを有し表皮の色を決定している。表皮と真皮の間には乳頭間隆起がある。この領域には，表皮と真皮との接触面が大きくなるように多数の凹凸が存在する。この隆起は皮膚の倉庫として働き，毎日の生活のなかで常に露出されている皮膚が摩擦の抵抗に打ち勝つために必要とされる。治癒した熱傷創にはこのような隆起がないため，新生された表皮組織の固着が悪く，衣服などにすれたとき擦過により水疱を形成することになる。

真皮は，血管，リンパ管，神経，コラーゲン（膠原）線維，弾性線維を含むことから，「真の皮膚」と考え

第26章 熱傷

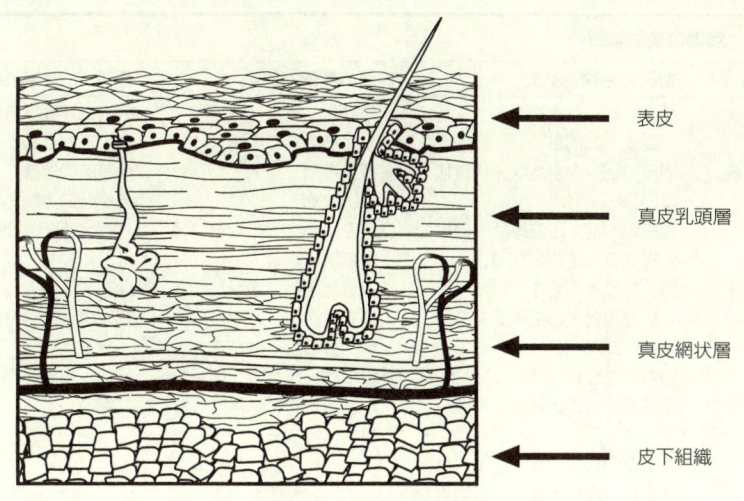

図26-1 皮膚の断面図

表26-1 皮膚の神経分布

神経構造	存在部位	機能
神経終末	表皮	痛覚, 痒み
神経終末	真皮	痛覚
メッケル小体	有棘層	触覚
マイスナー小体	真皮乳頭層	触覚
ラフィニ小体	真皮乳頭層	温覚
クラウゼ終末	真皮乳頭層	冷覚
パチニ小体	真皮網状層	圧覚, 振動覚

られる。真皮はまた、表皮付属器（汗腺，皮脂腺，毛根）を含んでおり、これら付属器は表皮細胞の供給源として機能する。真皮は表皮の20～30倍の厚さがあり、コラーゲン線維と弾性線維が混在している。それらの線維により皮膚は張力を持ち、変形に対する抵抗として弾性を持つことができるのである。正常な状態では、コラーゲン線維は真皮層に平行に広がっているが、熱傷後にみられる瘢痕組織では、渦を巻いたような状態となっている[15]。皮膚の神経の存在部位は、熱傷の深度判定に重要な要素となる（表26-1）。真皮はさらに2層、浅在性の乳頭層と深在性の網状層に分けられる[14]。乳頭層の乳頭は上方へ突き出し、表皮と入り組んだ構造となる。乳頭は血管網を有し、浸透作用によって表皮を栄養する。形態的にみると、この層はコラーゲン線維でできた目の粗いかごのようにみえる。網状層は乳頭層より下にあり、密に編み込まれたコラーゲン線維でできている。網状層は線維性結合組織の不均一に絡み合ったネットワークによって皮下組織と結合している。

すでに述べた機能に加えて、皮膚は活動時の汗や電解質による温度調節、皮膚表面を滑らかにする皮脂の分泌、ビタミンDの合成などの生理的作用だけでなく、知覚、整容的容姿、個人の同定などに非常に重要な役割を果たしている。熱傷により、これらの機能は一部またはほとんどが損なわれ、患者の防御機序は大きな障害をこうむることになる。

熱傷における基本的な病態として血管透過性の亢進があげられ、これにより細胞間隙に浮腫が生じる。浮腫の形成は熱傷部位だけでなく、その近接した部位にも生じる。熱傷チームの理学療法士はまず、浮腫による関節可動域 range of motion（ROM）の減少に注意をはらわなければならない。

どの程度皮膚が傷害されるかは、温度と接触時間とによって決まる[16]。原因物質（火炎，液体，化学薬品，電気）によっても損傷の程度は影響される。傷害を起こすには非常に高い熱は必要としない。44℃以下の熱でも、長時間さらされることにより局所の傷害が起こりうるし、44～51℃の熱では、1℃上昇すると死滅する細胞は倍になり、多少の接触でも細胞破壊が起こりうる。51℃以上になると、きわめて短時間の接触であっても組織傷害が起こる。

熱傷の深度分類

最近まで、熱傷の重症度は1度，2度，3度と分類されていた。専門家ではない一般の人々はこのような分類を使っているだろうが、現在では、多くの医学文献は皮膚組織の損傷の深度によって分類している[17]。どの程度傷害されるかはさまざまな要因による。例えば、熱との接触時間、温度、皮膚の厚さ、露出部位か否か、血管が豊富な部位か否か、年齢などが要因となる。

855

表 26-2 熱傷の鑑別診断

熱傷深度	創面の色調/血流	表面の状態/疼痛	浮腫/治癒/瘢痕化
Ⅰ度	発赤，ピンクまたは赤 真皮への刺激	水疱なし，乾燥 後から生じる疼痛	軽度の浮腫，自然治癒 瘢痕形成なし
浅達性Ⅱ度	明るいピンクまたは赤，斑状の赤 真皮の炎症，圧迫退色後の毛細血管の急速な充満	水疱，湿潤，光沢 強い疼痛 温度変化，空気の流れ，軽い接触に過敏	中等度の浮腫 自然治癒，微小な瘢痕形成（色素脱出程度）
深達性Ⅱ度	赤と白蠟色の混在 圧迫退色後の毛細血管の緩徐な充満	破損した水疱，湿潤 圧覚に過敏，軽い接触や軽い針刺激には鈍感	顕著な浮腫 緩徐な治癒，顕著な瘢痕形成
Ⅲ度	白色（虚血），炭化，こげ茶，淡黄褐色，赤褐色，黒色，赤色 ヘモグロビン沈着，圧迫退色なし，血栓形成，末梢循環不良	羊皮紙様，皮革様，硬く乾燥，無痛 容易な体毛抜去	陥凹，皮膚移植の適応，瘢痕
皮下	炭化	明確な皮下組織の傷害 無痛，筋肉傷害，神経障害	組織欠損，皮膚移植の適応，瘢痕

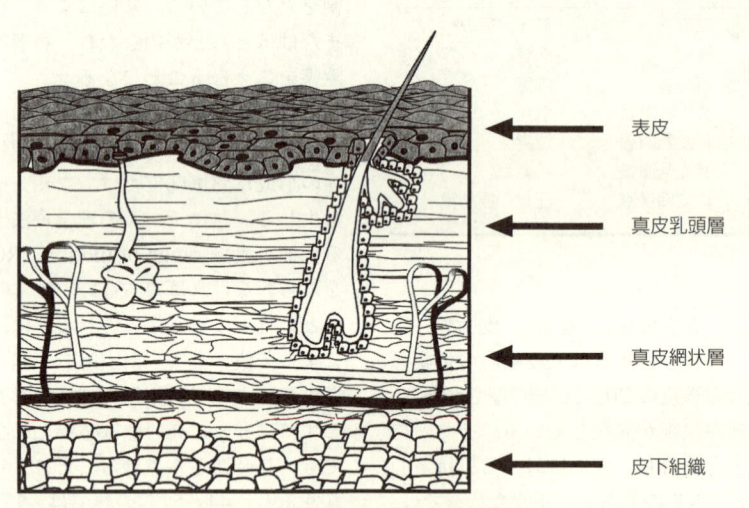

図 26-2 Ⅰ度熱傷の深達度：影の部分

熱傷の異なる分類は異なった臨床所見を示し，治療過程において劇的な相違がみられる。熱傷は，熱による直接的な組織傷害だけでなく，代謝，生理学的状態，精神的状態にまで大きな影響を及ぼすのである。本項では，熱傷分類のそれぞれの病態（表26-2）でみられる臨床所見を述べる。

Ⅰ度熱傷

Ⅰ度熱傷とは表皮のみの傷害をいう（図26-2）。「日焼け」はまさにⅠ度熱傷の典型例である。臨床的には，皮膚は発赤を示す[18]。発赤は表皮損傷の結果であり，真皮への刺激であるが，真皮自体への傷害はない。傷害を受けた表皮から炎症性メディエーターが広がり，肥満細胞から血管作動性物質が放出される。Ⅰ度熱傷の表面は乾燥している。水疱はなく，多少の浮腫がある。受傷後は疼痛はなく，少し経過してから疼痛が生じるため，この部位はやさしく触れるとよい。

2～3日経過すると，炎症反応は治り，傷害された表皮は自然にはがれる。自然治癒し，瘢痕形成は認められない。

浅達性Ⅱ度熱傷

浅達性Ⅱ度熱傷（図26-3）は，表皮から真皮乳頭層へ傷害が及ぶ。表皮は完全に破壊されるが，真皮層

の傷害は軽度か中等度である。最も典型的な所見は，水疱の形成である。

水疱内は原則として無菌と考えられるが，水疱液は炎症反応を促進し創傷治癒を妨げる物質を含んでいることが示されたため，水疱液は除去した方がよい[19〜22]。水疱が除去された場合，適切な局所療法がなされれば創傷はすみやかに治癒し表皮化する。

ひとたび水疱が除去されると，熱傷創面は湿潤になり，真皮の炎症反応から鮮紅色を呈する。熱傷創面は「蒼白」になり，指で創面を圧迫すると，毛細血管内の血液が押し出されて，白色のスポットが現れる。圧迫を解放すると，白色スポットは直ちに血流の回復を示す。浮腫は中等度である。

このタイプの熱傷は，真皮内の神経終末を刺激するために疼痛が非常に強い。熱傷創面が開放されると，患者は温度の変化，空気への露出に非常に敏感となり，軽く触れられただけでも疼痛を感じる。さらに，感染を認めると発熱を生じるようになる。

ある種の局所抗菌剤含有クリームを使用すると，熱傷創面にゲラチン様膜が形成され，日焼け時の**落屑**のように，その膜がはがれ落ちるようになる。この滲出物は，感染を予防するために使用した局所の抗菌剤と傷害された毛細血管から熱傷創面に滲み出た血漿との凝集物である。

浅達性Ⅱ度熱傷は，創面周囲の皮膚と残存する皮膚付属器から表皮成分が増殖し遊走してくるため，外科的処置をしなくても，自然治癒する。皮膚としての防御作用を取り戻し，完全な皮膚として表皮化するには7〜10日かかる。メラノサイトの傷害から多少皮膚の色調が変化するが，瘢痕形成はほとんどない。

深達性Ⅱ度熱傷

深達性Ⅱ度熱傷は，真皮網状層までの傷害をいう（図26-4）。大部分の神経終末，毛根，汗腺が破壊される。

深達性Ⅱ度熱傷は，赤色と白色が混じった創面を呈する。深度がより深くなるにつれ白色となる。毛細血管の血流は，創面の圧迫後，非常にゆっくりとした回復を示す。

熱傷創面は通常破れた水疱により湿潤であり，真皮層の血管網の傷害から血漿が漏れ出す。この深度の熱傷は，著しい浮腫が特徴である。組織と血管の破壊から，不感蒸泄による大量の水分の喪失（通常の15〜20倍）が起こる[16,23]。触覚や痛覚の軽度の低下が認められるが，真皮網状層にパチニ小体が存在するため，深部知覚は残存する。瘢痕と再上皮化により治癒する。真皮の損傷は一部のみにとどまるため，残存した皮膚付属器にある表皮細胞が新生する皮膚のもとになるのである。

深達性Ⅱ度熱傷の深度判定は難しく，その診断には受傷後数日間を必要とする。受傷後数日間経過すると壊死組織の融解が始まり，境界が明瞭になってくるからである。毛根は真皮深層にあるため傷害されず，生存している。毛根の残存や毛の新生は，Ⅲ度熱傷ではなく深達性Ⅱ度熱傷を示唆し，それゆえ，自然治癒が期待できる。表皮成分が生きているか死んでいるかは，熱源と皮膚との位置関係によって決まる。

深達性Ⅱ度熱傷が自然治癒した後は，皮膚を潤す皮脂腺が欠損した薄い表皮になる。薄い表皮は，乾燥し鱗屑を呈し，掻痒感が強く，簡単にはがれてしまう。それゆえ，新生した創面には保湿剤が必要となる。感覚と発汗も減少する。

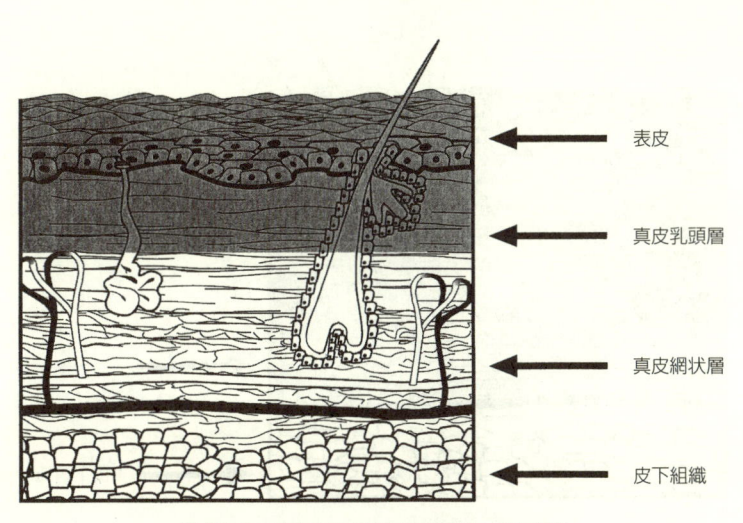

図26-3　浅達性Ⅱ度熱傷の深達度：影の部分

深達性Ⅱ度熱傷は，感染がなければ，受傷後3〜5週間で治癒する。それゆえ，感染から熱傷創面を予防することが重要である。感染を認めると，さらに深い熱傷創となってしまう。後遺症として，**肥厚性瘢痕**や**瘢痕ケロイド**を認めることが多い。

Ⅲ度熱傷

Ⅲ度熱傷（図26-5）は，表皮と真皮すべてを破壊する熱傷である。さらに，皮下組織の脂肪層まである程度傷害が及ぶこともある。

Ⅲ度熱傷の特徴は，硬い羊皮紙様の焼痂である。**焼痂**は，血漿と壊死細胞で構成された乾燥した凝結塊であり，乾燥した硬い皮革に似ている。焼痂の色は，黒色から深紅色，白色までさまざまであり，特に，白色の焼痂は完全な虚血を意味する。表面の血管には血栓を認めることも多い。破壊された赤血球から遊離したヘモグロビンの固着により深紅色となる。

毛根は完全に破壊されるため，容易に脱毛する。真皮にある神経終末も破壊されるため，熱傷創は感覚が喪失する。しかし，熱傷患者はⅢ度熱傷創面の周囲に，通常Ⅱ度熱傷創面が存在するため非常な疼痛を訴える。

もう1つの大きな問題は，周囲組織の血管の傷害である。堅固な焼痂下の組織間隙に滲み出した大量の水分のために，血管外腔の圧が上昇して深部の循環を障害し，血流の途絶をまねく。焼痂は正常組織のような弾性を持たないため，全周性の熱傷で浮腫が生じると，その下にある血管系を圧迫することになる。この圧迫が解放されないと，それより末梢の組織が壊死に陥ることになるため，血流を保つために**減張切開**が必要と

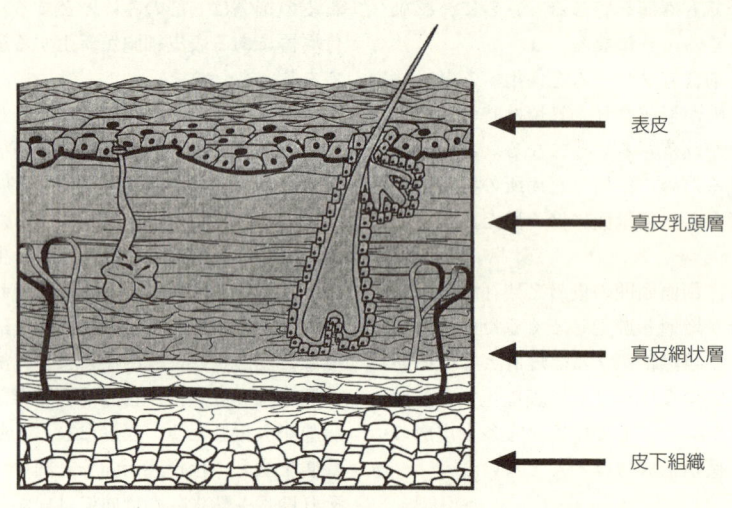

図26-4 深達性Ⅱ度熱傷の深達度：影の部分

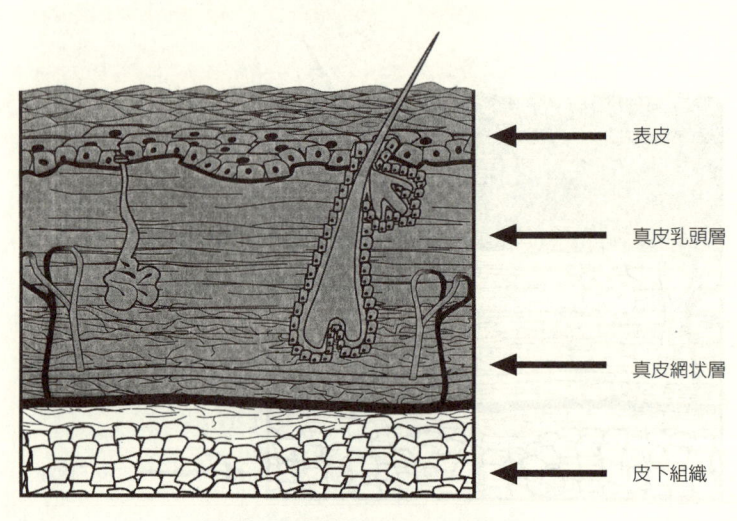

図26-5 Ⅲ度熱傷の深達度：影の部分

なる。減張切開とは，焼痂を正中側切開することである[24,25]。図26-6にその実際を示す。減張切開を行った後，脈を頻回にチェックする。効果的な減張切開であるなら，末梢循環はすみやかに回復し，正常な脈を示し，四肢末梢においては，体温の回復，感覚の回復，毛細血管の充満がみられるようになる。

受傷直後には，深達性II度熱傷とIII度熱傷との鑑別は困難であるが，数日経過するとその相違が明らかになってくる。III度熱傷では，再生する上皮化のもととなる組織がない。上皮化する細胞はすべて破壊されているため，植皮術が必要となる。植皮術については，外科的処置の項目で詳述する。

皮下熱傷

もう1つつけ加えるものに，**皮下熱傷**［訳注：日本熱傷学会の『熱傷用語集』ではIII度熱傷に分類されている］があり，これは，表皮から皮下組織まですべての組織が完全に破壊されている（図26-7）。筋肉や骨まで傷害される。このタイプの熱傷は，火炎，熱い液体に長い時間接触することによって生じ，また電撃傷によって起こる。ある程度機能を回復させるためには，広範な外科的処置が必要とされる。

▼ 電撃傷

電撃傷の症状と所見は，交流と直流の違い，電流の強さ，通電した部位によって異なる[26]。電源と接触した皮膚から電流が通り抜けた部位に熱傷が生じる。電流は最も抵抗の小さい部位を流れる。血管の次に神経の抵抗が小さい。骨は最も抵抗が大きい。

通常，入口と出口の創がある。体が電流と接触した部位が入口の創で，焦げて圧迫されたようになっており，多く場合，出口の創より小さい。皮膚は，黄色を帯びた虚血状態となる。出口の創面は，あたかも爆発があったような概観を呈する。表面は乾燥しており，通電した部位の組織は熱による傷害を受ける。受傷後一見健常にみえる四肢やその他の部位においても，数日後に壊死や壊疽に陥ることがある。筋などの組織血流が障害され，傷害された筋は軟らかく感じられる。傷害の予測はできず，不均一，不均衡な筋の傷害が起こる。どの組織が生存するか否かは，時間の経過とともに明らかになってくる。

通電により別の障害も起こる。心臓への影響の1つに不整脈があげられ，それは，電撃傷における死亡原因となる心室細動や呼吸停止を引き起こす。また，重度外傷で生じる過度のタンパク質の崩壊による急性腎不全やショック腎を認めることもある。電撃傷で最も重篤な合併症の1つは，急性脊髄神経障害や脊椎骨折である。臨床的には，痙攣性麻痺を認めるが，その部位における感覚の伝導障害の有無は症例によって異なる。

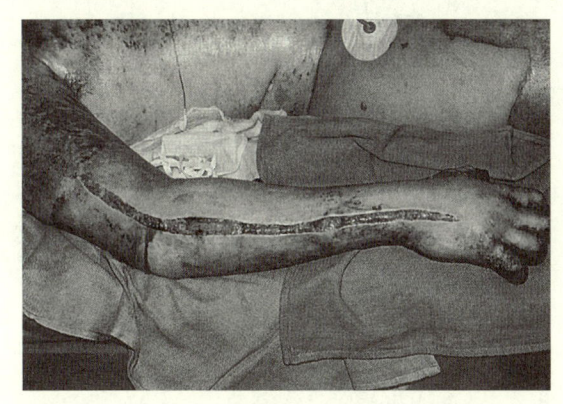

図26-6 右上肢の減張切開術（Richard, and Staley[6], p113.より）

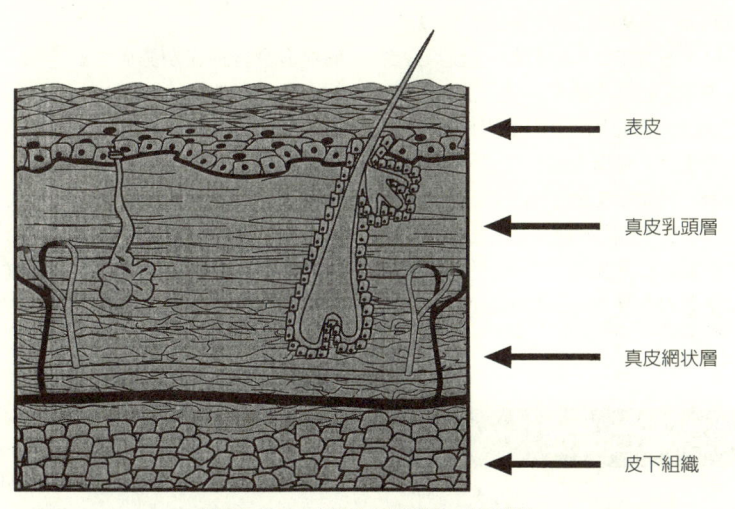

図26-7 皮下熱傷の深達度：影の部分

表皮
真皮乳頭層
真皮網状層
皮下組織

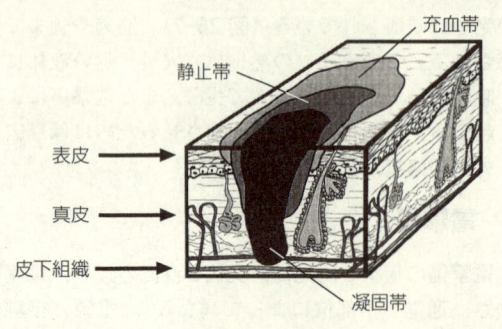

図 26-8 熱傷による組織障害の範囲

熱傷創局所の病態

熱傷創は3つのゾーン（帯）からなっている（図26-8）[17]。最も深部は**凝固帯**で，細胞は不可逆的傷害を受け，皮膚壊死が起こる。生きている組織がなく焼痂が存在するため，感染のリスクが増大する。感染が制御されないと，Ⅲ度熱傷創面はさらに深度が深くなり，その下の組織の壊死が進行する。これを予防するには，熱傷センターでの管理，すなわち感染に対する注意深いモニタリング，抗生剤の使用が必要となる。凝固帯の上の**静止帯**では，傷害された細胞は，特別な治療がなければ24～48時間以内に死滅する。この静止帯では，感染，乾燥，不適切な循環などにより，熱傷創は完全な壊死組織へと移行してしまう。スプリントや包帯による圧迫が強すぎるとこのような結果をまねいてしまう。最も辺縁のゾーンは，**充血帯**といい，この帯では，細胞の傷害は軽度であり，数日以内に回復する[27]。

熱傷面積の算出

熱傷の重症度を決めるには，熱傷深度を判定するとともに，熱傷面積の算出が重要である。簡便な方法としてPulaskiとTennison[28]は**9の法則**を開発した。9の法則とは，体の各部位を9%ごとに分割し，統合したものである。図26-9に9の法則を示す。LundとBrowder[29]は，年齢別に体の部位別の成長を考慮した方法を開発した。この方法は，熱傷面積を算出するにはより正確である。図26-10は，Lund and Browder法による小児と成人における各部位の割合を示している。この公式は熱傷面積を正確に評価できるが，9の法則は緊急時おける熱傷患者のトリアージに実践的な方法である。

間接的機能障害と合併症

熱傷面積，熱傷深度，熱傷のタイプなどにより二次

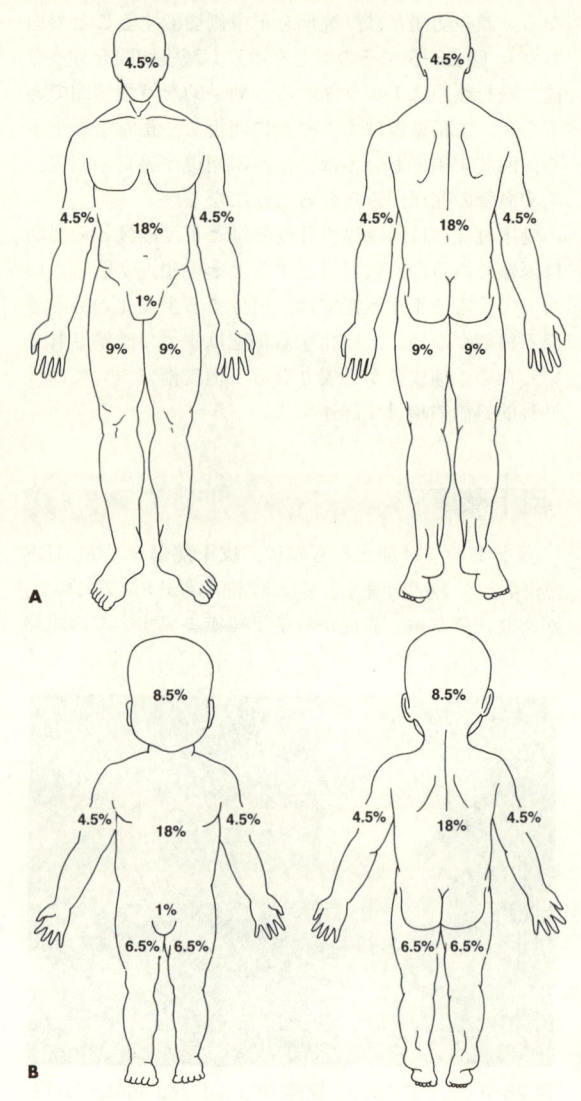

図 26-9 「9の法則」における成人（A）と小児（B）における体表面積の算出方法

的な全身合併症が発症する[30]。さらに，患者の健康状態，年齢，精神的状態がこのような障害に影響を及ぼす。この項では，重症熱傷患者に起こりうるいくつかの全身合併症について詳述する。

感染

臓器障害に波及する感染は，熱傷における死亡の原因となる[31]。かつて報告されたように，熱傷局所および全身感染症に対して抗生剤の全身投与が行われた結果，緑膿菌や黄色ブドウ球菌は抗生剤への耐性を獲得し，熱傷センターでの感染対策の大きな問題となっている[1,31]。抗生剤の全身投与は，熱傷と全身各臓器の感染症が発症した場合にのみ必要となる。組織1gあた

熱傷評価とチャート
年齢 対 部位
初期評価

熱傷の原因＿＿＿＿＿＿＿＿＿＿
受傷日＿＿＿＿＿＿＿＿＿＿＿＿
受傷時間＿＿＿＿＿＿＿＿＿＿＿
年齢＿＿＿＿＿＿＿＿＿＿＿＿＿
性別＿＿＿＿＿＿＿＿＿＿＿＿＿
体重＿＿＿＿＿＿＿＿＿＿＿＿＿
入院日＿＿＿＿＿＿＿＿＿＿＿＿
サイン＿＿＿＿＿＿＿＿＿＿＿＿
日付＿＿＿＿＿＿＿＿＿＿＿＿＿

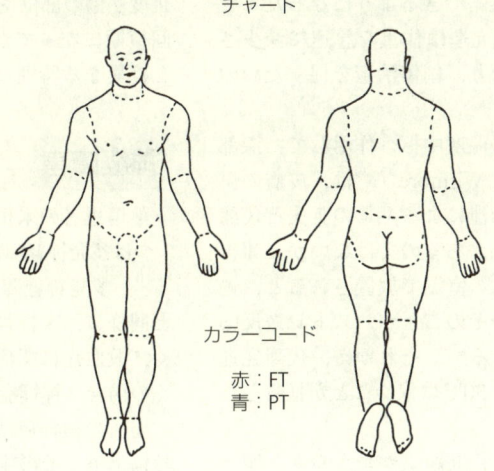

チャート

カラーコード
赤：FT
青：PT

部位	Birth 1歳	1～4歳	5～9歳	10～14歳	15歳	成人	PT	FT	計	採皮部位
頭部	19	17	13	11	9	7				
頸部	2	2	2	2	2	2				
躯幹前	13	13	13	13	13	13				
躯幹後	13	13	13	13	13	13				
右殿部	2 1/2	2 1/2	2 1/2	2 1/2	2 1/2	2 1/2				
左殿部	2 1/2	2 1/2	2 1/2	2 1/2	2 1/2	2 1/2				
陰部	1	1	1	1	1	1				
右上腕	4	4	4	4	4	4				
左上腕	4	4	4	4	4	4				
右前腕	3	3	3	3	3	3				
左前腕	3	3	3	3	3	3				
右手	2 1/2	2 1/2	2 1/2	2 1/2	2 1/2	2 1/2				
左手	2 1/2	2 1/2	2 1/2	2 1/2	2 1/2	2 1/2				
右大腿	5 1/2	6 1/2	8	8 1/2	9	9 1/2				
左大腿	5 1/2	6 1/2	8	8 1/2	9	9 1/2				
右下腿	5	5	5 1/2	6	6 1/2	7				
左下腿	5	5	5 1/2	6	6 1/2	7				
右足	3 1/2	3 1/2	3 1/2	3 1/2	3 1/2	3 1/2				
左足	3 1/2	3 1/2	3 1/2	3 1/2	3 1/2	3 1/2				
									計	

FT：Ⅲ度熱傷
PT：Ⅱ度熱傷

図 26-10 Lund and Browder チャートによる体表面積の算出方法（Shriners Burns Hospital, Cincinnati, OH. による）

り 10^5 以上の細菌で熱傷創の感染と診断され，10^7〜10^9 になると致死的な感染となる．多くの場合，熱傷創に対して局所抗菌剤を使用するが，これについては熱傷の治療の項で詳述する．

呼吸器障害

閉所空間で熱傷を受けた患者に対しては，**気道熱傷**を疑わなければならない[33]．気道熱傷は熱傷患者の33％以上に合併し[34]，顔面熱傷の患者になると66％に合併する[35]．重症熱傷後の呼吸器合併症は非常に高率であり，また，死亡原因の大きな要因となるという報告がなされている[36]．

気道熱傷の症状として，以下のようなものがあげられる．
- 顔面熱傷
- 鼻毛のこげ
- 荒々しい咳
- 嗄声
- 異常な呼吸音
- 呼吸困難
- 煤をともなった痰，低酸素血症[36]

気道熱傷にともなう主な合併症は，一酸化炭素中毒，気道損傷，上気道閉塞，肺浮腫，そして肺炎である．吸入された毒性ガスや煙は致死的となる．気道熱傷の診断にはいくつかの方法があるが，最も有効なものは気管支鏡である[36]．

代謝障害

熱傷は代謝にも大きな影響を与える．熱傷治療で最も進歩したのは，必要カロリー量が徐々に解明され，

それに見合う量を患者に供給できるようになったことである[37]。熱傷後の代謝の亢進は体重を急速に減少させ，負の窒素バランスとなり，創傷治癒を促すためのエネルギーを減少させる[38]。

代謝の亢進は，下垂体の温度中枢へ作用して，深部体温を約1℃上昇させる[1]。Wilmoreら[39]は，皮膚の傷害によって増加した不感蒸泄による熱量の喪失と代謝亢進の状態とは密接な関係があるのではないかと報告している。熱傷患者が通常の室温で放置されると，過剰な熱量の喪失が起こり，そのことが，ストレス反応をさらに増悪することになる[1,39]。それゆえ，代謝亢進を抑制するために，室温を30℃に保つことが推奨される。

代謝の変化の一部として，筋組織がエネルギー源として優先的に利用される。ベッド上での安静に加えて，この状態が続くと，熱傷による侵襲と入院との双方から筋萎縮をまねき，患者は弱っていく。

近年の著しい熱傷治療の進歩は，熱傷患者が必要とするエネルギー量の研究によるものが大きい。この項で栄養管理の詳細を述べるのは割愛するが，興味のある読者は熱傷の栄養管理についての優れた解説を参照されたい[40〜42]。

心機能と循環障害

細胞間隙に水分が移動することによって循環動態は大きく変化する。すなわち，血管内の血漿の漏出により血管内容量が減少する。そのため，心拍出量は著明に減少し，受傷後1時間では15％も減少することもある[43,44]。

重症熱傷では，凝固系と循環系も変化する。これらの変化には，血小板の濃度および機能，凝固因子，白血球，そして赤血球の機能障害，血色素およびヘマトクリットの減少があげられる。このような生理学的変化に対し，心機能や血管床の障害とも相まって，初期治療の努力が，患者の生命予後に大きく影響する。さらに，熱傷患者は限度を超えると代償不全を起こす。

異所性骨化

熱傷患者は**異所性骨化**になりやすいという研究報告が多い[46〜49]。しかし，現実に臨床上問題となった症例数は比較的少ない[48,49]。なぜ熱傷により異所性骨化が起こるのかは不明である。疑わしい原因として，20％以上の熱傷，安静固定，微小外傷，高タンパク質の摂取，敗血症などがあげられる。最も傷害される部位は肘関節であり，次いで股関節，肩関節であるが，いかなる部位でも発症する可能性がある[48,49]。たいていの場合，

Ⅲ度熱傷の部位や長期間上皮化しない部位に発症する。回復期になってから症状が現れ，ROMの低下，熱傷とは異なる特別な疼痛などが出現する。

神経障害

熱傷患者の末梢神経障害には2つのタイプがあり，1つは**多発神経障害**であり，もう1つは局所神経症である[50]。多発神経障害の原因は不明である。異所性骨化と同様に，末梢神経障害の発症は広範囲熱傷患者に多く，敗血症に関係している可能性がある。幸いにも多くの場合，神経症は時間の経過とともに改善していく。

局所の神経症は多くの原因があげられる。不適切な熱傷治療がその中心となっており，例えば，弾性包帯を強く巻きすぎたり，スプリントが適切でなかったり，不適切な体位に長期間おかれたりすることである[50]。最も障害される部位は腕神経，尺骨神経，そして総腓骨神経である。

病的瘢痕

熱傷瘢痕は，深達性Ⅱ度熱傷で自然治癒した部位，そしてⅢ度熱傷で皮膚移植を行ったが生着が完全でなかった部位に発症する。**肥厚性瘢痕**，拘縮になった場合に病的瘢痕となる。これらの瘢痕は特異的であり，同義語ではない。肥厚性瘢痕は運動を制限しないし，瘢痕拘縮は肥厚性とはならない。しかし，両方の状態は同時に混在することが多く，本章の終わりにおのおのに対する特別な治療について詳述する。

熱傷創の治癒

熱傷創の原因と合併症について述べてきたが，以下では，熱傷患者のいろいろな全身的治療，外科的治療，リハビリテーションについて詳述する。しかし，まず初めに，熱傷創の治癒の概要を述べる必要がある[51]。

皮膚の2層構造―表皮と真皮―はそれぞれ形態学的に異なっており，異なった経緯で治癒する。次の項で，おのおのの構成成分の生理について述べ，臨床上の問題について述べる。

表皮の治癒

表皮のみの熱傷，または皮膚付属器に生存している細胞が残っている場合は，**表皮の治癒**が起こる。開放創の表皮下の組織が外気にさらされることが，上皮化を促す刺激となる。傷害を受けていない表皮が，基底

層から創面にアメーバのような動きをしながら露出した創面を覆うようになる。表皮細胞は，他の表皮細胞に完全に接するようになると**遊走の停止**が起こる。この後，細胞は分割分裂し多層化していく。表皮細胞は，創面に移動しながらも熱傷創面の辺縁の健常な表皮と接しようと移動を続けるのである。このような遊走と増殖を続けるためには，表皮細胞にとって十分な栄養と血流が供給されるような環境が必要となり，そのような環境がないと新生細胞は死滅してしまう。

毛根や腺が残っているⅡ度熱傷創面では，上皮化の過程が臨床的に最も明瞭に観察される。皮膚付属器の表皮細胞から上皮化する島が生まれる。細胞はこのような**表皮の島**から創面に遊走していく。このような表皮の島から時間の経過とともに徐々に皮膚が再生していくのである。

皮下の腺が傷害されると，上皮化した創面の乾燥と掻痒感を生じることがある。皮膚の潤いに問題が生じ，新生した皮膚は乾燥しひび割れを起こすことがある。多くの皮脂腺は上皮化した後でもその機能を回復することはないため，乾燥は長期間続く。それゆえ，熱傷患者に熱傷創面に対する保湿剤の使用方法を指導する必要がある。

真皮の治癒

表皮より深部組織の熱傷では，**真皮の治癒**や瘢痕形成が起こる。瘢痕形成は3期に分けられる。すなわち，炎症期，増殖期，そして成熟期である。これらは別々に詳述するが，互いに連続した，または1つの期として認められることがある。

▼ 炎症期

熱傷創面に対する健常組織の最初の反応は炎症である。炎症は，止血，血管新生，細胞新生などを通して創傷を治癒させる。炎症期は受傷直後から始まり，3〜5日で終了する。その間，発赤，浮腫，熱感，疼痛，ROMの減少が認められる。最初に血管が破綻すると，血管壁は出血を減少させるために収縮する。血小板は凝集し，フィブリンはこの部位に凝血塊を形成するために付着する。フィブリンは3つの段階で作用する。すなわち，①体液の一部分を貯留すること，②下の組織を乾燥から守ること，③遊走してきた細胞から堅牢な凝血塊を供給することである。それゆえ，フィブリンは，創傷治癒に働く細胞から格子状のネットワークを構築するものと考えられる。

一時的な血管収縮の後，5〜10分程度であるが，血流を増やすために血管拡張が起こる。血管の透過性が亢進し，細胞間隙に血漿が漏出することで浮腫が発生する。白血球が浸潤し汚染された部位を除去し始める。特に重要なのは，線維芽細胞を誘導するマクロファージの存在である。

▼ 増殖期

増殖期では，創面の深部では線維芽細胞の遊走と増殖が起こり，一方，創の表面では上皮化が生じる。**線維芽細胞**は，コラーゲン線維とタンパク多糖体からなる瘢痕を形成する細胞である。さらに，線維芽細胞は膠原線維を取り巻く粘着物質を生成する。コラーゲン線維はランダムに付着し，一定の方向性を持つ線維とはならない[52]。この時期にこのコラーゲン線維に負荷（瘢痕を伸ばすような力）を加えると，与えられた力の方向に線維は向きを変える。コラーゲン線維が生成されるにつれて創面の張力は大きくなる。

コラーゲン線維の付着に関連して，肉芽組織もこの時期につくられる。肉芽組織は，マクロファージ，線維芽細胞，コラーゲン線維，血管から構成されている[51]。新生された血管は豊富な血流を創面に供給し，さらなる創傷治癒を促す。しかし，肉芽組織は皮膚移植には必ずしも必要ではなく，過度の肉芽組織は肥厚性瘢痕を招来することもある。

増殖期には創収縮が起こる。**創収縮**は，組織が欠損した創面を閉鎖するための反応である。どの程度収縮するかは，欠損部位周辺の細胞がどの程度移動できるかによって決まる。それは，創辺縁から中心に向かっての移動であり，新しい組織の生成ではない。創収縮は，①創の辺縁が接した場合，または②周囲組織の張力が収縮力と一致，または超えた場合に終了する。皮膚移植は収縮を軽減するが，厚い皮膚を移植するとさらに収縮を弱めることができる。

▼ 成熟期

創面を表皮が覆うようになったときが，創閉鎖と考えられる。しかし，創傷治癒は瘢痕組織の再形成をも含んでいる。成熟期においては，線維芽細胞の減少，代謝の減少による血管構築の減少などが起こる。そして，コラーゲン線維の再構築により，方向性が平行になり強固な束を形成するようになる。コラーゲン線維の増殖と崩壊の比率により瘢痕のタイプが決まる。崩壊が増殖の比率とほぼ同程度または軽く超えた場合には，蒼白で平坦，柔軟な成熟した瘢痕となる。増殖が崩壊より大きい場合には肥厚性瘢痕となる。この瘢痕は，もとの創面の境界に限局した赤く隆起した概観を呈し，硬い質感を持っている。ケロイドは大きくて硬い瘢痕であり，もとの創面の境界を越えて増殖する。ケロイドは黒人やアジア人に多くみられる。肥厚性瘢痕，ケロイドとも成熟するには長期間を必要とし，機

能的，整容的にも大きな問題となる。

熱傷の治療

熱傷治療の進歩にともない，15～20年前には救命できなかった何千という患者の命を救うことができるようになってきた。現代の熱傷センターでは，重症熱傷の治療にあたり，より洗練された技術で，熱傷患者がよりよい治療を受けることができるようになった。この項では，熱傷の初期治療および熱傷創面の壊死組織除去と植皮に関する外科的処置について詳述する。

初期治療と創処置

熱傷患者に対する初期治療の目標は，生命を脅かす大きな問題に重点をおき，以下の点について患者を安定させることである。①気道の確保，②チアノーゼ，ショック，出血を予防すること，③熱傷面積，深度などの基礎データを確立すること，④水分喪失を予防または減少させること，⑤全身と熱傷創面を清潔にすること，⑥重症度の評価，⑦心肺の合併症を予防すること，などである。重症熱傷の場合，このような手順に従ってトリアージがなされる。

まず第一に，患者を受傷した場所から治療施設に移動しなければならない。可能であれば，一般病院の救急施設よりも熱傷センターへ直接搬送する方がよい。搬送中の治療の目標は，患者を安定させ気道を確保することである。患者を搬送する際，可能であれば患者の既往歴や個人情報を収集する。受傷原因を記録し，熱傷部位を評価する。救急部における医療側は9の法則を用いて熱傷面積を算出する。さらに，燃えた衣服や貴金属類を取り除き，静脈を確保し輸液の準備をする。

熱傷治療における最も大きな進歩は，初期の輸液療法とその後の輸液管理である。熱傷後に起こる生理的変化の研究によりその病態への理解が深まり，また，救命のための必要輸液量の解明が進んでいる[44]。体液とタンパク質の変動を招来した生理的変化に関する情報を得ることにより，必要量の輸液と電解質を投与することができるのである[54]。

熱傷患者が熱傷センターに搬送され，適切な輸液，蘇生が開始された後，熱傷チームは熱傷面積と深度を評価し熱傷創面を洗浄する。熱傷創の洗浄はさまざまな方法で行われるが，大部分の熱傷センターでは流水による洗浄が行われている[55～57]。初期の創面処置のなかで体重を計測し，患者を全体的に観察し，必要なら剃毛し，はげそうな皮膚を切除して**デブリドマン**を始める。創面の洗浄とデブリドマンの目標は，壊死組織の除去，感染の予防，血管構築の再開，そして上皮化の促進である。施設によっては，この熱傷創面の洗浄の過程において理学療法士が関与することもある[56,58,59]。

巨大な水槽タンクや渦流プールには，通常感染予防を補助するために水の中に消毒剤が入っている[55,60,61]。温度は37～40℃が適当である。温浴中に体に付着している包帯類を除去する。その際には十分な注意をはらい，出血しないようにする。水の中での包帯類の除去は，乾いた中で行うより疼痛が少ない。熱傷ユニットの中には，毎日の包帯交換時に，シャワーやスプレーまたはベッド上バスを使用している施設もある[62]。熱傷創の洗浄にかかわらず，多くの患者は包帯交換前に疼痛を緩和する薬剤を必要とする。

包帯類を除いた後，熱傷創面を注意深く観察する。概観，深度，大きさ，滲出液，臭いなどを記録する。濃い膿が認められる，臭いがある，熱がある，茶色から黒色の色調，焼痂が容易にはがれる，隣接する組織が腫れている，深達性II度熱傷がIII度熱傷に変化している，などは感染徴候を示している。

熱傷創面の処置は滅菌されたものを使用する清潔操作を行う。**外科的デブリドマン**（外科用鋏，メス，摂子などを用いて焼痂を切除すること）を行うなら，はげ落ちそうな表皮や焼痂は切除し，膿がたまっている部位はドレナージする。この際，出血が最小限にとどまるよう最大限の注意をはらう必要がある。

熱傷創面の洗浄がすんだら，体温の喪失によるさらなる代謝の亢進を防ぐために患者の体温を保持しなければならない。局所の軟膏や包帯を再度行う。表26-3に，熱傷に使用する局所療法剤を示す。局所療法剤としてのクリームや軟膏類を塗布した創面を包帯などで覆わない方法は**開放療法**と称するが，創面の状態と治癒過程を観察しながら行う方法である。この方法を行うには，1日を通して何回か軟膏類を塗布する必要がある。

閉鎖療法は，局所療法剤の上を包帯などで覆う方法である。この方法は，以下のような目的で行う。①熱傷創面に局所抗菌剤がとどまること，②熱傷創面からの水分の喪失を減少させること，③創面の保護，などである。熱傷創面の大きさや程度，使用する局所抗菌剤の種類によって，1日に1～2回の包帯交換を行う。

包帯類は数層からなる。最初の層は上皮化しつつある脆弱な創面を保護するため，固着しないものを使用する。次の層は，創面のドレナージを吸収するためコットンのパッドがよい。最後の層はガーゼや弾性包帯からなり，これらは他の層を固定するが動きを妨げてはならない。

表 26-3 熱傷治療における代表的局所療法剤

薬剤	特徴	使用方法
スルファジアジン銀	局所抗菌剤として最も使用される。緑膿菌感染に有効	白色のクリーム。滅菌手袋を用いて，創面に直接2～4 mm 厚に塗布するか，ガーゼに滲み込ませる
マファテート（サルファマイロン）	局所抗菌剤。グラム陽性・陰性菌に有効，焼痂に容易に滲み込む	白色のクリーム。1日2回，創面に直接1～2 mm 厚に塗布。表面はそのままにするか薄いガーゼで覆う
硝酸銀	防腐剤殺菌剤，収斂剤。焼痂の1～2 mm ほどの深さに作用，表面の殺菌に有効，黒色に変化	2時間ごとに塗布，小綿棒で小範囲の殺菌
バシトラシン/ポリスポリン	商品名。グラム陽性菌に有効	軟膏を薄く塗布してそのままにする
ニトロフラゾン（フラシン）	さほど重症でない熱傷に使用する抗菌クリーム剤。筋の発育を抑制する	直接創面に塗布するか，ガーゼに滲み込ませる
ゲンタマイシン（ガラマイシン）	グラム陰性菌，ブドウ球菌，連鎖球菌に使用する。	滅菌手袋を用いて塗布しガーゼで覆う
酵素剤	壊死組織に対する酵素によるデブリドマン作用。抗菌作用なし	焼痂に塗布し，湿潤閉鎖療法を行う。その上を抗菌剤で被覆してもよい

熱傷創の外科的処置

早期切除 primary excision とは外科的に焼痂を切除することである。広範囲重症熱傷患者の救命率が飛躍的に向上したのは，熱傷創の早期切除によるものである[63]。通常は，受傷後1週間以内に熱傷ショックへの蘇生ができた後に手術が行われる。1回で，できるかぎりの焼痂を切除する。早期切除を支持する人たちは，この方法はデブリドマンを繰り返すより簡単であり，迅速な創傷治癒を促し，感染と瘢痕形成を減じ，さらに人件費や入院期間の観点からも経済効果をもたらすと考えている[63]。

多くの熱傷センターでは，早期切除の際に必ず皮膚移植を行って，創閉鎖をしている。創閉鎖に用いる皮膚移植はいろいろなタイプがある。**自家植皮**は，患者自身の皮膚を健常部位から採皮して熱傷創に移植する方法である。自家植皮は，永久生着することから望ましい方法である。**同種植皮**は，同種の個人，通常死体から皮膚を採取する方法である。この皮膚は長期間スキンバンクで凍結保存が可能である。広範囲熱傷のような自家植皮が不足する場合，一時的な創閉鎖に用いる。**異種植皮**は，異なる種，通常ブタからの皮膚移植をいう。同種，異種移植とも，自家植皮が行えるようになるまでの一時的な創閉鎖である。

近年，熱傷治療における最も著しい進歩は，壊死組織切除後の創閉鎖方法としての**代用皮膚**の登場であろう[64～69]。代用皮膚には，患者自身の皮膚を採取して実験室で増殖する自家培養表皮，死体からの皮膚を変化させて使用する方法，その他の生物学的な再生医療による方法などがある。代用皮膚は，広範囲熱傷で患者の救命に必要な場合に行う。自家培養表皮は成長には数週間必要で，また感染に弱い。他の生物学的な再生医療によるものはより早期に使用でき，過去の方法よりしっかりと固着することが示されている。代用皮膚を使用した場合，ROM 訓練は遅らせるが，これは代用皮膚には引き裂くような力は禁忌であるからである。代用皮膚は高価であるが，広範囲熱傷患者の管理には有効な方法であることが示されている。代用皮膚のいくつかのタイプを示す。

1. 自家培養表皮 cultured epidermal autograft (CEA)：患者から皮膚を採取し，表皮のみを培養したもの[64,65]。
2. 自家培養皮膚：患者から皮膚を採取し，表皮と真皮細胞を培養したもので，2層構造を持つ。
3. 同種皮膚代行物：死体の皮膚から表皮と免疫細胞を取り除いたもの。皮膚移植の移植床に用いるが，いったん生着したらその上に薄い表皮移植か CEA を移植する（Alloderm[66]）。
4. 培養真皮（一時的）：ヒト線維芽細胞を播種した培養真皮で，死体皮膚の代わりに一時的な創閉鎖に使用する。いずれ切除し自家植皮に置き換える（Dermagraft TC[67,68]）。
5. 培養真皮（永久的）：このタイプは，ウシのコラーゲン線維を培養し，その外側にシリコン膜をつけたものである。多数の穴があいており，新生真皮の発育を促す。貼付後14日目にシリコン膜を除去し，非常に薄い皮膚または CEA を移植する（Integra[69]）。

▼ 皮膚移植の実際

熱傷創への植皮には，麻酔下に採皮を行う。通常，**ダーマトーム**を用いて行う。ダーマトームは，広範な採皮のみならず，希望する厚さで採皮することができる。**分層植皮**を行うには，ダーマトームをあらかじめ

希望する厚さに調節しておく．分層植皮は，皮膚全層を含む**全層植皮**とは異なり，表皮と真皮の一部しか含んでいない．

皮膚の採取部位は，**採皮部**と呼ぶ．一般的な部位として，大腿部，殿部，そして背部があげられる．採皮部はⅡ度熱傷のように自然に上皮化するが，瘢痕形成とならないように皮膚への損傷を予防する配慮が必要である．全層植皮は，採皮部に全層欠損創を残すことになり，縫縮や分層植皮を追加する必要があるなどの欠点がある．

一般的に，薄い皮膚ほど生着は良好であり，厚い皮膚ほど整容的に良好な結果を生む．さらに，薄い植皮片は，いったん生着した後，厚い植皮片より収縮する度合いが強い．どの程度の厚さにするかはいろいろな要因によって決まる．例えば，繰り返し同じ部位を採皮部にするか否かなど．その逆に，より厚い皮膚移植を行う場合には，同じ部位からの植皮を行うことも考慮しなければならない．分層植皮の採皮部は，上皮化するまでの時間によるが，10～14日間ごとに繰り返し採皮することができる．

シート状植皮は，採皮部とならないような移植床に行う皮膚移植である（図26-11）．顔面，頸部，両手に対して，整容的にも機能的にも最良の結果を得るためにシート状植皮を行う．採皮部が制限される多くの場合には，**網状植皮**が行われる（図26-12）．植皮片を網状にするには，シート状植皮片を平行に直線状に並んだ小さな切れ目をつくる器械に通して作製する[69]．この方法により植皮片を拡張することができる．これにより大きな皮膚欠損を閉鎖でき，いったん生着すると，小さな穴は自然に上皮化する．

皮膚移植片は，通常，縫合，ステープラー，ステリーテープなどで固定する．ひとたび植皮片が固定されると，植皮片と移植床との間に生じた血腫や漿液腫は必ず除去しなければならない．弾性包帯などにより植皮片と移植床との密着を図るとよい．

植皮の生着にとって最も基本的に必要とされることは，移植床に十分な血管が存在するかどうかである．植皮は腱のような血管がない領域には生着しない．いったん植皮を行ったなら，植皮片と移植床をはがすようなことをしてはならない．過度の動き，機械的損傷，血腫などが，はがすような行為に当たる．最初にしっかりとした固定を行い，ときには，圧迫を加えるのもよい．植皮が生着しない他の原因として，壊死組織の残存や感染があげられる．

植皮の生着には以下のような要因が重要である．①循環：これにより植皮片に栄養が供給される，②接合：植皮片と移植床との血管の間に起こる直接接合，③移植床の血管の植皮片への侵入，である．黒人を除き，植皮片は移植直後は白色を呈しているが，適切な血管を有する移植床であれば，数日後には赤みを帯びた色調を示すようになる．

植皮片で再構築された血管は，おのおのの血管同士で直接吻合が起こり，移植床に入り込んで新しい血管網を構築するようになる．植皮後24時間，非常に多くの移植床の血管が植皮片に侵入している[51]．この新生毛細血管の侵入が，血管構築の最も重要な要因と考えられる．通常72時間以内で，植皮片と血管との接合は植皮が確実となる点まで達する．最初の結合は線維化である．コラーゲン線維が植皮片の固着を確実なものにする．

▼ 瘢痕拘縮に対する外科的治療

理学療法で瘢痕拘縮を防ぐことができず，ROMや機能の制限が認められた場合には，外科的手術が必要となる．以前は，熱傷創面が活動的で瘢痕が未成熟である間は外科的再建術が見送られていた[71]．しかし近

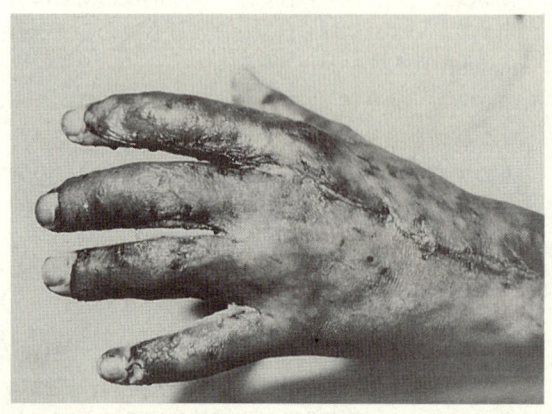

図 26-11 左手背部のシート状植皮，術後7日目（Richard, and Staley[6], p183. より）

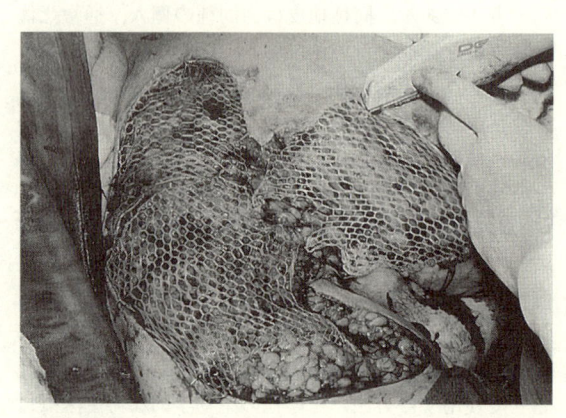

図 26-12 デブリドマン後にステープラーで固定した網状植皮

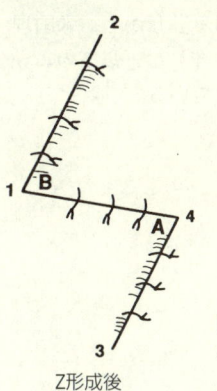

図 26-13　Z形成術（Richard, and Staley[6], p192. より）

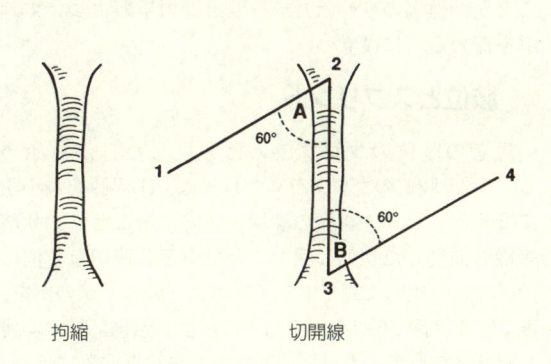

ごろでは，瘢痕の成熟前に瘢痕拘縮を解除した良好な結果が報告されている[72]。患者の状態によってその方法が決定される。外科的方法の詳細は本項では述べないが，一般的な方法として，植皮とZ形成術があげられる。図 26-13 にZ形成術を示す。Z形成術は，瘢痕拘縮の線上に正常な組織を入れ込むことによって瘢痕の長さを延長する方法である。皮膚移植はより重度な拘縮に適応される。

リハビリテーション管理

熱傷患者のリハビリテーションは，患者が病院に着いたときから始まり，日々変化が求められるという，常に調整が必要なものである[7〜9,73]。前項では，熱傷創面に起こる皮膚の病態生理学的変化と，種々の皮膚移植の材料による創閉鎖について述べた。皮膚が治癒するのと同時に，リハビリテーションを始めなければならない。リハビリテーションは，瘢痕拘縮の予防，正常なROMの維持，肥厚性瘢痕と整容的醜形の予防，筋力の維持や回復，心肺負荷の維持と回復，日常生活活動 activities of daily living（ADL）の維持を目的として行われる[6]。理学療法士は，これらの帰結を得るために，他の熱傷チームと相互に協力していかなければならない。治療計画に従うことにより，患者は正常な生産的活動に戻ることが期待できるようになる。多くの患者にとって，リハビリテーションが最も困難となる時期は，創面が治癒して瘢痕が拘縮を起こし始める時期である。理学療法士が熱傷チームに加わっており，創傷治癒の過程に関連したリハビリテーション計画を立てていれば，治癒後のリハビリテーションはずっとスムーズに効果的なものになる。ここでは熱傷患者に対するリハビリテーション計画における理学療法士の役割について詳述する。

理学療法評価

熱傷深度や面積を評価した後，理学療法士は，熱傷患者がどの程度四肢を自動運動できるかを評価しなければならない。自動または他動的ROMは，浮腫，焼痂，疼痛により制限されるであろうが，最初の基本となる測定はしておかなければならない。さらに，理学療法士は，これから始まるリハビリテーションにとって影響を及ぼす可能性がある既往歴などについて，患者本人または家族から聴取する必要がある。

本書で述べられている他の診察の手順は，熱傷患者に対する最初の評価と再評価を含んでいる（筋力，歩行，機能的能力などについて）。熱傷創面の治癒は動的な過程を示し，かつその変化は毎日起こっているため，理学療法士は熱傷患者の皮膚の状態，ROM，動きの状態の変化について毎日決まって評価し，観察しなければならない。頻回に評価をしておけば，理学療法士や他の熱傷チームのメンバーは，絶えずこれから発生しうる問題点について考えるようになるため，実際に発症する前になんらかの対策が打てることになるのである。

熱傷患者は，身体的損傷に加えて，非常に大きな精神的ダメージをこうむっている[74,75]。理学療法士は評価を行う際，この潜在する問題を認識しておかなければならない。なぜなら，精神的障害は，患者の将来とリハビリテーションの進行に大きく影響し，また患者の希望に大きな陰を落とすことになるからである。精神科医の介入が必要となることもある。

熱傷治療の目標と帰結

熱傷面積，深度，現状の健康状態，年齢，身体的・精神的状態などに基づいて熱傷患者の予後は評価される。リハビリテーションおよび理学療法の目標と帰結は，熱傷患者の予後と現在行われている医療の状態によって異なる。熱傷はさまざまな性質を有するため，

特別な帰結を描くことは困難である。しかし、米国理学療法学会のガイドライン（1999年）は、以下のような理学療法の目標と帰結を推奨している。
1. 熱傷創面の治癒を促進
2. 感染や合併症のリスクの減少
3. 二次的障害のリスクの減少
4. 全可動域の関節運動の獲得
5. 受傷前の心肺機能までの回復
6. 筋力の回復
7. 自力歩行
8. ADLにおける自立
9. 最小限の瘢痕
10. 患者、家族、介護者の理解
11. 有酸素能力の増大
12. 症状に対する自己管理

　リハビリテーションの最高の帰結は、熱傷患者が正常に戻る、すなわち、受傷前の状態の生活に復帰することである。

理学療法介入

　熱傷患者は通常、入院した日から理学療法が始まる。最初の評価は、まず第一に介入すべき部位を決めることである。通常、浮腫の制御と軽減そしてROMの保持が理学療法の第一の目的となる。四肢の挙上と積極的な自動運動は、特に手や足関節部に対しては、浮腫を最小限に抑える効果がある。瘢痕拘縮を予防するためには、肢位、スプリント、そして運動療法が重要となる。運動療法と歩行はまた、ベッド上安静による悪影響を最小限にとどめることができる。創閉鎖後、マッサージや圧迫療法により拘縮と瘢痕を最小限にとどめることができる。

　熱傷創面が治癒している間、関節の皮膚線条を横切るような瘢痕は未成熟なコラーゲン線維からなっている。瘢痕組織に生じる収縮力や張力の結果、瘢痕は短くなり、この時期に対策を行わないと、ROMが制限され機能障害をまねく。たとえ、最良の結果を得ようと拘縮を予防するための手段をいろいろ講じても、瘢痕拘縮を起こす患者は存在する。理学療法士が実際に施行できる瘢痕拘縮に対する予防と治療を目的とした方法がいくつかある。

　前述したように、肢位、スプリント、そして運動療法は、瘢痕拘縮の進行を止めるのに比較的容易にできる有効な方法である。自動運動を含め患者自身が機能回復のリハビリテーションに参加することは、瘢痕拘縮を予防したり最小限にとどめるのに最もよい治療である。しかし、熱傷部位を動かすことにともなう瘢痕組織の抵抗と痛みにより、別の方法が必要となる。初期

からまたは途中からでも患者や家族に教育をしていくことが、熱傷のリハビリテーションの手順について理解を深めるのに役立つ。

▼ 肢位とスプリント

　患者の肢位のプログラムは入院した日から始める[8,9,58,76]。肢位のプログラムの目標は、①浮腫を最小限に抑えること、②組織の破壊を予防すること、③軟部組織を伸展した状態に保つことである。適切な肢位についての一般的なガイドラインおよびいくつかの例を、表26-4と図26-14〜26-17に示す。熱傷部位は伸展した状態の位置または機能的にみて自然な位置に保つ。

　スプリントを当てるのは伸展肢位を保つためである。スプリントを当てられた患者のなかには、変形を予防するための場合もあるが、理学療法士は熱傷部位を考慮し、患者にとってどの方向へ動かすのが困難なのかを評価する必要がある。植皮後の安静以外に、スプリントがないとROMや機能が障害されることが危惧される場合にのみスプリントが適応される。スプリントの一般的な適応として、①拘縮の予防、②訓練や手術後のROMを維持する、③拘縮の修正、④関節や腱の保護、があげられる[77]。スプリントのデザインは単純な方が、脱着や清潔に保つことが容易になってよい。スプリントは夜間や休息時、または、植皮後数日間装着する。スプリントは体の部位に合わせたものでなければならず、また、治癒した部位や健常の皮膚に圧がかかり障害を与えないよう十分な注意をはらわなければならない。スプリントが部位にフィットしているか絶えず確認し、必要なら修正する。自動運動は重要であり、自動運動の完全な可動域が得られるまで、治療プログラムの手助けとなるようスプリントと肢位は続けられる。

　大部分のスプリントは静的なものである。動かないようにできており、植皮後に安静を保つために使用される（図26-18）。ダイナミックスプリントも熱傷患者の治療に有効な方法である（図26-19）[78〜80]。これは、関節が可動するように、動く部品でできている。ダイナミックスプリントは、患者が耐えられる程度の軽度の負荷やストレスを加えることができる。この方法は、進行する拘縮を修正したり、広範囲の熱傷や植皮後の部位の早期の機能回復にたいへん有用である。持続的他動的装具も有効な方法となる[81〜85]。

▼ 自動運動と他動運動

　自動運動は入院した日から始める[7〜9,58,86]。注意を要する患者でも指示に従える場合には、1日を通して頻回に体の各部位の自動運動を始める。患者は健常な部位を含めて四肢や体幹の自動運動を行う。包帯交換時

第 26 章 熱傷

表 26-4 代表的変形に対する体位のとり方

関節	変形	負荷運動	参考
頸部前面	屈曲拘縮	過伸展	二重のマットレスを用いた伸展位（図 26-14）。頸部矯正具をつける
肩-腋下	内転位と内側旋回	外転位，屈曲位，外側旋回	肩を屈曲外転 エアプレーン装具
肘	屈曲拘縮と回内変形	伸展位と回外位	スプリントによる伸展位
手	鷲手（intrinsic minus position 変形）	手関節伸展位，MP 関節屈曲位，PIP 関節と DIP 関節は伸展位，母指外転位	各指ごとに包帯を巻き，浮腫を軽減するために拳上する。intrinsic plus position 変形，手関節伸展位，MP 関節屈曲位，PIP 関節と DIP 関節伸展位，母指は広い指間をつくるために外転位とする
殿部と鼠径部	屈曲外転変形	すべての運動，特に殿部の伸展位と内転位	殿部の自然体，軽度内転位での伸展位
膝	屈曲変形	伸展位	膝窩部へのスプリント
足関節	底屈位変形	すべての運動，特に背屈位	アキレス腱部にを圧迫しないような装具，足関節 0 度における背屈位

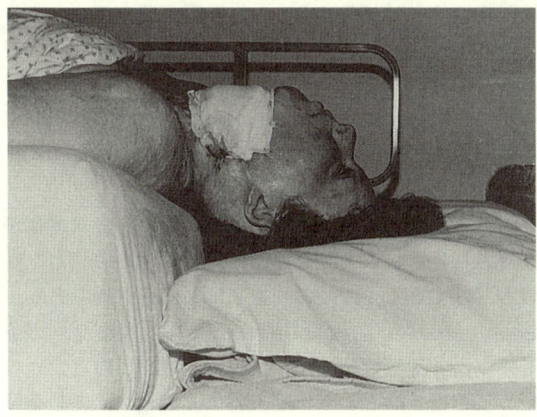

図 26-14 前頸部熱傷患者のベッド上の肢位（Richard, and Staley[6], p225. より）

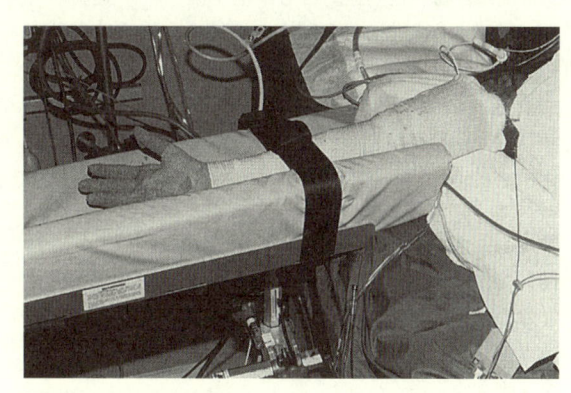

図 26-15 腋窩熱傷患者のベッド上の肢位（Richard, and Staley[6], p228. より）

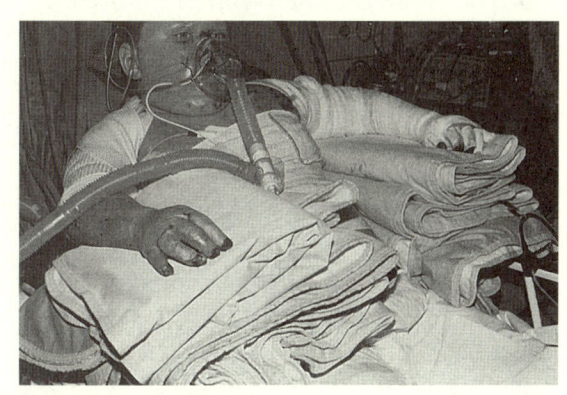

図 26-16 座位における浮腫を軽減するための上肢の正しい肢位（Richard, and Staley[6], p231. より）

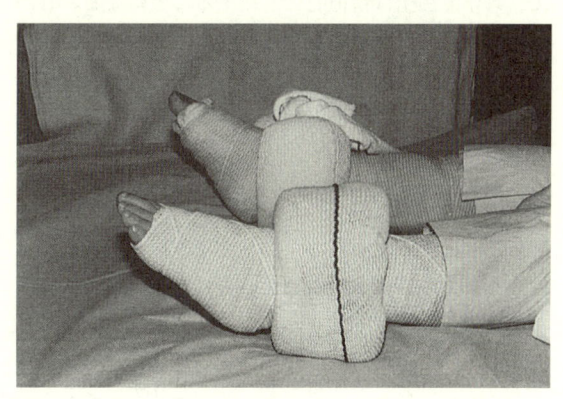

図 26-17 ロール状のウレタンフォームを利用した踵部の挙上。ただし，この方法はアキレス腱部の熱傷には使用しないこと

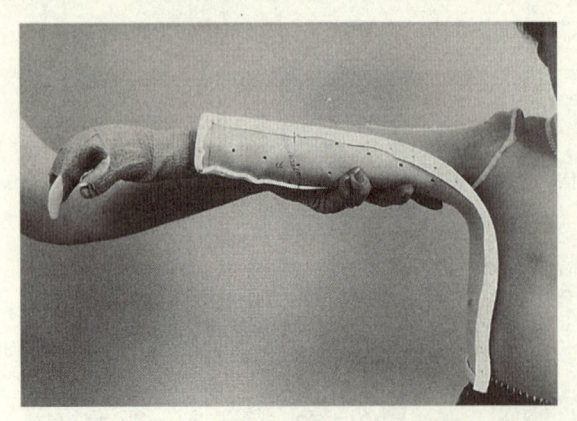

図 26-18 内転位と肘関節の進展を保つために肩関節を固定するスプリント

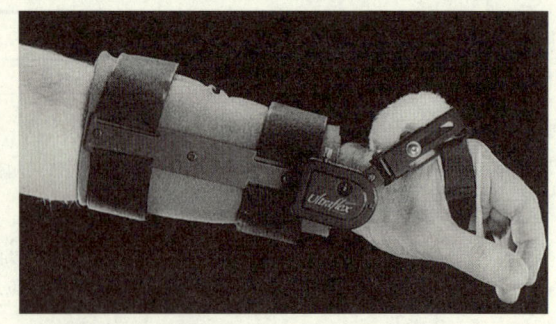

図 26-19 瘢痕組織に対し，低負荷と持続的緊張を負荷するためのダイナミックスプリント

は熱傷創面がみえるため，運動訓練には好時期である。植皮を行った場合には，植皮片が生着するために3～5日間は自動・他動運動とも中止する[72,87,88]。運動の再開が許可されたなら，ROMの訓練を，初めは自動からそして他動運動へと緩やかに再開する。

患者が完全なROMを自動運動によってできない場合には，補助しながらの自動運動そして他動運動から始める。上皮化した熱傷創の保湿を保つために，リハビリテーションを始める前に保湿剤を塗布しておく。植皮した部位には，注意をはらいながら，やさしく，時間をかけて徐々に負荷をかけていく。完全に上皮化した熱傷創面には，リハビリテーションの前に温めることにより（パラフィン，超音波など）皮膚が伸展しやすくなる[89,90]。

上皮化していない部位のROMは非常な疼痛をともない，たいていの患者はリハビリテーションによる痛みを嫌がるため，動かすのをやめてしまう。痛みを抱えながらリハビリテーションを行うことは非常に困難で，理学療法士は精神的に消耗することになる。しかし，意地になって強制することは危険である。鎮痛剤の投与によりリハビリテーションの疼痛は緩和される[74,86]。患者のやる気を保ち，できるだけ動かせるようになるには，家族の協力を引き出すことも有効である。

▼ 拮抗運動とコンディショニング運動

回復に向かうにつれて，リハビリテーションプログラムは筋力の回復をめざしたものになる[7,58,86]。広範囲熱傷患者は体重が減少し，急速に筋組織が減少する。リハビリテーションは，等速性または等張性収縮を促すための運動器具を活用する。リハビリテーション訓練と筋力の回復の一般的な目的は次に述べるが，それらは患者の状態と治癒過程によって修正しなければならない。おもりや滑車を用いた抵抗運動は健常部位の筋力低下の予防に役立つ。

患者がリハビリテーションの動きや力に耐えられるようになったら，理学療法士は治療に対する心肺機能を評価するためにバイタルサインをモニタする。さらに過度の負荷をかけたときにもモニタする。心拍数，血圧，呼吸回数を，リハビリテーションの前，途中，後，特にリハビリテーション後の回復期をモニタすることにより，心肺機能の状態に関する貴重な情報を得ることができる。

次に患者は，熱傷ユニットから理学療法室へ歩いて移動するなど，循環器系に負荷をかけるリハビリテーションを行う段階に入る。自転車，ボート漕ぎ，トレッドミル歩行，階段の昇降，その他の有酸素運動が推奨される。このような運動は，循環器系の能力を高めるだけでなく，四肢の筋力アップにも有効である。さらに，それらはリハビリテーションプログラムを多彩にする。理学療法士は，患者の能力を高めるためのやる気を出させるように創造力を働かせ，工夫しなければならない。

▼ 歩行

歩行は，早期の最も適切な時期に行うべきである。下肢に植皮が行われた場合には，植皮が生着するまで歩行は禁止される[92～95]。歩行が再開されると，植皮の保護と静脈還流を促進するために，8の字（ゲートル巻き）に弾性包帯を巻く。介助がないと下肢に疼痛が出る，または起立位がとれないなどの理由から，患者が直立できない場合には，ティルトテーブル治療の時間を徐々に伸ばしていくと，患者の起立によい助けとなる[96,97]。最初は，患者は歩行するために補助具が必要となる。しかし，すぐに補助具なしでの歩行が可能となるようにしなければならない。

理学療法士はリハビリテーションの各段階で患者個人と多くの時間をともにする。生命を脅かすような熱傷を負った患者が，歩いて退院し，もとの社会生活に復帰できたときの喜びは非常に大きなものである。

▼ 瘢痕に対する治療

　創閉鎖の次に，植皮した部位や上皮化した創面は血管構築が進み，平坦化し軟らかくなっていく．3～6ヵ月間に劇的な変化が起こる．新たに上皮化した部位は隆起し硬くなる．圧迫により瘢痕の成熟化が進み，肥厚性瘢痕を最小限にとどめることができる．しかし，その理由についての研究報告はない．圧迫が肥厚性瘢痕に対して効果を発揮する理由として，①真皮を菲薄化する，②瘢痕組織の生物学的構造を変化させる，③圧迫された部位への血流を低下させる，④コラーゲン線維束を再構築する，⑤組織の含水量を減少させる，などがあげられる．25 mmHg 以上の圧迫療法を続けることにより，血管構築が減少し，粘膜多糖類の量やコラーゲン線維の付着も減少し，さらに，局所の浮腫が著しく減少する[7,98,99]．初期の肥厚性瘢痕は圧迫力に影響を受けやすいため圧迫療法に反応するのである．圧迫療法を早期に行うほどよい結果が得られる[100,101]．通常，瘢痕が6ヵ月以内であると，圧迫に従ってその力に反応し，平坦を保ち，肥厚性瘢痕となることはない．瘢痕が活動的で，血管構築が活発な状態（赤色）を示していても，たとえ瘢痕が1年以上経過したものであっても，圧迫療法は効果的である．

　一般的に，10～14日以内に上皮化した場合，それらは，浅達性Ⅱ度熱傷であり，圧迫療法は必要としない．それ以上かかって上皮化した場合（深達性Ⅱ度熱傷である）は，植皮した部位には圧迫療法を行った方がよい[102]．

●圧迫療法●

　弾性包帯による圧迫は，浮腫と瘢痕を抑制するのと同じように，植皮部位と採皮部への血流を改善するために用いる．弾性包帯による圧迫療法は，患者の皮膚や瘢痕が圧迫療法用の衣類の力に耐えられるようになるまで行う．下肢には弾性包帯による8の字巻きを行う．上肢にはらせん巻きを行い，躯幹には全周性の圧迫を行う[98]．

　手や足趾には密着する弾性包帯を用いる[98,103]．この包帯は，創面には付着しないため，上皮化していない創面にも使用できる．これにより，浮腫を最小限にとどめ，瘢痕形成を抑制することができる．グローブ使用前や幼児の手が適応となる．

　筒状のサポーターはいろいろな周面に適応でき，また種々の圧迫衣類のタイプがある．これらは，中等度の圧迫ができ，注文した圧迫衣類ができる前に一時的に使用する[98,104]．筒状のサポーターは特に，成長が速く，たびたび衣類の大きさを変える必要がある幼児に有効である．

　いくつかの会社が圧迫衣類を製造している．なかには既製品もあり，いくつかの大きさのものから合うものを選ぶことができるし，患者個人用のカスタムメイドもある．カスタムメイドの圧迫衣類のために，理学療法士は，適切な圧で四肢にフィットするように，四肢の周径を3.8 cmごとにテープを使用して計測する．創面がほとんど上皮化した時期に圧迫衣類の計測を行う．圧迫衣類は非常にきつく，装着しにくいが，肥厚性瘢痕を予防するにはこの程度の圧が必要なのである．圧迫衣類は体全体または一部，顔面，手などに対してオーダーすることができ，多くの形や色などのオプションがある（図26-20）[98]．皮膚や瘢痕が圧迫衣類の力に耐えられるようになってから装着する．腰までの圧迫衣類の下にパンティストッキングを穿くとよい．瘢痕組織が再構築されるまで，12～18ヵ月間はできるだけ1日のうち23時間（1時間は入浴）圧迫衣類を装着する．汗や保湿クリームがつかないように，圧迫衣類を毎日洗浄しなければならない．というのは，これらの付着物が瘢痕に傷をつけるからである．通常，2つ用意し，交互に使用するとよい．

　胸骨や腋窩などのくぼんだ表面には，弾性包帯や圧

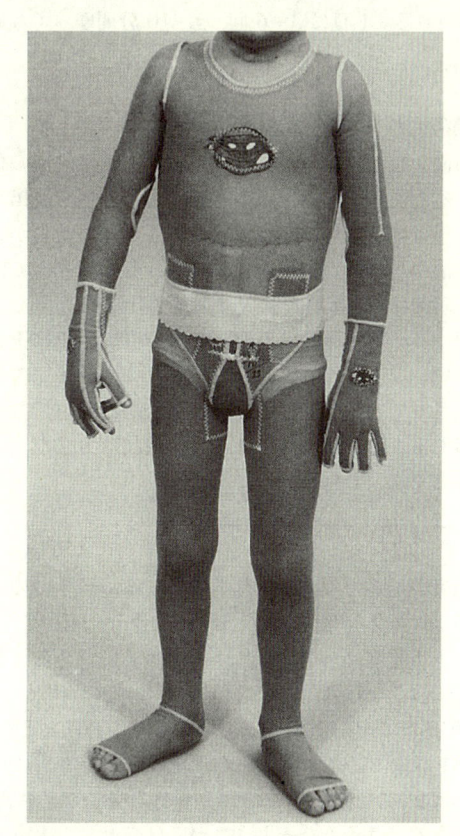

図26-20 手袋，ベスト，腹部までのパンツ（パンティストッキング）などの圧迫衣類は肥厚性瘢痕の形成を軽減する

迫衣類では適切な圧をかけることはできず，挿入物が必要となる。挿入物は，スポンジ，シリコンエラストマー，エラストマーパッド，ジェルパッドなどいろいろな材料がある[98,106,107]。これらの挿入物は，皮膚の衰えを防ぐために定期的に外して洗う必要がある。

初期には，圧迫に一致して平坦で軟らかな瘢痕になり，瘢痕の密度を減少するとともに保護し，掻痒感を軽減する。瘢痕が成熟するまで，すなわち，蒼白になり平坦化し柔軟になるまで，圧迫療法は続ける必要がある。

● マッサージ ●

マッサージは，組織をより柔軟にするため，ROM訓練の手助けとして臨床的に有効である。マッサージにより，皮下組織とその下にある組織が動かされ，瘢痕組織の密着度が疎になる[7,108]。ROM訓練と連係してマッサージを行うと，未成熟の瘢痕はより容易に伸展し拘縮は改善される。熱傷患者に対するマッサージの有用性の報告はないが[109]，マッサージにより，皮膚の柔軟化と質感の改善が認められる。硬い瘢痕であっても毎日のマッサージにより柔軟化する。植皮片の縁や継ぎ目，その他隆起して硬い領域もマッサージにより改善される。1日に3～6回，5～10分間ゆっくり確実にマッサージを行う。

● 瘢痕カバーメイク ●

顔面，頸部，手の瘢痕に対しては，カバー用の化粧をするとよい[9,98]。熱傷により色素沈着や色素脱出を認める患者には有効な方法である。さらに，瘢痕が成熟する前や，瘢痕が赤みを呈しているとき，そしてほんの短時間に圧迫衣類や装具なしで外出するときなどに使用する。化粧品は，不透明で，瘢痕の色を修正し，いろいろな皮膚の色に適応できるように数多くの色が用意されている。それらは防水作用があり，活動中にも落ちることがない。これらの化粧品は大きなデパートなどで購入できる。

▼ フォローアップケア

患者が退院する前に，理学療法士は，自宅での在宅運動プログラム home exercise program（HEP），スプリントと肢位プログラム，スキンケアに関する情報を患者に渡さなければならない。

HEPは，熱傷部位を含めたマッサージ療法とともに，ROM訓練に絶えず負荷をかけ続けるようなものでなければならない。さらに，患者が自分自身でできるADLができるだけ多くなるようにがんばらせることも必要である。セラピストは，患者のリハビリテーションプログラムのビデオを撮影し，実際のROMとおのおのの訓練で行う動きのパターンについて，患者，家族，外来セラピストに提供するとよい。ビデオは，リハビリテーションにかかわる人々への教育に役立つとともに，退院後の治療の継続に大いに役立つ[110]。

スプリントのスケジュールと圧迫プログラムは，退院する直前まで継続し家でも続けることが必要である。退院前，患者と家族は自分自身でスプリントや圧迫器具の脱着ができるようにしなければならない。

適切なスキンケアとして，患者が使用するための石鹸やクリームは特殊なものが必要となる。一般的に，石鹸は無香料のマイルドタイプで，非刺激性のものがよい。潤いを与える石鹸が，上皮化した創面には有用である。保湿剤クリームは，無香料でアルコールが含有されていないものを日に2～3回使用する。クリームが皮膚に堆積するのを防ぐために，マッサージをしながら完全に皮膚に塗り込むように指導する。日光にさらされるときには，すくなくともSPF 15以上の日焼け止めを使用し，頻回に塗ることが大切である[106]。原則として遮光を注意するが，もし，どうしてもという場合には，日光を遮断するための帽子や衣服の着用を勧める。

上皮化した創面は脆く傷になりやすいため，患者は創閉鎖後も，長期間，小さな表層の傷に悩まされる。このような場合には，1日に2回洗浄し，少量の抗生剤含有軟膏を塗り，固着しないもので覆うように指導する。さらに，はがすような力をかけないこと，フィットしない衣服を着用しないこと，長時間勢いよく洗わないこと，軟膏をつけすぎないことが重要である。

治癒後は掻痒感が強くなる。掻くよりも叩くことを勧める。クリームの塗布により痒みは軽減され，経口薬によりさらに改善される。

なかには，HEPを補助したり，使用しているスプリントの調整や圧迫プログラムのチェックなど外来での治療が必要となる患者もいる。通院する頻度は患者の状態による。外来での治療にかかわらず，定期的な観察が必要であり，それによって，熱傷チームは患者の社会復帰に向けての調整ができ，ときには，患者の身体的能力や瘢痕の成熟度に従って，リハビリテーションプログラムを変更する。成人の熱傷患者の場合，瘢痕が成熟し関節の可動性が完全になったらフォローする必要はない。しかし，子どもの場合は，熱傷瘢痕が患者の成長と一致せず，外科的治療により拘縮の解除が必要となることもあるため，成人になるまで観察する。

▼ 社会のプログラム

熱傷から生還した患者が，これから利用できるコミュニティのプログラムがいろいろある。セラピストは，

患者の居住地域におけるコミュニティプログラムを知っておかなければならない。それによって，患者は参考となるしかるべき資源を利用できるからである。そのようなプログラムが利用できない場合には，病院もしくはコミュニティの人間がプログラムをつくらなければならない。

1. 熱傷予防プログラム：米国熱傷学会には，多くの資源を持つ熱傷予防委員会がある。
2. 再入学制度：病院および学校スタッフによる生徒の再入学のための制度[9,112]。
3. 熱傷キャンプ：週末または週単位で，同じような熱傷を受けた子どもたちを対象に，外部環境に適応することを目的としたキャンプがある[9,112]。米国熱傷学会では，米国，カナダ中のキャンプ場に関する情報を簡単に提供してくれる熱傷キャンプ特別支援グループがある。
4. 成人支援グループ：家族の有無に関係なく患者個人が共通の体験ができ，同じような熱傷を受けた他の人から支援を得る機会を提供してくれる[112]。

まとめ

熱傷は，救命された後も，患者の管理や治療に非常に大きな問題をともなう。熱傷の深度や範囲の程度によって，さまざまな障害の程度や合併症がある。熱傷は，破壊された組織の深さ，すなわち，Ⅰ度熱傷，浅達性Ⅱ度熱傷，深達性Ⅱ度熱傷，Ⅲ度熱傷（皮下熱傷を含む）に分類される。9の法則，Lund and Browder法によって，受傷面積を算出する。熱傷により，種々の臨床症状や徴候が生じる。感染，呼吸器系，代謝，骨格，筋肉，神経系，心循環器系などさまざまな障害が生じる。それゆえ，このような生命を脅かす問題を解決し，患者が安定することに重点をおいた治療が施される。包帯交換，デブリドマン，早期切除，そして皮膚移植が必要であるが，最近では，皮膚代用物が徐々に皮膚移植にとって代わるようになりつつある。理学療法は，瘢痕拘縮の予防，正常なROMの維持，筋力の回復，心循環器系の回復，自立した活動，そして，肥厚性瘢痕の予防に焦点を絞って行われる。熱傷およびそれからの回復にともない，熱傷患者の人生が大きく変化することになるが，熱傷患者とその家族を支援し，できるかぎりもとの正常な生活に戻れるようにする専門的な治療施設やスタッフを活用できる。

復習問題

1. 皮膚の主たる2つの層の名前をあげ，おのおのの役割について記述せよ。
2. Ⅰ度熱傷，Ⅱ度熱傷，Ⅲ度熱傷の相違について記述せよ。
3. 深達性Ⅱ度熱傷がどのようにしてⅢ度熱傷に変わるのかを説明せよ。
4. 深達性Ⅱ度熱傷とⅢ度熱傷の治療を比較せよ。
5. 広範囲熱傷によって起こる呼吸器障害について記述せよ。
6. 熱傷にともなう主な代謝障害と，それに対する治療について記述せよ。
7. 熱傷創が治癒していく3つの過程を記述せよ。
8. 熱傷の急性期における初期治療と蘇生術について記述せよ。
9. 皮膚移植についてその種類を記述せよ。
10. 分層植皮と全層植皮の相違について記述せよ。
11. 植皮が生着する3つの要因を記述せよ。
12. 熱傷患者のリハビリテーションプログラムがめざす5つの目標と帰結を記述せよ。
13. リハビリテーションプログラムのなかで有効な運動訓練のタイプを記述せよ。
14. 熱傷瘢痕拘縮を予防するための有効な方法を記述せよ。
15. 肥厚性瘢痕を予防するための有効な方法を記述せよ。
16. 退院する前に，患者と家族への教育としてどのような情報を与えるのかを記述せよ。

CS ケーススタディ

29歳男性。6週間前，30％熱傷を受けた。自宅で芝刈り機にガソリンを給油中，引火して受傷した。熱傷部位は，右上肢，躯幹後面と前面，頸部外側，右顔面，そして大腿であった。右手背，前腕，腋窩

までの上腕に皮膚移植が施行された。残りの部位は上皮化した。頸部, 顔面, 大腿はⅠ度熱傷であった。最初は, 近隣の熱傷センターで治療を受けたが, 右肘関節の伸展障害, 肩関節の屈曲不良に対する理学療法を目的として紹介された。右上肢は15度の肘関節伸展障害（15～120度）を認め, 肩関節の屈曲は0～155度に制限されていた。両部位とも, 動きにかかわる断端に瘢痕拘縮が認められた。患者はシャツやジャケットの着脱が難しいと話していた。その他の動きは正常範囲であった。筋力や他の生理学的所見はほぼ正常であった。熱傷創面はすべて上皮化していた。ガールフレンドと生活しており, 会社から医療費が補助されていた。

退院後1週間, 最初の外来での評価として, 圧迫衣類の着用が指示された。また, 急性期の病院で使用していた肘関節のスプリントを持ってきたが, 適切にフィットしていなかった。この患者の到達目標は, 右上肢の関節の全可動域の回復である。

指導問題

1. 臨床上問題となる点をどのように解決していくか。肢位, スプリント, 訓練, 瘢痕に対する管理について答えよ。
2. どのような教育を行うか。治療プログラムに対して, 患者が同意するか何か不満をいうか, それぞれについて答えよ。
3. この患者にとって, 予期されるリハビリテーションについて, 受傷からの日数, 治癒過程を考慮して答えよ。

用語解説

同種植皮 allograft（homograft）：熱傷創を一時的に閉鎖するための皮膚。同種からとられた皮膚である（通常, 死体から得られた皮膚）。
自家植皮 autograft：患者自身の健常部位からとられた皮膚で, 熱傷創へ移植される。
蒼白 blanch：圧迫した皮膚が白くなること。これは毛細血管床が生きていることを示す。毛細血管床に血液が灌流していると, 圧迫の解除により, その蒼白部位は紅色に戻る。
閉鎖療法 closed technique：適切な材料を用いて熱傷創を閉鎖し, 外部の環境から遮断して治療する方法。
遊走の停止 contact inhibition：遊走している表皮細胞が四方の表皮細胞と接したとき, 遊走が止まること。
デブリドマン debridement：熱傷創から焼痂またははがれそうになっている組織を除去すること。
　外科的デブリドマン sharp debridement：清潔な鋏とメスを用いて焼痂を切除すること。
真皮の治癒 dermal healing：真皮が瘢痕組織となって修復される過程。
ダーマトーム dermatome：皮膚移植のために皮膚を薄く採取するための器械。
真皮 dermis：皮膚の深部にある組織で, 血管, リンパ管, 神経終末, コラーゲン線維, 弾性線維を含み, 汗腺, 皮脂腺, 毛根を有する。
落屑 desquamation：表皮の外側がはがれ落ちること。
採皮部 donor site：移植皮膚を採取する部位。
電撃傷 electrical burn：体の組織に電流が流れたことによる傷害。
表皮 epidermis：皮膚の最も外側にある層, 外部の環境から体を防御している。
表皮の治癒 epithelial healing：表皮の遊走, 増殖, 分化によって表皮が再生する過程。
表皮の島 epithelial island：新しい表皮の再生のもととなる生き残った組織。
焼痂 eschar：熱傷により死んだ壊死組織。
減張切開 escharotomy：四肢や躯幹で圧迫を開放するために, 側正中方向に行う焼痂の切開術。
線維芽細胞 fibroblasts：体の中の線維組織をつくる結合組織細胞。
Ⅲ度熱傷 full-thickness burn：真皮層をすべて含む熱傷。
全層植皮 full-thickness skin graft：表皮および真皮全層を含む植皮。
異所性骨化 heterotopic ossification（HO）：軟部組織の中で成長する異常な骨。
肥厚性瘢痕 hypertrophic scar：熱傷創面の境界内に限局し, 赤く隆起した硬い瘢痕。
肥厚 hypertophy：大きさ, 容積が増大すること。
気道熱傷 inhalation injury：熱い, または毒性のガスを吸入することにより肺に傷害を起こすこと。通常, 閉鎖空間内での熱傷により起こる。
ケロイド瘢痕 keloid scar：もとの熱傷創面の境界を越えて広がる隆起性の瘢痕。
網状植皮 mesh graft：皮膚を網状にする器械を通して植皮面積を拡大して植皮する方法。

開放療法 open technique：包帯をしないこと。しばしば顔面への植皮後に用いる方法。

Ⅱ度熱傷 partial-thickness burn：表皮と真皮の一部を含む熱傷。さらに，真皮が傷害される深さにより，浅達性Ⅱ度熱傷と深達性Ⅱ度熱傷に分けられる。

末梢神経障害 peripheral neuropathy：末梢神経の病的な状態で，手足の筋力低下，しびれ感，反射障害，自律神経障害がよくみられる。

多発神経障害 polyneuropathy：多くの神経にみられる神経症。

早期切除 primary excisien：外科的に焼痂を切除すること。

9の法則 rule of nine：熱傷面積を算出する方法。体を全体のおおよそ9％になる部分ごとに分割している。

シート状植皮 sheet graft：1枚の皮膚をそのまま移植する方法。分層または全層で行う場合がある。

代用皮膚 skin substitute：皮膚の基本的機能である外部に対する防御，不感蒸泄の調節などを回復させるために組織工学によってつくり出されたもの。

分層植皮 split-thickness skin graft：表皮と真皮表層のみからなる皮膚移植。

皮下熱傷 subdermal burn：表皮から皮下組織までに至るすべての組織が破壊された熱傷［訳注：日本熱傷学会では，この分類はなく，Ⅲ度熱傷に含まれる］。

Ⅰ度熱傷 superficial burn：表皮層のみの熱傷，日焼けもこれに含まれる。

創収縮 wound contraction：創辺縁が欠損の中心部へ移動する様。創床における線維芽細胞の自動運動によるものと考えられる。

異種植皮 xenograft（hetrograft）：一時的な創閉鎖のために，他の動物（通常はブタ）の皮膚を移植すること。

Z形成術 Z-plasty：ROMをより大きくするために，熱傷瘢痕拘縮の長さを外科的に延長する方法。

充血帯 zone of hyperemia：最も傷害が少ない部位。組織は数日のうちに回復する。

静止帯 zone of stasis：特別な治療をしないと死んでしまう可能性が高い部位。

付録

ケーススタディの指導問題解答例

1. 臨床上問題となる点をどのように解決していくか。肢位，スプリント，訓練，瘢痕に対する管理について答えよ。

解答 肢位のプログラムは，家でも夜間の継続が必要である。肘関節を伸展したままで右肩が少なくとも90度外転していなければならない。枕や毛布がかかることにより，肩の位置は夜間スタンドから外れてしまう。患者は入院中には右肘関節にスプリントを装着していたが，現在は，肘関節の伸展のために持続的な負荷をかけるためのダイナミックスプリントを使用することができる。頭上への運動訓練は，肩の屈曲と肘の伸展の複合運動に負荷をかけることになる。この上肢のストレッチ運動の後に，肩や肘関節上にある瘢痕組織を他動的に伸ばすとよい。瘢痕組織に徐々に圧迫を負荷して柔軟化させるために，右の前肘部と腋窩に圧迫用衣類を着用できるようになるまで瘢痕プログラムを進めていかなければならない。

2. どのような教育を行うか。治療プログラムに対して，患者が同意するか何か不満をいうか，それぞれについて答えよ。

解答 患者には，熱傷後の瘢痕組織が成熟化する過程について，また，肢位，スプリント，運動訓練，瘢痕管理のそれぞれの相違について教育しなければならない。さらに，スキンケアについても教育する。しかし，このようなリハビリテーションは長期間となるため，患者にはかなりのストレスになるが，究極の帰結を得るためには忍耐を持って続けることが必要である。患者が自分の容姿や能力について仕事に戻れるかどうか関心を持ったら，支援グループや職業相談などによる協力が必要である。世話をしてくれる家族がいる場合には，その家族もいくつかの治療に加わり，実際の治療プログラムに参加すべきである。このような治療は，初期のリハビリテーションではより頻回に行うこと，自宅でも続けて行うこと，そして，徐々にその回数は減少すること，などを説明しておくことが必要である。患者にとって，これらを遵守しないと，リハビリテーション時間が延長したり，ときには再建外科を受けることになるため，同意するにはかなりのストレスとなるであろう。

3. この患者にとって，予期されるリハビリテーションについて，受傷からの日数，治癒過程を考慮して答えよ。

解答 見通しは，十分明るいものである．患者は若く，熱傷を受ける前は健康であったからである．創が成熟する初期には，瘢痕組織による障害が認められるが，この時期の瘢痕拘縮の修正は容易である．

文献

1. Demling, RH: Medical progress: Burns. N Engl J Med 313:1389, 1986.
2. Pruitt Jr, BA, and Mason Jr, AD: Epidemiological, demographic and outcomes characteristics of burn injury. In Herdon, DN: Total Burn Care. Saunders, Philadelphia, 1996, p 5.
3. Baker, SP, et al: Fire, burns and lightning. In: The Injury Fact Book. Oxford University Press, New York, 1992, p 161.
4. Herndon, DN, et al: Teamwork for total burn care: Achievements, directions and hopes. In Herdon, DN (ed): Total Burn Care. Saunders, Philadelphia, 1996, p 1.
5. Saffle, JR, et al: Recent outcomes in the treatment of burn injury in the United States: A report from the American Burn Association patient registry. J Burn Care Rehabil 16:219, 1995.
6. Richard, RL, and Staley, MJ (eds): Burn Care and Rehabilitation: Principles and Practice. FA Davis, Philadelphia, 1994.
7. Ward, RS: Physical rehabilitation. In Carrougher, GJ (ed): Burn Care and Therapy. Mosby, St. Louis, 1998, p 293.
8. Moore, M: The burn unit. In Campbell, SK, et al (eds): Physical Therapy for Children. Saunders, Philadelphia, 1994, p 763.
9. Grigsby de Linde, L: Rehabilitation of the child with burns. In Tecklin, JS (ed): Pediatric Physical Therapy. Lippincott, Philadelphia, 1994, p 208.
10. Shani, E, and Rosenberg, L. Are we making an impact? A review of a burn prevention program in Israeli schools. J Burn Care Rehabil 19:82, 1998.
11. Committee on Trauma. American College of Surgeons: Guidelines for Operation of Burn Units. In: Resources for Optimal Care of the Injured Patient. American College of Surgeons, Chicago, IL, 1999, p 55.
12. Burn Care Resources in North America 1996–1997. American Burn Association, Chicago, 1996.
13. Supple, KG, et al: Preparation for burn center verification. J Burn Care Rehabil 18:58, 1997.
14. Holbrook, KA, and Wolff, K: The structure and development of skin. In Fitzpatrick, TB, et al (eds): Dermatology In General Medicine. McGraw-Hill, New York, 1993, p 97.
15. Lanir, Y: The fibrous structure of the skin and its relation to mechanical behavior. In Marks, R, and Payne, PA (eds): Bioengineering and the Skin. MIT Press, Massachusetts, 1981, p 93.
16. Moncrief, JA: The body's response to heat. In Artz, CP, et al (eds): Burns: A Team Approach. Saunders, Philadelphia, 1979, p 24.
17. Johnson, C: Pathologic manifestations of burn injury. In Richard, RL, and Staley, MJ (eds): Burn Care and Rehabilitation: Principles and Practice. FA Davis, Philadelphia, 1994, p 31.
18. Norris, PG, et al: Acute effects of ultraviolet radiation on the skin. In Fitzpatrick, TB, et al (eds): Dermatology in General Medicine. McGraw-Hill, New York, 1993, p 1651.
19. Heggers, JP, et al: Evaluation of burn blister fluid. Plast Reconst Surg 65:798, 1980.
20. Rockwell, WB, and Ehrlich, HP: Fibrinolysis inhibition in human burn blister fluid. J Burn Care Rehabil 11:1, 1990.
21. Garner, WL, et al: The effects of burn blister fluid on keratinocyte replication and differentiation. J Burn Care Rehabil 14:127, 1993.
22. Ono, I, et al: A study of cytokines in burn blister fluid related to wound healing. Burns 21:352, 1995.
23. Lund, T, et al: Pathogenesis of edema formation in burn injuries. World J Surg 16:2, 1992.
24. Mozingo, DW: Surgical management. In Carrougher, GJ (ed): Burn Care and Therapy. Mosby, St. Louis, 1998, p 233.
25. Miller, SF, et al: Triage and Resuscitation of the Burn Patient. In Richard, RL, and Staley, MJ (eds): Burn Care and Rehabilitation: Principles and Practice. FA Davis, Philadelphia, 1994, p 107.
26. Wittman, MI: Electrical and chemical burns. In Richard, RL, and Staley, MJ (eds): Burn Care and Rehabilitation: Principles and Practice. FA Davis, Philadelphia, 1994, p 603.
27. Williams, WG, and Phillips, LG: Pathophysiology of the burn wound. In Herndon, DN (ed): Total Burn Care. Saunders, Philadelphia, 1996, p 65.
28. Polaski, GR, and Tennison, AC: Estimation of the amount of burned surface area. JAMA 103:34, 1948.
29. Lund, CC, and Browder, NC: Estimation of area of burns. Surg Gynecol Obstet 79:352, 1955.
30. Sheridan, RL, and Tompkins, RG: Etiology and prevention of multisystem organ failure. In Herndon, DN (ed): Total Burn Care. Saunders, Philadelphia, 1996, p 302.
31. Heggers, J, et al: Treatment of infections in burns. In Herndon, DN (ed): Total Burn Care. Philadelphia, Saunders, 1996, p 98.
32. Weber, JM: Epidemiology of infections and strategies for control. In Carrougher, GJ (ed): Burn Care and Therapy. Mosby, St. Louis, 1998, p 185.
33. Moylan, JA: Smoke inhalation and burn injury. Surg Clin North Am 60:1530, 1980.
34. Greenberg, MI, and Walter, J: Axioms on smoke inhalation. Hosp Med 19:13, 1983.
35. Chu, CS: New concepts of pulmonary burn injury. J Trauma 21:958, 1981.
36. Cioffi Jr, WG: Inhalation injury. In Carrougher, GJ (ed): Burn Care and Therapy. Mosby, St. Louis, 1998, p 35.
37. Mancusi-Ungaro, HR, et al: Caloric and nitrogen balances as predictors of nutritional outcome in patients with burns. J Burn Care Rehabil 13:695, 1992.
38. Demling, RH, and DeSanti, L: Increased protein intake during the recovery phase after severe burns increases body weight gain and muscle function. J Burn Care Rehabil 19:161, 1998.
39. Wilmore, DW, et al: Effect of ambient temperature on heat production and heat loss in burn patients. J Appl Physiol 38:593, 1975.
40. Alexander, JW, et al: Beneficial effects of aggressive protein feeding in severely burned children. Ann Surg 192:505, 1980.
41. Dominioni, L, et al: Enteral feeding in burn hypermetabolism: Nutritional and metabolic effects on different levels of calorie and protein intake. J Parenter Enteral Nutr 9:269, 1985.
42. Matsuda, T, et al: The importance of burn wound size in determining the optimal calorie:nitrogen ratio. Surgery 94:562, 1983.
43. Demling, RH, et al: The study of burn wound edema using dichromatic absorptiometry. J Trauma 18:124, 1978.
44. Kramer, GC, and Nguyen, TT: Pathophysiology of burn shock and burn edema. In Herndon, DN: Total Burn Care. Saunders, Philadelphia, 1996, p 44.
45. Gordon, MD, and Winfree, JH: Fluid resuscitation after a major burn. In Carrougher, GJ (ed): Burn Care and Therapy. Mosby, St. Louis, 1998, p 107.
46. Munster, AM, et al: Heterotopic calcification following burns: A prospective study. J Trauma 12:1071, 1972.
47. Schiele, HP, et al: Radiographic changes in burns of the upper extremity. Diagnostic Radiology 104:13, 1971.
48. Rubin, MM, and Cozzi, GM: Heterotopic ossification of the temporomandibular joint in a burn patient. J Oral Maxillofac Surg 44:897, 1986.
49. Edlich, RF, et al: Heterotopic calcification and ossification in the burn patient. J Burn Care Rehabil 6:363, 1985.
50. Dutcher, K, and Johnson, C: Neuromuscular and musculoskeletal complications. In Richard, RL, and Staley, MJ (eds): Burn Care and Rehabilitation: Principles and Practice. FA Davis, Philadelphia, 1994, p 576.
51. Greenhalgh, DG, and Staley, MJ: Burn wound healing. In Richard, RL, and Staley, MJ (eds): Burn Care and Rehabilitation: Principles and Practice. FA Davis, Philadelphia, 1994, p 70.
52. Arem, AJ, and Madden, JW: Is there a Wolff's law for connective tissue? Surg Forum 25:512, 1974.
53. Staley, MJ, and Richard, RL: Scar management. In Richard, RL, and Staley, MJ (eds): Burn Care and Rehabilitation: Principles and Practice. FA Davis, Philadelphia, 1994, p 380.
54. Warden, GD: Fluid resuscitation and early management. In Herdon, DN (ed): Total Burn Care. Saunders, Philadelphia, 1996, p 53.
55. Thomson, PD, et al: A survey of burn hydrotherapy in the United States. J Burn Care Rehabil 11:151, 1990.

56. Saffle, JR, and Schnebly, WA: Burn wound care. In Richard, RL, and Staley, MJ (eds): Burn Care and Rehabilitation: Principles and Practice. FA Davis, Philadelphia, 1994, p 119.
57. Shankowsky, HA, et al: North American survey of hydrotherapy in modern burn care. J Burn Care Rehabil 15:143, 1994.
58. Ward, RS: The rehabilitation of burn patients. Crit Rev Phys Rehab Med 2:121, 1991.
59. Neville, C, and Dimick, AR: The trauma table as an alternative to the Hubbard tank in burn care. J Burn Care Rehabil 8:574, 1987.
60. Heggers, JP, et al: Bactericidal and wound-healing properties of sodium hypochlorite solutions. J Burn Care Rehabil 12:420, 1991.
61. Richard, RL: The use of chlorine bleach as a disinfectant and antiseptic in whirlpools. Physical Therapy Forum 7:7, 1988.
62. Carrougher, GJ: Burn wound assessment and topical treatment. In Carrougher, GJ (ed): Burn Care and Therapy, Mosby, St. Louis, 1998, p 142.
63. Miller, SF, et al: Surgical management of the burn patient. In Richard, RL, and Staley, MJ (eds): Burn Care and Rehabilitation: Principles and Practice. FA Davis, Philadelphia, 1994, p 180.
64. Cuono, C, et al: Use of cultured epidermal autografts and dermal allografts as skin replacement after burn injury. Lancet 8490:1123, 1986.
65. Munster, AM: Cultured epidermal autographs in the management of burn patients. J Burn Care Rehabil 13:121, 1992.
66. Lattari, V, et al: The use of a permanent dermal allograft in full-thickness burns of the hand and foot: A report of three cases. J Burn Care Rehabil 18:147, 1997.
67. Hansbrough, J et al: Clinical trials of a biosynthetic temporary skin replacement, Dermagraft-Transitional Covering, compared with cryopreserved human cadaver skin for temporary coverage of excised burn wounds. J Burn Care Rehabil 18:43, 1997.
68. Purdue, G, et al: A multicenter clinical trial of a biosynthetic skin replacement, Dermagraft-TC, compared with cryopreserved human cadaver skin for temporary coverage of excised burn wounds. J Burn Care Rehabil 18:52, 1997.
69. Heimbach, D, et al: Artificial dermis for major burns: A multicenter, randomized clinical trial. Ann Surg 208:313, 1988.
70. Richard, R, et al: A comparison of the Tanner and Bioplasty skin mesher systems for maximal skin graft expansion. J Burn Care Rehabil 14:690, 1993.
71. Larson, D, et al: Prevention and treatment of burn scar contracture. In Artz, CP, et al (eds): Burns: A Team Approach. Saunders, Philadelphia, 1979, p 466.
72. Greenhalgh, DG et al: The early release of axillary contractures in pediatric patients with burns. J Burn Care Rehabil 14:39, 1993.
73. Richard, RL, and Staley, MJ: Burn patient evaluation and treatment planning. In Richard, RL, and Staley, MJ (eds): Burn Care and Rehabilitation: Principles and Practice. FA Davis, Philadelphia, 1994, p 201.
74. Moss, BF, et al: Psychologic support and pain management of the burn patient. In Richard, RL, and Staley, MJ (eds): Burn Care and Rehabilitation: Principles and Practice. FA Davis, Philadelphia, 1994, p 475.
75. Adcock, RJ, et al: Psychologic and emotional recovery. In Carrougher, GJ (ed): Burn Care and Therapy. Mosby, St. Louis, 1998, p 329.
76. Apfel, L, et al: Approaches to positioning the burn patient. In Richard, RL, and Staley, MJ (eds): Burn Care and Rehabilitation: Principles and Practice. FA Davis, Philadelphia, 1994, p 221.
77. Daugherty, M, and Carr-Collins, J: Splinting techniques for the burn patient. In Richard, RL, and Staley, MJ (eds): Burn Care and Rehabilitation: Principles and Practice. FA Davis, Philadelphia, 1994, p 242.
78. Richard, RL: Use of Dynasplint to correct elbow flexion burn contracture: A case report. J Burn Care Rehabil 7:151, 1986.
79. Richard, R, and Staley, M: Dynamic splinting: Basic science + modern technology. Physical Therapy Forum, 11:21, 1992.
80. Richard, RL, et al: Dynamic versus static splints: A prospective case for sustained stress. J Burn Care Rehabil 16:284, 1995.
81. Covey, MH, et al: Efficacy of continuous passive motion (CPM) devices with hand burns. J Burn Care Rehabil 9:397, 1988.
82. McAllister, LP, and Salazar, CA: Case report on the use of CPM on an electrical burn. J Burn Care Rehabil 9:401, 1988.
83. McGough, CE: Introduction to CPM. J Burn Care Rehabil 9:494, 1988.
84. Covey, MH: Application of CPM devices with burn patients. J Burn Care Rehabil 9:496, 1988.
85. Richard, RL, et al: The physiologic response of a patient with critical burns to continuous passive motion. J Burn Care Rehabil 11:554, 1990.
86. Humphrey, C, et al: Soft tissue management and exercise. In Richard, RL, and Staley, MJ (eds): Burn Care and Rehabilitation: Principles and Practice. FA Davis, Philadelphia, 1994, p 324.
87. Herndon, DN, et al: Management of the pediatric patient with burns. J Burn Care Rehabil 14:3, 1993.
88. Schwanholt, C, et al: A comparison of full-thickness versus split-thickness autografts for the coverage of deep palm burns in the very young pediatric patient. J Burn Care Rehabil 14:29, 1993.
89. Ward, RS: The use of physical agents in burn care. In Richard, RL, and Staley, MJ (eds): Burn Care and Rehabilitation: Principles and Practice. FA Davis, Philadelphia, 1994, p 419.
90. Ward, RS, et al: Evaluation of therapeutic ultrasound to improve response to physical therapy and lessen scar contracture after burn injury. J Burn Care Rehabil 15:74, 1994.
91. Black, S, et al: Oxygen consumption for lower extremity exercises in normal subjects and burn patients. Phys Ther 60:1255, 1980.
92. Schmitt, P, et al: Lower Extremity Burns and Ambulation. In Richard, RL, and Staley, MJ (eds): Burn Care and Rehabilitation: Principles and Practice. FA Davis, Philadelphia, 1994, p 361.
93. Schmitt, MA, et al: How soon is safe? Ambulation of the patient with burns after lower extremity skin grafting. J Burn Care Rehabil 12:33, 1991.
94. Burnsworth, B, et al: Immediate ambulation of patients with lower-extremity grafts. J Burn Care Rehabil 13:89, 1992.
95. Grube, BJ, et al: Early ambulation and discharge in 100 patients with burns of the foot treated by grafts. J Trauma 33:662, 1992.
96. Temmen, HJ, et al: Tilt table exercise guidelines for burn patients: Are cardiac exercise parameters appropriate? Proceedings of the American Burn Association 30:221, 1998.
97. Boyea, BL, et al: Use of the tilt table for postural reconditioning of burn patients prior to ambulation. Proceedings of the American Burn Association 30:233, 1998.
98. Staley, MJ, and Richard, RL: Scar management. In Richard, RL, and Staley, MJ (eds): Burn Care and Rehabilitation: Principles and Practice. FA Davis, Philadelphia, 1994, p 380.
99. Johnson, CL: Physical therapists as scar modifiers. Phys Ther 64:1381, 1984.
100. Kischer, CW, and Shetlar, MR: Microvasculature in hypertrophic scars and the effects of pressure. J Trauma 19:757, 1979.
101. Leung, PC, and Ng, M: Pressure treatment for hypertrophic scars. Burns 6:224, 1980.
102. Deitch, EA, et al: Hypertrophic burn scars: Analysis of variables. J Trauma 23:895, 1983.
103. Ward, RS, et al: Use of Coban self-adherent wrap in management of postburn hand grafts: Case reports. J Burn Care Rehabil 15:364, 1994.
104. Kealey, GP, et al: Prospective randomized comparison of two types of pressure therapy garments. J Burn Care Rehabil 11:334, 1990.
105. Cheng, JCY, et al: Pressure therapy in the treatment of post-burn hypertrophic scar: A critical look into its usefulness and fallacies by pressure monitoring. Burns 10:154, 1984.
106. Alston, DW, et al: Materials for pressure inserts in the control of hypertrophic scar tissue. J Burn Care Rehabil 2:40, 1981.
107. Perkins, K, et al: Current materials and techniques used in a burn scar management programme. Burns 13:406, 1987.
108. Miles, WK, and Grigsby, L: Remodeling of scar tissue in the burned hand. In Hunter, JM, et al (eds): Rehabilitation of the Hand. Mosby, St. Louis, 1984, p 841.
109. Patino, O, and Novick, C: Massage on hypertrophic scars. Proceedings of the American Burn Association 29:18, 1997.

110. Gallagher, J, et al: Discharge videotaping: A means of augmenting occupational and physical therapy. J Burn Care Rehabil 11:470, 1990.
111. Braddom, RL, et al: The physical treatment and rehabilitation of burn patients. In Hummel, RP (ed): Clinical Burn Therapy. John Wright PSG, Boston, 1982, p 297.
112. Leman, CJ, and Ricks, N: Discharge planning and follow-up burn care. In Richard, RL, and Staley, MJ (eds): Burn Care and Rehabilitation: Principles and Practice. FA Davis, Philadelphia, 1994, p 447.

参考文献

Herdon, DN: Total Burn Care. Saunders, Philadelphia, 1996.
Richard, RL, and Staley, MJ (eds): Burn Care and Rehabilitation: Principles and Practice. FA Davis, Philadelphia, 1996.
Ward, RS: Physical rehabilitation. In: Carrougher, GJ (ed): Burn Care and Therapy. Mosby, St. Louis, 1998.
Burnsworth, B, Krob, MJ, and Langer-Schnepp, M: Immediate ambulation of patients with lower extremity grafts. J Burn Care Rehabil 13:89, 1992.
Heimbach, D, et al: Burn depth: A review. World J Surg 16:10, 1992.
Pruitt, B, and McManus, A: The changing epidemiology of infection in burn patients. World J Surg 16:57, 1992.
Cohen, IK, Diegelmann, RF, and Lindblad, WJ (eds): Wound Healing: Biochemical and Clinical Aspects. WB Saunders, Philadelphia, 1992.
Trofino, RB (ed): Nursing Care of the Burn-Injured Patient. FA Davis, Philadelphia, 1991.
Thompson, PD, et al: A survey of burn hydrotherapy in the United States. J Burn Care Rehabil 11:151, 1990.
Hutchinson, JJ, and McGuckin, M: Occlusive dressings: A microbiologic and clinical review. Am J Infect Control 18:257, 1990.

27

外傷性脊髄損傷

Thomas J. Schmitz

概　要

- 人口統計
  - 病因
  - NSCID 変数による分布
- 脊髄損傷の分類法
  - 神経学的分類
  - 病変レベル
- 損傷の機序
- 臨床症状
  - 脊髄性ショック
  - 運動障害と感覚障害
  - 温度調節障害
  - 呼吸機能障害
  - 痙縮
  - 膀胱機能不全と腸管機能不全
  - 性的機能不全
  - 間接的機能障害と合併症
- 予後
- 管理
  - 急性期
  - 理学療法検査
  - 理学療法介入
  - 亜急性期
- 長期の計画

学習目標

1. 外傷性脊髄損傷に関連する主要な病因論的な因子を確認する。
2. 脊髄の損傷により生じる臨床症状について述べる。
3. 脊髄損傷にともなう間接的な機能障害と合併症について述べる。
4. さまざまな病変レベルの脊髄損傷患者に予想される機能的帰結を確認する。
5. 検査過程に含まれる適切な系統的検査および計測方法を確認し，説明する。
6. 急性期および慢性期の管理における適切な治療介入について述べる。
7. ケーススタディの患者データを分析，解釈し，現実的な目標と帰結を想定し，治療計画を作成する。

　脊髄損傷 spinal cord injury（SCI）は，発生率は低いものの，高度な障害によりライフスタイルは相当な変化を余儀なくされる。米国では毎年，約 10,000 の新しい SCI 症例が発生すると推定される。現在米国に住んでいる SCI 患者は，おおよそ 183,000～203,000 人であると見積もられている。これは，人口 100 万人あたり約 721～906 人になる[1,2]。

人口統計

　米国脊髄損傷統計データベース National Spinal Cord Injury Database（NSCID）は，外傷性脊髄損傷に関する重要な人口統計学的情報を提供している。NSCID は，1973 年に確立され，外傷性 SCI をこうむっ

た18,100人以上の個人に関する情報が集められている。連邦によって資金を供給された24のModel SCI Care Systemsは，NSCIDにデータを提供してきた。NSCIDからの情報は，以下の項で報告される統計的資料となっている[2]。

病因

脊髄損傷は，病因により外傷性と非外傷性損傷の2つに大別できる。外傷は，成人リハビリテーション人口における損傷の原因として最もよくみられる。それは，例えば自動車事故，転落または銃創のようなイベントに起因する外傷から生じる。その発生率は非常に高いので，外傷性SCIの管理については本章で述べるが，治療原理は，非外傷性の病変にも同様に適用されるものだろう。

NSCIDの統計は，自動車に関連する事故が外傷性SCIで最もよくある原因であることを示している(36.6%)。そして，暴力(27.9%)，転倒(21.4%)，レクリエーションのスポーツ外傷・障害(6.5%)と続き，その他の外傷(7.6%)がある。

成人の非外傷性損傷は，一般に疾患または病理学的影響により生じる。脊髄に損傷を与える可能性がある非外傷性の例としては，脈管機能異常(動静脈奇形 arteriovenous malformation〈AVM〉，血栓症，塞栓または出血など)がある。すなわち，慢性関節リウマチまたは退行性骨関節症に続発した椎体亜脱臼，感染症(例えば，梅毒または横断性脊髄炎)，脊髄腫瘍，脊髄空洞症，脊髄の膿瘍，ヒステリー性麻痺，そして神経学的疾患(例えば，多発性硬化症や筋萎縮性側索硬化症)である。統計は現在，非外傷性SCIの発生率を詳述することに利用できない。しかし，非外傷性病因はすべてのSCIの30%を占めると推定される。

NSCID変数による分布

NSCIDは，多数の患者の変数に関するデータを集めたもので，最も顕著な統計が示されている。データが集められた患者の81.9%は男性で，男性と女性の比率はほぼ4：1である。集団の半数以上(56%)は16～30歳であった。人種分布は，白人がデータベースの56.2%を示し，アフリカ系米国人(28.7%)，ヒスパニック(10.5%)，アジア人(2.1%)，アメリカインディアン(0.4%)および人種不明(0.4%)と続いている。

データはまた，雇用状況，居住，婚姻の状態および病院滞在期間についても集められた。受傷時，患者の63.4%は雇用されていた。受傷後の雇用状況は，四肢麻痺と比較すると，対麻痺の方がわずかに高かった[3]。経過観察による情報では，受傷8年後には，対麻痺患者の37%，四肢麻痺患者の30%が雇用されたことを示している。退院時に，大多数の患者(88.9%)は個人の住居(最も多くは自宅)，4.3%は療養所に移った。SCIの大多数が若年成人であるので，半数以上(53.7%)が受傷時独身だった。急性期ケア病棟の平均在院日数は15日であった。リハビリテーション病棟滞在の平均は44日であった。

SCIによる経済的影響は，非常に大きい。長期入院，医学的な合併症，広範囲な追跡治療，繰り返す入院が特徴的である。受傷後1年間の医療費は，高位四肢麻痺(C1～C4)では417,067ドル，低位四肢麻痺(C5～C8)では269,324ドル，対麻痺では152,396ドルであった。その後の年間の平均的な医療費は，高位四肢麻痺(C1～C4)では74,707ドル，低位四肢麻痺(C5～C8)では30,602ドル，対麻痺では15,507ドルであった。

人口統計学的なこの概要は，SCIの特徴についての重要な一般的見通しを示している。すなわち，主に青年層に影響を及ぼす比較的頻度の低い障害であって，医療費がかさみ，長期にわたる介護が必要となるというものである。

脊髄損傷の分類法

神経学的分類

脊髄損傷は，四肢麻痺と対麻痺の2つの機能的なカテゴリーに大きく分けられる。**四肢麻痺**は，すべての四肢と呼吸筋を含む躯幹の部分的あるいは完全な麻痺をいい，頸髄病巣が原因である。**対麻痺**は，躯幹および両下肢の全部または一部の部分的あるいは完全な麻痺をいい，胸部あるいは腰部の脊髄または仙髄神経根病変から生じる。

病変レベル

病変の特異的なレベルを確認するいくつかの方法が，国際的に用いられている[3,4]。最も一般的に用いられる方法は，骨格のレベルとともに正常機能のある最も遠位の髄節を示すものである。正常機能という用語は，本章で用いるときは厳密な意味を持つ[5]。最も遠位の髄節によって神経支配される筋は，少なくともMMT 3+でなければならない。このレベルは，機能的使用には一般的に十分であることを示している。例えば，患者が完全にC7髄節(C7より下の感覚，運動機能がな

い）が温存されている場合，C7完全四肢麻痺として分類される．しかし，感覚の低下と若干の筋機能（筋力レベルがMMT 3+より低い）がC7髄節以下で明白な場合，病変はC7不完全四肢麻痺として分類される．

脊髄に対する斜位損傷は，非対称の感覚や運動機能を示す．これらの病変は，同様に分類される．しかし，それは患者の身体両側で正常機能が残存する最も遠位の髄節で示される．例えば，斜位病変レベルは，右で完全なC6，左で完全なC7として記録される．この呼称は，C6（R）completeとC7（L）completeと省略されることがある．

脊髄損傷のレベルを表す呼称を考えるのに，椎体に対する脊髄と神経根の解剖学的な関係（図27-1）を短時間に見直すのが有用である．脊髄神経は31対あり，すなわち8対の頸神経，12対の胸髄神経，5対の腰髄神経，5対の仙髄神経，1対の尾髄神経である．それが椎間孔を出る際に，上の頸神経は比較的水平であるが，残りの神経は下方に出て，対応する脊椎レベルで出てこない．胎児期の発達では，脊髄は脊柱管のすべての長さを満たし，脊髄神経は水平方向に走行している．成長して脊柱が伸びるにつれて，脊髄（それは伸びない）は上方へ引かれる．神経根はますます斜め下方への方向をとる．そして，腰部の領域ではほぼ垂直方向に走り，「ウマの尾部」（馬尾）のようになる．

▼ 完全損傷

完全損傷では，病変のレベル以下には感覚あるいは運動機能がない．それは，脊髄の完全な横切（切断），重度の圧迫，または広範囲な脈管機能障害に起因する．

▼ 不完全損傷

不完全損傷は，損傷のレベル以下で感覚や運動が若干機能を温存していることが特徴である．この機能の維持は，若干の生き残った神経組織が損傷の領域を越えたより遠位分節にあることを示す[6]．不完全損傷は，しばしば位置がずれた骨や軟組織の脊髄圧迫，または脊柱管内の腫脹によって生じる挫傷に起因する．圧迫原因が除かれたときには，挫傷からの部分的治癒，または完治さえ可能である．不完全損傷はまた，脊髄の部分的な横断性損傷から生じることもある．

不完全損傷によって示される病像は，予測不可能である．回復の不定パターンによって，感覚と運動機能の混和が病変のレベル以下で起こる．機能の早期回復は，通常，良好な予後の徴候と考えられる．

不完全損傷の回復にともなう不安定性にもかかわらず，いくつかの徴候は，一貫した臨床像で出現してくる．これらの徴候の予測される感覚と運動機能に関連した情報は，目標，帰結，介護の計画を確立するのに役立つ．おのおのの徴候が示す脊髄損傷の領域を，図27-2に示した．

●Brown-Sequard症候群●

Brown-Sequard症候群は，脊髄の半側損傷（一方の損傷）で起こり，典型的に刺し傷に起因する．一般的には部分的病変が多く，真性の半側損傷はまれである．この症候群の臨床像は，非対称的である．病変と同側では，感覚の欠損が病変のレベルと一致した皮膚感覚帯（ダーマトーム）に起こる．側索損傷が原因で，反射が低下し，表在反射が消失，クローヌスおよびBabinski徴候が陽性となる．後索傷害の結果として，固有受容覚（固有感覚），筋覚と振動覚の欠損が起こる．脊髄視床路に対する損傷では，病変の対側（正反対の）に疼痛および温度に対する感覚の欠損が生じる．この損傷は，損傷のレベル以下のいくつかの皮膚髄節支配部分で起こる．交差する前に外側脊髄視床路が同側で2〜4つの部分を上るので，損傷レベルにおける矛盾が起こる[6-8]．

●前脊髄症候群●

前脊髄症候群は最も一般的に頸部の屈曲損傷に関連

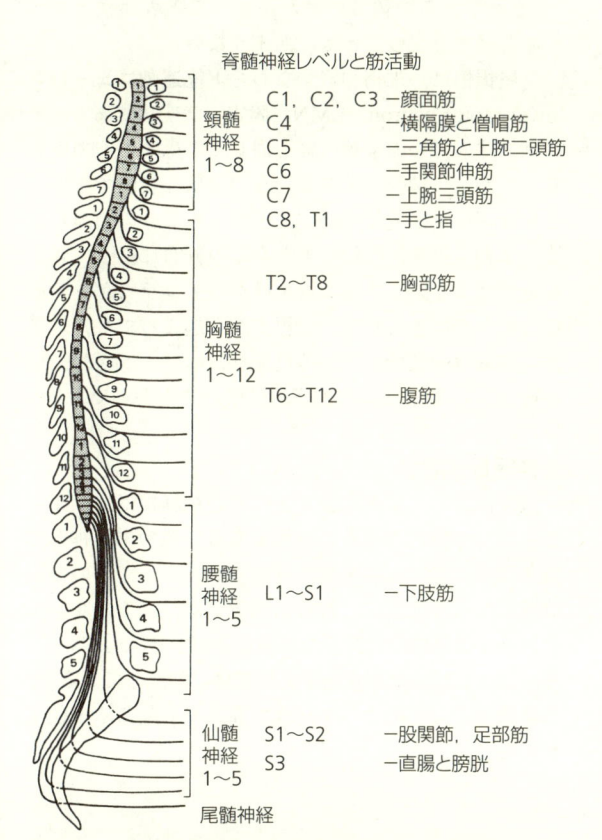

図27-1　椎体に対する脊髄と神経根の関係，および主要な筋グループへの神経支配（Coogler[5]，p150．より）

脊髄神経レベルと筋活動
頸髄神経1〜8
- C1, C2, C3 —顔面筋
- C4 —横隔膜と僧帽筋
- C5 —三角筋と上腕二頭筋
- C6 —手関節伸筋
- C7 —上腕三頭筋
- C8, T1 —手と指

胸髄神経1〜12
- T2〜T8 —胸部筋
- T6〜T12 —腹筋

腰髄神経1〜5
- L1〜S1 —下肢筋

仙髄神経1〜5
- S1〜S2 —股関節，足部筋
- S3 —直腸と膀胱

尾髄神経

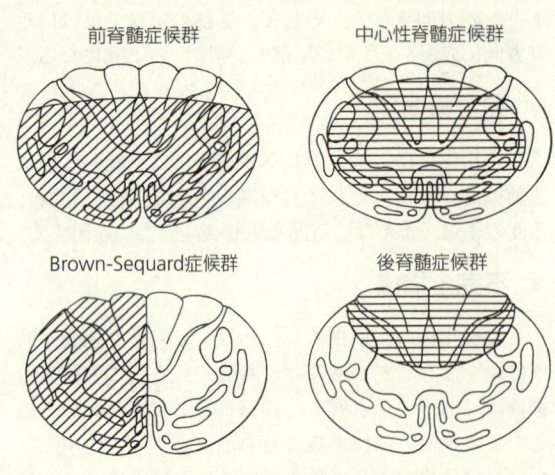

図27-2 不完全脊髄症候群の脊髄損傷の領域(Rieser, et al[6], p14. より)

があり，脊髄の前方部分や前脊髄動脈から栄養されるその脈管に結果として生じる障害である。前脊髄の圧迫が，概して骨折，脱臼または頸部椎間板突出で起こる。この症候群は，病変のレベル以下での運動機能の欠損（錐体路損傷）と，痛覚と温度覚の欠損（脊髄視床路損傷）が特徴である。後脊髄動脈から別々の脈管によって栄養される後角の固有受容覚，筋覚と振動覚は通常，温存される[6〜9]。

●中心性脊髄症候群

中心性脊髄症候群は，最も一般的に頸部の過伸展損傷によって起こる。それは，先天性あるいは退行性の頸部脊柱管狭窄をともなっている[6]。結果として生じる脊髄圧迫で出血や浮腫を引き起こし，脊髄の最も中心部分に傷害をもたらす。下肢（腰髄路と仙髄路は，より辺縁に位置する）よりも上肢（頸髄路は，より中心に位置する）に特徴的に著明な神経学的障害が現れる[10,11]。

さまざまな程度の感覚機能障害が起こるが[12]，運動障害よりは重篤でない傾向がある。仙髄路が完全に維持されるので，性機能は正常で，膀胱・直腸機能は保持される。

中心性脊髄症候群患者は，概して，上肢の遠位に若干の筋力低下が残るが，歩行能力は回復する。圧迫の原因を除去する外科的処置は，一部の患者に有意な改善をもたらす。

●後索症候群

後索症候群は，後角が作用する機能の欠損が起こる非常に珍しい疾患である[13]。病像として，運動機能，痛覚，触覚は温存されている[6]。固有受容覚と識別感覚（例えば二点識別，筆蹟感覚，立体認知）の欠損が，病変のレベル以下にある。歩幅の広い歩行パターンが典型的である。過去においては，この症候群は後期梅毒にみられる脊髄癆で観察された。

●仙髄回避

仙髄回避は，最も辺縁に位置する仙髄路が回避される不完全な病変を指す。仙髄分節からの神経支配のさまざまなレベルは，完全なままである。臨床徴候は，肛門周囲感覚，肛門括約筋収縮，「サドル域」の皮膚感覚と仙髄神経に支配される足趾屈筋側の活動性筋収縮を含む。これらは，頸髄損傷が不完全であるという重要な神経学的所見であり，また，しばしば最初の徴候である[6,9]。

●馬尾損傷

脊髄は，第1腰椎下端の境界で脊髄円錐を形成するために，遠位に先細りになる。若干の解剖学的変異が存在するが，これは脊髄の典型的な末端である。このレベルの下は馬尾として知られている長い神経根の束である。この領域の完全な横断性損傷は，起こる可能性がある。しかし**馬尾損傷**は，多くの神経根とそれが取り囲む表面が広いためにしばしば不完全損傷である（すなわち，この領域のけががすべての表面積とすべての神経根を含むことは，あまりない）。

馬尾損傷は，末梢神経すなわち**下位運動ニューロン lower motor neuron（LMN）障害**（病変）である。それは，体のほかの末梢神経と同じく再生する能力がある。しかし，神経支配の完全な回復は一般的でない。なぜなら，①病変と神経支配部位にかなりの距離がある，②軸索再生は神経のもともとの分布に沿って起こる可能性はない，③軸索再生はグリアコラーゲンの瘢痕によって阻止される，④再支配が起こっても，終末器官がもはや機能している可能性はない，⑤再生速度が遅く，約1年後には最終的に停止するからである。

●神経根逃避

病変部位の，またはより上の周辺神経根は，SCIにともなって傷害される可能性もある。他の末梢神経損傷と同様に神経根の再生の可能性があり，若干の機能改善は明らかである。**神経根逃避**とは，病変のレベルにおける神経根の保存または機能回復を意味している。それは，しばしば不完全な馬尾損傷に関連しているが，神経根逃避はどのような病変の高さでも起こる可能性がある。

損傷の機序

脊髄は、しばしばさまざまな機序が組み合わさって傷害される。SCIは、頭部と躯幹の動きによる間接外力で最もよく起こるが、脊椎骨への直接の外傷は頻度が少ない[14]。SCIの一般的な機序は、屈曲、圧縮、過伸展、屈曲-回転である。これらの力が働いた結果、骨折や**脱臼**が起こる。かかる力の強度と組み合わせは、骨折のタイプと場所、脱臼の程度と、軟部組織損傷の範囲に直接的に影響する[15]。

脊椎は、損傷に対してさまざまな程度の感受性を示す。強固な胸椎部分と比較して、移動性が高く、安定性が不足している脊椎の部分は、本質的により脆弱である[16]。最も高い損傷頻度を示す脊椎の領域は、頸部C5とC7の間、および胸腰椎移行部のT12とL2の間である。

表27-1に、SCIにおける損傷の主な機序をまとめた[14,15,17,18]。概して、これらの力が組み合わされて起こるにもかかわらず、それぞれが一次性および関連した損傷に特徴的なパターンを持っている。

SCIに関係し影響を与えるさらなる2つの機序として、剪断と伸延がある。**剪断**は、水平の力が近隣の部分と関連して脊椎に加わるときに生じ[9]、しばしば靭帯を断裂して、胸腰椎移行部の脱臼骨折をともなう[14]。**伸延**は、牽引力に関連するもので、最もまれな機序である。むち打ち症の場合など、頭部に大きな運動量がもたらされるときに生じる。頭部が体幹から離れるにつれて、この運動量は頸椎に張力を生じさせる[9,14]。

臨床症状

脊髄性ショック

SCIの直後には、**脊髄性ショック**と呼ばれる無反射の期間がある。一時的に反射が低下するこの期間についてはよくわかっていないが、高位中枢と脊髄との結合が突然離脱することにより起こると考えられている[6,7,19]。それは、病変のレベル以下の、すべての反射活性の欠如、弛緩と感覚の欠損によって特徴づけられる。数時間〜数週間持続することもあるが、一般的には24時間以内に鎮静する。脊髄性ショックの早めの回復は、重要な予後徴候である。脊髄性ショックの回復を示す初期指標の1つは、**球海綿体反射(陽性)** の存在である。この試験は、神経科医による検査に含まれる。この反射は、直腸指診の際、陰茎亀頭または陰核亀頭に加えられる圧力によって、または留置のカテーテルを断続的に「引く」ことによって誘発される。陽性の場合には、検査中、指の周りの肛門括約筋の反射的な収縮が認められる[20]。陽性の球海綿体反射は、脊髄性ショックが終わったことを示す。この反射は、深部腱反射が下肢で明瞭になる前に、数週存在することがある。しかし、この反射が陽性であっても、付随的な感覚あるいは筋力の回復(特に肛門周囲領域で)がみられない場合は、脊髄性ショックは鎮静したが、通常完全損傷が存在することを示している。

表27-1 損傷の機序[14,15,17,18]

力	病因	関連する骨折	関連する損傷
屈曲	1. 頭部がハンドルまたはフロントガラスに正面からぶつかる衝突 2. 後頭または躯幹に対する打撃 3. 最も頻度が高いSCIの機序	1. 椎体前部の楔状骨折(椎体圧迫) 2. C4〜C7, T1〜L2に高い確率で起こる	1. 後方靭帯の断裂 2. 後方要素の骨折:棘突起, 椎弓または椎弓根 3. 椎間板の断裂 4. 椎体の前方脱臼
圧縮	1. 垂直または軸方向からの頭部への強打(潜水, サーフィンまたは落下物) 2. 屈曲損傷に密接にかかわる	1. 終板の凹骨折 2. 破裂または粉砕骨折(砕かれて) 3. teardrop(涙滴)骨折	1. 骨片は, 脊髄を損傷する可能性がある 2. 椎間板の断裂
過伸展	1. 追突のような後方からの強い力 2. 転倒し静止した物体に顎をぶつける(一般的に高齢者に認められる)	1. 後方要素の骨折:棘突起, 椎弓と関節面 2. 脊柱前方面の剝離骨折	1. 前縦靭帯の断裂 2. 椎間板の断裂 3. 頸部病変に関連する。胸腰椎移行部損傷の軽度の影響
屈曲-回旋	回転する脊柱への後方から前方への直接の力(例えば, 後方から追突されてドライバーの方へ回転する乗客)	後方の椎弓根, 関節面と椎弓の骨折(後側の靭帯が断裂する場合, 骨折は非常に不安定である)	1. 後方で棘間靭帯の断裂 2. 椎間関節の亜脱臼または脱臼 3. 胸部, 腰部で椎間関節ロッキングの可能性がある

運動障害と感覚障害

SCIに引き続いて，病変のレベル以下の筋機能の完全もしくは部分的な欠損が現れる。SCI後の上行性感覚線維の破壊は，損傷のレベル以下で，感覚障害あるいはその欠如として現れる。

運動および感覚機能の障害にともなう臨床症状は，病変に個有の特徴に依存している。それには，神経学的レベル，病変の完全性，病変（横断であるか斜断か）の左右対称性と仙髄回避または神経根逃避の有無などがある。

温度調節障害

脊髄が損傷されると，視床下部は皮膚血流量や発汗の程度を制御することができなくなる。この自律神経（交感神経系）の機能障害は，内部温度調節反応の消失をもたらす。身震いする能力が失われ，熱に反応した血管拡張が起こらず，寒冷に反応した血管狭窄も起こらない。温度調節性の発汗が欠如し，暖かい環境での発汗による正常な蒸発冷却効果が失われる。この発汗の欠如は，損傷レベルより上にしばしば過剰な代償性**発汗**をもたらす。不完全損傷患者はまた，損傷レベル以下で「斑状の」局所的発汗領域を示すことがある[21]。

温度調節の変化によって，体温は外部環境にかなり影響されるようになる。これは，胸髄あるいは腰髄の障害よりも頸部損傷でよくみられる問題である。患者は，適切な環境温度を決定するために，頭頸部領域からの感覚入力に大いに依存しなければならない。時間の経過にともなって温度調節性応答の若干の改善がもたらされるが，特に極端な環境変化に反応して，四肢麻痺患者は一般的に長期の体温調節における機能障害を経験する[9]。

呼吸機能障害

呼吸機能は，損傷レベルに依存してかなり変化する。C1とC3の間の高位脊髄損傷では，横隔神経支配と自発呼吸は，著しく障害されるか失われる。生命を維持するために，人工呼吸器または横隔神経刺激装置が必要となる。対照的に，腰髄損傷では，一次性（横隔膜）と二次性の呼吸筋（頸部，肋間，腹部）への完全な神経支配を示す。

四肢麻痺患者のすべてと高レベルの対麻痺患者では，呼吸機能になんらかの障害を示す。呼吸機能障害の程度は，受傷前の呼吸状態と同様に，損傷レベル，残された呼吸筋の機能，および受傷時から続く付加的な外傷と関連する。呼吸障害は，SCIの特に重篤で致命的な特徴である。肺合併症（特に気管支肺炎と肺動脈塞栓症）は，四肢麻痺の初期における高い死亡率の原因となる[22,23]。

損傷レベルがより高位になるに従って，呼吸機能のより大きな障害が段階的に生じ，呼吸の吸気および呼気相ともに関連する，多発性呼吸変化が起こる。主な吸気筋は，横隔膜と外肋間筋である。横隔膜が収縮し，下降するにつれて，肋間筋は通常肋骨を上昇させて，胸郭外側の前後方向の直径を増加させる[24]。肋間筋の麻痺は，胸拡大を減少させ，吸気量を低下させる。高位レベルの病変になるに従って，呼吸補助筋の障害が増加することに注意する。これらの筋は肋骨の挙上を補助するもので，胸鎖乳突筋，僧帽筋，斜角筋，小胸筋および前鋸筋などがある。

主な呼気筋は，腹筋と内肋間筋である。通常，リラックスした呼気は，基本的に肺と胸郭の弾性収縮によって起こる受動的なプロセスである。しかし，腹筋と内肋間筋は，肺から空気を排出することに関連したいくつかの重要な機能に関与している。これらの筋の機能喪失は，有意に呼気効率を低下させる。完全に神経支配されているときには，腹筋は効果的呼吸のために胸内圧を維持する重要な役割を果たす。それは，腹部内臓器[25,26]を支持して，横隔膜の位置を維持する働きをしている。また，強制的呼気の際，横隔膜を上方へ押し上げる機能も持っている。腹筋の麻痺によりこのサポートは失われ，横隔膜は胸郭の異常に低い場所に位置することとなる[27]。この横隔膜の低位置と，深呼吸の際に上方へ横隔膜を動かす腹腔内圧の欠如は，予備呼気量を減少させる。これは，その後分泌物を喀出する咳効果とその能力を減少させる。

外腹斜筋の麻痺も，呼気に影響する。外腹斜筋の正常な機能は，肋骨を低下させて，強力な空気排出を助けるために胸壁を圧縮することである[25,26]。より高いレベルの損傷では，咳により分泌物を喀出する能力のさらなる減少で，この機能はより効率が低下する。これらの因子は，SCI患者を特に分泌物貯留，無気肺，肺感染症に陥りやすくしてしまう[22]。

麻痺は，呼吸パターンの変化ももたらす[24,28,29]。このパターン（図27-3）は，吸気の際の上胸壁の扁平化，胸壁拡大減少，および有意な上腹部の上昇によって特徴づけられる。横隔膜の弛緩，陰性の胸内気圧勾配によって，肺に空気が移動する[24,28]。時間の経過とともに，この呼吸パターンによって，永続的な姿勢変化に至る。

さらなる2つの要因が，患者の呼吸状態をより損なう可能性がある。すなわち，受傷時にこうむった付加的な外傷と発病前の呼吸器系障害である。骨折（例えば，肋骨，胸骨または四肢），肺挫傷または軟部組織

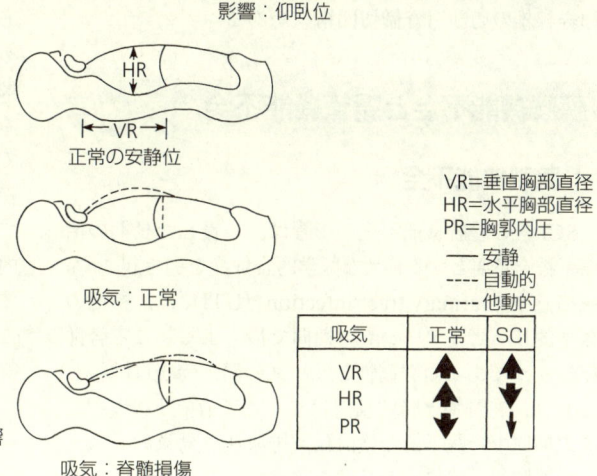

図 27-3 麻痺の胸部容量と呼吸パターンに与える影響 (Alvarez, et al[24], p1738. より)

損傷もまた，呼吸器系障害を悪化させる。長い期間の安静が治癒のために必要な場合，または疼痛が完全な肺拡張を抑制する場合，これらの二次損傷は特に問題になる。発病前の呼吸器系疾患，例えば既存の肺疾患，アレルギー，喘息または喫煙の履歴は，呼吸機能にさらなる悪影響を及ぼす。

痙縮

痙縮は，中枢神経系制御からの損傷を受けていない反射弓の解放により生じ，過緊張，過活動性の伸展反射とクローヌスによって特徴づけられる。脊髄性ショックが鎮静した後，一般に損傷レベル以下で起こる。最初の6ヵ月間に痙縮は段階的に増加し，通常，損傷の1年後にプラトーに達する。痙縮は，姿勢変化，皮膚刺激，環境温度，きつい衣類，膀胱結石または腎臓結石，糞便嵌頓，カテーテル妨害物，尿路感染，褥瘡性潰瘍や情動ストレスなど多発性の内外の刺激によって増加する[9,30]。

痙縮は，重症度により変化する。軽度から中等度の障害を持つ患者は，適切なときに痙縮を誘発して機能的活動の助けとすることがある。しかし，強い痙縮は，リハビリテーション活動を妨げ，自律的な機能を妨害する。こうした状況では，痙縮はしばしば最初に薬物療法によって管理される。一般的に使用される薬は，ジアゼパム（Valium）[13]，バクロフェン（Lioresal）[31]，およびダントロレンナトリウム（Dantrium）[32]などの筋弛緩薬や鎮痙縮薬である。薬物療法では，通常，完全に痙縮を軽減することができないので，その利点と起こりうる有害な副作用とを比較検討しなければならない（第24章参照）。そのうえ，患者は長期にわたる薬剤の使用によりしばしば耐性を生じる。

薬剤の注射も，痙縮を減少させるために行われてきた。通常これは，薬物療法により得られる結果が不十分であると考えられる場合だけ考慮される。使用される2つのアプローチは，**末梢神経ブロックとくも膜下腔内注入**である。末梢神経ブロック法では，化学薬品の注射で痙縮筋への運動神経伝達を選択的にブロックするため，末梢的に反射弓を完全に中断するのに用いられる。痙縮の一時的な減少をもたらすこの手技には，①石炭酸末梢神経ブロックと②石炭酸運動点ブロックがある[32]。

くも膜下腔内（脊柱管の範囲内）への注射は，反射弓機序を中断し，その後痙縮を減らすために用いられる。くも膜下腔内へのアプローチは，痙縮のより永続的な寛解をもたらす。この手技は，くも膜下腔内への石炭酸またはアルコール注射を含む。くも膜下腔内注入は，膀胱機能と性的機能を妨げるので，まれにしか行われない[32,33]。

外科的アプローチも，より多くの重症例で痙縮を防止するのに用いられてきた。それは，比較的単純な整形外科的手技から複雑な神経外科手術まである。使用される整形外科的処置は，**筋切り術**を含む筋の切離あるいは解離，**神経切断術**（神経の部分的，あるいは完全な切断），または切断することにより延長（例えば，アキレス腱）を可能にする**腱切り術**などがある。これらの手技は筋の収縮力を変えることによって，痙縮を軽減させる[32,33]。

非常に重篤な痙縮を除去するためには，多くのより根治的な神経外科的介入が用いられる。これらの破壊的なアプローチ（神経組織は損傷を受ける）は，痙縮の永続的で徹底的な変化を起こす。痙縮が耐えられないレベルにあるか，機能的な活動を妨げたり有意に制限するとき，この手法は役立つ。こうした介入の例と

しては，神経根の切断（**神経根切断術**），または脊髄神経線維の切断（**脊髄切開術**）がある。

膀胱機能不全と腸管機能不全

▽ 膀胱機能不全

SCI 後の膀胱機能不全の影響は，一貫した長期の治療手技を必要とする重大な医学的合併症を引き起こす。尿路感染症 urinary tract infection（UTI）は，初期の医学的リハビリテーション期間で最もよく起こる合併症の 1 つである。脊髄性ショックの間，膀胱は弛緩しており，筋緊張と膀胱反射はまったく存在しない[34]。この期間中の医学的な検討は，排尿法の効果的システムや尿貯留，感染症の予防を確立することに重点をおく。

排尿の脊髄統合中枢は，脊髄円錐にある。一次性の反射調節は，S2，S3，S4 の仙髄髄節に起こる。脊髄性ショックの後で，病変の部位に従い，2 種類の膀胱病変のうちの 1 つが生じる。概して病変が脊髄円錐より上で脊髄の範囲内で起こる患者では，痙性膀胱あるいは反射性（自動性）膀胱が生じる。脊髄円錐または馬尾の病変では，弛緩性あるいは無反射性（自律性）膀胱が生じる[35]。

痙性または反射性（上位運動ニューロン upper motor neuron〈UMN〉）膀胱は，特定のレベルの充満圧に反応して収縮し，反射的に空になる。反射弓は，完全である。膀胱を空にするこの反射は，例えば恥骨上[33]や大腿をさする，もも，軽く叩く，下腹部をさする，締めつける，または髪を引っ張る[36]などの手の刺激によって誘発されることがある。弛緩性または無反射性（LMN）膀胱は収縮筋の反射運動がないので，基本的に弛緩している。この種の膀胱は，Valsalva 法を使用して腹腔内圧力を増加させることによって，または **Crede 法**を使用して下腹部を手で圧迫することによって空にすることができる。表 27-2 に，痙性および弛緩性膀胱機能不全の特徴を示した。

● 膀胱訓練計画 ●

膀胱訓練計画の主要な目的は，患者がカテーテルを使用せずに膀胱機能を制御できるようにすることである。尿失禁は患者に非常に強い心理社会的影響をもたらすので，この問題への協調的なアプローチは特に重要である。膀胱訓練計画の知識とそれへの関与は，理学療法士にとって重要な問題である。

反射性膀胱で最も多用される膀胱訓練計画は，断続的カテーテル法である。このプログラムの目的は，特定のレベルの膀胱充満に反応して，一定で予想可能な間隔で反射的な排尿を確立することである。簡単にいうと，プログラムには約 2,000 mL/日に制限した水分

表 27-2　痙性および弛緩性膀胱機能不全の特徴

	痙性膀胱機能不全（UMN）	弛緩性膀胱機能不全（LMN）
脊髄損傷のレベル	脊髄円錐の範囲内に位置する排尿反射中枢（S2〜S4）より上で起こる	脊髄円錐の排尿反射中枢（S2〜S4）や馬尾の仙椎神経根に関係する
神経支配のレベル： 　1．ローカル	膀胱壁の伸展受容器と求心性ニューロンは完全	UMN と同様
2．脊髄性排尿反射（S2〜S4）	完全な排尿反射。収縮筋に対する副交感神経の神経支配と膀胱頸部括約筋（内部）は完全	脊髄円錐の排尿反射中枢や仙椎神経根は，破壊される
3．交感神経支配脊髄部分 T1〜T2	反射は，コード損傷のレベルによって完全なこともある	UMN と同様
4．脳/高位中枢 　●運動	●脳と脊髄性排尿反射中枢（S2〜S4）間の神経経路が中断される。高位中枢からの脊髄反射に対する抑制性影響の消失	●CNS と収縮筋との間の衝撃の伝達と膀胱括約筋（内外）の最終共通路の消失
●感覚	●上行性の感覚系伝導路の中断。膀胱膨張感覚と排尿したいという衝動の消失	●UMN と同様
病理結果	1．UMN 神経支配の消失 2．完全な尿意反射 3．痙性膀胱機能障害	1．LMN 神経支配の消失 2．尿意反射の消失 3．弛緩性膀胱機能不全
膀胱制御の予後[a]	排尿訓練は，尿意反射と「トリガー」刺激を使用することを目的として計画的反射的な排尿を確立する	反射的な排尿を確立することができない。間欠的膀胱カテーテル法は，膀胱治療技術のための最高の方法である

Dolan[35], p629. より
[a] 排尿訓練は，多くの因子（例えば，損傷のレベル，受傷前の膀胱習慣，患者/家族の動機づけ，およびチームワーク）に依存する
CNS：中枢神経系，LMN：下位運動ニューロン，UMN：上位運動ニューロン

摂取量パターンを確立することが含まれる。水分摂取量は，朝から夕方まで150〜180 mL/時間にモニタされる。水分摂取は，夜間のカテーテル法の必要性を減らすために日中の遅い時間に中止する。まず，患者は4時間ごとにカテーテル処置がなされる。カテーテル法の前に，患者は1つ以上の用手刺激法によって膀胱を空にするように試みる。次いでカテーテルを挿入し，尿の残量を排出する。排泄尿量，残尿量を記録する。排尿がより効果的になるにつれて，残尿量は減少し，カテーテル法間の時間間隔は延長される[37]。

定期排泄プログラムは，排尿訓練のもう1つの方法で，自律性または無反射性膀胱に適応される。このプログラムでは，最初に尿失禁の患者パターンを確立する。次に，残尿量をチェックして，それが安全な範囲内であるかどうかを確認する。尿失禁のパターンが確認できたら，それを水分摂取量のパターンと比較する。この情報は，新しい水分摂取量と排尿予定を確定するための基礎を提供する。膀胱は段階的に，一定の，予測可能な間隔で空にすることを習慣化したり，訓練することができる。尿失禁が減少するにつれて，排尿の間隔を拡大するためにスケジュールを再調整する。**夜間多尿症**のリスクを減少させるために，日中の遅い時間の水分摂取は回避する。また，刺激技術をこの種の訓練計画に組み込む。

すべての膀胱訓練計画が成功するわけではないことに留意する必要がある。患者によっては，外部（コンドーム）カテーテルか留置カテーテルの長期使用を必要とする。男性患者には，感染リスクを減少できるので，コンドームカテーテルが好まれる。女性の患者のためには，留置カテーテルは現在唯一の選択肢である。

▼ 腸管機能不全

膀胱と同様に，脊髄性ショックが鎮静した後に発現する神経因性腸症状には2つのタイプがある。脊髄円錐より上の脊髄損傷では，痙性または反射性腸管機能不全が，そして，脊髄円錐または馬尾病変では弛緩性あるいは非反射性腸管機能不全が生じる[36]。**表27-3**に，腸管機能不全の特徴および治療との関連性を示す。

●直腸訓練計画●

一般に，反射性機能障害の腸の管理においては，排便を促すために坐薬や指刺激技術の活用が要求される。指刺激には，手袋をはめた手指または歯科矯正用の指刺激装置のどちらかでの肛門括約筋の用手拡張がある。この拡張は，大腸の蠕動と直腸の排便を刺激する（S2，S3とS4を媒介して）[32]。無反射性腸治療技術は，機能する筋系と用手排便技術によるいきみに大きく依存する。

SCI患者のための腸プログラムの主要目的は，排便の規則的なパターンの確立である。これは，食事，水分摂取量，軟便剤，坐薬，指刺激，用手排便などの多数の介入を通して達成される。

膀胱プログラムと同様に，腸管理は非常に優先度が高いが，大部分の患者にとって感情的な重荷となる問題である。それは深刻で患者の熱意を削ぐため，排便調節機能の欠如は他のリハビリテーションへの取り組みを無効にする可能性がある。

性的機能不全

「性的な情報は，患者が自身の医学的状態をよりよく理解し，適応することができるように他の情報を提供するのと同様に，リハビリテーションプロセスにおいて重要で『標準的な』部分である」[38]。長年，身体障害は性衝動を低下させるか，なくすとみなされていた。この誤った考えにより，リハビリテーションプロセスの構成要素として性的な機能は少なからず軽視されていた[39]。今日では，性的障害は，リハビリテーションにおける複雑な問題の1つと認められている。生理的機能障害，そして感覚および運動機能障害によって特徴づけられるこの障害は，しばしば社会的，心理的苦痛をともなっている[40,41]。SCI介護センターの多くでは，現在チームメンバーの構成員に性カウンセラーを配している。このカウンセラーは医師またはこの領域に精通した心理学者，あるいは性的機能不全の治療についての訓練を受けた医師以外の専門家である[40]。多くのリハビリテーションセンターは，性的適応が必要な患者を援助する体系化された計画を示している[38,42]。そのプログラムのフォーマットはさまざまであるが，一般的に共通した目的として，①評価，帰結，治療とカウンセリングを含む直接の患者管理，②患者とそのパートナーの教育，そして③性的な懸念を扱うスタッフメンバーの準備がある。

▼ 男性の反応

SCI男性患者の性的反応に関する文献は徐々に増えてきている[43〜51]。性的反応は，損傷のレベルと程度に直接関係する。腸や膀胱機能と同様に，性的な能力は，一般的に**上位運動ニューロン** upper motor neuron（UMN）**障害**（脊髄円錐以上の脊髄損傷）と下位運動ニューロン lower motor neuron（LMN）障害（脊髄円錐と馬尾の損傷）とに分けられる。

性的能力に関連した統計は，こうむった損傷にともなって予測される機能についての重要な一般的情報を提供する。しかし，これらの統計は，慎重に検討しなければならない。この種類のデータを収集する困難性

表 27-3 痙性および弛緩性腸管機能不全の特徴

	痙性腸管機能不全(UMN)	弛緩性腸管機能不全(LMN)
脊髄損傷のレベル	脊髄円錐の排便反射中枢（S2～S4）より上で起こる	脊髄円錐内の排便反射中枢（S2～S4）や馬尾の仙髄神経根に関係する
脊椎損傷のレベル	T11 と T12 脊椎より上位	T12 脊椎以下に関係する
神経支配のレベル：		
1．ローカル	固有の腸筋層間神経叢は無傷。排便をもたらすための十分な強さがない，大腸の弱い蠕動運動が原因となる	UMN と同様
2．脊髄排便反射中枢 S2～S4	完全な排便反射。下行，S 状結腸に対する副交感神経性緊張は正常，直腸と内肛門括約筋は正常	脊髄円錐内の排便反射中枢や仙髄神経根が損傷
3．脳/高位中枢 ● 運動 ● 感覚	● 脳と脊髄排便反射中枢（S2～S4）との間の神経経路は中断している。高位中枢からの脊髄反射に対する抑制的影響の消失 ● 上行性の感覚系伝導路は中断している。腸の充満感覚や排出したいという衝動の消失	● CNS と下行結腸，S 状結腸，直腸と肛門括約筋との間のインパルス伝達の最終共通路における損傷 ● UMN と同様
病理所見	1．UMN 支配の消失 2．完全な脊髄排便反射 3．腸と肛門括約筋の痙性萎縮による痙性腸管機能不全	1．LMN 支配の消失 2．脊髄排便反射の消失 3．弛緩した腸管機能不全
腸制御の予後	便通習慣訓練は腸を空にするために完全な排便反射を利用することを目的とする。腸と肛門括約筋は直腸/肛門の刺激に反応する。そして，直腸を空にして，便失禁を予防する計画的な腸療法を可能にする。排便制御は優れていて予後はよい	脊髄性排便反射活動と LMN 支配の消失で，腸と肛門括約筋は弛緩している。計画的な直腸，肛門への刺激に反応しない。直腸中に糞便が入ると，便失禁となる。便通習慣訓練は，直腸の便を空にするためにうまく実施される。直腸の中の便の存在は，便失禁を誘発する。定期的な腸排便の日課で腸を空にする刺激を除去すれば，予後は排便調節に良好である
便失禁	まれに，よい腸管理がされていても起こる。便失禁は，痙性収縮による。食事は，効果的腸管理に有用な要因である	ときに，弛緩した括約筋のために，よい腸管理がされていても起こる。痙性腸管機能不全と同様に，食事は効果的腸管理に有用な要因である
直腸訓練計画	定期的な計画的排便は，通常 1 日おきになされる	直腸から糞便を除いて便失禁を予防するために，排便は毎日必要である
薬物の使用 坐薬と緩下薬を含む	緩下薬（マグネシア乳），便軟化剤〔ジオクチル・ナトリウム・スルホサクシネート（ドクセート〈Colace〉)〕と坐薬（Dulcolax）の組み合わせに反応する	痙性腸管機能不全より薬物への反応は効果的でない
指による刺激	計画的な反射腸排便を始めるために用いられる	指刺激に非反応性であり，直腸からの便の用手摘便が必要なことがある

Dolan[35], p627. より
[a]便通習慣訓練の成功には，多くの因子（例えば，損傷のレベル，受傷前の腸習慣，患者/家族の動機づけ，およびチームワーク）に依存する
CNS：中枢神経系，LMN：下位運動ニューロン，UMN：上位運動ニューロン

や，性的活動と自己像との間に緊密な関係があることによって，報告されたものと実際の性機能の間に若干の矛盾が存在することがある[52]。

●勃起能力●

SCI 後の性的反応に関する文献の総説のなかで，Higgins[52]は 2 つの一貫した知見を示している。すなわち，①勃起能力は，UMN 障害の方が LMN 障害よりも大きい。そして，②勃起能力は，不完全な病変の方が完全な病変より大きい。

反射性と心因性の 2 種類の勃起タイプがある。反射性勃起は，性器または会陰など外部の身体的刺激への反応で生じ，完全な反射弓が必要である（S2～S4 を通して媒介される）。心因性勃起は，エロチックな空想などの認識活動を通して起こり，大脳皮質から胸腰髄あるいは仙髄の中枢を介して伝達される[53]。

UMN障害の患者525人について勃起能力を調べたComarr[54]による初期の研究では，完全な病変患者の93％と不完全な病変を持つ98％が反射性勃起を起こすことを示している[52,54]。データは，また，LMN障害154人の患者でも集められた。完全なLMN障害を持つグループにおいて，74％は勃起せず，26％は心因性刺激だけによって勃起した。不完全なLMN障害では，83％は勃起したが，すべて心因性勃起であった。最近では，薬物介入によって，勃起機能を向上させる方法が行われるようになった。このオプションは，患者によっては考慮すべきことであろう。

● 射精 ●

射精の発生率は，①UMN障害よりもLMN障害，②高次よりも低次脊髄病変，③完全な病変と比較して不完全病変でより高い[52,53]。歴史的にみて，SCI患者で，妊娠させることが可能だった者は比較的少ない。この生殖力の低さは，精子形成に障害をともない，射精が不可能であることに関連している[53]。しかし，最近では，振動刺激による射精反応と精液の質改善が報告されている[43〜45]。取り出された精液サンプルが，子宮内授精のために使われる。

● オルガスム ●

オルガスムと射精は，別々のイベントである。オルガスムは認知性の，心因性のイベントであるのに対して，射精は生理的なできごとである。オルガスムへのSCIの影響については，情報が比較的少ない。これは，そのようなデータを集めることに固有の困難性に関連している。Higgins[52]は，これまでになされた数少ない研究は，深刻な方法論的欠陥を示していると述べている。彼は，本研究における重大問題は，オルガスムの定義の判定基準が欠如していること，射精とオルガスムを同一のイベントと考えていること，被験者がどのようにオルガスムを成し遂げたかに関して報告されたデータが不足していることなどであるとしている。現在，SCIの男性のオルガスムに対する影響に関する正確なデータは，入手不可能である。

▼ 女性の反応

女性の性機能におけるSCIの影響について言及した文献は比較的少ない。これは，SCI発症後でも性交が可能なように女性の機能が維持されているということによるだろう。それも，生殖能力が影響を受けないという事実に，またおそらくは，女性のSCI患者は比較的発生が少ないということに関連しているのだろう[55]。Trieschmann[30]も，これは女性の伝統的に受動的な性的役割によるものであると考えている。歴史的に，SCI発症後でも女性の性機能は，比較的損なわれていないとみなされ，相対的に注意がなされなかった。しかし，最近の文献においては，SCI発症後の女性における性的反応に対する関心の増加がみられるようになった[56〜61]。

女性の性的反応も，病変の部位に関連したパターンに従う。UMN障害患者において，反射弓は完全なままである。したがって，性的興奮（膣の潤滑，陰唇のうっ血と陰核勃起）の構成要素は反射性刺激を通して起こるが，心因性反応は失われる。逆に，LMN障害では，心因性反応は保存されるものの，反射的な反応は失われている。

● 月経 ●

月経周期は，一般的に損傷に続く1〜3ヵ月の期間は中断される。この期間以後は，正常な月経が戻る。

● 生殖能力と妊娠 ●

患者の受胎可能性は，損なわれてはいない。患者が呼吸機能の障害のためにハイリスクのときは，妊娠の継続は綿密な医学監理下で可能である。また，感覚の障害のために，分娩の開始に気づかないこともあり，出産も，自律神経異常反射を誘発することがある（間接的な機能障害と合併症に関する以下の項を参照）。したがって患者は，子宮頸部拡張をモニタするために，出産予定日の前にしばらくの間入院が必要となる[55]。子宮収縮がホルモン的に制御されて，麻痺の影響を受けないにもかかわらず，出産の最後の段階に耐えることができない[55]，または長引くあるいは難産となる患者は帝王切開の適応となることもある[20]。

性的機能不全に関して理学療法士が考慮すべき主な問題は，患者はしばしば最も安心できると思える人にその問題点を打ち明けるということである。そのような討論が理学療法のセッションでなされることはまれではない。こうした質問または問題には，率直に，そして，誠実に対処しなければならない。さらに，①患者の生理的状態と予想される性機能に関する正確な情報を得，そして，②適切な評価とカウンセリングのために照会先の選択肢とサポートサービスについての知識を患者が利用できるようにすることで，セラピストはこのような状況に備えなければならない。

間接的機能障害と合併症

▼ 褥瘡

褥瘡は，軽減されていない圧力と剪断力に起因する軟部組織（皮膚または皮下組織）の潰瘍であり，感染

症を起こしやすく，骨にまで至ることがある。褥瘡は，重症な医学的な合併症で，リハビリテーションが遅れる主要原因であり，死に至ることもある。褥瘡はSCI後[63]によくみられる医学的な合併症の1つで，入院期間とその後のコストを上昇させる重要な要因である。

感覚機能障害と適当な体位変換ができないことが，褥瘡の発現における2つの最も有力な要因である。他の重要な因子は，①血管運動神経制御の消失による圧力に対する組織抵抗の低下，②痙縮によりベッド表面との間に生じる剪断力，③水分（例えば，尿）に曝露された皮膚の**浸軟**，④絆創膏または粘着シートによる擦り傷などの外傷，⑤栄養欠乏（低血清タンパク質と貧血症は，圧力に対する組織抵抗を低下させる），⑥劣悪な皮膚状態，そして⑦続発性感染である[37,64]。褥瘡の発現における一次性のもう1つの要因は，圧力の強度と期間である。より高い圧力が加わると，皮膚と軟部組織の酸素欠乏が起こる時間がさらに短縮される。

褥瘡は，過剰な圧を生じさせるどのような骨隆起においても発生する[65,66]。仙骨，踵，転子および坐骨は，一般的に発生しやすい部位である。皮膚破損の影響を受けやすい他の部位は，肩甲骨，肘，前腸骨棘，膝および両果である。

褥瘡発生の可能性を排除するための最も重要な介入は予防である。これは調整されたアプローチが必要で，その責任はリハビリテーションチームのおのおのメンバーによって共有される。まず最初に，患者は24時間体制で，看護職員によって2時間ごとに体位変換がなされる。皮膚状態は頻繁にモニタしなければならない。皮膚に赤くなった部分があれば，圧力を軽減するために患者の姿勢を直ちに変えなければならない。リハビリテーションプログラムが進行するにつれて，患者は段階的に皮膚保護の責任を考えるようになる。この責任を患者に引き受けさせる準備として，褥瘡の発生リスク，皮膚点検技術，圧力軽減装置の使用方法，活用法についての指導などの患者教育がある。

▼ 自律神経過反射

自律神経過反射（反射亢進）は，一般にT6より上（交感神経系の内臓支配への流出路より上）に起こる病理学的自律神経反射である。しかしそれは，T7，T8の損傷患者でも報告された[67,68]。この症状の発生率は，さまざまである。ある研究[69]では，213人の患者で48%の発生があったとしている。Rosen[70]は，四肢麻痺と高レベル対麻痺を持つ患者の85%がリハビリテーションの過程で，この症状を経験すると推定している。自律神経過反射の発症はときが経つにつれて段階的に鎮静し，受傷3年後には比較的まれとはなるものの，珍しくはない[70]。この症状は完全損傷，不完全損傷両方に認められる[71]。

この臨床徴候は，病変のレベル以下の侵害刺激から自律神経活動の急性発症をもたらす。この刺激からの求心性インプットは，下部の脊髄（下部胸髄から仙椎領域）に達して，血圧上昇に結びついている集合反射反応を惹起する。通常，インパルスは頸動脈洞と大動脈におけるレセプタを刺激する。そして，それは末梢抵抗を再調整するために血管運動中枢にシグナルを出す。しかしSCIの後には，血管運動中枢からのインパルスは，病変部位を通過して血管を拡張させて高血圧を防止することができない[70,72,73]。これは，重大な緊急事態である。高位中枢からの抑制の不足のために，すぐに治療を受けない場合，高血圧が持続し，その結果，死亡する可能性がある。

●刺激の開始●

この病的反射の最も一般的な原因は，膀胱膨張（尿貯留）である。他の誘発刺激には，直腸膨張，褥瘡，尿結石，膀胱感染，有害な皮膚刺激，腎臓の機能不全，尿道または膀胱刺激および環境温度変化などがある[69]。自律神経過反射の発症は，股関節の受動的な伸展後にも報告されている[74]。

●症状●

自律神経過反射の症状には，高血圧，徐脈，頭痛（しばしば重症でずきずきする），大量発汗，痙縮の増大，落ち着きの欠如，病変のレベル以下の血管収縮，病変のレベルより上の血管拡張（フラッシング），瞳孔収縮，鼻閉，起毛（鳥肌）およびかすみ目などがある[69,75]。

●介入●

症状発現の際は，内科救急として処置する。背臥位で血圧が下降するならば，患者を座位にしなければならない。膀胱膨張が自律神経過反射の主因であるので，排尿法システムを直ちに評価しなければならない。患者にカテーテルが固定されている場合は，それを除かなければならない。ドレナージ管も，内部あるいは外部に遮断があるか，ねじれていないかを確認しなければならない。きつい衣類，カテーテルストラップまたは腹帯のような刺激するものがないか，患者の体を確認しなければならない。

症状が鎮静しない場合，あるいは，刺激の原因をみつけることができない場合，医学あるいは看護援助が直ちに求められる。追加的な処置としては，膀胱洗浄（より高いレベルのブロックがある可能性がある），カテーテルの除去と置換および腸嵌頓の評価がある。他の保存的アプローチが不成功の場合は，これらの発症を制

御するために薬物療法（抗高血圧薬）が必要である。

主治医，看護職員と他のチームメンバーは，常に自律神経過反射の発生に注意しなければならない。発生後の数日間は患者の慎重なモニタリングを行い，周りの人に将来起こる危険性を自覚させる。個々の患者の症状，誘起する刺激とその軽減の方法は，詳細に記録しなければならない。

▼ 起立性低血圧

起立性低血圧は，直立あるいは垂直位になるときに起こる（例えば，背臥位から座位，あるいは座位から起立位へ）血圧の低下で，交感神経系の血管収縮制御の消失に起因する。症状は筋緊張の欠如によって強められる。そして，末梢静脈と内臓床貯留を生じる。脳血液や心臓への静脈還流が減少すると，軽い頭痛，めまい感または失神の症状が発生する[32]。

起立性低血圧は，多くの患者が数週間安静にした後に，初期に垂直位をとろうとするときに一般的に起こる症状である。これは，頸髄および上位胸髄損傷でしばしば起こる傾向がある。患者はしばしば，症状が起こったときに「めまい感」，「失神」または「意識の一時的喪失」を訴えるが，正確な機序は明らかにはされておらず，ときが経つにつれて，垂直姿勢をとるときに心臓血管系が段々と十分な血管運動神経の緊張を復旧すると考えられる[76]。

関連した症状は，脚，足関節，足部の浮腫で，通常その性質は対称性かつ圧痕性である。それは，上記の問題によって二次的に起こり，合併症としてリンパ液還流の減少が生じる[32]。

これらの影響を最小限にするために，心血管系が徐々にゆっくりと垂直位に適応するようにしなければならない。これは一般的に，ベッドの頭部を挙上する，レッグレストを挙上して車椅子を傾斜させる，傾斜台を使用するなどして始める。バイタルサインは慎重にモニタしなければならない。そして患者は常に，非常にゆっくり移動しなければならない。弾性ストッキングと腹帯の使用によって，これらの影響は最小化できる。薬物療法が必要なこともある（例えば，血圧上昇のエフェドリン，持続性の浮腫を脚，足関節または足部から取り除くための低用量利尿薬）[32]。血管運動神経の安定性が回復するにつれて，垂直位に対する耐性は段階的に改善される。

▼ 異所性骨化

異所性骨化は，損傷レベル以下の軟部組織の骨形成である[77〜79]。この異常な骨成長の病因は明らかではないが，多くの説が唱えられてきた。例えば，循環うっ血に続いて起こる組織低酸素[80]，異常なカルシウム代謝，局所圧力，積極的な可動域 range of motion（ROM）訓練に関係する微小外傷などである[81]。

異所性骨化は，常に関節外，関節包外に生じる[82]。それは，腱，筋間の結合組織，腱膜組織または筋の末梢側に発症するもので[77,81,82]，筋の損傷の結果，また筋組織内の骨の沈澱物によって特徴づけられる骨化性筋炎と区別されなければならない。異所性骨化と脊髄損傷レベル，運動量，または痙縮あるいは弛緩の程度の間には，関連性は認められていない[80,83]。

異所性骨化は一般的に，大関節（最もよくみられるのは股関節および膝関節）に隣接して生じる[78]。他の関節としては，肘[77]，肩および脊柱がある[78]。異所性骨化の初期症状は血栓性静脈炎に似ており，関節周辺の腫脹，ROM の減少，紅斑や局所熱感がある[84]。また発症初期は，血清アルカリ性ホスファターゼ高値と，陰性の X 線像が特徴的である[85]。後の臨床病期では，軟部組織の腫脹は鎮静化し，X 線画像所見が陽性化する[85]。

多くの患者は，異所性骨化が進展しても，重要な機能的制限を引き起こさない。しかし，20％の患者に影響を及ぼす重い合併症として関節強直があり，一般に股関節に多く起こる[77]。

異所性骨化の治療技術は，薬物療法，理学療法を含むいくつかのアプローチを利用するが，厳しい機能的制限がある場合は手術が求められる。薬物療法（二リン酸塩［訳注：エチドロン酸］）は，リン酸カルシウムの形成を阻害して，異所性骨形成を予防するのに用いられてきた[77]。しかしこれらの薬剤は，成熟した異所性骨化には効果がない。理学療法は，ROM を維持して，変形を予防する際に重要である。初期の研究では ROM 訓練を勧めず，運動が異所性骨形成を増加させたことを示していた[82]。しかしその後の研究では，ROM 訓練で骨沈着形成の増加を示さなかった[78,80,83]。異所性骨化発現初期の形成段階では，定期的な訓練と薬物療法の組み合わせが機能的な ROM を維持するための論理的アプローチである。最後に，重篤な機能障害がリハビリテーションの妨げとなるときは，手術が適応となる。これは通常，異所性骨の切除を行う[77]。

▼ 拘縮

拘縮は，関節を越えて取り囲む組織が短縮することにより発生し，関節可動域に制限をもたらす。拘縮は，まず最初に筋組織で変化を生じるが，急速に関節包とその周囲組織の変化へと進行する。いったん組織変化が起こってしまうと，プロセスは不可逆的である。SCI 患者は，さまざまな因子の組み合わせにより拘縮を発症させるリスクがきわめて高い。筋機能の活動性が欠如しているために，筋群と周囲組織の正常な交互伸展が制限され，対立筋が収縮する[77]。痙縮はしばしば，

静的肢位において長期にわたる非拮抗筋の短縮を起こす。弛緩は, 比較的安定した関節位置を維持する重力を生み出す。加えて, 不完全なポジショニング, 異所性骨化, 浮腫と筋牽引 (活動性であっても痙性であっても) のアンバランスによって, 拘縮の発達は特有な方向性で, 特有な部位に生じる。

拘縮は, 痙縮の既存のパターンやポジショニング方法によって強く影響される。股関節は, 特に屈曲変形の傾向があって, 一般的に内旋と内転拘縮もともなう。肩関節は, 屈曲または伸展 (早めのポジショニングに従い) 拘縮を生じさせる可能性がある。肩関節のこの両方のパターンは, 回旋と内転をともなう。肘, 手関節, 手指, 膝, 足関節, 足趾を含む体のすべての関節は, 拘縮を起こすリスクがある。

拘縮の発生リスクに関して考慮すべき最も重要な管理法は, 予防である。ROM 訓練, ポジショニング, そして, 適切なスプリント固定など, 一貫した同時進行プログラムが効果的に関節運動を維持する。

▼ 深部静脈血栓症

深部静脈血栓症 deep venous thrombosis (DVT) は, 血管内における血栓 (異常な凝血) の発現により起こる。そうした凝血塊の発生は, 医学的に危険な合併症である。この血栓は剥離し, 静脈内を血流とともに流れる可能性がある。このような移動凝血塊は塞栓として知られ, 特に肺血管をつまらせることがあり (肺塞栓), 死亡の原因となる[21]。

SCI にともなった DVT の発現に寄与する最も重要な因子は, 下肢筋系の活動性萎縮によってもたらされる正常な「ポンピング」機序の消失である。これによって血液の流れが遅くなり, 限局した領域で凝血原 (例えば, トロンビン) がより高い濃度となる。これは, 次々と血栓形成素因になる。通常, これらの凝血原は, 急速に大量の血液に混ぜ合わせられて, 肝臓で除去される[21]。DVT のリスクは, 年齢および長期にわたる圧迫 (例えば, ベッドまたは支持面に対する長期の接触) により高められる。長期にわたる圧迫は, 血管壁に損傷を与え, 凝固プロセスの開始を誘発することがある。加えて, 血管運動神経の緊張の消失と不動は, DVT を発症する可能性をさらに大きくする。他の寄与因子としては, 静脈うっ血に至る不動, 敗血症, 凝固性亢進, そして, 外傷がある[34,86,87]。DVT は, 損傷後の最初の 2 ヵ月以内に最も多く起こる。

血栓の形成は, 局所の腫脹, 紅斑および発熱の特徴的な臨床像をともなった炎症 (血栓性静脈炎) をもたらす。これらの徴候は, 初期の異所性骨化と長管骨骨折のそれらと類似している[77]。鑑別診断は, 静脈流量試験や静脈造影に基づいてなされる[77,88]。

DVT の臨床症状は, SCI 患者の約 15% に発生すると推定されている[88]。しかし, ある調査では 40% の発生率が報告されている[89]。I^{125} フィブリノゲン・スキャンを用いた研究では, より高い発生率が報告されている。フィブリノゲン・スキャンはフィブリン沈殿に感受性があり, 臨床症状がない場合でも, 血栓形成プロセスの存在をみつけることができる[90]。この技術を使用して, 急性期 SCI 患者の DVT 発生率は, 10 人の患者の調査で 90%[91], 14 人の患者の調査で 100%[90] と報告された。

この二次的合併症の処置は予防に重点がおかれる。予防的な抗凝血性薬物の投与は, 一般的に損傷の急性発症後に始め, 通常 2～3 ヵ月継続する[89,92,93]。またハイリスクの患者には, 最高 6 ヵ月間継続する[94]。他の予防処置としては, 静脈還流を容易にするために, ①脚の大血管への圧を除く体位変換プログラム, ②受動的な ROM 訓練, ③弾性ストッキング[34], ④下肢のポジショニングなどが行われる。

▼ 疼痛

疼痛は, SCI にともなった一般的な症状である[95,96]。この疼痛を表現するために, いくつかの分類法システムが発達した。これらの分類は, 発症 (急性痛と慢性痛) からの時間とともに, 疼痛の原因およびタイプに関係している。

● 外傷痛 ●

まず最初に, 急性外傷後に経験する疼痛は, 受傷した組織と外傷の範囲, タイプにかかわる。疼痛は, 骨折, 靱帯あるいは軟部組織損傷, 筋痙攣, または早期手術的処置などに起因することがある。この急性痛は一般的に 1～3 ヵ月で治癒し, 鎮静化する。一般的な処置としては, 安静と鎮痛剤の使用がある[32]。また, 経皮的電気刺激 transcutaneous electrical nerve stimulation (TENS) が, この種の急性の外傷後疼痛を軽減するのに効果的であることもわかった[97]。

● 神経根性疼痛 ●

SCI の部位またはその近くで, 神経根損傷に起因する疼痛や刺激が起こることがある。疼痛は, 急性圧縮あるいは神経根の損傷に起因する[98]。あるいは, 脊椎不安定性, 神経根周囲瘢痕組織と癒着または不適切な整復により二次性に起こることもある[32]。神経根疼痛はしばしば, 鋭い, 刺すような, 焼けるような, 撃たれたようなと表現され, 一般的に皮膚感覚帯パターンに沿っている。神経根の高度分布がある馬尾の損傷で最も頻度が高い[95]。

神経根疼痛の処置は, 難しい臨床的問題である。多

くのアプローチが提唱されてきたが，成功の程度はさまざまである。保存的治療法としては，薬物療法とTENSがある[98]。より重篤な消耗性の疼痛には，外科的処置として，神経根切断術（神経切断術）と後脊髄神経根切断術がある[32]。

●脊髄性異常感覚●

患者が損傷のレベル以下で多くの異常，しばしば痛みをともなう感覚（**感覚異常〈SCIにおける〉**）を経験することは，まれでない。感覚は，散在性傾向があって，通常皮膚感覚帯の分布に従わない[32]。それは，どちらかといえば感覚が欠如した身体の部分に起こり，患者は熱感，しびれ，ピンや針で刺されたような，またはひりひりする感覚として表現する。それはときに，患者が自分の肢をその実際の位置とは異なる所にあるものとして感じ取るような異常な固有感覚を起こすことがある。感覚異常は，幻肢痛，あるいは切断術後に起こるそれと類似の感覚といわれてきた[99]。この疼痛の正確な病因は，よく理解されていない。しかし，それは切断された脊髄末端部での瘢痕化に関連があるものと理論づけられている[32]。この感覚は，損傷の急性発症後に認められ，一般的にときが経つにつれて鎮静化するが，馬尾病変でより持続的で，長期となる傾向がある。

感覚異常疼痛は，特に治療に抵抗性である。実際にあるものとして訴えを認め，患者には疼痛は正当なものとして教育することが重要である。患者の肢をやさしく取り扱い，注意深くポジショニングすることによって，しばしば疼痛をより許容できるようにする。カルバマゼピン（Tegretol）とフェニトイン（Dilantin）を用いた薬物療法が，感覚異常の軽減に効果的であることがわかった[98]。麻薬性鎮痛薬は，常習性のリスクのため，一般的に勧められない[36]。この種の疼痛を管理する効果的な治療法はほかにない[98]。

●筋骨格性疼痛●

疼痛が損傷のレベルより上に起こることもあり，しばしば肩関節が含まれる[100,101]。肩関節の病理学的変化はしばしば誤ったポジショニングや不十分なROM運動に関連し，関節包や周囲の軟部組織の拘縮を起こす。加えて，肩周囲筋は，欠如した躯幹神経支配の代用として緊張性のスタビライザの役割を強く要求される。この状況は，関節周辺の筋アンバランス，炎症または損傷時に受けた上肢骨折によって複雑となることがある。

セルフケアや機能的な活動におけるこの関節の重みを考えれば，二次性の肩関節障害の防止はきわめて重要である。肩関節痛とROMの制限は，リハビリテーションプロセスを非常に遅らせる。最も重要な予防処置としては，ROM運動の一般的なプログラム，そして，ポジショニングプログラムによって肩関節のフルモーションを容易にするように計画することである。この後者の目的を達成するために，従来のポジショニングプログラムに加えていくつかの有効な方法が，急性期に用いられる[100]。第1は，腕ボード（arm board）を使用する。それは，支持面の高さが変えられる枕がついたマットレスの下をスライドさせることができる。横板は，患者を背臥位にし，肘を伸展させて，肩関節を90度外転したポジショニングにすることができる。第2の方法は，患者を背臥位にし，短時間患者の頭より上に腕を置くことである。これは，90度を超えた外旋と外転を促進する。肘は，約80度の屈曲でなければならない。最後に，側臥位で，前腕とともに肩関節を90度屈曲させ，肩峰突起と上腕骨骨頭への圧迫を軽減できるように腋窩枕を胸の下に置くようにする。患者が側臥位の場合は，上にある腕は伸展，外転でき，枕で支えることができる。

▼骨粗鬆症と腎結石

SCI後に起こるカルシウム代謝の変化は，病変のレベル以下の**骨粗鬆症**と腎結石を発症させる[102]。正常では，破骨細胞の骨吸収活性と骨芽細胞による骨添加作用との間にはダイナミックな平衡関係がある。SCIにともなって，骨吸収率が骨形成率より増加するので，骨量の純損失が起こる[77]。したがって，骨折を起こしやすくなる。この吸収増加の結果として，泌尿器系でカルシウム濃度が高くなり（カルシウム過剰尿），結石を生じやすくなる。

骨量減少とカルシウム過剰尿は，SCI後の最初の6ヵ月間に顕著にみられる[103,104]。この期間の後，約1年後に変化は段階的に改善し，一定の低いレベルに維持される[103,105]。

麻痺によって起こる骨量変化の正確な機序は，はっきりとは理解されていない。しかし，不動とダイナミックな荷重活動によって骨格系にかかる応力の欠如が，主要な寄与因子であると十分に認められている。

治療には，主に食事療法と初期の継続的な体重負荷（例えばティルトテーブル）が行われる。食事において考慮すべきことは，カルシウム制限と十分な水分摂取である（特に水分量の増加）。牛乳，アイスクリームおよびカルシウムの多い乳製品のような食品の過剰摂取は，通常，やめさせる。肉，全粒粉を使用した食品，卵のような高タンパク質食，クランベリーまたはドライフルーツ（例えば，プルーンやプラム）などビタミンの豊富な食品を奨励する[40]。加えて，尿路感染症の予防と，尿うっ滞を予防するための膀胱からの尿

排出の慎重な維持管理によって，結石形成の危険性は減少する[106]。

予後

SCIからの回復の可能性は，脊髄や神経根における損傷の程度に直接関連する。DonovanとBedbrook[106]は，回復への可能性に対する初期の3つの影響を確認している。すなわち，①外傷によって付加された病理学的変化の程度，②救急処置においてなされたさらなる損傷を予防するための措置，③救急処置の間の低酸素，低血圧による神経組織のさらなる損傷発生の防止，である。

脊髄性ショックが鎮静化して，損傷が完全か否かが診断されてから，予後の明確な記述は始められる。脊髄性ショックの後，脊髄損傷のレベル以下で感覚や運動機能が消失している場合，完全損傷であるとみなされる。こうした例で初期の反射活性が出現した場合は，予後が良くない徴候と考えられる[107]。完全損傷では，神経根回復によって起こる可能性がある改善以外の，運動機能の改善は期待できない。

不完全損傷では，脊髄性ショックが鎮静化した後，感覚や運動機能のなんらかの徴候は脊髄損傷のレベル以下でみられる。不完全損傷の初期の徴候は，仙髄回避（肛門周囲感覚，肛門括約筋緊張または活発な足趾屈曲）によって示されることがある。不完全損傷ではまた，体全体にまばらで散発的な感覚と運動機能が存在する領域を呈することがある。

大部分の不完全損傷では，脊髄性ショックの停止に従って，改善がほぼ直ちに始まる点が重要である。多くの患者は，筋回復において進行性に若干の改善がある。回復は，わずかであったり，しばしばより少なかったり，劇的であったりするが，通常は損傷後数ヵ月の間に明瞭となる。さらに回復する機能の一貫した進行（毎日の，毎週の，または毎月の）で，回復は同じ程度またはわずかに遅い程度で予想することができる。この期間中，感覚と運動機能に対しての非常に注意深い頻回の評価によって，回復の進行に関する重要な情報が得られる。

やがて，回復率は低下し，プラトーに達する。プラトーに達し，新しい筋活動が数週間または数ヵ月の間観察されないときは，さらなる回復は期待できない。

管理

以下に，リハビリテーション管理について，急性期および亜急性期に分けて解説する。救急処置の項では，損傷の発症から骨折部位が安定し，起立活動が始められるまでの治療介入について言及する。リハビリテーション期には，垂直位への初期オリエンテーションからリハビリテーション施設からの退院のための準備までの治療活動が含まれる。

急性期

▼ 救急処置

理想的には，SCIの管理は，事故が起こった場所から始まる。受傷直後の患者の移動と，管理に用いられる技術は，予後に大きく影響する。救急隊員は，患者を移動する前にSCIの徴候を疑って評価することに熟練していなければならない。SCIが疑われるときは，脊椎の自動的または他動的な動きを回避するように努めなければならない[106]。バックボードまたは全身可調バックボードに患者を固定したり，支持性頸部カラーを使用し，また患者を安全な場所へ動かすために多くの人の助けを借りることで，脊椎の変化を避けることができる。これらの処置は，脊柱を解剖学的位置に中間位で維持するのを助け，さらなる神経学的損傷を予防する[106]。損傷後の最初の48時間内のステロイド（例えば，メチルプレドニゾロン）の高用量投与は，機能回復の可能性を向上させうる。

救急室への到着と同時に，まず患者を医学的に安定させることに集中する。十分な神経学的検査を実施しなければならない。X線画像検査[108]，断層撮影，脊髄造影によって損傷の範囲を診断し，治療の計画を立てる。脊椎骨アライメントの修復と骨折部位の早期の固定によって，神経学的機能障害の進行を医学的に予防することに留意する。一般的にはカテーテルを挿入して，二次性の損傷に注意する。不安定な脊椎骨折は，初期の整復と固定が必要である。骨折部の不安定による症状には，骨折部位の疼痛と圧痛，放散痛，神経学的徴候の進行と運動機能の低下がある。

▼ 骨折安定化

●頸部損傷●

不安定な頸部骨折は，直達牽引によって固定される。牽引は，頭蓋骨外板にトングを使用したり（図27-4），またはハロー装具（図27-5，27-6）を取り付けることでなされる。

トング

それぞれわずかに異なる設計のトングが利用できる（例えば，Cruchfield, Barton, Vinke, Gardner-Wells）。トングまたはキャリパーは，頭蓋骨の外板上に刺入固

第 27 章 外傷性脊髄損傷

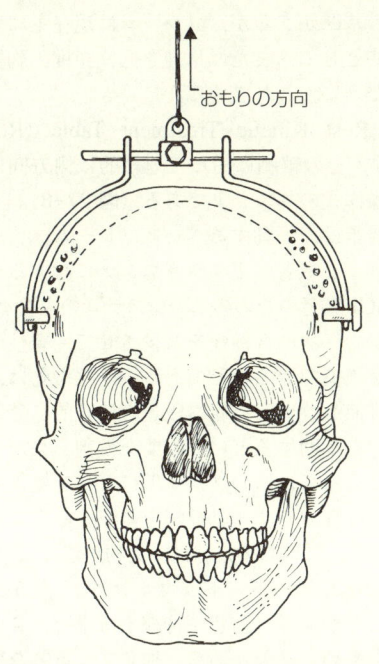

おもりの方向

図 27-4 頸椎トング(Judd, E[ed]: Nursing Care of the Adult. FA Davis, Philadelphia, 1983, p482. より)

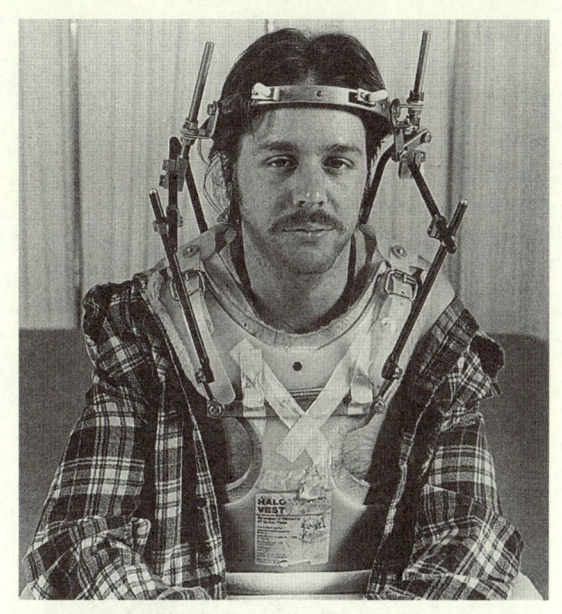

図 27-5 頸髄損傷患者のハロー装具

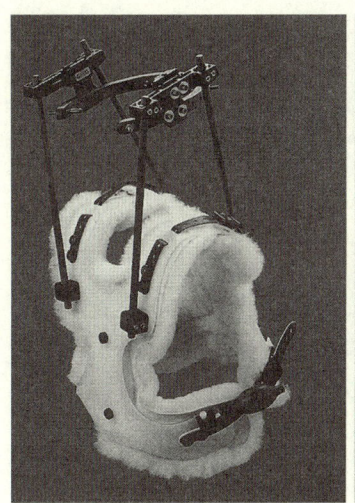

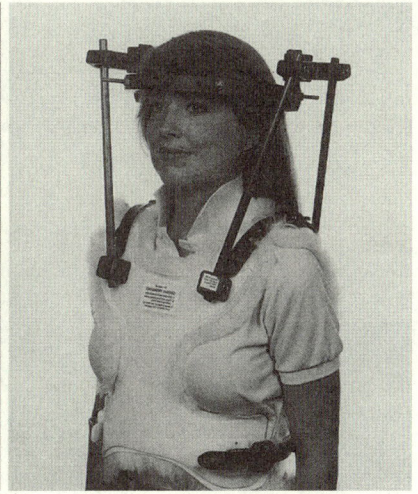

図 27-6 MRI で用いられる Progress Mankind Technology（PMT）グラファイトハローシステム（PMT Corporation, Chanhassen, MN. による）

定する。牽引は，頭蓋骨固定具に牽引ロープを取り付けて行う。患者を背臥位にし，ロープは滑車または牽引カラーを通して，遠位に取り付けられるおもりで引かれる。おもりは，床に接触しないように吊るされる。直達牽引の方法として，トングを用いて，患者は通常約 12 週間，治癒が始まるまで固定される。しかしトングは今日，ハロー装具の代用として，あるいは合併症のない低位頸部損傷のための直達牽引の一時的な方法として主に使われている。

回転フレームとベッド

数種類のフレームとベッドが，急性期治療の間，安静のために使用される。それぞれには，異なる設計の特徴と機能がある。最も一般に使われるフレームは，Stryker フレームである。それは，回転するベースに取り付けられた前方と後方のフレームからなる（図 27-7）。背臥位から回転する際に，前方フレームは，患者

の前面に置かれる。円形の環は，回転の間，2つのフレームを固定するために，所定の位置に締める。安全ストラップは，さらなる安全を与える。腹臥位への回転は，一緒に2つのフレームを手動で回すことによって行われる。上のフレームは，それから取り外される。背臥位への復帰は，同じ方法で行われる。これらの装置の主要な利点は，脊椎の解剖学的アライメントを維持しながら姿勢変換ができることである。回転は，頸椎牽引を中断することなく行われる。回転フレームの短所は，腹臥位や背臥位のポジショニングが制限されることである。これは，腹臥位に耐えられない患者に特に問題がある（例えば，心臓や呼吸器系の問題）。加えて，これらのフレームは，肥満した患者には適応できず，意識を失った患者にも不適当である。脊椎骨折管理の基準があるが，フレームは現在主に当面の固定の方法として，または単純な低位頸椎，胸椎，腰椎損傷のために使われている。

Roto Rest Kinetic Treatment Table（Roto Rest Bed）は，その縦軸に沿って連続的に側方向に回転する電動操作式のユニットである（図 27-8）。その基本的構成要素は，振動するベースフレーム，一連の支持材，パッドと患者のポジショニングに対する支持体である。SCI 患者のためのこのシステムの主要な長所は，床上安静の二次的合併症を減少させて，脊柱のアライメントを維持できることである。連続振動は，肺および腎臓排液を改善し，組織圧迫を持続的に分散して褥瘡の予防を補助するという重要な役割を果たす。

患者によってはこのユニットによって提供される連続振動を許容できず，動揺病を発症する点に留意する必要がある。これらの症状は，薬物療法介入（例えば，ジメンヒドリナート〈ドラマミン〉）で，うまく処置できることがある。症状が持続する場合，このベッドの利用をやめる必要がある。加えて，重篤な閉所恐怖症は，通常，このベッドの利用が禁忌と考えられる。

歴史的に，円形のフレームベッドもまた，SCI 患者に使用された。これらの電気的に駆動するユニットは，背臥位から腹臥位へ，そして逆に垂直（起立）回転によって姿勢変換が行われる。前方フレームは，回転する前に患者の上に置かれた。この種のベッドが，現在では急性期 SCI に使われない理由は，垂直姿勢で脊椎に過剰な負荷がかかるためである。

最後に，若干の施設では，標準の病院ベッドが使わ

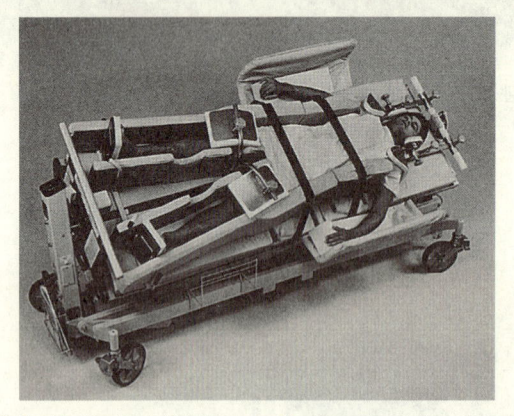

図 27-7 Stryker 回転フレーム（Stryker corporation, Kalmazoo, MI. による）

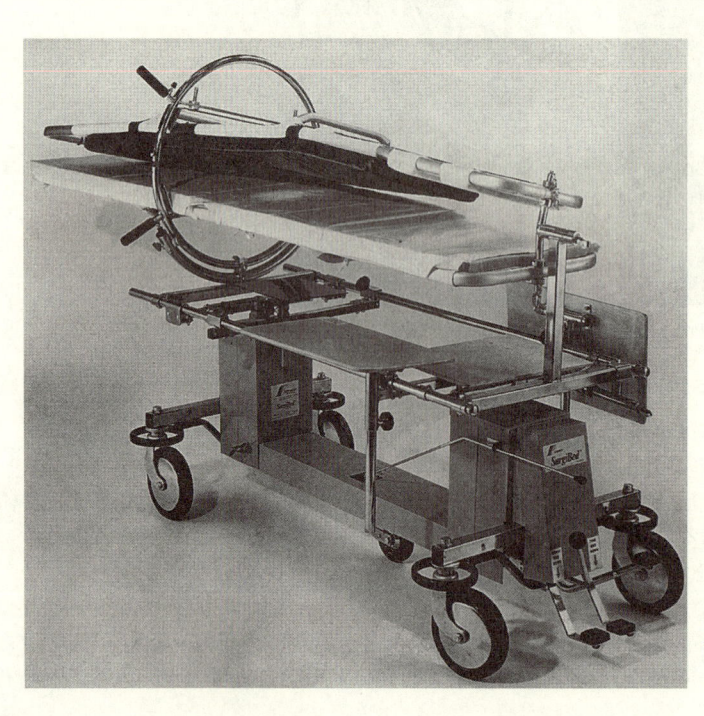

図 27-8 Roto Rest Kinetic Treatment Table（Roto Rest Bed，Kinetic Concepts, San Antonio, TX. による）

れている。種々の特別な圧力軽減用マットレス（ゲル，砂，水，空気またはフォームラバー）のいずれかが，圧力軽減のために使われている。姿勢変換はログ・ロールテクニックによって行われる。

ハロー装具

ハロー装具は一般的に，頸椎骨折の固定によく使われる。それは，従来の骨牽引のトングや回転フレームの長期使用に代わって急激に頸椎病変の治療方法を変化させた。この牽引装置（図 27-5，27-6 参照）は頭蓋骨外板に直接取り付けた 4 本の鋼鉄ネジと，ハロー環からなる。ハローは，4 本の垂直鋼鉄柱でボディジャケットまたはベストに取り付けられる。その形状のために，この装置は，重篤な呼吸障害患者には禁忌である。

ハロー装具の導入は，一般的に頸椎骨折を管理するうえでの大きな進歩と考えられてきた。トングの使用，ベッドまたは回転フレームでの長期監禁状態に勝るいくつかの重要な利点があるからである。この装置は，長期にわたる床上安静による二次的な合併症を減らし，早期の起立活動（一般に 2，3 週以内）を可能にし，リハビリテーションプログラムの早期介入を許し，入院期間の短縮とコスト軽減が図れるのである[110]。加えて，神経学的障害のない患者は，ハロー装具使用の数日後に退院できる可能性がある。このような患者は，以後は外来患者として経過観察が厳密に行われる[111]。

X 線画像所見で安定性が示されるまで（約 12 週），骨牽引装置は留置される。装具除去後，無制限の運動が許されるまで，頸椎用装具が移行期間の間適用される（約 4～6 週）。この期間，胸骨後頭下顎骨固定 sterno-occipital-mandibular immobilizer（SOMI）頸椎装具，フィラデルフィアカラー（図 27-9）またはオーダーメードのプラスチックカラーが多用され，次に自由な運動を回復するまでは，軟らかいフォームカラーが使用される。

●胸椎と腰椎の損傷●

胸椎および腰椎領域の骨折では，通常，ベッド上安静，または体幹キャストかジャケットの使用による固定で管理される。ベッド上安静は，回転フレームまたは標準ベッドの利用によってなされる。そして，姿勢変換はログ・ロールテクニックによって行われる。脊椎矯正装具を拡大使用することで，胸椎および腰椎損傷後に早期の運動活動が行える。石膏またはプラスチック・ボディジャケット（図 27-10）を用いた脊椎の固定により，リハビリテーションプログラムの早期実施が可能である。ボディジャケットは，入浴や皮膚点検の間は除去できるように，一般的には二枚貝状になっている。

外科的処置

手術は，骨の解剖学的アライメントを復元し，脊髄へのさらなる損傷を予防し，骨折部位を安定させるために適応される。自然な治癒と比較して，外科的安定化は，リハビリテーション活動の早期開始を可能にする[106]。

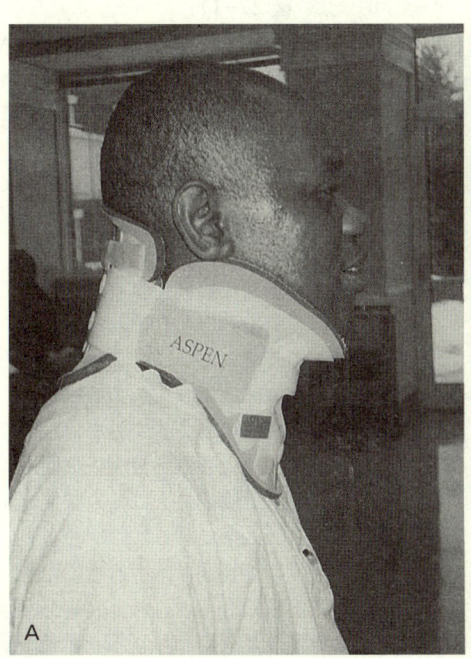

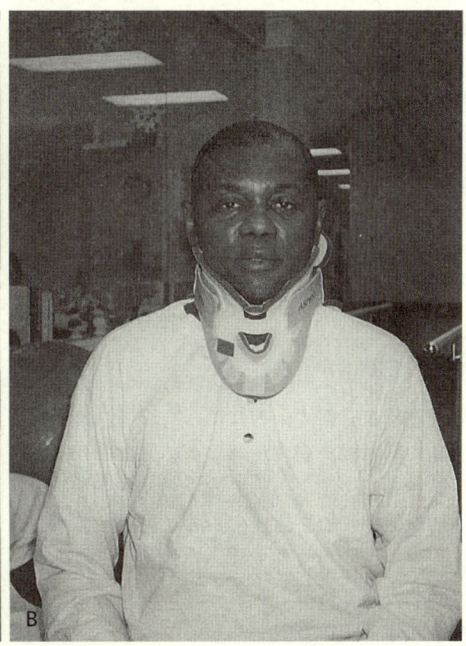

図 27-9 フィラデルフィアカラーの側面（A），前面（B）

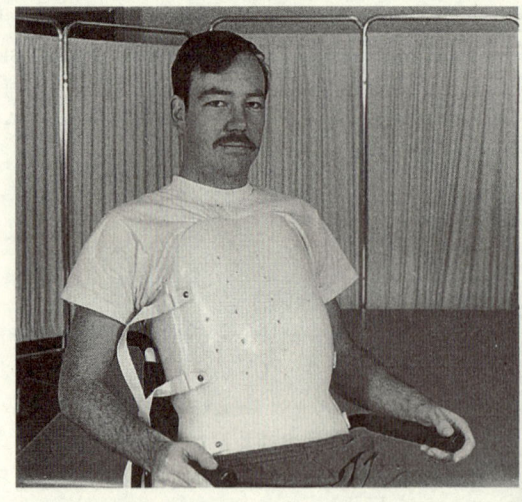

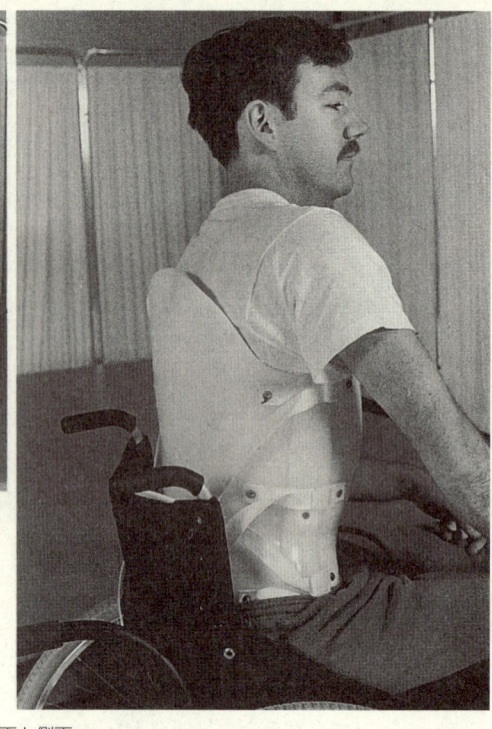

図 27-10　二枚貝状プラスチック・ボディジャケットの前面と側面

　頸椎骨折のための外科的処置には，除圧法（前方あるいは後方）と脊椎固定術がある．脊椎固定術は骨移植によって行われるが，棘突起の締結法と併用されることもある[112]．

　胸椎および腰椎骨折のための手術には，内固定材料の使用がしばしば必要である．それは骨移植と併用して用いられている．脊椎アライメント，安定性，内固定を獲得するために 3 つの最も一般的な器具が用いられた．それは，Harrington 伸延ロッド，Harrington 圧縮ロッドおよび Weiss 圧縮スプリングである[113]．胸椎，あるいは腰椎手術後に，患者は最低 3 ヵ月間，体幹装具（例えば，Knight-Taylor 装具，Jewett 過伸展装具，またはオーダーメードの二枚貝状プラスチック・ボディジャケット）を使用する[113]．

理学療法検査

　患者の全身評価が必要で，それには，呼吸機能，皮膚状態，感覚，筋緊張，筋力がある．結果はセラピストが，病変レベルを決定し，一般的な機能的予後を確認して，適切な治療目標を設定するのを助ける．前述のように，損傷レベルは，筋力が MMT 3+ で存在する最低の分節レベルであると考えられている．急性期では，脊柱不安定性があるので，しばしば完全な理学療法評価ができない．しかし，患者がさらなる活動の準備をするまで，総体的なスクリーニングが重要な初期データを提供できる．

　検査結果を実証する有効な手技は，機能障害スケール（表 27-4）と米国脊損協会 American Spinal Injury Association（ASIA）によって開発された SCI の標準神経学的分類（図 27-11）である．これらのツールは，SCI 患者の検査方法の標準化を改善する．ASIA も，SCI の日常の機能への影響を評価するために，Functional Independence Measure（FIM）（第 11 章参照）の使用を推奨している[114]．

1. 呼吸評価：呼吸状態と機能の詳細についての評価は必須である．下記の領域は，評価しなければならない．
   a. 呼吸筋の機能：横隔膜，腹筋，肋間筋の筋力，筋緊張と筋萎縮を評価しなければならない．呼吸数は注意が必要である．
   b. 胸部拡大：腋窩と剣状突起のレベルで，胸郭周囲をメジャーを使用して測定しなければならない．胸部拡大は，最大呼気と最大吸気間の差として記録する．通常，胸部拡大は，剣状突起レベルでおよそ 6.4〜7.6 cm である[27]．
   c. 呼吸パターン：判定は，機能していて，呼吸に寄与している筋で行う．これは，胸部と腹部の触診または観察によってなされる．患者が話しているか移動しているときに，頸部の補助筋の使用，呼

表 27-4 機能障害スケール

ASIA 機能障害スケール

- □ A = complete：S4〜S5 で，運動あるいは感覚機能は保たれていない
- □ B = incomplete：S4〜S5 を含む神経学的レベルより下位で感覚は保たれるが運動機能は保たれていない。
- □ C = incomplete：神経学的レベルより下位で運動機能は残存するが，主要筋の半分以上は MMT 3 以下である
- □ D = incomplete：神経学的レベルより下位で運動機能は残存しており，主要筋の少なくとも半分で MMT 3 以上である
- □ E = normal：運動，感覚機能は正常である

臨床症候群

- □ 中心性脊髄症候群
- □ Brown-Sequard 症候群
- □ 前脊髄症候群
- □ 脊髄円錐症候群
- □ 馬尾神経症候群

American Spinal Injury Association[114], p28. より

吸パターンの変化に特別な注意を向けなければならない。

d. 咳：咳によって，患者は分泌物を除去することができる。咳機能が低下していれば，肺合併症を回避するために分泌物吸引が必要である。Alvarezら[24]は咳を3つに分類した。

① functional：分泌物を除去するのに十分強く，機能的な咳。

② weak functional：少量の澄んだ上部気道分泌物に対する弱いが機能的で十分な力の咳。感染に起因する澄んだ粘液には喀出補助が要求される。

③ non-functional：喀出するだけの咳をする力がない。

e. 肺活量：最初の測定は携帯肺活量計で行う。肺活量計測は，呼吸筋の筋力低下を定義するためにベースラインとして使うことができる。

2. 皮膚の評価：急性期の非常に注意深い定期的な皮膚点検は，患者と全亜急性期チームの共同責任である。リハビリテーション期の治療に移行するにつれて，患者はこの活動に対するより大きな責任を段階的に確認する。皮膚保護に関連した患者教育は重要で，

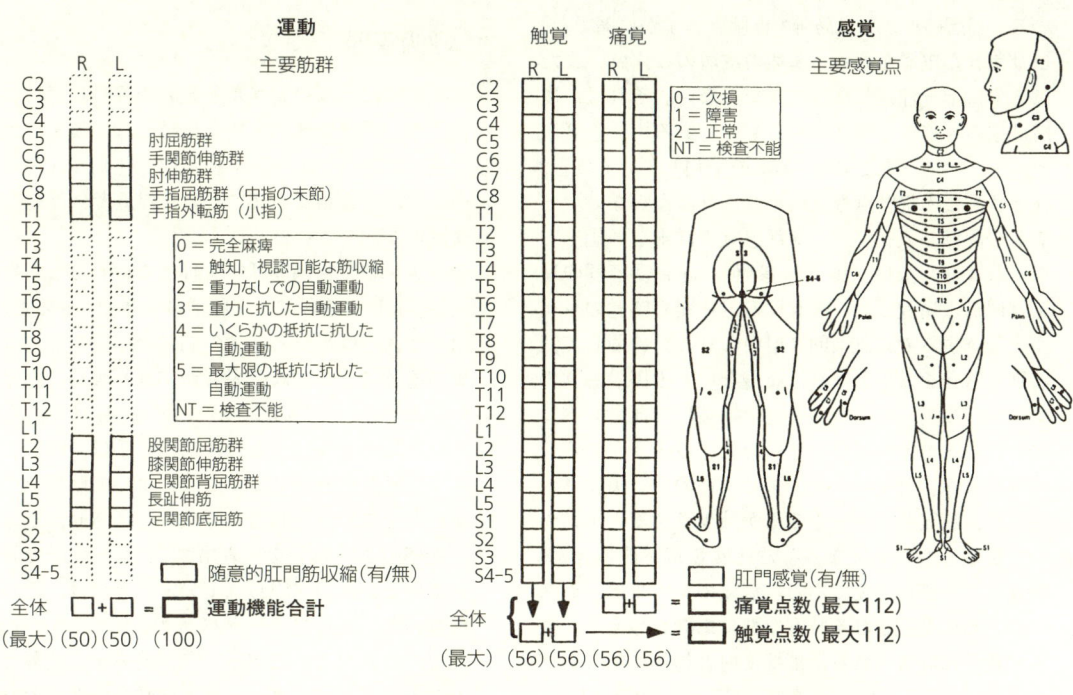

図 27-11 運動および感覚検査用紙は，ASIA によって推奨されている（American Spinal Injury Association[114], p27. より）

表 27-5 臥位で最も圧力の影響を受けやすい部位

背臥位	腹臥位	側臥位
後頭	耳介（頭部回旋で）	耳介
肩甲骨		肩（側面）
脊椎		大転子
肘	肩（前面）	腓骨骨頭
仙骨		膝（膝同士の接触で内側）
尾骨	腸骨棘	
踵	男性：陰部 膝蓋骨 足背部	外果 内果（果同士の接触）

早期に始めなければならない。頻繁な体位変換と皮膚点検は患者にとって厄介で，熟睡できないように感じられ，これらの活動の重要性や目的について十分な認識がない。皮膚点検は，目視観測と触診で行う[115]。最も圧力の影響を受けやすい部位（表 27-5）に対して特定の注意をはらい，患者の全身を定期的に観察しなければならない。触診は，充血反応を示す可能性がある皮膚温の変化を確認するのに役立つ。圧力に対する早期の皮膚応答が直ちに現れることはないので，特に皮膚の黒い患者を評価する際に触診は重要である。過剰な圧力に対する皮膚反応には，赤み，局所の温かさ，局所の浮腫とわずかに開いた，ひび割れた皮膚がある。偶然の皮膚のこすれ，またはきずに十分注意しなければならない。それは，皮膚破損の可能性を増加させるものである[115]。患者がハロー，ベストまたは他の装具を着用している場合，体と器具との接触点も点検しなければならない。

3. 感覚の評価：表在感覚，深部感覚の詳細な評価をしなければならない（第 6 章参照）。固有受容器の反応と同様に痛覚と軽い触覚反応（病変の感覚のレベルを確認するのに典型的に用いられる）に関して，特別に重きをおかなければならない。損傷の感覚のレベルが損傷（すなわち不完全損傷）の運動レベルと一致する可能性はない点に留意する必要がある。

4. 筋緊張と深部腱反射：筋緊張は，筋の質，傷害された筋群，筋緊張を増加させるか減少させる因子について評価しなければならない（第 8 章参照）。深部腱反射の評価は必要である。病変のレベルは，テストのために選択される特有な腱に影響を与える。最も一般的に評価される深部腱反射と神経支配のレベルは，二頭筋（C6），三頭筋（C7），四頭筋（L3, L4），腓腹筋（S1）である[55]。

5. 徒手筋力テスト manual muscle test（MMT）と関節可動域 range of motion（ROM）テスト：標準化された方法で，MMT[116]と ROM[117]評価が行われる。急性期では可動性が制限されるので，標準的なポジショニングからの偏差は必要で，慎重に記録しなければならない。脊柱不安定性の場合に，総体的に筋と ROM の試験を実行するとき，厳重な注意が必要である。なぜならこのタイプの運動が骨折部位に不適当なストレスをかける可能性があるので，最大の注意が求められるからである。四肢麻痺では肩部周辺で，対麻痺では体幹下部と殿部周辺で，慎重に抵抗を加えなければならない。

6. 機能的な評価：患者が活動を始めるまで，機能的スキルの正確で特有な判定は通常先延ばしする。いったん活動が許されれば，より詳細な機能評価をすることができる（第 11 章参照）。

7. 仙髄回避：入院時に明白でない可能性があっても，仙髄回避があるかどうかの定期的な検査をしなければならない（例えば，肛門周囲感覚，肛門括約筋緊張または活発な足趾屈曲）。

理学療法介入

急性期のリハビリテーションでは，呼吸管理，二次的な合併症の予防，ROM の維持，利用できる筋系の自発運動促進に重きがおかれる。整形外科的治療を待つ間，限られた筋強化運動も，この時期に始められる。

▼ 呼吸管理

呼吸管理は，損傷レベルと患者の呼吸状態によって変化する。呼吸管理の主要な目標には，換気の改善，咳効果の増進，および胸部絞扼感と無効な代理呼吸パターンの防止が含まれる[24]。個々の患者には，次のような治療が適している。

1. 深呼吸練習：横隔膜呼吸を促さなければならない。横隔膜運動を容易にして肺活量を増加させるために，セラピストは吸気と呼気の間に軽い圧を加える。胸骨の直下に手を触れ，患者が胸部と腹部に感覚がない場合でも，深呼吸のパターンに集中するのを助ける。呼気を容易にするためには，手は，胸郭上に大きく広げて接触させる。これによって胸郭上で圧迫する力をつくり，強力な呼気を起こさせ，そしてより能率のよい吸気を生み出す[33]。牽引装置で固定されているか臥位に限られている患者には，これらの活動の間，視覚フィードバックを与えるために鏡の使用が有効なことがある。吸気終末休止装置とインセンティブスパイロメータも深呼吸練習法の有用な補助訓練となる[118]。

2. 舌咽呼吸：この活動は，しばしば高位頸髄損傷患者に適している。肺活量を改善するために，呼吸の補助筋を利用する方法である。患者に，繰り返し少量

の空気を吹き込むように命じる。そして，「すすり込む」，あるいは「飲み込む」パターンを行わせる。このようにして，利用できる顔面筋と頸筋を用いる。この方法によって，呼吸の主要筋の麻痺にもかかわらず十分な空気が吸い込まれ，段階的に胸部拡大の改善が促される。

3. エアシフト法：この方法は，患者に胸部拡大を自主的な方法で行わせる。それは，声門を最大吸入の後に閉め，横隔膜を弛緩させて，空気を胸郭下部から上部にシフトさせることによってなされる。エアシフトによって，胸部拡大を 1.3～5.1 cm 増加させることができる。

4. 筋強化運動：漸増抵抗運動は，横隔膜を強化するために用いられる。上腹部領域で剣状突起の下を手で押さえたり，または体重を利用することで筋強化運動がなされる。神経支配のある腹部と補助筋の強化運動も指示する。

5. 補助的な咳：咳と分泌物の動きを助けるために，上腹部に手による圧迫を行う。患者が咳をしようとするとき，セラピストは急速に内方および上方に手で圧迫する[119]。

6. 腹部サポート：腹部が突出する患者に，腹部コルセットまたはバインダーを締めさせ，横隔膜を機能させるために低い位置に「垂下させる」。コルセットは，腹部臓器を支持し，横隔膜の安静位置を改善する。加えて，腹部サポートは胸内圧を維持し，起立性低血圧を軽減させる二次的な利点がある。

7. ストレッチ運動：胸郭壁の可動性と伸展性は，胸筋と他の胸壁筋の手動ストレッチによって促進される。

これらの呼吸アプローチに加えて，間欠的陽圧呼吸が肺圧縮率の維持を補助するために利用できる。修正された体位変換喀痰排出法と軽打按摩法技術も，分泌物を集めて除去するのを助ける。

▼ 可動域とポジショニング

患者がベッド，または回転フレームで固定されているときには，禁忌の部位以外は完全な ROM 運動を毎日確実に行い，選択的なストレッチ運動を行う必要がある。対麻痺では，躯幹の運動と股関節のいくつかの動作は，禁忌である。通常，60 度以上の下肢伸展挙上と 90 度を超えた股関節屈曲（股関節と膝関節を一緒に屈曲）は回避しなければならない。下部胸椎と腰椎に対する重圧を防ぐためである。可能ならば，ROM 運動は，腹臥位と背臥位の両方の姿勢で完了しなければならない（腹臥位姿勢は，骨折やその姿勢で呼吸障害のある一部の患者には禁忌である）。腹臥位では，肩と股関節を伸展し，膝は屈曲するように注意する。四肢麻痺では，頭と頸の運動は，整形外科的治療が終わるまで禁忌である。急性期では，肩関節のストレッチを避けなければならないが，いつもの快適な肢位である肩関節の内旋，内転，伸展，肘の屈曲，前腕の回内，手関節の屈曲を患者がとらないようにしなければならない。完全な ROM 運動は，通常，両下肢に対しても適応される。

SCI 患者には，すべての関節で完全な ROM を要求するというわけではない。若干の関節は，特定の筋内で緊張性が生じることの恩恵を受けて，機能を強化されている。例えば，四肢麻痺で，体幹下部筋群の緊張性は，躯幹の安定性を増加させることによって座位を促進する。長指屈筋腱の緊張は，腱固定性把握を改善させる。逆に，若干の筋は，完全に伸展した範囲が要求される。急性期の後，約 100 度の下肢伸展挙上を行うために，ハムストリングスはストレッチが要求される。この ROM は，多くの機能的な活動（例えば，座位，移動，下肢着脱衣，自己 ROM 運動）のために要求される。機能を向上させるために，ある筋群にはストレッチを少なくし，他の筋群にはストレッチを完全にすることを**選択的ストレッチ**と呼んでいる。

手関節，手と手指のためのポジショニングスプリントは，初期の重要な検討事項である。手指，母指，手関節のアライメントは，機能的な活動または将来の動的スプリント固定のために維持しなければならない。高位脊髄損傷のためには，手関節は中間位に保ち，指間腔は維持する。そして，手指は屈曲位である[120]。手関節伸筋群が機能的（MMT 3+）な場合，C 型バーまたは短対立スプリントで通常十分である。

足関節ブーツまたはスプリントは，アライメントを維持して，アキレス腱緊張と褥瘡を予防するために必要である。足関節ブーツは空間に踵を吊るして，脛に沿って均一に圧力を分配するようになったもので，市販されている（図 27-12）。砂袋または巻いたタオルも，股関節回旋を中間位に維持するために選択されることがある。

整形外科的治療がすんでから，患者は一般に腹臥位に慣れる訓練が計画される。ハロー装具を着用している患者のために，胸の下に 1 つまたは 2 つの枕を置いて，腹臥位姿勢をとるようにする。足関節は，中間位に保たれなければならない。患者が腹臥位で夜中眠るか，少なくとも部分的に眠れるようになるまで，腹臥位に対する耐性は段階的に増加しなければならない。この日課は，体の背部の褥瘡と股関節と膝の屈筋腱の緊張発現を予防する。腹臥位スケジュールも，改良された膀胱ドレナージを促進すると考えられる。

▼ 選択的強化運動

リハビリテーションの経過において，残された筋群

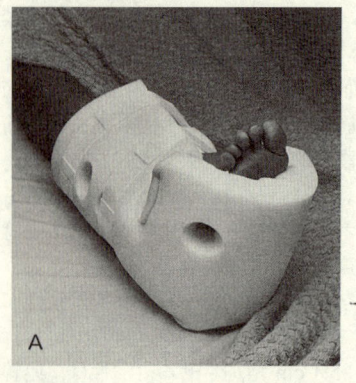

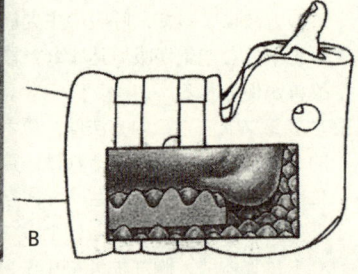

図 27-12　A：脛に沿って圧力を分配して，B：スペースに踵を吊るすようになっている足関節ブーツ（DM Systems, Inc., Evanston, IL．による）

のすべては，最大に強化される。しかし急性期では，特定の筋を，骨折部位での応力を回避するために非常に慎重に強化しなければならない。受傷後の最初の数週間は，次の筋群への抵抗運動は禁忌である。それは，①四肢麻痺の肩甲骨と肩関節筋群，および②対麻痺の股関節と躯幹筋群である。

　急性期の運動プログラムでは，両側上肢活動を強化することが重要である。なぜなら上肢筋力は，脊椎に対する非対称性，回転性の応力を回避するからである。急性期にいくつかの適切な強化運動がある。すなわち，まっすぐな平面での両側用手抵抗運動，両側上肢の固有受容器性神経筋促通 proprioceptive neuromuscular facilitation（PNF）パターン，カフ重量またはダンベルを用いた漸増抵抗運動である。バイオフィードバック訓練も，初期の運動プログラムで有用な補助運動となる。四肢麻痺では，前三角筋，肩関節伸筋群，上腕二頭筋，僧帽筋下部の強化運動に重点をおかなければならない。神経支配があれば，橈側手根伸筋群，上腕三頭筋と胸筋も強化しなければならない。なぜなら，それらが運動耐容能を改良する際にキーとなる重要性を持っているからである。対麻痺では，すべての上腕筋群を強化しなければならない。特に，移乗や離床で必要となる肩甲下筋，上腕三頭筋，広背筋を強化する。

　機能的活動における初期関与は，強化しなければならない。それらの本質的な価値に加えて，多くの活動は，強化運動の進行に大きな利点をもたらす。例えば，食事摂取の自立や制限のある個人ケア活動への関与は，肩関節や肘関節屈曲を強化することを助ける。筋力強化に大きく貢献する機能活動（急性期では適当でないにもかかわらず）のもう1つの例は，車椅子駆動（三角筋，上腕二頭筋，肩回旋筋）である。

▼ 垂直姿勢に対するオリエンテーション

　X線撮影でいったん骨折部位の安定性，または初期の骨折安定化手術が完全であると確認されたならば，患者は起立活動を始めることができる。前述したように，治療管理アプローチによりある一定期間の不動が要求された場合，患者は一般的に起立性低血圧の症状を経験する。直立した姿勢に対する非常に段階的な順化は，最も効果的である。腹帯と弾性ストッキングの使用は，静脈貯留を防止する。早期垂直ポジショニングでは，弾性ストッキングと組み合わせて，弾性包帯での抑制がしばしば選択される。

　まず最初に，垂直活動は，ベッド頭部を上昇させ，レッグレストを上昇させたリクライニングの車椅子へ移すことで開始する。ティルトテーブルの使用は，患者を垂直位に適応させるための，もう1つの選択肢である。この環境順化期間には，バイタルサインを慎重にモニタし，詳細に記録しなければならない。

　ハロー装具で固定されるか，外科的脊椎固定術を受けた患者は，長期間の臥位に拘束されない。これらの患者には，垂直位へのより迅速な進展が期待されるが，理学療法には同じ方法が使われる。

亜急性期

▼ 機能的な期待

　SCIでは，特有の機能的目標を全体のリハビリテーション計画の一部として確立することが要求される。**表 27-6** はさまざまな損傷レベルにおける妥当な機能的予測を，完全な損傷を有するものの二次的な合併症によっては障害されていない，若く健常な患者について提示する。この情報によって，現実的な目標を確立するために有用な指針が用いられている。しかし，あまり密接に確立した「標準」に固執し，そして，あなた自身の期待によって患者を制限しないことが重要である。目標は，損傷のレベルと，その範囲に従って評価される所見を基礎として，おのおのの患者に対して個々に確立されなければならない。

　主要筋群という言葉は，SCI患者の治療技法における一般的な表現であり，**表 27-6** の中で使用されている。

第27章 外傷性脊髄損傷

表27-6 脊髄損傷患者のための機能的予測

神経支配されている最下位神経根髄節と主要筋群	利用できる運動	機能的能力	要求される器具と介助
C1〜C3 顔面筋と頸部筋 （頭蓋神経支配）	話す 咀嚼 すすり込み 吹くこと	1．ADL上の完全な介助 ライトのスイッチ，ページめくり，呼出しボタン，電気器具とスピーカー電話などの使用 2．移動	人工呼吸装置への依存：日中横隔神経刺激装置を使用する可能性がある フルタイムの介護者が必要 環境制御装置 電動車椅子（典型的構成要素は，高くて電気的に制御されたリクライニングする背部，シートベルト，躯幹サポートを含む），携帯用の人工呼吸装置が取り付けられているマイクロスイッチまたはsip-and-puff（吸入と吐き出し）制御装置が使われる可能性がある
C4 横隔膜 僧帽筋	呼吸 肩甲骨挙上	1．ADL 　a．限られた食事の自立 　b．タイプ 　c．ページめくり 　d．ライトのスイッチ，呼出しボタン，電気器具とスピーカー電話の使用 2．移動 3．圧力軽減 4．移乗とベッド上移動 5．皮膚点検 6．舌咽呼吸による咳 7．レクリエーション 　a．テーブルゲーム（例えばカードまたはチェッカー） 　b．絵を描くこと，スケッチ	可動式のアームレスト（おそらく駆動式肘装具で），駆動された屈側のヒンジ・ハンド-スプリント 食事補助用品（長いストロー，取っ手をつけた道具，プレート・ガード，その他） プレキシガラス製膝置きテーブル 頭部またはマウススティックまたはsip-and-puff（吸入と吐き出し）制御装置を使用したコンピュータキーボード，もう1つのオプションは，スプリントを装着した手で先端にゴムをつけた棒を使用する（移動式腕支持と電動スプリントとの組み合わせ） 頭部またはマウススティック 電動ページめくりのための環境制御装置 環境制御装置 頭部，口，顎，呼吸またはsip-and-puff（吸入と吐き出し）制御装置による電動車椅子 電動式ティルトインスペース車椅子 依存している 依存している 依存している 頭部または口棒 組み立て遊び道具 フルタイムの介護者が必要
C5 二頭筋 上腕筋 腕橈骨筋 三角筋 棘下筋 菱形筋（大小の） 回外筋	肘屈曲，回外 肩関節外旋 肩関節外転90度まで 限られた肩関節屈曲	1．ADL：器具の適用を少なくし，スキルを向上させることでC4四肢麻痺患者のすべての活動を達成することができる 　a．自立した食事摂取 　b．タイプ 　c．ページめくり	介助は，必要な器材で患者を訓練する際に必要である．これにより患者は，自立を達成できる 可動式のアームレスト（三角筋の補助用具） 適切な用具とスプリント固定 コンピュータキーボード 手のスプリント 適切なタイプ用スティック 一部の患者は，可動式のアームレストまたは吊りひもを必要とする 上記と同様

つづく

表 27-6 脊髄損傷患者のための機能的予測（つづき）

神経支配されている最下位神経根髄節と主要筋群	利用できる運動	機能的能力	必要な補助用品と介助
		d．限られた上肢による着脱衣	介助が必要
		e．セルフケア（洗濯，歯みがき，整容など）	手スプリント
			適切な補助用品（洗濯用の指先のない長手袋，適切な歯ブラシ，その他）
		2．移動	プラスチックで被覆されたハンドリムのついた手動車椅子
			ジョイスティックまたは適切な上肢コントロールつきの電動車椅子
		3．移乗動作	天井の回転装置（スイベル）バー
			スライディングボード
			依存している
		4．皮膚点検	依存している
		5．圧力軽減	ティルトインスペース車椅子による自立
		6．横隔膜への用手圧迫による咳	介助が必要
		7．運転	手動制御装置を備えたバン
			パートタイムのヘルパーが必要
C6 橈側手根伸筋 棘下筋 広背筋 大胸筋（鎖骨部分） 円回内筋 前鋸筋 小円筋	肩関節屈曲，伸展，内旋，内転 肩甲骨外転，上方回旋 前腕回内 手関節伸展 （腱固定性把握）	1．ADL 　a．自立した食事	ユニバーサルカフ
			手指に固定する自助具
			自助具
		b．着脱衣	はずみの活用，ボタンフック，ジッパープル，そのほか改良された衣類。肢を伸ばす運動量に応じて
			靴ひもを結ぶことはできない
		c．セルフケア	機能的把持スプリント
			ユニバーサルカフ
			適切な補助用品
		d．ベッド移動	ベッド上のサイドレールまたは頭上の三角吊り手の使用による自立
		2．移動	突起または摩擦面のあるハンドリムのついた手動車椅子
			電動車椅子は長距離の移動に必要である
		3．移乗動作	平坦面上のスライディングボードにより自立
		4．皮膚点検と圧力軽減	自立
		5．直腸および膀胱のケア	直腸および膀胱の手順に応じて，補助用品により自立できる
		6．腹部に対する圧迫の適用による咳	自立
		7．運転	手動制御装置とU型カフハンドルを備えた自動車
			車椅子を自動車内へ載せるには，通常介助が必要
		8．車椅子スポーツ	限定的な参加（ボウリング，釣りなど）
		9．食事準備	適切な補助用品により，随時軽食を自立してつくることができる
C7 長短母指伸筋 総指伸筋 橈側手根屈筋 三頭筋	肘伸展 手関節屈曲 手指伸展	1．ADL 　a．自立した食事	自立
		b．着脱衣	自立
			ボタンフックが必要
		c．セルフケア	シャワー椅子
			適切な手動シャワーノズル
			浴槽の器具に適したハンドルが必要

つづく

表 27-6 脊髄損傷患者のための機能的予測（つづき）

神経支配されている最下位神経根髄節と主要筋群	利用できる運動	機能的能力	要求される器具と介助
		2．移動	摩擦面ハンドリムのついた手動車椅子
		3．移乗	自立（スライディングボードがあってもなくても）
		4．直腸および膀胱のケア	適切な補助用品（指刺激装置，坐薬，高くなった便座，排尿装置，その他）による自立
		5．用手的な咳動作	自立
		6．家事	軽い台所仕事
			台所と生活環境で利用しやすい車椅子が必要
			適切な台所ツール
		7．運転	手動制御装置を備えた自動車
			自動車に車椅子を出し入れ可能
C8〜T1 総指屈筋 尺側手根屈筋 長短母指屈筋 固有の手指屈筋	微細な協調運動および強い把握を有する上肢筋の完全な神経支配	1．ADL	すべてのセルフケアと個人衛生が自立 若干の適切な補助用品は必要（例えば，バスタブのシート，手すり，その他）
		2．移動 3．家事	標準ハンドリムのついた手動車椅子 家事と食事の用意は自立 若干の適切な補助用品は必要（例えば，リーチャー） 生活環境で利用しやすい車椅子が必要
		4．運転	手動制御装置を備えた自動車
		5．仕事	バリアフリーの建物で働ける
T4〜T6 肋間筋の上半分 長い背筋（仙棘筋と半棘筋）	躯幹制御の向上 呼吸予備力の増加 物体を持ち上げるために安定した胸筋	1．ADL 2．生理的起立（機能的移動のためには実際的でない）	すべての領域で自立 起立テーブル 脊柱付属品つきの両膝-足関節装具 一部の患者は，介助があれば短い距離を歩き回ることが可能
		3．家事	ルーチン活動で自立 生活環境で利用しやすい車椅子が必要
		4．車椅子での縁石乗り上げ	ウィリーテクニックにより縁石を乗り越えることが可能
		5．車椅子スポーツ	完全な参加
T9〜T12 下部の腹筋 すべての肋間筋	躯幹制御の改善 増加する耐久性	1．家庭内の移動	両膝-足関節装具と松葉杖または歩行器（移動運動のために高エネルギー消費）
		2．移動	エネルギー保存のための車椅子
L2, L3, L4 薄筋 腸腰筋 方形筋 腰筋 大腿直筋 縫工筋	股関節屈曲 股関節内転 膝関節伸展	1．機能的移動運動 2．移動	両膝-足関節装具と松葉杖 利便性とエネルギー保存のための車椅子
L4, L5 指伸筋 下位腰筋 内側ハムストリングス 後脛骨筋 四頭筋 前脛骨筋	強い臀部屈曲 強い膝伸展 弱い膝屈曲 躯幹制御の改善	1．機能的移動運動 2．移動	両短下肢装具と松葉杖または杖 利便性とエネルギー保存のための車椅子

この表では，さまざまな損傷レベルで一般的な機能的期待値を提示する。おのおのの連続した下位髄節は，前レベルの筋を含む。あげられた主要筋群はしばしばいくつかの神経根髄節から神経支配を受けているが，ここでは機能的な結果を示す神経学的レベルで表している

主要筋群は，病変のおのおのの連続したレベルで，患者の機能的な能力を有意に増加させるものである。神経支配の神経学的レベルは，その損傷部位によってわずかに変化する可能性がある点に注意することも重要である。

▼ 理学療法検査

急性期に行われるすべての評価は，規則的な亜急性期リハビリテーションにおいて継続される。患者の可動性がより大きく，現在可能であるならば，筋力，ROM，機能的スキルの検査をより完全に行う。真の随意収縮と，痙縮または代償と関連する運動を正確に区別するために，セラピストは高レベルのMMTスキルが必要とされる。

いったん若干の車椅子移動ができるようになったなら，心血管持久力の評価が必要である（第16章参照）。患者の年齢，性別，心既往歴を考慮に入れなければならない。運動に適応する心血管機能の障害が疑われる患者のためには，車椅子推進のための上肢ストレステスト[121]または遠隔監視装置を指示する。

▼ 理学療法介入

●皮膚点検●

治療のこの時期に，患者には皮膚点検に責任を持つよう段階的に指導する。みえにくい部分を点検するためには，長い柄のついた鏡を使用する（図27-13）。ベッドに隣接した壁鏡は，1人でこの点検をするのに有用である。高レベル損傷患者は，皮膚点検ができないことがある。これらの患者には，この評価を行うために直接的に他の方法を指導することが重要である。セラピストは，皮膚点検と圧力軽減の理論的根拠の重要性について継続して強調しなければならない。皮膚点検は，患者の日常的，規則的な習慣として一生行わなければならない。

●継続活動●

亜急性期の治療では，急性期に開始された治療活動の多くを継続する。呼吸管理，ROM，ポジショニングは，継続して強調する。神経支配されているすべての筋群に対しての継続した，拡大した抵抗運動プログラム（例えば，手動抵抗，体重，壁に取り付けた滑車，吊り下げた重錘，グループ運動を用いたPNF，漸増抵抗運動 progressive resistance exercise〈PRE〉など）が必要である。運動制御の発達と適切な筋の筋再教育技術（損傷レベルに従って）を指示する。また，上体制御と，失われた固有受容覚のために視覚を用いることによって，姿勢制御とバランスを回復することを強調する。治療のこの時期にはまた，運動に対する心血管反応の改善に集中する。これは，上肢有酸素活動（例えば，上肢エルゴメータ）を使用してのインターバルトレーニングを用いて，効果的に行う[120]。

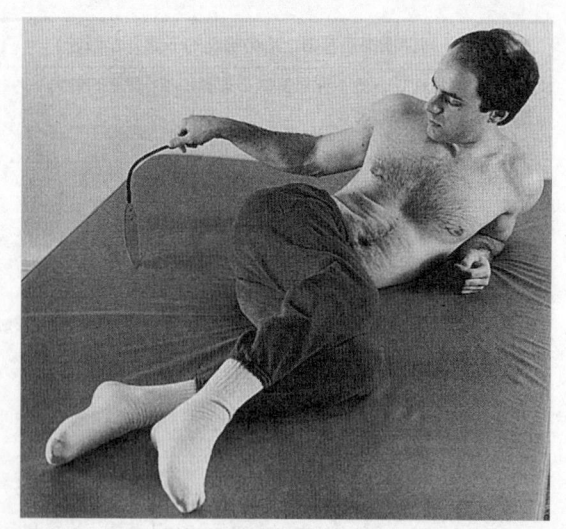

図27-13 長い柄の鏡を使用しての皮膚点検

●マットプログラム●

マット動作は，リハビリテーション期における治療の主要な部分を構成している。動作の順序は，一般的な姿勢の安定性の完成から，制御された動作を通して機能使用のスキルへと進展する[121]。初期の訓練は，両側性で，対称的である。次いで，1つの姿勢のなかでの体重移動と運動へと進展する。タイミングと速度を向上させることに段階的な重点がおかれる。

マット動作は，しばしばより複雑な機能的なスキルを個々に習得させるものである。それは，患者が克服できる範囲内，あるいはほとんどその範囲内で動作をするようなやさしいものから難しいものまで連続して含まれている。より複雑で難しい動作のさまざまな内容を克服できるにつれて，患者には現在の生活環境（すなわち，病室，または，いずれ週末を過ごす家庭）でこれらの動作を行うよう指導する。

セラピストは，おのおのの患者の損傷と医学的状態のレベルに基づいて，適切なマット動作を決めなければならない。次の動作に移る前に，必ずしも動作を完全にマスターする必要はないことに注意する。治療のある時点で，マット動作のいくつかの内容は，並行して行われる。

患者の活動が許可されたならば，マット動作はすぐに開始しなければならない。マット動作の進行につれて，筋力増強，機能的なROMが発達し，新しい重心に対する認識が改善し，姿勢安定性が促進され，ダイナミックなバランスが促通され，具体的な作業を達成

第27章　外傷性脊髄損傷

するために最も能率のよい機能的な方法を決定しやすくなる。それによってまた，運動の機能的なパターンを発達させる機会が与えられる（例えば，神経支配のある筋群の使用，または自発運動がない部位を動かすはずみ運動）。

以下の項では，より抜きのマット動作の見本を示す。自立してそれをどの程度まで実行することができるか，それを学習するのにどのくらいの時間が必要かは，損傷のレベルによって変化する。マット訓練のそれぞれの内容について，その機能的な意味と活動達成を容易にするために提案された，いくつかの治療動作とともに示した。第 13 章および Physical Rehabilitation Laboratory Manual: Focus on Functional Training[121] に追加的な処置が示されている。

寝返り動作

寝返り動作は，ベッド移動の向上，ベッドでの自立した体位変換（圧力軽減のために），下肢の着脱衣のために機能的に重要である。寝返り動作は，SCI 患者のためによく行われているマットプログラムの出発点であって，運動の機能的なパターンへ展開する初期課程となる。躯幹や脚を動かすために，マットプログラムは頭部，頸部，上肢をはずみをつけて動かすことを学ぶように患者に要求する。通常，寝返り動作訓練は背臥位から始めるのが最も容易である。そして，腹臥位へと移っていく。非対称性障害が存在する場合，寝返り動作はより弱い側に向かって始めなければならない。

動作は，まず最初にマット上で教える。しかし，転がることは，患者が自宅で使用するものと類似したベッド上でマスターしなければならない。最大限の自立のためには，ベッドレール，ロープまたは頭上の装置は，可能なかぎり用いない。加えて，シーツと毛布に覆われているときにも，寝返り動作を行わなければならない。訓練を開始して，寝返り動作を促進するためにいくつかのアプローチを用いることができる。

1. 頭と頸を回旋とともに屈曲して，背臥位から腹臥位への姿勢変換を補助する。
2. 頭と頸を伸展，回転して，腹臥位から背臥位への姿勢変換を補助する。
3. 背臥位から腹臥位へ姿勢を変換するとき，いっぱいに腕を伸ばし，両側上肢を対称性に揺動させて振子運動を生じさせる。患者は，リズミカルに左右にいっぱいに伸ばした両腕と頭部を揺動させて，それから強制的に患者が寝返り動作をする側に，両腕を「投げる」。躯幹と股関節がそれに続く（図 27-14）。リストウェイト（0.9～1.35 kg）の使用によって，まず最初に運動感覚の認識とはずみ運動を増加させる。
4. 足関節を交差させることも，寝返り動作を促進する（図 27-14 参照）。上肢が寝返り動作の方向へ向かうように，セラピストは患者の足関節を交差させる（例えば，左の方へ転がるとき，右踵は左足の上に交差する）。寝返り動作は，上にある下肢の股関節と膝関節を屈曲させて，逆の肢の上に乗せることで，さらに促進させることができる（例えば，左の方へ転がるとき，右下肢の股と膝を屈曲して，左下肢の上に置く）。
5. 背臥位から腹臥位に移動する際，枕は回転の方向に最初のローテーションを引き起こすために，一方の骨盤の下（または必要に応じて肩甲骨の下）に置く。動作は，2 つ重ねた枕から始め，次いで 1 つの枕，

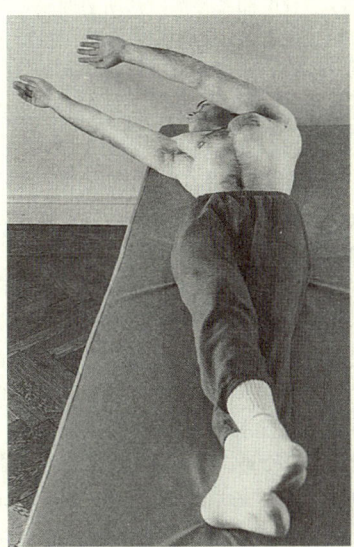

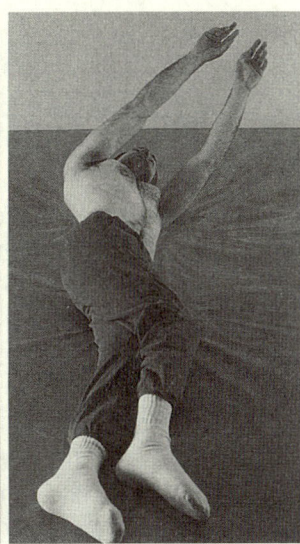

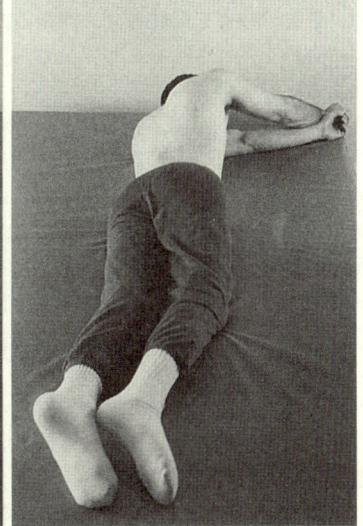

図 27-14　上肢のはずみ運動と足関節の交差によって背臥位から腹臥位への寝返り動作が促進される

さらに枕なしで寝返り動作をするように訓練する。寝返り動作を始める際に問題に直面した場合，訓練は側臥位から始めことができる。腹臥位から背臥位への移動を促進するために，枕は片側の胸や骨盤の下に置く。また，枕の数と高さは，段階的に減らして，最後に除去しなければならない。

6. いくつかの PNF パターンは，初期の寝返り動作において役立つ。D1 屈曲，D2 伸展と逆チョップの上肢パターンは，腹臥位への寝返り動作をするのを容易にする。上肢挙上パターンは，側臥位から背臥位への寝返り動作を容易にする。

両肘支持腹臥位

この活動の機能的な意味は，ベッド上移動を促進し，四つ這い位と座位を確実にする準備である。マット訓練のこの内容は，肩上腕と肩甲骨筋群の共同収縮を通して近位の安定性と同様に頭と頸の制御を容易にする。肩甲骨筋群の強化運動も，この姿勢で達成される。最初は，患者が両肘支持腹臥位を確認するにはセラピストの助けが必要である。この姿勢を腹臥位で自立して確認するには，患者は肘を体幹に，手を肩に近づけ，肘を下に押し下げながら頭部と体幹を持ち上げる。この姿勢から，以下の2つの手技のどちらか1つが使われる。すなわち，①一方の肘から他方の肘へ体重をシフトすることで，肘が肩の下に来るまでの前方への前進運動を起こさせる，②肘が肩の下に来るまで，体重の後方移動を行う。

両肘支持腹臥位姿勢は，特に胸髄と腰髄損傷には注意して用いなければならない。患者によっては，この姿勢によって増大する腰椎前弯に耐えることが難しいからである。

1. 両肘支持腹臥位姿勢での体重負荷で，関節をより接近させて肩関節の安定性を向上させる。体重のシフトは，運動の制御を発展させ，通常前方あるいは後方への運動を進行させることで横方向運動が最も容易となる。
2. 律動的安定化は，頭部，頸部および肩甲骨の安定性を増加させるのに用いられる。
3. 手動接近が，近位筋群の安定化を容易にするのに用いられる。
4. 片肘での片側性体重支持は（静的-動的活動），患者の片腕を挙上させることによって，両肘支持腹臥位姿勢で行うことができる。これは，体重支持肢で共同収縮をさらに容易にする。
5. この姿勢のなかでの，後方，前方，また左右への前進運動は両肘支持によって達成される。
6. 前鋸筋と他の肩甲骨筋の強化は，両肘支持での腕立て伏せで成し遂げられる。これは，患者に肘を押し下げ，顎を押し込み，肩と胸部を挙上，丸めさせる

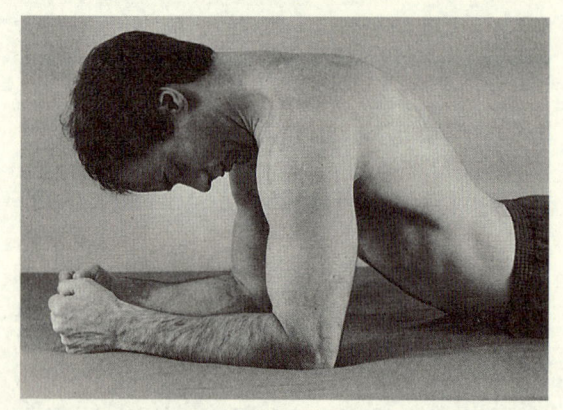

図 27-15 両肘支持腹臥位姿勢が，前鋸筋と他の肩甲筋を強化するために使われる

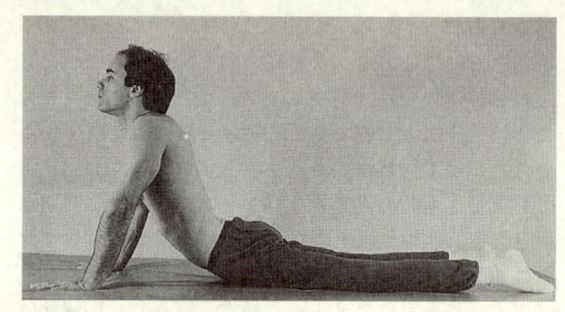

図 27-16 両手支持腹臥位姿勢

ことによって達成される（図 27-15）。これは，四つ這い姿勢で使用される「ネコ/ラクダ」手技と類似している。患者は，再び顎と上胸部をマットに下げ，肩甲骨を内転する。

両手支持腹臥位（対麻痺で）

この姿勢（図 27-16）を繰り返すことによる機能的な効果としては，股関節と腰部の初期過伸展を進歩させることがあり，患者が歩行するときや，松葉杖や両側長下肢装具（KAFO）を使って車椅子あるいは床から起立するときに，この姿勢アライメントが必要となる。

患者によってはまず最初にこの体位を想定するのは困難で，段階的な順化が指示される（この動作を行うためには強い大胸筋と三角筋が必要である）。広くて堅いクッション，ウェッジまたは吊りひも懸垂装置で患者の上部体幹を支持することで，段階的に進歩させることができる。患者が段階的に新しい体位に慣れるにつれて，サポートする高さを上昇させ（段階的な順化が必要な場合），そして最終的に除くことができる。両手支持腹臥位のために手をつく位置は，手をわずかに横にし，腕を外旋する以外は，標準のプッシュアップ位置と同様である。

この姿勢を維持するには過剰な前弯が要求されるた

第 27 章 外傷性脊髄損傷

め，対麻痺の患者すべてに，この姿勢が適当であるというわけではない点に留意する必要がある。
1. 手から手への体重の移動による体重外側シフトによって，共同接近が強まる。
2. 追加的な共同接近を用手的に行い，さらに近位筋系の緊張保持を容易にする。
3. 肩甲骨下下と腹臥位の腕立て伏せは，筋力強化運動に利用される。

両肘支持背臥位姿勢

この動作の目的は，ベッド上移動を補助すること，患者に長座位をとらせる準備をさせることである（図27-17）。両肘支持背臥位姿勢動作をとらせるいくつかの方法がある。腹筋の制御がある場合，患者はマットを肘で押し下げて姿勢をとる十分な力がある。

より一般的な技術は，患者が殿部の下で手を「楔にして止める」か，パンツ・ポケットやベルトのループに親指をかけるかである。二頭筋や手関節伸筋を収縮させることによって，患者はある程度この姿勢を維持することができる。体重を一側から反対側まで移すことによって，肘は肩の下に位置固定できる。

最後に，患者によっては，側臥位からこの姿勢をとるのが最も容易であるとわかるだろう。最初に肘下部をマット上に置いて，押し込む。それから背臥位になるよう寝返り，急速に上腕を伸ばす。そして，できるかぎり，肩の近くに肘をつける。体重のシフトによって，肘の位置は調整することができる。

この動作に固有の利点の多くは，姿勢をとり，長座位へ移行することを学ぶことによって得られる。この直接的，機能的な有意性に加えて，この動作はさらに，肩関節伸筋と肩甲骨内転筋の筋力強化に重要である。
1. 横への体重移動は，この姿勢で訓練する。
2. この姿勢における一側から反対側への運動は，ベッド上で，または姿勢変換に備えているとき，下肢と躯幹を平行にする能力を強化する。

懸垂運動（四肢麻痺で）

懸垂運動の目的は，車椅子を駆動するために二頭筋と肩関節屈筋を強化することである。患者は，背臥位になる。セラピストは，患者の股関節の両側で，一側下肢による高い膝立ち姿勢をとり，前腕を回外した患者の手関節の真上をつかむ。患者は，それを引っ張って座り，それから，マットへ背中をつける。頭上の水平バーが，訓練のために使われることもある。

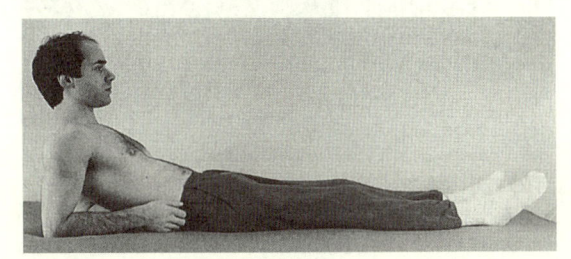

座位

長座位（図27-18）と端座位（図27-19）両方とも，多くの日常生活活動（例えば，着脱衣，自立ROM訓練，移乗と車椅子移動）にとって不可欠である。良い座位バランスとこの姿勢で移動する能力はまた，起立のために大きな意味を持つ不可欠なスキルである。

四肢麻痺患者は，長座位姿勢をとるために，下肢伸展での少なくとも100度のROMが要求される。この

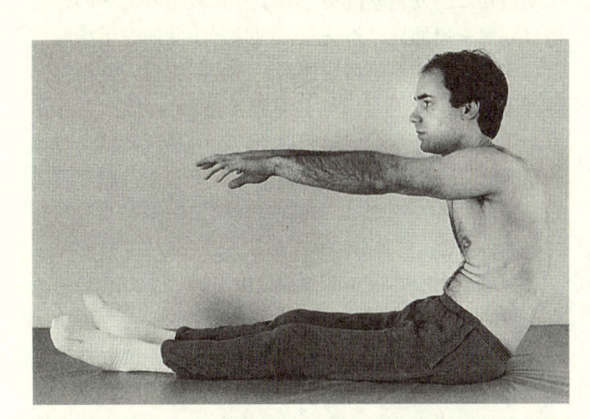

図 27-18　T4完全対麻痺患者における上肢サポートのない長座位姿勢

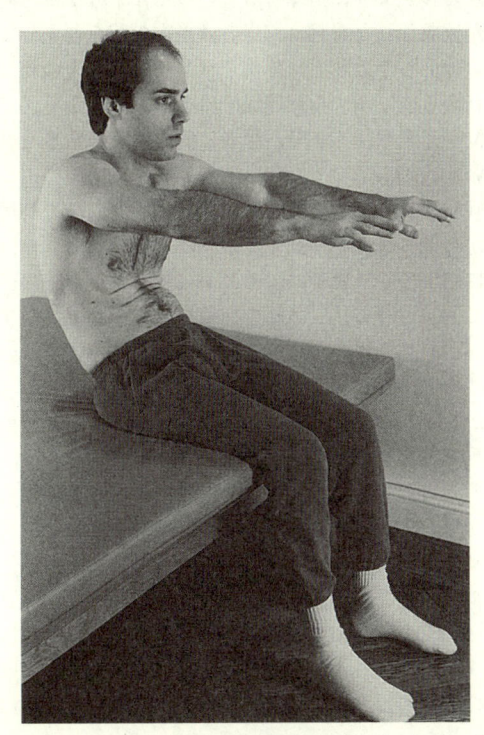

図 27-19　T4完全対麻痺患者における上肢サポートのない端座位

図 27-17　両肘支持背臥位姿勢

運動ができなければ，ハムストリングスが緊張し骨盤の後方への傾きを生じる。これは，患者を仙骨座位にさせ，腰部筋をストレッチする結果となる。

座位姿勢は病変レベルによって大幅に変化するので，注意することが重要である。低位胸髄損傷患者は，比較的躯幹を直立して座ることができる。低位頸髄，また高位胸髄損傷患者では，前方に頭を動かし，躯幹を屈曲して座位バランスを維持する。高位頸部損傷患者では，座位姿勢をとるのが難しい。

対麻痺患者では三頭筋と腹筋系によって，座位は通常，造作なくとることができる。四肢麻痺患者には，まず最初に，安定座位をとるように教える。そのためには両肩を過伸展，外旋し，両肘と手関節を手指屈曲位のまま伸展する（指屈曲は，機能的腱固定性把握を妨げる過伸展を避けるのに重要である）。そして体重は，手掌で支える。三頭筋機能のない患者には，機械的に肘をロックすることを教える。そして，肩甲帯筋系を使用する。患者は，最初に肩関節を激しく揺らして過伸展させ，前腕を回外させる。いったん手掌がマットと接触したならば，肩関節は肘を伸ばすために急速に上昇させる。そして，肘伸展を維持するために急速に肩関節を下げる。この動作は，腕を過伸展と外旋により安定させる。

患者に座位をとるように指導する2つの基本的方法がある。まず患者に両肘支持背臥位をとらせ，左右に体重を移すように指導する。いったん十分なはずみ運動が達成されたならば，患者は後方の腕をゆすって，その伸展した上肢上に体重を移す。もう片方の腕は，それから後にゆすられ伸展位になる。ここから，安定座位が達成されるまで，患者は前方に腕で体重を移していく。

両肘支持腹臥位姿勢から，患者は肘と前腕を利用しながら横へゆっくり動く。これは躯幹を屈曲させ，下肢に届かせる。患者は，それから膝の下を前腕の一番上で引っかけて，二頭筋を利用してこの腕で下肢を前方へ引き，それから急速に後ろに反対肢を投げる。次に膝の下に置かれた腕で，また膝を伸展位にする。それから患者は，安定座位が達成されるまで，腕で前に体重を移していく。

多くの患者は，これらの基本的技術から自分自身のバリエーションを発達させる。患者が考案したアプローチはしばしば，最も本人に適切で，安全性，機能，エネルギー消費に関して優れている。加えて，リハビリテーション初期に，水平バー，縄ばしご，または，ベッドのフレームから垂らした段階的ループなど順応性のある補助用品が，座る運動を容易にするために用いられる。

座位に用いられるいくつかの提案を示す。

1. 最初の動作は，姿勢を維持する訓練に集中する。早期座位の間，鏡は重要な視覚的フィードバックに用いられる。
2. 手による肩関節接近が，共同収縮を促進するために使われる。
3. 種々のPNF技術が使われることがある。具体的には，交互の等尺性筋収縮と律動的な安定化は，この姿勢の初期安定性を促進する際に重要である。
4. バランス動作を座位で行う。上肢によって与えられる支持ベースは次第に漸減され，一肢での支えとなり，患者によっては支持を除くことができる（図27-18，27-19 参照）。患者の安定性限界には，おのおのの姿勢で順次挑戦する。また，患者とセラピストの間でボールを放り投げたり，軽く叩いたりする運動（リストウェイトあり・なしで）が，座位動作の進展に組み込まれる。
5. 座位での腕立て伏せは，移動と歩行運動のための重要な予備訓練である。四肢麻痺患者には，肩関節を伸展，肘関節をロックし，手を殿部の後方に位置させる。患者は，前方へ乗り出して，殿部を床から離すために肩を押し下げる。まず最初に，この訓練は，上肢により安定した荷重面を与えるために，セラピストによる用手支持や砂袋，または小さくて硬いボルスターを使用した補助によって容易に行われる（図27-20）。対麻痺患者では，マットに直接置かれる手の付け根で荷重活動を惹起することによって達成することができる。さらに，プッシュアップブロックを使用することで段階的に高さを増加することが可能である（図27-21）。
6. この姿勢での運動は，頭部と上体の動きによって発生するはずみ運動の組み合わせ動作で，座位腕立て伏せを用いて達成する。この運動は，運動しようと

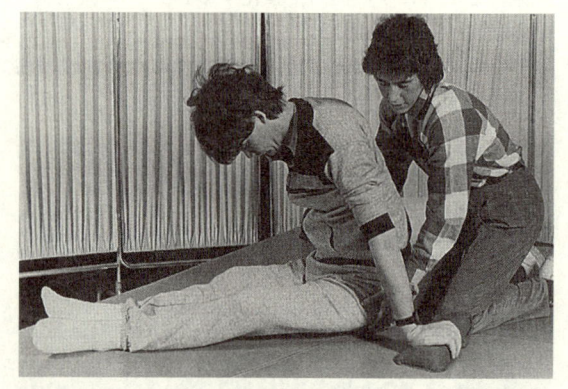

図27-20 C5不完全四肢麻痺患者の長座位姿勢。腕立て伏せは，まず最初に体重支持のために砂袋を使用し，セラピストの手動介助によって促進される。長指屈筋群のストレッチを回避するために，肘関節伸展の間，手指屈曲を維持している点に注意する

第27章 外傷性脊髄損傷

て手に体重を乗せるように躯幹を回転する。患者は，この脇座位姿勢から，上肢と利用できる躯幹の筋力強度，および頭部と肩（殿部が動く方向と反対側への動き）からのはずみ運動の組み合わせによって，四つ這い姿勢に移る。

四つ這い姿勢で行うことができるいくつかの動作を示す。

1. 最初の動作には，姿勢を維持する訓練が含まれる。律動的安定化は，共同収縮を容易にするのに用いられる。
2. 用手的な方法による共同接近も，共同収縮を容易にするのに用いられる。
3. 体重シフトを，前方，後方，および左右交互の側方に訓練する。
4. 動きの範囲（前方，後方，側方，そして対角線的に）を増加させながら揺動することで，平衡反応の発達を促進する[102,103]。
5. 1つの腕を交互に体重支持から解放することも，四つ這い姿勢で使用される（図27-22）。この静的-動的な制御活動は，荷重肢により強い関節接近力を与えて，利用できる姿勢筋（例えば，斜め方向に動的に肢を動かすこと）の緊張保持を増加させる。
6. 四つ這い運動（這い這い）は，歩行運動に重要な影響を持つ。這い這いは，筋力（前方への進行に抵抗した）を向上させ，動的なバランス反応を促進し，協調とタイミングを改善するのに用いられる。

膝立ち姿勢

この姿勢は，特に躯幹および骨盤制御の機能的なパターンを確立するために，そして，起立バランス制御をさらに促進するために重要である。松葉杖と両側長下肢装具を使用する歩行運動に導くうえで重要な訓練である。

四つ這い姿勢から膝立ち姿勢に患者を介助するのは，

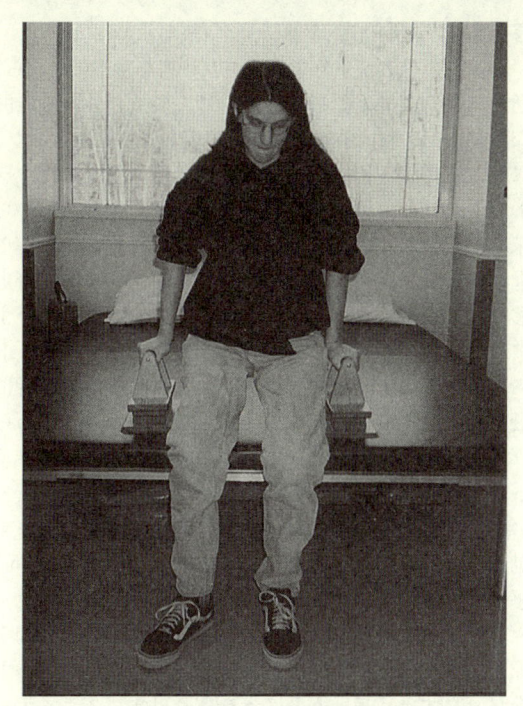

図27-21　T12完全損傷患者。歩行運動に備えてプッシュアップブロックを使用している

する方向と反対側に，強制的に頭部と肩部を勢いよく動かすことによって生み出される。例えば，長座位で腕立て伏せを行っている間，頭部と肩同時の急速で強力な伸展が下肢を前進させる。後側方向の運動は，座って腕立て伏せをして，頭部と躯幹を同時に急速に強力な屈曲を行うことで達成することができる。これと同じ運動方法が，小振りあるいは大振り歩行パターンで使われる。長座位，端座位での早期運動活動により殿部にかかる体重負荷を減らし，皮膚を保護する点を強調しなければならない。

四つ這い姿勢

この四つ這い動作は機能的に，歩行運動に導く動作として重要である。これは，マット訓練において股関節を通して荷重をかける最初の姿勢で，使用可能な体幹下部と股関節周囲筋の制御を容易にすることに役立つ。

通常，患者は，両肘支持腹臥位姿勢から四つ這い姿勢をとるように指示される。この姿勢から，患者は肘に体重を乗せ，次に両手に，そして片手ずつ，体重を乗せて後方に「歩くことができる」。肘または手でマットを押し，頭部，頸部，体幹上部の強力な屈曲で，骨盤上昇を補助する。股関節が膝の上に位置するまで，患者は後ろ向きに「歩き」続ける。

第2の技術は，長座位から四つ這い姿勢をとらせることである。このアプローチでは，患者は肘を伸展し

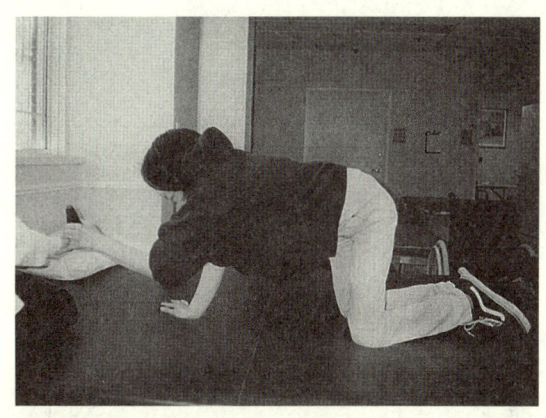

図27-22　静的-動的活動。1つの腕を体重支持から解放することで，動的安定性が促進される。全体のサポート基盤が減少し，サポート肢の重心がシフトするためである

通常最も容易である。四つ這い姿勢から，患者は両手を後方に動かし，あるいは「歩かせ」，膝をさらに屈曲させ，そして，骨盤を踵に向かって落とす。患者は，踵に「座る」。セラピストが骨盤を先導し，患者をこの位置から上肢を用いて，柵（垂直な梯子）を登るようにして，膝立ち姿勢に介助する。もう1つは，患者の前でセラピストが直接踵座姿勢をとって行う方法である。セラピストが手で骨盤を誘導する間，患者は上肢をセラピストの肩に置く。その後，患者にマット松葉杖または他の支持面を用いた膝立ち姿勢をとることを教える（図 27-23）。

膝立ちの間行うことができるいくつかの訓練を以下に示す。

1. 最初の訓練は，利用できる筋系と姿勢アライメント（股関節を完全伸展し，骨盤をわずかに膝前に位置させる）を使用して姿勢維持に集中することである。
2. 患者のバランスは，この姿勢から挑戦する。バランス訓練は，両上肢によるサポートから始まって一側上肢のサポートまで進歩させる。
3. 種々のマット松葉杖訓練が，膝立ち姿勢で使われる。例えば，体幹下部と骨盤制御を強化して，体重を前方，後方，そして，側方にシフトする。前方，後方，側方に体重をシフトしながら松葉杖を動かして，交互に1本の松葉杖を上げて，マットにそれを戻す。殿部歩行，歩行パターンの指導，そして，松葉杖を使用して前方に進む。

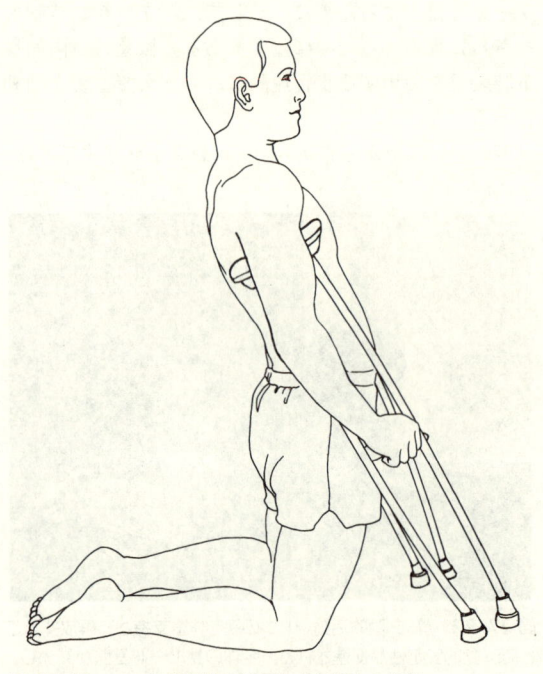

図 27-23　マット松葉杖の使用による膝立ち姿勢

移乗動作

いったん患者が十分な座位バランスを獲得したなら，通常，移乗訓練を始める。それは，多くの他の機能的な活動（例えば，浴槽への移動，歩行運動，ドライブ）における必須技術である。訓練は，通常安定したマット面から始め，ベッド，トイレ，浴槽，車，椅子から床（そして，その逆）と，さまざまに変化させながら進める。SCI 患者は若干のバリエーションのある滑走移動（スライディングボードを用いて，または用いずに）をしばしば行う（図 27-24）。患者とセラピストによる若干の実験と問題解決が，通常，個々の患者に最も効率的で最も安全な方法を決定するために求められる。一般に，直接フレームに取り付けられた管状フットレスト（取り外せない）のついた車椅子を使用している患者は，足を管状フットレストに乗せたまま移乗動作をする（図 27-25）。この技術は，移乗訓練の間，平衡をとるために慎重な注意が要求される。

すべての機能的なスキルと同様に，すべての訓練手順が試みられる前に，患者は訓練（例えば，ブレーキをロックする，アームレストを取り外す，スライディングボードを置くなど）の内容について指導される。

●規定の車椅子●

大部分の SCI 患者は，移動の主な手段として車椅子を使用する。歩行運動を松葉杖と装具装着でマスターした対麻痺患者でさえ，多くの場合に車椅子を使用する方を選択する。なぜなら，車椅子はエネルギー消費が低く，スピードがあり安全であるからである

大部分の患者が広く車椅子を使用しているので，それぞれの患者のための個別の注文が必要である（オーダーメードの車椅子）。車椅子処方は，損傷のレベルと範囲によって異なる。より具体的な情報は，第32章に示してあるが，以下にいくつかの一般的な要点を示す。

1. 座席の深さは，膝窩後方 2.5 cm にできるだけ近づけ，大腿に平均して体重が分散するようにし，坐骨結節への過剰な圧力を防止する。
2. 床から座席までの高さは重要である。椅子がスリング仕様の座席の場合，座席クッションが必要となる（曲線をつけた特注のシートによっては，座席クッションは必要ない）。シートの高さは正確に計測され，床から足ペダルまで十分な余裕があり（5.1 cm），さらに膝関節が 90 度まで屈曲できるクッションあるいは特注シートが必要である。
3. 背もたれの高さも重要な点である。患者が車椅子を駆動しない場合，快適さと安定性のためには高い背もたれが要求される。車椅子を駆動する四肢麻痺患者には，背もたれの高さは肩甲骨の下角より低いも

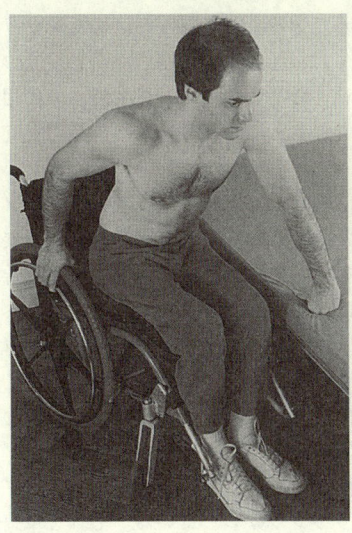

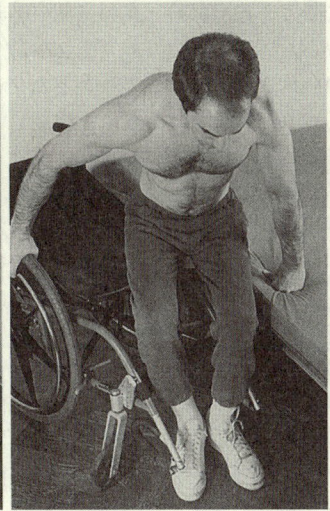

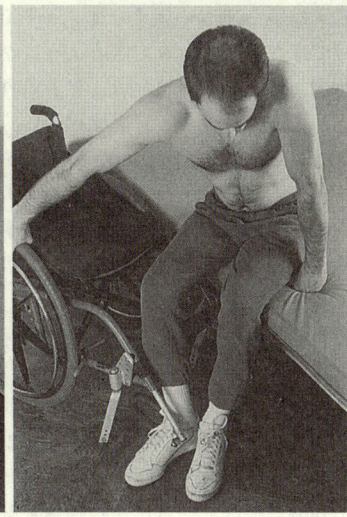

図 27-24　T4完全対麻痺患者。スライディングボードの使用なしで車椅子からマットへ移乗

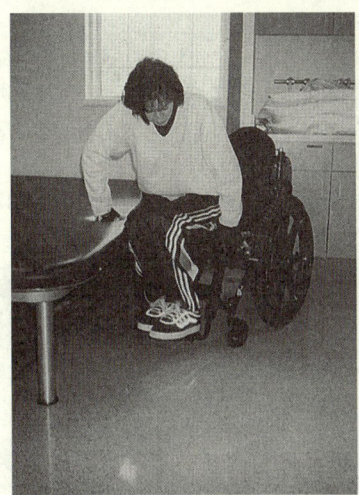

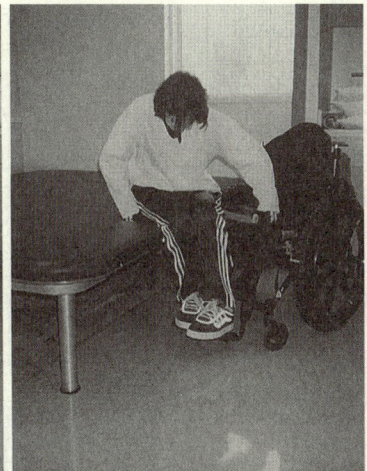

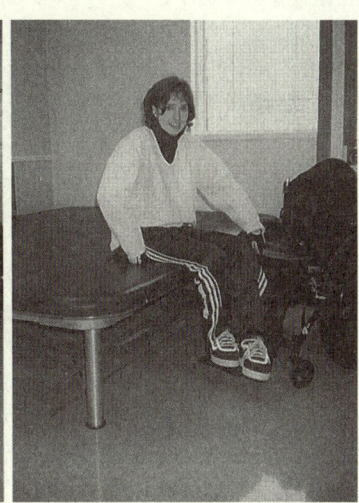

図 27-25　取り付け型管状フットレストに足を残したままの移乗

のが要求され，それにより機能的運動の間，腋窩がハンドルから自由になる。特に腹筋が完全ならば大部分の対麻痺患者は背もたれの低いものを好む。

4. シート幅は，不定である。車椅子は，狭いサイズ（40.6 cm）から成人サイズ（46 cm）まである。少なくとも手の幅が両側の殿部と椅子の間に入れば，可能なかぎり幅の狭い椅子がよい。損傷時から顕著な体重減少があった場合は特に，体重が回復する可能性があるため，患者の以前の体重を考慮しなければならない。装具を着用する場合は，その幅も考慮に入れなければならない。

5. 下肢痙縮患者には，足部を安定させるためにフットレストの上でヒールループあるいは爪先ループが必要である。骨盤ベルトは，体幹下部と殿部に影響を及ぼしている伸筋スパズムに対して必要である。循環器系に問題がある場合，フットレストを上昇させる必要がある。

6. 着脱可能な肘掛けと開閉式レッグレストは，多くのSCI患者に使われる車椅子の重要な構成要素である。若干の車椅子（特に管状デザインのより新しいモデル）では，レッグレストは脱着ができず，アームレストは「跳ね上げ式の」設計である。これらの部分の適合性は，個々の患者の駆動能力と技術に応じて考慮されなければならない。

7. 自動車に乗る患者には，軽量の車椅子を考慮することが重要である。シート下のクロスバーなしでデザインされた車椅子は，車からの出し入れがしやすい。これらの椅子では，背もたれ部分は折りたたむことができ，シートは外すことができる。車輪もそれぞれ，車軸基礎から外すことができる。この設計によっ

て，車椅子を1つの大きなユニットではなく部品に分けて車から出し入れできるようになる。
8. 追加的な車椅子の付属品は，患者の具体的なニーズに応じて取り付ける。考慮すべきいくつかの特徴として，取りはずし，折りたたみ可能なレッグレスト，ハンドリム（ハンドリムをくるむゴム管は，しばしば効果的である）の摩擦面，延長ブレーキ，抗傾斜装置，斜面補助器具（斜面を登っている間，車椅子の逆行を止める）がある。
9. 電動車椅子は，C4以上の病変の患者すべてに処方される。C5レベルの病変でも多くの患者が，特に長距離移動のために，電動車椅子を使用している。ティルトインスペースの車椅子モデルが，しばしば処方される。駆動装置はジョイスティックやsip-and-puff（吸入と吐き出し）制御装置である。流体圧作動傾斜ユニットでは，四肢麻痺または高位胸髄損傷患者が自立してリクライニングと圧力軽減を管理することができる。
10. 患者によっては，複数の車椅子を使用する。現在利用できる多くの標準型軽量車椅子は，スポーツやレクリエーション活動に適している。しかし，患者の興味によって，特定のスポーツのために特に設計される車椅子が，要求されることもある（例えば，レース用車椅子）。

SCI患者は，皮膚損傷を起こす危険性があるので，車椅子クッションが必要である。多種多様なクッションが，市販されている（第32章参照）。クッションは快適でなければならず，上肢の機能のために安定した座面を提供しなければならない。図27-26に，利用できる座席クッションのいくつかを示す。

車椅子トレーニング

患者は，車椅子のすべての具体的な部分を操作する方法を教わらなければならない。制動装置，肘掛け，ペダルの管理は，すべての移乗動作のために重要である。手の機能が限られた多くの患者は，ハンドリムに対して手のひらを用いて車椅子を駆動させることが可能である。患者によっては車椅子の推進に日常生活用具の補助が必要である。垂直あるいは横ハンドリム突起（図27-27）は，手の機能が弱い患者に役立つ。革のハンドカフ（またはサイクリング手袋）の使用は，皮膚を保護して，さらにハンドリムの把持力を向上させる。

車椅子移動訓練は，平坦面（戸口やエレベータを含む）から始めて，屋外の平坦でない路面へと発展させなければならない。上肢の十分な強さと上部躯幹制御のある患者には後輪走行（ウィリー）も指導すべきである。それには，キャスターを床から離して，車椅子の後車輪でバランスを保つことも含まれる。ウィリーは，自立して縁石を登るために必要である。多くの施設では，天井に固定されたキャンバスストラップを利用してこの技術を教える。おのおののストラップの末端部にはC型クランプがついている。それを車椅子のプッシュハンドルに取り付けて後方への転倒の危険性を除去し，安全な訓練を可能にする。

患者に，座位姿勢での圧力軽減技術を指導しなければならない。座位5～10分ごとの10～15秒の圧力軽減（または応力再分布）は，患者の日常ルーチンの一部にしなければならない。多くの患者が自分自身の技術を発展させているが，これらの活動の一般的ないくつかのアプローチは，①車椅子腕立て伏せ（図27-28），

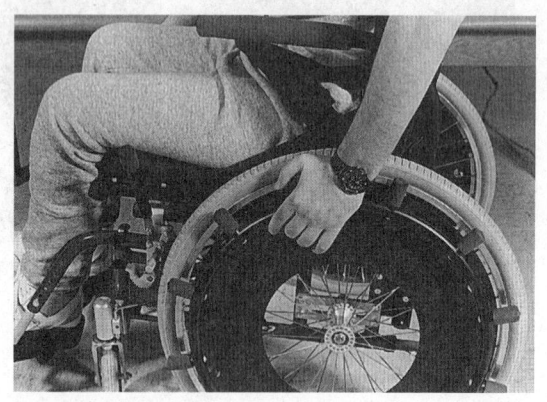

図27-27 ハンドリム突起は，制限された握りで患者が車椅子を前進させるのを助ける

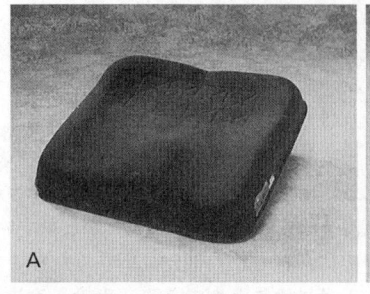

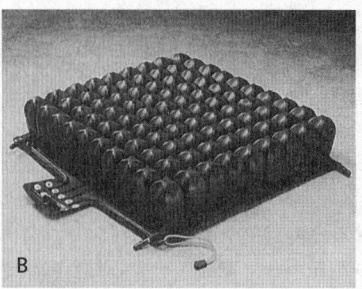

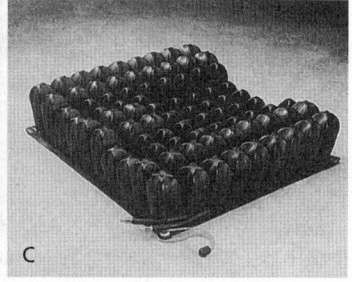

図27-26 多種多様な車椅子クッションが利用できる。ここで示すものは，A：輪郭をつけたクッション，B：エアチャンバークッション，C：くぼみをつけたエアチャンバークッション（ROHO, Inc., Belleville, IL.による）

②プッシュハンドル周辺に肘または手首を引っかけ，逆の車輪に体重を傾ける（図27-29），③片肘あるいは片手関節をプッシュハンドル周辺に引っかけて，前方に傾ける（三頭筋が利用できる場合，肘または手関節を引っかけることは必要ない），である。

　車を運転している患者は，手の制御で運転するのと同様に，車椅子を折りたたみ，分解し，あるいは滑走させて車へ出し入れする方法を学ばなければならない。移乗技術は，患者が運転する車のタイプにそって検討しなければならない。備え付けの傾斜板（図27-30）または昇降プラットフォームがあるワゴン車は，四肢麻痺患者にとって非常に有用であり，有意に機能的自立を進める。

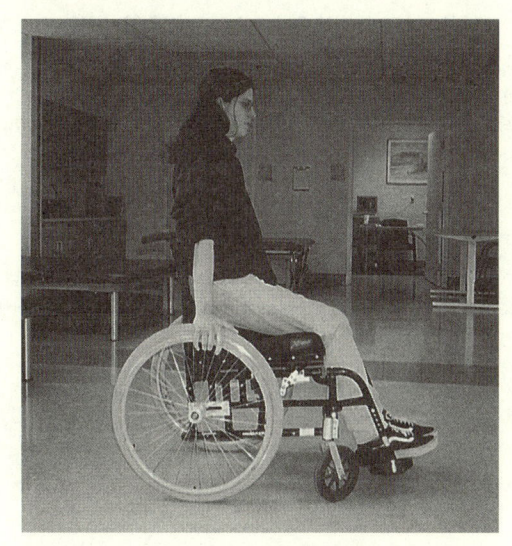

図27-28 圧力軽減のための車椅子腕立て伏せ

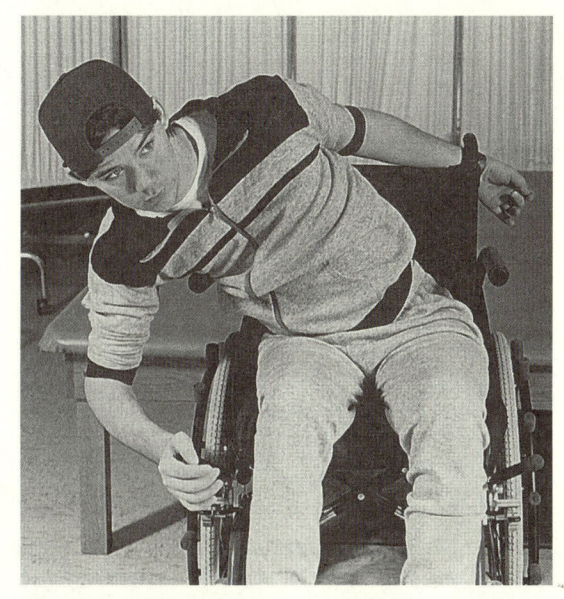

図27-29 圧力軽減のための側方への体重シフト

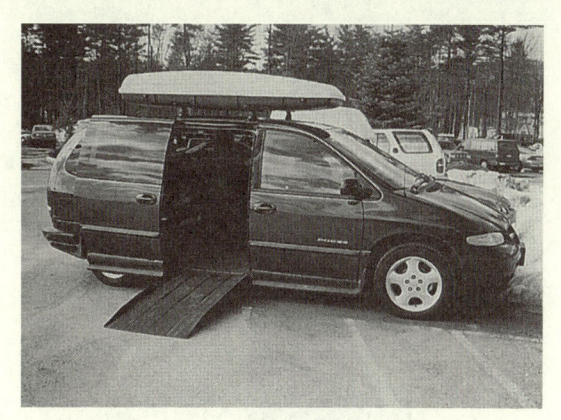

図27-30 患者が車椅子に着席したまま，傾斜板からワゴン車に入れる

●対麻痺患者の歩行運動●

　ベッド，マットおよび車椅子動作に熟達した後，歩行運動を始める。この訓練の目的は，①機能的歩行の教育と，②生理的起立耐性の増加である。起立耐性は起立台，起立プラットフォームや起立フレーム（図27-31）で促進される。

　まず最初に，大部分の患者は機能的な歩行ができるようになることが期待される。この目標を達成する際には多くの因子が成否に影響する。患者は，歩行運動を獲得するためには十分な筋力，姿勢アライメント，ROM，十分な心血管系の持久力を備えていなければならない。機能的な歩行運動ができるようになる患者は，躯幹筋（腹筋と脊柱起立筋）がMMT 3か4の筋力がある。これは通常，高位胸髄損傷（T2～T8）患者は除外される。この損傷部位では，躯幹と骨盤を安定させる筋力がなく，呼吸予備力の低下を示す。一側または両側の股関節屈筋や四頭筋に筋力が残っている不完全損傷患者は，機能的な歩行能力を獲得する可能性がより高い[122]。

　脊柱装具は機能的な歩行を行うにはあまりに拘束的で，重く，非実用的であるので，躯幹を安定させるためには十分なROMと姿勢アライメントが重要である。股関節の完全伸展は，立位でバランスをとるのに不可欠である。患者は，躯幹または骨盤を安定させるために，股関節の前方靱帯に向かって身体を傾けることを学ぶ。直立起立バランス達成には，膝屈曲と足底屈曲拘縮がないことが重要である。

　心血管系の十分な持久力も，機能的な歩行能力の判定基準である[123]。対麻痺患者の歩行のエネルギーコストは通常の歩行より2～4倍大きいので，持久力は歩行の成否を決定する重要な要因になる。上肢のための持久力訓練のプログラムで若干の練習効果が獲得され

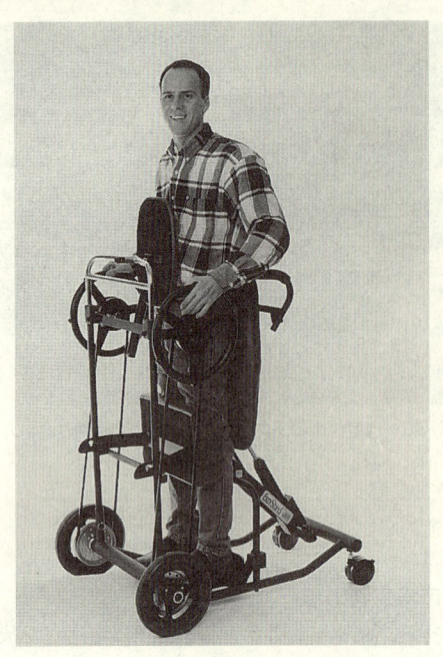

図27-31 起立フレームは，周囲の情況に合わせた移動を可能にする。後側の支持物は，移乗を容易にするためにゆっくり座席に変更することができる（Altimate Medical, Morton, MN.による）

るにもかかわらず，患者の年齢，体重，心血管系疾患または呼吸障害の既往歴によって歩行量は制限される。歩行を制限する可能性がある他の因子には，重篤な痙縮，固有受容覚（特に股関節と膝の）の消失，疼痛と例えば褥瘡性潰瘍，股関節の異所性骨化または奇形などの二次的合併症がある。加えて，患者の意欲は，歩行の成否に大きな役割を果たす。非常に意欲のある患者は，限られた予備能で歩行を学ぶことができる。しかしこれらの患者は，結局は，歩行のエネルギーコストがあまりに大きいと気づくことがある。

歩行の長期継続についての追跡調査は，広範囲にはなされていない。MikelbergとReid[124]は，装具が処方されたSCI患者60人を調査した。このグループでは，60％が，初期移動手段として車椅子を使用していた。31％は処方された装具を完全に廃棄した。装具を使用した患者は，主にそれを起立と運動訓練のために保持していた。装具と移動訓練の高い費用を考慮して，装具を処方する前に，著者らはそれぞれの患者が慎重に考慮するよう提案している。彼らは，歩行運動についての決定を延期することも提案している。訓練は，その後に引き続く介護の間に適切になされるだろう。

補装具処方

補装具処方は，損傷レベルによって変化する。通常は，緊張している足関節や膝関節の制御だけが必要である。低位胸髄損傷（T9～T12）患者は，KAFOが求められる。従来のKAFOには，直立した両側の金属支柱，後側の大腿バンドと腓腹筋バンド，前方膝屈曲パッド，ドロップロックまたはベールロック，調整ロックつき足関節，特別丈夫なあぶみとクッション踵がある。足関節は，通常，踵ストライクで股関節伸展を助けるために5～10度の背屈でロックされている。患者が装具によって股関節を過伸展して（図27-32）足の上に体重のバランスを保つことができるので，器具による股関節制御は必要ない。重心は，足関節の前で股関節後方に保たれる。

Craig-Scott装具[125]は，対麻痺（第31章参照）患者に対してよく処方されるもう1つの種類のKAFOである。これらの装具は，標準の二重支柱，生体力学的なアライメントを提供するオフセット膝関節，ベールロック，後側の大腿バンド，前脛骨バンド，調整つき足関節と中足骨頭部を越えて伸びる足底板からなる。この装具の改良例（図27-33）は，金属足関節と足底板の代わりにプラスチック製の堅牢な足関節部分を含む。この変更により，装具全体が軽くなり，外観が良くなり，靴をオーダーメードする必要がなくなる[126]。

SCI患者が利用できるもう1つの装具は，交互運動歩行装具 reciprocating gait orthosis（RGO）（第31章

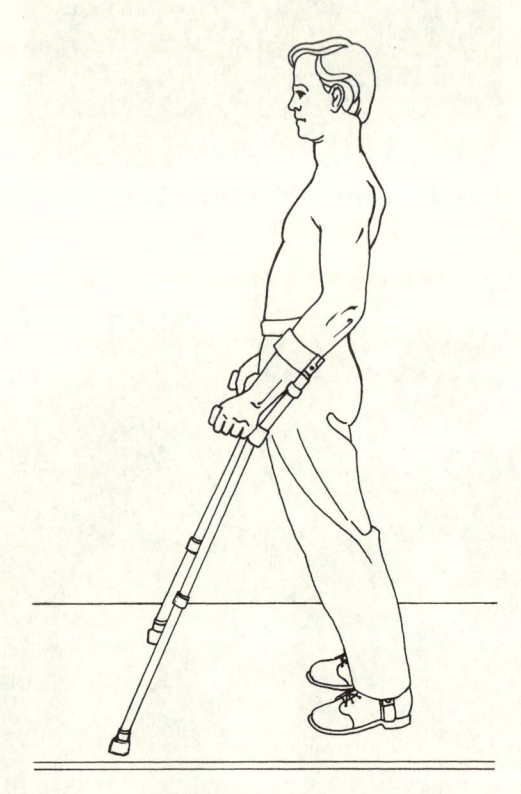

図27-32 両側長下肢装具を使用しての起立アライメント。股関節を過伸展させて，前Y靭帯に向かって体を折り曲げることによって立位が維持される点に注意する

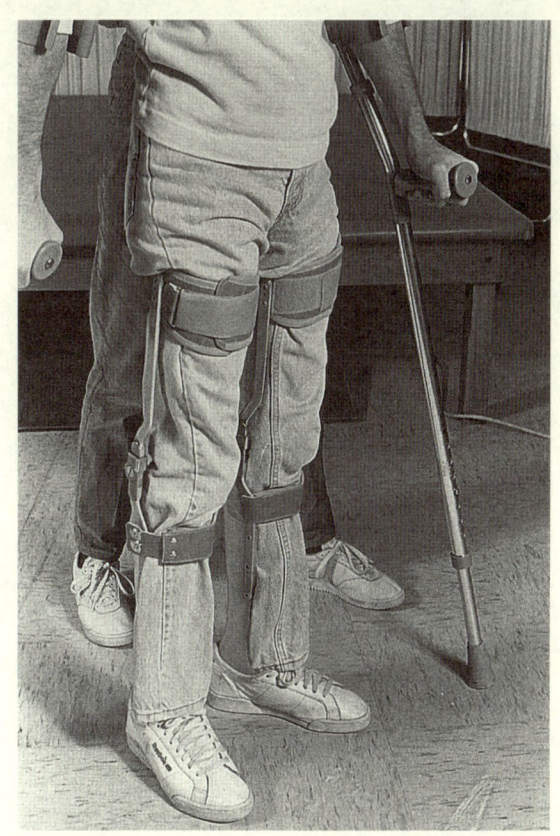

図 27-33 New England Regional Spinal Cord Injury Center (NERSCIC) 装具（Craig-Scott 装具の改良）。患者がデモンストレーションの目的で衣類の上に装具を着用している点に注意

参照）である。RGO は，胸椎まで延びる成形された骨盤帯でつながる 2 つのプラスチック KAFO からなる。RGO には，後側を走り股関節に接続される二重ケーブルシステムがある。これらのケーブル付属品は，脚の間で力を伝送して交互運動を可能にする。1 つの方向の股関節運動は，対側の股関節の逆方向運動を促進する。例えば，体重が左下肢上に移されるにつれて，右は前に移動される。二重ケーブルシステムは，屈曲と伸展両方の制御を可能にする。これらのケーブルは，歩行の間，2 つの肢の間で動きを「調整する」ために機能する。遊脚肢が前方に送り出されるにつれてケーブルによって下肢屈伸が助けられ，それとともに立脚肢は伸展される。このようにして，装具は片側の脚前進と交互運動歩行パターンを可能にする。この装具を装着し，松葉杖または交互歩行器を用いて，二点歩行または四点歩行パターンをとることができる。座る運動は，膝関節でドロップロックを解錠することによってなされる[127〜129]。

下肢帯と脊柱付属品は，従来の KAFO の用途にはまず処方されない。これらの付属品は，躯幹と骨盤の柔軟性を減少させたり，さらに余分な重さ（ときには 1.8 kg 程度）を加えることによって，更衣動作，座位から起立への動作，移動運動を大きく制限する。さらに，これらの部品の使用は，歩行を遅くし，努力を必要とし，通常に機能しないようにする。これらの付属品を必要とする患者（通常 T2〜T8 損傷）は，装具処方の対象とならない。その代わりに，これらの患者は，後側のスプリントまたは起立フレームを用いて生理的起立を獲得することができる。

短下肢装具 ankle-foot orthose（AFO）は，しばしば低位損傷（例えば，L3 以下）患者に適応される。従来の金属支柱かプラスチック AFO を指示することができる。L3 以下が損傷された患者は，しばしば大殿筋-中殿筋歩行パターンを示す。殿筋とハムストリングスのコントロール欠如により踵接地の際に躯幹が急激に後側に動くようになる。躯幹の側方屈曲は，立脚中期で認められる。松葉杖または杖は，患者の歩行パターンを向上させるために，一般的に処方される。

Vannini-Rizzoli 装具は，対麻痺患者のために最も頻繁に使用されているスタビライジングブーツである（第 31 章参照）。それは，革のブーツに挿入される脚の形状に適合させたプラスチック装具からなる。足関節は，足関節の前に重心を移すために底屈 15 度に固定される。起立には，股関節と膝関節が伸展し，躯幹は腰椎前弯している必要がある。足関節の底屈位は，起立の際に膝を安定させる。歩行運動は，躯幹を一側からもう一方の側に移し，非荷重肢を前方へ揺動させることによって達成される。装具は，松葉杖，歩行器または両杖とともに使用される[130,131]。

機能的電気刺激

機能的電気刺激 functional electrical stimulation（FES）には，機能的活動に変換する筋収縮を誘発するための，電気刺激が使用される。近年，このアプローチは，機能を向上させ，筋容積と骨密度を維持するメカニズムとして SCI 患者に大いに希望を抱かせるようになった。この領域の研究の大部分は，起立および自動歩行機能，運動と上肢の日常生活活動 activities of daily living（ADL）の制御に集中してきた。持久力を改善するために，FES はサイクル運動負荷試験法とともに使われてきた。達成される歩行パターンはあまり洗練されておらず，短い距離の歩行だけを可能にしている[132〜135]。

FES のための電気刺激は，表面電極，外科的な植え込み電極または経皮電極によって与えられる[135]。電気刺激は，タイミングと刺激の開始を制御するコンピュータと連結される。使用されている大多数のシステムは，開ループシステムによって制御されている。すなわち，刺激強度および刺激の順序は，個人別に前もってプログラムされている。このシステムの問題点は，刺激の

段階的変化の欠如と目標筋への頻繁な過刺激である。現在の研究における焦点は，運動はユーザーによって始められるものの，ユーザーの入力なしで修正される閉ループシステムに向けられている。例えば，運動はフィードバック計測（例えば，力または位置）によるユーザーの情報なしで修正することができる[135]。

まだ広範囲にわたる臨床利用はされていないが，FES の応用は段階的に拡大している。FES は，一部の患者に対して，平面，階段やゆるやかな傾斜での歩行，若干の上肢機能活動の動作を可能にしてきた。機能は，FES を上下肢装具と一緒に使用することによって，さらに強化されてきた。RGO は，FES の可能性のなかでしばしば用いられる。FES は，特定の SCI 患者に対して機能的な歩行運動を達成し，上肢機能を向上させる将来の可能性を保有しているようにみえる。しかし，現在 FES 訓練は，費用が高いために，大部分の患者にはほとんど用いられない。

歩行訓練

大振り歩行パターン（図 27-34）は，KAFO による機能的な歩行ができる患者のための究極の目標でなければならない。このパターンを教える際には，円滑で均一な歩調を強調することが重要である。松葉杖は爪先離れのときには両足指から等距離に置き，そして，踵接地のときには両踵から等距離に置く。タイミングが向上し，エネルギー効率と外見を改善するためには，全体のリズムを確立することが重要である。関連した訓練内容を以下に示す。

1. 装具の着脱：患者は，最初に正しく装具を着脱する方法を教えられる。全手順は，通常背臥位か座位で行う。患者は，特にブレース除去の後，皮膚の圧迫箇所について，常に調べるように注意しなければならない。
2. 座位から起立への動作：この動作は，車椅子を使用し，平行棒で行わなければならない。患者は，車椅子の端まで動き，装具をロックしたりロックを外すことを学ぶ。まず最初に，患者は平行棒を用いて身体を引き上げ，起立する（いずれは車椅子の肘掛けを押し下げて起立する）ことを教えられる。いったん直立したならば，患者は手を押し下げ，肩の前方に骨盤を傾ける。座位に戻るには，この手順の逆を行う。
3. 躯幹のバランス保持：患者は，股関節を伸展位にし，足の上に体重のバランスを保つことで躯幹の平衡を学び，最初に片手を次に両手ともサポートから離すことを学ぶ。股関節の後ろや前に手を置いて，安定した立位を維持することも練習しなければならない。初期の平行棒動作の提言のより詳細な説明は第 14 章を参照されたい。
4. 腕立て伏せ：これは，肩を押し上げて体を床から持ち上げ，体の位置を高くしたり低下を制御するために頭部をひょいと下げることが含まれる。
5. 回転すること：これは，90 度回転して体を持ち上げ，降ろしたり，手を片方のバーから，もう一方のバーに移すことが含まれる。
6. 体前屈：これは，上肢による支持を利用して，骨盤より前に頭部と肩を位置させて骨盤位置を制御することである。不安定な姿勢であり，患者には，歩行運動の際この姿勢にならないよう予防すること，また立ち直りについて教えなければならない。
7. 平行棒での歩行動作：四点歩行と二点歩行には，股

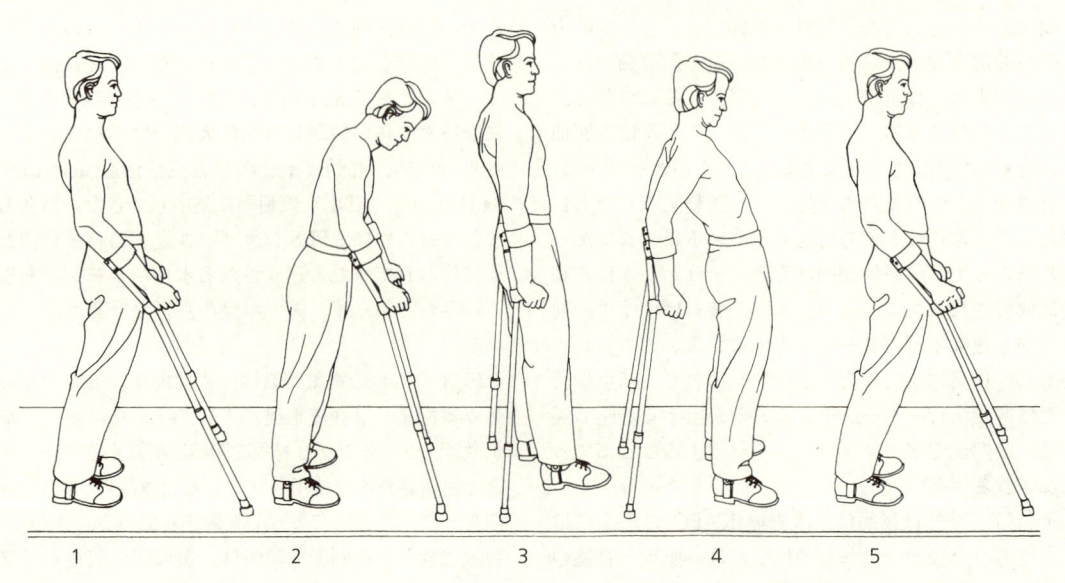

図 27-34 大振り歩行パターン

関節屈曲または股関節歩行が要求される。高位損傷患者は、二次的に股関節挙上筋（内外の斜筋と広背筋）を使用してこの運動を学ぶことがある。低位損傷患者は、腰方形筋が完全である。遊脚側の躯幹回転または立脚側の方への側屈は、前方移動を促進する。

小振り歩行と大振り歩行には、さまざまな程度の身体挙上と踏み切りが要求される。これらの歩行パターンには、若干の体前屈とその立ち直りが含まれる。踏み切りで、頭をひょいと下げて高さを増加させ、そして、足接触で、頭部と背部の後方反りは安定性を回復するのを助ける。

前腕支持杖は、対麻痺患者に最もしばしば選択される。これらの杖は、いくつかの利点がある。それは、軽く、松葉杖なしで手を自由にすることができ、自動車移乗をより容易にする。そして、最も重要なことは、それが肩関節の制限のない運動を可能にすることによって歩行運動と階段上りで機能を向上させることである。

1. 松葉杖を使っての車椅子からの起立：この動作を開始するために、患者は最初に車椅子の後ろのプッシュハンドルに松葉杖をもたれさせて置く。松葉杖を使用して立位をとるために、患者は椅子の前方に移動し、両膝関節をロックして、一方の下肢をもう一方の下肢にクロスさせ、それから、躯幹と骨盤を回転させる（図27-35）。肘掛けの手の位置を逆転させ、患者は車椅子と向き合うために旋回して松葉杖を押して起立する。車椅子に戻るのには、この反対の手順を用いる。
2. 松葉杖バランス：まず最初に、患者は三脚スタンスで安定することを学ばなければならない。これは、最初に平行棒でまたは壁に対して均衡を保ったりすることによってほとんど達成される。体重をシフトしたり、床から交互にクラッチを離したり、身体を屈曲させたりという練習をしなければならない。
3. 歩行動作：四点歩行、二点歩行、小振り歩行、大振り歩行は訓練しなければならない。緩徐で安定した歩行パターンから、より速い、より不安定なものまで練習する。タイミングと速度を向上させることに段階的に重点をおかなければならない。
4. 移動活動：患者は、横に歩く、後ろ向きに歩く、回転する、戸口を通り抜けるといった歩行に熟達しなければならない。床面（例えば、カーペット、タイル）と地形（歩道や草地）の変化への対応を訓練していなければ、患者にとって問題となることがある。すべての患者は、これらのより難しい動作をうまくマスターするために、平坦面での歩行運動の熟達が要求される。
5. 上り動作：階段の上昇または降下で最も簡単なパターンは、一般に後ろ向きに階段を上り（図27-36）、前向きに階段を下る（図27-37）ことである。大部分の患者は手すりを使用し、非常に例外的な患者だけが手すりなしで階段を上手に昇降することができる。ある程度熟練したなら、前向きの階段上り、後ろ向きの階段下りも同様に熟練することがある。段

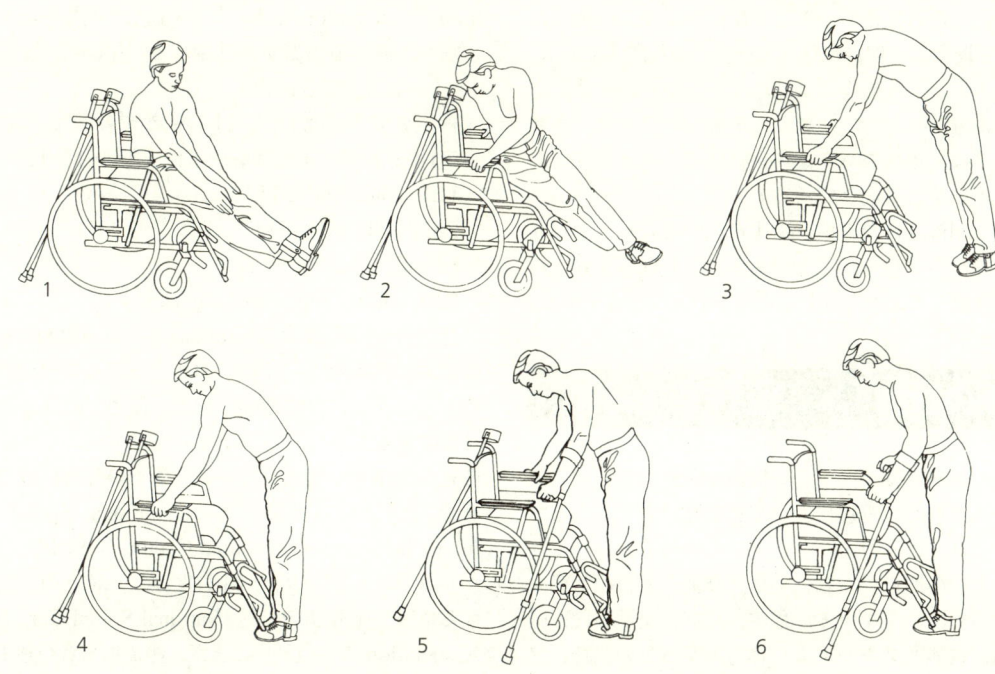

図27-35 松葉杖と両側長下肢装具を使用しての、車椅子からの起立。逆の順序で車椅子に戻る

図 27-36 後ろ向き階段上り。患者は上ろうとする段にクラッチをつく。肩を下げて肘を伸ばしておいて、頭部と躯幹を力強く屈曲する。この動作で、下肢が持ち上がり、次の段に移動する力が生まれる。そして姿勢アライメントを回復させる

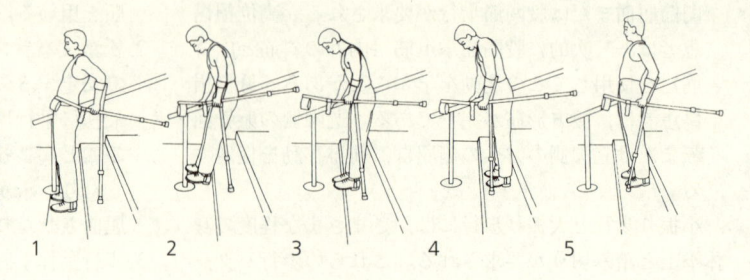

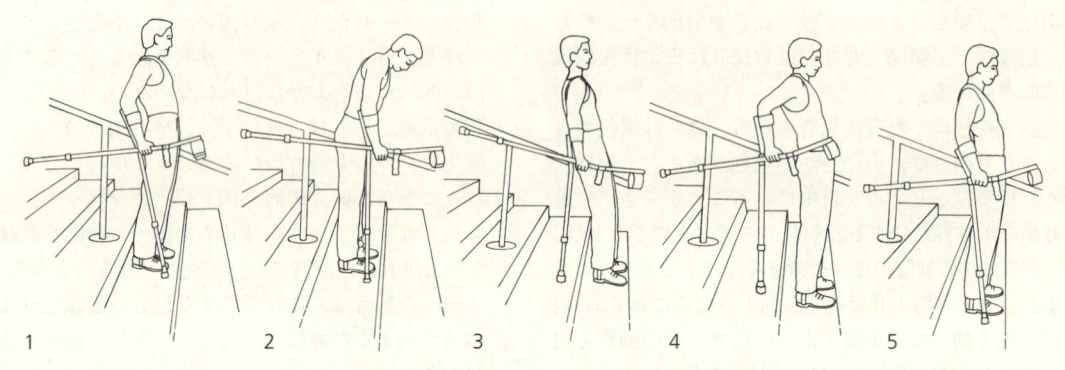

図 27-37 前向き階段下り。初めに、患者は最初の段の上に松葉杖をつく。肩を下げて、肘を伸ばしておいて、最初に頭部と躯幹を屈曲した直後に強く伸展させる。この手順で下肢は直立し、次の下段への動作へのはずみ運動を発生させる。それから松葉杖を下に置いて、姿勢アライメントを回復させる

階的なステップの使用は、学習の最初の作業をより容易にする助けとなる。セラピストは、適切に患者を介助し、支持する必要がある。適切な防御ベルトの使用は、欠かせない。縁石は通常最も難しい上り動作であり、最後に試みる。段階的なプラットフォームまたは縁石を使用することは、患者のこの動作の克服を助ける。四点歩行パターン、後ろ向きに上り、前向きに下りる動作はよりゆっくりと、より確実に下りる方法である。一緒に両下肢をスウィングさせることは、相当なバランスが必要で、より高度な歩行が可能な患者向きである。

6. 転倒：制御された転倒、および床からの起き上がりは、機能的な歩行が可能であると思われる患者に対して考慮しておかなければならない重要な点である。

長期の計画

長期のリハビリテーション計画の重要な側面は、障害の一生を通した管理について患者を教育することである。これには、コミュニティへの復帰と、リハビリテーションの間に得られた健康と機能の最善の状態を維持する方法に集中する。住宅、栄養、交通手段、経済基盤、機能的スキルおよび体力のレベルの維持、雇用、さらなる教育、そして望まれる社会的活動または

レクリエーション活動に参加するための方法など、多数の問題を考慮しなければならない。これらの問題のそれぞれについては、リハビリテーション初期の患者、家族および適切なチームメンバーとの相談において対処しなければならない。患者も、National Spinal Cord Injury Association の地方支部を通して利用可能な資源に触れ、調べることが奨励される。［訳注：わが国においては下記を参照されたい

　特定非営利活動法人　日本せきずい基金・事務局
　〒183-0034　東京都府中市住吉町4-17-16
　TEL　042-366-5153
　FAX　042-314-2753
　E-mail　jscf@jscf.org
　URL　http://www.jscf.org/jscf/］

全国脊髄損傷協会（National Resource Directory）の全国情報案内は、患者に SCI に関連した研究の種々のトピックス、立法活動、会議、住宅、輸送、新しい適応可能な器材、スポーツやレクリエーション活動に関連した情報を提供している。多くの都市には、全国脊髄損傷協会の支部がある。National Spinal Cord Injury Information Resource Center （NSCIRC）にはヘルプラインがあり、SCI に関連した種々の主題に関する情報を提供している。National Spinal Cord Injury Association の会員制度はまた、医療担当者が利用できる。最後に、長期の定期的なリハビリテーションの訪

第 27 章 外傷性脊髄損傷

間追跡調査のために，調整された計画がされなければならない。

まとめ

本章は，外傷性 SCI の主要な臨床症状，間接的な機能障害，二次的合併症について記載した。急性および亜急性期両方のリハビリテーションにおける理学療法介入に重点をおいた。期待される目標と帰結，それから治療介入を取り上げた。それぞれは，個々の患者のニーズに応じて調整されなければならない。これは，受傷からの時間，損傷のレベル，骨折の安定化，受傷前の趣味，心理社会的要因，二次的合併症などについての具体的な注意をもって慎重に評価することによって達成される。

SCI 患者の管理は複雑でやりがいのある課題であり，その介護の継続性がリハビリテーション全体の目的を達成するうえできわめて重大である。チームメンバー，患者と家族のなかでの頻回の開かれたコミュニケーションは，患者のリハビリテーションと患者のコミュニティ復帰への組織化された，高度な個別的アプローチを維持するためには不可欠である。

復習問題

1. Brown-Sequard 症候群，前，中心性，および後脊髄症候群の臨床像を確認せよ。
2. 脊髄性ショックを定義せよ。
3. 脊髄損傷にともなう機能障害を記載せよ。以下の領域のそれぞれに起こる変化について説明せよ。
   a．運動機能
   b．感覚機能
   c．温度調節
   d．呼吸機能
   e．筋緊張
   f．膀胱と腸管機能
   g．性的機能
4. 自律神経過反射とは何か？ この症候群を引き起こす刺激と症状を記載せよ。理学療法処置の際に，患者にこの症状が発症した場合，あなたはどのような処置をするか？
5. 異所性骨化とは何か？ 早期症状を記載せよ。SCI の後，どこに最も一般的に発生するか？
6. 深部静脈血栓症の臨床像を記載せよ。SCI 患者はなぜ，この二次的合併症の発症の危険性があるのか？
7. 四肢麻痺患者の急性期管理における，肩関節 ROM 制限を予防するための姿勢を決めるプログラムを述べよ。
8. 脊髄損傷の予後に影響を及ぼす 3 つの原発性因子を確認せよ。
9. 頸椎骨折を固定するために，トングと比較してハロー装具の大きな長所を記載せよ。
10. 急性期管理において，理学療法評価には何が含まれるか？ 標準的な評価技術の一部をどのように修正しなければならないか？
11. 選択的ストレッチといわれているのは何か？
12. 急性期の管理における，呼吸管理の主要な目的を確認せよ。これらの目的に対処するための強力な治療活動を提起せよ。
13. 急性期における筋力増強訓練にはどのような方法が適当か？ なぜ，両側上肢活動が強調されるのか？
14. C6 四肢麻痺と T12 対麻痺の 2 人の患者に対するマット運動の実例を概説せよ。両方の患者とも完全損傷となっていると仮定せよ。あなたが盛り込む具体的なマット運動の順序と活動を記載せよ。それぞれの機能的な重要性を確認せよ。あなたはマットプログラムに追加して，どのような種類の段階的強化運動をおのおのの患者に提案するか？

CS ケーススタディ

既往歴：患者は，自動車事故に巻き込まれた 40 歳の男性である。外傷センターへの入院時 T4 レベルで骨折があったが，T4 レベル遠位には運動機能障害または感覚機能障害はなかった。彼はメチルプレドニゾロン投与で処置され，プラスチック・ボディジャケットで固定された。3 週間の病院滞在後，地元のリハビリテーションセンターへ転院した。彼の状態は，以下のとおりだった。

・歩行不能。
・両下肢の自発運動はなく，股関節屈筋群と外旋筋群は MMT 1。
・乳頭線遠位の感覚消失。

- ベッド上移動，移乗，着脱衣，入浴は介助。食事はいくらかの介助。
- 尿，便ともに失禁状態。
- 両足クローヌスと両側 Babinski が陽性で，PTR と ATR は陽性。

彼は，リハビリテーションを6週間受けて，以下の機能状態で家庭に退院した。
- 移乗動作：FIM レベル 5。安全のために要監視（制御不能の痙攣で車椅子から転落する）
- 車椅子移動：FIM レベル 7
- セルフケア：
  着脱衣：FIM レベル 3
  入浴：FIM レベル 3
  括約筋制御：FIM レベル 2

次の7ヵ月の間，彼は自宅で，限られた機能的自立で生活した。便失禁と尿失禁が継続した。そして，T4以下に麻痺と感覚消失が続いた。腹筋と両下肢に重篤な痙縮があり，車椅子外でジャックナイフ肢位を起こす強い伸筋衝動を示した。ベッド外の時間は1日4時間に限られていた。彼は地域活動あるいは仕事に戻れなかった。

最近，彼から髄腔内へのバクロフェンポンプの外科的移植の依頼があった。手術の後，腹筋と両下肢痙縮の減少が直ちに認められた。現在，活発なリハビリテーションの依頼がなされている。

過去の病歴：特記することはない。

現在の医学管理
- 髄腔内のバクロフェン（Lioresal）
- 外部カテーテル
- 直腸プログラム：坐薬，指刺激技術

社会歴：彼は最近転居したアパートの1階に，妻と住んでいる。トイレが利用しやすい，シャワーのついたバスルームがある。現在失業しているが，できるだけ早くコンピュータプログラマーとしてパートタイムの仕事に戻りたいと考えている。痙縮と伸筋群の痙攣は，彼の希望を妨げ続けている。

理学療法評価

認識：機敏で，見当識が保たれている。
コミュニケーション：正常範囲内である。
視力/聴力：正常範囲内である。
GI（消化器）/GU（泌尿生殖器）：痙攣直腸と痙性膀胱。

心肺状態
- 心臓，呼吸機能に明らかな障害はない。
- 体調不良のレベル：今のところ評価できない。

知覚：T6 レベル。報告では，胸骨以下で知覚消失。

疼痛
- 痙縮と痙攣に継続した腹痛の訴え。
- 両下肢にいくらかの不快感の訴え。

皮膚状態/浮腫：正常範囲内で，褥瘡は認められない。

ROM
- 両股関節屈曲拘縮：痙縮に続発性かは判定できない。
- 両膝関節屈曲拘縮：左膝は 20〜120 度，右膝は 30〜110 度（痙攣と疼痛のために完全に膝を伸ばすことができない）。
- 両足関節制限：左は膝屈曲位で足関節背屈が中間位まで。右は背屈 0〜5 度。

姿勢
- 肩を丸め，頭部を著明に前方に移動。
- 骨盤後方に傾斜して座る。
- 直立の座位を維持するのが困難で，左側に転倒する傾向がある。

運動制御

筋緊張
- 両下肢筋緊張が中程度に増加（修正アシュワーススケールの 3）。
- 躯幹の筋緊張が中程度に増加（修正アシュワーススケールの 3）。
- 患者の報告では，ポンプ移植以来痙縮が減少した。車椅子外でジャックナイフ肢位のような筋緊張増加はない。

随意筋調節/筋力：
- T4 以下の随意筋制御の消失。座位で左踵を床から ROM 1/4 で離すことができる。

パウダーボード上で：
左股関節伸筋　MMT 2（完全な ROM 範囲）
左膝関節伸筋　MMT 2（拘縮のために制限がある）
右股関節伸筋　MMT 1
右膝関節伸筋　MMT 1
右股関節，膝関節屈筋　MMT 1
両殿筋群　MMT 1：ブリッジができない

バランス

座位
- 静的コントロール：自立した座位は両上肢支持で1分以内。両上肢支持なしでは座位は不可能。
- 動的コントロール：最後にバランスを崩してわずかしか動けない。正常な動揺は 30% 未満。
- 起立：起立はできない。

歩行：N/A

機能的な移動（FIM）
移動：レベル 7（家庭内では車椅子自立，限られた

コミュニティ内の移動）
移乗動作：レベル7（スライディングボードによる横のスライド移乗で自立）
自己管理
着脱衣：レベル4（靴下と靴を履くのに最小の介助が必要）
入浴：レベル5（シャワー椅子とセットアップが必要）
括約筋制御：レベル3
持久力：最小の疲労で45分の検査に耐えられる。
用具
・車椅子：手軽なデザイン・圧軽減溶液/フォームクッション
　患者は、非常に意欲があり、協力的である。彼は歩行と下肢筋力を回復して、職場復帰を望んでいる。

指導問題
1. 次の用語で、この患者の問題を識別し、分類せよ。
　a．直接的な機能障害
　b．間接的な機能障害
　c．複合機能障害：直接的，間接的機能障害両者が合わさった障害
　d．機能的な制限/能力低下
2. この患者の3つの目標（機能障害の治療）と3つの帰結（機能的な限界/障害の治療）を確認せよ。
3. 治療の最初の3週間に使われる方法で、5つの処置介入を明確に述べよ。あなたの選んだ介入を正当化する理論的根拠を簡潔に述べよ。
4. この患者の最初の理学療法期間に適切な運動学習方法を確認せよ。

用語解説

前脊髄症候群 anterior cord syndrome：前脊髄の一次性損傷による不完全な脊髄損傷。運動機能と疼痛，温度感覚の欠損。損傷レベル以下の固有受容覚（固有感覚），運動覚，振動覚は温存。

自律神経過反射 automatic dysrefrexia（hyperreflexia）：高位脊髄損傷患者に認められる病理学的自律神経反射。損傷のレベル以下で侵害刺激によって誘発されて，自律神経活動の急性発症をもたらす。症状には，高血圧，徐脈，頭痛，発汗が含まれる。

剝離 avulsion：骨から部分的に骨が引き剝される，あるいは，裂かれること。

Brown-Sequard 症候群 Brown-Sequard syndrome：脊髄の半側損傷に起因する不完全な脊髄障害。病変側の運動機能，固有受容覚と運動覚の喪失。健常側の痛覚，温度覚，触覚の喪失。

球海綿体反射（陽性） bulbocavernosus reflex（positive）：陰茎亀頭または陰核亀頭への圧迫で，外肛門括約筋の収縮を引き出す。

粉砕骨折 burst（explosion）fracture：脊柱の長軸に沿った圧力と関連し，また，屈曲損傷をともなう粉砕された脊椎骨折で，骨片は求心的に位置がずれる。

馬尾損傷 cauda equina lesion：第一腰椎以下での末梢神経への損傷。若干の再生は可能である。

中心性脊髄症候群 central cord syndrome：上肢に下肢よりも著明な神経学的病変を生じる脊髄中心の不完全な脊髄損傷（頸髄伝導路はより中央に，腰髄，仙髄伝導路はより辺縁に位置する）。

完全損傷（SCIにおける） complete lesion（SCI）：損傷のレベル以下の感覚と運動機能の完全な欠損。

圧迫骨折 compression fracture：脊柱の長軸に沿った圧力による，屈曲損傷と密接に関連した脊椎骨折。

挫傷（SCIにおける） contusion（SCI）：脊柱管内で，位置がずれた骨や軟部組織からの圧力または腫張によって起こる脊髄への損傷。

Crede 法 Crede maneuver：弛緩した膀胱から尿を排泄させて空にするテクニック。臍と恥骨結合の間で下方に向けて手で繰り返し圧力をかける。用手的に圧力を膀胱の上に直接かけて，尿の排泄をさらに促進する。

深部静脈血栓症 deep vein thrombosis（DVT）：深部静脈系での血栓形成。最もしばしば下肢に起こる。臨床徴候は，受傷下肢の熱感，疼痛，腫脹である。

発汗 diaphoresis：汗をかくこと。

脱臼 dislocation：正常な位置からの骨あるいは椎体のずれ。骨あるいは椎体の通常の位置からの転位。

伸延 distraction：牽引力。関節面の分離。

感覚異常 dysesthesias：脊髄損傷の後で損傷のレベル下で経験される，異常な痛みをともなう感覚。しばしば，灼熱感，しびれ，ピンや針で刺されたような感覚といわれる。

異所性骨化 heterotopic ossification：脊髄損傷後の二次

合併症で，損傷のレベル以下で起こる軟部組織内の異常な骨成長（同義語：異所性骨形成 ectopic bone formation）。

不完全損傷（SCI における） incomplete lesion (SCI)：損傷のレベル以下の麻痺であるが，感覚あるいは運動機能がいくらか温存される。

脊髄腔内注入 intrathecal injection：脊柱管の範囲内で，反射弓を遮断するための硬膜腔内への化学注射。重篤な痙縮の緩和に用いられる。

主要筋群 key muscles：損傷のそれぞれの連続したレベルで有意に患者の運動能を示す筋肉。

下位運動ニューロン（LMN）障害 lower motor neuron (LMN) lesion：前角細胞または末梢神経病巣に関連した運動機能障害。

浸軟 maceration：水または他の体液への露出による固体の軟化。通常，皮膚に関係する。

排尿 micturition：尿の排泄（同義語：導尿 urination）。

脊髄切開術 myelotomy：脊髄の神経線維の切断。重篤な痙縮の緩和に用いられる。

筋切り術 myotomy：筋肉の外科的切離，あるいは解離。痙縮の緩和に用いられる。

神経切断術 neurectomy：神経の部分的あるいは完全な摘出または切除。重篤な痙縮の緩和に用いられる。

夜間多尿症 nocturia：夜間の過剰な排尿。

骨粗鬆症 osteoporosis：骨密度の異常な減少。

対麻痺 paraplegia：胸髄，腰髄の病変，または仙髄神経根病変による躯幹と両下肢の全部または一部の部分的あるいは完全な麻痺。

末梢神経ブロック peripheral nerve block：局所化学注射により選択的に運動神経伝達を遮断するもの。痙縮の緩和に用いられる。

後索症候群 posterior cord syndrome：脊髄後側の一次的損傷による珍しい不完全な病変。損傷レベル以下の固有受容覚と識別感覚の喪失，運動機能，温痛覚と触覚は保たれる。

起立性低血圧 postural hypotension（orthostatic hypotension）：直立あるいは垂直姿勢をとるときに起こる血圧低下。静脈血の戻りと脳血流量の減少で，頭痛あるいは失神の症状を起こす。これは，通常でも可能性があり，長期にわたる臥床安静の後では典型的に重症である。

褥瘡 pressure sore：圧力あるいは剪断力が軽減されないために生じる軟部組織の潰瘍（同義語：decubitus ulcer, bed sore）。

根切断術 rhizotomy：神経根の分割または切断。重篤な痙縮を緩和するために用いられる。

神経根逃避 root escape：脊髄損傷レベルで末梢神経の神経根が温存される。

仙髄回避 sacral sparing：仙椎神経支配が部分的に温存される不完全な損傷。損傷のレベル以下の他領域では運動機能と感覚の完全欠損。

選択的ストレッチ selective stretching：部分的あるいは完全なストレッチをすることで，機能を増進させること。

剪断 shearing：近接する組織構造に対しての水平あるいは平行な力の負荷。正常に存在する力の方向と反対に働く。胸腰椎部の骨折転位と関連する。

脊髄性ショック spinal shock：脊髄損傷直後の筋弛緩と感覚の損失。損傷のレベル以下におけるすべての反射の欠如が特徴。一般に，24 時間以内に鎮静化する。

亜脱臼 subluxation：不完全あるいは部分的な脱臼。

teardrop（涙滴）骨折 teardrop fracture：頸椎の粉砕骨折で，椎体の前下に骨片を発生させる。骨片は，X 線画像上では「涙」に似ていて，屈曲と圧縮力に関係している。

腱切り術 tenotomy：腱の外科的切離。痙縮を減らすために用いられる。

四肢麻痺 tetraplegia (quadriplegia)：四肢と躯幹の部分的あるいは完全な麻痺。頸髄病変では呼吸筋麻痺を含む。

上位運動ニューロン（UMN）障害 upper motor neuron (UMN) lesion：皮質，皮質下，脊髄構造の病変と関連した運動機能障害。

付　録

ケーススタディの指導問題解答例

1. 次の用語で，この患者の問題を識別し，分類せよ。

解答

a．直接的な機能障害
・T6 以下に筋力低下，感覚低下。
・両下肢と体幹の筋緊張/筋スパズムの増加。
・直腸と膀胱の失禁と痙縮。

b．間接的機能障害
・座位姿勢の不良。
・両下肢の ROM 低下，拘縮：左が右より強い。
・両下肢，腹部に筋スパズムに関連した疼痛。

c．複合機能障害：直接的，間接的機能障害両者

が合わさった障害
・静的-動的バランスの障害。
・持久力の低下。

d．機能的制限/能力低下
・座位自立能力の低下。
・車椅子移動に依存する。
・起立，移動が不可能。
・ADL，IADL（コミュニティにおける移動）の低下。
・仕事が不可能。

2. この患者の3つの目標（機能障害の治療）と3つの帰結（機能的な限界/障害の治療）を確認せよ。

解答
目標：患者は，治療の2〜3週以内に，車椅子座位のアライメントを示す。
目標：患者は，治療の2〜3週以内に，プラットフォームで上肢支持なしに5分間座位をとることができる。
目標：患者は，治療の2〜3週以内に，日々の個人生活の範囲内で自立する。
帰結：患者は，6〜8週の治療後に，1日6〜7時間適切な姿勢で車椅子座位ができる。
帰結：患者は，6〜8週の治療後，適応可能な器材なしですべての移動で自立し，安全である。
帰結：患者は，6〜8週の治療後，両上肢の動作が制限なく自立しており，机上の作業が可能で職場復帰することができる。

3. 治療の最初の3週間に使われる方法で，5つの処置介入を明確に述べよ。あなたの選んだ介入を正当化する理論的根拠を簡潔に述べよ。

解答
介入1
・膝の上のボールをつかみながら両上肢で支持をして座位をとらせる。
・交互の等尺性筋収縮。
・交互の律動的安定化技術を進展する。
・理論的根拠：座位の安定性と残された体幹の筋を制御する能力を発展させる。

介入2
・座位で，両下肢を伸展し，また加重して体重を一側から反対側にシフトさせる。
・活発な運動。
・発展：運動の範囲と方向を増加させる。軽い抵抗を加えての体重移動（緩徐な反転）。両下肢の体重支持なしでの体重のシフト。

・理論的根拠：座位で制御された運動機能と安定性を失わずに体幹を運動させる能力を発展させる。

介入3
・座位で，両上肢を前方と後方に伸ばす運動。
・積極的な運動。
・発展：運動の範囲との方向を増加させる。
・理論的根拠：座位で制御された運動機能（静的-動的コントロール）と安定性を失わずに四肢運動能力を発展させる。

介入4
・膝立ち姿勢，大きいボールを使用して修正された両肘支持背臥位姿勢をとり，両上肢で体重支持を保持する。
・積極的補助運動。
・発展：ボールを左右にゆっくり動かしながら体重の移動をする。
・理論的根拠：支持された膝立ち，躯幹と股関節伸筋制御を発展させ，拮抗筋の屈筋スパズムと拘縮，直立姿勢の起立性低血圧反応を防止する。

介入5
・長座位姿勢で，プッシュアップブロックを使用して腕立て伏せ。
・積極的な運動。
・発展：長座位でプッシュアップブロックなしでの腕立て伏せから端座位姿勢の腕立て伏せに発展させる。
・理論的根拠：両上肢肩下垂筋群と三頭筋の筋力強化。スライディングボードの使用なしでの自立を促進する。

4. この患者の最初の理学療法期間に適切な運動学習方法を確認せよ。

解答 指示と増幅フィードバック（言葉の手がかりと手による接触）で運動スキル（認知性の位置づけ）の初期発展を補助する。運動は必要に応じて介助し，正しい安全なパフォーマンスを確実にする。おのおのの作業の機能的な目標を強調し，現実の作業への繰り返しを確実にする。頻度が高い活動では，頻繁に休止をとって疲労の危険度を減少させる。最初のセッションでは，言葉のフィードバック（成果についての知識）は，あらゆる試行の後に与える。学習が進行するにつれて，学習者の自己反省と自己矯正を促すためにフィードバックはより頻度を低くする（フィードバックが消えていくように）。脊髄損傷患者には，続いて起こる環境問題に対処するための自立した意思決

定スキルが要求される。訓練は、閉ざされた環境（理学療法クリニック）から開かれた環境（コミュニティや職場）まで発展させる。職務上のスキルの復帰に努めることは、特に患者にとって、年齢と個人的な目標から重要である。

文献

1. Cash, L: The status of spinal cord research: A reason to hope. SCI Life 10:12, 1999.
2. Spinal Cord Injury: Facts and Figures at a Glance. The National Spinal Cord Injury Statistical Center. University of Alabama, Birmingham, 1998.
3. International Standards for Neurological and Functional Classification of Spinal Injury. American Spinal Injury Association (ASIA) and International Medical Society of Paraplegia, Chicago, 1996.
4. Michaelis, LS: International inquiry on neurological terminology and prognosis in paraplegia and tetraplegia. Paraplegia 7:1, 1969.
5. Coogler, CE: Clinical decision making among neurologic patients: Spinal cord injury. In Wolf, SL (ed): Clinical Decision Making in Physical Therapy. FA Davis, Philadelphia, 1985, p 149.
6. Rieser, TV, et al: Orthopedic evaluation of spinal cord injury and management of vertebral fractures. In Adkins, HV (ed): Spinal Cord Injury. Churchill Livingstone, New York, 1985, p 1.
7. Gilman, S and Newman, SW: Manter and Gatz's Essentials of Clinical Neuroanatomy and Neurophysiology, ed 9. FA Davis, Philadelphia, 1996.
8. Lundy-Ekman, L: Neuroscience: Fundamentals for Rehabilitation. Saunders, Philadelphia, 1998.
9. Atrice, MB, et al: Traumatic spinal cord injury. In Umphred, DA (ed): Neurological Rehabilitation, ed 3. CV Mosby, St. Louis, 1995, p 484.
10. Levi, ADO, et al: Clinical syndromes associated with disproportionate weakness of the upper versus the lower extremities after cervical spinal cord injury. Neurosurgery 38:179, 1996.
11. Alexeeva, N: Central cord syndrome of cervical spinal cord injury: Widespread changes in muscle recruitment studied by voluntary contractions and transcranial magnetic stimulation. Exp Neurol 148:399, 1997.
12. Brodkey, JS, et al: The syndrome of acute central cervical spinal cord injury revisited. Surg Neurol 14:251, 1980.
13. Esses, SI: Textbook of Spinal Disorders. JB Lippincott, Philadelphia, 1995.
14. Rogers, LF: Fractures and dislocations of the spine. In Calenoff, L (ed): Radiology of Spinal Cord Injury. CV Mosby, St. Louis, 1981.
15. McKinnis, LN: Fundamentals of Orthopedic Radiology. FA Davis, Philadelphia, 1997.
16. Buchanan, LE: An overview. In Buchanan, LE, and Nawoczenski, DA (eds): Spinal Cord Injury: Concepts and Management Approaches. Williams & Wilkins, Baltimore, 1987, p 1.
17. Buchanan, LE: Emergency care. In Buchanan, LE, and Nawoczenski, DA (eds): Spinal Cord Injury: Concepts and Management Approaches. Williams & Wilkins, Baltimore, 1987, p 21.
18. English, E: Mechanisms of cervical spine injuries. In Tator, CH (ed): Early Management of Acute Spinal Cord Injury. Raven, New York, 1982, p 25.
19. Young, PA, and Young, PH: Basic Clinical Neuroanatomy. Williams & Wilkins, Baltimore, 1997.
20. Edibam, RC: Medical management. In Bedbrook, G (ed): The Care and Management of Spinal Cord Injuries. Springer-Verlag, New York, 1981, p 109.
21. Guyton, AC, and Hall, JE: Human Physiology and Mechanisms of Disease, ed 6. Saunders, Philadelphia, 1997.
22. Lemons, VR, and Wagner, FC: Respiratory complication after cervical spinal cord injury. Spine 19:2315, 1994.
23. Jackson, AB, and Groomes, TE: Incidence of respiratory complications following spinal cord injury. Arch Phys Med Rehabil 75:270, 1994.
24. Alvarez, SE, et al: Respiratory treatment of the adult patient with spinal cord injury. Phys Ther 61:1737, 1981.
25. Moore, KL: Clinically Oriented Anatomy, ed 3. Williams & Wilkins, Baltimore, 1992.
26. Smith, LK, et al: Brunnstrom's Clinical Kinesiology, ed 5. FA Davis, Philadelphia, 1996.
27. Nixon, V: Spinal Cord Injury: A Guide to Functional Outcomes in Physical Therapy Management. Aspen, Rockville, MD, 1985.
28. Wetzel, J: Respiratory evaluation and treatment. In Adkins, HV: Spinal Cord Injury. Churchill-Livingstone, New York, 1985, p 75.
29. Bach, JR, and Wang, TG: Pulmonary function and sleep disordered breathing in patients with traumatic tetraplegia: A longitudinal study. Arch Phys Med Rehabil 75:279, 1994.
30. Seidel, AC: Spinal cord injury. In Logigian, MK (ed): Adult Rehabilitation: A Team Approach for Therapists. Little, Brown, Boston, 1982, p 325.
31. Campbell, SK, et al: The effects of intrathecally administered baclofen on function in patients with spasticity. Phys Ther 75:352, 1995.
32. Rosen, JS: Rehabilitation process. In Calenoff, L (ed): Radiology of Spinal Cord Injury. CV Mosby, St. Louis, 1981, p 309.
33. Bromley, I: Tetraplegia and Paraplegia: A Guide for Physiotherapists, ed 3. Churchill-Livingstone, New York, 1985.
34. Buchanan, LE, and Ditunno, JF: Acute care: Medical/surgical management. In Buchanan, LE and Nawoczenski, DA (eds): Spinal Cord Injury: Concepts and Management Approaches. Williams & Wilkins, Baltimore, 1987, p 35.
35. Dolan, JT: Clinical management of the patient with a spinal disorder. In Ruppert, SD, Kernicki, JG, and Dolan, JT: Dolan's Critical Care Nursing: Clinical Management Through the Nursing Process, (ed 2). FA Davis, Philadelphia, 1991, p 613.
36. Cardenas, DD, et al: Manual stimulation of reflex voiding after spinal cord injury. Arch Phys Med Rehabil 66:459, 1985.
37. Zejdlik, CP: Maintaining urinary function. In Zejdlik, CP (ed): Management of Spinal Cord Injury, ed 2. Jones and Bartlett, Boston, 1992, p 353.
38. Comarr, AE, and Vigue, M: Sexual counseling among male and female patients with spinal cord and/or cauda equina injury, I. Am J Phys Med 57:107, 1978.
39. Trieschmann, RB: Spinal Injuries: Psychological, Social and Vocational Adjustment, ed 2. Demos Publications, New York, 1988.
40. Miller, S, et al: Sexual health care clinician in an acute spinal cord injury unit. Arch Phys Med Rehabil 62:315, 1981.
41. Weitzenkamp, DA, et al: Spouses of spinal cord injury survivors: The added impact of caregiving. Arch Phys Med Rehabil 78:822, 1997.
42. Dunn, KL: Sexuality education and the team approach. In Sipski, ML, and Alexander, CJ (eds): Sexual Function In People With Disabilities and Chronic Illness. Aspen, Gaithersburg, MD, 1997, p 381.
43. Brackett, NL, et al: An analysis of 653 trials of penile vibratory stimulation in men with spinal cord injury. J Urol 159:1931, 1998.
44. Pryor, JL, et al: Vibratory stimulation for treatment of anejaculation in quadriplegic men. Arch Phys Med Rehabil 76:59, 1995.
45. Brackett, NL, et al: Semen quality of spinal cord injured men is better when obtained by vibratory stimulation versus electroejaculation. J Urol 157:151, 1997.
46. Brackett, NL, et al: Sperm from spinal cord injured men lose motility faster than sperm from normal men: The effect is exacerbated at body compared to room temperature. J Urol 157:2150, 1997.
47. Brackett, NL, et al: Predictors of necrospermia in men with spinal cord injury. J Urol 159:844, 1998.
48. Kreuter, M, et al: Sexual adjustment and quality of relationships in spinal paraplegia: A controlled study. Arch Phys Med Rehabil 77:541, 1996.
49. Brackett, NL, et al: Male fertility following spinal cord injury: Facts and fiction. Phys Ther 76:1221, 1996.
50. Chao, R, and Clowers, DE: Experience with intracavernosal tri-mixture for the management of neurogenic erectile dysfunction. Arch Phys Med Rehabil 75:276, 1994.
51. Brackett, NL, et al: Andrology: Treatment by assisted conception of severe male factor infertility due to spinal cord injury or other neurologic impairment. J Assist Reprod Genet 12:210, 1995.
52. Higgins, GE: Sexual response in spinal cord injured adults: A review of the literature. Arch Sex Behav 8:173, 1979.
53. Gott, LJ: Anatomy and physiology of male sexual response

and fertility as related to spinal cord injury. In Sha'ked, A (ed): Human Sexuality and Rehabilitation Medicine: Sexual Functioning Following Spinal Cord Injury. Williams & Wilkins, Baltimore, 1981, p 67.
54. Comarr, AE: Sexual function in patients with spinal cord injury. In Pierce, DS, and Nickel, VH (eds): The Total Care of Spinal Cord Injuries. Little, Brown, Boston, 1977, p 171.
55. Hanak, M, and Scott, A: Spinal Cord Injury: An Illustrated Guide for Health Care Professionals. Springer-Verlag, New York, 1983.
56. Baker, ER, and Cardenas, DD: Pregnancy in spinal cord injured women. Arch Phys Med Rehabil 77:501, 1996.
57. Cross, LL, et al: Pregnancy, labor and delivery post spinal cord injury. Paraplegia 30:890, 1992.
58. Baker, ER, et al: Risks associated with pregnancy in spinal cord-injured women. Obstet Gynecol 80:425, 1992.
59. Sipski, ML, and Alexander, CJ: Sexual activities, response and satisfaction in women pre- and post-spinal cord injury. Arch Phys Med Rehabil 74:1025, 1993.
60. Westgren, N, et al: Pregnancy and delivery in women with traumatic spinal cord injury in Sweden. Obstet Gynecol 81:926, 1993.
61. Sipski, ML, et al: Orgasm in women with spinal cord injuries: A laboratory-based assessment. Arch Phys Med Rehabil 76:1097, 1995.
62. Feyi-Waboso, PA: An audit of five years' experience of pregnancy in spinal cord damaged women: A regional unit's experience and a review of the literature. Paraplegia 30:631, 1992.
63. Levi, R, et al: The Stockholm spinal cord injury study: Medical problems in a regional SCI population. Paraplegia 33:308, 1995.
64. Nettina, SM: The Lippincott Manual of Nursing Practice, ed 6. Lippincott, Philadelphia, 1996.
65. Patterson, RP, et al: The impaired response of spinal cord injured individuals to repeated surface pressure loads. Arch Phys Med Rehabil 74:947, 1993.
66. Kernozek, TW, and Lewin, JE: Seat interface pressures of individuals with paraplegia: Influence of dynamic wheelchair locomotion compared with static seated measures. Arch Phys Med Rehabil 79:313, 1998.
67. Comarr, AE: Autonomic dysreflexia (hyperreflexia) J Am Paraplegia Soc 7:53, 1984.
68. Moeller, BA, and Scheinberg, D: Autonomic dysreflexia in injuries below the sixth thoracic segment. JAMA 224:1295, 1973.
69. Lindan, R, et al: Incidence and clinical features of autonomic dysreflexia in patients with spinal cord injury. Paraplegia 18:285, 1980.
70. Rosen, JS: Autonomic dysreflexia. In Calenoff, L (ed): Radiology of Spinal Cord Injury. CV Mosby, St. Louis, 1981, p 554.
71. Comar, AE, and Eltorai, I: Symposium on autonomic dysreflexia. J Spinal Cord Med 20:345, 1996.
72. Comarr, AE: Autonomic dysreflexia. In Pierce, DS and Nickel, VH (eds): The Total Care of Spinal Cord Injuries. Little, Brown, Boston, 1977, p 181.
73. Yeo, JD: Recent research in spinal cord injuries. In Bedbrook, G (ed): The Care and Management of Spinal Cord Injuries. Springer-Verlag, New York, 1981, p 285.
74. McGarry, J, et al: Autonomic hyperreflexia following passive stretching to the hip joint. Phys Ther 62:30, 1982.
75. Erickson, RP: Autonomic hyperreflexia: Pathophysiology and medical management. Arch Phys Med Rehabil 61:431, 1980.
76. Belson, P: Autonomic nervous system dysfunction in recent spinal cord injured patients: A physical therapist's perspective. In Eisenberg, MG, and Falconer, JA (eds): Treatment of the Spinal Cord Injured: An Interdisciplinary Perspective. Charles C Thomas, Springfield, MA, 1978, p 34.
77. Hendrix, RW: Soft tissue changes after spinal cord injury. In Calenoff, L (ed): Radiology of Spinal Cord Injury. CV Mosby, St. Louis, 1981, p 438.
78. Wharton, GW: Heterotopic ossification. Clin Orthop 112: 142, 1975.
79. Lal, S, et al: Risk factors for heterotopic ossification in spinal cord injury. Arch Phys Med Rehabil 70:387, 1989.
80. Stover, SL, et al: Heterotopic ossification in spinal cord-injured patients. Arch Phys Med Rehabil 56:199, 1975.
81. Rossier, AB, et al: Current facts on para-osteo-arthropathy (POA). Paraplegia 11:36, 1973.
82. Damanski, M: Heterotopic ossification in paraplegia: A clinical study. J Bone Joint Surg Br 43-B:286, 1961.
83. Wharton, GW, and Morgan, TH: Ankylosis in the paralyzed patient. J Bone Joint Surg Am 52-A:105, 1970.
84. Cioschi, H, and Staas, WE: Follow-up care. In Buchanan, LE, and Nawoczenski, DA (eds): Spinal Cord Injury: Concepts and Management Approaches. Williams & Wilkins, Baltimore, 1987, p 219.
85. Nicholas, JJ: Ectopic bone formation in patients with spinal cord injury. Arch Phys Med Rehabil 54:354, 1973.
86. McCagg, C: Postoperative management and acute rehabilitation of patients with spinal cord injuries. Orthop Clin North Am 17:171, 1986.
87. Turpie, A: Thrombosis prevention and treatment in spinal cord injured patients. In Bloch, R, and Basbaum, M (eds): Management of Spinal Cord Injuries. Williams & Wilkins, Baltimore, 1986, p 212.
88. Neiman, HL: Venography in acute spinal cord injury. In Calenoff, L (ed): Radiology of Spinal Cord Injury. CV Mosby, St. Louis, 1981, p 298.
89. van Hove, E: Prevention of thrombophlebitis in spinal injury patients. Paraplegia 16:332, 1978.
90. Todd, JW: Deep venous thrombosis in acute spinal cord injury: A comparison of 1251 fibrinogen leg scanning, impedance plethysmography and venography. Paraplegia 14:50, 1976.
91. Brach, BB, et al: Venous thrombosis in acute spinal cord paralysis. J Trauma 17:289, 1977.
92. Green, D, et al: Prevention of thromboembolism in spinal cord injury: Role of low molecular weight heparin. Arch Phys Med Rehabil 75:290, 1994.
93. Merli, GJ, et al: Etiology, incidence and prevention of deep vein thrombosis in acute spinal cord injury. Arch Phys Med Rehabil 74:1993.
94. El Masri, WS, and Silver, JR: Prophylactic anticoagulant therapy in patients with spinal cord injury. Paraplegia 19:334, 1981.
95. Nepomuceno, C, et al: Pain in patients with spinal cord injury. Arch Phys Med Rehabil 60:605, 1979.
96. Yezierski, RP: Pain following spinal cord injury: The clinical problem and experimental studies. Pain 68:185, 1996.
97. Richardson, RR, et al: Transcutaneous electrical neurostimulation in musculoskeletal pain of acute spinal cord injuries. Spine 5:42, 1980.
98. Davis, R: Pain and suffering following spinal cord injury. Clin Orthop 112:76, 1975.
99. Bors, E: Phantom limbs of patients with spinal cord injury. Arch Neurol Psychiatry 66:610, 1951.
100. Scott, JA, and Donovan, WH: The prevention of shoulder pain and contracture in the acute tetraplegic patient. Paraplegia 19:313, 1981.
101. Ohry, A, et al: Shoulder complications as a cause of delay in rehabilitation of spinal cord injured patients: Case reports and review of the literature. Paraplegia 16:310, 1978.
102. Cole, J: The pathophysiology of the autonomic nervous system in spinal cord injury. In Illis, L (ed): Spinal Cord Dysfunction: Assessment, Oxford University Press, New York, 1988, p 201.
103. Claus-Walker, J, et al: Calcium excretion in quadriplegia. Arch Phys Med Rehabil 53:14, 1972.
104. Burr, RG: Urinary calculi composition in patients with spinal cord lesions. Arch Phys Med Rehabil 59:84, 1978.
105. Hancock, DA, et al: Bone and soft tissue changes in paraplegic patients. Paraplegia 17:267, 1979.
106. Donovan, WH, and Bedbrook, G: Comprehensive management of spinal cord injury. Ciba Clin Symp 34, 1982.
107. Holdsworth, F: Fractures, dislocations, and fracture-dislocations of the spine. J Bone Joint Surg Am 52:1534, 1970.
108. Marciello, MA, et al: Magnetic resonance imaging related to neurologic outcome in cervical spinal cord injury. Arch Phys Med Rehabil 74:940, 1993.
109. Bohlman, HH: Complications and pitfalls in the treatment of acute cervical spinal cord injuries. In Tator, CH (ed): Early Management of Acute Spinal Cord Injury. Raven, New York, 1982, p 373.
110. Tator, CH, et al: Halo devices for the treatment of acute cervical spinal cord injury. In Tator, CH (ed): Early Management of Acute Spinal Cord Injury. Raven, New York, 1982, p 231.
111. Edmonds, VE, and Tator, CH: Coordination of a halo program for an acute spinal cord injury unit. In Tator, CH (ed): Early Management of Acute Spinal Cord Injury. Raven, New York, 1982, p 263.
112. Cerullo, LJ: Surgical stabilization of spinal cord injury: Section A: Cervical spine. In Calenoff, L (ed): Radiology of Spinal Cord Injury. CV Mosby, St. Louis, 1982, p 202.
113. Meyer, PR: Surgical stabilization of spinal cord injury: Section B: Thoracic and lumbar spine. In Calenoff, L (ed): Radiology of Spinal Cord Injury. CV Mosby, St. Louis, 1981,

p 202.
114. American Spinal Cord Injury Association: International Standards for Neurological and Functional Classification of Spinal Cord Injury, Chicago, 1996.
115. Zejdlik, CP: Maintaining protective functions of the skin. In Zejdlik, CP (ed): Management of Spinal Cord Injury. Jones and Bartlett, Boston, 1992, p 451.
116. Daniels, L, and Worthingham, C: Muscle Testing: Techniques of Manual Examination, ed 5. Saunders, Philadelphia, 1986.
117. Norkin, CC, and White, DJ: Measurement of Joint Motion: A Guide to Goniometry, ed 2. FA Davis, Philadelphia, 1995.
118. Clough, P, et al: Guidelines for routine respiratory care of patients with spinal cord injury: A clinical report. Phys Ther 66:1395, 1986.
119. Jaeger, RJ, et al: Cough in spinal cord injured patients: Comparison of three methods to produce cough. Arch Phys Med Rehabil 74:1358, 1993.
120. Lamont, LS, et al: A comparison of two arm exercises in patients with paraplegia. Cardiopulmonary Physical Therapy 7:3, 1996.
121. O'Sullivan, SB, and Schmitz, TJ: Physical Rehabilitation Laboratory Manual: Focus on Functional Training. FA Davis, Philadelphia, 1999.
122. Hussey, RW, and Stauffer, ES: Spinal cord injury: Requirements for ambulation. Arch Phys Med Rehabil 54:544, 1973.
123. Hirokawa, S, et al: Energy expenditure and fatigability in paraplegic ambulation using reciprocating gait orthosis and electric stimulation. Disabil Rehabil 18:115, 1996.
124. Mikelberg, R, and Reid, S: Spinal cord lesions and lower extremity bracing: An overview and follow-up study. Paraplegia 19:379, 1981.
125. Scott, BA: Engineering principles and fabrication techniques for the Scott-Craig long leg brace for paraplegics. Orthot Prosthet 25:14, 1971.
126. Lobley, S, et al: Orthotic design from the New England Regional Spinal Cord Injury Center: Suggestion from the field. Phys Ther 65:492, 1985.
127. Franceschini, M, et al: Reciprocating gait orthosis: A multicenter study of their use by spinal cord injured patients. Arch Phys Med 78:582, 1997.
128. Sykes, L, et al: The reciprocating gait orthosis: Long-term usage patterns. Arch Phys Med 76:779, 1995.
129. Bernardi, M, et al: The efficiency of walking of paraplegic patients using a reciprocating gait orthosis. Paraplegia 33:409, 1995.
130. Kent, HO: Vannini-Rizzoli stabilizing orthosis (boot): Preliminary report on a new ambulatory aid for spinal cord injury. Arch Phys Med 73:302, 1992.
131. Lyles, M, and Munday, J: Report on the evaluation of the Vannini-Rizzoli stabilizing limb orthosis. Journal of Rehabilitation Research 29:77, 1992.
132. Tinsley, SL: Rehab in SCI: From the laboratory to the clinic. PT Magazine 1:42, 1993.
133. Stein, RB, et al: Electrical systems for improving locomotion after incomplete spinal cord injury: An assessment. Arch Phys Med Rehabil 74:954, 1993.
134. Jacobs, PL, et al: Relationships of oxygen uptake, heart rate, and ratings of perceived exertion in persons with paraplegia during functional neuromuscular stimulation assisted ambulation. Spinal Cord 35:292, 1997.
135. Sipski, ML, and DeLisa, JA: Functional electrical stimulation in spinal cord injury rehabilitation: A review of the literature. NeuroRehabilitation 1:46, 1991.

参考文献

Allison, GT, et al: Transfer movement strategies of individuals with spinal cord injuries. Disabil Rehabil 18:35, 1996.
Amodie-Storey, C, et al: Head position and its effect on pulmonary function in tetraplegia patients. Spinal Cord 34:602, 1996.
Athanasou, JA, et al: Vocational achievements following spinal cord injury in Australia. Disabil Rehabil 18:191, 1996.
Beekman, CE, et al: Energy cost of propulsion in standard and ultralight wheelchairs in people with spinal cord injuries. Phys Ther 70:146, 1997.
Bohannon, RW: Tilt table standing for reducing spasticity after spinal cord injury. Arch Phys Med Rehabil 74:1121, 1993.
Brownlee, S, and Williams, S: Physiotherapy in the respiratory care of patients with high spinal injury. Physiotherapy 73:148, 1987.
Buchanan, LE, and Nawoczenski, DA (eds): Spinal Cord Injury: Concepts and Management Approaches. Williams & Wilkins, Baltimore, 1987.
Calancie, B, et al: Involuntary stepping after chronic spinal cord injury: Evidence for a central rhythm generator for locomotion in man. Brain 117:1143, 1994.
Calancie, B, et al: Central nervous system plasticity after spinal cord injury in man: Interlimb reflexes and the influence of cutaneous stimulation. Electroencephalography and Clinical Neurophysiology 101:304, 1996.
Carpenter, C: The experience of spinal cord injury: The individual's perspective: Implications for rehabilitation practice. Phys Ther 74:614, 1994.
Carter, ER: Respiratory aspects of spinal cord injury. Paraplegia 25:262, 1987.
Dietz, V, et al: Locomotion in patients with spinal cord injuries. Phys Ther 77:508, 1997.
Eriksson, P: Aerobic power during maximal exercise in untrained and well-trained quadri- and paraplegics. Scand J Rehabil Med 20:141, 1988.
Fuhrer, MJ, et al: Pressure ulcers in community-resident persons with spinal cord injury: Prevalence and risk factors. Arch Phys Med Rehabil 74:1172, 1993.
Gardner, MB, et al: Partial body weight support with treadmill locomotion to improve gait after incomplete spinal cord injury: A single-subject experimental design. Phys Ther 78:361, 1998.
Guest, RS, et al: Evaluation of a training program for persons with SCI paraplegia using the Parastep[R]1 ambulation system: Part 4. Ambulation performance and anthropometric measures. Arch Phys Med Rehabil 78:804, 1997.
Gerhart, KA, et al: Long-term spinal cord injury: Functional changes over time. Arch Phys Med Rehabil 74:1030, 1993.
Holtzman, RNN, and Stein, BM (eds): Surgery of the Spinal Cord: Potential for Regeneration and Recovery. Springer-Verlag, New York, 1992.
Hornstein, S, and Ledsome, J: Ventilatory muscle training in acute quadriplegia. Physiotherapy Canada 38:145, 1986.
Jacobs, PL, et al: Evaluation of a training program for persons with SCI paraplegia using the Parastep[R]1 ambulation system: Part 2. Ambulation performance and anthropometric measures. Arch Phys Med Rehabil 78:794, 1997.
Jette, DU, and Jette, AM: Physical therapy and health outcomes in patients with spinal impairments. Phys Ther 76:930, 1996.
Klose, KJ, et al: Evaluation of a training program for persons with SCI paraplegia using the Parastep[R]1 ambulation system: Part 1. Ambulation performance and anthropometric measures. Arch Phys Med Rehabil 78:789, 1997.
Krause, JS, et al: Mortality after spinal cord injury: An 11-year prospective study. Arch Phys Med Rehabil 78:815, 1997.
Kralj, A, et al: Enhancement of gait restoration in spinal injured patients by functional electrical stimulation. Clin Orthop 233:34, 1988.
Lindan, R, et al: The team approach to urinary bladder management in SCI patients: A 26-year retrospective study. Paraplegia 28:314, 1990.
Lynch, SM, et al: Reliability of measurements obtained with a modified functional reach test in subjects with spinal cord injury. Phys Ther 78:128, 1998.
Marino, RJ, et al: Assessing selfcare status in quadriplegia: Comparison of the quadriplegia index of function (QIF) and the functional independence measure (FIM). International Medical Society of Paraplegia 31:225, 1993.
Marsolias, E, and Kobetic, R. Functional electrical stimulation for walking with paraplegia. J Bone Joint Surg Am 69:728, 1987.
Moakley, TJ: Informing spinal cord injured persons about their rights and expectations under the Americans with Disabilities Act. SCI Psychosocial Process 7:8, 1994.
Nash, MS, et al: Evaluation of a training program for persons with SCI paraplegia using the Parastep[R]1 ambulation system: Part 5. Ambulation performance and anthropometric measures. Arch Phys Med Rehabil 78:808, 1997.
Needham-Shropshire, BM, et al: Evaluation of a training program for persons with SCI paraplegia using the Parastep[R]1 ambulation system: Part 3. Ambulation performance and anthropometric measures. Arch Phys Med Rehabil 78:799, 1997.
Needham-Shropshire, BM, et al: Manual muscle test score and force comparisons after cervical spinal cord injury. J Spinal Cord Med 20:324, 1997.
Needham-Shropshire, BM, et al: Improved motor function in tetraplegics following neuromuscular stimulation-assisted arm ergometry. J Spinal Cord Med 20:49, 1997.
Nussbaum, EL, et al: Comparison of ultrasound/ultraviolet-C

and laser for treatment of pressure ulcers in patients with spinal cord injury. 74:812, 1994.

Nygaard, I, et al: Sexuality and reproduction in spinal cord injured women. Obstet Gynecol Surv 45:727, 1990.

Oakes, D: Benefits of an early admission to a comprehensive trauma center for patients with SCI. Arch Phys Med Rehabil 72:637, 1990.

O'Neil, L, and Seelye, R: Power wheelchair training for patients with marginal upper extremity function. Neurology Report 14:19, 1990.

Parke, B, and Penn, RD: Functional outcome after delivery of intrathecal baclofen. Arch Phys Med Rehabil 70:30, 1989.

Penn, RD, and Kroin, JS: Long-term intrathecal baclofen infusion for treatment of spasticity. Neurosurgery 66:181, 1987.

Phillips, CA: Functional electrical stimulation and lower extremity bracing for ambulation exercise of the spinal cord injured individual: A medically prescribed system. Phys Ther 60:842, 1989.

Quencer, RM, and Bunge, RP: The injured spinal cord: Imaging, histopathologic, clinical correlates, and basic science approaches to enhancing neural function after spinal cord injury. Spine 21:2064, 1996.

Rutchik, A, et al: Resistive inspiratory muscle training in subjects with chronic cervical spinal cord injury. Arch Phys Med Rehabil 79:293, 1998.

Saitoh, E, et al: Clinical experience with a new hip-knee-ankle-foot orthotic system using a medial single hip joint for paraplegic standing and walking. Am J Phys Med Rehabil 75:198, 1996.

Santosh, L, et al: Risk factors for heterotopic ossification in spinal cord injury. Arch Phys Med Rehabil 70:387, 1989.

Saxena, S, et al: An EMG-controlled grasping system for tetraplegics. J Rehabil Res Devel 32:17, 1995.

Segal, ME, et al: Interinstitutional agreement of individual functional independence measure (FIM) items measured at two sites on one sample of SCI patients. International Medical Society of Paraplegia 31:622, 1993.

Schindler, L, et al: Functional effect of bilateral tendon transfers on a person with C-5 quadriplegia. Am J Occup Ther 48:750, 1994.

Signorile, JF, et al: Increased muscle strength in paralyzed patients after spinal cord injury: Effect of beta-2 adrenergic agonist. Arch Phys Med Rehabil 76:55, 1996.

Somers, MF: Spinal Cord Injury: Functional Rehabilitation. Appleton & Lange, Norwalk, CT, 1992.

Tang, SFT, et al: Correlation of motor control in the supine position and assistive device used for ambulation in chronic incomplete spinal cord-injured persons. Am J Phys Med Rehabil 73:268, 1994.

Thomas, CK, et al: Motor unit forces and recruitment patterns after cervical spinal cord injury. Muscle Nerve 20:212, 1997.

Thomas, CK, et al: Muscle weakness, paralysis and atrophy after human cervical spinal cord injury. Exp Neurol 148:414, 1997.

Waters, RL, et al: Motor and sensory recovery following incomplete tetraplegia. Arch Phys Med Rehabil 75:306, 1994.

Waites, KB, et al: Epidemiology and risk factors for urinary tract infection following spinal cord injury. Arch Phys Med Rehabil 74:691, 1993.

Walker, J, and Shephard, RJ: Cardiac risk factors immediately following spinal injury. Arch Phys Med Rehabil 74:1129, 1993.

Williams, DO: Spinal cord injury under managed care. PT Magazine 4:34, 1996.

28

慢性疼痛

Barbara Headley

概要

- 歴史的背景
- 疼痛理論
  - 疼痛の分類
  - 急性疼痛
  - 慢性疼痛
  - 中枢性疼痛
- 臨床徴候
  - 臨床症状
  - 症例提示
  - 社会学的観点
  - 行動のカテゴリー
- 医学的管理
  - 薬理学的介入
  - 麻酔科学的介入
  - 脳神経外科的切除術
- リハビリテーション管理
  - 評価
  - 介入
  - 心理社会的問題および自己の問題

学習目標

1. 疼痛の生理学と慢性疼痛が生じるメカニズムを説明する。
2. 慢性疼痛の臨床症状について述べる。
3. 慢性疼痛の医学的管理について述べる。
4. 患者が経験した疼痛に寄与する要因を明らかにするための評価方法を説明する。
5. 慢性疼痛患者の治療モデルについて述べる。
6. 集学的疼痛管理チームメンバーの役割分担について述べる。
7. ケーススタディの患者データを分析，解釈し，現実的な目標と帰結を設定し，治療計画を立てる。

慢性疼痛患者には多くの訴えや問題があり，理学療法士にとって関心の高い課題である。理学療法士は，疼痛が急性期から慢性期へと移行する患者を対象とすることが多く，このような状態の変化を認識し，それに合わせた治療を計画しなければならない。急性疼痛患者はさまざまな治療方法に良好に反応するが，慢性疼痛患者では複雑な心理学的，社会学的，情緒的状態が出現し，それが身体的苦痛の感じ方や表現方法に影響する。したがって，疼痛経験を構成しているすべての要因に対応し，総合的治療プログラムを検討しなければならない。このような患者では，理学療法の主要な帰結は疼痛緩和ではなく機能回復であり，リハビリテーションの過程では理学療法士が中心的な役割を担う。

歴史的背景

遠い昔から，疼痛は，それを感じ，やわらげようとする人々にとってさまざまな意味を持っている。健康や疾病，疼痛に関するわれわれの考え方には，歴史が反映されている。ヒポクラテスの誓いでは，健康や疾病に対する関心事は人間と神々とが共有することを前提としている。

医神アポロン，アスクレピオス，ヒギエイア，パナケイアおよびすべての男神と女神に誓う，私の能力と判断に従ってこの誓いと約束を守ることを[1]．

古代においては，疼痛の原因や治療は，宗教やその他の非肉体的理由に結びつけられていた．古代エジプト人は，死者の魂か，あるいは彼らが信仰する神々が苦痛に関与しており，痛みは概して暗がりの中で体内に侵入すると信じていた．古代インドでは，疼痛経験の一般的な要因は満たされていない欲望であるとされた．古代中国人は，疼痛は陰と陽の不均衡による気の過剰あるいは停滞の結果であると考えていた．気または体中のエネルギーの流れの均衡を取り戻すことが，生理的バランスや健康の回復に必要であると信じられていた．古代ギリシャでは，女性予言者や巫女だけが，病気や疼痛を引き起こすとされた悪霊を追い払うことのできる力を独占していた．

その後，疼痛は宗教の分野から排除され，情動に関連するとされた．プラトンは，痛みと喜びは正反対の感情であるが，心臓から発して，魂の情熱を表現している一連のものであると推論した．プラトンの弟子であるアリストテレスは，疼痛経験はあらゆる感覚が過敏になった状態であり，生命維持にとって必要な体温が過剰になることによって生じると考えていた．ケルススとガレノスが炎症に関連した疼痛について記述したにもかかわらず，アリストテレスが提唱した概念は，2300年の間主流となり，疼痛は「魂の情熱」に起因するとされた[2]．

疼痛の身体的原因は，中世・ルネサンス期に初めて発見され，哲学に大きな変化をもたらした．1628年，ハーベーが血液の循環を発見した．何世紀にもわたり強い宗教的信念が優勢であったため，依然として人体の解剖はほとんど禁止されていた．心臓が魂や心の中心とみなされていたため，教会は人体に関する研究を禁止した．教会によるこのような強固な禁止を解くため，デカルトは心と身体の分離について概念的に説明した．彼は，松果体を接続点，すなわち脳の中心であると説明した．デカルトは，人が何かを意識するためには，経験したことがこの中心を通過しなければならないと提唱した．こうして松果体は，神経系に沿った情報の物理的伝達が意識的思考，感情，情動に変わるポイントであると考えられるようになった[2]．デカルトは，神経は神経の髄を形成する膨大な数の細い糸からなる管で，脳の実質と皮膚や他の組織の神経終末とを連結していると考えた．脳で感じた痛みは，この中空の管を走る刺激により末梢に送られるとした（図28-1）[3]．

以後数百年の間に，初期的な医学は進歩していった．

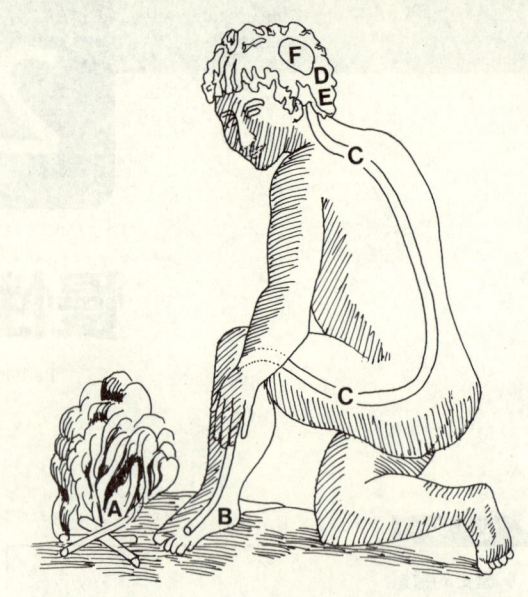

図 28-1　デカルトは，神経が膨大な数の細い糸からなる管で，脳と皮膚やその他の組織とを連結させていると考えた（1664年）（Melzack, and Wall[3], p72.より）

神経系に関する複雑な展開があり，疼痛の性質やメカニズムに関する理論が発展していった．

疼痛理論

われわれが疼痛の原因を説明する方法によって，治療計画をどのように論理的に立案するかが大きく変わる．疼痛が，宗教や魂に関連した問題ではなく，傷害や疾病の問題であると認められて以来，疼痛を引き起こすメカニズムについて多数の理論が構築されてきた．これらの理論は，一般的な科学的知見とともに進化してきた．それぞれの理論は，当時得られた情報を最も論理的に統合したものである．またこれらの理論は，疼痛の治療法に対する歴史的影響を理解するうえでも有益である．例えば，疼痛を独特の身体的感覚と説明した特異性理論は，疼痛，あるいは疼痛の発生源と考えられる組織を「取り除く」医療行為を導き出した．疼痛に関する第4理論などの他の理論からは，刺激の強度と疼痛経験の間に1対1の関係があることが示唆される．このような理論では，同じ問題（すなわち，脚の骨折）を抱えた2人には，まったく同等の疼痛と，その疼痛に対するまったく同一の反応がみられるはずである．この示唆は，個人の疼痛の感じ方にその人の文化的，環境的，あるいは性格的な要素が影響を及ぼすという知見を否定するものである．疼痛に関し，われわれの考えでは，同じ痛みと思われる2人の患者に

ついて検討する場合，経験から一方の患者の反応を予想の範囲内とみなしても，もう一方の患者の反応についてはその予測を外れることも多い。このような理論では，他の誰かの痛みをわれわれが認識する場合いつまでも理解しがたい影響が残ることになり，詳しく探索する必要がある。これらの理論を表 28-1 にまとめた。

Livingston の理論であるインパルスの中心性加重は，現在の数多くの理論家によって展開されている。Livingston は，求心性インパルスの増加をともなう末梢の感覚神経の慢性的な刺激が関与する「反射の悪循環」を提案した。この刺激により，脊髄の側角および前角にある介在ニューロンプールにおける異常な活動が起こり，続いて心拍数の増加，血管収縮，筋スパスムなどの交感神経反射の遠心性活動が増大する。この交感神経作用の高まりによってさらなる異常な入力が生じ，その結果，経験を保持し続けるフィードバックループが生まれると考えられた。介在ニューロンプールの持続的興奮は，恐怖や不安によりさらに持続される。この

ような疼痛は，もはや切迫した危険を知らせる警鐘を引き起こすわけではなく，それ自体が神経系内に存在する病状へと変わっている。疼痛経路では，侵害刺激は存在しなくても発火すると考えられた。シグナルの伝達は不完全なため，非常に小さな非侵害刺激がある場合，その情報は誤って歪曲されて伝わり，疼痛経路が不適切に発火する原因となる，と考えられた[5,6]。

ゲートコントロール理論は，もとは 1965 年に Melzack と Wall によって提唱され[3]，1982 年に修正されたもので，われわれの疼痛管理にいまだに影響を与える有力な理論である。この理論の概略図を図 28-2 に示す。後角の膠様質が「ゲート」の部位と考えられ，そこで脊髄へのアクセスが制御される。侵害刺激は脊髄に投射される。侵害刺激は，脊髄の細胞内での興奮または抑制作用の結果，あるいは脳からの下行性作用により修正される。最終的な結果，すなわち疼痛の経験は，複雑かつ高度に個別化された現象であるため，観察される反応は著しく変化することになる[7]。ゲート

表 28-1 疼痛理論の変遷

理論	発表年/著者	要約
集中的(加重)理論	1874 年/Erb	疼痛は触覚の過剰刺激に起因するというアリストテレスの概念をもとにしたこの理論は，1840 年代に数人が記述していた。Erb は，いかなる感覚刺激も，十分な強度に達していれば疼痛を引き起こすことが可能であると主張した。1894 年，Goldscheider がこの理論をさらに展開し，疼痛の不可欠な決定因子として刺激強度と中心性加重の両方をあげた。加重は後角細胞で生じることが示唆された
特異性理論	1895 年/vonFrey	自由神経終末が疼痛受容体で，その他 3 種の受容体も感覚経験に特異的であるという仮説に基づく。この理論に対する主な反論は，疼痛感覚は単に身体損傷の程度で機能するのではなく，複雑な心理学的要素が疼痛経験を構成する一部であるというものである
Strong の理論	1895 年/Strong	米国精神医学会の会長として，Strong は，疼痛が侵害刺激および精神的反応または感覚に惹起された不快感の両方に基づく経験であると考えた
パターン理論	1934 年/Nafe	初期のパターン理論は，あらゆる皮膚感覚の特性は，様式に特異的な個別伝達ルートではなく，神経インパルスの空間的，時間的パターンがもたらすことを示唆した
中心性加重理論	1943 年/Livingston	神経や組織の損傷によって引き起こされる強力な刺激は，脊髄内で介在ニューロンプールに投射した線維を活性化させるという提議。自己活性化ニューロンによる，異常な反射循環が形成される。長時間の異常活動は脊髄の細胞を攻撃し，疼痛を知覚するための情報が脳に投射される
疼痛に関する第 4 の理論	1940 年代/Hardy, Wolff, Goodell	Strong の理論をさらに拡大して構築された理論。疼痛は，疼痛感覚とそれに対する反応という 2 つの要素から構成されていると主張した。この反応は，過去の経験，文化，「疼痛反応閾値」に変化をもたらすさまざまな心理学的因子の影響を受ける個々の認知機能が関与する，複雑な生理心理学的プロセスとして述べられている
感覚相互作用理論	1959 年/Noordenbos	疼痛やその他の感覚情報の伝達に関与する 2 つのシステム，迅速なものと緩徐なものに関する記述。無髄の小径神経線維からなる緩徐なシステムでは，体性および内臓求心性を司ると推測した。大径線維からなる迅速なシステムは，小径線維の伝達を阻害すると考えた
ゲートコントロール理論	1965 年/Melzack と Wall	脊髄後角における神経メカニズムは，脳に投射する脊髄細胞に末梢の神経線維からの神経インパルスの流れを増減することが可能なゲートのように働くという案。したがって，身体的インプットは，疼痛の知覚や反応を惹起する前に，ゲート作用による調整を受ける。大径線維のインプットによりゲートは閉じられるが，小径線維のインプットにより概してゲートが開かれる傾向があり，脳からの下行性コントロールも知覚するものを左右することを示唆する

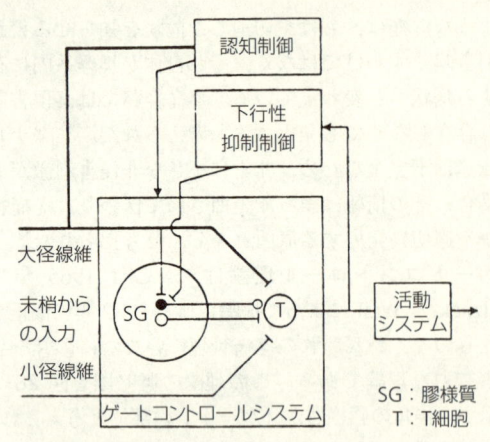

図 28-2 Melzack と Wall による 1983 年修正版のゲートコントロール理論（Bonica[2], p10. より）

コントロール理論のなかでは，神経学的接続および過程に関する説明がある。

疼痛の感覚神経は，求心性**侵害受容性**神経と呼ばれ，皮膚，皮下組織，骨膜，関節，筋，内臓に分布する。侵害受容器によっては，侵害刺激にしか反応しないものもある。多モード侵害受容線維は多面的な疼痛受容体で，機械的刺激，熱刺激，化学的刺激といった強力で持続性の刺激に反応して，初めは侵害と認識されない場合もある。ほとんどの主要な求心性神経は脊髄に進入後，同側の脊髄後角に終止するが，対側の後角まで伸びる神経もある。いったん脊髄内に入ると，小径の **C 線維**は後索の外側部を通り，大径の **A 線維**が後索の内側を通る。側副枝は，同一およびほぼ同一のレベルで分岐する。膠様質に終止する A 線維と C 線維は，興奮および抑制作用を受ける。これらの作用で，最終的な疼痛経験が大きく左右される可能性がある。また，第 5 層にある広作動域受容体も，疼痛に対する大きな影響力を持つ。

これらの受容体は，あらゆる太さの求心性神経線維を経由した高い閾値および低い閾値を持つ機械的刺激，熱刺激，化学的刺激由来のさまざまなインプットに反応する。これら広作動域受容体は，その後，上行投射するニューロンの閾値に影響を及ぼす。また，主な求心性神経が脊髄に入り込む部位でのゲート開閉により，このゲートを通って脳に伝達される知覚情報量を増減することができる。ゲートコントロール理論から，大径の A 線維を通過した知覚情報（例えば，快感，非侵害刺激）によりゲートは閉じられ，小径線維（C 線維）のインプットによりゲートが開かれる傾向があることが示唆される。抑制系は，高位の中枢から始まり，網様体脊髄路 reticulospinal tract（RST）や皮質脊髄路 corticospinal tract（CST）などの下行路をたどる。また，情報が脳に伝達される際に生じるシナプス結合は，神経伝達物質の違いによって影響される。臨床における実際の疼痛管理での介入は，C 線維に伝わる疼痛刺激を遮断するために，A 線維に伝わる刺激を発生させることによってなされる。

3 つの上行性脊髄路が侵害受容性の情報を伝える。この 3 つの経路とは，後柱内側毛帯シナプス後系 dorsal column medial lemniscus postsynaptic system（DCPS），脊髄頸髄路 spinocervical tract（SCT），（外側）新脊髄視床路 neo-spinothalamic tract（nSTT）である。1 つの経路を上行した侵害メッセージは，別の経路を上行した同一のメッセージとは対照的に，疼痛に対して多様な知覚や反応を引き起こすと考えられる。このシステムが，固定受容感覚や軽い触覚などの疼痛以外の情報を伝達している場合，侵害刺激を伝達することはできない。したがって，侵害受容情報を伝達するためにもう 1 つのシステムが活用されており，侵害入力が通って伝わる経路が常に 1 つ確保されている。特に，例えば脊髄網様体路 spinoreticular tract（SRT）や原始前脊髄視床路 anterior paleo-spinothalamic tract（pSTT）などの速度の遅い伝導路は，非常に不快で広範囲の慢性疼痛に関与していると思われる。これら経路の刺激特性には，非侵害刺激に対する反応があるが，その刺激が持続し，閾値が低下すれば，侵害と認識されると考えられる。SRT の一部を刺激することにより，広範囲にわたり疼痛が感じられるが，SRT の外科的損傷は，慢性疼痛の緩和をもたらす。pSTT は分節上の反応を惹起するが，これには生命体の活動を誘発する，動機づけ衝動や不快な作用などがある[8]。

侵害受容情報を左右する因子についての見解は，変化している。疼痛にともなって現れる一連の複雑な行動は，脳の関連領域に作用する感覚，動機づけ，認識のプロセスの複合された結果であると理解されている。Melzack が述べた[7]これらの因子が，ゲートコントロール理論の拡大につながり，疼痛に動機づけの側面が盛り込まれた。伝導速度の速い脊髄路は，疼痛の感覚や識別的側面の大部分を担う。伝導の遅い脊髄系は網様体や辺縁系とともに，疼痛の動機づけや不快な情動といった多くの特性に関与している。さらに，過去の経験に照らして行われるインプットの評価などの新皮質あるいは高位の中枢神経系 central nervous system（CNS）のプロセスは，識別と動機づけの両システムにおける活動を司る。

ある特定の受容体部位にある神経伝達物質には，疼痛を抑制する働きがある。エンドルフィンやオピオイド受容体は，疼痛の知覚または経験に抑制的に作用する。エンドルフィンの放出や，脳への刺激，オピオイドの使用により誘発される**刺激鎮痛 stimulation-produced analgesia（SPA）**では，受容体の部位や作用機

序を共有していると思われる。SPAのようなオピオイド鎮痛法は，疼痛抑制に多用されるプロセスである。内因性β-エンドルフィンの合成コピーであるモルヒネの受容体は，中脳中心灰白質，脊髄後索，辺縁系といった疼痛コントロールの中枢部に豊富にある[9]。

慢性疼痛患者は，脳脊髄液中のエンドルフィン値が健常者と比べて低い。エンドルフィンの不足は，疼痛耐性と負の相関関係にある。Bonica[5]とSternbach[10]は，この不足は，セロトニンの不足とともに，睡眠の質低下，短気，抑うつ，引きこもりなど数多くの慢性疼痛患者の生理学的，行動的特性を説明する可能性を示唆している。疼痛の動機・情動的側面は，個人の疼痛認識方法に関与する重要な要素として追加された。

疼痛の永続化に関する理論は，ゲートコントロール理論をさらに拡大したものである。Melzack[7]が提案したパターン形成理論から，疼痛の永続化は，後角（すなわち，ゲートシステム全体）や脳神経に関連した同種の相互作用システムを含むニューロンプールにおける持続的活動が原因となって生じることが示唆される。抑制作用の減少にともない，活動の異常なバーストを生じるが，これが抑制されることなく進むと，異常に発火したプールの新たなニューロンが補充される。これが，疼痛の広がりをまねく。この理論は，疼痛の伝達がもとの痛みを引き起こした刺激から独立していることを強調するため有用である。いったん，パターン形成メカニズムが疼痛のパターンを構築できるようになると，いかなるインプットも誘因として機能しうる。この誘因には，離れた部位からの弱い感覚入力，交感神経作用や情動的ストレスレベルの変化などが含まれることもある。神経腫，椎間板の外科的摘出後，または神経根切除術，脊髄切断術後あるいは脊髄全摘術後でも出現する重度幻肢痛，神経痛，背部痛に苦しむ多数の患者により，この理論が臨床的に裏づけられている[7]。

疼痛理論の進化は，治療介入法の選択に重要な意味を持ってきた。初期の理論では，ある特定の宗教において，疼痛は死者の魂に関連している可能性が示唆された。疼痛が身体とより物理的に結びつけられるようになると，疼痛を取り除こうとする努力の結果，疼痛に正比例する身体的問題が疼痛とみなされるようになった。ゲートコントロール理論では，内的および外的システムによって疼痛を調節するという重要な概念が提示され，それにともない治療介入法も変更された。疼痛経験の動機づけ，情動，認知的要素が加えられることにより，疼痛の理論は拡大した。現在，疼痛の永続化は，情緒的，行動的，生理学的要素から構成されると理解されている。ゲートコントロール理論とパターン形成理論の影響を受け，適切な介入計画を立案する際には，集学的チームにより疼痛の多角的側面が考慮されている。

疼痛の分類

人の疼痛を定義するのは困難である。痛みをともなう経験は，情緒的ストレスと非常に密接に関連しているため，情緒的不快要素をともなわない行動について痛みが存在するといえるかどうか，疑問を抱く者もいるだろう。自律反応および，動機づけ，情動，認知機能といった情緒的反応が，疼痛経験に関与している。痛み刺激の解釈は，過去と現在の経験に基づく[11,12]。

急性疼痛

急性疼痛の物理的性状は，実在する，あるいは差し迫った組織損傷を示すシグナルであり，生物学的機能不全を表すシグナルである。この疼痛は，組織損傷もしくはストレスと同時に出現し，一般にその回復にともない次第に消失する[13,14]。また急性疼痛は，その人の経験，環境，文化的背景のなかで解釈される心理学的経験でもある。ある特定の状況下における急性疼痛への心理学的反応について要約したものを表28-2に示す。実在する疼痛に対する心理学的反応の程度（すなわち，持続時間および疼痛に対する心理学的適応反応）から，急性疼痛と慢性疼痛を区別できる。急性疼痛がある場合，疼痛の物理的原因を取り除くと，疼痛に対するこのような心理学的反応が消失する。その結果，患者は無事日常生活に戻ることができる。しかし，慢性疼痛がある場合，心理学的反応には適応反応が反映されるため，問題となる。原因となった傷害の症状が軽快しても，こうした反応は持続する。治療の初期段階でこの構成要素のいくつかに対処すれば，慢性疼痛への進行が避けられる可能性がある。

表28-2 急性疼痛における特定の状況に対する心理学的反応

先行する条件	その結果生じた反応
情報不足（不確実性）	不安
制御不能の認知	無力感，逃避/回避
社会的孤立	不安，抑うつ
他者の疼痛行動の観察	疼痛行動の増加

Chapman, CR, and Turner, JA: Psychologic and Psychosocial Aspects of Acute Pain. Lea & Febiger, Philadelphia, 1990, p128. より

慢性疼痛

　急性疼痛は，組織の傷害や損傷に関連しているが，**慢性疼痛**は，完全な治癒に至った後も持続する疼痛であるといわれている。国際疼痛学会 International Association for the Study of Pain の分類法では，存在し続ける疼痛を慢性とみなすための，任意の期間を受傷後 3 ヵ月と規定している。しかしこれは，多様なタイプの受傷組織の治癒に必要なさまざまな時間枠を現実的に反映していない。実際には，組織損傷の回復時間を超過して遷延する疼痛は，1 ヵ月未満の場合もあれば 6 ヵ月超に及ぶこともありうる[5]。急性疼痛により，不安のような交感神経反応メカニズムが形成されるが，慢性疼痛患者は自律反応をほとんど示さないことが多い。このような患者ではむしろ，身体症状への執着の増加，対人関係の崩壊，睡眠，食欲，性欲への支障を呈する[15]。慢性疼痛は，実体ではなくプロセスであり，その神経生理学的要素は不可解である[16]。すべての臨床家は，慢性疼痛が，明確な不快刺激や傷害によって引き起こされた反応ではないからといって，「本物」の痛みに劣るものではないということを忘れてはならない。患者は疼痛を経験しており，疼痛の確定診断を下すには，その経験のみで十分である。以下に，疼痛が外部または周囲からの刺激とは無関係に持続するメカニズムを述べる。

中枢性疼痛

　中枢性疼痛は，CNS の病変に関連した疼痛で，末梢の傷害や組織損傷に独立して生じる。Livingston が最初に報告した「反射作用の悪循環」タイプの特徴を持つ[4]。**視床痛症候群**は，1906 年に Dejerine と Roussy が初めて報告した。この疾患の際立った特徴は，うずくような，きりきりするような，絶え間なく続く，焼けつくような，押しつぶされるような感覚といわれる持続性の疼痛で，視床内病変に反応して起こり，症状は患側とは反対側に出現する。自律神経および血管運動神経障害は，この疼痛に共通である[6]。脳卒中患者では，脳の視床領域が病変に侵されることにより，視床痛がすぐ出現する可能性がある。その他の症例では，パターン形成理論のなかで述べられたような因子により，急性疼痛が中枢性に遷延する場合もある。これらの患者では，正確な診断を下すことができた場合，介入によって中枢性疼痛の出現を回避できる期間が変化する。このような患者は，非常に明確な身体的に追い込まれるような疼痛を経験しながらも，慢性疼痛の特徴の数多く，あるいはすべてを示すことが多い。

　また，中枢性疼痛の症状に，**灼熱痛，反射性交感神経性ジストロフィー reflex sympathetic dystrophy（RSD）** の両方が含まれる場合もある。現在は，両方とも **複合性局所疼痛症候群 complex regional pain syndrome（CRPS）** のカテゴリーに属している。この複雑な障害または障害群（すなわち，症候群）は，身体の一部に外傷を受けた結果，明らかな神経病変の有無にかかわらず発症する可能性がある。CRPS は，疼痛，関連する感覚異常，血流および発汗異常，運動系の異常，表面および深部組織の構造における栄養変化から構成される。これらの障害は，典型的には四肢のいずれかに限局されるが（通常は末梢に限局し，臨床発現はさまざまである），その他の四肢にも広がる可能性もある[17,18]。米国の南北戦争時代の医師，S. Weir Mitchell が記述した以下の医学雑誌からの引用文[19]は，この種の CRPS 疼痛を雄弁に物語っている。

> その強さは，最も軽い焼けつくようなものから，拷問のような状態までさまざまである。……患者は馬鹿げた手当てのもと，空気への曝露を避け，重症例の多くが常に手を濡れた状態に保ち，冷却よりも湿潤により安らぎを得る。……疼痛が増すにつれ，概して悲観的になってくる。気分は変化し，怒りっぽくなり，不安げな顔つきになり，疲労と苦痛の表情を浮かべる。……新聞のガサガサいう音，息づかい，向かいの病棟の足音，軍楽隊の演奏による振動，歩行による衝撃によっても疼痛が強くなるのである[19,p221]。

　一般に，RSD に関連したステージは，以下の 3 つである[18,19]。

1. **急性期（または初期）**：患者は，焼けつくような，あるいはうずくような持続性疼痛，**痛覚過敏，感覚過敏，疼痛性触覚過敏**，局所浮腫，筋スパスム，毛髪と爪の成長の加速を経験する。皮膚温は正常値より 1～4℃高いことが多く，動作は慎重で限定されている。
2. **ジストロフィー期**：特徴には，過敏症と灼熱痛の増悪，皮膚温の低下，毛髪と爪の成長の停止，**多汗症**，蒼白チアノーゼ様の皮膚色，筋萎縮，斑状の骨粗鬆症，引きこもりや顕著な防御といった情緒面の変化がある。
3. **萎縮期**：特徴は，過敏症の軽快，血流量および体温の正常化，滑らかでつやのある皮膚，引きつった重症筋萎縮，広汎性骨粗鬆症をともなう被膜周囲線維症，慢性疼痛症候群にみられる人格特性である[18,19]。

　慢性疼痛と中枢性疼痛は，しばしば同義的に用いられる。まず，用語に関する議論があり，次に病態生理学に関する議論がある。慢性疼痛患者には，急性疼痛

に適した治療法や介入法が有効ではない．疼痛の慢性化それ自体により，心理学的，情緒的，社会学的影響といった要素が増える．慢性疼痛患者には，真の中枢性疼痛の特徴的症状をすべて経験する人もありうる．

有痛性歩行あるいは保護姿勢などの疼痛に対する明らかな代償反応は，疼痛の慢性化にとって重要な臨床的要因である[20]．動作の非機能的な適応の結果，筋や靱帯が異常に短縮したり伸展したりして，**姿勢ストレス症候群 postural stress syndrome（PSS）**を発症する．これらの適応性動作パターンが習慣化すると，**動作適応症候群 movement adaptation syndrome（MAS）**が疼痛の原因となりかねない[21]．疼痛の原因となった傷害が治癒すると，患者は「その痛みとつき合う術を習得しなければならない」といわれることが多い．このような患者は，動作パターンが正常化すると，症状の減少や機能回復にともない，驚くほど進歩する場合が多い．悪い姿勢や非機能的な動作の修正に失敗すると，最終的には真の中枢性疼痛の発症をまねくおそれがある．

臨床徴候

急性疼痛からの回復過程にある，慢性疼痛を発症しつつある患者の臨床徴候の方が，かえって最初はとらえにくい．理学療法士は，急性期のケアや治療に対する反応が遅く，ごくわずかと判断した場合，単に傷害の部位，メカニズム，徴候だけではなく，より大きな全体像を探索し始めることが重要である．セラピストは，オープン形式の質問を行い回答を待つことで，患者が著しいストレス要因をいくつか抱えていることに気づくこともある．例えば，患者は，家族の危機を口にしたり，特定の上司や同僚のいる職場に復帰することを嫌々話したりするかもしれない．また，疼痛が，もとの受傷部位から離れた領域に拡散しているようにみえる場合もあり，セラピストや患者を混乱させる．

臨床症状

Lericheは，1939年，遷延する身体的疼痛による悪影響について，以下のように説得力に富む記述をした．

> 非常に短い期間に，最も明朗な精神が，悪夢に悩まされ，自身を追い詰め，頭には自身の疾病のことしかなく，あらゆることやすべての人々に対し自分本位で無関心となり，常に痙攣性疼痛の再発の恐怖にさいなまれるように変わってしまう[5]．

数ヵ月間も疼痛を経験していれば，患者は治療を求め，さまざまな症状や訴えを一度に抱えて受診するだろう．疼痛が長く持続するほど，患者は憂うつになり，怯え，短気になり，身体のことばかり考えるようになり，疼痛の緩和のために常軌を逸する可能性が高くなる[12]．慢性疼痛が存在する間は，リハビリテーションチームも患者も最適な治療方針を測りかねていることが多く，双方とも無力感を抱く．患者やチームメンバーが互いに落胆すればするほど，彼らの相互関係はますます遠慮がちになってしまう[22]．

患者は，特になんらかのかたちで補償を受けている場合に，彼らの人生の他の分野に関する質問を脅迫的と解釈することが多い．家族，職場環境，その他のストレス因子に関する質問を，チームが疼痛の訴えを否定して，手当てを打ち切ろうとしているととらえることもある．急性期でこうした情報を集めて対応するのは容易だが，慢性疼痛の場合，そのような問題を扱うことに患者は怒り，脅威を感じるかもしれない．患者の心の中では，あたかもリハビリテーションチームのメンバーが身体的な問題を探すことを断念し，別の疼痛の原因をみつけようとしているように思われるのである．慢性疼痛患者は，疼痛には物理的原因（すなわち，身体に傷がある）があり，その原因は医療サービスのなかで突き止められるべきであると固執する．**苦痛をともなっている患者にとっては，それはまるで経験した苦痛が実在しないということを実証する愚行とも映る**[23]．医療システム内の相互関係においては，このコミュニケーションの破綻は，医療従事者に求めた解決策が得られないことによる欲求不満と相まって，信頼の喪失が深刻化し，患者の問題が増加する[16]．

疼痛を感覚的でのみ説明しようとすると，他の制御形式に影響されやすい情動，認知，行動といった疼痛経験の主要な構成要素が無視される．身体の病理を原因とする疼痛の発現と心理学的，社会的原因による疼痛の発現の区別は，理学療法士にとって大きな課題である[12]．慢性腰痛を主訴とする患者は，倦怠感，睡眠障害，食欲の変化，性欲低下を訴えることが多い．これらの訴えは，それぞれ臨床的にうつ病によくみられる．患者は，すべての症状が疼痛の身体的な問題に起因すると考えることが多い[24]．

慢性疼痛症状の多くは単一の治療可能な問題から始まるが，やがて疼痛経験は，単純な治療法が奏効しない情動，行動，社会的相互作用の複雑な網の中にはまってしまう[16]．疼痛発現による社会的影響は甚大で，患者が地域，家族，友人間で担う役割に大きく影響する．治療計画を立案する際に非常に重要なことは，これらの変化が患者に与えるインパクトである．社会における自身の役割がもはや明確ではないため，患者が自己

喪失に陥ることも多い。患者は，仕事を持つ健常者，病人のいずれの基準も満たさなくなる。慢性疼痛患者としての状況を脱するため，障害という境遇を選択し，彼らを世話する責任は社会にあるという考え方を当然視する人もいる。また別の慢性疼痛患者は，可能なかぎりいつでも通常どおり過ごそうとし，たとえ活動や社会における役割，そしておそらくは一労働者としての役割に制約があろうとも，自身の状況にそのような障害があてはまることがないよう願うだろう。

慢性疼痛患者にとってのジレンマは，伝統的医療モデルが，心と身体を二分したうえに成り立っており，慢性疼痛患者よりも急性疼痛患者に適した役割構造になっていることである。慢性疼痛患者に対する適用が長年先延ばしにされていたモデルは，リハビリテーションチームと患者間のより強固な連携によるものである。リハビリテーションチームとの関係をはるかに長く保つことが多い慢性疼痛患者にとって，**協調的医療モデル**は，患者による意思決定へのより積極的な関与を支援するものである。これが，慢性疼痛患者にとってとくに不可欠な，自制感やエンパワーメントの増大を促進する。伝統的医療モデルと協調的医療モデルとの相違点を表28-3に示す。伝統的医療モデル下では，患者は労働しないことが望まれた。患者は労働に対するプレッシャーを大きく感じるかもしれないし，回復するまで自宅で過ごすことが許されない理由もあいまいである。自宅に隔離されて引きこもるよりも，疼痛を感じながらも働き積極性を維持するメリットは，多くの患者にとっては不明なのである。病人の役を受け入れるという伝統的な期待を満たさない少数の患者は，自分は苦痛の軽減を求め続けているのに，周りの人には「ふりをして」いれば十分と考えられていると感じるかもしれない。役割葛藤が長期間続くと現れることがある自己喪失により，自尊心や自我の喪失，圧倒的な羞恥心が生じると考えられる[25,26]。

症例提示

個人がどのように疼痛を経験し，その疼痛をどのように他者に報告するかは，さまざまな生理学的，心理学的，社会的，文化的要素の間に生じる複雑な相互作用のみならず，過去の疼痛経験やその疼痛経験に対し医療従事者がどのように対処したか，にもよる[16]。これらの要素は，ケーススタディを検討することで最も正しく評価できる。25歳の女性がスキー中に受傷し，理学療法士を受診して評価を受ける。診断名は，右足足底筋膜断裂である。当初，患者は受傷後2週間通院し，松葉杖で理学療法クリニックを受診する。医師は，体重負荷を始めるよう求めたが，患者はそれを苦痛で困難に感じる。初回検査で，セラピストは右足首の背屈力の低下を認めているが，それ以外の点では，右下肢の関節可動域 range of motion（ROM）は正常範囲内である。背屈力検査は疼痛とROMの縮小により制約されるものの，右下肢の力は正常である。右足は，左足より若干温かい。治療的介入として，渦流浴，右足関節の自動的および他動的ROM運動，段階的体重負荷などを施行。理学療法は治療の目標および帰結を，

表28-3 伝統的医療モデルと協調的医療モデルの相違点

伝統的医療モデル	協調的医療モデル
副次的利益の問題を減らすために，疾病には明確な個々の状況と役割が必要で，医師は患者がこの役割にふさわしいことを明言しなければならない，という前提である	個々人は可能なかぎり日常的な社会環境にかかわった状態を維持することを欲している，という前提である
患者・医師の役割関係は，自然発生型の相互関係ではなく，一方の健康を目的とした，特定の出会いである	患者・医師が担う役割の関係はあまりはっきりせず，両者は治療方針や取り決めた変更に関する責任について議論，合意する
出会いの目標は，医師・患者関係にある力の不均衡を利用して，患者の健康状態の好転を促すことである	目標は，患者の健康状態の好転または協調的アプローチによって患者の適応能力の向上を促すことである
1．病人は，通常の社会的役割を免除される。すなわち，急性期の病人の役割が適用される 2．病人は，自身の病状に責任を負わない 3．病人は，元来疾病は望ましくないものであり，回復できるように努力すべきであると認識しなければならない 4．病人は医師と協力する，すなわち指示に従うことを期待される 5．医師の役割は，病人の機能を正常な状態に回復させることである	1．患者は職場でも家庭でも，可能であれば健康的な活動を取り入れて，積極的な社会的役割を妥協した役割において維持することを期待される 2．患者は，自身の行為がどのように疾病の原因となり，自己管理能力をどのように開発するかに関し教育を受ける 3．積極的に参加することによって回復していくため，自由に意見を求めてよい 4．患者は，治療計画の立案に参加する活発なチームメンバーである 5．医師の役割は，教育，治療に関する意思決定の補助，自己責任で行う症状の制御の促進である

完全なROMの回復と，補助器具を使わずに全体重負荷が可能になることに設定する。セラピストは，この帰結は2～3週間で十分達成できると予想している。

第3週終了時にセラピストは著しい進展なしと判断し，この結果を医師に報告。医師は，患者を診察後，セラピストの見解に同意し，患者にもっと体重負荷の努力をするように求める。患者はさらに怯えるようになり，今では多くのよくある刺激でも右足の痛みが増すと訴える。振動，隙間風，太陽光に苦しみ，体重負荷を試みると泣き，協力を拒否し，怒る。

セラピストは，引きこもりの進行に注目し，患者の話を傾聴する時間を割くことを決め，自宅や家族に関する話題を促す。患者は，働くことができず，1人暮らしの困難やアパート内での移動の困難について話す。また，手伝いに来られるほど近隣に住む家族はおらず，友人たちも次第に援助する時間を惜しむようになってきている，という。彼女は，1日のほとんどを，書物を読んだり，眠ろうとしたりして，1人で過ごす。患者は体重が減ってきており，睡眠補助薬の効果がないことが示唆される。処方された鎮痛薬は使い切っており，薬剤は再処方されない。セラピストが，疼痛はどの程度制御できていると感じるか尋ねると，彼女は「まったく制御できていない」と答えた。セラピストは，子どものころの疼痛経験や，家族がそのできごとにどのように対処したかについて質問する。患者は，疼痛を気にせず，「がまんする」ようしつけられ，過去の数多くのスポーツ傷害も取り合ってくれなかったと話す。患者は，このような過去に経験した傷害には対処できており，疼痛が決して大きな問題ではなかったことを思い起こす。さらに患者は，通院が役立っているとは思わないので，やめたいという。

セラピストの記録から，本例では，以下に示すいくつかの問題が顕在化していることがわかる。
・疼痛が強くなっており，患者は初期CRPSの徴候を示している。
・患者から，睡眠および食事パターンの変化が報告されている。
・患者が孤立化し，引きこもる傾向にあることが示唆され，抑うつ徴候の現れの可能性も考えられる。
・患者は，疼痛を制御できているとは感じられず，今回は過去の疼痛経験とはまったく異なる状態であると話す。

セラピストは，当初期待されたほど回復していない本例にかかわる重要な問題をいくつか特定する。もとの軽傷が，初期CRPSに変わりつつあり，もはや最初の治療計画では十分ではないと考えられる。医師と連携したうえで，以下を決定する。①CRPS専門の麻酔科医に相談し，今後の身体的介入の概要をまとめる際に協力してもらう，②心理学者の診察を受け，現在のコーピング能力がどの程度高められれば，なんらかの自己制御感を取り戻せるのか特定してもらうよう患者に求める，③薬物療法の必要性を再検討し，睡眠補助薬を処方し，患者が訴える不安に対処する。

集学的アプローチが必要であり，新たな治療介入法を作成するチームが結成される。一般に，集学的**リハビリテーションチーム**は，医師，理学療法士，心理学者，ソーシャルワーカー，職業カウンセラーなどから構成される。もとの傷害は，この時点では，患者自身が訴える障害レベル，あるいは検査結果が示すレベルを端的に示してはいない。現在，もとの傷害は，現存する機能的制約を左右する数ある要素の1つで，患者には，もとの傷害から予測されたレベルより著しく高度な障害がある。チームに課せられた課題は，障害をもたらしている要因をみつけ，考えうる原因の解決に努めることである。

現在の機能障害や機能的制約のレベルを測定しなければならない。急性期の傷害による疼痛は，もはや問題ではない。疼痛経験に影響する因子には，経済的困難，夫婦間の問題，教育および訓練の欠如，職務ストレス，経験に対処する全般的なコーピングスキルの不足がある。1人のメンバーに打ち明けられた情報は，その他のメンバーと共有しなければならない。こうした初期の信頼は，チームメンバーの特定の問題に取り組む能力や，ある情報を伝えるのに最適な人物に対する患者の期待が反映されている可能性がある。例えば，症状に直接関連した情報のみを求めて医師を受診する患者が，理学療法士や心理学者をその他の情報を打ち明けられる対象と認めている場合がある（**表28-4**）。

社会学的観点

病人役割については，医療社会学者が広範囲に研究している。身体的状態に関する期待のみならず，そうべき社会的期待もある。これらの期待には，伝統的な医療モデルが反映されている。Talcott Parsonが定義したとおり[27]，それは以下に示す4つの行動上の義務に該当する。
・病人は，通常の社会的役割を免除される。
・病人は，自身の病状に責任を負わない。
・病人は，回復できるように努力すべきである。
・病人は，技術的に優れた援助を求め，医師に協力すべきである[28]。

伝統的医療モデルと協調的医療モデルの相違点を，**表28-3**にまとめて示した。慢性疼痛患者は，継続的あるいは恒久的に「病人役割」を担うと思われるかもしれない。急性期における病人の役割行動で予想され

る依存や退行は，医師が診断を下し，治療法を推奨するのに都合がよいことが多い。慢性疼痛患者では，このような特性が，問題の一端を担うことになる。

個人のストレス（または疼痛）に対する反応は，その人が問題に対処するために発揮するスキルや能力の産物である。各個人が，異なるコーピングスキルを持っているのとまったく同様に，問題を巧みに処理する能力にも差がある[6]。患者がその疼痛を体験する以前に会得していたコーピングスキルを把握することで，主な問題となる患者からの非難やモチベーションの欠如が排除される。こうして，どのようなコーピングスキルが社会で機能する能力を高め，通常の役割を再開できるかをみきわめられるようになる。

われわれの社会では，疼痛を人生における自然な存在ではなく，取り除かれることを期待するものとして，またときには，ある人の自身のとらえ方を否定的に反映するものとみなしている。疼痛が，恐ろしいことが発生する状況として経験されることもある。強い痛みを抱える人々は，疼痛が増強しないとはかぎらないと感じる。自制感を失い，行動を起こそうにも，あるのは無力感のみである[28]。

行動のカテゴリー

患者が疼痛経験を表現する方法が数多くあるように，医療従事者が定型または非定型とみなす症状にも多くのものがある。この情報は，患者への対応方法やケアプランの立案方法を導く一助となるだろう。GildenbergとDeVaul[6]は，慢性疼痛患者を4つに分類した（表28-5）。それは，患者の行動やその行動を起こす原因となる影響力を理解するうえで考慮される。

セラピストによって急性期に確認された患者の行動には，すでに急性期の治療に適したものではなくなっていることもある。徴候には，以下に示す患者行動のうち1つ以上が含まれると考えられる。

1. 職場復帰について特定の期限にからめて話し合うことがなくなり，「治癒」との関連で話し合うようになる。
2. 家族の状況について話し合う気になれない。
3. この傷害が自身に起こっているあらゆる問題の原因

表28-4 患者のニーズの判定

初診	治療	再検査
ROM：右側背屈が中間に限られる	自動的ROM運動と渦流浴での自動的補助ROM運動	ROMの縮小：患者は自動的補助運動を拒否，自動的エクササイズはより苦痛が大きい
筋力：正常範囲内，背屈力は検査できず	体重負荷を進める試み，体重負荷せずにおもりを使用した腰部や肘部の強化	腰部と肘部の筋力は一定，正常範囲内を維持，足関節と足は痛みが強く検査できず
感覚：足首より上部は正常，足背および足底の表面では針刺しや軽い触覚に軽度過敏症を示す	感覚とROMの回復を促す渦流浴の利用	水温の管理に対し非常に批判的，渦流浴でのタービンへの忍容性が低下，過敏は顕著に進行，すなわち，足が物に触れることに非常に慎重である
ストレス負荷：交感神経ブロック後わずか4.5kgの体重負荷，松葉杖を使用して体重免荷した歩行	体重負荷の耐性が増大しないよう水中で行うストレス負荷法	ストレス負荷のプロトコルに耐えられず，疼痛によりかなり抵抗されながら負荷量わずか0.9kgを測定
皮膚：触ると足の方が若干温かい，皮膚にはいくつか点状発赤あり		足は著しく温かく，赤みを帯び，シミで覆われ，皮膚は透明感が増したようにみえる

表28-5 慢性疼痛患者の分類

苦痛を必要とする患者	この患者はごく一部の少数派だが，慢性疼痛管理に関連したほとんどの欲求不満や落胆を引き起こしている。疼痛が心理学的に必要で，生涯必要となる苦痛とするために疾病を利用する
疼痛に圧倒されている患者	この患者は，人は与えられたストレス因子の処理に必要なコーピングスキルを持たない場合もある，というMechanicによる説に最も適する
心因性疼痛の患者	この患者は長年研究されている。以前からある心理学的な問題，不適当な防御機制，その他心的外傷のいずれかが認められ，このため患者が現在の慢性疼痛にかかわる問題の処理に必要な力を注ぐのは不可能となる
疼痛を他者から押しつけられたと感じる患者	疼痛を他者から押しつけられたと感じる患者は，慢性的な問題が主にプライマリヘルスケア担当者の行為が原因で起こっていると感じている。受傷直後の心理社会的ストレス因子の特定が身体的問題の慢性化予防に大きく寄与する場合があるが，その患者を急性期にみるプライマリケア医や理学療法士がそのような問題を扱うことは少ない

であり，それ以前の人生はすばらしかったと主張する。
4. この件にかかわる状況や個人に，過度の怒りを向ける（例：雇用者，医師，保険専門職員）。
5. 「思い知らせてやるという態度」を示す。
6. 以前に比べて自身の在宅プログラムに興味を示さなくなる。
7. 家庭での役割逆転に快感を示す。

以上の行動はいずれも，明確な組織損傷に加え，種々の複雑な問題の存在を示すと考えられる。これらの行動は，ある程度の危機状態に陥った患者に典型的である。疼痛は，患者の人生を支配する無意味なものと認識される。

医学的管理

受傷した場合，あるいは突発的に疼痛が出現した場合，医師の関与は適切であり，必要であることも多い。初診では，病歴の聴取，検査の実施，投薬などが行われる。専門医が注射から手術まで幅広い治療的介入を提案する場合もある。さらに，理学療法による介入が適していることも多い。疼痛の医学的管理について，続いてリハビリテーション管理について以下に述べる。協調的医療モデルでは，ケアが分散したものではなく，必ず包括的なものになるように機能する。ケースマネジャーの主な役割は，包括的かつ集学的な治療が行われ，結果的に治療の成果が最大限高められるよう努めることである。

薬理学的介入

一般的に，急性期の疼痛管理では鎮痛剤が用いられる。鎮痛剤には，疼痛だけでなく，経験にともなう恐怖をやわらげる作用がある。さらに，非ステロイド性抗炎症薬 nonsteroidal anti-inflammatory drugs (NSAIDs) や筋弛緩剤が処方される場合もある。これらの薬剤には，組織損傷を最小限に抑え，組織の治癒を最大限に促す作用がある。また，患者の不安や恐怖をやわらげることで，交感神経の興奮レベルが低下し，血流の増加や疼痛知覚の変化という効果をもたらす。いかなる薬剤も長期間使用すると，時間の経過にともなって副作用が出現する場合があるため，問題になる可能性がある。一般に非依存性の薬剤は，副作用が問題にならなければ，長期間投与してもよい。麻薬鎮痛剤は，しばしば身体的，心理的な依存性を示すが，研究ではこの薬剤は疼痛レベルに合わせて調整すれば，心理的依存性が生じにくくなることを示す十分な証拠

が得られている[29]。患者に対して細心の注意をはらって検査，モニタリングを施行しなければならないが，麻薬によって著しく高い活動レベルを実現できるなら数年にわたり使用し続けてもよい[30,31]。正しく管理された麻薬を用いている患者が，自分の疼痛に侵害性の要素を感じるが「もう気にならない」と訴えることがある（すなわち，疼痛経験にともなう苦痛が少ない）。体内で産生されるエンドルフィンと同じ受容体部位に結合するようにデザインされた麻薬を使用すれば，エンドルフィンの産生が抑制される。エンドルフィンの減少は麻薬使用が長期化することによって起こることがあり，減少すると麻薬の必要量が増加する。薬理学の新たな進歩により，麻薬の投与量を変更することなく長期間投与することができるようになった。局所または全身に麻薬を注入し続けるポンプが，術直後や長期の疼痛管理用に開発されている。

患者が初めて医師の診察を受ける際，患者の期待感は疾患の説明に基づいて構築される。Fordyce らの研究[32]によれば，患者の期待感は，疼痛の持続期間，強さ，関連する問題に大きく影響されることが判明している。2 群による前向き研究では，片方の群に薬物療法を行い，必要な投薬期間に関する具体的な予想を伝えたところ，機能レベルが急速に回復した[23]。もう一方の群では従来型の方式で対処した。この群の患者は，必要であれば投薬量を増やすよう自由に要求してもよく，具体的な患者の回復までの予測期間は一切伝えなかった。前者の群の方が，機能が速く回復しただけでなく，1 年後により高い機能レベルも維持されていた。被験者の背景と傷害は同等であったが，医療従事者と患者の両方の期待感が違ったのである。

傷害が慢性化すれば，治療計画を調整する必要がある。疼痛が慢性化した場合，急性期に有効であった薬物療法が効かなくなることが多い。この医療モデルでは支援を求める患者が最後に到達するとなることが多いペインクリニックで得られたデータから，機能レベルの改善や疼痛管理の成功に最も重要となる要素は，複数の依存性薬物の過剰使用を減らすことであった[6]。昔から患者は，鎮痛薬，筋弛緩薬，抗不安薬，精神安定剤など多様な薬剤を受け取る。このような薬剤は，心理学的評価の代わりに最初に処方されることが多い。これらを慢性的に使用すると，疼痛患者の引きこもりやうつ状態の原因になりかねない。

プライマリケア医は，抗不安薬の処方より心理学的介入の方が優れている点について患者と話し合った経験がほとんどない場合も多い。不安の心理的要因に対処するよりも抗不安薬を用いる方が短期的には有用だが，これは，何ヵ月も継続されるのであれば，患者にとって害になりうる。

麻酔科学的介入

麻酔科医は，以下の理由で，ブロック，注射，その他の処置のいずれかを行ってもよい．
1. 疼痛の解剖学的原因を判断するため．
2. ある特定の侵害受容経路を確認するため．
3. 局所疼痛と関連痛を鑑別するため．
4. 疼痛経験における交感神経系の役割を判断するため．
5. 局所の病状を，斜頸や梨状筋症候群のような障害における反射性筋痙攣と鑑別するため．

また，これらの処置が，疼痛の除去に対する患者の反応を判定するために疼痛を抑えるのにも使用されることがある．求心性（侵害受容性）または遠心性（交感神経）線維を数時間ブロックすることにより，そのブロックが徐々に消失しても，異常な活動が再発しないことがある．さらに，その時間帯はリハビリテーションが楽になり，通常では耐えられないような積極的な療法を実施できる．正常な動作パターンが回復すれば，ブロックが消失した後も永続的な緩和が強化されることもある．以上の診断的または治療的な処置の性質を表 28-6 に列挙した．

病状を手術で矯正することはできないが，組織の健康が回復している場合は，ときおりブロック法や注射による治療で機能も QOL も改善する可能性がある．ゲートコントロール理論を活用し，疼痛を知覚する脳に伝達される疼痛刺激をブロックするために，刺激装置を脊髄に沿って埋め込むことができる．failed low back syndrome［訳注：腰椎手術の術後に腰下肢痛，しびれなどの症状が不変，残存あるいは再発する］に最も多く適用されるこの手術では，患者の選定に注意を要する．脊髄分節を安定させるための追加手術，神経根切断術，神経節切除術などの代替方法より成功する可能性がある[33]．瘢痕組織，侵害受容のフィードバックループの変性，傷害または手術による永久的組織損傷は，麻酔科医が行う疼痛管理の適応であると考えられる．一般に以上の介入方法は，自己管理における患者指導，患者によっては鎮痛療法，リハビリテーションの取り組みと並行して実施される．

表 28-6 麻酔科学的介入

処置	診断的	治療的
椎間関節ブロック	椎間板ではなく椎間関節における疼痛の位置を明らかにする	ルーチンとして繰り返し行われることはないが，反射周期を妨げることで長期間（数ヵ月）緩和されていれば，適用してもよい
X 線透視を用いて行われる硬膜外注入	片側性の疼痛，すなわち外側突出型椎間板ヘルニアの場合，最も優れた介入方法と考えられ，神経根が疼痛発生体であれば，腫脹を軽減するために 1～3 回のステロイド注入を行う	症状が数ヵ月間軽減されていれば，1～2 年ごとに繰り返してもよい
仙腸関節（SI）内注入	SI を疼痛の原因として特定．疼痛緩和持続時間を測定するためにステロイドを注入	SI が主な疼痛発生体であれば，重症過敏症/炎症により機能が制限されている場合にのみ，最高 3 回/年までステロイド注入を繰り返してもよい
椎間板造影	癒合が考慮される場合，術前に施行される．正常なものを含むいくつかの椎間板に注入し，症状を示す椎間板を特定	新たな手法には，線維輪断裂または椎間板症に対する椎間板内ステロイド投与などがある
神経ブロック	神経を疼痛発生体として特定．炎症を抑えるためにステロイドが用いられる場合もある	著しく緩和した後に激しい疼痛が再発した場合，繰り返してもよい
梨状筋/その他の筋ブロック	疼痛発生体を特定．筋緊張を緩和し，神経の炎症を抑えるためにステロイドを注入	積極的なリハビリテーションの取り組みによる，筋の伸展，神経絞扼の軽減，疼痛の緩和が可能になる．完全な治療的効果を得るためには繰り返し行う必要があると考えられる
交感神経ブロック	複合性局所疼痛症候群[a]が疼痛の訴えのなかで担う役割を決定	複合性局所疼痛症候群の周期を後進させるため，4～10 回繰り返す．積極的治療と並行し，また交感神経切除術の前に行う
脊髄後索刺激装置（神経因性疼痛に使用を考慮する）	その他の慎重な方法がすべて無効であった場合，疼痛制御の可否を検討	長期的な疼痛制御を行う目的で埋め込まれる場合がある
疼痛ポンプの留置（侵襲性疼痛に適応）		手術が検討されず，疼痛が軽減されなければ，長期的な疼痛制御に適用されてもよい．状態が安定し，経口薬，理学療法，注射などよりも対象となる疼痛の範囲も広がる

[a]複合性局所疼痛症候群とは，反射性交感神経性ジストロフィー（RSD）を含むもので，新たにつくられた用語である

ブロック法は，術後疼痛を軽減するために，あるいは完全なCRPSへの進行を予防するために初期の段階で使用される場合がある。CRPSにおける治療的ブロックは，持続性疼痛の伝達循環を遮断し，治療で機能を行使，回復することが可能となる。ブロックの効果は薬剤の持続時間に終わらず，感覚フィードバックループを正常化し，物理的疼痛を多少緩和する。しばしば患者は，疼痛に対する自己制御感が増すため，頻繁に働いたり，役割を果たしたりすることが可能になる。また患者が，疼痛経験に影響する自身の人生の心理社会学的側面に積極的に取り組むようになることもある[34]。

脳神経外科的切除術

これまで**神経根切断術**や**脊髄切断術**などの手法は，最後の手段と考えられてきた。数多くの症例では，短期的効果は良好であったが，長期的効果は不良で，疼痛が伝達される経路あるいはニューロンが判明し，数ヵ月から数年までさまざまな期間を経て疼痛が再発した[35~37]。

恒久的**交感神経切除術**は，いかなるCRPSに対しても非常に有効である。通常，複数の交感**神経ブロック**を，まず遮断による有効性を検討するために実施する。ブロックで疼痛が緩和されるが，数本のブロックでも緩和持続時間が延長しない場合，恒久的交感神経切除術が非常に有益になる。この手法は，本症の晩期よりも早期の方が有効である。

リハビリテーション管理

評価

診察中に収集した情報は詳細なものでなければならず，想定される治療成功の障害すべてを特定できなければならない。このような情報から，セラピストは適切なケアプランを立案することができる。理学療法のみでは，疼痛患者のすべてのニーズを満たすことはできない。その他の専門領域に照会することが必要になる。

▼ 患者の面接

カルテおよび直接患者から，過去に受けた治療，薬物療法，医療従事者に関するデータを収集する。患者に，どの治療薬が有効であったか，何が無効だったと考えるか，またその理由を特定してもらうべきである。もとの疼痛，その場所，出現の仕組みについて，患者に説明してもらう。この病歴から，最初の傷害や，機能障害反応に関与するさまざまな代償機序を明らかにできることが多い。

前述のとおり，個人の疼痛に対する反応は，固有の人生経験から生まれる。もし慢性疼痛の要因がストレスであると認められれば，われわれは，ストレスコーピングの機序で疼痛に対応する手段を検討することができる。Sternbachが，以下に示す数種類の反応を概説している[38]。

1. 適応反応：困難にもかかわらず，冷静かつ楽観的な姿勢を維持し，十分役割を果たす。
2. 行動障害：アルコール依存や薬物の乱用といった嗜癖行動が出現する。その他の行動化を示す場合もある。
3. 思考障害：統合失調性または妄想性障害的な思考に逃避する。
4. 情動障害：患者は，耐えがたい不安または憂うつを経験しつつ，圧倒されるような感覚でいっぱいになる。
5. 身体表現性障害：もとの傷害より悪化して身体障害になり，精神的苦痛に対処する方法として悪心，眩暈，倦怠感などの症状が出現する。

上記の反応は，慢性疼痛に加えて大きなストレス因子（例えば，雇用保障，家庭，家族関係に関する懸念）が振りかかった場合に生じる可能性が高い。慢性疼痛は，ストレス因子によって呈する障害の程度において特有であるが，その反応はその他の主要ストレス因子と同様である。また，慢性疼痛による能力低下は，機能障害以外の因子（例えば，労災補償の要件，交通事故後の訴訟で発生する賠償，米国社会保障庁が定めた障害の分類）でも生じることが示唆されている。

セラピストが，ストレスチェックリスト[39]を携帯していると，疼痛が患者の生活に与える影響を判定する際に役立つ。このリストでは，家族関係，経済的問題，親密性の問題（第2章付録参照）のいずれかが明らかとなる。このリハビリテーションにおける慢性期では，患者が，このような問題は受傷して疼痛が出現したときに生じた，と主張する可能性が高い。重要なことは，このような問題もまた，適格な専門家によって治療中に対処されなければならないことを認識すべきである。

患者に，持続する疼痛の原因に関する自身の認識について表現してもらうべきである。例えば，患者は，癌や麻痺の恐怖を抱いているかもしれず，それがやわらげば，症状の訴えが大幅に減少する可能性がある。また患者に，今後どのような改善がみられるべきかについても質問する。その答えは，疼痛の消失のみならず，機能の改善に関連したものにすべきである。その答えが，患者の期待する治療の帰結に関する話し合いを導く一助となりうる。慢性疼痛患者に対する理学療

法の帰結は，疼痛の消失に左右される内容ではなく，機能指向型とする．機能の変化を判定するため，機能活動のリストを用いて，患者にとって可能，もはや不可能，常に不可能な作業を列挙してもよい．この情報は，自身の日常的動作の限界を把握していない患者にとって，認識を新たにする事実となることが多い．

▼ 身体図

患者に，治療を求める原因となった訴えに関連した疼痛やその他の症状を表すさまざまな印を用いて，**身体図**を記入してもらう．身体図は，疼痛部位を把握するのに有用な方法である．他の施設での以前の記録との比較も参考になる．身体図は，いくつかの方法で利用することができる．まず身体図に記入された領域から，ある特定の解剖学的局在化の有無を判断したり，あるいは身体の外側にまで記入された多数の印から疼痛の強度が判断できる．これらの表示をスコア化し，そのスコアを詳細な心理学的検査の必要性を判断する

材料にしてもよい[40]．このほかの方法では，代償動作パターン出現度の判定にも疼痛図が用いられる．特に軟部組織損傷や筋・筋膜性疼痛症候群の患者では，サテライト・トリガーポイントの出現，動作様式の変化，筋および靭帯の適応変化が，身体図に著しく影響を及ぼすことが多い．図28-3は，情緒的問題との機能的重複が著しいと考えられた患者の身体図である．治療は，患者の身体図上に表された各要素が示す問題を明らかにし，対処することを基本とした．退院時の図には，訴えがまったく記されていなかった．

▼ 心理社会学的評価

慢性疼痛の評価に使用できる検査法の多さは，問題の複雑さの証しである．患者に，形式化された様式での疼痛に関する情報提供を依頼することはできるが，これでは，その報告に，ある特定の時点における疼痛の解釈以上のものを反映できるとはかぎらない．客観的な所見なしに疼痛由来の障害が増加するのにともな

氏名：
あなたが下記の感覚を覚える身体の部位に印をつけてください．該当する印を使用してください．痛みが放散する領域にも印をつけてください．影響を受けている領域を漏れなく記入してください．最後にあなたの顔を描いてください．

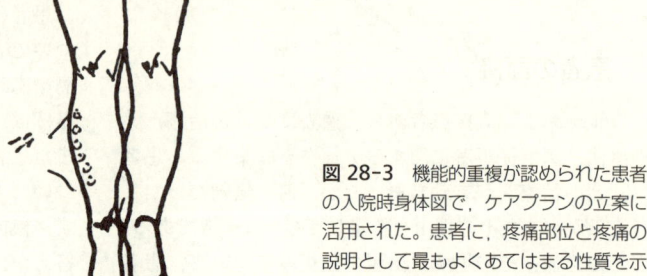

しびれ　－－－－　チクチクする痛み　◯◯◯◯　焼けつくような痛み　××××　刺すような痛み　〃〃〃〃　うずくような痛み　〜〜〜〜

図 28-3　機能的重複が認められた患者の入院時身体図で，ケアプランの立案に活用された．患者に，疼痛部位と疼痛の説明として最もよくあてはまる性質を示してもらった

い，機能の変化がますます重要になってくる。多くの因子がこれらの検査や指標に関与しており，診断と予後の確定，ケアプランの決定，他の医療従事者と連携する必要性の特定を助け，価値のあるデータを提供する。

疾患影響要因測定法 Sickness Impact Profile（SIP）は，健康状態や健康に関連した障害を評価する尺度である。これは，疼痛患者の集団を評価するのに用いられているが，このプロフィールは疼痛患者に特異的なものではない[41]。身体的，心理社会的要素を網羅し，家庭管理や社会的相互関係に関する情報が含まれている。詳しい説明は第 11 章を参照のこと。

Multi-Dimensional Pain Inventory（MPI）は，SIP と同様の変数を評価するためにデザインされた尺度で，慢性疼痛患者を対象としている。3 つのプロフィールのうちの 1 つが，各プロフィールに特徴的な尺度の高値により明らかになる。MPI からは，サポート，他者による気配りあるいは罰行為の認識，苦痛，制御欠如のレベルなどの分野の情報が得られる[42]。検査のサンプルを，付録 A に示す。また，この検査は，理学療法を受けている急性疼痛患者の評価にも使用できる。この一覧表は，集学的介入の早期関与に関するなんらかの指標を提供する。

McGill 疼痛質問票では，疼痛を知覚するさまざまな側面を調査できる。それは，感覚，情動，評価，その他のカテゴリーで構成される[43]。この質問票の一部のサンプルを，付録 B に示す。この質問票では，患者の疼痛経験の性質や複雑さを扱う。しかし，いくつかの要素が，患者から得られた詳細な回答に関係している可能性がある。過去に報告した内容が，以前の医療従事者に誤解されていたと感じる患者もいるかもしれない。患者は，主訴が適切に表現されない一因になることもありうるように思われる質問票への記入に抵抗を示すことが多い。

ビジュアルアナログスケール visual analog scale（VAS）も重要な手法で，セッションごとに使用して，各時点での疼痛の強度を評価することができる。患者に，自分の疼痛を 1～10 の程度（1 は疼痛なし，10 は起こりうる最も強い疼痛）で評価してもらう。疼痛がまったく変化しない（すなわち，自分の疼痛を同一の数字で表現し続ける）と訴える患者もいる。このような患者は，自分の疼痛が消失しないかぎり評価できない可能性がある。つまり，自身の疼痛をあるかないかのみでとらえているのだ。この患者のサブグループには，患者に種々の疼痛レベルを区別するよう指導するために，慎重に計画された教育が必要となる。またこの尺度上の数字が，意図せぬ意味を持つ場合がある。例えば，もし患者が，ある治療セッションで疼痛を強いと判定すると，その日の運動を休むことが許されることがある。以後，その患者は，すべての活動を中止させるための理由として，あらゆる疼痛経験を強く判定し続けることがある。この尺度を使用している一部の医師は，患者が選択した評価の意義を高めるために，それぞれの数字に異なる意味を与えるようにしている。また VAS は，治療前後の結果指標としてデザインされており，多様な活動や状況が評価される。VAS の例を，付録 C に示す。

Symptom Checklist-90（SCL-90）は，MPI より詳細な検査だが，ミネソタ多面人格検査 Minnesota Multiphasic Personality Inventory（MMPI）よりシンプルで短い。SCL-90 には，9 種類の症状特徴と 1 種類の苦痛尺度が含まれている。この検査は，慢性疼痛患者向けにデザインされたものではない[44]。自身がおかれた状況に関する患者の理解について有用な情報が，不安，抑うつ，混乱した思考といった苦痛を示す行動との関連で，得られる。

MMPI は，心理学的評価である。このテストを否定的に感じている患者は多い。例えば，この検査から，医療従事者が患者の経験している疼痛を疑っていたり，他の疼痛の要因を探していることが窺われる。実際には，この検査は疼痛の存在を疑うのではなく，疼痛に対する患者のコーピングの仕方を判定する目的で行われる。MMPI は患者の疼痛に対する反応や，患者が自分の症状に対処，報告する方法を医療従事者が理解する一助となる。Costello が述べているように，慢性疼痛患者集団では，MMPI の尺度から P-A-I-N クラスターなどのような特有のパターンが生まれている[45]。慢性疼痛患者が MMPI で示すスコアは，患者の治療に対する反応の仕方と強く相関している。また MMPI は，大手術に対する患者の反応の予測にも有用であることが判明している[29,45,46]。

慢性疼痛患者を対象とした MMPI の使用に関する研究は数多く存在する。初期の研究は，「痛がり屋」を定義する目的で実施された[47,48]。受傷前の軍人に対する MMPI を用いた評価では，受傷後慢性疼痛が出現する可能性のある，いかなる心因性の素因も，明らかにすることができなかった[18]。Sternbach と Timmermans による研究から，慢性的な問題を抱えた患者に非常によくみられるプロフィールには，慢性疼痛が人生に与える影響への可能性が示唆されている。疼痛が著しく緩和されれば心理学的に以前の正常レベルに回復できる，と推察することは妥当であろう[49]。

以上の手法から得られた情報は，有効なケアプランの立案や手術成績の予測において一助となる[50]。Loeser[51] は，慢性疼痛の複雑さとこの問題が持つ複数の層を視覚化する図を提示している（図 28-4）。

慢性疼痛のある人々は，実際に痛みを感じているということを忘れてはならない。本当の**仮病**（存在しないのに疼痛がある振りをする）はきわめてまれであり，チームメンバーは全員，その可能性を徹底的に排除しなければならない。通常，これには心理学的評価が必要となる。疼痛は，仮病の診断が正しく適用されないかぎり，客観的尺度で存在が確認できない場合でも，実在するとみなすべきである。客観的な検査では疼痛を定量化できないという事実に対して，患者に非はない。慢性疼痛があるという患者には実際に疼痛がある，ということを受け止めることが，患者中心の介入方法の立案に必要な信頼関係を確立する最初のステップとなる。患者の症状が否定されることは日常的にあるが，患者は次の医療担当者に，疼痛は本物で，疼痛を引き起こす物理的な要因が存在する，ということを納得させるためにより多くの時間を割かなければならなくなる。このような態度に加えて，サポートや苦痛の軽減を求めることを正当化できるような症状を持たなくてはならないという認識が高まり，**症状の誇張 sympton magnification (SM)** とみなされる行動をまねくと考えられる。SM を呈する患者は，その行動が客観的所見の根拠より過剰かつ激しい行動を示す。1 つの治療介入が無効であった場合，患者は，症状あるいは問題が増えていないかぎり，以後の治療を進めることに抵抗を感じることが多い。したがって，医療従事者に新たな治療を進んでサポートしてもらえるように症状を誇張する，という意図しない傾向が出現する。

もう1つの弊害としては，患者に「その痛みとつき合う術を習得する」よう伝えることがある。このような発言は，疼痛のない人生はあり得ないと相手に解釈されるおそれがある，と示唆する心理学者もいる[52]。疼痛のような症状に参っており，多少なりとも症状の制御が不可能に感じている患者に，痛みがあればできることはないとか，疼痛と暮らす生活を受容しなければならないなどと告げることは，患者の疼痛に苦悩がからんでいる場合には不親切で非現実的である。サポートを求める患者は，このメッセージを疼痛の観点から聞かず，むしろ経験のゲシュタルト，つまり疼痛と経験をひとかたまりとしてとらえる。したがって，疼痛が変化することはない（すなわち，疼痛の原因と考えられる病状は治療できない），とチームメンバーにいわれるときに，患者はその発言を疼痛に関連した認知，情動，動機，情緒を構成するあらゆる要素と合わせて内面化する。彼らには，疼痛と一緒に経験している苦悩の大きさが変化することはない，と聞こえる。チームメンバーは，患者が言葉で表現していなくても，彼らのゲシュタルト的認識を理解し，その懸念に進んで対処しなければならない。患者が，自分が耳にした，彼らにとっては死刑宣告のように聞こえることの内容を解明しようと試みる可能性は低い。疼痛経験を構成する多様な要素は，Loeser のモデルの円の外側に該当する（図 28-4 参照）。患者が持続性疼痛に対処するスキルを高めていれば，一般に苦悩をやわらげるメカニズムが構築されており，治療の軽減を積極的に求める。

属する文化が異なると，疼痛解釈も異なり，慢性化した疼痛に患者がみいだす意味も違ってくる。医師は，この違いに敏感でなければならない[53]。文化の違いにより，有効と思われた治療の帰結が悪くなることも多く，治療選択肢の選定が制限される可能性がある。医師は，自身の偏見によって，患者に対する認識や患者からの報告内容がどのように変貌するかを意識しなければならない。いかなるチームメンバーでも，疼痛を伝える特定の方法に関して偏見を持っていると考えられる。患者の姿勢などの個人差は，あるチームメンバーがその問題をとらえるうえでの深刻さや，予測された帰結の顛末に影響する可能性がある[54]。

▼ 身体的評価

慢性疼痛患者の評価を依頼された場合，理学療法士には複雑な難題が課せられる。前項で述べたように，このような患者は心理学的な意味で機能不全に陥っている可能性があり，これが身体的評価をより困難にする要因となる。慢性疼痛患者のコミュニケーション量はさまざまで，疼痛の出現以来のあらゆるできごとを話そうとする極端な人（神経症的傾向の特徴）から，ほぼ何もいわない人（著しい抑うつまたは無気力の特徴）まで多岐にわたる。

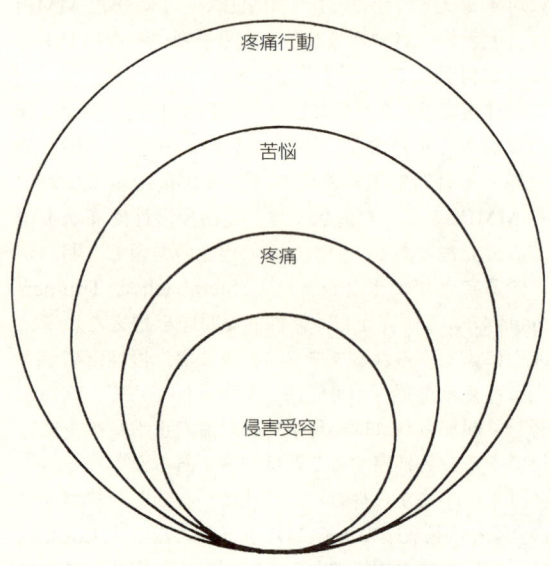

図 28-4 Loeser の疼痛の概念を構成する 4 つの要素（Loeser[51] より）

慢性疼痛患者に検査や指標による評価を施行すると，複雑な問題が表面化する。複数のシステムが検討されなければならず，検査や尺度はその慢性性，領域，報告された訴えの種類によって変わる場合がある。慢性疼痛患者に共通した評価の一部と，その適用を表28-7に示す。神経学的検査所見は正常であることもあるし，筋力テストが正常範囲内であることも多い。姿勢は外見上正常範囲内であることもあるが，これはまれである。筋骨格系検査で，非対称性の姿勢が判明することがある。通常患者は，理学療法士に測定してもらうまで，姿勢の非対称性にほとんど気づかない。

姿勢の非対称性は，身体が受傷部位をかばおうとするため，受傷直後に出現することが多い。軟部組織の長さは，時間の経過とともに適応し，定着した，あるいは習慣化した動作パターンの一部になる。慢性疼痛患者の動作パターンは，最初は疼痛を，後に姿勢の非対称性を原因とする平衡感覚障害を代償するために，柔軟性に欠け慎重なものになりがちである。この非対称性が慢性化すると，もとの傷害から離れた部位の関節のROMが，最終的に制限される可能性がある[21]。運動機能障害は永続的となり，最初の病状が改善された後も長期間持続するおそれがある。広範な姿勢および運動機能の障害がある場合，患者がほぼすべての動作を苦痛に感じると訴えることもある。また，もとの傷害から離れた領域に疼痛を感じるため，恐怖で動作が制限されることもある。ROMを立位で，次に腹臥位で測定すると，関節可動域が著しく拡大する場合がある。2つの異なる体位で同一の課題を与えて検査を行うことで，セラピストは検査対象の動作に関与する筋やその他の軟部組織の萎縮による影響を評価するのに役立つ。こうした可動域の差を，患者が限界に対して「みせかけよう」とする行為の裏づけとしてみる人もいる。実際には，この差は動作様式に関連したものである。このようなROMと動作様式が明らかに変化する現象は，健常被験者でも認められる。

器具を利用すれば，持久力，筋機能，平衡性の障害に関する客観的な記録が可能になる。このような患者では，心血管系の状態が悪い場合が多く，急速な筋疲労と相まった持久力の低下が，検査を不安定なものにすると考えられる。これらの患者を評価するうえで，表面筋電図 surface electromyography（sEMG）は，動作様式や筋の発火パターンを確認できるため，非常に有益である[55〜58]。この要素は，一般に臨床医がモニタリングできないことが多いが，慢性疼痛への適応においては最も重要な構成要素である。

セラピストは，慢性疼痛患者を担当すると，巧みに姿をくらます犯人を追跡しているかのように感じるかもしれない。例えば，比較的新しい顎関節症 temporomandibular disease（TMD）の症状を呈する患者において，新たな訴えに対応できる能力に著しく影響を及ぼす，過去の傷害が存在している可能性がある。現在のTMDの訴えは，過去の傷害から生じた二次的な問題で代償機構が機能しなかったために症状が出現したと考えられる。このような状況では，現在の訴え（すなわち，TMDによる疼痛）に対する治療では，症状は軽減しない。考えられる過去の傷害と代償機構との関連について症状を評価すれば，より満足のいく結果が導かれる。例えば，下肢の長さの違いは，構造的にせよ機能的にせよ，姿勢ストレスがかかった状態で放置すると，例えば①骨盤位置のゆがみ，②脊柱側弯症，③頭位のずれ，④頭頸部連結の変化，⑤頸部筋活動の変化，⑥下肢関節位置のゆがみ，⑦筋のアンバランスなどをきたしかねない。姿勢ストレス症候群が長年にわたってわずかに現れていたが，最終的に適応に失敗したためにTMDの訴えが起こっていると考えられる[59]。通常，過去の受傷と姿勢の適応変化は，専門家が可能性を結びつけ，この類の質問をしないかぎり表面化することはない。

疼痛患者の受傷組織の治癒に多くの時間を要した場合，中枢性疼痛の存在が推察されることが多い。これは，受傷後3ヵ月間持続していれば，疼痛を慢性化するとみなすいささか独断的な傾向に関連している。治癒の完了が推定されるのであれば，疼痛はもはや受傷

表28-7　評価方法

手段，検査技術	慢性疼痛の評価での使用法
ROM，斜面台検査	一次，二次症状に関連していれば，ROMの変化を記録する
徒手筋力テスト	一貫性に欠けるおそれがある。抑止テスト中は，防御反射メカニズムとして，トリガーポイントと疼痛が筋運動を阻止すると考えられる
神経学的検査	概して正常。筋機能障害や軟部組織の障害を評価するものではない
触診と軟部組織検査	筋の長さや緊張度に複数の適応変化あり。しばしば，筋膜のトリガーポイントが多い
有酸素テスト	患者自ら活動を制限する傾向が著明に現れることがある。疼痛をともなわない有酸素運動は不可能なため，患者はこれを避ける
平衡性テスト	体位感覚の低下をともなう，筋の機能障害や姿勢ストレス症候群が，平衡性を鈍化させる一因になることが多い
表面筋電図（sEMG）	筋の機能障害の評価。症状の訴え，倦怠感，身体的許容範囲，機能制限に関する客観的な記録となる

部位に由来するものではないと判断でき，中枢性疼痛の現象となる。したがって，受傷部位の治療はもう必要ないとみなされる。筋または靱帯の適応変化，あるいは癒着の存在が症状の訴えに関与しているかを判断するのは，理学療法士の責任である。

慢性疼痛患者は，筋膜性疼痛症候群，局所的な組織疾患，主な動作方法の障害，完全に制御不能という感覚，といった自律神経および中枢神経系の機能障害を経験することがある（図28-5）。自律神経機能障害は，複数チャネルにおけるバイオフィードバックの記録を通して，少なくとも部分的に観察されることが多い。

例えば，客観的な皮膚温と主観的な感じ方との間に違いがみられることもありうる（図28-6）。そのほか，自律神経機能障害の例には，温度と汗腺活動など2つの異なる要素の反応様式の変化がある。これらの自律神経系の要素に関して，非常にリラックスしている人では，手の温度は上昇し，皮膚電位で測定した汗腺活動は低下するはずである。自律神経が障害された状態では，2つのパラメータはともに同時に上昇すると考えられる[60]。

自律神経系機能障害
自律系反応の機能不全
交感神経作用の増大
筋緊張の亢進
過敏症
過剰な興奮性

中枢神経系機能障害
疼痛耐性の低下
疼痛閾値の低下
エンドルフィンレベルの低下
セロトニンの減少

疼痛のある組織での代謝変化
血流の低下
浮腫の増加
栄養状態の低下
局所的筋虚血

慢性疼痛

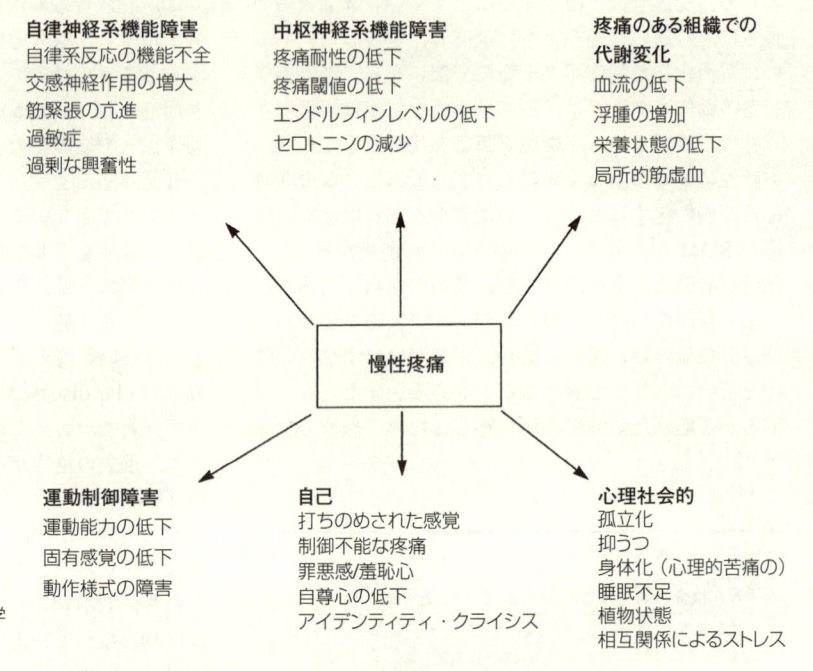

運動制御障害
運動能力の低下
固有感覚の低下
動作様式の障害

自己
打ちのめされた感覚
制御不能な疼痛
罪悪感/羞恥心
自尊心の低下
アイデンティティ・クライシス

心理社会的
孤立化
抑うつ
身体化（心理的苦痛の）
睡眠不足
植物状態
相互関係によるストレス

図28-5 慢性疼痛の複雑な精神生理学的側面における評価を構成する要素

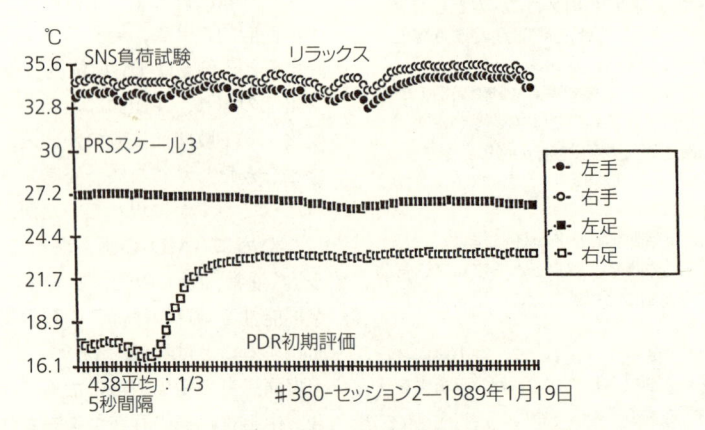

図28-6 failed low-back syndrome と診断された患者は，主観的に左足の方が右足より冷たいと感じた。客観的な測定では左足の方が右足より温かく，11.2℃の差が明らかとなった。手と足の感熱記録法でデータを20分間収集し，曲線で表した。SNS：交感神経系，PRS：疼痛評価尺度，PDR：生理学的調節異常

介入

リハビリテーションチームの各メンバーが得た情報は，ケアプランを包括的なものにするために調整する必要がある。図28-5で特定された問題に関連し，理学療法と介入の目標および帰結の概観を図28-7に示す。

チームが，高次の**機能的能力低下**のレベルとは相関しない間接的な**機能障害**のレベルを特定した場合，問題が生じる。医療モデルでは，症状とは機能障害であり，疾病の進行を示唆する解剖学的，生理学的，生化学的異常の表出であることが大前提となる[16]。慢性疼痛患者は，その障害レベルが既知の病状や症状をはるかに超越しているため，このモデルに適合しないことも多い。医療従事者は，客観的，病理学的な十分な説明なしに存在する疼痛に対して，患者が社会保障などの補償を受けるべきか判断するよう依頼されるため，医療と法律の問題は切り離せなくなっている。全体的な目的は，恒常性あるいは身体内の安定性および平衡を達成可能なかぎり取り戻すことである。完全な恒常性は，不可能かもしれない。そうであれば，患者およびチームは，治癒が理学療法の最終的な帰結ではなく，患者は恒久的な機能制限，障害，疼痛の持続などに適応する必要がある，という事実を受け入れなければならない。こうした適応の問題が，患者が急性疼痛から慢性疼痛へ移行し，あるいは臨床家から臨床家へ渡り歩くような原因となる。

機能回復

慢性疼痛患者は，動作，姿勢，心理の機能不全のパターンをとる。動作や姿勢の習慣的適応は，使用される運動様式や筋，腱，その他の軟部組織の長さ-張力関係に影響する。動作異常には，運動様式，速さ，協調性，拮抗筋の逆運動の遅延がある。時間の経過とともに，これらの機能不全のパターン由来の感覚フィードバックが，CNSにこの変貌したパターンが正常であると思い込ませる。姿勢および運動の調整を統括する運動計画のモデルを，図28-8に示す。

機能回復という言葉の使用には，機能レベルの改善をもたらす動作様式，協調した筋の動員，筋力，柔軟性などの機能的側面の正常化という意味が含まれる。sEMGは，運動制御方法の正常化に有用な手段である[61,62]。受傷直後に出現する代償パターンは，構造を保護し，疼痛を緩和するのに有用であったかもしれないが，このような同一パターンが，もとの傷害が治癒した後に疼痛の原因になる場合もある。Florら[63]は，慢性疼痛患者では，心理的要因もしくは姿勢により筋緊張を鑑別するのが困難であると述べている。この問題は，鑑別に痛みのある患部が含まれ，その鑑別課題に患部以外の筋が含まれていたときに明らかとなった。この研究から，筋緊張の変化に対する反応が遅れたり，反応できなかったりすると筋機能に著しい変化をきた

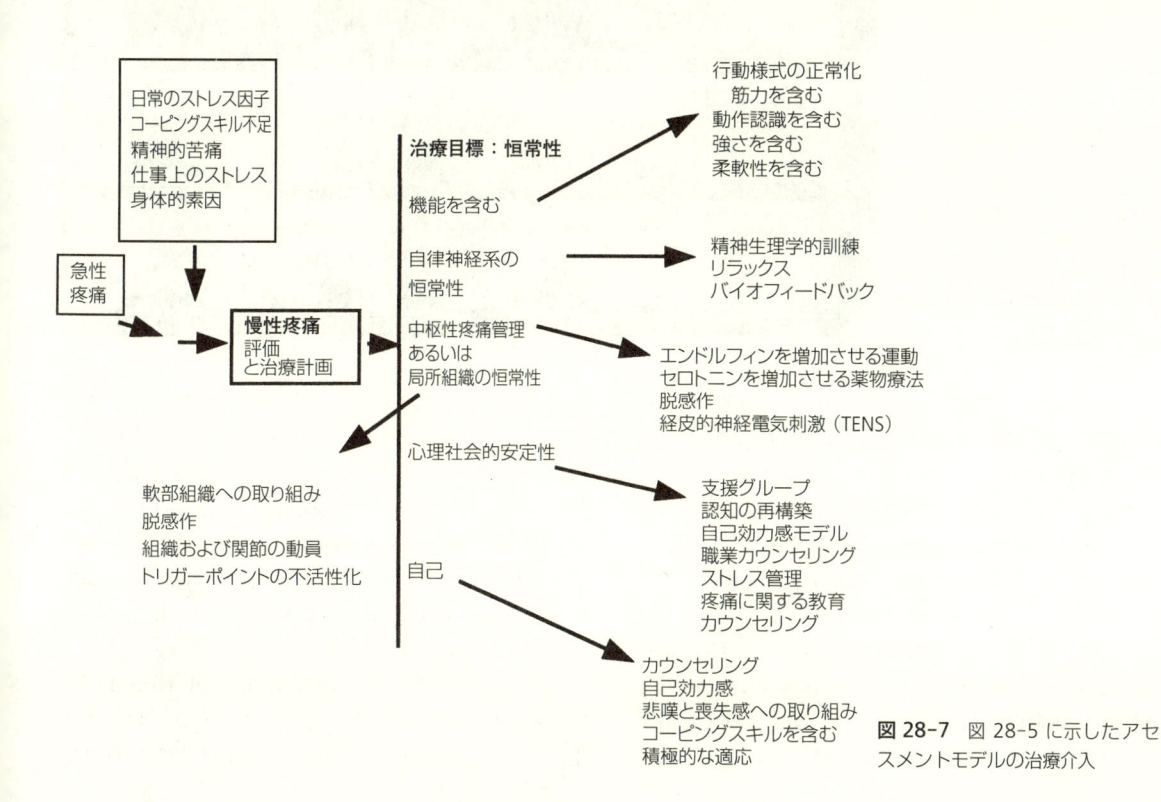

図28-7 図28-5に示したアセスメントモデルの治療介入

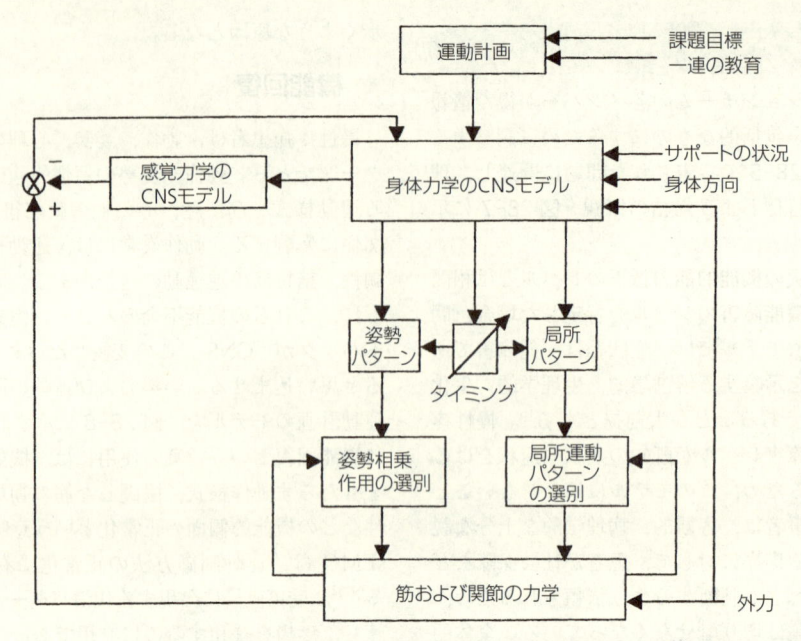

図28-8 姿勢や動作の変化に影響を及ぼす感覚フィードバック機序（Guymer[98], p58. より）

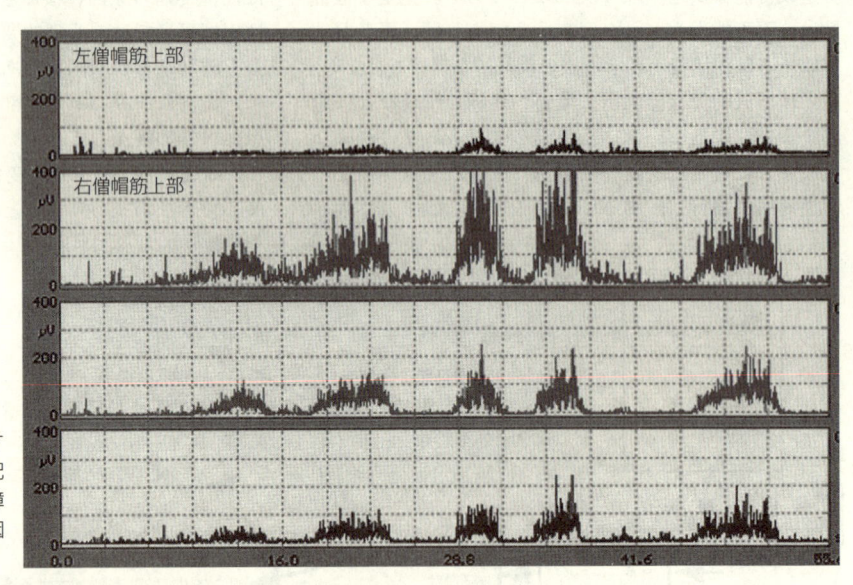

図28-9 患者に両肩を均等にすくめるよう指示した。sEMGの記録は非対称を示し，固有受容覚障害あるいは筋の発火の障害に起因すると考えられる

しかねない，ということが示唆される。筋動員の不均衡（図28-9）は，sEMGを治療時と同一の方法で使用して評価することができる。

時間が経つにつれ，sEMGはトリガーポイントの働きや筋膜性疼痛症候群の把握に役立つようになる。トリガーポイントは，TravellとSimonsが非常によく実証しているように疼痛を示すばかりでなく，筋スパズムや抑制[66,67]，およびその他の現象[68]も示す。Headley[69]は，慢性腰痛患者45例の軟部組織障害をレビューし，筋機能をsEMGで評価するなかで，腰方形筋で触診される活性トリガーポイントによる殿筋の抑制が，腰痛の慢性化に寄与している可能性を明らかにした。腰方形筋のトリガーポイントの不活化により抑制を解いた結果（図28-10），腰方形筋の強度と機能は急速に増強された。この現象は，Rosomoffら[70]が述べており，Mayer[71]も，概して弱い筋力は，大幅に進行した筋萎縮の徴候ではなく，再受傷の恐怖，神経筋阻害，高次中枢から筋への神経入力（動作様式）の変化といった要素の欠陥を示す徴候であると報告している。

反復性運動障害は，**蓄積外傷疾患 cumulative trauma disorder（CTD）**としても知られ，理学療法士にとっては数多くの職業関連症候群として知られて

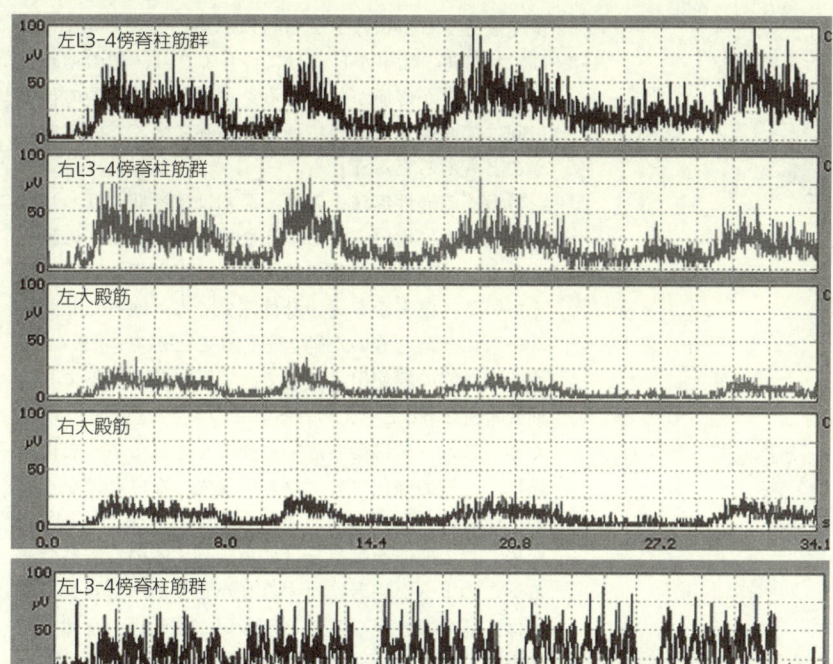

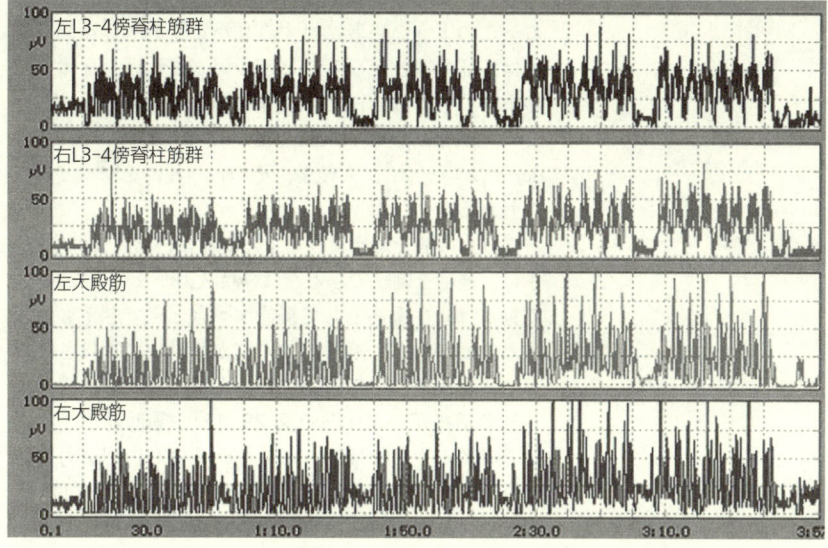

図 28-10 腰方形筋のトリガーポイントに関連した殿筋の振幅減少（上部）。同一の患者への再検査で，腰方形筋トリガーポイントを不活化した後，殿筋の振幅が増加（下）。殿筋の動員が適切に行われると，患者の機能レベルは向上した。選定した殿筋部位は，腸骨稜の中央部から 7.6 cm 下であった

いる。筋疲労や過負荷は CTD に共通してみられる特徴で，慢性疼痛に特有の問題になっている。

筋疲労の病態生理学は Simons ら[72]が概説しており，sEMG で測定されるとおり，過負荷をもたらす筋疲労による影響について 図 28-11 で示す。これらの問題は，臨床では観察されないこともあるが，患者は過負荷をともなう疲労から，最大下の努力を示唆する検査結果を得られることが多い。これは，ある課題を遂行するために使われている筋を記録することが可能になったためで，sEMG の使用によりもたらされた状況の 1 つといえる。動員された筋は主働筋であると考えられるが，いかなる長さの時間でも主働筋としての機能を備えていない代償の筋である可能性もある。

CTD は反復と固定された負荷のあるユニークな状態で生じ，軟部組織に進行し，ある程度予測可能な生理的なストレスを生じさせる。Headley[73]が開発した 4 段階からなる CTD のモデルを 表 28-8 に示す。このモデルを活用して，潜在的筋機能不全や疲労要素を記録すると，問題の特定，治療計画の立案，帰結の測定に見通しがつく。CTD の後半の 2 段階では，患者は著しい筋疲労を示し，治療計画の実施や，家庭や職場での許容度に関連する機能転帰に影響を与える。

重度慢性筋疲労の存在は，リハビリテーションに大きな影響をもたらす。正常な筋は，疲労するまで機能した場合，5〜20 分間で運動前の状態に回復することが可能である[57]。これは，スペクトル解析法を用いた sEMG で測定されている（すなわち，振幅ではなく運動単位の発火率の分布）。重症 CTD 患者は，数分の作業が筋に過負荷になり，スペクトル値の回復に 45〜90 分を要することがある。数日間にわたって検査を実施すると，これらの患者は 1 晩で回復しないことも多いため，1 日目よりもスペクトル周波数の低い（より

多く疲労する）状態を2日目に示す。このような患者は，1週間の仕事が日に日につらくなり，週の初めより最後の方が疼痛が強くなる，と訴える。翌週の仕事に向けて回復するために週末を休養に当てているということもあるだろう。

数多くの慢性疼痛患者は，最初は急性期のリハビリテーションに用いられるような運動プログラムに耐えられない。これらの患者は，動作に根本的な問題を抱えている。傷害から遠い身体部分でも，ゆっくり，スムーズに，落ち着いた動きを行うことができないこともある。筋の誤使用は顕著で，実際の筋力低下より深刻な問題であると考えられる。このような患者が，ゆっくり，スムーズに落ち着いた動きをとれるような再訓練は，一般的強化プログラムに優先しなければならない。患者は，単独の関節運動を分けて行うことも多いため，この関節運動を分けて再訓練するのも有益である。このような患者に対するリハビリテーションの最初は，運動療法となることが多い。これは，身体がどのようにして動き，どのように矯正されうるかについての意識を高めるFeldenkrais身体訓練法[74]，Alexanderテクニック[75]，太極拳，その他の技術を基本として行われる。

これらの筋を鍛えようとする試みは，常に失敗する。単に，運動を継続できるだけの持久力がないのである。筋動員は，主働筋として機能すべきときでさえも失敗することがある。もしくは，筋が活動中に動員されたとしても，若干の抵抗が加わるとすぐに防御機構により筋の活動が停止する（**図 28-12**）。補助筋が長期間働く必要が生じた場合，この筋が疲労し，回復力も低いため，その他の筋が引き継がざるを得ない。CTD患者では，1日の間のいくつかの時点で動作様式が異なることが多い。求められた課題を遂行するために使われる一連の代償パターンは，その後他の代償パターンに置き換わる。この段階に達してしまうと，筋力と持久力の回復には時間がかかり，生理学的，情緒的，経済的な犠牲が大きく，必ずしも成功するとはかぎらない。

トリガーポイント，筋スパズム，筋緊張の変化があれば治療して，正常な筋の長さ，収縮性，弛緩性の回復を目的とした取り組みを強化する。身体的，生理学的変化はともに，筋が正常に機能する能力に大きく影響し，筋機能の回復は筋，靭帯，筋膜層のための軟部組織の作用から始まると考えられる。その後には，強化プログラムが試みられる前に，筋の再教育と運動訓練を始めなければならない。

多くの患者が，現在抱える問題が起こった状況をもたらした慢性的変化に加えて，新しく起こる機能障害を併発する。姿勢ストレスおよびMASの機構全体を

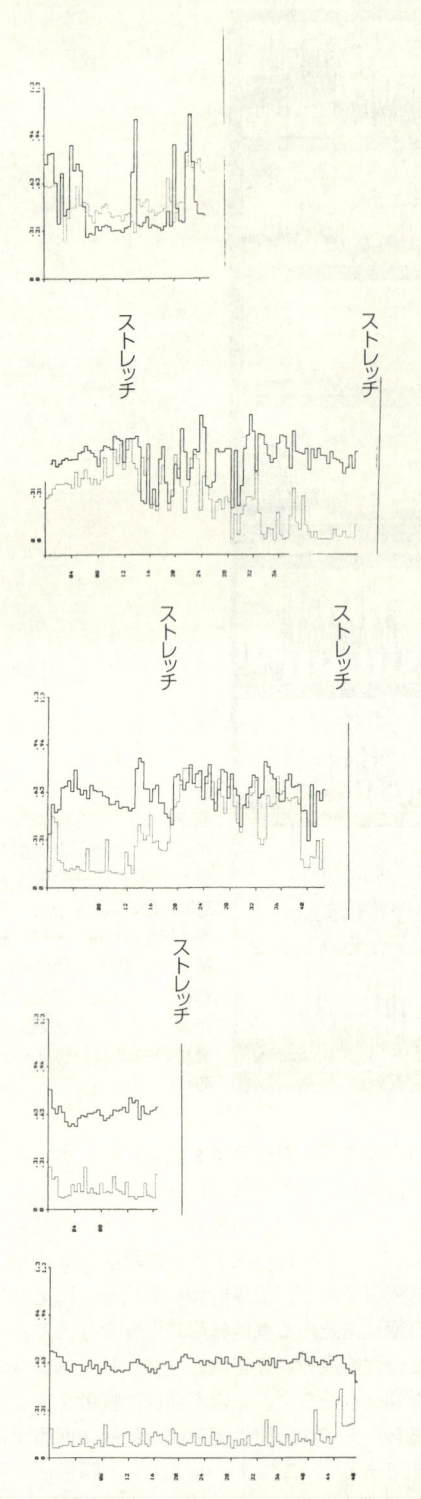

図 28-11 患者の僧帽筋上部を，sEMGを用いて作業中に4時間モニタリングした。右僧帽筋上部（点線）は，左僧帽筋上部（実線）と比較して急速に疲労した。患者は，対称性の作業を遂行し続け，中断してストレッチしていたにもかかわらず，sEMGでは，最初の1時間以降右側の過負荷を示していた（各パネルの持続時間は45分間で，患者に，記録期間中は20～25分ごとにストレッチするよう指導した）

表28-8 蓄積外傷疾患の各ステージ：関連する筋機能不全

	トリガーポイント	筋機能不全	疲労の特性[a]	機能的，症候的訴え
ステージ1	LTR，UTR	LTR↓，UTR↑，作業に特異的	疲労回復の軽度遅延（正常の2～3倍）	両肩甲骨骨間，UTR領域の疼痛。1日の終わりに退社する際に感じられるこり。余暇活動に支障なし，CTDの問題が進行していると認識されることはまれ
ステージ2	LTR，UTR，挙筋，棘下筋，SPS，斜角筋	LTR↓，UTR↓↑，斜角筋↓，作業に特異的	疲労回復の中等度遅延（正常の4～6倍），疲労障害は特異的（すなわち，低負荷，静的線維に限定）	翌朝まで持続する場合もあるこり。休憩をとらないと消失しないこともありうる疼痛。自宅での静的作業には必ず疼痛をともなうが，その他の活動で症状が出現することはなく，遂行可能
ステージ3	LTR，UTR，挙筋，棘下筋，SPS，斜角筋，小円筋，後部三角筋，FA屈筋	LTR↓，UTR↓↑，斜角筋↓，FA屈筋↓↑，ほとんどの作業に波及した機能不全	疲労回復の重度遅延（8～12時間），疲労障害はより一般化し，筋全体に及ぶ	週の間に増強する疲労。仕事を続けるため，週の中日までに退社後の休息の必要性を訴える。週末や休日は回復に費やし，静的作業の継続に著しく支障をきたす
ステージ4	LTR，UTR，挙筋，棘下筋，SPS，斜角筋，小円筋，後部三角筋，FA屈筋，FA伸筋，SCM	LTR↓，UTR↓，斜角筋↓，FA屈筋↓，FA伸筋↓↑，SCM↓↑，全身性機能不全	疲労回復の著しい遅延（12～36時間），疲労試験から丸1日後のMFではまったく回復を示さない	あらゆる日常動作における著しい機能制限。自宅での単純な日常生活活動が不可能。かかわる筋群に対する静的負荷を要するいかなる作業も予後は不良

[a]表面筋電図とLTRのパワースペクトル周波数中央値を反映させて判断

注：この表には，LTR，UTR，斜角筋，SCM，FA屈筋および伸筋に置かれた電極部位を用いて実施した，CTDを持つ患者200例超の表面筋電図検査の結果が反映されている。動的筋機能テストは，スペクトル解析における等尺性疲労試験と同様に，標準化されており，疲労前後と特定の休息時間後に実施される

↑＝活動亢進，↓＝抑制，↓↑抑制または活動亢進，LTR：僧帽筋下部，UTR：僧帽筋上部，CTD：蓄積外傷疾患，SPS：上後鋸筋，FA：前腕，SCM：胸鎖乳突筋，MF：周波数中央値
Headley, BJ[73]より

考慮して，現在の症状の訴えや機能喪失の原因となる要因を決定すべきである。進行性の姿勢適応は，身体が持つ潜在的適応能力を消耗させる[59]。これが，症状の訴えや機能障害を次第に増大する原因となり，本来の問題の特定を困難かつ複雑にしている可能性がある。長年慢性疼痛を抱えている人は，新たに受傷するのではなく，単に動作適応の継続に失敗しているのである。

筋の動員が正常化し，筋の能率性が回復すれば，強化プログラムが適応となる。強化は，最低限の設備でも，あるいは洗練されたコンピュータ機器でも実施することができる。訓練における特異性の原則は，筋力強化は，訓練の手法によって特定されることを示唆している[76]。45度の屈曲で等尺性に強化された筋は，その増強された筋力を狭い関節可動域内で利用し，等尺性にストレスがかかったときにはさらに利用する。筋の機能的強化は不可欠であり，筋が作業中に確実に期待どおりに動くように，筋活動をモニタリングしながら行う。

運動には，筋の強化と持久力の回復に加えて，重要なメリットがある。運動により精神状態と睡眠の両方が改善した，と報告されている[77]。さまざまな評価手段から，心血管系の状態が改善するにつれ，抑うつが軽減し，自尊心が高まるということが明らかになっている。McCain[77]は，睡眠のステージが運動に影響され，徐波睡眠が増加し，REM睡眠が減少する可能性を報告している。

▼ 教育

協調的モデルが多く採用され，統合されるようになるにつれ，患者が積極的に治療を計画し，最後まで遂行する責任は大きくなる。教育に重要な焦点を当てるのは，患者の問題解決能力を高めるためである。それぞれの運動が何を達成するためにデザインされたのか，例えば伸展あるいは強化する筋の部位に関して，患者の完璧な理解を得ることなく運動処方をすべきではない。患者は，モニタリングし，能力を評価し，症状の変化を判断できるスキルを磨かなければならない。

このような自己責任感が，患者から消極的な病人の役割モデルを排除し，自身の健康を維持する積極的なチームメンバーの役割を高める（表28-3参照）。

患者が機能レベルを変更するには，症状が害ではなく苦痛をともなう場合について理解しなければならない。慢性疼痛患者にとって，どのようなときに傷害あるいは病状の変化が起こるのかを把握することは，非常に重要となる。活動後に筋が痛み，疼痛の増強を感じる場合があるが，身体の損傷はまったくないのだ。このタイプの疼痛は苦しいかもしれないが，害はまったくない。つまり，組織への物理的損傷はまったくな

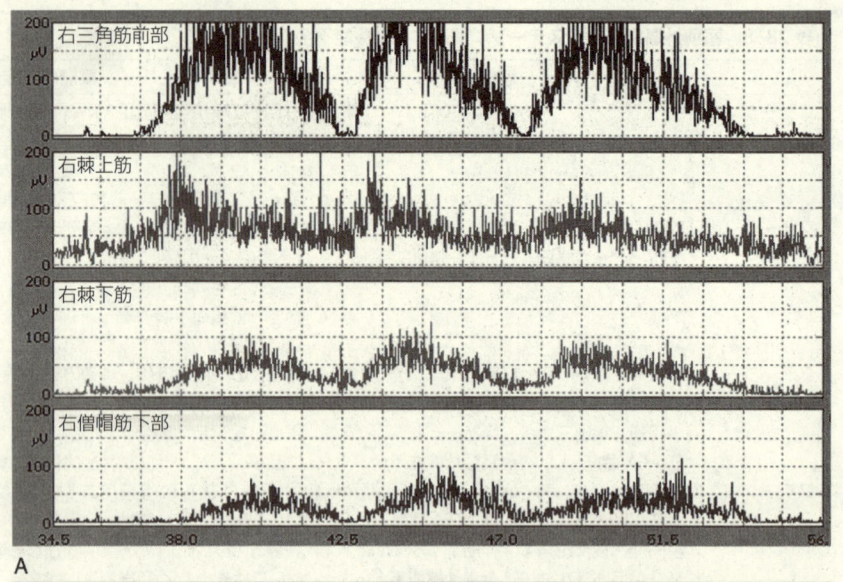

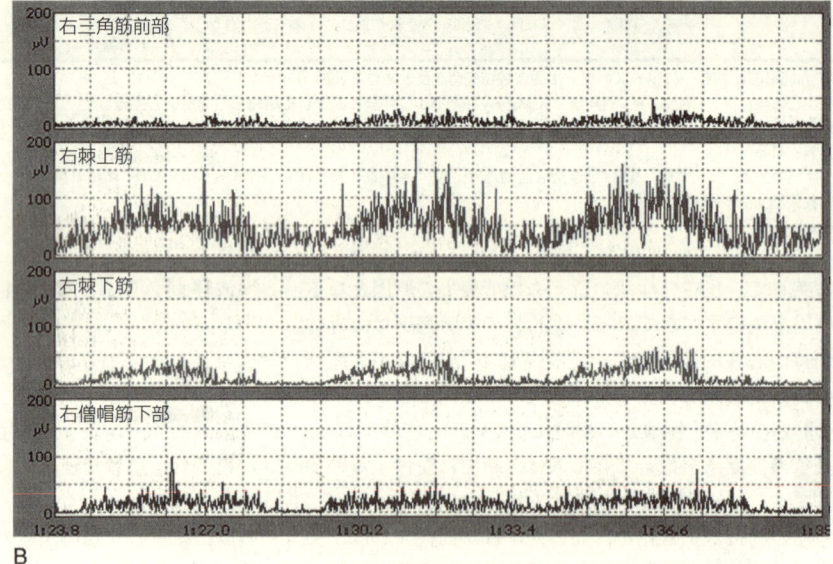

図 28-12 右肩を自動的に外旋している患者に検査を行った。この動作の主働筋となる棘下筋は，最大振幅 122 μVts で動いている（A）。患者に，棘下筋の活動増加をもたらすはずの抵抗を若干与えると，最大振幅は 68 μVts に減衰した（B）。この主働筋の強化を試みた場合，代償行動と症状の増悪をまねいたであろう（目盛り：0〜200 μVts）

いのである。患者が苦痛と害の違いを理解し，問題解決しないかぎり，疼痛の増強は苦痛をもたらす。この技術向上には，疼痛に対する自制感を構築する援助が必要で，これにより，症状の再燃に対処し，支援を求めることなく運動プログラムまたは活動レベルを調整する自信がつく。このモデルの成功を導く指標が2つある。1つは，必要時に患者が支援を請うことができるサポートシステムの有無，もう1つは，機能的，経済的，社会的喪失に対する怒りや悲嘆を克服したことにおける患者の達成感である。

▼ 自律神経の恒常性

　自律神経系は，慢性疼痛状態の永続化に重要な役割を果たしている。自律神経系の特異性は，人によって異なる。特有の状況が，それぞれの人において多様なパターンを引き起こす[60,78]。自律神経パラメータには過剰に活発なものもあれば，不活発なものもある。自律神経パラメータは，疼痛の慢性化にともなって習慣化する場合が多い[79]。多数モデルの評価や治療計画が必要と考えられ，新しいバイオフィードバック技法を用いれば，容易に実践することが可能である。特定の訓練や自律神経系活動の正常化を可能にするために，複数の自律神経パラメータ（例えば，熱伝導，皮膚伝導あるいは血圧，心拍数）をモニタリングすることができる。

　バイオフィードバックは，障害の永続化において情動が果たしうる役割について患者の洞察力を養うことを可能にする，優れた，自然な方法である。慢性疼痛

第28章 慢性疼痛

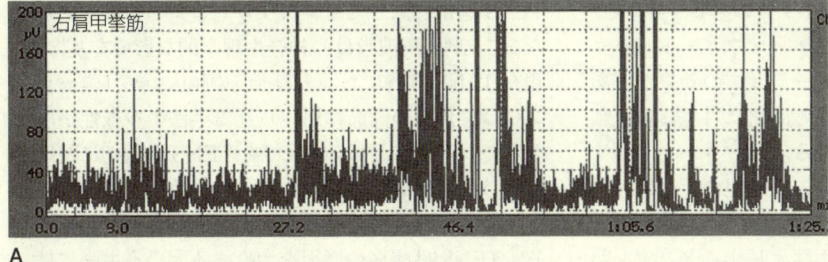

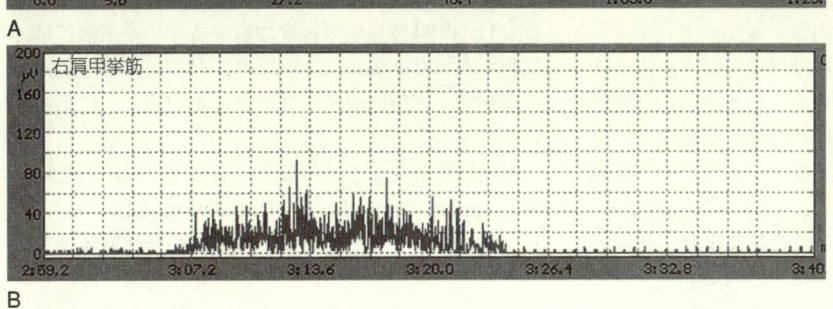

図 28-13 患者には，右僧帽筋上部と肩甲挙筋に持続性疼痛があった。僧帽筋上部のモニタリングからわずかな機能障害が判明。しかし，肩甲挙筋のモニタリングからは，立位および座位時に片側性の過剰興奮を示すことが判明。Aでは，患者は立位で，データを変化させるような努力は加えられていない。Bでは，患者は安静時の筋緊張レベルに低下させるバイオフィードバックを短時間試し，成功している（目盛り：0〜200 μVts）

患者のストレスは，慢性疼痛の部位と遠位の筋群の両方における筋の過剰興奮を増大しかねない[80]。筋の活動が維持されれば筋線維束は虚血状態になり，エネルギーが枯渇し，トリガーポイントが出現する[59]。これらの影響を軽減する自己管理技術を磨くと，身体的，心理的両方に恩恵がもたらされる。患者の過剰興奮あるいは安静時の高い筋緊張を示す証拠がみられた場合，急速な変化が起こる可能性がある（図28-13）。安静時の激しい筋活動は，特殊な機能的肢位に限られると考えられる。新規の，機能的肢位での筋緊張を緩和するための訓練は，その他の肢位へ良好な影響をもたらす。

▼ 中枢性疼痛の管理

パターン形成理論のなかでMelzackが提示した中枢性疼痛モデルから，リハビリテーションの観点によりいくつかの介入方法が示唆される。この理論は，過剰興奮または過少興奮による中枢性自己永続的フィードバックループの変化について述べたものである。神経系の沈静化を示す過少興奮には，深くリラックスした状態や静寂な環境で達する。過少興奮は，神経がブロックされて一時的に疼痛経路が遮断された場合，高い頻度で誘発される。このブロックは，正常な動きや感覚の入力を回復させる目的で治療的介入を実施した直後に，CNSがこの介入に反応して中枢性疼痛の経験の一因となる無用な活動亢進を起こすことができないうちに行う。過剰興奮は，温水と冷水に交互に入る交代浴を利用した場合などの急速な環境の変化を介して達成される。TravellとSimonsら[64,65]が述べた冷却スプレー後に伸張させるスプレー法は，過剰興奮を与える簡易な方法として用いられる場合がある。冷却剤を筋線維に沿って一方向にすばやく噴霧し，神経入力を変化させる。

介入方法のいくつかは，慢性疼痛患者によくみられる低いエンドルフィン値の上昇を促すと考えられる。1つの手法として，慢性的にストレス状態が続くことで生じる低エンドルフィン値を改善するための過少興奮モデルの使用がある。この手法では，深いリラクゼーションとイメージが利用されることがある[5,81]。**リラクゼーション訓練**では，自律訓練，open focus relaxation，音楽によるリラックス状態のいずれかが含まれる場合がある。**誘導イメージ療法**は，患者が選択した，あるいはセラピストが標準的な順序で選定したイメージを使った特殊なリラクゼーション技法である。リラクゼーション訓練や誘導イメージ療法は，最近の15年間で慢性疼痛患者に対する集学的リハビリテーションに加えられるようになった[82]。適用の理論的根拠は，交感神経の興奮レベルを低下させることによる筋緊張や不安の軽減である。

過少興奮による手法では，慢性的ストレスの影響を軽減する一助として，バイオフィードバック訓練がある[83,84]。交感神経の緊張亢進は持続する問題であり，乱れた，あるいは努力性の呼吸パターン，慢性的筋緊張および不安，軽度の慢性的パニックを出現させる一因になっていると考えられる。バイオフィードバックには，呼吸，筋緊張，交感神経の興奮の生理学的反応をモニタリングする多数の生理学的測定方法があり，自己認識訓練においてこれらを変化させる。このような機能不全状態を改善し，恒常的な状態を回復することで，正常な神経化学が促進される[60,78]。一定した警戒状態（例：なぜこの痛みは悪化しているのか，自分はいつ正常に戻るのか，なぜ誰も原因を究明できないのか）

は，人間の慢性的ストレスにマイナスの影響を与える。Biedermann[85]およびその他[86]は，バイオフィードバックを利用して高められたリラクゼーションの効果が，ある特定の生理的変化よりもむしろ問題に対する自己制御感の増大に起因するとしている。

エンドルフィン値を上昇させるその他の手法は，運動など過剰興奮モデルの使用である[87]。McCain[77]は，真の疼痛感受性の変調は，内因性オピオイド（すなわち，体内エンドルフィン）の組織内濃度によって決まり，運動中は増加する，と報告している。慢性疼痛患者の多くはセロトニン濃度が低いため，活動または意欲の低下，引きこもり，食欲不振などのセロトニン減少に関連した臨床徴候の軽減に，セロトニン性抗うつ剤が用いられている[88]。これらの薬剤により，患者の睡眠を促すというメリットももたらされる。

限局性の強い過剰興奮に対しての別の方法は**ストレス負荷**で，近年ますます普及している脱感作法である。ストレス負荷では，患肢の体重負荷のとき慎重に段階的な荷重負荷の増加をする。ストレス負荷は，患者の協力と治療の前進を促すため，交感神経ブロックと併せて行われることもある。この方法は，自宅で1日を通して頻繁に実施することができる。床磨きなどの反復運動の作業は，関節拘縮を緩和するだけでなく，ROMを拡大させると考えられる[89〜90]。

また経皮的神経電気刺激 transcutaneous electrical nerve stimulation（TENS）も，疼痛管理に有効な手法である。MelzackとWallが報告したゲートコントロール理論[3]が，TENSを使用するための理論的根拠である。疼痛領域から近位あるいは遠位にわずかな電気刺激を与え，疼痛領域からCNSに伝えられる情報を変化させる。使用される刺激の種類は，疼痛の種類によって異なることがある。Aδ線維群から同側皮質脊髄路を通って速く伝わる急性疼痛は，C線維を通ってより拡散しながら比較的遅く伝わる疼痛とは異なる刺激パターンに反応する。TENSの適用は多くの急性疼痛において有効で，術直後の時期に有用であることが判明している[92,93]。長期のフォローアップを要するため，慢性疼痛に対するTENSの有効性を判断するのはより困難となる。ChoiとTsay[94]は，慢性疼痛患者におけるTENSに関する多数の臨床試験をレビューした。その結果，初期の全成功率は60％，1年後で40％，2年後で30％に低下していた。AchterbergとLawlis[95]は，TENSの適用にともなうエンドルフィン産生増加の可能性に言及しているが，電極をさまざまな部位に配置してみる必要性を強調する。電極配置は，患者によって大きく異なり，最も良いとする配置は患者自身が選択した部位であることが多いと報告されている。電極配置のさまざまな変化と使用する波形の選択肢が相まって，TENS適用に際した単純なプロトコルの提案が困難になる[94]。刺激周波数は，神経生理学的な影響を及ぼす。現在TENS装置における選択肢の幅広いバリエーションには，疼痛の調節に用いられる手法の多様性が反映されている。いかなる状況でもTENSを適切に使用するには，疼痛調節の基礎となる神経生理学の理解と，種々の電極部位や刺激特性を認識する努力が必要である。TENSは疼痛の原因を治癒するという主張には，批判があった。現在，文献では，その効果は疼痛経験の変化で，疼痛の治癒ではないことが明らかになっている[96]。

疼痛知覚を変化させる最新の方法は，経頭蓋電気刺激法 cranial electrotherapy stimulation（CES）である。耳介電極クリップを用いるが，電流が慢性疼痛患者にみられる不安定なα波活動の正常化に効果があるといわれている。この効果は，自律神経系の副交感神経への直接的影響，あるいは脳の辺縁系への直接作用でもたらされると考えられる。報告された著しい変化には，脳波上の平滑化と徐波化，筋電図 electromyography（EMG）活動の減衰，末梢温度の上昇，血圧の低下，脈拍数，呼吸数，心拍数の減少といった，不安を軽減するリラクゼーション反応がある[97]。

▼ 軟部組織の治療

例えば，筋膜のトリガーポイントの圧迫，筋エネルギーテクニック，**cross friction massage**，頭蓋仙骨療法などのさまざまな軟部組織治療法は，癒着を防止し，組織の恒常性を回復させるために用いられる。また，このような治療法は，疼痛経験や運動機能レベルに明らかな恩恵をもたらすと考えられる。長期間存在する，あるいは多数の機能不全パターンをきたすような筋のアンバランスは，関節の整復位や組織の長さに影響を及ぼす。筋のアンバランスにより，異常な力が関節に長期間加わっている場合，疼痛が出現する可能性がある。Grieve[98]は，異常な動作を抑制するためには，筋のアンバランス，結合組織の緊張または連結，限局性軟部組織変化といった，関節運動系全体を治療する必要があることを強調している。組織の長さ，組織の緊張，筋発火パターンの恒常性は，自律神経系の恒常性と同等に，慢性疼痛患者の満足できる生活状態にとって重要である。

心理社会的問題および自己の問題

チームメンバーは，患者の心理社会的問題と否定的な自己像を扱うことになる。これらは，行動医学，心理学，社会福祉の基本的な興味の中心ととらえられているかもしれないが，すべてのチームメンバーが一貫

したアプローチを進めるために参加しなければならない。チームメンバーは，自己責任感を促し，恐れに対処し障害を支援する信念体系に取り組むことができる。

患者は，家族，サポートシステム，職場での自分の役割に関連した恐れを抱いていることが多い。慢性疼痛は人生のあらゆる側面に影響を及ぼし，余暇活動が減少し，社会的孤立が増し，役割が逆転する原因となることも多い。患者は，疼痛のみならず，人生のコントロールが不可能になったとよくいう。限られた教育により，将来の有利な雇用のための前向きな選択肢をみいだすこともますます困難になる。彼らが設定していた目標を大幅に変更する必要があるかもしれない。患者が怒りを抱えたままの状態であれば，こうした変化を他の誰かの過失ととらえ，他者を非難し続ける。その怒りは結婚や人間関係に波及する。患者は疼痛の制御が不可能であると思った場合，周りの人が理解してくれないという恐れを抱いて生きることになる。疼痛の恐怖や痛みを生じる活動の恐怖は，動くことへの恐怖へと一般化される（**動作恐怖症**）。この現象を評価する尺度が開発されている[99]。

動作の恐怖に関する認知行動モデルが開発されている[99]。この現象に関する研究から，筆記試験による記述の分析によって，患者を身体的困難が増大する作業を避ける「回避者」と作業に取り組む「対峙者」に分類できることが判明した。体幹の伸展および固定を行った際，回避者に分類された慢性腰痛患者は，対峙者に分類された患者に比べて，腰部傍脊柱筋の持久力が有意に不足していた[100]。医師は，行動の原因を究明し，症状の増幅などと決めつける前に生理学的解釈を検討しなければならない。

慢性疼痛患者によくみられる恐怖には，動作の恐怖，疼痛の恐怖，制御不能の恐怖がある。このような恐怖感は，リハビリテーションの取り組みに大きな影響を及ぼしうる。脅威を挑戦に変える精神生物学については，Rossiが詳しく報告している[81]。脅威はカテコールアミンとコルチゾールの血流への放出と関連するのに対し，挑戦はカテコールアミン濃度の上昇のみと関連する。Rossiは，被験者の自己責任感が増大するにつれ，彼らのカテコールアミン濃度が低下することに気づいた。ネガティブなストレスあるいは脅威をポジティブなコーピング経験（すなわち，挑戦）に変換する認知作業は，疼痛知覚の変化に関与している。

脅威とみなされる疼痛には，リハビリテーションにおいていくつもの意味がある。慢性疼痛患者の活動レベルを上げる目的で，セラピストはしばしば，患者の訴えを無視した「痛みなくして得るものなし」の方法を実践してきた。この原理は，作業強化プログラムで採用されている。例えば，背部にナイフで刺すような痛みのある患者には，害はまったくないという保証を与え，作業を遂行し続けるよう促す。しかし，疼痛のある人にとっては，特に脅威を抱いている場合には，筋の動員パターンに大きく影響する可能性がある。図28-14では，被験者はsEMGでモニタリングされている筋を使う必要のある作業を行った。「背部をナイフで刺されている」というイメージが取り込まれると，筋の動員は劇的に変化した。そのイメージを取り除くと，筋の動員パターンが正常化した。活動や運動の機能レベルと患者の疼痛知覚のどちらも重要である。イメージや認知の再構築とともにバイオフィードバック法を用いれば，チームメンバーは，患者とセラピストがよりすみやかな活動レベルの上昇を達成する援助ができる。

病的行動は，慢性疼痛の心理社会的構成要素であり，チーム全体がその行動が表すものや障害を軽減するための建設的なコーピングスキルを実施する方法を認識することで，最良の対応が可能となる。概して，ほとんどの患者は過去になんらかの困難に対処してきている。過去のストレス因子やコーピング法を探れば，そのスキルを最大限に活用するためにプログラムを調整するヒントになるかもしれない。自分自身の人生に変化をもたらすことができるという感覚を持つ患者には，内的統制が備わっているといわれる。このような人は，自身の行為が周囲や人生のできごとに影響を及ぼすという強い確信を持つ。

強力な内的統制が存在せず，患者がより具体的な内容を好む場合，高度に構造化されたプログラムが有用である。結論は自分自身で出さなくてはならないという患者では，彼ら自身の変化をもたらす材料を提供するプログラムが成功する。その他の患者は，他者の決定を容易に受け入れる。なかには，グループのなかであっても，自分が個人的に重要で，毎日その存在を認識されていると感じたい患者もいる。他の人にとっては，このような個人的な注目がネガティブな影響力を持つこともある。1人1人に人生における固有のコーピングスタイルがあり，過去におのおのがよく使用したスキルを理解し，向上させることで，疼痛管理プログラムが成功する可能性が高くなる。

患者にある作業をさらに進めさせる場合，そうせざるを得ないと感じさせるのではなく，積極的にそうすると選択させることで，機能レベルの上昇を促す。例えば，苦痛がトリガーポイントの活性化に起因することを患者に認知させておくと，圧迫やストレッチの適応といった問題解決能力を患者が構築していれば，役立つだろう。患者はこのようにして，疼痛を増強させるのではなく，問題を回避できるようになる。このような問題解決法は，建設的なコーピング機構となる。

認知行動療法は，疼痛管理に不可欠な構成要素になっ

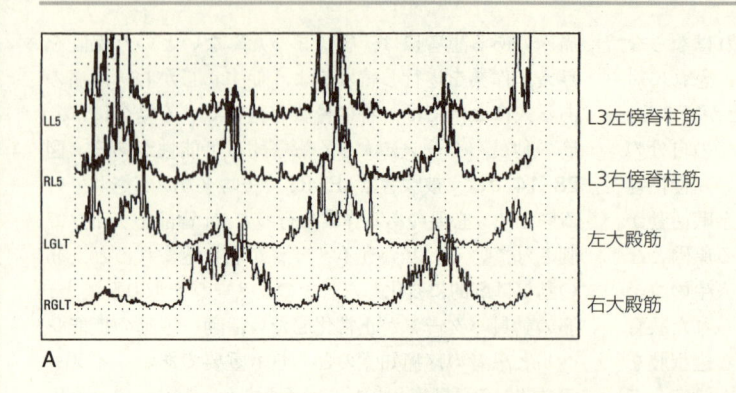

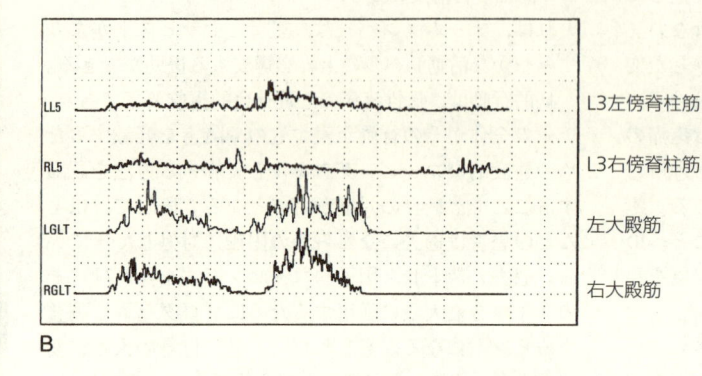

図 28-14 被験者は，L3 傍脊柱筋と殿筋を使う必要のある作業を行っている。腰痛の病歴を持つが，この検査中に痛みはまったく出現しなかった。A はイメージ取り込み前の筋の振幅，B は刺すような背部の痛みというイメージを取り込んだ後の動員の変化。被験者の動作パターンは，イメージ存在下では変化しなかったが，振幅はイメージ前の数値の 20%に減衰した。疼痛経験が消去されるイメージがあると，振幅は正常値に回復した

てきている[101,102]。1970 年代，Fordyce は慢性疼痛行動を排除するためのプログラムを導入した。Fordyce の研究室がある，ワシントン大学（シアトル）のデータによれば，疼痛センターを受診した患者で，20 回超もの手術経験は珍しくなかった[103]。新たな疼痛管理プログラムの焦点は，患者とその家族の両方の行動や行為の矯正であった。初期の疼痛プログラムでは，行動とその結果として生じた障害に重点がおかれた。行動を，あまり現れないが強化すべきもの，非常に頻繁に現れるため頻度を減らす必要があるもの，必要だが患者の動作パターンにないもの，に分類した。行動は，痛みのある家族または他人も含む環境から習得されることも多い。プログラムでは，能力低下を軽減するための行動矯正を重視する。モデルはオペラントモデルで，スタッフは好ましい行動には肯定的なフィードバックを与え，疼痛行動を無視するよう推奨された。患者は疼痛行動を減らし，活動を増やしても疼痛が増強しないことに，多くは長年の間で初めて気づいて，活動レベルを上げた[103]。不必要な手術が回避され，成功率は，手術による治療を継続した患者と同等以上であった。

現在，脊椎固定術を繰り返し施行する患者は，持続性疼痛の存在ではなく病変や不安定性を示す明らかな所見に基づいて，慎重に選定されている。慢性疼痛プログラムに参加する患者は，中枢性疼痛がある患者よりも，広範囲の軟部組織傷害または動作適応症候群への対処が行われていなかった患者が多い。これらの患者は長期間疼痛を経験しており，しばしば集学的アプローチが効果的である。

認知行動介入は，コーピングスキルを磨き，オペラント療法プログラムに適した潜在的な疼痛行動の解決のために適用される。不十分なコーピングスキル，教育の欠如，不適切な知覚，病的行動は，リハビリテーションの成功を阻むおそれのある障害物となりうる。カウンセリングセッションで教えられた技術を確実に一般化させるため，リハビリテーションの積極的な回復期から，これらの問題すべてに取り組まなければならない。

自我の変化にも対応しなければならない。疼痛が原因で，身体が変化するまさに境界線を経験する患者もいる。身体のある領域からの感覚情報がそれ以外の感覚入力に優先し，その領域が当人が意識する唯一の領域となってしまう場合，ボディイメージがゆがめられる可能性がある[76]。小児は，リハビリテーション期に自画像を描くことで，そのボディイメージへの攻勢を表現豊かに示す[104]。両下肢に熱傷を負い，植皮目的で入院した小児に自画像を描いてもらうと，彼は下肢のない身体を描いた。この男児は，この検査を実施したセラピストに質問されたときでさえ，「私のすべて」を表す絵だと答えた。職業が自我に大きく寄与していた患者は，その職業を失った場合，自己を表現することに大きな困難を感じる[105]。このような変化は，機能がこうむった喪失である。この喪失を受け入れ，悲嘆が

許容されなければならない。

　グループ教育には，慢性疼痛患者にとって利点がいくつかある。第1にその情報が，患者が経験する脅威を軽減するために役立てば，精神的変化が起こることがある。脅威感が軽減されるに従って，疼痛の知覚に関与する神経伝達物質が変化する可能性がある[76]。第2に，サポート感がきわめて重要になることが多いため，支持的環境が正の強化をもたらす。第3に，グループでは，患者は痛みを抱えているのは自分だけではなく，彼らには共通の問題や不安があるという事実の認識が強化される。グループ過程を経ただけで，患者が「精神科」症例のレッテルを貼られることを恐れて，不安を解消するための質問を制止してしまうという自滅的な認知思考が減弱することが多い。体系化された話題や対話に重点がおかれたグループは，患者に自分のことを何度も話させ，担当の医療従事者の失敗について長々と話すようなグループより有益である。

まとめ

　慢性疼痛の管理は，理学療法士にとって特異な機会であり，課題である。機能障害，機能的制限，能力低下を正確に識別することは，きわめて困難になることがある。さらに，変化に効果的な適切な評価方法や介入方法を選択して実践することも課題となる。患者が急性期にある間，理学療法士には，治療する臨床家としての独自の役割がある。問題を早期に特定し，より効果的に介入するため，患者を集学的治療チームに委ねることである。

　また慢性疼痛の管理には，コミュニケーションに特有の問題がある。チームメンバーは，治癒を期待する患者を扱う。セラピストは，患者のこの期待に対応しなければならない。慢性的ストレス因子の複雑さを克服しており，そのストレス因子の処理に役立つ方法を必要としている個人として，これらの患者を扱うことにより，偏見や非難的態度の多くを排除することができる。患者はチームに欠かせない要素であり，彼らは，可能なかぎり最高レベルの機能的変化を発揮するため，積極的な価値ある参加者として他のチームメンバーと協力しなくてはならない。

　個人の訴えを構成する要素を特定しておけば，セラピストが具体的な介入方法を決定する一助となるだろう。理学療法の全般的帰結には，恒常性の改善，機能の向上，自己責任感が含まれる。

　疼痛管理は，早く開始した方がよい。急性期の間に，セラピストは患者にとって痛みが意味するものが何か，またそれに対処するためにどのコーピングスキルが欠けているのかを判断することができる。心理社会的因子が早期に特定されれば，慢性化を阻止できることが多い。sEMGのような方法の使用は，医師が疼痛の症状を持続させている物理的因子を明らかにするのに有用であると考えられる。

　慢性疼痛患者は，特有かつ普遍的な問題を抱えている。医療を求める主な理由の1つである疼痛は，数値化も証明もできない。セラピストにとっての課題は，患者の経験に対する認識を変え，コーピングスキルを向上させることにある。治療の程度や費用は，既知の病変または身体障害から予想されるものをはるかに凌ぐこともありうる。しかし，病変がないからといって疼痛が消失するわけではない。成功する疼痛管理では，疼痛の脅威にまつわる恐ろしい謎を取り上げ，それらを患者に努力目標として提示する。そして患者が，疼痛にうまく対処し，管理するのに必要とされるスキルを持てるようにする。

復習問題

1. 理学療法士は，何を根拠に患者を慢性疼痛の専門家（および誰に）に照会することを検討すべきか。
2. RSDにともなう慢性疼痛とぎっくり腰後の慢性疼痛との違いを述べよ。
3. sEMGが慢性疼痛患者の評価に有用であるとする3つの考え方をあげよ。
4. 慢性疼痛の管理に参加するチームのメンバーをあげ，おのおのの役割を述べよ。
5. 「痛みなくして得るものなし」を重視するモデルより優れた自己責任モデルの利点は何か。

CS ケーススタディ

患者の病歴：患者は50歳女性，受傷から16年後に再発した腰部の病状を主訴に受診。この治療エピソードの10年前に，Steffeeプレートによる内固定を併用したL4〜S1の2椎間固定術を受けていた。当初，患者は術後1ヵ月で仕事に復帰した。1年後に疼痛が再発し，その後初回手術から18ヵ月後にSteffeeプレートを外科的に摘出。偽関節症が判明し，2回目の固定術が施行された。患者によれば，術後3日目にギブスを装着したまま職場に復帰し，以後8年間は，断続的な再燃や軽度の慢性疼痛があり，ストレッチやトリガーポイントのマッサージによる日々の自己管理が必要であった。活動レベルは，サイクリング，ハイキング，クロスカントリースキー，頻繁な旅行であった。活動レベルと作業負荷のやり方を修正しながら，患者は時間をもてあますことなく活動した。

現在の問題：患者は，機能や仕事を制約する消耗性疼痛を治療するために受診している。徒手療法，安定性訓練，運動などの理学療法を開始し，なんらかの改善が認められている。急激な悪化は治療開始から3ヵ月後に始まり，初診時から以下のように変化した。

1. 前後方向のL2〜S1分節不安定性が増大し，軽度だが増悪していた。
2. 仙腸骨の不安定性が両側性に増大し，右腸骨寛骨前部のすべりと仙骨部の捻転が活動レベルの上昇にともなって増悪していた。
3. 股関節屈筋の筋力がMMT 3/5から2+〜3-/5に両側性に低下。
4. 右足背屈筋の筋力がMMT 3-/5から2+/5に低下。
5. 坐骨神経の神経張力が，硬膜張力とともに上昇。右下肢の動きは，座位で他動的に膝を伸展させた場合，完全な伸展より60度の制限があった。左下肢の膝の伸展範囲は，35度の伸展制限があった。
6. 3ヵ月前は補助器具が不要であったのに対し，安全のために両側前腕に松葉杖が必要になるほど転倒回数が増加。
7. 歩行や階段登行がますます困難になった。歩行パターン：左足は踵-爪先歩行ではなく，足底が平らに接地，あるいは足の母趾球のみが接地。右股関節は歩行中常に外旋，患者は遊脚相において右下肢を引きずり，右側は殿部の挙上度が増加。

整形外科的検査から，8年前に受けた2回目の固定術でも偽関節症になっていると判断された。3回目の前方後方同時固定術を施行し，L3〜L4，L4〜L5の椎間にチタンケージを挿入，HarringtonロッドをL3〜S1の両側にスクリューで固定された。

既往歴：患者は，両足の痛みが出現したが明確に診断されることなく保存療法が行われた9歳のときに，初めて慢性疼痛を経験していた。高校時代には，スポーツ関連傷害を複数回負う。9歳で，交通事故に巻き込まれてフロントガラスを突き破り，顔に切傷を負い，脳震盪を起こした。大学卒業から2年後，反射性交感神経性ジストロフィーを発症。交感神経切除術により18ヵ月間で消失した。9ヵ月間仕事を休んだ。職場復帰後は，なんの制限もなく，初めて腰部に受傷するまで11年間働いた。その他の医学的問題はなかった。

社会歴：患者は独身で，キャリア志向であった。専門職に従事し，講師として世界中を旅していた。地域のボランティア組織に参加し，スポーツや趣味に興じていた。活動レベルには，過去の傷害への適応度が反映されている。患者は，質問されないかぎり，めったに慢性疼痛または腰部手術に関する問題を明かさなかった。患者は，自他ともに認めるとおり「禁欲的」で，高い疼痛耐性を持つ「逆境に強い人」である。非喫煙者で，酒も飲まない。

心理学的評価：MMPIを用いて，患者の心理学的評価を行った結果，以下に示す特徴を持つ"N"型のスコアが判明した。①「複数の疼痛」を報告する可能性が最も低い，②術前および術後疼痛の主観的評価が最も低い，③治療前の活動制限が最も軽い，④治療の結果，疼痛が最も大幅に緩和される，⑤職業的能力低下の期間が最も短い，(6)治療の結果，最も身体的回復が進む[45]。

理学療法の評価結果

1. 体幹を中間位から前方に屈曲，伸展する際の胸椎および腰椎の可動域が，正常より40〜50％狭かった。腰部コルセットをL3〜S1の不安定性を補うために使用。呼吸時の横隔膜可動域は二次的に制限され，不安定を超える姿勢障害が生じる。
2. 歩行時に下肢の疼痛症状が増す。歩行の遊脚相に右下肢を挙上することは困難。補助器具を使わずに歩行する際，患者は両側性トレンデレンブルグ徴候を示し，股関節屈曲時に股関節が外転し，代償的に，膝ロック位により右側の足関節背屈が減少する。
3. 体幹の力が弱まり，体幹伸筋と腹筋の筋力テストでは2〜3/5に低下。

4. 伸展，外転，屈曲時の股関節可動域が，正常の75～80％に縮小。
5. 神経学的症状の増加：反射（膝蓋腱，両側アキレス腱）の消失，硬膜の緊張，スランプ試験のステージ1で姿勢をとることができない。

問題リスト
1. 患者によると，基本的な機能的ADL中と平面上の歩行時の転倒回数が著しく増加している。
2. 装具を当て，安定運動を行っているにもかかわらず，腰部椎間不安定性が増している。

帰結/目標
1. 帰結：自力で安全に歩行できるようになり，転倒の徴候もなくなる。
2. 目標：胸郭下部の代償性姿勢障害の軽減と，腰部における筋の活性化の改善。

指導問題
1. この患者は，身体障害とわかる外見的な痕跡をなくしたいと強く希望している。装具は完全に隠され，患者によると，松葉杖や杖がなくても装具で十分安定しているという。あなたは，安全性を高めるために目にみえる介入方法を取り入れる根拠を，どのように提示するか。また，どのような補助器具を推奨するか。
2. 針筋電図検査から，大きな神経圧迫はないことが明らかとなっている。EMGの陰性所見を踏まえ，あなたは筋力低下（右下垂足，両側股関節屈筋の低下）をどのように患者に説明するか。また，どのような治療的運動プログラムを考案するか。
3. あなたは運動の反復や頻度に関して，どのガイドラインを準備するか。固定術を要する腰部不安定性や二次的な仙腸関節不安定性を考慮したうえで，患者に合わせた運動プログラムをどのように考案するか説明せよ。
4. 患者は，すでに2度の固定術に失敗している。患者の期待と想定される帰結の観点から，評価に重要となる要素は何か。あなたが，懸念としてプライマリケア医や外科医に伝える「危険信号」は何か。
5. 手術まで治療を継続する，あるいはもはやメリットがないため中止する際に指標となる要素は何か。手術の承認が数ヵ月遅れた場合，治療を継続するメリットを示唆する考慮すべき事がらは何か。

用語解説

急性疼痛 acute pain：傷害や侵害刺激によって引き起こされる不快な感覚や感情的経験をともなう疾病に由来する痛み。

A線維 A fibers：筋，腱，関節を支配する大径の有髄神経線維で，機械受容器を持ち，伝導が速い。

身体図 body diagrams：患者に，訴えている症状の部位と性質を記入してもらう身体の図。初診時やフォローアップ時に活用することができる。

灼熱痛 causalgia：反射性交感神経性ジストロフィーreflex sympathetic dystrophyを参照。

中枢性疼痛 central pain：末梢の傷害や組織損傷とは無関係に，中枢神経系の病変に関連した痛み。

C線維 C fibers：細径の無髄神経線維。侵害受容器，機械受容器，交感神経節後線維を支配する線維。伝導は遅い。

慢性疼痛 chronic pain：急性疾患の通常の治癒過程あるいは傷害の治癒に要する期間を超えて持続する痛み。

協調的医療モデル collaborative health care model：階層的な医療モデルから進化したもので，意思決定や治療計画の立案への患者の積極的な参加を期待する。

複合性局所疼痛症候群 complex regional pain syndrome（CRPS）：複合不全，あるいは灼熱痛や反射性交感神経性ジストロフィーを含む。症状には，疼痛，関連する感覚異常，血流および発汗の異常，運動機能の異常，栄養変化などがある。

脊髄切断術 cordotomy：重度の難治性疼痛の緩和を目的とした脊髄路の外科的切断。

頭蓋仙骨療法 craniosacral therapy：非常に軽いタッチと，頭蓋仙骨リズムを取り戻し組織の癒着を軽減するための調整を含む徒手療法。

cross friction massage：骨に接着した腱に対して垂直に施術する深部のマッサージ法。

蓄積外傷疾患 cumulative trauma disorder（CDC）：軟部組織構造で徐々に出現する疼痛および不快感を特徴とする症候群で，度重なるストレスまたは身体部分のぎこちない動作に関連する（同義語：反復性動作障害）。

能力低下 disability：その個人にとって当然の役割の遂行を制限する，あるいは妨げるような，個人における損失。

ジストロフィー期 dystrophic stage：栄養，成長，健康の異常状態に関連した，反射性交感神経性ジストロフィーの段階の1つ。

機能的能力低下 functional disability：その個人にとって通常無理のない，または普通と考えられる範囲内の機能的課題の達成ができないこと。

ゲートコントロール理論 gate control therapy：MelzackとWall[3]が構築した疼痛理論で，疼痛が脊髄内のさまざまなゲート部位で遮断されうることを提言している。

誘導イメージ療法 guided imagery：リラックスを促すイメージを用いた，構造化されたリラクゼーションセッション。

痛覚過敏 hyperalgesia：通常の痛み刺激に対する反応の増加。

感覚過敏 hyperesthesia：刺激に対する皮膚感受性の増大。

疼痛性触覚過敏 hyperpathia：特に反復性の刺激に対する反応の増加，刺激の閾値の上昇。

多汗症 hyperhidrosis：発汗反応の増加。

機能障害 impairment：心理的，生理的，解剖学的構造または機能の異常喪失。

動作恐怖症 kinesiophobia：動作に対する恐怖で，再度受傷する恐怖に関連することが多い。

仮病 malingering：疼痛がないのにある振りをする。

動作適応症候群 movement adaptation syndrome（MAS）：持続性疼痛の一因と考えられる代償性動作パターンの習慣化。

神経ブロック nerve block：ある特定の神経の機能を一時的に妨げるために行う注射。診断に役立ち，短期的治療のために使われることもある。

侵害受容器 nociceptor：不快刺激あるいは遷延すると不快になる刺激に対して特異的に敏感なシステムまたは受容体。

パターン形成理論 pattern-generating theory：ニューロンプールにおける持続的活動が原因となって疼痛の永続化が生じることを示唆。活性化閾値の低下および非侵害受容刺激の活性化が要因と考えられる。

姿勢ストレス症候群 postural stress syndrome（PSS）：筋や靱帯の異常な短縮，伸展。

反射性交感神経性ジストロフィー reflex sympathetic dystrophy（RSD）：以前は灼熱痛，現在は自律神経系の機能不全をともなう複合性局所疼痛症候群。

リハビリテーションチーム rehabilitation team：多くの専門分野にわたる医療従事者，すなわち，医師，理学療法士および作業療法士，心理学者，ソーシャルワーカー，職業カウンセラーで構成。

リラクゼーション訓練 relaxation training：イメージ，自律訓練，音楽を用いて交感神経の興奮，筋の緊張，不安を軽減する目的で行われる。

神経根切断術 rhizotomy：脊髄神経前根あるいは後根の外科的切断。

病人役割 sick role：患者および医療従事者の行動に関する社会的期待。伝統的医療モデルの役割描写とみなされている。

刺激鎮痛 stimulation-produced analgesia（SPA）：疼痛シグナルの伝達を遮断するために使用する機械的手段。

ストレス負荷 stress loading：感覚フィードバックを正常化し，過敏性を低下させるために，患肢の体重負荷力を慎重かつ段階的に増加する。

苦痛 suffering：損なわれていない状態を脅かすできごとに関連した激しい苦悩状態。疼痛に関連しているかどうかはわからない。

症状の誇張 symptom magnification（SM）：客観的な所見より過剰で重症と考えられる行動をとること。

交感神経切除術 sympathectomy：頸部および腰部の神経節での交感神経系の外科的切断。

視床痛症候群 thalamic pain syndrome：うずく，刺すような，絶え間なく続く，焼けつくような，押しつぶされるような感覚などといわれる持続性疼痛が，視床内病変に反応して起こる。症状は患側とは反対側に出現する。自律神経および血管運動神経の障害がよくみられる。

トリガーポイント trigger points：筋や結合組織内にある触知可能な結束や結節で，触れると痛みを感じ，圧迫すると局所攣縮反応が起こり，概して過敏である。

付 録 A

機能不全プロフィールを示す Multi-Dimensional Pain Inventory（MPI）の例

実線は患者の各尺度でのスコアを表し，点線は患者の回答からスコアを得たこのプロフィールの平均スコアを結んだものである。

軸ⅡとⅢのTスコア図
プロフィール分類：機能不全
@＝グループ平均Tスコア　＊＝患者のTスコア

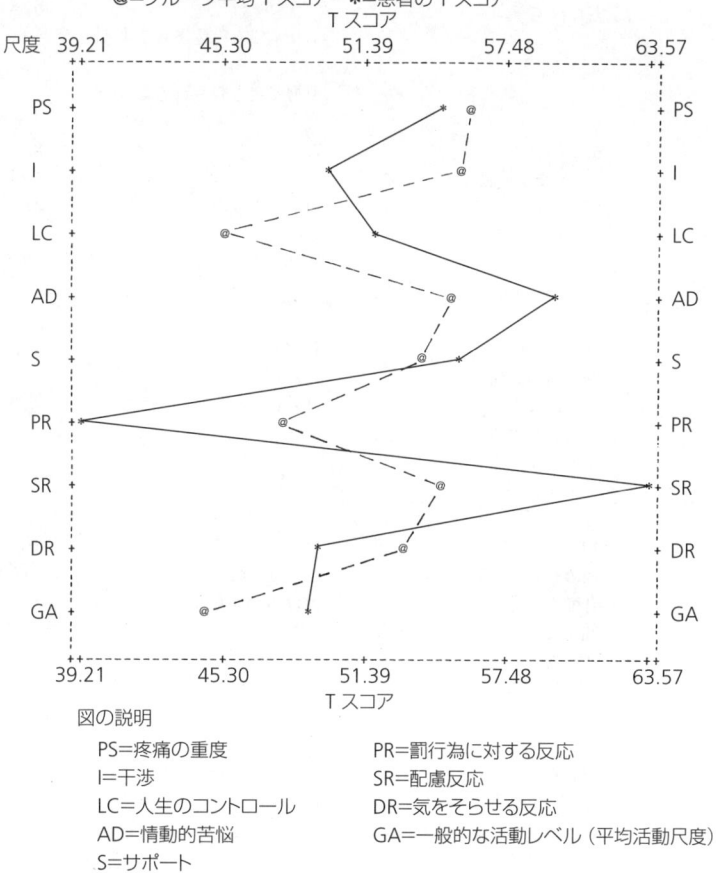

図の説明
- PS＝疼痛の重度
- I＝干渉
- LC＝人生のコントロール
- AD＝情動的苦悩
- S＝サポート
- PR＝罰行為に対する反応
- SR＝配慮反応
- DR＝気をそらせる反応
- GA＝一般的な活動レベル（平均活動尺度）

付 録 B

McGill 疼痛質問票

患者に自分が感じる疼痛を表現するのに最適な言葉を選択してもらう。患者の選択内容から，感覚，情動，評価，その他，のカテゴリーでスコアが得られる。

McGill 疼痛質問票
あなたは，その痛みをどのように感じますか。

　下記に，あなたの現在の痛みを表現する単語を示します。最も適切に表現している単語のみに○をつけてください。ふさわしくないカテゴリーには何も記入しないでください。適切な各カテゴリーにおいて，単語を1つだけ，最もよく当てはまるものを選んでください。

感覚：1〜8
情動：9〜15
評価：16
その他：17〜20
（各項目上から）

1.
ちらちらするような
ぶるぶる震えるような
ずきずきする
ずきんずきんする
どきんどきんする
がんがんする

2.
ぴくっとする
ぴかっとする
ビーンとはしるような

3.
ちくりとする
千枚通しで押し込まれるような
ドリルでもみ込まれるような
刃物で突き刺されるような

4.
鋭い
切り裂かれるような
引き裂かれるような

5.
つねられるような
圧迫されるような
かじり続けられるような
引きつるような
押しつぶされるような

6.
ぐいっと引っ張られるような
引っ張られるような
ねじ切られるような

7.
熱い
灼けるような
こげるような
焼けつくような

8.
ひりひりする
むずがゆい
ずきっとする
蜂に刺されたような

9.
じわっとした
はれたような
傷のついたような
疼くような
重苦しい

10.
触られると痛い
つっぱった
いらいらする
割れるような

11.
うんざりした
げんなりした

12.
吐き気のする
息苦しい

13.
こわいような
すさまじい
ぞっとするような

14.
痛めつけられるような
苛酷な
残酷な
残忍な
死ぬほど辛い

15.
ひどく惨めな
わけのわからない

16.
いらいらする
やっかいな
情けない
厳しい
耐えられないような

17.
広がっていく（幅）
広がっていく（線）
貫くような
突き通すような

18.
窮屈な
しびれるような
引き寄せられるような
しぼられるような
引きちぎられるような

19.
ひんやりした
冷たい
凍るような

20.
しつこい
むかつくような
苦しみもだえるような
ひどく恐ろしい
拷問にかけられているような

付録 C

筆者が作成したビジュアルアナログスケールの例
線上の印の位置を測定すれば数値スコアが得られる。この測定を繰り返し行いスコアを比較してもよい。

痛みの評価
線の上に"×"をつけて，あなたの痛みがどの程度機能レベルに影響しているか示して下さい。
1. あなたが感じる痛みはどの程度ですか。
痛みなし └─────────────────────────────────┘ 考えうる最強の程度

2. 夜間に感じる痛みはどの程度ですか。
痛みなし └─────────────────────────────────┘ 考えうる最強の程度

3. その痛みは，あなたの活動レベルに影響していますか。
   まったく影響なし ┠─────────────────────────────────┨ 完全に変化

4. 痛みは，薬物療法でどのくらい緩和されましたか。
   完全に消失 ┠─────────────────────────────────┨ まったく緩和されず

5. 背部/頸部はどの程度こっていますか。
   まったくこっていない ┠─────────────────────────────────┨ 完全にこっている

6. 痛みで座ることに支障はありますか。
   まったく支障なし ┠─────────────────────────────────┨ 座れない

7. 歩行に痛みがともないますか。
   まったくなし ┠─────────────────────────────────┨ 歩行できない

8. 痛みで，立ったり，座ったりし続けられなくなりますか。
   まったく支障なし ┠─────────────────────────────────┨ できない

9. 痛みで，通常の家事に支障をきたしていますか。
   まったく支障なし ┠─────────────────────────────────┨ できない

10. 痛みが車の運転に影響していますか。
    まったく影響なし ┠─────────────────────────────────┨ 運転できない

11. 横になると痛みから解放されますか。
    完全に解放 ┠─────────────────────────────────┨ 不変

12. 職責の変更を何回余儀なくされましたか。
    一度もない ┠─────────────────────────────────┨ 多くて働くことができない。

13. その痛みをどの程度制御できていると感じていますか。
    完全に ┠─────────────────────────────────┨ まったくできていない

14. 痛みによって，人生のその他の分野では，どの程度制御が不能になりましたか。
    制御不能になった分野はない ┠─────────────────────────────────┨ 完全に制御不能

名前：＿＿＿＿＿＿＿＿＿＿＿＿＿＿＿＿＿　　日付：＿＿＿＿＿＿＿＿＿＿＿＿＿

付　録　D

ケーススタディの指導問題解答例

1. この患者は，身体障害とわかる外見的な痕跡をなくしたいと強く希望している。装具は完全に隠され，患者によると，松葉杖や杖がなくても装具で十分安定しているという。あなたは，安全性を高めるために目にみえる介入方法を取り入れる根拠を，どのように提示するか。また，どのような補助器具を推奨するか。

　解答　不安定性の問題を隠すことによって，特に公衆の交通量の多い地域では，転倒するリスクが増大する。患者に，①疲労を軽減するために，杖のような補助器具を使用し，②彼女にぶつかってはならないと人々に気づいてもらうため，人前で杖を使用するよう提案してもよい。患者の移動空間を大きく保つことは，モールのような混雑する場所での転倒リスクの低下に役立つだろう。周囲の人々はゆっくり移動し，注意をはらい，患者の周りに広い空間が生まれる。これらのすべては，転倒を起こさないためであるが，不安定な腰部を

悪化させたり，帰結がより困難なことになりうるかもしれない。

2. 針筋電図検査から，大きな神経圧迫はないことが明らかとなっている。EMG の陰性所見を踏まえ，あなたは筋力低下（右下垂足，両側股関節屈筋の低下）をどのように患者に説明するか。また，どのような治療的運動プログラムを考案するか。

解答 神経学的損傷をともなわない筋力低下（あるいは明らかな衰弱）は，患部の筋の急速な疲労，またはもはや健常な筋を使用しない運動行為の習慣に起因すると考えられる。運動プログラムは 1 回の所要時間を短くして行い，疲労を軽減するために，反復を少なく，あるいは負荷をかけないようにする。バイオフィードバックの利用あるいは運動制御訓練が，筋の機能回復に有用であると考えられる。筋を動かすべきときに動かさないと，代償性パターンが増加し，リハビリテーションや正常な動作の回復がより困難になる。

3. あなたは運動の反復や頻度に関して，どのガイドラインを準備するか。固定術を要する腰部不安定性や二次的な仙腸関節不安定性を考慮したうえで，患者に合わせた運動プログラムをどのように考案するか説明せよ。

解答 ひどく疲労したり，過負荷になったりするような運動をすべきではない。深刻な場合，それが原因で筋の使用が数時間あるいは数日も遅延する場合がある。腰椎が不安定な場合の強化プログラムを計画する場合，外的に安定性をもたらすあらゆる試みを実施する。これは，装具の装着や患者に立位ではなく臥位で運動してもらうことで達成できる。運動では，正しい動作パターンの理解，動作の分離，適正な範囲を使用した動作に重点をおく。股関節の関節包が緊張し，動きが制限されていれば，正常な動作を取り戻し，習慣的に行えるように，関節包の柔軟性を増加させる治療を行う。プールでの運動は，比較的実施しやすく，動くことによる疼痛が若干軽減され，多少強化もできる。動作中の身体意識や正しい動作の感覚を指導することにより，術後のリハビリテーションが容易になる。腰部と仙腸関節の不安定性に対しては，筋活動を促進する手技が選択される。

4. 患者は，すでに 2 度の固定術に失敗している。患者の期待と想定される帰結の観点から，評価に重要となる要素は何か。あなたが，懸念としてプライマリケア医や外科医に伝える「危険信号」は何か。

解答 最初の 2 回の固定術に失敗した理由に関する患者の意見を探る。また，術後のコンプライアンス欠如が不良な手術結果をまねいていたかを判断するため，患者のコンプライアンスについても考察する。患者は，固定が定着するまでに要する時間を理解しているか。固定した手術部位をどのように保護するか。コンプライアンスを妨げかねないこの手術に関して，患者が友人や家族から知ったことは何か？ 患者は手術，外科医，帰結に関し，どのような思考体系を持っているのか。患者は「失敗することを学んで」きたか。患者は進んで指示に従い，援助を求め，必要なかぎり制約を守っているか。患者は合併症に対処する準備をしているか。

5. 手術まで治療を継続する，あるいはもはやメリットがないため中止する際に指標となる要素は何か。手術の承認が数ヵ月遅れた場合，治療を継続するメリットを示唆する考慮すべき事がらとは何か。

解答 患者が手術待機中であることを理由に理学療法を中止すると，変化をもたらす貴重な時間を活用できなくなるおそれがある。患者は，長年代償動作パターンを使用してきた。これらの動作パターンは，術後に正常な動作を制限しかねない筋，靭帯，関節包の変化を起こす。このために，新たな手術部位にストレスが加わる可能性がある。術前の姿勢恒常性への働きかけにより，術後のリハビリテーション進度が速まり，積極的に取り組む参加者としての患者の特性が存続する。術前に患者が「チーム」の一員であることを強く感じているほど，術後に患者は従順になる。また，理学療法を継続すれば，活動レベルが高いまま維持される。「ゴロ寝状態」になってしまうと，患者の術後の回復の妨げとなり，後々リハビリテーションが遅れるおそれがある。

文献

1. Achterberg, J: Woman as Healer. Shambhala, Boston, 1990.
2. Bonica, JJ: History of Pain Concepts and Therapies. In Bonica, JJ (ed): The Management of Pain. Lea & Febiger, Philadelphia, 1990, p 2.
3. Melzack, R, and Wall, PD: Pain mechanisms: A new theory. Science 150:971, 1965.
4. Sternschein, MJ, et al: Causalgia. Arch Phys Med Rehabil 56:58, 1975.
5. Bonica, JJ: General Considerations of Chronic Pain. In Bonica, JJ, (ed): The Management of Pain. Lea & Febiger, Philadelphia, 1990, p 180.
6. Gildenberg, PL, and DeVaul, RA: The Chronic Pain Patient: Evaluation and Management. In Gildenberg, PL (ed): Pain and Headache. Karger, New York, 1985.
7. Melzack, R: Neurophysiological Foundations of Pain. In Sternbach, R (ed): The Psychology of Pain. Raven, New York, 1986, p 1.
8. Bonica, JJ: Anatomic and Physiologic Basis of Nociception and Pain. In Bonica, JJ (ed): The Management of Pain. Lea & Febiger, Philadelphia, 1990, p 28.
9. Bonica, JJ: Biochemistry and Modulation of Nociception and Pain. In Bonica, JJ (ed): The Management of Pain. Lea & Febiger, Philadelphia, 1990, p 95.
10. Sternbach, RA: Pain Patients. Traits and Treatment. Academic, New York, 1974.
11. Casey, KL: The neurophysiologic basis of pain. Postgrad Med J 53:58, 1973.
12. Craig, KD: Emotional Aspects of Pain. In Wall, P, and Melzack, R (ed): Textbook of Pain. Churchill Livingstone, Edinburgh, 1984, p 153.
13. Bonica, JJ: Definitions and Taxonomy of Pain. In Bonica, JJ (ed): The Management of Pain. Lea & Febiger, Philadelphia, 1990, p 18.
14. Wu, W, and Grzesiak, RC: Psychologic Aspects of Chronic Pain. In Wu, W-h, (ed): Pain Management. Assessment and Treatment of Chronic and Acute Syndromes. Human Sciences Press, New York, 1987, p 44.
15. Skevington, S: Social cognitions, personality and chronic pain. J Psychosomat Res 5:421, 1983.
16. Osterweis, M, et al (eds): Pain and Disability. National Academy Press, Washington, DC, 1987.
17. State of Colorado: Reflex Sympathetic Dystrophy/Complex Regional Pain Syndrome: Treatment Guidelines. Department of Labor and Employment, Division of Workers' Compensation, Denver, 1997.
18. Headley, BJ: Historical perspective of causalgia: Management of sympathetically maintained pain. Phys Ther 67: 1370, 1987.
19. Bonica, JJ: Causalgia and Other Reflex Sympathetic Dystrophies. In Bonica, JJ (ed): The Management of Pain. Lea & Febiger, Philadelphia, 1990, p 220.
20. Headley, BJ: EMG and postural dysfunction. Clinical Management 10:14, 1990.
21. Riegger-Krugh, C, and Keysor, JJ: Skeletal malalignments of the lower quarter: Correlated and compensatory motions and postures. JOSPT 23:164, 1996.
22. Aronoff, GM: The role of the pain center in the treatment for intractable suffering and disability resulting from chronic pain. Semin Neurol 3:377, 1983.
23. Fordyce, W: Learning Processes in Pain. In Sternbach, R (ed): The Psychology of Pain. Raven, New York, 1986, p 46.
24. Sternbach, RA, et al: Aspects of chronic low back pain. Psychosomatics 14:52, 1973.
25. Chapman, R: Psychological aspects of pain patient treatment. Arch Surg 112:767, 1977.
26. Alonzo, AA: An illness behavior paradigm: A conceptual exploration of a situational-adaptation perspective. Soc Sci Med 19:499, 1984.
27. Cockerham, WC: Medical Sociology, ed 3. Prentice-Hall, Englewood Cliffs, NJ, 1986.
28. LeShan, L: The World of the Patient in Severe Pain of Long Duration. In Garfield, CA (ed): Stress and Survival. The Emotional Realities of Life-Threatening Illness. CV Mosby Company, St. Louis, 1979, p 273.
29. Block, AR: Presurgical Psychological Screening in Chronic Pain Syndromes. J. Erlbaum, Mahwah, NJ, 1996.
30. Wen-hsien, W: Pain Management. Assessment and Treatment of Chronic and Acute Syndromes. Human Sciences Press, New York, 1987.
31. Benedetti, C, and Butler, SH: Systemic Analgesics. In Bonica, JJ (ed): The Management of Pain. Lea & Febiger, Philadelphia, 1990, p 1640.
32. Fordyce, WE, et al: Acute back pain: A control-group comparison of behavioral vs traditional management methods. J Behav Med 9:127, 1986.
33. North, RB, et al: A Prospective, Randomized Study of Spinal Cord Stimulation versus Reoperation for Failed Back Surgery Syndrome: Initial Results. In Proceedings of the 11th Meeting of the World Society for Stereotactic and Functional Neurosurgery, Ixtapa, Mexico, 1993.
34. Bonica, JJ, and Buckley, FP: Regional Analgesia with Local Anesthetics. In Bonice, JJ (ed): The Management of Pain. Lea & Febiger, Philadelphia, 1990, p 1883.
35. Hurt, R, and Ballantine, H: Stereotactic anterior cingulate lesions for persistent pain: A report on 68 cases. Clin Neurosurg 21:334, 1973.
36. Nashold, BJ: Current status of the DREZ operation. Neurosurgery 15:942, 1984.
37. Spiegel, E, and Wycis, H: Present status of stereoencephalotomies for pain relief. Confin Neurol 27:7, 1966.
38. Sternbach, RA: Psychophysiologic Pain Syndrome. In Bonica, JJ (ed): The Management of Pain. Lea & Febiger, Philadelphia, 1990, p 287.
39. Lieberman, M, et al: Psychosocial Adjustment to Physical Disability. In O'Sullivan, S, and Schmitz, T (ed): Physical Rehabilitation: Assessment and Treatment, ed 3. FA Davis, Philadelphia, 1994, p 9.
40. Ransford, A, et al: The pain drawing as an aid to the psychologic evaluation of patients with low-back pain. Spine 1:127, 1976.
41. Turner, JA, and Romano, JM: Psychologic and Psychosocial Evaluation. In Bonica, JJ (ed): The Management of Pain. Lea & Febiger, Philadelphia, 1990, p 595.
42. Kerns, RD, et al: The West Haven-Yale Multidimensional Pain Inventory. Pain 23:345, 1985.
43. Melzack, R: The McGill Pain Questionnaire: Major properties and scoring methods. Pain 1:277, 1975.
44. Derogatis, LR, et al: The SCL-90 and the MMPI: A step in the validation of a new self-report scale. Br J Psychiatry 128:280, 1976.
45. Costello, RM, et al: P-A-I-N: A four-cluster MMPI typology for chronic pain. Pain 30:199, 1987.
46. Tollison, CD, and Satterthwaite, JR: Multiple spine surgical failures: The value of adjunctive psychological assessment. Orthopaedic Review, 19:1073, 1990.
47. Cox, GB, et al: The MMPI and chronic pain: The diagnosis of psychogenic pain. J Behav Med 1:437, 1978.
48. Trief, PM, and Yuan, HA: The Use of the MMPI in a chronic back pain rehabilitation program. J Clin Psychol 39:46, 1983.
49. Sternbach, RA, and Timmermans, G: Personality changes associated with reduction of pain. Pain 1:177, 1975.
50. Turner, JA, et al: Utility of the MMPI pain assessment index in predicting outcome after lumbar surgery. J Clin Psychol 42:764, 1986.
51. Loeser, JD: Concepts of Pain. In Stanton-Hicks, M, and Boas, R (ed): Chronic Low Back Pain. Raven, New York, 1982.
52. Rossi, EL, and Cheek, DB: Mind-Body Therapy. Methods of Ideodynamic Healing in Hypnosis. WW Norton, New York, 1988.
53. Arluke, A, et al: Reexamining the sick-role concept: An empirical assessment. J Health Social Behavior, 20:30–36, 1979.
54. Young, LM, and Powell, B: The effects of obesity on the clinical judgements of mental health professionals. J Health Soc Behav 26:233, 1985.
55. Kasman, G: Use of Integrated Electromyography for the Assessment and Treatment of Musculoskeletal Pain: Guidelines for physical medicine practitioners. In Cram, J (ed): Clinical EMG for Surface Recordings, vol 2. Clinical Resources, Nevada City, 1990, p 255.
56. Khalil, T, et al: Electromyographic symmetry in patients with chronic low back pain and comparison to controls. Advances in Industrial Ergonomics and Safety III:483, 1991.
57. Seidel, H, et al: Electromyographic evaluation of back muscle fatigue with repeated sustained contractions of different strengths. Eur J Appl Physiol 56:592, 1987.
58. Sihvonen, T, et al: Electric behavior of low back muscles during lumbar pelvic rhythm in low back pain patients and healthy controls. Arch Phys Med Rehabil 72:1080, 1991.
59. Chaitow, L: Muscle Energy Techniques. Churchill-Livingstone, New York, 1996.
60. Schwartz, GE: Self-regulation of response patterning. Implications for psychophysiological research and therapy. Biofeedback and Self-Regulation 1:7, 1976.

61. Kasman, GS, et al: Clinical Applications in Surface Electromyography. Aspen, Gaithersburg, MD, 1998.
62. Headley, BJ: Habitual patterns can be assessed with surface EMG Advance for Physical Therapists. PT News Magazine, November 18, 1996.
63. Flor, H, et al: Discrimination of muscle tension in chronic pain patients and healthy controls. Biofeedback and Self-Regulation 17:165, 1992.
64. Travell, J, and Simons, D: Myofascial Pain and Dysfunction. The Trigger Point Manual, vol 1. Williams & Wilkins, Baltimore, 1983.
65. Travell, J, and Simons, D: Myofascial Pain and Dysfunction. The Trigger Point Manual, vol 2. Williams & Wilkins, Baltimore, 1992.
66. Headley, B: EMG and myofascial pain. Clinical Management 10:43, 1990.
67. Headley, BJ: Evaluation and treatment of Myofascial Pain Syndrome Utilizing Biofeedback. In Cram, JR (ed): Clinical EMG for Surface Recordings. Clinical Resources, Nevada City, 1990, p 235.
68. Simons, DG: Referred phenomena of myofascial trigger points. In Vecchiet, L, et al (eds): New Trends in Referred Pain and Hyperalgesia. Elsevier Science, Amsterdam, 1993, p 341.
69. Headley, B: Use of SEMG in Discerning Myofascial Pain Syndrome in the Quadratus Lumborum: A Syndrome Common to Low Back Pain. Presented at American Physical Therapy Association Conference, Denver, 1992.
70. Rosomoff, HL, et al: Myofascial findings in patients with "chronic intractable benign pain" of the back and neck. Pain Management 2:114, 1990.
71. Mayer, TG, and Gatchel, RJ: Functional Restoration for Spinal Disorders: The Sports Medicine Approach. Lea & Febiger, Philadelphia, 1988.
72. Simons, DG: Myofascial Pain Syndrome Due to Trigger Points. In Goodgold, J, (ed): Rehabilitation Medicine. CV Mosby Company, St. Louis, 1988, p 686.
73. Headley, BJ: Physiological Risk Factors. In Sanders, MJ, (ed): Management of Cumulative Trauma Disorders. Butterworth-Heinemann, Boston, 1997, p 107.
74. Feldenkrais, M: Awareness Through Movement: Health Exercises for Personal Growth. Harper & Row, New York, 1977.
75. Leibowitz, J, and Connington, B: The Alexander Technique. HarperCollins, New York, 1990.
76. Sale, D, and MacDougall, D: Specificity in strength training: A review for the coach and athlete. Can J Appl Sport Sci 6:87, 1981.
77. McCain, GA: Role of physical fitness training in the fibrositis/fibromyalgia syndrome. Am J Med 81(suppl 3A):73, 1986.
78. Lacey, JI, and Lacey, BC: Verification and extension of the principle of autonomic response-stereotypy. Am J Psychol 71:50, 1958.
79. Sternbach, RA: Clinical Aspects of Pain. In Sternbach, R (ed): The Psychology of Pain. Raven, New York, 1986, p 124.
80. Flor, H, et al: Discrimination of muscle tension in chronic pain patients and healthy controls. Biofeedback and Self-Regulation 17:165, 1992.
81. Rossi, EL: The Psychobiology of Mind-Body Healing: New Concepts of Therapeutic Hypnosis. WW Norton, New York, 1986.
82. Hendler, N, et al: EMG biofeedback in patients with chronic pain. Dis Nervous System 7:505, 1977.
83. Large, RG, and Lamb, AM: Electromyographic (EMG) feedback in chronic musculoskeletal pain: A controlled study. Pain 17:167, 1983.
84. Peck, CL, and Draft, GH: Electromyographic biofeedback for pain related to muscle tension: A study of tension headache, back and jaw pain. Arch Surg 112:889, 1977.
85. Biedermann, HJ: Mechanism of biofeedback in the treatment of chronic back pain. Psychol Rep 53:1103, 1983.
86. Holroyd, KA, et al: Change mechanisms in EMG biofeedback training: Cognitive changes underlying improvements in tension headache. J Consult Clin Psychol 52:1039, 1984.
87. Achterberg, J: Shamanism and Modern Medicine. New Science Library, Boston, 1985.
88. Sternbach, RA: Effects of Altering Brain Serotonin Activity on Human Chronic Pain. In Bonica, JJ, and Albe-Fessard, D (eds): Advances in Pain Research and Therapy. Raven, New York, 1976, p 601.
89. Carlson, LK, and Watson, HK: Treatment of reflex sympathetic dystrophy using the stress-loading program. J Hand Ther 3:149, 1988.
90. Watson, HK, and Carlson, LK: Treatment of reflex sympathetic dystrophy of the hand with an active "stress loading" program. J Hand Surg 12A:779, 1987.
91. Watson, HK, and Carlson, LK: Stress loading treatment for reflex sympathetic dystrophy. Complications in Orthopedics 1:19, 1990.
92. Lampe, G: Transcutaneous electrical nerve stimulation. In O'Sullivan, SB, and Schmitz, TJ (eds): Physical Rehabilitation: Assessment and Treatment, ed 2. FA Davis, Philadelphia, 1988, p 647.
93. Sjolund, BH, et al: Transcutaneous and Implanted Electric Stimulation of Peripheral Nerves. In Bonica, JJ (ed): The Management of Pain. Lea & Febiger, Philadelphia, 1990, p 1852.
94. Choi, J, and Tsay, C: Technology of Transcutaneous Electrical Nerve Stimulation. In Wu, W (ed): Pain Management. Assessment and Treatment of Chronic and Acute Syndromes. Human Sciences Press, New York, 1987, p 137.
95. Achterberg, JA, and Lawlis, GF: Bridges of the Body-mind. Behavioral Approaches to Health Care. Institute for Personality and Ability Testing, Champaign, IL, 1980.
96. Carlos, J: Clinical electrotherapy: Physiology and basic concepts. PT Magazine, July 1998, p 62.
97. Smith, RB, et al: The use of cranial electrotherapy stimulation in the treatment of closed-head-injured patients. Brain Inj 8:357, 1994.
98. Grieve, GP: Common Vertebral Joint Problems, (ed 2) Churchill Livingstone, New York, 1988.
99. Biedermann, H, et al: Power Spectrum Analyses of Electromyographic Activity: Discriminators in the Differential Assessment of Patients with Chronic Low-back Pain. Spine 16:1179, 1991.
100. Vaeyen, JWS, et al: Fear of movement/(re)injury in chronic low back pain and its relation to behavioral performance. Pain 62:363, 1995.
101. Loeser, JD, et al: Interdisciplinary, Multimodal Management of Chronic Pain, vol 2. In Bonica, JJ (ed): The Management of Pain. Lea & Febiger, Philadelphia, 1990, p 2107.
102. Chapman, C, et al: Pain and Behavioral Medicine. A Cognitive-Behavioral Approach. Guilford Press, New York, 1983.
103. Fordyce, WE: Behavioral Methods for Chronic Pain and Illness. Mosby, St. Louis, 1976.
104. Headley, B: Effect of Burns on the Body Image of Children. Unpublished Masters Thesis, Boston University, 1974.
105. Headley, B: Am I a physical therapist? Physical Therapy Forum, 1987.

参考文献

Basmajian, J, and DeLuca, C: Muscles Alive. Their Functions Revealed by Electromyography, ed 2. Williams & Wilkins, Baltimore, 1985.
Bonica, J (ed): The Management of Pain, vols 1 and 2, ed 2. Lea & Febiger, Philadelphia, 1990.
Caillet, R: Pain Mechanisms and Management. FA Davis, Philadelphia, 1993.
Soderberg, G (ed): Selected Topics in Surface Electromyography for Use in the Occupational Setting: Expert Perspectives. US Department of Health and Human Services, Publication nos. 91–100, March 1992.
Sternbach, R (ed): The Psychology of Pain, ed 2. New York, Raven, 1986.
Turk, D, et al: Pain and Behavioral Medicine. A Cognitive-Behavioral Perspective. New York, Guilford Press, 1983.

29

認知・知覚的障害に対する評価と介入

Carolyn Unsworth
Chaye Lamm Warburg

概要

- 認知と知覚
  認知と高次の認知
  知覚
- 理学療法士と作業療法士の責任
- 臨床的指針
- 脳損傷後の入院
- 理論的枠組み
  学習転移アプローチ
  感覚統合的アプローチ
  神経発達学的アプローチ
  機能的アプローチ
  認知リハビリテーション
- 認知・知覚的問題の評価
  評価の目的
  評価に影響する要因
  感覚障害と認知・知覚的障害の区別
  標準化された認知・知覚的評価
- 介入
  治療的アプローチ
  介入の再焦点化
  マネジドケアの影響
- 退院計画
- 認知・知覚的障害の概説
  注意障害
  記憶障害
  遂行機能障害
  身体図式・身体イメージの障害
  空間的関係に関する障害（複雑な知覚）
  失認（単純な知覚）
  失行

学習目標

1. 理学療法士が，なぜ認知・知覚的障害の徴候に精通する必要があるのかを説明する。
2. 認知・知覚的障害が患者のリハビリテーションを行う能力にどのような影響を及ぼすかを述べる。
3. 身体図式や身体イメージの障害を介助する方法を説明する。
4. 空間的関係の障害は，患者が指示に従う能力にどのような影響を及ぼすかを述べる。
5. さまざまな失認が外界の刺激を認知する患者の能力へ及ぼす影響を説明する。
6. 観念運動失行と観念失行を区別する。また，リハビリテーションで通常使われる種々の教示に対する失行患者の反応を予想して述べる。
7. 認知・知覚的障害を呈する患者の心理的・情緒的状態がリハビリテーションへの参加意欲にどのように影響するかを述べる。
8. ケーススタディの患者データを分析，解釈し，現実的な目標と帰結を設定し，治療計画を立てる。

認知・知覚的障害は脳損傷患者を混乱させ，その改善を阻害する主要な原因と考えられる。それは，運動スキルがすでに回復している患者であっても同様である[1]。認知・知覚的な問題は，人が経験する困難のなかでも最も当惑させ，無力を感じさせるものの1つである[2]。思考し，記憶し，推論し，周囲を理解するなどの活動は，毎日の生活を送る基盤である。もしこうした能力に問題が生じたなら，それは本人とその家族の生活に測り知れない影響を与える。その人は自立した生活をすることも，給料に値するだけの責任を果たすことも，また家族の一員としての役割を果たすことも困難になるであろう[2]。それゆえ，脳損傷の結果このような問題を抱えた多くの患者に効果的な治療ができるかどうかは，知覚と認知に対する理解の深さに依存しているのである。

　脳損傷は，脳炎のような感染症，溺水事故などによる低酸素状態，心肺停止，一酸化炭素中毒，良性あるいは悪性腫瘍，交通事故・転倒・激烈な事故（例：スポーツや銃弾）などによる外傷，アルコールや薬物による中毒，あるいは脳梗塞や脳出血などの原因となる脳血管障害など，さまざまな原因によって出現する。脳卒中と脳外傷は脳損傷による認知・知覚的障害の二大原因である。これらの患者に対する身体的なリハビリテーションについてはそれぞれ第17章と第24章で取り上げた。

　脳血管障害の初回発作では，脳の特定の領域が損傷されることによって独立した認知・知覚障害がしばしば出現する。一方，脳外傷ではびまん性脳損傷が想定されるため，その結果特定の認知・知覚障害というよりはむしろ，注意，記憶，学習などの面に全般的な障害が引き起こされる。しかし，脳血管障害であっても脳外傷であっても，脳損傷の結果として知覚的な要素と認知的な要素の両方が出現する可能性がある。多発性の脳卒中の既往がある患者は，局所性脳損傷とびまん性脳損傷の両方の要素を呈するため，両者の区別はますます判然としなくなる。そこで，本章では初回脳卒中による片麻痺脳損傷患者に焦点を絞って記述していきたい。本章の主要な目的は，脳損傷に起因する認知・知覚的障害に関連した概念を読者に紹介することである。

　理学療法士にとって最も重要な点は，特定の認知・知覚的な機能障害の臨床像を理解するとともに，患者の能力を最大限に引き出し，認知・知覚的障害による制約を最小限にとどめることに配慮した運動障害に対する評価と治療を考えることである。患者の真の残存能力を正確に評価するためには，認知・知覚領域の障害を考慮しなければならない。例えば，失行患者を評価する際に，患者を混乱させるような教示方法を用いてしまったために，患者の実際の運動障害より重度と判断したり，場合によっては真実とは異なる臨床像を描く結果をまねきかねない。初回の感覚運動評価において認知・知覚的障害の存在を示唆する手がかりがみつかることがしばしばある。障害の可能性とその内容に気づくことができれば，セラピストは評価の方法，特に教示の内容や方法を変更することができるのである。

認知と知覚

　知覚的運動の過程は，人が身体あるいは外界からの刺激を選択し，統合し，解釈しながら行うできごとの連鎖である。認知とは中枢神経系 central nervous system（CNS）が用いる情報処理の過程と考えられる。認知過程には洞察力，理解，アウェアネス（意識あるいは気づき），判断，意思決定などがある[1]。知覚と認知の障害はいずれも患者の行動面の問題であり，これら2つの機能の領域で相互に矛盾する考え方が提唱されており，両者を区別するのは大変困難である。例えば，ある研究者によれば認知は知覚，注意，思考，そして記憶を包含する包括的用語である[3]。ところが別の研究者は，知覚を認知と視知覚という要素からなる上位の概念と考えている[3]。今のところ，人がある情報について考え，理解する過程を正確に反映したアプローチとして，どちらが正しいのかを決定するだけの十分な証拠は得られていない。ただ間違いなくいえることは，知覚と認知のシステムが正常に機能することが環境との相互作用の円滑な遂行に欠かせないという点である。この領域における大部分の研究では認知と知覚が区別されており[2]，またそれぞれの過程を個別に学習する方が学びやすいと思われるため，本章ではそれぞれを分けて定義することにする。

　認知・知覚的能力は学習上欠かせないものであり[4]，リハビリテーションは学習の過程ともいえる[2]。したがって，認知・知覚的障害を持つ患者がセルフケアや日常生活活動 activities of daily living（ADL）におけるスキルを学習する能力に限界を持ち，このためこのような患者は群としては自立の可能性が制限されていることは驚くにあたらない[5]。したがって，最大限の自立をめざしてどのようなリハビリテーションプログラムを立案するにしても，セラピストは知覚的障害に関連した行動を認識できるようになるために学ぶ必要がある。なぜなら，患者の障害を認識し，評価や介入の方法を工夫して初めて最上のリハビリテーション効果を生み出せるからである。

認知と高次の認知

認知的過程は一般に人が注意を集中し注意をはらい，記憶し，学習するなどのような「考える」ことを可能にする能力と定義づけられる。**遂行機能**もときにこの項目のなかで論じられることがある。遂行機能には計画を立て，情報を操作し，活動を開始あるいは終了し，誤りを認識し，問題を解決し，抽象的思考をすることなどが含まれる。通常，遂行機能は**高次の認知**機能[6]あるいはメタ認知[7,8]に分類される。

知覚

Lezak[4]は，**知覚**を，感覚的な印象を心理的に意味ある情報へ統合することと定義している。したがって，知覚とは注意と行動が必要な刺激を選択し，刺激を相互に結びつけて情報と統合し，最終的にはそれらを解釈する能力といえる。こうして，環境内の対象や経験へのアウェアネスが生じ，その結果人は複雑で常に変化している内的外的な感覚的環境を理解することができるようになる[9]。

知覚と**感覚**という用語は，しばしば相互に混乱がみられる。感覚は特定の感覚受容器（例えば，眼，耳，鼻など），末梢の皮膚感覚系（温度，味覚，触覚など），あるいは内部受容器（筋・関節の深部受容器など）を介して刺激を認識することと定義できる[9]。一方，知覚は独立した感覚とはみなせない。しかし，知覚の特性は個別の感覚の識別よりはるかに複雑である[9]。知覚の障害は，感覚能力自体ではなく，むしろ人が感覚を正確に解釈し，それによって適切に反応できる能力がどの程度なのかに依存するのである[2]。

理学療法士と作業療法士の責任

作業療法士は，機能的適応という側面に関連した認知・知覚的障害の評価と治療について特に訓練を受けたリハビリテーションチームの一員である。彼らはさまざまな評価法のなかから適切なものを選択して実施し，結果を正しく解釈し，認知・知覚に関する総合的なリハビリテーションプログラムを立案する責任を担う。必要があると判断した場合には，作業療法士は神経心理学者に対して特定の知的機能に関する評価を依頼することがある。

理学療法士は，病院のリハビリテーションチームのなかで最も早期から脳損傷患者に接する職種である場合が多い。したがって，理学療法士は認知・知覚的障害の特性について理解し，脳損傷患者のなかでも脳卒中や頭部外傷などのような一群の患者はなんらかの認知・知覚的障害の存在を示唆する行動をとる可能性があることを念頭におく必要がある[10]。もし，そのような行動がみられた場合には，理学療法士は患者を作業療法士のもとに送って評価と治療を依頼することを忘れてはならない。

本章で述べる評価法は，読者がさまざまな認知・知覚的障害の特性を理解しやすいようにまとめたものである。必要と思われるときに専門的訓練を受けた作業療法士が行う詳細な評価の代用として記載したわけではない。

認知・知覚的障害を理解していることが，脳損傷患者の治療にともなう不満（そのほとんどはセラピスト，患者，家族が不適切な期待を抱いた結果起こるものであるが）を軽減するのに大いに役立つ。そして，作業療法士やその他のリハビリテーションチームのメンバー，家族が協働することによって，患者の役に立つ首尾一貫した治療方法を開発し実施することができるのである。

臨床的指針

機能低下の原因となる認知・知覚的障害はすべての脳損傷患者から排除しなければならない。しかし，セルフケアに関連した動作を自発的にしようとしない患者や，運動能力，感覚，理解あるいは意欲の低下では説明できない問題のために理学療法に取り組めない患者は，特に認知・知覚的障害を持っている可能性が高い。後天的な脳損傷に起因する認知・知覚的障害は，発症前の認知・知覚的な問題（外傷の既往，なんらかの疾患，先天的異常，あるいは認知症），錯乱，あるいは脳卒中や脳外傷後に合併しやすいなんらかの情緒的反応とは区別しなければならない[4]。

認知・知覚的障害を呈する患者は以下のような特徴を示す。単純な課題でも独力で遂行できない，課題の開始や終了に難渋する，ある課題遂行中に他の課題に取り組むことが困難である，課題遂行上明らかに必要と思われる対象の認識や位置づけが難しい，などである。さらに，理解力は保たれているにもかかわらず，単純な一段階命令に従えない。このような患者は同じ誤りを何度も繰り返す。また，動作を終えるまでに異常なほど長い時間を要したり，衝動的な終わり方をしたりする。何度もためらい，注意がそれ，欲求不満を示し，計画性のなさを露呈する。また，しばしば身体あるいは外界の一側に対し不注意であり，またその能力低下を認めない。こうした問題が全部あるいは部分的でもある場合には，しばしばADLや治療の重大な

障壁となる。本章では，このような臨床的特徴をさらに詳しく述べていきたい。

　知覚的障害を疑うべき場合の具体的イメージを持つために，典型的な2つのシナリオを示したい。1つ目は右半球損傷の脳卒中患者で，臨床的には左片麻痺と良好な発話という特徴を示す。病棟では健側の右上下肢には十分な筋力があり，患側の左半身の筋力も回復しつつあることが観察されている。ところが，患者は簡単な可動域 range of motion（ROM）訓練を健側においてすら実施できず，終始困惑を示し，指示に従って腕の上下運動をすることができない。また，指示に従って四点歩行ができず，絶えず歩き方が混乱している様子である。さらには，車椅子の操作がうまくできず，角を曲がろうとすると壁に突き当たってしまう。

　このような患者を非協力的であるとか，知的低下や意識レベルの低下があると考えてはならない。この患者は空間的関係や左右の区別，垂直方向の失見当，あるいはおそらく左半側空間無視や失行を呈していると考えられる。より詳細な観察と評価によって，本例の困難の原因が明らかになるはずである。

　2つ目のシナリオは，左半球損傷によって右片麻痺と中等度の**失語**を呈した患者の場合である。患者は，はい/いいえで答える質問には正しく応じることができ，「鉛筆を机の上に置いてください」とか「カップを私にください」などのような簡単な一段階の命令には従うことができる。ところが，腕を指すよう指示したり，自動的 ROM 評価においてセラピストのまねをするよう指示したりすると，健側であってもまったく応じることができず，非協力的であるかのように振る舞う。また，マット上での訓練でこの患者にセラピストが寝返り動作の方法を説明し実際にやってみせても，まったく動こうとしない。ところが，その直後に来室した妻をみつけると，その患者は起き上がり，妻に挨拶するためにすぐに寝返り動作を始める。患者が混乱し，頑固で，非協力的であるようにみえても，明敏なセラピストであれば，実際はそうではないことがわかるはずである。そうではなく，患者は評価からわかるように，身体図式や身体部位の関係に対する認識が不足している状態（**身体失認**）であり，またマット上でのできごとからわかるように，指示や模倣に応じて動作の遂行ができない状態（**観念運動失行**）であるといえる。

脳損傷後の入院

　損傷を受けた脳は，損傷がない人の脳と同様に全体としては機能している。脳のある部分が損傷を受けたときにみられる行動は，健全な脳機能から低酸素によって低下した当該部分の機能を差し引くような単純な引き算にはならない。というよりはむしろ，それは失われたものを代償しようとしている CNS 全体の多様なレベルでの再編成の現れと考えてよい[11]。

　脳損傷の結果，患者は皮質および皮質下におけるすべてのレベルで正常な感覚入力が得られなくなった神経系の働きに順応しなければならなくなる[11]。入力が混乱あるいは不完全な状態のまま行動しなければならないとき，外界からの刺激に対する正常な反応は得られにくいものである。機能回復は，CNS が大脳皮質および皮質下に大きく広がる新しいダイナミックな系へと構造的に再編成されることによって生じる[12,13]。

　脳血管障害によって入院した患者の臨床像に大きく影響する要因は，入院という事態に対する反応である。認知・知覚的な観点からいえば，入院することによって（脳損傷の有無に関係なく），患者の神経系への入力はそれまでの生活で受け取っていたものとは激変する。その一方で，患者は感覚的に貧困な環境のなかにおかれる。室温や光の状態は常時同じであり，なじみ深い生活音（自宅の電話の音，飛行機の音，犬のほえ声，バスの音など）は聞こえない。逆に，看護師の話し声，スピーカーの音，機械音など，非常に多くのなじみのない音が聞こえてくる。奇妙なそして普段とは異なる匂い，そしてみたこともなく避けることができない不快な光景が至るところに満ちている。ところが多くの患者は，こうした不快な入力を避け，なじみあるものを探そうとして移動することが運動機能の障害のためにできないのである。その結果，患者の神経系はさまざまな入力にさらされてしまう。したがって，たとえ見当識が正常であっても，患者は統制力の喪失感を抱くことになる。この感覚的混乱が脳損傷患者の問題を複雑化する。なぜなら，適切な行動をとれる自己を構築するためには次々に入力される感覚を選択し，フィルタにかけ，統合する必要があるのに，それを行うための能力自体がこのような感覚入力の少ない環境のなかではうまく機能しないからである。

　このような厳しい状況におかれた患者の内面を知るには，本人あるいは関係者が脳血管障害を発症した経験を持つ著名な神経学者や神経心理学者の体験談が深い洞察を与えてくれる。なかでも，Bach-y-Rita[14]，Brodal[15]，Gardner[16]などの報告は特に教えられることが多い。

理論的枠組み

　本項では，5つの治療方法の理論的枠組みを述べる。セラピストが理論的モデルに合った評価法と介入法を

選択する際の指針となるであろう。これらのアプローチが相互に排他的というわけではない，という点をしっかりと銘記する必要がある。実際，多くのセラピストは臨床的専門知識と患者の反応に応じてこれらのアプローチのいくつかを選択し，一緒に用いている。機能的アプローチは理学療法士の実践上の大きな支えとなっている。これらのアプローチの適用例については，それぞれの認知・知覚的障害を解説してから本章の最終項で紹介する。認知・知覚的障害を呈する患者に対して作業療法士が用いる理論的アプローチは，Katz[17]およびUnsworth[2]に詳しく紹介されている。

学習転移アプローチ

学習転移アプローチの基盤には，ある特定の認知的課題を反復練習すると，同様の認知的課題を含む他の課題の成績も向上するという考え方がある[1,18,19]。したがって，認知的課題として特別に選択した，例えばペグボード，積み木，パズルなどのような課題を繰り返し練習することによって，これらを遂行するうえで必要な認知的スキルに改善がみられるはずである。その例として，Youngら[20]は，左片麻痺患者に対し，視覚的走査課題と**視覚的抹消課題**に加えて積み木構成を訓練したところ，特に書字の訓練を課したわけではないのに，読み書きの成績が改善したことを報告している。どのような課題にも，その遂行には多くの知覚的スキルが必要であるため，実際には各セッションでどの知覚的スキルを訓練したことになるのかは定かではない[21]。

これまでのところ，知覚-運動訓練が機能的スキルに般化したことを明確に示す研究はない[18,21]。Neistadt[19]は，ある状況で学んだことが他の状況でも可能となる秘訣は学習能力にあり，それゆえ患者の学習能力を評価することが重要だと主張した。訓練効果の般化がみられた場合には，座位保持，立位バランス，荷重訓練，あるいは患側の機能訓練などのような他の側面に対しても，先の訓練で用いた方法が利用できる。

感覚統合的アプローチ

Ayresは，神経機能と感覚運動障害あるいは学習障害児の行動との関係を説明するために，**感覚統合 sensory integration（SI）**理論を開発した。本理論は神経行動学的な研究の影響を強く受けたもので，正常な感覚統合的発達と機能を記述し，感覚統合の障害のパターンを定義し，治療テクニックを示している[22]。感覚統合は使用を目的とした感覚の組織化と定義できる[23,24]。

健常児は，目的を持った有意味な活動を繰り返していくうちに，基本的な感覚運動機能（触覚，固有感覚，前庭感覚）を次第に成熟させて，これらを統合していく。適応的反応は感覚の統合を促進し，それがさらに高次の適応的な行動を生み出す原動力となると考えられている。感覚統合は神経系のあらゆるレベルにおいて生じる。

この治療の基礎には，セラピストが感覚入力を統制することでCNSの感覚情報の処理に影響を与え，その結果特定の望ましい運動反応を引き出すことができるという考え方がある[25]。このような適応的反応が，今度は，脳における感覚の組織化と処理の方法に影響を与え，こうして学習能力を強化する結果になる。

用いる治療モダリティは，感覚入力を目的とした摩擦やアイシング，固有感覚を理解するための抗重力・荷重運動，前庭系入力のための回転などがある。セラピストが感覚入力を統制すると，それを感覚統合するために患者は適応的な運動反応をしなければならなくなる。基礎となる障害の治療という観点から，幼児には代償的あるいは**スプリンタースキル**（すでに存在するスキルとは合致しない，あるいは統合できない方法で獲得したスキル）は用いない。詳細はAyresを参照されたい[22~24]。

Zoltan[1]は，脳卒中患者の多数を占める高齢患者は学習障害児と類似した感覚統合の障害を示すこと，そしてこれは加齢にともなう生理的変化が環境的な原因による感覚の剥奪とともに生じるためであることを示している。これに加えて，脳卒中による移動制限によって，感覚入力を受け適切に処理することがますます難しくなる。

本理論を成人の脳卒中患者に適用することについては，いまだ異論が多い。Fisherら[22]は，本理論は感覚の処理に関連した障害に起因する軽度から中等度の学習・行動の問題を説明するもので，脳損傷との明らかな関係はないと主張している。また，理論的には妥当であっても，この理論を実際に成人に対して適用するにはさまざまな問題があることもまた事実である。

まず，本治療は通常多大の時間を要する。さらに，特有の評価・治療の雛形が用意されているが，これはこのような形式の治療に応答して変化しうる十分な可塑性を持つ神経系を備えている児童を対象として開発標準化されたものである。ところが，類似の病巣を持つ成人においてこの能力が完全に消失したことを示す神経生理学的研究が多くなされている[26~28]。さらに，びまん性の脳損傷成人患者においては，これ以外の複雑な医学的懸念と運動障害があり，本治療には必要不可欠な器具の使用が難しい場合がある[22]。しかし，感覚統合の治療法として感覚-運動的アプローチが多く使われており，そこにはハンドリングや特定の運動反応を引き出すことを目的とした感覚刺激が用いられる

ため，これらの患者には不適切である[22]。

神経発達学的アプローチ

神経発達学的治療 neurodevelopmental treatment (NDT) アプローチでは，知覚は健常幼児が正常な運動を通して受容する運動覚，固有感覚，触覚，前庭覚などのフィードバックによって神経運動的発達を遂げる過程で促進されると考える。幼児はこれらの感覚を初期の生理的屈曲状態から座る，這う，膝を曲げる，立つ，歩き始めるなどの抗重力運動までの一連の過程で用いる。感覚運動的発達は身体の中心を意識すること，身体の左右側のアウェアネス，身体全体のアウェアネスを生み出す[1]。

脳損傷のある成人患者にとって，ハンドリングテクニックによる感覚入力や，運動訓練中に出現した正反応にともなって生じるフィードバックのために，知覚はなくてはならないものである。例えば荷重運動は固有感覚を強化し，両側を用いた動作は身体全体のアウェアネスを強化し，半側空間無視を軽減する[1,29]。

機能的アプローチ

知覚的障害の治療に最も多く用いられているのは，おそらく**機能的アプローチ**であろう[29]。この機能的アプローチの基盤にある考え方は，脳損傷を持った患者は異なった課題から般化したり，学習したりするのが困難であるということである[30]。このため，患者が特定の課題を独力でこなすためには，障害された特定の機能的なスキルに直接働きかけて繰り返し練習することが効果的手段だと考える。本アプローチでは，成人の脳卒中患者が抱える障害の基礎的原因の解決ではなく，実際的な問題の解決を優先するのである。例えば，奥行きと距離の知覚が困難であり，それゆえ階段昇降がうまくできない患者に対しては，知覚障害を代償させる外的な手がかりを与えて病識を持たせ，安全な階段昇降のための適応するテクニックを繰り返し練習する。訓練で設定した階段の高さや奥行き，歩行者数，明るさなどが，自宅の状況に近ければ近いほど般化の必要性は低くなり，自宅に戻ったときに患者がうまくできる可能性が高まる。しかし，奥行きや距離の知覚に関連した他の領域の問題は依然として残ってしまうことが多い。

機能的アプローチでは，治療を個々の患者の力や限界を考慮した学習の過程と考えており，2つの相補的な要素を包含する[1]。1つは**代償**という要素で，これは患者が課題を遂行するうえで必要な変化を表す。もう1つは**適応**という要素で，これはスキルの再学習促進を目的とした，人的・物理的環境の変更を示す。

障害を代償するためには，まず患者に自分の欠陥に気づかせること（**病識**）が必要であり，そのうえでどのようにして残された正常な感覚と知覚的スキルを使ってそれを回避するかを学習させる必要がある。そして特別なテクニックを教え，失敗しない実用的習慣を習得する手助けをする。さらに，患者の行動スキルを強化するために，周囲にある手がかりに注意を向ける必要があることを理解させる。このために，セラピストは患者が新しい手がかりをみつけ，それを利用できるよう手助けする。例えば，視野障害のある患者に対し，セラピストは視覚的な問題のために患者が周囲の半分しか見えていないことを説明し，そのうえで頭部を回転して半盲側が見えるようにする方法を教える必要がある。なお，周囲の視覚的走査は一般的な治療にも組み込むことができる。

代償的テクニックを用いる際の一般的原則は，以下のとおりである。
1. 簡単な教示を用いる。
2. 定型的な方法をつくり，実行する。
3. 各動作は常に同じ方法で行う。
4. 必要なだけ何度でも繰り返す。

適応という考え方における変更とは，患者が用いる方法ではなく，環境の側の問題を指している。例えば，患者が左右の区別が困難，あるいは身体の左側を無視する傾向がある場合，歩行訓練時に左の靴に赤いテープを貼っておくと，患者はより楽に左側に注意を向けられるようになり，セラピストの教示にもより正確に従うことができる。このように，機能的アプローチは治療目標に関連した特定の運動スキルを患者が獲得するために用いられる。

機能的アプローチには特有の利点がいくつかある。第1に，近年のマネジドケアの流れのなかで，入院中のリハビリテーションの期間がますます短縮されつつある。このため，セラピストは実生活上で必要な成果志向の実用的活動に専心するようになってきている。なぜなら，自宅でこのような行動が自立することこそが治療的介入の最終目標だからである。さらに，特定の実用的な行動の改善をめざすような介入方法は，概して成果を上げやすい[31]。第2に，活動が年齢相応であり，具体的で，患者の関心にそったものである点である。このため，患者側の意欲が最も高くなる。第3に，用いる課題を毎日の病院生活に組み込みやすい。更衣動作はベッドサイドで看護スタッフに励まされながら行え，また摂食のスキルは毎食時に強化できる。

このアプローチの大きな限界は，ある課題で学んだ方法がほとんどの場合他の課題には般化しない点である。機能的アプローチに対して，障害の機序に踏み込

むことのないスプリンタースキルのようなものだとの批判がある。

認知リハビリテーション

認知リハビリテーションは，脳損傷者が情報を組織化し，整理する訓練に主眼をおく[32]。このアプローチでは記憶，高次の言語障害，および知覚的障害は同列で扱われる[33]。情報処理，問題解決，アウェアネス，判断，そして意思決定などがこのなかに含まれる。認知的治療アプローチを用いるセラピストは，知覚の方法やさまざまな手がかりに対する反応，行動の頻度や一貫性といった患者の知覚の様式に関心を持っている[34]。DillerとGordon[35]は，認知的障害に対する介入方法に関連した文献のレビューを行っている。

これまでの研究結果から，ある課題で得たスキルを自動的に他の課題に般化することは非脳損傷者においても難しいことが示されている。それゆえ，実用的な活動に対する治療で獲得したスキルを他でも用いられるようにするためには，認知的な方法が用いられる。Toglia[36]は，多様な状況下で認知に対する治療的アプローチを行ってきた経験から，患者の特性，課題の特性，そして課題を遂行する環境の3者間での動的な相互作用として学習をとらえるべきだと主張した（図29-1）。このため，このアプローチを動的相互作用アプローチと呼ぶことがある[37]。学習に影響する可能性がある患者の特性には，情報処理の方法，メタ認知（自分自身の行動に対するアウェアネスを含む），過去の経験，態度，感情などがある。また，学習に影響すると思われる課題関連の事項には，課題自体の特質（親しみやすさ，空間的な配置，教示，運動や姿勢に必要な条件），患者の能力評価に用いる基準などがある。さらに，環境的な要因としては治療を行う社会的・文化的環境が身体的状況とともにあげられる。

認知的治療アプローチは理学療法の実践と関係が深いと思われる多くの治療方法を用いるが，以下にそれらをまとめた[36]。

1. 学習の成果の転移をめざし，多様な状況の下で訓練する。
2. 学習の転移が本当に生じたかどうかを確認するために，課題の特徴を分析し基準を設定する。
3. 患者が自分の能力と課題の難易度を認識し，自己の達成度に対する自己評価ができるような訓練を提供する。
4. 新しい情報やスキルをすでに学習ずみのものと関連づける。

認知・知覚的リハビリテーションの領域ではこれらの治療方法はよく知られているにもかかわらず，脳卒中患者に対する訓練効果はいまだ確立されるまでには至っていない。動的観点から認知障害の患者に対する評価と治療を述べた包括的で理解しやすく実践的なガイドラインとしてToglia[37]とAbreu[38]を参照されたい。

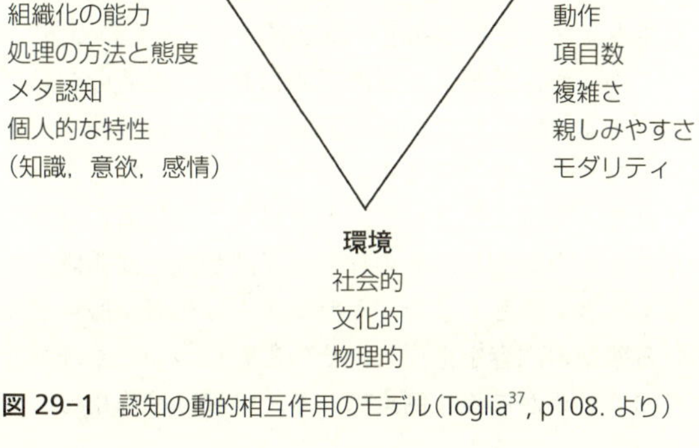

認知・知覚的問題の評価

系統的なデータ収集は，治療的介入を進めるための科学的基礎である。その重要性は，認知・知覚的障害をはじめ，どのような治療的介入においても強調されすぎることはない。**課題分析**とは，活動あるいは課題について，それを構成する部分に分解し，それぞれを遂行するうえで必要な特定の運動，知覚，認知的な能力を記述することである。課題分析は適切な治療的介入に必須のもう1つの手段といえる。例えば，理学療法士はベッド移乗や離床動作に必要な筋力，ROM，あるいはバランス能力については明確に評価できる。ところが，これら2つの課題において歩を進めるためにどのような特定の知覚・認知的要件が必要かについてはよくわかっていないかもしれない。1つの課題を成功させるために必要な知覚・認知的要件を知らなければ，セラピストは課題を単純化することも，次第に難易度を上げていくこともできないはずである。

評価の目的

認知・知覚的障害が患者の機能的な活動の妨げとなっていることが疑われるような場合には，その存在の有無をみきわめる必要がある。ADLの遂行能力の程度と知覚的な能力との間には正の相関があるが，評価の結果わかった知覚的欠陥がどの機能的能力やその欠落の要素と関連するかはわかりにくいことが多い[1,39]。そこで，運動障害，感覚障害，あるいは理解障害などでは説明がつかない機能障害が認められた場合には，正式な評価が必要となる。しかし，入院中すべての領

患者
組織化の能力
処理の方法と態度
メタ認知
個人的な特性
（知識，意欲，感情）

課題
動作
項目数
複雑さ
親しみやすさ
モダリティ

環境
社会的
文化的
物理的

図29-1　認知の動的相互作用のモデル（Toglia[37], p108. より）

域で機能低下が検出できることはほとんどないことに注意しなければならない。例えば治療後の入院患者がセルフケア動作を上手にできないことはまずないが，自宅など別の場面におかれると同じことができないことがある。また，自動車の運転，銀行との取引，献立づくりなどのような高次の課題ができないことは，患者が退院し自宅に戻って初めて気づく問題である。適切な場面があれば，このような患者の能力について作業療法士が入院期間内に手段的日常生活活動 instrumental activities of daily living（IADL）[訳注1] という範疇で評価すべきであろう。

評価の目的は，認知・知覚的能力のうち何ができて，何ができないのかを知ることである。特定の障害がある課題の遂行にどのように影響を与えているかを知ることによって，障害の代償あるいは克服のために残存能力を用いた治療を行うことができる[40]。

ある課題を遂行する際に，その基礎にあるさまざまな認知と知覚の過程のどこに問題があっても，それに失敗する可能性がある。例えば，ジグソーパズルが完成できない場合，その原因は各ピースを構成できないことにあったのかもしれないし，どこにはめ込んだらよいのか問題解決ができない（遂行機能障害）のかもしれず，あるいは図柄の半分に注意を向けることができない（半側空間無視）のかもしれない。あるいはまた，患者が指示に集中できない（注意障害）のかもしれないし，それらのピースをどうしたらよいのかわからない（**観念失行**）のかもしれないし，ピースをはめ込む動作が難しい（観念運動失行）のかもしれない。このうちのどれか1つの問題に絞り込むことは通常困難ではあるが，セラピストは類似の行動を引き起こす種々の異なる障害の存在を意識する必要がある[5,40]。

Galskiら[41]による脳卒中を含む脳損傷患者35例を対象にした自動車運転能力の予測に関する興味深い報告は，適切に選択した知覚と認知の検査の鑑別力の高さをあますところなく伝えている。それによると，実際に自動車運転を遂行した成績の64％が視知覚に関する一連の神経心理学的検査の成績から予測できたという。検査結果を吟味したところ，安全性を欠いた運転の理由を突きとめることができた。したがって，指導者が特定の障害に注目して患者の状態を評価すれば，安全運転の可能性が高まるといえる。

評価をすればそれで終わりではない。慎重な評価は現実的で費用対効果の高い介入への道を開く[42]。そして，患者の認知・知覚的な状態を絶えず監視することによって，適切な治療法を適用し，必要があれば変更する作業が確実にできるのである。

訳注1：手段的日常生活活動：電話の使い方，買い物，家事，服薬・金銭の管理など基本的なADLに関するより高次のADL。

評価に影響する要因

心理的・情緒的状態は，患者が上手に障害に対処し，検査に臨むうえで非常に重要な役割を担う。セラピストは，特定の認知・知覚的な能力より，むしろ病気に対する患者の心理的反映としての行動を意識する必要がある。障害に対する心理的な調整は，年齢，職業的地位，教育，経済状態，周囲の人の反応に対する態度，家族の協力，病前の自尊心（第2章参照）などさまざまな要因に依存している[29,43,44]。

心理的・情緒的状態の評価に際しては，以下の点に注意する必要がある。患者が混乱しているか否か，言語的な指示（文字あるいは音声）に対する理解力の程度，視覚的手がかりや手本によってコミュニケーションが促進されるか否か，誤りを認識する能力，協調性と独創性（患者は自己の能力と目標に対し現実的か），さらには情緒的安定性などである[45]。情緒的反応の障害は，気分の変化が急激かつ頻発し，欲求不満への耐性が低いことなどからわかる。難易度が高い課題を行う場合などには，破局反応がみられることもある[39]。

関係がある手がかりを周囲から検知する，あるいは関係がある刺激と関係がない刺激を区別する（認知・知覚的な能力に必要な）能力は，判断不良，疲労，事前の期待などで悪影響を受ける。判断不良は片麻痺患者の事故の主要な原因でもある。これは部分的には，患者が自分の一変した能力へのアウェアネスの低さに関係がある。一側の上下肢が正常に機能し，もう一側の上下肢は機能しないことが患者にとってあいまいであると，過去にはよく用いたが今では不適切となった日常生活の問題解決法に頼ってしまいがちである[39]。

能力に対する不安があると，評価や治療の場面で最良の成績が上げられなくなる。したがって，不安を軽減することができれば，患者は検査で最大限の行動遂行が可能となり，また学習能力が高まると考えられる。意欲には多くの要因が影響するが，そのなかに病前の性格がある。そこで，セラピストは，患者が自ら最高の能力を得るために意欲的に努力できるよう，治療環境を組み立てることが非常に重要である[39]。この目的に向かって，患者がうまく遂行できる治療課題を適切に組み立て，患者の欲求不満を解消していくのである。

このほか，認知・知覚的評価において患者の行動に影響する要因としては，受容および表出面に関するコミュニケーションスキル，抑うつ，そして疲労があげられる。評価に先立って，セラピストは患者の言語的なスキルを観察し，その程度を言語聴覚士に確認しておくべきである。また，セラピストは患者が服用している薬剤の内容を把握し，その影響についても理解しておく必要がある。例えば，多くの薬は副作用として

眠気を引き起こすが，これが評価時に患者の成績に悪影響を及ぼす場合がある[2]。脳卒中後の30～50%[12]の患者がうつ状態を経験するといわれており，これはしばしば認知・知覚的障害と誤解されやすい。最後に，どのような評価であっても，その前に患者の疲労度を基準に評価の範囲を決めなくてはならない。

患者の行動評価においては，検査される経験の不足などの文化的バイアスに引きずられて誤った解釈をすることがないように，十分気をつけなくてはならない。また，病前の知的機能に関しては家族や友人から情報を得ておかなくてはならない。なぜなら，それは行動全体に影響したり，いくつかの検査成績に影響したりする可能性があるからである。病前の記憶に関しても情報を得ておく必要がある。

最後に，認知・知覚的評価の前に感覚評価を実施し，患者が検査に必要な程度の感覚能力（これには視覚的スクリーニングも含まれる）を保持しているかどうかを確認することが非常に重要である。感覚障害と認知・知覚的障害の区別の詳細は次項で述べる。これらの問題があると認知・知覚的評価の成績に影響し，さらに治療の進行を阻害し，学習能力を低下させてしまう。したがって，セラピストはこのような問題が生じうることを念頭におき，その影響を最小限度にとどめるように努めなくてはならない。

感覚障害と認知・知覚的障害の区別

認知・知覚的障害は，感覚消失，言語障害，難聴，運動障害（脱力，痙縮，協調運動障害），視覚障害（視力低下，**半盲**），失見当，理解障害などとの鑑別が必要である。セラピストは認知・知覚的評価の前に，純粋な感覚障害を除外しておかなくてはならない。そうでないと，成績不良の原因が実は感覚障害に問題があって，それに応じたまったく異なる治療アプローチをとるべきなのに，誤ってその原因を知覚的問題と考えて，それに応じた治療プログラムを立案してしまうという事態が生じうる。そこで，セラピストは深部（固有）感覚（運動覚，位置覚，振動覚），表在感覚（痛覚，温度覚，触覚，圧覚），および複合感覚（立体覚，二点識別覚，重量覚，皮膚書字覚，素材認知）について第6章に述べられた方法で評価する。患者の聴力に関する検査も実施する。例えば，もし患者がセラピストの話の内容を理解できていない様子であれば，言語と認知に関する広範な検査を始める前に，まず聴力に問題がないかを調べる必要がある。患者が補聴器を装着しているかどうか，また治療中も補聴器を装着可能かどうかについて，セラピストは家族に確認をとらなければならない。もし，聴力障害を疑う場合には，言語聴覚士，あるいは聴覚の専門家に評価を依頼する必要がある。

またセラピストは，患者の視覚障害についても確認する必要がある。なぜなら，視覚障害は知覚的問題と間違われやすいからである。感覚を基礎とする視覚的な問題が多いので，次項ではこれらの障害を見分け，視覚的障害と知覚由来の障害とを鑑別する重要性に焦点を絞って述べる。

▼ 視覚的障害

これまであまり注目されることはなかったが[47]，視覚的障害は片麻痺患者において最もよくみられる感覚障害である[46]。脳卒中によって，眼，視放線，視覚皮質などが損傷されることがあり，その結果，視覚情報の受容から伝達，統覚に至るどの経路にも障害が出現する可能性がある。片麻痺患者に一般的にみられる症状としては，視力低下，複視，**同名半盲**，視覚皮質の損傷，網膜の損傷などがある。患者がこれらの症状に対する病識を持っていることは，患者がそれと視知覚障害とを混同しないためにも，また治療計画を立案したり治療を行ったりする際に患者に自分の障害を意識させるためにも重要である。

Warrenは視知覚障害の治療と評価に関する階層的モデルを提唱し，基本的な視覚的スキル（例：視力，眼球運動，視野）が高次の視知覚を構成するための基盤として重要であることを明らかにしている[48,49]。この発達的モデルでは，前述の視覚的スキルがそれより上位の視覚的注意，視覚的走査，パターン認知などのような視覚的スキルの土台をなしている。そして，これらのスキルが記憶とともに視覚認知と呼ばれる最上位の視覚スキルを支えている[48,49]。このモデルは視知覚障害の評価と治療を行ううえで，ボトムアップ的示唆を与えるものである（図29-2）[49]。

脳血管障害において，眼球運動障害はしばしばみられる症状である。視力低下も，それ以外の視覚的問題

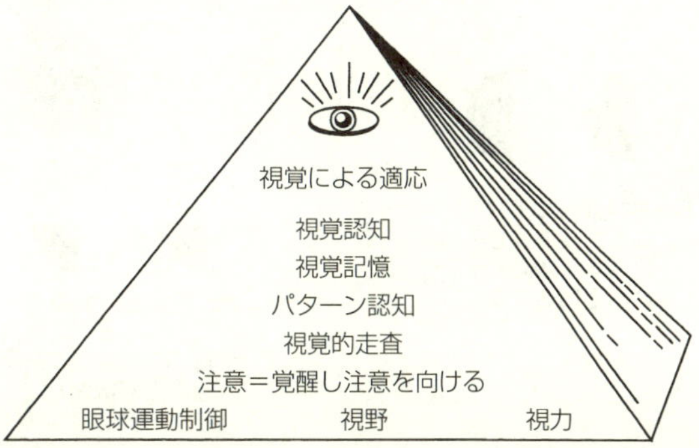

図29-2　中枢神経系における視知覚的スキルの階層構造（絵はMoore, JC, PhD, OTRによる．Warren[48], p43.より）

がない脳卒中患者や脳外傷患者にもよくみられる所見である[46]。それゆえ，患者を眼科的に精査し，眼鏡を再処方することが望ましい。

複視，あるいは二重視もまた脳損傷後によく出現する。複視は外眼筋の機能異常の結果生じることが多く，両眼視は可能であるが焦点が合わない。このため，眼筋の運動訓練が行われる。これに加え，症状が軽快するまで，患者の一方の眼にパッチを当てる方法がよく用いられる。それでも複視が持続する場合には，眼科医はプリズム眼鏡の装用を勧める。

視野障害は，おそらく視覚障害のなかで片麻痺患者に最も一般的にみられる障害で[39]，中大脳動脈領域内包近傍の損傷によって高頻度に出現し[9]，その診断名を同名半盲という。右半球損傷における半盲の出現率は17％程度と報告されている[12]。また，視野障害に半側空間無視が合併することが非常に多いことが知られている[50]。さらに重大なことに，視野障害は脳卒中後死亡率が高く，またリハビリテーションを行ったとしてもADLに困難をともなうことが多く，予後不良を示唆する徴候でもある[12,51]。

図 29-3 は正常な視野において，外界の左側に位置するもの（家）は左眼の鼻側網膜と右眼の耳側網膜に投射され，外界の右側に位置するもの（木）は右眼の鼻側網膜と左眼の耳側網膜に投射されることを示している[9]。

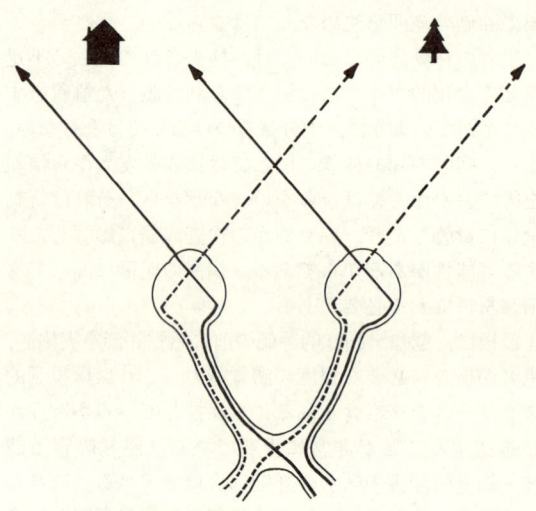

図 29-3　正常な視覚系の機能：右および左視野，解説は本文中（Sharpless[9], p247. より）

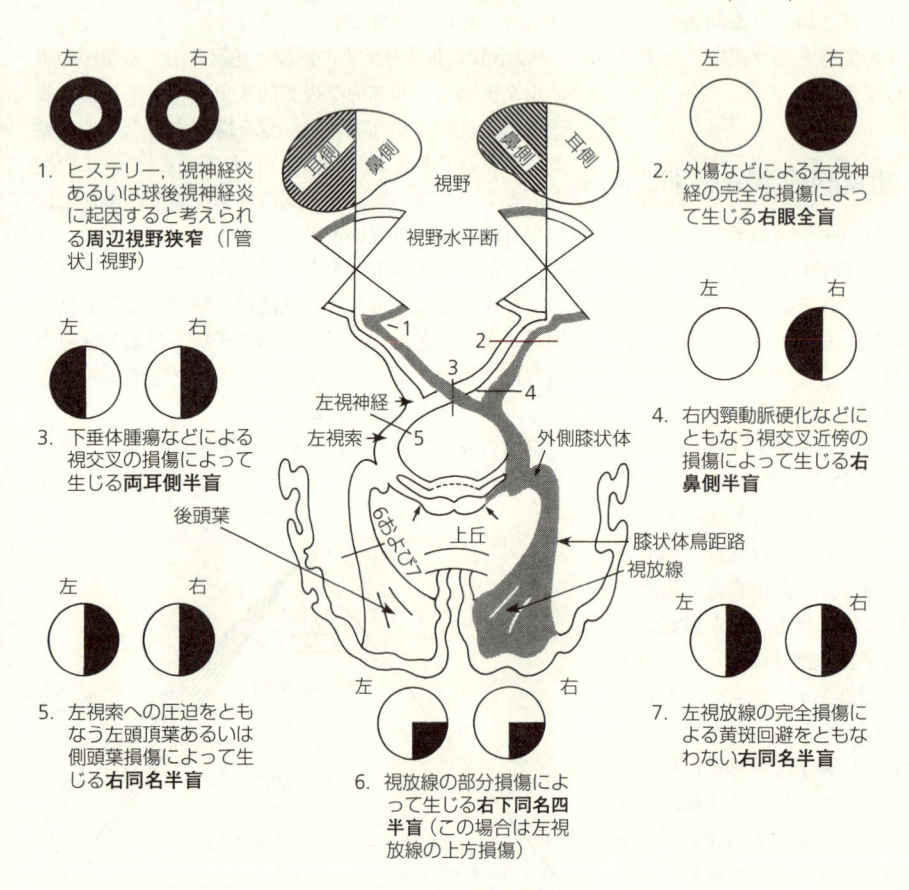

図 29-4　視野障害と関連する病巣（Chusid[2], p114. より）

第29章 認知・知覚的障害に対する評価と介入

半盲を引き起こす損傷は，一側半球の視覚伝導路を介する情報の流れを阻害する。つまり，一方の眼における視野の外側半分ともう一方の眼における視野の内側半分の視野障害を引き起こす。その結果，大脳半球の損傷側反対側の視覚情報が半分（左あるいは右）失われる。したがって，左視野障害は左片麻痺を合併し，右視野障害は右片麻痺を合併するのである。図 29-4[52]は，視覚の経路内のさまざまな損傷によって生じる視野障害を示している。

視野障害があると多くの日常的な活動が難しくなる。患者はその状態に対して病識がないことが多く，特に注意されないかぎり自分から頭部をそちらに向けて代償しようとはしない。そのような人が道路を横断する場合などは危険である（図 29-5）[53]。図 29-6 にはまた別の視野障害の例を示した[9]。右同名半盲の患者に盆に載せた食事を渡すと，左側にある皿やフォークには目を向けるかもしれないが，右側にあるナイフ，スプーン，カップなどをみることができない。あるいは，患者は新聞の中央から半分だけを読んでしまったりする [訳注 2]。

視野障害はよくみられる症状であり，セラピストは患者の視野障害の有無を確認することが必要である。

現在では視野障害の評価にはさまざまな方法が用いられている。対座法の実施方法は以下のとおりである。セラピストは患者の正面に座り，セラピストの鼻をしっかりみるように患者に指示する（図 29-7）[54]。そしてペンのような対象を，ゆっくりと右あるいは左から交互に患者の視野内に呈示する。こうして，ペンをみつけたらすぐ知らせるように患者にいう。

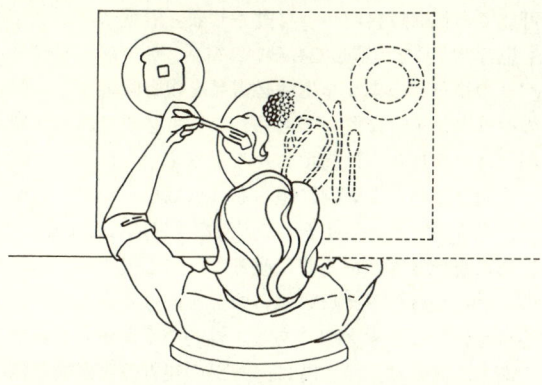

図 29-6 脳卒中により右同名半盲を呈した患者がみていると思われるテーブルセッティング。点線で描いた部分は患者がナイフ，スプーン，カップなどをみつけにくいと思われる場所 [訳注 3]（Sharpless[9], p248. より）

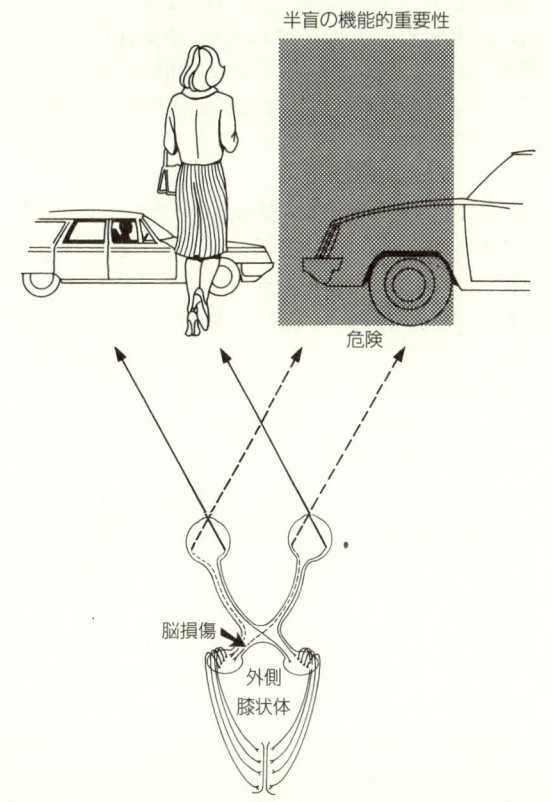

図 29-5 半盲の機能的重要性。事故につながる可能性がある（Tobis, and Lowenthal[53], p78. より）

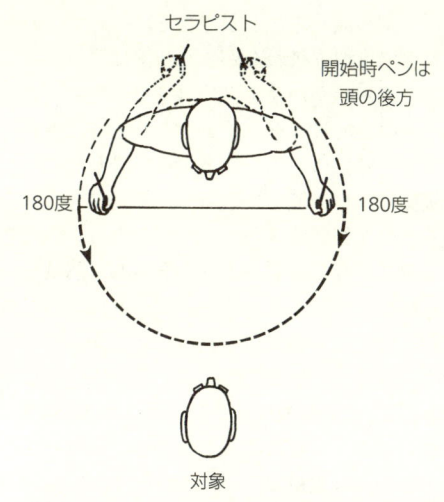

図 29-7 半盲の評価方法。本文中の解説を参照のこと（Predretti[54], p99. より改変）

訳注 2：半盲患者は自分の視野障害に対する病識がないというこの記載は臨床的に適切ではない。p988 にあるとおり，患者は自分の視野障害に気づき，自動的に頭部や眼をそちら側に向けて代償しようとする行動が観察される。図 29-6 の半盲側（右）にある物をみつけにくいという症状は後ほど p988 に述べられている「半側空間無視」と思われる。

訳注 3：半盲と半側空間無視の合併は比較的よくみられるが，その組み合わせは左同名半盲と左半側空間無視が右同名半盲と右半側空間無視より多い。

視野障害の代償を補助する方法は，まず患者にその障害に対する病識を持たせ，そのうえで頭部を視野障害がある側に向けられるようにすることである。最初は常に注意を喚起する必要があることが多いが，時間と練習の積み重ねによって次第にその必要がなくなってくる。治療初期の段階では，食器や筆記用具などの道具を患者がよくみる位置（健側視野の側）に置く必要がある。そして次第に置く位置を中央寄りに動かし，可能であれば障害側へと移動させる。看護スタッフにも患者の状態を理解してもらい，電話，ティッシュペーパーの箱などのような生活必需品を視野障害がない側のベッドサイドに置いてもらうことも必要である。初期にはセラピストは指示したり手本を示したりする際に，視野障害がない側に座らなければならない。しかし，患者ができるだけ多くの刺激を受け取れるように，次第に視野障害がある側に座るように工夫する。当然のことながら，みえない側に頭部を向けるよう患者に注意を促すことも大切である。外的な手がかりも有効である。例えば，読書時にページの視野障害がある側に赤い線を引いたり，床やマットあるいは平行棒などに赤いテープを貼って，患者が視野障害のある側にも目を向けることができるようにしたりする。そして患者には手がかりをみるように教示することも忘れてはならない。このような外的手がかりは，時間の経過とともに少しずつ減じることができる。そして，患者には治療場面では取り扱わなかった状況においても，みえない側をみる手がかりを自分自身で工夫するよう指導する。線の中心に線を引くような課題は，視覚的な線分二等分と頭部の回転を促進すると思われる[55,56]。

眼球運動障害は，脳卒中患者に一般的にみられる2つ目の基本的な視覚的スキルの障害である。外眼筋が支配する眼球運動は対象や外界を発見し，認識し，そこから意味を引き出している。人はこれによって外界の視覚的に重要な側面に目を向け，そこから情報を得ることができる[11]。眼球運動には評価すべき2種類の側面がある。1つは**固視**で，これは近づいたり遠ざかったりしているある対象に視線を集中させ続けることである。もう1つは**追視**で，これは動く対象を追ったり，外界を走査したりすることである。多くの場合，患者は動く対象に気づいているようにみえ，問われればどこにあるか答えることはできるが，それと一緒に目を動かすことが困難である。患者は視覚的活動性が低いのである。眼球運動障害は視知覚障害を合併することが多く[57]，注意障害とも高頻度に関連する[58]。

視覚的走査は以下のようにして評価できる。患者の正面に座り，色のついたキャップをかぶせた鉛筆を患者の目の位置に差し出す。そして，キャップを水平方向に，次に垂直方向に，さらには斜め方向にゆっくりと動かす。各方向に2～3回ずつ繰り返し動かす。このとき，患者の眼球運動が滑らかであるか，中央で急な動きや跳躍がないか，また両眼が動いているかを確認する[1,57]。

以上のような視覚に関する感覚障害のほかに，多くの患者は視知覚障害を呈する。視覚刺激が視覚皮質まで順調に到達したとしても，視覚情報と他の感覚とが連合する脳の皮質領域が損傷されると，視覚情報を認識し解釈することが困難になると考えられる。視覚に関連した感覚情報の入力が，皮質損傷によって完全に途絶えた状態を**皮質盲**と呼ぶ[57]。視野障害の有無と視知覚障害の有無に関する有意な統計的関連性はない[47]。同様に，失語，年齢，発症からの経過時間と視知覚障害の間にも関係はみいだされていない[47]。しかし，視知覚障害の範疇内では，右片麻痺患者と左片麻痺患者の成績の間に有意差があり，後者は前者より視知覚的評価の成績が不良であることが知られている。したがって，セラピストは，脳卒中患者（特に左片麻痺患者）の治療においては，視知覚障害の可能性を考慮する必要がある。

標準化された認知・知覚的評価

標準化された評価とは，検査方法と採点法が一定で，用いる用語がすべて定義されており，標準値が示され[59]，結果の正確な解釈のために必要な信頼性と妥当性が示されているものをいう[60]。認知・知覚に関する標準化された評価の結果を伝達すると，セラピスト間で患者の能力に関する情報の共有が可能となる。また，入院時および退院時に実施する標準化された評価の結果は，治療効果を示す信頼性と妥当性を備えた尺度としてセラピストに有益な情報を与えてくれる。

標準化された評価を実施する際には，患者をゆったりとした姿勢で座らせ，普段眼鏡や補聴器をつけているのであればそれを着用してもらう。理想的には静かで気が散らない部屋で実施する。セラピストは患者の正面あるいは横に座り，患者の年齢，性別，利き手を記録する[40]。さらに，脳卒中患者の成績は日間変動することが多いので，1回だけの評価では信頼性が不足すると考えられることから[61]，数日に分けて短時間の評価を連続することが望ましい。知覚的評価だけではなく，セルフケアやADLのスキルなど実生活に関連した行動における患者の判断力や識別力の観察を併用することは，臨床的価値を高めることがある。なぜなら，患者が視知覚的スキルの検査場面では成績不良を示したにもかかわらず，ADL上は必要最小限度の努力と介助で適切に行動できることが少なくないからである[58]。

検査に対する患者の反応（例：課題遂行の方法，誤り方やその原因など）は，検査課題の可否と同程度に記録にとどめる必要がある重要な点である。検査場面やADLにおいて観察される患者の反応の一部は，個性の範疇に入る知覚のスタイルである。これには患者の知覚的方法，聴覚的，視覚的，触覚的などの手がかりに対する反応，行動の頻度や一貫性などが含まれる[32]。

作業療法士はさまざまな標準化された評価を用いて認知・知覚的障害とそれにともなって生じる問題の有無を調べる。評価を選択する際に，セラピストは多くの要因を考慮しなくてはならない。患者のどのような問題を知りたいのか，そして選択した評価でどのような問題が明らかにできるのかが選択の基準となる。多くの場合，1つの評価だけではセラピストが得たい情報をすべて得られるわけではないので，数種の評価を組み合わせて実施することが一般的である（表29-1）。このほかFunctional Life Scale[77], Riverdale Hospital Home and Community Skills Assessment[78], Functional Independence Measure（Adult FIM SM）[79]などのような全般的機能の評価にも認知や知覚に関する項目が含まれている。例えば，FIMには認知に関連した記憶，問題解決，社会的相互作用の3項目がある。特定の認知・知覚的障害の段落で述べた評価は臨床的に広く用いられているものである。取り上げた評価のうちいくつかは標準化されてはいないが，それでも特に検査刺激に対する反応の質的側面をみるうえで，その有用性は高い。

表29-1 標準化された評価法のまとめ

評価	内容
Arnadottir OT-ADL Neurobehavioral Evaluation（A-ONE）[5]	脳損傷患者が日常的に行う動作（更衣，整容，衛生，移乗と移動，食事，コミュニケーション）の観察による行動評価のために開発された評価法。5日間の講習を終了し，認定を受けた作業療法士でなければ本評価法を実施できない。これによって多種多様な認知・知覚的障害が検出できる
Structured Observational Test Of Function（SOTOF）[62]	SOTOFは，比較的高齢者を対象とし，その大脳損傷に起因する作業的・神経心理学的機能の程度について評価することを目的としている。評価はスクリーニング，神経心理学的チェックリスト，および4種のADL（ボウルから食べる，飲み物を注いで飲む，上衣を着る，手を洗って乾かす）に関する尺度で構成されている。これらの観察データの分析により，多種多様な神経心理学的障害が検出できる[62]
Allen Cognitive Level Test（ACL）[64,65]	ACLは，認知レベルのスクリーニングテストとして用いられる。精神病患者の評価を目的に開発されたが，現在では脳損傷患者やアルツハイマー病などの認知症性疾患を呈する患者にも使われている。対象の教育的・職業的背景に関する問診後，患者に革細工という視覚動作性の課題を与え，その遂行過程を観察する。患者の認知機能はその動作に反映されるという仮定に基づいている[2]
Chessington Occupational Therapy Neurological Assessment Battery（COTNAB）[66]	COTNABは，16歳以上の脳卒中あるいは脳外傷患者の認知・知覚的機能の評価を目的としている。本バッテリーは視知覚，構成能力，感覚-運動能力，指示に従う能力の4側面にわたる12検査で構成されている。詳細はStanleyら[67]やSloanら[68]を参照のこと
Loewenstein Occupational Therapy Cognitive Assessment（LOTCA）[69]	LOTCAは，見当識，視空間的知覚，視覚運動機能，思考能力の4領域を評価する20項目について35～40分程度で概観できるバッテリー風の評価である。対象は，脳卒中，脳外傷，あるいは腫瘍などの患者である。詳細はKatzら[70]を参照されたい
Behavioural Inattention Test（BIT）[71]〔BIT行動性無視検査日本版〕	BITは，半側空間無視の検出のために開発されたもので，患者の日常生活活動への半側空間無視の影響に関する情報を得ることができる[72]。BITはADLに関連した下位検査9項目と紙と鉛筆を用いた下位検査6項目で構成されている。これらの検査項目の多くは標準化されてはいないが，従来から半側空間無視検出のために使用されてきたものである
Rivermead Perceptual Assessment Battery（RPAB）[73]	RPABは，脳外傷あるいは脳卒中患者を対象にその知覚障害の評価を目的として開発された。形の弁別，色の恒常性，連続，対象の補完，図-地の弁別，身体イメージ，不注意，および空間的アウェアネスを評価する16項目から構成されている。所要時間は約1時間である。RPABの詳細についてはJesshopeら[74]を参照のこと
Rivermead Behavioural Memory Test（RBMT）[75]〔日本版Rivermead行動記憶検査〕	本バッテリーは日常的な記憶能力の評価を目的としている。患者の記憶機能に関する初期評価として，また治療すべき適切な領域を示唆するものとして，さらに治療プログラム全体を通して患者の記憶機能を監視する手段としてセラピストに多くの情報を与えてくれる。評価は作業療法士，言語聴覚士，心理士が行い，所要時間は約30分である。詳細についてはCockburnら[75]およびWilsonら[76]を参照されたい

［訳注：〔 〕内に日本版がある検査名を表示した］

介入

治療的アプローチ

　作業療法士が認知・知覚的なリハビリテーションにおいて主に用いている治療的アプローチは，学習転移アプローチ，感覚統合的アプローチ，神経発達学的アプローチ，認知リハビリテーションあるいは再学習アプローチ，そして機能的アプローチの5種類である。これらについては本章の前半ですでに述べた。5種類のアプローチの効果を直接的に比較した研究はあまりないが，経験的明確化と方法論的検討が最近試みられている[21,25,30,80]。検討項目は，実用的な状態やADLにおける標準化された尺度，フィードバックの長さと頻度，集団・個別という治療形態，特定の刺激特性，フィードバックの形式と頻度，各人の情報処理様式などである[21]。

　Neistadt[25,30]はこれらの治療法に関し根治的あるいは適応的・代償的の二分法で述べており，後者に機能的アプローチを，前者にはそれ以外の4つを含めている[34]。この2種類のアプローチの核となる要素を以下にまとめた。さらに，教育という観点も述べたが，それは患者や介助者に対する教育がないかぎり，どのような介入プログラムも完結し得ないと考えられるからである。最後にこれら3種類の要素をリハビリテーションプログラムに統合することについても述べた。

▼ 根治的アプローチ

　根治的アプローチは患者の障害に焦点を当て，行動に含まれる特定の知覚的要素を再訓練することによって機能的な能力の改善をめざすものである。これらのアプローチは，基礎をなすスキルの促進や訓練は障害されたCNSの働きの回復や再編成をもたらすという仮説に基づいている[21,25]。そして，それが次には自動的に機能的スキルの改善へと結びついていくと考えるのである。根治的アプローチはしばしばボトムアップアプローチとも表現される。その意味するところは，これらのアプローチは土台となる基礎的なスキルの改善から始まり，患者がそのスキルを般化できると考え，最終的には高次の作業遂行のスキルにまで般化が及ぶというものである[1,42]。

▼ 適応的・代償的アプローチ

　適応的あるいは代償的なアプローチは，不完全な機能的スキルに直接働きかけるものである。このアプローチでは，学習すべき実用的な課題とは明らかに類似していない課題から自動的に転移が生じることを想定してはおらず，それゆえ般化の必要性は最小限度にとどめている。適応的あるいはトップダウンアプローチでは，患者にとって必要な，あるいは患者から要求があった特定の課題に対して訓練が行われる。言い換えると，セラピストは基礎的な要素を治療対象とするというよりは，むしろ希望した機能の改善という表層的到達点から始めるのである。表29-2に，根治的アプローチと適応的アプローチの比較を示す。

表29-2　適応的アプローチと根治的アプローチの治療仮説

適応的アプローチ	根治的アプローチ
損傷された成人の脳の自然回復や再編成の可能性は制限されている	損傷後の成人の脳は，自然回復や機能再編成の可能性を持っている
正常な行動を利用して不完全な行動の代償ができる	この自然回復や機能再編成は環境的刺激の影響を受ける
適応的再訓練を通して正常な行動が不完全な行動を代償できるようになる	認知，知覚，感覚運動的課題は，脳の回復と再編成を促進する
適応的なADLは機能的行動の訓練となる	認知，知覚，感覚運動的課題は，これを遂行するために必要な認知・知覚的スキルを伸ばす
成人の脳損傷者は学習の般化が困難であるため，日常生活上重要な動作は個別の訓練が必要である	特定の認知・知覚的スキルにアプローチすれば，その効果はこのスキルが必要なすべての活動に般化する
機能的活動には認知・知覚的スキルが必要である	機能的活動には，認知・知覚的スキルが必要である
適応と代償によって遂行成績が向上する	認知・知覚的治療によって遂行成績が向上する

▼ 教育

　患者，家族，そして友人への教育はケアを継続させるために欠かせない。患者が何かをするときになぜ独力で安全に行えなくなってしまったのか，またなぜこれまでとは違う特殊な方法で行わなければならないのかについて，患者や家族が理解する必要がある。患者の周囲の人たちは，脳損傷が運動障害だけでなく患者の感じ方やその結果として反応の仕方にまで影響を及ぼすことをこれまで知る機会がなかったはずである。不可解にみえる患者の行動の理由を周囲の人たちに説明することによって，彼らが患者に対して不適切な期待を抱く可能性が減るであろう。

　フィードバックは患者自身の教育に欠かせない。患者自身のフィードバックは知覚・認知の障害のために不正確であることが多い。このため，患者は課題が達成できなかったことや，やり方が最も安全あるいは効率的とはいえなかった，などということに気づいてい

ない可能性がある。そこで，**結果の知識 knowledge of results（KR）**と，**遂行の知識（パフォーマンス）knowledge of performance（KP）**の両面から患者にフィードバックを与える必要がある。結果の知識は，患者が正しく遂行できたかどうかに関する情報である。遂行の知識は課題遂行の方法に関する情報である[81]。

患者へのフィードバックの与え方は，本人の制約や能力によって異なる。例えば，視知覚障害をともなった左片麻痺患者の理学療法の目標が，平行棒を端まで歩き切ることであるとする。KR は患者が平行棒の端まで歩けたかどうかについて，KP は視覚走査，下肢のポジショニング，姿勢の正しさ，上肢の使い方などについて，セラピストが言葉で説明することで与えられる。一方，コミュニケーション障害を持つ患者の場合，視覚的フィードバックを与える必要がある。また，触覚的な入力は，右片麻痺患者に対しても左片麻痺患者に対しても有効である。種々の感覚モダリティを組み合わせて入力すると，患者にとって課題遂行が容易になりやすい。

教育的なセッションにおいて留意すべき点は，患者を庇護のもとにある人としてではなく，能力を持った大人として遇することである。つまり，患者本人がリハビリテーションの過程に能動的に参加する中心的存在でなければならないのである。知覚的障害のために情報が消化できない場合以外は，治療の目標を達成する過程を決める意思決定の主体として，患者本人が重要な役割を果たすべきである。

介入の再焦点化

多くの臨床家は，根治的アプローチを最初の選択肢として治療的介入を開始する。この時点でセラピストがめざすのは，最大限の機能的回復と，患者が直面している問題とその改善方法に関する患者教育である。しかし，なかには改善を示さない患者もいるかもしれない。ある患者は言語的なスキルが不適切なために，また他の患者は自己の問題に対する洞察力の不足のために，セラピストと協働できない。また，別の場合には，セラピストにも正確にはわからないなんらかの理由によって，単に進歩がみえない場合もある。さらには，今日のマネジドケアの潮流のなかで，セラピストが患者と治療的なテクニックを用いたリハビリテーションをする時間が十分に確保できないかもしれない。まだ患者が自立せず，退院できるほど安全が確保されていないのに，退院までの期間が切迫している場合もある。このようなすべての場合に，セラピストは根治的アプローチから代償的アプローチに変更せざるを得ない。

適応的・代償的アプローチを採用した場合，セラピストは患者だけでなく介助者の教育にも力を入れる。そして，患者ができるだけ早く安全で自立できるように環境を調整し，課題達成のための方法を変えることに介入内容を集中する。このように，多くの場合，セラピストの介入は，患者と介助者の教育，根治的アプローチによるリハビリテーションの開始，回復のプラトー状態あるいは退院時期の切迫にともなう代償的アプローチへの切り替え，の3段階を踏む。

マネジドケアの影響

米国の医療システムへのマネジドケアの導入は，認知・知覚的障害を呈する患者の治療に大きな影響をもたらした。最大の影響は入院患者の評価と介入に配分される時間の短縮である[31]。認知・知覚的な問題は外からたやすくわかるようなものではないため，身体的な問題より簡単にみすごされてしまいがちである。したがって，認知・知覚的問題がすべて明らかになるよりおそらく前の時点で早期退院を患者に迫ることは，患者が在宅では危険と予想される状態で退院するということを意味する。このため，セラピストはすべての脳損傷患者に対して，できるだけ早く初回のスクリーニング検査を実施して問題があるかどうかをつかみ，患者が退院後確実に安全な環境に戻れるようにしなければならない。入院リハビリテーションの期間は短縮されたとしても，クリニックや在宅におけるリハビリテーションの機会はさらに増している[82]。訪問の利点はセラピストが患者独自の環境のなかでリハビリテーションを行え，患者自身の状況に合った治療を進められる点である。認知・知覚的障害を持った患者は，自分が慣れ親しんだ環境にいる方がしばしば良好な行動がとれるものである。

認知・知覚的障害をともなう患者も含め，多くの入院患者にとって，入院期間の短縮にともなう最大の不利益は，わずか1～2週間の病院でのリハビリテーションだけでは自宅退院の安全性が必ずしも保障されない点である。長期的なケアは不要だが，別の施設（ナーシングホームあるいはスキルドナーシングファシリティ［訳注：ナーシングホーム内のリハビリテーション施設］）に一時的に転院する患者が家族の協力を得られない場合，事態は複雑になる。認知・知覚的問題のために転院することで混乱状態になっている患者にとって，特に患者がその転院が永続的なものと思い込んでいるような場合には，たいへん痛ましい状況になる。

退院計画

患者がリハビリテーションを目的に入院したと同時に，退院計画が立て始められる[83]。この段階では，退院後の住居決定が最重要課題である。障害者が住む住居の形態として，大きく地域密着型の住居と介護つき住居の2種類がある。前者には民家，リタイアメントビレッジ，ホテル，ルーミングハウスなどがある。後者はケアと常時または必要時に医療的サービスが受けられる住居形態であり，これにはナーシングホーム，スキルドナーシングファシリティ，アシステッドリビングセンター，シェルタードハウスやグループハウスなどがある[84,85]。

退院計画立案で考慮すべき点は，患者のスキルと生活上の必要な課題と患者の不足を補うために配偶者，友人，家族から得られる支援の内容とを調整することである[85,86]。患者と家族の双方が，患者が抱える問題について理解と洞察力を持っている場合には問題はない。しかし，認知・知覚的障害は可視性が低いため，家族と患者にとってこの障害が実際にはどれほど影響が大きいかを理解するのはかなり難しい場合が多い。例えば，ある脳卒中患者の運動機能は完全に回復したが，半側空間無視が持続した場合を考えてみよう。半側空間無視は素人には容易には理解できない症状である。しかし，患者には自動車の運転は不可能であり，単に道路を横断するだけでも危険なことがある。このように，認知・知覚にかかわる問題は，患者の生活に密接にかかわってくる。

患者が地域密着型の住居に戻るための介入は，患者がADLを安全かつ合格点がつく程度の方法で行為が遂行できることに中心をおくことが多い。もしそれが達成できず，また同居する介助者もいない場合，ナーシングホームのような介護つき形態の住居が唯一の選択肢となる。62例の脳卒中の退院患者に対する調査の結果，大部分の患者が重度のセルフケアの障害を持っていたにもかかわらず，これを自宅退院の代替選択肢として受け入れることを嫌ったことがわかった[86]。米国の住居は独立した1人の人間として生活することを中心につくられており，自分がもはやコミュニティのなかでは生活できないことを理解し受け入れることは，患者，特に洞察力に制限のある患者にとってはたいへん難しいことである。

認知・知覚的障害の概説

この項では，注意障害，記憶障害，遂行機能障害，

表 29-3　認知・知覚的障害の要約

障害された領域	機能障害
認知	注意障害
	持続的注意
	選択的注意
	配分的注意
	転換的注意
	記憶障害
	即時再生と短期記憶
	長期記憶
高次の認知	遂行機能障害
	意欲
	計画立案
	目的にそった行動
	効果的な遂行
知覚	身体図式と身体イメージの障害
	半側空間無視
	病態失認
	身体失認
	左右失認
	手指失認
	空間的関係に関する障害（複雑な知覚）
	図-地の弁別
	形の恒常性
	空間的関係
	地誌的失見当
	奥行きと距離の知覚
	垂直方向の失見当
	失認
	物体失認
	聴覚失認
	触覚失認
	失行
	観念運動失行
	観念失行
	構成失行

身体図式と身体イメージの障害，空間的関係の障害，失認，失行の7項目（表29-3）について述べる。各分類のなかには理解しやすいように一群の障害をまとめて取り扱った。また，どの障害についても以下の順序で関連した情報を記述した。

1. 障害の定義。
2. 症例。
3. 記載の多い責任病巣。なお，一部の障害についてはその病巣あるいは側性化に関して異論がある場合がある。病巣側が明記されている場合は，文献に引用された大部分の例に基づくものである。もちろん例外がある。
4. 一般的な評価法。
5. 治療上の提言。

皮質損傷部位の意義については異論がある。皮質の

部位を示すことは，神経解剖学的な研究結果と認知・知覚的障害を示す患者の行動とを関連づける試みにすぎない。しかし，皮質部位の情報は，認知・知覚的障害を病巣との関係から考える観点を読者に与えてくれるだろう。

セラピストとして，患者の不適応的な行動とADL遂行上の自立した機能との間を埋める支援がわれわれに求められた職務である。CTスキャンあるいは他の神経学的・放射線学的検査で特定の機能を担うとみなされる脳領域の損傷が確認されたかどうかは，どのようなリハビリテーションアプローチを治療に採用するかを決定する鍵とはなり得ない。観察と評価を通して，課題に対する患者のアプローチと相対的な長所短所（運動的，認知的，知覚的）をセラピストが徹底的に確認することの方が，損傷部位をうんぬんするより適切な治療方法の選択という観点からは実効性があると思われる。

高次脳機能障害に起因する行動の複雑さが理解できるように，それぞれの認知的あるいは知覚的障害に対する評価法をまとめた。認知的あるいは知覚的障害の評価法を知ることは，同じ患者の治療に当たる理学療法士と作業療法士の間の円滑なコミュニケーションの助けとなるであろう。

以下の項目には，感覚運動，学習転移，そして機能的アプローチなど，すでに述べた特定の治療法のどれを利用すべきかの提言も含めた。最も関連性が高いのは機能的アプローチと環境適応アプローチである。治療セッションのなかで，これらを用いて患者が課題に成功するための支援の実際を示した。さらに，認知・知覚的障害を呈する患者の個人的必要の充足のための言語，手本，フィードバック，媒体と環境の利用の方法についても併せて述べる。

注意障害

1. 多くの片麻痺患者が治療中に注意を持続できないことは，しばしばセラピストを失望させる。**注意**とは，無関係の妨害刺激を同時に呈示したとき，特定の刺激を選択しそれに注意を向けることができる能力をいう[87]。不注意あるいは注意が散漫な患者は新しい情報や技法の処理や吸収に困難をともないがちである[88]。脳血管障害患者はしばしば覚醒レベルが低く，外界への反応性を保つために非常に多くの感覚入力が必要である。したがって，覚醒レベルの低さが外見上の不注意の原因と考えられる。

一般的に注意には，持続的注意，焦点的あるいは選択的注意，転換的注意，配分的注意の4種類があるとされている。**持続的注意**とはなんらかの活動をしている際に，関係がある情報に注意を向ける能力である。患者が活動し続けている間は，首尾一貫した反応を維持できることを意味する。**焦点的注意**あるいは**選択的注意**とは，周囲の示唆する視覚的あるいは聴覚的な刺激にとらわれずに課題に注意を向ける能力である。**転換的注意**とは，課題間を柔軟に切り替え，それぞれの課題の要求に応じて適切に反応する能力である。**配分的注意**とは，2つあるいはそれ以上の関連性のある課題や刺激に同時に反応する能力である。

2. 持続的注意障害がある患者の臨床像は，「テレビ番組を見始めたけれど，なんだかわからないうちに終わってしまった」という，などである。また，選択的注意に問題がある患者は更衣動作中にセラピストに話しかける必要が生じると，動作を途中で止めてしまったりする。あるいは，周囲の音楽や騒音でたやすく作業が妨害されてしまうのも，選択的注意に問題があることの表現と思われる。選択的注意の問題はしばしば注意がそれやすいことと表現される。配分的注意は同時に2つ以上の反応をしなければならないとき，あるいは2つ以上の刺激を監視しなければならないときに必要となる[89]。また，選択的な集中力は，刺激を無視しなければならないときに必要となる[90]。配分的注意や転換的注意が困難な患者は，料理や自動車の運転などのような複雑度が高い日常生活の動作が非常に難しい。

3. 脳の多くの領域が注意の産生に関与していると考えられ，これには（覚醒に関与する）脳幹網様体，感覚情報を伝達・入力するさまざまな感覚系，そして集中の駆動と情緒的側面に基礎をなす辺縁系や前頭領域などがある[90]。

4. 注意のスクリーニング検査としては，Loewenstein Occupational Therapy Cognitive Assessment[69]やChessington Occupational Therapy Neurological Assessment Battery（COTNAB）[66]などがある。神経心理学者がよく用いる注意の検査としては，Stroop Test[91]やPaced Auditory Serial Attention Test（PASAT）[92]，およびTrail Making Test[93]がある。

5. 治療の目的は適切な刺激に注意を向け，不適切な刺激は無視することができるようになることである。
   a. 根治的アプローチ：臨床的には，課題に注意を向けることは治療的プロセスに重要である。DillerとWeinberg[94]は左片麻痺患者の行為遂行の改善に対する視覚的走査訓練の必要性を述べている。性急に視覚的走査をするような患者に対してはゆっくりやるように教示する。右片麻痺患者に対しては話の内容が理解できるようにゆっくりとした口調で話しかける必要がある[95]。さらに，左片麻痺

患者に対しては視覚的課題の遂行時に言語化を促進し，右片麻痺患者に対しては言語的課題の遂行時に視覚化するよう励ますことが有効である。

このほかの注意障害の治療的手段としては，時間や速度の制限，重要な刺激の拡充，必須刺激の明確化（視認しやすさ）などがある[58]。周囲の環境も段階づけ，当初は注意をそらすものがまったくない状態（閉鎖的環境）で治療を開始し，患者の耐性が改善していくにつれて，ゆっくりと注意をそらす聴覚的・視覚的刺激を増していく[96]。

b. 適応的アプローチ：多くの患者にとって，無関係な刺激が有意味な刺激と一緒になって周囲に混在するために，有意味な刺激に注意を向けることができない。しばしば騒音によるイライラと集中力の低下が，患者の注意をそらす最大の原因となる。理想的には，注意がそれやすい患者は騒音がなく落ち着いた場所で評価するとよい。集中力の低下のために読むのが困難な患者に対しては，一度に1行分がみえる程度にスリットが入ったカードでページを覆いながら読んでもらう。そして，患者が邪魔な刺激に惑わされなくなるに従って，次第にスリットの大きさを増していく[1]。

記憶障害

記憶は「人が後になって呼び起こすことができるように経験や知覚を蓄える心理的過程」と定義できる[88]。ある特定の神経系の場所にすべての記憶が局在しているわけではない。というよりむしろ，記憶の貯蔵に適切な可塑性のある神経細胞が多くのあるいは脳全体の領域に存在すると考えられる[97]。記憶は，獲得あるいは学習，貯蔵あるいは保持，そして回収あるいは想起という部分からなる[98]。学習はリハビリテーションにおいて非常に重要である。患者が学習することができないと，リハビリテーションはうまくいかない。このため，理学療法のプログラム開始前に，セラピストは患者の記憶に関する評価をすることがたいへん重要である。評価は即時再生，短期記憶，長期記憶の3レベルについて行う。

▼ 即時再生と短期記憶

1. 即時再生は数秒間だけ情報を保持することである。また，**短期記憶**は数分，数時間，あるいは数日前のできごとや学習を保持することである[4]。
2. 即時再生が困難な患者は，セラピストがほんの数秒前に指示したことを覚えていることができないかもしれない。短期記憶に問題がある患者はセラピストが1時間したらここにもう一度来るようにいっても，訓練室に戻って来ることができないことがある。あるいは，セラピストが患者に新しい移乗テクニックを教えても，その翌日患者は何も覚えていないこともある。重度の短期記憶障害患者は，簡単な会話をすることもできない[40]。
3. 記憶は脳の多くの領域を含む複雑な能力であり，これには大脳の4つの脳葉（前頭葉，頭頂葉，側頭葉，後頭葉）と辺縁系が含まれる[4,99]。
4. Rivermead 行動記憶検査（RBMT）[75]が用いられる。あるいは，記憶が適切に機能しているかをみるために，対象のリストや実物を患者に呈示した直後に再生を求める（即時再生），患者に言語的あるいは視覚的課題を新規に学習させ，数時間あるいは数日後にその再生を求める（短期記憶）という方法を用いる。脳卒中後には高頻度に短期記憶の障害がみられ，このため患者は，リハビリテーションにおいて，これまでなじみのないテクニックを用いる動作などの場合は特に学習が難しい[39]。
5. 記憶訓練の目的は，学習が行われるようになるために患者が効率的に情報を入力し，引き出すことができるようにすることである。
   a. 根治的アプローチ：記憶には注意が良好に保たれていることが必須である。そこで，セラピストは記憶訓練を開始する前に，注意に関する問題点がすでに明確にされ，注意機能が改善していることを確認する必要がある。まず初めにやるべきことは，必要なときに情報を引き出すことができるように効率的な情報入力の方法を訓練することである。訓練方法には，記憶すべき材料の組織化や論理的対連合などがある。患者が病前に情報をどのように記憶してきたかを知り，過去に患者が用いてきた方法を基礎に訓練を工夫することも必要である。現時点ではドリルやコンピュータゲーム，リストの遅延再生検査などの効果を示す証拠は報告されていない。しかし，このようなゲームを通して患者が記憶方法を洗練させられるようにセラピストが援助するなら，この方法によって日常生活への般化が期待できる。
   b. 代償的アプローチ：日記や手帳の利用は，多くの患者が日常生活を支障なく送れる有効な方法である。しかし，そのためには患者がこれらを使うことを覚えていなくてはならない。ポケットベルや壁に貼ったカレンダーなどのような外的な誘導物は，日課や日記をみることを思い出すのに有効である。外的補助手段を用いる際には，患者に使用法を教える必要がある。利用のガイドラインについてはZoltan[1]を参照されたい。

▼ 長期記憶

1. **長期記憶**は長期間にわたって獲得した経験と情報である。長期記憶の障害は健忘と呼ばれる。
2. 長期記憶の障害がある患者は，子どもの誕生や仕事上の経験など，以前に経験したできごとを思い出すことが困難である。長期記憶の障害は脳外傷やアルツハイマー病ではよくみられるが，脳卒中ではそれほど一般的ではない[40]。
3. すでに述べたように，記憶は脳のさまざまな領域の機能を含む複雑な能力である。この詳細については，Fuster[99]やLezak[4]を参照されたい。
4. 記憶が適切に機能しているかどうかをみるには，生活史上のできごとを思い出すよう患者に求める。Rivermead行動記憶検査[75]は標準化された記憶の評価である。患者の家族に病前の記憶の状態について質問しておくことが望ましい。なぜなら脳卒中の好発年齢群に属する人の多くでは，すでに加齢による記憶力の低下が始まっていると考えられるからである。
5. 長期記憶に問題がある人に対する治療は，即時再生あるいは短期記憶に問題がある人に対するものと同様である。記憶の問題の管理に関するさらに詳しい情報はWilsonとMoffat[100]を参照されたい。

遂行機能障害

1. Lezak[4, p42]の定義によれば，「遂行機能は，人が自立し，目的を持った自給的な行動をすることを可能にする能力」である。Lezakはこれに続けて遂行機能の4要素について述べている。これらは互いに重なる部分があるが，意欲，計画，目的を持った行動，効果的な遂行である。

    意欲とは何が自分に必要で，何をしたいのかを決める能力であり，将来的な自己の必要や欲求の実現につながっていく。意欲には目標の設定，課題の開始，自己に対するアウェアネス，外界に対するアウェアネス，そして社会的アウェアネスが含まれる。計画とは，「目標の設定あるいは達成のために必要なステップや要素（例：スキル，素材，周囲の人）を特定し，組織化すること」である[4, p653]。計画には選択肢を比較熟考し，決定を下す過程が含まれる。目的を持った行動には生産性と自己統制が含まれ，これには目標達成のために行動を開始し，維持し，転換し，そして終了するという複雑な一連の行動をこの順序で行うことができる能力が含まれる。効果的な遂行とは質的統制の能力で，これには自分の行動を自ら監視し自己訂正できる能力が含まれる。効果的な遂行に問題を持つ患者は効果的な自己監視と自己訂正が困難という大きな欠陥を持つため，周囲の人が患者の誤りに気づいていてもそれを訂正しない場合は，患者自身がそれに気づくことさえできないかもしれない[10]。

2. 遂行機能障害を示す患者のなかには，現実的な目標を設定し，意図（意欲）を持ち，計画を立案することが困難な患者がいる。一方，目標設定や目標志向的な行動の開始は可能であっても，計画性の低下のために目標を実現できないという患者もいる。計画性に問題がある患者は，あることを話題にし意図しながら，実際は別のことをしてしまう。周囲の人が患者の誤りを確認はしてもそれを訂正するような行動に出ない場合，患者は自分の誤りに気づくことすらできないことがある。家族や病棟スタッフは患者の明らかな無関心，思慮不足や信頼性に欠ける判断力，不適切な行動，新しい状況への適応困難，そして周囲の人の必要や感情に対する配慮のなさなどについて不満を抱くこともある。

3. 元来，遂行機能は前頭葉と前頭前野の機能と関連づけられてきたが[6]，今日ではこれらの能力は前頭前野背外側の皮質下回路を介した他の皮質・皮質下領域との相互関係によって成立すると考えられている[102]。

4. 遂行機能の評価にはExecutive Functions Assessment[103]とGood Samaritan Hospital for Cognitive Rehabilitation's Executive Functions Behavioural Rating Scale[104]がある［訳注4］。その他の動作の開始，自己監視，計画，問題解決，抽象など特定の側面に関する評価についてはZoltan[1]を参照されたい。

5. 衝動性，判断不良，計画性の低さ，洞察力の不足など，特に左片麻痺患者において問題となるこれらの状態が組み合わさった場合，自立機能の予後は不良である。しかし，これらの障害は時間とともに少しずつ自然に目立たなくなっていく[9]。ここには一般的な治療的および適応的アプローチを述べるが，詳細はZoltan[1]やDuranとFisher[101]を参照されたい。

   a. 根治的アプローチ：全体の構造，フィードバック，手順などを示すことによって遂行が容易になることがある（例：段階づけて構造を理解しやすくしたり，繰り返し練習によって習慣化したり，行動と周囲への影響について直後にフィードバックを与えたりするなど）。つまり，セラピストは患者

訳注4：わが国では日本版遂行機能障害症候群の行動評価Behavioural Assessment of the Dysecutive Syndrome（BADS）がある。Behavioural Inattention Test：行動性無視検査（BIT）日本版，Southern California Sensory Integration Test：南カリフォルニア感覚統合検査（SCSIT），Rivermead Behavioural Memory Test：日本版Rivermead行動記憶検査。

の前頭葉としてまず行動を開始し，その後次第にこの責任を患者に返していくのである．患者が問題を認識しないかぎり，根治的アプローチが成果を上げることは少ない．

b. **適応的アプローチ**：不良な能力の代わりに健全な他の認知能力を患者が利用できるように手助けしたり，環境調整をしたりする．例えば，気が散るようなものが少ない部屋で課題を行ったり，患者の仕事，家庭，あるいはコミュニティでの要求水準を遂行機能が必要ないほどまで下げたりする．開始困難に対しては，ポケットベルや目覚まし時計などで対処できる．

身体図式と身体イメージの障害

身体イメージとは，特に健康と病気に関連した自分の身体に関する感覚の視覚的・心理的イメージと定義される[1,105]．また，**身体図式**とは身体の位置に関するモデルで，身体部位間の関係や身体と外界との関係を含む．身体のアウェアネスは，触覚，固有感覚，内臓感覚，さらに個人の主観的な身体に対する感覚が統合されて引き出される．身体図式のアウェアネスは，目的を持って身体を動かすすべての行動の遂行に欠かせない基礎の1つと考えられている．Van Duesenによれば，身体イメージは「身体図式と関連のある情緒的あるいは概念的成分を供給する外界からの入力のダイナミックな統合」である．身体イメージと身体図式という2つの用語はしばしば相互置換して使われる．したがって，このテーマを調べるときには，著者がそれぞれをどう定義しているかによく注意する必要がある．身体イメージと身体図式の障害としては，半側空間無視，身体失認，左右障害，手指失認および病態失認がある．

▼ 半側無視 ［訳注5］

1. **半側無視**は身体の一側（これを**半側身体失認**という），外界，あるいは**半側空間**（これを**半側空間無視**という）からの刺激や知覚を登録し統合できない障害で，その原因を感覚障害に帰することができないものである．半側無視は，常にとはいえないまでも通例は，左側の身体あるいは空間における障害であるので，これ以降は無視側を左として記載する．半側無視患者は，自分の左側の空間において左側の身体や刺激を無視しているようにみえる．本症状は視野が保たれている場合にも，左または右同名半盲を合併した場合にも生じるが，同名半盲に起因するものではない[106]．患者は高頻度に患側の感覚障害をともない，それがまた問題を複雑にする．左同名半盲患者は実際に両眼の左視野の欠損があるが，それだけであれば本人が障害に気づき，自動的に頭部をそちら側に向けるか，あるいはそれを学習することができる．一方，半側空間無視患者は視野が完全であるのに，無視という問題に対する病識がないようにみえ，代償するために頭部を回転させようとはしない．極端な場合は，身体あるいは外界の左側に対して患者は完全に無関心で，左上下肢が自分のものではないと否定することがある．半盲よりこの無視という障害の方がそれを補うために時間を要する．患者は，左半身あるいは左空間からの全刺激を統合してADLに利用することが非常に困難である．半盲患者と同様に，半側空間無視患者は視覚的にかつ動作をともなって線分を二等分することをしばしば避けようとする[55,56]．最近では半側空間無視を注意の障害ととらえる考え方が一般的である[107]．この障害は臨床上よくみられるので，セラピストはこれについてよく知っておくことが重要である[108]．右半球の脳梗塞後に左無視［訳注6］が出現する割合は12～49％である[12]．

2. 臨床的には，半側身体無視患者は更衣動作において左半身を忘れ，左側の袖を通すのを忘れたり，左側のズボンをはき忘れたりする．男性は顔の左半分の髭剃りを，女性はそちら側の化粧を忘れることがある[109]．患者は皿の左半分を食べ忘れたり，新聞の中央から読み始めたりする．また，患者が左側の障害物にぶつかったり，歩行あるいは車椅子の操作時に右側にそれたりすることは典型的な無視の表現である．

3. 右頭頂葉後下方の領域が無視の責任病巣とされている[106,110]．

4. **評価法**：半側空間無視は患者ごとに異なった様相をとるために，さまざまな技法が用いられ，またすべての患者に適した単一の検査というものはない．

   a. 行動性無視検査（BIT）日本版[71]は半側空間無視の評価に用いられる（**表29-1**参照）．この下位検査のなかに，簡単な手本の模写課題がある．半側空間無視患者が描いた絵は，左側が欠けていたり，あるいは細部が欠けていたりする（**図29-8**）[111]．これとは対照的に，構成障害のある患者が描いた絵は，欠けている部分はない代わりに相互の関係が正しくない．さらに，構成障害を呈する患者

訳注5：本項は身体左側空間における半側身体失認と左側空間における半側空間無視を包括的にまとめた概念である「半側無視」について記載しているようである．

訳注6：視空間障害である左半側空間無視を便宜的に左無視と略す．

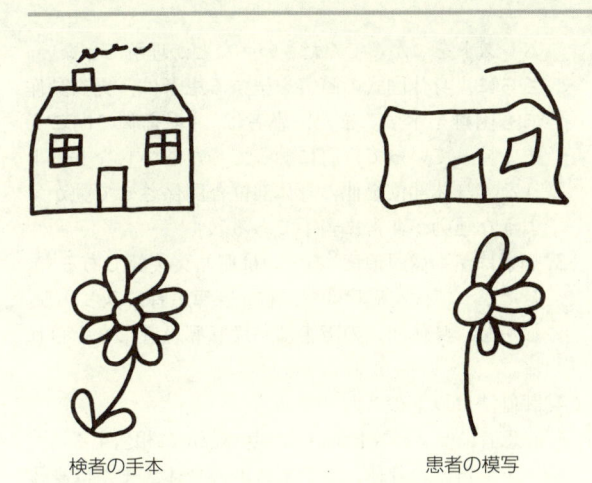

第29章 認知・知覚的障害に対する評価と介入

検者の手本　　　　　　　患者の模写

図29-8 半側空間無視の評価。左はセラピストが描いた家と花。右は脳卒中後に半側空間無視を呈した患者の不完全な模写（Zoltan, et al[111], p61.より）

（通例，左半球損傷患者）の多くは手本の模写が改善するが，半側空間無視患者（通例，右半球損傷患者）では改善がみられない。

b. 患者に更衣などの身辺のADLやクッキー焼きなどのIADLを行わせる。そして，その様子を観察し，手がかりを与えたときの様子との違いを観察する。

5. 治療の目的は身体および空間の左側に対するアウェアネスを増すことである。

a. 根治的アプローチ：半側空間無視の理論的根拠に基づき，以下の方法が提唱されている。右半球機能の賦活のために，図や積木などのような，右半球で主に処理される刺激を用いる。同時に，文字や数字などのような，左半球を賦活することが知られている刺激は必要最低限度に抑える。また，言語的教示は控え，患者が左側に注意を向けるために，頭部の左方回転を簡潔な言葉で指示する。さらに，身体の左側で単に拳を固めたりゆるめたりするような動作をするだけで，左身体と左空間への注意を増すことが報告されている[112]。

b. 認知的代償（Weinbergら[113]による）：視覚的走査を通して患者に病識を与える。このテクニックによって，患者は空間の両側に対する知覚のアンバランスを意識できるようになる。患者は左側を向き，そちらに視線を向ける練習をする（視覚的走査）。経験を重ねると，患者は視覚的手がかりを信頼して行動するようになってくる。例えば，患者が左側（患側）の髭をうまく剃れなかったとする。そのとき顔の両側を触る，あるいは鏡をみるように指示されても，患者は何が問題なのかにも気づかないであろう。しかし，顔の左側から視覚的環境を系統的に走査する訓練をした後では，患者は鏡に映った顔の左側の剃り残し部分を発見できるようになるかもしれない。そうなれば後日，顔の両側を触るように指示されるだけで患者は一方の側の剃り忘れに気づき，適切な行動がとれるようになるはずである。

包括的で系統的な右半球損傷患者に対する治療プログラム（左無視を含む）が，過去15年間にニューヨーク市のニューヨーク大学メディカルセンターのリハビリテーション医学部門において開発改良されてきた。プログラムの詳細はGordonら[109]やWeinbergら[113,114]を参照されたい。

c. 機能的アプローチを使う場合は，車椅子からの移乗や食事など，ADLのなかでも困難が多い特定のものについて繰り返し練習をする。視空間性障害は広範囲のADLを妨害する。病院で課題とした機能的動作は，たとえ同じものであっても自宅での動作にはおそらく般化しないので，再学習の必要がある。

Stantonら[115]は以下の方法を推奨している。まず，動作を小部分に分解し，それぞれを基準のレベルに達するまで順番に練習する。手がかりを次第に減らしていき，最終的にはこれらを合わせてより大きな動作へと再構成していく。回復過程の記録を残しておくと，セラピストが適切な治療を進めるうえで有益である。言語的に問題がない患者は，自分に対して声かけすることを奨励する。系統的な治療方法の詳細については前述の文献に直接当たることを勧めたい。

d. 外界への適応：患者の健側から話しかけたり，実演したりする。看護スタッフはコールボタンや電話，その他必需品を患者の健側に置くようにする。また，ページの無視側に太い赤線を引いておく[105]。さらに，更衣や歩行時に患者の正面に鏡を置いて，無視側に注意を向けられるようにする。

e. 感覚運動的アプローチを用いる場合には，セラピストは患者の左半身を目の粗い布，氷，その他で刺激する。また，患者にセラピストの行為をみるように指示し，次にそれをみながら自分でも患側への刺激を行うよう求める[55]。

f. 学習転移アプローチでは，テレビ鑑賞などの課題を用いて，患者が必然的に患側を見ざるを得ないようにし向ける。例えば，最初はテレビを正面に置き，次第に患側の方向に移動させていく。あるいは，明るい色テープを床に貼り，それに沿って歩く，あるいは車椅子を移動させるよう患者に指示する[1]。

▼ 病態失認

1. **病態失認**は，自己の麻痺の存在や重症度に対する病識欠如，あるいは麻痺の否認を含む厳しい状態である[116]。病態失認は，麻痺肢が自分のものであることへの否定あるいは無関心，または麻痺に対する洞察の欠如あるいは否認と定義される[1]。このために，リハビリテーションの効果が激減する可能性がある。なぜなら，患者は必要性を感じず，そのために代償的テクニックを用いようとしないからである。
2. 典型例では，患者は何も問題はないと主張し，麻痺肢が自分のものではないといってそれに対する責任を放棄する。また，患者は麻痺肢には心があると主張したり，自分の手を家や押し入れに置いてきてしまったといったりする。病態失認の患者は麻痺した手を隠す傾向があることが観察されている[117]。
3. 病巣は右半球頭頂葉[118]の縁上回領域[52]とされている。
4. 病態失認は患者との会話のなかで評価する。患者に対して手や足の具合，麻痺の存在，手足の感じ，あるいは動かない理由などを聞く。病態失認のある患者は，麻痺を否認したり，大したことではないといったり，手足が動かないことに対する理由をでっちあげたりする。
5. この状態を代償するのは非常に困難である。病態失認がある患者の治療や退院計画において，安全確保が最重要課題である。なぜなら，このような患者は概してこの状態を認めず，そのため注意深く行動することを拒否するからである[9]。

▼ 身体失認 [訳注7]

1. **身体失認**，あるいは身体図式の障害は，身体構造と身体部位の相互関係に関するアウェアネスの欠如である。身体失認は身体部位失認あるいは単に身体の失認とも呼ばれる[119][訳注8]。この障害を持つ患者は，身体のある部位を指示することができず，セラピストの動きを模倣できないことがある[61]。患者はしばしば，患側上下肢が非常に重いと訴える[55]。固有感覚の欠如に由来，あるいはそれが症状を複雑化していると思われる[120]。
2. 臨床的には，患者は身体部位に関連した用語の意味がわからないために，移乗動作に困難を示すことが多い。例えば，「足を軸にして回転して，手でアームレストをつかんでください」などが理解できない。さらに，身体図式の障害を呈する患者は，更衣動作にも困難を示す。また，患者は，「手を胸の向こうまで持っていって，肩に触ってください」などのような，身体部位を他の身体部位と関係させて動かすような運動が非常に苦手である。
3. 病巣は左半球頭頂葉[52]あるいは側頭葉後部である[118]。したがって，本症状は主に右片麻痺患者にみられる。しかし，身体図式の障害は左片麻痺患者にもみられる。
4. 評価法は以下のとおりである。
   a. 患者にセラピストがいった身体部位に相当する場所を，自分の身体，セラピストの身体，または身体の図やパズルの上で指示するよう求める。Zoltan[1]はより詳細な評価法を述べている。その言語的教示の例としては，「あなたの足はどれですか。あなたの顎はどれですか。背中を指さしてください」などである。左右失認がある患者の場合は不適切な診断に結びつく可能性があるので，「右」あるいは「左」という言葉は使わないようにする。失語が原因で成績不良を示すことがないよう配慮する。
   b. 例えば，セラピストが頬，腕，足などを触り，患者にセラピストの動作を模倣するようにいう。鏡映的な反応は許容する[1]。
   c. 患者に身体部位の関係について質問する。例えば，「膝は頭の下にありますか？ 頭の上にあるのは髪と足のどちらでしょう？」などと質問する。失語症者に対しては，答えがはい/いいえ，あるいはそうです/違います，となるような質問形式にする。この程度の言語理解機能が保たれている患者は，ほとんどが正答で，一定時間内に反応できると思われる。理解障害のある失語患者はこのような質問に対して正しく反応できないことが多い[119]。
5. 治療法は以下のとおりである。
   a. 感覚-運動アプローチでは，感覚入力を適応的な運動反応に連合させるようにする[1]。患側への感覚刺激を通して身体のアウェアネスを促進する。例えば，セラピストがいったり指さしたりした部位に相当する自分の身体部位を目の粗い布でこするなどである[55]。
   b. 学習転移アプローチでは，セラピストが触った身体部位を呼称したり，図上で示したりする[119]。

▼ 左右失認

1. **左右失認**は，自己あるいは検者の身体の左右を同定できなくなる障害である。これには，「右」あるいは「左」という語を含む言語指示に対して動作がで

訳注7：身体失認は通例右半球損傷後に生じる「半側身体失認」（身体の半側〔通常は左〕がないかのように振る舞う症状）と解釈されることが多いが，ここでは左半球損傷後に生じる「身体部位失認」について述べていると思われる。

訳注8：本項の記載は広義の「身体失認」とみなされる。

きなくなる場合も含まれる。患者はしばしば動作の模倣もできない[106]。
2. 臨床的には，患者はどちらが右手でどちらが左手かいうことができない。靴の左右の区別がつかず，「角で右に曲がってください」のような左右の概念が含まれた指示には従えない。また，セラピストの右側と左側の識別ができない。
3. 病巣はいずれかの半球の頭頂葉である[106]。失語（左半球損傷に起因することが多い）と左右失認との密接な関係が報告されている。また，失語のない患者（右半球損傷であることが多い）では，全般的な精神機能低下と左右失認との関係が報告されている[119]。
4. 患者に，右耳，左足，右腕，などといって身体部位を指示するよう求める[1]。患者自身とセラピストの身体部位，および身体部位見本や図の上で6回程度の応答を求める必要がある[119]。身体部位失認の可能性を排除するために，まず左右を区別せずに検査する。
5. 治療法は以下のとおりである。
   a. 患者に教示する際に，「右」「左」という語を避ける。その代わりに，身体部位の指示，あるいは部位を区別できる特徴的な手がかり（例：時計をしている方の手）を用いる方が有効である。混乱させるような指示は危険な結果に結びつく可能性があるため，移動や移乗の訓練の場面ではこの指針の有効性が特に明確となる。
   b. 適応的アプローチ：靴や衣類などのすべての日用品の右側に赤いテープや縫い目などで印をつける[121]。

▼ 手指失認

1. **手指失認**は，自己あるいは検者の指を識別できない障害と定義できる[106]。これには指示に応じて指の名称を呼称できず，触られた指を同定できないことが含まれ，これらに加え指の動作を模倣できないことを含める定義もある。この障害は通例両手に生じ，中3本の指でよくみられる[122]。手指失認は，ボタンはめ，ひも結び，タイプなどのような，それぞれの指の相互連携を要する動作における不器用さと密接な関係がある[1]。
2. 手指失認は，左右いずれかの半球の頭頂葉[123]の角回あるいは縁上回領域[118]の損傷で生じる。また，失語症[119]あるいは全般的精神機能低下[106,119]との合併がしばしばみられる。両手の手指失認が左右失認，**失書**，**失算**と同時にみられる症状は **Gerstmann 症候群**と呼ばれる[106]。Gerstmann 症候群は通例，左半球角回領域の損傷で生じる[52]。
3. 評価法として Sauguet's test の一部がある[1,119]。
   a. 患者に開眼したままセラピストが触れた指の名称

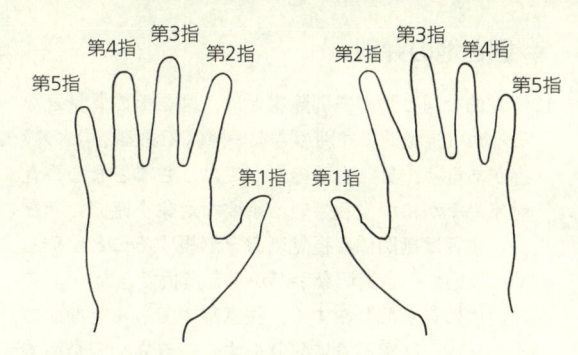

図29-9 手指失認の検査用の手見本図（実物大を縮小したもの）(Zoltan, et al[111], p68. より)

を求める（5回）。これに正答した場合は，次に閉眼で行う（5回）。
   b. セラピストがいった指名に相当する指を患者自身の手（10回），セラピストの手（10回），指の図（10回）の上で指示する。
   c. セラピストが触れた指と同じ指を実物大の絵の上で指示する（図29-9）。
   d. 患者に指を使った動作の模倣を求める。例えば，第2指を巻き上げる，第1指で第3指を触る，などである。
4. 治療法は以下のとおりである。
   a. 感覚統合的原則を適用するために，触覚系（触覚，圧覚）の識別感覚を刺激する。目の粗い布を用いて患側の腕の表面や手の甲，指の両面をこする。また，手の甲を圧迫する。詳細については Zoltan[1] を参照されたい。
   b. 学習転移アプローチとしては，患者に指の同定に関する質問をする[1]。

空間的関係に関する障害（複雑な知覚）

空間的関係に関する障害は，自己と2つ以上の対象との関係の知覚困難と共通した一連の問題をもたらす[1]。空間的知覚には右頭頂葉が重要な役割を担っているという研究結果が出されている[124]。したがって，空間的関係の障害は右半球損傷による左片麻痺患者によくみられる[118]。

空間的関係の障害としては，図と地の識別障害，形態の識別困難，空間的関係，空間的位置，地誌的見当識の障害が含まれる。さらには，奥行きや距離の知覚や垂直方向の見当識などの視知覚障害も本項で取り扱う。失行はときに空間的関係の障害という観点から考察されることがある[1]。

▼ 図と地の弁別

1. 視覚的な図と地の弁別障害とは，図をその背景となる地から視覚的に弁別できない障害である[5]。この障害があると，日常生活のなかでは，さまざまな視覚対象のなかに埋没している重要な対象を確認できない。患者は無関係な視覚刺激を無視することが難しく，反応すべき適切な手がかりを選択できない[5]。このために気が散りやすく，注意集中できる時間が短くなり[125]，欲求不満に陥りやすく，自立や安全面で問題が生じる[61]。
2. 臨床像としては，患者は手帳や引き出しの中から必要な事物をみつけ出せず，シャツのボタンが確認できず，また濃い色のシャツの袖ぐりがどこにあるのかわからない。さらに，階段の昇降で，特に下りるときに，一段の始めと終わりがわからない。
3. 右半球，あるいはそれより頻度が低いが左半球の頭頂-後頭葉が本症状の責任病巣と考えられている[126]。
4. 評価法は以下のとおりである。
   a. Ayres Figure Ground Test（南カリフォルニア感覚統合検査の下位検査）[127]：錯綜図の6つの選択肢から3物品を選択する（図29-10）。この検査は小児を対象に作成されたものであるが，脳損傷の成人に対しても知覚障害を検出する手段として有効と思われる[4]。成人男性の標準値が得られている[128]。
   b. 機能的検査：白紙の上に白いタオルを置き，患者にタオルをみつけるよう指示する。また，患者に白いシャツの袖，ボタン，襟をみつける，あるいは雑多に置かれた食器のなかからスプーンを拾い出すなどの項目を検査する。視力低下，半盲，視覚失認，理解力低下などがある場合は除外する。
5. 治療法は以下のとおりである。
   a. 認知的アウェアネスによる代償：患者に障害の存在とその特徴について教える。そして，多数の物品のなかから服や食器を探すときには，ゆっくりと系統的に調べたり，触覚など他の正常な感覚を利用したりすることを教える。車椅子のブレーキをかけるときは，視覚にたよらずブレーキレバーを手で触って確認することを奨励する。
   b. 適応と環境の簡素化：患者の靴や補装具のベルクロベルトに赤いテープを貼り，それが見分けやすいようにする。患者の引き出しや床頭台の中には少ししか物を入れず，また毎回定位置に戻す。階段の端がわかりやすいように，明るく色のついたテープを貼る。
   c. 機能的アプローチとしては，困難な特定の問題について繰り返し練習を行う。毎回同一の手段を用い，視覚に加えて言語的な手がかりと触覚を利用する。
   d. 学習転移アプローチでは，視覚的探索課題の内容を整備し，簡単な課題（明らかに相違する3物品など）から次第に難易度を上げていく（類似点が少ない4～5物品と類似した3物品など）。

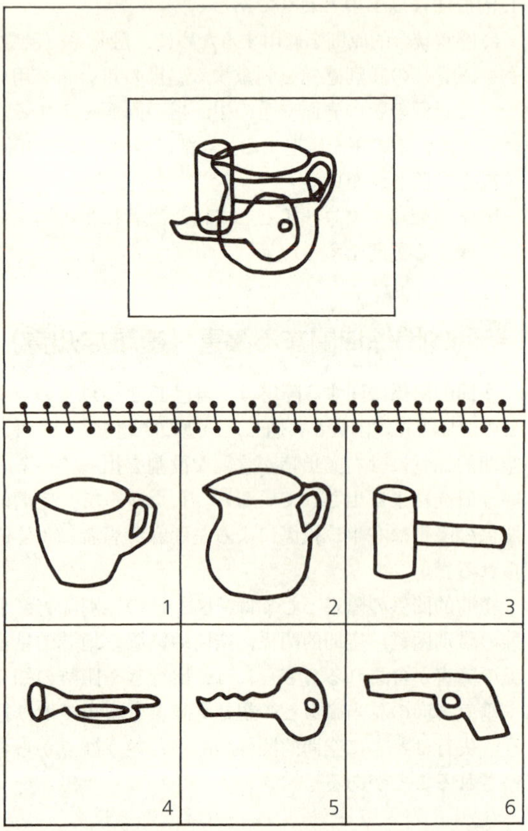

図29-10 図-地知覚テストの例（Ayres[127]，図2A.より）

▼ 形の弁別

1. **形の弁別**障害は，図形や形の微妙な相違を知覚し，それに注意を向けることが困難な状態である。患者は類似した形態の対象に混乱し，あるいはいつもとは異なった場所に置かれた対象を認知できない。
2. 臨床的には，患者はペンと歯ブラシ，花瓶と水差し，ステッキと松葉杖，などを混同する。
3. 病巣は，右半球頭頂-側頭-後頭葉領域（後方**連合野**）とされている[4]。
4. 評価法：形態的に類似し，大きさが異なる物を並べ，患者にそれらの同定を求める。鉛筆，ペン，ストロー，歯ブラシ，腕時計などのセットや，鍵，紙ばさみ，硬貨，リングなどのセットを用いる。1つの物品につき，向きを変えて（例：倒立）何回か患者にみせる。まず物品を1つ1つ患者にみせて，呼称や使用方法の実演を求め，視覚失認がないことを確認する

必要がある。
5. 治療法は以下のとおりである。
   a. 学習転移アプローチでは，形態と大きさが類似した物品を用い，患者に口頭説明，同定，そして使用法の実演を練習させる。患者が類似の物品を分類できたら，区別する手がかりを与える。
   b. 認知的アウェアネスを獲得し障害を代償するために，患者に病識を持たせる必要がある。例えば，読書時に高頻度に使うが，他の物と混同してしまう物品を特定する。そして，区別がつかない場合には，視覚，触覚，自己への声かけなどを組み合わせて用いることを，患者に奨励する。

▼ 空間的関係

1. **空間的関係の障害**は，空間的失見当ともいい，空間内のある対象とその他の対象や自分との位置関係を知覚できない障害である。この障害が構成課題や更衣動作の困難に結びついたり複雑化させたりする[5]。空間的関係の障害を呈する患者にとって，線分を二等分することは困難である[55]。
2. 臨床的には，食卓を準備する際に，ナイフ・フォーク類，皿，スプーンなどを適切に配置することが難しい。また，患者は時計の針の相対的位置関係がわからなので，時刻を読むことができない場合がある（図 29-11）[29]。さらに，移乗動作の学習に際して，車椅子と自分の上下肢や体幹との位置関係を学習することができない。
3. 病巣は通例，右半球の頭頂葉下部あるいは頭頂-後頭-側頭接合部である[5]。
4. 評価法は以下のとおりである。
   a. セラピストが時計の外枠を描き，患者に時刻と針を記入するよう求める。空間的関係の障害を示唆する反応を図 29-11 に示した。眼-手の協調不良を示す患者には，時刻を記入する代わりに適切な位置に目印を置くよう求める。
   b. マッチ棒や鉛筆などの物品 2，3 個を紙の上に置いて模様をつくり，患者に同じものをつくるよう求める。
   c. 半側空間無視と半盲が成績不良の原因とならないように工夫する。もし，これらの障害がある場合

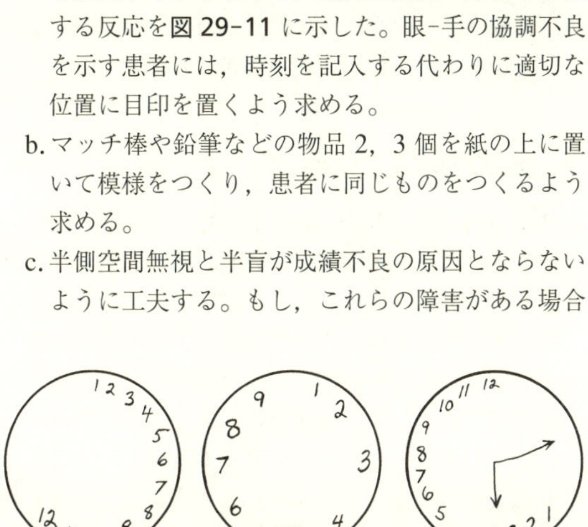

図 29-11 時計描画テストにおける描画の例。空間的関係の知覚に問題があることを示唆している（Pedretti[29], p109. より）

は，適切な刺激の配置を心がける。
5. 治療法は以下のとおりである。
   a. 学習転移アプローチでは，他の対象に目を向けるために，「私の隣に座ってください」「机の後ろに行ってください」「線の上を踏んでください」などのように，患者がセラピストや他の物との関係で位置づけられるような教示をする。セラピストが家具を利用して迷路をつくる方法もある。また，積木やマッチ棒で構成した手本と同じ模様をつくる課題を行う際に難易度を漸増すると，対象（ブロックやマッチ棒）と対象との空間的関係へのアウェアネスも次第に増していくと考えられる。
   b. 感覚-運動アプローチでは，もし患者が線分二等分を避ける場合には，運動的および視覚的な両二等分を複合した治療活動を実施することもできる。具体的な動作例として，以下のようなものがある。セラピストは患者の両手に合わせ釘を握らせ，入り組んでいない側から複雑な側へと患者の手を動かしていく。その後，言語的または視覚的手がかりだけを与えて患者に行わせ，最終的には手がかりを与えず独力で課題を遂行させる[55]。

▼ 空間的な位置

1. **空間的な位置の障害**は，上，下，下方，上方，前方，後方のような空間的概念が知覚できない，あるいは解釈できない障害である。
2. 臨床的には，ROM 評価中に腕を頭の「上に」上げる，あるいはフットレストの「上に」足を置くよう患者にいうと，患者はどうしたらよいのかわからない様子を示す。
3. 病巣は通例右半球頭頂葉にある[118]。
4. 評価法：機能評価には，靴と靴箱のような 2 つの対象を用いる。患者に靴箱の中，上，横などのように，靴箱とのさまざまな位置関係に靴を置くように求める。あるいは，患者に 2 つの対象をみせて，両者の位置関係を説明するよう求める。例えば，歯ブラシをカップの中，下などに置き，患者に歯ブラシの位置を説明するよう求める。

別の評価法としては，セラピストが用いた物品類を使ってセラピストの動作模倣をする。例えば，患者に櫛とブラシを渡し，セラピストもそれと同じ物品を使って両者を特定の位置関係（「ブラシの上に櫛」など）になるように置く。そして，渡した物品を使って患者に同じようにすることを求める。もし，この課題に成功した場合は，空間的な位置を機能的に利用する能力は保たれていると考えてよい。

本評価を実施する際には，図-地弁別困難，失行，協調障害，理解障害は排除しなければならない。ま

た，半盲と半側空間無視によって解釈が難しくなる可能性を避けるために，対象の配置には配慮が必要である。
5. 治療法は以下のとおりである。
   a. 学習転移アプローチを用いる場合には，4物品中3つ（例：リストウェイト，櫛，マグカップ）は同じ向きで呈示する。残り1物品は別の方向を向けて呈示し，どの物品の向きが異なるかを患者に指示させ，さらにそれを他の3つと同じ向きにするよう求める。
   b. 空間的位置に対する感覚運動的アプローチは，空間的関係に対するアプローチとほぼ同様である。

▼ 地誌的失見当

1. 地誌的失見当は，ある場所と他の場所との関係を理解あるいは記憶することが困難な状態である[1]。その結果，患者はある場所から他の場所に，地図持参の有無にかかわらず行くことができない。この障害は他の種類の空間的関係に関する障害とともに出現することが多い[39]。
2. 臨床的には，何度も教えられているのに患者は病室から訓練室まで行くことができない。また，患者は自宅寝室の間取りなどのような，よく知っている場所の空間的特徴を述べることができない[126]。
3. 病巣は特に右半球頭頂葉下部あるいは後頭葉連合野である。両側頭頂葉，あるいは左半球頭頂葉でも本症状が出現することがある[126]。
4. 評価法：患者に自宅付近の地図，自宅の間取り，近隣の大きな交差点などの説明あるいは図示を求める[126]。本症状を示す患者はこのような課題ができない。
5. 治療法は以下のとおりである。
   a. 学習転移アプローチでは，患者は言語的手がかりに従ってある場所から別の場所まで行く練習をする。最初は簡単な経路から始め，次第に複雑なものにしていく[1]。
   b. 機能的アプローチでは，院内や患者の自宅において重要性の高い経路について繰り返し練習する。
   c. 環境の適応アプローチ：よく通る経路に色のついた点線で印をつけておく。改善につれて点と点の距離を長くし，最終的にはこれを取り去る[1]。これは，通常は右半球が行う課題を取り上げ，（右半球損傷のために）これを左半球が行う課題へと転換する例である。この例では，経路を覚えるという空間的課題（右半球課題）を連続的なランドマーク課題（連続課題は典型的な左半球優位の課題である）へと転換して，ある場所から別の場所への移動という目標の達成を意図しているのである。
   d. 認知的アウェアネスを強化するためには，患者が

クリニック，部屋，あるいは自宅から見守りなしでの外出を禁じる必要がある。1人では道に迷うからである。

▼ 奥行きと距離の知覚

1. 奥行きと距離の知覚に問題を持つ患者は，方向，距離，奥行きが不正確である。空間的な失見当が距離の知覚不全の一要因と考えられる。
2. 臨床的には，患者は階段の昇降が困難で，椅子にうまく座れず，コップにジュースがいっぱいになってもまだ注ぎ続けることがある[125]。
3. 病巣は右半球後方の視覚連合皮質上部である。両側あるいは右一側で生じる[126]。
4. 評価法は以下のとおりである。
   a. 距離知覚に関する機能的評価は，机の上の対象をとる，あるいはつかむよう患者にいう。次に，患者の正面，空中に対象を置き，それをつかむよう患者にいう。本障害を呈する患者は行きすぎたり，手前すぎたりしてつかむことができない[1]。
   b. 奥行き知覚の機能的評価は，患者にグラスに水を注ぐようにいう。本障害を示す患者は，グラスから水があふれても水を注ごうとすることがある。
5. 治療法は以下のとおりである。
   a. 患者が病識を持つ（認知的アウェアネス）ように援助する。平らではない場所，特に階段を注意深く歩くことに力点を置く。
   b. 学習転移アプローチは，歩行訓練の際に患者に指示された位置に足を置くように求める。積み木を5～20cmの高さに積み上げ，その上を足で触れる練習をする。こうして，奥行きと距離の感覚を再構築する[55]。
   c. 機能的アプローチは，空間的移動と操作を含むような多くのADL自体が，本質的には奥行き知覚と距離知覚の障害の代償訓練の役割を果たしている。

▼ 垂直方向の失見当

1. **垂直方向の失見当**は，垂直な対象の知覚異常である。垂直方向の位置の異常は，運動遂行や歩行時の姿勢における障害の原因となる。脳血管障害患者の多くが，回復初期にはなんらかの垂直方向の感覚障害を示すといわれている[129]。これは同名半盲の影響によるものではない[61]。垂直方向の視知覚検査得点は歩行能力の程度と相関することがわかっている[47]。
2. 垂直方向の失見当を呈する患者のみえ方と，それが姿勢に影響する様子を図29-12に示した。
3. 病巣は右半球頭頂葉である。
4. 評価法：セラピストは杖を垂直に持ち，それから水

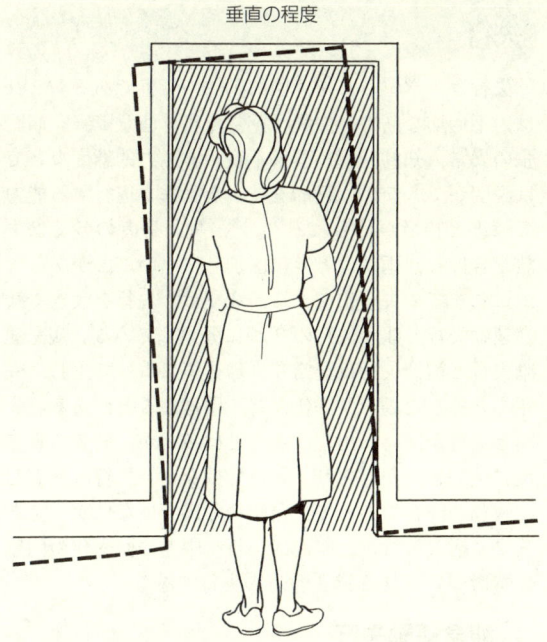

図 29-12 垂直方向の失見当は姿勢と歩行の障害に悪影響を与えると考えられる (Tobis, and Lowenthal[53], p37. より)

平位置に置く．そして，患者にそれを渡し，最初の位置に戻すように求める．患者に垂直方向の失見当がある場合，杖は患者が外界に感じる垂直方向とのずれの分を示す角度で傾く[130]．

5. 治療法：患者に病識を持たせる必要がある．患者自身が正しい方向の感覚を持つ代償法として，触覚を用いるよう教示する．特に出入口の通行，エレベーターの出入り，階段では必要である．

失認（単純な知覚）

失認は，感覚能力は正常であるにもかかわらず，入力される情報を認知したり分析したりすることができない状態である．この状態は比較的まれではあるが，どの感覚モダリティ（例：視覚，聴覚，触覚，味覚）をも，また，どのような対象（例：顔，音，色，なじみのある対象，あるいはなじみが少ない対象）をも障害する．1つあるいは2つの感覚モダリティを介してなじみのある対象の認知が困難であっても，他の感覚モダリティを介すれば，同じ対象を認知することが通常は可能である[52]．失認のすべてのタイプにおいて，感覚信号の概念レベルへの表象の障害がある．

▼ 視覚失認

1. 視覚失認は，最も一般的な形式の失認である[4]．これは，眼球と視覚経路の機能は正常であるにもかかわらず，なじみのある対象を認知することができない障害である[131]．この障害の特記すべき特徴は，患者がそれに触れると（換言すれば，情報が他の感覚モダリティを介して受容されると），患者はその対象を認知できる点である[132]．患者は，人，所有物，日常的な対象を認知できない．特殊なタイプの視覚失認とその臨床的特徴を以下にまとめた．

同時失認は，Balint症候群として知られ[4]，視覚刺激を全体として知覚することの障害である．患者は，全体のなかの一部しか一度にみることができない．病巣は通例，左半球後頭葉である．

相貌失認は，元来なじみ深い顔の認知の障害と考えられてきた．しかし，今ではこの現象は視覚的にあいまいなどのような刺激であっても，それがなんらかの記憶の文脈を喚起するようなもの（別種の鳥や別種の自動車など）であれば，それに関連して生じると考えられている．相貌失認は通例，視野障害と合併している．後頭葉の左右対称な領域が責任病巣と考えられている[116,133]．

色彩失認は，色の認知の障害であるが，色盲とは異なる．患者は，色の呼称能力は保たれているにもかかわらず，指示に従って色を呼称したり，同定したりすることができない[116]．色彩失認は高頻度に相貌失認あるいはその他の視覚物体失認と合併して出現する[4,126]．この障害は左半球損傷の結果生じることが多い[4]．左同名半盲，失読，および色彩失認の合併は古典的な後頭葉症候群である[4]．

2. 視覚失認は，左右いずれかの半球の後頭-側頭-頭頂葉連合野の損傷で生じる．この領域は，視覚刺激と記憶との統合を担っている[52]．

3. 本症状の評価法は以下のとおりである．まず，患者の正面に日常物品を数種類並べ，患者に物品呼称，セラピストがいった物品の指示，あるいは物品の使用法の実演を求める．難しいことではあるが，失語や失行の可能性を排除することは重要である．標準化されたもの，されていないものも含め評価の詳しい手順についてはZoltan[1]を参照されたい．

4. 治療法は以下のとおりである．

a. 学習転移アプローチでは，患者にとって重要な人の顔（写真を用いる），色，および対象の弁別訓練を行う．セラピストは，患者が顔に関連した特徴的な視覚的手がかりをみつけ出しやすいよう支援する．

b. 代償的アプローチでは，患者に触覚や聴覚などの障害されていない感覚モダリティを介して人や対象の認知を行うように教示する．

▼ 聴覚失認 [訳注9]

1. **聴覚失認**は、非言語音の認知あるいは弁別の障害である。この障害が他のコミュニケーション障害をともなわずに出現することはまれである[4]。
2. 聴覚失認患者は、玄関の呼び鈴と電話、あるいは犬のほえ声と雷の音との区別がつかない。
3. 病巣は左半球側頭葉である[4][訳注10]。
4. 評価法：評価は通例、言語聴覚士が行う。患者に閉眼にてさまざまな音を聞かせ、その音源を同定するよう求める。例えば、セラピストがベルや警笛を鳴らしたり、電話をかけたりして、患者にそれが何の音かを口頭あるいは絵を選択することによって答えさせる。
5. 治療法：治療は通常、音当て訓練が用いられるが、その効果は確認されていない[1]。

▼ 触覚失認あるいは立体覚失認

1. **触覚失認あるいは立体覚失認**は、触覚、固有感覚、温度覚が保たれていると思われるのに、対象を触っても形がわからない状態である。セルフケア動作の多くは絶えず眼で確認しなくても通常はうまく行われているので、この障害によって対象の操作が必要なADLの遂行が困難となる。触覚失認が半側空間無視や感覚消失と合併して生じた場合、ADLの遂行の障害がさらに重度となる場合がある[61]。
2. 患者は、視野を遮蔽した状態で渡された対象（鍵、櫛、安全ピン）が何であるかわからない。
3. 病巣は、左右いずれかの半球の頭頂−側頭−後頭葉（後方連合野）である[4]。
4. 評価法：患者の視野を遮蔽し、その手に対象を握らせ、それを触って対象を同定させる。
5. 治療法は以下のとおりである。
    a. 学習転移アプローチとしては、患者に閉眼させてさまざまな日常物品、形、材質の感触を繰り返し経験させる。そして、その直後に開眼して視覚的フィードバックを得させるとともに、その対象が備える特徴に気づかせる。
    b. 認知的アウェアネスを持つために、患者の病識を増し、それを視覚的に代償するよう教示する。

訳注9：言語音以外の、これらのような音（環境音）の失認は環境音失認と呼ばれ、広義の聴覚失認とみなされる。

訳注10：広義の聴覚失認の病巣は両側の側頭葉といわれているが、左側頭葉損傷による聴覚失認も報告されていないわけではない。

失行

失行は、学習された意図的動作の障害である。これは、不適切な筋力、失調、感覚障害、注意障害、筋緊張の異常、知的低下、理解不良、非協力的態度などでは説明ができない、目的を持った動作を遂行する能力の障害と特徴づけられる[134〜136]。失行患者の多くは失語を合併し、両者はときに区別しにくいことがある[4]。

これまでの失行に関する研究では、失行を大きく観念運動失行と観念失行の2つに分類している。観念運動失行と観念失行は通常左半球損傷によって生じ、失語を合併した場合、評価が特に困難なことがある。失語と失行が同時に出現することは多いが、両者の重症度に強い相関がみられるわけではない。失行は熟練した運動の障害であって、言語の障害ではないからである[116]。**構成失行**は、空間的分析や課題の概念化の困難に特徴づけられる第3番目の失行である。

▼ 観念運動失行

1. **観念運動失行**は、概念と遂行との間の連絡が絶たれた状態である。つまり、運動に関する知識と運動の遂行との間に離断が生じているのである。概念化を司る脳の領域から運動の遂行を担う中枢へと情報が伝わらないのである。このため、観念運動失行患者は習慣的行為を自動的にすることができ、口頭でもどのようにしたらよいかを述べることができるのに、ジェスチャー模倣や指示に従って動作を遂行することができない[137,138]。観念運動失行を呈する患者はしばしば保続を示す[52]。つまり、もうそれは不必要あるいは不適切だとわかっていながら、動作全体あるいはその一部を何度も繰り返してしまう。このため、患者は1つの課題を終えて次にとりかかることが困難になる。観念運動失行患者は、複数の道具を用いる課題や、いくつもの段階を踏む必要がある課題を遂行しなければならないときに最も困難を示す。この失行は、顔、上肢、下肢、あるいは身体全体を用いる動作のいずれにも独立して出現しうる[139]。失行患者はしばしば、実際に対象を用いる動作もぎこちなさを示す。障害はしばしば、患者のADLの観察や定型的な運動評価においてみいだされる。
2. 観念運動失行の例としては以下のようなものがある。患者は指示に従って「吹く」ことはできないのに、シャボン玉のストローを差し出されると自発的に吹いてシャボン玉を飛ばす。また、従来の教示法で歩くように指示されるとうまくできないのに、部屋の反対側にあるテーブルにコーヒーカップを置いて、「コーヒーをどうぞ」といわれると、患者は部屋を横切ってそれを取りに行く[120]。あるいは、櫛で髪を

とかすように指示され遂行できない男性患者がいたとする。櫛がわかり，その使用法について説明することもできるのに，それを手渡されると実際に正しく使うことができない。検査室ではこのようなことができないにもかかわらず，患者の妻は毎朝彼が自発的に髪をとかしていると証言する。

また別の女性患者の例としては，理解力に問題がなく，直前に手本を示され，また十分な力があることがはっきりしているにもかかわらず，握力計で握力測定を求められてどうしてよいかわからない様子を示したりする。

3. 失行は，左半球損傷によって出現することがほとんどである。前頭葉損傷でも後方の頭頂葉損傷でも，失行がみられたという報告がある[140]。
4. 評価法は以下のとおりである。
   a. Goodglass and Kaplan[139]失行検査は，吹く，歯磨きをする，ハンマーで叩く，髭を剃る，などのような一般的な動作で構成されている。失行患者にとって難易度が高いと考えられる順に構成されている。つまり，まず患者に「ハンマーで釘を打つまねをしてください」と教示する。もし，患者ができなかったり，拳をハンマーの代わりに使ったりしたら，次に「ハンマーを持った振りをしてください」という。もし，これにも従えない場合は，セラピストが見本を示し，次にそれをまねするようにいう。失行患者は概して手本を示されても動作は改善しないが，実際の道具を使用すると改善することが多い[4]。言語的提言に従って自己修正する能力は失行を示唆するものではない。
   b. セラピストは患者の正面に座り，さまざまな姿勢や上下肢の動作を模倣するよう患者に指示する[127]。失行がある場合，患者は模倣ができない。その他の失行検査はZoltan[1]やButler[141]を参照されたい。
5. 治療法は以下のとおりである。
   a. AndersonとChoy[55]は，指示の出し方について以下のような変更を提案している。話し方はゆっくりと，そしてできるだけ短い文章で指示する。指示は1つだけとし，最初の課題を完了してから初めて次の指示を与える。新しい動作を教えるときは，細かい部分に分け，一度に1つずつ教える。必要があれば患者の身体を使って動作を誘導する。そして，毎回まったく同一の方法で動作を教えなければならない。部分的動作を十分習得できたところで，それらを組み合わせた動作を習得させる。これには何度も繰り返して練習する必要がある。治療場面で有効であった方法は家族に教えて，そのとおりの方法でやるように助言する。また，できるだけ通常の環境に近づけて動作を行うことも

有効である。
   b. 感覚-運動アプローチでは，適切な運動反応を引き出すために患側への多種の感覚入力を用いる。本アプローチの詳細についてはOkoye[142]を参照のこと。

▼ 観念失行

1. 観念失行は課題の概念化が困難な状態である。目的にそった運動を自動的に，あるいは指示に従って遂行することができない。患者が動作の全体的概念を理解できない，あるいは課題の観念を保持できない，または要求された運動パターンを組み立てることができないなどの理由からである。患者は動作の一部だけなら別々に遂行できることはよくあるが，それらを組み合わせて1つの完全な動作にすることができない。さらに，患者は動作の流れを言語的に説明したり，対象の機能を述べたり，あるいは対象を正しく使うことができない[143,144]。
2. 以下のような行動がみられた場合，観念失行とみなされる。歯ブラシと練り歯磨きを患者に渡し，これらで歯を磨くよう求めると，歯磨きのチューブを口の中に入れたり，チューブの蓋をとらずに練り歯磨きを歯ブラシにつけようとしたりする。さらに，患者は歯磨きのやり方について口頭で述べることもできない。同様の現象がADLのあらゆる場面（洗濯，料理など）でみられ，このため患者の安全や自立度が制限されてしまう[5]。検査室において成績不良を示した観念失行患者でも，適切なときになじみ深い場所で行うADLはより良好に遂行できることがわかっている[142]［訳注11］。
3. 観念失行の責任病巣は左半球頭頂葉と考えられている。観念失行は脳動脈硬化症などのようなびまん性脳損傷に付随してみられる場合もある[52]。
4. 評価法：観念失行の検査は基本的には観念運動失行と同じである。両者における患者の違いは，観念運動失行患者は適切な状況下では動作を自発的かつ自動的に行えるが，観念失行患者はそれができない点である［訳注12］。
5. 治療法：観念運動失行で用いたものと同じである。

▼ 構成失行

1. 構成失行は，空間的分析と課題の概念化が困難な状態である。構成能力が正常であれば，部分と全体の関係を理解することができる[116]。この能力は描画，

訳注11：このような，道具を使った歯磨き動作などにおける失行は，研究者によっては観念運動失行に含められることがある。

訳注12：このような意図性-自動性の乖離は失行全般にみられる現象であるが，観念運動失行でより明確である。

更衣，手本に基づく構築や積木の配列などの行為には欠かすことができない。これらの複雑な動作を遂行するためには，視知覚，運動企図，運動遂行などが連合されなければならない[25]。

このように，構成失行は二次元あるいは三次元の形を模写，構築，積木や対象の配列などによって，自発的にあるいは命じられて再現する課題において最も顕著な障害として現れる[116]。この障害があると，患者は部分から全体を構成することができないために，周囲の物を効率よく巧みに扱うことができない。つまり，部分の1つ1つを理解し認識することはできるのに，それらを正しく意味ある関係に配置することができないのである。

構成失行は身体図式障害と関係が深いと考えられており，そのため更衣動作が困難になり，その他のADLのスキルも低下することが多い[1,145]。
2. 構成失行の例は，以下のような場合である。患者はサンドイッチについてよく知っているにもかかわらず，中に入れる材料をすべて患者の前においてあるような場合でさえ，それらを挟んでサンドイッチをつくることができない。
3. 病巣は，左右いずれかの半球の頭頂葉後方である[146]。構成失行は右半球損傷患者においてより一般的にみられ，また重度であると考えられているが，異論もある[147]。
4. 評価法は以下のとおりである。
  a. 患者に，家，花，あるいは時計の模写を求める。図 29-13 は，左あるいは右半球損傷の構成失行患者の典型的な模写を示している。
  b. 患者に，幾何学模様（例：円，四角，T字形）の模写を求める。
  c. 患者に積木の橋，マッチ棒でつくった模様，ペグ差し盤の形などをみせ，手本どおりにつくるよう求める。最初は3つから始め，次第に構成要素の数を増やしていく。

左半球損傷，あるいは右半球損傷で出現する視覚-構成的障害には質的な差がみられる。右半球損傷患者は検査刺激を鋭角的に描きがちであり，またページの左側を無視する傾向を示す[4]。また，絵の各部分を相互の関係を無視して描く。そのため，絵は複雑になるが，何であるかわからないものになってしまう[4]。患者は三次元のどのようなものでも模写や構成が非常に困難で，手本や絵のなかに目印をつけてもヒントとはならず，また通例練習によっても改善しない[148]。

それとは対照的に，左半球損傷患者の描画は通例右半球損傷患者の形態より認知しやすい[149]。描画は極端に簡略化されており[146]，描き方はゆっくりと，また，ためらいがちである。また，鋭角を構成できず，描画行為全般にわたり困難を示す[146]。右半球損傷患者とは対照的に，手本を示したり[149]，絵に目印をつけたり，繰り返し練習[148]によってしばしば成績は改善する。視覚性の短期記憶障害が，右半球損傷患者の構成失行に関係していると思われる[124]。

言語および理解の障害，手の巧緻性低下，同名半盲などの可能性を評価の際に考慮すべきである。
5. 学習転移アプローチでは，患者に幾何学模様の模写および構成を求める。最初は単純な模様から始め，次第に複雑なものへと移行する[1]。左半球損傷患者は目印を用いて練習し，上達するにつれて次第にこれを減らしていく方法が有効である[148]。Neistadt[25]は，根治的アプローチに幼児用刺激が用いられること，脳損傷からの回復は子どもの正常発達と同じ過程をたどるという仮定を基盤にしていること，そして評価刺激と非常によく似た刺激を治療に用いていることを批判している。

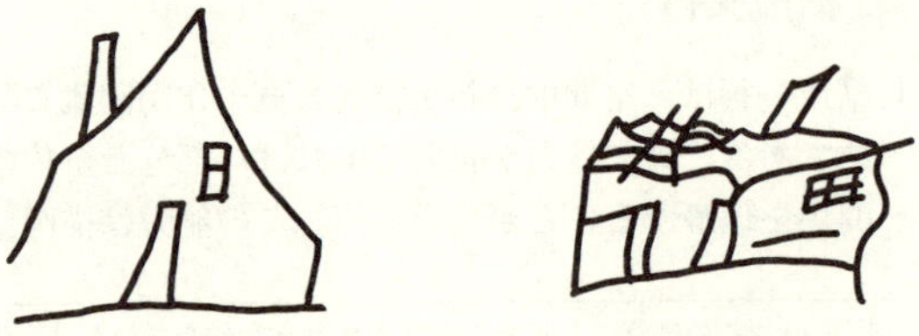

まとめ

人が自己の身体や外界からの刺激を評価し，選択し，統合し，解釈することを可能にする認知や知覚という過程は，人間らしい正常な機能のために欠かすことができない。脳損傷患者は，外界の意味を理解し，適切に応答するために必要なこのような能力を欠いているといえよう。患者がなんらかの知覚的障害を持っていることを認識し，出現した異常な行動の原因を理解するために必要な手段を持つことは，理学療法士にとって非常に重要である。

本章は，脳損傷，とりわけ脳卒中後の脳損傷によって出現した認知・知覚的障害に関する概要を述べるとともに，このような障害がリハビリテーション場面において患者の機能にどのように影響するかを示すことを目的とした。認知・知覚的障害を運動能力の欠損，

図 29-13 家描画テストにおける構成失行患者の描画例。左半球損傷患者の描画（A）と右半球損傷患者の描画（B）に相違があることに注意されたい（Zoltan, et al[111], p39. より）

A 左半球損傷　　B 右半球損傷

第29章　認知・知覚的障害に対する評価と介入

感覚異常，言語機能低下，非協力的態度などに関連した問題と区別することの重要性を強調した。また，非常に省略化したかたちで言及してはいるが，活動分析と系統的データ収集は，セラピストが選択した治療法の効果の理論的根拠を揺るぎないものとし，また経験的にそれを正当化するための最も強力な手段であることは間違いない。このうち，身体的環境と患者への教示方法の工夫という適応的アプローチと，代償的方法を教えるという代償的アプローチは最も効果的な治療方法と考えられる。

復習問題

1. 認知・知覚的障害を呈する患者が示す課題遂行上の一般的特徴はどのようなものか。
2. 学習転移アプローチによる治療の基本的考え方はどのようなものか。
3. 感覚統合的アプローチによる治療の基本的考え方はどのようなものか。本アプローチを用いた治療様式を例示せよ。
4. 機能的アプローチによって強化された特定の機能的スキルではどのような行為がみられるか。機能的アプローチの利点はどのようなものか。
5. 代償的テクニックを用いた場合の学習方法に関する一般的な案を述べよ。
6. 認知的アプローチを含む4つの治療方法を説明せよ。
7. 認知・知覚的障害を呈する患者を評価する際に，どのような影響因子を考える必要があるか。
8. 感覚障害と認知・知覚的障害を区別するためにセラピストはどのような評価手続きを用いるとよいか。
9. 結果の知識（KR）と遂行の知識（KP）という2種類のフィードバック様式の相違を述べよ。
10. 4種類の注意を説明せよ。
11. 記憶訓練の目的は何か。記憶訓練で用いる根治的アプローチと代償的アプローチを比較し，それぞれの焦点を対照的に述べよ。
12. 以下の用語を定義せよ。半側空間無視，身体失認，左右障害，手指失認，病態失認。
13. 空間的関係に関する障害を4つあげよ。これらの障害に共通する臨床的特徴は何か。また，空間的関係に関する各障害の例をあげて説明し，それが患者の行動にどのように影響するかを明らかにせよ。
14. 図−地の障害による機能的な特徴を例示せよ。本障害の共通した責任病巣はどこか。
15. 失行の特徴は何か。3種類の失行をあげ，各タイプの失行を呈する患者の課題遂行の例を述べよ。

CS　ケーススタディ

患者は，発症直後にリハビリテーション病院に入院した72歳の脳卒中女性患者である。病因は右頭頂葉の脳出血で，CTスキャンで4 cm大の血腫を認めたため，直ちに血腫除去術を施行した。入院可能期間は20日である。患者には身体的な問題もあるが，本症例では認知・知覚の側面に関する検査と介入に重点をおく。作業療法士と理学療法士は協力して認知的再訓練と機能的アプローチを組み合わせた治療を行っている。

医学的既往歴：インスリン依存型の糖尿病と右肩および両手の慢性関節リウマチ。

社会生活：自宅にて独居。近所に支援を要請できる友人と家族，および本人の子ども2人とその家族がいる。保険は地域HMO。警察を退職。趣味は，ガーデニング，読書，テレビ。オートマチック車の運転歴あり。

理学療法評価：当初は左方から近づくと，患者は理学療法士を無視し挨拶を返さなかった。しかし，患者の右側の椅子に座ると理学療法士との会話に問題はみられなかった。

関節可動域，筋緊張，バランス評価：関節可動域は正常，左上肢に筋力低下，動的立位バランスが不良である。

感覚：理学療法士が行った感覚評価において，右側では全側面にわたり正常（鋭/鈍，触覚，温度覚，固有感覚，皮質感覚）であった。しかし，左側ではなんらかの困難が疑われ，また刺激の検出に一貫性がないと思われた。理学療法士は患者に認知・知覚的障害があると考え，作業療法士が患者の検査を終了するまで感覚評価は延期とした。

機能的評価：理学療法士が患者の移乗を評価し，ベッドへの安全な移乗の方法を教示した。

FIM：ベッド・椅子・車椅子移乗FIMレベル5，浴槽移乗FIMレベル4，トイレ移乗FIMレベル5，移動FIMレベル5。

セルフケア：食事FIMレベル4，清拭FIMレベ

ル3,更衣上半身FIMレベル5,更衣下半身FIMレベル4,整容FIMレベル4,トイレ動作FIMレベル6。

理学療法士が患者に家族について質問すると,それに細かい点まで答えることができた。しかし,今いる場所については困惑を示し,外観が不良で整髪の必要があるようにみえた。そこで,セラピストは患者に髪をとかしてみるように勧めた。ブラシが患者の右側のテーブルに置かれてあるのに,患者はブラシを持っていないと答えた。このため,セラピストは床頭台を探してみるように提案したが,患者は探した後も相変わらずブラシはないと答えた。このセッションの終了時(この間40分)に,セラピストは本セッションの冒頭で教示した移乗テクニックを患者に再演してもらうように求めた。ところが,患者は混乱し,セラピストが教えたとおりにすることができなかった。

作業療法士による認知・知覚的機能評価:作業療法士は標準化された2種類の評価を行った。1つは患者が記憶の問題を呈しているためRivermead行動記憶検査で,もう1つは患者の障害のADLにどの程度影響しているかを知るためにArnadottir OT-ADL Neurobehavioral Evaluation(A-ONE)を用いた。また,作業療法士は,退院が近づいた時点で自宅や運転上の能力を含む患者のIADLについても検査の必要があると考えている。

社会的認知FIM:コミュニケーションFIMレベル7,表出FIMレベル7,記憶FIMレベル3,社会的交流FIMレベル6,問題解決FIMレベル6。

指導問題

1. 患者が示している困難はどのようなもので,その原因となる認知・知覚的問題は何か。観察されている問題点の原因となる機能障害は1つではないかもしれないことに注意せよ。
2. 臨床的な利点と問題点を列挙せよ。
3. この患者にとって妥当と思われる帰結と目標を明らかにせよ。
4. 右上肢の自発的使用の改善と半側空間無視の軽減を目的とした理学・作業療法的治療方法について述べよ。
5. 記憶の改善のために必要な理学・作業療法的治療方法を述べよ。
6. リハビリテーションプログラムの効果はどのようにして測定できるか。

用語解説

失算 acalculia:計算の困難あるいは数字の操作能力の低下。

適応 adaptation:知覚障害を代償するために環境を変化させること。

失認 agnosia:ある感覚を通してなじみのある対象を認知することの障害。別の感覚様式を介すれば同じ対象を認知する能力は保たれている。

失書 agraphia:文字を構成する際の運動機能の障害に起因しない書字の障害。

転換的注意 alternating attention:課題間を柔軟に移動し,それぞれの課題の要求に適切に応答できる能力。

病態失認 anosognosia:自己の麻痺の存在や重症度に対する否認,無視,あるいは病識の低下を含む認知的能力障害。

失語 aphasia:脳の中枢の障害に起因する話し言葉や文字,あるいは記号を介したコミュニケーション能力の消失あるいは低下。

失行 apraxia:筋力低下,協調障害,感覚障害,注意障害,理解不良などによっては説明のできない,目的にそった運動の遂行障害に特徴づけられる,意図的に学習された運動の障害。

連合野 association area:一次感覚野に隣接し,それと連絡する大脳皮質領域。外界の複雑な状況を認知し,それに対応するために,別々に入力される感覚情報を分析し統合して全体あるいはゲシュタルトにまとめあげる場所。

立体覚失認(触覚失認) astereognosis (tactile agnosia):触覚,固有感覚,温度覚などは正常と思われるのに,手で触ることで対象を認知することができない状態。

注意 attention:特定の刺激を選択しそれに関心を向け続け,同時にそれとは無関係の刺激を無視することができる能力。

身体イメージ body image:自己の身体に対する視覚的・心理的イメージ。自己の主観的感覚,特に健康と疾病に関連した印象を含む。

身体図式 body scheme:自己の身体の姿勢のモデル。各身体部位間の関係や身体と外界の関係を含む。

病識(低下) cognitive awareness (decreased):脳損傷に起因する障害や問題を認識する能力の低下。

認知的過程 cognitive process:人が「考える」ことを可

能にする能力。これには，集中し，注意をはらい，記憶し，学習する能力が含まれる。
認知リハビリテーション cognitive rehabilitation：人が知識を獲得し利用する過程に焦点を当て，脳損傷者の課題遂行を支援する総合的攻略法を探し出そうとする認知-知覚スキルの治療アプローチ。
色彩失認 color agnosia：色の認知ができない状態。
代償 compensation：脳損傷者が抱える機能的問題の解決を，健全な能力の利用や方法の改訂によって進めることを意図する根治的アプローチ。
構成失行 constructional apraxia：空間的分析と課題の概念化の障害。二次元・三次元的形態を自発的にあるいは命じられて積木や物品を用いて描画，構成，配置できないという症状から明確に確認できる。
皮質盲 cortical blindness：眼ではなく，皮質の損傷に起因して出現した，視覚情報がまったく認識できなくなる状態。
奥行きと距離の知覚 depth and distance perception：対象と自己の間の奥行きあるいは距離の判断。
配分的注意 divided attention：2つあるいはそれ以上の課題や刺激に対し，それらが相互に関連している場合に同時に反応することができる能力。
遂行機能（高次の認知機能） executive functions（higher order cognitive functions）：計画を立て，情報を操作し，活動を開始あるいは終了し，誤りを認識し，問題を解決し，抽象的思考をすることなどを含む。
図-地の弁別 figure-ground discrimination：背景のなかに埋没している図を，そこから弁別できる能力。
手指失認 finger agnosia：自己または検者の指を同定することができない状態。また，触れられた指の名を呼称したり，指の動きを模倣したりできない状態。
焦点的注意 focused attention：周囲の視覚的聴覚的刺激に気をとられることなく，1つの課題に注意を向けることができる能力。
形の弁別 form discrimination：形を認知し，わずかな違いに注意を向けることができる能力。知覚障害がある患者は形態的に類似した対象の弁別にとまどい，また通常と異なる向きに置かれた対象を認知できないなどの障害を示す。
機能的アプローチ functional approach：脳損傷者の独立を促進するために，本人にとって困難な特定の課題を練習する根治的アプローチ。
Gerstmann症候群 Gerstmann's syndrome：両手の手指失認，左右失認，失書，失算が出現した場合，これをGerstmann症候群と呼ぶ。Gerstmann症候群は左半球の角回付近の病巣で出現することが多い。
半盲 hemianopsia：単眼あるいは両眼の一側視野の障害。
半側空間 hemispace：身体空間の半分。例えば，左半側は身体の後ろ，前，頭の左半分を含む空間である。
高次の認知 higher order cognition：計画の立案，情報の操作，活動の開始および終了，誤りの認知，問題解決，抽象的思考などのような複雑な認知機能。
同名半盲 homonymous hemianopsia：一側眼球の耳側視野の欠損ともう一方の眼球の鼻側視野の欠損によって，外界の視覚情報の右あるいは左半分を受容できない状態。
観念失行 ideational apraxia：目的を持った動作を自動的にあるいは命じられて遂行することができない状態で，その動作が理解できず，その遂行に必要な運動パターンを公式化できない。患者はその動作の全体的な概念を理解することができない。
観念運動失行 ideomotor apraxia：その動作を理解しているにもかかわらず，命じられて動作ができず，ジェスチャー模倣ができない。しかし，患者は習慣的な動作を自動的に行うことは可能である。
即時再生 immediate recall：ほんの数秒だけ貯蔵された情報を思い出すことができる能力。
結果の知識 knowledge of results（KR）：患者が期待どおりの成果を上げたかどうかに関する情報。
遂行（パフォーマンス）の知識 knowledge of performance（KP）：活動が遂行されている過程に関する情報。
長期記憶 long-term memory：初期経験と長期間にわたって蓄積された情報の総体。
記憶 memory：経験や知覚を後になって想起できるように，これらを貯蔵しておくための心的過程。
追視 ocular pursuit：動く対象を眼球が追うことができる能力。
知覚 perception：自己身体あるいは外界からの刺激を選択，統合，解釈する過程。
空間的な位置の障害 position in space disorder：上，下，上方，下方，中，外，前，後などのような空間的概念を知覚し，解釈することができない状態。
相貌失認 prosopagnosia：顔あるいはその他の視覚的にあいまいな刺激を既知のものと認識し，これらを弁別することができない状態。
左右失認 right-left discrimination disorder：自己あるいは検者の身体の左右を同定できない状態。
選択的注意 selective attention：外界の視覚的聴覚的刺激に惑わされることなく，課題に注意を向けることがで

きる能力.
感覚 sensation：身体の感覚受容器への刺激にともなって生じる主観的印象あるいはアウェアネス.
感覚統合 sensory integration（SI）：特定の感覚刺激を与え，それに引き続く運動を注意深く制御することに焦点を当てた知覚的治療アプローチ．これによって脳における感覚の組織化や処理の方法が変化する．
短期記憶 short-term memory：数時間あるいは数日前に生じたできごとや学習の保持．
同時失認 simultanagnosia：Balint 症候群としても知られる，視覚刺激を全体として知覚できない状態．
身体失認 somatoagnosia：身体図式の障害．身体的構造や，自己あるいは他者の身体各部位置の関係に対するアウェアネスの欠如．
空間的関係の障害 spatial relations deficits：ある対象と他の対象あるいは自己との空間的位置関係を知覚することができない状態．
空間的関係に関する障害 spatial relations disorder：対象間の空間的位置関係，自己と 2 つあるいはそれ以上の対象との間の関係の把握が困難であることが共通する一連の障害の総称．これには図-地の弁別，形の弁別，空間的関係，空間的位置の知覚，地誌的見当識などの障害が含まれる．
スプリンタースキル splinter skill：すでに獲得したスキルとは一貫性がない，あるいはこれと統合できない，訓練あるいは学習によって新しく獲得したスキルのこと．
持続的注意 sustained attention：関係ある情報に注意を向けることができる能力．持続的注意は継続的活動の間中反応し続けられることを示唆する．
課題分析 task analysis：ある活動あるいは課題についてそれを構成する部分に分け，各構成部分の遂行に必要な運動的，知覚的，認知的能力を叙述すること．
地誌的失見当 topographic disorientation：ある場所と別の場所との関係を理解し記憶することが困難な状態．
学習転移アプローチ transfer-of-training approach：特定の知覚的要件を含む課題の練習に焦点を当てる治療アプローチ．これによって類似の知覚的要件を含む課題の遂行も容易となる．
半側空間無視 unilateral neglect：外界の一側（通例は左半側）からの視覚刺激と知覚を登録し統合することができない状態で，その原因を感覚障害に帰することができないもの．この結果，患者はそちら側の空間の刺激を無視する．
垂直方向の失見当 vertical disorientation：垂直方向の知覚のゆがみ．
視覚的抹消課題 visual cancellation task：多くの刺激のなかから標的刺激を定位し，それに印をつけることを求める課題．例えば，多くの文字が紙面いっぱいにランダムに配置されているなかからすべての「a」に印をつけるような課題である．
固視 visual fixation：対象を眼に近づけたり眼から離したりしても，それに焦点を定め続けることができる能力．
視覚失認 visual object agnosia：眼と視索の機能は正常であるのに，なじみ深い対象を認知することができない状態．

付録

ケーススタディの指導問題解答例

1. 患者が示している困難はどのようなもので，その原因となる認知・知覚的問題は何か．観察されている問題点の原因となる機能障害は 1 つではないかもしれないことに注意せよ．

解答 左側の情報に注意を向けることができないのは，半側空間無視あるいは同名半盲によると考えられる．20 分休憩後に移乗方法を再現できなかったのは，短期記憶障害によると考えられる．失行の可能性もあるが，最初に移乗を教えられたときには何の困難も示さなかったので，その可能性はおそらくないと思われる．ブラシがわからなかったのは，視覚失認によるものと思われる．

2. 臨床的な利点と問題点を列挙せよ．

解答 作業療法士と理学療法士は以下のような臨床的利点と問題点を列挙した．

利点：コミュニケーションスキルが良好（表出面および受容面とも）．
　　　左上肢の機能は完全回復の可能性がある．
　　　介助なしで歩行できる可能性がある．
　　　訓練意欲があり，親しみやすい態度である．

問題点：問題点は，基本的な ADL と IADL のすべてと余暇活動を行うにあたって以下の直接的障害のために困難があること．
　　　短期記憶の低下
　　　半側空間無視

視覚失認
動的立位バランス不良
筋力低下と左上肢の巧緻性の低下
これらに加え，リウマチのために朝出現する肩部および両手の痛みと硬直が症状を複雑化している。

3. この患者にとって妥当と思われる帰結と目標を明らかにせよ。

解答 患者，作業療法士，理学療法士が一緒に治療の帰結と目標を話し合った。そして，地域共同体や家族から支援を受けて自宅復帰することを目標に治療を行うことで合意した。具体的に示すと，3者が合意した治療により達成したい目標と帰結は以下のように列挙できる。

- 食事，入浴，更衣，排泄，整容に関する動作の自立
- 軽食の準備の安全かつ自立的な遂行
- 発症前に行っていた余暇活動のうち少なくとも2つを継続

これらの治療目標と帰結の可否は，患者が短期記憶，半側空間無視，視覚失認をどれだけ克服できるかにかかっている。

4. 右上肢の自発的使用の改善と半側空間無視の軽減を目的とした理学・作業療法的治療方法について述べよ。

解答 右上肢の機能：作業療法士，理学療法士，およびその他のリハビリテーションチームのメンバーが協議して，1日に理学療法を1回，作業療法を2回という治療計画を立てた。理学療法士はバランスの改善を目的にバランスボードを用いた訓練を行い，作業療法士はお菓子を焼くなどのような機能的な作業療法的活動の結果もたらされる改善を強化した。理学療法士も作業療法士も右上肢の機能を向上させることに留意した。患者の回復は半側空間無視の影響を受けた。そこで，作業療法士は，治療場面において患者が確実に左上肢を用いるための方法をいくつか理学療法士に紹介した。治療は認知・知覚の問題に照準を合わせて行われた。

半側空間無視：根治的アプローチとして，作業療法士は文字や数字などのような左半球を賦活させることがわかっている刺激の使用をできるだけ避け，言語的教示も最小限度に抑えた。すべての身辺的IADLにおいて，作業療法士は左上肢の機能回復と身体左側と左空間への注意の改善を目的に，毎回の治療を身体左側で行う運動から開始した。

5. 記憶の改善のために必要な理学・作業療法的治療方法を述べよ。

解答 記憶機能の直接的改善のための治療活動とともに，セラピストは患者の注意機能にも目をとめなければならなかった。作業療法士はまず，気が散らない環境を整備し，そこで単純な機能的課題から始めることにした。例えば，コーヒーを入れる際に，担当の作業療法士はミルクを入れない砂糖2個入りのコーヒーを好むなどといった固有の記憶が必要となる課題である。そして，患者がほかの何人かの患者にもコーヒーを入れられるようにこの課題の難易度を増していった。

患者が毎日の日課を上手に管理するために，手帳システムが導入された。理学療法士は自主的練習のやり方と頻度を手帳に書き込んだ。そしてチームのメンバー全員で患者がスタッフに繰り返し質問するのではなく，手帳を使うことができるようにと絶えず指導した。

6. リハビリテーションプログラムの効果はどのようにして測定できるか。

解答 治療計画の成否を測定するには以下のようないくつかの方法がある。

- 改善がみられたかどうかについて標準化された評価法（LOTCAやA-ONE）を用いて再評価する。
- 帰結の報告書を調査し，目標と一致したかを検討する。
- 患者に回復したと思うか聞く。
- 患者の家族や友人に回復したと思うか聞く。
- 特定の介入方法の効果がそれ以外の活動にも般化したかを評価する。

文献

1. Zoltan, B: Vision, perception and cognition: A manual for evaluation and treatment of the neurologically impaired adult, ed 3 rev. Charles B. Slack, Thorofare, NJ, 1996.
2. Unsworth, C: Cognitive and perceptual dysfunction: A clinical reasoning approach to evaluation and intervention. FA Davis, Philadelphia, 1999.
3. Katz, N, et al: Lowenstein Occupational Therapy Cognitive Assessment (LOTCA) battery for brain injured patients: reliability and validity. Am J Occup Ther 43:184, 1989.
4. Lezak, MD: Neuropsychological assessment, ed 3. Oxford University Press, New York, 1995.
5. Árnadóttir, G: The brain and behavior: Assessing cortical dysfunction through activities of daily living. CV Mosby, St. Louis, 1990.
6. Glosser, G, and Goodglass, H: Disorders of executive control functions among aphasic and other brain-damaged patients. J Clin Exp Neuropsychol 12:485, 1990.
7. Katz, N, and Hartman-Maeir, A: Occupational performance

and metacognition. Canadian J Occup Ther 64:53, 1997.
8. Winegardner, J: Executive functions. In Cohen, H (ed): Neuroscience for Rehabilitation. Lippincott, Philadelphia, 1993, p 346.
9. Sharpless, JW: Mossman's A Problem Oriented Approach to Stroke Rehabilitation, ed 2. Charles C Thomas, Springfield, IL, 1982.
10. Edwards, S: Neurological physiotherapy: A problem solving approach. Churchill Livingstone, New York, 1996.
11. Luria, AR: Higher Cortical Functions in Man. Basic Books, New York, 1966.
12. Pak, R, and Dombrovy, ML: Stroke. In Good, DC, and Couch, JR (eds): Handbook of Neurorehabilitation. Marcel Dekker, New York, 1994, p 461.
13. Meir, M, et al: Individual differences in neuropsychological recovery: An overview. In Meier, M, et al (eds). Neuropsychological Rehabilitation. Churchill Livingstone, London, 1987, p 71.
14. Bach-y-Rita, P: Brain plasticity as a basis for therapeutic procedures. In Bach-y-Rita, P (ed): Recovery of Function: Theoretical Considerations for Brain Injury Rehabilitation. University Park Press, Baltimore, 1980, p 225.
15. Brodal, A: Self-observations and neuronanatomical considerations after a stroke. Brain 76:675, 1973.
16. Gardner, H: The Shattered Mind: The Person After Brain Damage. Alfred A Knopf, New York, 1975.
17. Katz, N (ed): Cognitive rehabilitation: Models for intervention in occupational therapy. Andover Medical, Boston, 1992.
18. Neistadt, ME: The neurobiology of learning: Implications for treatment of adults with brain injury. Am J Occup Ther 48:421, 1994.
19. Neistadt, ME: Assessing learning capabilities during cognitive and perceptual evaluations for adults with traumatic brain injury. Occupational Therapy in Health Care 9:3, 1995.
20. Young, GC, et al: Efficacy of pairing scanning training with block design training in the remediation of perceptual problems in left hemiplegics. J Clin Neuropsychol 42:312, 1983.
21. Neistadt, ME: Occupational therapy for adults with perceptual deficits. Am J Occup Ther 42:434, 1988.
22. Fisher, AG, et al: Sensory Integration: Theory and Practice. FA Davis, Philadelphia, 1991.
23. Ayres, JA: Sensory Integration and Learning Disorders. Western Psychological Service, Los Angeles, 1972.
24. Ayres, JA: Sensory Integration and the Child. Western Psychological Services, Los Angeles, 1980.
25. Neistadt, ME: A critical analysis of occupational therapy approaches for perceptual deficits in adults with brain injury. Am J Occup Ther 44:299, 1990.
26. Moore, J: Neuronanatomical considerations relating to recovery of function following brain injury. In Bach-y-Rita, P (ed): Recovery of Function: Theoretical Consideration for Brain Injury Rehabilitation. University Park Press, Baltimore, 1980, p 9.
27. Finger, S, and Stein, DG: Brain Damage and Recovery: Research and Clinical Perspectives. Academic Press, New York, 1982.
28. Braziz, PW, et al: Localization in Clinical Neurology, ed 2. Little, Brown, Boston, 1990.
29. Pedretti, LW, Zoltram, B and Wheatly, CJ: Evaluation and treatment of perceptual and perceptual motor deficits. In Pedretti, LW (ed): Occupational Therapy: Practical Skills for Physical Dysfunction, ed 4. CV Mosby, St. Louis, 1996, p 231.
30. Neistadt, ME: Occupational therapy treatment for constructional deficits. Am J Occup Ther 46:141, 1992.
31. Ellek, D: Managed competition: Maintaining health care within the private sector. Am J Occup Ther 49:468, 1995.
32. Toglia, J, and Abreu, BC: Cognitive Rehabilitation Supplement to Workshop: Management of Cognitive-Perceptual Dysfunction in the Brain-Damaged Adult. Sponsored by Braintree Hospital, Braintree, MA and Cognitive Rehabilitation Associates, New York, May, 1987.
33. Giantusos, R: What is cognitive rehabilitation? J Rehabil 46:36, 1980.
34. Abreu, BC, and Toglia, JP: Cognitive rehabilitation: A model for occupational therapy. Am J Occup Ther 41:439, 1987.
35. Diller, L, and Gordon, WA: Intervention strategies for cognitive deficits in brain-injured adults. J Consult Clin Psychol 49:822, 1981.
36. Toglia, JP: Generalization of treatment: A multicontext approach to cognitive perceptual impairment in adults with brain injury. Am J Occup Ther 45:505, 1991.
37. Toglia, JP: A dynamic interactional model to cognitive rehabilitation. In Katz, N (ed): Cognition and Occupational in Rehabilitation: Cognitive Models for Intervention in Occupational Therapy. The American Occupational Therapy Association, Inc., Bethesda, 1998, p 5.
38. Abreu, BC: The quadraphonic approach: Holistic rehabilitation for brain injury. In Katz, N (ed): Cognition and Occupation in Rehabilitation: Cognitive Models for Intervention in Occupational Therapy. The American Occupational Therapy Association, Inc., Bethesda, 1998, p 51.
39. Wilcock, AA: Occupational therapy approaches to stroke. Churchill Livingstone, Melbourne, 1986.
40. Grieve, J: Neuropsychology for occupational therapists: Assessment of perception and cognition. Blackwell Scientific, Oxford, 1993.
41. Galski, T, et al: Driving after cerebral damage: A model with implications for evaluation. Am J Occup Ther 46:324, 1992.
42. Trombly, CA: Occupational therapy for physical dysfunction, ed 4. Williams & Wilkins, Baltimore, 1995.
43. Gainotti, G: Emotional and psychosocial problems after brain injury. Neuropsychological Rehab 3:259, 1993.
44. Bronstein, KS, et al: Promoting stroke recovery. CV Mosby, St. Louis, 1991.
45. Meier, M, et al (eds): Neuropsychological Rehabilitation. Churchill Livingstone, London, 1987.
46. Sandin, KJ, and Mason, KD: Manual of stroke rehabilitation. Butterworth-Heinemann, Boston, 1996.
47. Van Ravensberg, CD, et al: Visual perception in hemiplegic patients. Arch Phys Med Rehabil 65:304, 1984.
48. Warren, M: A hierarchical model for evaluation and treatment of visual perceptual dysfunction in adult acquired brain injury, I. Am J Occup Ther 47:42, 1993.
49. Warren, M: A hierarchical model for evaluation and treatment of visual perceptual dysfunction in adult acquired brain injury, II. Am J Occup Ther 47:55, 1993.
50. Hier, DB, et al: Recovery of behavioral abnormalities after right hemisphere stroke. Neurology 33:345, 1983.
51. Haerer, AF: Visual field defects and the prognosis of stroke patients. Stroke 4:163, 1977.
52. Chusid, JG: Correlative Neuroanatomy and Functional Neurology, ed 19. Lange Medical Publications, Los Altos, CA, 1985.
53. Tobis, JS, and Lowenthal, M: Evaluation and Management of the Brain-Damaged Patient. Charles C Thomas, Springfield, IL, 1960.
54. Pedretti, LW: Evaluation of sensation, perception and cognition. In Pedretti, LW and Zoltan, B (eds): Occupational Therapy: Practice Skills for Physical Dysfunction, ed 2. CV Mosby, St. Louis, 1985, p 99.
55. Anderson, E, and Choy, E: Parietal lobe syndromes in hemiplegia: A program for treatment. Am J Occup Ther 24:13, 1970.
56. Stilwell, JM: The meaning of manual midline crossing. Sensory Integration Quarterly 21:1, 1994.
57. Efferson, L: Disorders of vision and visual perceptual dysfunction. In Umphred, DA (ed): Neurological rehabilitation, ed 3. CV Mosby, St. Louis, 1995, p 769.
58. Diller, L, and Weinberg, J: Differential aspects of attention in brain-damaged persons. Perceptual and Motor Skills 35:71, 1972.
59. Anastasi, A: Psychological testing, ed 6. Macmillan Publishing Co., New York, 1988.
60. de Clive-Lowe, S: Outcome measurement, cost-effectiveness and clinical audit: The importance of standardised assessment to occupational therapists in meeting these new demands. Br J Occup Ther 59: 357, 1996.
61. Wall, N: Stroke rehabilitation. In Logigian, MK (ed): Adult Rehabilitation: A Team Approach for Therapists. Little, Brown, Boston, 1982, p 225.
62. Laver, AJ, and Powell, GE: The Structured Observational Test of Function (SOTOF). NFER-NELSON, Windsor, England, 1995.
63. Laver, AJ: The structured observational test of function. Gerontology Special Interest Section Newsletter 17:1, 1994.
64. Allen, CK: Allen cognitive level test manual. S & S/Worldwide, Colchester, 1990.
65. Allen, CK, et al: Occupational therapy treatment goals for the physically and cognitively disabled. American Occupational Therapy Association, Rockville, MD, 1992.
66. Tyerman, R, et al: COTNAB-Chessington Occupational Therapy Neurological Assessment Battery Introductory Manual. Nottingham Rehab Limited, Nottingham, 1986.
67. Stanley, M, et al: Chessington Occupational Therapy Neurological Assessment Battery: Comparison of performance of people aged 50–65 years with people aged 66 and over. Australian Occupational Therapy Journal 42:55, 1995.
68. Sloan, RL, et al: Routine screening of brain damaged

patients: A comparison of the Rivermead Perceptual Assessment Battery and the Chessington Occupational Therapy Neurological Assessment Battery. Clin Rehab 5:265, 1991.
69. Itzkovich, M, et al: The Loewenstein Occupational Therapy Assessment (LOTCA) manual. Maddak Inc., Pequanock, NJ, 1990.
70. Katz, N, et al: Loewenstein occupational therapy cognitive assessment (LOTCA), battery for brain injured patients: Reliability and validity. Am J Occup Ther 43:184, 1989.
71. Wilson, B, et al: Behavioural Inattention Test. Thames Valley Test Company, Bury St Edmunds, 1987.
72. Wilson, B, et al: Development of a behavioural test of visuospatial neglect. Arch Phys Med Rehabil 68:98, 1987.
73. Whiting, S, et al: RPAB-Rivermead Perceptual Assessment Battery. NFER-NELSON, Windsor, 1985.
74. Jesshope, HJ, et al: The RPAB: Its application to stroke-patients and relationship with function. Clin Rehab 5:115, 1991.
75. Wilson, B, et al: RBMT-The Rivermead Behavioural Memory Test. Thames Valley Test Company, Bury St Edmunds, 1991.
76. Wilson, B, et al: Development and validation of a test battery for detecting and monitoring everyday memory problems. J Clin Exp Neuropsychol 11:885, 1989.
77. Sarno, JE, et al: The Functional Life Scale. Arch Phys Med Rehabil 54:214, 1973.
78. Brown, H: The standardisation of the Riverdale Hospital's Home and Community Skills Assessment. Canadian J Occup Ther 55:9, 1988.
79. Guide for the Uniform Data Set for Medical Rehabilitation (Adult FIM SM): Version 4.0. State Univ of New York at Buffalo, Buffalo, 1993.
80. Jongbloed, L, et al: Stroke rehabilitation: Sensory integrative treatment versus functional treatment. Am J Occup Ther 43:391, 1989.
81. Gentile, AM: A working model of skill acquisition with special reference to teaching. Quest Monograph 17:61, 1972.
82. Bailey, DM: Legislative and reimbursement influences on occupational therapy: Changing opportunities. In Neistadt, ME, and Crepeau, EB (eds): Willard and Spackman's Occupational Therapy, ed 9. Lippincott, Philadelphia, 1998, p 763.
83. McKeehan, KM: Conceptual framework for discharge planning. In McKeehan, KM (ed): Continuing Care: A Multidisciplinary Approach to Discharge Planning. CV Mosby, Toronto, 1981, p 3.
84. Unsworth, CA, and Thomas, SA: Information use in discharge accommodation recommendations for stroke patients. Clin Rehabil 7:181, 1993.
85. Unsworth, CA, et al: Rehabilitation team decisions concerning discharge housing for stroke patients. Arch Phys Med Rehabil 76:331, 1995.
86. Unsworth, CA: Clients' perceptions of discharge housing decisions following stroke rehabilitation. Am J Occup Ther 50:207, 1996.
87. Stringer, AY: A Guide to Adult Neurological Diagnosis. FA Davis, Philadelphia, 1996.
88. Strub, RL, and Black, FW: The Mental Status Examination in Neurology, ed 2. FA Davis, Philadelphia, 1985.
89. Mateer, CA, et al: Management of attention and memory disorders following traumatic brain injury. J Learning Disabilities 29:618, 1996.
90. van Zomeren, AH, and Brouwer, WH: The Clinical Neuropsychology of Attention. Oxford University Press, New York, 1994.
91. Stroop, JR: Studies of inference in serial verbal reactions. J Exp Psychology 18:643, 1935.
92. Gronwall, D: Paced auditory serial addition task: A measure of recovery from concussion. Perceptual and Motor Skills 44:367, 1977.
93. US Army: Army Individual Test Battery. Manual of directions and scoring. Adjutant General's Office, 1944.
94. Diller, L, and Weinberg, J: Evidence for accident prone behavior in hemiplegic patients. Arch Phys Med Rehabil 51:358, 1970.
95. Diller, L, and Weinberg, J: Differential aspects of attention in brain-damaged persons. Perceptual and Motor Skills 35:71, 1972.
96. Spencer, EA: Functional restoration. In Hopkins, HL, and Smith, HD (eds): Willard and Spackman's Occupational Therapy, ed 8. Lippincott, Philadelphia, 1993, p 605.
97. Kepferman, I: Learning and Memory. In Kandel, ER, et al (eds): Principles of Neuroscience, ed 3. Elsevier, New York, 1991, p 996.
98. Wickelgren, WA: Learning and memory. Prentice-Hall Inc, Englewood Cliffs, NJ, 1977.
99. Fuster, JM: Memory in the Cerebral Cortex: An Empirical Approach to Neural Networks in the Human and Nonhuman Primate. MIT Press, Cambridge, 1995.
100. Wilson, BA, and Moffat, N: Clinical Management of Memory Problems. Chapman & Hall, London, 1992.
101. Duran, L, and Fisher, AG: Evaluation and intervention with executive functions impairment. In Unsworth, CA: Cognitive and Perceptual Dysfunction: A Clinical Reasoning Approach to Evaluation and Intervention. FA Davis, Philadelphia, 1999, p 209.
102. Cummins, JL: Anatomic and behavioral aspects of frontal-subcortical circuits. In Grafman, J, et al (eds): Annals of the New York Academy of Sciences: Structure and Function of the Human Prefrontal Cortex, vol 769. New York Academy of Sciences, New York, 1995, p 1.
103. Pollens, R, et al: Beyond cognition: Executive functions in closed head injury. Cognitive Rehabilitation 65:23, 1988.
104. Sohlberg, MM, et al: Contemporary approaches to the management of executive control dysfunction. J Head Trauma Rehab 8:45, 1993.
105. Van Deusen, J: Body image and perceptual dysfunction in adults. Saunders, Philadelphia, 1993.
106. Benton, A, and Sivan, AB: Disturbances of the body schema. In Heilman, KM, and Valenstein, E (eds): Clinical Neuropsychology, ed 3. Oxford Univ Pr, New York, 1993, p 123.
107. Herman, EWM: Spatial neglect: New issues and their implications for occupational therapy practice. Am J Occup Ther 46:207, 1992.
108. Hier, DB, et al: Behavioral abnormalities after right hemisphere stroke. Neurology 33:337, 1983.
109. Gordon, WA, et al: Perceptual remediation in patients with right brain damage: A comprehensive program. Arch Phys Med Rehabil 66:353, 1985.
110. Vallar, G: The anatomical basis of spatial hemineglect in humans. In Robertson, IH, and Marshall, JC (eds): Unilateral Neglect: Clinical and Experimental Studies. Lawrence Erlbaum Associates Ltd., Hove, 1993, p 27.
111. Zoltan, B, et al: The Adult Stroke Patient: A Manual for Evaluation and Treatment of Perceptual and Cognitive Dysfunction, ed 2 rev. Charles B. Slack, Thorofare, NJ, 1986.
112. Robertson, IH, et al: Walking trajectory and hand movements in unilateral left neglect: A vestibular hypothesis. Neuropsychologia 32:1495, 1994.
113. Weinberg, J, et al: Training sensory awareness and spatial organization in people with right brain damage. Arch Phys Med Rehabil 60:491, 1979.
114. Weinberg, J, et al: Visual scanning training effect in reading-related tasks in acquired right brain damage. Arch Phys Med Rehabil 58:479, 1977.
115. Stanton, KM, et al: Wheelchair transfer training for right cerebral dysfunctions: An interdisciplinary approach. Arch Phys Med Rehabil 64:276, 1983.
116. Bradshaw, JL, and Mattingley, JB: Clinical Neuropsychology: Behavioral and Brain Science. Academic Press, San Diego, 1995.
117. Zankie, HT: Stroke Rehabilitation. Charles C Thomas, Springfield, IL, 1971.
118. McFie, J: The diagnostic significance of disorders of higher nervous activity. In Vinken, PJ and Bruyen, GW (eds): Handbook of Clinical Neurology, vol 4. Disorders of Speech, Perception, and Symbolic Behavior, New York, 1969, p 1.
119. Sauguet, J, et al: Disturbances of the body scheme in relation to language impairment and hemispheric locus of lesion. J Neurol Neurosurg Psychiatry 34:496, 1971.
120. Johnstone, M: Restoration of Motor Function in the Stroke Patient, ed 2. Churchill Livingstone, New York, 1983.
121. Burt, MM: Perceptual deficits in hemiplegia. Am J Nurs 70:1026, 1970.
122. Hecaen, H, et al: The syndrome of apractagnosia due to lesions of the minor vertebral hemisphere. Arch Neurol Psychiatry 75:400, 1956.
123. Gainotti, G: Emotional behaviour and hemispheric side of the lesion. Cortex 8:41, 1972.
124. Warrington, EK, and James, M: Disorders in visual perception in the patients with localized cerebral lesions. Neuropsychologia 5:253, 1967.
125. Halperin, E, and Cohen, BS: Perceptual-motor dysfunction. Stumbling block to rehabilitation. Md Med J 20:139, 1971.
126. Benton, A, and Tranel, D: Visuoperceptual, visuospatial,

127. Ayres, JA: Southern California Sensory Integration Tests. Western Psychological Services, Los Angeles, 1972.
128. Peterson, P, and Wikoff, RL: The performance of adult males on the Southern California figure-ground visual perception test. Am J Occup Ther 37:554, 1983.
129. Anderson, TP: Rehabilitation of patients with a completed stroke. In Kottke, FJ, and Ellwood, PM (eds): Krusen's Handbook of Physical Medicine and Rehabilitation, ed 4. Saunders, Philadelphia, 1990, p 666.
130. Jones, M: Approach to Occupational Therapy, ed 3. Butterworths, London, 1977.
131. Laver, AJ, and Unsworth, CA: Evaluation and intervention with simple perceptual impairment (agnosias). In Unsworth, CA (ed): Cognitive and Perceptual Dysfunction: A Clincial Reasoning Approach to Evaluation and Intervention. FA Davis, Philadelphia, 1999, p 299.
132. Wade, DT, et al: Stroke: A Critical Approach to Diagnosis. Treatment, and Management. Yearbook Medical, Chicago, 1986.
133. Damasio, AR, et al: Prosopagnosia: Anatomical basis and behavioral mechanism. Neurology 32:331, 1982.
134. Croce, R: A review of the neural basis of apractic disorders with implications for remediation. Adapted Physical Activity Quarterly 10:173, 1993.
135. Tate, R, and McDonald, S: What is apraxia? The clinician's dilemma. Neuropsychological Rehab 5:273, 1995.
136. Kirshner, H: The Apraxias. In Bradley, W, et al (eds): Neurology in Clinical Practice: Principles of Diagnosis and Management, vol 1. Butterworth-Heinemann, London, 1991, p 117.
137. Raade, AS, et al: The relationship between buccofacial and limb apraxia. Brain and Cognition 16:130, 1991.
138. Mozaz, M, et al: Apraxia in a patient with lesion located in right sub-cortical area: Analysis of errors. Cortex 26:651, 1990.
139. Goodglass, H, and Kaplan, E: The Assessment of Aphasia and Related Disorders, ed 2. Lea & Febiger, Philadelphia, 1983.
140. Halsband, U, et al: The role of the pre-motor and the supplementary motor area in the temporal control of movement in man. Brain 116:243, 1993.
141. Butler, J: Evaluation and intervention with apraxia. In Unsworth, CA: Cognitive and Perceptual Dysfunction: A Clincial Reasoning Approach to Evaluation and Intervention. FA Davis, Philadelphia, 1999, p 257.
142. Okoye, R: The apraxias. In Abreu, BC (ed): Physical Disabilities Manual. New York, 1981, p 241.
143. De Renzi, E, and Lucchelli, F: Ideational apraxia. Brain, Raven, New York, 111:1173, 1988.
144. Mayer, NH, et al: Buttering a hot cup of coffee: An approach to the study of errors of action in patients with brain damage. In Tupper, DE, and Cicerone, KD (eds): The Neuropsychology of Everyday Life: Assessment and Basic Competencies. Kluwer, London, 1990, p 259.
145. Neistadt, ME: The relationship between constructional and meal preparation skills. Arch Phys Med Rehabil 74:144, 1993.
146. McFie, J, and Zangwill, OL: Visual-constructive disabilities associated with lesions of the left cerebral hemisphere. Brain 83:243, 1960.
147. Fisher, B: Effect of trunk control and alignment on limb function. J Head Trauma Rehab 2:72, 1987.
148. Hecaen, H, and Assal, G: A comparison of constructive deficits following right and left hemisphere lesions. Neuropsychologia 8:289, 1970.
149. Piercy, M, et al: Constructional apraxia associated with unilateral cerebral lesions: Left and right sided cases compared. Brain 83:225, 1960.
150. Unsworth, CA: Reflections of the process of therapy in cognitive and perceptual dysfunction. In Unsworth, CA (ed): Cognitive and Perceptual Dysfunction: A Clinical Reasoning Approach to Evaluation and Intervention. FA Davis, Philadelphia, in press.

参考文献

Carter, LT, et al: The relationship of cognitive skills performance to activities of daily living in stroke patients. Am J Occup Ther 42:449, 1988.

Cohen, H (ed): Neuroscience for Rehabilitation. Lippincott, Philadelphia, 1993.

Sacks, O: The Man who Mistook his Wife for a Hat. Harper & Row, New York, 1985.

Zoltan, B: Vision, Perception and Cognition, ed 3. Slack, Thorofare, NJ, 1996.

30 神経疾患による言語障害

Martha Taylor Sarno

概要

- 言語体系
- 発話
- 失語症
  分類および用語
  評価
  リハビリテーション
  心理的因子および関連因子
  治療アプローチ
  患者
- dysarthria
  分類および用語
  リハビリテーション
- 発語失行
  リハビリテーション
- 嚥下障害
  リハビリテーション
- 拡大・代替コミュニケーションのシステムと手段
- 理学療法士とコミュニケーション障害患者

学習目標

1. 音声・語彙・意味システムに関する言語体系について説明する。
2. 発話産生過程における発話運動システムの役割を理解する。
3. 失語症の古典分類とその特徴について説明する。
4. 失語症の回復とリハビリテーションの評価を行う際の重要な点について説明する。
5. 失語症のリハビリテーションの一般的なアプローチの方法といくつかの特殊な治療方法をあげ，説明する。
6. dysarthriaの主要なタイプ分類と治療根拠を示す。
7. 発語失行の定義と治療について示す。
8. 神経疾患による嚥下障害について理解する。
9. 代替コミュニケーションシステムの利用に関する目標および根拠について示す。

　大多数の人は発話し理解する能力を得ることを当たり前のようにとらえており，コミュニケーションに関する本質や機能の過程を気にすることはほとんどない。しかし言葉を話すことは，道具をつくり出してきたのと同じように，人に備わった能力のなかで最も他の動物と区別される特徴である。太古の社会でさえ，人間は口頭言語によって経験や考えや気持ちを分かち合っていた。しかし，すべての人間社会が書字や読字システムを発展させてきたわけではない。

　コミュニケーションという言葉は，発話を含み，人間が情報を交換するためのすべての様式を包含している。発話は，複数の身体部位の統合された活動を必要とする，繊細かつすばやい感覚および運動の連続から成り立っている。コミュニケーションとして使用する発話は，人間の活動の多くの段階と関係しており，発話運動システムの構成要素の微細な運動協調から，認知/意味レベルで起こっている微妙な意味づけまでが関与している。身振り，パントマイム，話者役割の交替といった他の非言語的実用言語行動も，コミュニケーションの重要な要素である。

本章の作成にあたっては，National Institute of Deafness and Other Communication Disorders（NIDCD）の研究助成金 RO1NS25367-01A1（筆者が研究責任者）と National Institute of Disability and Rehabilitation Research（NIDRR）の研究助成金 G00830000 の補助を一部受けた。

発話に障害がない人たちの間では，発話行動は個人によって大いに異なり，発話運動システムは複雑な情報の交換を行うようにできているが，個人差の幅はとても大きく，同じ単語を産生している場合でも，個人によって異なる特徴の音波をつくり出す。しかし，聞き手は音声波から引き出した情報のみだけをとらえているわけではない。われわれが**文脈**と呼んでいる要素も手がかりにしている。文脈には，活動の目的，情報交換が行われている場所，話者と聞き手が有している知識，話者と聞き手の互いの役割，状況が要求している形式の度合いといったコミュニケーションの諸側面が含まれている。

　コミュニケーションのために話し言葉を使用することは，人間としてのアイデンティティと「自己」の認知に寄与している。その結果，構造上の異常（例えば，口蓋裂），神経疾患（例えば，パーキンソン病）や機能的な疾患（例えば，機能性構音障害）によるコミュニケーション能力の障害は，個人の日常生活に重大な影響を及ぼす。なんらかの理由によってコミュニケーション障害を有すると，ある人にとっては，仕事さえも奪われかねないほどの影響を受ける。また，ある人にとっては，職業上の妨げはなくても，社会生活の妨げとなり満足な生活を送れないかもしれない。子どものころからコミュニケーション障害を有すると，職業上の不利益をこうむる可能性がある。コミュニケーション障害は複雑で多面的な行動障害であり，人を人たらしめている行動の一側面を危うくし，生活上のすべての側面に負の影響を及ぼす可能性がある。

　本章では，リハビリテーション医療プログラムにおいて言語治療サービスを受けている大多数の患者に代表されるコミュニケーション障害としての，神経疾患によるコミュニケーション障害について説明する。それらの障害で最も一般的なものは，言語機能の障害としての**失語症 aphasia** と運動性発話障害としての**dysarthria**である。

　1925年のアメリカ言語聴覚学会 American Speech-Language-Hearing Association（ASHA）の設立とともに生まれた言語病理学は，先天性・後天性の言語障害の診断と治療をめざしている。コミュニケーション障害は大きな経済的損失となっており，生産性の低下，特殊教育費と医療費の増大というかたちで米国の経済に，年間300億ドルの負担となっていると推測される。国立聴覚言語障害研究機関 National Institute of Deafness and Other Communication Disorders（NIDCD）では，言語障害を有している人は600万～800万人，発話の障害を有している人は1,000万人と推定している[1]。また，おおよそ2,800万人が聴力障害を有している。聴力障害を有している人の55%は65歳以上である[2]。18歳未満で聴力障害を有しているのは140万人以上である[1]。

　65歳以上の人口の10.8%が言語の障害を有しており，45歳以下でも9.9%が言語障害を有している。コミュニケーション障害における最も大きな数を示しているのは，言語障害（43.7%）と**構音障害 articulation disorder**（32.1%）を有している子どもである[1]。成人の言語障害では，およそ15%が失語症である[3]。

　言語病理学の分野は急速に成長してきている。1950年から1980年でASHAの会員（メンバーおよび臨床免許所持者）は1,623人から3万5,000人に増加した。現在ではASHAの臨床免許を取得した言語聴覚士が8万9,000人以上おり，その90%は女性である[4]。言語病理学は修士課程レベルの専門分野であり，85%以上の州が，州の臨床免許の取得を義務づけている。ASHAは，言語病理学の指定された科目を履修し，かつ，臨床フェローシップの1年（clinical fellowship year: CFY［訳注：臨床指導者の下での1年間（実質10ヵ月）にわたる臨床実習］）を含めた臨床経験を経た者に臨床免許 certificate of clinical competence（CCC）を交付している。医療・保健施設でおよそ40%の言語聴覚士が雇用されているが，病院で雇用されている言語聴覚士は15%をわずかに上回るのみである[4,5]。臨床免許は通常，病院での雇用条件となる。言語聴覚士 speech-language pathologist という用語は，臨床免許を有している公認された専門家を指す。スピーチセラピスト speech therapist という語は専門用語ではなく，しばしば非公式に用いられる。

　ある人の言語障害の有無と程度を同定し測定するためには，その人の言語行動を「正常」と比較する必要がある。正常の基準となるものは，①患者が属している文化的社会のなかでの，障害を受けていない人に共通な言語であり，患者と同等の年齢，性，教育，および，学力の人々の言語機能と比較する。もしくは，②患者が病気になる前，あるいは，けがをする前に持っていた言語能力である。後者は個人差が大きく，教育，学力，特定の文化的特徴，性格，人格，および，その他の多くの因子によって決まる。ある人がその人の暮らしている社会における「正常」なコミュニケーションとしての言語や発話方法から逸脱している場合に，言語障害を有していると考えられる。

　「正常」の基準は，機能障害，能力低下，社会的不利という用語のなかで用いられている。1980年に世界保健機関 World Health Organization（WHO）が，分類概要を示した[6]。それによれば，**機能障害**は病理それ自体（その部位や測定されたサイズなど）を，**能力低下**は機能障害の結果として生じ日常の個人・社会・職業生活に影響を与えるものを，**社会的不利**は個人，家

族，社会が決める能力低下の重要性，および，個人がこうむる不利益の程度を，それぞれ示している。

言語体系

人は何か言いたいことを思いつくと，それはある生理学的および音響学的な作用によって，言葉や文章に変換される。そのメッセージは，言語学的な方式に変換されて，聞き手に届く。一方，聞き手は，音響情報を単語や文のつながりとしてとらえ，最終的にその意味を理解する。

われわれが考えを表出したり，他者のメッセージを理解するために文を結びつける象徴機能体系を言語と呼ぶ。乳児や幼児は生まれて最初の数年間で，言語の使用についての膨大な練習と経験を積んで習慣化し意識することなく使用できるようになる。

音声学は，言語の音の構造についての学問である。言葉は，音声または**音素**から成り立っており，それらは一般に，**母音**または**子音**のどちらかに分類することができる。音素それ自体だけでは，考えや事象を象徴化［訳注：言語符号化］しないが，集まって一緒になると，単語として言語学的な基礎単位となる。単語は，言語における**辞書**，あるいは，語彙項目として構成される。英語では，16の母音と22の子音があり，これらが合わさって，**音節**と呼ばれるより大きな単位を構成している。

英語には1,000〜2,000の音節があり，通常，1つの母音が中心音素としてあり，子音は周囲にあるという構造になっている。たいていの言語は，音素がどのようにして，より大きな単位になるかという独自の規則を有している。例えば，英語では，ngという音素で始まる音節は決して存在しない。英語で最も用いられている単語は，連続で2〜5個の音素のつながりからなる。10個の音素で1つの音節になっているものもある。しかし一般的には，最も高い頻度で用いられる単語は，数個の音素からなるものである。音素の構成数にこれだけの制限があるにもかかわらず，英語では，日々新しい言葉がつくられている。また，数十万語の英語の単語があるにもかかわらず，95％の時間に使用しているのは5,000〜1万語のレパートリー内のものでしかない。

ある言語における，文法または**統語**は，単語が許容する文の構成の並びを決定するものである。例えば英語では，「黒い箱がテーブルの上にあります（The black box is on the table）」ということは許されるが，「箱，黒い，テーブル，上に（Box black table on the）」ということはできない。また，別の例では，「その古いラジオは良い音を出した（The old radio played well）」と文法上いうことはできるが，「古い，その，良く，音を出したラジオ（Old the well played radio）」ということはできない。また，「男の子は歩いてその店に行った（The boy walked to the store）」という文は意味をなすが，「その本は歩いて店に行った（The book walked to the store）」という文は意味をなさない。言葉の意味に関する言語システムを**意味論**と呼ぶ。

音韻的（音）・辞書的（語彙）・統語的（文法）・意味論的（意味）言語体系に加えて，**韻律**（強勢と抑揚）も利用して，疑問，宣言，感情，ショック，感嘆といった表現を区別している。

発話

発話に関する器官は，肺，気管支，喉頭（声帯を囲んでいるもの），咽頭，鼻，口で構成されている。これらを一緒にして考えると，肺から口唇に及ぶ**声道**と呼ばれる「管」を構成している。声道は，舌や口唇などを動かすことによって，その形をいろいろに変えることができる。声道の形態を変えると，発話中の空気の流れの空気力学的性質に変化をもたらす（図30-1）。

発声器官の第一の機能は，基本的な生命維持機能としての呼吸と嚥下に関するものである。それぞれの発声器官は，発話のための異なる役割を担っているが，発話以外のときとは機能が異なる。例えば，生命維持を目的として行われる呼吸は，発話のときよりもはるかにすばやく行われる。1回の吸気/呼気サイクルは約5秒だが，発話中は産生しようとする言葉や文の量によって呼吸の割合を調節しており，ときによっては，吸気は全体の時間の15％しか使わない。このことは，ある程度は，発話の際にはある考えをすべていい終わるのに必要な十分な空気を取り入れ，その考えを表出している間に，徐々に空気を吐き出すという事実によるためである。

肺から吐き出される一定の空気の流れは，発話の産生のためのエネルギー源であり，声帯の速い振動［訳注：原文は振動と記載されているが，開閉の方が適切な表現である］によって音声化される。発話をしているときは，舌，口唇をはじめ他の器官を動かして，絶えず声道の形を変えている。声道を動かすと，声帯から発せられた音の性質に変化を加えることになり，さまざまな音を産生することが可能となる。言い換えれば，声道の形を変化させて発声することによって，空気の流れを1つの共鳴腔に変換しているのである（図30-2, 30-3）。

喉頭は，飲み込む動作によって自動的に閉じて，食

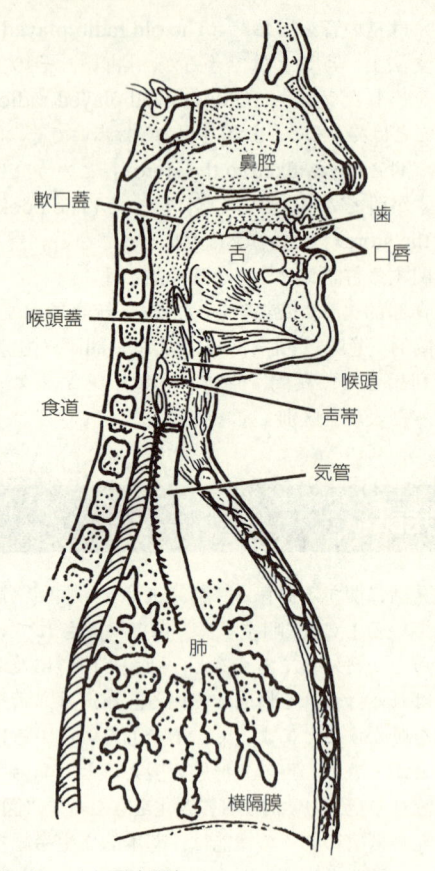

図 30-1　ヒトの発声器官

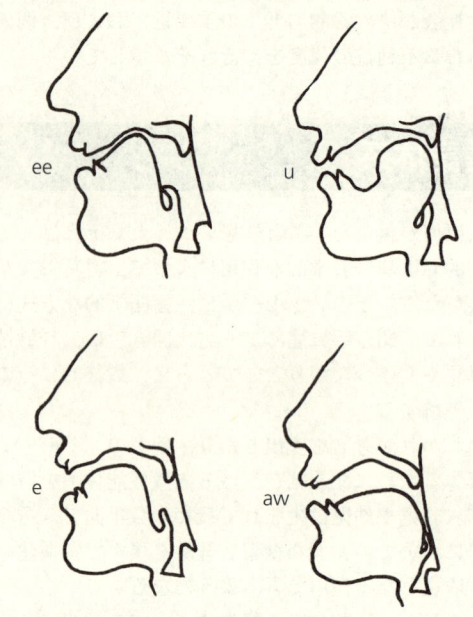

図 30-2　異なる母音構音時の声道の形状

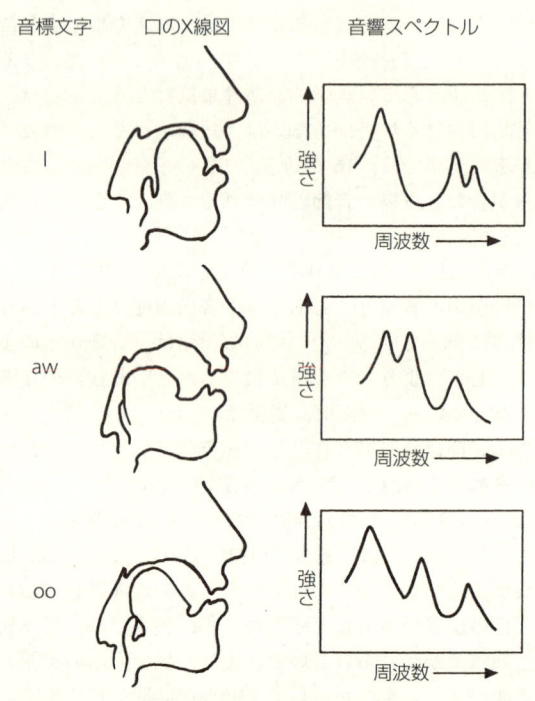

図 30-3　3つの異なった母音の声道の形とスペクトル。スペクトルの山は声道の共鳴を表す。個々の倍音を表す縦の線は描かれていない

べ物が気道や肺に入るのを防いでおり，喉頭蓋もその働きを助けている。喉頭は，肺からの空気を通したり遮断したりすることによって，口と肺の間の弁としての役割を果たしている。喉頭部の弁は，上肢で重い力をかけるような作業の際にも，肺への空気を遮断する。喉頭は，固定された硬い組織ではなく，軟骨で構成されており，対応した筋と靱帯でつながっているため，飲み込んだり，話したりしている最中でも上下に動く。

声帯は，前方にある喉仏から後ろにある披裂軟骨までの，喉頭の両側に広がっている。声帯の領域を，**声門**と呼ぶこともある。声帯が合わさると，空気の通りは閉ざされて，弁は閉まる。声帯の前部は，喉仏の所で一緒につながっているため，声門が開くときは，Vの字に後ろのみが開く。発話するときには，声帯を開いたり閉じたりしながら，規則的な様式で振動させて，空気を肺から口腔や鼻腔へ送っている。

声帯から出る音声の周波数は，声帯の質量，緊張度，長さに直接的に関係している。われわれは，話している間，絶えず声帯の緊張度と長さを変化させている。正常な発話では，声帯の振動周期は，1秒あたり60〜350回である。多くの人は，約1〜1.5オクターブの声帯領域を使用している。

咽頭は，喉頭を口と鼻につなぐ声道の領域である。軟口蓋を挙上させることによって，口の奥で鼻腔を咽頭から分離することができる。声道のなかで最も調整可能な部分は口腔であり，口蓋，舌，口唇，歯の相対的な位置変化によって，口腔運動系の他の器官よりも，

第30章 神経疾患による言語障害

形と大きさを変化させることができる。口唇は，丸みや広がり，または閉じ具合により，声道の形や長さを調整したり，空気の流れを遮断したりする。歯および歯と口唇の関係，あるいは歯と舌尖との関係が，空気の流れを変化させる。歯肉に覆われた歯の根元の歯茎は，大切な構成要素である。

構音という用語は，口腔-咽頭腔のいろいろな器官を調節する，または「合わせる」ことによって，言語音を産生することを表す。発話**明瞭度**は，ある人が発話したとき，どのような「音」を出しているかを表す。明瞭度の判定に影響を及ぼす因子は多くあり，視覚的手がかり，または，余分な動き（つまり，声の震えといったもの）の有無がその例である。子音産生の正確さは，発話明瞭度に影響を与える本質的な要素の1つである。子音は，構音の位置と方法を指定することによって表され，有声か無声かでも違ってくる（表30-1）。構音の「場所」は，口唇，歯，歯茎，口蓋，声門である。構音の方法は，破裂，摩擦，鼻腔，流音，半母音というカテゴリーに分けられる。

破裂音は，「閉鎖」音とも呼ぶが，口腔内の空気圧を高め，瞬時に閉鎖を解放することによって産生させる音である（例：p, t）。閉鎖は，口唇を閉じたり，舌で歯茎や軟口蓋を押したりして行う。口唇，歯茎，軟口蓋の破裂音がある。

摩擦音は，空気の乱れをつくることによって産生される音である（例：f, v）。多くの子音は，軟口蓋が挙上した状態で産生されるため，鼻腔に空気の流れを送る音である**鼻音**とは区別される。鼻音は，軟口蓋を下げて，口腔に空気が流れるのを遮断する。**流音**は，軟口蓋が上がったまま産生される音で，/r//l/がある。

半母音は，声道を母音のような形に保ち，その後に続く母音の形にすばやく変えることによって産生される音である（例：w, y）。

音声は，前後関係の影響，すなわち，その音のすぐ前と後の影響を受ける。音声波は，個々の断片のつながりというより，むしろ，一続きの事象である。ある音声の同定は，そのときの複数の異なる点での音声波の音響特徴に基づいてなされる。

母音の性質を表す標準点は，8つの基本母音である（図30-4）。ある言語の母音の産生に対する舌の位置を示したこの図は，発話での舌の動きを視覚化するのに役立っている。ある意味では，母音産生に関する，舌の位置を示した地図でもある。舌の位置は，舌の主要な部分の最も高い位置によって表される。例えば，beatという単語の/i/という母音に対する舌先は前の方の高い位置となり，一方，fatherという単語の/a/という母音では，舌の最も高い位置は低く，かつ，口腔の後ろの方に置かれる。

すべての母音といくつかの子音は，**有声**である。すなわち，その音を産出している際には，声帯が振動している。ある音を産出している際に，声帯が振動していない場合は，その音は，**無声**（例：p, s）という。表30-1は，多くの子音が，同じ方法で構音され，有声か無声かだけの違いであることを表している（例：p-b, s-z, f-v, k-g）。

発話行動は，口腔運動システムに求められる熟練した運動をはるかに超えた，複雑な運動である。さらに，話すという動作そのものについては意識せず，他の活動を行っている間でさえも話すことができる。しかし，考えを発話に変換することは，記憶されている情報を取り出して，一定の文法規則に従って，理路整然とした単語の発話に転換するという，自発的で意識的な行動である。

以上の言語学的側面に加えて，神経疾患によるコミュニケーション障害は，コミュニケーション障害を重くするだけではなく，コミュニケーション障害と認知障害を区別することを困難にしてしまう，軽度から重度

表30-1 構音の場所と方法による英語子音の分類

構音の場所	構音の方法					
	破裂音	摩擦音	半母音	流音(側音を含む)	鼻音
口唇	p b	—	w	—	m
唇歯	—	f v	—	—	—
歯	—	θ th	—	—	—
歯茎	t d	s z	y	l r	n
口蓋	—	sh zh	—	—	—
軟口蓋	k g	—	—	—	ng
声門	—	h	—	—	—

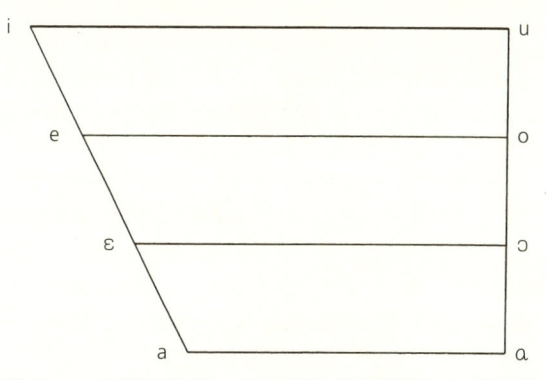

図30-4 母音四角で表した基本母音。基本母音は，中舌的な舌の位置から遠ざかった位置で構音される。同じ横線上の母音は舌の高さがほぼ同じとみなされ，同じ上下方向の線上の母音は舌の前後の位置がほぼ同じとみなされる（Ladefoged, P: A Course in Phonetics. Harcourt Brace Jovanovich, New York, 1975. より改変）

1011

の認知障害を合併することがしばしばある。右脳を損傷した患者に現れるコミュニケーション障害は，本章では触れないが，認知面が大きな問題となる障害の例である。

神経疾患による最も一般的な2つのコミュニケーション障害である失語症とdysarthriaについて考えると，コミュニケーション過程とそれを支えているシステムの重要性が明らかとなる。本章では，主に失語症とdysarthriaに焦点を合わせるが，発語失行，嚥下障害，および，拡大・代替コミュニケーションシステムの使用についても述べる。

失語症

過去20年間で，65歳以上の人口は56%の増加率を示したのに対し，65歳以下の人口は19%の増加率であった[7]。65歳以上の人口割合は，2030年には，全人口の21〜22%に及ぶと予測されている[8]。

米国では，100万人の人に失語症があるといわれ[9,10]，毎年，約8万4,000人ずつ増えているとされ，ほとんどの人が治療を必要としていると推測されている[11]。大多数は，脳血管障害後に生じた65歳以上の失語症患者である。あとの少数は，頭部外傷および腫瘍によるものである。失語症は，アルツハイマー病の初期にも症状としてよく現れる。1969年には，失語症のリハビリテーションの費用は年間1,320万ドルで[12]，現在ではこの数字はほぼ3倍になっている。

分類および用語

本章において，失語症という用語は，以前言語を使用する能力を適切に有していた人に現れた，後天的なコミュニケーション障害に対して使用される。正常の言語発達段階に達していない人や，年齢相当の言語運用能力に達していない先天性言語発達障害を，失語症とは決していわない。

失語症では，中枢神経システムの病変や外傷によって，全身機能というよりはある特定の部位が傷つけられている。失語症に関連する神経解剖学的研究は，19世紀後半に神経学者がかかわるようになり，失語症候群と脳皮質局在との関係についての見解は，比較的一致している。しかし，最近の神経放射線学の進歩によって，失語症の局在性についてさらなる研究が行われている。

主要な失語症候群は，それぞれが特有の機能障害のプロフィールを示すという点で，失語症研究者の間で大まかな一致が得られている。特に，失語症をもたらす脳血管障害の患者の損傷部位は，きわめて傷つきやすい脳の部位であるため，この見解は驚くべきことではない。しかし，それらの症状に従っていつも患者を分類できるわけではない。明確に分類できるケースは，失語症患者全体の30〜80%である[13]。

患者の発話特徴が，失語症を分類するために用いられる。発話にためらいがあり，ぎこちない，短いとぎれがあるといった特徴を示すものを，非流暢性失語と呼び，反対に，構音は容易になされ，発話速度が正常範囲内で，発話の流れや抑揚が保たれているといった特徴を示すものを，流暢性失語と呼ぶ。流暢性かどうかは，患者と会話をしている間に決定される。流暢性失語と非流暢性失語は，下記のように定義される。

流暢性失語は，聴覚的理解の障害，正常な発話速度や抑揚，流暢な話し方を特徴とする。流暢性失語は，通常，左半球の第一側頭回後部の病変と関係がある。流暢性失語が重度になると，単語や音の入れ替わりの程度と頻度がひどくなり，意味を持たない発話となる。流暢性失語の患者は，実質語（名詞と動詞）の想起に多大な困難を示す。また，障害の自覚を欠く場合があり，かつ，損傷部位が脳の後ろで，運動野からは離れた場所にあるため，身体的な障害の合併は少ない。数種類の症候群が，流暢性失語として分類される（表30-2）。

非流暢性失語は，語彙が限られており，ゆっくり，ためらいのある発話をし，構音はぎこちなく，現在形での限定された文法を用いるが，聴覚的理解は比較的よく保たれているのが特徴である。非流暢性失語には，左半球の第三前頭回を含んだ前頭葉領域が関係している。非流暢性失語患者は，実質語（名詞や動詞）で話す傾向があり，実質語以外の語（前置詞，接続詞，代名詞）を想起することが困難となる。非流暢性失語患者は，自己の障害の自覚は良好で，右側運動機能の障害（右片麻痺）をともなうことが多い。

すべての言語モダリティが障害された重度の失語症で，口頭でのやりとりのためのすべてのコミュニケーション手段の使用が重度に制限されている場合を，**全失語**と呼ぶ。全失語は，失語症の一類型ではなく，むしろ，重症度を表している。全失語の患者は，一般に，広範囲に左半球が損傷されており，ときには両側に及ぶ場合がある[14]。全失語の患者は，言語リハビリテーション・サービスに最も多く照会される失語症タイプの1つである[15,16]。

流暢性失語で最も典型的なものは，ウェルニッケ失語（または感覚〈性〉失語や受容〈性〉失語ともいう）である。ウェルニッケ失語は，通常，第一側頭回後部の病変で起こる。聴覚的理解が障害され，構音は流暢で，語が置き換わるのを特徴とする。読むことや書く

第 30 章　神経疾患による言語障害

表 30-2　失語症候群による分類

	ウェルニッケ失語	ブローカ失語	全失語	伝導失語	失名詞失語	超皮質性運動失語	純粋語聾
損傷部位	側頭葉後部	第三前頭回	第三前頭回と側頭葉後部	頭頂葉または側頭葉後部	角回	補足運動野	両側ヘッシェル回またはヘッシェル回と側頭葉後部の結合部
自発話	流暢	非流暢	非流暢	流暢または非流暢	流暢	非流暢	流暢
聴理解	不良	良好	不良	良好	良好	良好	不良
復唱	不良	不良（しかし自発話よりよい場合がある）	不良	特に不良	良好	特に良好	不良
呼称	不良	不良（しかし自発話よりよい場合がある）	不良	不良	特に不良	不良	良好
読解	不良	良好	不良	良好〜不良	良好〜不良	良好	良好
書字	不良	不良	不良	不良	良好〜不良	不良	良好

ことも同様に障害される。ウェルニッケ失語の患者は，完結した発話で複雑な時制の動詞を使用しているようにみえるが，しばしば単語や句を「付加」し，「膨らんだ」発話となる。また，発話速度は正常よりも速い。発話がどんなに正確でも，音素や音節を転換させたり，新造語（意味のない語）［訳注：患者がつくり出す意味のない語］を発したりする。

ウェルニッケ失語は，回復の過程で失名詞失語になる場合がある。失名詞失語は，適切な文法で流暢に話すが，単語の想起がきわめて困難であることを特徴とする。たいていの会話の状況において，聴覚的理解は比較的よく保たれている。発話はいくぶんあいまいで，言葉の使用の核心を避けた，まわりくどい婉曲な表現となる。

ブローカ失語は，非流暢性失語の１つの型で，表出（性）失語，運動（性）失語，口頭言語失語ともいう。ブローカ失語は，左半球の第三前頭回領域，皮質下白質，運動野の下部に広がった領域（運動前野）の障害によって起こる。ぎこちない構音，限定された語彙，現在形に限定された簡単な文法で話し，聴覚的理解は比較的良好であることを特徴とする。書字能力は，一般的に，発話パターンによく似ている。読解は，発話と書字に比して，障害が少ない。発話での表出は，1，2語に限定されており，単語を文に組み立てることが困難である。構音はぎこちなく，努力性である（発語失行の項参照）。非流暢性の失語であるブローカ失語は，頭部外傷ではめったにみられない。喚語困難は，頭部外傷による失語症における顕著な症状である。小児においては，頭部外傷後の失語症は，一般的に，表出のためらいや，発話開始困難，ときには無言症を特徴とする[17]。

失語症とその関連障害についての多くの検査が，臨床と研究の両場面で開発されてきている。入院している失語症の患者に対しては，ベッドサイドでスクリーニング評価を行う。ベッドサイドスクリーニングの目的は，患者の障害された言語機能のプロフィールについての大まかな状態を把握し，より詳細な検査や可能なリハビリテーションのための基礎情報とすることである。スクリーニングテストでは，症候群の分類をするための失語症のタイプや重症度についての詳しい情報は得られない。包括的な検査の重要な目的は，リハビリテーション過程における回復の程度を測定するためのベースラインを得ることにある。

評価

失語症の障害をみる包括的な言語機能検査は，一般的に，行動評価のための特別な要素を含んでいる。信頼性，標準化，妥当性といった検査作成に要求される一般的な条件に加えて，失語症の同定と測定を意図する検査の作成にあたっては，いくつかの要素が重要であると考えられる。それらの要素は，項目の困難性，回復程度の測定での使用，および鑑別診断への使用である[18]。失語症の検査は，一般的に，言語性の課題での反応を評価することを基本とし，少なくとも以下の課題を含む。対面による視覚刺激事物の呼称。発話の流暢性，努力性。構音，文節の長さ，韻律，単語の置き換えと省略を分析するための自発話ないし会話の発話サンプル。数字，単語，多音節語，および長さと複雑さを増していく文の復唱。単語，はい/いいえだけで答えられる質問文，および口頭指示の聴覚的理解。特定のアルファベットやある特定のカテゴリー（例えば，動物）の言葉を探す能力を測る語想起。読み。書き取りや自発書字をみる書字，などである。広く使用され

ている失語症の検査として，ボストン失語症鑑別診断検査 Boston Diagnostic Aphasia Examination (BDAE)[13]，神経感覚センター失語症包括検査 Neurosensory Center Comprehensive Examination for Aphasia (NCCEA)[19]，WAB (Western Aphasia Battery) 失語症検査がある[20]。

ある特定の言語課題での行動を測定することに加えて，失語症の評価には**機能的コミュニケーション**の補足的検査としての役割も要求される。それがなぜ要求されるかというと，日常生活においてある人が実際に使用している言葉と，ある特定の言語課題の遂行によって評価された障害の程度とは，一致しないことがあるからである。機能的コミュニケーション評価は，通常，測定項目間で信頼性が高い評価スケールを用いる。機能的コミュニケーション・プロフィール Functional Communication Profile (FCP)[21,22]，実用コミュニケーション能力検査 Communicative Activities of Daily Living (CADL)[23]，機能的コミュニケーション評価 Functional Assessment of Communication (ASHA-FACS)[24]は，測定者間での評価の一致度が高く，目的にそって広く使用することができる。

リハビリテーション

言語障害に関する最も初期の記述は，紀元前 3500 年になされており[25]，歴史を通して，失語症の人が「再教育」を受けた記述も存在する。初期の報告例の 1 つとしては，Nicolo Massa と Francisco Arceo による，自然回復と治療介入双方の患者についての 1558 年の報告がある[26]。

19 世紀後半，画期的な論文である Du siège de la faculté du langage articule（構音言語能力の座）[27]のなかで，Paul Broca は，失語症における訓練の可能性について最初の報告をした。Charles K. Mills は，ある英語での出版物で，失語症の回復およびリハビリテーションについて初めて記述した。彼は，Donald Broadbent とともに治療した，脳血管障害後の失語症患者を，文字，単語，文章を系統的に反復するといった，患者自身によって考え出された方法を用いて訓練した結果を報告したのである[28,29]。Mills の観察と失語症へのアプローチの仕方は，1 世紀以上前に発表されたものであるが，現在の失語症訓練の方法と考え方に，非常によく似ている。Mills は，必ずしもすべての失語症患者が同程度の訓練効果を得るわけではなく，また，自然治癒が病気の進行と回復の程度に影響を及ぼすかもしれないと述べている。

第一次世界大戦で頭部外傷を負いながらも生き残った人々が，特にヨーロッパにおいて，外傷後の失語症治療の対象の中心となった。戦中および戦後に，英国と米国でも，失語症の言語治療実験に関するレポートが発刊された[35,36]。多くの頭部外傷例を系統的に治療した最も包括的な記述は，90～100 人について 10 年間にわたって観察した報告があり，これは第二次世界大戦中にフランクフルトの Kurt Goldstein の手によってなされたものである[37]。

第二次世界大戦までは，脳血管障害後の失語症に関する論文は，ほとんど発表されなかった。失語症の文献は，ほとんど例外なく外傷後の失語症についてのものであった。1933 年，Singer と Low[38]は，満期出産後に脳梗塞を発症した 39 歳の女性が，10 年にわたる継続的な治療を受けることによって言語能力が改善したと報告した。

英国連邦基金 Commonwealth Fund の支援による 5 年間にわたる画期的な研究のなかで，Weisenburg と McBride[39]は，失語症の一般的な話題と訓練の効果について触れた。この研究では，60 歳未満で大半が脳血管障害患者である 60 人を対象とし，訓練によって回復率が上がり，代償的なコミュニケーション方法を援助することによって意欲も向上したという結果が示された。彼らの研究は治療の心理的効果についても触れている。

失語症と，脳血管障害後の患者に付随する神経学的障害は，第二次世界大戦前までは，一般的に加齢過程の自然で不可避的なものとみなされていた。そのため，一般市民の失語症は治療の対象とはならなかった。

今日では，失語症の治療が多くの因子によって影響を受けるということは，常識になっている。健康専門領域としての言語病理学の出現，医療の一専門領域としてのリハビリテーション医学の出現，マスメディアの発展，より裕福な中流階級の増大，寿命の伸長，脳血管障害や頭部外傷を受けた人の生存率の増大，テクノロジーの時代における医療への一般市民の期待，がその背景にある。特に，医療への一般市民の期待は，産業が高度に発展した社会ではきわめて高く，どのような人間の病気に対しても治療法があると広く信じられている。

脳や言語についての議論に焦点を合わせた雑誌は，失語症研究者にとって欠くことのできない情報源となっている（例えば，Aphasiology, Brain and Language, Cortex）。そして，失語症に関する学問に従事している研究者の団体である失語症学会 Academy of Aphasia が 1962 年に設立された。全国失語症協会 National Aphasia Association (NAA) は，失語症に関する情報を一般の人に提供し，失語症団体を擁護し，失語症コミュニティ・グループ Aphasia Community Groups (ACGs) と呼ばれるサポートグループの設立を促進す

ることを目的として，1987年に設立された[40]。

第二次世界大戦以後から，失語症患者の家族や友人たちが利用するような，情報を提供する出版物も発行されるようになった[41〜47]。そのなかの1つであるUnderstanding Aphasia（失語症の理解）[47]という冊子は11の言語で出版され，いまだに広く読まれている。

▼ 回復および治療の評価における重要な因子

失語症から完全に回復するということが起こるならば，通常，発症後数時間または数日内でのことである。いったん失語症が数週間または数ヵ月持続すると，病前の状態に完全に回復することは通常はあり得ない。

患者のほとんどは，自分が病前の言語能力を完全に取り戻さないと回復したとは考えない[48]。回復していない患者が，現在の自分の能力レベルに満足し，自分が回復したと考える場合は，心理的受容である。このことと，コミュニケーション能力の客観的な評価とを混同してはならない。失語症のリハビリテーション効果を測定する真のテストは，患者の現在における生活の質を評価することである。活動水準，社会化，移動能力，コミュニティへの復帰といった生活機能の評価がこの目的のために用いられる[49]。

失語症の回復の過程では，2つの別々の回復の側面を区別することが望ましい。1つは失語症の患者が言語能力をどの程度回復したかを測る客観的かつ量的なもの，もう1つは人間性という点でより重要なものである，機能的なコミュニケーション能力の回復を測定するものである。

コミュニケーション行動の機能的側面という考え方は，リハビリテーション医療の場において失語症の患者を治療する経験を通じて当然生じてくるものである[20,50]。歴史的にリハビリテーション医学は，患者の日常生活機能いわゆる日常生活活動 activities of daily living（ADL）は，必ずしも身体的な重症度と相関しないということを認めてきた。言語能力の量的な測定における改善は，機能的なコミュニケーション能力の改善と必ずしも相関しない[51]。

▼ 脳血管障害による失語症患者の治療効果についての研究

方法論的に多くの問題があるために，失語症のリハビリテーション効果を検証する研究の数は限られている[52〜57]。にもかかわらず，治療成果についての説明責任は切実な問題であり，これが専門職の間での最大の関心事になっている。

治療効果，特殊な治療技術，および治療アプローチについての研究が，1950年代後半以来報告されてきている[58]。Vignolo[59]，Hagen[60]やBassoら[61,62]が，治療群と非治療群とを分けて治療効果を測定した報告を行った。ShewanとKertesz[63]やPoeckら[64]は，治療群と非治療群を比較して，治療群の方に治療効果が認められたという結果を報告している。そのほか，自然回復[65〜67]，年齢[68]，治療期間や治療頻度[55]，特定の治療技術[69,70]といった要因についての研究が行われてきている。今日までの研究は，方法も焦点の当て方も異なるにもかかわらず，治療行為は効果的であるという結果を示している。治療効果についての研究分析がなされている。1つは1946〜1988年に実施された45の研究報告についての分析で，もう1つは55の研究報告の分析であり，ともに早期から集中的な治療を受けた患者でよりよい臨床結果が確認されている[71,72]。

▼ 回復

発症直後の急性期において，治療介入の有無にかかわらず，ある程度の自然回復がたいていの患者に起こる。しかし，**自然治癒**期間については意見の一致は得られていない[73〜75]。Culton[76]は，失語症の発症直後の1ヵ月に言語の急速な自然治癒が起こると報告している。多くの研究が，最大の回復というのは発症後2〜3ヵ月の間に起こると報告している[59,61,65,76,78]。ButfieldとZangwill[79]，Sandsら[80]，および，Vignolo[59]は，回復の速度は6ヵ月以後著しく低下すると報告した。また，他の研究者は，自然治癒は発症後1年以降は起こらないと報告し[61,76]，SarnoとLevita[81]は，発症後6ヵ月間追跡したある重度失語症患者では，発症後6ヵ月までの期間よりも発症後3ヵ月までの期間でより大きな回復がみられたと報告している。

脳血管障害発症後の急性期（最初の1ヵ月）の患者850人の調査で，失語症が177人に認められた。発症後4週から12週の間に，74％で失語症が回復し，44％で失語症が消失した[11]。

Bassoは，このトピックスに関するレビュー論文[82]のなかで，年齢，性，利き手は失語症の改善に影響を与えないと述べている。

健康な老人においても，言語機能は70〜80歳の間に著しく低下し[83,84]，理解力は60歳代から下降し始め，下降は80歳まで続く[85〜87]。年齢は重要な因子であると報告されてきている[59,80,88]。一方で，多くの研究者がこの見解を支持していない[62,82,89〜92]。失語症の回復に関する文献における年齢の影響に関する見解の不一致は，対象とする患者とその研究の方法の違いによるものであると思われる。性差は，結果に重大な影響を与えないと考えられている[82,93,94]。

一般的に，外傷後の失語症は，脳血管障害後の失語症よりも予後が良いという点で意見の一致が得られている[59,79]。事実，外傷後の失語症例では，失語症からの

完全な回復が起こったという報告がある[65,95]。外傷患者が脳血管障害患者よりもより良い予後を示すのは、外傷患者は一般的に神経学的な異常がないのに対して、脳血管障害の患者はより広い範囲で脳血管の障害を有しているからであるという事実によるものと思われる[82]。

失語症のタイプと重症度の双方は予後に関係しており、全失語は予後が悪いと考えられている[62,96～98]。同程度の重症度で、流暢タイプと非流暢タイプの比較では、両者の回復の程度に差がなかったと Basso は報告している。地域の病院に超急性期に入院した脳血管障害患者 881 人についての研究では、発症後 1～4 週間以内に、発症当初の重症度に基づいて適切な予後診断ができたと報告されている[82]。

重度失語症は、軽度失語症と同様の回復はしないと大多数の研究者が報告している[65,80,96,98]。Sarno と Levita[97]は、発症後 8～52 週間で、流暢タイプの失語症は機能的コミュニケーションの最高のレベルに達したのに対し、非流暢タイプの全失語はわずかな回復しか示さなかったと報告した。全失語は、理解度がかなりの程度回復すると、重度のブローカ失語に変わる場合がある。ブローカ失語は失名詞失語になり、ウェルニッケ失語は失名詞失語または伝導失語に変化する場合がある[65,98～100]。失語症の言語機能がかなりの程度回復したとしても、通常は、失名詞症状は残る。

CT スキャンで優位半球に広い損傷部位がみつかる患者、小さな病巣が多くある患者、両側に病巣のある患者は、病巣がより小さく、より少ない患者よりも回復の程度が悪い[48,96]。ウェルニッケ領域の損傷、およびそこよりも後方に損傷の範囲が広がっている場合には、症状が重度で持続する失語症をもたらしがちである。失語症の回復に関する神経放射線学的な検討結果が、多くの研究者によって報告されてきた[78,101,102]。Yarnell ら[48]は、脳血管造影と放射線シンチグラムのいずれも予後の診断には役立たないと報告した。同様にノルウェーにおける研究は、言語訓練効果の予測には、CT スキャンは役立たなかったと報告している[74]。

理解面は表出面よりも回復が大きい傾向がある[16,59,77,103～105]。病前の教育レベル、あるいは職業は、回復と必ずしも関係があるとはいえない。しかし、Sarno と Levita[81]は、脳血管障害が起こったときに雇用されていた患者は、仕事を有していない患者よりも回復の程度が大きいと報告している。

また、うつ、不安、妄想は、回復における負の要因とされる[106～108]。病前の人格は予後の重要な要因として確認されている。Eisenson と Herrmann[109～111]は、外向的な人は、内向的な人、従属的な人、あるいは、堅い性格の人よりも予後が良いと考えている。

失語症の言語獲得は、発症後期よりも初期に起こること、および発症からの時間は重要な因子であることについては、意見が一致している[97,112～115]。

心理的因子および関連因子

うつ、不安、病前の性格、疲労、妄想といった心理的因子は、しばしば回復とコミュニケーションに悪い影響を与えると考えられている。失語症患者と彼らの家族が経験する社会的孤立は、彼らの生活の質に大きな影響を与える[57]。「自己」についての個人の意識に与える失語症の影響は、しばしば、きわめてネガティブなものであり、自尊心の喪失と無力感につながる。「癒しの会話」の機会は、喪失感を抱く個人にとって非常に大切なものであるが、失語症患者にはそのような機会は与えられないことが多い。社会的孤立の状態と自己意識の変化が組み合わされた結果、しばしば深い抑うつ状態に陥る。これらの心理社会的な因子は、常にマイナスに働くものであり、無視できないものと考えられている。

治療アプローチ

文字どおり、数百の特殊な治療技術が、失語症に関する文献のなかに記載されている。失語症の治療は、どのような治療の場面においても同じものはない。治療法の統一性の欠如が、言語の再訓練の効果についての注意深く統制された研究を実施することを妨げてきた[43]。ほとんどの方法は、伝統的な教育的実践から導かれたもので、復唱訓練課題にかなりの部分を依存している[116]。

失語症のリハビリテーションにおける第 1 の仮説は、脳の中にある言語は「消されて」いないが、個々のユニットの想起が障害されているという考えに基づいている。失語症治療アプローチは、一般的に、次の 2 つのモデルのうちの 1 つを採用する。それは、代替スキルモデルか、直接治療モデルであり、双方とも、リハビリテーションがうまくいくためには、正常な行為を支えている過程を理解する必要があるという仮定に基づいている[117]。代替スキルモデルの例としては、聾の人を対象としたものがある。聾の人のなかには、読話を用いる人がいるが、これは話し言葉を理解するために聴覚的な入力よりも視覚入力に頼るものである。また、直接治療モデルに従う場合は、個々の患者用につくられた、特定の言語障害を改善するために工夫された特別な訓練が治療の基礎となる。

一般的に治療方法は大きく 2 つに分類することができ、1 つは主として間接的な刺激促通によるもので、もう 1 つは構造化された教育学に基づく直接的なもの

である[43,95,106,113,116,118]。ほとんどの失語症の治療方法を支えるこの2つの原理は，失語症は言語へのアクセス障害なのか，言語の「喪失」なのかという対照的な考え方を反映するものである。刺激法は，通常，アクセス障害の理論に従っており，教育的アプローチは失語症を言語の喪失とみなす理論に基づいている。

しかし，実際場面においては，失語症治療は言語面の「実行」にかかわっており，そこでは，反復練習と「教示的」方法というものが「課題中心的」なアプローチを通して行われ（例：呼称訓練），障害されたスキルの回復に役立つものと考えられている。よく使われる手法の1つに，文法と語彙の要素を操作する自己手がかり法と復唱法がある。もう1つのアプローチは，「刺激法」であり，患者は自身の反応が無条件に受容され，かつ本人に興味ある課題状況下で会話を促されることによって，残された言語機能を用いるよう「刺激する」というものである[119]。

視覚的コミュニケーション治療法 visual communication therapy（VIC）[120]は，全失語患者を対象に開発された実験的な方法である。VICは任意のシンボルを用いたインデックスカードを使用する方法であり，それぞれのシンボルが統語的および語彙的な要素を表している。患者は，①命令に従うこと，そして②自分の要求，希望，あるいは，その他の感情を表すために，それらのシンボルを操作することを学習する。この方法は，重度に障害されて自然な口頭言語を表出することができない全失語の患者を対象とした代替手段の試みである。コンピュータを用いた computer-aided visual communication system（C-VIC）は，VICを適用，応用したもので，Steele らによって開発された[121～124]。Weinrich ら[125]は，C-VIC の訓練は発話の改善につながりうるということを示した。

非常に重度な失語症があっても，人工言語の基礎を学習することができ，自然言語に含まれる認知操作能力が残されている患者がいるという見解を支持する証拠があると，研究者らは結論づけている。

視覚アクション治療法 visual action therapy（VAT）は，ボストン退役軍人医療センターで，Helm-Estabrooks らによって開発され，全失語の患者を対象にして，隠された事物を表す象徴的なジェスチャーを使用する訓練を行うために工夫されたものである[126,127]。目標を達成するための課題には，特定の事物に絵を関係づけること，実物を適切に操作すること，そして，最終的に視覚的事物（例えば，カップ，ハンマー，カミソリ）の使用を表す象徴的なジェスチャーを表出すること，が含まれている。

口頭表出を促進するために，系統的なジェスチャー言語を用いる試みの1つとして，アメリカンインディアンの手話を修正した，普遍性のあるジェスチャーサインと口頭言語表出を結合した方法が，選択した症例に用いられている[128～130]。

Aten ら[131]によって開発された機能的コミュニケーション治療法 functional communication treatment（FCT）においては，広い意味でのコミュニケーション機能の再獲得に力点がおかれている。治療は，ADL，社会的交流，身体的・心理的要求の自己表現を行うのに必要な情報処理能力を改善するように工夫されている[132]。

失語症のコミュニケーション効果促進法 promoting aphasics' communication effectiveness（PACE）[133]は，臨床家と患者の構造化されたやりとりを，より自然なコミュニケーションのやりとりにつくり替えることを意図している方法で，自然な会話に含まれるいくつかの実際的なコミュニケーション要素を含んでいる。

これらの方法に加えて，何人かの研究者は，潜在的に有用と思われるコミュニケーション手段としての描画の使用を報告している[134～137]。またほかには，失語症リハビリテーションへの相互交流的アプローチについて記載しているものもある。それらは以下のようなものである。Lyon[134～136]のコミュニケーション・パートナーアプローチは，失語症の人と介護者が住んでいる場所において，両者のコミュニケーションと福利を促進するよう工夫された治療プランである。Kagan[138,139]によって導入された支持的会話アプローチでは，ボランティアが会話のパートナーとなるよう訓練され，用いることのできるすべての様式を用いて，失語症者との会話を促進する。この方法により，個人の力を引き出し，コミュニケーション交流を可能にする。Simmons-Mackie[140]，Simmons-Mackie と Damico[141,142]によって導入された失語症リハビリテーションの社会的モデルは，社会的ニーズを満たすこと，および，会話パートナーの側により大きな会話的負荷をかけることに重点がおかれる。パートナーは，彼らのやりとり行動のいくつかを修正することによって，相互作用を促進するように訓練される。

現実は残念ながら，ほとんどの患者は，失語症状がひとたび安定化すると，訓練を受ける受けないにかかわらず，正常なコミュニケーション機能を回復するには至らない。したがって，失語症リハビリテーションは，その言葉の意味を広くとって，患者のマネジメントの過程であるとみなすことが必要である。つまり，障害によって引き起こされた変化や限界に合わせて患者を助けることが第1の課題となる。効果的な失語症のリハビリテーションマネジメントには，医学，心理学，理学療法，作業療法，ソーシャルワーク，職業カウンセリング，そして最も重要な言語治療といった，

いろいろな専門領域の参加が不可欠である。

患者

患者の心理的な反応の変動性は，損傷部位や失語症のタイプからは予測できない。しかし，それは，脳血管障害を受けた個人のそれまでの人生全体の表現であると報告されてきた[49,82,108,143]。

Friedman[144]は，集団心理プログラム療法に参加した失語症患者の研究において，失語症における障害された現実認識の検索により，心理的退行現象の性質について調べた。彼は，失語症によって引き起こされるコミュニケーションの困難さに加えて，患者は心理的に孤立した状態にとどまっているという事実を観察した。失語症患者たちは，コンスタントに集団に参加することをせず，また，他の人々と非常に異なっているという強い感情を表した。引きこもりと投影［訳注：自分のなかの認めがたい抑圧した感情が他者のなかにあるとみなす心理現象］が顕著であり，1人1人の患者は孤立した行動をしていながら，自己の孤立感を訴えることはなく，むしろ，他の患者が孤立していることを訴えた。

回復の諸段階を通して，患者を刺激し，支持するための言語治療法を選択し使い分けることは，1つの効果的なマネジメント手段である[75,145,146]。失語症の障害に働きかける際に，同時に，再適応するパーソナリティに対して心理的にかかわっているということを，経験豊かな失語症セラピストは認識している[108]。したがって言語治療は，その過程にそって，異なる視点で異なる目的を果たす。BaretzとStephenson[147]が適切に表現したように，言語治療というものは，ときによっては患者に「時間を与える」ことになる。抑うつ状態は言語治療が開始されるとしばしば改善することがあり，このことは言語機能の改善が生じたというよりも，治療とのかかわりの支持的・育成的な性質を表している[143]。

Kübler-Ross[148]が表した喪に服する段階のように，失語症リハビリテーションは，大多数の患者に起こる複数の段階からなる活動的な過程とみなすことができる。大多数の患者がそういった過程を通り抜ける。もちろん，非常に強いうつから抜け出せない者もいる[149]。Kübler-Ross[148]と他の著者らは，失語症患者が通り抜けていく段階は，喪失感を克服するための試みとして特徴づけられ，その試みには，否認，怒り，予測，喪失への気づき，喪失の受容，があると述べている。

患者の言語の障害に直接かかわり，建設的な目的に向かって注意を切り替え，エネルギーを高めるようにすることによって，言語治療は顕著なうつ状態を軽減させる場合がある。この意味での治療課題というものは，抑うつ状態を解消するための方法としてこれまでに認められてきている作業と同等の役割を果たす。

失語症患者が職場復帰する能力に関しては，特に発話の障害が軽い場合には，過大評価される傾向がある。時期尚早の職場復帰は，心理的にマイナスの効果をもたらすことがある。専門的なリハビリテーションカウンセラーは，患者の職業的な潜在能力を評価し，患者の作業能力と仕事が要求するものとを評価するための，長く，努力を要する過程を踏むのに，最も適している職種である。

経験を積んだ失語症の臨床家は，リハビリテーションの過程における家族の役割の重要性を強調する。家族の否定的な反応には，過保護，敵意，怒り，非現実的な期待，熱心すぎること，その障害についての知識の不足，現実的な困難を克服することができないこと，などがある。家族のメンバーが患者のコミュニケーション障害を，特に回復の初期では，過小評価するのはきわめて自然な傾向である。臨床家は，そのことを理解し，適切に対処することが必要である[108]。

病前からの家族関係の状態が，破局的なできごとの後に一般的に強調される傾向がある。問題含みの関係の場合は，それがさらに悪化する可能性があり，一方，愛情に満ちた2人の間の絆はさらに強まるかもしれない。役割の交替，依存度の変化，経済状況の変化，そして慢性的な障害の残存は，患者および家族に重大な負の影響を与える。

良い家族環境においては，患者は可能なかぎり病前と同じような日常生活のパターンに戻るように促され，家族に貢献しているメンバーとして扱われる。患者はある程度制御される必要がある。リハビリテーションを実施することが，患者の自己価値の感情を取り戻すのに役立つ。この点に関して，行為の失敗についてでなくうまく行えたことを指摘して，完全な回復にではなく機能に力点をおくことが，自己意識を高めることにつながる。患者の話を聞くこと，特に喪失感の表現に耳を傾けることが重要である。楽観的な予後説明よりも同情の言葉の方が，より慰めとなる。

グループ言語治療，脳卒中クラブ，その他の社会的なグループは，しばしば利用される，慢性期の失語症患者のマネジメントにおいて効果的な道具となりうる資源である。全国失語症協会 National Aphasia Association（NAA）は，1971年にフィンランドで，1978年にドイツで，1980年にイギリスで，1981年にスウェーデンで，そして1987年に米国で創設された。1人ぼっちではないと認識することは，孤独の感情を減少させるのにしばしば役立つ[75,106]。

すべての失語症患者に役立つわけではないが，仲間とのグループ治療は，快適な雰囲気を提供し，患者は

新しい友だちと出会うことができ，感情を分かち合うことができる。そのプラスの効果は，理解力のレベル，発症からの時間，およびパーソナリティとも関係があるようである。失語症リハビリテーションにおいて，グループ治療は重要な役割を果たすが，その効果の多くは，そのグループのリーダーのスキルと経験によるところが大である[150,161]。

われわれの現在の知識レベルでは，失語症リハビリテーションは，個人の状態に合わせて，さまざまな方法を選択しながら計画が立てられる。この治療哲学の基礎にあるのは，個人の特性を認め，評価することである。失語症患者は，その病理，人格，言語機能の障害，破局的な病気への反応，人生経験，精神的価値，あるいは，その他の多くの因子から考えて，1人として同じ人はいない。それらの因子の影響は，回復過程の異なる段階で，異なった重みと強さで影響し，すべてが回復の結果に関係する。

われわれの経験から次のことがいえる。重度な抑うつ状態の失語症患者を除いて，一般的に失語症患者は表出しうることはすべて表出できる。セラピストは，自分たちの期待で治療の相互作用に悪影響を及ぼすことは許されない。このことは決してまれに起こることではなく，セラピストは彼らの患者の改善をみたいという熱い期待を抱くことがよくある。しかし，そのことは逆効果をもたらすのだ。皮質下の損傷がある患者は，活動レベルの低下があるかもしれない。それは心理的な動機づけとは異なる，純粋に生理的過程である。それら2つの過程の違いを理解しておく必要がある。

失語症リハビリテーションを担う人は，多くの倫理的・道徳的ジレンマに直面する。その主要な問題の1つは，治療を受けたい患者のなかから選ぶ必要性である。リハビリテーション医療サービスが，多くの地域で十分に提供されていないだけでなく，それらのサービスを，誰もが当然受ける権利や資格があるとは必ずしも考えられていないのである。サービスは，通常，効果があるとみなされる患者を選ぶことによって提供される。この選択は，われわれはどの患者が利益を得るかということを知っているという仮定のもとでなされる[9,152,154,155]。失語症リハビリテーション治療の経験者は，次のような考えを持っている。すべての患者は，さらなる治療の候補者であるかどうかを決めるための試行訓練期間を与えられるべきである。そして，その試行は，回復過程の異なった時点で実施されるべきである。目標設定，患者の自己決定権，および，治療終了を決めるための適切な基準もまた，重要な倫理的課題である[108,155]。

dysarthria

dysarthria という言葉は，発話筋の筋力低下，麻痺，協調運動障害を引き起こす中枢神経系，あるいは末梢神経系の損傷の結果生じる発話の障害を指す。発話運動システムの一部あるいはすべての構成要素（呼吸，発声，構音，共鳴，韻律）の障害が神経損傷によって引き起こされうる。dysarthria のタイプと程度は，障害をもたらした病因，神経病理の程度，他の障害の合併の有無，この状態に対する患者の反応によって異なる。脳血管障害，あるいは脳外傷の患者においては，dysarthria に失語症が合併することはまれではない。dysarthria の重症度は，発話システムの障害の程度によって，ときに子音が不正確に構音されるといった状態から，まったく不明瞭な状態まで幅がある。発話運動システムの重度な障害のために発話がまったく不明瞭になる場合は，**構音不能症 anarthria** と呼ばれる。

神経疾患の患者人口に占める dysarthria の割合は約46％であり[156]，医療の場でみられるコミュニケーション障害患者のかなりの部分を占めている。

dysarthria は，一般的に発話運動を構成する多くの要素が同時に障害されることによって出現するが，ときには単一の要素だけで生じる場合もある（例えば，軟口蓋の運動障害による開鼻声）。dysarthria は，脳性麻痺，脳外傷，脳血管障害，脱髄性疾患（例えば，多発性硬化症），パーキンソン病，筋萎縮性側索硬化症，脳腫瘍に多くみられる。

dysarthria には，痙性，弛緩性，失調性，運動減少性，運動過多性という5つの主要なタイプがある。2つないし3つのタイプが混ざった状態は，**混合性 dysarthria** と呼ばれる。大多数の dysarthria 患者で，身体的な障害がみられる。

分類および用語

痙性 dysarthria の発話は，不正確な構音，遅く努力性の構音，開鼻声，がらがらした耳障りな発声［訳注：粗糙性嗄声］，声の高さの単調さが特徴である。音節は，同じような強勢と抑揚で表出されることがある。呼気の制御がうまく行えず，浅い吸気と遅い息継ぎとなることがよくある。痙性 dysarthria は，皮質延髄路を含む両側性の錐体路（上位運動ニューロン）の損傷の結果生じる。その病理は，病巣の反対側の顔面と舌の筋力低下と不全麻痺をもたらす。脳性麻痺患者の多くに，痙性 dysarthria がみられる[156]。

弛緩性 dysarthria の発話の特徴は，遅い/努力性の構音，開鼻声，しわがれた息漏れの発声［訳注：気息性

嗄声]である。句は短く，吸気は浅く，呼気の制御がうまく行えないことがある。声の高さや大きさを変えるのが難しくなったり，吸気時に雑音がともなうこともある。それらの発話特徴のほとんどは，筋力低下と筋緊張低下に関係しており，発話の正確さと発話運動範囲に影響を与える。

　失調性 dysarthria は，タイミング，発話，運動，範囲および発話と呼吸の筋の制御と協調の障害を特徴とする。発話は不正確で，遅く，不規則である。爆発的な抑揚・音節の強勢・声の大きさのパターンが，間欠的に起こる可能性がある。失調性 dysarthria をもたらす損傷部位は，小脳の中央深部の神経核，および周辺組織と小脳との回路を含む両側性で包括的なものである。多発性硬化症の患者は，しばしば失調性 dysarthria を示す。

　運動低下性 dysarthria は，構音の正確さの変動，発話速度の低下，しわがれ声，長すぎる休止，音節の伸張，発声機能の低下を特徴とする。パーキンソン病ないしパーキンソン症候群の患者は，しばしば運動低下性 dysarthria を示すが，これは，黒質の損傷によって引き起こされるものである。

　運動過多性 dysarthria は，構音の正確さの変動，がらがらした声，音や単語の間の区間の伸張，声の高さと大きさの単調さを特徴とする。基底核や，そこからの錐体外路投射の損傷によって生じるハンチントン病の患者が運動過多性 dysarthria を示す。

リハビリテーション

　dysarthria のリハビリテーションは，機能障害の状態，およびその結果としてもたらされる能力低下の多様性を考慮して，患者1人1人に合わせて実施されなければならない。発話運動システムを構成する個々の要素の遂行結果は，必ずしも dysarthria 患者のコミュニケーション[157]，すなわち発話の明瞭度に影響を与えない。正常な発話をめざすのでなく，能力低下のレベルに合わせた目標を設定するのが，一般的により現実的である。なぜなら，正常な発話をめざすことは，通常達成不可能な目標であるから，あるいは発話運動システムのある要素が改善しても患者の発話障害の全体像にとって機能的に重要とはいえないからである。dysarthria 患者の長期的な予後についての蓄積された情報は乏しい。

　dysarthria のリハビリテーションの焦点は，代償的なスキルに重きをおいた治療アプローチに基づいて行われる。それらの技法は，正常からは明らかに逸脱した方法を用いて患者が全体的な能力低下を最小限度にするよう援助することをめざすものである（例えば，子音産生の明瞭度を上げるために発話速度を遅くすること）。

　dysarthria のリハビリテーションの主要な目的は，話者が暗くてうるさい場所で話すときには特に聞き取りにくくなる発話の明瞭度を改善することである。患者とコミュニケーションパートナーは，コミュニケーションのやりとりを行うのに最もよい条件の場所を探すように訓練されなければならない。訓練は，通常，発話運動システムの運動の正確さ，強度，および協調性ならびにシステムのさまざまな構成要素の協調的な動作の増加を意図して実施されるが，dysarthria のリハビリテーションの一般的な焦点は，音声面に合わせられる。なぜなら，全体的な明瞭度に最も影響を与えるのは，構音の正確さであるからである。患者の体全体の協調性と運動の正確さが増加すれば，発話運動システムの制御にも同様の改善が生じ，結果として発話の明瞭度も改善するのは疑いない。

発語失行

　非流暢性（ブローカ）失語の患者のなかに，発話運動システムの状態や協調性に障害がないにもかかわらず，不正確でぎごちない構音，音素産生のゆがみ，字性錯語（音の置き換え）的誤りといった構音の困難さを示す患者がいる。障害が重度で何を話しているのかほとんど聞き取れないくらい不明瞭な場合もあるこの発話障害は，言語処理の困難さとは独立して生じるものであり，**発語失行**（あるいは，構音失行，皮質性構音障害，音的崩壊）と呼ばれる。dysarthria と違って，発語失行は一般的に，口腔器官の筋による非発話運動を遂行することの障害はない。発語失行がブローカ失語の言語機能障害と独立したものであるかどうかという点に関しては，まだ結論が出ているとはいえない。

リハビリテーション

　発語失行と呼ばれる構音の障害は，いかに軽度な場合でも，ブローカ失語と合併しないで現れることはまれである。この多面的なコミュニケーション障害である発語失行は，主として強勢と抑揚の反復訓練を含む伝統的な構音訓練技法を参考にしたアプローチによる，直接的な治療的介入によってよく改善しうる。構音の正確な位置づけのためのアプローチは，典型的には，復唱，強勢，漸次的接近法に基づくもので，運動感覚・視覚・聴覚的手がかりを用いる反復練習である。一般的に，それらの訓練の基礎として用いられる刺激

は，口腔運動から始めて，単音，単語，句そして最後に文といった，困難さの順で選ばれる。

発語失行の治療技法は，多くの臨床家によって記載されてきた[158〜166]。Dworkinら[167]は，単一被験者治療実験法を用いて1つの効果的な治療方法を示した。患者がリズムを発生することができるようにするための各種のリズム訓練技法も，構音の正確さを高めるための促通法として報告されてきている[96,168]。それらとは反対に，ShaneとDarley[169]は，外部から与えられたリズム刺激の下では構音の正確さが悪化するということをみいだした。メロディック・イントネーション・セラピーも，発語失行の患者の訓練において促通法の1つとして採用されてきている。

発語失行患者の音素産生の回復が長期にわたって生じるということが，10年の間言語治療を受けたブローカ失語の患者で確認された。発症後最初の年に顕著に認められた誤りが，10年目のそれと比較された。音産生の位置と様式の側面は改善していた。有声音の誤りと音を付加する誤りは残存していたが，音の省略は事実上起こらなくなった[170]。

嚥下障害

嚥下過程は非常に多くの神経運動事象から成り立っている。正常の嚥下は，人が食物ないし液体を口から移動させ（口腔期），咽頭に送り（咽頭期），食道へ送ることができなければならない。口腔期においては，食物は口腔内で1つのかたまり（食塊）となり，次いで，食塊は咽頭に送られ，圧力がかけられた状態で食道に移送される。口腔期には食塊は，最初は口腔底に保持され，次いで舌によって口腔の前から後ろへ移送される。食塊が舌根から咽頭に送られると，咽頭は食塊を食道に移送する活動を行う。喉頭蓋が気道の入口を覆いかぶさることにより，声帯から気管支に食物が入り込まないようにする。

嚥下障害とは，個人の食べる機能が妨げられた状態，あるいは栄養と水分補給が妨げられた状態のどちらかであると定義される[171]。神経疾患によるコミュニケーション障害を示す患者の多くは，嚥下の困難さ（嚥下障害）を示す。脳血管障害患者の30〜40%は軽度から重度の嚥下障害を示す[172〜175]。患者によっては嚥下障害は急性期に起こり，発症後の最初の3週間で嚥下機能は急速に改善する[176]。脳血管障害後の嚥下障害は，しばしば口腔・咽頭・喉頭諸筋の筋力低下および協調運動障害によることが多く，その結果，食塊や液体を咽頭から食道へ移送することがうまく行えなくなる。口腔あるいは咽頭通過に時間がかかる場合もある。声帯の閉鎖不全あるいは喉頭挙上がうまくいかないために，食塊が気道に入ってしまう場合もある（誤嚥）。嚥下障害は，しばしば，パーキンソン病，ハンチントン病，ジストニア，ジスキネジア，筋萎縮性側索硬化症，脳腫瘍，認知症，アルツハイマー病，その他の進行性の神経障害，および脳性麻痺の患者に認められる。

嚥下障害の評価は，通常，ベッドサイドでの臨床評価から始まる。そして，必要に応じて，機器によるより客観的な評価を行う。嚥下過程には咽頭期があり，かつ速くて複雑な神経筋活動であるため，単純な観察を行うだけでは評価は十分とはいえない。嚥下障害評価において最もしばしば用いられる生理学的な測定方法は，バリウムを用いた嚥下造影検査である。この方法は嚥下の口腔期と咽頭期を構成する多くの要素の動きを放射線学的に映像で示す。このほかの有用な評価法は，ビデオ内視鏡検査である。多くの施設で，嚥下機能の評価は，嚥下療法士によって実施される。嚥下療法士の多くは，言語聴覚士である[176]。

リハビリテーション

嚥下障害のリハビリテーションは，栄養を確保し安全な嚥下の増加をめざして嚥下機能を改善することを目的とする。これは，代償的な方法，あるいは嚥下生理を変化させ誤嚥の危険性を少なくするための技法によって達成される。代理的方法は，口から咽頭までの食物通過に影響を与える姿勢の調整，食形態の工夫，口の中の最も適切な位置に食物を置くこと，である。姿勢の調整技法は，誤嚥の危険性を減らすためにも用いられる[150]。喉頭挙上や咽頭後壁への舌根の接近といった技法が，運動の協調性・範囲・強度，および咽頭嚥下における筋への感覚入力を増加するために用いられる[177]。

理学療法士は，患者の最も効果的な嚥下のための姿勢調整を行うこと，および筋緊張の低減，筋力強化，協調性の改善，嚥下の妨げとなる原始反射パターンの抑制のための治療を行うことで，重要な役割を果たしうる[178]。

拡大・代替コミュニケーションのシステムと手段

新技術，特に合成音声とコンピュータが，**拡大・代替コミュニケーション装置**として用いられるようになった。それらは，コミュニケーションを補助する手段を提供し，障害された発話（失語症，dysarthria）を補うこと，あるいは，発話に代わるものを提供するこ

とを促進する技術として用いられる．コンピュータの出現以来，それらは失語症の治療に用いられてきている．

コンピュータは失語症による書字障害の訓練に効果的であることを，Seronら[179]が確認した．その訓練を続けることにより，日常使われる単語の読みの正確さと速さとが改善することが，1人の失語症患者で確かめられた[180]．この患者を追跡して検査した結果，訓練後もさらなる改善が生じていた[181,182]．コンピュータがつくり出した音素についての手がかりが，5名のブローカ失語患者の呼称能力の改善に効果的であった[183]．あるブローカ失語患者のために，拡大コミュニケーションシステムが開発された[184]．また，失語症患者のための語想起促進プログラムが開発された[185]．さらに，Steeleら[123]とWeinrichら[186]は，Gardnerら[120]の結果を追認し，般化した．そして，Bakerら[187]はVICシステムのコンピュータ版を用いて失語症患者を訓練した．

他者に自分のことを理解してもらうことができない患者に書字機能と文字を綴る機能が少しでも残っている場合は，アルファベットをコミュニケーションの手段として用いることを援助する（例えば，アルファベットボード）．コミュニケーションブックは，ノートに項目（例えば，食べ物，家族のメンバー）にそって絵や単語が並べてあると使いやすい．コンピュータによる同様なものが，持ち運ぶタイプ，あるいは，机に据え置くタイプの道具として手に入る．拡大・代替コミュニケーション装置は，高度技術のものと，低技術のものとに分類できる．タイプライター，電話，コミュニケーションブック，その他の道具類は低技術なものであり，使用にあたっては，電池あるいは電気が必要なだけである．高度技術機器には，特製のコンピュータやスイッチ類も必要となる．

これまでは，失語症患者のごく一部しか，代替・拡大コミュニケーション装置の恩恵に浴してこなかった．運動性発話障害患者に関しては，多くの患者（例えば，脳性麻痺者）が道具の助けを得て効果的にコミュニケーションできるようになってきている．失語症における言語機能，運動-発話システム，認知機能の複雑な相互作用は，現在および将来の工業技術にとっての課題である[188]．

理学療法士とコミュニケーション障害患者

理学療法士は，コミュニケーション障害のある患者に最初に気づき，そのような患者の評価を言語聴覚士に依頼する必要性が出てくるといった状況下で仕事をすることが多い．理学療法士は，2つの側面で，患者のコミュニケーション機能の改善に寄与することができる．すなわち，発話機能の生理的支持を提供することと，交流を通して患者に成功感と達成感を与えることによって患者のコミュニケーション行動を刺激し促進することである．どちらの場合も，治療目標は同じであり，役割は対立しないという点を確認し合うために，理学療法士は言語聴覚士と緊密な連携を図ることを望むであろう．

発話を生理的にサポートするということは，口腔-運動系の障害を有する患者（例えば，dysarthria）に特にあてはまる．理学療法士は，患者の包括的なケアプランを決めるに際して，患者の発話への生理的サポートの影響について精査することを望むであろう．例えば，適切な姿勢が，原始的な運動の引き金となりうる反射を抑制しうることがある．患者の発話機能が体全体の動きに影響される場合は，安定化のための技法を用いることが必要かもしれない．

呼吸の制御は，発声と発話の息継ぎの仕方を改善するために不可欠である．呼吸筋は，頭部の制御，安定性，座位バランスのための訓練にそって強化することができる．正しい姿勢とアイコンタクトは，発話を聞き取りやすく明瞭にする可能性を高める．

コミュニケーションの障害を有する患者にコミュニケーションボードが必要であると判断されたときには，理学療法士は患者の座位バランス，持久力，上肢運動制御，および反応（例えば，指差し）のための最も良い方法を決定することに貢献できる．

舌・口唇・顔面筋の運動速度と範囲を増加させ，口腔-運動システムの協調性を改善させるための筋力強化訓練は，発話の明瞭度を上げ，dysarthriaと嚥下障害の患者を援助することになる．姿勢調整の技法は，嚥下を促進し，誤嚥を防ぐための個々の患者用の特別な治療プログラムを必要としている嚥下障害の患者に対して，特に重要である．

コミュニケーションは社会的な活動であり，理学療法セッションは相互交流の自然な環境を提供することになる．この環境下では，患者が会話の成功体験を得られるような雰囲気を提供することによって，患者にとって支持的なものにすることができる．

神経学的な問題を抱えている患者は，気が散る環境下での情報処理に困難を示す．過剰な騒音，錯綜する声などの多くの刺激があると，特にコミュニケーションを困難にする．可能であれば，理学療法士はそれら気が散るもののない場所（閉じられた環境）でコミュニケーション障害の患者に働きかけるべきである．コミュニケーションの困難な患者は，ジェスチャーや顔の表情がよくわかる対面コミュニケーション場面にお

かれたときに，最善の行動が示せる。この理由から，部屋の照明が十分である必要がある。

理学療法士は，神経疾患による言語障害患者，特に失語症患者に接して混乱したり，いらいらしたりすることがある。個々の失語症の性質について，言語聴覚士と理学療法士はよく話し合って了解しておく必要がある。理学療法士は，個々の症例について，最も効果的なコミュニケーション方法が何かを言語聴覚士から聞いておくことが望ましい。

後天性の失語症患者のニーズを把握する際に最も困難なことの1つは，患者の聴覚的理解のレベルを評価することである。文字どおり，すべての失語症患者は口頭言語の理解障害を少なからず持っている。理学療法士は，リハビリテーションを妨げる主要因となりうる聴覚的理解障害を把握し扱うことに習熟する必要がある。

失語症患者の聴覚的理解のレベルについての誤った判断は，患者はすべてを理解するというものから，患者は何も理解できないので会話から排除すべきというものまでの広い範囲にわたる。留意すべき指針は，聴覚的理解度は，その場の状況と課題の複雑さに応じてさまざまに変化するということである。話題をすばやく転換したり，猛烈な速さで話したり，騒音がひどかったり，何か身体活動をしながら話したり，1人以上の人と話したりすることは，聴覚情報の処理を妨害することになる。文は短く，単純なものにしたうえで，患者が情報を処理して反応するのに十分な時間を与えるべきである。複雑な答えを要求する質問，例えば，「休暇について話してください」，「最近のニュースについてどう思いますか？」といった質問は，一般的に失語症患者が答えるのは難しい。「はい」，「いいえ」で答えられるか，1つの単語で答えられる質問をするのがいちばんよい。ジェスチャーや表情や抑揚といった助けとなる身体的な手がかりは，患者の理解を促進し強める。失語症の患者には，しばしば，体全体への指示（「立ってください」，「座ってください」）の方が，体の末梢部分への指示（「指差してください」，「つまんでください」）よりもやさしいということを理学療法士は知っておくことが大切である。

コミュニケーションに四苦八苦しているのを何とかしようとして，失語症の患者に対して子どもに話しかけるように「見下した話しかけ」をしたり，聴覚障害の人に話しかけるように声を大きくして話したりしたくなるかもしれない。最善の方法は，いくぶんゆっくりめに，複雑すぎない言葉を使って，一貫性のある説明の仕方を保つように努めることである。このことは，話し言葉による指示が患者-セラピスト間の相互交流の基本的な要素である理学療法場面で，特に大切である。理解のためには，ときどき文を繰り返すことも必要かもしれない。

リハビリテーションチームのメンバーは一般的に，失語症患者の口頭言語の理解能力を過大評価する傾向がある。理学療法士は，可能であれば，患者の言語理解能力がどのくらい保たれているかについて言語聴覚士に聞くべきである。患者の理解を高めるためには，質問を言い換えたり，身振りをそえたりする必要があるかもしれない。

患者によっては，ジェスチャーや表情といった視覚的な手がかりをともなわせることが大いに役に立つ。文字でメッセージを補うのがいちばんいい患者もいる。ときには，「20の扉」形式で「はい」と「いいえ」で答えられるような質問をするのも助けになる。失語症患者が自己表現に困難さを示すときには，話すための時間を長くとることである。もし患者がみた目にもいらいらしだしたら，静かにして，患者に時間をとらせ，後からもう一度いわせてみるのがよい。

理学療法の技法を使う際には，失語症患者に，発話行動を補う手段として体の動きに合わせて単語を繰り返していわせるのがよい。1から10までの数を数えさせたり，上/下や左/右といった単語をいわせたりすることが，そのような活動の例である。しかし，理学療法士は患者のコミュニケーション能力レベルを超える言語指示を与える可能性があることに，常に注意している必要がある。

まとめ

第二次世界大戦以降，言語聴覚士は神経疾患による言語障害，特に失語症と dysarthria 患者の治療を行うリハビリテーション医療チームにおいて，重要な役割を演じてきている。理学療法士にとっては，正常および病理的なコミュニケーション行動を理解することは，仕事の対象とするそれらの患者への興味を高めるのみならず，彼らに提供する治療の質を高めることにも役立つ。

言葉によるコミュニケーションは，認知・運動・感覚・心理・社会的スキルの協調的な相互作用からなる，複雑で人間に特有な行動である。神経疾患による言語障害，特に失語症と dysarthria は，リハビリテーション医学の治療現場における主要なコミュニケーション障害である。グループとしてみると，神経疾患によるコミュニケーション障害は，障害者人口のうちで相対的にかなりの割合を占めている。

神経疾患による言語-発話障害が患者自身，患者の家族，地域社会生活，職業の選択に与える影響の大き

さが，それらの障害に取り組むことをきわめて難しくしている．その人の話し言葉とパーソナリティおよび人としての独自性の密接な関係が，神経疾患による最も軽度のコミュニケーション障害でさえ，心理面に影響を与えるのである．現在，言語的・認知的・心理社会的変数と，それらの回復およびリハビリテーションに与える影響との相互作用についての研究が行われている．

復習問題

1. 失語症について定義せよ．
2. 非流暢性失語と流暢性失語の違いについて記述し，臨床例を提示せよ．
3. 失語症の障害を評価する包括的な言語検査の構成要素について述べよ．
4. 失語症からの回復に影響を与える重要な因子を記述せよ．
5. 失語症のリハビリテーションにマイナス効果を与える心理的後遺症について記述せよ．
6. dysarthria について定義せよ．
7. 一般的に，どのような神経学的条件が嚥下障害と関係があるか？
8. 拡大コミュニケーションシステムおよび失語症の治療を促進する特定の技術/装置のいくつかを記述せよ．

CS ケーススタディ

患者は 62 歳の男性で，高校教師である．彼は，8ヵ月前に発症した脳出血の結果，右片麻痺とコミュニケーション障害がある．現在は，更衣動作を除いては，ADL は独立しており，杖を用いて自立歩行できる．

発症後 1ヵ月の時点で，患者は「はい/いいえ」でしか答えられず，使用する語彙は 30～50 の名詞と動詞と，日常の挨拶語（こんにちは，さようなら）に限られていた．コミュニケーションのやりとりのなかでは，しばしば文字や単語を書くこと，あるいはジェスチャーに頼った．いわれたことは，特に話題が身近なものである場合，ほとんどすべて理解できるようにみえた．入院中の急性期リハビリテーションサービスを受け，退院後は外来で 20 回言語治療を受けた．

発症後 8ヵ月の時点で，この患者のコミュニケーション障害の特徴は，1～2 単語からなる速度が遅くよどみがちな発話，困難をともなわない自動的発話（例えば，日常の挨拶語），複雑な情報の表出の困難さ，不正確な音を含む拙劣でぎこちない構音，長い文あるいは複雑な文章を読むことの困難さであった．発話語彙の大多数は名詞と動詞であったが，助動詞や形容詞も前よりは多く使えるようになっている．発話では接続詞と前置詞は一貫して用いられないために，統語面がおかしくなっている．相手の話が速かったり，複雑だったり，話題が身近なものではない場合以外は，口頭言語の理解には問題がない．

患者とその介護者ともに，患者の社会的交流の頻度が劇的に少なくなったと述べている．彼は身近な家族メンバーとは日常的に会うが，友だちや仕事仲間にはほとんど会わない．患者と介護者は，そうした状態に患者自身が欲求不満になり，気分が落ち込み，多くの時間，社会から隔絶していると感じていると述べている．また，彼らによれば，患者の発話語彙，書字能力，読みの技術は，徐々にではあるが，明らかに増加・改善しているとのことである．彼は最近，同じようなコミュニケーションの困難さを抱える人と会いたいと思い，地域の脳卒中の会に加入した．

指導問題

1. あなたがこの患者を担当することになった後で，関係者によるカンファレンスが予定されたとする．言語聴覚士からどのような情報を入手すべきか？
2. 脳卒中患者については，一般的にどのようなコミュニケーション方法が有効か？
3. 理学療法場面でこの患者が何かいおうとしてうまくいえずいらいらしだしたら，あなたはどうするか？
4. 理学療法士として，この患者の孤立感を少なくし，情緒的な安定を図るために，あなたは何をするか？
5. 理学療法セッションはどのような点で，コミュニケーション行動を高めるのに役立つか？

用語解説

用語解説

構音不能症 anarthria：脳障害によって起こる不明瞭な発話のことで、特に脳幹損傷は、構音運動システムに重度な障害を引き起こす。dysarthria の項目も参照。

失語症 aphasia：脳の損傷によって引き起こされるコミュニケーション障害で、言語理解、統語、使用の障害があるもの。一次感覚障害、全般的精神知的機能の低下、精神障害のものを除く。一部の機能障害を dysphasia ということもある。

流暢性失語 fluent aphasia：発話が滑らか、文法が豊かでメロディが保たれているタイプの失語症で、錯語と迂言が現れる。聴覚的理解が障害される。ウェルニッケ失語や、伝導失語は流暢性失語の最も代表的なタイプである。

非流暢性失語 nonfluent aphasia：発話が遅く、ためらいがあり、語が限られて統語（構文）が障害されているタイプの失語症。構音が不自然な場合がある。ブローカ失語は非流暢性失語の最も代表的なタイプである。

全失語 global aphasia：言語表出および理解の障害が重度な失語症で、すべての感覚モダリティが障害されている場合がある。また、発話での表出が一切なく、身振りやパントマイムといった代用手段使用も困難な場合がある。身振り言葉も障害される。反応は必ずしも文脈に対して適切であるわけではない。

失行 apraxia：発語失行 verbal apraxia 参照。

構音 articulation：話し言葉における発話と音声生成の声道運動のことで、構音器官（口唇、舌、軟口蓋、あるいは咽頭）の配置の正確さ、タイミングと運動の方向、反応スピード、すべての事象における神経統合を含んでいる。

構音障害 articulation disorder：誤った調音点、タイミング、方向、圧、速さや、口唇、歯、舌、軟口蓋の相互作用による言語音の省略、または、誤った発語。

拡大コミュニケーション装置 augumentative communication device：コミュニケーション障害を有した人が使用する装置で、残存しているコミュニケーション能力を補償または増大させる。手動のもの、電気によるコミュニケーションボードの双方を含む。

コミュニケーション communication：個人に関する経験、考え、知識、感情を他者に伝えるためのあらゆる手段で、音声、手話、ボディランゲージ、身振り、書字を含む。シンボル体系を通して個人間で情報のやりとりが行われる過程。

子音 consonants：呼気の流れを修正・阻止または遮断するといった構音器官（口唇、舌、歯、軟口蓋）の相互作用を含む、声道の一定の連続動作によって産生される言語音（声帯振動の有無によって有声音と無声音がある）。

摩擦音 fricatives：主に硬口蓋、裏側上部歯茎、口唇の1つまたは複数の表面に十分な圧力をかけ呼気流を起こすことによって生じる摩擦で産生される音群。呼気は常に流出しているが、せばめられている（例：/f/, /v/）。

鼻音 nasals：口腔を閉鎖して口腔から流出する空気が遮断されることによって産生される音声で、軟口蓋が下がり鼻腔へ流出する。普通は有声音であるが、無声子音と結合した場合は無声化することがある（例：/n/, /m/, /ng/）。

流音 liquids：軟口蓋挙上によって産生される音群（例：/l/, /r/）。

破裂音（閉鎖音）plosive sounds：声道内のある場所に閉じ込めた空気圧を口腔内に解放して産生させる音声（例：短い/t/）。閉鎖音とも呼ばれている。

半母音 semi-vowels：声道を短時間母音様形態に保ち、次いで、音節内の後続母音のための構音形態に変えて産生する音群（例：/w/, /y/, /r/）。

文脈 context：コミュニケーションのやりとりの諸側面。例として、目的、環境、場所、個人の知識やその役割、場面によって要求される形式の水準といったものがある。

能力低下 disability：機能障害の結果として生じる日常の個人的、社会的、職業生活における影響のこと。

dysarthria：ディスアスリア。運動性構音障害における1つの分類で、発語に関する中枢または末梢神経システムの一部が障害されることによって生ずる。呼吸、構音、発声、共鳴、韻律の1つまたは複数が影響を受けることにより、随意および不随意運動（例えば、噛むことと飲み込むこと）や、顎、舌の動きも異常をきたす。発語失行および言語中枢の機能障害とは区別される。

失調性 dysarthria ataxic dysarthria：小脳システムの障害によって起こる dysarthria で、主にタイミングに関する発語の誤りを特徴とし、どの音節にも同じ強勢がおかれる。構音の問題は、断続的な誤りを典型的な特徴とし、軽度から重度までさまざまである。声質は粗くなり、単調な高さと大きさになる。韻律は減ずるものや不自然な強勢になるものもある。

弛緩性 dysarthria flaccid dysarthria：下位運動ニューロンの障害によって起こる dysarthria で、軽度の開鼻声を特徴とし、鼻漏出をともなう。発声の間呼気が漏れ、吸気も可聴されるため、子音の産生

が不正確になる。
混合性 dysarthria mixed dysarthria：2つまたはそれ以上の dysarthria が同時に生じた場合に混合性 dysarthria と呼ぶ。
痙性 dysarthria spastic dysarthria：両側の上位運動ニューロン障害によって起こる dysarthria で、構音不明瞭、単調な声の高さ、大きさ、韻律の乏しさを特徴とする。筋は硬直し、可動範囲が限られた鈍い動きとなる。発語は不自然なものとなり、言葉は引き延ばされたりする。顔面のゆがみや発話の短いとぎれをともなうことがある。
嚥下障害 dysphagia：飲み込みの障害のこと。
機能的コミュニケーション functional communication：日常生活における個人のコミュニケーションの有効性のことで、特に、コミュニケーションのニーズ、願望、反応を伝える能力のこと。
声門 glottis：声帯とすき間とで構成されている喉頭の発声装置。
社会的不利 handicap：個人、家族、社会が認識する能力低下の重要性と、障害によってこうむる不利益の程度。
機能障害 impairment：損傷部位や範囲を含む病理それ自体を指す。
明瞭度 intelligibility：ある個人の発話を標準的な聞き手がどの程度明確に理解できるかの程度のこと。構音、速度、流暢性、声の質や強度に影響される。
辞書 lexicon：①ある言語における語彙またはすべての単語のリスト。②ある言語における言語的記号、単語および形態素のこと。
咽頭 pharynx：不均整な筒状のスペースで、気道、消化管の一部となっている。鼻咽腔、食道へつながっており、また耳管、口腔、喉頭ともつながっている。下2/3は前後、左右の容積変動性に富み、飲み込み動作や声の共鳴に重要な役割を担っている。人の声の主要な共鳴腔となっている。
音素 phoneme：音。単語を形成している言語学上の最小単位。
音声学 phonology：ある言語の音声システムに関する学問。
実用言語 pragmatic language：情報伝達に影響を及ぼす非言語的要素（例えば、発語開始、役割交代、話題の維持）。
韻律 prosody：発語における旋律で、強さと高低を基本的に使用して、高さ、質、強弱、持続時間を調節することで決まる。
意味論 semantics：言語、思考、行動の関係を含む言語における意味に関する学問。
自然治癒 spontaneous recovery：失語症において、通常、発症から初めの数ヵ月で起こる、完全または不完全なコミュニケーションスキルの回復。
音節 syllables：1つの中心的音素としての母音単独、または1つ以上の子音に囲まれている音声単位（例えば、I, in, me, men）。
統語 syntax：言語の内部構造で、ある言語が発話される順序とある発話における要素間の関係からなる。文法ともいわれる。
無声（音） unvoiced（sounds）：声帯振動なしで産生される音。
発語失行 verbal apraxia：優位半球障害の結果生じる意図的な構音運動の障害。発声発語器官の運動の障害がないにもかかわらず生じる不正確でぎこちない構音、音節のひずみ。speech dyspraxia, apraxia of speech, cortial dysarthria, phonetic disintegration ともいう。
声道 vocal tract：声帯から上の発話構造で、咽頭、口腔、鼻咽腔を含んでおり、声帯で発した音を調節することができる。
有声（音） voiced（sounds）：声帯振動と同時に産出される音で、すべての母音、半母音、二重母音、有声子音。
母音 vowel：空気が口腔や鼻咽腔で摩擦や阻害されることなく発せられる有声音のこと。①口腔内での舌の位置、②口腔内での舌の高さ、③口唇の形、で表される。

付　録

ケーススタディの指導問題解答例

1. あなたがこの患者を担当することになった後で、関係者によるカンファレンスが予定されたとする。言語聴覚士からどのような情報を入手すべきか？

解答
- 患者に残されている聴覚的理解力についての情報。
- 患者の聴覚的理解を確実にするためにチームメンバー間で共有すべき介入方法についての提案（例えば、質問の仕方、最も効果的な指示の与え方、ボディランゲージの使用など）。

2. 脳卒中患者については、一般的にどのようなコミュニケーション方法が有効か？

解答
- 視覚的手がかりの利用（ジェスチャーや表情など）。
- 文字で情報を補うこと。
- 単語で答えられるような質問をすること。
- 患者が言葉で答えるのに必要な十分な時間を与えること。

3. 理学療法場面でこの患者が何かいおうとしてうまくいえずいらいらしだしたら、あなたはどうするか？

解答　静かに待ち、患者に時間を与え、後でもう一度試みさせる。

4. 理学療法士として、この患者の孤立感を少なくし、情緒的な安定を図るために、あなたは何をするか？

解答
- 患者にとって身近な話題を提供する。
- 患者に自身の障害について話させ、彼がどのように感じているかをいわせる。
- あなたが彼の悲しみを理解していることを知らせる。

5. 理学療法セッションはどのような点で、コミュニケーション行動を高めるのに役立つか？

解答
- 口頭での指示の出し方をいろいろ変えるのを避けること（一定にすること）によって、聴覚的な理解を高めうる。
- 患者の身近な話題についての会話に参加させることによって、患者は残存するコミュニケーションスキルを使用する機会が与えられる。
- 患者の意思伝達の試みでの誤りを訂正するといったことはしないで、彼の試みをサポートし、完全とはいえないコミュニケーションの状態を受け入れることによって、患者はコミュニケーションに対する自信を高める。

文献

1. American Speech-Language-Hearing Association (ASHA): Personal communication, December 1992.
2. National Institute on Deafness and other Communication Disorders. National Strategic Research Plan for Hearing and Hearing Impairments. Bethesda, MD, 1996.
3. Slater, SC: Portrait of the professions. 1992 Omnibus Survey. ASHA 34:61, 1992.
4. ASHA Demographic Profile of ASHA members and affiliations for period January–June 1998. Rockville, MD, 1998.
5. Shewan, CM, and Slater, SC: ASHA Data: ASHA's speech-language pathologists and audiologists across the United States. ASHA, 64, November 1992.
6. World Health Organization (WHO): International classification of impairment, disabilities and handicap. World Health Organization, Geneva, Switzerland, 1980.
7. US Department of Health and Human Services: Aging America: Trends and projections, 1987–88 Edition. Government Printing Office, Washington, DC, 1988.
8. Spencer, G: Projections of the population of the United States by age, sex, and race: 1983 to 2080. Current Population Reports, Series P-25, No. 952. US Bureau of the Census, Washington, DC, 1984.
9. National Institutes of Health (NIH): Aphasia: Hope through research. NIH Publication No. 80-391. Bethesda, MD, 1979.
10. National Institute on Deafness and other Communication Disorders. NIDCD Fact Sheet: Aphasia. NIH Publication No. 97-4257. Bethesda, MD, 1997.
11. Brust, JC, et al: Aphasia in acute stroke. Stroke 7:167, 1976.
12. National Institutes of Health (NIH): Decade of research: Answers through scientific research. The National Advisory Neurological and Communicative Disorders and Stroke Council. The National Institutes of Health, Bethesda, MD, 1989.
13. Goodglass, H, and Kaplan, E: The Assessment of Aphasia and Related Disorders, ed 2. Lea & Febiger, Philadelphia, 1983.
14. Damasio, A: Signs of aphasia. In Sarno, MT (ed): Acquired Aphasia, ed 3. Academic, New York, 1998, p 25.
15. Sarno, MT: A survey of 100 aphasic Medicare patients in a speech pathology program. J Am Geriatr Soc 18:471, 1970.
16. Prins, R, et al: Recovery from aphasia: Spontaneous speech versus language comprehension. Brain Lang 6:192, 1978.
17. Levin, HS: Linguistic recovery aphasia closed head-injury. Brain Lang 12:360, 1981.
18. Spreen, O, and Risser, A: Assessment of aphasia. In Sarno, MT (ed): Acquired Aphasia, ed 3. Academic, New York, 1998, p 71.
19. Spreen, O, and Benton, AL: Neurosensory Center Comprehensive Examination for Aphasia, ed 2. University of Victoria, Department of Psychology, Neuropsychology Laboratory, Victoria, BC, 1977.
20. Kertesz, A: Western Aphasia Battery. Grune & Stratton, New York, 1982.
21. Sarno, MT: A measurement of functional communication in aphasia. Arch Phys Med Rehabil 46:107, 1965.
22. Sarno, MT: The Functional Communication Profile: Manual of Directions (Rehabilitation Monograph No. 42). New York University Medical Center, Rusk Institute of Rehabilitation Medicine, New York, 1969.
23. Holland, AL: Communicative Abilities in Daily Living. University Park Press, Baltimore, 1980.
24. Frattali, CM, et al: Functional Assessment of Communication Skills for Adults: Administration and Scoring Manual. American Speech & Hearing Association, Rockville, MD, 1995.
25. Benton, AL: Contributions to aphasia before Broca. Cortex 1:314, 1964.

26. Benton, AL, and Joynt, RJ: Early descriptions of aphasia. Arch Neurol 3:109, 1960.
27. Broca, P: Du siege de la faculte du language articule. Bulletinde la Societe d'Anthropologie 6:377, 1885.
28. Broadbent, D: A case of peculiar affection of speech, with commentary. Brain 1:484, 1879.
29. Mills, CK: Treatment of aphasia by training. JAMA 43:1940, 1904.
30. Poppelreuter, W: Ueber psychische ausfall sercheinungen nach hirverletzungen. Munchener Medizinische Wochenschrift 62:489, 1915.
31. Isserlin, M: Die pathologische physiologie der sprache. Ergebnisse der Physiologie, Biologischene Chemie und Experimentellen Pharmakologie 29:129, 1929.
32. Frazier, C, and Ingham, S: A review of the effects of gunshot wounds of the head. Arch Neurol Psych 3:17, 1920.
33. Gopfert, H: Beitrage zur Frage der Restitution nach Hirnverletzung. Zeitschrift fur die Gesamte Neurologie und Psychiatrie 75:411, 1922.
34. Franz, S: Studies in re-education: The aphasics. J Comp Psychol 4:349, 1924.
35. Head, H: Aphasia and Kindred Disorders of Speech, vols 1 and 2. Cambridge Univ Pr., London, 1926.
36. Nielsen, J: Agnosia, Apraxia, Aphasia: Their Value in Cerebral Localization. Hoeber, New York, 1946.
37. Goldstein, K: After Effects of Brain Injuries in War: Their Evaluation and Treatment. Grune & Stratton, New York, 1942.
38. Singer, H, and Low, A: The brain in a case of motor aphasia in which improvement occurred with training. Arch Neurol Psychiatry 29:162, 1933.
39. Weisenburg, T, and McBride, K: Aphasia: A Clinical and Psychological Study. Commonwealth Fund, New York, 1935.
40. Klein, K: Community-based resources for persons with aphasia and their families. Topics in Stroke Rehabilitation 2:18, 1996.
41. American Heart Association: Aphasia and the family. Author, Publication EM 359, Dallas, 1969.
42. Backus, O, et al: Aphasia in Adults. Univ of Michigan Pr., Ann Arbor, 1947.
43. Sarno, MT: Language therapy. In Burr, HG (ed): The Aphasic Adult: Evaluation and Rehabilitation, Proceedings of the Short Course in Aphasia. Wayside Press, Charlottesville, VA, 1964.
44. Boone, D: An Adult Has Aphasia: For the Family, ed 2. Danville, IL, Interstate Printers and Publishers, 1984.
45. Sarno, JE, and Sarno, MT: Stroke: A Guide for Patients and Their Families, ed 3. McGraw-Hill, New York, 1991.
46. Simonson, J: According to the aphasic adult. Univ of Texas (Southwestern) Medical School, Dallas, 1971.
47. Sarno, MT: Understanding Aphasia: A Guide for Family and Friends. Monograph #2. Rusk Institute of Rehabilitation Medicine, New York University Medical Center, New York, 1958.
48. Yarnell, P, et al: Aphasia outcome in stroke: A clinical neuroradiological correlation. Stroke 7:514, 1976.
49. Sarno, MT: Quality of life in aphasia in the first poststroke year. Aphasiology 11:665, 1997.
50. Sarno, MT: The functional assessment of verbal impairment. In Grimby, G (ed): Recent Advances in Rehabilitation Medicine. Almquist & Wiksell, Stockholm, 1983, p 75. (Also published as Suppl Scand J Rehabil 1983.)
51. Sarno, JE, et al: The functional life scale. Arch Phys Med Rehabil 54:214, 1973.
52. Darley, F: The efficacy of language rehabilitation in aphasia. J Speech Hear Disord 37:3, 1972.
53. Prins, R, et al: Efficacy of two different types of speech therapy for aphasic stroke patients. Applied Psycholinguistics 10:85, 1989.
54. Wertz, RT, et al: VA cooperative study on aphasia: A comparison of individual and group treatment. J Speech Hear Disord 24:580, 1981.
55. Wertz, RT, et al: Comparison of clinic, home, and deferred language treatment for aphasia: A VA cooperative study. Arch Neurol 43:653, 1986.
56. Wertz, RT: Language treatment for aphasia is efficacious, but for whom? Topics Lang Disord 8:1, 1987.
57. Sarno, MT: Recovery and rehabilitation in aphasia. In Sarno, MT (ed): Acquired Aphasia, ed 2. Academic, San Diego, 1991.
58. Marks, M, et al: Rehabilitation of the aphasic patient: A survey of three years experience in a rehabilitation setting. Neurology 7:837, 1957.
59. Vignolo, LA: Evolution of aphasia and language rehabilitation: A retrospective exploratory study. Cortex 1:344, 1964.
60. Hagen, C: Communication abilities in hemiplegia: Effect of speech therapy. Arch Phys Med Rehabil 54:545, 1973.
61. Basso, A, et al: Etude controlee de la reeducation du language dans l'aphasie: Comparaison entre aphasiques traites et non-traites. Revue Neurologique (Paris) 131:607, 1975.
62. Basso, A, et al: Influence of rehabilitation on language skills in aphasic patients. Arch Neurol 36:190, 1979.
63. Shewan, C, and Kertesz, A: Effects of speech and language treatment on recovery from aphasia. Brain Lang 23:272, 1984.
64. Poeck, K, et al: Outcome of intensive language treatment in aphasia. J Speech Hear Disord 54:471, 1989.
65. Kertesz, A, and McCabe, P: Recovery patterns and prognosis in aphasia. Brain Lang 100:1, 1977.
66. Levita, E: Effects of speech therapy on aphasics' responses to the Functional Communication Profile. Percept Mot Skills 47:151, 1978.
67. Shewan, CM: Expressive language recovery in aphasia using the Shewan Spontaneous Language Analysis (SSLA) System. J Comm Disord 17:175, 1988.
68. Wertz, RT, and Dronkers, N: Effects of age on aphasia. Paper presented at the American Speech-Language-Hearing Association Research Symposium on Communication Sciences and Disorders and Aging, Washington, DC, 1988.
69. Helm-Estabrooks, N, and Ramsberger, G: Treatment of agrammatism in long-term Broca's aphasia. Br J Disord Commun 21:39, 1986.
70. Glindemann, R, et al: The efficacy of modelling in PACE-therapy. Aphasiology 5:425, 1991.
71. Whurr, R, et al: A meta-analysis of studies carried out between 1946 and 1988 concerned with the efficacy of speech and language therapy treatment for aphasic patients. European Journal of Communication 27:1, 1992.
72. Robey, RR: The efficacy of treatment for aphasic persons: A meta-analysis. Brain Lang 47:172, 1998.
73. Darley, F: Language rehabilitation: Presentation 8. In Benton, A (ed): Behavioral Change in Cerebrovascular Disease. Harper, New York, 1970.
74. Reinvang, I, and Engvik, E: Language recovery in aphasia from 3–6 months after stroke. In Sarno, MT, and Hook, O (eds): Aphasia: Assessment and Treatment. Almquist & Wiksell, Stockholm; Masson, New York, 1980.
75. Sarno, MT: Review of research in aphasia: Recovery and rehabilitation. In Sarno, MT, and Hook, O (eds), Aphasia: Assessment and Treatment. Almquist & Wiksell, Stockholm, 1980.
76. Culton, G: Spontaneous recovery from aphasia. J Speech Hear Res 12:825, 1969.
77. Lomas, A, and Kertesz, A: Patterns of spontaneous recovery in aphasic groups: A study of adult stroke patients. Brain Lang 5:388, 1978.
78. Demeurisse, G, et al: Quantitative study of the rate of recovery from aphasia due to ischemic stroke. Stroke 11:455, 1980.
79. Butfield, E, and Zangwill, O: Re-education in aphasia: A review of 70 cases. J Neurol Neurosurg Psychiatry 9:75, 1946.
80. Sands, E, et al: Long term assessment of language function in aphasia due to stroke. Arch Phys Med Rehabil 50:203, 1969.
81. Sarno, MT, and Levita, E: Natural course of recovery in severe aphasia. Arch Phys Med Rehabil 52:175, 1971.
82. Basso, A: Prognostic factors in aphasia. Aphasiology 6:337, 1992.
83. Nicholas, M, et al: Empty speech in Alzheimer's disease and fluent aphasia. J Speech Hear Res 28:405, 1985.
84. Bayles, KA, and Kaszniak, AW: Communication and Cognition in Normal Aging and Dementia. Little, Brown, Boston, 1987.
85. Obler, LK, et al: On comprehension across the adult life span. Cortex 21:273, 1985.
86. Bloom, R, et al: Impact of emotional content on discourse production in patients with unilateral brain damage. Brain Lang 42:153, 1992.
87. Nicholas, M, et al: Aging, Language, and Language Disorders. In Sarno, MT (ed): Acquired Aphasia, ed 3. Academic, San Diego, 1998.
88. Holland, AL, et al: Predictors of language restriction following stroke: A multivariate analyses. J Speech Hearing Res 31:232, 1989.
89. Kertesz, A: Recovery from aphasia. In Kese, FC (ed): Advances in Neurology, 42. Raven, New York, 1984.
90. Wertz, RT, and Dronkers, NF: Effects of age on aphasia. Paper presented at the American Speech-Language-Hearing Association Research Symposium on Communication Disorders and Aging, Washington, DC, 1988.

91. Pedersen, M, et al: Aphasia in acute stroke: Incidence, determinants, and recovery. Annals of Recovery 38:659, 1995.
92. Sarno, MT: Preliminary findings: Age, linguistic evolution and quality of life in recovery from aphasia. Scand J Rehabil Med Suppl 26:43, 1992.
93. Sarno, MT, et al: Gender and recovery from aphasia after stroke. J Nerv Ment Dis 173:605, 1985.
94. Borod, J, et al: Long term language recovery in left handed aphasic patients. Aphasiology 78:301, 1990.
95. Kertesz, A: Aphasia and Associated Disorders: Taxonomy, Localization and Recovery. Grune & Stratton, New York, 1979.
96. Schuell, H, et al: Aphasia in Adults. Harper, New York, 1964.
97. Sarno, MT, and Levita, E: Recovery in treated aphasia in the first year post-stroke. Stroke 10:663, 1979.
98. Selnes, OA, et al: Recovery of single-word comprehension CT scan correlates. Brain Lang 21:72, 1984.
99. Pashek, GV, and Holland, AL: Evolution of aphasia in the first year post onset. Cortex 24:411, 1988.
100. Kertesz, A: Evolution of aphasic syndromes. Topics in Language Disorders 1:15, 1981.
101. Kaplan, E, et al: Boston Naming Test, ed 2. Lea & Febiger, Philadelphia, 1983.
102. Goldenberg, G, and Scott, J: Influence of size and site of cerebral lesions on spontaneous recovery of aphasia and success of language therapy. Brain Lang 47:684, 1994.
103. Kenin, M, and Swisher, L: A study of pattern of recovery in aphasia. Cortex 8:56, 1972.
104. Lebrun, Y: Recovery in polyglot aphasics. In Lebrun, Y, and Hoops, R (eds): Recovery in Aphasics. Neurolinguistics, vol 4. Swets and Zeitlinger BV, Amsterdam, 1976.
105. Basso, A, et al: Sex differences in recovery from aphasia. Cortex 18:469, 1982.
106. Benson, DF: Aphasia, Alexia, and Agraphia. Churchill Livingston, New York, 1979.
107. Damasio, AR: Aphasia. N Engl J Med 336:531, 1992.
108. Sarno, MT: Aphasia rehabilitation: Psychosocial and ethical considerations. Aphasiology 7:321, 1993.
109. Eisenson, J: Adult Aphasia: Assessment and Treatment. Prentice-Hall, Englewood Cliffs, NJ, 1973.
110. Herrmann, M, et al: The impact of aphasia on the patient and family in the first year post-stroke. Topics in Stroke Rehabilitation 2:5, 1995.
111. Eisenson, J: Aphasia: A point of view as to the nature of the disorder and factors that determine prognosis and recovery. International Journal of Neurology 4:287, 1964.
112. Marshall, RC, and Phillipps, DS: Prognosis for improved verbal communication in aphasic stroke patients. Arch Phys Med Rehabil 4:597, 1983.
113. Darley, FL, et al: Motor Speech Disorders. Saunders, Philadelphia, 1975.
114. Sarno, MT: Aphasia rehabilitation. In Dickson, S (ed): Communication Disorders: Remedial Principles and Practices. Scott, Foresman, Glenview, IL, 1974.
115. Sarno, MT: Disorders of communication in stroke. In Licht, S (ed): Stroke and Its Rehabilitation. Williams & Wilkins, Baltimore, 1975, p 380.
116. Sarno, MT: Language rehabilitation outcome in the elderly aphasic patient. In Obler, LK, and Albert. ML (eds): Language and Communication in the Elderly: Clinical, Therapeutic and Experimental Issues. DC Heath, Lexington, MA, 1980, p 191.
117. Goodglass, H: Neurolinguistic principles and aphasia therapy. In Meier, M, et al (ed): Neuropsychological Rehabilitation. Guilford, New York, 1987.
118. Burns, MS, and Halper, AS: Speech/Language Treatment of the Aphasias: An Integrated Clinical Approach. Aspen, Rockville, MD, 1988.
119. Sarno, MT: Management of aphasia. In Bornstein, RA, and Brown, GG (eds): Neurobehavioral Aspects of Cerebrovascular Disease. Oxford Univ Pr, New York, 1990.
120. Gardner, H, et al: Visual communication in aphasia. Neuropsychologia 14:275, 1976.
121. Weinrich, MP, et al: Implementation of a visual communicative system for aphasic patients on a microcomputer. Ann Neurol 18:148, 1985.
122. Steele, RD, et al: Evaluating performance of severely aphasic patients on a computer-aided visual communication system. In Brookshire, RH (ed): Clinical Aphasiology: Conference Proceedings. BRK Publications, Minneapolis, 1987.
123. Steele, RD et al: Computer-based visual communication in aphasia. Neuropsychologia, 27:409, 1999.
124. Weinrich, MP: Computerized visual communication (C-VIC) therapy. Paper presented at the Academy of Aphasia, Phoenix, Arizona, 1987.
125. Weinrich, M, et al: Training on an iconic communication system for severe aphasia can improve natural language production. Aphasiology 9:343, 1995.
126. Helm, N, and Benson, DF: Visual action therapy for global aphasia. Presentation at the 16th Annual Meeting of the Academy of Aphasia, Chicago, 1978.
127. Helm-Estabrooks, N, et al: Visual action therapy for aphasia. J Speech Hear Disord 47:385, 1982.
128. Skelly, M, et al: American Indian sign (AMERIND) as a facilitator of verbalization for the oral verbal apraxic. J Speech Hear Disord 39:445, 1974.
129. Rao, P, and Horner, J: Gesture as a deblocking modality in a severe aphasic patient. In Brookshire, RH (ed): Clinical Aphasiology: Conference Proceedings. BRK Publications, Minneapolis, 1978.
130. Rao, P, et al: The use of American-Indian Code by severe aphasic adults. In Burns, M, and Andrews, J (eds): Neuropathologies of Speech and Language Diagnosis and Treatment: Selected Papers. Institute for Continuing Education, Evanston, IL, 1980.
131. Aten, JL, et al: The efficacy of functional communication therapy for chronic aphasic patients. J Speech Hear Disord 47:93, 1982.
132. Aten, JL: Function communication treatment. In Chapey, R (ed): Language Intervention Strategies in Adult Aphasia, ed 2. Williams & Wilkins, Baltimore, 1986.
133. Wilcox, M, and Davis, G: Promoting aphasics' communicative effectiveness. Paper presented to the American Speech-Language-Hearing Association, San Francisco, 1978.
134. Lyon, JG: Drawing: Its value as a communication aid for adults with aphasia. Aphasiology 9:33, 1995.
135. Lyon, JG: Coping with Aphasia. Singular Publishing Group, San Diego, CA, 1997.
136. Lyon, JG: Communication use and participation in life for adults with aphasia in natural settings: The scope of the problem. American Journal of Speech-Language Pathology 1:7, 1992.
137. Rao, PR: Drawing and gesture as communication options in a person with severe aphasia. Topics in Stroke Rehabilitation 2:49, 1995.
138. Kagan, A, and Gailey, GF: Functional is not enough: Training conversation partners for aphasic adults. In Holland, A, and Forbes, MM (eds): Aphasia Treatment: World Perspectives. Singular Publishing Group, San Diego, CA, 1993.
139. Kagan, A: Revealing the competence of aphasic adults through conversation: A challenge to health professionals. Topics in Stroke Rehabilitation 2:15, 1995.
140. Simmons-Mackie, N: An ethnographic investigation of compensatory strategies in aphasia. Unpublished doctoral dissertation. Louisiana State Univ, Baton Rouge, 1993.
141. Simmons-Mackie, N, and Damico, J: Communication competence in aphasia: Evidence from compensatory strategies. In Lemme, ML (ed): Clinical Aphasiology, vol 23. Pro-Ed, Austin, 1995, p 3.
142. Simmons-Mackie, N, and Damico, J: Reformulating the definition of compensatory strategies in aphasia. Aphasiology 11:761, 1997.
143. Ullman, M: Behavioral Changes in Patients Following Strokes. Thomas, Springfield, IL, 1962.
144. Friedman, M: On the nature of regression. Arch Gen Psychiatry 3:17, 1961.
145. Brumfitt, S, and Clarke, P: An application of psychotherapeutic techniques to the management of aphasia. Paper presented at Summer Conference: Aphasia Therapy. Cardiff, England, July 19, 1980.
146. Tanner, D: Loss and grief: Implications for the speech-language pathologist and audiologist. J Am Speech Hear Assoc 22:916, 1980.
147. Baretz, R, and Stephenson, G: Unrealistic patient. NYS J Med 76:54, 1976.
148. Kübler-Ross, E: On Death and Dying. MacMillan, New York, 1969.
149. Espmark, S: Stroke before fifty: A follow-up study of vocational and psychological adjustment. Scand J Rehab Med (Suppl) 2:1, 1973.
150. Kearns, KJ: Group therapy for aphasia: Theoretical and practical considerations. In Chapey, R (ed): Language Intervention Strategies in Adult Aphasia, ed 2. Baltimore, Williams & Wilkins, 1986.
151. Bollinger, R, et al: A study of group communication intervention with chronic aphasic persons. Aphasiology 7:301, 1993.

152. Caplan, AL, et al: Ethical and policy issues in rehabilitation medicine. A Hastings Center Report, Briarcliff Manor, NY. Special Supplement, 1987.
153. Hass, J, et al: Case studies in ethics and rehabilitation. The Hastings Center, Briarcliff Manor, NY, 1988.
154. Sarno, MT: The case of Mr. M: The selection and treatment of aphasic patients. Case studies in ethics and rehabilitation medicine. The Hastings Center, Briarcliff Manor, NY, 1988, p 24.
155. Sarno, MT: The silent minority: The patient with aphasia. Hemphill Lecture. Rehabilitation Institute of Chicago, Chicago, 1986.
156. Duffy, JR: Motor Speech Disorders: Substrates, Differential Diagnosis, and Management. Mosby, St. Louis, 1995.
157. Yorkston, KM, et al (eds): Clinical Management of Dysarthric Speakers. Little, Brown, Boston, 1988.
158. Deal, J, and Florance, C: Modification of the eight-step continuum for treatment of apraxia of speech in adults. J Speech Hear Disord 43:89, 1978.
159. Halpern, H: Therapy for agnosia, apraxia, and dysarthria. In Chapey, R (ed): Language Intervention Strategies in Adult Aphasia. Williams & Wilkins, Baltimore, 1981.
160. Rosenbek, JC: Treating apraxia of speech. In Johns, DF (ed): Clinical Management of Neurogenic Communication Disorders. Little, Brown, Boston, 1978.
161. Rosenbek, JC, et al: A treatment for apraxia of speech in adults. J Speech Hear Disord 38:462, 1973.
162. Wiedel, IMH: The basic foundation approach for decreasing aphasia and verbal apraxia in adults (BFA). In Brookshire, RH (ed): Clinical Aphasiology: Conference Proceedings. BRK Publications, Minneapolis, 1976.
163. Rosenbek, JC: Advances in the evaluation and treatment of speech apraxia. In Rose, FC (ed): Advances in Neurology. Progress in Aphasiology, vol 42. Raven, New York, 1984, p 327.
164. Wertz, RT, et al: Apraxia of Speech in Adults: The Disorder and Its Management. Grune & Stratton, New York, 1984.
165. Wertz, RT: Language disorders in adults: State of the clinical art. In Holland, AL (ed): Language Disorders in Adults. College Hill, San Diego, 1984.
166. Rubow, R, et al: Vibrotactile stimulation for intersystemic reorganization in the treatment of apraxia of speech. Arch Phys Med Rehabil 63:97, 1982.
167. Dworkin, JP, et al: Dyspraxia of speech: The effectiveness of a treatment regimen. J Speech Hear Disord 53:289, 1988.
168. Rosenbek, JC: Treatment of developmental apraxia of speech: A case study. Language, Speech and Hearing Services in the Schools 5:13, 1974.
169. Shane, H, and Darley, FL: The effect of auditory rhythmic stimulation on articulatory accuracy in apraxia of speech. Cortex 14:444, 1978.
170. Sands, E, et al: Progressive changes in articulatory patterns in verbal apraxia: A longitudinal case study. Brain Lang 6:97, 1978.
171. Buchholz, D: Editorial: What is dysphagia? Dysphagia 11:23, 1996.
172. Groher, MD, and Bukutman, R: The presence of swallowing disorders in two teaching hospitals. Dysphagia 1:3, 1986.
173. Veis, S, and Logemann, J: The nature of swallowing disorders in CVA patients. Arch Phys Med Rehabil 66:372, 1985.
174. Wade, DT, and Hewer, RL: Motor loss and swallowing difficulty after stroke: Frequency, recovery, and prognosis. Acta Neurologica Scandinavia 76:50, 1987.
175. Cherney, LR: Dysphagia in adults with neurologic disorders: An Overview. In Cherney, LR (ed): Clinical Management of Dysphagia in Adults and Children. Aspen, Gaithersburg, MD, 1994.
176. Logemann, JA: Evaluation and Treatment of Swallowing Disorders, ed 2. Pro-Ed, Austin, 1998.
177. Logemann, JA, and Kahrilas, P: Relearning to swallow post CVA: Application of maneuvers and indirect biofeedback: A case study. Neurology 40:1136, 1990.
178. Groher, ME: Dysphagia: Diagnosis and Management, ed 3. Butterworth-Heinemann, Boston, 1997.
179. Seron, X, et al: A computer-based therapy for the treatment of aphasic subjects with writing disorders. J Speech Hear Disord 45:45, 1980.
180. Katz, RC, and Nagy, V: A computerized approach for improving word recognition in chronic aphasic patients. In Brookshire, RH (ed): Clinical Aphasiology: Conference proceedings. BRK Publishers, Minneapolis, 1983.
181. Mills, RH: Microcomputerized auditory comprehension training. In Brookshire, RH (ed): Clinical Aphasiology: Conference Proceedings. BRK Publications, Minneapolis, 1982.
182. Mills, RH, and Hoffer, P: Computers and caring: An integrative approach to the treatment of aphasia and head injury. In Marshall, RC (ed): Case Studies in Aphasia Rehabilitation. University Park Press, Baltimore, 1985.
183. Bruce, C, and Howard, D: Computer-generated phonemic cues: An effective aid for naming in aphasia. Br J Disord Commun 22:191, 1987.
184. Garrett, K, et al: A comprehensive augmentative communication system for an adult with Broca's aphasia. Augmentative and Alternative Communication 5:55, 1989.
185. Hunnicutt, S: Access: A lexical access program. Proceedings of RESNA 12th Annual Conference, New Orleans, LA, 1989, p 284.
186. Weinrich, MP, et al: Processing of visual syntax in a globally aphasic patient. Brain Lang 36:391, 1989.
187. Baker, E, et al: Can linguistic competence be dissociated from natural language functions? Nature 254:609, 1975.

参考文献

Albert, ML, and Helm-Estabrooks, N: Manual of Aphasia Therapy. Pro-Ed, Austin, 1991.
Chapey, R: Language Intervention Strategies in Adult Aphasia, ed 2. Williams & Wilkins, Baltimore, 1994.
Code, C (ed): The Characteristics of Aphasia. Taylor & Francis, London, 1989.
Goldstein, K: Language and Language Disturbances. Grune & Stratton, New York, 1948.
Levin, H, et al: Neurobehavioral consequences of closed head injury. Oxford Univ Pr, New York, 1982.
Obler, LK, and Albert, ML (eds): Language and Communication in the Elderly. D.C. Heath, Lexington, MA, 1980.
Ponzio, J, et al (eds): Living with Aphasia. Singh Publishers, San Francisco, 1993.
Reinvang, I: Aphasia and Brain Organization. Plenum, New York, 1985.
Sarno, MT (ed): Acquired Aphasia, ed 3. Academic Press, New York, 1998.
Sarno, MT (ed): Acquired Aphasia, ed 3. Academic, San Diego, 1998.
Sarno, MT: Quality of life in aphasia in the first poststroke year. Aphasiology 11:665, 1997.

31

装具の評価と管理

Joan E. Edelstein

概 要

- 専門用語
- 装具の種類
- 下肢装具
  靴
  足底装具
  短下肢装具
  長下肢装具
  骨盤帯長下肢装具
  脊椎長下肢装具
  対麻痺患者の装具オプション
- 体幹装具
  コルセット
  硬性装具
  頸椎装具
  側弯症装具
- 装具の保守管理
  靴
  シェル，バンド，ストラップ
  支柱
  継手と固定部
- 理学療法管理
  処方前評価
  装具処方
  装具評価
  装具療法受容の促進
  装具療法訓練
  最終評価とフォローアップケア
  機能容量

学習目標

1. 靴の代表的なパーツを，下肢装具をつけている個人の必要条件と関連づける。
2. 装具に使用されるプラスチック，金属およびその他の材料の特徴，長所，短所を比較する。
3. 足底装具，短下肢装具，長下肢装具，骨盤帯長下肢装具，体幹装具の主な構成要素の特徴を説明する。
4. 対麻痺患者に利用できる装具付属品の特徴を説明する。
5. 検査過程で評価される下肢装具，体幹装具の主な特徴を確認する。
6. 下肢装具と体幹装具の，患者への適合管理における理学療法士の役割を説明する。
7. ケーススタディの患者データを分析，解釈し，現実的な目標と帰結を想定し治療計画を立てる。

装具 orthosis は，運動を制限したり補助する，あるいは負荷をある部位から他の部位へ移動させるために装着する外的な器具で，古い用語の brace は同義である。スプリントは，一時的な使用を目的とする装具を意味する。walking irons やキャリパーなどの呼称は，装具の構成要素やデザインに関する情報を示している。装具士は，装具のデザイン，製作，適合を行う，健康管理の専門家である。装具療法 orthotic は形容詞であるが，ときに名詞としても使用される。考古学的資料では，古代エジプト以来，装具が使われていることが示されている。装具という用語は，第二次世界大戦の直後につくり出されたようである。

本章では，現在の下肢装具と体幹装具，およびよく処方されている装具を紹介する。また，患者の装具使用におけるトレーニングの主要な要素についても紹介する。装具デザインの特徴，その生体力学による理論的根拠，選択する材料のメリット，装具の適合・機能・構造の妥当性評価などを中心に解説する。

専門用語

一般的な専門用語は，由来となった名前の伝統的な用法とは異なっている。それが取り囲む関節や運動制御の種類によって装具を命名することで，臨床家と使用者との間のコミュニケーションが容易になる。例えば，足底装具 foot orthosis（FO）は足部に装着され，中足骨パッドや踵の補高をともなうような，靴の中あるいは外につける器具である。短下肢装具 ankle-foot orthosis（AFO）は靴を含み，膝より遠位の部位で終わる。この用語は，古い学術用語である short leg brace や below-knee orthosis から変更されたものである。長下肢装具 knee-ankle-foot orthosis（KAFO）は靴から大腿部まで伸びる。この用語は long leg brace や above-knee orthosis より好ましい。骨盤帯長下肢装具 hip-knee-ankle orthosis（HKAFO）は体幹下部を包む骨盤帯つきの KAFO である。脊椎長下肢装具 trunk-hip-knee-ankle-foot orthosis（THKAFO）は下肢から胸椎まで覆う。膝装具 knee orthosis（KO）および股装具 hip orthosis（HO）は同様の用語体系の応用である。

装具の種類

主な下肢装具（FO，AFO，KAFO，HKAFO，THKAFO），体幹装具の特性や機能を，靴の臨床的に重要な付属品とともに説明する。しかし，理学療法士が経験する KO，HO およびペルテス病の管理のような特別な目的のためのものは，本章で紹介する装具より使用頻度が少ないため，割愛する。

下肢装具

下肢装具は，臨床目的で使用される靴から THKAFO までの範囲をいう。

靴

靴は多くの下肢装具の基本となる。靴のおのおのの部分が，装具管理の効果に関係し，選択のための多くのオプションを提供している[1,2]。靴は荷重を地面に伝え，荷重面や風雨から使用者を保護する。理想的な靴は，足の快適性と機能および外観を保つために，荷重分配を行う。整形外科的障害を有する患者のために，靴は以下の2つの目的を持つ。①痛みのない部位へ荷重を再分配することで，過敏でかつ変形している部位の圧を減少させる。②AFO の支持構造およびより広範囲の補強を受け持つ。靴が適合していなかったり，適切に修正されていないと，装具のアライメントは体重支持のデザインパターンにならない。靴の主なパーツは，アッパー，ソール（靴底），ヒール，補強材で，靴をつくる原型として木型（ラスト）が使われる（図31-1）。これらの特徴は，伝統的な革靴や現在のスポーツスニーカーのどちらにもみられる。

▼ アッパー

足部背側を覆う靴の一部がアッパーである（図31-2）。これはつま革と呼ばれる前部コンポーネントと，後方部分の腰革から構成される。靴を，インサートを持つ AFO の遠位に取り付ける付属品として使用する場合，靴に足部を入れた装具の部分を固定するために，つま革は背側の近位まで伸ばすべきである。つま革は，レースステイ（靴ひもを通す甲部分の左右からの覆い。

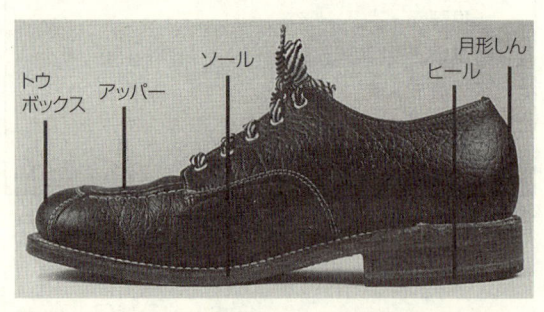

図31-1　ブラッチャー短靴

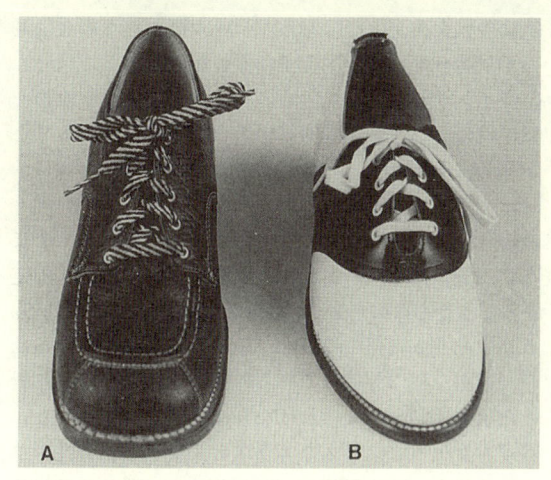

図 31-2　短靴。A：ブラッチャー，B：バル（バルモラル）

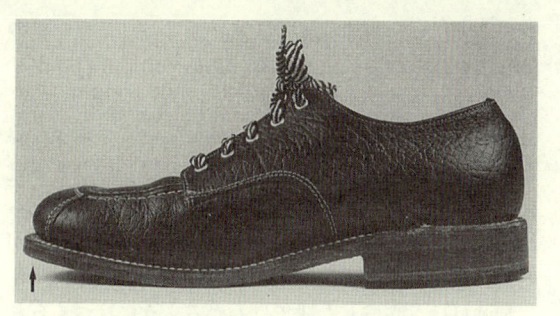

図 31-3　ソールの前方部分のトウスプリング

羽根）を含んでいる。レースステイには靴ひもを通す鳩目がついている。靴ひもは，圧をかけて締めることにより，全体の隙間のより正確な調整が行える。レースステイは，手に障害がある人が，より簡単に靴を取り扱うことを可能とした。多くの装具の目的に照らせば，ブラッチャーレースステイが好ましい。レースステイの前部マージンとつま革が分離されているためである。他のデザインに，バルあるいはバルモラルレースステイがある。これは，レースステイがつま革と続いている。ブラッチャー開きは，十分な調整が可能である。これは，浮腫のある患者に必要な特徴である。また，大きな開口を持つため，麻痺している足先をぴたっと靴底につけることができる。特殊深靴は靴の縁部分が高めに作製されている。この靴には，別にインナーソールがつくられる。これはインサートあるいは厚みのある外科ドレッシングに合わせるために取り外すことができる。

半長靴では，靴の処方において別に考慮すべきことがある。短靴は果部までの高さで，多くの装具の目的を満たしている。この形状は足部や足関節の動きを制限せず，かつ装着も速くできる。患者が足関節を包むプラスチック装具を装着する場合，足関節の保持のために半長靴の費用を追加させるべきではない。果部を包み込む半長靴は，硬直した内反尖足のある足部を保護するために必要とされる。また，AFO を用いないで足部の安定性を増加させるために適応される。しかし半長靴は，短靴と比較して装着が難しく，高価である。

▼ ソール

ソールは靴の底の一部である。靴と装具を，金属のアタッチメントをリベット留めして使うためには，ソールは皮革でつくられた外側と内側の 2 つのパーツで構成されていなければならない。2 つのソールの間に，リベットを受ける金属の補強がある。しかし，このタイプの靴はシングルソールの運動靴よりも重い。革のソールはわずかに衝撃を吸収するとともに，わずかな牽引を与える。

材質にかかわらず，外側のソールの遠位端は床面と接すべきではない。ソールのわずかな上がりはトウスプリングとして知られており（図 31-3），立脚相後期にロッカー効果を与える。もし補高を，脚長差を補うためにソールに加えるなら，補高にはトウスプリングのための傾斜をつけるべきである。

▼ ヒール

ヒールはソール外側部に対する靴の調整部分であり，解剖学的な踵の下に位置する。幅のある低いヒールは非常に安定性が高く，足部前後の力を分配させる。成人では，2.5 cm のヒールは立脚相の間，移動を補助するために少し前方に重心を位置させるが，膝関節や股関節のアライメントはあまりは変化させない。より高いヒールは，足関節を極端な底屈位にし，脛骨を前方に押す。それにより，わずかに膝関節と股関節を屈曲するか，あるいは膝を伸展して腰椎の前弯を大きくするかでこれを補正する。ハイヒールは中足部に多くの圧力がかかるが，踵部に痛みがある場合，負荷を前方に移動させるのは望ましい。より高いヒールは，アキレス腱や他の組織の緊張をやわらげ，硬い**内反尖足**を納めることができる。ほとんどのヒールはゴムの底面を持つ硬い材料でつくられるが，低反発ヒールは，装具や解剖学的な制限のために足関節が動かない場合，わずかな底屈を可能にするために必要である。

▼ 補強材

重要な位置に取り付けた補強材は，靴の形状を保持する。つま革のトウボックスは，吸殻や垂直な落下物による外傷から，足先を保護する。これは槌指変形や同様の変形を保護することができるくらいの高さが必要である。シャンク部品は，ソールを補強する縦のプ

レートで，ヒールの前縁と中足骨頭におけるソールの最も広い部分の間に位置する。装具への取り付けがリベット留めの場合，波状の鋼のシャンクが必要である。**月形しん**は 1/4 を補強し，一般的にヒールの前縁で終わる。**外反足**の患者では，長い内側月形しんのある靴にすべきである。この月形しんは，足部の内側縁から第一中足骨頭に伸びる補強を行う。その結果，足部が内側に倒れる傾向を防止する。

補強材は，完成した靴ではわかるようにはつくられていない。理学療法士が，装具装着者のために考えられた靴の構造の詳細に精通することは重要である。

▼ ラスト

ラストは靴作製のための型である。ラストは，従来の木や，オーダーメイドのプラスチック，コンピュータによるデザインかどうかには関係なく，製造の過程に必要なものである。靴の形状はラストの外形を複製する。靴の形状は，それぞれ異なった力を足部に伝える多くのラストによってつくられる。したがって，理学療法士は，特定の靴サイズをあてにするよりも，靴の形が足に適合しているかを確認しなければならない。著しい足部変形のある患者は，規格品あるいはオーダーメイドの特殊なラストをもとにつくった靴を必要とする。

足底装具

足底装具は，足部に加わる力を利用する装具である。靴の**インサート**部分，靴の内側に取り付けられた内部の補正，あるいは靴のソールやヒールに取り付けられる外部の補正である。これらは，立脚相において，痛みを取り除いたり装着者の動きを改善することで，機能を高めることができる。荷重による圧迫を圧に耐性のある範囲へ移動させたり，靴と足部の調整部分の接触から痛みのある範囲を保護することによって，痛みを軽減することができる。さらに靴は，両下肢の足部と下肢長を等しく補正したり，立脚相後期の踏み返しの改善によって，歩容も改善する。快適性と移動性は，フレキシブルな部分のアライメントを修正するか，あるいは靴の外形を変えることによって固定した変形を保護することで改善できる。多くの症例で，特定の治療目的がさまざまな工夫によって達成される。

▼ 内部の補正

一般的に足に対する補正が正確であれば，より効果的である。したがって，インサートと内部補正はよく使用される。バイオメカニクス的には，両方とも同じである。インサートは，靴が同じヒール高であれば，装具の靴交換が可能である。ヒール高が違う場合，硬いインサートは靴の中でずれる可能性がある。ほとんどのインサートは中足骨頭のすぐ手前で終わるため，特に靴のヒールが比較的高い場合，前方にずれることがある。一部のインサートは，ずれを防ぐために，ソールの長さいっぱいまで伸ばしてある。しかし多くの場合，靴の前方部分の狭いスペースを占有してしまう。内部の補正は，希望する位置で，靴の内部に固定する。しかしこの場合，補正した靴だけに制限される。インサートも内部の補正も，靴の容積を減少させるため，適正な靴の評価はこれらの部分を適切な位置に置いた状態で判断しなければならない。

インサートは，**ビスコエラスティック（粘弾性）**プラスチック（例：PPT，ソルボセイン，ビスコラス）のような，軟らかい素材で作製され，剪断力や衝撃力を減少させる。これにより，痛みがある，あるいは過敏な状態の足部を保護する[3]。インサートは，半硬性あるいは硬性のプラスチック，皮革や金属，しばしば弾力素材の組み合わせでもつくられる。例えば heel-spur インサート装具（**図 31-4**）は，ビスコエラスティックプラスチック，あるいは皮革で作製される。いずれの場合でも，装具は，痛みのあるヒール部の荷重を減少するために，前方に傾斜をつける。加えて，装具には，圧痛部の圧力を最小限にするために，凹形状のレリーフをつける。

縦アーチのサポートは，距骨下関節の低下と，アーチが平らになること（**扁平足**）を防止するのが目的である。装具は，足部アライメントの改善のためのウエッジ（後方）をつけることがある。最小限のサポートは，皮革の**舟状骨パッド**（**図 31-5**）であり，載距突起と舟状骨粗面の間に頂点を持つようにインサートの内側縁を設定する[4~6]。やわらかい扁平足では，半硬性プラスチックの **UCBL（University of California Biomechanics Laboratory）インサート**（**図 31-6**）によって再構築することができる。ヒールと中足部を包み込

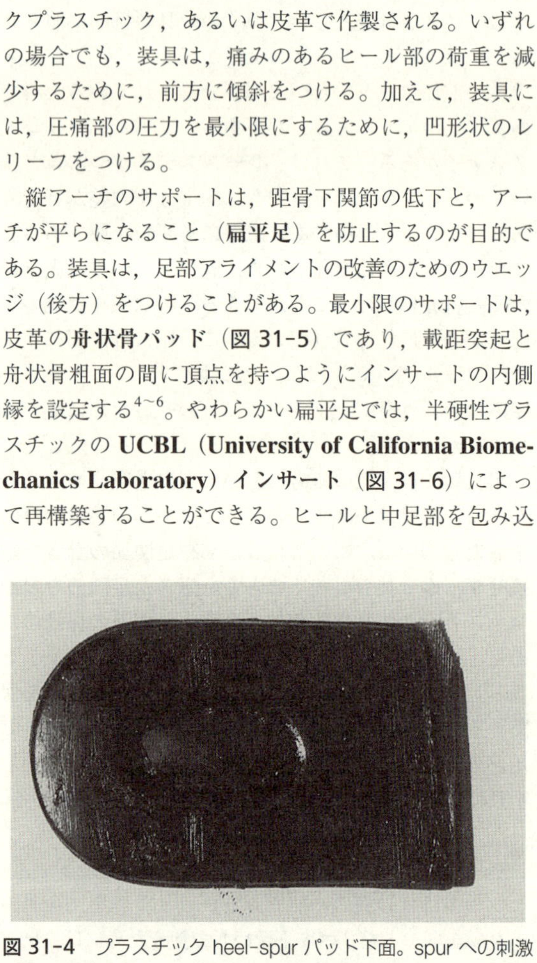

図 31-4 プラスチック heel-spur パッド下面。spur への刺激低下に注目

第 31 章　装具の評価と管理

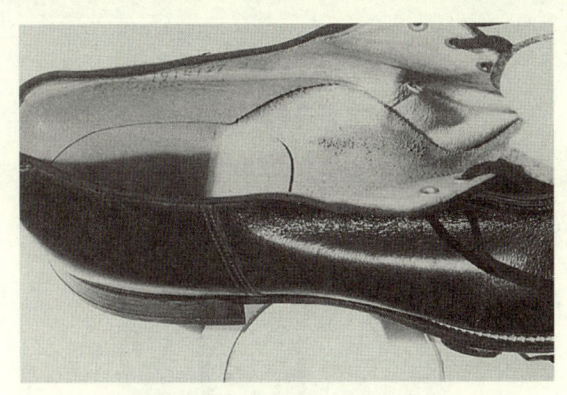

図 31-5　靴内部に接着した皮革製舟状骨パッド

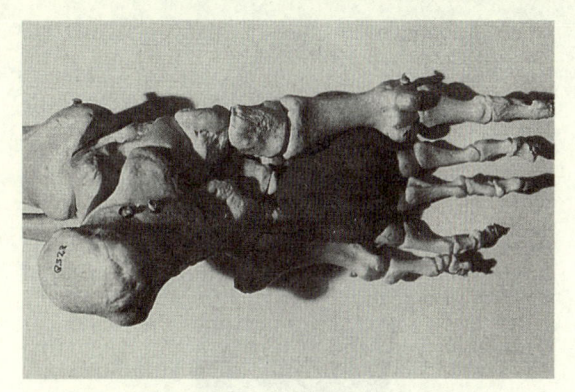

図 31-7　ゴム製中足骨パッド。靴内部の補正あるいはインサートのパッドに関係なく，パッドは骨格上に示すように正しい位置に置かなければならない

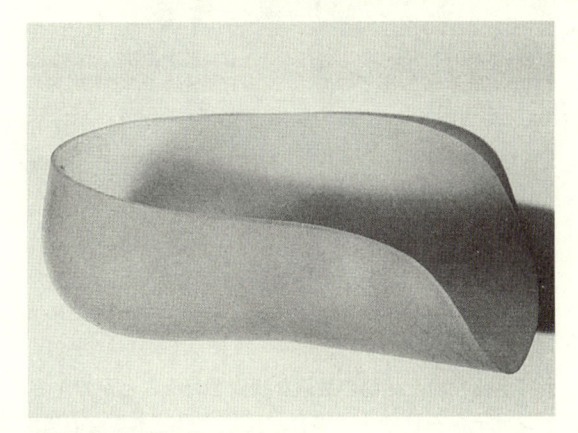

図 31-6　UCBL インサート

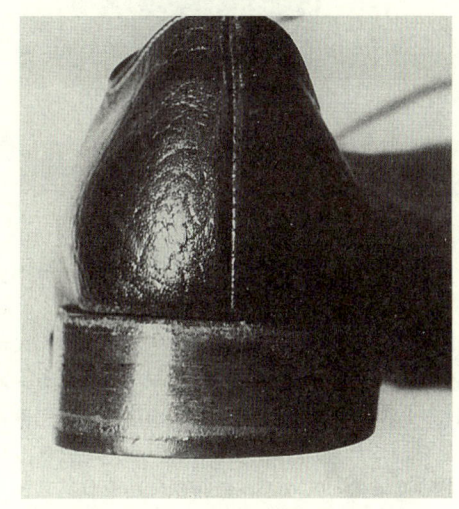

図 31-8　内側ヒールウエッジ

むことにより，踵骨に内側方向への力を，中足部の内側部分には外側上方への力を与える[7]。インサートは，ランナーがうまく利用している。彼らは，改善された足部アライメントにより利益を得ている[8]。

中足骨パッド（図 31-7）は，インサートにつけるかあるいは靴内側に接着する弾力のある半球状の部品で，凸形状をしており，中足骨体の下に位置する。このパッドは中足骨頭から中足骨体に圧力を移動させる。

ときには，補正はインナーソールとアウターソールの間に挟むこともある。例えば，前足部の著しい関節炎による変形を呈する患者は，疼痛のある関節部で動きを起こさせないために，ソールの間に鋼性の長いスプリングを入れることで，より快適になる。同様の効果は，硬性のインサートでも達成できる。

▼ **外部の補正**

外部の補正により，患者が適切な靴を履き，かつ靴のボリュームを減少させないことが確実になるが，患者の歩行により削られたり，多少目立つ。加えて患者は，補正された靴しか履くことができず，さまざまな種類の靴を選択することができない。

ヒールウエッジ（図 31-8）は頻繁に処方される外部補正で，踵骨のアライメントを修正する。外側に作用する力を加えるための内側ヒールウエッジは，やわらかい**外反足**の矯正を補助することができ，あるいは内側縁のソールと床との間の空間を埋めることにより，硬直した**内反足**に適合することができる。内側ウエッジは，**Thomas** ヒールにつけられ，やわらかい内反足に適応される。トーマスヒールの前縁は，縦アーチをサポートする内側ウエッジの効果を増大するために，内側の前方に延長している。クッションヒールは踵接地時の衝撃吸収のために弾性材料でつくられる。わずかな底屈を与えるため，クッションヒールは，患者が足関節を固定する装具を装着しているときに必要となる。ソールウエッジは中足骨のアライメントを変更する。外側ウエッジは前足部の内側へ荷重を移動させる。これは，強固な前足部外反を補正して，前足部全体が床面に接することができるようにする。

1035

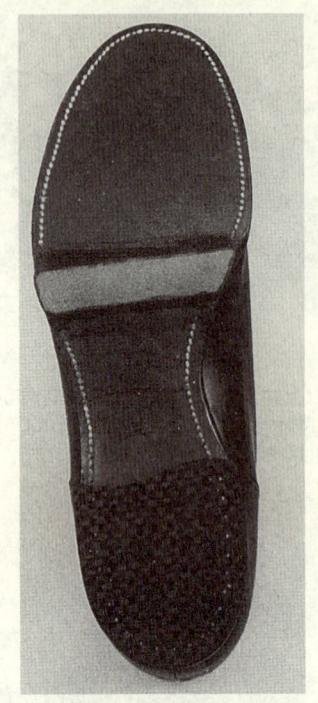

図 31-9　皮革ソール（中足骨バーつき）

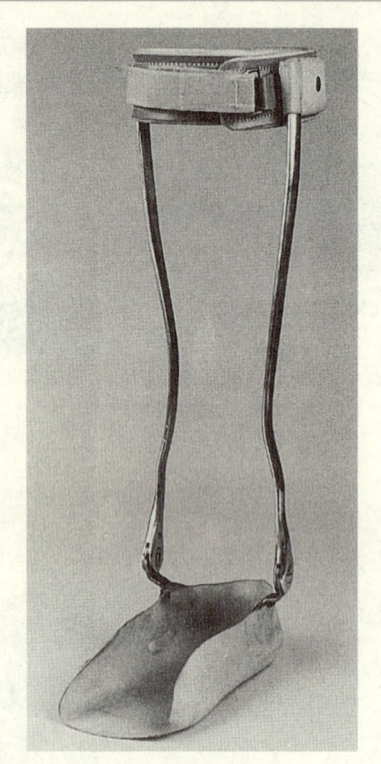

図 31-10　AFO（プラスチックシューインサートつき）

中足骨バー（図 31-9）は，皮革あるいは他の硬い素材でできていて細長く平らな形状をしており，中足骨頭の後方に設定する。立脚相後期，このバーは中足指節関節から中足骨体に圧を移動させる。**ロッカーバー**は細長い凸状で，ソールの近位部から中足骨頭部に取り付ける。これは，中足指節関節から中足骨体へ荷重を移動させるだけでなく，立脚相後期を改善し，立脚相の間，患者が移動しなければならない距離を減少させる[9,10]。

1 cm 以上の脚長差のある患者は，コルクあるいは軽量プラスチックでつくられる靴の補高によって歩容が改善される。0.8 cm 以下の差では，短靴のヒール部分で調整することができる。

短下肢装具

短下肢装具（AFO）は，支持構造，足関節制御部，足部制御部，および上部構造で構成される。

▼ 支持構造

装具の支持構造は，靴とプラスチックあるいは金属のパーツより構成されている。

▼ 足板

インサートあるいは足板の支持構造（図 31-10）がよく用いられる。これは，内部の補正を組み込むことができるため，足部の最適な制御を行うことができる。インサートを使用する場合，装具を保持するために，足部背側を高くしなければならない。足板は，靴を装具の他の部分から分離することができるため，装具の装着が容易になる。すべての靴が同じラストを用いてつくられているなら，インサートは靴の交換も可能となる。これにより，装具は下肢に目的とした効果を与えることができる。また，支持構造は靴との固定を必要としないため，スニーカーのようにそれほど高価でない靴を履くことができる。インサートつきの装具は，一般的にインサート部がポリエチレンやポリプロピレンなどの熱可塑性プラスチック素材でつくられているため，比較的軽量である。これらの材料は加熱された後，患者下肢の石膏モデルで成型される。装具士は，装具によって大きな圧を加える部分は石膏を削り，免荷が必要な部分には石膏を盛り，モデルを修正する。

足板の支持構造は，患者が適切なヒール高の靴で装具を装着することができない場合は，不適応である。低すぎるヒールの靴に装具を入れた場合，装着者の膝が伸展する傾向が増大する[11]。逆に高すぎるヒールの靴で装着した場合，患者は膝の不安定感を感じる。インサートは靴内のボリュームを減少させるため，適した幅の靴に用いなければならない。オーダーメイドで作製した足板は他のタイプのものより高価となる。非常に肥満した人あるいは活動量の多い人が装具を使用

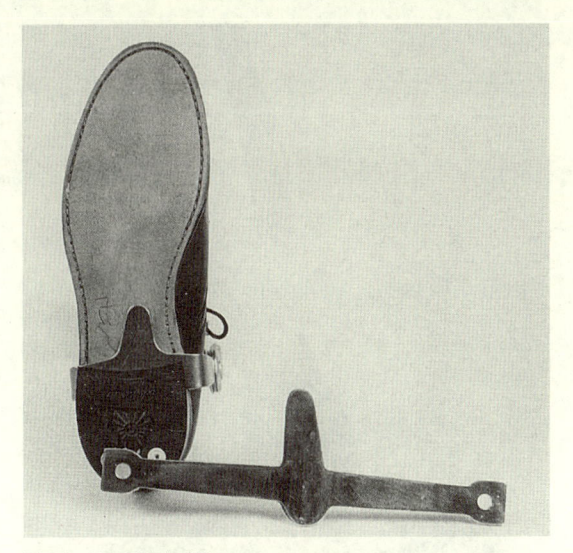

図 31-11　固定あぶみ

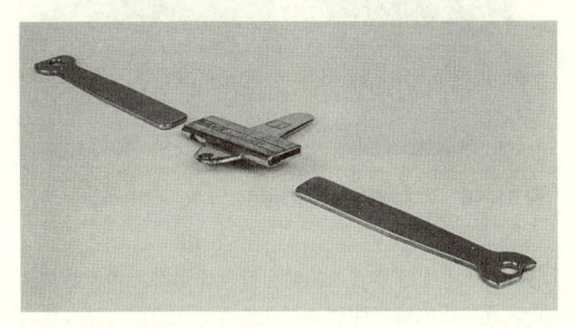

図 31-12　スプリットあぶみ

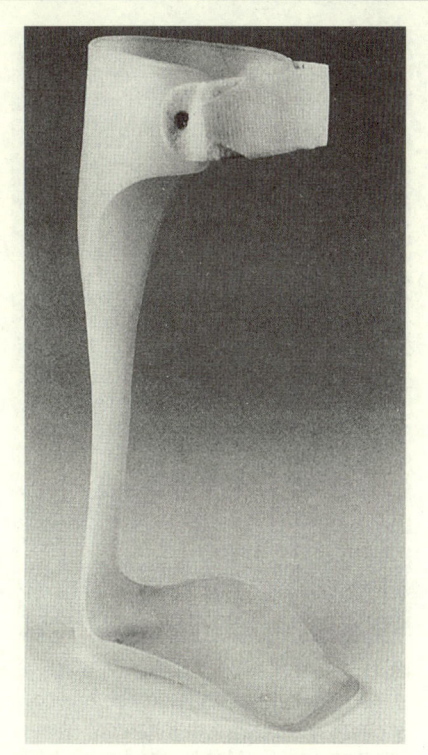

図 31-13　後方板ばね AFO のプラスチック足板

する場合，プラスチックの足板では十分な支持が得られないことがある．いくつかの保険プログラムでは，靴の費用を返還する目的で，靴は装具の一部として取り付けられるものとしている．

▼ あぶみ

　AFO の従来の支持構造は，鋼性の**あぶみ**である．U 型の固定具で，中央部はシャンクを介して靴にリベット留めされる．あぶみのアームは，解剖学的な足関節の高さで装具の支柱と接続され，装具軸と解剖学的軸が一致する．**固定あぶみ**（図 31-11）は 1 つの部品が取り付けられており，靴に取り付けられる装具に最大の安定性を与える．**スプリットあぶみ**（図 31-12）は 3 つの部品で構成される．中央の部品は，両サイドに横長の隙間がある．内・外側の曲がった側方の部品は，この横長の隙間に収まる．スプリットあぶみは，装着者が靴から支柱を取り外すことができるため，装具の装着を容易にする．中央の部分が他の靴にリベット留めされていれば，靴の交換が可能である．活動量の多い使用者では，意図せずに側方の部品を取り除くこと

がある．スプリットあぶみは固定あぶみや足板よりも，かさばり，かつ重い．

▼ 足関節制御部

　多くの AFO は底屈制限や背屈制限，あるいは運動の補助による足関節の制御を行う．背屈力の低下，あるいは麻痺している患者は，遊脚相で足先を引きずる危険がある．プラスチックのインサートから立ち上がる**後方板ばね**によって背屈が補助される（図 31-13）．支柱は立脚相初期に，後方にわずかに撓む．患者が遊脚相に進むと，プラスチックは足部を持ち上げるために跳ね返る．薄く，幅の狭いプラスチックは，比較的大きな動きを可能にする．動きの補助は，それぞれのあぶみに組み込まれている金属製の背屈ばねによる補助（クレンザック継手）でも行うことができる（図 31-14）．コイルスプリングは立脚相で圧縮され，遊脚相では跳ね返る．コイルの固さは調節することができるが，装具は後方板ばね式より著しく大きい．両タイプのばね補助は，踵接地時のわずかな底屈で発生し，不意な膝折れから装着者を守ることができる．

　足先の引きずりを防ぐための補助対応は，足部の底屈を防止する底屈への抗力である．したがって，下垂足の患者は，遊脚相で足先が引っかからず，つまずかない．継手つきの足関節固定 AFO の重ね合わせプラスチックジョイントや金属の後方制限（図 31-15）は，

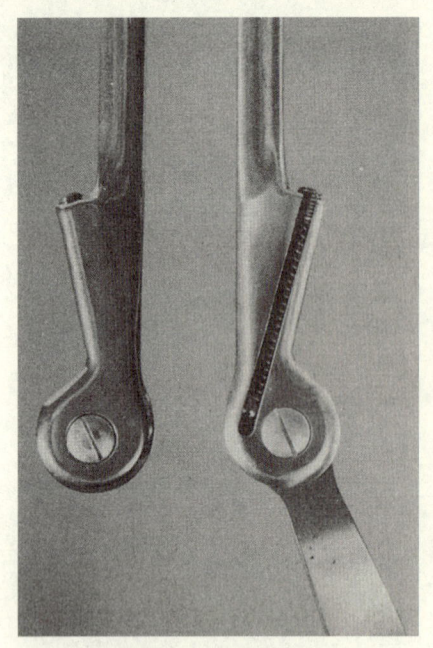

図31-14 金属製背屈ばね補助 (Fishman, S, et al: Lower-limb orthoses. In American Academy of Orthopaedic Surgeons: Atlas of Orthotics, ed 2. Mosby, St. Louis, 1985, p203. より)

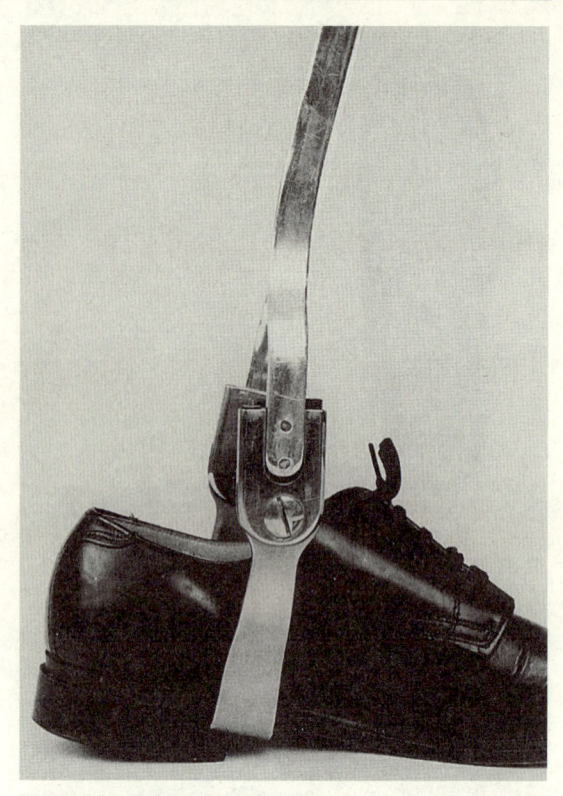

図31-16 ダブルクレンザック継手

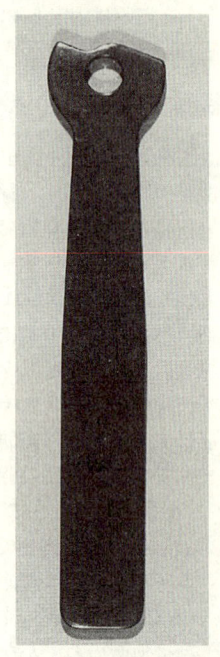

図31-15 近位端に後方制限を持つ金属製あぶみ。制限は左側

あぶみに接続することができる。後方制限は，立脚相初期に膝屈曲力を発生させ，動揺がある膝の過伸展を防止する。

前方制限は背屈を抑え，立脚相後期に下腿三頭筋の麻痺をともなう患者の補助を行う。足部の中背側部から装具の近位縁に伸びるプラスチックの前方ばねは，フレキシブルな代償方法である[12]。

可動域制限は，底屈，背屈の両方に抗する金属の継手である。**ダブル (W) クレンザック継手**（図31-16）は，前後おのおのにばねを持つ，1組の継手で構成される。通常，ばねは金属ピンに変更される。ピンの長さは可動域を確定し，装具のアライメントを調整する。プラスチック製の**固定AFO**（図31-17）もまた，足部と足関節の動きのすべてを制限する。トリムラインは果部の前面に達する。立脚相初期の底屈不足を代償するために，固定AFOあるいは可動域制限を持つ装具に用いる靴には，弾性のあるヒールを用いるべきである。同様に，立脚相後期の楽な踏み返しの補助のためには，靴のソールにロッカーバーを用いるべきである。固定AFOは，2つの部分がヒンジをつけられている状態で，足継手部分で分割することができる。**継手つき固定AFO**はわずかな矢状面での動きを与え，立脚相初期の足底接地ポジションの獲得を補助する。ヒンジ継手はプラスチックが重ねてあったり，プラスチックの軸を持っている。多様な選択が可能なのは金属のヒンジ継手である。これは足関節運動の可動域調整ができる。

第 31 章　装具の評価と管理

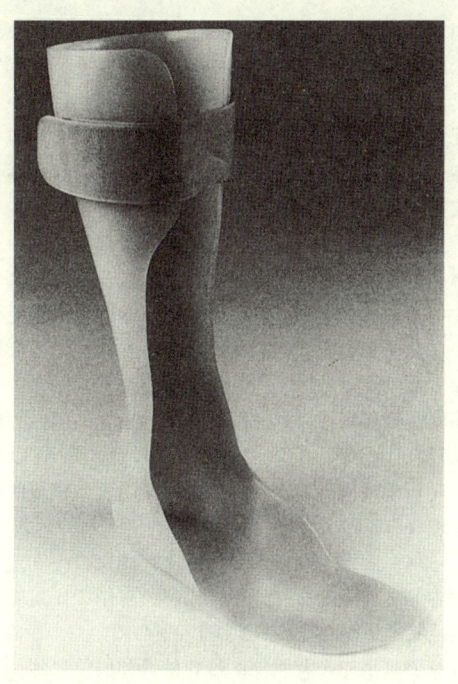

図 31-17　プラスチック製固定 AFO

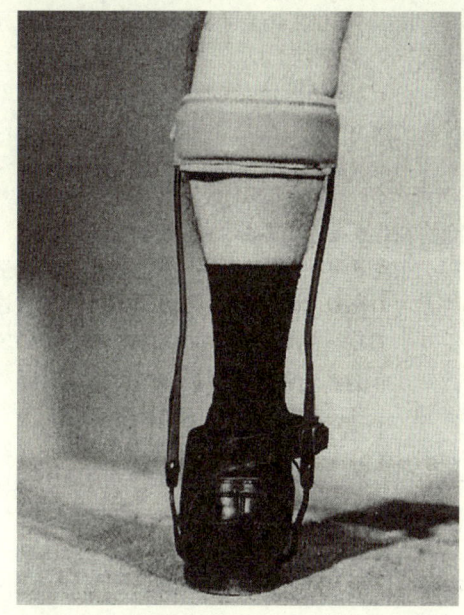

図 31-18　外反制御ストラップつき金属支柱 AFO
(Fishman, S, et al: Lower-limb orthoses. In American Academy of Orthopaedic Surgeons: Atlas of Orthotics, ed 2. Mosby, St. Louis, 1985, p200. より)

▼ 足部制御部

　内外側の動きは足関節固定 AFO で制御することができる。装具の剛性は，プラスチックを厚くしたり，硬性のものを用いる，コルゲーションをつける，丸みのついた月形しんでエッジを形成する，あるいはカーボンの積層材を埋め込むことで増加させることができる。足関節固定 AFO あるいはヒンジつき足関節固定 AFO は，前額面，水平面での足部の動きも制御する。それほど制御力がないのは，皮革製外反（内反）制御ストラップ（T ストラップ）つきの，皮革足部覆いつき金属支柱 AFO（図 31-18）である。外反制御用のストラップ（T ストラップ）は，靴のソール近くのアッパー内側部に取り付けられ，外側支柱を回してバックル留めする。これにより，回内制御のための外側方向への直接的な力を働かせることができる。内反制御ストラップは，逆に装着して，力を利用することがある。両ストラップとも調節可能であるが，装着は難しくなる。

▼ 上部構造

　装具の近位部分である上部構造は，支柱，シェル，バンド，ブリムで構成される。プラスチック AFO は一般的に，1 つの支柱あるいはシェルを持つ。足関節の固定，継手つき足関節固定 AFO は下肢の内外側の中央まで後方シェルが延長してあり，優れた内外側の制御と圧を最小限にするための広い面を提供する。後方板ばね AFO は 1 本の後方支柱を持っており，前額

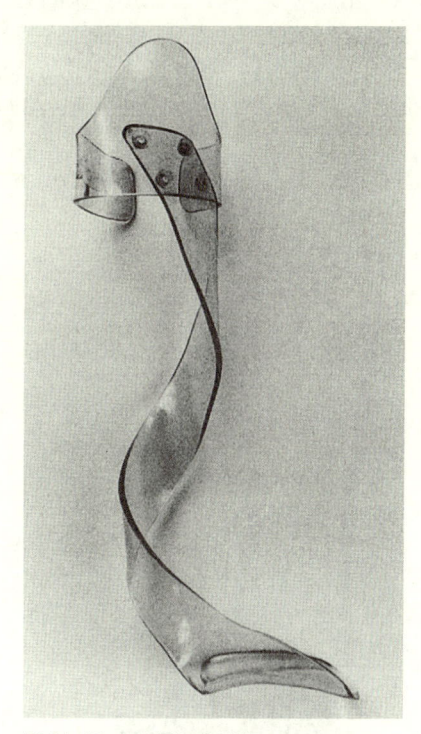

図 31-19　スパイラル AFO

面，水平面での制御は行えない。スパイラル AFO（図 31-19）は，ナイロンアクリル，あるいはポリプロピレンで作製されるシングル支柱が，足板の内側から下肢を回って回旋して立ち上がり，近位バンドの内側に

1039

終わる[13]。スパイラル装具は，制御はできるが十分でないため，すべての面において可動してしまう。プラスチックシェルあるいは支柱を持つ装具は，下肢の石膏モデルで成型され，最大の制御に対しても快適に適合し，また目立たないようにデザインされる。このようなAFOは，容易に調整ができないため，足部や下腿周径の変化が著しい患者には禁忌である。

　一般に金属と皮革で作製される装具は，その構造によって最大の安定性を得るために，内側・外側支柱を持つ。まれであるが，あまり目立たない装具が必要な場合や，装着者が過度の力を加えることが予測されない場合には，片側支柱を用いることがある。アルミニウムの支柱はスチール製よりも軽量である。装具の剛性を上げるために，より幅広のアルミニウムの支柱を使用することもある。カーボングラファイト支柱はアルミニウムよりもさらに軽量であり，剛性はスチールに匹敵する。しかし，新素材で作製される装具は，非常に高価となる。

　多くの装具には，プラスチックまたは皮革つきの金属でできたカフバンドが後面に取り付けられている。バンドは前面にバックルあるいはベルクロがついている（図31-20）。バンドが足関節から遠いほど，装具のてこは，より効果的に働くが，腓骨神経を圧迫してはならない。足関節固定AFOの一部である前面バンドは，膝近位で後方への直接的な力を加え，AFOが膝の屈曲に抗することを可能とする[14]。このような装具は**床反力装具**として知られている。事実上，すべての装具は，装着者が立位時や，歩行の立脚相において，床反力に影響される。AFOによって足部への荷重を減少させるために，下腿義足ソケットに類似した**膝蓋靭帯支持ブリム**（図31-21）を用いることがある。プラスチック製のブリムには，膝蓋靭帯上に細い食い込みがあり，また，装着するのを容易にするためにヒンジがついている。ブリムはプラスチック製の固定足部あるいは金属製の角度制限足継手とともに使用しなければならない。

　筋緊張緩和装具は痙性脳性麻痺の小児，痙性片麻痺の成人のためにデザインされたプラスチックAFOである。足板と幅の広い支柱は，底屈や内反の継続的な圧迫が加わる痙性反射を改善するためにデザインされる。これらは，固定した変形ではなく，内反の不安定性を持つ中等度の痙縮を持つ患者に特に有用で，足部が内反尖足位になる傾向を制御する。さらにいくつかのバージョンでは足先を背屈位あるいは過伸展位に保持する足板を持っている。この結果，痙縮を呈する小児が足部と膝をよりよく制御しながら歩行するのを補助する。類似したバージョンでは，脳血管障害を呈する成人についても良好な結果が得られることが証明されている[15,16]。オーダーメイドのプラスチック装具を処方する前に，装具と同等の圧を下肢に加える緊張緩和キャストで評価すべきである。

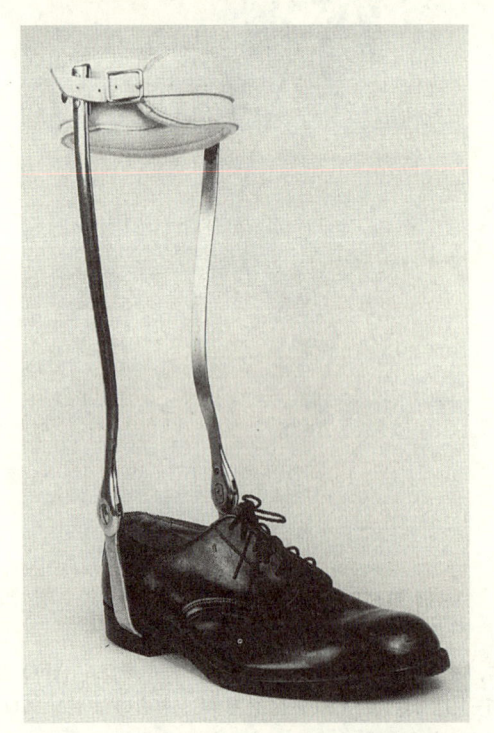

図31-20　AFO（あぶみアタッチメント，足関節運動制限，両側支柱，革張りの金属カフバンドつき）

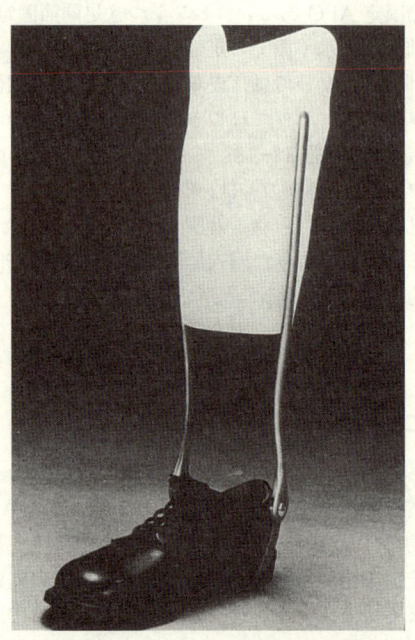

図31-21　AFO（あぶみ，ヒンジ足継手，金属支柱，プラスチック製膝蓋靭帯支持ブリムつき）

長下肢装具

より高度な麻痺や下肢変形を呈する患者は，靴，支持構造，足関節制御部，膝制御部，および上部構造からなる長下肢装具（KAFO）がより有益である。KAFOの多くは足部制御部を含む。KAFOの靴，支持構造，足関節制御部，足部制御部は前述の構成要素から選択される。プラスチックと金属で構成されたKAFOは，金属と皮革の装具よりも速く装着できる[17]。

▼ 膝制御部

最もシンプルな膝継手はヒンジである。多くのKAFOでは両側支柱があり，装具は膝の屈曲が可能で，内外側および過伸展を抑制する，一対の膝ヒンジを持つ。

オフセット膝継手（図31-22）は下肢の中心線の後方にヒンジを位置させる。患者の荷重線はオフセット膝継手の前方に落ち，装着者が平坦面での歩行の立脚相初期の間，伸展により膝を安定させる。オフセット膝継手は遊脚相や座位での膝屈曲を妨げない。しかし，膝継手は装着者が坂道を歩行する際に不意に屈曲することがある。この膝継手は膝屈曲拘縮がある場合には禁忌である。

最も一般的な膝の制御機構はドロップリングロックである（図31-23）。患者が膝完全伸展位で立つとリングが落ち，支柱が曲がるのを防ぐ。内側，外側両方の膝継手は最大に安定させて固定すべきである。一対のドロップリングロックは不便で，それぞれの支柱にはスプリング入りの**保持ボタン**がつけられている。ボタンは装着者が片方の支柱のロックを解除するのを可能にする。最初のロックが落ちないため，もう一方のロックを解除することに集中できる。またボタンは，理学療法士が患者に膝継手のロックを解除した状態で歩行する試行期間を提供することを可能にする。

ロック解除のための**半円形の支柱つきのパウルロック**（図31-24）は，両側の支柱を同時にロックできる。パウルは，スプリングを装着するように設計されたもので，V字型の切り込みのついた盤にはまる。患者は後方の半円形の支柱を上方へ引き上げることで装具のロックを解除する。椅子に半円形の支柱を押し付けることで，すばやくロックを解除できる人もいる。半円形の支柱は大きくかさばり，また，装着者が硬い物体に押し付けられた場合，不意にロック解除を起こすこともある。

オフセット膝継手と基本的なドロップリング，パウルロックは，膝屈曲拘縮がある場合には禁忌である。受動的な膝伸展が達成できないケースでは，可動範囲調整型の膝継手（図31-25）が不可欠である。このような継手には，不十分な伸展状態での安定性のためにドロップリングロックがついている。

矢状面の安定性は膝当て（図31-26），あるいは前方バンド，ストラップ（図31-27）により増加させることができ，安定に必要な三点支持システムを完成する。靴と大腿部のバンドの後方から前方への直接的な力の補助として，膝当てやバンドは後方へ直接的な力を加える。皮革の膝当ては従来からある構成要素であ

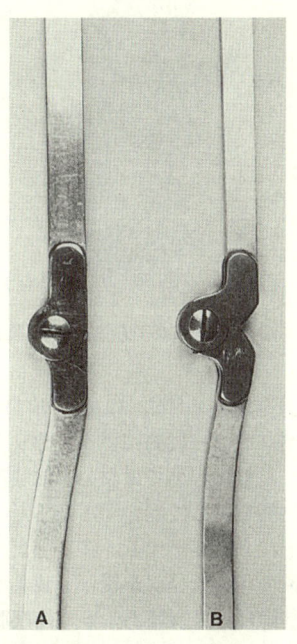

図31-22 オフセット膝継手

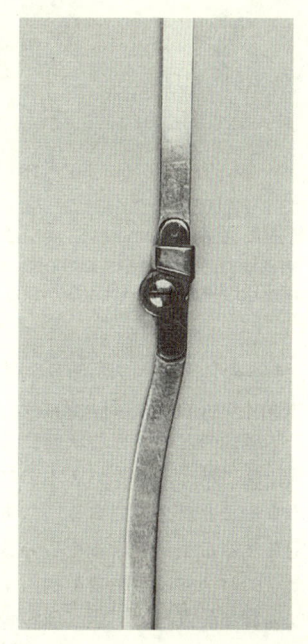

図31-23 ドロップリングロックヒンジ

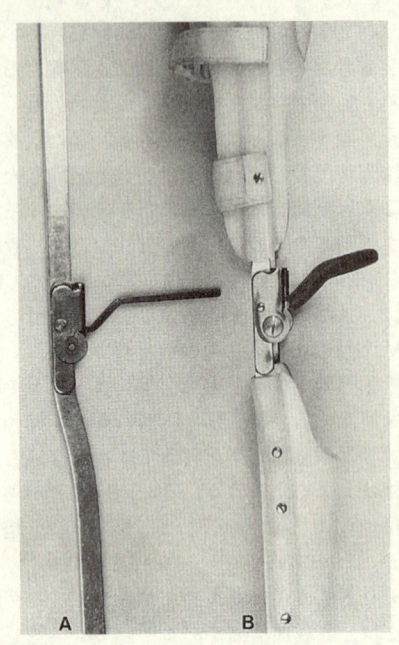

図 31-24 パウルロック。基本構成（A）および後方にカーブした半円形の支柱つき KAFO のパウルロック（B）

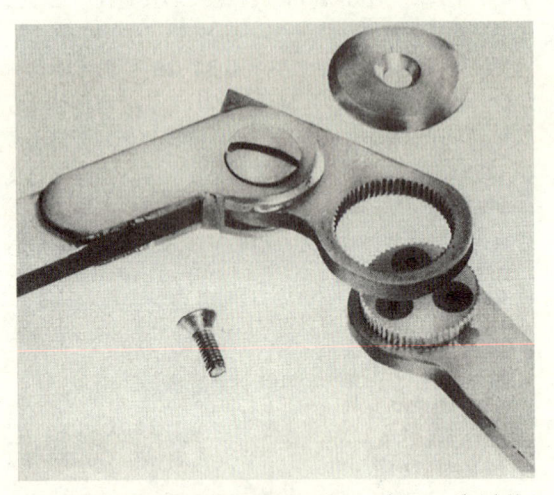

図 31-25 ノコギリ歯状膝ロック。膝ヒンジとノコギリ歯状のディスクの構成に注意（Fishman, S, et al: Lower-limb orthoses. In American Academy of Orthopaedic Surgeons: Atlas of Orthotics, ed 2. Mosby, St. Louis, 1985, p213. より）

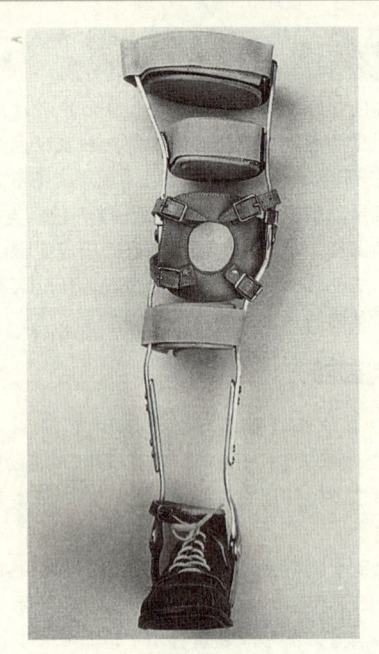

図 31-26 KAFO（膝当てつき）

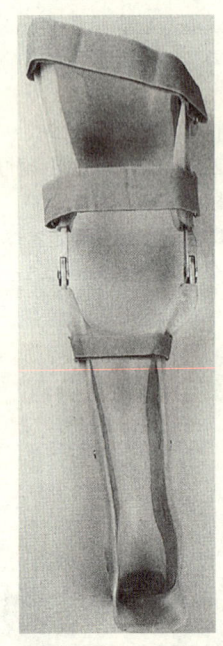

図 31-27 KAFO（ベルクロの前方膝部および顆上部バンドつき）

る。これは，4本のストラップがあり，膝の上下で両側の支柱にバックル留めされている。後方への直接的な力を加え，膝屈曲のどのような状態にも抗する。膝当ては，装具装着に際し，患者が2本のストラップをバックル留めすることが必要である。ストラップが十分に膝を安定させることができるくらいきついと，装着者が座った際，パッドは膝屈曲を制限する。より実用的なものは硬質な前方バンドで，前脛骨バンドあるいは膝蓋骨上バンドのどちらかである。両方とも後方へ直接的な力を加える[18]が，座位を妨げず，装着も容易である。バンドは一般的にプラスチックで成型されているため，調整は容易ではない。前膝蓋骨バンドは下肢の骨近位部を覆って固定する。また，快適性のために正確な形状を必要とする。膝蓋骨上バンドは前遠位の軟部組織の多い大腿部を覆って装着する。

前額面の制御は，**外反膝**あるいは**内反膝**へ矯正力を加えるプラスチック製の腓腹部シェルによってもたら

される。外反膝の減少では，シェルの内側部分は，膝に外側への直接的な力を加えるために，近位方向に延長される。半硬性のシェルは，腓腹部矯正ストラップ（5番目のストラップとして外側支柱を回してバックル留めされるようにデザインされたもの）より効果的である。内反膝の患者には，逆方向の力が加えられる。シェルは装着に時間がかからず，膝窩に当たらず広い領域に力を加える。

前額面や矢状面と同様に，水平面での制御を必要とする場合，剛性のあるプラスチックAFOやKAFOを組み込むオレゴン装具システムが有用である。AFOのバージョンは，足板，ダブルクレンザック足継手，両側支柱，そして下腿近位を覆う前方バンドが付属する。KAFOのモデルには大腿部の支柱とバンドがつけ加えられる。足関節軸，膝関節軸を戦略的に配置することで，装具は足部，足関節，膝関節軸の三次元的な制御を行うよう調整される。

▼ 上部構造

大腿バンドは装具に構造上の安定性を与える。下肢の遠位部が，全荷重に耐えられない場合，近位の大腿バンドは体重支持ブリムの形状を形づくる。四辺形あるいは坐骨収納型の両方を使用することができる。下腿全体の完全免荷では，装具は体重支持ブリム，固定膝継手，および**パッテン**底を用いる。パッテンは，骨盤の高さを保つために遠位へ伸ばされ，反体側の靴は補高して装着しなければならない。補高の高さはパッテンの高さと等しくあるべきである。

骨盤帯長下肢装具

骨盤帯と股継手を加えることで，KAFOから骨盤帯長下肢装具（HKAFO）にすることができる。

▼ 股継手

通常の股継手は金属のヒンジ（図31-28）であり，KAFOと骨盤帯を外側の支柱で接続する。継手は股関節の回旋とともに，外転，内転を防ぐ。患者が股関節の回旋を必要とする場合，股継手と骨盤帯のより簡単な選択は皮ひものストラップである。内旋が減少している場合，ストラップは義足のシレジアバンドに似ている。外旋が減少している場合には，ストラップはKAFOの外側支柱に接続され，鼠径部の高さで前方を通過する。屈曲の制御が必要な場合には，ドロップリングロックが股継手として用いられる。立位と歩行における股関節伸展と，座位での股関節屈曲90度の2つの位置での固定は，患者を安定させる。

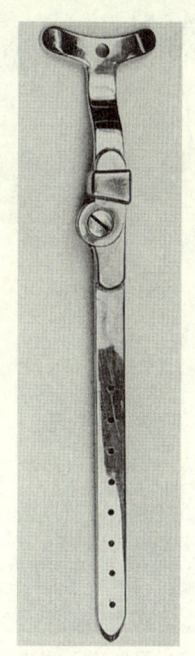

図31-28 股継手（ドロップリングロック）

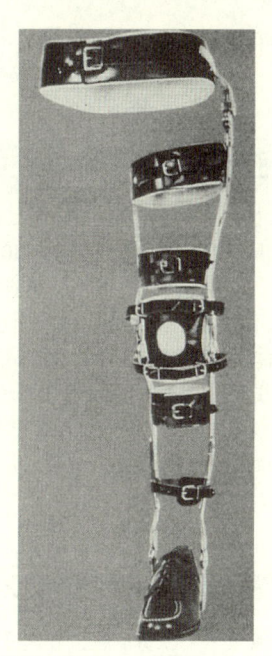

図31-29 HKAFO（あぶみ，金属支柱，ヒンジ足継手・膝継手・股継手，膝継手・股継手のドロップリング，骨盤帯つき）

▼ 骨盤帯

覆いをつけた金属のバンド（図31-29）で，体幹にHKAFOを固定する。バンドの両サイドは，大転子と腸骨稜の間に位置する。HKAFOは頻繁には使用されない。なぜなら，KAFOよりもはるかに装着が難しく，また，股継手をロックした場合，小振り歩行ある

図 31-30　THKAFO（革張りなし）

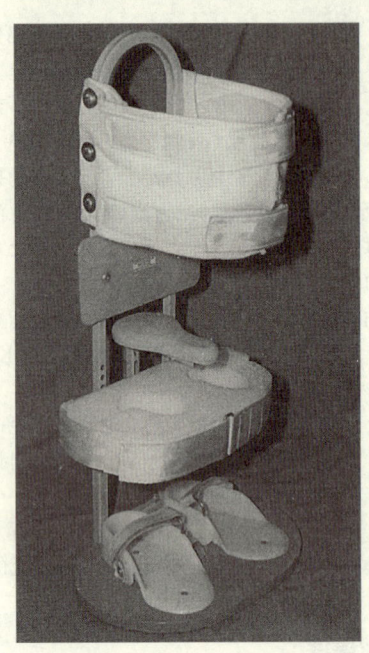

図 31-31　スタンディングフレーム（Variety Village, Electro Limb Production Center, Scarborough, Canada による）

いは大振り歩行を制限するからである。骨盤帯は装着者が座位をとった際，不快になる傾向がある。

脊椎長下肢装具

HKAFO よりもさらに安定性を必要とする患者には，脊椎長下肢装具（THKAFO）（図 31-30）を適用することがある。この装具は KAFO に腰仙椎装具を組み込む。体幹装具の骨盤帯は HKAFO で使用される骨盤帯としても機能する。THKAFO は装着が非常に難しく，重量があり，また扱いにくいため，患者がリハビリテーションプログラムを終了した後はほとんど装着しない。歩行の条件があるなしにかかわらず，立位の安定性を提供する装具は対麻痺患者に使用可能である。

対麻痺患者の装具オプション

装具は対麻痺となる二分脊椎，脊髄損傷，その他の障害の患者にしばしば処方される。このような患者の機能的な目的は，立位保持による骨，腎臓，呼吸器系，循環器系の状態の維持と，なんらかの移動手段の確保である[19,20]。立位状態は，患者に重要な心理学的な恩恵ももたらす。

▼ 量産装具

二分脊椎や他の疾患のため対麻痺となった小児では，いくつかの器具が利用可能である。器具は多くの機能を提供し，それほど高価でなく，オーダーメイドの装具よりも装着しやすい。

●スタンディングフレームとスイベルウォーカー●

スタンディングフレーム（図 31-31）は，小児のためにデザインされたもので，幅の広い台座，胸部バンドの平らなベースから伸びる後方の継手のない支柱，後方の胸腰椎バンドから構成されている。前方の下腿バンドは安定性を与える。小児は特別な接続機構なしに，一般の靴で装着し，靴はフレームの基部にストラップで固定される。

類似した装具としてスイベルウォーカーがある。これは小児用と大人用の両方がつくられている[21]。大きな違いは，その基部で回旋歩行を可能にするためにわずかに動く 2 枚の末梢部プレートを持っているかどうかである。

量産されるフレームとウォーカーはオーダーメイドの装具よりも安価である。これらは松葉杖によるサポートなしでの立位を可能にし，遊びや職業活動のために手を自由にする。両装置とも，一方からもう一方へ交互に揺れながらの回旋でフレームを引き起こし，体幹上部の体重移動での回旋により，移動が可能となる。

●パラポジウム●

パラポジウム（図 31-32）は，装着者に座位を可能とする継手という長所が，スタンディングフレームと異なる。スタンディングフレーム，スイベルウォーカーと，パラポジウムによる安定性のポイントは同様であ

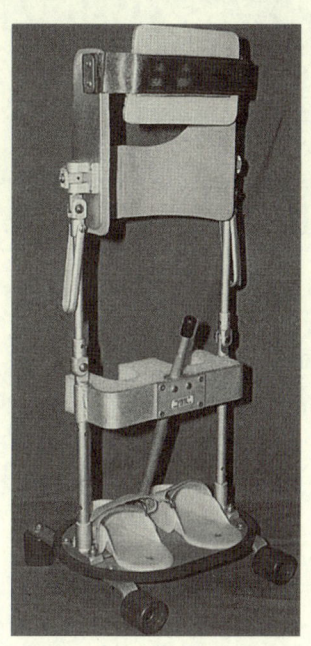

図 31-32 パラポジウム（Variety Village, Electro Limb Production Center, Scarborough, Canada による）

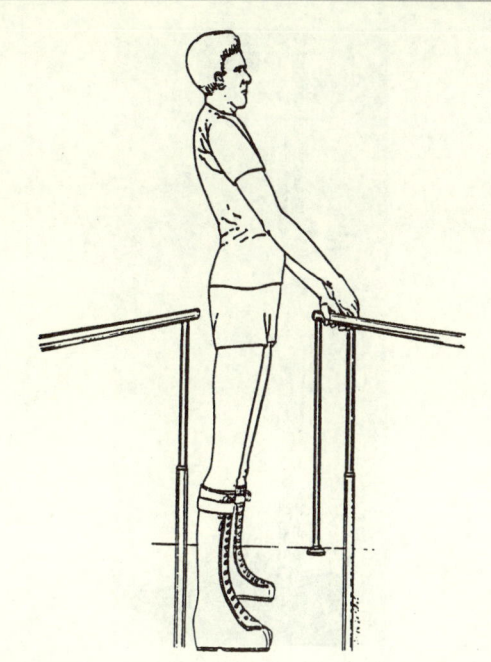

図 31-33 約15度底屈に設定したスタビライジングブーツを用いた腰椎前弯による立位安定（Kent[23], p304. より）

る。パラポジウムの1つのバージョンでは，小児が股継手のロックを解除して床から物をとる訓練の前段階の学習を行う際，膝の固定を保持するための対策がなされている[22]。パラポジウムにより松葉杖なしでの移動は，スタンディングフレームと同様の技術によって達成される。長距離の歩行では，小児は，小振り歩行または大振り歩行で，松葉杖，ウォーカーを用いる。スタンディングフレーム，パラポジウムとも，ズボンの外に装着するため，学童期の小児は，みた目がよくないと感じてしまう。

▼ カスタムメイド装具

量産されるデバイスは，それらを用いることで多くの機能を提供する一方，多くの人々は簡素化した装具を求めている。カスタムメイドの AFO，KAFO，THKAFO は，金属の継手，あるいは解剖学的なアライメントによって十分な剛性を持ち，患者が立位をとることを可能にする。移動には，上部体幹と上肢の十分な連携と，松葉杖あるいは同様の補助が必要である。患者のなかには，歩行準備に必要な身体条件プログラムの範囲を判断できない場合がある。したがって試行期間は，量産され調節性がある仮の装具の使用が勧められる。

●スタビライジングブーツ●

対麻痺の成人にデザインされた AFO は，患者の下腿と足部に合わせて成型された一対のプラスチック装具が含まれる（図31-33）。フットプレートは，患者の重心を足関節よりも前方に移動させるため，約15度底屈に角度がつけられる[23,24]。プラスチックの構成要素は，足底が平らな皮のブーツに挿入される。したがって，下腿は膝を伸展位で保持できるように後方に傾けられる。患者は，腸骨大腿靱帯が後方への転倒に抗するとともに，後方への傾斜によって立位の安定性を保持する。二点歩行，四点歩行では，松葉杖，ウォーカー，対の杖を用いる。歩行には，片側下肢を前方に振り出すために，体幹上部を斜め前方に移動させることが必要である。装具の装着は容易で，かつ座位を妨げない。適用を考慮する患者には股関節，膝関節にわずかな拘縮もあってはならない。また，股関節，腰椎部体幹全体の伸展ができなければならない。

●Craig-Scott KAFO●

一対の**Craig-Scott KAFO**（図31-34）は成人対麻痺患者にしばしば処方される。おのおのの装具のオリジナルなデザインには，縦と横のプレートにより補強された靴，わずかに背屈位にセットしたダブルクレンザック継手，前脛骨バンド，半円形の支柱つきのパウルロック，大腿バンドが付属している[25]。ある改良型では，補強された靴と金属の足継手の代わりにプラスチックの足関節の固定を用いる[26]。装具は，不適切な股関節あるいは体幹の屈曲を防ぐために，十分な後方傾斜をつけることで，立位を可能にする。一般的な歩

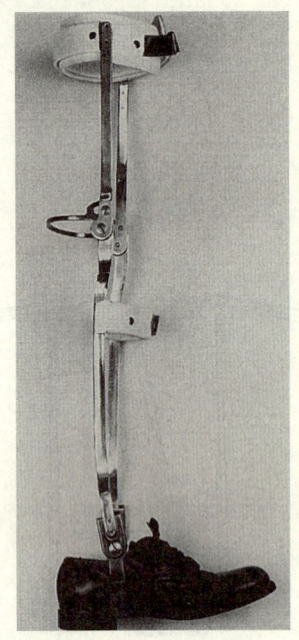

図 31-34 Craig-Scott KAFO

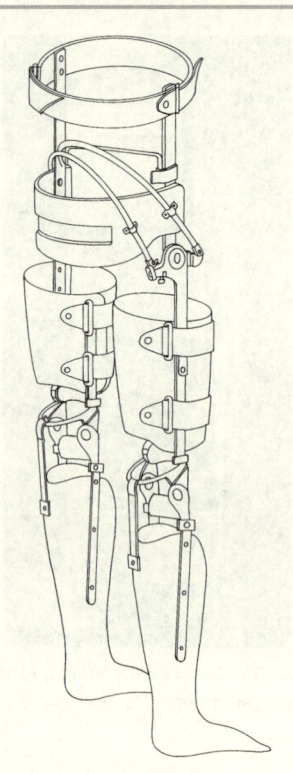

図 31-35 交互歩行装具（LSU Reciprocating Gait Orthosis: A Pictorial Description and Application Manual. Durr-Fillauer Medical, Chattanooga, 1983, p14. より）

容は，松葉杖やウォーカーの補助を用いる小振り歩行または大振り歩行である。

新しい Craig-Scott KAFO にウォークアバウト装具がある。これは 2 つの装具の内側支柱を機械的な継手で接合した一対の KAFO である。この装具は，股関節の屈曲伸展は可能であるが，内転，外転および回旋は制限する[27,28]。

● 交互歩行装具 ●

小児，成人の両方に，**交互歩行装具 reciprocating gait orthosis（RGO）**（図 31-35）が適用される。これは，両股継手が，1～2 本の金属ケーブルで接続されている THKAFO である[29～33]。膝は，オフセット膝継手による膝ロックあるいは前脛骨バンドと，両足部を固定短下肢装具に入れることで安定する。最新のバージョンでは大腿シェルは用いられていない。装着者は以下の 4 段階の手順で歩行を行う。①体重の右下肢への移動，②上胸部の伸展による骨盤の挙上，③松葉杖を押す，④左下肢を振り出す。この手順は，次の段階で反転する。金属のケーブルは，支持脚の不用意な股関節屈曲を防ぐ。交互の四点あるいは二点歩行は，一側の足部が常に床に接しているため安定するが，ペースは遅い。座位をとる際は，股関節を屈曲させるため，装着者はケーブルを解除する[34,35]。

● パラ・ウォーカー ●

パラ・ウォーカー[36]は例外的に剛性のある股継手を持つ THKAFO である。股継手は，装着者が歩行中，左右に体重を移動する際に，股関節屈曲可動域制限と股関節の内転，外転を制限する。靴は平らな足板にあるループで取り付けられる。歩行の方法は RGO の使用と同様である。

● 機能的電気刺激 ●

装具は家庭，あるいはまれなケースとして地域社会での歩行を行うために，機能的電気刺激 functional electrical stimulation（FES）と組み合わされることがある[37]。この技術は，筋の収縮を起こすために電流を使用する必要がある。一般的に刺激は四頭筋と大殿筋に用いられる。AFO による足関節の補助を行わない場合，股関節の屈曲反射だけでなく，初期背屈のために腓骨神経上にも表面電極を装着する。使用希望者はすべての関節で受動的な全可動域があり，電流のタイミングと大きさを制御するシステムの使用が可能でなければならない。これらは，椅子から立位への移動やいろいろな方法での歩行に必要である。FES は下肢の自動運動を行うために用いられることもある。これによって筋量を維持し，圧迫潰瘍のリスクを減少させる。

体幹装具

体幹装具は下肢装具と組み合わせて使われるか，あるいは腰痛，頸部捻挫，側弯症，または他の骨性，神経筋性の障害によって引き起こされた能力低下の軽減のために装着される。体幹に巻く装具の伝統的な名称は脊椎装具であるが，実際には，直接脊椎に接触していない。体幹を支持することによって，装具は脊椎運動の制御を補助する。しかし装具が及ぼす力は，皮膚，皮下組織，筋組織によって，またより高い装具の場合では胸郭によって変化する。脊髄疾患患者は以下の2つの理由により，体幹装具が有効である。①体幹装具は，腰椎部分の動きを制御する。②体幹装具は，呼吸改善のために腹部を圧迫する。頸椎に損傷を受けた人は，安定性が外科的あるいは他の方法によって達成されるまで，頸部の動きを拘束する装具の装着が必要となることがある。小児側弯，思春期側弯のためには，特殊な体幹装具が設計されている。

コルセット

腹部の圧迫だけを目的とする場合は，**コルセット**（図31-36）で十分である。これは，水平には剛性のある支柱を持たないが，多くの場合，垂直に剛性の補強がされた布製の装具である。コルセットは腰椎，仙椎部分のみを覆うか，胸腰仙椎コルセットとして上方に伸ばされることもある。コルセットの主要な効果は，腹腔内圧の増加である。

腰背部に障害のある患者は，コルセットにより痛みが軽減されると感じる[38,39]。腹腔内圧の増加は，後方の脊柱筋組織の緊張をやわらげ，その結果，腰部椎間板の負担を減少させる。腹部の一時的な回復と脊柱起立筋の活性の治療方法ではあるが，コルセットへの長期間の依存は，装具への心理学的な依存と同様に，筋の萎縮と拘縮を促進することになる。

硬性装具

腰仙椎装具，胸腰仙椎装具の多くは，腹部を圧迫するためにコルセットか布製の腹部前当てが付属している。硬性装具は，硬性プラスチックまたは金属コンポーネントが，垂直だけでなく水平にもあるという特徴を有している。運動制限は，三点支持機構によって成し遂げられる（1方向の力は三点支持機構によって，逆方向の2つの力で打ち消される）。

▼ 腰仙椎屈曲・伸展・側屈制御装具

硬性体幹装具の典型的な例として，**ナイト型腰仙椎装具**が知られている，腰仙椎屈曲・伸展・側屈制御 lumbosacral flexion, extention, lateral control（LS FEL）装具（図31-37）がある。この装具は，殿部中央部を覆う硬性の支柱でできた骨盤帯，肩甲骨に接しないで下部胸椎上に水平に位置する胸椎バンドを持つ。発泡プラスチックで裏打ちした硬性プラスチック，あるいは金属を皮革で包んだ骨盤帯と胸椎バンドは，脊椎の両サイドにある一対の後方支柱と，体幹側面の中心に位置する一対の側方支柱で接続されている。コルセットあるいは腹部前当てがLS FEL装具につけられている。この装具は，腹部前当てあるいはコルセットの上部と下部からの後方への力と，後方支柱中央部からの前方への力の三点固定により，屈曲を制御する。伸展は，腹部前当てあるいはコルセットの中央部からの後方への力と，胸椎バンド，骨盤帯からの前方への

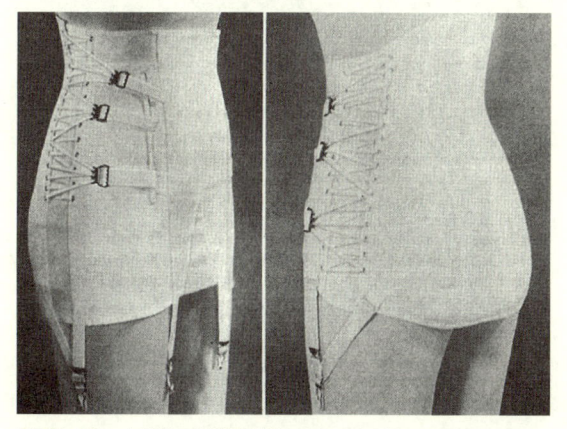

図31-36 女性用の布製腰仙椎コルセット（Camp International, 1991, BISSELL Healthcare Corporationによる）

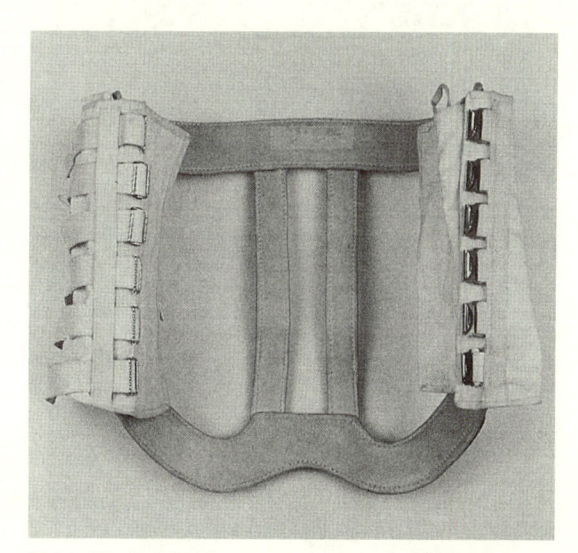

図31-37 腰仙椎屈曲・伸展・側屈制御（LS FEL）装具

力によって制御される[40]。側方支柱は側屈に抗する[41]。
　プラスチック製腰仙椎ジャケットは全方向の動きを制限し，腰痛を訴える限定した患者の管理に有効である[42]。LS FEL にジャケットを取り付けるタイプでは，脊椎すべり症を制御する効果が得られる[43]。

▼ 胸腰仙椎屈曲・伸展制御装具

　テーラー型胸腰仙椎装具と呼ばれる，胸腰仙椎部の屈曲・伸展制御 thoracolumbosacral flection, extension control（TLS FE）装具は，骨盤帯，肩甲骨中央部までの後方支柱，腹部前当てあるいはコルセット，肩甲間バンドに取り付けられた腋窩ストラップから構成される。この装具は，腋窩ストラップと腹部前当てあるいはコルセットの下部からの後方への力と，後方支柱中央部からの前方への力によって屈曲を制御する。伸展の抗力は，腹部前当てあるいはコルセット中央部からの後方への力と骨盤帯，肩甲間バンドからの前方への力により与えられる。側方支柱の追加により，この装具は TLS FEL 装具（図 31-38）となる。プラスチック製胸腰仙椎ジャケットは前額面，矢状面，水平面における体幹の動きを制限し，最大限の支持を行う。

頸椎装具

　頸椎装具は，設計の特性によって分類される[44〜46]。最小限の動きは，布，弾力のある素材，あるいは硬性プラスチックで首を一周するカラー（図 31-39）によって制御される。カラーによっては，わずかに抑制を増加させるために，下顎と後頭部を取り囲む（図 31-40）。制御の調整のためには**四本支柱頸椎装具**（図 31-41）が用いられる。通常，四本支柱頸椎装具は，胸骨プレートに取り付けられた 2 本の調節可能な支柱と，胸椎プレートと後頭プレートに接続された後方支柱を持っている。胸骨プレートは胸椎プレートとストラップで接続されている。また後頭プレートは，下顎プレートとストラップで接続されている。
　頸部を最大限制御する装具は，**ミネルバ**[47]あるいは**ハロー**[48,49]**装具**（図 31-42）のどちらかである。ミネルバ装具は非侵襲的な装具である。硬性プラスチックの後方部分が頭部から体幹中央まで伸び，上部は前頭部バンドによって適所に保持される。ハロー装具には金属製の円形のバンドがあり，4 つの小さなねじによっ

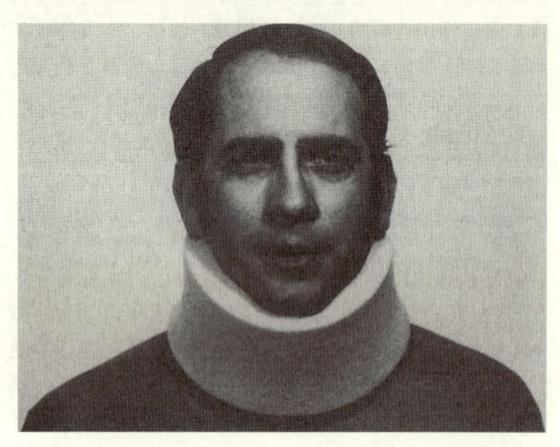

図 31-39　ソフトスポンジ・カラー（Camp International, 1991, BISSELL Healthcare Corporation による）

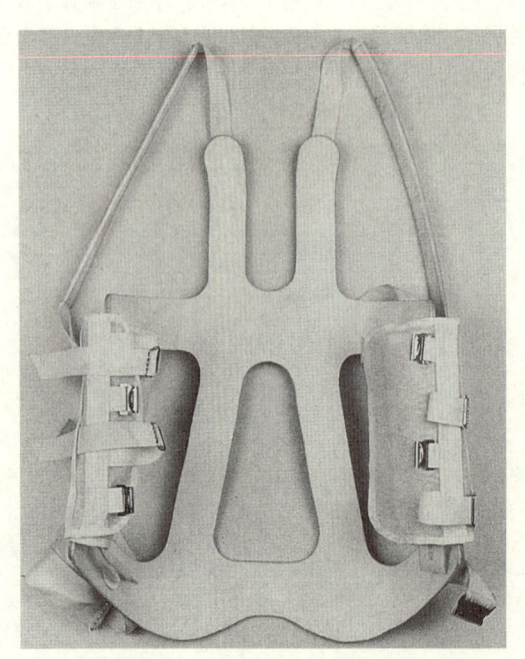

図 31-38　胸腰仙椎屈曲・伸展・側屈制御（TLS FEL）装具

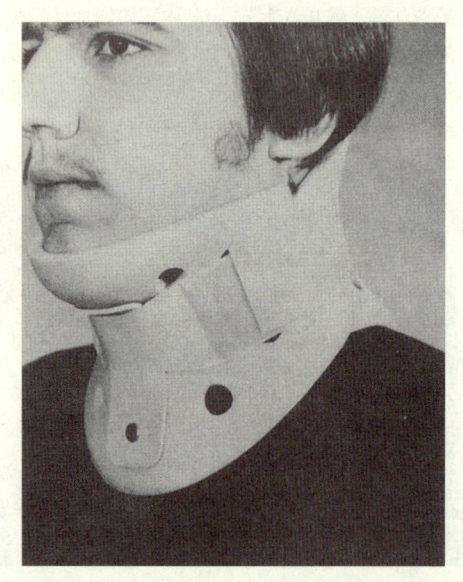

図 31-40　フィラデルフィア・カラー（Camp International, 1991, BISSELL Healthcare Corporation による）

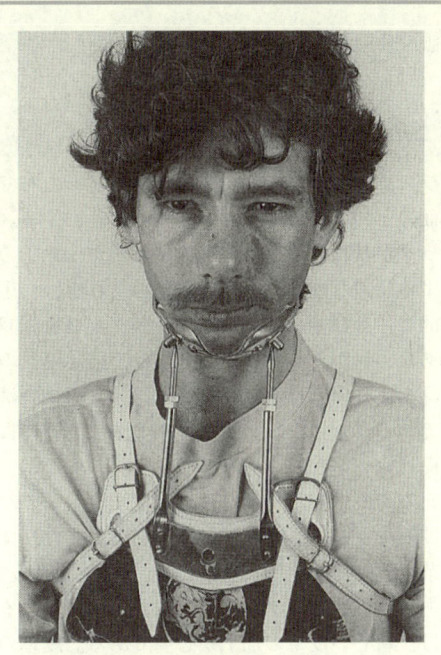

図31-41　四本支柱頸椎装具

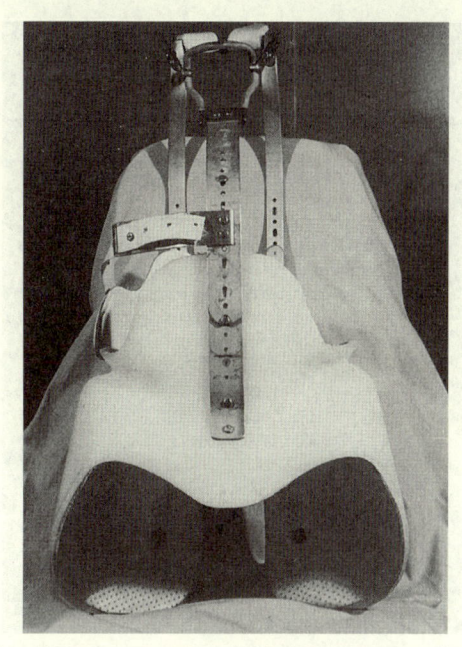

図31-43　プラスチックおよび金属製ミルウォーキーブレース前面

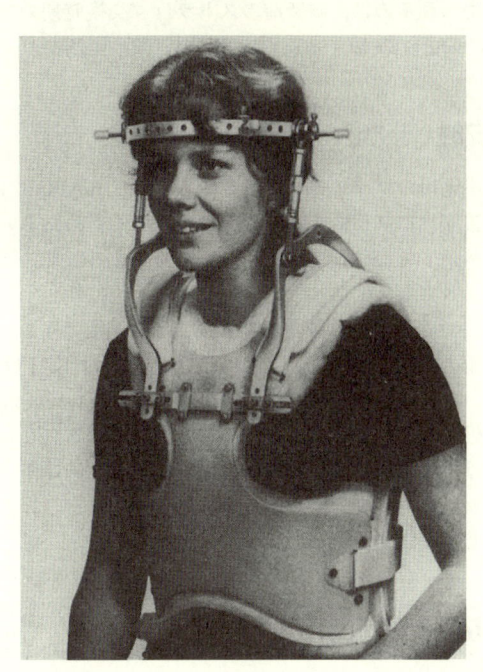

図31-42　ハロー・ベスト装具（Durr-Fillauer Medical Chattanooga, TN. による）

て頭蓋骨に固定される。支柱はハローと胸椎装具を接続する。

側弯症装具

　胸椎，胸腰椎，腰椎部の側弯あるいは円背の小児および思春期の児童には，脊椎，胸郭を矯正する力を加える TLS 装具が適合される。装具の装着による実質的な改善は明白であるが，長期のフォローアップでは，重要な成果として，装具は，もとの状態を超えて変形を防ぐということが示されている[50~52]。**ミルウォーキーブレース**[53]（図31-43）は，しばしば処方される。この装具は骨盤帯，2本の後方支柱，1本の前方支柱，上方のリングにより組まれたフレームから構成される。オリジナルのミルウォーキーブレースと異なり，現在のバージョンは上方のリングに特徴があって，上胸部に沿い，ほとんどの衣服で隠すことができる。さまざまなパッドが，矯正力を加えるためにフレームに取り付けられる。**ボストンブレース**[54,55]（図31-44）は，通常ミルウォーキーブレースと同様の高さにはしない。この装具の基本は，大量生産されたプラスチックモジュールであり，装具士がおのおのの患者の必要性に応じて修正する。**ウィルミントン装具**[56]は，現在使用されているもう1つのデザインである。これは，体幹をまっすぐなアライメントに意図的に導くオーダーメイドの胸腰椎仙椎ジャケットで構成される。これらや，ほかのほとんどの側弯症装具は，未発達な脊椎や，胸椎中央部あるいは体幹のより下後方に軽度の脊椎カーブがある患者に最も有効である。典型的なプロトコルでは，若年では23時間の装着が必要とされる。しかし，短時間の装着でも体幹アライメントの保持においてはほぼ同様の効果があり，思春期の患者には受け入れられやすい[57]。側弯症管理への他の試みとして，重力による効果が最小になる夜間のみの装具装着を患者

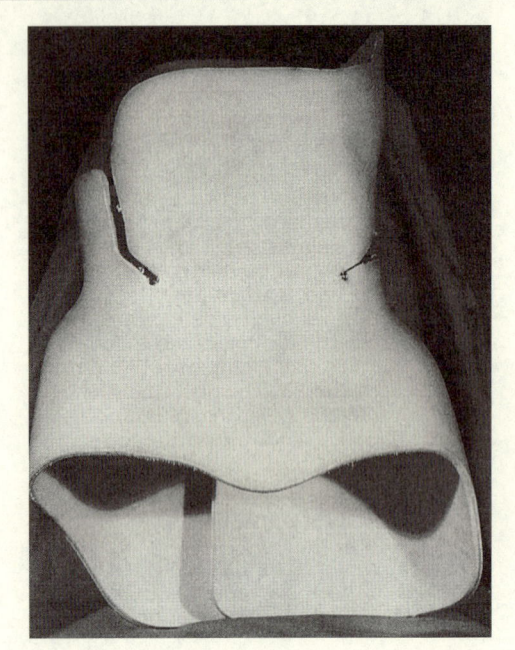

図 31-44　プラスチック製ボストンブレース

に求めることがある。一例が**チャールストン・ベンディング・ブレース**[58]であり、脊椎のカーブを過矯正する。

装具の保守管理

装具の最良の効用を得るために、患者は基本的な検査とケアの手順に留意すべきである。書面による使用説明は、装具士とセラピストの推奨することがらをはっきりさせるのに役立つ。

靴

靴が装具に直接連結されている、いないにかかわらず、ある程度の磨耗がはっきりわかるのであればすぐにソールやヒールの交換を行うなど、履物を最良の状態に保つことが重要である。交換は、当初定められたウエッジ、バー、補高を含むべきである。足尖接地の傾向がある患者はソールを保護する金属のトウプレートが必要なことがある。足が大きくなったり、変形した靴では、装具は最適に機能しない。あぶみが靴に取り付けられている場合、患者は何も外れていないことを確認するために、リベットを点検すべきである。外れている場合、修理のために装具士に戻さなければならない。

穴や修繕のない清潔な靴下を身に着けるべきである。加えて、長い靴下、コットンのレギンスは、装具の支柱、バンド、シェル部のエッジによる圧迫から下腿部を保護する。

シェル、バンド、ストラップ

プラスチックのバンド、シェルは、湿った布でふいて表面のどのような汚れも取り除くようにする。プラスチックが軟化するため、ヘアドライヤーやその他の熱による急速な乾燥を行うのは勧められない。患者は定期的に、ひび割れがないかプラスチックを確認すべきである。何かみつかった場合には、応急処置のために装具を装具士に持っていく。圧迫ストラップは、使用しているうちにフックとループの閉じ動作によって接触面に綿くずが入り込んでしまう。ストラップは取り替える時期を判断するために点検する。革のバンドは定期的なクリーニングが必要である。また、マイルドな革磨き用石鹸で洗ってもよい。もともとの皮革が、下にある金属が露出する箇所で部分的に変質するのであれば、新しい皮革の加工が必要である。皮革のストラップは時間とともにもろくなり、破断する。柔軟性が失われるのは、破断前のストラップ交換時期の指標である。

支柱

小児用のプラスチックと金属を用いた KAFO では、金属支柱はプラスチックのシェルにねじ留めあるいはリベット留めされる。装具は、留め具を外して、下腿シェルには近位に、大腿シェルには遠位に新しく穴を開け、ここに留め具を固定することで延長できる。小児用の金属と皮革を用いた AFO あるいは KAFO では、支柱は重ね合わせ、ねじで固定されている。ねじは外れる傾向があり、装具の安定性を減じる。この問題は、装具士に伝えなければならない。装具はすべてのねじを外して、適合する遠位に支柱を設定し、再びねじで固定することで伸ばすことができる。

継手と固定部

金属の部分は、砂、液体、およびその他の有害な物質から遠ざける。継手が滑らかに動かなかったり、異音がしたり、ロックが適切に行われない場合、クリーニングや潤滑により、問題が改善する可能性がある。改善しない場合には、専門家の手入れが必要である。

理学療法管理

装具装着者の管理にあたり、理学療法士は以下の4

項目に関与する。①装具処方前，②装具処方，③装具の受け渡し，④装具の適切な使い方とケアを進めるための訓練期間，である。理想的な状況では，セラピストは装具クリニックチームのメンバーであり，装具処方を進めたり，訓練前後に患者と装具を評価したりするために医師，装具士と直接かかわって働いている。理学療法士は患者の訓練に対して責任がある。病院，リハビリテーションセンターにクリニックチームがある，ないにかかわらず，理学療法士は以下を達成することを期待されている。

1. 前もっての旧装具の評価。
2. 装具処方への提案（損傷，機能制限，能力低下の治療のための装具部品の分析能力）[59]。
3. ①改善された機能に関する効果と長所，②患者が装具を装着することによる動的効果，③使用の実用性と容易さ，④アライメントと適合，⑤装具使用時の安全性[59]，を踏まえての装具処方の評価。
4. 装具受容の補助。
5. 患者への，装具装着，使用，保守の指導。

処方前評価

装具に関する患者のバイオメカニクス的な要件の適合には，入念な評価が必要である。

▼ 関節可動性

自動的，他動的可動域などの徹底した関節角度検査は，装具処方に不可欠である。固定した足部変形のある患者では，足部が収まるように靴を修正するか，インサートをつくらなければならない。いずれも，目標は，靴のインナーソールと足底面全体を快適に適合させることである。膝関節屈曲拘縮では，収納するための継手の処方が必要である。なぜならば，一般的なドロップリングとパウルロックは，完全伸展位をとることができる膝にのみ用いられるためである。股関節の屈曲拘縮は，オフセットジョイント，スタビライジングブーツ，Craig-Scott KAFO のような，安定性のあるアライメントを目的とした装具の処方を妨げる。

▼ 下肢長

セラピストは脚長差を確認すべきである。患者が立位をとれるならば，脚長差は骨盤の高さを調べることで確認できる。座位では，上前腸骨棘から内果までの長さを測る。1cm 以上の差がある場合は，靴の補高によって代償する。一側下肢に問題のある患者では，反対側の靴に 1cm の補高をすることで，遊脚相での麻痺下肢のクリアランスをつくることができる。

▼ 運動機能

徒手筋力テストは，患者が立位，歩行を達成する代替手段を決定するための機能的活動の評価に必要である。患者が装具なしでうまく対応できる場合，筋力テストでは著しい脱力が明らかでも，それによって装具を受け入れる見込みはない。例えば，背屈麻痺をともなう患者は，遊脚相で過度の股関節屈曲によって歩行することができるため，後方制動を持つ AFO の装着に同意しない。運動機能評価における重要な検討事項は，著しい痙縮がみられる場合には不適当であるということである。このような症例では，運動能力の機能検査が不可欠である。

▼ 感覚

臨床家は，どのような感覚消失の範囲も記録すべきである。装具の縁が滑らかで，患者の組織を挟んだりすることがなければ，感覚消失を持つ患者には，しっかりと適合したプラスチック装具は満足のいくものである。固有受容器の消失には，Charcot ニューロパチー足関節の制御のための足関節固定 AFO のような，装具による安定性が必要である。患者に定期的に皮膚を検査すること（容積変化を含む）を教え，どのような変化にも注意をするよう指示する。

▼ 上肢

下肢装具，体幹装具の使用が検討される患者の場合，セラピストは上肢の可動性と運動筋の筋力を決定しなければならない。重度の脱力，こわばり，または変形は装具の装着に影響を与える。革製のバックルからベルクロへの変更は満足のいくものとなろう。杖，あるいは松葉杖なしでの歩行が不可能な場合，セラピストは，一般的な福祉用具で十分か，ハンドピースの変更が必要かを判断すべきである。上肢機能が著しく低下している場合，患者は歩行のための下肢装具を使用することができない。体重の支持荷重を行う，立位フレームや立位テーブル，または立位車椅子を用いることによって，立位の計画を補助することは好ましいものであろう。

▼ 心理状態

現実的な装具の処方では，患者が装具を装着する意欲があるか，確認する必要がある。新患の脊髄損傷患者は，麻痺の永続性に対していまだに否定的であることがあり，したがって，障害を思い出させるものである装具を装着するのに抵抗することがある。思春期の二分脊椎患者は，装具を装着し，友人と大きく異なる方法で，ゆっくりと歩行することに苦労するよりも，

むしろ装具を装着せずに車椅子に座る方を好むことがある。脊髄損傷患者は，上肢，体幹の体力，有酸素能力の増進によって，積極的に動く準備をすべきである。強い感覚障害がある脳血管障害者は，装具による補助を行っても歩行できないことがある。そのときの周りの状況を認識できないためである。変形予防のための装具は，歩行補助のために設計されるものよりも多く処方されているかもしれない。

セラピストは，患者が装具使用とケアに関する指示に従う可能性を判断すべきである。例えば，インサート装具を取り付けて適合した靴を装用しているか疑わしい場合，処方では，適当な靴へのあぶみの装着を指定しなければならない。

装具処方

下肢装具は筋骨格系，神経系の障害を持つ患者に恩恵をもたらす。特定の診断は，処方作成において，患者の障害や機能制限の検討よりも重要ではない。予後もまた，処方に影響する。部分的，あるいは完全な機能回復が見込まれる患者には，症状の変化に応じた調整可能な装具を適合すべきである。例えば，新患の片麻痺患者では，著しい痙縮を呈することがあるが，その場合には，足関節の運動制限が必要となる。随意的な制御を取り戻し，痙縮が減弱するに従って，足継手は，動きが可能となるように調整することができる。

ライフスタイルは装具選択に関連がある。非常に活動的な患者には，剛性のある材料でつくられた装具が必要である。例えば，スプリットあぶみは不適応で，過度に内外側の応力が加わった場合，靴のボックスから飛び出してしまうためである。外観に対する患者の関心は，実際に考慮すべきもう1つの点である。ファッショナブルな靴を履くために，シューインサートの使用を躊躇するかもしれない。同様に，プラスチックのシェルは金属支柱とカフバンドよりもかさばらず，金属の光沢もない。多くの患者ができるだけ目立たない装具を望むが，一部の子どもたちや大人は明るい色を選ぶ。カラフルな色は，さまざまなプラスチックによって可能である。

▼ 短下肢装具

短下肢装具（AFO）の主要な適応は，末梢神経損傷（特に腓骨神経損傷）と片麻痺である。足部を引きずるこうした疾患には，底屈制動のAFOが適用される。しかしこのデザインは，通常底屈制御をもたらす立脚相初期に，膝の過度の屈曲を起こす傾向がある。底屈の不足は，患者に，全足底接地時点の効果として膝を屈曲させることがある。この場合，弾性のある靴のヒール，後方板ばねプラスチックあるいは金属の背屈ばね補助のあるAFOのいずれかを選択する。いずれも，膝への負荷を防ぐための立脚相初期の底屈制御を可能にする。

片麻痺患者の装具管理は，痙縮と麻痺の程度に依存する。運動麻痺がわずかな背屈のみであれば，後方板ばねAFOで十分である。さらに容易で安価な選択としては，反対側の靴のヒールとソールを1cm高くすることである。これは，遊脚相での不全麻痺下肢のクリアランスを与える。前額面，矢状面における不安定性のある片麻痺患者は，運動制限足継手のAFOか，プラスチックのスパイラルAFOを必要とする。痛みがあり不安定性が大きい場合，足関節固定AFOが必要である。強い痙縮がある場合，関節運動のためのばね補助は禁忌である。ばねの動きは痙縮を助長する。

▼ 長下肢装具およびその他の下肢装具

長下肢装具（KAFO）は，下肢全体の麻痺に対する補助として用いられる。理学療法士は，高価なオーダーメイド装具の処方をより確信を持って進めるために，仮装具で患者を評価しなければならない。さまざまな仮装具がつくられており，患者が装具による膝制御によって利益を得られるか確認するのにきわめて有効である。

スタビライジングAFO，Craig-Scott KAFO，HKAFO，交互歩行装具（RGO），パラ・ウォーカーは対麻痺患者に選択する。小児での装具プログラムは，装具の適合に莫大な費用がかかったり装着が困難になったりする前に，シンプルなスタンディングフレームからスタートし，パラポジウムに進めるべきである。多くの小児や成人は，スイベルウォーカーや軽量なモジュラーフレームから始めることがある。

▼ 体幹装具

コルセットは，腹圧の上昇に適しており，それによって，下背部痛を軽減する。体幹の麻痺のように，より大きな運動制限が必要な場合は，LS FEL装具，TLS FE装具，TLS FEL装具により，十分な支持が得られる。プラスチック製腰仙椎・胸腰仙椎ジャケットは支持性が最も高い。カラーや支柱式の頸椎装具は運動を制限するが，装着者が急に頭部を動かさないように注意を促さなければならない。カラーはまた，体温を保持し，これも治療法となる。最大の頸部制御は，ミネルバ装具あるいはハロー装具によって得られる。

側弯症患者の管理のために多くの装具がデザインされている。体幹のそれほど高位まで位置しないボストン装具，ウィルミントン装具，最も広範囲にわたるミルウォーキーブレースなどがある。

装具評価

　評価は，装具管理の本質的な要素である。理学療法士は，患者が装具使用の訓練をする前に，装具が適合し確実に機能することを確認しなければならない。検討は，正式な装具臨床チームの協力の下で行う。装具が届いたなら，チームは装具が適合しているか，部分的に適合しているか，あるいは適合していないかを評価すべきである。適合では，装具が完全に満足できるものであること，患者が訓練を了承していることが必要である。部分的適合は，小さな問題があることを意味する。一般的には，装具の仕上げに問題があるが，患者は，訓練時には悪影響なく装具を装着できる。不適合は，装具が訓練の妨げとなるような大きな欠陥を持っていることを意味する。例として，患者にとってきつすぎる靴などがあげられる。臨床チームで装具が処方されない場合，理学療法士は，装具が患者のニーズを満たすことを納得させる評価方法を使用すべきである。最終評価では，装具の適合と機能およびこれを使用する患者のスキルを再評価して，訓練の成果を出す。

▼ 下肢装具の静的評価

　患者が装具を装着していないときはもちろんのこと，立位，座位における装具の静的評価の両方が必要である。動的評価は装着者の歩容を解析する。

　装具は装着者の立位と座位で評価する。患者の皮膚や装具の構造は装具を外した状態でチェックする。装具は処方と比較する。もとの仕様と異なる場合は，処方を出した者の承認が必要である。

　患者は，平行棒内あるいはその他の安全な環境で立位をとり，両下肢に均等に荷重することを試みる。靴は，特に長さ，幅，月形しんの快適性などが十分に適合しているべきである。ウエッジや補高が靴に加えられていても，前足部を除いて，ソールとヒールは床に平らに接地していなければならない。前足部は立脚相後半の補助のため，上方にわずかにカーブしていなければならない。足継手は，解剖学的な足関節と一致する内果の下端に位置させ，歩行中の下肢と装具の垂直方向の動きを回避する。

　カフバンドは，腓骨神経障害を避けるため，腓骨頭の下方に位置させる。膝蓋靭帯支持ブリムを用いる場合は，腓骨頭への圧を軽減させる凹みをつけるべきである。この構成要素は末梢部の免荷はできない。しかし，靴のヒールがいくらか免荷されるのか評価しなければならない。テープの一端を靴の後方から出すように設置して，患者が靴と装具をつけて立ったとき，セラピストは靴からテープを引き抜くことができなければならない。患者が，座位時に膝屈曲が困難になるため，カフシェル，バンド，あるいは膝蓋靭帯支持ブリムは，膝窩にかからないようにする。装着の容易さは，靴とバンドの両方の装着方法が影響する。

　機械的な膝継手は，解剖学的な膝位置に一致させるべきである。成人では，内側膝関節裂隙の上方 2 cm の部分で，矢状面でおよそ 3/4 に位置する。膝固定は正確に機能しなければならない。しばしばロックの使用が，KAFO 装着の大きな理由になるためである。内側支柱は，会陰部の下方約 4 cm の高さとする。カフと遠位の大腿シェルあるいはバンドは，座位などで装具を屈曲した際に等間隔に位置させる。プラスチックあるいは金属のパーツが装着者の下肢後面を挟み込まないよう，もう一方に接するようにするためである。

　骨格による荷重を減少させる四辺形ブリムの KAFO では，ブリムは敏感な長内転筋腱に対する十分な対策をしなければならない。また，坐骨結節の十分な座部を提供しなければならない。

　股継手は，大腿骨頭部の一般的な角度を補正するために，大転子のやや上前方に位置させる。大転子よりも前方への継手の設定は，大腿骨の内捻角を考慮に入れるためである。骨盤帯は，縁での圧を避けるために，装着者体幹の輪郭に適合しなければならない。

　装具を外したら，セラピストは，装具に起因する炎症反応をみつけるために，患者の皮膚を調べるべきである。可動域チェックのためには，ゆっくりと継手を動かさなければならない。動きがきついのは，近位のパーツに対して継手の遠位部分が傾いていて，運動に支障をきたしていることを意味する。内外側の止め具が同時におのおのの止め具に接しない場合，最初に接している止め具は，速く腐食し，装具のねじれの原因となる。

▼ 動的評価

　装具装着者の呈する歩行パターンは，体形，装具の運動制御，および補助を反映する。表 31-1 に，装具と，最も一般的に観察される異常歩行の解剖学的要因の関連を示した。歩行分析は非常に信頼できる評価であることに留意する必要がある。矢状面における異常は，前額面，水平面で起こるものよりも評価しやすい[60]。

　立脚相初期に，患者がフットスラップ，爪先からの接地，足底全体での接地を呈するのは，底屈制御，あるいは装具による足部と足関節の補助の不足を示している。過度の内側あるいは外側接地は，患者の下肢の動きに装具が追従していないことを示す。過度の膝伸展あるいは膝屈曲は，装具が十分な制御を行っていないことを示す。AFO の後方制限は，過伸展による膝のゆるみを防止する。患者が KAFO を装着しているに

表 31-1 装具歩行分析

異常	装具側の原因	解剖学的な原因
立脚相初期		
1. フットスラップ：足先の地面へのスラップ	背屈補助が不十分 底屈制限が不十分	背屈の低下
2. 爪先からの接地：爪先姿勢が立脚相の間維持される場合と維持されない場合がある	踵の持ち上げが不十分 背屈補助が不十分 底屈制限が不十分 踵部の痛みに対する安心の不足	下腿の短縮 内反尖足 伸展痙縮 踵の痛み
3. 全足底接地：足部全体で接地する	足底の摩擦不足 杖などの歩行補助用具が必要 底屈制限が不十分	バランス能力の低下 踵足
4. 過度の内側（外側）接地：内側（外側）縁での床接地	前額面でのアライメント不良	回内筋（回外筋）の低下 外反（内反）足 外反膝
5. 過度の膝屈曲：足部の接地時の膝折れ	膝固定が不十分 背屈制限が不十分 底屈制限 反対側の靴の補高不足	大腿四頭筋が弱い 反対側下肢の短縮 膝痛 膝関節あるいは股関節の屈曲拘縮 屈曲共同運動 踵足
6. 膝の過伸展：荷重を下肢に移した際の膝過伸展	不十分な底屈制限の制御による反張膝 極端に凹んだカフバンド 反対側の靴の持ち上げで代償されない内反尖足 膝関節の固定が不十分	四頭筋が弱い 膝靭帯のゆるみ 伸展共同運動 内反尖足 反対側膝関節あるいは股関節の屈曲拘縮
7. 体幹の前屈：荷重を下肢に移した際の前屈	膝関節の固定が不十分	大腿四頭筋が弱い 股関節屈曲拘縮 膝屈曲拘縮
8. 体幹の後屈：荷重を下肢に移した際の後屈	股関節の固定が不十分	大殿筋が弱い 膝強直
9. 体幹の側屈：荷重を下肢に移した際の側屈	KAFO 内側支柱が過度に高い HKAFO 股継手が過度に外転 靴補高の不足 杖などの歩行補助具が必要	中殿筋が弱い 外転拘縮 股関節脱臼 股関節痛 バランス能力の低下 下肢の短縮
10. 幅の広い歩隔：踵接地で 10 cm を超える	KAFO 内側支柱が過度に高い HKAFO 股継手が過度に外転 反対側の靴補高不足 膝の固定 杖などの歩行補助具が必要	外転拘縮 バランス能力の低下 反対側の下肢の短縮
11. 内旋（外旋）：下肢の内旋（外旋）	水平面での支柱アライメントの不適合 回旋制御ストラップや骨盤帯などの装具による制御が必要	股関節内旋（外旋）痙縮 股関節外旋（内旋）の低下 前傾（後傾） 四頭筋（外旋）が弱い
立脚相後期		
1. 不適切な過渡期：前方の足への荷重が遅れるか荷重できない	底屈制限 背屈制限が不十分	底屈の低下 アキレス腱の損傷，または断裂 踵足 前足部痛

表 31-1 装具歩行分析（つづき）

異常	装具側の原因	解剖学的な原因
遊脚相		
1. 爪先の引きずり：爪先が地面へ接触し続ける	背屈補助が不十分 底屈制限が不十分	背屈の低下 底屈痙縮 内反尖足 股関節屈曲の低下
2. 分廻し：半円を描いて下肢を外側に振る	膝の固定 背屈補助が不十分 底屈制限が不十分	股関節屈曲の低下 伸展共同運動 膝関節あるいは足関節の強直 背屈の低下 内反尖足
3. 股関節の引き上げ：下肢を前方へ振ることができるように骨盤を引き上げる	膝の固定 背屈補助が不十分 底屈制限が不十分	反対側下肢の短縮 反対側股関節あるいは股関節の屈曲拘縮 股関節屈曲の低下 伸展共同運動 膝関節あるいは足関節の強直 背屈の低下 内反尖足
4. 伸び上がり：下肢を前方へ振ることができるように，非麻痺側下肢を過大に底屈する	膝の固定 背屈補助が不十分 底屈制限が不十分	股関節屈曲の低下 伸展痙縮 内反尖足 反対側下肢の短縮 反対側膝関節あるいは股関節の屈曲拘縮 膝関節あるいは足関節の強直 背屈の低下

もかかわらず膝過伸展を呈するならば，膝継手の制限が不適切に設定されているか，腐食，あるいはカフ，大腿シェルが深すぎることがある。体幹の前後屈は，膝関節，股関節の制御が不足している患者の立脚相初期にみられる。大腿四頭筋が弱い場合，患者は前屈する。膝崩れのおそれのある患者は，固定足関節と前方バンドを持つAFO，あるいは膝固定のKAFOが効果的なことがある。大殿筋が弱い場合には，後傾する傾向がある。脊椎の前弯は，股関節屈曲拘縮，あるいはKAFOの不適合を意味する。立脚相初期の体幹の側屈は，股関節外転筋の弱化あるいは不安定性に起因することがある。下肢の短縮や，KAFOの内側支柱が高すぎる場合，HKAFOの股継手が外転している場合にもこの問題を引き起こす。歩隔が広い場合，患者が内側支柱あるいはシェルによって会陰部へ刺激が加わるのを避けている可能性がある。

患者は，立脚相後期に，体重移動が遅れるか，麻痺側足部から体重を移動することができないという問題を呈することがある。この問題は，前方制限とロッカーバーで軽減することができる。足関節固定のAFOあるいはあぶみの制限が十分に機能することを確認しなければならない。

遊脚相では，患者は装具装着肢を床から離すことができなければならない。下肢が反体側の下肢より機能的に長い場合と同様に，股関節の屈曲が弱い場合には骨盤の引き上げが起こる。脚長差の増大は，底屈を制限しない不完全な後方制限や，膝継手の固定によってもたらされることがある。この問題は，予測することができ，片側のみのKAFO装着者においては，反対側の靴に1cmの補高を行うことで防ぐことができる。股関節の内旋，外旋は，内側，外側の筋の運動のアンバランスによって引き起こされる。装具による原因では，装具の不完全なアライメントが関連する。同様に，過度の内側あるいは外側からの足部の接触は，装具が患者下肢の動きに追従できないことを示していることがある。異常に広い歩隔は，一側の下肢が反対側よりも長い場合に起因することがある。ボールディング（伸び上がり）は，患側遊脚相での反対側下肢の過大な底屈に関連する。ボールディングは，装具を装着した下腿部が機能的に長すぎると現れる。あるいは後方足継手制動が腐食されていたり，膝固定を行っている際にも現れる。活動的でない患者は，遊脚側の骨盤を引き上げる骨盤の挙上によって，足部のクリアランスを得ることがある。

▼ 体幹装具の静的評価

　腰仙椎，胸腰仙椎装具にはたいてい胸椎バンドと骨盤帯が付属する。これらは，縁で圧迫をしないように体幹に対してフラットに適合させなければならない。支柱は，特に座位時に，骨の隆起に対して圧迫を加えてはならない。腹部前面は剣状突起の直下から，恥骨結合の直上に達する。頸椎装具は最も耐性がある位置に頭部を保持しなければならない。下顎プレートや後頭プレート，胸骨プレート，胸椎プレートのような硬性の構成要素は，体幹部分の最大限の範囲に適合しなければならない。

装具療法受容の促進

　臨床チーム管理は，患者の装具療法受容の促進の際に重要である。チームはさらに，装具リハビリテーションによる最大限の利益を患者が獲得するのを援助するために，臨床家を取り組みに参加させることもできる。理学療法部に，他の装具ユーザーと接するために新しい装具装着者を連れてくることは，新しい患者が装具の装着が特異なことではないと認識する手助けとなる。患者やその家族のための，同じ疾患を持つ支援グループは，心配や不安の共有や，共通の問題を解決するのに有効である。一般的な支援グループは，対麻痺や片麻痺のような，特定の障害を持つ患者によって組織される。それらの患者の多くは，リハビリテーションの一部として装具を所有している。理学療法士は，通常毎日，患者と最も密接に働いており，したがって，心理学的な注意を必要とするほど障害への反応が著しく異常な患者を，識別することができる。

装具療法訓練

　装具は，最小限の不便や努力で，最大限の機能を患者に提供するようにデザインされている。1つの訓練計画が，すべての装具装着者にあてはまるわけではない。装具療法管理が必要である障害は，多様であるためである。しかし理学療法士は，可能なかぎりの範囲で装具の正しい装着方法，立位バランス能力の向上，安全な歩行，その他の歩行能力向上の指導をしなければならない。

　最適な性能は，多くの要因による良好な相互作用に依存する。最も重要な項目は，骨，神経筋系の関与である。体のすべての部分，特に下肢と体幹の，可動性，耐久性，共調性は重要である。例えば，個々の筋緊張，心肺機能の状態，体重，精神的な状態，年齢である。装具の質は患者の達成度に影響を及ぼす。

　大部分の装具装着者は，関節リウマチ，事故の永続的な後遺症，脊髄損傷後の対麻痺などの慢性的な状態を呈している。基礎的な病理に必ずしも影響しなくても，装具療法管理は機能を高める。訓練は，患者の装具を用いた生涯活動の準備をさせる。腓骨神経麻痺のような，可逆的な障害を持つ患者にとっては，装具は一時的な使用によって効果が得られる。このような患者は，二次的な障害を予防する装具の正しい使用方法を学ばなければならない。また，症状の変化によって装具を変えるために，再評価を受けなければならない。筋ジストロフィーや多発性硬化症のような，進行性の障害を持つ患者は，身体的な悪化の程度によって，慎重な再評価が必要であり，変化する機能的能力に対応した訓練を続けるように，装具療法の変更を考えなければならない。すべての状況において，慎重に検討する運動と活動プログラムでは，患者が最大限に自立するための効率的な管理を行うべきである。

▼ 装具の装着

　装具の種類にかかわらず，患者は清潔で，フィットした靴下を装着しなければならない。シューインサートつきのAFOは，靴を履く前に，装具に足部と下腿を入れることによって，容易に装着できる。スプリットあぶみつきAFOでは，靴を最初に履いてから，装具を靴のボックスにはめ込まなければならない。固定あぶみのAFOは，患者は靴に足部を入れてから，カフバンドを締める。

　同様の一般的な手順は，KAFOでも有用である。もし，ベッドやマットテーブルに横になって装着できれば，患者は装具の装着が容易であると感じる。KAFOを患者が座位で装着した場合，セラピストは膝当て（この構成要素が装具の一部分である場合）がしっかりしているかチェックしなければならない。座位時に快適な膝当ては，おそらく，患者立位時の膝制御はできない。HKAFOとTHKAFOの装着は非常に困難である。初心者は，マットテーブル上で，装具と並行に横たわる。患者は一方に回転することで，装具内に体を入れ，装具を下肢の下に引き込むことができる。そして，患者は靴を履き，多くのひもを締める。

　腰仙椎，胸腰仙椎のコルセットおよび硬性装具は，腹部を最大圧迫するために，患者背臥位で装着する。装具は，下から上に締める。

▼ 立位バランス

　立位時の安全性の問題は，両下肢のKAFOあるいはそれ以上広範囲に装着する患者にとって，非常に困難である。一般的な立位では，すべての荷重は足部を通過する。一方，装具と松葉杖を使用した立位と歩行

では，患者は手と足部への荷重分担を訓練しなければならない。重心線は手と足部の三脚の範囲内に落ちる。三脚は，手を前方へ傾けすぎると，上肢の疲労の代償として安定性が増し，後方へ手を傾けると，上肢への負担は減るが，バランスが不安定になることを考慮して，この中間をとる。バランスが改善するとともに，患者は，本格的な体重支持のためではなく，バランスのために手を使用する。

両側KAFO装着者は，自立歩行のための松葉杖あるいはその他の補助具が必要である。松葉杖での歩行に必要な条件は，体重の移動能力である。踵へ体重を移動して，手の圧を取り除くことで，移動が可能となる。平行棒を使い，初心者は，足部に全体重を移して立位をとり，片手を下ろす。次にもう片方の手も下ろす。目標は両手を一緒に上げられることであり，これによりひきずり歩行またはそれに類似した歩容を行うために，松葉杖を用いることができる。いったん，患者が足部から手へ，あるいは足部へ自信を持って体重移動ができれば，同様の運動は，松葉杖を持ってでもできる。手や，最終的には松葉杖を体の後方に置く，上級技術を行わなければならない。交互歩行を行うには，対角線に体重移動を行うことが求められる。

▼ 歩行訓練

種々の松葉杖歩行は，松葉杖と歩行のステップの順番によって異なる。パターンは歩行速度，安全性，必要なエネルギー量によって変化する。患者は，人込みや，長距離，速さが必要とされる状況に対応できるように，できるだけ多くの歩容を学ばなければならない。前方への歩行に加えて，患者は横への歩行，コーナーでのターン，絨毯，砂利，芝生などのさまざまな路面での操作，ドアの通過もできなければならない。歩容のレパートリーは，患者が環境に必要な条件に適応できるようにする。

歩容の選択は，以下の個人の機能的能力に依存する。
1. ステップ能力：患者が片側あるいは両側下肢を踏み出すことができるか。
2. 体重支持およびバランス能力：患者が体重を支持し，片側あるいは両側下肢でバランスをとることができるか。
3. 上肢の力：患者が手で押さえつけることによって，床から体を押し離すことができるか

●交互歩行●

四点および二点歩行は，交互の股関節の屈曲か骨盤の挙上による，一側下肢ごとの動きが必要である。患者は同側下肢に体重を移すことで移動する。四点歩行の順番は，①右手，②左足，③左手，そして④右足である。二点歩行はしっかりとしたバランスと協調性が必要であるが，最も速い歩行方法である。①右手と左足，②左手と右足。このパターンは，人込みのなかやすべる路面で役立つ。これらの歩容は，同時歩行を必要とする協調能力やバランスが低下している人に適している。

●同時歩行●

両下肢とも同時に動かす場合，患者は上肢にかなりの負荷を加える。一連のものにひきずり歩行，小振り歩行，大振り歩行のパターンがある。大振り歩行は，速く移動ができるが，一般的には同時歩行は遅く，非常に疲労する。上肢は歩行機能に適さないためである。機能していないに等しい体幹の組織は，より小さな筋組織によって制御しなければならない。装具重量や，末梢知覚障害をともなう脊髄損傷患者では，同時歩行パターンを行う際の問題を増大させる。

ひきずり歩行はこうした歩行パターンのなかで最も簡単であるが，非常に速度が遅い。手順は，①両手を前方に出し，次に②十分に松葉杖を押して下肢を前方に引きずる。足部は手よりも前方へは行かない。小振りパターンは，患者が下肢を引きずるのではなく振るのであるが，ひきずり歩行より速い。下肢の振りは，体幹と下肢を持ち上げるための，肘の伸展，上肢帯の下制によって行われる。大振り歩行は，最も高度なパターンであり，上肢のバランスと筋力，協調性を多く必要とする。手順は，①両手を前方に出し，②基本的な三脚のポジションを反転するために，両下肢を手の前方に振り出す，③最初のポジションに戻すために両手を前方に出す。大振り歩行は，上肢の強化のためのプッシュアップなど，広範囲な準備練習が必要である。歩行は速い。しかし，下肢と松葉杖の交互の振りを可能にするために，他のパターンよりも広い床面積を必要とする。歩行訓練の詳細な説明は第14章および第27章を参照のこと。

歩行熟達の最終的な検査は，移動中の会話能力である。これは，無意識な機能をある程度示す活動パターンである。医療場面での練習は，屋内屋外のさまざまな地形での歩行にまで広げなければならない。

▼ 活動度

患者は，身体状態の受容と同様に，多くのADLについて学習しなければならない。日常生活では座位から立位や車への移乗と同様に，しばしば段差やカーブ，斜面の乗り越えをしなければならない。十分な装備を持つ自動車の運転についての指導は，リハビリテーションの重要な部分である。装具を装着するすべての患者が，あらゆる移動機能を達成できるわけではない。そ

れでも，課題を遂行することによる部分的な自立から利益を得ることができる。

最終評価とフォローアップケア

退院前，装具装着者と装具は，適合，機能，状況，および使用に満足しているか再評価しなければならない。患者は，定期的に病院あるいはリハビリテーションセンターに通うことが求められる。臨床チームは患者の機能，装具をチェックし，初期の皮膚問題，その他の不適合の徴候，破損をみつけることができる。集中的なプログラムで学んでスキルを強化した理学療法士は，フォローアップ通院の患者が提示するどのような新しい問題にも対応することができる。

機能容量

他の身体活動を行うための患者の歩行能力および容量は，装具療法と解剖学的要因の両方を反映する。エネルギー計測は機能容量の有益な指標である。エネルギーコストは患者が課題を行ったときの酸素消費量から計算される。消費は単位移動距離あたり，あるいは単位時間あたりで決められる。人間は，単位距離あたり最小のエネルギーを必要とする歩行速度を選択する傾向にある。エネルギーコストが高すぎる場合，患者は歩行が移動の手段としては実用的でないと判断する。ときには，高いエネルギー消費は，家屋内移動のような短い距離では受け入れられる。しかし，街中での移動においては，より長距離なための継続した努力に加え，縁石や歩行路面の不規則な凹凸上で操作する能力が要求される。多くのエネルギーの研究は，最も大きな2群である対麻痺と片麻痺の装具装着者について行われている。

▼ 対麻痺患者

脊髄損傷の位置は，機能的な能力の重要な決定要因である。研究者は，機能的な歩行は一般的に，T11より高位の損傷では可能ではないと結論づけている。患者は，交互歩行装具と比較して，ウォークアバウトの方がよりエネルギーを消費し，歩行は非常にゆっくりとなる[28]。交互歩行装具を装着して松葉杖による大振り歩行を行う小児は，車椅子による移動とほぼ同等のエネルギーを消費している[61]。自由歩行を行うと，胸部損傷の成人では，距離あたり，健常者の9倍のエネルギーを消費し，腰部の損傷では一般の3倍の酸素量が必要である。高位の対麻痺者では，Craig-Scott KAFOを用いての歩行で，基礎酸素率が3倍となっていた。彼らの歩行速度は非常に遅い。T11からL2の障害を持ち，両側にKAFOを装着している対象者では，酸素摂取は健常者の6倍で，歩行速度は健常者の半分以下であった。同群による車椅子での推進はかなり速い速度で，健常者と比較すると酸素摂取が10%弱減少した[62,63]。非常に高いエネルギーコストは，下肢麻痺患者が独特な運動（通常，小振り歩行や大振り歩行）を必要とするということで，説明できる。このパターンは，きわめて多大な労力を要し，正常歩行よりも75%以上も多いエネルギーを障害を持たない成人に課すものである。

装具の種類は，機能容量の決定にはあまり重要ではない。Craig-Scott KAFOが持っているような底背屈の制限は，必要とするエネルギーを非常にわずかだが減じる。一方，足関節の制限は，段差や坂を乗り越えるのに必要なエネルギーでは，評価できるような違いがない。パフォーマンスは，プラスチックKAFOでいくらか効率的である。これは，従来の金属と皮革の装具よりもわずかに軽量なためである。パラ・ウォーカーと交互歩行装具の両方を適合した大部分の患者は，外観と安定性の観点から後者を主に選択した[35]。

身体を疲労させる行為を実行することより，ある場所から他の場所への移動という歩行の主要な目的を見失ってはならない。リハビリテーションセンターを退院した胸髄損傷患者によくみられる装具の放棄は，仕事やレクリエーションの課題遂行が，装具の装着や高いエネルギーコストと戦うことよりも重要であると，多くが結論を下している事実を証明している。

▼ 片麻痺患者

片麻痺患者の歩行に必要なエネルギー需要の増加は，対麻痺患者の歩行ほど劇的ではないが，リハビリテーションの目標を計画する際にコストは考慮しなければならない。エネルギーコストは，痙縮の程度に比例して上がる。増加は，片麻痺患者の評価ができるほどの違いのないものから，比較的未経験の歩行の100%の増加にまで及ぶ。平均的には，快適な歩行は，健常者の約半分の速度である。

装具の種類では機能性の大きな違いはみられない。しかし，片麻痺患者は何も装具がない状態よりも，なんらかのAFOを用いることで，より効果的に移動する。エネルギー消費（特に身体的課題による）に影響する要因の研究は臨床家が最適なリハビリテーションプログラムを計画し，長期のパフォーマンスを予測するのに役立つ。

第31章 装具の評価と管理

まとめ

　本章は，下肢装具と体幹装具に焦点を当て，最も多く処方される装具と装具構成要素を提示した．加えて，装具管理での理学療法士の責務についても強調して説明した．

　理想的には，装具は医師，理学療法士，装具士からなる装具臨床チームによって処方する．処方は，本章で論じた個別の要因の継続した観察による徹底した評価に基づかなければならない．意思決定プロセスにおける，患者とすべてのチームメンバーからの情報は重要である．このアプローチは，患者のバイオメカニクス的，精神的要求と，意図された機能を実行することができる適切な装具との最適な組み合わせを確実にする．装具が処方されれば，十分な適合と機能，構造を確実に評価しなければならないし，患者は，装具装着と効果的な使用のための，最適な訓練プログラムによる効果が得られなければならない．

復習問題

1. 靴の主要なパーツを記述せよ．ブラッチャー開きの長所は何か．短靴はどうか．
2. 中足骨バーの目的と設定位置を述べよ．
3. 固定あぶみと比較した，シューインサートの長所と短所は何か．
4. 下腿後方バンド，下腿前方バンド，膝蓋靱帯支持ブリムの臨床使用について簡単に述べよ．
5. 緊張抑制AFOは，どのようにして患者の機能を向上させているのか．
6. どの装具膝継手が膝屈曲拘縮の患者に適応となるか．
7. 対麻痺患者に対して，スタビライジングAFOあるいはCraig-Scott KAFOはどのように補助するのか．
8. どの装具が，対麻痺の小児に対して松葉杖の補助なしに立位をとらせることができるか．
9. 腰仙椎屈曲・伸展制御装具の屈曲制御における三点支持機構について記述せよ．
10. 足関節固定とパウルロックを用いたプラスチックと金属のKAFOについて，メンテナンスプログラムの要点を述べよ．
11. 装具処方を考える前に，どのような項目の評価が必要か．
12. AFOのどのような要点が静的評価に重要か．
13. 両側のKAFOを装着した対麻痺患者の訓練プログラムを詳述せよ．
14. 片麻痺用の装具オプションを比較，対照せよ．
15. 伸び上がりの，解剖学的，装具療法的原因は何か．

ケーススタディ

患者の背景と現状の問題点：55歳の女性．3歳のときにポリオに罹患．右下肢と左足部および足関節に完全な麻痺が継続している．小児期，両側の長下肢装具（KAFO）を装着しており，腋窩クラッチを使用した四点歩行で移動していた．18歳時に左足関節と距骨下関節の固定を行い，右KAFOが適合された．構成は，あぶみを基礎として，足関節後方制限，ドロップリング膝継手，膝パッド，皮革で覆った大腿バンドと下腿カフである．以後30年間，皮革や靴が摩耗するたびに交換しながら，同じ装具を装着していた．外出の際には左手に杖を用いていた．本日，膝の痛みと疲労を訴えて，リハビリテーション部門に戻ってきた．彼女は，新しい装具療法の開発に強い興味を持っている．

過去の病歴：ポリオ以外，健康に恵まれていたが，持久力は彼女の友だちよりも常に劣っていた．

社会的背景：図書館員で，夫と暮らしている．孫を訪ねたり，劇場に行ったり，政治運動に参加することもある．

理学療法評価所見

全身状態のチェック

認知状態：明察，明晰，記憶正常

持久力：限局された右膝の軽い痛みにより，制限がある．休憩をとらずに3ブロック歩くことができる．

視力：メガネの使用で問題なし．

血圧：136/74．

呼吸率：WFL．

関節可動域評価

		右	左
股関節	屈曲	正常	正常
	伸展	正常	正常
	外転	正常	正常
	内転	正常	正常
	回外	正常	正常
	回内	正常	正常
膝関節	屈曲	正常	正常
	伸展	25度過伸展	正常
足関節	背屈	0〜5度	0度（可動域なし）
	底屈	0〜40度	0度（可動域なし）
	内返し	0〜10度	0度（可動域なし）
	外返し	0〜5度	0度（可動域なし）

感覚
・四肢のすべての感覚は正常

筋力

徒手筋力テスト評価

		右	左
股関節	屈曲	P−	G
	伸展	0	G
	外転	0	G
	内転	0	G
	回外	0	G
	回内	0	F+
膝関節	屈曲	0	G−
	伸展	0	F+
足関節	背屈	0	N/A
	底屈	0	N/A
	内返し	0	N/A
	外返し	0	N/A
上肢筋力		正常	

N/A：機能代償が認められない

装具療法評価：支柱は，膝過伸展位20度で問題である。後方足継手制限は摩耗しており，底屈10度を許す。カフと大腿バンドの皮革は摩耗している。

バランス
立位時
静的：良。十分に静的姿勢を維持することができる。
動的：平らな面では良。坂ではテストをしていない。坂では不安定であると患者は訴えている。
座位：正常範囲。
歩行：右KAFO装着でのゆっくりとした歩行で，右側へ体幹のかなりの側屈をともなう。左手で松葉杖を使うと，体幹の側屈は減少する。彼女は坂の上り下りがたいへん困難であると訴えている。

追加の所見
・運動速度の全体的な低下
・幅の広い歩行基底
・右下肢の分廻し
・装具装着時の右膝過伸展
・装具による右足関節の底屈制限
・左足部および足関節の中間位での固定

機能状態
・座位から立位の移乗：FIMレベル＝7
・日常生活動作の自立（FIMレベル＝7），床から立位への移乗はFIMレベル＝6
・IADLの約85％の自立（痛み，疲労，低い歩行耐性によって制限されている）

患者の希望する帰結と目標
・膝の痛みのない歩行
・持久力の改善
・外観の改善
・膝付近でストッキングが裂ける頻度の減少

指導問題
1. 臨床の問題一覧を明記せよ。
2. 患者の長所一覧を明記せよ。
3. 理学療法の機能的帰結と目標を確立せよ。
4. 理学療法プランとケアを明記せよ。

用語解説

半円形の支柱 bail：後方に一対の膝固定（通常パウルロック）のための半円形のハンドルを突き出す。半円形の支柱を上方に動かすとロックは解除される。

ダブルクレンザック継手 Bichannnel adjustable ankle lock（BiCAAL）：前後の可動域を持つ足継手が支柱に取り付けられている。足継手の機能は，運動を補助するために圧縮されるばね，あるいは継手のアライメントを変えるピンに変更することができる。

ボストン装具 Boston orthosis：側弯症矯正用の胸腰仙椎装具。その支持構造は，カスタムに変更できる大量生産のプラスチックモジュールである。

チャールストン・ベンディング・ブレース Charlston

第 31 章　装具の評価と管理

bending brace：側弯症夜間矯正用の胸腰仙椎装具。その支持構造はオーダーメイドのプラスチックジャケットで側弯に対して反対にカーブしている。
コルセット corset：腰仙椎，胸腰仙椎の布製装具であり，縦の補強はあるが，水平面での剛性のある構成要素はない。
月形しん counter：硬い材料でつくられる靴の構成要素。靴の後面 1/4 に置かれ，靴の後方安定性を増す。
Craig-Scott KAFO：対麻痺用の KAFO で，コロラド州 Denver の Craig Rehabilitation Center の Bruce Scott によって考案された。一対の装具は，補強された靴，あぶみ，ダブルクレンザック足継手，前方下腿バンド，半円形の支柱，解除機構のパウルロック，1 つの大腿バンドからなる。足関節の固定は，補強靴，あぶみ，ダブルクレンザック足継手の代わりに用いることができる。
四本支柱装具 four-post orthosis：2 本の調節式前方支柱が胸骨と下顎プレートに取り付けられ，2 本の調節式後方支柱は，胸椎および後頭部プレートに取り付けられている。ストラップは胸骨プレートと胸椎プレートをつないでおり，頸椎の動きの中等度の制限を行う。
床反力装具 floor reaction orthosis：この用語は一般的に，前方バンドと足関節固定の AFO に用いられる。
外反膝 genu valgrum：膝が閉じるとともに，下肢が内方にカーブする変形。
内反膝 genu varum：膝が大きく離れ，下肢が外方にカーブする変形。
ハロー halo：頭蓋骨を固定する金属のリング，4 本の垂直な支柱，胸椎ベストからなる頸椎装具。
インサート insert：靴に入れる取り外し可能な構成要素。ソール内部の後方の縁から中足指節関節近位部，あるいはより長く広がっている。
　UCBL インサート University of California Biomechanics Laboratory (UCBL) insert：オーダーメイドのプラスチック製インサート。軟らかい外転(反)足の矯正を維持する。足部の内側，後面，外側の壁を持ち，この壁は足底のプレートまで続いている。
ナイト型脊椎装具 knight spinal orthosis：腰仙椎の屈曲，伸展，側屈の制御を行う装具。
ラスト last：靴作製のための足型（木型）。
中足骨バー metatarsal bar：硬い素材で細長く，ソールの外側（靴底部）に直角に取り付けられる。中足指節関節位置の手前部分に位置する。
中足骨パッド metatarsal pad：弾性のあるドーム形状の材料でできている。インナーソールあるいはインサートに取り付け，1 つあるいは複数の中足指節関節の近位に頂点を位置させる。
ミルウォーキーブレース Milwaukee orthosis：側弯症矯正用の胸腰仙椎装具。骨盤帯，前方支柱，2 つの後方支柱，胸椎リングからなるフレームで構成され，さまざまなパッドが取り付けられている。
ミネルバ装具 Minerva orthosis：頭部から胸郭に広がる硬性の後方部品，下顎骨から胸郭に広がる前方部品からなる頸椎装具。前頭部のバンドにより，肢位を固定する。
オフセット膝継手 offset joint：単軸の軸位置が下腿の矢状面における中心線より後方に位置する膝継手。膝の安定性を増加させることを目的とする。
パラポジウム parapodium：立位，座位が可能な小児用の量産のフレーム。ベース部に，側方支柱によって胸腰椎バンドが接続する構造で，側方支柱は膝継手，股継手でヒンジがつき，ロックができる。胸郭と下腿前面のバンドは，装置を安定させる。
パラ・ウォーカー para walker：もとは股関節をガイドする装具として知られている THKAFO。屈曲可動域が限られ，前額面，水平面の動きを防げる，剛性のある股継手を持つ。
膝蓋靭帯支持ブリム patellar-tendon-bearing brim：AFO のプラスチック製の近位部分。近位部，特に膝蓋靭帯で，患者の体重の一部を支持することを目的とする。
パッテン patten：装具装着肢の完全免荷を目的とした KAFO の遠位部分。
パウルロック pawl lock：切れ込みのある遠位部品と，その切れ込みにはまる回転バーを持つ近位部品からなる膝のロック機構。
扁平足 pes planus：縦アーチが平らになった足部。
内反尖足 pes equinus：踵が上がり，足部の底屈位が持続する変形。
外反足 pes valgus (talipes valgus)：踵と足部が外方へ回転する変形。
内反足 pes varus (talipes carus)：踵と足部が内方に回転する変形。
後方板ばね posterior leaf spring：インサートまで続く後方支柱を持つプラスチック AFO。背屈補助を目的とする。支柱は，果部よりも前方に延長しない。
交互歩行装具 reciprocating gait orthosis (RGO)：対麻痺患者を対象とした THKAFO。一対の KAFO で構成されており，大腿シェルの近位縁で左右に回された金属のケーブルを持つ機構で連結される。この機構は，胸

椎ストラップで体幹に固定される。
保持ボタン retention button：ドロップリング膝固定に付属する，ばね式の突起。
ロッカーバー rocker bar：中足骨頭近位につけられた凸状のバー。
舟状骨パッド scaphoid pad：インナーソールと靴の中1/4の接合点に置かれる硬いドーム形状の構成要素。舟状骨結節と踵骨載距突起の間に頂点が位置する。足部縦アーチの支持を目的とする。
固定短下肢装具 solid ankle-foot orthosis：インサートまで伸びる後方シェルを持つプラスチック AFO。シェルは果部を越えて前方まで延長される。
継手つき固定短下肢装具 hinged solid ankle-foot orthosis：類似したトリムラインを持つプラスチック製装具。シェルとインサートに上下で分離され，矢状面の動きを与える。
スタビライジングブーツ stabilizing boot：別名 Vannini-Rizzoli boot。プラスチック製インナー足板とシェルを含む AFO で，足部を底屈位に保持する。足底の平らなブーツにプラスチックのコンポーネントが入る。この装具は対麻痺患者に適応する。
スタンディングフレーム standing frame：連結されていない後方フレームによって装着者を支持する，量産の THKAFO で，胸腰椎パッド，前胸郭バンド，膝バンドが付属する。フレームの基部は平らで，靴を固定するためのループがついている。
あぶみ stirrup：スチール製 U 型の靴付属品。靴と支柱を接続する。
固定あぶみ solid stirrup：1 つの部品からなり，中心部は靴のシャンクとリベット留めされる。靴と支柱の取り外しは不可能である。
スプリットあぶみ split stirrup：3 つの部品からなり，中心部は靴のシャンクとリベット留めされる。靴と支柱は取り外すことができる。
スイベルウォーカー swivel walker：連結されていない後方フレームによって装着者を支持する，量産の THKAFO で，胸腰椎パッド，前胸郭バンド，膝バンドが付属する。フレームの基部は，わずかな回転ができる 2 つのプレートとなっており，装着者はスイベルでの歩行を行うことができる。
テーラー装具 taylor brace：胸腰仙椎部の屈曲，伸展制御ができる装具。
Thomas ヒール Thomas heel：19 世紀に Hugh Owen Thomas によって考案されたヒール。内側が前方に伸びるように前縁がカーブしており，通常，わずかな内側ウェッジがついている。
緊張緩和装具 tone-reducing orthosis：足部を中間位に保持することで，痙縮を抑制するデザインの AFO。多くの緊張緩和装具は足指過伸展位となっており，アキレス腱に一定の圧を加えるパッドを持っている。
ビスコエラスティック（粘弾性） viscoelastic：粘性と弾性，両方の特性を持つ。ソルボセイン，ビスコラス，PPT などのさまざまなポリウレタンプラスチックにみられる。衝撃吸収のために，靴インソールに用いられる。
ウィルミントン装具 Wilmington orthosis：側弯症矯正を目的とした胸腰仙椎装具。基本的にオーダーメイドのプラスチックジャケットである。

付録 A

下肢装具の評価

1. 装具は処方されたものか。
2. 患者は簡単に装具を装着できるか。

立位

3. 靴は満足できるできか，また，適切な適合が得られているか。
4. ソールとヒールは床に平らに接地しているか。
5. シューインサートを使用している場合，靴とインサートのずれは最小限になっているか。

足関節

6. 機械軸（足継手軸）は解剖学的足関節と一致しているか。
7. 解剖学的足関節と足継手の間のクリアランスは適切か。
8. 内反，外反矯正用のストラップは足部位置を制御しているか。

膝関節

9. 機械軸（膝継手軸）は解剖学的膝関節と一致しているか（内側膝関節裂隙より上方 2 cm）。
10. 解剖学的膝関節と膝継手の間のクリアランスは適切か。
11. 膝のロックは確実で，操作が容易か。

シェル，バンド，カフ，支柱

12. シェル，バンド，カフ，支柱は下腿，大腿の形状に適合しているか。

第31章 装具の評価と管理

13. 腓腹部シェルあるいはバンドの上部と腓骨頭の間のクリアランスは適切か。
14. 装具と会陰部の間のクリアランスは適切か。
15. 装具は大転子より低く，しかし，内側シェルまたは支柱よりも 2.5 cm 高くなっているか。
16. 支柱は下腿，大腿の中心に位置しているか。
17. シェル，バンド，カフは下腿，大腿の形状に適合しているか。
18. シェルあるいはバンドの上の軟部組織のロールは最小限か。
19. 大腿シェルの底部あるいは遠位大腿バンドと，腓腹部シェルの上部あるいは膝から等距離にあるか。
20. 小児用の装具では，装具を延長する十分な準備がなされているか。

免荷コンポーネント

21. 膝蓋靱帯支持ブリムでは，腓骨頭の除圧は適切か。
22. 四辺形ブリムについて，患者はブリムの前内側，内側面で過度の圧迫がないか。
23. 四辺形ブリムでは，坐骨シート（坐骨受け）に坐骨結節が乗っているか。
24. 膝蓋靱帯支持あるいは大腿近位のブリムは，装具を介して荷重を適切に減じているか。

股関節

25. 股継手の中心は，大転子のわずかに上前方に位置しているか。
26. 股継手のロックは確実で操作が容易か。
27. 骨盤帯の体幹への適合は正確か。

安定性

28. 装具は患者に適切な安定性を与えているか。

座位

29. 股関節，膝関節 90 度屈曲位で患者は快適に座位をとれるか。
30. 患者は靴に触れる前方屈曲が可能か。

歩行

31. 患者の歩行能力は十分か。
32. 患者の階段，坂道での能力は十分か。
33. 装具は十分な剛性があるか。
34. 内反，外反矯正用ストラップは十分な支持を提供しているか。
35. 装具の動きは静かか。
36. 患者は，装具の快適性，機能性，外観に関して満足しているか。

装具取り外し後

37. 皮膚に擦過傷やその他の装具による変色がないか。
38. 構造は満足できるか。
39. すべての構成要素の機能は満足できるか。

付録 B

体幹装具の評価

1. 装具は処方されたものか。
2. 患者は簡単に装具を装着できるか。

立位

骨盤帯

3. 骨盤帯は上後腸骨棘より下で体幹に平らに接しているか。
4. 骨盤帯は転子と腸骨稜の間を通っているか。

胸椎バンド

5. 胸椎バンドは肩甲骨の下で体幹に平らに接しているか。
6. 胸椎バンドは体幹上で床面に水平になっているか。

支柱

7. 後方支柱は椎骨棘や肩甲骨のような体幹の骨隆起への圧迫を避けているか。
8. 外側支柱は体幹の側面中心線に位置しているか。

腹部前面

9. 腹部前面は適切な大きさか。

頸椎装具

10. 頭部は処方のとおり位置しているか。
11. すべての剛性のある構成要素は適切な適合となっているか。

座位

12. 股関節，膝関節 90 度屈曲位で，患者は快適に座位をとれるか。
13. 患者は，装具の快適性，機能性，外観に関して満足しているか。

装具取り外し後

14. 皮膚に擦過傷やその他の装具による変色がないか。
15. 構造は満足できるか。
16. すべての構成要素の機能は満足できるか。

付録 C

ケーススタディの指導問題解答例

1. 臨床の問題一覧を明記せよ。

解答
1. 過伸展を矯正する装具膝継手
2. 底屈を矯正する装具足継手
3. 装具の皮革の摩耗
4. 非対称性の歩行
5. 歩行持久力の低下
6. 坂での歩行困難
7. 右下肢麻痺
8. 左足関節と足部の結合

2. 患者の長所一覧を明記せよ。

解答
1. 活動的なライフスタイル
2. 動機づけ，新しい装具デザインへの興味

3. 理学療法の機能的帰結と目標を確立せよ。

解答

A. 理学療法の機能的帰結
1. 新しい装具によるすべての機能的活動の自立
2. 姿勢と活動への耐性が増加している
3. 安全性が改善されている
4. 変形が防止されている

B. 治療の目標：短期目標
1. 新しい装具の提供。可能であればプラスチックのインサート構造，ダブルクレンザック足継手，アルミニウムの支柱，プラスチックカフバンドを持つ装具。
2. 持久力の増加

4. 理学療法プランとケアを明記せよ。

解答
- 新しい装具処方を行う装具士と医師とともに患者に予約をとる。中間位足継手固定の AFO は，膝過伸展の傾向を減じなければならない。AFO は膝近辺での衣類の摩耗を避ける。AFO が膝の過伸展を制御できない場合は，患者は KAFO を必要とする。KAFO は，プラスチックフットプレート，ダブルクレンザック足継手，プラスチックでカバーされた支柱，プラスチックのカフと大腿バンドを持つ。彼女は膝のロックを必要としないであろう。
- 大腿四頭筋のサイベックス運動
- 有酸素コンディショニングのための運動（自転車エルゴメータ）
- 家庭での，大腿四頭筋，大殿筋のセラバンド抵抗運動プログラム

文献

1. Edelstein, JE: Foot care for the aging. Phys Ther 68:1882, 1988.
2. Janisse, DJ: The shoe in rehabilitation of the foot and ankle. In Sammarco, GJ (ed): Rehabilitation of the Foot and Ankle. Mosby Yearbook, St. Louis, 1995.
3. Shiba, N, et al: Shock-absorbing effect of shoe insert materials commonly used in management of lower extremity disorders. Clin Orthop 310:130, 1995.
4. Bennett, P, et al: Analysis of the effects of custom moulded foot orthotics. Gait & Posture 3:183, 1994.
5. Kogler, GF, et al: Biomechanics of longitudinal arch support mechanisms in foot orthoses and their effect on plantar aponeurosis strain. Clin Biomech 11:243, 1996.
6. McCulloch, MU, et al: The effect of foot orthotics and gait velocity on lower limb kinematics and temporal events of stance. J Orthop Sports Phys Ther 17:69, 1993.
7. Leung, AKL, et al: Biomechanical gait evaluation of the immediate effect of orthotic treatment for flexible flat foot. Prosthet Orthot Int 22:25, 1998.
8. Gross, ML, et al: Effectiveness of orthotic shoe inserts in the long-distance runner. Am J Sports Med 19:409, 1991.
9. Postema, K, et al: Primary metatarsalgia: The influence of a custom moulded insole and a rockerbar on plantar pressure. Prosthet Orthot Int 22:35, 1998.
10. Richardson, JK: Rocker-soled shoes and walking distance in patients with calf claudication. Arch Phys Med Rehabil 72:554, 1991.
11. Cook, TM, and Cozzens, B: The effects of heel height and ankle-foot-orthosis configuration on weight line location: A demonstration of principles. Orthot Prosthet 30:43, 1976.
12. Yamamoto, S, et al: Comparative study of mechanical characteristics of plastic AFOs. J Prosthet Orthot 5:59, 1993.
13. Armesto, DG, et al: Orthotics design with advanced materials and methods: A pilot study. Rehabilitation Research and Development Reports, Department of Veterans Affairs, Baltimore, 1997, p 215.
14. Yang, GW, et al: Floor reaction orthosis: Clinical experience. Orthot Prosthet 40:33, 1986.
15. Dieli, J, et al: Effect of dynamic AFOs on hemiplegic adults. J Prosthet Orthot 9:82, 1997.
16. Lohman, M, and Goldstein, H: Alternative strategies in tone-reducing AFO design. J Prosthet Orthot 5:1, 1993.
17. Krebs, DE, et al: Comparison of plastic/metal and leather/metal knee-ankle-foot orthoses. Am J Phys Med Rehabil 67:175, 1988.
18. Lehmann, JF, et al: Knee-ankle-foot orthoses for paresis and paralysis. Phys Med Rehabil Clin N Am 3:161, 1992.
19. Lotta, S, et al: Restoration of gait with orthoses in thoracic paraplegia: A multicentric investigation. Paraplegia 32:608, 1994.
20. Ogilvie, C, et al: The physiological benefits of paraplegic orthotically aided walking. Paraplegia 31:111, 1993.
21. Stallard, J, et al: The ORLAU VCG (variable center of gravity) swivel walker for muscular dystrophy patients. Prosthet Orthot Int 16:46, 1992.
22. Gram, M: Using the Parapodium: A Manual of Training Techniques. Eterna Press, Rochester, 1984.
23. Kent, HO: Vannini-Rizzoli stabilizing orthosis (boot): Preliminary report on a new ambulatory aid for spinal cord injury. Arch Phys Med Rehabil 73:302, 1992.
24. Lyles, M, and Munday, J: Report on the evaluation of the Vannini-Rizzoli stabilizing limb orthosis. J Rehabil Res Dev 29:77, 1992.
25. Scott, BA: Engineering principles and fabrication techniques for the Scott-Craig long leg brace for paraplegics. Orthot Prosthet 25:14, 1971.
26. Lobley, S: Orthotic design from the New England Regional Spinal Cord Injury Center. Phys Ther 65:492, 1985.

27. Saitoh, E, et al: Clinical experience with a new hip-knee-foot orthotic system using a medial single hip joint for paraplegic standing and walking. Am J Phys Med Rehabil 75:198, 1996.
28. Harvey, LA, et al: Functional outcomes attained by T9-T12 paraplegic patients with the Walkabout and the Isocentric reciprocal gait orthoses. Arch Phys Med Rehabil 78:706, 1997.
29. Guidera, KJ, et al: Use of the reciprocating gait orthosis in myelodysplasia. J Pediatr Orthop 6:341, 1993.
30. Bernardi, M, et al: The efficiency of walking of paraplegic patients using a reciprocating gait orthosis. Paraplegia 33:409, 1995.
31. Franceschini, M, et al: Reciprocating gait orthoses: A multicenter study of their use by spinal cord injured patients. Arch Phys Med Rehabil 78:582, 1997.
32. Sykes, L, et al: The reciprocating gait orthosis: Long-term usage patterns. Arch Phys Med Rehabil 76:779, 1995.
33. Winchester, PK, et al: A comparison of paraplegic gait performance using two types of reciprocating gait orthoses. Prosthet Orthot Int 17:101, 1993.
34. Baardman, G, et al: The influence of the reciprocal hip joint link in the Advanced Reciprocating Gait Orthosis on standing performance in paraplegia. Prosthet Orthot Int 21:210, 1997.
35. Whittle, MW, et al: A comparative trial of two walking systems for paralysed people. Paraplegia 29:97, 1991.
36. Summers, BN, et al: A clinical review of the adult hip guidance orthosis (ParaWalker) in traumatic paraplegics. Paraplegia 26:19, 1988.
37. Solomonow, M, et al: Reciprocating gait orthosis powered with electrical muscle stimulation (RGO II): Performance evaluation of 70 paraplegics. Part I: Orthopedics 20:315, 1997, and Part II: Orthopedics 20:411, 1997.
38. Alaranta, H, and Hurri, H: Compliance and subjective relief by corset treatment in chronic low back pain. Scand J Rehabil Med 20:133, 1988.
39. Stillo, JV, et al: Low-back orthoses. Phys Med Rehabil Clin N Am 3:57, 1992.
40. Spratt, KF, et al: Efficacy of flexion and extension treatments incorporating braces for lower-back pain patients with retrodisplacement, spondylolisthesis, or normal sagittal translation. Spine 18:1839, 1993.
41. Tuong, NH, et al: Three-dimensional evaluation of lumbar orthosis effects on spinal behavior. J Rehabil Res Dev 35:34, 1998.
42. Micheli, LJ: The use of the modified Boston brace system (B.O.B.) for back pain: Clinical indications. Orthot Prosthet 39:41, 1985.
43. Smith, KM: A preliminary report on a new design of a spinal orthosis for spondylolytic patients: Review of the literature and initiation for future study of a new design. J Prosthet Orthot 10:45, 1998.
44. Fisher, SV: Cervical orthotics. Phys Med Rehabil Clin N Am 3:29, 1992.
45. Lunsford, T, et al: The effectiveness of four contemporary cervical orthoses in restricting cervical motion. J Prosthet Orthot 6:93, 1994.
46. Sandler, AJ, et al: The effectiveness of several cervical orthoses: An in vivo comparison of the mechanical stability provided by several widely used models. Spine 21:1624, 1996.
47. Sharpe, KP, et al: Evaluation of the effectiveness of the Minerva cervicothoracic orthosis. Spine 20:1475, 1995.
48. Wang, GJ, et al: The effect of halo-vest length on stability of the cervical spine: A study in normal subjects. J Bone Joint Surg [Am] 70A:357, 1988.
49. Pringle, RG: Review article: Halo versus Minerva: Which orthosis? Paraplegia 28:281, 1990.
50. King, HA: Orthotic management of idiopathic scoliosis. Phys Med Rehabil Clin N Am 3:45, 1992.
51. Nachemson, AL, and Peterson, LE: Effectiveness of treatment with a brace in girls who had adolescent idiopathic scoliosis: A prospective, controlled study based on data from the brace study of the Scoliosis Research Society. J Bone Joint Surg 77-A:815, 1995.
52. Rowe, DE, et al: A meta-analysis of the efficacy of non-operative treatments for idiopathic scoliosis. J Bone Joint Surg 79-A:664, 1997.
53. Lonstein, JE, and Winter, RB: The Milwaukee brace for the treatment of idiopathic scoliosis: A review of 1020 patients. J Bone Joint Surg 76-A:1207, 1994.
54. Olafsson, Y, et al: Boston brace in the treatment of idiopathic scoliosis. J Pediatr Orthop 15:524, 1995.
55. Patwardhan, AG, et al: Biomechanical comparison of the Milwaukee brace and the TLSO for treatment of idiopathic scoliosis. J Prosthet Orthot 8:115, 1996.
56. Allington, NJ, and Bowen, JR: Adolescent idiopathic scoliosis: Treatment with the Wilmington brace: A comparison of full-time and part-time use. J Bone Joint Surg 78-A:1056, 1996.
57. Roach, CJ, and Andrish, JT: Preliminary results of part-time bracing for the management of idiopathic scoliosis. J Prosthet Orthot 10:71, 1998.
58. Katz, DE, et al: A comparison between the Boston brace and the Charleston bending brace in adolescent idiopathic scoliosis. Spine 22:1302, 1997.
59. American Physical Therapy Association: Guide to Physical Therapist Practice. APTA, Alexandria, VA, 1999.
60. Krebs, DE, et al: Reliability of observational kinematic gait analysis. Phys Ther 65:1027, 1985.
61. Reister, JA, and Eilert RE: Hip disorders. In Goldberg, B, and Hsu J: Atlas of Orthoses: Rehabilitation Principles and Application of Orthotic and Assistive Devices, ed 3. CV Mosby, St. Louis, 1996, p 509.
62. Bowker, P, et al: Energetics of paraplegic walking. J Biomed Eng 14:34, 1992.
63. Cerny, K, et al: Walking and wheelchair energetics in persons with paraplegia. Phys Ther 60:1133, 1980.

参考文献

Aisen, ML: Orthotics in Neurologic Rehabilitation. Demos, New York, 1992.
Bowker, P, et al (eds): Biomechanical Basis of Orthotic Management. Butterworth-Heinemann, Oxford, 1993.
Bunch, WH, and Patwardhan, AG: Scoliosis: Making Clinical Decisions. CV Mosby, St. Louis, 1989.
Goldberg, B, and Hsu J: Atlas of Orthoses: Rehabilitation Principles and Application of Orthotic and Assistive Devices, ed 3. CV Mosby, St. Louis, 1996.
McKee, P, and Morgan, L: Orthotics in Rehabilitation: Splinting the Hand and Body. FA Davis, Philadelphia, 1998.
Nawoczenski, DA, and Epler, ME: Orthotics in Functional Rehabilitation of the Lower Limb. Saunders, Philadelphia, 1997.
Redford, JB, et al: Orthotics: Clinical Practice and Rehabilitation Technology. Churchill Livingstone, New York, 1995.
Rose, GK: Orthotics: Principles and Practice. William Heinemann, London, 1986.
Smidt, GL (ed): Gait in Rehabilitation. Churchill Livingstone, New York, 1990.
Wu, KK: Foot Orthoses: Principles and Clinical Applications. Williams & Wilkins, Baltimore, 1990.

32

標準的な車椅子
補装具について

Adrienne Falk Bergen

概要

- システムの計画
- 検査のプロセス
  身体検査
  使用している装置の機能検査
  背臥位での検査
  座位での検査
- 目標および帰結の決定
- 介入
- 姿勢サポートシステム
  シートサーフェイス
  背部サーフェイス
  骨盤サポート装置
  上肢サポート
  フットサポート
- 車輪つき可動ベース
  シート
  背部
  骨盤サポート装置
  下肢サポート
  上肢サポート
  車輪, ハンドリム, タイヤ
  フレーム
  アクセサリー（付属品）
- 特殊な車椅子
  ポジショニング
  電動
  スポーツとレクリエーション用車椅子
- 車椅子トレーニングの方法
- 認定されたリハビリテーション機器提供者の役割

学習目標

1. 車椅子シーティング・システムの姿勢サポートに関するコンポーネントを明らかにする。
2. 車輪可動ベースを構成するコンポーネントを明らかにする。
3. 患者の検査過程の構成要素を説明する。
4. 標準的な車椅子に正しく適合するために求められる検査について説明する。
5. 一般的な車椅子の特徴と姿勢サポートのためのコンポーネントの機能と指標を理解する。
6. 適切に処方された車椅子の環境アクセスに対する機能的なかかわり合いを認識する。
7. ケーススタディの患者データを分析, 解釈し, 適切な規定の要素を明らかにする。

理学療法士には，しばしば，車椅子を処方することが求められる。適切に処方された車椅子は，障害者が地域社会に復帰するためには有用なものである。しかし不十分なものでは，機能制限および能力低下に関係した問題を明らかに悪化させる。本章では，標準的車椅子処方の適切な構成を決定する体系的なアプローチについて述べる。初めに，個々の利用者に適切なサポートを提供するシーティング・システムについて記載する。次に，このシーティング・システムに適切な車輪可動ベースを製作するときに考えられる特徴について述べる。そして，シーティング・システムおよび可動ベースは，患者が自らの最大限の機能を発揮できる標準的車椅子，すなわち座った環境を創造する。

　車椅子は，まさに移動する補装具である。補装具とは，サポートを提供し，あるいは変形を取り除いたり矯正するのに有用な装置である。これは，患者の機能レベルを向上あるいは維持することを目的に金属やプラスチックによりつくられた典型的な装具である。車椅子が正しく処方されたならば，そのシステムの機能は変形を引き起こす力の影響や構造物の弱化を防ぐことを十分にサポートするだろう。簡単にいうと，車椅子は，必要とされる利用者が最大限の機能を果たせるサポートをする。車椅子は車輪がついていることから「移動する補装具」と呼ばれ，最大限の機能的な移動を果たすための適切なサポートを提供するものである。

　よくできた補装具と同様に，車椅子は正しく適合されなければならない。利用者にとってはみた目も十分によいものでなければならない。また，強度が可能なかぎりしっかりしていて，かつ軽量でなければならない。適当なときに在庫より調達できるが，しばしば，患者の特殊な必要性に応じて個別の改良が必要となる。

　車椅子は，よくつくられた補装具と同様に，質の高い専門家により処方されなければならない。チーム全体で標準的な車椅子を考え，その製作の決定がなされるべきである。チームの1人1人が患者の現在および将来にわたる機能を考えることが重要である。これには，車椅子の利用者はもとより，セラピスト，家族，介護者，看護師，医師，職業カウンセラー，そして質の高いリハビリテーション工学技士が含まれる。最も適切な装置を得るためには，このチームは，誰がこの車椅子を使用するか，どこまでの機能レベルが期待できるか，そして，どこで使用されるかといった内容についての明確な考えを持つべきである。車椅子が供給された後のチームの役割としては，患者への使用説明や適切なかたちで長期使用ができるように装置のメンテナンスを行うだけでなく，最終的な装置の調整と適合に対して責任を持つべきである。

　標準的な車椅子は，姿勢サポートシステムおよび移

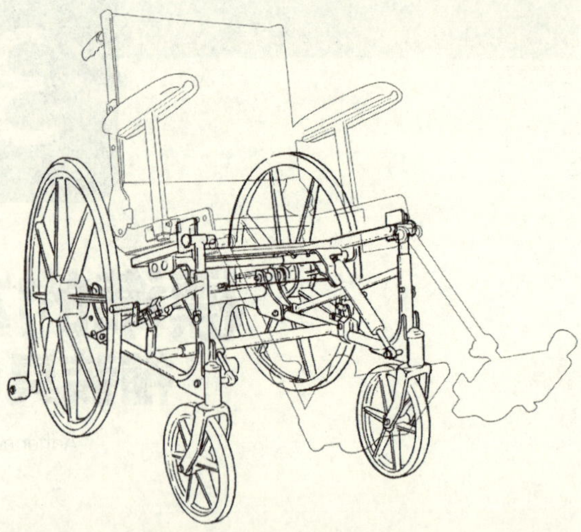

図32-1　標準的な車椅子は，姿勢サポートシステムおよび移動ベースより構成される

動ベースの組み合わせにより構成され，ダイナミックな座位環境をつくることになる（図32-1）。**姿勢サポートシステム**は，利用者の身体と直接的に接触するサーフェイスよりなる。これには，姿勢アライメントの維持に必要なすべての付加的な構成要素が含まれるだけでなく，シート，背部，フットサポートも含まれる。姿勢アライメントの維持には，利用者をサポートサーフェイスに接触させておくために必要なストラップやバンド（前胸部と骨盤制御など）と同様に，頭部サポート，体幹，股関節，膝関節に対する側方サポート，両膝関節に対する内側サポート，上肢のサポートサーフェイスなどの付加物が求められる。**可動ベース**は，筒状のフレーム，アームレスト，フットサポート，そして車輪より構成される。必要なサポートシステムのタイプが決まると，チームは，どのタイプの可動ベースが，利用者の機能レベルおよび環境的な必要性に最も適しているかを決定しなければならない。患者によっては，介護者のニーズが最重要となる。姿勢サポートシステムおよび可動ベースが適正に連結されているかどうかを確かめることが必要である。2つ以上の可動ベース（電動および手動装置）を使用するユーザーの場合，最もよい費用対効果は，1つのサポートシステムをすべての移動ベースに連結することである。これは，いつも現実的であるとはかぎらず，ときには個人に対応した最もよく使用される椅子のフル・サポートシステムを持ち，近距離の移動手段のための補助システムでは最適な姿勢サポートはなくてもよいとすることが最良のケースとなることもある。

システムの計画

　ダイナミックなシーティング環境をつくるには，次の3つのステップが含まれる。すなわち，①検査と評価，②目標と帰結の決定，③介入の計画，である。このプロセスでは，適切な提案や製品の選択が行われる。前述のとおり，総合的な帰結とは，利用者にとって，最良の機能レベルを発揮できる快適な装置を備えたダイナミックな座位環境をつくることである。身体的評価を開始する前に，期待に関するチーム全体の情報を収集すべきである。多くのチームメンバーが，このシステムの何に期待を寄せるかということから多くのことを知ることができ，そのことは患者にとって有益であろう。プロセスが実行される前に，明らかな，あるいは隠れた問題をすべて明確にすることが非常に重要である。患者，家族，介護者は，当然のこととして，車椅子とシーティング・システムにより非現実的な目標（姿勢の正常化，痛みからの完全な解放，移乗動作自立の促進）が達成可能であると考える。これらの隠れた目標が明らかにされなければ，患者はシステムの効用を十分に得ることができず，大いに失望する結果となるだろう。

検査のプロセス

　検査のプロセスを開始するときは，患者や介護者に対して，これからどのようなことが起こり，どのような情報が集められ，なぜその情報が重要であるかを，的確に説明するために十分な時間を費やすことが重要となる。誰もが，情報を提供することは必要で，また価値のあることと認識するはずである。患者や介護者，そして他のチームメンバーより出される意見や質問についてのデータの収集に際しては，時間をうまく使うべきである。プロセスの各段階に先立って，患者に検査が継続可能なものかどうかを尋ねなければならない。例えば，「私の手をあなたの骨盤にそえてよいですか？」という質問を，ゆっくりと手を動かし，静かに話すことが重要である。なぜなら，速い動かし方，あるいは大声での話し方は不安を助長するからである。患者によっては，それは筋緊張を亢進させデータ収集の妨げとなる。何を調べ，何を計測するかを説明することが重要であり，このことにより，患者や介護者がチームメンバーの意見を理解し，またチームによる検査結果や後の推奨を十分に理解することができるからである。
　情報は，患者の現在の機能レベルや目標，そして帰結を決定するためにチームの全体によって収集されるものである。身体的，心理的および認知・知覚的領域に関する完全な情報は，この検査のプロセスにとって，必要不可欠なものである。検査と測定は，適切な専門家により実施されなければならず，その結果は再調査のためにチームメンバーに提示する。チームには，患者に関する医学的，外科的既往歴と計画，また神経学的状態，姿勢制御機能，骨格の状態，感覚機能，機能的スキルレベル，認知行動の状態，そしてコミュニケーションレベルといった内容がすべて報告されるべきである。患者の住居，仕事，教育そしてレクリエーションの環境に関する正確な情報が，車椅子を移動手段として使用する状況を考慮して，詳細に調べなければならない。資金源もはっきりさせるべきである。そうして初めてチームは，すべての考えられる問題を認識し，先の計画を実行に移すことが可能となる。

身体検査

　検査には時間がかかるかもしれないが，身体検査を完全に，また正確に行うことは非常に重要である。なぜなら，後日，変更をすることは困難だからである。正確な記録を行うことは，その決定がなぜなされたかという不変的な記録を提供するものである。注文や製造過程において，なんらかの改変に対応した追加決定も必要である。正確な測定がファイルに記録されていれば，患者を再度クリニックに呼ばなくても，決定ができるからである。
　この身体検査の目的は，患者の可能な運動範囲と，1つの身体部位のどのくらいの運動が筋緊張，快適さ，肢位，姿勢制御，また他の部位の行動にどう影響を及ぼすかについてできるかぎり知ることにある。目標は，脊柱のアライメントを可能なかぎり保持し，腰椎の自然な弯曲を運動が行われる可能な範囲で維持することである。可能なかぎり，重力の影響を受ける肢位（座位）だけでなく，重力の影響が最小となる肢位（背臥位あるいは側臥位）でも検査を行うべきである。適合したシステムをつくるために，可動域測定が必要である。大腿長，下腿長，シートから肩甲骨下端・中間・肩関節までの長さ，肘下垂位から座面までの長さ，両肩関節および股関節の幅，そして，両膝関節外縁の幅などの正確な測定が必要となる。

使用している装置の機能検査

　既存の車椅子に座っている患者を観察することから多くのことを学ぶことができる。患者は，適所にあるサポートやストラップにより，最良の肢位をとっているだろう。患者や介護者が装置の機能についてどのよ

うに感じているか，装置はいつも同じように機能するか，あるいは，時間の経過によって機能が低下していないか，などの質問をするとよいだろう。初めはよく機能したが，現在はうまく機能していない場合，それは患者の変化（体重の増減，成長，機能の向上や低下），あるいは装置の変化（部品の破損や欠損，信頼性の低下）が原因ではないだろうか。装置の物理的な使用ばかりでなく，患者や介護者の振る舞いやテクノロジーへの理解に関するこのような検査によっても，情報を収集することができる。最初の診察で，チームメンバーは，現在使用中の装置，患者，介護者，そして彼らの身体的・精神的な相互作用を観察すべきである。

この段階でチームは，患者の頭部，肩関節，体幹，骨盤，そして下肢の姿勢アライメントに関する情報を，視診および徒手的評価を用いて収集すべきである。骨盤のアライメントは，骨盤（腸骨）稜，上前腸骨棘 anterior superior iliac spines（ASIS）を触診して検査する。骨盤の肢位（すなわち，回旋と後方あるいは前方傾斜）は，慎重に記録すべきである。

体幹の姿勢は，患者のシャツを脱がせて，あるいは乳頭レベルまでシャツを上げることで直接観察できる。視診および触診の組み合わせにより，アライメントを決定できるだろう（異常な皺はたいていの場合，脊柱の弯曲を示す）。異常アライメントがある場合，セラピストは，①ゆるい圧迫により，アライメントの矯正が可能であるか，②どの要因が正常な姿勢アライメントの妨げとなっているか，などを測定すべきである。

患者をマット・テーブルに移乗させ，使われる特別な移乗方法を観察することにより，その機能の妨げとなる新しいシステムをつくることが避けられるだろう。

背臥位での検査

検査には 2 人以上の検者が必要である。患者を堅いサーフェイスに背臥位に寝かせ（マットあるいはカーペット床などがよく，ベッドでは堅さが十分でない），脊柱および骨盤アライメントに関連した骨盤運動と股関節屈曲の可動域を測定する。目的は，ポジショニングの変換を試みる前の可能な最大可動域を評価することである。下肢は，検者により膝屈曲 95～100 度に，あるいはハムストリングスの影響を無視できるような姿勢に保持されなければならない（図 32-2）。ここでは，骨盤傾斜の中間位をできるだけ保持するように注意することが重要である。このために，特に痙縮を呈する患者に対しては筋緊張の軽減テクニックが必要となる。検者は，骨盤の上前腸骨棘を触診する。もし，外転あるいは内転拘縮のような明らかな可動域制限があれば，

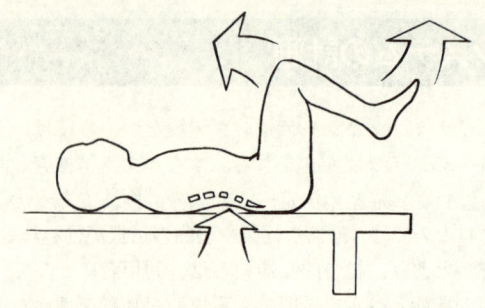

図 32-2 検者は，股関節の屈曲および膝関節の伸展位における腰椎の弯曲を監視しなければならない

正しい骨盤のアライメントを提供するために，下肢にどのような姿勢をとらせるか考えるべきである。

必要な下肢関節の肢位をとることによって，可動域の最大値を評価するために，両側の股関節を同時に屈曲させることができる。次いで，それぞれの下肢を個別に，より詳しく検査する。可動域測定には，骨盤肢位と通常の身体アライメントにおける影響を示す可動域と同様に，股関節の屈曲，外転，内転，そして内外旋を含めるべきである。膝関節がまっすぐで，骨盤が非対称な状態になった場合は，股関節の外転あるいは内転の可動域制限を示しているだろう。症例によっては，一方の下肢を他方に回旋させて（**風になびく肢位 windblown position**）良好な骨盤アライメントを引き出し，脊柱アライメントでのすべての悪影響を最小限にすることができるように（股関節を）広く外転させ，そして内旋・外旋させることが必要である。片側あるいは両側の下肢における股関節の可動域内での運動，あるいは膝関節の伸展角度（ハムストリングスの影響）が骨盤のアライメントや腰椎の弯曲に悪影響を与える場合は，シーティング・ユニットにおけるこの影響を取り除くことを考えなければならない。痙縮が未解決の場合，チームは，化学的ブロック，経口薬の投与，あるいは手術などの介入を推奨することを考慮しなければならない。

可動域を記録したら，シートの奥行きの寸法を測定する。検者は，背臥位から下肢を最善の位置に保持し，骨盤を中間位にする。もう 1 人の検者は，膝窩から支持面までの大腿下面の長さを測定する。これは，それぞれの下肢を個別に測定すべきで，左右それぞれのシートの奥行きを測定することができる（図 32-3）。下肢が，外転位あるいは風になびく肢位の場合，検者は，下肢のラインに沿ってではなくサポートサーフェイスに対して直角のラインで測定しなければならない。

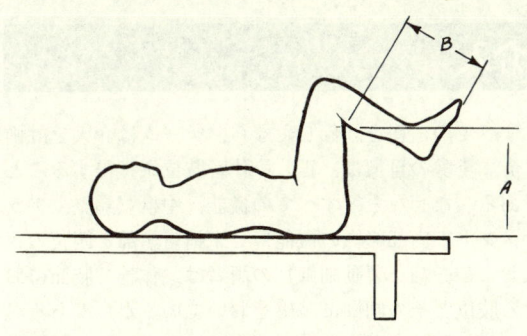

図 32-3 股関節および膝関節屈曲位での背臥位において，検者は，膝窩から堅いサポートサーフェイスまでの大腿下面（A），および膝窩から踵までの長さ（B）を測定できる

座位での検査

背臥位での検査が終了したら，患者に膝関節の屈曲100度，あるいはハムストリングスの影響を軽減するためのより大きな膝関節屈曲位で支持された座位姿勢をとらせる。背臥位で記録されたすべての制限に対しては，なんらかの調整を行うべきである。サポートが必要な場合，1人の検者が患者の前方に位置し，もう1人が後ろに位置してサポートする（図32-4）。前方の検者は，骨盤肢位および股関節が屈曲位にあるときの可動性を評価する。膝の先端を圧迫し，腰椎および体幹の良好なアライメントにより中間姿勢をとるために骨盤への用手刺激によってバランスをとる。検者は，柔軟性の程度および姿勢における重力の影響を測定する。姿勢の目標を達成するために，どこに制御が必要であるかについて，初期の考え方を確立する。

保持された座位姿勢において，検者は，殿部の後ろから膝窩までを再測定する（図32-5A）。これは，背臥位姿勢での測定とは異なったものとなるだろうし，慎重な評価により，その違いが二次的に矯正可能な問題なのか，あるいは座位と背臥位における単純な個人差であるのかどうかを明らかにできるだろう。いつもの靴を履いた状態での膝窩から踵までの測定（図32-5B）は，フットレストの長さを決定するために必要である。座位での膝屈曲角を図32-5Cに示す。背部の高さの測定では，座面より上後腸骨稜（図32-5D），肩甲骨下部（図32-5E），肩甲骨中部，そして，肩関節の上部（図32-5F），後頭（図32-5G），頭頂（図32-5H）までを調べる。これらの測定により評価を完全に行えば，車椅子の背部の高さをどのくらいにするかという確定に必要な詳細な記録が得られる。「患側上肢（吊り肘）」（図32-5I）の測定は，適切なアームレスト高を確定するのに必要である。矯正された座位をとった患者では，肘関節を90度屈曲位で，肩を中間位にした状態で体の側方に置き，肘関節の下縁より

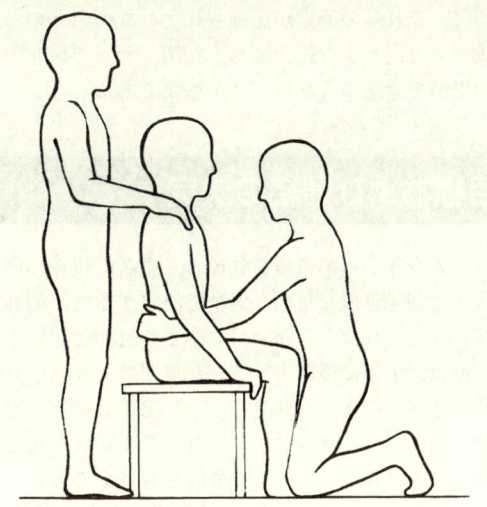

図 32-4 座位の測定は，患者を薄いサーフェイスに座らせて行う。これにより，膝関節は必要なら屈曲位をとることができる

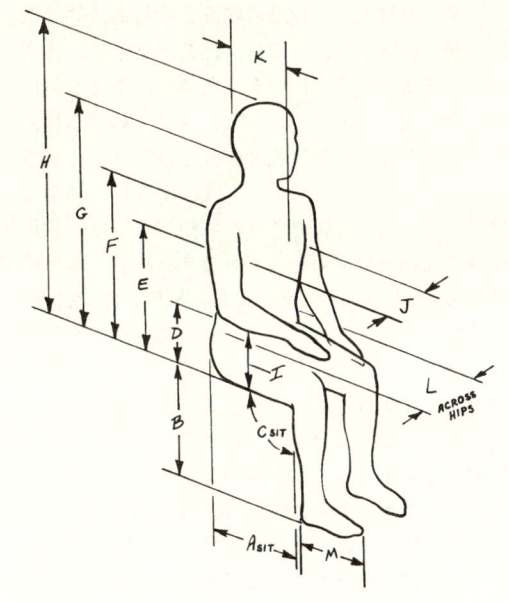

図 32-5 以下に示す測定は，背臥位で行う場合も付加する。A：座位（股関節後方から膝窩まで），左右，B：左右：膝窩/踵，C：膝関節屈曲角度，D：座面/腸骨稜，E：肩甲骨下部，F：肩関節の上部，G：後頭，H：頭頂，I：吊り肘，J：両肩関節，K：体幹の奥行き，L：両股関節，M：足長

座面までを測定する。

この座位の評価において，シーティング・システムと移動ベースの幅を測定するのと同様に，補助的な部品を考慮して，両肩関節（図32-5J），両股関節（図32-5L），そして両膝関節の幅も測定すべきである。体幹の奥行き（図32-5K）と足長（図32-5M）の測定も同じように行うことができる。的確な提案を行う

ために，これらの測定が記録されたときの患者の潜在的成長力と同じように，装具，衣類，そして現在の体重の増減を考慮に入れることが重要である。

目標および帰結の決定

　チーム全体からの情報を整理し，患者の現在の機能レベルや到達可能な目標と帰結を決定するための評価が行われなければならない。すべての目標と想定された帰結は，十分に検討することが重要であり，それにより，すべてのチームメンバーから出される不十分な計画，乏しいコミュニケーション，あるいは非現実的な期待などによるシステムの失敗を避けることができる。したがって，目標のすべてが出そろわない場合は，なんらかの妥協や優先順位の設定も必要であろう。

　よく考えられたシーティング・システムは筋緊張を正常化し，病的反射活動を軽減し，姿勢の対称性を高め，可動域を拡大し，皮膚の状況を維持あるいは改善し，快適な状態や座位での耐久性を向上させ，疲労を軽減し，自律神経系の機能を向上させることが可能である[1]。加えて，シーティング・システムの基本は，空間での方位変化（手動と電動装置それぞれに付加されたリクライニング式とティルト式により）を利用者に提供できる。適正に処方された可動ベースは，利用者が1人でも，介助者がいる場合であっても，屋外環境への適応を提供する。このことは，屋内，学校，職場，レクリエーションにおける，すべての日常的な目標や，患者の介助を行う介護者を助ける環境が必要となった場合で有効となるはずである。

　優先順位の設定に際して，臨床チームのメンバーが専門的な意見をもって，患者の意思を踏みにじらないようにすることが重要である。臨床チームといっても，屋外環境で使われる車椅子の利用者が直面する障壁について，すべてを知りつくしているとは限らない。臨床家は，クリニックで歩く患者を観察し，常時歩行できるように，なんらかの練習を追加したいという気持ちを抱き，しばしば，松葉杖や単純な手動型の車椅子を推薦するだろう。実際の環境では，患者は，遠く離れた店への移動や地域社会での活動や学校，職場での職務へ参加することが要求される。そうした活動のなかでの歩行は，並外れた努力を必要とするであろう。手動型の車椅子を駆動することは，大きな手助けとなるものではない。電動スクーターの方が，環境的に合った移動手段を補うものとして，より効果的かもしれない。

介入

　すべての情報を評価したなら，チームは介入を計画する。姿勢の目標は，正しい体幹肢位を獲得することである。なぜなら，すべての機能，中枢（調整，アライメント，内部組織の機能）と末梢（頭部と四肢の粗大および微細な運動制御）の両者は，体幹と肢節における肢位とその制御に基礎をおいているからである。移動の目標は，利用者および介助者双方にとって効率的な快適な動作を提供することである。体系化された帰結は，快適さ，および最大限の機能的な独立性を提供することである。この介入は，シーティング・システムと可動ベースにより構成される。

　したがってデータは，患者の潜在的な能力が発揮されているかどうか，あるいは追加されたサポートが末梢身体部位の動きに制限を加えない状態で，機能の改善に役立てられたかどうかを評価するために利用できる[2]。皮膚の状態による不良姿勢，呼吸機能，言語そして一般的な機能がもたらす結果も考慮すべきである。この点において，さまざまな介入を仮に行うことは，たいていの場合助けになる。これは，空間での傾斜と姿勢サポートのような，またシートと背部，シートと下腿，下腿と足部間の角度と同様な，サーフェイスの寸法に対していろいろな調整（シートの奥行き，背部の高さ，下腿長）ができるシミュレータ車椅子を利用することで達成できる[3]。このなかの1つが実現できない場合，チームは異なったかたちでさまざまな可能性のある車椅子やサポートシステムを試みることができる。推進の方法，移乗の方法，環境における相互作用について言及できる。これらの実現は，個人の筋力，姿勢，そして筋緊張によって影響され，またサポートシステムの介入により修正できる。適切な介入は機能（呼吸機能あるいは運動機能）を向上させ，不適切な介入（不十分なサポート，車輪の床への不適合，あるいは車椅子の幅が合わない）は，機能を妨げるであろう。

　車椅子装置の選択においては，予測される二次的な問題に対して注意を向けなければならない。例えば，介入に除圧のための座高のあるシートクッションが用いられた場合，利用者は，テーブルの下に車椅子を入れたり，移動動作を行ったり，あるいは自力で車椅子を駆動するために車輪に手を伸ばすことができるか。あつらえのサポートシステムが推奨される場合，重さが単純な自力駆動あるいは介助者による取り扱いを阻害しないか。車椅子のサイズが自動車による輸送を困難にしたり，あるいは不可能にすることがないか。これらの問題に対する注意が，実現可能なシステムのための改良を生み出す。すなわち，不注意によって機能

障害や能力低下が生じることになる。

姿勢サポートシステム

　このシステムの姿勢の快適さと維持に直接的に影響する要素は、シートサーフェイス、背部サーフェイス、骨盤ベルト、そして上肢およびフットサポートである。これらは、姿勢サポートシステムとして同時に表示されるべきものである。利用者とサポートサーフェイスの接触が増すと、快適さと制御が向上し、骨棘への圧が減少する。そのサポートサーフェイスの種類は多数ある。すなわち、**堅い平らなサーフェイス**（木、堅いフォーム）（図 32-6）から、**変形可能なサーフェイス**（伸縮可能な布地で覆われたフォーム）（図 32-7、32-8）や、**体の輪郭に沿ったくぼみのあるサーフェイス**（図 32-9）まで、さらには**特注のサーフェイス**（図 32-10）などである。

　股関節および膝関節におけるサーフェイス相互の角度関係（シートと背部サーフェイス、シートと下腿サーフェイスの関係）は、身体検査によって測定された可

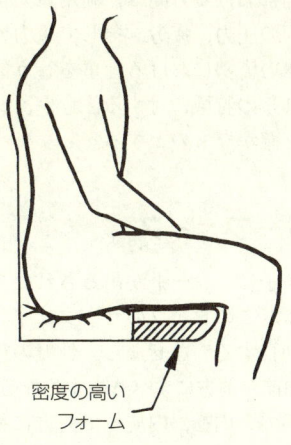

図 32-8 フォームの堅さを変えることで、より体の輪郭に沿ったくぼみができるシートを作製できる

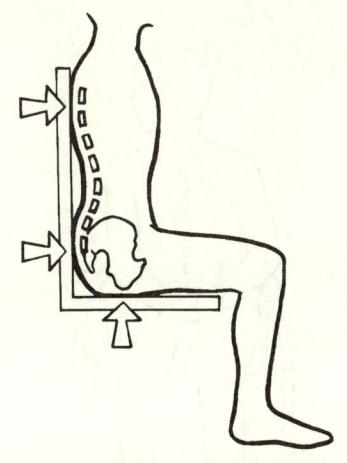

図 32-6 堅いサーフェイスに座る患者では、骨棘表面での圧が上昇する

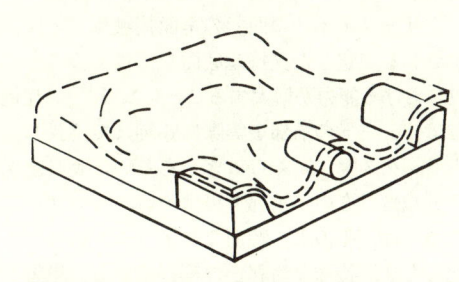

図 32-9 堅いフォームの型は、体の輪郭に沿ったクッションを作製するために、より軟らかいフォームの下に入れることができる

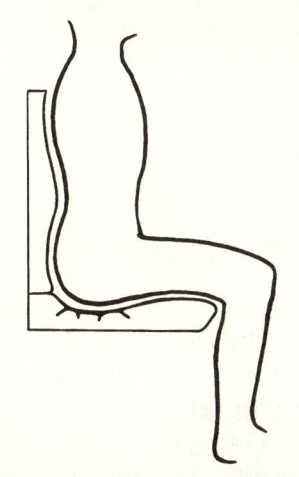

図 32-7 フォームのタイプによっては体重に対する反応として体の輪郭に沿ってくぼみができる

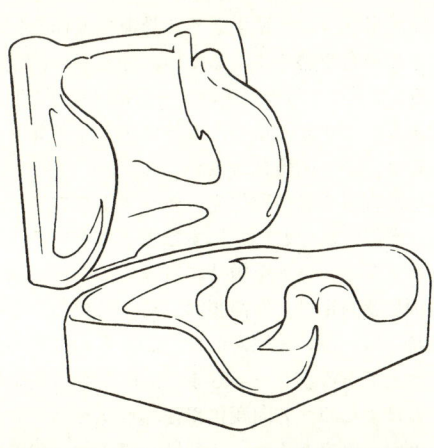

図 32-10 特注のクッションは患者の身体の輪郭に適合する

1073

動域により確定されなければならない。この情報により計画された介入を，可動域制限を改善すること，身体分節の的確なアライメントを確実にすること，そして関節に対する末梢圧を減少させることにより試みることができる。利用者の快適さのレベルは，空間における方向（固定あるいは動的変化）により影響を受ける。この空間における方向は，利用者の快適さのレベル，皮膚表面の圧力，疲労，そして重力の影響が小さい姿勢と大きい姿勢における仕事を行う能力に影響している。これらの特徴に対する注意が，シーティング介入の成功を確かなものとする。

シートサーフェイス

多くの車椅子は，シートが吊るされたスリング状のタイプである。このタイプのサーフェイスは，骨盤肢位の不良を助長する。なぜなら，骨盤の後傾をまねくことで，股関節が方方にすべりやすくなるからである。大腿部はたいてい内転，内旋位で前方に移動し，患者は非対称姿勢で座ることになる（図32-11）。ほとんどの車椅子利用者は，堅いサーフェイスに座ることで良い効果を得ることができる（図32-12）。大腿下面とシートサーフェイスの間での全面接触は，上肢機能が付加される安定した支持基底面を提供することにより座位における能力が増大することになる[4〜7]。症例によっては，シートの前部を実際に膝窩まで延長し，ハムストリングス腱，ふくらはぎ，あるいは装具を保護する十分な当てものと輪郭を提供する。このサーフェイスの多くは，その中に特別なフォームがあり，堅さが変化したり，特殊な輪郭をつくっている。患者もまた，快適さ，制御，あるいは除圧のための特別なクッションが必要であろう。クッションは一般的に，フォーム，ゲル，液体，空気の層，あるいはこれらの組み合わせによりつくられる。（表32-1）

シートの奥行きは，深すぎると骨盤の後傾を促し，結果として**後弯姿勢**をつくるため，注意深く測定すべきである。極端に奥行きの浅いシートは，十分なサポートができないばかりでなく，下肢のアライメントを維持することがより困難となる。

神経筋障害（多発性硬化症，筋ジストロフィー，脳性麻痺，頭部外傷など）を呈する患者のためのシートは，下肢アライメントを維持するための外側股関節固定具や**内側膝固定具**，**外側膝固定具**が必要となるだろう。車椅子は，覆いを施す前に，これらの支持装置を準備すべきである。シートもまた，股関節の筋緊張に影響を及ぼすため，方向変化や輪郭形状を増やしたりすることが必要であろう。これは，フォームの堅さを変えたり，輪郭をつけたり，金具類を変更したり，あ

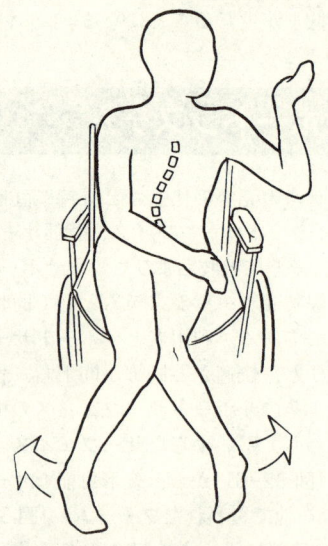

図32-11 スリング状シートに座ることで，非対称姿勢が強まる

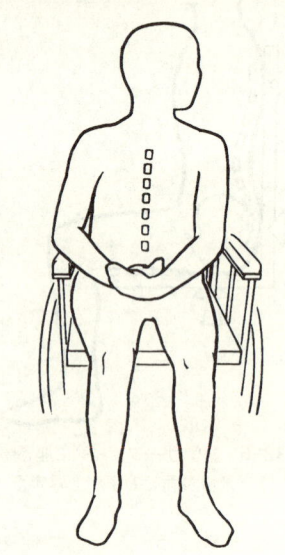

図32-12 堅いシートサーフェイスは良好なサポートベースを提供する

るいは，選択された駆動ベースに取り付けられる付属品などにより行うことができる。

背部サーフェイス

車椅子の利用者で体幹の制御が良好な場合は，肩甲骨中間位までの背部サポートのみで十分である。しかし，低い背部サポートでは，短い距離の移動ではよく機能するけれども，長期の使用においては疲労や背部痛を経験するといった問題の原因となることがある。体幹の制御が不良で，伸展傾向が強い人では，背部の高さを肩（おおよそ肩峰のレベル）までとすべきであ

る。このことは，どのようなタイプの肩関節前方サポートを使用するかによって，特に重要となる。この高い背部サポートは，介護者にとって，患者の姿勢を直すときにより大きな問題となるが，追加の制御を提供することにより，頻回の姿勢矯正の必要性が減少する。

多くの患者にとって，車椅子に付属する標準的な布地の背部では，十分にサポートすることが難しい。車椅子の背部によっては，ストラップでの補強が可能で，これにより体のくぼみをサポートするための矯正ができる。このタイプのサポートは，一部の患者には十分であろう。その他のものでは，固定板あるいはインサートを，覆いなどのポケットに入れ込む必要がある。覆いの前にベルクロによって取り付けられたり，あるいは，覆いの代わりに金具類の中に入れられたりする。このインサートは，非常に堅いフォーム，木，プラスチック，あるいはフォームでつくられたTriwall社の厚紙のような堅いベースにより組み立てられる。フォームを，覆いの前に取り付ける場合は，骨盤あるいは，肩甲骨や肩関節周囲に沿っての制御に強弱をつけるために，それを厚くしたり堅くしたり変化させることができる。チームは，患者の背部インサートに対する反応を評価しなければならず，姿勢の必要性や快適さのレベルよっては，サーフェイスの堅さ，形，あるいは，シートサーフェイスに対する角度などを変えなければならない。非常に堅いフォームは，より大きい伸展を促通することによって，低い中枢性筋緊張を呈する患者にはよく適合するだろうが，目立った骨棘を持つ患者にとっては，このタイプのサーフェイスでは，耐久性がないだろう。その他のものでは，アライメントにより良好な伸展を得ることができるが，さらなる外側の輪郭や外側サポートを必要とする外側の安定性を失うことがある。

骨盤サポート装置

ベルトあるいはより丈夫な骨盤支持具が，安全でかつ姿勢制御を補助するために必要となる。ベルトを使用するときは，その形，大きさ，引く方向，そして最大の効果が発揮できる場所といったことに注意しなければならない[9]。一般的に，ベルトの角度は座る面に対して45度とすべきである（図32-13）[10]。患者によっては，骨盤の前後の運動を自由にした状態で，90度の角度をもって引くことが姿勢の制御とアライメントを提供するための有効な方法であろう（図32-14）。骨盤のアライメントに影響し，そのアライメントを維持するためにベルトを強く締める場合，パッドを当てることが推奨される。

上肢サポート

車椅子のアームレストは多くの重要な機能を持つ。アームレストは，立ち上がりへのプッシュアップ動作を補助し，前腕のサポートサーフェイスとラップ・ボードのような上肢のサポートサーフェイス，坐骨の圧迫を軽減するためのメカニズム（座位でのプッシュアップ動作），そして，いくらかの外側安定性などをもたらす。アームレストの高さ，そしてサポートサーフェイスの長さや大きさなどに注意をはらうべきである。患者は，上肢をサポートするためにアームレストを使用し，両肩と体幹の引き寄せを軽減することが必要となることがある。このアプローチは，しばしば，高位レベルの脊髄損傷，あるいは筋ジストロフィーのような重度の筋力低下を呈する患者に用いられる。姿勢を補助するためにアームレストにもたれる患者では，上肢を機能的に使用することが少なくなる。

多くの患者にとって，アームレストは，トレーや雨どいのような上肢サポートサーフェイス upper extremity support surface (UESS) を乗せるために利用する。これらは，いくつかの重要な機能を提供する。上肢の対称的な姿勢をとること，肩甲上腕関節の矯正されたアライメントを維持すること，そして仕事あるいはコミュニケーションのサーフェイスを提供すること，である。アームレストは，上肢の重量を支え，両肩および体幹の引き寄せ動作を軽減することにより，姿勢制御システムに対しての付加動作のような役割がある。加えて，特別なケースでは，高い（挙上した）UESSを利用し，両肩関節や頸部周辺の筋緊張を抑制することができる。極端なケースでは，アテトーゼ患者の上肢は，ヘッドポインタの使用あるいは食事動作における不随意運動の障害を軽減するために，UESSの下に故意に固定されることがある。不随意運動を呈する患者によっては，UESSの下あるいは側壁やUESSの上に着けたストラップの組み合わせにより，上肢を安定化することが確認でき，食事動作，スイッチ操作などにおける頭部や口腔の運動を分離することができる。

フットサポート

スタイルや肢位は，車椅子のフットサポートを選択するときに考慮すべき重要なことである。フットサポートシステムの取り付け場所は，体幹，頭部，前腕の姿勢や筋緊張に影響する下肢全体の肢位に直接的な影響を及ぼす。股関節の良好な屈曲は，シートサーフェイスにおける骨盤の良好な肢位保持に役立つ。良好なフットサポートの高さとスタイルは，この肢位を維持するために必要である。フットサポートが低すぎると，股

表 32-1 車椅子姿勢サポートシステムの特徴

	特徴	もたらされる姿勢制御 （機能障害レベルに対して）
シートサポート 堅いインサート	● パッドのインサートボード，クッションカバーの中のボードを補強する。クッションと車椅子の覆いの間のくぼみを有した，あるいは平らなボード ● 特別注文，あるいは少し手を入れたすべてのクッションを，快適さ，あるいは圧の軽減のために使用できる ● 覆いにつけるベルクロベルトがある ● シートレール全長，あるいは，シートレール間の覆いに取り付けられる ● クッションをしっかり固定するためにベルクロの幅広のひもをつけたジッパーなしカバーのクッションにより最適に機能する ● 覆いおよびインサートあるいはカバーの下側に縫い付けた追加のベルクロを付加することで，スライドによる移乗動作時の固定力を向上させる	● 安定した，水平な支持基底面をつくる ● 下肢の内転および内旋位，骨盤の後傾，シート上での前方へのすべりを軽減する ● 骨盤の姿勢を改善する ● 骨盤位，骨盤傾斜の中間位，対称性の脊柱アライメントを促通する
堅い引っかけ式シート	● シート覆いがはがされ，堅いシートがレールシートに引っかけた金具により取り付けられる ● 取り付け金具により高さを固定することができ，シートレールより下に取り付けることができる ● 角度および高さの調整ができ，現在あるいは新しいフレーム上のシート表面の位置を変えることが可能となる ● クッションと一体化できる。あるいはベルクロにより取り付けられたプラットフォームを提供できる	● 骨盤の姿勢を改善する ● 安定した，水平な支持基底面をつくる ● 下肢の内転および内旋位，骨盤の後傾，シート上での前方へのすべりを軽減する ● 骨盤位，骨盤傾斜の中間位，対称性の脊柱アライメントを促通する ● シートの前方部分を上げることで，患者を車椅子シート上で後ろ側に保持することができる ● シートの後方部分を上げることにより体幹の同時収縮を促通することができる
シートクッション コンフォート・クッション （平らな/くぼみのある）	● たいてい平らだが，わずかに共通の輪郭を持つ ● それぞれの違った快適さのレベルに合わせて堅さの程度を変えることができる ● 姿勢制御のための堅さ調整や，可動域制限を目立たなくするためにフォームを重ねることができる（すなわち，片側股関節の過度の屈曲制限に対しては，異なった堅さ，あるいはフォームを異なった形に成型することで調整できる）	● 快適さの向上，両骨盤の水平位を促通する，骨盤の中間位を促す ● 支持基底面の安定性を得るためのサーフェイスを提供する
フォームによる除圧クッション（くぼみのある，特別のくぼみをもつ）	● 接触面積の増加は，圧の分散/軽減となるという原理に基づく ● 注文あるいは半成型の輪郭は，患者の姿勢非対称性を軽減する必要性の度合いにより変えられる ● 異なった快適さのレベルに対して堅さの程度を変えることができる ● 姿勢制御のための堅さ調整や可動域制限を目立たなくするために，フォームを重ねることができる ● 共通の形が対称性の患者には最良なものとなる	● 姿勢アライメントを制御するための形状をつくる ● 快適さの向上，両骨盤の水平位を促通する，骨盤の中間位を促す ● 支持基底面の安定性をつくるためのサーフェイスを提供する ● 特別注文の輪郭のあるものは，非対称性を軽減する場合により効果的である

もたらされる機能的補助 （機能的限界/能力低下レベルに対して）	利点	欠点
● 体幹伸展および上体の安定性を良好に促通する ● 遠位部の機能を補強する（頭部および上肢）	● 低価格である ● フレームに対する重量負荷が最小 ● 車椅子の折りたたみ時には簡単に取り外し可能である ● 堅いインサートがなくなった場合でも，車椅子を継続して使用できる	● シート高が高くなる ● シート上での移動が生じ，非対称的な座面がもたらされる
● 体幹伸展および上体の安定性を良好に促通する ● 遠位部の機能（頭部および上肢）を補強する ● 前方のスロープによって，リーチ動作およびホイールへのアプローチのための上肢ROMの向上が可能となる	● ティルト型車椅子を用いなくてもシートの傾斜を変更できる ● シートサポートがない場合，車椅子の使用ができない。常時，使用を確認する ● ドロップ型は，シートの高さにより厚いシートのクッションの効果を減じることができる ● 移乗動作時に動かない ● シート角は，可動域の制限を目立たなくするために変更できる	● 折りたたんで取り外すのは，ベルクロベルトに比べてより困難である ● フレームに対する重量が増える
● 座位が必要な軽度な患者のために取り付けておく ● 側方からの移乗動作の妨げとならない	● 安価 ● 軽量 ● 患者は快適さを失うことなく，クッションにより，どこにでも座ることができる ● すべてにおいて均等な堅さの平らなクッションは，布生地のしみや汚れが気になったら裏返すことができる	● 圧の軽減ができない ● 最小限のサポートのみ ● 最小限の姿勢制御
● 座位が必要な中程度から高度な患者のために取り付けておく ● 左右肩関節の水平化と頭部伸展位を可能とするための姿勢制御および骨盤非対称性の改善を補助する ● 座位保持時間の向上，骨突起に対する圧に関する問題の軽減，姿勢の安定性が改善することによる上肢機能の向上がみられる	● 接地面積が増加することにより圧の分散が高まる ● 中程度から高度の非対称性姿勢を軽減できる ● 介助者による患者の姿勢変換が容易となる ● メンテナンスが少なくてすむ	● より高価である ● 側方移乗が困難となる ● クッション上での動きが制限されることになり，患者は固定された感じを受ける

（つづく）

表 32-1 車椅子姿勢サポートシステムの特徴（つづき）

	特徴	もたらされる姿勢制御（機能障害レベルに対して）
流体による除圧クッション，あるいは流体/フォームによる複合クッション	● 接地面積の増加は，圧の分散/軽減となるという原理に基づく．共通の輪郭，あるいは流体の入った袋を持った平らなサーフェイスがある ● 骨突起は，流体により覆うか，接地面積を増やす ● このいくつかのタイプは，姿勢の非対称性を軽減するための要素を持ち，姿勢制御の改善が期待できる ● 関節可動域制限を軽減するために，複合体ユニットは，フォームベースのカットが可能となる ● 共通の輪郭を有した形は，対称性姿勢を呈する人にとっては，最善なものとなる ● ベース下の堅さは，正しいシーティング・アライメントにとっての安定したサポートを提供する	● 支持基底面の安定性を得るためのサーフェイスを提供する ● 姿勢アライメントを制御するために，いくつかのアーク形状，あるいは付属の部品を持つ ● 快適さの向上，両骨盤の水平位を促通する，骨盤の中間位を促す ● 傾斜した骨盤位による座位姿勢を呈した患者の座位耐久性の向上 ● 左右肩関節の水平化および頭部をまっすぐにすることを促進するために，骨盤に対する適切なサポートを提供する
空気による除圧クッション	● 平らであるが，患者の体重に反応する ● 患者は，適量な空気の調整に基づくクッションの中に埋もれる ● 接地面積の増加は，圧の分散/除圧となるという原理に基づく．骨突起は浮いている ● たいていの場合，すべてのクッション中で除圧は最良である	● 極端に安定した支持基底面は提供しない．使用者によっては，極端に不安定となることがある ● 体幹の安定性が減少した人では，安定性のために上腕を体に引き寄せる傾向があり，上肢によるリーチ距離が減少する ● 分節からなるクッションが利用可能で，これは，堅さを増すために選択された分節に多くの空気を注入できる．より堅くなった小さな区画により姿勢制御が改善される．このクッションは，除圧効果はあまり期待できない．なぜなら，空気は分節から分節に流れることはできないからである ● いくらかの姿勢矯正は，クッションの下にフォームを置いたり，より除圧効果のあるバルブ（単体の分節構造）スタイルを用いることにより提供できる
背部サポート 　ポケットつき背部	● 堅いボード（パッドあるいは非パッド）で，背部覆いの中にあるポケットに入れ込む ● 軽度から中程度のサポートレベルを提供する ● 正しい姿勢で座るために簡単な合図が必要な患者にとっては役に立つ	● 体幹の伸展により座位をとるために合図が必要となる患者を補助する ● 骨盤の中間位およびまっすぐな座位姿勢を維持することを補助する
堅いインサート	● シートの表面（可能な股関節の屈曲を決めるための可動域評価に基づく）に対して正しく接触したときの骨盤アライメントを維持する ● 覆いにベルクロあるいは，突き出た背部の間にかけた場合，中程度のサポートを提供するが，車椅子のシートサーフェイスの奥行きを減少することはできない ● 突き出た背部の前方にかけたり，ベルトで固定した場合，シートサーフェイスの奥行きが減少する ● 背部の上にわたって固定しないかぎり，その突き出た背部は自然な角度となるだろう ● 特別なフォームラバーが，背部の輪郭に適応するため，あるいはいくらかの姿勢制御を提供するために使用することができる	● シートサーフェイスと接地することで，骨盤のアライメントを維持する．まっすぐな座位，体幹，頭部アライメントを強める ● 成型されたフォームラバーが使用された場合，わずかに外側制御がもたらされる

もたらされる機能的補助 （機能的限界/能力低下レベルに対して）	利点	欠点
● 座位が必要な中程度から高度な患者のために取り付けておく ● 左右肩関節の水平化と頭部伸展位を可能とするための姿勢制御および骨盤非対称性の改善を補助する ● 座位保持時間の延長，骨突起にかかる圧に関連した問題の軽減，姿勢の安定性が改善することによる上肢機能の向上がみられる ● ゲルによるクッションの場合はたいてい，骨盤の安定性を向上させる。骨盤は沈んで，フォームにより保持され，本質的には，支持基底面の領域が広がりを持つ	● 表面領域，接触面積の拡大により圧分散が高まる ● 中程度から高度の非対称性姿勢を軽減できる ● 骨盤の安定性が向上する ● 介助者による患者の姿勢変換が容易となる	● より高価である ● いくらかのメンテナンスが必要となる ● フォームあるいは空気によるクッションに比べて重い ● クッション上での動きが制限されることになり，患者は閉じ込められた感じを受ける
● 中程度から高度の除圧対策を必要とする患者にとっては，絶対的に必要なものである ● 結果としての座位時間の延長，骨突起の圧に関連した問題が軽減する	● 非常に軽量 ● 中程度から高度の非対称性姿勢に適応する ● 圧分散を改善するために接触面積を増加させる	● より高価である ● 提供されたベースは，使用者によっては，非常に不安定なものとなることがある。不安定なベースは移乗動作を困難とする ● 継続的なメンテナンスが必要である
● 体幹の伸展を促すための十分なサポートを提供する	● 軽量 ● 折りたたみ時の出し入れが容易である	● サポートの程度はわずかである ● 車椅子の使用は，この背部サポートなしでもできる ● 車椅子が折りたたまれたときに，見失ったり，後ろに置き忘れたりする
● 遠位の機能を改善するために体幹制御を強める	● 折りたたみ時には簡単に取り外しできる ● 姿勢制御を補助する ● 車椅子に対しての重量付加は最小	● 椅子での使用では安定しない ● 車椅子の使用は，この背部サポートなしでもできる ● 車椅子が折りたたまれたときに，見失ったり，後ろに置き忘れたりする

（つづく）

表 32-1 車椅子姿勢サポートシステムの特徴（つづき）

	特徴	もたらされる姿勢制御 （機能障害レベルに対して）
堅い引っかけ式背部	● 非常に安定性のある背部サポートで，適切なシート/背部角度をつくるために必要な取り付け角度が決められる。関節可動域制限に適合する ● 平らな，くぼみのある，あるいは成型された背部，除圧のための空気によるクッションなどを入れることができる ● 工場生産，あるいは特別注文できる ● 必要なときに，最大限のサポートの提供が可能である ● 常置あるいは取り外し可能な金属を使用して取り付ける。常置の金属を使用したときは，フレームを強める	● まっすぐな座位姿勢を強める。関節可動域制限への適応，変形のすべての程度への適応，必要なサポートを提供する ● 患者を評価結果に基づいた適切と思われる姿勢に維持する
特別なサポート・コンポーネント		
頭部/頸部サポート	● 頭部制御が良，可，不可である患者に対するサポートを提供する ● 取り付けた金具類を，固定したり，取り外したり，後ろに跳ね上げたりできる。また金具類は，多面で調整ができる	● 後方，外側および前方の頭部あるいは頸部制御装置が利用可能である ● 頸椎の中間位と頭部位置の維持を促進する ● 制御できない側屈および回旋が起こると，体幹および骨盤のアライメントが障害される
体幹外側サポート	● 体幹筋の弱化あるいは痙縮の存在を示す ● 制御が増えると，まっすぐなあるいはくぼみのある形状となる ● 取り付ける金具類は固定あるいは移乗動作の際にはスイング式となる	● 体幹の安定性およびアライメント（可能な範囲での），骨盤アライメントを改善する ● 体幹の側屈を制御する
前胸郭サポート	● 直立の体幹姿勢および肩関節位置の制御に対するメンテナンスを補助する ● 最小および最大のサポートは，ストラップの外観，パッドストラップ，バタフライ，胸当てなどにより変更できる	● 体幹および肩関節の前方表面に沿ったサポートを提供する。前方の傾きを軽減する ● 肩関節の前方回旋を軽減することがある
股関節外側ガイド	● シート上での骨盤アライメントの改善 ● くぼみのあるシート上での骨盤肢位の維持を補助する	● 骨盤における体重分散を改善する ● 骨盤のポジショニングを改善する。上肢および下肢の身体分節アライメントを改良する。身体全体のアライメントに寄与する ● 体幹および下肢における非対称性を軽減するための骨盤アライメントの維持を補助する
膝関節外側ガイド	● クッションのくぼみの中に作製するか，車椅子のシートあるいはアームレストに対して取り付ける木製，プラスチック製の部分的なパッド類により組み立てられる。最大の制御が必要な場合は，膝の先端まで延長すべきである	● 下肢アライメントの維持を助ける。過度の外転および外旋域を軽減する（外転傾向に陥りやすい，外転が強く出現，あるいは下肢が中間位とならない患者の場合） ● 下肢の中間アライメントを高める。骨盤肢位の維持を補助する ● 前方膝ブロックの使用による下肢アライメントを維持する

もたらされる機能的補助 (機能的限界/能力障害低下に対して)	利点	欠点
● 上肢および頭部の運動制御を強めるためにサポートを提供する ● 表面領域や接地面積を増やすことで、快適さや除圧の程度を改善する ● 骨盤の姿勢を強めるために体幹のアライメントを維持する	● 支持構造が堅くしっかりしている ● 伸展方向への突き上げに抵抗する ● 平らな、くぼみのある、成型されたサーフェイス ● この背部サポートを適所に置かずに、車椅子の使用はできない ● 背部構造物が堅く、安定しているときに最も効果が現れるヘッドレストのような追加のサポートを取り付けることが可能である	● 車椅子の重量が増加する ● この背部サポートを取り外したり、車椅子を折りたたむために用手操作が必要である
● 呼吸活動および環境、食事、嚥下の各動作における視覚的相互作用を補助するために頭部をサポートする ● 平らな表面での移動および車椅子乗車のまま車に乗り込む場合、その安全性を高める	● サポートを提供し、アライメントを改善する ● 移動において安全性を高める	● 頭部運動の妨げとなることがある ● 伸展方向への突き上げを助長することがある ● 高い圧の領域では、皮膚の問題の原因となることがある
● 体幹の制御を改善する。上肢の運動および遠位制御を促通する ● 呼吸、食事、嚥下動作の改善	● 安定性とアライメントの改善 ● 頭部アライメントおよび制御の改善 ● 空間での運動における安全性を高める	● 体幹の運動の妨げとなることがある ● システムの重量が増加する ● 上肢による自力駆動の試みを妨げることがある
● 体幹サポートは呼吸、食事、嚥下動作を改善することがある ● 上肢機能および頭部制御の改善を目的にした体幹の安定化 ● 肩関節の制御はよりよい頭部の姿勢を促す	● 体幹を直立肢位にサポートする ● 上腕および頭部の運動を自由にするために体幹を安定させる ● 呼吸、食事、嚥下、そして環境との視覚的相互作用のための頭部肢位を改善する	● 体幹運動が制限される ● 体幹の制御が改善するので、患者の活動的限界が増えてしまう
● 患者のよりよいアライメントの達成、維持が見込まれる ● 座位時間が延長する	● アライメントが改善、維持される ● 骨盤を通しての対称性の体重負荷が改善する	● 取り外しができない場合は、移乗動作の妨げとなる ● 患者は、シート上で閉じ込められた感じを受けることがある ● システムの重量を増やす
● 骨盤肢位を改善し、良好な体幹姿勢および上肢機能を促す ● 下肢の中間位を維持する。シート上での骨盤の前方スライドを軽減する	● 下肢アライメントを維持する ● 外転筋の引き伸ばしを助けることがある ● シート上での骨盤肢位の維持を補助する	● もたらされる制御が十分な場合、このガイドを取り外さないかぎり、移乗動作を妨げることがある ● シーティング・システムへの重量が付加される

(つづく)

表 32-1 車椅子姿勢サポートシステムの特徴（つづき）

	特徴	もたらされる姿勢制御 （機能障害レベルに対して）
膝内側ブロック	● クッションの輪郭に合わせて作製されることがある。あるいは，独立式または下フリップ-ブロックで用いられる ● 最大の制御のためには，膝内側ブロックは，両側大腿顆の遠位に置くべきである ● このサポートは，鼠径部を圧迫することによってシート上で骨盤を安定させるためには使用されるべきではない。また，使用者のシート前方からのすべり落ちを防ぐために用いるべきではない	● 下肢の内転動作を防ぐ ● このブロックの幅が十分であれば，過緊張を軽減することがある ● 下肢アライメントを維持する。「風になびく肢位」を利用したときは，膝内側ブロックは，骨盤の前方回旋を防ぐことができ，幅の広いブロックを使用すれば，股関節における大転子を正しい位置に置くことができる
膝前方ブロック	● 骨盤の安定性を向上させる。シート上での骨盤肢位を正しい位置に維持する最も力強い方法である（股関節が亜脱臼，脱臼，あるいは不良肢位の場合は，整形外科医からの承認を得る）	● 骨盤のアライメントを維持する。骨盤を傾斜中間位に維持する。シート表面上での骨盤の前方方向への動きを防ぐ ● 内側および外側の膝関節制御装置を使用したときは，下肢アライメントの維持を補助する

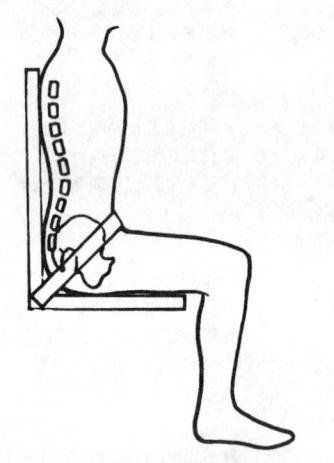

図 32-13 骨盤と股関節部に交叉してつけられるベルトは，ほとんどの患者に有効である

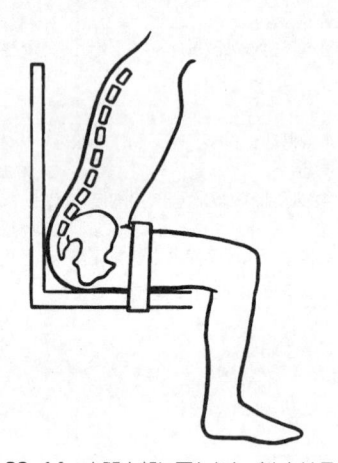

図 32-14 大腿上部に置かれたベルトは骨盤を自然な前傾位とする

関節は開いた状態に置かれて膝の低位化を起こし，骨盤の前方スライドが促進される。フットサポートが高すぎると，大腿への荷重量が低下し，坐骨結節への接地荷重量が大きくなる。フットレストの位置を，それがたとえ低い位置からでも引き上げると，大腿のハムストリングスに過剰なストレッチをかけることになり，結果として骨盤が後方に引かれることになる（図32-15）。ハムストリングスが原因のすべての運動制限は，フット矯正具の選択に直接的に影響を及ぼす。最も快適な股関節の屈曲位を得るために，フットサポートに対する特別な介入を必要とする膝の90度以上の屈曲が必要であろう。ストラップやフット矯正の決定は，最終的なユニットの取り付けにゆとりを持たせるために，関節可動域評価に基づいて，早期に行わなければならない。

車輪つき可動ベース

車輪つき動体部は，シーティング・システムのための移動構造体を形成する。可動ベースは，徒手駆動による非独立型および独立型のシステムとバッテリー駆動による独立型システムがある。

非独立型システムは，ストローラー，プッシュ・チェア，そして重度の身体的および精神的な障害を持つ患

もたらされる機能的補助 （機能的限界/能力低下レベルに対して）	利点	欠点
● 広い安定した支持基底面の維持を助ける。このベースは上肢のアライメントを改善する	● 下肢アライメントを維持する ● 伸展筋の筋緊張を軽減する ● 広い基底面を提供する	● 移乗動作の妨げとなる ● システムの重量を増やす
● 骨盤のアライメントを中間位として，広い安定した支持基底面の維持を助ける。このベースは上体のアライメントおよび機能的利用を促す ● 前方に傾斜したシートとの結合により使用するときは，体幹の共同収縮，伸展，そして，上肢の関節可動域向上が促通されるだろう	● 下肢アライメントを維持する ● 伸展筋の筋緊張を軽減する ● 広い基底面を提供する ● 安定性を向上する	● 股関節および膝蓋骨に対して高い圧がみられることがある ● 患者は，より制限された感じを受けることがある

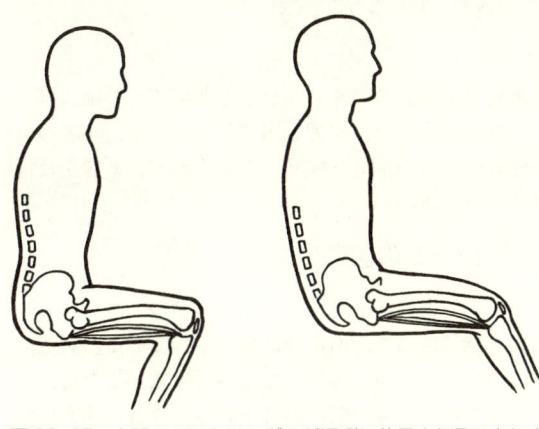

図 32-15　大腿ハムストリングスが過剰に伸長されることにより骨盤は後傾位に引かれる

者が使う，多くの精巧につくられた姿勢サポートシステムより構成される。これらのシステムには，自力駆動を目的とはしない小さな車輪がつけられている。非独立型システムを考える場合には，ユニットの機能を決めることが重要となる。そのシステムは，主要な移動システムか，あるいは電動可動ユニットを持つ人にとっての予備システムか？　いかなるものであろうと利用できる独立した運動能力（すなわち，片手，片足，あるいは眼の瞬き，息または舌の運動などでさえも）がある場合，その人にとっての主要な移動システムとしての手動あるいは電動車椅子のどちらかを考慮すべきである。精巧なテクノロジーは今や，たとえ非常に重度な身体的機能障害を持った患者に対しても独立移動を可能とすることができる。もしできるなら，非常に小さな子ども（12ヵ月以上）や老人に対しても，彼らの身体的な限界の境界域をさらに越えることができる独立した移動を提供すべきである。認識および心理社会的な幸福のすべての局面において，独立した機能によって有益な影響をもたらすべく研究がなされているのである[11〜14]。

車輪つき可動ベースの詳細な説明をするにあたっては，多くの特徴を注意深く考慮する必要がある。それぞれが精巧で異なった特徴を持つ，多くの利用可能な基本部分がある。チームは，使用者と製品間の正しい調和がとれるように努めるべきであろう（図 32-16）。

シート

▼ シートの奥行き

規準に合ったシートの奥行きは，最善の姿勢サポートおよび姿勢制御を得るために特に重要である。シートのさまざまな奥行きを有する車椅子が，製造業者より容易に入手できる。カタログにみられる奥行きの寸法は，たいてい背部からシートの前縁までの覆いそれ自体の奥行きと一致する。製造業者によっては，覆いの奥行きは，金属のシートレールの幅（奥行き）と同じことも，それより小さいことも，あるいはそれ以上のこともある。チームは，製造業者それぞれの異なった特徴を把握すべきである。患者がカタログに示されたサイズに適応しない場合，背部インサートの使用や

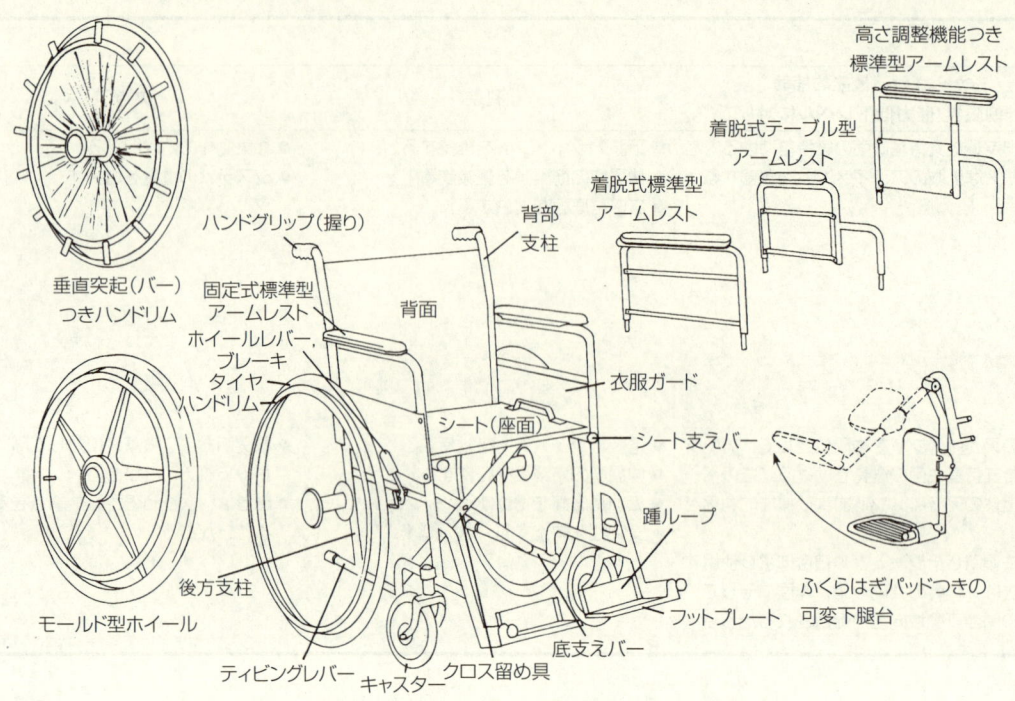

図 32-16 標準的な車椅子の製作においては多数のオプションが可能である

フレーム矯正，あるいは覆いの改良により修正を行うことができる．新品あるいは既存の車椅子の両者を対象に，ほとんどのシートの奥行きを修正することができる．

▼ 背部インサート

背部インサートは，シートサーフェイスの奥行き全体を調整するために利用することができる．この背部インサートあるいはクッションは，全体の厚みを指定して注文することができるが，たいていは木あるいはプラスチック，フォームパッドから構成される．インサートは，車椅子の覆いの前に置いたり，あるいは装飾を取り外し，背部インサートを特別な金具類によって取り付けることができる（図 32-17）．背部インサートを注文したときは，製造業者の標準的な堅さおよびフォームのタイプを知ることが絶対的に必要である．車椅子のほとんどの型では，インサートを背部支柱の間に置くか，あるいは支柱の前方に置くかを指定できる．この選択は，可能なシートサーフェイス全体における背部インサートの作用に影響を与える．覆いが，その場所に残された場合，覆いを背部支柱の前方に取り付けるか，背部支柱の間に取り付けるか，あるいは半分とするかは，それが背部インサートの場所に直接的な影響を及ぼすのと同じように注意することが重要である．また，背部インサートの垂直方向に影響を及ぼす背部支柱に曲がりをつけるか否かに注意すること

も重要である．このインサートを背部支柱の前に置くことは，使用者を前に押し出すことになり，患者の自力駆動のための車輪へのリーチ動作能力に影響を及ぼすことがある．

▼ フレームの製造

シートの奥行きはまた，フレームのつくり方により修正可能（伸ばす，あるいは縮める）である．製造段階での修正は，ゆっくりしたあるいは成熟した成長サイクルを持つ，背の低い患者や太った患者，非常に背の高い患者あるいは足の長い患者などで考慮すべきである．考慮すべき重要な要因は，椅子フレームが長く伸びると回転半径が増加し，使用者が狭い場所で車椅子を操作することが難しくなるということである．少数の製造業者では，シートの延長キット，あるいは，フレーム全体の長さを変えることなくシートレールを数 cm 伸ばす特別なリアフレームのデザインなどを提供している．シートレール延長キットは，多くのフレームに対して有効だが，フットレストの上方にまで延長されたフレームでは，車椅子が開かれたポジションにあるときのフットレストの動きが妨げられる．

▼ シート素材の工夫

車椅子シートの奥行きはまた，素材を変えることにより変更可能であろう．これは，下肢長が同じならば対称的になされ，下肢長が異なるならば非対称的にな

第 32 章　標準的な車椅子―補装具について

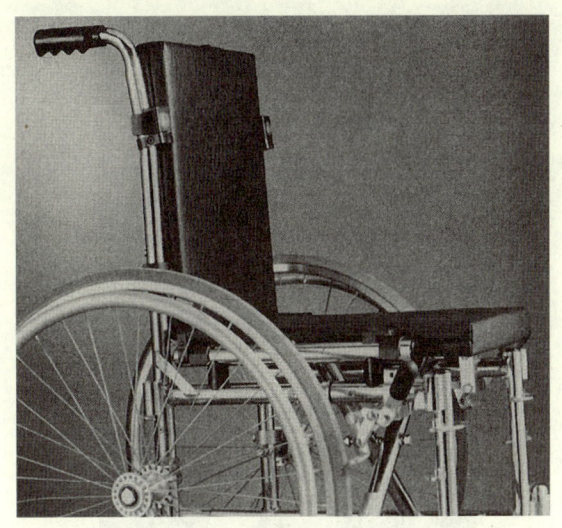

図 32-17　車椅子のシートの素材は，フレームに置く特別な金具類を通して堅いインサートに交換が可能である。通常，シートあるいはシートボードの中のクッションは，2.5〜5 cm ほどシートレール端を越えて安全に延長できる

される。シートの奥行きは，製造業者によって，特定の長さセットのなかでの増減が可能である。一般的に，表面が覆われたボードが中に入っているシートインサート，あるいはシートクッションは，不安定なシートサーフェイスをつくることなく，シートの前縁を 2.5〜5 cm まで延長することができる（図 32-17）。シート，インサート，あるいはクッションは，シートサーフェイスを短くするために数 cm カットすることができる。インサートは，未使用のシートサーフェイスである背部支柱間に固定された布地に余裕をもたせることにより組み立てることができる。すなわち，シートの奥行きはシートをそのレールに沿って前方に引き寄せることで，大きくすることが可能である。これらのすべての修正によって変えられる足部位置の効果については，評価すべきである。これに引き続いて，フットプレートの調整が必要となる。

　車椅子のシート素材における作業では，それぞれの製造業者がとらえる何が標準的な考えであるかという詳細な知識を必要とする。例えば，カタログに載っている素材の奥行きは，シートレールの長さと同じように，2.5 cm 短かったり，長かったりするのか？　車椅子にシーティング・システムが適用された場合，シーティング・システムの測定，あるいは車椅子フレームの測定どちらを実施すればよいのか？　標準のフットプレートは，長いのか短いのか，またフレームの前方先端にどれだけ近づければよいのか？　フットプレートを，その全体の長さにおける効果が最小となるように，フレームに近づける注文ができるか。そうすればシートは，車椅子の回転半径を考慮せずに深くすることができるか？　さまざまな車椅子に対する慎重な評価により，車椅子のスタイルや製造業者によって選ばれる必要な部品やインターフェイスの違いが明らかとなる。

▼ シート幅

　シートの幅は，車椅子全体の幅と同様に，機能的に使うためには重要である。装具使用患者，股関節が自由に動かせる必要性のある患者，かさばった服を着た患者，あるいは体重の変動を経験した患者などでは，特別な考慮が必要である。通常では，シート幅を広げるべきだろう。こうした解決策には注意してアプローチしなければならない。すなわち，車椅子全体の幅も広がることになり，患者にとっては，自力駆動に必要な車輪へのリーチ動作が困難となるだろうし，あるいは狭い場所での操作を強いられることになる。車椅子の外枠全体の幅は，最善の機能のために可能なかぎり狭くすべきである。幅をとりすぎると，戸口の通過や狭い場所での車椅子の操作が困難となる。また，車椅子使用者は，車輪へのリーチ動作をするために腕の過度な外転運動をしなければならず，駆動がより困難となる。この過度な外転は，患者の安定化と姿勢保持に肩甲帯周囲筋の力を要求し，それにより機能的なプッシュ動作が少なくなってしまう（図 32-18, 32-19）。目標は，可能なかぎり使用者の体にフィットした車椅子をつくることである。このことで，車椅子の駆動および操作が容易となる。また，車椅子のみた目も，患者の体のラインとより一致したものとなる。

　シートの幅は，いくつかの方法で変更できる。幅を広げるには，①固定した補正値あるいは移動可能なアームを利用する，②新しい車椅子の構造デザインをつくる，③既存の車椅子の締め金を交換する，などにより達成できる。シートを狭くするには，覆いの工夫，あるいは構造修正によって行うことができる。覆いでシートの幅を狭くすることは，どのようなサイズの車椅子においても本質的に「ゆとり」をつくることである。車椅子は，小さく折りたためる。幅に制限をつけるストラップや，あるいは狭いシート素材が取り付けられると，幅いっぱいにまで開くことが制限される。このことは，シートの高さを上げることになり，安定性を高めるために上部のシートレールを下部のレールに挟み込まなければならない車椅子では行うべきではない。その他の幅の修正には，さまざまなハンドリム，アームレストのオプション，超軽量車椅子における車軸プレートの内部取り付け，そして車椅子の狭小装置（これは，短距離を移動する狭い場所用に使用できる）などがある。狭小装置は，この装置に取り付けられたクランクハンドルを回す際に，車椅子を前後に揺り動か

1085

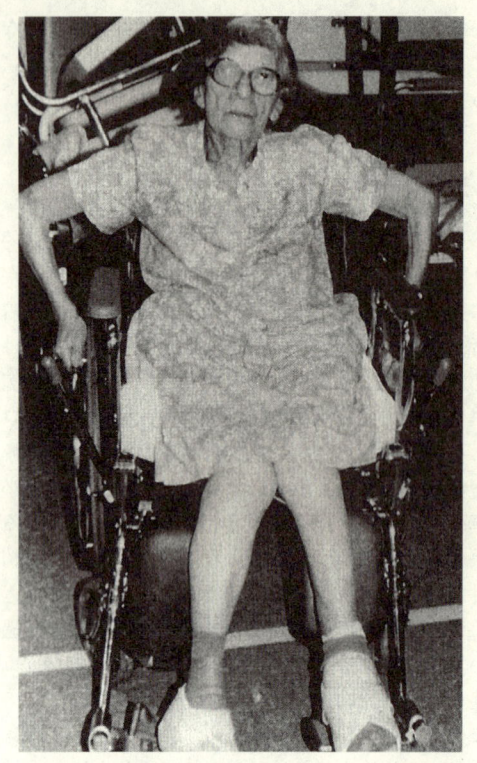

図32-18　幅が広すぎる車椅子では，患者の駆動動作が困難となる

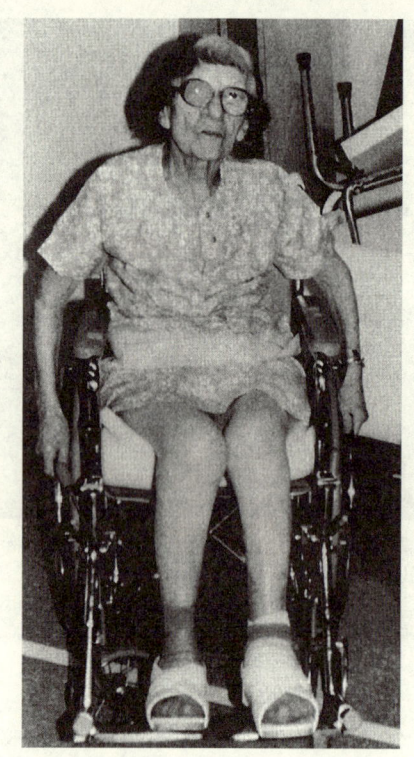

図32-19　幅が狭すぎる車椅子に対しては，内側に折り込むアームパッドをつけることで，駆動が容易となる

す十分な協調性を持つ患者にとってのみ有用である。この装置は，堅いシートインサートあるいは背部を補強する拡散バーがついた車椅子を後ろにリクライニングさせたときには，作用できない。この車椅子の狭小装置を快適に使用できる広さがある場合，おそらくその車椅子は，最初から狭くなっていたはずである。

▼ シートの高さ

　シートの高さは，足を使った動作や自立した移乗動作（特に，立位あるいは立位での方向転換による車椅子への戻り動作），作業台への接近，仲間との交流，そしてリフトや傾斜を利用してのバンへの移乗動作などの最適な自立機能に重要となる。シートの高さは，アームレスト，背部の高さ，車輪止め，車輪，そしてフットレストに関係する使用者のポジションに変化を及ぼすので，車椅子全体を考慮して評価しなければならない。シートの高さは，以下のような１つあるいはそれ以上の方法により変更できる。すなわち，①車椅子注文時にフレーム構造を変えること，②車輪のサイズを変更すること，③後部車軸と前部キャスターのフレームへの取り付け位置を変更すること，④シートインサートあるいはクッションの堅さを変更すること，⑤シートの覆いを取り除くこと，⑥フレームについて

いるシートを上下させるための金具類の奥行きを変えられる堅いホックアウト式のシートボードを使用すること，である。

▼ シートサーフェイス

　堅いシートサーフェイスは，良好な対称性の座位基底面を提供する。堅いサーフェイスは，上半身がより安定する支持基底面を提供し，一般に機能を向上させる。堅いシートサーフェイスは，特殊なクッションなど，さまざまな方法によって得ることができる（表32-1参照）。
　チームは，非標準仕様のシートサーフェイスを決定するにあたって，製造業者の標準仕様シートについての考えをしっかり調べるべきである。製造業者によっては，シートスリングにピンと張った布地を使用する（とりわけ，超軽量車椅子のいくつかに使用）。堅いフォーム・クッションとの組み合わせでは，それ以上のサポートの必要性はないだろう。ほかには，布を使ったデザインで，スリング仕様により調整が可能である。これは，使用者によっては十分に作用するもので，長期の使用によりゆるんでくる吊り革の張りを調整できる。折りたためない電動車椅子を製造する業者によっては，シートの覆いを固形メタルあるいは，プラスチッ

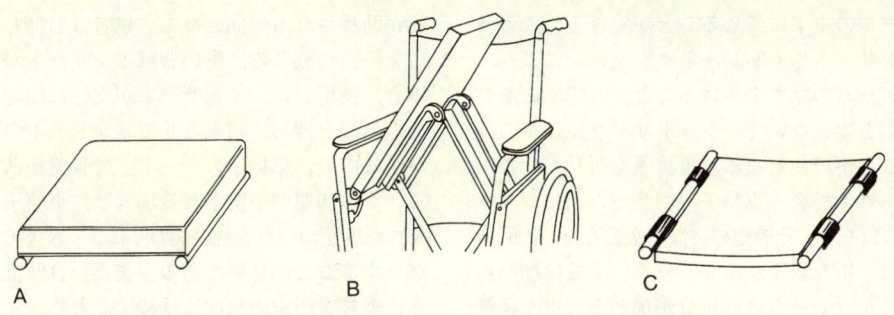

図 32-20　堅いシートサーフェイスは，堅い内部ボード（A），堅い折りたたみ式シート（B），あるいは堅い引っかけ式シート（C）により，実現する

クパンに変更し，ベルクロによって，クッションを表面に取り付けることができる仕様にしている。

　より堅いシートが必要な場合，いくつかの方法が考えられる（図 32-20）。最も簡単な方法は，手製あるいは，市販の組み立てボードを車椅子に付属して提供されるフォーム・クッションに組み入れることである。カバーつきの取り外し可能なフォーム・クッションは，車椅子とは別に単品で購入することができる。この軽量のユニットは，車椅子上であちこちにスライドすることが可能であり，非対称性のシートサーフェイスをつくることができる。多くのクッションは，すべり防止用の特殊な布地，あるいは下にベルクロストラップがついたものでできている。一部の患者用として，シート装飾材やジッパーつきクッションカバーの下に追加のベルクロをつけると，移乗時のクッションのずれを防ぐのに有効である。堅いクッションを提供している製造業者もある。それは，たいていの場合，シート覆いとクッション下面との間にベルクロでプラスチック板を取り付けている。それは多くの患者に有効に作用するが，すべり落ちや非対象性の座位姿勢がみられることもある。

　堅いシートの 2 つ目のオプションは，標準仕様のハンモックシートやシートの上に堅いシートインサートをつけた車椅子をオーダーすることである。このタイプのインサートにより，わずかな重量付加を車椅子システムに与える。このインサートは，一般にフォームや木材でできており，車椅子に適合したビニールで覆われている。フォームの標準の厚さと堅さは，製造業者により異なる。個々のリハビリテーション・テクノロジー供給施設が標準仕様のフォームの特徴に関する情報を提供しており，必要ならば変更ができる。クッションの厚さや堅さは，必要なら直接大もとの製造業者にでも，車椅子の部品の製造業者にでも注文可能である。堅いシートインサートにはいくつかの欠点がある。このインサートはシートの中であちらこちらにすべり，特にアームレストとシートとの間に間隔があり，

片方がシートレール上に，もう片方が覆いの上にある状態の非対称性シートサーフェイスがつくられたときにすべる。インサートは，車椅子を折りたたむ際には取り除かれなければならない。

　堅いシートのもう 1 つのオプションは，堅いタイプの折りたたみシートである。このタイプのシートは，フレームにとっては絶対必要なパーツになる。片方のシートレールに永久的にヒンジが取り付けられ，車椅子が折りたたまれるとたたまれ，車椅子が開かれると，落ちてスペースができる。車椅子を折りたたむと，このスタイルのシートは車椅子の形を変える。この形の変化が患者の車に適合するかどうかを決めることが重要となる。この折りたたみシートが開いた状態では，シートレールの間に止まり，レールがはみ出したままとなる。全体での厚さが 2.5 cm であれば，シートサーフェイスの最上レベルは，シートレールのレベルとなる。シートが堅いフォームによりつくられていれば，堅いフォームのシートサーフェイスはシートレールの上となる。例えば，40 cm 幅の車椅子の場合，覆いとパッドのシートサーフェイスが 35 cm で，それぞれの片側にはみ出したレールが 2.5 cm となる。使用者によっては，シート幅の全体をシートサーフェイスとして使用している場合は，快適でない。堅い折りたたみシートの利便性は，欠損することがなく，シーティング・システムにとってなくてはならないものである。製造業者によっては，堅い折りたたみシートのフレームを補強しただけではなく，3.2〜4.5 kg の重量が車椅子に加算されてしまう装置を提供している。製造業者によっては，単純な構造で，重量の増加どころかフレームの補強もされていない車椅子もある。

　堅いシートサーフェイスを提供するための 4 番目のオプションは，堅い引っかけシートである。これは，車椅子の両側に沿って，引っかけ式の装置を持つ取り外し式のシートボードである。これらの引っかけ具は，車椅子に対してシートを安全に留めるためにシートレールの上に置く。シートは，シートレールのレベル，

あるいはレールの上下に留めることができる。この多様性と，インサートやセパレートクッションにより，異なったフォームの厚さをつけることが可能であるので，フレームを変えないで，シートサーフェイスの高さを変えることが可能となる。車椅子を折りたたむためにシートを外す場合，車椅子のフレーム上にシートサーフェイスはなく，その他の装置の必要もない。引っかけシートは，折り畳まれるフレームに重量は加わらないが，広げたフレームには重量が加わる。車を運転する使用者に対して，この選択枝を提供する場合は，注意すべきである。なぜなら，車椅子のシートの覆いは，しばしば，車への車椅子の引き入れに際しての取っ手として使われるからである。標準の曲がった引っかけ具をつけ加えると，この堅いはめ込み式シートは，そのサーフェイスに角度をつける特別な金具を備えつけることができる。多くの装置のスタイルが，異なった製造業者から提供されている。車椅子製造業者によっては，そのカタログに角度調整シートを掲げている。

背部

背部の高さを決定するには，最良の機能を達成するために必要な背部サポートの角度を確かめなければならない。車椅子の背部は，細かく注文できる。患者の病状が安定するまでは，ヘッドレストの延長，部分的に高さのある背部など，付加あるいは取り外し可能な部品の注文を考慮すべきである。これらの部品は，後に低い覆いや背部支柱，あるいは調節可能な高さのある背部に対して取り外したり，再度取り付けたりできる。背部を延長すると，車椅子が大きくなって車へ積み込みにくくなったり，あるいはバンへ乗り入れるのに十分な余裕が得られなくなる可能性がある。このようなケースや，あるいは特別注文の車椅子の作製が難しかったり，既存の車椅子の状態がよい場合は，特別注文により延長した取り外し可能な背部インサートで十分である。

背部の長さを延長したり，短縮したりした場合は，プッシュハンドルの高さについても注意を払うべきである。多くの車椅子では，プッシュハンドルは，介助者にとって最も取り扱いしやすい高さに取り付けられる。覆いに追加された補強キャップは，その覆い上縁に強度を与えている。車椅子によっては，覆いが背部支柱の前方周囲に巻きつけられた背部覆いの上端につけられるが，背部支柱の周囲に袖の形で取り付けられることもある。

標準的な車椅子では，背部支柱は，中間レベルまで直線的に伸び，その後，後方に曲げられる。使用者がこの支柱にもたれると，肩関節の後退および背部の伸展が助長される傾向となる。患者はしばしば，この余裕を快適に感じる。堅い背部インサートが使用される場合，使用者は，インサートが支柱に固定されるまでその上端を押し，結果としてインサートの下端に力がかかるので，車椅子のシート上で骨盤が前方に押される。この問題が予測される場合は，車椅子作製に際して，角度をつけた支柱の代わりにまっすぐな支柱をオーダーすることが必要である。また，良肢位がとれるように姿勢を所定の角度に維持するため，インサートを支えることも必要となる。活動的な患者で，車輪を効率的に駆動するために，すべての上肢運動のゆとりが必要な場合は，曲線になった輪郭のHーバックあるいは肩甲骨部分をカットしたものを使用することが必要であろう。このタイプの背部は，車輪を駆動したり押したりできるよう肩甲骨，肩関節，そして上腕を自由にした状態で，脊柱に対する良好なサポートを提供する。背部の高さに対する延長では，多くの車椅子は，その支えの角度が調整可能で，車椅子をより大きな，あるいは小さいシート角/背部角に設定することが可能となるだろう。わずかな角度調整が必要な場合には，角度調整装置つきの背部インサートにより行うことができる。背部インサートの使用については，車椅子を押すにあたっては余分な荷重が付加され，また折りたたむときには取り外さなければならないことを覚えておく必要がある。

骨盤サポート装置

骨盤ベルトは，標準的車椅子においては最も単純な機能である。ほとんどの臨床家は，このベルトによりシートサーフェイスに対して45度の角度で，骨盤を固定し，しっかりと締めつけることが重要であると理解している。しかし，正しい骨盤ベルトの選定には，これだけでは不十分である。ベルトを締め付ける方法は，自立した利用を促進するうえで，重要なことである。ベルクロだけを扱える患者は多いが，バックルだけしか扱えない患者もいる。使用者がベルトの装着を自分でできない場合，そして著しい姿勢調整が必要なとき，ベルトのスタイルは制限される。いくつかのベルクロ型締め付けベルトは，重度の伸筋スパズムを呈する患者に対して使われるのに十分な強度を発揮できない。このような患者，そして多くの調整が必要な患者に対しては，ベルクロにDリング型の締め付けベルトをつけるか，あるいはベルトをしっかりと締め付けるバックルつき装置が適当である。この装置は，自動車のシートベルトのようなものであり，ボタンおよびフリッパー型が利用できる。すべてのスタイルに共通して望まれる重要な特徴は，留め具により初期の固定

が完了すれば，それからベルトの締め付けが調整できることである．

ベルトを引く方向や角度は重要である．例えば，片側の骨盤が一貫して前方に引かれる場合，この骨盤を下方に引くことで，ベルトの締め付けが有効な手段となる．シートサーフェイスを引く角度は，正常で45度程度とすべきである．患者によっては，90度程度とすることで良好な反応が得られる．この角度は，筋緊張の高まりの結果として車椅子上で立ち上がろうとする患者の意欲をそぐ意味がある．このように90度程度にすることは，骨盤を前傾姿勢から解放し，こうした患者が付加的な機能のためにこの運動を利用する補助となっている．シートレールへのベルトの取り付けは共通している．過度な伸展を呈する患者では，注意が必要である．このタイプのベルトの取り付けは，乗っている人がベルトを押し上げることで車椅子を折り曲げてしまうということもある．このような場合，ベルトを車椅子レールの下端に取り付けるために特別に注文された装置が必要となるだろう（図32-21）．

ベルトの幅とバックルのサイズは，提供された制御レベルに影響を及ぼす．ベルトとバックルは使用者の身体に適正につり合いのとれたかたちで提供されなければならない．小さい子どもの場合，ベルトの幅は2.5 cm，大きな子どもでは3.8 cm，成人では5 cmとなる．バックルは，つけ心地のよいものとすべきである．プラスチックのバックルは，使用者によってはより快適である．パッドを貼ることでさらに快適となり，締め付けの調整が可能となる．

下肢サポート

フットレスト（スウィング式）およびレッグレスト（上下の昇降式およびスウィング式）の長さは，膝窩から踵までを測定して2.5 cm引いた長さにする．車椅子における共通した測定は，**最小フットボードの延長** minimum footboard extension（MinFBX）と呼ばれる．この測定は，シートレールからフットプレートまでの距離である．分離したクッションあるいは特殊なフォームの厚みがあるインサートやそれがないインサートが取り付けられた場合，あるいは，シートそのものが角度を持っている場合，MinFBXの測定は，車椅子の製造業者の指示に従って修正されなければならない．例えば，膝窩から踵までの距離が40 cmで，患者が5 cm厚のクッションに座るとすると，シートが堅い場合，おおよそ35 cmのMinFBXが必要であり，シートが軟性フォームの場合は，おおよそ38 cm必要となる．

姿勢調整の問題あるいは異常筋緊張があるときに最良の足部接地を得ることは困難である．最大の調整を

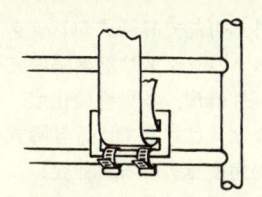

図 32-21 車椅子レールにラップベルトを留めるために特別な金具が用いられる

した正しい座位姿勢とは，自然な足関節の肢位における膝関節90度屈曲位といえる．いつも，この膝から足にかけてのアライメントは，特にハムストリングスの短縮がみられる患者において身体全体のアライメントを維持するのに絶対必要なものである．小柄な人では，これはより単純となる．より大柄な人を扱うときには，以下のことが必要であろう．①クッションの上に座らせること，②小さいキャスターを特注すること（特別な長さのステムボルトあるいはフォークく使う，使わないにかかわらず），③特別に延長した，あるいは広げた車椅子フレームを使用すること，④足部がキャスターの動きに対して妨げとならない状態で，膝の屈曲が90度まで可能となるような前方に固定された車輪を持つ車椅子を注文すること，である．

フットサポートには，いくつかのスタイルがある．1枚のフットボード，管状のフットサポート，あるいは2つの独立したフットプレートである．これらのサポートは，フレーム，留め具なしのハンガー，スウィング式のハンガー，あるいは上下移動式のハンガーに直接取り付けられる．特定の製造業者の仕様である金具のスタイルでは，車椅子のフレームおよび使用者の身体に対するフットサポートの考え方を変えさせる．例えば，スウィング式のハンガーは，フットプレートを床と平行にあるいは角度をつけて取り付けるだろうし，またこのハンガーを車椅子のフレーム付近に，あるいはアップライト（バー）より7.5～10 cmほど前方に取り付ける．多くの製造業者から，さまざまな角度がとれる標準仕様のハンガー（90，70，70，60，65度が最も共通したものである）が提供されており，業者によっては，注文に応じてハンガーを製造する．角度調整機能つきのハンガーは，シート/腓腹部ボードの調整が60～180度にわたって可能であり，これらも利用できる．回転ハンガー腕木（スピカクランプ）により，患者が正しく座ったときに，下肢を内転あるいは外転位に適切にサポートすることが可能である．これらは，特別注文であったり，あるいは後から追加して注文することも可能である．

取り付け可能な金具は，患者の姿勢はもとより，その機能によって選択すべきである．浮腫のある人に対

しては，取り外し可能で昇降式のレッグレストが必要である。ハムストリングスに筋緊張の亢進や短縮がみられる患者（脳性麻痺，多発性硬化症，あるいは筋ジストロフィーなど）に対しては，昇降式のレッグレストは，膝関節の角度を広げる（伸展）ことによりハムストリングスを伸張し，骨盤を不良アライメントに移行させることから，通常は適用とならない。取り外し可能なスウィング式のフットレストは昇降できないが，移乗時や車椅子の前方からのなんらかのアプローチが必要な場合，スウィングによって介助が容易になる。前方に装着するこれらの用具一式を注文する場合，使用者の現在および将来の機能に注意を向ける必要があり，車椅子上での利用可能な機能の維持向上，または実際の問題点が車椅子により悪化しないようにすべきである。

フットプレート表面のサイズは変更可能である。製造業者によっては3種類のサイズが提供されるが，1～2種類のみの業者もある。超軽量の車椅子では，オープンあるいはフィル・イン式のフットプレートが装着できる。フットプレートは，補装具の幅あるいは大きなサイズの靴などはもとより，足の長さにも適応すべきである。股関節周りの適合性を増やすことやリムに手を置きやすくするために車椅子を狭くすることによって，フットプレートの前方支柱間の必要な空間を少なくしてしまうことになる。いくつかのつまみ上げ式のフットプレートは，この場所に必要な空間をより狭くしてしまう追加の金具を取り付けることになる。

腓腹部のストラップあるいはパッドは，足部をフットプレートに固定するために使用できる。ヒールループや足関節ストラップは，フットプレート上で足部の位置を調整するために必要であろう。ヒールループは，さまざまな高さで，帯ひもや，ビニール，そしてプラスチックのかたちで利用可能である。プラスチック製の高さがあるヒールループは，より広い調整が可能であるが，フットプレートをつまみ上げることが制限され，いくつかの移動スタイルの妨げとなる。足関節ストラップは，フットプレート上で踵の位置を調整する。このストラップは，フットプレートのサーフェイスに対して45度の角度をつけて取り付けるべきであり，これにより体重を踵に乗せる。これらのストラップは，単純なベルクロ，Dリングつきベルクロ，あるいはバックルつきがある。十字型の足関節ストラップあるいは8の字型ストラップは，効果的に用いることができる。一部の使用者では，爪先ループ（ストラップ）が有効となるだろう。爪先ループは，一般的に皮製の帯ひもでつくられ，フットプレートの前方部分に半円上のアーチ形状で取り付けられる。多くの爪先ループは固定式であるが，ベルクロあるいはバックルで開閉式のものもある。爪先ループは，重度な不随意運動あるいは痙性麻痺（特に伸筋スパズム）の制御を補助するために用いられる。

上肢サポート

固定式のアームレストは，取り外し可能なアームレストをなくしやすいという使用者でもないかぎり，特別な利点があるというわけではない。車椅子の使用者は，車椅子の全体の幅を狭くする目的で注文する場合が多い。車椅子の全体の幅を狭くすることは，ラップアラウンドあるいはスペースセーバーのアームレストによって可能となる。これらは取り外しができて，移乗動作やアームレストなしでの座位動作が可能であり，特別に適合されたインサートを使用し，固定式アームレストから高さ調整式へと変更を行うことができる。調整可能なラップアラウンド式は，初期フレームの価格は高くなるが，より柔軟なシステムで患者の機能的な必要性に対応できる。

ラップアラウンド式は，車椅子の外側の全体幅を約3.8 cmほど縮小することで，車輪をよりフレーム近くに取り付けることが可能となる。このことは，背部支柱管の後ろ（ラップアラウンドした）にアームレストの後方支柱を取り付けることにより成し遂げられる（図32-22）。車椅子の幅を狭くすることで，より操作が簡単になり，車輪がより近くに取り付けられることで，手のアプローチが向上する。取り外し可能で，取り付け位置が変えられるこの型のアームレストは，患者によっては取り扱いが難しいこともあり，詳細な評価が必要となる。

高さ調整式アームレスト（図32-23）は，子ども，特に成長に合わせたかたちで細工処理可能なフレームを注文した場合に重要となる。この調整可能なタイプはまた，1日のなかで，あるいは活動の時間によって，サポートの増減がみられる使用者の場合にも有用である。例えば，座位から立位をとる移乗動作を補助する場合には，このアームレストを高くし，毎日の車椅子動作では低くできる。これらのアームレストは，広範囲に及ぶ特別な修正なしで，上肢のサポートサーフェイスを確保できる。

十分な長さのアームパッドは，上肢のサポートサーフェイスに対して多くのスペースを与える。これらはまた，プッシュアップ動作や移乗動作において握る際に大きな面積を提供する。しかし，標準的な十分な長さのあるアームレストは，使用者がテーブルや作業スペースに近づくのを制限することがある。このようなリーチ動作を可能とするためには，より短いデスクアームが注文される。それに対し十分な長さのある高さ調

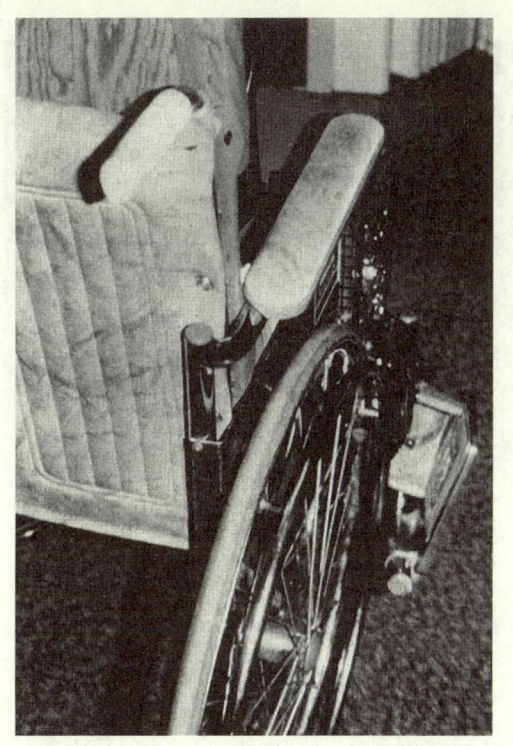

第32章　標準的な車椅子—補装具について

図32-22　ラップアラウンドあるいはスペースセーバーのアームレストは，車椅子の背部支柱管の後ろに入り込むかたちで取り付ける

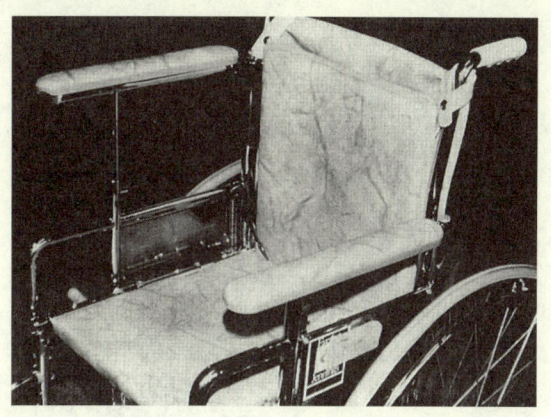

図32-23　高さ調整可能なアームはデスクにおいて，あるいは最大に伸ばした位置で利用できる。このアームは簡単な調整で高さを変更できる

整式アームレストは，使用者がアームレスト上部を取り外したり，反対にアームレストをテーブル表面より高くすることが可能である。すなわち，前方ジョグの形は，十分に長さのあるパッドの上面を提供することにより，デスクアームに合ったものとすることができる。

今日使用される多くの車椅子では，従来のアームレストのスタイルとは違ったものを利用している。いくつかのアームレストは，平らなアームレストパッドの代わりに，上面が曲線の管状の形をしている。これらの型のいくつかは，車椅子への取り付け位置が1ヵ所のみである（**図32-24**）。これは不安定となることがあるが，体重負荷（除圧あるいは，減圧による移乗などにとって）には好ましい。新しい型のいくつかは，取り外せないがつまみ上げることができるものや，横に開くものなどがある。衣服ガードがつくものも，ないものもある。どの製品が使用者にとって一番よく適合するかを考えて，患者の機能にとって可能なオプションを選択することが重要となる。

特別なアームレストを注文する場合は，シートレールからのアームレストの高さを確かめるべきである。肘を下ろした肢位で得られる測定値，およびシートレストからアームレストまでの長さを比較した後，特別注文のアームレストの高さが決められる。車椅子のアームレストの高さは，肘を下ろした肢位での測定値プラス2.5 cmとする。アームレストが高すぎると肩関節が挙上することになり，低すぎると体の傾きが助長される。アームレストの間の距離が大きすぎると，車椅子を駆動させる能力が低下してしまう。

車輪，ハンドリム，タイヤ

車輪は，専門の業者を通じて，または車椅子業者を通して，直径が30，41，51，56，61，66 cmのものが利用可能である。車輪は，スタンダードあるいはヘビーデューティスポーク（**図32-24**），そしてスポークレスあるいはモールド型（**図32-25**）がある。スポークレス型は，メンテナンスが簡単なので徐々に人気が高まってきているが，フレームに対する荷重が増加する。オプションとして，簡単に取り外し可能な車軸を利用する場合，後輪が取り外し可能であれば，3.7 kgほどの重量を軽減できるだけでなく車椅子のサイズも小さくでき，持ち上げたり，保管したりすることが容易であるので，このような車軸取り外しオプションが望ましい。

車輪のサイズ，およびその取り付け位置は，患者の自力での駆動能力において重要である[15〜17]。親指の役割は，肘関節が少なくとも30度の屈曲位で，車輪の上縁に手が届くようにすることである。これにより，使用者が効率よく駆動力を出すことができるようになる。筋力低下のある患者の場合は，初期駆動時に大きな屈曲角度を必要とするだろうし，前方あるいは側方に傾くことで肘の屈曲角を増やし，力強い押し出しを得る。一般的に，車輪の大きさは61 cmで十分である。このサイズは，小さい車椅子では特別注文となるだろう。これらの大きな車輪は，小さい車椅子ではみ

1091

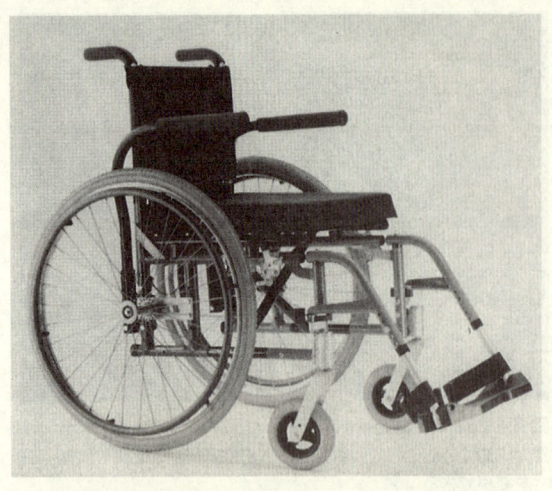

図32-24 従来の車椅子は後輪が大きく，前輪に小さな車輪あるいはキャスターがある（Quickie Designsによる）

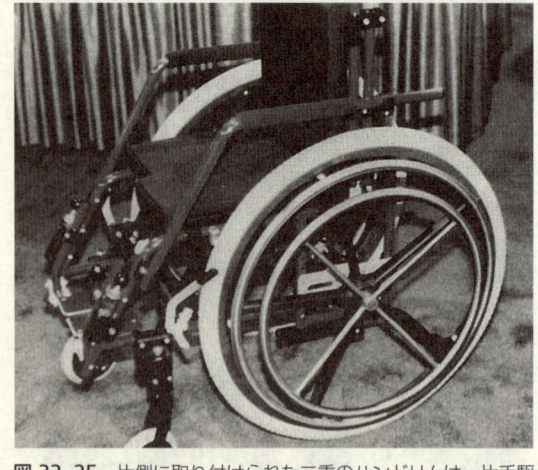

図32-25 片側に取り付けられた二重のハンドリムは，片手駆動車椅子を操作するために使用される

た目が奇妙になるが，車輪が手の位置に近くなることから，意義のある機能が付加される。協調性障害のある患者では，個々の車輪取り付け位置を考慮する車軸の選択によって，自力駆動が可能になるだろう。このために，多軸取り付け板のある超軽量車椅子を注文することが，しばしばある。

両輪での駆動ができない患者には，片手駆動システムが適応となる（図32-25）。これらのユニットは，両輪の駆動を片輪にある二重のハンドリムを使って行う。この車椅子の操作は，認知あるいは知覚障害のある患者にとっては混乱をまねき，協調動作をとることが難しくなる。筋緊張の亢進した患者が，車椅子を片手で駆動する場合に，痙縮の亢進と非対称姿勢が現れる。このタイプの車椅子を供給する場合，軽量のフレーム，多段階の車軸，そして回転による抵抗を減少させるための正確な車輪負荷といったユニットの1つを考慮すべきである。

分離型でメタル仕様のハンドリムは，ほとんどの車椅子で標準的なものである。必要ならば車輪の間のスペースを広げることが可能であるが，これにより車椅子の横幅が大きくなる。使用者によっては，手関節の制御が不良あるいは握力が弱いために，駆動が困難となることがある。皮製の手袋あるいはハンドリムをコーティングすることにより，手とハンドリムの摩擦が大きくなり，駆動が楽になる。手袋をしていないと，スピードが速くなったときに，減速や停止により手との摩擦が不快なものとなる。特別なハンドリムでは，車輪の直径が大きくなるが，スポンジのコーティングや，ノブや突起といったものを注文できる。

タイヤは，さまざまな路面に接地することから，前方向や回転運動のパフォーマンスに影響を与える。タイヤの目的は，床面との間に起こる抵抗を最小にすることである。これは，1回の駆動（押し）で最大限の結果を達成できるようにすることである。特に，筋力が弱く協調性障害がある患者やスポーツ競技において車椅子を使用する人にとっては重要となる。標準的な硬化タイヤは，ほとんどの人に有効である。このタイヤは，長持ちするし，メンテナンスも簡単である。このタイヤによる細いタイヤ痕は，ほとんどの路面の滑走において，抵抗が最小であることの証しである。ニューマティック（空気入り）タイヤは，いくつかの標準的モデルがあり（図32-24），他のモデルも特別注文で利用可能である。これらのタイヤは，快適な乗り心地を提供し，ある場面における牽引力を強めることになるが，より多くのメンテナンスが必要となる。特殊な高圧ニューマティックタイヤでは，乗り心地や取り扱いの面から，細く硬いタイヤにより抵抗が最小になる。ほとんどのニューマティックタイヤでは，フラット耐性タイヤをつくるための無圧チューブあるいはフラット耐性ライナーがチューブの代用となる。これらのライナーの乗り心地は快適ではなく，タイヤの寿命が短くなることもある。

フレーム

車椅子を利用するほとんどの人が，アウトドアフレームを利用する（図32-24）。アウトドアフレームとは，大きな車輪が後方に置かれ，前方にはキャスターが位置することである。前輪が大きな車椅子（図32-26）は，しばしば，重度の屈曲拘縮のある患者や，上肢の関節可動域制限がある患者，また車輪をみることがよい場合の小児に対して作製される。屋内モデルでは，

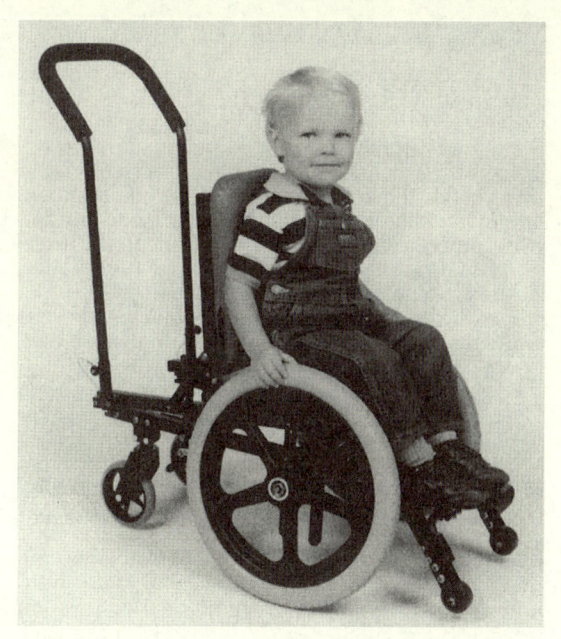

第 32 章　標準的な車椅子—補装具について

図 32-26　前輪が大きく，小さな後輪キャスターを持つ車椅子は，患者によっては，押すことは簡単であるが，屋外での使用は困難となる（Mulholland Positioning Systems による）

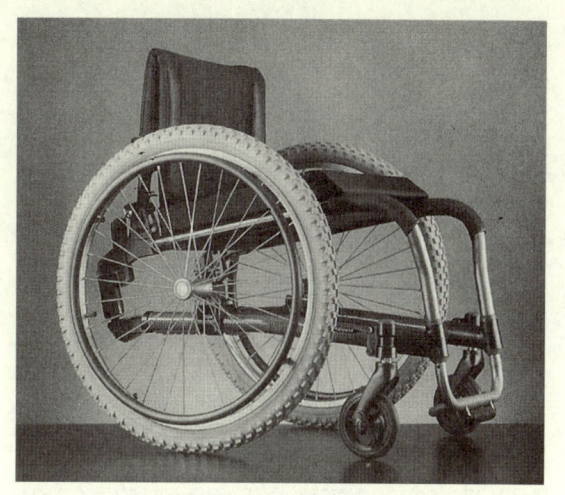

図 32-27　二重シリンダーサスペンション，シート背部角，車輪ベースがフットレスト長調整可能な軽量で固定式のフレームを持つ車椅子（Everest & Jennings による）

車輪に近づくことは簡単であるが，全体としての操作はより難しくなり，移乗動作に問題を生じさせることがある。この車椅子を屋外で使用することは，縁石や段差での引き上げが，ほとんど不可能となるため困難をきたす。前輪駆動で屋外用の電動車椅子は，前輪に大きな車輪がつく。この車椅子は通常，小さな縁石を乗り越えるのには十分な力を発揮するが，車輪の外形により，介助者が車椅子を引き上げて大きな縁石や高い段差を超えることは困難となる。

車椅子のフレームは固定式あるいは折りたたみ式が利用可能である。ほとんどの固定式フレームは，折りたたみの背部および取り外し式の車輪から構成され，自動車へ積み込むため，たたむことが可能である。固定式フレームは丈夫で，利用者の 1 回 1 回の押す動作により，車椅子の動きがより効率的に伝達される。しかし，フレームはショックを吸収するというよりは伝達するものなので，凹凸のある路面でこのフレームを使うときは，乗り心地はよくない。固定フレームにより，車輪を取り付けた場合でも重量は 9 kg あるいはそれ以下で，車椅子を最も軽くすることが可能である（図 32-27）。

車椅子のフレームには，ヘビーデューティ型，標準型，軽量型，活動耐用軽量型，そして超軽量組み立て型などが選択可能である。患者およびその介助者が地域社会で機能を発揮するためには，最軽量で，利用に耐えうる必要十分な強度を持ったものが提供されるべ

きである。より軽量なフレームは，使用者が操作しやすく，介助者が取り扱いやすい。施設で利用したり，あるいは介助者が車椅子を持ち上げたり運んだりする必要がない場合は，軽量であることよりも価格が優先されるだろう。活動耐用の軽量タイプ，あるいは超軽量タイプの車椅子に費用をかけることの正当性を得るためには，医学的必要性を第三者機関に主張することが求められる。

アクセサリー（付属品）

車椅子を機能的な面で，また美的な理由で個性的にするために，多くのアクセサリーが利用可能である。杖ホルダ，ティッパーなし仕様，バッグつき，上肢サポートなど，それらすべては，機能的な目的で使われる。フレームおよび装飾カラーの選択は，通常の場合，追加料金がかからず，車椅子を個性的にするためのよい手段となる。使用者と製品の完璧な調和をとるため，使用者の必要性と製品が使用者に適合したものかどうか注意深く決めることが必要となる。アームロック型，あるいはプッシュハンドル型のような単純仕様は，長期間にわたる機能あるいは介助とのかかわり合いが重要となるだろう。

特殊な車椅子

ポジショニング

姿勢制御困難，異常な筋緊張，筋の短縮および骨格

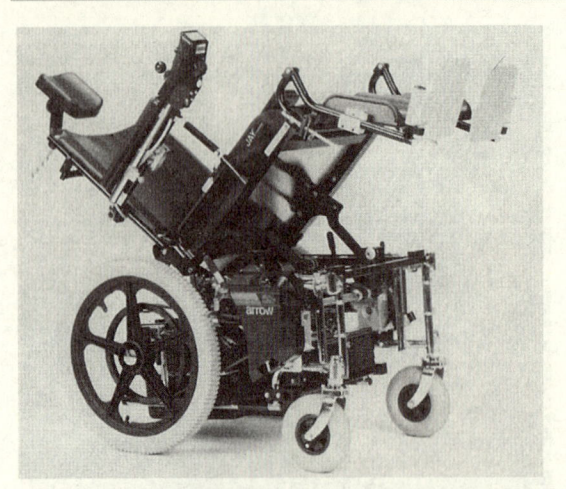

図 32-28 すべての角度に傾斜可能な車椅子はリクライニング型と呼ばれる。手動および電動モデルが選択可能である（La Bacによる）

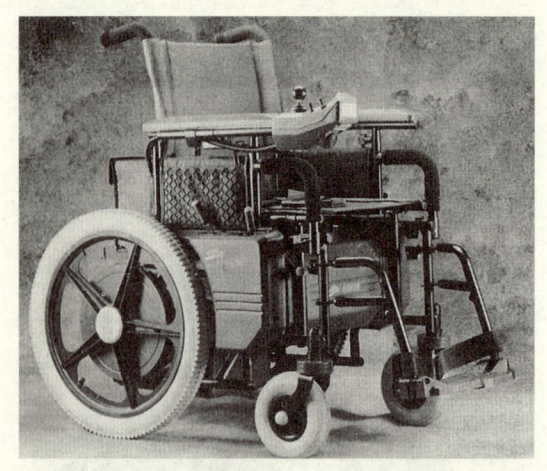

図 32-29 モーター駆動型車椅子は，協調性障害，衰弱あるいは麻痺を呈する患者に，移動の機会を提供する（Invacare Corp. による）

系の変形などの障害を呈する患者は，しばしば，さまざまな変化に富んだ姿勢が可能となる車椅子を必要とする。フレームは，固定あるいは後方への傾斜が可能となるものがよいであろう（図 32-28）。このフレームは，後方へのリクライニングあるいはシートサーフェイスの角度が調整できる，またそれら両方の機能を持つことが必要となるだろう。車椅子の機種によっては，介助者がシートの位置を変えることができ，乗り手の状態を把握できる。ある機種では，頭部や躯幹サポートのようなポジショニングが可能な機能を提供する。製造業者によっては，可動ベースに姿勢調整の機能をつけたシステムを提供している。しかし業者によっては，こうした機能を提供しておらず，完璧な車椅子を得るためには，いくつかの製品を組み合わせる必要がある（表 32-1 参照）。

電動

電動可動システム（図 32-29）は，ベースあるいはフレーム，シート，そして電機系統（バッテリー，モーター，調整モジュール，運転装置）より構成される。このシステムは，自立した行動ができない人に対して適用すべきである。車椅子に乗る一部の人は，手動型の車椅子で自力駆動することに機能的な限界がある。彼らは，室内の移動や，屋外であっても平らな場所では問題なく移動できるが，筋や関節を過度に使用したり，新たな姿勢の問題が起こったり，また心血管系への負担を課すことなしには，地域の環境に適応した移動はできない。筋や関節，そして将来的に起こりうる骨格系の変形などを呈する長期間の過用症状は，検査経過の一環として，患者と介助者により検討されるべきである。患者にとっての移乗や日常生活活動のような重要な場面における機能を妨げることになる重大な問題点を考えることが必要である[19〜21]。

患者にとってのすべての環境（屋内から屋外まで）を評価することにより，電動車椅子が有用で便利なものであるかどうかを判定すべきである。段差のような構造的な障害により，電動車椅子の使用が妨げられるだろうし，あるいは患者にとっては電動車椅子と手動車椅子を時間帯によって使い分けることが必要となるだろう。加えて，車椅子がどのような移動に用いられるか，また車椅子の使用者および支払い者の両者の技術的な許容範囲について注意が向けられるべきである。症状が変化する患者にとっては，製品を選択する場合，長期的な計画が意思決定の指標のために確立されなければならない。小児（おおよそ 18 ヵ月以上の月齢）および認知障害の成人のための電動車椅子を考える場合，運転する人が自らと他の人の安全性を認識しているかどうかが決め手となる。ほとんどの場合，止まることができるか，止まることを自ら判断できるかなどの能力は，運転方法そのものを教えるよりも困難な問題となる。自らの認知能力，確実な運動，そして良好な反応時間などは，すべて車椅子の使用にとっての重要な要素となる。ジョイスティックを使用して車椅子を操作する患者が，バーを十分すばやく離すことができないときは，異なった部分で制御するか，異なったコントローラーを選択した方が安全である。

電動車椅子のベースあるいはフレーム，ならびにシート部分は，車椅子の機械的な部分である。その他のすべての部分には，システムとしてさまざまに利用可能な長所，短所がある。フレーム型の車椅子は，これまでの標準であった。このタイプの車椅子では，シート

およびベース部分は1つの連続した構造になっている。これらの多くは、標準的な手動型車椅子と同じように、バッテリー（および必要があればサポートフレームも）を取り外したなら、折りたたむことが可能となる。このタイプのシステムは、いくらか柔軟性があり、より衝撃を吸収する乗り心地を提供する。また、シートの下には、必要なら換気装置の設置や予備のバッテリーを積む空間がある。しかし、曲がりやすく、部品が動きやすいために、破損しやすいだろう。

基本型のフレームは通常、1つのサイズがすべての車輪部分に適合できるもので、異なったシーティング・ユニットを取り付けることができる。そのため、幅の広いシーティング・ユニットを、ベース幅に影響を与えることなくフレーム型車椅子に安定して取り付けることが可能である。ほとんどの製造業者では、特別に幅の広いシートであっても同じベースを使用するが、幅の広いタイヤやキャスターの使用が必要となることもある。ゆえに、ほとんどの成人ユーザーにとって、ベース型車椅子は幅が狭いものとなる。このタイプの車椅子は通常、低いシートと大きなバッテリーがあり、電動シート装置が取り付けやすくなっている。これは通常、非常に安定しているが、縁石を乗り越えるために介助者が車椅子を斜めに傾けて動かすことが、非常に困難となる。

ベルト駆動式の車椅子は、珍しくなっている。この車椅子では、堅い床表面に対して最も適応するが、モーターからのエネルギーがベルトやスリップによって車輪に伝達される前に失われる。直接的な駆動システムは、すべてのエネルギーがモーターから車輪に伝達される。ベルト式は静かで、必要なときにより大きなトルクが出力される。また、安定性および全体としての接地面が狭いために、小さく幅が広い車輪が使用される。直接的な駆動車輪は、後部、中間部、あるいは前部に取り付けることができる。後輪駆動装置がより一般的であるが、中間、前輪駆動の車椅子では、最小回転半径が小さく、大腿ハムストリングスの適応をよくするために膝を屈曲位にしたり、駆動システム全体の長さを短くすることができる。中間部に駆動装置がある車椅子では、アウトドアでの使用時にその能力を発揮し、加速および減速期に「ロッキング・チェア」効果を呈することになるが、その結果、姿勢が不安定となり、あるいは驚愕反応を示す使用者では問題が起こる可能性がある。

電動シートの機能（すなわち、電動リクライニング、電動ティルト、電動レッグレスト昇降、電動シート昇降と起立）は、痛みの状況により姿勢の変更を頻回に必要とする人だけでなく、褥瘡あるいは起立性低血圧により腹臥位となる人、まっすぐな座位姿勢を長時間とることができない人など、電動車椅子を使用するこれらの人にとって、非常に重要である。これらの機能が1つのシステムとなって、さまざまな特徴を生かした車椅子は3種類ほどで、いろいろな組み合わせを行うことが可能である。これらの特徴を付加することによって、車椅子がより重くなり、メンテナンスがより難しくなる。

駆動部が2輪、3輪そして4輪の車椅子は、携帯性、動力、そして電気系統の精巧さなどさまざまな程度により多くのスタイルをとることが可能となる。すべてのケースにおいて、左右対称性のドライブシステムが使用されれば、理想的なものとなる。**比例ドライブ（駆動）**は、車のアクセル（加速器）のように、圧力に反応し、圧力が増すとスピードが増加する。スピードと加速の程度は、乗り手が行うジョイスティックの操作により調整されるので、このタイプのシステムは、使用者にすばらしい操作性をもたらす。

コンピュータ制御による車椅子の出現により、ジョイスティックの性能パラメータは、使用者の能力に適合できるように調整が可能となった。このようなシステムは、重度の痙縮を呈する患者や非常に衰弱した患者が、左右対称システムで車椅子を動かすことを可能にする。代替アクセスの部位は、手が使えない人に対して考えるべきである。この部位は、頭、足部、顎、舌、あるいは体のある部位を伸ばしたりすることを含み、ポインターあるいは同様に適合されたアクセサリーを利用する。

左右対称コントローラーを使えない患者のために、**マイクロスイッチシステム**の使用を考慮することもある。このシステムは、全か無のドライブ（動くか動かないか）のシステムである。スピードはあらかじめ設定されている。操作者によるわずかな圧力刺激によりスイッチ（機械的あるいは電気的）が起動され、システムが当面のスピードに加速してくれる。個々のスイッチは、4方向（前方、後方、左右）に対して存在し、これらのスイッチを連続的に運動させることで、狭いスペースでの操作が可能となる。これらのスイッチは、パフと口チューブを通して働き、制御ボックスの中にあるジョイスティック周辺、あるいは身体のどの部位でも車椅子を運転できるように取り付けることができる。例えば、UESS（上肢のサポート面）上に2つのスイッチを取り付け、1つは手全体での圧迫により、もう1つは頭、膝、あるいは足部に取り付けることにより、4方向への運動を可能とする。4～5ぐらいの運動が可能な患者ならば、2つあるいはシングルスイッチを持つシステムが利用可能であるが、このようなシステムでは、次第に操作が面倒になる。

スポーツとレクリエーション用車椅子

　レクリエーションや競技スポーツの活動を行う多くの患者のなかには，車椅子によってそれらの活動を行っている人も存在する。これらの患者では，1つ以上の車椅子が必要であろう。「ストリート用」あるいは「日常生活用」，そして精密に調整した「競技用」あるいは「レクリエーション用」の車椅子である（図32-24，32-30）。さらに，患者の身体的なパラメータや特別な用途に合わせてコンピュータによりデザインされた個人的な車椅子を持つことが可能となる。アーチェリー，円盤投げ，砲丸投げ，そして槍投げのようなスポーツでは，より安定した車椅子が有利である。幅の広い車輪キャンバーは，軽量なフレームであっても安定性が得られる。野球，テニス，そしてダンスでは，車椅子の反応性が重要となる。競技用車椅子（図32-31）では，通常の場合，剛性を考えて製作されており，非常に強度がある軽量な素材で作製されている。車輪，キャスター取り付け部位，タイヤ，車軸，そしてベアリングなどは，使用者の体重や外観に適合した車椅子の性能において，根本的に異なった働きを呈することになる。1つ以上の活動に参加する使用者では，可能であれば，さまざまな活動やいくつかの車椅子におけるパラメータの変化を可能にする最適な適応能力を持つ車椅子を求める。

　オフロードで車椅子を利用する人では，凹凸のタイヤが必要である。なぜなら，普通型車椅子タイヤの接地面は，ぬかるみのグランドでは動きがとれなくなる

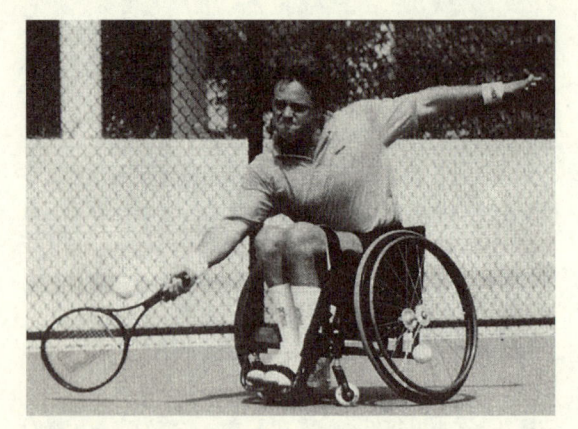

図32-31 スポーツ用にデザインされた車椅子では，その使用目的によって特有な外観を持つ（Quickie Designs による）

場合があるからである（図32-30）。ロードレースの競技者は競技用の車椅子が必要で，この車椅子デザインの特徴は，競技用自転車のデザインから取り入れたものが多い。すなわち，細く堅いタイヤ，合金あるいはカーボン製の軽量フレーム，空気抵抗を最小にするための低いシート，そして高いギア比のための小さいハンドリムなどを備えたものが多い。競技者は通常，狭いシートに座り，股関節はおおよそ120度の屈曲位で，膝および下腿をストラップで固定することによって，滑らかなラインをつくり，トラックに沿ってユニット（車椅子と使用者）がすばやく動けるよう空気抵抗が最小となるようにする。テニスやダンス用の車椅子では，車輪ロックさえも取り外すように，すべてのアクセサリーを外して，すっきりとした外観となるように車椅子を仕上げる。車輪のハブとスポークの外形は，競技中にテニスボールを挟み込めるようなデザインとする。背部は，使用者の上半身が自由に運動できるように，できるだけ低くする（図32-31）。

車椅子トレーニングの方法

　車椅子に初めて乗る人の多くは，トレーニング期間が必要である。この期間中，患者は車椅子のすべての方向に対する駆動方法について学ぶ（すなわち，両腕の使い方，片手あるいは両手と片足あるいは両足の協調性，あるいは，片腕による二重車輪駆動システムの使い方など）。また車輪ロック，フットサポート，アームレストをどのように操作するかについても同様に学ばなければならないし，そして車椅子の前方を少し持ち上げたり，あるいはシートの横側を取り外すことなく車椅子のメカニズムを安全に使用することを学ばなければならない。彼らは，最小の介助により車椅子か

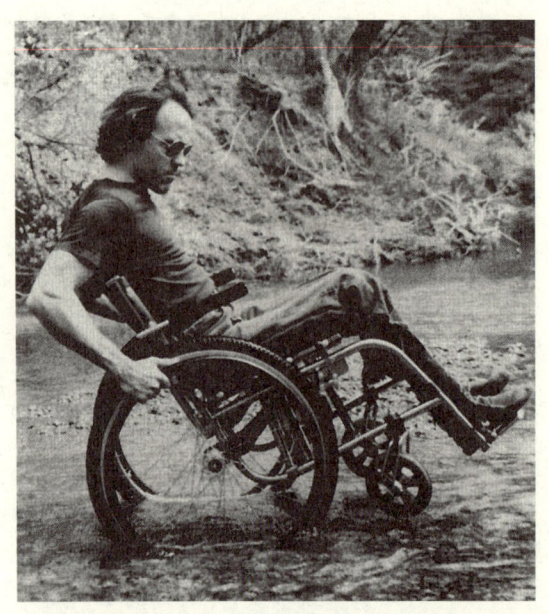

図32-30 多くの特殊な車椅子が選択でき，環境に対して完全な動作が可能となる（Iron Horse Productions による）

ら，あるいは車椅子に移乗する方法を学ぶ。使用者によっては，移乗動作においては常に最大の介助を必要とするが，その他の動作では機能的な自立を達成することができる。取り外し式あるいはスウィング式のアームサポートやフットサポート，また低床シートは，自立のための重要な特徴である。起立移乗（自立あるいは介助にて）を行う患者では，車椅子から離れたり戻ったりする患者自身の能力に対して，特別な注意をはらうべきである。なぜなら，シートの高さが問題を解決するからである。クッションをつけた車椅子のほとんどは，使用者に前方へのすべり動作や起立動作を促す。患者（例えば，両側大腿切断の患者）によっては，アームレストの高さを調整することにより移乗動作が楽になる。アームレストは，座位から起立する移乗動作では高くする。

歩道のカットアウト（縁石のあるサイドウォーク）は，現在では多くの場所で取り入れられているが，自立した移動動作が可能な患者にとっては，縁石への乗り上げに対応できるように**ウィリー**を学習することが有効となる。前輪キャスターを上げて，後輪で車椅子のバランスをとり，縁石を乗り越えるために前方に駆動する。車を運転する患者では，車椅子からカーシートへの移乗動作を練習することが必要である。それから，車椅子を持ち上げて，自動車の後部シートあるいは，自らの体を越して助手席どちらかに引き入れる。どちらの方法も，車椅子を折りたたんだときのサイズと重量，使用者の上肢機能と筋力，そして自動車の内部形状などに大きく左右される。活動的な患者はまた，車椅子からの転落動作や転倒時に使用される床からの移乗動作について練習する必要がある。

電動車椅子のトレーニングは，少し異なっており，通常，第1に優先すべきことは，運転技術と安全運転に集中することである。初期の試みとしては，確実に行える方向と方法を確保することである（ジョイスティックを用いる徒手制御，個々のスイッチを用いた頭部制御）。そして，トレーニングは，使用者が体験する一貫した反応（特に，「止まれ」指令，あるいは患者の認知能力に基づいた「止まる」必要性を認識すること）および確実な操作に対して行われる。スイッチの活動性は，コンピュータプログラムにより決まるものであるが，運転者がさまざまな状況，注意散漫，そして障害物などに，どのような反応を示すか，トレーニングや評価によって確かめるために，実際に乗車する時間が必要となる。

リハビリテーション施設によっては，患者が評価やトレーニングに用いる多くのサンプル車椅子が用意されている。このオプションが利用できない場合，各施設には，資格を持った供給者（業者）を配置すべきである。

認定されたリハビリテーション機器提供者の役割

以前からの在宅ケア会社，そして長年続いている医療機器会社は，電話での問い合わせに対応している。これらの会社は，在庫として標準的な製品を用意し，使用者に対して直ちに，一般的には24時間以内に製品を提供できる。より特別な備品は，通常，認定を受けたリハビリテーション機器提供者 certified rehabilitation technology supplier（CRTS）よりチームに届けられる必要がある。これらのスペシャリストは，チームとともに働き，システムのデザインが患者の特有な必要性に適合できるようにする。チームの目標が，この提供者に説明されたなら，彼らは患者の必要性にあった利用可能な製品のリストを提供できる。CRTSは，要望に応じて高価あるいは安価なさまざまなオプションについて説明をすることができる。使用者にとって，決定が行われる前にいくつかの車椅子を実際に試してみることが望ましい。提供者はチームと一緒になって，この機会を手配することができる。

システムが選択されたなら，臨床チームの推奨（身体的，心理的，そしてあてはまる場合は認知的要因を含む）は，「医学的必要性の文書」のなかにまとめられる。この文書（医師および臨床チームメンバーの署名つき），医師の処方箋，そして価格の見積書が第三者支払い機関に発送される。その書類のなかでは，それぞれの特徴に対する医学的必要性を，介入による期待された帰結を通して説明すべきである。測定可能な機能的帰結を提示することは，支払いを行う者にとって，情報に基づいた決定を行う手助けとなる。

CRTSは，すべてのチームメンバーに対して，車椅子製作のプロセスが，車椅子およびその構成部品の承認，注文，受け取りを通して許可を受けるということを通知すべきである。システムが完成すれば，提供者は，車椅子製作の指示説明をそえて，クリニック，学校，あるいは，使用者の家庭へ搬送しなければならない。処方にそって作製された製品を搬送するにあたっては，システムの詳細を調査し，かつ提供者が行う最終的な調整による援助と観察と同様な仕様書（明細書）を添付すべきである。このプロセスでは，暫定的な適合期間が必要となる場合，1～2回程度の訪問が必要となるだろう。

最終的な搬送において，CRTSは，使用者あるいは介助者に対して，すべての安全装置（ストラップ，車輪ロック，転倒防止装置），折りたたみと組み立ての方法，通常のメンテナンス（電動車椅子およびスクーターのバッテリーに関する取り扱い）を含んだ車椅子

の使用方法全般について説明を行う。車椅子が搬入されたなら，使用者あるいは介助者は，添付あるいは送付されたすべての保証書や取り扱い説明書類に注意深く目を通すべきである。使用者あるいは介助者は，通常のクリーニングやメンテナンスに対して責任を持つ。提供者および会社は，必要な緊急の修理を提供できるように使用者の近くにあることが望ましい。保証による修理は，車椅子提供者の責任である（ほとんどの保証内容では，修理人件費は購入から12ヵ月間は補償されるが，その後の修理費は所有者負担となる）。

まとめ

車椅子を処方するための体系的なアプローチについて示し，姿勢サポートおよび車輪可動ベースのそれぞれの構成要素について述べた。すべての標準的な車椅子の開発における主要な帰結は，最良の機能と自立である。このことは，本章で議論した特別な要素に注意して行う問題指向型評価を通して行われるに違いない。個々の状況における決定については，使用者およびすべてのチームメンバーが関係することが重要である。このプロセスによって，意図した目的が達成できるような最適にデザインされた車椅子が作製される。この問題点を解決するアプローチは，チームメンバー，リハビリテーション工学提供者，および製造業者間における開かれたコミュニケーションにより，標準的な車椅子は，常に個人の必要性と合致することとなるだろう。

復習問題

1. 以下のそれぞれの検査プロセスにおいて，どのような情報やデータが収集されるか説明せよ。
   a. 身体検査
   b. 既存の装置を利用するために必要な機能に対する検査
   c. 背臥位における評価
   d. 座位における評価
2. 以下の座位における構成要素，およびそれらの使用にあたって必要な2つの指標について述べよ。
   a. 堅いシート
   b. 堅い背面
   c. 膝ボード
   d. 膝ベルト
3. 以下の車椅子の構成要素について，これらの機能的利点を比較対照せよ。
   a. 取り外し可能なスウィング式フットレスト/昇降式レッグレスト
   b. 固定式のハイ・アームレスト/高さ調整式アームレスト
   c. 単軸・多軸の車軸取り付け部分
   d. 対称性ドライブ/マイクロスイッチシステム
4. シートの深さを計測する場合，どのような2つの肢位をとらせるか，そして，それはなぜか？
5. 以下の車輪可動ベースにおける部位の大きさを決定するために必要なコツおよび測定指標について示せ。
   a. シートの幅
   b. シートの深さ
   c. シート背部の高さ
   d. アームレストの高さ
   e. フットレストを延長する場合の最小の長さ（MinFBX）
6. 以下の車椅子の部品について，その利点と欠点と同様に，提供される姿勢制御および特徴的な機能について比較対照せよ。
   a. 車椅子シート：(1) 堅いシート，(2) 堅い引っかけ型シート
   b. 車椅子のシート・クッション：(1) コンフォートクッション（平面/輪郭つき），(2) 圧吸収フォーム（輪郭つき，特注の輪郭），(3) 流体による除圧クッション，あるいは流体/フォームによる複合クッション，(4) 空気による除圧クッション
   c. 背部サポート：(1) ピータ背部，(2) 堅いインサート，(3) 堅い引っかけ型背部

CS ケーススタディ

患者は，15歳のときに外傷性脳損傷を受傷した24歳男性である。彼が乗っている現在の車椅子は，ティルト式の普通型車椅子であり，高い背もたれ，背部インサート，軟らかいゲルパッドで覆われた平面シート，前方チェストサポート，パッドつき膝ベルトが付属している。車椅子での乗車姿勢は不良で，いつもシート上で下方にすべり，体幹は側方に曲がり，頭部は前方方に屈曲している。食事および移乗動作は全介助である。ときおり，アイコンタクトをとり，手の運動により，はい/いいえを示すことができる。医療チームおよび介助者の差し迫った目標は，姿勢アライメントを改善し，その後，将来的には，コミュニケーション，学習，およびレクリエーション活動のためコンピュータの使用が可能となるスイッチのアクセスが一貫して行える場所を決めることである。

車椅子に座ると，彼の頭部は下方に向き，左へ側屈する。体幹は左側で肩が下がり短縮している。つまり，骨盤は左側が挙上した斜めの位置にある。骨盤は両下肢が外転位で固定され，後方に傾斜する。股関節は左側に移動している。車椅子のシートと背面の角度は，90度に固定されている。膝関節は屈曲90度で，足部はフットプレート上に保持できない。上肢は上肢サポート面に置いている。

背臥位検査により，患者の頭部，体幹，そして骨盤は正中位になることが明らかとなる。骨盤にはいくらか可動性があり，股関節は骨盤が後方に回転する前までの屈曲が75度まで可能である。股関節の内転および内旋制限はみられるが，両下肢は正中位に矯正できる。ハムストリングスは，中程度の緊張だが，座位がとれなくなるほどではない。座位における骨盤の傾斜があるにもかかわらず，骨突起周囲の発赤や褥瘡はみられない。

車椅子シュミレータを利用し，この患者をシートと背面角度105度に座らせた。体幹外側，股関節および膝関節のサポートが，身体を座面上の正中位に保持するために取り付けられる。膝関節外側サポートは，典型的に起こる外転パターンを防ぐために，非常に有効である。頭部，頸部サポートは，後方と外側に当てられる。追加のサポートパッドが，外側側屈をとるために外側のこめかみに当てられる。前方のヘッドストラップが，頭部のまっすぐな姿勢を補助するために提案されたが，心地よいものではなかったので，患者により拒否された。患者は，サポート類に対する姿勢の反応および角度変化がみられたときに，はい/いいえの質問に答える。彼は，およそ後方に10度傾けた車椅子上で，骨盤が良肢位に保持された対称性の座位を45分維持できた。

指導問題

1. 下記の部位に対して，姿勢アライメントを改善するために，この患者が使用しているティルト式車椅子につけることが推奨されるコンポーネントは何か？
   a. 頭部と頸部
   b. 体幹
   c. 股関節
   d. 膝関節
2. この患者は，すでに，前胸部サポートを利用している。このコンポーネントは，どのような機能を提供するか？
3. この患者のフットプレート上の足部ポジションの問題に対して，どのような改善策を推奨するか？
4. この患者に対して，どのようなタイプのシートクッションを推奨するか？ あなたの選択した考えの論理的根拠を示せ。

用語解説

輪郭のあるサーフェイス contoured surface：身体の輪郭（形状）の研究をもとに，フォームをけずったり，パッドやブロックで形づくられたり，あらかじめ成型されたりして特別につくられたシートサーフェイス。

制御ブロック control blocks (blocking)：繊維や布で覆われたサポートあるいはパッド類で，姿勢アライメントをよくするためにシーティング・システムに取り付けられたもの。

特注型のサーフェイス custom-molded surfaces：シート環境の1つで，身体の輪郭に沿って取り付けられたものである。フォームは，体の形状にぴったり合わせるために，けずったり，液状の材料を流し込んで適切な形をつくる。

後弯姿勢 kyphotic posturing (kyphosis)：側方からの外見

で認められる胸椎における過度の凸形状である．
膝外側固定具（内転クッション） lateral knee positioner (adductor cushion)：繊維や布で覆われたブロックあるいはパッドで，車椅子の座面の外側に置かれる．この固定具は，下肢の過度の内転を矯正するために使用される．
膝内側固定具（外転鞍頭具） medial knee positioner (abductor pommel)：繊維や布で覆われたブロックあるいはウエッジで，車椅子の座面の前方部分に置かれる．この固定具は下肢の外転位を維持するために使用される．
マイクロスイッチシステム microswitching system：電動車椅子の適用範囲を広げるためのもので，動くか動かないかのシステムである．このスイッチは，特定の圧力に反応するように前もってセットされる．例えば，適当な圧力が加えられると，あらかじめセットされたスピードに加速される．
最小フットボードの延長 minimum footboard extension (MinFBX)：膝窩から踵までの長さから 2.5 cm を引いた長さの測定．
可動ベース mobility base：車椅子のサポートおよび運動システムであり，管状のフレーム，レッグレスト，アームレスト，フットサポート，および車輪より構成される．
平らなサーフェイス planar surface：シート環境の 1 つで，サポートサーフェイスを平らにすることで，姿勢アライメントや安定性を整える．
姿勢サポートシステム postural support system：車椅子シーティングおよびサポート，姿勢アライメントシステムのことで，シートサーフェイス，シート背面，そして，追加された構成品からなり，躯幹サポート，内外側膝クッション，骨盤ベルトなどのようなアライメントの維持のために必要なものである．
比例ドライブ（駆動） proportional drive：電動車椅子を動かすシステムで，ジョイスティックを操作することによってスピードと加速を調整する．
上肢サポートサーフェイス upper extremity support surface (UESS)：トレーやアームレストに取り付けられた雨どいのようなサポートサーフェイス．
ウィリー wheelie：車椅子の前輪キャスターを上げて，後輪のみでバランスをとり，その状態で前進し，縁石（段差）などを乗り越えること．
風になびく肢位 windblown position：両下肢を外転位にした姿勢のこと．

付録

ケーススタディの指導問題解答例

1. 下記の部位に対して，姿勢アライメントを改善するために，この患者が使用しているティルト式車椅子につけることが推奨されるコンポーネントとは何か？

▶解答

a．頭部と頸部
頭部と頸部を側方から支持することを推奨する．
姿勢調節としては，
- 頸椎と頭部のニュートラルな位置での保持
- 前屈と側屈を制御

機能的な補助としては，
- 頭部を支持することで呼吸機能，視界の確保や嚥下を安全に行うことができる
- 車椅子駆動において，地面の状態による安全面を改善する

b．体幹
体幹を側方から支持することを推奨する．
姿勢調節としては，
- 体幹の安定性とアライメントについて骨盤を含め改善する
- 体幹の側方の動きを制御する

機能的な補助として，
- 体幹のコントロールは上肢の動きを容易にさせる
- 呼吸や食事，嚥下を改善する

c．股関節
殿部を側方から支持することを推奨する．
姿勢調節としては，
- 骨盤にかかる体重分散を改善する
- 骨盤の位置を改善する
- 骨盤のアライメントの調整を補助する

機能的な補助としては，
- より良いアライメントは持久性を向上させる
- 座位時間の延長

d．膝関節
膝を側方から支持することを推奨する．
姿勢調節としては，
- 下肢の外転角度の増加を減少させるようにア

ライメントを維持する
- 骨盤の位置を保持することで，下肢のニュートラルなアライメントを改善する
- 下肢のアライメントを維持する

機能的な補助としては，
- 骨盤の位置の改善
- 下肢のニュートラルなアライメントの維持

2. この患者は，すでに前胸部サポートを利用している。このコンポーネントは，どのような機能を提供するか？

解答
- 体幹が前方に傾かなければ，体幹と肩の前面によって体幹は支持されている
- 体幹が直立位で維持することを補助する
- 呼吸や食事，嚥下，また視野拡大のために頸部の位置を改善する
- 肩の動きは頭部の位置により良くなる

3. この患者のフットプレート上の足部ポジション の問題に対して，どのような改善策を推奨するか？

解答 踵のループや足首のストラップはフットプレートでの足のアライメントを制御する。

4. この患者に対して，どのようなタイプのシートクッションを推奨するか？ あなたの選択した考えの論理的根拠を示せ。

解答 オーダーメイドによる除圧クッションを推奨する。
その理由は，
- オーダーメイドによって個々の姿勢の調整が可能になる
- ニュートラルな骨盤の傾きを促すことで姿勢アライメントの制御を可能にする
- 接触面積を増加させることで圧迫による痛みを減少させ，安定した支持面をつくる
- 座位時間を増加させ，姿勢の安定性を増す
- 介護者が患者の姿勢を立て直すことを可能にする

文献

1. Troy, BS, et al: An analysis of work postures of manual wheelchair users in the office environment. J Rehabil Res Dev 34:151, 1997.
2. Curtis, KA, et al: Functional reach in wheelchair users: The effects of trunk and lower extremity stabilization. Arch Phys Med Rehabil 76:360, 1995.
3. Saftler, F, et al: Use of a positioning chair in conjunction with proper seating principles for a seating evaluation. Proceedings from ICCART, 1988.
4. Sprigle, S, et al: Reduction of sitting pressures with custom contoured cushions. J Rehabil Res Dev 27:135, 1990.
5. Sprigle, S, et al: Factors affecting seat contour characteristics. J Rehabil Res Dev 27:127, 1990.
6. Hobson, D: Comparative effects of posture and pressure distribution at the body-seat interface. Proceedings of the 12th Annual Conference of RESNA (Rehabilitation Engineering and Assistive Technology Society of North America), New Orleans, LA, June 25–30, 1989. RESNA Press, Washington, DC, 1989.
7. Sprigle, S, and Chung, K: The use of contoured foam to reduce seat interface pressures. Proceedings of the 12th Annual Conference of RESNA, New Orleans, LA, June 25–30, 1989. RESNA Press, Washington, DC, 1989.
8. Bergen, AF: A seat belt is a seat belt is a.... Assistive Technology 1:7, 1989.
9. Margolis, S, et al: The sub-ASIS bar: An effective approach to pelvic stabilization in seated position. Proceedings of the 8th Annual Conference of RESNA, Memphis, TN, June 24–28, 1985. RESNA Press, Washington, DC, 1985.
10. Bergen, AF, et al: Positioning for Function: Wheelchairs and Other Assistive Technologies. Valhalla Rehab, Valhalla, NY, 1990.
11. Butler, C: Effects of powered mobility on self-initiated behaviors of very young children with locomotor disability. Dev Med Child Neurol 28:325, 1986.
12. Butler, C, et al: Powered mobility for very young disabled children. Dev Med Child Neurol 25:472, 1983.
13. Lotto, W, and Milner, M: Evaluations and Development of Powered Mobility Aids for 2–5 Year Olds with Neuromuscular Disorders. Ontario Crippled Child Centre, Toronto, Ontario, 1983.
14. Trefler, E, et al: Selected Readings on Powered Mobility for Children and Adults with Severe Physical Disabilities. RESNA Press, Washington, DC, 1986.
15. Vaeger, H, et al: The effect of rear wheel camber in manual wheelchair propulsion. J Rehabil Res Dev 26:37, 1989.
16. Van der Woude, L, et al: Seat height in handrim wheelchair propulsion. J Rehabil Res Dev 26:31, 1989.
17. Brubaker, C: Wheelchair prescription: An analysis of factors that affect mobility and performance. J Rehabil Res Dev 23:19, 1986.
18. van der Linden, ML, et al: The effect of wheelchair handrim tube diameter on propulsion efficiency and force application. IEEE Trans Rehabil Eng 4:123, 1996.
19. Jackson, DL, et al: Electrodiagnostic study of carpal tunnel syndrome in wheelchair basketball players. Clin J Sport Med 6:27, 1996.
20. Lal, S: Premature degenerative shoulder changes in spinal cord injury patients. Spinal Cord 36:186, 1998.
21. Dozono, D, et al: Peripheral neuropathies in the upper extremities of paraplegic wheelchair marathon racers. Paraplegia 33:208, 1995.
22. Beaumont-White, S, and Ham, RO: Powered wheelchairs: Are we enabling or disabling? Prosthet Orthot Int 21:62, 1997.

参考文献

Axelson, P, et al: A Guide to Wheelchair Selection. Paralyzed Veterans of America, Washington, DC 1994.
Bertocci, GE, et al: Development of transportable wheelchair design criteria using computer crash simulation. IEEE Trans Rehabil Eng 4:171, 1996.
Brienza, DM, and Angelo, J: A force feedback joystick and control algorithm for wheelchair obstacle avoidance. Disabil Rehabil 18:123, 1996.
Brienza, DM, et al: Seat cushion design for elderly wheelchair users based on minimization of sift tissue deformation using stiffness and pressure measurements. IEEE Trans Rehabil Eng 4:320, 1996.
Brubaker, C: Wheelchair prescription: An analysis of factors that affect mobility and performance. J Rehabil Res Dev 223:19, 1986.
Butler, C: Effects of powered mobility on self-initiated behaviors of very young children with locomotor disability. Dev Med Child Neurol 28:325, 1986.
Cook, AM, and Hussey, SM: Assistive Technologies: Principles and Practice. Mosby, St. Louis, 1995.
Cooper, RA, et al: Braking electric-powered wheelchairs: Effect of braking method, seatbelt, and legrests. Arch Phys Med Rehabil 79:1244, 1998.

Cooper, RA, et al: Performance of selected lightweight wheelchairs on ANSI/RESNA tests. Arch Phys Med Rehabil 78:1138, 1997.

Enders, A, and Hall, M (eds): Assistive Technology Source Book, RESNA Press, Washington, DC, 1990.

Engstrom, B: Ergonomics Wheelchairs and Positioning. Posturalis, Hasselby, Sweden, 1993.

Furumasu, J (ed): Pediatric Powered Mobility: Developmental Perspectives, Technical Issues, Clinical Approaches. RESNA, Arlington, VA, 1997.

Gaal, RP, et al: Wheelchair rider injuries: Causes and consequences for wheelchair design and selection. J Rehabil Res Dev 34:58, 1997.

Hedman, G (ed): Seating Systems: The Therapists and Rehabilitation Engineering Team. Physical Therapy and Occupational Therapy in Pediatrics. American Physical Therapy Association 10:11, 1990.

Kernozek, TW, and Lewin, JE: Seat interface pressures of individuals with paraplegia: Influence of dynamic wheelchair locomotion compared with static seated measurements. Arch Phys Med Rehabil 79:313, 1998.

Kirby, RL, et al: Wheelchair stability and maneuverability: Effect of varying the horizontal and vertical position of a rear-antitip device. Arch Phys Med Rehabil 75:525, 1994.

Kirby, RL, et al: Wheelchair safety: Effect of locking or grasping the rear wheels during a rear tip. Arch Phys Med Rehabil 77:1266, 1996.

Papaioannou, G, et al: A methodological approach towards the design of a highly innovative wheelchair with enhanced safety, manoeuvrability and comfort. Technology and Health Care 7:39, 1999.

Parent, F, et al: The flexible contour backrest: A new design concept for wheelchairs. Asst Technol 10:94, 1998.

Padula, W: A Behavioral Vision Approach for Persons with Physical Disabilities. Optometric Extension Program, Santa Ana, CA, 1988.

Presperin, J: Seating systems: The therapist and rehabilitation engineering team. J Phys Ther Occup Ther Pediatrics Spring, 1990.

Rosenthal, MJ, et al: A wheelchair cushion designed to redistribute sites of sitting pressure. Arch Phys Med Rehabil 77:278, 1996.

Trefler, E. (ed): Seating and Mobility for Persons with Physical Disabilities. Therapy Skill Builders, Tucson, AZ, 1993.

Yoder, JD, et al: Initial results in the development of a guidance system for a powered wheelchair. IEEE Trans Rehabil Eng 4:143, 1996.

Zacharkow, D: Wheelchair Posture and Pressure Sores. Charles C Thomas, Springfield, IL, 1984.

Zacharkow, D: Posture: Sitting, Standing, Chair Design and Exercise. Charles C Thomas, Springfield, IL, 1988.

Zollars, JA: Special Seating: An Illustrated Guide. Otto Bock, Minneapolis, MN, 1996.

33

バイオフィードバック

Timothy L. Fagerson
David E. Krebs

概要

- 総論
  運動学習
  技術的限界
- バイオフィードバックに関する文献
- 神経筋再教育に対する EMG フィードバックの応用
  筋生理学：EMG 信号の発生源
  EMG バイオフィードバック機器と技術的仕様
  治療介入
- 運動学的（関節運動）フィードバック
  臨床応用
  構造
- 立位バランスフィードバック
- 力学的（動的力）フィードバック
  力学的フィードバック装置のタイプ
  技術的限界
  臨床応用
- 将来の研究に向けての新しい概念と領域

学習目標

1. バイオフィードバックテクニックの目的を述べる。
2. バイオフィードバックテクニックの背景にある運動学習の原理を述べる。
3. バイオフィードバック機器の技術的必要性やその限界を述べる。
4. 痙性筋群と麻痺筋群に対する筋電図バイオフィードバックテクニックの相違点を述べる。
5. 歩行訓練を目的とした運動学的および力学的バイオフィードバックテクニックの適用を述べる。
6. さまざまな障害を有する患者に対してバイオフィードバックの適用と学習を促通するために生じる問題を述べる。

　バイオフィードバックおよびその実践は，運動学習過程のなかでも最も重要な変数の1つと考えられている[1]。バイオフィードバックは，やや精巧な電子機器を介して生体内部の生物学的メカニズムに関する情報を患者に直接提供するフィードバックの特殊なかたちである。John Basmajian[2,p1]（筋電図 electromyogram〈EMG〉バイオフィードバックの父と呼ばれる）の言葉を引用すれば，**バイオフィードバック**とは「意思によらない，また感じることのできない事象を生体信号によって表示し，視覚的，聴覚的な信号のかたちで操作することで，生体内部の生物学的事象の正常および異常さについて明らかにするための機器（通常は電子機器）を利用する技術」のことである。伝統的には，バイオフィードバックに用いる生体信号は聴覚的あるいは視覚的なものである。最近では，触覚フィードバック機器（例えば，振動覚）が開発されているし，必要ならば，嗅覚および味覚に関するバイオフィードバック機器を開発することも可能である。身体的リハビリテーションでは，バイオフィードバックを利用することにより，患者に運動，筋活動，全身バランス，力，関節変位，皮膚温度，心拍，血圧など多くの生体情報を提供することができる。

　厳密にいえば，バイオフィードバックは患者自らのためのフィードバックということである。しかし，患

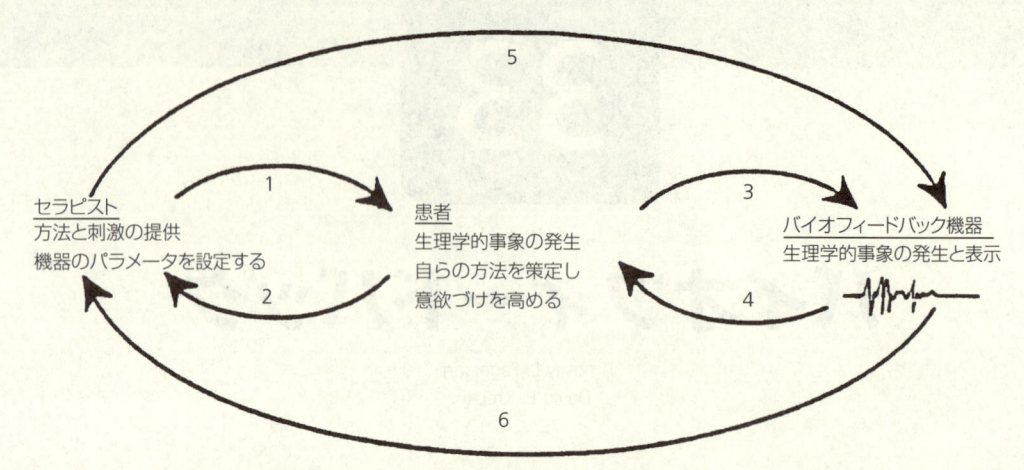

図33-1 バイオフィードバック治療のための Middaugh の理論的枠組み。バイオフィードバック過程には3つの基本的要素があることに注意されたい。セラピスト，患者，そしてバイオフィードバック機器である。セラピストは評価，機器のパラメータの設定，治療介入方法の開発，そして患者の教育・指導にかかわる。バイオフィードバック機器は発生した生理学的事象を記録・処理し，情報を表示する。患者は，バイオフィードバック信号を操作し，測定される生理学的メカニズムを変化させる。そして可及的に治療的利益に結びつける(Middaugh, SJ: Presidential address: On clinical efficacy: Why biofeedback does—and does not—work. Biofeedback & Self-Regulation 15: 204, 1990. より)

者にバイオフィードバックを提供するのと同様な機器を使って，リハビリテーションスタッフもまた，評価や臨床的意思決定，あるいは患者教育（例えば，筋活動や荷重量の監視手段として）[3]の補助手段としてたいへん有用な監視フィードバックの恩恵にもあずかっている。図33-1は，リハビリテーション過程のなかでのバイオフィードバック（その種類を問わず）の果たす役割に関する理論的枠組みを示している。

バイオフィードバックはおそらく，身体的リハビリテーションよりは精神的リハビリテーション領域の方でより活用されているかもしれない。このことは，この領域に関係あるいは関心を持つ専門職の最大組織の名前がそれを反映している。すなわち，応用精神生理学・バイオフィードバック協会 Association of Applied Psychophysiology and Biofeedback（AAPB）である。1997年，この組織発刊の機関誌は Biofeedback and Self-regulation から Applied Psychophysiology and Biofeedback へと名称を変更した。

筋活動，すなわち EMG バイオフィードバックは理学療法の臨床場面で最も活用されるものであるため，本章では主として EMG バイオフィードバックに焦点を絞ることにする。そのため，関節位置覚や力を使ったフィードバックは，ここではそれほど詳細に扱っていない。

総論

理学療法におけるバイオフィードバックの目標は，運動学習を促通することにより運動の遂行を改善することである。バイオフィードバックを正確かつ効果的に利用するには，セラピストは運動学習の原理やその機器の技術的限界を理解することが不可欠である。

運動学習

学生は運動制御に関する優れた文献を手に入れることができ，その多くは内容が充実しており，包括的である（例えば，Schmidt[1], Shumway-Cook and Woollacott[4]）ため，ここではこのことに関しては短く述べるにとどめたい。しかし，運動制御について述べた文献ではいまだ理論が統一されておらず，運動制御で異常を示す人々に対して行われた研究には限界もあり，すでに認められている他の領域との間に矛盾を生じる傾向にあることも否定できない。したがって，運動制御には**固有感覚**[*1]をはじめとして外界からの情報が不可欠であるということが受け入れられているにもかかわらず[5]，これらの情報がどのように処理されるかは現在でもわかっていない。そのため，固有感覚路に代わる手段としてバイオフィードバックを非論理的に再考する試みが生まれたが，これは高度な非常に複雑な人体の制御システムとの間で誤解をまねきかねないとされた。

バイオフィードバックテクニックでは行動の正の強化，すなわち応報モデルが使われる。簡潔に述べれば，

[*1]注：固有感覚とは運動を制御するのに不可欠な筋や骨格の機械的受容器を利用した内的フィードバック過程のことである[5]。

患者が適切な運動行動を生じる際には，彼らはプラス方向に強化される。聴覚・視覚的刺激，それに他の非言語的情報は，通常セラピストのコメントに比べより速くかつ正確である。他の介入と異なり，運動行動における望ましい方向への微妙な変化の遂行を強化できることであり，これによりリハビリテーション過程を促進することが可能である。行動学習的に表現すれば，セラピストは運動行動を促し，目標行動あるいは機能的帰結に患者を継続的に到達させることを強化するためにバイオフィードバック信号を利用する[6]。

患者が生体信号を制御することに成功した場合，セラピストはその背景となっている運動行動に関連づけ，期待される効果を生み出すように再構築しなければならない。もちろん，すでに学習・習得した行動を強化することは無益であるので，運動スキルの進歩にともない課題の難易度を高めたりして，機器の閾値を頻繁にチェックすべきである。

Schmidt[1,p246]は，**運動学習**を「応答能力を相対的に永続的な変化へと導く，実践あるいは経験と関係した一連の過程」と定義している。真に学習と定義するのは，運動遂行あるいは応答能力における永続な変化である。運動学習に影響を及ぼす4つの主たる要因が特定されている。すなわち，①学習者の段階，②課題の種類，③フィードバック，そして④実践である[7]。フィードバックと実践は，そのなかで最も重要なものと考えられている[1,6,8]。

フィードバックには，内在的あるいは外在的がある。内在的フィードバックは身体内部のフィードバックメカニズムであり，これには視覚，聴覚，前庭，および固有感覚信号を利用する。外在的フィードバックは外界源（例えば，バイオフィードバックあるいは理学療法士の言葉による注解，説明）を利用したフィードバックであり，内在的フィードバックを増大する。なお，外在的フィードバックには2つの型がある。**結果の知識 knowledge of results（KR）と遂行（パフォーマンス）の知識 knowledge of performance（KP）**である。KRは課題遂行の後に与えられるフィードバックで，課題の最終結果に関係する（例えば，25％の部分荷重歩行が維持されたかどうか）。KPは課題遂行の途中あるいは後に与えられるフィードバックで，いかに課題が遂行されたかに関係する（例えば，「術側下肢の足部を2本の杖の間に置きなさい」）。課題遂行途中に持続的に与えられるバイオフィードバックはKPフィードバックである（例えば，EMGバイオフィードバックを課題遂行と併用）。課題結果に関して与えられるバイオフィードバックはKRフィードバックである（例えば，過大な荷重が与えられる危険性のあるとき，これをチェックする荷重モニタ）。なお，運動制御や運動学習に関しての詳細は第13章を参照のこと。

▼ 生理学的フィードバック

最速の皮質性フィードバック回路（すなわち，環境要因における変化を考慮できる場合のフィードバック回路）では，その潜時は100～200 msである[9]。例えば，音階による急速なパッセージ（楽節）を演奏する際，ピアニストはおそらく視覚あるいは聴覚的フィードバックに依存することはないだろう。もしそのことにミスをするとしたら，演奏ではミスが生じたと意識する前にいくつかの音色がつくり出されるだろう。楽節を引き続き正確に継続して演奏していくには，運動事象に先立つ前企画が必要となる。この前企画はフィードフォーワードあるいは**開ループ制御**と呼ばれる。

歩行にも，この一連の企画された運動が必要となる。もしこれに破綻が生じた場合，「ミス」というフィードバックのみが働き，その結果，確実なステップは影響されるだろう。正常な歩行率では，1秒にほぼ1回の歩行周期が出現する。例えば，足関節背屈筋群は踵接地から足底接地期までの60 msの間に，足部の落下，すなわち，フット・スラップを防止している。したがって，足関節背屈筋群からのEMGフィードバックを利用して片麻痺患者の歩行パターンを改善しようと試みるセラピストは，患者にそれぞれの歩行周期内における不適切な足関節背屈筋群の運動単位活動を矯正することを，決して求めてはいけない。患者は，次の歩行周期の間にその情報を利用していくべきで，この場合，情報とは，単に過ぎ去った歩行周期におけるEMG活動は不適切なものであったというものである。セラピストと患者は踵接地を確実にするという予測のもと，足関節背屈筋群の運動単位活動を増加させるために，神経生理学的方法の矯正を決定しなければならない。

▼ リハビリテーションにおけるバイオフィードバック

バイオフィードバックを利用する際，患者は①生体信号と望ましい機能的課題との関係を理解し，②バイオフィードバック信号を制御する練習を行い，③機能的課題をマスターし，もはや患者自身がバイオフィードバックの助けを必要としなくてもそれが可能となるまで行う。したがって，バイオフィードバックテクニックでは患者に対して最初の段階では，持続的な外的フィードバックを利用して運動スキルが十分に発達し，最終的に開ループ制御（ここでは中断，つまりフィードバックは利用されない）が完成していくまで少なくとも**閉ループ制御**（図33-2）を利用することになる[*2]。

Winstein[7]やその他の研究者[10～12]は，開ループと閉ループによるそれぞれの学習を組み合わせたスケ

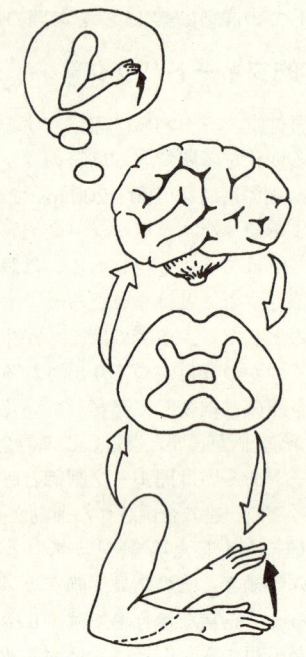

図 33-2　シェーマで示した閉ループ運動学習理論

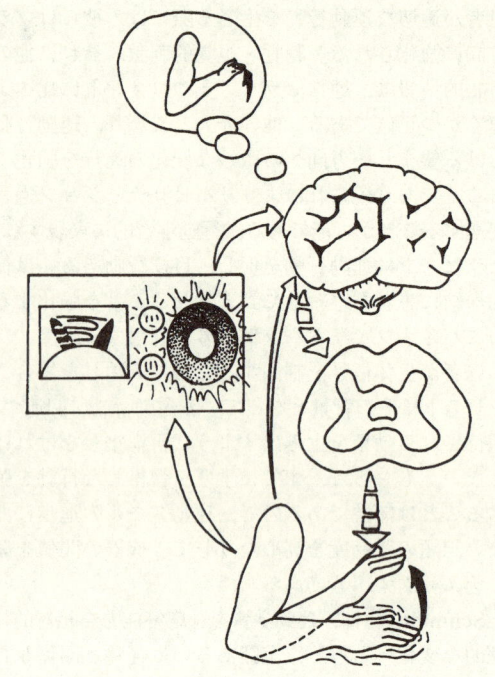

図 33-3　異常なフィードバックループは，正常な運動制御を阻害する

ジュール・フィードバックと呼ばれるものが，古典的閉ループに基づくバイオフィードバックに比べてより効果的であることを示した。スケジュール・フィードバックでは，対象者は最初フィードバックを利用してそれぞれの課題訓練を行い，次いでフィードバックを利用することなく課題遂行訓練を練習時間を増加させながら行っていく。スケジュール・フィードバックでは対象者が正常である内的フィードバックメカニズムの利用をより助け，逆に相対的に不自然である持続的なバイオフィードバックに依存することを減らしていくことは明白である。

伝統的な神経筋再教育は，患者が以前習得したスキルを回復するためにその助けとなる注解や解説（フィードバック）を与えるということに焦点を当てている。したがってセラピストの仕事はしばしば，これらのスキルを回復するために必要なその背景にある運動プログラムやバイオメカニクス的なシェーマ〔訳注：シェーマとは世界を認知したり外界に働きかけたりする土台となる内的な枠組みのこと〕に患者の意識を集中させることである（すなわち KP フィードバック）。例えば半月板切除後，患者にとって下肢伸展挙上 straight leg raising（SLR）が不可能な場合，歩行訓練は困難をきたす

*[2]注：読者は，ここでは運動制御理論を生理学的に検証するためでなく，単に学習を助けるために極端に単純化した開ループ制御と閉ループ制御間の見解の相違が述べられていることに注意すべきである。

かもしれないため，このようなときにはセラピストは，大腿四頭筋のセッティングを処方することが多い。大腿四頭筋セッティングを補助するバイオフィードバックは患者の情報処理過程を改善し，半月板切除により抑制されている正常なフィードバックを補いながら，電気的フィードバックによって膝関節あるいは大腿四頭筋からの固有感覚情報を増大させることによってより迅速なリハビリテーションを可能とする[13,14]。図 33-3，33-4 に図式化したように患者の固有感覚やその他の生理学的メカニズムは障害され，その結果，正常な運動制御や運動スキルの学習は制限されるようになる。

実際のところ，ほとんどのバイオフィードバックテクニックは，理学療法士によって患者に指示が与えられるという点で KP フィードバックである。KP フィードバックは重要であるが，KR フィードバックとの比較研究で，KR フィードバックの方が学習課題の保持という点では優れていることが判明している[15]。

最近では，バイオフィードバックの適用は筋のアンバランスや運動制御の細かな調整に向けられている。例えば，大腿四頭筋に対する関心は，内側広筋斜走線維の筋バランス，すなわち，単なる粗大筋力ではなく内側広筋斜走線維と外側広筋との比率 vastus medialis oblique : vastus lateralis（VMO : VL）に向けられている（図 33-5）[16]。

バイオフィードバックは，セラピストが患者に運動プログラムやバイオメカニクス的なシェーマについて

第33章　バイオフィードバック

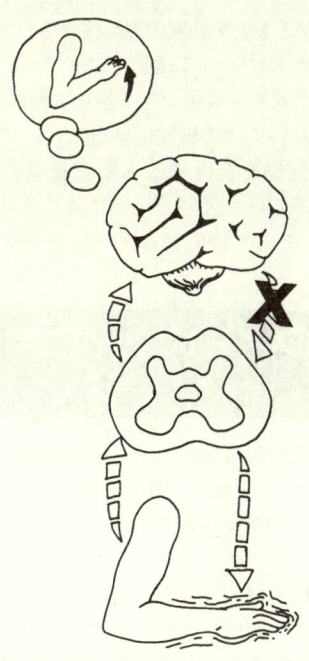

図 33-4　バイオフィードバックによって増加された異常なフィードバックループ

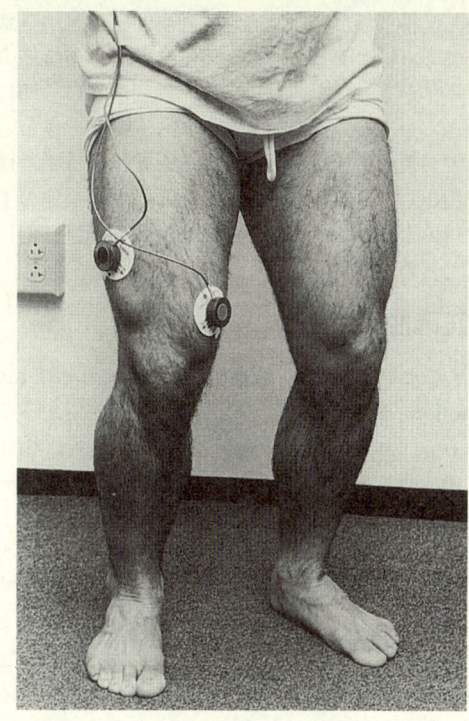

図 33-5　膝を 1/3 屈曲した状態で，VMO：VL トレーニングのために設定された EMG バイオフィードバック電極（NeuroDyne Medical Corp., Newton, MA. による）

自らのメッセージを伝えることを補助するために利用する1つの技術にすぎない。バイオフィードバックはリハビリテーション過程を，以下の点から補助する。

1. 患者にとって達成すべき明確な治療帰結あるいは目標を提供する。
2. セラピストや患者が望ましい帰結や目標に到達するために運動パターンを生じるさまざまな方法（過程）を経験することを可能とする。
3. 適切な運動行動を強化する。
4. 過程志向的で，時期に応じた，そして正確な患者の努力に基づいた KP あるいは KR を提供する。

バイオフィードバック信号に注意をはらうことによって，患者は「ループを閉じる」ことができる。患者の一部にはバイオフィードバックの使用によって動機づけが高まることがあるが，これは彼らが機器は正確なものと知っているからである。したがって，セラピストと患者はともにバイオフィードバック信号の意味をよく理解し，そのうえで適切な目標を設定することが不可欠である。

セラピストは，患者に対して機器信号がどのようなもので，そして何が成功へと導く要因なのかを説明することが必要である。機器は，望ましい運動行動に反応する聴覚あるいは視覚的フィードバックを提供できるように設定すべきである。例えば，痙縮を有する拮抗筋群をモニタする場合，患者には EMG 活動を減らすように指示する。バイオフィードバック装置は，この治療帰結の到達レベルを光で示すようセットする。

また代わりに**電気角度計（エレクトロゴニオメーター）** electrogoniometer（el-gon）を利用し，関節が適切な方向へと動いた際ブザー音の大きさによって知らせるようにしてもよい。

つまり，バイオフィードバックテクニックは，他の方法では得がたい生体信号に関する精緻な情報によって患者の感覚バイオフィードバックメカニズムを補い増加させるために利用されるものである。陽性強化とは，効果をもたらす学習モデルである。

技術的限界

バイオフィードバックの特徴は，その情報源である（すなわち，別のいい方では検知されない生理学的メカニズム）。しかしフィードバックは，運動学習を促進するうえでその情報源と直接的に関連し，正確かつ迅速でなくてはならない。もしこれら3つの要素のいずれかでも欠けると，伝統的な言葉によるフィードバックは確かにより便利なものではあるが，それはただ有効というだけのものにすぎない。

▼ 直接的関連性

有効な情報は，望ましい運動効果にとって不可欠である。情報は多すぎても，あるいは少なすぎてもいけ

1107

ないし，得られた情報は運動行動へ即座に適用されるべきである．セラピストは口頭で主動筋や拮抗筋の部位を示すかもしれないし，また，患者が筋を適切に利用できているという感触をセラピストが示そうとしても，どの運動単位が賦活しているかを伝える手段はない．EMGバイオフィードバックは，患者が他の手段では得ることのできない運動単位活動性に直接的に関連した情報を提供することができる．

▼ 正確性

多くのセラピストは，直接的に力や関節可動域 range of motion（ROM）を測定できる装置を使用することを好む．これらのセラピストは，EMG信号が情報として十分価値あるものだとか，あるいは真のフィードバックプロセスを構成するうえで十分洗練されたものであるとは考えていないし，そしてまたEMGは実際の結果（例えば，肢体変位やトルク）を適切に反映したものでないと考えている．バイオフィードバックを最大限利用するには，われわれは，装置の形態や使用方法により，信頼性のある，また正確な情報を得ることができるという確信を持つべきである．

▼ 情報の速さ

フィードバックは，利用するうえで適時なものでなければならない．フィードバックを適用する際，運動は前述のとおり必然的に閉ループである．

体内部位に由来するあるいは生成される**内因性**の生理学的潜時に加えて，たいていのEMGバイオフィードバック機器は出力信号をさらに遅くできる積分器（インテグレーター）やアベレージャー［訳注：積分器とは入力波形を時間について積分した波形を出力するシステム．抵抗，コンデンサで構成され，アナログ信号からデジタル信号への変換，アナログ計算に使用する．アベレージャーもデータを平均化したりするもので，同じような用途で使用される］が内蔵されている．さらに，すべてのEMGプロセッサでは，信号増幅機やオーディオスピーカーや視覚計器に変換すると電気事象が遅れる．市販されているEMGフィードバック機器の多くは信号が耳や眼に到達するまでに50～100 msの遅延が生じるし，患者の神経回路内ではさらなる遅延が起こることが判明している．

つまり，患者へ還元される情報は，治療へ応用する際には正確であり，かつそれと直接的に関連し，また時宜を得たものであることが必要である．セラピストは，患者にとって最も意味ある情報を提供できる機器や装置を選択するべきである．例えば，市販のEMG機器でも，モニタされる運動行動が少なくとも0.5秒間なら時宜を得たフィードバックを提供することができる．したがって，5秒間の等尺性収縮のフィードバックの場合，患者にとって運動プログラムに適応し，適用される運動戦略を変更できる適切な時間が得られる．それゆえ，たいていの機能的活動では，フィードバックは将来の運動を企画するKRを提供するうえでエラー信号（あるいは課題が正確に遂行されるなら正確性の基準[17]）として機能する．

バイオフィードバックに関する文献

論文の発表が最も多かった1980年代の初め以降，バイオフィードバックに関するPsychLitやMedlineデータベースの論文は次第に減少してきている[18]．これは，バイオフィードバックがもはや治療手段でなく包括的介入の一部としてとらえられている傾向を示唆している．この傾向は，バイオフィードバックをその他のアプローチと比較した場合，多くの研究の失敗から学び，有意義な相違点をみいだす方向へと変革しているようである．しかし，これはまた，研究デザインの欠陥やバイオフィードバックにより達成できるものへの非現実的な期待としばしば関係している[19]．

バイオフィードバックに関する10,000編以上の専門的論文[2]のなかで，300編以上の論文が身体的リハビリテーションに関するものであった[20]．事実，脳卒中後の患者のリハビリテーションにおけるEMGバイオフィードバックの利用に関する論文では，1966年から1991年までにバイオフィードバックと脳卒中の項目だけで124編の論文が引用されている[21]．

適切な研究によりバイオフィードバックが確立され，これが経験的治療でないことを立証するために不可欠な診断リストをAAPBが提供している．このリストには，不安障害，喘息，注意欠損多動性障害，糖尿病，頭痛（偏頭痛，緊張性頭痛），不眠症，微細脳損傷，運動疾患，筋・筋膜性疼痛，Raynaud障害，神経筋系リハビリテーション，関節リウマチ性疼痛，そして顎関節症候群が含まれる．

バイオフィードバックが有効であると主張するために不可欠な診断リストの妥当性を検証することは本章の範囲を越えるが，本章をより理解するため，身体的リハビリテーションにおける現在のバイオフィードバック適用の広範な領域を示す参考文献を章末に掲載した．さらに，優れた世界的規模のウェブサイトがAAPBと欧州バイオフィードバック協会 Biofeedback Society of Europe（BSE）によって維持・管理されている．

第33章 バイオフィードバック

神経筋再教育に対する EMG フィードバックの応用

心臓に心電図 electrocardiography（ECG）が適用されているように，骨格筋活動には表面 EMG（sEMG）が有益であろう。基本的な EMG フィードバック装置には 1 個のアースと 2 個の表面電極，アンプリファイヤー（増幅器），スピーカーそしてビデオディスプレイが含まれる。EMG 信号（これは V の 100 万分の 1 単位のオーダーで，あるいは μV で表出される）は，皮膚をはじめ電極ペースト，電極，ワイヤなどを介して筋からアンプリファイヤーへと伝達される。機器はきわめて複雑であり，これをうまく使いこなすには，EMG 信号の特性を正しく理解することが必要である。

この項では，EMG 信号の発生源が簡単にレビューされ，その手順がモニタリング装置を通して患者から発生し，そしてエラーを修正するために最終的に患者へ戻る経過を順に追って説明している。第 9 章も参照のこと。

筋生理学：EMG 信号の発生源

中枢神経が活動を生じるためには，その意向を電気信号として発射し，その信号が脊髄を下降した後，脊髄前角細胞から発射される。運動神経は脱分極し，それにより発生した電気信号は毎秒 40〜60 m の速さで筋へと伝達される。運動単位は，定義によれば前角細胞，それから伸びる神経線維，そして神経線維が支配するすべての筋線維であるので，どれだけ多くの筋が賦活されるかは神経線維にかかわる運動単位領域の大きさ（すなわち，脊髄前角細胞とその軸索によって支配される筋線維の数）によって規定される。

発射の後，すべての神経終末枝において活動電位により神経筋接合部に衝撃が生じる。神経の遠位最端にはアセチルコリンが含まれ，これはシナプス間を越えて発散する。アセチルコリン受容体は第 2 番目の活動電位を今度は筋線維を取り巻く筋細胞膜 sarcolemma（ギリシャ語で sarcos＝肉，lemma＝鞘の意味），すなわち筋線維の包被に生じる。筋細胞膜の脱分極，すなわち活動電位の発生は，神経活動電位伝播に比べより遅く伝導する。EMG 装置はこの筋細胞膜の脱分極を記録する。しかし，筋張力は記録できない。電気的興奮が筋を介して伝わった後，活動電位はカルシウムイオンの貯蔵箇所に到達する。電気的脱分極がこの貯蔵箇所に到達し，機械的事象が発生すべくカルシウムの放出が起こったときにかぎり筋収縮が生じる。常時ではないが，通常，筋の電気的活動電位により筋によって緊張（力）を生じることがある[22,23]。

EMG フィードバックでは，表面電極が最もよく使用される。表面電極では，その下面に発生するすべての電位が合算，加重される。したがって，観察された EMG 活動での増加は，より多くの筋細胞からの発射によるものか，あるいはまた電極のズレ変化に起因するものである。表面電極による加重は正確な信号源を特定することができない。EMG 活動は電極下にある筋からの直接的なものか，あるいはまた，それから離れた筋からのものかである。さらに，EMG 信号の増加は患者によって小さな運動単位賦活がより速く増加するかどうか，あるいは多数の運動単位が興奮するかどうかによって決まる。

例えば，EMG を使用して実施するときのように筋の電気活動を測定することは，筋緊張を測定することと同じでないということを，以下を読み始める前に理解すべきである。バイオフィードバックを理解するための重要な点は，EMG 信号が筋の機械的活動の前，そしてときには筋の機械的活動とは独立して生じるため，盲目的に EMG 出力を信用すると思わぬ落とし穴がある，ということである。

EMG バイオフィードバック機器と技術的仕様

EMG バイオフィードバック装置の心臓部は，スピーカーと付設された計器を備えた非常に繊細な**ボルトメータ**である。どのようなボルトメータとも同様に，EMG 機器では 1 つの電極ともう一方の電極との間に電位差が生じたときに限って電気信号を感知する。機器・装置の一方の電極は，活動を記録するためにもう一方の電極に対して陰極でなければならない。電気信号が感知された後，たいていのバイオフィードバック機器は＋と－のインパルスが整流されるように信号を調整する（機器自体が信号の絶対的振幅を探す）。そして，筋の電気出力に存在する正常な減衰を小さくするためにディスプレイ前に信号を平滑化（フィルタ）する（信号の調整についての詳細は第 9 章参照）。したがって，筋の電気的事象がその機械的収縮以前に生じても，EMG 機器がフィードバック信号を生じるまでにはこの機械的事象は終了する。機器の出力は主に，使用する電極，**入力インピーダンス**，**同相除去比** common mode rejection ratio（CMRR），広帯域，増幅率（ゲイン），ノイズレベル，それに非筋電図的アーチファクトへの対処能力による。これらの特徴は，機器を選択する場合や EMG 装置を購入する前に考慮すべきである。この情報は，特別な機器・装置上に出典とともに仕様の項でリストアップされている。

▼ 電極

EMG 活動は針電極，すなわち細いワイヤ電極，あるいは表面電極を使用することで検知することができる。針電極が単一筋における活動を検知する能力でより特異的であるが，その記録の再現性という点では表面電極に比べると劣る。針電極の設置手順は侵襲的ではあるが，表面電極ほど筋全体の活動（したがってその機能）を反映するものではない。

表面電極（関電極または不関電極）は通常，直径 0.5～1 cm の金属板あるいは金属棒である。関電極は不関電極より優先されると一般的には考えられている。関電極にはその覆いの中に筋からの信号を増幅するのに必要な電子装置が備わっている。皮膚表面で信号を増幅することは，信号がバイオフィードバック機器へ伝達される際，拾うアーチファクトを無効にする。言い換えれば，電極から離れる信号が，そのとき拾うアーチファクトがそれほど意味を持たなくなるように大きな電位を持つことを意味する。

多くの専門家は，電極間距離（例えば 1 cm）は固定する方が好ましいという点で一致している。固定距離の関電極では通常，2～3 cm の電極間距離で，直径 1 cm の金属板あるいは 1 cm の長さの金属棒を用いる。大きな電極間距離あるいはより大きなサイズの電極が必要な場合は，電極を短いリード線を介してプレアンプリファイヤー（前増幅器）に取り付ける。これにより，その発生源近くで信号増幅が可能となる[24]。

電極サイズは，基本的に使用される機器・装置の性能に基づいて選択される。一般的に電極は小さいほどよい。これら小さな電極では容量産生のアーチファクトの伝達はかなり小さく，また，電極が大きくなると配置部位が限定されてうまく配置できなくなるので，電極が小さいほど電極部位のより幅広い選択が可能となるわけである。しかし，インピーダンスは電極の大きさに反比例するので，アンプリファイヤーが高い入力インピーダンスを持たないかぎりは，小さな電極では信号アーチファクトを生じるかもしれない。タイプの異なる表面電極を，図 33-6 に示す。

皮膚に電極を装着する方法は数多くある。最新の電極でみられるものはほとんど，自己粘着式カラー，粘着テープ，ゴム製あるいは弾力性のバンド，非弾力性のフックつきファスナー，バネ式クリップ，粘着性電極用ペースト，あるいはこれらの組み合わせである。いずれにしても，電極が皮膚にしっかりと装着することが肝要である。電極用ペーストは，電極と皮膚との間の抵抗を減少するゼリーである。多くの最新型のバイオフィードバックユニットは，電極ペーストすなわちゼリーを必要としない（いわゆる乾型電極）が，こ

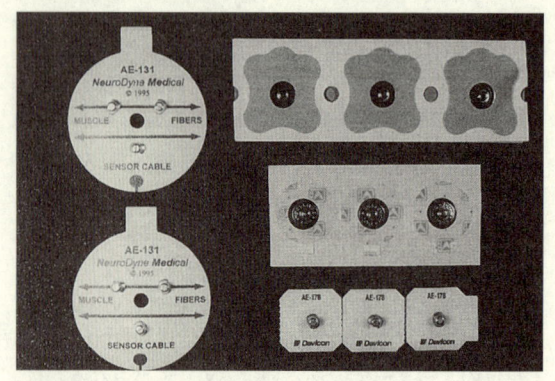

図 33-6 異なるサイズおよび形状の電極（NeuroDyne Medical Corp., Newton, MA. による）

れは，これらの機器では非常に高い入力インピーダンス（インピーダンスについては，この後で詳しく述べる）を持つか，または関電極を使用するからである。しかしこの場合，利用者にペースト適用を注意深くさせるのでペーストは電極を覆うだけに終わってしまう。電極ペーストが多すぎると周囲をぬらしてしまい，またみせかけの EMG 信号に影響を及ぼし，2 つの電極間にショートを起こすこともある。電極は筋腹の中心は避け，筋線維と平行に配置すべきであろう（たいていの運動終板点は筋腹の中心にあることがわかっている）。運動点にまたがることは，EMG バイオフィードバックでは避けるべきである。

▼ 入力インピーダンス

オームの法則は，抵抗（インピーダンス）が電圧と反比例することを示している。筋線維レベルでは，筋の活動電位は数千分の 1 の大きさの電圧である。合算された電流は抵抗を持つ皮下組織を介して流れ，電圧をときには 100 倍も減ずる。したがって，筋線維レベルでの信号が介入組織の少ない他の筋からの信号と同程度であったとしても，平均より脂肪組織の量が多い身体部位からの EMG 信号は，正常に比べ小さく出現する。事実，骨や萎縮性組織，壊死組織，あるいは特に脂性の皮膚をはじめとする介入組織は筋の電気信号に抵抗する。皮膚抵抗は固有組織を除き，脂肪で変化し，その他の組織ではおそらく一定なので，皮膚抵抗のみが典型的に問題となる。

EMG 機器のインピーダンスが皮膚抵抗に比べきわめて大きな場合，皮膚抵抗は相対的には小さなものとなり，バイオフィードバック信号は筋の EMG 活動をより的確に反映するようになる。親指の法則に従えば，EMG 機器には 2 つの電極間で測定した入力インピーダンスに比べ，少なくとも 1,000 倍の入力インピーダンスが存在する。皮膚抵抗は 10,000 Ω と高いものであ

る。わずか数メガΩの入力インピーダンスの EMG 機器では治療に先立ち皮膚の準備が必要となるが，それに対して数百メガΩあるいはギガΩ［訳注：メガΩは 10^6（100 万）Ω，ギガΩは 10^9（10 億）Ωを意味する］の入力インピーダンスの機器では，この皮膚の準備は不要である（乾型電極）。皮膚に表面電極装着後，**オームメーター**によって簡単に皮膚抵抗を測定できる。皮膚表面から壊死組織を除去し，あるいは余分な脂を取り除く一般的，標準的で注意深い皮膚の準備により，皮膚抵抗の高い入力インピーダンス（少なくとも 100 メガΩ）を備えた最新機器では，対応できるレベルである 1,000Ωあるいはそれ以下にまで減ずることが可能である。

電極の大きさもまた，アンプによってみられる実際の抵抗を変化させる。大きな電極の抵抗は小さい。針電極では最も大きな抵抗が生じるが，これはその表面積が非常に小さいためである。電極を変更することは EMG 信号のみせかけの変化を引き起こすが，セラピストはこれがアーチファクトであることを認識すべきである。

▼ 同相除去比（CMRR）

最新の EMG 機器（図 33-7）では，1 つの関電極ともう一方の関電極とを比較した場合，ほとんどといってよいほど差動アンプリファイヤーを使用している。優れた EMG 機器におけるアース電極は，患者のほとんどの身体部位に設置できる。電位差が筋から両方の電極にほぼ同時に生じた場合，電極間の差異は記録されず，機器は活動変化を反映しないだろう。したがって，セラピストは EMG 信号がまず 1 つの関電極に達して，その後もう一方の関電極に達する可能性を最大にする電極配置を選択すべきである。

この差動記録システムの利点は，無関係の電位差を除去することである（図 33-8）。そのことを認識することはないかもしれないが，患者の皮膚は照明やモーター，それに空気中を伝わる電流を生じるその他の装置など非常に多くの電位差を受け，皮膚上での記録に影響を及ぼしている。他の筋（例えば，心臓）もまた電位差を生じる。これら発生源からの電気が同時に電極に到達した場合，高度な CMRR 機能を持つ差動アンプリファイヤーは，これらの人工的な信号を除去する。

照明やその他の異なる発生源からの電位差は常に同時に 2 つの皮膚電極に到達するため，室内電流（60 Hz）干渉はしばしば小さい。しかし心筋活動は，電極が胸部や上背部，心臓付近にある場合，しばしば問題となる。バイオフィードバック信号のうち一定に変動する信号の存在は，モニタされる筋に関係なく電極を

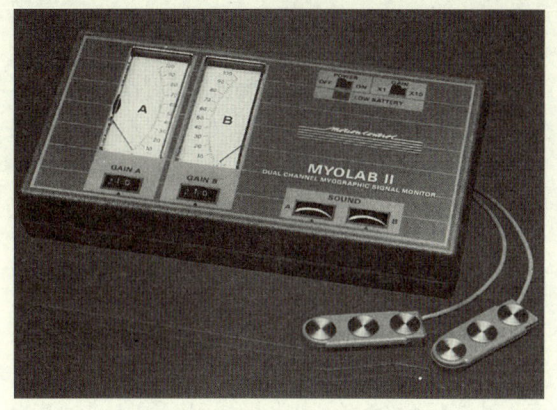

図 33-7 神経筋再教育用の市販のバイオフィードバック機器における電極/プレアンプリファイヤーの組み合わせ（Motion Control, Salt Lake City, UT. による）

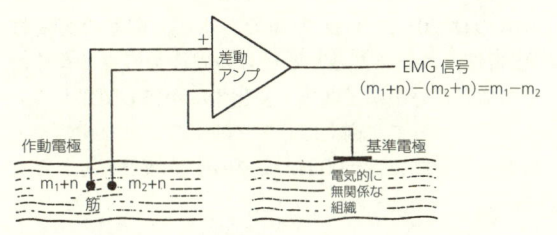

図 33-8 異なるアンプリファイヤーのシステムプログラムの設定図。EMG 信号は m，ノイズは n で表示してある（CJ De Luca: Surface electromyography: Detection and recording, www.delsys.com,1997. より）

EMG 波の進行に対して直角に配置すべきことを示唆している。そうすると EMG 信号は 2 つの電極にそれぞれ到達する。その代わりに，100〜200 Hz の広帯域フィルタ（広帯域の項を参照）は心筋アーチファクトを除去するが，これはこの広帯域の EMG 信号も減ずる。

電子的な同相除去は完全ではない。60 Hz の信号が治療を妨害するなら，室内照明を消すか，付近の渦流浴装置やジアテルミー機器がその原因かどうかを特定する。同じ電気回路のアースされていない EMG バイオフィードバック機器のような機器・装置の操作をすることは，ときに EMG の記録を邪魔することがある。EMG 機器がバッテリーで操作することができない場合，アースされていない機器の電源を切るか，その他の機器・装置から別個に EMG 端子を取り付けるようにするとよい。

入力インピーダンスの場合と同様，CMRR は大きいほどよい。CMRR は少なくとも 100 dB（デシベル）［訳注：音量の単位。デシベルとは音圧レベルの場合，人間の耳に感じる最小の 1 kHz の音の音圧を 20 倍した数値で表す］はあるべきである。もしモニタされている筋が特に弱く，そしてほんの数 μV しか発生できない場合は，

大きな増幅率（ゲイン）が必要となる。大きなゲインは，残念ながら同時にアーチファクトも増幅する。したがって，大きな CMRR は神経筋再教育で一般的な低い筋電気信号に対してバイオフィードバックを利用する際に特に必要となる。

▼ 広帯域

広帯域は，EMG 機器で検知される最も低い周波数と最も高い周波数との間の差異である。ステレオプレイヤーの音色調節の場合のソプラノ（高周波数）とバス（低周波数）の高低設定を考えてみよう。一部のステレオプレイヤーは，他と比べて広帯域はより広い（普通は低音域が広い）。同様に，EMG アンプリファイヤーはその広帯域に応じてさまざまである。

運動学的な表面 EMG 記録装置の広帯域のほとんどのものは 20～300 Hz の間であるが，機器の感受性（広帯域）はモニタされる信号の周波数のみでなく，その信号がいかにすばやく変化するかにも関係している。したがって，例えばピアノ演奏のようなすばやい瞬間的な運動には 500 Hz までの広帯域が不可欠となる。

▼ ノイズレベル

ノイズは，望ましい信号とともに拾われる不必要な電気信号である。一般的に，ノイズは低いほどよい。もし機器・装置のノイズレベルが $5\mu V$ としたら $4\mu V$ の筋収縮は機器内で消滅するだろう。高い性能の電子部品を装備した最新の機器は，$2\mu V$ あるいはそれ以下の許容範囲のノイズレベルを有する。ノイズレベルは通常，機器の仕様書に特記事項あるいは解決法として記載されている。

▼ ゲイン

ゲインは，入力信号をどれだけ増幅できるかというバイオフィードバック機器の性能である（すなわち，アンプリファイヤーの感度）。表面 EMG では，筋から検知される小さな電位を認識できる視覚あるいは聴覚出力信号に表示するために高いゲインが要求される。

▼ その他のアーチファクト

アーチファクト，すなわち人工的な雑音は多くの発生源に由来するが，EMG バイオフィードバックで最も一般的なアーチファクトは，容量産生性および運動性のものである。

容量産生性のアーチファクトは，近隣の筋からの信号が表面電極によってうっかり拾われたとき生じる。最も簡単な解決策は，関電極をもう一方の電極にできるだけ近づけることである。セラピストは運動の際，疑わしい筋を触診するとよいが，腱や筋腹はただ単に他動的伸張するだけで簡単に緊張することを肝に銘じておくべきである。より優れた解決法は，別のチャネルを利用して妨害している筋活動をモニタするために第 2 の電極一式を使用することである[25]。

例えば，片麻痺患者において上腕三頭筋の EMG 振幅を高めることによって肘伸展を改善する治療の際，セラピストは痙性上腕二頭筋が収縮し，肘は伸展しないままかもしれないことを認識しておくべきであろう。このケースの場合，バイオフィードバック装置によって記録される EMG における増加は痙性上腕二頭筋活動の結果かもしれないし，逆に考えるとそれがどうして肘を伸展することが困難であるかを説明してくれる。したがって，解決策は EMG バイオフィードバックを利用して上腕二頭筋をまず弛緩させ，次いで上腕三頭筋の活動を促通することである。

下位運動ニューロン障害によって生じた麻痺筋のある患者では，ときとして同様の誤った方法を利用することがある。麻痺筋（例えば，腓骨神経麻痺に起因する麻痺）は活動する運動単位が非常に少ないので，低い EMG 信号はおそらく 0～10 μV の EMG スケールで大きく増幅されなければならないだろう。このように高いゲインでのバイオフィードバック機器の利用によって，セラピストはいかなる大きさの運動単位活動でも実践的に認識することができる。しかし残念なことに，患者は「麻痺した自分の筋が活動している」ことを示すために歯を食いしばったり，四肢を同時収縮させたりして，しばしばセラピストを喜ばそうと試みることがある。そうすれば，彼らはバイオフィードバック機器の反応を高めるのに成功するだろうが，しかしこの場合，バイオフィードバックは機能的に不適切な運動行動を強化することになる。したがって，フィードバックが有効であると確信するのはセラピストの責任である。

多くの患者はバイオフィードバックの経験の豊富な理学療法士を希望するが，これは担当医師によれば「患者は筋の EMG を高めることはできても，機能的な活動を得るに至らない」からである。問題の核心は，実際には常に容量産生性の EMG アーチファクトにある。既述したように，EMG 信号を高めるため患者に使用する戦略を理解させるには，四肢のすべての筋をモニタする多チャネルバイオフィードバックが使用される。治療の目標は拮抗筋の抑制と動筋の促通である。患者によっては，今までのバイオフィードバック（それは実際アーチファクトフィードバックにすぎない！）の影響をなくすのに 3 つあるいは 4 つの治療セッションが必要となる。

運動性アーチファクトは，EMG バイオフィードバッ

クにおいて障害となる問題の1つである。特に，筋力が弱く力あたりの増幅が大きいような所では，最大パワーが 20 Hz 以下の運動性アーチファクトは，容易に EMG 信号と誤ることがある。運動が生じるときはいつでも，筋が電気活動を生じていないときですら，ケーブルの動きや信号はフィードバックされる。もちろん，高い CMRR はこの問題をクリアしてくれるが，最良の解決策は電極側にプレアンプリファイヤーを設置することで，ケーブルを一緒に除去することである（図33-9）。

表 33-1 は，2 つの異なるバイオフィードバック機器の仕様書の例を示したものである。

治療介入

最も一般的な言葉で表現すると，EMG フィードバックとは，筋活動の増加あるいは減少を補助するためだけに利用されるものである。したがって，弱化した筋に対する目標は，EMG 信号を増加させること（増加訓練）であり，過剰な活動性の筋に対してはその EMG 信号を減少させる（減少訓練）ことである。筋の弱化あるいは過剰活動性の病因については，まだ触れられていないことに注意されたい。今日までのバイオフィードバック技術では，さまざまな診断区分間の区別はされていない。バイオフィードバックを適用する際には，筋の弱化と筋過剰活動性の違いのみが区別されている（すなわち，機能的分類）。その結果，典型的な治療セッションには①患者の機能的評価，②問題の特定と期待される帰結と治療目標の策定，③治療介入，が含まれる。

患者の機能評価は通常どおり実施する。検査・測定は運動・心理的状況および他の関連因子を決定するために実施する。セラピストは患者の協調性と注意力を注意深く観察することに努める。バイオフィードバック技術の履行を成功させるうえで，これらが重要な因子となるからである。

機能的障害の評価の後，セラピストは治療介入を必要とする筋（筋群）を特定するための運動学的評価を行う（問題の特定）。EMG 装置はこの際，これまで収集した情報をさらに補充・強化するために使用されるが，この EMG の利用は特に初期治療セッションの帰結や目標の特定に役立つ。セラピストの運動学的評価が正確なものなら，筋（筋群）の制御を高めるための治療介入は機能の強化へと直接に結びつくことであろう（理学療法効果）。機能評価やその他の適切な検査・測定によって，セラピストは目標や帰結を具体的に設定することが可能となり，バイオフィードバックを組み込んだケアプランを策定することもできるようにな

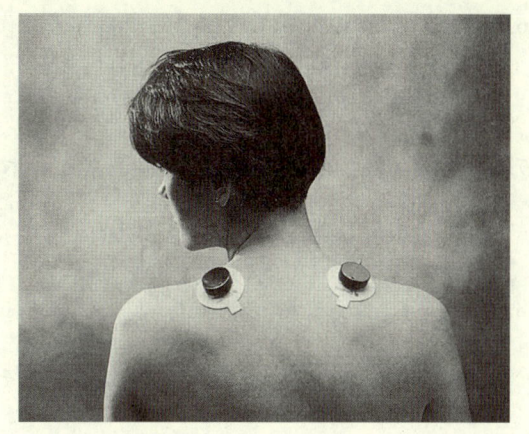

図 33-9 緊張を軽減する訓練（リラクゼーション）のための両側の僧帽筋上部線維上のプレアンプリファイヤーの電極配置（NeuroDyne Medical Corp., Newton, MA. による）

表 33-1 2 つの異なる EMG バイオフィードバック装置の仕様比較

	装置 A	装置 B
入力インピーダンス	100 MΩ	1,000,000 MΩ
感度	1.1 μV/RMS	<0.08 μV/RMS
広帯域	95～500 Hz	20～500 Hz
CMRR	85 dB	180 dB
キャリブレーション域（ゲイン）	1.1～2,250 μV	0.08～2,000 μV RMS
電極のタイプ	不関電極，1 チャネル	関電極，2 チャネル
設定	基本的	多い
付属品オプション	なし	多い
およその価格	$300	$3,000

る。

EMG フィードバックにおける治療介入では通常，セラピストには以下のことが要求される。

1. モニタすべき筋（筋群）を選択する。
2. アルコールや皮脂除去クリームで表面電極側の皮膚を準備する。
3. 電極を用意し，それを皮膚に装着する。
4. 基準の数値を決めるために，患者のフィードバックなしで EMG の数値の最大と最低レベルを決定する。この際，信号の数値がアーチファクトなしで効果的なものかどうかを確かめること。
5. 患者とともに治療セッションの目標を設定し，患者の理解を確認する。典型的には，それぞれの治療セッションでの帰結の設定には一定の聴覚および視覚閾値が要求される。バイオフィードバック試行のほぼ 2/3 あるいはそれ以上が成功した後に治療が進められる（2/3 の基準）。

6. 治療介入で患者の関与が最大となるよう，機器操作を患者に教える．患者が治療に対して責任を持ってより多く関与すればするほど，治療介入の成功のチャンスは大きくなる．
7. 促通あるいは他の神経筋再教育テクニックを利用する．そうすることによって，セラピストと患者はともに彼らの成功をモニタするうえでEMGフィードバックに反応しやすくなる．
8. 治療が終了したら患者の皮膚を清拭し，装置を取り除く．

初期治療セッションはセラピストが運動障害を，そして患者が機器・装置を理解できるよう構成される．したがって，まず簡単な課題が患者に与えられ，それをマスターした後により困難な課題が与えられる．患者にバイオフィードバックテクニックの目的を説明し，適切な筋を選択した後で，セラピストは患者の健側や反対側に電極を置き，その部位を使ってバイオフィードバック装置をどのように使用するかをデモンストレーションしてみせる．

その後の治療にあたり，セラピストは電極の位置を確実に再現するために皮膚に印をつける．その代わりセラピストは，患者の解剖学的標示点に従って治療記録に電極の位置を特記してもよい．母斑や皮膚の傷跡，あるいは皮膚上の恒久的な目印となるものが望ましい．電極位置とこれら表示点が近ければ近いほど，次回の電極配置の再現作業はより容易となるだろう．

▼ 患者への配慮

機器・装置が患者の治療部位にうまく装着され，セラピストによりフィードバック信号が正確なものであると判断された場合，患者を目的とした運動がマスターできるように指導する．一般的に，患者がほぼ2/3の筋収縮というフィードバックで設けた基準（聴覚あるいは画像での閾値）を遂行できるように増幅器のゲインを設定しておいて，患者には簡単な等尺性収縮をしてもらうことから治療を開始すべきである．したがって，ゲインは弱い筋に対してはかなり高く設定し，過剰活動性筋に対しては低く設定する．

イメージ訓練をはじめ固有受容性神経筋促通法 proprioceptive neuromuscular facilitation（PNF），冷却，振動，電気刺激など，これら付加される治療がアーチファクト治療を含まないかぎりは，これらの治療手技をバイオフィードバックと結合させて適用すれば患者の運動遂行能力は強化される．有効な治療テクニックのなかでも患者に運動活動をイメージさせることは最も優れているし，電極により筋活動がモニタされ，セラピストが口頭強化やタッピング，腱の圧迫，筋のストレッチのような徒手的介入を与える際に，患者は活動を遂行することを試みるとよい[26]．

▼ 実施例

古典的な下垂足を呈した典型的片麻痺患者の歩行を考えてみよう．初期の治療セッションでは，患者が1人で分離した足関節背屈が確実にできるようになるまで足関節背屈筋の活動（足関節底屈筋の痙縮が存在するとしたら，これを軽減することも含めて）をより補充・強化することに集中すべきである．肢位による違いは重要である．たいていの患者は膝関節45～75度に屈曲し，足底を床につけた座位で足関節の背屈を行う方がより容易である．この課題の難易度を徐々に上げていく．患者は膝を90度に屈曲した状態で足関節背屈を要求され，それから足関節背屈が膝を完全伸展した座位で可能となるまで段階的に膝の屈曲角度を減らしていく．そうすると患者は立位での足関節背屈も可能となり，次の課題は，歩行時にこの技術を導入することである．前にも触れたように，足関節背屈は足が床をクリアするのを助けるべくすばやいものでなければならない．それで，患者に対しては初めから足底関節屈筋群を相対的に弛緩させた状態で足背関節屈筋を強力に働かせるような訓練が行われる．

痙性筋を弛緩させるのを補助するためには，EMG装置はゆっくりとした他動的ストレッチ中に，筋活動をモニタするために使用される．痙性筋をかなりの程度弛緩させるのは難かしく，この筋のより急激なストレッチで高まる可能性がある．最終的には自動介助運動，次に自立運動へと段階的に進めていく．患者はEMGレベルをある閾値以下，例えば最初は$20\mu V$に保持しなければならない．患者に他動的あるいは自動的なストレッチの際に痙性筋活動を制御する能力が高まってくれば，課題の困難性は検出閾値を，例えば17あるいは$15\mu V$に下げることによって段階的に増加させるべきである．

歩行訓練の際，患者が適切な運動活動を引き出すうえでどの方法がよいかは，最も成功を示しているセラピストのフィードバックによる方向づけのもと，エラー信号を作動させたまま足関節背屈筋EMGフィードバックでの歩行を比較すべきである．そのときセラピストは，健側肢の筋群がフィードバックセッションに直接関係するかどうかを含めて患者の治療を継続する．

EMGフィードバックの痙性筋に対する適用について，有効性を検証した研究はほとんどないことに注目されたい．したがって，上記の例は単なる方向づけとして考慮されるべきであろう．さらには，歩行分析では特定の筋で正常なEMG活動がどのようなものかについては一致した見解はないし[27,28]，EMG信号を分析あるいは提示する最もよい方法は何かについても意見

の一致に至っていない[29]。したがって，一般的に歩行分析における EMG バイオフィードバック信号の利用・解釈は慎重に行われるべきであるだろう。セラピストは，特に痙性筋を有する患者の場合などでは機能的改善の徴候を EMG 信号のみに依存すべきでない。

麻痺あるいは筋力の弱い患者では，さまざまな問題を呈する。この問題とは，筋あるいはその拮抗筋の制御法をみつけるというよりは，運動単位活動をより高めるか，あるいは運動単位を有効に活用することにある。徒手筋力テストの値が筋力 F＋（3＋/5）あるいはそれ以下の患者は EMG フィードバック適応の対象である。いくぶんかの抵抗に対応できるか（筋力 G−，4−/5）あるいはそれ以上の筋力の場合は抵抗訓練が実施される。バイオフィードバックは筋制御を強化するが，抵抗訓練を併用した EMG バイオフィードバックが抵抗訓練単独より優れているという研究は現在までのところ行われていない。しかし実験研究により，等尺性四頭筋セッティングに EMG フィードバックを併用したものの方が，等尺性四頭筋セッティング単独に比べ膝関節切除後の筋パワー強化により効果的であるということが判明している。

▼ 全身リラクゼーション

リラクゼーション治療では，EMG フィードバックが Jacobson の漸増リラクゼーション法や，Schultz の自律訓練およびその他の心理的テクニックと併用して実施される[30]。これらのセッションでは，EMG は典型的には前頭筋あるいは前腕筋からのモニタである。患者は他動的に EMG 信号を減少することを試みながら静かに座位をとり，心理的および行動学的にリラクゼーションへと関与していく[31]。非常に深いリラクゼーションが誘発され，警戒心がなくなりリラックスするため，心理学者でなくても，患者への言動は十分注意する必要がある。

リラクゼーションが行われる治療セッションには，指尖温度，皮膚インピーダンス，血圧，あるいは心拍数フィードバックなどがある。特に皮膚温度フィードバックに関しては，セラピストの生理学的知識が患者の試みが成功すべきものかどうかを左右する重要な決定要因となる。温度フィードバックはこの 20 年の間，Raynaud 病に対する第一の治療であった[32]。考慮すべき重要な点は，患者の目標や帰結に対するセラピストのサポート，共感，そして同情である。今まで実施されてきたテクニックは，リラクゼーション治療における技術的能力と同じくらいに重要である[33]。

リラックスするのが困難とされる患者あるいはストレス性障害を有する患者は，リラクゼーションバイオフィードバック技術の恩恵を受けるだろう。これまで記載された治療介入に抵抗する痙縮を呈する患者は，ときとして全身リラクゼーションの恩恵を受けることもある。一般的にたいていの人は，ほとんどといっていいほど緊張と関連した筋活動についての情報に乏しい。患者によっては文字どおり歯を食いしばったり，歯を噛みしめたり，あるいはその他の筋の緊張が高まることを認識していない人もいる。これらの患者は，正常な筋をどのように弛緩させたらよいのかわからないため，彼ら自身の痙性筋を弛緩させるのに非常な困難をともなう。

診断がどうであろうとも，バイオフィードバックテクニック治療アプローチは類似している。すなわち，①EMG 信号が機能的活動と関係ある筋を選択する，②患者に信号を制御させる，③機能が獲得されるときのフィードバックを引き出す，である。

運動学的（関節運動）フィードバック

関節運動は普通，通常の角度計を使用して計測される。電気角度計（エレクトロゴニオメーター）（el-gon）（図 33-10）は，角度計の可動アームと固定アームに取り付けられた**ポテンショメータ**（すなわち，可変抵抗，あるいは**レオスタット**）を利用した，通常徒手で用いる一般的角度計の電子バージョンである。アームは通常の角度計と同じように動き，四肢分節の位置に対応することができる[34]。

レオスタットは，ステレオプレイヤーの音量調節つまみや室内照明の調光器として一般的に使用されているものである。レオスタットを回転させると抵抗が変化し，その結果，フィードバック装置の信号からの電流を増加させたり減少させたりすることができる。音量調節つまみ，あるいは照明調光器が膝関節の電気角度計に接続されれば，それぞれのステップに応じて音や光が発生し，強くなったり弱くなったりする。

フィードバックは，関節運動と正比例の関係にあることを確認することが重要である。同様の理由で，ステレオの音量調節つまみを 20 度回すのと同じだけ音の変化が起こるが，そのため 20 度膝屈曲は常に電気角度計フィードバックに同じ変化を生じさせる。電気角度計を通しての電位差はバッテリーによって提供される。関節運動によりレオスタットの抵抗，すなわち容量はその角度の大きさに応じて変化する[35,36]。

臨床応用

すべてのバイオフィードバックテクニックと同様，

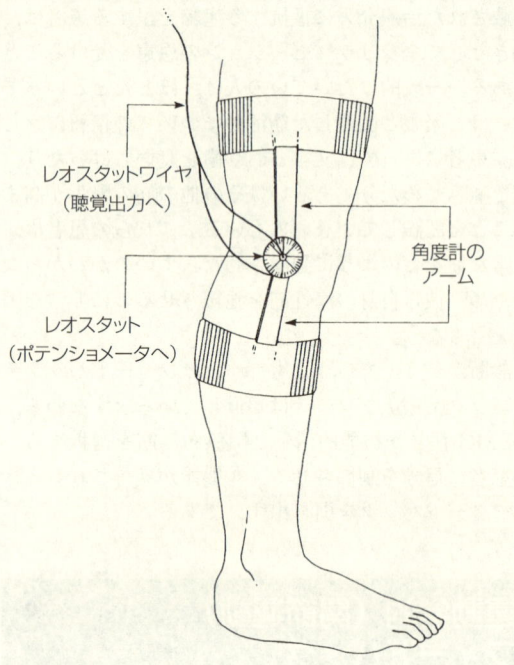

図 33-10 電気角度計（el-gon）。そのアームは患者の下肢体節に装着されていることに注意されたい

セラピストはまず，患者の健肢あるいはまたセラピストの対応する肢節に電気角度計を装着して望ましい運動・行動をデモンストレーションすべきである[37]。また，その他の原則として陽性強化や成功にとって必要な2/3基準設定のような**運動学的フィードバック**を適用することである。セラピストは，訓練初期にはエラー信号の範囲が誤作動を許容できるように設定することによって治療を開始すべきである。そして，課題の難易度をその到達度に応じて段階的に高めていく[38]。電気角度計上の基準肢位は，一般的にサイレンス（フィードバックなし）にセットする。しかし，望ましい方向への運動が生じると，これは音によって強化される。

整形外科的な障害を有する小児に対しては，特にテレビやラジオの音量を適切な方向への運動と接続させることによって治療がより容易となる。例えば，大きな音量は膝屈曲が増加したことを示すために使用され，漫画をみるために膝屈曲が基準レベル以上にできるだけ永く保持するよう設定することで，小児の術後の機能回復は促進される。

片麻痺の硬直した下肢（不十分な膝屈曲）での歩行に対しては，電気角度計バイオフィードバックによる治療が効果的である。片麻痺患者は立脚相の反張膝を軽減し，また遊脚相における膝屈曲を高めることを学習する[39]。

大腿切断患者では，立脚相に義足の膝を伸展位に保持することを学習する。Fernie ら[40]や Wooldridge ら[41]は，膝が荷重時安全であることを教える音声フィードバックを提供することでこの学習を促進する電気角度計の利用を報告している。

しかし，セラピストは正常運動学や特別な診断のついた患者に予想される病態**運動学**に関する有益な知識を持つべきであろう（図 33-11）。例えば，片麻痺患者に遊脚相の際，中間位以上に足関節を背屈するよう求めること，あるいは義足を装着した大腿切断患者に立脚相で正常な膝の動きをするよう求めることは不適切である（図 33-12）[42]。

同様の論理が，補装具を利用したリハビリテーションにも適用される。補装具は，装具本体からかなり離れた身体部位の関節運動を支持したり制限するためにしばしば処方される。例えば，足関節を軽度底屈位に保持する装具により立脚相の膝伸展が助長される。このような装具を使用する患者には正常な膝の動きができることを期待すべきでないし，床反力装具が適用される場合には膝屈曲を促進するために運動学的フィードバックを使用すべきでない。

構造

DeBacher[36]は，電気角度計の構造と応用に関する詳細な説明を示している。セラピストは，簡単にそして安価に電気角度計を作製することができる。電気部品は近所の電気店で手に入るし，残りの部品は基本的に従来の徒手角度計で間に合う[35]。ポテンショメータは少なくとも90％の直線性を有すべきであるが，しかし今日では市販されているレオスタットでもほとんど十分に必要条件を満たす。最後にほとんどの等速性装置には電気角度計が内蔵されている。患者に印刷された関節角度の軌跡をモニタするよう指示することは，運動学的のバイオフィードバックテクニックを利用した関節可動性の改善には優れた方法である。

立位バランスフィードバック

立位バランスフィードバック，すなわち**重心動揺計フィードバック**は，運動学的フィードバックと**力学的**フィードバックの間にあるといえる。バランスフィードバックは，セラピストへの高齢者または転倒のリスクを持つ患者治療の依頼が増加するのにともない，ますます一般的になってきた。重心動揺計フィードバック装置は，通常被験者にできるだけ静かに立位を保持するようにして立つことを要求する力測定スケールから構成される。これらの機器は，典型的には重心あるいは質量中心動揺の計測計器として売られているが，

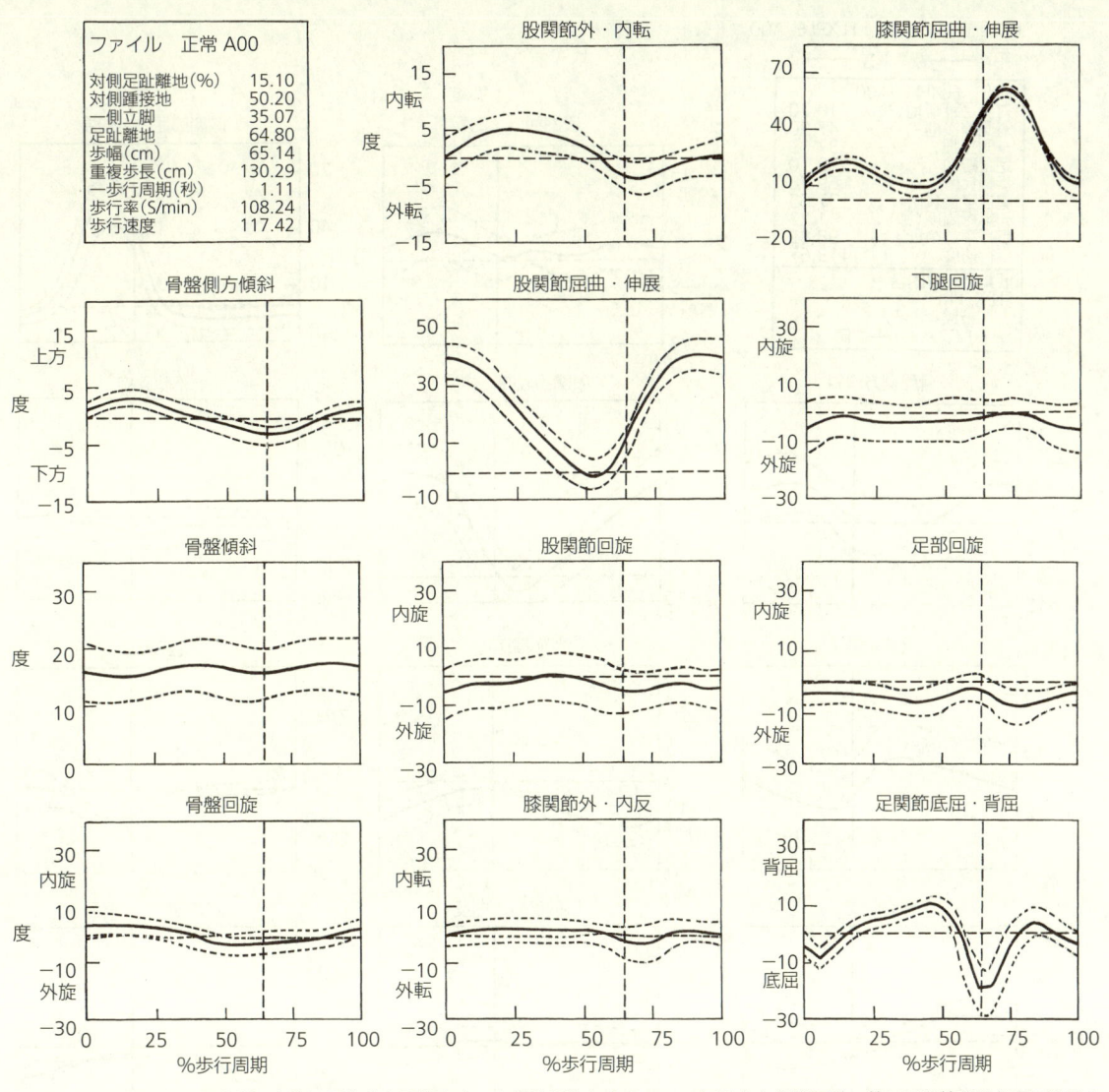

図 33-11 健常成人の運動学。実線は平均的な関節角度。点線は平均からの＋・－を示す 1 標準偏差。特に足関節背屈角度に注目されたい（Newington Children's Hospital Gait Analysis Laboratory, Newington, CT. のデータによる）

バランスマスター™のようなバランスプラットフォームでは足部下での圧中心 center of pressure（COP）のみが計測できるだけである。COP 変位は全身の質量中心 center of mass（COM）動揺と大まかに関係しており，COP は COM を後あるいは前方向に押すように作用する[43]。したがって，COP の軌跡はすべての運動が生じる際には常に COM 動揺のそれを超える。

バランス障害のある患者に対する姿勢動揺バイオフィードバック（ここでは COP や COM あるいはその他の変数が実際には計測される）の利用は臨床で普及してきた[44]。動揺が過剰な患者に対して，バランスフィードバックを用いてこの動揺の軽減方法を指導することは道理にあっているが，現在のところその効果に関する研究結果は明確ではない。過去において，バランス制御とは身体の COG に働く重力，筋，そして慣性の力の平衡を獲得することによる起立位の保持能力と定義されてきた。したがって，床反力の COP を支持基底面内に保持することである（図 33-13）[45]。例えば，Shumway-Cook ら[46]は，立位バランスフィードバックにより 14 名の脳血管障害後片麻痺患者のバランス制御（COP を計測）が改善したと述べている。しかし Winstein ら[47]は，立位バランス訓練に関する対照試験で静的立位バランスは改善したものの，歩行変数に関してはなんら特異的な改善は検証されなかったと述べている。実際，30 年前に Sheldon[48]は，高齢者では動揺フィードバックによって混乱をきたす危険性があり，そのため姿勢動揺バイオフィードバックよりは閉眼時でのバランス訓練を行う方がよいと指摘している。

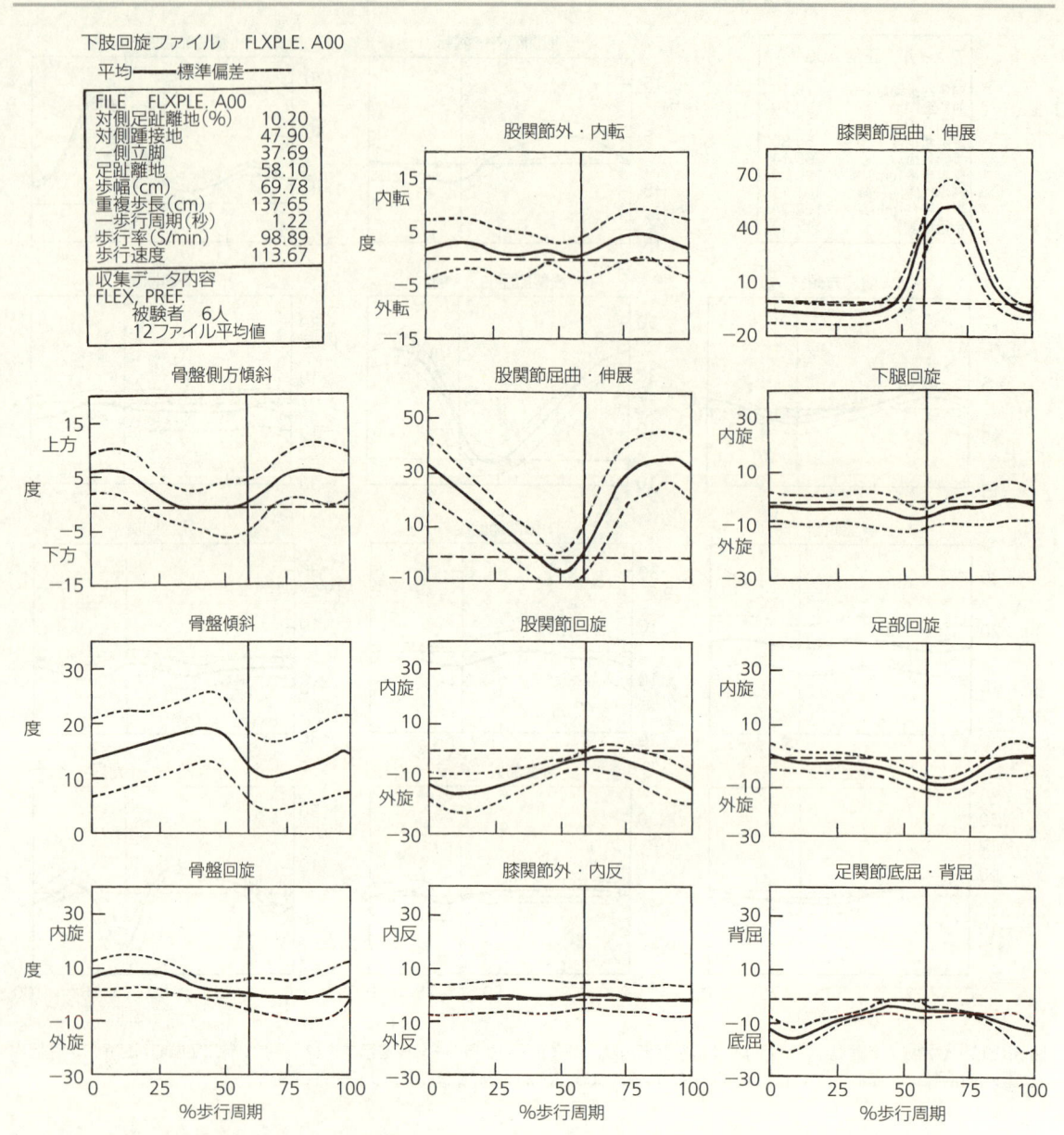

図33-12 大腿切断患者の運動学。立脚相では膝が完全伸展していることに注目されたい（Newington Children's Hospital Gait Analysis Laboratory, Newington, CT. のデータによる）

　COPを姿勢動揺測定に利用する1つの限界は，COP運動が，相対的に足関節運動が正常な場合に限って，COGと深い関係を維持しているということである。この場合，足関節の周りで被験者は振り子のように運動するか身体を硬くしたままのいずれかである。上体が股関節の動きとして運動するとき，あるいは姿勢動揺が足関節単独に由来すると仮定することができない場合，COPがCOM動揺を的確に反映していないため，COPとCOGの関係は一致しない[50]。

　2つ目の限界は，歩行のような動的活動の際，身体質量は支持基底面の外側にはみ出してしまうことである（図33-14）。この静的安定性と動的安定性の基本的違いは，静的バランス能力の乏しい場合，高齢者にみられる転倒のような歩行不安定性を解説あるいは予測することが可能な理由を説明している[51]。たいていの転倒は歩行，階段の上り，あるいは座位からの立ち上がりのような動的な身体変位の際に生じる[52]。バランス障害のある人にとって，立位重心動揺計バランス訓練と動的安定性（例えば，歩行，階段の上り，座位-起立の変化）との関係は一定していない。高齢者をはじめとしてバランス障害を呈する患者の評価や治療に立位重心動揺計の臨床応用が普及しているにもかかわ

第33章 バイオフィードバック

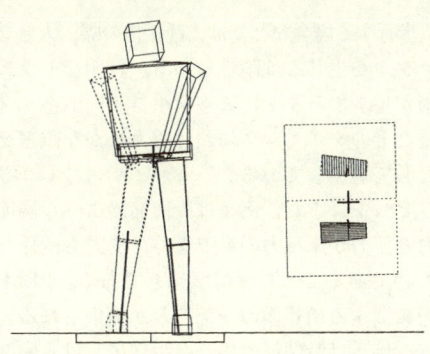

図 33-13 安定した静的立位の際には全身の重心（COG, 黒い＋で両足の間に示してある）は両足に囲まれる（右の囲み図）支持基底面内にとどまる。それぞれの足圧中心（COP）の位置は全身を作成するために合成してある。同様の静的立位課題における同じ被験者の全身モデルの前面像（左の図）。床反力ベクトル（それぞれの足からの太線）は定義によって COP を床での作用点として示してある。ここで再び全身の COG は黒の＋で腰の高さに示した

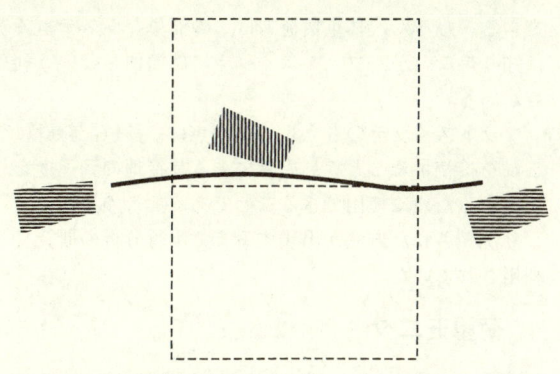

図 33-14 被験者の歩行時の上面図。正弦曲線は重心（COG）の軌跡を示す（図 33-11 を参照）。COG は片脚支持の際（立脚相中期），足の境界内には入り込まず，そのため支持基底面内には決して存在しない

らず，その情報の欠如は依然継続している[53]。前庭障害を有する人々に対しては，重心動揺計では横断的には機能的動作遂行能力を予測できないし[54]，縦断的にも，それは歩行や機能的動作能力の変化と関連しない[55]。

明らかに，バランスに関してのリハビリテーションは徐々に重要にはなってきているが，しかしバイオフィードバックがいかに意義ある役割を果たすかは明確ではない。脳卒中後のバランス訓練にフォースプレート・バイオフィードバックを利用することは，非対称性姿勢や安定性限界の減少の改善に一定の役割を果たすと最近の研究は結論づけているが，さらなる研究が不可欠である[44]。

要約すると，入手できる文献により，転倒のリスクのある高齢者やパーキンソン病，片麻痺をはじめとする神経疾患では立位バランス訓練の結果，立位バランスが確実に改善することが支持されている。立位バランスバイオフィードバックが動的歩行制御やその他の機能的運動スキルにいかなる利点を付与するかを決定づける十分なデータは今のところ存在しない。静的および動的バランスのより経験的な研究に加え，より深い概念的定義の検討が必要となろう[19]。

力学的（動的力）フィードバック

力学的フィードバック，すなわち動的力フィードバックは，四肢にかかる負荷量あるいは負荷率に関しての情報を表すものである。その他のバイオフィードバックと同様，音あるいは視覚によるフィードバック信号が使用される。力学的フィードバックでは，その目標の1つは通常，体重負荷が適正か，過剰か，あるいは不十分かを患者に知らせることである。

力を利用するフィードバックでは EMG および運動学的バイオフィードバックで述べたように，セラピストが同様の一般的運動学習方法（時間経過，陽性強化，それに 2/3 基準）を熟知しておくことが必要である。力学的フィードバックで期待される効果や機器の限界についての理解も求められる。

力学的フィードバック装置のタイプ

力学的フィードバックで最もなじみ深いタイプは浴室で利用されるヘルスメータであり，これは静的立位の際に患者が骨折部位，義足，あるいは装具に要求される体重負荷に慣らす目的で使用される。しかしヘルスメータは，動的な力でのフィードバックには不向きである。それはヘルスメータが立脚相に荷重がかかる際，一瞬において人為的に高い力を記録するためである。その他のなじみ深い，しかしあまり知られていない力学的フィードバック装置は，サイベックスマシンのような等速性機器から読み取る力を応用したものである。

▼ フットスイッチ

力学的フィードバックでは，簡単なフットスイッチが利用される。これは理学療法クリニックで簡単に作製できる。フットスイッチに接続したブザーとバッテリーにより患者に骨折肢に非荷重であることを警告したり，片麻痺患者や脳性麻痺患者では踵接地を促進するのを補助する。立脚相の際フットスイッチの金属部分が接触するとブザーが鳴り，音によるフィードバックが提供される。立脚相に対称的なフィードバックを与える目的で 2 つのフットスイッチを使用することも

1119

できる．むろん，体重負荷力はこの簡単なシステムでは知り得ないが，フットスイッチには簡便さという利点がある．

フットスイッチのもう1つの利点は，診療記録計にこれを接続することで，患者による踵接地の到達度を記録するために使用できることである．この技術は，より洗練された方法が出現するまで歩行分析の研究で利用されていた．

▼ 荷重モニタ

荷重モニタ limb load monitor（LLM）は，下肢へかかる体重の大きさに関係するフィードバックを提供できる点で，臨床では最も頻繁に使用される力学的フィードバックである[56]．LLMは一般にサンダルの底，あるいは足底に埋め込まれたストレインゲージを利用する．ストレインゲージは足部への力が増加すると電気抵抗が減少することよって作動する[57]．電気抵抗が少なくなればなるほど，音声スピーカーへ到達する電気が多く流れるようになっていて，負荷がかかればビーという音が負荷量に応じて速く鳴る仕組みとなっている．

フィードバック閾値は，下肢へ適用される必要な体重量に応じて設定される．例えば，免荷が必要とされる場合，セラピストはLLMを荷重量が0.9 kgを超えるとすぐ音声信号が反応するように設定しておく．荷重量が閾値を超過すると，音声装置が作動して患者やセラピストに治療計画の設定条件（プロトコル）が遵守されていないことを知らせてくれる[58]．

その他の臨床場面でLLMを適用する場合，セラピストは体重負荷を促進することを望むこともある．切断，片麻痺，その他の荷重障害を有する患者ではLLMを使用することによってセラピストが設定した治療荷重量に達した場合，それを知らせてくれる[59]．くり返すが，適切な目標をまず設定し，それからプログラムが順調に進行していくに従い荷重量を増やしていく．患者が全体重を下肢にかけられるようになったら，フィードバックを中止して，次に患者は監督なしで治療効果の維持を試みる．LLMは患者が正しく指示どおりの訓練を続けているかをモニタするのにも役立つ．

技術的限界

床反力の垂直成分のみがLLMによって記録される．前後方向，ねじれ，それに水平方向の剪断力は現在の機器・装置では分離してモニタすることはできない．したがって，LLMは根拠に乏しい信号ということになるが，これは特に下肢機能障害により患者が病的歩行パターンを呈している場合にいえることである．特に速く歩行する場合などでは，踵接地の際，大きなアーチファクトが生じる危険性がある．賢明なセラピストは技術が進歩するまで，この荷重フィードバックをただ荷重とそのタイミングにおける大まかな誤差を示す指標として適用している．

セラピストはまた，例えば股関節のような関節で生じる力と圧力が床反力のみでなく，筋力も関係して生じたものであることを理解すべきである．LLMでは床反力に関する情報像の一部のみが提供される．したがって，例えば股関節の場合，生体における股関節に働く力あるいは臼蓋接触圧（実験的に荷重の合力として測定される）に関する応用的な知識は臨床意思決定の場で考慮されるべきである[60]．

臨床応用

歩行訓練そのものは疲れるものであるが，患者が認識できる別の要求を克服するよう指示される力学的フィードバックがプログラムに追加されるような場合は，これはなおさらのことである．患者は訓練を受けるばかりでなく，フィードバック信号に集中しなければならない．セラピストはしたがって休息を頻繁にとり，治療目標が達成されているかを確かめるために，ときどき患者の進歩状況を再評価する．疲労は他の神経筋再教育と同様，バイオフィードバックにおける学習を阻害する．

セラピストは通常，患者とともにその日に設定された目標を復習することによって治療セッションを開始する．患者が初めてバランスフィードバックあるいはまたLLMを使用する場合には，セラピストは自分の手足を使って課題をデモンストレーションしてみせ，次いで患者の健肢を使って同じことをする．

最初の治療セッションは通常，静的荷重移動訓練からなる．次に患者は，平行棒の中のようなスペースを歩く練習をする．患者がLLMフィードバックを理解していないのなら，セラピストはLLMにヘルスメータを併用してLLMフィードバックと一般的になじみ深い荷重モニタとの関係を示すようにする[61]．

首尾一貫した静的パフォーマンスが成功したら，患者に適切なバイオフィードバック信号を利用して歩くように指示する．体重移動やバランスは立脚および遊脚相で促進すべきである．試行のほぼ2/3以上が成功した場合，バイオフィードバックを用いた短距離歩行を評価すべきである．

治療が数セッション行われた後，患者の進歩の度合いを再び評価する．治療目標は適切なものか？　バイオフィードバックは他領域の治療を促進あるいは阻害していないか？　基本的なスキルを忘れていないか？

ということを確かめるために，体重移動や動的歩行動作を含む復習・反省のためのセッションをときどき設ける。

最も重要なことは，バイオフィードバックなしでの患者のパフォーマンスを評価することである。正常歩行は円滑で，自動的，そして意識下で制御された動作である。治療目標は最高レベルのものを維持すべきである。これに対して，バイオフィードバックでは実践すべき課題に意識的に集中するよう強制する。ためらいやゆっくりとした歩行は患者がまだバイオフィードバックに依存している証拠であり，事実，正常歩行パターンからは外れていることが多い。セラピストによっては，患者に治療遵守事項などを復唱させたり，暗算させたりして過剰な意識的制御を減じ，より自動的な制御を引き出すことに努めている。

正常の歩行能力を高めるために，セラピストは正常に歩行スピードを改善しなければならない。例えば，多くの片麻痺患者はゆっくり歩行させバイオフィードバックを用いるとかなり正常にみえるが，1秒間に1サイクルの正常ペースで歩かせるとその歩行制御は乱れてくる。バイオフィードバックは単なるツールである。セラピストは運動トレーニングの速度とタイミングを正しく行わせるための責任を負う。

つまり，効果的運動学的および力学的バイオフィードバックは，患者が達成できるあらかじめ設定された適切な帰結に左右される。片麻痺患者では立脚相に患側膝関節の屈曲が促進されるが，大腿切断患者の場合ではそうではない。患者の診断や装着する義足・装具の種類によって歩行の必要要件の違いは明らかになるだろうし，それによって治療目標や期待される機能を修正しなければならない。バイオフィードバックをはじめとするいかなる治療技術も，可能なかぎり一貫して安全で安定した最も効率のよい歩行を獲得することに主眼をおくべきである。

将来の研究に向けての新しい概念と領域

バイオフィードバックにおける継続的研究の必要性を強調しすぎることは決してない。バイオフィードバックテクニックの重要な面は，患者と直接結びついた健常者の行動にとってこれらが重要な役割を担うということである。患者自身が「治療者」としての役割を担うことができると仮定したら，セラピストあるいは医師はもはや「治療者」とはいえないだろう。しかし，バイオフィードバックのような自己制御テクニックに批判的な考え方をする人にとっては，これは検証の対

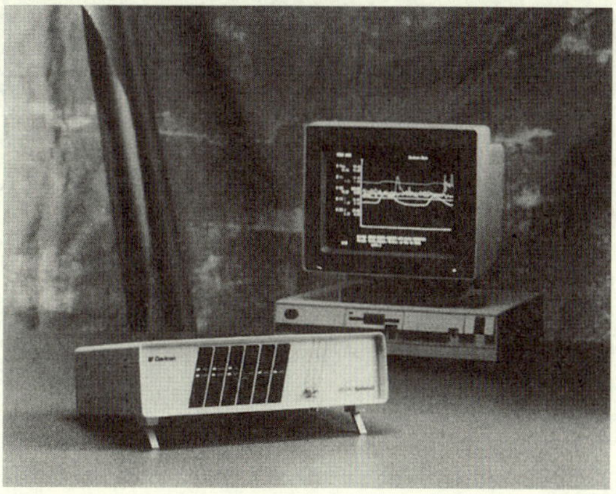

図33-15 コンピュータ補助のバイオフィードバック装置の例（NeuroDyne Medical Corp., Newton, MA. による）

象としては不可欠であるし，臨床研究を通じてそれが経験的に評価されるためにも必要である。

おそらく，患者に対してより直接的にリハビリテーション的な制御を与えるうえでの主たる妨害因子は，人間における整形外科的および神経学的回復を規定している法則やメカニズムのすべてを理解するための最新の能力をわれわれが欠いていることである。科学者が理解できない一般の用語に直すことは決して容易なことではない。したがって，セラピストにとっての課題は人間行動の法則をより理解することである。バイオフィードバックテクニックは生理学的なモニタとして利用できるだろうし，患者が他の点では感知することのできない回復要因へ近づくのを補助するのに利用できる。

最近の関心領域の1つに，リハビリテーションへのコンピュータの適応がある。バイオフィードバック補助治療へのマイクロコンピュータの追加は，情報処理過程を改善する（図33-15）。マイクロコンピュータのテンプレートへ正常運動を蓄積し，次いで患者にこれらの運動パターンに近づけるよう要求することは神経筋スキルを教育するうえで効果的であると広く主張されてきた。しかし，情報が多すぎるとかえって患者を困惑させるので，セラピストは情報量を抑えるべきである。

おそらく，リハビリテーションにおけるバイオフィードバックに関する文献で不足しているのは，患者を対象とした対照研究であろう。バイオフィードバックテクニックの有用性を支持する根拠のほとんどは，健常者あるいは少数例の患者に基づいたものである。

まとめ

本章では，生理学的情報を患者に直接還元する治療ツールとしてのバイオフィードバックを取り扱ってきた。

電子技術の発展は，障害を有する人々が恩恵を受けるよう臨床的に応用されるべきである。セラピストはその可能性を模索し，特に患者を対象とした臨床研究を通じてバイオフィードバックテクニックを検証する責務を負っている。

1990年代に，バイオフィードバックの多くは筋モニタの手段として非常に重要な補助的モダリティとなった。しかし，バイオフィードバックそれ自体が治療とは考えられていない[62]。Middaugh[63,p207]は次のように述べている。「筋を対象に働くことをいかに正当化できるだろうか。また，EMGモニタなしでそれが可能だろうか？ いかにリラクゼーションを指導すべきだろうか。また，生理学的変化をモニタすることなくそれが可能だろうか？ 私には，われわれが仕事の対象にしている生理学的反応をモニタしなかったり，測定しなかったりした場合に，医療過誤を起こすだろう将来がみえる」。

復習問題

1. バイオフィードバックで利用される主たる心理学的/運動学習モデルは何か。
2. 筋活動の際どのような事象がEMGバイオフィードバックに記録されるか。
3. EMG電極を患者の背部に置いたとき，人為的な規則正しい反復性のEMG干渉を生じると最も考えられる原因は何か。
4. EMGバイオフィードバックを利用するセラピストにとって，入力インピーダンスはなぜ重要なのか。
5. 電気角度計とは何か。これは，クリニックでのどのように作製するか。
6. 浴室にあるヘルスメータに代表されるバイオフィードバックは，力学的あるいは運動学的バイオフィードバックのうちいずれのタイプか。

CS ケーススタディ

ケース1

73歳の高齢者が右の脳卒中（左片麻痺）を発症して以来1年間，装着してきたAFOを除去する試みの治療を受けるため理学療法に紹介されてきた。左下肢に下垂足が軽く残存しており，彼の担当医は患者にはわずかに足関節背屈力が残されているため理学療法介入は妥当と考えている。検査の結果（患者の膝を45度屈曲し，足底を床につけた座位にて），他動的な左足関節背屈は−5度（すなわち，0度中間位に5度不足）であり，またこの計測肢位での自動的な足関節背屈は10度まで可能であった（筋力段階は2/5）。歩行の際，左下肢の踵接地はみられない。右の下肢では，他動・自動とも足関節背屈は0〜5度であった。

指導問題

1. 足関節背屈の弱化は本疾患に直接関係したものか，それともいろいろな要素を含む複合的な機能障害なのかを説明せよ。
2. 歩行の際，踵接地を困難にしていることに関係すると思われる機能障害には，足関節背屈弱化に加えて何が考えられるか。
3. この患者の管理にバイオフィードバックの果たす役割は何か。
4. 運動学習に変化を生じさせるには，どのようなフィードバック方法を使用すべきか。

ケース2

膝の前面に痛みを訴える25歳の女性の治療を3週間行っているが，望ましい改善がみられない。その他の治療介入に加えて，大腿四頭筋の等尺性収縮の際，外側広筋（VL）に比べ内側広筋斜走線維（VMO）をより強力に働かせるようにして指導してきた。バイオフィードバックは今まで利用していない。

指導問題

1. VMO：VLアンバランスが存在するかどうかをどのように判断するか。もし存在するなら，等尺性四頭筋セッティングの際，患者がVMOを選択的に働かせているのをどうやって知ることができるか。

2a. VMOリハビリテーションに対してバイオフィードバックを提供する利点は何か。
2b. どのようなかかわりをするか。
3. VMO：VLアンバランスの治療にどのような方法でバイオフィードバックを利用するか。

ケース3

左臼蓋骨折に対して開放性整復内固定（ORIF）後の50歳の男性。整形外科医は患者に左下肢でタッチ荷重（TWB）をすることを望んでいる。担当医のいうTWBの意味を問い合わせると、担当医は「4.5 kgを超えない範囲」でと答えた。

指導問題

1. 術側下肢に4.5 kgを超えない範囲で患者が荷重しているかどうかをどのように確かめるか。
2. 歩行の際、継続してフィードバックを使用する利点は何か。
3. 歩行の際、間欠的にフィードバックを使用する利点は何か。
4. 床反力に加えて股関節への負荷となるどのような付加的要因にわれわれはかかわるか。

用語解説

アーチファクト artifact：関係する1つのもの以外の源に起因する電位信号。

広帯域 bandwidth：EMG機器によって検知される最小周波数と最大周波数の差。

バイオフィードバック biofeedback：表示信号の操作によって、意思によらない、あるいは感じることのできない事象の制御法を指導目的として視覚あるいは聴覚信号のかたちで、正常あるいは異常な内的生理学的事象の一部を明らかにする技術。

閉ループ制御 closed loop control：フィードバックや誤った検知過程を利用する制御システム。

同相除去比 common mode rejection ratio（CMRR）：欲しい信号を増幅する際に不必要なノイズを排除するアンプリファイヤーの性能を表す比率のこと。

電気角度計 electrogoniometer（el-gon）：肢節に合わせて伸びた付属部品と一緒になったレオスタット、あるいは可変抵抗器。関節の回転運動により電気角度計の抵抗を変化させ、運動学的記録あるいはバイオフィードバックのそれぞれの目的のために記録計やスピーカーへ電流が流れるようになっている。

内因性の endogenous：細胞あるいは臓器・器官内因子に由来する、または生成されること。

ゲイン gain：入力信号を増幅するためのフィードバック機器の性能。

インピーダンス impedance：交流電流の流れに抵抗を与える物質の特性。

運動学 kinematics：運動を生じる力に関係しない物体の動きと変位をいう。

力学的フィードバック（動的力フィードバック） kinetic feedback（dynamic force feeback）：体肢にかかる負荷量あるいはその割合に関するフィードバック。

力学 kinetics：運動中の物体（通常は体肢）へ作用する力をいう。

遂行の知識 knowledge of performance（KP）：課題遂行に関連したフィードバック。

結果の知識 knowledge of results（KR）：課題の最終結果（帰結）に関するフィードバック。

荷重モニタ limb load monitor（LLM）：歩行やその他の体重負荷動作の際に下肢にかかる力を計測および知らせる装置。

運動学習 motor learning：相対的に永続的な反応能力の変化へと導く、実践あるいは経験と関連する一連の過程。

ノイズ noise：必要な信号と一緒に検知される不要な電気信号。

オームメータ ohmmeter：電気抵抗の計測装置。単位Ωで測定される。

開ループ制御 open loop control：効果器に対して前もってプログラムされた指示を利用する制御システム。ここではフィードバック情報や誤った検知過程を利用しない。

重心動揺計フィードバック posturography feedback：立位（あるいは座位）バランスフィードバックのこと。通常ではコンピュータによるフォースプレートシステムを含む。

ポテンショメータ potentiometer：電位差を計測するための装置。

固有感覚 proprioception：運動制御のために筋や骨格のメカノレセプターを利用する内的フィードバック。

レオスタット rheostat：電気回路における抵抗を調節するためのメカニズム。回路に流入する電流量を制御する。可変抵抗のこと。

ボルトメータ voltmeter：起電力を測定する機器（単位Vで測定する）。

付 録

ケーススタディの指導問題解答例

ケース1

1. 足関節背屈の弱化は本疾患に直接関係したものか，それともいろいろな要素を含む複合的な機能障害なのかを説明せよ．

解答 左の足関節背屈の弱さは，大部分は脳卒中という神経学的障害に起因する直接的結果として出現したものである．足関節背屈筋群は廃用（疾患の間接的影響）によりさらに弱化する．したがって，左の足関節背屈弱化はこれら脳損傷からの直接的，間接的影響の結果が組み合わさった複合的な機能障害といえる．

2. 歩行の際，踵接地を困難にしていることに関係すると思われる機能障害には，足関節背屈弱化に加えて何が考えられるか．

解答 下腿三頭筋の拘縮は他動的に足関節背屈を制限し，また踵接地も阻害している．これは脳卒中により二次的に生じた間接的機能障害である．AFO は役に立つだろうが，下腿三頭筋は足関節が背屈運動することがほとんどないため短縮していると思われる．体重負荷を用いた伸張運動プログラムはこの問題の解決に役立つだろう．

3. この患者の管理にバイオフィードバックの果たす役割は何か．

解答 表面 EMG（sEMG）バイオフィードバックは非常に有効な理学療法の補助的手段である．電極を前脛骨筋と長腓骨筋に配置し，これらの筋群を活性化する（増加訓練）．これらの筋群の利用を個人がどのように感じるかという内的フィードバックメカニズムは本患者の場合喪失しており，そのためバイオフィードバック信号が外的代償を提供する．下腿三頭筋の緊張亢進は，足関節背屈動作を制限している．したがって，この筋を弛緩させることも治療プログラムに含まれる（減少訓練）．下腿三頭筋の弛緩と前脛骨筋の賦活を 2 チャネルのバイオフィードバック機器を利用して同時に行うことができる．

4. 運動学習に変化を生じさせるには，どのようなフィードバック方法を使用すべきか．

解答 患者に遂行の結果（KP）を与える目的で継続的バイオフィードバックを初期には利用すべきであろう．しかし，前脛骨筋と長腓骨筋を別個に活動させる能力と選択的に下腿三頭筋の弛緩が得られれば，フィードバックは時間をかけて徐々に減らし，患者が自らの内的バイオフィードバックメカニズムを発展させることに努める．そして最終的には運動スキルを獲得することが望ましい．

これと同様の原則は静的訓練に適用されるだけでなく，動的課題に対して学習したことを転移するために歩行やその他の機能活動にも適用される．

ケース2

1. VMO：VL アンバランスが存在するかどうかをどのように判断するか．もし存在するなら，等尺性四頭筋セッティングの際，患者が VMO を選択的に働かせているのをどうやって知ることができるか．

解答 触診と観察のみで，①VMO：VL アンバランスが存在すること，②VMO が四頭筋のセッティングの際，分離して活動しているかどうかを判断することが可能である．

2a. VMO リハビリテーションに対してバイオフィードバックを提供する利点は何か．
2b. どのようなかかわりをするか．

解答 a. 基本的には，表面 EMG により筋活動とその収縮速度に関してより繊細で特異的な情報を得ることができる（触診と観察に比べて）．

b. VMO と VL との間の活動を比較した場合，技術的ミス（例えば，不適切な電極の配置）により重大な情報の誤りが生じるかもしれないので，原因を確認すべきであろう．たとえ電極配置が適切だとしても，VMO と VL との間の活動の比較は収縮のタイミング（例えば，VMO を VL の前に活動させるように試みること）や活動量（μV）そのものよりも，等尺性収縮の維持時間（例えば，VMO の方が VL に比べ速く疲労しやすい）に基づいている．EMG 活動量における有意な差が生じると述べることができるのは，その差が大きい場合（25 μV 以上の差）か，あるいは二分する状況が存在する場合（VL を弛緩させている間に VMO を活動させることのできる）のみである．

3. VMO：VL アンバランスの治療にどのような方法でバイオフィードバックを利用するか．

解答 VMO が低い活動レベルで，VL が逆に過剰な活動レベルを示すなら，治療方法は VL にお

ける活動レベルを抑え，VMO 活動レベルを促進するようにすべきだろう．初期には VL の抑制訓練を，VMO には強化訓練がそれぞれ選択的に実施される．そして VL と VMO フィードバックが 2 チャネル EMG 機器を利用して同時に行われる．VMO の賦活を試みる場合，四頭筋を構成するすべての筋群の同時収縮を避けるために，あまりに強すぎる VL の収縮は抑え気味にする．初期の治療としては異なる関節可動域（0，30，60，90 度）のもとでの等尺性収縮が行われ，段階的に開放運動連鎖と閉鎖運動連鎖による等張性訓練へと進めていくが，最も重要なことは，歩行，階段昇降，そして個人が好むレクリエーション活動へと発展させていくことである．

ケース 3

1. 術側下肢に 4.5 kg を超えない範囲で患者が荷重しているかどうかをどのように確かめるか．

解答 ①静的立位では，体重計を利用して 4.5 kg を荷重した場合どのように感じるか，またそれ以上荷重しないように患者を教育・指導する．

②歩行の際は，機器を使用したフィードバック装置を使用しないかぎりは①で教育されたと想定される患者の患側下肢の感覚と理学療法士のみがプログラム進行の頼りとするすべてである．下肢荷重モニタが患者の靴に挿入され，歩行中に患者が 4.5 kg を超えた荷重を行った場合には音声信号で知らせるように設定する．

2. 歩行の際，継続してフィードバックを使用する利点は何か．

解答 継続的フィードバックは運動遂行の際，エラー信号をできるだけ少なくするのを確実にし，行われるフィードバックを確実にする．

3. 歩行の際，間欠的フィードバックを使用する利点は何か．

解答 間欠的フィードバックは，スキルの保続（真の学習）を可能とするためのものとして紹介されてきた．常時 LLM を患者に使用する計画でないかぎりは，計画されたフィードバックは訓練とうまく組み合わせて実施すべきである．初めはスキル学習が正確に行われているかどうかを確かめるために継続的なフィードバックを実施するが，例えば 5 回目，10 回目，20 回目の試行後には，患者に正確性を確認するための患者自らの内的基準を発展させるよう計画すべきである．

4. 床反力に加えて股関節への負荷となるどのような付加的要因にわれわれはかかわるか．

解答 正常の FWB（full weight bearing）の際，股関節筋により実際は床反力に比べ大きな力と圧力が発生する．TWB の原則は，理論的には足部をほんのわずか床に触れるように歩き，床反力を最小に抑え，筋収縮を最小限度にすることである．LLM は床反力の大きさについての情報を提供するのみである．訓練や機能的活動の際の生体股関節での負荷に関する知識も，臨床意思決定や患者教育に含まれるべきである．

文献

1. Schmidt, RA, and Lee, TD: Motor Control and Learning: A Behavioral Emphasis, ed 3. Human Kinetics Publishers, Champagne, IL, 1999.
2. Basmajian, JV: Introduction: Principles and background. In Basmajian, JV (ed): Biofeedback: Principles and Practice for Clinicians, ed 3. Williams & Wilkins, Baltimore, 1989, p 1.
3. Middaugh, SJ: Biofeedback instruments are teaching tools that guide motor learning. Biofeedback: The Newsmagazine of the AAPB 24:10, 1996.
4. Shumway-Cook, A, and Woollacott, MH: Motor Control: Theory and Practical Applications. Williams & Wilkins, Baltimore, 1995.
5. Seaman, DR: Proprioceptor: An obsolete, inaccurate word. J Manipulative Physiol Ther 20:279, 1997.
6. Mulder, T, and Hulstyn, W: Sensory feedback therapy and theoretical knowledge of motor control and learning. Am J Phys Med 63:226, 1984.
7. Poole, JL: Application of motor learning principles in occupational therapy. Am J Occup Ther 45:531, 1991.
8. Winstein, CJ: Knowledge of results and motor learning implications for physical therapy. Phys Ther 71:140, 1991.
9. Brooks, VB: The normal basis of motor control. Oxford Univ Pr, New York, 1986, p 114.
10. Dunn, TG, et al: The learning process in biofeedback: Is it feed-forward or feedback? Biofeedback & Self-Regulation 11:143, 1986.
11. Schmidt, RA, et al: Summary knowledge of results for skill acquisition: Support for the guidance hypothesis. J Exp Psychol Learn Mem Cogn 15:352, 1989.
12. Segreto, J: The role of EMG awareness in EMG biofeedback learning. Biofeedback & Self-Regulation 20:155, 1995.
13. Krebs, DE: Clinical electromyographic feedback following meniscectomy: A multiple regression experimental analysis. Phys Ther 61:1017, 1981.
14. Krebs, DE, et al: Knee joint angle: Its relationship to quadriceps femoris activity in normal and postarthrotomy limbs. Arch Phys Med Rehabil 64:441, 1983.
15. Vander Linden, DW, et al: The effect of frequency of kinetic feedback on learning an isometric force production task in nondisabled subjects. Phys Ther 73:79, 1993.
16. Ingersoll, CD, and Knight, KL: Patellar location changes following EMG biofeedback or progressive resistive exercises. Med Sci Sports Exerc 23:1122, 1991.
17. Kasman, GS, et al: Clinical Applications in Surface Electromyography: Chronic Musculoskeletal Pain. Aspen, Gaithersburg, MD, 1998.
18. Andrasik, F: Twenty-five years of progress: Twenty-five more? Biofeedback & Self-Regulation 19:311, 1994.
19. Krebs DE. Biofeedback in therapeutic exercise. In: Basmajian, JV, and Wolf, SL, (eds): Therapeutic Exercise, ed 5. Williams & Wilkins, Baltimore, 1990, p 109.
20. Wolf, SL: Biofeedback. In Downey, JA, et al (eds): The Physiological Basis of Rehabilitation Medicine, ed 2. Butterworth-Heinemann, Woburn, MA, 1994.
21. Schleenbaker, RE, and Mainous, AG: Electromyographic biofeedback for neuromuscular reeducation in the hemiplegic stroke patient: A meta-analysis. Arch Phys Med Rehabil

74:1301, 1993.
22. Lenman, JAE: Quantitative electromyographic changes associated with muscular weakness. J Neurol Neurosurg Psychiatry 22:306, 1959.
23. Lippold, OCJ: Relation between integrated action potentials in human muscle and its isometric tension. J Physiol 117:492, 1952.
24. Cram, JR, et al: Introduction to surface electromyography. Aspen, Gaithersburg, MD, 1998.
25. Wolf, SL: Essential considerations in the use of EMG biofeedback. Phys Ther 58:25, 1978.
26. Cataldo, ME, et al: Experimental analysis of EMG feedback in treating cerebral palsy. J Behav Med 1:311, 1978.
27. Shiavi, R, et al: Variability of electromyographic patterns for level-surface walking through a range of self-selected speeds. Bull Prosthet Res 10:5, 1981.
28. Winter, DA: Pathologic gait diagnosis with computer-averaged electromyographic profiles. Arch Phys Med Rehabil 65:393, 1984.
29. Yang, JF, and Winter, DA: Electromyographic amplitude normalization methods: Improving their sensitivity as diagnostic tools in gait analysis. Arch Phys Med Rehabil 65:517, 1984.
30. Stoyva, JM: Autogenic training and biofeedback combined: A reliable method for the induction of general relaxation. In Basmajian, JV (ed): Biofeedback: Principles and Practice for Clinicians, ed 3. Williams & Wilkins, Baltimore, 1989, p 169.
31. Collins, GA, et al: Comparative analysis of paraspinal and frontalis EMG, heart rate and skin conductance in chronic low back pain patients and normals to various postures and stress. Scand J Rehabil Med 14:39, 1982.
32. Sedlacek, K: Biofeedback for Raynaud's Disease. Psychosomatics 20:537, 1979.
33. Stroebel, CF, and Glueck, BC: Biofeedback treatment in medicine and psychiatry: An ultimate placebo? Seminars in Psychiatry 5:379, 1973.
34. Binder, SA: Assessing the effectiveness of positional feedback to treat an ataxic patient: Application of a single-subject design. Phys Ther 61:735, 1981.
35. Gilbert, JA, et al: Technical note: Auditory feedback of knee angle for amputees. Prosthet Orthot Int 6:103, 1982.
36. DeBacher, G: Feedback goniometers for rehabilitation. In Basmajian, JV (ed): Biofeedback: Principles and Practice for Clinicians, ed 3. Williams & Wilkins, Baltimore, 1989.
37. Koheil, R, and Mandel, AR: Joint position biofeedback facilitation of physical therapy in gait training. Am J Phys Med 59:288, 1980.
38. Colborne, CR, and Olney SJ: Feedback of joint angle and EMG in gait of able-bodied subjects. Arch Phys Med Rehabil 71:478, 1990.
39. Morris, ME, et al: Electrogoniometric feedback: Its effect on genu recurvatum in stroke. Arch Phys Med Rehabil 73:1147, 1992.
40. Fernie, G, et al: Biofeedback training of knee control in the above-knee amputee. Am J Phys Med 57:161, 1978.
41. Wooldridge, CP, et al: Biofeedback training of knee joint position of the cerebral palsied child. Physiother Can 28:138, 1976.
42. Krebs, DE: Effect of Variations in Residuum Environment and Walking Rate on Residual Limb Muscle Activity of Selected Above-Knee Amputees. Dissertation, University Microfilms International, Ann Arbor, MI, 1986.
43. Murray, MP, et al: Normal postural stability and steadiness: Quantitative assessment. J Bone Joint Surg 57A:510, 1975.
44. Nichols, DS: Balance retraining after stroke using force platform biofeedback. Phys Ther 77:553, 1997.
45. Horak FB: Clinical measurement of postural control in adults. Phys Ther 67:1881, 1987.
46. Shumway-Cook, A, et al: Postural sway biofeedback: Its effect on reestablishing stance stability in hemiplegic patients. Arch Phys Med Rehabil 69:395, 1988.
47. Winstein, CJ, et al: Standing balance training: Effect on balance and locomotion in hemiparetic adults. Arch Phys Med Rehabil 70:755, 1989.
48. Sheldon, JH: The effect of age on the control of sway. Gerontology Clinics 5:129, 1963.
49. Nashner, LM, and McCollum, G: The organization of human postural movements: A formal basis and experimental synthesis. Behav Brain Sci 8:135, 1985.
50. Benda, BJ, et al: Biomechanical relationship between center of gravity and center of pressure during standing. IEEE Trans Rehab Eng 2:3, 1994.
51. Fernie, GR, et al: The relationship of postural sway in standing to the incidence of falls in geriatric subjects. Age Ageing 11:11, 1982.
52. Tinetti, ME, et al: Risk factors for falls among elderly persons living in the community. N Engl J Med 319:1701, 1988.
53. Peterka, RJ, and Black, FO: Age-related changes in human posture control: Sensory organization tests. J Vestib Res 1:73, 1990.
54. Evans, MK, and Krebs, DE: Posturography does not test vestibulospinal function. Otolaryngol Head Neck Surg 120:164, 1999.
55. O'Neill, DE, et al: Posturography changes do not predict functional performance changes. Am J Otol 19:797, 1998.
56. Gapsis, JJ, et al: Limb load monitor: Evaluation of a sensory feedback device for controlled weight-bearing. Arch Phys Med Rehabil 63:38, 1982.
57. Wolf, SL, and Binder-Macleod, SA: Use of the Krusen limb load monitor to quantify temporal and loading measurements of gait. Phys Ther 62:976, 1982.
58. Wannstedt, GT, and Herman, RM: Use of augmented sensory feedback to achieve symmetrical standing. Phys Ther 58:553, 1978.
59. Kegel, B, and Moore, AJ: Load cell: A device to monitor weight-bearing for lower extremity amputees. Phys Ther 57:652, 1977.
60. Fagerson, TL: Post-operative physical therapy. In Fagerson, TL (ed): The Hip Handbook. Butterworth-Heinemann, Woburn, MA, 1998, p. 282.
61. Peper, E, and Robertson, J: Biofeedback use of common objects: The bathroom scale in physical therapy. Biofeedback & Self-Regulation 1:237, 1976.
62. Fogel, E, and Kasman, G (eds): Special Issue: Physical medicine and rehabilitation. Biofeedback: Newsmagazine of the AAPB 24:4, 1996.
63. Middaugh, SJ: On clinical efficacy: Why biofeedback does—and does not—work. Biofeedback & Self-Regulation 15:204, 1990.

参考文献

Allison, L: The role of biofeedback in balance retraining. Biofeedback: Newsmagazine of the AAPB 24:16, 1996.
Arena, JG, et al: A comparison of frontal electromyographic biofeedback training, trapezius electromyographic biofeedback training, and progressive muscle relaxation therapy in the treatment of tension headache. Headache 35:411, 1995.
Asfour, SS, et al: Biofeedback in back muscle strengthening. Spine 15:510, 1990.
Barlow, JD: Biofeedback in the treatment of fecal incontinence. European Jour of Gastroenterology & Hepatology 9:431, 1997.
Barton, L: Uses of surface EMG for neuromuscular evaluation and training in patients with neurological impairments. Biofeedback: Newsmagazine of the AAPB 24:12, 1996.
Basmajian, JV, et al: Biofeedback treatment of foot-drop after stroke compared with standard rehabilitation technique: Effects on voluntary control and strength. Arch Phys Med Rehabil 56:231, 1975.
Beckham, JC, et al: Biofeedback as a means to alter electromyographic activity in a total knee replacement patient. Biofeedback & Self-Regulation 16:23, 1991.
Behr, D, and Krebs, DE: The role of biofeedback in the reeducation of patients with musculoskeletal disorders. Phys Ther Practice 2:20, 1993.
Blanchard, EB: Biofeedback and its role in the treatment of pain. In NIH technology assessment conference on integration of behavioral and relaxation approaches into the treatment of chronic pain and insomnia, October 16–18, 1995, Bethesda.
Blanchard, EB: Biofeedback treatments of essential hypertension. Biofeedback & Self-Regulation 15:209, 1990.
Brach, JS, et al: Facial neuromuscular retraining for oral synkinesis. Plast Reconstr Surg 99:1922, 1997.
Brown, DM: Feedback goniometers for hand rehabilitation. Am J Occup Ther 33:458, 1979.
Brucker, BS, and Bulaeva, NV: Biofeedback effect on electromyography responses in patients with spinal cord injury. Arch Phys Med Rehabil 77:133, 1996.
Bugio, KL, et al: The role of biofeedback in Kegel exercise training for stress urinary incontinence. Am J Obstet Gynecol 154:58, 1986.
Colborne, GR, et al: Feedback of triceps surae EMG in gait of children with cerebral palsy: A controlled study. Arch Phys Med Rehabil 75:40, 1994.
de Kruif, YP, and van Wegen, EEH: Pelvic floor muscle exercise therapy with myofeedback for women with stress urinary incontinence. Physiotherapy 82:107, 1996.
De Weerdt, W, and Harrison, MA: The efficacy of electromyographic feedback for stroke patients: A critical review of the main literature. Physiotherapy 72:108, 1986.
Delk, KK, et al: The effects of biofeedback assisted breathing

retraining on lung function in patients with cystic fibrosis. Chest 105:23, 1994.

Freedman, RR: Physiological mechanisms of temperature biofeedback. Biofeedback and Self-Regulation 16:95, 1991.

Gallego, J, et al: Learned activation of thoracic inspiratory muscles in tetraplegics. Am J Phys Med Rehabil 72:312, 1993.

Gentile, AM: A working model of skill acquisition with application to teaching. Quest 17:3, 1972.

Glanz, M, et al: Biofeedback therapy in post-stroke rehabilitation: A meta-analysis of the randomized controlled trials. Arch Phys Med Rehabil 76:508, 1995.

Goodman, M: An hypothesis explaining the successful treatment of psoriasis with thermal biofeedback: A case report. Biofeedback & Self-Regulation 19:347, 1994.

Huckabee, ML: sEMG biofeedback: An adjunct to swallowing therapy. Biofeedback: Newsmagazine of the AAPB 24:20, 1996.

Hurd, WW, et al: Comparison of actual and simulated EMG biofeedback in the treatment of hemiplegic patients. Am J Phys Med 59:73, 1980.

Jahanshahi, M, et al: EMG biofeedback treatment of torticollis: A controlled outcome study. Biofeedback & Self-Regulation 16:413, 1991.

James, R: Biofeedback treatment for cerebral palsy in children and adolescents: A review. Pediatric Exercise Science 4:198, 1992.

Klose, KJ, et al: An assessment of the contribution of electromyographic biofeedback as an adjunct therapy in the physical training of spinal cord injured persons. Archives of Phys Med & Rehab 74:453, 1993.

Kyberd, PJ, et al: A clinical experience with a hierarchically controlled myoelectric hand prosthesis with vibro-tactile feedback. Prosthet Orthot Int 17:56, 1993.

LeVeau, BF, and Rogers, C: Selective training of the vastus medialis muscle using EMG biofeedback. Phys Ther 60:1410, 1980.

Levitt, R, et al: EMG feedback-assisted postoperative rehabilitation of minor arthroscopic knee surgeries. J Sports Med Phys Fitness 35:218, 1995.

Mannarino, M: The present and future roles of biofeedback in successful aging. Biofeedback and Self-Regulation 16:391, 1991.

Mass, R, et al: Biofeedback-induced voluntary reduction of respiratory resistance in severe bronchial asthma. Behavior Research & Therapy 34:815, 1996.

McGrady, A: Good news-bad press: Applied psychophysiology in cardiovascular disorders. Biofeedback and Self-Regulation 21:335, 1996.

Moreland, J, and Thomson, MA: Efficiency of electromyographic biofeedback compared with conventional physical therapy for upper-extremity function in patients following stroke: A research overview and meta-analysis. Phys Ther 74:534, 1994.

Plummer, M: Pelvic floor muscle disorders. Biofeedback: Newsmagazine of the AAPB 24:24, 1996.

Saunders, JT, et al: Thermal biofeedback in the treatment of intermittent claudication in diabetes: A case study. Biofeedback & Self-Regulation 19:337, 1994.

Sczepanski, TL, et al: Effect of contraction type, angular velocity, and arc of motion on VMO:VL EMG ratio. J Orthop Sports Phys Ther 14:256, 1991.

Sherman, RA, and Arena, JG: Biofeedback for assessment and treatment of low back pain. In Basmajian, JV, and Nyberg, R, (eds): Rational Manual Therapies. Williams & Wilkins, Baltimore, 1993.

Souza, DR, and Gross, MT: Comparison of vastus medialis obliques:vastus lateralis muscle integrated electromyographic ratios between healthy subjects and patients with patellofemoral pain. Phys Ther 71:310, 1991.

Swinnen, SP, et al: Information feedback for skill acquisition: Instantaneous knowledge of results degrades learning. J Exp Psychol 16:706, 1990.

Tremain, L: Orthopedics and sports medicine: Surface EMG applications for the knee and shoulder. Biofeedback: Newsmagazine of the AAPB 24:14, 1996.

Winstein, CJ, et al: Effects of summary knowledge of results on the acquisition and retention of partial-weight-bearing during gait. Phys Ther Practice 2:40, 1993.

Winstein, CJ, et al: Learning a partial-weight-bearing skill: Effectiveness of two forms of feedback. Phys Ther 76:985, 1996.

Winstein, CJ, and Schmidt, RA: Reduced frequency of knowledge of results enhances motor skill learning. J Exp Psychol 16:677, 1990.

Wolf, SL, and Binder-MacLeod, SA: Electromyographic biofeedback applications to the hemiplegic patient: Changes in lower extremity neuromuscular and functional status. Phys Ther 63:1404, 1983.

Wolf, SL, and Binder-MacLeod, SA: Electromyographic biofeedback applications to the hemiplegic patient: Changes in upper extremity neuromuscular and functional status. Phys Ther 63:1393, 1983.

Wolf, SL, et al: Concurrent assessment of muscle activity (CAMA): A procedural approach to assess treatment goals. Phys Ther 66:218, 1986.

Wong, AM, et al: Clinical trial of a cervical traction modality with electromyographic biofeedback. Am J Phys Med Rehabil 76:19, 1997.

Young, MS: Electromyographic biofeedback use in the treatment of voluntary posterior dislocation of the shoulder: A case study. J Orthop Sports Phys Ther 20:171, 1994.

和文索引

あ

アイスパック 564
アイスラップ 564
アウェアネス 975
亜急性期 135
悪液質 83
アクセシビリティ 341
アクセスしやすいデザイン 341
朝のこわばり 688
足の叩打運動 177
アシュワーススケール 197
アスベスト(石綿) 460
頭のふらつき 833
アーチファクト 235, 1109, 1112
圧覚 156
圧痕浮腫 498
圧自己調節 483
圧縮 388
圧受容器反射 483
アッパー 1032
圧排効果 791
圧迫 126
圧迫療法 871
アテトーゼ 174
アテローム血栓性脳梗塞 531
アテローム硬化性病変 499
アテローム性動脈硬化(症) 531, 598
アネロイド式(血圧計) 101
あぶみ 1037
アームトラフ 561
アームレスト 1090
アライメントの評価 120
哀れみ 70
安静時眼振 836
安定化 38
安定期 26, 27
安定狭心症 500
安定性 212, 393, 422
安定性限界(LOS) 206, 396, 433
安定装置 660
暗転 721
アンプリファイヤー 233

い

怒り反応段階 34
息切れ 458
意識 145, 191
意思決定の過程 66
意思決定モデル 13
異種植皮 865
異常運動パターン 395
異常共同運動 205
異常筋緊張 813
異常姿勢 196
異常随意電位 242
移乗動作 675
異常歩行 554
異所性骨化 862, 891
異所性拍動 488
異所的対応 378
依存 320
依存性試験の発赤 604
一次進行型 MS 724
一次的脳損傷 791
一回換気量(TV) 97, 456
一回拍出量 481
一過性脳虚血発作(TIA) 532
一側前庭病変 839, 843
逸脱 23
一定摩擦 659
一定練習 403
一般化可能性 374
一般的順応症候群(GAS) 26
遺伝と環境 22
移動 400
移動動作 639
移動補助具 570
意味論 1009
陰圧閉鎖療法 614
陰極 245
インサート 1034
インタビュアー評価 319
インターフェイス分析 355
咽頭 1010
咽頭喉頭部 97
インピーダンス 237, 1110
韻律 1009

う

ウィルミントン装具 1049
ウェルニッケ失語 193, 543, 1012
氏と育ち 22
うっ血性心不全(CHF) 480, 513
右片麻痺 546
運動維持困難 543
運動学習 213, 261, 374, 555, 1104, 1105
運動学的フィードバック 1115, 1116
運動過多性 dysarthria 1020
運動感覚 144, 147, 156
運動感度指数(MSQ) 834
運動緩慢 173, 179
運動機能検査 190
運動機能評価スケール(MAS) 555
運動減少 756
運動再学習プログラム(MRP) 381
運動時振戦 172
運動(性)失語 1013
運動失調 722
運動障害 553
運動神経伝導速度 244
運動スキル 189
運動性 212
運動制御(CM) 190, 212, 372, 1104
運動制御・運動学習アプローチ 381
運動制御トレーニング 558
運動戦略 208
運動単位 230
運動単位活動電位(MUAP) 230, 233, 239
運動単位発火頻度 203
運動低下性 dysarthria 759, 1020
運動の原則 261
運動負荷試験(ETT) 486, 491
運動負荷試験陰性 501
運動プラン 189, 372
運動プログラミング障害 543
運動分解 172, 179
運動野 170

え

エアスプリント 563, 564, 630
鋭/鈍識別 144
腋窩温の測定 91
腋窩支持松葉杖 438
エゴ防御 24
エネルギー消費 304
エネルギー保存 733
エレクトロゴニオメータ(電気角度計, el-gon) 197, 1107, 1115
遠位潜時 245
遠隔記憶 147
遠隔測定法 235
鉛管様固縮 173, 196, 756
嚥下障害 544, 552, 572, 723, 738, 759, 801, 1021, 1022

1129

嚥下障害の評価　1021
嚥下障害のリハビリテーション　1021
嚥下造影検査　1021
縁石　446
エンドフィール　194

お

大振り歩行　428, 1057
大振り歩行パターン　918
屋外のアクセシビリティ　344, 354
屋外の路面　447
屋内のアクセシビリティ　346, 355
奥行き知覚と距離知覚の障害　994
オシロスコープ　245
オーバーワーク　204
オフセット膝継手　1041
オープンスキル　212, 376
オペラグラス手　691
オームの法則　1110
オームメーター　1111
折りたたみナイフ反応　195
オルガスム　889
オレゴン装具システム　1043
音声学　1009
温度覚　155
温度計型痛み評価尺度　115
温度刺激検査　838
温度受容器　83, 148
温度調節障害　884

か

加圧治療法　613
下位運動ニューロン（LMN）　195
下位運動ニューロン異常　240
下位運動ニューロン（LMN）障害　196, 882
開回路制御システム　373
外在的フィードバック　1105
外受容器　147
介助　321
外傷後痙攣　792
外傷後健忘（PTA）　800
外傷後ストレス障害（PTSD）　27, 35
外傷後適応期　26
外傷性脊髄損傷　879
外傷性脳損傷　790
外傷反応期　26
改善/促通アプローチ　558
階層理論　373
外側半円運動　425
外側膝固定具　1074
階段　347
階段下り　446
階段上り　446
階段用歩行器　443
回転性めまい　830, 833
回転の仕事　127
回転フレーム　895
外反膝　1042
外反足　1034, 1035
外反母指　691

回復促進リハビリテーション　764
下位部分　324
開放性運動連鎖　262
開放療法　864
概略的測定　322
外リンパ瘻（PLF）　846
開ループ系　172
開ループ制御　1105
会話のパートナー　1017
家屋評価　344
化学受容器　148, 484
過可動性　122
踵接地　275
踵歩行　178
鉤爪趾　691
可逆的虚血性神経学的障害　530
過緊張　195
核間性眼筋麻痺（INO）　721
学習された不使用　379
学習転移アプローチ　973
学習の転移　404
覚醒　191, 382
拡大・代替コミュニケーション装置　1021
拡張期　91
拡張期血圧　100
拡張総合障害度（EDSS）　730
角度/角度図　294
家具の配置　346
過高体温　87
下肢サポート　1089
下肢切断　652
下肢装具　1032
荷重応答期（LR）　276
荷重モニタ（LLM）　1120
顆上（SC）懸垂　657
顆上/膝蓋骨上（SC/SP）懸垂　657
風になびく肢位　1070
加速期　275
加速歩行　758
下腿義足　652
課題分析　975
肩関節亜脱臼　548
形の弁別障害　992
型どおりの共同運動　395
片膝立て姿勢　429
価値観　65
滑液包炎　688
滑走　126
滑動性眼球運動　832
活動制限　318
滑膜炎　687
滑膜切除術　700
カテコールアミン　483
可動ベース　1068
カナダ式松葉杖　439
カフ　656
過負荷の原理　389
カフ検査　605
カフバンド　1040
可変摩擦　659

仮面様顔貌　758
過用性筋力低下　204, 390
カラー　1048, 1052
殻構造シャンク　654
ガラス体温計　89
空の最終域感　123
仮義足　640, 668
軽い触覚　156
カルシウム拮抗薬　502
加齢にともなう協調運動の変化　174
感覚　971
感覚異常　144, 721
感覚過敏　936
感覚系の分類　147
感覚検査　150
感覚検査の信頼性　159
感覚刺激情報　143
感覚（性）失語　1012
感覚情報入力　161
感覚神経伝導速度　246
感覚性運動失調　543
感覚統合　143, 194
感覚統合アプローチ　161
感覚統合機能　207
感覚統合機能検査（SOT）　208
感覚統合（SI）理論　973
感覚トレーニング法　563
感覚の加齢変化　144
眼球運動障害　977, 980
眼球回旋　840
眼球傾斜反応（OTR）　840
環境アクセシビリティ　341
環境改善のための資金　360
環境障壁　341
環境制御装置　353
環境評価　341
間欠的空気加圧（IPC）　608
間欠的制御仮説　374
間欠跛行　84, 598
冠血流（CBF）　480
寛骨臼底突出症　691
観察による歩行分析（OGA）　278, 553
監視　321
患者の参加　44
患者役割　38
感情移入　70
感情機能　317
感情（の）調節障害症候群　545, 723
感情の順応（切断）　634
干渉パターン　240
眼振　172, 718, 721, 836
関節運動学的評価　194
関節運動フィードバック　1115
関節炎　685
関節可動域（ROM）　121, 194, 386
関節機能　194
関節固定術　700
関節受容器　149
関節置換術　700
関節痛　688

間接的機能障害　5
関節の遊び　126
関節反力　301
関節包外運動　194
関節包外パターン　122, 126
関節包内運動　194
関節包パターン　124
関節モビライゼーション　127
関節リウマチ(RA)　685, 686
関節リウマチの機能分類　695
関節リウマチのステージ分類　694
関節リウマチの薬物療法　697
関節リウマチ分類基準　686
関節裂隙の狭小化　695
完全荷重歩行　444
完全損傷　881
間代　195
貫通静脈　597
関電極　1110
感度　274
冠動脈　484
冠動脈疾患(CHD)　480, 499
冠動脈疾患の一次予防　517
冠動脈バイパス術(CABG)　501, 511
観念運動失行　543, 976, 996
観念失行　543, 976, 997
貫壁性心筋梗塞　500
冠攣縮　484
緩和因子　5

き

記憶　147, 193, 797, 986
記憶障害　545, 986
記憶喪失　193
機械的受容器　148
気管支痙攣　459
気管支呼吸音　464
帰結と評価情報セット(OASIS)　331
危険因子　5
起坐呼吸　496
義肢　652
義肢装具士　652
記述指標　320
基準電極　232, 244
義足　652
義足処方　668
義足の受け入れ促進　672
義足のトレーニング　673
義足のメンテナンス　665
義足非装着時の管理　644
義足評価　669
義足歩行　676
偽痛風　693
拮抗運動反復不全　722
基底核(BG)　753
気道狭窄　459
気道クリアランス　470
気道熱傷　861
企図振戦　172, 179, 722
機能維持的計画　764

機能回復　378
機能解離　378
機能障害　5, 317, 1008
機能制限　317
機能代行　378
機能的アプローチ　974
機能的運動スキル　318
機能的コミュニケーション治療法(FCT)　1017
機能的コミュニケーション評価(ASHA-FACS)　1014
機能的コミュニケーション・プロフィール(FCP)　1014
機能的残気量(FRC)　457
機能的自立度評価法(FIM)　6, 178, 288, 328, 555
機能の制限　5
機能的電気刺激(FES)　574, 917, 1046
気分変調障害　759
基本的日常生活活動(BADL)　5, 317
奇脈　93
逆U字理論(仮説)　192, 382
脚長　121
逆方向性伝導　246
逆流検査　604
逆行性血流　482
逆向性健忘　193
球海綿体反射　883
吸気　97
丘疹　612
求心路遮断　373
急性期　135
急性ストレス障害(ASD)　35
急性疼痛　935
急性動脈閉塞症　598
吸着懸垂　662
鏡映的自己　32
協応構造　190, 205, 373
競技用車椅子　1096
凝固帯　860
狭窄性腱鞘炎　688
狭心症　499
強制的共同偏視　540
協調運動　190
協調運動障害　169, 543
協調運動テスト　553
協調性　169, 190
協調性検査　176
協調性障害　170
協調的医療モデル　938
強調のタイミング(TE)　395
強直性脊椎炎　688
胸痛　84
共同運動　205, 540, 553
共同運動障害　722
共同運動パターン　201
協働収縮異常　172, 179
協働収縮不能　172
胸腰仙椎部の屈曲・伸展制御(TLS FE)装具　1048, 1052
局所性脳損傷　791

極性脳損傷　791
虚血　480, 499
虚血性脳浮腫　532
巨大運動単位　242
起立　430
起立性低血圧　101, 433, 496, 891
キール　653
近位潜時　245
筋活動　257
緊急反応　191
筋切り術　885
筋緊張(症)　195, 252, 387
筋緊張異常　195
筋緊張緩和装具　1040
筋緊張亢進　195
筋緊張性放電　253
筋緊張低下　172, 195
筋緊張評価　196
筋緊張抑制法　564
筋形成術　627
筋固縮　179
筋骨格系　111
筋骨格性疼痛　893
筋固定術　627
筋持久力　127, 201, 389
筋仕事率　127
筋受容器　149
筋生理学　1109
緊張性頸反射　198
緊張性迷路反射　198
緊張性腰反射(TLR)　542
筋張力　261
筋電計(EMG)　197
筋電図(EMG)　230
筋パフォーマンス　127, 201, 388
筋パワー　201, 389
筋疲労　131, 259
筋紡錘　149
筋膜縫合術　627
筋無力症　253
筋力　127, 201, 260
筋力低下　174

く

クイックストレッチ　388
空間関係症候群　544
空間的関係に関する障害　991
空間的失見当　993
空間的な位置の障害　993
空気プレチスモグラフィ　605
駆出分画(EF)　490
靴　1032, 1050
屈曲拘縮　638
クプラ　830
クプラ結石症　839
くも膜下腔内注入　885
くも膜下出血　531
クラウゼ小体　148
グラスゴー・アウトカム・スケール(GOS)　794

グラスゴー・コーマ・スケール(GCS) 790, 793
車椅子 561, 912, 1068
　競技用車椅子 1096
　電動車椅子 1094
車椅子姿勢サポートシステム 1076
車椅子トレーニング 914, 1096
クレンザック継手 1037
クロストーク 234
クローズドスキル 212, 376
クローヌス 195

け

計画策定 556
計算障害 146
形式的意思決定 11
傾斜づけ 346
傾斜板 345
傾斜反応 199
傾斜路 446
痙縮 195, 541, 885
痙縮検査 196
痙性 dysarthria 1019
痙性腸管機能不全 888
痙性膀胱機能不全 886
頸性めまい 847
軽打法 470
頸椎装具 1048
経頭蓋電気刺激法(CES) 956
経皮経管冠動脈形成術(PTCA) 501
経皮的神経電気刺激(TENS) 956
傾眠 145
系列運動スキル 395
ゲイン 1109, 1112
血圧 100
血液量 100
血液量減少症 101
結果の知識(KR) 161, 402, 983, 1105
血管形成術 511
血管雑音 499
血管造影 490
血管の検査 603
血栓 500
血栓性血管炎 599
血栓溶解薬 502, 532
決断分岐図 12
決断分析 11
血流 482
ゲートコントロール理論 933, 956
仮病 946
ケロイド 863
腱炎 688
腱切り術 885
健康の定義 316
言語障害 543, 551, 1007
言語聴覚士 799, 1008
腱固定術 627
検査-再検査信頼性 324
幻肢 632
幻肢痛 632

検者間信頼性 274, 324
検者内信頼性 274, 324
肩手症候群 548
懸垂 662
懸垂装置 656
減衰フィードバックのフェード 402
減速期 275
建築上障壁条例 360
減張切開 858
見当識 146, 192, 552
見当識障害 36
現場評価の記録文書 359
現場訪問 343

こ

構音 1011
構音障害 1008
恒温動物 83
構音不能症 1019
硬化性脂肪織炎 600
交感神経刺激薬 484
交感神経遮断薬 484
交感神経切除術 943
公共施設 358
公共建物条例 361
公共輸送システム 357
口腔温の測定 90
交互歩行 1057
交互歩行装具(RGO) 1046, 1052
交互脈 91
抗コリン剤 762
後索症候群 882
後索-内側毛帯路 148, 150
高次の認知機能 971
拘縮 548, 638, 891
構成失行 997
拘束性肺疾患 460
広帯域 1109, 1112
高体温 87
後大脳動脈症候群 535
高炭酸ガス血症 458
巧緻運動検査 176
構築された感覚刺激 382
高電圧パルス電流(HVPC) 613
喉頭 1009
行動医学 40
口頭言語失語 1013
行動障害 801
後負荷 481
後負荷減少剤 502
鉤ヘルニア 792
後方板ばね 1037
後方突進歩行 758
硬膜外血腫 792
硬膜下血腫 792
高齢の下肢切断者 635
後弯姿勢 1074
誤嚥 544
呼気 97
股義足 664

呼吸 96, 457, 1009
呼吸音の減弱 464
呼吸器系 96
呼吸器障害 861
呼吸機能障害 884
呼吸筋トレーニング 472
呼吸困難 84, 98, 495
呼吸再教育 472
呼吸調整メカニズム 97
呼吸の制御 1022
呼吸パターン 98
呼吸リハビリテーション 456, 468
国際障害分類(ICIDH) 5, 316
固視 980
固縮 173, 195, 756, 765
誤順応(的) 22, 23
コスト抑制 74
股装具(HO) 1032
骨格構造シャンク 654
股継手 1043
骨棘 690, 695
コックアップ趾 691
骨粗鬆症 693, 893
骨盤挙上臥位 425
骨盤サポート装置 1075, 1088
骨盤帯 1043
骨盤帯長下肢装具(HKAFO) 1032, 1043, 1052
骨盤ベルト 1088
骨輪郭構造の変化 119
固定 AFO 1038
固定あぶみ 1037
固定部 1050
子どものための機能的自立度評価法(WEEFIM) 288
ことわざの解釈 147
ゴニオメーター 122
コーピング 21, 957
コーピング(の)スタイル 21
小振り歩行 428, 1057
コミュニケーション 192, 1007
コミュニケーション障害 551, 801
コミュニケーション障害患者 1022
固有感覚 144, 156, 977, 1004
固有受容器 147
固有受容性神経筋促通法(PNF) 380, 511, 558, 1114
ゴルジ型神経終末 149
ゴルジ腱器官 149
コルセット 1047, 1052
転がり 126
転がりすべり 126
コロトコフ音 102
混合性 dysarthria 1019
昏睡 145, 191, 797
昏睡刺激プログラム 382
根治的アプローチ 982
コントラクトリラックス 386
コントラクトリラックス・アクティブ・コントラクション(CRAC) 386

困難　320
昏迷　145, 191

さ

座位　427
最終域感　123, 194
最小限の介助　321
最大吸気圧（PI$_{max}$）　457
最大吸気量（IC）　457
最大の介助　321
最大拍動点（PMI）　485
在宅運動プログラム（HEP）　507, 639
在宅ケアサービス　575
在宅評価　344
細動脈　597
再発寛解型 MS　724, 725
再発進行型 MS　724
採皮部　866
細片スキル　379
サイム懸垂　658
サイム切断　652, 656
サイムソケット　656
錯語　193
作話　545
鎖骨下動脈盗血症候群　532
坐骨収納ソケット　662
挫傷　881
雑音　236
差動増幅器　236
左片麻痺　546
左右失認　544, 990
参加制約　318
残気量（RV）　457
三叉神経痛　721
酸素コスト　304
酸素摂取　304
三段脈　489
三点歩行　440
三連発　490

し

シェル　1039, 1050
紫外線照射　613
視覚　147
視覚アクション治療法（VAT）　1017
視覚失認　995
視覚受容器　148
視覚障害　540, 552, 977
視覚性固有感覚　207
視覚的コミュニケーション治療法（VIC）　1017
視覚的抹消課題　973
視覚的無視　540
視覚的誘導　174
視覚路の障害　801
肢荷重モニタ　448
自家植皮　865
弛緩　196, 541
弛緩性 dysarthria　1019
弛緩性腸管機能不全　888
弛緩性膀胱機能不全　886

敷居　346
色彩失認　995
持久力　131, 204
軸回旋　126
ジグザグ効果　689
軸索断裂　251
軸システム　659
刺激アーチファクト　245
刺激鎮痛（SPA）　934
刺激電極　243
自己　32
自己アイデンティティ　23, 32, 33
自己イメージ　21
自己概念　21
自己管理評価法　319
自己信頼の強化　46
自己の置き換え　70
自己破壊性細胞現象　792
自己破壊的行動　36
自己評価　343
自己免疫疾患　720
自己有能感　739
支持基底面（BOS）　174, 390, 422
四肢麻痺　880
視床感覚症候群　536, 540
視床痛　536, 540
視床痛症候群　936
視床破壊術　763
二乗平均平方根（RMS）　257
視神経炎　721
ジスキネジア　762
システム理論　190, 373
ジストニア　174, 195, 196
ジストニア姿勢　196
姿勢アライメント　205, 396
姿勢安定性　205, 422
姿勢緊張　387
姿勢サポートシステム　1068, 1073
姿勢時振戦　172, 179, 722, 757
姿勢ストレス症候群（PSS）　759, 937
姿勢制御　205, 396, 543, 554
姿勢定位　205
姿勢動揺　206
姿勢の異常　175
姿勢不安定　766, 757
耳石器　830
視線不安定性　845
持続性心室頻拍　490
持続的植物状態　191
持続的注意　383, 985
持続発火頻度　831
肢端紅痛症　599
視知覚障害　980
支柱　1039, 1050
膝蓋靱帯支持（PTB）ソケット　655
膝蓋靱帯支持ブリム　1040
膝下義足　652
疾患影響要因測定法（SIP）　178, 329, 945
疾患修飾性抗リウマチ薬（DMARDs）　697, 698

失計算　146
失語　543, 551, 797
　ウェルニッケ失語　193, 543, 1012
　運動（性）失語　1013
　感覚（性）失語　1012
　口頭言語失語　1013
　受容（性）失語　543, 1012
　全失語　543, 1012
　表出（性）失語　543, 1013
　非流暢性失語　193, 543, 1012
　ブローカ失語　193, 543, 1013
　流暢性失語　193, 543, 1012
失行　543, 996
実行ベースの評価　319
失語症　1008, 1012, 1023
失語症治療アプローチ　1016
失語症の検査　1013
失語症のコミュニケーション効果促進法（PACE）　1017
（失語症の）自然治癒　1015
失語症のリハビリテーション　1016
失算　991
失書　991
膝上義足　658
膝上義足の評価　671
失神　84
失調　172
失調性 dysarthria　1020
失認　995
実用コミュニケーション能力検査（CADL）　1014
質量中心（COM）　301, 390, 569, 1117
シート（車椅子）　1083
自動植え込み型除細動器（AICD）　515
自動介助運動（AAM）　392
自動化段階　375
自動関節可動域（AROM）　121
自動関節可動域内の痛み　121
自動姿勢緊張　541
自動抵抗検査　129
シートサーフェイス　1074
シート状植皮　866
刺入時活動　238
自発眼振　836
自発性活動　240
自発性電位　239
四辺形ソケット　662
嗜眠　191
耳鳴　846
社会的機能　317
社会的サポート　34
社会的不利　1008
灼熱痛　936
若年性脳卒中　533
視野障害　978, 979
射精　889
斜偏位　840
車輪つき歩行器　442
シャンク　654
周期変動不全　487

充血帯　860
収縮期　91
収縮期血圧　100
収縮性　481
舟状骨パッド　1034
重心(COG)　422
自由神経終末　148～150
重心線の位置　120
重心動揺計フィードバック　1116
修正アシュワーススケール　197, 803
修正版 GARS(GARS-M)　289
集中的注意　383
集中練習　403
自由度　205, 373
柔軟性低下　175
周波数　236, 257
周波数帯域幅　237
周波数分析　260
重量認知　158
主観的運動強度(RPE)　467, 509
手根管症候群　694
手指失認　544, 991
手段的日常生活活動(IADL)　5, 317
術直後義足装着　630
主動筋の逆運動(AR)　394
手動ロック　660
受容　34
受容型データ収集形態　11
受容言語機能　551
受容(性)失語　543, 1012
循環障害　862
順行的決定　73
順行伝導　246
順序測定　322
順応　22
順応制御　211
順応性姿勢制御　205
順応的調和　34
順番尺度　322
上位運動ニューロン(UMN)障害　887
上位運動ニューロン(UMN)症候群　195, 722
焼痂　858
障害の段階　7
漿果状動脈瘤　531
硝酸薬　502
上肢サポート　1075, 1090
小字症　756
上室拍動　488
上室頻拍(SVT)　488
焼灼法　628
症状の誇張(SM)　946
小水疱　612
冗長性　378
情緒不安定　545
焦点的注意　985
情動障害　545
衝動性眼球運動　836
情動性無感覚　35
情動的な適応段階　34
小脳障害　172

小脳性運動失調　543
蒸発　87
糸様脈　91
小脈　91
静脈系　597
静脈血栓症　547
　深部静脈血栓症(DVT)　547, 892
　表在性静脈血栓症(SVT)　599
静脈疾患　599
静脈充満時間　604
静脈瘤　600
初期接地(IC)　276
職業分析　354
褥瘡　547, 889
職場評価　353
植物状態　191
触覚局在感覚　157
触覚失認　996
除脳硬直　195, 803
除皮質硬直　195, 803
徐脈　484, 487
シリアルキャスト　388, 813
シリアル練習　403
自律　67
自立　321
自律神経過反射　890
自立性の強化　46
心エコー図　490
伸延　883
心音　498
侵害受容器　148
侵害受容性神経　934
信義　67
心筋梗塞　500
　非貫壁性心筋梗塞　501
　(非 Q 波)心筋梗塞　501
心筋症　512
真空-圧縮治療法(VCT)　607
神経可塑性　378
神経感覚センター失語症包括検査(NCCEA)　1014
神経筋機能不全　262
神経筋障害　801
神経筋電気刺激(NMES)　388, 574
神経原性萎縮　203
神経膠症　720
神経根性疼痛　892
神経根切断術　634, 943
神経根逃避　882
神経腫　627
神経障害性創傷　615
神経心理学的評価　40
心係数(CI)　481
神経切断術　885
神経体液性因子　483
神経断裂　251
神経伝導検査　243
神経伝導速度(NCV)　230
神経発達学的治療(NDT)　379, 542, 558
神経ブロック　814, 943

心血管系評価　494
腎結石　893
心原性ショック　501
信号処理　255
進行性脳卒中　533
寝室　347
心疾患　479
心室期外収縮(PVC)　488, 489
心室再構築　512
心室細動　490
心室性ギャロップ　498
心室頻拍　490
侵襲的回想　35
振戦　172, 173, 719, 757, 766
　運動時振戦　172
　企図振戦　172, 179, 722
　姿勢時振戦　172, 179, 722, 757
　静止時振戦　173, 179, 757
　静的姿勢時振戦　172
腎前性腎不全　513
心臓リハビリテーション　505
身体イメージ　988
身体機能的許容度　676
人体計測　121
身体失認　544, 990
身体重心(COM)　301, 390, 569, 1117
身体障害　5
身体図　944
身体図式　988
靱帯ストレス検査　132
身体的機能　317
身体的徴候　316
靱帯不安定検査　132
身体部位失認　990
深達性Ⅱ度熱傷　857
診断の決定　7
心電図(ECG)　236, 486
伸展補助　660
振動覚　156
振動法　470
浸軟　890
心拍出量(CO)　100, 481
心拍数　467, 487
真皮　854
真皮の治癒　863
深部感覚　147, 156, 552, 977
深部感覚受容器　149
振幅　233
深部腱反射(DTR)　197
深部静脈　597
深部静脈血栓症(DVT)　547, 892
心不全　511
　うっ血性心不全(CHF)　480, 513
深部脳刺激(DBS)　763
心房期外収縮(PAC)　488
心房細動　488
心房性ギャロップ　498
心膜摩擦音　498
心理学的および社会的機能　39
心理学的適応　22

心理社会的問題 20

す

随意運動 205
睡気 191
水銀式(血圧計) 101
遂行機能 971
遂行機能障害 976, 987
遂行(パフォーマンス)の知識(KP) 161, 402, 983, 1105
水腫 694
垂直方向の失見当 994
垂直立位 430
水治療 613
スイベルウォーカー 1044, 1052
スウェーデン式膝装具 448
スキーマ 374, 375
すくみ 756, 767
スクリーニング検査 190
スケジュール・フィードバック 1105
スタビー 643
スタビライジング AFO 1052
スタビライジングブーツ 1045
スタンディングフレーム 1044, 1052
ステップ 275
図と地の弁別障害 992
ストライダー 98
ストライド 275
ストライド時間 275
ストライド長 275
ストラップ 1050
ストレス 30
ストレスエコー 490
ストレスコーピング 943
ストレス反応 26, 30
ストレス負荷 956
ストレッサー 29, 30
ストレングストレーニング 510
スパイラル AFO 1039
スプリットあぶみ 1037
スプリンタースキル 973
スプリント 388
すべり 126
すべり摩擦 660
スポーツへの参加(義足) 676
スリング 562
スローリバーサル 394, 559
スローリバーサル・ホールド(SRH) 393
スワンネック変形 689

せ

生活環境機器 342, 353
生活の質(QOL) 6, 71
正義 67
正規化 257
制御された動作 394
静座不能 759
静止時振戦 173, 179, 757
静止帯 860
正常洞調律(NSR) 481

生殖能力 889
精神緩慢 759
精神状態 150
精神身体モデル 29
精神性鈍麻 35
精神的機能 317
精神的実行 444
精神的防御 22
声帯 1010
正中ヘルニア 792
性の機能不全 887
静的姿勢時振戦 172
静的姿勢制御 176, 393
静的-動的制御 394
声道 1009
静-動的姿勢制御 212
清明 145
声門 1010
生理学的フィードバック 1105
整流 255
脊髄後索障害 174
脊髄性異常感覚 893
脊髄性ショック 196, 883
脊髄切断術 943
脊髄損傷(SCI) 879
　外傷性脊髄損傷 879
　(脊髄損傷の)病変レベル 880
脊柱後弯 758
脊柱側弯 758
脊椎長下肢装具(THKAFO) 1032, 1044
積分 256
舌咽呼吸 900
接近的保護 321
切実な同情心 70
接触的保護 321
切断医療チーム 629
切断側の抵抗運動 639
切断レベル 626
接地電極 230
セミリジドドレッシング 630
セルフモニタリング 12
線維芽細胞 611
線維自発電位 240
線維束性攣縮電位 241
遷延性植物状態 790
前・外側脊髄視床路 148, 150
線形包絡線 255
善行 67
先行前向性健忘 193
潜時 245
全失語 543, 1012
全身性エリテマトーデス(SLE) 686
全身調整 573
仙髄回避 882
前脊髄症候群 881
全層植皮 866
漸増抵抗運動(PRE) 389
喘息 459
全体寝返り動作 423
前大脳動脈症候群 533

選択的注意 192, 382, 384, 985
浅達性Ⅱ度熱傷 857
剪断 883
先端チアノーゼ 599
仙椎座位 427
前庭眼反射(VOR) 831
前庭系の利得 832
前庭障害 830
先天的な能力低下 32
前納制保健機構(PPO) 74
全肺気量(TLC) 456
前負荷 481
前方突進歩行 758
喘鳴 98
全面的吸着 662
前遊脚期(PSw) 276
前腕支持松葉杖 439

そ

想起 552
早期回復プログラム 382
早期切除 865
装具 571, 1032
装具処方 1052
装具の装着 1056
装具評価 1053
装具歩行分析 1054
装具療法 1056
創収縮 863
創傷管理 610
創傷収縮 611
創傷の検査 611
創傷被覆材 614
総接触歩行ギプス包帯 615
増幅器 233
増幅フィードバック 161
増幅率 1109
相貌失認 995
足圧中心(COP) 206, 301, 396, 1117
足関節上腕血圧比(ABI) 603
即時再生 986
足趾離地 275
促通アプローチ 379
促通ストレッチング 386
測定異常 172, 179
足底起立 429
測定障害 722
足底接地 275
足底装具(FO) 1032, 1034
足底反射 198
速度蓄積機構 832
足板 1036
足部切断用義足 652
側方自動歩行 434
側方突進 840
側弯症装具 1049
ソケット 655, 661
粗大運動検査 176
ソックス 665
足根管症候群 694

た

ソフトドレッシング　630
ソール　1033
帯域幅フィードバック　402
体位性低血圧　101, 433, 496
体位排痰法　470
体温　83
体温計　89
体温測定　89
体温調節システム　83
体幹装具　1047, 1052
退行　34
大孔ヘルニア　792
代謝障害　861
代謝当量(MET)　491, 493
体重分布　396
代償　974
代償(的)アプローチ　161, 559
対称性緊張性頸反射(STNR)　541
対称性緊張性迷路反射(STLR)　541
代償性発汗　884
代償トレーニングアプローチ　379
体性感覚　194, 207
体性感覚障害　539
大腿義足　658
大腿義足の評価　671
大腿コルセット　657
大動脈内バルーンポンプ(IABP)　501
台所　350
ダイナミックスプリント　870
ダイナモメーター　203, 553
大脳基底核障害　173
大脈　91
代用皮膚　865
対流　87
多幸症　723
多軸足　654
打診検査　605
多節リンク膝継手　659
多相性電位　240
立ち直り反応(RR)　199
脱臼　883
脱髄　720
タッピング　388, 564
他動運動検査　196
他動関節可動域(PROM)　122
他動関節可動域内の痛み　122
妥当性　275, 325
他動的ストレッチング　386
多発神経障害　251, 862
多発性硬化症(MS)　719, 847
　一次進行型 MS　724
　再発寛解型 MS　724, 725
　再発進行型 MS　724
　二次進行型 MS　724
多発脳梗塞性認知症　545
ダブル(W)クレンザック継手　1038
ダーマトーム　152, 865
多様練習　403

ち

単一運動単位パターン　252
単一線維筋電図(SFEMG)　242
短下肢装具(AFO)　571, 1032, 1036, 1052
短期記憶(STM)　147, 193, 986
短期的目標(STG)　8
単極針電極　232
短座位　427
段差昇降　675
単軸足　654
単軸ヒンジ膝継手　659
弾性包帯　630, 871
弾性包帯の巻き方　637
淡蒼球破壊術　763
断続性ラ音　458, 464
断続的カテーテル法　886
断端　632
断端ケア　635
断端袋　631, 638, 665
断端への包帯　636
断綴性言語　172, 719, 722
段鼻　345
暖房器具　347

チアノーゼ　83, 84, 458
地域社会評価　356
知覚　21, 971
知覚型データ収集形態　11
知覚障害　544, 552
知覚的運動の過程　970
蓄積外傷疾患(CTD)　950, 953
知識の蓄積量　146
地誌的失見当　994
知的機能　317
遅発性の頭蓋内出血　791
チームアプローチ　39
チャールストン・ベンディング・ブレース　1050
注意　146, 192, 382, 552, 985
注意障害　545, 976, 985
中間期　275
駐車場　354
中心性脊髄症候群　882
中枢神経系病変　170
中枢性前庭病変　846
中枢性チアノーゼ　83
中枢性疼痛　936, 955
中枢前庭系　831
中足骨バー　705, 1036
中足骨パッド　705, 1035
中足骨痛　691
中大脳動脈症候群　533
中等度の介助　321
中毒性難聴　840
超音波　613
超音波ドプラ法　603
聴覚　147
聴覚失認　996
長下肢装具(KAFO)　572, 1032, 1041, 1052
腸管機能不全　546, 887

痙性腸管機能不全　888
弛緩性腸管機能不全　888
長期記憶(LTM)　147, 193, 987
長期的目標(LTG)　8
長座位　427
聴診　464, 498
聴神経腫瘍　847
重複歩　275
重複歩距離　275
重複歩時間　275
調律　487
調律反射　199
直腸訓練　887
治療プラン(POC)　1, 7
陳述記憶　193
鎮痛剤　941

つ

椎骨動脈症候群　536
椎骨脳底動脈循環不全症(VBI)　847
追視　980
対麻痺　880, 1044, 1058
対麻痺患者の歩行運動　915
痛覚　155
痛覚過敏　936
痛風　693
杖　434
継足歩行　178
継足立位　178
月形しん　1034
継手　1050
継手つき固定 AFO　1038
槌指変形　690
爪先歩行　178

て

定位脳手術　763
低可動性　122
低緊張　195
抵抗　388
低酸素血症　458
低酸素性-虚血性脳損傷(HII)　791
ディストレス　26
定性的歩行分析　278
低体温症　87
低炭酸ガス血症　460
定量化　255
定量的歩行分析　290
手がかり　975
敵意　34
適応　22, 25, 974
適応的アプローチ　982
適応プロセス　23
手触り認知　158
手すり　345
手の叩打運動　177
手袋靴下型　144
デブリドマン　616
テーラー型胸腰仙椎装具　1048
テレメトリー　235

転移テスト 215
転移トレーニング 404
電位の持続時間 233
転換的注意 985
てんかん発作 546
電気角度計(エレクトロゴニオメーター, el-gon) 197, 1107, 1115
電気刺激 613
電気体温計 89
電気的脈拍計 95
電極 230
電気療法 573
電撃傷 859
伝導 87
伝導距離 246
電動車椅子 1094
伝導時間 243
電動スクーター 358
伝導速度(CV) 245
伝統的医療モデル 938
転倒予防 570
テントヘルニア 792

と
ドア 346, 347
トイレ 348
頭位眼振検査 836
同一化 70
統一パーキンソン病評価尺度(UPDRS) 768
動員パターン 240
頭蓋仙骨療法 956
頭蓋内圧(ICP) 792
動悸 84
動機づけ 28, 404
統語 1009
統合アプローチ 381
動作緩慢 756, 766
動作恐怖症 957
動作適応症候群(MAS) 937
動作パターン 261
同時失認 995
同時妥当性 325
同時二重刺激感覚 157
同時歩行 1057
等尺性収縮 258
等尺性抵抗検査 127
同種植皮 865
導出電極 230, 244
動静脈奇形 531
頭振後眼振(HSN)検査 836
同心針電極 231
トウスプリング 1033
闘争か逃走か反応 191, 382
同相除去比(CMRR) 236, 1109, 1111
等速性筋力測定装置 131
等速性筋力測定の妥当性 131
同側性上下肢共同運動 542
同側-対側衝撃損傷 791
動体視力(DVA)検査 838
等張性収縮 259

疼痛 263, 931
　急性疼痛 935
　筋骨格性疼痛 893
　神経根性疼痛 892
　中枢性疼痛 936, 955
　複合性局所疼痛症候群(CRPS) 936
　慢性疼痛 931, 936
疼痛性触覚過敏 936
疼痛理論 932
動的安定性 394
動的姿勢制御 176
動的相互作用アプローチ 975
動的力フィードバック 1119
道徳原理と規則 68
道徳的ジレンマ 72
糖尿病性創傷 615
トウボックス 1033
動脈系 597
動脈疾患 598
動脈性充血 483
動脈内膜切除術 607
動脈瘤 531
同名半盲 535, 540, 978
動揺視 833
動揺病 847
特異性の原理 389
特異度 274
閉じ込め症候群(LIS) 536
徒手筋力テスト(MMT) 128, 553
ドパミン 754
ドパミン補充療法 761
トリガーポイント 944, 950
トレンデレンブルグ試験 605
ドロップリングロック 1041
トロポニンI 502
トロポニンT 502
トング 894

な
内頸動脈症候群 535
内在的フィードバック 161, 402, 1105
内側膝固定具 1074
ナイト型腰仙椎装具 1047
内反膝 1042
内反尖足 1033
内反足 1035
内皮由来血管拡張因子(EDRF) 485
内面化 68
内容妥当性 325

に
肉芽組織 611
二次進行型MS 724
二次的脳損傷 791
二次的縫合 628
二次的利得 21
二重課題 570
二重視 841, 978
二段脈 91, 489
日常生活活動(ADL) 325

日周期リズム 88
二点識別覚 144, 157
二点歩行 441, 1057
ニトログリセリン(NTG) 504
入力インピーダンス 237
ニューラプラキシー 249
二連発 490
人間工学的評価 354
妊娠 889
認知 28, 146, 192, 384, 971
認知機能障害 552
認知障害 545, 800
認知段階 375
認知的過程 971
認知的スキル 973
認知リハビリテーション 975

ね
寝返り動作 423, 907
熱傷 854
　気道熱傷 861
　深達性Ⅱ度熱傷 858
　浅達性Ⅱ度熱傷 857
　皮下熱傷 859
　Ⅰ度熱傷 856
　Ⅲ度熱傷 858
熱傷センター 854
熱傷創 860
熱傷の深度分類 855
熱傷面積 860
熱性状態 87
捻髪音 688
年齢推定心拍数 93

の
ノイズ 1112
ノイズレベル 1109
脳幹ヘルニア 532
脳血管障害(CVA) 530
脳血栓 531
脳血流マッピング 795
脳出血 531
脳ショック 196
脳神経 199
脳神経の検査 161
脳塞栓 531
脳組織移植法 764
脳卒中 530
脳卒中患者の評価 551
脳卒中の前徴 532
脳卒中のための運動再学習プログラム 557
脳損傷 790
　一次的脳損傷 791
　外傷性脳損傷 790
　局所性脳損傷 791
　極性脳損傷 791
　低酸素性-虚血性脳損傷(HII) 791
　二次的脳損傷 791
能動電極 230
脳内血腫 792

脳波(EEG)　794
脳ヘルニア　792
囊胞性肺線維症(CF)　460
能力低下　5, 20, 317, 1008

は

バイオフィードバック　40, 388, 570, 573, 1103
バイオフィードバック訓練　955
肺活量(VC)　456, 457
肺過膨張　458
肺気腫　458
肺疾患
　拘束性肺疾患　460
　慢性肺疾患　455
　慢性閉塞性肺疾患（COPD）457, 512
肺水腫　513
肺性心　458
肺切除術　463
肺線維症　460
肺塞栓症　547
バイタルサイン　81
バイタルサインの標準値　81
排痰テクニック　470
肺動脈楔入圧(PCWP)　491
肺動脈毛細血管　482
排尿　886
背部サーフェイス　1074
バイブレーション　564
配分的注意　985
肺胞呼吸音　464
肺容量　456
肺容量減少手術(LVRS)　463
パウルロック　1041
パーカッション　470
破局反応　976
パーキンソニズム　752
パーキンソン病(PD)　752
パーキンソンプラス症候群　753
漠然とした不安感　36
歯車様固縮　173, 195, 756
跛行試験　605
パーソナリティ構造　22
パターン形成理論　935, 955
パチニ小体　148～150
ばち指　83, 458
発汗　83
発語失行　1020
発語失行の治療技法　1021
ハッスルスケール　31
発達活動　378
発達スキル　378
バッテン　1043
発熱　87
発熱物質　87
発話　1009
発話障害　738
発話明瞭度　1011
馬尾損傷　882
パフォーマンスの知識(KP)　161, 402, 983, 1105
パラ・ウォーカー　1046, 1052
パラポジウム　1044, 1052
パラメータ　374
バランス　205, 396, 569
バランス検査　209
バランス(の)障害　175, 543, 554
バランススケール　210
バリスティックストレッチ　386
バルモラル　1033
破裂音　1011
バレルチェスト（樽状胸）458
ハロー装具　897, 1048, 1052
般化　191, 215, 973
半規管(SCC)　830
半規管結石症　839
反弓緊張　195
瘢痕カバーメイク　872
瘢痕ケロイド　858
瘢痕拘縮　866
瘢痕に対する治療　871
反射亢進　541, 890
反射性交感神経性ジストロフィー(RSD)　548, 936
反射理論　373
パンスプリント　562, 571
半側空間無視　544, 976, 988
半側身体失認　988
半側無視　535, 988
判断不良　976
反跳運動テスト　177
反跳現象　172
ハンディキャップ　317
バンド　1040, 1050
ハンドヘルドダイナモメーター　129
半長靴　1033
パンヌス　687
反応時間の遅延　175
反応制御　205
反応の決定　73
反復運動歩行装具　448
反復拮抗運動不能　172, 179
反復収縮(RC)　392
反復性運動障害　950
反復性放電　242
半母音　1011
半盲　979

ひ

鼻音　1011
非荷重歩行　444
皮下熱傷　859
非貫壁性心筋梗塞　500
ひきずり歩行　1057
非言語的実用言語行動　1007
肥厚性瘢痕　858, 862, 863, 871
膝当て　1041
膝装具(KO)　1032
膝立て仰臥位　425
膝立て姿勢　428
膝継手　658
膝離断義足　663
非持続性心室頻拍　490
皮質性感覚情報処理　144
皮質性複合感覚　147, 157
皮質盲　980
ビジュアルアナログスケール(VAS)　115, 322, 833, 945
ビジランス　383
非対称性緊張性頸反射(ATNR)　541
左半球損傷　546
悲嘆反応段階　34
非陳述記憶　193
否定　34
非道徳的価値観　66
皮膚移植　865
皮膚受容器　148
皮膚書字覚　158
皮膚抵抗　231
皮膚点検　906
皮膚の解剖　854
皮膚分節　152
非平衡協調性検査　177
びまん性軸索損傷(DAI)　791
秘密保持　67
病気の役割　21
表在感覚　147, 155, 522, 977
表在静脈　597
表在性静脈血栓症(SVT)　599
表在反射　198
病識　974
表出言語機能　551
表出(性)失語　543, 1013
病態失認　544, 990
病の共同運動　178
病人役割　939
表皮　854
表皮の治癒　862
表面筋電図(sEMG)　254, 947
表面的妥当性　325
表面電極　230, 254, 1110
病理運動学的診断　7
病歴記録票　113
非流暢性失語　193, 543, 1012
ヒール　1033
ヒールウエッジ　1035
疲労　204
疲労閾値　204
疲労困憊　204
頻脈　487

ふ

ファシリテーション　385
ファシリテーションアプローチ　379
ファシリテーションテクニック　385, 558
不安感テスト　132
ファンクショナルリーチ(FR)テスト　210
不安定狭心症　500
不安定性　36
フィードバック　189, 372, 401, 402, 556

和文索引

フィードフォワード　190, 372
フィラデルフィアカラー　897
フォーク状ストラップ　656
フォースプレート　301
不快　35
付加的測定　322
付加的フィードバック　402
不完全損傷　881
不関電極　1110
副運動　126, 127
複合感覚　977
複合性局所疼痛症候群(CRPS)　936
複合的機能障害　5
複合的充血除去療法(CPDT)　609
副雑音　464
複視　978
輻射　86
輻射熱　614
腹壁反射　198
浮腫　84
不全麻痺　530
プッシュプル機構　832
プッシング現象　544
フットサポート　1075
フットスイッチ　292, 1119
フットレスト　1089
物理的環境　341
舞踏アテトーゼ　174
舞踏運動　174
浮動感　833
浮動性めまい　830
部分荷重歩行　440, 444, 615
部分的吸着　663
不変項　374
プライバシー　67
プラーク　720
ブラッチャー　1033
プラットフォーム装置　439
振子様眼振　840
ブリッジ　425
ブリム　1040
ふるえ　85
ブレイクテスト　128, 129
プレッシャースプリント　564
ブローカ失語　193, 543, 1013
ブロック　942
ブロック練習　403
分割的注意　384
分散練習　403
分節寝返り動作　423
分層植皮　865
分廻し運動　282
分離運動スキル　395

へ

閉回路制御システム　374
閉回路理論　375
平均筋電図　256
平衡　205
平衡協調性検査　178

平衡障害　833
平衡反応(ER)　199
平行棒　570
平行棒訓練　432
米国身体障害者法(ADA)　360
米国理学療法士協会倫理規定　68
閉鎖性運動連鎖　262
閉鎖療法　864
閉塞性水頭症　792
閉塞性動脈硬化症　598
閉ループ系　171, 194
閉ループ制御　1105
ペーシング　472
ペースメーカー　515
ペルサンチンタリウム試験　494
変位　278
変温動物　83
変形性関節症(OA)　685, 695
変形性関節症の薬物療法　698
変時性　483
片頭痛　847
変性関節疾患(DJD)　685
片側バリズム　174
扁桃ヘルニア　792
扁平足　691, 1034
片麻痺　530, 1058
変力性　483

ほ

防御メカニズム　24
膀胱機能不全　546, 886
　痙性膀胱機能不全　886
　弛緩性膀胱機能不全　886
膀胱訓練　886
歩行　399, 431
歩行異常　703
歩行器　442
歩行器座席　443
歩行器バスケット　443
歩行訓練　421, 640, 918, 1057
歩行周期　275
歩行障害　172, 174, 179, 758
歩行速度　211
歩行杖　437
歩行トレーニング　570
歩行分析(OGA)　211, 273, 278, 553
歩行練習　675
保護反応(PR)　199
保持　374
保持期間　214, 374
ポジショニング　388, 560, 638
保持テスト　214
ポジトロンエミッショントモグラフィ(PET)　795
保持ボタン　1041
ボストン失語症鑑別診断検査(BDAE)　1014
ボストンブレース　1049
保続　545
ボタン穴変形　690
勃起能力　888

発作性心房頻拍(PAT)　488
発作性夜間呼吸困難(PND)　496
ボディイメージ障害　544
ボディジャケット　897
ポテンショメータ　1115
骨切り術　700
歩幅　275
匍匐運動　425
ボールテスト　604
ボルトメータ　1109
ホールドリラックス　386
ホールドリラックス・アクティブ・コントラクション(HRAC)　386
ホールドリラックス・アクティブ・モーション(HRAM)　393
ホールドリラックス自動運動　559

ま

マイクロスイッチシステム　1095
マイスナー小体　148
摩擦音　1011
摩擦機構　659
摩擦ブレーキ　660
麻酔科学的介入　942
末梢血管疾患(PVD)　595, 626
末梢血管抵抗(PVR)　483
末梢神経障害　249, 862
末梢神経切断術　634
末梢神経の神経支配　152
末梢神経ブロック　885
末梢性感覚情報処理　144
末梢性チアノーゼ　83
末梢前庭系　830
マットプログラム　906
マット松葉杖　428
松葉杖　438
　腋窩支持松葉杖　438
　カナダ式松葉杖　439
　前腕支持松葉杖　439
　マット松葉杖　428
マネジドケア　983
慢性期　135
慢性気管支炎　458
慢性静脈不全(CVI)　598, 600
慢性疼痛　931, 936
慢性動脈不全　598
慢性肺疾患　455
慢性閉塞性肺疾患(COPD)　457, 512

み

右半球損傷　546
ミネソタ多面人格検査(MMPI)　945
ミネルバ装具　1048, 1052
脈圧　100
脈拍　91
脈拍欠損　95
ミルウォーキーブレース　1049

む

無害性　67

無気肺　458
無吸着　663
無声　1011
ムチランス型変形　691
無動　174, 756
無力症　172, 179

め
名義測定　322
メイクテスト　129
メタ認知　971
メディカルソーシャルワーカー(MSW)　799
メニエール病　846
めまい(感)　830, 833
めまいによる日常生活障害度(DHI)　833
メルケル小体　148
メンタルプラクティス　403
メンタルヘルス診察　20, 40
メンタルヘルスチーム　42
メンタルヘルスの診察　36

も
毛細血管　597
網状植皮　866
毛包受容器　148
目標心拍数(THR)　467
目標心拍数範囲(THRR)　467
モーションアーチファクト　235
問題指向型医療記録(POMR)　14

や
薬剤性パーキンソニズム　753
役割　32, 33

ゆ
遊脚時間　275
遊脚終期(TSw)　276
遊脚初期(Isw)　276
遊脚相　275, 276
遊脚中期(MSw)　276
有声　1011
優先順位づけ　75
遊走の停止　863
誘導イメージ療法　955
誘導運動　401
誘発電位(EP)　243, 795
輸液管理　864
輸液療法　864
床反力(GRF)　301
床反力装具　1040
ユーストレス　27
輸送　357
ユニバーサルデザイン　341

弓なり姿勢　195

よ
陽極　245
陽性鋭波　241
腰仙椎屈曲・伸展・側屈制御(LS FEL)装具　1047, 1052
要約フィードバック　402
浴室　348
抑制性遮断　832
予後　7
予測的制御　205
四つ這い姿勢　426
予備吸気量(IRV)　457
予備呼気量(ERV)　457
予備心拍数法　467
四脚杖　436
四点歩行　441, 1057
四本支柱頸椎装具　1048

ら
ライナー　656
ライナー(ソフトインサート)つきソケット　656
ライナーのないソケット　656
ライフイベント　31
ラスト　1034
ラップトレイ　561
ランダム練習　403

り
リウマチ　685
リウマチ性多発筋痛　694
リウマトイド因子(RF)　687
リウマトイド結節　694
離開　126
力学的フィードバック　1119
リジドドレッシング　630
離床前訓練　421
リズミックイニシエーション(RI)　392, 559
リズミックスタビリゼーション(RS)　393
リズム　487
立位バランスフィードバック　1116
立脚終期(TSt)　276
立脚相　275, 276
立脚中期(MSt)　275, 276
立体覚失認　996
立体認知覚　157
利得　237
リニアアナログスケール　322
リフト　345
リモートコントロール　353
リモデリング　500, 512

流音　1011
流涎　552, 759
流体摩擦　660
流暢性失語　193, 543, 1012
流量　457
両脚支持期　275
良性発作性頭位めまい症(BPPV)　837, 838, 841
両側性転移　404
両側切断　643, 644
両側前庭病変　844
量的パラメータ　321
両手支持腹臥位　425
両肘支持腹臥位　423
リラクゼーション　1115
リラクゼーション訓練　955
理論的概念　143
臨床家のための仮説指向型アルゴリズム(HOAC)　11
臨床的推理　66
臨床における意思決定　1
リンパ系　597
リンパ浮腫　601, 606, 609
倫理規定　67
倫理上のジレンマ　72
倫理的な苦悩　66

る
ルイス角　485
ルフィーニ小体　148, 150

れ
レオスタット　1115
䚫音　688
レジステッドプログレッション(RP)　395
レッグレスト　1089
連合段階　375
連合反応　198, 542
連続運動スキル　395
連続ギプス包帯法　813
連続性ラ音　458, 464

ろ
労作時呼吸困難(DOE)　495
ローカス・オブ・コントロール　37
ロッカーバー　1036
ロッキング運動　564
ローテーター　654
ロフストランド杖　439

わ
ワイヤ電極　230, 254, 1110
割り当てられた役割　32

欧文索引

数字・ギリシャ文字

1秒量（FEV₁） 457
1歩時間 275
Ⅰa求心性ニューロン 247
Ⅰ音 485
Ⅰ度熱傷 856
Ⅱ音 485
Ⅲ度熱傷 858
6 minute walk test（6MWT） 290, 515
6MWT（6 minute walk test） 290, 515
6分間歩行試験（6MWT） 290, 515
9の法則 860
β遮断薬 495, 502

A

AAM（active assistive movement） 392
ABI（ankle-brachial index） 603
ACE阻害薬 502
ACR分類基準 686
active assistive movement（AAM） 392
active range of motion（AROM） 121
activities of dailiy living（ADL） 325
acute stress disorder（ASD） 35
ADA（Americans with Disabilities Act） 360
ADL（activities of dailiy living） 325
AFO（ankle-foot orthosis） 571, 1032, 1036, 1052
agonist reversal（AR） 394
AICD（automatic implantable cardioverter defibrillator） 515
AMCA（Amended Motor Club Assessment） 729
Amended Motor Club Assessment（AMCA） 729
Americans with Disabilities Act（ADA） 360
anarthria 1019
ankle-brachial index（ABI） 603
ankle-foot orthosis（AFO） 571, 1032, 1036, 1052
aphasia 1008
APTAガイドライン 14
AR（agonist reversal） 394
AROM（active range of motion） 121
arthralgia 688
articulation disorder 1008
ASD（acute stress disorder） 35
ASHA-FACS（Functional Assessment of Communication） 1014

ASIA機能障害スケール 899
asymmetric tonic neck reflex（ATNR） 541
ATNR（asymmetric tonic neck reflex） 541
automatic implantable cardioverter defibrillator（AICD） 515
A線維 934

B

Babinski徴候 195
Babinski徴候陽性 198
BADL（basic activities of daily living） 5, 317
Balance Self Perceptions Test 289
Barthel指数 326, 555
basal ganglia（BG） 753
base of support（BOS） 390, 422
basic activities of daily living（BADL） 5, 317
BDAE（Boston Diagnostic Aphasia Examination） 1014
benign paroxysmal positional vertigo（BPPV） 837, 838, 841
Berg Balance Scale 289
BG（basal ganglia） 753
Bobath 558
Borgスケール 467
BOS（base of support） 390, 422
Boston Diagnostic Aphasia Examination（BDAE） 1014
Bouchard結節 690
BPPV（benign paroxysmal positional vertigo） 837, 838, 841
brace 1032
braiding step 431, 434
Brown-Sequard症候群 881
Brunnstrom 558
Buerger病 599
buffer 5

C

CABG（coronary artery bypass grafting） 501, 511
CADL（Communicative Activities of Daily Living） 1014
cardiac index（CI） 481
cardiac output（CO） 481
CBF（coronary blood flow） 480
CBFマッピング 795
CCC（certificate of clinical competence） 1008

center of gravity（COG） 422
center of mass（COM） 301, 390, 569, 1117
center of pressure（COP） 206, 301, 396, 1117
cerebrovascular accident（CVA） 530
certificate of clinical competence（CCC） 1008
CES（cranial electrotherapy stimulation） 956
CF（cystic fibrosis） 460
Chaddock徴候 198
Charcotの三徴 719
CHD（coronary heart disease） 480
CHF（congestive heart failure） 480
chronic obstructive pulmonary disease（COPD） 457, 512
chronic venous sufficiency（CVI） 598, 600
CI（cardiac index） 481
Clinical Test for Sensory Interaction and Balance（CTSIB） 207, 398
CM（controlled mobility） 212
CMRR（common mode rejection ratio） 236, 1109, 1111
CNS統合 207
CO（cardiac output） 481
COG（center of gravity） 422
COM（center of mass） 301, 390, 569, 1117
combined physical decongestive therapy（CPDT） 609
common mode rejection ratio（CMRR） 236, 1109, 1111
Communicative Activities of Daily Living（CADL） 1014
complex regional pain syndrome（CRPS） 936
composite impairment 5
COMアライメント 206
conduction velocity（CV） 245
congestive heart failure（CHF） 480
contract-relax active contraction（CRAC） 386
controlled mobility（CM） 212
COP（center of pressure） 206, 301, 396, 1117
COPD（chronic obstructive pulmonary disease） 457, 512
coronary artery bypass grafting（CABG） 501, 511
coronary blood flow（CBF） 480
coronary heart disease（CHD） 480
coup-contrecoup injury 791
CPDT（combined physical decongestive

1141

therapy) 609
CPK MB 502
CRAC(contract-relax active contraction) 386
Craig-Scott KAFO 1045, 1052
Craig-Scott 装具 916
cranial electrotherapy stimulation(CES) 956
Crawford Small Parts Dexterity Test 181
Crede 法 886
cross friction massage 956
CRPS(complex regional pain syndrome) 936
CTD(cumulative trauma disorder) 950
CTSIB(Clinical Test for Sensory Interaction and Balance) 207, 398
cumulative trauma disorder(CTD) 950
CV(conduction velocity) 245
CVA(cerebrovascular accident) 530
CVI(chronic venous sufficiency) 598, 600
cystic fibrosis(CF) 460
C 線維 934

D

DAI(diffuse axonal injury) 791
DBS(deep brain stimulation) 763
de Quervain 病 688
deep brain stimulation(DBS) 763
deep tendon reflex(DTR) 197
deep venous thrombosis(DVT) 547, 892
degenerative joint disease(DJD) 685
DHI(dizziness handicap inventory) 833
diffuse axonal injury(DAI) 791
disability 5
disablement 5
disease-modifying antirheumatic drugs (DMARDs) 697, 698
dizziness handicap inventory(DHI) 833
DJD(degenerative joint disease) 685
DMARDs(disease-modifying antirheumatic drugs) 697, 698
DOE(dyspnea on exertion) 495
Dressler 症候群 498
DSM-Ⅳ 29
DTR(deep tendon reflex) 197
DVA(dynamic visual acuity)検査 838
DVT(deep venous thrombosis) 547, 892
Dynamic Gait Index 290
dynamic visual acuity(DVA)検査 838
dysarthria 172, 193, 543, 722, 1008, 1019, 1022
　運動過多性 dysarthria 1020
　運動低下性 dysarthria 759, 1020
　痙性 dysarthria 1019
　混合性 dysarthria 1019
　弛緩性 dysarthria 1019
　失調性 dysarthria 1020
dysarthria のリハビリテーション 1020
dyspnea on exertion(DOE) 495

E

ECG 486
EDRF(endothelium-derived relaxing factor) 485
EDSS(Expanded Disability Status Scale) 730
EEG(electroencephalogram) 794
EF(ejection fraction) 490
ejection fraction(EF) 490
electroencephalogram(EEG) 794
electrogoniometer(el-gon) 1107, 1115
electromyogram(EMG) 230
electromyograph(EMG) 197
el-gon(electrogoniometer) 1107, 1115
EMG(electromyogram) 230
EMG(electromyograph) 197
EMG バイオフィードバック 1104
EMG バイオフィードバック機器 1109
end-of-dose 現象 762
endothelium-derived relaxing factor(EDRF) 485
EP(evoked potential) 795
equilibrium reaction(ER) 199
ER(equilibrium reaction) 199
ERV(expiratory reserve volume) 457
ETT(exercise tolerance test) 486, 491
ETT 陰性 491
ETT 偽陰性 491
ETT 偽陽性 491
ETT 陽性 491
evoked potential(EP) 795
exercise tolerance test(ETT) 486, 491
Expanded Disability Status Scale(EDSS) 730
expiratory reserve volume(ERV) 457

F

FAP(Functional Ambulation Profile) 288
Fast Evaluation of Mobility, Balance and Fear(FEMBAF) 290
FCP(Functional Communication Profile) 1014
FCT(functional communication treatment) 1017
FEMBAF(Fast Evaluation of Mobility, Balance and Fear) 290
FES(functional electrical stimulation) 574, 917, 1046
FEV_1(forced expiratory volume in 1 second) 457
FIM(Functional Independence Measure) 6, 178, 288, 328, 555
FIM レベル 6
FITT 方程式 9
FMA(Fugl-Meyer Assessment of Physical Performance) 555
FO(foot orthosis) 1032
foot orthosis(FO) 1032
forced expiratory volume in 1 second(FEV_1) 457
FRC(functional residual capacity) 457
Frenkel 体操 735
Frenzel 眼鏡 836
FR(Functional Reach)Test 210

FR テスト 210
Fugl-Meyer Assessment of Physical Performance(FMA) 555
Fugl-Meyer 身体活動評価尺度(FMA) 555
Functional Ambulation Profile(FAP) 288
Functional Assessment of Communication (ASHA-FACS) 1014
Functional Communication Profile(FCP) 1014
functional communication treatment(FCT) 1017
functional electrical stimulation(FES) 574, 917, 1046
Functional Independence Measure(FIM) 6, 178, 288, 328, 555
Functional Independence Measure for Children (WEEFIM) 288
functional limitation 5
Functional Reach(FR)Test 210
functional residual capacity(FRC) 457
F 波 247

G

GAITMAT 292
GARS(Gate Abnormality Rating Scale) 288
GARS-M(Modified GARS) 289
GAS(general adaptation syndrome) 26
Gate Abnormality Rating Scale(GARS) 288
GCS(Glasgow Coma Scale) 793
general adaptation syndrome(GAS) 26
Gerstmann 症候群 991
Get Up and Go(GUG)Test 211
Glasgo Coma Scale(GCS) 793
Glasgo Outcome Scale(GOS) 794
GOS(Glasgo Outcome Scale) 794
GRF(ground〈floor〉reaction force) 301
ground(floor)reaction force(GRF) 301
GUG (Get Up and Go) Test 211

H

Hallpike-Dix 検査 837
Hassles Scale 31
head-shaking-induced nystagmus(HSN)検査 836
head thrust test 836
Heberden 結節 690
HEP(home exercise program) 507, 639
Hering-Breuer 反射 98
high-volt pulsed(direct)current(HVPC) 613
HII(hypoxic-ischemic brain injury) 791
hip-knee-ankle orthosis(HKAFO) 1032, 1043, 1052
hip orthosis(HO) 1032
HKAFO(hip-knee-ankle orthosis) 1032, 1043, 1052
HO(hip orthosis) 1032
HOAC(hypothesis-oriented algorithm for clinicians) 11
Hoehn-Yahr の重症度分類 760
hold-relax active contraction(HRAC) 386

hold-relax active motion (HRAM) 393
Holmes-Rahe Social Re-adjustment Rating Scale 31
Holmes-Raheの社会的再適応評価スケール 31
Homans 徴候 547
Homans 徴候陽性 605
home exercise program (HEP) 507, 639
HRAC (hold-relax active contraction) 386
HRAM (hold-relax active motion) 393
HSN (head-shaking-induced nystagmus) 検査 836
HVPC (high-volt pulsed〈direct〉current) 613
hypothesis-oriented algorithm for clinicians (HOAC) 11
hypoxic-ischemic brain injury (HII) 791
H 反射 247

I

IABP (intra-aortic balloon pump) 501
IADL (instrumental activities of daily living) 5, 317
IC (initial contact) 276
IC (inspiratory capacity) 457
ICD (implantable cardioverter defibrillator) 516
ICIDH (International Classification of Impairments, Disabilities, and Handicaps) 5, 316
ICP (intracranial pressure) 792
impairment 5
implantable cardioverter defibrillator (ICD) 516
indirect impairment 5
initial contact (IC) 276
initial swing (ISw) 276
INO (internuclear ophthalmoplegia) 721
inspiratory capacity (IC) 457
inspiratory reserve volume (IRV) 457
instrumental activities of daily living (IADL) 5, 317
intermittent pneumatic compression (IPC) 608
International Classification of Impairments, Disabilities, and Handicaps (ICIDH) 5, 316
internuclear ophthalmoplegia (INO) 721
intra-aortic balloon pump (IABP) 501
intracranial pressure (ICP) 792
Iowa Level of Assistance Scale 288
IPC (intermittent pneumatic compression) 608
IRV (inspiratory reserve volume) 457
ISw (initial swing) 276

J

Jebsen-Taylor Hand Function Test 181

K

KAFO (knee-ankle-foot orthosis) 572, 1032, 1041, 1052
Karvonen formula 467
Katz 指数 326
Kellgren and Lawrence の基準 695
knee-ankle-foot orthosis (KAFO) 572, 1032, 1041, 1052
knee orthosis (KO) 1032
knowledge of performance (KP) 161, 402, 983, 1105
knowledge of results (KR) 161, 402, 983, 1105
KO (knee orthosis) 1032
KP (knowledge of performance) 161, 402, 983, 1105
KP フィードバック 1105
KR (knowledge of results) 161, 402, 983, 1105
KR フィードバック 1105

L

lag 現象 692
LBQC 436
Levine 徴候 499
Lhermitte 徴候 721, 729
limb load monitor (LLM) 1120
limit of stability (LOS) 206, 396, 433
LIS (locked-in syndrome) 536
LLM (limb load monitor) 1120
LMN (lower motor neuron) 195
LMN (lower motor neuron) 障害 196, 882
loading response (LR) 276
locked-in syndrome (LIS) 536
Loeser の疼痛の概念 946
log rolling 423
long-term memory (LTM) 193
long-time goal (LTG) 8
LOS (limit of stability) 206, 396, 433
lower motor neuron (LMN) 195
lower motor neuron (LMN) 障害 196, 882
LR (loading response) 276
LS FEL (lumbosacral flexion, extention, lateral control) 装具 1047, 1052
LTG (long-time goal) 8
LTM (long-term memory) 193
lumbosacral flexion, extention, lateral control (LS FEL) 装具 1047, 1052
Lund and Browder 法 860
lung volume reduction surgery (LVRS) 463
LVRS (lung volume reduction surgery) 463
L-ドパ 761

M

managed care organization (MCO) 74
manual muscle testing (MMT) 128
MAS (Motor Assessment Scale) 555
MAS (movement adaptation syndrome) 937
maximum inspiratory pressure (PI$_{max}$) 457
McGill (-Melzack) 疼痛質問票 115, 945
MCO (managed care organization) 74
Medical Outcomes Study (MOS) 329
medical social worker (MSW) 799
MET (metabolic equivalent) 491, 493
metabolic equivalent (MET) 491, 493
midstance (MSt) 276
midswing (MSw) 276
MinFBX 1089
Mini-Mental State Examination (MMSE) 552
Minimum Record of Disability (MRD) 730
Minnesota Multiphasic Personality Inventory (MMPI) 945
Minnesota Rate of Manipulation Test 181
MMPI (Minnesota Multiphasic Personality Inventory) 945
MMSE (Mini-Mental State Examination) 552
MMT (manual muscle testing) 128
Modified GARS (GARS-M) 289
MOS (Medical Outcomes Study) 329
motion sensitivity quotient (MSQ) 834
Motor Assessment Scale (MAS) 555
motor relearning programme (MRP) 381
motor unit action potential (MUAP) 230
movement adaptation syndrome (MAS) 937
MPI (Multi-Dimensional Pain Inventory) 945
MRD (Minimum Record of Disability) 730
MRP (motor relearning programme) 381
MS (multiple sclerosis) 719, 847
MSQ (motion sensitivity quotient) 834
MSt (midstance) 276
MSW (medical social worker) 799
MSw (midswing) 276
MUAP (motor unit action potential) 230
Multi-Dimensional Pain Inventory (MPI) 945
multiple sclerosis (MS) 719, 847
M 波 245

N

Nagi モデル 5, 316, 317
NCCEA (Neurosensory Center Comprehensive Examination for Aphasia) 1014
NCV (nerve conduction velocity) 230
NDT (neurodevelopmental treatment) 380, 542, 558
NDT (neurodevelopmental treatment) ハンドリング 733
nerve conduction velocity (NCV) 230
neurodevelopmental treatment (NDT) 380, 542, 558
neurodevelopmental treatment (NDT) ハンドリング 733
neuromuscular electrical stimulation (NMES) 388, 574
Neurosensory Center Comprehensive Examination for Aphasia (NCCEA) 1014
NMES (neuromuscular electrical stimulation) 388, 574
normal sinus rhythm (NSR) 481
NSR (normal sinus rhythm) 481
NTG 504

O

OA(osteoarthritis) 685, 695
OASIS(Outcome and Assessment Information Set) 331
observational gait analysis(OGA) 278, 553
ocular tilt reaction(OTR) 840
OGA(observational gait analysis) 278, 553
on-off 現象 762
orthosis 1032
osteoarthritis(OA) 685, 695
OTR(ocular tilt reaction) 840
Outcome and Assessment Information Set (OASIS) 331

P

PAC(premature atrial contraction) 488
PACE(promoting aphasics' communication effectiveness) 1017
Parkinson's disease(PD) 752
Parkinson's Disease Questionnaire(PDQ-39) 768
paroxysmal atrial tachycardia(PAT) 488
paroxysmal noctural dyspnea(PND) 496
passive range of motion(PROM) 122
PAT(paroxysmal atrial tachycardia) 488
patellar-tendon-bearing(PTB)ソケット 655
PCWP 491
PD(Parkinson's disease) 752
PDQ-39(Parkinson's Disease Questionnaire) 768
percutaneous transluminal coronary angioplasty(PTCA) 502, 511
Performance-Oriented Mobility Assessment (POMA) 210
perilymphatic fistula(PLF) 846
peripheral vascular disease(PVD) 595, 626
peripheral vascular resistance(PVR) 483
PET 795
Physical Performance and Mobility Examination(PPME) 178
PI_{max}(maximum inspiratory pressure) 457
plan of care(POC) 1, 7
PLF(perilymphatic fistula) 846
PLS(posterior leaf spring) 571
PMI(point of maximal impulse) 485
PND(paroxysmal noctural dyspnea) 496
PNF(proprioceptive neuromuscular facilitation) 380, 511, 558, 1114
PNF(proprioceptive neuromuscular facilitation)リズミックイニシエーション 733
PNF 技術 427
POC(plan of care) 1, 7
point of maximal impulse(PMI) 485
POMA(Performance-Oriented Mobility Assessment) 210
POMR(problem-oriented medical record) 14
posterior leaf spring(PLS) 571
post-traumatic amnesia(PTA) 800
posttraumatic stress disorder(PTSD) 27, 35
postural stress syndrome(PSS) 937
PPME(Physical Performance and Mobility Examination) 178
PPO(prepaid health organization) 74
PR(protective reaction) 199
PRE(progressive resistive exercise) 389
premature atrial contraction(PAC) 488
premature ventricular contraction(PVC) 488, 489
prepaid health organization(PPO) 74
preswing(PSw) 276
primary excision 865
problem-oriented medical record(POMR) 14
progressive resistive exercise(PRE) 389
PROM(passive range of motion) 122
promoting aphasics' communication effectiveness(PACE) 1017
proprioceptive neuromuscular facilitation (PNF) 380, 511, 558, 1114
proprioceptive neuromuscular facilitation (PNF)リズミックイニシエーション 733
protective reaction(PR) 199
PR(間隔) 481, 488
PSS(postural stress syndrome) 937
PSw(preswing) 276
PTA(post-traumatic amnesia) 800
PTB(patellar-tendon-bearing)ソケット 655
PTCA(percutaneous transluminal coronary angioplasty) 502, 511
PTSD(posttraumatic stress disorder) 27, 35
Purdue Pegboard Test 181
Pusher 症候群 544
PVC(premature ventricular contraction) 488, 489
PVD(peripheral vascular disease) 595, 626
PVR(peripheral vascular resistance) 483
P 波 481

Q

QOL 71
QRS 波 481

R

RA(rheumatoid arthritis) 685
Raimiste 現象 542
Rancho Los Amigos Level of Cognitive Functioning(LOCF) 793
Rancho Los Amigos LOCF(Level of Cognitive Functioning) 793
Rancho Los Amigos 認知機能レベル(LOCF) 793
RAND 健康保険研究 329
range of motion(ROM) 121, 194, 386
Rappaport による Disability Rating Scale (DRS) 794
Rappaport による DRS(Disability Rating Scale) 794
Rappaport による障害等級スケール(DRS) 794
rate of perceived exertion scale(RPE) 509
rate pressure product(RPP) 480
Raynaud 現象 704
Raynaud 症候群 599
RC(repeated contraction) 392
reciprocating gait orthosis(RGO) 1046, 1052
reflex sympathetic dystrophy(RSD) 548, 936
repeated contraction(RC) 392
residual volume(RV) 457
resisted progression(RP) 395
RF(rheumatoid factor) 687
RGO(reciprocating gait orthosis) 1046, 1052
rheumatoid arthritis(RA) 685
rheumatoid factor(RF) 687
rhythmic initiation(RI) 392
rhythmic stabilization(RS) 393
RI(rhythmic initiation) 392
righting reaction(RR) 199
risk factor 5
RMS(root-mean-square) 257
ROM(range of motion) 121, 194, 386
Romberg 試験 207
Romberg 徴候 174
root-mean-square(RMS) 257
Roto Rest Bed 896
Roto Rest Kinetic Treatment Table 896
RP(resisted progression) 395
RPE(rate of perceived exertion scale) 509
RPP(rate pressure product) 480
RR(righting reaction) 199
RS(rhythmic stabilization) 393
RSD(reflex sympathetic dystrophy) 548, 936
RV(residual volume) 457

S

S_1 485
S_2 485
SACH 足部 653
SAFE 足部 653
SBQC 436
SC(supracondylar)懸垂 657
SCC(semicircular canal) 830
SCI(spinal cord injury) 879
SCL-90(Symptom Checklist-90) 945
SC/SP(supracondylar/suprapatellar)懸垂 657
sEMG(surface electromyography) 947
semicircular canal(SCC) 830
Semmes-Weinstein モノフィラメント 602
Sensory Organization Test(SOT) 208
SF-36 329
SFEMG(single fiber electromyography) 242
short-term memory(STM) 193
short-time goal(STG) 8
Sickness Impact Profile(SIP) 178, 329, 945
single fiber electromyography(SFEMG) 242
SIP(Sickness Impact Profile) 178, 329, 945
SI 理論 973
Sjogren 症候群 694
SLE(systemic lupus erythematosus) 686
slow reversal hold(SRH) 393
SM(sympton magnification) 946

SN 比 237
SOAP 形式 14
SOT(Sensory Organization Test) 208
Souques 現象 542
SPA(stimulation-produced analgesia) 934
speech-language pathologist 1008
spinal cord injury(SCI) 879
SRH(slow reversal hold) 393
Staring の長さ-張力関係 481
Stemmer 検査 605
Stemmer 徴候 605
stepping up 434
STG(short-time goal) 8
stimulation-produced analgesia(SPA) 934
STLR(symmetric tonic labyrinthine reflex) 541
STM(short-term memory) 193
STNR(symmetric tonic neck reflex) 541
Stride Analyzer 293
stridor 98
ST 部分 481, 490
superficial venous thrombosis(SVT) 599
supracondylar/suprapatellar(SC/SP)懸垂 657
supracondylar(SC)懸垂 657
supraventricular beat 488
supraventricular tachycardia(SVT) 488
surface electromyography(sEMG) 947
SVT(superficial venous thrombosis) 599
SVT(supraventricular tachycardia) 488
symmetric tonic labyrinthine reflex(STLR) 541
symmetric tonic neck reflex(STNR) 541
Symptom Checklist-90(SCL-90) 945
sympton magnification(SM) 946
systemic lupus erythematosus(SLE) 686

T

talk and die 791
target heart rate(THR) 467
target heart rate range(THRR) 467
TE(timing for emphasis) 395
TENS(transcutaneous electrical nerve stimulation) 956
terminal stance(TSt) 276

terminal swing(TSw) 276
Theraband® 管 424
THKAFO(trunk-hip-knee-ankle-foot orthosis) 1032, 1044
Thomas ヒール 1035
thoracolumbosacral flection, extension control (TLS FE)装具 1048
THR(target heart rate) 467
THRR(target heart rate range) 467
TIA(transient ischemic attack) 532
tidal volume(TV) 456
Timed Up and Go Test 178
timing for emphasis(TE) 395
TKA 線 660
TLC(total lung capacity) 456
TLR(tonic lumbar reflex) 542
TLS FE(thoracolumbosacral flection, extension control)装具 1048
TLS FEL 装具 1048, 1052
tonic lumbar reflex(TLR) 542
total lung capacity(TLC) 456
t-PA 532
transcutaneous electrical nerve stimulation (TENS) 956
transient ischemic attack(TIA) 532
trunk-hip-knee-ankle-foot orthosis (THKAFO) 1032, 1044
TSt(terminal stance) 276
TSw(terminal swing) 276
TV(tidal volume) 456
T ストラップ 1039
T 波 481

U

UCBL(University of California Biomechanics Laboratory)インサート 1034
Uhthoff 徴候 724
UMN(upper motor neuron)症候群 195, 722
UMN(upper motor neuron)障害 887
Unified Parkinson's Disease Rating Scale (UPDRS) 768
University of California Biomechanics Laboratory(UCBL)インサート 1034
Unna ブーツ 609
Unna ペーストによるドレッシング 630

UPDRS(Unified Parkinson's Disease Rating Scale) 768
upper motor neuron(UMN)障害 887
upper motor neuron(UMN)症候群 195, 722

V

Vacuum Assisted Closure 614
vacuum compression therapy(VCT) 607
Valsalva 法 101, 886
Vannini-Rizzoli 装具 917
VAS(visual analog scale) 322, 833, 945
VAT(visual action therapy) 1017
VBI(vertebrobasilar insufficiency) 847
VC(vital capacity) 457
VCT(vacuum compression therapy) 607
vertebrobasilar insufficiency(VBI) 847
vestibulo-ocular reflex(VOR) 831
VIC(visual communication therapy) 1017
Vicon Motion Analysis System 296
visual action therapy(VAT) 1017
visual analog scale(VAS) 322, 833, 945
visual communication therapy(VIC) 1017
vital capacity(VC) 457
VOR(vestibulo-ocular reflex) 831

W

WAB(Western Aphasia Battery)失語症検査 1014
walking irons 1032
wearing-off 現象 762
WEEFIM(Functional Independence Measure for Children) 288
Western Aphasia Battery(WAB)失語症検査 1014
wheezing 98
windblown position 1070
W(ダブル)クレンザック継手 1038

Y

Yerkes-Dodson の法則 192, 382

Z

Z 形成術 867

【総監訳者】
●相川　英三（あいかわ・えいぞう）　了德寺学園 総長／東京女子医科大学名誉教授

【監訳者】
●乗松　尋道（のりまつ・ひろみち）　四国医療専門学校 学校長／前香川大学医学部整形外科学 教授
●盆子原秀三（ぼんこはら・しゅうぞう）　了德寺大学健康科学部理学療法学科 教授

リハビリテーション─評価と治療計画─

2014 年 1 月 31 日　初版第 1 刷発行

編　者	S.B.オサリバン　T.J.シュミッツ
総監訳者	相川英三
監訳者	乗松尋道　盆子原秀三
発行人	西村正徳
発行所	西村書店
	東京出版編集部
	〒102-0071 東京都千代田区富士見 2-4-6
	Tel.03-3239-7671　Fax.03-3239-7622
	www.nishimurashoten.co.jp
印　刷	三報社印刷株式会社
製　本	株式会社難波製本

本書の内容を無断で複写・複製・転載すると，著作権および出版権の侵害となることがありますので，ご注意下さい。

ISBN978-4-89013-441-0